“十二五”国家重点图书出版规划项目

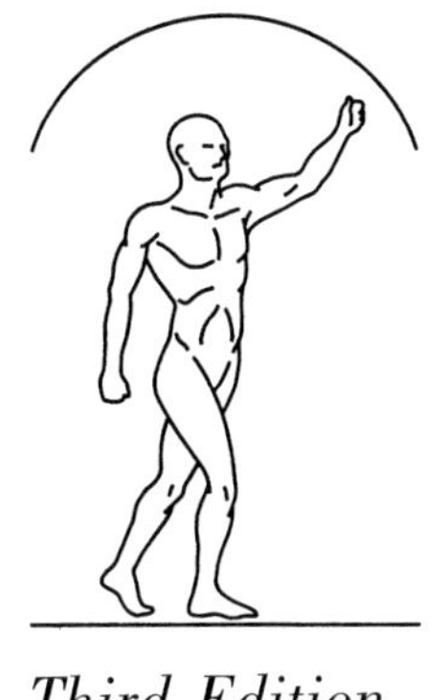

Joint Replacement Arthroplasty

关节重建外科学

第3版

主　编　〔美〕伯纳德·莫里

主　译　马信龙　裴福兴　李世民　娄思权

副主译　侯筱魁　阚世廉　叶伟胜　冯世庆

　　　　徐卫国　刘　林　万　瑜

天津科技翻译出版公司

著作权合同登记号:图字:02-2010-246

图书在版编目(CIP)数据

关节重建外科学/(美)莫里(Morrey,B.F.)主编;马信龙等译.—天津:天津科技翻译出版公司,2012.4

书名原文:Joint Replacement Arthroplasty

ISBN 978-7-5433-2981-2

Ⅰ.①关… Ⅱ.①莫… ②马… Ⅲ.①关节-矫形外科手术 Ⅳ.①R687.4

中国版本图书馆 CIP 数据核字(2012)第014364号

Joint Replacement Arthroplasty,3/E

Bernard F. Morrey

ISBN-13:978-0-443-06617-7

ISBN-10:0-443-06617-5

Elsevier(Singapore) Pte Ltd.

3 Killiney Road,# 08-01 Winsland House I,Singapore 239519

Tel:(65)6349-0200 Fax:(65)6733-1817

First Published 2012,2012年初版

授权单位:Elsevier(Singapore) Pte Ltd.

出 版 人:刘 庆

出　　版:天津科技翻译出版公司

地　　址:天津市南开区白堤路244号

邮政编码:300192

电　　话:(022)87894896

传　　真:(022)87895650

网　　址:www. tsttpc. com

印　　刷:山东临沂新华印刷物流集团有限责任公司

发　　行:全国新华书店

版本记录:889×1194 16开本 111印张 1120千字

2012年4月第1版 2012年4月第1次印刷

定价:580.00元

(如发现印装问题,可与出版社调换)

译校者名单

主　译　马信龙　裴福兴　李世民　娄思权

副主译　侯筱魁　阚世廉　叶伟胜　冯世庆　徐卫国　刘　林　万　瑜

译校者　(按姓氏笔画排序)

于建华	万　瑜	马　俊	马信龙	马剑雄	王一颖	王卫国
王志彬	王宏川	王栋梁	王跃庆	王敬博	孔清权	孔德宝
石　锐	叶伟胜	田　旭	田家亮	冯世庆	邢国胜	吕卫新
吕超亮	朱　赟	刘　林	刘　凯	刘忠玉	闫　旭	孙永生
孙官军	孙晓江	孙景城	牟宗友	牟健雄	李　华	李　旭
李　恒	李　勇	李　锋	李子剑	李世民	李兴波	李宏斌
李明新	李晓辉	李瑞华	李鑫鑫	杨　静	肖　湘	吴英华
沈　彬	张　华	张　凯	张　晖	张　峻	张　涛	张建兵
张海宁	张银光	陆　芸	陈一鸣	易　敏	罗　磊	周宗科
郑慧锋	官丙刚	赵　力	赵尚昆	胡永成	钟　刚	段　宏
侯洪良	侯筱魁	娄思权	宣　梁	姚运峰	徐卫国	唐　新
黄　强	黄海晶	曹　飞	曹沛宏	康鹏德	董立平	富灵杰
谢幼专	詹海华	蔡　宏	裴福兴	阚世廉	谭　钢	颜登鲁

编者名单

R.A.Adams, M.A., R.R.A.
Assistant Professor and Program Director, Mayo School of Health Sciences; Associate, Department of Orthopedic Surgery, Mayo Clinic and Mayo Foundation, Rochester Minnesota

Abdul M. Ahmed, Ph.D.
Thomas Workman Professor of Mechanical Engineering, McGill University, Department of Mechanical Engineering, Montreal, Quebec, Canada

Alison Albrecht, M.D.
Assistant Professor of Anesthesiology, University of Illinois; Attending Anesthesiologist, Michael Reese Hospital, Chicago, Illinois

Peter C. Amadio, M.D.
Professor of Orthopedic Surgery, Mayo Medical School; Consultant, Department of Health Science Research, Mayo Clinic; Consultant, Department of Orthopedic Surgery, Mayo Clinic and Mayo Foundation, Rochester, Minnesota

Kai-Nan An, Ph.D.
Professor of Bioengineering and John Posy Krehbiel Professor of Orthopedics; Mayo Medical School; Chair, Division of Orthopedic Research; Consultant, Department of Orthopedic Surgery, Mayo Clinic and Mayo Foundation, Rochester, Minnesota

George C. Babis, M.D.
Assistant Professor of Orthopaedics; Ist Department of Orthopaedic Surgery, University of Athens, School of Medicine; "KAT" Hospital, Athens, Greece

Robert D. Beckenbaugh, M.D.
Professor of Orthopedic Surgery, Mayo Medical School; Consultant, Department of Orthopedic Surgery and Surgery of the Hand, Mayo Clinic and Mayo Foundation, Rochester, Minnesota

Richard A. Berger, M.D., Ph.D.
Associate Professor of Orthopedic Surgery and Anatomy, Mayo Medical School; Consultant, Department of Orthopedic Surgery and Anatomy, Mayo Clinic and Mayo Foundation, Rochester, Minnesota

Daniel J. Berry, M.D.
Professor of Orthopedic Surgery, Mayo Medical School; Vice Chairman, Division of Adult Reconstruction; Consultant, Department of Orthopedic Surgery, Mayo Clinic and Mayo Foundation, Rochester, Minnesota

Allen T. Bishop, M.D.
Professor of Orthopedic Surgery, Mayo Medical School; Chair, Division of Hand Surgery, Department of Orthopedic Surgery; Section Head, Microsurgery, Division of Hand Surgery and Microvascular Surgery, Department of Orthopedic Surgery; Consultant, Department of Orthopedic Surgery, Division of Hand Surgery and Microvascular Surgery, Mayo Clinic and Mayo Foundation, Rochester, Minnesota

Mark E. Bolander, M.D.
Professor of Orthopedic Surgery, Biochemistry, and Molecular Biology, Mayo Medical School; Consultant, Department of Orthopedic Surgery, Mayo Clinic and Mayo Foundation, Rochester, Minnesota

Miguel E. Cabanela, M.D.
Professor of Orthopedic Surgery, Mayo Medical School; Consultant, Department of Orthopedic Surgery, Mayo Clinic and Mayo Foundation, Rochester, Minnesota

Donald C. Campbell Ⅱ, M.D.
Assistant Professor, Retired, Mayo Graduate School of Medicine, Mayo Clinic and Mayo Foundation, Rochester, Minnesota

Richard J. Claridge, B.Sc., M.D.
Assistant Professor, Mayo Medical School; Consultant, Division of Foot and Ankle Surgery, Department of Orthopedic Surgery, Mayo Clinic and Mayo Foundation, Scottsdale, Arizona

Robert H. Cofield, M.D.
Professor of Orthopedic Surgery, Mayo Medical School; Chair, Department of Orthopedic Surgery; Consultant, Department of Orthopedic Surgery, Mayo Clinic and Mayo Foundation, Rochester, Minnesota

William P. Cooney Ⅲ, M.D.
Professor of Orthopedic Surgery, Mayo Medical School; Vice Chairman and Consultant, Department of Orthopedic Surgery, Mayo Clinic and Mayo Foundation, Rochester, Minnesota

Mark B. Coventry, M.D.*
Emeritus Professor of Orthopedic Surgery, Mayo Medical School; Emeritus Consultant, Department of Orthopedic Surgery, Mayo Clinic and Mayo Foundation, Rochester, Minnesota

---
* 已故

Diane L. Dahm, M.D.
Assistant Professor of Orthopedic Surgery, Mayo Medical School;Consultant,Department of Orthopedic Surgery,Mayo Clinic and Mayo Foundation,Rochester,Minnesota

Gavan P. Duffy, M.D.
Assistant Professor of Orthopedic Surgery, Mayo Medical School;Consultant,Department of Orthopedic Surgery, Mayo Clinic and Mayo Foundation,Jacksonville,Florida

Martin G. Ellman, D.P.M.
Instructor of Podiatric Medicine,Mayo Medical School; Consultant in Podiatric Medicine,Department of Orthopedic Surgery, Mayo Clinic and Mayo Foundation,Rochester, Minnesota

Mark H. Ereth, M.D.
Associate Professor, Mayo Medical School;Consultant,Department of Anesthesiology, Mayo Clinic and Mayo Foundation,Rochester, Minnesota

Deborah A. Frassica, M.D.
Assistant Professor of Radiation Oncology;Residency Program Director, Department of Radiation Oncology;The Sidney Kimmel Comprehensive Cancer Center, Johns Hopkins University, Baltimore,Maryland

Frank J. Frassica, M.D.
Robert A.Robinson Professor of Orthopaedic Surgery; Chair, Department of Orthopaedic Surgery;Professor of Oncology, The Sidney Kimmel Comprehensive Cancer Center,Johns Hopkins University,Baltimore,Maryland

George J. Haidukewych, M.D.
Assistant Professor of Orthopedic Surgery, Mayo Medical School; Director, Orthopedic Trauma Service;Consultant, Department of Orthopedic Surgery, Mayo Clinic and Mayo Foundation,Rochester, Minnesota

Arlen D. Hanssen, M.D.
Professor of Orthopedic Surgery, Mayo Medical School; Consultant,Department of Orthopedic Surgery, Mayo Clinic and Mayo Foundation,Rochester, Minnesota

Steven J. Hattrup, M.D.
Assistant Professor of Orthopedic Surgery, Mayo Medical School;Consultant,Department of Orthopedic Surgery,Mayo Clinic Scottsdale,Scottsdale,Arizona

Guido Heers, M.D.
Department of Orthopedic Surgery, University of Regensburg,Germany

John A. Heit, M.D.
Professor of Medicine,Mayo Medical School;Director,Special Coagulation Laboratories;Consultant,Division of Cardiovascular Diseases;Consultant,Division of Hematology,Mayo Clinic and Mayo Foundation,Rochester,Minnesota

Duane M. Ilstrup, M.S.
Associate Professor of Biostatistics,Mayo Medical School, Division of Biostatistics, Mayo Clinic and Mayo Foundation,Rochester, Minnesota

Thomas R. Jenkyn, Ph.D.
Co-Director,Wolfe Orthopaedic Biomechanics Laboratory, Fowler-Kennedy Sport Medicine Clinic;Assistant Professor, School of Kinesiology,The University of Western Ontario, London,Ontario,Canada

Kenton R. Kaufman, Ph.D., P.E.
Associate Professor of Bioengineering; Director, Motion Analysis Laboratory; Consultant,Department of Orthopedic Surgery,Mayo Clinic and Mayo Foundation,Rochester,Minnesota

Todd A. Kile, M.D.
Assistant Professor of Orthopedic Surgery,Mayo Medical School; Chair, Division of Foot and Ankle Surgery,Department of Orthopedic Surgery, Mayo Clinic Scottsdale,Scottsdale,Arizona

Harold B. Kitaoka, M.D.
Professor of Orthopedic Surgery, Section Head,Foot and Ankle Surgery, Mayo Medical School;Consultant,Department of Orthopedic Surgery; Mayo Clinic and Mayo Foundation,Rochester, Minnesota

Jack E. Lemons, Ph.D.
Professor,Departments of Prostodontics and Materials,Division of Orthopedic Surgery, Department of Bioengineering, University of Alabama Schools of Dentistry and Medicine, Birmingham,Alabama

Robert L. Lennon, D.O.
Supplimental Consultant,Mayo Foundation,Rochester,minnesota

David G. Lewallen, M.D.
Professor of Orthopedic Surgery,Mayo Medical School;Consultant,Department of Orthopedic Surgery; Chair,Division of Adult Reconstruction Surgery;Mayo Clinic and Mayo Foundation,Rochester, Minnesota

Stephen Li, Ph.D.
President,Medical Device Testing and Innovations,LLC, Sarasota,Florida

Ronald L. Linscheid, M.D.
Emeritus Professor of Orthopedic Surgery, Mayo Medical School;Emeritus Consultant,Department of Orthopedic Surgery;Consultant,Biomechanics Laboratory, Mayo Clinic and Mayo Foundation,Rochester, Minnesota

Francisco Lopez-Gonzalez, M.D.
Assistant Professor of Orthopedic Surgery, University of Puerto Rico School of Medicine;Consultant,Department of Orthopedic Surgery, University District Hospital, San Juan,

Puerto Rico

Zong-Ping Luo, Ph.D.
Associate Professor, Department of Orthopedic Surgery, Baylor College of Medicine, Houston, Texas

Suzanne A. Maher, Ph.D.
Assistant Professor of Applied Biomechanics in Orthopaedic Surgery, Weill Cornell Medical College, Department of Surgery, Orthopedic Division; Assistant Scientist, Laboratory of Biomedical Mechanics and Materials, Hospital for Special Surgery, New York, New York

James T. McCarthy, M.D.
Professor of Medicine, Mayo Medical School; Division of Nephrology and Internal Medicine, Mayo Clinic and Mayo Foundation, Rochester, Minnesota

S. Breanndan Moore, M.D.
Professor of Laboratory Medicine, Mayo Medical School; Chair, Division of Transfusion Medicine; Director, Histocompatibility Laboratory, Mayo Clinic and Mayo Foundation, Rochester, Minnesota

Bernard F. Morrey, M.D.
Professor of Orthopedics, Mayo Medical School; Emeritus Chairman, Department of Orthopedics, Mayo Clinic and Mayo Foundation, Rochester, Minnesota

Peter M. Murray, M.D.
Associate Professor of Orthopedic Surgery, Mayo Medical School; Senior Associate Consultant, Department of Orthopedic Surgery, Mayo Clinic and Mayo Foundation, Rochester, Minnesota

Thomas P. Nobrega, M.D.
Clinical Instructor, Mayo Medical School; Consultant, Department of Cardiovascular Disease, Mayo Clinic and Mayo Foundation, Rochester, Minnesota; Staff, Immanuel St. Joseph's Hospital, Department of Cardiology, Mankato, Minnesota

Shawn W. O'Driscoll, M.D., Ph.D.
Professor of Orthopedic Surgery, Mayo Medical School; Consultant, Department of Orthopedic Surgery, Mayo Clinic and Mayo Foundation, Rochester, Minnesota

Cedric J. Ortiguera, M.D.
Assistant Professor of Orthopedic Surgery, Mayo Medical School; Senior Associate Consultant, Department of Orthopedic Surgery, Mayo Clinic and Mayo Foundation, Jacksonville, Florida

Douglas R. Osmon, M.D.
Associate Professor of Medicine, Mayo Medical School; Consultant, Division of Infectious Diseases, Department of Internal Medicine, Mayo Clinic and Mayo Foundation, Rochester, Minnesota

Mark W. Pagnano, M.D.
Associate Professor of Orthopedic Surgery, Mayo Medical School; Consultant, Department of Orthopedic Surgery, Mayo Clinic and Mayo Foundation, Rochester, Minnesota

Panayiotis J. Papagelopoulos, M.D., D.Sc.
Assistant Professor and Consultant, Department of Orthopaedics, Athens University Medical School, Athens, Greece

Javad Parvizi, M.D., F.R.C.S.
Assistant Professor of Orthopedic Surgery, Thomas Jefferson University Hospital, Rothman Institute, Philadelphia, Pennsylvania

Douglas J. Pritchard, M.D.
Professor of Orthopedics and Professor of Oncology, Department of Orthopedic Surgery, Mayo Medical School, Division of Orthopedic Oncology, Department of Orthopedic Surgery, Mayo Clinic and Mayo Foundation, Rochester, Minnesota

James A. Rand, M.D.
Professor of Orthopedic Surgery, Mayo Medical School; Consultant, Department of Orthopedic Surgery, Mayo Clinic Scottsdale, Scottsdale, Arizona

Michael G. Rock, M.D.
Professor of Orthopedic Surgery, Mayo Medical School; Consultant, Department of Orthopedic Surgery, Mayo Clinic and Mayo Foundation, Rochester, Minnesota

Jay H. Ryu, M.D.
Professor of Medicine, Mayo Medical School; Consultant, Division of Pulmonary and Critical Care Medicine and Internal Medicine, Mayo Clinic and Mayo Foundation, Rochester, Minnesota

Joaquin Sanchez-Sotelo, M.D., Ph.D., FEBOT
Assistant Professor, University of Madrid; The Shoulder and Elbow Unit, Hospital La Paz, Universidad Autonoma de Madrid, Spain

Paula J. Santrach, M.D.
Assistant Professor of Laboratory Medicine, Mayo Medical School; Consultant, Division of Transfusion Medicine, Department of Laboratory Medicine and Pathology, Mayo Clinic and Mayo Foundation, Rochester, Minnesota

Thomas C. Shives, M.D.
Professor of Orthopedic Surgery, Mayo Medical School; Consultant, Department of Orthopedic Surgery, Mayo Clinic and Mayo Foundation, Rochester, Minnesota

Clarence Shub, M.D.
Professor, Division of Cardiology, Department of Internal Medicine, Mayo Medical School; Consultant, Division of Cardiology, Department of Internal Medicine, Mayo Clinic and Mayo Foundation, Rochester, Minnesota

Franklin H.Sim,M.D.

Professor of Orthopedic Surgery, Mayo Medical School; Chief,Division of Orthopedic Oncology; Consultant, Subsection of Orthopedic Oncology and Department of Orthopedic Surgery,Mayo Clinic and Mayo Foundation, Rochester, Minnesota

Jay Smith,M.D.

Associate Professor of Physical Medicine and Rehabilitation,Mayo Medical School; Consultant, Department of Physical Medicine and Rehabilitation, Mayo Clinic and Mayo Foundation, Rochester, Minnesota

Mark J. Spangehl,M.D.

Assistant Professor of Orthopedic Surgery, Mayo Medical School; Senior Associate Consultant, Department of Orthopedic Surgery, Mayo Clinic and Mayo Foundation Scottsdale, Scottsdale, Arizona

John W. Sperling,M.D.,M.S.

Assistant Professor of Orthopedic Surgery, Mayo Medical School; Senior Associate Consultant, Department of Orthopedic Surgery, Mayo Clinic and Mayo Foundation, Rochester, Minnesota

Scott P. Steinmann,M.D.

Assistant Professor of Orthopedic Surgery, Mayo Medical School; Consultant, Department of Orthopedic Surgery, Mayo Clinic and Mayo Foundation, Rochester, Minnesota

Michael J. Stuart, M.D.

Professor of Orthopedic Surgery, Mayo Medical School Co-Director, Sports Medicine Center; Consultant, Department of Orthopedic Surgery, Mayo Clinic and Mayo Foundation,Rochester, Minnesota

Michael E. Torchia,M.D.

Associate Professor of Orthopedic Surgery, Mayo Medical School; Consultant, Department of Orthopedic Surgery, Mayo Clinic and Mayo Foundation, Rochester, Minnesota

Robert T. Trousdale,M.D.

Associate Professor of Orthopedic Surgery, Mayo Medical School Consultant, Department of Orthopedic Surgery, Mayo Clinic and Mayo Foundation, Rochester, Minnesota

Norman S. Turner Ⅲ,M.D.

Instructor of Orthopedic Surgery, Mayo Medical School; Associate Consultant, Department of Orthopedic Surgery, Mayo Clinic and Mayo Foundation, Rochester, Minnesota

Peter S. Walker, Ph.D.

Division of Biomedical Engineering, Royal National Orthopaedic Hospital Trust, Stanmore, Middlesex, United Kingdom

Denise J. Wedel,M.D.

Professor, Department of Anesthesiology, Mayo Medical School; Consultant, Department of Anesthesiology, Mayo Clinic and Mayo Foundation, Rochester, Minnesota

Gordon G. Weller, D.P.M.

Instructor of Podiatric Medicine, Mayo Medical School; Consultant in Podiatric Medicine, Department of Orthopedic Surgery, Mayo Clinic and Mayo Foundation, Rochester, Minnesota

James F. Wenz,M.D.

Assistant Professor of Orthopaedic Surgery; Chairman, Department of Orthopedic Surgery, Johns Hopkins Bayview Medical Center; Johns Hopkins University, Baltimore, Maryland

Timothy M. Wright, Ph.D.

Professor of Applied Biomechanics in Orthopaedic Surgery, Weill Medical College of Cornell University; Senior Scientist,Biomedical Mechanics and Materials, Hospital for Special Surgery, New York, New York

Ken Yamaguchi, M,D.

Associate Professor of Orthopaedics, Chief, Shoulder and Elbow Service, Department of Orthopaedic Surgery, Washington University School of Medicine, St.Louis, Missouri

Bruce R. Zimmerman,M.D.*

Associate Professor of Endocrinology, Mayo Medical School; Consultant, Division of Endocrinology, Department of Internal Medicine, Mayo Clinic and Mayo Foundation, Rochester, Minnesota

Douglas A. Becker,M.D.

Clinical Instructor,Department of Orthopaedic Surgery, University of Minnesota Medical School—Minneapolis; Director,Minneapolis Orthopaedic and Arthritis Institute, Minneapolis,Minnesota

J. Dennis Bobyn,Ph.D.

Associate Professor,Department of Surgery,McGill University Faculty of Medicine; Director of Orthopedic Research, Montreal General Hospital,Montreal,Quebec,Canada

Mark P Brodersen,M.D.

Assistant Professor of Orthopedic Surgery,Mayo Medical School,Rochester,Minnesota;Consultant,Department of Orthopedics,Mayo Clinic Jacksonville,Jacksonville,Florida

Edmund Y. S. Chao,Ph.D.

Professor,Departments of Orthopedic Surgery and Biomedical Engineering, Johns Hopkins University School of Medicine,Baltimore,Maryland

Michael B. Wood,M.D.

Professor of Orthopedics,Mayo Medical School; Consultant,Department of Orthopedics,Mayo Clinic and Mayo Foundation,Rochester,Minnesota

* 已故

John H. Dumbleton, Ph.D., D.Sc.
Senior Vice President, Howmedica Inc., Rutherford, New Jersey

Timothy C. Fitzgibbons, M.D.
Assistant Clinical Professor of Orthopaedics, Department of Surgery, Creighton University School of Medicine, Omaha, Nebraska

Stanley C. Graves, M.D.
Assistant Professor of Orthopedic Surgery, Mayo Medical School; Head of Section, Division of Foot and Ankle Surgery, Department of Orthopedics, Mayo Clinic Scottsdale, Scottsdale, Arizona

Arlen D. Hanssen, M.D.
Associate Professor of Orthopedics, Mayo Medical School; Consultant, Department of Orthopedics, Mayo Clinic and Mayo Foundation, Rochester, Minnesota

Laurie D. Koch, M.D.
Instructor in Orthopedics, Mayo Medical School; Resident, Department of Orthopedics, Mayo Clinic and Mayo Foundation, Rochester, Minnesota

Tomasz K. W. Kozak, M.B.B.S., F R.A.C.S.
Instructor in Orthopedics, Mayo Medical School; Fellow in Adult Reconstruction, Department of Orthopedics, Mayo Clinic and Mayo Foundation, Rochester, Minnesota

Brian P.H. Lee, M.B.B.S., F.R.C.S.(Ed), F.R.C.S.(Glasg)
Orthopaedic Surgeon, Adult Reconstructive Service, Department of Orthopaedic Surgery, Singapore General Hospital, Singapore; Former Special Fellow in Adult Reconstruction, Department of Orthopedics, Mayo Clinic and Mayo Foundation, Rochester, Minnesota

Scott McMullen, M.D.
Division of Foot and Ankle Surgery, Department of Orthopedics, Mayo Clinic Scottsdale, Scottsdale, Arizona

Jo E. Miller, M.D.
Professor, Department of Surgery, McGill University Faculty of Medicine; Senior Orthopedic Surgeon, Montreal General Hospital, Montreal, Quebec, Canada (deceased)

J. Phillip Nelson, M.D.
Associate Professor of Orthopedics, Mayo Medical School, Rochester, Minnesota; Consultant, Department of Orthopedics, Mayo Clinic Scottsdale, Scottsdale, Arizona

Mary I. O'Connor, M.D.
Assistant Professor of Orthopedics, Mayo Medical School, Rochester, Minnesota; Consultant, Department of Orthopedic Surgery, Mayo Clinic Jacksonville, Jackson-ville, Florida

Michael Tanzer, M.D.
Assistant Professor, Department of Surgery, McGill University Faculty of Medicine; Staff Orthopedic Surgeon, Montreal General Hospital, Montreal, Quebec, Canada

Stephen D. Trigg, M.D.
Instructor in Orthopedics, Mayo Medical School, Rochester, Minnesota; Consultant, Department of Orthopedics, Mayo Clinic Jacksonville, Jacksonville, Florida

Michael B. Wood, M.D.
Professor of Orthopedics, Mayo Medical School; Consultant, Department of Orthopedics, Mayo Clinic and Mayo Foundation, Rochester, Minnesota

第3版献词

将本书第1版献给约翰·查恩利(John Charnley)是实至名归的,同样,我们将本书第2版献给了马克·考文垂(Mark B. Coventry),以表纪念。当我忆及哪些人对我本人的职业生涯,甚或整个骨科学界影响最大时,便很容易地想到将本书的第3版献给梅奥诊所的骨科同仁们。他们对于这一学科的理解、支持、鼓励及贡献,从过去到现在都深深地鼓舞着我,并已成为我信心和力量的源泉。本书的第1版主要讲述梅奥诊所的手术技术和关节置换成形术,第2版和第3版依据大量已发表的文献,对内容进行了扩展,重点依然是梅奥诊所的骨科操作规程。本书第3版最应该感谢的莫过于我的诸多同仁们,他们坚定不移地投身于患者的治疗与护理工作;以高涨的热情总结并记录了我们的临床经验,与骨科学界分享;并且始终如一地支持我和科室的工作。在此,我为能有这样的团队作为我尊敬的同事和宝贵的朋友而感到莫大的荣幸。

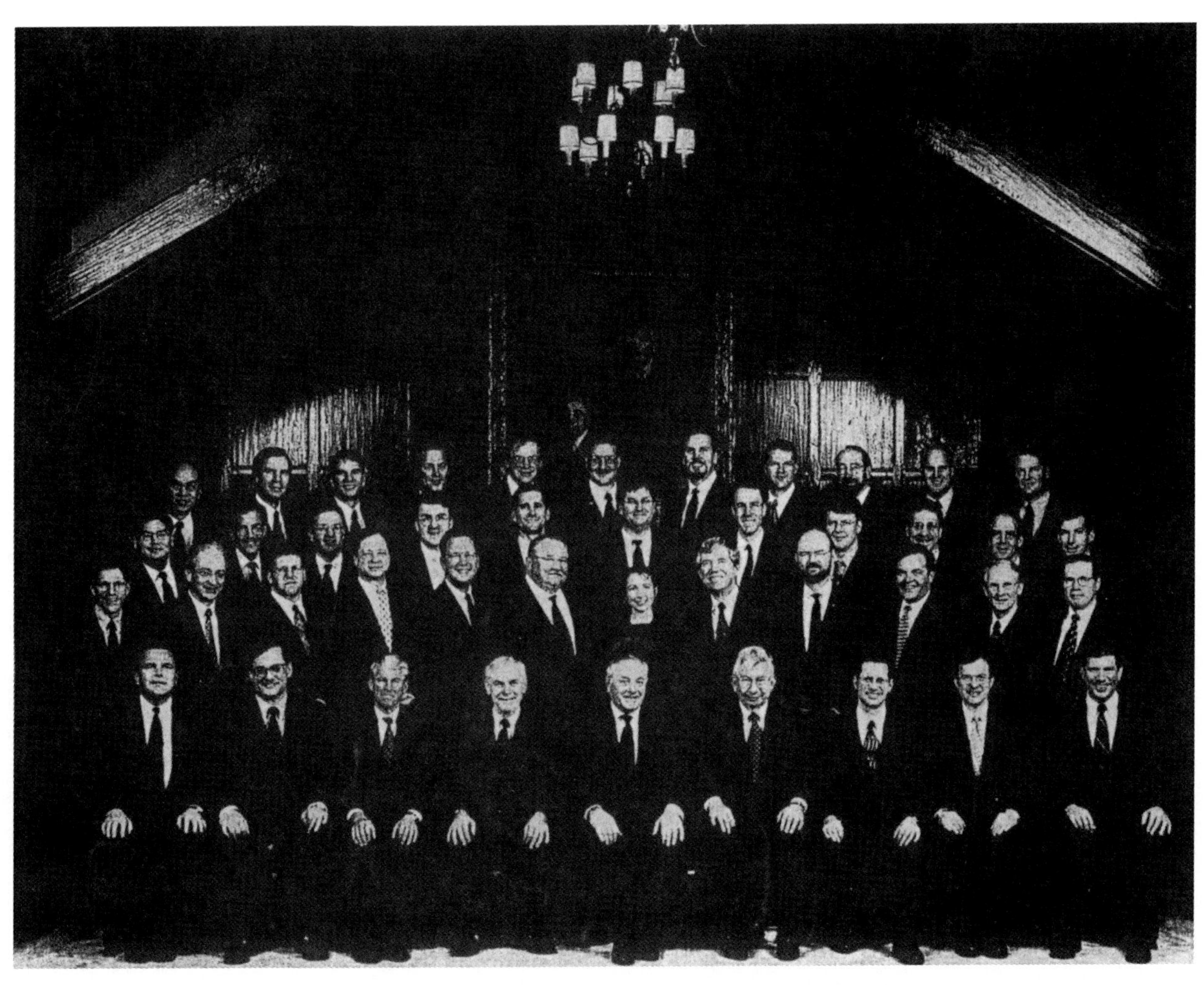

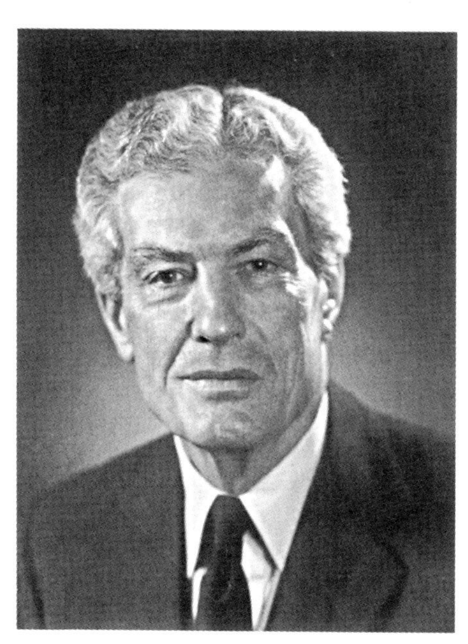

第2版献词

——怀念马克·考文垂博士

在本书的第1版，因约翰·查恩利和马克·考文垂在将全关节置换术确立为关节重建术成功基准中做出过开拓性贡献，我们曾对此表示极大的赞赏。在这本书再版之际，为了纪念已于1994年7月逝世的马克·考文垂，理应再次表示深深的敬意。现行版本在第1版的基础上对全范围的重建手术方案作了进一步的改进和完善，因此，无论在关节置换成形术领域还是在总的重建外科领域，马克·考文垂都堪称是我们的楷模。此外，对于如何成为一名成功的外科医师，他也是最好的榜样。他对矫形外科的科学和技艺的贡献，和他个人的形象一样是不可磨灭的。他孜孜不倦地致力于改进外科学技术及效果。作为一个有着远大抱负的人，马克·考文垂于20世纪60年代将梅奥诊所骨科组建成集手外科、肿瘤科、儿科和关节置换外科于一体的专业机构。他不仅是一位严谨的临床医师和科研工作者，还是一位医术精湛的内科医师。考文垂当之无愧成为梅奥诊所乃至全国医务工作者的楷模。实际上，很多人都认为他是世界范围内骨科学界的杰出代表。每一个和他接触过的人都能深切感受到他的热情和博爱。他对患者的仁爱和尊重已成为梅奥诊所医患关系的精髓。改善不幸者的医疗护理状况的理念促使他把热情和责任心倾注于海外的骨科界。正是在这种与同仁分享骨科学信息的精神的促使下，马克·考文垂博士直至生命的最后几天还积极地关注及支持本书的编写工作。我们怀着无比沉痛、敬重和感激之情将本书献给这位已故的骨科学界的巨人——马克·考文垂。在梅奥诊所，他被同仁们誉为伟大的改革者、崇高的人道主义者、杰出的医师和伟人，我们及其他许多人都将他视为导师、同事和益友，并引以为荣。马克·考文垂永远值得我们怀念，其精神永垂不朽！

伯纳德·莫里

中文版前言

关节功能是人类自身实现劳动和运动的直接能力，也是人类基本生存能力的重要标志之一。关节疾病会导致人的关节功能不同程度地丧失，从而限制一个人的劳动与运动。关节功能的重建极其重要，它可以使关节受损患者的生存能力得到恢复和提高。因此，人类关节功能的重建是当前人类临床医学重大科研课题之一。

因为人类关节罹患的疾病以及所处阶段不同，对关节功能的影响不同，所以必须采取不同的关节功能重建措施。另外，关节功能重建治疗方法的选择也要根据患者所具社会身份和所处阶层而定。所有这些都说明关节功能重建是一个包含众多治疗手段的集合，即一定要有各种各样的针对性治疗方法以供不同患者选用，才能达到令患者满意的结果。

美国明尼苏达州梅奥诊所是世界最著名的关节成形专家约翰·查恩利教授和马克·考文垂教授的重要临床关节成形工作基地。梅奥诊所具有将近百年的关节重建的治疗经验。1991年，梅奥诊所骨科临床与基础部主席伯纳德·莫里主编了《关节重建外科学》(*Joint Replacement Arthroplasty*)。该书中总结的先进经验代表了世界现代骨科医学中有关关节功能重建的最高水平。原版书至今已修订出版了3版，鉴于我国仍处于关节功能重建医学的起步阶段，患者对关节功能重建治疗的实际要求和接受能力不一样，我们将《关节重建外科学》第2版和第3版中适合我国国情的关节重建手术方法翻译引进，介绍给我国广大骨科关节功能重建医师，以期推动我国关节功能重建医学的发展，更好地解决关节疾病患者的困难，缓解患者的痛苦。

虽然在翻译出版过程中一些原因影响了进度，但由于这些成熟的关节重建经验的吸引，我国关节疾病患者的期待和我国临床关节重建医师的渴望，激励我们克服了各种困难，终于把这部经典、优秀的关节功能重建医学参考书翻译完成。此时此刻，我们衷心感谢在百忙中参加翻译工作的各位关节医学专家和鼎力相助的出版社编辑同志。

马信龙 裴福兴 李世民 娄思权

2012年1月1日

序　言*

在20世纪60年代以前，人类的关节置换只有一些零星的报道。在这一时期，基础工作首先是由髋关节置换术奠定的，在随后的10年里，膝关节置换术逐渐开展起来。从那时起，开始对人体所有的大关节和小关节进行仔细的研究。目前，我们已经具有30多年的临床经验，并开展了许多实质性的研究工作。

梅奥诊所拥有一支包括所有骨科分支的骨科团队，并有生理学、生物力学、统计学和其他重要学科研究人员的支持。在这30多年里，我们收集并整理记录了大量的临床和基础科研数据。我们的目的是和读者共同分享这些数据和资料。

本书的独特之处在于，它几乎完全是由现任和以往的梅奥诊所医师完成的。尽管本书强调了我们自身的研究成果，但为了进行全面地论述，也包含了其他学者的研究成果。此外，我们对相关的参考文献也进行了严格的审核，以确保参考文献是最新的，有针对性的，而且是有直接帮助的，但并非将全部文献包括在内。

这是一部单卷的鸿篇巨著。在对这种出版形式进行精心考虑之后，我们相信，我们可以把所需的全部重要资料都浓缩于其中，虽然很庞大，但便于将本书作为临床参考书使用。本书论述了除脊柱之外的几乎所有关节，也就是说除脊柱之外人体几乎所有的关节都可以行不同形式的关节置换术。

本书对每一课题安排的章节较短。例如，将"脱位"安排在一章内加以论述，而不作为并发症在各章内分别论述。

各章的重点不仅是关节置换的适应证，而且还有其他两个重要方面，即手术方法和结果。我们介绍的手术方法主要是梅奥诊所原创的，当然我们也承认并非所有医师都是严格按照这些方法进行操作的。只要有可供选择的可行术式，我们也将其纳入该书。本书的全部插图均出自一名插图画家之手，因此插图的风格全书一致。实际上本书也可视为一本关节置换术的手术暴露图谱。

虽然有关临床结果的报道可能会源源不断地发表出来，但是本书重点介绍我们获得的结果，而且尽可能包括一些最新的数据。当然，为了给读者提供最广泛的信息，本书也包括了其他学者的结果。但是要重申，重点仍然是我们医院得出的结果。我们尽量按照最科学的分析方法来报道我们的结果，而且还用一整章介绍如何来分析和描述这些结果。这也是全书一致和统一的做法。

本书的结构按系统进行划分，便于读者查阅。每一篇都有其要点，一篇中的各章在内容上有其连续性。每一位作者都按相同的基本格式进行编写。

本书将各种类型的关节成形术都包括在内，是不是显得太庞杂呢？对此我们进行了认真的考虑，但确信这样做是合理的，因为人体所有的关节类型有其相似之处（也有很明显的不同），而且我们用人造方式重建这些关节所做的种种尝试也是类似的。我们深信，本书完全能达到我们预定的目标，成为一本当代骨科医师在缓解关节疾病患者疼痛和痛苦的临床工作中必备的全面翔实的参考书。

马克·考文垂
梅奥诊所终身骨科教授
明尼苏达州，罗切斯特

*编者注

此篇为第1版序言。因为本书重点介绍梅奥诊所对相关文献的理解以及我们对手术指征和结果的理解，所以理应保留由我们成人重建外科创始人马克·考文垂所撰写的序言。当我阅读考文垂博士为第1版所撰写的序言时，除了要说我们要珍视他给我和我的同仁留下的这份宝贵遗产外，好像再说什么也不合适了，所以我们要努力忠实于他一生中所展示的理想和价值。愿本书能忠实于他在这篇序言中所提出的诺言。

第3版前言

正如在第2版前言中提到的，关节置换成形术领域仍然经历着几乎日新月异的发展。在第2版中，我们把课题要点从关节置换成形术扩展到关节重建术。随着关注重点的扩展，研究和应用的重点也特异性地放在了关节置换成形术上，因此在这一版中，我们顺理成章地将重点重新转移到关节置换成形术上。

因此，这一版的总体构成是第1版和第2版手术方法的综合。其目的是针对一个具体的课题设置多个篇幅较小的章节，从而便于读者查阅。第3版对关节置换和关节置换后翻修术中所产生的所有问题均进行了详细的讨论。这一版中还增加了几章新内容，详述了下尺桡关节置换术、肘关节解离置换术、髋关节表面置换术和其他保守性手术，以及活动负重式膝关节置换术。

这一版仍然把重点放在手术方法和效果上。希望本书能为负责患者病理谱的骨科医师就关节置换术手术指征、手术方法和效果的绝大多数疑问给出所需的答案。此外，本书对有争议的问题也进行了讨论，对不确定的地方如实地加以注明。

我们对于能把这部书呈现给整个骨科界感到十分荣幸。这一版中已根据朋友和同仁的反馈意见进行了修改。希望本书成为正在培训的骨科医师以及临床骨科医师的实用参考书。

伯纳德·莫里

第2版前言

在过去的10年间，骨科界涌现出大量关节置换成形术的有关文献，但对可供选择的关节重建术式的关注却相当少，提供的新信息也不多。《关节重建外科学》第2版(前一版为《关节置换成形术》)旨在阐述更广泛的关节重建术的概念，包括非置换术式。因此与第1版相比，有一定相似之处，也有很多不同之处。

相似之处除了基本的科学原理以外，还表现在本书的作者都是梅奥诊所和梅奥基金会的会诊医务人员，内容涵盖我们学科内的所有专业领域。两版的版式和要点也相似，首先讨论特定的解剖部位的基础科学问题，然后对手术指征、手术方法和干预结果进行分析。此外各章的篇幅依然较简洁，以便于查询相关问题。最后，重点依然是梅奥诊所的经验。

但是，第2版和第1版的不同之处也很明显。最明显的是章数增加了50%，以便涵盖所有的重建术式，而不是局限于关节置换术。同时为了补充我们的经验，梅奥诊所的作者们收集了广泛的文献信息，采纳了广泛的临床经验而不仅是自身的经验。但是在这方面依然强调只收集相关的材料，以免没完没了地罗列许多不相关的引文。尚未经过时间验证的新技术或新治疗方法均未被列入本书，而将重点放在了处理每种病例的严谨的手术方法上。

与第1版区别更大的是，增加了完整的一部分，讨论与关节重建术相关的内科问题。希望它成为身边没有内科医师的那些外科医师的便捷参考书，以便及时处理影响手术患者的一些常见的内科问题。不过介绍内科问题的篇幅较简短，作者仅关注与骨科手术患者相关的内科疾病。

和第1版一样，本书的篇章结构经过专门设计以便于临床医师查询日常所遇到的具体专业问题。希望第2版所扩充的材料能对这一学科增加真正有价值的知识，而不是繁冗的叙述。我们力图在保持第1版长处的同时介绍一些有发展潜力的领域。希望本书能为骨科医师真正提供一些完整、先进的资料，以解决关节重建外科领域越来越多的难题。

伯纳德·莫里

第1版前言

在新书出版的速度和学术论文的发表速度几乎一样快的时代，人们不禁要问又出了一部关节置换成形术的专著是否合适，这是无可非议的。出版本书的主要目的有三点。

首先，尽管在许多教科书和文献中提供了大量与关节置换成形术有关的信息，但是到目前为止，其重点依然是某一特定的解剖部位。尚没有一本详细论述经过临床验证适用于人体各关节的关节置换成形术的基本原理、手术技巧和效果的专著。本书旨在填补这一空白。

其次，梅奥诊所全部关节登记处的特有资源包括有40 000余例。这使其成为单所医院中有关关节置换成形术的最大信息库。我们的目的是综合分析我们20年的经验，重点介绍手术技巧，并对手术效果及影响结果的因素进行综合评述。本诊所积累了人体各大关节行关节置换术的丰富经验，因此在分享这些经验方面具有特殊的地位。

最后，我们尽了最大的努力，务求使本书提供的数据资料尽可能最新且易于接受。每一章都提供有关于手术效果的大量信息。每一个手术步骤都按统一的格式用插图加以详细说明，使本书成为关节置换成形术的手术图谱。

总而言之，真诚地希望本书能为正在接受培训和已取得行医资格的骨科医师提供与其领域相关的资料，进而希望这些资料能促进我们共同目标的实现，即提高对关节功能障碍患者手术的治疗水平。一旦实现了这一特定目标，我们所有的努力就值得付出。

伯纳德·莫里

致 谢

正如在献词中提到的，我必须用最谦恭和真挚的情感来感谢这个杰出团队——梅奥诊所同仁所做出的贡献。当然，本书的问世也离不开所有参与者各自所做出的贡献和奉献。其中包括我们骨科的几乎每一位同事，是他们对关节置换进行了全面的解剖描述。因此，我想对我的同事在这本书中奉献的专业知识和付出的辛苦工作表示最真挚的谢意，尤其是罗伯特·里扎（Robert A. Rizza）医学博士。

我还要感谢在我职业生涯中接诊过的各位患者、咨询过问题的各位同仁和参加过医学继续教育的同仁们。也要感谢梅奥诊所的医务辅助人员，他们不仅在外科手术的执行方面，而且在钻研问题以及为本书提供数据资料方面都给予了我巨大的支持。梅奥诊所的全体外科同仁应得到特别的感谢，尤其是我的手术助理护士丹妮丝·博罗夫斯基（Denise Borowski）和我的手术协理唐纳德·巴尔特斯（Donald Baltes）。能为这项出书计划寻找到合适时机多亏我的朋友和同仁——共事25年、世界上最好的医师鲍勃·亚当斯（Bob Adams）。

我要特别感谢唐娜·里默施马（Donna Riemersma），她是本书的录入员和项目经理，负责联络本书的出版商、作者和插图画家。她和前两版一样出色地完成了本书第3版的各项具体工作。同时要感谢我的秘书雪莉·科佩尔斯基（Sherry Koperski），在行政管理上一直给予了广泛的支持，特别是在这项工程的后期。要特别提到的是吉姆·波斯特（Jim Postier），他不仅是本书的插图画家，而且通过电子信息交流促进了前期工作的协调。他的付出最值得赞赏。

最后，如同以往一样最应该感谢的是我的妻子卡拉（Carla），她曾是我的同事，共同工作了36年，没有她的支持和耐心，本书不可能问世。过去我曾提到我的孩子迈克（Mike）、马特（Matt）、马克（Mark）和玛姬（Maggie），不过现在他们都已长大成人离开了家，但我仍感到对我的支持不小。在这一版我要特别感谢马修（Matthew），他是一位专业的医学插图专家，他作为顾问并协助绘制了部分插图。

伯纳德·莫里

本书第3版献词、第2版献词、序言、第3版前言、第2版前言、第1版前言、致谢均由闫旭译，叶伟胜、李世民校。

目 录

第4篇 肩关节

第5篇 髋关节

第6篇 膝关节

第7篇 足和踝关节

第 1 篇

概 述

本篇主编:Kai-Nan An

第 1 章

关节置换成形术的发展史

Mark B. Coventry

通常按时间或时期来了解关节重建术的发展比较实用方便。总体而言，这些发展阶段与关节重建外科发展的年代顺序是对应的。然而更为合理的是，把这种划分看做是对概念评价的描述，而不应认为它是以严格时间顺序为依据的。

第一阶段是关节疾病的人类学文献资料，可追溯到史前人类。数千年前，人类对于关节疼痛除了休息和使用树枝来帮助行走外，几乎无计可施。古代人可能用过各种口服镇痛药和局部抗炎药。甚至在今天，冷热疗法、文身、针刺、斑蝥发疱、干湿拔罐和烧灼术仍在世界的某些地方继续应用。非类固醇类抗炎药是目前最常用的药物。

第二阶段是试图通过手术手段，特别是关节清创术，来缓解疼痛。虽然在 X 线摄影术出现之前只是偶尔实施手术治疗，但是清创术已借助 X 线图像来清除骨刺和游离体。一旦外科医师能直视到暴露的关节，通常是膝关节，肘关节和踝关节较少，对所看到的任何异常，如撕裂的半月板和增生的滑膜，也能进行清除。Magnuson[19]对这种关节清创术进行了推广应用。这可称之为退变关节的“结构性”术式。这种手术因为其并不能根本解决变性关节炎问题而声名狼藉。在这一阶段偶尔也应用关节固定术，通常用于关节清创术失败之后。在这一时期，关节切除术曾被视为关节固定术切实可行的替代选择。其在髋关节和涉及化脓性关节炎的病例中特别有效。

第三阶段是依据生理学和生物化学进行治疗。因 Pauwels[24]和其他人[2]的研究工作开创了髋关节周围截骨术，用以增加承重面积，从而消除局部的过高负荷（图 1-1）。继而出现了轴向对位不齐的矫正术用以治疗膝关节的单腔室病变[9,16]。胫骨上段外翻截骨术可改变轴向对位，而且在内翻膝关节中可降低加在内侧腔室中骨和关节软骨上的负荷。

关节疾病治疗的下一阶段，即第四阶段，是关节成形术。第一次尝试关节置换很可能是 Gluck 在 1890 年完成的。他用象牙作为关节置换材料，报道了膝关节和髋关节置换的经验[13]。起初是应用阔筋膜、经过铬处理的猪膀胱或部分层厚皮肤。继之由 Smith-Petersen 发展为髋关节杯状关节成形术。接着应用内置假体置换发生病变的股骨头。A.T.Moore、Fred Thompson 及其他很多人将其进一步发展。然而，直到 John Charnley 和其他先驱们为关节置换开发出金属和塑料材料，现代关节成形术才算真正开始，并且从此开始进入鼎盛时期，几乎应用于全身所有关节。在 20 世纪 60 年代，髋关节置换在一定程度上成为一种标准手术[5,6]。20 世纪 70 年代，膝关节置换得到发展[11,15]。随后曾对肘关节[22]、踝关节[26,28]、腕关节[8]、指关节[27]、肩关节[7,23]和足部关节[17]进行过置换。

临床上对关节置换术兴起了广泛关注，因此需要对关节置换应用的材料和关节上的作用力进行基础性研究。于是，在关节置换术出现的同时也使矫形外科相关的生物工程学得到了完善和发展。这就需要对关节周围的作用力以及在某种应力作用情况下置换假体预期所受的作用力进行实验检测。各种关节重建材料都是经严格审查后进入市场的。在其植入人体之前，实验室已尽力对每一种设计进行了精确的测试，这与关节重建术早期开发阶段的做法是不同的。现在我们有理由确信，所应用假体的强度足以能防止骨折的发生。而且还通过批量检测或分析模拟测试在实验条件下对在宿主体内会发生松动的假体上及其周围的应力进行了评价。

生产工艺也随着我们的临床与生物力学知识的进步得到了改进。关于选用何种金属（即是铬钴合金还是钛合金）的争论依然继续存在。在某些环境条件下，会对钛合金发生特异性组织反应[1]。聚乙烯碎屑可引起组织反应和滑膜反应，继而产生骨溶解[14]。在欧洲，曾对陶瓷材料进行了深入的研究，并得到广泛应

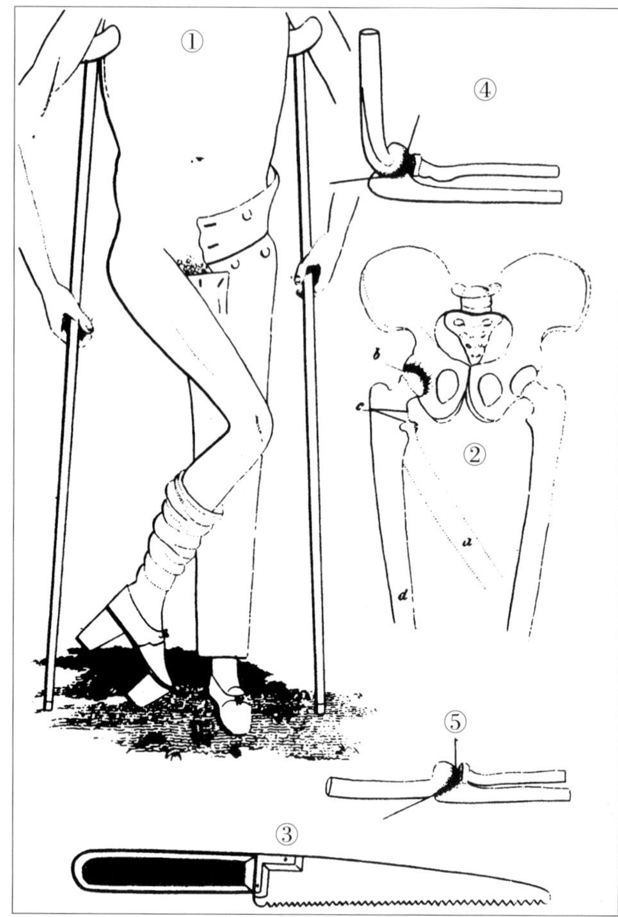

图 1–1 John Barton 对有固定畸形肢体进行矫形对线的早期描述。(From Barton JR:Osteotomy for ankylosis. N Am Med Surg J 3: 274,1827.)

用,而且随着更多经验的积累正在被美国所接受[4,21]。

监督

偶尔几例患者的临床报道没有多大的价值。必须进行患者数足够多的前瞻性研究,必须按照现代统计方法进行评价,而且如果我们的知识达到了能提出一种专用假体并确保其在特定应力下能持续应用规定时间的阶段,则应适时地加以报道。当 1969 年在梅奥诊所(Mayo Clinic)开始实施全髋关节置换计划时,曾为此精心制定了一项详尽的实验方案;在某一段时间内,骨科所有人员通过同样的手术入路、应用同样的假体和同样的随访方法做全髋关节置换术。作为开发这一刚刚开始的临床实践的极其重要的起步,建立了计算机化的数据储存和检索系统。应用这种方法,我们建立了一个很大的临床数据库,以便能对结果进行评价,从而我们可以确定我们所做的工作对患者是否有益。

经过这一初步研究之后,仍允许在不同假体和不同的手术入路方面存在一定的差异,并都得到我们关节置换委员会的认可。按照 1 年、5 年、10 年、15 年和目前的 20 年等随访方案,分别对这些数据资料进行汇集、归纳、总结、分类和报道[3,10,18,25]。正是通过对适应证、技术和随访进行批判性分析,我们才能够做出这一重要贡献,换而言之,我们是按照前瞻性研究方案对大量病例进行了评价,并用不同的方法进行了分析。

必须明白,关节置换术是一项多学科的工程。事实上,关节置换术起源于骨科医师。然而此后立即意识到,为了使关节置换术取得我们预期的进步,与其他领域专家们的密切合作是非常必要的。John Charnley 在他对摩擦的研究中首先开始了这种合作。其第一个试验合作者是一位生物工程师,这位工程师一直是这个团队中绝对重要的成员。接着,器械(假体)设计者加入了这项工作,与医师和工程师一起密切协作。金属、聚乙烯和甲基聚丙烯碎屑在关节中的生理和病理影响一直是仔细研究的课题。在有些患者,生物学固定已经成为甲基聚丙烯应用的替代品,而且在随后的几年中,在其作用得到明确之前,将对其进行严格的仔细检查[12]。最后,统计学家也是该"团队"重要的成员。第 32 章专门讲述统计学资料应该如何搜集和评价,而且在整个工作过程中都要应用这些统计学方法。

唯有梅奥诊所能够提供研究关节置换术所需的所有这些学科。当我们公开发表研究结果时,在全关节登记中已记录了近 40 000 例手术。我们科的人员已经设计出了髋关节、膝关节、肩关节、肘关节、踝关节和指间关节的关节假体。梅奥诊所经验的积累和分享这些经验的期望可参见随后的章节。临床骨科专家和基础实验科学家们之间的继续合作将对全关节置换术日益增加的复杂状况给出答案。

开发治疗关节炎性关节过程的第 5 阶段根本不涉及外科。该阶段主要解决软骨细胞及其从原始细胞分化或增殖的能力,从而解决关节炎性关节的治愈问题[20]。在这一领域要继续进行大量的试验工作,包括应用软骨移植物。在这一时期,分子生物学的应用应该使我们能够有效地完成这一发展阶段。第五阶段,即生物学阶段，将是否可能见证关节炎病因的解决呢？

编者补遗

我认为，为表示对 Coventry 博士名字及其遗产的敬意，应特别注意保持上述内容的完整性(图 1–2)。其贡献包括美国食品和药品管理局(FDA)于 1969 年 3月批准的第 1 例全髋关节成形术(图 1–3)。正是 Coventry 的远见卓识才有今天梅奥诊所登记的 60 000 多例关节成形术数据库，其时间可以追溯到 1969 年的第一例人工关节内置物。这一综合资料包括有关1000 多例肘关节置换术、近 2000 例肩关节置换术、30 000 多例膝关节置换术和大约 35 000 例髋关节置换术的数据(表 1–1)。值得特别关注的是 Coventry 10 多年前的观察结果在今天也非常正确。关节疾病治疗的未来有赖于对疾病给出生物学解决办法并对疾病的发生给出基因组解答。

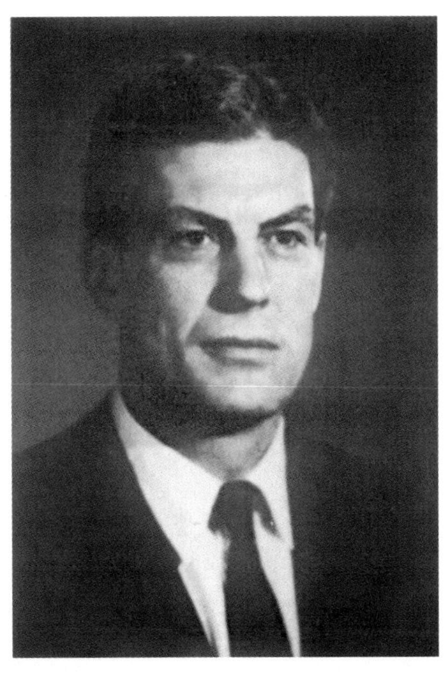

图 1–2　Coventry 博士于 1969 年 3 月 10 日在明尼苏达州罗切斯特市梅奥诊所植入了第一个 FDA 批准的全髋关节假体(THA)。

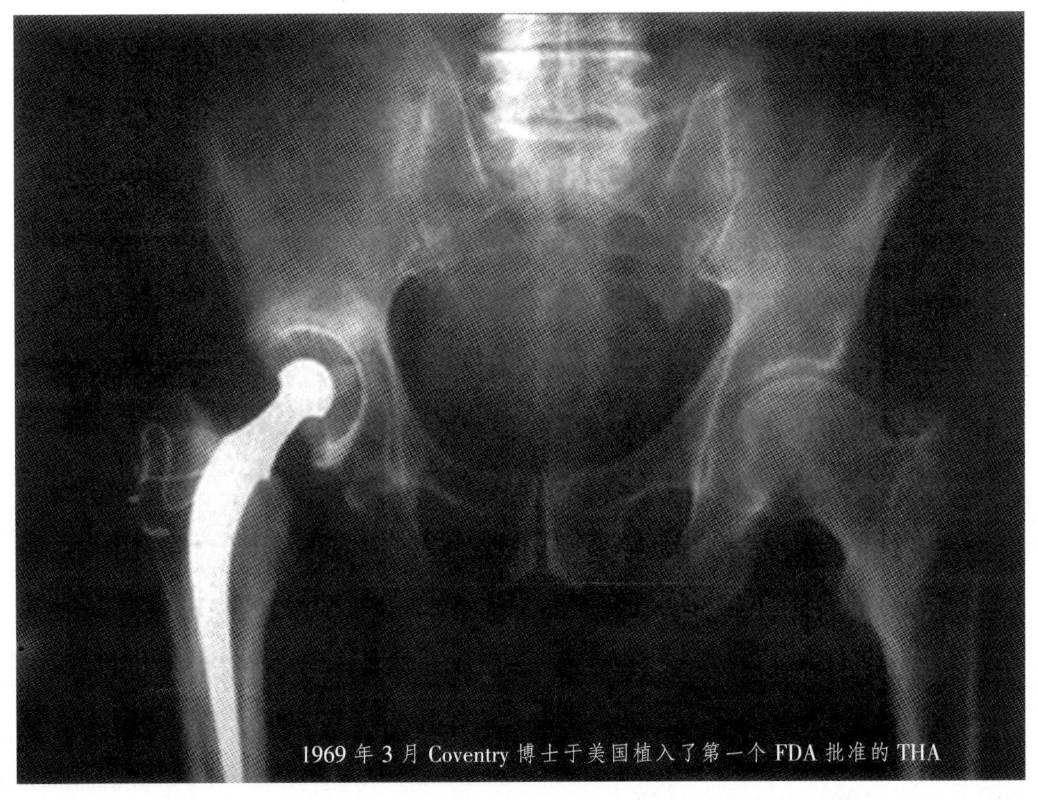

图 1–3　美国食品和药品管理局批准后的第一例全髋关节成形术的术后照片和 15 年随访照片。(待续)

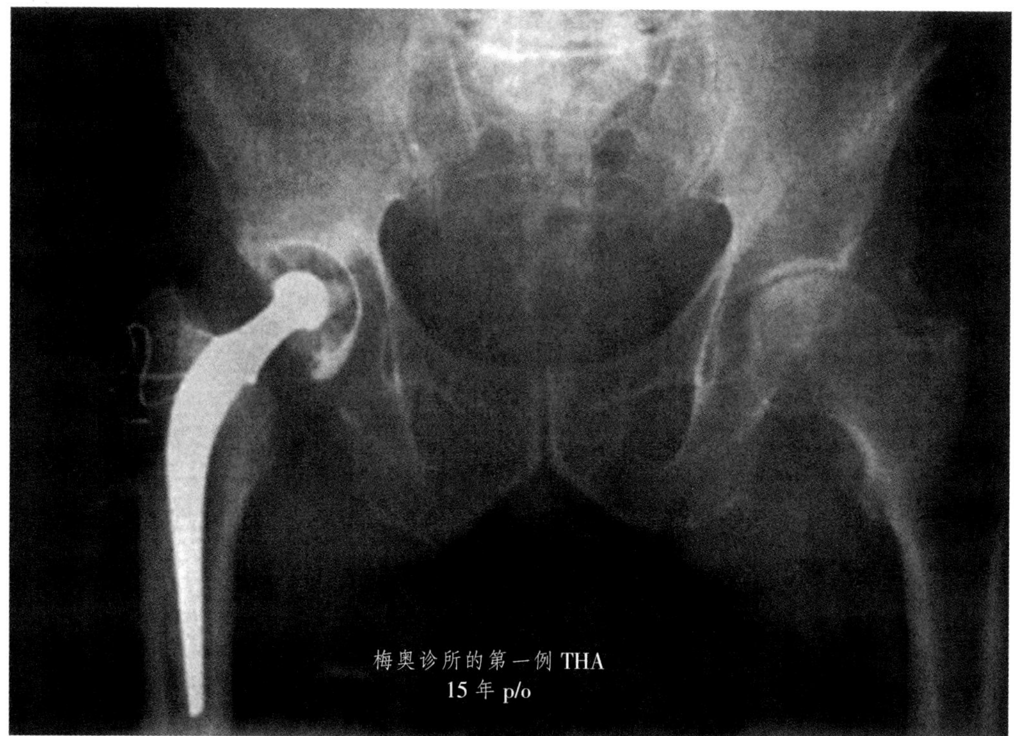

图 1–3(续)

表 1–1 关节置换:MAYO 数据库(1969~2000 年)

置换术	初次手术	翻修手术	合计
全髋关节成形术	26 480	8687	35 167
全膝关节成形术	19 223	3485	22 708
全肩关节成形术	2590	365	2955
全肘关节成形术	978	304	1282
合计	49 271	12 841	62 112

(孙永生 吕卫新 译 娄思权 校)

参考文献

1. Agins HJ, Alcock NW, Bansal M, et al: Metallic wear in failed titanium-alloy total hip replacements. J Bone Joint Surg 70A:347, 1988.
2. Barton JR: Osteotomy for ankylosis. N Am Med Surg J 3:274, 1827.
3. Beckenbaugh RD, Ilstrup DM: Total hip arthroplasty: A review of 333 cases with long follow-up. J Bone Joint Surg 60A:306, 1978.
4. Boutin P: L'Alumine et son utilization en chirurgie de la lauce (étude experimentale). Presse Med 79:639, 1971.
5. Charnley J: Anchorage of the femoral head prosthesis to the shaft of the femur. J Bone Joint Surg 42B:28, 1960.
6. Charnley J: Total hip replacement by low-friction arthroplasty. Clin Orthop 72:7, 1970.
7. Cofield RH: Total shoulder arthroplasty with the Neer prosthesis. J Bone Joint Surg 66A:899, 1984.
8. Cooney WP III, Beckenbaugh RD, Linscheid RL: Total wrist arthroplasty. Clin Orthop 187:121, 1984.
9. Coventry MB: Osteotomy of the upper portion of the tibia for degenerative arthritis of the knee. J Bone Joint Surg 47A:984, 1965.
10. Coventry MB, Beckenbaugh RD, Nolan DR, Ilstrup MS: 2,012 total hip arthroplasties: A study of postoperative course and early complications. J Bone Joint Surg 56A:273, 1974.
11. Coventry MB, Finerman GAM, Riley LH, et al: A new geometric knee for total knee arthroplasty. Clin Orthop 83:157, 1972.
12. Galante JO, Rostoker W, Lueck R, Ray RD: Sintered fiber metal composites as a basis for attachment of implants to bone. J Bone Joint Surg 53A:101, 1971.
13. Gluck T: As reported by LeVay M: History of Orthopedics. Park Ridge, NJ, Parthenon Press, 1990.
14. Goldring SR, Schiller AL, Roelke M, et al: The synovial-like membrane at the bone-cement interface in loose total hip replacements and its proposed role in bone lysis. J Bone Joint Surg 65A:575, 1983.
15. Gunston FH: Polycentric knee arthroplasty: Prosthetic simulation of normal knee movement. J Bone Joint Surg 53B:272, 1971.
16. Jackson JP, Waugh W: Tibial osteotomy for osteoarthritis of the knee. J Bone Joint Surg 43B:746, 1961.
17. Joplin RS: The digital nerve, vitallium stem arthroplasty and some thoughts about foot surgery in general. Clin Orthop 76:207, 1971.
18. Kavanagh BF, DeWitz M, Ilstrup D, et al: Charnley total hip arthroplasty with cement: 15 years results. J Bone Joint Surg 71A:1496, 1989.
19. Magnuson PB: Technic of débridement of the knee joint for arthritis. Surg Clin North Am 26:249, 1946.
20. Mankin HJ: The response of articular cartilage to mechanical injury. J Bone Joint Surg 64A:460, 1982.
21. Mittelmeier H, Harms GL: Derzeitiger Stand der zementfreien Verankerung von Kerasmik-Metall-Verbundprosthesen. Z Orthop 117:478, 1979.
22. Morrey BF, Bryan RS: Total joint replacement. *In* Morrey BF (ed): The Elbow and Its Disorders. Philadelphia, WB Saunders, 1985, p 546.
23. Neer CS II: Articular replacement for the humeral head. J Bone Joint Surg 37A:215, 1955.
24. Pauwels F: Biomechanics of the Locomotor Appparatus: Contributions on the Functional Anatomy of the Locomotor Apparatus. New York, Springer-Verlag, 1980.
25. Stauffer RN: Ten-year follow-up study of total hip replacement. J Bone Joint Surg 64A:983, 1982.
26. Stauffer RN, Segal NM: Total ankle arthroplasty; four years' experience. Clin Orthop 160:217, 1981.
27. Swanson AB: Flexible Implant Resection Arthroplasty in the Hands and Extremities. St. Louis, CV Mosby, 1973.
28. Waugh TR, Evanski PM, McMaster WC: Irvine ankle arthroplasty: Prosthetic design and surgical technique. Clin Orthop 114:180, 1976.

第 2 章

聚甲基丙烯酸甲酯

Abdul M. Ahmed, Bernard F. Morrey

骨水泥尽管已使用了 30 多年，但对其力学特性和性能的改进仍是临床及基础研究的一个课题。由于这项研究涉及多个学科，因此其研究结果报道于矫形外科、生物材料及生物工程等多种出版物。

本章旨在综合收集和综述各方面的研究发现。前半部分主要介绍目前已基本完成的研究及其结果，这些研究进一步发展了“当代”手术操作。本章后一部分对那些一直非常活跃的研究领域进行讨论，主要涉及骨水泥孔隙度减少的问题。虽然这些领域的研究结果对当今外科实践有一定的影响，但仍需对此课题进行全面的研究。

骨水泥的最初使用

20 世纪 50 年代后期，牙科材料学家 Dennis Smith 博士建议 John Charnley 先生用自凝型聚甲基丙烯酸甲酯(PMMA)将假体固定到骨上。PMMA 可快速凝固而不需加热，而且其模量值介于松质骨和皮质骨之间。

骨水泥与超高分子量聚乙烯联合用于髋臼支承材料使全髋置换术作为一种标准的矫形外科手术得到了广泛接受 *。

成分

商用骨水泥大约有 12 种类型。它们不外乎两大类：一类是始用于 20 世纪 50 年代的“面团”型骨水泥，另一类是 20 世纪 80 年代早期研发的“低黏度”骨水泥(配用“水泥枪”)，它能更好地侵入松质骨。由于每种产品用于临床的确切成分是商业秘密，因此不得而知。而骨水泥的一般特征如下所述。

最常用的商用骨水泥是按 40 mg 聚合物粉末(PMMA)和 20 mL 液态单体(单甲基丙烯酸)的标准包装供货的。水泥粉末主要由直径为 30~150 μm 的预成型聚合微球组成(图 2-1)。有些品牌的水泥粉末可能还包含一种聚苯乙烯共聚物 [如 Simplex P 型(North Hill Plastics，英国伦敦)] 或丙烯酸甲酯聚合物 [如 Palacos R 型(FA Kulzer，Bad Homburg，西德)]。这种粉末中有两种常用的添加剂，一种是不透射线制剂，如硫酸钡或二氧化锆，另一种是聚合引发剂，如过氧化苯酰。

以少量氢醌或氢醌与抗坏血酸混合物作为稳定剂可以防止液态单体的自发聚合[57]。液态单体中还含有 N,N 二甲基-p-甲苯胺 (DMPT)，其作为一种活化剂。当液态 DMPT 接触到粉末中的引发剂过氧化苯酰时，会产生苯甲酰自由基[57,66]。然后苯甲酰自由基与单聚体分子发生反应，从而启动聚合反应。有些水泥，在该液体与粉末首先接触后，混合物会呈现类似于湿沙的粒状结构。它很快就变为液态，这个过程通常称为“润湿”。根据水泥的品牌和周围环境条件的不同，面团型水泥变为“面团状”前仅保持 1~2 分钟的低黏度状态，并在 8~14 分钟内硬化。相反，低黏度水泥保持低黏度状态可长达 5 分钟，经短暂的面团状后，将会较快地在 6~8 分钟内硬化 †。

不同品牌的骨水泥硬化特性会有所不同，但它们受环境条件影响的方式相似。周围温度升高会使水泥较早硬化，周围温度每升高 1℃，硬化大致会加快 1 分钟。如果贮存湿度增加 50%左右，那么硬化时间就会缩短 1 分钟左右。因此，骨水泥在温暖、潮湿的手术室内硬化可能会比预期加快达 5 分钟。

骨水泥的力学性能受分子量的平均值及其分布

---

* 髋关节置换术中骨水泥固定的早期成功带动了其他关节植入(尤其是膝关节)类似手术操作的发展。

† PMMA 作为骨水泥使用后约 25 年，Dennis Smith 博士本人用水泥式股骨柄进行了双侧全髋置换术[89]。

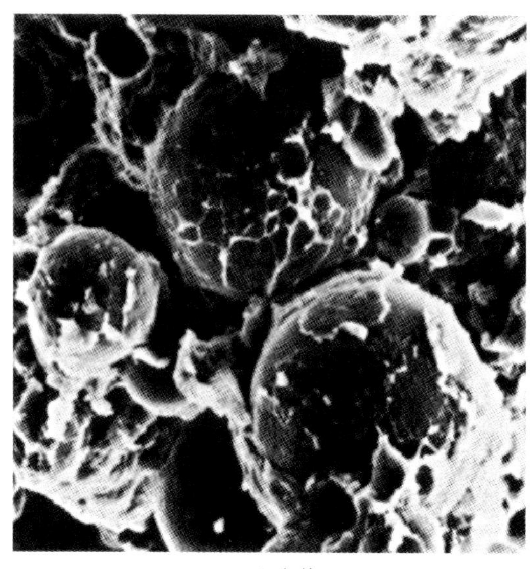

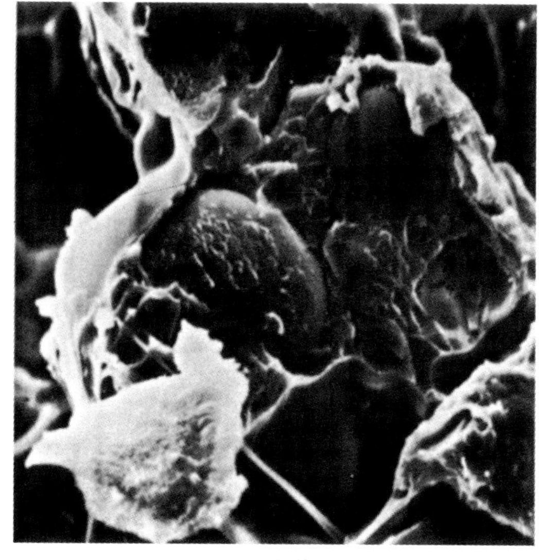

图 2-1 新配制骨水泥的扫描电镜显示配制后 1 分钟和 4 分钟时聚合早期的聚合物微球及液态单体（用液氮来终止反应）。(Courtesy of Dr. Klaus Draenert.)

的影响[57,81]。因此从理论上讲，只要改变聚合度从而改变聚合物的分布和平均分子量，就可能在不改变现有化学成分的情况下改变丙烯酸骨水泥的力学性能。

松动

对松动进行翻修手术时曾观察到骨水泥在髓腔内的松动或骨水泥套膜的折断。松动多出现于较年轻、好动及较重的患者[11,69,88]，提示力学因素在松动的引发和加重过程中具有重要作用。

松动的机制

松动的问题比较复杂。骨水泥与骨界面，堆砌骨水泥及骨水泥与假体界面，这几处连接中任何一处出现力学破坏都会引起松动。值得注意的是，应力分析结果显示任一界面的固定出现问题都会导致堆砌水泥内应力增加(如在骨水泥股骨柄的近中侧)[16,34,41]。

这 3 种连接中每一种的力学性能都已成为热点研究课题。本章中有关这两个界面两种连接的研究结果将在本节中概括介绍，而关于另一种连接(即堆砌水泥)的已完成以及仍在进行的研究结果将在随后一节中进行详细讨论。

骨水泥与骨界面

通常认为，骨水泥固化时的放热聚合反应所导致的温度升高会使邻近骨的温度升高到足以造成骨的热坏死。但是当骨水泥的层厚在手术使用范围内时，实验和分析研究结果却对这种可能性提出质疑[48,91]。不过有一项研究曾报道，在进行全髋关节置换术时，应用现代骨水泥技术（包括上文所述的水泥配制方法）会使水泥与骨界面的温度增加到超过可能损伤骨质再生能力的温度上限[92]。

与此同时，人们也曾对骨水泥单体可能存在的毒性特别关注[75,77]，但随后的研究结果显示化学创伤并不像原先想的那么严重[31,76]。丙烯酸甲酯实质上是一种免疫惰性的植入材料[86]。完整尸检标本的组织形态学及参差表面描绘分析证实，只有骨水泥与松质骨的持久紧密对位才能使“骨与骨水泥界面达到紧密骨性结合”[68]。

通过加压注射骨水泥改善骨水泥侵入松质骨的方法，除了能保证骨表面洁净以外，还将其作为一种减少松动的方法进行了调查研究；这些方法现已成为许多手术示教室标准操作的一部分。骨水泥充分渗入松质骨后，骨水泥与骨界面的强度则决定于松质骨的固有强度，而且现在认为，骨水泥渗入骨达 2~5 mm (最理想为 4 mm)是使界面安全可靠的理想水平。应用降低模量的一些新制剂显示，其可降低 PMMA 骨水泥界面的剪切应力，从而可能会降低松动率[27]。

骨水泥与假体界面

尽管骨水泥与假体界面破坏与骨水泥断裂明显

相关(图 2-2A,B),但此界面的重要性直到 20 世纪 80 年代才被广泛认可。只有当骨水泥与假体界面发生破坏而且水泥套膜出现断裂时,股骨柄才可能出现移位[71,90]。用参差表面描绘分析法对回收标本进行的研究结果也显示:骨水泥与假体界面处的离断可能是全髋置换术中骨水泥股骨柄松动的引发机制[45,47,68]。虽然假体与骨水泥界面的特性是具体设计结构所特有的,但此界面的离断通常会使水泥套膜的早期力学受损危险性大大增加[16,41,45,47]。

现已明确,骨水泥与假体界面的机械强度取决于机械交锁和特异性附着这两种机制[80]。机械交锁受多种可变因素的影响,其中包括假体表面结构、骨水泥侵入特性以及界面内的气泡[37]。给假体做一个多孔涂层是增强机械交锁的一种方法[95],但这种设计的临床效果并不完全一致。

第二种机制,即特异性附着,是金属与骨水泥分子间的相互作用。这种机制对界面强度所起的作用在很大程度上依赖于金属的表面特性以及聚合水泥的状态。对植入物单体进行预处理[50],术前在植入物上涂一层骨水泥[7],以及给植入物预涂一薄层 PMMA[2,80],都可以增强这一作用机制。现已对后一种改善界面强度的方法进行了详细的研究,并发现它可增加界面的断裂韧性及抗疲劳强度,而且这种增强即使在潮湿环境下仍然有效[2,80]。然而如果这种界面被破坏,那么产生的碎屑会导致侵袭性骨溶解,从而造成假体的早期失效(图 2-3)[74]。

骨水泥的材料特性

静态强度

不同品牌的骨水泥具有不同的静态强度,而且极易受配制方法、成型方法以及各种环境条件的影响[51]。表 2-1 示出了具有代表性的强度值与模量值。表中还示出它们相对于皮质骨的百分比。值得注意的是,骨水泥的拉伸强度仅为压缩强度的 30%~50%[59,61,94]。

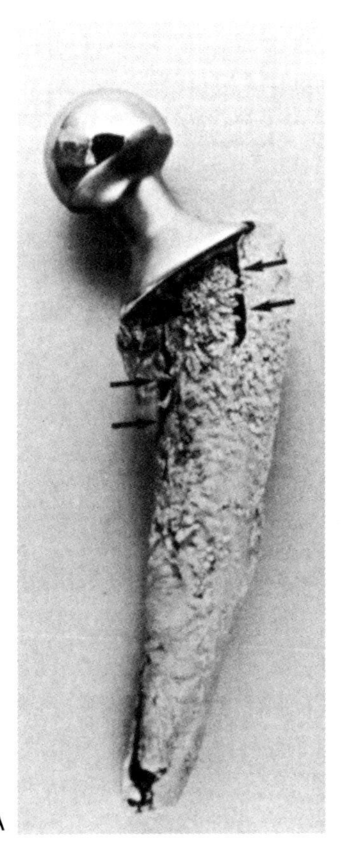

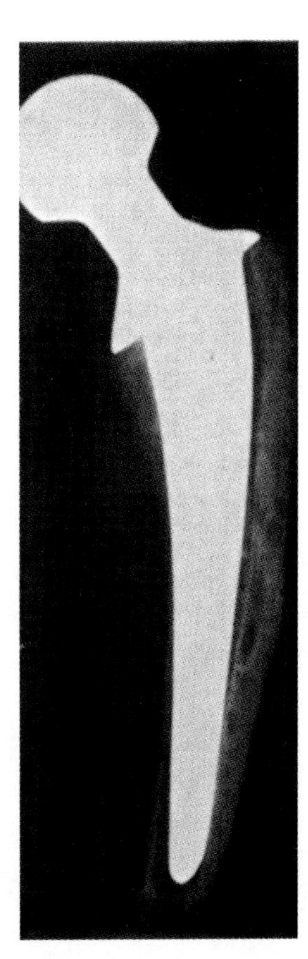

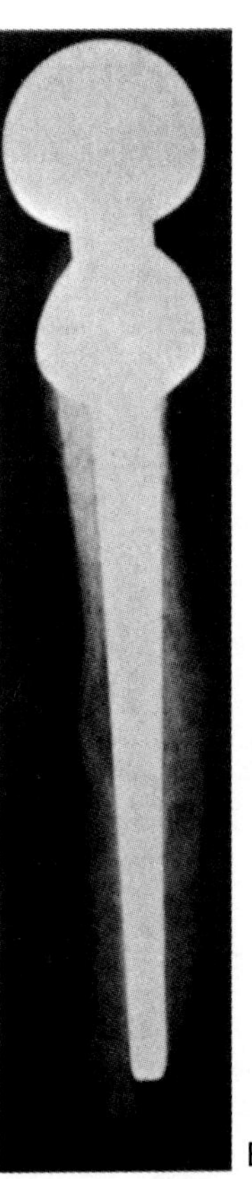

图 2-2　(A)一例翻修手术回收标本的骨水泥套膜断裂。如同 Stauffer 所描述,纵向裂缝(箭头所示)从假体颈开始,并向远端扩展[90]。(B)同一标本的 X 线片。注意:由于金属假体的阴影(前后位片)或投照平面与断裂面相对(侧位片),因此看不到裂缝。在靠近假体近端外侧面部位出现典型的透亮带,是骨水泥套膜断裂的特异性病征。可见骨水泥套膜内有大量气孔。

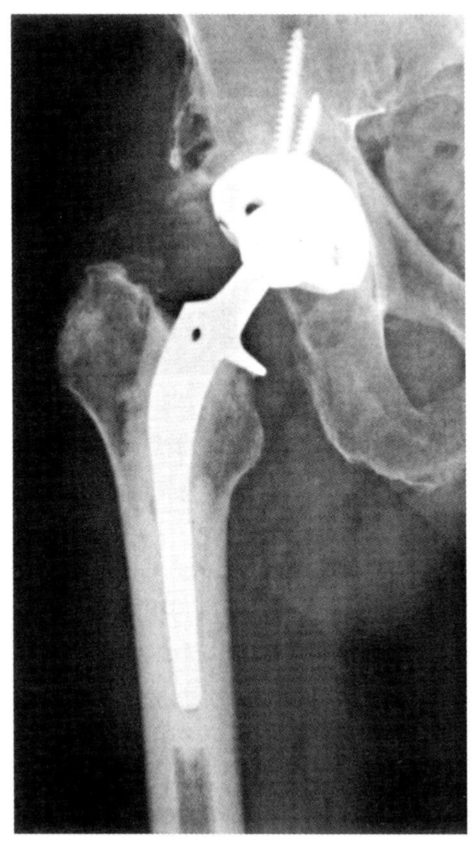

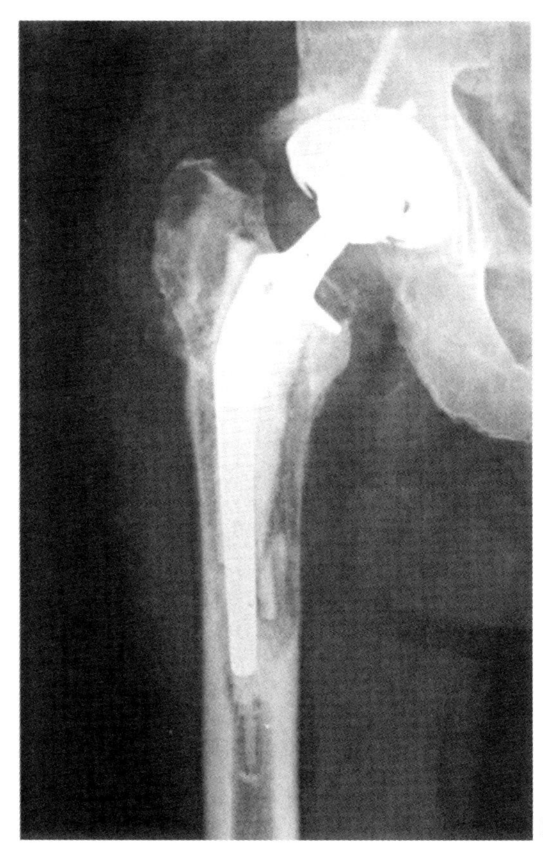

图 2-3 由于一些至今仍不明确的原因，预涂技术的临床应用并不一定总能成功，而且在一些病例中出现了早期及广泛的骨溶解。这例髋置换显示了良好的骨水泥技术(A)，但仅仅 3 年后就出现了大量的骨溶解(B)。

抗疲劳强度

骨水泥的抗疲劳强度试验可通过标绘所加的周期性应力(S)与失效时的循环周期数(N)(S-N 曲线)，然后作图来显示（图 2-4A)。一个循环出现失效所对应的应力就是材料的静态强度。随着所加应力的降低，发生失效的循环数将以非线性方式增加。丙烯酸骨水泥这种材料有一应力水平，只要低于它，材料在疲劳时就不会失效。这一应力水平称之为疲劳极限或耐久极限。许多材料的耐久极限通常是静态强度的 20%~30%。Simplex P 型的耐久极限估算范围从小于 3Mpa 到大于 12Mpa[17,52]。由于骨水泥的疲劳寿命会影响骨水泥固定的寿命，因此要对影响此材料疲劳寿命的诸因素进行讨论。

表 2-1 聚甲基丙烯酸甲酯与皮质骨的强度和弹性模量

	MPa	相对于皮质骨的%
拉伸强度	32	25
压缩强度	100	50
弹性模量	2700	15

某种材料的疲劳寿命可以通过下述两种方法中的任何一种来延长[48]。如图 2-4B 所示，所加应力的适度降低可使材料的疲劳寿命得到意想不到的延长。因此，应着重考虑应用正确的骨水泥配制技术和合适的假体设计。增加疲劳寿命的第二种方法是增加骨水泥的静态强度。如图 2-4C 所示，只要适度增加强度，疲劳寿命就会显著延长。

Krause 和 Mathis[51]曾对出版的有关丙烯酸骨水泥疲劳性能的文献进行了多方面的回顾，他们提醒我们注意，不同研究者得出的结论仅在他测试样本时所限定的特定材料参数及实验条件下才有效。造成数据分散的原因包括：骨水泥的固有孔隙度，不同批号间的差异，所含添加剂不同，以及聚合水泥是由不同分子链长度的分子构成的。

添加剂的影响

从临床观点来看，骨水泥中往往需要含有某些添

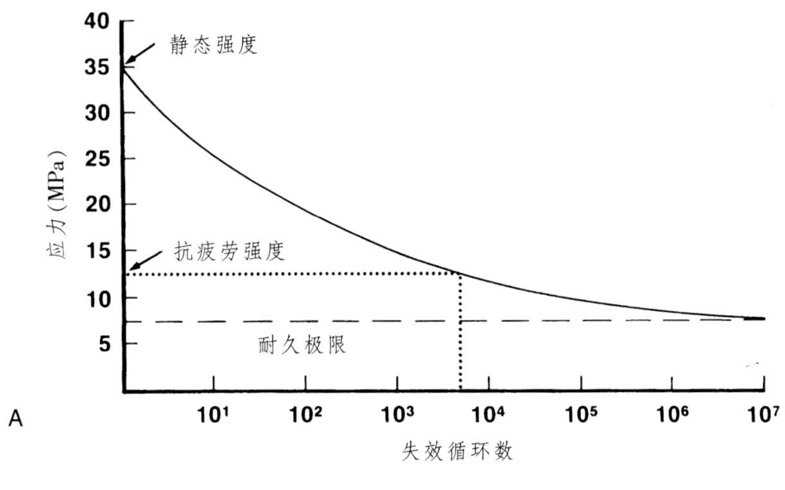

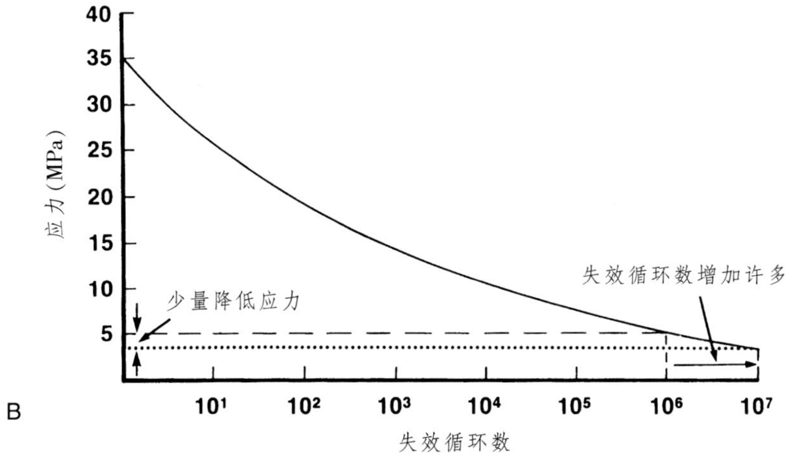

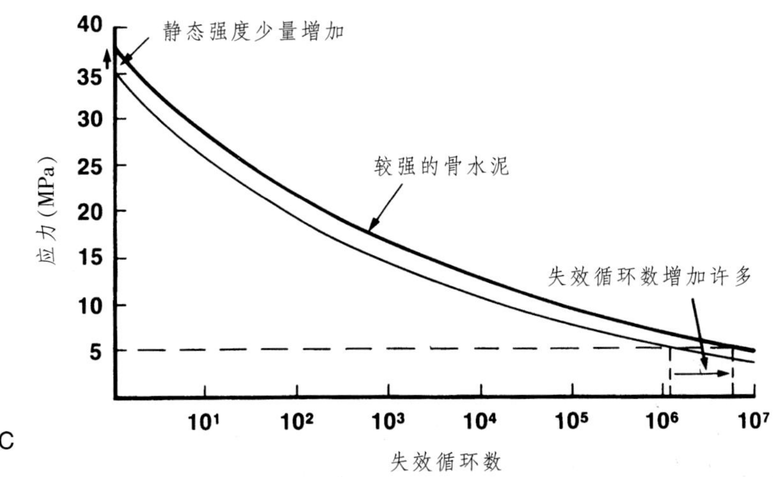

图 2-4　(A)骨水泥理论 S-N 曲线的图示。(B)所加应力小的降低会使疲劳寿命延长很多。(C)骨水泥强度少量增加会使疲劳寿命大幅提高。

加剂，如不透射线制剂(如硫酸钡)和抗生素。但加入添加剂可能会降低骨水泥的强度。硫酸钡通常占骨水泥粉末重量的 10%。在此水平下，Simplex P 型骨水泥的抗剪切强度降低似乎并不显著[14]。此外，添加不透射线制剂甚至还会在骨溶解中发挥作用[42]。

研究发现，添加到标准包装骨水泥内的各种抗生素粉末量达到 2 g 时并不影响其压缩强度及径向拉伸强度；然而一旦超过此量，这些强度就会相应地逐渐降低[55,56]。此外，浸过抗生素的骨水泥虽然在加工过程中其强度与常规骨水泥类似，但在潮湿环境中压缩强度会有剂量相关性降低，这种降低在 6 个月时变得比较明显[54]。头孢唑喃这种第三代头孢菌素类抗生素，即使加入大量（在Simplex的40 g/20 mL包装类型内加到3 g)也不会引起机械强度的降低[72]。这是由于这种抗生素具有相对统一的球形结构,而且单体可穿透抗生素粉末,从而增强了对骨水泥的附着。当使用需要大量液体的可注射液体抗生素时,静态强度会明显降低[55]。将1 g万古霉素或妥布霉素加到40 g/20 mL包装的混有空气骨水泥内,并不会明显改变其弯曲强度或模量。而将1 g同样的抗生素加入到在部分真空下配制的骨水泥后,其弯曲强度的改善将会被抵消[4]。可以从孔隙度是混有空气骨水泥的一个主要决定因素的观点来解释这些数据。由于部分真空下配制会减少孔隙度,因此表明抗生素有减弱机械强度的作用。

有关添加剂对骨水泥疲劳寿命影响的研究目前并不多。硫酸钡会降低Zimmer型骨水泥的疲劳寿命,但对Simplex P型的影响似乎并不明显[25]。据报道,添加抗生素并不影响手工配制骨水泥的疲劳寿命[19,70]。预先配有抗生素的市售骨水泥目前有AKZ（含0.5 g红霉素及0.24 g黏菌素甲烷磺酸盐的Simplex P型）和含0.5 g庆大霉素的Palacos R。无论采不采用离心分离,这两种骨水泥的抗疲劳强度都不会由于存在抗生素而明显降低。将1.2 g妥布霉素混合到40 g/20 mL包装的Simplex P型骨水泥中似乎也不会影响其抗疲劳强度。

总之,将合理量的添加剂(如1 g抗生素粉末加到40 g/20 mL包装的骨水泥内)与骨水泥混合时,不会明显降低其机械强度。然而当消除了骨水泥的孔隙度之后,添加剂的削弱效果会变得十分明显。如同下文的详细讨论,孔隙度在决定骨水泥机械强度方面起着主要作用,因此,可能会超过添加剂的影响。

贮存的影响

文献中的数据并未明确在潮湿环境下贮存的时间对骨水泥的静态强度有何影响。目前普遍认为,固化后第一周内弹性模量和静态强度会有所增加[40,60]。Holm将其称之为“聚合后”效应,并将其归因于分子链长度增长以及可能的残留单体聚合[40]。其他研究结果提示,这种强度的增加可能会持续长达1年的时间[54,60,83]。Rostoker等报道，虽然在体内存留12~24个月后弯曲强度会出现一些降低(9%),但这种降低并没有统计学意义[83]。据Jaffe等报道,骨水泥在37℃牛血清中贮存2年,其静态材料特性没有明显改变[43]。迄今为止还没有静态强度随时间延长而大量降低的报道。

唯一可利用的有关贮存对骨水泥抗疲劳强度影响的报道显示,Simplex P型及CMW型骨水泥在37℃牛血清中贮存2年后,其压缩疲劳特性未出现明显的降低[43]。然而压缩性周期负荷对骨水泥的疲劳寿命稍有影响,它主要通过最大周期性拉伸应力来确定[28]。有一项研究进一步证明,与贮存温度相比,配制水泥的方法是影响疲劳强度更为重要的变量[62]。

孔隙度减少

骨水泥孔隙度是决定PMMA机械性能最重要的变量之一。早在1975年,Bayne等即强调了减少孔隙度对改善骨水泥机械性能的重要性[8]。随后的一系列研究显示,通过离心分离来减少孔隙度可大大延长骨水泥的疲劳寿命[9,10,17,21,28,29]。同时,研究者还探索了用部分真空下配制[3,53,63,64]和超声搅拌作为一种减少孔隙度的选择性方法[85],但它的效果还没被完全证实。

孔隙度来源于以下因素：

(1) 搅拌和转移过程中滞留气泡；

(2) 聚合物小球间存在气室；

(3) 单体蒸发或沸腾而产生的气孔；

(4) 已有气泡的热膨胀；

(5) 存在空泡穴。

在这些因素中,孔隙度最常见以及最易控制的来源是搅拌和转移过程中滞留气泡。

众所周知，在大气条件下人工剧烈搅拌骨水泥会增加骨水泥中的空气量[22,24,26,65]。由于搅拌后的骨水泥具有黏稠性,因此只有大泡才可能浮移到表面,而将直径小于1 mm的众多小孔隙留在水泥中[46,97]。

邻近的水泥套膜里会有较大的孔[12]。此外,进行全髋置换术时由于在植入物插入期间骨水泥具有流变学性能,因此孔隙会优先集中于水泥股骨柄的骨水泥与假体界面[44]。先前对骨水泥进行的离心分离并不能减少这种孔隙在界面处的集中。

孔隙度既可通过体积百分比来测量[8,97],也可通过空隙所占的横断面积百分比来测量[46]。使用这两种方法测定出的常规黏度人工搅拌骨水泥的孔隙度值在5%~16%范围内[8,26,46,97]。

检测硬化水泥染色切片时,可将孔隙按其大小分成两类。直径小于500 μm的空隙称为微孔,常规X线片的分辨率不能对它们进行测定;直径超过此限的孔隙称为大孔。常规人工搅拌的面团型水泥的形态特征为少量大孔和大量微孔(图2-5)。由于大孔的尺寸较大,因此它们可占到孔隙度测量值的一半。由于低黏度骨水泥可使大气泡逸出,因此,这种骨水泥内很少出现大孔。

按厂商说明，在不受控制环境下搅拌水泥，会在骨水泥中产生多种不同的孔隙[24,65]。减少混入骨水泥中空气量的最简便方法是仅在达到完全混合所需的时间内进行轻轻搅拌。此阶段的骨水泥仍保持相对低的黏度；如果让其静置不动，较大的气泡会升到表面。按这种方式制备的 Simplex P 型骨水泥，其孔隙度约为 5%(即人工搅拌骨水泥报道的孔隙度的下限)。据报道，对于 Palacos R 骨水泥，轻轻揉捏 20~30 秒使气泡破裂即可减少孔隙度[24]。

采用离心分离或部分真空下搅拌也可减少孔隙度。离心分离需将冷骨水泥以 3000~4000 rpm 进行搅拌旋压，1 分钟后立刻注入灭菌注射器中。真空混合时，可将冷骨水泥放入一灭菌容器中然后抽成部分真空。然后在真空下用搅拌器将骨水泥混匀。

研究发现，离心分离对去除大孔非常有效，但对微孔不是十分有效(见图 2-5)。由于这种方法复杂、费用高且不方便，因此其应用难以普及。

部分真空条件下（其范围比大气压低 400~730 mmHg)搅拌骨水泥可明显减少孔隙度，从 5%~10% 之间可降到 1%或更少[3,23,97]。这种降低来源于多数大孔及微孔的消除(图 2-5 和图 2-6)，并对选用的所有类型骨水泥都有效。当前推荐的部分真空水平为低于大气压 550 mmHg[97]。虽然这种技术自 1985 年就已成为惯用方法，但对此课题仍一直在研究。有一项研究报道称，真空搅拌一般不会增强骨水泥的机械特性，而且所带来的好处也因骨水泥的不同而异[30]。Graham 等进一步指出，真空搅拌对非离子化灭菌骨水泥的断裂疲劳性能的影响并不显著[32]。

下面各小节将讨论孔隙度降低对骨水泥机械性能的影响。

静态强度

根据多位研究者的报道，在表 2-2 中将离心或部分真空方法制备的 Simplex P 型骨水泥与常规方法搅拌制备的同样骨水泥的抗拉强度进行了比较。结果发现，抗拉强度改善了 10%~40%，同时标准偏差也有所减小。后期结果指出，孔隙度是造成文献所报道的骨水泥性能数据分散的原因。在模拟某些股骨柄负荷状态的试验条件下进行的测量结果证明，通过离心来减小孔隙度会增加骨水泥的静态强度[12,13]。

抗疲劳强度

一项对 10 种商用组分进行的研究证明，PMMA 的抗疲劳强度变化很大[36]。20 世纪 80 年代早期就已认识到，孔隙度在确定骨水泥疲劳寿命中起着主要作用，而且孔隙度因商业产品特定组分的不同而异[10,28,29]。离心也曾用于减少孔隙度，并已证明它会相应增加疲劳寿命[9]。此外，疲劳裂缝通常起始于内部气孔，而且横断面的孔隙度与失效周期数之间呈现明显的负相关[44]。

许多使用 Simplex P 型骨水泥的研究报道称，离心处理可使平均疲劳寿命改善 2~8 倍[9,17,18,21]。据 Wixson 等报道，部分真空搅拌配备的骨水泥，其平均疲劳寿命是常规搅拌的骨水泥的 7 倍，而且一般比离心处理的骨水泥要长[97]。

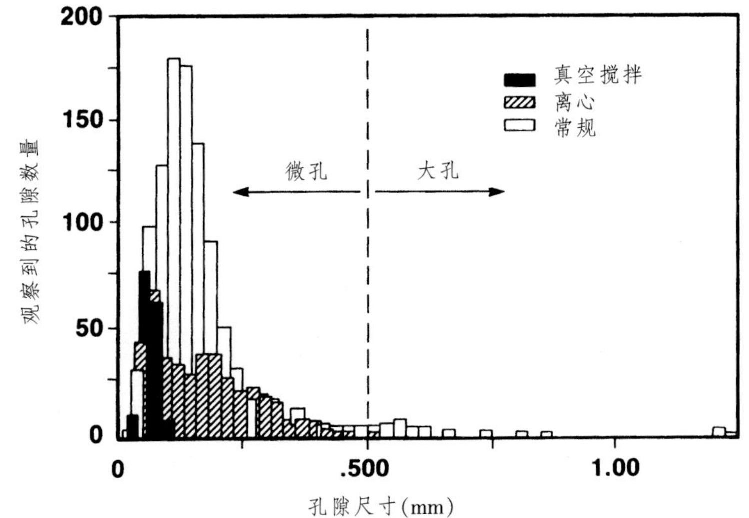

图 2-5 大气条件下、离心分离及部分真空搅拌制备的骨水泥孔隙尺寸分布。(Adapted from Wixson RL,Lautenschlager EP,Novak MA:Vacuum mixing of acrylic bone cement.J Arthroplasty 2:141,1987.)

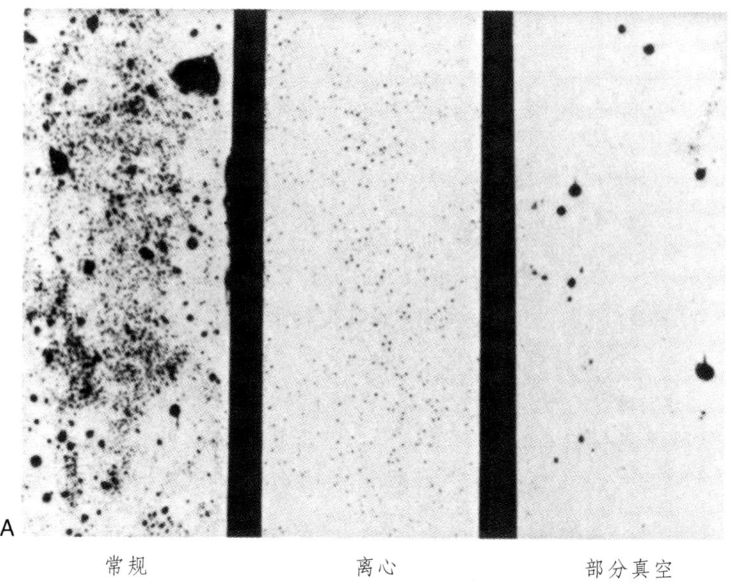

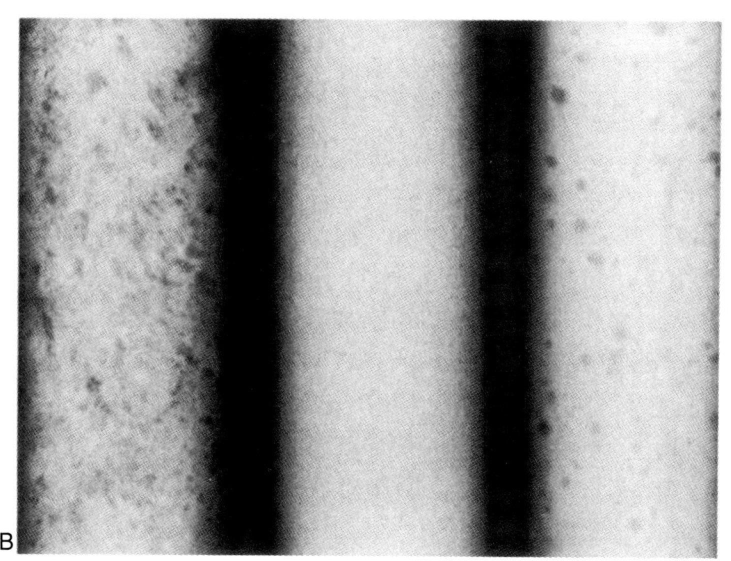

图 2–6 骨水泥染色切片(A)与放射照片(B)的比较。纵向切开在 Miller 盒中聚合的骨水泥，然后用黑鞋油染色来显影空隙。对同一标本进行放射照相以观察其中的孔隙度。注意,由于大块聚合水泥会产生高温,因此这些样本中的孔隙度并不符合实际(左)。大量微孔和大孔出现于大气压下手工配置的骨水泥中(中)。离心可完全消除大孔。染色切片显示出剩余的微孔。这些微孔即使在特别高的分辨率放射照片上也几乎看不到(右)。部分真空搅拌可消除许多微孔及大孔。残留的空隙仍存在。残留孔隙度在高分辨率放射照片上最明显。

表 2–2 SIMPLEX P 型孔隙度降低对其抗拉强度(MPA)的影响

作 者(年)[a]	常规	离心	↑[b]	部分真空	↑[b](%)
Davies[17](1987)	36.2(10.1)[c]	44.7(5.2)	23%		
Burke[9](1984)	32.5(10.5)	42.0(5.5)	29%		
Noble[73](1987)	37.4(7.0)	43.5(5.4)	16%	40.7(7.2)	8
Wixson[97](1987)	36.0(5.0)	38.0(3.0)	33%	52.0(4.0)	44
Wixson[96](1985)	44.8(5.0)	58.5(2.6)			31
Arroyo[3](1986)	31.4(5.1)	41.4(4.3)			31

[a] 参考文献的主要作者及出版年度。

[b] 孔隙度降低后抗拉强度增加的百分比。

[c] 括弧内数据为标准差。

一些研究者坚持认为，疲劳断裂主要受控于骨水泥与骨界面不规则而不是内部气孔。因此，一般而言孔隙度的减少，特别是离心处理，不一定能改善骨水泥套膜的临床使用寿命。然而随后对有凹痕及松质骨交错结合的表面不规则标本上进行的试验结果显示，经离心或部分真空搅拌使孔隙度减少对延长骨水泥的疲劳寿命仍是有效的[20,33]。

断裂韧性

孔隙度减少对断裂韧性的影响目前尚不清楚。与孔隙消除相关的应力集中的消除可能会由于作为裂缝终止物的孔隙的有益作用的失去而不复存在。

Rimnac 等发现，通过离心使致密拉伸样本的孔隙度降低并不会使断裂韧性得到改善[81]。相反，Lautenschlager 等使用较薄的致密拉伸样本（通过聚合热来避免再次增加孔隙度）发现，离心处理的水泥断裂韧性改善了 10%，部分真空下搅拌的水泥改善了20%[58]。然而，孔隙度降低对骨水泥断裂韧性的作用仍是继续研究的一个热门课题。目前研究者通过橡胶增韧技术来增强断裂韧性已取得了其他一些成果。不幸的是，与其他类似的成果一样，残存的单体浓度高似乎限制了这种方法的应用[79]。

收缩

下面这三项是骨水泥聚合期间体积改变的公认机制[1,22,39]：

(1) 聚合收缩；

(2) 气泡的热膨胀；

(3) 硬化后骨水泥的热收缩。

当单体分子聚合成 PMMA 链时会出现聚合收缩。所产生的分子结构更紧密的 PMMA（密度=1.18 g/cm^3），其所占体积要比甲基丙烯酸甲酯单体（密度=0.94 g/cm^3）小[22]。聚合过程中，约 21%的体积收缩来自单体。在标准骨水泥混合物中，单体量约占总重量的 1/3；因此从理论上讲，单独由聚合引起的最大体积收缩约为 7%。

同时在温度升高期间，截留气泡的热膨胀（以及在足够高的温度下单体可能出现的部分蒸发）会引起水泥块混合体积的膨胀。聚合期间的放热反应可使 3 mm 厚的水泥块的最高温度达 60℃，而使 10 mm 厚的水泥块最高温度达 107℃[70]。因此，使用大量水泥来测量体积改变的实验方案会高估截留气泡的热膨胀对体积改变的影响。

水泥硬化后，固态水泥会随着水泥的冷却而发生收缩。这一部分的体积改变一般较小，2 mm 厚水泥层从 67℃冷却到体温后的收缩量为 4.5 μm[22]。

为了更好地了解这些复杂的体积改变，可将骨水泥的固化过程大致地分为 3 个阶段（图 2–7）。在第一阶段，即完成搅拌的最初几分钟内，表现为聚合收缩。在第二阶段，温度会快速升高，但水泥还未完全硬化，此时两种快速的体积改变会同时发生：截留气泡的热膨胀和加速的聚合收缩。在第三阶段，水泥完全硬化且聚合基本完成。固态水泥的冷却会引起热收缩。一项研究已证实，水泥特性及水泥老化也会改变固化温度特性[6]（图 2–2 和图 2–8）。

常规水泥与低孔隙度水泥之间体积改变的差异大部分出现于固化过程的第二阶段。对于按常规方式制备的水泥来说，截留空气的热膨胀会部分代偿聚合收缩。因此如图 2–7 所示，低孔隙度水泥的净收缩（V_0）高于常规制备的水泥（V_1）。

Rimnac 等发现，经离心处理的 Simplex P 型水泥，其收缩率（4.3%）要高于常规制备的 Simplex P 型水泥（3.0%）。然而后期使用股骨柄模型的研究者发现，用离心或部分真空搅拌方法使水泥孔隙度降低并没有明显增加水泥套膜的直径收缩[15,35]。最近还对水泥固化温度与老化的联合作用进行了研究。这些作者研究了

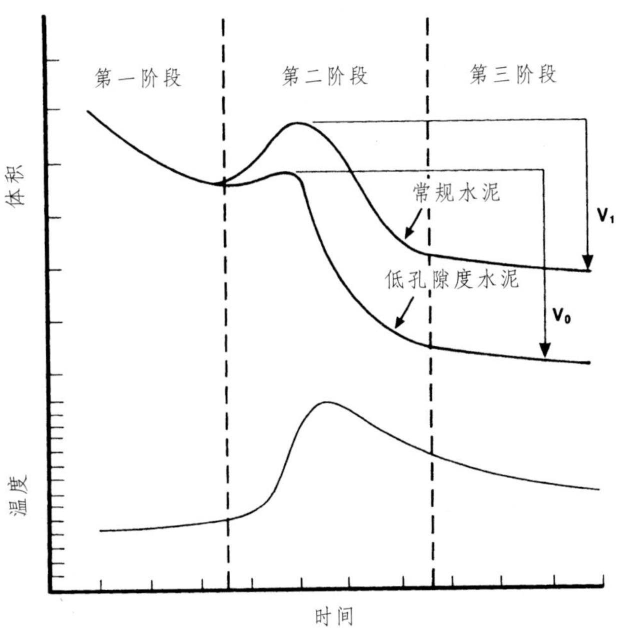

图 2–7　骨水泥聚合期间体积改变的图示。在第一阶段，体积改变主要源自聚合收缩。在第二阶段，气泡热膨胀引起的体积膨胀和聚合反应引起的体积收缩会同时出现。水泥固化后第三阶段的体积改变源自水泥冷却引起的热收缩。

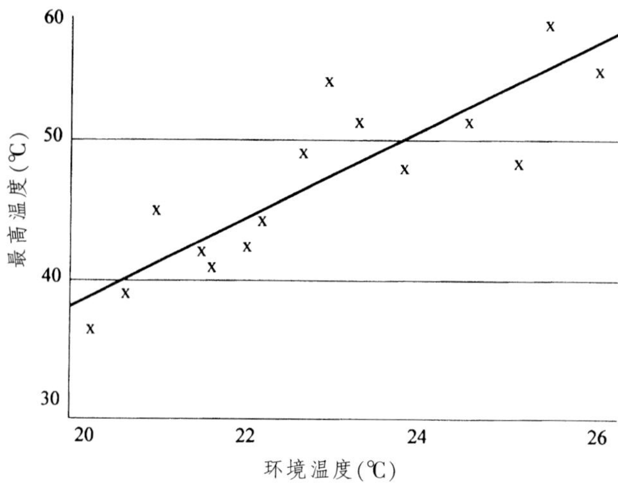

图 2–8 环境温度与固化水泥最高温度的关系。(Modified from Baleani M,Cristofolini L,Toni A:Temperature and aging condition effects on the characterization of acrylic bone cement.J Eng Med 215:113,2001.)

温度和老化对丙烯酸水泥的影响[6]。

总之，孔隙度降低时水泥的混合体积收缩会增加。然而在骨水泥股骨柄中,孔隙度降低可能对水泥套膜的直径收缩没有明显影响。

骨水泥的改进

通过改变 PMMA 的化学组成来减少水泥的模量是一个研究热点。通过降低水泥套膜的结构刚性(至少在股骨髓置换结构中)，载荷转移到套膜会变得“更平稳”,从而会使水泥的峰值应力降低[41]。将甲基丙烯酸丁酯(一种高阶甲基丙烯酸酯)作为水泥基质[94]或填充剂[67]掺入骨水泥中是减少水泥模量的一种方法。这种方案除了可减少水泥模量外，还可增加其延展性及韧性,从而使它在失效前能吸收更多的能量。虽然这种组成方案可降低界面的切应力,但令人担心的是模量的降低也会引起水泥股骨假体沉降的增加[98]。同样，通过一种双溶液丙烯酸配方来提高弯曲强度因临床应用时黏度的增加可能会妨碍界面的充分侵入而遭放弃[38]。

一些增强剂(如碳、玻璃、芳纶、石墨及钛纤维)已被加到骨水泥中,用以改善拉伸性能及断裂韧性[78,82,84,87,93]。但增强剂对水泥加工性能的副作用阻碍了这种改善水泥性能方法的使用。此外,其不均匀的分散及挤压期间松质骨在骨与骨水泥界面上对其“过滤”这两个难题仍未解决。

(邢国胜 译 马信龙 叶伟胜 校)

参考文献

1. Ahmed AM, Pak W, Burke DL, Miller J: Transient and residual stresses and displacements in self-curing bone cement. Part I: Characterization of relevant volumetric behaviour of bone cement. J Biomech Eng 104:21, 1982.
2. Ahmed AM, Raab S, Miller JE: Metal/cement interface strength in cemented stem fixation. J Orthop Res 2:105, 1984.
3. Arroyo NA: Physical and mechanical properties of vacuum mixed cement. *In* Transactions of the 12th Annual Meeting of the Society for Biomaterials. Minneapolis-St. Paul, 1986, p 187.
4. Askew MJ, Kufel MF, Fleissner PR Jr, et al: Effect of vacuum mixing on the mechanical properties of antibiotic-impregnated polymethylmethacrylate bone cement. J Biomed Mater Res 24:573, 1990.
5. Askew MJ, Steege JW, Lewis JL, et al: Effect of cement pressure and bone strength on polymethylmethacrylate fixation. J Orthop Res 1:412, 1984.
6. Baleani M, Cristofolini L, Toni A: Temperature and aging condition effects on the characterization of acrylic bone cement. J Eng Med 215:113, 2001.
7. Barb W, Park JB, Kenner GH, van Recum AF: Intramedullary fixation of artificial hip joint with bone cement precoated implants. J Biomed Mater Res 16:447, 1982.
8. Bayne SC, Lautenschlager EP, Compere CL, Wildes R: Degree of polymerization of acrylic bone cement. J Biomed Mater Res 9:27, 1975.
9. Burke DW, Gates EI, Harris WH: Centrifugation as a method of improving tensile and fatigue properties of acrylic bone cement. J Bone Joint Surg 66A:1265, 1984.
10. Carter DR, Gates EI, Harris WH: Strain-controlled fatigue of acrylic bone cement. J Biomed Mater Res 16:647, 1982.
11. Chandler HP, Reineck FT, Wixson RL, et al: Total hip replacement in patients younger than thirty years old. J Bone Joint Surg 63A:1426, 1981.
12. Chao EY, Chin HC, Stauffer RN: Roentgenographic and mechanical performance of centrifuged cement in a simulated total hip arthroplasty model. Clin Orthop 285:91, 1992.
13. Chin HC, Stauffer RN, Chao EY: The effect of centrifugation on the mechanical properties of cement: An in vitro total hip-arthroplasty model. J Bone Joint Surg 72A:363, 1990.
14. Combs SP, Greenwald AS: The effects of barium sulfate on the polymerization temperature and shear strength of surgical Simplex P. Clin Orthop 145:287, 1979.
15. Connelly TJ, Lautenschlager EP, Wixson RL: The role of porosity in the shrinkage of acrylic cement. *In* Transactions of the 13th Annual Meeting of the Society for Biomaterials, New York, 1987, p 114.
16. Crowninshield RD, Tolbert JR: Cement strain measurement surrounding loose and well-fixed femoral component stems. J Biomed Mater Res 17:819, 1983.
17. Davies JP, Burke DW, O'Connor DO, Harris WH: Comparison of the fatigue characteristics of centrifuged and uncentrifuged Simplex P bone cement. J Orthop Res 5:366, 1987.
18. Davies JP, O'Connor DO, Burke DW, Harris WH: Comparison of centrifugation and vacuum mixed Simplex P. Trans Orthop Res Soc 13:221, 1988.
19. Davies JP, O'Connor DO, Burke DW, Harris WH: Influence of antibiotic impregnation on the fatigue life of Simplex P and Palacos R acrylic bone cements, with and without centrifugation. J Biomed Mater Res 23:379, 1989.
20. Davies JP, O'Connor DO, Burke DW, et al: The effects of centrifugation on the fatigue life of bone cement in the presence of surface irregularities. Clin Orthop 229:156, 1988.
21. Davies JP, O'Connor DO, Greer JA, Harris WH: Comparison of the mechanical properties of Simplex P, Zimmer Regular, and LVC cements. J Biomed Mater Res 21:719, 1987.
22. Debrunner HU, Wettstein A, Hofer P: The polymerization of self-

curing acrylic cements and problems due to the cement anchorage of joint prostheses. *In* Schaldach M, Holmann D (eds): Advances in Artificial Hip and Knee Joint Technology. Berlin, Springer-Verlag, 1976, p 294.
23. Demarest VA, Lautenschlager EP, Wixson RL: Vacuum mixing of acrylic cement. *In* Transactions of the 9th Annual Meeting of the Society for Biomaterials, Birmingham, AL, 1983, p 37.
24. Eyerer P, Jin R: Influence of mixing technique on some properties of PMMA bone cement. J Biomed Mater Res 20:1057, 1986.
25. Freitag TA, Cannon SL: Fracture characteristics of acrylic bone cements. II. Fatigue. J Biomed Mater Res 11:609, 1977.
26. Fumich RM, Gibbons DF: Rate of mixing and the strength of methylmethacrylate bone cements. Orthop Rev 8:41, 1979.
27. Funk MJ, Litsky AS: Effect of cement modulus on the shear properties of the bone-cement interface. Biomaterials 19:1561, 1998.
28. Gates EI, Carter DR, Harris WH: Tensile fatigue failure of acrylic bone cement. J Biomech Eng 105:393, 1983.
29. Gates EI, Carter DR, Harris WH: Comparative fatigue behaviour of different bone cements. Clin Orthop 189:294, 1984.
30. Geiger MH, Keating EM, Ritter MA, et al: The clinical significance of vacuum mixing bone cement. Clin Orthop 382:258, 2001.
31. Goodman SB, Fornasier VL, Kei J: The effect of bulk versus particulate polymethylmethacrylate on bone. Clin Orthop 232:255, 1988.
32. Graham J, Pruitt L, Ries M, Gundiah N: Fracture and fatigue properties of acrylic bone cement: The effects of mixing method, sterilization treatment, and molecular weight. J Arthroplasty 15:1028, 2000.
33. Hamati FI, Wixson RL, Novak MA, Lautenschlager EP: The effect of notching of Simplex P bone cement on the fatigue lives of regular versus vacuum-mixed specimens. Trans Orthop Res Soc 12:226, 1987.
34. Hampton SJ, Andriacchi TP, Galante JO: Three dimensional stress analysis of the femoral stem of a total hip prosthesis. J Biomech 13:443, 1979.
35. Hansen D, Jensen JS: Prechilling and vacuum mixing not suitable for all bone cements: Handling characteristics and exotherms of bone cements. J Arthroplasty 5:287, 1990.
36. Harper EJ, Bonfield W: Tensile characteristics of ten commercial acrylic bone cements. J Biomed Mat Res 53:605, 2000.
37. Harrigan TP, Davies JP, Burke DW, et al: On the presence or easy initiation of fracture in bone cement at the bone-cement interface in total hip arthroplasty. *In* Transactions of the 13th Annual Meeting of the Society for Biomaterials, New York, 1987, p 170.
38. Hasenwinkel JM, Lautenschlager EP, Wixson RL, Gilbert JL: A novel high-viscosity, two-solution acrylic bone cement: Effect of chemical composition on properties. J Biomed Mat Res 47:35, 1999.
39. Hass SS, Brauer GM, Dickson G: A characterization of polymethylmethacrylate bone cement. J Bone Joint Surg 57A:380, 1975.
40. Holm NJ: The modulus of elasticity and flexural strength of some acrylic bone cements. Acta Orthop Scand 48:436, 1977.
41. Huiskes R: Some fundamental aspects of human joint replacement. Acta Orthop Scand 185(Suppl):109, 1980.
42. Ingham E, Green TR, Stone MH, et al: Production of TNF-alpha and bone resorbing activity by macrophages in response to different types of bone cement particles. Biomat 21:1005, 2000.
43. Jaffe WI, Rose RM, Radin EL: On the stability of the mechanical properties of self-curing acrylic bone cement. J Bone Joint Surg 56A:1711, 1974.
44. James SP, Jasty M, Davies J, et al: A fractographic investigation of PMMA bone cement focusing on the relationship between porosity reduction and increased fatigue life. J Biomed Mater Res 26:651, 1992.
45. Jasty M, Burke D, Harris WH: Biomechanics of cemented and cementless prostheses. Chir Organi Mov 77:349, 1992.
46. Jasty M, Davies JP, O'Connor DO, et al: Porosity of various preparations of acrylic bone cements. Clin Orthop 259:122, 1990.
47. Jasty M, Maloney WJ, Bragdon CR, et al: The initiation of failure in cemented femoral components of hip arthroplasties. J Bone Joint Surg 73B:551, 1991.
48. Jefferiss CD, Lee AJC, Ling RSM: Thermal aspects of self-curing polymethylmethacrylate. J Bone Joint Surg 57B:511, 1975.
49. Johnston RC: The case for cemented hips. *In* The Hip: Proceedings of the 13th Open Scientific Meeting of the Hip Society. St. Louis, CV Mosby, 1987, p 351.
50. Keller JC, Lautenschlager EP, Mashall GW Jr, Meyer PR Jr: Factors affecting surgical alloy-bone cement interface adhesion. J Biomed Mater Res 14:639, 1980.
51. Krause W, Mathis RS: Fatigue properties of acrylic bone cements: Review of the literature. J Biomed Mater Res 22:37, 1988.
52. Krause W, Mathis RS, Grimes LW: Fatigue properties of acrylic bone cement: S-N, P-N, and P-S-N data. J Biomed Mater Res 22:221, 1988.
53. Kummer FJ: Improved mixing of bone cements. Trans Orthop Res Soc 10:238, 1985.
54. Lautenschlager EP, Black HR, Rapp GF: Effects of tobramycin antibiotic on the properties of Simplex P bone cement. *In* Transactions of the 9th Annual Meeting of the Society for Biomaterials, Birmingham, AL, 1983, p 32.
55. Lautenschlager EP, Jacobs JJ, Marshall GW, Meyer PR Jr: Mechanical properties of bone cements containing large doses of antibiotic powder. J Biomed Mater Res 10:929, 1976.
56. Lautenschlager EP, Marshall GW, Marks GW, et al: Mechanical strength of acrylic bone cements impregnated with antibiotics. J Biomed Mater Res 10:837, 1976.
57. Lautenschlager EP, Stupp SI, Keller JC: Structure and properties of acrylic bone cement. *In* Ducheyne P, Hastings GW (eds): Functional Behavior of Orthopaedic Biomaterials, vol II. Applications. Boca Raton, FL, CRC Press, 1984, p 88.
58. Lautenschlager EP, Wixson RL, Novak MA: Fatigue and fracture toughness of Simplex P. Trans Orthop Res Soc 11:118, 1986.
59. Lee AJC, Ling RSM, Vangala SS: The mechanical properties of bone cements. J Med Eng Tech May:137, 1977.
60. Lee AJC, Ling RSM, Vangala SS: Some clinically relevant variables affecting the mechanical behaviour of bone cement. Arch Orthop Trauma Surg 92:1, 1978.
61. Lee AJC, Ling RSM, Wrighton JD: Some properties of polymethylmethacrylate with reference to its use in orthopaedic surgery. Clin Orthop 95:281, 1973.
62. Lewis G: Effect of mixing method and storage temperature of cement constituents on the fatigue and porosity of acrylic bone cement. J Biomed Mat Res 48:143, 1999.
63. Lidgren L, Bodelind B, Moller J: Bone cement improved by vacuum mixing and chilling. Acta Orthop Scand 57:27, 1987.
64. Lidgren L, Drar H, Moller J: Strength of polymethylmethacrylate increased by vacuum mixing. Acta Orthop Scand 55:536, 1984.
65. Linden U: Porosity in manually mixed bone cement. Clin Orthop 231:110, 1988.
66. Linder L: The tissue response to bone cement. *In* Williams DF (ed): Biocompatibility of Orthopaedic Implants II. Boca Raton, FL, CRC Press, 1982, p 1.
67. Litsky AS, Rose RM, Rubin CT, Thrasher EL: A reduced-modulus acrylic bone cement: preliminary results. J Orthop Res 8:623, 1990.
68. Maloney WJ, Jasty M, Burke DW, et al: Biomechanical and histologic investigation of cemented total hip arthroplasties: A study of autopsy-retrieved femur after *in vivo* cycling. Clin Orthop 249:129, 1989.
69. McBeath AA, Foltz RN: Femoral components loosening after total hip arthroplasty. Clin Orthop 141:66, 1979.
70. Meyer PR, Lautenschlager EP, Moore BK: On the setting properties of acrylic bone cement. J Bone Joint Surg 55A:149, 1973.
71. Miller J, Burke DL, Staciewicz JW, et al: The pathophysiology of loosening of femoral components in total hip arthroplasty: A clinical and experimental study of cement fracture and loosening of the cement-bone interface. *In* The Hip: Proceedings of the 6th Open Scientific Meeting of the Hip Society. St. Louis, CV Mosby, 1978, p 84.
72. Morita M, Aritomi H: Bone cement not weakened by cefuzonam powder. Acta Orthop Scand 62:232, 1991.
73. Noble PC, Jay JL, Lindahl LJ, et al: Methods of enhancing acrylic bone cement. *In* Transactions of the 13th Annual Meeting of the Society for Biomaterials, New York, 1987, p 169.
74. Ohashi KL, Dauskardt RH: Effects of fatigue loading and PMMA precoating on the ahesion and subcritical debonding of prosthetic PMMA interfaces. J Biomed Mat Res 51:172, 2000.
75. Petty W: The effect of methylmethacrylate on chemotaxis of polymorphonuclear leukocytes. J Bone Joint Surg 60A:492, 1978.
76. Petty W: Methylmethacrylate concentrations in tissues adjacent to bone cement. J Biomed Mater Res 14:427, 1980.
77. Petty W, Caldwell JR: The effect of methylmethacrylate on com-

plement activity. Clin Orthop 128:354, 1977.
78. Pillar RM, Blackwell R, Macnab I, Cameron HU: Carbon-fiber reinforced bone cement in orthopaedic surgery. J Biomed Mater Res 10:89, 1976.
79. Puckett AD, Roberts B, Bu L, Mays JW: Improved orthopaedic bone cement formulations based on rubber toughening. Crit Rev Biomed Eng 28:457, 2000.
80. Raab S, Ahmed AM, Provan JW: Thin film PMMA precoating for improved implant bone-cement fixation. J Biomed Mater Res 16:679, 1982.
81. Rimnac CL, Wright TM, McGill DL: The effect of centrifugation on the fracture properties of acrylic bone cements. J Bone Joint Surg 68A:281, 1986.
82. Robinson RP, Wright RP, Burstein AH: Mechanical properties of poly(methylmethacrylate) bone cements. J Biomed Mater Res 15:203, 1981.
83. Rostoker W, Lereim P, Galante JO: Effect of an in vivo environment on the strength of bone cement. J Biomed Mater Res 13:365, 1979.
84. Saha S, Subrata P: Improvement of mechanical properties of acrylic bone cement by fiber reinforcement. J Biomech 17:467, 1984.
85. Saha S, Warman ML: Improved compressive strength of bone cement by ultrasonic vibration. *In* Transactions of the 10th Annual Meeting of the Society for Biomaterials, Washington, DC, 1984, p 48.
86. Santavirta S, Konttinen YT, Bergroth V, Gronblad M: Lack of immune response to methyl methacrylate in lymphocyte cultures. Acta Orthop Scand 62:29, 1991.
87. Schnur DS, Lee D: Stiffness and inelastic deformation in acrylic-titanium composite implant materials under compression. J Biomed Mater Res 17:973, 1983.
88. Schurman DJ, Bloch DA, Segal MR, Tanner CM: Conventional cemented total hip arthroplasty: Assessment of clinical factors associated with revision for mechanical failure. Clin Orthop 240:173, 1989.
89. Smith D: Cementing the future [interview by P. Ralph Crawford]. J Can Dent Assoc 56:841, 1990.
90. Stauffer RN: Ten-year follow-up study of total hip replacement, with particular reference to roentgenographic loosening of the components. J Bone Joint Surg 64A:983, 1982.
91. Swenson LW, Schurman DJ: Finite element temperature analysis of a total hip replacement and measurement of PMMA curing temperatures. J Biomed Mater Res 15:83, 1982.
92. Toksvig-Larsen S, Franzen H, Ryd L: Cement interface temperature in hip arthroplasty. Acta Orthop Scand 62:102, 1991.
93. Topoleski LD, Ducheyne P, Cuckler JM: The fracture toughness of titanium-fiber-reinforced bone cement. J Biomed Mater Res 26:1599, 1992.
94. Weightman B, Freeman MAR, Revell PA, et al: The mechanical properties of cement and loosening of the femoral component of hip replacements. J Bone Joint Surg 69B:558, 1987.
95. Welsh RP, Pilliar RM, MacNab I: Surgical implants: The role of surface porosity in fixation to bone acrylic. J Bone Joint Surg 53A:963, 1971.
96. Wixson RL, Lautenschlager EP, Novak M: Vacuum mixing of methylmethacrylate bone cement. Trans Orthop Res Soc 10:327, 1985.
97. Wixson RL, Lautenschlager EP, Novak MA: Vacuum mixing of acrylic bone cement. J Arthroplasty 2:141, 1987.
98. Yetkinler DN, Litsky AS: Viscoelastic behaviour of acrylic bone cements. Biomaterials 19:1551–1559, 1998.

第3章

合 金

Jack E. Lemons

生物材料的一般特征

当前用于生产骨科手术植入物的合成生物材料可广义分为金属、陶瓷、聚合物及这些材料的复合物。数量与重量上使用最多的是以铁(Fe)、钴(Co)或钛(Ti)为主要元素的合金。虽然钛或锆(Zr)等金属可作为单一组分来应用,但从骨科器材的强度考虑,大多数非合金装置的使用还是明显受限。含陶瓷及碳的材料包括那些以氧化铝或氧化锆(Al_2O_3 或 ZrO_2)、铝酸钙和磷酸钙、玻璃和玻璃-陶瓷以及碳硅复合物为基础的材料。聚合物包括聚甲基丙烯酸甲酯(PMMA)、超高分子量聚乙烯(UHMWPE)、聚四氟乙烯(PTFE)、聚乙烯对苯二甲酸酯(PET)、聚二甲基硅氧烷(PDS 或硅酮)、聚氨基甲酸酯、聚丙烯、聚砜类(PSF)以及一些共聚物[29]。有时会使用一些复合材料,它们由金属、陶瓷、碳或聚合物相互结合形成新结构,具有不同于其独立组分的特殊性能。从 20 世纪 90 年代早期开始,许多具有不同性能、新的改良生物材料开始得到发展,它们源自一些金属复合物和氧化物的受控成分(如氧化锆)[31] 。而且多种生物材料现在正用于肌肉骨骼的外科重建手术。本章重点介绍金属、合金及一些与这些生物材料临床使用相关的特殊性能。

装置中的生物材料成分具有一定的物理、力学、化学、电学及生物学特性,这些特性直接取决于:构成材料,材料的内在冶金条件,以及装置最终的外形、类型和表面[34] 。按广义分类,陶瓷材料属于惰性(生物耐受性)、质硬以及热和电的易碎性非导体,而碳虽然也具有惰性和易碎性,但却属于热和电的导体。在钝化处理生成氧化表面后,合金便具有了一定的强度和延展性,并成为热与电的导体。相反,聚合物则更软、强度更弱且更具延展性,而且类似于陶瓷,导热和导电性都最低。金属的物理性能(如颜色、密度和传导性能)在考虑生物降解现象、装置结构中生物材料的组合以及皮表附近的临床应用时均很重要。

植入物的设计常决定于生物材料的性能。例如,陶瓷和碳由于其本身缺乏韧性, 用于髋部器械的柄、髓内杆、钢板或螺钉时会受到一定的限制。相反,硬度、惰性及耐磨性高的氧化铝或氧化锆则是关节连接组件(如全髋置换的股骨头或髋臼杯衬垫)所需的材料。聚合物具有弹性更好的生物材料性能,如果选择材料时以低密度、弹性及顺应性作为关键性指标,则有更多的使用机会。

设计标准依赖于组织置换时所用人工合成材料的基本弹性(模量)和强度性能。例如,骨的结构置换最常使用的是合金类或陶瓷类。相反,人工合成韧带和肌腱则使用聚合物或者纤维增强的聚合复合材料或生物制品。这些例子和应用都依赖于材料与置换部位组织性能之间的更紧密匹配。相关植入物和组织性能正确匹配的弹性标准可通过弹性模量得到最佳解释[9]。对于每一种生物材料或组织来说,此性能为机械应力与应变关系曲线的斜率。模量是材料固有弹性挠度的一种基本度量。由于对模量的解释是相对的,因此会出现一些混乱。一般来说,这是由于大多数临床医生将弹性作为残留应变开始前 (称为塑性变形)测量弹性应变或变形的一种方式造成的。从生物工程角度来看,低弹性模量的生物材料(如多聚体)具有高弹性应变。相反,金属和陶瓷这些具有较高弹性模量的材料则具有较低的弹性应变的特性。

合金在过去的几年里广泛用于矫形外科的一个原因就是, 其具有比较高的强度和生物耐受性[19,29]。1925 年以前就已对大多数可用的金属装置进行了评价,最常选用的是电化学性能优良的贵金属元素(如 Au,Pt)[25,36]。随着钛在 1951 年的使用,开始出现铁和钴的合金,从那时开始,大多数合金装置均是以铁、钴或钛为基础[33]。与贵金属不同,这些合金是在表面氧化或钝化状态下应用的,对腐蚀有一定的稳定性。由此,针对几乎所有类别、冶金条件及表面光洁度制定了全国性[美国试验材料协会(ASTM)F4]和国际性的[国际标准化组织(ISO)]材料标准[2,17]。这些规范对标称化学分析、力学性能及表面状态提出了详细的要求[17,20]。这些标准也对可接受的最低性能值提出了意见一致的限制。

由于可利用已有的特殊性能资料和临床经验,设计标准开始朝优化设备寿命方向发展。装置的一些新应用往往是简单地改变其形状或表面状态以便能更好调控生物材料与组织的界面。过去几年的一些研究倾向包括:钛和钴合金形成多孔表面以利于组织向内生长[17,20];应用磷酸钙陶瓷样涂层以便与骨形成界面附着[10];以及应用表面复合物和(或)氧化物来增强关节面的相对硬度(耐磨性)和平滑度[10,34,35]。这些表面类型往往会改变基本材料的性能,因此需要对以前使用的设备进行基本的设计修改。研究者对表面修改的生物材料仍保持着高度兴趣,学科内对此也一直在努力进行大量的研究和开发。

金属与合金

由合金制造的骨科植入组件实例见图 3-1 至图 3-4。图 3-1 示出某些全关节装置,包括钴铸造合金(ASTM F75)制成的股骨髋组件。同一种合金制成的骨折固定钢板见图 3-2,铁合金制成的脊柱植入装置见图 3-3。为生物长入性固定而对钴和钛合金进行的包含孔隙度在内的表面修改见图 3-4。

脊柱固定装置最常采用的是铁基外科用不锈钢,由于其本身具有很好的硬度、延展性和韧性。然而,由于这种不锈钢容易出现缝隙腐蚀,因此不应使用于多孔性植入物。对一些铁基合金通过加入某些元素来改变其化学构成成分或残留应变,从而增加了其强度。研究表明,这些增强的性能对合金的生物力学特性具有积极的作用[2]。

较常使用的金属装置及一些性能见表 3-1。各种金属生物材料在模量、强度及表面性能方面显示出明显的不同。密质骨进行相似测量后与这些性能特点的比值具有一定的参考价值。比较性数据及比值见表 3-2。

值得注意的是,所有合金的弹性模量均高于密质骨至少 5 倍。其断裂应变(延伸)也大大超过骨的极限值。这些性能会直接影响到假体的设计标准。

表面钝化(氧化)状态下制备的铁与钴合金具有氧化铬表层[23]。虽然此氧化物是一层非常薄的膜且在正常光线下看不到,但它却像一种陶瓷涂层。这种超薄(纳米级)表层能改善其抗生物降解性能。这种抗生物降解性能对于那些氧化表层在体内被破坏而受到缝隙腐蚀或孔蚀的铁合金装置来说至关重要[11,12]。

钛合金在室温空气中或正常生理液中会很快形成二氧化钛表层[7]。当钛装置(一般为钛、锆、铪、钨、钽这类反应性基团金属)用于多孔器械时,这种氧化或钝化反应可使其具有抗表面破坏的作用。与铁或钴合金相比,钛基装置具有较低的弹性模量。这项基本的材料性能通常要少 1/2 左右,因此在设计承载矫形装置时必须要考虑。设计的改变应包括尺寸或形状的改变,以适应弹性性能的差异。

比较而言,钴、铁及钛铸造合金的强度要弱于煅制合金装置,且延展性较差。由此会造成对有柄假体力学稳定性的担忧,尤其是设计中含有表面孔隙度因素时。假体设计者必须考虑配置的限制,以便将体内机械断裂特性的可能性降到最低[20]。

电化学性能

选择和使用植入装置时,需从物理学(以及化学和电化学)角度来考虑生物降解现象的基础电化学与性能的关系。对于金属装置来说,这些现象可通过侵蚀机制来描述,而此专业领域中的许多文献都对此进行了研究[2,5,6,27,34]。金属材料的一项更有用的特性是电偶序,利用它可以在盐溶液中进行电化学比较。电偶序还可以从理论上预测电偶合或者宿主体内处于同一电解质环境中的两种电突触偶合导体的相对腐蚀行为。例如全髋置换钛合金(Ti-6Al-4V)柄上的钴-铬-钼(Co-Cr-Mo)股骨头或缠绕在钴基或钛基合金组件上的不锈钢线。体内腐蚀增强时,电偶合受大量环境因素的影响。腐蚀增加(或降低)的强度及比率取决于:环境(如液体、软组织或骨)和局部传送现象;表面的相互作用,如磨损(微动或局部氧化物去除);组件表面的相对面积比;电位差;合金的冶金条件;以及局部氧和不同种类离子的浓度和梯度[11]。由于考察生物相容性时着重强调了生物材料与宿主资料中此项内容的重要性,因此避免了体内腐蚀的增加。一般规律是外科用不锈钢不应与其他合金或碳发生偶联。而钛、钛合金和钴合金相对来说具有相似的电化学电

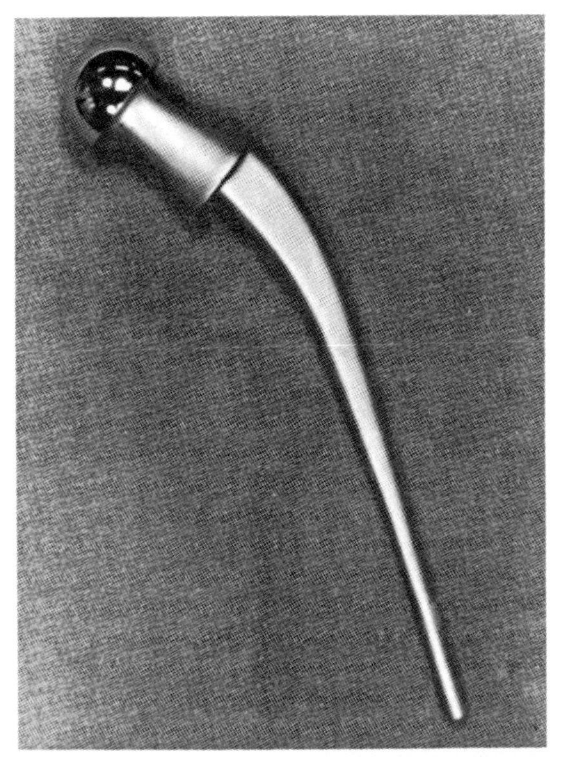

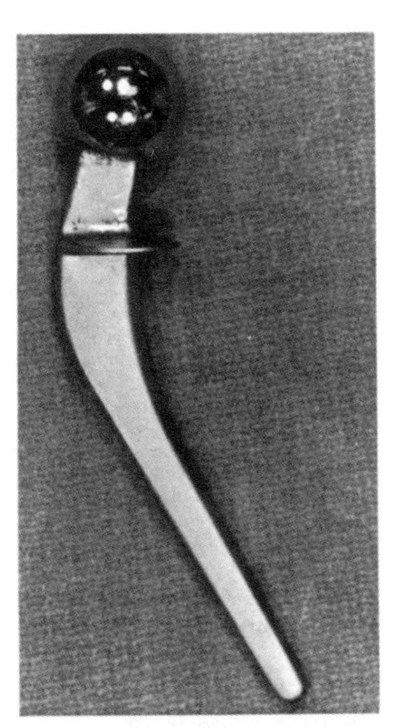

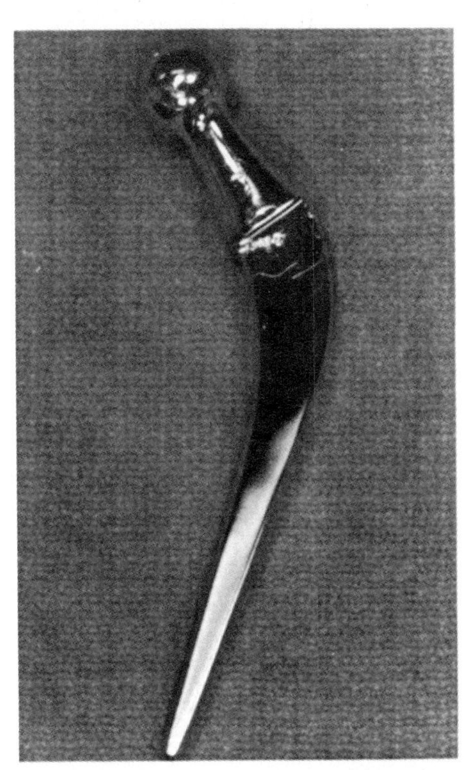

图 3–1　取出后的由(A)钴合金、(B)钛合金以及(C)铁基合金制成的全髋置换装置实例。

位[13,21]。钛基与钴基合金体内偶合的研究结果显示，任一组分的腐蚀都未出现明显的增加[22]。存在的问题是微动或装配(模块设计)出现碎片时，钴合金与钛合金复合物是否会出现不良的电化学现象。在全关节置换装置不应存在的外界条件下会出现一些非预期的生物降解现象，为了避免此现象的发生，对设计、材料及

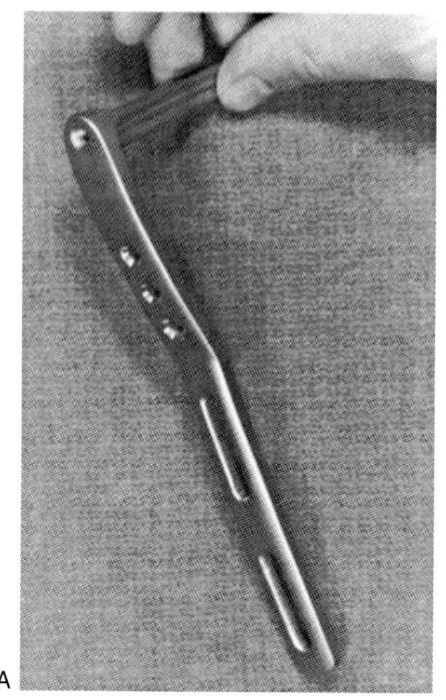

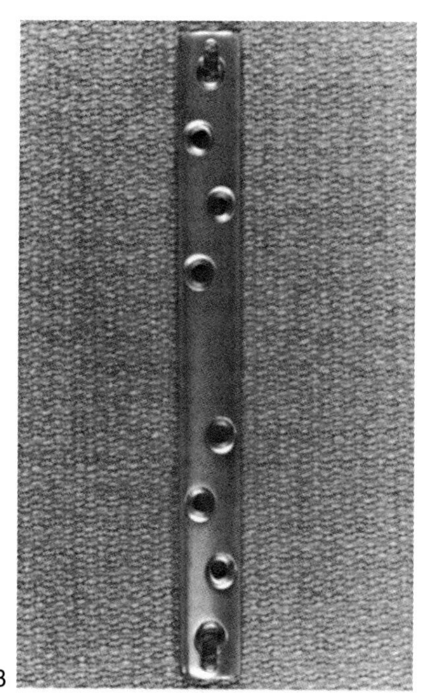

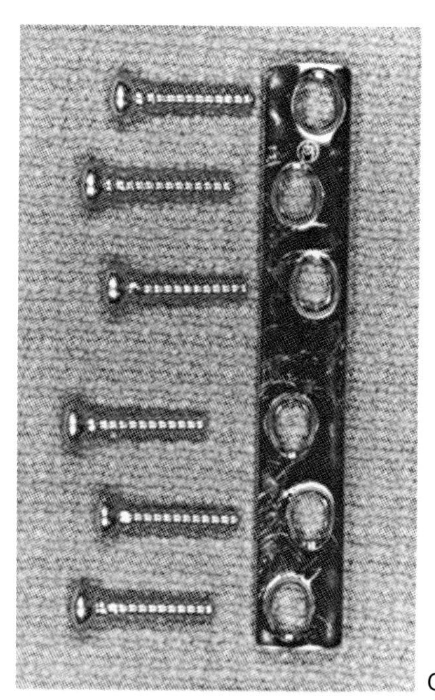

图 3–2 取出后的由(A)钴合金、(B)钛合金以及(C)铁基合金制成的骨折固定装置实例。临床取出时伴有表面损伤。

制造进行优化选择最为关键。

通过恒电位极化及动态极化数据可以详细地比较纯钛和多孔合金植入装置(表 3–3)。多孔材料具有较高的表面积,它在体内会产生更多的腐蚀。然而,由于大多数合金对腐蚀具有较好的抵抗性,且具有类似的腐蚀电位(E_c)强度,因此腐蚀电流(i_c)与非多孔装置处于同一数量级内[22]。

生物力学方面的考虑

生物材料性能与体内结果的相关性已成为研究和临床人员探讨的主要问题。综合来看,应选择强度、延展性以及抗生物降解和磨损能力尽可能最高的材料。但选择时也要考虑到有效性、可加工性及铸造条件。不同复合生物材料沿关节面的抗磨损现象并不相

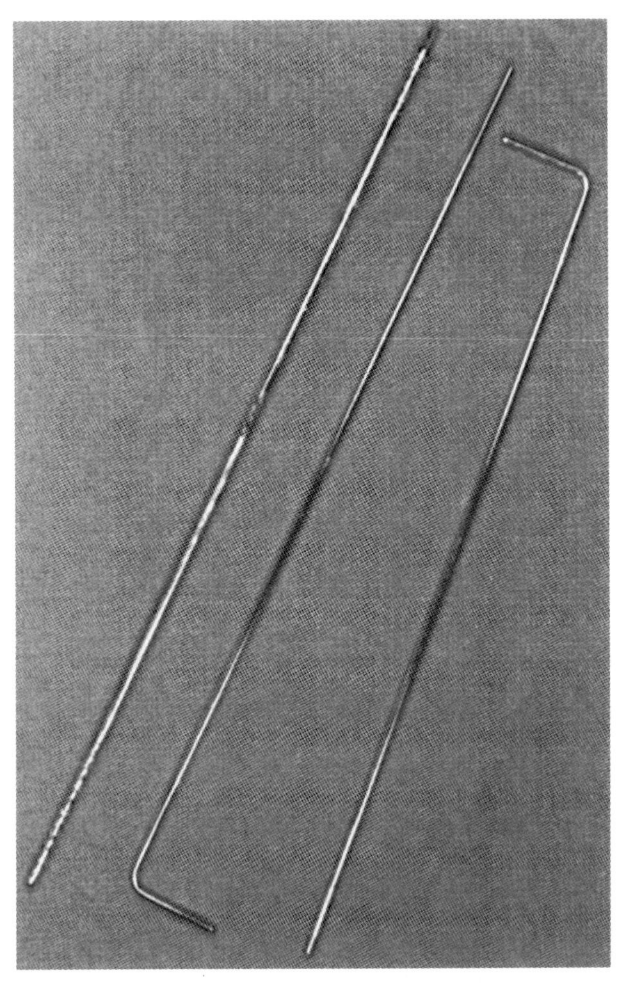

图 3–3　铁基合金制成的脊柱固定装置实例。

同。这种抗磨损性取决于材料的基本性能、表面光洁（粗糙）度和表面化学以及邻接面的基础设计。通过UHMWPE的研究、开发及应用可以看出，在黏附磨损情况下，关节接触经抛光的平滑合金或陶瓷表面时，UHMWPE具有一定的抗磨损能力[12,14,21,24,37]。但在产生碎片并存在其他颗粒（如PMMA骨水泥）时，磨损过程会彻底改变。聚合成分易出现局部磨损及“第三体颗粒”磨损现象[3,4]。陶瓷也存在这些同样的特性（即假设磨损颗粒也是陶瓷颗粒）[4,5,37]。高交联聚乙烯在第三体颗粒存在下的磨损特性一直是实验室研究的一个热点课题[24,37]。

磨损

合金具有不同程度的抗磨损能力。如果局部接触应力过大，那么多数易于分解（微动）。钴合金抗磨损能力较铁合金强，而二者均强于钛合金。钛合金如果直接与金属接触并相对运动就会出现表面拉毛（变粗糙）及分解[5,25–27]。这种现象是反应性基团金属和合金的特性，与相关金属的氧化和环境性能有关。如果关节表面使用的是钛合金材料，则需要进行一些表面特殊改良处理，以便将与磨损有关的体内生物降解降到最低[3]。通过对钛合金进行表面处理可以明显减少磨损现象。正常情况下，钛在体内分解表现为在组织内出现一个黑色带；钴合金为绿蓝色；而铁合金则在邻近区

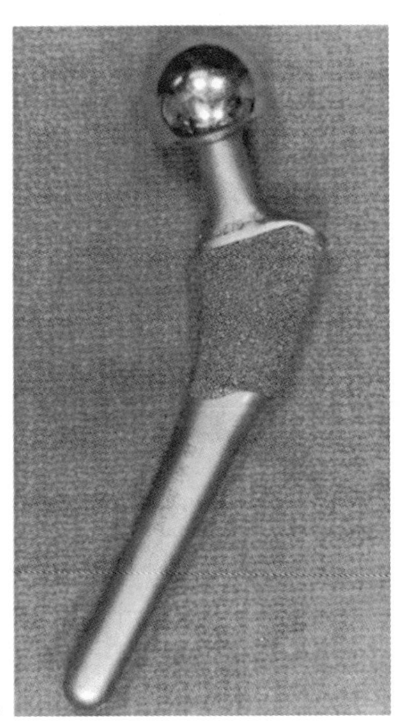

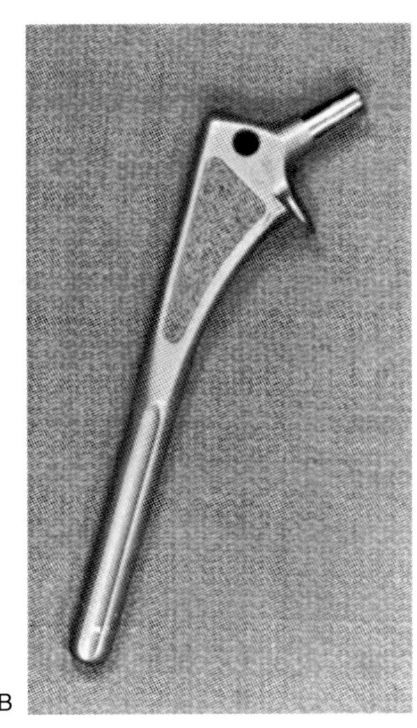

A　B

图 3–4　由（A）钴合金以及（B）钛基合金制成的非植入型多孔表面全髋置换装置的实例。

表 3-1 常用于骨科手术植入物的金属生物材料

材料	标称成分(w/o)	拉伸强度,MPa(ksi)	弹性模量,GPa(psi×10⁶)	表面状态
钴合金				
铸造	Co-27Cr-7Mo	655(95)	235(34)	Cr_xO_y
煅制	Co-26Cr-(Ni,Mo,W,Fe)	1172(170)	235(34)	Cr_xO_y
外科用不锈钢(316L)	Fe-18Cr-12Ni	480-1000(70-145)	193(28)	Cr_xO_y
钛合金	Ti-6Al-4V	860-896(125-130)	117(17)	Ti_xO_y

表 3-2 金属生物材料*及组织性能

材料或组织	弹性模量,GPa (psi×10⁶)	拉伸强度,MPa(ksi)	断裂延伸率 (%)	比例(材料:骨) 模量	强度	断裂延伸
密质骨	21(3)	138(20)	1	1	1	1
钴合金	235(34)	655~1172(95~170)	>8	11	5~9	>8
不锈钢	193(28)	480~1000(70~145)	>30	9+	4~7	>30
钛合金	117(17)	860~896(125~130)	>12	5+	6~7	>12
钛	96(14)	240~550(25~70)	>15	5+	1~4	>15

*ASTM 资料提供的特性,代表标称成分最小值。

表 3-3 恒电位极化腐蚀数据

材料	恒电位极化的平衡腐蚀电位及电流 E_c(mV)	i_c(μa/cm²)
Ti		
纯钛	-14	0.013
多孔的	-10	0.044
Ti-6Al-4V		
纯钛	-50	0.003
多孔的	-75	0.014
Co-Cr-Mo		
纯钛	-10	0.011
多孔的	-35	0.028
Fe-Cr-Ni(316L SS)		
纯钛	-49	0.008

Data from previous studies of L.Lucas and R. Buchanan,University of Alabama at Birmingham.

域呈暗褐色着色。

生物相容性

对 Ti-6Al-4V 及最近使用的 β 钛合金的主要合金成分的体内生物相容性已有所评估[5]。体内铝离子和矾离子与不良的组织反应有关[25,32,37]。因此,一些制造商已开始使用以其他成分为主要组分的合金[2,17]。这种情况特别令人感兴趣,因为腐蚀电位、腐蚀电流及装置评价都不支持使用 Ti-Al-V 合金过程中在临床或组织上所出现的一些重要难题。通过结构、性能及应用关系的比较就能更深入地了解人体组织对这类合金的长期反应。

生产质量控制与保证是延长装置寿命必不可少的一部分。企业按照高出大多数其他工业应用要求的精密而准确的标准来生产植入装置。植入装置应有一个"最小缺陷"规格,而这也是人们所需要的。矫形装置使用的多数金属材料应符合国家(ASTM F4)和国际(ISO)上一致的标准及推荐规范[2,17]。ASTM F4 标准是生物材料性能及标准化生产规范极好的参考资料。该标准还包括有试验方法、生物相容性试验规范及实施关节成形术相关的文件。

生物学方面

接触周围环境、关节表面磨损或力学破坏引发的生物降解都会导致一些材料以颗粒及离子的形式进入体内环境。例如,分解产物造成的不良后果包括:金属的腐蚀,金属、聚合物及陶瓷的磨损,以及合金和聚合物的机械性断裂[25,33-37]。

与金属离子释放及组织反应相关的问题可分为局部组织反应(毒性)、过敏或超敏以及致癌性[18,32]。众所周知的数据证明，人体组织相对于金属产物浓度的耐受性十分有限。幸运的是,由矫形装置转移到局部组织或全身组织的金属量大多在组织的耐受限度以内。这一点可通过综合评价过去 50 多年使用金属装置的数量以及相关装置的寿命情况得到证实。这种有限的耐受性可能在一定程度上与金属成分的腐蚀及离子化特性(尤其是颗粒形状)有关。文献显示,应对金属成分的超敏性进行更详细的考查[6,20]。少量人群对镍基或钴基合金有反应。由于外科用不锈钢及钴合金中含有镍,因此,这些合金用于过敏患者时应进行仔细评估。有报道称,各器官内均存在离子蓄积,而且在装置或腐蚀部位确有金属碎片。尽管报道数量有限,但应注意这些部位会出现区域特异性肉瘤。要关注累及的各个方面,而且对任一可利用的临床相关数据报道都要注意[28]。

从装置回收与分析研究中可以得到许多信息[28]。此时,这些操作已有多种标准规范和方案可供使用[2]。常可通过对回收组件进行的多学科研究来解决一些与材料和力学有关的关键性问题[16]。从 20 世纪 90 年代早期开始,有关人员对骨与合成材料表面(如钛、钛合金、磷酸钙陶瓷,A-W 陶瓷或生物玻璃)直接结合的研究兴趣逐渐增加,而此领域中的一些问题只有通过回收材料分析和(或)尸体分析才能找到答案。通过表面涂层来增加组织附着的方法即带来了许多益处也潜藏着许多不利因素。由于装置具有复杂的功能,因此需要进行人体内试验。很明显,回顾性分析(如果回收装置可用)可让我们认识到未来改进的关键点。为加以比较，将可与骨结合的合成材料总结于表 3-4[8]。图 3-5 示出一例全髋置换术在钛合金与骨界面区域出现骨整合情况的实例(Voltz R:个人交流信息)[28]。

牙根型及选用的其他牙科植入物已证实有功能性骨与生物材料界面的存在[1]。此过程称为骨整合。利用钛已经制造出这些牙科重建装置,并可使治疗分阶段进行,这样就可以为没有功能负荷下的愈合提供一段受保护时间。这段没有功能负荷的愈合阶段可将骨适应期和成型期的任何微动降低到最低限度。正常情况下第一阶段会持续至少 3 个月。2000~2002 年期间,牙科界对“即刻修复”界限进行了评价,“即刻修复”更类似于矫形期间的早期生物力学状况。牙科装置的表面分析显示,在钛(氧化钛)和骨界面之间存在极小的软组织区域。此情况说明要达到功能承载状态还需很长一段期限[30]。

力学负载通过结合的界面直接传递到人体组织可能是许多矫形装置所需的特征。骨的功能性刺激可能会改善组织的维持,因此会延长临床使用寿命。通过化学(生物化学)结合的生物材料与组织界面进行

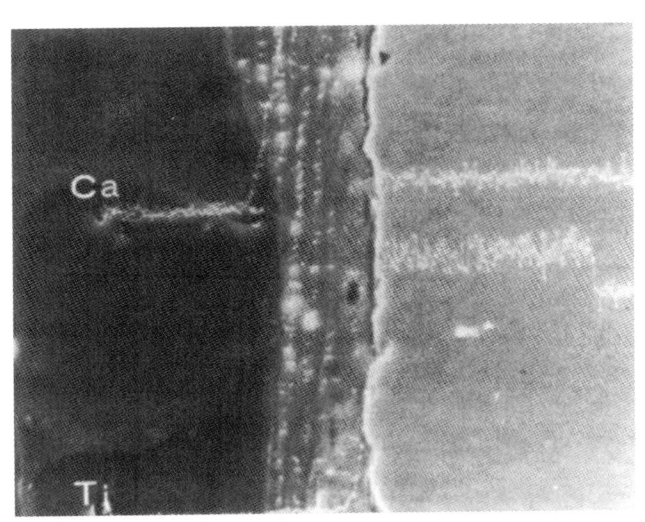

图 3-5 一例来自回收全髋置换的骨整合 Ti-6Al-4V 骨界面实例。扫描电镜(SEM)照片上包括有钙(Ca)及钛(Ti)的 SEM 示踪线。

表 3-4 为使承载假体与骨直接结合选择的生物活性复合物

材料	标称分析	弹性模量(GPa)	拉伸强度(MPa)	表面(标称)
羟(基)磷灰石(HA)	99.99+	80~120	40~300	$Ca_{10}(PO_4)_6(OH)_2$
磷酸三钙(TCP)	99.99+	90~120	40~120	$Ca_3(PO_4)_2$
生物玻璃或玻璃陶瓷	$Na_2O-CaO-P_2O_5-SiO_2$	40~140	20~350	$Ca-PO_4$ 层
AW 陶瓷	$(Al_2O_3)-M_9O-CaO-SiO_2-P_2O_5-CaF_2$	124	213	$Ca-PO_4$ 层
钛和 Ti-6Al-4V	99+Ti	96	240~550	Ti_xO_y
	90Ti-6Al-4V	117	860~896	Ti_xO_y

Data from Oonishi A,Sawai X(eds):Bioceramics,vol 1.Maryland Heights,MO,Ishiyaku EuroAmerica Inc.,1988.

的机械力转移十分有益于矫形装置的设计及人们所期望的临床使用寿命。牙科领域迄今为止的经验显示其具有良好的应用前景[29,30]。

未来展望

过去的30年表明，在合成生物材料、装置的设计、外科治疗及临床使用寿命等多方面都发生了很大改变。预期会继续得到改善。

20世纪60年代，选择和设计的生物材料具有较强的化学惰性(陶瓷和碳)，并通过有无异物反应来评价其生物相容性。到了20世纪70年代，强调的是相互作用，并详细讨论了"无相互损害"的概念。相对惰性不再那么重要了。

20世纪80年代，重点转移到通过合成生物材料表面和整体条件来调控和直接影响组织反应。某些情况下为此建议使用力学和化学各向异性的纤维增强成分，而在其他情况下则建议依据磷酸钙装置或玻璃陶瓷装置用生物活性陶瓷给合金加以涂层。在这两个例子中还建议沿假体与组织界面加入一些活性生物分子或合成复合物。1997年以后又对装置表面进行了大量新的改良，包括金属成分和氧化物。这些一直都是研究与发展的热点领域。

与生物材料和生物力学相关的多种学科一直在充满活力地向前发展，期望在2010年之前植入装置在矫形材料和设计方面能出现众多改变。

(邢国胜 译 马信龙 叶伟胜 校)

参考文献

1. Albrektsson T, Zarb G (eds): The Branemark Osseointegrated Implant. Chicago, Quintessence, 1989.
2. ASTM Annual Book of Standards: Medical Devices, vol 13.01. West Conshohocken, PA, ASTM Press, 2000.
3. Buchanan RA, Bacon RK, Williams JM, Beardsley GM: Ion implantation to improve the corrosive wear resistance of surgical Ti-6Al-4V. Trans Soc Biomater 6:106, 1983.
4. Buckhorn GH, Willert HG: Effects of plastic wear particles on tissue. *In* Williams DF (ed): Biocompatibility of Orthopaedic Implants. Boca Raton, FL, CRC Press, 1982, p 249.
5. Brown S, Lemons J (eds): Medical Applications of Titanium and Its Alloys [Am Soc for Testing and Mat]. West Conshohocken, PA, ASTM STP 1272, 1996.
6. Christel P, Meunier A, Dorlot JM, et al: Biomechanical compatibility and design of ceramic implants for orthopaedic surgery. *In* Ducheyne P, Lemons J (eds): Bioceramics: Material Characteristics Versus In Vivo Behavior. New York, New York Academy of Science, 1988, p 234.
7. Collings EW: The Physical Metallurgy of Titanium Alloys. Metals Park, OH, ASM Press, 1984.
8. Ducheyne P, Lemons JE (eds): Bioceramics: Material Characteristics Versus In Vivo Behavior. New York, New York Academy of Science, 1988, p 523.
9. Dumbleton JH, Black J: An Introduction to Orthopaedic Materials. Springfield, IL, Charles C Thomas, 1975.
10. Horowitz E, Parr J (eds): Characterization and Performance of Calcium Phosphate Coated Implants. Philadelphia, Am Soc for Testing and Mat, STP 1196, PA, 1994.
11. Fontana M, Greene ND: Corrosion Engineering. New York, McGraw-Hill, 1967.
12. Fraker A, Griffin C (eds): Corrosion and Degradation of Implant Materials. ASTM STP 859. Philadelphia, ASTM Press, 1985.
13. Griffin CD, Buchanan RA, Lemons JE: In vivo electrochemical corrosion of coupled surgical implant materials. J Biomed Mater Res 17:489, 1983.
14. Griffith M, Seidenstein MK, Williams D, Charnley J: Socket wear in Charnley low friction arthroplasty of the hip. Clin Orthop 37:137, 1978.
15. Gross UM: Biocompatibility: The interaction of biomaterials and host response. J Dent Educ 52:798, 1988.
16. Improving Medical Implant Performance Through Retrieval Information: Challenges and Opportunities, NIH Tech. Assess. Conf., Washington, DC, January, 2000.
17. ISO/TC Documents and Standards for Biomaterials, International Standards Organization, American National Standards Institute. New York, 1995.
18. Lang B, Morris H, Razzoog M: International Workshop: Biocompatibility, Toxicity and Hypersensitivity to Alloy Systems Used in Dentistry. Ann Arbor, University of Michigan Press, 1985.
19. Lemons JE: General characteristics and classifications of implant material. *In* Lin OCC, Chao EYS (eds): Perspectives in Biomaterials. Amsterdam, Elsevier, 1986, p 1.
20. Lemons JE (ed): Quantitative Characterization and Performance of Porous Implants for Hard Tissue Application. STP 953. Philadelphia, ASTM Press, 1987.
21. Lemons JE, Lucas LC: Properties of biomaterials. J Arthroplasty 1:143, 1986.
22. Lucas LC, Lemons JE, Lee J, Dale P: In vitro corrosion characteristics of Co-Cr-Mo/Ti-6Al-4V/Ti alloys. *In* Lemons JE (ed): Quantitative Characterization and Performance of Porous Alloys for Hard Tissue Applications. ASTM STP 953. Philadelphia, ASTM Press, 1987, p 124.
23. Mayor MB, Lemons JE: Medical device standards. ASTM Standardization News, 1986, p 40.
24. McKellop H, Hossenian A, Tuke M, et al: Superior wear of polymer hip prostheses. Trans Orthop Res Soc 10:322, 1985.
25. Mears DC: Materials and Orthopaedic Surgery. Baltimore, Williams & Wilkins, 1979.
26. Metallography, structures and phase diagrams, vol 8. *In* Metals Handbook. Metals Park, OH, ASM Press, 1973.
27. Nasser S, Campbell P, Amstutz HC: The unsuitability of titanium alloy as a bear surface in hip arthroplasty: A surface replacement model. Trans Soc Biomater 12:32, 1989.
28. Proceedings of the Symposium on Retrieval and Analysis of Surgical Implants and Biomaterials. Trans Soc Biomater 11:11, 1988.
29. Ratner B, Hoffman A, Schoen F, Lemons J (eds): Biomaterials Science. New York, Academic Press, 1996.
30. Rizzo T (ed): Proceedings of the NIDR Consensus Development Conference on Dental Implants. J Dent Educ 52:678, 1988.
31. Spector M, Ries M, Bourne R, Sauer W, et al: UHMWPE Wear Performance of Oxidized Zirconium Total Knee Femoral Components, Sci Exhibit No SE34, Am Acad Orthop Surg Annual Mtg. San Francisco, CA, 2001, pp 664–665.
32. Tharani R, Dorey F, Schmalzried T: The risk of cancer following total hip or knee arthroplasty. JBJS 83:774, 2001.
33. von Recum A (ed): Handbook of Biomaterials Evaluation. New York, Macmillan, 1986.
34. von Recum A (ed): Handbook of Biomaterials Evaluation, 2nd ed. Philadelphia, Taylor and Frances, 1999.
35. Willert H: From Alumina to Zirconia Hip Joint Heads: The Logical Evolution, Workshop 7 and Proceedings, Society for Biomaterials, Sixth World Congress, May, 2000, Kamuila, Hawaii, p 12.
36. Williams DF, Roaf R: Implants in Surgery. London, WB Saunders, 1973
37. Wright T, Goodman S: Implant Wear in Total Joint Replacement: Clinical and Biologic Issues, Material and Design Considerations. Rosemont, IL, Am Acad Orthop Surg, 2001.

第 4 章

改良的超高分子量聚乙烯的历史:过去、现在与未来

Stephen Li

超高分子量聚乙烯(UHMWPE)自 1962 年由John Charnley 和 Harry Craven 首次使用以来一直是全髋置换术的首选材料。但是几乎从开始使用时起,人们就对其磨损碎屑所造成的临床后果感到不安[30]。这种担心引发了对一些新的改良型 UHMWPE 的开发和临床应用。在此对这些改进 UHMWPE 临床性能的尝试进行回顾。这些尝试包括:碳纤维强化的使用,灭菌方法的改变,制造方法的改变,以及最近使用的利用较高剂量辐射来增加 UHMWPE 交联水平。

Charnley 超高分子量聚乙烯

UHMWPE 是一种乙烯线性聚合物，为白色细粉末,分子量有所不同,多为 200 万~600 万。粉末的平均粒径为 100 μm 左右,但也可能大到 500 μm。在 20 世纪 90 年代早期，有 10 多种不同等级的 UHMWPE 可用于矫形装置。这些等级的不同源自它们的分子量、制造场所以及加不加硬脂酸钙。现今,仅有 3 种等级可利用。这些树脂是 Ticona(League City,TX)公司供应的 1020 型和 1050 型（标称分子量分别为 200 万和 600 万)及 Montel(Wilmington,DE)公司供应的 1900 型(标称分子量为 400 万~600 万)。这 3 种树脂均未加入硬脂酸钙。

Montel 1900 型材料仅有少数几家厂商供货,他们同意 Montel 只限于在医疗装置上使用。此时期只有 Zimmer Orthopaedics(Warsaw,IN)公司和 Biomet Orthopaedics(Warsaw,IN)公司继续提供用 1900 型树脂制造的产品。

UHMWPE 粉末可通过以下三种方式中的一种制成矫形装置。第一种方法一般对关节表面不进行机械加工而直接将粉末塑型为最终的装置形状。第二种方法首先将粉末挤压为圆柱形棒坯。然后将棒坯用机器加工成最终形状。第三种方法是将粉末压型为大块板材。这些板材多为 4 英尺宽,8 英尺长，1~12 英寸厚*。这些不同制造方法及不同类型树脂对临床性能的影响将在下文进行更详细的讨论。

碳强化的 UHMWPE

20 世纪 70 年代，首先尝试改进 UHMWPE 性能的一种方法是使用 Poly Ⅱ(Warsaw,IN),它是一种碳纤维强化的 UHMWPE。实验室评价证实,Poly Ⅱ较未强化的 UHMWPE 磨损率低、抗蠕变强且抗压强度高。Poly Ⅱ曾用于制造胫骨植入物、髌骨及髋臼组件。但也发现这些碳强化材料与 UHMWPE 相比抗疲劳能力较低，而且会出现塑型不完全的生产难题[32]。尽管 Poly Ⅱ抗变形能力较好,实验室磨损率较低,抗压强度和屈服强度较高,但上市后对其的应用曾一度中断了大约 7 年[31]。

Hylamer 7 矫形支承材料 B 增强聚乙烯

20 世纪 90 年代早期,Hylamer 7 矫形支承材料作为一种新型 UHMWPE 开始应用,它与标准 UHMWPE 的物理性能有明显不同，且没有加入任何填充剂或纤维。可通过控制聚合物形态学(晶状结构)、在高压(>235MPa)和高温(>300°F)下对 UHMWPE 挤压棒坯进行处理及极慢的冷却速率来改变其性能[11]。经过这

---

*1 英尺=0.3048 m; 1 英寸=2.54 cm。

种处理可以将 UHMWPE 的结晶度从 50%~60%的正常范围提高到 90%以上。随着结晶度的提高，屈服强度、抗变形能力及模量均会增加。然而模量增加的速度通常较其他性能快。模量与屈服强度不成比例地增加提示，这些材料可能存在接触应力和表面下剪切应力较高的设计缺陷。据报道，髋关节模拟试验机上测定的Hylamer 7 磨损率在统计学上相当于 415GUR 的磨损率，而 Hylamer 7 即是由 415GUR 制成的[16]。

Hylamer 7 和 Hylamer 7 M（DuPont，Wilmington，DE）这两种商业型材料分别用于髋臼杯和胫骨植入物。这些产品是按前面所述方法，即将 415GUR（Hoechst，League City，TX）挤压棒坯置于高压和高温下并放慢冷却速度的方法制造的。表 4-1 是不同结晶度影响材料性能的比较。

Hylamer 材料是否磨损率高？

Hylamer 7 型材料在临床使用时性能各异。有关 Hylamer 7 型材料临床使用性能的首批报道并不是有利的。Chmell 及其同事们对来自 3 名外科医生治疗的 193 例中的 143 例结果的回顾性检查作了简要报道[2]。34 个月中，有 5 个 Hylamer 7 型衬垫（4.2%）由于严重的偏心磨损（>0.36 mm/年）而做过翻修。此外，此系列中的其他装置也发生了较大磨损，需进行翻修手术。4 年残存率可能低到设计值的 86%。应当注意的是，在这篇报道中 Hylamer 7 型材料的杯配套使用了 7 家不同厂商的股骨柄和球体。

1997 年，Livingston 对 1991 年 1 月至 1993 年 12 月间用于初次全髋置换术的 391 个 Hylamer 7 型衬垫进行了报道[14]。按照由 DePuy（Warsaw，IN）公司或 Osteonics（Rutherford，NJ）公司制造的28 mm直径股骨组件标准，从 391 个中选择了 191 个进行检测。使用的是水泥型及非水泥型两种装置。将这些结果与 50 个用常规 UHMWPE 制成的用于连接 Osteonics 股骨组件的 Osteonics 髋臼衬垫进行了比较。这四组的各自结果总结在表 4-2 中。

结论是，此项研究中所有 Hylamer 型材料衬垫的平均磨损率为 0.27 mm/年，高于常规 UHMWPE 型材料的 0.12 mm/年。但是更严密的检查结果发现，除了髋臼衬垫所用的 UHMWPE 的类型以外，还涉及其他许多因素。根据选用水泥固定或非水泥固定、选用 Hylamer 7 型材料或常规 UHMWPE 型材料、选用钴铬股骨头(CoCr)或铝股骨头以及 Depuy 或 Osteonics 股骨头的不同，将患者分为 8 个不同的组别。表 4-2 对不同假体组及报道的磨损率做了总结。使用 Hylamer 7 型材料的患者较使用常规 UHMWPE 型材料的患者明显年轻。这 8 组又可被划分为 2 组不同的磨损率（<0.13 mm/年或>0.29 mm/年）。较高磨损组患者比较年轻（<48 岁），而且用的是 Hylamer 7 型衬垫或 Hylamer 7 型材料，而未使用 Osteonics 股骨头。低磨损组患者年龄大于 58岁（使用和不使用 Hylamer 7 型衬垫）。虽然 Hylamer 7 型材料未显示出任何超过常规 UHMWPE 型材料的临床优点，但不可能将年龄、固定方法、聚乙烯类型或装置厂商的影响与这些数据分开。Schmalzreid 对这些结果的多因子属性进行了更详细的讨论[24]。

与上文所述的 Livingston 及 Chmell 报道不同，Sychertz 在一项研究中比较了 80 个 Hylamer 型材料衬垫与 140 个常规 UHMWPE 型材料衬垫，研究发现 Hylamer 7 型材料的临床磨损小于常规 UHMWPE 型材料[28]。在此项研究中，所有组件均产自 Depuy（Warsaw，IN）公司。与使用常规 UHMWPE 衬垫的患者相

表 4-1 结晶度对物理性能的影响

性能	415GUR	Hylamer 7 M	Hylamer 7	单位
%结晶度	50	57	68	%
密度	0.934	0.946	0.955	g/cm^3
熔点	135	147	149	℃
屈服强度	23.3	26.5	28.6	MPa
拉伸强度	33.8	37.9	40.7	MPa
断裂延伸率	339	369	334	%
模量	1.39	2.01	2.52	GPa
蠕变	2.3	1.2	0.9	%
Izod	950	1169	1196	J/m

表 4-2 不同假体组的结果比较

组别	股骨柄厂商	股骨头	衬垫	骨水泥	数量	年龄	磨损率(mm/年)
1		CoCr		是	26	67	0.13
				否	20	48	0.29
1A	DePuy	氧化铝	Hylamer	是	1	44	0.33
				否	6	42	0.33
2			Hylamer	是	114	67	0.29
				否	24	44	0.29
3	Osteonics	CoCr	常规	是	38	70	0.12
				否	12	58	0.12

CoCr：钴铬合金。

比，使用 Hylamer 衬垫的患者比前者年轻 10 岁(54 岁：64 岁)，男性居多(分别为 56%和 45%)，而且陶瓷股骨头占较高比例(分别为 46%和 16%)。虽然存在这些差异，但在 3.6 年的平均随访时间内，Hylamer 材料组的临床磨损率是0.15 mm/年，而常规组的临床磨损率是 0.20 mm/年(P<0.10)。由于植入时间较长后磨损率的差异似乎会变得较小，因此，其中一些磨损率差异可能是由于 UHMWPE 类型间的初期变形不同所致。

这些数据与 Chmell 和 Livingston 的早期报道完全不同。Livingston 与 Sychertz 所报道的结果不同，其原因还不清楚。但很清楚的是，与常规 UHMWPE 材料相比，Hylamer 材料似乎没有更多的临床优点。这也提醒我们，磨损具有多因素属性，因此在评价任一单变量(如 UHMWPE 材料类型)对临床磨损的影响时一定要考虑到这一点。

当前观点：虽然尚没有前瞻性的临床研究，但上文所讨论的报道表明，Hylamer 材料似乎没有任何超过常规 UHMWPE 材料的长期优势。由于协同因素，如患者年龄、股骨组件厂商及固定的类型，会妨碍对材料效果进行单独评价，因此，从报道数据中很难对 Hylamer 材料的临床性能进行真实比较。

灭菌方法

20 世纪 60 年代后期由于出现了商用 ^{60}Co，因此 UHMWPE 组件的灭菌多采用 ^{60}Co γ 射线照射的方法。后来得知经 γ 射线灭菌后的 UHMWPE 会氧化，且物理性能可能会受到不良的影响[4,5,18,23]。20 世纪 90 年代早期发现了微粒碎片产生的影响因素，因而重新点燃了人们对氧化的研究兴趣[14–17]。如果照射后的老化严重到一定程度，聚乙烯组件的质量将会受到不良影响，散在微粒的存在即可证明，聚乙烯也可能在横截面上呈现次外层白色条带[10,13,15]。1996 年，多数厂商或者通过改进 γ 射线照射灭菌方法使降解降至最低限度，或者放弃 γ 射线照射灭菌转而选用非照射方法，如环氧乙烷或气体等离子灭菌。需要十分注意的是，这些改变的目的都是为了把降解降至最低限度，而不是为了降低磨损。

现在已普遍认识到，在绝大多数病例中，氧化处理对临床磨损率并不会造成明显或不利的影响。这种观点基于下面所述的一些报道。

UHMWPE 照射后的老化速度非常慢。往往在照射后老化 4 年多才出现明显的降解迹象，如出现散在的聚乙烯颗粒或组件切口检查时可见次外层带[25]。由于多数装置会在灭菌后 4 年内使用，因此，贮存时氧化最低。

目前还没有关于 UHMWPE 的氧化与磨损率增加相联系或相关的报道。在一篇对 100 个取出的 Charnley 髋臼杯的磨损与氧化水平进行分析的报道中发现，聚乙烯的氧化状态与放射照相法测得的磨损或直接测量的磨损之间无相关性(r^2<0.1)。

通过髋关节模拟试验对 10 年内经历不同照射后老化时间的髋臼杯进行研究，结果显示照射后并不会影响磨损结果[26,29]。

有 3 篇报道称，植入物经 γ 射线照射(在空气中及惰性气体中)后，其髋关节模拟装置的磨损率较环氧乙烷气灭菌的植入物低 30%~46%[6,27]。造成此结果的原因是，环氧乙烷气体既不引起降解，也不引起聚乙烯的交联。这些结果证明，交联对磨损的益处要大于降解的任一潜在危害。

虽然氧化不会直接影响 UHMWPE 的磨损率，但它会对髋臼杯或胫骨植入物的总体性能产生危害，因为氧化确实会降低材料的断裂强度和抗疲劳能力(图 4-1)。

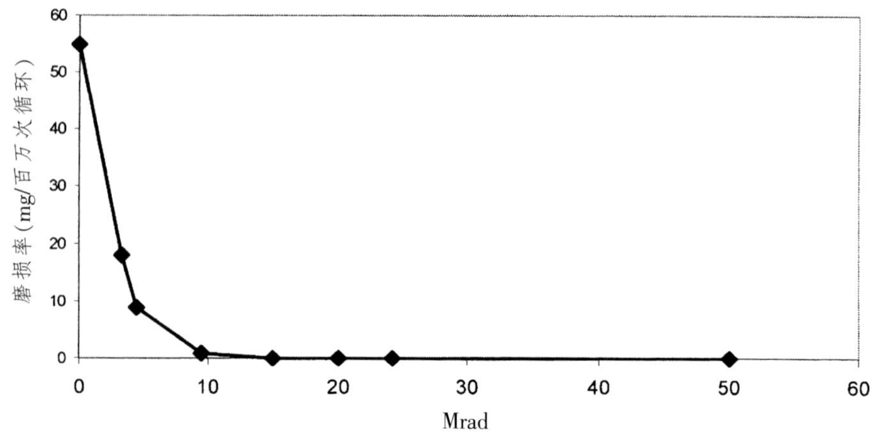

图 4-1 超高分子量聚乙烯的磨损率与γ射线照射剂量增加的关系。

当前观点：人们普遍认为γ射线照射是UHMWPE灭菌的首选方法。照射后老化的不良影响仅限于抗断裂及抗疲劳能力的降低而不是磨损的降低。在低氧环境(如真空、氮、氩)下对组件进行照射可使照射后的副作用降到最低。使用非照射方法(如环氧乙烷气体)可使产品不发生源自照射的氧化,但由于缺乏交联会出现较高的磨损率。

制造方法的影响

如前所述，将UHMWPE粉末加工为矫形装置支承面的方法有3种:①将棒坯进行机加工;②将模压板材进行机加工；③将粉末直接模压成最终形状。Bankston等发表了第一篇关于制造方法可能对临床性能产生影响的报道,他比较了使用直接模压髋臼杯的162 TR28(Zimmer,Warsaw,IN)全髋置换的临床磨损率与使用机加工髋臼衬垫的74 Triad(Johnson及Johnson,St. Louis,MO)全髋置换的临床磨损率。TR28/模压衬垫与Triad/机加工衬垫的平均临床磨损率分别是0.05 mm/年和12 mm/年($P<0.001$)。

它们虽然在磨损方面存在明显的不同,但由于存在许多辅助因素(柄的设计结构,外科医生等),因此还不能将TR28/模压组的较低磨损率明确归因于衬垫的直接模压成型。然而1996年公布的一项研究通过髋关节模拟试验机对1900树脂制造的直接模压杯与通过机加工4150树脂(HSS标准聚乙烯)制造的杯进行了磨损率比较[1]。所有杯均在空气中进行γ射线照射灭菌,并与CoCr股骨头进行关节联接。与Bankston的结果相似,在髋关节模拟试验机上进行了500万次循环后，模压1900杯的磨损率降低了55%(14 mg/百万次循环:31 mg/百万次循环)。

最近,Ranawat等报道,235个直接模压、全聚乙烯、水泥杯平均随访6年的平均线性头穿透率为0.075 mm/年。这较他先前报道的同样设计结构经机加工、非水泥金属杯的0.17 mm/年低了56%[21]。

直接模压的UHMWPE除了具有减少磨损这一明显的益处外,还不会出现照射后老化,甚至在有氧照射情况下也是如此。取出的及贮存的直接模压胫骨植入物及髋臼衬垫在取出及贮存10多年以后都显示有这一优势[7,8]。

当前观点:制造方法看来会影响临床磨损。无论在临床还是在髋关节模拟试验机环境中,1900树脂的直接模压髋臼杯的磨损率均较机器压制的非1900 UHMWPE杯的磨损率低50%。

最新的改进:提高交联水平

努力改进UHMWPE材料磨损性能的最近进展是,通过高剂量的照射来增加交联水平。此概念简单说来就是,如果24~40 kGy能使磨损率降低30%或更多,那么更高剂量的照射就应使磨损降低得更多。在过去的3年中，依据提高UHMWPE交联水平的概念已研发出6种以上不同的新产品。应当注意的是,采用提高交联的方法来改善磨损并不是什么新概念,目前已有3例关于早期交联技术的临床报道。

高交联UHMWPE的历史

第一位应用高剂量照射来减少磨损的是Oonishi。然而要注意的是，他用的是高密度聚乙烯而不是

UHMWPE。在 1971~1978 年期间,Oonishi 植入的是经 100 Mrad 照射的高密度聚乙烯髋臼衬垫[19]。股骨组件是用 COP 合金制成的,这种合金是含有 20%钴的不锈钢。100 Mrad 这个剂量是通过对高密度聚乙烯(HDPE)进行多种不同剂量照射后测量其实验室磨损而确定的。一些临床病例系列研究曾对未照射的和强照射的高密度聚乙烯与不锈钢和陶瓷股骨头进行了磨损率比较。应该注意的是,那些髋臼或股骨组件发生松动的病例,或者它们已发生移位因而使其以及包被金属组件在 X 线照片上界限不清的病例,均被排除在他们的评估之外。评估病例的结果见表 4-3。

高交联(100 Mrad)HDPE 的磨损率小于未受照射的 UHMWPE。但高交联 HDPE 的磨损率(0.07 mm/年)并不比 UHMWPE 经 2.5~4 Mrad 照射后报道的 0.1 mm/年的磨损率低很多。但 0.07 mm/年的磨损率却大大高于 UHMWPE 经大于 20 Mrad 照射后的 0 磨损率。0.07 mm/年的磨损率意味着,照射后的 HDPE 不同于照射后的 UHMWPE,或者说髋部模拟试验低估了高交联 UHMWPE 的临床磨损。

1996 年,Wroblewski 报道了 XLP 的临床性能,这是一种用硅烷偶联剂进行交联的 UHMWPE [33]。他将 19 个XLP 杯植入到 17 例患者中。他发现,股骨头进入衬垫 0.2~0.4 mm 之间时附着会加强,这与 0.29 mm/年的平均头穿透率是一致的。2 年后,平均磨损率降到 0.022 mm/年。这完全不同于金属连接经 2.5~4 Mrad γ 射线照射灭菌的 UHMWPE 的稳态磨损率(0.07 mm/年)。

高交联水平杯的第三个实例是一种在有乙炔气条件下接受 10 Mrad 照射的髋臼杯。使用乙炔气可在衬垫表面形成较高水平的交联。虽然在 20 世纪 70 年代后期到 20 世纪 80 年代早期已植入了 400 多个这类装置,但仅有 61 例进行完整的临床和放射照相随访。61 例中有 41 例没有发生可测出的磨损,而其他病例则发生了平均为 0.10 mm/年的磨损。

由于在原材料、股骨球材料及设计上有所不同,因此很难用这些结果直接比较同时代各种不同的高交联产品。这 3 个实例提示,交联提高后的杯其临床磨损可能会高于实验室试验预测的接近 0 的磨损率。这些病例都没有长期数据表明所用的提高交联技术类型具有任何整体临床益处,注意这点也是重要的。

同时代的其他产品

在过去的几年里,一些厂商使用了经 4 Mrad 以上电子束及 γ 射线照射的 UHMWPE 髋臼衬垫。如图 4-2 所示,UHMWPE 的磨损率随 γ 射线剂量的增加而有所降低。需注意的是,使用大于 10 Mrad 的 γ 射线照射剂量对磨损的益处很少。

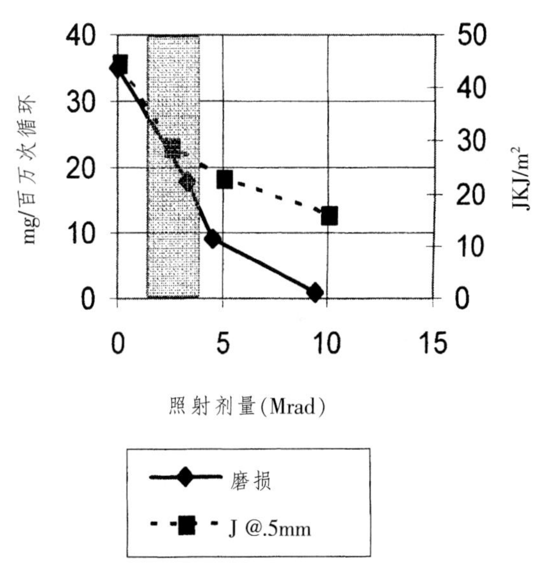

图 4-2　考虑到断裂韧性的降低及磨损的增加,γ射线照射的最佳窗口是 2.5~4 Mrad。

表 4-3　比较结果

柄	股骨球	聚乙烯	数量	磨损率(mm/年)
T28	T28	未照射的 UHMWPE	15	0.25
SOM	SOM	100 Mrad HDPE	19	0.076
SOM	陶瓷	未照射的 UHMWPE	71	0.098
SOM	陶瓷	100 Mrad HDPE	9	0.072

HDPE:高密度聚乙烯;UHMWPE:超高分子量聚乙烯。

(邢国胜 译　马信龙 叶伟胜 校)

参考文献

1. Bennett AP, Wright TM, Li S: Global reference polyethylene: Characterization and comparison to commercial UHMWPE. Trans Orthop Res Soc 21:472, 1996.
2. Chmell MJ, Poss R, Thomas WH, Sledge CB: Early failure of Hylamer7 acetabular inserts due to eccentric wear. J Arthroplasty 11:351–353, 1996.
3. Dowd Sychertz CJ, Young Engh CA: Characterization of long term femoral head penetration rates: Association with and prediction of osteolysis. J Bone Joint Surg 82:1102–1107, 2000.
4. Eyerer P: Property changes of ultra high molecular weight polyethylene molecular weight polyethylene during Implantation. Trans Soc Biomater 8:184, 1985.
5. Eyerer P, Ke YC: Property changes of UHMW polyethylene hip endoprostheses during implantation. J Biomed Mater Res 21:275–291, 1987.
6. Furman BD, Lefebvre FK, Li S: Gamma irradiation does not adversely affect wear in total hip arthroplasty. Trans Soc Biomater 21:499, 1998.
7. Furman BD, Ritter MA, Li S: Effect of Polyethylene Type on Oxidation in Total Joint Replacement, [paper 479]. American Association of Orthopaedic Surgeons, 1997.
8. Furman BD, Ritter MA, Perone JB, et al: Effect of resin type and manufacturing method on UHMWPE oxidation and quality at long aging and implant times. Trans Orthop Res Soc 22:92, 1997.
9. Jahan MS, Wang C, Schwartz G, Davidson JA: Combined chemical and mechanical effects of free radicals in UHMWPE joints during implantation. J Biomed Mater Res 25:1005–1017, 1991.
10. Li S: The identification of defects in ultra high molecular weight polyethylene molecular weight polyethylene. Trans Orthop Res Soc 587, 1994.
11. Li S, Howard EG: Process for manufacturing ultra high molecular weight polyethylene molecular weight polyethylene shaped articles. U.S. Patent 5,037,928, issued August 6, 1991.
12. Li S, Nagy EV: Analysis of retrieved components via Fourier transform infrared spectroscopy. Trans Soc Biomater 13:274, 1990.
13. Li S, Saum K, Collier JP, Kazprzak D: Oxidation of UHMWPE over long time periods. Trans Soc Biomater 425, 1994.
14. Livingston BJ, Chmell MJ, Spector M, Poss R: Complications of total hip arthroplasty associated with the use of an acetabular component with a Hylamer7Liner. J Bone Joint Surg 79A:1529–1538, 1997.
15. Mayor MB, Wrona M, Collier JP, Jensen RE: The role of polyethylene quality in the failure of tibial knee components. Trans Orthop Res Soc 292, 1993.
16. McKellop HA, Liu B, Li S: Wear of acetabular cups of conventional and modification UHMWPE compared on hip joint simulator. Trans Orthop Res Soc 17:356, 1992.
17. Nagy EV, Li S: Fourier transform infrared spectroscopy techniques for the evaluation of polyethylene orthopaedic bearing surfaces. Trans Soc Biomater 13:109, 1990.
18. Nusbaum HJ, Rose RM: The effects of radiation sterilization on the properties of ultra high molecular weight polyethylene molecular weight polyethylene. J Biomed Mater Res 13:557–576, 1979.
19. Oonishi H, Takayama Y, Tsuh E: Improvement of polyethylene by irradiation in artificial Joints. Radiat Physics Chem 39:495–504, 1992.
20. Premnath V, Merrill E, Jasty M, Harris W: Melt irradiated UHMW-PE for total hip replacements: Synthesis and properties. Trans Orthop Res Soc 22:91, 1997.
21. Rasquinha VJ, Mohan V, Pardo LA, et al: Polyethylene Wear of Direct Compression Molded All Polyethylene Socket in Cemented Total Hip Arthroplasty. [poster PE334]. Sixty-eighth Annual Meeting, American Association of Orthopaedic Surgeons, 2001.
22. Rimnac CM, Wright TM, Klein RW, et al: Characterization of material properties of ultra high molecular weight polyethylene molecular weight polyethylene before and after implantation. Trans Soc Biomater Implant Retrieval Symp 15:16, 1992.
23. Roe RJ, Grood ES, Shastri R, et al: Effect of radiation sterilization and aging on ultra high molecular weight polyethylene molecular weight polyethylene before and after Implantation. J Biomed Mater Res 15:209–230, 1981.
24. Schmalzreid TP, Dorey FJ, McKellop HA: Commentary: Multifactorial nature of polyethylene wear in vivo. J Bone Joint Surg 80A:1234–1241, 1998.
25. Schroeder DW, Pozorski KM: Hip simulator testing of isostatically molded UHMWPE: Effect of EtO and gamma sterilization. Trans Orthop Res Soc 42:478, 1996.
26. Sommerich R, Flynn T, Schmidt MB, Zalenski E: The effects of sterilization on contact area and wear rate of UHMWPE. Trans Orthop Res Soc 42:486, 1996.
27. Sun DC, Schmidg G, Yau SS, et al: Correlations between oxidation, cross linking and wear performance of UHMWPE. Trans Orthop Res Soc 43:783, 1997.
28. Sycherts CJ, Shah N, Engh CA: Examination of wear in Duraloc acetabular components. J Arthroplasty 13:508–514, 1998.
29. Wang A. Polineni VK, Essner A, et al: Effect of shelf aging on the wear of ultra high molecular weight polyethylene molecular weight polyethylene acetabular cups: A 10 million cycle hip simulator study. Trans Orthop Res Soc 139, 1997.
30. Willert HG, Semlitsch M: Reactions of the articular capsule to wear products of artificial joint prostheses. J Biomed Mater Res 11:157–164, 1977.
31. Wright TM, Fukubayshi T, Burstein AH: The effect of carbon reinforcement on contact area, contact pressure and time-dependent deformation in polyethylene tibial components. J Biomed Mater Res 15:719–730, 1981.
32. Wright TM, Rimnac CM, Faris PM, Bansal M: Trans Orthop Res Soc 13:263, 1987.
33. Wroblewski BM: Prospective clinical and joint simulator studies of a new total hip arthroplasty using alumina ceramic heads and cross linked polyethylene cups. J Bone Joint Surg 78B:280–285, 1996.

第 5 章

关　节

Timothy M. Wright, Suzanne A. Maher

天然生物关节

重建病损关节的功能需要对正常关节的动力学、运动学、力学特性以及关节对合面的形态有全面的了解。对于活动关节，由于接触表面上覆盖有关节软骨以及滑液的润滑作用，因此软骨表面之间可以更加自如地滚动和滑动。在髋关节和肩关节，其运动主要是滑动，而在膝关节则会同时发生滚动和滑动[55]。

关节面的和谐程度对于关节的运动学特性起着非常重要的作用。例如，髋关节的球窝构造使其成为稳定的承重关节，但它只有三个自由度。肩关节是另一种球窝关节，但是由于肱骨头被关节窝限定的程度较股骨头被髋臼限定的程度小得多，因此肩关节更容易发生半脱位和脱位。因此，软组织的束缚（韧带的制约和肌肉的力量）在增加这种关节的稳定性中发挥着重要的作用。而且越是缺乏顺应性的关节，软组织发挥的作用也越大。以膝关节为例，在做屈曲动作时，股骨与胫骨的接触点将向后移动，这一动作是由后交叉韧带提供的束缚力来控制的，而且这个动作是其关节面的形态所允许的。

关节成形术的主要目的是通过选择适当的合成材料提供正常的关节功能，人工关节要耐磨损且摩擦力低，而且表面形态要与自身关节相似。然而为了补偿软组织的不足必须把关节的活动性控制在一定范围，因此人造关节的顺应性、和谐程度及活动性的限制程度在关节设计中是可变因素。

用于关节置换术的合成材料的发展简史

在过去的 100 年间，随着关节置换术的巨大发展，其临床疗效也有了很大改善。据报道，骨水泥髋关节置换的 10 年存活率接近 95%[47]，全肘关节假体的 12 年存活率为 87%[72]，骨水泥全踝关节置换的 14 年存活率为 72%[39]，掌指关节成形术的 16 年存活率为 70%[15]。与 100 年前的情况相同，如今导致关节置换远期失败的主要机制仍然是移植物的松动[43]。目前人们对导致移植物松动的事件发生的时间顺序依然知之甚少（即松动过程是起始于界面的机械破坏，还是基底骨质损伤，抑或是机体对磨损颗粒的生物学反应）[50]。然而显而易见的是，如果存在亚微粒级磨损颗粒以及由其引发的假体周围性骨质溶解，即便移植物固定得再好也难逃失败的宿命。现在随着人们对延长关节置换物使用寿命研究的深入，磨损问题已得到了足够的重视，然而关节置换术的发展史本身就是一个寻找具有低摩擦力和低磨损率材料的过程（图 5–1）。

本章介绍关节设计和支承材料选择应遵循的一些概念，并详细讨论这些概念是如何影响人造关节性能的。本章还将讨论临床前及临床评价新型关节材料的局限性以及关节评估的未来发展方向。

关节设计的基本理念

设计用于关节置换的人工关节，需要同时考虑关节的形状（关节的顺应性和限制性）和所使用的支承材料。关节的顺应性描述的是两个相对关节面在几何形状上的相似程度，而限制性是指两个关节面对相对运动的约束程度。例如，两个理想的扁平接触面虽然能够完全契合（即二者具有无限接近的曲率半径），但是它们却无法制约彼此间的相对运动（即一个接触面可以沿任意方向在另一个面上自由滑动）。而两个半球形接触面可以完全契合（即二者具有相同的曲率半径），但相对运动却会受到严格的限制（即二者可以作为一个具有三个自由度的球窝关节发挥作用）。

在大多数情况下，关节设计应遵循折中的原则。

以膝关节设计为例，一方面要通过增加适当的限制来控制关节的活动性，另一方面要通过选择适当的顺应性使支承材料的压力和移植物固定应力保持在足够低的范围内，要对这两方面的要求进行权衡考虑。

就已经应用于关节置换术的合成材料而言，聚乙烯是目前唯一一种已被整形外科领域广泛接受的支承材料。这种材料凭借其高密度构型于20世纪50年代由John Charnley首次应用于关节置换领域（见图5-1）。因此下文关于关节设计方面的考虑主要针对金属对超高分子量聚乙烯（UHMWPE）的常规人造关节进行详细讨论。

耐磨性、功能、固定度在膝关节设计中的权衡考虑

膝关节设计的目标是通过关节顺应性来补偿韧带制约作用的不足，进而重建一个具有正常功能的活动关节。保留交叉韧带的膝关节置换术的特点是，胫骨托盘的顺应性低且限制性低，因此对交叉韧带的运动几乎没有一点机械阻力。因此膝关节的稳定性将取决于软组织的张力而不是移植物的设计。如果把人造关节的低顺应性降到极限，则胫骨托盘对于带曲度的股骨移动几乎没有一点阻力，因此胫骨移植物与骨接触面的剪切力也会减少到最小。然而，因为股骨假体与胫骨托盘间的接触面已达到最小，所以此时胫骨托盘处的聚乙烯所承受的应力将达到最大值。

如果将膝关节做成更大曲度或像髁那样（为了使胫骨托盘能更好地与股骨假体的弯曲外形相吻合而将胫骨托盘凹面曲率做得更大），则聚乙烯受到的应力将会大大减小（图5-2A），从而使内/外侧方向的顺应性增加[6]。降低聚乙烯的应力可减小人造关节表面出现凹痕或脱层的倾向。然而，顺应性的增加也增加了股骨的前后向和内外向滑动以及内旋和外旋的阻力（见图5-2B），而且还会将增加的剪切力转移到移植物的界面上。关于减少聚乙烯接触应力和降低固定应力这两方面需求的权衡考虑在图5-2C和D中做了图示说明。

这种权衡考虑的解决方案也引发了是保留还是切除并替换后交叉韧带（PCL）的争论。那些支持替换PCL的设计者认为，保留PCL对于维持正常回转运动没有什么帮助[73]，而且保留下来的PCL的一些不可预知功能还会对那些维持稳定性所依赖的替换物的寿命产生负面影响[74]。同时代的许多膝关节设计，甚至有些保留PCL的设计，所采用的关节表面设计都是通过增加关节顺应性来补偿由此而丢失的稳定性。而那些牺牲PCL的设计则通过采用一种凸轮和棘突机构来保证股骨的回转，也就是所谓的后稳定设计[34]。

增加移植物的顺应性可减少聚乙烯上的应力（图5-2A），而移植物的固定应力则取决于关节表面引发的运动性能与周围软组织引发的运动性能的比值。因此固定点的应力大小对移植物定位相关的外科技术

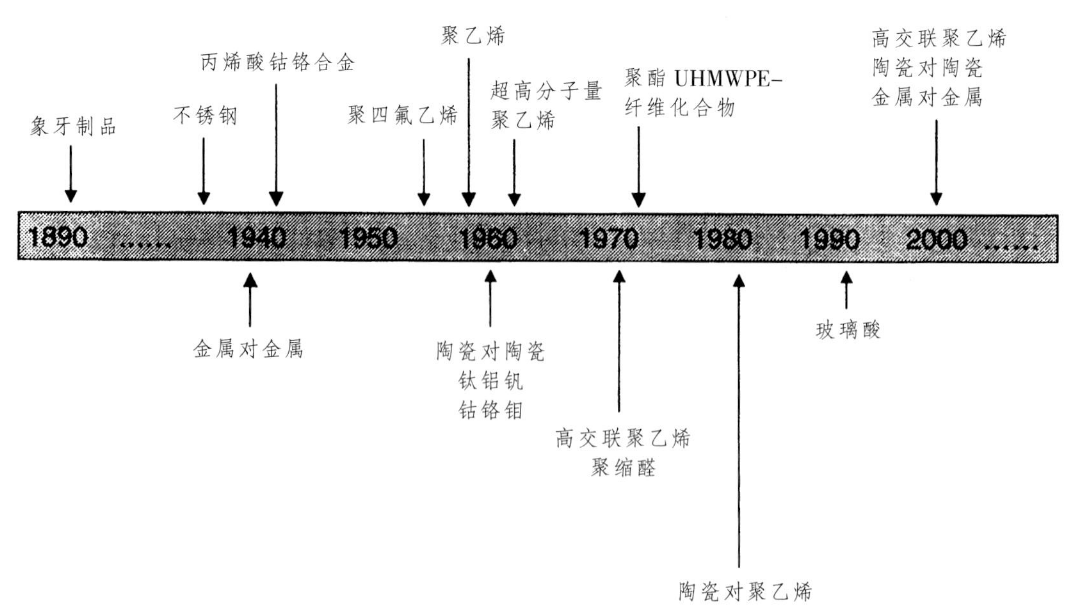

图5-1 过去100年中使用过的支承材料。(From Wright and Li, 2000; LeVay 1990; Wiles, 1958; Charnley, 1961.)

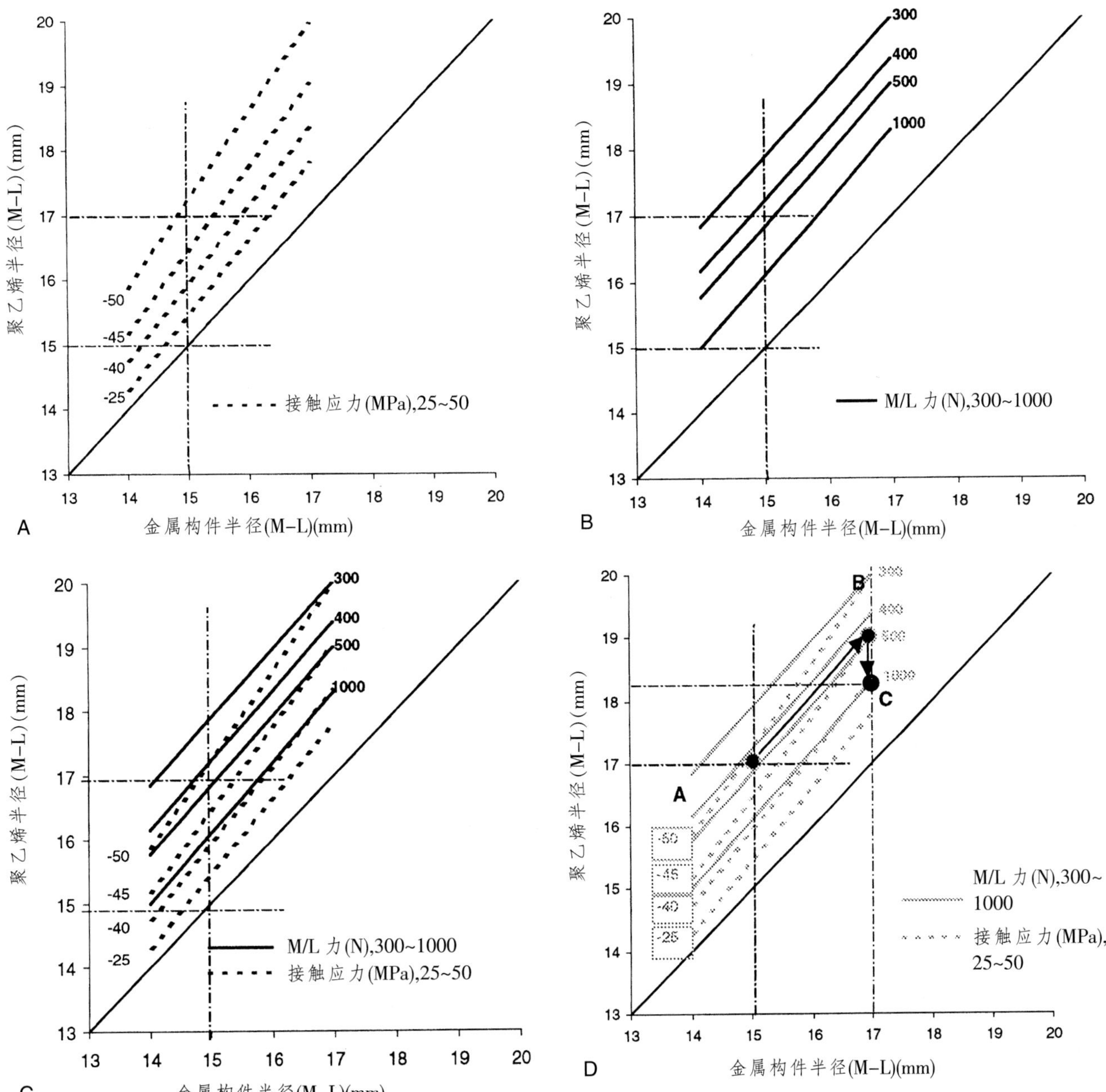

图 5–2 (A)金属股骨组件和聚乙烯胫骨托盘之间顺应性对聚乙烯接触应力的影响,数据来自有限元模型(原始数据由 Don Bartel 获得,1944 年由 Burnstein 和 Wright 进行修改)。假设关节完全一致,金属和聚乙烯半径均为15 mm。此时接触应力小于25 MPa。如果将聚乙烯胫骨托盘的半径增至 17 mm,则接触应力会增至大约 50 MPa。注意:负荷为3000 N,聚乙烯厚度为7 mm。(B)金属股骨组件和聚乙烯胫骨托盘之间顺应性对 M/L 力(即作用于移植物固定点的力)的影响。假设关节完全一致,金属和聚乙烯半径均为 15 mm。此时 M/L 力超过了 1000 N。如果将聚乙烯胫骨托盘的半径增至 17 mm,则 M/L 力会降至大约 500 N。(C)金属股骨组件和聚乙烯胫骨托盘之间顺应性对 M/L 力以及聚乙烯接触应力的影响。(D)金属股骨组件和聚乙烯胫骨托盘之间顺应性对 M/L 力以及聚乙烯接触应力的影响的权衡考虑。假设金属组件 M–L 半径为 15 mm,聚乙烯胫骨托盘 M–L 半径为 17 mm:此时 M/L 力为 500 N,接触应力为 50 MPa。要保持 M/L 力不变而减少接触应力,应将聚乙烯的半径从 17 mm 增至超过 18 mm:此时接触应力为 45 MPa。如果我们希望将移植物固定位点的力(M/L 力)增至 1000 N,我们可以进一步将接触应力降至 40 MPa。

相当敏感[60]。

为了减少移植物的固定应力，活动支承设计方案既采用了高顺应性(用以降低聚乙烯的应力)又在胫骨聚乙烯植入物背面和金属托盘之间加设了第二关节(用以减少移植物与骨接触面的应力)。尽管试验测试显示关节磨损量取决于活动支承的允许运动程度[36]，但是临床结果却表明第二关节的加设并没有导致磨损增加的倾向[5]。临床荧光透视检查证实，活动支承设计常出现异常的运动学特性[70]，说明目前的活动支承设计并不足以应对剩余软组织的限制。

磨损和稳定性在髋关节设计中的权衡考虑

全髋关节设计的目标是重建一个能提供广泛功能运动范围的稳定关节[41]。由于要维持天然髋关节的球窝状几何构造，因此在关节设计中只有少数几项因素会影响到金属对聚乙烯关节的功能：股骨头的大小，股骨头和髋臼组件间的间隙，以及髋臼假体聚乙烯的厚度。例如，这样一个和谐关节的磨损主要取决于其磨损和粘连机制，而且此机制在接触压力和滑动距离增加时将成为主导因素[3]。股骨头的大小直接影响着滑动距离；关节头直径增加 45%(从 22 mm 增至 32 mm)，相同活动度的滑动距离也会增加 45%，而且磨损也会相应增加[44]。因此，选用较大的股骨头所增加的关节稳定性会被磨损可能的增加所抵消。

同样，头颈比也会对关节产生类似的影响。随着头颈比的增加，撞击前的运动范围也会增加[53]，因此稳定运动范围会增加。撞击常发生于髋关节成形术中，可使关节撞击部位产生凹痕和磨光损伤[26,81]，同时由于在髋臼组件对合壁上应力的增加以及第三方磨损颗粒进入量的增加还会增加关节磨损的可能性[63]。

其他关节置换：肩关节和肘关节

像髋关节和膝关节一样，其他关节(如肩关节和肘关节)的设计也需要进行相同方式的权衡考虑。其目标依然是提供自身关节的功能，同时还要使磨损最小化并保持移植物构件与周围骨组织的固定。20 世纪 50 年代，虽然半关节成形术(通常用于治疗肱骨近端的复杂性骨折)较全肩关节置换术的应用更为广泛，但 Neer 的开拓性研究却使得肩关节置换成为一种可接受的治疗方案[68]。用于全肩关节置换的人工关节必须具备全膝关节置换的很多特性。肩部具有非常大的活动范围，而且周围组织比骨几何构形提供的稳定性更强。肱骨头可以平移到关节盂上方 8 mm 之多[58]。

非限制性或限制性最小的肩关节设计既可以使肱骨头平移，又可以防止移植物与骨接触面的松动，因此受到了广泛认可。从历史上看也确实如此，非限制性比限制性肩关节具有较低的松动率[66]。然而与膝关节移植物的设计一样，肩关节顺应性和限制性最小化设计的优势是以聚乙烯上应力的增加为代价的。如果通过使用较自身关节具有更大顺应性的聚乙烯对金属关节来增加关节的限制性，将会导致不可接受的高失效率[1]。

肘关节假体的研发过程与全膝关节置换术类似[27]。最初应用的是铰链式设计；然而，在经历了水泥与骨接触面的高松动率之后，部分限制和半限制(“松弛”铰链)设计逐渐占据了全肘关节置换的主导地位。部分限制性非结合式假体(如肱骨小头髁部修复术[61])的目的是再造尺肱关节的解剖学结构，而使关节的稳定性主要依靠周围的软组织。与全膝关节置换设计中遇到的问题一样，肘关节置换也必须权衡考虑低聚乙烯应力和低接触面应力这两项要求。

另一方面，铰链式肘关节设计中关节的稳定性并不依赖于周围的软组织。铰链式关节是靠一个金属轴和一个聚乙烯轴套实现连接的。松弛铰链设计(如 Coonrad-Morrey 假体[54])是通过寻求软组织和关节几何形状间的平衡来实现关节稳定性[57]。松弛铰链肘关节设计也具有稳定的假体与骨的固定，然而转移到铰链上的巨大负荷可导致轴套磨损率增加以及铰链脱位可能性的增加；例如，Madsen 等[47]在临床回收的 Pritchard-Walker 松弛铰链假体上发现有轴套的明显磨损。

总之，全关节置换中磨损性能记录表明，尽管磨损问题可以通过优化设计加以控制，但是要求具有适当的运动特性已成为此项技术发展的瓶颈。实际的设计也因此产生了较大的接触应力和较长的滑动距离，从而给支承材料施加了极大的机械负荷。

传统关节材料和替换关节材料的性能

为了便于讨论，本文中传统关节材料就是指代各种与多种合金(钴铬钼合金，钛铝钒合金，或不锈钢)相连接的 UHMWPE。聚乙烯自从 1961 年被用于关节置换以来就一直在发生着改变。刚开始应用时，聚乙烯是一种分子量为 500 000 的高密度材料，而现在的

UHMWPE,其分子量已经超过了400万。由于新近引入的高交联聚乙烯与传统材料具有相同的基本化学结构,因此它们仍被视为传统材料。

所有的其他合成材料都被视为替代支承材料。替代支承材料一直被首选应用于全髋关节置换。这类应用中包括陶瓷(可以是氧化铝或氧化锆)对聚乙烯、陶瓷对陶瓷(氧化铝对氧化铝)以及金属对金属(钴合金对钴合金)支承材料组合。传统材料和替换支承材料各自的优缺点在一系列优秀出版物中已进行了详细论述[1,4,14,35,65,84,88],现将其简要地总结于表5-1中。

骨质溶解:人造关节引起的最严重的局部作用

X线片上可见的移植物周围明显的骨质吸收最初被归因于宿主对骨水泥的反应(在Willert及其同事的早期著作中称其为骨水泥病)。后来人们把注意力集中到聚乙烯的磨损上,并把它视为罪魁祸首,但是到了20世纪90年代早期,人们在对大量临床和实验数据进行整理后发现,骨质溶解可产生于宿主对任何来源磨损碎屑的反应,因此对于这一疾病更加确切的命名应该是颗粒病[28]。当人们认识到人造关节表面产生的颗粒会威胁到移植物的稳定性之后,便针对宿主对这些颗粒的反应开展了广泛的研究。虽然许多细节尚不十分清楚,但是颗粒病的发生似乎和巨噬细胞对颗粒性碎屑的吞噬有关。巨噬细胞吞噬这些颗粒后会释放出各种细胞因子以及其他骨质溶解介质[24]。

巨噬细胞是否对颗粒产生应答很大程度上取决于颗粒的大小、形态以及存在的颗粒数量。激活巨噬细胞应答的临界颗粒大小目前认为是0.2~10 μm[25,33]。由于发生在关节置换中的磨损机制取决于设计结构和支承材料,因此这两个因素也影响着磨损颗粒的大小并最终导致骨质溶解的发生。例如,Shanbhag等[67]发现,从失效膝关节(包括骨水泥和非骨水泥两种类型)周围分离出的UHMWPE颗粒绝大多数为0.1~18 μm大小的球形,但这些颗粒中90%小于3 μm,98%小于10 μm。Shanbhag及其同事还发现,失效后膝关节置换假体产生的颗粒的大小,比从相同系列的失效后髋关节置换假体周围分离出的颗粒有明显增大的倾向(图5-3)。与髋关节相比,从膝关节产生的颗粒明显较大这一现象支持以下观点:膝关节支承表面主要的破坏方式是凹痕和脱层,相反,髋关节置换假体主要的磨损机制则是粘连和磨蚀。膝关节假体周围产生大量大

表5-1 各种传统和替代支承材料组合的优缺点及未知因素

优点	缺点	未知因素
金属对传统聚乙烯		
有40年的临床应用史	有骨质溶解的可能	如何提高耐磨特性
曾应用于多种设计构型	老化问题	
可以与多种股骨材料联合使用	灭菌后的性能	
金属对高交联聚乙烯		
体外实验中磨损率低	随访时间极短	抗断裂韧性的降低与临床相关
	费用昂贵	新型设计的性能未知(如衬垫锁定机制性能)
		撞击特性
陶瓷对陶瓷		
亲水性材料	曾有断裂,特别是股骨头	抗断裂韧性的降低对其性能的影响
低摩擦力关节材料	对设计因素敏感	设计依赖性
划痕边缘没有隆起		撞击和脱位特性
适用于年轻患者		临床应用的方便性
产生的磨损颗粒量较小:较少发生骨质溶解		
金属对金属		
体外实验中磨损率低	高松动率史	撞击特性
纳米级颗粒:发生骨质溶解反应的危险性小	磨损颗粒的远程渗透	全身效应
	对划痕敏感	

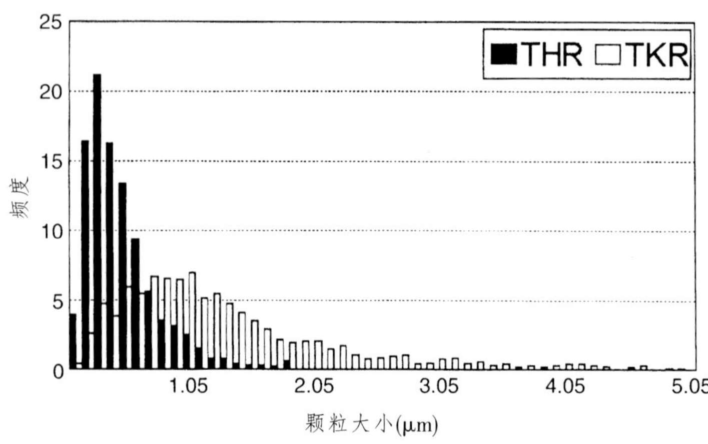

图 5-3 从失效后全髋关节置换假体和全膝关节置换假体周围发现的颗粒大小分布图。(Adapted from data of Arun S.Shanbhag.)

颗粒(超出了吞噬细胞的吞噬上限)的这种倾向,可以解释膝关节移植物周围骨质溶解发生率低的原因[51]。

其他的支承材料也会产生亚微米级的颗粒。Maloney 等[48]对钛合金以及钴铬合金和 UHMWPE 组成的关节产生的金属颗粒定性为大约 0.7 μm。Lee 等[42]把钛合金、钴铬合金及不锈钢和 UHMWPE 组成的关节产生的颗粒定性为 0.8~1.0 μm×1.5~1.8 μm。金属对金属关节产生的颗粒为纳米级[17,23],这种颗粒被认为低于能引发骨质溶解反应的阈值。

有人曾在高交联聚乙烯髋臼杯的髋关节模拟研究中发现有亚微米级的颗粒[21]。然而在体外模拟实验中生成的颗粒量,远远低于从传统 UHMWPE 材料中发现的量[19]。陶瓷对陶瓷关节中生成的颗粒,其大小介于 0.13 μm 和 7.2 μm 之间[83]。虽然起初人们认为陶瓷颗粒没有生物学活性[14],但后来的研究表明,陶瓷颗粒与其他类似大小的颗粒一样也会引发生物学反应[4],而且具有引发骨质溶解的能力[83]。然而,由陶瓷对陶瓷髋关节产生的陶瓷颗粒,其数量远远少于由传统的金属对 UHMWPE 关节产生的聚乙烯颗粒的数量[9,56]。这一现象可以解释为什么与氧化铝对聚乙烯关节和金属对聚乙烯关节相比,由陶瓷对陶瓷关节引发的生物学反应要温和得多[29]。Sychertz 等[71]的研究表明,当把氧化铝附着在钴铬股骨头上并与 UNMWPE 组成关节后,虽然可降低生物学反应强度,但是用 X 线方法测得的磨损性能并没有什么变化,这也表明降低对磨损碎屑的生物学反应强度只是影响移植物寿命的众多因素之一。

全身效应

由人造关节产生的碎屑也能引起全身效应,特别是在接受了关节替换并且移植物长期保持在原位的年轻患者。从这个意义上说,金属支承材料是最烦人的,这是因为它们可以作为离子而转移到别处,而且有多种金属元素是以具有生物危害性的形式存在的(如钒和铬)。在一篇关于整形外科移植物的综述中[84],列出了必须按急症来紧急开展对移植物中释放出的金属物质进行调查研究的 6 条理由:

1.确认有大量金属碎屑微粒沉积于局部和远端组织;

2.重新植入金属对金属关节;

3.观察模块化和多部件金属关节置换假体中的缝隙腐蚀过程(例如,发生在股骨模块全髋关节置换各假体中的缝隙腐蚀程度与血浆钴和尿铬的升高有关)[35];

4.仍被广泛使用的非骨水泥型多孔涂层假体均具有高度特异性表面能;

5.金属降解产物一方面可以通过活化巨噬细胞导致骨质溶解成为骨质溶解的直接刺激物,另一方面还可以通过加速聚乙烯碎屑的生成间接导致骨质溶解的发生;

6.现已认识到,血清对金属降解产物的运输作用大于人们此前的估计(例如在金属对金属髋关节置换患者的血清和尿液中发现的铬离子水平,要高于从传统支承材料髋关节置换患者的血清和尿液中发现的铬离子水平)[30]。

体内高水平金属离子所导致的长期毒理学后果尚不十分清楚。因此人们很难将某一特定的全身性反应完全归因于某种移植物的存在,而且其全身和远端毒性引起的大多数疾病,无论有无移植物的患者都有一定的发生率[84]。

模块化:其他形式的关节

模块化移植物可进行以下操作:

• 为特定患者量身定做的非专利性移植物(例如,为一位接受全髋关节置换术的患者选择一个具有较大侧支结构的股骨头模块以增加关节的稳定性);

• 使用不适合移植物固定的替代支承材料(例如,把具有良好耐磨性的陶瓷头压配到多孔涂层的金属杆上,以增加其生物学固定性);

• 如果需要行翻修手术可有更多的选择(例如,对其他方面固定良好的髋臼壳里的磨坏的 UHMWPE 衬垫进行修复);

• 减少移植物的固定应力(例如,活动支承式膝关节置换)。

然而,模块化的关节因所用支承材料的不同也存在一些缺点。将陶瓷衬垫与金属壳组装到一起,需要一个稳定的压力使陶瓷衬垫啮合到锥形固定栓上,但是由于有冲击负荷,这个压力就可能使陶瓷产生危险的裂纹[85]。同样,在组装金属对金属关节时也需要格外注意,任一组件承重面上的划痕都会增加关节的磨损。

即便是传统的金属对 UHMWPE 材料全关节置换术相关的模块化也存在问题。例如,与陶瓷衬垫相比,虽然聚乙烯髋臼衬垫对于冲击负荷的敏感性较低,但是如果衬垫与壳层间的锁定机制一旦失效仍然会发生失效并导致衬垫的移位[16]。实际上,与传统的 UHMWPE 相比,高交联聚乙烯的一个潜在缺陷就是它们的断裂抗性较低[18],这引起人们对使用聚乙烯材料护垫的锁定机制以及与材料的断裂抗性相关的其他一些特性的关注。

模块化的金属接触面加重了磨损问题。在高负荷状态下接触面之间发生的微小移位,即侵蚀会造成关节的磨损[62]。腐蚀以及腐蚀产物也会出现在关节界面上[38],而且会因为保护底部主体材料不与生理环境接触的惰性层的移除而加速。UHMWPE 组件的后部磨光现象,在全髋关节置换术的髋臼杯和固定支承式全膝关节置换术的胫骨托盘中都有报道[22,31]。然而,后部磨损与关节临床失效间的直接联系还不清楚。与活动支承式膝关节假体相关的后部磨损,是否会显著影响其长期性能还有待进一步研究(相关内容见膝关节设计中的权衡考虑一节)。

松动和稳定性的丧失

虽然为了延长关节移植物的寿命,抗磨性已经成为决定一种新型支承材料能否引入的基本因素,但是替代材料复合物可能会从另一个重要的角度影响移植物的寿命:骨应力的分布。例如:髋臼的松动始终是髋关节置换中一个严重的临床问题。髋臼衬垫强度的增加(如用陶瓷替换 UHMWPE)能在多大程度上改变负荷在组件和邻近多孔骨组织上的分布?尽管对于这方面的研究工作还做得很少,但是有临床证据表明这个问题可能具有一定意义。Sedel 等[65]在一项对 131 例陶瓷对陶瓷全髋关节置换物性能的回顾性分析中发现,移植物 12 年存活率(损耗程度在修复时进行鉴定)在 40 岁以下的患者中达到了 93%,而在 40 岁以上的患者中只有 83%。陶瓷对陶瓷髋关节移植物在年轻患者身上性能的实质性改善,是否与年轻患者体内骨/内生移植物间应力的合理化分配以及之后的骨质重塑有关,现在还不清楚。

一旦降低了移植物的稳定性,关节的原有动力学特性就会发生改变:承重载体的大小和方位会变化,接触压力的受力部位也会偏离原来的位置。在这种情况下,移植物各组件能否继续发挥作用,在一定程度上就取决于支承材料的表现了。传统的金属对 UHMWPE 支承材料在术后会经历一个植入阶段,这一阶段是由磨损和塑性变形的共同作用以及聚乙烯的缓慢移位引起的。在髋关节[20]和膝关节置换[76]的植入阶段,还同时伴随有术后立即发生的磨损碎屑生成率的增加。在这种情况下,膝关节移植物植入阶段中股骨和胫骨组件接触部位的任何改变,都会导致新的接触部位的形成。大量额外的磨损碎屑生成的可能性,也由于原有磨损区域和新产生的磨损区域的不连续性而增大。

撞击

Yamaguchi 等[81]从一系列由于松动回收的髋臼移植物中发现有 40%存在撞击现象。与此相似,Shon 等[82]也发现在回收的髋臼衬垫中有 56%存在撞击现象。虽然,股骨颈与 UHMWPE 衬垫边缘存在反复的周期性撞击,并可能产生磨损碎屑,但是由于聚乙烯材料可以产生局部的形变,因此对于碰撞可以起到一定的缓冲作用。而使用硬碰硬的替代材料的假体关节就不具备这样的特性了,因此当受到撞击时,冲击力就会更直接地传导到移植物/骨组织的接触面。在这种情况下,金属对金属关节就可能由于股骨颈与衬垫的反复撞击生成更多的磨损碎屑[30]。事实也确实如此,Iida 等[32]曾经报道了一个移植术后仅一年就由于股骨颈与金属壳间的撞击而引发的严重的金属沉着病病例

(图 5-4)。

考虑到陶瓷材料硬而易碎的特性,在陶瓷对陶瓷全髋关节置换设计中进行了一些调整。由于颈/垫间反复碰触导致的陶瓷衬垫的破裂,着实是个令人担忧的事情。为了避免破裂的发生,设计者提高了金属髋臼壳边缘的高度并使它超过陶瓷衬垫,有的还加入了一个保护性的聚乙烯层,用来缓冲可能发生的撞击。幸运的是,很少有关于陶瓷衬垫破裂的报道,即便是在回收的撞击位置出现磨损的 Mittelmeier 移植物上也没有发现碎裂的迹象(图 5-5)。然而金属对金属间的撞击可能产生大量额外的磨损碎屑。另外,与传统的聚乙烯材料相比,高交联 UHMWPE 材料在撞击性能方面降低了抗破裂性,其后果也令人担忧。事实上,由于没有令人满意的方法来测试衬垫负重状态下撞击的表现,因此也很少有将替代材料和传统材料在负重撞击下的特性进行比较的设想。

移植物表面的磨光度

在整形外科领域的文献中,股骨头表面的磨光程度一般通过引用一个 R_a 值(即,平均糙度值)来描述,后者表示的是分布在股骨头表面峰和谷的平均粒径。Falez 等[87]测量了新股骨头的 R_a 值,发现与其他材料[如:锆(0.0152 μm),氧化铝头(0.0129 μm),钴铬钼合金 (0.0204 μm),表面经氮离子处理的钴铬合金(0.0196 μm)]相比,陶瓷头具有更加均一平滑的表面。Minakawa 等[52]测量了取回的股骨头损坏区域的刮痕平均高度(R_{pm}),同样发现与不锈钢头(R_{pm}=0.400 μm)、钛头(R_{pm}=0.556 μm)和钴铬合金头(R_{pm}=0.446 μm)比较,陶瓷头(固定于铝壳上,R_{pm}=0.023 μm)也是比较平滑的。同时他们还发现,通过体外磨损测试测得的 R_{pm} 值与磨损体积有着密切相关性。然而,在临床上股骨头的糙度与磨损程度之间并没有表现出那么强的相关性[20]。

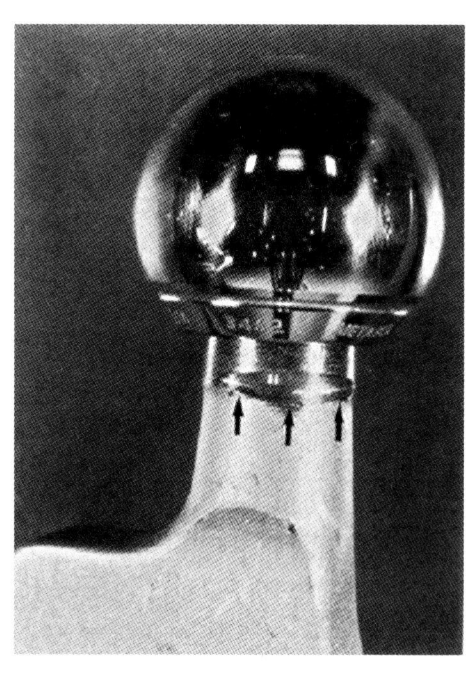

图 5-4 在取回的股骨组件上可见股骨颈的前下面有一个长 11.7 mm、宽 2.5 mm、深 1.0 mm 的凹槽,这一凹槽是由于股骨颈和金属髋臼间的撞击产生的。该患者有严重的金属沉着病。(From Iida H, Kaneda E,Takada H, et al: Metallosis due to impingement between the socket and the femoral neck in a metal-on-metal bearing total hip prosthesis. J Bone Joint Surg 81A:400-403,1999,with permission.)

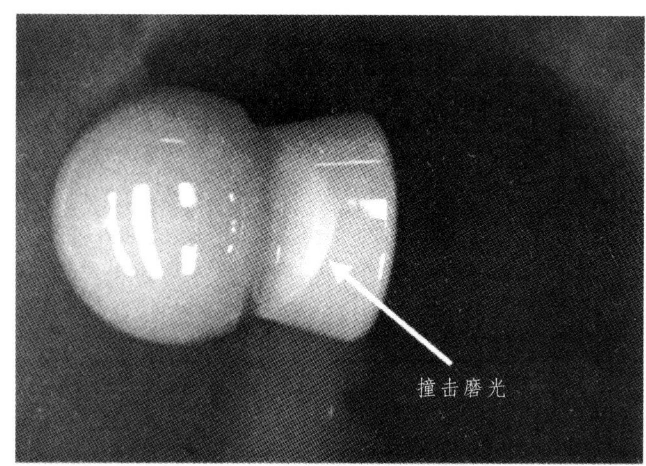

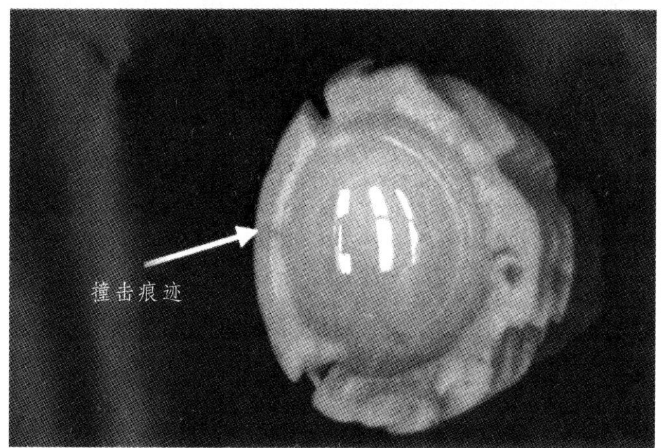

图 5-5 取回的带有撞击痕迹的陶瓷组件。

小结

迄今为止,在全关节置换领域还没有一种材料或设计方案的组合被证实是具有绝对优势的。所有材料或设计都有一定的优点和缺点(表5-1),但是从目前情况来看传统的金属合金对UHMWPE关节以其在移植物使用寿命长(接近30年)的上佳表现,一直是临床的金标准。随着制造工艺[1,78]的进步和质量保证标准[12]的发展,人们对替代材料组合,如金属对金属和陶瓷对陶瓷,也产生了新的兴趣。

临床前检测在确定"新型"关节效能方面的局限性

尽管相关调控机构,如食品与药物管理局,在制定医疗设备进入商业化之前的安全和效能标准方面已经做出了努力,但是在新技术工艺引入医疗设备领域时的失败仍是一个太过常见的现象。以新型支承材料为例,有些通过了食品与药物管理局的认证并很快被市场接受,但是由于出现在临床文献上关于这些材料过早衰竭的报道,它们又同样快速地在市场上消失了。这其中的两个例子就包括Hylamer[64]和PolyⅡ,前者是一种为了增加全关节置换中髋臼组件耐磨性的强化形式的UHMWPE,后者是一种碳强化的UHMWPE[79]材料,它也是为了获得与UHMWPE相比更强的耐磨性,而同时被应用于髋关节和膝关节置换中。

不能在这些新型材料引入整形外科领域之前预测它们拙劣的临床表现,也显示了临床前评估体系在筛选承重材料方面的不足。临床前测试是否有效取决于这些测试能从多大程度上模拟出临床环境的能力[75]。理想的临床前测试应能够突出假体衰竭的主要模式,并能够确定与已经被接受的具有良好临床表现的材料(或设计)相比,新型材料(或设计)的性能和表现。

设计理想的测试方案的主要挑战来自以下几个方面:

- 鉴定假体衰竭的主要模式;
- 知道关节受力的大小和方向,以模拟出关节置换中假体所处的最坏条件;
- 了解导致移植物衰竭的事件发生的先后顺序;
- 掌握在体外环境下移植物表现性能的变异性;
- 将生物学现象整合到机械测试中;
- 确证测试及测试条件的有效性。

仅仅研究负重的大小和方向就是一个不可轻视的挑战。体外测量关节受力情况的方法就很少,这方面的数据主要来自于对髋关节两端作用力的研究,该项研究使用了一种具有自动测量记录传导装置的移植物[7,40]。而对于膝关节置换还没有这方面的数据。现在,一些协会团体正致力于将临床标准与实验和计算机技术联合应用,从而发现能够更加有效测试移植物性能的临床前测试方法。其中的一个例子就是欧洲联合体研究项目,该项目受欧洲委员会的标准、测量与测试计划的资助:协议SMT4-CT96-2076[69]。该联合体项目的目标是应用实验和计算机技术推动水泥固化髋关节置换移植物临床前测试的发展。

临床实验在确定"新型"关节效能方面的局限性

现阶段临床前测试对新型或替代支承材料性能评估方面的局限性,要求人们更加关注对于这些材料投入市场后的监管,以保证使用的安全性和有效性。然而不幸的是,要对关节移植物的性能做出充分的评估需要进行5~10年的术后随访。现在的问题是,用什么办法才能做到既不给企业带来沉重的负担,又能使这些新技术应用到临床,同时还能保证外科医师及其患者的合法权益。

目前,对于这一问题还没有更好的解决办法。放射性体积测定分析(RSA)表明,移植物术后2年移位与其后的由于松动导致的移植物过早衰竭之间有很强的关联性[37]。从实验学的角度看,可诱导移动性的增加与临床测得的松动率的提高之间存在关联性[46]。这一现象表明RSA技术在移植物固定性的临床前测试中可能具备一定的应用前景。然而,RSA技术实际潜力却是它测定各种支承材料磨损率的能力。这项技术的应用在临床追踪中有可能使除关节表面材料以外的其他可预见的随机变量均保持恒定。这会使替代材料在移植物松动率方面的影响的量化评估成为可能。这一潜在利益已经得到了论证[86],而且关于RSA技术可应用性的起始研究也已经提到了议事日程[10],但是就现有资料看,RSA技术在这一领域还没有得到广泛的应用。

档案研究(如瑞典髋关节注册处)有助于帮助外科医师了解高于可接受松动率的移植物的信息。大多数的移植失败都是由松动引起的,可是瑞典髋关节注册处并不鉴定与特定移植物性能有关的关节材料。Malchau等[47]最近的报道显示,在瑞典所有翻修的髋关节中只有0.5%是由聚乙烯材料的磨损引起的。然而,由于置换的髋臼衬垫和(或)股骨头组件并不算在翻修之内,因此实际的百分比应该比这一数据高很多。尽管聚乙烯材料与替代材料相比拥有更多的受众,但是替代支承材料作为移植物设计中的一个可变量，也应该成为记录者的一个重要考虑因素。

高交联聚乙烯材料凭借其在体外模拟试验中几乎可以忽略的低磨损率，被引入到整形外科领域[59]。然而与体外测试结果形成反差的是，Martell 等[49]通过体积测定发现，高交联聚乙烯材料衬垫的术后两年磨损率平均为(54±70) mm^3/年。但是引起体内和体外测试结果不一致的原因尚不清楚。这一现象也表明，对于这一替代支承材料，也包括其他材料，仅凭大量无效的实验室研究就在临床广泛应用的做法是存在风险的。只有通过有预见性的随机化临床研究，才能对替代支承材料的实际使用性能做出客观评价。

（张凯 李恒 译 马信龙 叶伟胜 校）

参考文献

1. Amstutz HC, Grigoris P: Metal on metal bearings in hip arthroplasty. Clin Orthop S11–S34, 1996.
2. Amstutz HC, Thomas BJ, Kabo JM, et al: The Dana total shoulder arthroplasty. J Bone Joint Surg 70:1174–1182, 1988.
3. Archard JF: Contact and rubbing of flat surfaces. J Appl Phys 24:981–988, 1953.
4. Archibeck MJ, Jacobs JJ, Black J: Alternate bearing surfaces in total joint arthroplasty. Biologic Consideration. Clin Orthop 379:12–21, 2000.
5. Argenson J, O'Connor JJ: Polyethylene wear in meniscal knee replacement. A one to nine-year retrieval analysis of the oxford knee. J Bone Joint Surg 74B:228–232, 1992.
6. Bartel DL, Bicknell VL, Wright TM: The effect of conformity, thickness and material on stresses in ultra-high molecular weight components for total joint replacement. J Bone Joint Surg 68A:1041–1051, 1986.
7. Bergmann G, Graichen F, Rohlmann A: Hip joint forces in sheep. J Biomech 32:69–77, 1999.
8. Bizot P, Nizard R, Lerouge S, et al: Ceramic/ceramic total hip arthroplasty. J Orthop Sci 5:622–627, 2000.
9. Bohler M, Mochida Y, Bauer TW, et al: Wear debris from two different alumina-on-alumina total hip arthroplasties. J Bone Joint Surg 82B:901–909, 2000.
10. Bragdon CR, Yuan X, Perinchief R, et al: Precision and reproducibility of radiostereometric analysis (RSA) to determine polyethylene wear in a total hip replacement model. Trans Orthop Res Soc 2001, p 1005.
11. Burnstein AH, Wright TM: Fundamentals of Orthopaedic Biomechanics. Baltimore, Williams and Wilkins, 1994.
12. Cales B, Stefani Y: Risks and advantages in standardization of bores and cones for heads in modular hip prostheses. J Biomed Mater Res 43:62–68, 1998.
13. Charnley J: Arthroplasty of the hip. A new operation. Lancet 1: 1129–1132, 1961.
14. Christel PS: Biocompatability of surgical-grade dense polycrystalline alumina. Clin Orthop 282:10–18, 1992.
15. Cook SD, Beckenbaugh RD, Redondo J, et al: Long-term follow-up of pyrolytic carbon metacarpophalangeal implants. J Bone Joint Surg 81A:635–648, 1999.
16. Della Valle AG, Ruzo PS, Li S, et al: Dislodgment of polyethylene liners in first and second-generation Harris-Galante acetabular components. J Bone Joint Surg 83A:553–559, 2001.
17. Doorn PF, Campbell PA, Worrall J, et al: Metal wear particle characterization from metal on metal total hip replacements: Transmission electron microscopy study of periprosthetic tissues and isolated particles. J Biomed Mater Res 24:103–111, 1998.
18. Duus LC, Walsh HA, Gillis AM, et al: A comparison of the fracture toughness of cross linked UHMWPE made from different resins, manufacturing methods and sterilization conditions. Trans Soc Biomat 384, 2000.
19. Edidin AA, Pruitt L, Jewett CW, et al: Plasticity-induced damage layer is a precursor to wear in radiation-cross-linked UHMWPE acetabular components for total hip replacement. J Arthroplasty 14:616–627, 1999.
20. Elfick AP, Smith SL, Unsworth A: Variation in the wear rate during the life of a total hip arthroplasty simulator and retrieval study. J Arthroplasty 15:901–908, 2000.
21. Endo MM, Barbour PS, Barton DC, et al: Comparative wear and wear debris under three different counterface conditions of cross-linked and non-crosslinked ultrahigh molecular weight polyethylene. J Biomed Mater Eng 11:23–35, 2001.
22. Engh GA, Koralewicz LM, Pereles TR: Clinical results of modular polyethylene insert exchange with retention of total knee arthroplasty components. J Bone Joint Surg 82A:516–523, 2000.
23. Firkins PJ, Tipper JL, Saadatzadeh MR: Quantitative analysis of wear and war debris form metal-on-metal hip prostheses tested in a physiological hip joint simulator. J Biomed Mater Eng 11:143–157, 2001.
24. Gelb H, Schumacher HR, Cuckler J, et al: In vivo inflammatory response to polymethylmethacrylate particulate debris: Effect of size, morphology, and surface area. J Orthop Res 12:83–92, 1994.
25. Green TR, Fisher J, Stone M, et al: Polyethylene particles of a 'critical size' are necessary for the induction of cytokines by macrophages in vitro. Biomaterials 19:2297–2302, 1998.
26. Hall RM, Siney P, Unsworth A, Wroblewski BM: Prevalence of impingement in explanted Charnley acetabular components. J Orthop Sci 3:204–208, 1998.
27. Hargreaves D, Emery R: Total elbow replacement in the treatment of rheumatoid disease. Clin Orthop 366:61–71, 1999.
28. Harris WH: Osteolysis and particle disease in hip replacement: A review. Acta Orthop Scand 65:113–123, 1994.
29. Henssge EJ, Bos I, Willman G: Al_2O_3 against Al_2O_3 combination in hip endoprostheses. Histological investigations with semiquantitative grading of revision and autopsy cases and abrasion measures. J Mater Sci 5:657–661, 1994.
30. Hodge WA, Harman MK, Banks SA, et al: Early clinical experience with a contemporary metal-on-metal total hip arthroplasty: A USA multicenter collaboration. Scientific exhibition, AAOS, 2001.
31. Huk OL, Bansal M, Betts F, et al: Polyethylene and metal debris generated by non-articulating surfaces of modular acetabular components. J Bone Joint Surg 76B:568–574, 1994.
32. Iida H, Kaneda E, Takada H, et al: Metallosis due to impingement between the socket and the femoral neck in a metal-on-metal bearing total hip prosthesis. J Bone Joint Surg 81A:400–403, 1999 .
33. Ingham E, Fisher J: Biological reactions to wear debris in total joint replacement. Proc Inst Mech Eng 214:21–37, 2000.
34. Insall JN, Lachiewicz PF, Burstein AH: The posterior stabilized condylar prosthesis: A modification of the total condylar design. Two to four-year clinical experience. J Bone Joint Surg 64A:1317–23, 1982.
35. Jacobs JJ, Urban RM, Gilbert JL, et al: Local and distant products from modularity. Clin Orthop 319:91–105, 1995.
36. Jones VC, Barton DC, Fitzpatrick DP, et al: An experimental model of tibial counterface polyethylene wear in mobile bearing knees: The influence of design and kinematics. J Biomed Mater Eng 9:189–96, 1999.
37. Karrholm J, Borssen B, Lowenhielm G, Snorrason F: Does early micromotion of femoral stem prostheses matter?—4–7 year stereo-radiographic follow-up of 84 cemented prostheses. J Bone Joint Surg 76-B:912–916, 1994.
38. Kawalec JS, Brown SA, Payer JH, Merritt K: Mixed-metal fretting corrosion of Ti6Al4V and wrought cobalt alloy. J Biomed Mater Res 39:867–873, 1995.
39. Kofoed H, Sørensen TS: Ankle arthroplasty for rheumatoid arthritis and osteoarthritis. Prospective long-term study of cemented replacements. J Bone Joint Surg 80B:328–332, 1998.
40. Kotzar GM, Davy DT, Berilla J, Goldberg VM: Torsional loads in the early postoperative period following total hip replacement. J Orthop Res 13:945–955, 1995.
41. Krushell RK, Burke DW, Harris WH: Elevated-rim acetabular

Components. Effect on range of motion and stability in total hip arthroplasty. J Arthroplasty 6(Suppl):S53–S58, 1991.
42. Lee JM, Salvati EA, Betts F, et al: Size of metallic and polyethylene debris particles in failed cemented total hip replacements. J Bone Joint Surg 74:380–384, 1992.
43. LeVay D: The History of Orthopaedics. An Account of the Study and Practice of Orthopaedics from the Earliest Times to the Modern Era. The Parthenon Publishing Group, Pearl River, NY, 1990.
44. Livermore J, Ilstrup D, Morrey B: Effect of femoral head size on wear of the polyethylene acetabular component. J Bone Joint Surg 72A:518–528, 1990.
45. Madsen F, Sojbjerg J, Sneppen O: Late complications with the Pritchard Mark 2 elbow prosthesis. J Shoulder Elbow Surg 3:17–23, 1994.
46. Maher SA, Prendergast PJ: Discriminating cemented femoral hip prostheses through migration and inducible displacement measurements [in press].
47. Malchau H, Herberts P, Söderman P, Odén A: Prognosis of total hip replacement. Update and validation of results form the Swedish National Hip Arthroplasty Registry 1979–1998. Scientific exhibition AAOS, 2000.
48. Maloney WJ, Smith RL, Schmalzried TP: Isolation and characterization of wear particles generated in patients who have had failure of a hip arthroplasty without cement. J Bone Joint Surg 77:1301–1310, 1995.
49. Martell J, Edidin A, Dumbleton J: Preclinical evaluation followed by randomized study of a crosslinked polyethylene for total hip arthroplasty at two year follow-up. Trans Orthop Res Soc 2001, p 1005.
50. McGee MA, Howie DW, Neale SD, et al: The role of polyethylene wear in joint replacement failure. Proc Inst Mech Engs 211:65–71, 1997.
51. Mikulak SA, Mahoney OM, dela Rosa MA, Schmalzried TP: Loosening and osteolysis with the press-fit condylar posterior-cruciate-substituting total knee replacement. J Bone Joint Surg 83A:398–403, 2001.
52. Minakawa H, Stone MH, Wroblewski BM, et al: Quantification of third-body damage and its effect on UHMWPE wear with different types of femoral head. J Bone Joint Surg 80B:894–899, 1998.
53. Morrey BF: Instability after total hip arthroplasty. Orthop Clin North Am 23:237–248, 1992.
54. Morrey BF, Adams RA, Bryan RS: Total replacement for post traumatic arthritis of the elbow. J Bone Joint Surg 73B:607–612, 1991.
55. Mow VC, Flatow EL, Foster RJ: Biomechanics. *In* Simon SS (ed): Orthopaedic Basic Science. American Academy of Orthopaedic Surgeons, 1994.
56. Nevelos JE, Prudhommeaux F, Hamadouche M, et al: Comparative analysis of two different types of alumina-alumina hip prosthesis retrieved for aseptic loosening. J Bone Joint Surg 83B:598–603, 2001.
57. O'Driscoll SW, An KN, Korinek S, Morrey BF: Kinematics of semi-constrained total elbow arthroplasty. J Bone Joint Surg 74B:297–299, 1992.
58. Poppen NK, Walker PS: Normal and abnormal motion of the shoulder. J Bone Joint Surg 58A:195, 1976.
59. Reis MD, Scott ML, Sauer WL: Relationship between the gravimetric wear and particle generation in hip simulators: Conventional versus crosslinked polyethylene, Scientific exhibit AAOS, 2001.
60. Rosenberg N, Henderson I: Medium term outcome of the LCS cementless posterior cruciate retaining knee replacements. Follow-up and survivorship study of 35 operated knees. Knee 8:123–128, 2001.
61. Ruth JT, Wilde AH: Capitellocondylar total elbow replacement. J Bone Joint Surg 74A:95–100, 1992.
62. Salvati EA, Lieberman JR, Huk OL, Evans BG: Complications of femoral and acetabular modularity. Clin Orthop Rel Res 319:85–93, 1995.
63. Scifert CF, Brown TD, Pedersen DR, et al: Development and physical validation of a finite element model of total hip dislocation. Comput Methods Biomech Biomed Eng 2:139–147, 1999.
64. Scott DL, Campbell PA, McClung CD, Schmalzried TP: Factors contributing to rapid wear and osteolysis in hips with modular acetabular bearings made of hylamer. J Arthroplasty 15:35–46, 2000.
65. Sedel L, Nizard RS, Kerboull L, Witvoet J: Alumina-alumina hip replacement in patients younger than 50 years old. Clin Orthop 298:175–183, 1994.
66. Severt R, Thomas BJ, Tsenter MJ, et al: The influence of conformity and constraint on translational forces and frictional torque in total shoulder arthroplasty. Clin Orthop 292:151–158, 1993.
67. Shanbhag AS, Bailey HO, Hwang DS, et al: Quantitative analysis of ultrahigh molecular weight polyethylene (UHMWPE) wear debris associated with total knee replacements. J Biomed Mater Res 53:100–110, 2000.
68. Skirving AP: Total shoulder arthroplasty—current problems and possible solutions. J Orthop Sci 4:42–53, 1999.
69. Standards, Measurement and Testing Programme of the European Commission Contract SMT4-CT96-2076: "Pre-clinical testing of cemented hip replacement implants: Pre-normative research for a European standard."
70. Stiehl JB, Dennis DA, Komistek RD, Keblish PA: In vivo kinematic analysis of a mobile bearing knee prosthesis. Clin Orthop 345:60–6, 1997.
71. Sychterz CJ, Engh CA, Young AM, et al: Comparisonof in vivo wear between polyethylene liners articulating with ceramic and cobalt chrome femoral heads. J Bone Joint Surg 82B:48–951, 2000.
72. Trail IA, Nuttall D, Stanley JK: Survivorship and radiological analysis of the standard Souter-Strathclyde total elbow arthroplasty. J Bone Joint Surg 81B:80–84, 1999.
73. Uvehammer J, Karrholm J, Brandsson S: In vivo kinematics of total knee arthroplasty. Concave versus posterior-stabilised tibial joint surface. J Bone Joint Surg 82B:499–505, 2000.
74. Wada M, Tatsuo H, Kawahara H, et al: In vivo kinematic analysis of total knee arthroplasty with four different polyethylene designs. Artif Organs 25:22–28, 2001.
75. Walker PS, Blunn GW, Perry JP, et al: Methodology for long-term wear testing of total knee replacements. Clin Orthop 372:290–301, 2000.
76. Walker PS, Sathasivam S: Design forms of total knee replacement. Proc Inst Mech Eng. Part H. 214:101–119, 2000.
77. Wiles P: The surgery of the osteo-arthritic hip. Br J Surg 45:488–497, 1958.
78. Willmann G: The evolution of ceramics in total hip replacement. Hip Int 4:193–203, 2000.
79. Wright TM, Astion DJ, Bansal M, et al: Failure of carbon fiber-reinforced polyethylene total knee components: Report of two cases. J Bone Joint Surg 70A:926–932, 1988.
80. Wright TM, Li S: Biomaterials. *In* Buckwalter JA, Einhorn TA, Simon SR (eds): Orthopaedic Basic Science, 2nd ed. Rosemont, IL, American Academy of Orthopaedic Surgeons, 2000.
81. Yamaguchi M, Akisue T, Bauer TW, Hashimoto Y: The spatial location of impingement in total hip arthroplasty. J Arthroplasty 15:305–313, 2000.
82. Shon WY, Wright TM, Baldini T, et al: Impingement in total hip arthroplasty: A study of retrieved acetabular components. Trans 47th ORS, 2001, p 1070.
83. Yoon TR, Rowe SM, Jung ST, et al: Osteolysis in association with a total hip arthroplasty with ceramic bearing surfaces. J Bone Joint Surg 80A:1459–1468, 1998.
84. Jacobs JJ, Goodman SB, Sumner DR, Hallab NJ: Biological Response to Orthopaedic Implants, Orthopaedic Basic Science, 2nd ed. American Academy of Orthopaedic Surgeons, 2000.
85. Hummer CD, Rothman RH, Hozack WJ: Catastrophic failure of modular zirconia-ceramic femoral head components after total hip arthroplasty. J Arthroplasty 10:848–850, 1995.
86. Linder L: Implant stability, histology, RSA and wear—more critical questions needed. A view point. Acta Orthop Scand 65:654–658, 1994.
87. Falez F, La Cava F, Panegrossi G: Femoral prosthetic heads and their significance in polyethylene wear. Int Orthop 24:126–129, 2000.
88. McKellop H, Shen FW, DiMaio W, Lancaster JG: Wear of gamma-crosslinked polyethylene acetabular cups against roughened femoral balls. Clin Orthop 369:73–82, 1999.

第 6 章

对植入材料的个体化宿主反应

Bernard F.Morrey, Mark E. Bolander

尽管我们对异物与宿主间的相互作用了解较少，但对这一作用的兴趣却与日俱增。临床观察表明，宿主对植入异物存在有明显的反应，但在程度和方式上却存在着很大差异。Pettersen 回顾了 1966~1992 年有关人工内置物方面的文献 14 000 篇，其中有 11 000 篇文献报道有过敏反应、超敏反应和免疫反应[12]。然而，只有 45 篇文献以此为文章标题。但在近几年，这方面的研究报道却明显增多了。

宿主对植入材料的不良反应分为三种：第一种为宿主对植入物材料中某种成分的超敏反应；第二种为细胞介导的宿主对植入物材料的免疫反应；第三种为植入物的毒性反应，它不是由免疫系统介导的。而宿主对异物刺激的反应常以其中的一种形式出现，如：金属的过敏反应属于第一种；巨噬细胞对磨损颗粒的吞噬作用属于第二种；甲基丙烯酸甲酯单体对邻近细胞的毒性反应属于第三种。

人们在应用植入物材料的过程中逐渐意识到，人工关节在人体的最终命运取决于宿主对假体的反应或对假体磨损颗粒的反应。如果对假体的这种反应主要依赖于宿主本身，人们对此做出的治疗选择则必须基于宿主对异物相互作用的关系。

宿主对植入材料的超敏反应

大部分骨科医师都有这样的经历，出现了少见的宿主对植入物的反应，而正是这种反应引起了假体的松动和失败(图 6-1)。有时，假体的松动和失败可以解释为宿主对植入材料超敏反应所引起的非典型性反应所致(见图 6-4)。

机制

暴露于可以产生超敏反应的过敏原所产生的过敏反应为宿主的超敏反应。超敏反应常通过两种细胞免疫反应发生作用：第一种为 B 细胞诱导的体液免疫反应，另一种为 T 细胞介导的细胞免疫反应。

这些超敏反应的几种不同的临床表现均已做过论述，并将其分为 4 种公认的类型：第一类为过敏反应，第二类为细胞毒性超敏反应（输血反应），第三类是复合物介导的超敏反应，第四类是迟发性超敏反应。其中只有后两种涉及矫形植入物[12]。

复合物介导的免疫反应(第三类)

所谓第三类免疫反应，其特征是激活对抗原抗体复合物起反应的补体系统。对抗原抗体复合物产生细胞免疫反应时，会释放出组织破坏酶。据 Langlais 等[9]报道，在 30 例非典型性全髋关节松动患者中发现 3 例有这种反应的细胞和组织学特性（同 Perttersen[12]的报道）。然而，确切的报道数量有限，有人认为这种免疫反应代表了一种假体失败的罕见原因。Nakamura 等[11]的一项报道提供了强有力的证据，表明伴随金属沉着生成了红细胞抗体。

细胞介导的迟发性超敏反应(第四类)

临床上最多见的是接触性皮炎，这种由 T 细胞介导的免疫反应的特征表现是单核细胞（包括巨噬细胞和淋巴细胞）浸润。血液和尿液分析均显示这些组织中的假体金属成分浓度升高，提示可能在体内对这些因素产生敏感性或毒性[1,4,5]。有报道称假体中几乎所有金属成分的浓度均有升高，但钒的浓度特别高[2]。

宿主对异物的反应会逐步进展，并以肉芽肿形成为特征。研究发现这种肉芽肿有两种不同的类型。在第一种类型中，肉芽肿形成沿着宿主对假体磨损颗粒反应的常见路径而发生[18]。这种反应不具有 T 淋巴细胞或 B 淋巴细胞介导的免疫反应的特征。第二种肉芽肿中发现有 T 淋巴细胞和 B 淋巴细胞，而且常伴有典型的超敏反应。这种过敏反应可以通过假体各种金属成分引起的皮肤接触过敏试验结果来发现。Goldring 进一步推测，一些人在没有明显疼痛源的情况下，由

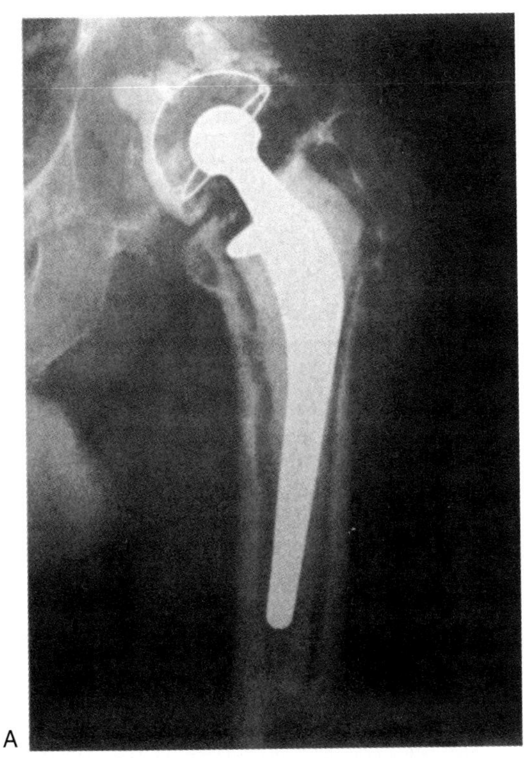

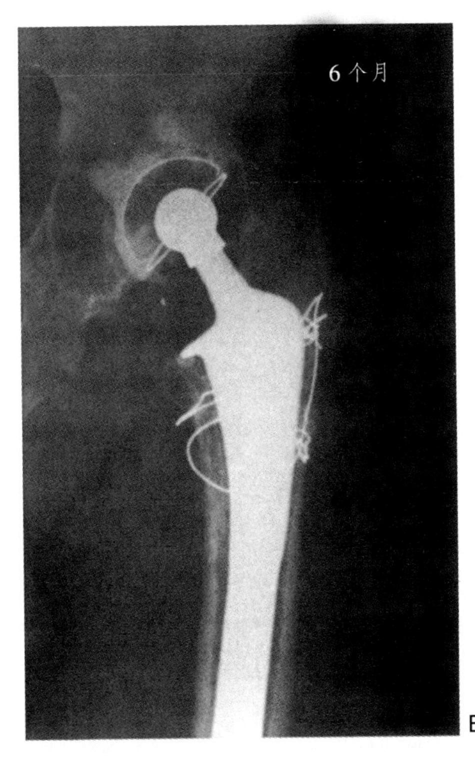

图 6–1　患者，男性，65 岁，曾行骨水泥型全髋关节置换，具有适当的骨与骨水泥界面。术后 2 年，出现全假体进行性松动(A)。在翻修时没有发现明显的磨损颗粒，也没有发现明显的力学异常。翻修术中发现髋臼仍保持完好(B)。

植入物引起明显的疼痛，其原因可能就是这种过敏反应。Goldring 还推断，这种情况的最终结局可能是早期松动，从而需行翻修手术[14]。实验研究发现，是 PMMA 颗粒诱导了巨噬细胞引发的反应，而无需淋巴细胞的参与[8]。

临床意义

文献中关于机体对异物材料的负面反应已有详细的论述。一些植入材料(如聚四氟乙烯)几乎在所有患者中均可引发强烈反应。患者对其他材料通常可很好耐受，除非对其产生超敏反应。在这种情况下，其反应可能会很强烈，以致产生明显的不良后果。

除了特殊病例报道外，对植入物金属成分过敏反应的研究，其样本量均很小。在一项对 66 例患者进行的精确对照研究中发现，只有 15%的病例对植入物的一种或多种成分有皮肤过敏试验阳性反应。在这 10 例试验结果为阳性的患者中，有 1(10%)例出现了无菌性假体松动。而在对照组中，植入假体前进行的金属成分过敏试验只有 5%为阳性结果[2]。在另一项较大样本(220 例)的试验研究中发现，有 6%的患者对镍、钴或铬皮肤敏感试验呈阳性。假体失败患者中有 14%的患者对一种或多种假体成分皮肤敏感试验呈阳性。尽管有少数研究报道称，对植入物的过敏反应发生率可达到 Bensen 等[1]所报道的 28%，但第四类过敏反应的发生率很可能在 10%~15%之间。然而，其对假体松动的影响尚不明确[2,4,5]。实际上，已知对假体的一种成分或多种成分产生变态反应的患者样本量还不足以说明其对假体松动或对宿主不良反应其他表现的影响[3]。

Rooker 和 Wilkinson 的报道使这个问题更加模糊不清，他们发现，假体植入手术前有 6 例对镍、钴或铬的皮肤敏感试验呈阳性，而在术后其中 5 例的试验结果为阴性[13]。因此，此时有理由认为第四类细胞复合物介导的超敏反应的确存在，但它是假体松动的少见或罕见原因(图 6–2)。

值得注意的是，对 PMMA 的异物变态反应也曾在专门针对这种可能性的 4 项研究中进行了讨论[2,4]。有一项研究曾能检测到对 DMT (N,N–dimethylparatoluidine，一种促进骨水泥固化的促进剂)的变态反应。这种反应与假体早期松动有直接相关性[7]。

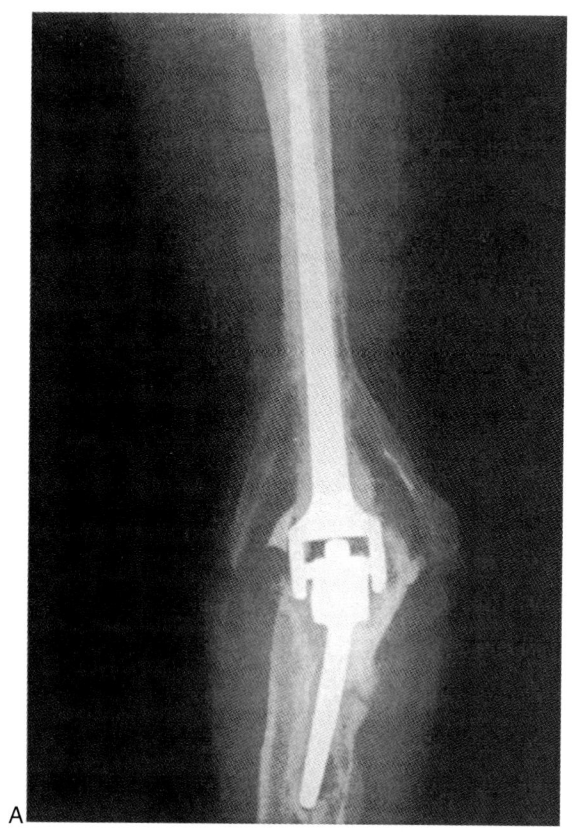

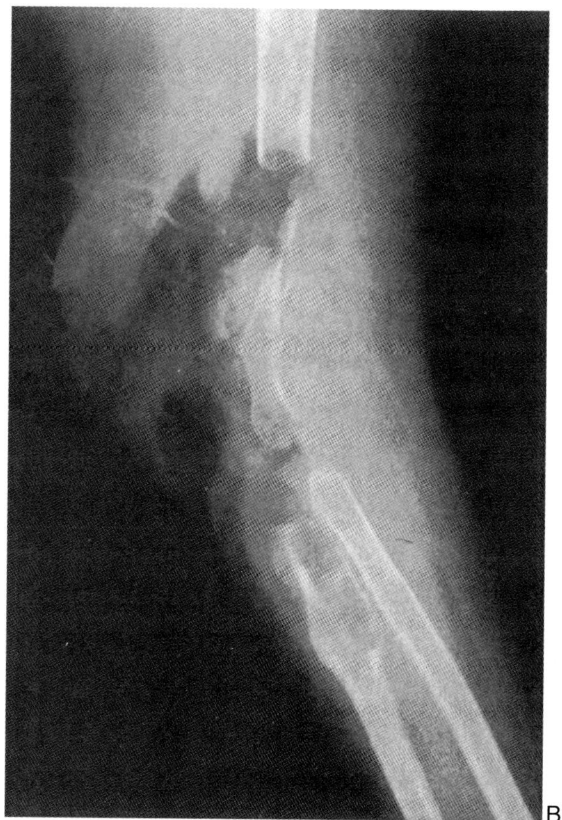

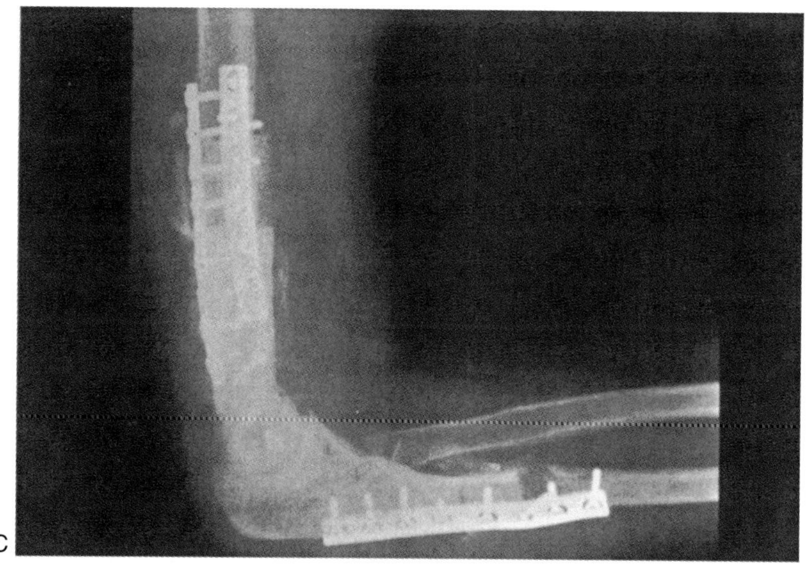

图 6-2 患者,女性,59 岁,患类风湿性关节炎,且患者对镍产生明显的过敏反应,因而行全肘关节置换术,假体为钴铬镍合金。(A)术后 4 年,肱骨假体和尺骨假体均出现明显破坏。(B)行广泛切除术。(C)考虑到假体破坏为机体对镍的过敏反应所致,因而行异体肘关节置换术。

宿主对磨损颗粒的非变态反应

基于上述讨论可以明确,宿主对人工关节各种成分的过敏反应是的确存在的。虽然人工关节置换术后宿主反应会有明显变异,但这种过敏反应的临床意义却并不清楚。因此有理由认为,具有临床意义的变异性可能作为一种非变态性宿主反应起着介导作用。虽然我们对磨损颗粒临床作用的理解在不断加深，但临床上所观察到的假体完整性和生存时间差异，使人们不禁会问：这种反应强度的差异是否能用个体宿主反应因素来解释(图 6–3)。人们认为，骨溶解的放射学表现是宿主对磨损颗粒反应的最具特征性的表现。到目前为止，大多将这种骨吸收表现视为非变态反应性肉芽肿形成，这种肉芽肿形成取决于磨损颗粒的产生量及磨损率。然而，对放射学上类似的假体磨损表现为什么会有不同的反应仍然原因不明(图 6–4)。由于磨损颗粒诱导骨溶解的作用机制至今还不清楚，我们仍然应该继续研究对不同大小颗粒的个体反应差异。

磨损颗粒反应的临床表达

大多数作者均认为，不管何种颗粒(骨水泥、聚乙烯还是金属)或生物学结果参与了这种反应，引起骨溶解而发生的一系列类似事件均存在一个“共同的最终通路”[15–17]。人们普遍认为，引起特定反应的主要变量是颗粒的产生率以及颗粒的大小和形状[10,14–17]。Willert 及其同事在研究中发现颗粒的生成、组织的反应、宿主对异物的识别以及肉芽肿形成伴骨溶解是一种非常一致、可重复的过程[17]。他们认为，这种反应变异是由机械因素(如颗粒的大小和多少)所致，而与宿主的个体特征无关。Murray 和 Rushton[10]支持这一观点，他们的研究表明骨吸收量的差异取决于颗粒的类型。因为对颗粒物的吞噬作用是由前列腺素 E_2 的生成介导的，所以这些研究者断定所有的颗粒均以相同的方式激活巨噬细胞[10]。这一系列推断均支持这样的观点：释放出的颗粒量是激活巨噬细胞继而产生骨吸收的主要因素。

如上所述，Goldring 提出了另一种观点，他认为对植入材料有两种完全不同的肉芽肿反应，即免疫反应或非免疫反应[14]。免疫肉芽肿的特征是具有 B 淋巴细胞和 T 淋巴细胞的特征，而非免疫性肉芽肿的特征是对不可消化性颗粒的容积反应。我们研究发现，在松动和重建的髋关节膜上存在一些 T 淋巴细胞区，因而支持对磨损颗粒的宿主反应可能有个体化的特征这种观点[18]。

目前尚不能回答的关键问题是，这种肉芽肿形成是否如大多数作者所说的，是单纯由磨损颗粒的大小和发生率所决定的[10,14,15]，或者说个体的非变态性宿主反应是否仅发生于细胞水平。后一个问题是未来研究的主题。这个问题可以通过临床上出现的变态反应和非变态反应进行总结(图 6–5)。个体宿主反应的问题将随着应用于骨骼肌肉系统的基因学研究而得到更好的认识。

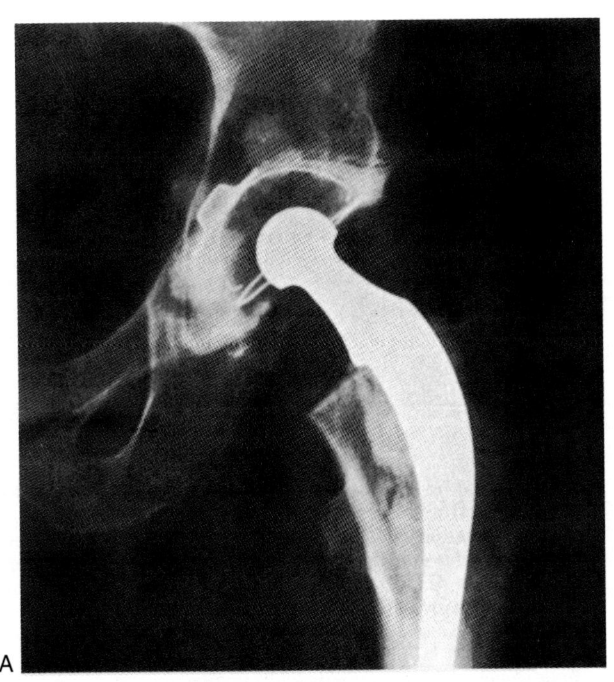

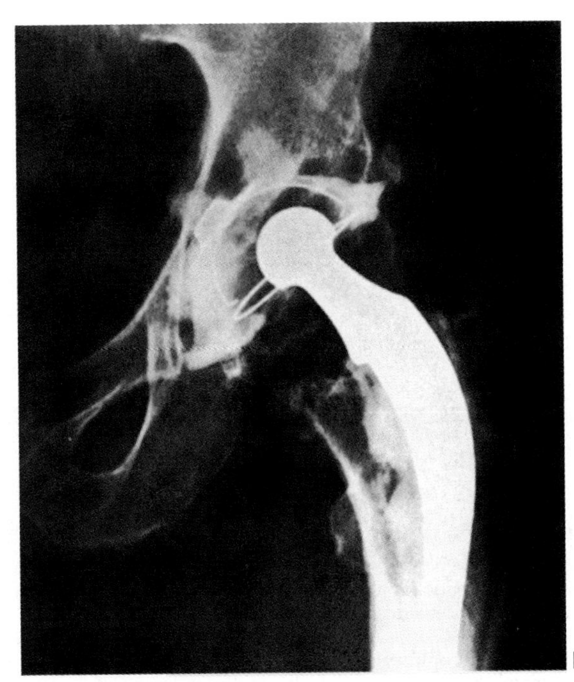

图 6–3　(A)Charnley 骨水泥全髋关节置换术后 2 年。(B)15 年后明显磨损的髋臼出现了轻度局限性骨溶解。

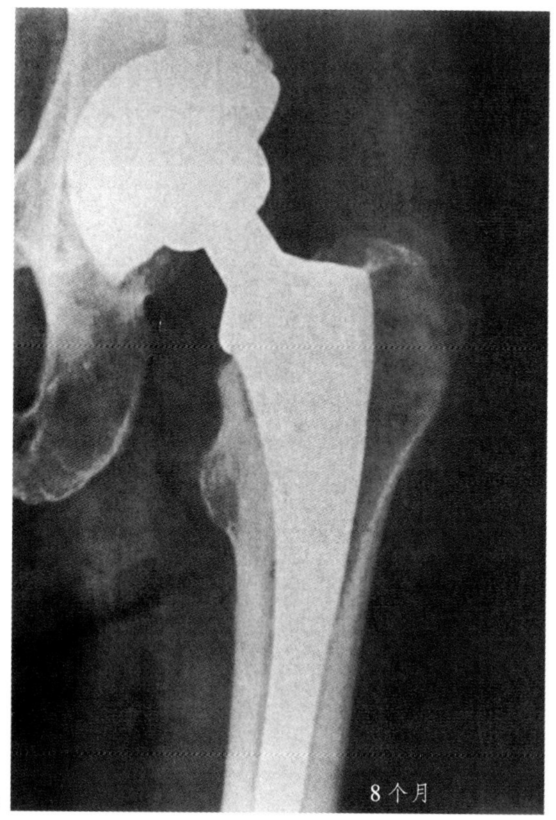

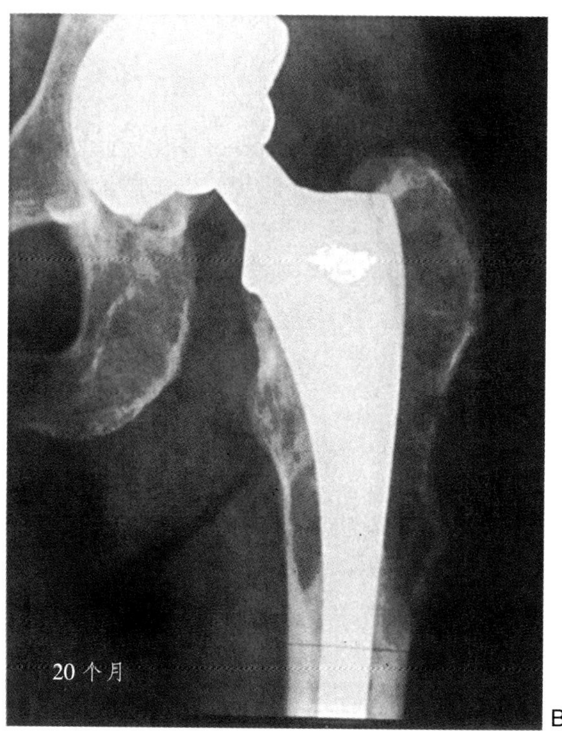

图 6–4 非骨水泥型钛全髋关节置换术后 8 个月(A),显示整个股骨近端出现了明显的骨溶解,术后 20 个月(B)时 X 线片上可见轻度的假体磨损。

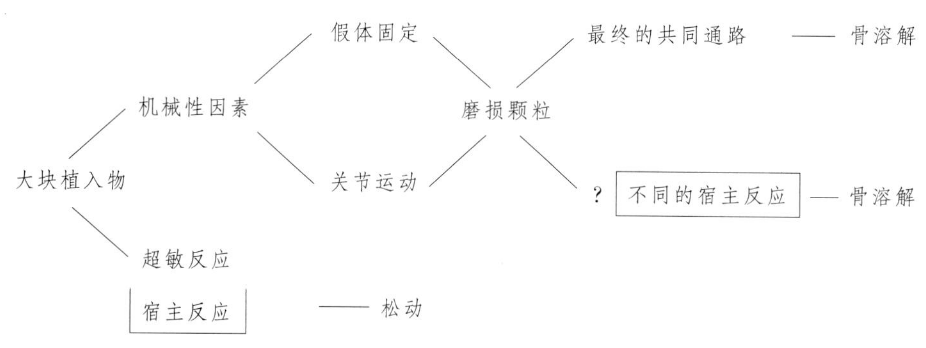

图 6–5 宿主反应对假体松动潜在作用点的影响。

(李宏斌 译 侯筱魁 校)

参考文献

1. Bensen MKD, Goodwin PG, Bristoff J: Metal sensitivity in patients with joint replacement arthroplasties. Br Med J 4:374, 1975.
2. Cancilleri F, De Giorgis P, Verdoia C, et al: Allergy to components of total hip arthroplasty before and after surgery. Ital J Orthop Traumatol 18:407, 1992.
3. Carlsson A, Moller H: Implantation of orthopaedic devices in patients with metal allergy. Acta Derm Venereol 69:62, 1989.
4. Deutman R, Mulder TJ, Brian R, Nater JP: Metal sensitivity before and after total hip arthroplasty. J Bone Joint Surg 59A:862, 1977.
5. Elves MW, Wilson JN, Scale JT, Kemp HBS: Incidence of metal sensitivity in patients with total joint replacements. Br Med J 4:376, 1975.
6. Guyuron B, Lasa CI: Reaction to stainless steel wire following orthognathic surgery. Plast Reconstr Surg 89:540, 1992.
7. Haddad FS, Cobb AG, Bentley G, et al: Hypersensitivity in aseptic loosening of total hip replacements. The role of constituents of bone cement. J Bone Joint Surg 78B:546, 1996.
8. Jiranek W, Jasty M, Wang JT, et al: Tissue response to particulate polymethylmethacrylate in mice with various immune deficien-

cies. J Bone Joint Surg 77A:1650, 1995.

9. Langlais F, Postel M, Berry JP, et al: L'intolérance aux debris d'usure des prosthéses. Int Orthop 4:145, 1986.
10. Murray DW, Rushton N: Macrophages stimulate bone resorption when they phagocytise particles. J Bone Joint Surg 72B:988, 1990.
11. Nakamura S, Yasunaga Y, Ikuta Y, et al: Autoantibodies to red cells associated with metallosis—a case report. Acta Orthop Scand 68:495, 1997.
12. Pettersen AH: Allergy and hypersensitivity. *In* Morrey BF (ed): Biological Material and Mechanical Considerations of Joint Replacement. New York, Raven Press, 1993, p 353.
13. Rooker GD, Wilkinson JD: Metal sensitivity in patients undergoing hip replacement. J Bone Joint Surg 62B:502, 1980.
14. Wang JT, Goldring SR: The role of particulate orthopaedic implant materials in peri-implant osteolysis. *In* Morrey BF (ed): Biological Material and Mechanical Considerations of Joint Replacement. New York, Raven Press, 1993, p 119.
15. Willert HG, Bertram H, Buchhorn HG: Osteolysis in the alloarthroplasty of the hip: Role of bone and cement fragmentation. Clin Orthop Rel Res 258:108, 1990.
16. Willert HG, Buchhorn HG: Particle disease due to wear of ultrahigh molecular weight polyethylene. *In* Morrey BF (ed): Biological Material and Mechanical Considerations of Joint Replacement New York, Raven Press, 1993, p 87.
17. Willert HG, Buchhorn HG, Semlitsch M: Particle disease due to wear of metal alloys. *In* Morrey BF (ed): Biological Material and Mechanical Considerations of Joint Replacement. New York, Raven Press, 1993, p 425.
18. Witkiewicz H, Turner R, Rock M, et al: The local cellular response of components of total hip arthroplasty experiencing osteologies. *In* Morrey BF (ed): Biological Material and Mechanical Considerations of Joint Replacement. New York, Raven Press, 1993, p 129.

第 7 章

异质材料的致癌性

Michael G. Rock

为固定骨折和置换病变的关节而引入的植入物，大大推动了骨科学的发展，并使成千上万的患者恢复了其他方法无法达到的功能水平。尽管构成这些植入物的金属合金表现出优越的抗腐蚀性能，但这些大块部件发生氧化后，最终仍会产生氯化物、氧化物、氢氧化物，以及会散播到周围环境中的金属微粒。为减少材料疲劳失效可能性已进行过各种尝试，包括铸造技术、均压冲压技术以及离子注入技术，旨在产生一种最佳的金属微结构，以便将金属表面的分层现象降到最低程度。此外还对关节的塑料部分进行了相应的改进，以产生一种更具一致性的超高分子量聚乙烯。骨科医师在进行内固定去除或人工关节翻修时发现软组织已被广泛染色，促使他们意识到降低内植物磨损和改善其设计的必要性。已有研究证实，在假体周围的局部组织中确定存在有金属微粒、聚乙烯微粒乃至[illegible]基丙烯酸甲酯的碎片[9,24,29]。尽管对植入物的构成成分、固定方式和关节类型做了各种改进，但这些部件的腐蚀是无法完全避免的[1,6,17,43]。

机体对碎屑的生理反应

机体对局限性碎屑的反应程度，取决于碎屑的大小和数量，以及其聚积的速度。机体试图通过肉芽肿性异物反应和(或)将其经局部淋巴隙清除出去，来中和这些异物微粒。如果局部聚积的碎屑数量超过了机体中和和(或)转输能力，碎屑便会由此聚积部位迁移到远处，包括骨与骨水泥界面或骨与植入物界面，即使不直接引发植入物松动和骨溶解，也会促进上述现象的发生(图 7-1)。

同等重要甚至更应引起关注的是，在远离内植物的区域(包括血清、尿以及局部引流淋巴结)发现有金属离子、聚乙烯微粒乃至聚甲基丙烯酸甲酯微粒。与内植物合金成分相一致的金属离子血清水平的升高，已在实验模型[44]和全髋置换术后人体内[4]得到证实，测得的铬、镍和钛的血清水平较术前测定值高 2~3 倍。这些数值尚处于人体对这些金属离子广泛认可的正常范围内，因此认为，这些异质材料的毒性水平并不会构成突发性威胁 。然而，当分析接受传统的全髋置换手术患者的血清和尿中离子水平时则发现，铬酸盐的尿浓度尤其不会随着其血清水平而以相同幅度升高。这可能表明，术后最初几周里出现的金属离子血清值升高超过了泌尿系统对其的排泄能力，因此完全有理由认为，金属离子会聚积在远离植入物的器官和组织内，而且其浓度与体循环中的浓度不同，可能会由于对这些微粒的单向细胞内摄入而升高。

金属碎屑可聚积在远处器官内已被 Langkamer 等[8,22]所证实，他们发现髋关节假体的颗粒磨损碎屑可广泛分布于淋巴结、肝和脾脏内。据 Langkamer 等报道，淋巴结中铝、铬、铁的水平分别可达这些器官正常值的 30 倍，其脾和肝脏内的水平可达正常值的 10 倍。这一结果早期由 Steineman[33] 所报道，他计算了接受全髋假体置换术患者的潜在金属离子释放量为 0.15~0.3 μg/(cm^2·d)，换算后即为 11~22 mg/年。这恰恰与一位 70 kg 体重男性对这些金属离子的全身负荷总量相一致。上述结果表明，金属离子在远端部位的浓度可以达到一定比例，以至引起淋巴网状内皮系统原发器官内细胞动力学的改变。由此可以推断，内固定材料植入部位的碎屑浓度理应更高，但目前尚无法对内固定材料植入部位的局部浓度进行量化测定，主要原因在于抽样误差以及无法度量生物可利用或非生物可利用的金属种类。

目前潜在的问题是，远端器官中这种金属碎屑的血浆浓度数据及其识别均来自曾接受了传统骨水泥假体置换的患者。随着非骨水泥多孔涂层假体的出现，特别是在年轻患者中，预计上述数据可能会升高，从而更容易达到血浆、组织和器官中的金属离子的中

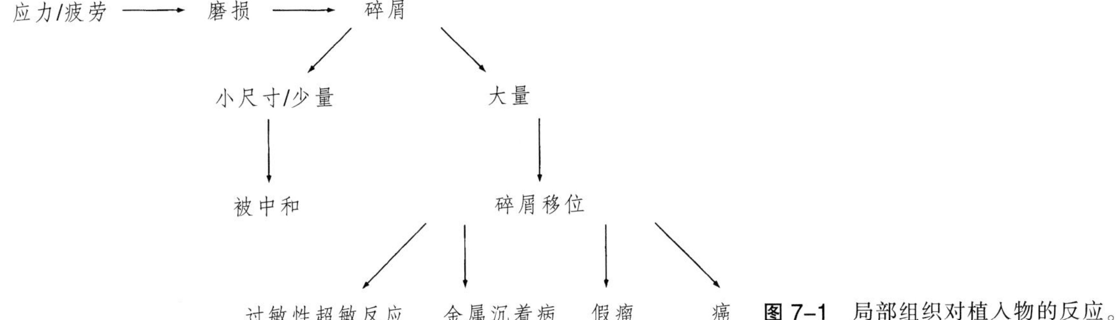

图 7–1　局部组织对植入物的反应。

毒水平，而且这些结构可能会对细胞动力学和功能的改变有所反应。

金属和聚合物的致癌潜能

关于金属碎屑在局部和体循环中的播散，最受关注的可能是其潜在的致癌性(见图 7–1)。通常认为这可能是由以下两种机制之一引起的：

1. 曾提出一种“固态”机制，认为植入体内的大型外来物体可能引起局部细胞发生突发，从而导致肿瘤的生成。大多数大型外来物体在被植入体内时，都会引发非常显著的纤维化反应。纤维化反应中的细胞最终会发生突变并生成肿瘤。

2. 另一种不容忽视的可能性是，无论是金属材质的微粒还是其他来源的碎屑，均有诱发癌症的天然能力。

在吸入镍和铬的精炼厂工人以及与铁密切接触的矿工中，甚至是葡萄糖铁的局部注射部位，均有发生癌症和肉瘤的详细报道病例[11]。铝在高暴露人群中可以显著增加肺癌和膀胱癌的发病率，而且实验证实钛与淋巴网状内皮细胞瘤和白血病的发生密切相关。尽管上述结果尚未得到普遍承认，但许多动物实验表明，注射金属碎屑微粒与肉瘤的发生直接相关。这种相关性显然与植入金属的血浆浓度及其物理特性有关[36]。目前已明确，某些金属离子，尤其是钴、铬和镍离子，可通过使非互补性核苷酸配对而导致 DNA 的合成失真，从而曲解遗传密码。

目前已对动物模型进行了进一步精细改进，在这些动物模型中恶性间充质细胞肿瘤高发于皮下植入生物材料的周围。在 6 个月至 2 年的观察期中，有 25.8%的植入部位发现有恶性纤维组织细胞瘤和多形性肉瘤之类的恶性肿瘤。此项研究的独特之处在于，对植入生物材料周围所形成包囊内结构的一系列组织学改变予以了证实。其中包括从局部增生性病变到癌前增生，以及最终形成的早期肉瘤。该项研究使我们有机会见证，间充质细胞恶性肿瘤作为体内植入生物材料的副产品，其在形成过程中所经历的各个特定阶段。

此外还必须明白的一点是，金属材质微粒或许并非唯一能够而且已被证实在适当环境下具有致癌作用的固态材料。1954 年，远在第一例全髋关节置换手术开展之前，Laskin[23]便推测将聚甲基丙烯酸甲酯皮下注入小鼠体内后会产生致癌性。Laskin 的结论认为，类似的肿瘤在人类体内也可以发生，例如那些使用聚甲基丙烯酸甲酯进行补牙的患者，而且依据小鼠体内所观察到的肿瘤出现时间进行类推，长期接触聚甲基丙烯酸甲酯的患者发生癌症的时间可能要长达 20 年。Carter 和 Rowe [7]关于应用聚乙烯的研究也得出了类似的结论，此时聚乙烯还未常规应用于治疗关节炎的关节假体置换。聚乙烯的致癌性与其存在形式无关，无论是粉末还是大块固体部件，其在小鼠体内的致肉瘤发生率分别达到了 25%和 35%。Carter 和 Rowe 的结论也认为，聚乙烯在人体内的致癌作用潜伏期可达 20 年。

值得注意的是，研究者们在金属和聚合物尚未用于关节置换多年之前，便在业内提出了其致癌性的预警。1969 年，John Charnley 爵士采用全髋关节置换术来治疗髋关节炎。随后这一手术便被注入了无与伦比的热情和关注。30 年之后的今天，每年开展的全髋置换手术量仍在逐年递增，显示了这一手术的巨大成功。但根据某些研究者的理论，我们或许正在进入一个肿瘤高发的时期，在骨科植入材料的邻近部位或某些远端器官，都将可能面临着肿瘤高活动性的风险。

关节置换部位或其邻近部位骨生成的病例报道

1976年,Harris等[16]首先描述了一例发生于骨水泥股骨柄假体周围的侵袭性肉芽肿性病变。这是一种局灶性肿瘤样骨吸收病变,影像学上显示为股骨内巨大的溶骨性缺损,邻近股骨柄假体的骨水泥套。该病例开始被认为是肿瘤,行外科活检之后发现为组织良好的类结缔组织,包含大量的组织细胞、单核细胞和成纤维细胞性反应带。免疫组化评估发现有多核巨细胞和非特异性酯酶阳性单核巨噬细胞。上述表现提示为一种机体对异物的反应,而且随后分离出聚乙烯、聚甲基丙烯酸甲酯和金属碎屑,由此推断,上述这些结构成分可能会向下迁移并聚积在骨水泥假体的骨水泥套周围或内生型、非环形涂层假体的植入物与骨界面上。这种反应表明,在关节部位会有过量的碎屑聚积,超过了机体中和和(或)转运这些物质的能力,从而导致碎屑向远离其来源的部位迁移。这种影像学所见的快速骨丢失表现(常伴有患者临床病程的恶化),称之为Ⅱ型无菌性松动。

在全髋置换术部件引起假性骨肿瘤发现之后仅仅2年,1978年Arden和Bywaters[2]报道了一例56岁患者,其在接受金属对金属McKee-Farrar髋假体之后2.5年,发生了高度分化的软组织纤维肉瘤。该肿瘤显然与其下方的骨或者全髋关节的任何部件之间均无直接关系。当时对此肿瘤并未进行有关碎屑产物方面的任何化验分析。这一病例引起了人们的注意:体内大型的骨科内植物的存在有可能引发肿瘤的发生。但直到1984年,在《骨与关节外科学杂志》上同时发表了3篇文章,报道了在全髋关节置换部位发生的2例恶性纤维组织细胞瘤和1例骨肉瘤,上述概念才逐渐获得了广泛的认可[3,28,35]。

这一突发性意外事件促使该杂志针对全髋置换与肉瘤的相关性问题发表了一篇评论文章[15],鼓励全世界的骨科医师们向同一个中心登记并报告类似的病例,以获得有关其发生率的更准确数字。上述3例肿瘤分别发生在全髋置换术后的2、4和5年,其使用的股骨和髋臼假体部件各不相同,有的是金属对金属关节,有的是金属对聚乙烯关节。其中的2例,肿瘤与假体部件已直接接触,股骨近端广泛受累。另一例为软组织肉瘤,并未与假体直接接触。3例中的2例为恶性纤维组织细胞瘤,1例源于骨,1例源于软组织。另一例为骨肉瘤。在这一特殊病例中,肿瘤与股骨部件之间的细胞内与细胞外均出现灰褐色染色。但并未对其进行正规的金属相关分析。在1988年之前,又报道了3个病例,其肿瘤的发现时间分别为关节置换术后的15个月、4.5年和2.0年[30,41,42]。

1988年报道了5个病例,分别发生在关节置换术后的10年[21,25]和11年[28,37,39]。其中有2例骨肉瘤、2例恶性纤维组织细胞瘤和1例滑膜肉瘤。其中2例位于软组织内,与植入物并无直接接触,但是在Tait所报道的1个病例中,在肿瘤细胞中发现了镍沉积的证据[37]。在另外3例患者中,所有肉瘤均与骨水泥或假体部件直接接触,且肿瘤起源于骨。

1990年,文献中又报道了3个病例,包括:1例Charnley全髋置换术8年之后在假体部位形成的骨肉瘤[5],1例Charnley-Müller全髋置换术15年之后发生的恶性纤维组织细胞瘤[38],1例Freeman全膝置换术3个月之后在假体部位发生的转移性腺癌[20]。1992年,Jacobs等[18]报道了1例非骨水泥性AML全髋置换术后半年发生的恶性纤维组织细胞瘤(表7-1)。在Jacobs所发表的同一卷杂志上,尚未发表但已提交的5例假体周围肿瘤的报道引起了骨科医生的关注[14]。其中包括:发生在Thompson和Müller全髋置换假体周围的2例恶性纤维组织细胞瘤;发生在Charnley全髋置换假体周围的1例骨肉瘤;发生在Christiansen全髋置换假体邻近软组织内的1例横纹肌肉瘤;以及在一位曾接受过Charnley全髋假体置换术的Maffucci综合征患者发生的1例软骨肉瘤。以上5例从假体植入到发现肿瘤的间隔时间分别为9、3、10、9和1年。最近,又报道了1例在全关节假体附近发现的脂肪肉瘤[34]。这里我们还增加了另外2例患者,他们均不是在梅奥诊所接受的关节置换手术(表7-2)。第一例是一位79岁的老年男性,9个月前接受了全髋置换术,使用的是非骨水泥型Harris-Galante假体,此后发现一个巨大的恶性纤维组织细胞瘤,吞噬了股骨近端骨质并延伸到假体部件。但是在切除的肿瘤细胞内并未发现有碎屑颗粒的证据。第二例是一位56岁男性,在用传统骨水泥假体行左侧全膝置换术后14个月,发现了一个软组织骨肉瘤。该肿瘤已向下蔓延至股骨和髌骨部件。

至此已有27例关节置换术后的肿瘤报道,均为与假体部件直接接触或位于邻近部位。其中绝大部分(24例)为全髋置换术后,只有一小部分(3例)与全膝关节置换有关。迄今尚未见发生在全肩和(或)全肘关节置换术后邻近部位的恶性病变的病例报道。在报道

表 7-1 已报道的与植入物相关的恶性肿瘤

作者	年代	植入物	时间间隔(年)	肿瘤类型
Castleman	1965	Austin-Moore	1	恶性纤维组织细胞瘤
Rushford	1974	McKee-Farrar	0.5	骨肉瘤
Arden & Bywaters	1978	McKee-Farrar	2.5	纤维肉瘤
Bago-Granell	1984	Charnley-Müller	2	恶性纤维组织细胞瘤
Penman & Ring	1984	Ring	5	骨肉瘤
Swann	1984	McKee-Farrar	4	恶性纤维组织细胞瘤
Weber	1986	Cemented TKA	4.5	上皮样肉瘤
Ryu	1987	Uncemented Vitallium	1.4	恶性纤维组织细胞瘤
Vives	1987	Charnley-Müller	2	恶性纤维组织细胞瘤
Van der List	1988	Charnley-Müller	11	血管肉瘤
Lamovec	1988	Charnley-Müller	11	滑膜肉瘤
Lamovec	1988	Charnley-Müller	10	骨肉瘤
Tait	1988	Charnley-Müller	11	恶性纤维组织细胞瘤
Martin	1988	Charnley-Müller	10	骨肉瘤
Haag & Adler	1989	Weber-Huggier	10	恶性纤维组织细胞瘤
Brien	1990	Charnley	8	骨肉瘤
Troop	1990	Charnley-Müller	15	恶性纤维组织细胞瘤
Kolstad & Högstorp	1990	Freeman TKA	0.25	转移性腺癌
Jacobs	1992	AML cementless	0.5	恶性纤维组织细胞瘤
Stephensen	1999	Titanium cemented	6	脂肪肉瘤

的 27 例中,7 例为软组织来源,19 例为原发性骨肿瘤,只有 1 例为转移性胃癌。软组织肿瘤的组织发生类型包括 2 例恶性纤维组织细胞瘤、1 例滑膜肉瘤、1 例软组织成骨肉瘤、1 例纤维肉瘤、1 例脂肪肉瘤和 1 例横纹肌肉瘤。原发性骨肿瘤的组织发生类型包括 10 例恶性纤维组织细胞瘤、6 例骨肉瘤、1 例软骨肉瘤、1 例血管肉瘤和 1 例纤维肉瘤。在具有完整资料的 19 例病例中,有 15 例为假体部件与下方的肿瘤直接接触。在其中的 3 个病例中瘤体内发现有金属颗粒,其中包括 1 例软组织肉瘤的病例,成像和探查均显示肿瘤位于植入物远端,但肿瘤细胞内却发现有明显的镍存留证据。

上述许多肿瘤,从假体植入到肿瘤发生之间均没有相应的潜伏时间间隔,以便能严格认定肿瘤是由植入物引起的。假定从骨刺激到肿瘤发生的时间间隔至少应与从放射治疗到肉瘤变性所公认的 5 年间隔时间相同,则 27 例患者中有 13 例符合此标准,他们均为接受过全髋置换术的患者。

除假体置换部位发生的肿瘤以外,还报道了发生在内固定部位的 10 例恶性肿瘤(表 7-3)。但迄今尚未有在钛植入物周围发生恶性肿瘤的报道。无论是在假

表 7-2 未发表的与植入物相关的恶性肿瘤

作者	年代	植入物	时间间隔(年)	肿瘤类型
Harris	1992	Charnley	1	软骨肉瘤
Surin	1992	Christiansen	9	横纹肌肉瘤
Lightowler	1992	Charnley	10	骨肉瘤
Rees	1992	Thompson	3	恶性纤维组织细胞瘤
Nelson	1992	Müller	9	恶性纤维组织细胞瘤
Rock	1992	PCA ingrowth	8	恶性纤维组织细胞瘤
Rock	1992	PCA TKA	1.2	骨肉瘤

表 7-3 与内固定相关的恶性肿瘤

作者	年代	植入物	时间间隔(年)	肿瘤类型
McDougall-McNally	1956	不锈钢	30	尤因瘤(Ewing)
Delgado	1958	–	3	未分化瘤
Dube-Fisher	1972	不锈钢	36	血管肉瘤
Tayton	1980	钴铬钼合金	7.5	尤因瘤
McDonald	1981	钴铬钼合金	17	淋巴瘤
Dodion	1982	钴铬钼合金	1.2	淋巴瘤
Lee	1984	钴铬钼合金	14	恶性纤维组织细胞瘤
Hughes	1987	钴铬钼合金	29	恶性纤维组织细胞瘤
Ward	1990	不锈钢	9	骨肉瘤
Khurana	1991	不锈钢	13	恶性纤维组织细胞瘤

体还是内固定附近发生的恶性肿瘤,绝大部分植入物所使用的材料是钴铬钼合金。但这并不等于说不锈钢就绝对安全,因为在动物研究文献和人类创伤的骨折固定中,均有不锈钢植入物周围发生肿瘤的报道。值得注意是,早在 1976 年,便鼓励兽医在其专业领域内就植入物周围发生的肿瘤进行报道,这要比在人类研究领域内对同样问题给予关注整整早了 8 年。

对此课题已发表文献的一项回顾研究表明,无论是假体置换部位还是其附近发现的肿瘤,一经确诊便意味着一种极具侵袭力的病程, 难以再有挽回的可能。目前已获得的数据表明,绝大多数患者都在确诊后的第一年内死亡,而且其中许多患者会在确诊及治疗后的几周至几个月内死亡。

危象分析及其意义

已报道的与植入物相关的肿瘤虽然只有区区几十例,但却不容忽视。在内固定和假体置换已在全球范围内广泛开展的今天,与植入物相关的肿瘤必须作为一种前瞻性风险因素来加以全面考虑。目前全球每年开展的全髋置换术为 300 000~350 000 例, 据估计到 2002 年末,全世界已接受过全髋置换手术的患者将接近 500 万。而迄今为止,已报道的假体置换部位发生的恶性肿瘤仅为 27 例(24 例为全髋置换,3 例为全膝置换)。有 4 例未与假体直接接触。如果我们假设至少要 5 年的潜伏期才能认定假体植入与肿瘤发生之间具有相关性,则 27 例中共有 13 例符合此标准。由此得出,全关节置换后肉瘤的发生率约为 1/250 000。美国每年约有 3000 例新发的原发性骨肿瘤和5000 例软组织肉瘤。因此原发性骨肉瘤在普通人群中的年发病率约为 1/100 000,软组织肉瘤则约为 1/40 000。这些数字显然并未按年龄段进行分层分析,考虑到许多原发性骨肿瘤发生于 10~30 岁年龄段,这就为正确认识这一种相当罕见的事件提供了极好的机会。

在这个系列病例的恶性骨肿瘤中,骨肉瘤的发生率并非完全出乎意料。50 岁以上的患者占全部骨肉瘤病例的 15%~20%。其中大多数病例合并有 Paget 病,或者发生于此前曾接受过放射治疗的组织,而骨肉瘤再发病例也发生在该年龄段。骨的恶性纤维组织细胞瘤相对少见,对梅奥诊所的病例档案进行的一项复查共发现 71 例, 其中半数以上发生于 55 岁以上的患者。软组织的恶性纤维组织细胞瘤是最常见的软组织肉瘤。因此毫不奇怪,在该组联合病例中,6 例软组织肿瘤中就有 2 例为该种组织生成类型。这样的话,只要知道患者的年龄和患病部位,该组联合病例中肉瘤的分布即可通过一般人群的发病率数据来进行预测。

迄今为止已有 5 项独立的报道,就各种关节置换术后的癌症发生率进行了评论性分析[10,12,13,26,27]。在这几个病例系列中手术后累计的患者人年总数已超过 500 000。在上述联合病例系列中,总的癌症发生率与普通人群的预期值或期望值并无显著差异。特别是在术后头 2 年内, 癌症的观察数与预期数比例更低,表明接受该手术的患者总体健康水平良好。尽管曾在 3 个研究系列中有此提法[10,13,40],但最近的一项对芬兰癌症数据库的拓展分析表明,在进行了 31 651 例全髋置换术后造血系统癌症发病率并未增加。考虑到由于金属材质颗粒聚集在网状内皮系统,会对这一患者人群的免疫系统产生慢性刺激,后一项研究的结果尤其鼓舞人心[8,22]。这一点已被为动物植入金属植入物(特别是含镍的植入物)的多项动物实验所证实,在这些动物中,淋巴组织增生系统的恶性肿瘤发病率有所增加[32]。由于免疫易感性增加,研究人群中乳腺癌、结肠癌、直肠癌和肺癌的发病率均显示较普通人群有轻微下降,正如多项研究所报道的[10,13]。

一项研究表明,肿瘤转移可以引起骨溶解,进而引起植入物的力学失败,从而需要翻修手术。在一项对 93 例曾行全髋关节翻修术患者的研究中,11.8%的患者此前曾患有恶性肿瘤。其中有 2 例患者镜下有明显的转移灶,并认为这与初次重建手术的力学失败不无关系。鉴于此,在考虑进行髋关节翻修手术时,应对曾有恶性肿瘤病史的患者,特别是易于发生骨转移肿瘤(如甲状腺癌、肺癌、乳腺癌、肾癌和前列腺癌)的患者,进行详尽的术前评估,并在术中进行活检,以发现可能的隐匿性疾病[31]。

小结

通过对文献的解读旨在说明,常用于固定和重建的植入物或许并非完全是惰性的。体内被植入了大型金属假体的所有患者,在一定程度上均可发生碎屑颗粒的聚积。这就有可能使患者全身接触到这些外来物质,并作为一种副产品而使机体的免疫易感性增强。尽管有这些担心而且在理论上也有这种可能性,但目前尚无有力的证据证明,原发性间充质细胞或淋巴组织增生性恶性肿瘤发生率会由于骨科固定和重建中使用了生物材料而有所增加。此外,国际癌症研究署对外科植入物和其他外部材料对人类的致癌风险的评估表明,骨科植入物(包括陶瓷)是无法按照其对人类的可能致癌性进行分类的[26]。

(李旭 译 侯筱魁 校)

参考文献

1. Agins HJ, Allock NW, Bansal M, et al: Metallic wear in failed titanium alloy total hip replacements: A histological and quantitative analysis. J Bone Joint Surg 70A:347, 1988.
2. Arden GP, Bywaters EGL: Tissue reaction. *In* Arden GP, Ansel BM, (eds): Surgical Management of Juvenile Chronic Poly Arthritis. London, Academic Press, 1978, p 269.
3. Bago-Granell J, Aguirre-Canyadell M, Nardi J, et al: Malignant fibrous histiocytoma of bone at the site of a total hip arthroplasty: A case report. J Bone Joint Surg 66B:38, 1984.
4. Bartolozzi A, Black J: Chromium concentrations in serum blood clot and urine from patients following total hip arthroplasty. Biomaterials 6:2, 1985.
5. Brien WW, Salvati EA, Healey JH, et al: Osteogenic sarcoma arising in the area of a total hip replacement: A case report. J Bone Joint Surg 72A:1097, 1990.
6. Buchert BK, Vaughn BK, Mallory TH, et al: Excessive metal release due to loosening and spreading of sintered particles on porous coated hip prosthesis: Report of two cases. J Bone Joint Surg 68A:606, 1986.
7. Carter RL, Rowe FJC: Induction of sarcomas in rats by solid and fragmented polyethylene: Experimental observations and clinical implications. Br J Cancer 23:401, 1969.
8. Case CP, Langkamer BG, James C, et al: Widespread dissemination of metal debris from implants. J Bone Joint Surg 76B:701, 1994.
9. Coleman RF, Herrington J, Scales JT: Concentration of wear products in hair, blood, and urine after total hip arthroplasty. BMJ 1:527, 1973.
10. Coleman MP: Cancer risk from orthopedic prostheses. Ann Clin Lab Sci 26:139, 1996.
11. Doll R: Cancer of lung and the nose: nickel workers. Br J Indian Med 15:217, 1958.
12. Fryzek JP, Mellemkjaer L, McLaughlin JK, et al: Cancer risk among patients with finger and hand joint and temporomandibular joint prosthesis in Denmark. Int Cancer 81:723, 1999.
13. Gillespie WJ, Frampton CMA, Henderson RJ, et al: The incidence of cancer following total hip replacement. J Bone Joint Surg 70B:539, 1988.
14. Goodfellow J: Malignancy and joint replacement (editorial). J Bone Joint Surg 74A:645, 1992.
15. Hamblen DL, Carter RL: Sarcoma and joint replacement (editorial). J Bone Joint Surg 66B:625, 1984.
16. Harris WH, Schiller AL, Scholler JM, et al: Extensive localized bone resorption in the femur following total hip replacement. J Bone Joint Surg 58A:612, 1976.
17. Jacobs JJ, Skipor AK, Black J, et al: Release in excretion of metal in patients who have a total hip replacement component made of titanium base alloy. J Bone Joint Surg 73A:1475, 1991.
18. Jacobs JJ, Rosenbaum DH, Marshallhay R, et al: Early sarcomatous degeneration near a cementless hip replacement: A case report and review. J Bone Joint Surg 74B:740, 1992.
19. Kirkpatrick CJ, Alves A, Kohler H, et al: Biomaterial induced sarcoma. A novel model to study pre-neoplastic change. Am J Path 156:1455, 2000.
20. Kolstad K, Hogstrop H: Gastric carcinoma metastasis to a knee with a newly inserted prosthesis: A case report. Acta Orthop Scand 61:369, 1990.
21. Lamovec J, Zidar A, Cucek-Plenicar M, et al: Synovial sarcoma associated with total hip replacement: A case report. Addendum: Osteosarcoma associated with a Charnley-Mueller hip arthroplasty. J Bone Joint Surg 70A:1558, 1988.
22. Langkamer VG, Case CP, Heap P, et al: Systemic distribution of wear debris after hip replacement: A cause for concern? J Bone Joint Surg 74B:831, 1992.
23. Laskin DM: Experimental production in sarcomas by methylcrylate implant. Proc Soc Exp Biol Med 87:329, 1954.
24. Lux F, Zeisler R: Investigations of the corrosive deposition of components of metal implants and of the behavior of biologic trace elements in metallosis tissue by means of instrumental, multielement activation analysis. J Radiol Anal Chem 19:289, 1974.
25. Martin A, Bauer TW, Manley MT, et al: Osteosarcoma at the site of a total hip replacement. J Bone Joint Surg 70A:1561, 1988.
26. McGregor DB, Baan RA, Partensky C, et al: Evaluation of the carcinogenic risks to humans associated with surgical implants and other foreign bodies—a report of an IARC monographs program meeting, International Agency for Research on Cancer. Eur J Cancer 36:307, 2000.
27. Paavolainen P, Pukkala E, Eulkkinen P, Visuri T: Cancer incidence in Finnish hip replacement patients from 1980 to 1995: A nationwide cohort study involving 31,651 patients. J Arthroplasty 14:272, 1999.
28. Penman HG, Ring PA: Osteosarcoma in association with total hip replacement. J Bone Joint Surg 66B:632, 1984.
29. Rock MG, Hardie R: Analysis of local tissue response in 50 revision total hip arthroplasty patients. Presented at the Symposium on Retrieval and Analysis of Surgical Implants and Biomaterials, Snowbird, Utah, August 1988.
30. Ryu RKN, Bovill EG Jr, Skinner HB, Murray WR: Soft tissue sar-

comas associated with aluminum oxide ceramic total hip arthroplasty: A case report. Clin Orthop 216:207, 1987.
31. Salai M, Zippel D, Perelman M, Chechik A: Revision hip arthroplasty in patients with a history of previous malignancy. J Surg Oncol 70:122, 1999.
32. Sinibaldi K: Tumors associated with metallic implants in animals. Clin Orthop 118:257, 1976.
33. Steineman SG: Corrosion of titanium and titanium alloys for surgical implant. *In* Lutergering G, Swicker U, Bunk W (eds): Titanium, Science, and Technology, vol 2. Berlin, Springer-Verlag, 1985, p 1373.
34. Stephensen SL, Schwarz Lausten G, Thomsen HS, Bjerregaard B: Liposarcoma in association with a total hip replacement. Int Orthop 23:187, 1999.
35. Swann M: Malignant soft tissue tumor at the site of a total hip replacement. J Bone Joint Surg 66B:269, 1984.
36. Swanson SAV, Freeman MAR, Heath JC: Laboratory tests on total joint replacement prosthesis. J Bone Joint Surg 55B:759, 1973.
37. Tait NP: Case reports, malignant fibrous histiocytoma occurring at the site of a previous total hip replacement. Br J Radiol 61:73, 1988.
38. Troop JK, Mallory TH, Fisher DA, Vaugh BK: Malignant fibrous histiocytoma after total hip arthroplasty: A case report. Clin Orthop 253:297, 1990.
39. Vanderlist JJJ: Malignant epithelioid hemangioendothelioma at the site of a hip prosthesis. Acta Orthop Scand 59:328, 1988.
40. Visuri T: Cancer risk after McKee-Farrar total hip replacement. Orthopedics 14:137, 1992.
41. Vives P, Sevestre H, Grodet H, et al: Histiocytome fibreux malin du fémur après prosthèses totale de hanche. Rev Chir Orthop 73:407, 1987.
42. Weber PC: Epithelioid sarcoma in association with total knee replacement. J Bone Joint Surg 68B:824, 1986.
43. Witt JD, Swann M: Methyl wear in tissue response and failed titanium alloy total hip replacements. J Bone Joint Surg 73B:559, 1991.
44. Woodman JL, Jacobs JJ, Gallante JO, Urbin RN: Methyl ion release from titanium based prosthetic segmental replacements of long bones in baboons: A long term study. J Orthop Res 1:421, 1984.

第 8 章

输血医学与骨外科：血及血制品

S.Breanndan moore,Paula J.Santrach

历史背景

输血科学在过去20年中变得更加深奥，Rip Van Winkle博士的输血医学经验可以追溯到20世纪80年代中期以前，而如今的情形几乎是他未曾想到的。毫无疑问，这种改变的动力来自公众对输血危险的意识逐渐增加。患者对获得性免疫缺陷综合征(AIDS)和其他输血传播疾病的恐惧有时是非理性的，他们要求一种“零危险”的血液供应。医生尽管更能理解潜在的风险，但也理解和赞同其患者的恐惧，而且自身对输血传播疾病也感到担心。

这些恐惧导致了对自体血液供应的任何可能性的过分关注，从而积极努力地重新评价输血操作以便尽量减少异体的接触。输血操作总体发生了改变，供给每位患者的血液量已大幅减少。同样更敏感的新型病原体检测技术以及DNA扩增检测血液源性病原体技术的推广，也使现在的异体血源达到了特别安全的水平。这反过来也使人们重新审视和改变了过去对自体输血(尤其是术前储血)的过分重视。

红细胞输血基础

输血史的获取

从患者获取输血史仅需几分钟时间。医师只需要对患者询问既往怀孕史、已知输血以及诸如可能包含患者未知输血的大手术等事件。如果患者知晓过去输血发生的问题，这常是一个重要信号。这往往是一次显著的反应，甚至是危及生命的反应。患者可能持有描述输血问题的卡片或信件，因为提供这种文件是血库和医院的常规惯例(但非普遍如此)。因为在偶尔见到显示过去输血问题的信息时实验室检查已不再可能检测出既往反应的原因，因此要把此信息告知医院血库。

红细胞输血的分型、筛选及交叉配血

在使用血液和血制品前对患者的血液进行分型是指检测其ABO血型和Rh血型(即Rh阳性或Rh阴性)。这是一项至关重要但很简单的检测，一旦获得正确采集的血样即刻送血库检测。

抗体筛选使用患者的血清与试管中已知的试剂红细胞反应。选择出试剂红细胞(两种或三种不同的供体红细胞)，使它们之中包含几乎患者可能对其产生抗体的所有重要的红细胞抗原，也就是说，对患者的血清进行红细胞抗体“筛选”。阴性的抗体筛选结果随后进行交叉配血匹配的可能性达到99.8%以上[60]。测定ABO和Rh血型以及红细胞抗体筛选简称为“分型与筛选”。

交叉配血(匹配性检测)与抗体筛选相似，也是用患者的血清检测其中的抗体。然而不是与试剂红细胞拮抗，患者的血清是与输入患者的确切供体血的红细胞反应。就是说，交叉配血是在体外与被检测的输血在体内相关联。抗体筛选总是连同交叉配血一起进行，但分型和筛选不包括交叉配血。

不匹配现象可出现在抗体筛选或交叉配血过程中的两个或三个不同的时间点上。其中第一个出现在交叉配血开始后的5分钟内，即交叉配血的“第一阶段”或“即时旋转”部分。交叉配血的第一阶段提供了一种双重检查，以确保被选血样的ABO血型与患者的相匹配。当输血前没有足够时间完成全部交叉配血时，完成第一阶段则可保证为患者做了适当的ABO选择，这正是大多数交叉配血最重要的部分。

抗体筛选和交叉配血的实际技术操作仅需30~45分钟。但是获得正确分辨的血样、样本运输、检测、收集报告、标记和血制品运输则使得完成交叉配血的大

约时间延长到90分钟至4小时,依环境条件和输血的紧迫性而定。

与ABO和Rh分型、抗体筛选以及交叉配血相关的所有工作都是为了防止潜在致命性输血溶血反应。与ABO、Rh、Kell、Duffy及Kidd血型系统中抗原反应的抗体是导致几乎所有溶血反应和相关死亡的主要因素。除了ABO抗原系统外,临床上最重要的抗体还有:Rh系统抗原D、C、c、E、e,Kell系统抗原K和k,Duffy系统抗原Fy^a和Fy^b,以及Kidd系统的Jk^a和Jk^b。虽然针对到目前为止发现的其他600多种红细胞抗原中的许多抗原的抗体也有潜在溶血性,但在骨科临床实践的一生时间内很少遇到。

交叉配血只是医学检验中另一项简单的检测,其实用性取决于临床因素。虽然需要输血的危及生命的状况并不常见,但此时为等待交叉配血而延误是绝对的错误。患者常可通过紧急输注ABO匹配的红细胞幸存下来,尽管其后在完全交叉配血中发现其并不匹配。使用O型血细胞可避免任何ABO不匹配的灾难后果,提供Rh阴性血红细胞也可避免孕龄妇女的Rh致敏。

ABO事故

超过60%的输血相关死亡(不是由传播病毒或细菌引起的)是由ABO血型不匹配所致[54]。实际上,所有ABO相关死亡都是人为错误的结果,而且几乎没有一例是因错误标记或错误分型红细胞所致。这些ABO事故几乎都是在抽取患者血液或使用血的过程中产生的分辨错误所致。医生不仅要管理血液,而且还可能涉及抽取错误的血样或与预约供血相关的错误(例如为不适当的患者订血),这些都会增加血液使用中发生混杂的可能性。1976~1985年向(美国)食品与药品管理局(FDA)报告的因ABO不匹配输血导致的131例死亡病例[54],表明约100万例红细胞输血中只有1例死亡,但每一例都是可以避免的悲剧。医师坚持在手术室和病房中执行精细的分辨措施就可能避免这种灾难性的错误。

新千年的输血实践

虽然在上述段落中讨论的红细胞输血基本概念已经有数十年历史,但到21世纪初输血医学仍然是一个新的概念,它体现了最近的革新成果,新科学知识的应用,或按照国家规范和官方标准进行的修改。与骨科有关的变化包括:①制定比较明确的输血标准以及修改了红细胞及其他血制品的输血适应证。②对输血风险有了更深入的了解,而且对这些风险的认识更加合理。③记录输血操作是绝对必要的,包括使用输血知情同意书。④对自体输血的作用做了重新评估,其主要类型都适用于骨科临床。⑤强调了合理输血操作的重要性,而且费用效益分析应成为治疗决策的关键步骤。⑥对使用“定向”供体进行了重新评价。⑦组织库(包括骨库)的复杂性有所增加。

血液成分输血的标准和指南

全血

来自供体的全血现在很少以未加工方式使用。而是为了获得最大效率,将供血分为不同的部分,称之为成分。每份供血可分为三种成分:红细胞,血小板和冷冻新鲜血浆(FFP)或冷沉淀物。有时自体供血仍以全血获取。本节下述部分将讨论大部分可获得的成分。

红细胞和“输血触发点”

红细胞输血旨在提高携带氧气的能力,以便在血管内容积和心功能满足输血要求的情况下,维持组织的氧合作用。只有在时间或潜在病理生理特征除外了贫血的其他处理方法(如铁剂治疗或适当时的促红细胞生成素治疗)时,才可以使用红细胞(过去称为浓集红细胞)。在新型添加液中提供的红细胞(例如AS-1或AS-3红细胞)基本上是红细胞的葡萄糖和盐水悬浮液。还含有少量的抗凝剂和30~50 mL的血浆。不应将红细胞视为血浆成分的来源。如今典型的红细胞单位是(320±50) mL,红细胞压积为55%,流动性类似全血。

红细胞“输血触发点”,是指输血的风险被认为与其效益相平衡的时刻点,已发生了明显的变化。十年前,血红蛋白浓度低于10 g/dL(100 g/L)常作为输血指征。如果现在仍以血红蛋白浓度作为输血指征,则其水平应为7 g/dL或8 g/dL[48]。现在比过去更常考虑临床体征与症状,许多医疗单位要求或建议对血红蛋白水平高于7 g/dL或8 g/dL(例如心、肺或脑血管功能受损)的红细胞输血进行记录。在梅奥诊所,并未发现血红蛋白水平会影响髋关节置换术后的住院时间[39]。

当前的倾向是尽可能避免输血,因而开始出现对亚输血的思考毫不奇怪[45,55]。监控组织氧合作用能力的提高将可以部分解决输血的困境,但依据对危险和效益的认识进行临床判断仍然是将来决定红细胞输血的最终决定因素。

血小板

血小板主要用于存在因血小板减少症或功能不全所致出血的患者或者有明显出血风险的患者。在骨科患者中，血小板输血仅用于存在血小板疾病以及大量失血的患者。据文献报道，大量输血时不必常规预防性输注血小板[52]，而且通常，血小板仅用于因存在或怀疑有血小板功能不全或血小板计数少于 50×10^9/L（50 000/mm^3）引起的小血管出血的病例[17]。根据各单位的经验，大多数成人需要血小板的剂量为 4~6 个单位，预计每个单位可提升血小板计数 5~10×10^9/L（5000~10 000/mm^3）。

冰冻新鲜血浆（FFP）

通常认为 FFP 含有相同数量正常血浆的所有凝血因子，但与血小板相关的凝血因子除外。在骨科中，FFP 最常用于纠正因大量输血所致的凝血因子缺乏，以及用于逆转需急症手术患者应用华法林治疗导致的凝血缺陷。对于不能提供凝血因子安全浓度的先天性凝血缺陷患者，术前可能需要输注 FFP。

多数专家建议，只有当病例记录表明患者为非血小板相关性凝血缺陷时［通常要通过凝血酶原时间（PT）或活化的部分凝血活酶时间（APTT）确定］，方可在上文所述情况下输注 FFP。建议的“触发点”值是：PT 大于正常值中位数的 1.5 倍（通常大于 18 秒），以及 APTT 是正常值上限的 1.5 倍（大于 55~60 秒）[15,57]。通常根据经验使用 FFP，开始先输注 2 个单位（袋），首次输血完成后通过检验凝血来决定进一步治疗[17]。对于用华法林进行抗凝治疗的患者，通常认为国际标准化率（INR）等于或低于 1.4 已经足够，而且术前不需要使之逆转。

冷沉淀物

冷沉淀物是 FFP 的不溶解冷成分，每袋含有 80~100 单位的凝血因子Ⅷ和 150~250 mg 纤维蛋白原，容量仅为 20~25 mL。冷沉淀物还含有凝血因子ⅩⅢ和冯·威尔布兰德（von Willebrand）因子。冷沉淀物最初是作为凝血因子Ⅷ的浓缩源研制的，用于治疗血友病，现在大多数用做纤维蛋白原的浓缩源，用于需大量输血的患者以及弥漫性血管内凝血患者。（尽管 FFP 含有纤维蛋白原，但容积因素限制了其在提高衰竭患者纤维蛋白原水平中的效力。目前在美国尚没有 FDA 批准的商品化的浓缩纤维蛋白原。）

冷沉淀物通常作为纤维蛋白原浓缩用于成人患者，经验剂量为 8~10 袋（单位）。根据经验每 5 kg 体重应用 1 袋[17]。如果能够提供纤维蛋白原的检测结果，对于认为与低纤维蛋白原血症相关的出血应使用足够量的制品，以使患者的纤维蛋白原浓度高于 100 mg/dL[17]。

输血的风险

大约在 20 年前已明确显示 AIDS 污染了血液供应，对此事有几种不同的反应。媒体开始强调异体输血对 AIDS 传播的危险性，以致使公众开始认为输血是感染的首要来源！实际上超过 96%的 AIDS 病例与输血无关，即使在对血液供体进行 AIDS 病毒检测之前也是如此！但是这种公众的（或者公正地说有些可笑的）焦虑导致了对提供自体血液的更多需求，尤其是骨科和心脏的择期手术。也使议会和法律界采取了一些重要行动，对临床输血工作和供血的确实安全性进行了非常慎重的重新评定。新联邦规范就供体筛检审查、病原体检测以及其他与血液储存活动安全性相关的规程都做了规定。同时在 20 世纪 90 年代，基础科学的发现和发展导致了对丙型肝炎病毒（HCV）的识别、特征描述和诊断检测，以及对所有供体的数“代”指定病原体检测的敏感性和特异性的显著提高。这些变化都明显改进了对临床输血活动和血液本身安全性的控制。

2000 年初，在 FDA 强烈鼓励下，对所有供体的 HCV 和 HIV 开始了新的更敏感的核酸扩增（NAT）检测。这些实验可检测病毒 DNA 或 RNA 本身的存在，而且绕过了新受感染供体产生抗体所需的“生物等候期”，这些抗体正是标准指令性检测供体病原体的目标。实际上 NAT 方法通过检测 DNA 明显缩短了从供体开始受到感染到其还未产生传统检测方法能检测到的抗体之间的所谓“窗口期”。尽管这种方法还没被 FDA 指定，但几乎所有采集的血液（在 2001 年中期）实际上都进行了 NAT 检测，预期不久将被强制执行。

从超过 1000 万份供体的 NAT 检测结果中收集了大量的数据，在一些全国性重要会议上公布了在异体供血中目前病原体残余风险的预报数据[20]。根据 Williams 的计算，1995~2000 年间 HIV 传播的风险降低了 15.6 倍！HCV 也有了类似的显著改进，乙型肝炎病毒（HBV）的改进程度稍小。

由于血液安全性的改善有些过分，最新 NAT 数据的评估者不得不依赖于保守的数学推测方法来估算残余风险,因为检测供体的获得率很低。例如在一项研究中,来自重复供体的514万份供血中仅发现1例HIV阳性结果(仅NAT阳性)和11例HCV阳性结果(仅NAT阳性)。初次供体的数据是:145万份供血中有11例HCV阳性结果,没有HIV阳性结果[20]。

这些数据明确表明:①目前的残余风险极低;②以DNA为基础的检测将成为供体检测的新标准。根据2001年中期获得的检测数据,将输血传播HIV、HCV和HBV的近似残余风险列在表8-1。

检测方法的每项改进都将进一步提高血液的安全性,但患者必须认识到输血现在不是,以后永远也不是100%安全的。这一点必须牢记在心,因为生命中没有完全安全的东西。正如本章其他部分所述,即使自体输血也不是毫无风险,因为它可能被细菌污染,而且更重要的是由于工作人员的差错可能会误输给他人。

与患者讨论任何操作(包括输血)的风险时,应告知其现实和经利弊权衡的数据和信息。还应告诉他们不输血的风险,以便他们能正视输血的危险。

记录适应证、效益和输血同意书

认识到输血的风险已使输血工作产生了实质性的改变。与同意其他重大手术操作一样,输血患者知情同意在法律上也是必要的。这份同意书可按照美国血库协会对医院的建议记录在输血专用文件上,或者最好记录在医疗档案上,标明有关风险和效益已经同患者或患者的父母或监护人讨论过并被理解。授权机构,尤其是健康组织授权联合委员会,坚决要求认真记录好输血适应证和输血结果。联合委员会指定医务人员负此责任,通常由医院的输血委员会完成[38]。

自体输血

回顾

在20世纪80年代,对异体输血导致AIDS和其他有害影响的恐惧使骨科手术中使用自体血迅速增长。提供自体血通常分为四种主要类型:①术前采集;②术前立即血液稀释;③围手术期血液补救;④围手术期成分血准备。根据(美国)国会普查结果,术前采集自体血在1992年达到高峰,估计为1 117 000单位,约占美国所有全血和红细胞采集量的8%[62]。但随后逐渐缓慢下降到20世纪80年代中后期的水平[30,61]。1999年自体输血量为367 000单位,较1997年下降了12.6%[58]。

许多因素影响了手术患者应用自体血。避免异体输血的有关优点,包括降低了输血传播感染、异体免疫、溶血和输血过敏反应以及与输血相关移植物抗宿主病等风险。自体输血也能缓解异体供血不足的压力,目前由于输血需求的增长超过了异体血供体的增长,血供不足的矛盾在不断增长[58]。此外还可减少与输血相关的免疫调节,不过这种现象的临床显著性并不明显。

另一方面,下述几点也减少了自体输血。

1. 费用和效益的变化:在术前自体血采集(PABD)方案中,必须估计出手术所需的输血量。某一患者具体的需求量常难以确定,因此可能高估了需求,使丢弃率达到50%或更多[53]。考虑到丢弃血液的费用,则每单位自体血的耗费往往非常高[23]。决策分析表明,与其他医疗措施相比,每挽救一个质量校正生存年(QALY)所需的费用PABD方案往往更高。髋关节置换手术的费用估计在235 000~373 000美元[8,23]。对于关节置换手术的术后自体血补救方案,计算出的每个QALY的费用将非常高,主要与红细胞恢复数量少以及即使少量输血也会产生的操作费用有关[36]。异体血供安全性的逐渐改善会使这种高费用效益比变得更糟。

2. 关于有效性的问题:在选择的患者人群的研究中发现,使用PABD可降低异体输血的发生率[27]。但是也有文献表明,供血患者的术前血红蛋白水平通常较低[14],而且更有可能被输入任何血液成分[3,27]。PABD的真正优势在于术前阶段能刺激红细胞生成。其结果是,若不接受异体输血,患者在手术时最终会丢失更多的红细胞。对那些不能产生足够量的新红细胞取代采血所失红细胞的患者,PABD简直就是将"储存"的红细胞由身体转移到冰箱里。对于采集前血红蛋白水平高的患者也是如此,而且采集并不能诱导过多的红细胞生成反应[49]。

表8-1 单位血液的近似病原体残余风险

HBV	1:170 000
HCV	1:250 000~1:1 700 000
HIV	1:1 700 000~1:1 900 000

3. 意识到自体输血并非没有风险：使用自体血并不能消除输血伴发的所有风险。患者可能接受了另一患者的血液，这种错误在手术室内外均可发生[44]。自体输血伴发的反应率与使用异体血相似[22]。尽管 40%的这类反应与输血无关，但其余一些反应，包括发热与过敏反应，可能表明在储存过程中产生了细胞因子。文献报道的其他自体输血副反应包括细菌污染、设备功能异常导致的溶血、循环超负荷和空气栓塞。在有些医疗单位自体输血的标准似乎并不严格，以及自体血可能单纯由于“因为它可以得到”而被输入而不考虑患者的临床状态或血红蛋白水平，因此这些风险尤其容易产生。

4. 不建议用于其他患者：只要供体符合异体输血的所谓标准，FDA 允许将未用的自体血用于其他患者。现已证实这种做法在操作上有一定风险，因此美国血库协会[56]和美国医学会[10]已不建议采用。

5. 医师临床实践的改变：考虑所讨论的所有这些因素，许多医师已经对自体血的看法做了重新评价。有些骨科医师决定不再对关节置换手术患者常规建议术前供血。这些医师现在趋向于对最合适患者选择性应用术前储血和围手术期挽救性输血。多数研究应用患者特异性特征(例如术前血红蛋白水平和手术类型)作为规则以便更准确地区分这些患者[16,19,33,37,41,46,49]。选择一种或联合应用可获得的几种围手术期自体技术也具有患者依赖性[4,7,32,35]。医师临床实践的这些变化也许是供血减少的主要原因，因为研究表明医师的建议是自体供血的主要诱因[21,42]。

术前储血

选择性骨科手术，尤其是关节重建手术，易造成术前收集自体血的滥用。因为大多数手术是择期进行的，可以延迟数周至一个月或者更久而不会对患者有损害，并且常伴有明显失血但失血量可预计，因此骨科手术是对最适合患者进行术前采血的理想领域。可在术前 1 个月内每隔一周采集 3~4 单位血。采血后容量充盈一般需要 48~72 h，而且在临床上对最后一次采血至手术之间的间隔时间有一定限制。允许自体采血的最低血红蛋白水平是 11.0 mg/dL，许多患者同时使用口服铁剂治疗以利于红细胞生成。

由于费用和效益的易变特性，医师和医院应力求为自体血采集制定合理的标准。应考虑使用患者特异性方法。考虑到上述风险，自体输血的激发点应和异体输血相同。尽管有几项研究曾用促红细胞生成素使患者提供更多的自体血进行了成功的实验性尝试[29,47,51]，但这样做会明显增加自体血的费用，因此临床上仅对起初有贫血的患者可行。最近的一些研究多致力于单独使用促红细胞生成素来刺激起初血红蛋白浓度低患者的红细胞生成，从而可避免输血[5,25,26]。

血液稀释

在术前即时血液稀释(又被称为急性血量正常血液稀释，ANH)中，在手术室内对已麻醉患者手术开始前采集 2~3 单位自体血。给予类晶体和(或)胶体补充损失容量。应用标准血袋和抗凝剂，并将其常温储存在手术室内。以下理论支持应用 ANH：①血液稀释后每容积失血的红细胞含量减少；②正常心功能的患者能在红细胞压积为 25%~30%或更高时对组织进行足够的灌注；③此步骤可提供术后使用的新鲜自体红细胞、血浆和血小板。使用 ANH 的吸引力在于与其他自体血采集形式相比其费用低，但应仔细选择患者以避免副反应，而且此步骤可延迟手术开始时间。这种技术目前并未广泛开展。实验研究表明，使用 ANH 可减少对异体输血的需求[12,28,31]。但是应用围手术期输血方案也能获得相似效果[12]。

术中补救

术中血液补救可有效用于骨科手术，但其应用应限于能引起明显失血的手术，例如髋翻修手术以及部分应用脊柱器械病例。初次关节重建手术通常的失血不足以评价术中补救的费用是否合理。

一般情况下，在骨科手术中采集血液在技术上要比其他类型需补救体腔内集中流失血液的手术更困难。带有大量空气的血液抽吸以及高真空设备抽血可导致溶血和对红细胞的其他损害。因此抽血应在低真空下小心进行。有效过滤、血浓缩和洗涤补救的红细胞是在回输前去除游离血红蛋白、组织/骨碎屑以及其他不需要的上清物质的关键步骤。常采用附加洗涤液、微聚合体过滤和可视清理溶血来确保血制品质量。

还应采取特殊措施避免抽吸灌注液和其他类晶体进入血液补救系统。除了稀释导致的补救血液处理不足之外，也有一些以凝血紊乱和肺功能异常为特征的病例(称之为“补救血综合征”)报道，对此目前尚有争议，可能与这种稀释有关[13]。这种灌注液也可能含有不适合静脉应用的药物，如果洗涤不完全可能未被去除。使用血液补救的其他相对禁忌证还包括恶性肿瘤、感染和使用胶原密封剂，其在回输后分别可增加转移、败血症和栓塞的危险性。

术后补救

在许多情况下,术后采集重建关节的引流液可产生与一单位等量或更多的红细胞。收集的切口引流液可通过滤器直接回输,或者经过与大多数术中血液补救相似的方式洗涤后回输。

术后切口引流液常含有浓度升高的补体成分 C3a 和 C5a[5,6]、细胞因子[2]、激活的凝血因子、纤维蛋白分解产物[9]、甲基异丁烯酸[34]、脂肪、磷脂、脂解酶(如磷脂酶 A2)[40],以及浓度明显升高的游离血红蛋白。虽然大多数发表的报道表明回输这种未洗涤补救血临床问题很少,但也曾出现严重并发症和反应[15,24,63]。目前一致的意见似乎是:患者能耐受回输有限容量(小于1L)在 6 个小时内采集的未洗涤补救血。当预计有大量引流液(如双侧膝关节置换手术)时,应考虑用血细胞补救装置进行洗涤。

尽管在 20 世纪 90 年代早期应用术后补救较为广泛,但其普遍性在近几年内有所下降。术后回输相对小容量的补救血的有效性和费用效益比曾被质疑。

围手术期成分制备

现在已有设备可在术前短时间内制备富含血小板的血浆和纤维蛋白。这些制品曾局部和牛或人凝血酶联用,促进伤口止血和愈合,尤其是在整形外科手术中。目前尚缺乏在骨科手术中使用这些自体血小板和血浆制品的临床研究。

小结

围手术期自体血收集和回输仍将在骨科手术实践中发挥作用。有时患者对输血的恐惧促使医师使用多种自体技术,以避免异体输血而不考虑费用。然而对多数临床实践而言,自 20 世纪 80 年代中期以来获得的经验导致人们更具选择性地应用输血,即要考虑明显失血的可能性和患者个体应对失血和恢复的能力,又要尽量减少异体血的使用。这些操作的进一步变化主要取决于异体血供状况、输血相关免疫调节的临床影响和自体成分治疗的使用情况。

适当性与费用效益考虑

任何治疗的费用效益问题均应根据一系列因素的数据表确定。其中包括如果使用(或不使用)待考察治疗方法,其确定副反应的统计可能性。该数据应包括对诊断这些副反应和对其进行治疗设计所需费用的现实估计,还必须考虑待研究患者人群的人口统计学。例如,如果新的供体筛选和检测方法能有效减少异体输血的疾病传播风险,那么在费用效益问题上避免任何残余风险的费用就会明显增加。与其相似的是,如果引入"新的"治疗方法(例如自体输血)伴随有因其引入而要增加手术操作系统的复杂性(例如患者/供体评价、血液收集、检测、加工、储存和运输),那么出现错误(尤其是笔误)的可能性便可能增加。因此,这种新的"更安全"的方法可能伴有患者实际上接受错误血液的风险的显著增加!事实上在部分自体(预沉积)供体系统中,据报道 16 000 份血中有 1 份被输入到错误的受体[43]。在这个问题上也要考虑这种情况。

尽管在生命和健康上考虑金钱价值有些令人反感,但常识表明,对实施前应评价的保健花费,必须同时考虑费用和效益,这样才能对多种方案进行客观的比较。随着对提供保健服务的人员要求同时降低费用并增加保健交付效率的压力不断增加,使用标准化方法来决定费用效益比的需求甚至更为重要。曾研制并应用过这样一种系统来为"可接受的"费用效益比建立一致性的数值[43]。在 20 世纪 90 年代可接受的数值一般为 50 000 美元。这意味着,如果计算出的这种操作的 QALY 小于或等于 50 000 美元才被认为费用效益比合适。

根据术前自体采血可以避免异体病原体传播风险的设想,据报道关节成形术的 QALY 数据目前为 240 000 美元和 1 467 000 美元(显然费用效益比不合适!),具体数额取决于采用的手术方案是双侧翻修、单侧髋关节还是单侧膝关节手术[36]。此费用的主要因素是实际上有 30%~50%的预采集的血液因不需要而浪费了,因为不能用于其他患者。这是由于大部分自体供者(患者)作为异体供者是不被接受的。

尽管预采集方案显然不再具有费用效益优势,但考虑术中补救采血却完全与此不同,主要因为其浪费的血液很少,而且这种方法不会导致患者术前贫血,而术前采血则常会如此。

根据我们的经验,如果术中采集相当于 2 个单位的红细胞,该方法在费用效益比上较合理。在评价自体供血的费用效益比时必须明确,早期引进的数值是在2000 年出现了对异体供者进行新的聚合酶链式反应(PCR)为基础的病原体检测之前发表的。这种确保异体血安全性方向的进步将使其 QALY 更高，并使自体预采集的费用效益比较 2000 年之前更低！

志愿者直接供血

由于担心肝炎和 AIDS，患者可能要求特定的个体为他们供血。这类个体就是定向供体或指定的供体。患者通常不能提供自体血，因此会请求家庭成员、朋友，甚至教会或工作团体捐献血液供该患者专用。这种患者认为他们可以选择"更安全的"供体，因此会明显减少或消除输血传播疾病的风险。

总体上说，并未发现定向供体是血液的安全来源。检测定向供体肝炎和 AIDS 疾病标记物并与志愿者供体这种标记物相比的研究表明，定向供体的阳性标记发生率与其相似或更高[18,57]。当定向供体包含相当比例的"初次"供体时，阳性检测结果的发生率更高，在初次志愿者供体中也有类似的数值。因此，取自定向和志愿者供体的血液制品的输血传播感染性疾病的总体风险相似，也许更高。

如果供体数量有限，使用定向供体血可降低输血风险，至少理论上如此。这种"最少暴露输血"方案只选择一个或两个个体向患者提供所有预期需要的血液[11]。在周密计划的情况下，一个人能提供多个单位的红细胞，因此不需要任何其他供体供血。

然而在理论上和实践上还有其他一些有关使用定向供体的问题。这些个体可能处在捐赠血液的极大压力下，因此在将其置于肝炎或 AIDS 的风险下时其行为可能不诚实。当血液由于检查结果异常或"高危"行为而不能采用时或者当的确发生疾病传播时，保守供体的医疗秘密可能难以保证。为确保血液安全用于该患者而增加的对定向供体血的处理和追踪也会使费用加倍。输注某些有亲属关系的个体的血液甚至也会有副反应，例如移植物抗宿主疾病[50]。此外还曾发现，自体采血和处理的复杂性还会使自体输血方案中涉及的患者得到错误血液的危险性明显增加。

使用自体血液在传播感染性疾病方面显然是最安全的。最好根据病例个案决定是否应用定向供体，同时要考虑定向供体方案的可行性、患者的需要以及对本地血供的了解。

骨库

在过去数年里人类库存骨的可获得性显著增加了骨科医师的医疗手段。基本上必须像对待库存血一样来处理库存骨！事实上，最近 FDA 已开始制定一套详细的综合规范来管理所有组织库（包括骨库）。

这些规范与管理血库的规范是同时进行的，将涵盖骨库的所有方面，而且其明确的宗旨是有助于确保库存组织的安全性和有效性。这些规范规定，所有库存组织必须取自经过检测而且对 HBV、HCV、HIV、人 T 细胞白血病病毒 I 以及梅毒规定的标记物呈阴性的个体。这些组织的供体不能是这些疾病指定的高危人群。此外该规范还详细规定了库存组织的获取、检测、处理和储存方法，以及记录并保存每个步骤的文件要求。甚至还规定了组织库人员每年必须接受的强制性培训的性质和内容。

很明显，组织（骨）库已由松散组织的行为变为一种严格管理的行为。和骨库有关的骨科医师事先应仔细阅读 FDA 规程，并评价为遵守该规程而需付出的人员和设备费用。许多情况下在其单位倡导骨库的骨科医师将其责任转交给在处理 FDA 规程方面有经验的人，我们非常鼓励这种方式。

小结

输血临床实践从 1992 年开始已发生了显著的变化，其影响已辐射到所有医学领域。骨科医师和患者将从对新实践、相关知识和标准的正确应用的了解中收益良多。我们希望本文对输血医学的展望有助于对其的了解及正确应用。

（张海宁 译　侯筱魁 校）

参考文献

1. American Association of Blood Banks: 1983 Annual Report Arlington, VA,. American Association of Blood Banks, 1984.
2. Arnestad JP, Bengtsson A, Bengtson JP, et al: Release of cytokines, polymorphonuclear elastase and terminal C5b–9 complement complex by infusion of wound drainage blood. Acta Orthop Scand 66:334–338, 1995.
3. Audet A, Andrzejewski C, Popovsky M: Red blood cell transfusion practices in patients undergoing orthopedic surgery: A multi-institutional analysis. Transfus Pract Orthop Surg 21:851–858, 1998.
4. Ayers DC, Murray DG, Duerr DM: Blood salvage after total hip arthroplasty. J Bone Joint Surg 77:1347–1351, 1995.
5. Bengston J, Backman L, Stenqvist O, et al: Complement activation and reinfusion of wound drainage blood. Anesthesiology 73:376–380, 1990.
6. Bengtsson A, Lisander B: Anaphylatoxin and terminal complement complexes in red cell salvage. Acta Anaesthesiol Scand 34:339–341, 1990.
7. Billote D, Abdoue A, Wixson R: Comparison of acute normovolemic hemodilution and preoperative autologous blood donation in clinical practice. J Clin Anesth 12:31–35, 2000.
8. Birkmeyer JD, Goodnough LT, AuBuchon JP, et al: The cost-effectiveness of preoperative autologous blood donation for total

hip and knee replacement. Transfusion 33:544–551, 1993.
9. Blaylock R, Carlson K, Morgan J, et al: In vitro analysis of shed blood from patients undergoing total knee replacement surgery. Am J Clin Pathol 101:365–369, 1994.
10. Blum L, Allen J, Genel M, Howe J: Crossover use of donated blood for autologous transfusion: Report of the Council on Scientific Affairs, American Medical Association. Transfusion 38:891–895, 1998.
11. Brecher ME, Taswell HF, Clare DE, et al: Minimal-exposure transfusion and the committed donor. Transfusion 30:599, 1990.
12. Bryson GL, Laupacis A, Wells GA: Does acute normovolemic hemodilution reduce perioperative allogeneic transfusion? A meta-analysis. Anesth Analg 86:9–15, 1998.
13. Bull B, Bull M: The salvaged blood syndrome: A sequel to mechanochemical activation of platelets and leukocytes? Blood Cells 16:5–23, 1990.
14. Churchill WH, McGurk S, Chapman RH, et al: The collaborative hospital transfusion study: Variations in use of autologous blood account for hospital differences in red cell use during primary hip and knee surgery. Transfusion 38:530–539, 1998.
15. Clements DH, Sculco TP, Burke SW, et al: Salvage and reinfusion of postoperative sanguineous wound drainage. J Bone Joint Surg 74A:646, 1992.
16. Cohen JA, Brecher ME: Preoperative autologous blood donation: Benefit or detriment? A mathematical analysis. Transfusion 35:640–44, 1995.
17. College of American Pathologists, Practice Guidelines Development Task Force: Practice parameter for the use of fresh-frozen plasma, cryoprecipitate, and platelets. JAMA 271:777, 1994.
18. Cordell RR, Yalon VA, Cigahn-Haskel C, et al: Experience with 11,916 designated donors. Transfusion 26:484, 1986.
19. Cushner FD, Scott WN: Evolution of blood transfusion management for a busy knee practice. Orthopedics 22:S145–S147, 1999.
20. Dodd RY, Aberle-Grasse JM, Stramel SL: The yield of nucleic acid testing (NAT) for HIV and HCV RNA in a population of US voluntary donors: Relationship to contemporary measures of incidence. Transfusion 40:(Suppl IS), 2000.
21. Domen RE, Ribicki LA, Hoeltge GA: An analysis of autologous blood donor motivational factors. Vox Sang 69:110–113, 1995.
22. Domen RE: Adverse reactions associated with autologous blood transfusion: Evaluation and incidence at a large academic hospital. Transfusion 38:296–300, 1998.
23. Etchason J, Petz L, Keeler E, et al: The cost effectiveness of preoperative autologous blood donations. N Engl J Med 332:719–724, 1995.
24. Faris P, Ritter M, Keating E, Valeri C: Unwashed filtered shed blood collected after knee and hip arthroplasties: A source of autologous red blood cells. J Bone Joint Surg [Am] 73:1169–1178, 1991.
25. Faris PM, Ritter MA, Abels RI, Group AES: The effects of recombinant human erythropoietin on perioperative transfusion requirements in patients having a major orthopaedic operation. J Bone Joint Surg 78A:62–72, 1996.
26. Feagen B, Wong C, Kirkley A, et al: Erythropoietin with iron supplmentation to prevent allogeneic blood transfusion in total hip joint arthroplasty—a randomized, controlled trial. Ann Intern Med 133:845–854, 2000.
27. Forgie MA, Wells P, Laupacis A, Fergusson D: Preoperative autologous donation decreases allogeneic transfusion but increases exposure to all red blood cell transfusion. Arch Intern Med 158:610–616, 1998.
28. Goodnough L, Monk T, Despotis G, Merkel K: A randomized trial of acute normovolemic hemodilution compared to preoperative autologous blood donation in total knee arthroplasty. Vox Sang 77:11–16, 1999.
29. Goodnough L, Price T, Friedman K, et al: A phase III trial of recombinant human erythropoietin therapy in nonanemic orthopedic patients subjected to aggressive removal of blood for autologous use: Dose, response, toxicity, and efficacy. Transfusion 34:66–71, 1994.
30. Goodnough LT, Brecher ME, Kanter MH, AuBuchon JP: Transfusion medicine: Blood transfusion. N Engl J Med 340:438–447, 1999.
31. Goodnough LT, Despotis GJ, Merkel K, Monk TG: A randomized trial comparing acute normovolemic hemodilution and preoperative autologous blood donation in total hip arthroplasty. Transfusion 40:1054–1057, 2000.
32. Grosvenor D, Goyal V, Goodman S: Efficacy of postoperative blood salvage following total hip arthroplasty in patients with and without deposited autologous units. J Bone Joint Surg 82A:951–954, 2000.
33. Hatzidakis A, Mendlick R, McKillip T, et al: Preoperative autologous donation for total joint arthroplasty. J Bone Joint Surg 82A:89–100, 2000.
34. Healy W, Wasilewski S, Pfeifer B, et al: Methylmethacrylate monomer and fat content in shed blood after total joint arthroplasty. Clin Orthop Res 286:15–17, 1993.
35. Huet C, Salmi L, Fergusson D, et al: A meta-analysis of the effectiveness of cell salvage to minimize perioperative allogeneic blood transfusion in cardiac and orthopedic surgery. Anesth Analg 89:861–869, 1999.
36. Jackson BR, Umlas J, AuBuchon JP: The cost-effectiveness of postoperative recovery of RBCs in preventing transfusion-associated virus transmission after joint arthroplasty. Transfusion 40:1063–1066, 2000.
37. Keating E, Meding J, Faris P, Ritter M: Predictors of transfusion risk in elective knee surgery. Clin Orthop 357:50–59, 1998.
38. Keeling MM, Schmidt-Clay P, Kotcamp WW, et al: Autotransfusion in the postoperative orthopedic patient. Clin Orthop 291:251, 1993.
39. Kim D, Brecher M, Estes T, Morrey BF: Relationship of hemoglobin level and duration of hospitalization after total hip arthroplasty: Implications for the transfusion target. Mayo Clin Proc 68:37, 1993.
40. Langton S, Sieunarine K, Lawrence-Brown M, et al: Lipolytic enzyme and phospholipid level changes in intraoperative salvaged blood. Transfusion Med 1:263–267, 1991.
41. Larocque B, Gilbert K, Brien WF: Prospective validation of a point score system for predicting blood transfusion following hip or knee replacement. Transfusion 38:932–937, 1998.
42. Lee SJ, Liljas B, Churchill WH, et al: Perceptions and preferences of autologous blood donors. Transfusion 38:757–763, 1998.
43. Linden JV: Errors in transfusion medicine. Arch Pathol Lab Med 123:563–565, 1999.
44. Linden JV: Autologous blood errors and incidents. Transfusion 34:28S, 1994.
45. Lundsgaard-Hansen P: Treatment of acute blood loss. Vox Sang 63:241, 1992.
46. Mercuriali F, Inghilleri G, Biffi E: Personalized approach to define transfusion support to surgical patients. Int J Artif Org 21:78–83, 1998.
47. Mercuriali F, Zanella A, Barosi G, et al: Use of erythropoietin to increase the volume of autologous blood donated by orthopedic patients. Transfusion 33:55–60, 1993.
48. National Institutes of Health Consensus Conference: Perioperative red blood cell transfusion. JAMA 260:2700, 1988.
49. Nuttall GA, Santrach PJ, Oliver WC, et al: Possible guidlelines for preoperative autologous red blood cell donations for total hip arthroplasty patients based on the surgical blood order equation. Mayo Clin Proc 75:10–17, 2000.
50. Ohto H, Yasuda H, Noguchi M, Abe R: Risk of transfusion-associated graft-versus-host disease as a result of directed donations from relatives (letter). Transfusion 32:691, 1992.
51. Price TH, Goodnough LT, Vogler WR, et al: The effect of recombinant human erythropoietin on the efficacy of autologous blood donation in patients with low hematocrits: A multicenter, randomized, double-blind, controlled trial. Transfusion 36:29–36, 1996.
52. Reed RW II, Ciavarella D, Heimbach DM, et al: Prophylactic platelet administration during massive transfusion. Ann Surg 203:40, 1986.
53. Renner SW, Howanitz PJ, Bachner P: Preoperative autologous blood donation in 612 hospitals. Arch Pathol Lab Med 116:613–619, 1992.
54. Sazama K: Reports of 355 transfusion-associated deaths: 1976 through 1985. Transfusion 30:583, 1990.
55. Shibutani K, Frost EAM: Defining the low limit of hematocrit for surgical patients. Transfus Sci 14:335, 1993.
56. Standards for Blood Bank and Transfusion Services. Bethesda, MD, American Association of Blood Banks, 2000.
57. Starkey JM, MacPherson JL, Bolgiano DC, et al: Markers of transfusion-transmitted disease in different groups of blood donors. JAMA 262:3452, 1989.
58. Sullivan M: What is the State of the Nation's Blood Supply?: National Blood Data Resource Center, Bethesda, MD, 2001.

59. Vitale M, Stazzone E, Gelijns A, et al: The effectiveness of preoperative erythropoietin in averting allogeneic blood transfusion among children undergoing scoliosis surgery. Part B. J Pediatr Orthop 7:203–209, 1998.
60. Walker RH: What is a clinically significant antibody? *In* Polesky HF, Walker RH (eds): Safety in Transfusion Practices. Skokie, IL, College of American Pathologists, 1982, p 84.
61. Wallace EL, Churchill WH, Surgenor DM, et al: Collection and transfusion of blood and blood components in the United States, 1994. Transfusion 38:625–633, 1998.
62. Wallace EL, Churchill WH, Surgenor DM, et al: Collection and transfusion of blood and blood components in the United States, 1992. Transfusion 35:802–812, 1995.
63. Woda R, Tetzlaff J: Upper airway oedema following autologous blood transfusion from a wound drainage system. Can J Anaesth 39:290, 1992.

第 9 章

心脏病患者

Thomas P. Nobrega, Clarence Shub

心脏病患者术前评价的目的，是为了把手术的并发症和死亡发生率减少到最小。心脏病患者的手术危险分级对于达到这个目标极其重要，往往只需要进行病史采集、体检、心电图(ECG)和胸部 X 线拍片即可完成。一旦完成手术危险分级，便可以考虑进行另外的诊断性试验、特殊监控甚至改变已制定的手术方法或手术时间。

从围手术期风险的角度看，需要考虑的三个合理时间段分别是术前期、术中期和术后期。心脏病患者的术中处理主要由外科手术医师和麻醉师负责。术前和术后期可能需要内科医师或心脏病医师参与处理。医师之间的密切沟通十分重要。一般来说，如果已知患者患有心脏病但病情稳定，在采用局部或区域性麻醉进行低风险的手术时，不必与内科医师或心脏病医师一同进行。不过，大多数已知心脏病患者在需要采用全身麻醉或脊柱麻醉进行骨科大手术时，则应进行术前心脏病评估。对于选定手术的病例，术后护理也应请内科医师或心脏病医师参与。

心脏病患者病情评价

根据临床检查所得到的临床资料，可将心脏病患者的病情危险性分为高、中、低三级。分类为中级危险的患者，可以通过附加的诊断试验进行进一步危险度分层。由 Goldman 等[5]和 Detsky 等[4]研发的危险度分层方案发现，下面病史因素特别重要：心肌梗死既往史，不稳定性心绞痛或此前 6 个月内曾发生心肌梗死，年龄大于 70 岁，Ⅲ或Ⅳ级心绞痛，最近或以前曾患肺水肿。与高风险有关的体格检查变量，包括主动脉狭窄、颈静脉压升高或心脏第三收缩期杂音(S_3)。与高风险有关的心电图(ECG)变量包括非窦性心律或单纯房性期前收缩，或者是在术前某时刻有 5 次以上期前室性收缩。周围血管疾病患者代表一组特殊的高危群体，该危险分层方案往往会低估此患者群体的危险性。糖尿病患者也代表一组特殊的高危人群，这不仅是因为他们的冠心病潜在危险性更高，而且还因为他们更常发生无任何症状的心脏缺血 （“无症状性心肌缺血”）。

冠状动脉疾病

进行骨科手术的患者，就心脏风险而言最重要的一个因素是冠状动脉病。此前没有任何心脏病临床表现的个体，其围手术期心肌梗死的发生率非常低。对于此前曾有过心肌梗死的患者， 这种危险性较高，特别是在术前 6 个月内患过心肌梗死的患者。对于这类患者，应果断建议推迟 6 个月择期手术。但是，对于曾行血管再生成术且应激试验时无明显缺血表现的心肌梗死后择期手术患者，不必等候 6 个月。围手术期心肌梗死一旦发生，患者的死亡率较高。

除高风险的手术操作外(图 9–1)，大多数患有轻型稳定性心绞痛(Ⅰ或Ⅱ级)的患者，发生重大心血管意外(围手术期心肌梗死或死亡)的危险性不高，因此术前不必常规进行全面的心脏测试(图 9–2)。

一些作者提出，运动负荷试验时达到的运动负荷量是围手术期发生心脏意外的一个重要预见因素[3]。骨科患者由于身体运动受限， 会面临一些特殊的难题。例如，髋关节患有严重骨关节炎的患者通常惯于久坐不爱动，因而心绞痛、心脏瓣膜疾病或左心室功能障碍引起的功能受限表现不明显。虽然使用轮椅和助行器会对评价功能情况提供一些线索，但是标准的功能评估对许多骨科患者并不适用。对于这些患者，药理学应激试验可以有效提供附加的危险程度分层。

心脏瓣膜病

严重主动脉狭窄的有症状患者，在非心脏手术之前应进行主动脉瓣置换术。不过，另有一些明显主动

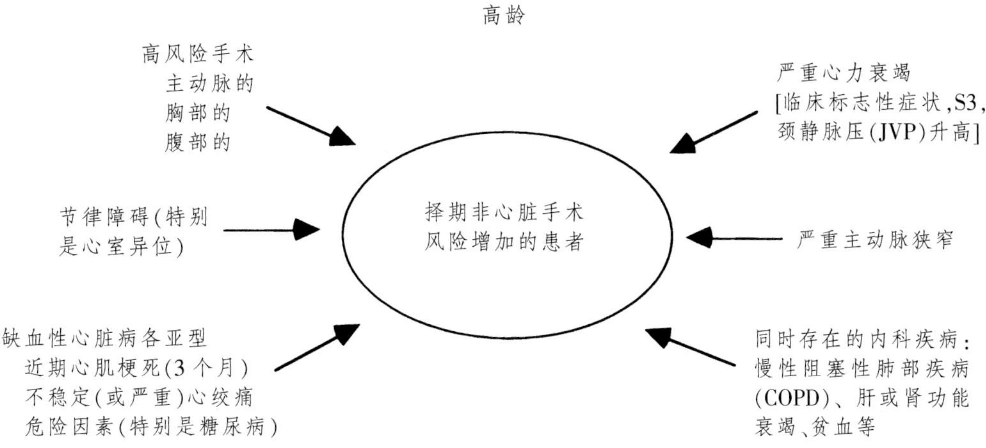

图 9–1 非心脏手术的风险评估。

脉狭窄的患者,他们不适合或拒绝行主动脉瓣置换手术,或者根本不愿意进行手术。O'Keefe 等[8]指出,对于某些挑选出来的患者,只要谨慎使用麻醉方法,完全可以进行非心脏手术,发生并发症的风险并不高。

通常,有严重症状性二尖瓣狭窄的患者完全适合行瓣膜成形术或手术矫正。如果个别患者发生意外情况,则这些个别患者不适合行上述手术,可选择药物治疗,并行术中血流动力学监测。

心脏瓣膜反流性损害(二尖瓣、主动脉瓣和三尖瓣反流)的手术耐受性通常优于瓣膜狭窄性损害。因此认为,有这类心脏损害的患者,只要保护心室功能,手术危险性较小。

左心室功能障碍

射血分数降低的患者应持续用药不要中断。理想的情况下,只要小心应用利尿剂,就可以达到最佳血容量,如有心力衰竭,手术前应进行治疗。非代偿性充血性心力衰竭患者,如果需要而且必须紧急手术,术前与围手术期放置肺动脉导管进行监护会有所帮助。

术式和手术紧急程度

骨科手术操作的总体危险性取决于手术的紧急程度以及手术术式。一般来说,骨科手术被认为是一种中等危险性的手术操作,特别是与血管、胸内或腹膜内手术相比。但是,对于那些血管内血容量发生了明显变化以及需要反复输血输液的待手术患者,应认为其危险性较大,因为这些患者发生血管内血容量缺少或过多的可能性较大。

术前护理

整个围手术期应连续使用心脏病药物, 不能中断。虽然需要考虑给药的剂量和方法,但是在围手术期间没有理由停止心脏病的药物治疗(表 9–1)。尤其是服用 β 受体阻滞剂的患者这一点更为重要,这些患者停用 β 受体阻滞剂后会导致发生“反弹”现象,此时

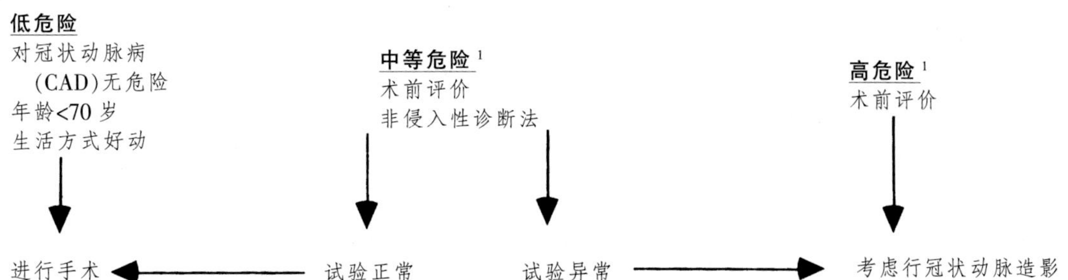

图 9–2 心脏病患者的临床评价方法。

表 9-1 心脏病药物

药物类型	作用	用法	说明
硝酸盐	抗心绞痛	口服,静脉内,局部	术前和围手术期连续用药
钙通道阻滞剂	抗心绞痛,抗高血压,抗心律失常	口服,静脉内	可能的话,术前和围手术期连续用药
β受体阻滞剂	抗心绞痛,抗高血压,抗心律失常	口服,静脉内	术前和围手术期停药可能有危险
利尿药	防治高血压、充血性心力衰竭	口服,静脉内	用于评价电解质紊乱
α受体阻滞剂	防治高血压	口服,静脉内(有些α受体阻滞剂),局部	作用于中枢神经,停药有危险
地高辛	防治心律失常、充血性心力衰竭	口服,静脉内	肾功能衰竭者减量

交感神经冲动发放和心率的过分增加可能突发心肌缺血。中枢作用的α受体阻滞剂(例如可乐定)代表另一类药物，它的突然停用可引起高血压急剧反弹,并引发敏感患者的心肌缺血。

围手术期心肌缺血伴发的并发症发生率和死亡率会有所升高。在对采用腰部麻醉进行择期髋关节成形术的52例连续患者进行的一项研究中,31%的患者在围手术期出现心肌缺血。这种心肌缺血事件96%的病例临床上无症状表现。这些心肌缺血事件伴发的心率无一例等于或低于每分钟50次[7]。

愈来愈多的证据表明,许多患者在围手术期应考虑应用β受体阻滞剂治疗。一项随机试验显示,术前应用β受体阻滞剂治疗可降低进行中高风险手术的高危患者的近期和远期死亡率。美国心脏病学会/美国心脏协会准则,支持对患有高血压、冠状动脉病或症状性心律失常的患者（如果不禁忌）围手术期应用β受体阻滞剂治疗[1,6]。

围手术期应用抗凝剂的风险,提出了一些特殊问题。血栓形成的风险必须与术后出血的危险权衡考虑。关于抗凝治疗的决定可由会诊的心脏病医师和外科医师根据特定的手术操作、血栓形成的预期危险、预期失血量和其他要考虑的问题共同做出。应用抗凝治疗的慢性房颤患者，根据其血栓形成的危险程度，大多数病例可在几天内不再继续抗凝治疗。

对于植入人工假体心脏瓣膜的患者,可采用多种治疗方法。术前所有的抗凝治疗均可暂停1~3天,在术后大约2天再重新给予抗凝治疗。一项研究[9]发现,这种方法伴发的出血性并发症的发病率为13%,但无血栓形成发生。一种可供选择的方法是,使用肝素抗凝治疗一直到术前6小时,待术后12~24小时再重新使用。低分子量肝素可在术后期迅速改用华法林。

术后护理

术前认定为高危的患者,在他们的术后护理中大多数应有一名内科医师或心脏病医师参与。关于是否应用加强监护病房或遥测设备对不同个体要具体分析,并且取决于术中的病情进展程度。如果术中出现低血压、明显的心动过速或心动过缓、室性早搏、肺水肿或者需要大量补充血容量,就可能需要在加强监护病房进行仔细的术后病情监护。同样,如果在麻醉后恢复室内出现胸痛、肺水肿或其他心血管并发症,也应考虑进行术后遥测或入住加强监护病房。

术后护理的关键要素是尽量减少心肌缺血、心力衰竭或血流动力学改变的发生。由体液动员引起的血容量变化可发生于术后48~72小时之后,并可引起心脏缺血或心力衰竭。特别重要的是,手术外科医师要意识到术后剧烈疼痛也能引发心脏缺血,因此对高危患者必须适当应用止痛药。

特殊注意事项

对于患有天然或假体瓣膜疾病的患者，要预防亚急性细菌性心内膜炎。应根据美国心脏协会制定的指导原则预防性用药[13]。通常,在术前心电图上发现的无症状性传导系统疾病，如双束支或三束支传导阻滞,并不表明术前应进行心脏起搏。装有永久性心脏起搏器的患者通常需要考虑预防性应用抗生素，而且手术时可能要在烧灼术之后重新给心脏起搏器编程。

（李世民 译 马信龙 校）

参考文献

1. ACC/AHA Task Force Report: Guidelines for perioperative cardiovascular evaluation for noncardiac surgery. JACC 27:910, 1996.
2. Ashton CM, Petersen NJ, Wray NP, et al: The incidence of perioperative myocardial infarction in men undergoing noncardiac surgery. Ann Intern Med 118:504, 1993.
3. Carliner NH, Fisher ML, Plotnick GD, et al: Routine preoperative exercise testing in patients undergoing major noncardiac surgery. Am J Cardiol 56:51, 1985.
4. Detsky AS, Abrams HB, McLauglin JR, et al: Predicting cardiac complications in patients undergoing non-cardiac surgery. J Gen Intern Med 1:211, 1986.
5. Goldman L, Caldera DL, Nussbaum SR, Southwick FS: Multifactorial index of cardiac risk in noncardiac surgical procedures. N Engl J Med 297:845, 1977.
6. Mangano DT, Layug EL, Wallace A, Tateo I: Effect of atenolol on mortality and cardiovascular morbidity after noncardiac surgery. Multicenter study of perioperative ischemia research group. N Engl J Med 335:1713, 1996.
7. Marsch SCU, Schaefer HG, Skarvan K, et al: Perioperative myocardial ischemia in patients undergoing elective hip arthroplasty during lumbar regional anesthesia. Anesthesiology 76:518, 1992.
8. O'Keefe JH, Shub C, Rettke SR: Risk of noncardiac surgical procedures in patients with aortic stenosis. Mayo Clin Proc 64:400, 1989.
9. Tinker JH, Tarhan S: Discontinuing anticoagulant therapy in surgical patients with cardiac valve prostheses: Observations in 180 operations. JAMA 239:738, 1978.

第 10 章

肺部疾病和手术

Jay H. Ryu

经手术患者术后常见肺部并发症。这些并发症包括肺不张、肺炎、异物吸入、肺水肿、呼吸功能衰竭和肺血栓栓塞。除肺血栓栓塞外,这些并发症在骨科手术后通常要比胸腹部手术后少见。此外,脂肪栓塞通常也与创伤和骨科手术有关系。

手术麻醉对呼吸的影响

全身麻醉时呼吸系统会发生几种生理变化[4]。全麻时使用的几乎每一种麻醉药都是呼吸抑制药。麻醉药物的作用包括:减弱对低氧血症和高碳酸血症的换气反应,损害呼吸肌张力,以及改变换气形式。此外,机械通气还伴有通气灌注失衡,进而引起气体排出异常。围手术期用药会引起分泌物干燥、黏液纤毛清除率降低以及咳嗽反射抑制,从而损伤呼吸系统的防御机制。这些作用会延续到整个术后期,成为一种危险,特别是那些术前有肺部疾病的患者。

采用局部麻醉来避开全身麻醉通常可减少术后肺部并发症的发生率。不过,利用气管内插管和全麻来控制气道,有助于对那些气管内分泌物太多、需要经常抽吸的患者的处理。显然,麻醉方案必须依据患者的具体情况和所采用的手术术式来制定。

术后肺部并发症的危险因素

术前评价应包括术后发生肺部并发症危险因素的识别,以便在围手术期间进行适当处理。肺部并发症危险因素与患者相关因素、麻醉和手术操作本身有关[3]。

患者相关的危险因素可通过全面采集病史和进行仔细的检查查找。这些因素包括已患有肺部疾病、现在的呼吸症状、总体健康情况、吸烟、肥胖和年龄[3]。怀疑或已知患有肺疾病的患者应拍胸部 X 线片并进行肺功能测试,以评估肺损伤程度。在许多情况下,单纯肺呼吸量测定检查即足以评价肺功能情况。对那些有严重肺功能障碍的患者, 可能需要做动脉血气检查,以了解有无低氧血症或高碳酸血症。不过应该指出,肺功能障碍的严重程度和术后发生肺部并发症的可能性之间的关系,对非腹部、非胸部手术尚未完全确定[3]。出现严重的肺功能障碍、低氧血症或高碳酸血症时应增强对肺部并发症的关注,但这些病症并不是骨科手术的绝对禁忌证。

麻醉时间长短、术中表现和手术操作的性质也会影响术后病程。延长麻醉和术中期间不顺利,会增加术后并发症发生的可能性。

围手术期的处理

术前注意事项

术前评价可以发现高危患者并可定量测定术后肺部并发症发生倾向。根据这种评价结果决定手术期间的处理强度。减少肺部并发症发生风险的措施,应从术前患者教育开始。

术前教育应包括让吸烟者停止吸烟,不管是否患有阻塞性肺病。为取得最佳效果,应在手术前几周停止吸烟。如果时间允许,肥胖患者应进行减肥。应教育具有危险因素的患者,在手术前后每次行走时进行深呼吸锻炼或激动性肺活量测定。对气管支气管有大量分泌物的患者应促使其定时咳嗽。咳嗽出颜色不正常黏痰的患者,在术前应用数天一个疗程的广谱抗生素可能有帮助。术前已患肺部疾病的患者,围手术期应继续应用其他的肺部疾病药物,如支气管扩张药和皮质类固醇。如果近来或目前口服或肠道外应用皮质类固醇,需考虑在围手术期进行合理的肾上腺抑制并增加皮质类固醇剂量,以模拟正常的应激反应。在常用剂量范围内应用皮质类固醇吸入器并不会引起高剂量应用时出现的肾上腺抑制。胸部理疗有助于那些呼吸道分泌物多的患者和那些身体太衰弱不能自行排痰的患者排出呼吸道分泌物。手术前应制定预防深静脉血栓形成的方法(见第 16 章)。最后,对于那些患有严重肺功能障碍或近来肺部症状恶化的患者,应考虑肺科会诊。

术中注意事项

术中需监测生命体征,包括脉搏血气测定、二氧化碳监测和动脉插管。可通过吸入法给予支气管扩张药(表 10-1)。常进行抽吸,以控制分泌物。尽可能缩短麻醉时间, 特别是那些发生肺部并发症风险大的患者。

术后注意事项

术后的监护级别应根据患者可能发生并发症的危险性来制定。在术后早期,麻醉的残留作用、肌肉松弛以及术后止痛用药均会对呼吸功能产生有害的作用。对于因术前已患严重的肺部疾病或其他疾病而处于肺部并发症高风险的患者,术后应留置气管内插管直到患者完全清醒而且体力恢复到足以自行充分换气和有力咳嗽的程度。有些患者术后可能需要在加强监护病房进行机械通气和监护。术前为减少肺部并发症而采取的预防措施,术后应继续采用。此外,在对疼痛进行充分控制的同时,应让患者尽其所能尽早开始活动和行走,以利于术后康复。当需要将动脉氧饱和度最少维持在 90%时,应给患者补充氧气,对于有二氧化碳潴留的患者应慎重。对于清除分泌物有困难的那些患者,使吸入空气湿化会有所帮助。祛痰药和黏液溶解药通常没有作用。除了患有神经肌肉疾病或者胸壁有限制性损伤的患者采用间歇性正压通气可改善通气量以外,一般情况下没什么作用。

1.肺不张:肺不张是手术治疗后最常出现的肺部并发症。多数病例病情可能不重,不需要特殊治疗。但是,如果肺不张病情较重,足以在胸部 X 线片发现肺浸润和容量减少,并伴有发热、呼吸困难和低氧血症,应进行治疗。许多病例,进行空气湿化、深呼吸、咳嗽出痰液、激动性肺活量测定和胸部理疗,即可使肺不张逆转。气管抽吸或者用连续正压通气呼吸面罩,也可有助于消除肺不张,特别是对那些虚弱、无力或不合作的患者。对一些难治性病例,可应用支气管镜检查协助清除气管支气管内的分泌物和黏液栓。

2.慢性阻塞性肺疾病:患有慢性阻塞性肺疾病或哮喘的患者,术后可发生支气管痉挛。支气管痉挛通常对通过剂量吸入器或喷雾器给予的 β-激动剂有效(见表 10-1)[1]。严重病例需口服或肠道外应用皮质类固醇。在急性发作的情况下吸入皮质类固醇没有作用。茶碱比 β-激动剂的支气管扩张作用小,对治疗急性支气管痉挛作用有限。喘鸣可由支气管痉挛以外的其他几种病程引起,因此,喘鸣时应考虑有其他疾病,例如肺水肿、肺栓塞、吸入异物、气胸和药物或输液反应。喘鸣也可以由上呼吸道障碍产生,例如喉痉挛、喉水肿或因气管插管引起的上呼吸道损伤。

3.异物吸入:异物吸入是一种潜在性并发症,特别是意识受抑制或上呼吸道防御机制受损的患者。其表现轻重不一,轻者在胸部 X 线片上发现有肺浸润,重者出现低氧血症伴成人型呼吸窘迫综合征(ARDS)。在这种情况下,使用预防性抗生素通常没有作用。必要时,可行气管抽吸或支气管镜检查,有助于清除呼吸道里的大型颗粒物。如果出现肺部广泛浸润和进行性低氧血症,应采用气管内插管和机械通气。

4.肺栓塞:静脉血栓栓塞是一种可怕的并发症,特别是在膝关节和髋关节术后容易发生 (将在第 16 章

表 10-1 常用的支气管扩张药

药物	方法	剂量
β-激动剂	计量吸入器	每 4~6 小时吸入 2 次
沙丁胺醇	雾化	每 6 小时 2.5 mg
吡布特罗	计量吸入器	每 4~6 小时吸入 2 次
沙美特罗(长效)	计量吸入器	每 12 小时吸入 2 次
抗胆碱能剂		
异丙阿托品	计量吸入器	每 6 小时吸入 2 次
	雾化器	每 6~8 小时 500 μg

详述)。临床特点通常包括呼吸困难、胸痛、呼吸急促和心动过速。当怀疑血栓栓塞时,在进行诊断性检查之前如果没有绝对禁忌证,应静脉内给予肝素 5000 IU[2]。诊断评价应包括肺通气灌注扫描、CT 血管造影、下肢静脉的非侵入性评价或标准的肺血管造影。有抗凝治疗禁忌证以及确诊的静脉血栓栓塞患者,为了防止复发肺栓塞,需应用下腔静脉滤器,如 Greenfield 滤器。对于那些由于大块肺栓塞而出现血流动力学不稳定的患者,应考虑溶血栓治疗[2]。

5.脂肪栓塞:脂肪栓塞综合征包括呼吸功能不全、脑功能障碍和不常见的瘀点斑疹。治疗通常采用支持疗法,如给氧和必要的机械通气。虽然皮质类固醇可能有预防作用,但是对于治疗脂肪栓塞综合征并没有作用。

6.肺水肿:术后可能由于体液过多、充血性心力衰竭、心肌梗死或急性呼吸窘迫综合征(ARDS)而发生肺水肿。后者也可由抽吸、药物或输液反应、脓毒病、脂肪栓塞、急性胰腺炎和其他疾病的各种因素引起。继而发生呼吸困难、呼吸急促、心动过速、捻发音、出汗多、低氧血症和弥漫性肺浸润。常需行肺动脉导管插入,以便区别心源性(流体静力学性)与非心源性(渗透性)肺水肿。应根据潜在的病因进行适当处理,而且通常要在加增监护病房进行呼气终末正压机械通气。

7.肺感染:医院内获得性肺炎通常由革兰阴性菌引起。金黄色葡萄球菌、肺炎双球菌、厌氧菌和军团菌是不太常见的病原微生物。可根据痰液检查结果或凭经验来选择用于治疗肺炎的抗生素。常联合应用氨基糖苷和抗假单胞菌青霉素或第三代的头孢菌素。

(李世民 译 马信龙 校)

参考文献

1. Barnes PJ: Chronic obstructive pulmonary disease. N Engl J Med 343:269–80, 2000.
2. Hyers TM, Agnelli G, Hull RD, et al: Antithrombotic therapy for venous thromboembolic disease. Chest 114;561S–78S, 1998.
3. Smetana GW: Preoperative pulmonary evaluation. N Engl J Med 340:937–44, 1999.
4. Sykes LA, Bowe EA: Cardiorespiratory effects of anesthesia. Clin Chest Med 14:211–26, 1993.

第 11 章

糖尿病患者

Bruce R. Zimmerman, Bernard F. Morrey

估计美国有 2.5%~5%的人口患糖尿病,而且有同样数量的人未被诊断出糖尿病。因此,进行关节重建手术的骨科医师常会碰到同时存在糖尿病的问题,合并糖尿病就增加了手术和术后的风险。糖尿病患者比没有糖尿病的人更常患有心脏病、肾脏损伤和高血压。糖尿病控制不好会增加术后伤口感染的风险。

术前评价

糖尿病患者的术前评价有几方面问题需要更加重视。

大多数研究发现,只要正确控制好血糖水平,患有糖尿病但无糖尿病并发症的患者,其围手术期预后和没有糖尿病的患者相似[3]。Ⅱ型糖尿病患者(过去称为非胰岛素依赖性糖尿病患者),如果术前空腹血糖大于 11 mmol/L(200 mg/dL),应延迟进行择期手术,直到血糖控制改善后再进行。通常给予胰岛素治疗,即使短期的也有好处。术前评价的重点是发现可能会改变手术治疗方案的并发症。显然,关注的重点是心血管疾病,其在糖尿病患者中常见。糖尿病患者的心血管疾病临床上难以发现,这是由于其症状不典型而且通常为无症状性心肌缺血。术前的冠状动脉病检查进行到什么程度,取决于手术操作的范围和危险性。患有闭塞性动脉硬化的那些患者都患有冠状动脉病。进行心脏病学会诊常有帮助。

严重心脏自主神经病变患者的心脏停搏是一种麻醉风险,但对糖尿病患者,尚未普遍认识到这种风险。如果患者表现有广泛的糖尿病周围神经炎或其他形式的自主神经病(如直立性低血压、胃轻瘫或糖尿病性腹泻),就应怀疑有这种疾病的可能。如果麻醉医师能警惕这种可能性,通常复苏会很成功[1]。

另一种明显影响手术治疗的并发症是糖尿病性肾病。最早期的糖尿病性肾病可通过是否存在微量蛋白尿增多来发现。常规尿液分析试验时可发现蛋白尿,而且在肾病加重时血清肌酸酐含量会升高。在这个阶段,体液和肾毒性药物的应用必须格外小心。肾病常合并有高血压和冠状动脉病,这会使患者的治疗更加复杂。

麻醉期间的注意事项

全麻时难以发现低血糖,局麻时药物也会减轻低血糖的表现。麻醉师理应担心低血糖的发生,它有时令麻醉师在手术过程中错误地不愿使用一点胰岛素。在糖尿病患者的手术过程中至少要每小时监测一次血糖,特别是那些应用胰岛素治疗、进行广泛手术操作或需要大量液体置换的患者。高血糖应通过常规静脉给予胰岛素进行治疗,而低血糖则应静脉给予葡萄糖。只要进行适当的血糖监测,术中很少会出现严重问题。

术后处理

遗憾的是,目前尚没有进行仔细的随机研究,来比较几种不同的术式对围手术期发病率和死亡率的影响。有几项研究表明,静脉内给予胰岛素的治疗方案,通常能较好地控制血糖,但这并不表明这样的结果就意味着患者的发病率和死亡率降低了[2,4,5]。

首先必须认识到,决定采用何种治疗方法取决于糖尿病的类型、目前对糖尿病的治疗情况、近来的血糖控制情况以及手术操作的重要性。其次,应根据患者的治疗情况和年龄确定出针对该患者的血糖控制目标范围。对大多数患者来说,围手术期的目标血糖范围控制在 5.6~11.2 mmol/L(100~200 mg/dL)较好。最后,如果可能的话,糖尿病患者的手术应安排在当日的上午。

治疗过程涉及很多细节问题,因此最好由具有这

表 11-1 胰岛素静脉(IV)输注计算法

血液或血浆葡萄糖 (mg/dL)	标准方式		限制体液	
	IV 输注速度 (mL/h)	胰岛素输注速度 (U/h)	IV 输注速度 (mL/h)	胰岛素输注速度 (U/h)
>400	16	8	8	8
351~400	12	6	6	6
301~350	8	4	4	4
250~300	6	3	3	3
200~249	5	2.5	2.5	2.5
150~199	4	2	2	2
120~149	3	1.5	1.5	1.5
100~119	2	1	1	1
<100	0	0	0	0

注:1 mmol/L=18 mg/dL。

方面专业技能的手术医师进行处理。治疗方案的具体示例见表 11-1。

类固醇

骨科患者常常应用皮质类固醇。如果给的剂量大,可引起血糖明显升高,因此在给药后应密切监测血糖水平。口服大剂量类固醇可引起午后血糖过分升高,因此需要对胰岛素应用程序作较大调整。在这种情况下,额外给予胰岛素为时已晚而且剂量也显得太小。为了预防血糖升高,最好在早餐时或中午定期补用胰岛素,这要比晚些时候待血糖升高后再用好得多。

结论

糖尿病患者手术的术前评价和围手术期处理需要特别注意。只要正确处理,单纯糖尿病很少成为手术禁忌证,患有糖尿病也不会引起手术并发症和死亡率的明显增加。

(李世民 译 马信龙 校)

参考文献

1. Ewing DJ, Campbell IW, Clarke BF: Assessment of cardiovascular effects in diabetic autonomic neuropathy and prognostic implications. Ann Intern Med 92:308, 1980.
2. Gavin LA: Management of diabetes mellitus during surgery. West J Med 151:525, 1989.
3. MacKenzie CR, Charlson ME: Assessment of perioperative risk in the patient with diabetes mellitus. Surg Gynecol Obstet 167:293, 1988.
4. Meyers EF, Alberts D, Gordon MO: Perioperative control of blood glucose in diabetic patients: A two-step protocol. Diabetes Care 9:40, 1986.
5. Schade DS: Surgery and diabetes. Med Clin North Am 72:1531, 1988.

第 12 章

肾脏疾病患者的治疗和评价

James T. McCarthy

我为外科医师编制了一份关于肾脏疾病患者资料的查阅提纲(表 12-1 至表 12-3)。我希望这种编排形式能让外科医师很快查到对肾脏疾病患者进行关节成形术所需的资料,从而有助于对患者的治疗。

表 12-1 肾脏疾病患者的术前治疗 *

一般原则
保持出入量的准确记录
每天测体重
每天检查透析入口是否畅通、有无感染
避免在开有血液透析入口的肢体上进行静脉穿刺和静脉插管
营养
卡(路里):30~35 kcal/(kg·d)
液体消耗:800 mL/d +24 小时尿量
蛋白:1.0 g/(kg·d) [肾小球滤过率(GFR)为 20~25 mL/min]
0.8 g/(kg·d) (GFR 为 15~20 mL/min)
0.6 g/(kg·d)(GFR<15 mL/min)
1.2 g/(kg·d)(透析)
钠:60~90 mmol/d
钾:60 mmol/d(尿量<400 mL/d)
80 mmol/d(尿量>400 mL/d)
磷酸盐:800~1200 mg/d
药物
全部医嘱用药
通过肌酸酐廓清测量确定 GFR 或者用 Cockcroft-Gault(或类似)公式 ** 估算 GFR;肾脏病患者必须调整剂量
避免使用(或只能慎用)
含钾的静脉输液
含镁的抗酸药或缓泻药
少数含钾药[氨苯蝶啶,螺内酯,阿米洛利,甲氧苄啶(不常用)]
补钾(遵照医嘱)
口服和肠胃外给予非类固醇类抗炎药(酮咯酸)
哌替啶(与吗啡或丙氧酚联合给药时慎用)
血管紧张素转化酶抑制剂和血管紧张素受体阻断剂
碘化的静脉内 X 线造影剂
低分子量肝素(LMW)(出血作用不确定)
需调整剂量(治疗常用药物)
氨基苷抗生素
万古霉素
可待因
地高辛
H_2-阻滞剂
拉贝洛尔
用于治疗肾功能衰竭的全部药物均应进行药剂学咨询

(待续)

表 12-1(续)

其他特殊药物
免疫抑制剂(肾移植患者)
红细胞生成素
钙化三醇(或其他维生素 D 类似药物)
口服复合维生素
磷酸盐结合剂(乙酸钙、碳酸钙、sevelamer)

*GFR<25 mL/min。

** Cockcroft-Gault 肌酸酐廓清估算公式：$\frac{(140-\text{年龄})\times\text{体重(kg)}}{\text{血清肌酸酐(mg/dL)}\times 72}$

表 12-2 术前准备和评价

检查
容量状况(肺,心,水肿,血压)
透析血管入口(血管瘘,移植片或导管)
尿毒症的体征(臭味,扑翼样震颤,心包摩擦音,神态变化)
实验室检查和 X 线检查
胸部 X 线拍片(水肿,积液,心脏肥大)
心电图(缺血,心律,电解质效应)
血液检测(钠,钾,重碳酸盐,肌酸酐,血尿素氮,钙,亚磷,镁,白蛋白,天冬氨酸转氨酶,尿酸,血红蛋白,白细胞,血小板)
透析
手术前 24 小时按时进行透析
出血和输血输液
出血时间异常(DDAVP,冷沉淀物)
输血(如果等待移植可能需要输特殊血制品或白细胞缺如血液)
术前和术中当时
检查钾并反复检查(保持<6.0 mmol/L)
避免大量静脉输液
避免输含钾液体(如乳酸林格液)
认真保护血液透析的血管入口(血管瘘,移植片,导管)

DDAVP:1-脱氨基(8-D-精氨酸)加压素。

表 12-3 术后治疗和评价

检查
容量状况(肺,心脏,水肿,血压)
透析血管入口(瘘,移植片,导管)
尿毒症的体征(臭味,扑翼样震颤,心包摩擦音,神态变化)
实验室试验
每天检查(直到稳定)(钠,钾,重碳酸盐,肌酸酐,血尿素氮,血红蛋白,白细胞,血小板)
每 2 周或每周检查(白蛋白,钙,亚磷,镁,天冬氨酸转氨酶,尿酸)
透析
不用/少用肝素
肾脏患者的特殊情况
尿少(通常不需要导尿)
高钾血治疗
动脉闭锁不全(溃疡,伤口愈合延迟)
透析入口感染
肺水肿
镇痛药、镇静药、安眠药引起的认知功能紊乱
乙型和丙型肝炎
既往患甲状旁腺功能亢进
顽固持久性尿路感染

(李世民 译 马信龙 校)

第 13 章

人工关节的磨损

John H. Dumbleton

人工关节置换术用于治疗关节炎、先天性关节病和创伤后遗症日益增多。虽然关节置换术的历史至少可追溯到 19 世纪[61]，但这种手术被广泛接受仅仅是25年左右的事[13]。置换手术最多的关节是髋关节，其次为膝关节。在梅奥诊所，髋、膝关节植入假体的使用比例为 1:0.6。

因为假体关节是机械性轴承，所以和轴承一样也会受到摩擦和磨损的影响。这种担心在时间上可追溯到采用全髋假体之初[13]，而且这种担心已被假体磨损引起的假体早期失败所证实。后来，改变假体的材料和设计已将磨损失效的发生率降低到次要水平，而假体失效的主要原因则是其他机制。从而使关注的重点转向了防止股骨假体折断、降低感染率以及减少假体松动率。

最近，把磨损作为一种假体失效的机制来关注有所增强。重新关注这种失效机制有几个理由。髋关节或膝关节的关节置换术失效率已逐渐减少，使假体的存活时间常可达到 10~15 年。这使人们担心，在这么长的时间里假体关节实际上可能已经磨损没了。此外人们还认识到，使用最广泛的假体材料是超大分子量聚乙烯（UHMWPE），其结构会随着消毒灭菌后时间而变化，这种变化将会在较长植入时间影响假体的磨损[60]。现已认识到假体磨损碎屑的生物学作用，因此假体磨坏已不再是效果不佳的先决条件。对膝关节假体来说，在比较短的植入时间发生严重磨损的病例已有报道，尤其是形态不一致的膝关节假体。由于这些原因人们对磨损面积的关注有所增加。多年来头一次，人们开始主动寻找具有高耐磨损性能的新材料。

现状

历史背景

在全髋关节置换的研发中，几种不同材料的应用，都曾起到显著的作用。下面对这段历史作一个简短的回顾。值得注意的是，材料的选择是由全膝关节置换得到广泛应用的时间决定的。膝关节置换术的研发涉及的是结构设计的研发而不是材料的研发。

表 13-1 显示了关节假体所使用的配套材料[27-29]。使用最多的组合材料是钴铬钼（Co-Cr-Mo）合金和超高分子量聚乙烯（UHMWPE）相配。钛合金配用 UHMWPE 一度曾有增多，但是由于有文献报道 UHMWPE 配用未经改进的钛合金因金属关节面破坏而造成较高的磨损，目前使用的越来越少。在欧洲，UHMWPE 配用陶瓷和陶瓷配用陶瓷已延续用了多年。陶瓷配用 UHMWPE 的应用在升温，而陶瓷配用陶瓷的应用由于文献报道其磨损率高和假体断裂率高而正在减少。近来美国食品和药品管理局把陶瓷（氧化铝和最近的二氧化锆）配用 UHMWPE 的应用类型重新分类为Ⅱ级，预计其在美国的应用将有所增加。

在膝关节假体中，胫股和髌股假体关节的主要材料组合是钴铬钼（Co-Cr-Mo）合金配用 UHMWPE。最近股骨假体已经应用 Ti-6Al-4V 合金，而同样的应用也见于髋关节。

摩擦和磨损引起的失效

摩擦表现为关节面上产生和保持相对运动所需要的切向作用力。这种作用力不会高到使患者该部位能感觉到的程度。不过在固定部位较大的摩擦力会产生很大的力，从而引起松动。全金属假体关节的摩擦力大约比金属-塑料假体关节高 5~10 倍；陶瓷-塑料假体关节的摩擦力更低。对现代的关节置换术来说，摩擦力在假体失效中并不起重要作用。

磨损引起的假体失效表现为多种形式。可发生肉眼可见的假体磨损，但在发生之前通常会有活动受限。在髋关节，这会导致股骨颈撞击髋臼缘，引起关节松动。在膝关节，会发生关节运动障碍，并可能

表 13-1 全髋关节置换假体应用的材料搭配

股骨头材料	髋臼假体材料	结果
不锈钢	聚四氟乙烯(PTFE)	磨耗,组织对磨损产物反应("聚四氟乙烯瘤")
	填充二氧化硅 PTFE	股骨头磨蚀,臼杯磨损
钴铬钼合金 (Co-Cr-Mo)	钴铬钼合金	如果假体部件不匹配,摩擦较大,组织内的金属离子浓度高。新关注的材料
钴铬钼合金	软骨	满意
UHMWPE	软骨	UHMWPE 严重磨损,软骨骨化
聚对苯二甲酸乙酯或 UHMWPE	钴铬钼合金	股骨头磨损
钴铬钼合金	聚甲醛(Delrin)	可能因为磨损碎屑反应而配用松动率高的结构设计
316 LVM 不锈钢或钴铬钼合金	UHMWPE	使用广泛;磨损率低
	碳纤维增强的 UHMWPE	由于磨损性能不好已不应用
钛-6 氧化铝-4 钴铬钼 (Ti-6Al-4V)合金	UHMWPE	有报道称,由于股骨头表面破坏而使臼杯磨损严重。关注关节面的改进
氧化铝	UHMWPE	磨损率低;欧洲已用 20 年。目前已在美国使用
氧化锆	UHMWPE	氧化锆抗冲击能力优于氧化铝;欧洲已广泛临床应用
氧化铝	氧化铝	只要各假体部件匹配严密,磨损率低

引起失稳。可能会出现对磨损产物的生物学反应[29]。在全金属的全髋关节假体中,曾报道有周围组织对金属过敏[33]和金属离子浓度升高[24],并发现血中金属离子浓度升高[15]。在金属配合塑料的假体关节中,这种局部或全身金属离子浓度升高的情况尚不十分清楚。金属离子的任何增加都是由于金属假体的磨损所致。有报道认为,钴铬钼合金股骨头的每年磨损约为 0.1 μm[21],且局部组织会有升高[51]。不过,近来的研究并未显示植入骨水泥或非骨水泥的髋和膝关节假体患者的尿或血清金属离子浓度有所升高[68]。对金属配合塑料假体关节的主要担心是 UHMWPE 磨损碎屑的结局。目前日益担心的是,磨损碎屑的蓄积会引起假体松动[66]。

如上所述,目前人们不太关注关节假体表面的摩擦作用。主要担心的是假体磨损的面积。最关心的是如下问题:用现在所用材料进行的全髋或全膝关节置换术的磨损寿命是多少?膝关节置换与髋关节置换相比使用寿命是否不同?什么是关节置换的首选材料组合?磨损产物的生物学作用是什么?怎样才能降低磨损率以及磨损率降低的远景是什么?本章至少对这些问题能给出部分答案。

全髋关节假体的磨损

全髋关节假体的磨损一直依据材料的磨损试验结果来预测,这些数据是通过在关节模拟装置上测试假体以及临床测出的。通常一致认为,材料磨损试验只能作为一种筛选方法。模拟装置测试结果和临床评价结果之间具有较好的一致性。临床评价利用 X 线片来测量 UHMWPE 髋臼假体的厚度减小,由此来衡量臼杯的变形和磨损。金属对金属或陶瓷对陶瓷假体磨损的体内测量法未取得令人满意的结果。

所得到的假体磨损数据大多数来自 Charnley 或 Müller 试验组。表 13-2 列出 103 例患者随访 15~21 年的臼杯厚度变化结果[80]。这些数据均为 Charnley 假体的,用的是不锈钢股骨假体,股骨头直径为 22 mm。平均磨损为 1.56 mm,平均磨损率为 0.096 mm/年。85 例患者的总磨损量小于或等于 2 mm。磨损率高的患者比较少。随着磨损的增加臼窝移位值加大,表明当股骨头假体进入髋臼假体内时,股骨颈可能会撞击臼杯缘。

对 Charnley 假体的研究表明,臼窝磨损的 X 线片测量结果和体外测量结果之间有良好的相关性[79]。

表 13-2 103 例 Charnley 全髋关节置换术随访 15~21 年时 UHMWPE 臼杯的磨损深度和臼窝移位量[80]

	磨损深度(mm)						
	0	1	2	3~4	5	6	7
病例数	27	28	30	9	4	3	2
臼窝移位病例数	2	2	5	3	2	2	2
臼窝移位百分比(%)	7.4	7.1	16.7	33.3	50.0	66.7	100

在这组 22 个臼杯的研究中，平均磨损率为 0.19 mm/年，范围是 0.017~0.52 mm/年（36~132 个月）。在第二组体外研究的 25 个臼杯中，平均磨损率为 0.19 mm/年，范围是 0.005~0.623 mm/年（24~192 个月）。由此可以得出结论，经过 10 年以后蔓延引起的厚度减少仅为 0.2 mm。在一项对 100 例回收臼杯的研究中，平均磨损率为 0.21 mm/年，范围是低于 0.005 mm/年至高于 0.60 mm/年[40]。

Müller 全髋关节置换假体的 UHMWPE 部件的磨损率是通过 X 线片测量法测定的[10]。这种假体用的是钴铬钼合金的股骨部件，32 mm 直径的股骨头。对 254 例患者随访观察了 108 个月。其结果与上文 Charnley 假体给出的结果相一致。也对其进行了体外测量。5 年后的平均磨损率为 0.15~0.20 mm/年。50 例患者平均随访 53.7 个月，平均磨损率为 0.15 mm/年[82]。

关于 UHMWPE 配用 Ti-6Al-4V 的磨损情况尚没有系统的大量数据资料。其部分原因是由于这种合金的使用较有限，以及随访时间较短。报道结果分为两类。UHMWPE 配用 Ti-6Al-4V 合金的磨损类似于配用其他金属合金的磨损，或磨损较高，塑料件上有黑色沉积物，磨损属腐蚀性。曾有报道称，Ti-6Al-4V 合金股骨头产生的磨损碎屑所引起的骨质溶解可继发全髋关节置换假体的无菌性松动[49]。假体回收分析也断定，Ti-6Al-4V 合金与 UHMWPE 配合应用，会导致金属和聚合物都出现严重磨损[53]。全髋关节置换假体周围组织出现黑染也曾有报道[75]，而且是《骨与关节外科学杂志》编者按语的标题[62]。但是，一项对使用二氧化硅全髋关节（STH）假体进行的 20 例翻修关节成形术的研究却报道，其碎屑的数量和组织的组织学反应与应用不锈钢或钴铬合金制成的全髋关节假体中所看到的十分接近[50]。钛金属表面和 α-β 钛合金表面似乎都容易破裂（例如，被骨水泥颗粒分裂），但是若没有这类断裂，磨损性能尚属满意。然而，断裂是不可预测的。

鉴于 Ti-6Al-4V 合金作为关节支承面的性能变化不定，人们做了许多改进关节面的尝试：提高表面氧化层的稳定性，在关节面上形成一层一氮化钛层，或者在关节面内植入氮离子[49]。这些处理确实产生了更稳定的关节面，一氮化钛也增加了关节面硬度。但尚不清楚其长期抗磨损的性能。

通过 X 线片检查对 568 例全髋关节置换术测定了 UHMWPE 髋臼假体配用不锈钢、钴铬钼合金和钛合金股骨头的抗磨损性能。线性磨损率分别是 0.06、0.05 和 0.08 mm/年，三者之间没有明显差异[4]。应该指出的是，文献中给出的钴铬钼合金结果用的是铸造成形股骨头。有理由认为，钴铬钼合金锻造成形的股骨头表面光洁度可比得上陶瓷股骨头，因此使 UHMWPE 的磨损更低。

股骨头使用金属合金的另一种替代选择是应用陶瓷。曾应用过氧化铝和氧化锆的股骨头。由于氧化锆的抗冲击能力更高，因此得到更广泛的应用。氧化铝的临床应用经历更长。

有文献对氧化铝配用 UHMWPE 的效果进行了综述并报道了磨损研究结果[49]。来自欧洲的报道认为，UHMWPE 配用金属合金的磨损率比氧化铝配用 UHMWPE 的磨损率高 2~30 倍。不过，这些报道结果尚未被确认[49,70]。一项针对 25 个使用氧化铝股骨头的 Müller 假体的磨损临床研究表明，平均随访 33.3 个月的平均磨损率为 0.12 mm/年[82]。这个磨损率差不多与钴铬钼合金或不锈钢配用 UHMWPE 的磨损率相同。在一项对 T-28 假体（金属股骨头）与氧化铝股骨头假体中 UHMWPE 磨损的对比研究发现，金属股骨头比氧化铝股骨头中 UHMWPE 臼杯的磨损率高 2.5 倍[54,55]。随访 7 年后的厚度减小率，氧化铝股骨头是 0.11~0.13 mm/年，金属股骨头是 0.23~0.26 mm/年。一项针对 33 个带氧化铝股骨头的髋关节假体和 33 个带金属股骨头的髋关节假体的研究表明，随访 7~11 年以后，氧化铝股骨头的 UHMWPE 线性磨损率为 0.26 mm，金属股骨头的 UHMWPE 线性磨损率为 0.96 mm [63]。尸体标本显示，UHMWPE 配用氧化铝股骨头全髋假体的聚乙烯含量仅为 UHMWPE 配用金属股骨头全髋假体的 1/3[8]。Müller 假体显示，应用氧化铝股骨头的患者中 95%的磨损率低于 0.2 mm/年，而应用钴铬钼合金股骨头的患者中只有 64%的磨损率低于 0.2 mm/年[81]。提倡应用氧化铝股骨头的一个重要理由是，在髋关节假体的关节运动过程中减小了温度的升高[22]。这主要是由于氧化铝配用 UHMWPE 的摩擦系数（0.011~0.020）比钴铬钼合金配用 UHMWPE 的摩擦系数（0.022~0.031）低。另外，由于氧化铝硬度高，因此能耐受异物损坏[18]。实验数据表明，UHMWPE 配用氧化锆的磨损较低。但目前尚没有临床报道。

氧化铝-氧化铝的 Mittlemeier 假体和 Boutin 假体全髋关节置换术在欧洲已应用了许多年。实验室研究显示，这种搭配的磨损率非常低。与此相反，临床实践和回收假体检查却表明，其磨损率很高[22,34,35,57,58]。这要求氧化铝材料必须达到或超过标准规格，而且股骨头和髋臼的尺寸匹配要极为精确。不能满足这些要求就会导致局部应力高，从而引起磨损增加，有时发生假体断裂。不过，最近一项对 Boutin 假体 18 年临床实践的综述发现，其临床效果优良[9]。髋臼杯的 8 年后存活率达 88%（患者年龄 100%低于 50 岁）。1977 年之后制造的该类型假体，假体设计和各部件的匹配程度均得到改进，其 8 年后的磨损仅为 0.2 μm，磨损值较高者仅见于排列不正的假体。根据这项研究，当氧化铝假体的球面公差为±1 μm，半径公差为 7~10 μm 时，UHMWPE 配用金属合金的磨损大约比氧化铝–氧化铝假体的磨损要高 4000 倍。近来的报道证实了上面的研究结果[25]。对回收假体的检查发现，磨损率范围为 0.03 μm/年~3.7 mm/年，这大概取决于假体件的匹配程度和材料的质量[71]。

设计上的问题会影响 UHMWPE 的磨损。UHMWPE 的磨损率随股骨头的大小而变化。一项对 385 例髋关节术后至少随访 9.5 年的综述得出结论认为，28 mm 直径的股骨头线性磨损量最小[47]。相反，另一项研究却并没发现股骨头大小的影响[19]，而且认为 22 mm 直径的股骨头配用 UHMWPE 的抗磨损性能最佳[14]。

在比较 Charnley 假体和其他假体之间 UHMWPE 的磨损率时应考虑的一个因素与髋臼假体的形态有关。曾报道过长期磨损率的 Charnley 假体是全塑型的，而过去 10~15 年应用的是组件式设计结构。带有金属壳层时，UHMWPE 插入件的厚度小于全塑型臼杯的厚度。磨损会发生在插入件和壳层之间。壳层上有孔，因此在非骨水泥型设计中，可提供通向骨界面的直接通道。最新的一项报道主张使用全塑型臼杯进行骨水泥型全髋关节置换[12]。应记住的是，改变为非骨水泥金属衬底假体的原因是，全塑型骨水泥假体在置换后大约 10 年时的松动率较高。

由于 UHMWPE 的磨损性能令人不满意，因此又开始研究用金属支承金属来进行全髋关节置换术。第一代金属对金属髋关节的尝试，例如 Ring 和 Mckee-Farrar，由于其摩擦扭力高并担心发生金属性病变，而不得不放弃这种类型假体。然而一些人却认为金属对金属的尝试颇有希望[74]。他们提出采用小直径股骨头和锻造成型的钴铬钼合金臼杯作为对早期批评的回答[67]，并从 1988 年开始临床应用这种假体[73]。目前只有少量临床应用结果。

全膝关节假体的磨损

膝关节置换假体的磨损比髋关节置换假体的磨损更难以测量。由于膝关节的几何形状特殊，X 线片测量可提供的信息很少，因此大多数评估是在回收假体上进行的。此外，像髋臼假体一样，由于几何形态的原因，单纯厚度测量并不能满足要求。曾针对 UHMWPE 假体上所观察到的磨损发生率、严重程度和类型进行过评价。磨损情况可能因高接触应力所引起的塑性变形而显得不太重要。髋关节假体的各种产品之间在设计上的主要区别是股骨头的直径（和材料），与此完全不同的是膝关节假体在各种设计之间有着明显不同。此外，膝关节有两个支承面：胫股关节和髌股关节。

对膝关节进行材料实验远比对髋关节受到的限制多。主要应用的材料组合是钴铬钼合金和 UHMWPE。近来 Ti-6Al-4V 合金已在有限范围内应用，有的做过表面处理。钛合金假体出现组织黑染和滑膜炎曾有文献报道[5]。碳纤维增强的 UHMWPE 曾用于减少塑性变形，但因为效果不佳而被放弃[6,20,65]。曾对陶瓷材料在膝关节的应用进行过评估，但目前除日本外尚未用于临床。主要使用的是金属的股骨假体、UHMWPE 的胫骨假体（通常带有金属盘）以及 UHMWPE 的髌骨假体。运动受限的假体设计，例如部分限制性铰链式假体，主要用于因失去软组织约束而产生运动受限的患者，在此不作讨论。

有文献曾对全髁假体中的 UHMWPE 髌骨部件磨损情况进行了详细分析研究[37,38,44,76,77]。表 13-3 列出了所观察到的假体磨损和变形特点。对磨损严重度的分级采用 0~3 级标注，0 级为没有磨损机制。将胫骨平台的每一侧分成 4 个象限，中心区分成两部分。最高损坏

表 13-3 回收的全髁 UHMWPE 胫骨平台所见的磨损和变形特点

降解方式	观察所见
表面变形	由冷流和（或）蠕动引起的 UHMWPE 表面永久性变形
凹陷	UHMWPE 表面凹陷。通常不规则，横宽为 2~3 mm，深为 1~2 mm
嵌入 PMMA 碎屑	PMMA 微粒既可突出于 UHMWPE 表面外也可与表面磨平
刮伤	在磨损区的前后方向上常可见锯齿状线
磨光	高抛光区域与其他作者对高磨损和磨损抛光的分类相一致
擦伤	由 PMMA 或骨的接触造成 UHMWPE 表面呈碎裂或簇状外观
分层剥离	消除了一层 UHMWPE，即表明表层下破坏

记分是 210(10 个部位,各有 7 种磨损方式,每一种评分均为 3)。在对 48 个胫骨假体的研究中,平均损坏记分是 21.5[37]。按流行程度由高到低的顺序排列,损坏方式依次是刮伤、凹陷伤、磨光、骨水泥碎屑、表面变形、擦伤和分层剥离(表 13-4)。损坏记分和假体植入至出现症状的时间之间未发现有什么相关性,但损坏记分和假体植入的总时间之间以及损坏记分和患者体重之间存在正相关。因此,假体磨损严重程度取决于接触应力和负荷周期数。在一项与此不同的研究[44]中发现,磨损的严重程度与假体植入时间正相关。而且在假体植入时间相同的情况下,髋臼假体的磨损程度低于胫骨假体。

图 13-1 为假体凹陷、刮伤、磨光,擦伤、嵌入骨水泥内以及分层剥离各种磨损方式的图例。假体磨损的直接后果是不可能消除的。在这 7 个假体中,有 3 个是尸检时得到的。在一名非常严重的患者中曾发现一例假体分层剥离(图 13-1G)。

关于 UHMWPE 髌骨假体的磨损情况目前的数据不多。无对照的证据表明,问题出在髌骨的跟踪移动和磨损上,尤其是应用金属盘时。现已明确,UHMWPE 用于凹形支承面时性能最好,而髌骨上用的是凸形支承面。髌骨上的应力大,在平地步行过程中约为体重的 1~1.5 倍,在上下楼梯时则为体重的 3~4 倍,在下蹲时可达体重的 7 倍[64]。表 13-4 显示了髌骨假体所观察到的损坏记分[37]。与胫骨假体不同,髌骨假体未见擦伤。可能是由于骨水泥和其他碎屑不会陷夹在髌股关节面之间,但会陷夹在胫股关节面之间。曾发现UHMWPE 假体明显变形,表明髌股关节上的应力高。

通过计算应力和测定接触面积得出如下结论:胫股关节上的应力高于髋关节上的应力[6,7]。一个 22 mm 直径的股骨头,3000 N(牛顿)负荷下的最大表面应力为 18 MPa。对于全髁膝关节假体,相同负荷下的屈膝应力是 40 MPa。这是因为,髋关节在达到屈伸、内收外展和内外旋的自由度时所涉及的关节面是一致的,而膝关节是不一致的。这些应力应与 UHMWPE 的屈服应力 12.7 MPa 进行比较,超过此应力大小的应力将会引起不可逆的假体材料转移。其应力类型也与观察所见的磨损机制相一致。胫骨假体的最大剪切应力是 9 MPa,作用于假体接触面下 1~2 mm 处。在可变负荷下,UHMWPE 假体将周期性承受负荷,从而形成一条可传播到表面的裂缝,使聚乙烯分层剥离。这就是磨损的分层剥离机制。髋臼假体的最大剪切应力在假体接触面,因此不容易发生分层剥离。分析研究表明,UHMWPE 的厚度增加,应力会减小,因此推荐的最小厚度是 8 mm。接触应力对内外侧方向上股骨和胫骨假体之间的径向失配非常敏感。在不明显加大限制作用的情况下减少应力的一种方法是使假体关节在内外侧方向上更加和谐一致。

如果要避免发生可塑性变形,UHMWPE 的设计应力应选择为 5 MPa[56]。应用中产生的应力取决于负荷的大小(患者体重与活动量)以及假体支承面之间的接触类型。接触类型可分为面接触、点接触、线接触和准线接触[56]。表 13-5 给出了各种接触类型的应力计算结果。在假体接触面上压应力最大。Von Mises 应力在接触面下方始终最大,而且是引起分层剥离磨损的主要应力。UHMWPE 的局部屈服可通过加大接触面积使压应力减小。面接触由于接触面的一致性更好因而接触应力最小,但其自由度较低,因此固定时需要较大的作用力。早期设制的假体,例如 Geomedic 型,接触应力比较小,但约束性较大且假体松动率较高。新的假体设计朝低约束性方向发展,但其相应的接触应力较高。对这个问题的建议解决方法是,在胫股关节下方增加第二个支承点,使其在整个面接触设计类型保持较低的表面应力同时又能提供必需的运动自由度。为了进一步证明现代膝关节假体的接触应力较高,曾通过实验测定了 12 种膝关节假体设计的接触面积。这 12 种设计类型,在屈曲某一角度时的接触面积均达到了足以超出 UHMWPE 的屈服应力的程度[39]。其中 11 种设计的接触压力增加范围大约相差 2 倍,其中的 Cloutier 膝关节假体,接触压力是膝关节假体下一个最大值的两倍。临床报道[31,78]和根据回收假体的研究报道[16]均表明,磨损程度与接触应力的大小有关。

表 13-4　48 个胫骨假体和 28 个髌骨假体中特定损坏方式所占的百分数[37]

损坏方式	胫骨假体(%)	髌骨假体(%)
表面变形	62	46
凹陷	81	18
骨水泥碎屑	48	14
刮伤	90	25
磨光	75	71
擦伤	42	0
分层剥离	4	11

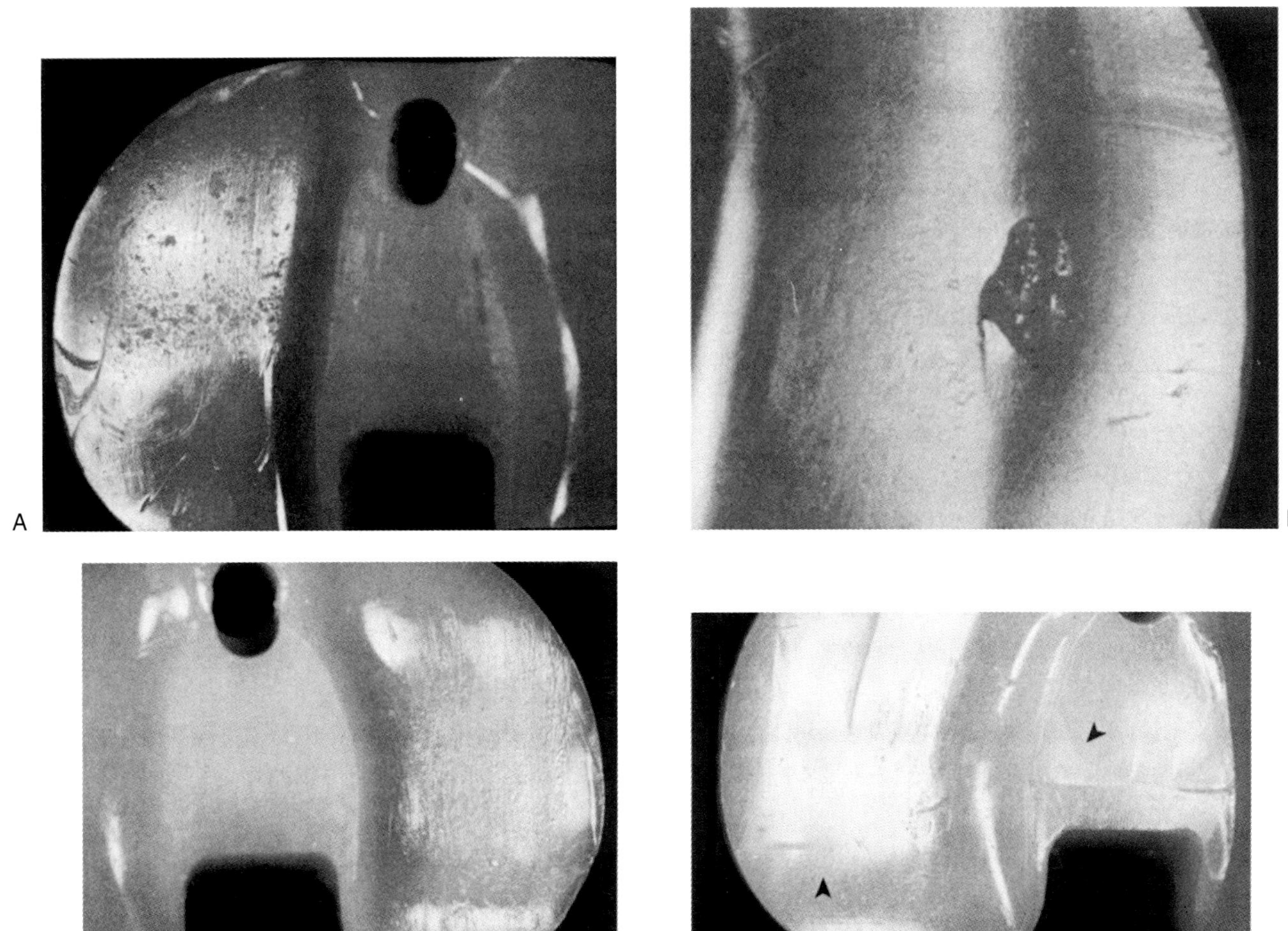

图 13–1 UHMWPE 胫骨假体的磨损机制图例。(A)在一名活动量大的男性患者的左侧髁上可见凹陷和刮伤。假体为非骨水泥型，植入 12 个月。(B)右侧髁上巨大凹陷的细部照片，可见凹陷位于变形区。这是一位 68 岁老妇人，体重 140 磅*，活动量适中，非骨水泥假体是在植入后 17 个月尸检时回收的。(C)一位 61 岁、体重 220 磅男性的假体刮伤磨损。患者久坐不动，假体植入时间为 5 个月。(D)一位 62 岁男性的假体磨光损伤(无其他资料)。箭头所示为磨损抛光区。(待续)

假体磨损碎屑和假体损坏

从 Charnley 首次用聚四氟乙烯(PTFE)植入体的时候起，人们一直认为假体破坏与组织对磨损碎屑的反应有关，当时曾发现肉芽组织形成、疼痛和松动都是由于假体磨损碎屑聚积在关节周围组织造成的[13]。随后，在产生大量磨损碎屑的病例中发现，UHMWPE 会产生有害的组织反应[72]。人们也普遍认为人体会对金属性磨损碎屑有反应[27,29,69]。区别之一是小的金属颗粒可在生物环境下分解，释放出金属离子。最近发表了一篇关于各种假体材料的生物学反应综述[23]。然而现已明确，无论什么材料的磨损碎屑，蓄积到一定程度就会引起有害的组织反应，即使是非特异性反应。

关于骨水泥假体磨损碎屑，大量早期研究文献的一篇综述显示，金属和聚乙烯颗粒的数量与巨噬细胞和巨细胞的数量有关[69]。至少有一部分磨损微粒会被转送到局部淋巴结内[45]。如果有大量的磨损碎屑并出现了广泛的细胞反应，关节周围组织就会出现坏死区。可出现在纤维组织区以及巨噬细胞和巨细胞区域。在极端情况下，还会出现组织破坏，从而形成糊状的白色或灰色坏死组织。最近研究工作主要关注在松动假体周围生成的各种细胞因子[42]。

对于金属配用 UHMWPE 的假体，大多数报道都谈到了 UHMWPE 碎屑的预期结果。滑膜组织里会出

---

* 1 磅=0.4536kg。

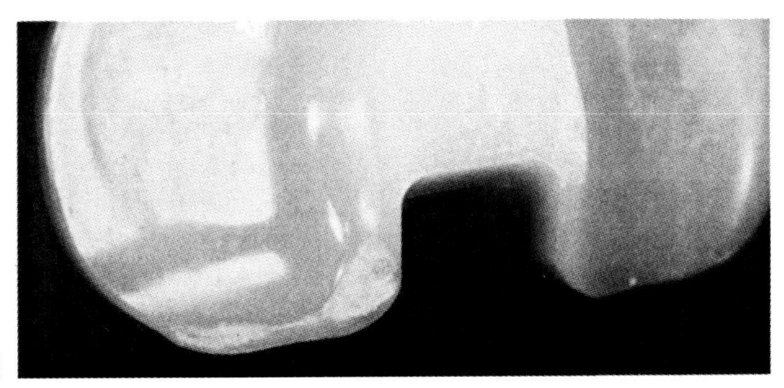

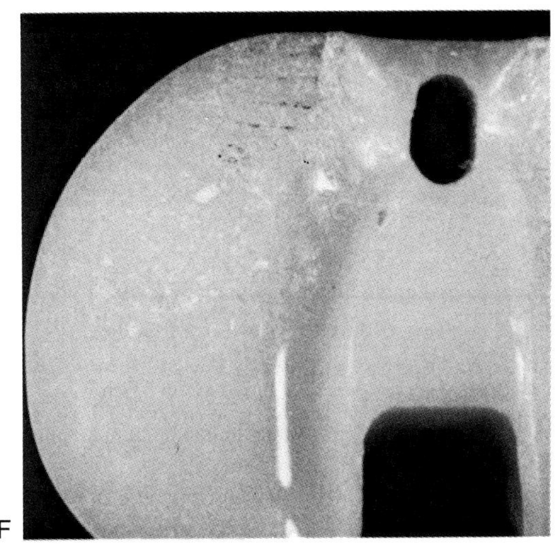

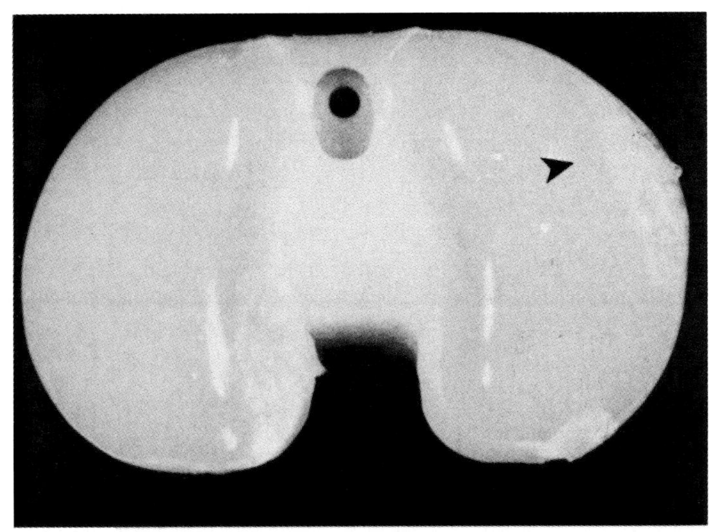

图 13-1(续)　(E)一位 73 岁老妇人，体重 178 磅，中等活动量，沿其左侧髁后缘出现擦伤。于假体植入 44 个月后尸检时取出非骨水泥假体。(F)一位 65 岁男性，活动量大，其左侧髁前部有骨水泥嵌入。植入 14 个月后进行过翻修。(G)右侧髁前缘出现分层剥离。该患者为女性，体重 300 磅，活动量大，在植入后 45 个月尸检时取出非骨水泥假体。

现巨噬细胞和巨细胞反应。这两种细胞的相对比例取决于磨损微粒的大小[59]。细小的微粒局限于巨噬细胞处，而巨细胞却围绕着大的碎屑。含有 UHMWPE 碎屑的细胞团可能存在于较深的假性囊层里。聚乙烯磨损碎屑的堆积并发非特异性疼痛，而且是假体无菌性松动的原因。如果能保持磨损碎屑的产生与碎屑被移送到淋巴结之间的动态平衡，那么组织反应将是有限的。碎屑的蓄积可导致有害的组织反应。也有人认为碎屑会迁移到骨水泥与骨的界面，随着有害反应而发生假体松动。有文献指出，反应组织可在骨水泥和骨的界面上生成(引起假体性滑膜炎)[30]。该界面上的大多数反应均起因于骨水泥微粒，或者说，症状明显的反应起因于骨水泥团块。目前认为，UHMWPE 微粒甚至对骨水泥假体的失败而言起着更为重要的作用。毋庸置疑，假体的微动也起一定作用。图 13-2 综述了作用于全髋关节假体的这些所述机制。虽然，髋臼假体和股骨假体的松动机制有所不同，但是最后结果是一样的[30]。

表 13-5　不同接触类型的应力大小比较[56]

接触类型	应力类型	在屈曲 15°、2200 N 下计算出的应力大小(MPa)
面接触	压应力	3.9
	Von Mises	1.6
点接触	压应力	28
	Von Mises	22
线接触	压应力	38
	Von Mises	21
准线接触	压应力	66
	Von Mises	54

临床上有许多关于人体组织对骨水泥假体中聚合碎屑反应的报道[3,11,43,48]。其突出的特点是包含有骨水泥、骨和 UHMWPE 微粒。随着假体周围的骨吸收，组织细胞补充到界面里。曾应用酶的组织化学来表示膜的反应性特征。最近的研究强调，假体的稳定性对防

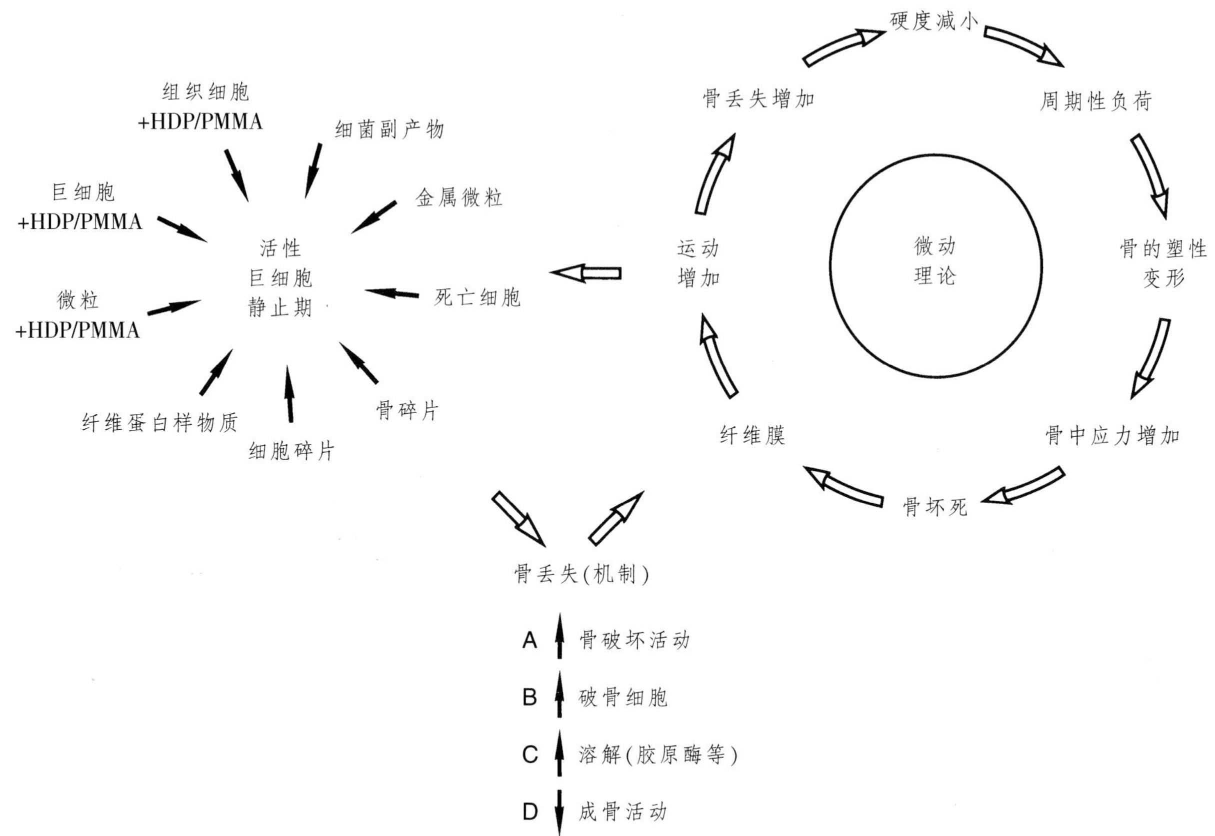

图 13-2 微动理论及其对巨细胞形成的作用和巨细胞激活的其他原因。由此可见，骨质丢失进而引起骨硬度减少的机制是导致最终植入失败恶性循环的主要原因。(From Eftekhar et al.[30], with permission.)

止微粒磨损蔓延到关节腔里起着生物学屏障作用[46]。曾报道，在稳定的无化脓全髋关节置换假体中出现局部骨溶解，在反应区域存在有大量骨水泥微粒，但没有 UHMWPE 磨损碎屑[41]。最近关注的问题是稳定性非骨水泥假体中的局部骨溶解[32]。大多数报道讨论了组织对全髋关节置换假体的反应。不过，除髋关节假体外还有一份报道研究了膝关节假体[52]。

超高分子量聚乙烯

用 UHMWPE 作为关节假体的支承材料已有 25 年。这种情况在不久的将来可能不会改变。不过由于 UHMWPE 碎屑会引发骨溶解和无菌性松动，人们对 UHMWPE 长期寿命的担心正在增多。在过去 10 年里在处理 UHMWPE 材料方面已有所改进，这些改进以及假体设计上的变化应能明显减小 UHMWPE 的磨损。研究工作还在继续进行，预计在近期会有进一步的改进。

临床效果

关节假体的磨损限制了关节置换假体的长期使用寿命。虽然试用过许多种材料，但是目前应用的只有几种材料组合。最流行的材料组合是钴铬钼合金配用 UHMWPE。这种组合不仅适用于全髋关节假体，而且也适用于全膝关节置换假体。钛合金假体的使用方法是，通过表面处理来产生一个更硬的接触面，或者用钴铬钼合金作为假体的支承面，例如在钛合金股骨柄上用钴铬钼合金股骨头。处理过的钛合金支承面的长期性能尚不清楚。钴铬钼合金股骨头配用钛合金股骨柄的组合形式曾引起不少问题，其中有在股骨头圆锥形界面上产生磨损碎屑。一种看法认为，这种现象是由于腐蚀所致[17]，但其他因素，如侵蚀及侵蚀-腐蚀，可能更为重要。由于全髋关节(和全膝关节)假体装置的组件化程度越来越高，因此必须重视假体各部件的公差和配合。有人在髋关节假体中成功地应用了氧化铝与 UHMWPE 组合，发现其磨损率大约为金属与 UHMWPE 组合的 1/2。最近有人用氧化锆取代氧化铝，但其临床磨损性能尚不清楚。用氧化铝与氧化铝组合的髋关节置换假体，只要材料严格符合技术规范而且假体部件在尺寸上完全匹配，其磨损率非常小。这种组合不容许有设计上的差错，只要偏离这些规定要求就会导致假体磨损和断裂失效。

决定关节假体磨损率有许多因素。患者的体重、活动量大小和对磨损碎屑的耐受性，以及环境因素的影响，还有设计和材料因素以及植入手术技术，这些因素都起着一定作用。目前还没有明确阐明上述各种影响因素的意义。不过目前已有这些因素中一个或多个因素引起假体失败的报道，通常为无对照研究报道。

对 UHMWPE 髋臼假体进行临床磨损测定得出的平均磨损率约为 0.1 mm/年。这表明，采用全合成树脂髋臼，金属与 UHMWPE 材料组合在假体明显磨损之前髋关节可在大约 20 年里保持良好。这是一种推断。个别 UHMWPE 髋臼假体的磨损发生率较高。这些情况发生的原因尚不清楚。UHMWPE 的性质可随工艺过程、植入关节假体的制作加工、消毒方法以及和人体内环境的相互作用而改变。UHMWPE 不是一种惰性材料。髋关节植入假体的失败，是由于运动范围受限引起碰撞和松动或者磨损碎屑堆积所致。虽然在骨水泥与骨的界面上以及假体与骨的界面上曾发现有 UHMWPE 磨损碎屑，并认为它是使骨细胞激活进而导致骨吸收和假体松动的潜在机制，但有证据表明，稳定而固定良好的植入假体并不会为碎屑沿界面移动提供通路。在这种情况下，微动可能是首要的引发因素，从而导致骨水泥碎裂、磨损碎屑进入和细胞激活，而磨损碎屑只是假体松动过程的促进因素。对于非骨水泥假体，如果实际上长入的大多数是纤维组织，除了沿界面有一条磨损碎屑通路外，植入假体应是稳定的。

最近倾向于采用较小的股骨头假体直径，因为这样可允许植入件的 UHMWPE 厚度更大。去除臼杯假体壳层的孔，便可关闭通向骨界面的通路。应用羟基磷灰石涂层可促进骨与假体的对合，从而也封住了沿界面的通路。

在膝关节，在许多 UHMWPE 胫骨假体上所见的损坏要比髋臼假体上所见的严重得多。这是由于膝关节承受的接触应力要高得多。假体制作、消毒和暴露于人体内环境而引起 UHMWPE 结构上改变的这些因素仍然存在，但由于存在变形和应力引起的磨损变化而显得不太重要。尽管有这些问题，但膝关节置换假体的生存率仍很不错。虽然膝关节置换曾报道过人体组织对磨损碎屑的反应，但尚不清楚是否和全髋关节置换术一样是由于磨损碎屑的蓄积导致了假体松动。在髌股关节，由于存在应力大和髌骨跟踪差引起的变形，因此磨损的问题显得不太重要。需要注意的是，UHMWPE 在凸面配置方式应用时并不像作为凹面应用时那样具有较高抗磨损性能。

关于骨水泥对磨损的影响还没有做定量分析。骨水泥碎片会陷夹在两个关节面之间，从而引起关节面损坏。金属假体会受到擦损，而且骨水泥碎片在嵌入之前会刮凿 UHMWPE。髋臼假体和胫骨假体的损伤均有过文献报道。是否由骨水泥本身引起了假体失效目前尚不清楚，不过显然应通过精细的手术方法来限制骨水泥微粒进入关节。

图 13-3 显示了决定 UHMWPE 磨损率的各种因素。接触应力可能是磨损率的主要决定因素。其他方面相同的情况下，接触应力加倍，磨损率也成倍增加。不过有理由认为，磨损率按比例增加可能大于接触压力的增加，因为在压力更高时，广泛的各种磨损机械都开始起作用。接触应力不仅取决于假体的设计，而且也取决于临床因素，如患者的体重、活动度和植入假体的对线。假体设计和临床因素对决定膝关节中假体的磨损显然很重要，但不如髋关节中那么重要。

对面假体的材料对 UHMWPE 的磨损率影响较弱。例外情况是对面假体采用钛或钛合金的场合，此时其表面会破坏，从而引起擦破性磨损。这一观点提示，膝关节股骨假体的变化的影响作用轻微，除非把接触应力减小到髋关节中所达到的水平。同样，由于加工制造、消毒或与人体相互作用引起的 UHMWPE 变化，其影响作用也小于决定接触压力的各因素。只有减小了假体接触应力，减小 UHMWPE 变化的努力才会有成效。如上所述，聚甲基丙烯酸甲酯骨水泥的影响作用轻微，骨水泥微粒往往会敷在或包埋在表面上。

发展前景

由于对 UHMWPE 到目前为止尚普遍满意而且开发一种新材料需要巨大的经费，因此使发展受到限制。发展的途径有两种，一种是不断改进现有的假体材料和设计，一种是不断引进新的假体材料和设计。

对 UHMWPE 来说，能想到的主要改变是对制造工艺的控制要更加始终如一，以免假体结构发生不应有的变化。必须认识到，氧化降解会直接影响支承面的抗磨损性能。在惰性气体环境下进行消毒并进行适当的调控以使自由基衰变，将会减少结构变化，还会减少人体内环境对 UHMWPE 的影响。

对髋关节采用氧化铝股骨头至少可使磨损减小

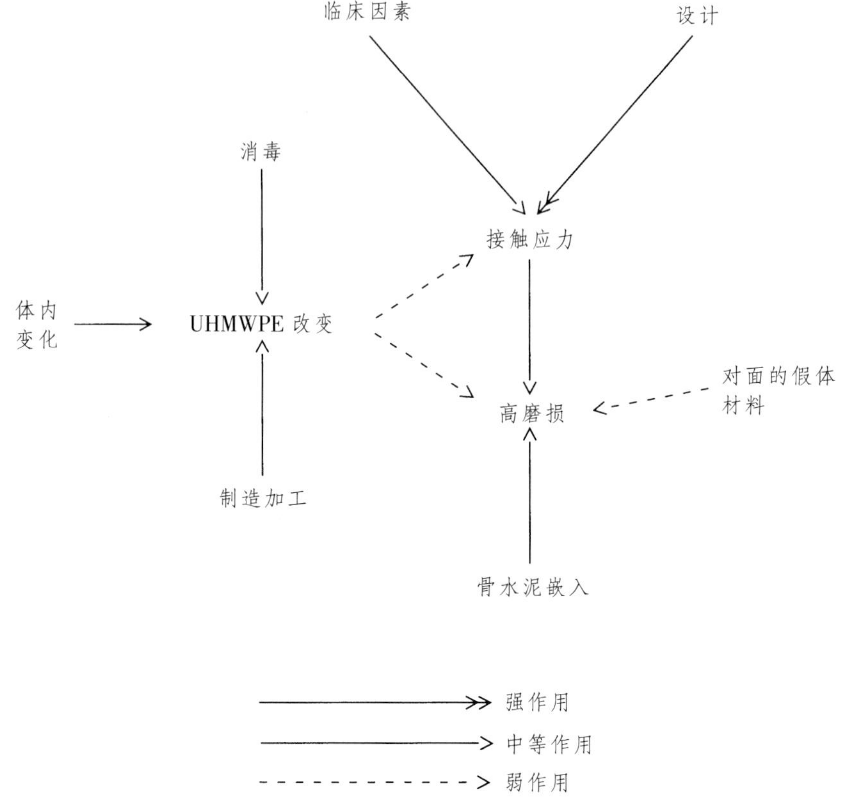

图 13-3 关于 UHMWPE 假体高磨损的假设。

一半。对膝关节,有关改进 UHMWPE 的这些评论也适用,但是减小接触应力而不减小运动自由度的一些设计上的改变,却大大减少了 UHMWPE 胫骨假体的磨损和损坏。使膝关节假体在内外侧方向上更加和谐一致是减小应力的一种方法。第二种方法是加大关节连接,使胫股关节可以采用面接触。

对 UHMWPE 提出的其他改进建议包括:应用硅烷制剂进行交联[1],或者进行照射并将聚四氟乙烯(PTEF)嫁接到 UHMWPE 链上[36]。用聚氨基甲酸乙酯材料对支承面进行软层润滑具有降低摩擦系数的作用[26]。对于这些改进中的任何一种,目前都还没有或很少有能依据其做出决策的磨损数据资料。曾对碳纤维加强的热塑性和热固性塑料进行了磨损试验。但这些研究尚处于早期阶段。

小结

全关节假体的磨损可通过材料耗尽、撞击或对磨损碎屑的生物反应而导致假体失效。对一般患者而言,磨损不是假体中短期性能的限定因素,但其在相当程度上决定着假体的长期性能。由于胫股关节假体承受的应力更大,因此在性质上和数量程度上膝关节与髋关节的磨损相比是不同的。UHMWPE 的不断改进使髋关节的磨损率至少减少了一半,可能减少了 4/5。膝关节上 UHMWPE 的磨损最好通过降低接触应力的方法来减小。研制出比 UHMWPE 更耐磨损的新材料短期内希望不大。不过,对 UHMWPE 进行的改进,包括减小消毒时结构的变化和膝关节假体设计上的改变,可能会使假体的磨损寿命延长到 20 年以上。

(李世民 译 马信龙 校)

参考文献

1. Atkinson JR, Cicek RZ: Silane cross-linked polyethylene for prosthetic applications. Part 1. Certain physical and mechanical properties related to the nature of the material. Biomaterials 4:267, 1983
2. Atkinson JR, Dowson D, Isaac JH, Wroblewski BM: Laboratory wear tests and clinical observations of the penetration of femoral heads into acetabular cups in total hip replacement hip joints. Wear 104:225, 1985
3. Austin RT, Stoney PJ: Granulomatosis of bone from high density polyethylene. Injury 13:414, 1982
4. Bankston AB, Faris PM, Keating EM, Ritter MA: Polyethyl-

第 14 章

生物学固定的基本原理

J. Dennis Bobyn, Michael Tanzer, Jo E. Miller

过去的 25 年，见证了大量为机体骨组织整合而设计的植入物的研究与开发。非骨水泥植入内固定的概念并不是新近提出的（20 世纪 60 年代骨水泥引入之前，所有的假体显然都是将植入物直接插入骨组织中进行固定的），但到 20 世纪 70 年代，当人们认识到失败率在逐渐升高以及在骨水泥关节成形术假体周围继发骨溶解之后便发生了非常彻底的改变。这种改变主要集中于对表面具有微孔的植入物的研究，以便通过组织内长入而实现生物固定。近期，人们用“生物学固定”这一术语描述所有不需要骨水泥的植入物固定，包括那些表面光滑、有纹理或涂有诸如羟基磷灰石此类生物活性材料的植入物。这个概念的核心是希望在植入物和骨组织之间产生一个活的界面，这是一种稳定的、具有骨再塑能力或者能对物理和生物学需求产生合成代谢反应的界面[150]。

这一章主要论述微孔涂层植入物及生物学固定的基本原理。对当前的相关知识和技术以及直接锚定于骨骼上的植入物设计的新观念将加以综述。此外还将讨论对延长非骨水泥植入物使用寿命起重要作用的各种主要因素。

微孔材料

针对各种微孔涂层植入物和材料的制造及动物试验进行开拓性研究始于 25 年前。众多研究者对金属、聚合物、陶瓷和碳材料植入物在低载荷和高载荷动物植入物模型上都进行过试验。以下内容就是通过这些研究明确的。

孔隙

平均孔隙小于 50 μm 的微孔涂层，由于细胞活动和钙化作用提供的物理空间受限，因此通过骨长入达到机械联结的效果欠佳[24,43,83,112,122,165,217]。虽然小于 50 μm 的微孔也可发生骨长入[17]，但在 100~500 μm 范围的微孔可导致一致的组织应答，而且骨形成和固定强度增长的速度最快（图 14-1 和图 14-2）。更大的微孔虽然允许骨向内长入，但填充微孔需要的时间长，而且当孔隙增大到 1 mm 以上时，界面上纤维组织形成的趋势会增大。

植入物的运动

植入物相对于植入部位的运动对骨长入是一种负面刺激，对纤维组织形成是一种正面刺激。这个问题通常是以界面“微动”这一术语评论的，不过目前尚没有这个参数的量化定义。有文献认为，可接受（骨长入）和不可接受（纤维组织）界面运动的区分界限可能小到 50~100 μm [30,40,63,167]。这就对手术时初始必须达到的植入物稳定程度提出了严格的要求。Soballe 等人的研究证实，在存在有反复微动的情况下，羟基磷灰石（HA）微孔涂层的植入物比没有羟基磷灰石涂层的植入物会被更多的骨组织包绕（从而生成更强的界面）[183,186,187]。

材料

在孔隙和初始稳定性满足要求的条件下，只要各种微孔植入材料满足生物相容性的常规标准，它们的组织应答总体上是相似的。研究证实，微孔形态的钴铬合金、钛及其合金、碳质材料、氧化铝陶瓷、聚砜、聚乙烯甚至聚甲基丙烯酸甲酯都会出现骨组织长入[24,43,83,112,122,155,161,165,191,205,217,222]。在高载荷应用中，微孔金属普遍优于微孔聚合物，因为它们的韧性、耐磨性及机械强度更高。有一些证据表明，钛比其他植入合金具有更高的生物相容性，但这一点目前尚无定论（见第 13 章）。Hofmann 等人对全膝关节成形术前放置在患者股骨远端的微孔涂层（烧结的珠粒）植入物进行的研究显示，Ti-6Al-4V 合金比钴铬合金的骨长入更

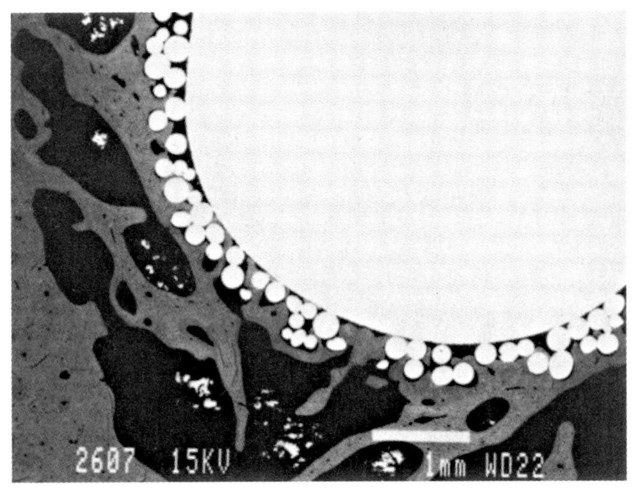

图 14-1 术后 1 年,犬的钴铬合金微孔涂层股骨柄界面区的反向散射扫描电子显微照片,显示有松质骨长入。

显著[109,110]。然而在对回收的植入物的大病例系列研究中,Collier 及其同事[46,47]以及 Cook 及其同事[52,53]都没有观察到这两种合金在骨长入的数量上有什么量上的差异。骨组织对钛合金和钴基合金反应中可能存在的某种固有差异,并未呈现出明显的临床意义。烧结珠粒的微孔涂层和弥散性结合的金属纤维微孔涂层,二者在骨长入量上并没有呈现出具有临床意义的差异[75,162]。

对合

植入物与骨组织的紧密对合,不仅对于直接固定是必不可少的,而且可导致更快和更完全的骨长入。植入物微孔表面和骨组织之间的间隙如果不能消除也要减小到最小[25,77,177]。Stephenson 等人和 Soballe 等人已在动物模型中证明,在植入物上存在有 HA 涂层的情况下跨越小间隙的骨组织形成,其再生性和完全性更好[184,185,194]。然而,这种间隙搭桥作用的极限范围可能仅为 50 μm 左右。Hofmann 等人对人类 HA 涂层植入物的研究显示,50~500 μm 的间隙通常不能由新骨形成桥接[109]。

骨长入只是简单地将植入物的多孔性结合到骨折愈合过程中[82,189]。有证据表明,这个过程包括早在手术后 2 周时的涂层微孔内的膜内骨化和类骨质的渐进性钙化,直至整个涂层的骨性融合。在动物研究中,手术后 6~12 周内即可达到植入物的最大固定强度。在人类,骨长入过程可能需要更长的时间。通过幼犬和成年犬的实验研究显示,年龄对通过骨长入进行生物固定的速率有影响[137]。在初期大量骨形成之后,骨与植入物界面将依照局部应变(应力)环境重新塑型[189,190]。如下文所述,这一重塑过程包括骨形成和骨吸收,是一个在临床上值得关注而且非常重要的课题。

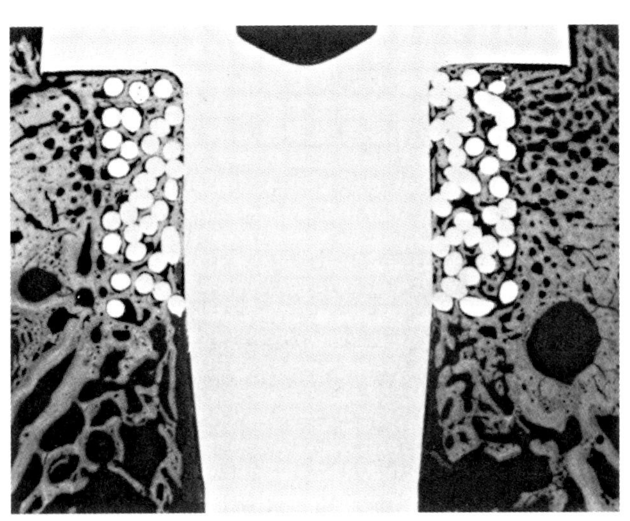

图 14-2 术后 6 周,犬的钛合金金属纤维涂层经皮质植入物的反向散射扫描电子显微照片,显示有皮质骨长入。

微型交锁形成的机械固定

微孔涂层植入物通过与长入组织微型交锁来实现机械固定。对微孔涂层髋臼杯和股骨柄尸检回收分析显示,平均有 30%~40%的表面积有骨组织长入[75,81,119,162]。如果界面组织是皮质骨,界面抗剪切强度可能远远超过 1 吨/英寸^2(15~25 MPa)。如果是松质骨长入,因为其密度低,所产生的固定强度自然较低,如果骨质疏松,固定强度可能降低 1 个数量级。在上述长入表面量和单位面积强度下,通过组织长入所产生的总的植入物固定作用潜力可能非常大。多项研究证实骨长入后植入物的稳定性有所增大[70,116,219]。与表面光滑的植入物不同,微孔涂层植入物还可以通过骨长入产生重要的拉伸固定作用[26]。

纤维组织长入常见于某些类型植入物,其程度还未进行广泛的定量测定[28,105]。鉴于纤维长入的植入物很难再进行翻修手术,尚且在强行取出时会撕脱毗邻的松质骨,因此通过纤维的微型交锁来实现的机械固定可高达每平方英寸数百磅的强度。

生物活性陶瓷的物理化学固定

目前已开发出多种人工生产的磷酸钙材料,如 HA 和磷酸三钙(TCP),用做生物活性或骨传导性植入物涂层,以增强植入物表面上的骨发育程度[59,60,85,86,118,125,136,138,142,172,203]。羟基磷灰石的特点是钙/磷比为1.67，它比钙/磷比为 1.5 的磷酸三钙更加稳定，而且体内的抗溶解性更强[59]。来自众多实验性研究的证据明确显示，与表面光滑的植入物相比，植入物表面添加了磷酸钙后，植入物的固定强度无论在速率还是程度上都有增加[55,60]。添加了磷酸钙涂层的微孔涂层植入物，不但加快了形成固定的速率，而且增加了初期没有接触骨组织的植入物部位发生骨长入的表面积[11,184]　。对于微孔涂层植入物来说，骨长入所产生的最终应力（单位面积的固定力），不管有无 HA 涂层都是相似的。

应用磷酸钙涂层有两种主要方法。一种是在表面光滑的植入物上使用 HA，依靠其对骨组织的物理化学结合性能来增强固定作用[7,56,57,80,84,151]。采用这种方法时，重点是利用高纯度和高结晶性的 HA 来尽可能保持磷酸钙不被溶解。考虑到磷酸钙的可溶性虽然有限但却不可避免，因此第二种方法是应用 HA 或 HA 和 TCP 的混合物来作为微孔涂层植入物的附加涂层，并利用其具有骨传导潜能的优势来增强骨长入所提供的机械交锁作用[174,181]（图 14–3）。采用这种方式时，磷酸钙的溶出或消失对植入物固定的长期潜在影响要比表面光滑植入物有所减小。

磷酸三钙和羟基磷灰石涂层通常采用等离子沉积工艺涂在植入物上。钛合金是首选的植入物底物，因为其结合强度比钴铬合金更大[85,86]。涂层越薄，其机械性能越好。它的涂敷厚度通常约为 50 μm，不过高达 200 μm 的较厚涂层也已广泛应用于临床[80]。

HA 涂层假体的早期临床结果令人鼓舞，但其远期效果尚未得到。已有文献报道，术后 3 年时 HA 涂层股骨柄的临床效果良好，并出现适应性重塑，提示已有骨整合[56,57,84,174]。术后 1 年时对股骨柄年移动量的放射学评估证实，HA 涂层假体的移动量明显小于相同的无涂层假体[126,188]。尸检回收假体证实，全髋关节成形术（THA）假体的 HA 涂层具有明显有益的临床效果[7,8,11]。对从同一患者回收的钛和 HA 微孔涂层股骨植入物进行尸解分析表明，HA 涂层股骨柄的骨长入量更多，骨对合指数更高[11]。全膝关节成形术的 HA 涂层胫骨假体的初步数据显示，HA 涂层可减少植入物的早期移动[120]。虽然早期研究支持继续使用 HA 涂层植入物，但是还需要进行长期的前瞻性对照研究，以便更加全面地描述它与传统的微孔涂层技术相比有何优势或缺点[9,13]。

生物学固定的植入物表面类型

三维微孔表面

微孔涂层植入物传统方法使用的涂层厚度是珠

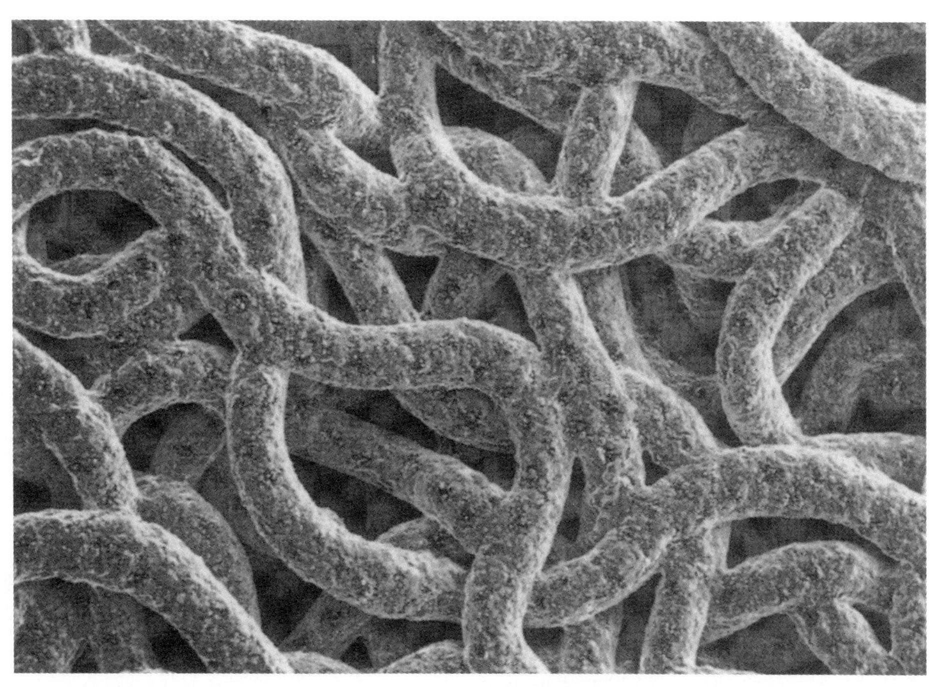

图 14–3　带有 50 μm 厚羟基磷灰石和磷酸三钙混合物涂层(Calcicoat; Zimmer, Warsaw, IN)的金属纤维微孔表面的扫描电子显微照片。（放大 50 倍）

粒或金属纤维厚度的几倍，形成一个有利于组织长入的三维微孔互连网（见图 14–1 至图 14–3）。这些涂层是在真空炉内通过高温烧结或扩散结合工艺涂在假体上的[163,164,168]。目前已有采用新的专利制造技术生产的新型三维微孔材料，其中包括：已在临床使用多年的网状结构钛[14,15,111]，以及一种已经开始临床试验的钽制的新型蜂窝样结构(图 14–4)。钽微孔材料引起了广泛注意是因为它既具有高多孔性又具有高强度，因此可被制作成结构性装置、骨移植替代物或植入物涂层[193]。研究表明，长入组织的三维交锁结构与表面微孔更有限的植入物相比，可提供更优异的机械固定，尤其是在张力状态下[21,26]。然而与其他类型的差异并不大，是否具有临床意义还值得商榷。在没有其他的抗剪切和抗压界面的情况下，也几乎不需要植入物与骨界面来单独抵抗张力。因此，虽然一个界面在张力下可能相对薄弱，但整体植入物结构可以由在剪切力和压力下比较强的其他界面来支撑。

微孔或纹理有限的表面

自从热烧结珠粒和金属纤维微孔表面最初临床应用以来，又开发出具有更有限微孔的其他一些表面。这些表面不应被看做是对原有技术的改进乃至替代。

等离子喷雾涂层是在 20 世纪 70 年代初期研发的，但应用于临床却在 80 年代[29,96,134,164]。等离子喷涂是利用喷嘴将金属粉末瞄准沉积在植入物上。粉末在高能量的电弧下与气体混合，然后在与植入物底物接触之前融化。因为加热的只是粉末而不是底物，所以等离子喷涂技术并不一定能与底物形成一个冶金结合（图 14–5）。等离子喷雾涂层通常适用于粗糙的植入物表面，可以增强涂层冷却后产生的微观机械结合。一般而言，等离子喷雾涂层拥有的开放或相互连接孔隙比粉末制造的或金属纤维制造的微孔涂层少(图 14–5)。

传统的热烧结珠粒表面可以只用一层珠粒来制造(图 14–6)。这样形成的微孔结构非常开放，在动物和人类植入物中均已证明，这种结构对骨长入有效[21,39,92]。这种类型的一种变异型是用在 Lord Madreporique 股骨柄上的独创型浇铸表面，这种表面是由比较大的、直径和间距为 1~2 mm 的半球形珠粒构成的[133]。

表面比较光滑或经过喷砂处理的植入物也曾用于生物学固定[2,78,131,132,157,224]。这些植入物的表面粗糙度通常约为 5 μm，是用钛合金制造的。这些植入物旨在有利于骨性对合或“骨长出”，但其孔隙度不适合传统的骨长入和微型交锁。与抛光的表面相比，金刚砂化处理后植入物表面的直接骨形成量会增加，而且机械固定强度有所提高[78]。

为实现生物学固定还研发出多种新型植入物，其表面有纹理或不规则，已与底物形成一个整体，而不

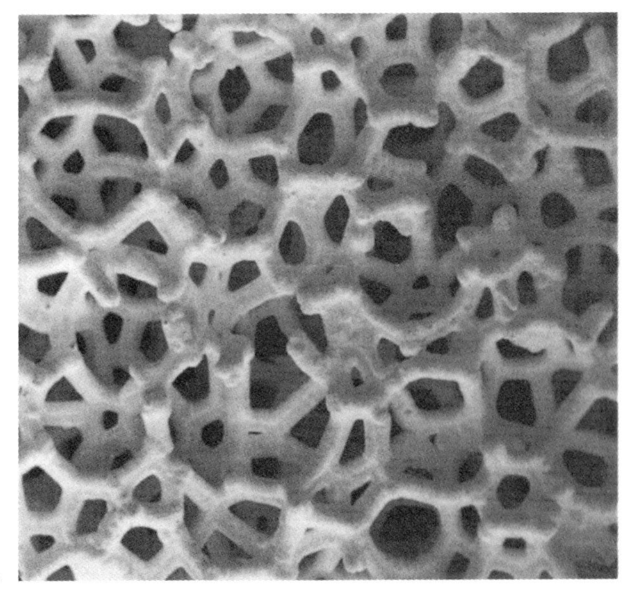

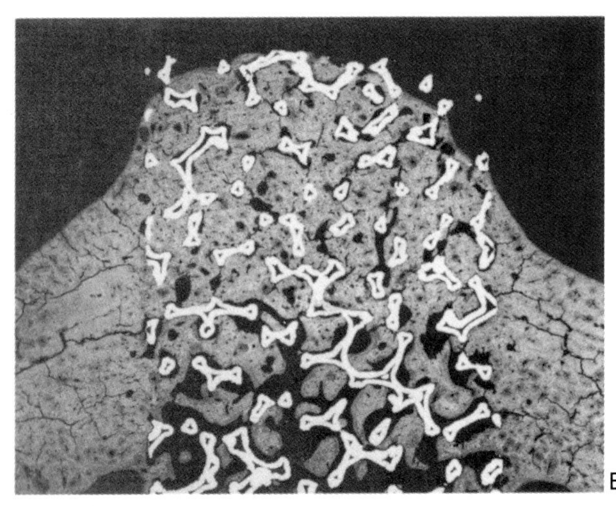

图 14–4　**(A)**钽制造的微孔泡沫状结构(Implex Corporation, Allendale, NJ)的扫描电子显微镜照片。(放大 22 倍) **(B)**术后 52 周，犬的经皮质微孔钽植入物断面的反向散射扫描电子显微镜照片[193]。白色区域是微孔钽的支撑体。可见新骨组织与孔隙几乎完全结合。(放大 13 倍)

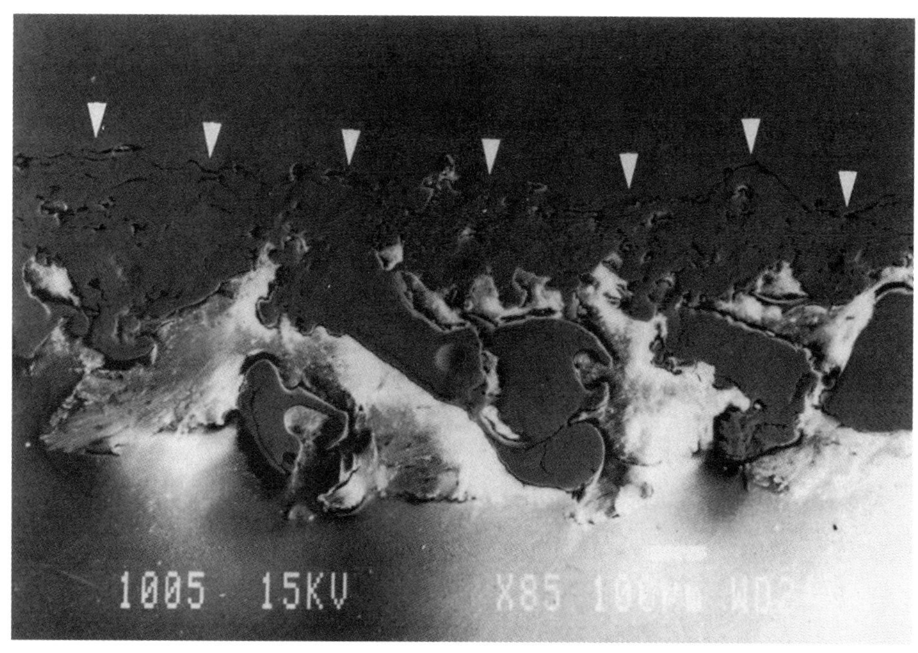

图 14–5　等离子喷涂微孔涂层钛植入物的横截面的反射显微照片。可见表面微孔的封闭性更高而且涂层和植入物底物之间的轮廓线更紧密(箭头所示)。这条轮廓线表明涂层和底物之间缺乏牢固的冶金结合。

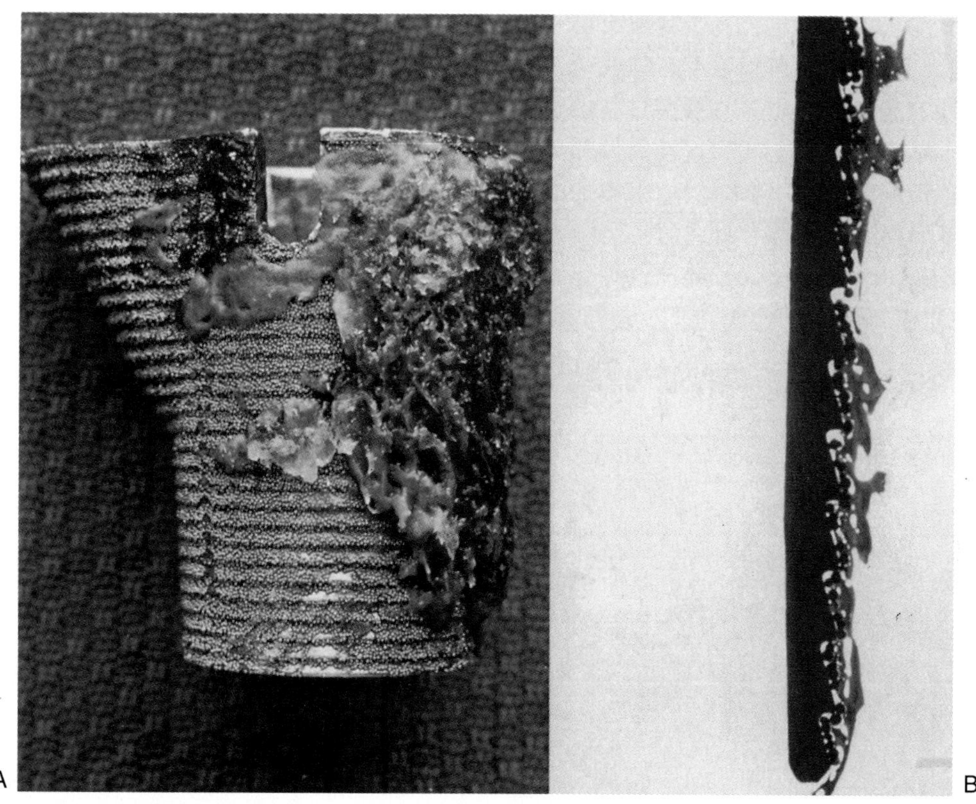

图 14–6　(A) 术后 2 年因后期感染而取出的 S–ROM (Joint Medical Products Corporation, Stamford, CT) 假体的钛合金套的照片。(B)附着有骨组织的钛合金套外侧的横截面的组织学显微照片。可见单层的热烧结珠粒和骨组织的长入。

是附加在底物上[16,20,32,125,157]。通过机械加工、离子束蚀刻或微型滚花技术在表面上形成沟槽、凹痕或孔隙，临床证明都对骨长入有效（图 14-7）。利用铸造技术也可形成骨长入表面。浇铸表面层的厚度通常大于 1 mm，因此通常大于为有利于组织长入而设计的常规微孔表面。

影响植入物寿命的重要因素

任何新工艺都会带来新的问题。对于非骨水泥关节置换假体，一些理论和实际上的问题已日益清晰地显现出来。这些问题大部分与植入物自身机械性能有关。其他关注更多的是生物学性质。

涂层的机械强度

微孔金属涂层和植入物底物之间的结合强度是植入物长期安全有效的决定性因素。不幸的是，在几种临床应用中显示这种结合并不足够强，而且有大量报道提供了微孔涂层与植入物脱离的影像学证据[3,34,37,42,58,71,173]。并不是所有的植入物制造商均采用相同的工艺来涂敷微孔涂层，因此显然一些涂层会优于其他涂层。作为一种粗略的标准，涂层的抗剪切强度在静载荷下至少要达到 12 MPa (1800 磅/英寸 ^{2})，在疲劳试验中至少要达到 30 MPa (4400 磅/英寸 ^{2}) [143]。这涉及大部分涂层的性质而不是个别部件。举例来说，用手施加中等力量往往就能将个别珠粒从粉末制造的热烧结表面上剥离下来。同样，从大多数等离子喷涂纹理化表面

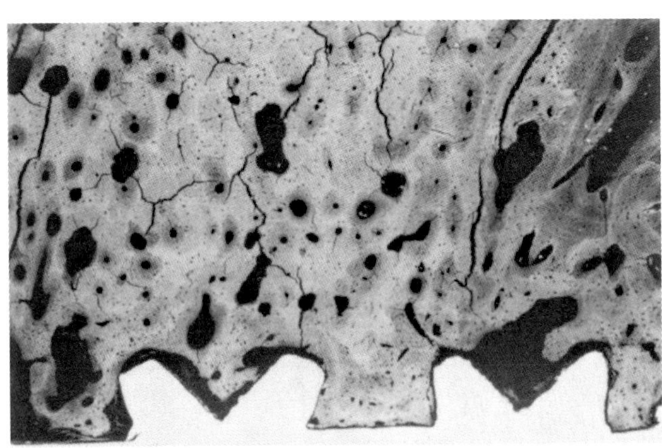

图 14-7 插入犬的骨皮质内 12 周的钛植入物（白色）的反向散射扫描电子显微镜照片。植入物上加工有微型滚花表面，新骨已开始长入（灰色）[20]。微型滚花表面是完全采用机械方法加工的（塑性变形），因此与植入物底物是一体的。

上刮下微粒也并不困难。

涂层与植入物分离可引发三大问题。首先，可能发生植入物固定的丧失。第二，足够数量微粒的释放会引起炎性反应进而导致骨质溶解。在两例涉及微孔涂层假体的翻修病例中已报道过因珠粒丢失和金属侵蚀而继发肉芽肿[34]。第三，脱离的涂层颗粒会移行到关节间隙内，引起关节表面的第三体磨损，加快磨损碎屑诱导的骨质溶解。

涂在植入物光滑表面上的 HA 和 TCP 涂层也容易剥离，这已在许多动物研究中得到证实，并在对人类回收假体的分析中得到确认[13,41,127,140,147,169,170]。Bloebaum 等人[12,13]和 Campbell 等人[41]通过回收分析表明，脱落的 HA 微粒会嵌入到髋臼杯的聚乙烯内衬中。HA 小微粒的生成和迁移已引起人们对巨噬细胞介导的骨溶解和通过第三体磨损机制使聚乙烯碎屑增加的关注。50 μm 左右较薄的 HA 涂层通常比厚涂层具有更高的机械耐磨性[60]。为了防止磷酸钙涂层发生剪切分离，为一些表面光滑的植入物设计了嵴皱或凹槽，有助于降低下沉的趋势并减少界面剪切力的产生。不过，这种方法并不能完全避免涂层不受剪切力的剥离作用。如上所述，一种替代方法是在微孔涂层植入物上涂敷磷酸钙涂层。通过尽可能多的磷酸钙微孔涂层来提供机械保护，以便尽量减少剥离的相关风险。涂层可溶解性对长期结合强度的影响，是一项决定性的但非特征性的参数。

通过非热处理工艺添加到植入物底物上的纹理化表面，因为其不可能剥离而被证实有较大的优势。然而有待明确的是，机械加工的表面，或者通过微型滚花、铸造或喷砂处理加工的表面，达到何种程度才能在临床上有效地通过组织附着而产生生物学固定。

植入物底物的强度

植入物底物的强度在经过热处理以及涂敷冶金结合的微孔涂层后会减小[10,87,163,164,223]。热烧结的钴铬合金植入物所具有的抗疲劳强度，通常等于或低于铸造的钴铬合金，大约相当于锻造的钴铬合金的 1/3。虽然采用微孔涂层股骨柄的植入物很少发生断裂，但文献中已有报道，常见于尺寸较小的、带广泛涂层的髓腔解剖锁定型（AML）假体[89,91]。金属纤维涂层是在较低温度下涂在钛合金植入物上的，以避免产生会使底物抗疲劳强度降低的相变[223]。因为带等离子喷涂涂层的植入物底物在加工过程中基本上没有加热，因而保持了

较高的抗疲劳强度[10]。但是这一优点是以损失了一些涂层的结合强度为代价的。不论什么样的热处理参数，钛合金上微孔涂层的冶金结合都会造成应力升高，从而使其抗疲劳强度大约降低了一半[223]。由于钛对开槽敏感而使其产生裂纹的趋势明显增大，这一点对股骨假体是极为重要的，因为股骨假体在承载过程中会产生较高的拉伸应力。因此，因为强度的因素，钛合金植入物上的微孔涂层一般局限于股骨柄的近端部位，并对拉伸应力最高的外侧区加大限制力度。

由于股骨柄的几何形状特殊而且承受的负荷高，因此股骨柄在所有全关节置换植入物中最易发生疲劳性骨折。Glassman 等人[89,90]报道了几例微孔涂层股骨柄骨折。髋臼植入物上金属衬垫的断裂是非常罕见的[44]。在膝关节中，股骨假体最不容易失效。胫骨平台上金属衬垫的断裂已有报道，但并不常见[149,171]。微孔涂层的髌骨钮状假体有时会破裂，而且还常伴发严重的聚乙烯磨损、聚乙烯支承面与金属衬垫的分离，甚至金属衬垫对股骨假体的磨损[79,198]。

植入物的稳定性

这是成功实现骨长入必需的先决条件，因此手术时植入物与骨组织要达到良好的机械固定。如果固定不充分，特别是还有微孔表面与骨组织对合不良，几乎可以肯定骨长入会失败[40,63,117,167]。

在髋关节，髋臼植入物固定失败并不会成为严重问题。总体而言，通过 5~10 年的随访研究，大部分微孔涂层半球形髋臼杯设计类型从固定和稳定性来看其性能都非常好[74,108,201]。Adler 及其同事通过实验研究证实，合适的髋臼窝尺寸和深度对髋臼杯的初始稳定性极为重要[1]。Lachiewicz 等人评估了螺钉、钉和针在髋臼的稳定性方面的相对优劣，发现螺钉固定的优势明显，不过所有这三种辅助固定方式与单独压配合固定相比均会增强稳定性[128]。

非骨水泥股骨植入物获得可重复成功固定（初始紧密固定）的关键是，要通过细心的手术操作并使用精心设计的器械使干骺端和骨干达到精确的配装[215]。在通过适当的成型和配装所达到的植入物初始稳定性方面，一些研究表明，近端和远端的紧密配装有助于整体的稳定性[1,158,218]。如果植入物上有广泛的微孔涂层或凹槽并通过轻微压配合插入，通过摩擦干涉就能使抗扭转稳定性明显增加。

有多项研究对非骨水泥股骨假体在轴向和扭转负荷下的初始稳定性进行了检验[36,38,159,180,196,219]。很明显，非骨水泥股骨柄的微动测量结果通常高于骨水泥股骨柄。此外，扭转试验也是衡量其抵抗平面外作用力的一项敏感指标，而且比轴向测试更容易发现不同股骨柄设计之间的稳定性差异。在一项对直型和解剖型股骨柄设计的对照研究中，Callaghan 及其同事[38]发现，几乎在所有的试验条件下二者的稳定性均相似，只是在高扭转负荷下解剖型的微动要小一些。目前尚不清楚，这种差异是由于解剖型柄的弧度小还是由于解剖型设计使干骺端的填充增加所致。在一项对多种非骨水泥股骨柄设计的初始稳定性的对比研究中，Schneider 及其同事[180]发现弯柄的扭转稳定性最差。在欧洲和北美，人们偏爱直型股骨柄远远胜于弯曲股骨柄，这可能是因为直型柄用简单的设备加工股骨髓腔更容易而且更精确。而对弯曲柄来说，不进行远端扩髓，将其完全插入到股骨髓腔内是非常困难的。因此，弯曲柄要达到远端紧密配合所提供的稳定固定是很困难的。此外，远端弯曲的柄不容易适应为通过压配合增加扭转稳定性而添加的沟槽，而且具有广泛微孔涂层和骨长入型弯曲股骨柄，一旦植入物需要翻修，它的取出也极为困难。

目前尚没有令人信服的证据表明植入物带不带卡圈对临床结果或近端的骨重建有肯定的效果。卡圈除了增加植入物的初始扭转稳定性和轴向稳定性以外[97]，还为柄的插入提供了一个明显的机械止点，将轴向负荷传递到股骨近端，而且在严重不稳定的情况下能防止植入物沉降。但是，如果没有对植入部位进行适当处理及正确使用手术器械（如卡圈扩髓钻），卡圈会妨碍股骨柄进入最紧的位置，从而降低稳定性和股骨近端环箍的应力负荷。在出现骨长入时，由于微型机械交锁提供有抗剪切力作用，可能会减弱卡圈的抗沉降作用。

在通过生物固定或组织长入所产生的植入物继发稳定性方面，一个重要的设计特征是植入物微孔涂层的范围。依据来自 AML 假体的数据，在诸如临床评价总分、假体影像学松动发生率和机械松动的翻修率方面，具有广泛微孔涂层的股骨柄（定义为柄体大部分都有涂层以至涂层延伸至峡部）通常优于涂层仅局限于植入物近端与干骺端接触面的那些第一代设计[37,65,66,69,73,90,144]。虽然近端带涂层的 AML 假体比广泛有涂层的 AML 假体发生大腿疼痛和机械松动的概率高，但这可能部分是由于植入物的设计而不是微孔涂层的范围所致。在近端，侧面平行的形状并不能保证干骺端的填充；在远端，没有凹槽的表面光滑的股骨柄并不能提供微观交锁。除了AML以外,第二代近端微孔涂层非骨水泥柄的设计,已经从微孔涂层面积和植入物整体稳定性(近端和远端)方面得到了改善。因此将有望消除第一代设计[144]所存在的某些大腿疼痛和早期松动问题。考虑到骨重建和柄的取出,在赞同使用近端微孔涂层股骨柄的问题上仍然有激烈争议。

在膝关节,股骨部件的稳定性一直不成问题。呈锥形的股骨部件,在紧压到骨组织上时可达到非常充分的固定,这也许可以解释股骨比胫骨假体的骨长入发生率更高[111,197]。

临床证实,加金属衬垫的胫骨部件是生物学固定的最困难挑战,对回收假体检验分析表明,在大部分受检的植入物内骨长入极少[49,54]。胫骨植入物被放置在平的松质骨表面上,而且往往摇摆或晃动,特别是切骨面有均匀的轻度不规则时。此外,胫骨上端松质骨的骨密度比处理后的股骨远端的皮质网状体构型的密度低,因此,胫骨上端在负荷下的弹性变形会使发育中的界面承受剪切和拉伸负荷,具有潜在的不利影响[195,211]。由此认为,胫骨近端在负荷下有轻微膨胀的趋势。这会增加切骨面的内外侧以及前后侧尺寸,从而把剪切运动传递到骨组织与植入物之间。固定钉和柄制约了这种运动,至少在邻近骨组织内有此作用,由此所产生的固定界面更易于发生骨长入,这一点已被回收分析所证实。

为增强胫骨部件的固定效果,曾提出过许多种不同的假体设计方案[61,195,211,212]。在这方面,周围放置螺钉似乎要优于中央固定钉。联合使用螺钉和中央龙骨或柄可以进一步增强植入物的初始稳定性。在最新一代的微孔植入物中,直径更大、数量更多的螺钉已成为大多数膝关节假体设计整体的一部分。目前还开发了股骨远端和胫骨近端的精密骨研磨技术,以增加手术的准确性以及植入物的初始配合与稳定性。

植入物模块化

目前已经专为非骨水泥固定研发了多种股骨髋关节植入物,除股骨头/颈锥形体以外,其他一些部位也实现了模块化。模块化部件从理论上讲提供了适应个体解剖特点的附加匹配能力,而且通过近端和远端的“匹配和填充”增加了稳定性[27]。然而,目前尚没有证据表明,模块化股骨柄比传统的单件式植入物具有更好的临床效果。除此之外,模块连接处由腐蚀和侵蚀机制产生的材料微粒也引起了人们的关注[27,48,50,51,146]。在股骨头/颈进行锥形连接时,有证据表明,不论采用相似材料组合还是金属混合组合,紧密配合的锥形体都具有良好的长期性能。与其他模块连接时,机械性能试验显示,在生理负荷下不可避免地会产生微粒碎屑[27]。碎屑是否足以引起生物学反应(例如,巨噬细胞介导的骨溶解)或是否增加关节表面的第三体磨损,尚未确定[208]。

与压力相关的骨吸收

微孔涂层植入物通过骨长入被坚强固定后可能继发的严重骨萎缩,是首先受到人们关注的一个问题,而且已被影像学检查所证实。这种现象的潜在程度最初是在20世纪70年代中期用犬的股骨节段置换模型验证的(图14-8)[148]。自此后,文献中描述了不同植入物的其他许多实例[18,22,23,76,93,106,166,207]。固体力学的基本原理之一就是,当骨与金属植入物相互连接且同时承受负荷时,硬的植入物往往要承载大部分负荷[123]。通常,这种通过植入物优先传递应力的程度,会随着植入物和骨组织之间刚度差的增加以及二者之间连接紧密度的增加而增加。因为抗弯曲和抗扭转刚度会随着植入物尺寸的四次幂而增加,所以植入物型号大小的增加对刚度有着深刻的影响。

这些机械关系对髋关节极为重要,因为通过骨长入与股骨坚强连接的高刚度股骨柄,会对骨组织产生应力遮挡从而引起骨吸收[67](图14-9)。应用尺寸和刚度更大的股骨柄以及增加其微孔涂层范围,会使骨吸收急剧增加。

柄和股骨的刚度是刚度和骨重建之间关系的关键参数。将相同类型的植入物植入到刚度相差很大的两个股骨内,将会引起不同的骨重建反应。相反,在同一股骨内植入两种不同刚度的植入物,也会产生不同的重建。有关股骨刚度的最新数据,使我们能对柄/股骨的刚度关系是否可接受做出鉴别[22,64]。举例来说,最初的不锈钢Charnley骨水泥柄和10.5 mm直径的钴铬合金AML柄都比股骨抗弯曲刚度小。对这两种植入物进行了超过10年的随访后,都没有伴发与应力相关的严重骨吸收。相比之下,直径大于13.5 mm的AML柄(钴铬合金)会比人类股骨的刚度越来越大,因此引起植入物周围明显骨吸收的发生率较高[22](见图14-9)。

柄和股骨之间最大的刚度差异是近端[64]。当柄逐渐变宽时,其刚度参数呈指数式增大,并超过股骨刚度5~20倍或更多(取决于柄的尺寸)。这种差异有助于解释为什么植入物周围发生骨吸收往往更快而

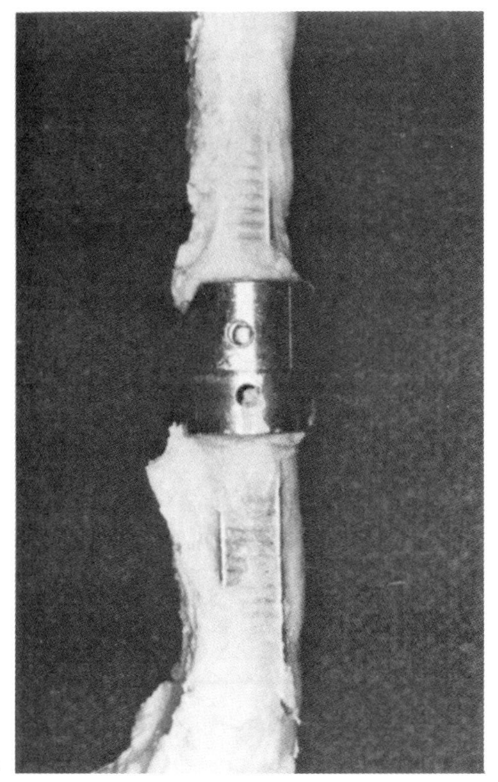

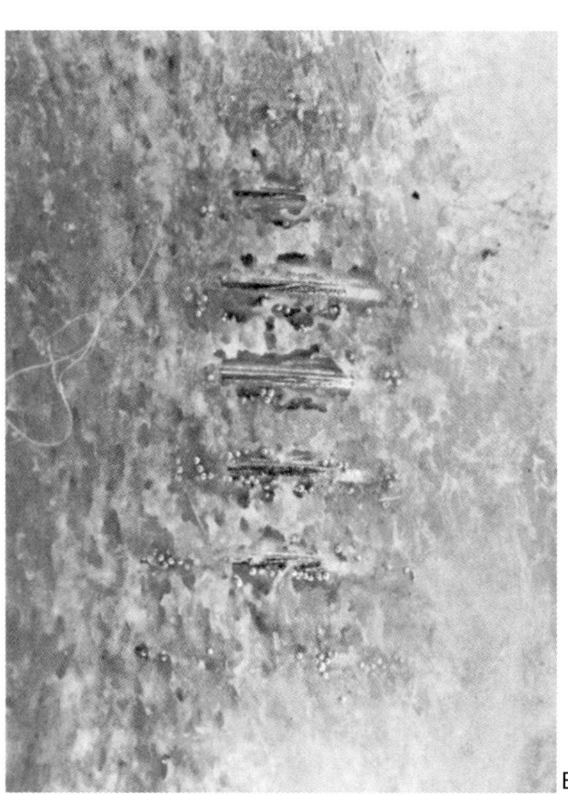

图 14-8　取出后带微孔涂层节段置换植入物的股骨照片。(A)手术后 9 个月时，发生全层皮质骨吸收。(B)与应力相关的严重骨质疏松部位的高倍放大照片[148]。

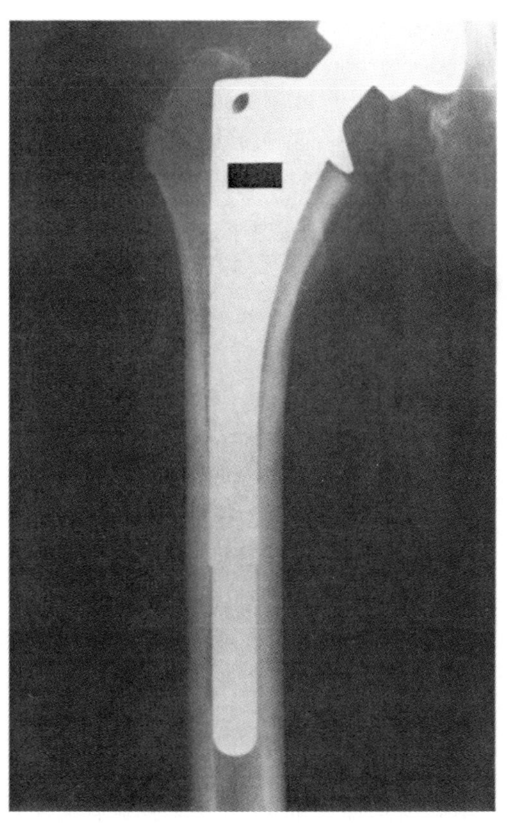

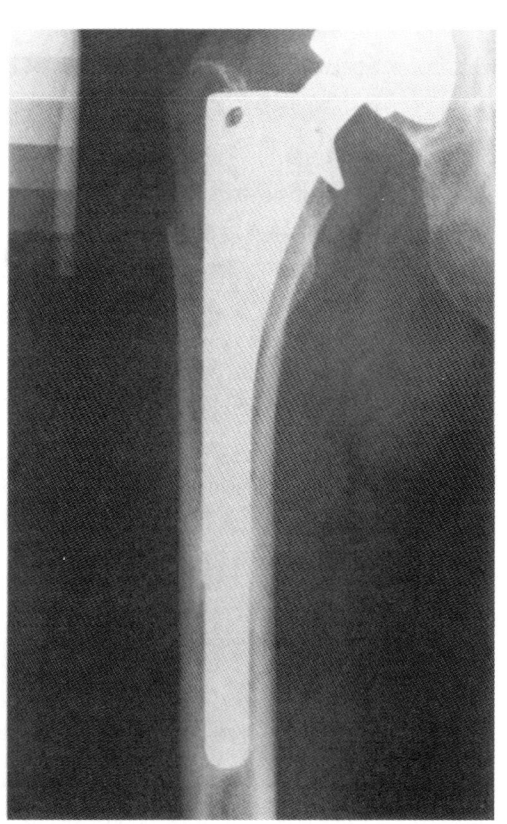

图 14-9　(A)2/3 股骨柄带微孔涂层的髓腔填充 AML 假体，术后即刻的前后位(AP)X 线片。(B)两年后同一股骨前后位 X 线片显示，在股骨近端的内侧和外侧，皮质骨密度明显丢失。

且在干骺端更广泛。这已影响到为增加股骨的“配合和填充”而进行最近一代模块化股骨假体的设计。用于填充干骺端的近端较大的植入物节段将导致近端刚度更大的失配,而且会增加股骨近端的应力遮挡范围,以及继发的骨吸收。应用钛合金可明显改善股骨柄与股骨之间的机械兼容性,因为与钴铬合金相比它具有较低(50%)的弹性模量。柄远端额外的屈曲性,可以通过诸如开槽或沟等简单的设计特点来实现。

针对植入物刚度和骨组织应力遮挡问题,已提出了多种解决方案来提高股骨柄的屈曲性。所有这些努力都必须确认,在增加植入物屈曲性的同时,骨与植入物界面上负荷下的剪切应力也会增加[159]。这会在骨与植入物之间产生不同的移动,并引起植入物松动、疼痛、植入材料机械磨损等问题(见第13章)。

聚合物涂层假体源自Mathys的“等弹性”设计理念,这种柄采用不锈钢柄心和厚的聚缩醛树脂护套[114,152,153]。应用中出现了一些松动问题以及断裂和聚合物对骨的磨损问题,但在欧洲的一些治疗中心仍在使用。类似的革新在临床试验中并未取得广泛成功,但钛金属柄涂以薄的微孔聚砜涂层(聚砜是一种高强度热塑性材料)已被证实有很好的骨长入特性[192,193]。高翻修率的报道、聚合物涂层机械故障的证据以及伴发的骨溶解,最终导致其被放弃[94]。

对作为新一代植入候选材料的碳-碳和碳-聚合物复合材料已进行了广泛的研究[113,139,182]。它们潜在的优势在于,既具有高抗疲劳强度又具有比金属更接近骨组织的弹性模量。它们可以按非均匀和非各向同性的组合方式进行加工,使结构刚度在不同的植入物部位能有所不同从而与骨组织的匹配更紧密。

对碳纤维与聚砜复合材料股骨假体的最新临床试验显示,植入物早期不稳定和沉降的发生率很高[156]。碳复合材料植入物的一个根本的问题是,不能配装传统的骨长入表面,因此骨整合能力不足。此外,它们还不完全具有抗骨组织磨损的特点,因为使人们担心在没有骨整合的情况下会产生微粒碎屑。

最近有人用一种很有前途的复合材料加工新方法来制作Epoch柄(Zimmer, Warsaw, IN),这种设计已开始临床试验。它采用铸造的钴铬合金柄心,涂有一层聚芳基酮醚(PAEK),并被一层薄的钛金属纤维完全包绕(图14-10)。钴铬合金柄心满足了重要的强度要求,金属纤维表层提供了骨长入的表面。内层的PAEK会随着柄的尺寸增加而增加其厚度,因而可以调整柄的总体刚度。这种复合柄设计的理论优势是:用于锥形锁定模块头的是传统材料,与骨组织接触的是传统的、相对耐磨损的金属,而且其结构可以调整以使其近端和远端在柄尺寸的全范围内与股骨具有机械相容性。

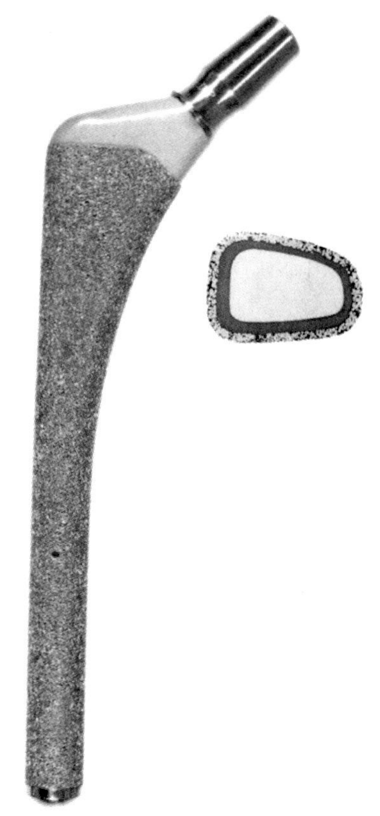

图14-10 复合股骨柄,采用钴铬合金柄心、聚芳基酮醚涂层以及外周钛金属纤维层 (Epoch; Zimmer, Warsaw, IN)。

组织相容性

微孔涂层增加了与人体组织接触的金属表面积。其面积增加量相当于植入物带微孔涂层部分面积的3~10倍[130]。在假体植入物附近的组织中以及远端部位都表明存在有金属腐蚀产物[45,62,135,213,214,221]。据推测,微孔涂层植入物释放出的金属离子和腐蚀产物增多,会导致过敏性、免疫性、炎症性甚至致癌性反应危险的增加[33]。虽然金属化合物在实验动物中容易诱发肿瘤[98-104,107],但与人工关节相关的恶性肿瘤始终局限于少数病例[5,6,31,95,124,129,145,154,160,175,176,199,200,206,210,216]。关节置换假体周围恶性肿瘤的许多报道是有关全髋关节成形术邻近部位生成肉瘤的个案报告。但一项流行病学研究表明，全髋关节成形术后 10 年内淋巴系统和造血系统肿瘤的发生率明显升高[88]。关节成形术和继发性恶性肿瘤之间的直接因果关系仍有待确定。整体而言，全关节成形术后金属诱发癌变的风险，相对于全关节成形术的临床应用的数量和时间而言是极低的。尽管如此，仍需对金属诱发恶性肿瘤潜在关系的明确认识做进一步评估。

除了通过腐蚀机制释放出微量的假体材料外，因微孔涂层脱离或微孔涂层对植入物底物和(或)周围骨组织的侵蚀所引起的微粒聚积也会引起某些问题。现已明确，引起肉芽肿和溶骨的组织细胞反应，与磨损碎屑有关，而且这可导致非骨水泥假体的无菌性松动 (见第 13 章)[35,220]。

碎片磨损：骨溶解和微粒移行

文献中已报道了许多由于对聚集的聚乙烯磨损碎屑产生炎症性应答而继发的骨溶解性病损病例，均与髋和膝关节非骨水泥假体有关[4,115,121,141,178,179,202]。虽然报道的聚乙烯肉芽肿大多较小而且为局部性，但也有许多被描述为扩展性的巨大病损，因此对植入物的支承或对植入物周围骨组织的机械完整性构成威胁。特别值得关注的是，股骨柄周围的远端骨内侵蚀以及已经发生在某些微孔涂层髋臼植入物周围的严重骨盆病变。

已确认了多项因素对减少磨损碎屑有一定作用。对髋关节最为重要的是，髋臼聚乙烯内衬应具有最小约 8 mm 的厚度而且要牢固锁入金属背衬内。较小的股骨头，例如 26 mm 和 28 mm，可减小磨损碎屑量，且有助于确保足够的聚乙烯厚度。其他支承材料组合，如陶瓷–陶瓷、陶瓷–聚乙烯和金属–金属，对减少磨损碎屑负担的效果正在加紧研究。在膝关节，胫骨平台几何形状凹形越大且与股骨髁越一致，越能降低聚乙烯的应力并减少过度磨损的可能性。在髋关节，保持聚乙烯厚度不少于 8 mm 也同样重要。

最新研究显示，影响聚乙烯磨损微粒沿骨与植入物界面移行或移动的一个设计因素与植入物微孔涂层的范围有关。例如，现已经明确，非周围型微孔涂层的股骨柄容易沿光滑的植入物表面形成纤维组织而且聚乙烯磨损碎屑往往会向远端迁移(图 14–11)[209]。人体组织对微孔和光滑表面的不同反应以及聚乙烯磨损碎屑的优先迁移性，也在应用股骨和胫骨植入物的动物膝关节模型中得到验证(图 14–12)[19]。Schmalzried 等人描述了有效关节间隙的概念以及由于关节内压力和流体运动的作用，聚乙烯磨损碎屑有移行到远端骨与植入物界面的倾向[179]。Bobyn 等人和 Urban 等人的研究证实，非骨水泥光滑的植入物表面容易形成纤维膜从而

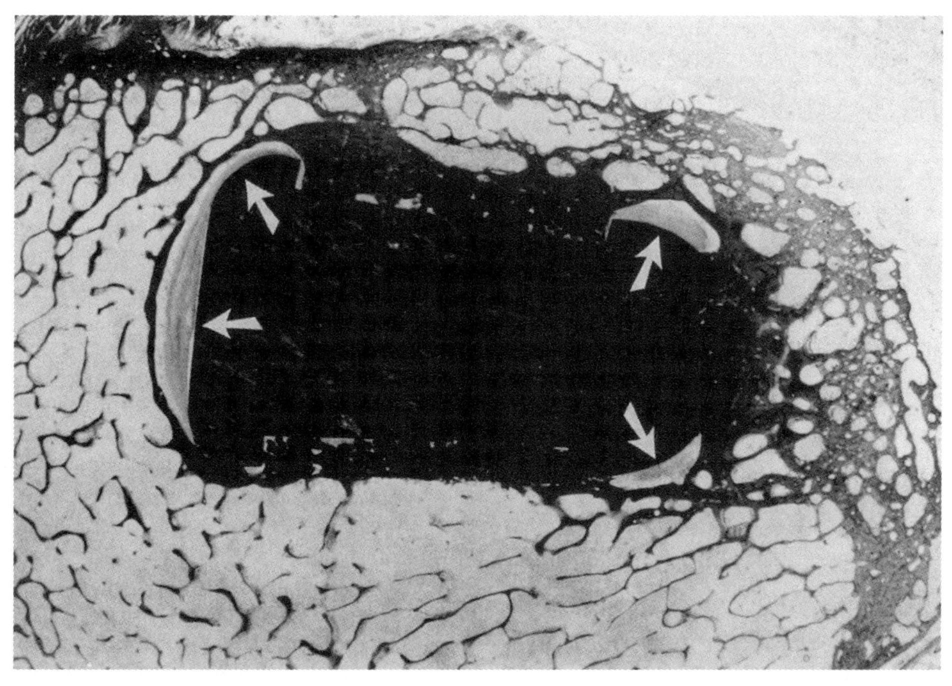

图 14–11　非周围型微孔涂层的髋关节假体横断面组织学显微照片(术后 5 年取出)。在光滑的植入物表面可见三处相互分离的纤维组织形成区(箭头所示)。这些部位代表关节液泵送和聚乙烯磨损碎屑移行的优先进入路径。

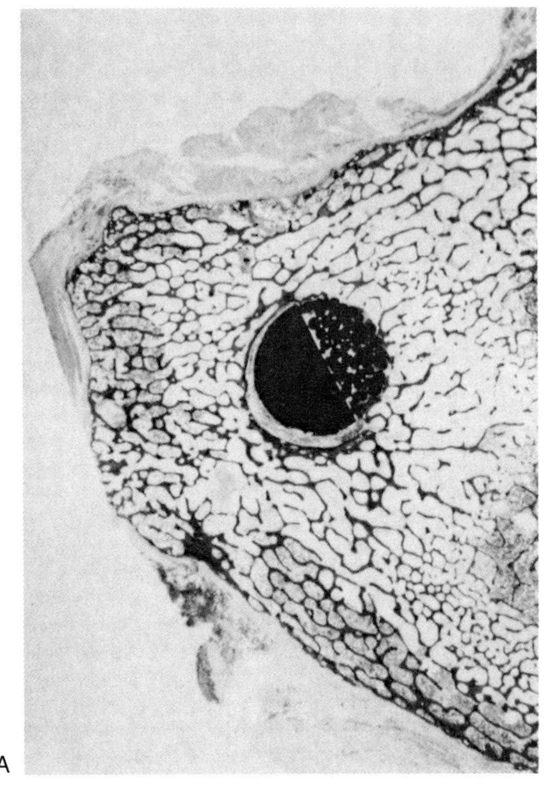

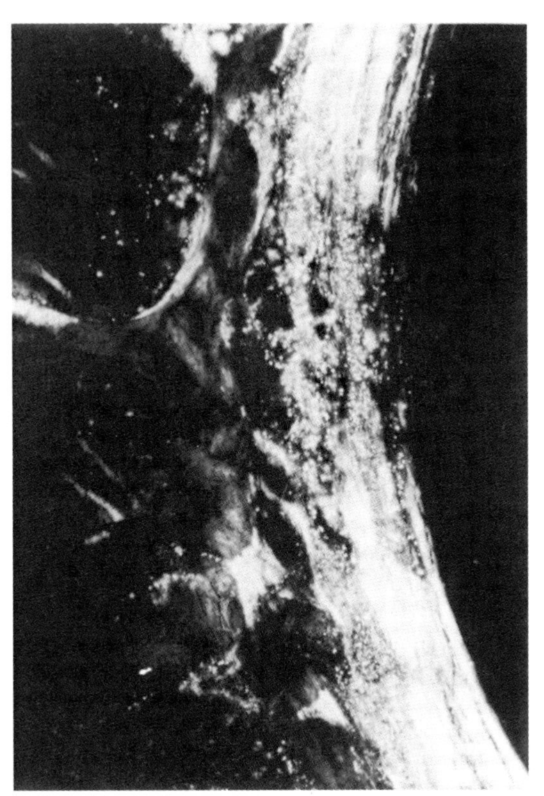

图 14–12 (A)犬胫骨的近端横截面组织学显微照片，其内插入有分离式圆筒状植入物(一半带微孔，一半是光滑的)，并且长期与模拟的聚乙烯磨损碎屑相接触[19]。带微孔的一半出现骨长入，而光滑的植入物表面却被纤维组织包绕。(B)在偏振光下纤维化界面局部的组织学显微照片，可见大量的双折射微粒优先沿植入物光滑表面移行。这进一步说明，光滑的植入物表面易于发生纤维化和磨损碎屑移行。

成为有效关节间隙的一部分[19,209]。对碎屑迁移的这种相对屏障作用的概念，同样可以扩展到在髋关节和膝关节中应用的微孔涂层植入物。

小结

沿着生物学固定的概念，人们在不断探索着将关节置换假体与骨组织永久锚定的方法。这一概念的最初应用对象是预计骨水泥承受不住高机械负荷和活动程度无法确定的年轻患者群。第二种应用对象是在骨水泥关节成形术失效后的翻修手术中日益发现的，因为补注骨水泥技术的失败率较高[68,72]。和骨水泥关节成形术一样，微孔涂层植入物也在不断进行改进，以提高它们的寿命和减少并发症的发生率。各种第二代和第三代微孔涂层植入物的早期效果均令人鼓励。虽然在很多方面，关节假体性植入物的生物学固定仍处于实验阶段，但是我们有充分理由认为在保持现有效果的基础上未来会有更大的进步。未来的十年，将会进一步明确这一观念在关节置换手术方面的适应证和有效性。

(董立平 译　李世民 校)

参考文献

1. Adler E, Stuchin SA, Kummer FJ: Stability of press-fit acetabular cups. J Arthroplasty 7:295, 1992
2. Albrektsson T, Branemark PI, Hansson HA, Lindstrom J: Osseointegrated titanium implants. Acta Orthop Scand 52:155, 1981
3. Amstutz HC, Kabo JM, Kim WC, Jao J: Risk factors for femoral head resurfacing. p. 203. In Fitzgerald R (ed): Non-Cemented Total Hip Arthroplasty. Raven Press, New York, 1988
4. Anthony PP, Gie GA, Howie CR et al: Localised endosteal bone lysis in relation to the femoral components of cemented total hip arthroplasties. J Bone Joint Surg 72B:971, 1990
5. Arden GP, Bywaters EGL: Tissue reaction. p. 269. In Arden GP, Ansell BM (eds): Surgical Management of Juvenile Chronic Polyarthritis. London, Academic Press, 1978
6. Bago-Granell J, Aguirre-Canyadell M, Nardi J, Tallada N:

Malignant fibrous histiocytoma of bone at the site of a total hip arthroplasty: a case report. J Bone Joint Surg 66B:38, 1984

7. Bauer TW, Geesink RGT, Zimmerman R, McMahon JT: Hydroxyapatite-coated femoral stems: Histologic analysis of components retrieved at autopsy. J Bone Joint Surg 73A:1439, 1991
8. Bauer TW, Stulberg BN, Ming J et al: Uncemented acetabular components: histologic analysis of retrieved hydroxyapatite-coated and porous implants. J Arthroplasty 8:167, 1993
9. Bauer TW, Taylor SK, Jiang M, Medendorp SV: An indirect comparison of third-body wear in retrieved hydroxyapatite-coated, porous, and cemented femoral components. Clin Orthop 298:11, 1994
10. Biomet, Inc: Porous coating technology: what are the issues? J Arthroplasty 8:(Advertisement), 1993
11. Bloebaum RD, Bachus KN, Rubman MH et al: Postmortem comparative analysis of titanium and hydroxyapatite porous-coated femoral implants retrieved from the same patient: a case study. J Arthroplasty 8:203, 1993
12. Bloebaum RD, Beeks D, Dorr LD et al: Complications with hydroxyapatite particulate separation in total hip arthroplasty. Clin Orthop 298:19, 1994
13. Bloebaum RD, Dupont JA: Osteolysis from a press-fit hydroxyapatite-coated implant: a case study. J Arthroplasty 8:195, 1993
14. Bloebaum RD, Merrell M, Gustke K et al: Retrieval analysis of a hydroxyapatite-coated hip prosthesis. Clin Orthop 267:97, 1991
15. Bloebaum RD, Rubman MH, Hofmann AA: Bone ingrowth into porous coated tibial components implanted with autograft bone chips: analysis of ten consecutively retrieved implants. J Arthroplasty 7:483, 1992
16. Bobyn JD: The strength of fixation of porous metal implants by the ingrowth of bone. M.Sc. Thesis, McGill University, Montreal, 1977
17. Bobyn JD, Engh CA, Glassman AH: Histological analysis of a retrieved microporous coated femoral hip prosthesis: a seven year case report. Clin Orthop 221:303, 1988
18. Bobyn JD, Glassman AH, Goto H et al: The effect of stem stiffness on femoral bone resorption after canine porous-coated hip replacement. Clin Orthop 261:196, 1990
19. Bobyn JD, Jacobs JJ, Tanzer M et al: The susceptibility of smooth implant surfaces to peri-implant fibrosis and migration of polyethylene wear debris. Clin Orthop, 311:21, 1995
20. Bobyn JD, Krygier JJ, Dujovne AR et al: Microknurled surfaces for implant attachment by bone ingrowth: development and evaluation in canine studies. Trans Orthop Res Soc 17:363, 1992
21. Bobyn JD, Miller JE, Burke DL et al: The use of single layered sintered porous surfaces for the fixation of arthroplasty components. Trans Orthop Res Soc 3:100, 1978
22. Bobyn JD, Mortimer ES, Glassman AH et al: Producing and avoiding stress shielding: laboratory and clinical observations of noncemented total hip arthroplasty. Clin Orthop 274:79, 1992
23. Bobyn JD, Pilliar RM, Binnington AG, Szivek JA: The effect of proximally and fully porous-coated canine hip stem design on bone modeling. J Orthop Res 5:393, 1987
24. Bobyn JD, Pilliar RM, Cameron HU, Weatherly GC: The optimum pore size for the fixation of porous surfaced metal implants by the ingrowth of bone. Clin Orthop 150:263, 1980
25. Bobyn JD, Pilliar RM, Cameron HU, Weatherly GC: Osteogenic phenomena across endosteal bone-implant spaces with porous-surfaced intramedullary implants. Acta Orthop Scand 52:145, 1981
26. Bobyn JD, Pilliar RM, Cameron HU et al: The effect of porous surface configuration on the tensile strength of fixation of implants by bone ingrowth. Clin Orthop 150:263, 1980
27. Bobyn JD, Tanzer M, Krygier JJ et al: Concerns with modularity in total hip arthroplasty. Clin Orthop 298:27, 1994
28. Bobyn JD, Wilson GJ, MacGregor DC et al: Effect of pore size on the peel strength of attachment of fibrous tissue to porous-surfaced implants. J Biomed Mater Res 16:571, 1982
29. Bourne RB, Rorabeck CH, Burkart BC, Kirk PG: Ingrowth surfaces: plasma spray coating to titanium alloy hip replacements. Clin Orthop 298:37, 1994
30. Bragdon CR, Jasty M, Lowenstein JD, Burke DW: The histology of bone ingrowth at the implant/bone interface under known amounts of micromotion. Trans Orthop Res Soc 18:468, 1993
31. Brien WW, Salvati EA, Healey JH et al: Osteogenic sarcoma arising in the areas of total hip replacement: a case report. J Bone Joint Surg 72A:1097, 1990
32. Brooker AF, Constable D: Bone ingrowth into titanium grooves: A comparison of surfaces for biologic fixation. Adv Orthop Surg 10:125, 1986
33. Brown SA, Merritt K, Farnsworth LJ, Crowe TD: Biologic significance of metal ion release. p. 163. In Lemons JE (ed): Quantitative Characterization and Performance of Porous Implants for Hard Tissue Applications. ASTM STP 953. American Society for Testing Materials, Philadelphia, 1987
34. Buchert PK, Vaughn BK, Mallory TH et al: Excessive metal release due to loosening and fretting of sintered particles on porous-coated hip prostheses: report of two cases. J Bone Joint Surg 68A:606, 1986
35. Buchorn GH, Willert HG: Effects of plastic wear particles on tissue. p. 249. In Williams DF (ed): Biocompatibility of Orthopaedic Implants, Vol. I. CRC Press, Boca Raton, FL, 1982
36. Burke DW, O'Connor DO, Zalenski EB et al: Micromotion of cemented and uncemented femoral components. J Bone Joint Surg 73B:33, 1991
37. Callaghan JJ, Dysart SH, Savory CG: The uncemented porous-coated anatomic total hip prosthesis: two-year results of a prospective consecutive series. J Bone Joint Surg 70A:337, 1988
38. Callaghan JJ, Fulghum CS, Glisson RR et al: The effect of femoral stem geometry on interface motion in uncemented porous-coated total hip prostheses: comparison of straight-stem and curved-stem design. J Bone Joint Surg 74A:839, 1992
39. Cameron HU: Recent advances in artificial hip-joint replacement. Can Fam Physician 33:649, 1987
40. Cameron HU, Pilliar RM, Macnab I: The effect of movement on the bonding of porous metal to bone. J Biomed Mater Res 7:301, 1973
41. Campbell P, McKellop H, Park SH et al: Evidence of abrasive wear by particles from a hydroxyapatite coated hip prosthesis. Trans Orthop Res Soc 18:224, 1993
42. Cheng CL, Gross AE: Loosening of the porous coating in

total knee replacement. J Bone Joint Surg 70B:377, 1988
43. Clemow AJT, Weinstein AM, Klawitter JJ et al: Interface mechanics of porous titanium implants. J Biomed Mater Res 15:73, 1981
44. Cohen MG, Hays MB, Garcia JJ, Worrell RV: Fracture of a metal-backed acetabular cup: a case report. J Arthroplasty 3:263, 1988
45. Coleman RF, Herrington J, Scales JT: Concentration of wear products in hair, blood and urine after total hip replacement. Br Med J 1:527, 1973
46. Collier JP, Bauer TW, Bloebaum RD et al: Results of implant retrieval from postmortem specimens in patients with well-functioning, long-term total hip replacement. Clin Orthop 274:97, 1992
47. Collier JP, Mayor MB, Chae JC et al: Macroscopic and microscopic evidence of prosthetic fixation with porous-coated materials. Clin Orthop 235:173, 1988
48. Collier JP, Mayor MB, Jenses RE et al: Mechanisms of failure of modular prostheses. Clin Orthop 285:129, 1992
49. Collier JP, Mayor MN, Townley CO et al: Histology of retrieved porous-coated knee prostheses. p. 41. In Proceedings of the 53rd Annual Meeting of the American Academy of Orthopaedic Surgeons, 1986
50. Collier JP, Surprenant VA, Jensen RE et al: Corrosion between the components of modular femoral hip prostheses. J Bone Joint Surg 74B:511, 1992
51. Cook SD, Barrack RL, Gregory CB et al: Wear and corrosion of modular interfaces in total hip replacements. Clin Orthop 298:80, 1994
52. Cook SD, Barrack RL, Thomas KA, Haddad RJ: Quantitative analysis of tissue growth into human porous total hip components. J Arthroplasty 3:249, 1988
53. Cook SD, Barrack RL, Thomas KA et al: Tissue growth into porous primary and revision femoral stems. J Arthroplasty 6(suppl):S37, 1991
54. Cook SD, Thomas KA, Barrack RL, Haddad RJ: Quantitative histologic analysis of tissue growth into porous total knee components. p. 167. In Proceedings of the 56th Annual Meeting of the American Academy of Orthopaedic Surgeons, 1989
55. Cook SD, Thomas KA, Kay JF et al: Hydroxyapatite-coated porous titanium for use as an orthopaedic biologic attachment system. Clin Orthop 230:303, 1988
56. D'Antonio J, Capello WN, Crothers OD et al: Early clinical experience with hydroxyapatite-coated femoral implants. J Bone Joint Surg 74A:995, 1992
57. D'Antonio JA, Capello WN, Jaffe WL: Hydroxylapatite-coated hip implants: multicenter three-year clinical and roentgenographic results. Clin Orthop 285:102, 1992
58. Davey JR, Harrow WH: Loosening of cobalt chrome beads from a porous-coated acetabular component: a report of ten cases. Clin Orthop 231:97, 1988
59. deGroot K: Ceramics based on calcium phosphates. p. 79. In Vincenzini P (ed): Ceramics in Surgery. Elsevier Science Publishing, Amsterdam, 1983
60. deGroot K, Geesink R, Klein CP et al: Plasma sprayed coatings of hydroxyapatite. J Biomed Mater Res 21:1375, 1987
61. Dempsey AJ, Finlay JB, Bourne RB et al: A comparison of anchorage systems for fixation of tibial knee components. Trans Orthop Res Soc 14:374, 1989
62. Dobbs HS, Minski MJ: Metal ion release after total hip replacement. Biomaterials 1:1933, 1980
63. Ducheyne P, De Meester P, Aernoudt E: Influence of a functional dynamic loading on bone ingrowth into surface pores of orthopaedic implants. J Biomed Mater Res 11:811, 1977
64. Dujovne AR, Bobyn JD, Krygier JJ et al: Mechanical compatibility of noncemented hip prostheses with the human femur. J Arthroplasty 8:7, 1993
65. Engh CA, Bobyn JD: Biologic Fixation in Total Hip Arthroplasty. Slack, Thorofare, NJ, 1985
66. Engh CA, Bobyn JD: Results of porous-coated hip replacement using the AML prosthesis. p. 393. In Fitzgerald R Jr (ed): Non-Cemented Total Hip Arthroplasty. Raven Press, New York, 1988
67. Engh CA, Bobyn JD: The influence of stem size and extent of porous coating on femoral bone resorption after primary cementless total hip arthroplasty. Clin Orthop 23:7, 1988
68. Engh CA, Bobyn JD, Glassman AH: Theory and practice of cementless revision total hip arthroplasty. p. 271. In The Hip: Proceedings of the 12th Open Scientific Meeting of the Hip Society. CV Mosby, St. Louis, 1986
69. Engh CA, Bobyn JD, Glassman AH: Porous coated hip replacement: the factors governing bone ingrowth, stress shielding, and clinical results. J Bone Joint Surg 69B:45, 1987
70. Engh CA, Bobyn JD, Glassman AH: Replacement arthroplasty without cement: "ingrowth fixation." p. 233. In Freeman MAR, Reynolds DA (eds): Osteoarthritis in the Young Adult Hip: Options for Surgical Management. Churchill Livingstone, London, 1989
71. Engh CA, Bobyn JD, Petersen TL: Radiographic and histologic study of porous coated tibial component fixation in cementless total knee arthroplasty. Orthopaedics 11:725, 1988
72. Engh CA, Glassman AH, Griffin WL, Mayer JG: Results of cementless revision for failed cemented total hip arthroplasty. Clin Orthop 235:91, 1988
73. Engh CA, Glassman AH, Suthers KE: The case of porous-coated hip implants: the femoral side. Clin Orthop 261:63, 1990
74. Engh CA, Griffin WL, Marx CL: Cementless acetabular components: a comparison of porous coated and threaded designs. J Bone Joint Surg 72B:53, 1990
75. Engh CA, Hooten JP, Zettl-Schaffer KF et al: Evaluation of bone ingrowth in proximally and extensively porous-coated anatomic medullary locking prostheses retrieved at autopsy. J Bone Joint Surg, 77A:903, 1995
76. Engh CA, O'Connor D, Jasty M et al: Quantification of implant micromotion, strain shielding and bone resorption with porous-coated anatomic medullary locking femoral prostheses. Clin Orthop 285:13, 1992
77. Eschenroader HC Jr, Brown CC, McLaughlin RE et al: Cortical versus cancellous bone ingrowth into a porous metal surface subjected to physiologic loading. Trans Orthop Res Soc 13:334, 1988
78. Feighan J, Goldberg VM, Davy D et al: Corundumization enhances bone formation on titanium alloy implants in a rabbit intramedullary model. Trans Orthop Res Soc 19:285, 1994
79. Funk FJ, Rand JA (eds): 1988 Proceedings of the Knee Society. Clin Orthop 236:82, 1988
80. Furlong RJ, Osborn JF: Fixation of hip prostheses by hydroxyapatite ceramic coatings. J Bone Joint Surg 73B:741,

1991
81. Galante JO: Bone ingrowth in femoral total hip replacement components retrieved from human patients. In Transactions of the Annual Harvard Course on Total Hip Replacement, Boston, 1988
82. Galante JO, Rivero DP: The biological basis for bone ingrowth in titanium fiber composites. p. 135. In Harris WH (ed): Advanced Concepts in Total Hip Replacement. Slack, Thorofare, NJ, 1985
83. Galante JO, Rostoker W, Lueck R, Ray RD: Sintered fiber metal composites as a basis for attachment of implants to bone. J Bone Joint Surg 53A:101, 1971
84. Geesink RG: Hydroxyapatite-coated total hip prostheses: two-year clinical and roentgenographic results of 100 cases. Clin Orthop 261:39, 1990
85. Geesink RGT, deGroot K, Klein CPAT: Chemical implant fixation using hydroxylapatite coatings. Clin Orthop 225:147, 1987
86. Geesink RGT, deGroot K, Klein CPAT, Serekian P: Bone bonding to apatite coated implants. J Bone Joint Surg 70B:28, 1988
87. Georgette FS, Davidson JA: The effect of HIPing on the fatigue and tensile strength of a cast, porous-coated Co-Cr-Mo alloy. J Biomed Mater Res 20:1229, 1986
88. Gillespie WJ, Frampton CMA, Henderson RJ, Ryan PM: The incidence of cancer following total hip replacement. J Bone Joint Surg 70B:539, 1988
89. Glassman AH, Engh CA: The removal of porous-coated femoral hip stems. Clin Orthop 285:164, 1992
90. Glassman AH, Engh CA, Bobyn JD: A technique of extensile exposure for total hip arthroplasty. Tech Orthop 1:35, 1986
91. Glassman AH, Engh CA, Griffin WL: Removal of porous coated femoral hip stems. p. 199. In Transactions of the 57th Annual Meeting of the American Academy of Orthopaedic Surgeons, 1990
92. Gorski JM: Modular noncemented total hip arthroplasty for congenital dislocation of the hip: case report and design rationale. Clin Orthop 228:110, 1988
93. Goto H, Bobyn JD, Usui T et al: Effect of femoral implant stiffness and threaded acetabular cup design on non-cemented fixation and bone remodeling: a canine total hip model. p. 70. In Proceedings of the 15th Meeting of the Society for Biomaterials, 1989
94. Griffin WL, Engh CA: Porous polysulfone femoral components: Short-term clinical and radiographic results in the elderly. p. 113. In Transactions of the 56th Annual Meeting of the American Academy of Orthopaedic Surgeons, 1989
95. Hagg M, Adler CP: Malignant fibrous histiocytoma in association with hip replacement. J Bone Joint Surg 71B:701, 1989
96. Hahn H, Palich W: Preliminary evaluation of porous metal surfaced titanium for orthopaedic implants. J Biomed Mater Res 4:571, 1970
97. Harris WH: Is it advantageous to strengthen the cement-metal interface and use a collar for cemented femoral components of total hip replacements? Clin Orthop 285:67, 1992
98. Heath JC: The production of malignant tumors by cobalt in the rat. Br J Cancer 10:668, 1956
99. Heath JC: The histiogenesis of malignant tumors induced by cobalt in the rat. Br J Cancer 14:478, 1960
100. Heath JC, Daniel MR: The production of malignant tumors by cadmium in the rat. Br J Cancer 18:124, 1964
101. Heath JC, Daniel MR: The production of malignant tumors by nickel in the rat. Br J Cancer 18:261, 1964
102. Heath JC, Freeman MAR, Swanson SAV: Carcinogenic properties of wear particles from prostheses made in cobalt-chromium alloy. Lancet 1:564, 1971
103. Heath JC, Webb M: Content and intracellular distribution of the inducing metal in the primary rhabdomyosarcomata induced in the rat by cobalt, nickel and cadmium. Br J Cancer 21:768, 1967
104. Heath JC, Webb M, Caffrey M: The interaction of carcinogenic metals with tissues and body fluids: cobalt and horse serum. Br J Cancer 23:153, 1969
105. Heck DA, Nakajima I, Kelly PJ, Chao EYS: The effect of load alteration on the biological and biomechanical performance of a titanium fibermetal segmental prosthesis. J Bone Joint Surg 68A:118, 1986
106. Hedley AK, Clarke IC, Kozinn SC et al: Porous ingrowth fixation of the femoral component in a canine surface replacement of the hip. Clin Orthop 163:300, 1982
107. Heuper WC: Experimental studies in metal carcinogenesis I: Nickel cancers in rats. Tex Rep Biol Med 10:167, 1952
108. Hill GE: HGP press-fit at five years. In Harris WH (dir): Transactions of the 22nd Annual Hip Course, Boston, 1992
109. Hofmann AA, Bachus KN, Bloebaum RD: Comparative study of human cancellous bone remodeling to titanium and hydroxyapatite coated implants. J Arthroplasty 8:157, 1993
110. Hofmann AA, Bachus KN, Daniels AU, Hornbeck C: Quantitative analysis of bone ingrowth into porous coated metal test plugs implanted into human cancellous bone. p. 117. In Transactions of the 56th Annual Meeting of the American Academy of Orthopaedic Surgeons, 1989
111. Hofmann AA, Hornbeck C, Bloebaum RD: Retrieval analysis of tibial components following total knee arthroplasty. p. 166. In Transactions of the 56th Annual Meeting of the American Academy of Orthopaedic Surgeons, 1989
112. Hulbert SF, Young FA, Mathews RS et al: Potential of ceramic materials as permanently implantable skeletal prostheses. J Biomed Mater Res 4:133, 1970
113. Huttner W, Huttinger KJ: The use of carbon as an implant material. p. 81. In Morscher E (ed): The Cementless Fixation of Hip Endoprostheses. Springer Verlag, New York, 1984
114. Jakim I, Barlin C, Sweet MBE: RM isoelastic total hip arthroplasty: a review of 34 cases. J Arthroplasty 3:191, 1988
115. Jasty M, Floyd WE, Schiller AL et al: Localized osteolysis in stable non-septic total hip replacement. J Bone Joint Surg 68A:912, 1986
116. Jasty M, Krushell R, Zalenski E et al: The contribution of the nonporous distal stem in the stability of proximally porous-coated canine femoral components. J Arthroplasty 8:33, 1993
117. Jasty M, Maloney W, Harris WH et al: Rotational instability: the Achilles heel of cementless femoral THR. p. 65. In Proceedings of the 44th Meeting of the Canadian Orthopaedic Association, Toronto, Ontario, 1989
118. Jasty M, Rubash HE, Paiement G et al: Stimulation of bone ingrowth into porous surfaced total joint prosthesis by applying a thin coating of tricalcium phosphate-hydroxyapatite. p. 251. In Transactions of the 13th Meeting of the Society for Biomaterials, 1987
119. Jasty M, Sumner R, Galante JO et al: Bone ingrowth into

porous-surfaced cementless acetabular components retrieved from human patients. In Proceedings of the Annual Harvard Course on Total Hip Replacement, Boston, 1987

120. Kiemepfel M, Meudt S, Milsson KG et al: HA-coated versus non HA-coated tibial components in Miller-Galante II total knee arthroplasty—a randomized RSA study. p. 127. In Transactions of the 20th Annual Meeting of the Society for Biomaterials, 1994
121. Kim WC, Nottingham P, Luben R et al: Mechanism of osteolysis in aseptic loose total hip replacements. Trans Orthop Res Soc 13:500, 1988
122. Klawitter JJ, Hulbert SF: Application of porous ceramics for the attachment of load bearing internal orthopaedic applications. J Biomed Mater Res Symp 2:161, 1971
123. Koeneman JB: Fundamental aspects of load transfer and load sharing. p. 241. In Lemons JE (ed): Quantitative Characterization and Performance of Porous Implants for Hard Tissue Applications. ASTM STP 953. American Society for Testing Materials, Philadelphia, 1987
124. Kolstad K, Hogstorp H: Gastric carcinoma metastasis to a knee with a newly inserted prosthesis: a case report. Acta Orthop Scand 61:369, 1990
125. Kowalski AW: Review of ion sputtering and its application to biomaterials. J Mater Sci 18:2531, 1983
126. Kroon PO, Freeman MAR: Hydroxyapatite coating on hip prostheses: effect on migration into the femur. J Bone Joint Surg 74B:518, 1992
127. Kummer FJ, Jaffe WL: Fatigue testing of hydroxyapatite coatings: effect of substrate material, surface preparation, and test solution. p. 504. In Transactions of 4th World Biomaterials Congress, 1992
128. Lachiewicz PF, Suh PB, Gilbert JA: In vitro initial fixation of porous-coated acetabular total hip components: a biomechanical comparative study. J Arthroplasty 4:201, 1989
129. Lamovec J, Zidar A, Cucek-Plenicar M: Synovial sarcoma associated with total hip replacement: a case report. J Bone Joint Surg 70A:1558, 1988
130. Lemons JE, Lucas LC: Corrosion and ion transfer from porous metallic alloys to tissues. Instr Course Lect 35:258, 1986
131. Linder L, Alberktsson T, Branemark PI et al: Electron microscopic analysis of the bone-titanium interface. Acta Orthop Scand 54:45, 1983
132. Lintner F, Zweymuller K, Brand G: Tissue reactions to titanium endoprostheses—autopsy study in four cases. J Arthroplasty 1:183, 1986
133. Lord GA, Hardy JR, Kummer FJ: An uncemented total hip replacement: experimental study and review of 300 Madreporique arthroplasties. Clin Orthop 141:2, 1979
134. Luckey HA, Walt MJ: Dense plasma sprayed F75 alloy for bone apposition. p. 93. In Transactions of the 13th Meeting of the Society for Biomaterials, 1987
135. Lux F, Zeisler R: Investigations of the corrosive deposition of components of metal implants and of the behaviour of biological trace elements in metallosis tissue by means of instrumental multielement activation analysis. J Radioanal Chem 19:289, 1974
136. Magee FP, Kay JF, Hedley AK: Interface strength and histology of hydroxylapatite coated and surface textured titanium. p. 173. In Transactions of the 15th Meeting of the Society for Biomaterials, 1989
137. Magee FP, Longo JA, Hedley AK: The effect of age on the interface strength between porous coated implants and bone. p. 85. In Transactions of the 15th Meeting of the Society for Biomaterials, 1989
138. Magee FP, Longo JA, Mather SE et al: One year performance of a HA coated composite acetabular component. p. 206. In Transactions of the 15th Meeting of the Society for Biomaterials, 1989
139. Magee FP, Weinstein AM, Longo JA et al: A canine composite stem: an in vivo study. Clin Orthop 235:237, 1988
140. Malcolm A: Cemented and hydroxyapatite-coated hip implants: an autopsy retrieval study. p. 39. In Morrey BF (ed): Biological, Material, and Mechanical Considerations of Joint Replacement. Raven Press, New York, 1993
141. Maloney W, Callaghan JJ, Crothers O: Endosteal erosion with stable noncemented hip stems. In Transactions of the Annual Harvard Course on Total Hip Replacement, Boston, 1989
142. Manley MT, Kay JF, Yoshiya S et al: Accelerated fixation of weight bearing implants by hydroxylapatite coatings. Trans Orthop Res Soc 12:214, 1987
143. Manley MT, Kotzar G, Stern LS et al: Effects of repetitive loading on the integrity of porous coatings. Clin Orthop 217:293, 1987
144. Maric Z, Karpman RR: Early failure of noncemented porous coated anatomic total hip arthroplasty. Clin Orthop 278:116, 1992
145. Martin A, Bauer TW, Manley MT, Marks KE: Osteosarcoma at the site of total hip replacement: a case report. J Bone Joint Surg 70A:1561, 1988
146. Mathiesen EB, Lingren JU, Blomgren GG et al: Corrosion of modular hip prostheses. J Bone Joint Surg 73B:569, 1991
147. May TC, Kay JF: Implant surface geometry designed for HA coating survival. p. 506. In Transactions of the 4th World Biomaterials Congress, 1992
148. Miller JE, Kelebay LC: Bone ingrowth—disuse osteoporosis. Orthop Trans 5:380, 1981
149. Morrey BF, Chao EYS: Fracture of the porous-coated metal tray of a biologically fixed knee prosthesis. Clin Orthop 228:182, 1988
150. Morscher E (ed): The Cementless Fixation of Hip Endoprostheses. Springer-Verlag, New York, 1984
151. Morscher EW: Hydroxyapatite coating of prostheses. J Bone Joint Surg 73B:705, 1991
152. Morscher E, Dick W: Cementless fixation of ''isoelastic'' hip endoprosthesis manufactured from plastic materials. Clin Orthop 176:77, 1983
153. Morscher E, Mathys R: La prothese totale isoelastique de hanche fixee sans ciment. Acta Orthop Belg 40:639, 1974
154. Nelson JP, Philips PH: Malignant fibrous histiocytoma associated with total hip replacement. Orthop Rev 12:1078, 1990
155. Niles JL, Lapitsky M: Biomechanical investigations of bone-porous carbon and porous metal interfaces. J Biomed Mater Res Symp 4:63, 1973
156. Nistor L, Lundberg A, Ackerholm P: Rotation and subsidence of a composite femoral component analysed by roentgen stereophotogrammetry. Trans Orthop Res Soc 19:245, 1994
157. Oh I: Design rationale of interface-fit total hip prostheses. p. 365. In Fitzgerald R Jr (ed): Non-Cemented Total Hip Arthroplasty. Raven Press, New York, 1988
158. Ohl MD, Whiteside LA, McCarthy DS et al: Torsional fixa-

tion of a modular femoral hip component. Clin Orthop 287:135, 1993

159. Otani T, Whiteside LA, White SE et al: Effects of femoral component material properties on cementless fixation in total hip arthroplasty: a comparison study between carbon composite, titanium alloy and stainless steel. J Arthroplasty 8:67, 1993
160. Penman HG, Ring PA: Osteosarcoma in association with total hip replacement. J Bone Joint Surg 66B:632, 1984
161. Peterson CD, Miles JS, Solomons C et al: Union between bone and implants of open pore ceramic and stainless steel: a histologic study. J Bone Joint Surg 51A:805, 1969
162. Pidhorz LE, Urban RM, Jacobs JJ et al: A quantitative study of bone and soft tissues in cementless porous-coated acetabular components retrieved at autopsy. J Arthroplasty 8:213, 1993
163. Pilliar RM: Powder metal-made orthopaedic implants with porous surface for fixation by tissue ingrowth. Clin Orthop 176:42, 1983
164. Pilliar RM: Porous-surfaced metallic implants for orthopaedic applications. J Biomed Mater Res Appl Biomater 21(suppl A1):1, 1987
165. Pilliar RM, Cameron HU, MacNab I: Porous surface layered prosthetic devices. J Biomed Eng 10:126, 1975
166. Pilliar RM, Cameron HU, Szivek J et al: Bone ingrowth and stress shielding with a porous surface coated fracture fixation plate. J Biomed Mater Res 13:799, 1979
167. Pilliar RM, Lee JM, Maniatopolous C: Observations on the effect of movement on bone ingrowth into porous-surfaced implants. Clin Orthop 208:108, 1986
168. Pilliar RM, Wetherly GC: Developments in implant alloys. p. 371. In Critical Reviews in Biocompatibility. CRC Press, Boca Raton, FL, 1986
169. Poser RD, Magee FP, Kay JF et al: Biomechanical and histologic assessment of HA enhanced long-term fixation in a unique loaded canine implant. p. 252. In Transactions of the 4th World Biomaterials Congress, 1992
170. Poser RD, May TM, Kay JF et al: Long term performance and load sharing effects of HA coated macrotextured titanium. p. 500. In Transactions of the 4th World Biomaterials Congress, 1992
171. Ranawat CS, Johansson NA, Rimnac CM et al: Retrieval analysis of porous-coated components for total knee arthroplasty. Clin Orthop 209:244, 1986
172. Rivero DP, Fox J, Skipor AK et al: Calcium phosphate-coated porous titanium implants for enhanced skeletal fixation. J Biomed Mater Res 22:191, 1988
173. Rosenqvist R, Bylander B, Knuston K et al: Loosening of the porous coating of biocompartmental prostheses in patients with rheumatoid arthritis. J Bone Joint Surg 68A:538, 1986
174. Rothman RH, Heam SL, Moriarty L et al: A comparison of hydroxyapatite coated with identical uncoated porous femoral components in a matched series. p. 181. In Transactions of the 61st Annual Meeting of the American Academy of Orthopaedic Surgeons, 1994
175. Rushforth GF: Osteosarcoma of the pelvis following radiotherapy for carcinoma of the cervix. Br J Radiol 47:149, 1974
176. Ryu RKN, Bovill EG Jr, Skinner HB, Murray WR: Soft tissue sarcoma associated with aluminum oxide ceramic total hip replacement: a case report. Clin Orthop 216:207, 1987
177. Sandborn PM, Cook SD, Spires WP, Kester MA: Tissue response to porous-coated implants lacking initial bone apposition. J Arthroplasty 3:337, 1988
178. Santavirta S, Hoikka V, Eskola A et al: Aggressive granulomatous lesions in cementless total hip arthroplasty. J Bone Joint Surg 72B:980, 1990
179. Schmalzried TP, Jasty M, Harris WH: Periprosthetic bone loss in total hip arthroplasty: polyethylene wear debris and the concept of the effective joint space. J Bone Joint Surg 74A:849, 1992
180. Schneider E, Kinast C, Eulenberger J et al: A comparative study of the initial stability of cementless hip prostheses. Clin Orthop 248:200, 1989
181. Silkaitis RP, Kingsley TR, Yovan NL, Parr JE: Radiographic assessment of biological fixation of a biphasic calcium phosphate coated porous hip. Trans Orthop Res Soc 19:579, 1994
182. Skinner HB: Composite technology for total hip arthroplasty. Clin Orthop 235:224, 1988
183. Soballe K, Broskstedt-Rasmussen H, Hansen ES, Bunger C: Hydroxyapatite coating modifies implant membrane formation controlled micromotion studies in dogs. Acta Orthop Scand 63:128, 1992
184. Soballe K, Hansen ES, Broskstedt-Rasmussen H et al: Hydroxyapatite coating enhances fixation of porous coated implants: a comparison in dogs between press fit and non-interference fit. Acta Orthop Scand 61:299, 1990
185. Soballe K, Hansen ES, Broskstedt-Rasmussen H et al: Gap healing enhanced by hydroxyapatite coating in dogs. Clin Orthop 272:300, 1991
186. Soballe K, Hansen ES, Broskstedt-Rasmussen H et al: Tissue ingrowth into titanium-and hydroxyapatite coated implants during stable and unstable mechanical conditions. J Orthop Res 10:285, 1992
187. Soballe K, Hansen ES, Broskstedt-Rasmussen H et al: Hydroxyapatite coating converts fibrous tissue to bone around loaded implants. J Bone Joint Surg 75B:270, 1993
188. Soballe K, Toksvig-Larsen S, Gelineck J et al: Migration of hydroxyapatite coated femoral prostheses: a roentgen stereophotogrammetric study. J Bone Joint Surg 75B:681, 1993
189. Spector M: Bone ingrowth into porous metals. p. 55. In Williams DR (ed): Biocompatibility of Orthopaedic Implants. Vol. II. CRC Series in Biocompatibility. CRC Press, Boca Raton, FL, 1982
190. Spector M: Bone ingrowth into porous metals. p. 89. In Williams DF (ed): Biocompatibility of Orthopaedic implants. Vol II. CRC Series in Biocompatibility. CRC Press, Boca Raton, FL, 1982
191. Spector M, Harmon SL, Kreutner A: Characteristics of tissue ingrowth into porous proplast and porous polyethylene implants in bone. J Biomed Mater Res 13:677, 1979
192. Spector M, Heyligers I, Robertson JR: Porous polymers for biologic fixation. Clin Orthop 235:207, 1988
193. Stackpool GJ, Kay AB, Morton P et al: Bone ingrowth characteristics of porous tantalum: a new material for orthopaedic implants. Trans Combined Meet Orthop Res Soc USA, Japan, Canada, Europe, in press, 1995
194. Stephenson PK, Freeman MAR, Revell PA et al: The effect of hydroxyapatite coating on ingrowth of bone into cavities in an implant. J Arthroplasty 6:51, 1991
195. Strickland AB, Chan KH, Andriacchi TP, Miller JE: The initial fixation of porous coated tibial components evaluated by

the study of rigid body motion under static load. Trans Orthop Res Soc 13:476, 1988
196. Sugiyama H, Whiteside LA, Engh CA: Torsional fixation of the femoral component in total hip replacement: the effect of surgical technique. Trans Orthop Res Soc 15:258, 1990
197. Sumner DR, Jacobs JJ, Turner TM et al: Quantitative study of bone ingrowth in tibial components retrieved from human patients. p. 89. In Transactions of the 15th Meeting of the Society for Biomaterials, 1989
198. Sutherland CJ: Patellar component dissociation in total knee arthroplasty: a report of two cases. Clin Orthop 228:178, 1988
199. Swann M: Malignant soft-tissue tumor at the site of a total hip replacement. J Bone Joint Surg 66B:629, 1984
200. Tait NP, Hacking PM, Malcolm AJ: Case reports: malignant fibrous histiocytoma occurring at the site of a previous total hip replacement. Br J Radiol 61:73, 1988
201. Tanzer M, Drucker D, Jasty M et al: Cementless acetabular revision with the HGP prosthesis. J Bone Joint Surg 74A:987, 1992
202. Tanzer M, Maloney WJ, Jasty M et al: The progression of femoral cortical osteolysis in association with total hip arthroplasty without cement. J Bone Joint Surg 74A:404, 1992
203. Thomas KA, Cook SD, Kay JF et al: Biologic response to hydroxylapatite coated implants. Trans Orthop Res Soc 12:216, 1987
204. Thomas KA, Kay JF, Cook SD et al: The effect of surface macrotexture and hydroxlapatite coating on the mechanical strengths and histologic profiles of titanium implant materials. J Biomed Mater Res 21:1395, 1987
205. Thomas W, Cook SD, Dalton JE et al: The effects of postoperative indomethacin therapies upon biologic ingrowth fixation. Trans Orthop Res Soc 16:31, 1991
206. Troop JK, Mallory TH, Fisher DA, Vaughn BK: Malignant fibrous histiocytoma after total hip arthroplasty: a case report. Clin Orthop 253:297, 1990
207. Turner TM, Sumner DR, Urban RM et al: A comparative study of porous coatings in a weight-bearing total hip arthroplasty. J Bone Joint Surg 68A:1396, 1986
208. Urban RM, Jacobs JJ, Gilbert JL et al: Corrosion products of modular hip prostheses: microchemical identification and histopathological significance. Trans Orthop Res Soc 18:81, 1993
209. Urban RM, Turner TM, Sumner DR et al: Pathways of polyethylene wear debris migration and endosteal osteolysis in cementless femoral stems with different porous coating configurations. Trans Orthop Res Soc 19:197, 1994
210. Van der List JJJ, Van Horn JR, Slooff TJJH, tenCate LN: Malignant epithelioid hemangioendothelioma at the site of a hip prosthesis. Acta Orthop Scand 59:328, 1988
211. Vince KG, Johnson JA, Krygier JJ et al: Tibial component tilting in total knee arthroplasty. Trans Orthop Res Soc 11:360, 1986
212. Voltz RG, Nisbet JK, Lee RW, McMurtry MG: The mechanical stability of various noncemented tibial components. Clin Orthop 226:38, 1988
213. Walker PS, Bullough PG: The effects of friction and wear in articular joints. Orthop Clin North Am 4:275, 1973
214. Walker PS, Erkman MJ: Metal-on-metal lubrication in artificial human joints. Wear 21:377, 1972
215. Walker PS, Robertson DD: Design and fabrication of cementless hip stems. Clin Orthop 235:25, 1988
216. Weber PC: Epithelioid sarcoma in association with total knee replacement. J Bone Joint Surg 68B:824, 1986
217. Welsh RP, Pilliar RM, Macnab I: Surgical implants: the role of surface porosity in fixation to bone and acrylic. J Bone Joint Surg 53A:963, 1971
218. White SE, McCarthy DS, Whiteside LA: Effect of retaining the femoral neck on torsional stability of the femoral component in total hip arthroplasty. In Proceedings of the 60th Annual Meeting of American Academy of Orthopaedic Surgeons, San Francisco, 1993
219. Whiteside LA, White SE, Engh CA et al: Mechanical evaluation of cadaver retrieval specimens of cementless bone ingrowth total hip arthroplasty femoral components. J Arthroplasty 8:147, 1993
220. Williams DF: Tissue reaction to metallic corrosion products and wear particles in clinical orthopaedics. p. 231. In Williams DF (ed): Biocompatibility of Orthopaedic Implants. Vol. 1. CRC Press, Boca Raton, FL, 1982
221. Woodman JR, Jacobs JJ, Galante JO et al: Titanium release from fiber metal composites in baboons: a long term study. Trans Orthop Res Soc 7:166, 1982
222. Ypma JFAM: Strength and ingrowth aspects of porous acrylic bone cement. Ph.D. Thesis, Catholic University, Nijmegen, The Netherlands, 1981
223. Yue S, Pilliar RM, Weatherly GC: The fatigue strength of porous-coated Ti-6% Al-4V implant alloy. J Biomed Mater Res 18:1043, 1984
224. Zweymuller KA, Lintner FK, Semlitsch MF: Biologic fixation of a press-fit titanium hip joint endoprosthesis. Clin Orthop 235:195, 1988

第 15 章

人工关节感染的预防

Arlen D. Hanssen, Douglas R. Osmon

虽然现代治疗方法的疗效有了明显提高,但是治疗人工关节感染的花费高且并发症发生率高，因此，预防优于治疗。在预防方面,主要的困难在于确定哪些方法是真正经过临床验证的,以及哪些辅助措施尽管尚未经过临床验证但也是合理的。

感染的发生有赖于细菌进入到患者的切口内。描述细菌进入切口机制的类别包括手术污染、血源播散、感染复发和细菌直接接种或接触传播[120]。这种分类方法虽然清楚说明了细菌进入切口的机制,但是对于预防感染的作用很有限。发生假体周围深部感染时,细菌传播的具体机制往往不明,因此回顾性研究认定为手术污染或血源性播散是缺乏说服力的。另一种分类方法是按手术后感染诊断的时间将假体周围感染分为三个阶段，这种分类方法对预防感染或鉴别感染的具体原因方面作用也有限，而更适合于指导治疗[42]。

总之,手术后感染是由于手术室污染造成的还是因血源性传播所致这个问题往往需要仔细考虑。通常很难证实某一患者感染的确切原因。此外,每一个手术切口都可能发生细菌污染,但为什么有些人感染而另外一些人没有感染？手术医师要想把深部感染的发生率降到最低限度能做些什么？

细菌、切口和宿主之间相互作用关系概念的提出对预防感染很有价值(图 15–1)。感染的发生依赖于细菌的数量和毒性、宿主清除细菌的能力以及切口的环境条件。在这一框架内,有多种因素会导致细菌进入切口，有很多种疾病或药物会损伤患者的防御机制，而且有许多变化无常的切口条件会恶化感染过程。三者之间任何因素的失衡,例如,假体偏大或局部组织坏死,都会促进感染的发生。预防感染必须优化切口条件,增强患者的抗感染能力,并且最大限度地减少细菌进入切口的数量。这三项原则在术前、术中和术后期都需要严格把关(表 15–1)。

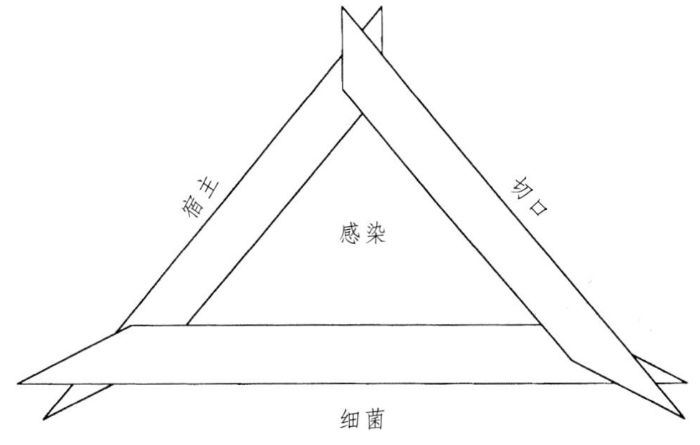

图 15–1 细菌、切口和宿主在感染发生过程中的相互关系。

术前期

术前的重点是:判断患者的抵抗力是否降低,评估手术部位提供的手术切口条件是否欠佳，以及检查是否存在可能增加细菌进入切口概率的远端感染源。手术前应消除远端感染源之类的因素。免疫功能受损或营养低下等因素只能调整到理想状态，而皮肤瘢痕广泛等情况术前虽不能矫正，但需要周密的术前计划。

宿主

高风险宿主是指存在有先天性免疫功能缺陷、使用免疫抑制剂[103]、糖尿病之类的全身性疾病[38,42,83,88]、恶性肿瘤[15]、类风湿性关节炎[42,111,144]、高龄[40,44,93]和营养不良[33,44,51,64,125]的患者。麻醉风险高的患者全膝关节置换术后的感染率增加[15,50]。获得性免疫缺陷综合征是否是关节置换术后感染的风险因素尚有争论,但几乎肯定的是与人类免疫缺陷病毒感染导致宿主免疫抑

表 15-1 假体周围深部感染的预防

	术前期	术中期	术后期
宿主	免疫系统改变	麻醉剂	类风湿性关节炎
	免疫抑制药物	输液	免疫系统改变
	糖尿病		
	类风湿性关节炎		
	高龄		
	营养不良		
	麻醉风险		
细菌	泌尿道感染	器械消毒	预防性应用抗生素
	皮肤溃疡	手术室运输	泌尿道管理
	牙齿卫生差	人员(闲散人员)	侵入性操作
	术前剃毛	面罩/外科罩	远端部位感染
	术前淋浴	排风工作服	清洁口腔操作
	住院时间延长	层流气流	
		紫外线灯	
		预防性抗生素	
		浸过抗生素的PMMA	
		皮肤消毒	
		手套	
		巾单/手术衣	
		切口冲洗液	
		抽吸头	
		防溅托盘	
切口	广泛瘢痕形成	操作持续时间	术后血肿
	曾有手术史	手术技术	切口引流
	曾有感染史	缝合方式	皮肤坏死
	肥胖	假体选择	再次手术
	血管疾病	浸过抗生素的PMMA	假体松动
	解剖部位	骨移植	颗粒状碎屑
	皮肤条件	手术引流	
		切口关闭	

PMMA:聚甲基丙烯酸甲酯骨水泥。

制的程度密切相关[63,112,139]。

进行实验室评估要个性化。对患者营养状况的评估应包括:评估人体测量学指标(上肢肌围、三头肌皮褶厚度、体重降低百分比、按身高计算的相对体重和握力),免疫指标(全淋巴细胞计数和皮肤抗原试验),生化指标(血清白蛋白水平、转铁蛋白水平、前白蛋白水平、红细胞容积和血红蛋白水平、全铁结合力以及氮平衡)[33,51,64,125]。淋巴细胞计数低于1500/mm^3和白蛋白低于3.5 g/dL与全髋和全膝关节置换后感染发生率增加相关[51]。血清转铁蛋白水平与淋巴细胞计数和白蛋白水平相比是一种全髋关节置换术后切口并发症更为敏感的指标[44]。目前尚无判断患者营养不良公认的标准,在对择期行全关节置换术的患者的评估中,如何评价患者的营养耗尽特点尚需要进一步研究。

细菌

远端部位(如口腔、泌尿生殖道和呼吸道)的感染以及皮肤病灶都会增加假体周围深部感染的风险[77,93]。术前评估应包括对这些感染的检查。所有远端部位的感染都应在术前进行治疗，包括对牙列不正的矫治。这些术前治疗措施需要与内科、牙科、矫形科及其他医护人员以及患者进行密切的沟通。

术前备皮常会增加感染的风险，因为备皮刀在皮肤上留下的微小刀痕会诱发细菌快速生长[86,123]。使用脱毛剂或者在即将手术前再进行剃毛更为合理。术前用抗菌剂淋浴可减少皮肤的细菌定植，其效果虽然尚未得到临床证实，但在实际工作中确实有其合理性。术前住院时间延长常伴有感染率增加。其原因究竟是选择了高风险患者组的偏倚所致还是患者被医院内细菌定植所致尚不明确。

切口

切口周围条件欠佳常见于有血管疾病、曾行手术、广泛瘢痕累及该部位组织以及手术区域曾有感染的患者。手术区附近有牛皮癣斑之类的病变以及肥胖是切口感染潜在的局部危险因素，但对其影响的有关报道看法不一[16,42,84,117,129,130]。对薄而萎缩的皮肤在手术室及术后应对切口给予特殊的护理。此外还有一些文献表明，一些特殊解剖部位，如肘关节和膝关节，更容易发生假体周围深部感染[47,56,73,89,111,148]。

手术室

细菌

为减少手术室细菌污染，手术室工作人员仍需关注无菌技术的各个操作环节。消毒设备状态良好、手术区的准备完善、避免与无菌区以外的物品接触和遵守无菌操作原则是成功预防感染的基本措施。患者进入手术室时不应带有任何病房的床上物品，要限制手术室人员的进出，并减少手术室人员的数量[93]。无人手术室每立方英尺空气中大约有一个集落形成单位的细菌，而手术室增加数人，集落形成单位数就会增加 6 倍[43]。在人的正常生理过程中，每分钟都会有数量难以置信的细菌脱落，而且有相当比例的个体(称之为“细菌播散者”)，细菌脱落的数量比正常人多得多，这些个体与术后感染率增加相关[39,141]。另外，绝经前妇女每分钟脱落的细菌数量明显少于绝经后妇女[30]。

关于面罩的防感染作用得到的证据是相互矛盾的[70,87,113,138]。有文献表明，使用面罩并未对手术室培养皿上沉积的集落形成单位数量有任何影响，也未对手术后切口感染率产生任何作用[113,138]。相反，一项详细研究却表明，同时使用面罩与外科罩是减少空气传播性污染的重要因素[70]。把手术面罩置于外科罩下方而不是将其置于外科罩上方，能最有效地减少空气传播性污染，这样将只允许细菌沿面罩侧面脱落。这项研究还证实，使用外科罩以及尽量减少手术室内谈话确实能减少手术室内空气传播性细菌污染。只要没有其他原因最好戴上面罩和防护罩，以保护手术人员免受患者的血液传播性接触传染。

净化的空气

1864 年就曾提出通过使用通风系统来减少空气传播性污染，但直到一个世纪之后这一设想才在手术室得以实现[23]。用紫外线消毒空气中带菌颗粒始于 1936 年[49]。由于以前的研究均为回顾性的而且感染率是与以前的对照组进行比较的，因此紫外线消毒的确切临床作用尚未摸清[49,58,75]。由于缺乏结论性的临床研究而且关注的是手术人员的暴露，认可使用紫外线消毒一直是试验性的。过去的几年里，考虑到层流系统的成本效益比不划算，人们又对紫外线消毒重新产生了兴趣，原因是紫外线消毒的花费比层流系统要少得多[16,75]。

当空气在一个有限的空间内按平行流动模式以匀速流动时就会发生空气层流，此时产生的涡流量最少。联合采用层流和高效空气颗粒滤过器(其可将空气中所有大于 3 μm 的颗粒去除 99.8%)时，可为手术室提供超净空气。航空工业使用的层流标准后来被用于手术室，并且对净化空气做了详细规定[98]。

自从约翰·查理报道了采用净化空气的手术示范室使术后感染率明显下降以来，激发了人们使用单向气流通风系统的兴趣[23,25]。查理认为，净化空气是减少感染的最重要因素，但不是唯一因素[16,24]。这些结论给大家造成了一种感觉，而且直到今天依然如此，即医师行全关节置换时必须使用净化空气通风系统[72]。

早期对单向层流系统功效评估的回顾性研究对历史上的感染率进行了比较，有一份全面的综述对其中的许多项研究进行了详细分析[96]。医学研究委员会发起的一些前瞻性随机临床试验对全髋关节和全膝关节成形术时超净空气的功效进行了评估，试验结果于 1982 年公开发表。该项研究对 1974~1979 年间多个医疗中心所做的 6781 例髋关节成形术和 1274 例膝关节成形术进行了详细分析，得出了令人印象深刻的结果[72]。4133 例对照组患者 1.5%发生感染，而超净空气组的感染率只有 0.6%(P<0.001)。尽管这些结果似乎对使用层流系统提供了不可辩驳的证据，但这项研究在设计上存在着缺陷：没有患者的分组资料，随机过程不规范，而且手术技术和围手术期管理不统一，因此对预防性应用抗生素也未加以控制。在接受预防性抗生素的患者中，超净空气技术的作用不明显。

另一项对 2384 例非骨水泥全髋关节成形术的大宗病例回顾性研究对层流技术的作用提出了进一步质疑[79]。在 1975~1978 年间，没有一例患者接受预防性抗生素，常规手术室行关节成形术的 289 例中有 9 例发生感染(3.11%)，而在层流手术室行手术的 363 例患者有 9 例发生感染(2.47%)。由于使用层流技术未明显降低假体周围深部感染率，于 1979 年开始应用预防性抗生素。预防性应用抗生素后，在常规手术室行关节成形术的 669 例患者中有 6 例发生感染(0.89%)，而 1063 例在层流手术室行手术的患者中有 3 例发生感染(0.28%)，二者的差异无统计学意义。最后，另一项大宗病例回顾性研究对 3175 例全髋和全膝关节成形术（使用或不使用水平单向过滤气流系统）进行了分析，结果表明在层流手术室行全膝关节成形术后的感染率反而增加[117]。其感染率的增加是由于手术人员位于患者和气流之间。这项研究经验强调了严格遵守层流使用规程的重要性以及不遵守规程所带来的负面作用。

梅奥诊所的经验

1981 年梅奥诊所进行了一项随机、双盲、前瞻性研究，评估了单向层流技术对全髋和全膝关节成形术后假体周围深部感染发生率的影响。所有手术操作都是在同一所医院、由同一组医生、在同一条走廊的 10 间手术室内完成的。所有手术室都装备有水平单向过滤气流系统，而且是通过启动按随机方案确定的层流装置来进行随机取样的。这种随机取样方法消除了抽样偏差，例如预防性应用抗生素、患者选择和围手术期患者管理等因素，因为层流的使用对医师和手术室人员是全盲的。

首批 7305 例患者的初步结果表明，在启动层流的手术室行手术的患者与常规气流手术室行手术的患者之间术后假体周围深部感染的发生率无统计学意义的差异[41]。后一批患者是 1993 年 7 月纳入该项研究的，目前正在收集其最终的随访数据，以便对这组患者进行分析，该组包括 12 000 例关节成形术。

抗生素

虽然曾对预防性应用抗生素持有不同观点，但是预防性应用抗生素可能是降低术后切口感染发生率的唯一最有效的措施[1,2,48,59,94,99,102,145]。尽管可查阅的文献中在研究设计上存在局限性，但由于人工关节感染后果严重，因此常规全身预防性应用抗生素得到了普遍的支持[45,59]。目前对预防性应用抗生素存在的争议在于：如何界定理想的抗生素，抗生素何时开始使用和使用多长时间，以及全身预防性应用抗生素和同时使用超净手术室是否有助于降低感染率。

理想的预防性应用抗生素应具备：①对引起手术切口感染的常见病菌(即葡萄球菌和链球菌)具有良好的体外抗菌活性；②血浆半衰期维持时间较长能覆盖整个手术过程；③具有良好的组织渗透性；④相对无毒且价格便宜。Heath 及其他学者综述了一些最大规模和最为严格的对照临床试验，但未发现任何一种药物有绝对优势[1,20,32,39,48,105,110,126]。我们和其他学者首选头孢唑啉，因为对该药的研究最为深入，其血浆半衰期长，且价格较其他药物便宜。对青霉素产生Ⅰ型过敏反应(例如，即刻出现荨麻疹、支气管痉挛、过敏反应)的患者，万古霉素是首选药物。青霉素过敏的患者可以通过围手术期过敏反应集中会诊和青霉素皮试来减少万古霉素的应用[7]。

有人主张使用更为广谱的抗生素作为术前的预防性用药，包括万古霉素，原因是耐窄谱抗生素头孢菌素的细菌所引起的医院内感染发生率有所增加[1,39]。目前尚缺乏有关其疗效及费用效益比的资料。有资料表明，β 内酰胺类药物(如头孢唑啉)对易感菌的体外活性高于万古霉素。另外，万古霉素在围手术期使用具有潜在毒性作用。基于这些原因笔者认为，有关这一问题的决策必须以具体患者为基础，首先要了解这所医院引起切口感染的微生物可疑类型，并向当地感染控制官员进行咨询[57,127]。

手术切开皮肤之前预防性应用抗生素能降低手术切口的感染率[21]。一项前瞻性临床研究，对 2847 例行各种清洁和清洁受污染手术(11%为关节成形术)的患者进行了登记调查，结果表明，手术切开皮肤前 2 小时预防性应用抗生素者的切口感染率最低[27]。现在笔者推荐，在关节置换术切口前 30 分钟和止血带充气前 5~10 分钟全身预防性应用抗生素[1,9,21,48]。手术过程中失血量大或手术时间超过药物半衰期，术中应补充使用抗生素。此外笔者还认为，手术前预防性应用抗生素对于降低切口感染率非常重要，翻修术时除了假体周围感染可疑指数高的病例以外，均不应为了做细菌培养而停用预防性抗生素[57]。

全身应用预防性抗生素的最佳持续时间尚无定论[61,80,110,147]。预防性应用抗生素 24~48 小时其疗效与使用更长时间抗生素的疗效相同。一项随机临床研究观察了 2796 例行全髋关节成形术的患者，平均随访 13 个月，结果表明，使用单剂量头孢呋辛或三个剂量头孢呋辛两者之间的表浅切口感染和深部人工关节感染的发生率均相当[147]。由于检验所有这些研究中患者分组之间统计学有意义的差异的手段不充分，因此难以得出最后的结论。为了减少额外使用抗生素可能出现的毒性、耐药菌的产生和治疗费用的增加，多数作者推荐术前使用单剂量预防性抗生素或者术后使用不超过 2~3 个剂量的预防性抗生素[1,45,48,54,59,94,99,102]。如果预防性抗生素只在术中单次给药而不是术后给药 48 小时，那么每 10 万患者的治疗费用估计每年要节约 77 亿美元[93]。

用浸过抗生素的骨水泥预防初次全关节成形术后感染，经动物模型试验证实是有效的[108]。虽然这种方法在美国以外的国家已广泛使用，但由于存在引起过敏、出现耐药菌以及使骨水泥强度降低的潜在不足，因此在北美洲对将其用于初次全关节成形术尚存在争论[22,66,76,81,137]。对于高风险患者，如曾有过感染的患者，骨水泥掺入抗生素有一定合理性。然而，初次全关节成形术用浸过抗生素的骨水泥来预防感染，其作用尚未被随机临床研究所证实，因此在缺乏临床试验资料的情况下笔者不推荐常规使用这种方法[57]。

术前准备

患者手术区域的皮肤应使用抗菌剂或异丙基乙醇进行消毒，然而，术前多长时间备皮为最佳时间以及哪种消毒剂效果最好目前尚未明确[46]。一步法非水溶性乙醇碘仿溶液在减少皮肤细菌计数方面的作用与两步法皮肤刷洗—涂擦的传统方法作用相同[46]。虽然抗菌剂能够即时有效减少手术区域的细菌计数，然而由于毛囊的存在使皮肤不能彻底消毒。用乙醇聚维酮碘或乙醇氯己定进行皮肤消毒，无论用还是不用皮肤塑料保护膜，皮肤细菌都会在 30 分钟内再移生，并在 3 小时后达到正常皮肤细菌数量水平[65]。相反，用 95%异丙基乙醇进行皮肤消毒，然后用浸过缓释性碘仿的塑料皮肤保护膜，则可有效去除细菌长达 3 小时[65]。在长时间手术结束时，揭开塑料皮肤保护膜边缘，用聚维酮碘溶液消毒外露的皮肤，能有效地将菌落数减少到零，然后再缝合切口。塑料贴膜会损伤薄而娇嫩的皮肤，采用一步法非水溶性乙醇碘仿溶液消毒而不用塑料贴膜也能获得满意的皮肤消毒效果。

同样，手术前手术室人员擦洗双手并不能使皮肤完全无菌，还需要戴上外科手套方能达到无菌要求。矫形外科手术中很容易刺破手套，因此，最好带双层手套。矫形外科手术中，双层乳胶手套的内层手套刺破率明显高于内层为乳胶外层为布料的双层手套[118]。使用双层乳胶手套时刺破孔数量直接与手术持续时间有关，手术时间若超过 180 分钟所有手套都会被刺破[118]。手术时间若超过数小时最好常规更换外层手套。更换手套时一定要注意不要被手术衣的袖口污染。

手术衣和布单可防止由空气传播导致的细菌播散或由毛细血管出血通过手术衣造成的直接污染[90,142]。有些材料，如 Goretex，效果明显优于其他材料，其防止细菌脱落的效果比普通棉手套高 1000 倍[143]。手术人员应尽力避免让手套反复接触手术衣，因手术衣表面随时会被细菌污染。

尽管技术要求很严格，但手术过程中术野总会一定程度地被细菌污染。反复冲洗切口可以保持组织活力，减少细菌移生，并清除血凝块和组织碎片，应成为减少感染发生率的一系列措施中的一部分。消除污染的措施包括大量使用抗生素冲洗液和采用其他各种方法。搏动式灌洗能够将 99%的切口污染物去除，但高压灌洗会损伤组织[55]。高浓度灭菌剂会损伤组织，并且很多这种抗菌剂会被切口内的血浆成分所灭活[19,149]。氯己定不会在切口内被灭活，用 0.05%的稀释液冲洗能够去除 99.8%的切口污染物[136]。实验证实，抗生素冲洗液能有效减少切口细菌污染[14,108,116,119]。虽然临床尚未证实抗生素冲洗液能够减少假体周围深部感染的发生率，但抗生素冲洗液的使用似乎是合理的。术中使用血液回输系统时需注意氨基甙类潜在的全身毒性反应。

手术环境

抽吸头是一种公认的外科污染源[52,82,132]。大量空气通过抽吸器时空气中的细菌会聚集在抽吸头上，从而进入手术切口。在髋关节成形术结束时，整个手术期间一直使用的抽吸头有 37%被污染，而如果在准备股骨髓腔之前更换抽吸头，则只有 3%被污染[52]。在手术时间平均为100分钟时,有55%的抽吸头会被污染[132]。每30分钟更换一次抽吸头,使用清洁的"股骨抽吸器",以及只在抽吸操作时打开抽吸器,有助于减少这种细菌污染源。

防溅托盘是另一个手术室的污染源[8]。这项研究发现,矫形手术结束时,74%防溅托盘细菌培养为阳性。分离出的最常见微生物是表皮葡萄球菌,这是一种假体周围深部感染最常见的细菌,而且59%的防溅托盘生长出多种微生物。因此要打破常规模式,放入防溅托盘中的器械不应再拿回到手术切口使用。

切口

进行全关节成形术所需的假体关节尺寸较大且手术分离广泛是感染发生的良好环境。手术时间延长确实能够增加假体周围深部感染的发生率[42,44]。对组织进行轻柔处理可避免造成组织失活和缺血坏死,无疑会有助于减少感染的发生。

手术切口应避免对组织过度牵拉,而且在可能的情况下应切除原有的瘢痕。膝关节手术中利用现有的瘢痕组织来防止术后皮肤坏死是很重要的方法。从下方筋膜对皮下组织做不必要的分离会造成皮下组织失活。长时间使用自动拉钩可引起组织广泛失活。切口缝合张力和位置不当会造成组织坏死,并促进感染的发生。缝合时将皮肤仔细对位对切口早期愈合是至关重要的。切口缝合草率且皮缘重叠过多常导致术后切口引流时间延长,并成为细菌反流到切口的一个潜在的门户。

异物的影响

众所周知,切口存在异物会使感染的可能性增加。早期研究表明,丝线缝合形成缝线脓肿需要2×10^2个葡萄球菌,而无缝线时形成皮下脓肿则需要$(2\sim8)\times10^6$个细菌[37]。用单股合成线缝合的感染率明显低于不可吸收缝线、非合成天然线(如羊肠线或丝线)或编织的可吸收合成缝线[26,67,124]。

假体因素在临床条件下假体周围深部感染发生中的确切作用尚不清楚。生物材料的物理和化学性质会影响细菌表面黏附率:凝固酶阳性葡萄球菌易于黏附于聚合物表面,而凝固酶阴性葡萄球菌更容易黏附于金属表面[53]。细菌黏附到生物材料后会发生代谢特性改变,产生对抗生素的抵抗[92]。这种影响似乎与存在一种多糖蛋白复合物,即黏性外膜无关,而取决于生物材料的性质,因为细菌黏附到甲基丙烯酸树脂比黏附到金属上对抗生素的抵抗明显增加[53]。细菌黏附到甲基丙烯酸甲酯的能力会被骨水泥中的抗生素所抑制[100]。

甲基丙烯酸甲酯能损伤人淋巴细胞的趋化性和吞噬功能[107]。犬动物模型表明,各种金属假体均会明显增加感染率,但体内聚合的甲基丙烯酸甲酯伴发的感染率高于其他生物材料[109]。基于这些发现我们可以设想,依赖组织的整合作用而不是依赖使用骨水泥来固定假体,则假体感染率较低。然而,一项5000例初次全髋和全膝关节成形术的大宗临床研究却表明,骨水泥和非骨水泥固定的髋和膝关节成形术后的感染率并无明显差异[56]。由手术医师决定选择的其他一些因素,例如选择金属-金属假体还是骨块移植,似乎也会增加感染的发生率[111,121,145]。

有文献证实,张力性血肿会损伤周围的软组织,阻止抗生素渗透到组织中[95]。减少术后切口血肿形成的有效方法是:仔细缝合各层组织以消灭无效腔,但不要过度勒紧组织;彻底止血(但应避免电凝过热损伤组织);切口放置引流。尽管一些研究报道提出全髋和全膝关节成形术不是常规放置引流的适应证,然而需要强调指出的是,这些研究包含的患者例数太少,不能用来评估引流对减少感染发生率的作用[10,115]。

宿主

麻醉剂对患者有免疫抑制作用[104]。区域麻醉能避免这种现象的发生,还能降低呼吸道这类远端部位感染的发生率。这些方法是否对假体周围深部感染的发生率有影响尚不清楚。输同种异体血液成分伴发的术后感染率会有所增加,这与输入自体血液成分的结果完全不同,可能是由于受体的免疫修饰所致[40,91]。这些信息对主张使用自体血的观点提供了进一步支持。

术后管理

切口

认真摆放患者体位并在骨性突起处垫上软垫,可防止皮肤溃疡的发生。快速增大的血肿要在手术室用正规清创方法进行排空,因为血肿产生的压力会使邻近组织失活,从而会阻止抗生素扩散到手术区域[95]。普遍认为,血肿是发生感染的一个重要因素[43,47,93]。对表面皮肤坏死的不经意疏忽都会发展成为假体周围深部感染,这种情况十分常见。对于表面皮肤坏死应果断地在手术室进行正规清创,必要时,尤其是膝关节周围的皮肤坏死,应进行局部肌瓣移位术。严重切口引流可以先进行加压包扎。持续引流要将患者推回手术室进行正规清创,而且持续引流的患者发生深部感染的风险高[15,135]。同样,对手术后早期并发症的手术干预,如血肿排空或髋关节脱位的切开复位,最后形成感染的风险比率为 4.4[135]。

细菌

目前尚不能回答的问题是:什么样的操作或什么条件能够引起明显的菌血症,存在菌血症时什么样的假体处于发生感染的危险中,以及采取哪种干预措施能有效地预防感染的发生。

手术部位因有炎性组织改变和术后早期血肿形成容易经血行播散发生感染[18]。因此在术后早期应尽可能避免出现会引起明显菌血症的环境条件并避免行侵入性操作。关节成形术患者特别常遇到的问题是泌尿道的管理,而且对正确的术后管理方案的看法不一致[85,114,146]。术后对泌尿生殖系统进行操作时继续使用抗生素似乎是合理的。有文献认为,外周留置聚四氟乙烯导管可能是细菌污染手术区域的一个远端感染源[143]。

很多作者在医疗文献中报道了由血行播散引起的人工关节感染病例[6,7,11,77,78,131]。其中大多数病例都难以明确假体感染之前已发生菌血症,50%以上的感染是由金黄色葡萄球菌、凝固酶阴性葡萄球菌和 β-溶血性链球菌所致,并认为细菌主要来源于皮肤。尿道、呼吸道和其他远端感染也被认为是关节血源性感染源,因此有关节置换假体的患者若存在远端感染,应进行早期诊断、早期治疗,以防止血行播散[99]。牙齿明显感染的患者,如牙周脓肿,应接受经验性抗生素治疗或者按照细菌培养结果给予抗生素治疗。抗生素治疗,无论是经验性还是按细菌培养选择抗生素,要根据患者的临床症状(牙周脓肿、肺炎、UTI 等)、感染微生物学和抗生素过敏反应尽快应用,以避免血源性感染。

使用抗生素预防感染引起的争论,源自:①并非确实相信在牙齿和外科操作之前应用抗生素能预防感染;②渴望避免感染并发症的发生;③根治感染的费用昂贵;④如不使用预防性抗生素担心招致治疗不当的投诉。反对外科操作前使用预防性抗生素的人提出的依据是,目前缺乏牙科和外科操作与假体周围深部感染之间存在相关性的正规流行病学资料,且抗生素的副作用发生率为 0%~1%[74],包括因为使用预防性抗生素引起的过敏反应和死亡,而且担心不必要地使用抗生素会促进抗生素耐药性的产生。青霉素引起的过敏反应或死亡的风险估计为 0.055% (0.021%~0.106%),占治疗患者的 0.001%~0.002%[74]。一般认为,头孢菌素预防性用药的过敏或死亡风险低于青霉素,但尚缺乏大宗病例研究资料。

依据假体类型、翻修次数、病情特征和各项研究随访时间的不同,在人工关节寿命期内发生人工关节感染的风险通过现代研究确定为 1%~5%[128]。人工关节感染的总体发生率(危险性)在假体置换后头 6 个月最高,以后持续下降。梅奥诊所的经验是,术后头 2 年以及 2~10 年每 1000 个关节-年人工关节感染的综合发生率分别约为 5.9 例 (95%CI:5.3~6.5) 和 2.3 例 (95%CI:2.1~2.5)[128]。假体置换后的任何一个时间段内全膝关节成形术(TKA)的感染率都比全髋关节成形术(THA)高约 2 倍。人工关节感染的治疗费用估计是初次全关节成形术的 3~4 倍,超过 5 万美元[12,60,122]。

确实如此,牙科和腹内操作以及日常生活活动,如刷牙和排便,也会引起短暂性菌血症(表 15-2)[34,35]。术后菌血症的发生频率,最高的是牙科操作,泌尿生殖系统操作居中,最低的是胃肠道操作。然而,要将牙科和腹内操作确定为感染性心内膜炎或人工关节感染的危险因素尚缺乏正规流行病学研究(如病例对照或队列研究)提供的资料。在一项 273 例病例和匹配对照组的大样本群体病例对照研究中,Storm 等未发现在感染性心内膜炎发作前 3 个月内行牙科治疗与感染性心内膜炎的发生有任何相关性 [经校正的 OR;0.8 (95%CI:0.4~1.5)] [133]。另外也未发现肺部、胃肠道、心脏或泌尿生殖道操作与感染性心内膜炎的发生有任何相关性[134]。该项研究样本量的流行程度在 0.1~0.8 之间,足以检测各项潜在风险因素风险加倍时的相关性。美国心脏病学会定期公布的推荐意见中,主张对有高风险心脏病变的患者在行高风险牙科操作和腹内操作时使用预防性抗生素[29]。

目前尚无评价人工关节感染与侵入性牙科和腹内操作之间相关性的对照研究资料。由于其他部位局部感染(如肺炎、蜂窝织炎)和侵入性临床或牙科操作引起的血源性人工关节感染的风险估计为 0.2%~0.7%[6,7,11,47,77,120]。在一篇对 1996 年以前报道的所有血源性人工关节感染病例的综述中,从疑似血源性人工关节感染分离出的微生物大多数(57%)为金黄色葡萄球菌或凝固酶阴性葡萄球菌,而不是预计与牙科、胃肠道、泌尿生殖系统操作有关的口腔菌丛(如草绿色链球菌)或肠道菌丛[31]。从疑似血源性人工关节感染分

表 15-2 各种不同操作后发生菌血症的频率

操作	操作后菌血症的百分比	范围(百分比)
牙齿		
拔牙	60	18~85
牙周手术	88	60~90
刷牙或牙齿冲洗	40	7~50
胃肠道操作		
胃肠镜检查	4	0~8
食管扩张	45	N/A
经内镜逆行胰胆管造影	5	0~6
钡灌肠	10	5~11
结肠镜	5	0~5
可屈乙状结肠镜	0	N/A
直乙状结肠镜	5	N/A
直肠镜		N/A
泌尿生殖道操作		
导尿管插入或拔出	13	0~26
前列腺切除(无菌尿)	12	11~13
前列腺切除(感染尿)	60	58~82
狭窄扩张术	28	19~86

N/A:未得到数据。

Adapted from Durack DT: Prevention of infective endocarditis. In Mandell GL, Bennett JE, Dolin R (eds): Principles and Practice of Infectious Diseases, 5th ed. New York, Churchill Livingstone, 2000, pp 917-925; and Durack DT: Prevention of infective endocarditis. N Engl J Med 332:38, 1995.

离出的 189 种菌株中只有 4 株(2%)属于草绿色链球菌,草绿色链球菌是构成口腔菌丛的主要细菌,也是牙龈外伤血培养最常见的菌种。16%来源于正常胃肠道菌丛,如脆弱类杆菌、大肠杆菌或粪肠球菌。180 例疑似血源性人工关节感染中 81%被认为是由远端感染(如蜂窝织炎、尿道感染)所致,并非由侵入性腹内操作或牙科操作所致。这些感染中只有 17 例(9%)和 4 例 (2.2%) 可能分别由牙科或胃肠道操作所致。有 53%的病例在牙科操作之前就存在口腔感染。

在 1997 年和 1999 年发表的另外两项研究中,1982~1993 年间 74 例全膝关节成形术(TKA)晚期感染病例中的 9 例(12.1%),以及在 1982~1994 年间 52 例全髋关节成形术 (THA) 晚期感染病例中的 3 例(6%)与牙科手术有关,均在近期内做过牙科手术[68,140]。上述感染病例占研究期间所做的 3490 例全膝关节成形术的 0.2%和 2973 例全髋关节成形术的 0.1%,与 1996 年 Deacon 等的综述中所报道的数值相类似[31]。值得注意的是,所有这些患者都做过广泛的牙科手术或者此前有过口腔感染,其中 7 例(58%)患有糖尿病或类风湿性关节炎。12 例人工关节感染患者中有 9 例(75%)是由口腔正常菌丛所致,有 2 例(17%)对标准预防性抗生素用药方案有抗药性。这 12 例患者中有 1 例(8.3%)在牙科手术前接受过预防性抗生素治疗。

美国矫形外科学会和美国牙科学会组成的联合专家组认为,在侵入性牙科操作之前不必对所有患者都常规使用预防性抗生素[4]。不过他们建议,对高危患者行高危牙科手术时应考虑使用预防性抗生素 (表 15-3 至表 15-5)。必须注意的是,高风险患者也包括前 2 年内行假体植入的患者。建议手术前 60 分钟内使用一次单剂量抗生素能防止细菌耐药性的产生。如果在牙科操作前数小时提前应用预防性抗生素会产生耐药性。联合专家组的作者在书面文件中说:“该文件为临床工作者判断对牙科患者是否使用预防性抗生素提供了指南。它不能作为临床治疗标准,也不能替代临床医师的判断……”文件进一步指出:“临床工作者必须依据自己的判断决定是否使用预防性抗生素。必须权衡考虑预防性抗生素的益处与抗生素药物

表 15-3 血源性人工关节感染潜在风险增高的患者因素

风险因素
免疫功能低下/免疫抑制
炎症关节炎：类风湿性关节炎和系统性红斑狼疮
疾病/药物/放疗引发的免疫抑制
其他疾病
胰岛素依赖性糖尿病
关节置换术后头 2 年
曾有人工关节感染
营养不良
血友病

Adapted from Anonymous: Advisory statement. Antibiotic prophylaxis for dental patients with total joint replacements. American Dental Association; American Academy of Orthopaedic Surgeons. J Am Dent Assoc 1128:1004, 1997.

表 15-4 短暂性菌血症风险增高的牙科操作

牙科操作
拔牙
牙周手术
牙科植入物和牙齿脱落再植
根管或仅在牙冠外手术
牙用带环的初次植入
韧带内局部麻醉
在预计出血部位预防性清洗

Adapted from Anonymous: Advisory statement. Antibiotic prophylaxis for dental patients with total joint replacements. American Dental Association; American Academy of Orthopaedic Surgeons. J Am Dent Assoc 1128:1004, 1997.

表 15-5 针对带有人工关节的高风险患者行高风险牙科操作时推荐的抗生素预防方案

推荐的抗生素预防方案
对青霉素不过敏的患者
操作前 1 小时口服阿莫西林、头孢氨苄或头孢拉定(cephadrine)2 g
对青霉素不过敏且不能口服的患者
操作前 1 小时肌肉或静脉注射 2 g 氨苄西林或 1 g 头孢唑啉
对青霉素过敏的患者
操作前 1 小时口服克林霉素 600 mg
对青霉素过敏且不能口服的患者
操作前 1 小时静脉注射克林霉素 600 mg

Adapted from Anonymous: Advisory statement. Antibiotic prophylaxis for dental patients with total joint replacements. American Dental Association; American Academy of Orthopaedic Surgeons. J Am Dent Assoc 1128:1004, 1997.

毒性、过敏反应和耐药性问题。”

关于胃肠道和泌尿生殖道侵入性操作应用预防性抗生素问题目前尚无资料依据，不能给出任何推荐意见。美国结肠和直肠学会及美国胃肠内镜学会均未对这类手术操作推荐使用预防性抗生素[5,101]。如果推荐使用预防性抗生素来预防血源性人工关节感染，则应告知患者使用抗生素常会出现的药物毒性以及偶尔出现但会危及生命的副作用。应依据操作部位菌丛体外药物敏感性选择使用预防性抗生素。

宿主

很多血源性感染的报道都强调了宿主抗感染能力的重要性，最常提到的是类风湿性关节炎[6,7,11,24,47,77,131]。患者发生血源性感染还有很多其他风险因素。骨块移植和使用金属-金属假体被证实是感染的风险因素[11,111,121,144]。更确切地讲这些风险因素都是切口条件的变量，会影响宿主清除细菌的能力。因假体松动引起的炎症反应或由聚乙烯或金属碎屑引发的滑膜炎均为血源性感染的风险因素[106]。如何判断各种风险因素和选择针对这些患者的预防性抗生素仍需进一步深入研究。

（王跃庆 孙永生 译 娄思权 李世民 校）

参考文献

1. Anonymous: ASHP therapeutic guidelines on antimicrobial prophylaxis in surgery. Am J Health-Syst Pharm 56:1839, 1999.
2. Anonymous: Antimicrobial prophylaxis in surgery. Med Lett Drugs Ther 41:75, 1999.
3. Anonymous: Recommendations for preventing the spread of vancomycin resistance. Recommendations of the Hospital Infection Control Practices Advisory Committee (HICPAC). MMWR—Morb Mortal Wkly Rep 44:1, 1995.
4. Anonymous: Advisory statement. Antibiotic prophylaxis for dental patients with total joint replacements. American Dental Association; American Academy of Orthopaedic Surgeons. J Am Dent Assoc 1128:1004, 1997.
5. Anonymous: Antibiotic prophylaxis for gastrointestinal endoscopy. Gastrointest Endosc 42:630, 1995.
6. Ahlberg A, Carlsson AS, Lindgren L: Hematogenous infection in total joint replacement. Clin Orthop 137:69, 1978.
7. Ainscow DAP, Denham RA: The risk of haematogenous infection in total joint replacements. J Bone Joint Surg 66B:580, 1984.
8. Baird RA, Nickel FR, Thrupp LD, et al: Splash basin contamination in orthopaedic surgery. Clin Orthop 187:129, 1984.
9. Bannister GC, Auchincloss JM, Johnson DP, Newman JH: The timing of tourniquet application in relation to prophylactic antibiotic administration. J Bone Joint Surg 70B:322, 1988.
10. Beer KJ, Lombardi AV Jr, Mallory TH, Vaughn BK: The efficacy of suction drains after routine total joint arthroplasty. J Bone Joint Surg 73A:584, 1991.
11. Bengtson S, Blomgren G, Knutson K, et al: Hematogenous infection after knee arthroplasty. Acta Orthop Scand 58:529,1987.
12. Bengtson S: Prosthetic osteomyelitis with special reference to the knee: risks, treatment and costs. Ann Med 25:523, 1993.
13. Bengtson S, Knutson K: The infected knee arthroplasty. A 6-year follow-up of 357 case patients. Acta Orthop Scand 62:301, 1991.
14. Benjamin JB, Volz RG: Efficacy of a topical antibiotic irrigant in decreasing or eliminating bacterial contamination in surgical wounds. Clin Orthop 184:114, 1984.
15. Berbari EF, Hanssen AD, Duffy MC, et al: Risk factors for prosthetic joint infection: A case control study. Clin Infect Dis 27:1247, 1998.
16. Berg M, Bergman BR, Hoborn J: Ultraviolet radiation compared to an ultra-clean air enclosure: Comparison of air bacteria counts in operating rooms. J Bone Joint Surg 73B:811, 1991.
17. Beyer CA, Hanssen AD, Lewallen DG, Pittelkow MR: Primary total knee arthroplasty in patients with psoriasis. J Bone Joint Surg 73B:258, 1991.
18. Blomgren G, Lindgren V: The susceptibility of total joint replacement to hematogenous infection in the early postoperative period. Clin Orthop 151:308, 1980.
19. Branemark PI, Ekholm R, Albrektsson B, et al: Tissue injury caused by wound disinfectants. J Bone Joint Surg 49A:48, 1967.
20. Bryan CS, Morgan SL, Caton RJ, Lunceford EM Jr: Cefazolin versus cefmanadole for prophylaxis during total joint arthroplasty. Clin Orthop 228:117, 1988.
21. Burke JF: The effective period of preventative antibiotic action in experimental incisions and dermal lesions. Surgery 50:161, 1961.
22. Carlsson AS, Lidgren L, Lindberg L: Prophylactic antibiotics against early and late deep infections after total hip replacement. Acta Orthop Scand 48:405, 1977.
23. Charnley J: A clean-air operating enclosure. Br J Surg 51:195, 1964.
24. Charnley J: Postoperative infection after total hip replacement with special reference to air contamination in the operating room. Clin Orthop 87:167, 1972.
25. Charnley J, Eftekhar N: Postoperative infection in total prosthetic replacement arthroplasty of the hip joint with special reference to the bacterial content of the air in the operating room. Br J Surg 56:641, 1969.
26. Chu CC, Williams DF: Effects of physical configuration and chemical structure of suture material on bacterial adhesion: A possible link to wound infection. Am J Surg 147:197, 1984.
27. Classen DC, Evans RS, Pestotnik SL, et al: The timing of prophylactic administration of antibiotics and the risk of surgical wound infection. N Engl J Med 326:281, 1992.
28. Cruse PJE, Foord R: A five-year prospective study of 23,649 surgical wounds. Arch Surg 107:206, 1973.
29. Dajani AS, Taubert KA, Wison WR, et al: Prevention of bacterial endocarditis: Recommendations by the American Heart Association. JAMA 277:1794, 1997.
30. Davies RR, Noble WC: Dispersal of bacteria on desquamated skin. Lancet 2:1295, 1962.
31. Deacon JM, Pagliaro AJ, Zelicof SB, Horowitz HW: Prophylactic use of antibiotics for procedures after total joint replacement. J Bone Joint Surg Am 78:1755, 1996.
32. Debenedictis KJ, Rowan NM, Boyer BL: A double-blind study comparing cefonicid with cefazolin as prophylaxis in patients undergoing total hip or knee replacement. Rev Infect Dis 4(Suppl):901, 1984.
33. Dreblow DM, Anderson CF, Moxness K: Nutritional assessment of orthopaedic patients. Mayo Clin Proc 56:51, 1981.
34. Durack DT: Prevention of infective endocarditis. *In* Mandell GL, Bennett JE, Dolin R (eds): Principles and Practice of Infectious Diseases, 5th ed. New York, Churchill Livingstone, 2000, pp 917–925.
35. Durack DT: Prevention of infective endocarditis. N Engl J Med 332:38, 1995.
36. Edlich RF, Panek PH, Rodheaver GT, et al: Physical and chemical configuration in the development of surgical infection. Ann Surg 177:679, 1973.
37. Eleck SD, Conen PE: The virulence of *Staphylococcus pyogenes* for man: Study of the problems of wound infection. Br J Exp Pathol 38:573, 1957.
38. England SP, Stern SH, Install JN, Windsor RE: Total knee arthroplasty in diabetes mellitus. Clin Orthop 260:130, 1990.
39. Evard J, Doyan F, Acar JF, et al: Two-day cefamandole versus five-day cefazolin prophylaxis in 965 total hip replacements. Int Orthop 12:69, 1988.
40. Fernandez MC, Gottlieb M, Menitove JE: Blood transfusion and postoperative infection in orthopaedic surgery. Transfusion 32:318, 1992.
41. Fitzgerald RH Jr: Total hip arthroplasty sepsis: Prevention and diagnosis. Orthop Clin North Am 23:259, 1992.
42. Fitzgerald RH Jr, Nolan DR, Ilstrup DM, et al: Deep wound sepsis following total hip arthroplasty. J Bone Joint Surg 59A:847, 1977.
43. Fitzgerald RH Jr, Peterson LFA: Wound contamination and deep wound sepsis. *In* Eftekhar N (ed): Infection in Joint Replacement Surgery. St. Louis, CV Mosby, 1984.
44. Gherini S, Vaughn BK, Lombardi AV Jr, Mallory TH: Delayed wound healing and nutritional deficiencies after total hip arthroplasty. Clin Orthop 293:188, 1993.
45. Gillespie WJ: Infection in total joint replacement. Infect Dis Clin North Am 4:465, 1990.
46. Gilliam DL, Nelson CL: Comparison of a one-step iodophor skin preparation versus traditional preparation in total joint surgery. Clin Orthop 250:258, 1990.
47. Glynn MK, Sheehan JM: An analysis of the causes of deep infection after hip and knee arthroplasties. Clin Orthop 178:202, 1983.
48. Glenny AM, Song F: Antimicrobial prophylaxis in total hip replacement: A systematic review. Health Technol Assess 3:21, 1999.
49. Goldner JL, Allen BL: Ultraviolet light in orthopaedic operating rooms at Duke University: Thirty-five years' experience, 1937–1973. Clin Orthop 96:195, 1973.
50. Gordon SM, Culver DH, Simmons BP, Jarvis WR: Risk factors for wound infections after total knee arthroplasty. Am J Epidemiol 131:905, 1990.
51. Green KA, Wilde AH, Stulberg BN: Preoperative nutritional status of total joint patients: Relationship to postoperative wound complications. J Arthroplasty 6:321, 1991.
52. Greenough CG: An investigation into contamination of operative suction. J Bone Joint Surg 68B:151, 1986.
53. Gristina AG: Biomaterial-centered infection: Microbial adhesion versus tissue integration. Science 237:1588, 1987.
54. Gross PA, Barrett TL, Dellinger EP, et al: Quality standard for antimicrobial prophylaxis in surgical procedures. Clin Infect Dis 18:421, 1994.
55. Hamer ML, Robson MC, Krizek TJ, Southwick WO: Quantitative bacterial analysis of comparative wound irrigation. Ann Surg 181:189, 1975.
56. Hanssen AD, Fitzgerald RH Jr: Infection following primary cemented and uncemented total hip and knee arthroplasty. Presented at the 58th Annual Meeting of the AAOS, Anaheim, CA, March 9, 1991.

57. Hanssen AD, Osmon DR: The use of prophylactic antimicrobial agents during and after hip arthroplasty. Clin Orthop Dec:124, 1999.
58. Hart D: Sterilization of air in the operating room by bactericidal radiant energy: Results in over 800 operations. Arch Surg 37:956, 1938.
59. Heath AF: Antimicrobial prophylaxis for arthroplasty and total joint replacement: Discussion and review of published clinical trials. Pharmacotherapy 11:157, 1991.
60. Hebert CK, Williams RE, Levy RS, Barrack RL: Cost of treating an infected total knee replacement. Clin Orthop 331:140, 1996.
61. Heydemann JS, Nelson CL: Short-term preventative antibiotics. Clin Orthop 205:184, 1986.
62. Hill G, Flamant R, Muzas F, Evrard J: Prophylactic cefazolin versus placebo in total hip replacement. Lancet 1:795, 1981.
63. Hoekman P, Van De Perre P, Nelissen J, et al: Increased frequency of infection after open reduction of fractures in patients who are seropositive for human immunosufficiency virus. J Bone Joint Surg 73A:675, 1991.
64. Jensen JE, Jensen TG, Smith TK, et al: Nutrition in orthopaedic surgery. J Bone Joint Surg 64A:1263, 1982.
65. Johnston DH, Fairclough JA, Brown J, Hill RA: The rate of skin recolonization after surgical preparation: Four methods compared. Br J Surg 74:64, 1987.
66. Josefsson G, Gudmundsson G, Kolmert L, Wijkstriim S: Prophylaxis with systemic antibiotics versus gentamicin bone cement in total hip arthroplasty: A five-year survey of 1,688 hips. Clin Orthop 253:173, 1990.
67. Katz S, Izhar M, Mirelman D: Bacterial adherence to surgical sutures: A possible factor in suture induced infection. Ann Surg 194:35, 1981.
68. LaPorte DM, Waldman BJ, Mont MA, Hungerford DS: Infections associated with dental procedures in total hip arthroplasty. J Bone Joint Surg Br 81:56, 1999.
69. Laurence M: Ultra-clean air. J Bone Joint Surg 65B:375, 1983.
70. Letts RM, Doermer E: Conversation in the operating theater as a cause of airborne bacterial contamination. J Bone Joint Surg 65A:357, 1983.
71. Li JT, Markus PJ, Osmon DR, et al: Reduction of vancomycin use in orthopedic patients with a history of antibiotic allergy. Mayo Clin Proc 75:902, 2000.
72. Lidwell OM: Clean air at operation and subsequent sepsis in the joint. Clin Orthop 211:91, 1986.
73. Lidwell O, Lowburg E, Whyte W, et al: Effects of ultra-clean air in operating rooms on deep sepsis in the joint after total hip replacement: A randomized study. Br Med J 285:10, 1982.
74. Lin RV: A perspective on penicillin allergy. Arch Intern Med 152:930, 1992.
75. Lowell JD, Kundsin RB, Schwartz CM, Pozin D: Ultraviolet radiation and reduction of deep wound infection following hip and knee arthroplasty. Ann N Y Acad Sci 253:285, 1980.
76. Lynch M, Esser MP, Shelley P, Wroblewski BM: Deep infection in Charnley low-friction arthroplasty: Comparison of plain and gentamicin-loaded cement. J Bone Joint Surg 69B:355, 1987.
77. Maderazo EG, Judson S, Pasternak H: Late infections of total joint prostheses: A review and recommendations for prevention. Clin Orthop 229:131, 1988.
78. Maniloff G, Greenwald R, Laskin R, Singer C: Delayed post-bacteremic prosthetic joint infection. Clin Orthop 223:194, 1987.
79. Marotte JH, Lord GA, Blanchard JP, et al: Infection rate in total hip arthroplasty as a function of air cleanliness and antibiotic prophylaxis: ten-year experience with 2,384 cement-less Lord Madreporic prostheses. J Arthroplasty 2:77, 1987.
80. Mauerhan DR, Nelson CL, Smith D, et al: Prophylaxis against infection in total joint arthroplasty: One day of cefuroxime compared with three days of cefazolin. J Bone Joint Surg 76A:39, 1994.
81. McQueen M, Littlejohn A, Hughes SPF: A comparison of systemic cefuroxime and cefuroxime loaded bone cement in the prevention of early infection after total joint replacement. Int Orthop 11:241, 1987.
82. Meals RA, Knoke L: The surgical suction tip: A contaminated instrument. J Bone Joint Surg 60A:409, 1978.
83. Menon TJ, Thjellesen D, Wroblewski BM: Chamley low-friction arthroplasty in diabetic patients. J Bone Joint Surg 65B:580, 1983.
84. Menon TJ, Wroblewski BM: Charnley low-friction arthroplasty in patients with psoriasis. Clin Orthop 175:127, 1983.
85. Michelson JD, Lotke PA, Steinberg ME: Urinary-bladder management after total joint-replacement surgery. N Engl J Med 319:320, 1988.
86. Mishriki SF, Law DJW, Jeffrey PJ: Factors affecting the incidence of postoperative wound infection. J Hosp Infect 16:223, 1990.
87. Mitchell NJ, Hunt S: Surgical face masks in modem operating rooms—a costly and unnecessary ritual? J Hosp Infect 18:239, 1991.
88. Moeckel B, Huo MH, Salvati EA, Pellicci PM: Total hip arthroplasty in patients with diabetes mellitus. J Arthroplasty 8:279, 1993.
89. Morrey BF, Bryan RS: Infection after total elbow arthroplasty. J Bone Joint Surg 65A:330, 1983.
90. Moylan JA, Fitzpatrick KT, Davenport KE: Reducing wound infections: Improved gown and drape barrier performance. Arch Surg 122:152, 1987.
91. Murphy P, Heal JM, Blumberg N: Infection or suspected infection after hip replacement surgery with autologous or homologous blood transfusions. Transfusion 31:212, 1991.
92. Naylor PT, Myrvik QN, Gristina A: Antibiotic resistance of biomaterial-adherent coagulase-negative staphylococci. Clin Orthop 261:126, 1990.
93. Nelson CL: Prevention of sepsis. Clin Orthop 222:66, 1987.
94. Nelson CL: The prevention of infection in total joint replacement surgery. Rev Infect Dis 9:613, 1987.
95. Nelson CL, Bergfeld JA, Schwartz J, Kolczun M: Antibiotics in human hematoma and wound fluid. Clin Orthop 147:167, 1980.
96. Nelson JP: The operating room environment and its influence on deep wound infection. *In* The Hip: Proceedings of the Fifth Open Scientific Meeting of the Hip Society. St. Louis, CV Mosby, 1977, p 129.
97. Nelson JP, Fitzgerald RH Jr, Jaspers MT, Little JW: Prophylactic antimicrobial coverage in arthroplasty patients [editorial]. J Bone Joint Surg 72A:1, 1990.
98. Nelson JP, Glassburn AR, Talbott RD, McElhinney JP: Clean room operating rooms. Clin Orthop 96:179, 1973.
99. Norden CW: Antibiotic prophylaxis in orthopedic surgery. Rev Infect Dis 13:S842, 1991.
100. Oga M, Arizono T, Sugioka Y: Inhibition of bacterial adhesion by tobramycin-impregnated PMMA bone cement. Acta Orthop Scand 63:301, 1992.
101. Oliver G, Lowry A, Vernava A, et al: Practice parameters for antibiotic prophylaxis–supporting documentation. The Standards Task Force. The American Society of Colon and Rectal Surgeons. Dis Colon Rectum 43:1194, 2000.
102. Osmon DR: Antimicrobial prophylaxis in adults. Mayo Clin Proc 75:98, 2000.
103. Papagelopoulos PJ, Hay JE, Galanis E, Morrey BF: Infection around joint replacements in patients who have a renal or liver transplantation. J Bone Joint Surg Am 80:607, 1998.
104. Park SK, Brody JI, Wallace HA, et al: Immunosuppressive effect of surgery. Lancet 1:53, 1971.
105. Periti P, Jacchia E: Ceftriaxone as short term antimicrobial chemoprophylaxis in orthopedic surgery: A 1-year multi-center follow-up. Eur Surg Res 21(Suppl 1):25, 1989.
106. Petrie RS, Hanssen AD, Osmon DR, Ilstrup DM: Metal-backed patellar failure of total knee arthroplasty: A potential risk factor for late infection. Am J Orthop 27:172, 1998.
107. Petty W: The effect of methylmethacrylate on bacterial phagocytosis and killing by human polymorphonuclear leukocytes. J Bone Joint Surg 60A:752, 1978.
108. Petty W, Spanier S, Schuster JG: Prevention of infection after total joint replacement: Experiments with a canine model. J Bone Joint Surg 70A:536, 1988.
109. Petty W, Spanier S, Schuster JG, Silverthorne C: The influence of skeletal implants on the incidence of infection. J Bone Joint Surg 67A:1235, 1985.
110. Pollard JP, Hughes SPF, Scott JE, et al: Antibiotic prophylaxis in total hip replacement. Br Med J 1:707, 1979.
111. Poss R, Thornhill TS, Ewald FC, et al: Factors influencing the incidence and outcome of infection following total joint arthroplasty. Clin Orthop 182:117, 1984.
112. Ragni MV, Crossett LS, Herndon JH: Postoperative infection following orthopaedic surgery in human immunodeficiency virus-infected hemophiliacs with CD4 counts < or = $200/mm^3$. J Arthroplasty 10:716, 1995.
113. Ritter MA, Eitzen H, French MLV, et al: The operating room environment as affected by people and the surgical mask. Clin Orthop 111:145, 1975.

114. Ritter MA, Faris PM, Keating EM: Urinary tract protocols following total joint arthroplasty. Orthopedics 12:1085, 1989.
115. Ritter MA, Keating EM, Faris PM: Closed wound drainage in total hip or knee replacement: A prospective, randomized study. J Bone Joint Surg 76A:35, 1994.
116. Rosenstein BD, Wilson FC, Funderburk CH: The use of bacitracin irrigation to prevent infection in postoperative wounds: An experimental study. J Bone Joint Surg 71A:427, 1989.
117. Salvati EA, Robinson RP, Zeno SM, et al: Infection rates after 3,175 total hip and total knee replacements with and without a horizontal unidirectional filtered air-flow system. J Bone Joint Surg 64A:525, 1982.
118. Sanders R, Fortin P, Ross E, Helfet D: Outer gloves in orthopaedic procedures: cloth compared with latex. J Bone Joint Surg 72A:914, 1990.
119. Scherr DD, Dodd TA: In vitro bacteriological evaluation of the effectiveness of antimicrobial irrigating solutions. J Bone Joint Surg 58A:119, 1976.
120. Schmalzried TP, Amstutz HC, Au MK, Dorey FJ: Etiology of deep sepsis in total hip arthroplasty: the significance of hematogenous and recurrent infection. Clin Orthop 280:200, 1992.
121. Schutzer SF, Harris WH: Deep wound infection after total hip replacement under contemporary aseptic conditions. J Bone Joint Surg 64A:724, 1988.
122. Sculco TP: The economic impact of infected joint arthroplasty Orthopedics. 18:871, 1995.
123. Seroplan R, Reynolds BM: Wound infections after dipilatory versus razor shave. Am J Surg 121:251, 1971.
124. Sharp WV, Belden TA, King PH, Teague PC: Suture resistance to infection. Surgery 91:61, 1982.
125. Smith TK: Nutrition: Its relationship to orthopedic infections. Orthop Clin North Am 22:373, 1991.
126. Soave R, Hirsch JC, Salvati EA, et al: Comparison of ceforanide and cephalothin prophylaxis in patients undergoing total joint arthroplasty. Orthopedics 9:1657, 1986.
127. Southorn PA, Plevak DJ, Wright AJ, Wilson WR: Adverse effects of vancomycin administered in the perioperative period.Mayo Clin Proc 6:721, 1986.
128. Steckelberg JM, Osmon DR: Prosthetic Joint Infection. *In* Waldvogel FA, Bisno AL (eds): Infections Associated with Indwelling Medical Devices, 3rd ed. Washington, DC, ASM Press, 2000, pp 173–209.
129. Stern SH, Insall JN: Total knee arthroplasty in obese patients. J Bone Joint Surg 72A:1400, 1990.
130. Stern SH, Insall JN, Windsor RE, et al: Total knee arthroplasty in patients with psoriasis. Clin Orthop 248:108, 1989.
131. Stinchfield FE, Bigliani LU, Neu HC, et al: Late hematogenous infection of total joint replacement. J Bone Joint Surg 62A:1345, 1980.
132. Strange-Vognsen HH, Klareskov B: Bacteriologic contamination of suction tips during hip arthroplasty. Acta Orthop Scand 59:410, 1988.
133. Strom BL, Abrutyn E, Berlin JA, et al: Dental and cardiac risk factors for infective endocarditis. A population-based, case-control study. Ann Intern Med 129:761, 1998.
134. Strom BL, Abrutyn E, Berlin JA, et al: Risk factors for infective endocarditis: Oral Hygiene and nondental exposures. Circulation 102:2842, 2000.
135. Surin VV, Sundholm K, Backman L: Infection after total hip replacement with special reference to a discharge from the wound. J Bone Joint Surg 65B:412, 1983.
136. Taylor GJS, Leeming JP, Bannister GC: Effect of antiseptics, ultraviolet light and lavage on airborne bacteria in a model wound. J Bone Joint Surg 75B:724, 1993.
137. Trippel SB: Antibiotic-impregnated cement in total joint arthroplasty. J Bone Joint Surg 68A:1297, 1986.
138. Tunevall TG: Postoperative wound infections and surgical face masks: A controlled study. World J Surg 15:383, 1991.
139. Unger AS, Kessler CM, Lewis RJ: Total knee arthroplasty in human immunodeficiency virus-infected hemophiliacs. J Arthroplasty 10:448, 1995.
140. Waldman BJ, Mont MA, Hungerford DS: Total knee arthroplasty infections associated with dental procedures. Clin Orthop 343:164, 1997.
141. Walter CW, Kundsin RB: The airborne component of wound contamination and infection. Arch Surg 107:588, 1973.
142. Whyte W, Bailey PV, Hamblen DL, et al: Bacteriologically occlusive clothing system for use in the operating room. J Bone Joint Surg 65B:502, 1983.
143. Wilkins J, Patzakis MJ: Peripheral Teflon catheters. Clin Orthop 254:251, 1990.
144. Wilson MG, Kelly K, Thornhill TS: Infection as a complication of total knee-replacement arthroplasty: Risk factors and treatment in sixty-seven cases. J Bone Joint Surg 72A:87S, 1990.
144a. Wilson MG, Kelley K, Thomhill TS: Infection as a complicated deep sepsis in total hip arthroplasty: The significance of hematogenous and recurrent infection. Clin Orthop 280:200, 1992.
145. Wilson NI: A survey, in Scotland, of measures to prevent infection following orthopaedic surgery. J Hosp Infect 9:235, 1987.
146. Wroblewski BM, del Sel HJ: Urethral instrumentation and deep sepsis in total hip replacement. Clin Orthop 146:209,1980.
147. Wymenga A, van-Horn J, Theeuwes A, et al: Cefuroxime for prevention of postoperative coxitis: One versus three doses tested in a randomized multicenter study of 2,651 arthroplasties. Acta Orthop Scand 63:19, 1992.
148. Yamaguchi K, Adams RA, Morrey BF: Infection after total elbow arthroplasty. J Bone Joint Surg Am 80:481, 1998.
149. Zamaora JL, Price MF, Chuang P, Gentry LO: Inhibition of povidone-iodine's bacterial activity by common organic substances: An experimental study. Surgery 98:25, 1985.

第 16 章

静脉血栓栓塞与全髋或全膝关节置换术

John A. Heit

本章综述与全髋关节置换术(THR)和全膝关节置换术(TKR)密切相关的静脉血栓栓塞(VTE)。从骨科医师的角度对VTE的自然进程、病因学、预防、诊断和治疗进行了综述。由于抗凝治疗常是VTE管理的一个部分，因此对标准未分级肝素(UH)、低分子肝素(LMWH)和维生素K拮抗剂(即华法林钠)的药理学和治疗学也进行了简要综述。在本章的最后,给出了对关节置换术伴发的静脉血栓栓塞性疾病进行全面治疗采用费用效益比最合理方案的可行性建议。

静脉血栓栓塞的自然进程

有效预防和治疗VTE的关键是对VTE的自然进程有一个基本的认识。大多数静脉血栓发生于下肢或骨盆的深静脉。静脉血栓黏附性差,脱落后会栓塞肺脏(肺栓塞,PE)。因此,PE是深静脉血栓形成的一种并发症。以前曾认为,只有近端深静脉血栓形成(腘静脉或更近端的静脉)能够栓塞肺动脉,因此认为分离的腓静脉血栓只有向近端散播后才能造成栓塞。事实上显然并非如此。分离的腓静脉血栓能够栓塞肺脏,只是由于腓静脉栓子比近端深静脉生成的栓子相对较小,肺栓塞的症状较少见。

下肢深静脉血栓完全堵塞静脉腔后会出现症状。未完全堵塞静脉腔的深静脉血栓可能无症状,但也可能产生症状,甚至造成致命性肺栓塞。致命性肺栓塞的病理生理机制是由于肺动脉压急速升高导致右心室急性衰竭,从而使血压降低[22]。虽然肺栓塞的重要表现可能是低氧血症，但是如果没有明显的低血压,低氧血症很少造成患者死亡。由分离的腓静脉血栓产生的肺栓子一般不大,不足以充分堵塞肺血管,以致造成急性肺动脉高压。然而对于已患有心肺疾病的患者,由于其心肺功能储备不足,即使小的肺栓塞也难以承受。

急性肺栓塞患者大约有30%于发病7天内死亡[24],多数死亡发生在肺栓塞30分钟内。对于这些患者,医师没有足够的时间对病情进行识别、诊断以及早期处理,以改善肺栓塞的进程。因此采取合理的预防措施,预防静脉血栓栓塞的发生至关重要。

全髋或全膝关节置换术后静脉血栓栓塞的发生率

美国每年有200 000以上的患者发生静脉血栓栓塞[53]。其中,大约有25%的患者有大手术史,至少是静脉血栓栓塞的一项临床风险因素[27]。近期手术会使静脉血栓栓塞的风险增加约22倍[25]。临床试验和队列研究更加清楚地描述出下肢骨科大手术伴发的急性静脉血栓栓塞的自然史,并为指导预防决策提供了重要信息[18]。血管造影显示,对照组或随机接受安慰剂的患者，全髋和全膝关节置换术后7~14天的无症状深静脉血栓形成总的患病率为50%~60%(表16-1),近端深静脉血栓形成患病率分别为大约25%和15%~20%。虽然深静脉血栓形成最常见于手术侧下肢,但是非手术侧下肢也会受累,其中全髋关节置换术患者为20%,全膝关节置换术患者为8%~14%。无症状肺栓塞的发生率较不太确定。术中经食管超声心动图检查常见“飘浮碎片”经过右心腔,特别是在骨科手术扩髓期间。飘浮碎片包含有脂肪和血栓栓子,常产生短暂性低氧血症和肺动脉高压。但是严重的临床后果并不常见。几项常规进行肺通气-灌注扫描检查的研究显示,术后7~14天,7%~11%的全髋关节和全膝关节置换术患者出现高概率阳性扫描结果。患者出院后新出现的无症状深静脉血栓形成和肺栓塞也很常见。出院后如果不采取预防措施,10%~20%的患者于出院后4~5周内出现无症状深静脉血栓形成，约6%出现中高概率的肺病变扫描结果。

表 16-1 全髋或全膝关节置换术后静脉血栓栓塞的患病率

术式	深静脉血栓形成 *(%)		肺栓塞(%)	
	总体	近端	总体	致死性
全髋关节置换术	45~57	23~36	0.7~30	0.1~0.4
全膝关节置换术	40~84	9~20	1.8~7	0.2~0.7

* 对照组或安慰剂组的总体或近端深静脉血栓形成患病率在临床试验中是通过术后免费静脉造影确定的。

From Geerts WH, Heit JA, Clagett GP, et al: Prevention of Venous Thromboembolism. Sixth American College of Chest Physicians Consensus Conference on Antithrombotic Therapy. Chest 119:1325–1755, 2001.

与无症状的静脉血栓栓塞发病率相比，实际报道的全髋关节置换术或全膝关节置换术后深静脉血栓形成或肺栓塞的发病率要低得多。例如，在一项 1162 例连续全髋关节置换术病例的队列研究中，患者只采取了穿弹力袜作为预防措施，6 个月累计的静脉血栓栓塞发病率为 3.4%，肺栓塞为 1.6%(0.3%为致命性)，另有 1.9%诊断为深静脉血栓[60]。同样，在全膝关节置换术患者中，3 个月累计的肺栓塞发病率为 1.5%(0.2%为致命性)[37]。随访资料表明，只有 1.3%~3%的患者于出院后 3 个月内发生有症状的静脉血栓栓塞，而出院时预计无症状的深静脉血栓形成患病率为 25%~40%[6,26,39]。这些资料表明，采取了预防措施而发生的深静脉血栓形成，大多数能够溶解而不产生症状。在一项对 213 例选择的全髋关节置换术或髋部骨折患者的队列研究中，患者出院时静脉造影阴性，出院后 1~2 个月未发生有症状的静脉血栓栓塞[1]。同样，一项对 2361 例骨科大手术后患者的观察发现，出院时静脉造影阴性，出院后 4 周内累计的静脉血栓栓塞发病率为 1.3%[49]。此外，髋或膝大手术后发生静脉血流受阻综合征的患者比较低(4%~6%)[17,21]，而且无症状的腓静脉或近端深静脉血栓形成患者的发生率并不比无深静脉血栓形成的患者高[21]。

这些资料引出了有关全髋关节置换术或全膝关节置换术后静脉血栓栓塞自然进程的下述假说。无症状的静脉血栓栓塞(包括近端深静脉血栓形成甚至肺栓塞)较常见，如果不采取预防措施，至少有半数患者会受累及。大多数栓子能够“自发”溶解。然而，有些患者由于存留静脉损伤、制动时间过长[5,62]、天然抗凝血系统或纤维蛋白溶解系统受损或者其他一些尚未确定的因素，使得血栓进一步发展，进而堵塞静脉或造成栓塞，而变成有症状性。目前已确认出引起静脉血栓栓塞的其他许多临床和血液学风险因素（表 16-2)。存在一种或多种这些风险因素时均应采取辅助性预防措施(即抗凝血预防加上外部空气加压)。这类患者的预防措施应持续到患者出院以后，从手术日开始总共持续 4~5 周[28]。同样，有慢性心肺疾病的患者，即使是微小的肺栓子造成的心肺功能损伤也会超过其承受能力，因此应考虑采取更有效及时间延长的预防措施。

全髋或全膝关节置换术后深静脉血栓形成的发病机制

目前对静脉血栓形成的发病机制尚缺乏了解。静脉血栓形成可能是静脉内膜损伤正常修复反应过程的一种异常。这一假说认为，是由于体内将正常血凝块(栓子)定位和限定于静脉损伤部位的机制受损所致，不受限制的血栓被持续粘连的血凝块扩大，最终导致静脉堵塞、血栓栓塞或两者同时发生(如，病理性深静脉血栓形成)。

下肢关节置换手术可通过几种机制引起静脉内膜损伤。髋或膝关节断离术时的静脉牵拉会直接损伤静脉。此外，全膝关节置换术中股部持续止血带加压也会损伤静脉内膜。扫描电镜显微观察发现，静脉堵塞点上游的静脉扩张可引起静脉的“微小撕裂”。然而术后双侧静脉造影显示，有 8%~20%深静脉血栓形成发生于非手术侧下肢[18]。引起这些深静脉血栓形成的这种静脉内膜损伤的病因尚不清楚。全麻伴发的静脉扩张是其潜在因素之一[54]。局部麻醉或使用双氢麦角胺(二者伴发的静脉扩张均轻微)伴发的深静脉血栓形成发生率较低，为这一假说提供了支持[7,51]。

静脉损伤后发生的病变尚不清楚。动物模型试验表明，静脉损伤后最早发生的病变是血小板黏附到邻近的静脉内皮细胞结合处或暴露的内膜下基底膜上。

表 16-2　静脉血栓栓塞的风险因素

临床风险因素	
年龄增大	男性
肥胖	白种或美籍非洲人种
手术	制动/瘫痪
外伤	中心静脉导管
恶性肿瘤	口服避孕药
曾有静脉血栓栓塞史	雌激素替代治疗
遗传性(家族性或原发性)血栓形成倾向	
活化蛋白 C 抵抗	凝血因子 VR506Q(Leiden)突变
凝血酶原 20210G→A 突变	同型半胱氨酸增多症
抗凝血酶原Ⅲ缺陷	蛋白 C 缺陷
蛋白 S 缺陷	异常纤维蛋白原血症
凝血因子 V HR2 单倍型	凝血因子 XⅢ Val34Leu
肝素辅助因子Ⅱ缺陷	低纤溶酶原血症
血浆因子Ⅱ、Ⅶ、Ⅷ、Ⅸ和Ⅺ活性增加	
组织纤维蛋白溶酶原激活剂(tPA)缺陷	
纤溶酶原激活物抑制剂(PAI-1)水平升高	
获得性或继发性血栓形成倾向	
肾病综合征	血栓性血小板减少性紫癜
炎性肠病	贝赫切特(Behcet)病
肝素诱发的血小板减少症和血栓形成(HITT)	
血管内凝血和纤维蛋白溶解/弥漫性血管内凝血	
阵发性夜间血红蛋白尿(PNH)	
狼疮抗凝血/抗心脂质抗体	
血栓闭塞性脉管炎(Buerger 病)	
系统性红斑狼疮	

血小板的不断聚集形成了血小板局部血栓。此外，可能通过血管壁组织因子的暴露或黏附单核细胞对组织因子的表达[19]激活前凝血系统，从而产生分解纤维蛋白原以形成纤维蛋白的凝血酶，并激活血小板和凝血因子XⅢ。活化的血小板进一步分泌前凝血因子、血管收缩因子和血小板激动剂，从而促进血小板不断凝聚和血栓扩大。在血栓表面形成纤维蛋白网，其会捕获红细胞，使血栓外观呈现特征性的红色。激活的凝血因子XⅢ与纤维蛋白相互交联，进一步增强了血栓的稳定性。然而事实上血栓刚开始时在静脉壁的黏附部位很少，由此可见血栓很容易脱落，形成栓塞。

对抗血栓形成和扩大的因素包括纤维蛋白溶解系统和天然抗凝系统(蛋白 C/血栓调节素、蛋白 S、抗凝血酶Ⅲ)[15]。除静脉损伤外，血浆对关节置换手术的“急性期反应”也可抑制纤维蛋白溶解系统和天然抗凝系统。这种急性期反应部分是由淋巴细胞因子(IL-1，TNF-a)[11]介导的，包括：前凝血因子(纤维蛋白原、凝血因子Ⅷ和冯威勒布兰特因子)水平的增加[3]；纤溶酶原激活物抑制剂的增加，其间接抑制纤维蛋白溶解系统；以及抗凝血酶Ⅲ的减少。细胞培养试验表明，细胞因子介导的组织因子表达[3]和细胞表面血栓调节素的胞吞作用可能共同促成了凝血酶水平的增高。细胞表面受体的表达促进淋巴细胞的黏附和游出，从而引起局部炎症的发生[55]。这些因素的共同作用促使血栓不断扩大，同时抑制了静脉内皮损伤部位血栓的清除。

静脉血栓栓塞的预防措施

深静脉血栓形成的预防措施分为两类：①用抗凝剂或机械方法减少血管堵塞的一线预防；②二线预防

或“监视”预防。理论上讲,监视预防的目的是通过无创性诊断检查术后[阻抗体积描记法(IPG)或加压超声探查]进行筛查,检出术后患有早期无症状深静脉血栓形成的患者。仅对监视性诊断检查阳性的患者给予治疗。如果可行,这种方法可避免所有患者都接受抗凝预防治疗和与其相关的出血风险。遗憾的是,目前检测无症状术后深静脉血栓形成的无创检查方法都不够敏感[40,50]。因此,监测预防方法目前仍处于理论阶段。

普通预防措施

数种非药物性预防方法已经用于全髋和全膝关节置换术患者,其中包括分级加压袜套、外部空气加压和早期下床活动。所有这些方法被证实的益处是,可将深静脉血栓形成的风险降低25%~60%(表16-3)[18]。用足底泵进行足底加压有一定效果。但是有关足底泵的现有文献较少,而且采用足底泵的近端深静脉血栓形成发生率似乎高于抗凝药物预防,因此不推荐该方法作为一线预防措施。与全麻相比,区域麻醉(脊髓麻醉或硬膜外麻醉)在没有其他血栓预防措施的干预下,能够明显减少全髋关节置换术后深静脉血栓形成的发生率。然而,区域麻醉后静脉血栓栓塞的流行性仍保持较高水平,因此需要另外采取一线预防措施。

放置下腔静脉滤过网曾被推荐为术后静脉血栓栓塞和出血风险极高患者的首选预防措施。但是目前尚没有关于置入预防性下腔静脉滤过网的随机试验研究或针对滤过网预防价值的相关研究。在深静脉血栓形成的治疗研究中,接受下腔静脉滤过网治疗的患者短期继发肺栓塞的发病率明显降低,但是滤过网组患者的死亡率并未降低,而且在随访过程中该组的深静脉血栓形成复发率明显增加[10,64]。对高风险骨科手术患者的这些资料进行外推法分析表明,放置预防性下腔静脉滤过网可降低术后近期肺栓塞的风险,但会增加后期深静脉血栓形成的远期风险。基于这些情况,不鼓励将放置下腔静脉滤过网作为一种预防措施。

全髋关节置换术

曾对多种全髋关节置换术抗凝类预防措施进行过研究(见表16-3)[18]。尽管meta分析显示固定的低剂量(微量)未分解肝素(LDUH)或阿司匹林预防性应用比不采取预防措施效果好,但二者对高风险患者均不如其他预防措施有效。在一组随机采用阿司匹林或安

表16-3 全髋关节置换术后深静脉血栓形成的预防 *

预防方法	总体 DVT†(%)		近端 DVT‡(%)	
	患病率(95%可信区间)	相对风险降低率	患病率(95%可信区间)	相对风险降低率
安慰剂/对照组	54.2(50~58)	—	26.6(23~31)	—
弹力袜	41.7(36~48)	23	25.5(21~31)	4
阿司匹林	40.2(35~45)	26	11.4(8~16)	57
小剂量肝素	30.1(27~33)	45	19.3(17~22)	27
华法林	22.1(20~24)	59	5.2(4~6)	80
间断空气加压	20.3(17~24)	63	13.7(11~17)	48
重组水蛭素	16.3(14~19)	70	4.1(3~5)	85
低分子量肝素	16.1(15~17)	70	5.9(5~7)	78
达纳类肝素	15.6(12~19)	71	4.1(2~6)	85
五糖	5.1(4~6)	91	1.1(0.5~1.6)	96
调整剂量肝素	14.0(10~19)	74	10.2(7~14)	62

* 总的深静脉血栓形成发生率(包括总体和近端)是通过随机试验用常规对比剂静脉造影确定的。

† 经静脉造影证实的患者。

‡ 近端深静脉血栓形成的分母数可能与总的深静脉血栓形成分母数略有不同,原因是一些作者未报道近端深静脉血栓形成发生率。

From Geerts WH, Heit JA, Clagett GP, et al: Prevention of Venous Thromboembolism. Sixth American College of Chest Physicians Consensus Conference on Antithrombotic Therapy. Chest 119:1325-1755, 2001.

慰剂（采用或不采用其他预防措施）的 4088 例全髋关节和全膝关节置换术患者中，无论对预防静脉还是动脉血栓栓塞，应用阿司匹林均无任何好处[48]。术前应用低剂量未分解肝素，术后继续应用肝素，对剂量进行调整以维持活化的部分促凝血酶原激酶时间在或刚好高于正常范围上限（调整剂量肝素），这种方法安全且十分有效，对于复合风险因素极高的患者可考虑采用[41]。然而多数医师认为，调整剂量肝素作为常规使用方法并不现实。

调整剂量口服抗凝药物（如华法林钠）通常是一种安全、有效的预防方法，已被很多北美医师所采用（见表 16-3）[18]。调整剂量华法林的一个潜在优点是，患者出院后能持续使用，以防血栓栓塞。口服抗凝药物的剂量应能将国际标准化比率(INR)延长到 2.5 的指标（范围=2.0~3.0）。首剂口服抗凝剂应在手术前晚间或手术后尽早应用。然而，即使早期使用口服抗凝剂，至少要到术后第 3 天 INR 通常才能达到该指标范围。

低分子量肝素和类肝素（LMWH）已经得到广泛研究，作为全髋关节置换后静脉血栓栓塞的预防用药通常是安全的而且效果显著（见表 16-3）[18]。LMWH 比 LDUH 更为有效，至少等于或优于调整剂量未分解肝素的效果。依据 meta 分析[36,43]，5 项随机临床试验的总体结果[16,23,32,33,57]和一项大样本开放标记临床试验[6]表明，LMWH 在预防住院期间无症状和有症状的静脉血栓栓塞方面的效果明显优于华法林。然而其手术部位出血和切口血肿的风险稍高。这些结论与 LMWH 的抗凝作用起效快于华法林是一致的。在某一特定医院，是采用 LMWH 还是华法林作为预防措施要针对患者的具体情况，根据医药费用、使用方便程度、提供安全口服抗凝剂的可行性、计划的预防用药持续时间以及潜在的出血和血栓形成风险来做出选择。一项采用加拿大医疗费用标准所做的决策分析表明，LMWH 优于调整剂量华法林抗凝方法[45]。然而，依据美国医疗费用标准的一项分析却发现，调整剂量华法林的费用-效益比优于 LMWH[34]。

三项临床试验表明，皮下注射重组水蛭素（术前开始，15 mg，皮下注射，每日 2 次）的效果优于 LMWH[14] 或 LDUH[12,13]，出血方面无差异。重组水蛭素（lepirudin, Rufludan）虽然未被批准作为预防用药，但已被美国食品和药品管理局（FDA）批准用于肝素诱发的血小板减少症（HIT）的治疗。Hirulog 是一种合成肽直接凝血酶抑制剂，带有部分水蛭素结构，在一项髋或膝关节大手术后预防用药的剂量-范围研究中对其进行了检验[20]。Hirulog 最高剂量试验（术后开始，每 8 小时一次皮下注射 10 mg/kg）结果显示，静脉造影深静脉血栓形成总体发生率为 17%（2%为近端）。五糖（fondaparinux）是一种合成的间接 Xa 因子抑制剂，作为全髋关节置换术后预防用药在一项剂量-范围研究[59]和两项大样本Ⅲ期临床试验中进行了检验[38,58]。欧洲的Ⅲ期临床试验[38]表明，五糖（术后 6 小时开始，2.5 mg，每日一次，n=908）明显优于伊诺肝素(术前 10~12 小时开始，40 mg，每日一次，n=919)(总的深静脉血栓形成发生率分别为 4.1% 和 9.2%，P <0.001；近端深静脉血栓形成发生率分别为 0.7% 和 2.5%，P =0.002)[38]。在北美的临床试验中[58]，五糖的用药剂量相同（n=787），效果和安全性与伊诺肝素（术后开始，30 mg 皮下注射，每日 2 次，n=797）相似（总的深静脉血栓形成发生率为 6.1% 和 8.3%，P =0.1；近端深静脉血栓形成发生率为 1.7%和 1.2%，P =NS）[58]。在两项试验中，使用五糖后需要再次手术处理的出血率和大出血的发生率均较低（0.2%~0.4%和 1.6%~3.7%），与伊诺肝素相比无明显差异。

全膝关节置换术

全膝关节置换术后深静脉血栓形成的总体发生率高于全髋关节置换术，而近端深静脉血栓形成的发生率低于全髋关节置换术（表 16-4）。这些深静脉血栓形成主要发生在腓静脉，特别难以预防。虽然全膝关节置换术患者中大出血不常见，但关节腔积血和积血的潜在并发症值得关注。

几项小样本研究显示，全膝关节置换术后间断空气加压（IPC）对预防血栓有效（见表 16-4）。手术中或术后立即使用气动加压预防血栓效果最好，并且一直要使用到患者能够完全下床活动为止。患者合作性差、医疗费用因素以及出院后不能继续使用，限制了 IPC 的实际应用。IPC 在患者住院期间可作为抗凝药物预防的辅助措施。对全膝关节置换术患者的两项小样本研究显示，足部静脉压力泵预防血栓有效[61,65]。然而另两项小样本研究表明，LMWH 效果明显高于静脉加压装置[4,44]。与只进行常规理疗相比，全膝关节置换术后应用连续被动功能锻炼器并未减少深静脉血栓形成的发生率。

小剂量未分解肝素（LDUH）和阿司匹林降低全膝关节置换术后深静脉血栓形成风险的作用相对较小，因此不推荐作为全膝关节置换术后的预防措施（见表 16-4）。术后静脉造影结果显示，华法林仅有中等效果，静脉造影显示总的深静脉血栓形成发生率在 36%

表 16-4 全膝关节置换术后深静脉血栓形成的预防 *

预防方法	总体 DVT†(%)		近端 DVT‡(%)	
	患病率(95%可信区间)	相对风险降低率	患病率(95%可信区间)	相对风险降低率
安慰剂/对照组	64.3(57~71)	—	15.3(10~23)	—
弹力袜	60.7(52~69)	6	16.6(11~24)	—
阿司匹林	56.0(51~61)	13	8.9(6~12)	42
华法林	46.8(44~49)	27	10.0(8~12)	35
小剂量肝素	43.2(37~50)	33	11.4(8~16)	25
心室充盈压	40.7(33~48)	37	2.3(1~6)	85
低分子量肝素	30.6(29~33)	52	5.6(5~7)	63
五糖	12.5(9~16)	81	2.4(0.8~4)	84
间断空气加压	28.2(20~38)	56	7.3(3~14)	52

* 总的深静脉血栓形成发生率(包括总体和近端)是通过随机试验用常规静脉造影确定的。

† 经静脉造影证实的患者。

‡ 近端深静脉血栓形成的分母数可能与总的深静脉血栓形成分母数略有不同，原因是一些作者未报道近端深静脉血栓形成发生率。

From Geerts WH, Heit JA, Clagett GP, et al: Prevention of Venous Thromboembolism. Sixth American College of Chest Physicians Consensus Conference on Antithrombotic Therapy. Chest 119:1325–1755, 2001.

~55%之间，总体相对风险减少仅有 27%(见表 16-4)。然而，在一项 257 例全膝关节置换术患者的临床研究中，患者接受华法林治疗(INR 指标范围=1.8~2.5)，平均使用 10 天，3 个月累计无症状静脉血栓栓塞发生率仅为 0.8%[50]。根据这项研究可见，调整剂量华法林是全膝关节置换术后的一种有效预防措施。

LMWH 已经得到广泛的研究，而且是全膝关节置换术后安全有效的预防措施。有 6 项随机试验直接对比了全膝关节置换术后口服抗凝剂和 LMWH 的效果：总体深静脉血栓形成发生率，口服抗凝剂组为 46.2%(505/1094)，LMWH 组为 31.5%(388/1231)；近端深静脉血栓形成的发生率分别为 10.2%和 6.7%。根据这些研究所提供的资料，LMWH 效果优于华法林，但可能引起的手术部位出血和切口血肿较多，特别是在术后 24 小时内开始使用 LMWH 的患者。与全髋关节置换术相同，全膝关节置换术后选择 LMWH 还是华法林作为预防措施要依据用药常规和患者的特点来决定。依据美国医疗费用(United States health care costs)进行分析表明，调整剂量华法林的价效比略高于 LMWH[34]。

一项大样本北美临床试验检测了五糖(术后 6 小时开始，2.5 mg，每日一次)作为全膝关节置换术后预防用药的效果[2]。结果表明，五糖组(n=361)与伊诺肝素钠(术后开始 30 mg 皮下注射，每日 2 次，n=363) 相比，总的深静脉血栓形成发生率明显降低(总的深静脉血栓形成发生率分别为 12% 和 27.8%，$P<0.001$)；近端深静脉血栓形成发生率五糖组减少了 50%以上，不过其减少程度尚未达到统计学意义(近端深静脉血栓形成：2.4% 对 5.4%，$P=0.56$)。需要再手术处理的出血两组均不常见(0.4% 对 0.2%)，两组之间也无显著差异。但五糖组的大出血发生率确实高于伊诺肝素钠组(1.7%对 0%)。

其他预防问题

低分子量肝素之间的比较

目前在美国或加拿大可提供有 4 种低分子量肝素(替地肝素、依诺肝素、那屈肝素、亭扎肝素)和一种类肝素(达纳肝素)(表 16-5)。作为骨科大手术后预防用药，按照恰当的低分子量肝素规定剂量和剂量调整方案使用这些药物都是安全、有效的。一些研究直接比较了两种低分子量肝素，结果表明二者的疗效和安全性均无差异[46,47]。低分子量肝素按照规定剂量使用，在不进行实验室检测或剂量调整的情况下是安全、有效的。

术前或术后开始使用低分子量肝素

在北美低分子量肝素通常在术后 12~24 小时开

表 16-5 静脉血栓栓塞的预防方案

调整剂量未分解肝素
3500 U 每 8 小时一次皮下注射,单剂量可做±500 U 的调整,以维持中间期 aPTT 于正常高值
低分子量肝素或类肝素 *
替地肝素钠(Fragmin) 5000 U 术前 8~12 小时以及术后 12~24 小时开始每日一次给予
替地肝素钠(Fragmin) 2500 U 术后 4~6 小时;然后 5000 U 每日一次(全髋关节置换术)
达纳肝素钠(Orgaran) 750 U 术前 1~4 小时以及术后每 12 小时给药一次
伊诺肝素钠(Lovenox) 30 mg 术后 12~24 小时开始,每 12 小时给药一次
伊诺肝素钠(Lonenox) 40 mg 术前 10~12 小时开始,每日一次
那屈肝素 38 U/kg 术前 12 小时,术后 12 小时,术后第 1、2、3 天每日一次;然后增加到 57 U/kg 每日一次
亭扎肝素钠(Innohep)75 U/kg 术后 12~24 小时开始每日一次
亭扎肝素钠(Innohep)4500 U 术前 12 小时和术后每日一次
五糖
2.5 mg 每日一次,术后开始
华法林钠
5~10 mg 术前晚间或手术当天开始;调整剂量以达到目标国际标准化率 2.5(范围 2~3)
重组水蛭素(Refludan)
15 mg 每日 2 次皮下注射,术前区域麻醉完成后开始
间断体外空气加压或弹力袜
临近手术前开始,一直持续到完全下床活动

* 剂量以抗 Xa 单位表示(如伊诺肝素钠,1 mg=100 抗 Xa 单位)。

From Geert WH, Heit JA, Clagett GP, et al: Prevention of Venous Thromboembolism. Sixth American College of Chest Physicians Consensus Conference on Antithrombotic Therapy. Chest 119:1325-1755, 2001.

始使用。而在欧洲首剂低分子量肝素通常在术前晚间(10~12 小时)使用。一项随机临床试验显示,首剂低分子量肝素在术前 2 小时还是术后 6 小时开始使用,其效果和安全性均无差别[33]。对于出血风险高的患者,首剂低分子量肝素应延迟到术后 12~24 小时使用。无论首剂低分子量肝素何时使用,术后首剂均应推迟到确认止血(通过肢体查体和引流量判断)之后方可使用。

抗血栓药物和区域麻醉

虽然轴索阻滞(脊髓麻醉或硬膜外麻醉)后椎旁血肿是抗凝治疗或预防用药的一种罕见并发症,但这种并发症的严重性告诫我们,对于接受轴索阻滞的患者要慎重使用抗血栓药物。1997 年,美国食品和药品管理局的公共卫生公告要求对其安全性加以关注,因为已报道了 43 例美国患者在接受 LMWH(依诺肝素)同时采用脊髓或硬膜外麻醉后出现了椎旁血肿。尽管做了减压式椎板切除术,其中很多患者还是出现了神经损伤,甚至发生永久性瘫痪。易使患者发生脊柱周围血肿的可疑因素包括:存在有潜在的止血功能紊乱,有创性插入针或导管,反复穿刺或血液回流,在抗凝剂水平相当高的情况下插入或拔出导管,硬膜外导管的持续使用,抗凝剂的剂量,同时使用有增加出血作用的药物,脊柱畸形,高龄和女性患者[66]。使用低剂量未分解肝素引起椎旁血肿虽然少见,但也有报道。

对于椎旁血肿这一问题的评论性综述文章为脊髓或硬膜外麻醉患者如何使用 LMWH 提供了依据[31]。以下建议有助于提高已经接受或将要接受抗凝剂预防用药患者采用轴索阻滞的安全性:①有临床出血性疾病和使用可能抑制止血功能的药物 (如阿司匹林、其他血小板抑制剂或抗凝剂)的患者通常应避免采用区域麻醉;②应推迟到抗凝药物药效降到最低(通常在预防性应用 LMWH 或肝素注射后至少 8~12 小时)后再进行脊柱穿刺;③在脊柱初始穿刺时若有血液抽出(血性穿刺液),应避免或推迟使用抗凝剂预防;④硬膜外导管应在抗凝药物药效最低(一般正好在下一次皮下注射之前)时取出;⑤抗凝剂预防应推迟到脊柱穿刺或导管拔出后至少 2 小时使用。要对所有患者进行密切监测,并经常检查患者有无新发的腰痛以及脊髓受压症状和体征(如下肢麻木或无力加重,或者肠道或膀胱功能障碍)。对于怀疑有脊柱血肿的患者,要尽快进行诊断性影像检查,果断进行外科治疗,以降低永久性瘫痪的风险。

血栓预防的疗程

全髋或全膝关节置换术后以及髋部骨折手术后的预防措施需要持续多长时间最理想尚未确定。在以前的试验中,术后住院期间一直采取预防措施,一般为7~14 天。目前的住院时间常为 5 天或更短。然而,深静脉血栓形成的风险可持续到全髋关节置换术后 2 个月。随机临床试验显示,全髋关节置换术患者 LMWH 预防持续到患者出院以后可减少新的无症状深静脉血栓形成的发生率[28]。然而队列研究发现,患者出院后新的有症状性静脉血栓栓塞发生率很低。一项双盲安慰剂对照研究显示,随机给予 LMWH 或安慰剂一直持续到出院以后的患者,在症状性静脉血栓栓塞总发生率和各种死因的死亡率方面无显著差异[26]。随访研究中虽然症状性静脉血栓栓塞风险小,但全髋或全膝关节置换术后症状性深静脉血栓形成和肺栓塞的 45%~80%发生在患者出院以后。从手术到静脉血栓栓塞的出现,全髋关节置换术平均约为 17 天,全膝关节置换术平均为 7 天[63]。尽管骨科大手术后理想的预防疗程尚未确定,但是 LMWH 或华法林的预防用药至少要连续使用 7~10 天。对于正面临风险因素(如持续制动,肥胖)或发生过静脉血栓栓塞的患者,应考虑延长预防用药时间。对这类患者,LMWH 皮下注射(每日一次,无需实验室监测或剂量调整)持续到出院以后是安全有效的。主要依据静脉血栓栓塞的治疗试验可见,调整剂量华法林(指标 LNR=2.5,范围=2.0~3.0)进行延长预防可能是安全、有效的,并可以替代 LMWH。然而,LMWH 作为全髋关节置换术和全膝关节置换术后的早期预防措施(住院期间),其效果明显优于华法林,华法林作为出院后延长预防措施(INR 2.0~3.0)的出血风险可能高于 LMWH。

出院前筛查深静脉血栓形成

用复式超声检查例行筛查无症状深静脉血栓形成未发现有什么价值。1936 例关节置换术患者住院期间接受了 LMWH 预防治疗,出院前做超声检查,结果只有 3 例(0.15%)发生无症状深静脉血栓形成[39]。在一项研究中,对随机选择的髋和膝关节置换术患者做出院前复式超声检查或假超声检查,深静脉血栓形成的检出率为 2.5%,但这项研究的症状性静脉血栓栓塞发生率无任何减少[50]。

静脉血栓栓塞的诊断

大多数术后深静脉血栓形成为非闭塞性,因此无症状并不能排除存在有术后深静脉血栓形成。另一方面,深静脉血栓形成(下肢疼痛和肿胀)和肺栓塞(呼吸困难、胸膜炎、晕厥、咯血)的症状和体征均非特异性的,可以由其他多种疾病引起。因此,深静脉血栓形成或肺栓塞的确诊或排除需要进行客观的诊断性检查。所有针对静脉血栓栓塞的诊断性检查都有其优点和局限性,与患者的特殊临床因素有关。这些因素将在讨论每一种具体的诊断检查中重点说明。

深静脉血栓形成的诊断性检查策略

静脉造影

静脉造影仍然是诊断深静脉血栓形成的金标准。静脉造影是检查腓静脉孤立性血栓形成唯一可靠的方法。但静脉造影为侵入性检查,费用高,并伴有潜在的并发症,包括静脉内造影剂过敏反应、迟发性肢体水肿、造影剂诱导的肾病和静脉造影后深静脉血栓形成。在正确进行的静脉造影中,注射造影剂应无疼痛,尤其是采用非离子型造影剂。但是髋或膝刚做过手术的患者在肢体按摄片要求摆放体位时,可能会有不适感。由于此前残留的深静脉血栓形成或血肿的外部压迫导致的深静脉造影剂充盈欠佳,会妨碍对造影结果的解读,从而限制静脉造影的应用。无论怎样,对术后无症状患者进行深静脉血栓形成的筛查中,只有静脉造影对明确诊断有足够的敏感性。此外,如果医师认为有必要检查腓静脉有无孤立性血栓形成,也应当进行静脉造影。

阻抗式体积描记法

阻抗式体积描记法(IPG)是诊断近端阻塞性深静脉血栓形成的一种敏感的非侵入性检查方法。阻抗式体积描记法简单可携带,且价格便宜。然而,检查时需要患者的合作,要求患者的腿部肌肉必须完全放松并保持适当的体位。患者仰卧位时,腿部要抬高约 30°,髋关节轻度外旋且膝关节轻度屈曲。由于该项检查为非侵入性,因此适于连续观察。但是,该项检查不足以检测术后无症状性深静脉血栓形成,因为大多数这种血栓是非阻塞性的。此外,还容易漏检有症状患者的孤立性腓静脉血栓形成。加压复式超声检查更加敏感,因此作为非侵入性首选的诊断性检查方法大部分已取代了阻抗式体积描记法。

加压复式超声检查

实时 B 超能够探查大腿的静脉,除横穿收肌管的股静脉以外,从股总静脉到腘静脉均能检查。腓部有多根深静脉,解剖位置不恒定。因为不能确保所有的腓深静脉都能充分显示,所以复式超声检查阴性并不能排除存在有腓深静脉孤立性血栓。

B 超检查时, 上方超声探头的直接压迫可能会使正常静脉腔消失。相反,深静脉血栓形成占据的静脉腔却是不可压缩的。发现不可压缩的静脉是深静脉血栓形成非常敏感和特异性的表现。直接观察静脉腔内的血栓图像作为诊断标准其可靠性较差。脉冲门控多普勒加实时 B 超 (复式超声检查) 能够提供有关血流的额外信息。无静脉血流是深静脉血栓形成的间接证据,但不能作为确诊的依据。彩色血流多普勒超声检查不能提供更多的诊断信息,但能够快速辨别静脉从而缩短检查时间。

加压复式超声检查安全、无痛,而且是非侵入性的,但要求检查人员经验丰富。患者必须取俯卧位,以便于充分检查腘部血管。切口血肿会使近端静脉扭曲、变形,影响对结果的判读。对于有急性深静脉血栓形成临床症状和体征的患者, 加压复式超声检查对发现近端深静脉血栓形成具有敏感性和特异性。然而对于无症状的关节置换术后患者,加压复式超声检查(包括彩色血流复式超声检查)不足以明确诊断[9]。

肺栓塞的诊断性检查策略

肺血管造影

肺血管造影仍然是诊断急性肺栓塞的金标准。肺血管造影对于怀疑有急性肺栓塞以及有胸片异常或者有中度可能性或不确定性通气/灌注肺扫描异常的术后患者是首选的检查方法。在由有经验的检查人员操作时,这种方法的并发症发生率(3%~4%)、死亡率(0.1%)都很低。但肺血管造影是侵入性操作,价格昂贵,并可能出现静脉内造影剂过敏反应。此外,很多医师的工作单位往往也没有肺血管造影设备。

通气/灌注肺扫描

通常, 通气/灌注肺扫描是用于术后怀疑有急性肺栓塞患者的初期诊断性检查。但是,肺扫描的准确性受术后其他肺部常见病变的影响,如肺不张、肺炎或水肿。肺扫描之前必须对高清晰度的胸部 X 线片进行审查,存在有浸润性肺病变时,会促使医师选择其他诊断性检查方法(即肺血管造影)。对临床怀疑急性肺栓塞的患者, 高概率肺扫描结果能够充分确定诊断,提示医师应当开始抗凝治疗。同样,肺扫描结果正常基本上可排除肺栓塞, 因此可以终止抗凝治疗。遗憾的是,肺扫描结果中有 2/3 处于中等概率或不确定范围内, 因此诊断可靠性不能作为使用或终止抗凝治疗的依据。在这种情况下,需要进行另外的诊断性检查。由于大多数肺栓塞起源于下肢的深静脉,因此深静脉血栓形成的非侵入性诊断检查(如加压复式超声检查)是一种合适的诊断策略,一旦发现深静脉血栓形成,就应开始抗凝治疗。因为深静脉血栓形成往往已经完全栓塞, 或者栓子可能来源于骨盆静脉或是孤立性腓静脉血栓, 这样的血栓超声检查可能探查不到。因此,超声检查阴性并不能排除肺栓塞的诊断。假如临床高度怀疑急性肺栓塞,应做肺血管造影检查。

计算机断层扫描

高分辨率、快速、对比剂增强的螺旋或电子束计算机断层扫描(CT)对于诊断中心性或大的肺栓塞具有敏感性和特异性[56],而且与肺扫描相比观察者之间的人为差异较小。此外,除肺栓塞外 CT 还能检出其他病症[8]。CT 检查一般比通气/灌注肺扫描的花费低。因此, 很多医院现在首选 CT 作为疑似急性肺栓塞的一线检查方法。但是 CT 可能探查不到肺段动脉或更小动脉中的血栓[56]。此外,CT 可能伴发对静脉造影剂的过敏反应,并需要经验丰富的阅片医师。临床高度可疑肺栓塞的患者如果 CT 检查为阴性, 则应做肺血管造影或附加检查来探查深静脉血栓形成。

静脉血栓栓塞的治疗

标准未分解肝素

标准未分解肝素(UH)是从猪的肠黏膜或狗的肺脏提取出的一种硫酸葡糖胺聚糖。肝素催化抗凝血酶Ⅲ对包括凝血酶在内的多种前凝血因子的抑制反应[29]。UH 结合在血小板、内皮细胞和几种非抗凝相关血浆蛋白上。肝素的抗凝作用只有在占用了这些结合部位之后才会变得明显。因此,即刻肝素抗凝治疗需要用静脉团注剂量。非抗凝相关蛋白中许多属于急性期反应物(如凝血因子Ⅷ)。因此疾病期间或手术后这些急性期反应蛋白的血浆浓度会不可预测地升高。患者之间这种血浆浓度的不同使抗凝反应出现明显的个体间差异[可通过活化的部分凝血活酶时间(aPTT)来检测],因此需要监测 aPTT 并调整 UH 的剂量。UH 静脉注射后的循环血浆半衰期约为 1 小时。UH 的最大抗凝作用大约出现在皮下注射后 3 小时,可检测到的抗凝作用能持续 12 小时。

静脉血栓栓塞的抗凝治疗目的是防止血栓进一步发展并形成栓塞。如果没有禁忌证,对怀疑有急性深静脉血栓形成或肺栓塞的患者要立即进行抗凝治疗[35]。复发性静脉血栓栓塞最常见的原因就是没有进行早期足量的抗凝治疗。有效的 UH 治疗可经静脉或皮下途径给药,全天总剂量为 30 000U~40 000U。UH 的剂量开始时每 4 小时应进行一次调整,直到 aPTT 时间延长到基线值的 1.5~2.5 倍。前 8 小时内 aPTT 没有延长到治疗范围时,要补充静脉团注 5000U 肝素。要像监测血红蛋白和血小板计数一样,至少每天监测一次 aPTT。血小板相对计数减少到基线以下 30%,或血小板绝对计数少于 100 000 时,要警惕出现肝素诱导的血小板减少症(HIT)。肝素治疗的这种潜在性严重并发症反而会引起广泛的动静脉血栓形成。只要怀疑有血小板减少症,必须终止所有的肝素治疗(包括肝素"冲洗")。

低分子量肝素

低分子量肝素(LMWH)是标准未分解肝素经过化学或酶解聚反应获得的[29]。低分子量(如 4000~8000 dal)使低分子量肝素具有多种药理学优点,避免了 UH 治疗的许多副作用。其主要优点是明显减少了 LMWH 与非抗凝相关血浆蛋白的结合。因而,LMWH 的抗凝作用不受急性期血浆反应蛋白水平个体间差异的影响。LMWH 按体重调整给药剂量时,容易估计其抗凝作用,且可重复性强。LMWH 按体重调整给药剂量,不需要实验室监测或改变剂量。与 UH 相比,LMWH 皮下注射的生物可利用度更高(90% 对 30%),血浆半衰期更长(4~6 小时对 0.5~1 小时)。LMWH 的抗凝作用峰值大约在皮下注射后 4 小时出现,而且反复用药超过 2 周也不产生药物累积作用。LMWH 的抗凝作用可以被鱼精蛋白部分逆转。LMWH 主要由肾脏排出,因此肾功能损伤(如血肌酐大于 2.0 mg/dL)的患者慎用。对这类患者恰当的做法是,通过实验室监测和剂量调整使 LMWH 的峰值达到 0.5~1.0 抗 Xa IU/L 水平。使用 LMWH 的血小板减少症发生率低于 UH。但是对已经出现了血小板减少症的患者,LMWH 不能替代 UH。这些患者必须用达纳肝素钠(Orgaran,一种类肝素)、重组水蛭素(Refludan) 或 argatroban。

LMWH 药理作用强,是门诊患者深静脉血栓形成治疗的理想选择。LMWH 剂量固定,不需要监测,对治疗门诊患者的急性深静脉血栓形成以及住院患者的急性肺栓塞安全、有效[28,35]。急性深静脉血栓形成患者,若有风险大、活动性出血或静脉炎,应住院治疗。另外,深静脉血栓形成患者还需要接受逐步加压的弹性袜治疗(表 16-6)。

口服抗凝剂

口服抗凝剂(华法林钠)抑制前凝血因子Ⅱ(凝血酶原)、Ⅶ、Ⅸ和Ⅹ的维生素 K 依赖性 γ 羧化作用[30]。华法林的抗凝作用发挥缓慢,这是由于在给予华法林之前形成的功能性维生素 K 依赖性前凝血因子的血浆半衰期长。例如,因子Ⅱ的正常循环半衰期为 60~90 小时。因此,因子Ⅱ的活性减少 50%大约需要华法林治疗 4~5 天。负荷剂量华法林对这些因子的血浆半衰期无影响,也不能缩短达到抗凝治疗作用所需的时间。另一方面,华法林的抗凝作用可通过口服或静脉注射维生素 K 在数小时内得到逆转[52]。所以对过度抗

表 16-6 低分子量肝素(LMWH)治疗静脉血栓栓塞的方案

低分子量肝素	方案
阿地肝素钠(Normiflo)	130 抗-Xa IU/kg,每 12 小时皮下注射(未经 FDA 批准用于静脉血栓栓塞治疗)
替地肝素钠 (Fragmin)	200 抗-Xa IU/kg,每日一次皮下注射(未经 FDA 批准用于静脉血栓栓塞治疗)
伊诺肝素钠 (Lovenox)	1 mg/kg,每 12 小时皮下注射(FDA 批准用于门诊患者深静脉血栓形成的治疗)
	1 mg/kg,每 12 小时皮下注射,或 1.5 mg/kg 每日一次皮下注射(FDA 批准用于住院患者有或无肺栓塞的深静脉血栓形成的治疗)
亭扎肝素钠 (lnnohep)	175 抗-Xa IU/kg,每日一次皮下注射(FDA 批准用于住院患者有或无肺栓塞的深静脉血栓形成的治疗)

FDA:美国食品及药品管理局。

凝的患者，除非有临床出血的证据，不主张用冷沉淀或新鲜冰冻血浆（有血源性感染的风险）进行因子替换治疗。

口服抗凝治疗应在静脉血栓栓塞诊断确定以后开始。肝素和华法林应同时使用至少 5 天，直到在至少相隔 24 小时的两次测量中国际标准化比率(INR)均达到治疗范围(INR=2.0~3.0)[35]。用 INR 调整实验室之间在凝血酶原实际分析方法上存在的差异，使实验室结果标准化。实验室做出的报告应同时包括患者的凝血酶原时间和 INR 水平。患者要按照每日估计的维持剂量开始抗凝治疗，避免采用负荷剂量治疗。标准的口服抗凝治疗疗程是 3 个月。患者有复发性静脉血栓栓塞或存在持续性复发静脉血栓栓塞风险因素（即恶性肿瘤、严重的神经病变伴肢体瘫痪、抗凝血酶Ⅲ缺陷、狼疮抗凝抗体/抗心磷脂抗体）时，应考虑终生口服抗凝治疗。

（王跃庆 孙永生 译 娄思权 李世民 校）

参考文献

1. Agnelli G, Ranucci V, Veschi F, et al: Clinical outcome of orthopaedic patients with negative lower limb venography at discharge. Thromb Haemost 74:1042–1044, 1995.
2. Bauer K: The PENTAMAKS Study: Comparison of the first synthetic factor Xa inhibitor with low molecular weight heparin for the prevention of venous thromboembolism after elective major knee surgery [abstract]. Blood 96:490a, 2000.
3. Bevilacqua MP, Pober JS, Majeau GR, et al: Recombinant tumor necrosis factor induces procoagulant activity in cultured human vascular endothelium: Characterization and comparison with the actions of interleukin 1. Proc Natl Acad Sci USA 83:4533–4537, 1986.
4. Blanchard J, Meuwly JY, Leyvraz PF, et al: Prevention of deep-vein thrombosis after total knee replacement. Randomised comparison between a low-molecular-weight heparin (nadroparin) and mechanical prophylaxis with a foot-pump system. J Bone Joint Surg Br 81:654–659, 1999.
5. Buehler KO, D'Lima DD Petersilge WJ, et al: Late deep venous thrombosis and delayed weightbearing after total hip arthroplasty. Clin Orthop 3:123–130, 1999.
6. Colwell CW Jr, Collis DK, Paulson R, et al: Comparison of enoxaparin and warfarin for the prevention of venous thromboembolic disease after total hip arthroplasty. Evaluation during hospitalization and three months after discharge. J Bone Joint Surg Am 81:932–940, 1999.
7. Comerota AJ, Stewart GJ, White JV: Combined dihydroergotamine and heparin prophylaxis of postoperative deep vein thrombosis: Proposed mechanism of action. Am J Surg 150:39–44, 1985.
8. Cross JJ, Kemp PM, Walsh CG, et al: A randomized trial of spiral CT and ventilation perfusion scintigraphy for the diagnosis of pulmonary embolism. Clin Radiol 53:177–182, 1998.
9. Davidson BL, Elliott CG, Lensing AW: Low accuracy of color Doppler ultrasound in the detection of proximal leg vein thrombosis in asymptomatic high-risk patients. The RD Heparin Arthroplasty Group. Ann Intern Med 117:735–738, 1992.
10. Decousus H, Leizorovicz A, Parent F, et al: A clinical trial of vena caval filters in the prevention of pulmonary embolism in patients with proximal deep-vein thrombosis. Práevention du Risque d'Embolie Pulmonaire par Interruption Cave Study Group. N Engl J Med 338:409–415, 1998.
11. Dinarello CA, Mier JW: Lymphokines. N Engl J Med 317:940–945, 1987.
12. Eriksson BI, Ekman S, Kalebo P, et al: Prevention of deep-vein thrombosis after total hip replacement: Direct thrombin inhibition with recombinant hirudin, CGP 39393. Lancet 347:635–639, 1996.
13. Eriksson BI, Ekman S, Lindbratt S, et al: Prevention of thromboembolism with use of recombinant hirudin. Results of a double-blind, multicenter trial comparing the efficacy of desirudin (Revasc) with that of unfractionated heparin in patients having a total hip replacement. J Bone Joint Surg Am 79:326–333, 1997.
14. Eriksson BI, Wille-Jorgensen P, Kalebo P, et al: A comparison of recombinant hirudin with a low-molecular-weight heparin to prevent thromboembolic complications after total hip replacement. N Engl J Med 337:1329–1335, 1997.
15. Esmon CT: The regulation of natural anticoagulant pathways. Science 235:1348–1352, 1987.
16. Francis CW, Pellegrini VD Jr, Totterman S, et al: Prevention of deep-vein thrombosis after total hip arthroplasty. Comparison of warfarin and dalteparin. J Bone Joint Surg Am 79:1365–1372, 1997.
17. Francis CW, Ricotta JJ, Evarts CM, Marder VJ: Long- term clinical observations and venous functional abnormalities after asymptomatic venous thrombosis following total hip or knee arthroplasty. Clin Orthop 232:271–278, 1988.
18. Geerts WH, Heit JA, Clagett GP, et al: Prevention of Venous Thromboembolism. Sixth American College of Chest Physicians Consensus Conference on Antithrombotic Therapy. Chest 119:132S–175S, 2001.
19. Giesen PL, Rauch U, Bohrmann B, et al: Blood-borne tissue factor: Another view of thrombosis. Proc Natl Acad Sci USA 96:2311–2315, 1999.
20. Ginsberg JS, Nurmohamed MT, Gent M, et al: Use of Hirulog in the prevention of venous thrombosis after major hip or knee surgery. Circulation 90:2385–2389, 1994.
21. Ginsberg JS, Turkstra F, Buller HR, et al: Postthrombotic syndrome after hip or knee arthroplasty: A cross-sectional study. Arch Intern Med 160:669–672, 2000.
22. Grifoni S, Olivotto I, Cecchini P, et al: Short-term clinical outcome of patients with acute pulmonary embolism, normal blood pressure, and echocardiographic right ventricular dysfunction. Circulation 101:2817–2822, 2000.
23. Hamulyak K, Lensing AW, van der Meer J, et al: Subcutaneous low-molecular weight heparin or oral anticoagulants for the prevention of deep-vein thrombosis in elective hip and knee replacement? Fraxiparine Oral Anticoagulant Study Group. Thromb Haemost 74:1428–1431, 1995.
24. Heit JA, Silverstein MD, Mohr DN, et al: Predictors of survival after deep vein thrombosis and pulmonary embolism: A population-based, cohort study. Arch Intern Med 159:445–453, 1999.
25. Heit JA, Silverstein MD, Mohr DN, et al: Risk factors for deep vein thrombosis and pulmonary embolism: A population-based case-control study. Arch Intern Med 160:809–815, 2000.
26. Heit JA, Elliott CG, Trowbridge AA, et al: Ardeparin sodium for extended out-of-hospital prophylaxis against venous thromboembolism after total hip or knee replacement. A randomized, double-blind, placebo-controlled trial. Ann Intern Med 132:853–861, 2000.
27. Heit JA, O'Fallon WM, Petterson TM, et al: Relative impact of risk factors for deep vein thrombosis and pulmonary embolism: A population-based study [in press].
28. Heit JA: Low molecular weight heparin: The optimal duration of prophylaxis against postoperative venous thromboembolism after total hip or knee replacement. Thromb Res 101:163–173, 2001.
29. Hirsh J, Warkentin TE, Shaughnessy SG, et al: Heparin and low molecular weight heparin: Mechanisms of action, pharmacokinetics, dosing, monitoring, efficacy, and safety. Chest 119 (Suppl):64S–94S, 2001.
30. Hirsh J, Dalen JE, Anderson DR, et al: Oral anticoagulants; mechanism of action, clinical effectiveness, and optimal therapeutic range. Chest 119(Suppl):8S–21S, 2001.
31. Horlocker TT, Heit JA: Low molecular weight heparin: Biochemistry, pharmacology, perioperative prophylaxis regimens, and guidelines for regional anesthetic management. Anesth Analg 85:874–885, 1997.
32. Hull R, Raskob G, Pineo G, et al: A comparison of subcutaneous low-molecular-weight heparin with warfarin sodium for prophylaxis against deep-vein thrombosis after hip or knee implantation. N Engl J Med 329:1370–1376, 1993.

33. Hull RD, Pineo GF, Francis C, et al: Low-molecular-weight heparin prophylaxis using dalteparin in close proximity to surgery vs warfarin in hip arthroplasty patients: A double-blind, randomized comparison. The North American Fragmin Trial Investigators. Arch Intern Med 160:2199–2207, 2000.
34. Hull RD, Raskob GE, Pineo GF, et al: Subcutaneous low-molecular-weight heparin vs warfarin for prophylaxis of deep vein thrombosis after hip or knee implantation. An economic perspective. Arch Intern Med 157:298–303, 1997.
35. Hyers TN, Agnelli G, Hull RD, et al: Antithrombotic therapy for venous thromboembolic disease. Chest 119(Suppl):176S–193S, 2001.
36. Imperiale TF, Speroff T: A meta-analysis of methods to prevent venous thromboembolism following total hip replacement. JAMA 271:1780–1785, 1994.
37. Khaw FM, Moran CG, Pinder IM, Smith SR: The incidence of fatal pulmonary embolism after knee replacement with no prophylactic anticoagulation. J Bone Joint Surg Br 75:940–941, 1993.
38. Lassen MR: The EPHESUS Study: Comparison of the first synthetic factor Xa inhibitor with low molecular weight heparin for the prevention of venous thromboembolism after elective hip replacement surgery. Blood 96:490a, 2000.
39. Leclerc JR, Gent M, Hirsh J, et al: The incidence of symptomatic venous thromboembolism during and after prophylaxis with enoxaparin: A multi-institutional cohort study of patients who underwent hip or knee arthroplasty. Canadian Collaborative Group. Arch Intern Med 158:873–888, 1998.
40. Lensing AW, Doris CI, McGrath FP, et al: A comparison of compression ultrasound with color Doppler ultrasound for the diagnosis of symptomless postoperative deep vein thrombosis. Arch Intern Med 157:765–768, 1997.
41. Leyvraz PF, Richard J, Bachmann F, et al: Adjusted versus fixed-dose subcutaneous heparin in the prevention of deep-vein thrombosis after total hip replacement. N Engl J Med 309:954–958, 1983.
42. Lindahl TL, Lundahl TH, Nilsson L, Andersson CA: APC-resistance is a risk factor for postoperative thromboembolism in elective replacement of the hip or knee—a prospective study. Thromb Haemost 81:18–21, 1999.
43. Mohr DN, Silverstein MD, Murtaugh PA, Harrison JM: Prophylactic agents for venous thrombosis in elective hip surgery. Meta-analysis of studies using venographic assessment. Arch Intern Med 153:2221–2228, 1993.
44. Norgren L, Toksvig-Larsen S, Magyar G, et al: Prevention of deep vein thrombosis in knee arthroplasty. Preliminary results from a randomized controlled study of low molecular weight heparin vs foot pump compression. Int Angiol 17:93–96, 1998.
45. O'Brien BJ, Anderson DR, Goeree R: Cost-effectiveness of enoxaparin versus warfarin prophylaxis against deep-vein thrombosis after total hip replacement. CMAJ 150:1083–1090, 1994.
46. Planes A, Samama MM, Lensing AW, et al: Prevention of deep vein thrombosis after hip replacement—comparison between two low-molecular heparins, tinzaparin and enoxaparin. Thromb Haemost 81:22–25, 1999.
47. Planes A, Vochelle N, Fagola M, Bellaud M: Comparison of two low-molecular-weight heparins for the prevention of postoperative venous thromboembolism after elective hip surgery. Reviparin Study Group. Blood Coagul Fibrinolysis 9:499–505, 1998.
48. Pulmonary Embolism Prevention (PEP) Trial Collaborative Group: Prevention of pulmonary embolism and deep vein thrombosis with low dose aspirin: Pulmonary Embolism Prevention (PEP) trial. Lancet 355:1295–1302, 2000.
49. Ricotta S, Iorio A, Parise P, et al: Post discharge clinically overt venous thromboembolism in orthopaedic surgery patients with negative venography – an overview analysis. Thromb Haemost 76:887–892,1996.
50. Robinson KS, Anderson DR, Gross M, et al: Ultrasonographic screening before hospital discharge for deep venous thrombosis after arthroplasty: The post-arthroplasty screening study. A randomized, controlled trial. Ann Intern Med 127:439–445, 1997.
51. Sharrock NE, Go G, Mineo R, Harpel PC: The hemodynamic and fibrinolytic response to low dose epinephrine and phenylephrine infusions during total hip replacement under epidural anesthesia. Thromb Haemost 68:436–441, 1992.
52. Shields RC, McBane RD, Kuiper JD, et al: Efficacy and safety of intravenous phytonadione (Vitamin K_1) for correction of chronic oral anticoagulation. Mayo Clin Proc 76:260–266, 2001.
53. Silverstein MD, Heit JA, Mohr DN, et al: Trends in the incidence of deep vein thrombosis and pulmonary embolism: A 25-year population-based study. Arch Intern Med 158:585–593, 1998.
54. Stewart GJ, Lachman JW, Alburger PD, et al: Intraoperative venous dilation and subsequent development of deep vein thrombosis in patients undergoing total hip or knee replacement. Ultrasound Med Biol 16:133–40, 1990.
55. Stewart GJ: Neutrophils and deep venous thrombosis. Haemostasis 23(Suppl):127–140, 1993.
56. Teigen CL, Maus TP, Sheedy PF II, et al: Pulmonary embolism: Diagnosis with contrast-enhanced electron-beam CT and comparison with pulmonary angiography. Radiology 194:313–319, 1995.
57. The RD Heparin Arthroplasty Group: RD heparin compared with warfarin for prevention of venous thromboembolic disease following total hip of knee arthroplasty. J Bone Joint Surg Am 76A:1174–1185, 1994.
58. Turpie G: The Pentathlon 2000 Study: Comparison of the first synthetic factor Xa inhibitor with low molecular weight heparin in the prevention of venous thromboembolism after elective hip replacement surgery. Blood 96:491a, 2000.
59. Turpie AGG, Gallus AS, Hoek JA, for the Pentasaccharide Investigators: A synthetic pentasaccharide for the prevention of deep-vein thrombosis after total hip replacement. N Engl J Med 344:619–625, 2001.
60. Warwick D, Williams MH, Bannister GC: Death and thromboembolic disease after total hip replacement. A series of 1162 cases with no routine chemical prophylaxis. J Bone Joint Surg Br 77:6–10, 1995.
61. Westrich GH, Sculco TP: Prophylaxis against deep venous thrombosis after total knee arthroplasty. Pneumatic plantar compression and aspirin compared with aspirin alone. J Bone Joint Surg Am 78:826–834, 1996.
62. White RH, Gettner S, Newman JM, et al: Predictors of rehospitalization for symptomatic venous thromboembolism after total hip arthroplasty. N Engl J Med 343:1758–1764, 2000.
63. White RH, Romano PS, Zhou H, et al: Incidence and time course of thromboembolic outcomes following total hip or knee arthroplasty. Arch Intern Med 158:1525–1531, 1998.
64. White RH, Zhou H, Kim J, Romano PS: A population- based study of the effectiveness of inferior vena cava filter use among patients with venous thromboembolism. Arch Intern Med 160:2033–2041, 2000.
65. Wilson NV, Das SK, Kakkar VV, et al: Thromboembolic prophylaxis in total knee replacement. Evaluation of the A-V Impulse System. J Bone Joint Surg Br 74:50–52, 1992.
66. Wysowski DK, Talarico L, Bacsanyi J, Botstein P: Spinal and epidural hematoma and low-molecular-weight heparin. N Engl J Med 338:1774–1775, 1998.

第 17 章

麻醉技术

Robert L. Lennon, Denise J. Wedel, Alison Albrecht

局部麻醉与矫形外科手术在临床上联系非常紧密。进行矫形外科手术的患者比行其他类型手术更适合采用局部麻醉。虽然在矫形外科手术中也使用全麻,但局麻的优势更明显。必须仔细检查有无会影响麻醉管理的共存内科疾病。此外有文献表明,麻醉管理和超前镇痛会明显影响围手术期的发病率和术后镇痛的质量。鉴于上述考虑,在讨论矫形外科手术麻醉技术中将涉及手术部位对麻醉管理的特殊影响。

术前评估

麻醉医师的术前评估对形成和执行麻醉计划具有关键的作用。评估中,要对患者有无并存疾病、既往麻醉前并发症、潜在的呼吸道问题以及术中体位摆放问题进行检查。通过这些评估以及手术要求的评估便可制定出麻醉计划。

病史

行关节置换手术的患者群体各年龄段都有。但随年龄的增长各项生理功能改变会进展为明显的疾病。有几种常见的疾病在前几章中已讨论过了,因此这里讨论的仅限于那些与麻醉技术相关的疾病。

高血压

在行关节置换术的患者中,高血压可能是最常见的疾病(见第 9 章至第 12 章)。在手术中,高血压患者的血压波动比血压正常的个体大得多。有害性刺激可导致严重的高血压反应。因为高血压患者有血管内耗竭的倾向,进行全麻或椎管内麻醉反而将会使其发生低血压。高血压患者在围手术期应连续服用抗高血压药,尤其是服用 β 或 α 受体阻滞剂的患者(见第 9 章至第 12 章)。

冠状动脉疾病

冠状动脉疾病患者会给麻醉医师带来特殊的困难(见第 9 章至第 12 章)。对于发生过心肌梗死的患者,择期手术应推迟到梗死后 6 个月,以降低重大心脏疾病的发病率及致死率。不稳定心绞痛患者在进行择期手术前应进行心脏评估,以确定疾病的严重程度,以及制定相应的手术干预计划。服用抗心绞痛药物的患者在术前要持续服用。手术中这类患者可能需要静脉内应用硝酸盐类药物来改善冠脉血流并应用 β 受体阻滞剂来控制心率。

类风湿性关节炎

进行关节置换术的许多患者患有类风湿性关节炎。这些患者会有这种疾病的全身性表现,肺、心脏和肌肉骨骼会受到累及。颈椎、颞下颌关节和喉部杓状软骨受累对麻醉区域来说尤其值得重视。类风湿累及颈椎时可导致颈部活动受限,从而会干扰气道的管理。寰枢椎不稳定伴齿状突半脱位可在颈部伸展时导致脊髓损伤。在这种情况下,清醒下行纤维光学插管是保证气道安全的最好方法。借助纤维光学支气管镜直视下行支气管插管能使患者的头颈部活动减少到最小。类风湿性关节炎患者常要接受类固醇长期治疗。术前 12 个月内服用类固醇药物 5 天以上的患者在围手术期应接受类固醇替代治疗[11]。替代治疗的应用指南见表 17-1[32]。

创伤

矫形外科创伤的处理涉及一些特别的问题。需要接受急症手术的创伤患者料定是饱胃的,如果选择全麻,考虑到继发于创伤的胃排空延迟,麻醉管理就需要快诱导或清醒气管插管。有颈椎损伤的患者需要对气道进行仔细、可控的管理以免损伤加重。在这种情况下,当患者清醒时行纤维光学插管可使颈椎的处置活动最小,并可以在插管前后进行神经功能评估。气道建立并使心血管功能稳定之后,才能进行外科手术。

麻醉史

在评价了患者既往病史和现患疾病之后,应获得

表 17-1 围手术期类固醇替代治疗的应用指南

小型手术	手术当天应用 1.5~2 倍基础剂量的类固醇 术后第一天恢复正常剂量
中型手术	术日晨口服 2 倍基础剂量的类固醇,或术中静脉输入 75 mg 氢化可的松且术后静脉输入 50 mg 氢化可的松 48 小时后将类固醇剂量快速减到基础剂量
大型手术	术日晨口服 2 倍基础剂量的类固醇,或术中静脉输入 50~100 mg 氢化可的松 术后 24 小时内每 8 小时静脉输入 100 mg 氢化可的松 24~72 小时后将类固醇剂量快速减到基础剂量

Modified from Chernow B,Alexander HR,Smallridge RC,et al: Hormonal responses to graded surgical stress.Arch Intern Med 147: 1273,1987.

患者及其家属的既往麻醉史。从收集病史中获得的信息对制定麻醉计划有重要作用。个人或家族有凝血障碍病史，而且患者或家属有发生青肿或出血的倾向，则不应使用局部麻醉。有卟啉症病史,在某种程度上会影响麻醉剂的选用。一些遗传性疾病,如血浆胆碱酯酶失调和恶性高热,甚至要到患者或家族成员接受麻醉时才能被诊断出来。

体格检查

充分了解了病史后，应进行有重点的体格检查。应检查气道有无张口或颈部伸展受限、甲状腺颏间距(从下颌骨下缘至甲状腺切迹）是否足够大以及牙列状况。如果预计有困难,应评估控制气道的能力。应进行心肺听诊检查。此外还应检查局部麻醉注射点部位有无感染迹象和解剖异常。同时还应评估患者是否因其他关节患关节炎或特异体型而造成体位摆放困难。

麻醉技术

在考虑了病史和体格检查结果、手术的时间和体位要求以及其他外科医师需要之后,就可以制定出麻醉计划。关节置换手术在局部麻醉或全身麻醉下都可以成功完成。以下将分别讨论二者的风险和益处。

全身麻醉

全身麻醉可使患者健忘、无痛、睡眠和肌肉松弛。全麻用药可以导致神经功能可逆性改变,使患者对术中事件没有反应或回忆。全身麻醉从诱导开始,从而使患者失去意识。可以用静脉麻醉药也可以用吸入麻醉药。一旦患者意识丧失,就必须进行气道保护。如所需全麻间期较短,可在面罩或喉罩下进行人工通气来维持气体交换。如果麻醉时间较长或者患者为饱胃状态,则用气管内插管可以保证气道安全。这种气道保护能维持肺部通气,避免胃内容物的误吸,有时还能灌注应急复苏药物。可以通过吸入麻醉药、静脉持续滴注麻醉药,或两者联合的方法来维持麻醉。要求苏醒时,应停止使用麻醉药,让患者通过代谢和(或)呼出排出麻醉药。

对局部麻醉有绝对禁忌证的患者应选择全身麻醉。在某些情况下患者可能不情愿采用局部麻醉。如果不能消除患者的恐惧,应选择全身麻醉。

局部麻醉

矫形外科手术常在外周部位进行，因此有利于进行局部麻醉。局部麻醉能使患者无痛和肌肉松弛。术中静脉内使用镇静药能使患者轻度镇静和遗忘。局部麻醉包括外周神经阻滞和中枢神经阻滞。选择采用局部麻醉和区域麻醉取决于多种因素，包括手术时间长短、术后镇痛时间长短和术后是否需行交感神经切除术。局麻药误入血管内,可伴发中枢神经系统和心血管系统毒性引起的严重疾病。表 17-2 列出了常用局麻药的应用剂量指南。局麻药比全麻药有几点优势,包括:术后镇痛效果较高,心肺功能抑制较轻,交感神经阻滞的灌注效果有所提高,出血减少,血栓形成风险降低。表 17-2 列出了局麻药的药理和临床特性[3]。

对于行矫形外科手术的患者局部麻醉显然比全身麻醉更具优势。对那些要进行矫形手术的患者,必须讲明局部麻醉的优点,鼓励他们尽可能选择局麻。

失血

以往常通过低体温和诱导低血压来有效地控制出血量和减少血制品的应用。曾认为低体温可以诱导

表 17-2 局麻药的药理和临床特性

特性	普鲁卡因（奴佛卡因）	氯普鲁卡因（盐酸氯普鲁卡因）	利多卡因（赛罗卡因）	丙胺卡因（盐酸丙胺卡因）	甲哌卡因（卡波卡因）	布比卡因（麻卡因）	四卡因（丁卡因）	杜拉卡因（杜拉卡因）
物理化学特性								
效力比[a]	1	2	3	3	3	15	15	15
毒性比[a]	1	0.75	1.5	1.5	2.0	10	12	10
麻醉指数[a]	1	3	3	2	1.5	1.5	1.25	1.5
单纯溶液的 pH 值	5~6.5	2.7~4	6.5	4.5	4.5	4.5~6	4.5~6.5	4.5
酸电离常数(Ka)的负对数	8.9	8.7	7.9	7.7	7.6	8.1	8.6	7.7
临床特性								
潜伏期	中等	快	快	快	快	中等	非常慢	快
渗透性	中等	显著	显著	显著	中等	中等	差	中等
持续时间	短	非常短	中等	中等	中等	长	长	长
持续比[a]	1	0.75	1.5~2	1.75~2	2~2.5	6~8	6~8	5~8
溶液浓度(%)								
局部渗入	0.5	0.5	0.25~0.5	0.25~0.5	0.25~0.5	0.125~0.25	0.1~0.15	0.15~0.2
局部静脉	1	1	0.5	0.5	0.5	0.125~0.25	0.1~0.15	0.15~0.2
小交感神经阻滞	1	1	0.5	0.5	0.5	0.25	0.25	0.25
神经或神经丛阻滞	2	2	1~1.5	1~2	1~1.5	0.375~0.5	0.15~0.3	0.5~1
硬膜外阻滞								
镇痛	1.5	1.5	1	1	1	0.25~0.375	0.2~0.4	0.5~1
运动阻滞	3	3	2	2	2	0.5~0.75	0.3~0.5	1~1.5
最大单次剂量(mg/kg)	15	15	7	8	7	3	2.5	4

[a] 以普鲁卡因作为参考标准=1；此比值随局麻药的应用方法而异。麻醉指数：效力比/毒性比。

From Bonica J,Loeser J,Chapman CR,et al: Regional analgesia. and local anesthetics.In The Management of Pain, 2nd ed.Philadelphia,Williams & Wilkins,1990.

周围血管收缩而减少出血。但长时间低体温会导致与凝血因子抑制和血小板分离相关的凝血病。尽管人们曾认为低血压可通过降低组织灌注压来减少术中出血，但它并不能比正常的外科止血更明显地减少失血。因此,控制术中失血的最佳方法是进行充分的外科止血并缩短手术时间。

多项研究显示,在中枢神经阻滞下完成全髋关节置换术可以明显减少术中失血[4]。脊麻和硬膜外麻醉比全身麻醉的失血少。但这种麻醉方法失血少的原因只是推测,还没有被证实。中枢神经系统麻醉可降低平均动脉压,此外还局部降低了分布到大血管的血流和静脉压。很有可能全部这些因素一起作用来降低围手术期出血。

深静脉血栓形成

深静脉血栓形成 (DVT) 引起的术后肺血栓栓塞(PET)是矫形外科患者发病率和病死率的重要原因(见第16章)。许多作者认为中枢神经麻醉能减少外科手术患者 DVT 和 PET 的发生率。这些益处在做过全髋关节置换术、全膝关节置换术和髋部骨折修复术的患者中已得到证实[6]。DVT 和 PET 降低的原因虽然还没被阐明,但可能与血液流变学改变导致外周血流改善有关。

按手术部位划分的麻醉技术

上肢远端

进行肘、腕或手部关节成形术的患者术中体位常为仰卧位,体位放置应让患者感觉舒适,骨性突起部位应放置可靠衬垫,尤其是肘和膝部,这些部位神经损伤最常见。设置标准监测装置(血压袖带、心电图、脉搏血氧计)和静脉通路以便于麻醉医师和外科医师操作。

适合这些部位的局部麻醉技术包括臂丛阻滞(腋路、锁骨上和锁骨下入路)、腕阻滞和 Bier(静脉局部)阻滞。

臂丛阻滞

腋路阻滞

腋路臂丛阻滞要对从腋窝发出的所有臂丛神经进行麻醉。这种阻滞适合不涉及肘部的前臂和手部的手术,不适合肩部手术。在腋窝水平,大部分臂丛神经位于一个多腔室鞘内。明显的例外是肌皮神经,它在腋窝水平前通常已离开此神经鞘，麻醉这根神经时,要在喙肱肌的腋襞水平注射局麻药,或者在该神经横跨肘窝处对肱二头肌腱侧方进行扇状散布式皮下注射。为确保完全麻醉,在应用止血带时还必须单独对肋间臂神经(T2 的一个分支)进行麻醉。这根神经穿行于腋鞘前方,可在腋动脉搏动处上方进行浸润麻醉。

腋路阻滞的并发症包括局麻药注入血管内、血肿形成、持久性感觉异常和感染。注射前多次回吸能降低血管内注射的危险。如果腋窝处有感染的迹象,应放弃这种麻醉方法。腋路臂丛阻滞简单易行,安全性高,已成为可靠的阻滞方法(图 17-1)[12]。

锁骨上阻滞

臂丛阻滞的锁骨上入路可对肘、前臂和手部手术提供充分的麻醉。采用这个入路时应在第一肋骨水平进入臂丛神经干。经典的定位方法是,在锁骨中点上方进针,针头稍向内侧和尾侧方向倾,直到引出异感或碰到第一肋骨。常在 3~4 cm 深度碰到第一肋骨。除非是肥胖患者,一般不要超过这个深度,以免发生气胸的危险。如果碰到了第一肋骨但没有引出异感,针尖应沿肋骨向前或向后滑动,直到引出异感。也可应用神经刺激器来定位该神经丛。第二种定位方法是,在胸锁乳突肌侧方附着点和锁骨的交点处进针。针尖要垂直于皮肤或取“铅垂线”方位,如图 17-2 所示[12]。如果第一次进针没有引出异感,针尖可轻微朝向头侧再次进针。这种方法理论上讲可降低气胸的风险,使麻醉医师更容易操作[12]。为了避免穿入血管,在注射局麻药之前应回吸注射针检查有无血液。

锁骨上入路的气胸发生率是 0.5%~6%,取决于麻醉医师操作的熟练程度和患者的解剖。臂丛神经可能与喉返神经、膈神经或颈交感神经被同时阻滞。当选用锁骨上入路时，由于神经丛在这个水平排列紧密，注入小剂量局麻药就能被完全阻滞。因此减少了与局麻药相关的副作用。

锁骨下阻滞

在臂丛阻滞下做肘部手术时，可选用锁骨上入路,也可选用锁骨下入路。用这个入路麻醉臂丛的位置比上述的腋入路更靠近端。更靠近端的注射部位对腋神经和肌皮神经的阻滞效果更可靠。这个入路的定位方法是,在锁骨中点下 2 cm 处进针,针尖指向头侧和外侧。利用装在神经刺激器上的一支绝缘针来确认臂丛。刺激器释放低幅电流,在神经附近产生动作电位,引起相应肌肉收缩即可确认该神经就在附近。确

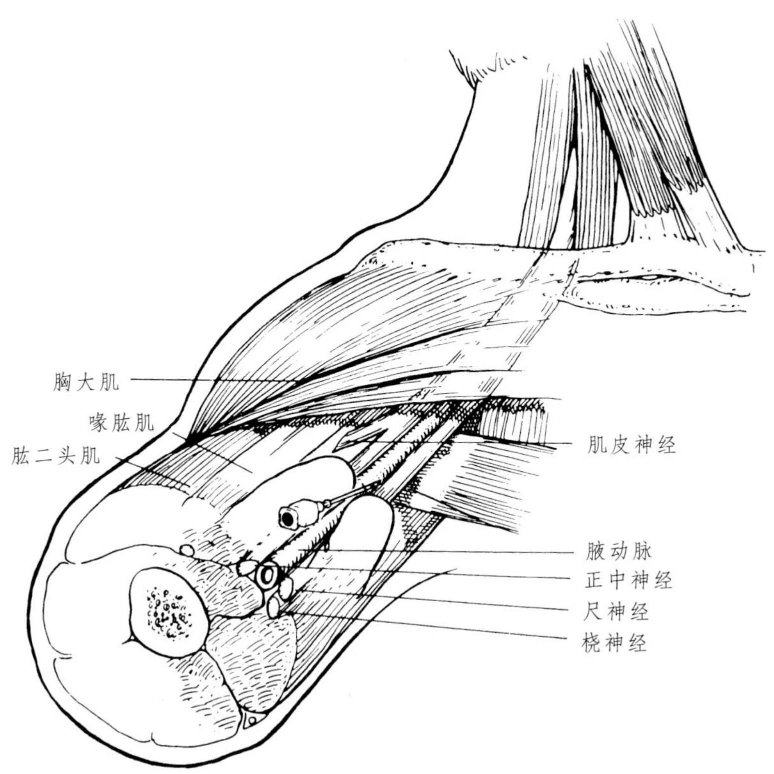

图 17–1　腋路阻滞。上臂外展与身体成直角。在固定穿刺针和注入局麻药期间应保持手指末端压力。(From Wedel DJ:Orthopedic Anesthesia. New York,Churchill Livingstone,1993.)

认臂丛的这种特征性放电而且在减小电流时仍存在，就可以注入局麻药。注药中要多次回吸以防止血管内注入。与锁骨上入路相比，锁骨下入路的气胸发生率较低(图 17–3)[8]。

腕阻滞

支配手部的神经(即正中神经、桡神经和尺神经)可通过腕阻滞进行麻醉。桡神经依据其解剖特点应在浅表处通过扇状散布式浸润局麻药进行阻滞。正中神经应通过在腕横纹近端 2 cm 处的桡侧腕屈肌和掌长肌腱之间注射局麻药来阻滞。尺神经可通过在豌豆状骨处的尺侧腕屈肌腱桡侧面浸润局麻药来进行麻醉(图 17–4)[12]。由于这些阻滞部位在远端,因此需用的局麻药量较少，使用局麻药造成的全身性局麻药毒性反应风险也因此降低。但局麻药中不应加入肾上腺素，以免损害末梢循环。腕阻滞的不利之处是不能进行止血带止痛。

Bier 阻滞

Bier 阻滞也称为静脉局部阻滞，多用于上肢的短时间手术操作。在术侧上肢尽可能远的部位置入小号静脉导管。抬高上肢,缠绕 Esmarch 驱血带,驱走上肢血液。将可靠的双气囊止血带充气至比患者收缩压高 100 mmHg 的压力。气囊充气后,去掉驱血带,通过静

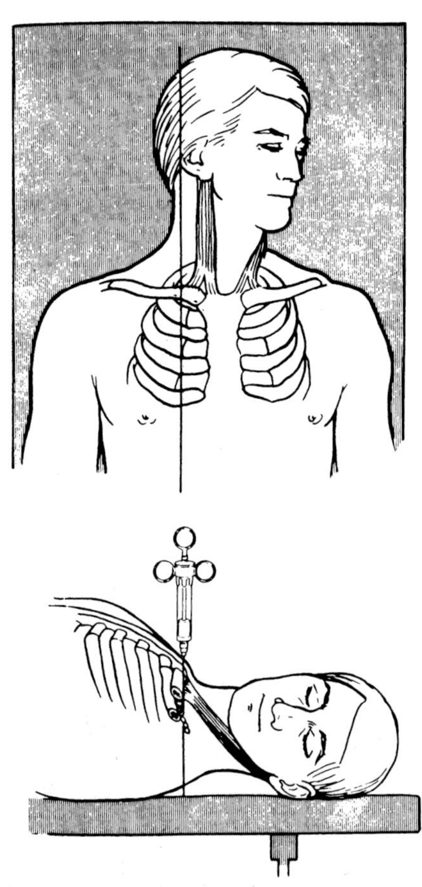

图 17–2　锁骨上阻滞: 铅垂线入路。(From Wedel DJ: Orthopedic Anesthesia. New York,Churchill Livingstone,1993.)

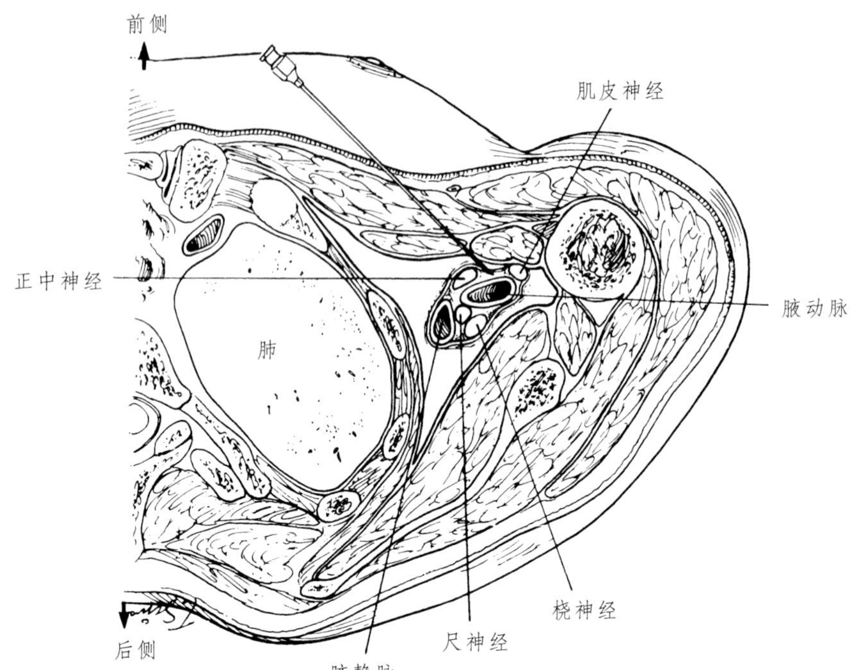

图 17-3 臂丛的锁骨下阻滞，腋窝及相关结构的横切面。麻醉针通过胸大肌和胸小肌进入臂丛鞘。注意臂丛鞘内各种神经血管结构的关系。(From Raj PP, Pai V, Rawal N: Techniques of regional anesthesia in adults. In Raj PP [ed]: Clinical Practice of Regional Anesthesia. New York, Churchill Livingstone, 1991.)

脉导管注入局麻药。由于0.5%利多卡因副作用较少，因此常用于静脉局部麻醉中。外科手术完成后，至少要在注射后20分钟才能将止血带放气。为降低潜在的局麻药毒性，要按10秒钟一个周期循环对止血带进行充气和放气，使血中局麻药浓度峰值延迟。由于止血带放气过早会导致局麻药毒性引起的心血管虚脱，因此手术过程中止血带必须要可靠。因为Bier阻滞麻醉起效快、消退快，所以常在门诊手术中使用。但由于其麻醉消退快，因此要求在止血带放气后立即进行术后镇痛。

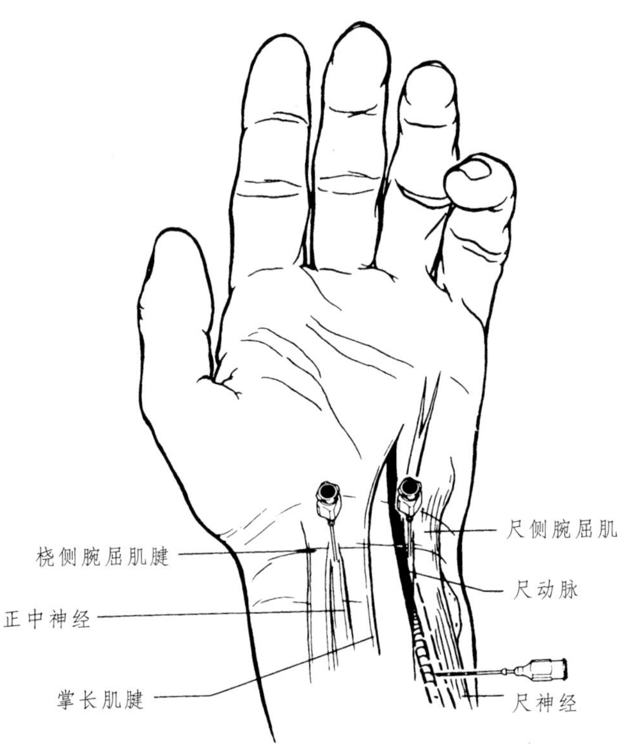

图 17-4 腕部阻断正中神经和尺神经的解剖标志。(From Wedel DJ: Nerve blocks. In Miller RD [ed]: Anesthesia, 5th ed. New York, Churchill Livingstone, 1999.)

上肢近端

在进行肩部手术时，要特别注意术中患者的体位。许多患者被放置成沙滩椅体位中的垂直坐位。这个体位可以从前方和后方进入肩关节，而且可以无阻碍地旋转上肢。让患者屈曲髋和膝关节，置于轻度Trendelenburg(垂头仰卧)位，使患者在保持抬高腿部时肩关节向上放置以改善静脉回流。定位好手术台后让患者向侧方移动，使手术侧的肩关节下方不着床垫。髋和胸应缚牢，以免术中移动。非手术侧上肢应放置并缚牢在患者大腿部。为提起肩部，衬垫应放置在双侧肩胛骨间。然后抬高枕部使头部回到中立位。接着将头部转向非手术侧。操作中应小心避免对臂丛过分牵拉。头部置于适当位置后，用头带在下颌和前额处将其固定，以免术中头部向侧方移动(图 17-5)[13]。

特殊问题：静脉空气栓塞

如果手术部位位于右心房水平以上5 cm，那么

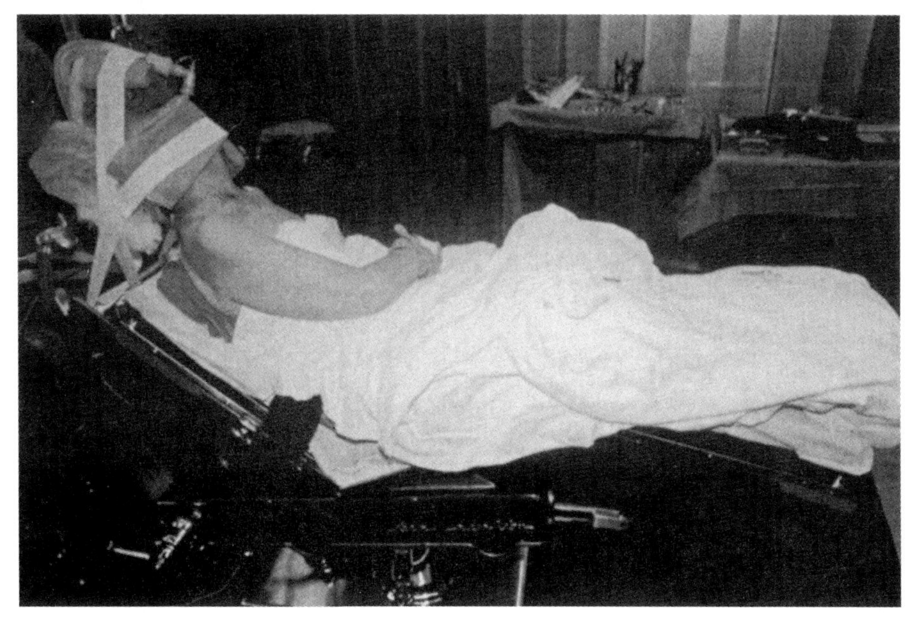

图 17-5　肩部垂直位侧面观。(From Wedel DJ: Orthopedic Anesthesia. New York, Churchill Livingstone. 1993.)

理论上就有可能让空气经手术切口进入体循环内。一旦发生此情况，空气可使肺循环发生栓塞，导致深度肺血管收缩伴通气-灌注失衡。如果有大量空气进入，肺血管阻力会明显升高并使心内流出道梗阻，从而造成肺间质水肿和心输出量减少。如存在卵圆孔未闭，空气可能会栓塞至脑或冠状循环。可通过质谱法、心前多普勒超声检查及经食管超声心动图检测静脉空气栓塞。检测到空气栓塞后，应立即阻止空气进一步随术野血流进入体内，并应改变体位以防止心血管虚脱。

斜角肌间沟阻滞

肩关节的手术可以在区域阻滞或全麻下完成。如果选择全麻，斜角肌间沟臂丛神经阻滞可用于术中和术后镇痛。若手术中发生臂丛神经损伤的危险性高(例如全肩关节成形术)，可以在术后对神经功能进行评估后再行阻滞。接受了该阻滞的患者同侧膈神经都会被阻滞。因此，禁忌行双侧斜角肌间沟阻滞，而且对于合并有严重呼吸疾患的患者要谨慎进行此阻滞。进行此阻滞时，患者应取仰卧位且头要偏向对侧。斜角肌间沟可在环状软骨水平触及，对应于 C6 的横突水平。在这一点上，应垂直于皮肤进针，向尾侧成 45°并轻微向后。通过引出异感可确认臂丛神经，深度大约在皮下 1 cm。如果遇到骨骼，应退针直到获得所需的异感(图 17-6)[17]。在推药之前必须回吸，因为误入血管内是非常危险的。如果误注入椎动脉内可能是致命的。此麻醉方式还存在有麻醉喉返神经和星状神经节以及将药物注入硬膜外及蛛网膜下腔的危险。最好不要在患者深度镇静或全麻下进行斜角肌间沟阻滞，因为曾有病例报道，4 例在行斜角肌间沟阻滞后被麻醉的患者出现了颈部脊髓损伤[13]。

髋

行髋关节手术的患者经常采用侧卧位，以便于手术暴露。在摆放体位之前，所有必需的监护都应该到位。获得适当的静脉通路，并在患者仰卧时设置好其他所需的有创监测设备。在把患者从仰卧位换成侧卧位时，必须注意使患者的头和肩保持在中立位。最好由一个人负责移动腿，一个人负责移动躯干，一个人负责移动肩，一个人负责移动头。要将患者维持在此位置上直至用髋靠背架或其他机械装置将其固定好为止。将下垂手臂外展并放置在带垫的臂架上，将一毛巾卷放在腋窝处以防止臂丛神经及血管结构受压。上臂放置于带垫的托板上。当患者摆放好体位并妥善垫好后，手术即可开始。

区域麻醉适用于涉及髋部的手术。中枢神经阻滞，包括腰麻和硬膜外阻滞，应用较普遍。这些阻滞用的局麻药中添加有不含防腐剂的麻醉药，可提供极好的术后镇痛。此外，腰大肌间隙阻滞可通过放置导管进行术中麻醉或用于单次给药进行术后镇痛。

中枢神经阻滞

腰麻要使用小号针进入蛛网膜下腔然后缓慢注入少量局麻药。患者采取坐位或侧卧位。麻醉前要对腰椎进行检查并在脊髓平面下选择一个合适的间隙。对进针部位皮肤进行无菌制备。在用局麻药浸润后，

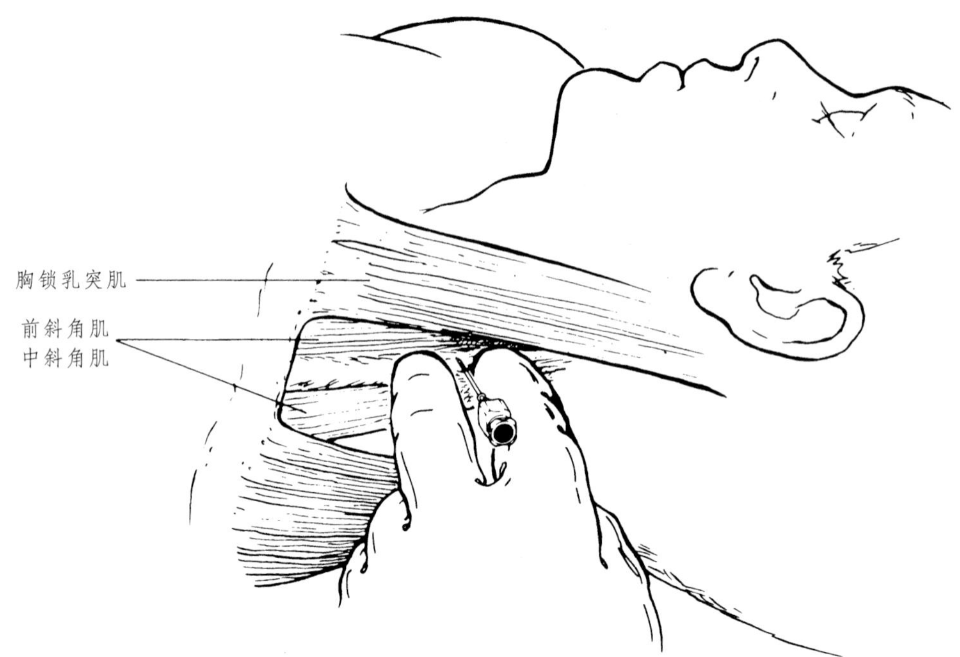

图 17-6 斜角肌间沟阻滞。手指触及斜角肌间沟后，朝向尾侧、稍向后侧进针。(From Wedel DJ: Nerve blocks. In Miller RD [ed]: Anesthesia, 5th ed. New York, Churchill Livingstone, 1999.)

将腰麻针穿过肌间韧带直至出现针尖突破黄韧带及硬膜时的特征性阻力改变为止。移去针芯后可观察到脑脊液的流出。然后向蛛网膜下腔注入局麻药。很快就能获得感觉与运动阻滞。在进行腰麻前，充足的静脉补液可以防止因交感神经阻滞和外周血管扩张而引起的血压骤降。任何患者都有出现硬膜穿刺后头疼的风险，但这种风险随年龄的增大和穿刺针号降低而减小。若头疼持续 72 小时或者进一步加重，则可以通过放置硬膜外血补片来有效治疗硬膜穿刺后头疼。

硬膜外麻醉

硬膜外麻醉要向硬膜外腔注入局麻药，然后局麻药便在神经根周围扩散并通过硬膜。在神经根处局麻药的作用是产生感觉与运动阻滞。采用降低阻力的技法，用薄壁的 17 或 18 号针穿过组织层进入适当的间隙，直至出现特征性的阻力增加为止，表明已穿入硬膜正上方的黄韧带。此时移去针芯，将一支装有几毫升生理盐水或空气的低阻力玻璃注射器接到穿刺针上。继续缓慢进针同时给注射器柱塞施以恒定的压力。在给注射器柱塞加压时，会发现盐水或空气的流出阻力较高。一旦突破黄韧带，注射器的阻力便会减小，盐水或空气可顺畅地流入硬膜外腔。当针尖位于硬膜外腔时即可注入局麻药。还可以通过穿刺针向硬膜外腔置入一根导管，使麻醉医师能通过间断重复给药或维持恒量输注来提供延长手术麻醉及术后镇痛。

硬膜外阻滞可能发生的并发症包括硬膜穿孔以及因使用大号穿刺针而造成的硬膜外穿刺后头疼。如果没有发现硬膜穿孔，注入硬膜外腔的局麻药会大量进入蛛网膜下腔，从而出现全脊髓麻醉伴呼吸骤停。若针尖或导管进入丰富的硬膜外静脉丛可能会发生血管内注药。在给予全量硬膜外剂量之前，可以用加入肾上腺素的试验剂量局麻药来鉴别硬膜内或血管内注射。

膝和踝

对于膝关节镜手术或关节成形术以及踝关节手术，仰卧位为最佳外科体位。要注意用垫子垫好肢体和骨突。放置好全部的标准监护设备并开放静脉通路。

膝关节外科手术需采用的区域麻醉技术包括硬膜外麻醉、腰麻以及多种下肢阻滞。硬膜外及腰麻此前已在髋部手术部分讨论过。下肢阻滞越来越多地用于各种手术操作以及用于改善术后镇痛。在使用外周神经阻滞为下肢手术提供术中麻醉时，每条主要神经都要在单独的部位分别进行阻滞。例外的是腰丛神经阻滞，可以一次阻滞多达三根神经。这种阻滞的优点是，可以将交感神经切除术限定在被阻断的肢体。同时，若使用长效药或留置导管则可以提供有效的术后镇痛。为给膝关节手术提供完全的手术麻醉，需要阻滞 4 根神经。它们分别是股神经、股外侧皮神经、闭孔神经及坐骨神经。全身麻醉或中枢神经麻醉也可以联合应用腰肌或股间室阻滞来进行术后镇痛。

股神经阻滞

股神经支配大腿前侧肌肉（股四头肌及缝匠肌），并提供大腿前部自腹股沟韧带至膝及膝下沿小腿内侧至大趾（隐神经）的皮肤感觉。股神经要在股动脉外侧的腹股沟韧带水平正下方进行阻滞。股神经的位置可通过神经刺激仪引发股四头肌收缩（通过髌骨上提来识别）来加以确认，然后在此部位注入局麻药（图 17-7）[12]。

股外侧皮神经阻滞

股外侧皮神经自阔筋膜发出后分成前后两支。前支为下至膝关节的大腿前外侧提供感觉支配神经。后支为大腿外侧从髋至股中段的皮肤提供感觉支配神经。股外侧皮神经是缓解止血带疼痛的四支神经之一。股外侧皮神经可在髂前上棘向内、向尾侧各 2 cm 处阻滞。在此点进针深度为 1~3 cm 或直至通过阔筋膜为止。然后在阔筋膜上下按扇形散布式沿内外两侧浸润局麻药。

闭孔神经阻滞

闭孔神经在出闭膜管时分成前后两支。前支是髋关节分支，支配前内收肌群。有一根变异的皮肤分支通向大腿中下部。后支用一根变异的膝关节分支来支配深内收肌群。闭孔神经可在其从闭膜管发出处进行阻滞。阻滞时要在耻骨结节外侧和尾侧各 1~2 cm 处进针，然后推进 2~4 cm 直至触及耻骨下支。接着将针尖向外侧和尾侧移动直至进入闭膜管。在确认回抽无血后将局麻药注入。所有这些外周神经阻滞都可能并发血管内误注。

"三合一"阻滞

可以替代这些分开阻滞的方法是三合一阻滞。采用这项技术时，进入股神经的方法与上文所述类似，但针要朝向头侧。针尖在腹股沟韧带下方穿过，在包裹腰丛的鞘内注入适量的局麻药。理论上讲局麻药会沿向头的方向散布，使股神经、闭孔神经及股外侧皮神经麻醉。并发症罕见，但这种方法可能会出现局麻药的全身毒性反应，因为大量局麻药被注入到大血管的附近。有证据表明，注射入股神经鞘内并不能可靠地弥散至闭孔神经[9]，因此这种阻滞可认为是"二合一"阻滞。此外，可在进行此阻滞时留置导管以进行术后镇痛。

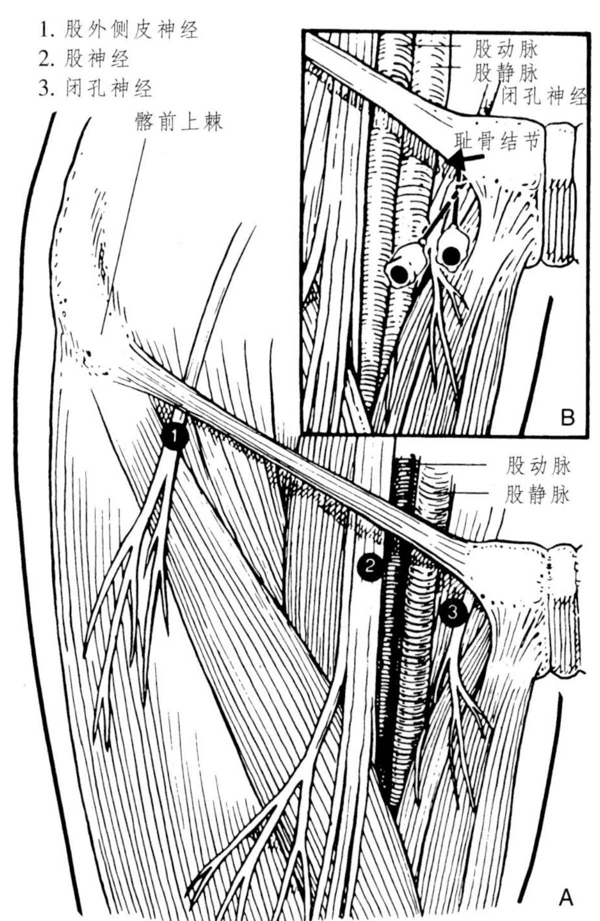

图 17-7 （A）股外侧皮神经、股神经和闭孔神经阻滞的解剖标志。（B）闭孔神经阻滞。穿刺针沿外侧和尾侧方向离开耻骨下支，直到进入闭膜管。（From Wedel DJ: Nerve blocks. In Miller RD [ed]: Anesthesia, 5th ed. New York, Churchill Livingstone, 1999.）

腰大肌间隙阻滞

腰大肌间隙阻滞对膝关节重建术后的术后镇痛十分有效。局麻药会沉积在腰神经丛的近端、L5 椎体横突的前方以及腰肌的后方。患者取侧卧位，术侧肢体在上。确认髂后上嵴间连线（Tuffier 线）。在大多数患者，这条线的中点对应 L4 椎体。第二条线在脊柱旁开 5 cm 并与之平行，在此线上距 Tuffier 线尾端 3 cm 处做标记。在此位置上，使用 22 号 15 cm 长的绝缘针穿刺并推进至触及 L5 椎体横突。然后将针向头侧改变方向直至经过横突进入腰大肌间隙。通常在 10~14 cm 深度针尖遇到腰大肌间隙，可以用神经刺激仪引发股四头肌颤动来证实。此时可以给予单剂量的局麻药或放置导管。如果大腿后侧或小腿需要麻醉，还要阻滞坐骨神经。

坐骨神经阻滞

坐骨神经是人体内最大的神经，最大宽度达2 cm。除下行至大趾的一个狭窄区域(隐神经支配区域)，它提供下肢绝大部分的感觉神经支配，包括大腿后部及下肢远端。有多种阻滞坐骨神经的方法，包括经典的Labat入路(后路)、前路及外侧入路。使用经典的Labat入路，患者取侧卧位，待阻滞的腿要充分屈曲并使患侧踝与健侧膝相靠近。进针点如图17-8所示[12]。进针至出现异感或触及骨为止。若触及骨，应向内外侧移针直至出现异感。也可使用神经刺激仪来确定正确的进针位置，然后注入适量(25~30 mL)的局麻药。

前路阻滞要在坐骨神经穿过股骨小转子下方处对其进行阻滞。从髂前上棘至耻骨结节画一条线并等分成三段。从大转子结节平行于第一条线画出第二条线。从第一条线的内侧三等分点向此平行线(从大转子处延伸过来)作一条垂线，即可指明小转子的大致位置（图17-9)[12]。在这一点进针并向前推进约5 cm直至触及小转子。然后把针尖向内侧改变方向直到离开小转子再进针约5 cm，直至引出异感。回吸阴性后可注入局麻药。

阻滞坐骨神经可导致继发于交感神经阻滞的外周血管扩张，这对受损患者的血流动力学有重要意义。

踝和足

对踝和足进行手术操作，患者取仰卧位，并根据要求在骨质隆凸下垫上垫子。放置标准的监护设备并开放静脉通路。

踝和足部手术的区域麻醉包括中枢神经麻醉、腘窝阻滞及踝部外周神经阻滞。硬膜外及腰麻在有关髋的一节中已经讨论。

腘窝阻滞

腘窝阻滞，或更准确地说腘窝处坐骨神经阻滞，可以用于术中，并越来越多地用于术后。这种阻滞要在腘窝处阻滞坐骨神经，此处的坐骨神经与胫神经和腓总神经同在一个神经鞘内。在患者取俯卧位、侧卧位或仰卧位(截石位)时均可用这种后方入路。在腘窝皱褶上方7 cm、腘窝上极等分线旁开1 cm处进针。按45°角进针，推入2.5~5 cm。

近来，腘窝阻滞多采用外侧入路[3]。这种方法降低了误注入血管的风险，因为血管位于这些神经和进针点的内侧后方。患者取仰卧位，膝关节伸展，足屈曲90°。进针点位于髌骨上极延长线与股二头肌腱和髂胫束之间凹陷相交的点上。穿入皮肤后，针尖与水平面

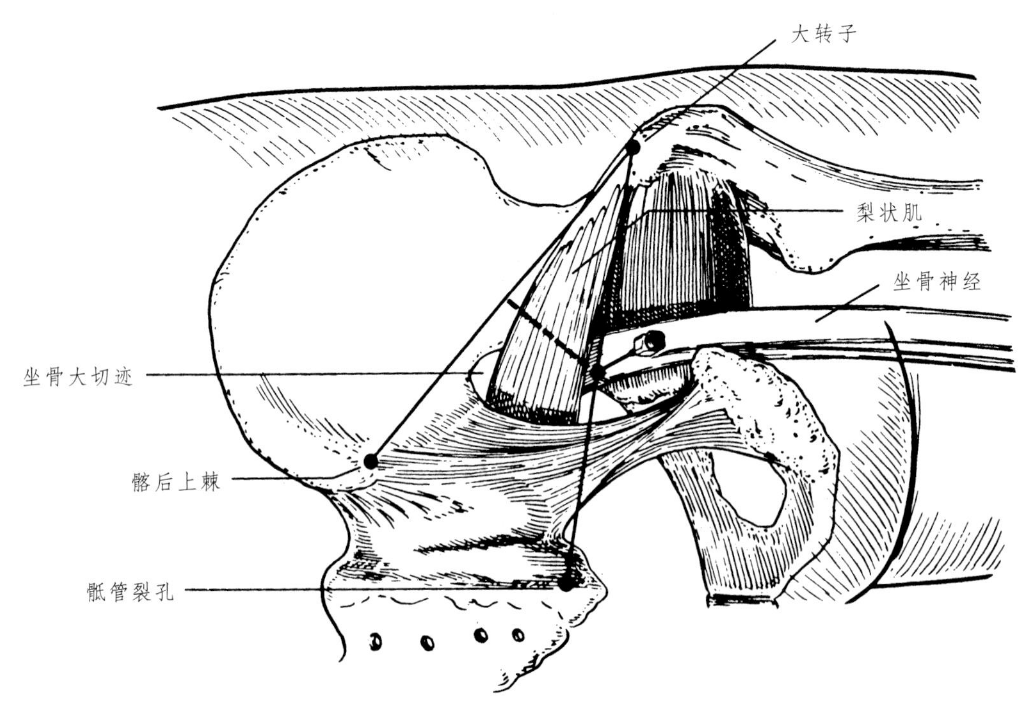

图17-8 坐骨神经后路阻滞的解剖标志。(From Wedel DJ: Nerve blocks. In Miller RD [ed]: Anesthesia, 5th ed. New York, Churchill Livingstone, 1999.)

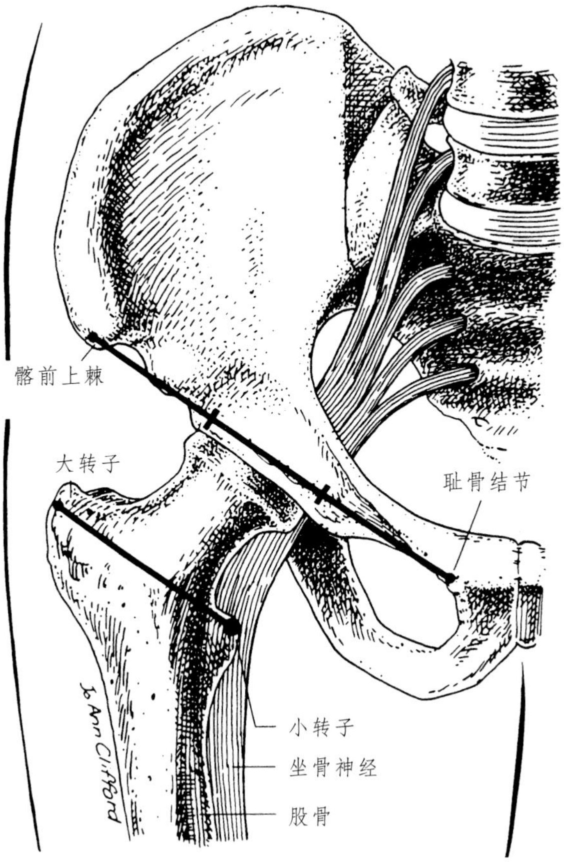

图 17–9　坐骨神经前路阻滞的解剖标志。(From Wedel DJ: Nerve blocks. In Miller RD [ed]: Anesthesia, 5th ed. New York, Churchill Livingstone, 1999.)

向后成 20°~30°角，并轻微向尾侧倾斜。可通过神经刺激仪来确定针的位置。若要通过某种腘窝入路对踝部内侧进行麻醉，同时还应进行隐神经阻滞。

踝部外周神经阻滞

足部的神经支配由股神经的隐神经以及坐骨神经的后胫神经、腓肠神经、腓深神经及腓浅神经组成(图 17–10 和图 17–11)[12]。后胫神经提供足跟、脚掌和足趾跖面的感觉神经支配以及足的部分运动神经支配。麻醉时要在内踝水平触及胫动脉，然后在此点后方进针。然后将针直接进入胫骨后方并注入局麻药(见图 17–10B)[12]。

腓肠神经支配足的外侧面及小趾。这支神经可在其浅表走行于外踝和跟腱之间的部位进行阻滞。在踝的外侧面进针，当针尖穿向跟腱时即可注入局麻药(见图 17–10C)[12]。

腓深神经支配第一和第二趾之间的皮肤感觉及其趾短伸肌。这支神经与胫前动脉相邻位于胫前肌腱和踇长伸肌腱之间。可在此点浸润局麻药。腓浅神经和隐神经可通过在腓深神经阻滞点的外侧和内侧浸润局麻药来阻滞。隐神经支配沿足内侧面的一条状区域。腓浅神经支配足背侧，但第一和第二趾的趾间区除外(见图 17–11)[12]。进行上述阻滞时，局麻药中不应加入肾上腺素。

术后疼痛管理

超前镇痛

麻醉医师的作用要延伸到术后，为患者提供术后镇痛。研究表明，超前镇痛可改善术后恢复并可减少发病率。因此，术中治疗的重点是通过神经阻滞或应用足够的镇痛药来降低对患者的毒性刺激。目前，实施持续阻滞的技术和设备都有了令人鼓舞的进步。因此，对既有利于患者恢复又能提供术后镇痛的区域麻醉又给予了新的重视。

患者自控性镇痛

患者自控性镇痛(PCA)使患者能按要求的间隔时间自我给予镇痛药。镇痛给药泵可以编程，以防止患

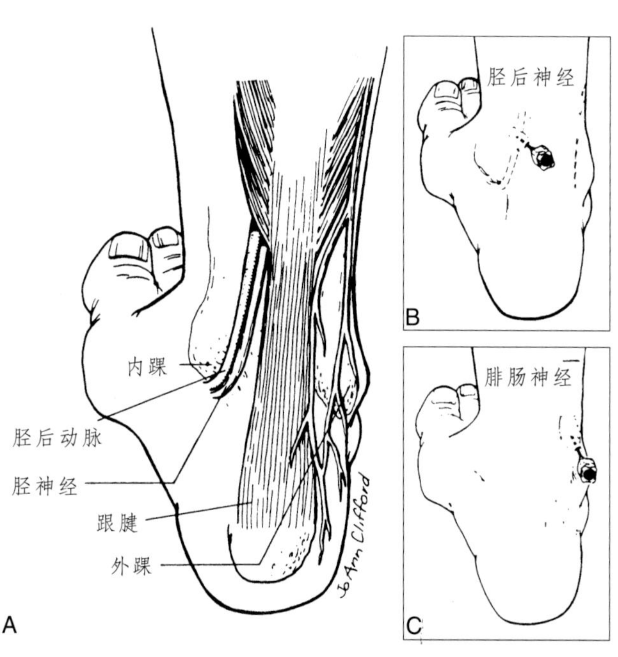

图 17–10　(A)足的神经支配。(B,C)后胫神经阻滞(B)和腓肠神经阻滞 (C) 的解剖标志。(From Wedel DJ: Nerve blocks. In Miller RD [ed]: Anesthesia, 5th ed. New York, Churchill Livingstone, 1999.)

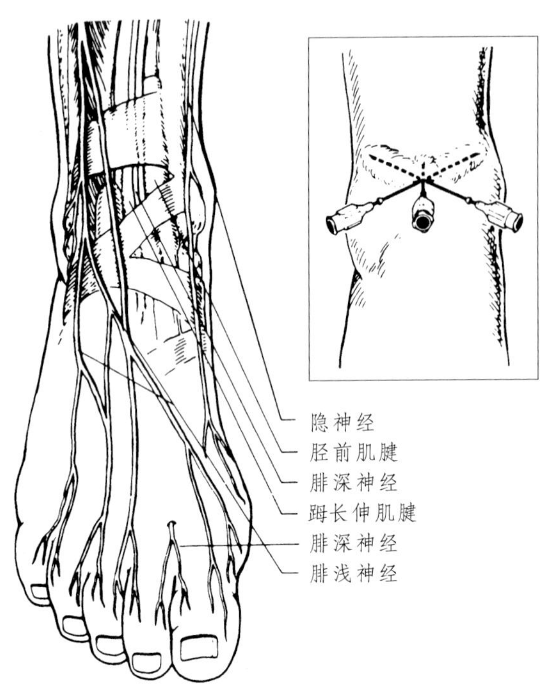

图 17-11 腓深神经、腓浅神经和隐神经阻滞的解剖标志。(From Wedel DJ: Nerve blocks. In Miller RD [ed]: Anesthesia, 5th ed. New York, Churchill Livingstone, 1999.)

者的镇痛药物过量。在达到有效的镇痛血药浓度水平后,患者可在需要时获得额外的药物推注。应根据需要给予推注剂量,在下次给药前要经过预先设定的锁定时间间隔。对患者的单位时间(通常为4小时)最大药物剂量也加以限定。患者对自控性镇痛的满意度要高于标准的镇痛给药。但是必须记住,PCA剂量是依据如下假设确定的:患者已经获得了足够的镇痛药物血药浓度,附加剂量是为了维持治疗水平。PCA技术也可应用于持续神经阻滞,患者可以通过留置导管用PCA泵自控给予局麻药和镇痛药。门诊患者出院时可以携带弹性加载注射器来持续给予镇痛药而不需要应用技术含量高的给药泵。

持续椎管内镇痛

硬膜外麻醉和腰麻已经在本章上文讨论过。在穿刺针退出之前,可通过穿刺针置入导管。此导管可用于在术中再次给药以及术后镇痛。应用鞘内导管并没有显示会增加硬膜外穿刺后头痛的危险。可以用稀释后的局麻药和(或)镇痛药来进行术后疼痛治疗。术后使用被动活动装置的患者比制动的患者需要的镇痛水平更强。局麻药和镇痛药的协同作用可以使这些患者受益。对局麻药产生的感觉阻滞强度要进行仔细监测。为了避免神经损伤,患者必须能辨别出骨突处是否受到过度压力。使用稀释的局麻药在没有过度感觉阻断的情况下会产生交感神经切除术效果,出现血管扩张和外围血流增加。如PCA镇痛中所述,持续椎管内麻醉也可以采用这种方式。

持续外周神经镇痛

臂丛神经麻醉的原则已在本章上文讨论过。当通过腋窝和锁骨入路进行臂丛神经阻滞时,可通过麻醉臂丛神经的穿刺针留置导管。因为臂丛神经的位置可预料且范围紧凑,可以用导管来滴注局麻药,提供术后镇痛和交感神经切除效果。臂丛神经导管可用于增加外周血流,以促进手指的救治并改善皮肤移植的效果。稀释的局麻药液,如0.125%布比卡因,可用来提供交感神经切除效果和感觉阻滞。运动功能可保持完整,因此允许进行物理治疗和早期活动。另外,导管可以置于外科医师能直接看到的某个神经附近。

最近报道较多的是下肢的持续神经阻滞[10]。虽然不像上肢那样能方便地进行单一位置置管,但下肢的持续性置管技术已有报道。持续性腰大肌间隙、腘窝坐骨神经和股神经阻滞,均可安全可靠地进行,而且完全可以取代标准的术后镇痛。导管插入部位可在神经刺激仪针头的上方。这样就可以用导管来进行术后长期镇痛。PCA技术可以与导管联合应用,以改善术后镇痛并提高患者的满意度。

关节内注射

关节内局麻药可在关节镜手术中与局部浸润一起应用,来提供手术麻醉。这些药物可以在手术前注入关节腔或者添加到灌洗液内。长效局麻药可以作为镇痛药和非类固醇类药在手术结束时注入以缓解术后疼痛。

特殊问题

低分子量肝素

随着使用低分子量肝素(LMWH)来预防血栓栓塞的出现,在进行椎管内麻醉和镇痛的患者中临床上出现明显硬膜外血肿的比例显著增加。因此,对使用这些药物的患者进行椎管内麻醉已制定了指导原则。术前已经使用LMWH的患者,必须在此后10~12小时才可以接受椎管内麻醉。术后要使用LMWH的患者,必须在术后 24 小时以后才能接受其初始剂量。如果留置有硬膜外导管进行术后镇痛，必须在使用 LMWH 前 2 小时去除。如果在使用 LMWH 期间导管维持原位，则要在接受 LMWH 10~12 小时之后才能将其去除。建立这些原则可将接受 LMWH 的患者椎管内出血的风险减小到最低程度。

恶性高热

恶性高热是由特殊的麻醉剂所引发的一种骨骼肌代谢亢进性紊乱。这种综合征是由于骨骼肌内大量的钙流出所导致，其特征为高热、肌僵硬以及代谢性和呼吸性酸中毒。它为常染色体显性遗传，外显率可变。术前评估恶性高热的家族史会有一定帮助，但对该综合征的早期征象（高碳酸血症、心动过速和酸中毒）进行术中监测极为重要。触发因素包括挥发性麻醉剂（氟烷、异氟醚、恩氟烷和地氟烷）和去极化肌松剂（琥珀酰胆碱）。对已经引发恶性高热的患者必须降温，而且必须控制其代谢亢进，但是完整治疗还应给予丹曲林钠，剂量为 2~10 mg/kg。对于有恶性高热病史的患者，可以使用区域麻醉或使用无诱发因素的全麻。

甲基丙烯酸甲酯

甲基丙烯酸甲酯是一种用于关节成形术的丙烯酸骨水泥。一些患者在注入骨水泥后会突发低血压。这种低血压是由于甲基丙烯酸甲酯挥发性单体的吸收、扩髓时空气和骨髓的栓塞、放热反应导致的血细胞和骨髓的分解以及甲基丙烯酸甲酯向甲基丙烯酸的转化造成的。充足的输液量以及尽量提高吸入氧浓度可以最大限度减少骨水泥引发的低血压和低氧血症。在这个过程中，麻醉医师的警觉特别重要。

门诊患者的麻醉

门诊骨科手术占矫形外科手术的很大比例，而且还在增多。对于门诊手术，全身麻醉和区域麻醉均比较安全、有效。区域麻醉药的恢复时间短，术后镇痛效果好。现已开始应用短效全身麻醉药物，可以缩短全身麻醉后的恢复时间。出院时，患者必须能自我护理，没有过度的恶心、呕吐或疼痛。术后疼痛是门诊骨科手术后患者非计划入院的最常见原因。镇痛药可加重恶心和呕吐。这些都强调了术后早期疼痛控制的重要性。因此，区域麻醉技术，包括局麻药的持续导管给予，在门诊中得到了迅速普及。

小结

进行关节置换手术的患者需要在术前仔细评估。现有的内科疾病及其治疗会影响麻醉管理。关节成形术和关节镜手术常常使用区域麻醉技术。术后疼痛控制和超前镇痛极大地影响着患者的术后康复过程，因此是正在积极研究和讨论的领域。随着麻醉技术和设备的发展，患者的护理、安全和满意度将继续得到改善。

（张华 译 李世民 校）

参考文献

1. Benumof JL: Permanent loss of cervical spinal cord function associated with interscalene block performed under general anesthesia. Anesthesiology 93:6, 2000.
2. Bonica J, Loeser J, Chapman CR, et al: Regional analgesia and local anesthesia. *In* The Management of Pain, 2nd ed. Philadelphia, Williams & Wilkins, 1990.
3. Bouaziz H, Narchi P, Zetlaoui P, et al: Lateral approach to the sciatic nerve at the popliteal fossa combined with saphenous nerve block. Tech Reg Anesth Pain Manage 3:19, 1999.
4. Brown DL, Bridenbaugh LD: Physics applied to regional anesthesia results in an improved supraclavicular block: The "plumb-bob" technique. Anesthesiology 69A:376, 1988.
5. Chernow B, Alexander HR, Smallridge RC, et al: Hormonal responses to graded surgical stress. Arch Intern Med 147:1273, 1987.
6. Keith I: Anesthesia and blood loss in total hip replacement. Anesthesia 32:444, 1997.
7. Modig J, Borg T, Earlstrom G, et al: Thromboembolism after total hip replacement: Role of general and epidural anesthesia. Anesth Analg 62:174, 1983.
8. Raj PP, Pai V, Rawal N: Techniques of regional anesthesia in adults. *In* Raj PP (ed): Clinical Practice of Regional Anesthesia. New York, Churchill Livingstone, 1991, p 271.
9. Ritter JW: Femoral nerve "sheath" for inguinal perivascular lumbar plexus block is not found in human cadavers. J Clin Anesth 7:470, 1995.
10. Singelyn FJE: Continuous femoral and popliteal sciatic nerve blockades. Tech Reg Anesth Pain Manage 2:90, 1988.
11. Tarhan S, Moffitt EA, Taylor WF, et al: Myocardial infarction after general anesthesia. JAMA 220:1451, 1972.
12. Wedel DJ: Nerve blocks. *In* Miller RD (ed): Anesthesia, 5th ed. New York, Churchill Livingstone, 1999.

第 18 章

髋和膝关节成形术围手术期的死亡率

David G. Lewallen, Javad Parvizi, Mark H. Ereth

毋庸置疑，全关节成形术最危险的并发症是死亡。虽然重大手术过程的应激反应、术中出血和麻醉都会不可避免地使患者承受发病和死亡的低度风险，但是关节成形术中所发生的一些特殊事件的复合影响会使这种风险度增加[16,17]。在上世纪 70 年代早期，髋关节成形术中由骨水泥引发的心血管系统突然衰竭而致死亡的报道屡见不鲜[7,8,19,26,45,49]。可能的致病因素包括：甲基丙烯酸甲酯单体的直接毒副作用；外周血管舒张，心肌衰退，肺中血栓形成和纤维蛋白溶解；空气、脂肪和其他骨髓内容物的栓塞[51]。在早期的病例中，尸检时肺血管中发现的脂肪和骨髓碎粒曾被认为是引起致命性病理反应的罪魁祸首，但是实际上肺部同样的改变经常见于标准的心肺复苏术后，从而对早期的这一结论提出质疑[27]。随后 20 多年的各项研究，重点都围绕着假体植入过程中普通患者会发生什么改变，以及导致手术前后发病和死亡的这些病理改变什么时候发生，为什么会发生，以及发生在哪些患者。同样曾有报道，全膝关节成形术也可伴发脂肪栓塞综合征、神经损伤甚至猝死，从而提出对该手术需要进行仔细研究[11,31,35]。

历史回顾

有关全髋关节成形术中猝死的早期病例报道，并没有明确这种灾难性罕见问题的发病率或病因。然而有关这类事件的许多报道表明，这种突然死亡似乎都与髋部假体充填骨水泥有着突然而明显的时间相关性。同时从这些早期报道中还可发现，有 1/3 或更多的患者术中曾发生短暂性轻度低血压[5,22]。这种短暂的良性低血压事件很可能是引起心血管系统衰竭甚至死亡的各种病理反应的一部分。这些早期报道还认为，需行髋关节成形术的髋部骨折与脂肪栓塞和猝死的发生有一定相关性[8,19,49]。

据 Duncan [13]报道，52 例股骨头下骨折行骨水泥假体置入的患者中有 6 例死亡，死亡率为 11.5%。另有两例患者在植入骨水泥股骨柄假体后几分钟内发生严重的心动过缓和低血压，后来才恢复正常。所有死亡患者都是老年患者(70~86 岁)，而且根据美国麻醉医师协会的麻醉风险评估均被定为Ⅲ或Ⅳ级。由于有这些病例经验，我们现在已改为使用双极性非骨水泥假体。

在最近的一项对股骨头下移位骨折患者的前瞻性随机研究中，打算对非骨水泥假体和双极性骨水泥假体进行对比研究，由于骨水泥组术中出现了两例死亡，使研究人员不得不放弃了该实验方案，恢复到对所有这类患者都采用非骨水泥假体[29]。

Patterson 等报道了 7 例由于使用长柄骨水泥股骨假体行关节成形术而出现心脏停搏的患者(其中 4 例死亡)。虽然作者推断这与使用长柄骨水泥假体有关，但并没有强调这 7 例患者都有累及股骨的某种类型的骨折相关病变，其中有两例伴有转移性肿瘤[43]。

与全髋关节成形术相比，以往与全膝关节成形术相关的死亡率报道更加零散，而且大多仅限于个案报道[31,35,37,52,54]。

髋关节成形术围手术期的死亡率

Holiday 等人最先对髋关节成形术相关的死亡率进行了统计，他们对梅奥诊所 20 年间进行髋关节成形术的经验进行了回顾，并报道了所有术中死亡的病例。在 1969~1988 年间进行的 21 895 例髋关节成形术中，有 19 例患者在手术中死亡。死亡患者中老年女性占多数，平均年龄为 82.6 岁。死亡原因为在置入骨水泥假体时患者突然出现低血压和心律失常。死亡的 19 例患者中，有 18 例患者既往有心血管疾病史，有 16 例患者曾因骨折而做过手术。实际上，对因骨折而行髋关节成形术的患者，死亡率将近 1%(1690 例患者中有16例死亡）。与此形成鲜明对照的是，在因非骨折原因行髋关节成形术的患者中，术中突然死亡率仅为0.015%（20 205例患者中有3例死亡）（$P<0.001$）。在梅奥诊所的早期病例中，因转子间骨折而行骨水泥髋关节成形术的患者，术中死亡率为3.3%（240例患者中有8例死亡）（$P<0.001$）。

从Holiday等人所做的这项早期回顾性研究中可以看出，既往有心血管疾病因骨折而行骨水泥髋关节成形术的老年女性患者，是髋关节成形术中最易发生突然死亡的患者群体[24]。另外，根据Patterson等人的研究，老年关节成形术患者使用骨水泥长柄股骨假体也是一个潜在的危险因素，特别是合并有其他疾病或髋关节骨折时[43]。

Parbizi最近重新统计了梅奥诊所28年髋关节成形术的经验，对1969~1997年间的病例做了更广泛、更长期的回顾性研究[39]。在38 488例髋关节成形术中，有23例患者术中死亡，死亡率为0.06%。所有死亡病例均发生在初次骨水泥髋关节成形术中。没有一例死亡病例出现在初次非骨水泥髋关节成形术中，在随后的8608例关节成形术翻修病例中也无死亡患者（$P<0.05$）。初次全髋关节成形术的术中死亡率见表18-1。术中死亡率随着研究年限的增加而明显下降，从1969~1988年间的0.087%，下降到1988~1997年间的0.024%。死亡率随时间的下降与医疗技术的改进、麻醉监护水平的提高以及各种减少静脉栓塞方法的应用有关。

因此对于大多数患者来讲，择期行全髋关节手术不但有效而且特别安全。Dearborn和Harris报道了2736例行择期髋关节成形术的患者中，术后90天内有8例死亡（0.29%）[9]。最近Pedersen等报道了另一个跨度为26年的单一外科医师的系统病例，在其总共做的4967例髋关节成形术中术后90天患者的死亡率为0.98%。

另外还对梅奥诊所髋关节成形术后30天死亡率进行了回顾性研究，旨在明确哪些患者因素和手术因素可能会增加死亡率[40]。30天死亡率数据收集了1969~1997年期间择期进行的30 714例髋关节成形术患者，其中不包括术前诊断为骨折而行关节成形术的患者。有90例患者在择期髋关节成形术后30天内死亡，死亡率为0.29%。术前合并有心血管疾病的患者（$P<0.0001$）、男性患者（$P<0.0001$）和老年患者（70岁以上）（$P<0.0002$）的30天死亡率明显偏高。30天死亡率在翻修手术和初次手术、骨水泥假体和非骨水泥假体以及类风湿关节炎和骨关节炎之间无明显差异。在上一世纪90年代期间，择期髋关节成形术后的30天死亡率有了明显下降（$P<0.0002$），总的死亡率已降为0.15%（14 989例中有23例死亡）。

另一项针对梅奥诊所28年间髋关节成形术后30天死亡率的分析研究，收集了因骨折而行手术的患者[41]。对1969~1997年间的7316例因骨折而行髋关节成形术的患者进行了回顾分析。其30天死亡率为2.54%（7316例患者有186例死亡）。骨水泥髋关节成形术患者的30天死亡率为4.7%（3038例患者有143例死亡），明显高于非骨水泥髋关节成形术的30天死亡率（1%）（4278例患者有43例死亡）（$P<0.0001$）。因此在这项研究中，与死亡率增加相关的危险因素包括骨水泥假体、老年患者、转子间骨折、潜在的恶性肿瘤以及既往有心血管疾病史。

表18-1　梅奥诊所38 488例患者初次行髋关节置换术后的死亡率（1969~1997年）

	死亡例数/手术例数	百分比
总置换例数	23/38 488	0.06
半髋置换	12/7214	0.17
全髋置换	11/23 666	0.05
诊断		
非骨折	5/19 655	0.03*
骨折	18/10 245	0.18
股骨颈	7/34 534	0.2
转子间	11/706	1.6
病理性	3/70	4.3

*有统计学意义。译者注：此表中数据有误，原文如此。

全膝关节成形术围手术期的死亡率

全膝关节成形术通常认为是非常安全的，手术所导致的围手术期死亡率非常低。早期关于全膝关节成形术的死亡率报道基本上都是个案报道[31,35,52,54]。全膝关节成形术围手术期的准确死亡率和相关危险因素尚不十分清楚。有文献认为，因髓内器械操作和加压而引起的脂肪栓塞是引起血流动力学不稳定、神经损害和术中突然死亡的重要因素[9,31,37]。因此有人建议改进手术技巧，例如：扩大股骨假体植入孔，吸出髓腔内容物，髓腔内使用开槽或空心的内固定杆，髓腔冲洗，降低插入髓腔内导针的速度，以及避免在股骨和胫骨髓腔内使用髓内器械[18,48,53]。

对梅奥诊所1969~1997年间的22 540例全膝关节成形术病例进行的回顾性研究表明,30天死亡率为0.2%(22 540例有47例死亡)[42](表18–2)。后来死于翻修术的4例患者均用的是长柄的骨水泥假体。在47例死亡患者中,有43例既往有心血管性肺病。在同样麻醉方法下进行的双侧全膝关节同时成形术的患者围手术期的死亡率明显较高($P<0.002$)。这项研究表明,70岁以上的老年患者以及既往有心血管疾病史的患者,初次成形术与翻修术相比,使用骨水泥假体以及同时进行双侧全膝关节成形术的患者,其死亡率明显升高[42]。

增加围手术期死亡率的潜在病生理因素

甲基丙烯酸甲酯的毒性

关于骨水泥(特别是液态单体甲基丙烯酸甲酯)潜在的直接毒副作用,在全髋关节成形术开展后不久的几年间曾做了详细的研究。Charnley[5]在他的关于丙烯酸骨水泥的经典著作中,有一章专门论述了骨水泥单体对人体的影响,并指出当时的临床证据都表明骨水泥单体是低毒性的,主要影响呼吸系统而不是心肌,而且其液态植入量足够大(0.45 kg以上)时方能致死。Charnley此前所做的动物实验将人的骨水泥单体静脉内致死剂量确定为1.25~2.0 mL/kg[5]。McLaughlin等使用核素标记的甲基丙烯酸酯,对犬做了一系列实验。还对静脉内注射单体进行了研究。结果发现,经脉对血中单体的清除进行得非常快,只有当单体剂量达到人体关节成形术中临床释放剂量的35倍时,肺功能才会下降[33]。

Modig等在一项对全髋关节成形术患者的研究中发现,在植入股骨假体后进行测量时,释放到肺循环内的组织促凝血产物与血压和血氧饱和度的降低相关。脂肪滴引起的肺栓塞和血中测量到的丙烯酸单体释放量似乎并不起重要作用[34]。

表18–2 梅奥诊所22 540例患者初次行膝关节置换术后的死亡率(1969~1997年)

	死亡例数/手术例数	百分比
总例数	47/22 540	0.2
骨水泥	47/18 810	0.2
非骨水泥	0/3730	0($P<0.001$)
初次	43/18 165	0.24
翻修	4/4375	0.09($P<0.0003$)

有证据表明,骨水泥并不是术中发生这些情况的必要条件。研究发现,对在股骨和胫骨骨折进行扩髓孔和髓内穿钉操作时都会产生栓塞残渣[44]。对骨进行的任何扩髓孔、加压或器械操作都可形成大量的脂肪或骨髓内容物栓子(图18–1)。在初次全膝关节成形术中曾报道有突然死亡,死亡病例都发生于用长柄骨水泥假体之后,可在充填骨水泥时也可在放开止血带之后[4,10,37]。在全膝关节成形翻修术的股骨扩髓期间也可发生脂肪栓塞[21]。甚至在股骨髓腔内插入对位杆之后,也曾报道有血氧饱和度和呼气终末期二氧化碳分压显著降低的病例,这些改变通过将插入孔扩大至4.7 mm即可消除[18,47]。

基于这些和类似的相关研究结果,目前的研究已不再关注单体和骨水泥的直接毒副作用。现在的研究重点是:所用的手术材料是否会由于对骨组织的预处理和加压而释放到肺部并引起肺栓塞,以及随后发生的肺部反应。

髓腔内容物引起的肺栓塞

已经有很多关于髋关节成形术中脂肪和其他骨髓成分引起肺栓塞的报道。曾描述过多种检测肺栓塞的方法,包括:检测从髋关节附近提取的静脉血样标本,对实验动物的肺组织进行组织学研究,以及术中用超声波探测股静脉[12,23,36]。

当血栓拴子通过心腔时,通过经食管超声心动图可以直接观察到栓子[12,16](图18–2)。在一项对35例关节成形术(19例用非骨水泥假体,16例用骨水泥假体)患者进行的回顾性研究中,在所有患者中都发现了静脉血栓,但使用骨水泥假体的患者尤为明显。髋关节复位时,栓塞因子增多,可能是因为大腿旋转回原位时储存在受压股静脉内的栓塞因子被释放出来所致(图18–3)。

虽然栓塞形成高峰发生于插入股骨干假体时,但是在处理髋臼和充填骨水泥时也可产生大量发生回波的物质[16]。如果考虑到已有两例在处理髋臼时因血管萎陷而死亡的报道,则这种现象值得关注[24]。

有一项研究表明,在全膝关节成形术中止血带放气时,在人类中也可观察到产生回波的类似物质[38]。在插入髓内钉之前对股骨和胫骨扩髓时也曾观察到栓塞因子,并认为它会引起肺功能不全,并有可能引起

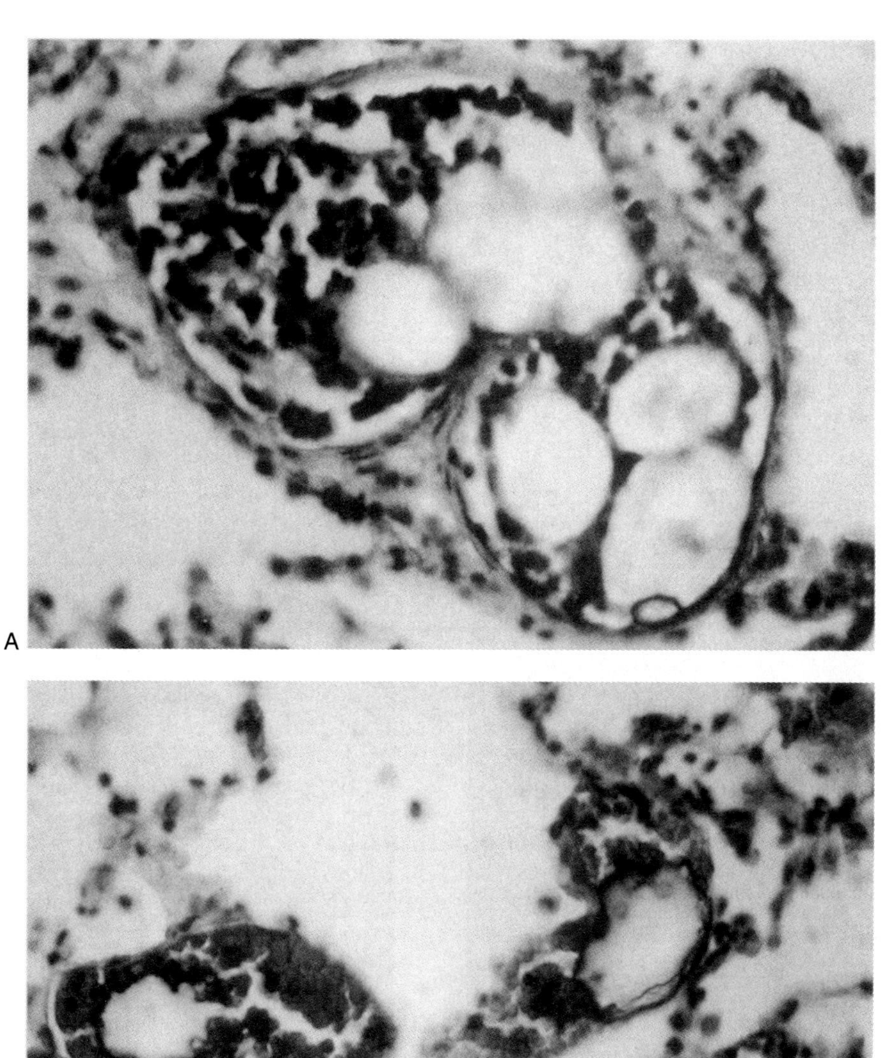

图 18–1　(A)充填髋关节假体骨水泥时死亡的一例患者，肺组织学切片可见肺血管中存在骨髓和脂肪。(B)肺组织学切片显示肺小动脉中明显可见的甲基丙烯酸甲酯。

成人呼吸窘迫综合征[44]。髓腔内压力增加时会发生髓腔内容物导致的静脉栓塞。骨水泥全髋关节成形术产生的髓腔内压力可高达 575 mmHg[2,25,28]。

Orsini 等用犬模型比较了骨水泥股骨假体、非骨水泥股骨假体和用骨蜡充填的股骨假体这三种股骨假体类型。在一项对犬的研究中，在犬的肺组织学切片上检测到的脂肪栓子数量与产生的压力有关。在骨水泥组和骨蜡组都发现有明显的心肺病理改变，而在非骨水泥组却没有。这些病理改变包括动脉氧分压降低、肺动脉压升高以及肺内分流量增加[36]。

显然，无论在骨水泥型还是非骨水泥型髋关节成形术中，都可能发生不同程度的强回声物质的栓塞，其中包含有脂肪滴、骨髓成分、空气和骨碎粒(图 18–4)。可增加栓塞物量的因素包括：髓腔内压力升高；使用骨水泥，因为骨水泥是对骨施压的有效手段；以及在植入假体或充填骨水泥之前可能没有彻底清洁骨

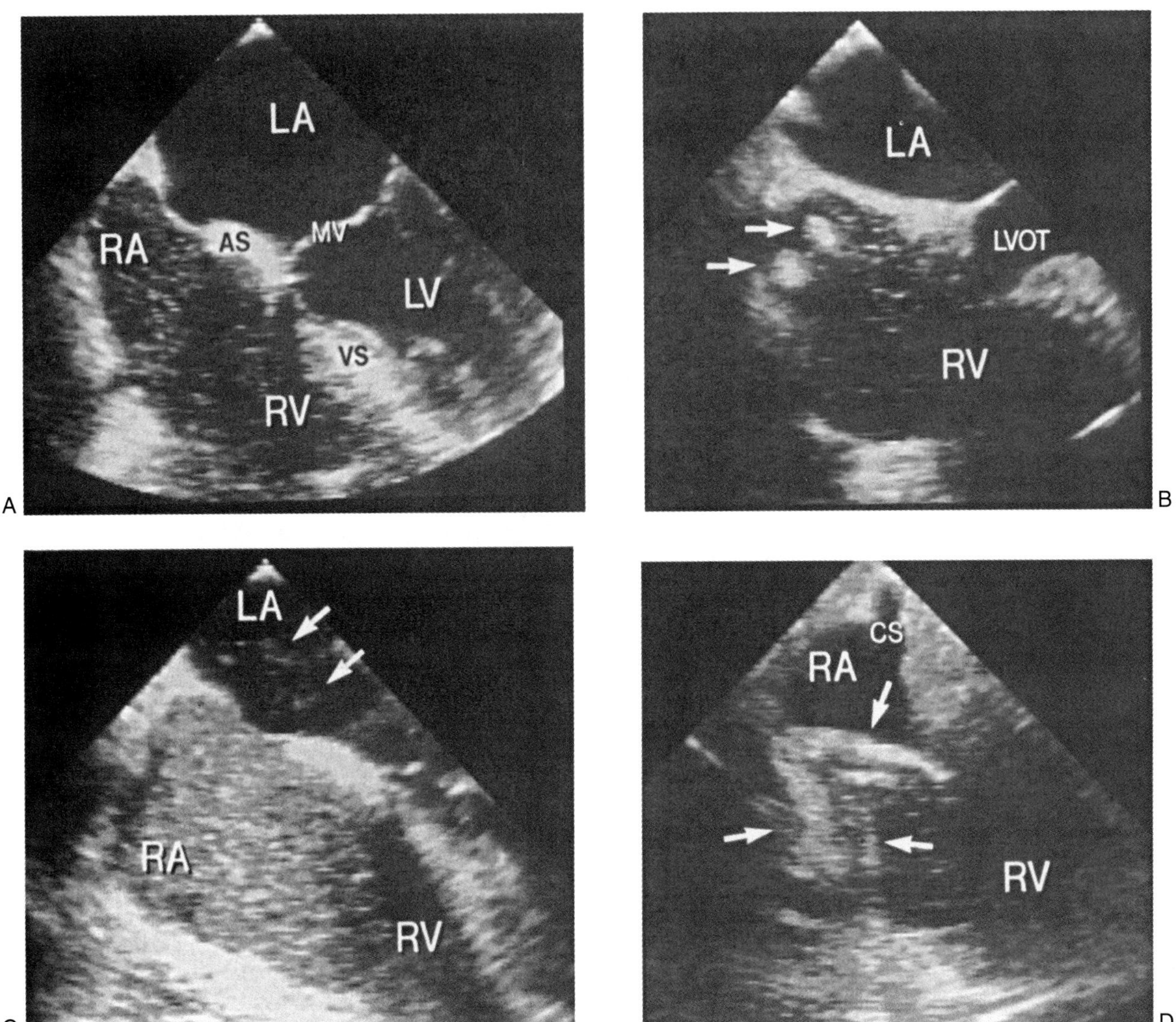

图 18-2 髋关节成形术中经食管超声心动图显示的心脏四腔视图。(A)右心房(RA)和右心室(RV)内的小栓子。(B)右心室内的小到中等大的栓子(箭头所示)。(C)大量小栓子充满了整个右心房,同时在左心房(LA)可见奇异性栓子(箭头所示)。(D)尺寸大于10 mm 的栓子 (箭头所示)。(From Ereth MH,Weber JG,Abel MD,et al:Cemented versus noncemented total hip arthroplasty:Embolism, hemodynamics,and intrapulmonary shunting. Mayo Clin Proc 67:1066,1992.)

髓腔(图 18-5)。现在尚不清楚导致严重低血压和死亡的关键因素是什么,不过骨水泥单体在这些事件中好像并没有起多大的直接作用。虽然对肺血栓形成、纤维溶解以及各炎症介质(如激肽释放酶、激肽原和细胞因子系统)释放在肺部活动性方面的认识在不断深入,但是各个事件的确切连锁机制尚不清楚[16]。尤其令人困惑的是为什么绝大部分患者能耐受这种栓子的危害而不发病,而只有少部分患者深受影响。未来对这些病生理机制的更深入了解将有助于内科医师预防或处理这些问题。

髋关节成形术中的奇异栓化

在髋关节成形术中,曾观察到从右心通过未闭的卵圆孔到左侧体循环的奇异栓化过程,有文献认为这种现象具有一定临床意义[16,24]。当发生奇异栓化时在髋关节成形术中可观察到栓塞因子从右心房流到左心房(见图 18-2C)。CT 扫描有助于证实大脑中有奇异栓化区(图 18-6)。但现有资料认为,MRI 和单光子发射计算机断层扫描比 CT 扫描在检测血流灌注不足区或

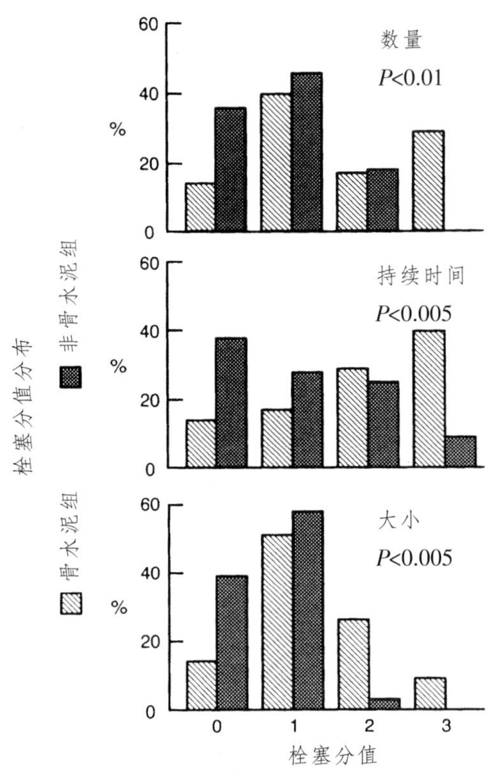

图 18–3　股骨柄插入后的第一分钟内，由经食管超声心动图测定的右心房内栓塞分值分布。(From Ereth MH, Weber JG, Abel MD, et al: Cemented versus noncemented total hip arthroplasty: Embolism, hemodynamics, and intrapulmonary shunting Mayo Clin Proc 67:1066, 1992.)

梗死区方面更敏感[15]。

可探测到的卵圆孔未闭并不少见，尸检时有 25% 的患者可观察到这种解剖变异[20]。因此估计 5%~10% 的成年人群手术期间会出现奇异栓化[1,6]。奇异栓化所产生的神经功能障碍其轻重程度各不相同，有的检测不到，有的非常明显，其严重程度与进入大脑的栓子数量、大小和最终位置有关。

术后的精神状态改变可能比预想的更常见。Kilgus 等在一项全髋关节成形术患者的回顾研究中提出，髋关节成形术中所产生的骨髓内容物栓子可能会导致严重的神经心理性大脑功能障碍。术中对 28 例患者采用经颅多普勒扫描进行了监测，用以检测骨的栓子形成。在术后 7 天和 6 周分别对患者进行了神经心理测试。经颅多普勒扫描证实，高达 71%的患者术中出现脑栓塞。67%的患者显示有神经心理缺陷。术后 6 周与术前相比，29%的患者出现了神经心理功能障碍。这项研究证实，在全关节成形术中，大部分患者的骨髓内容物栓塞因子会输送到脑循环内，当存在右向左分流时是通过奇异栓化输送的，另一部分患者是通过肺循环输送的[30]。

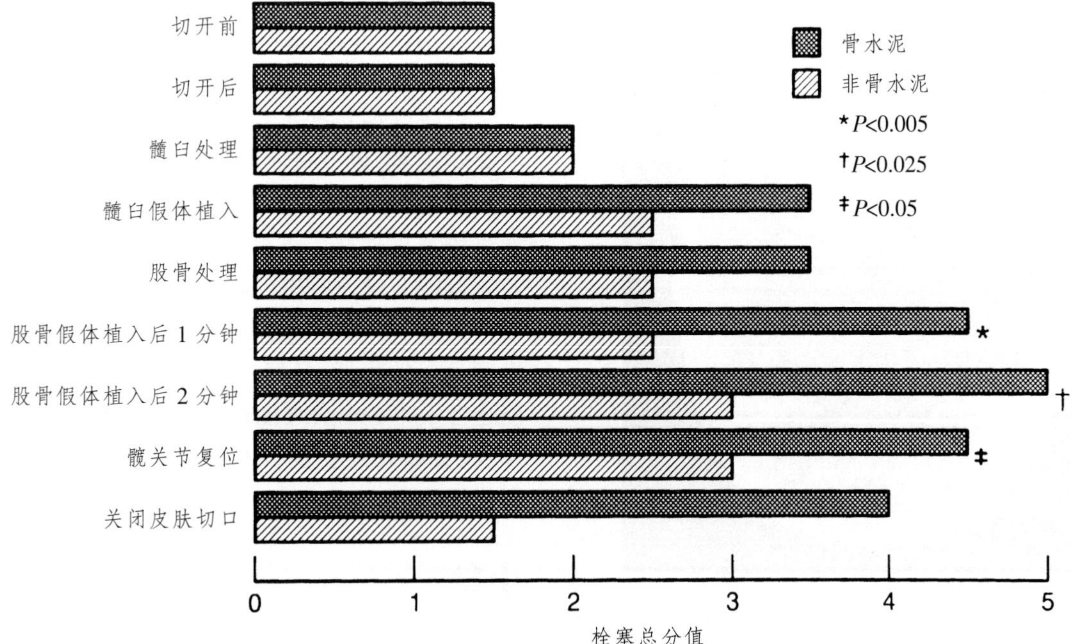

图 18–4　各期间栓塞总分值的比较，总分值由手术中各期间通过右心房栓子的数量、持续时间和大小的平均分值之和求得。(From Ereth MH, Weber JG, Abel MD, et al: Cemented versus noncemented total hip arthroplasty: Embolism, hemodynamics, and intrapulmonary shunting. Mayo Clin Proc 67:1066, 1992.)

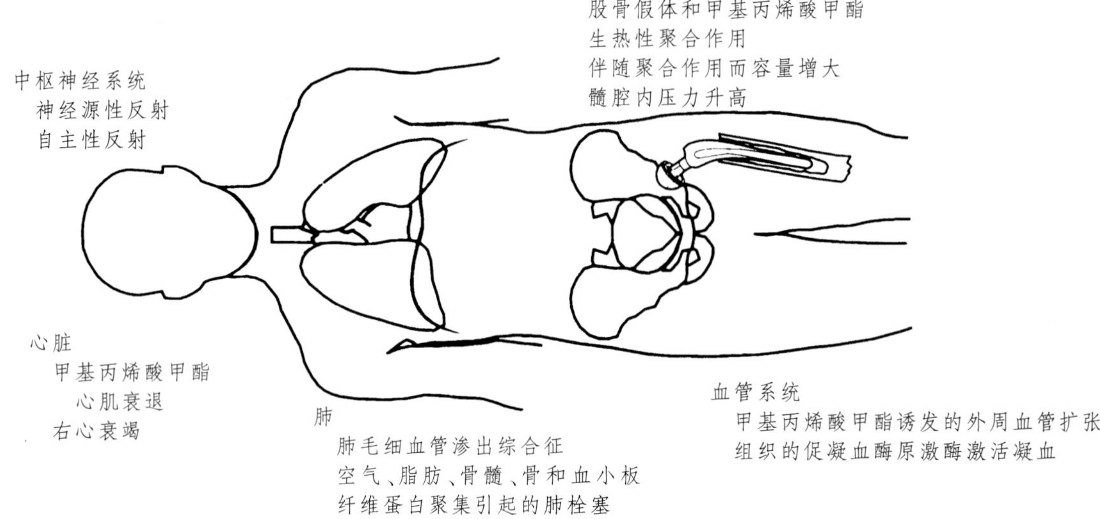

图 18-5 髋关节成形术相关的一些生理改变。

预防措施

为减少髋关节成形术中的血栓形成曾探索过多种方法。有文献建议在股骨腔内置入通气管并在股骨柄头端附近钻几个孔[2,14]。Sherman 用犬模型证实，在植入骨水泥柄之前对股骨髓腔远端进行仔细的灌洗，可有效避免其他手术中出现的动脉血氧饱和度下降、肺内分流量增加以及肺动脉压升高[50]。Byrick 等采用大容量高压脉冲式灌洗也获得了类似的效果，成功地防止了肺的生理紊乱，并减少了肺内的脂肪栓子[3]。一项双盲前瞻性研究显示，使用骨水泥枪对髓腔做逆行骨水泥充填可减少心脏中的空气栓子数量[17]。

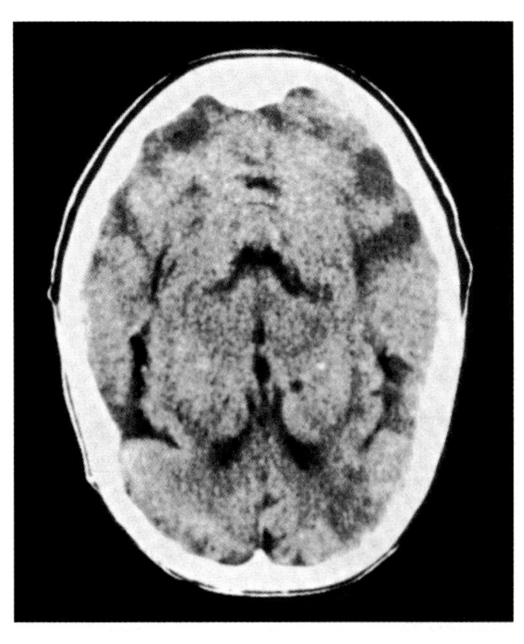

图 18-6 骨水泥关节成形术后几天内出现反应迟钝、昏迷最后死亡的患者的头部 CT 扫描。术后超声心动图发现心房水平有一大的右向左分流。头部 CT 扫描显示脑皮质出现多个低密度区，可诊断为散在多灶性新发栓子性梗死，是由假体植入时发生的奇异栓化过程所致。

脉冲灌洗、使用骨水泥枪和髓腔远端堵塞不可能同时被取代。由于髓腔堵塞会显著增加由骨水泥引起的骨内加压[32]，因此灌洗和逆行填充的好处可能会被这种更有效的加压方法所抵消。

对于既往有严重心血管疾病、转移瘤或骨折病史的老年患者，以及那些在关节成形术时有心血管衰竭风险的患者，应考虑采用各种方法来减少栓子形成。如果栓塞事件产生了严重的心肺问题，侵入性心血管监测可能会对这些患者有所帮助。对于行全膝关节成形术的患者，特别是那些老年患者或者既往有心血管疾病病史的患者，最好避免在同一次麻醉下同时对双侧进行手术。在有可能产生大量栓塞因子释放的手术过程（如松开止血带）中，必须进行充分的水化、补液和仔细监测。

小结

虽然髋关节成形术很少发生猝死，但术中发生猝死的特征性方式都直接与骨的预处理和加压以及由此导致的空气、脂肪和骨髓内容物栓塞有关。老年患者、有心血管疾病既往史的患者以及因转移瘤或骨折而手术的患者，均属于高危患者。因为股骨骨水泥黏固会对髓腔内容物产生有效的加压，而这个过程又是栓化作用最大的时刻，所以骨水泥型髋关节成形术会增大这些患者的发病和致死的风险。对于有明确危险因素的患者，应采取有效的方法来减少栓塞因子的释放量。在对这些高危患者进行髋或膝关节成形术之前以及手术过程中，骨科医师和麻醉医师必须对这些问题进行充分的信息沟通。对于所有关节成形术中发生的栓子形成，不同的患者会有不同的反应，对其病理生理机制的进一步认识将有助于提高对这些问题的预测、治疗和预防能力。

髋和膝关节成形术患者的围手术期死亡率非常低，其中老年患者、有心血管和髋部疾病既往史的患者、因骨折而行急诊手术的患者，或者确诊的肿瘤患者，死亡风险最大。整个医疗团队提高监测和围手术期处理的水平将有助于减少这些高危人群的死亡率，并有助于提高这项本来已非常安全有效的手术的安全性。

（田家亮　裴福兴　译　李世民　校）

参考文献

1. Black S, Cucchiara RF, Nishimura RA, Michenfelder JD: Parameters affecting occurrence of paradoxical air embolism. Anesthesiology 71:235, 1989.
2. Breed AL: Experimental production of vascular hypotension and bone marrow and fat embolism with methylmethacrylate cement: Traumatic hypertension of bone. Clin Orthop 102:227, 1974.
3. Byrick RJ, Bell RS, Kay JC, et al: High-volume, high-pressure pulsatile lavage during cemented arthroplasty. J Bone Joint Surg 71A:1331, 1989.
4. Byrick RJ, Forbes D, Waddell JP: A monitored cardiovascular collapse during cemented total knee replacement. Anesthesiology 65:213, 1986.
5. Charnley J: Acrylic Cement in Orthopaedic Surgery. Edinburgh, Churchill Livingstone, 1970, p 72.
6. Cucchiara RF, Seward JB, Nishimura RA, et al: Identification of a patent foramen ovale during sitting position craniotomy by transesophageal echocardiography with positive airway pressure. Anesthesiology 71:235, 1985.
7. Cullen CA, Smith TC: The intraoperative hazard of acrylic bone cement: report of a case. Anesthesiology 35:547, 1971.
8 Dandy DJ: Fat embolism following prosthetic replacement of the femoral head. Injury 3:85, 1971.
9. Dearborn JT, Harris WH: Postoperative mortality after total hip arthroplasty. J Bone Joint Surg 80:1291, 1998.
10. DeBurge A: Guepar hinge prosthesis: Complication and results with two years follow-up. Clin Orthop 120:47, 1976.
11. Dorr LD, Merckel C, Mellman MF, Klein I: Fat emboli in bilateral total knee arthroplasty: Predictive factors for neurologic manifestations. Clin Orthop 248:112, 1989.
12. Drinker H, Panjabi M, Goel V: Acute cardiopulmonary toxicity of methacrylate pressurization in the dog femur. Orthop Trans 5:275, 1981.
13. Duncan JA: Intra-operative collapse or death related to the use of acrylic cement in hip surgery. Anaesthesia 44:149, 1989.
14. Engesaeter LB, Strand T, Raugstad TS, et al: Effects of a distal venting hole in the femur during total hip replacement. Arch Orthop Trauma Surg 103:328, 1984.
15. Erdem E, Namer IJ, Saribas O, et al: Cerebral fat embolism studied with MRI and SPECT. Neuroradiology 35:199, 1993.
16. Ereth MH, Weber JG, Abel MD, et al: Cemented versus non-cemented total hip arthroplasty: Embolism, hemodynamics, and intrapulmonary shunting. Mayo Clin Proc 67:1066, 1992.
17. Evans RD, Palazzo MGA, Ackers WL: Air embolism during total hip replacement: Comparison of two surgical techniques. Br J Anaesth 62:243, 1989.
18. Fahmey NR, Chandler HP, Danychuk K, et al: Blood-gas and circulatory changes during total knee replacement: Role of the intramedullary alignment rod. J Bone Joint Surg 72A:19, 1990.
19. Gresham GA, Kuczynski A, Rosborough D: Fatal fat embolism following replacement arthroplasty for transcervical fractures of femur. BMJ 2:617, 1971.
20. Hagen PT, Scholz DG, Edwards WD: Incidence and size of patent foramen ovale during the first 10 decades of life: An autopsy study of 965 normal hearts. Mayo Clin Proc 59:17, 1984.
21. Hall TM, Calahan JJ: Fat embolism precipitated by reaming of the femoral canal during revision of a total knee arthroplasty: A case report. J Bone Joint Surg 76A:899, 1994.
22. Harris NH: Cardiac arrest and bone cement [letter]. BMJ 3:523, 1970.
23. Herndon JH, Bechtol CO, Crickenberger DP: Fat embolism during total hip replacement: A prospective study. J Bone Joint Surg 56A:1350, 1974.
24. Holiday AD Jr, Lewallen DG: Sudden death associated with hip arthroplasty. Presented at the 58th annual meeting of the American Academy of Orthopaedic Surgeons, Anaheim, CA, March 7–12, 1991.
25. Homsy CA, Tullos HS, Anderson MS, et al: Some physiological aspects of prosthesis stabilization with acrylic polymer. Clin Orthop 83:317, 1972.
26. Hyland J, Robins RHC: Cardiac arrest and bone cement [letter]. BMJ 4:176, 1970.
27. Jackson CT, Greendyke RM: Pulmonary and cerebral fat embolism after closed-chest cardiac massage. Surg Gynecol Obstet 120:25, 1965.
28. Kallos T, Enis JE, Golan F, Davis JH: Intramedullary pressure and pulmonary embolism of femoral medullary contents in dogs during insertion of bone cement and a prosthesis. J Bone Joint Surg 56A:1363, 1974.
29. Karpman RR, Lee TK, Moore BM: Austin-Moore versus bipolar hemiarthroplasty for displaced femoral neck fractures: A randomized prospective study. Presented at the 59th annual meeting of the American Academy of Orthopaedic Surgeons, Washington, DC, February 25, 1993.
30. Kilgus DJ, Colonna DM, Stump DA, et al: Total hip arthroplasty produces intraoperative brain embolization and neuropsvchologic dysfunction up to 6 weeks postoperatively. Proceedings of the 67th Annual meeting, AAOS, March 15–19, 2000, Orlando, FL, p 507.
31. Lachiewicz PF, Ranawat CS: Fat embolism syndrome following bilateral knee replacement with total condylar prosthesis. Report of two cases. Clin Orthop 160:106, 1981.
32. Markolf KL, Amstutz HC: In vitro measurement of bone acrylic interface pressure during femoral component insertion. Clin Orthop 121:60, 1976.
33. McLaughlin RE, DiFaxio CA, Hakala M, et al: Blood clearance and acute pulmonary toxicity of methylmethacrylate in dogs after simulated arthroplasty and intravenous injection. J Bone Joint Surg 55A:1621, 1973.
34. Modig J, Busch C, Olerud S, et al: Arterial hypotension and hypoxaemia during total hip replacement: The importance of thromboplastic products, fat embolism, and acrylic monomers. Acta Anaesth Scand 19:28, 1975.
35. Monto RR, Garcia J, Callaghan JJ: Fatal fat embolism following total condylar prosthesis: Report of two cases. Clin Orthop 160:106, 1981.
36. Orsini EC, Byrick RJ, Mullen BM, et al: Cardiopulmonary function and pulmonary microemboli during arthroplasty using cemented or non-cemented components: The role of intramedullary pressure. J Bone Joint Surg 69A:822, 1987.
37. Orsini EC, Richards RR, Mullen JMB: Fatal fat embolism during cemented total knee arthroplasty: A case report. Can J Surg 29:385,

1986.
38. Parmet JL, Berman AT, Horrow JC, et al: Thromboembolism coincident with tourniquet deflation during total knee arthroplasty. Lancet 341:1057, 1993.
39. Parvizi J, Holiday AD Jr, Lewallen DG, et al: Sudden death during hip arthroplasty. Clin Orthop 269:39, 1999.
40. Parvizi J, Johnson B, Rowland CR, et al: Thirty-day mortality following elective hip arthroplasty. J Bone Joint Surg 83A:Oct, 2001.
41. Parvizi J, Rowland CR, Ereth MH, Lewallen DG: Perioperative mortality following hip arthroplasty for fracture [unpublished data].
42. Parvizi J, Sullivan TA, Trousdale RT, Lewallen DG: Perioperative mortality associated with total knee arthroplasty. J Bone Joint Surg 83A:1157, 2001.
43. Patterson BM, Healy JH, Cornell CN, Sharrock NE: Cardiac arrest during hip arthroplasty with a cemented long-stem component. J Bone Joint Surg 73A:271, 1991.
44. Pell AC, Christie J, Keating JF, Sutherland GR: The detection of fat embolism by transesophageal echocardiography during reamed intramedullary nailing: a study of 24 patients with femoral and tibial fractures. J Bone Joint Surg 75B:921, 1993.
45. Phillips H, Cole PV, Lettin AWF: Cardiovascular effects of implanted acrylic bone cement. BMJ 3:460, 1971.
46. Propst JW, Siegel LC, Schnittger I, et al: Segmental wall motion abnormalities in patients undergoing total hip replacement: Correlations with intraoperative events. Anesth Analg 77:743, 1993.
47. Ries MD: Fat embolism associated with intramedullary alignment during total knee arthroplasty. Contemp Orthop 28:211, 1994.
48. Ries MD, Rauscher LA, Hoskins S, et al: Intramedullary pressure and pulmonary function during total knee arthroplasty. Clin Orthop 356:154, 1998.
49. Sevitt S: Fat embolism in patients with fractured hips. BMJ 2:257, 1972.
50. Sherman RMP, Byrick RJ, Kay JC, et al: The role of lavage in preventing hemodynamic and blood-gas changes during cemented arthroplasty. J Bone Joint Surg 65A:500, 1983.
51. Special Article: Acrylic cement and the cardiovascular system. Lancet 2:1002, 1974.
52. Stecker MS, Ries MD: Fatal pulmonary embolism during manipulation after total knee arthroplasty. A case report. J Bone Joint Surg 78A:111, 1996.
53. Stern SH, Sharrock N, Kahn R, Insall JN: Hematologic and circulatory changes associated with total knee arthroplasty instrumentation. Clin Orthop 143:211, 1979.
54. Weiss SJ, Cheung AT, Stecker MM, et al: Fatal paradoxical cerebral embolization during bilateral knee arthroplasty. Anesthesiology 84:721, 1996.

第 19 章

关节置换术后的效果评价、测量方法和损害评估

Peter C. Amadio

关节置换术后的效果评价

关节置换术后的临床效果评价曾在许多出版物中进行了论述。虽然所应用的评价方法各有不同，但有一些基本理念在评价关节置换术后的效果时应遵循。

首先，临床结果是多方面的，将不同的评价项目归纳为简单的评分可能会混淆某些重要因素[16]。比如，如果将患者的满意度或功能情况与解剖结果作联合评分，就无法研究这些因素的相关性。效果评价的方法不能只求简单化，更应该准确、可靠，并具有相关性。另外，效果评价必须以对结果进行多层次的评价为基础。虽然研究可能只关注限定的某一层次结果，但是必须意识到还存在其他层次，而且这些层次可能更有相关性。

效果评价的共同特点

在进行回顾性研究时始终要牢记，所有的效果评价方法都有一些共性[32]。这些共性就是有效性、可靠性、响应性和敏感性（图 19–1）。

有效性就是测量方法与评价目的的相关性。比如，评价髋关节成形术效果时，测量肾脏血流或者测视力就是无效的。显然只要看一看测量方法是否与评价目的相关（如髋关节疼痛和髋关节手术），就可以评价其有效性。另外还必须保证测试的连贯性。有效的评价标度不受其他外来因素的影响。比如髋痛的评分就不会受头痛的影响。行走能力可能会受疼痛的影响，但是同时也受其他因素（如肌无力或肢体平衡）的影响。任何理想的测量方法都应该具有内在一致性。进行问卷调查时，可以采用统计学方法，如 Cronbach α 相关性或组内相关性，来显示同一量度表内各项参数向同一方向移动的趋势。

有效性也可以通过确定该项测量是否受被测项目已知相关性的影响来评价，例如，疼痛评分应该反映出有疼痛性疾病患者的分值要高于无疼痛性疾病患者的分值。疼痛评分也可以通过它与止痛药的用量正相关来验证其有效性。显然，有效性是测量方法最重要的特性，如果某项测量方法不具有效性，那么它就不能用于该课题的研究。幸运的是，这项特性通常很容易评价。

可靠性反映的是，在被测因素无变化的条件下重复进行该项测试能得到相同结果的能力。对于有观察人员参与的测试，应注意同一观察者两次测试之间以及不同观察者之间的可靠性。比如许多骨折分级系统不同观察者之间的可靠性就比较差；不同观察者即使接受了类似的训练，在观察同一张片子时，也常得出不同的结论。相反，角度测量法通常具有非常好的不同观察者之间的可靠性，只有 5°~10°的误差[7]。对于问卷调查表需要测量其两次测试的可靠性。可靠性也是一项重要的特性，不可靠的测量结果不能在各项研究之间进行比较。不幸的是，即使是最常用的测量方法（无论是临床还是影像学测量），我们对其可靠性都知之甚少。

响应性是指干预之后或者经过一段时间之后，测试结果的变化程度。通常，响应性用效应大小或标准化响应均值（SRM）来衡量，也就是说，变化量是用测量值的标准偏差或者用试验前后测量差值的标准差来表示的。响应性好的测试其效应大小或 SRM 应等于或大于 1。和可靠性一样，测量方法的响应性也难以明确规定。没有这些数据，很难知道在一项研究中应该使用多少项参数，才能获得有临床意义的结果。例如 Davis 等[5]就曾报道了采用不同类型拇指关节成形术的手术结果。其研究结果不具有确定性，部分原因是因为采用的一项测量参数是关节活动范围，不具有很好的响应性，他采用的另一项测量参数是肌力强度，又不具有很好的可靠性。

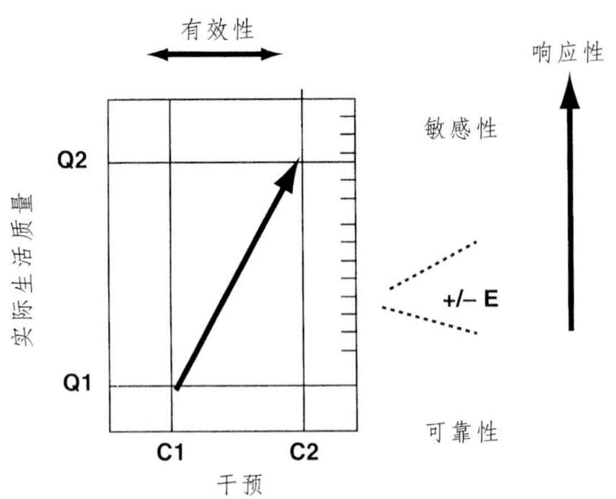

图 19-1 健康状况评价的重要特性。(Derived from Testa M, Simonson D:Assessment of quality-of-life outcomes.N Engl J Med 334:835-849,1996.)

敏感性是测量方法的第四个重要特性。敏感性反映了测试方法的精细程度。显然,按 0.1 度为标准的角度测量仪要比按 10 度标度的更为敏感。同样,提出多个问题的问卷调查表要比只提出几个问题的调查表更为敏感。与有效性一样,敏感性也是一项可以比较迅速评价的特性,但很少对其进行评价。与响应性一样,敏感性也是衡量某种测量方法在鉴别不同治疗方法或身体状况之间差异方面能力的一项重要指标。

效果的综合评价

关节置换术的效果评价涉及许多不同的领域。骨科医师传统上采用解剖学或生理学方法(如 X 线片上的对位关系、透亮线、感染率等)来评价其初步效果。目前已将患者的各项功能测试综合为一种复合评分系统,如 Harris 髋评分、HSS 评分、膝关节学会评分等。这些评分系统对疼痛程度、关节活动范围和活动能力的相对重要性设定了不同的分值,分值范围一般很宽,主要是依据设计评分系统的外科医师的主观判断而不是依据患者的反应而设定的。这些评价方法可能得出不一致的结果。对髋关节关节炎患者的一项调查显示,妨碍患者睡眠、消遣活动和性活动的那些症状对患者来说关系重大,然而在传统的关节综合评分系统中却很少调查这些项目[19]。

解剖学和生理学

关节置换术有许多有效且被普遍接受的解剖学和生理学测评方法。大部分方法也比较可靠,但是这些测评方法的响应性或敏感性往往并不很好,只适用于一小部分患者。此外,虽然这些测评方法能提供有关植入物机械状态的重要数据,但是并不能说明患者的功能情况。多项研究表明假体就位正确就意味着患者满意这一假设是毫无根据的。显然,这些测评方法虽然是绝对必要的,但是并不足以全面了解关节置换术的效果。

症状

患者寻求关节置换通常并不是因为担心异常的影像学表现而是因为症状或功能受限。疼痛是患者主诉的最重要焦点,幸运的是,评价肌肉骨骼系统疼痛有许多种有效、可靠、响应性好的方法。疼痛的严重程度可以用可靠而又敏感性高的疼痛测温计或直观类比评分表来测评。其他问卷调查测评方法,如 SF-36、对严重残障忧虑评分(DASH)和美国矫形外科医师协会(AAOS)髋和膝关节问卷调查表,可以测定关节疼痛频率模式和对日常活动的影响。这些测评方法是临床评价关节置换术后效果的重要组成部分。

功能

按照世界卫生组织的规定,躯体功能可分为三种不同的基本概念。病损是指躯体性或解剖性的功能受限,比如身体部分缺失、活动丧失或无力。这些表现也许可以用不能完成某项特定任务的残疾来表述。最后,残疾可能导致残障,即参加经济和社会活动受限。残疾是否会导致残障不仅取决于残疾情况,而且取决于心理应对机制、家庭和社会的支持、教育以及其他各种因素[4]。应该认识到,残障对个体生活的影响最大,而且病损(一般由手术医师测评)和残障(对患者最重要)之间的关系并不十分紧密。

幸运的是,目前已有许多种测评残疾甚至残障的方法,而且这些测评方法具有上述所有的四个重要特性。残疾,或者用其正面的对应词——能力,既可以通过观察来评价,也可以通过问卷调查表来评价。观察可以采取两种形式。一种形式是实际观察患者一天或一周内的活动,并记录他们能做什么,做的时候容不容易等。虽然理论上讲这是可行的,但是让一个训练有素的观察者形影不离地观察患者, 其花费显然不菲,甚至还没有考虑控制不同观察者之间的差异问题或者观察对患者行为表现的影响, 因为众所周知,人的行为在被观察时会有不同表现。另一种形式是保留观察者的作用但要对观察者的评价进行标准化处理,这样就可以减少参与标准化模拟的不同工作任务的各患者之间的可变量。诸如各种递增试验法、操作分级法等这类测评方法可能具有可靠性、敏感性甚至响应性，但是可能并没有关注对患者最为重要的活动功能，因此这些测评方法在某种程度上往往缺乏有效性。

问卷调查评价法与刚刚提到的两种方法不同。它只要通过简单询问患者能否完成动作以及完成动作时的不方便程度就可以评价患者日常生活的各种真实活动能力，因此这种方法相当有效。此外，还可以通过直接询问的方式来评价这些活动的重要性[17,36]。由于是自我测评，因此这种测试方法既廉价又不显眼。而且不必考虑与检查者互动可能对测评结果有效性的影响。虽然有患者回答不准确的可能，但是必要的话可以通过体格检查来证实回答的有效性。实际上问卷调查比其他需要使用检查者的方法更具有可靠性、敏感性和响应性。通过这些评价方法显然可以看出，关节置换术是一种成功率高的手术，它可以大大改善绝大多数患者的功能和总体生活质量[15,25]。

满意度

对治疗价值的最终测评不仅取决于它的生物学效果及其对功能活动的影响，而且还取决于患者的康乐感或满意度。显而易见，满意度的重要性不仅体现在最终的解剖和功能结果上，而且体现在患者术前的期待值上[22,36]。整容修复效果也是一项很重要的相关因素，特别是手部关节成形术[31]。此外，由于患者在检查者当面询问时做出回答往往要比自己填写问卷时填写的回答更具社会认可性，因此这常会使检查者弄不清事实真相。

满意度不仅只有一种，治疗过程的满意度对支付人和患者都很重要。医务人员的礼貌和关注以及外科医师的交流技巧也日益成为满意度的重要因素。

费用

最后是有关费用的评估。没有对治疗费用的分析，就不能评价要获得手术带来的好处需要多少社会投入，包括直接费用（外科手术费和住院费）和间接费用（患者及其陪护人员的误工时间）[10]。关节置换费用的综合评价还需要考虑到假体的使用寿命，包括将来翻修手术费用的现在折算价值。

何时用什么

此时应该明白，评价关节置换效果的方法有许多种，而且没有绝对错误或绝对正确的方法。每一种方法都有它各自的优点和缺点，而且每一种评价方法分别强调的是手术效果的不同侧面。体格检查、实验室检查和放射学评价，对诊断和评价植入物的术后力学状态都非常重要。这些资料固然重要，但是正如前文所述，它们并不是评价指标的全部，因为它们强调的是全关节置换术效果的技术侧面而不是人的方面。从患者或社会的角度来考虑效果，还需要有其他的测评方法。其中包括问卷调查甚至财务分析。但何时用什么这一问题仍未解决。

显然，其答案部分取决于临床医师或调查者对治疗结果的侧重点以及调查体系的结构。首先必须确定研究内容是什么。技术结果固然重要，但不一定是每项调查的重点。旨在明确手术适应证的研究项目，不仅需分析可能造成技术上失败的手术方法，还要分析使患者获得最佳功能改善和满意度的相关因素。调查需要使用简单、易行的手段，如简短的问卷调查表。虽然其不够详细，但是可以针对主要问题调查大量的患者。高质量的研究方案需要规范研究过程：是否在恰当的时间进行了合适的测试？并发症和危险因素是什么？调查研究方案需要有更仔细的分析和更详细的问卷调查表。

详细的问卷调查表存在应答负担太重的问题。虽然长问卷能提供更详细的结果，但是填写需要花的时间也更多。患者可能由于疲劳而不能完成过长的问卷调查表，而且，过长的问卷调查表可能使患者倾向于回答需要计分的问题，而这些问题可能与其并不相关。例如，假设活动范围表要调查患者全面的活动能力，从卧床不起到完全具有运动能力。这种调查表需要患者回答很多问题，其中许多问题对单个患者来讲毫不相关。如果一名患者已表明他行走不能超过一个街区，再问他能不能走一英里就毫无意义了，同样，如果患者已表明他可以跑 5 英里，为什么还要问他能不能行走一英里呢？幸运的是，计算机自适应测试（CAT）这一新领域挽救了调查表[35]。利用计算机算法，可以首先问患者的最大功能范围，如果得到肯定的回答，就没有必要再调查下一级功能范围了。如果回答是否定的，计算机就会指定一个中等的问题，然后根据其回答，再提出与此相连续的问题，也许连续问上 4~5 个问题即可结束，而要获得相同质量的数据，此前的调查方法可能要用多达 20 个问题。这 20 个问题仍留在问卷上以备他用，只有在为了澄清少部分关键问题时再提问。改版的 SF-36 和其他问卷调查表尚处于研发阶段，有望给调查者提供最好的结果——详细而简洁。此外，通过计算机提问也解决了数据输入问题。最后，CAT技术可以在相同标度的不同问卷调查表之间进行相互比较，例如，可以对上肢问卷调查表DASH评分的50分和上肢简明肌肉骨骼功能评价(SMFA)问卷调查表的50分进行比较。

全关节功能的问卷调查评价

在这方面，作为一名称职的医师，最起码应该知道最常用而又有效的几种评价关节置换术后效果的问卷调查表。

总体健康和生活质量

评价总体健康状况、生活质量、疼痛、残障等情况时，毫无疑问SF-36是目前标准的测评方法。它是一种36项问卷调查，可测评8个方面的内容(躯体功能和作用，情绪作用，社会功能，心理健康，躯体疼痛，活力和总体健康状况)[35]。虽然SF-36适用于所有患者，但是做过髋或膝关节置换术的患者在这项测评中得分相当高[6,9,12-14,21,23,29]。用SF-36测评关节置换术后的健康、躯体功能和疼痛的缓解改善情况，比测评心血管手术后患者的改善情况要好。其简化方式(SF-20、SF-12和SF-8)只能报告2项综合评分结果：生理和精神状态。其他可以评价总体健康状况的问卷调查表还有疾病影响程度量表（SIP）和Nottingham健康量表(NHP)。不幸的是，这些用于研究内科疾病患者功能的调查表并不关注患者的职业活动能力，因此，不能充分反映上肢的功能。也不能充分反映更具活力的躯体活动能力，因此健康人群往往集中于最大功能的顶层。幸运的是还有其他一些方法可供选择，这些方法可以详细评价肌肉骨骼功能。

局部和特定关节的问卷调查表

在1994~1996年间研发出AAOS系列治疗效果问卷调查表之后，肌肉骨骼系统症状和功能的评价有了很大的进步[28]。作为SF-36的补充，这些问卷调查表关注的是肌肉骨骼系统在日常活动和工作活动时的症状和功能[5]。与SF-36不同，这些问卷调查表还对症状作了划分，不是简单地问疼痛，它们会根据问卷调查表询问膝痛、手痛等。因此用这些方法，不仅能很准确地对出现的功能问题进行分类(因为询问了许多肌肉骨骼系统的功能问题)，而且利用问卷调查表的分类功能可准确判断问题的所在位置。在大多数情况下，这些方法旨在补充而不是替代SF-36评价。现在已有11种AAOS批准的问卷调查表：DASH，下肢，运动膝，足/踝，髋/膝，儿科(婴幼儿和青少年父母亲问卷表，青少年患者问卷表)和SMFA。每一调查表都确实有效，而且还提供有标准数据(表19-1)。这些问卷调查表可在AAOS网站上免费提供(www.aaos.org)，但需

表19-1 AAOS系列问卷调查表

问卷调查表	问题数	标准值(中位数±25百分位值)	问卷内容
DASH*	30	4(1,13)	上肢症状，功能；运动/工作选项
运动膝	29	100(91,100)	膝关节症状和功能
足/踝	30	99(92,100)	足/踝症状和功能
髋/膝	12	96(89,100)	关节特有的症状和功能
下肢	4	95(86,100)	下肢症状和功能
颈椎	17	100(87,100)	颈椎疼痛和神经症状
腰椎	17	96(80,98)	后背疼痛和神经症状；脊柱侧凸
儿科/儿童(父母)	83	95(89,97)	上肢，下肢，玩耍，幸福感
儿科/少年	83	99(92,100)	上肢，下肢，玩耍，幸福感
儿科/少年父母	83	98(92,100)	上肢，下肢，玩耍，幸福感
SMFA†	40	4(1,16)(功能指数)	情绪，ADL，功能，臂/手，活动，烦恼

*DASH由AAOS和加拿大多伦多工作和健康协会共同制定。

†SMFA由华盛顿大学制定。

注意：DASH和SMFA是残疾评分；0：最佳健康；100：最差健康；其他是能力评分，O：最低能力；100：最佳能力。

AAOS：美国矫形外科医师协会；ADL：日常生活活动；DASH：臂、肩、手的活动能力；SMFA：肌肉骨骼功能问卷调查简表。

要签署一项分享协议书，以确保未经 AAOS 许可不擅自改动这些问卷调查表或用于商业目的。也可通过 AAOS 获得标准数据。

当然，还有其他一些可用于评价关节置换术后效果的方法。西安大略/麦克马斯特大学骨关节炎指数也是一项很好的髋膝关节功能评价方法，与 SF-36 一样，它可提供多种语言的版本[24,30]。关节炎影响测评表用于测评症状和功能，也可测评骨关节炎或炎症性关节炎患者的总体健康状态[18]。另外还有许多特定关节的评价方法[2,20,34]。这些表和其他许多（目前已超过 800 个）问卷调查表都可以在一个网站（www.qlmed.org）上查找，该网站还提供了如何使用的信息（大部分可免费供科研使用，但限制用于商业化用途）。

记录结果

最终的结果数据可用于两种主要目的：①为临床实验提供数据；②为正在进行的数据驱动循证临床医疗提供数据。前一个目的当然很重要，特别是对比新旧技术时，但后者对日常医疗有更大的影响。在 Deming 等所采用的不断改进质量这一理念的基础上[27,33]，循证医学求助于质量改进循环来收集证据，用以形成临床决策的基础（图 19-2）。使这一过程发挥正常作用的关键是收集准确而完整的结果记录以及相关影响因素。基于这个目的，全关节登记表是一种理想的办法[1]。全关节登记表可包括有单个外科医师的资料或者医疗机构或国家卫生部门的资料。美国最大的登记机构可能是梅奥诊所，它准确记录了 90%以上在该院行全关节置换术患者直至死亡前或最近 5 年的随访结果[3]。有接近 10 万例病例档案，其结果已经成为上百份出版物的基础。瑞典[11,26]和其他地区[8]的国家登记机构也有类似的作用。

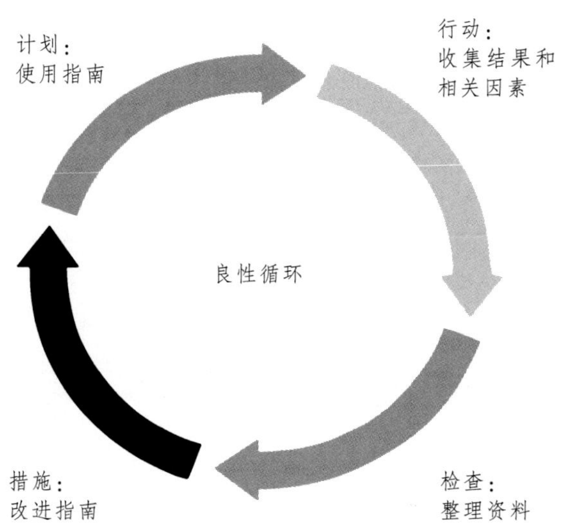

图 19-2 循证医学。

结论

关节置换术结果的评价是多因素的。没有一种评价方法适用于所有情况。效果评价方案的基本要素包括：评价工具具有健全的基础，使用方法正确，有将结果转化为临床实践的策略。

（田家亮 裴福兴 译 李世民 校）

参考文献

1. Amadio P, Naessens J, Rice R, et al: Effect of feedback on resource use and morbidity in hip and knee arthroplasty in an integrated group practice setting. Mayo Clin Proc 71:127–133, 1996.
2. Beaton DE, Richards RR: Measuring function of the shoulder. A cross-sectional comparison of five questionnaires. J Bone Joint Surg 78-A:882–890, 1996.
3. Berry DJ, Kessler M, Morrey BF: Maintaining a hip registry for 25 years. Mayo Clinic experience. Clin Orthop 344:61–68, 1997.
4. Bostrom C, Harms-Ringdahl K, Nordemar R: Relationships between measurements of impairment, disability, pain, and disease activity in rheumatoid arthritis in patients with shoulder problems. Scand J Rheum 24:352–359, 1995.
5. Davis AM, Beaton DE, Hudak P, et al: Measuring disability of the upper extremity: A rationale supporting the use of a regional outcome measure. J Hand Therapy 12:269–274, 1999.
6. Dunbar M, Robertsson O, Ryd L, Lidgren L: Appropriate questionnaires for knee arthroplasty: Results of a survey of 3600 patients from the Swedish Knee Arthroplasty Registry. J Bone Joint Surg 83B:339–344, 2001.
7. Garcia-Elias M, An K-Y, Amadio P, et al: Reliability of carpal angle determinations. J Hand Surg 14A:1017–1021, 1989.
8. Havelin LI: The Norwegian Joint Registry. Bull Hosp Joint Dis 58:139–147, 1999.
9. Hawker G, Wright J, Coyte P, et al: Health-related quality of life after knee replacement: Results of the knee replacement patient outcomes research team study. J Bone Joint Surg 80A:163–173, 1998.
10. Healy WL, Ayers ME, Iorio R, et al: Impact of a clinical pathway and implant standardization on total hip arthroplasty: A clinical and economic study of short-term patient outcome. J Arthroplasty 13:266–276, 1998.
11. Herberts P, Malchau H: How outcome studies have changed total hip arthroplasty practices in Sweden. Clin Orthop 344:44–60, 1997.
12. Hozack W, Rothman R, Albert T, et al: Relationship of total hip arthroplasty outcomes to other orthopaedic procedures. Clin Orthop 344:88–93, 1997.
13. Jones C, Voaklander D, Johnston D, Suarez-Almazor M: The effect of age on pain, function, and quality of life after total hip and knee arthroplasty. Arch Intern Med 161:454–460, 2001.
14. Katz JN, Phillips CB, Poss R, et al: The validity and reliability of a total hip arthroplasty outcome evaluation questionnaire. J Bone Joint Surg 77A:1528–1534, 1995.
15. Kay A, Davison B, Badley E, Wagstaff S: Hip arthroplasty: Patient satisfaction. Br J Rheum 22:243–249, 1983.
16. Konig A, Scheidler M, Rader C, Eulert J: The need for a dual rating

system in total knee arthroplasty. Clin Orthop 345:161–167, 1997.

17. Kreibich DN, Vaz M, Bourne RB, et al: What is the best way of assessing outcome after total knee replacement? Clin Orthop 331:221–225, 1996.
18. Liang MH, Fossel AH, Larson MG: Comparisons of five health status instruments for orthopedic evaluation. Med Care 28:632–642, 1990.
19. Lieberman JR, Dorey F, Shekelle P, et al: Differences between patients' and physicians' evaluations of outcome after total hip arthroplasty. J Bone Joint Surg 78:835–838, 1996.
20. MacDermid JC, Richards RS, Donner A, et al: Responsiveness of the short form-36, disability of the arm, shoulder, and hand questionnaire, patient-rated wrist evaluation, and physical impairment measurements in evaluating recovery after a distal radius fracture. J Hand Surg 25:30–340, 2000.
21. Mancuso C, Salvati E, Sculco T, Williams-Russo P: Satisfaction with total hip arthroplasty: Overall versus expectation-Specific satisfaction. Arthritis Rheum 42:S267, 1999.
22. Mancuso CA, Salvati EA, Johanson NA, et al: Patients' expectations and satisfaction with total hip arthroplasty. J Arthroplasty 12:387–396, 1997.
23. Mangione C, Goldman L, Orav E, et al: Health-related quality of life after elective surgery: Measurement of longitudinal changes. J Gen Intern Med 12:686–697, 1997.
24. McGrory BJ, Harris WH: Can the Western Ontario and McMaster Unviersities (WOMAC) osteoarthritis index be used to evaluate different hip joints in the same patient? J Arthroplasty 11:841–844, 1996.
25. Rissanen P, Aro S, Slatis P, et al: Health and quality of life before and after hip or knee arthroplasty. J Arthroplasty 10:169–175, 1995.
26. Robertsson O, Scott G, Freeman MA: Ten-year survival of the cemented Freeman-Samuelson primary knee arthroplasty. Data from the Swedish Knee Arthroplasty Register and the Royal London Hospital. J Bone Joint Surg 82B:506–507, 2000.
27. Sahney V, Dutkewych J, Schramm W: Quality improvement process: The foundation for excellence in health care. J Soc Health Syst 1:17–29, 1989.
28. Simmons B, Swiontkowski M, Evans R, et al: Outcomes assessment in the information age: Available instruments, data collection, and utilization of data. Instructional Course Lectures 48, 1999.
29. Soderman P, Malchau H: Is the Harris Hip Score System useful to study the outcome of total hip replacement? Clin Orthop 1:189–197, 2001.
30. Soderman P, Malchau H: Validity and reliability of Swedish WOMAC osteoarthritis index: A self-administered disease-specific questionnaire (WOMAC) versus generic instruments (SF-36 and NHP). Acta Orthop Scand 71:39–46, 2000.
31. Synnott K, Mullett H, Faull H, Kelly EP: Outcome measures following metacarpophalangeal joint replacement. J Hand Surg 25B:601–603, 2000.
32. Testa M, Simonson D: Assessment of quality-of-life outcomes. N Engl J Med 334:835–840, 1996.
33. Townes C, Petit B, Young B: Implementing total quality management in an academic surgery setting: Lessons learned. Swiss Surg 1:15–23, 1995.
34. Turchin DC, Richards RR: Validity of observer-based aggregate scoring systems as descriptors of elbow pain, function, and disability. J Bone Joint Surg 80A:154–162, 1998.
35. Ware JE, Bjorner JB, Kosinski M: Practical implications of item response theory and computerized adaptive testing. A brief summary of ongoing studies of widely used headache impact scales. Med Care 38:II-73–II-82, 2000.
36. Wright JG, Young NL: The patient-specific index: Asking patients what they want. J Bone Joint Surg 79A:974–983, 1997.

第 20 章

统计学处理

Duane M. Ilstrup

这一章旨在综述梅奥诊所进行全髋关节成形术后临床随访研究的方法。本章主要讨论以下几个问题：①为获得患者当前临床病情最新随访信息所做的各种尝试的经过及其重要性；②回顾性、前瞻性、随机取样、病例对照以及普通人群和收治患者的对比研究等各种研究方案的优缺点；③各种统计分析方法(包括生存分析)的优缺点；④能准确分析每位患者多关节和多部位病变的新方法；⑤能对结果进行比较并能探明危险因素和临床结果之间关系所需的样本量。

监督和梅奥诊所的全关节登记系统

1969 年梅奥诊所的 Mark Coventry 进行了美国第一例全髋关节成形术。此后，梅奥诊所完成了 64 000 多例全关节置换术，其中包括 34 000 例髋关节成形术和 22 000 例膝关节成形术(图 20-1)。

此后不久就认识到，要想成功评价如此大的病例量，必须强调以下三个方面：①标准化的数据记录；②数据检索；③可靠的随访系统。

数据记录

每一位患者的临床数据都必须按标准化的简明形式进行记录。梅奥诊所临床病历是在上一世纪初首次专门设计的病史记录。临床数据由医师填入手写和画线的表格内，而手术资料是在手术室根据医师的口述由手术记录员填写的。除非采用专用表格，否则可检索到的患者临床状况细节资料只限于具体医师在病历中所记录的那些。梅奥诊所认识到，如果不针对每一种全关节置换术设计出专用的标准化数据记录表，所提供的临床信息就不可能一致和准确。因此设计出第一张关节记录表，即髋关节记录表。此后又为其他关节设计了类似的表格。这些表格保留在病历中，并在患者每次复查时进行更新。这就达到了两个目的：第一，获得前后一致和精准的病史资料，以便进行后期分析；第二，为外科医师提供了一种便于对患者进行检查的工具，从而能早期评估患者随时间的特征性病情变化。

资料检索

在梅奥诊所，需要做手术的患者成千上万，而且这些患者的手术诊断、术前危险因素和拟用的假体也各不相同。正是这种需要促成了梅奥诊所全关节登记系统(MCTJR)的问世。现在的 MCTJR 是一种包括有病史资料、手术数据、随访信息、并发症和翻修手术资料的计算机数据文件。病史文件中包括有划分患者类别最常用的资料。患者名册可以打印出来或者刻盘，以形成数据文件框架，从事研究的外科医师可以通过从病历和关节记录表格提取临床数据对其进行增补。现在正在按照前瞻性研究的形式把临床数据输入到 MCTJR，而且正在研发光读取系统的简化资料检索。

随访方法

如今由于保险赔偿问题，不是每一位患者都能经常定期地回医院进行复查，尤其是像梅奥诊所这种国家指定的医学中心。如果临床评估只依据从病历中所提供的数据，这种评估所得出的信息将是不完整的，还可能有偏差。因此就必须与那些没有回梅奥诊所复查的患者取得联系。对患者进行初次随访目前是通过信件进行的。如果患者没有回信，应该发出第二封信。如果患者还没有回信，那就应该给患者或其家属打电话。如果还不能联系到，那就需要与患者的家庭医师取得联系。如果以上这些尝试都不起作用，就应该向患者所在地的公共卫生部门索要患者死亡证明的复印件。

根据关节种类的不同，上述随访的间隔时间也不

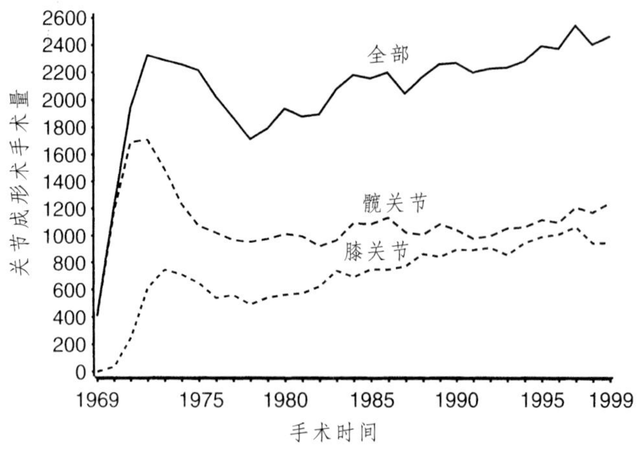

图 20-1 梅奥诊所历年的关节成形术手术量。

同。比如,髋关节置换术后的随访时间为术后1年、2年、5年和10年。有些医师也会在随访间隔期内私下看望他们的患者。除此之外,每当需要得到患者目前资料进行专项研究也要发出随访信件。

随访信件将作为患者病历的一部分永久保存,其中有关术后并发症、翻修术及临床结果的信息将会输入到MCTJR中。对于所有病例,都要尽力确定出并发症、翻修术或死亡的确切时间。

然而对完整随访资料的重要性不能过于强调。来医院复查的患者与那些没有来的患者在性质上是不同的,可能好些,也可能差些。同样,如果不发送随访信件,临床研究结果就会出现偏倚。通过经常和及时的随访,偏倚的问题可以避免,并且临床研究结果才能用于生存分析[14]。McGrory等[21]在一项前瞻性研究中验证了问卷调查信件的有效性。97%的患者回信与医师记录的相应答案是一致的。

手术效果的评估

假体存活率和患者临床功能是评价手术效果的两大类指标。这是一些高度相关但又不完全相关的变量。疼痛、活动度、行动能力、跛行以及应用助行器是患者临床功能的主要参数。疼痛是患者求医的主要原因,因此也是评价手术效果的第一要素。综合测评临床功能(即所谓关节评分)有许多种方法,这些方法以不同方式权衡考虑临床功能的各要素,试图把各个变量转化成一项综合的测评指标。这些评分方法有助于对患者进行分类,但不能有效地评价单个患者的术后效果,因为就单个患者而言临床功能的某几项具体参数可能更具临床相关性。

现在已有几种方法可用来定义假体存活率或失败率。最常用的定义是需行翻修手术。影像学上的松动(松动也有很多种定义)也曾用来作为衡量假体失败的指标。假体失败需要有一个综合的定义,以便综合考虑中重度疼痛、翻修、假体周围骨折或者影像学松动[13]。

现在在医学文献中越来越强调评估患者的术后结果。应对患者的术后临床、经济、功能、社会心理结果以及患者满意度进行全面测评。

患者选择

选定进行研究的患者群体应能代表最终采用假体的那些患者。如果要比较两种假体,纳入研究的两组患者应尽可能具有相似的影响手术预后因素。

研究方案

回顾性研究

过去最常用的研究方案是回顾性研究。虽然这种研究的价值有限,但却能提供一些评价某种手术方式所必不可少的长期效果。当试图比较两种假体时,通常采用连续病例系列的回顾性研究,将某一特定时期内使用该种假体的所有患者和同一时期或稍晚时期内使用另一种假体的所有患者进行比较。另一种回顾性研究是配比或病例对照研究,进行这种研究时要使采用该种假体的每一位患者在几项危险因素方面尽可能与采用另一种假体的一位或几位患者相匹配。这两种研究方案都难以避免产生偏倚,因而不能公正地判断哪种假体更好。虽然配比研究问题较少一点,但这种研究仍不能区分是假体本身的影响还是手术医师的影响,因为一位手术医师可能偏爱采用其中的一种假体,而另一位医师则可能偏爱另一种假体。即使每位医师这两种假体都使用,但他们对某位患者应该用哪种假体更好的看法也不会完全一致。这样的偏差叫做选择性偏倚,因此是回顾性研究自身固有的弊端。

虽然回顾性研究难以比较治疗结果,但这种研究方法仍然很有用,因为其他任何方法都不能为即将行手术的患者提供已经做过该手术的患者的经验。这是了解手术患者将经历什么情况的唯一有效方法。

前瞻性非随机研究

如果用前瞻性方法收集两种或几种假体结构的资料,应在收集资料的同时进行评价并要事先计划好资料收集工作。但是,由于手术医师选择上的偏倚每组患者在资料质量方面仍会有所不同。

前瞻性随机研究

如果患者使用的假体类型是随机选择的,就可以避免选择性偏倚。在患者同意参加这种研究后,所用的假体是随机指定的,而不是由手术医师选定的。然而涉及手术的随机研究通常不容易做到。手术医师必须确认他真的不知道哪一种假体的设计结构更好。因此手术医师必须说服患者自愿参加这项研究。

转诊偏倚与群体研究

转诊偏倚是指转诊到大型医疗中心的患者可能不是具有代表性的患者。这些患者可能是重症患者,常合并有其他多系统疾病。因此,大型医疗中心的随访研究结果往往并不适用于基层医疗机构的患者。

梅奥诊所曾就转诊偏倚问题进行过研究[17,22]。在这些研究中比较了从偏远地区转诊到梅奥诊所的患者和几乎都是由梅奥诊所经治的来自罗切斯特、明尼苏达患者的手术效果。罗切斯特的患者是进行这些研究唯一的病例资源,因为这一地区的患者都采用特定的手术方式,并且都进行过系统的随访和评估。

用于短期效果分析的统计方法

除非待评价的一种假体在设计上存在明显问题,否则在术后第一年内出现的假体失败量通常不足以对假体失败率之间的差异进行可靠的评价。然而在经过 1~2 年的随访之后则可以评价不同假体的临床功能、结果测定和患者满意度差异。特别是在比较骨水泥和非骨水泥假体效果时更容易发现这些差异,因为采用骨水泥假体的患者往往比采用非骨水泥假体的患者能更快地恢复临床功能。只有在满足关于变量独立性、基本分布形式和等变差等各种假设条件时这些方法才适用有效。当不符合这些假设条件时,可能会发现一些统计方法比另一些更强些。因此当拿不准几种统计方法中哪一种更适合,特别是需要用到多变量统计方法时,最好咨询一下专业统计人士。

如果某一变量起初是在连续标度上测量的(如关节活动度)或是按普通标准测定的(如疼痛程度:无痛、轻度、中度、重度),最好用其原始测定形式而不要按分类后的形式来分析变量。有些研究者常将膝关节活动度分为小于 90°和等于或大于 90°两类,而不是保留原来测定的活动度数。在另一些研究中,把疼痛程度分为无痛或轻度疼痛和中重度疼痛两类,而不是保持原有的普通标级。在这两种情况下,研究者都没有充分利用这些原始数据,从而人为地降低了确定临床功能差异的能力。因此,连续变量或分级变量应按照其原始形式进行统计分析,而不要事先将其分类。

以下这些统计方法(表 20-1)适于评价在特定时期内(比如术后两年内)的测量结果。

卡方法适用于检验名称标度变量,比如表面感染或脱位[8]。对于连续变量,比如活动度或内外翻成角,当满足假定条件时,两样本 t 检验可用于检验两种假体设计结构,单向分析可用于检验两种以上假体设计结构[5,6]。威尔科克森秩和检验适用于非正态分布连续变量和标级变量(比如疼痛程度或行走距离)[11,24]。

多变量统计方法用于在比较不同假体结构时对影响术后结果的危险因素分布差异进行校正。多元逻辑性回归可用于按结果的分离变量或标级变量比较假体结构[28]。多元线性回归可用于分析连续变量[7]。

以上这些统计方法的前提条件是,待研究的是两组或多组相互独立的患者。如果对同一位患者在不同时期(比如术前和术后)进行研究,或者对同一位患者自身(比如一侧肢体和另一侧肢体)进行比较,或者对不同患者按危险因素一对一配伍地进行比较,上述那些方法就不适用了。在这些情况下,分析连续变量时

表 20–1　根据变量的性质和规定时间内的研究方案所采用的统计方法

研究方案	名称标度	连续正态分布	连续非正态分布	普通标级
两样本独立检验	卡方检验	两样本 t 检验	威尔科克森秩和检验	威尔科克森秩和
单样本配对检验	符号检验	配对 t 检验	威尔科克森符号秩检验	威尔科克森符号秩

应采用配对 t-检验；分析名称变量时应采用符号检验；而分析非正态分布连续变量或普通变量时则采用符号总和检验[4,9,10]。

最后，一定要将数据以图表的形式表示出来。虽然显著性检验有助于总结研究数据，但是如果没有直观图表很难让人充分理解所提供的信息。Yogi Berra 的一句话很好说明了图表的重要性："你只要一看就能了解其中的含义。"[2]

生存分析法

几乎所有医疗(包括矫形外科)负性事件都是以某个日期为起点的时间函数。因此，必须了解什么是负性事件以及它发生的时间。1950 年，Berkson 和 Gage[1] 提出用生存分析法来评价癌症患者；Dobbs [12] 以及 Dorey 和 Amstutz[13]分别于 1980 年和 1986 年将生存分析法应用于矫形外科。

如果所有患者都在同一天做手术，随访的时间也相同，而且他们目前的关节状况也很明确，那就根本不需要做生存分析。然而实际上是不可能所有的患者都在同一天做手术，因此相对于目前而言他们的随访时间也不同。其中有一些处于监测状态，因为他们目前仍在接受随访而且他们的假体没有失败。而另有一些却在某日失访了，也就是说在该日期他们的假体还没有失败，但在该日之后他们的情况就不得而知了。

解决这些问题的早期方法叫做精算法，是依据保险精算员使用的寿命表方法来计算的[1]。采用这种方法时，要将生存期划分为一定的时间段，通常是以年为单位。目前使用由 Kaplan 和 Meier[16]提出的现代方法，它用的是假体失败的实际时间，以日为单位。

生存分析法的主要优点是利用了所有可用的随访信息，而没有因为患者的随访时间短于最小随访时间而将其数据剔除。所有患者的信息都纳入了生存曲线，直到他们的假体关节失败或他们接受随访的最后一天。图 20-2 是摘自 Papagelopoulous 等[25]研究结果的一条生存曲线，图中将未经翻修的假体生存时间按时间函数(自关节成形术当日起)标绘出来。在提供生存曲线时一定要写出 95%可信区间。

另一种形式的生存分析是危险函数分析，在试图描述某事件发生率随时间变化时这种方法最有用[18]。危险函数有时称为瞬时失败率。它用于预测假设患者在时间=t 之前尚未发生某事件在时间=t 时发生该事件的条件概率。图 20-3 是引自 Morrey 和 Ilstrup 研究髋臼松动和股骨头大小之间关系的文献中的风险函数图[23]。

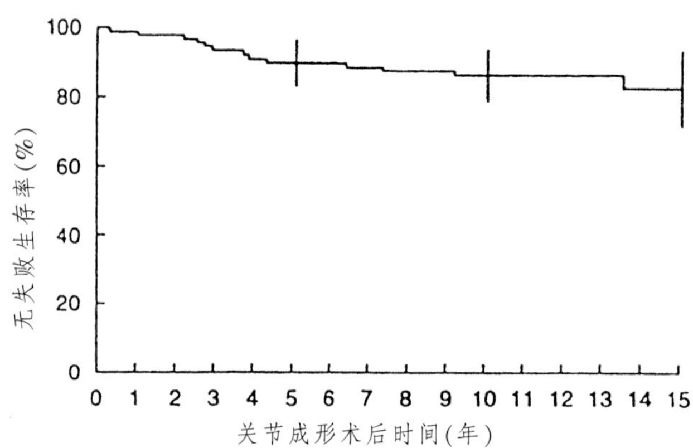

图 20-2 第一跖趾关节成形术典型的 Kaplan-Meier 生存曲线。这种数据呈现形式的价值在于它利用了所有数据而且考虑了随访时间的差异。(From Papagelopoulous PJ, Kitaoka HB, Ilstrup DM: Survivorship analysis of implant arthroplasty for the first metatarsophalangeal joint. Clin Orthop 302:164,1994.)

比较两条或多条生存曲线最常用的统计方法是对数秩检验(log-rank test)，这种方法的假定条件是生存曲线在按对数标度时将成比例连续衰减[26]。如果不是这样的生存曲线，则可以使用另一种 Wilcoxon 检验方法以便对其进行更好地分析[19]。

Cox 比例危险模型，通常简称为 Cox 模型，是对数秩和检验的多变量扩展[3]。这种检验方法可用于评价具有连续变量、多个离散变量或既有连续变量又有离散变量的生存曲线。然而，实际数据往往不能满足 Cox 模型的假定条件。大多数统计学家建议，要得到可靠的多变量模型，模型中要评价的每一种危险因素至少

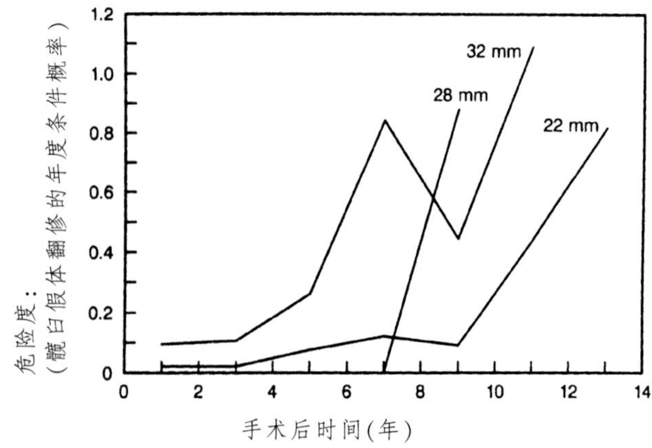

图 20-3 在术后给定时间点指定事件(即翻修手术)发生风险的危险函数。

要有 10 次事件或失败。例如,如果要在 Cox 模型中评价 5 个危险因素,那就至少要有 50 次失败[15]。

同一患者的多个关节和多发失败

如今可供临床研究使用的有多种先进的统计方法,可以准确地分析具有多个关节假体(比如双髋关节假体)或多发假体失败(比如全髋关节成形术后发生了 3 次关节脱位)患者的数据。这些方法通常会包括广义估计方程[20]和扩展 Cox 模型[28],以及最近几年研发的新方法。由于篇幅有限,本章不能详细介绍这些方法。如果读者需要评价这类数据应向有经验的统计学家咨询。

样本量

在确定作为研究变量的两种不同的假体设计是否有统计学差异时有几种因素会影响所需样本量的大小。随访终止点的性质直接影响到样本量。鉴别临床功能差异(如髋关节评分)所需的样本量通常远远小于鉴别假体失败率差异所需的样本量,主要是因为假体失败极少发生。因此确定统计学差异时需要取大量病例才能收集足够的失败事件。

其次,需要检测的实际存在的差异本身的大小也影响着样本量。检验明显差异要比检验细微差异容易得多。可能具有重要临床意义的最细微差异对于大多数研究而言是理想的检验选项,但由于样本量的原因这可能是非常主观的并且很难达成共识。

另一个影响样本量的因素是想要检验的那项差异的可信度。这种可信度通常设定为 80%或 90%,称之为检验效能。设定检验效能最好兼顾高效能和经济上的可行性。

样本量还受随访完整性的影响。术后早期失访患者太多会极大地减少有效样本量,而且会极大地降低检验的效能。

(黄强 裴福兴 译 李世民 校)

参考文献

1. Berkson J, Gage RP: Calculation of survival rates for cancer. Proc Staff Meet Mayo Clin 25:270, 1950.
2. Berra Y: The Yogi Book. New York, Workman Publishing, 1998, p 95.
3. Cox DR: Regression models and life-table (with discussion). J R Stat Soc Serv B 34:187, 1972.
4. Dixon WJ, Massey FJ Jr: Introduction to Statistical Analysis, 3rd ed. New York, McGraw-Hill, 1969, p 98.
5. Dixon WJ, Massey FJ Jr: Introduction to Statistical Analysis, 3rd ed. New York, McGraw-Hill, 1969, p 116.
6. Dixon WJ, Massey FJ Jr: Introduction to Statistical Analysis, 3rd ed. New York, McGraw-Hill, 1969, p 150.
7. Dixon WJ, Massey FJ Jr: Introduction to Statistical Analysis, 3rd ed. New York, McGraw-Hill, 1969, p 212.
8. Dixon WJ, Massey FJ Jr: Introduction to Statistical Analysis, 3rd ed. New York, McGraw-Hill, 1969, p 237.
9. Dixon WJ, Massey FJ Jr: Introduction to Statistical Analysis, 3rd ed. New York, McGraw-Hill, 1969, p 335.
10. Dixon WJ, Massey FJ Jr: Introduction to Statistical Analysis, 3rd ed. New York, McGraw-Hill, 1969, p 341.
11. Dixon WJ, Massey FJ Jr: Introduction to Statistical Analysis, 3rd ed. New York, McGraw-Hill, 1969, p 344.
12. Dobbs HS: Survivorship of total hip replacement. J Bone Joint Surg 62B:168, 1980.
13. Dorey FJ, Amstutz HC: Survivorship analysis in the evaluation of joint replacement. J Arthroplasty 1:63, 1986.
14. Dorey FJ, Amstutz HC: Validity of survivorship analysis in total joint arthroplasty. Presented at the 56th Annual Meeting of the American Academy of Orthopaedic Surgeons, 1989.
15. Harrell FE, Lee KL, Califf RM, et al: Regression modeling strategies for improved prognostic prediction. Stat Med 3:143, 1984.
16. Kaplan EL, Meier P: Nonparametric estimation from incomplete observations. J Am Stat Assoc 53:457, 1958.
17. Lakhanpal S, Bunch T, Ilstrup D, Melton LJ III: Polymyositis-dermatomyositis and malignant lesions: Does an association exist? Mayo Clin Proc 61:645, 1986.
18. Lee ET: Statistical Methods for Survival Data Analysis. Belmont, CA, Lifetime Learning Publications, 1980, p 12.
19. Lee ET: Statistical Methods for Survival Data Analysis. Belmont, CA, Lifetime Learning Publications, 1980, p 131.
20. Liang KY, Zegar SL: Longitudinal data analysis using generalized linear models. Biometrika 73:13, 1986.
21. McGrory BJ, Morrey BF, Rand JA, Ilstrup DM: Correlation of patient questionnaire responses and physician history in grading clinical outcome following hip and knee arthroplasty: A prospective study of 201 joint arthroplasties. J Arthroplasty 11:47, 1996.
22. Melton LJ, Stauffer RN, Chao EYS, Ilstrup DM: Rate of total hip arthroplasty: A population based study. N Engl J Med 307:1242, 1982.
23. Morrey BF, Ilstrup DM: Size of the femoral head and acetabular revision in total hip replacement arthroplasty. J Bone Joint Surg 71A:50, 1989.
24. Moses LE, Emerson JD, Hosseini H: Analyzing data from ordered categories. N Engl J Med 311:442, 1984.
25. Papagelopoulous PJ, Kitaoka HB, Ilstrup DM: Survivorship analysis of implant arthroplasty for the first metatarsophalangeal joint. Clin Orthop 302:164, 1994.
26. Peto R, Peto J: Asymptotically efficient rank invariant procedure [with discussion]. J R Stat Soc Serv A 135:185, 1972.
27. Senghas RE: Statistics in the Journal of Bone and Joint Surgery: Suggestions for authors [editorial]. J Bone Joint Surg 74A:319, 1992.
28. Therneau TM, Grambsch PM: Modeling Survival Data: Extending the Cox model. New York, Springer-Verlag, 2000, p 169.

第 2 篇

手和腕关节

本篇主编：William P.Cooney Ⅲ

第 21 章

解剖和手术入路

Allen T. Bishop

总则

腕和手的关节成形术需要清楚地了解手的功能和外科解剖,以避免损伤神经和血管结构,保持肌腱的滑动，并尽可能维持内在和外在肌力的精细平衡。一个理想的手术切口应能提供：受累关节的良好暴露,最小的致残瘢痕和关节挛缩的危险,在皮神经之间安全的通过，而且需要时切口还能够延长[12,16,22,29,32]。可能的话切口应该沿朗格尔线走行(图 21–1),而且通常应避免垂直跨过关节的屈曲纹[6]。手背侧延长的横行切口会增加感觉神经损伤的风险,并且可能导致手指水肿和僵硬。虽然皮肤切口的轴线不支配深层组织分离的方向,但是通过一个横行入路会使暴露受到更多限制。尽量保留背侧皮下静脉。在手的背侧应避免行锐角切口,那里的血供可能微薄。在开始分离时和闭合伤口之前应细心止血,以避免潜在的严重血肿并发症。一般需要放置皮下引流,术后加压包扎也是必不可少的。

腕关节成形术

外科解剖

腕和手的背侧皮肤较松弛，由脂肪组织和纤维组织层构成，其内含有皮神经和大量的静脉与淋巴管,担负手部循环的回流[18]。手部背侧的皮肤感觉通常是由桡神经浅支和尺神经背侧感觉支的终末支来支配的(图 21–2)。然而常有明显的变异[15,29]。在 75%的标本中，前臂外侧皮神经可能部分或全部重叠桡神经的终末感觉纤维，同时补充由桡神经来支配的腕关节桡侧面和拇指掌侧基底[24]。桡神经浅支通常分为 5 条手指背侧支，支配从鱼际隆起外侧至第四指蹼间隙以及拇指、示指、中指及部分环指的背侧感觉。尺神经背侧感觉支从尺侧腕屈肌下面通过,向内侧和背侧走行到手部被浅筋膜覆盖。然后分为中、环、小指背侧的各支。背侧感觉支在尺腕背侧部位手术暴露时最容易受损伤。

腕背侧解剖

伸肌腱腔隙

伸肌腱支持带(图 21–3),2~3 cm 宽,被附着在桡骨远端骨膜上的纤维性隔膜分成 6 个背侧腔隙(图 21–4)。它从桡骨远端的骨性附着点和腕横韧带起自前臂的桡侧面。在尺侧,支持带附着于三角骨、

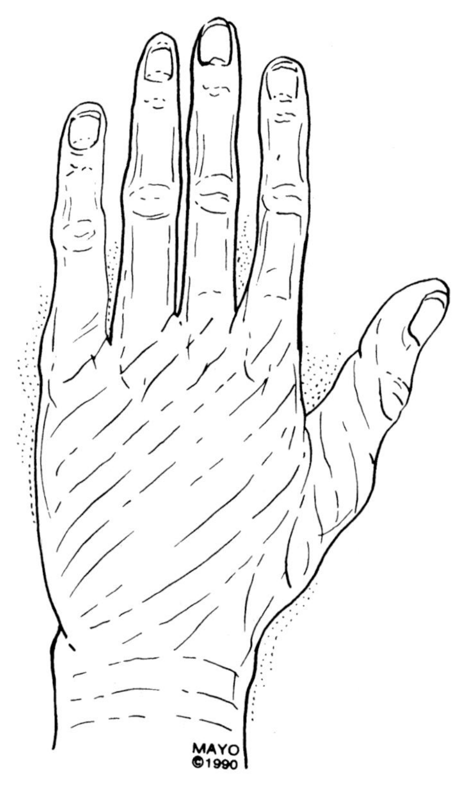

图 21–1　手背的朗格尔线分布。

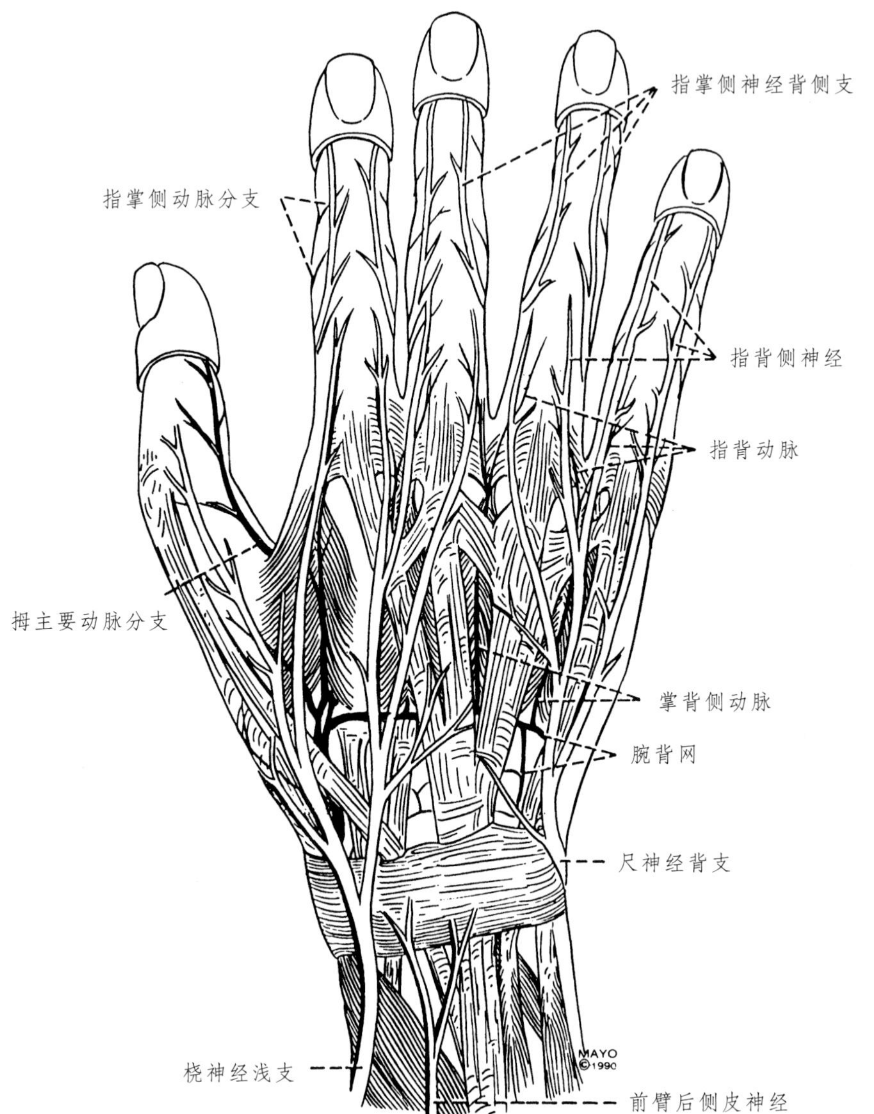

图 21-2 手背侧，示出皮神经分布。

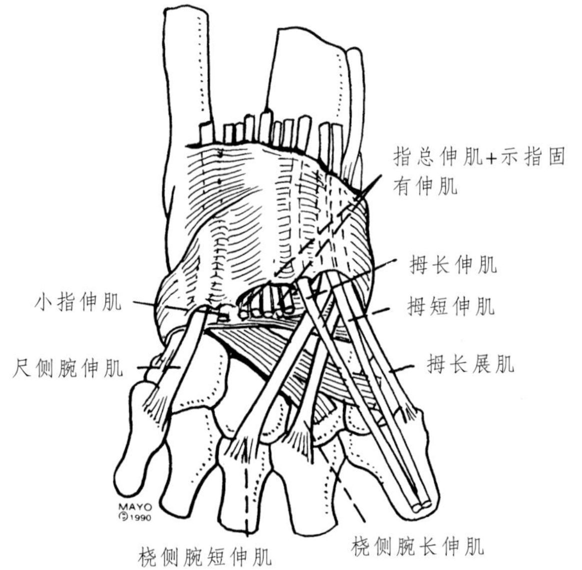

图 21-3 手背侧，示出伸肌腱支持带和外伸肌腱。

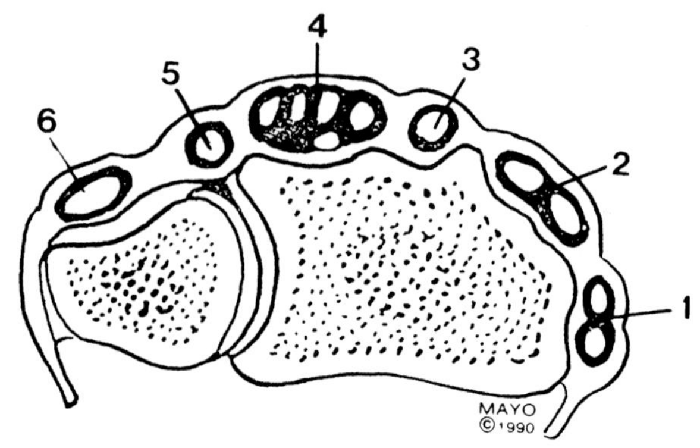

图 21-4 前臂远端横断面，示出支持带下方的伸肌腱腔隙划分。

豌豆骨和腕横韧带。

第一个背侧腔隙内包含拇长展肌(APL)和拇短伸肌(EPB),常有另一个隔膜分隔开这两条肌腱。拇短伸肌形成鼻烟窝的桡侧边缘。

第二个腔隙内包含两条桡侧腕伸肌,在支持带的远端部分,两条桡侧腕伸肌与第三腔隙内的拇长伸肌腱(EPL)浅层交叉。拇长伸肌利用像滑轮一样的桡侧结节(Lister结节),斜行通过手背到拇指,界定了鼻烟窝的尺侧边缘。

在第四个腔隙内可见到示指固有伸肌(EIP)和指总伸肌(EDC)的肌腱。来自第四腔隙的异常肌腹或囊肿的压力可引起骨间背侧神经的卡压[14]。至小指的指总伸肌通常缺如或者非常细小[28]。在腕部示指固有伸肌位于指总伸肌的深层。

第五个腔隙内包含小指伸肌(EDM),通常由两个或更多的腱束组成。它与小指指总伸肌腱(如果存在的话)沿着小指掌指关节(MCP)的桡侧相结合。腱间连接即腱结合,大多出现在环指伸肌腱和与它相邻的中指伸肌腱及小指伸肌腱之间。

尺侧腕伸肌(ECU)位于第六个背侧腔隙内,在尺骨远端的一个沟内。此处的伸肌支持带由两层组成,迫使尺侧腕伸肌进入第六个伸肌腔隙。伸肌支持带本身较表浅,深层部分(鞘膜下)覆盖着该腔隙,在腕和前臂运动中主要起维持尺侧腕伸肌稳定性的作用。腱鞘的掌侧底部形成了三角纤维软骨复合体的一部分[26,27]。

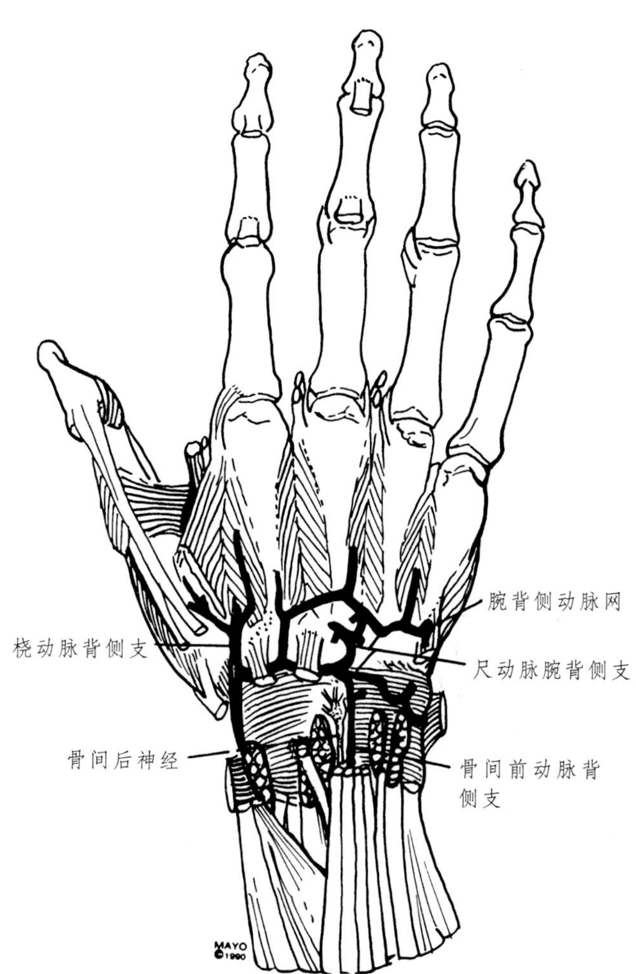

图21-5　腕背侧关节囊,示出背侧血液供应、骨间后神经和腕背侧韧带。

关节囊、韧带和神经血管结构

在伸肌腱的深部和腕关节囊的背侧,沿着第四腔隙的桡侧,走行着骨间后神经和动脉。这个神经支配着腕关节背侧关节囊,以神经节状扩大为结尾,可能是腕慢性疼痛的一个原因(图21-5)[7,9]。

腕部背侧关节囊包含关节囊韧带,牵拉开伸肌腱能够见到。这些韧带包含背侧掌骨韧带和背侧桡三角骨韧带。由前骨间动脉的背侧终末支和桡、尺动脉背侧支形成的腕背网提供腕骨背面的血供(见图21-5)。

骨性解剖

腕部包含8块腕骨,与5块掌骨和前臂各骨一起排列成两排;这些结构与三角纤维软骨复合体一起形成腕关节。它们包括远侧桡尺关节、桡腕关节、腕中关节和腕掌关节。桡骨远端向掌侧倾斜大约20°,向尺侧倾斜15°~30°。沿着桡骨远端尺侧面的凹窝形似半月切迹,与尺骨小头一起形成远侧桡尺关节。桡骨的腕关节面包含两个小面,与舟骨和月骨形成关节,被矢状位走行的嵴分隔开。

远侧桡尺关节由关节盘(三角纤维软骨)与桡腕关节相隔离。尺骨头的表面270°以上被关节软骨所覆盖,包括远侧的三角纤维软骨下面的部分。远侧桡尺关节的稳定性是由三角纤维软骨复合体以及半月切迹、旋前方肌、伸肌支持带和骨间膜所提供的。远侧桡尺关节与近侧桡尺关节结合使得前臂能够旋转(旋前-旋后)。

正如Palmer和Werner所描述,三角纤维软骨复合体是由背侧和掌侧的桡尺韧带、尺侧副韧带、尺腕半月体、掌侧的尺腕韧带、关节盘和尺侧腕伸肌腱鞘构成的(图21-6)[26]。强韧的掌侧外在韧带将腕骨连接到前臂。随着前臂的旋前和旋后,背侧和掌侧部分将延长或缩短[25],以维持腕骨的稳定性并引导腕部活动。

腕中关节近端受近侧列的骨间韧带约束,远端受

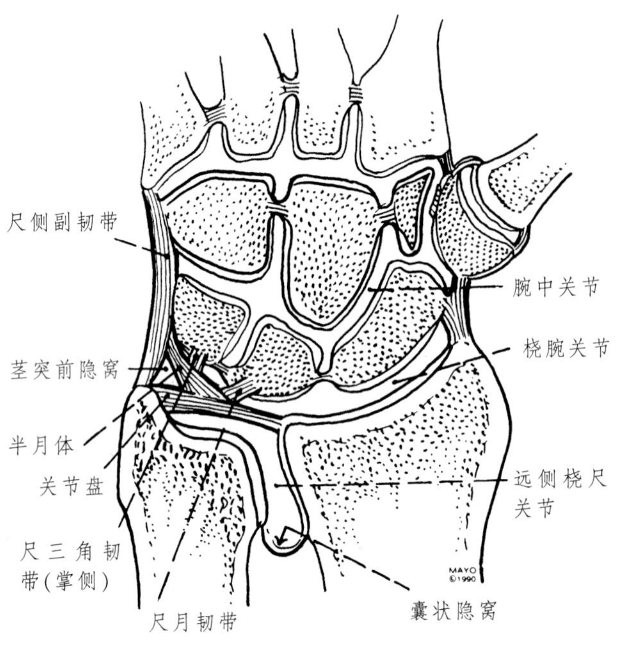

图 21-6 三角纤维软骨复合体。

腕骨间韧带约束。大小多角骨的骨间韧带可能缺乏，从而使腕中关节和腕掌关节相互交通。示指、中指、环指和小指线的腕掌关节共用一个关节囊。示指和中指线的腕掌关节活动性受限，但是手指尺侧向的屈曲和旋转能达到30°。这样能够调节远端横弓以适应不同物体和工作。腕掌关节的背侧和掌侧韧带连接远排腕骨与手指掌骨，以掌侧韧带最坚强。

腕关节显露

用腕关节背侧入路可进行软组织关节成形术、全腕关节成形术、舟骨切除术及需要的腕骨融合术、月骨切除术及关节置换术以及近排腕骨切除术[3,4,31]。手术标志包括 Lister 结节、桡骨茎突和尺骨茎突(图 21-7)。患者取仰卧位，在腕关节背侧中部做一个直的纵向切口。一般而言，由于较少有皮肤问题，首选直切口而不采用弧行切口。在手部背侧应避免形成狭窄的、锐角皮瓣。通过浅筋膜进行解剖分离，不要在皮下或皮下脂肪层分离以保留背侧皮肤血供和保护皮神经。通过掀起内侧和外侧皮瓣显露伸肌支持带。

掀起伸肌支持带可以采用多种切口，如图 21-8 所示，形成桡侧和尺侧基底的伸肌支持带瓣(见图 21-8)。打开第三背侧腔隙是一种实用的入路，并且最适合用于腕关节置换术[30]。将腕伸肌腱拉向桡侧，指伸肌腱拉向尺侧，骨间后神经在第四腔隙底层被切除。然后切开桡腕关节的关节囊，从桡骨处将关节囊韧带样结构反折成倒T形或宽的以远侧为基底的矩形瓣(图 21-9)。当关节形成术完成之后，放开止血带，放置抽吸引流管，依次缝合关节囊、支持带、皮下和皮肤全层关闭伤口。

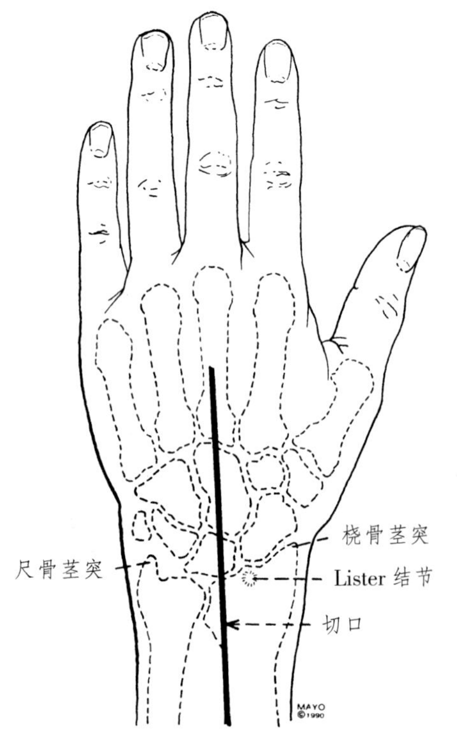

图 21-7 腕背侧切口。

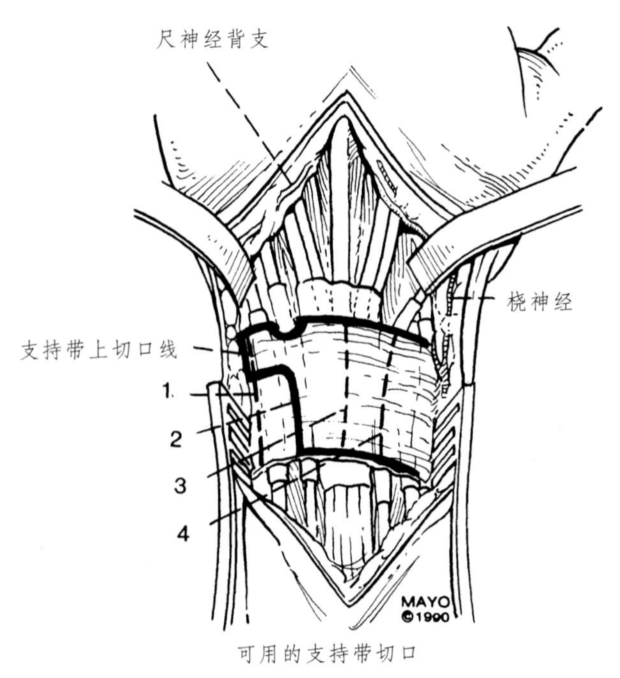

图 21-8 常用的支持带切口。

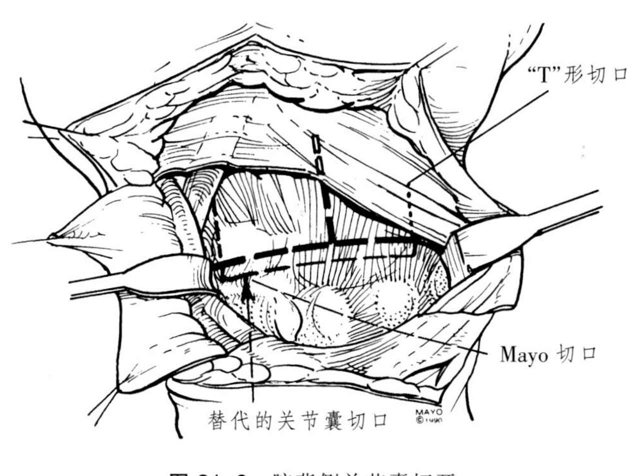

图 21-9　腕背侧关节囊切开。

手部关节成形术

外科解剖：手指

每个手指通常都是由 3 节指骨和 1 节掌骨和 3 个关节(掌指关节、近侧指间关节和远侧指间关节)组成。这条关节链是通过内在肌和外在肌以及支持结构的复杂排列来稳定和控制的，使各个关节能独立地进行屈伸运动，同时可防止插入的骨段中间萎陷[19,20,23]。

掌指关节是多向的髁状关节，可进行屈曲、伸展、外展和内收，并可轻度轴向旋转。强韧的侧副韧带在屈曲位保持关节的稳定性，而在伸直位允许桡偏和尺偏[2,19]。各韧带均沿近端背侧至远端掌侧的方向走行，起于掌骨头的外侧隐窝，附着于近节指骨的基底(图 21-10)。侧向副韧带附着在强韧的掌板侧缘，正如附着在深层掌骨横韧带。相反，背侧关节囊较薄，并且不会限制活动。它受上面的伸肌腱和矢状束所保护，提供背侧关节支持并在抓握时维持动态稳定性。

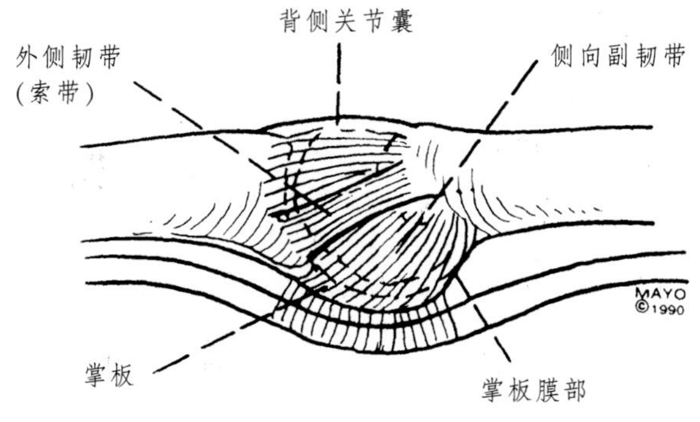

图 21-10　掌指关节矢状面观。

侧副韧带在屈曲时紧张，而在伸直时松弛，以便能进行一些外展和旋转。掌指关节运动是内在和外在屈肌(均参与屈曲活动)以及外在的伸肌之间复杂的相互作用，外在伸肌通过伸肌腱帽的关节囊附着点伸展掌指关节。相反，指间关节是屈戌(铰链)样关节，除了屈曲伸展运动没有其他活动。韧带约束与掌指关节在结构上是相同的，但是由于瞬时旋转中心的不同，韧带在所有位置上都是紧张的。背侧关节囊与伸肌腱装置的中央腱束不易分离，两者均插入在中节指骨的近端背侧。近侧指间关节(PIP)的掌板有一个坚强的远侧附着点和一个松弛的像弯月面的近侧附着点，中央附着松弛而侧方附着坚强。

伸肌腱装置(图 21-11)由背侧和(或)掌侧骨间肌、蚓状肌和外在伸肌腱(指总伸肌腱以及伸示指和小指的固有伸肌腱)共同发挥作用[10,24]。在掌指关节平面，它形成一个扩张部覆盖掌骨头。矢状走向的纤维附着于掌骨间深层横韧带，抑制掌指关节平面的伸肌腱装置和使掌指关节能进行伸展。在更远侧，伸展的外在肌腱纤维与骨间肌和蚓状肌的腱膜扩张部混合在一起，形成一个屈曲掌指关节和伸展指间关节的良好平衡系统。外在肌腱与背侧关节囊的松弛结合通常可见于掌指关节。在近节指骨表面，伸肌腱装置变窄。肌腱间板层以一种复杂的形式混合在一起，最终形成一个附着于中节指骨基底的中央束和两个覆盖走向在中节指骨表面的侧腱束，在远侧指间关节(DIP)处形成终末肌腱。侧腱束在背侧由三角韧带稳定，以防止屈曲时侧腱束过度向侧方和掌侧半脱位，而在外侧由横斜行韧带稳定，以限制近侧指间关节伸直时侧腱束过度向背侧移动。

掌侧指动脉和神经位于屈肌腱的纤维骨性鞘管的两侧[17]。在近侧指间关节平面，鞘管有一个薄的环状滑车(A_3)和 2 个相联的十字形滑车(C_1 和 C_2)(图 21-12)。从掌侧入路显露近侧指间关节，需要松解 A_3 滑车和牵拉开屈肌腱。

外科解剖：拇指

关节"不匹配"的详细研究未能证实关节不匹配是该关节的关节病发病率较高的原因[1]。腕掌关节(大多角骨与掌骨关节)是一个鞍状关节或者说是万向关节。大多角骨提供一个鞍状的远端关节面，与第一个掌骨基底的互补的关节面相适配。一个结节或支托为腕

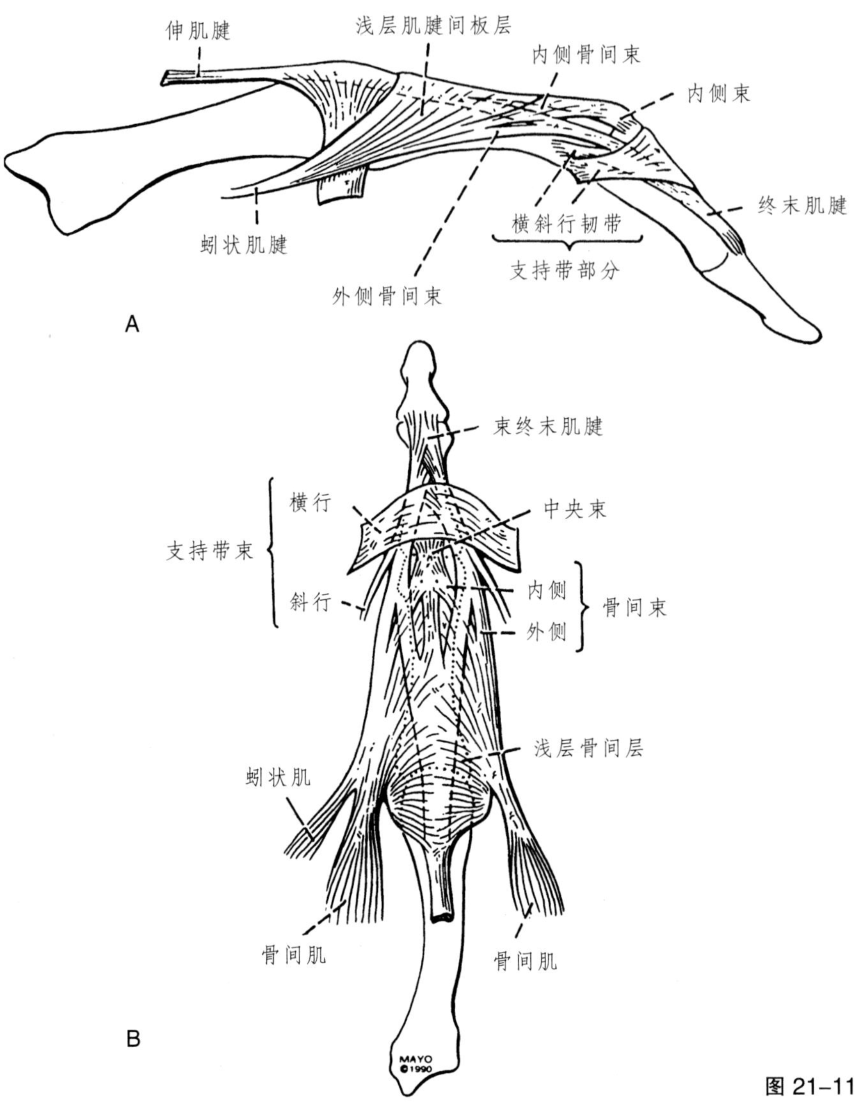

图 21-11 伸肌腱装置的背面观(A)和侧面观(B)。

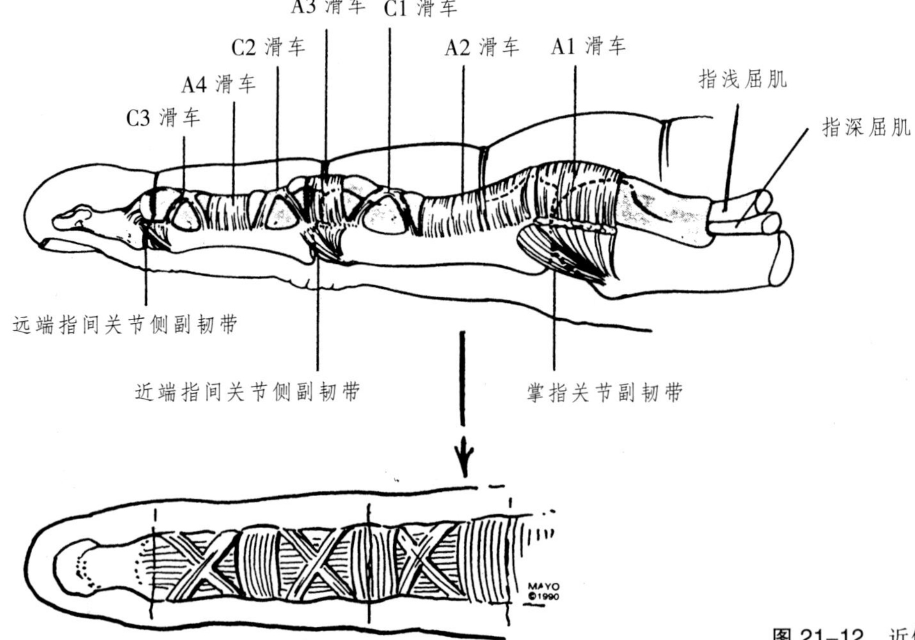

图 21-12 近侧指间关节与屈肌腱腱鞘结构的关系。

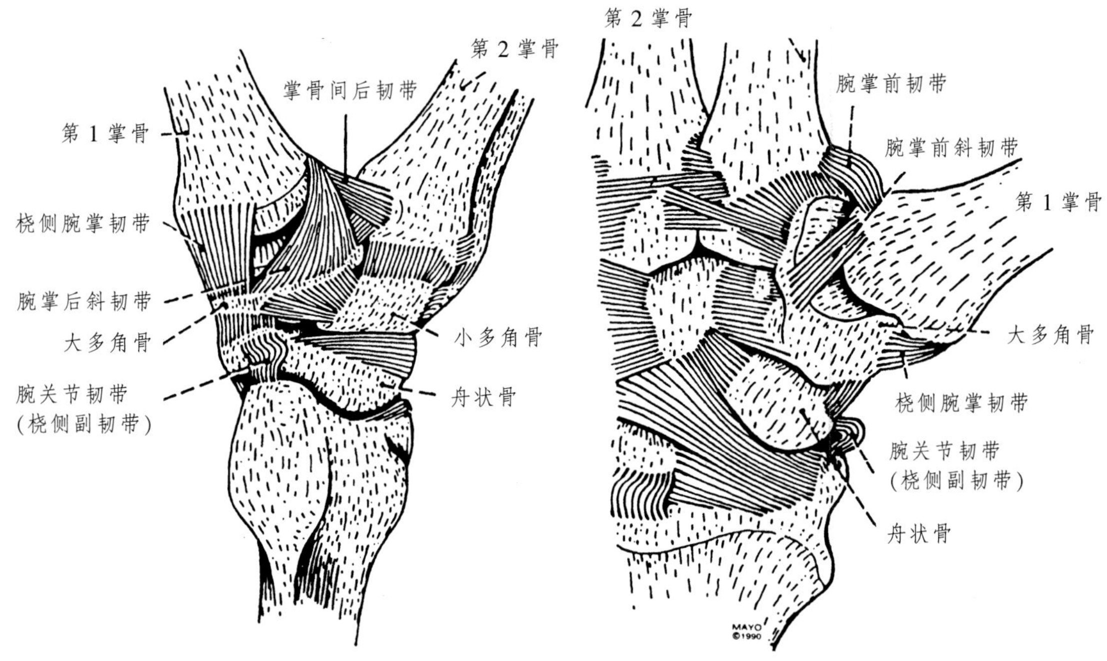

图 21-13　拇指腕掌关节的深层韧带。

横韧带提供附着点,而前内侧表面的沟正好适配桡侧腕屈肌。腕掌关节活动受关节面和关节囊韧带约束控制,包括前方和后方斜行韧带以及掌骨间韧带(图 21-13)[13]。掌骨间韧带对桡侧和背侧的关节半脱位提供最好的约束。关节囊的掌侧由鱼际肌覆盖,背桡侧由拇短展肌以及拇短和拇长伸肌的肌腱所覆盖[11]。桡动脉在背侧进行关节的近端,位于解剖学鼻烟窝内(图 21-14)。桡神经感觉支的分支、前臂外侧皮神经和正中神经的掌皮支提供该部位的皮肤感觉。

拇指的掌指关节与其他手指的不同。在很多手,第一掌骨头是扁平的,掌指关节的活动弧是有限的(平均 75°)[8]。掌骨头与近节指骨基底以及内侧和外侧的籽骨形成关节(图 21-15)。掌板在尺侧接受拇内收肌腱横行部分的附着,在桡侧接管拇短屈肌腱的附着。固有侧副韧带保持桡侧偏和尺侧偏的稳定性。旋转动作被副侧副韧带所约束。在背侧,有 2 条外在伸肌跨过此关节,与拇收肌和拇短展肌共同形成终末伸肌装置。

掌指关节的显露

各手指的掌指关节可通过以掌骨头为中心的纵向切口显露,也可通过单个横向切口来显露。偶尔也可考虑在第二和第四掌骨间隙中间做两个纵向切口(图 21-16)。如果用后两个切口,注意一定不要损伤掌骨

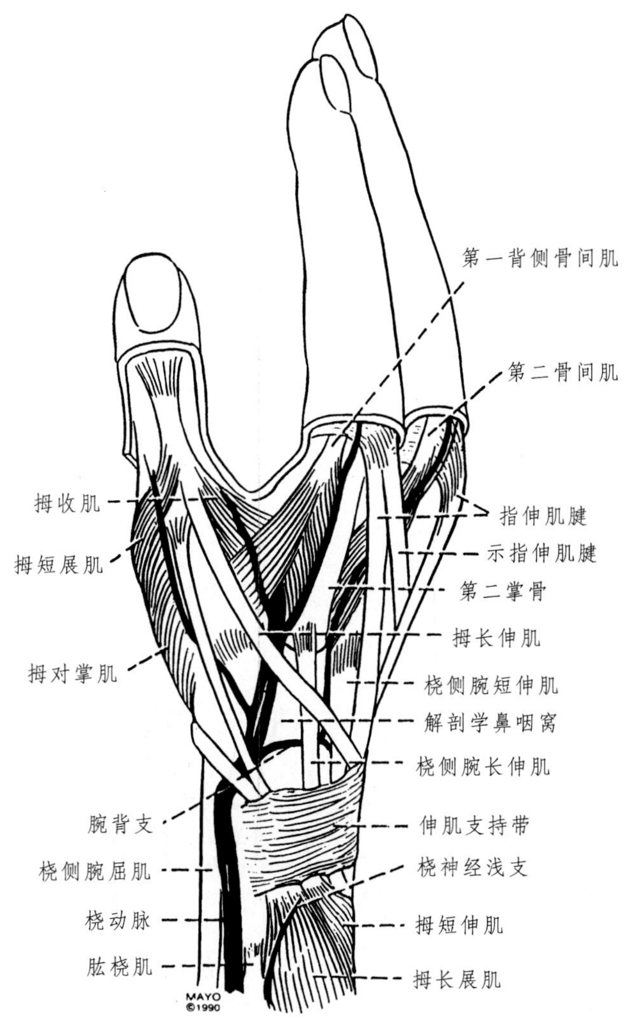

图 21-14　解剖鼻烟窝。

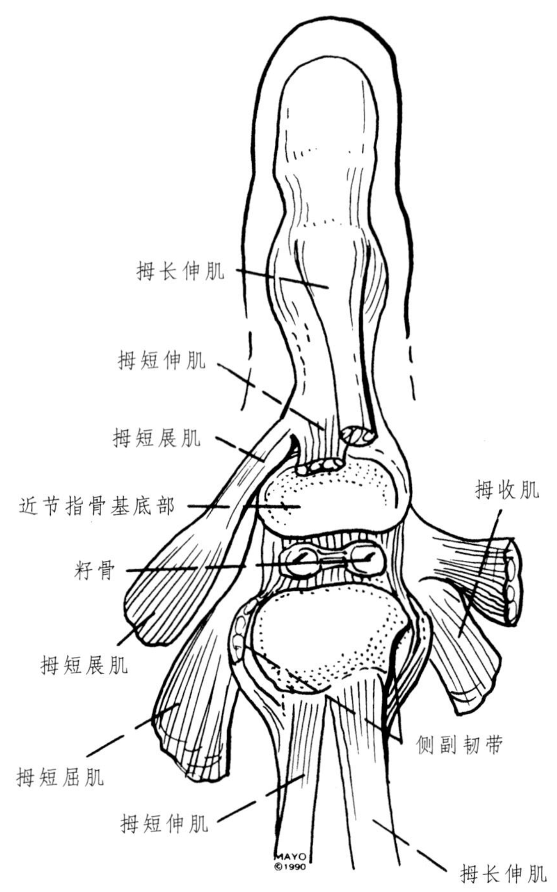

图 21-15 右侧拇指掌指关节的掌侧面观。

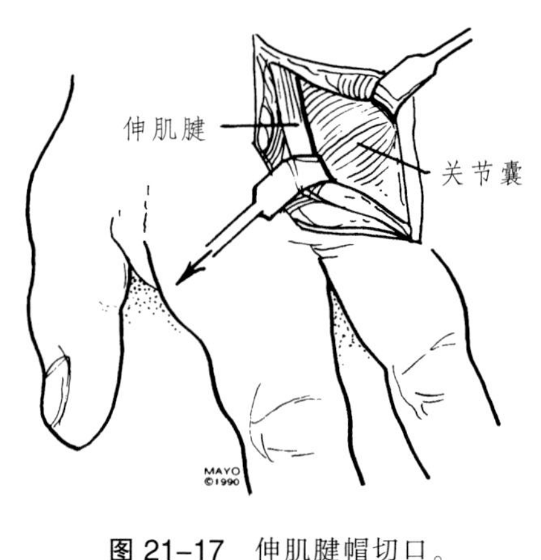

图 21-17 伸肌腱帽切口。

间隙部位的背侧神经血管结构。对于多个掌指关节的手术,通常首选横向切口来进行掌指关节重建;在掌指关节和近侧指间关节两者均要显露时,分别做纵向切口能提供更大的显露范围。切开皮肤后,即可见到下面的伸肌装置,切开伸肌腱的尺侧缘(用于中指和环指)或者指总伸肌腱和固有伸肌腱之间(用于示指和小指)(图 21-17)。

在掌指关节存在明显的尺偏畸形时,一些外科医师首先通过伸肌腱帽的桡侧切口,然后部分松解尺侧,向中间移动伸肌腱,用重叠缝合桡侧基底的矢状束瓣,以防止伸肌腱装置尺侧移位的复发[5]。小心分离伸肌腱装置,以保护背侧的关节囊,然后单层打开关节囊以显露行关节成形术的关节。通常需要从掌骨头起始部松解固有侧副韧带,以便充分显露。缝合时再将它们重新对合,通常桡侧面要向近侧和背侧移动,以纠正尺偏和手指旋前。

拇指掌指关节的显露

拇指掌指关节在背侧通过纵向的或轻微弧形的切口来显露(图 21-18)。辨认出拇长伸肌和拇短伸肌

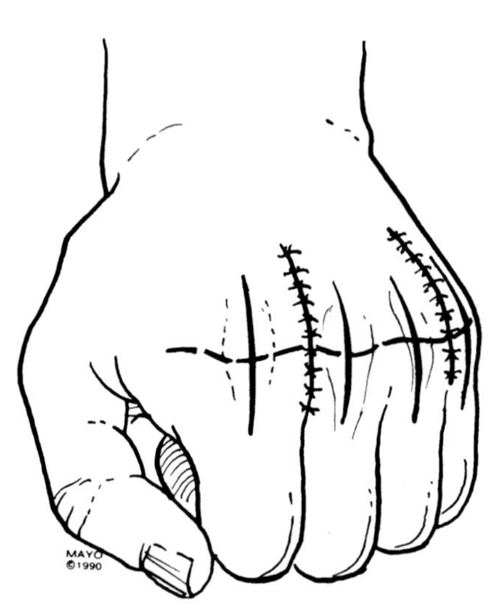

图 21-16 手指掌指关节成形术的切口。

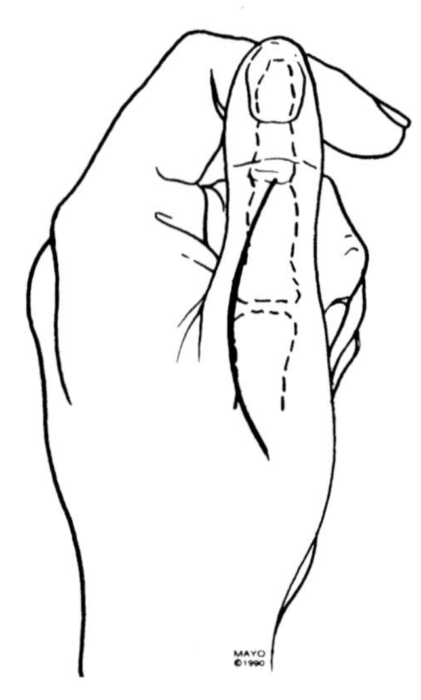

图 21-18 拇指掌指关节的显露。

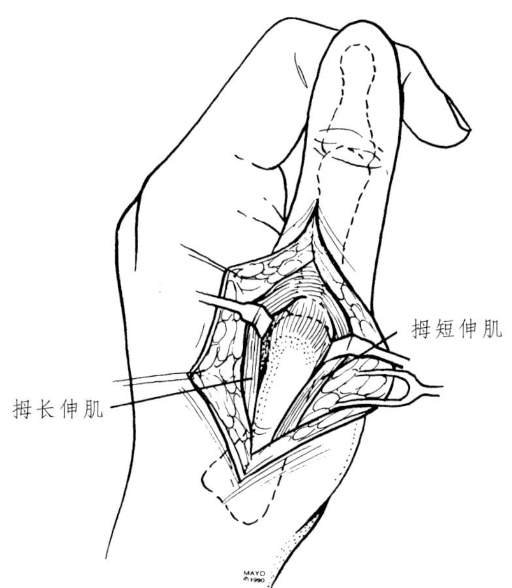

图 21-19 拇长伸肌与拇短伸肌间的间隔。

之间的间隔然后打开，如果需要，可从它的近节指骨止点分离拇短伸肌(图 21-19)。在关节成形术之前打开关节，如需要应切除滑膜[21]。

（阚世廉 译 李世民 校）

参考文献

1. Athanasiou KA, Liu GT, Lavery LA, et al: Biomechanical topography of human articular cartilage in the first metatarsophalangeal joint. Clin Orthop 348:269, 1998.
2. Backhouse KM: The mechanics of normal digital control in the hand and an analysis of the ulnar drift of rheumatoid arthritis. J R Coll Surg Engl 43:154, 1968.
3. Beckenbaugh RD, Linscheid RL: Arthroplasty in the hand and wrist. *In* Green DP (ed): Operative Hand Surgery, 2nd ed. New York, Churchill Livingstone, 1988, p 167.
4. Birch R, Brooks D: The hand. *In* Dudly H, Carter DC (eds): Rob and Smith's Operative Surgery, 4th ed. St. Louis, CV Mosby, 1989.
5. Blatt G: Capsulodesis in reconstructive hand surgery. Hand Clin 3:81, 1987.
6. Bruner JM: Incisions for plastic and reconstructive (non-septive) surgery of the hand. Br J Plast Reconstr Surg 4:48, 1952.
7. Carr D, Davis P: Distal posterior interosseous syndrome. J Hand Surg 10A:873, 1985.
8. Coonrad RW, Goldman JL: A study of the pathological findings and treatment in soft tissue injury of the thumb metacarpophalangeal joint; with a clinical study of the normal range of motion findings of ligamentous structures in relation to function. J Bone Joint Surg 50A:439, 1968.
9. Dellon AL: Partial dorsal wrist denervation: Resection of the distal posterior interosseous nerve. J Hand Surg 10A:527, 1985.
10. Eyler DL, Markee JE: The anatomy and function of the intrinsic musculature of the fingers. J Bone Joint Surg 36A:1, 1954.
11. Fahrer M, Tubiana R: Palmaris longus: Anteductor of the thumb. Hand 8:287, 1976.
12. Fleeger EJ: Skin tumors. *In* Green DP (ed): Operative Hand Surgery, 2nd ed. New York, Churchill Livingstone, 1988, p 2323.
13. Haines RW: The mechanism of rotation of the first carpometacarpal joint. J Anat 78:44, 1944.
14. Hayashi H, Kojima T, Fukumoto K: The fourth-compartment syndrome: Its anatomical basis and clinical cases. Handchir Mikrochir Plast Chir 31:61, 1999.
15. Hollinshead WH: Anatomy for Surgeons: The Back and Limbs, vol III. Philadelphia, Harper & Row, 1982, p 226.
16. Hoppenfeld S, DeBoer P: Surgical exposures in orthopaedics: The anatomic approach. Philadelphia, JB Lippincott, 1984.
17. Kaplan EB: Embryological development of the tendinous apparatus of the fingers: Relationship to function. J Bone Joint Surg 32A:820, 1950.
18. Kuhlmann N, Meyer-Otetea G: Nerfs cutanáes palmaires et voie d'abord de le face antáerieure du poignet et de la paume. Ann Chir 30:859, 1976.
19. Landsmeer JMF: Anatomical and functional investigations of the articulations of the human fingers. Acta Anat (Basel) 25(Suppl):5, 1955.
20. Landsmeer JMF: The coordination of finger-joint motions. J Bone Joint Surg 45A:1654, 1963.
21. Lipscomb PR: Synovectomy of the distal two joints of the thumb and fingers in rheumatoid arthritis. J Bone Joint Surg 49A:1135, 1967.
22. Littler JW: Hand, wrist and forearm incisions. *In* Littler JW, Cramer LM, Smith JW (eds): Symposium on Reconstructive Hand Surgery. St. Louis, CV Mosby, 1974, p 89.
23. Long C, Brown ME: Electromyographic kinesiology of the hand: Muscles moving the long finger. J Bone Joint Surg 46A:1683, 1964.
24. Mackinnon SE, Dellon AL: The overlap pattern of the lateral antebrachial cutaneous nerve and superficial branch of the radial nerve. J Hand Surg 10A:522, 1985.
25. Nakamura T, Makita A: The proximal ligamentous component of the triangular fibrocartilage complex. J Hand Surg 25B:479, 2000.
26. Palmer AK, Werner FW: The triangular fibrocartilage complex of the wrist Banatomy and function. J Hand Surg 6:153, 1981.
27. Palmer AK, Werner FW: Biomechanics of the distal radioulnar joint. Clin Orthop 187:26, 1984.
28. Schenck RR: Variations of the extensor tendons of the fingers: Surgical significance. J Bone Joint Surg 46A:103, 1964.
29. Spinner M (ed): Kaplan's Functional and Surgical Anatomy of the Hand, 3rd ed. Philadelphia, JB Lippincott, 1984.
30. Swanson AB, Swanson GD: Flexible implant resection arthroplasty in the upper extremity. *In* Tubiana R (ed): The Hand, vol II. Philadelphia, WB Saunders, 1985, p 576.
31. Taleisnik J: The Wrist. New York, Churchill Livingstone, 1985.
32. Tubiana R: Surgical exposure and skin courage. *In* Tubiana R (ed): The Hand, vol II. Philadelphia, WB Saunders, 1985.

第 22 章

实用生物力学

Kai-Nan An, William P. Cooney Ⅲ

人工关节置换已被广泛应用于类风湿性关节炎、退行性关节病和创伤性关节病所致手部损伤的治疗中。然而由于手部功能和解剖非常复杂，导致在关节置换中假体的设计和安装具有一定难度。许多学者研究后提出设计成功假体的标准：假体应能恢复手指正常的运动范围，同时能提供足够的力学强度和关节稳定度。假体固定和关节面的长期稳定性也很重要。

基于正常手部的生物力学和功能分析，假体设计中的各参数及其改进才得以发展。本章将要给读者展示几次重要的生物力学观察研究结果，包括正常手部的运动、力传导以及关节约束作用，同时也对几种现在流行的手指关节植入物进行了比较。

功能解剖学

人类的手具有三维立体结构。从生物力学角度看，可以把手看做是由肌肉和肌腱力以及关节约束力维持平衡的骨段结合系统。

骨的三维参数

手的活动度较大，能根据握持物体的形状来调整形态。手部的每一个动作都可以通过 27 块手骨独一无二的排列和其三维参数来实现。19 块掌骨和指骨的比例严格遵循 Fibonacci 定律（黄金分割律）[11]。手指从伸到屈恰好符合"鹦鹉螺定律"，即运动方向呈贝壳或龙虾尾部的反螺旋。纵轴参数的基线信息是通过 5 条线的关节面和关节中心相互距离提供的（图 22-1A），在关节置换术中必须将其严格恢复。在正常人的手部，指骨远端的长骨和掌指关节（MCP）基本共线。然而近端指骨的纵轴却相对于掌骨纵轴向尺侧偏移[20]，示指偏移 15°，中指偏移 13°，环指偏移 0°，小指偏移 7°（见图 22-1B）。

然而对于长骨断面几何形状和尺寸都鲜有研究报道[10,16]。

在移植设计中，关节表面的几何形状也很重要。掌骨头和近节指骨的失状面轮廓大致成相似的圆弧[19]。与整个近节指骨相配的圆弧半径是 11~13 mm，几乎是掌骨头圆弧半径（6~7 mm）的 2 倍（图 22-2A）。因此失状面上掌骨头局部的曲线中心并不是严丝合缝的位于关节内，而是多中心的，这反映出变化的直径和对近节指骨与掌骨头邻近指骨连接的限制。软骨下骨的轮廓曲线中心非常接近椭圆的锐侧圆心。相反，关节软骨的轮廓曲线中心却很接近于椭圆的钝侧圆心（见图 22-2B）。

手部肌肉的生物学和力学参数

随着肌肉的收缩，手部关节可以按照骨内在软组织和关节形状约束的独特方式进行动作。手部的运动和平衡是通过多组内在肌和外在肌来实现的。在生物力学方面有几组非常重要的参数来描述每块肌肉潜在的功能（表 22-1 和 22-2）。

手部肌肉的形状和大小可以用肌纤维的长度、体积以及生理学横截面积（PCSA）来描述[2,4]。肌纤维的长度代表肌肉和与其相连肌腱在其生理范围内的滑程。肌肉的 PCSA 与肌肉所蕴含的力成正比。肌肉的体积能代表肌肉所能做的功。举个例子，第一背侧骨间肌是一条手部小的内在肌，肌肉体积小且肌纤维短，但却有可观的 PCSA；而前臂的外在肌虽然有较大的肌肉体积和肌纤维长度，但其 PCSA 却不大。任何手指的假体设计都必须考虑到手在做捏、抓、握等动作时这些肌肉所传导的潜在作用力。

肌肉和肌腱牵动或平衡关节的效能取决于关节两端软组织的几何关系。在生物力学上这些特性可以参照关节坐标系通过作用线方向和肌腱与肌肉的力臂来描述。总体来说，肌肉对关节的功能作用是三维的。然而，手的外在肌都是邻近指间关节走行的，对称分

坐标系间的距离（平均值±标准差）

	O_1O_2	O_2O_3	O_3O_4	O_4O_5	O_5O_6
拇指	0.243±0.03.5	1.0±0	0.338±0.042	1.424±0.097	0.333±0.047
示指	0.224±0.034	1.0±0	0.288±.0036	1.919±0.227	0.432±0.058
中指	0.184±0.032	1.0±0	0.233±0.041	1.608±0.087	0.365±0.052
环指	0.166±0.031	1.0±0	0.224±0.041	1.576±0.068	0.346±0.030
小指	0.230±0.042	1.0±0	0.304±0.046	1.797±0.145	0.506±0.082

A

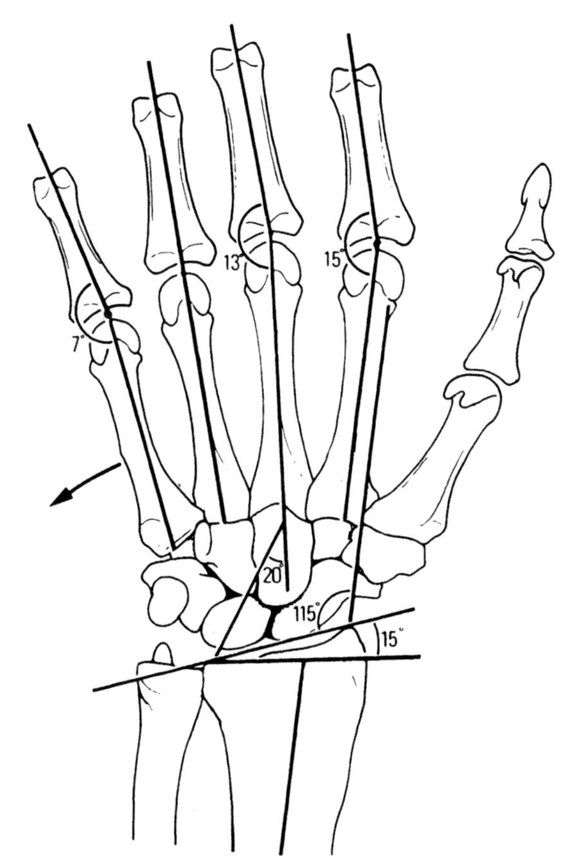

图 22-1　(A)5 条线的关节中心和关节面之间的距离。(B)手部不同骨结构之间的生理角度。(B, From Tubiana R: The Hand. Philadelphia, WB Saunders, 1981.)

布于指骨的掌侧和背侧。因此它们的功能主要是屈出和伸展，做内收、外展或者旋转几乎不起作用。相比而言，手的内在肌沿关节的侧方走行，主要负责关节的侧方运动，进行旋转以及平衡外在的伸肌和屈肌。因此，恢复正常作用线并最终恢复屈伸活动之间或内收外展活动之间正常力臂比例是最为关键的。否则将不能恢复手的正常功能，或者会出现异常的关节作用力，从而对假体植入物造成损害。

手部的运动

总体活动范围

在关节的生理活动范围内，指间关节可被看做屈戌关节，产生屈曲和伸展运动。正常的手部，每个远端指间关节的活动度为 60°，每个近端指间关节的

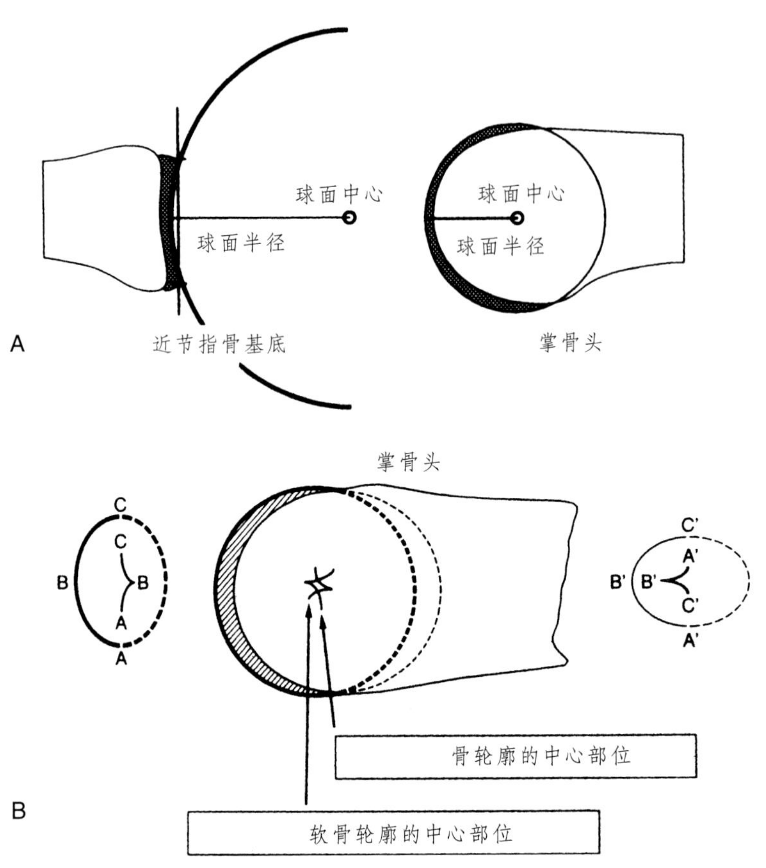

图 22-2 (A)掌指关节和近节指骨基底的球面中心是靠与整个软骨包围区相匹配的最小二乘法圆在每个切片上确定的[20]。近节指骨基底面的曲率半径约为掌骨头关节面曲率半径的2倍。(B)掌骨头关节软骨下骨的轮廓曲线中心非常接近椭圆的锐侧圆心。

表 22-1 示指内在肌和外在肌的生物学和力学参数

肌肉	肌肉体积(cm³)	肌纤维长度(cm)	肌肉 PCSA(cm²)	力臂*	
				屈伸(cm)	外展内收(cm)
背侧骨间肌	9.5	2.3	4.16	+0.37	−0.61
掌侧骨间肌	2.5	1.7	1.40	+0.66	+0.58
蚓状肌	1.7	4.7	0.36	+0.93	−0.48
指深屈肌	27.6	6.7	4.10	+1.11	+0.11
指浅屈肌	15.1	4.2	3.65	+1.19	+0.17
示指伸肌	6.9	4.9	1.30	−0.9	+0.13
指总伸肌	6.5	6.1	1.1	−0.86	−0.02

*+:屈曲,−:伸展,+:内收,−:外展。PCSA:生物学横截面积。

表 22-2 其他腕部肌肉的生物学和力学参数

肌肉	肌肉体积(cm³)	肌纤维长度(cm)	肌肉 PCSA(cm²)	力臂*	
				屈伸(cm)	尺偏桡偏(cm)
桡侧腕屈肌	11.6	5.5	2.0	+15	−8
尺侧腕屈肌	15.3	4.5	3.3	+16	+14
桡侧腕短伸肌	14.8	5.5	2.8	−12	−13
桡侧腕长伸肌	15.1	8.5	2.0	−7	−19
尺侧腕伸肌	14.3	4.8	3.0	−6	+17

*+:屈曲,−:伸展,+:尺偏,−:桡偏。PCSA:生物学横截面积。

活动度为 110°。掌指关节(MCP)被认为是万向关节，不仅能提供 70°~80°的屈伸运动，而且能根据屈伸姿势的不同提供有限的(20°~30°)内收外展运动。MCP 关节在伸展时比其在屈曲时的内收外展活动度大，因为 MCP 关节头为同心形状，在屈曲过程中会收紧侧副韧带。在手指屈曲时内收和外展的活动度将减小。更精确地说，手指(包括拇指)的掌指关节以及拇指的腕掌关节(CMC)都有潜在的三维旋转自由度。这一点将在关节松弛和约束的相关章节中进一步阐述。

在数学上，欧拉角概念已被用于描述这两种关节的三维旋转。表 22-3 列出手在捏握动作中示指和拇指的相关定向角[5,6]。理想的假体设计一定要将这些值考虑在内。

腕关节在功能上被认为是万向关节，它包括屈曲伸展和桡偏尺偏 2 个自由度。腕部的最大活动弧度可达屈伸 130°，桡偏尺偏 40°[14]。但是在日常生活中，研究发现 40°的屈曲、40°的伸展和 40°的桡偏尺偏移就能为正常人群提供最小的功能活动范围[15]。

关节运动

对关节运动的分析研究不仅能提供有关关节润滑和磨损机制的信息，而且能提供有关关节运动中关节旋转中心轨迹的特殊运动学信息。有关关节旋转中心的数据在假体完美设计以及严重畸形手维持肌肉平衡中起至关重要的作用。至今只有少数研究考虑了手部关节旋转中心和肌腱的力臂。

手指的 MCP 关节是手指关节置换术中较普遍的关节之一，已有学者对其瞬间旋转中心进行了研究。有人认为旋转中心是固定的[7]，而更多学者认为旋转中心是多中心的[17,18,21]。这两种观点之间其他的不同之处主要与分析旋转中心所用的试验方法有关，其中有些计算分析容易产生试验误差。通过分析对 MCP 关节的瞬间旋转中心进行了评估[13]。考虑到掌骨头和近节指骨关节面的几何形状以及侧副韧带插入部位对关节运动学特性起着重要的控制作用，旋转中心看起来并不是固定不变的，而是随着关节屈曲角度的变化而变化。旋转中心移位引起的屈肌和伸肌力臂之比与依据固定旋转中心计算的力臂之比是不同的。在关节运动中，关节表面也有滚动和滑动。

有学者对拇指的大多角骨掌骨关节的运动学进行了研究[9]。对第一掌骨的头尾部参照点的运协轨迹进行了监测。关节的环形运动是通过对各条内在肌和外在肌施加负荷来实现的。第一掌骨的头尾部参照点位于椭圆形弧线上，但按照相反方向运动(图 22-3)。这种模式与互补的鞍状关节面的特点以及旋转轴线的位置是相符的。在屈伸动作中，旋转轴线位于大多角骨中，头部路径的方向与尾部相同。相反的，在内收外展动作中，旋转轴线位于大多角骨远端第一掌骨的基底内，头尾的运动方向相反。这种独特的运动形式及其与韧带约束的关系可能导致了骨关节炎的发生和发展。

腕关节由八块腕骨构成，按解剖层次可分为两

表 22-3 手部功能动作时的关节定向角(°)*

动作	屈伸	桡偏尺偏	旋前旋后
指尖捏夹			
示指 MCP	+45.8	+11.6	−5.9
拇指 MCP	+10.1	−0.5	+16.1
拇指 CMC	+28.0	+ 18.0	+19.0
抓握			
示指 MCP	+65.2	+6.7	−15.6
拇指 MCP	+35.5	+1.0	+3.6
拇指 CMC	+25.0	+10.0	+20.0

* 拇指腕常关节的正常活动度是屈伸 53°±11°；内收外展 21°±4°；旋前旋后 17°±10°。

+：屈曲；-：伸展；+：内收；-：外展；+：旋前；-：旋后；CMC：腕掌关节 MCP：掌指关节。

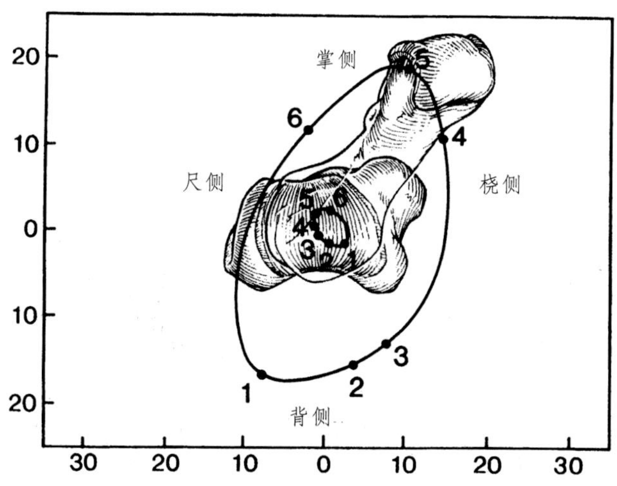

图 22-3 在每根肌腱 500 g 的负荷下，第一掌骨基底和头部位于环形运动形成的椭圆上(左手)。1：拇长伸肌；2：拇短伸肌；3：拇长展肌；4：拇短展肌；5：拇长屈肌；6：拇内收肌。(From Imaeda T Niebur G, Cooney WP Ⅲ, et al: Kinematics of the normal trapeziometacarpal joint. J Othop Res 12:197 1994.)

排。近排由舟骨、月骨、三角骨和豌豆骨组成,远排由大多角骨、小多角骨、头状骨和钩骨组成。腕骨的关节动力学比较复杂。总体来讲,施于掌骨基底部的腕部肌肉的收缩产生的运动从远排腕骨开始。远排的腕骨间相对运动较小。腕部从全屈到全伸时,钩骨头状骨关节、头状骨小多角骨关节和小多角骨大多角骨关节的平均旋转角度为6°~12°。远排腕骨被认为是一个功能单位。屈腕时,远排腕骨均处于屈曲和尺偏位;伸腕时,均处于伸展和轻度桡偏位;腕桡偏时,均处于伸展、旋后和桡偏位;腕尺偏时,远排腕骨屈曲、旋前和尺偏位。

近排腕骨之间联系得不那么紧密。通常在腕关节运动中,腕骨间运动范围为30°桡偏和15°尺偏。屈腕时舟骨、月骨、三角骨处于屈曲和尺偏位,而在伸腕时它们处于伸展和桡偏位。此时,这3块腕骨还协同地从腕部尺偏时的屈曲位变到腕部桡偏时的伸展位。正常腕部具有的这种屈伸自适应机制,无论腕取何种姿态,桡骨和远侧腕骨之间都会保持空间上的一致性[8]。

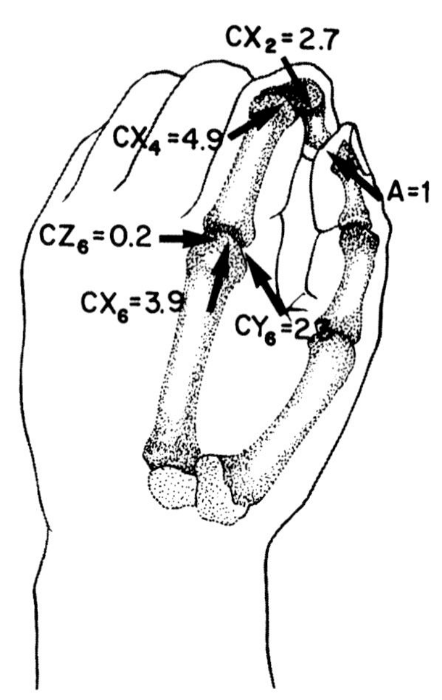

图 22-4 在指尖拿捏动作中一个单位的力(A=1)所产生的相应关节受力。

手部的力

通过关节传导的力的强度和方式是假体设计最重要的信息。这种信息大多是通过二维或三维分析估测得到的。在分析测定关节和肌肉的力量时,通常会遇到相当多的技术困难,因而将会影响一些试验结果。尽管如此,仍然获得了手指各关节的关节和肌肉力量的范围[1,5,6]。

例如,在示指指尖做50 N作用力的拿捏动作时,在远端指间关节、近端指骨间关节(PIP)和MCP关节上分别产生约为100 N、250 N和200 N的压力(图22-4)。另外,在这3个关节的背侧近端指骨末端上,还分别施加有15 N、50 N和100 N的剪切力。在每个关节的桡侧方向也会出现中等大小的剪切力。扭力的作用或许更为重要。在拿捏动作中,应考虑到拇指对示指或中指施加的扭力。5 kg力作用于8 cm长的手指上,可产生40 kg·cm的扭转负荷。毫无疑问,不论应用护孔环还是改变假体的材料,安装在MCP关节的假体均会被扭力损坏,例如出现聚乙烯假体的螺旋断裂以及硅酮掌骨植入物的抗扭转强度减弱。因此要认识到,通过手部各关节的关节约束力并非无关紧要。在正常关节中,这些力是由关节面和周围关节囊韧带结构的协同作用来平衡的。对于一个理想的假体设计,要么使植入物具有足够的强度来对抗这些关节约束力,要么在设计中将韧带的辅助作用考虑在内。

腕部的力矩可由施加于手的负荷或者是手外在肌的收缩引起。为了平衡这些力矩,腕部肌肉要对关节产生足够大的压缩力和剪切力。总的来说,在腕部和前臂位于中立位时,大约80%的轴向压缩力是通过桡骨远端传递的,另外的20%是通过尺骨远端传递的[22]。腕部姿态影响着尺骨和桡骨上力的分布(表22-4)。在腕部尺偏或前臂旋前时,通过尺骨传递的力有所增加。而在腕部桡偏和前臂旋后时,尺骨传递的力会相应减少。

肌腱上的动态应力取决于肌肉在给定关节位置上

表 22-4 完整腕关节的力分布百分比

姿态	桡骨	尺骨
中立位	81.6	18.4
尺偏	71.6	28.4
桡偏	87.2	12.8
前臂旋前	63.0	37.0
前臂旋后	86.0	14.0

From Werner FW, An KN, Palmer AK, Chao EYS: Force analysis. In An KN, BergerRA, CooneyWP Ⅲ (eds): Biomechanics of the Wrist Joint. New York, Springer-Verlag, 1991, p77.

的相对力臂。关节置换会扰乱正常的关节运动学特性和与之相关的肌肉力臂。有人对关节置换术后平衡腕部所需的肌腱张力进行了研究。通常，腕部在进行桡偏尺偏和屈伸动作时，装有假体的腕部比正常腕部需要有更大的桡偏力，而需要的尺偏力较小或相等[22]。

关节稳定性和约束作用

关节的稳定性和约束作用由关节表面、关节囊、侧副韧带和肌肉肌腱有效单位提供。关节稳定性主要与肌肉和肌腱对持续捏握作用的反应有关[3]。相比而言，韧带和关节囊扮演的是对抗关节瞬间负荷初始稳定结构的角色，为保持关节稳定提供了第二道防线。对于正确的假体设计而言，尤其是对于关节面重建或半约束型假体，掌握关节囊韧带结构的解剖特点和功能是至关重要的。实际上，理想的植入物设计概念包含着关节置换术后关节囊韧带的重建。因为有效的关节囊韧带结构分担着关节负荷，因此只有减小负荷，才能延长“无活性”植入材料的寿命。

软组织的约束作用

手部各关节的侧副韧带稳定结构都是重要的软组织。依据韧带纤维的走向不同，侧副韧带的不同部分在关节稳定中起着不同的作用(图 22-5 A、B)。通过审查一系列对侧副韧带的不同部位进行切位的解剖研究我们发现，侧副韧带的每一部位在整个关节活动范围内都有各自独特的伸长和缩短特性。在不同的负荷和位移条件下，侧副韧带的每一部分都发挥着自己特有的作用来拮抗力和力矩。

文献中对手指周围各条侧副韧带的骨性附着点位置和纤维走向已进行了广泛的研究和报道[12]。这些信息对设计非约束型人工指关节假体十分重要。在前后位观，桡侧副韧带(RCL)的附着点比尺侧副韧带(UCL)的附着点更靠近掌骨中线(X 轴)(见图 22-5 C、D)。起自掌骨头的背侧韧带纤维比其掌侧纤维更靠近远端。而在近节指骨上的附着点与此正好相反。

在深刻理解了这些解剖关系之后，就可以在关节置换术期间计划好对侧副韧带附着点的保护或重建，从而改进关节的稳定度。而且据此可以分析韧带附着点之间的距离或者韧带表现长度随关节屈曲角度的变化。在手部重建手术中，可以把韧带紧张时的桡侧副韧带和尺侧副韧带的长度分别设定为 23 mm 和 22 mm 的中位长度上。

在拇指的大多角骨掌骨关节中，韧带的约束作用非常重要；前斜韧带松弛似乎是拇指大多角骨掌骨关节炎的引发因素。接着会继发掌骨间后斜韧带的松弛，从而导致拇指掌骨的半脱位。因此，研究韧带在关节稳定中的作用是十分重要的。对关节移位时的阻力和力矩进行线性测量或角度测量是非常重要的。例如，在 MCP 关节旋前和旋后时我们发现，可以得到扭力或力矩与关节角度的变化曲线，并且此曲线与典型的软组织曲线十分相似(图 22-6)。中立位时，腕部旋转最小，关节相对顺从。在旋前 10°和旋后 10°之间，观测到的扭力最小。这个旋转力可被定义为 MCP 关节的旋转性松弛。这就是上文所讲的，MCP 关节有 2 个可随意控制的自由度。不过也可以说 MCP 关节有 3 个旋转自由度，至少在轴向旋转时 MCP 有一定的松弛量。

桡侧副韧带和尺侧副韧带在抵抗关节移位中各自所起的作用已通过连续切片或摘除各个韧带进行了深入研究(图 22-6)。由每条韧带结构摘除所导致的负荷减少可以说明该韧带的作用。通常，桡侧副韧带在对抗旋前动作中的作用占 70%，在对抗掌侧半脱位中占 40%，在对抗内收中占 90%。而尺侧副韧带在对抗旋后中占 60%，在对抗掌侧半脱位中占 60%，在对抗外展中占 90%。当分离关节时，尺侧副韧带所起的作用稍大于桡侧副韧带。

关节连接的约束作用

关节面对关节剪切力的影响因关节面的形状和和谐性的不同而异。对于 MCP 关节，关节面主要影响轴向压力。随着关节屈曲角度的变化，可以观测到关节接触面积的大小和位置在改变(图 22-7)。接触面的桡尺宽度在中立位时变窄，而在过伸和全屈位宽度扩大[19]。在中立位，接触区位于指骨基底中心；这个区域在尺侧稍大于桡侧。

重建 MCP 关节面的内在稳定性取决于关节面的曲率和关节两端的压力。这种约束作用可以依据稳定率评价，稳定率的定义是，在给定方向引起关节半脱位所需的最大作用力除以轴向施加的压力。有一项研究对 MCP 关节面重建植入物和正常解剖关节的稳定率进行了比较(图 22-8)。

有关植入物的思考

在接下来的几章中，我们将回顾目前常用的各手

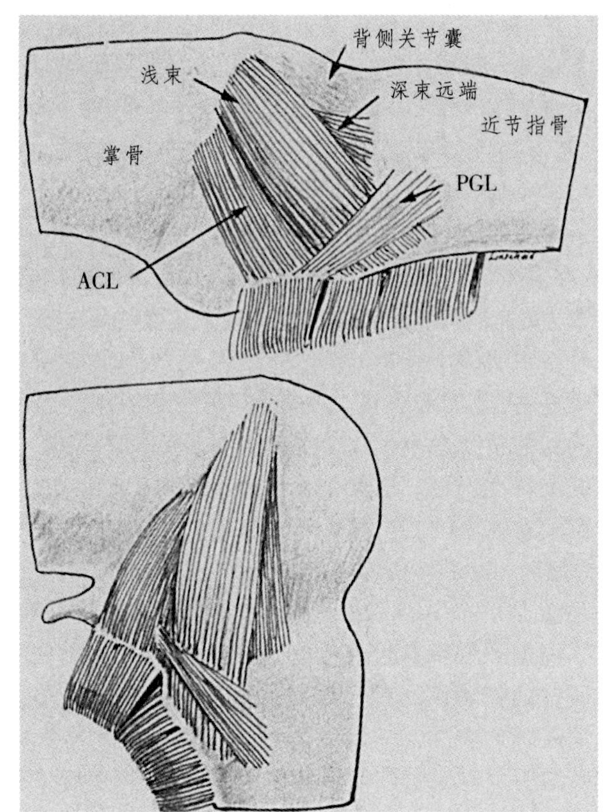

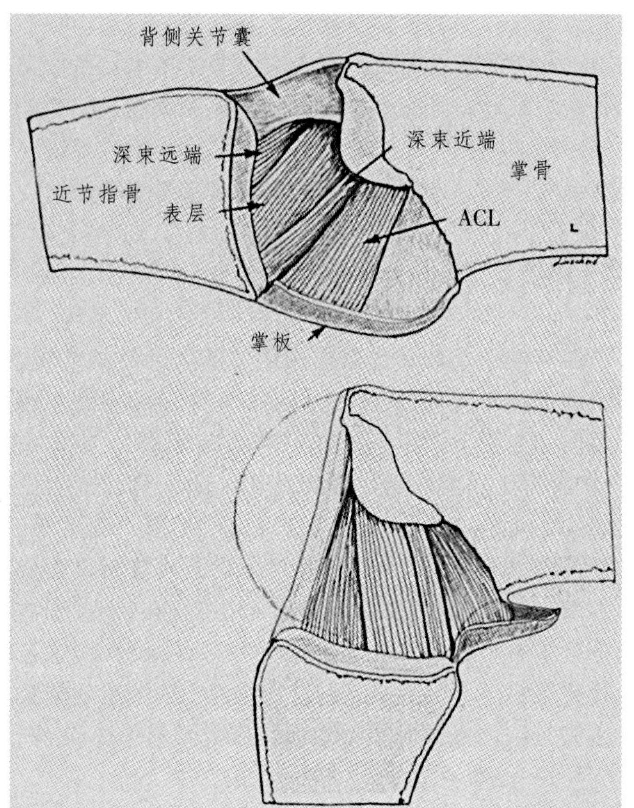

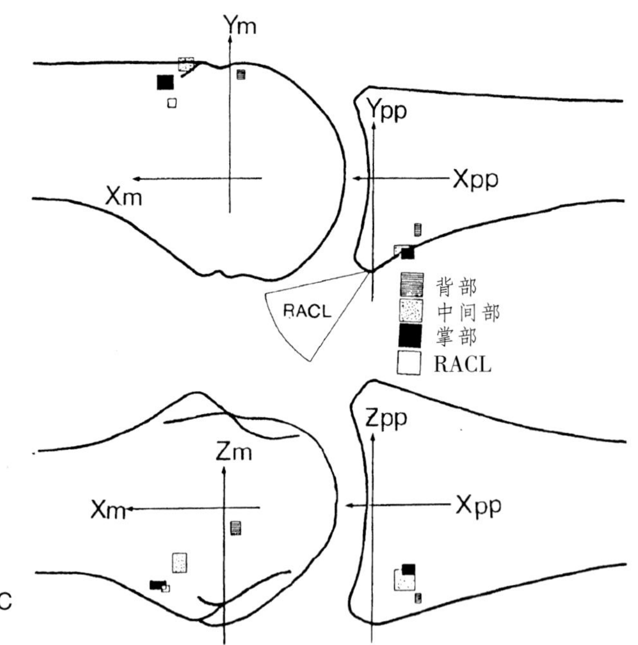

图 22-5 掌指关节韧带结构的形态学表现。(A)外侧观。伸展位(上图)和屈曲位(下图)。侧副韧带明显可被分为两束,深束和浅束。当关节伸展时,深束远端隐藏在浅束下,但当关节屈曲时,深束紧张并可以被看到。(B)内侧观。标本被沿纵轴旋转180°,以便从关节内部显示其内侧观。伸展位(上图)和屈曲位(下图)。侧副韧带深束明显可被分为两部分,深束远端和深束近端。侧副韧带深束近端在关节屈曲时缩短,在关节伸展时变长。当关节屈曲时这些纤维向侧方膨出。(C)桡侧副韧带及其附属韧带的起点和附着点的位置。侧位观(上图),前后位观(下图)。ACL:附属侧副韧带;RACL:桡侧ACL;UACL:尺侧ACL;PGL:指骨关节盂韧带。(待续)

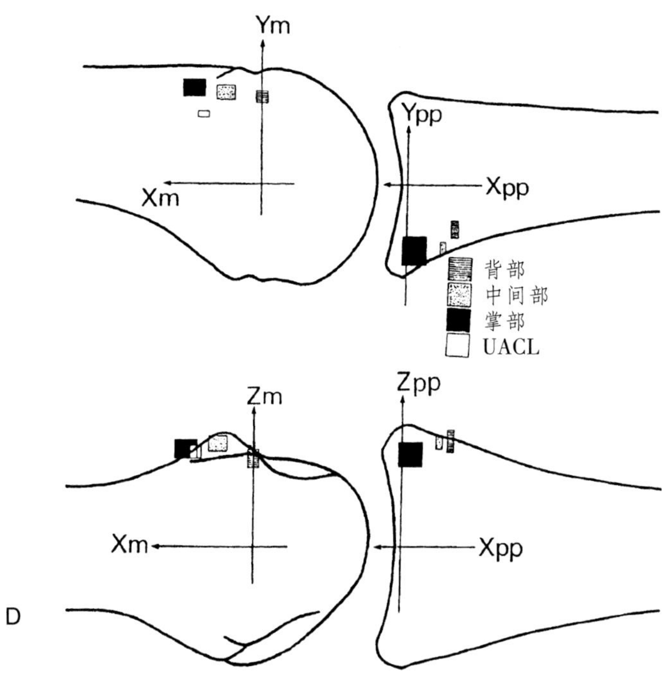

图 22–5(续)　(D)尺侧副韧带及其附属韧带的起点和附着点的位置。侧位观(上图),前后位观(下图)。

指 PIP 和 MCP 关节植入物以及拇指 MCP 和 CMC 关节的植入物。还有一些可望用于各手指 PIP 和 MCP 关节以及拇指 MCP 和 CMC 关节的新型表面重建术植入物。这些关节重建术都将韧带重建作为其必不可少的一部分,从而使关节不会承受上文所述的高应力。我们认为,必须植入一种解剖学仿真的假体关节才能再现正常的解剖关系。硅化铜胶关节可起到生理腔的作用,但却不能起到真正关节置换假体的功能。由于植入物承受的剪切力和扭力均很高,因而人造假体在 3~5 年内会从死骨干与关节界面处发生损坏。铰链式硅

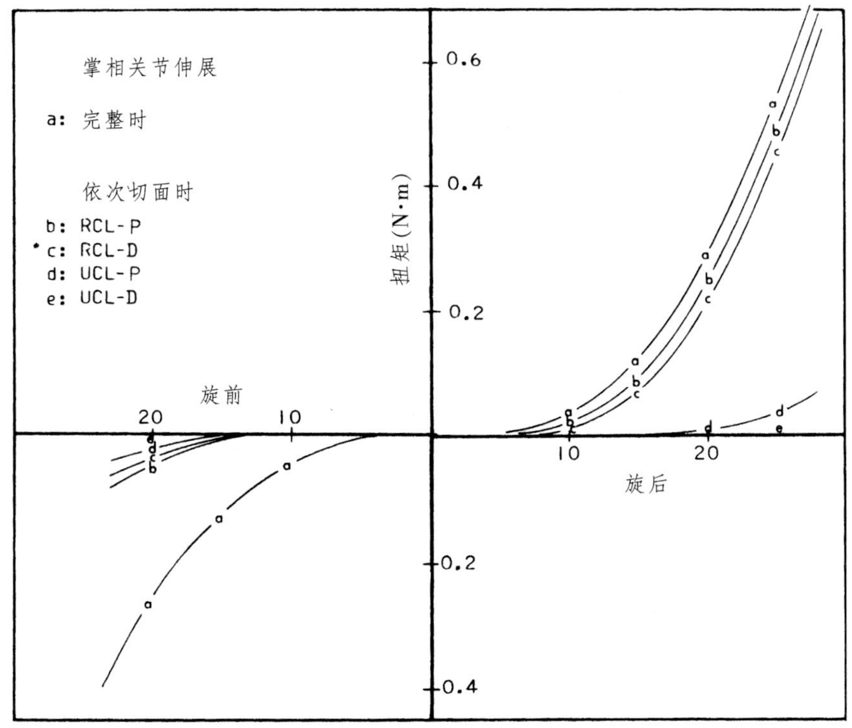

图 22–6　通过测量掌指关节旋前和旋后位时的约束扭矩获得的负荷位移曲线。曲线 a 表示整个关节囊韧带复合体完整时的扭矩。曲线 b 和曲线 c 分别表示 RCL 的掌侧和背侧束切面的扭矩。曲线 d 和曲线 e 分别表示 UCL 的掌侧和背侧束切面的扭矩。在给定位移下各条曲线的负荷差反映了侧副韧带各束的特定作用。例如曲线 a 和曲线 b 的负荷差代表 RCL 掌侧束的作用。

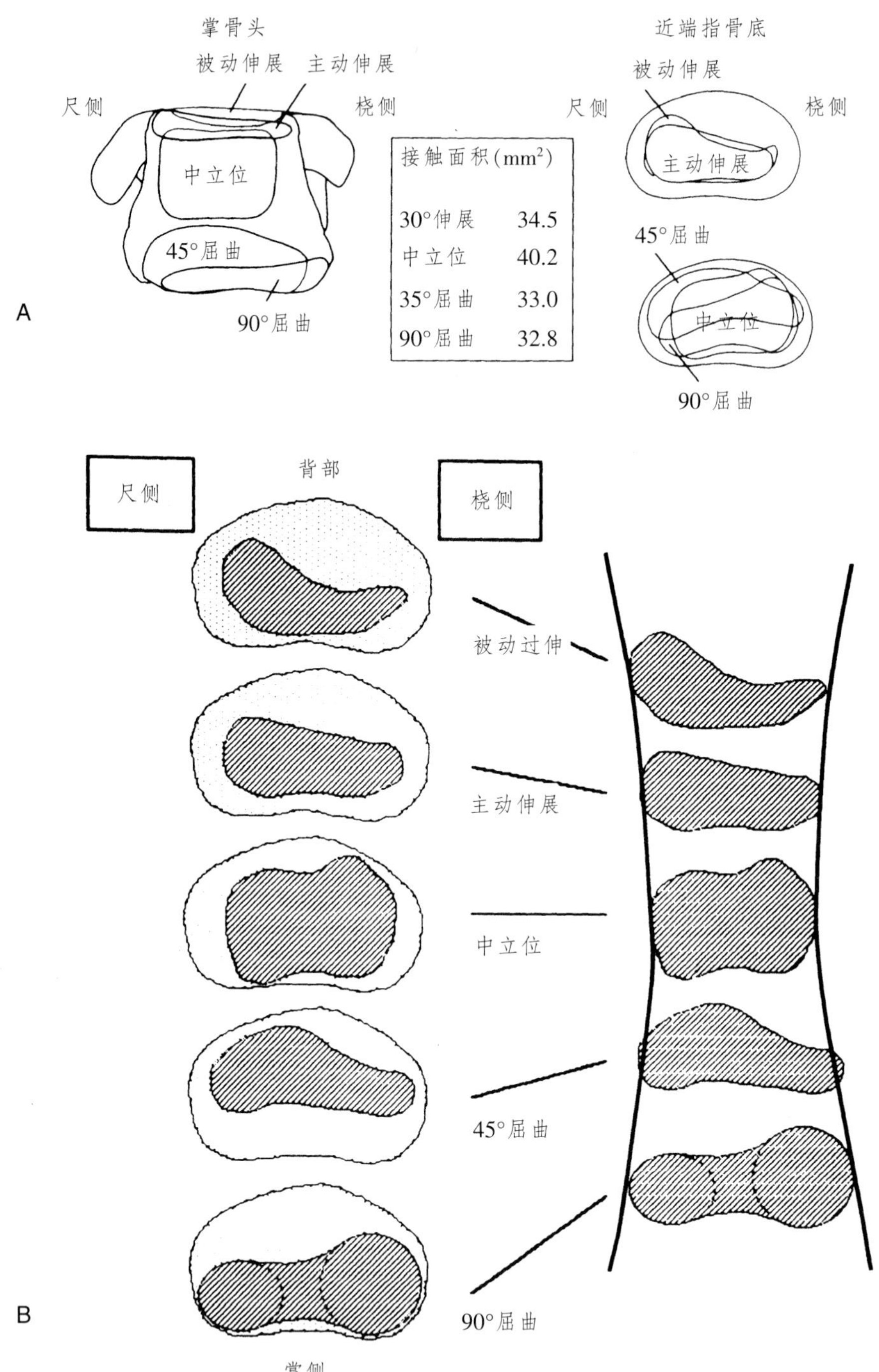

图 22-7 (A)5 种姿态下掌指关节的接触面。(B)从近节指骨基底部看到的每种姿态的接触面。接触区的桡尺向宽度在中立位时变窄,而在过伸和全屈位时增宽。

酮或金属的 PIP 关节植入物也会由于过度固定以及不能适应软组织的顺应性而失败。拇指的约束型 MCP 关节假体临床证实是不成功的,除了一种外其余的均被摒弃。手指的 PIP 和 MCP 关节,我们仍在研究评价配有软组织结构重要元素的各种假体设计。我们认为,假体设计不仅要考虑关节面的重建,而且要考虑软组织韧带和伸肌腱的平衡。

至今,和约束型指关节假体相比,对非约束型指关节假体的临床或实验室研究越来越多。表面重建加上恰到好处的侧副韧带和关节囊重建的手指关节假

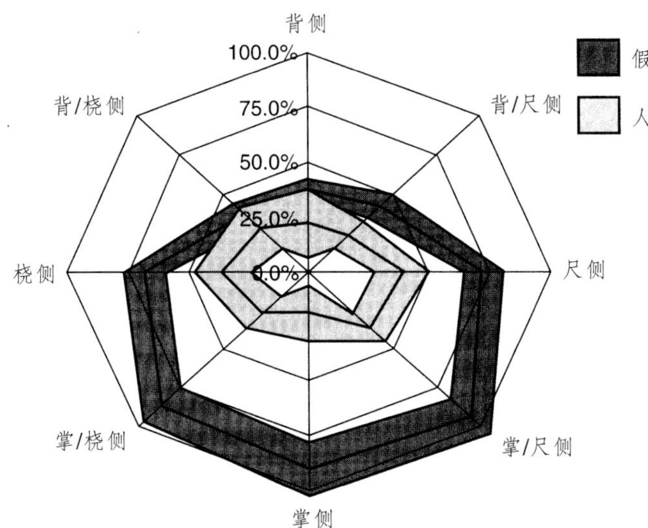

图 22–8 假体 MCP 关节和人类 MCP 关节在屈曲 0°时的平均稳定性比率。阴影部表示加上或减去一个标准差。稳定率定义为半脱位时的最大作用力/轴向负荷。方向是指近节指骨基底的运动方向。

体明显优于约束性更强的假体和硅胶假体。我们的解剖学和生物力学研究以及临床经验表明,关节表面重建假体具有一定优越性。

最后,对手部植入物的骨内固定问题还存在不同的看法。硅胶假体不做固定,而机械假体采用骨水泥固定。没有一种方法是最合适的。特别是骨水泥还有应用禁忌证,因为其聚合作用可导致过热、骨坏死,最终导致松弛。一种新固定技术将热解的炭或金属钽置于髓内骨质和植入物之间,因而有希望获得成功。新出现的生物学固定,如多孔聚乙烯或骨整合,或许会带来新的成果。欢迎用新的固定测试方法。

(王志彬 马剑雄 王栋梁 译 李世民 校)

参考文献

1. An KN, Chao EY, Cooney WP, Linscheid RL: Forces in the normal and abnormal hand. J Orthop Res 3:202, 1985.
2. An KN, Hui FC, Morrey BF, et al: Muscles across the elbow joint: A biomechanical analysis. J Biomech 14:659, 1981.
3. Basmajian JV: Muscles Alive. Baltimore, Williams & Wilkins, 1962.
4. Brand PW, Beach RB, Thompson DE: Relative tension and potential excursion of muscles in the forearm and hand. J Hand Surg 6:209, 1981.
5. Chao EY, Opgrande JD, Axmear FE: Three-dimensional force analysis of finger joints in selected isometric hand functions. J Biomech 9:387, 1976.
6. Cooney WP III, Chao EY: Biomechanical analysis of static forces in the thumb during hand function. J Bone Joint Surg 59A:27, 1977.
7. Flatt AE: The Pathomechanics of Ulnar Drift : A Biomechanical and Clinical Study. Final Report, SRS Grant RD 2226M, 1971.
8. Garcia-Elias M, Horii E, Berger RA: Individual carpal bone motion. *In* An KN, Berger RA, Cooney WP III (eds): Biomechanics of the Wrist Joint. New York, Springer-Verlag, 1991, p 61.
9. Imaeda T, Niebur G, Cooney WP III, et al: Kinematics of the normal trapeziometacarpal joint. J Orthop Res 12:197, 1994.
10. Lazar GT, Schulter-Ellis FP: Intramedullary structure of human metacarpals. J Hand Surg 5:477, 1980.
11. Littler JW: On the adaptability of man's hand (with reference to the equiangular curve). Hand 5:187, 1973.
12. Minami A, An KN, Cooney WP III, et al: Ligament stability of the metacarpophalangeal joint: A biomechanical study. J Hand Surg 10A:255, 1985.
13. Pagowski S, Piekarski K: Biomechanics of the metacarpophalangeal joint. J Biomech 10:205, 1977.
14. Palmer AK, Werner FW, Murphy D, Glisson R: Functional wrist motion: Biomechanical study. J Hand Surg 10A:39, 1985.
15. Ryu J, Cooney WP III, Askew LJ, et al: Functional range of motion of the wrist joint. J Hand Surg 16A:409, 1991.
16. Schulter-Ellis FP, Lazar GT: Internal morphology of human phalanges. J Hand Surg 9A:490, 1984.
17. Schultz RJ: Metacarpophalangeal Joint Replacement. Memphis, Richards Manufacturing Co., 1975.
18. Swanson AB: Flexible Implant Resection Arthroplasty in the Hand and Extremities. St. Louis, CV Mosby, 1973.
19. Tamai K, Ryu J, An KN, et al: Three-dimensional geometric analysis of the metacarpophalangeal joint. J Hand Surg 13A:521, 1988.
20. Tubiana R: The Hand. Philadelphia, WB Saunders, 1981.
21. Walker PS, Erhman MJ: Laboratory evaluation of a metaplastic type of metacarpophalangeal joint prosthesis. Clin Orthop 112:349, 1975.
22. Werner FW, An KN, Palmer AK, Chao EYS: Force analysis. p 77. *In* An KN, Berger RA, Cooney WP III (eds): Biomechanics of the Wrist Joint. New York, Springer-Verlag, 1991.

第 23 章

近侧指间关节的关节成形术

Peter C. Amadio, Peter M. Murray, Ronald L. Linscheid

正常情况下近侧指间(PIP)关节的活动弧是全部指关节中最大的。无论是将手指放在一台乐器上,还是手指伸展抓握大的物体,或者手指以不同程度弯曲握住某形状不规则的物品,PIP 关节都对手功能起着关键性作用。

评估

检查损伤的 PIP 关节时应结合手功能的全面检查来进行。患者的利手、职业及业余爱好对决策都很重要。例如,用手指弹奏吉他时 PIP 的弯曲程度要大于那种漫不经心的弹拨。对一名需要常常保持紧握手位的劳动者来说,其所需的是稳定的融合关节而不是活动的关节来最大程度发挥功能,因为后者侧向稳定性较差,寿命可能也较短。一些特殊的患者也可能需要选择非外科手术治疗,如通过操作组合器械来补偿有限的弯曲功能。对于一些骨性关节炎患者来说,需要治疗的不仅是其受累 PIP 关节功能上的不足,还包括改善其变形的外观。此外,患者希望或需要的一些活动可能还无法通过现今的关节成形术技术来实现。多数文献报道,PIP 关节成形术后的平均活动弧在 40°~60°之间;如果手指的活动弧已在此范围之内,那么恢复活动功能的目标将难以实现。关节成形术仍适于改变已有的活动弧(例如在鹅颈状畸形病例中将过伸变为屈曲,或者在屈曲挛缩病例中将屈曲变为伸展),但对于能完全伸展或接近完全伸展且其屈曲可达 60°的无痛 PIP 关节,一般来说通过关节成形术可能得不到可靠的帮助。最后,作为 PIP 关节成形术的必要条件,骨量必须能足以支持植入物的柄,一定要有柔软的、全层皮肤覆盖,必须有足够的手指感觉和血液循环,而且肌腱必须正常或能被重建。

各手指最好能协调工作。评估一只伤指需联系其相邻的手指。其他方面正常的手某一单个融合 PIP 关节可能会通过并列牵挂效应限制其邻指功能,除非正如上文所述的它是示指关节。评估 PIP 关节时还必须考虑与其同列的关节。PIP 和掌指(MCP)关节联合行成形术的手指功能水平可能低于 MCP 关节行成形术和 PIP 融合的手指。肌腱失衡(纽孔状或鹅颈状畸形)手指行 PIP 成形术后的功能恢复可能也差于单纯挛缩或关节表面不一致的手指[27,28]。

检查 PIP 关节时,有些试验有助于辨别可能影响关节成形术结果的特征。最好在某种屈曲位检查侧副韧带不稳定性以放松掌板和附属的侧副韧带[15]。关节开放大于 20°提示侧副韧带完全断裂。如果考虑对这样的关节行关节成形手术,那么也需考虑进行韧带重建手术。

主动活动与被动活动范围都应进行测量。二者之间的差异提示肌腱功能不全或肌腱粘连,需在关节成形手术时进行处理。PIP 关节的活动可能受限于其内在紧缩状态。伸展时 MCP 关节被动活动减少提示关节内在紧缩,需通过自身松解或骨缩短在关节成形术时再次进行处理。此外还应对远侧指间(DIP)功能及活动进行评估,因为 PIP 和 DIP 关节可能存在互补性畸形。中央腱束功能不全需伴有 DIP 关节过伸,可形成典型的纽孔状畸形。DIP 关节的过伸也可能出现于深肌腱断裂后,但这些情况下的 PIP 畸形不伴有伸肌功能不全。因此,应评估 DIP 的主动屈曲。与此相似,典型的鹅颈状畸形可能由于存在近端内在紧缩或由于远端伸肌功能不全(锤状畸形)以及在 PIP 水平上伸肌的继发性过度牵拉所致。因此,还应关注 DIP 的主动伸展;PIP 屈曲的改善提示终端肌腱未受损。

检查完成后医师就能制订出治疗计划。如果患者 PIP 活动的无痛弧达 60°且位置较好,即使有明显损伤,最好也劝告患者避免手术。PIP 周围骨量较少且出现严重屈曲性挛缩的牛皮癣或类风湿性关节炎患者[2],或者有固定性鹅颈状畸形患者,行关节成形术后活动度的恢复常很少。对于这些患者,关节固定术可能是首选的治疗方式。

植入物选择

如果选择关节成形术，移植物选择的种类并不多。金属铰链式假体,如 Brannon 和 Flatt 结构设计,由于有骨侵蚀、沉降及磨损问题已不再适用。通常只是按比例缩小的 MCP 假体,其限制性金属和聚乙烯铰链式器械需行广泛的关节切除，因此结果大多不满意。由 Heipel 设计的另一种 PIP 水平用的单片植入物是 Biomeric 假体，其钛柄与一个聚烯烃薄铰链通过一种专用的工业黏合剂接合起来。这种器械的固定弯曲范围约 30°。但由于材料的问题其远期效果令人失望[25]。

仍经常应用的一种早期器械是 Swanson 植入物。Swanson 在 20 世纪 60 年代早期设计了一种用于 MCP 关节成形术的可弯曲硅橡胶铰链,并在 1965 年开始用于 PIP 水平(图 23-1)[27,28]。有关这种植入物的报道最多,虽然结果不太理想,但可以预计且已证明其翻修比大多数后继者容易。同时期由 Niebauer 研制的另一种硅酮器械被制成薄板装在涤纶板上，并覆盖一层涤纶网孔，目的是制成一种纤维性的固定材料。但其报道结果令人失望。

1978 年我们对 PIP 假体的兴趣转移到一种紧贴手

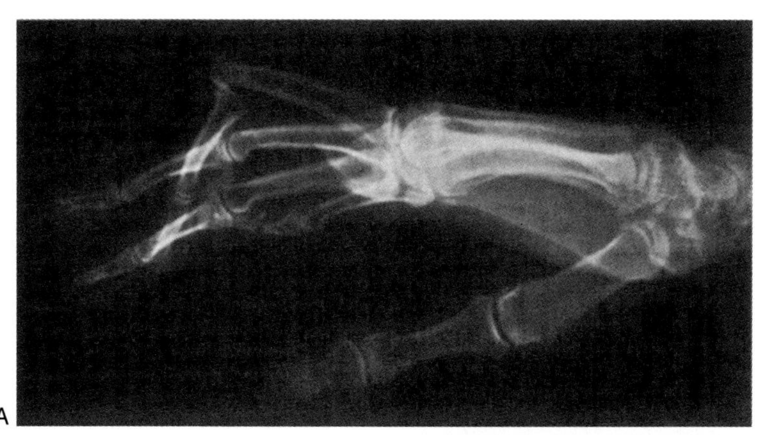
A

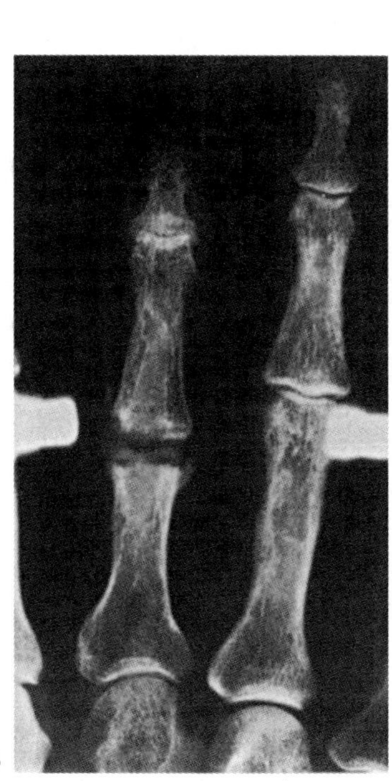
B

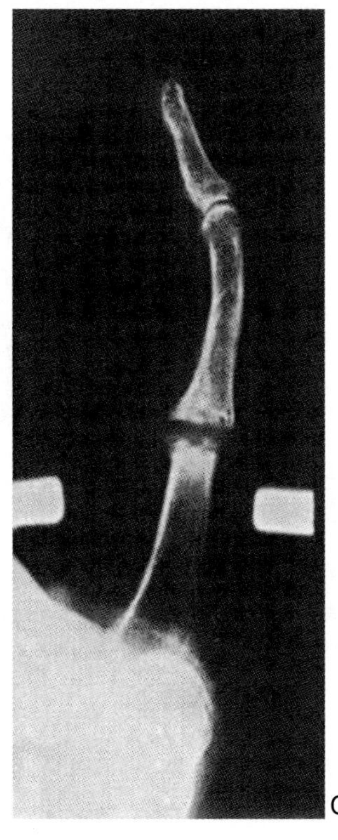
C

图 23-1　(A)一名 49 岁银屑病性关节炎老年妇女累及右手环指 PIP 的屈曲性挛缩。(B)患者进行关节内骨缩短术并用 Swanson 植入物进行 PIP 关节成形术后 1 年,前后位无显示对位较好。(C)侧位片也显示定位令人满意。PIP 活动范围已由 15 °屈曲性挛缩恢复为 80° 屈曲。

部解剖外形、受限最小的双组件表面置换结构设计[18]。这种器械旨在将关节切除量降低到最低程度以便通过侧副韧带来保持稳定性。这种设计通过保留关节表面的人字构型并允许外侧束在屈曲时向掌侧移动来提供附加的侧向稳定性[21]。可通过使适当尺寸的假体与指皮质背面相对准来对中各组件,以便为肌腱提供最佳的横梁长度。在此期间对柄和关节外形进行了一些较小的修改。对外侧、掌侧和背侧这3种不同的入路进行了评估。各组件是用聚甲基丙烯酸甲酯接合在一起的。粗糙的柄及外形已成为最近修改的目标,以使其更适于骨内膜表面。这种修改使得术者可将各组件压配到位或黏接到位。

手术技术

硅酮类置换关节成形术

根据关节畸形的病因学和所选的假体类型,PIP关节成形术技术上会有所不同。Swanson曾仔细描绘了他使用硅橡胶垫进行PIP关节成形手术的方法[27,28]。

手术应在止血带止血条件下进行。所选术式应尽可能保护中央腱束的功能,并尽量减少对其余伸指肌腱扩张部功能的不利影响。根据手指的成面畸形程度可选用手指背侧、掌侧、中轴入路。其中较常使用的是背侧入路。手术使用一个弯的背部切口以避免皮肤和肌腱缝线重叠(图23-2)。应尽可能多地保留背部血管。Swanson建议应将伸肌止点分离到中节指骨的背面,然后侧向抬起分成的两半伸肌装置以暴露关节。这就必须松解中央腱束止点,并希望小心地在中节指骨背侧的皮层做缝合孔以利于稍后对止点的修复(图23-3)。如果关节较柔软,也许能在中央腱束和侧束之间分离伸肌装置,使近节指骨头通过此间隔脱位。

对于僵硬的关节,活动中央腱束前可选择用牙钻或咬骨钳将近节指骨头去除。这些保护中央腱束的操作有利于术后的活动。无论选择什么方法,这部分手术的目的就是去除近节指骨头并屈曲关节,从而能使术者看到中节指骨的底部(图23-4A)。术中应将中节指骨的骨赘和关节软骨去除。如果有可能,应保留中节指骨的软骨下骨。对于屈曲性挛缩病例,也可以松解掌板。严重挛缩时,需去除关节两侧更多的骨。如果这需要松解侧副韧带应就近进行,且应骨膜下松解韧带,并加以保护以利于稍后的再附着。下一步操作是钻两个指骨的髓内腔。进行这一步时,根据骨的坚固程度可使用电动或手动工具。应将手术边缘及内侧面打磨光滑以减少植入物的磨损。

有研究者做了一项植入物复位试验(见图23-4B)。植入物不应太宽以免膨出而超过指骨外侧皮质边缘。伸展时指骨的背侧切口边缘不应碰到植入物(见图18-4C)。像正常手指一样,屈曲应是一种平滑、

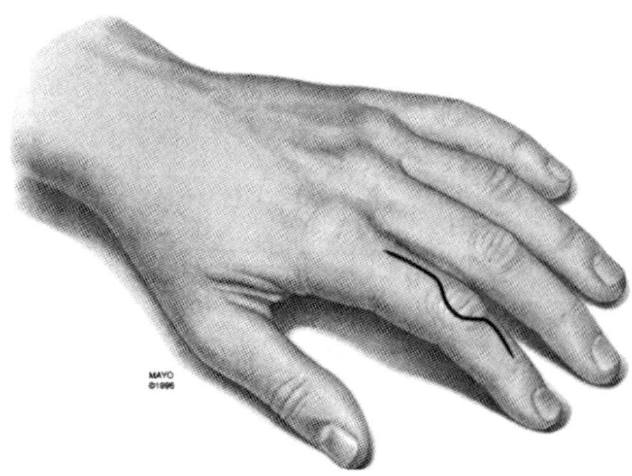

图23-2 背侧皮肤切口。(By permission of Mayo Foundation for Medical Education and Research.)

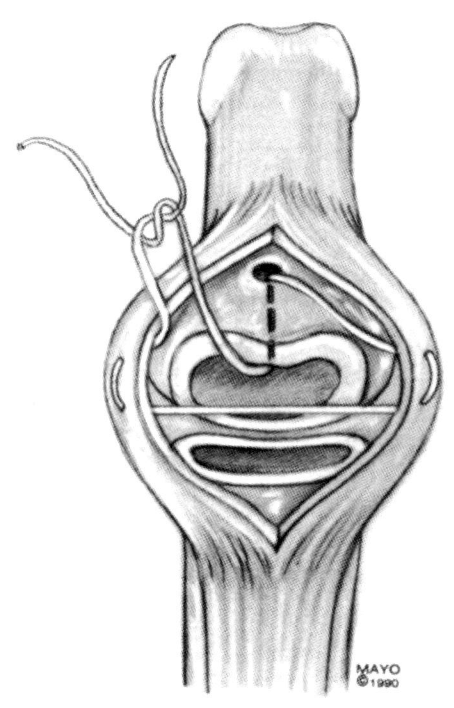

图23-3 背部中线肌腱分离切口。重建需将腱束从背侧集中到一起,并通过中节指骨底部的钻孔系在一起。

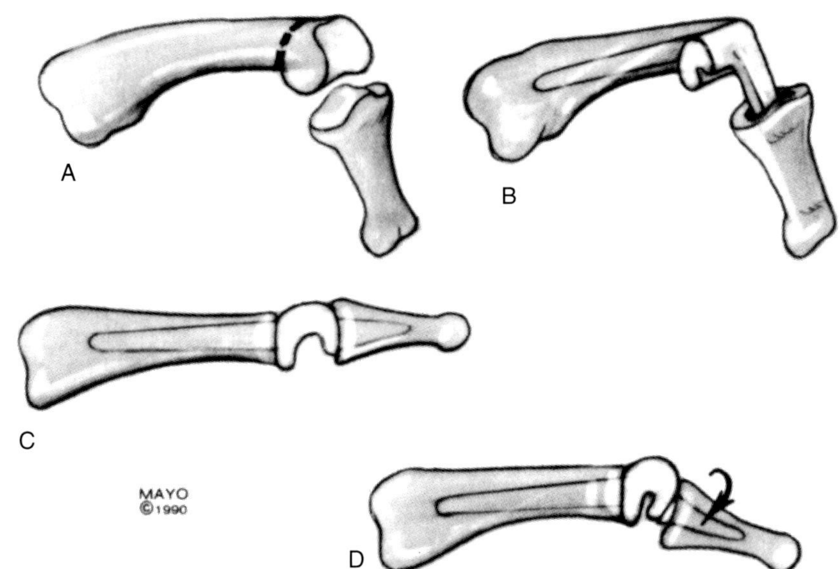

图 23-4　(A) 主要从近节指骨远端切除骨。(B)植入物插入后,植入柄应能在髓腔内做轻微的活塞运动。(C)植入物的正确定位可使中节指骨滑动到屈曲位。(D)骨切除或软组织游离不充分,植入物会太紧,并会出现铰链屈曲;而这会限制屈曲活动,并导致假体植入后早期失败。

滚动的运动。铰合不能在指骨掌侧缘进行(与通过假体中心铰合相反),若要这样常需切除更多的骨(见图 23-4D)。如果植入物没靠紧骨末端,而宽度较合适,则应改用一个更小的植入物来缩短柄尖。这只需按需要用刀片去除假体柄的肢端部分即可。由于假体柄活塞样活动是 Swanson 硅橡胶植入物正常且所需的;因此必须使假体柄较扩髓后的髓内腔稍短。

一旦确定了植入物尺寸,就要为肌腱和韧带再附着准备骨。可用一根 0.5 mm 的 Kirschner 钢丝在重新插入部位钻孔(通常在近节指骨的背外侧面为侧副韧带钻孔,在中节指骨的背侧底部为中央腱束钻孔)。植入物放入适当的位置后,在插入和固定前先穿固定缝线(图 23-5)。此时应检测被动活动范围。PIP 屈曲应能达到至少 70°,且侧向稳定性较好。我们习惯在皮肤缝合前将止血带放气且完成止血。如果需要可插入小的硅酮引流管。使用 3~5 天固位敷料,此后可开始主动活动。用一块夹板在晚上保持手指伸展 3~6 周。锻炼期间在伸展时阻挡 MCP 关节常常有助于将肌腱力量集中到 PIP 关节上。3 周后如果需要的话可加上动力屈曲辅助装置,6 周时可以开始强化练习。Swanson 有许多专门介绍有关术后调养重要问题的出版物,读者可参考这些材料更详细地了解这方面的内容[27,28]。

选择中轴切口可接近附着的屈肌系统或较好地观察功能不全的侧副韧带(图 23-6)。然而,这种入路可能更难于见到伸肌结构。因此,它较背侧入路用途少,我们也很少使用它。当出现非静态屈曲性畸形或存在屈肌腱问题时,可采用掌侧入路。此入路采用掌侧 Z 字形切口,松解 A3 滑车以将屈肌拉向一侧,暴露掌板(图 23-7)。松解掌板后,关节过伸,暴露出关节表面。这种入路的优点是能同时对伸肌结构和侧副韧带进行观察和保护。然而 Herren 和 Simmen[11]进行的一项比较性试验结果显示,这可能仅仅是一种理论上的优点。他们随访了 38 名患者 59 例 PIP 关节成形术,随访时间最短 12 年。其中 38 例通过掌侧入路插入植入物,21 例通过背部入路插入。患者的年龄、适应证和术前活动均相似。最终活动弧两组的平均值均

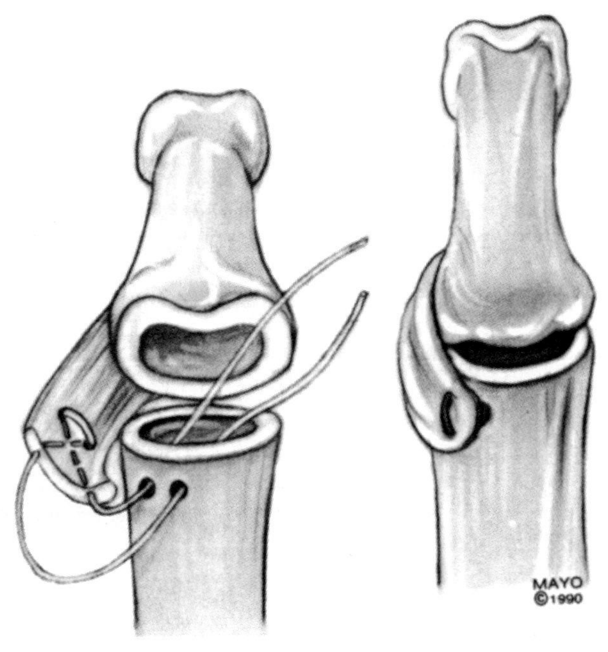

图 23-5　侧副韧带的再附着。

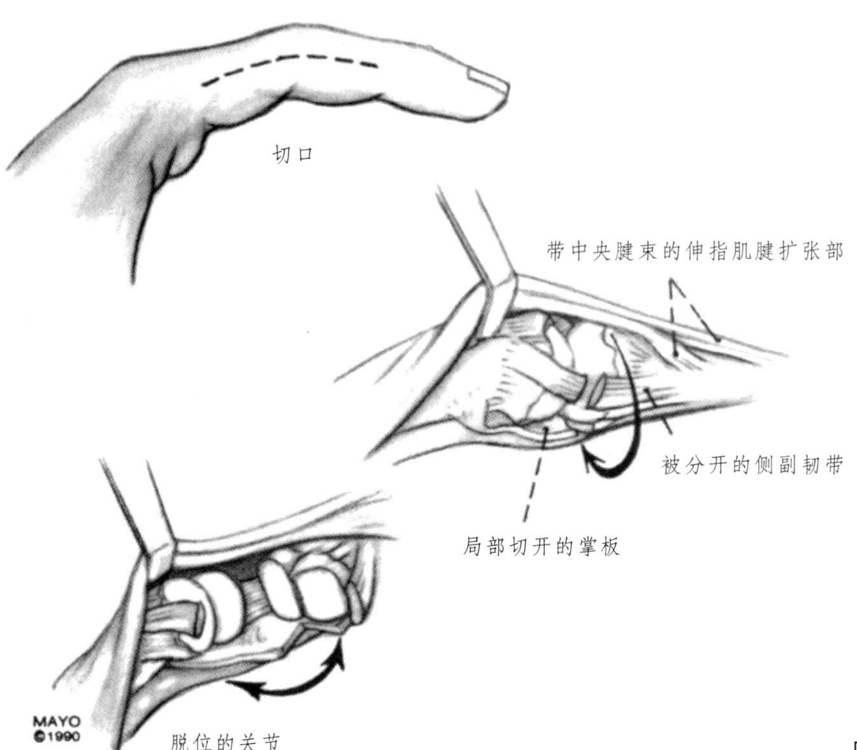

图 23-6 PIP 关节的侧位入路。

为 51°。Lin等报道了与此相似的结果[17]。正向我们所想象的,虽然最终结果相似,但掌侧入路的术后治疗更为简单。对于那些适应证为骨关节炎或创伤性关节炎,且仅对一个手指进行了手术的病例,功能恢复常常只需要简单地将接受手术的手指与邻近的健全手指并指贴扎即可。因此,至少在这种特殊的(虽然以我们的经验来说不那么罕见)病例中可避免复杂的夹板疗法和治疗方案。

除伸肌系统必须再均衡外,纽孔状畸形的重建类似于前面描述的背侧入路所用方法。这需要在再附着前缩短中央腱束,而且通常需延长终腱以改善 DIP 的屈曲。虽然纽孔状手指术后可以立即开始 DIP 屈曲练

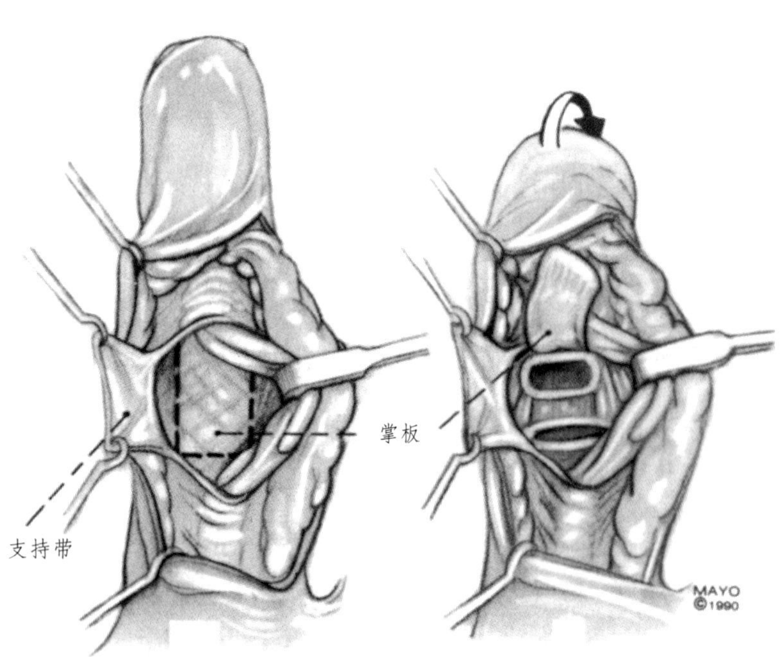

图 23-7 PIP 关节的掌侧入路。

习，但还需在伸展位夹板连续固定 2~3 周。夜间伸展夹板应持续 3 个月。

鹅颈状畸形的校正需要延长中央腱束，将侧腱束进行掌侧调位，偶尔还需进行掌板的再附着(图 23-8)。对于严重的鹅颈状畸形病例，选择关节固定术要好于关节成形术。

关节表面置换成形术

关节表面置换成形术采用相似的背部中线切口，从中央切开中央腱束，从中节指骨骨膜下翻转伸肌结构[19]。Chamay 通过翻转中央腱束远侧一个三角皮瓣来暴露关节，然后用细缝线修复伸肌结构来保护中央腱束止点[4](图 23-9)。我们常用此法，但改用一个较长的中央腱矩形皮瓣。这可通过肌腱更厚、更结实的区域来就近放置原先保留的缝线，并可沿平行切口在伸肌装置放许多细缝线[19]。放置缝线应紧贴两边，以避免缩小侧腱束与中央腱束之间的间隙。Iselin 和 Pradet[13]介绍了一种伸肌结构横切口。

手术仅需去除 2~3 mm 中指的底部和邻近指的头部(图 23-10)。使用一台摆锯尽可能平滑地作切口。这对于保护尽可能多的侧副韧带完整性是重要的。用髓针钻髓内腔，用假体填补，以使粗糙的柄适于骨内膜表面(图 23-11)。这种配合很重要，特别是当假体用于非水泥型时。在所有三个位面都进行假体对线也是重要的。假体的背面应根据指骨的背侧皮质定位以将旋转中心置于最佳位置。随着关节复位，手指应被动地伸展到中立位，且弯曲到 90°而阻力极小(图 23-12)。假体的定位和对线应在影像增强器下进行校对，并进行必要的调整。

如果试件不能极好地配入髓内腔，那么可使用一个 12 号静脉内导管或一只 5 mm 注射器将液态聚甲基丙烯酸甲酯注射入骨内(图 23-13)。将固定的假体组件置入此水泥中，仔细擦去多余的水泥。关节保持伸展复

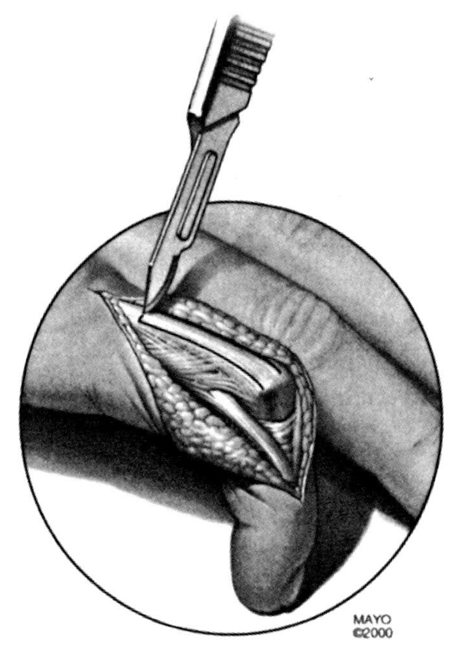

图 23-9　远侧底部的中央腱束切口。(By permission of Mayo Foundation for Medical Education and Research.)

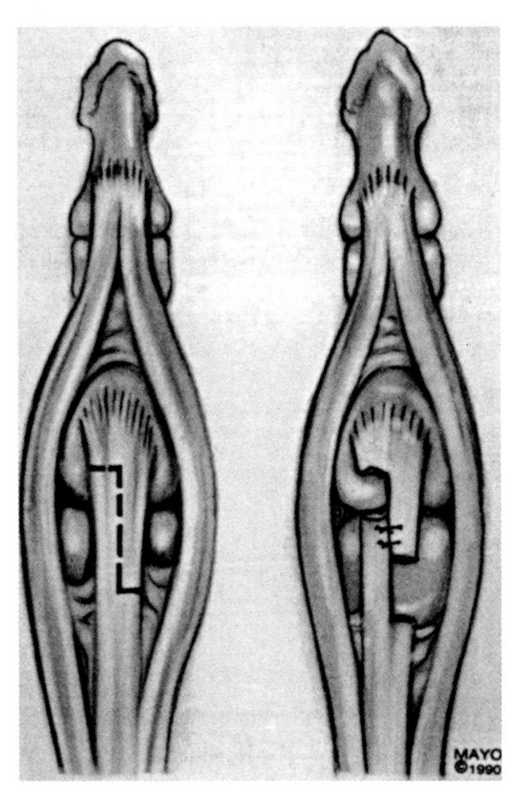

图 23-8　鹅颈状畸形重建需行中央腱束延长术。

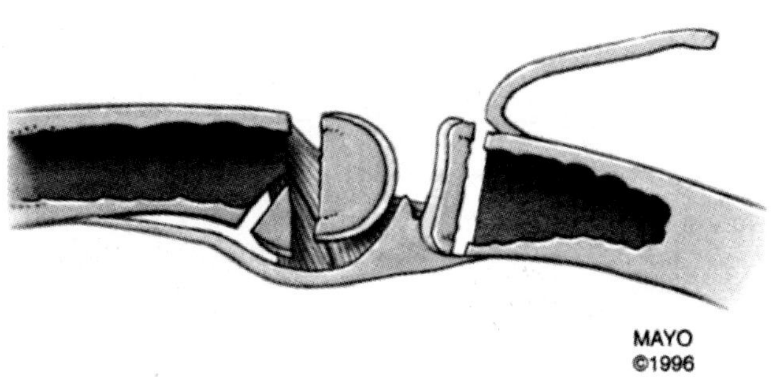

图 23-10　关节表面置换成形术有限骨切除的范围。(By permission of Mayo Foundation for Medical Education and Research.)

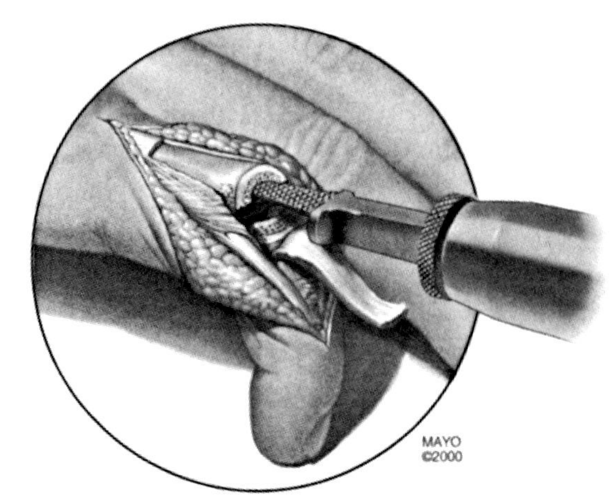

图 23-11 用定制的髓针制备髓内腔。(By permission of Mayo Foundation for Medical Education and Research.)

原位直至水泥凝固。灌洗盐水有助于去除聚合反应的热量。中央腱束可用骨内不吸收性缝线修复。如果使用改良的 Chamay 方法操作，可将 2 根或 3 根 4-0 或 5-0 缝线就近放入增厚的中央腱。将多根 5-0 或 6-0 缝线放于紧靠纵向切口的边缘以避免那些用于连接侧腱束和中央腱束的交织纤维中的基质发生收缩。

虽然术后手指 PIP 关节仍保持伸展位，但 DIP 的主动活动可以立即开始。这种活动有助于放松中央腱的张力。如果肌腱在手术中被安全修复，那么第二天 PIP 活动就可以少量增加。手指可继续留在一个伸展支架内以确保每次活动后关节可恢复到中立位(图 23-14)。假如坚持 PIP 关节的主动伸展活动，那么屈曲活动就可以按每周 10°~15°的速度逐渐增加。

近侧指间关节成形术的效果

1959 年，Brannon 和 Klein 发表了有关 14 例接受金属限制性假体患者的系列报道；这些患者绝大多数疼痛都得到缓解，且活动功能得到恢复[3]。1961 年，Flatt 介绍了他对金属铰链式假体的改良，他用两个近端和远端叉头来阻止 Brannon 假体所出现的旋转不稳定性。据报道，57 例植入假体的短期疗效令人鼓舞[9]。然而，他和 Brannon 都认识到这种特殊假体有潜在的松解和移动现象，包括使用 Flatt 器械时所出现的皮质侵蚀及随后的穿透。1971 年，Niebauer 和 Landry 报道了他们进行的 13 例 PIP 关节置换的经验[24]。他们的方法需采用中外侧切口，此方法可能会使侧副韧带受损。作者没观察到假体断裂。Dryer 及其同事们报道了 93 例类风湿性患者手 PIP 关节成形术的结果[7]。使用 Flatt 假体的患者平均活动范围是 15°，而用 Niebauer 假体的患者平均活动范围为 19.5°。约 80%的 Flatt 假体出现皮质穿孔。此组患者术后平均随访时间是 6.2年。

一些研究者报道了使用 Swanson 植入物进行 PIP 关节成形术的结果。Swanson 在 1985 年报道了其 424 例植入资料，观察时间至少 1 年[27,28]。其中有稍多于 2/3 的手指 PIP 活动范围在最终随访时超过 40°，而根据患者挛缩的病因学不同，活动度平均在 38°~60°之间。最好的结果出现在那些程度畸形最小的手指，而最坏结果出现在那些类风湿鹅颈状畸形的手指和创伤后关节僵直的手指。5%的植入物出现断裂现象，11%需要翻修，通常包括再植入。仅有 3 例出现感染。Moore 等[22]报道了 78 例植入手术，最少随访 2 年；手术患者全部为骨性关节炎或创伤后关节炎。虽然翻修率较高(将近 40%)，但通常仍可能通过再植入进行挽救。此外，创伤后组的结果最差。本资料中的材料断裂率将近 15%。Ferencz 和 Millender[8] 在 1988 年报道了 11 例创伤后关节炎患者，观察最短时间是 18 个月。其中没

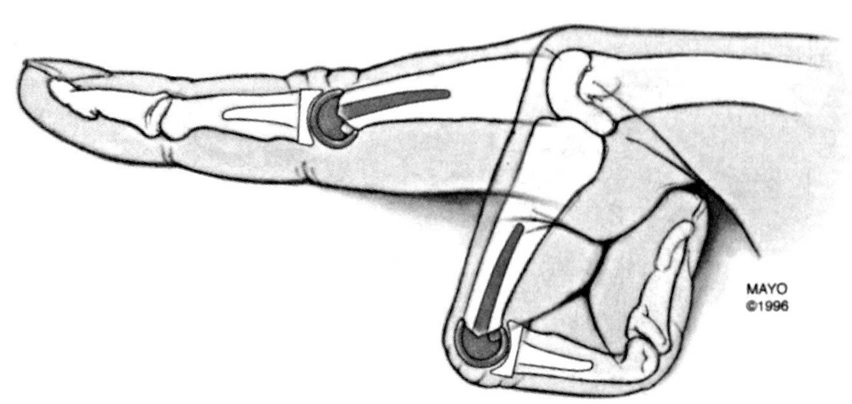

图 23-12 随着关节复位及试件入位，手指应被动伸展到中立位，且可伸展到 90° 而阻力极小。(By permission of Mayo Foundation for Medical Education and Research.)

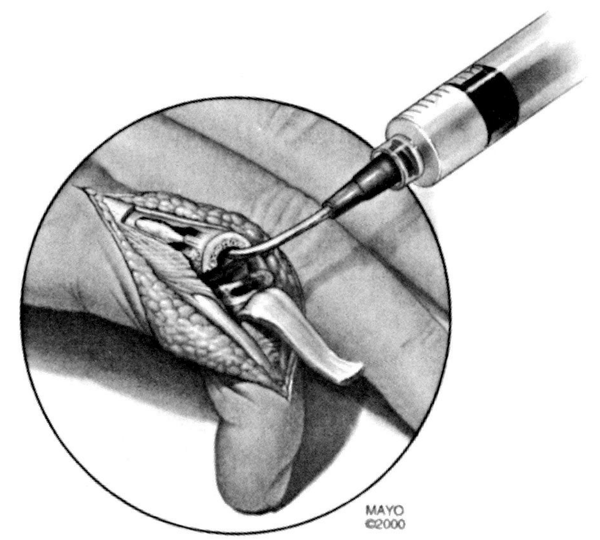

图 23–13　通过一只小静脉内导管将液态聚甲基丙烯酸甲酯注入骨内。(By permission of Mayo Foundation for Medical Education and Research.)

有断裂或翻修,平均活动范围为 64°。Iselin 和 Pradet[13] 报道了 120 例创伤后挛缩患者的手指关节成形术,观察时间至少 2 年,2/3 病例结果令人满意。Belsky 等[2] 报道了银屑病性关节炎的一个病例系列。11 只手指进行了硅橡胶假体关节成形术。平均活动范围仅为 20°。在一项对类风湿性关节炎患者用 PIP 关节成形术治疗的长期研究中,3 年的平均活动范围是 42°, 但 10 年后却仅为 26°。就像许多报道中提到的,复发性鹅颈状畸形是一个主要难题,粗略计算约有 1/4 的病例出现复发[7,16,27,28]。

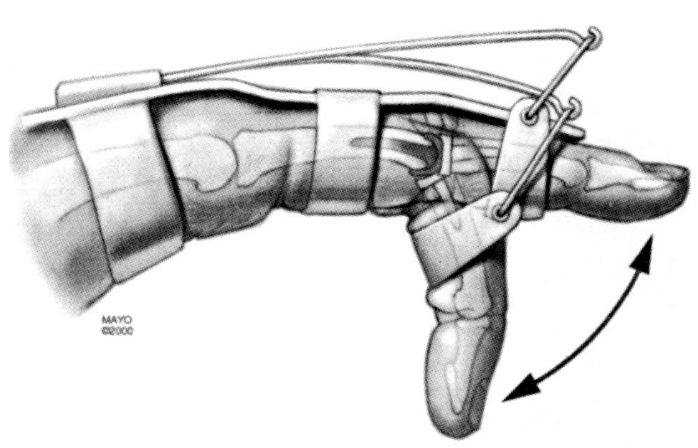

图 23–14　伸展支架可使伸肌结构在保护下进行早期活动。(By permission of Mayo Foundation for Medical Education and Research.)

Pellegrini 和 Burton[25]回顾性调查了 24 名患者 43 例 PIP 关节重建手术。36 例手术做于侵蚀性骨关节炎患者,5 例做于银屑病性关节炎,2 例做于创伤后关节病。26 例做了 Swanson 关节成形手术(其中 24 例为侵蚀性骨关节炎患者,1 例为 1 名银屑病性关节炎患者,1 例为 1 名创伤性关节炎患者),7 例使用 Biomeric 型器械(全部为侵蚀性骨关节炎患者),10 只关节进行了关节固定术。在平均为 3.4 年的随访时间内,所有患者的疼痛均得到了很好的缓解。26 个 Swanson 植入物的平均随访时间是 3 年 9 个月。使用 Swanson PIP 关节假体患者的主动活动平均范围为 56°(伸展,-3.2°;屈曲,+59.2°)。在这项研究中,虽然没有 Swanson PIP 植入物需要翻修,但在植入后平均 4 年时,有 27%出现了假体周围侵蚀现象。另外, 在此项研究中,Swanson 植入物没有被用于示指。7 例使用 Biomeric 型器械进行关节成形术中的 5 例由于合成橡胶铰链出现一些不良症状性失效而需要翻修。使用 Biomeric 植入物的患者在平均 2 年的随访时间内平均活动范围为 66.4°(伸展,-12.2°;屈曲,+78.6°)。其中有 5 个 Biomeric 植入物被用于示指; 这些患者全部都出现静态或角畸形。使用 PIP 关节固定术的 10 名患者中有 9 名得到稳固的连接。相比较而言,PIP 关节采用关节固定术的手指捏力要强于PIP 关节进行关节成形术的手。在这项研究中,10 例关节固定术中有 5 例做于示指 PIP 关节。

Stern 和 Ho[26]告诫,示指和中指的 PIP 关节不要使用 Swanson 硅酮类植入物,尤其是年轻、好动的患者。他们明确指出,为了通过近节指骨颈部来切除其头部,通常必须分离起源于近节指骨的桡侧和尺侧的侧副韧带,并强调在此情况下进行指捏,桡侧侧副韧带上产生的应力显著, 这可能会导致植入最终失败。他们推荐当示指和中指的 PIP 关节遭到破坏时应采用关节固定术,而环指和小指 PIP 关节则仍可采用关节成形术。然而,对于那些疼痛的、遭到破坏的示指和中指 PIP 关节,只要它们排列较好,且侧副韧带状况良好,其他人仍提倡使用 Swanson 铰链式插入性植入关节成形术[18,19,22]。尽管 Swanson PIP 关节铰链式插入性植入成形术存在活动范围有限和断裂率显著等问题,但 Ashworth 等[1]仍强调其具有耐用性和持久的缓解疼痛的作用。这项研究随访了 45 名患者的 99 例 PIP 关节成形手术,随访时间平均为 5.8 年。平均活动范围是 29°,断裂率为 7%,12%出现骨吸收。然而,如果以翻修手术为终点,那么术后 2 年假体的生存率是

91%,5 年时是87%,9 年时是 81%。Hage 等根据随访的 16 例 PIP Swanson 植入手术报道了相似的结果[10],而 Iselin 和 Conti 也报道了相似的结果[12]。Mathoulin 和 Gilbert[20]则报道了短期随访 Sutter 硅酮类植入物后得出的相似结果。

有关 Niebauer 设计的硅酮涤纶类器械的使用经验报道得很少,且希望较小。该器械已不再使用[24]。有关 Avanta Orthopedics 生产的 Sutter 薄铰链式硅酮类器械或 DePuy 生产的 Neuflex 器械的随访信息很少。有一篇关于氧化铝陶瓷植入物短期随访(12~31 个月)的报道[6]。PIP 水平上平均活动范围仅为 30°,但没有进一步可利用的信息。Condamine 发表了几篇有关他设计的表面置换假体的报道。这种设计有一个独特的柄固定方法,使用了一个有棱的塑料骨,插入后假体的金属柄即可得到复位。初步结果显示它还是有希望的[5]。

Mayo 未发表的、涉及使用 106 个 Ⅰ 型和 Ⅱ 型 Mayo Mark 植入物及使用 13 个 Steffee、72 个 Biomeric 和 10 个 Buchholt 植入物的临床经验显示：并发症在 2~10 年随访期内的发生率在 50%范围内(图 23-15),超过 125 个 Swanson 植入物的两倍，我们得到这方面的结果与文献报道的相似。

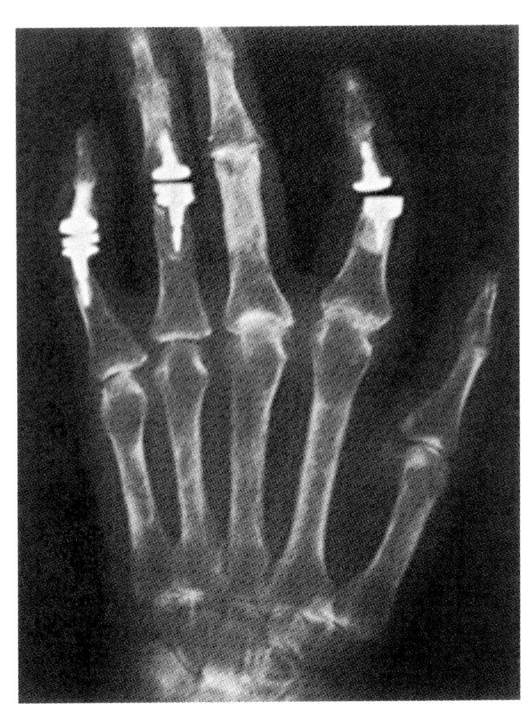

图 23-15 这名 56 岁多年类风湿性关节炎妇女使用了 Biomeric 植入物。3 年后,示指植入物断裂并出现疼痛,环指关节植入物松解并出现疼痛,小指仅存 20 °的活动范围。照完这些 X 线片后,将示指植入物取出并融合示指 PIP 关节。

Linscheid[18,19]研发了 PIP 关节表面置换成形术(Mayo Mark Ⅱ型),这种手术可保护侧副韧带。其组件按近节指骨头和中节指骨底部的解剖设计(图 23-16)。近节指骨假体是一种铬钴合金，设计的柄适合髓腔的内部轮廓,且仅损失极少量的骨。中节指骨假体组件包括一只钛金属假体和柄，柄用此来支撑压有高密度聚乙烯的双凹面关节托。19 年间(1980 年~1999 年)有 52 名患者进行了 85 例 PIP 关节表面置换成形术。47 例经关节表面置换成形手术植入骨关节病患者,124 例植入于创伤后关节病患者,14 例植入于类风湿性或银屑病性关节炎患者。85 个关节中有 74 个关节的完整

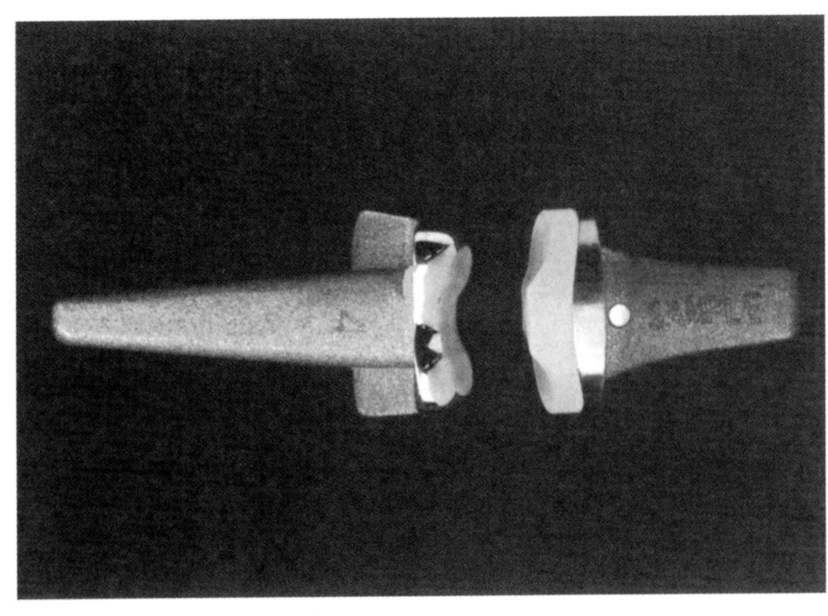

图 23-16 金属及塑料表面置换关节成形术植入物。

随访数据是可以利用的。29 个关节植入于中指，18 个植入于环指，38 个植入于示指，7 个植入于小手指。其余 8 个被植入于拇指的指间关节。在平均为 41.6 个月的随访期内，58 名患者拥有无痛关节，5 名有轻度疼痛，12 名有中等疼痛。平均活动范围从术前的 35.5°(伸展，-13.0°；屈曲，+48.9°) 增加到术后的 47.5°(伸展，-16.3°；屈曲，+63.8°)。假体组件出现故障已不是一个难题。此项研究中在两个手指出现了明显松动。示指 PIP 关节的稳定性通过使用这种假体得以维持。合并症包括纽孔状畸形、鹅颈状畸形及关节半脱位。此材料并发症率约为 20%，而同一机构同期(未公开发表)研究的 Swanson 植入物的并发症率为 10%。两种植入物目前均在我们单位使用(图 23-17)。

在欧洲，指关节成形手术植入物是可利用的几种新金属矫形器械中的一种[5]。Condamine 等报道了相似的表现特征（即短期随访期间活动弧达到 50°且疼痛得到良好缓解，但有一些 X 线片改变）。在这篇描述其使用方法的文章中，作者说他们正寻求改进植入物设计及手术方法以改善手术效果。

其他重建的问题还包括 PIP 关节关节固定术转为关节成形术以及对严重 PIP 关节内骨折立即行 PIP 关节成形术。Nagle 等[23]报道了有关 8 名 PIP 关节不能翻修的骨折患者立即进行 Swanson PIP 关节铰链式插入性关节成形术的研究。他们回顾性的调查结果显示，随访 26 个月时的平均活动范围仅为 29°。Iselin 等[14]报道了将 PIP 关节固定术改为 Swanson PIP 关节铰链式插入性关节成形术更令人鼓舞的结果。此项研究回顾了 12 名患者在平均 39 个月的随访期内关节固定术改为 Swanson PIP 关节插入性关节成形术的结果。变换手术的判断标准包括保留有正常的骨长度且关节融合“情况良好”。12 名患者中的 11 名效果满意，据报道获得的主动活动范围平均为 56.8°。

并发症

硅酮类 PIP 关节成形术的并发症包括关节僵直、侧向不稳、植入物断裂、植入物变形、进行性活动丧失及感染。对于水泥接合的表面置换植入物，曾发现有松动、下沉、脱位、肌腱粘连、对线不良及骨折。关节成形术后的关节僵硬一般来说可起到关节固定的作用，常不需要翻修，或翻修可能也不能改善。不稳及感染一般通过关节固定翻修。Swanson 植入物常易于取出，但水泥式植入物就难于取出。常常仅有一个薄皮质壳保留在器械周围。必须非常仔细地保留尽可能多的骨量。为了在植入物取出后仍保持手指长度，关节固定术可以使用一大块类似于除去植入物的人工骨进行。通常可用 Kirschner 钢丝固定。有时可不必对植入物断裂进行翻修，尤其是硅橡胶器械(图 23-18)。作为腕骨植入物的一个难题，硅酮性滑膜炎在 PIP 水平尚未被报道。侧向不稳是植入物断裂所见到的最常见难题。进行关节成形手术几年后突然发生侧向不稳是一种常见的表现模式。虽然我们也已成功地将这些病例变为关节表面置换成形术，但通常通过再植入就能成功补救断裂的 Swanson 植入物。无论如何，需注意再次手术中的一些细节，其重要性与初期关节成形术一样；骨表面必须再次制备，且韧带须再次稳定。其他植入物的断裂可能更难以通过再植入加以补救。这些病例由于骨量的缺失可能会被迫进行关节固定术。

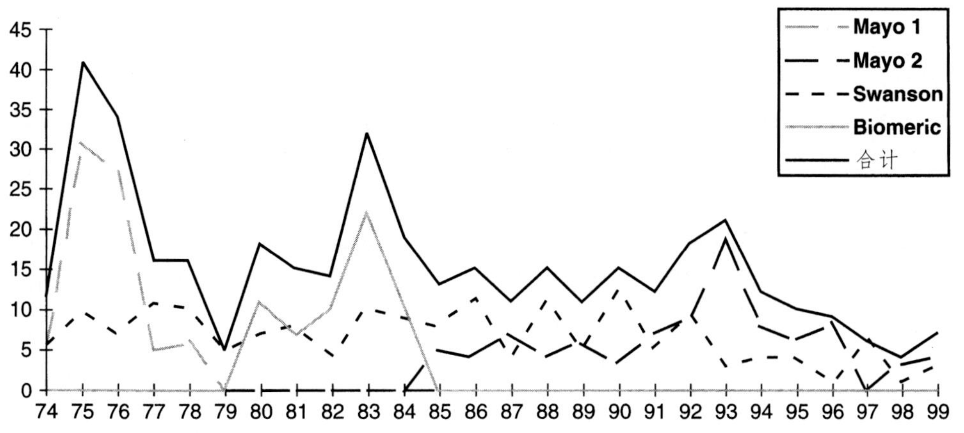

图 23-17　1974~1999 年梅奥诊所进行的 PIP 关节成形术(印刷图表)。

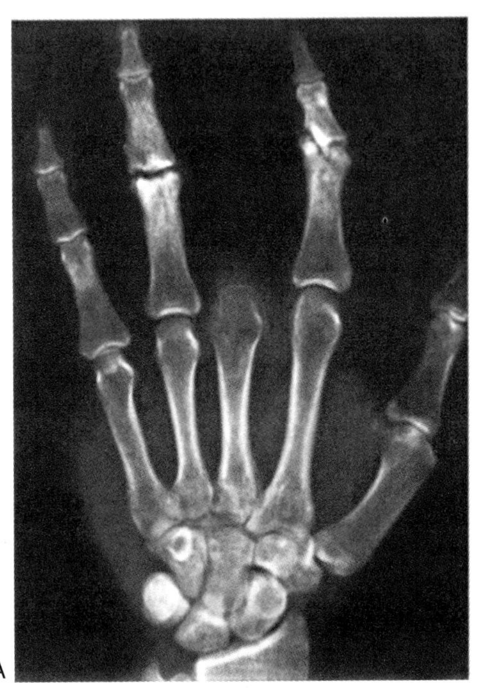

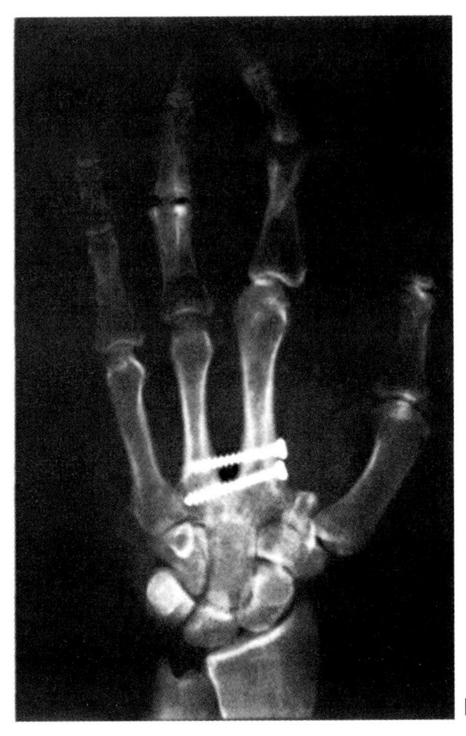

图 23-18 (A)一次工伤事故使这名22岁男性环指PIP关节强直,两个手指屈肌腱系统都缺失,中指被截肢。(B)经X线透视,PIP关节成形术和两期屈肌腱重建后,功能得到改善,但5年后,出现环指植入物断裂以及示指植入物侧向不稳。无痛,且活动良好,示指PIP关节可进行全伸及50°屈曲,环指PIP关节可进行全伸及55°屈曲。患者作为店员继续工作。

作者的建议

我们当前对PIP关节成形术的选择依赖于骨及软组织检查状况。金属型假体已显示其功能可超过20年,硅酮类植入物已持续使用超过35年,而设计很少修改。有些情况下,选择金属型假体似乎更好。金属型假体侧向稳定性明显好于硅胶式器械[21]。这对于示指确实是一个问题,因为它承受侧偏力比尺侧手指更多。骨的固定仍是一个课题,而将喷丸处理的柄引入到近端和远端柄后有利于水泥型或非水泥型的插入。利用更好的手术技术来仔细保护中央腱束的功能也会改善此结果。有些情况下,如手的尺骨侧,使用Swanson或其他硅胶类植入物似乎是一个更好的选择,尤其当部分手术医师或患者担心翻修手术强度的大小时。虽然有关PIP关节成形术翻修方面的文献很少,但毫无疑问,与失效的硅酮类植入物相比较,失效的水泥型金属假体更可能导致手指变短及僵硬。然而,硅酮类植入物距离彻底解决PIP关节置换也还很遥远。PIP关节对进行关节成形术的医师来说仍是一个具有挑战性的难题。

(陆芸 译 叶伟胜 校)

参考文献

1. Ashworth CR, Hansraj KK, Dukhram AO, et al: Swanson PIP arthroplasty in patients with rheumatoid arthritis. Clin Orthop 342:34, 1997.
2. Belsky MR, Feldon P, Millender LH: Hand involvement in psoriatic arthritis. J Hand Surg 7:203, 1982.
3. Brannon E, Klein G: Experiences with a finger joint prosthesis. J Bone Joint Surg 41A:87, 1959.
4. Chamay A: A distally based dorsal and triangular tendinous flap for direct access to the interphalangeal joint. Ann Chir Main 7:179, 1988.
5. Condamine JL, Fourquet M, Marucci L, Pichereau D: Primary metacarpophalangeal and proximal interphalangeal arthrosis. Indications and results of 27 DJOA arthroplasty. Ann Chir Main Memb Super 16:68, 1997.
6. Doi K, Kuwata N, Kawai S: Alumina ceramic finger implants: A preliminary biomaterial and clinical evaluation. J Hand Surg 9A:740, 1984.
7. Dryer RF, Blair WF, Shurr DG, Buckwalter JA: Proximal interphalangeal joint arthroplasty. Clin Orthop 185:187, 1985.
8. Ferencz CC, Millender LH: Long-term evaluation of silastic arthroplasty of the proximal interphalangeal joint for post-traumatic arthritis. 18th Annual Meeting of the American Association of Hand Surgeons, Toronto, Canada, 1988.
9. Flatt A, Ellison M: Restoration of rheumatoid finger joint function. J Bone Joint Surg 54A:1317, 1972.

10. Hage JJ, Yoe EPD, Zevering JP, deGroot PJM: Proximal interphalangeal silicone arthroplasty for posttraumatic arthritis. J Hand Surg 24A:73, 1999.
11. Herren DB, Simmen BR: Palmar approach in flexible implant arthroplasty of the PIP joint. Clin Orthop 371:131, 2000.
12. Iselin F, Conti E: Long-term results of proximal interphalangeal resection arthroplasty with a silicone implant. J Hand Surg 20A:S95, 1995.
13. Iselin F, Pradet G: Resection arthroplasty with Swanson's implant for posttraumatic stiffness of proximal interphalangeal joints. Bull Hosp Joint Dis Orthop Inst 44:233, 1984.
14. Iselin F, Pradet G, Gouet O: Conversion to arthroplasty from proximal interphalangeal joint arthrodesis. Ann Chir Main 7:115, 1988.
15. Kiefhaber TR, Stern PJ, Grood ES: Lateral stability of the PIP joint. J Hand Surg 11A:661, 1986.
16. Lane CS: The Dacron-silicone prosthesis for the interphalangeal joints of the hand (Niebauer design): Follow-up of 20 interphalangeal joint prostheses and introduction of a new "adaptable" prosthesis. Ann Chir 29:1011, 1975.
17. Lin H, Wyrick JD, Stern PJ: Proximal interphalangeal joint silicone replacement arthroplasty: Clinical results from an anterior approach. J Hand Surg 20A:123, 1995.
18. Linscheid RL, Dobyns JH, Beckenbaugh RD, Cooney WP III: Proximal interphalangeal joint arthroplasty with a total joint design. Mayo Clin Proc 54:227, 1979.
19. Linscheid RL, Murray P, Vidal MA, Beckenbaugh RD: Development of a surface replacement arthroplasty for the proximal interphalangeal joint. J Hand Surg 22A:286, 1997.
20. Mathoulin C, Gilbert A: Arthroplasty of the PIP joint using the Sutter implant. J Hand Surg 24:565, 1999.
21. Minamikawa Y, Imaeda T, Amadio PC, et al: Lateral stability of proximal interphalangeal joint replacement. J Hand Surg 19A:1050, 1994.
22. Moore MM, Powell RG, Strickland JW: Long-term evaluation of the performance of silicone rubber arthroplasty of the proximal interphalangeal joint. 41st Annual Meeting of the American Association of Hand Surgeons, New Orleans, LA, 1986.
23. Nagle DJ, Ekenstam FWA, Lister GD: Immediate Silastic arthroplasty for nonsalvageable intraarticular phalangeal fractures. Scand J Plast Reconstr Surg Hand Surg 23:47, 1989.
24. Niebauer J, Landry R: Dacron-silicone prosthesis for the metacarpophalangeal and interphalangeal joints. Hand 3:55, 1971.
25. Pellegrini VD Jr, Burton RI: Osteoarthritis of the proximal interphalangeal joint of the hand: Arthroplasty or fusion? J Hand Surg 15:194, 1990.
26. Stern PJ, Ho S: Osteoarthritis of the proximal interphalangeal joint. Hand Clin 3:405, 1987.
27. Swanson AB: Flexible implant arthroplasty of the proximal interphalangeal joint of the fingers. Ann Plast Surg 3:346, 1979.
28. Swanson AB, Maupin BK, Gajjar NV, Swanson G: Flexible implant arthroplasty in the proximal interphalangeal joint of the hand. Hand Surg 10A:796, 1985.

第 24 章

掌指关节的关节成形术

William P. Cooney Ⅲ, Ronald L. Linscheid, Robert D. Bechenbaugh

掌指关节(MCP)的关节成形术在类风湿手治疗中是最常用的手术方法,最近随着关节成形术技术上的改进又有了重大进展。掌指关节关节成形术,联合采用软组织重建、物理治疗和改进后的类风湿疾病药物治疗方案,能够改善类风湿手的活动、肌力和功能。

4 个手指的掌指关节在软组织重建和关节置换术远期效果成功方面仍具有明显的挑战性[4,7,9,19,29](图 24-1)。遇到的问题有以下几方面:①4 个相邻关节的定位和功能难以相互匹配;②需调整掌指关节置换假体的位置和软组织平衡来提供指间(IP)关节的正常活动;③需调整软组织平衡来维持掌骨在整个屈曲-伸展弧范围内的对位;④采用各种关节成形术时均要防止其所固有的下沉和松动问题;⑤需重现正常关节的运动学以便能在伸直位时进行外展和内收活动,同时允许沿着一个相对固定的平面进行屈曲作为其主要运动[12,56]。

掌指关节的关节成形术主要适用于出现进行性畸形和功能减退的类风湿性关节炎[12,20,31,43,50]。掌指关节成形术的适应证还有创伤后关节炎和退变性关节炎[16];然而,这些关节病变没有类风湿手的那些软组织重建问题。虽然病例数量有限,但是用于治疗非类风湿性关节病变也能维持长期治疗效果,提示早期治疗类风湿手能提供较好的功能而且能维持持久效果。

解剖和功能

掌指关节是手部纵弓顶端的一个复杂的动关节[2,39]。其解剖学内容已在第 21 章详细论述过。由于手指活动控制的演变十分精细,特别是伸肌装置,因此掌指关节能做的动作远不止单纯的抓握动作,还可以在掌指关节和指间关节之间同时发生互补成角动作。随着拇指对掌功能的进化,这能使得手部更加灵巧,这一点正是我们人类典型的特征[39]。

为了完成所需的抓握和捏合功能,拇指的张开宽度必须很大,以适应不同物体的宽度。这种动作需要掌指关节和指间关节随着腕掌关节外展动作同时伸展。随着手指三个关节协调的屈曲产生抓握动作,即近侧指间关节、远侧指间关节和掌指关节要依次进行屈曲。对于类风湿手来说,抓握在功能上比紧握更为重要[8,26]。

捏是一种动态活动,通过相对的拇指和手指指腹之间的搓捏动作才能控制住一个物体(图 24-2)。侧旁挤压、指尖挤压和掌部挤压是其 3 种变异动作,而类风湿手通常更缺乏指腹垫对指腹垫的捏持。捏持需要指间关节和掌指关节之间形成互补成角,因此一个关节要屈曲另一个关节要伸展,而后再反过来。

稳定的拇指(指间关节和掌指关节)与稳定的示指和中指相对,可提供最有效的捏持。拇指对掌提供的作用力,必须由大致垂直于屈曲伸展平面的平面内的手指相对抗。掌指关节和指间关节的侧副韧带连同示指和中指的桡侧内在外展肌,必须对拇指提供基本的约束(见图 24-2)。尺侧手指在部分屈曲时增加了额外的侧方稳定性[25,57,69,74]。这些软组织约束的作用在确定行关节成形术还是行关节融合术时是重要的考虑因素,以力求获得有用的捏持[33,36]。

手指的屈曲和伸展是一种必须在手指的全部三个关节同步和平衡时才能发生的复杂动作。在掌指关节,互补的手指活动要求通过掌指关节背侧的伸肌腱帽必须在掌指关节表面滑动到它在中节和末节指骨上的远端附着点[37,39,74](图 24-3)。横行束或矢状束在掌指关节周围下行附着在联体掌板和近节指骨基底部。因为伸肌腱在近节指骨基底部没有直接的附着点,因此掌指关节的伸展是通过近侧节指骨基底上的矢状束和横行束的提起动作来完成的。这些结构还通过把部分伸肌力量转移至近节指骨起到避免近节指骨半脱位的作用。起于掌指关节旋转中心

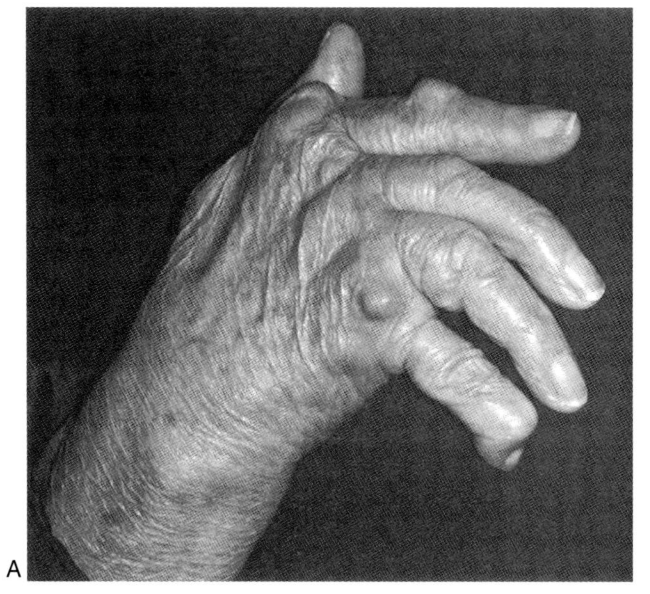

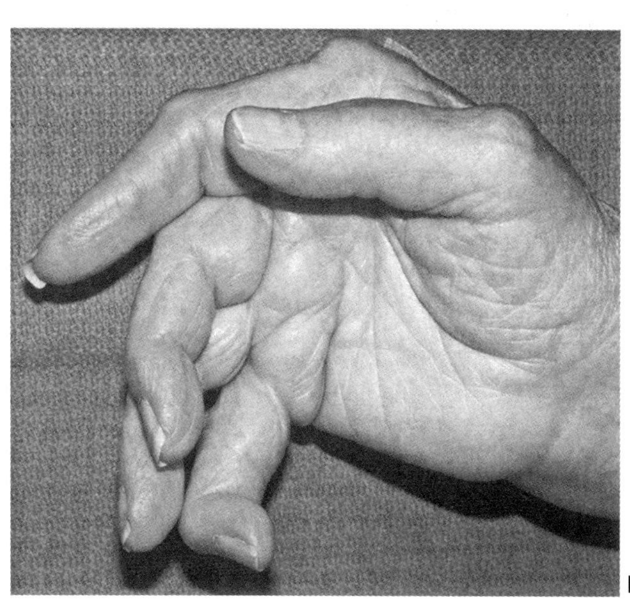

图 24-1　(A)类风湿性手畸形，背侧观。可见示指、中指、环指和小指的掌指关节脱位同时伴有尺侧偏位、多发性类风湿结节和伸肌腱尺侧移位。(B)类风湿手，掌侧观。可见中指、环指和小指的掌指关节伸展受限伴屈曲畸形。

掌侧的各内在肌的斜行肌腱施加适当的张力，增加了掌指关节的屈曲力矩，同时为近侧和远侧指间关节提供了基本的伸展力量。内在肌对掌指关节的屈曲力矩是类风湿手中需要解决的反复出现的潜在掌侧作用力[58]。在设计功能性关节成形术中根本的问题是，克服由手内在肌联合指浅屈肌腱和指深屈肌腱所产生的屈曲肌力。为了使这种互补动作发挥作用，骨骼和软组织二者的长度-张力参数不得有明显改变，长度变化不能大于1~2 mm，因此重新获得这种平衡是有效纠正手部畸形的关键[25]。

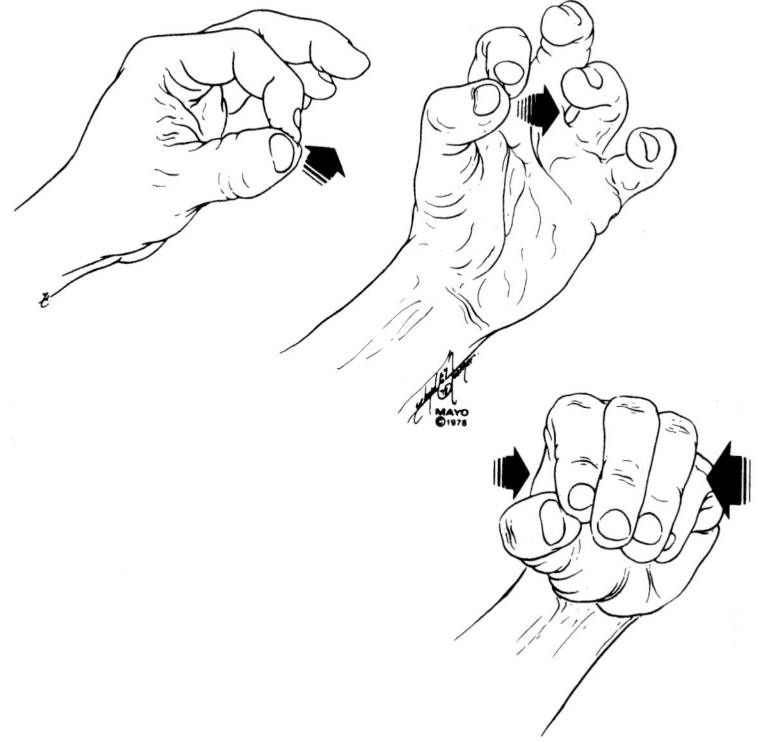

图 24-2　拇指和示指指腹垫对捏在指间关节处引起扭力，使桡侧副韧带受到应力作用。对捏时，邻近尺侧手指的支撑作用帮助对抗这种扭力。(From Linscheid RL, Dobyns JH, Beckenbaugh RD, Cooney WP; Proximal interphalangeal joint arthroplasty with a total joint design. Mayo Clin Proc 54: 227, 1979, by permission of Mayo Foundation.)

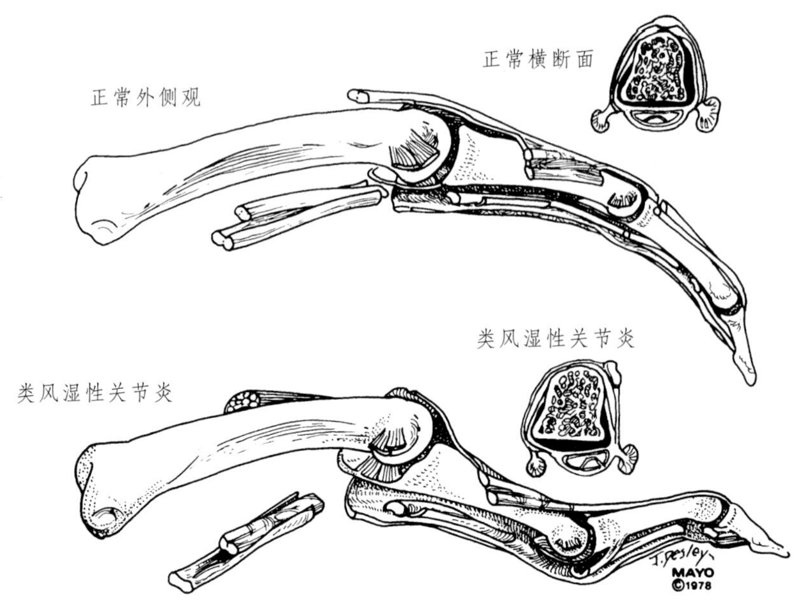

图 24-3 上图为通过关节周围韧带约束作用获得的掌骨和指骨正常对位矢状面表现。下图为类风湿性关节炎伴发的进展性畸形的矢状面表现。图中可见掌指关节的掌侧半脱位以及滑膜炎引起的关节囊韧带变薄拉长。存在有侵蚀引起的继发性软骨高度丢失而且常有骨结构的继发性改变,导致掌骨头变扁平以及近节指骨背侧唇的下沉和侵蚀。这种恶化引起近节指骨向近侧移位和掌侧半脱位,常伴有屈肌腱鞘滑膜炎和屈肌腱向掌侧分离。这些病变在掌指关节上产生了相当大的屈曲力臂。手指尺侧偏位可归因于屈肌腱的尺侧弓形伸展和小鱼际肌肉系统对掌骨间韧带的尺侧牵拉。在横断面上,由于侧副韧带和伸肌装置桡侧矢状束的牵拉掌板向掌侧和尺侧移位。这样的移位往往伴有尺侧骨间肌的进展性肌筋膜挛缩和桡侧骨间肌附着点的移位。(From Linscheid RL, Dobyns JH: Total joint arthroplasty: The hand. Mayo Clin Proc 54:516, 1979, by permission of Mayo Foundation.)

一旦手指软组织和关节系统失稳超过了一定范围,畸形会进一步发展。不幸的是,这常常发生在类风湿性关节炎,出现一系列畸形,开始为腕关节桡偏,继而出现掌指关节处手指尺偏。在此基础上附加出现内在肌在掌指关节屈曲时紧张,并在近侧指间关节产生鹅颈畸形或其他各种复杂的畸形[13,14,34,48,63,70]。

从运动学上考虑掌指关节对有效的手部功能也是非常重要的。伸直位时与掌骨头的接触发生在中间,而在内收外展时则向侧方移动。在屈曲约60°之后,接触点侧向移动到近节指骨基底的两侧,在此处它与掌骨头的双髁面相关节。因为这也是侧副韧带最紧张的位置,所以掌指关节在屈曲大于60°时是它最稳定的位置[2,51]。

在横截面上,掌骨头呈楔形,所以在侧副韧带经过屈曲位的掌骨周围时,韧带的大部分会变得紧张,而且还从旋转中心的近侧通过[34,47]。这对关节成形术的成功与否关系重大。侧副韧带薄弱的远侧纤维对抗近节指骨的近侧移位。

侧副韧带在掌指关节约束系统中拥有最大的强度,它几乎能对抗所有的掌侧移位、脱位、内收和外展[52]。侧副韧带松弛可引起类风湿手特征性的尺偏和掌侧半脱位。由于这个原因,修复时的明智之举是尽量做好侧副韧带的前移或重建,以恢复关节的稳定性。虽然掌板约占对抗背侧半脱位的20%,背侧关节囊占对抗过度屈曲的20%,但是在对类风湿手掌指关节提供支撑方面,它们各自的作用往往较小[51]。

Landsmeer[39]证实,侧副韧带大多斜行于每个关节的桡侧面,但是从示指到小指两侧副韧带方向渐进变得更靠近纵向。每个掌骨头也各不相同,环指的掌骨头在冠状面和矢状面都有对称的轮廓。第三掌骨头形状介于示指掌骨头和中指掌骨头之间,而小指掌骨头不很明显,是示指掌骨头的不对称性反向,但较小[48,59]。如果考虑行掌指关节的解剖性置换,那么这些解剖学变异性重要[1,9,27,40,41]。

类风湿性畸形

类风湿性关节炎会在掌指关节产生明显的病变,逐渐会导致近节指骨的掌侧半脱位、尺侧移位和旋后(见图 24-1A,B)。这些畸形是由主要伴发于类风湿性滑膜炎的韧带松弛所致，继发于已发生移位从而作用于这个已减弱的关节韧带系统上的内在骨间肌和外在指屈肌的内部肌力作用。这便导致了掌指关节平面屈肌腱复合体和手指伸肌腱向尺侧移位，从而在近侧指间关节发生渐进性鹅颈畸形[23,33,59]。后一种病变似乎主要是受掌指关节掌侧半脱位引起的伸肌腱结构张力细微增加（逐渐进展到中央腱束和侧腱束）的影响。近侧指间关节背侧上的侧腱束紧张，会增加中央腱束的张力。由于屈曲手指的第一个角度偏斜，使得近侧指间关节最初的屈曲变得越来越困难。指深屈肌的张力被转移到远侧指间关节。远侧指间关节屈曲反过来又增加了背侧移位侧腱束的张力，从而促进了近侧指间关节的伸展。这就成了典型的鹅颈畸形或内在肌阳性畸形[66,76]。连同伸肌不平衡的作用，关节滑膜炎和屈肌腱鞘炎将使约束掌板变得衰弱，从而减小了近侧指间关节屈曲的潜力。

掌指关节的最初病变是关节囊肿胀伴继发性侧副韧带松弛，然后发生伸肌腱装置的移位[25,50]。关节肿胀时的自然趋势是较斜的桡侧副韧带被拉长[37]。这反而使近节指骨旋后并在掌侧与尺侧方向半脱位。在指深屈肌和指浅屈肌以及内在肌产生的力（其力线位于旋转中心的掌侧）的作用下，桡侧副韧带会逐渐被拉长。这些力的作用通过或者紧贴着掌指关节任一侧的作用力中心的近侧，在此处近侧腱鞘滑车、矢状束、掌板和掌骨间横韧带结合在一起。在示指和中指，屈肌腱分别自尺侧 15°和 8°角进入手指的屈曲平面。这进一步增加了尺偏的趋势[33,48,59,60]。

抓握时第四和第五掌骨在掌侧或角实际上改变了各掌骨头相对位置的三角学状态。这一点在增加相对不能扩展的掌骨间韧带的张力方面有效果的，这样就像向尺掌侧牵拉相邻掌骨的掌板复合装置一样[76]。

最初，桡侧内在肌和桡侧矢状束抵抗这些力，但是下面衰弱的韧带结构不能提供足够的静态支撑。达到一定程度后，对抗进一步畸形的能力就会耗尽，而且尺掌侧关节囊结构将会永久性挛缩。伸肌腱帽的尺侧面也会挛缩，将尺外侧腱束固定于背侧位。尺侧的内在肌变得挛缩，丧失了它们大部分的伸缩性。发生在该关节的外形变化正是软骨不均匀磨损和腐蚀以及皮质下小梁结构断裂的结果。这在近节指骨的背侧缘和掌骨头的远侧凸面特别明显[13,26,34,50,63,66,72,73]。

腕关节并发的塌陷畸形可以加速手指的这些病变。由腕关节的软组织衰弱以及不健全尺侧腕伸肌的不充分支持引起的尺侧移动、桡偏和腕骨间旋后共同增大了掌指关节尺偏的作用力量。要想使掌指关节重建获得成功，这些变形力必须得到矫正或中和。腕骨高度的丢失会使外在肌腱的力量向 Blix 曲线的长度张力斜面的左侧移动，使矢状束在掌指关节上提供的支持进一步减弱[34,57]。

治疗

保守疗法的主要依据是，药物能减轻受累关节的炎症性病变，例如非类固醇类抗炎药。内科治疗还包括化学治疗药物，例如羟基氯喹（Plaquenil）、环磷酰胺（Cytoxin）、柳氮磺吡啶（Azulfedme）和氨甲蝶呤。环氧化酶 2 抑制剂和新肿瘤坏死因子 α 中和剂英夫利昔单抗、来氟米特和依那西普的作用有待继续研究。硫酸软骨素和氨基葡胺的作用似乎较大。建议在晚间和日间间断使用腕和手支具，而且值得注意的是，在手和腕的重建手术后支具也是术后康复的一个重要组成部分。在掌指关节和近侧指间关节的关节内注射类固醇有减轻炎症的作用，虽然它们的效果可能仅仅是暂时的。关节镜下滑膜切除术曾经用于腕关节，但是迄今为止尚没有用于掌指关节。理疗措施在支持和预防综合方案中也有一定帮助，但是超出了本章的论述范围。

手术治疗

滑膜切除术和其他软组织手术

当适当程度上保留有关节面的完整性时，可以考虑行掌指关节的滑膜切除术联合侧副韧带前移术和关节囊缝合术，使各条伸肌腱向中心集中。如果保留有 50%~60%的关节面，应保留原始关节。如果除广泛的滑膜炎之外有 50%以上的关节损坏，或者有明显的掌侧半脱位，不行掌指关节置换术不能矫正的话，则应行关节成形术。行滑膜切除术在很多病例中效果良好，不过滑膜炎复发可能导致进一步的破坏[23,36,75]。腕和拇指腕掌关节的关节镜下滑膜切除术已有应用，但是我们不知道这种技术是否曾用于手指的掌指关节。

1940 年 Smith–Peterson 曾提出掌指关节的切除关节成形术[3,20,26]。Fowler 和 Riordian 描述了一种手术方法，包括楔形掌骨关节成形术和近节指骨基底处的伸肌腱固定术[26a]。Vainio 等人[70,71,75]曾将过长的伸肌腱引入到掌骨头切除后形成的缺损处，创造了一种纤维性

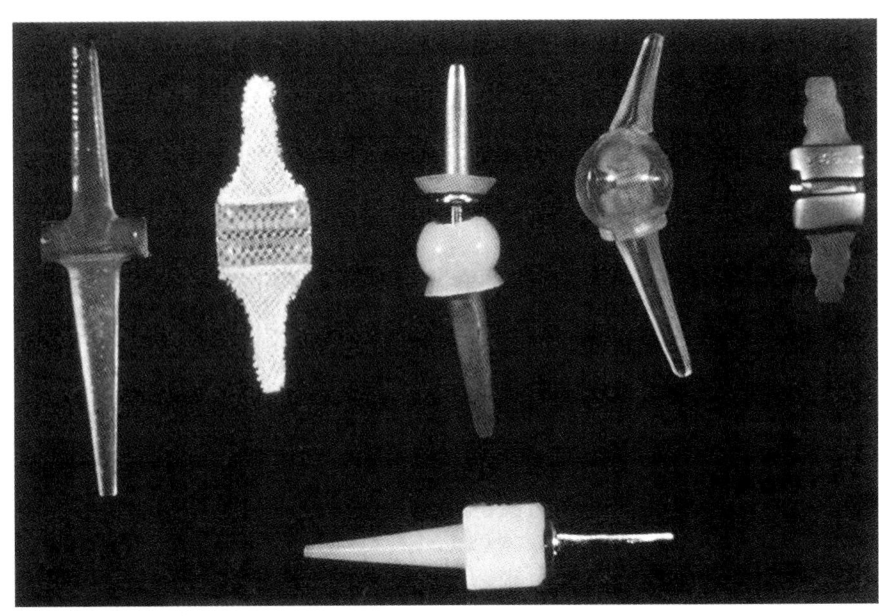

图 24-4 掌指关节假体(从左至右)。下面,Strickland 限制式掌指关节假体;上面,Swanson AB 的硅橡胶假体,Niebauer JJ 的硅橡胶假体,Steffee A 的限制式假体。

关节成形术与掌指关节重新对位的联合手术。Tupper 介绍一个变异术式,将掌板自近端分离再缝合到背侧掌骨颈的截骨处,从而使半脱位复位并提供一处纤维性中间位。这些手术方法现在已很少应用,除非用于补救操作,例如前期掌指关节成形术发生脓毒症后。

关节置换术

对掌指关节已设计出多种人工假体置换术(图 24-4),从起初简单的金属铰链式人工关节(Flatt)[26]到大量采用金属修补术设计结构的限制性球窝式关节假体[8,61]。此外还有几种锁扣式限制性假体可采用多种骨固定方式,包括金属钉、钛螺丝钉和多孔聚乙烯垫圈。这些假体大部分很少做过临床试验。所有这些假体都依赖髓内固定,通常是通过起皱或开槽来刺激纤维性固定、骨内长入或聚甲基丙烯酸甲酯黏合来增加[1,8,27]。

几乎所有这些假体都曾遇到过应用受限的问题,因此目前市场上已很少有销售。我们过去有关于 Steffee 掌指关节假体的报道曾在本书的早期版本中介绍过[61]。它为限制性假体设计描绘了一个理论上行得通的概念,但是它有很多问题,包括假体的下沉和松动、塑料变形或断裂、干部成角腐蚀、脱位、金属件变形或断裂以及错位(图 24-5)。此外,采用这些内在限制性设计时还存在旋转中心在屈曲时向背侧移位和在伸展时向掌侧移位的趋势[40]。掌侧移位会减少伸肌腱力矩臂并增加屈肌腱的力矩臂,从而会改变关节的正常生理学趋势,助长了主流角度形成的拮抗肌。这种不平衡引起关节向最不稳定性方向发生挛缩的趋势,通常是屈曲和尺偏。这个问题由于这些固定旋转中心的掌指关节设计中难以精细定位旋转中心而加重了。如今,已没有应用于重建类风湿手的限制性掌指关节假体。

硅橡胶关节置换术

硅橡胶掌指关节置换术(图 24-6)是曾在全世界广泛应用于类风湿手重建术的主要关节成形术式[3,11,19,21,28,30,31,35,38,47,56,60,64,68]。这种术式采用单件黏弹性假体,单独用硅橡胶或者加用增强材料(Dacron)制成。该

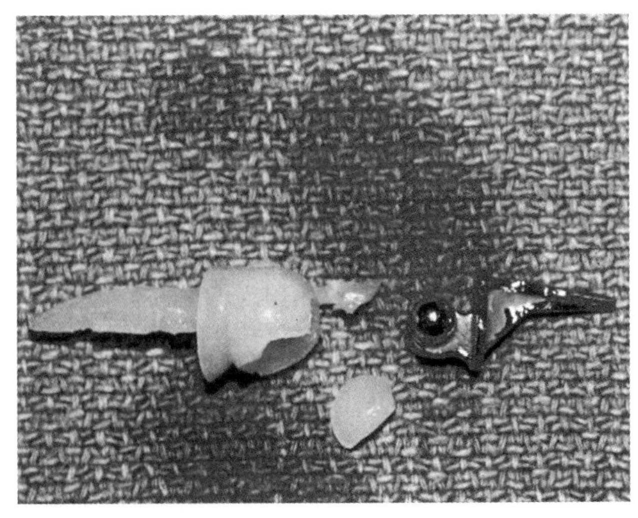

图 24-5 Steffee 假体。假体失败首先与冷流动有关,其次与可塑性畸形和假体脱位有关。

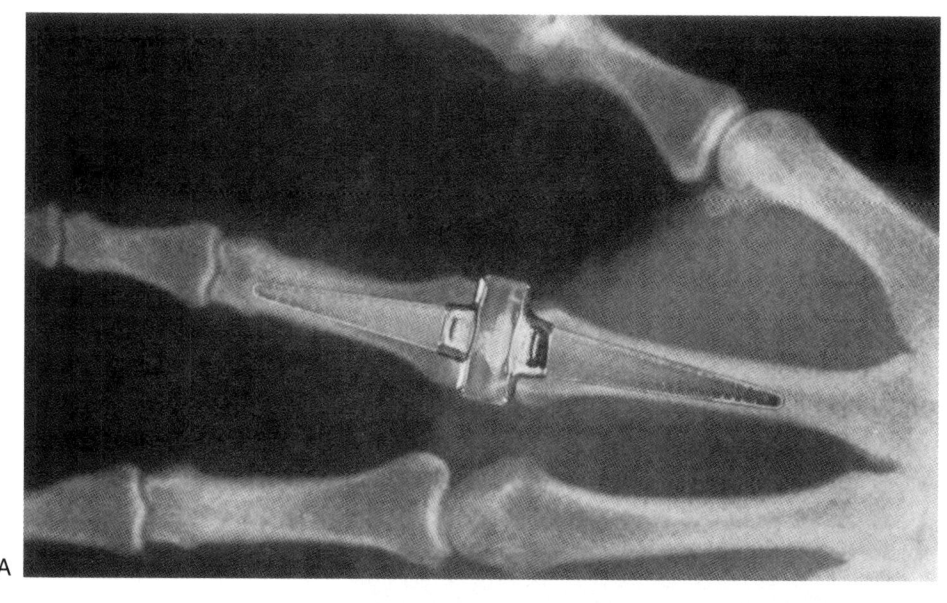
A

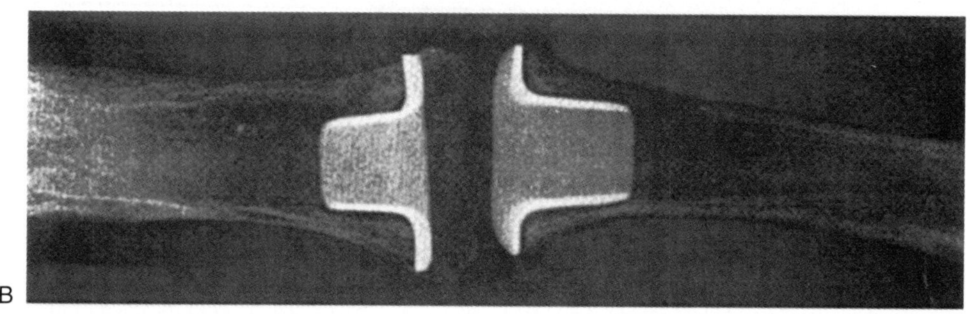
B

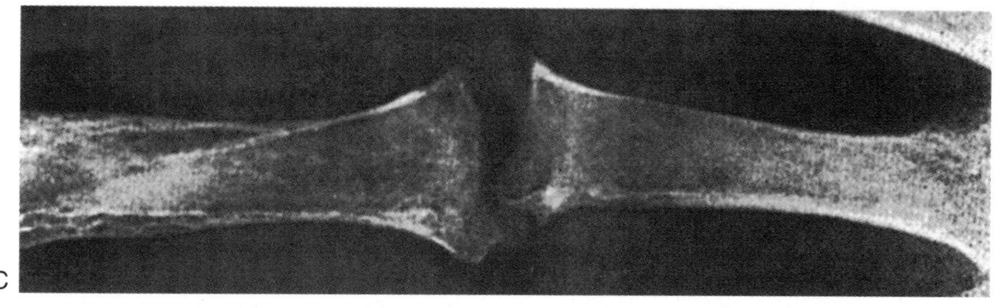
C

图 24-6 硅橡胶关节假体(Swanson 设计)。(A)硅橡胶假体依靠垫圈放在掌指关节上。(B)硅橡胶掌指关节假体出现假体断裂和下沉。(C)24 个月后用新的硅橡胶假体行翻修术,近远侧均加有垫圈。

假体的设计依据硅橡胶铰链的位置和功能而不同。Swanson 假体有一个背侧基底位铰链,由于其黏强性而有利于关节伸展,但其伸肌腱力矩臂较小[64,65]。Avanta 假体是一种铰链式硅橡胶假体,有一个背侧旋转中心[28](图 24-7)且掌指关节具有固定的运动轴,因而有利于屈肌腱。Neuflex 假体系统是一种旋转中心更靠掌侧具有 30°中性角的硅橡胶假体[72]。它有利于伸肌腱的力矩臂因此能提供掌指关节 90°的屈曲(图 24-8)。这些假体之间的主要差异与设计理念有关:Swanson 设计的假体可在骨内做活塞式活动,以寻求最好的旋转中心;而 Avanta 和 Neuftex 系统则有一个固定铰链,试图模拟真正的旋转中心。据报道,Swanson 假体设计的中间部位有一个较厚的连接体,用以抵抗扭转应力和张应力。其几何形状呈弯曲状,以促进通过该连接体的运动。据报道,它的厚度足以抵抗压力,但是不能应对掌指关节周围的旋转应力(图 24-9)[65]。

影响掌指关节黏弹性(硅橡胶)关节置换的问题包括复合假体装置的分层、冷流变形、下沉和迟发性

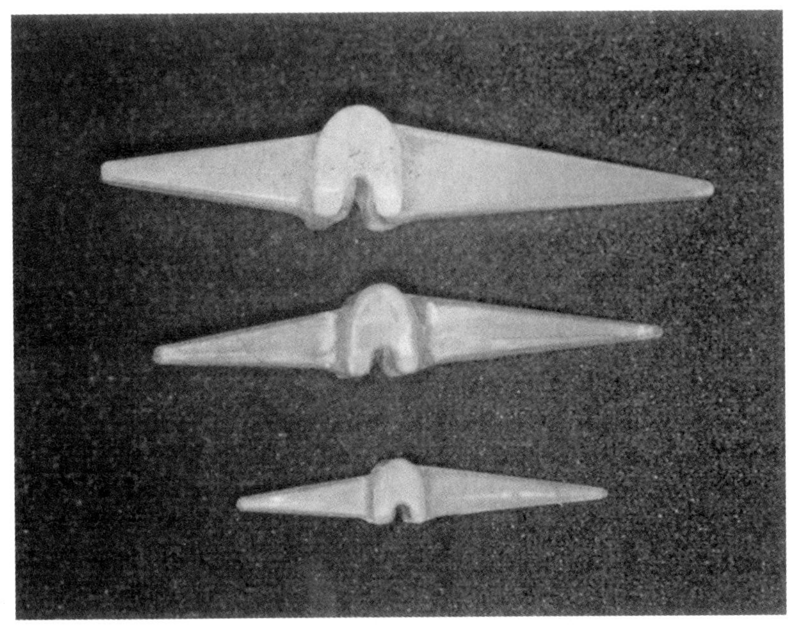

图 24-7 Sutter 掌指关节假体。增厚的铰链部件带有驱动屈肌腱的固定运动轴。

关节囊挛缩(图 24-10)。这些表现在现有的三种类型硅橡胶关节置换术中都有出现。假体的断裂时有发生,不过现已证明它并不会影响关节功能[3,11,12,19,21,28,30,31,47,54,56,60,64]。Swanson 设计的改良型采用钛金属垫圈把假体与锐利的骨面分隔开,不过在减少并发症方面成效有限。硅橡胶假体插入时相对容易,从而有时间进行软组织重建,包括推荐的侧副韧带背侧前移或修复。

表面置换

手指掌指关节的解剖置换目前可以采用两种新的设计结构来置换掌指关节的表面,即所谓的表面重建关节置换术 。这些植入物的目的是准确模拟天然关节。一种关节面重建设计结构是用热解碳制成的(图 24-11),显示有长达 8 年的长期优势[5,17]。第二种设计结构是在可塑性关节面重建设计的基础上覆以金属表面，在产生掌骨头从伸展到屈曲的曲率变化方面近似于解剖学结构(图 24-12A,B)。然而,这种独特的掌指关节结构或设计,需要仔细进行软组织平衡,包括侧副韧带的前移或修复以及识别手部各手指的区别,因此必须有几种尺寸规格和右左样式。复合型曲率的表面置换设计已在临床上试用，在提供改善的活动范围和力量方面较硅橡胶假体效果好(图 24-13A~D)。这种设计试图模拟正常关节的外形，同时要求的关节切除最少。这有助于保护侧副韧带和副侧副韧带。接触面积随屈曲-伸展而变化，有助于屈曲状态的稳定性(图 24-14)。在制造不同手指的假体设计和尺寸规格方面,计算机辅助设计和加工具有更大的灵活性。

热解碳假体的固定依靠纤维组织向内生长,而表面重建的金属塑料假体需要骨水泥(聚甲基丙烯酸甲酯)固定。关节表面重建假体其他可选择的固定方法目前正在研究,包括有利于骨内生长的加钛金属衬灼假体[29]。类风湿性关节炎的软组织重建不能通过任何假体植入来解决,手术时仍然需要进行个体化评估并做相应修改。

矫正畸形

软组织畸形的矫正和重新平衡伸肌机构对取得手指关节置换术的成功是至关重要的。矫正鹅颈畸形和尺偏畸形的各种技术已与伸肌腱向中心集中联合进行过试验。单纯通过切除矢状束远端伸肌腱帽的三角形斜纤维不足以解决问题(Littler 技术)[44]。松解尺侧内在肌以克服静态的尺偏力,术后会发生内在肌交叉移位,即与尺侧内在肌相连续的尺侧翼状肌腱被移位至邻近手指的桡侧侧腱束上[12]。把这个约束结构移位至近节指骨的基底更符合生理学要求，但是难以完成,因此实践中多将其附着于侧副韧带上。示指和环指的尺侧内在肌以掌侧骨间肌为代表,而中指的尺侧内在肌则以联合的背侧和掌侧骨间肌为代表。小指的尺侧内在肌也十分麻烦。小指展肌和掌侧骨间肌都难以松解,严重畸形时其中的每个肌肉通常都缺乏有用的收缩[21,35]。

持续存在的鹅颈畸形在近侧指间关节处掌板通

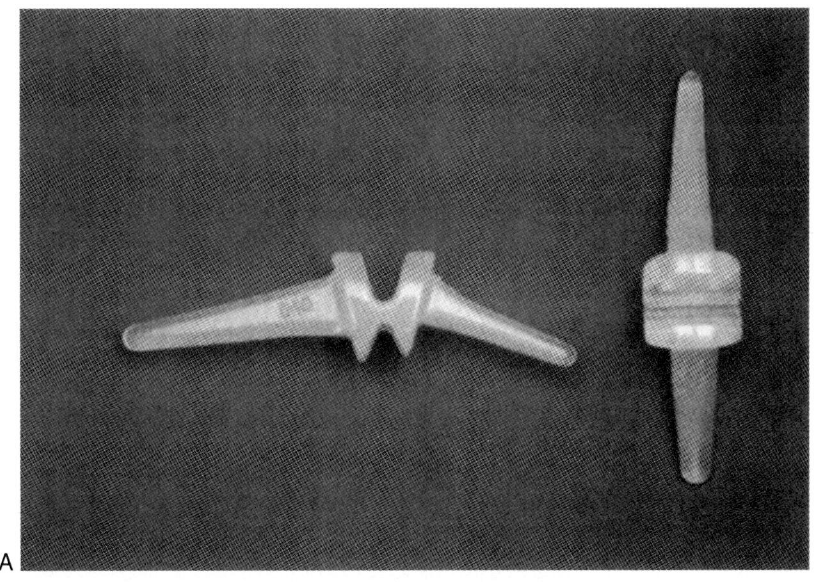

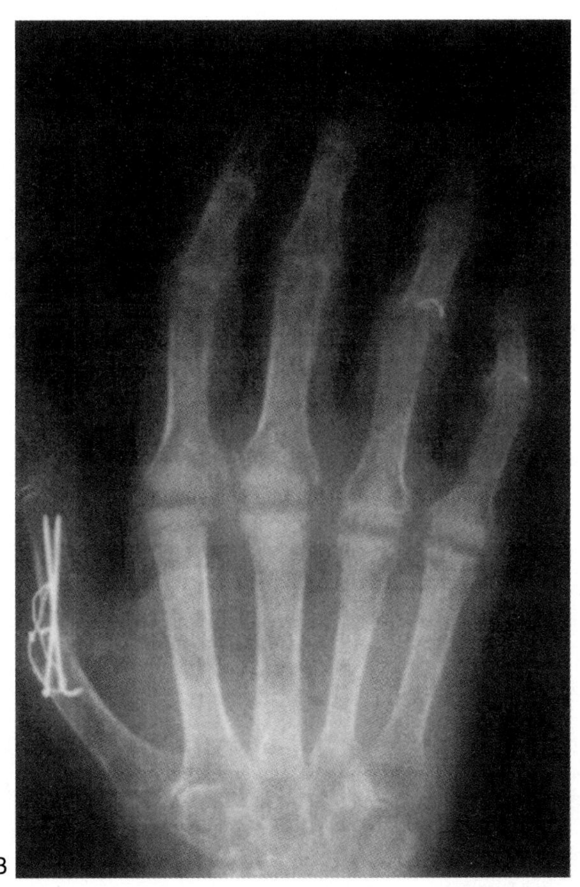

图 24-8　(A)Neuflex 假体系统。采用硅橡胶结构，有 30°中立位角度，旋转中心位于掌侧。(B)掌指关节成形术的临床病例，采用 Neuflex 假体，显示掌握关节对位优良。

常会衰弱，因此重新平衡近侧软组织益处不大。切断远端手掌的指浅屈肌腱的尺侧半，可以对通常已被腱鞘炎损伤的屈肌腱鞘进行减压，并为轻度屈曲位近侧指间关节的腱固定术提供一条适用的肌腱。如果将切断的肌腱从腱鞘抽出后缝到骨内，或者如果有好的滑车存在将切断的肌腱穿过 A_2 滑车成环引出，这种手术

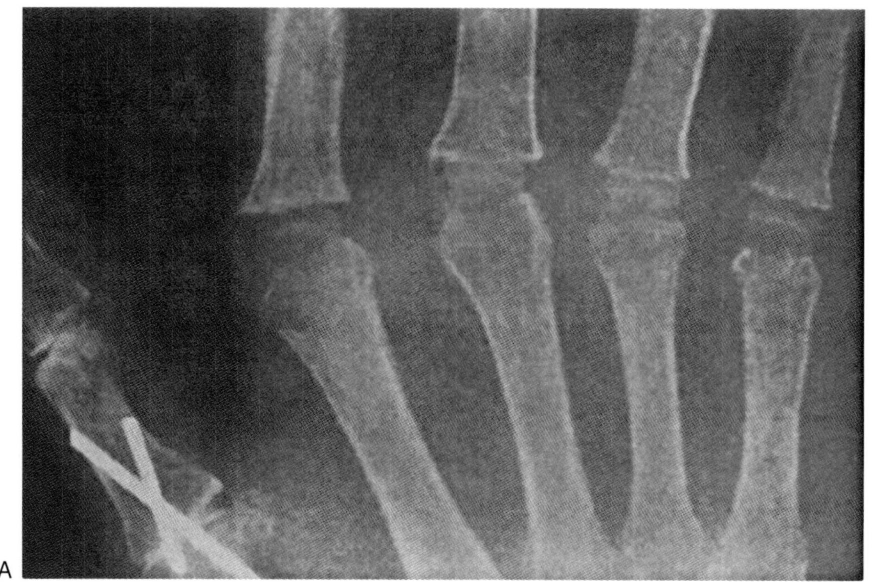

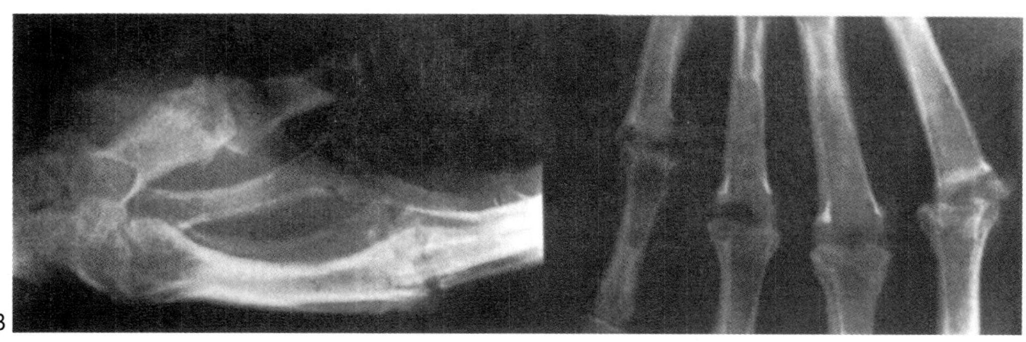

图 24-9 硅橡胶掌指关节。(A)假体置入后状态。假体对位良好,且矫正了尺侧偏位。(B)前后位和侧位 X 线片硅显示的橡胶假体断裂。示指移位,小指骨刺伴断裂。(From Beckenbaugh RD, Dobyns JH, Linscheid RL, Bryan RS: Review and analysis of siliconerubber metacarpophalangeal implants. J Bone Joint Surg 58A: 483,1976.)

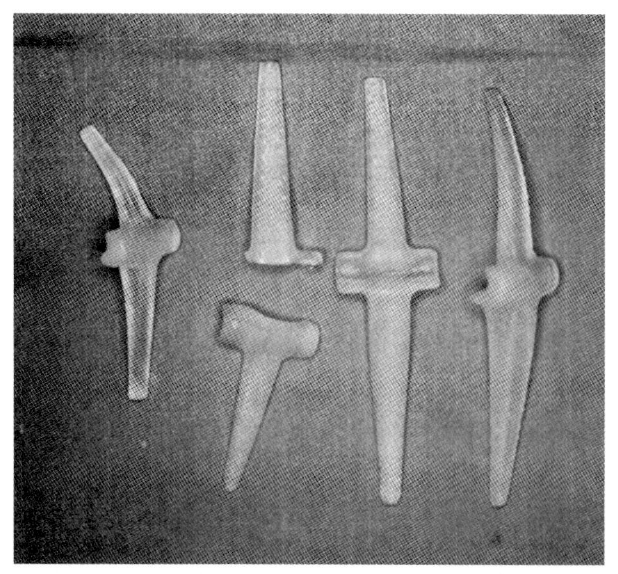

图 24-10 硅橡胶假体失败(Swanson 设计)。冷流变形(左)、旋转断裂(中)、完整没有轻微变形的假体(右)。

是有效的[44,49]。

手术适应证

掌指关节成形术的主要适应证是缓解疼痛和改善外观。掌指关节成形术的手术操作可使手指恢复丧失的伸展,并矫正纵向排列不齐(尺偏)。这两个目标是合理的和可靠的,提供的最初短期效果良好。然而,病程的复发和致畸力的持续作用可能限制手指伸展和纵向姿态的长期维持。掌指关节置换术后,疼痛缓解是一个能可靠预见的结果,而且对大多数患者来说是主要的手术适应证[7,12,65]。

掌指关节成形术后的功能改善往往难以评价和客观测量。一般而言,可使手从 50°~100°屈曲尺偏、中心活动弧变为可伸展的 10°~50°活动弧[10,19,32,47,70]

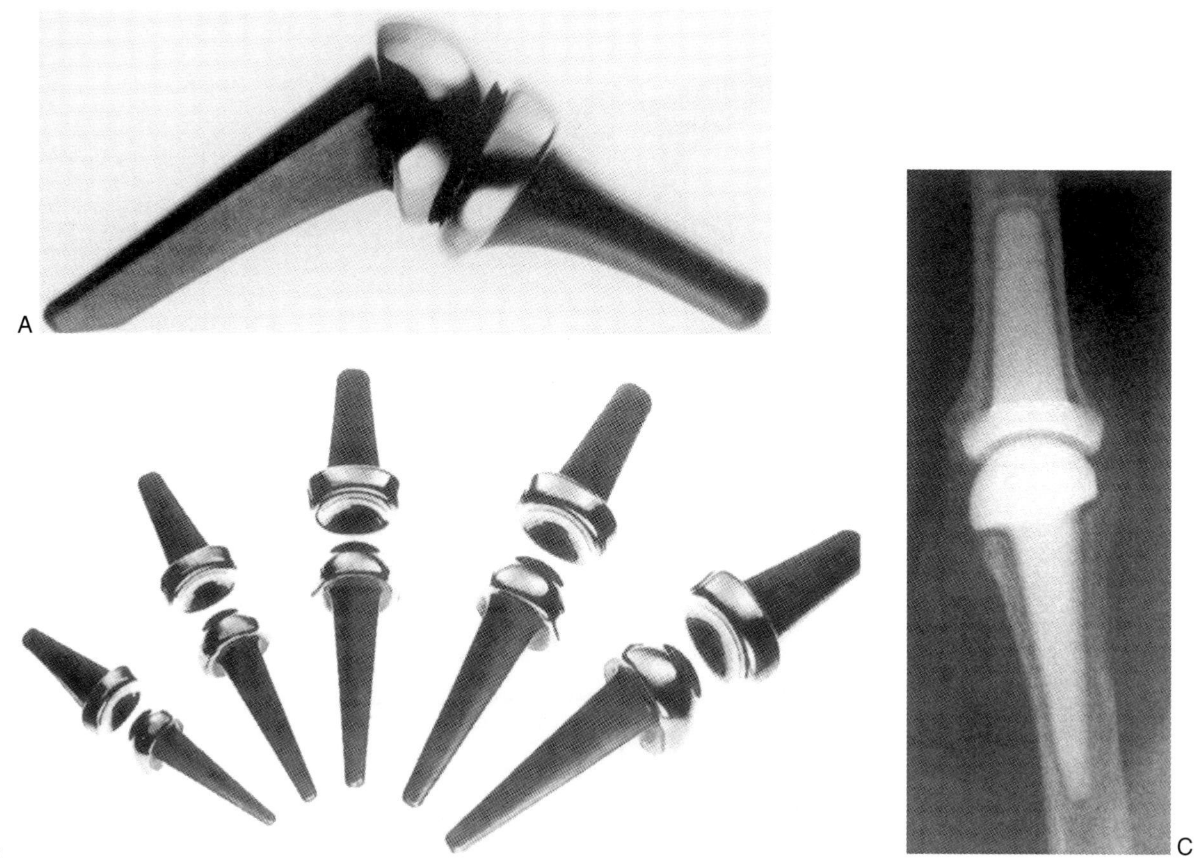

图 24–11　掌指关节的热解式设计。(A)磨光关节面后植入热解碳假体。(B)用于掌指关节的五种规格(从小到大)热解碳假体。(C)后 3 年碳假体周围细的透明线表明在邻近不透射线的碳底层上方的半透明热解碳层处有并列骨生长。(B. From Beckenbaugh RD: Preliminary experiences with a noncemented nonconstrained total joint arthroplasty for the metacarpophalangeal joint. Orthopedics 6:962–965,1983.)

(图24–14)。如果远端关节活动在手术前令人满意,将使手部具有极好的稳定性和良好的功能性抓握。然而,如果指间关节活动在手术前并不令人满意,术后将不能改善,重建术后的手只能获得矫正,具有大物体抓握功能。

掌指关节成形术的第二个主要适应证是矫正畸形和改善功能。掌指关节重建手术的主要结构适应证是那些掌指关节屈曲/半脱位伴尺偏和伸展受限的患者。这些患者不能张开手去抓握大的物体,例如瓶子或玻璃杯。因为该方法可能限制手指完全屈曲至手掌,因此最好对一侧手进行切开手术,而让另一侧手维持未矫正体位以进行紧握拳抓握。其他患者最好能使其双手均处于更好的体位以便能抓握和捏夹,他们不太关注用力握拳功能。许多手部治疗师建议，获得功能活动弧显然优先于让紧张的手指能够握入手掌中。

掌指关节成形术的第三个适应证是外观(美容上)的改善。在类风湿性关节炎致残患者中这并非是一个少见的严重主述,尤其当多个关节受累时。美容与矫正畸形改善功能是相关的。一些患者对他们手的外观特别敏感,尤其是在公共服务行业和职业领域,因为在这些个体中,它是一个非常特殊和适当的手术适应证。

手术操作:硅橡胶假体

Swanson[65,66]验证了采用他设计的硅橡胶装置的手术技术。他喜欢将该装置视为一种促进纤维关节囊形成的间隔物,从而使关节保持完整以对抗进一步的畸形,并使囊状结构提供正确的运动平面。该装置的干假体在骨髓腔内的滑动是使背侧关节囊产生足够的活动性以便充分屈曲所必需的。感兴趣的读者请查阅 Swanson 有关更多见解的著述[64]。关于手术切口、伸指

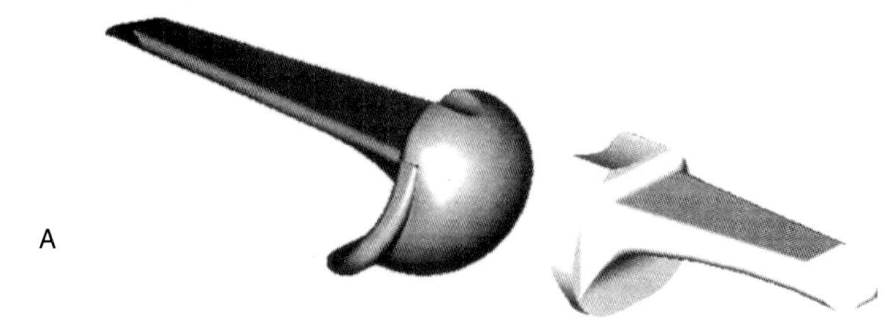

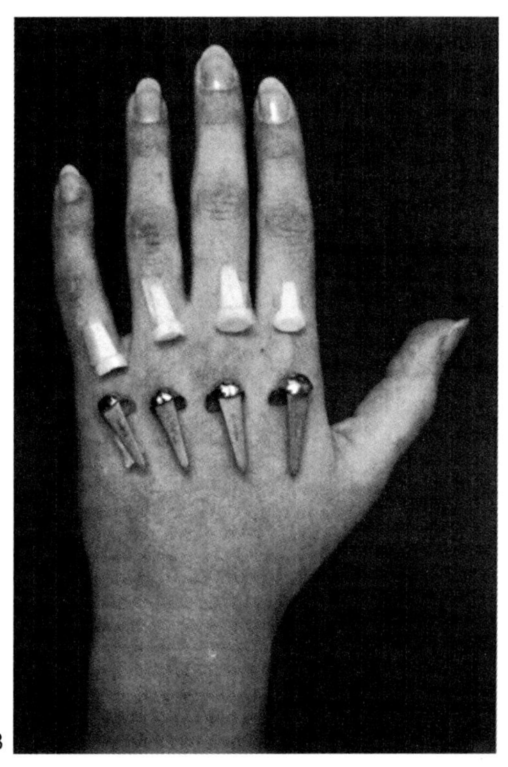

图 24-12 (A)表面重建设计型金属塑料掌指关节假体。宽大的掌骨头起到凸轮作用,抬高了侧副韧带,并使近节指骨背侧面变平以利于伸肌腱滑动。(B)表面置换假体放在掌指关节处。有四种规格可用于不同的掌骨和近节指骨。

肌腱扩张部的松解、侧副韧带前移以及伸指肌腱扩张部再平衡及关闭的许多基本概念均包含在这些著述中。这些内容已纳入随后的手术描述中。

在20世纪80年代中叶,在几位手外科医师的指导下,Avanta公司(从前的Sutter公司)开发了一种新的以硅橡胶为基础的掌指关节成形术[4,28,54]。这种特殊的装置是一个铰链式硅橡胶假体,以方形基底和干控制假体位置和界面。Avanta假体的手术操作与Swanson假体是相同的,但值得注意的是这种装置在掌指关节骨髓腔内旋转对位方面较为便利。这个铰链也表现为一个固定的旋转中心,但目前尚不清楚这个假体在骨髓腔内是否具有Swanson假体所提供的那种活塞作用。

在20世纪90年代末,一种更为精致的硅橡胶设计为Neuflex硅橡胶假体[72]。这种假体的置入原理与Swanson硅橡胶和Avanta硅橡胶那些设计是相似的,强调掌骨头的切除要在适当的平面,并要仔细地扩大骨髓腔。这种假体设计在骨髓腔内不起活塞作用,更适合伴有30°预掌屈曲初始位的较大掌指关节屈曲。这一点被认为更真实再现了掌指关节的旋转中心。然而,一项有关三种硅橡胶假体与正常关节的肌腱移动和力矩臂比较研究却显示区别相对较小。

作者的建议

显露

掌指关节的关节成形术是通过手指指蹼近侧一个横切口或者通过各个手指的弧形纵切口完成的(图 24-15A)。对于单一手指的关节置换或者预计要行近侧指间关节的手术矫正时,首选后一种切口。显露伸肌腱和矢状束,并注意腱联合、横束、伸肌腱的位置和定位 (图 24-15B)。如果伸肌腱有轻微的尺侧移位,松解伸肌腱邻近的桡侧矢状束,将其自下面的关节囊上反转过来。对于有两条伸肌腱的示指和小指,切口应该在两条肌腱之间剖开。如果伸肌腱的移位显著(即,肌腱位于掌骨头之间的沟内),也要松解尺侧矢状束和横束,使肌腱得到充分游离,以便在闭合切口时重新放置到掌骨头背面(图 24-15C)。如果可能的话将伸指肌腱扩张部与关节囊游离,并在正中线将二者分开。施行关节的滑膜切除。接下来仔细显露桡侧副韧带和尺侧副韧带,并从掌骨头部上松解开。然后用摆动锯切除掌骨头。假体的大小和近节指骨掌侧半脱位的程度决定掌骨头的切除量(图 24-15D)。为使掌指关节能完全伸展,在掌骨颈和近节指骨之间需留出最小1 cm 的间隙。如果关节半脱位不很严重,可保留侧副韧带的附着点;通常,要将它们自关节囊和矢状束游离,并在开关处加以保护,以便在闭合切口时再修复。掌骨头切除后,通过锐性分离并使用精致咬骨钳进行掌指关节的滑膜切除,尤其是侧副韧带下方和掌骨颈与掌板之间。

准备

软组织的重建与闭合

软组织平衡需要采用多种技术来完成,例如内在肌交叉移位术、尺侧翼状肌腱松解术或桡侧侧副韧带

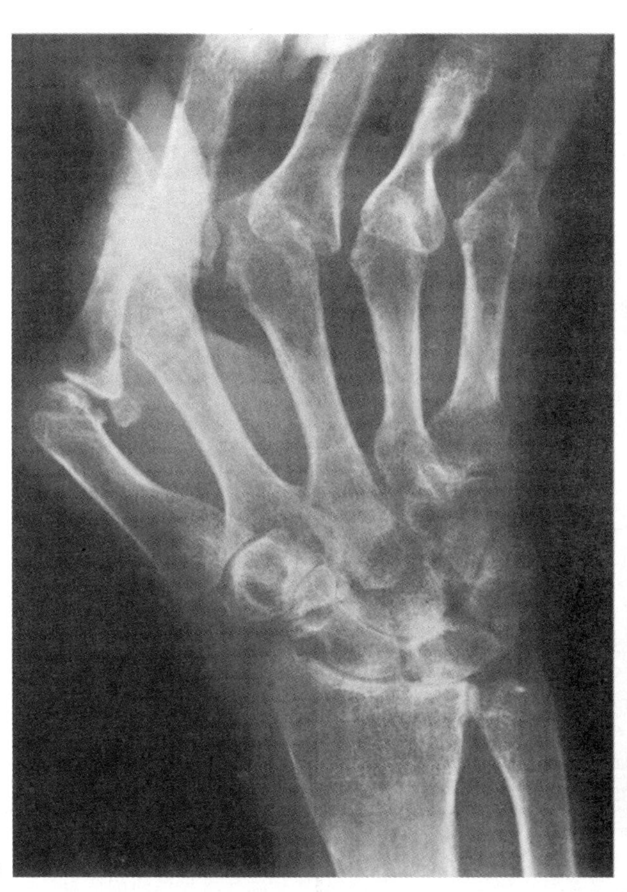

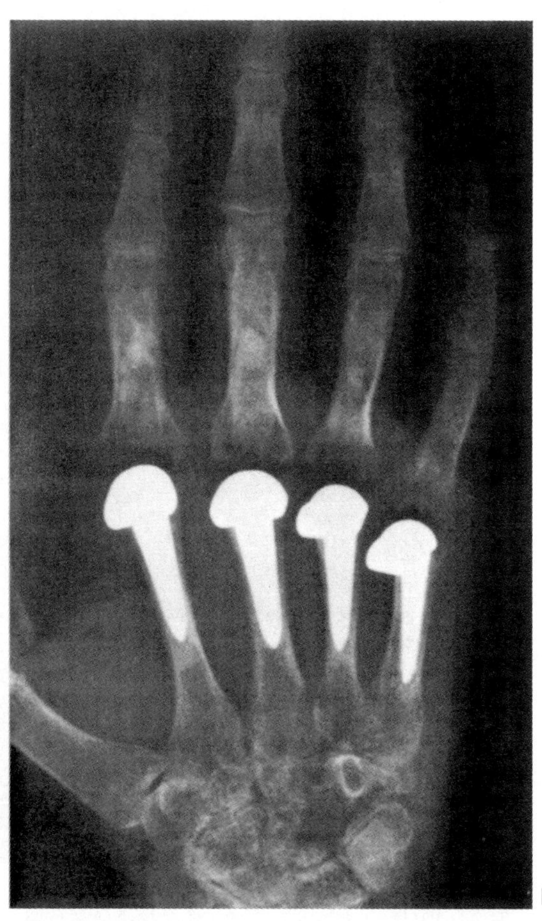

图 24-13　(A)类风湿性手畸形,示指、中指、环指和小指的掌指关节出现脱位-半脱位伴尺侧偏位。(B)采用金属塑料表面置换掌指关节假体矫正畸形。用甲基丙烯酸甲酯固定。伸肌腱复合体向中心集中。(待续)

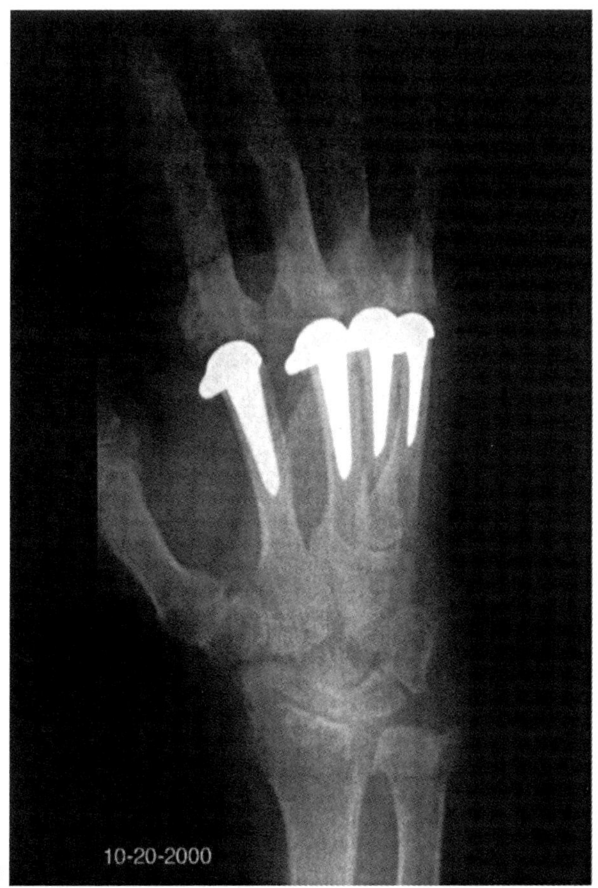

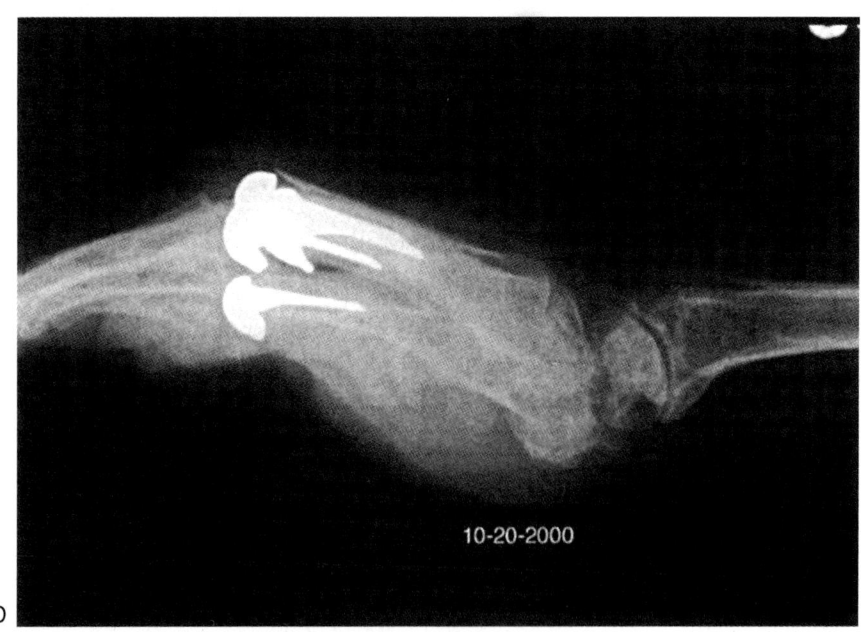

图 24–13(续) (C)术后 2 年随访时拍摄的斜位观。掌指关节仍保持对位。(D)术后 2 年随访时拍摄的侧位观。

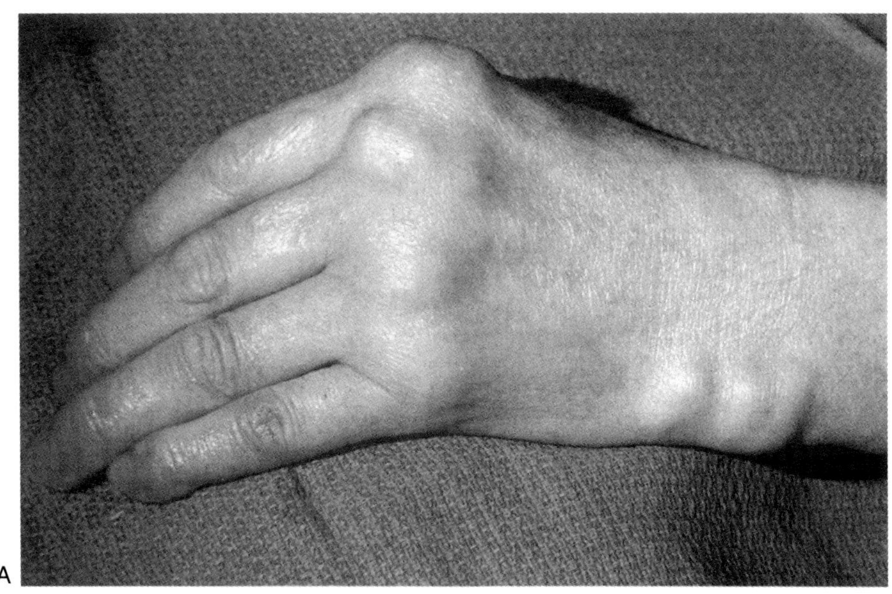

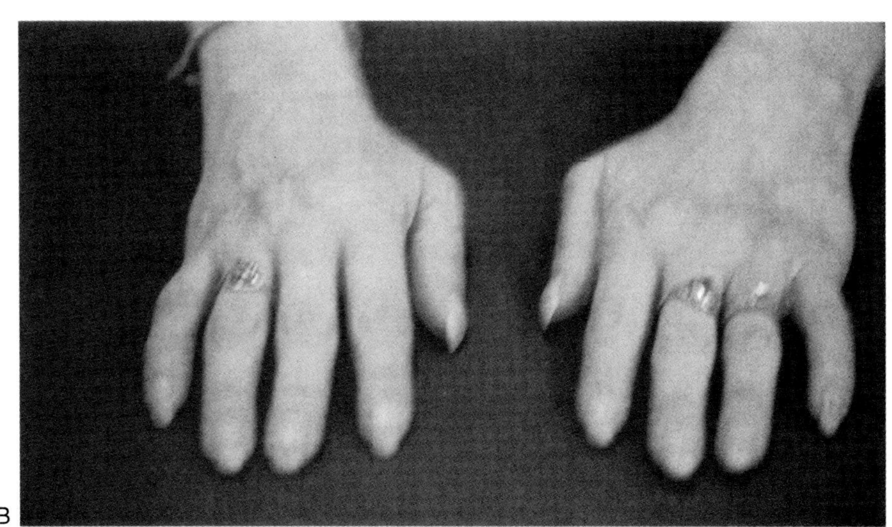

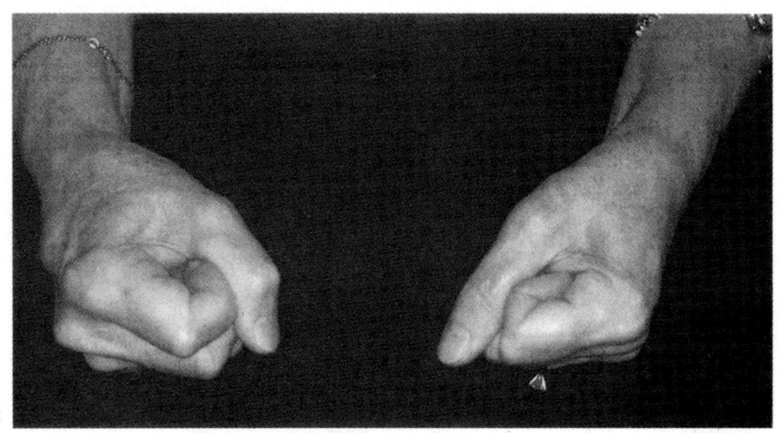

图 24-14　类风湿手关节表面重建假体。(A)术前背侧观。掌指关节滑膜炎及掌指关节掌侧半脱位伴尺侧偏位。(B)双手背侧观。左手是术后一年随访片,右手是术后三年随访片。(C)双手掌指关节屈曲。(待续)

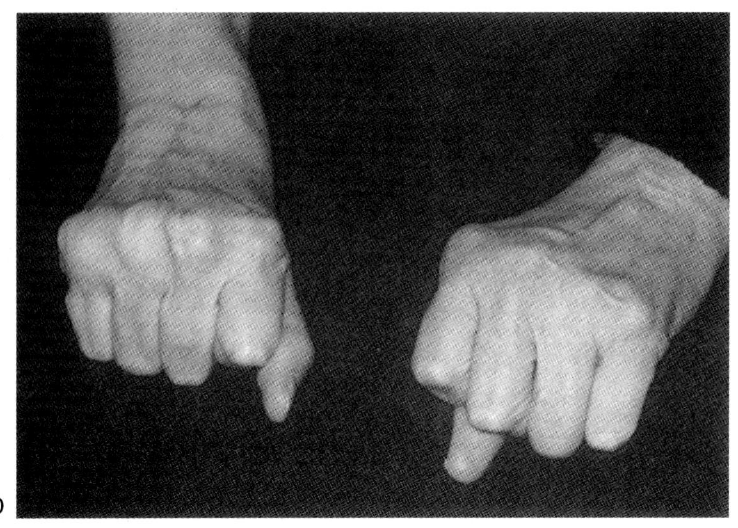

图 24-14(续) (D)另一不同患者掌指关节屈曲轴位观,提示可做关节置换术。(左)未行掌指关节置换术,(右)行掌指关节置换术后。

重建术。假体就位之后,将侧副韧带在掌骨干上前移。我们推荐用不可吸收缝线(3-0 mersilene)来重新附着侧副韧带。关节囊要用最小粗糙表面的可吸收细缝线来闭合。然后将伸肌腱对中下方动矢状束表面,或者如果尺侧的矢状束足够长,可将桡侧的矢状束重叠至伸肌腱上。在充分伸展掌指关节情况下,推荐用能再吸收的酸基缝线从头到尾闭合切口。

表面置换关节成形术:SR 掌指关节假体

表面置换关节成形术的手术入路与用于硅橡胶关节成形术一直到关节切除时都是相似的(见加利福尼亚州圣地亚哥 Avanta 矫形外科公司的外科技术宣传册)。对于金属—塑料的假体,采用试装假体引导体能提供精确的掌骨头和近节指骨基底的切除范围。掌骨头的近侧切除必须足以使掌指关节能完全伸展。近节指骨基底的切除必须尽量小,以便保留掌板和固有侧副韧带的起始部(图 24-15E)。有多种专用于掌骨和近节指骨的扩髓器;为每种髓腔均提供有单独系列的扩髓器(图 24-15F)。可提供试装假体,以确保假体的正确深度、配合和大小。对于金属-塑料的表面置换假体,一般要使用骨水泥。我们同时插入掌骨和近节指

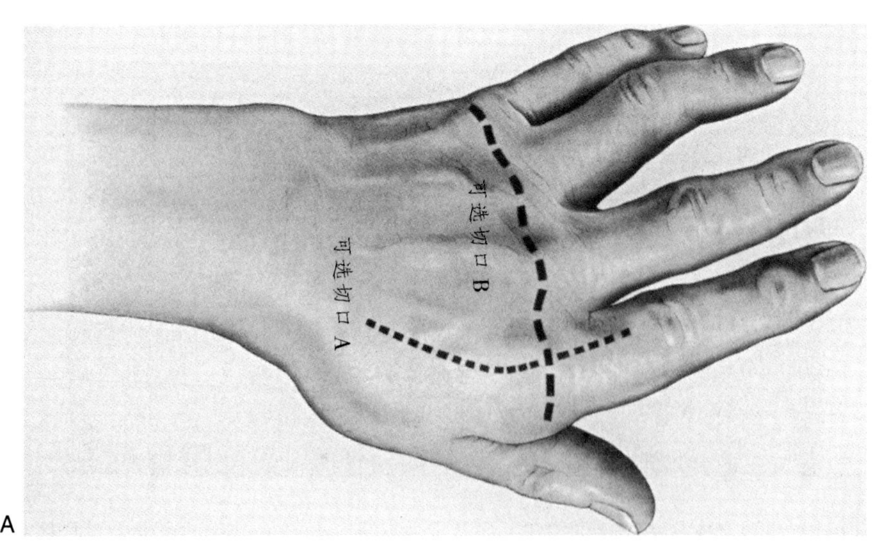

图 24-15 手术径路。(A)可选切口 A:纵切口,用于单关节显露;可选切口 B,横切口,用于多关节显露。(待续)

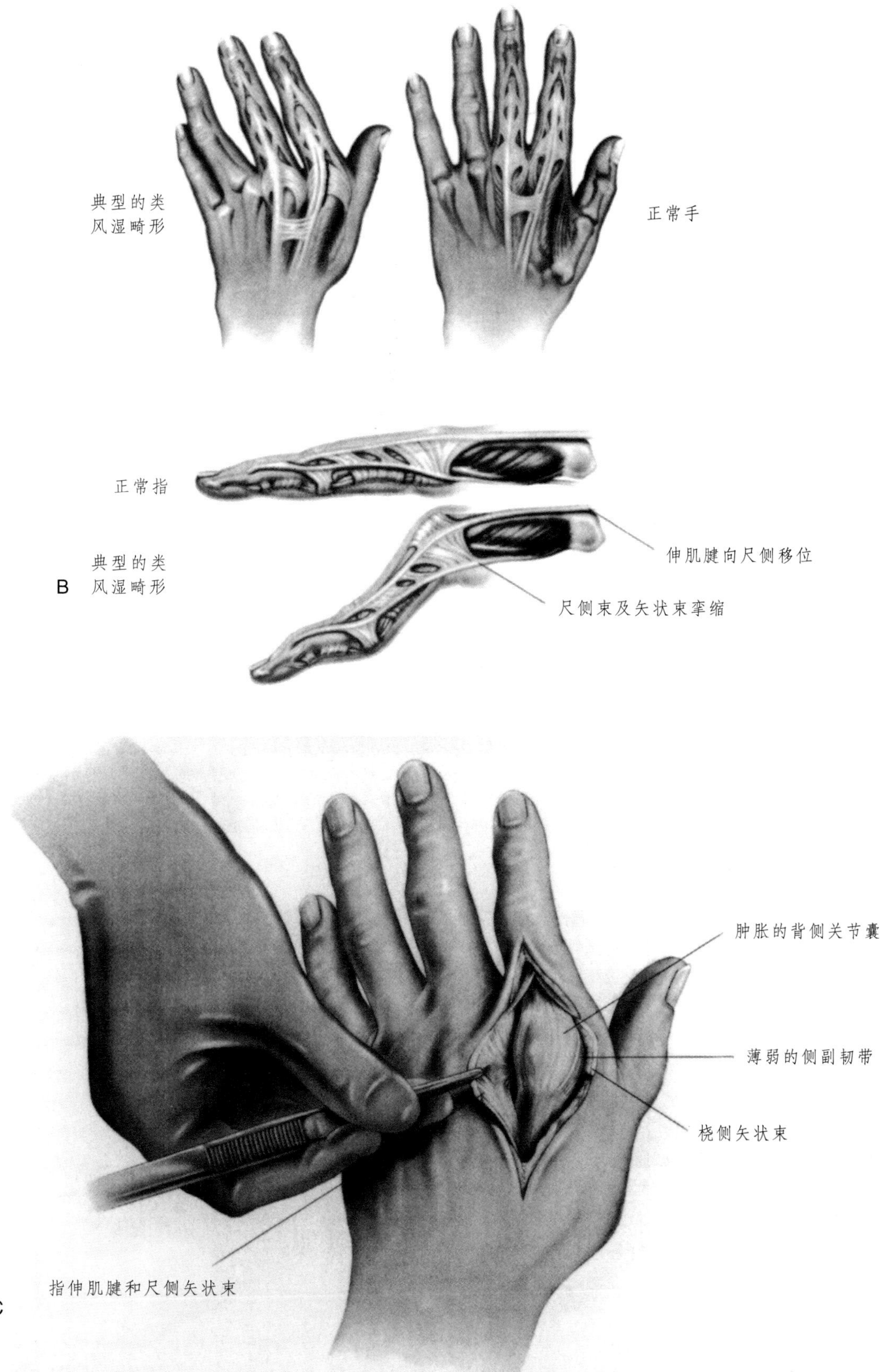

图 24-15(续) (B)手术解剖——伸肌腱帽。在掌指关节平面沿伸肌腱桡侧缘进行手术松解。类风湿性手畸形(左),伸肌腱。正常伸肌腱装置(右)。(C)翻起伸肌腱装置和尺侧矢状束。(待续)

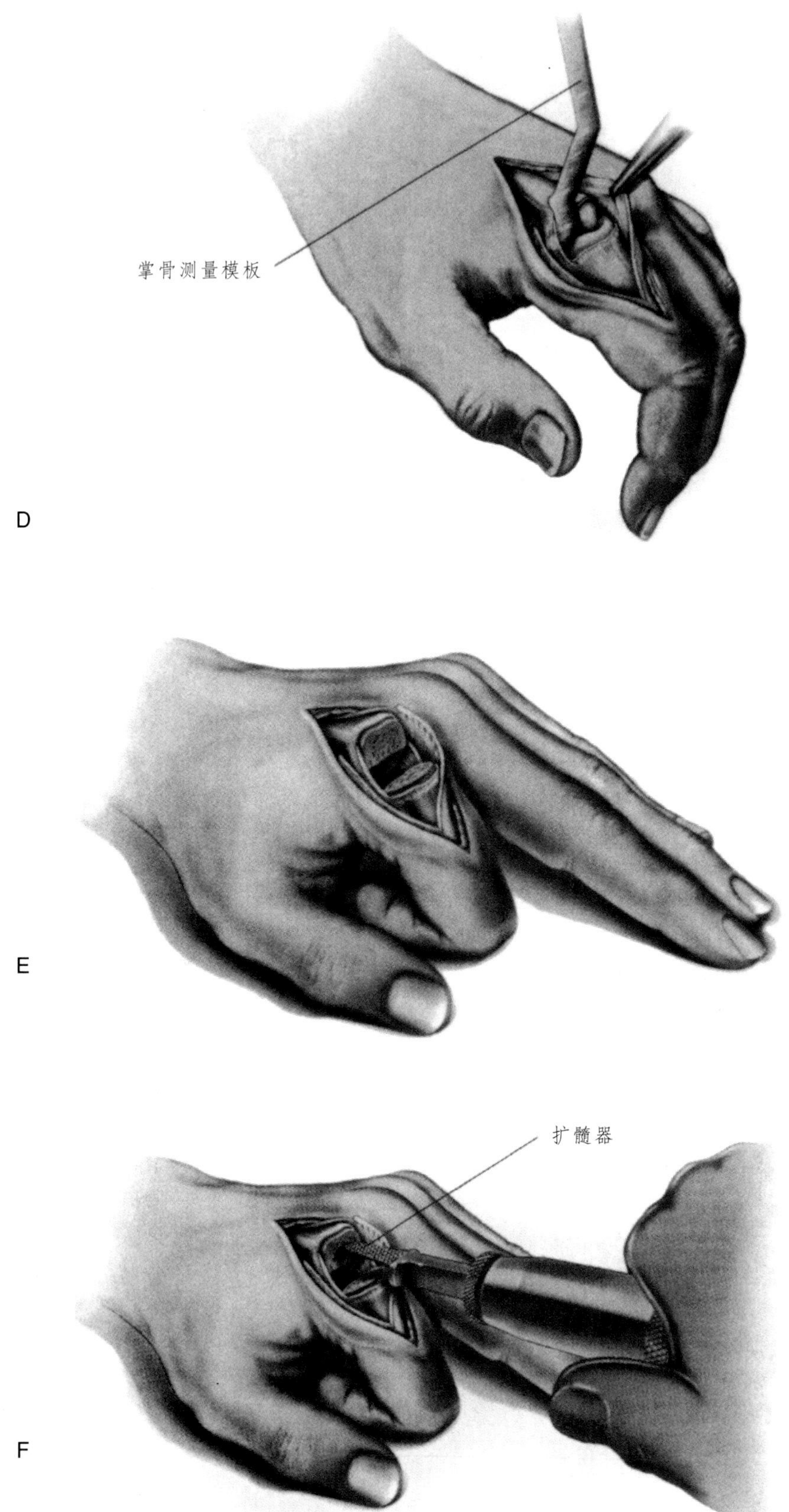

图 24-15(续) 手术径路。(E)掌骨头和近节指骨基底的切除方法。需要增加掌骨头的切除以矫正掌指关节的掌侧半脱位。需要限制近节指骨基底的切除,以保留掌板和侧副韧带的抵止点。(F)按预定的假体大小扩大掌骨髓腔。(待续)

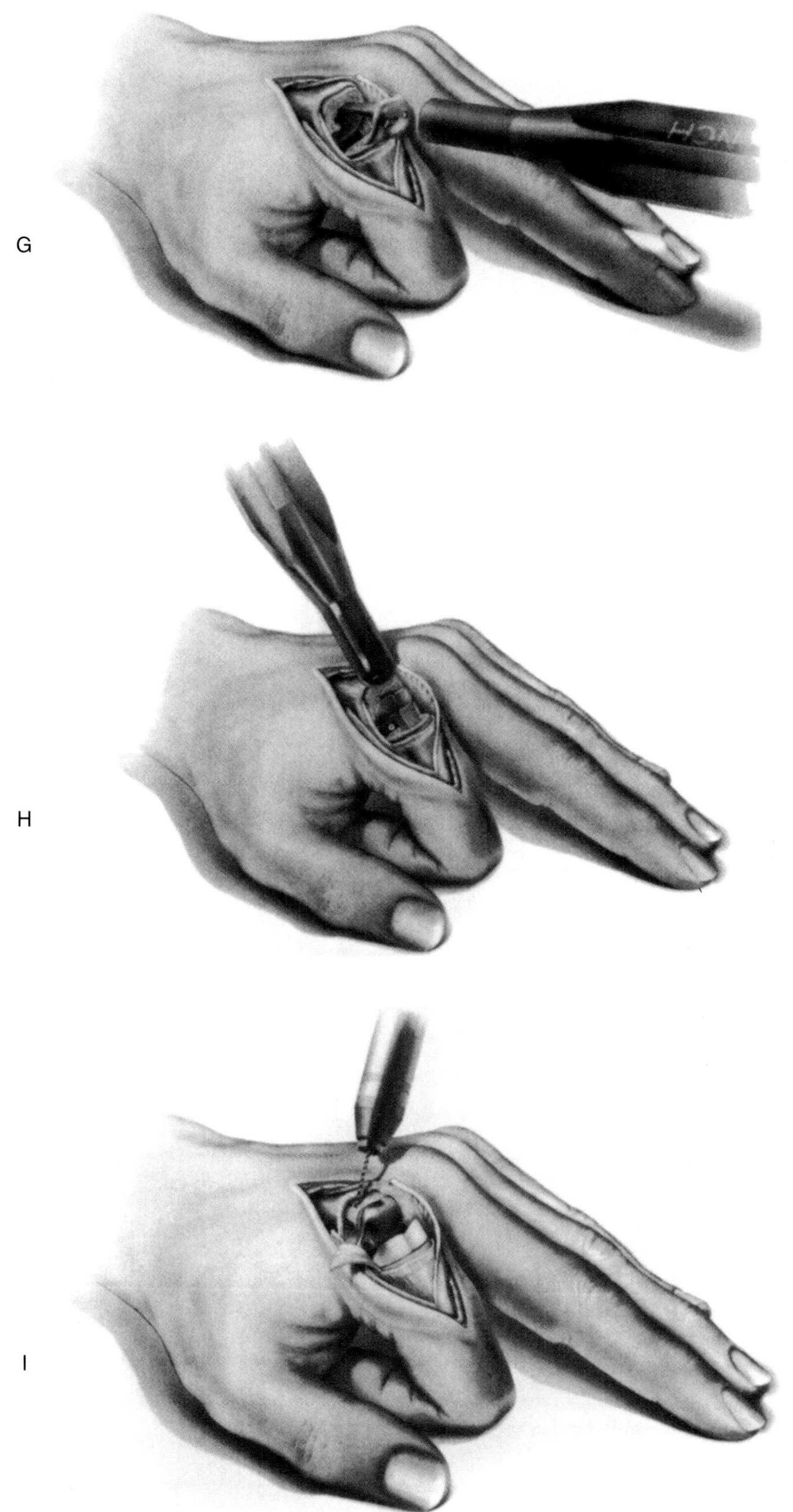

图 24–15(续)　(G)假体试插入掌骨和近节指骨。(H)掌骨和近节指骨。(I,J) 通过掌骨头钻孔预置缝线(2–0 或 3–0 不可吸收缝线),以便修复和前移桡侧和尺侧侧副韧带。插入近节指骨和掌骨假体。(待续)

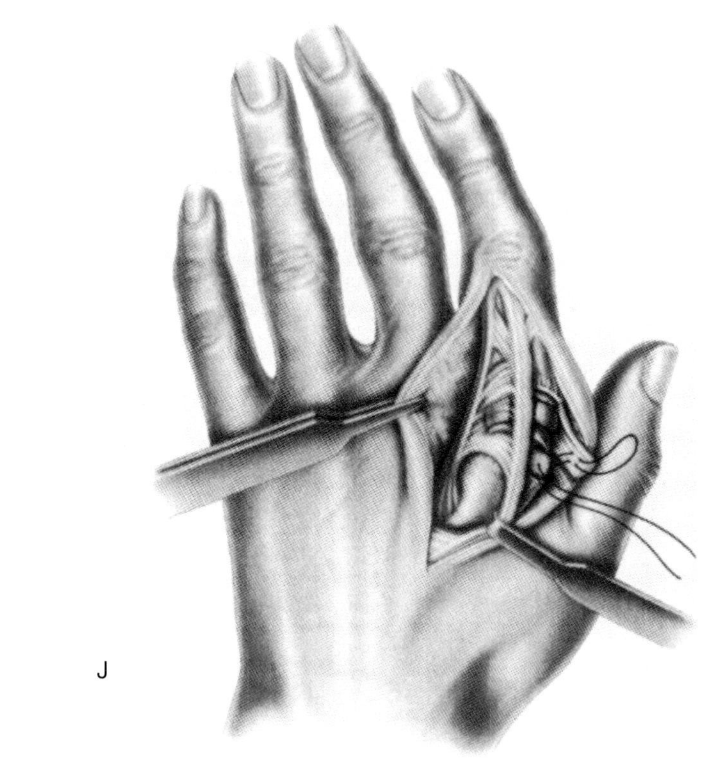

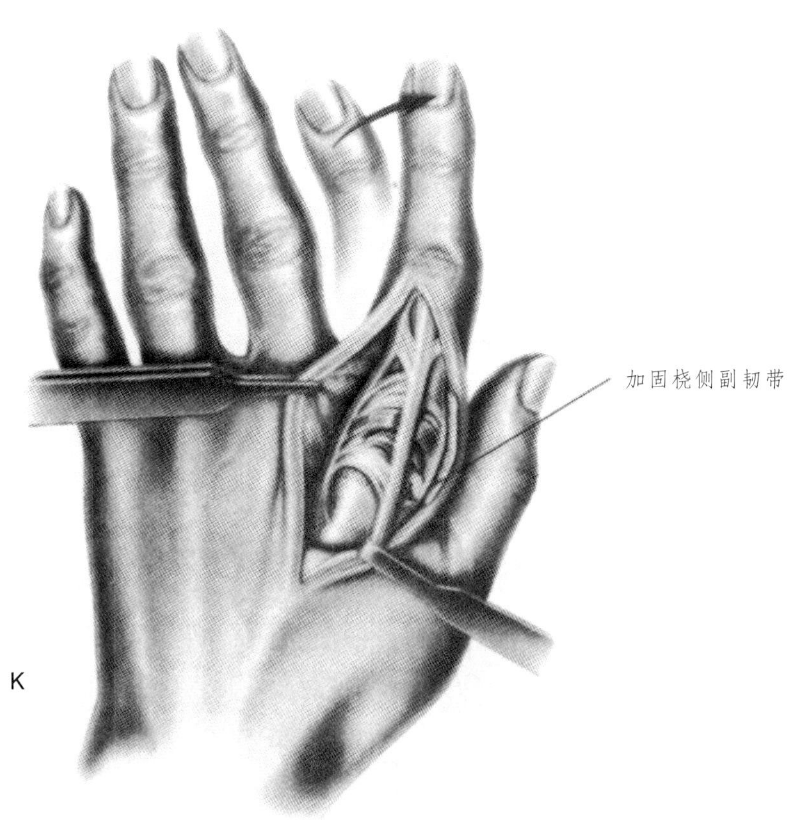

图 24-15(续) (J)注解见上页。(K)在掌指关节完全伸直、完全复位和排列对位好的情况下,修复侧副韧带。(待续)

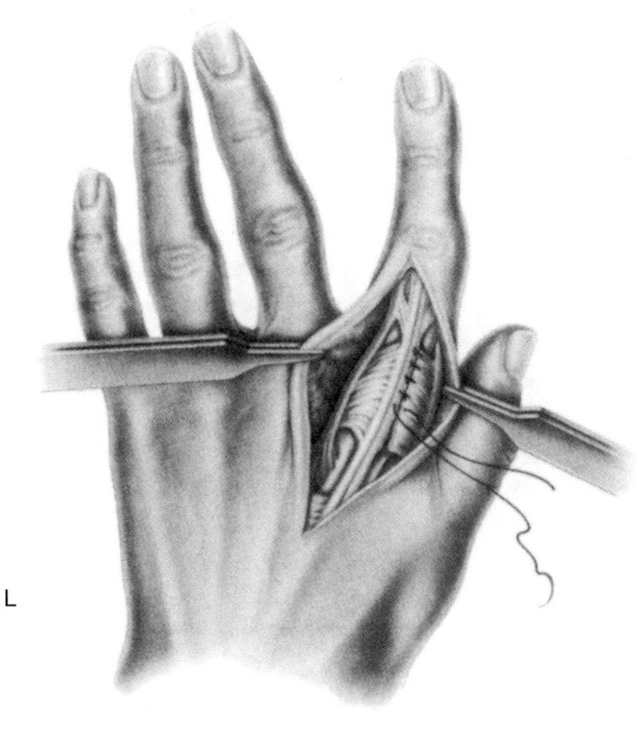

图 24-15(续) (L)通过修复或紧缩桡侧矢状束和伸肌腱将伸肌腱帽稳定至中线。

骨组件,分别黏合每个手指(图 24-15G,H),从示指开始依次向尺侧移动。假体精确的解剖对位十分重要的,以使得手指屈曲时不会相互重叠。每个手指关节插入后,我们再分步进行侧副韧带前移(图 24-15I,J)、关节囊闭合和伸肌腱的对中(图 24-15K,L)。在放入骨水泥和假体之前,最好先将侧副韧带的缝线置入掌骨颈内,然后在掌指关节完全伸直位前移侧副韧带。

表面置换关节成形术:热解碳假体

热解碳是一种像石墨和钻石一增纯的碳材料,并具有人们希望的这两者的特征。假体内的热解碳是通过使某种气体(如甲烷 CH_4)过热制成的,过热会使碳分子与氢原子分离开,形成纯的气态碳。热解碳关节是用穿过碳气腔的[24]超强石墨核制成的。热解碳表面是附加在石墨基质核上的 0.5 mm 涂层。将它磨光为一个极低摩擦力的表面以适应关节的要求,而在临床与实验室测试中显示有高的强度、抗疲劳性和几乎没有磨损的特性。它的弹性模量与皮骨质相似(相对于骨水泥、金属、陶瓷而言)并且显示可通过对合骨生长固定于骨髓腔的;因此,不需要用骨水泥实现骨性固定[18]。热解碳掌指关节是一种简单的球窝结构(见图 24-11A)[6]。有 5 种大小型号可供采用(见图 24-11B)。干是按生理形状设计的,以适应正常的骨髓腔结构。这些干有平坦的关节下垫圈,以允许通过精确压配合将其放入掌骨和近节指骨内。关节下垫圈平面有一定角度,以便保留侧副韧带抵止点并增强伸指肌腱扩张部,从而增大稳定性以对抗半脱位。(指骨假体的背侧顶端是向近侧扩展的。)

石墨基质填充有少量的钨使其不透射线。然而热解碳层不含钨;因此,邻近假体骨生长时,可以看到一条半透亮线,这一点与其他金属和陶制假体和(或)骨水泥设计不同。出现这条半透亮线是一个好征兆,表明已骨性固定,不会松动(见图 24-11B)。

手术方法

手术是通过一个常规的背侧横切口或纵切口来完成的(见图 24-15A)。在没有伸肌腱移位的情况下,在关节处纵向劈开伸肌腱装置。伸肌腱装置有半脱位时,在中央腱的桡侧切开腱帽(见图 24-15B)。如果可能的话,可将伸肌腱帽与关节囊分离,纵行切开关节囊以暴露关节(见图 24-15C)。切除多余的滑膜。将定位锥插入掌骨头,向下条骨干(图 24-16A)。把锯引导器放置在对位引导器上,在引导器中心背侧以合适的角度(27.5°)开始切骨(图 24-16B)。移开引导器后,按角度完成切骨(图 24-16C)。

然后按相同的顺序,以一个 5°的反向角切除近节指骨的基底(图 24-16D)。

现在对骨髓腔进行压实或扩大至相应的假体尺寸。一般而言,用配合近节指骨的最大尺寸假体作为一种确定大小的方法。假体的大小不能错配。用的各种尺寸扩髓钻至少要低于假体的实际尺寸以使得假体装紧(图 24-16E)。在扩髓完成之后,将假体试装件用塑料打入器轻轻打入其位置。使关节复位。复位后,目标是使掌指关节被动活动度达到屈曲 0°~90°的运动弧而没有过大张力。这可能需要松解掌板,但是关节切除量通常太小以至不允许检查屈肌腱,不可能像硅橡胶关节成形术那样。检测各内在肌,如果紧张,行内在肌松解。如果需要,应松解所有的尺侧结构,包括侧副韧带的掌骨起点,以便能完全被动伸展和矫正任何尺偏。

移去试件,将实际假体轻柔地嵌入位置。检查背掌侧是否存在不稳,需要时通过关节囊、侧副韧带或伸肌腱和腱帽的软组织重建进行矫正。如果关节囊存在的话,在假体的表面舒适地修复好关节囊。如有必要,可将桡侧副韧带修复至掌骨处。用腱帽的桡侧扩张部闭合伸肌装置,使其对中掌指关节。如果尺侧腱帽太紧不允许向桡侧覆盖,可将尺侧腱帽在中央腱处切断,修复到桡侧腱帽。如果需要的话,之后将中央腱修复到桡侧腱帽,并可以缝合到近节指骨基底以增强稳定性。剩余的伤口用常规方法关闭,并用大量压迫敷料包扎,以保持掌指关节在伸直位及确保指间关节的功能性屈曲。在术后,敷料包扎好之后,拍X线片进行检查,以确认假体的位置合适和关节连接情况。

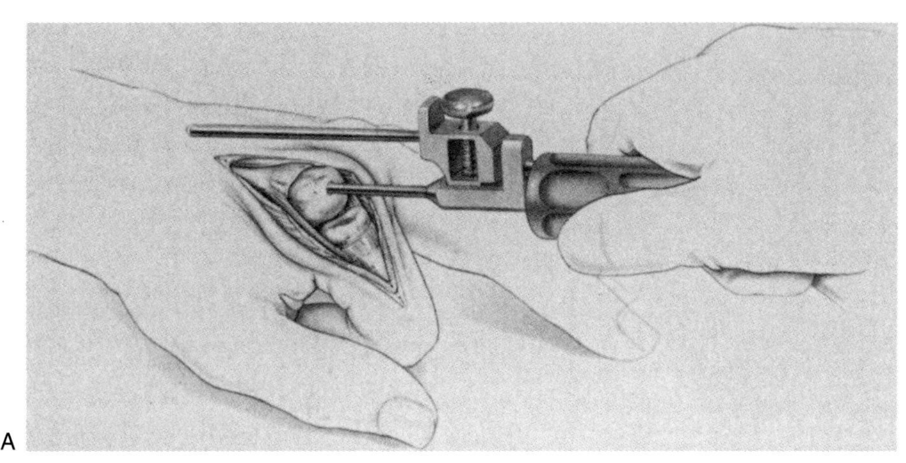

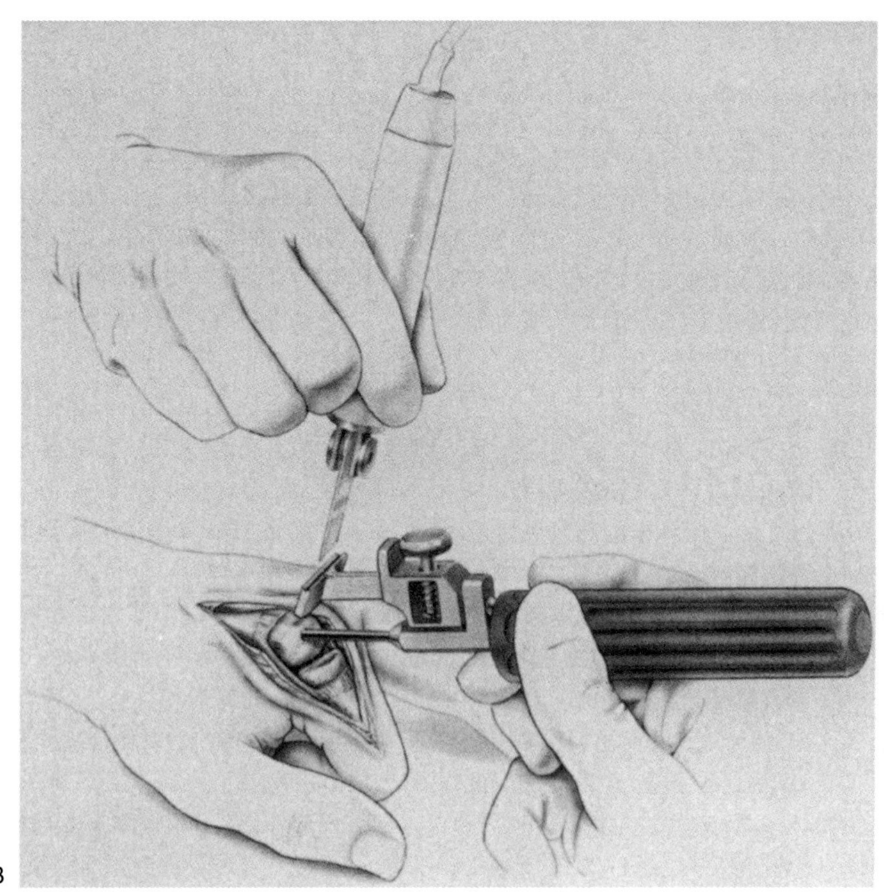

图 24-16 热解碳人工关节手术方法。(A)将钻插入下面的掌骨,将背侧引导杆插入,以便在掌骨髓腔内的桡尺和前后平面定位钻的走行方向。(B)用锯定向导引器换下背侧引导杆,切除掌骨头的背侧半。(待续)

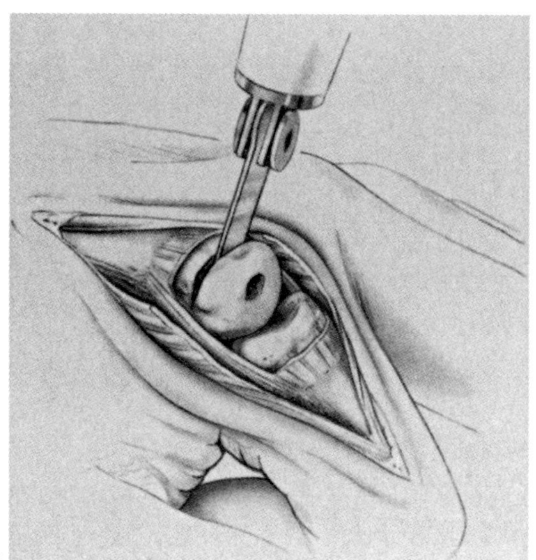

C

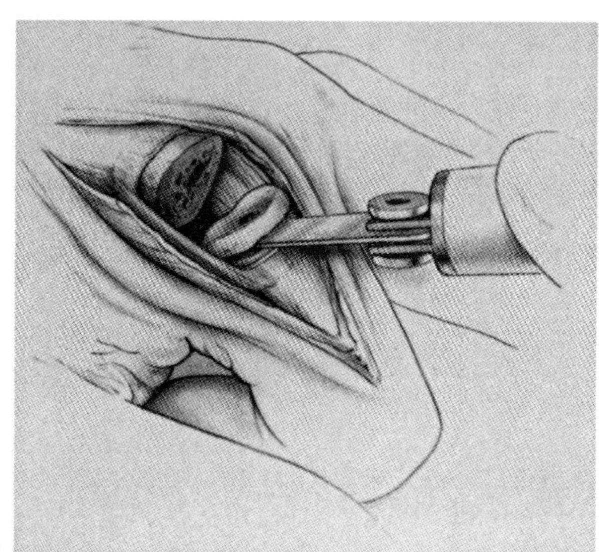

D

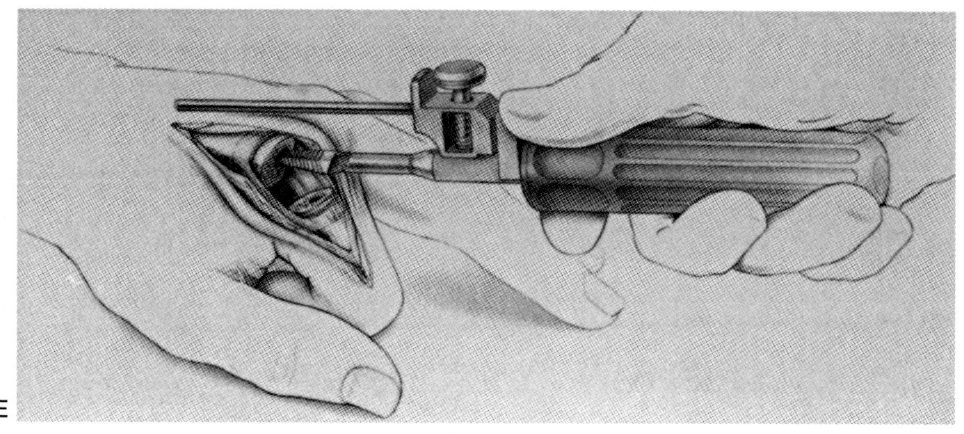

E

图 24–16(续)　(C)用背侧锯开平面作引导,完成第二半的切除。(D)也在引导下切除近节指骨。(待续)

术后护理

由于各关节不是内在结合到一起的,因此必须使软组织愈合才能获得稳定性。一般而言,手部要在掌指关节完全伸直位制动3~4周,1~2周后指间关节可自由活动。对于类风湿性关节炎行非限定性关节表面假体置换的患者,不应该做硅橡胶关节成形术之后那样的早期活动,因为可获得80°或更大的活动度,可能导致尺偏或不稳的复发。骨关节炎和创伤性关节炎的患者例外,这样的患者软组织稳定性是好的,因此可在3~4天开始活动。

在3~4周时去除术后石膏/夹板以后, 在专业手部治疗师的日常指导下开始进行细心监督下的运动计划,术侧要用定做的动力夹板和静力夹板加以保护。类风湿性关节炎患者的目标是在术后3个月时达到0°~45°的平衡运动。白天用动力夹板支配关节位置要持续到术后3个月,晚间推荐使用静态夹板至更长时间。

原则和指导方针

在热解碳球需关节假体的使用中, 必须牢记:成功的关节置换术要求能够重建一个稳定的软组织包裹,以便能通过外加骨生长实现骨性固定。因此,理想的适应证是骨关节炎和创伤性关节炎的患者。对于软髓质和皮质骨薄的类风湿病患者,这种假体应谨慎使用。虽然可以考虑嵌入骨移植或者用骨水泥,但目前尚没有这些新技术(骨移植术)的长期资料。如果存在严重的畸形(伸展迟缓大于60°以及尺偏大于45°),则软组织重建可能不足以提供稳定性,在初期手术时可能需要改为硅橡胶关节成形术。对于掌指关节完全脱位且近节指骨向近侧移位大于1 cm的病例,不应该使用这种假体。如果有明显腕骨间旋后和桡偏伴尺侧平移,在掌指关节行关节置换手术之前应该矫正腕关节的位置。

热解碳掌指关节置换术的好处是能产生一个固定支点,更接近于正常"关节样"关节功能。在20世纪80年代定制的热解碳假体的类风湿患者和骨关节炎患者十分有限。这项研究的结果证实,获得生物学固定是可行的而且是有希望的。它对于缓解疼痛、改善外观、改进固定和长期耐久性具有极好的潜能[17]。设计方面最大的潜在问题是半脱位和(或)尺偏的复发。通过细心地手术操作和术后护理,稳定、无痛、有功能的关节成形术是可以做到的(图24-16F)。

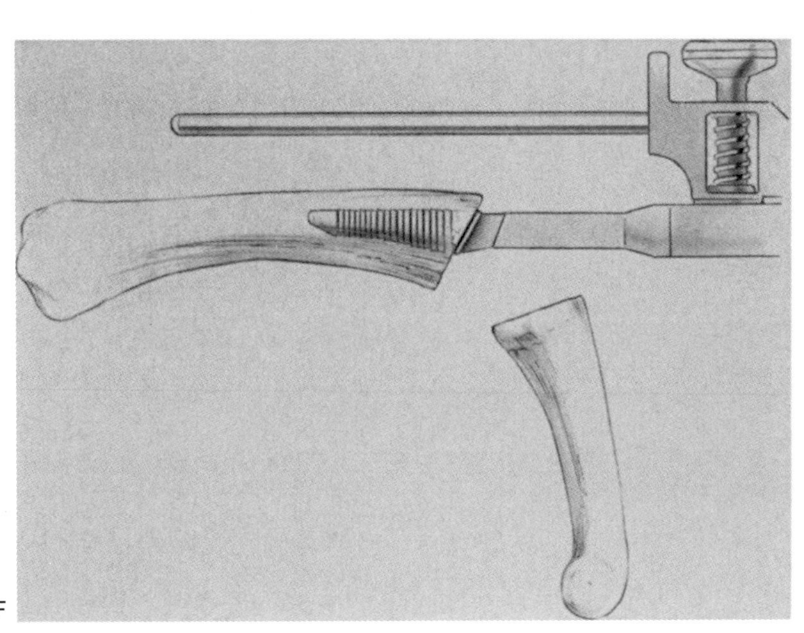

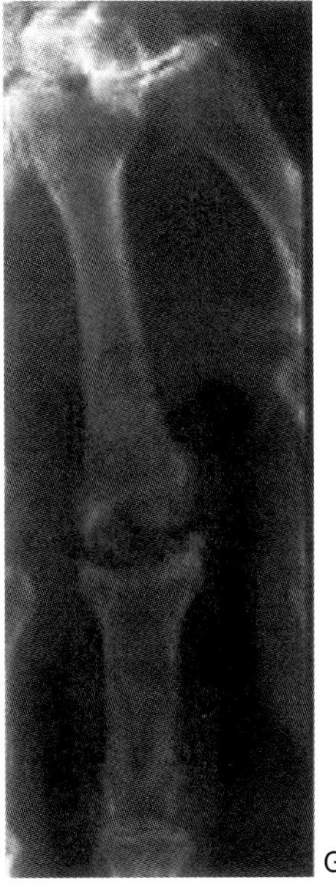

图24-16(续) (E,F)用对位引导杆引导扩髓,将扩髓器压配到髓腔内。(G)热解碳假体10年时随访X线片,可见已经生物学固定,运动范围是0°~70°。值得注意的是,初始结构的底物中不含有钨。

辅助操作

当近侧指间关节出现明显腐蚀、移位或者有无法矫正的鹅颈畸形时，功能性屈曲位的关节固定术通常可使掌指关节获得比不治疗近侧指间关节时更好的活动范围。对于示指，近侧指间关节融合一般设定在30°位，而小指则加大到45°位。可以在掌指关节融合术和软组织重建术时联合进行近侧指间关节成形术，但是[41]不建议同时行掌指关节和近侧指间关节置换术[42]。在掌指关节关节成形术后，一定要做近侧指间关节的软组织再平衡，以纠正鹅颈畸形和纽扣状畸形。

拇指是残疾的类风湿手极其重要的成分。最常见的畸形是鸭嘴形畸形伴掌指关节屈曲和桡侧成角以及指间关节的过伸畸形[53]。这使得指端灵巧捏持难以进行。轻度屈曲位的掌指关节固定术可使紧张的指间关节伸肌放松，使指间关节重获屈曲功能。可供选择的术式是融合指间关节并转移拇长伸肌(EPL)使其起掌指关节伸肌的作用。偶尔可以考虑行拇指的掌指关节成形术[10]，特殊是行拇指掌指关节融合术时。最终，拇指的基底，即腕掌关节，可能出现不稳定伴背桡侧半脱位和掌骨内收伴拇指掌指关节的过伸。纤维性关节成形术(Eaton–Littler 或 Burton 韧带重建肌腱间置术式)适用于进行大多角骨切除、拇收肌松解和拇指腕掌关节软组织稳定术的病例。

术后处理：硅橡胶假体

在切口的下方放置小型硅橡胶引流管。应用大量可吸收的敷布敷料包扎使掌指关节位于完全伸直和桡偏位。近侧指间关节也应该用夹板固定在几乎完全伸直位。抬高上臂，应用冰袋有助于减轻肿胀。4天之内更换敷料并去除引流管。对于硅橡胶掌指关节，应采用动力型伸展夹板，以便辅助掌指关节在桡偏位进行伸展。其原则是在掌指关节主动屈曲时进行主动辅助伸展。我们通常使用一个掌侧沟形夹板跨过近侧指间关节使得所有活动都定向在掌指关节。5~7 天后，在手外科治疗师的指导下可以开始主动屈曲。晚间使用静力性支具夹板，使掌指关节在完全伸直位，近侧指间关节在轻度屈曲位。在手外科治疗师的指导下循序渐进地加大活动，目标是保持掌指关节接近完全伸直并获得接近 50°的屈曲。如果屈曲迟缓，只有在第 4 周或者第 5 周后才加用屈曲吊带。夹板内受控制运动至少要持续 6 周，休息位夹板固定可不限期持续应用[46,55]。

术后处理：关节表面重建假体

掌指关节表面置换中，软组织稳定性是最为重要的；因此，术后计划是休息 3~4 周，然后进行主动的辅助活动。术后 2~3 天内，我们对手和腕关节进行石膏制动，使掌指关节位于完全伸展位和轻微桡偏位。腕关节背伸 20°并尺偏。在 3 周时(或者 4 周，如果掌指关节有明显软组织松弛，即所谓潮湿类风湿手)，开始使用动力夹板(图 24–17)。何时进展到主动活动取决于掌指关节的稳定性以及日间和晚间需要动力夹板的情况(图 24–17B)。为防止掌指关节半脱位夹板固定是必要的。

结果

硅橡胶假体

像 Swanson 及其同事一样，许多研究者曾报道了用硅橡胶假体治疗后患者的结果[19,28,30–32,47,65]。这些研究结果表明，疼痛得到明显减轻，而且普遍增强了手部功能。大多数病例手部的外观得到了明显改善。掌指关节的总体主动活动度不同报道有所不同，范围是34°~57°，平均 45°。伸展受限范围是 7°~27°，平均为15°。随着时间的推移可以看到活动度有缓慢的减退。尺偏和掌侧半脱位的复发是关切的重点[62]。硅橡胶关节置换术可使抓握和捏持力量略有增加，但患者称手部功能均有所改善，且大多数对该方法的结果满意。拇指的掌指关节和指间关节稳定术也可改善捏持力和灵巧性[55,57]，因此推荐为掌指关节成形术的联合手术步骤。

从长期前景来看，现已证明硅橡胶关节满意的结果可长达 8~10 年。Kaplan Meier 存活曲线分析表明，需进行翻修手术失败率(以再次手术为终点)扩展至70%存活率水平达到 10 年，随后的数年开始向下移动。Neuflex 假体的结果显示活动范围的改善超过其他硅橡胶假体，正如设计者在参考文献中所报道[72]。在对46 位患者的 168 个假体平均 14 个月的随访中，作者报道的良好结果，平均屈曲 12°~73°的活动度，并且无并发症。然而未报道抓握和捏夹力的改善以及功能性活动的变化。

硅橡胶人工关节的主要并发症是假体断裂和尺偏的复发。硅橡胶假体断裂的发生率从 0%到高达26%[3,4,7,12,20,22,25,41]。初期硅橡胶关节的断裂率高于后期翻修的关节假体。扭转力和弯折力导致了断裂的发生。然而,该种断裂程度和尺偏的复发可能并不影响长期结果。几位权威人士提出质疑,是否完全与断裂没有关系。例如,在近期的一项实验中,至少5年随访作者报道的满意率很高。所有患者均否认疼痛,且对治疗结果满意[38],尽管经过X线片检查30%假体已经发生

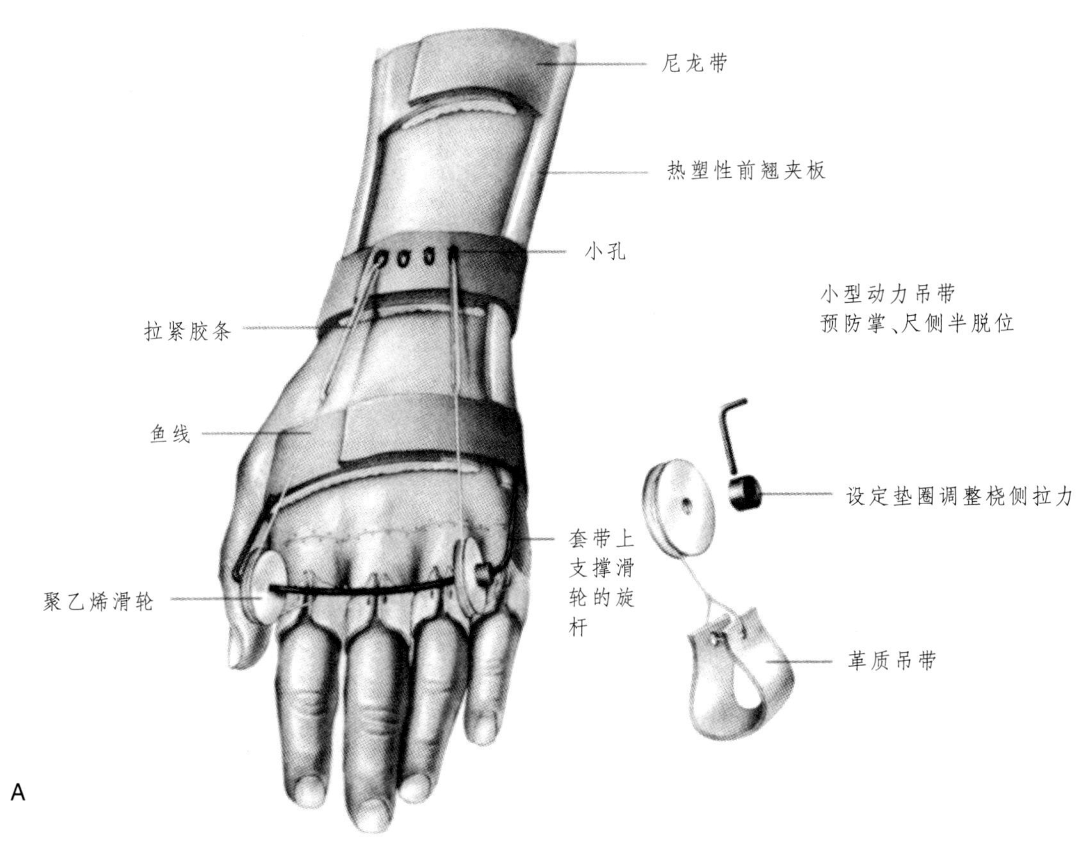

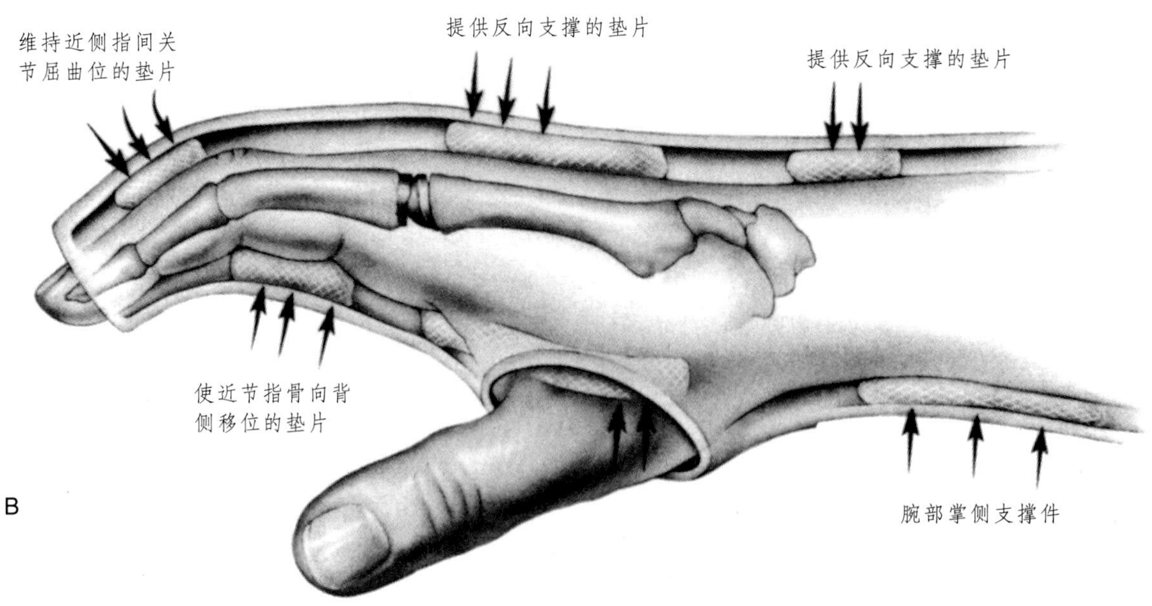

图24-17 (A)掌指关节成形术后的小动力夹板。示出掌指关节伸展和桡偏的原则。(B)矫形支具掌指关节轻度伸展,拇指与示指和中指之间呈抓捏状。(待续)

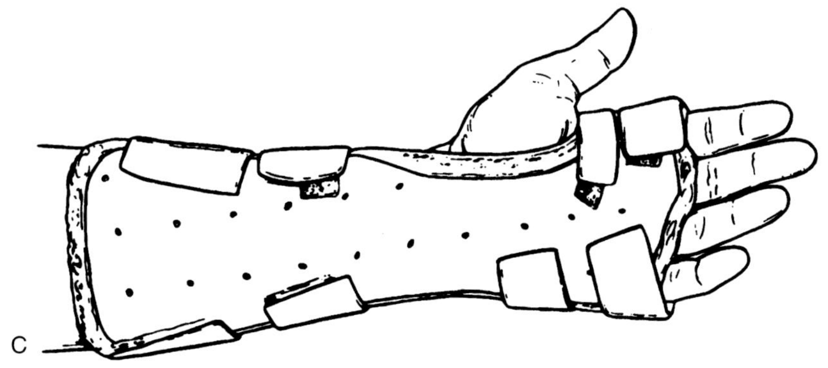

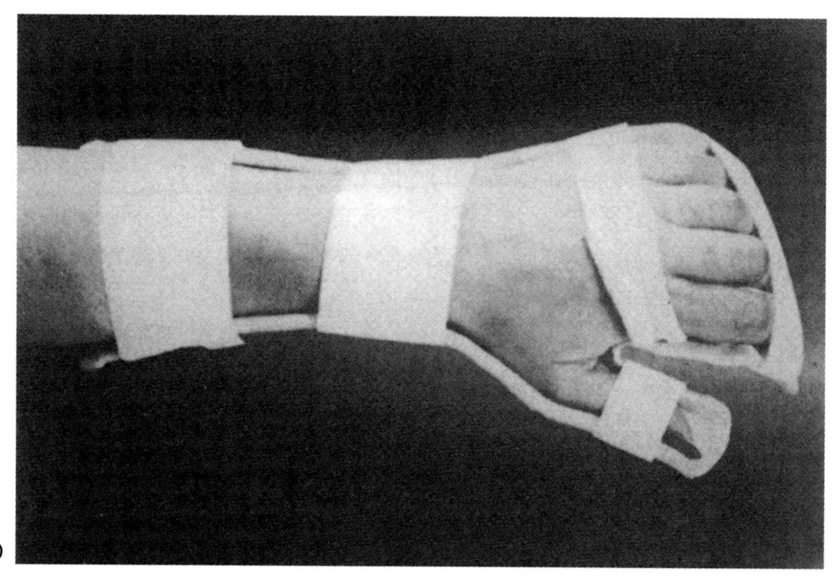

图 24-17(续)　(C)日间用的跨过掌指关节的静态夹板，指间关节是自由的。(D)夜间用的静态夹板，使掌指关节保持伸展，近侧指间关节保持轻度屈曲，拇指保持外展。

断裂。断裂最初发生在假体的中心或者在与干的连接处。不幸的是，金属索环的使用没有影响到这种并发症。另外，在长时间使用后可看到硅橡胶的冷流变形。脂质的浸渗引起的外表变色也已明确。假体对着切断皮质表面的压力所产生的沉降已有报道，但通常很小，偶尔较广泛。近节指骨基底和掌骨相关节的皮质表面之间宽度缓慢变窄，这与活动度逐渐减小是一致的。微粒性滑膜炎(硅橡胶滑膜炎)的问题比腕骨假体少得多。

我们使用硅橡胶假体的经验

在 1976 年，Beckenbaugh 等人[5]报道了梅奥诊所应用硅橡胶假体的结果，包括一系列 Niebauer 假体以及 Swanson 假体。在当时，我们的结果显示的屈伸活动范围平均这 38°。Niebauer 假体的破损率评估为 38%，Swanson 假体的破损率评估为 26%。一个有趣的观察结果是，与桡侧两个手指相比，尺侧两个手指常有活动度受限。其部分原因可能是尺侧手指内在肌需要更大程度的松解，特别是小指展肌。通过松解可有效地去除来自近节指骨的初始屈曲。

一篇更近期的有关硅橡胶掌指关节的综述包括了 Swanson 和 Sutter 这两种设计。我们发现，假体变形和断裂的发生率二者相似(30%)，但假体依然有适当的功能和平均 40°的活动范围。当前，硅橡胶置换关节成形术仍维持掌指关节置换术所用的标准。因为它不是一种真正的关节成形术，难以把它称为掌指关节置换术的金标准。我们认为硅橡胶关节置换对大部分晚期类风湿性关节炎的病例是非常实用的，并且愿意把它们介绍给患者以校正尺偏和屈曲畸形，达到关节屈曲45°~50°活动度和伸展丧失10°~15°的目标。硅橡胶关节置换术推荐用于所有再吸收性关节病变的患者。因此我们推荐采用掌指关节硅橡胶关节置换术和近侧指间关节融合术。根据我们的经验，不同类型硅橡胶假体之间，在效果上没有任何实质性的差异。

关节表面置换假体

在过去的5年中，关节表面置换假体的设计和临床应用已经得到改善。我们的最初经验是采用热解碳假体。1999年，Cook等人[17]报道了对40位患者8年的随访观察，良好的长期效果一直延续到术后10年。这一信息对进一步发展改善掌指关节表面置换假体的设计给予了鼓舞。从1994年开始，我们已积累了对早期类风湿性或退变性关节炎选择性患者采用金属-塑料掌指关节置换术的经验(见图24-14A-D)。迄今为止，应用解剖学设计的关节表面假体的效果令人鼓舞。食品与药品管理局对20位患者的60个假关节进行的临床试验，比较了关节表面置换术和硅橡胶假关节置换术，初步结果证明全部关节活动的活动范围增加了60°，在屈曲的70°位伸展丧失仅仅10°。热解碳假关节报道的结果与此类似。大部分病例，关节表面置换术均提供了有效的疼痛缓解且尺偏复发很少。抓握和捏夹力量得到改善。然而尚没有长期随访结果，而且可能出现潜在的并发症，包含掌指关节屈曲和尺偏的复发、假体松弛、组件失效及下沉。正如上文所述，需要有一个完全不同的术后关节支持计划，并且大多数病例中还必须进行侧副韧带再附着和保护，直至完全愈合到掌骨颈背部。食品与药品管理局允许使用热解碳假关节和金属塑料关节表面置换假体作为认可的掌指关节成形术装置，用于退行性、创伤后和类风湿性关节炎患者。我们相信这些装置完全可以应用于早中期的类风湿病变，但是此时尚不能应用于晚期掌指关节类风湿病变或“潮湿型”进行性类风湿病变。

特殊案例

孤立的类风湿性关节炎、创伤性关节炎或退变性关节病有时可能影响邻近手指的功能。这类问题采用表面关节置换术似乎是理想的。商业上可提供的金属涂层表面关节置换假体和热解碳假体已经用于这种疾病的患者。对于硅橡胶假体关节成形术失败的病例，我们也使用这些假体，对这样的病例，硅橡胶假体的早期断裂预示或证明强力用手产生了额外的应力。关节表面重建假体在局限退变性关节炎患者的治疗中可能有特殊的作用，这类患者的软组织稳定性和侧副韧带没有受损。

展望

耐久而临床有效的掌指关节成形术的成功设计可能还存在有较多的障碍，但改进后的设计是令人鼓舞的。设计关节置换术的首要问题是能够模拟正常关节的功能。在塑料假体表面加新的热解碳和金属似乎有望达到这个首要目标。第二个问题是克服软组织挛缩和增强薄弱的组织。这个问题可能需要用复合组织置换损伤的韧带以及增强伸肌腱装置。生物工程学是满足这些需求的途径。新的类风湿治疗药物的研制也将减缓滑膜炎的进程并且允许早期进行有效的关节置换术。手外科医师需要与风湿病学家密切合作，以便对每一个类风湿性关节炎累及手和腕的患者制定出最适合的个性化治疗方案。

（阚世廉 译　李世民 校）

参考文献

1. Adams BD, Blair WF, Shurr DG: Schultz metacarophalangeal arthroplasy. Long term followup. J Hand Surg 15A:641, 1990.
2. An KN, Chao EYS, Cooney WP, et al: Normative model of the hand for biomechanical analysis. J Biomechan 12:775, 1979.
3. Aptekar RG, Duff IF: Metacarpophalangeal joint surgery in rheumatoid arthritis. Clin Orthop 83:123, 1972.
4. Bass RL, Stern PJ, Nairus JG: High implant fracture with Sutter silicone metacarpophalangeal joint arthroplasties. J Hand Surg 64A:813, 1996.
5. Beckenbaugh RD: Preliminary experiences with a noncemented nonconstrained total joint arthroplasty for the metacarpophalangeal joint. Orthopedics 6:962, 1983.
6. Beckenbaugh RD: Pyrolytic carbon implants. *In* Simmen B, Allieu Y, Lluch A, Stanley J (eds): Hand Arthroplasties. London, Martin Dunitz, 1999.
7. Beckenbaugh RD, Daubers JH, Linscheid RL, Bryan RS: Review and analysis of silicone-rubber metacarpophalangeal implants. J Bone Joint Surg 58A:483, 1976.
8. Beckenbaugh RD, Linscheid RL: Arthroplasty in the hand and wrist. *In* Green DP (ed): Operative Hand Surgery, 3rd ed., vol. I. New York, Churchill Livingstone, 1993.
9. Beevers DJ, Seedholm BB: Metacarpophalangeal joint prosthesis. A review of the clinical results of past and current designs. J Hand Surg 20B:125, 1995.
10. Beckenbaugh RD, Steffee AD: Total joint arthroplasty of the MCP joint of the thumb. Orthopedics 4:298, 1981.
11. Bieber EJ, Weiland AJ, Volenec-Dowling S: Silicone rubber implant arthroplasty of the metacarpophalangeal joints for rheumatoid arthritis. J Bone Joint Surg 68A:206, 1986.
12. Blair WF, Shurr DG, Buckwalter JA: Metacarpophalangeal joint implant arthroplasty with a Silastic spacer. J Bone Joint Surg 66A:365, 1984.
13. Brewerton DA: Hand deformities in rheumatoid disease. Ann

Rheum Dis 16:183, 1957.
14. Bunnell S: Surgery of the rheumatic hand. J Bone Joint Surg 37A:757, 1955.
15. Cao H: Mechanical performance of pyrolytic carbon in prosthetic heart valve applications. J Heart Valve Dis 5(Suppl 1):S32, 1996.
16. Conolly WB, Rath S: Silastic implant arthroplasty for post-traumatic stiffness of the finger joints. J Hand Surg 16:286, 1991.
17. Cook SD, Beckenbaugh RD, Redondo J, et al: Long term follow-up of pyrolytic carbon metacarpophalangeal implants. J Bone Joint Surg 81A:635, 1999.
18. Cook SD, Beckenabugh RD, Weinstein AM, Klawitter JJ: Pyrolite carbon implants in the metacarpophalangeal joint of baboons. Orthopedics 6:952, 1983.
19. Derkash RS, Niebauer IJ, Lane CS: Long-term follow-up of metacarpophalangeal arthroplasty with silicone Dacron prostheses. J Hand Surg 11A:553, 1986.
20. Dobyns JH, Linscheid RL: Rheumatoid hand repairs. Orthop Clin North Am 2:629, 1971.
21. el-Gammal TA, Blair WF: Motion after metacarpophalangeal joint reconstruction in rheumatoid disease. J Hand Surg 18A:504, 1993.
22. Ellison MR, Flatt AE, Kelly KJ: Ulnar drift of the fingers in rheumatoid disease. J Bone Joint Surg 53A:1061, 1971.
23. Ellison MR, Kelly KJ, Flatt AE: The results of surgical synovectomy of the digital joints in rheumatoid disease. J Bone Joint Surg 53A:1041, 1971.
24. Ely JL, Emken MR, Accuntius JA, et al: Pure pyrolytic carbon: Preparation and properties of a new material, On-X carbon for mechanical heart valve prostheses. J Heart Valve Dis 7:626, 1998.
25. Flatt AE: The Pathomechanics of Ulnar Drift. Final Report. Social and Rehabilitation Services, Grant No. RD 2226M, 1971.
26. Flatt AE: Care of the Rheumatoid Hand, 3rd ed. St. Louis, CW Mosby, 1974.
26a. Fowler SB: Arthroplasty of the metacarpophalangeal joint in rheumataid arthritis. J Bone Joint Surg 44:1037, 1962.
27. Gillespie TE, Flatt AE, Youm Y, Sprague BL: Biomechanical evaluation of metacarpophalangeal joint prosthesis designs. J Hand Surg 4:508, 1979.
28. Goldner JL: Metacarpal phalangeal arthroplasty with silicone Dacron prosthesis (Niebauer type): six and a half years' experience. J Hand Surg 2:200, 1977.
29. Houpt P: Cemented and non cemented biological fixation and osseointegration. Design and clinical behavior. *In* Simmen B, Allieu Y, Lluch A, Stanley J (eds): Hand Arthroplasties. London, Martin Dunitz, 1999.
30. Gschwend N, Zimmerman J: Analyse von 200 MCP-arthroplastiken. Handchirurgie 6:7, 1974.
31. Hagert CG: Metacarpophalangeal joint implants. II. Scand J Plast Reconstr Surg 9:158, 1978.
32. Hagert CG, Eiken O, Ohleson NM, et al: Metacarpophalangeal joint implants. I. Roentgenographic study on the Silastic finger joint implant, Swanson design. Scand J Plast Reconstr Surg 9:147, 1978.
33. Hakstian RW, Tubiana R: Ulnar deviation of the fingers: The role of joint structure and function. J Bone Joint Surg 49A:299, 1967.
34. Hastings DE, Evans JA: Rheumatoid wrist deformities and their relation to ulnar drift. J Bone Joint Surg 57A:930, 1975.
35. Hellum C, Vainio K: Arthroplasty of the metacarpophalangeal joints in rheumatoid arthritis with transposition of the interosseous muscles. Scand J Plast Reconstr Surg 2:139, 1968.
36. Henderson ED, Lipscomb PR: Surgical treatment of the rheumatoid hand. JAMA 175:431, 1961.
37. James DF, Clark IP, Colwill JC, Halsall AP: Forces in metacarpophalangeal joint due to elevated fluid pressure. Analysis, measurements and relevance to ulnar drift. J Biomech 15:73, 1982.
38. Kirschenbaum D, Schneider LH, Adams DC, Cody RP: Arthroplasty of the metacarpophalangeal joints with use of Silastic rubber implants in patients who have rheumatoid arthritis: Long-term results. J Bone Joint Surg 75A:3, 1993.
39. Landsmeer JMF: A report on the coordination of the interphalangeal joints of the human finger and its disturbances. Acta Morphol Neerl Scand 2:59, 1958.
40. Linscheid RL, Beckenbaugh RD, Dobyns JH, Cooney WP III: Metacarpal arthroplasty with Steffee prostheses. *In* Inglis AE (ed): Symposium on Total Joint Replacement of the Upper Extremity. American Academy of Orthopaedic Surgeons. St. Louis, CV Mosby, 1982, p 187.
41. Linscheid RL, Dobyns JH: Total joint arthroplasty: The hand. Mayo Clin Proc 54:516, 1979.
42. Linscheid RL, Dobyns JH, Beckenbaugh RD, Cooney WP: Proximal interphalangeal joint arthroplasty with a total joint design. Mayo Clin Proc 54:227, 1979.
43. Linschied RL: Metacarpophalangeal arthroplasties: Prosthetic design considerations. *In* Simmen B, Allièu Y, Lluch A, Stanley J (eds): Hand Arthroplasties. London, Martin Dunitz, 1999.
44. Littler JW, cited by Harris C Jr, Riordan DC: Intrinsic contracture in the hand and its surgical treatment. J Bone Joint Surg 36A:10, 1954.
45. Lundborg G, Branemark PI, Carlson I: Metacarpophalangeal joint arthroplasty based on the osseointegration concept. J Hand Surg 18B:693, 1993.
46. Madden JW, De Vore G, Arem AJ: A rational postoperative management program for metacarpophalangeal joint implant surgery. J Hand Surg 2:358, 1977.
47. Mannerfelt L, Anderson K: Silastic arthroplasty of the metacarpophalangeal joints in rheumatoid arthritis: Long term results. J Bone Joint Surg 57A:484, 1975.
48. McMaster M: The natural history of the rheumatoid metacarpophalangeal joint. J Bone Joint Surg 54B:687, 1972.
49. Milford L: The hand. *In* Edmonson AS, Crenshaw AH (eds): Campbell's Operative Orthopaedics, vol. I. St. Louis, Mosby, 1980, p 110.
50. Millender LH, Nalebuff EA, Feldon PG: Rheumatoid arthritis. *In* Green DP (ed): Operative Hand Surgery. New York, Churchill Livingstone, 1982, p 1161.
51. Minami A, An KN, Cooney WP, et al: Ligamentous structures of the metacarpophalangeal joint: A quantitative anatomic study. J Orthop Res 1:361, 1984.
52. Minami A, An KN, Cooney WP III, et al: Ligament stability of the metacarpophalangeal joint: A biomechanical study. J Hand Surg 10A:255, 1985.
53. Nalebuff EA: Diagnosis, classification and management of rheumatoid thumb deformities. Bull Hosp Joint Dis 29:119, 1968.
54. Niebauer JJ, Shaw JL, Doren WW: The silicone Dacron hinge prosthesis: Design, evaluation, and application [abstract]. J Bone Joint Surg 50A:634, 1968.
55. Opitz JL, Linscheid RL: Hand function after metacarpophalangeal joint replacement in rheumatoid arthritis. Arch Phys Med Rehabil 59:162, 1978.
56. Rothwell AG, Cragg KJ, Oneill LB: Hand function following silicone arthroplasty of the metacarpophalangeal joints in rheumatoid arthritis. J Hand Surg 22B:90, 1997.
57. Shapiro JS: A new factor in the etiology of ulnar drift. Clin Orthop 68:32. 1970.
58. Smith EM, Juvinall RC, Bender LF, Pearson TR: Role of the finger flexors in rheumatoid deformities of the metacarpophalangeal joints. Arthritis Rheum 7:467, 1964.
59. Smith RJ, Kaplan EB: Rheumatoid deformities at the metacarpophalangeal joints of the fingers. J Bone Joint Surg 49A:31, 1967.
60. Stanley JK, Evans RA: What are the long term followup results of silastic metacarpophalangeal and poximal interphalangeal joint replacements. Br J Rheumatol 31:839, 1992.
61. Steffee AD, Beckenbaugh RD, Linscheid RL, Dobyns JH: The development, technique, and early clinical results of total joint replacement for the metacarpophalangeal joint in the finger. Orthopaedics 4:175, 1981.
62. Stothard J, Thompson AE, Sherris D: Correction of ulnar drift during Silastic metacarpophalangeal joint arthroplasty. J Hand Surg 16B:61, 1991.
63. Straub L: Deformity in the hand affected by rheumatoid arthritis. Bull Hosp Joint Dis Orthop Inst 21:322, 1960.
64. Swanson AB: Flexible implant arthroplasty for arthritic finger joints. J Bone Joint Surg 54A:435, 1972.
65. Swanson AB, deGroot GA: Flexible implant resection arthroplasty: A method for reconstruction of small joints in the extremities. Instr Course Lect 27:27, 1978.
66. Swanson AB, deGroot GA, Hehl RW, et al: Pathogenesis of rheumatoid deformities in the hand. *In* Cruess RL, Mitchell N (eds): Surgery of Rheumatoid Arthritis. Philadelphia, JB Lippincott, 1971, p 143.
67. Swanson AB, Swanson G, DeHeer DH: Small joint implant arthroplasty: 3+ years of research and experience. *In* Simmon B, Allieu Y, Lluch A, Stanley J (eds): Hand Arthroplasties. London, Martin Dunitz, 2000.

68. Vahvanen V, Viljakka T: Silicone rubber implant arthroplasty of the metacarpophalangeal joint in rheumatoid arthritis: A follow-up study of 32 patients. J Hand Surg 11A:333, 1986.
69. Vainio K, Oka M: Ulnar deviation of the fingers. Ann Rheum Dis 12:122, 1953.
70. Vainio K, Reimar I, Pulkki T: Results of arthroplasty of the metacarpophalangeal joints in rheumatoid arthritis. Reconstr Surg Traumatol 9:1, 1967.
71. Weilby A, Tupper AW: Resection arthroplasty of the metacarpophalangeal joint using interposition of the volar plate. Scand J Plast Reconstr Surg 11:239, 1977.
72. Weiss APC: Neuflex prosthesis. *In* Simmen B, Alleiu Y, Lluch A, Stanley J (eds): Hand Arthroplasties. London, Martin Dunitz, 1999.
73. Wilkes LL: Ulnar drift and metacarpophalangeal joint subluxation in the rheumatoid hand: Review of the pathogenesis. South Med J 70:965, 1977.
74. Wise KS: The anatomy of the metacarpophalangeal joints, with observations of the etiology of ulnar drift. J Bone Joint Surg 57B:485, 1975.
75. Wood VE, Ichtertz DR, Yahiku H: Soft tissue metacarpophalangeal reconstruction for treatment of rheumatoid hand deformity. J Hand Surg 14A:163, 1989.
76. Zancolli E: Structural and Dynamic Bases of Hand Surgery, 2nd ed. Philadelphia, JB Lippincott, 1979, p 325.

第 25 章

拇指系列的关节成形术

William P. Cooney Ⅲ

上肢各关节最容易出现关节炎的是大多角骨掌骨(TMC)关节[12,21]。此病的易感人群是41~50岁的妇女。年龄超过40岁的女性几乎有1/4罹患此病，而且其中的1/5需要手术治疗[11,18]。TMC关节炎的病因包括骨性关节炎、创伤性关节炎和类风湿性关节炎[5,15,27]。

此关节由骨性关节炎引发的失用性疼痛会逐渐加重,多见于40岁以上的女性。病理生理改变主要是韧带(和关节囊)松弛以及继发性脱位引发的关节对合不良[16,55,56]。韧带松弛(也许与雌激素有关)引发的结果是关节不对称和接触应力增加。大多角骨倾斜可能是重要因素[7,65]。这些因素的联合作用会产生剪力和压力负荷，同时手部反复活动会造成关节软骨面的磨损和退变[16,55]。几乎每4名妇女就有一名发展成TMC关节的退行性关节炎，而且其中的20%需要手术治疗[6,7]。

患者典型的症状是拇指基底周围疼痛和肿胀。此前很少有外伤。用力捏钥匙、强力抓握或做拧绞动作时疼痛加剧。患者在做需要平稳适度外展的动作时也有困难,包括开门或拿起杯子。休息后疼痛会减轻。夜间很少有症状。阳性体征包括TMC关节的疼痛和肿胀。可有关节的捻发音并伴有关节掌侧或背侧触痛。对掌、水平外展和垂直外展受限。可有虎口内收挛缩并伴有掌指关节过伸畸形。

出现TMC关节炎临床表现的患者应首先进行一段保守治疗。应尝试采用非类固醇抗炎药物、夹板固定和类固醇注射的综合治疗。如果患者仍有明显的症状,侧位进行手术治疗。治疗TMC关节炎的手术方法很多种。可供选择的方法包括全关节成形术、关节融合术、截骨术和伴或不伴有韧带重建的截骨关节成形术。手术目的是解除疼痛和保留运动功能[1,5,8,11,14,20,24,29,44,59,62,64]。

我们发现第二大病因是类风湿性关节炎,这是一种常累及腕部和手部的多系统疾病[27]。拇指的TMC关节发病率仅次于手指和拇指的掌指(MCP)关节[15]。在类风湿性关节炎中，关节失去韧带的支持一般会造成第一掌骨的内收挛缩，伴关节向桡背侧半脱位以及拇指MCP和腕掌(CMC)不稳定[26]。拇指到萎缩通常累及指间(IP)、MCP、TMC关节,可出现各种各样的临床表现，区分失稳的不同类型有助于确定治疗方案。

无论是骨性关节炎还是类风湿性关节炎均对手部功能有破坏性损害。当它导致拇指TMC关节或者偶尔MCP关节丧失支撑时,则需要行关节成形术。本章的主要目的是描述拇指IP、MCP、TMC关节,重点描述TMC关节的常见表现,并确定关节成形术的特有适应证。我尤其希望在当前临床实践、生物力学分析和个人经验基础上提出全关节成形术、截骨关节成形术和关节融合术的基本原理。同时也讨论了TMC关节的硅橡胶插补关节成形术的当前状况以及它与硅橡胶滑膜炎发出的关系。

拇指基底关节炎

治疗指征

拇指基底关节炎的首选治疗方案要取决于患者的个人资料,包括年龄、性别、职业和疾病波及的范围。从事繁重、反复手工劳动的患者对力量的要求高于对灵活度的要求,关节融合术的效果优于关节成形术的效果。年轻的患者也希望在关节融合术后拇指更加有力和稳定[14,40]。然而在1990年Amadio和DeSilva通过对关节融合术及关节成形术后的患者进行2年的随访发现,他们夹捏的力量在统计学上没有显著差异,因此建议关节成形术更适于年轻患者[5]。他们指出从事重体力劳动的患者预后较差。

TMC关节炎的分型对于确定治疗方案是非常重要

的。我们采用腕掌关节炎的 Eaton 影像学分型系统[21,23,31]对我们的所有患者进行分类并以此辅助确定治疗方案(图 25-1;表 25-1)。分型不同治疗方案不同。对Ⅰ期或早Ⅱ期,可选择的手术方案有:关节镜清创术,凿骨术和关节囊缝合术,掌骨截骨术,韧带重建术(Eaton-Littler 术式),拇长展肌(APL)的副腱切断术和凿骨术[10,24,28,29,48,58,65]。对于更晚期的关节炎(晚Ⅱ期或Ⅲ期),最好选用大多角骨切除及软组织插补或者行关节成形术或关节融合术[1,5,38,44,52,58]。对广泛累及大多角骨的Ⅳ期,可进行截骨关节成形术,同时行韧带重建或韧带悬吊成形术。

临床解剖和生物力学

拇指 TMC 关节的基底被命名为鞍状关节(图 25-

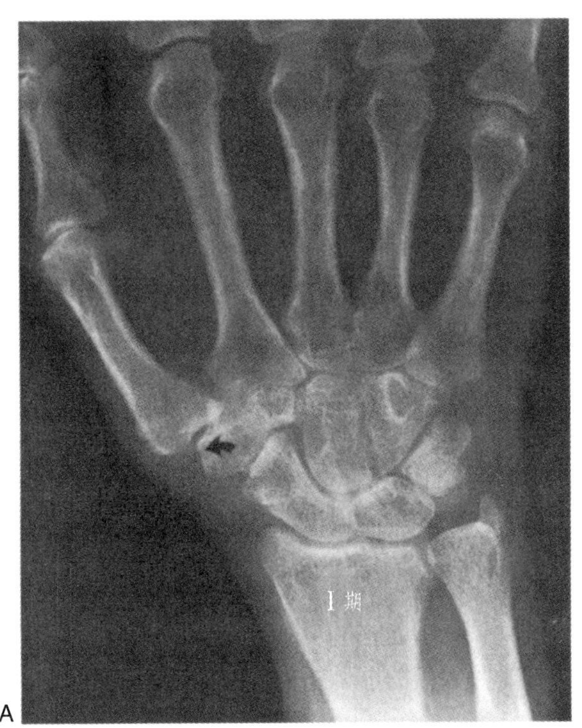

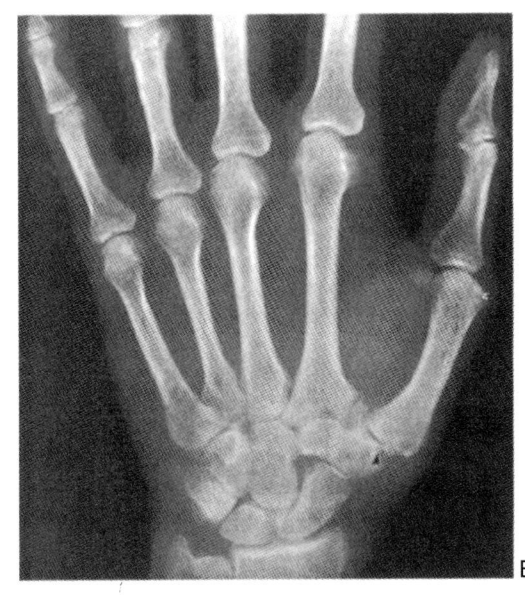

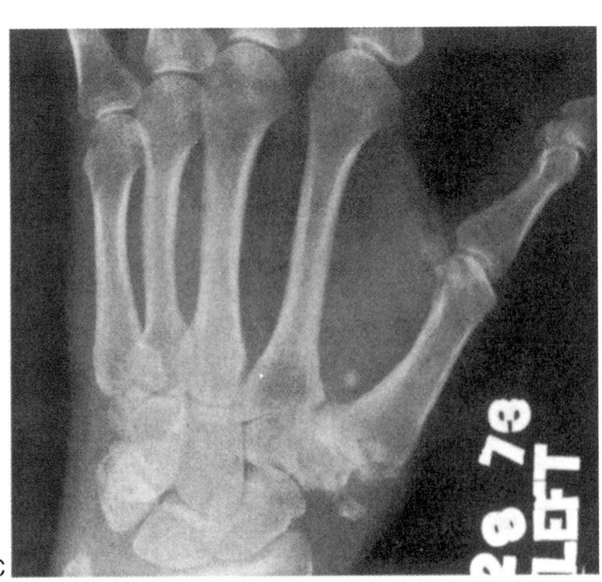

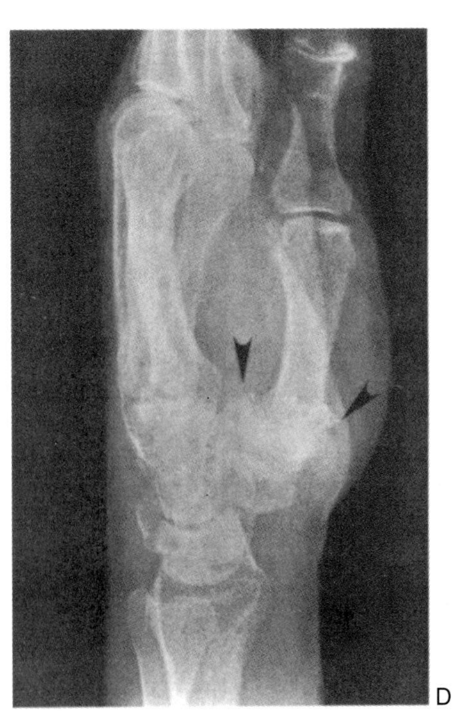

图 25-1 TMC 关节炎的 Eaton-Littler(影像学)分型。(A)Ⅰ期:仅有轻度关节间隙缩窄(箭头)。(B)Ⅱ期:关节缩窄,边缘骨赘形成,轻度关节半脱位(三角箭头所示)。(C)Ⅲ期:关节间隙消失,异位骨化,关节半脱位。(D)Ⅳ期:大多角骨广泛关节炎(三角箭头所示)。

表 25-1　大多角骨掌骨关节炎的影像学分期

Ⅰ期	关节轮廓正常 关节间隙轻度缩窄(加宽),如果有关节渗出
Ⅱ期	关节间隙缩窄,关节轮廓正常, 边缘骨赘形成(＜2 mm), 半脱位达关节面的 1/3
Ⅲ期	关节间隙消失,正常关节轮廓消失 边缘骨赘形成(＞2 mm) 半脱位超过关节面的 1/3
Ⅳ期	大多角骨广泛关节炎

2)[17,35],在力学方面相当于一个万向关节,但其独立轴位旋转角度较小[56]。MCP 关节被命名为球窝关节,IP关节为铰链关节。在进行捏夹和用力握持的完全对抗位置,关节面的结构设计为其提供了天然的稳定性。在维持关节稳定方面,IP 和 MCP 关节依靠相当坚韧的侧副韧带,TMC 关节依靠三根掌-尺韧带(掌骨间韧带、掌侧副韧带和前斜韧带)。Bettinger 等描述了支持和稳定大多角骨和大多角骨掌骨关节的 16 根韧带[7](图 25-3)。背桡韧带和深前斜韧带在稳定 TMC 关节方面起重要作用。其他韧带用以防止大多角骨受悬臂屈曲力的作用。

在 MacConnail 体位,拇指旋转到旋前—外展位或内收—旋后位,拇指是稳定的[39,56]。会有量必然的旋转,是关节面的几何形态造成的,这会导致 TMC 和 MCP 在关节外展和屈曲时旋前,以及伸展和内收时旋后[17]。当拇指充分外展做屈伸运动来用力抓握时,拇指处于稳定状态;而当拇指内收和旋后来强力夹捏(如拿锤子)或用侧面捏或捏钥匙时,拇指处于轻度不稳定状态。

当拇指和示、中指对合用力抓握,以及用力对指捏和对掌捏拇指处于旋转中立位时,拇指是不稳定的。在这些位置,巨大的旋转力矩通过 TMC 和 MCP 关节,便会拉紧关节的支持韧带,压迫其关节软骨[16]。此时,过大的应力导致软骨磨损和退行性关节炎,尤其是 TMC 关节。

拇指的解剖和生物力学研究表明维持 TMC 关节处拇指的稳定需要有重要的韧带[7,21,35,39]。桡背韧带、前斜韧带和第一掌骨间韧带可能是最重要的韧带,因为是它们把第一掌骨基底支撑到第二掌骨,以对抗夹捏和抓握的剪力(见图 25-3)。前斜韧带和桡背韧带对抗轴性扭力和侧方剪力。为了有效地恢复稳定性,必须通过重建拇指关节的韧带来替代这些重要结构。

为了说明跨拇指各关节的这些巨大应力而进行的生物力学研究表明,在夹捏和抓握时,拇指各关节的压力负荷及剪力明显增加。内在肌和外在肌收缩以平衡夹捏和抓握时施加的巨大应力,往往会成倍增大夹捏或抓握所加的负荷,IP 关节是 4 倍,MCP 关节是 6 倍,TMC 关节是 13 倍(图 25-4)[16]。此外,夹捏时会产生侧方以及背侧半脱位的应力和剪力。沿着拇指中

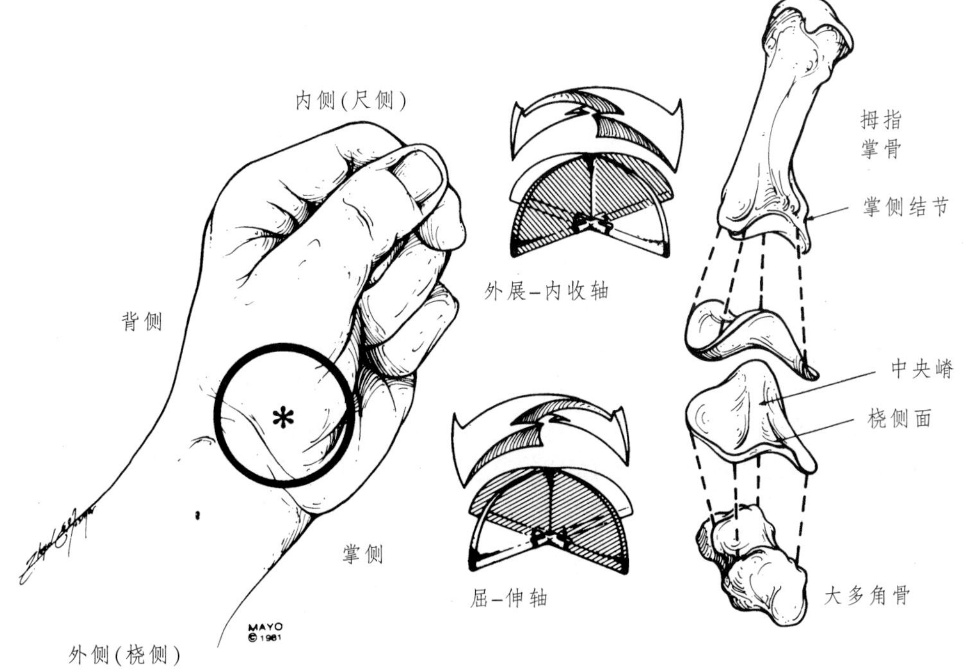

图 25-2　TMC 关节的解剖。有两个主要的运动轴:内收-外展轴和屈曲-伸展轴。其关节解剖结构在力学上相当于一个万向关节。(From Cooney WP, Locca MJ, Chao EYS, Linschieid RL: The kinesiology of the thumb the thumb trapeziome tacarpal joint. J Bone Joint Surg 63A:1371, 1981.By permission of Mayo Foudation.)

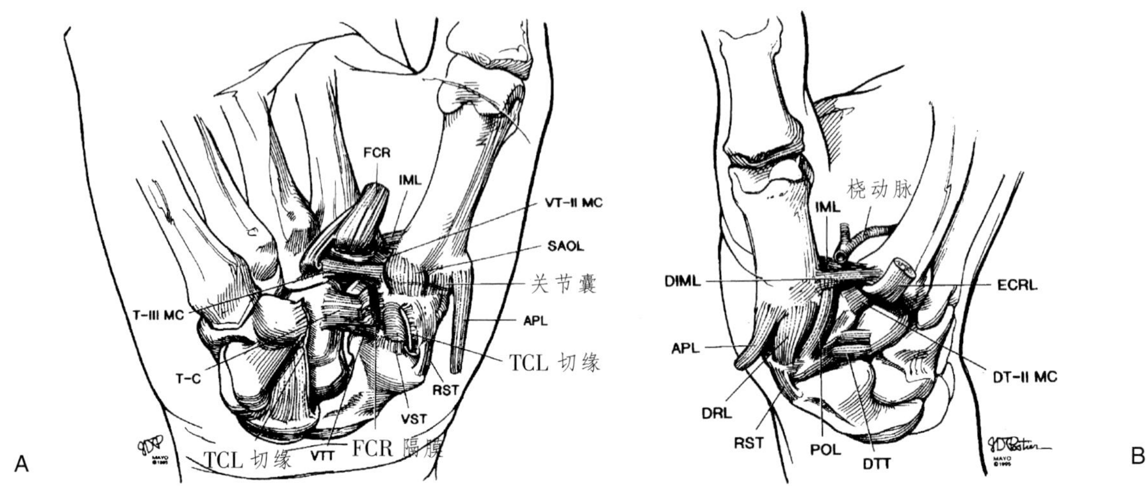

图 25-3 (A)稳定大多角骨和TMC关节的掌侧韧带。(B)稳定大多角骨和TMC关节的背侧韧带。T-C,大多角骨头状骨韧带;TCL :掌横韧带; FCR:桡侧腕屈肌;VST:大多角骨舟骨掌侧韧带;RST:大多角骨舟骨桡侧韧带;AP:拇长展肌; SOAL:浅层前斜韧带;IML:掌骨间韧带;DIML:掌骨间背侧韧带; POL:后侧斜韧带; ECRL:桡侧腕长伸肌腱。(From Bettinger PC, Smutz WB, Linschied RL, et al: Material properties of the trapezial and trapeziometacarpal ligaments. J Hand Surg 25A:1085, 2000. Copyright with the Mayo Clinic,1995.)

轴线会有很大的扭力矩,使拇指更容易向不稳定位置半脱位或脱位。用力捏时,估计TMC关节的半脱位应力是施加负荷的6倍(图25-4)。我们发现,5 kg捏力可导致60 kg的压力负荷、6 kg的侧方剪力和8 kg·cm的扭力矩。在病理状态下,施加的应力会明显增大并且集中加在大多角骨的桡侧面。

X线片上可见, 由于继发性钙化以及拇指掌骨的前、后斜韧带附近的骨赘,致使掌骨间韧带和前斜韧带力量减弱。这些关节应力导致拇指掌骨向侧方(桡侧)和背侧半脱位。临床上,在做捏钥匙或对指动作时检查拇指即证实关节失稳。保持或使大多角骨基底复位时需要拇指用力,提示失稳的出现。

拇指运动学

指间关节的运动只是简单的铰链式运动,而MCP和TMC关节则可以在三维任一平面上旋转轴均可观察到。拇指定位通常是一个或多个关节的复合运动,临床上沿不同旋转。在拇指基底,拇指的掌骨定位在远离其他掌骨(与其他掌骨平面呈45°角)的位置,并有其独立的屈伸轴和、内收外展轴[17]。通过生物力学研究我们发现,拇指TMC关节有大约40°的屈伸范围,52°的内收外展和17°轴向旋转。MCP关节有45°~60°的屈曲范围,20°的各方向内收外展, 以及25°的旋转。此前描述的大多数拇指运动都是屈伸、内收外展或旋转的复合运动,而不是单一运动。例如,在夹捏和抓握时,要通过手部的对掌(外展-屈曲)和收回(内收-伸直),正是这种联合旋转[39]实现了全范围运动并行施了抓握功能。对于手的抓握功能来说,保留拇指各关节的完整活动是极其重要的。

拇指大多角骨掌骨关节的骨关节炎

临床分型

Eaton和他的同事通过临床和解剖学研究对累及拇指TMC关节的骨关节炎程度进行了分析,并制定了一项影像学分型系统[23,31]。临床分期的依据是关节的稳定性和影像学表现(见图25-1)。退行性关节炎的第一临床阶段(Ⅰ期)只累及TMC关节,无关节不稳定的表现(见图25-1B)。通常在直接触诊关节时会有疼痛感,轴位旋转(纵向研磨试验)时的不舒适感增加,并有夹捏力量降低。拇指的影像学检查完全正常。下一个临床阶段(Ⅱ期)会有关节软骨缺损,伴有外侧或背侧TMC关节半脱位(见图25-1B)。影像学检查可见关节间隙明显变窄和早期骨赘形成。临床上一般没有关节不稳定现象。除了病变程度较高外,Ⅱ期的临床表现与Ⅰ期的临床表现相似。

退行性关节炎的下一个阶段(Ⅲ期)会出现关节

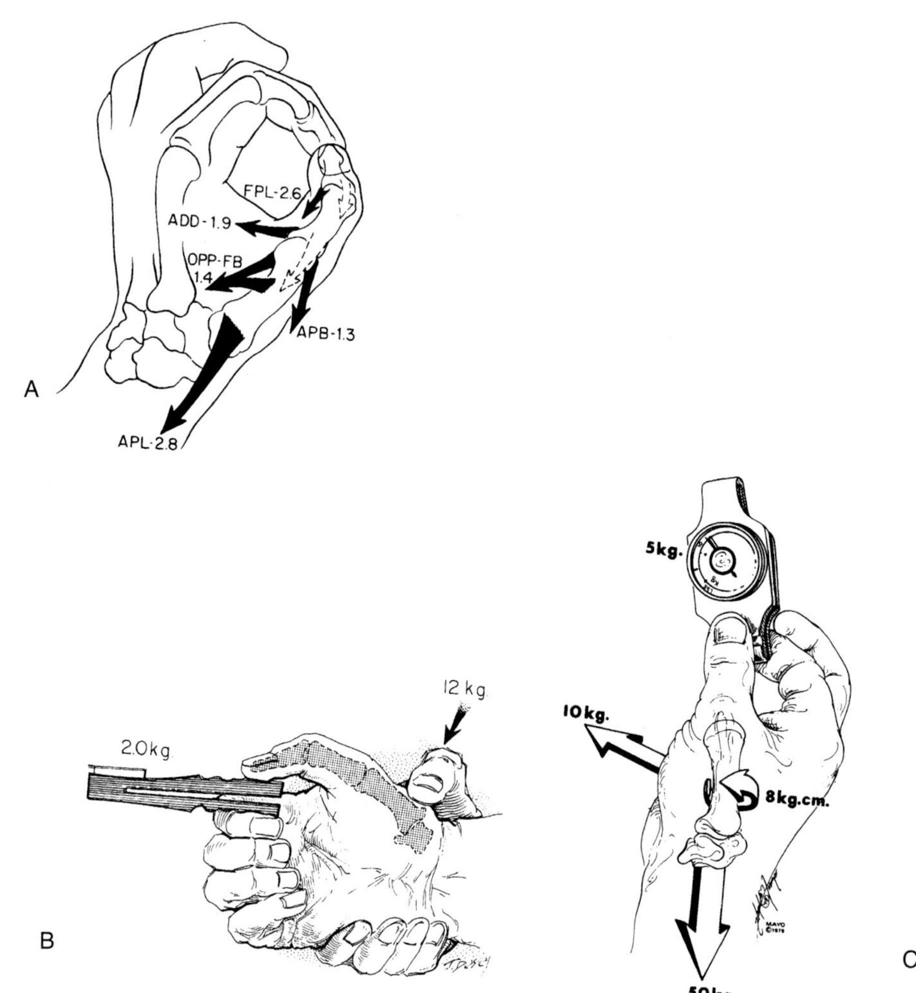

图 25-4 (A)产生 1 kg 夹捏力时各肌肉的力量。内在肌和外在肌力量相等。FPL,拇长屈肌;OPP-FB,对掌肌和拇短屈肌;APB,拇短展肌;APL,拇长展肌。(B)指尖施加 2 kg 夹捏力时,关节扭力和剪力可产生 12 kg 关节半脱位应力,触摸拇指可估计该力量。(C)夹捏(5 kg)时在拇指 TMC 关节上的各种应力。可发现关节受到压力(50 kg)、剪力(10 kg)和扭力矩(8 kg·cm)。

软骨的全部丧失、外侧和背侧 TMC 关节半脱位以及关节失稳(见图 25-1C)。第一掌骨间韧带由于继发性钙化而强度下降,而且在韧带的关节附着部周围出现骨赘。大多角骨的桡侧面变平。关节向外侧半脱位导致骨赘形成增加。临床表现为关节不稳定。局部关节触痛且关节轴向受压时疼痛加重。

退行性关节炎的最后阶段(Ⅳ期)会出现全部大多角骨广泛关节炎(见图 25-1D)。不仅拇指 TMC 关节的正常软骨几乎全部消失,伴有外侧不全脱位和大量的骨赘形成,而且邻近的舟骨大小多角骨(STT)关节也出现退行改变并伴有关节软骨缺损。X 线片上表现为 TMC 关节的正常关节间隙消失,STT 关节间隙明显缩窄。

TMC 关节炎的临床Ⅲ期和Ⅳ期时,舟骨、大多角骨以及第一掌骨基底可出现囊样变性。临床Ⅲ期和Ⅳ期还伴有第一掌骨的内收挛缩和 MCP 关节的过伸畸形。此时,会形成定形的内收挛缩,拇指在夹捏或握抓时无法外展,只剩下捏钥匙样的功能。

手术治疗的指征

TMC 关节炎患者手术治疗的首要指征是保守治疗无效。这样的患者均需要一段时间的夹板固定、非类固醇类抗炎药(NSAID)和改变活动方式治疗。可的松注射也有一定效果,如果症状减轻我们每 3 个月重复注射 1 次。事实上,很多患者症状会减轻,通常只有 1/5 的患者最终需要手术治疗。

应根据临床分期和 Eaton-Littler 的影像学分型(见表 25-1)来确定手术方案。目前,我们根据关节炎分期推荐以下治疗方案：

Ⅰ期：保守治疗（夹板固定、可的松注射和口服抗炎药物），关节镜下清创和关节抽液等微创手术，或凿骨术和关节囊紧缩术等进一步的手术治疗等，韧带重建术（Eaton-Littler术式），或者掌骨截骨术。

Ⅱ期：凿骨术和关节囊紧缩术联合韧带重建术（Eaton-Littler术式），单纯韧带重建术或同时行软组织插补，全关节置换术。

Ⅲ期：部分切除大多角骨同时用LRTI（Burton Pelligrini）或Eaton-Littler韧带重建术行软组织插补。WEILBY软组织插补，全关节成形术，关节融合术。

Ⅳ期：切除大多角骨同时行软组织插补和韧带重建术［韧带重建术肌腱插补（LRTI），Eaton-Littler］，Weilby悬吊成形术，单纯大多角骨切除。

注意，在上述手术选择中，笔者未列出大多角骨的硅树脂置换，或拇指掌骨基底的硅树脂髁置换的指征[2,34,54,59]。采用许多有效的术式时没有任何指征表明在拇指关节成形术中要使用硅胶。

对于Ⅰ期和早Ⅱ期关节炎，这些术式中最保守的术式是关节囊切开术联合关节炎骨的凿骨术（通常是背侧或桡侧），或者关节切开术同时行掌间韧带重建术（改良的Eaton-Littler术式）。最近的临床经验表明，关节囊切开术和关节囊紧缩术有一定效果。也有人建议仅切断APL插在大多角骨上的附属部分。Zancolli和Zancolli报道了18例接受APL肌腱切断术并行夹捏功能再训练的病例。其中16例患者在日常活动时疼痛消失，且握抓功能和活动范围得到改善[65]。

我认为，Eaton和Littler提出的韧带重建术对于有Ⅰ期和早Ⅱ期有症状的TMC关节炎是十分合理的治疗方案。我也用它治疗过诸如Ehlers-Danlos综合征的韧带松弛。Eaton报道了韧带重建术后随访7年的结果[24]。Ⅰ期和Ⅱ期的19例患者中，在疼痛减轻方面95%的结果为优秀和良好；Ⅲ期和Ⅳ期患者的优良率降为74%。Freedman等报道了19例患者单纯韧带重建术后随访15年的结果[28]。Ⅰ期和Ⅱ期关节炎患者中90%的结果为优秀和良好，无需二次手术，而Ⅲ期和Ⅳ期患者的病情有所进展。

Ⅰ期和Ⅱ期患者行韧带重建术或关节成形术的另一种可选方案是拇指掌骨截骨术。Wilson于1973年首先报道了该术式[64]。该术式矫正了第一掌骨内收畸形。Wilson报道的所有8例患者疼痛完全消失且握抓功能得到改善。Molitor等[50]和Fujami等[29]也报道了该术式取得良好结果，27例患者的术前症状均得到改善。这些作者报道了孤立性基底关节病和全大多角骨关节炎的疼痛明显得到减轻。

人们对通过韧带重建单纯行软组织植入或不进行韧带重建的悬吊关节成形术尚有不同看法，我们将在下文讨论。对于Ⅲ期患者，最好切除大多角骨和掌骨关节面保留舟骨大多角骨关节。对于很多患者，软组织植入同时行韧带重建是合理的选择[5,11,25,32,47]。也可选择关节表面置换关节成形术[1,5,6,33,41,43]。对于Ⅳ期患者，切除全部大多角骨并植入软组织同时行韧带重建或悬吊关节成形术再次被证明是最佳选择。Eaton倾向于在TMC和STT两个关节植入软组织而保持大多角骨的术式。

禁忌证

基底关节手术几乎没有禁忌证。如果患者伴有掌指关节过伸畸形（图25-5），我建议同时治疗这种畸形而不应视之为禁忌证。对于类风湿病患者，在进行单个关节治疗之前，一定要充分估价疾病累及手和腕的范围。失败的硅树脂关节成形术不是软组织关节成形术的禁忌证，而且对于硅胶滑膜炎它是很好的补救手术。感染也不是软组织关节成形术的禁忌证，尽管它是全关节关节成形术的禁忌证。

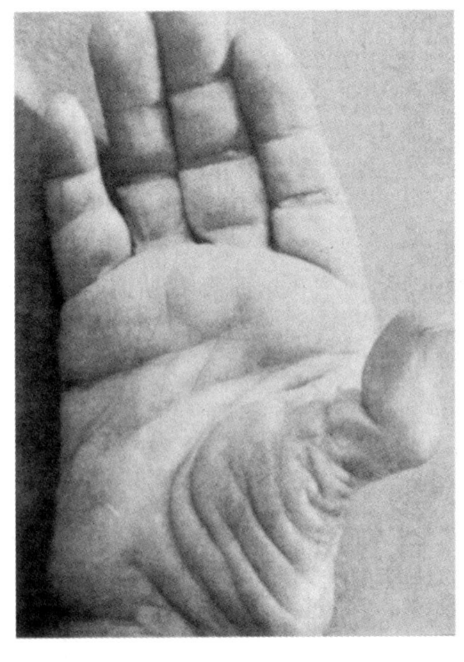

图25-5 伴有大多角骨书掌骨关节炎的掌指关节过伸畸形的临床表现。

大多角骨掌骨关节炎的手术方法

大多角骨掌骨关节的韧带重建术

TMC 关节韧带重建术适用于临床Ⅰ期或早Ⅱ期的患者。患者应当试用夹板固定和可的松注射。如果存在关节不稳定而无明显关节炎体征,那么单纯韧带重建术非常有价值。研究证明,该术式的近期和远期效果都很好[24,28]。除了晚Ⅲ期或Ⅳ期进行软组织或全关节置换术的患者,再手术率通常很低。

大多角骨掌骨关节融合术

对于Ⅲ期或Ⅳ期 TMC 或全大多角骨关节炎的年轻患者,他需要有一个强壮、稳定、无痛的拇指,此时可以考虑行 TMC 或 TMC-STT 关节融合术[14]。该手术尤其适于产业工人,无论男女,只要年龄在 45 岁以下对手部力量要求高者均适合。虽然失去了活动度和灵巧性,但握抓和夹捏力量均得以改善。一些医师关注到 MCP 和舟骨大多角骨关节的代偿运动,他们提倡在 TMC 关节炎的所有阶段都使用 TMC 关节融合术[10]。从生物力学角度看,TMC 融合术增加了舟骨大多角骨的应力,因此,确认的全大多角骨关节炎是单纯 TMC 关节融合术的绝对禁忌证。

软组织植入关节成形术

在拇指退行性关节炎患者的治疗中,切除关节面植入软组织材料几乎已应用了 30 年。早期术式包括将阔筋膜或肌腱等软组织简单植入关节面之间。在早期的有关文献中,韧带重建不是作为手术操作过程的一部分描述的。硅橡胶植入关节成形术当时较为流行,而很少使用软组织植入[4,13,20,30,53]。

假体置换

硅橡胶关节成形术

虽然目前很少使用硅橡胶关节成形术,但对于Ⅲ期 TMC 关节炎患者一些医师仍考虑使用硅橡胶关节成形术[2,34,59]。硅树脂置换全大多角骨目前是不允许的。但仍有人建议用硅树脂重建大多角骨掌骨关节面。硅橡胶关节成形通常包括拇指掌骨髁置换术,实际上是半关节成形术。大多角骨关节面可不做处理或者只进行刮除以便植入髁假体的凸面。我认为,对于 TMC 关节炎应限制使用硅树脂或金属类的半关节成形术(大多角骨假体),如果选择钛制球体或钛制大多角骨假体应注意受术者应是那些要求较低的患者。假体不稳定和硅树脂或金属性滑膜炎提示有潜在的磨损和骨量丢失间髓。

关节表面置换术

对于治疗Ⅱ期和Ⅲ期 TMC 骨性关节炎的第三种可选方案是全关节表面置换术(图 25-6)。我认为假体

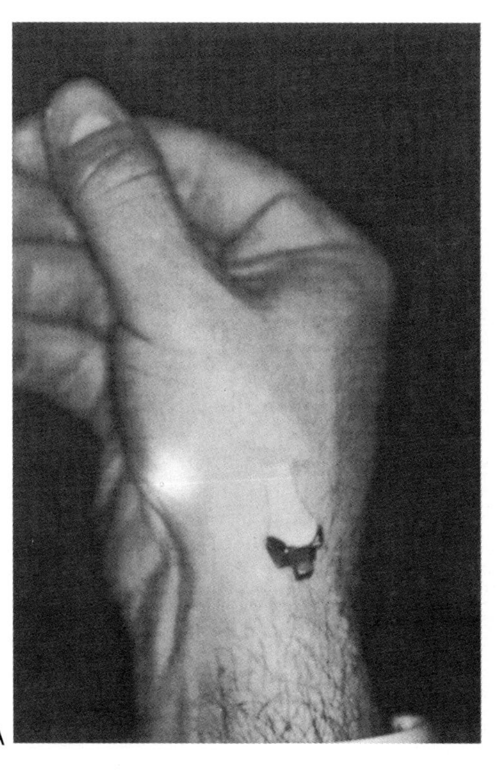
A

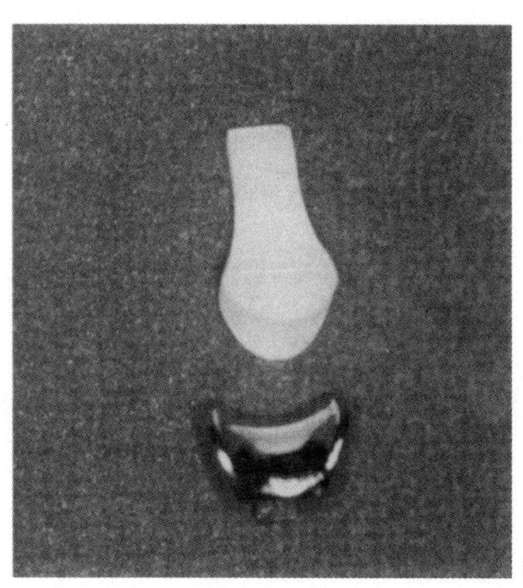
B

图 25-6 (A)拇指 TMC 关节表面置换设计。万向关节设计具有解剖界限以限制旋转以反单独的上屈伸直轴和内收外展轴。(B)TMC 关节表面置换假体的近位像。

的设计应完全符合正常关节的关节面解剖[18,36]。重建掌骨前韧带和前斜韧带是十分必要的，同时联合行TMC关节囊的前移。我发现背侧入略比前掌侧入路更好操作。手术包括在APL和拇短伸肌腱(EPB)之间将背侧关节囊切开。我们推荐使用的表面置换假体由金属大多角骨假体和聚乙烯掌骨假体组成。关节面呈双凹结构以适于TMC关节的屈伸和内收外展运动弧。彼此呈鞍状的表面允许有一定量的轴性旋转。目前，美国很少应用关节成形术，而在欧洲和大不列颠则相对得到广泛应用。欧洲研究者的一些其他设计包括凹–凸关节表面假体、球–窝空心关节假体和万向关节假体[1-3,6,19,33,41]。

手术方法

TMC关节手术应选择背侧入路，以便在TMC关节表面置换术中有利于精确切除关节表面(图25–7)。这种暴露方式也保留了完整的前斜韧带和掌侧副韧带。必须仔细辨别并保护桡动脉。采用背侧入路时，在APL和EPB之间进行纵行切开。切开背侧关节囊，从而完全暴露第一掌骨背侧基底和大多角骨背侧面。有必要剥离尺侧和桡侧的关节囊附着部。牵引拇指，确定大多角骨和拇指掌骨关节面必须切开的深度，然后用震动锯上3 mm刀片完成操作。用一个特殊的磨钻清除大多角骨表面的骨赘，这有利于大多角骨假体的安放。用磨钻和刮匙在大多角骨内开槽以便植入大多角骨假体。

用磨钻、扩髓器、合适型号的髓腔锉在拇指掌骨髓腔内开槽，以便植入远端假体。试着插入这两个假体，以估计韧带张力和关节活动度。去除拇指掌骨基底多余的骨质。大多角骨的植入深度应为6~7 mm，关节面缩短不应多于2 mm。一旦试验假体完全合适，就将假体和骨水泥置入髓腔内(图25–8)。该关节应对合良好，以使关节表面适当接触，并要在假体上施以适度的轴向压力直到骨水泥凝固。

在背侧以合适的张力闭合关节囊。向桡侧和远端前移APL，以增加拇指外展角度。如果出现严重关节松弛，在植入假体之前应从前臂掌侧近端切口反折一半的桡侧腕屈肌并向远端代偿，用它来加强桡–掌关节囊。

术后用石膏制动3周，随后拇指在人字形夹板内逐步开始功能锻炼。早期功能锻炼有利于获得满意的关节活动度(见图25–8)。

球–窝型全关节成形术

对于年龄大于50岁的Ⅱ期和Ⅲ期TMC关节炎患者，如果需要有一定的夹捏力和握抓力并保留关节活动度，那么可以考虑TMC关节的球–窝型全关节置换术(图25–9)。目前有几种全关节置换假体使用球–窝型设计[1,6,19,33,45]。这种假体的球–柄部分置于第一掌骨内，而杯体部分置于大多角骨内。生物力学研究表明，大多角骨旋转中心的力学机制得到改善。相对于插入式关节成形术，球–窝式关节表面置换术可使拇指TMC运动更趋于正常。大多角骨杯本身的稳定性加上力臂较短可以降低加在TMC关节上的弯曲力。到目前为止，所有的全关节成形术均需要骨水泥固定。全关节成形术的先进性在于其提供了固定支点以增强关

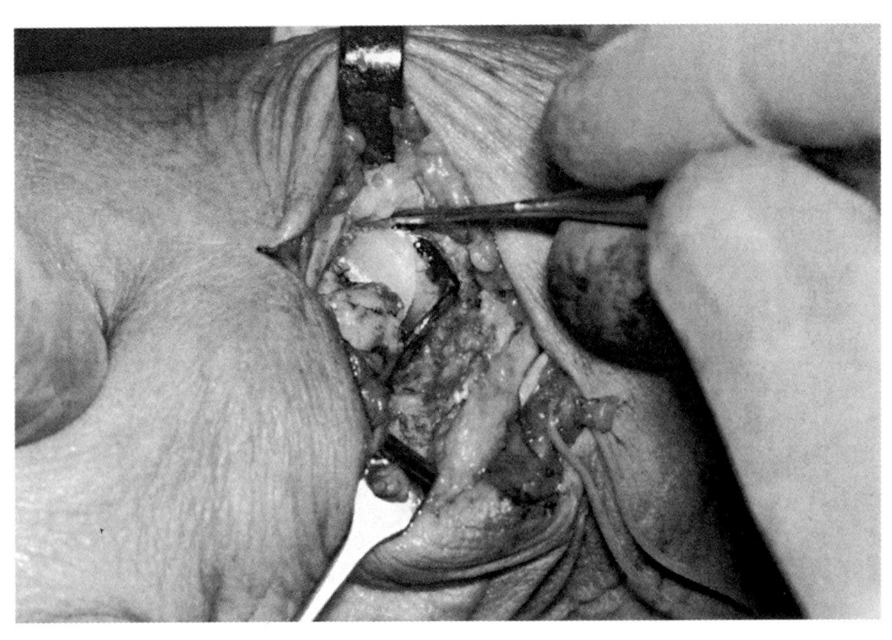

图25–7 全TMC关节置换术的背侧手术入路。远端聚乙烯和近端金属的大多角骨假体。用环形胶管保护下面的桡动脉。用起子保护拇指掌骨间韧带。

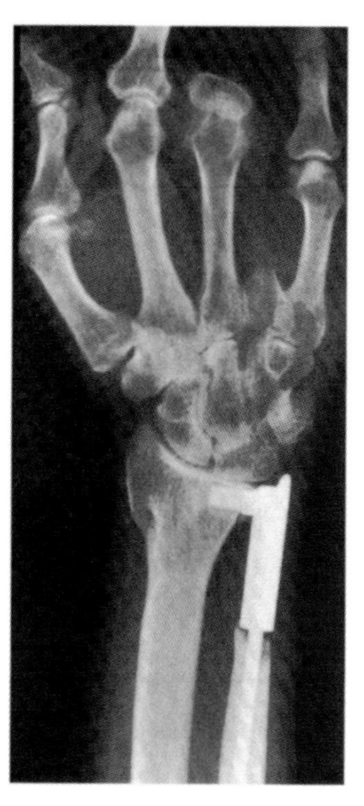

图 26–16　定制的限制性尺骨远端全关节假体。(Linscheid 设计)

患者中,有 8 例患者重返工作。1 例行切除术后发生深部感染[39]。

总结和结论

毫无疑问，下尺桡关节假体置换是一个新兴的术式。但由于局部软组织有限和作用在关节上应力较大,因为获得假体稳定性还有一定困难。到目前为止文献报道还相当初步,应保持谨慎乐观。但是,结果的监视相当受限，必须经过长时间仔细的观察后才能推荐应用这些假体。

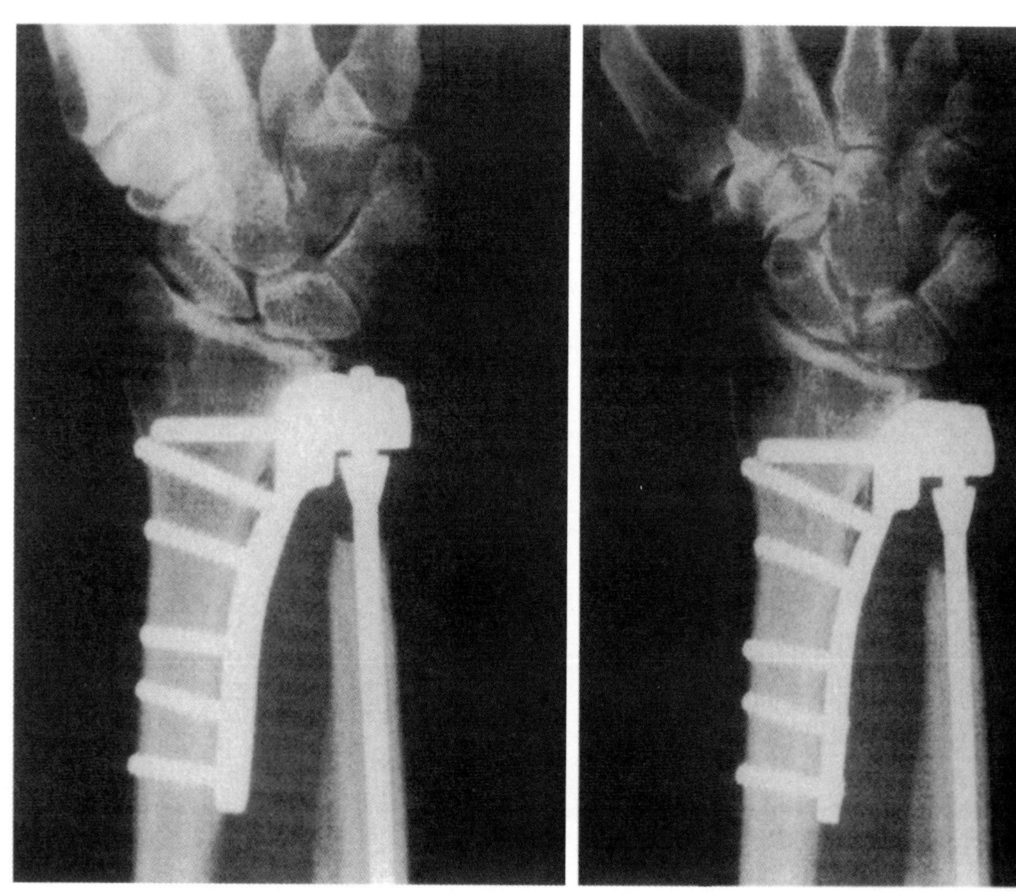

图 26–17　定制的限制性尺骨远端全关节假体。(Scheker 设计)这两种定制假体只限于在 IRB 内使用,市场上买不到。

（詹海华 译　李世民 校）

参考文献

1. Almquist EE: Evolution of the distal radioulnar joint. Clin Orthop 275:5, 1992.
2. Beiber EJ, Linscheid RL, Dobyns JH, Beckenbaugh RD: Failed distal ulna resections. J Hand Surg 13A:193, 1988.
3. Bell MJ, Hill RJ, McMurtry RY: Ulnar impingement syndrome. J Bone Joint Surg 67B:126, 1985.
4. Bilos ZJ, Chamberlain D: Distal ulnar head shortening for treatment of triangular fibrocartilage complex tears with ulna positive variance. J Hand Surg 16A:1115, 1991.
5. Blatt G, Ashworth CR: Volar capsule transfer for stabilization following resection of the distal end of the ulna. Orthop Trans 3:13, 1979.
6. Boulas HJ, Milak MA: Ulnar shortening for tears of the triangular fibrocartilaginous complex. J Hand Surg 15A:415, 1990.
7. Bowers WH: Distal radioulnar joint arthroplasty. Current concepts. Clin Orthop 275:104, 1992.
8. Bowers WH: The distal radioulnar joint. *In* Green DP (ed): Operative Hand Surgery, 3rd ed. New York, Churchill Livingstone, 1993, p 973.
9. Boyd HB, Stone MM: Resection of the distal end of the ulna. J Bone Joint Surg 26:313, 1944.
10. Breen TF, Jupiter JB: Extensor carpi ulnaris and flexor carpi ulnaris tenodesis of the unstable distal ulna. J Hand Surg 14A:612, 1989.
11. Burk DL, Karasick D, Wechsler RJ: Imaging of the distal radioulnar joint. Hand Clin 7:263, 1991.
12. Darrow JC, Linscheid RL, Dobyns JH, et al: Distal ulnar recession for disorders of the distal radioulnar joint. J Hand Surg 10A:482, 1985.
13. Dingman PV: Resection of the distal end of the ulna (Darrach operation). J Bone Joint Surg 34A:893, 1952.
14. Drobner WS, Hausman MR: The distal radioulnar joint. Hand Clin 8:631, 1992.
15. Ekenstam FA: Anatomy of the distal radioulnar joint. Clin Orthop 275:14, 1992.
16. Feldon P, Terrano AL, Belsky MR: The "wafer" procedure. Clin Orthop 275:124, 1992.
17. Goncalves D: Correction of disorders of the distal radio-ulnar joint by artificial pseudarthrosis of the ulna. J Bone Joint Surg 56B:462, 1974.
18. Gordon L, Levinsohn DG, Moore SV, et al: The Sauváe-Kapandji procedure for the treatment of posttraumatic distal radioulnar joint problems. Hand Clin 7:397, 1991.
19. Hartz CR, Beckenbaugh RD: Long-term results of resection of the distal ulna for post-traumatic conditions. J Trauma 19:219, 1979.
20. Stanley D, Herbet TJ: The Swanson ulna head prosthesis for post-traumatic disorders of the distal radio-ulna joint. J Hand Surg 17B:682–688, 1992.
21. Johnson RK, Shrewsbury MM: The pronator quadratus in motions and in stabilization of the radius and ulna at the distal radioulnar joint.
22. Kapandji AI: Prothàese radio-cubitale infáerieure. Ann Chir Main 11:320, 1992.
23. Kessler I, Hecht O: Present application of the Darrach procedure. Clin Orthop 72:254, 1970.
24. King GJ, McMurtry RY, Rubenstein JD, Gertzbein SD: Kinematics of the distal radioulnar joint. J Hand Surg 11A:798, 1986.
25. King GJ, McMurtry RY, Rubenstein JD, Ogston NG: Computerized tomography of the distal radioulnar joint: Correlation with ligamentous pathology in a cadaveric model. J Hand Surg 11A:711, 1986.
26. Linscheid RL: Ulnar lengthening and shortening. Hand Clin 3:69, 1987.
27. McMurtry RY, Paley D, Marks P, Axelrod T: A critical analysis of Swanson ulnar head replacement arthroplasty: Rheumatoid versus nonrheumatoid. J Hand Surg 15A:224, 1990.
28. Milch H: Cuff resection of the ulna for malunited Colles' fracture. J Bone Joint Surg 23:311, 1941.
29. Mino DE, Palmer AK, Levinsohn EM: The role of radiography and computerized tomography in the diagnosis of subluxation and dislocation of the distal radioulnar joint. J Hand Surg 8:23, 1983.
30. Nolan WB, Eaton RG: A Darrach procedure for distal ulnar pathology derangements. Clin Orthop 275:85, 1992.
31. Palmer AK: The triangular fibrocartilage complex of the wrist: Anatomy and function. J Hand Surg 6:153, 1981.
32. Palmer AK: The distal radioulnar joint. Orthop Clin North Am 15:321, 1984.
33. Palmer AK, Glisson RR, Werner FW: Ulnar variance determination. J Hand Surg 7:376, 1982.
34. Pirela-Cruz MA, Goll SR, Klug M, Windler D: Stress computed tomography analysis of the distal radioulnar joint: A diagnostic tool for determining translational motion. J Hand Surg 16A:75, 1991.
35. Ruby LK: Darrach procedure. *In* Gelberman RH (ed): Master Techniques in Orthopaedic Surgery: The Wrist. New York, Raven Press, 1994, p 279.
36. Sagerman SD, Seiler JG, Fleming LL, Lockerman E: Silicone rubber distal ulnar replacement arthroplasty. J Hand Surg 17B:689, 1992.
37. Sanders RA, Frederick HA, Hontas RB: The Sauvé-Kapandji procedure: A salvage operation for the distal radioulnar joint. J Hand Surg 16A:1125, 1991.
38. Sauvé K: Nouvelle technique traitement chirurical des luxations récidivantes isoléees de l'extremité inferieure du cubitus. J Chir 47:589, 1936.
39. Scheker LR, Babb BA, Killion PE: Distal ulnar prosthetic replacement. Orthop Clinics North Am 32:365, 2001.
40. Space TC, Louis DS, Francis I, Braunstein EM: CT findings in distal radioulnar dislocation. J Comput Assist Tomogr 10:689, 1986.
41. Spinner M, Kaplan EB: Extensor carpi ulnaris: Its relationship to the stability of the distal radio-ulnar joint. Clin Orthop 68:124, 1970.
42. Taleisnik J: The Wrist. New York, Churchill Livingstone, 1985.
43. Taleisnik J: Pain of the ulnar side of the wrist. Hand Clin 3:51, 1987.
44. Taleisnik J: The Sauváe-Kapandji procedure. Clin Orthop 275:110, 1992.
45. Trumble T, Glisson RR, Seaber AV, Urbaniak JR: Forearm force transmission after surgical treatment of distal radioulnar joint disorders. J Hand Surg 12A:196, 1987.
46. van Schoonhoven J, Fernandez DL, Bowers WH, Herbert TJ: Salvage of failed resection arthroplasties of the distal radioulnar joint using a new ulnar head prosthesis. J Hand Surg 25A:438, 2000.
47. Watson HK, Ryu J, Burgess RC: Matched distal ulnar resection. J Hand Surg 11A:812, 1986.
48. Webber JB, Maser SA: Stabilization of the distal ulna. Hand Clin 7:345, 1991.
49. White RE Jr: Resection of the distal ulna with and without implant arthroplasty in rheumatoid arthritis. J Hand Surg 11A:514, 1986.

第 27 章

腕关节成形术

Robert D. Beckenbaugh

早期全髋关节成形术取得显著成功后，带固定支点的全腕关节成形术也很快开始出现。20 世纪 70 年代初期，采用与全髋关节成形术中相同的原理，一些腕关节假体的设计也得以发展，假体是由塑料和金属进行关节衔接，并用骨水泥固定（图 27-1）[29,30,50]。初期的研究表明，疼痛的缓解及活动能力的提高是可以实现的，因此，这在一定程度上刺激了有固定支点的全腕关节成形术持续发展。然而，与髋关节成形术不同的是，初次全腕关节成形术的良好效果持续时间在减少，并发症的发生率较高，且二次手术的需求较高[2,10,14]。由于这些前期失败，全腕关节成形术的继续发展和应用，相对于其他一些关节成形术显得较慢。

其他一些因素的存在也限制了全腕关节成形术的实施，包括以下各项要比较成功：①有限的软组织手术（滑膜切除术和固定术），②关节融合术，③硅胶植入关节成形术[10,11,34,39-46]。相对于采用金属和塑料装置的全腕关节置换术而言，所有这些操作都相对保守，因为这些手术只需切除少量骨，一旦失败也更容易挽救，而且不存在或没有潜在的假体松动风险，或者大异物带来的负面作用（过敏或感染）。意识到全腕关节成形术的这些严重问题后，外科医师仍然必须权衡考虑全腕关节成形术不断增加的潜在益处和其并发症，以及其他更保守手术治疗的益处和并发症。

替代手术

腕关节滑膜切除术和稳定术

与许多关节的滑膜切除术不同，腕关节滑膜切除术的功能疗效往往相当令人满意，并有持久性[10,11,33,44]。这种手术的最初适应证是那些仅有有限关节损坏和轻微畸形的疼痛患者。此外，有可能损伤伸肌腱的桡尺骨远端疾患也是滑膜切除术的适应证，并在术中联合行伸肌肌腱断裂的修补术[33,46]。尽管这项手术缺乏逻辑性（所有的滑膜不能被切除），但它确实缓解了疼痛，并且常常能提供功能稳定性。

如 X 线片所示，病情总在不断进展。然而，在某些情况下，会自发的产生腕骨间融合，因此在这些情况下，就会实现一种无痛而稳定的腕关节。在其他情况下，腕关节持续性尺偏也可以在并不非常疼痛的情况下发生，但其不利的力学效应会造成手指的功能障碍[21,39]。目前已将桡月骨融合术加入到滑膜切除术和稳定术基本术式中，以防止其向尺侧偏移[24,42]。虽然滑膜切除

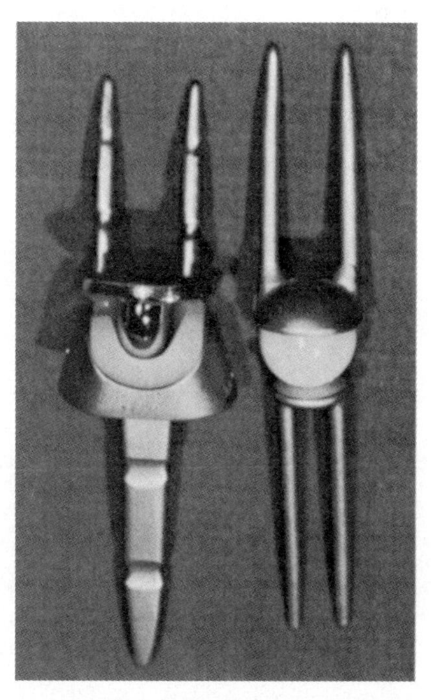

图 27-1　Volz（左）和 Meuli（右）最初的腕关节假体。注意，这两个最初的假体都是为插入第 2 和第 3 掌骨而设计的，它们的近端柄均构造在假体中轴线上。

和固定术缓解了疼痛，提供了适当的功能，并且有持久性，但这些可接受的结果仍不如成功的全腕关节置换术的最好结果。最后，如果腕关节滑膜切除术失败，只要腕部伸肌机构完好无损，通常可通过随后的全关节成形术进行弥补。

关节固定术

腕关节固定术是目前腕关节疾病治疗中最常用的一种外科手术[32]。对于类风湿性关节炎患者，关节固定术比较容易完成，并且发病率极低[34,49]。对于创伤性或退化性关节炎患者，要采用更复杂的技术，但应用现代钢板内固定技术，成功率还是很高的[30,34,49,52]。骨移植替代物的出现，可以进一步简化和减少手术操作（图 27–2A）。

腕关节固定术的优势显而易见。手术的持久性好，可减轻疼痛，并且在很多情况下非常有效。

腕关节固定术的缺点也很明显，但通常不很重要。比如有人说，固定术能提供强大的稳定性和疼痛减缓，当然这是对的；但是腕部活动度的减小降低了握力，从而在腕关节背屈时失去了手指屈曲的力学优势和可供其利用的偏移。把腕关节稳定在中立位有助于防止腕关节桡偏时引起的手指尺偏。相反，对腕部尺偏活动的冲击吸收会增加作用于手指上的外部尺偏力量。

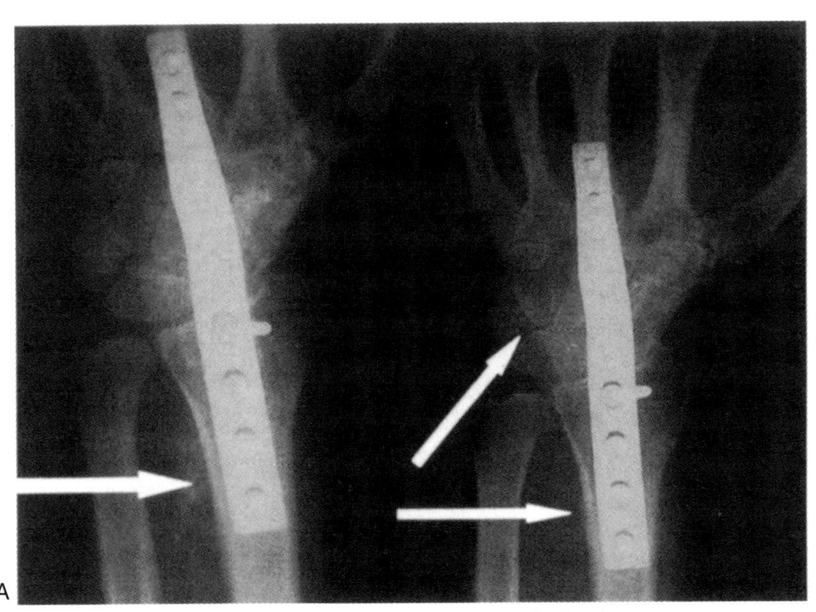

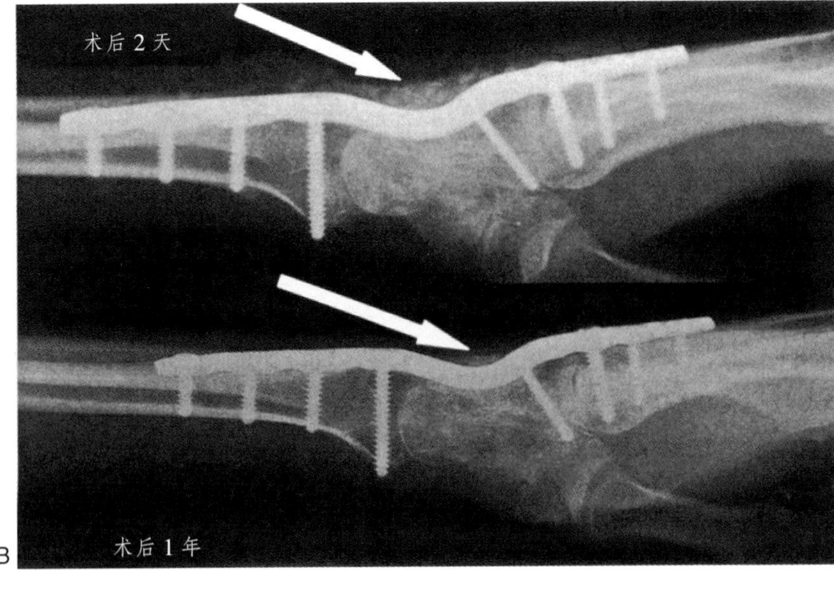

图 27–2 联合行骨移植的特殊外形腕关节固定术钢板。在前后位（A）和侧位（B）X 线片上可见移植骨的再吸收和重塑。

类风湿性关节炎患者的手腕活动度的丧失，可以是功能性的失能。对于患有肩和肘部疾病的患者，手腕活动度的减退会使其进食、头发护理及个人卫生之类的功能性动作变得更加困难。相比于腕关节固定术，全腕关节成形术具有更多实际和理论上的优势。在为各个患者选择手术方案时，必须将其潜在的益处和并发症以及对再次手术的需要，与相对简单和具有持久性的关节固定术进行比较，而且患者必须协助外科医师做出适当的选择[7]。术前对腕关节进行坚固的夹板固定有助于患者做出支持或反对关节固定术的决定。

功能性关节固定术是腕关节成形术的相对禁忌证，除非它是双侧的或者固定位置欠佳。然而，只要腕部伸肌保持完好，还是可以转换成腕关节置换术的。

硅胶植入腕关节成形术

1970 年 Swanson 报道了硅胶植入成形术的研展成功，其结构设计与他的手指关节植入物类似[45]。从概念上说，它是一种真正意义上替代桡腕关节和腕骨间关节功能的全腕关节成形装置。但它用的是柔韧间隔件，这一点从力学和功能上都大大不同于坚固的金属和塑料假体腕关节成形术装置。采用硅胶假体装置时，假体两端的作用力被削弱了，从而极大地降低了松动的发生率，而松动是绝大多数全腕关节成形术的常见问题。但其仍有发生假体断裂以及假体在骨内下沉的可能[8,13,40]。另外，采用固定支点全腕关节成形术时，腕部长度可以恢复，而采用硅胶关节成形术时则会发生一些缩短。这可能与手指外在肌腱运动源受到的潜在有害效应有关。

硅胶腕关节成形术一旦失败容易进行挽救(改行关节融合术或置换术)。它不会出现个别腕骨植入物中所见的高发病率的微粒性滑膜炎[36,41,43]。然而，假体下沉、假体断裂后的复发性畸形及掌骨上严重的微粒性滑膜炎等持续存在的问题，已经导致美国大多数的手外科医师放弃了它的使用[17,35,37]。通常对那些骨贮备较弱，将来可能再次进行手术的年轻患者采用硅胶植入物。采用金属垫圈和更结实的硅胶，并不能明显改善硅胶植入关节成形术的结果(图 27-3)[5]。

适应证和禁忌证

上肢多关节同时受累的类风湿性关节炎患者和对腕关节活动度有特殊要求的患者是全腕关节成形术的基本适应证。此外，为了保证该手术的成功，患者要忍受疼痛或严重畸形。退行性和创伤性腕关节炎患者常常是单侧受累，而且其肩、肘和手的功能大多正常；因此对于这些患者，一般建议采用更保守的治疗方法。

如果患者对腕关节的活动有特殊的需求或期望，则就建议行全腕关节成形术。必须明确告知这类患者，手术后只允许有限应用术侧腕部。举例来说，一个患有单独腕关节病的患者在行全腕关节成形术后，患者可能感觉腕部活动功能很好，以至于他希望去参加如高尔夫或网球这样的运动或去从事像木工这样的重体力劳动。但是，现有的这些装置和固定不允许这些高强度的撞击性活动，这样的活动必然会导致假体的松动致使手术失败。但对一个患有单独腕关节疾病的音乐家，其对腕部活动有特殊的要求，预计其仅从事轻度活动，那么该患者就是行全腕关节成形术的极好人选。

治疗上似乎自相矛盾的观点是，对于创伤性和退行性关节患者，由于他们的骨贮备和骨质量要比类风湿性关节炎患者好，因此潜在的疗效和寿命在理论上

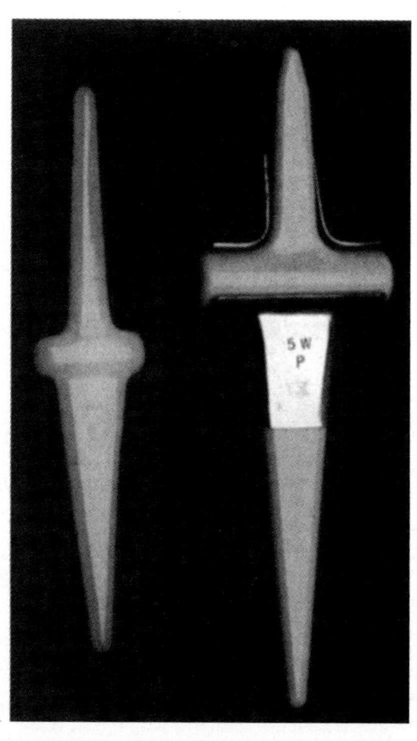

图 27-3　早期的 Swanson 硅胶腕关节置换装置(左)。新型的硅胶假体装置(右)。注意，其远端柄较短。假体的叶片更加宽阔，假体表面有远端掌侧垫圈和近端背侧垫圈保护。假体表面是根据骨影像确定的。矩形垫圈现在还在使用。

也优于后者。类风湿性关节炎患者的骨质量差异很大。一般来说,类风湿关节炎会导致骨密度和骨强度降低。再加上应用类固醇或某些新型免疫抑制药物往往会大大削弱其骨强度。现已研发或新的远端柄组件设计结构,以供这些骨缺陷患者使用(图 27-4)。如果存在严重的骨质疏松症(骨髓腔充满软的脂肪颗粒),则是全腕关节成形手术的相对禁忌证。

有脓毒病(败血症)病史也是全腕关节成形术的相对禁忌证。但是,某些病例经过手术清创和抗生素治疗也可以考虑行该手术。

有效桡侧腕伸肌的缺失是全腕关成形术的禁忌证。这种情况实际上很少见,甚至在类风湿性关节炎患者中都很少见,但是如果术前腕关节与有严重的屈曲畸形(不是半脱位),则应慎重考虑。如果桡侧腕伸肌不能通过手术进行修复,则必须放弃行全腕关节成形术。尺侧腕伸肌(主要的腕关节尺侧偏移肌)的缺失不是全腕关节成形术的禁忌证,同样,它的存在也不足以替代缺失的桡侧腕伸肌。

广泛的骨缺损不是全腕关节成形术的禁忌证,而且手术可通过掌骨上直接的远端植入来完成。远排腕骨某些部分的保留可提高固定效果。此前进行的腕部手术,包括尺骨远端切除或滑膜切除术,并不会对腕关节成形术产生不利影响,除非手术中应用了某些特殊技术。如果在此前的腕关节重建中将伸肌支持带置于伸肌肌腱的掌侧,则需要进行一些额外的重建,以免在腕关节恢复活动能力后导致肌腱半脱位。伸肌支持带功能不足可导致腕部伸肌向桡侧半脱位或手指伸肌向尺侧半脱位,而这将导致畸形的发生。因此,为保证全腕关节成形术的成功,就必须存在或重建伸肌支持带(或部分伸肌支持带)。

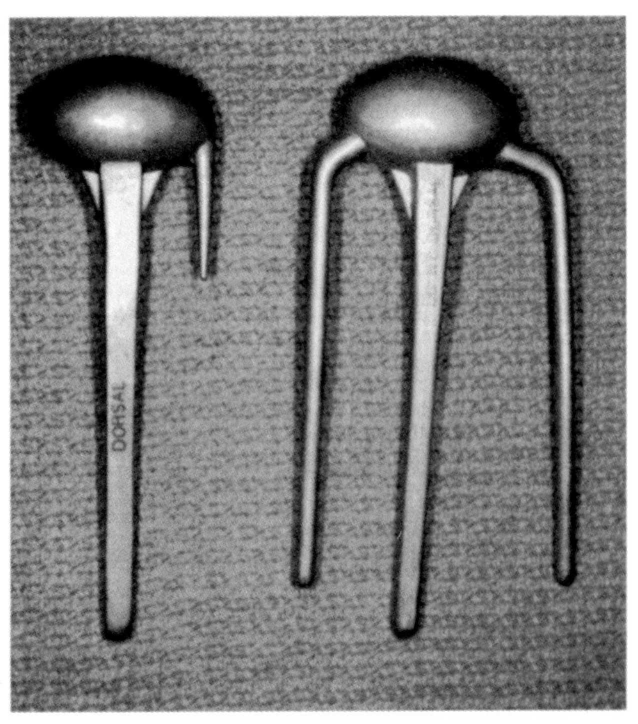

图 27-4 长柄和三柄型桡骨假体组件(试验用组件)用于骨缺损及关节成形翻修术。

只要腕部伸肌保持完好,此前的腕关节固定术并不妨碍后期行全腕关节成形术。拆除腕关节固定术的主要目的是为了改善那些没有从关节固定术中获益的患者的腕部功能,而这些患者由于肩、肘或手指疾病的加剧更加需要有一个能活动的腕部。例如,一个进行了双侧腕关节融合的患者,由于其腕关节屈曲功能的丧失就再也不能护理自己的会阴部。

全腕关节重建假体的设计进展

20 世纪 70 年代早期,具有固定支点的关节重建假体已在美国问世。当时植入的假体大多数是由 Meuli 或 Volz 设计的(见图 27-1)[30,50]。

Meuli 假体采用球窝枢轴式设计,有两个合金制成的可延展柄部。该假体提供的活动度可以超出正常范围,并且从理论上讲该假体的内在限制性也最小。但是,由于假体固有的活动中心与真正的腕关节活动中心不尽相同,腕关节活动很难平衡[23,53,55]。因此,该假体使腕关节易发生尺偏畸形[2]。此后不久对假体的远端组件进行过多种改良以纠正这个问题,并取得了一些成功[3,4,23]。球窝式假体设计的远期主要问题是远端组件的松动[14,25]。松动的发生是因为假体的功能模式非常受限(也就是说,推开椅子站起来或推打开门时,置于固定位置的腕部就会把所有作用力传递到远端组件上,从而导致假体发生松动)。

Volz 假体设计限制性极小,有一前后成槽形的屈伸滑道(见图 27-1)。这种假体的功能很好,但关节接触面较小,从而增加了"跷跷板"效应,因此也会引起不平衡问题。同 Meuli 一样,Volz 也对假体远端组件进行了改良以便更好地平衡腕关节,但是没有将问题彻底解决。Volz 假体由于其半限制性特点,因此,假体松动的发生率及假体的寿命还是可以接受的。但是由于持续存在的平衡问题,该假体现已不再使用[6,16,26,51]。

正像 20 世纪 70 年代所提倡,Meuli 和 Volz 假体都采用骨水泥进行固定。早期的临床结果非常令人欣慰,术后患者缓解了疼痛,保留了活动能力,并且改善了功能。在此期间还研发成一些其他类型的假体装置。这些假体只取得有限的成功,因此未被广泛应用。然而全腕关节成形术的概念是成功的，于是在 20 世纪 80 年代研制出第二代假体。

文献中曾介绍了五种不同类型的新一代假体设计:Clayton-Ferlic-Volz(CFV)，Guepar,Menon[27,28](图 27-5),Meuli[31](图 27-6)和 Biaxial 假体设计(图 27-7)。这些假体设计都是为了减少对骨水泥固定的需求,提高平衡性并达到更加正常的腕关节力学性能[31]。Guepar 假体由于生产厂商淘汰 (Yves Alnot,2001 年 5 月,个人通讯)已不再应用。CFV 腕关节假体由于其远端关节点伴发的不稳定和畸形，也已经被淘汰了 (Don Ferlic, M.D.,1997 年 5 月，个人通讯)。新一代 Meuli 假体和 Menon 假体(现在称之为通用型腕关节假体) 都采用了将假体一同固定在腕骨上的技术概念,而不采用掌骨髓内柄固定。这两种假体装置目前都推荐为正常规的保留远排腕骨的腕骨融合术。Meuli 假体是通过多孔金属表面达到固定的,通用型腕关节假体是采用螺钉固定组装式远端组件的,都不用骨水泥来实现固定通用型腕关节假体 (中央螺钉已被骨水泥栓钉取代，以满足美国食品与药物管理局的要求)。同样,Van Leeuwen 也对双轴型假体的设计进行了改进,以便切除最少的腕骨并实现腕骨的非骨水泥固定,并使中指的腕掌关节成为远端的固定点[48]。

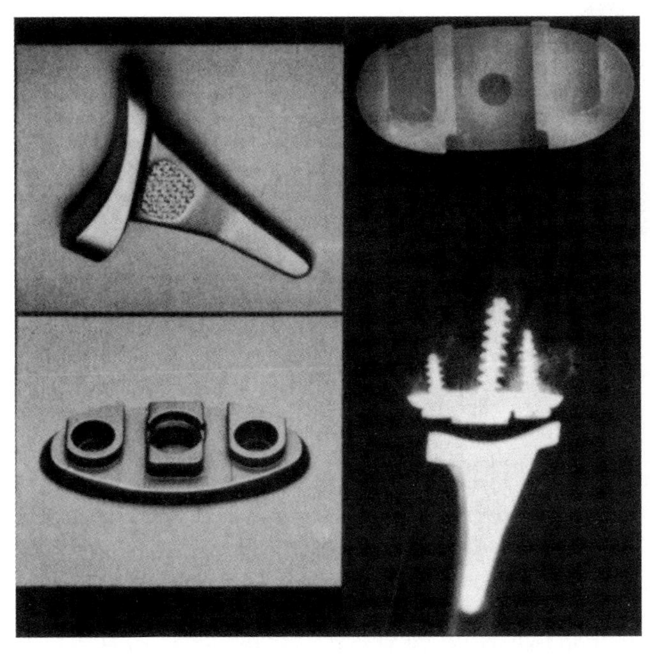

图 27-5　Menon 非限制性全腕关节置换假体组件。

手术方法

尽管假体设计有所不同,但全腕关节成形术的手术方法基本相同。技术上的个别差异仅限于假体的具体设计参数。下面介绍一下双轴腕关节成形术的手术方法。

用放大倍率为 6%的 X 线片模板来确定合适的假体大小型号(小号,中号或大号即标准号)。一般来说应尽可能使用最大型号的假体。模板还可以用来估计要切除的骨量。

在腕部背侧正中做纵行直切口(图 27-8A)。弧形或斜切口不但没有必要而且会导致皮肤边缘坏死。将皮肤及皮下组织瓣从其下面的伸肌支持带上锐性提离开。形成一个贯穿腕部背侧第 4 肌间空中部的纵行切口(见图 27-8A)。用剪刀从尺侧打开拇长伸肌腱的肌间室,牵拉起肌腱,从桡侧锐性切开支持带,去除背侧第 2 肌间室上的覆盖物。从骨膜下向桡侧进一步剥离,以暴露背侧第 1 肌间室内邻近桡骨茎突走行的各条肌腱。在桡骨远端骨切除中,这些肌腱的辨认和仔细保护是十分重要的；否则切骨锯很容易损伤它们。必要时可行伸肌腱鞘切除术。

向尺侧切开至背侧第 5 肌间隔空，但是一般不完全打开,除非要行滑膜切除术。向桡侧牵开指总伸肌,将远端桡尺关节囊切开。在桡骨上保留关节囊 1~2 mm 的切口边缘,以备以后的修复之需。在骨膜下向尺侧切开关节囊,使第 5 和第 6 背侧肌间室保持完好,并暴露尺骨远端。在最接近桡骨乙状轨迹的部位,用矢状锯切除尺骨(见图 27-8B)。全腕关节成形术中,尺骨远端几乎总要被切除,以防止桡骨组件的与尺骨发生撞击。如果尺骨没有被完全去除，就会因手部的轻微桡偏而继发形成骨性突起,除非使用尺寸较小的组件。

T 形切开腕部背侧关节囊，切口基底部横跨桡腕关节,沿第 3 掌骨轴纵向延长(见图 27-8C)。然后向远端锐性切开关节囊至掌骨基部,剥离成两个三角形筋膜瓣。在手术的这一阶段可以保留一些滑膜,因为这部分组织在关闭切口时用来覆盖假体。

然后在骨膜下暴露桡骨远端。用电动矢状锯将桡骨切成一个垂直于其长轴的平面。去除骨量的多少要与所需的张力大小相一致,但开始的切除应该是最小宽度,以保证桡骨远端面的垂直,而且切口通常在乙状切迹中间的水平(见图 27-8D)。经远排腕骨行腕骨

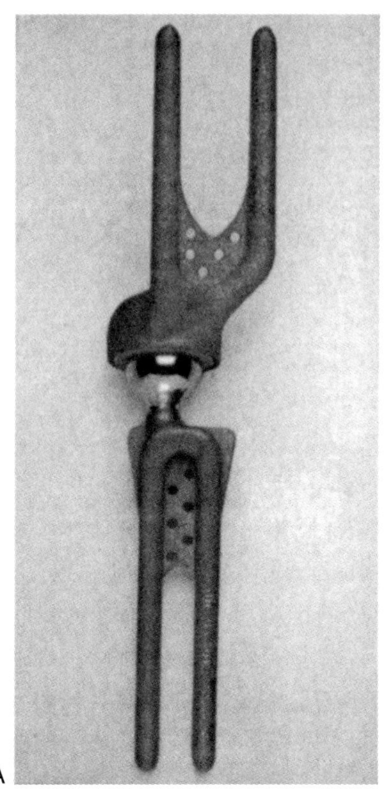

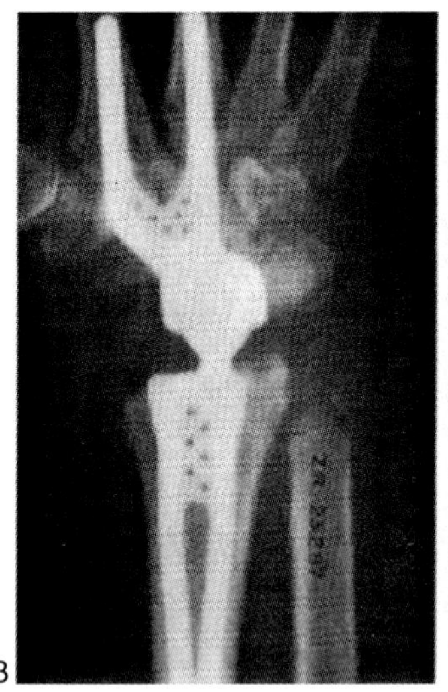

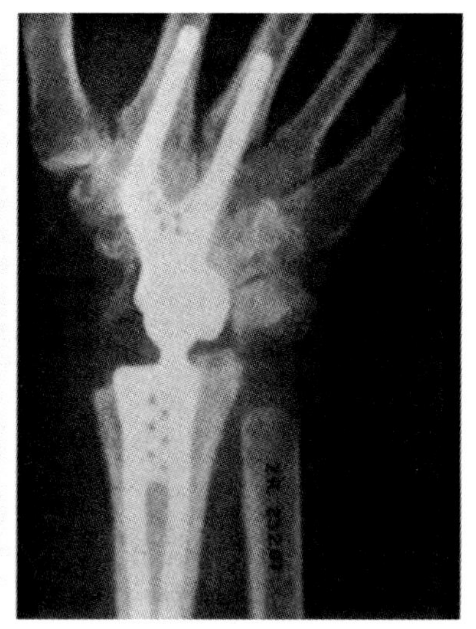

图 27-6 (A)新型 Meuli 假体设计,不用骨水泥固定。(B)Meuli 第三代假体正确平衡后的前后位 X 线片。

切除术时,用矢状锯作出一个轻微的凹面。一般来说,应该为假体留下 2.5 cm 宽的空间,如果可能的话(非强制性的),掌侧关节囊也应予以保留。锯切桡骨和腕骨后,通过将桡骨远端与邻近软组织的锐性剥离可使切除桡骨远端更加容易。然后通过屈曲手腕,用手术刀或咬骨钳便可将变形的腕骨很容易地从掌骨关节囊或桡骨中去除。

把注意力转向将要插入假体柄的骨髓腔制备上。沿第 3 掌骨背侧骨膜做一个 1 cm 的纵向切口。牵开骨膜刚好至干骺端平面的远端,以便能放置两个 Hohmann 牵引器。该项操作有利于精确识别第 3 掌骨以及骨髓腔扩髓(见图 27-8E)。

也可以把牵引器钝性穿入掌骨间下面,从骨膜外穿出。屈曲腕部,用一把小的尖钻钻孔,从头状骨颈额中部至第 3 掌骨骨髓腔形成一个管道。然后将一把钝锥子沿此管腔一直通到它撞击到掌骨远端的坚固端。用手指标出深度,然后将钳子拔出。可以沿背侧掌骨体检测距离掌骨头终点的长度,以证实锥子在髓腔中

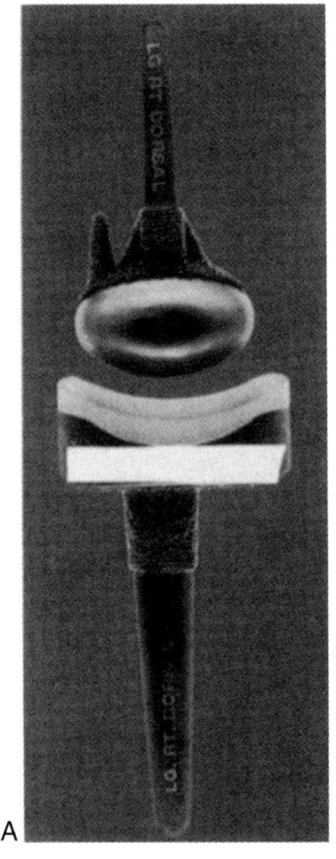

A

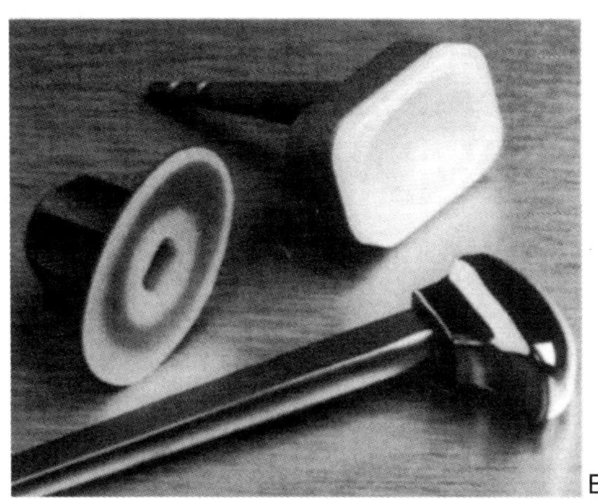

B

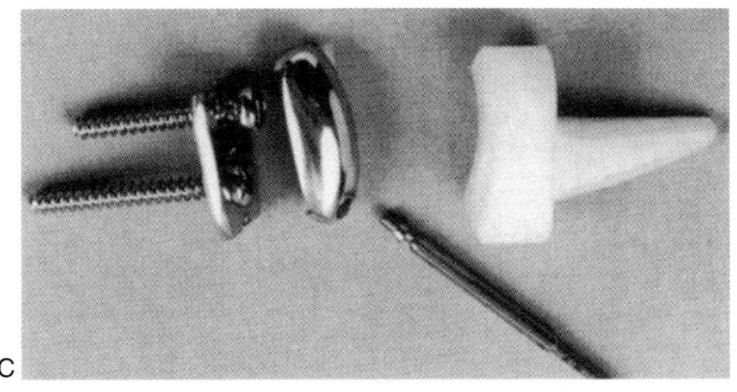

C

图 27-7　(A)双轴腕关节假体。假体柄表面有多孔涂层。近端关节面向尺侧和掌侧偏斜。设计的远端关节面用于插入第三掌骨并将一个栓钉插入小多角骨。(B)Clayton-Ferlic-Volz 假体。在近端组件上使用了不同大小的垫片,假体上有一个椭圆形组件,远端为凹面的带金属衬的聚乙烯组件。(C)Guepar 腕关节假体。远端组件为椭圆形金属件,用螺钉固定在示指和第 3 掌骨上。近端为聚乙烯组件,偏斜角度类似于双轴设计,是一个无金属衬的聚乙烯组件。

的位置。不能到达掌骨头终点则意味着在掌骨体上可能已经有了穿孔。一旦确定,就要用尖锥、扩孔器及电钻逐渐扩大骨髓腔,直至可以容纳假体柄(见图 27-8F)。用尖锥在小多角骨或第 2 掌骨上单另打一个孔,以便安置假体基部的小螺栓。用扩孔锉对孔的内外边缘进行铣磨,以便放置假体基部的翼,并要仔细调整,使假体松紧合适。仔细调整远端组件的方位使其位于与手的平面相平行的平面上,避免发生任何旋转。然后插入远端试用组件,如果假体的放置令人满意,则将注意力转向桡骨的髓腔上。试用假体安放好后,若无小多角骨螺栓则不必对远端骨进行进一步操作。此时,必须把髓腔直径扩大 1 mm,以接受多孔涂层柄的尺寸增加。长的腕掌关节下皮质的基底都可能需要扩大。用 Swanson 钻孔器和刮器轻轻地侧向刮除髓腔中的骨,以增强骨水泥的固定作用。

移去远端的试用假体,把注意力转向桡骨近端。从桡骨骨髓腔中央部开始用尖锥打出一条管腔。然后插入桡骨扩孔器,用锤子击打髓腔中的骨,但不要丢弃这些骨。开始用小扩孔器,之后逐步将扩孔器加大到适当尺寸,这样做容易操作。放置扩孔器时要使其

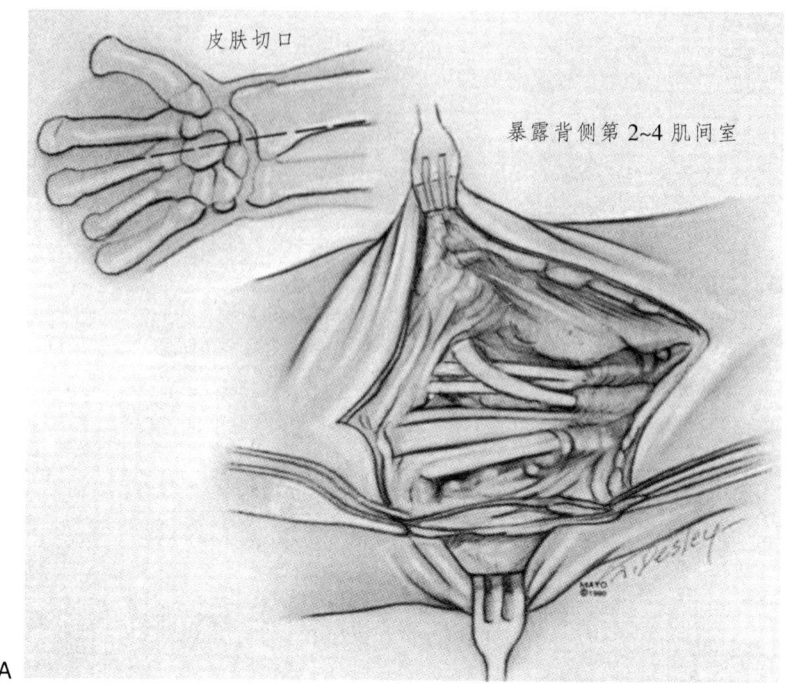

A

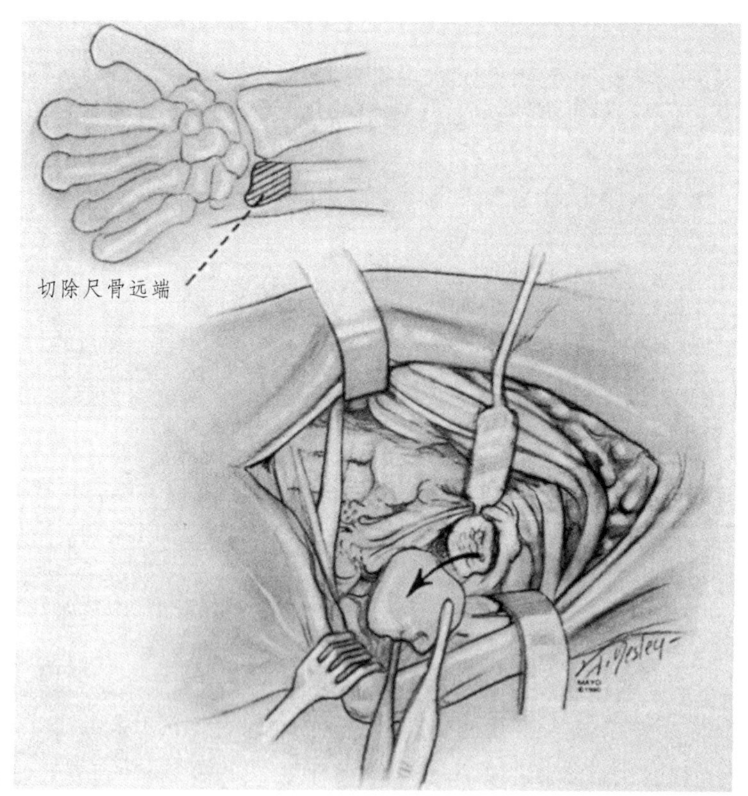

B

图 27–8 (A)通过背部支持带上的纵向切口显露第 2~4 肌间室。(B)骨膜下显露后,在乙状切迹水平或桡骨横向切除水平的近端切除足够的尺骨远端。(待续)

横断面与桡骨的横断面相平行。一般情况下,当扩孔器到达髓腔近端时能够自我对中方向,除非髓腔异常大(见图 27–8G)。

插入试用假体的近端组件,修整桡骨端头使其平坦而紧密地接触到假体装置。然后插入试用假体远端组件,在被动活动范围内活动腕部以测试张力

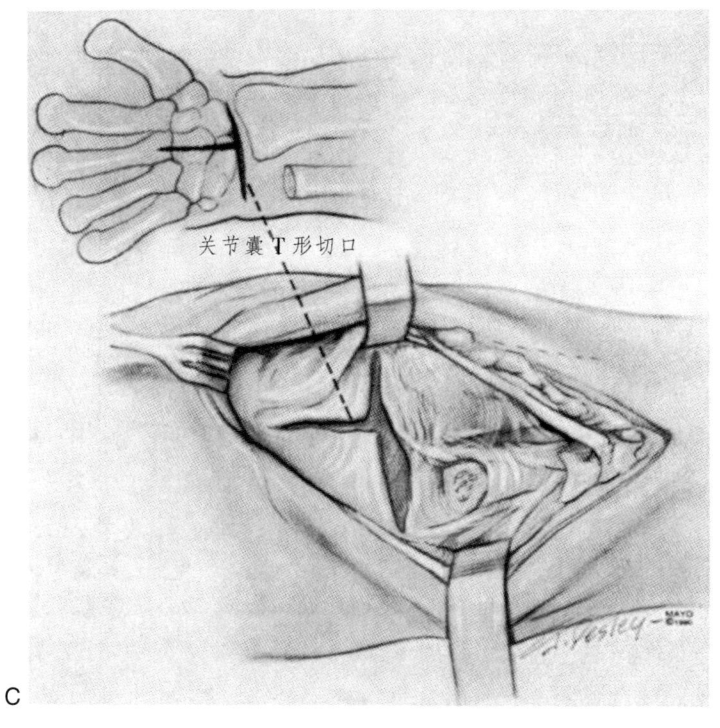

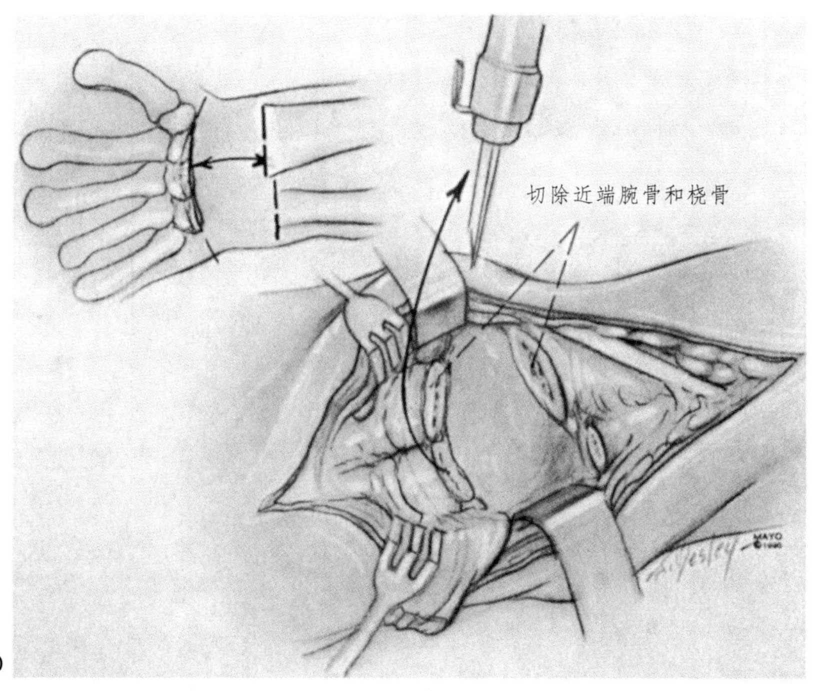

图 27–8(续)　(C)通过锐利分离解剖从远端牵起 T 形关节囊切口，保留滑膜以备稍后的假体封闭所需。(D) 切除足够的腕骨，以便给假体的安装留出适当的空间。如果有骨贮备，最好使远排腕骨的远端部分保持。(待续)

大小。试用假体要比正式假体稍稍松些，因为正式假体有多孔涂层表面和一个稍微厚的聚乙烯支承面。张力理想或适中时，复位后假体大约能分离1 mm。如果刚刚能放置关节假体，没有任何分离，那么张力就过大了(见图 27–8H)。如果远端组件的分离能超出近端组件两侧的聚乙烯远端边缘，则认为假体安装得松了。如果太紧，就要从桡骨上多截去一些骨。如果太松，就要更多的关注关节囊的重建，而且需要更长时间的制动。最好不要通过组件的不完全紧密接触来增加张力。此时可能需要拍摄 X 线片来评估这

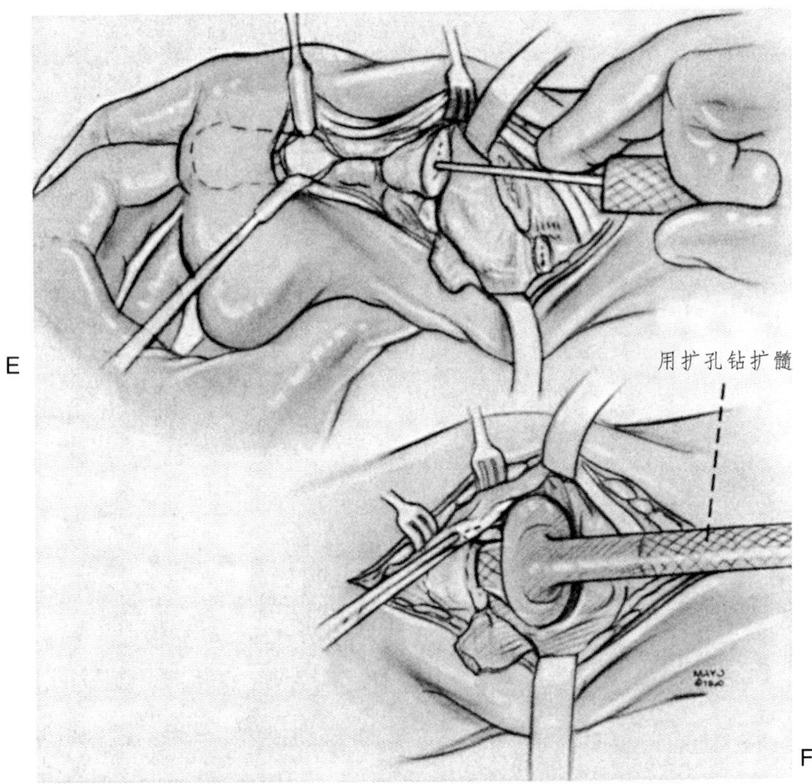

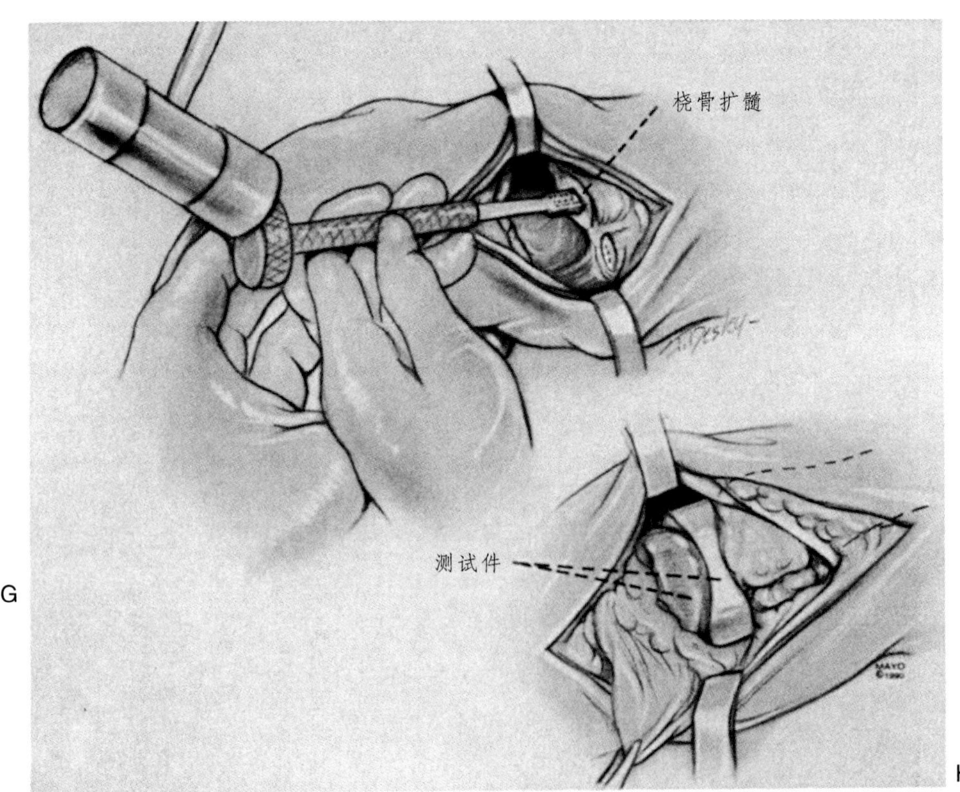

图 27-8(续) (E)沿第三掌骨顺骨膜延长切口,用 Hohmann 牵引器显露第三掌骨,可按其骨髓腔的识别和扩髓更加容易。(F)可以用冲击器扩出适当的形状以便安置远端组件,但通常情况下,还必须用咬骨钳和骨锉去除一些骨质。(G)冲击近端髓腔内骨质而不要去除,以增加不用骨水泥固定的可能性。(H)牵拉手部,以确定腕部的应力大小。牵动远端组件不要超过近端组件的聚乙烯边缘。(待续)

些组件的位置和对线情况。

然后决定是否用甲基丙烯酸甲酯骨水泥来增强固定。除了那些术前骨髓腔内就有植入物或骨质过分疏松的病例以外，在所有情况下近端组件都不需要骨水泥固定，并且由于使用骨水泥会出现过大的应力屏蔽和桡骨远端的再吸收，因此骨水泥是不可取的。远端组件几乎都要用骨水泥固定。对于骨贮备和骨硬度良好的患者来说，这是没必要的。

以标准方式混合甲基丙烯酸甲酯骨水泥（半份就足够了）。骨水泥里可能要掺入 1 mL 亚甲基蓝，以便于后期翻修时辨认。3~4 分钟后，将上述骨水泥放入一只 12 mL 的塑料注射器中，注射器的尖端已用尖锥或直的止血钳进行了加宽。需要用一个金属的注射架（可以从标准的玻璃注射器中获得），以便在向骨髓腔中注射骨水泥时提供足够的压力（见图 27-8I）。在注入液态骨水泥之前，在第 3 掌骨骨髓腔的远端加压塞入少量的松质骨，用作填塞物。填塞好之后应再插入掌骨髓针或试用假体，以确认桡骨柄能顺利穿过。在远端注射入 2~4 mL 的骨水泥，并将假体压实（见图 27-8J）。消除多余的骨水泥，让里面的骨水泥凝固，对掌骨组件从远端

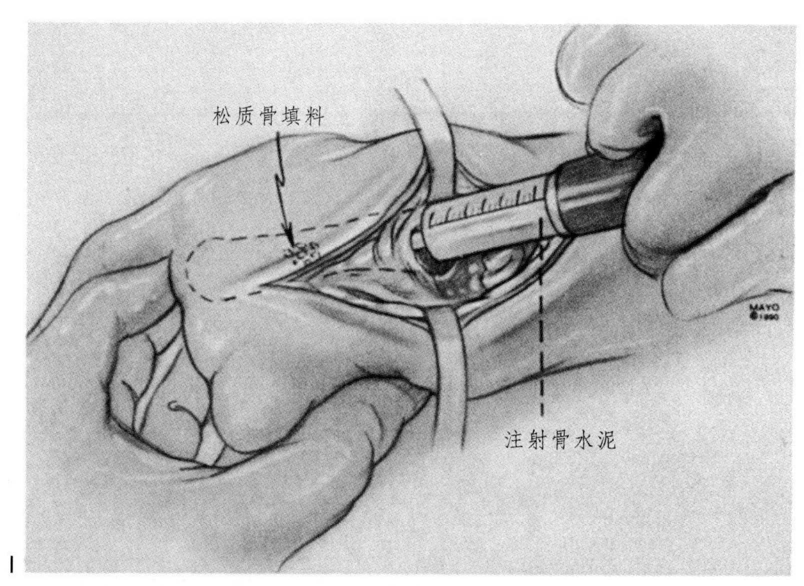

I

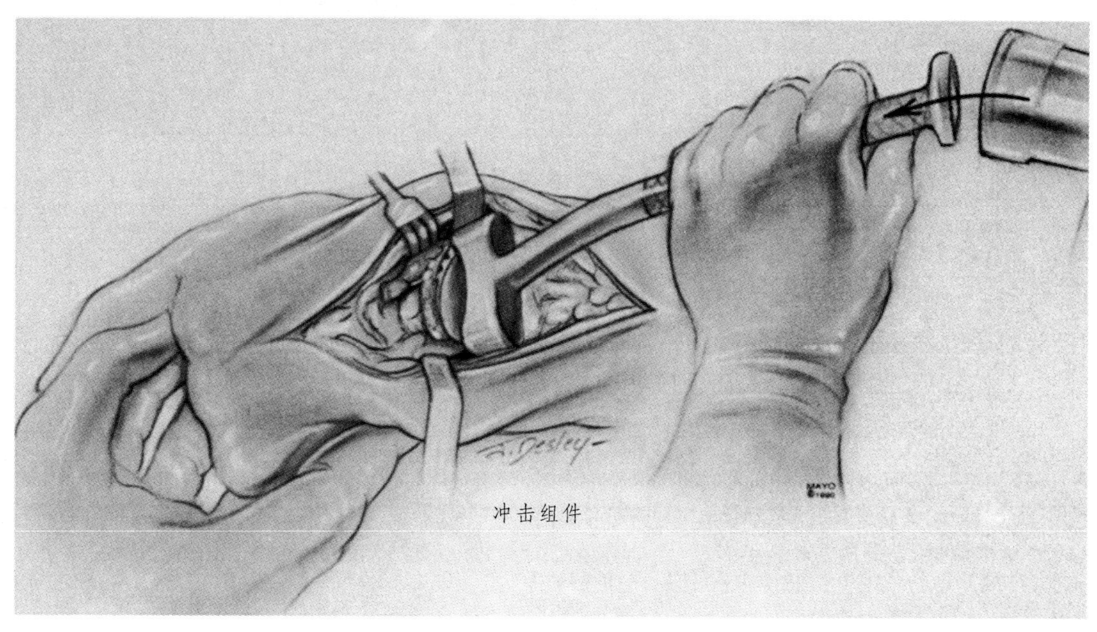

J

图 27-8（续）（I）可以用松质量作为骨拴填塞至掌骨中间。在半液态下加压注入骨水泥。（J）冲击远端组件使其更加牢固，去除溢出的骨水泥。（待续）

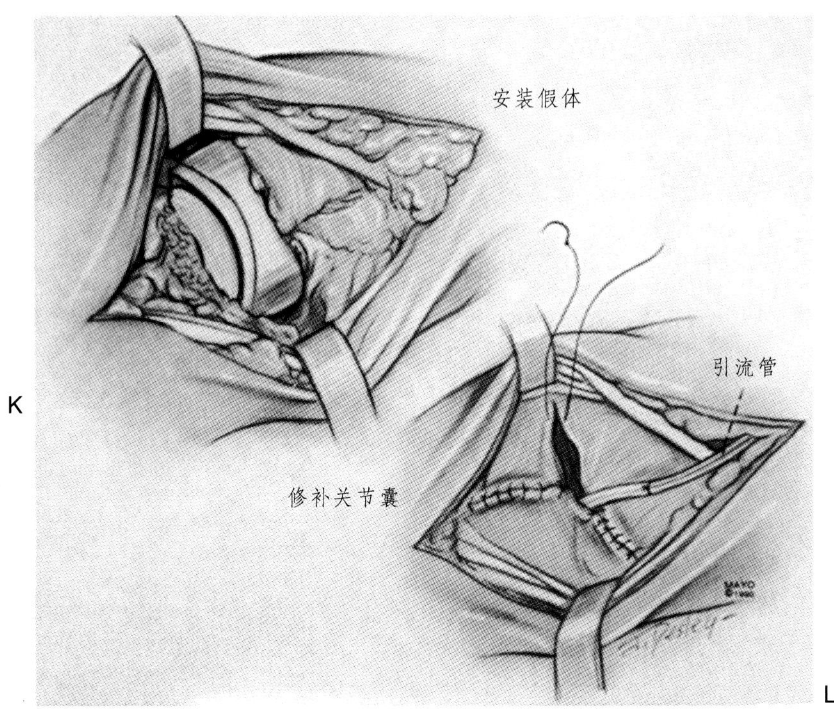

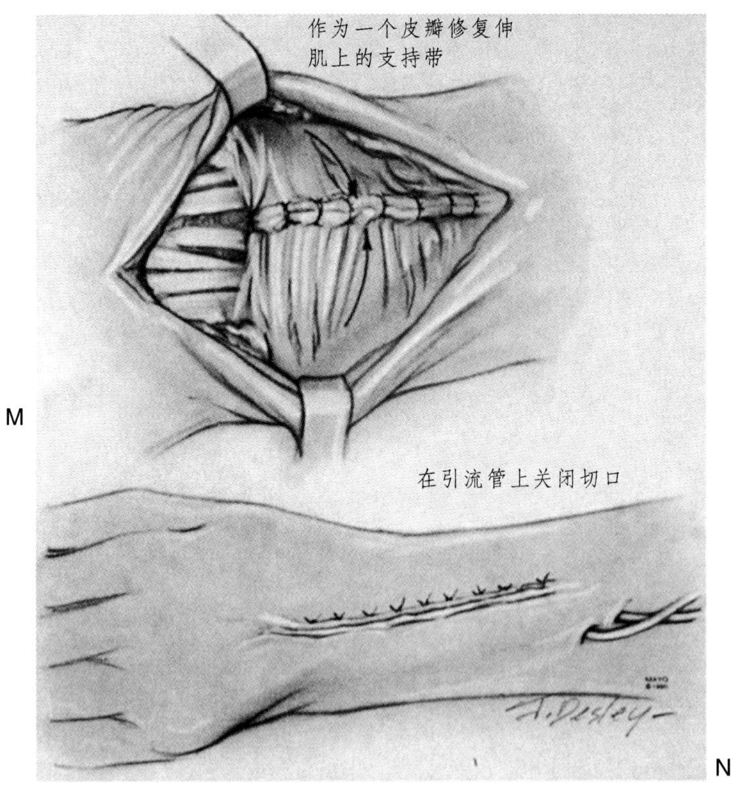

图 27-8(续) (K)近端组分安置好后，对腕关节进行活动范围测试，去除妨碍活动的邻近骨质。(L)关节囊的修复很重要。应在骨质引流管处通过间断缝合修复关节囊。(M)第 2~4 背侧肌间室上单层闭合支持带组织。支持带的修复很重要，这样才能在腕关节掌屈过程中防止肌腱在假体的掌侧发生半脱位。(N)设置第二个皮下引流管，并应用长臂加压敷料。(By permission of Mayo Foundation.)

压保持加压。然后嵌入桡骨组件并复位假体。

测试张力后,要记录在手术记录上,以便于术后处理。检查被动活动范围有无骨间撞击,当桡骨组件紧靠腕骨尺侧残留骨,使各组件分离时,尺偏位通常会观察到撞击(见图 27-8K)。所有导致撞击发生的骨都要切除。做 X 线片检查,以确保定位正确并排除骨水泥外溢。

将三角形筋膜瓣覆盖在假体上,并将引流管周围组织彼此缝合,然后缝合到关节囊残端或桡骨近端的钻孔上(见图 27-8L)。

然后指导助手使用器具将尺骨推向掌侧方向,将关节囊骨膜组织牢固地覆盖在尺骨远端的截骨残端上,并将其缝合在桡侧关节囊缘上。用坚韧的(2-0 或 1-0)聚乙二醇缝合线进行这项修复,术后通常允许使用短臂石膏托固定。此前掀起的伸肌支持带筋膜瓣,作为第 2、3、4 背侧肌间室上的公用层相互缝合在一起(见图 27-8M)。在负压引流管上关闭皮肤及皮下组织,并在石膏夹板固定下进行长臂加压敷裹(见图 27-8N)。

肘关节屈曲 90°,前臂置于旋后位。腕关节位置不固定。应避免过度(超过 30°)背伸。如果感觉腕关节被动屈曲和伸直时协调平衡,那么采用 10°背伸位。如果休息位张力限制了掌屈,则首选掌屈位,反之亦然。腕关节通常放置于自然的桡偏和尺偏位。

作为一种替换远端髓腔内骨水泥固定的方法,Van Leeuwen 描述了采用小号假体组件非骨水泥固定方法[48]。采用该技术时,绝大部分头状骨被保留,并插入一个小的远端组件,使其尖端刚好穿过腕掌关节的软骨下骨。因此,Van Leeuwen 是采用坚韧的软骨下骨来进行远端固定,采用完整无损的腕骨来进行近端固定,以便尽量减少远端组件柄的背侧破裂或远端组件穿过掌骨的滑移。没有使用骨水泥(图 27-9)。手术结果令人满意(见下文),因此笔者已对年轻患者采用了该项技术。Trail 也采用过该技术,但因擅自用了一个尺寸更大的近端组件而造成组件失配(Trail,Wrightington,England,2001 年 8 月:个人通讯)。我对这项改良尚没有经验。

术后护理

手术后 2~4 天,去除外敷料,用长臂石膏夹板维持固定位置。2 周后,拆除石膏夹板和缝合线,并根据假体配装的张力情况采取不同的处理方法。

配装松弛:用短臂石膏固定 6 周,然后再执行配装合适情况下所描述的活动计划。

配装过紧:不需要任何预先的石膏固定,可按配装合适所述开始活动。如果测试表明过紧的配装在术后 2 周时已经松动,石膏的佩戴同配装合适情况下一样。

配装合适:手术后 2 周,患者应能进行 30°的屈曲和 30°的背伸活动,而当不用支撑时,该活动可迅速增加到超出这一范围,因此,要用短臂石膏固定 2 周以上。手术后 4 周时,去除石膏,制作一个休息位夹板将腕关节支持在 10°~20°伸屈和中立桡尺偏位。指导患者进行轻度的主动活动范围锻炼和等长增强肌力的技巧训练。手术后 6 周时可在无夹板固定的情况下,开始腕关节的独立功能活动,到术后 12 周时患者可以进行腕关节的自由活动。

手术的目标是减缓疼痛,并使腕关节能在 60°的屈伸活动范围内进行平衡的活动。过度活动会导致假体不平衡、半脱位和松动,所以应加以避免。鼓励患者凭借常识来限制活动范围(见上文有关适应证和禁忌证的描述)[12]。

疗效及并发症

由于这些假体装置的应用相对有限,因此有关全腕关节成形术文献中发表的结果很少。目前只有关于双轴腕关节假体的长期结果和通用假体的早期数据可供参考[1,12]。下面的数据总结了文献中报道的使用最广泛的假体装置的总体临床功能和并发症以及笔者对这些表现的阐述。

Swanson 硅胶腕关节成形术

总的来说,硅胶关节成形术能够缓解疼痛,并恢复某些运动功能。但后期会出现假体下沉至髓腔内或假体断裂等失败。Simmen 和 Gschwend 认为,该手术很有价值,但其仅适用于非活动期关节炎和韧带良好的患者[40]。Brase 和 Millender 在早期研究之后对 21 例患者进行了数年的随访,发现其效果随着时间推移呈进行性恶化[8,22]。6 个月到 5 年随访期间,假体断裂率为 8%,5 年之后的断裂率达 20%。这两组研究人员都注意到,假体断裂伴有疼痛,多发生于超过其活动范围的患者。假体断裂伴有疼病的患者中一半以上需行翻修手术。

相比之下,Comstock 及其同事在对植入硅胶性腕关节假体进行的平均 6 年的随访中发现,假体断裂率

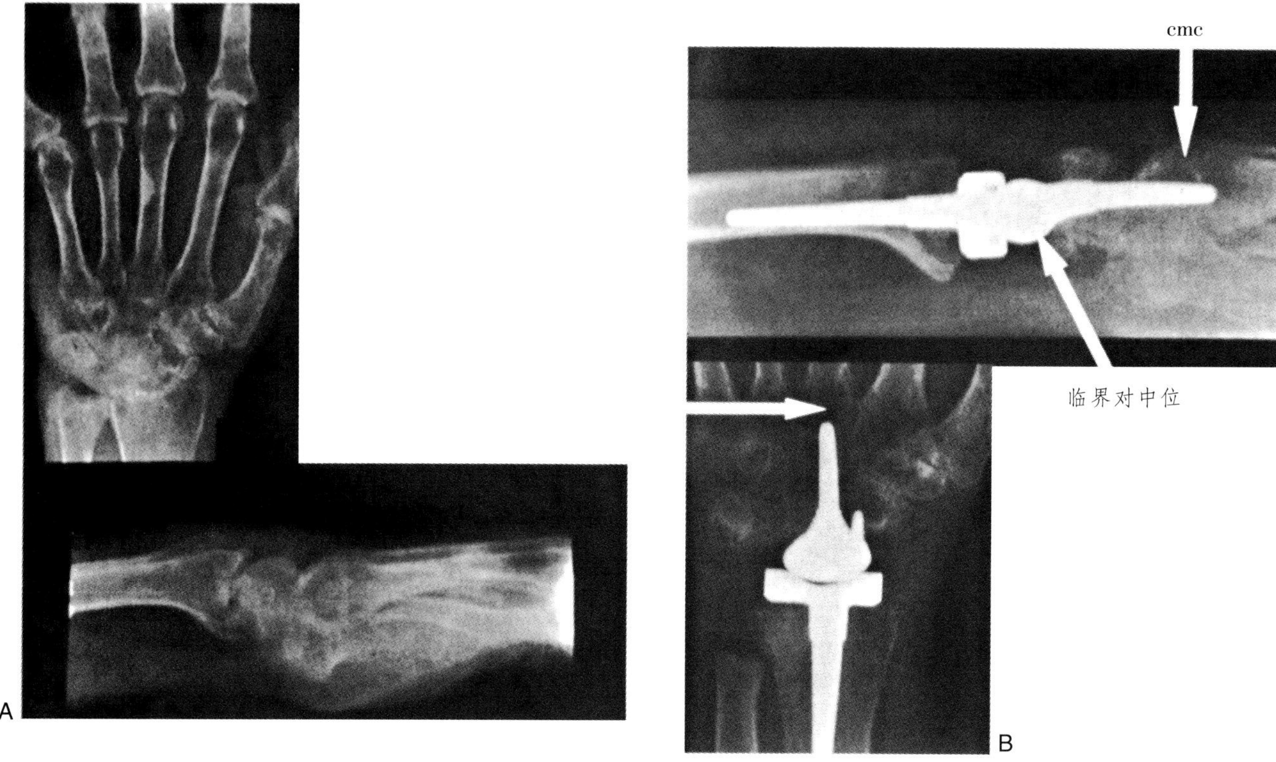

图 27-9 严重类风湿性受累的腕关节(A)。掌骨近端基部未做远端固定也未使用骨水泥(B)。

为65%[13]。他们与其他人一样,也同样注意到假体下沉率较高且治疗效果随时间推移而恶化[16]。虽然不同的研究病例系列所报道的结果稍有不同，但一般来说，可达到25°的背伸和25°掌屈,同时有5°的桡偏和15°的尺偏。曾观察到假体柄周围有一定程度的侵蚀。正像前面所提到的,该假体装置现在一般已不使用了[15]。

Meuli腕关节假体

Meuli腕关节假体，包括其最初的可弯曲Protasul柄和其后的可偏移柄设计,其应用表明,该假体在早期减轻疼痛和提供更好活动范围方面具有显著的改善[29]。然而,该假体仍然存在两大问题,并导致再次手术率在5年后预期将达到近35%[14]。该假体20多年发展的经验证实,随着时间的推移其并发症和失败率均有所增加。早期的问题包括半脱位,通常可通过石膏固定来处理。然而,不平衡的问题不通过手术是无法矫正的，并且不平衡问题随着时间的延长而愈加突出。后期并发症包括远端组件松动及随后远端组件滑移进入腕管从而对肌腱和正中神经引起刺激,因而需要翻修,或更常见的是将假体去除。过度聚乙烯磨损与反应性滑膜炎一直是这种假体在后期的严重偶发性并发症。目前的Meuli腕关节假体已经过广泛改良，以期解决这些问题。最初的设计已不再使用(HC Meuli,个人通讯)[37]。

Volz腕关节假体

Volz假体具有更强“半限制性”的关节面。这导致了松动率的降低,但是由于接触面积较小,这种“跷跷板”效应使严重的平衡问题依然存在。脱位是一个问题,但远端组件松动却明显减少[6,16,42]。因为有平衡问题,尽管Volz假体有许多可以接受的远期疗效,但其还是被抛弃了,人们更喜欢选择现代假体,因为它们有更宽的椭圆形关节面。

三球面全腕关节成形术

该假体是目前有效应用的唯一具有固定关节的装置。铰链的固有约束作用限制了畸形的发生,并防止了脱位的发生，但固有约束作用会增加骨床-骨水泥界面失效的概率。然而一些报道表明其临床功能非常令人满意且很少有并发症[19]。也曾发生过一些假体松动和下沉现象,但不足以达到需要进行翻修的程度(图27-10)[1,20]。

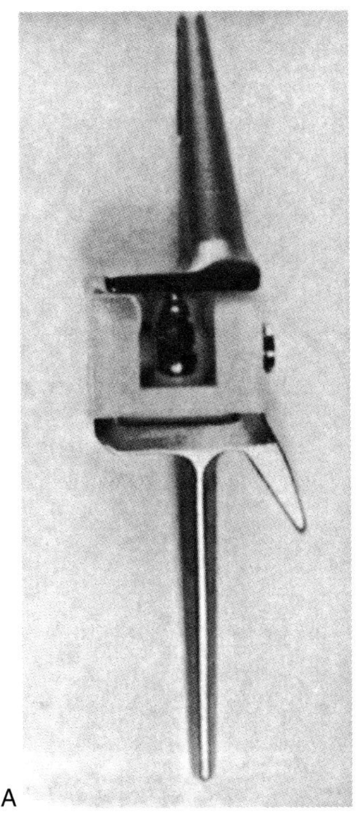
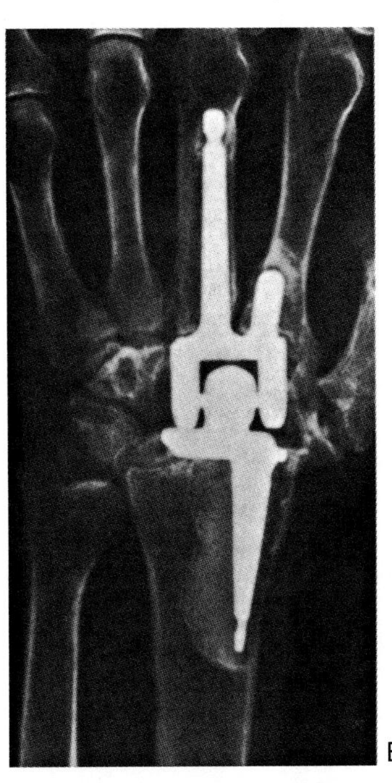
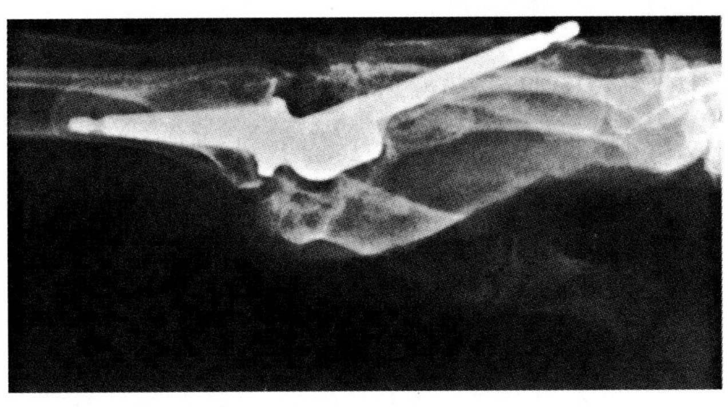

图 27-10 三球面全腕关节装置。(A)该装置是半限制性的,有一个中央轴栓。(B,C)假体植入 12 年后患者的前后位及侧位 X 线片。患者的活动度极小,但只有轻微的疼痛,且远端组件进行性松动,不过在过去的数年中仍保持稳定。

双轴和通用腕关节假体

最新一代腕关节假体都有更阔的椭圆形关节面,其使用效果令人满意,但例数有限[12,15,28]。远端组件松动是双轴假体的主要问题,平均随访 6.5 年的患者中约有 20%发生远端松动。

通用腕关节假体的主要问题是半脱位,发生率约为 15%。双轴和通用腕关节假体关节成形术均能达到无痛的生理活动范围[12,15,23,28]。

新的假体设计

通用腕关节假体的远端组件采用螺钉固定非常成功,未见一例发生松动(图 27-11)。同样,据 Van Leeuwen 报道,在术后随访 2~8 年的 185 例植入假体中仅有 3 例发生了远端松动[48]。目前已对双轴和通用腕关节假体进行了改进设计(Brian Adams,2001 年 6 月,个人通讯),试图提高稳定性和固定能力。两种新的装置正在由 Hubach(图 27-12A)和Cooney(图 27-12B 和 C)进行研制。

最新的设计理念是在腕骨内而不是掌骨内进行远端组件的螺钉固定,同时联合行正规的腕骨间融合。很多外科医师认为,如果假体柄穿过腕掌关节,则应通过手术进行腕掌关节的融合[1,37]。显然,只要能为这种装置提供关节界面和具有精密定位装置的模块化组件,就可以应用最初的或经过改良的这项技术。

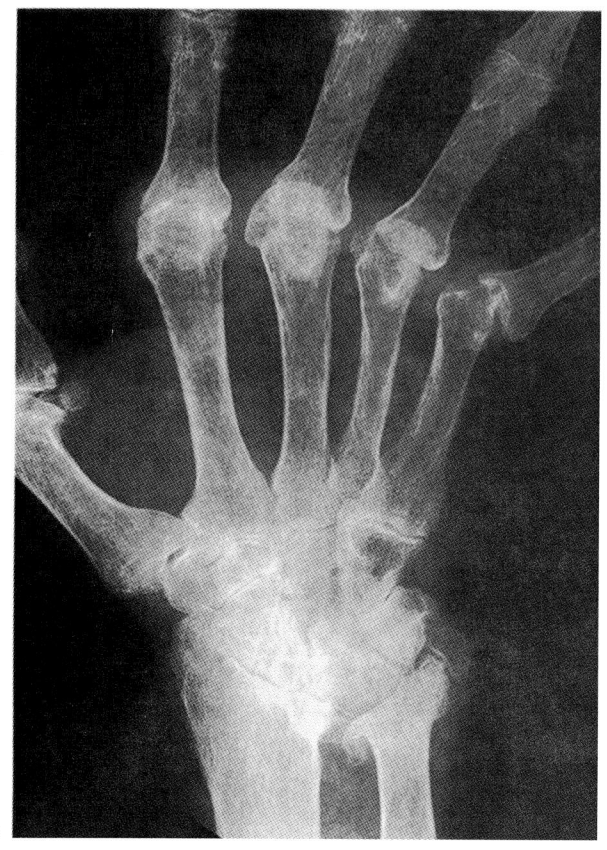

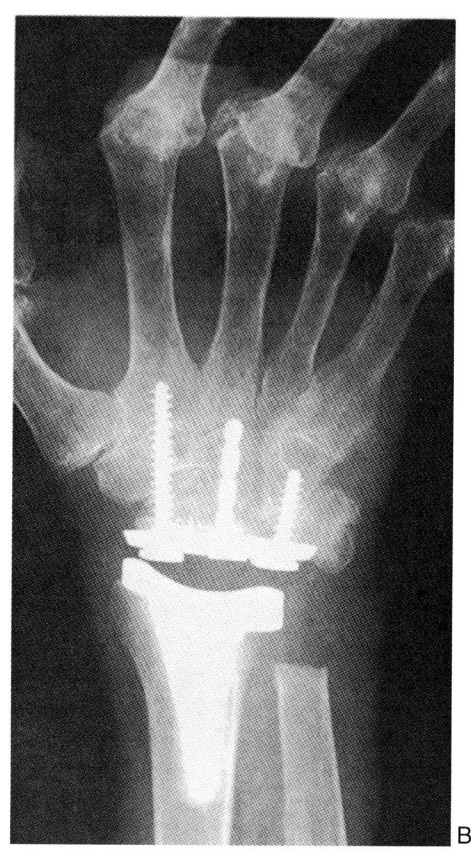

图 27-11 出现塌陷的严重类风湿性腕关节炎(A)。临床试验证实,掌骨内远端螺钉固定术相当成功(B)。

桡骨组件的固定不是问题,但假体的大小和形状应更加符合解剖学要求。

翻修和补救方法

全腕关节成形术作为一种重建手术，需要考虑的一个重要因素是,手术一旦失败是否还有补救办法。经验表明,全腕关节成形术可通过以下三种方法补救:

1. 取出假体并用管型固定,有时可插入一个间隔装置以形成“假关节”;
2. 切除并融合腕关节;
3. 放置标准的或定制的新假体进行翻修。

在翻修手术中,几个技术要点是很重要的。装置周围的囊壁很厚,因此必须广泛切除或松解以便让腕关节屈曲,使假体脱位后取出。如果只有一个组件(远端)需要翻修,仍有必要去除近端组件以便为新组件的插入提供充分的显露。

在去除骨水泥假体时,用一把锐利的骨凿分离桡骨和(或)第三掌骨的背侧皮质,再撬开皮层呈打开书样,会很有帮助;然后将组件及骨水泥套作为一体分离开(图 27-13)。如果要进行移植翻修手术,最好取出组件和柄,再用锉慢慢去除骨水泥。

如果患者有严重骨质疏松,或去除组件后有多处骨折,就要简单地闭合假体假性关节囊。如果情况允许,可放置硅胶腕关节置换假体作为间隔。手术后,用石膏将腕关节固定在中间位上 8 周，再用夹板固定 6 周。这样一般即可形成一个稳定的无痛假关节,但力量会明显降低(图 27-14)。

如果骨贮备尚好，但患者不适应行关节成形术的翻修术,则应进行关节固定术。通常要将髂骨皮质骨以恰当方式植入桡骨的髓腔内和掌骨的基底部(见图 27-15)。有报道用同种异体的股骨头移植加髓内针固定[9]。

对于远端组件松动的患者,可行翻修手术,并能成功地用标准的组件进行置换[18,38]。不过,翻修新的关节成形术一般要用多分叉或长柄的组件来完成(见图 27-4)。要使植入物稳定,必须在已经减弱的第三掌骨部位以及两旁用骨水泥固定(图 27-16 和图 27-17)。

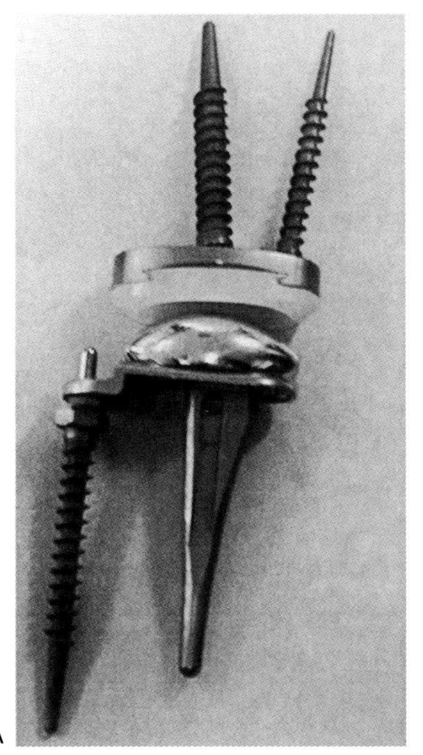

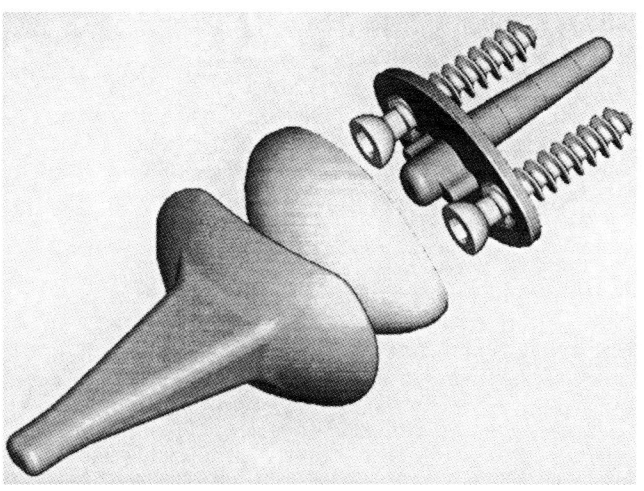

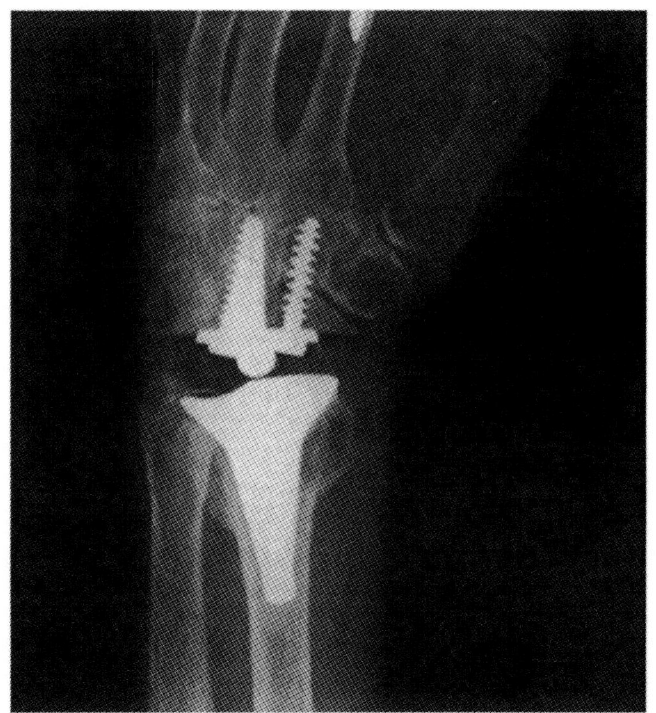

图 27-12　新型设计的特点是在尺骨以及桡骨远端进行固定(A)。可供选择方法是远端螺钉固定并在中间植入聚乙烯组件(B)。已被证实其在短期内非常有效(C)。(待续)

作者的建议

我喜欢采用双轴全腕关节置换术。远端组件用螺钉固定或有限穿透掌骨的技术(Van Leeuwen 技术)看起来很成功且合乎逻辑。腕关节成形术与固定术在概念上的争议仍然存在[47]。对存在功能障碍伴疼痛的腕关节病患者建议行外科手术治疗时，下面介绍的几种

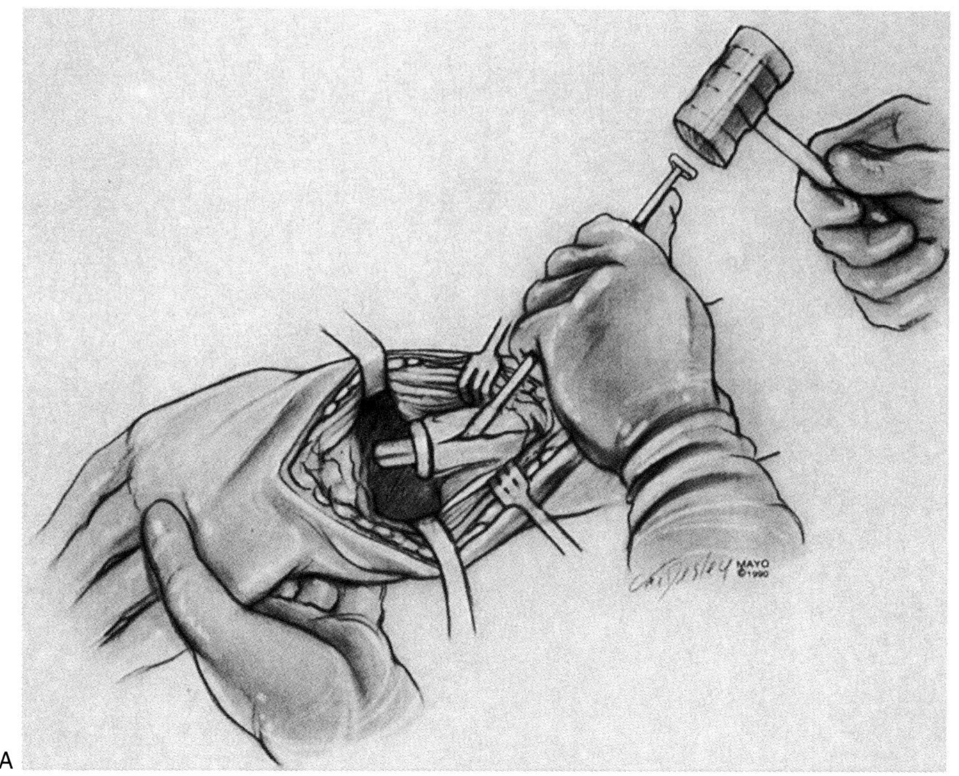

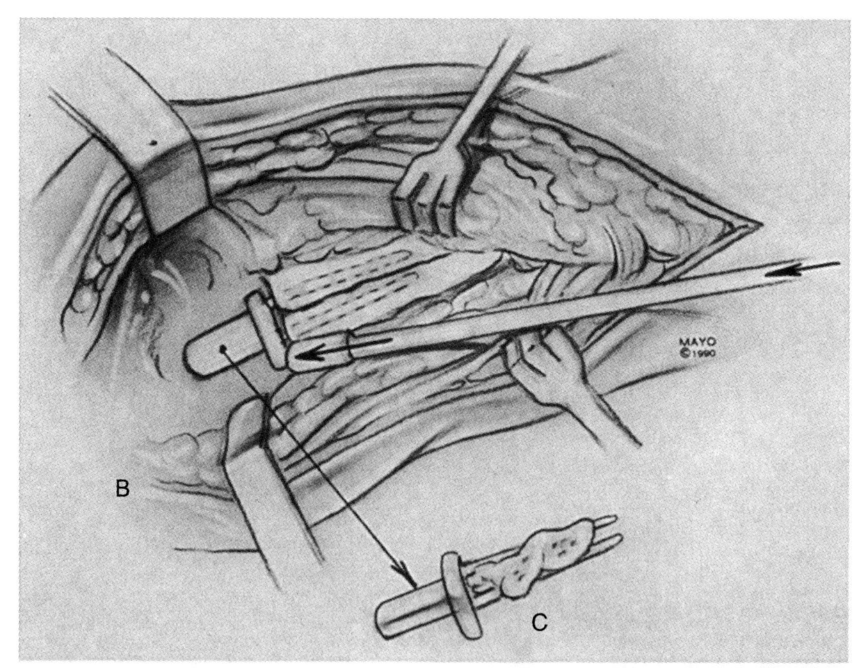

图 27-13 (A)用骨凿从近端至远端分离开桡骨的背侧皮质。(B,C)背部皮层分离开后,桡骨就像一本书一样可以自由地打开,用撞击器及槌子将该组件及其骨水泥套从髓腔里打出。这就留下一圈容易稳定的皮质骨,为关节融合提供支持。

手术方法可供选择。

可进行关节固定术,其与关节成形术的发病率和恢复期相同[7]。该手术是永久性的,能够解除疼痛。但其后不能再次手术。所有活动能力均丧失,但手指功能会得到加强。进行某些日常活动可能会有困难,比如将手深入狭窄的地方或橱柜里以及照料个人卫生问题。

关节成形术可提供一定的功能活动范围能力并

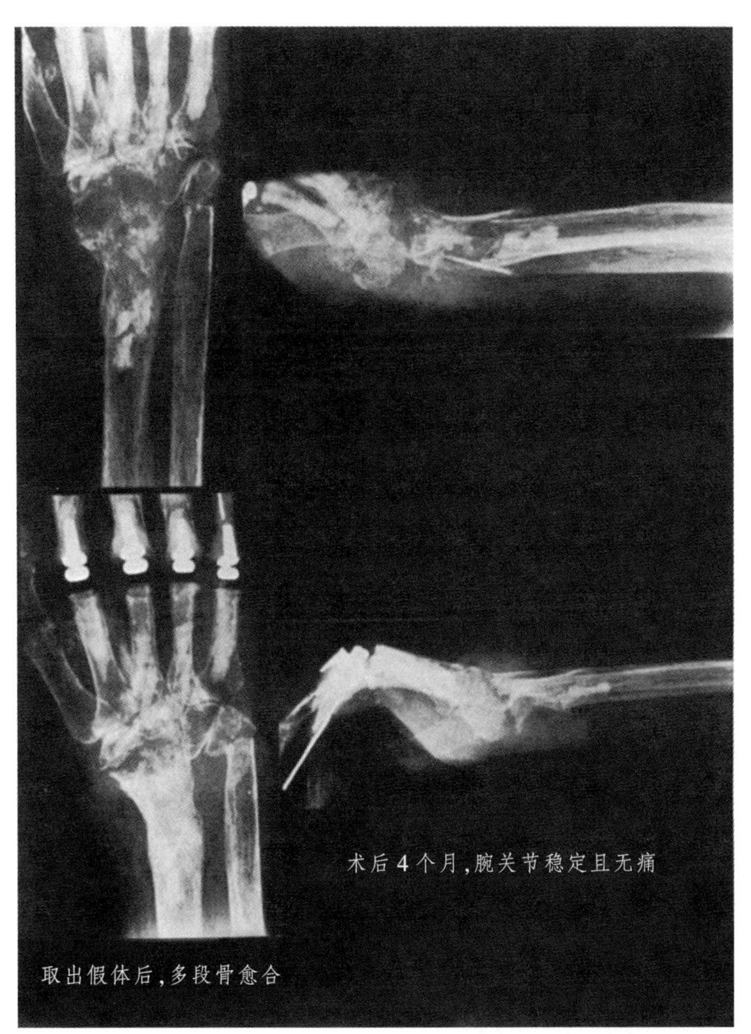

图 27-14　去除假体后即刻的前后位和侧位 X 线片，可见该易碎骨有多段骨折（上图）。石膏管形固定 4 个月后，患者形成了稳定的无痛假关节（下图）。

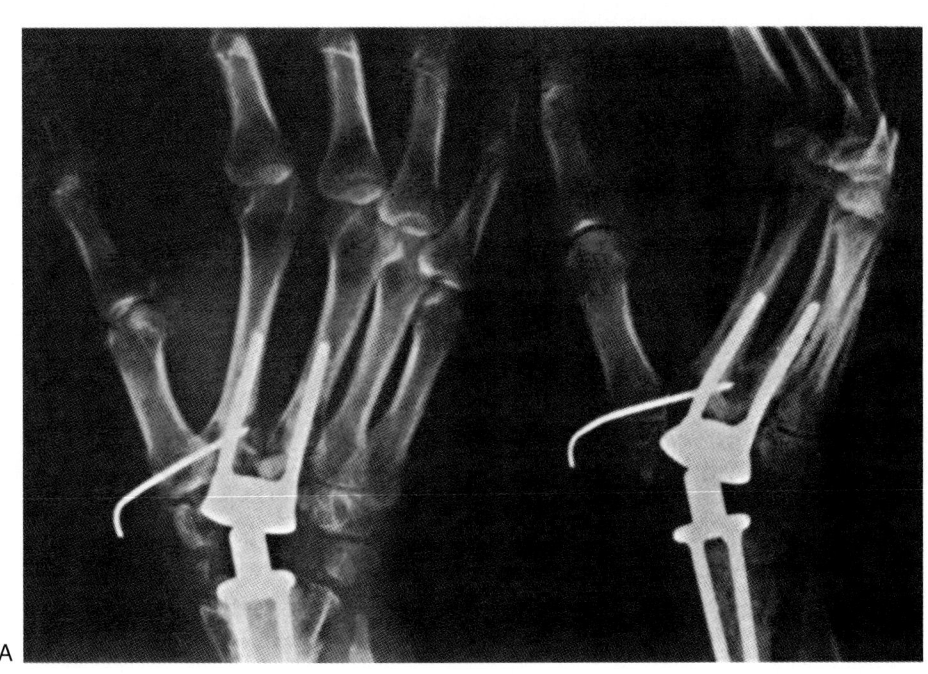

图 27-15　全腕关节成形术 5 年后拇指的重建。(A) 克氏针和植入物受感染。（待续）

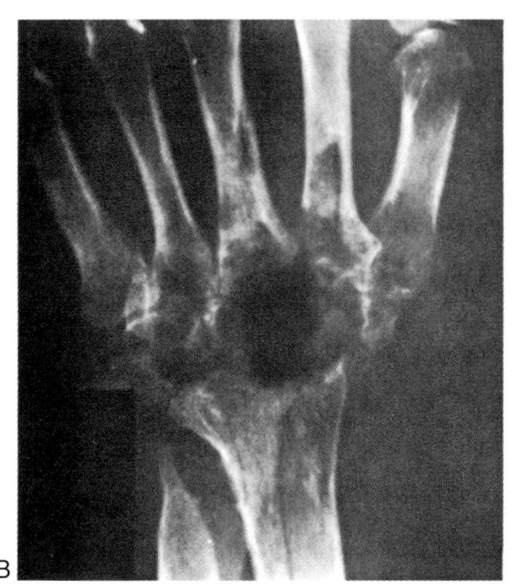

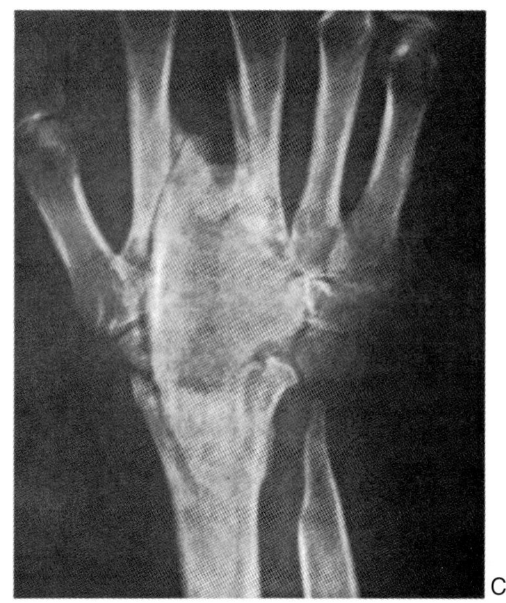

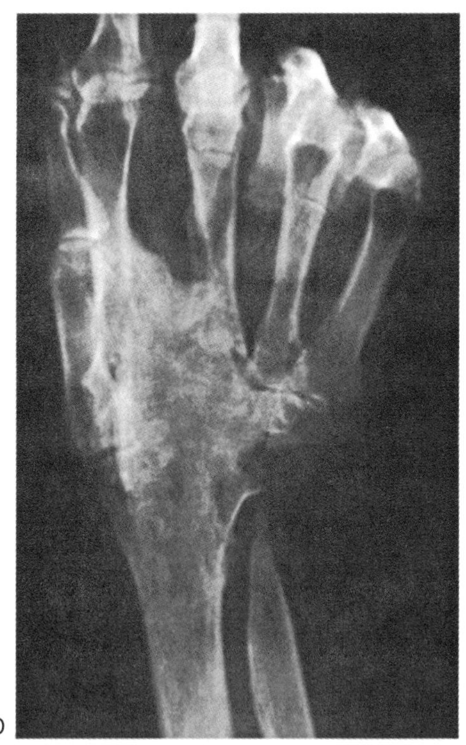

图 27-15(续) (B)去除假体后,保留骨干。(C)用大块的皮质网状体髂骨植骨。(D)移植后1年融合成功。

能恢复一定的腕部长度。关节成形术在腕关节背伸时可通过手指自动屈曲提高肌力和功能。在术后5年中,有20%的概率需行翻修术,更长期的疗效现在尚不明确。如果手术失败,一般可采用融合术来挽救,但手术往往较为困难,并可能需要行髂骨嵴骨移植。

如果患者理解上述事实,希望行关节成形术"赌一把"以期保留活动能力,我认为最适合行腕关节成形术。毫无疑问,全腕关节成形术的最好结果远远优于腕关节固定术,因此,对于一侧腕关节成形术取得成功的患者,说明其另一侧腕关节行融合术一般是不可能的。

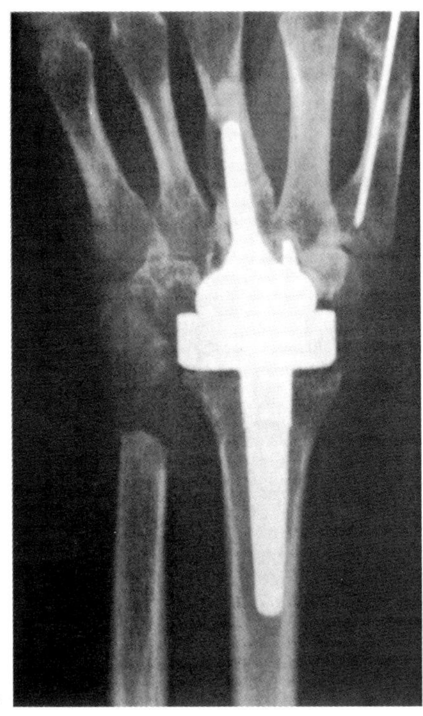

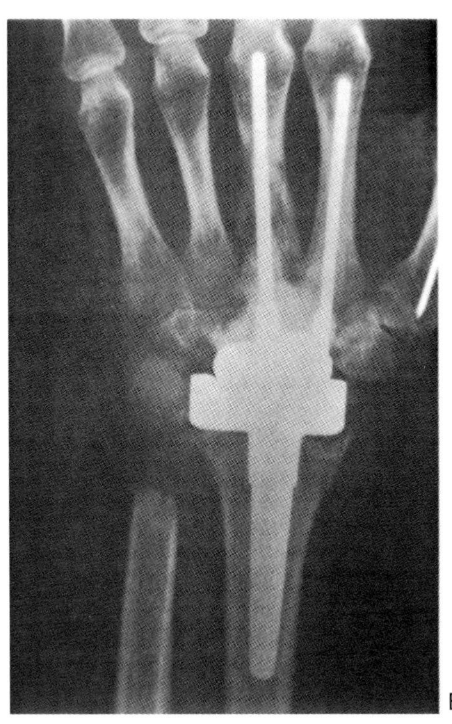

图 27-16　(A)双轴假体植入 2 年后，掌骨柄部发生松动伴囊性骨侵蚀。(B)采用两分叉组件进行了翻修，手术后 4 年仍成功地维持固定。

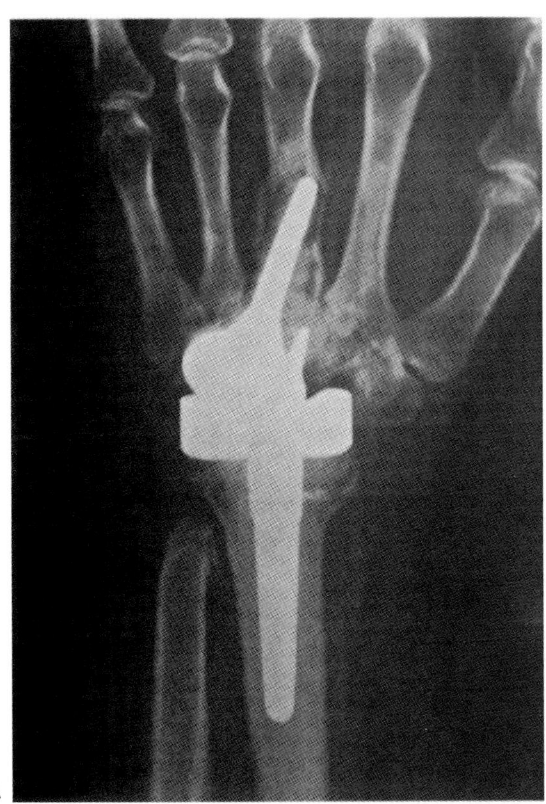

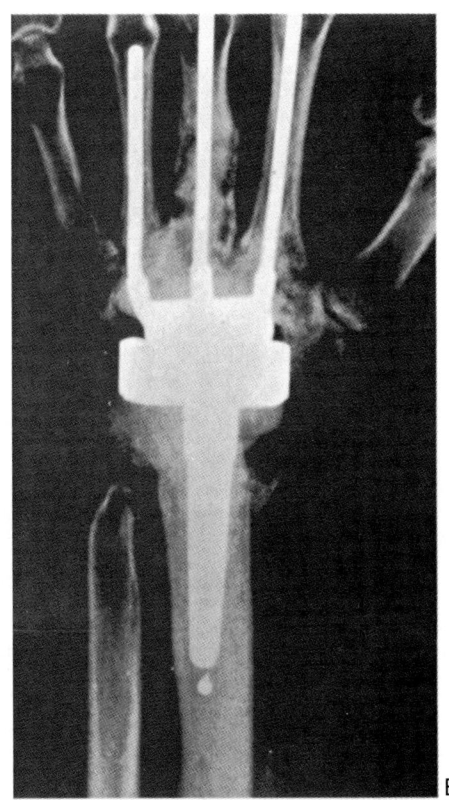

图 27-17　(A)一名年轻的类风湿患者跌倒后中指掌骨骨折，掌骨组件发生松动，但拒绝行融合术。(B)该患者用定制的三分叉远端组件进行翻修后 4 年一直无症状。

(张建兵 译　李世民 校)

参考文献

1. Adams B: Total Wrist Arthrodesis: Universal total wrist arthroplasty. Presented at the Annual Meeting of the American Society for Surgery of the Hand, Baltimore, October 2001.
2. Beckenbaugh RD: Total joint arthroplasty: The wrist. Mayo Clin Proc 54:513, 1979.
3. Beckenbaugh RD: Implant arthroplasty in the rheumatoid hand and wrist: Current state of the art in the United States. J Hand Surg 8:676, 1983.
4. Beckenbaugh RD, Brown ML: Early experience with biaxial total wrist arthroplasty. Presented at the Annual Meeting of the American Society for Surgery of the Hand, Toronto, September 1990.
5. Beckenbaugh RD, Linscheid RL: Arthroplasty in the hand and wrist. *In* Green DP (ed): Surgery of the Hand, 2nd ed. New York, Churchill Livingstone, 1988, p 202.
6. Bosco JA III, Bynum DK, Bowers WH: Long-term outcome of Volz total wrist arthroplasties. J Arthroplasty 9:25, 1994.
7. Bracey DJ, McMurtry RY, Wallow D: Arthrodesis of the wrist using the AO technique. Orthop Rev 9:65, 1980.
8. Brase DW, Millender LH: Failure of silicone rubber wrist arthroplasty in rheumatoid arthritis. J Hand Surg 11A:175, 1989.
9. Carlson JR, Simmons BP: Wrist arthrodesis after failed wrist implant arthroplasty. J Hand Surg 23:893, 1998.
10. Clayton ML: Surgical treatment of the wrist in rheumatoid arthritis: A review of thirty-seven patients. J Bone Joint Surg 47A:741, 1965.
11. Clayton ML, Ferlic DC: Tendon transfer for radial rotation of the wrist in rheumatoid arthritis. Clin Orthop 100:176, 1974.
12. Cobb TK, Beckenbaugh RD: Biaxial total wrist arthroplasty. J Hand Surg 21A:1011, 1996.
13. Comstock CP, Louis DS, Eckenrode RJ: Silicone wrist implant: Long term follow-up study. J Hand Surg 13A:201, 1988.
14. Cooney WP, Beckenbaugh RD, Linscheid RL: Total wrist arthroplasty: Problems with implant failures. Clin Orthop 187:121, 1984.
15. Costi J, Krishnan J, Pearcy M: Total wrist arthroplasty. A quantitative review of the last 30 years. J Rheum 25:451, 1998.
16. Dennis DA, Ferlic DC, Clayton ML: Volz total wrist arthroplasty in rheumatoid arthritis: A long term review. J Hand Surg 11A:483, 1986.
17. Fatti JF, Palmer AK, Mosher JF: Long term results of silicone rubber arthroplasty of the wrist. J Hand Surg 11A:175, 1986.
18. Ferlic DC, Jolly SN, Clayton ML: Salvage for failed implant arthroplasty of the wrist. J Hand Surg 17:917, 1992.
19. Figgie HE, Ranawat CS, Inglis AE, et al: Preliminary results of total wrist arthroplasty in rheumatoid arthritis using the trispherical total wrist arthroplasty. J Arthroplasty 3:9, 1988.
20. Figgie HE, Ranawat CS, Inglis AE, et al: Trispherical total wrist arthroplasty in rheumatoid arthritis. J Hand Surg 15A:217, 1990.
21. Gellman H, Rankin G, Brumfield R, et al: Palmar shelf arthroplasty in rheumatoid wrist. J Bone Joint Surg 71A:223, 1989.
22. Goodman MJ, Millender LH, Nalebuff EA, Philips CA: Arthroplasty of the rheumatoid wrist with silicone rubber: An early evaluation. J Hand Surg 5:114, 1980.
23. Hamas RS: A quantitative approach to total wrist arthroplasty: Development of a precentered wrist prosthesis. Orthop Clin North Am 2:245, 1979.
24. Linscheid RL, Dobyns JH: Radiolunate arthrodesis. J Hand Surg 10A:821, 1985.
25. Lorei MP, Figgie MP, Ranawat CS, Inglis AE: Failed total wrist arthroplasty: Analysis of failures and results in operative management. Clin Orthop 342:84, 1997.
26. Menon J: Total wrist replacement using the modified Volz prosthesis. J Bone Joint Surg 69:998, 1987.
27. Menon J: Indications for total wrist arthroplasty. Presented at the Instructional Course of the American Society for Surgery of the Hand Annual Meeting, Phoenix, AZ, 1992.
28. Menon J: Universal total wrist implant: Experience with a carpal component fixed with three screws. J Arthroplasty 13:515, 1998.
29. Meuli HC: HCH arthroplasty du poignet. Ann Chir 27:527, 1973.
30. Meuli HC: Arthroplasty of the wrist. Clin Orthop 149:118, 1980.
31. Meuli HC: Uncemented total wrist arthroplasty. J Hand Surg 20A:115, 1995.
32. Millender LH, Nalebuff EA: Arthrodesis of the rheumatoid wrist. J Bone Joint Surg 55A:1026, 1973.
33. Millender LH, Nalebuff EA: Preventing surgery, tenosynovectomy and synovectomy. Orthop Clin North Am 6:765, 1975.
34. Millender LH, Nalebuff EA: Arthrodesis of the wrist joint in rheumatoid arthritis. Hand 12:149, 1980.
35. Palmer AK, Weimer FW, Murphy D, Glisson R: Functional wrist motion: A biomechanical study. J Hand Surg 10A:39, 1988.
36. Peimer CA, Medige J, Eckert BS, et al: Reactive synovitis after silicone arthroplasty. J Hand Surg 11A:624, 1986.
37. Report of Implant Committee, International Federation of Societies for Surgery of the Hand, Istanbul, June 2001.
38. Rettig ME, Beckenbaugh RD: Revision total wrist arthroplasty. J Hand Surg 18:798, 1993.
39. Shapiro JS: A new factor in the etiology of ulnar drift. Clin Orthop 68:34, 1970.
40. Simmen BR, Gschwend N: Swanson silicone rubber interpositional arthroplasty of the wrist and of the metacarpophalangeal joints in rheumatoid arthritis. Acta Orthop Belg 54:196, 1988.
41. Smith RJ, Atkinson RE, Jupiter JB: Silicone synovitis of the wrist. J Hand Surg 10A:47, 1985.
42. Stanley JK, Boot DA: Radio-lunate arthrodesis. J Hand Surg 14B:283, 1989.
43. Stanley JK, Tolat AR: Long-term results of Swanson Silastic arthroplasty in the rheumatoid wrist. J Hand Surg 18B:381, 1993.
44. Straub LR, Ranawat CS: The wrist in rheumatoid arthritis: Surgical treatment and results. J Bone Joint Surg 51A:1, 1969.
45. Swanson AB: Flexible implant arthroplasties for arthritic disabilities of the radial-carpal joint: A silicone rubber intramedullary stemmed flexible implant for the wrist joint. Orthop Clin North Am 4:383, 1973.
46. Taleisnik J: Rheumatoid arthritis of the wrist. Hand Clin 5:257, 1989.
47. Vicar AJ, Burton RI: Fusion versus arthroplasty. J Hand Surg 2A:790, 1986.
48. Van Leeuwen N: Biaxial Total Wrist Arthroplasty. Presented at the Anglo-Dutch "Amici Carpi" meeting, Amsterdam, June 1999.
49. Viegas SF, Rimoldi R, Patterson R: Modified technique of intramedullary fixation for wrist arthrodesis. J Hand Surg 14A:618, 1989.
50. Volz RG: The development of a total wrist arthroplasty. Clin Orthop 116:209, 1976.
51. Volz RG: Total wrist arthroplasty: A clinical review. Clin Orthop 187:112, 1984.
52. Wood MB: Wrist arthrodesis using radial bone graft. J Hand Surg 12A:208, 1987.
53. Youm Y, Flatt AE: Design of a total wrist prosthesis. Ann Biomed Eng 12:247, 1984.
54. Youm Y, McMurtry RY, Flatt AE: Kinematics of the wrist I. J Bone Joint Surg 60A:423, 1978.
55. Youm Y, McMurtry RY, Flatt AE: Kinematics of the wrist II. J Bone Joint Surg 60A:955, 1978.

第 28 章

腕关节镜技术

William P. Cooney Ⅲ

利用腕关节镜技术可以评估腕部目前或既往损伤后的韧带损伤或关节面损坏情况，清除关节内的游离体，对伴发有退变性、类风湿性或化脓性关节炎的腕部滑膜进行清创术，以及对未确诊炎性疾病的滑膜进行活检(表 28-1)。对于腕部韧带(尤其是三角纤维软骨复合体、舟月韧带、月三角韧带和腕掌侧韧带)损伤的诊断和治疗，腕关节镜有特别重要的意义。腕关节镜技术可以帮助医师决定是否可以进行韧带修补或重建术或者能否进行腕骨融合术。最近，腕关节镜技术还被用于桡骨远端的关节内骨折的诊断和治疗，以及用于判断舟骨骨折后舟骨置换的稳定性。

病史和检查

在急慢性腕部失稳的诊断中，腕关节镜检术即使不是必需的也是很有用的。依靠详细的病史及临床检查就可对腕部的骨间和关节囊内韧带损伤做出诊断。

病史

腕关节过伸或过屈受伤史对诊断腕骨失稳很重要[5]。不严重的损伤很少引起韧带断裂。诊断骨间韧带或关节囊内韧带撕裂时，需要有摔倒、车祸或运动伤的病史。没有这类病史的患者，不可能发生创伤后腕关节失稳[6]。腕关节失稳的最典型表现是前臂承受旋前或旋后应力的同时，腕关节受到过伸外力作用。轴向直接负荷可能会引起桡骨骨折或腕掌关节脱位，但通常不会引起腕关节失稳。应详细询问患者受伤时的姿势，以了解受伤机制。过伸损伤时，头状骨和钩骨会嵌进舟骨与月骨之间的臼状腕骨间关节内，从而引起关节面分离[21]。在腕关处于应力负荷作用下，关节内在和外在韧带都会处于紧张状态。比较弱的关节外在韧带，显然会首先屈服受损[7,8]，然后才是各部分骨间韧带(内在韧带)；只有内在的舟月韧带和月角韧带损伤较易诊断。因此，必须依据局部触疼、挫伤、淤斑或应激试验阳性的部位或淤斑等临床表现来评估患者主诉的受伤机制。

查体

查体所见有助于腕部损伤的诊断。腕部急性损伤后通常都会出现肿胀及弥漫性触痛。关节活动度会丧失，且活动度较大时会引起疼痛。稍后的触疼部位会逐步局限化或限定在腕部的一侧或一部分。桡背侧或掌尺侧同时触痛较常见。掌侧触痛在过伸损伤时比较典型，过伸损伤常会引起近端腕骨(舟骨，多角骨，钩状骨)骨折或腕掌韧带损伤。背侧触痛在骨间韧带损伤时比较典型。疼痛性桡偏或尺偏提示关节囊和骨间韧带撕裂。对腕关节要进行旋转应力试验，但试验时不要依赖前臂旋转。应力试验也很重要，因为它可以在舟骨和月骨之间再现异常负荷，引起疼痛和(或)失稳症状。如果有一条韧带完全断裂，月骨就会失去掌侧支持韧带而向掌侧屈曲。从掌骨远侧施加压力可以阻止舟骨掌屈。如果韧带完整，则检查结果为阴性。如果韧带撕裂，舟骨近端就会向背侧半脱位，从桡骨远端的舟状窝内脱出，使患者出现疼痛。

对损伤的月三角关节进行动力试验(应力负荷)也能引起疼痛。对关节面一起进行冲击触诊和剪切试验会引起疼痛，使劲抓一下或发生撞击声会使患者再现症状。重复抓握时，由于疼痛纤维会阻止使劲的重复抓握，力量会逐渐减弱。如果韧带损伤明显的话，在腕关节屈曲和伸展时加应力负荷或者进行舟月组合应力试验也能引起疼痛。诊断性麻醉对诊断也有帮助，因为在麻醉阻滞后受累关节或腕部损伤部位疼痛会明显减轻或消失。

X 线片检查

腕关节 X 线片有助于明确腕关节损伤特点，并能

表 28-1 腕关节镜检查的适应证

评价韧带损伤(包括三角纤维软骨复合体)
评估关节的软骨面
清除游离体
进行滑膜活检
关节冲洗和清创
证实和辅助关节造影术

鉴别是骨骼还是韧带损伤。常规的腕关节X线片应包括腕部后前位、前后位、侧位像,以及桡偏、尺偏和握拳前后位像。当舟月分离时,舟骨向掌侧屈曲,侧位片上显示明显畸形,舟骨向掌侧屈曲且月骨伸展(即DISI畸形)。前后位与后前位片显示舟月骨之间出现间隙,紧握拳时更明显。测量舟月间隙、舟月角和月骨头状骨角有助于明确韧带损伤的病理改变。

月三角骨分离的X线片表现较少见,出现这种损伤时,舟骨和月骨仍然连在一起,并发生屈曲,而分离的三角骨则伸展并旋后。在一些患者的腕部,这一损伤会使正常平滑的腕弧(桡腕弧和腕骨间弧)出现断点,导致月骨向掌侧屈曲,这可以在侧位片上观察到(VISI畸形)。尺骨的阳性变异会加大舟月骨的掌侧倾斜。

一些特殊体位片,如腕管位片,专用于发现掌部的撕脱伤。旋后斜位片有助于发现舟骨骨折。仔细调整腕部位置有助于发现常规X线片上看不到的舟月骨间的裂隙、舟骨环征或腕骨排列异常。

特殊的成像检查也很有用,其中包括腕关节的X线断层片(三维立体像、轴位像或CT像)、磁共振成像以及应力下X线电影照相术。对关节内桡骨远端骨折,X线断层片可确定关节面的移位程度。目前对诊断腕关节韧带损伤最有价值的诊断性试验是腕关节造影X线片。三点注射检查可提供有关腕关节韧带连续性或损伤的重要信息,应联合腕关节镜一起使用。然而必须紧密联系临床表现来做出诊断,因为可能有退变性撕裂,但并不表明有病理改变。实际上,近来双侧腕关节造影的研究表明,40岁以上的患者通常有双侧腕关节的病变,这使人们对腕关节造影的诊断价值提出了疑问。我们建议进行腕关节造影并在关节造影时进行某种应激试验,以确保软骨或韧带瓣无阻碍地被染色以便显示韧带损伤。仔细研究影像结果有助于提高该项试验的诊断价值。然而,过分依赖关节造影也是不可取的,因为该项检查的假阳性率较高。

诊断性关节镜检查的适应证

腕关节镜检查可以作为腕关节失稳或软骨损伤的专项诊断方法,也可以作为腕关节体检和影像学检查的常规延伸检查[1,4,13,16,17,20]。许多人认为,腕关节镜技术能提供一些独特的信息,而且这些信息是其他途径(包括关节切开术)所不能轻易获得的[9,12,15,22]。笔者认为,如果计划对腕骨失稳、桡骨远端移位骨折或三角纤维软骨复合体(TFC)撕裂行手术治疗,腕关节镜检查不仅可以提高临床检查效果而且可以对几乎每一位患者都能做出病理诊断。

梅奥临床诊所的腕关节镜检查适应证:

1. 评价腕关节失稳以明确可疑的临床诊断并确定腕部具体病变的程度;
2. 评价三角纤维软骨复合体的撕裂程度(±尺骨腕基部);
3. 清理关节内游离体;
4. 炎症滑膜(退变性或风湿性的滑膜)的清创;
5. 诊断性活检;
6. 鉴定关节内骨折。

根据笔者的经验,腕关节有多处病变时,关节镜检查比关节造术更准确,且敏感性更高[3]。关节内紊乱最好通过关节镜检查进行评价,而且其诊断精确性优于关节造影术[3]。可以发现某些韧带撕裂的部位,即明确撕裂位于在掌侧、背侧还是中间,并能根据观察结果制定出治疗计划[2]。例如,在舟月骨分离时,关节镜检查可以指导术者做背侧还是掌侧切口进行检查;关节镜还有助于制订治疗方案(即根据失稳的程度决定做韧带修补还是行关节融合术)[2,10]。镜检过程中还可以检查邻近的关节软骨面。如果发现有移位的桡骨远端骨折或舟骨骨折伴关节面偏移或者如果准备行韧带重建但发现患者患有创伤后关节炎伴舟骨近极的软骨丧失,则可根据镜下所见选择相应术式,如骨折内固定术、韧带重建术以及切除舟骨伴腕骨间融合术。在腕关节的尺侧,如果发现月三角韧带撕裂,行腕关节镜检查有助于选择治疗方案:是对月三角关节行经皮克氏针固定,还是行月三角韧带修补,或者通过移植月三角韧带或月三角骨融合术进行重建。这一决定过程在一定程度上取决于关节镜检查。

在评价任何可疑的腕部失稳中,腕关节镜检查是一项基本手段[15]。在动态失稳时,腕关节镜可以清楚地观察舟月关节和月三角关节。可在应力负荷下检查腕关节,这样可以发现腕骨间排列不齐或间隙形成。从腕中关节看，如果近侧腕骨排正常的平滑轮廓有断点,则提示腕部失稳。对于晚期“静态”的腕部失稳,关节镜检查不仅可以发现关节面移位,而且可以发现腕掌韧带是否退变、撕裂和(或)血管过多。舟骨与头状骨之间或者头状骨与月骨之间(SLAC Ⅱ 型)可出现关节炎继发性病变。对于过旋性腕关节失稳,可以用关节镜检查舟骨多角骨关节有无关节炎继发性病变。

笔者认为,桡腕关节和腕中关节的关节镜诊断检查是评价腕部失稳的基本手段。目前,笔者在对腕关节失稳行早期一次和二次手术重建的评估中增加了关节镜检查，将其作为初查手段但非必不可少的手段。笔者一般安排 10~15 分钟的关节镜检查,以明确可疑的诊断并辅助确定适合所见病理的最佳手术显露。借助关节镜,笔者改变了一些手术入路,比如,如果关节镜发现初始病理改变是掌侧舟月分离伴掌侧的桡腕韧带退变,笔者会选择掌侧手术入路而不是背侧手术入路。

禁忌证

腕关节镜检查没有绝对的禁忌证。关节镜检查与关节造影互相弥补,而最新的研究表明,腕关节镜检查的特异性和敏感性更高[3,14]。关节镜检查可用于存在脓毒性病变、慢性疼痛以及此前做过手术的病例,但是当此前已作过关节镜检查和(或)手术操作时,操作起来有一定难度,而且造影像和视野均比预期的小。

如果常规 X 线照相术能明确诊断(如舟月分离、Kienböck 病、桡骨远端关节外骨折或尺腕撞击),则再行关节镜检查的意义不大。腕关节镜检查主要是一项诊断性检查,但在腕关节病理改变的治疗中(滑膜切除术、骨折复位、骨折内固定、三角纤维软骨清创、尺骨切除术及部分腕骨切除术)的应用价值在日益提高。关节镜作为治疗手段的价值目前正在研究,但只有个别文献报道认为它比切开手术更有治疗价值。

手术方法

患者准备

腋窝神经阻滞或全身麻醉后,给患者臂部上止血带,并常规消毒铺单。患者取仰卧位,将手用吊架或滑轮架吊起。通常只牵引拇指、食指和中指即可。悬吊架需在臂中央两端做对抗牵引，以使肘关节处于 80°~90° 的屈曲位(图 28-1)。腕关节分离所需的单臂牵引重量为 4~7 磅(1.8~3.2 kg),并应调整吊架。手术过程中,助手要稳定住上肢以防前臂旋前或旋后。也可将一个垫好纱布垫的夹具夹在手(图 28-1)或前臂上并固定于手术台,来稳定住手和腕部。上肢驱血,止血带充气加压。

解剖和关节镜入路

手和腕部的伸肌腱位于六个背侧腔隙内(图 28-2)。在桡腕关节和尺腕关节部位,这些背侧腔隙可作为插入关节镜的解剖标志。关节镜入路应位于这些腔隙之间,并以它尺侧的腔隙名称来命名。例如,第三入路位于第三背侧腔隙(拇长伸肌腱)的尺侧,第四入路位于第四和第五背侧腔隙之间。检查桡腕关节和尺腕关节最常用也是最重要的入路是第三入路(位于第三和第四伸肌腔隙之间)和第四入路(位于第四和第五腔隙之间)(图28-2)。按如下所述经这些入路插入关节镜。

腕骨间关节同样需要检查。腕骨间关节的专用入路位于舟骨头状骨关节和月-三角-钩状骨关节的结合部。首先注入生理盐水使关节充盈,然后再插入关节镜。

检查桡腕关节和尺腕关节

首先用生理盐水将桡腕关节充盈,可通过尺侧一次注入 15~20 mL,也可用刺入尺腕关节(入路 6)的 18 号针连续注入。连续注入可通过关节镜进行,也可以通过单另的注射针进行。液体可经第二个口、器械上的口或靠重力流出。

首先将关节镜通过第三入路插入桡腕关节(图 28-2)。开始时最好选用中号(2.7~3.0 mm)关节镜。拇长伸肌腱和指伸肌腱桡侧缘之间的间隔即为第三入路的位置。桡骨背侧的 Lister 结节可作为指长伸肌腱的定位标志。定位准确后,用 15 号手术刀为第三入路做一个小的皮肤切口。用止血钳分离软组织,清理拇长伸肌腱桡端,先插入锐套针(或仔细定向的 11 号手术刀)再插入钝套针,然后将关节镜关入桡腕关节腔。插入关节镜时轻度掌倾，使其平行于桡骨远端的掌侧斜面,较易进入关节腔。关节液会进入关节镜内,关节镜掌倾和灌注可清除气泡。关节镜插入后位于舟月关节

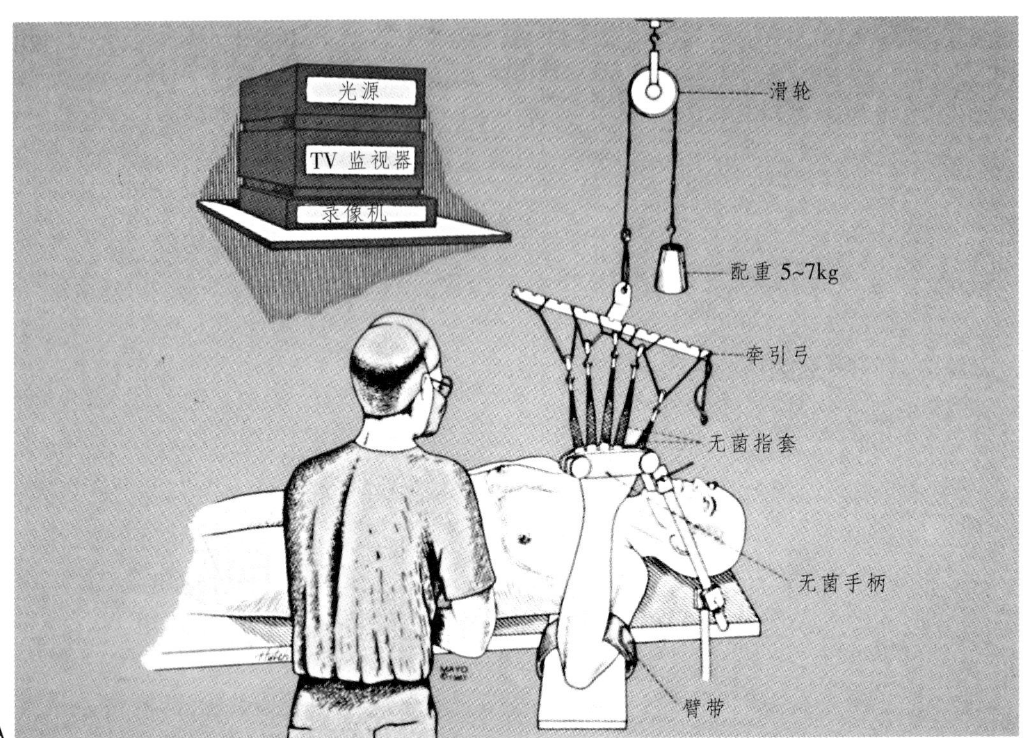

A

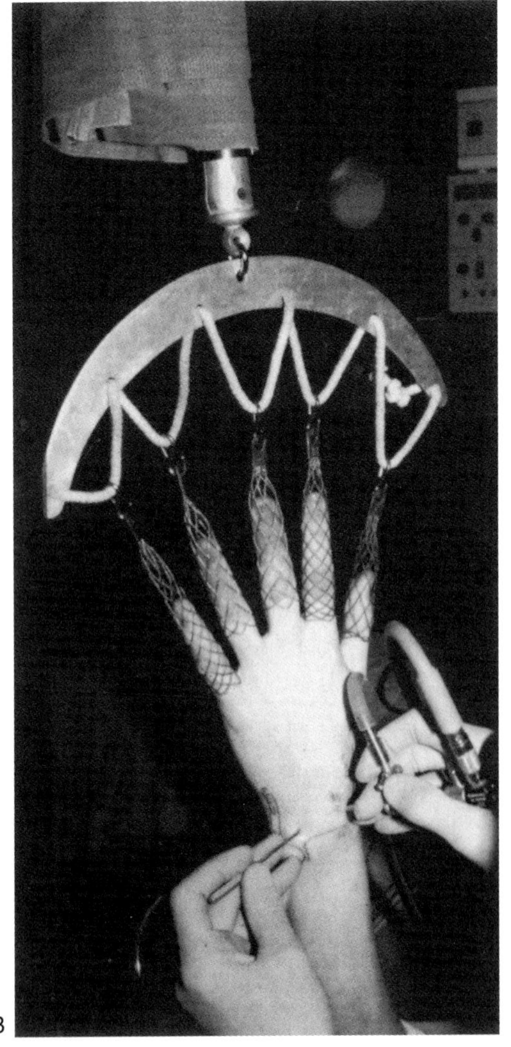

B

图 28–1 关节镜检查前手和腕部的准备。用无菌手柄(A)或消毒的指套(B)将手部悬吊手指套牵引架上(用连在滑轮或牵引架上的配重保持对抗牵引)。

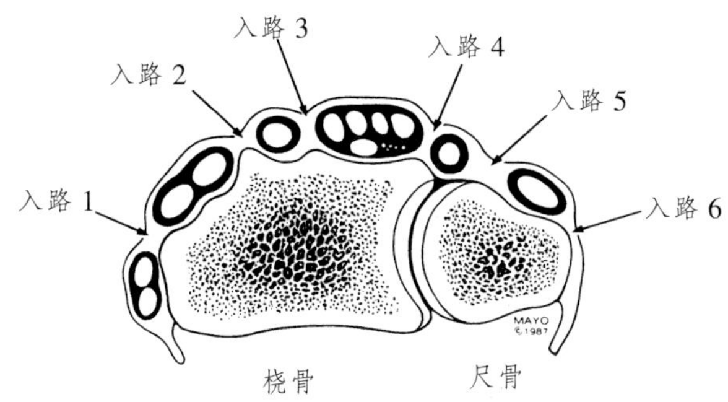

图 28-2　腕关节镜入路与伸肌腔隙的关系。第 3 与第 5 背侧入路是检查桡腕关节最常用的入路。

附近，视野远端可以看见。在视野近端可以看到桡骨远端的凹面。然后可以通过第四或第五入路经皮肤切口送入探头(图 28-3)。皮肤切口位于小指伸肌和指总伸肌尺侧缘(第 4 和第 5 背侧腔隙)之间，或者位于小指伸肌和尺侧腔伸肌(第 5 和第 6 伸肌腔隙)之间。

通过系统探测来检查桡腕关节的内容物(图 28-4)。关节镜从近端指向桡骨的远端。检查桡骨远端的月骨窝。从桡侧用关节镜扫视桡骨远端的舟骨窝[21]。舟骨近

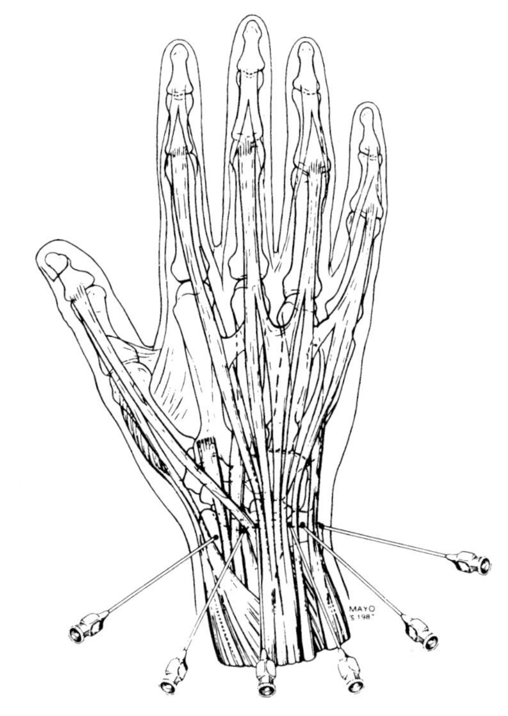

图 28-3　在伸肌腱之间将探针插入桡腕关节内即可确定辅助入口。关节内观察有助于探针的正确定位。

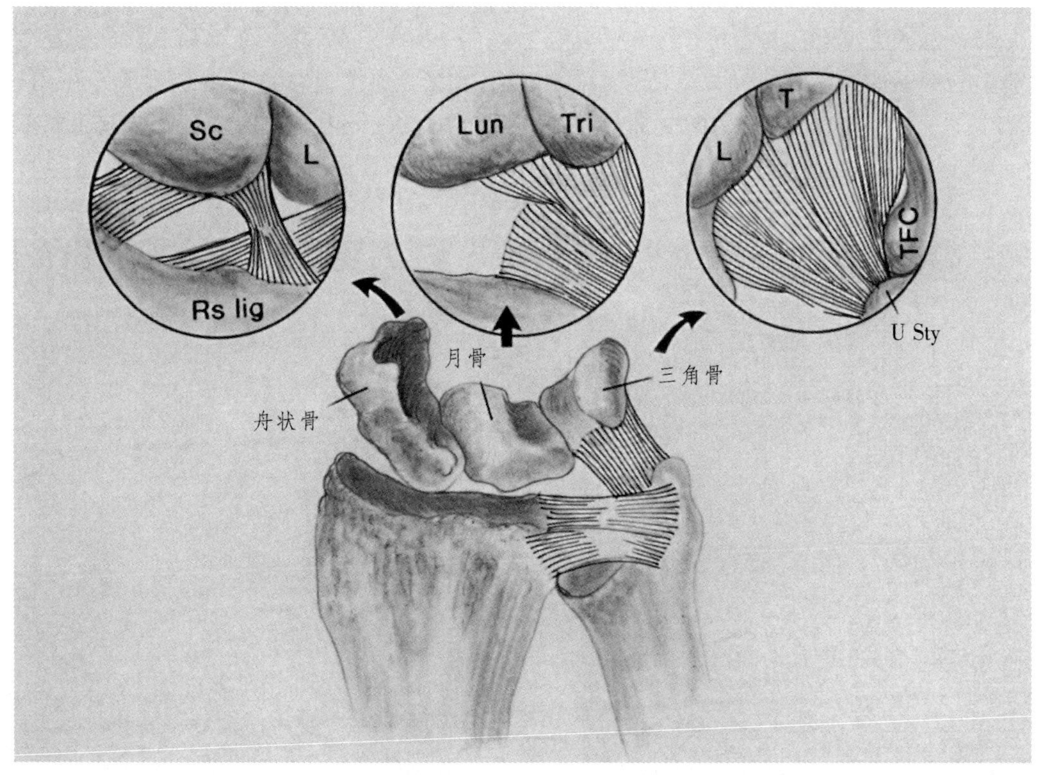

图 28-4　桡腕关节内的解剖结构示意图。左图，桡骨远端舟骨(Sc)、月骨(L)和桡侧舟月韧带(RS lig)。中图，桡骨远端、月骨(Lun)、三角骨(Tri)、掌骨和月骨韧带。右图，尺骨远端(尺骨茎突，U Sty)、三角纤维软骨(TFC)、月骨(L)和三角骨(T)。

端缘也在视野内。连续从桡侧检查桡骨茎突和桡骨窝。在桡骨茎突附近可看到桡侧副韧带和桡骨头状骨韧带。然后将关节镜轻轻向远端移动检查舟骨，再从尺侧扫视舟月韧带和月骨近端关节面。舟月关节在舟月骨之间表现为轻度的小凹隔韧带与舟月骨的关节面混为一体。伸展腕关节可以更全面地检查舟骨和月骨的背侧面。屈曲腕关节可以更好地检查它们的掌侧面。旋转关节镜，依次从6点钟方位转向9点钟方位、12点钟方位和3点钟方位可以分别检查桡骨、背侧和月骨。

关节镜可以很好地观察腕掌侧韧带，它在完整腕关节中肉眼观察地难以看到。掌侧桡舟月韧带和桡月三角韧带可清晰地看到。桡舟月韧带附着于Lister结节的掌侧，关节镜先进入桡腕关节时看得最清楚。它可作为关节镜正确定向的参考点，并可作为入舟月关节的标志。可用三角探针来检查这些韧带的连续性和松弛度(图28-5)。然后将关节镜移向尺骨和近侧，检查三角纤维软骨复合体(TFCC)。它在镜下表现为轻微的凹形结构，探针触之有触海绵的感觉。如果三角纤维软骨复合体完整，则触之有弹性("蹦床效应")。继续向尺侧移动，可检查尺腕韧带。腕关节的远端即为三角骨的近端关节缘。这时可以通过入口4或入口5插入探针，用三角测量术仔细检查掌腕韧带、舟月韧带和月三角韧带。为了更好地检查三角纤维软骨复合体，可将关节镜与探针的入路互换（关节镜进入口4或5，探针进背侧入口3、4或月骨入口6)。然后重复检查桡腕关节和尺腕关节结构，重点检查尺侧结构。探查TFCC对明确三角纤维软骨撕裂的部位和大小十分重要(图28-6)。将关节镜进一步(向掌侧)深入，也可以检查尺腕韧带，用成角探针使这些结构(TFCC和掌侧韧带)移位有助于判断韧带的完整性。

检查腕骨间关节

在检查桡腕关节的同时一定要检查腕骨间关节[18]，采用2.0 mm的关节镜，而不宜采用较粗的关节镜(2.7~3.0 mm)。从桡侧腕短伸肌腱尺侧的入口将关节镜插入舟骨头状骨关节。进入腕骨间关节后在第2、3掌骨结合部的基地可触一个软点，即沟。在这个视野下，头状骨位于远侧，舟状骨位于近侧。用生理盐水将关节腔充盈有助于检查。沿舟骨头状骨关节行放射状扫视，舟骨大小多角骨关节便会进入视野。可判断该关节软骨的退变程度。再将关节镜沿舟骨头状骨关节向尺侧回扫，即可探查舟月关节、月三角关节和头状骨钩骨关节。牵拉并控制住腕关节，便可观察腕骨间关节的痛变，如滑膜炎、软骨损伤及关节松弛(图28-7)。舟月关节或月三角关节出现间隙即提示韧带松弛或撕裂，而且从腕骨间关节通常比从桡腕关节看得更清楚(图28-8)。

探查结束后松开止血带，并压迫腕关节4~5分钟以确保止血。通过皮肤缝合术或Steristrips缝合术缝合切口。关节内和皮肤切口处注射盐酸布比卡因以缓

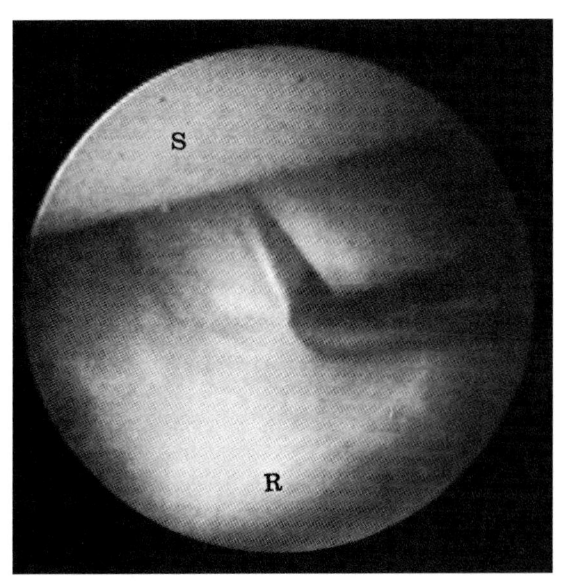

图28-5 桡腕关节镜检查，用探针探查掌侧桡月长韧带的完整性(S:舟骨；R:桡骨)。

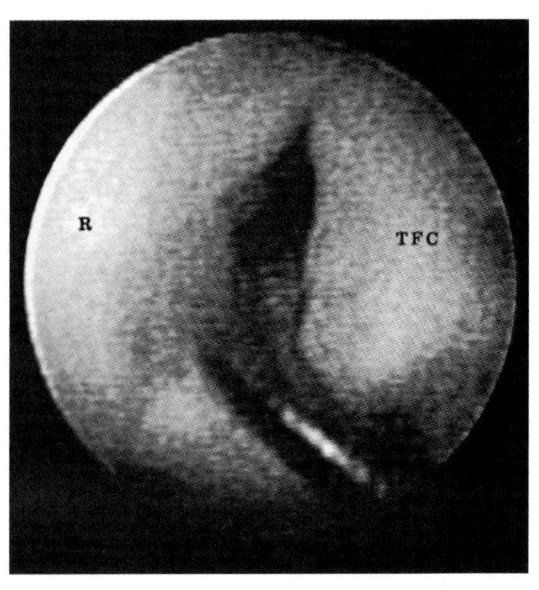

图28-6 桡月关节内可见探针穿过三角纤维软骨撕裂口(R:桡骨；TFC:三角纤维软骨)。

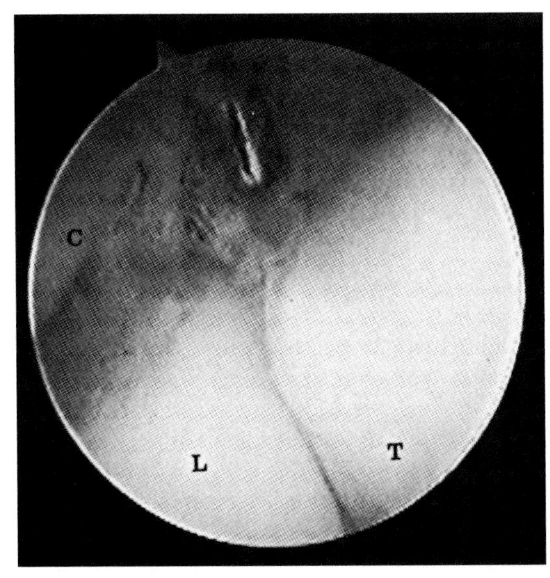

图 28-7 腕骨间关节镜检查(右侧腕)探针止点处是月三角关节,有滑膜炎。上方左侧为头状骨。L:月骨;T:三角骨;C:头状骨。

解疼痛。此手术一般在门诊完成。术后应在手部缠上绷带或装上支持性夹板。

注意事项

1. 可采用多个关节镜入口以便观察腕关节的不同部位[19],位于尺侧腕伸肌桡侧的入口 5,可对三角纤维软骨或掌侧尺腕韧带进行附加观察。位于背侧第 2、3 腔隙之间的入口 1,可对掌侧的桡腕韧带进行清楚的附加观察。通过这一入口可用探针了解桡骨远端关节面的损伤程度。通过第 6 入口送入探针或器械有助于对外围三角纤维软骨撕裂进行评估或修补。

2. 在插入探针或关节镜之前先用 20~22 号针穿刺进入各入路(见图 28-3)定位,也有助于选择最适于诊断和治疗的入路。

3. 在首次或重复插入关节镜时,用钝性套针而不用锐性套针进入关节腔可以保护关节面。

4. 大号关节镜能提供的视野较大。但是大号关节镜难以操纵,因此最好采用可以在关节内旋转的 30°~70°成角关节镜。

5. 若应用连续流入冲洗,则应提供充分的流出通路,以防液体外渗进入前臂。腔隙综合征是腕关节镜检查的一种潜在并发症(见下文)。

6. 采用依靠重力排出的连续注液冲洗技术并保持关节镜向上倾斜(尖头向下),有助于防止关节腔内出现气泡,以保持视野清晰。

7. 应用探针三角测量术可对韧带和软骨面进行可触知的检查。探针可以“弹跳”式检查腕掌韧带、

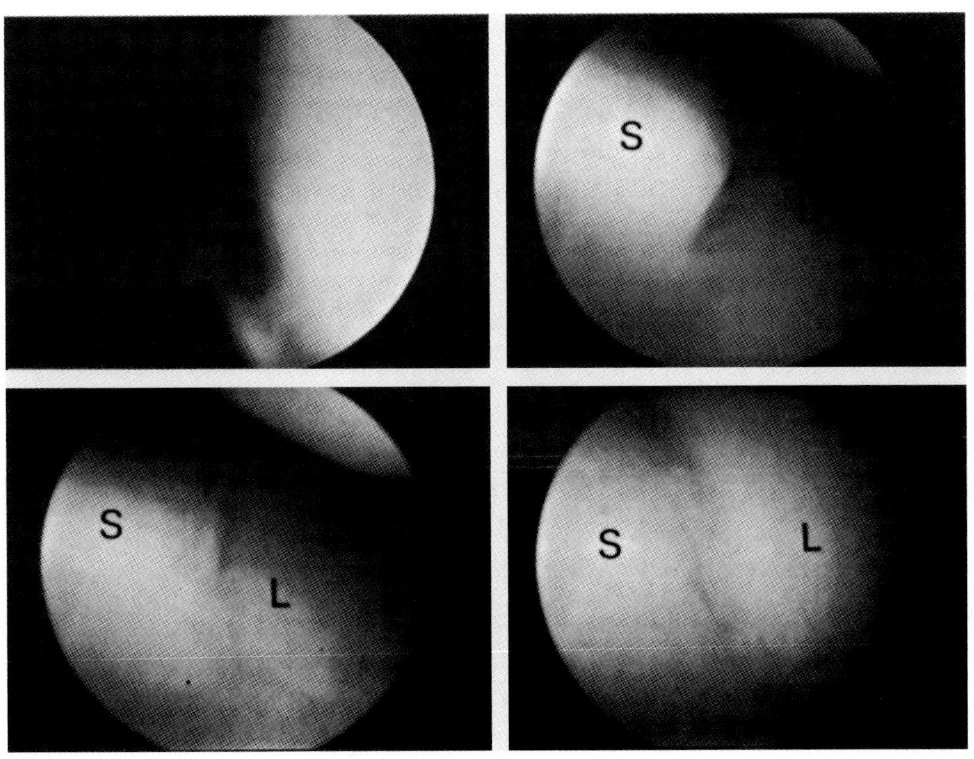

图 28-8 腕骨间关节镜检查(右腕)显示,在经皮克工氏针固定前(下左)后(下右)的舟月分离(上图)。

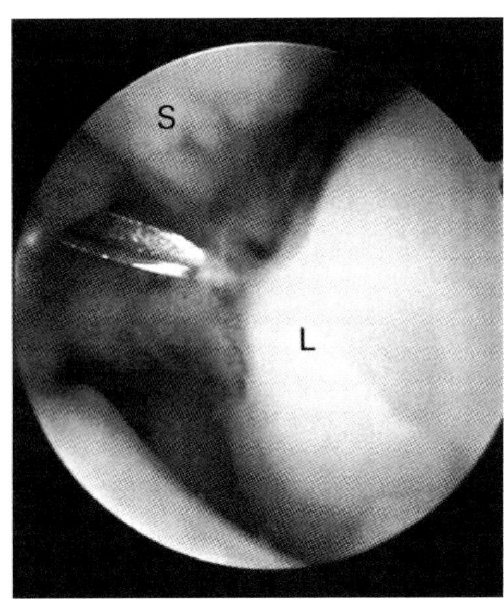

图 28-9 舟月韧带撕裂。图中可见向尺侧推动月骨(L)会使舟骨和月骨之间的间隙加大。

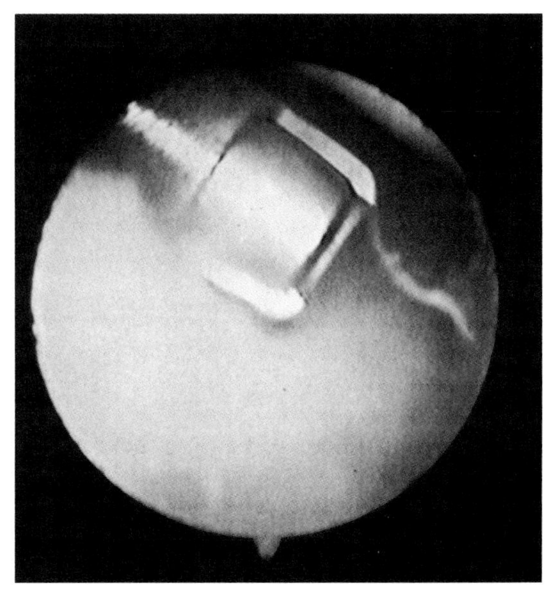

图 28-10 用径向端切刮削器对桡腕关节进行清创。在使用机动器械之前一定要确保刀口在视野内。

三角纤维软骨、舟月骨间韧带和月三角骨间韧带，而且在骨间韧带受损时，可对各腕骨进行相互移位(图 28-9)。

8. 耐心和不断的练习有助于更好地了解和掌握这门腕部检查和治疗新技术的适应证和潜在物质。

并发症

只要对上文所述的技术细节加以重视，腕关节镜检查的并发症相对少见。可能发生的并发症包括：周围皮神经损伤(皮肤切口时多加注意并进行钝性分离即可避免)；关节软骨面损伤(不用锐性套针以及进关节镜时动作不要粗暴即可避免)；软组织渗出和肌腔隙综合征(应加强对灌洗系统的监测，保证流出通畅，并限制使用加压流入系统)；感染(术前应用抗生素，术后重新盖手术单)。

在梅奥诊所所做的 500 多例腕关节镜手术中极少发现有严重的并发症。早期最担心软骨损伤，但是只要术中插入关节镜时小心操作，这一并发症应该而且能够避免。重要的是不要强行定位关节镜。径向端切刮削器和磨钻也必须小心操作，建议术者在进行任何操作之前都要保证刮削器在视野内(图 28-10)。灌注液从关节向外渗出会使关节囊出现皱折从而影响关节的可视性。流出管很重要。尽管从理论上讲，灌注系统压力过大可能发生腔隙综合征，但在我们所做过的腕关节镜手术中从未发现。关节镜术后没有发现脓毒症(关节感染)，但关节镜后行关节切除术却有可能发脓毒症。我们建议关节镜术后重新盖手术单。只有准备在关节镜术后行关节切开术的患者才在术前应用抗生素。

(赵力 李世民 译 李鑫鑫 校)

参考文献

1. Botte M, Cooney WP, Linscheid RL: Arthroscopy of the wrist—anatomy and technique. J Hand Surg 14A:313, 1989
2. Cooney WP, Dobyns JH, Linscheid RL: Arthroscopy of the wrist: anatomy and classification of carpal instability. Arthroscopy 6:133, 1990
3. Cooney WP, Linscheid RL, Dobyns JH: Arthroscopy vs. Arthrography of the wrist. J Hand Surg 18A:815, 1993
4. Koman LA, Poehling GG, Toby EB, Kammire G: Chronic wrist pain: indications for wrist arthroscopy. Arthroscopy 6:116, 1990
5. Linscheid RL, Dobyns JH: The unified concept of carpal injuries. Ann Cir Main 3:35, 1984
6. Linscheid RL, Dobyns JH, Beabout JW, Bryan RS: Traumatic instability of the wrist: diagnosis, classification, pathomechanics. J Bone Joint Surg 54A:1612, 1972
7. Logan SE, Nowak MD: Intrinsic and extrinsic wrist ligaments: biomechanical and functional differences. Biomed Sci Instrum 23:9, 1987
8. Logan SE, Nowak ML, Gould PL, Weeks PM: Biomechanical behavior of the scapholunate ligaments. Biomed Sci Instrum 22:81, 1986

9. North ER, Meyer S: Wrist injuries: correlation of clinical arthroscopic findings. J Hand Surg 15A:915, 1990
10. North ER, Thomas S: An anatomic guide for arthroscopic visualization of the wrist capsular ligaments. J Hand Surg 13A:815, 1988
11. Osterman AL: Arthroscopic debridement of triangular fibrocartilage tears. Arthroscopy 6:120, 1990
12. Poehling GG, Roth JH: Articular cartilage lesions of the wrist: palpation. p. 635. In McGinty JB, Caspari RB, Jackson RB, Poehling GG (eds): Operative Arthroscopy. Raven Press, New York, 1991
13. Poehling GG, Siegel DB, Koman LA, Chabon SJ: Arthroscopy of the wrist. In Green DP (ed): Operative Hand Surgery. 3rd Ed. Churchill Livingstone, New York, 1993
14. Roth JH, Haddad RG: Radiocarpal arthroscopy and arthrography in the diagnosis of ulnar wrist pain. Arthroscopy 2:234, 1986
15. Roth JH, Poehling GG, Whipple TL: Arthroscopic surgery of the wrist. Instruct Course Lect 37:183, 1988
16. Stanley J, Saffar P: Wrist Arthroscopy. WB Saunders, Philadelphia, 1994
17. Talesnik J: The Wrist. Churchill Livingstone, New York, 1985
18. Viegas SF: The lunatohamate articulation of the midcarpal joint. Arthroscopy 6:5, 1990
19. Whipple TL: Precautions for arthroscopy of the wrist. Arthroscopy 6:3, 1990
20. Whipple TL: Arthroscopic Surgery: The Wrist. JB Lippincott, Philadelphia, 1992
21. Whipple TL, Cooney WP, Poehling GG: Intra-articular fractures. p. 651. In McGinty JB, Caspari RB, Jackson RB, Poehling GG (eds): Operative Arthroscopy. Raven Press, New York, 1991

第 29 章

用于挽救植入物型关节成形术的微血管重建技术

Laurie D. Koch, Michael B. Wood

尽管全关节成形术有所进展，但即使最有经验的外科医师也面临严重骨质丢失或软组织覆盖不良的难题，也对标准骨科手术技术提出了挑战。在这些特定的情况下，简单的方法已不太适合或不太理想，而微血管技术却可在挽救全关节成形方面发挥作用。然而在施行时必须权衡考虑该技术游离组织移植的优点与手术操作时间延长及并发症发生率较高的利害关系[44]。

显微外科技术的发展已将其应用范围扩展到再植术或再血管化术以外的领域。这些技术为治疗创伤、骨髓炎和肿瘤切除后所致的骨和软组织缺损行一期或二期重建提供了有价值的手段。最新的一项应用是通过游离关节移植治疗手指损伤，使其恢复功能并有继续生长的潜力[36]。

本章将综述用微血管手术技术治疗植入物型关节成形术并发症的一些常见应用情况。此外还将讨论对关节成形手术失败并伴有关感染或大量骨质丢失患者进行体肢治疗所用的其他一些特殊方法。这些原则还将在有关肘关节周围软组织覆盖的第 42 章中作进一步讨论。

游离微血管软组织的移植

局部肌肉瓣可提供良好的软组织覆盖，而且在失败或发生感染的植入物型关节成形术的治疗中有重要作用。在挽救发生感染的全膝关节成形术中，最常用的局部肌肉瓣是腓肠肌肌肉瓣，它可提供充足的软组织覆盖和良好血供[4,13,19,21]。文献中还曾报道，在治疗切除全髋关节成形术后复发感染中，成功地应用股外侧肌或股直肌瓣来闭塞无效腔[1,6,24]。最近，Lewis 等[20]描述了应用阔筋膜张肌肌皮瓣来达到上述目的。

尽管局部移植肌肉瓣取得了成功，但是在损伤部位或损伤范围方面会有一定应用限制，有些情况不适宜应用这项技术，而需要应用游离软组织瓣。游离皮瓣由皮肤、肌肉和肌肉皮下组织或筋膜组织组成，由明确的动脉和静脉提供血运。供体组织与供体远端的供体部位完全离断，然后立刻在受体部位通过显微手术技术行动脉和静脉吻合再提供血运。有许多潜在的供体部位可供选用，各有不同的特点。这种多样性可使外科医师依据重建的需求来设计皮瓣。这种游离的软组织皮瓣可用于对肘部、不适宜局部皮瓣治疗的全膝关节成形术失败病例以及行广泛肿瘤切除后的肩关节进行软组织缺损的重建。

这些软组织移植的目的是闭塞无效腔和改善受区的血液供应。此外还要考虑到皮瓣的耐磨性、与周围皮肤的颜色匹配或皮肤的感觉[43]。游离软组织移植的适应证包括：软组织覆盖过薄或不牢固，多个愈合不良的手术切口，以前或先期行过放射性治疗，肿瘤的广泛切除，以及伤口的意外裂开或皮肤坏死。

游离组织瓣的选择

组织瓣类型的选择主要依据受区部位的组织缺失情况。游离皮瓣最适用于关闭那些没有其他简单方法能够治疗的、无效腔极小的伤口[17]。这种皮瓣可提供稳定的覆盖并可保留感觉，但其缺点是供皮区会破相变形。相比之下，肌肉瓣或肌皮瓣可通过外形修复填充无效腔，而且供体区极小发病。肌肉瓣通常与其表面的中厚皮片联合应用。这种带皮肤的肌肉瓣随着时间的推移会出现明显萎缩，因而可消除过度肿胀[12,23]。在二次手术期间游离肌肉瓣比游离皮瓣更难以游离。

游离瓣供区的位置

皮瓣

肩胛皮瓣

肩胛皮瓣可提供面积较大（10 cm×24 cm）、薄的、无毛发的皮肤和皮下组织瓣。此处皮瓣容易获取,并有一个基于旋肩胛动脉横支的恒定蒂,该动脉出现在三角区[10,37]。这个蒂的尺寸为长 6.0~9.0 cm,直径 1.2~3.5 mm,可广泛应用于上肢和下肢,并可跨关节,也可用于儿童患者。肩胛区皮瓣不足之处在于供皮区会永久留下一条宽的疤痕,且缺乏神经支配。

这个皮瓣在肩峰和肩胛下角之间,横向上呈椭圆形(图 29-1)。内侧边缘距肩胛岗内侧约 2 cm,外侧边缘距后侧腋皱襞上方 2 cm[11]。手术操作需在覆盖斜方肌、冈下肌、冈上肌和小圆肌筋膜浅层将皮瓣由内向外掀起。辨认出旋肩胛动脉,并游离出适当的长度。供皮区要一期闭合。

肩胛旁皮瓣

肩胛旁皮瓣在大小和特性上与肩胛皮瓣相似。它来源于旋肩胛动脉的降支[26]。这个皮瓣是斜行的,沿着肩胛骨的外侧缘走行(图 29-2)。它的手术游离操作与肩胛皮瓣一样。

桡侧前臂皮瓣

桡侧前臂皮瓣是另一处比较薄、面积较大(15 cm×25 cm)的皮瓣区,可用来重建软组织缺损。这个皮瓣的血供基于桡动脉和头静脉或伴行静脉[31]。组成蒂的这些血管管径较大(2.0~4.0 mm),有充足的长度(10~12 mm),适合于多种应用,特别是手部和肘部的重建。这个皮瓣的另一优点是前臂外侧皮神经可提供可靠的感觉经支配。然而,损伤前臂的一条主要动脉以及需要用中厚皮片来关闭伤口是这种皮瓣应用受限的两大因素。最好在术前通过 Allen 试验或多普勒检查来确定尺动脉血运是否正常。

这个皮瓣沿前臂掌侧纵行设计,以桡动脉为中心(图 29-3)。皮瓣需小心游离,以防止损伤桡神经浅支,

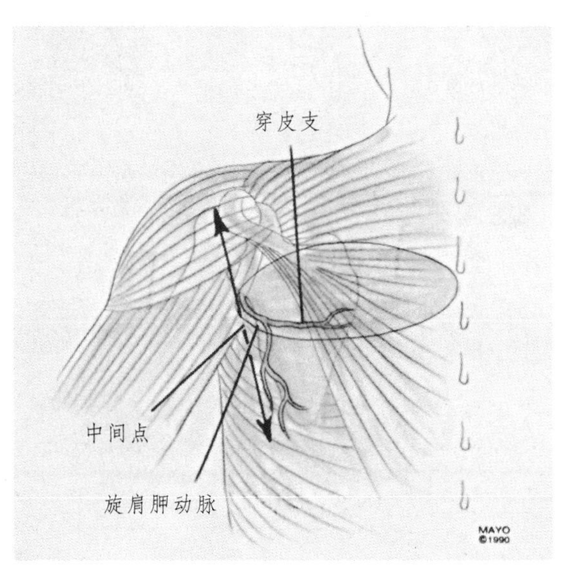

图 29-1 肩胛皮瓣:皮瓣设计和解剖标志。(From Wood[42], by permission of Mayo Foundation.)

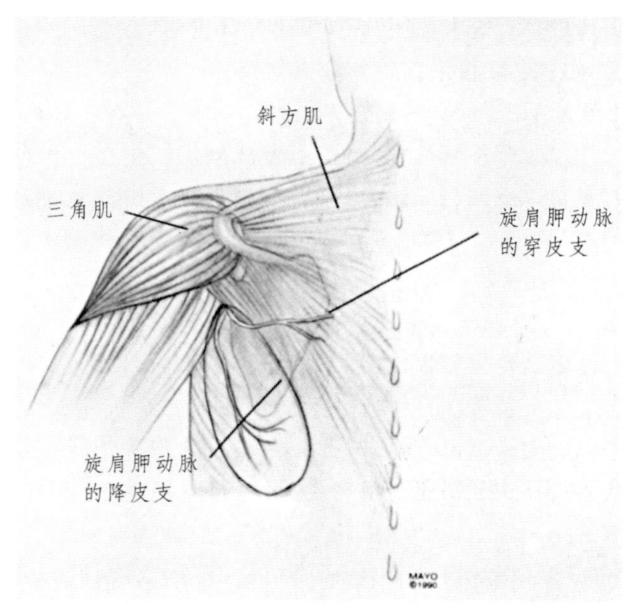

图 29-2 肩胛旁皮瓣:皮瓣设计和解剖标志。(From Wood[42], bypermission of Mayo Foundation.)

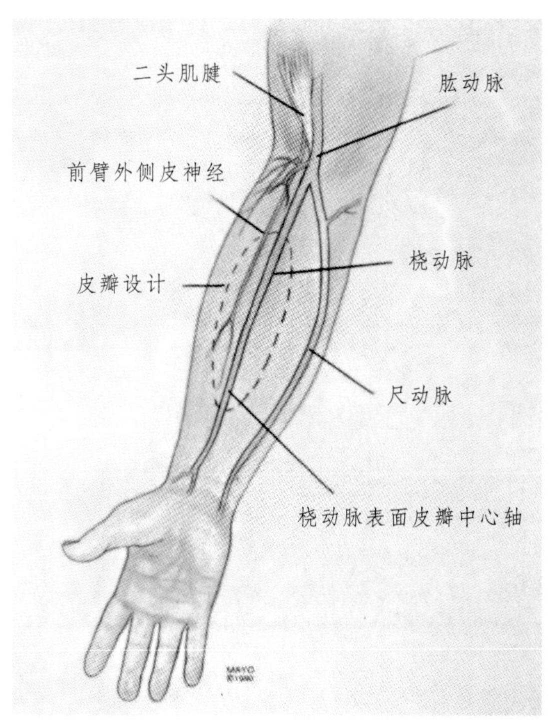

图 29-3 前臂桡侧皮瓣:皮瓣设计和解剖标志。(From Wood[42], by permission of Mayo Foundation.)

而且应辨认出桡侧血管和头静脉并游离出设计的长度，如有必要可沿前臂外侧皮神经分离。

上臂外侧皮瓣

如前臂桡侧皮瓣一样，上臂外侧皮瓣也是一种薄的多用途皮瓣，并可以由上臂后皮神经提供感觉神经支配[29]。这个皮瓣由 Katsaros 等设计[18]，其血供基于肱深动脉或这些动脉的前分支或后分支。它的潜在大小更加受限(10 cm×15 cm)，蒂的长度相对较短(2.0~6.0 cm)，管径粗细差异较大(1.0~3.0 mm)。此外其供皮区，虽然通常可一期缝合，但愈合后可出现明显的疤痕。

该皮瓣位于上臂外侧中心，其纵轴与三角肌附着点至肱骨外上髁连线相一致(图 29-4)。将这个皮瓣向下游离至肱三头肌、肱桡肌和肱二头肌的表面筋膜，再向前和向后游离至外侧肌间隔。辨认出桡神经，并加以保护，然后游离蒂部血管。如有必要，位于肱三头肌筋膜表面的上臂后侧皮神经也可设计在皮瓣内。

腹股沟区皮瓣

腹股沟区皮瓣是最早报道的可移植游离皮瓣[8]。该皮瓣比较大(10~20 cm×20~30 cm)，供皮区域比较隐蔽。该皮瓣的血供基于旋髂浅动脉和静脉。这个皮瓣存在几个限制，包括：蒂短(2.0~4.0 cm)，管径粗细不一(0.8~2.0 cm)，以及肥胖患者皮瓣较厚。

这个皮瓣的内侧缘位于股动脉上方，中轴线距腹股沟韧带远端 2.5 cm。皮瓣可越过髂前上棘向上和向外移(图 29-5)。游离这个皮瓣时要由外向内进行，注意保护缝匠肌处筋膜下方的股外侧皮神经。要将一条缝匠肌筋膜与皮瓣一起掀起，便可暴露出旋髂浅血管。从股血管处确认蒂的源头。伤口可一期闭合。

肌肉和肌皮瓣

背阔肌

背阔肌瓣是比较常用和面积较大的肌瓣之一，面积为 20 cm×40 cm。较大的面积和平坦的构型使其修整后适合于几乎任何大小和形状的组织缺损。此外，其较长(8~14 cm)和粗细(1.5~3.0 mm)恒定的蒂也有利于它的应用。这些特性使其成为在下肢重建中最常用的游离肌瓣[12,22]。供区部位构型会有一些损失，早期会出现轻中度肩关节力量减弱[30]，但肢体的其他方面正常，没有明显的功能缺失。其血供基于胸背动脉和静脉，这些动脉发自肩胛下动脉。

自该肌肉前缘后方 3~4 cm 做皮肤切口，从腋部向下延伸 10~12 cm(图 29-6)。皮肤片可与肌肉一起获得，并应位于肌肉前缘和刺密之间。背阔肌和前锯肌之间要从前向后分离。然后从腰背筋膜处向下、向后离断该肌肉，在向近端肌腱附着点处分离过程中辨认

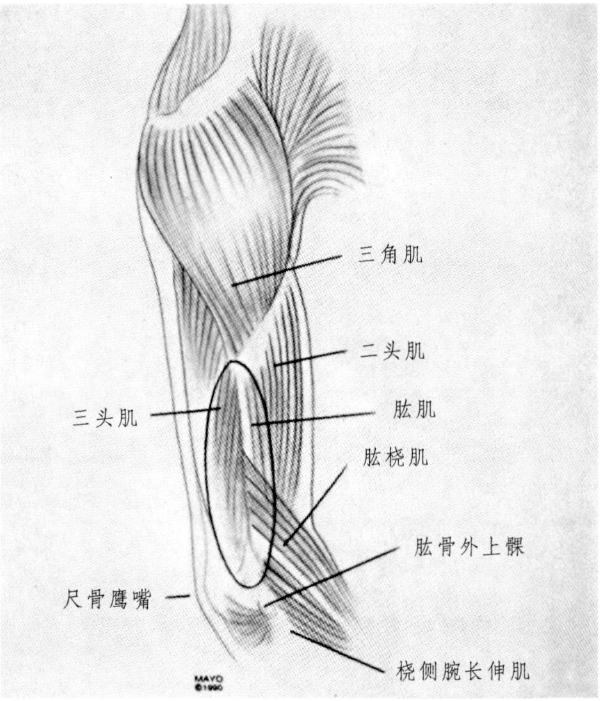

图 29-4 上臂外侧皮瓣：皮瓣设计和解剖标志。(From Wood[42], by permission of Mayo Foundation.)

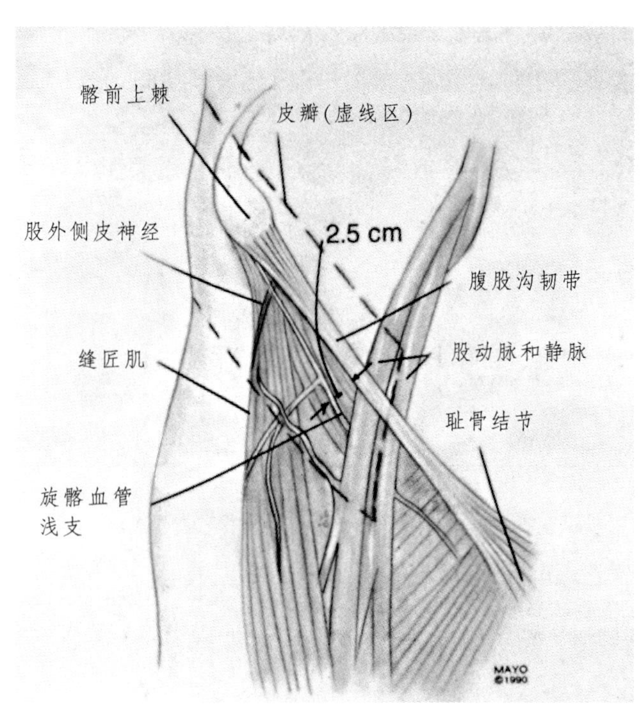

图 29-5 腹股沟区皮瓣：皮瓣设计和解剖标志。(From Wood[42], by permission of Mayo Foundation.)

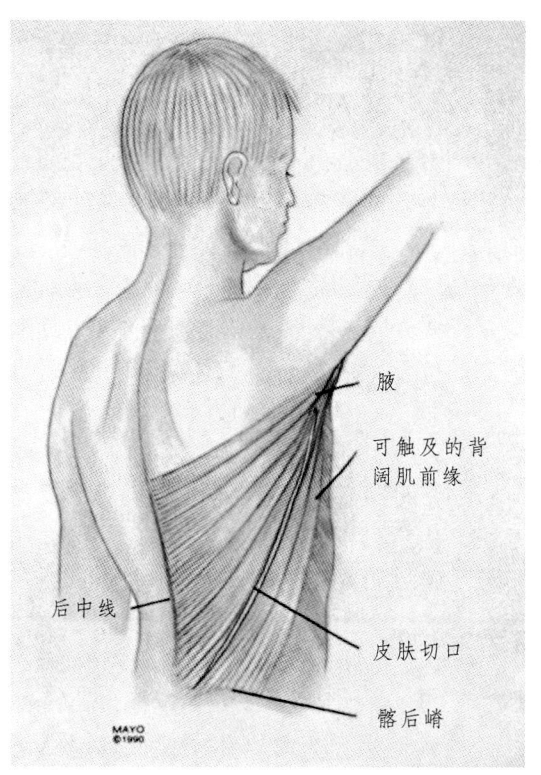

图 29-6 背阔肌瓣：皮瓣设计和解剖标志。(From Wood[42], by permission of Mayo Foundation.)

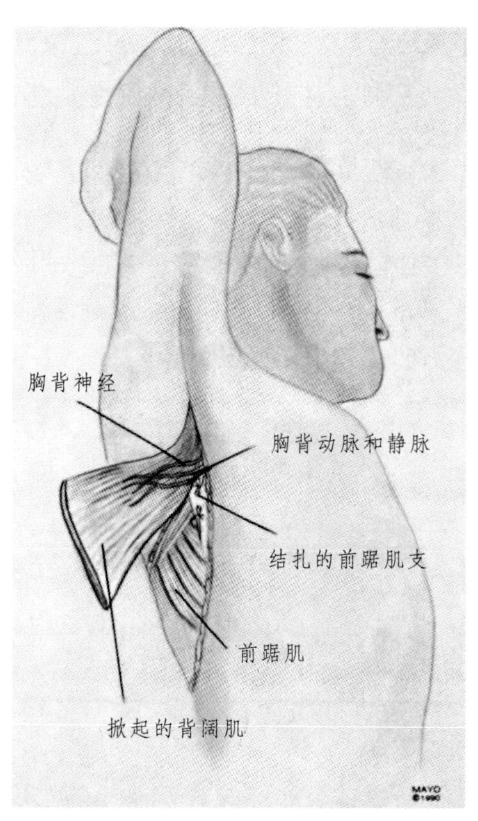

图 29-7 背阔肌瓣：皮瓣掀起和辨认出蒂部。(From Wood[42], by permission of Mayo Foundation.)

出血管蒂并加以保护(图 29-7)。将血管蒂向近端分离出所需的长度,如有必要可分离至肩胛下血管。伤口在引流下缝合,以减少血肿形成。

腹直肌瓣

腹直肌瓣可替代背阔肌瓣用。这个肌瓣的血供基于腹壁下动、静脉[25]。蒂的长度(5.0~8.0 cm)和大小(1.5~2.5 cm)能满足大多数应用需求。这个肌肉瓣的应用受其大小和形状的限制,适合于小的或长形软组织缺损。像背阔肌瓣一样,供区的功能损失极小。

通过在脐水平至耻骨结节上方 4 cm 的正中旁直行切口来获取这块肌肉(图 29-8)。向内、向外掀开腹直肌前鞘可显露这块肌肉。于腹直肌后鞘将这块肌肉钝性分开,然后把注意力转向外侧和远侧。在肌肉的远或中 1/3 血管蒂进入该肌肉外侧缘,要仔细辨认。然后沿着髂外血管找到骨的源头,在此将其切断。伤口可一期闭合, 注意修补任何后侧腹肌筋膜的缺损,以防止腹腔内容物的疝出。

受区位置

对于任何游离组织移植手术来说,接受区域的准备都是手术成功的关键。所有感染的或失去活性的组织都要去除,以便为组织瓣创造一个健康基床,并决定所需要覆盖区域的最终大小。

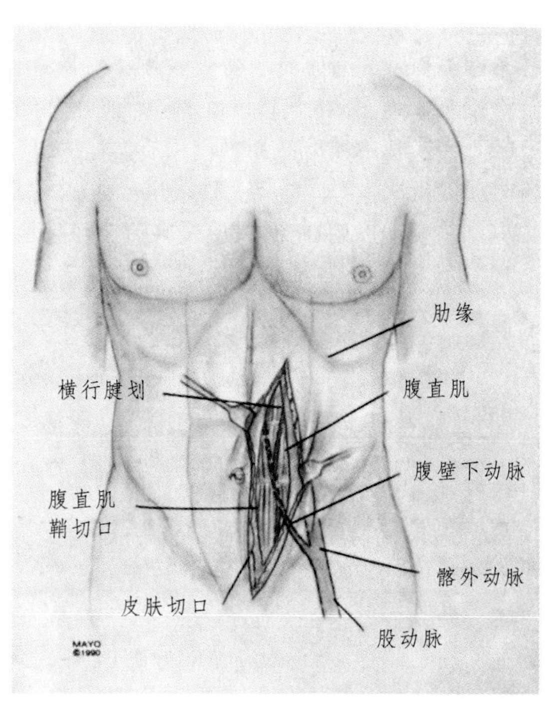

图 29-8 腹直肌瓣：皮瓣设计和解剖标志。(From Wood[42], by permission of Mayo Foundation.)

接受区域的血管在术前应通过临床和多普勒检查偶尔需通过血管造影来进行仔细的检查评估，以证实其开放性并评估任何血管疾病的范围。术中要辨认出血管，解剖出适当的长度来行吻合。然后再确定供区血管蒂的所需长度。

在将与组织缺损区大小和蒂长度适宜的皮瓣分离后，便可部分植入接受区域。应用手术显微镜选择合适的血管和吻合区域。可施行端端吻合或端侧吻合；后者主要应用于管径差异较大的动脉或血管。

对于肘部的游离组织瓣移植，可施行肱动脉的动脉端侧吻合。静脉可与头静脉或贵要静脉吻合。在覆盖膝关节的皮瓣中，动脉可与腘动脉行端侧吻合，伴行的静脉或隐静脉可用来行静脉吻合。在肩部的游离皮瓣，吻合部位可有变化，但必须与重建需求相一致。

一旦吻合完成后，应仔细缝合伤口以免蒂部表面承受压力。术后要通过各种方法来监测皮肤瓣情况，包括观察颜色、毛细血管再充盈和温度。肌肉瓣监测起来比较困难；常用的方法是通过多普勒或体积描记法来测量搏动的血流量。

游离微血管骨移植

在重建由于关节成形术失败或保肢肿瘤切除所导致的局部骨缺损中，传统上需要应用自体皮质骨或松质骨，也经常应用异体骨。应用长节段没有血运的自体或异体移植骨可伴发骨不连、骨吸收和移植骨骨折等并发症[39]。应用有血运的骨移植可部分解决这些问题。此外，在重建大段皮质骨缺损中应用有血运的骨移植有局部骨质大量增生的优势[9,40]。Huntington[15]首先报道了带蒂骨移植块的应用，将腓骨旋转来治疗胫骨缺损。然而这些技术仅限于缺损区域与供区相邻近的情况下。但多数情况下，特别是在上肢，需要采用游离的带血运植骨块，如将腓骨或髂骨嵴移植到受区，并立刻恢复其血运。自从 Taylor 等[32]报道了这种方法以来，其适应证已可扩大到重建 6 cm 以上长度的大量骨质缺损。

为了恢复骨储备和利于骨愈合，在切除失败的全膝关节、肩关节、腕关节或踝关节成形手术后，可通过游离骨移植来重建或融合关节。游离带血运的骨移植也可应用于需要补充大块异体骨或异体骨-假体复合体的任何部位[5]。

需要采取这种手术的适应证包括那些骨不连已经存在或发生的可能性大因而需要加强骨愈合的病例，如放疗后的骨。此外，游离带血运的骨移植也适合于治疗由于内置物松动或感染引起的大量骨缺损、而其他传统重建治疗方法又不适合的病例。

带血运骨供区

腓骨[42]

腓骨最常用来作为游离移植骨来重建长骨的骨缺损。它的长度、构型和皮质骨结构使它非常适合行钢板和螺钉内固定，或在肱骨、股骨和胫骨处行髓内钉固定。它也非常适合用来加固异体骨或异体骨-假体复合体。对于长度上超过 10 cm 的骨缺损，最好应用游离骨移植。总之，腓骨不仅保留价值不大，而且供区的发病率极低[7,45]。对于骨骼未发育成熟的患者，必须完成远端胫腓骨性联接才能手术，以防止出现继发性踝关节外翻畸形。

游离的腓骨移植块血供基于腓动脉和伴行的静脉，它们在腓骨近、中 1/3 交界处和骨的中点之间进入腓骨。通常可获得蒂的长度为 6~8 cm，动脉直径为 1.5~3 mm。

在腓骨体表做一直切口，在所需骨块长度上下各

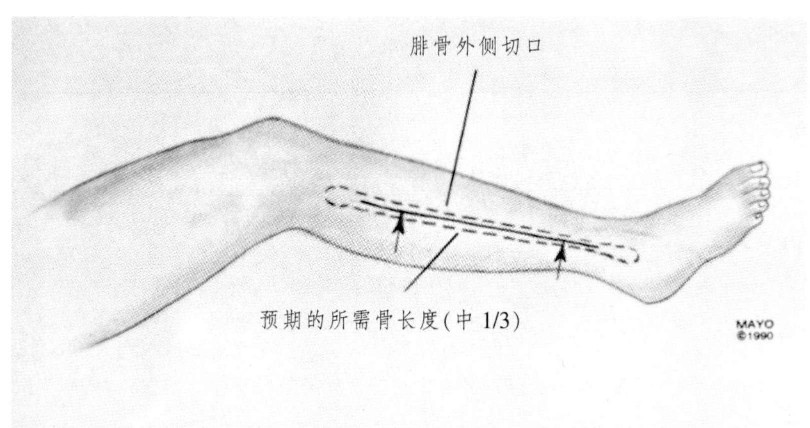

图 29-9 带血运的腓骨：皮肤切口。(From Wood[42], by permission of Mayo Foundation.)

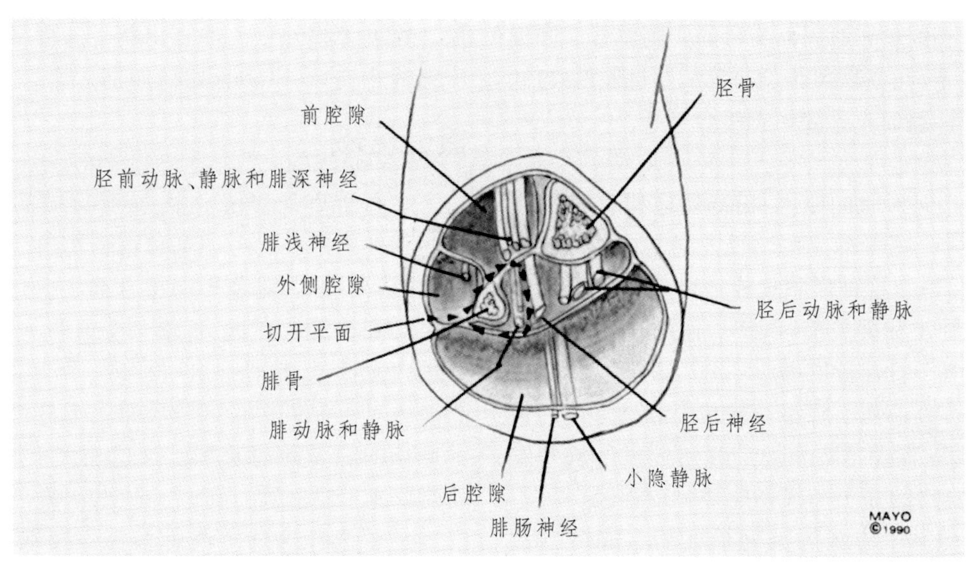

图 29-10 带血运的腓骨:解剖过程的横断面示图。(From Wood[42], by permission of Mayo Foundation.)

延长 6 cm(图 29-9)。术中要分离至覆盖外侧和后侧浅表腔隙的筋膜处,然后辨认出腓侧肌肉(腓骨长肌和短肌)与比目鱼肌之间的间隙。分离这个间隙,从其腓骨起止点上掀起比目鱼肌,在向近端分离时要注意保护与腓骨贴近的腓侧血管。一旦完成此项操作,在切口深部便可见腓动脉。接着在远端辨认出外侧肌与踇长屈肌之间的间隙,并向深层分离至腓骨。向前侧和近侧分离可暴露出腓骨的骨膜外表面,同时保护好腓神经浅支以及胫前血管和腓神经深支。图 29-10 显示出环形分离过程。当向前侧的分离完成后,便可在设定的水平行远端和近端截骨。在远侧找到腓侧血管,将其结扎。骨间膜从前侧切开,暴露胫后肌肉。这个过程要锐性分

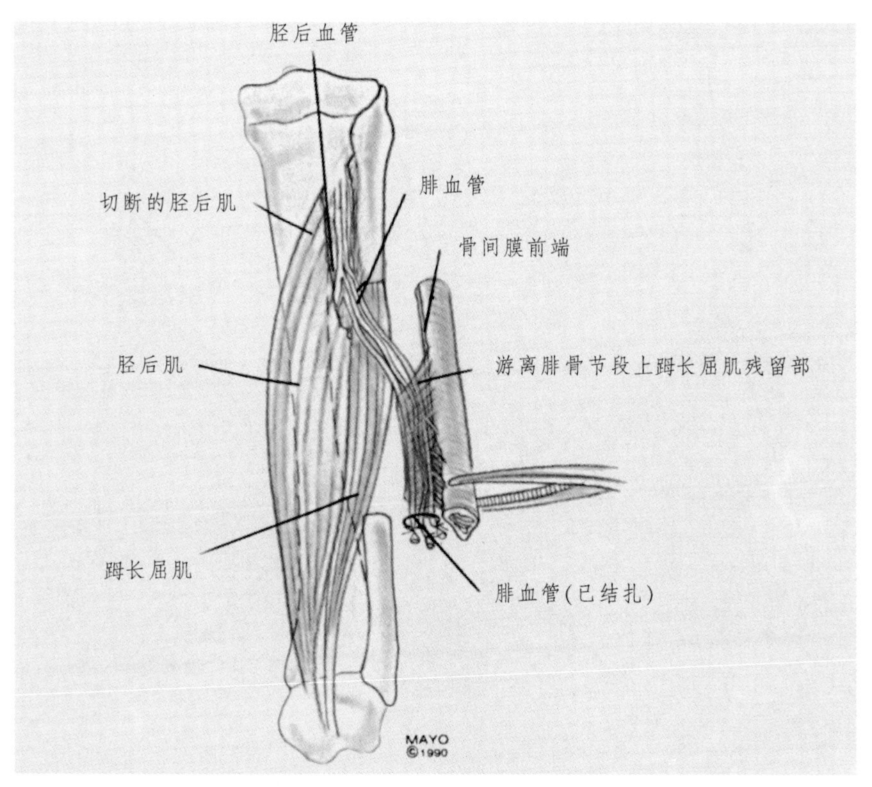

图 29-11 腓血管蒂上带血运的腓骨游离。(From Wood[42], by permission of Mayo Foundation.)

离，注意保护好在跗长屈肌表面走行的腓侧血管。向近侧分离，暴露出蒂部，在理想长度将其切断(图 29-11)。然后在引流下缝合伤口，不要试图缝合筋膜。

髂嵴

由于髂嵴几何形状的原因，游离髂嵴骨移植的应用范围不同于腓骨植骨的应用。长度限制在 12 cm 以下，形状比较宽、平。这种形状比较适合应用于长骨干骺端骨缺损的重建和踝关节区域[2]。髂嵴植骨块的另一优势是其可用作复合骨皮瓣。

这个皮瓣的血供基于旋髂动脉和静脉[33,34]，蒂的长度是 6~8 cm，动脉直径是 2 mm。供区可能发生的并发症包括腹腔内容物的疝出和损伤股外侧皮神经。

切口从股动脉上方腹股沟韧带远端 3 cm 开始，向上、外方向延伸至髂前上棘，如有必要可包括皮肤瓣(图 29-12)。辨认出腹外斜肌和腹股沟韧带表面的筋膜，并将其切开暴露出腹股沟韧带。向内侧牵开腹股沟管内容物，切开沟管的后壁，暴露出深处的旋髂血管。在髂外动脉的外侧壁上辨认出这些血管，向外侧分离至髂前上棘。血管沿着髂骨内侧壁走行，在髂嵴远端 1~2 cm 发出许多穿支入骨。将髂筋膜和肌肉平行分离，向远端至血管，将腹壁肌肉切断暴露髂骨内板。通过骨膜外分离暴露出髂骨外板，将髂骨块凿下。仔细缝合伤口，以防止切口疝出。

接受区域

在行游离骨移植术中，接受区域的准备必须考虑一些其他因素。要考虑到移植骨块与受体骨之间的固定，并认真设计，避免影响接合部位愈合。术后制动预期要等到植骨块在远、近端与受区骨愈合，这通常在 6 个月内完成[38]。植骨愈合时期内，逐渐增加的负重和功能锻炼对于促进植骨区骨质肥大十分重要。行这些手术操作的患者此前通常已行过几次不成功的手术，因此建议术前通过要仔细讨论这些因素。

是否选择这种游离骨移植主要取决于接受区域的位置和缺损的大小。一些特殊接受部位的考虑包括以下方面。

膝部

游离腓骨移植多用来重建由于创伤或肿瘤切除所致的胫骨缺损。另一项应用是用有血运的骨块来行保肢治疗，在切除感染的全膝关节置换后行膝关节融合术。要想在感染或松动引起的骨缺失中获得稳定的关节融合是比较困难的。在 Rand 等[27]的一项研究中，

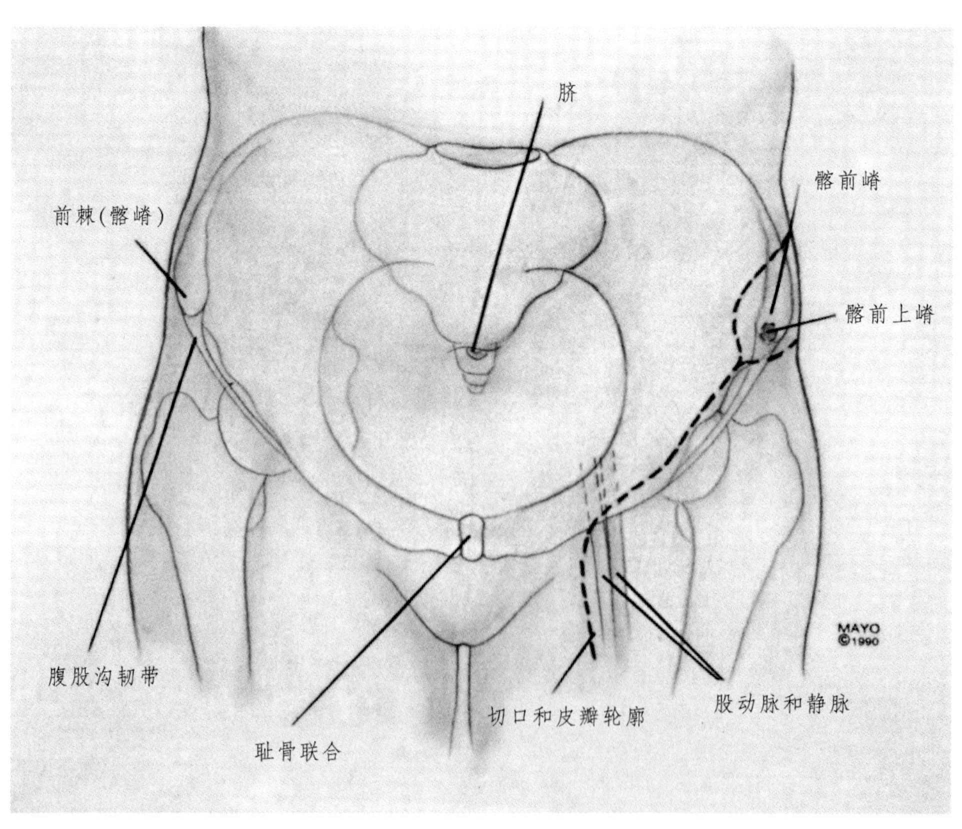

图 29-12 有血运的髂骨骨皮瓣：皮瓣设计和解剖标志。(From Wood[42], by permission of Mayo Foundation.)

将交链式假体移除后行外固定治疗者其骨愈合率只有 43%。骨愈合率比较低的原因是由于将这种假体移除后会出现相当大的骨质缺。对于这种难治性病例,就应考虑采用带血运的腓骨进行治疗。最近,Rasmussen 等报道了 Mayo 临床经验,他们在膝关节融合术中应用了同侧带血运的腓骨块[28]。其所描述的这项技术包括应用髓内股骨–胫骨钉和同侧的腓骨植骨块,既可游离移植,也可在血管蒂上旋转移植。在后项技术中,腓骨要在其腓侧血管蒂上沿矢状面旋转 180°,跨过膝关节缺损,这样可不必行微血管吻合。在这一系列病例中,这种关节融合术应用在肿瘤切除术后以及全膝关节置换感染后行保肢手术中。13 例患者中有 12 例获得坚强的骨连接(平均骨连接时间为 7 个月),结果比较成功。只有一例失败病例发生在 4 例此前行关节置换术后发生反复感染中的一个病例,最终需行膝关节上截肢。

在膝关节处行游离骨块移植时,腘部或胫后动脉和静脉是理想的血管吻合部位。在可能的情况下行端侧吻合。腓骨放置在髓腔内或行镶嵌植骨,用螺钉或加压钢板将其与远近端骨质固定。建议用外固定架或石膏来加强固定,直到骨愈合。如果在术后 6 个月仍没有骨连接迹象,可采取植骨,必要时再行内固定。

肩关节

游离带血运的腓骨经常应用在肩关节周围大量骨缺损的重建中。多数情况下骨缺损源于肿瘤切除,用腓骨跨过长的骨干缺损或在肱骨头切除后行肩关节融合中用于促进骨连接。

在治疗骨干处骨缺损中,将腓骨放置在髓腔内,两端行坚强固定。通常在上臂远端动脉与肱动脉行端侧吻合。用头静脉或肱动脉的伴行静脉行静脉吻合。用肩关节人字石膏固定上肢,直到骨质连接。

据 Weiland 等[39]报道,应用带血运的腓骨重建肱骨缺损效果良好。最近,有 11 例用游离腓骨植骨块重建肱骨大量骨质缺损的报道[41]。这些病例多数为肿瘤切除后行大段骨缺损(平均 12 cm)重建。有 5 例患者应用带血运的腓骨进行盂肱关节融合,同时应用了无血运的自体腓骨或异体骨块。6 例患者获得一期骨连接,另两例经第二次治疗后获得骨连接。笔者认为,这些重建手术的成功与应用坚强内固定、植骨块和术后肩关节人字石膏固定有关。

踝关节

由于踝关节处软组织覆盖有限,此处大量骨缺损的重建比较有挑战性。感染、肿瘤切除或内置假体可造成大量骨缺损,预计用常规的技术重建比较困难。在这些条件下,截肢或带血运的骨移植就成为唯一的治疗选择。最近,有文献总结了梅奥诊所治疗这些棘手病例的临床经验[2]。治疗方法包括用带血运的髂骨嵴或腓骨移植来行关节融合。对于骨缺损比较小(< 4 cm)的病例,可选用髂骨嵴复合植骨块来解决软组织缺损问题。大块骨缺损可用腓骨移植来治疗。可能的情况下可行胫后动脉的端侧吻合,并与胫后动脉的伴行静脉或大隐静脉行静脉吻合。尽管有 9 例这样的患者获得骨连接,但每个患者平均需要 4 次额外治疗。这些额外治疗大多为复合瓣的清创。总之,采用这些必要治疗的,骨连接率是比较满意的,但要意识到可能需要行额外的手术。

大量异体骨不连接

在异体骨–假体复合体重建或骨关节半关节重建中应用大量异体骨移植出现骨不连接或延迟骨连接是常见的并发症。在这些病例中骨不连接是移植骨排异的表现,可能与在骨接合部位异体骨再血管化失败有关。据 Clink- scales 等[5]报道,在 6 例患者中有 5 例在骨不连接部位行带血运的腓骨镶嵌植骨,用来治疗节段性骨干性骨不连接或半关节重建中大段异体骨移植骨不连接,结果取得了成功。这些作者建议,对于用大量异体骨植骨出现超过 6 个月长期骨不连接有手术指征的病例,可选择微血管骨移植作为首选治疗。

结果

在有关带血运骨移植最大病例系列的报道中,Han 等[14]回顾 115 例游离带血运腓骨移植和 28 例带血运髂骨嵴移植。适应证包括源于骨不连接、肿瘤切除、感染或先天性畸形的骨缺损。总体上,初次骨连接率是 61%,再次手术治疗后提高至 81%。各供体区域(腓骨与髂嵴相比较)在骨连接率上没有统计学差异。肱骨重建的成功率高于下肢重建。并发症包括应力性骨折、复发感染和骨连接不正。总之,从这些难治性病例的成功治疗结果上可得出结论,带血运的骨移植是一种有价值的重建选择。

"Hankle"术式

伴有髋关节破坏的大段股骨骨缺失是一种相对少见的疾病。长柄全髋关节假体失败或控制不了的感染可产生大量的骨缺失,这会明显限制重建手术的选择。当遇到几乎近全股骨骨缺损时，髋关节断离术的替代方法是用定制假体行关节修复并用大量异体骨填充。然而对于难治性感染通常需要截肢。为了使截肢水平尽量达到肢体功能的需要，有经验的学者设计了一种改良的旋转成形术，将胫骨在矢状面上旋转180°来填补由于股骨缺失所形成的空隙。跟骨与髋臼融合，胫距关节和距下关节分别承担“髋关节”的屈伸以及内收外展功能。整体结果是形成一种膝关节断离水平的截肢术，由踝关节替代髋关节功能。

病案举例

患者51岁，工人，有多发性内生软骨瘤病史，就诊前10年曾由于Ⅰ级软骨肉瘤行股骨近端切除术。在行肿瘤切除时，采用长柄定制双极假体进行了治疗，后来因出现髋臼侵蚀症状改行全髋关节置换术。在就诊前一年，患者出现感染，尽管为了能保留假体而多次行清创手术病情仍有复发。由于存在感染(大肠埃希杆菌)且可用骨量有限而不能行重建手术(图29-13)。将假体取出后(图29-14)，只保留了6 cm的股骨远端，用40 cm长的骨水泥支架来跨过缺损区。将伤口进行了一系列清创后，作为髋关节离断术的替代治疗选择，行旋转成形术，即“hankle”操作。术后，将患者行髋关节人字形石膏固定2个月，这时放射影像学证实已发生骨连接(图29-15)。患者术后行3个月的暂时性膝关节离断型假体适应。在术后1年的随访复查中，髋关节活动范围为屈曲60°，伸展30°，外展45°，内收20°(图29-16)。患者行走时有中度的Trendelenberg步态。患者返回工作，假体应用良好，每天行走1/4英里距离。

手术技术

整个肢体准备好，铺好手术单。将残留的股骨骨块去除。在胫骨前外侧设计肌皮瓣(图29-17)。在胫后或腘血管蒂表面完全游离胫骨和腓骨。要保护好胫神经和腓神经。分离过程远端直至足部，将前足在跟骰关节和距舟关节处离断。在远侧识别出足背和胫后神经血管束，并结扎。只将胫骨前外侧手术开始时指定留给皮瓣的皮肤保留。前侧腔隙的肌肉结构以及腓肠肌-比目鱼肌与皮瓣一起保留，其他软组织一律去除。接下来，将血管蒂游离至腘窝水平，以便将胫骨和腓骨旋转180°(图29-18)。将髋臼和跟骨清创至血运正常骨。然后将跟骨置于髋臼内，以便在胫距活动平面进行伸展和屈曲，在距下关节活动平面进行外展和内收(图29-19)。用足部的植骨块来加强骨融合。用4枚

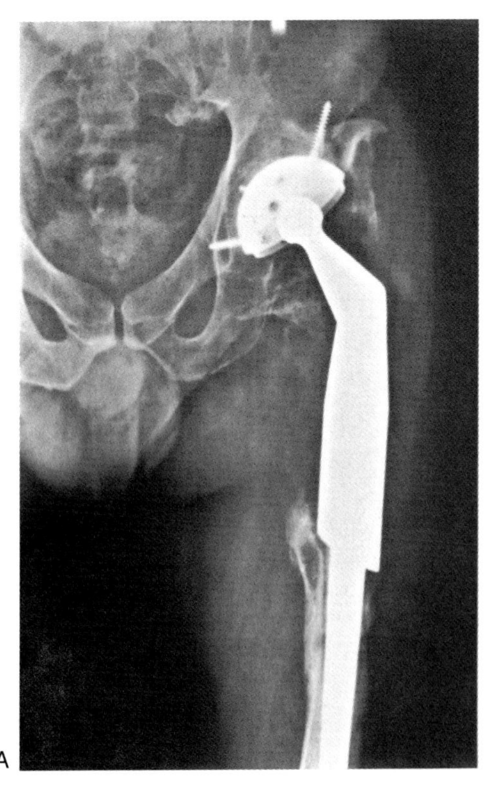

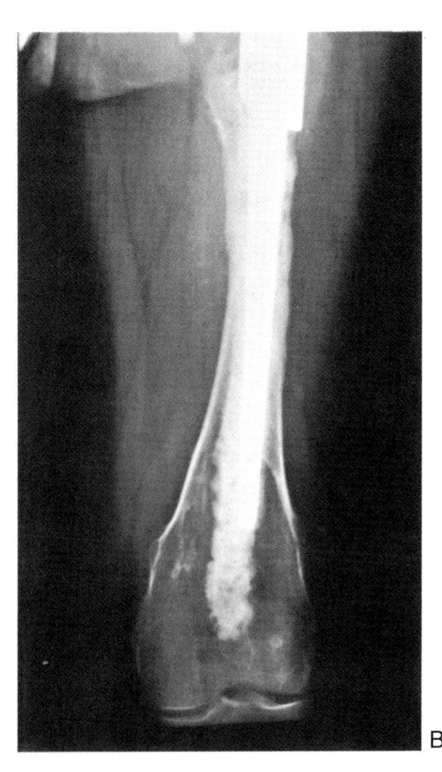

图29-13 长柄定制假体的术前前后位X线片。

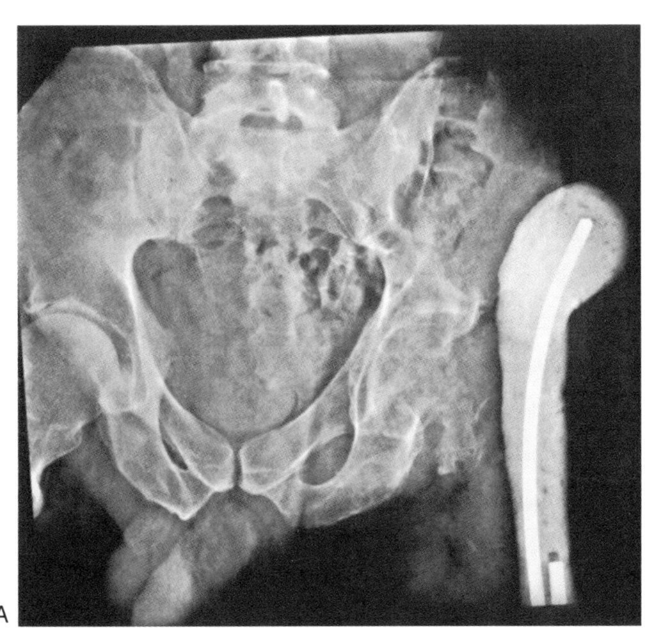
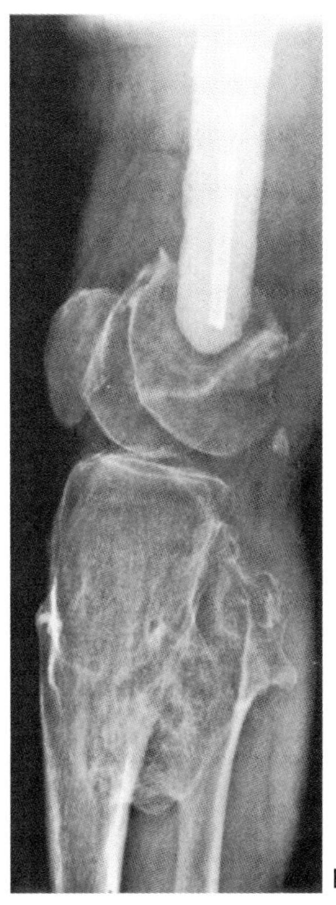

图 29-14　将假体切除后出现大量骨质缺损，暂时放置了含有抗生素的甲基丙烯酸甲酯填充物。

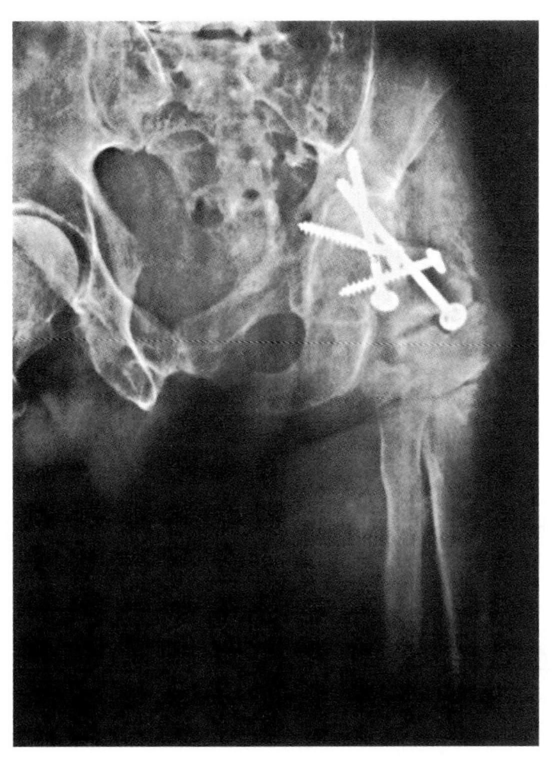

图 29-15　"Hankle"术式：跟-髋臼融合，保留胫距关节和距下关节。

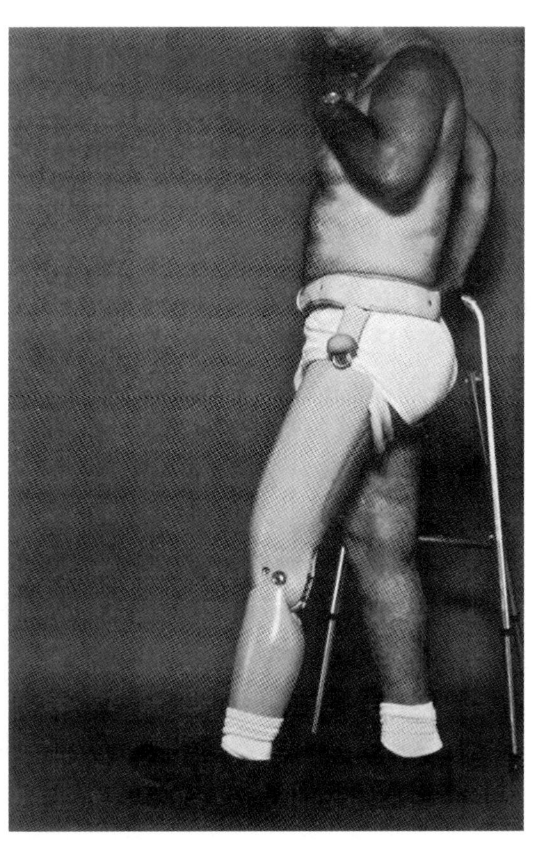

图 29-16　"Hankle"术式：术后 1 年应用假体的临床效果。

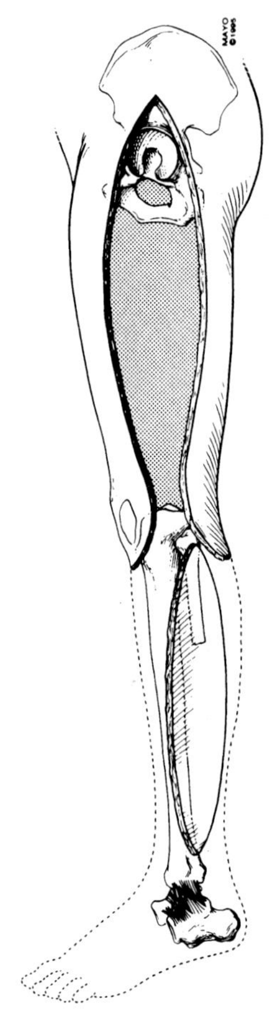

图 29-17 "Hankle"术式：皮瓣设计和解剖标记。

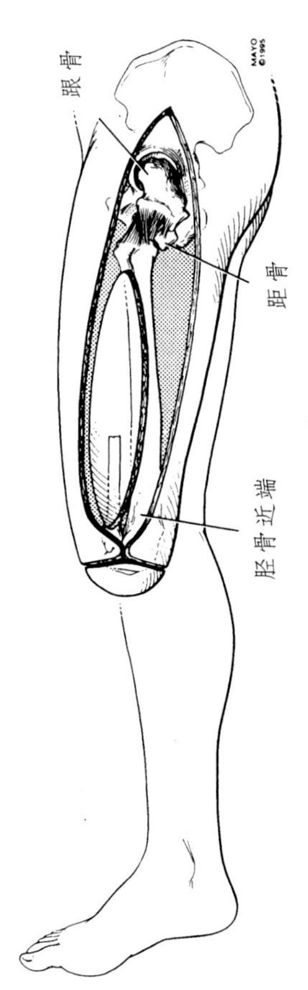

图 29-18 "Hankle"术式：带血管蒂旋转骨皮瓣。

踝螺钉从跟骨穿入髋臼来完成固定。注意要仔细缝合骨结构周围的肌肉层，以便提供主动活动范围。要确认皮瓣存活，然后在有引流下闭合伤口。

微血管游离关节移植

微血管游离关节移植可替代手指部关节融合或关节成形术。据几位学者报道，关节间隙和关节面得以保留而且后期未发生退行性病变[16,36]。然而，这种术式最主要的适应证是儿童的关节重建。有文献表明，术后长骨体生长部保持存活而且仍可继续生长[35]。通常，成人可被应用第2足趾的近侧趾间关节。对于儿童，可应用跖趾关节，以便为进一步生长提供两处生长板。或者如文献中所述用损伤或无用的部位作为供

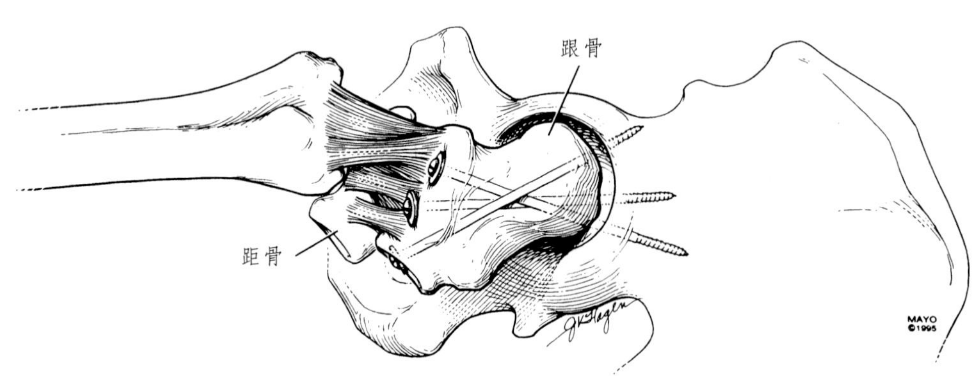

图 29-19 "Hankle"术式：跟骨髋臼融合。

区组织进行游离移植[3]。尽管这种技术有明显的优点，但移植关节的活动范围有限，平均为 32°[36]。

供区

第 2 趾近侧趾间关节

在近侧趾间关节表面设计皮瓣。保留背侧静脉，分离出伸肌腱装置。近侧分辨出足背动脉，向远侧分离，包括第 1 跖背动脉。分离出胫侧趾动脉，并在中节趾骨处将其结扎。趾神经和腓侧血管束要保持完整。切开屈肌腱鞘，游离各肌腱。在近节和中节趾骨骨干处截骨。

第 2 趾的跖趾关节

像分离近侧趾间关节那样分离跖趾关节。然而因为它们处在不同的运动弓，因应采取补偿措施将该关节固定在相对屈曲或反转位上以防止移植后出现过伸。

结果

Tsai 和 Wang[36]对有关游离带血运关节移植的文献进行了回顾性分析。在所报道的 89 个病例中，总的来说，创伤是主要适应证。尽管有文献证实关节功能得以长期保留，但这种技术的主要优势是可恢复儿童期骨的生长发育。虽然活动受限，但关节有功能并稳定。报道的带血运关节移植的并发症包括 5%~10%的失败率、伸肌腱粘连以及供区和受区组织不耐冷。

病案举例

一名 27 岁男性农场主，他的优势手被锯片损伤，导致其第 3、4、5 指不完全截指。第 5 指在近侧指间关节处被截指。损伤还导致第 3 指近侧指间关节和大范围背侧软组织的创伤性缺失。结果，第 3 指在近侧指间关节处有不稳定的假关节形成，只有 5°的被动活动度。此外，患者还主诉第 5 指发生残端突出和疼痛性神经瘤（术前 X 线片如图 29–20 所示）。因此，建议对此患者第 5 指行射线样切除，将掌指关节游离带血运转移至第 3 指近侧指间关节（图 29–21）。术后 5 个月，对此移植的关节行关节囊切除术，以便增加活动范围。术后一年，他的关节活动稳定，活动度为 15°~55°。

这个病例表明在重建手术中可应用游离关节移植术和选择性部分截指。后者的应用很少，但对合适的病例可考虑应用。

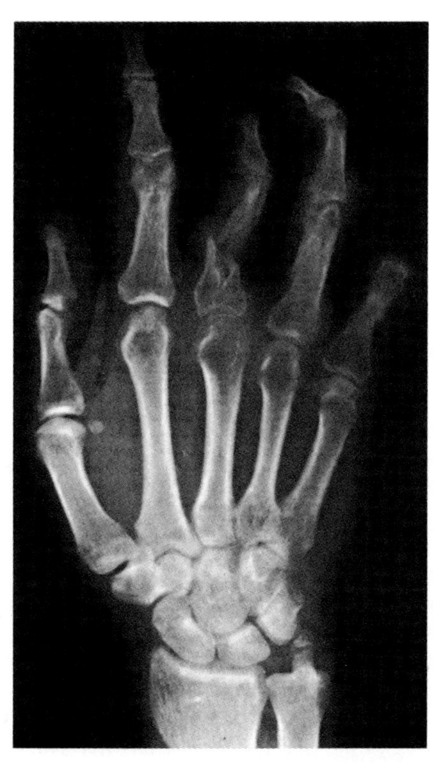

图 29–20　术前 X 线片显示第 3 指近侧指间关节缺失和第 5 指截指残端。

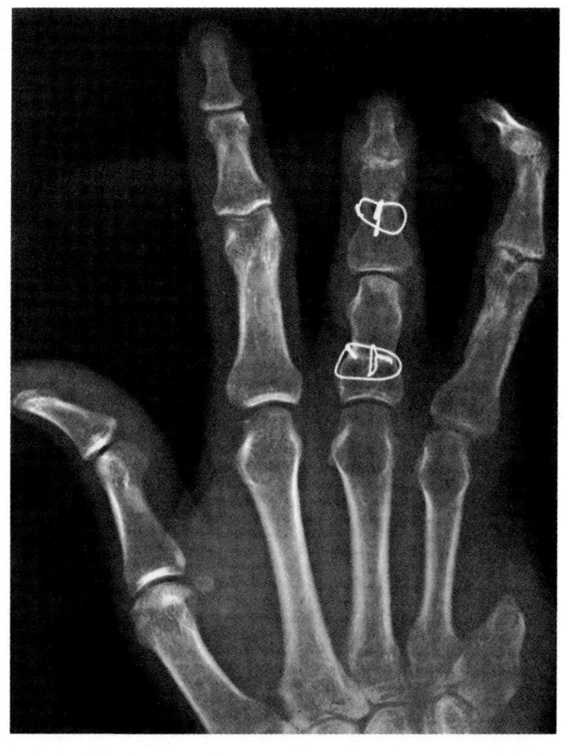

图 29–21　第 5 指掌指关节游离移植至第 3 指近侧指间关节术后的 X 线片。

（王敬博　译　李世民　校）

参考文献

1. Arnold PG, Witzke DJ: Management of failed total hip arthroplasty with muscle flaps. Ann Plast Surg 11:17, 1983
2. Bishop AT, Wood MB, Sheetz KK: Ankle arthrodesis with free vascularized bone autografts: reconstruction of segmental bone loss secondary to osteomyelitis and tumor resection. In press, 1994
3. Bourne MH, Wood MB, Cooney WP: Reconstruction by free-tissue transfer of electively amputated parts. Surg Rounds Orthop September:56, 1988
4. Browne EZ, Stulberg BN, Sood R: The use of muscle flaps for salvage of failed total knee arthroplasty. Br J Plast Surg 47:42, 1994
5. Clinkscales CM, Wood MB, Sim FH: Major long bone allograft salvage by vascularized fibula transfer. Presented at the International Symposium on Limb Salvage, Montreal, Canada, 1991
6. Collins DN, Garcia KL, Nelson CL: The use of the vastus lateralis flap in patients with intractable infection after resection arthroplasty following the use of a hip implant. J Bone Joint Surg 69:510, 1987
7. Coughlan BA, Townsend PL: The morbidity of the free vascularised fibula flap. Br J Plast Surg 46:466, 1993
8. Daniel RK, Taylor JG: Distant transfer of an island flap by microvascular anastomoses. Plast Reconstr Surg 52:111, 1973
9. De Boer HH, Wood MB: Bone changes in the vascularised fibular graft. J Bone Joint Surg 71B:374, 1989
10. Gilbert A, Teot L: The free scapular flap. Plast Reconstr Surg 69:601, 1982
11. Goldner RD: The scapular free flap. p. 246. In Urbaniak JR (ed): Microsurgery for Major Limb Reconstruction. CW Mosby, St. Louis, 1987
12. Gordon L, Bunke HJ, Alpert BS: Free latissimus dorsi muscle flap with split-thickness skin graft cover: a report of 16 cases. Plast Reconstr Surg 70:173, 1982
13. Greenberg B, LaRossa D: Salvage of jeopardized total knee prosthesis: the role of the gastrocnemius muscle flap. Plast Reconstr Surg 83:85, 1989
14. Han C-S, Wood MB, Bishop AT, Cooney WP: Vascularized bone transfer. J Bone Joint Surg 74A:1441, 1992
15. Huntington TW: Case of bone transference: use of a segment of fibula to supply a defect in the tibia. Ann Surg 41:249, 1905
16. Hurwitz PJ: Experimental transplantation of small joints by microvascular anastomoses. Plast Reconstr Surg 64:221, 1979
17. Irons GB, Wood MB, Schmidt EH III: Experience with one hundred consecutive free flaps. Ann Plast Surg 18:17, 1987
18. Katsaros J, Schusterman M, Beppu M et al: The lateral upper arm flap: anatomy and clinical applications. Ann Plast Surg 12:489, 1984
19. Lasavoy M, Dubrow T, Dubrow TJ et al: Muscle-flap coverage of exposed endoprosthesis. Plast Reconstr Surg 83:90, 1989
20. Lewis VL Jr, Stulberg DS, Bailey MH, Mossie RD: A muscle-sparing technique for reconstruction of the defect left after excisional hip arthroplasty. J Arthroplasty 9:193, 1994
21. Lian G, Cracchiolo A, Lesavoy M: Treatment of major wound necrosis following total knee arthroplasty. J Arthroplasty 4(Suppl):23, 1989
22. May JW Jr, Gallico GG, Jupiter J et al: Free latissimus dorsi muscle flap with skin graft for treatment of traumatic chronic bony wounds. Plast Reconstr Surg 73:641, 1984
23. May JW Jr, Lukash FN, Gallico GG III: Latissimus dorsi free muscle flap in lower extremity reconstruction. Plast Reconstr Surg 68:603, 1981
24. Meland NB, Arnold PG, Weiss H: Management of the recalcitrant total hip arthroplasty wound. Plast Reconstr Surg 88:681, 1991
25. Milloy FJ, Anson BJ, McAfee DK: The rectus abdominis muscle and the epigastric arteries. Surg Gynecol Obstet 110:293, 1963
26. Nassif TM, Vidal L, Bovet JL et al: The parascapular flap: a new cutaneous microsurgical free flap. Plast Reconstr Surg 69:591, 1982
27. Rand JA, Bryan RS, Chao EYS: Failed total knee arthroplasty treated by arthrodesis of the knee using the Ace-Fischer apparatus. J Bone Joint Surg 69A:39, 1987
28. Rasmussen MR, Bishop AT, Wood MB: Arthrodesis of the knee with a vascularized fibular rotatory graft. J Bone Joint Surg 77A:751, 1995
29. Rivet D, Modschiedler T, Martin D et al: Nerves of the lateral arm flap: an anatomical study. Ann Hand Surg 7:58, 1988
30. Russell RC, Pribaz J, Zook EG et al: Functional evaluation of the latissimus dorsi donor site. Plast Reconstr Surg 78:376, 1986
31. Song RY, Gao YZ, Song YG et al: The forearm flap. Clin Plast Surg 9:21, 1982
32. Taylor GI, Miller GDH, Ham FJ: The free vascularized bone graft: a clinical extension of microvascular techniques. Plast Reconstr Surg 55:533, 1975
33. Taylor GI, Townsend P, Corlett R: Superiority of the deep circumflex iliac vessels as the supply for free groin flaps: clinical work. Plast Reconstr Surg 64:745, 1979
34. Taylor GI, Townsend P, Corlett R: Superiority of the deep circumflex iliac vessels as the supply for free groin flaps: experimental work. Plast Reconstr Surg 64:595, 1979
35. Tsai TM, Ludwig L, Tonkin M: Vascularized fibular epiphyseal transfer. Clin Orthop 210:228, 1986
36. Tsai TM, Wang WZ: Vascularized joint transfers, indications and results. Hand Clin 8:525, 1992
37. Urbaniak JR, Koman LA, Goldner RD et al: The vascularized cutaneous scapular flap. Plast Reconstr Surg 69:772, 1982
38. Weiland AJ: Vascularized free bone transplants. J Bone Joint Surg 63A:166, 1981
39. Weiland AJ, Kleinart HE, Kutz JE, Rollin KD: Free vascularized bone grafts in surgery of the upper extremity. J Hand Surg 4:129, 1979
40. Weiland AJ, Moore JR, Daniel RK: Vascularized bone autografts: experience with 41 cases. Clin Orthop 174:87, 1983
41. Wood MB: Upper extremity reconstruction by vascularized bone transfers: results and complications. J Hand Surg 12A:422, 1987
42. Wood MB: Atlas of Reconstructive Microsurgery. Aspen Publishers, Rockville, MD, 1990
43. Wood MB, Cooney WP, Irons GB: Lower extremity salvage and reconstruction by free-tissue transfer: analysis of results. Clin Orthop 201:151, 1985
44. Wood MB, Irons GB: Upper extremity free skin flap transfer: results and utility as compared with conventional distant pedicle skin flaps. Ann Plast Surg 11:523, 1983
45. Youdas YW, Wood MB, Cahalan TD et al: A quantitative analysis of donor site morbidity after vascularized fibula transport. J Orthop Res 6:621, 1988

第 30 章

慢性疼痛综合征

Stephen D. Trigg

在讨论肌肉骨骼系统创伤或重建的治疗原则时必然会提到正常个体所经历的某种疼痛，推断疼痛是固有的后遗症，因而常常阐述得不充分。疼痛可定义为一种不舒适感，通常局限于对有害刺激物（触发因素）有反应的特定解剖部位，这些刺激物可产生潜在或急性组织损伤[33,35]。尽管感觉不舒适，但患者的疼痛觉是一种重要的生理功能，因为它会引发机体内在的保护行为反应，比如，受损伤部位会瞬间缩回避开有害刺激物，进行自我保护和防卫[33]。与急性疼痛所引起的这种反射性运动反应密不可分的是个体不同的情绪反应，反应程度与每个人的生理、心理、文化素养和社会经济状况有关[4,17,26,48,129,134,138]。

术后疼痛和新近损伤的短暂性疼痛是急性疼痛各种（功能）类型的两个实例[55,58,134,135]。骨科医师对处理常规的急性疼痛反应及其变异类型都有丰富的临床经验，首先恰当处理损伤部位，应用适当的止痛药，然后给予情感上的支持和建议。然而，如果在初次治疗或功能康复期间医师判断患者主诉的疼痛程度超过了组织损伤程度，或者疼痛时间异常延长或疼痛部位和性质恶化或难以确定，在排除所有功能因素之后，就必须意识到可能是功能障碍性疼痛症（例如筋膜室综合征）。功能障碍性疼痛通常是一种令人难以接受和焦虑的并发症，并将成为圆满解决原发性临床疾病的主要障碍。外科医师往往表现出一定程度的惊愕，难以决定该如何采取适当的措施来治疗这种功能障碍性疼痛征。这种犹豫不决是有其原因的，因为每个患者功能障碍性疼痛的发病过程、自然病程及表现形式各不相同，而且在正常临床情况下难以实施日益发展的临床技术[132]。此外，有关肌肉骨骼系统功能障碍性疼痛紊乱症和肢体功能障碍临床上有用的文献数量不多，直到最近才有一些无对照病例研究提供了大多数相关数据[26]。不幸的是，有关功能障碍性疼痛综合征的一些临床上更有用的文献报道是按照一种语义混乱的术语项目收集归类的（表 30-1）[43,55,136]。

以往的观点

表 30-1 中提及的第一个术语，灼痛（在希腊语中为烧伤的意思），最初是由美国国内战争时期联邦军队的一名军医 S.Weir Mitchell 定义的[90]。他清晰地描述了一种综合征，其特点是暴发持续性剧烈疼痛，呈烧灼样，并伴有感觉过敏、血管收缩障碍和损伤侧肢体的过度保护。此外 Mitchell 还报道患者会出现相互一致的明显心理改变[1,2,90]。战争结束后，Mitchell 和其他人继续对灼痛进行了研究，初步研究了所观察到的自主神经系统障碍的病理生理学基础，其他学者也提出了多种理论来解释功能紊乱的精神性因素[1,19-22,65,68, 69,72, 83,90, 94,117,134]。

1953 年，Bonica 提出用“反应性交感神经营养不良”（RSD）这一术语来定义功能障碍性疼痛综合征，在

表 30-1　有关功能障碍性疼痛综合征的术语

灼痛
类灼痛
交感神经营养不良
痛觉神经营养不良
慢性创伤性水肿
创伤后水肿
创伤后疼痛综合征
肩-手综合征
Sudeck 萎缩
交感神经痛
创伤后放射样神经痛
创伤后骨质疏松
神经营养不良
反射性交感神经营养不良

临床上虽然与以获得性交感神经性自主性功能障碍为主要特征的灼痛相似，但其反映出多样性的病因学因素[1,9,10]。Bonica 列出的病因包括严重和微小创伤、多种手术操作、重复性职业活动以及无生理学相关性全身疾病宿主，甚至包括一些特发性病例[1,2,9,10,30,102,108,111]。

定义和专用术语

可能是由于对 Bonica 提出的病因学因素理解上比较混乱，以及他在该领域研究中的特殊角色而且缺乏可重复实验模型来解释这些病因学因素对临床上 RSD 发生的病理生理关系或重要性，这个术语在文献中被严重误用[2,3,26,134]。不幸的是，RSD 这个术语已演化成一个用来描述任何一种异常性疼痛或长期肢体功能障碍（无论是否存在自主性功能障碍）[26]的通用术语。目前，对表 30–1 所列出的综合征的诊断标准、发病过程和心理因素尚没有一致意见[111]。这些没有解决的问题常导致无准则的评估和无对照的治疗方案[26,134]。

然而，大多数定义有两个明显的共同特点：异常的疼痛反应和受累肢体的功能障碍[4,26]。通过在各种疼痛综合征中识别出异常疼痛和肢体功能障碍这些共同特性，同时为了纠正长期把 RSD 用作通用术语，Dobyns 和其他学者最近建议采用一个更通用的术语——疼痛功能障碍综合征（PDS）来定义这类病症[4,26]。用 PDS 这一术语有多项优点。第一，它是一种临床描述，排除了在所有异常性疼痛病例中均存在交感神经系统功能障碍的偶然性，而这一点在通常术语 RSD 中无疑是存在的[26]。

这样就可将 PDS 中所包含的各种因素进行特定分类[26]。这些分类类别包括：损伤的生理特点和疼痛的其他原因，心理表现，以及是否存在自主神经系统功能障碍[4]。通过按这种逻辑方式进行处理，可设计出一种有效且有依据的治疗方案（图 30–1）。

疼痛的生理学和病理生理学

对异常疼痛反应进行全面而有意义的讨论取决于对正常疼痛生理学的了解。正常的急性疼痛感觉开始于身体某一局部的生理性触发的（机械性、热能性、化学性）相互作用。周围感觉的伤害感受器和机械感受器被触发事件激活，将物理能量转换为电化学刺激信号，沿周围神经通过有髓和无髓神经纤维向近侧接力传递到脊髓后角的神经元突触上[3,49,86,87,107,129,133,134]。然后刺激进一步向近侧传导，通过脊髓丘脑束和脊髓网状束的疼痛路径传递到中枢疼痛中心，这些疼痛中心主要存在于中脑、丘脑和额皮质[33,133]。如果物理触发幅度足够大以致造成组织损伤，局部化学调制器（H^+，钾，缓激肽，5–羟色胺，前列腺素，P 物质）便会从损伤的细胞中释放出来，进一步激活和致敏各个周围受体，也可使局部组织产生水肿、血管扩张、痛觉过敏和异常性疼痛的特征性表现[14,104,134]。如果没有发生持续或不可逆的组织损伤，上述这种可识别的疼痛感觉以及急性疼痛营养不良性反应的生理体征和症状就会逐渐消失[33,49,118,133]。

在一些病例中，异常持续的疼痛可能存在有功能性病因，例如存在未发现的感染、滑膜炎症、肿瘤、代谢异常或压迫性神经损伤[4,23,24,25,33]。此外还要特别注意：疼痛感的强度、性质和部位的变化，和（或）作为急性疼痛营养不良性反应的一部分初期所观察到的局部组织水肿、颜色变化和体温调节适应的持续或弥散情况。

临床上和实验方面均已证实，交感神经系统对 RSD 和其他相关疼痛综合征的发病起一定作用[2,9,72,73,122,123,125]。这一点可由以下事实所证实：局部麻醉阻滞或交感神经系统阻断可减轻 RSD 的疼痛，而且对怀疑有交感神经性持续疼痛的许多患者的交感神经链行电刺激可使疼痛加重[33]。下述观察结果提供了进一步的证据对于正常个体，当交感神经传出来受到电刺激时，不会产生疼痛感觉，局部交感神经阻滞也不会改变正常的疼痛感觉[33]。除了这些大多为经验性的临床和实验观察结果以外，尽管提出了许多似乎有理的假说，但目前尚没有一些明确的实验模型来解释交感神经系统是如何改变、产生或使 RSD 及相关功能紊乱的疼痛持续不停的[1,2,68,73,108,134]。总的来说，可将这些假设归纳为适应性中枢神经系统功能障碍或周围终末器官异常[12]。

分类

总的来说，更易被接受的分类方法依据的是此类紊乱性疾病体征和症状的发生、发展过程或意外损伤的类型和程度[65,66,68,69,108]。依据损伤类型的Lankford 分类方法提出了两种不同类的交感神经功能障碍（表 30–2）。第一类是灼痛，因神经直接损伤所致，依据损伤是累及混合性神经还是感觉神经又将其细分为重型或轻型。第二类是创伤性营养不良，也可细分为

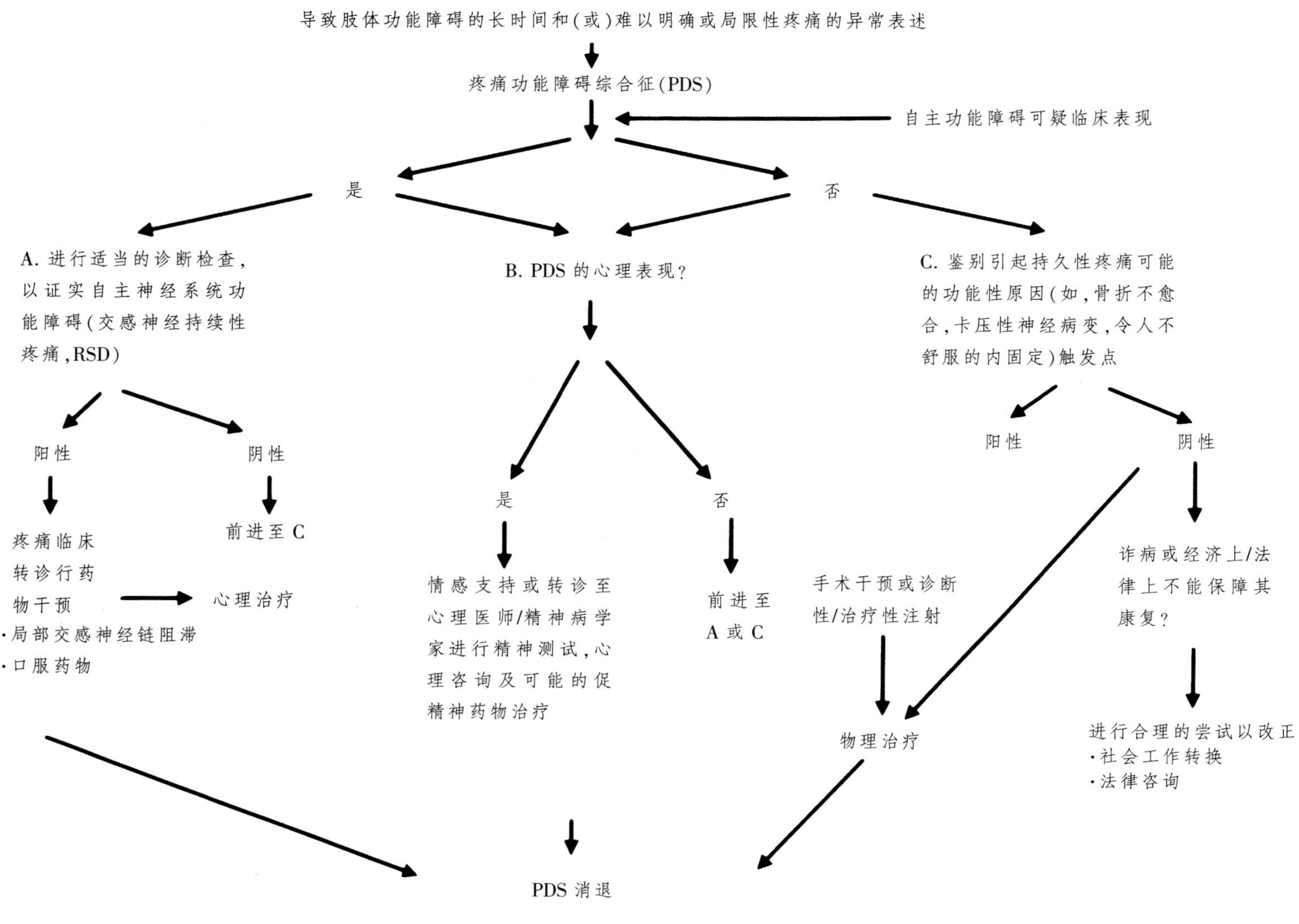

图 30-1 疼痛功能障碍综合征治疗方案。

表 30–2 Lankford 按病因对反射性交感神经营养不良的分类

灼痛
重型：累及运动–感觉（混合神经）
轻型：累及感觉神经
创伤性营养不良
重型：骨折，挤压伤
轻型：扭伤，挫伤

重和轻型。轻型的创伤性营养不良多由不十分严重的损伤引起，如扭伤或挫伤，而重型创伤性营养不良则继发于轻严重的损伤，如骨折[4,68,69]。Amadio 和其他学者指出，应用这种分类方法易造成混淆和不明确，因为有些 RSD 病例没有明确的创伤性病因，而且一些轻型灼伤比重型灼伤更易致人伤残[4]。

RSD 的第二种分类方法依据的是在治疗前 RSD 临床所观察到的生理学、形态学和功能改变的病史[51,108,121]。Steinbrocker 确认了三个不同阶段：急性期（0~3 个月），营养不良期（3~6 个月），萎缩期（6 个月或以上）（表 30–3）[120]。急性期疼痛的特点通常为烧灼样，多为局限性而非弥散性，通常伴发有水肿以及血管舒缩和体温调节失常。在后期，疼痛为持续性，且局限性差。可发生肌肉萎缩、关节强直或挛缩，同时出现皮下组织纤维瘤和皮肤青紫。末期 RSD 的特点是皮肤、血管和关节（关节强直）出现更为持久的改变[33,108]。因为 RSD 是一种动态病程，不同时间和不同个体变化很大，因此现在还没有一个令人满意的分类方法[4,33]。

疼痛和功能障碍的心理学

上文中对急性疼痛感所涉及的感觉神经机制已做出描述。然而这些机制不是独立存在的。对疼痛刺激的感知总会产生一些情感或情绪改变，不同个体有不同的变化和复杂性[26,33,46]。在治疗 PDS 患者时，功能障碍的心理因素占很大部分，甚至成为主要的临床特征[26]。

表 30–3 Steinbrocker 按时间因素对反射性交感神经营养不良的分类

阶段	持续时间
急性期	<3 个月
营养不良期	3~6 个月
萎缩期	>6 个月

精神因素

尽管详细讨论有关心理因素如何产生躯体变化的理论超出了本章的范围，但过去大量的临床研究重点均放在一些慢性疼痛性功能紊乱上而慢性疼痛性功能紊乱确实存在一些明确的心理因素（特别是 RSD）[9,20,26,54,65,66,68,69,83,90,91,99,114]。支持这些功能紊乱由心理因素引起的观点是，医师在体格检查中所见与患者的惊恐、焦虑和所述的不适感之间常存在明显的差异[33,46,47,111]。过去，曾对患者做了多种不同的描述，如“癔症”、“情绪不稳定”、“依赖性”、“不稳定”、“抑郁症”以及“自主神经系统敏感、易怒”[21,27,54,65,89,94]。这些描述性心理学评估表明，可能存在病前人格甚至精神病。然而，对 RSD 和其他慢性疼痛综合征的研究得出了令人信服的结论，即所观察到的人格和行为改变是长期疾病状态的结果，而不是先前存在的人格或心理紊乱疾患的临床表现形式[46,112,114,119,120,123]。这并不意味着某个患有慢性疼痛的患者不可能发生某些可以理解的情感和心理障碍[26,29,33,37,46]。在文献报道中常见的是持久性焦虑、反应性抑郁症、依赖性和躯体占先关注，所有这些均会妨碍 PDS 的治疗[26,33]。

在确认 PDS 心理因素的过程中，必须将它们与过分真诚心理疾病综合征相鉴别，后者通常有疼痛忍耐力下降和（或）疼痛敏感性增加的公共特征。典型病例是躯体化障碍、转变失调、诈病、人为损伤失调、严重内源性抑郁症和疑病症[3,4,26,33,34,36]。

其他因素

最后，在辨别 PDS 精神因素的过程中，作为骨科医师或许要特别关注目前的社会经济和法律的因素，这两种因素均会产生和延长各种心理因素的发生和发展。工人补偿法、残疾人计划和紧急事件诉讼，所有这些都会严重妨碍患者从损伤至康复的治疗过程[33,46,48,138,139]。尽管如此，我们也必须认识到，多数患者最初都会对损伤提出合理的要求，而且他们对疼痛有其功能性理因。临床上我们常常怀疑患者在人为地阻止恢复有用的活动，或许是患者在严重损伤的长期康复过程中无意间养成的行为习惯的表现，因为他想从这种持续的失败中得到情绪上、家庭方面、法律上和财金方面的深厚回报[33,137]。随着时间的推移，这些因素最终会使患者最初所抱的恢复从前工作或责任的良好愿望退居其次[16,33,35]。在这些病例中尽早解决患者的补偿要求对 PDS 的完全康复有积极的效果[46,134,139]。

患者就诊

怀疑患有 PDS 的患者初期可就诊于任何一位医学专家，但多数情况下主要是骨科外科医师来对这类疾病进行诊断和制定治疗计划。

病史

如果患者能识别初次损伤事件的具体细节，包括损伤机制和损伤部位以及患者收集的初次疼痛强度和主观性质及肢体功能障碍的范围，是重要的依据[26]。要记录好初期治疗的具体细节以及患者收集的提示为自主功能障碍或交感神经性持续疼痛的任何体征或症状，并与所记录的情况进行比较。

要全面调查患者的工作经历、家庭状况和工作满意程度，以便全面调查核实患者对所受损伤和现在的功能障碍如何影响他(或她)家庭生活、工作和将来的生活目标的评估，从而了解 PDS 的情绪和心理表现[33,46,47]。

体格检查

通常由于 PDS 患者有一定程度的不适及焦虑，因此对 PDS 患者进行的体格检查比较困难。如果存在损伤，要记录患者对损伤部位的保护姿态和程度、任何伤口和手术瘢痕的性质和范围、水肿或萎缩的程度以及自主性功能障碍的任何特征性表现，包括血运差异、异常出汗方式和毛发生长的改变。接下来可行肢体系统性检查。可行神经刺激操作，记录下周围神经损伤的任何体征或卡压性神经病变。让双侧肢体均处于室温之后，可以将受累侧肢体初步估计的温度异常与对侧进行比较，以评估是否有体温调节功能异常。当注意到有温度差异后，要用专用的皮肤温度计进行更精确的测量[59,62]。

Dobyns 曾观察到，在对 PDS 患者的体格检查中常会发现外周神经(特别是皮神经感觉支)周围存在肌肉骨骼触发点和过敏性[4,26]。对其具体病因尚存在争议[33,38]。可将触发点认定为局部性触痛区，通常位于肌肉、肌腱和韧带的起点和止点附近以及筋膜平面沿线和关节囊结构周围。在解剖学上它们可能与原发损伤的部位有关，但有时也不存在关联性，损伤愈合后它们仍会持续存在，而且功能障碍会永久存在[4,26,33]。皮神经沿线的感觉过敏是评估 PDS 中另一个常见的临床难题，多继发于创伤、手术操作、石膏应用不当和长时间局部水肿。和肌肉骨骼触发点一样，神经敏感可长期存在，因此成为疼痛的持续性根源。

诊断性检查

除了从体格检查中获得的临床表现外，可通过一定的诊断试验来进一步获取客观诊断信息。应获得受累肢体的近期 X 线平片，通常要与对侧肢体的 X 线片进行比较，以便在 X 线片上检测骨密度有无差异[13,39,42,52,61–64]。其他一些检查，包括关节造影、X 线断层照片、计算机辅助体层摄影、磁共振成像、肌电图检查和神经传导检查，也可提供有用的信息[4,31,39]，至少可以排除其他诊断。放射性核素成像可通过局部放射性同位素摄取增多来证实此前的诊断或者能发现此前没有预料到的问题[4,26,60–64,67,134]。现已证实三相骨扫描技术在评估 RSD 方面是一种特别有效的诊断方法，据报道它对未治疗的病例具有高度特异性[4,61,63,64,67,80]。

局部注射

对某些病例，可以通过有选择地诊断性局部注射少量 1%利多卡因麻醉药在几个相邻解剖结构之间精确地定位疼痛部位。这种简单的诊断方法也可用来辅助定位多个相邻的触发点。

出汗试验和温度记录法

文献中曾介绍过用于 RSD 和自主功能障碍的其他一些诊断实验，包括定量或汗液生成(Q–SART, Low)、动态血管舒缩反射评估和冷应激温度调节能力，所有这些均可提供额外的诊断信息[4,32,44,62,68]。对应用温度记录法(红外线远程温度测量法)作为 RSD 的诊断试验是否有用目前尚存在争议[70,98–100,112,128]。

心理测试

如前所述，PDS 的心理因素在程度上和表现上均存在个体差异。传统上曾应用多种标准的人格测试、心理测试和疼痛定量测试来评估患有慢性疼痛和 RSD 的患者[4,15,115]。其中包括 Minnesota 多相人格调查表、McGill 疼痛问卷调查表和 Dartmouth 疼痛问卷调查表[15,45–47,134]。

交感神经阻滞

尽管这些辅助诊断实验对一些特定病例是必需的，但对交感神经阻滞的反应仍是确诊 RSD 唯一最有用的首选试验[4,71,73,95,97,109,135]。

治疗

要想使 PDS 患者的功能障碍得到完全和快速的康

复,在制订治疗方案时必须将该病累及的所有方面都考虑在内。Dobyns 建议在全面考虑各个方面时,首先要将最突出的难题列出来[26]。这样可确定出特定对症治疗方案实施时的先后顺序(见图 30-1)。对于大多数 PDS 病例,某些方面的治疗并不属于骨科手术范围,因此在制定全面的治疗计划时需要咨询其他相关专业医师。通常要咨询疼痛控制专业医师(麻醉师)、康复医师、理疗医师和心理医师,因为他们在处理慢性疼痛和功能障碍康复过程中出现的较常见问题方面比较专业[4,26,33]。对一些特殊的病例,还要咨询一些在治疗某些全身性疾病方面有经验的内科医师,以及风湿病医师、神经科医师和内分泌医师[4,26,33]。听取了这些专业医师的意见后,初诊医师一般会采纳他们有关特殊治疗的意见;但患者多希望他的治疗始终由一名医师负责,不这样做常会由于误解、失望和不信任而使治疗灾难性失败。

多数 PDS 病例身体方面的治疗可在骨外科医师的指导和护理下进行,特别是在损伤发生时。从治疗一开始就必须明确哪些身体上或解剖上问题是持续性疼痛和功能障碍的病因。骨折不愈合和畸形愈合、令人不舒服的内固定物、制动后关节僵硬、神经瘤、疼痛的缩窄性瘢痕和创伤性关节炎均是持续性疼痛的常见病灶,可以通过手术治疗来纠正。一定要打消部分手术医师不愿行矫形手术的顾虑,即使是以患者有其他明显病症(如,此前手术失败、主动性心理功能障碍)为借口而不愿意行矫正手术[4]。

物理治疗

与物理治疗师的密切联系要尽早建立起来,并坚持到完全康复后。正常功能活动度的恢复包括主动和被动两项计划,但为 PDS 患者设计任何物理治疗计划时都要让患者直接参与,确立明确规定的治疗目标[4,35,131]。在康复早期,疼痛程度通常是决定采取何种治疗模式的决定性因素。主动和主动辅助训练计划通常最为有效,因为这样能让患者对疼痛的程度进行某种控制。除了针对损伤部位或针对疼痛和功能障碍的明确病因的特殊理疗方案外,重要的还必须识别和治疗任何会累及邻近关节和解剖结构的继发性、适应性生理病变,例如相邻关节的活动度减少和相邻肌群的协同收缩。

药物治疗

骨科医师往往在初期就开始用药物控制疼痛。除了术后需要立刻应用麻醉药物以外,在 PDS 的治疗中应尽量避免应用这类药物来控制疼痛[4,46,101]。在通常营养不良反应的急性期应用非甾体类抗炎药物和其他非麻醉性镇痛剂往往特别有效,因此可应用于理疗和正常日常活动的恢复过程中[4,25,104]。如果有指征,在触发点注射麻醉药以及在关节内和有炎症的肌肉肌腱结构周围注射皮质类固醇溶液也是控制疼痛有效而简便方法[87]。

疼痛治疗

在疼痛治疗方面,除了上述所提及的初期措施外,对功能引起的难治性疼痛以及所有自主神经功能障碍和交感神经性持续疼痛的病例,治疗时还需要听取疼痛控制专家的意见。在控制和治疗慢性功能性疼痛中,疼痛控制专家可口服、静脉和局部应用神经阻滞剂,以及适应性治疗措施,如经皮电刺激方法[4,7,28,29,38,41,56,75,81,93,94,106]。

交感神经阻滞

对 RSD 的交感神经系统营养不良的药物治疗包括:通过多次或连续阻滞星状神经节来阻断异常的交感神经传出活动性,连续行腋神经阻滞,经静脉输入胍乙啶阻断终末器官,以及全身应用钙离子通道阻滞剂[6,8,18,38,40,50,53,71,74,81,85,91,103,104,120,125,130]。在治疗交感神经性持续疼痛时单纯应用药物治疗常常只能取得部分效果,因此可由疼痛控制专家着手进行应用物理治疗和精神治疗的多学科综合治疗,以便有效治疗这种疾病的所有症状表现。

心理治疗

治疗任何可识别的精神障碍都要先采取任何和所有措施来解除患者的疼痛,因为正如上文所述,只要长期疼痛得到缓解就可以明显减轻任何现存的心理和情绪异常[46,47]。然而,当 PDS 患者出现如前所述的由情境引发的心理障碍,并且成为其主要表现时,就要听取心理治疗师的意见。采用对诊法不能得到任何信息,而事先与心理治疗师进行相关讨论则可避免任何潜在的负面效果。

松弛疗法、催眠术、生物反馈疗法、注意力分散技法、心理支持治疗和药理治疗方法在治疗慢性疼痛综合征伴发的心理障碍方面都很有效[4,26,33,46,77,105,126,127]。同样,心理治疗师可协助解决家庭方面、经济方面和工作补偿金的问题[2,11,12,26,33]。当确定为躯体障碍、转化障碍、严重压抑、诈病和人为损伤障碍时,需进行正规的心理分析[33,46,57,58]。在治疗这些障碍时尽早发现并及时转诊心理治疗师是十分重要的，这样可保护患者，使其避免接受不必要的手术、可能带有损害的诊断性检查，并可避免发生自伤害和不必要的住院及医疗费用[4,33,46]。

结论

疼痛功能障碍综合征与治疗上肢功能障碍中遇到的大多数其他并发症不一样。这种综合征是多种可能诱发因素的综合结果，因此具有多样性的生理、心理和全身因素，从而产生形式各异的疼痛和肢体功能障碍。或许还没有发现其他临床并发症令人如此惊恐，因此以往都不愿意接诊和治疗这种问题繁多的综合征。Dobyns 的 PDS 治疗方法解决了这种综合征带来的许多临床难题，首先对其所涉及的因素进行分类，从而消除了疾病分类的障碍，为制定有效的个性化治疗计划提供了指南[26]。幸运的是，经过适当的治疗，PDS 的所有病症均能缓解，但是治疗开始前让综合征的各种病症进展拖延的时间越长，治疗起来会越来越困难。因此，患者愿意接受治疗的决心或许成为需要克服的最终和最困难的障碍。

（王敬博 译　李世民 校）

参考文献

1. Abram SE: Causalgia and reflex sympathetic dystrophy. Curr Concepts Pain 2(2):10, 1984
2. Abram SE: Incidence—hypotheses—epidemiology. p. 1. In Hicks MS (ed): Pain and the Sympathetic Nervous System. Kluwer Academic Publishers, Amsterdam, 1989
3. Amadio PC: Pain dysfunction syndromes current concepts review. J Bone Joint Surg 70A:944, 1988
4. American Psychiatric Association: Diagnostic and Statisfical Manual of Mental Disorders. 3rd Ed. Rev. p. 247. American Psychiatric Press, Washington, DC, 1987
5. Armstrong TJ: Ergonomics and cumulative trauma disorders. Hand Clin 2:553, 1986
6. Barnes R: The role of sympathectomy in the treatment of causalgia. J Bone Joint Surg 35B:172, 1953
7. Betcher AM, Bean G, Casten DF: Continuous procaine block or paravertebral sympathetic ganglion: observations in one hundred patients. JAMA 151:288, 1953
8. Bonelli S, Conoscente F, Movilia PC et al: Regional intravenous guanethidine vs stellate ganglion block in reflex sympathetic dystrophies: a randomized trial. Pain 16:297, 1983
9. Bonica JJ: Causalgia and other reflex sympathetic dystrophies. Postgrad Med 53:143, 1973
10. Bonica JJ: Causalgia and other reflex sympathetic dystrophies. Adv Pain Res Ther 3:141, 1979
11. Brena SF, Chapman SL: Chronic pain states and compensable disability: an algorithmic approach. Adv Pain Res Ther 7:131, 1984
12. Buckle P: Musculoskeletal disorders of the upper extremities: the use of epidemiologic approaches in industrial settings. J Hand Surg 12A:885, 1987
13. Catoggio LJ, Fongi EG: Reflex sympathetic dystrophy and early damage of carpal bones. Rheumatol Int 5:141, 1985
14. Ceserani R, Colombo M, Olgiati VR, Pecile A: Calcitonin and prostaglandin system. Life Sci 25:1851, 1979
15. Cox GB, Chapman CR, Black RG: The MMPI and chronic pain: the diagnosis of psychogenic pain, J Behav Med 1:437, 1978
16. Craig KD: Social modeling influences: pain in context. p. 67. In Sternbach RA (ed): The Psychology of Pain. 2nd Ed. Raven Press, New York, 1986
17. Dabis L, Pollock IJ: The role of the sympathetic nervous system in the production of pain in the head. Arch Neurol Psychiatry 27:282, 1932
18. Davies JAH, Beswick T, Dickson G: Ketanserin and guanethidine in the treatment of causalgia. Anesth Analg 66:575, 1987
19. de Takats G: Reflex dystrophy of the extremities. Arch Surg 34:939, 1937
20. de Takats G: Causalgic states in war and peace. JAMA 128:699, 1945
21. de Takats G: Sympathetic reflex dystrophy. Med Clin North Am 49:117, 1965
22. de Takats G, Miller DS: Post-traumatic dystrophy of the extremities: a chronic vasodilator mechanism. Arch Surg 46:469, 1943
23. Devor M: Nerve pathophysiology and mechanisms of pain in causalgia. J Auton Nerv Syst 7:371, 1983
24. Devor M: Central changes mediating neuropathic pain. p. 114. In Dubner R, Debbhart GF, Bond MR (eds): Proceedings of the Vth World Congress on Pain. Elsevier, Amsterdam, 1988
25. Devor M, Govrin-Lippmann R, Raber P: Corticosteroids reduce neuroma hyperexcitability. Pain 22:127, 1985
26. Dobyns JH: Pain dysfunction syndrome vs reflex sympathetic dystrophy: what's the difference and does it matter? Am Soc Surg Hand Correspondence Newsletter, p. 92, 1984
27. Drucker WR, Hubay CA, Holden WD, Bukovnic JA: Pathogenesis of post-traumatic sympathetic dystrophy. Am J Surg 97:454, 1959
28. Duncan KH, Lewis RC Jr, Racz G, Nordyke MD. Treatment of upper extremity reflex sympathetic dystrophy with joint stiffness using sympatholytic Bier blocks and manipulation. Orthopedics 11:883, 1988
29. Ebersold MJ, Laws ER, Albers JW: Measurements of autonomic function before, during, and after transcutaneous stimulation in patients with chronic pain and in control subjects. Mayo Clin Proc 52:228, 1977
30. Eto F, Yoshikawa M, Euda S, Hirai S: Posthemiplegic shoulder-hand syndrome, with special reference to related cerebral localization. J Am Geriatr Soc 28:13, 1980
31. Fahr LM, Sauser DD: Imaging of peripheral nerve lesions. Orthop Clin North Am 19:27, 1988
32. Fealey RD, Low PA, Thomas JE: Thermoregulatory sweating abnormalities. Mayo Clin Proc 64:617, 1989

33. Fields HL: Pain: Mechanisms and Management. p. 351. McGraw-Hill, New York, 1987
34. Fishbain DA, Goldberg M, Meagher BR et al: Male and female chronic pain patients categorized by DSM-III psychiatric diagnostic criteria. Pain 26:181, 1986
35. Fordyce WF: Behavioral Methods for Chronic Pain and Illness. CV Mosby, St. Louis, 1976
36. Foreman RD, Blair RW: Central organization of sympathetic cardiovascular response to pain. Annu Rev Physiol 50:607, 1988
37. France RD, Krishnan KRR: Chronic Pain. American Psychiatric Press, Washington, DC, 1988
38. Gaumer D, Lennon RL, Wedel DJ: Axillary plexus block—proximal catheter technique for postoperative pain management. Anesthesiology 67(3A):A242, 1987
39. Genant HK, Kozin F, Bekerman C et al: The reflex sympathetic dystrophy syndrome. Radiology 117:21, 1975
40. Ghostine SY, Comair YG, Turner DM et al: Phenoxybenzamine in the treatment of causalgia: report of 40 cases. J Neurosurg 60:1263, 1984
41. Gibbons JJ, Wilson PR, Lamer TS, Gibson BE: Intersealene blocks for chronic upper extremity pain. Reg Anesth 13(15):50, 1988
42. Glynn CJ, White S, Evans KHA: Reversal of the osteoporosis of sympathetic dystrophy following sympathetic blockade. Anaesth Intensive Care 10:362, 1982
43. Goldenberg DL: Fibromyalgia syndrome: an emerging but controversial condition. JAMA 257:2782, 1987
44. Goldner JL, Urbaniak JR, Bright DS et al: Sympathetic dystrophy, upper extremity: prediction, prevention, and treatment [Abstract]. J Hand Surg 5:289, 1980
45. Grunert BK, Devine CA, Sanger JR et al: Thermal self-regulation for pain control in reflex sympathetic dystrophy syndrome. Presented at the 18th Annual Meeting of the American Association for Hand Surgery, Toronto, 1988
46. Haddox JD: Psychological aspects of reflex sympathetic dystrophy. p. 107. In Hicks MS (ed): Pain and the Sympathetic Nervous System. Kluwer Academic Publishers, Amsterdam, 1989
47. Haddox JD, Abram SE, Hopwood MH: Comparison of psychometric data in RSD and radiculopathy. Reg Anesth 13(1S):27, 1988
48. Hadler NM: Illness in the workplace: the challenge of musculoskeletal symptoms. J Hand Surg 10A:451, 1985
49. Hammond DL: Control systems for nociceptive afferent processing: the descending inhibitory pathways. p. 363. In Yaksh TL (ed): Spinal Afferent Processing. Plenum Press, New York, 1986
50. Hannington-Kiff JG: Relief of Sudeck's atrophy by regional intravenous guanethidine. Lancet 1:1132, 1977
51. Hannington-Kiff JG: Parmacological target blocks in hand surgery and rehabilitation. J Hand Surg 9B:29, 1984
52. Herrmann LG, Reineke HG, Caldwell JA: Post-traumatic painful osteoporosis: a clinical and roentgenological entity. Am J Roentgenol Rad Ther 47:353, 1942
53. Hobelmann CF Jr, Dellon AL: Use of prolonged sympathetic blockade as an adjunct to surgery in the patient with sympathetic maintained pain. Microsurgery 10:151, 1989
54. Holden WD: Sympathetic dystrophy. Arch Surg 57:373, 1948
55. IASP Subcommittee on Taxonomy: Pain terms: a list with definitions and notes on usage. Pain 6:249, 1979
56. Johansson F, Almay BGL, Von Knorring L, Terenius L: Predictors for the outcome of treatment with high frequency transcutaneous electrical nerve stimulation in patients with chronic pain. Pain 9:55, 1980
57. Katon W, Kleinman A, Rosen G: Depression and somatization: a review. Part I. Am J Med 72:127, 1982
58. Kehlet H: Modification of responses to surgery by neural blockade: clinical implications. p. 145. In Cousins MJ, Bridenbaugh PO (eds): JB Lippincott, Philadelphia, 1988
59. Koman LA: Current status of noninvasive techniques of the diagnosis and treatment of disorders of the upper extremity. Instr Course Lect 32:61, 1983
60. Koman LA, Nunley JA, Goldner JL et al: Isolated cold stress testing in the assessment of symptoms in the upper extremity: preliminary communication. J Hand Surg 9A:303, 1984
61. Koman LA, Nunley JA, Wilkinson RH Jr et al: Dynamic radionuclide imaging as a means of evaluating vascular perfusion of the upper extremity: a preliminary report. J Hand Surg 8:424, 1983
62. Kozin F: Reflex sympathetic dystrophy syndrome. Bull Rheum Dis 36:1, 1986
63. Kozin F, Genant HK, Bekerman C, McCarty DJ: The reflex sympathetic dystrophy syndrome, II. Roentgenographic and scintigraphic evidence of bilaterality and of periarticular accentuation. Am J Med 60:332, 1976
64. Kozin F, McCarty DJ, Sims J, Genant H: The reflex sympathetic dystrophy syndrome, I. Clinical and histological studies: evidence for bilaterality, response to corticosteroids and articular involvement. Am J Med 60:321, 1976
65. Kozin F, Ryan LM, Carerra GF, Soin JS: The reflex sympathetic dystrophy syndrome (RSDS), III. Scintigraphic studies, further evidence for the therapeutic efficacy of systemic corticosteroids, and proposed diagnostic criteria. Am J Med 70:23, 1981
66. Lankford LL: Reflex sympathetic dystrophy of the upper extremity. In Flynn JE (ed): Hand Surgery. 3rd Ed. Williams & Wilkins, Baltimore, 1982
67. Lankford LL: Reflex sympathetic dystrophy. p. 509. In Hunter JM (ed): Rehabilitation of the Hand. 2nd Ed. CV Mosby, St. Louis, 1984
68. Lankford LL: Reflex sympathetic dystrophy. p. 633. In Green DP (ed): Operative Hand Surgery. 2nd Ed. Churchill Livingstone, New York, 1988
69. Lankford LL, Thompson JE: Reflex sympathetic dystrophy, upper and lower extremity: diagnosis and management. Instr Course Lect 26:163, 1977
70. Lee MH, Ernst M: The sympatholytic effect of acupuncture as evidenced by thermography: a preliminary report. Orthop Rev 12:67, 1983
71. Linson MA, Leffert R, Todd DP: The treatment of upper extremity reflex sympathetic dystrophy with prolonged continuous stellate ganglion blockade. J Hand Surg 8:153, 1983
72. Livingston WK: Pain Mechanism: A Physiological Interpretation of Causalgia and Its Related States. Macmillan, New York, 1943
73. Loh L, Nathan PW: Painful peripheral states and sympathetic blocks. J Neurol Neurosurg Psychiatry 41:664, 1978
74. Loh L, Nathan PW, Schott GD, Wilson PG: Effects of regional guanethidine infusion in certain painful states. J Neurol Neurosurg Psychiatry 43:446, 1980

75. Long DM: Electrical stimulation for relief of pain from chronic nerve injury. J Neurosurg 39:718, 1973
76. Lorente de No R: Analysis of the activity of the chains of internuncial neurons. J Neurophysiol 1:207, 1938
77. Louis DS, Lamp MK, Greene TL: The upper extremity and psychiatric illness. J Hand Surg 10A:687, 1985
78. Low PA, Caskey PE, Tuck RR et al: Quantitative sudometer axon test in normal and neuropathic subjects. Ann Neurol 14:573, 1983
79. Mackinnon SE, Dellon AL: Surgery of the Peripheral Nerve. p. 492. Thieme Medical Publishers, New York, 1988
80. Mackinnon SE, Holder LE: The use of three-phase radionuclide bone scanning in the diagnosis of reflex sympathetic dystrophy. J Hand Surg 9A:556, 1984
81. Magee CP, Grosz HJ: Propranolol for causalgia [Letter]. JAMA 228:826, 1974
82. Maruta T, Swanson DW, Swenson WM: Chronic pain: which patients may a pain management program help? Pain 7:321, 1979
83. Mayfield FH, Devine JW: Causalgia. Surg Gynecol Obstet 80:631, 1945
84. McCain GA, Scudds RA: The concept of primary fibromyalgia (fibrositis): clinical value, relation and significance to other chronic musculoskeletal pain syndromes. Pain 33:273, 1988
85. McKain CW, Urban BJ, Goldner JL: The effects of intravenous regional guanethidine and reserpine. J Bone Joint Surg 65A:808, 1983
86. Melzack R: Prolonged relief of pain by brief, intense transcutaneous somatic stimulation. Pain 1:357, 1975
87. Melzack R, Stillwell DM, Fox EJ: Trigger points and acupuncture points for pain: correlations and implications. Pain 3:3, 1977
88. Melzack R, Wall PD: Pain mechanisms: a new theory. Science 150:971, 1965
89. Miller DS, de Takats G: Posttraumatic dystrophy of the extremities: Sudeck's atrophy. Surg Gynecol Obstet 75:558, 1942
90. Mitchell SW: Injuries of Nerves and Their Consequences. Smith Elder, London, 1872
91. Mockus MB, Rutherford RB, Rosales C, Pearce WH: Sympathectomy for causalgia: patient selection and long-term results. Arch Surg 122:668, 1987
92. Nashold BS Jr, Goldner JL, Mullen JB, Bright DS: Long-term pain control by direct peripheral-nerve stimulation. J Bone Joint Surg 64A:1, 1982
93. Omer GE: Management of pain syndromes in the upper extremity. In Hunter JM, Schneider LH, Macklin EJ, Bell JA (eds): Rehabilitation of the Hand. CV Mosby, St. Louis, 1978
94. Omer G, Thomas S: Treatment of causalgia: review of cases at Brooke General Hospital. Tex Med 67:93, 1971
95. Owitz S, Koppolu S: Sympathetic blockade as a diagnostic and therapeutic technique. Mt Sinai J Med 49:282, 1982
96. Pak TJ, Martin GM, Magness JL, Kavanaugh GJ: Reflex sympathetic dystrophy: review of 140 cases. Minn Med 53:507, 1970
97. Payne R: Neuropathic Pain Syndromes, with Special Reference to Causalgia and Reflex Sympathetic Dystrophy. Vol. 2. p. 59. Raven Press, New York, 1986
98. Perelman RB, Adler D, Humphreys M: Reflex sympathetic dystrophy: electronic thermography as an aid in diagnosis. Orthop Rev 16:561, 1987
99. Pochaczevsky R, Wexler CE, Meyers PH et al: Liquid crystal thermography of the spine and extremities: its value in the diagnosis of spinal root syndromes. J Neurosurg 56:386, 1982
100. Pollock FE Jr, Koman LA, Toby EB et al: Thermoregulatory patterns associated with reflex sympathetic dystrophy of the hand and wrist. Orthop Trans 14:156, 1990
101. Portenoy RK, Foley KM: Chronic use of opioid analgesics in non-malignant pain: report of 38 cases. Pain 25:171, 1986
102. Procacci P, Maresca M: Reflex sympathetic dystrophies and algodystrophies: historical and pathogenic considerations. Pain 31:137, 1987
103. Prough DS, McLeskey CH, Poehling GG et al: Efficacy of oral nifedipine in the treatment of reflex sympathetic dystrophy. Anesthesiology 62:796, 1985
104. Raja SN, Meyer RA, Campbell JN: Peripheral mechanisms of somatic pain. Anesthesiology 68:571, 1988
105. Reuler JB, Girard DE, Nardone DA: The chronic pain syndrome: misconceptions and management. Ann Intern Med 93:588, 1980
106. Rizzi R, Visentin M, Mazzetti G: Reflex sympathetic dystrophy. Adv Pain Res Ther 7, 1984
107. Roberts WJ: A hypothesis on the physiological basis for causalgia and related pains. Pain 24:297, 1986
108. Rowlingson JC: The sympathetic dystrophies. p. 117. In Stem JM, Wakefield CA (eds): Pain Management. Little, Brown, Boston, 1983
109. Schott GD: Mechanisms of causalgia and related clinical conditions: the role of the central and of the sympathetic nervous system. Brain 109:717, 1986
110. Schutzer SF, Gossling HR: The treatment of reflex sympathetic dystrophy syndrome. J Bone Joint Surg 66A:625, 1984
111. Schwartzman RJ, McLellan TL: Reflex sympathetic dystrophy, a review. Arch Neurol 44:555, 1987
112. Sherman RA, Barja RH, Bruno GM: Thermographic correlates of chronic pain: analysis of 125 patients incorporating evaluations by a blind panel. Arch Phys Med Rehabil 68:273, 1987
113. Shumacker HB Jr: A personal overview of causalgia and other reflex dystrophies. Ann Surg 201:278, 1985
114. Smith RJ, Monson RA, Ray DC: Patients with multiple unexplained symptoms: their characteristics, functional health, and health care utilization. Arch Intern Med 146:69, 1986
115. Southwick SM, White AA: Current concepts review: the use of psychological tests in the evaluation of low-back pain. J Bone Joint Surg 65A:560, 1983
116. Spebar MJ, Rosenthal D, Collins GJ et al: Changing trends in causalgia. Am J Surg 142:744, 1981
117. Speigel IJ, Milowsky JL: Causalgia. JAMA 127:9, 1945
118. Spero MW, Schwartz E: Psychiatric aspects of foot problems. p. 2192. In Jahss MH (ed): Disorders of the Foot. 2nd Ed. WB Saunders, Philadelphia, 1991
119. Spiegel D, Chase RA: The treatment of contractures of the hand using self-hypnosis. J Hand Surg 5A:428, 1980
120. Spurling RG: Causalgia of the upper extremity: treatment by dorsal sympathetic ganglionectomy. Arch Neurol Psychiatry 23:784, 1930
121. Steinbrocker O: The shoulder-hand syndrome: present status as a diagnostic and therapeutic entity. Med Clin North Am 42:1533, 1958
122. Sternbach RA, Timmermans G: Personality changes asso-

ciated with the reduction of pain. Pain 1:177, 1975

123. Sunderland S: The painful sequelae of injuries to peripheral nerves. p. 377. In Nerves and Nerve Injuries. Churchill Livingstone, London, 1978
124. Sunderland S: Pain mechanisms in causalgia. J Neurol Neurosurg Psychiatry 39:471, 1976
125. Tabira T, Shibasaki H, Kuroiwa Y: Reflex sympathetic dystrophy (causalgia) treatment with guanethidine. Arch Neurol 40:430, 1983
126. Thompson RL II: Chronic pain. In Kaplan HI, Sadock BJ (eds): Comprehensive Textbook of Psychiatry. 3rd ed. Williams & Wilkins, Baltimore, 1985
127. Turner JA, Chapman CR: Psychological interventions for chronic pain: a critical review. II. Operant conditioning, hypnosis, and cognitive-behavioral therapy. Pain 12:23, 1982
128. Uematsu S, Hendler N, Hungerford D et al: Thermography and electromyography in the differential diagnosis of chronic pain syndromes and reflex sympathetic dystrophy. Electromyogr Clin Neurophysiol 21:165, 1981
129. Wall PD: Stability and instability of central pain mechanisms. p. 13. In Dubner R, Gebhart GF, Bond MR (eds): Proceedings of the Vth World Congress on Pain. Elsevier, Amsterdam, 1988
130. Wang JK, Erickson RP, Ilstrup DM: Repeated stellate ganglion blocks for upper extremity reflex sympathetic dystrophy. Reg Anesth 10:125, 1985
131. Watson HK, Carlson L, Brenner LH: The ''dystrophile'' treatment of reflex dystrophy of the hand with an active stress loading program. Orthop Trans 10:188, 1986
132. White JC, Sweet WH: Pain and the Neurosurgeon. Charles C Thomas, Springfield, IL, 1969
133. Willis WD Jr: Ascending somatosensory systems. p. 243. In Yaksh TL (ed): Spinal Afferent Processing. Plenum Press, New York, 1986
134. Wilson PR: Sympathetically maintained pain: diagnosis, measurement, and efficacy of treatment. p. 91. In Hicks MS (ed): Pain and the Sympathetic Nervous System. Kluwer Academic Publishers, Amsterdam, 1982
135. Wilson RL: Management of pain following peripheral nerve injuries. Orthop Clin North Am 12:343, 1981
136. Wirth FP, Rutherford RB: A civilian experience with causalgia. Arch Surg 100:633, 1970
137. Withrington RM, Wynn-Parry CB: The management of painful peripheral nerve disorders. J Hand Surg 9B:24, 1984
138. Withrington RM, Wynn-Parry CB: Rehabilitation of conversion paralysis. J Bone Joint Surg 67B:635, 1985
139. Woodyard JE: Diagnosis and prognosis in compensation claims. Ann R Coll Surg Engl 64:191, 1984

第 3 篇

肘关节

本篇主编:Bernard F.Morrey

第 31 章

解剖和手术入路

Bernard F. Morrey

解剖

本章主要介绍肘关节置换术的相关解剖和最佳手术入路。

局部解剖

选择合适的手术入路必须熟悉肘部的解剖标志：鹰嘴尖、内和外上髁[1]及肱骨外侧柱。Mayo 内侧入路能够进入鹰嘴尖的内侧面[4]。改良的外侧 Kocher 入路经过外上髁[12]，其中心是侧副韧带的附着点。内上髁是确定尺神经位置和内侧副韧带抵止点的重要标志。

骨和关节结构

为了能够出色地完成肘部的各种重建手术，熟悉肘关节三个组成成分的正常解剖结构是非常必要的。

肱骨

肱骨远端是由两个髁上骨柱以及上面的滑车和肱骨小头关节面组成的(图 31-1)。在滑车的近端，突起的内上髁是内侧副韧带、屈肌和旋前圆肌的抵止点，也作为肘管的脊以保护尺神经。外侧副韧带起自外上髁的中部平的粗糙表面。

滑车关节面的近端、前方冠突窝和后方鹰嘴窝在肘屈伸活动中接受冠突和鹰嘴。这些窝可能生成骨刺，因而在肘关节退变性关节炎时会引起撞击。鹰嘴窝的近端也是识别髓腔和确定某些内植物插入深度和旋转轴的重要标志[18]。

滑车的关节面与髓腔的位置稍有些偏移，髓腔位于滑车中心的稍外侧。因此，要使髓内假体对中肱骨髓腔，则需要去除滑车和一部分肱骨小头。外侧柱的外侧缘是 Kocher 切口向近端延伸的可以触及的标志。外侧柱比内侧柱更大且更坚固，因此外侧比内侧可以去除更多的骨质(见图 31-1)。当插入肱骨假体时，最好根据内外侧柱后表面所形成的平面来估计轴向旋转角度[18]。

在外侧观上，关节向前旋转约 30°，关节置换假体必须以这样的角度安装，以便能模拟旋转轴(图 31-2)。肱骨的正常旋转轴与肱骨远端的前皮质在同一条直线上。

在前后平面上，旋转轴与肱骨远端不呈直角，而是与其长轴形成一外翻角(见图 31-2)。铰链式或约束式关节置换要顺应尺骨关节面的这种外翻角度[17]。关节面重建机构必须精确地复制出肱骨的这个外翻角，因为只有这样才能正确平衡韧带和关节囊。因此，表面重建设计可以提供有多种关节/柄角度的植入假体[26]。

桡骨

关节面与桡骨长轴形成 15°的夹角， 夹角方向与桡骨结节的方向相反(图 31-3)。认识到这种关系才能够准确地安装桡骨假体，从而在旋前或旋后活动时能与肱骨小头精确对位。

尺骨近端

尺骨近端向两个方向轻度成角。一个是关节与近端尺骨干平均有 4°~5°的外翻角。大多数假体通过在尺骨件上做出外翻角来恢复或复制臂外偏角[2,14](图 31-4)。外侧投照时，关节中心位于大乙状切迹的中心[19]。

韧带和约束结构

熟悉肘部各韧带的解剖和机制对进行肘关节置换至关重要。

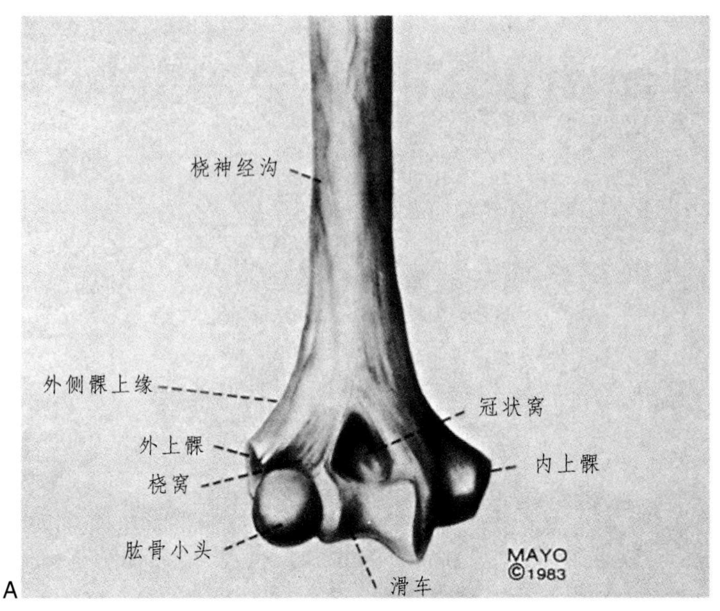

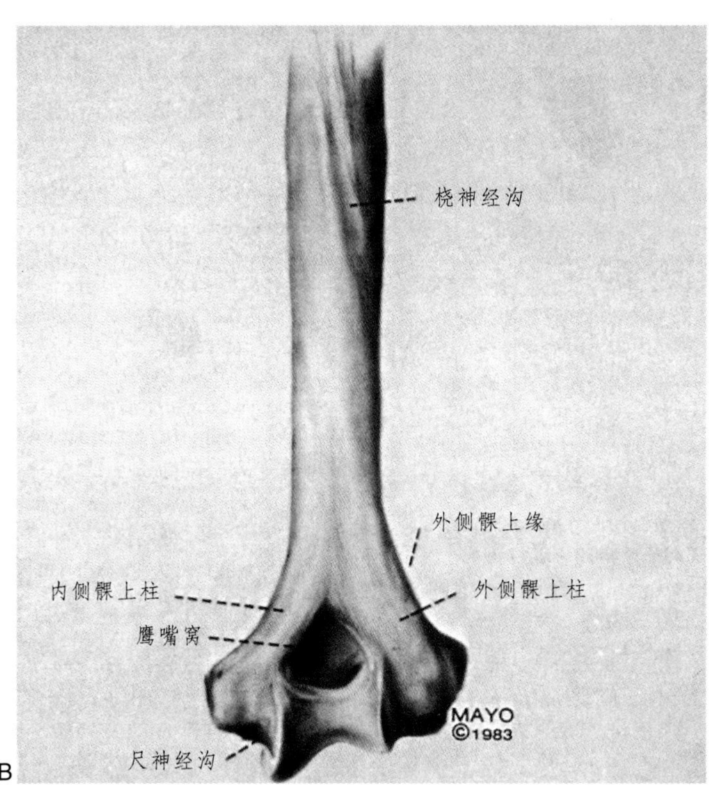

图 31–1 (A)肱骨远端前面的骨性标志。(B)肱骨远端后面清楚地示出极其重要的内侧和外侧髁上骨柱之间的关系。

内侧韧带复合体

内侧韧带复合体主要由前束和后束组成(图 31–5)。前方的斜行束是最独立也是功能最强大的一束[13,20,25]。斜行束起自内上髁的下表面,在侧方投照时位于内上髁前下方的旋转轴上[18]。此韧带的抵止点位于冠突的内侧缘。

内侧副韧带的后束界定不明确,在关节置换过程中可加以处理。如果可能的话,在植入表面重建假体时尽量保留后束的前半部分,因为它具有稳定假体的作用。

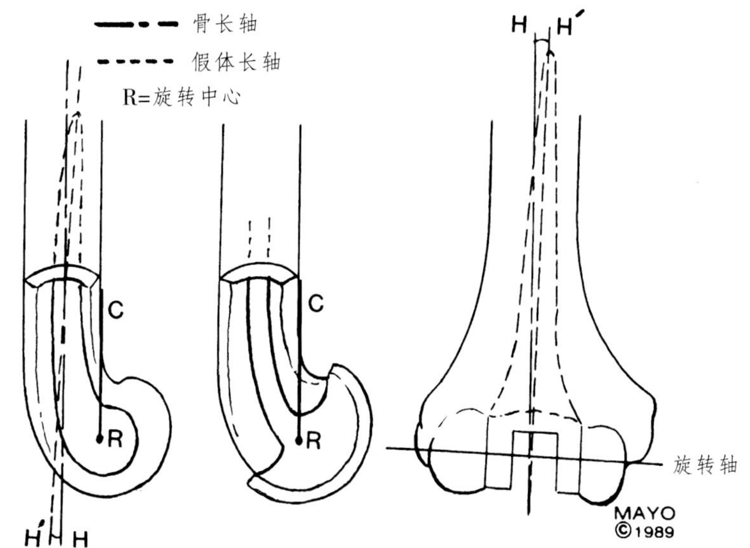

图 31–2 半限制性和表面重建假体的旋转中心应该在肱骨远端皮质向下的延长线上。设计假体时必须考虑到设计出肱骨远端关节的前倾角。可通过假体设计或植入方法来照应肱骨关节在前后平面上的外偏。

外侧韧带复合体

外侧韧带复合体由桡侧副韧带、外侧尺副韧带、副外侧副韧带和环状韧带组成(图 31–6)[16]。后两者与本文关系不大。

外侧尺副韧带

外侧尺副韧带仅在 20 世纪最后 10 年才被阐述[18,24]，但目前已公认其功能十分重要。它包括桡侧副韧带的后部，起自于外上髁的下方。位于三角韧带的浅层，抵止在旋后肌嵴上。这条韧带与内侧副韧带的前束相似。它的方向与内侧韧带走行十分相似，对肘关节的稳定起重要作用。外侧尺副韧带在整个肘屈曲弧度范围内也往往是等长的(图 31–7)[17]。在应用表面重建植入物时，必须修复或重建这条韧带。

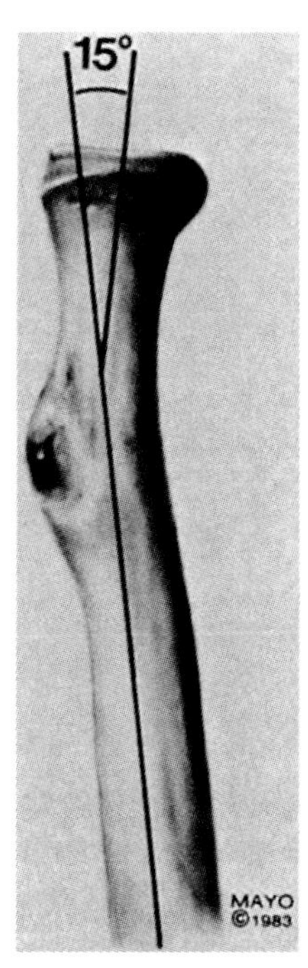

图 31–3 桡骨远端偏离桡骨结节 15°角。

肘周围的肌肉

下面讨论暴露肘部周围时相关肌肉的特征。有关病理性改变或重建手术的几个重要事项也将在这里讨论。

肘部屈肌

肱二头肌

肱二头肌腱位于旋转轴附近，抵止于桡骨粗隆。即使关节受累及范围极其广泛，肱二头肌也能起到可靠的屈曲作用。因此，我们往往不插入而是清理桡骨头[18]，以增强肱二关肌屈曲和旋后肘部的功能。

肱肌

由于肱肌的抵止点在冠突尖的远端，因此在清除冠突上骨赘样病变不会损伤肱肌的抵止点。肱肌起始于肱骨远端的整个前半题，容易处理冠实窝近端的前方皮质，以放置 Coonrad Morrey 内植入物的翼(图 31–8)。此外，肱骨远端整个前方皮质均可用于放置皮质支撑柱(见第 41 章)。

外上髁起始的肌肉

总伸肌群包括桡侧腕长、短伸肌和指总伸肌。这个共同的起始点在肘关节置换过程中通常予以保留。

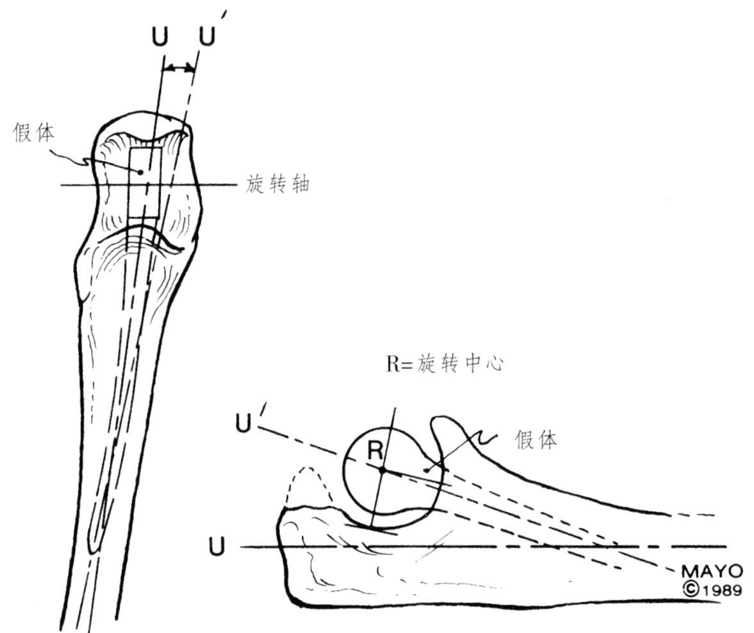

图 31-4 通过尺骨假体设计来复制尺骨近端的外偏角。尺骨组件的旋转中心与正常肘的旋转中心重合，位于大乙状切迹的投影中心。

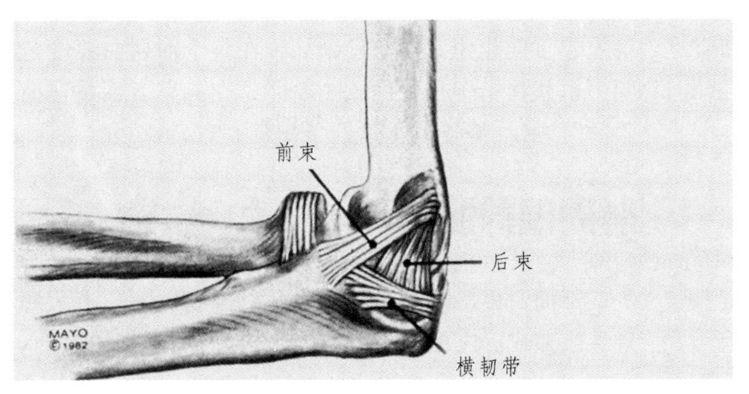

图 31-5 肘关节的内侧面。总能看到并鉴别出内侧韧带的前束和后束。

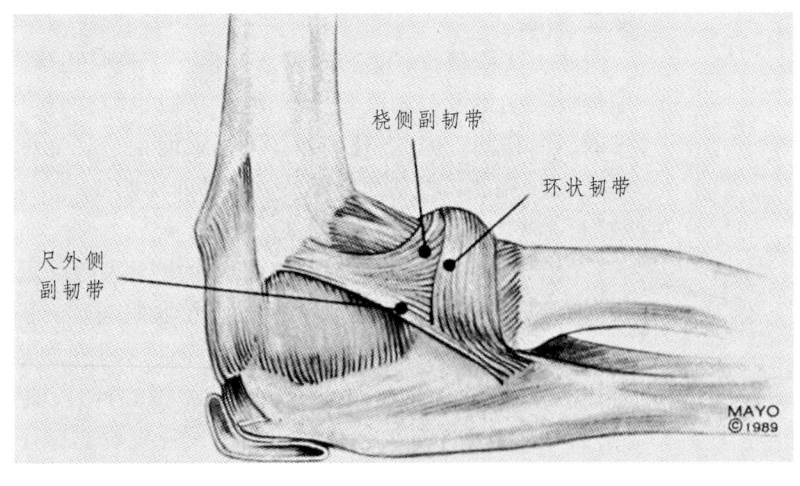

图 31-6 外侧韧带复合体由桡侧副韧带、环状韧带和了解甚少的外侧尺副韧带组成。

由于这些肌肉所提供的动力因素对肘关节具有重要的稳定作用，因此在插入表面重建假体时要特别注意保持总伸肌起始点正常的解剖关系。

在某些疾病中侧副韧带上会形成瘢痕，无法与伸肌分离。对这种病例可将韧带和肌肉从外上髁上松解开。但术后一定要予以修复。

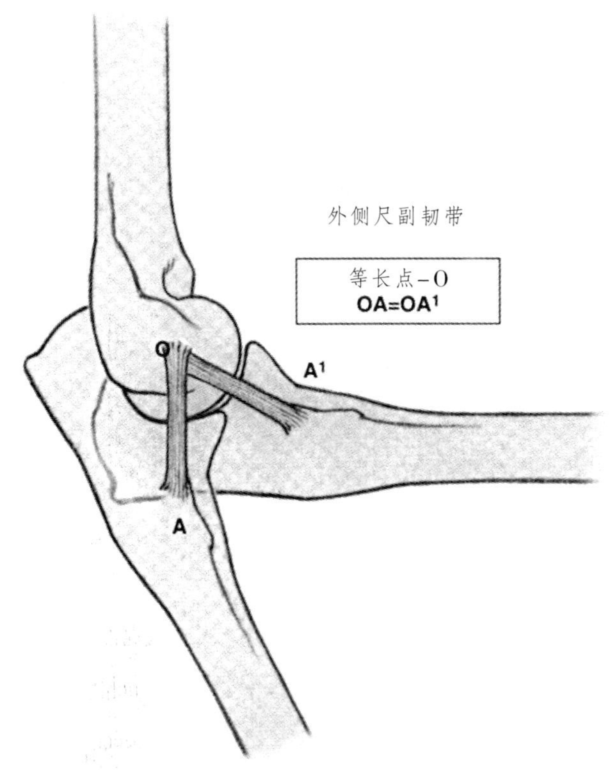

图 31-7　尺骨外侧副韧带起自外侧结节，它也是该韧带的等长起始点，与旋转中心重合。

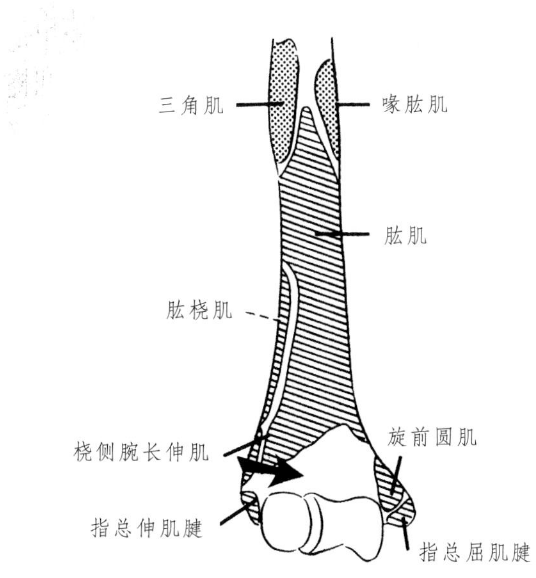

图 31-8　肱肌抵止于肱骨远端的前面，但在关节上方区域没有肌肉起始，可以放置 Mayo 改良的 Coonrad 假体翼。(From Hollinshead WH: The back and limbs. *In* Anatomy for Surgeons, vol 3. New York, Harper & Row, 1969, by permission of Mayo Foundation.)

肘伸肌

肱三头肌

肱三头肌构成了整个上臂后方的肌肉群。其肌腱附着点由内侧延长筋膜和外侧肘后肌加强，在 Kocher 和 Mayo 关节入路中利用了这一特点[4,13]。该肌肉的远端包含有宽大的浅筋膜层，其远端与三头肌腱混合在一起，这一点非常有意义。Campbell 后侧关节入路利用了这一解剖特点[1,5,6]。

肘后肌

肘后肌起始于外上髁的后方和三头肌的筋膜上；抵止于尺骨近端的外后侧。该肌肉的大小特别重要，平均为 9 cm×3 cm[22]。由于与三头肌的作用机制相似，在改良 Kocher 入路中可以同时暴露肘后肌与三头肌。此外，三头肌的附着点也非常有用，能够使三头肌力量不足的一些患者活动。

旋前屈肌群

旋前屈肌群包括旋前圆肌、桡侧腕屈肌、尺侧腕屈肌、掌长肌、指浅屈肌和指深屈肌。这些肌肉都共同起始于内上髁。由于尺神经穿入尺侧腕伸肌内，所以在肘关节置换过程中要常规劈开尺侧腕伸肌暴露其第一运动支。

血管解剖

肱动脉是肘部血运的主要来源，后方由肱肌，前方由肱二头肌加以保护。肘部在病理性改变或手术暴露中很少被累及。图 31-9 示出肱动脉的位置。尽管侧支循环丰富，但如果肱动脉损伤、结扎或有时肘关节脱位导致血栓形成，则侧支循环无法维持患肢的血运。

桡动脉

在大多数的情况下，桡动脉起于桡骨头水平，走行于肱桡肌和旋前圆肌之间的间隙。它发出的分支是桡侧返动脉，向外上方走行，穿过旋后肌与桡侧副动脉吻合。由于所有的肘关节置换都是后侧入路，所以在外上髁水平很少能看到桡侧返动脉。然而，如果手术过程中损伤该血管吻合部，则将成为伤口出血的主要来源。在 Henry 手术入路中返动脉将被结扎。

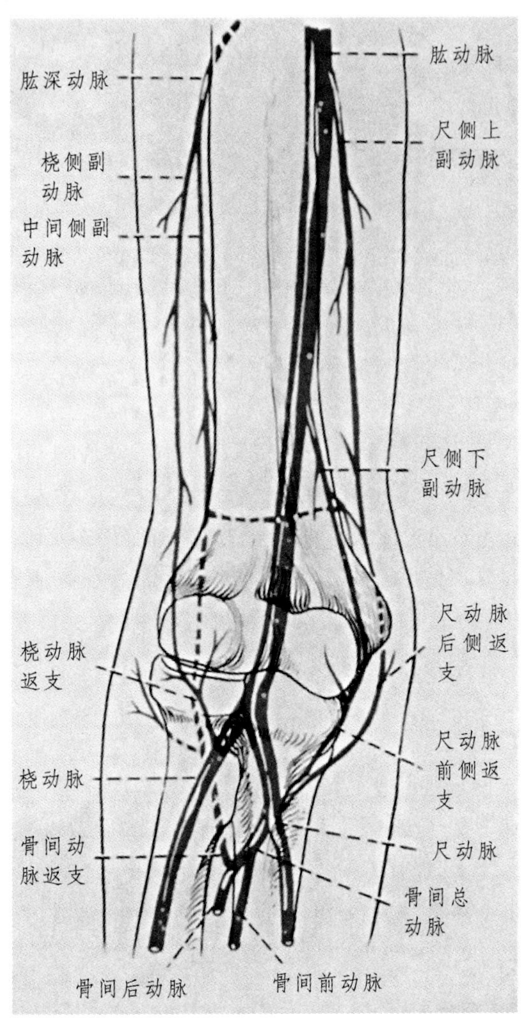

图 31-9 肘前方的动脉血管分布。(From Hollinshead WH: The back and limbs. *In* Anatomy for Surgeons, vol 3. New York, Harper & Row, 1969, by permission of Mayo Foundation.)

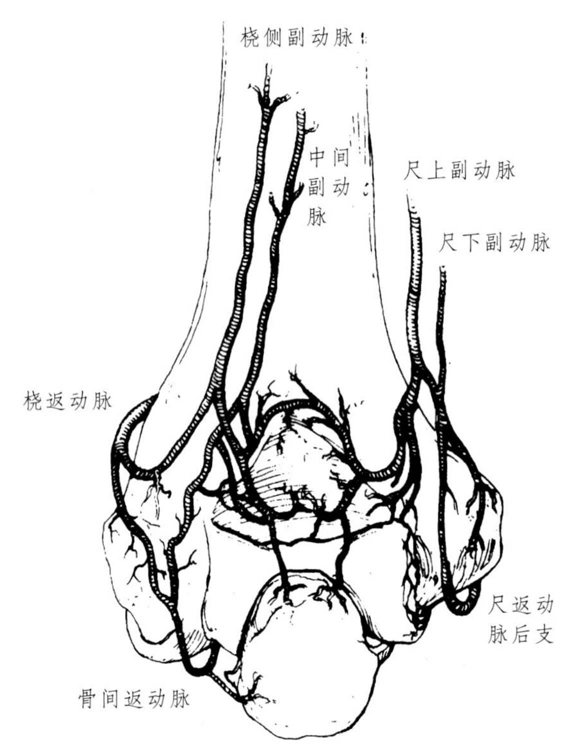

图 31-10 肘后方的动脉血管分部。Mayo 内侧入路时当将尺神经移开后可看到尺侧返动脉的各分支。(From Yamaguchi K, Sweet FA, Bindra R, et al: The extraosseous and intraosseous arterial anatomy of the adult elbow. J Bone Joint Surg 79A: 1653, 1997.)

尺动脉

尺动脉比桡动脉稍粗。在尺动脉起始部的远端发出两个返动脉支。在内上髁后方上行后与尺神经伴行,与尺侧上副动脉吻合。当游离尺神经的过程中可能会看到尺侧返动脉的主要分支(图 31-10)[29]。

神经

肌皮神经、正中神经、桡神经和尺神经,都在肘关节部位发出支配关节的关节支[10](图 31-11)。

正中神经

正中神经横穿肌间隔后进入肱骨前方,走行于肱动脉前方。于正中线的内侧直线走行,经过肘窝,位于肱二头肌腱和肱动脉的内侧。在肘关节置换手术中很少被累及。正中神经第一个分支是支配旋前圆肌和桡侧腕屈肌的,但这些分支远离肘部,在肘关节手术过程中很少被涉及(图 31-12)。

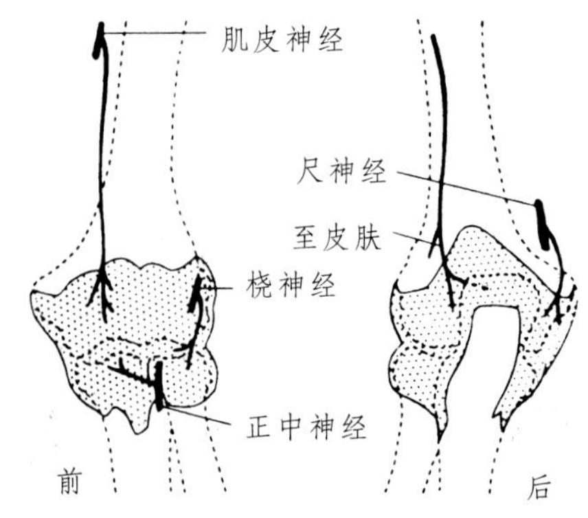

图 31-11 经过肘部的所有主要神经均发出支配关节的感觉支。(From Gardner E: The innervation of the elbow joint. Anat Rec 162: 161, 1948.)

肌皮神经

肌皮神经发出的皮神经分支在肱二头肌外侧缘的筋膜穿出。一般很少被损伤,但如果用前方入路则容易被损伤[3,9]。

桡神经

桡神经上臂外侧行走于肱骨的桡骨沟内,然后向外、前方走行,穿过肌间隔进入上臂前方。在这个位置行翻修手术时,去除骨水泥过程中很容易被损伤。它在肱三头肌内侧头的旋转沟上发出运动支。这个分支继续向远端走行,穿过内侧头的终末支支配肘后肌(图 31-13)。这种解剖关系要求在外科暴露过程中保护支配肘后肌的神经[4,12,22]。桡神经穿过旋后肌的 Frohse 弓,并继续向远端走行(图 31-14)。在这个区域的桡神经和骨间后神经常常因牵拉而被损伤[17,27]。也可能由于出血过多或滑囊积液而导致损伤。

尺神经

在进行肘关节的重建手术时,尺神经最为重要。尺神经在肱骨远端沿肱三头肌的内侧走行,与肱动脉发出的尺侧上副动脉和尺动脉发出的尺副动脉伴行。由于尺神经在肱骨上没有运动分支,因此容易被移位。在肱骨远端,尺神经经过内上髁后方和肘管支持带下方的肘管[23],贴附在内侧副韧带后面(图 31-15)。由于尺神经与尺侧副韧带毗邻,所以尺神经容易受到

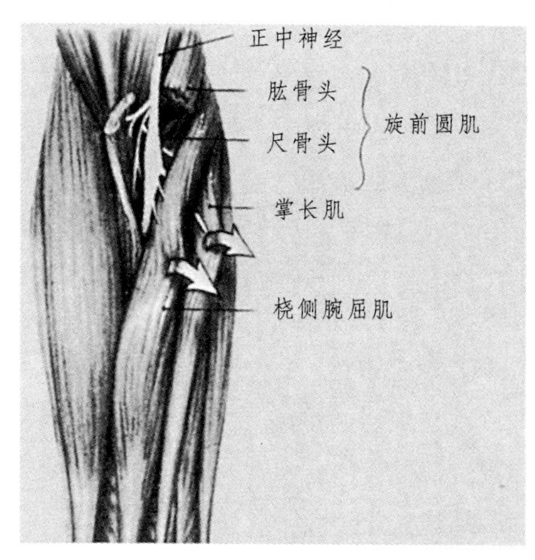

图 31-12 正中神经支配屈肌及旋前肌,但在肘关节上没有分支。(From Hollinshead WH: The back and limbs. *In* Anatomy for Surgeons, vol 3. New York, harper & Row, 1969, by permission of Mayo Foundation.)

挤压和牵拉。不同大小的关节支可见于肘管附近或肘管部位能,但尺侧腕屈肌的第一运动分支通常位于内上髁远端 1~2 cm。

神经和血管的关系

在进行肘关节重建术之前,必须熟悉肘关节部位的血管和神经关系[9,11]。特别需要注意的是,一些操作

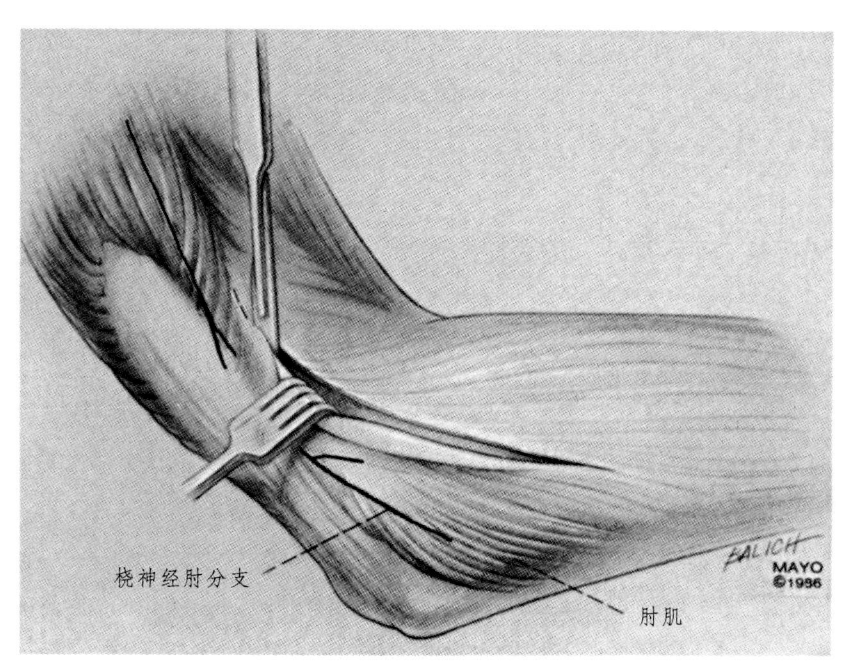

图 31-13 桡神经的分支支配肘后肌,Köcher 入路中避免损伤这个神经分支。

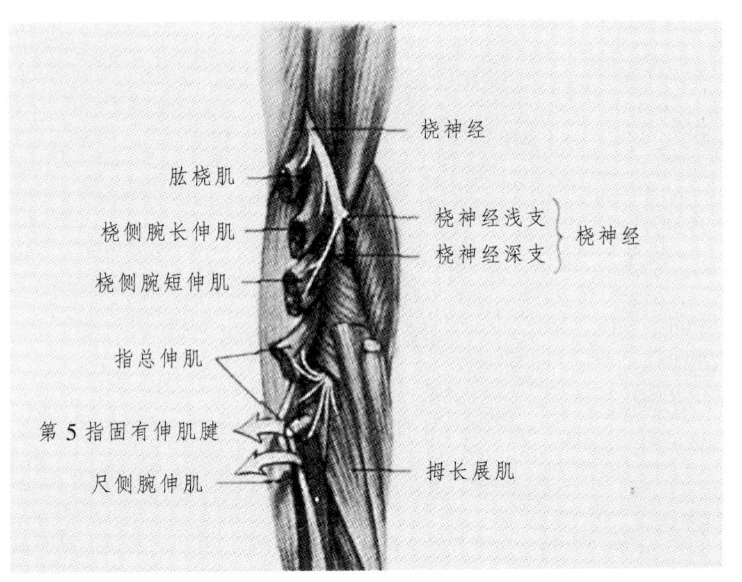

图 31-14 桡神经在三头肌的远端所支配的肌肉。(From Hollinshead WH: The back and limbs. *In* Anatomy for Surgeons, vol 3. New York, Harper & Row, 1969, by permission of Mayo Foundation.)

会使尺神经受到外翻应力从而引起牵拉性损伤。前方血管神经结构受到肱肌很好的保护[9]。

手术入路

后方暴露的手术入路

我发现,几乎所有的重建手术都可以通过后方皮肤切口来完成(图 31-16)。肘部允许向肘部内或外侧进行皮下剥离(图 31-17)。这一节主要介绍适用于肘关节置换的手术入路。当然,这些入路也可以用于其他疾病的治疗[8,15,21]。

Köcher 入路[12]

适应证

Köcher 入路可用于关节成形术、关节固定术、肱骨远端复杂性骨折的实验、滑膜切除术、桡骨头切除术和感染清创术。

手术方法

皮肤切口起始于肘关节上 8 cm,在髁上骨性嵴的正后方,向远端延长至尺骨的皮下缘(图 31-18A),止于鹰嘴尖远端约 6 cm 处。翻起皮下组织瓣,找出肱三

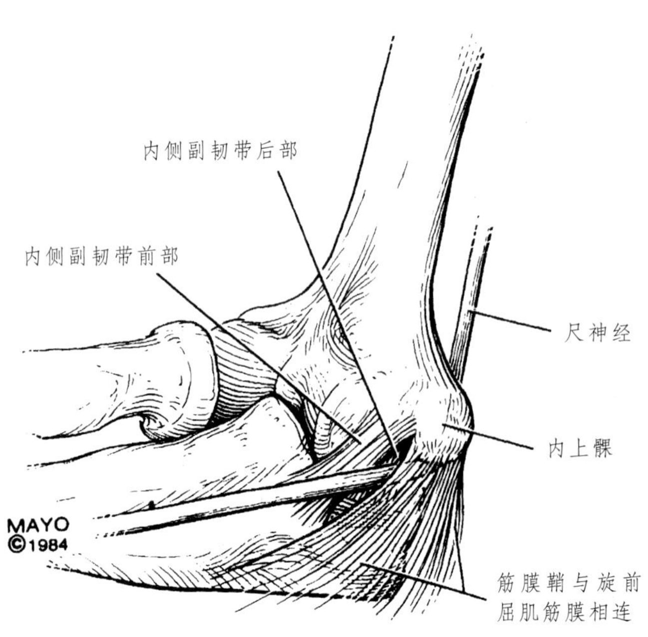

图 31-15 经内侧入路行肘关节置换经术时暴露范围过大容易损伤尺神经。

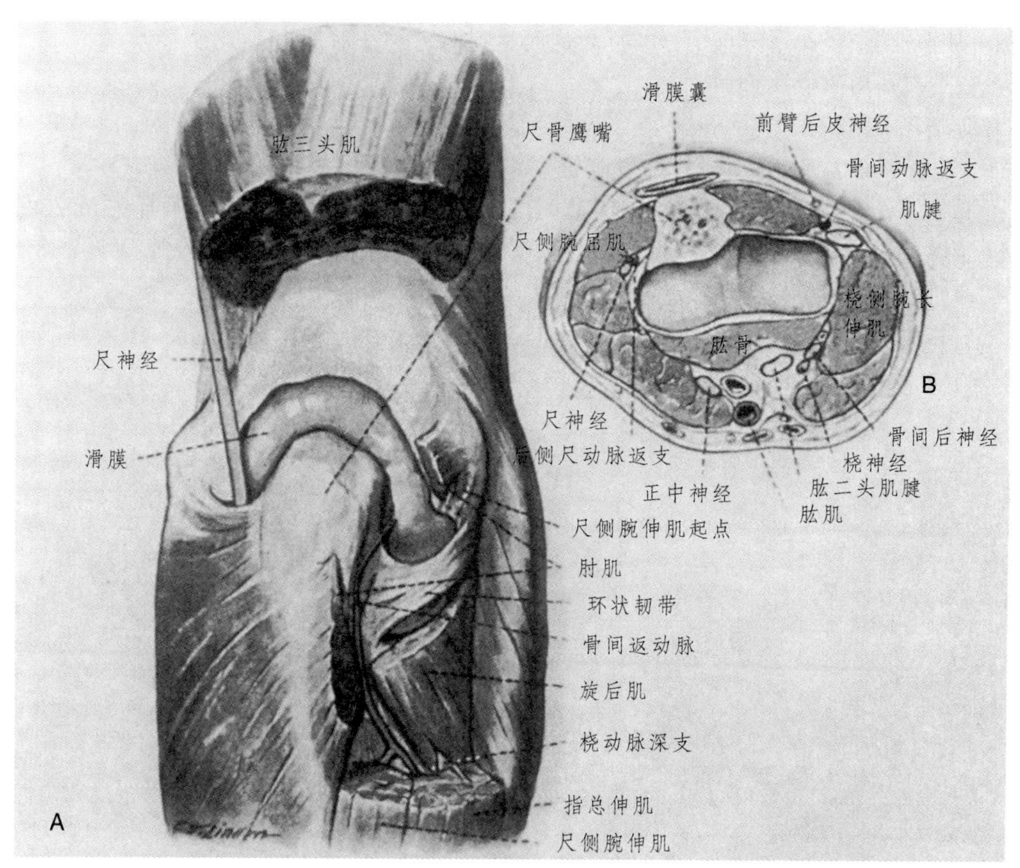

图 31-16　肘关节的后视图和横断面图示出尺神经和其他肌肉以及神经血管的关系。(From Thorek P: Anatomy in Surgery. Philadelphia, JB Lippincott, 1962.)

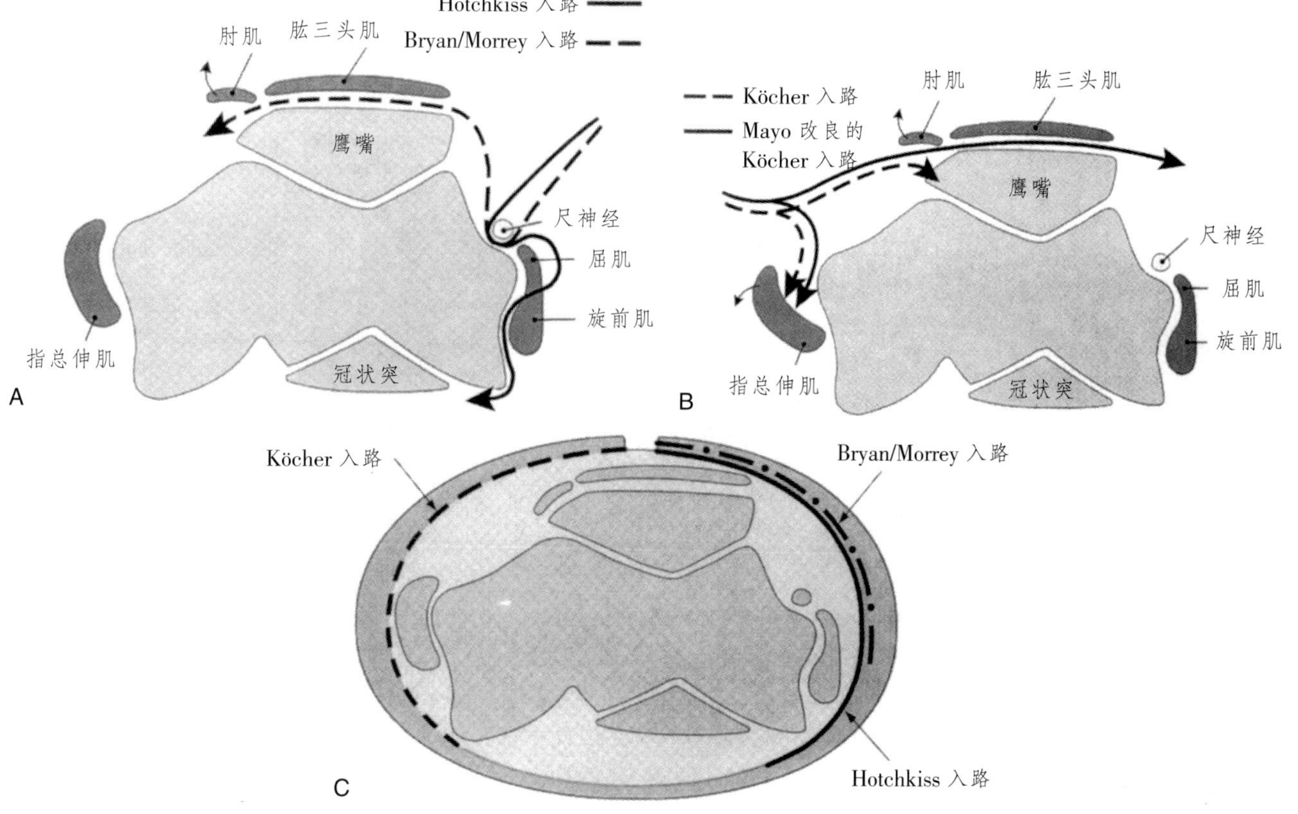

图 31-17　可经后方皮肤切口(C)进入内侧(A)和外侧(B)的深部组织间隙。

头肌后将其与肱桡肌和桡侧腕长伸肌沿着外侧柱后方至关节囊水平游离出来。在远端找出尺侧腕伸肌和肘后肌之间的间隙并继续暴露肱桡关节的关节囊。从尺骨近端骨膜下剥离肘后肌(图 31–18B)。锐性剥离肘后肌的三头肌延伸部在外上髁处的骨性附着点。把尺侧腕伸肌翻向远端,从外上髁掀起指总伸肌腱,再从上外侧柱远端切断桡侧腕长伸肌(图 31–18C)。骨膜下分离肱骨与桡侧副韧带之后,在内翻应力下会使关节脱位,从而达到清楚的暴露(图 31–18D)。

Mayo 改良的 Köcher 入路[18,19]

适应证

Mayo 改良的 Köcher 入路适用于强直关节的松解、置换式关节成形术和表面重建全肘关节置换术。

手术方法

图 31–17 示出的 Mayo 改良的 Köcher 入路,同

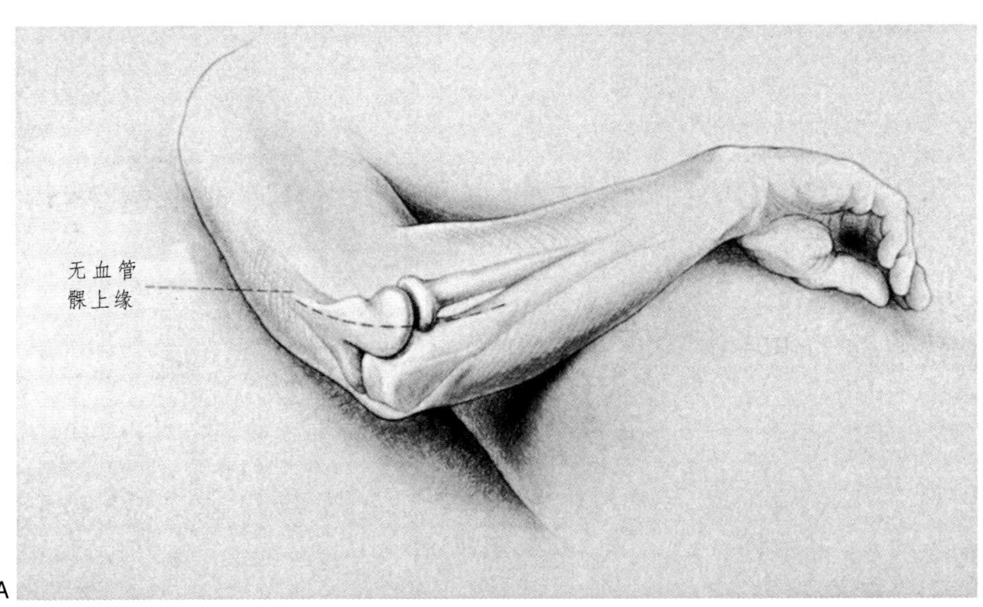

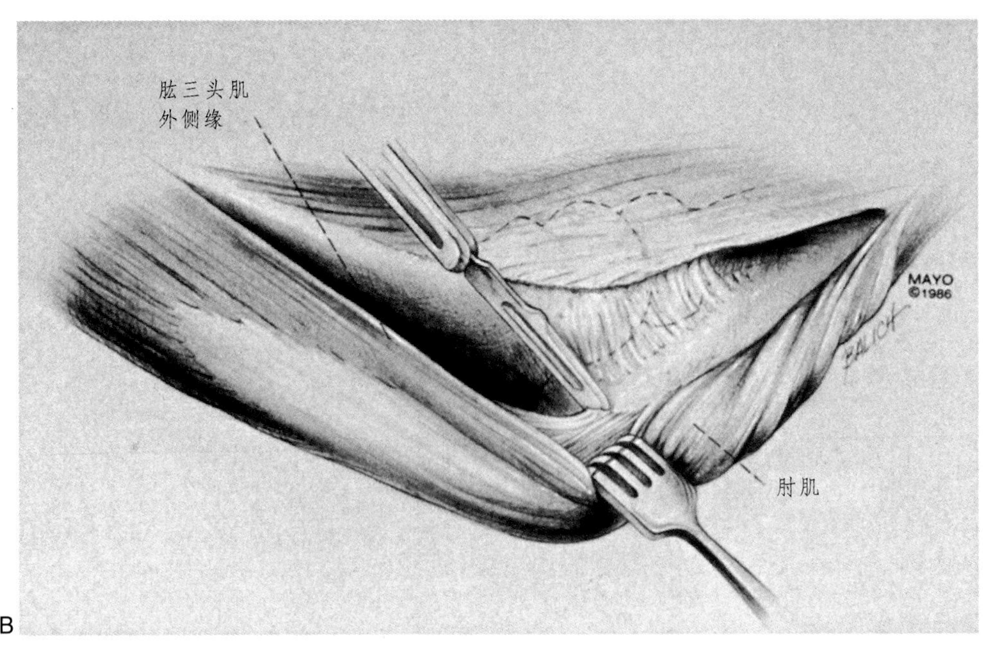

图 31–18 (A) Köcher 入路的皮肤切口起始于肘关节上方 8 cm,在髁上骨性嵴的正后方,沿肘肌向远端延长约 6 cm。(B)进入尺侧腕伸肌和肘肌之间的间隙。(待续)

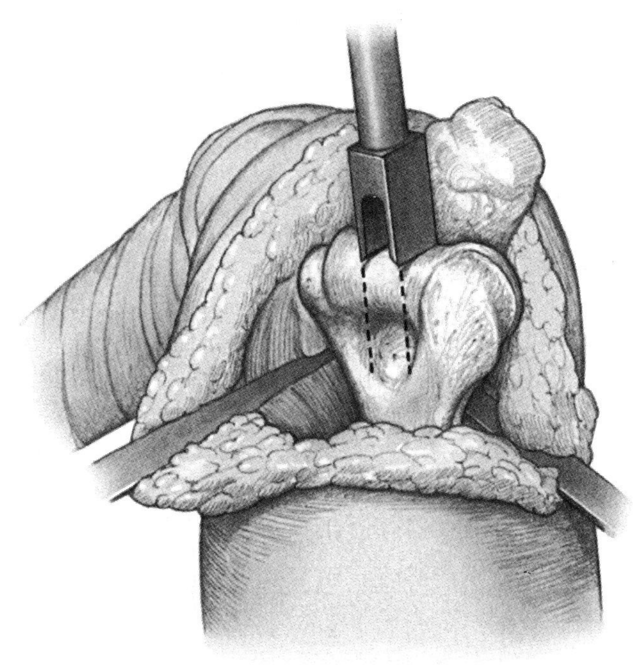

图 34-5　将肘部脱位后，以这种方式来准备肱骨远端以便安装肱骨假体。

文献报道的结果

Souter-Strathclyde 假体

我们以 Souter 在过去 10 年间进行了不同时间随访的 250 例手术作为讨论的基础(图 34-8)。尽管约 85%的手术效果满意，但仍有 5%的病例发展骨折和不稳定，12%在 X 线片上有假体松动的表现。其他学者经过最长 12 年的随访有 87%的病例不需要翻修[47]。如果以明显松动为报道终点，则假体存活率降为 80%[54]。一位瑞典人应用 19 例假体的临床经验表明 6 年内有 5 例(26%)出现假体松动[50]。在瑞典的另一项研究中，对 30 例手术进行了平均 5 年(2~10 年)的随访的评价发现，翻修率为 20%，肱骨处的松动率为 80%。这种假体已被这些学者放弃使用[2]。

在日本，Kudo 等[24]报道了平均随访 9.5 年的 37 例患者的总体合格率为 78%(图 34-9)。值得关注的是，这些研究者还报道了用非骨水泥假体治疗 32 例肘关节均为类风湿性关节炎了的唯一经验。经过平均 3 年的随访发现，这一病例系列中良好(25 例)或尚可(2 例)的结果为 85%[25]。事实上，在治疗所有 6 例所谓残毁性畸形患者中也报道了满意的结果[23]。其他学者曾报道应用 Kudo 假体 3 年时的满意率为 87%[58]。

肱骨小头髁假体

在美国进行肱骨中表面置换术经验最多的是肱骨小头髁假体[11,13,55,56]。通常要对肱骨假体的肱骨小头面进行塑形使其桡骨假体形成关节，但最近 Trepwald 等建议去除这一假体件[56]。Ewald 及其同事报道了 4 个病例系列最明确的结果：①56 例经后侧入路植入全塑尺骨假体[10]；②26 例从后路植入带金属衬的尺骨假体[8]；③120 例经 Köcher 中外侧入路植入假体[9]；④最后的一个病例系列是 Ewald 等在 1993 年报道的[11]，报道了

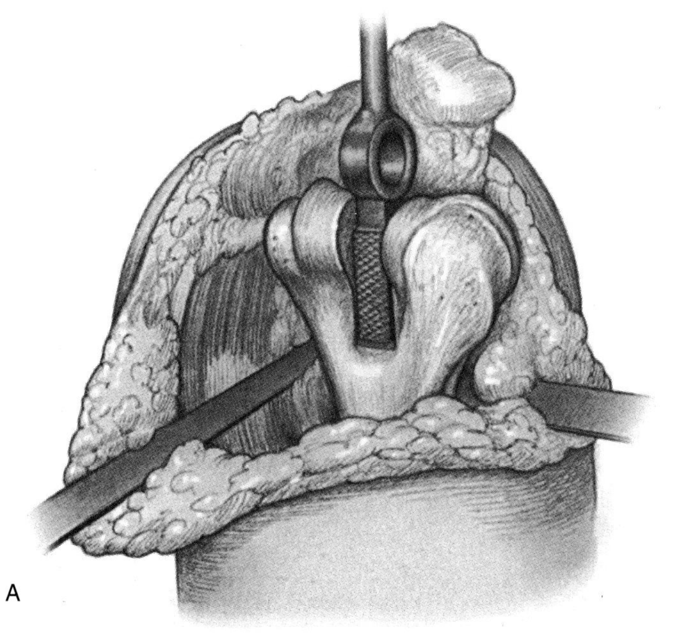

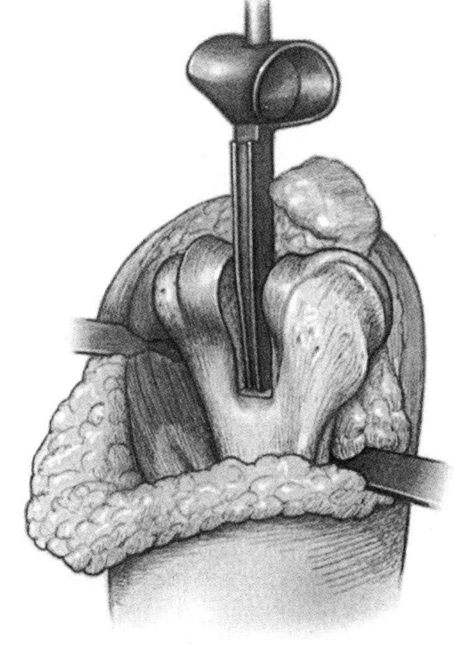

图 34-6　(A)在这种情况下必须采用尝试法来配装某些假体。(B)试用性假体用于确认肱骨被准备是否充分。

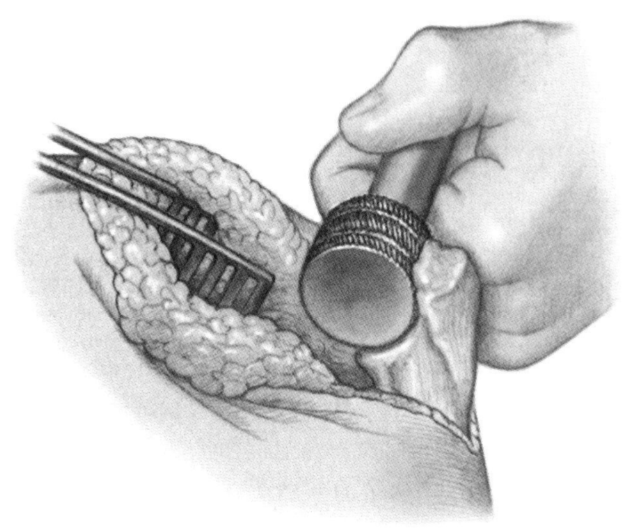

图 34-7 用专门设计的骨锉准备尺骨髓腔，然后进一步处理鹰嘴的关节部分，以便能准确地植入尺骨假体。

202 例行假体置换治疗类风湿性关节炎患者平均随访 6 年(2~15 年)的结果。据此报道 92%获得了满意的结果，活动弧在功能性范围内(30°~138°)。尽管并发症的发生率为 30%，但大多数并发症并不足以改变此结果。仅有 8%的患者进行了再次手术，是 Ljung 等[26]所报道的再手术率的 1/2。功能评分从 26 分增加到 91 分。不幸的是生产厂家已不再提供这种假体。

其他假体

在挪威，曾介绍过 Risung、teigland 和 Pahle 的一种新颖和创新的假体设计以及其临床效果[40]。12 年后的结果表明 90%以上病例获得了满意的效果(见表 34-1)。据 Yanni 等报道了 59 例植入 Roper-Tuke 假体随访 6 年(4~10 年)的结果，84%令人满意。在 X 线片上 35%的肱骨和 25%的尺骨出现假体松动[61]。Allieu 等报道了 12 例植入 Roper-Tuke 假体 10 年后的结果，8 例的疼痛缓解，有 2 例(16%)由于假体松动需行再次手术[1]。

梅奥诊所的结果

梅奥诊所表面置换的临床经验包括 52 例肱骨小头髁假体和 35 例 SRS 假体，其中 90%用于治疗类风湿性关节炎。手术指征包括疼痛、捻发音和活动受限。X 线片上显示有足够的骨储备也是一个必要条件。这要求能看到两个髁和上髁以及鹰嘴。15%的病例有中度侵蚀性病变以及既往桡骨头切除史。

肱骨小头髁假体

使用这种假体确实获得了疼痛缓解和肘关节屈曲功能的改善(图 34-10)。不幸的是，正如其他学者所报道[55,60]，术后脱位是一件令人不安的问题，在一些情况下即使重新植入并制动也难以解决。在 52 例患者中有 6 例(12%)发生后脱位。其中 3 例最终更换为铰链型假体，2 例继发感染伴伤口开裂。这些经验促使本章作者(R.L.L.)对 Roland Pritchard 所设计的三件式 SRS 系统进行了评估。

肘关节表面置换假体

在应用 SRS 假体治疗的 35 例肘关节中，随访时间为 6~67 个月，平均为 40 个月。屈曲弧度从 39°~124°提高至 24°~135°。旋前和旋后较术前也有适当改善。我们根据 Ewald 评分系统(总分为 100 分)测定了治疗效果[11]，疼痛评定为 50 分，功能为 30 分，活

表 34-1 最近 10 年报道的应用表面置换假体的结果

研究者	年代	假体类型	病例数	成功率(%)	不稳定率(%)	翻修率(%)	随访时间(年)
Pöll 和 Rozing[37]	1991	Souter	34	80	10	15	4
Burnett 和 Fyfe[5]	1991	Souter	23	88	9	12	3
Lyall 等[30]	1994	Souter	19	90	15	10	3.5
Sjoden 等[50]	1995	Souter	19	80	5	—	5
Andreassen 和 Solheim[2]	1997	Souter	30	40	—	20	5(2~10)
Allieu 等[1]	1998	Roper-Tuke	12	84	8	16	9(8~13)
Yanni 等[61]	2000	Roper-Tuke	59	84	4	4	6.5(4~10)
Verstreken 等[58]	1998	Kudo	15	85	15	—	3
Ewald 等[11]	1993	Capitellocondylar	202	95	4	2	6(2~15)
Ljung 等[26]	1995	Capitellocondylar	50	96	2	2	3
Risung[41]	1997	"Norway"	118	—	—	3	4

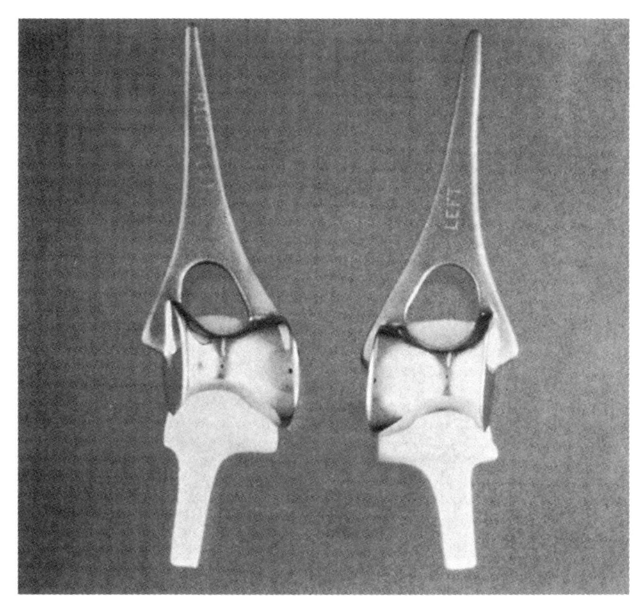

图 34–8　Souter 假体是一种完全被限制性非铰链式假体，在目前的假体设计中更强调假体柄的长度和尺寸。

动为10 分，屈曲挛缩 5 分，畸形为 5 分。根据这个标准，结果为良好的 24 例(69%)，尚可的 8 例(23%)，差的 3 例(9%)(图 34–11)。

在我们医院已经不再使用这种假体。然而，由于对表面置换关节成形术仍有兴趣，我们的一些研究者正在调研 Sorbie 假体。

迄今为止，进行假体置换的主要问题仍旧是经验不足，而不是植入技术上面临挑战。

并发症

这部分内容将在第 39 章详述。Gschwend 等在一篇综述中归纳了世界各地有关肘关节置换术并发症的文献[17]。大多数文献的并发症发生率在 15%~30%之间。

早期文献中曾详细描述了机械性失败的问题。13 例 Wadsworth 假体术后平均随访 5.7 年后发现，8 例出现败血病和无柄肱骨假体松动[27]。在 22 例无柄 Liverpool 假体中也曾发现 2 例假体松动[52]。据荷兰人的一篇对 34 例应用 Souter 假体的综述报道，有 3 例(9%)出现不稳定[50]。Kudo 和 Kunio 也报道了由于早期肱骨假体上缺少假体柄而导致关节后移位(14%)[25]。最

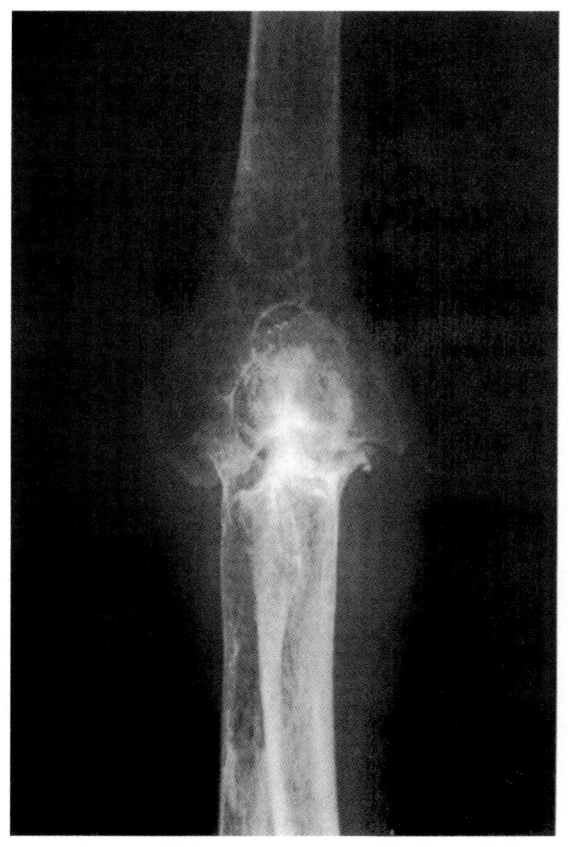

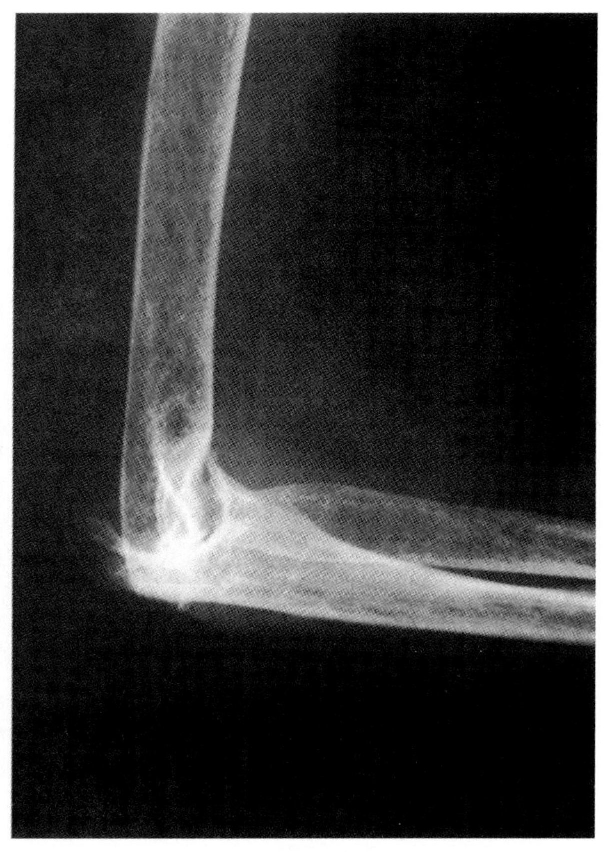

图 34–9　(A)类风湿性关节炎累及肘关节的 Mayo Ⅱ型损伤的 X 线表现。(待续)

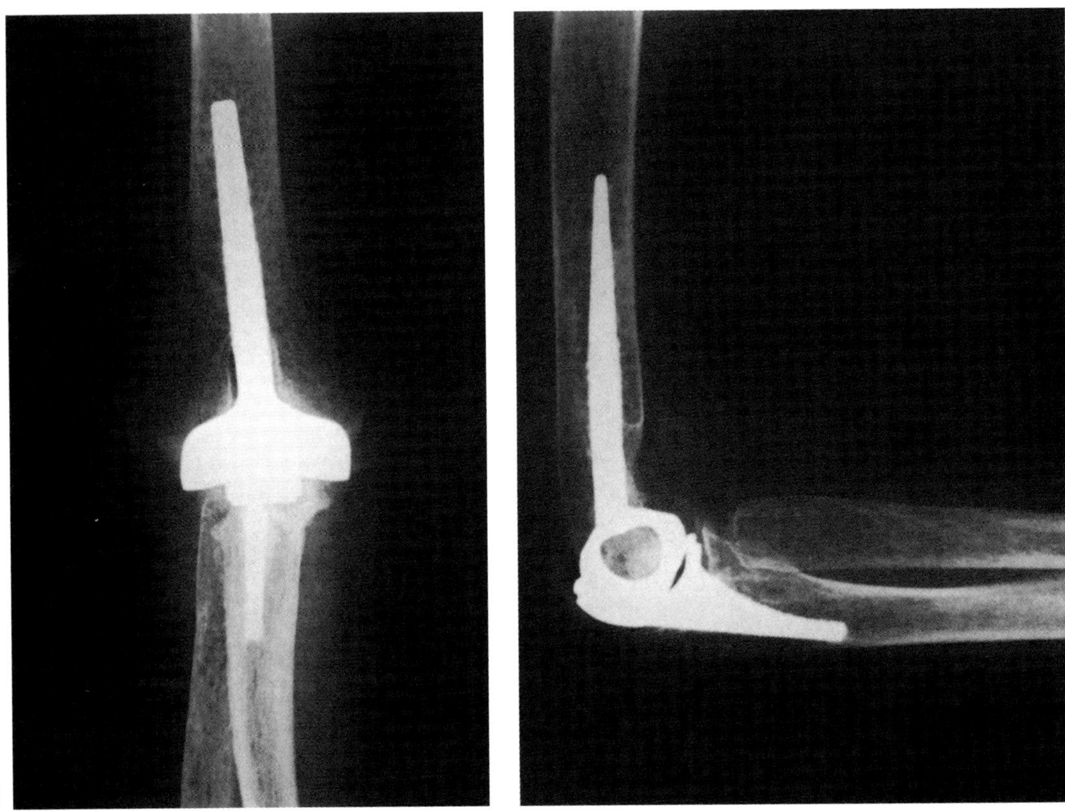

图 34-9(续) (B)Kudo 假体术后 5 年的结果。

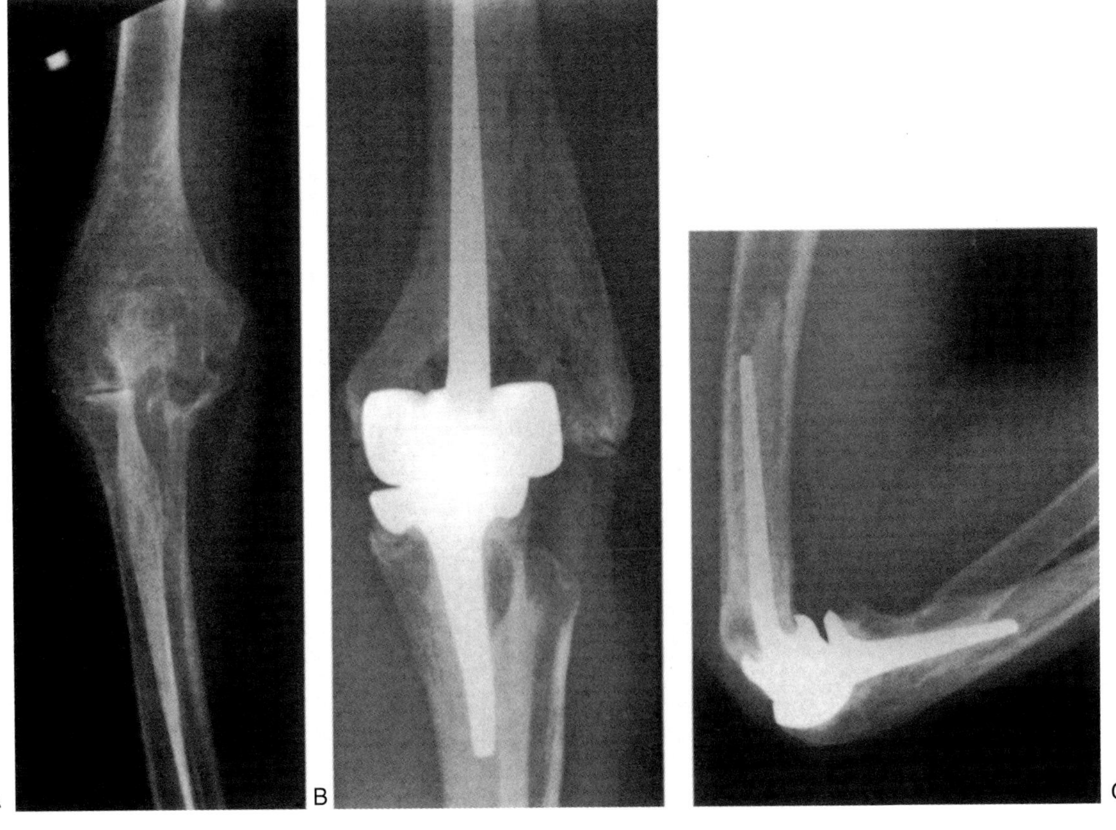

图 34-10 Ⅱ型中度类风湿性关节炎(A)。用肱骨小头髁假体成功地进行了治疗及术后 5 年的 X 线片(B,C)。

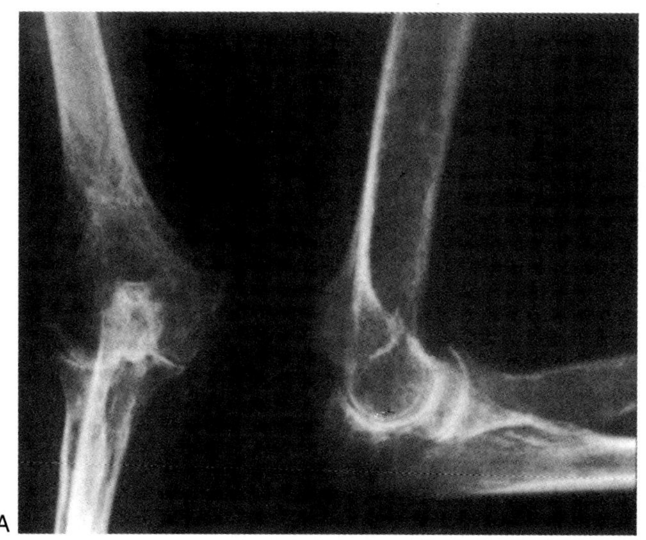

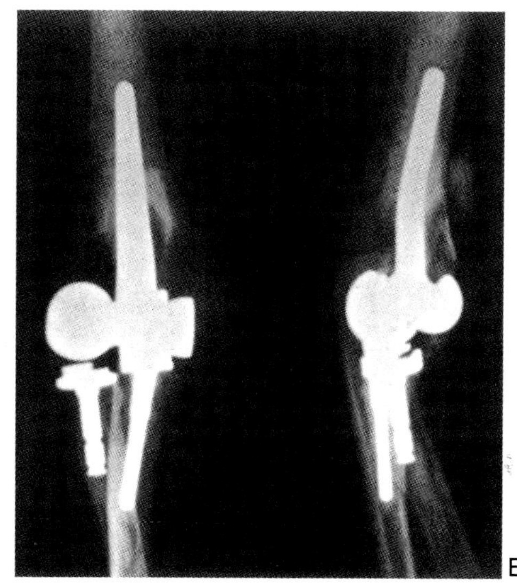

图 34–11 一位 44 岁的女性右侧肘类风湿性关节炎患者(A)。植入 ERS 假体后 1 年患者无疼痛且活动范围基本正常(B)。

近的几篇报道显示,Souter 假体的治疗效果不佳,大部分是由于一个或几个假体部件松动所致, 因此强调:①应采用高限制性假体;②需要平均随访 5 年以上以便充分评价假体的耐用性。

Weiland 等发现, 有 20% 应用肱骨小头髁假体的患者发生了尺骨相对于肱骨假体的错位, 移至滑车和肱骨小头髁之间的沟内[60]。这些并发症在某种程度上可以解释为新系统学习过程中(即所谓学习过程曲线)的固有问题。Ruth 和 Wilde 的报道[44]结果和其他的学者的经验类似, 不稳定发生率相当甚至更高[19,27,29,31,37,45,51,52,59]。

Mayo 处理并发症的经验

感染 35 例中有 2 例(6%)发生深部感染;每一例都与部分三头肌破裂有关。1 例最终换成铰链型假体,另 1 例实施了纤维性关节成形术。

神经损伤 5 例患者(15%)发生尺神经感觉异常,其中 1 例需要在 24 小时内行神经松解术,其他患者未做进一步治疗而迅速得到恢复。还曾发生 1 例短暂性神经丛病。

假体松动 通过随访 X 线片曾在 2 个尺骨假体、1 个肱骨假体和 2 个桡骨假体周围发现骨与骨水泥结合部某一侧有一条 1 mm 或更宽的透亮线, 表明发生了假体松动。

不稳定 如大多数报道一样,在我们的临床中假体不稳定仍然是一个令人担心的问题(图 34–12)。有 1 例(3%)在术后即刻脱位,伴有臂神经丛病,需给予外固定器固定 4 周。肌肉功能最终恢复且效果良好。有 2 例半脱位需进行手法处理管形石膏固定(6%)。另1 例患者在术后 10 个月时脱位, 进行了铰链式假体置换。总体的假体失稳率为 12%。1 例不稳定是由于植入的尺骨 UHMWPE 假体位置不当所致。

再手术概率 采用 Kaplan–Meier 方法,因任何原因引起的再手术率估计在 1 年时为 8%,3 年时为 28%。

预防

避免手术并发症的最好办法是认真仔细的计划和娴熟的操作。暴露出尺神经并轻柔地牵开有助于防止尺神经术后麻痹。关闭伤口时保持良好的组织平衡和找出并标记各条侧副韧带将会改善恢复稳定性的能力[9,38]。切除所有的滑膜有助于手术暴露。在注入骨水泥之前检查假体各部件的位置和活动,可以发现并矫正假体的位置不当。肘关节在轻度屈曲位制动 4 周有助于三头肌愈合并可防止后期撕裂和匆促活动[32]。

治疗

治疗较严重的并发症对于患者和医师来说都面临着很大的挑战。脱位必须立刻复位。延长固定时间,让关节囊紧缩期间必须经常行 X 线片检查进行监测,以确保在石膏内不发生再脱位。有时二次修补副韧带或三头肌能获得成功。在活动期间发生假体松动、骨

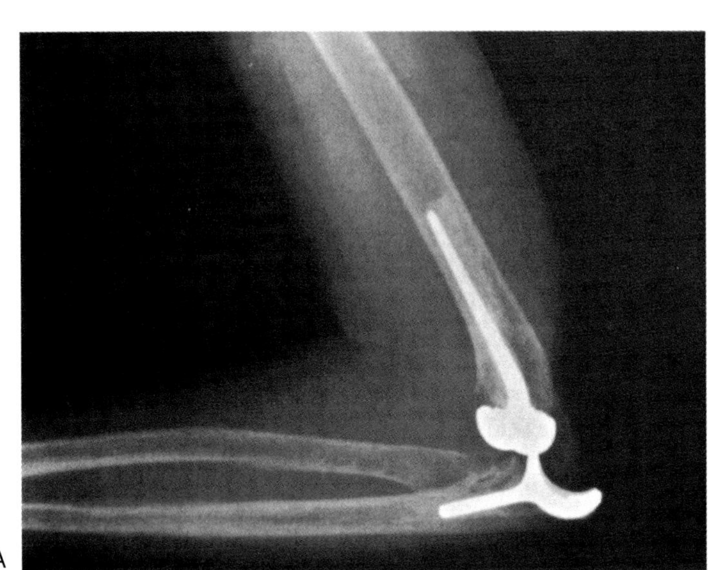

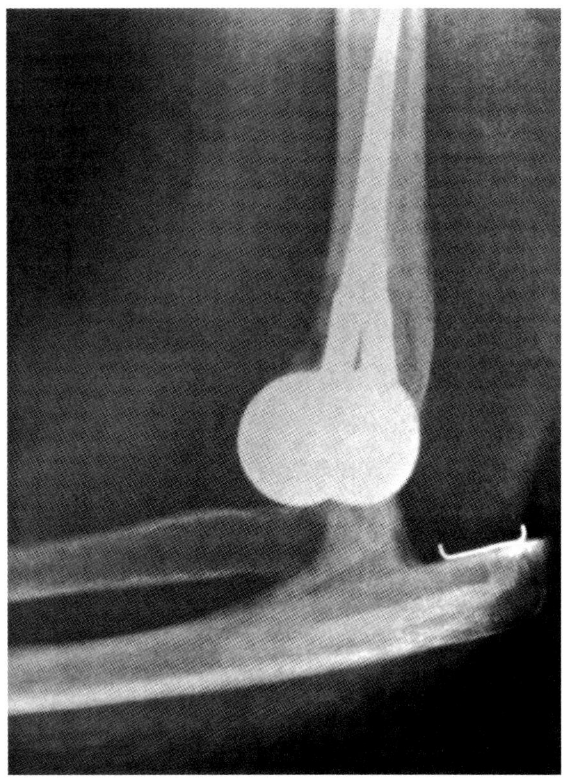

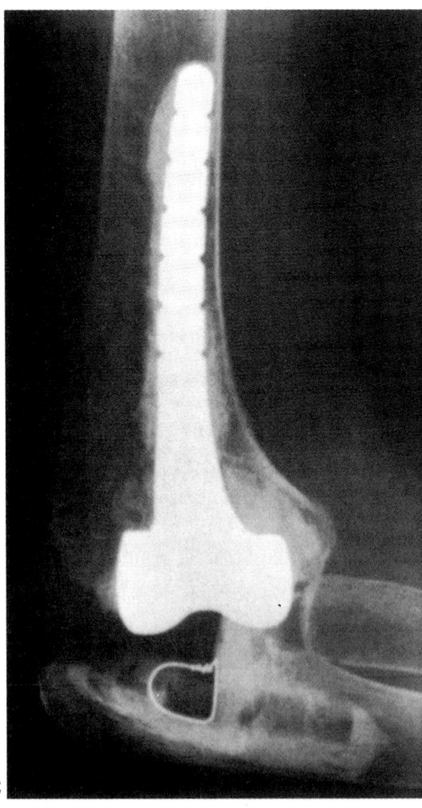

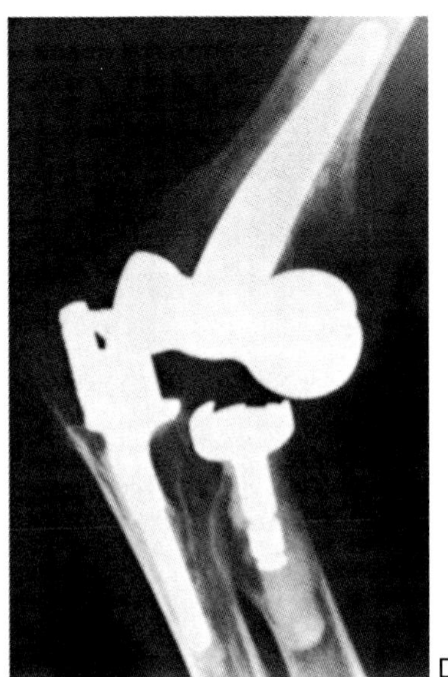

图 34–12 所有非限制性假体都存在不稳定的问题，包括肱骨小头髁假体(A)、Souter Strathcylde(B)、London(C)和 ERS(D)。

折或错位可能需要行翻修术(见第 40 章)。

作者的建议

目前本章第二作者(B.F.M)在临床中已不再使用这种类型的假体。原因是存在不可预期的不稳定、技术困难和手术指征局限。然而他支持继续努力改进设计和提高这类假体的治疗效果。

(刘忠玉　译　李世民　校)

参考文献

1. Allieu Y, zu Reckendorf GM, Daude O: Long-term results of unconstrained Roper-Tuke total elbow arthroplasty in patients with rheumatoid arthritis. J Shoulder Elbow Surg 7:560–564, 1998.
2. Andreassen G, Solheim LF: Follow-up of Souter elbow prostheses. Tidsskr Nor Laegeforen 117:940–942, 1997.
3. Bayley JIL: Elbow replacement in rheumatoid arthritis. Reconstr Surg Traumatol 18:70, 1981.
4. Bryan RS, Morrey BF: Extensive posterior exposure of the elbow: a triceps sparing approach. Clin Orthop 166:199, 1982.
5. Burnett R, Fyfe IS: Souter-Strathclyde arthroplasty of the rheumatoid elbow: 23 cases followed for 3 years. Acta Orthop Scand 62:52–54, 1991.
6. Davis RF, Weiland AJ, Hungerford DS, et al: Nonconstrained total elbow arthroplasty. Clin Orthop 171:156, 1982.
7. Evans BG, Daniels AU, Serbousek JC, Mann RJ: A comparison of the mechanical designs of articulating total elbow prostheses. Clin Materials 3:235, 1988.
8. Ewald FC: Nonconstrained metal to plastic total elbow arthroplasty. *In* Inglis AE (ed): Symposium on Total Joint Replacement of the Upper Extremity. St. Louis, CV Mosby, 1982, p 141.
9. Ewald FC, Jacobs MA: Total elbow arthroplasty. Clin Orthop 182:137, 1984.
10. Ewald FC, Scheinberg RD, Poss R, et al: Capitellocondylar total elbow arthroplasty: two to five year follow-up in rheumatoid arthritis. J Bone Joint Surg Am 63:1259, 1980.
11. Ewald FC, Simmons ED Jr, Sullivan JA, et al: Capitellocondylar total elbow replacement in rheumatoid arthritis: long term results. J Bone Joint Surg Am 75:498–507, 1993.
12. Ferlic DC, Clayton ML, Parr CL: Surgery of the elbow in rheumatoid arthritis. J Bone Joint Surg Am 58:726, 1987.
13. Friedman RJ, Lee DE, Ewald FC: Nonconstrained total elbow arthroplasty. J Arthroplasty 4:31, 1989.
14. Gill DRJ, Morrey BF: The Coonrad-Morrey total elbow arthroplasty in patients who have rheumatoid arthritis: a ten to fifteen year follow-up study. J Bone Joint Surg Am 80:1327–1335, 1998.
15. Goldberg VM, Figgie HE III, Inglis AF, Figgie MP: Total elbow arthroplasty. J Bone Joint Surg Am 70:778, 1988.
16. Gschwend N, Loehr J, Ovosevic-Radovanovic D, Scheler H: Semiconstrained elbow prostheses with special reference to the GBS III prosthesis. Clin Orthop 232:104, 1988.
17. Gschwend N, Simmen BR, Matejovsky Z: Late complications in elbow arthroplasty. J Shoulder Elbow Surg 5(2, Pt 1):86–96, 1996.
18. Inglis AE, Pellici PM: Total elbow replacement. J Bone Joint Surg Am 62:1252, 1980.
19. Ishizuki M, Nagatzuka Y, Arai T, et al: Preliminary experiences with a hingeless total elbow arthroplasty. Ryumachi 17:4, 1977.
20. Itoi E, King GJW, Niebur GL, et al: Malrotation of the humeral component of the capitellocondylar total elbow replacement is not the sole cause of dislocation. J Orthop Res 12:665–671, 1994.
21. King GJW, Glauser SJ, Westreich A, et al: In vitro stability of an unconstrained total elbow prosthesis. J Arthroplasty 8:291–298, 1993.
22. King GJW, Itoi E, Niebur GL, et al: Motion and laxity of the capitellocondylar total elbow prosthesis. J Bone Joint Surg Am 76:1000, 1994.
23. Kudo H: Non-constrained elbow arthroplasty for mutilans deformity in rheumatoid arthritis: a report of six cases. J Bone Joint Surg Br 80:234–239, 1998.
24. Kudo H, Iwano K, Nishino J: Cementless or hybrid total elbow arthroplasty with titanium-alloy implants: a study of interim clinical results and specific complications. J Arthroplasty 9:269–278, 1994.
25. Kudo H, Kunio I: Total elbow arthroplasty with a non-constrained surface replacement prosthesis in patients who have rheumatoid arthritis: a long-term follow-up study. J Bone Joint Surg Am 72A:355–362, 1990.
26. Ljung P, Jonsson K, Rydholm U: Short-term complications of the lateral approach for non-constrained elbow replacement: follow-up of 50 rheumatoid elbows. J Bone Joint Surg Br 77:937–942, 1995.
27. Ljung P, Lidgren L, Rydholm U: Failure of the Wadsworth elbow: nineteen cases of rheumatoid arthritis followed for five years. Acta Orthop Scand 60:254, 1989.
28. London JT: Kinematics of the elbow. J Bone Joint Surg Am 63:529, 1981.
29. Lowe LW, Miller AJ, Alum RL, Higgison DW: The development of an unconstrained elbow arthroplasty. J Bone Joint Surg Br 66:243, 1984.
30. Lyall HA, Cohen B, Clatworthy M, Constant CR: Results of the Souter-Strathclyde total elbow arthroplasty in patients with rheumatoid arthritis: a preliminary report. J Arthroplasty 9:279–284, 1994.
31. Madsen F, Gudmundson GH, Söjbjerg JO, Sneppen O: The Pritchard Mark II elbow prostheses in rheumatoid arthritis. Acta Orthop Scand 60:249, 1989.
32. Maloney WJ, Schurman DJ: Cast immobilization after total elbow arthroplasty. Clin Orthop 245:117, 1989.
33. Morrey BF, Adams RA: Semiconstrained arthroplasty for the treatment of rheumatoid arthritis of the elbow. J Bone Joint Surg Am 74:479–490, 1992.
34. Morrey BF, Askew LJ, An K-N, Chao EYS: A biomechanical study of normal functional elbow motion. J Bone Joint Surg Am 63:872–877, 1981.
35. Morrey BF, Bryan RS: Total joint replacement. *In* Morrey BF (ed): The Elbow and Its Disorders. Philadelphia, WB Saunders, 1985, p 774.
36. Neale PG, Chou P, Ramsey M, et al: Kinematics and stability of the Pritchard ERS total elbow. Presented at the 44th Annual Meeting of the Orthopedic Research Society, March 16–19, 1998, New Orleans, LA.
37. Pöll RG, Rozing PM: Use of the Souter-Strathcylde total elbow prosthesis in patients who have rheumatoid arthritis. J Bone Joint Surg Am 73:1227–1233, 1991.
38. Pritchard RW: Anatomic surface elbow arthroplasty: a preliminary report. Clin Orthop 179:223, 1983.
39. Redfern DRM, Dunkley AB, Trail IA, Stanley JK: Revision total elbow replacement using the Souter-Strathclyde prosthesis. J Bone Joint Surg Br 83:635–639, 2001.
40. Risung F: Characteristics, design and preliminary results of the "Norway Elbow System." *In* Hämäläinen M, Hagena F-W (eds): Rheumatoid Arthritis Surgery of the Elbow, vol 15: Rheumatology. Basel, Karger, 1991, pp 68–72.
41. Risung F: The Norway elbow replacement: design, technique and results after nine years. J Bone Joint Surg Br 79:394–402, 1997.
42. Roper BA, Tuke M, O'Riordan SM, Bulstrode CJ: A new unconstrained elbow. J Bone Joint Surg Br 68:566, 1986.
43. Rosenberg GM, Turner RH: Nonconstrained total elbow arthroplasty. Clin Orthop 187:154, 1984.
44. Ruth JT, Wilde AH: Capitellocondylar total elbow replacement: a long-term follow-up study. J Bone Joint Surg Am 74:95, 1992.
45. Rydholm U, TJ'Ornstrand B, Pettersson H, Lidgren L: Surface replacement of the elbow in rheumatoid arthritis. J Bone Joint Surg Br 66:737, 1984.
46. Schneeberger AG, King GJW, Song S-W, et al: Kinematics and laxity of the Souter-Strathclyde total elbow prosthesis. J Shoulder Elbow Surg 9:127–134, 2000.
47. Shah BM, Trail IA, Nuttall D, Stanley JK: The effect of epidemiologic and intraoperative factors on survival of the standard Souter-Strathclyde total elbow arthroplasty. J Arthroplasty 15:994–998, 2000.
48. Shiba R, Sorbie C, Siu DW, et al: Geometry of the humeroulnar

joint. J Orthop Res 6:897, 1988.
49. Sjoden G, Blomgren G: The Souter-Strathclyde elbow replacement in rheumatoid arthritis: 13 patients followed for 5 (1–9) years. Acta Orthop Scand 63:315–317, 1992.
50. Sjoden GO, Lundberg A, Blomgren GA: Late results of the Souter-Strathcylde total elbow prosthesis in rheumatoid arthritis: 6/19 implants loose after five years. Acta Orthop Scand 66:391–394, 1995.
51. Soni RK, Cavendish ME: A review of the Liverpool elbow prosthesis from 1974 to 1982. J Bone Joint Surg Br 66:248, 1984.
52. Sourmelis GS, Burke FD, Varian JPW: A review of total elbow arthroplasty and an early assessment of the Liverpool elbow prosthesis. J Hand Surg 11B:407, 1986.
53. Souter WA: Anatomical trochlear stirrup arthroplasty of the rheumatoid elbow. *In* Kashiwagi D (ed): Elbow Joint: Proceedings of the International Seminar, Kobe, Japan, February 22–24, 1985. International Congress Series No. 678. New York, Elsevier Science, 1985, p 305.
54. Trail IA, Nuttall D, Stanley JK: Survivorship and radiological analysis of the standard Souter-Strathclyde total elbow arthroplasty. J Bone Joint Surg Br 81:80–84, 1999.
55. Trancik T, Wilde AH, Borden LS: Capitellocondylar total elbow arthroplasty: two to eight year experience. Clin Orthop 223:175, 1987.
56. Trepman E, Vella IM, Ewald FC: Radial head replacement in capitellocondylar total elbow arthroplasty: 2 to 6 year follow-up evaluation in rheumatoid arthritis. J Arthroplasty 6:67–77, 1991.
57. Venable CS: An elbow and an elbow prosthesis: case of complete loss of the lower third of the humerus. Am J Surg 83:271, 1952.
58. Verstreken F, De Smet L, Westhovens R, Fabry G: Results of the Kudo elbow prosthesis in patients with rheumatoid arthritis: a preliminary report. Clin Rheumatol 17:325–328, 1998.
59. Wadsworth TG: A new technique of total elbow arthroplasty. Eng Med 10:69, 1980.
60. Weiland AJ, Weiss APC, Wills RP, Moore JR: Capitellocondylar total elbow replacement. J Bone Joint Surg Am 71:217, 1989.
61. Yanni ON, Bearn CBDA, Gallannaugh SC, Joshi R: The Roper-Tuke total elbow arthroplasty. J Bone Joint Surg Br 82:705–710, 2000.

第 35 章

半限制性假体

Bernard F. Morrey, Robert A. Adams

全肘关节成形术的效果与手术经验直接相关[21]。本章介绍总的手术原则，并详细阐述假体植入的特殊技法以及 Coonrad-Morrey 假体。该假体的特点是：①关节松弛：允许 8°的内外翻和内外旋；②肱骨假体上有衔接肱骨皮质的侧翼；③特殊的串珠状表面，以加强骨水泥的固定效果，并促进假体与骨的结合（图 35-1）。下面我们将结合梅奥诊所的临床经验讨论半限制性假体关节成形术的效果。

手术原则

全肘关节置换术要考虑多种因素并有多种术式可供选择。

体位

患者在手术台上的体位由术者决定。最常用的体位是仰卧位，用不用上臂支板均可。

切口选择

可以采用肘部后内或后外侧切口，但是无论选择哪种切口，我们均强烈建议采用直行皮肤切口。这样有利于内侧尺神经的暴露和转移，以及外侧 Kocher 间隙的暴露。具体的切口位置应该根据术者对伸肌结构的处理方式而选择中线偏内或偏外部位。

尺神经的处理

学者们对尺神经的处理有着不同的意见。有些人认为术中不应该直接显露尺神经，并应避免牵拉或创伤[7]。另一些人则认为应该显露尺神经，还有些人建议术中常规行尺神经前移术[8,21]。

三头肌的处理

Van Gorter 术式已经基本上被各种三头肌反折术所取代。其中最常见的是 Mayo 术式（三头肌由内侧折向外侧）[4]和改良 Kocher 术式（三头肌由外侧折向内侧）。这两种术式保留了伸肌结构的连续性，因此修

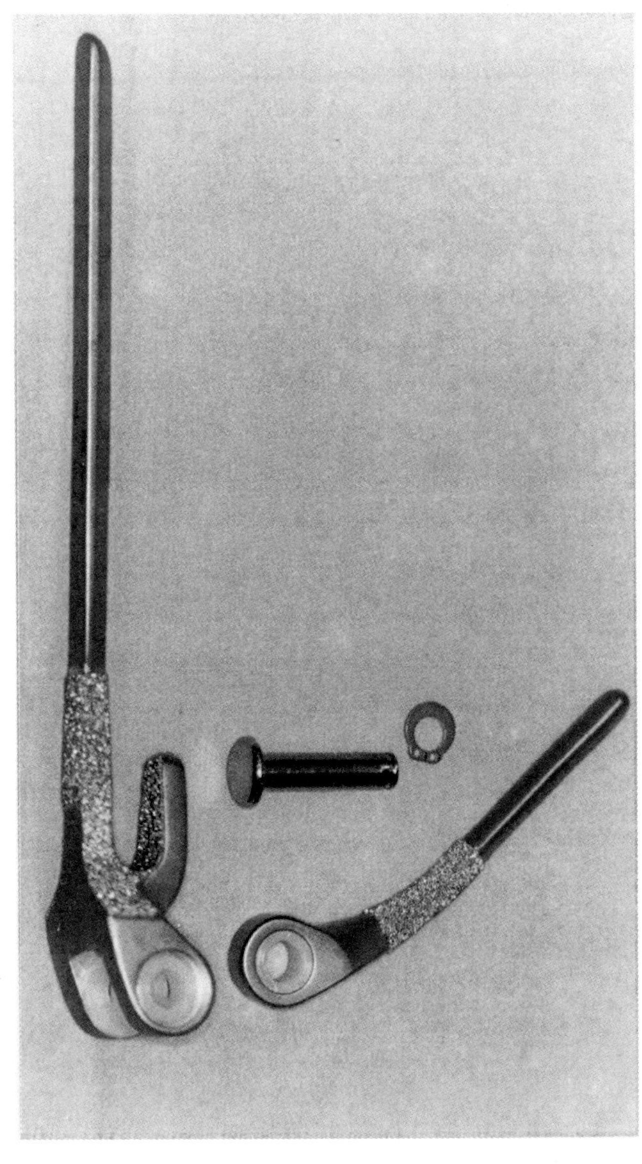

图 35-1　Coonrad-Morrey 全肘关节置换假体。

复效果好,并且允许术后即刻开始早期功能锻炼。

显露

无论采用哪种术式，均应充分显露肘关节以及尺骨近端和肱骨远端骨干。显露这些部位可防止在常规手术甚至翻修术时穿破皮质。植入有柄假体前只进行正确定位是不够的,还需要找出来髓腔峡部并用其进行关节对位才可靠。

试复位

为了实施可靠的肘关节置换术，试复位是极为重要的一步，这项特殊要求对表面置换假体很重要,对半限制性置换假体也相当重要。对那些屈肌挛缩的患者尤为重要。为了确定假体就位是否适当以及评估软组织松解是否充分,必须进行试复位。

骨水泥固定技术

应用有柄假体时要用骨水泥注射装置将骨水泥注入髓腔。对于假体柄较小的表面置换假体,可以手动注入骨水泥,但注射装置通常明显改善骨与骨水泥结合面。根据我们的经验,骨水泥固定技术与射线透亮区的形成以及最终的假体松动有直接关系[16]。

三头肌的再附着

如果三头肌的连续性丧失,就必须用穿骨缝线将其重新缝合到鹰嘴上。缝合三头肌时应该让肘关节屈曲 90°。但是,无论使用哪种缝合方法都不足以将三头肌完全恢复到其屈鹰嘴尖上的原有部位,因为肘关节的活动会使三头肌与鹰嘴尖之间形成滑液腔,因而会妨碍三头肌的愈合。

术后固定敷裹

术后常规将肘关节置于在保持稳定的前提下尽可能伸直的位置。然后抬高上臂进行敷裹而且要保持 2~3 天。

Coonrad-Morrey 全肘关节成形术

术式描述

Coonrad 全肘关节假体是一种半限制性装置,最初设计于 1969 年,1970 年与 Zimmer 公司(Warsaw, IN)进行了联合开发。这种假体是用钛合金(Ti-6Al-4V)制造的。目前提供的该假体是半限制性的,允许关节存在 8°~10°的松弛度。研究表明,这样设计的优点是假体活动不会对骨与骨水泥界面带来过大的应力[22]。假体上的侧翼可以防止肱骨假体发生移位,并能对抗轴向旋转应力。肱骨和尺管假体的特殊涂层可以加强骨水泥的固定作用。可提供标准和小号假体,长度为 10 cm、15 cm、20 cm(见图 35-1)。尺骨假体有标准和小号两种，加长型的小号尺管假体可供翻修术使用(图 35-2)。

手术方法

暴露

患者取仰卧位,肩下垫沙垫,上臂放在胸前(图35-3)。

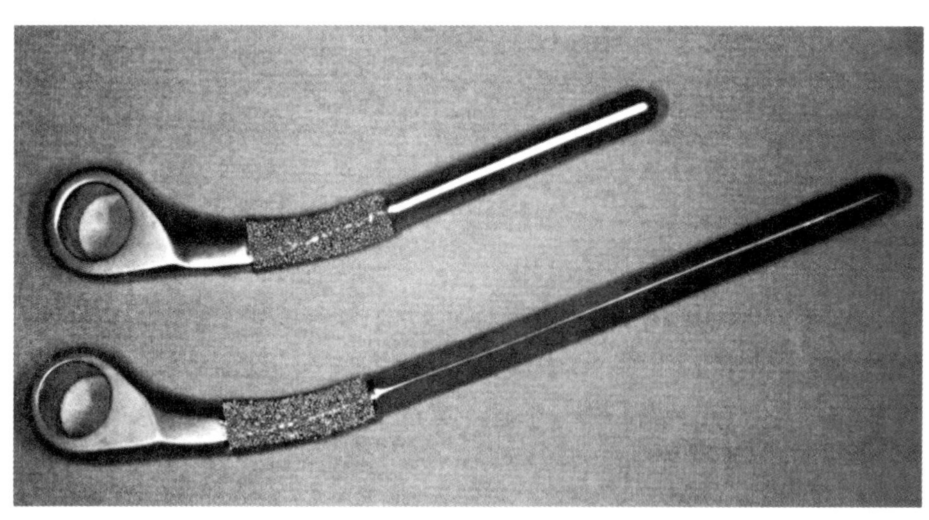

图 35-2 尺骨假体有多种长度和型号,可用于翻修术以及治疗身材很小的患者,如青少年类风湿性关节炎患者。

第 36 章

半限制性全肘关节置换术:适应证和手术技术

Bernard F. Morrey

前文已经对半限制性关节假体的应用价值和原理进行了充分讨论。目前这种假体最大的进展是拓宽了适应证，在类风湿性关节炎的基础上又添加了创伤性病变。通过假体关节设计改进了肱尺关节的稳定性,而且假关节存有一定松弛度,从而减少了骨与骨水泥接触面上的应力，这是肘关节假体置换的巨大进步[13]。在 Coonrad–Morrey 假体的侧翼后方通过植骨加以固定，进一步加强了固定效果并减少了骨与骨水泥接触面上的应力。尽管限制性假体有多种设计类型，但我将详细描述 Mayo 改良的 Coonrad 全肘关节成形术(Coonrad–Morrey)的手术步骤,因为 1981 年以来我在梅奥诊所使用的几乎都是这种假体,经验最为丰富。

适应证

全肘关节成形术的适应证与其他关节成形术类似,最常见的是会明显影响日常生活的疼痛,常见于类风湿性关节炎和某些创伤性病变的患者。

肘关节置换术后第二常见的适应证是功能障碍性不稳定。这种情况可见于非常严重的Ⅳ级肘关节类风湿性关节炎以及因肱骨远端骨折不愈合或关节切除而导致的创伤后关节痛。

第三常见的适应证是肘关节僵硬患者。这可见于多种情况,包括青少年类风湿性关节炎、某些成人发病性类风湿性关节炎、创伤后关节炎以及导致关节僵硬的其他炎症性病变。

在后面的章节我们将说明和讨论专门针对各种适应证的手术技术。我们将把关节僵硬和类风湿性关节炎的手术技术放在一起讨论,并把不稳定性和肘关节创伤性病变的治疗放在一起讨论。因此,我们这里讨论的通过的假体植入法最适用于无并发症的类风湿性关节炎。

禁忌证

绝对禁忌证包括:①活动性或亚急性感染;②肘关节屈肌的神经肌肉缺损。

存在感染病史是相对禁忌证。无活动性感染可以进行关节置换。

严重的软组织瘢痕及软组织覆盖不全也是关节置换术的相对适应证。然而只要在置换术之前或术中进行软组织手术,这种相对禁忌证就不存在了。

三头肌缺损或缺失会严重影响伸肘功能及过头顶作能力,但这不是绝对禁忌证,对某病例来说,即使不能主动伸肘,只要能主动屈肘而且没有疼痛就能进行关节置换术。

术前准备

该手术所需的影像学检查只需要拍常规前后位(AP)和侧位 X 线片。最重要的是进行下列各项准备:①在侧位像上评价肱骨弧度或偏移角度,测量髓腔的尺寸;②在 X 线片上测量尺骨髓腔的尺寸,在前后位 X 线片上评价尺骨弧度。青少年类风湿性关节炎患者的髓腔往往会很小,因此需要使用特殊的小尺寸尺骨假体。

手术

尽管有些术者喜欢采用上肢支架,但我习惯让患者仰卧肩胛骨下垫纱垫的体位。铺手术单时要使术侧上肢可以活动，然后将手术台向患肢远侧旋转大约 10°,以便进一步抬高肘部和术肢(图 36–1)。几乎所有手术均采用全麻。

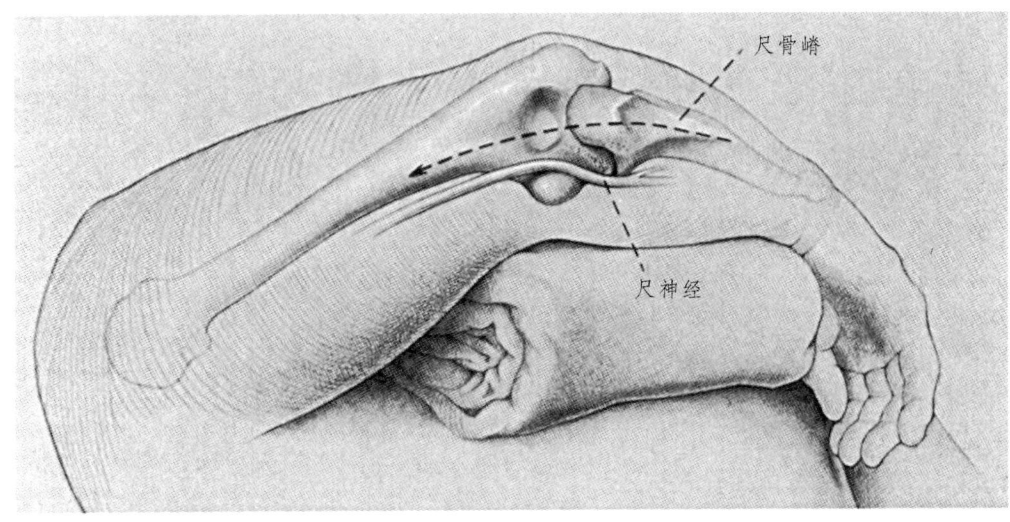

图 36-1 患者取仰卧位，患肢置于胸前。在三头肌的内缘找出尺神经，并将其分离其至第一束运动支。(Mayo ⓒ 1987. By permission of Mayo Foundation for Medical Education and Research.)

手术技术:治疗类风湿性关节炎

该手术可采用的入路有多种，我倾向于采用 Bryan-Morrey 入路[1]。在内上髁与鹰嘴尖正内侧之间做一直切口。将切口向远端延长 5~7 cm,向鹰嘴尖近端延长 7~10 cm。掀起三头肌内缘处的皮下组织,暴露出三头肌内缘和尺神经。找出尺神经,并将此前未移位的尺神经移位。沿三头肌内缘向近端游离尺神经。向远端将其游离尺分离的肘管支持带,进一步游离出尺侧腕屈肌的第一运动支。如果与关节囊发生粘连,例如有时伴发于类风湿性关节炎或创伤引起的瘢痕形成,采用放大环扎可能有效。可采用双极电凝术,并将尺神经前移至皮下。

接着在尺骨嵴的正内侧做一切口,切开前臂筋膜和尺骨骨膜。然后将三头肌内侧份从肱骨和关节囊后方掀起，向近端和远端将软组织反折到三头肌附着处。锐性分离并松解三头肌附着于鹰嘴尖的 Sharpey 纤维(图 36-2),掀起含有三头肌、前臂筋膜和尺骨骨膜的组织瓣,并在暴露出肘肌后将其反折到尺骨近端的外侧(图 36-3)。连续松解外上髁的伸肌结构以便完

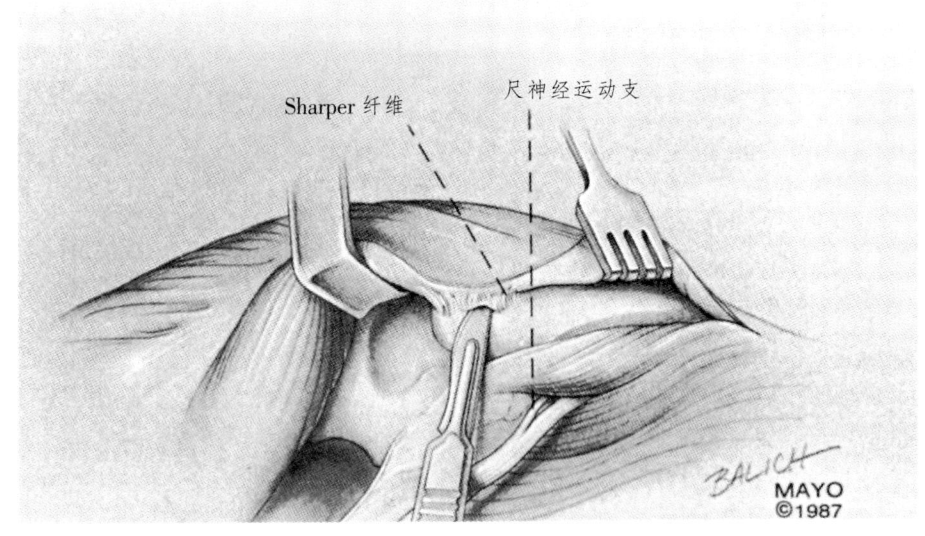

图 36-2 从尺骨的皮下缘掀起软组织，并从肱骨后方掀起三头肌内缘。(By permission of Mayo Foundation for Medical Education and Research.)

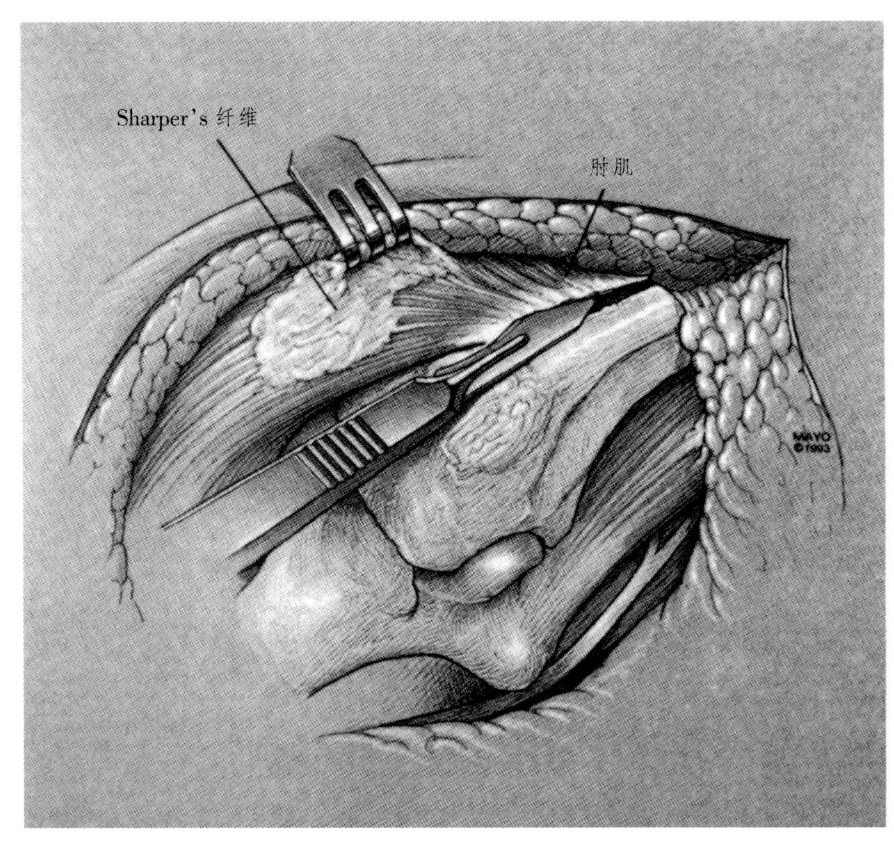

图 36-3　掀起肘肌,维持伸肌结构的连续性。(By permission of Mayo Foundation for Medical Education and Research.)

全显露肘关节的后方。松解开附着于肱骨的内、外侧副韧带,充分暴露肱骨远端和尺骨近端(图 36-4)。将肱骨外旋,并充分屈肘。

根据骨质情况使用咬骨钳或骨锯截除滑车的中部(图 36-5)。找出内、外侧柱,还要根据骨质情况使用骨锉或咬骨钳打开鹰嘴顶部。用钻孔器作为导引杆找出肱骨髓腔。类风湿患者的肱骨髓腔通常很宽,可以轻易地装入此装置(图 36-6)。

将导引杆插入肱骨髓腔的全长,并对中远端切骨髓块(图 36-7)。其侧臂位于肱骨小头上。假体模板的平面应根据肱骨后柱的位置进行调整,以确保准确的旋转对位(图 36-8)。使用骨锯去除部分滑车(图 36-9)。先使用小直径的骨锉进入髓腔,并确保骨锉位于经截除的肱骨远端的中央。然后再根据髓腔的尺寸使用合适的骨锉(标准型、小型、超小型)(图 36-10)。对于类风湿患者,常常使用 4 英寸的小型假体。如果肩关节存在病变这种尺寸的假体可以防止今后行置换术时出现问题。对于大多数创伤性病变患者,常常使用 6 英寸的假体。对于亚洲患者和青少年类风湿性关节炎患者来说,也可以用超小型假体。

使用弯剥离器将肱肌从肱骨前侧皮质上剥离开,

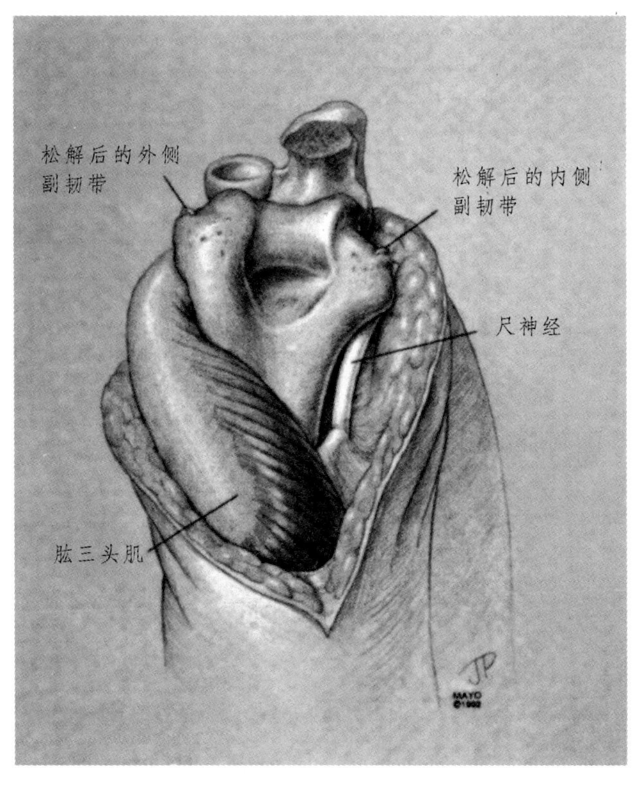

图 36-4　松解内、外侧副韧带并屈肘。(By permission of Mayo Foundation for Medical Education and Research.)

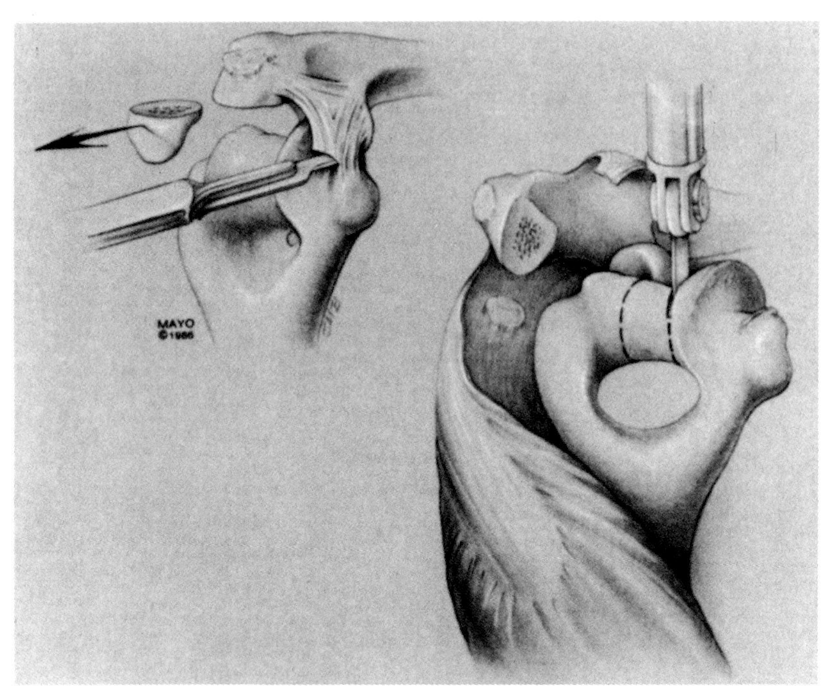

图 36-5 使用咬骨钳或骨锯截除滑车的中部。

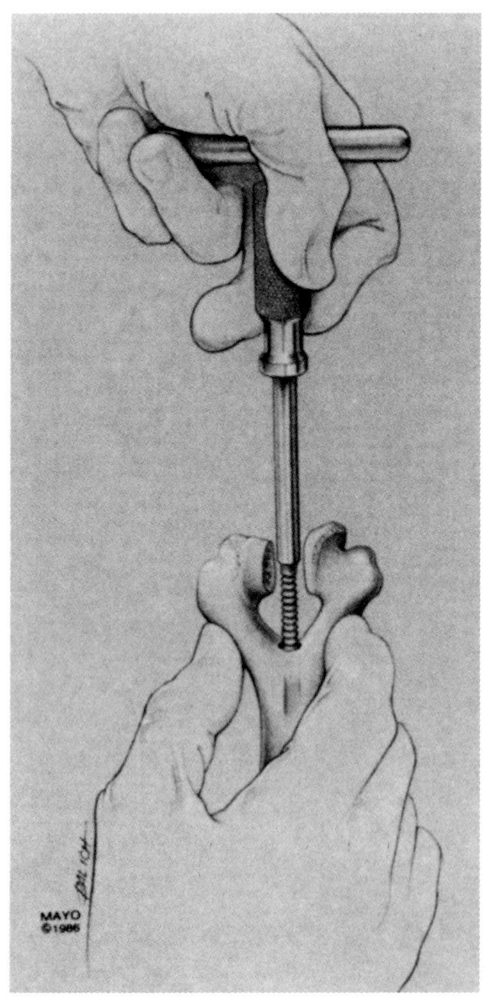

图 36-6 使用钻孔器进入髓腔，并将对位导向器对中髓腔的中心。

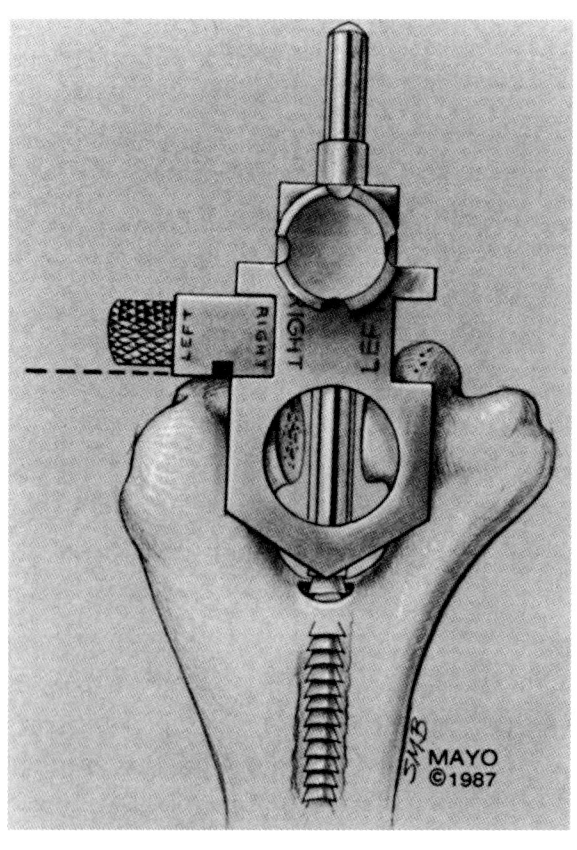

图 36-7 取下扩髓器与柄，装上肱骨截骨挡块，使其侧臂位于肱骨小头上。(By permission of Mayo Foundation for Medical Education and Research.)

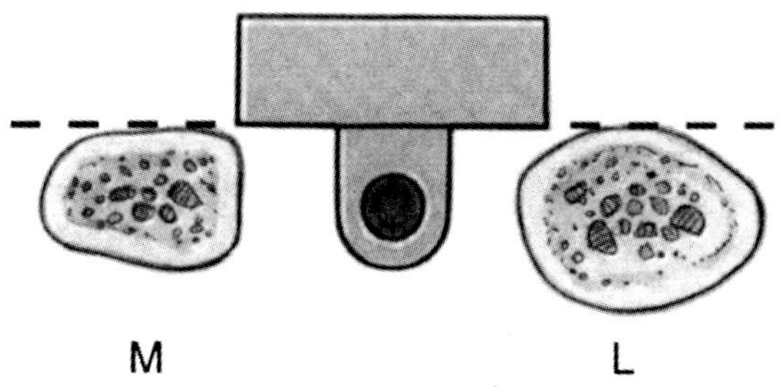

图 36-8 调整肱骨截骨档块的位置,使其与肱骨内、外侧柱的后面处于同一平面。

以便放置假体的侧翼(图 36-11)。在滑车截骨处装入肱骨试行假体。如果要截去足够骨才能适合假体的宽度,则应进行试装。

尺骨的髓腔很容易辨认,因为尺骨近端的软组织附着较松弛。使用高速磨钻与冠突基底长轴成 45°角的方向可以轻易地进入尺骨髓腔(图 36-12)。将导针插入髓腔。为了确保导针与尺骨长轴的方向尽量一致,可以切除部分鹰嘴使其与导针一致(图 36-13)。然后逐步扩髓。常常需要使用锤子才能使假体完全进入

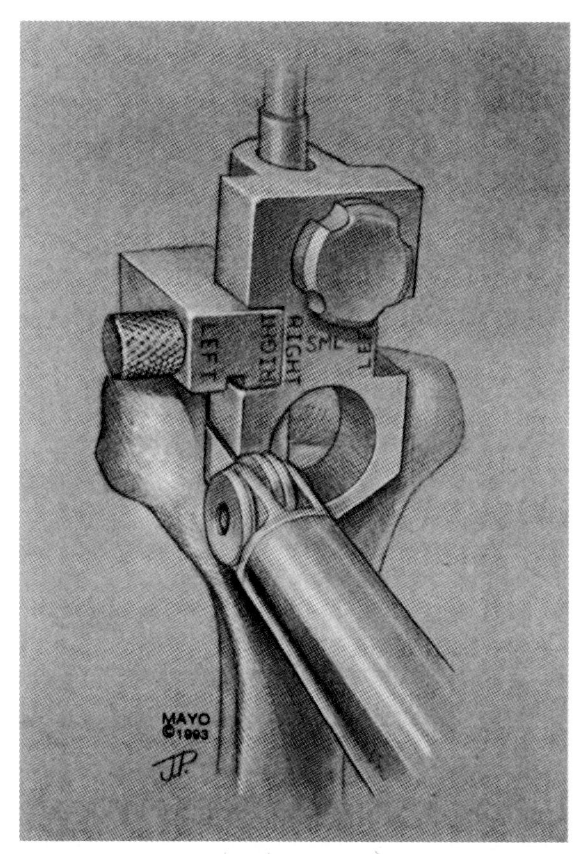

图 36-9 使用骨锯准确地截骨。(By permission of Mayo Foundation for Medical Education and Research.)

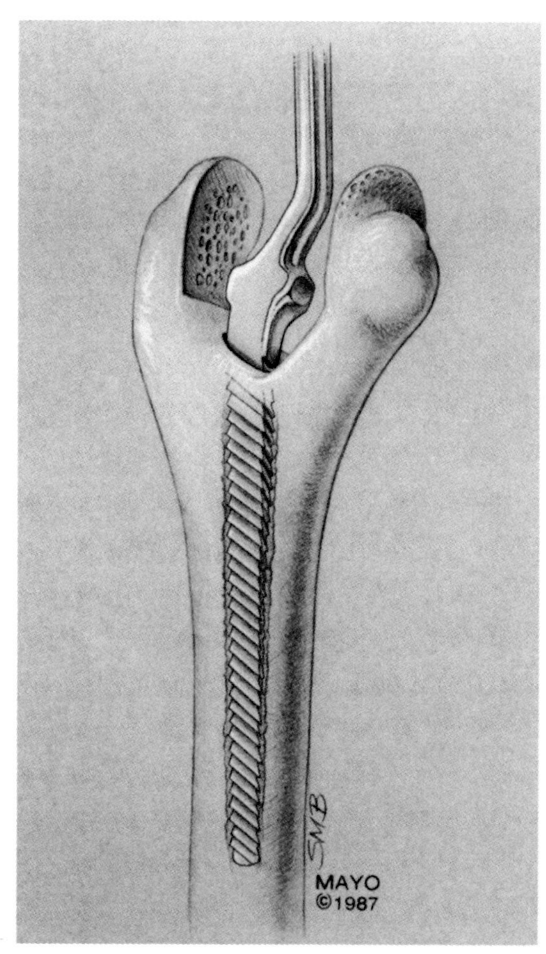

图 36-10 将肱骨髓腔扩大到合适的尺寸。

髓腔,另外还要确保尺骨假体的旋转轴与鹰嘴假体的平面部分成直角(图 36-14)。

假体植入的深度应该正好使鹰嘴假体的中心与尺骨弧形关节面的圆心相重叠。该点应该位于鹰嘴尖与冠突之间连线的中点处(图 36-15)。然后植入肱骨假体并试行复位,以确保没有屈曲挛缩,找出并去除任何影响活动的因素。

使用脉冲冲洗器清洗各髓腔,然后使其干燥。对于没有经验的医师来说,最稳妥的办法是用骨水泥逐一固定假体。此时应首先用注射枪注入骨水泥固定尺骨假体,注射嘴的长度应与尺骨假体的长度一致。将尺骨假体植入注有骨水泥的髓腔内,插入到早期标记的位置。

植入肱骨假体时,应展开骨水泥限制器,并将截下的滑车来准备骨移植,将其修整为 2 cm×2 cm,厚 2~4 mm 的骨块。骨水泥注射嘴的长度应与肱骨髓腔的长度一致,10 cm 或 15 cm,将其放入髓腔注入合适

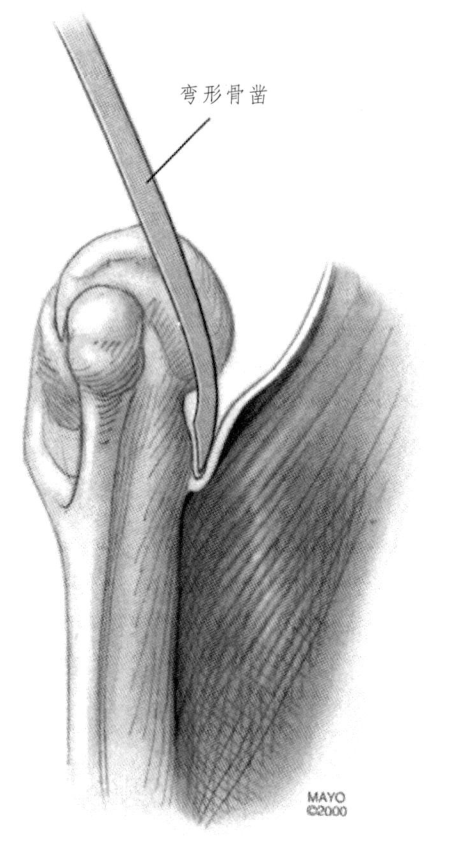

图 36-11 使用弯形骨凿松解肱骨前侧皮质处的前关节囊和肱肌附着点。

深度的骨水泥(图 36-16)。

在植入肱骨假体前应在肱骨前侧放好植骨块,其位置在肱骨远端截骨处的近侧(图 36-17)。植入肱骨假体的深度应能与尺骨假体形成关节。两假体结合时植骨块应位于肱骨假体的侧翼下。两假体通过空心钉固定而形成关节。将第二根空心钉完全打入第一根空心钉内直至听到一声扣紧声响(图 36-18)。

连接好假体后,让尺骨屈曲 90°,将肱骨假体打入肱骨髓腔内。植入肱骨假体时通常要使假体的远端位于肱骨小头水平或肱骨小头以近 1~2 mm 处。

然后活动肘关节确保能够完全屈曲及伸直。通常在术后即刻,屈伸弧度可达 10°~140°。应该保留桡骨头以维持正常功能,但如果桡骨头存在病变,那么也应该将其切除。在尺骨鹰嘴处钻孔,用十字加横向缝合的方式重建三头肌的止点(图 36-19)。用带 Keith 针的 5 号不可吸收缝合线进行三头肌止点的重建,出针于远端内侧的针孔。然后使肘关节屈曲 90°,将三头肌复位于鹰嘴尖上。缝合时应使用十字缝合法或 Krachow 缝合法,使缝合线处于三头肌的肌腱内。然后再跨过尺骨穿过肌腱用横行缝合法将其进一步加固。

将尺神经前移到皮下并用缝线固定。可以使用引流,但术中要避免将线结留在尺骨的皮下缘。对于类风湿性关节炎患者,如果皮肤较薄或有萎缩,也可以采用 3-0 单丝缝合线进行缝合。

术后处理

术后采用前臂完全伸直位包扎。如果存在显著的屈曲挛缩,应采用肘前夹板固定。抬高前臂两天。如果术中使用了引流,那么在第二天应该拔除。让患者在

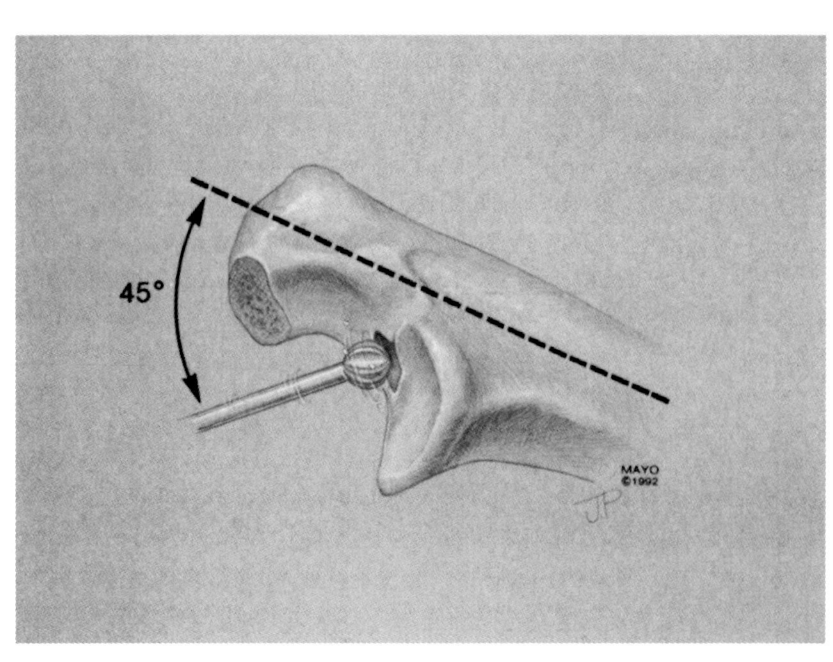

图 36-12 使用高速磨钻确认尺骨的髓腔。如果骨质不太硬,可以使用咬骨钳。

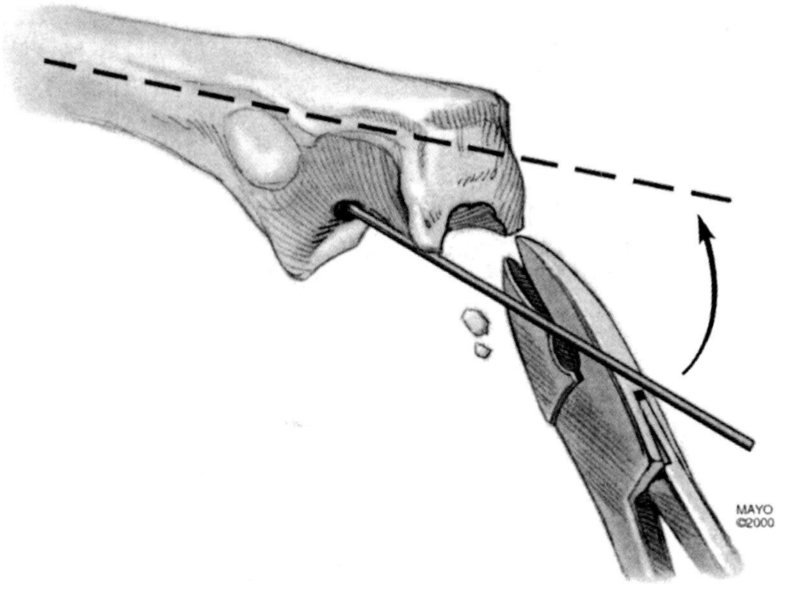

图 36-13　为了确保正确对位，可用咬骨钳切除部分鹰嘴使其与导针一致。

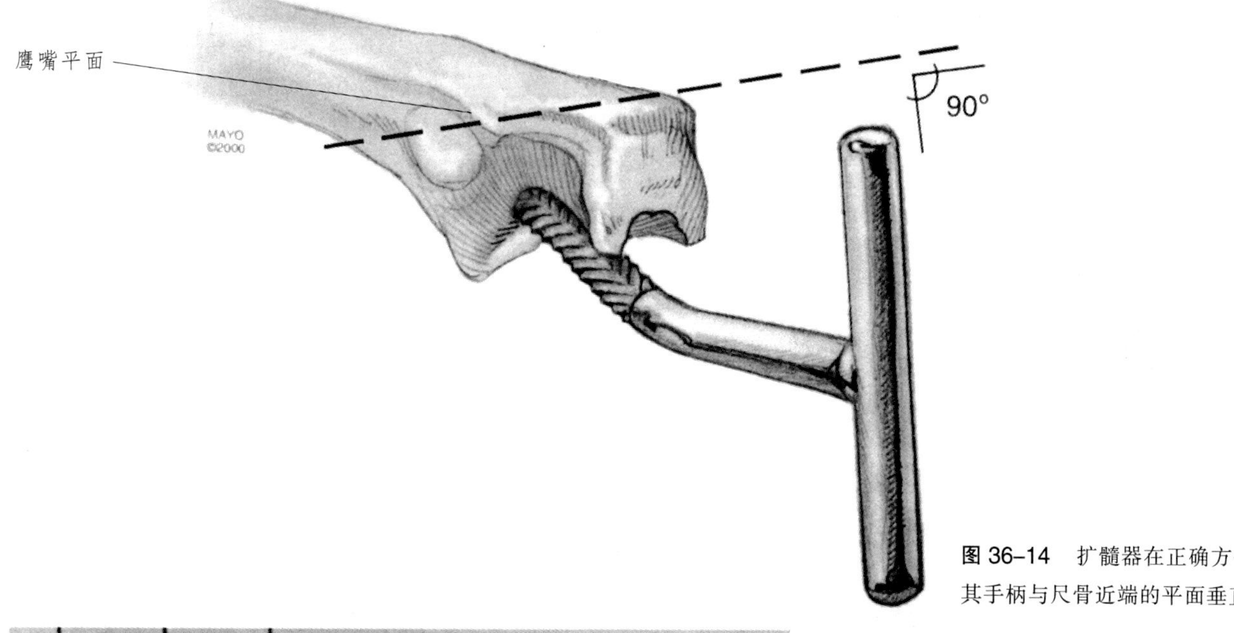

图 36-14　扩髓器在正确方位时，其手柄与尺骨近端的平面垂直。

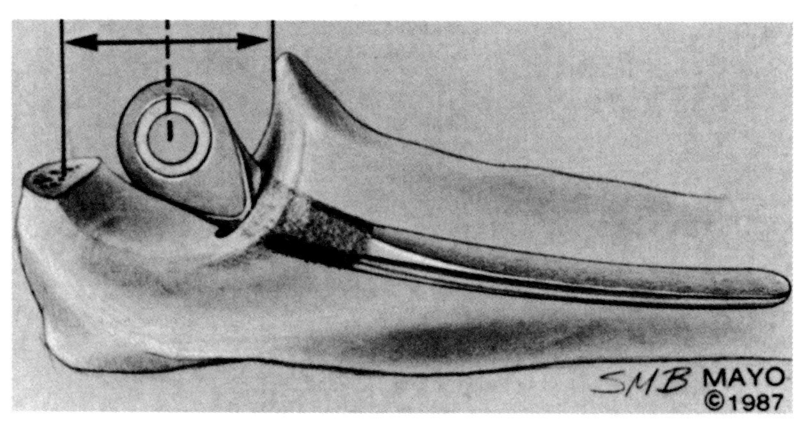

图 36-15　对尺骨假体进行试复位，以确保假体轴向旋转和插入深度适当，恢复正常的关节轮廓中心。(By permission of Mayo Foundation for Medical Education and Research.)

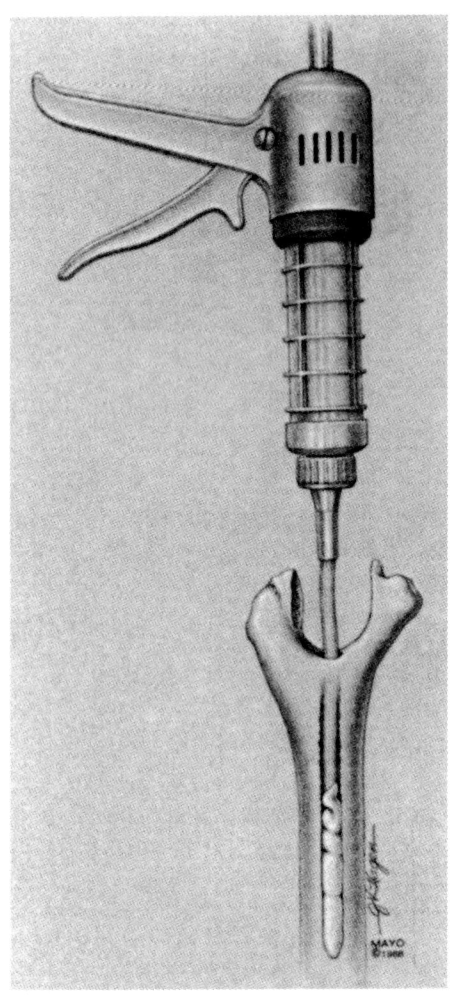

图 36-16 按照所用肱骨假体的长度将注射枪调整到合适长度。

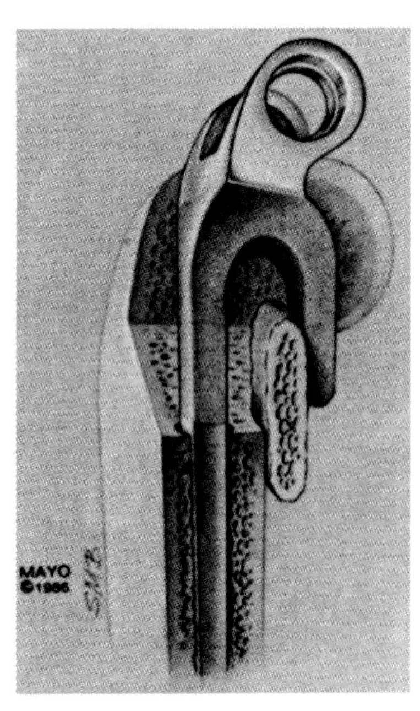

图 36-17 把植骨块放在肱骨远端前侧皮质的后方，与假体侧翼相接。

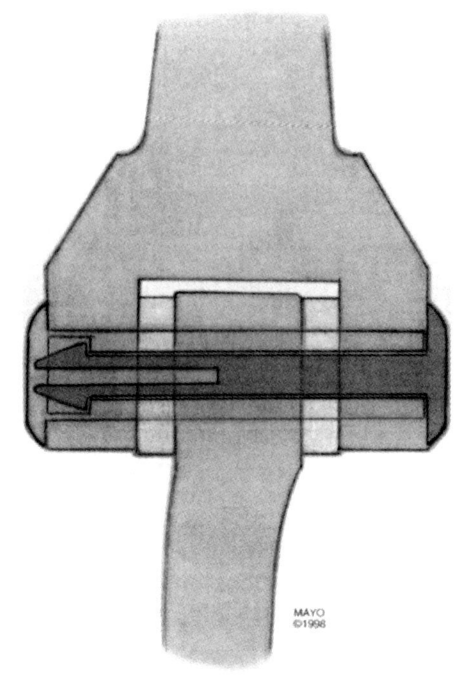

图 36-18 两枚空心钉固定假体关节的机制。

可以耐受的条件下活动肘关节。佩带三角巾可以使患者更加舒适。不需要进行正规的物理治疗。对于比较衰弱的患者可以采用职业治疗，但在过去几年的经验中，我觉得这也是不必要的。如果术后肘关节屈曲挛缩大于 40°，那么就需要佩带 8~12 周的可调整型支具进行治疗。

功能限制

在术前就应该告诫患者术后不能重复提举 1~2 磅的重物，也不能单次提举 5~10 磅的重物。

结果

这种半限制性假体首次使用于 1981 年的下半年，从那以后我几乎只使用这种假体。在梅奥诊所几乎对 1000 名患者使用了 Coonrad-Morrey 假体。表 36-1 列出了使用这种假体的变化趋势和适应证。目前我所使用该假体的适应证是类风湿性关节炎(37%)、创伤性病变(30%)以及全肘置换术后翻修(26%)。表 36-2 列出了各种适应证的治疗效果。治疗类风湿性关节炎的结果特别令人满意，因为患者的生存率可以与髋关节置换术患者的生存率相媲美(12.5年的生存率可达 93%[3])(图 36-20)。治疗创伤后关节病(图 36-21)以及治疗创伤后肱骨远端骨折不愈合(图 36-22)的长期结果

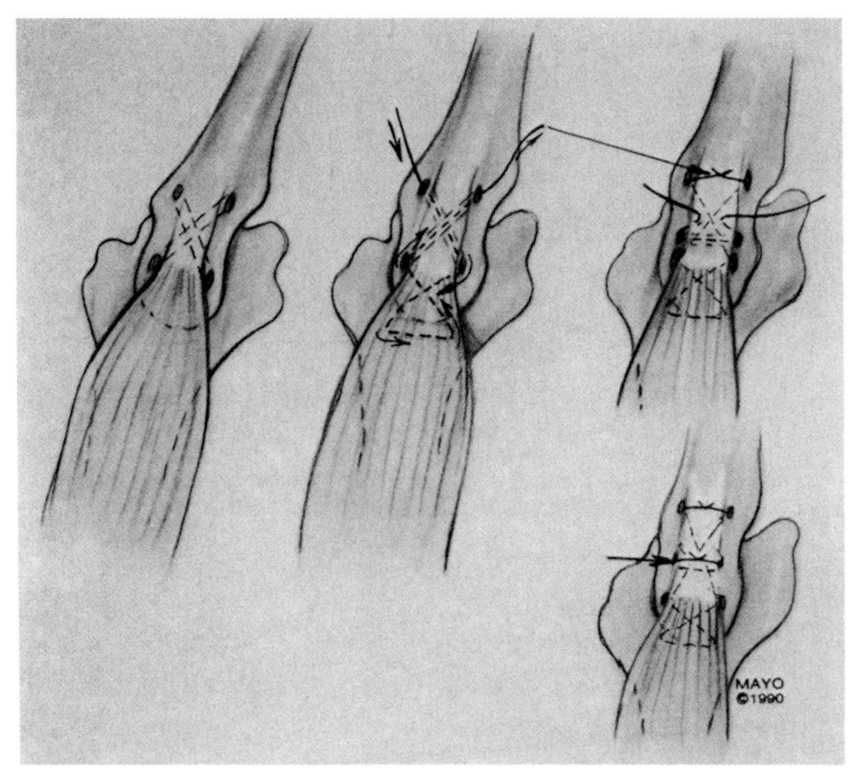

图 36-19　在尺骨近端钻孔(交叉孔和横向孔)。然后采用十字缝合法缝合三头肌肌腱。打结时应该屈肘 90°。也可以采用 Krachow 缝合法。

表 36-1　梅奥诊所使用肘关节置换术的变化趋势和适应证

年度	1992	2000
例数	500	920
诊断	百分比	百分比
类风湿性	47	37
创伤性 *	23	30
翻修	22	26
其他	8	7

* 包括急性骨折、创伤后关节病以及骨折不愈合。

均相当满意。行半限制性假体置换术患者的早期结果也很好[4,11]。我们将在第 37 章和第 38 章详细探讨使用假体置换术治疗类风湿性和创伤性病变的具体细节。

并发症

Gschwend 详细总结了肘关节假体置换术的并发症[5],我们将在第 39 章中详细讨论,这里只讨论一小部分。众所周知,半限制性假体松动的发生率比早期限制性强的关节假体低得多[4,11]。在过去的几年里,

表 36-2　梅奥诊所有关半限制性肘关节置换术用于各种适应证的经验

诊断	手术例数	随访(平均值,年)	效果满意率(%)	
			MEPS	主观
类风湿性[3]	78	12.5	88	92
创伤性关节炎[13]	41	6.5	86	91
肱骨骨折不愈合[7]	39	4.5	88	91
急性骨折[2]	21	5.0	87	92
切除术后[12]	19	6.0	86	84
关节强直[6]	14	5.3	66	78

表中的数据来自参考文献 2、3、6、7、12、13。

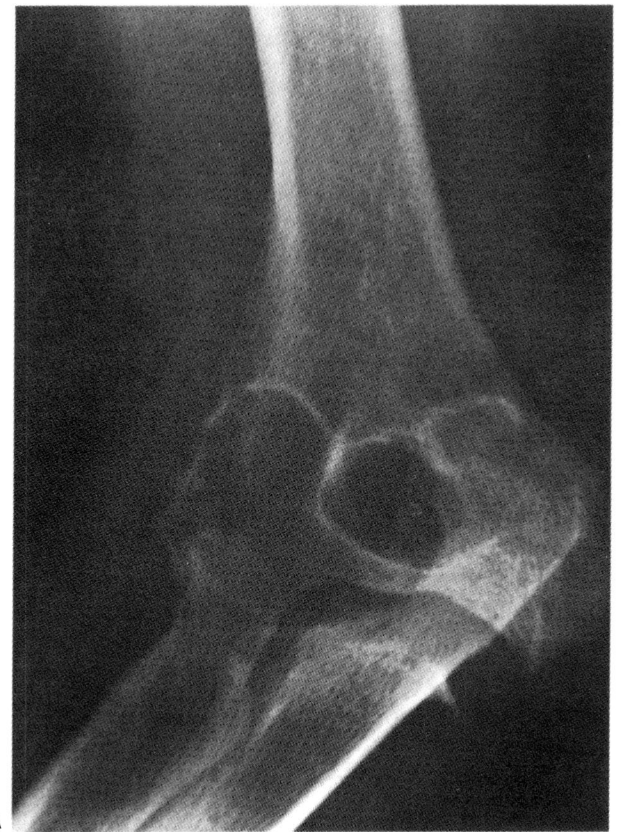

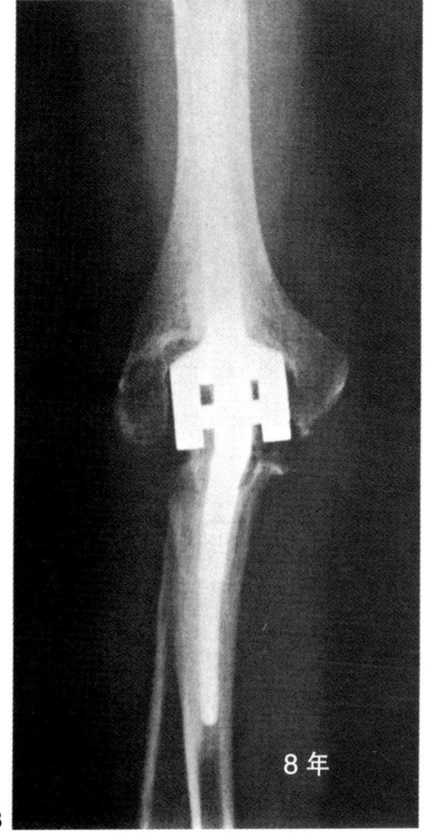

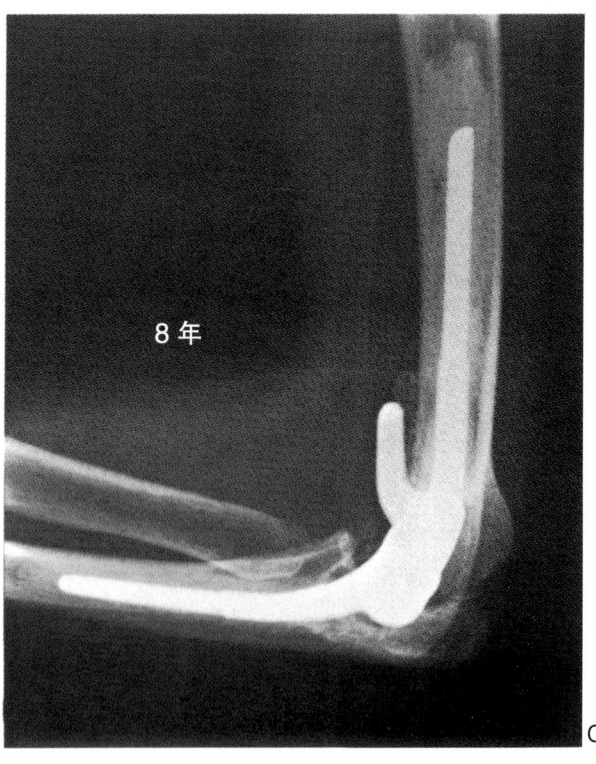

图 36-20 严重Ⅲ型类风湿性关节炎的患者(A),使用半限制性假体置换术进行了有效的治疗(B,C)。

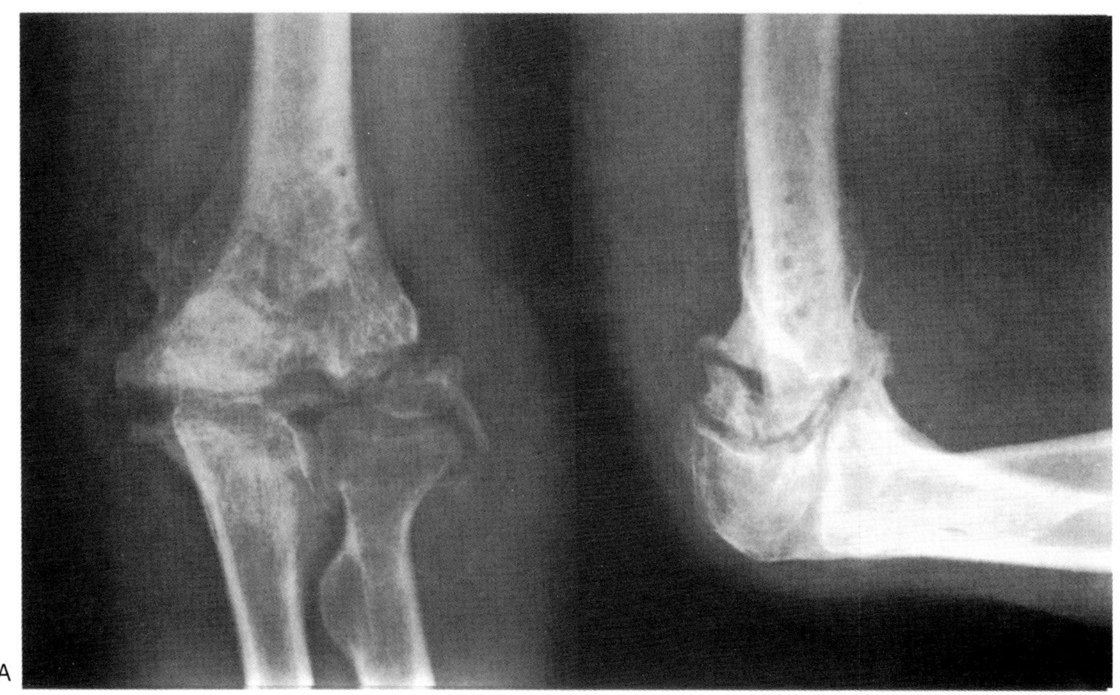

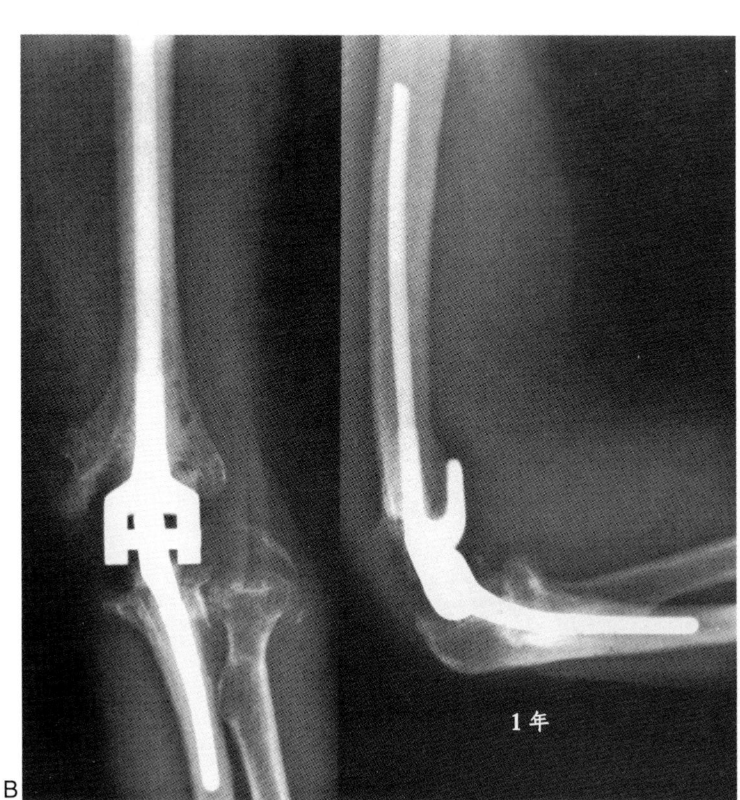

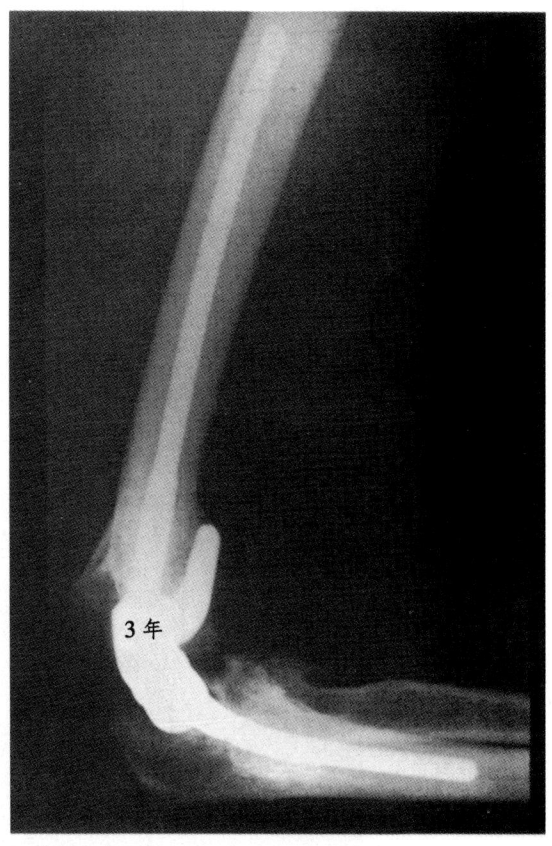

图 36-21　一位 68 岁男性创伤性关节炎患者,经切开复位内固定治疗失败(A)。采用半限制性假体置换术后 3 年取得了很好的影像学结果(B)和功能效果(C)。(待续)

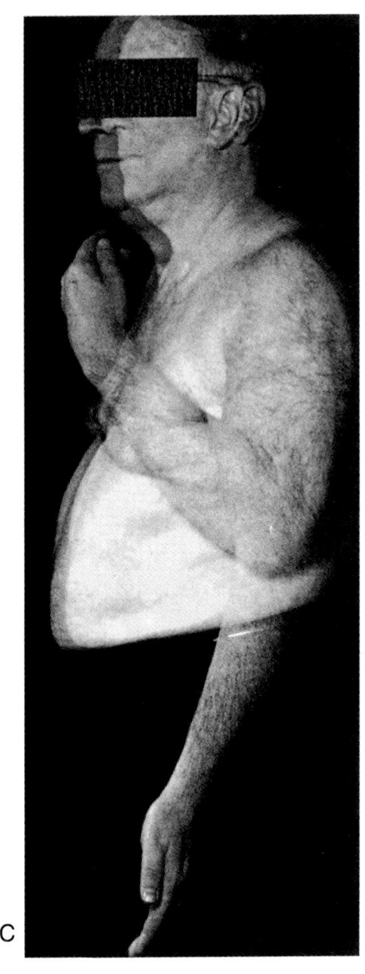

图 36-21(续)

梅奥诊所里几乎没有发生过假体松动[9]。自从1997年以来,尺骨骨质溶解发生率的增加促使我们把聚甲基丙烯酸甲酯包被尺骨假体换成了表面血浆喷雾的假体。我们将在第41章讨论对假体置换术后松动或不稳定患者行翻修或重新植入假体的治疗方法。

大多数肘关节置换术后假体断裂并不常见。在过去的10年中我一共发现有12例患者发生假体断裂,其中8例(1%)是尺骨假体断裂,4例(0.5%)是肱骨假体断裂。其中除4例外,均受到过显著的外伤或过分用力使用肘关节(如提举100磅重的粮食)。对这些患者重新植入假体均取得了成功[13]。据我所知,自从尺骨假体表面加涂层后再没有发生过假体断裂。

尺神经损伤是公认的全肘关节置换术的并发症,文献中报道的发生率为2%~26%[8],平均约为5%[2,9]。我个人经验表明,有0.5%的患者有运动障碍,约5%有持续性麻痹。我认为,只要充分暴露、仔细保护并前移尺神经,就可以减少这种并发症。

有不足10%的患者存在三头肌显著无力。2%的患者因此接受了第二次手术,手术采用将三头肌重新附着在假体上或者使用肘肌旋转重建的方法,有50%的患者获得了成功。

尽管在早期肘关节置换术后伤口愈合一度是主要问题,但在我们的患者中只有大约1%出现了这种并发症。1992年以来,300例患者中有5例发生了显

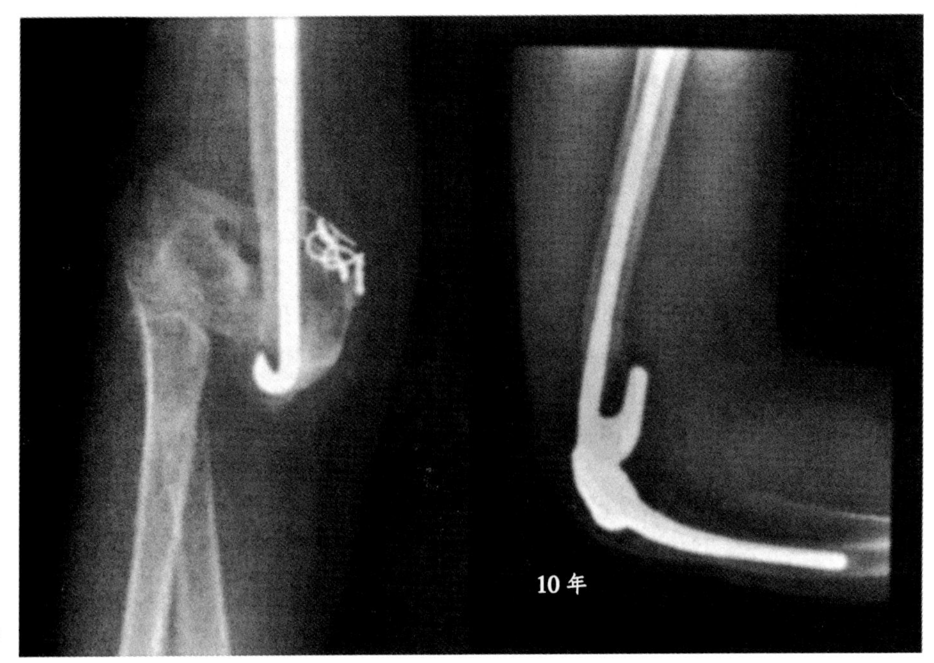

图 36-22 (A)一位65岁女性患者,由于长期的骨折不愈合已使患肢废用。(B)植入半限制性假体后10年患者称功能接近正常。

著的伤口愈合问题。

对于类风湿性关节炎等骨质很薄的患者来说,内髁上样骨折也较常见,但不是重点问题。在我院的发生率约为 5%。如果此骨柱很薄,我认为应该将其切除,否则就应该用 5 号 Mersilene 缝合线将其固定到假体上。我并没有因此改变术后的治疗方案,因为到目前为止这种骨折没有任何不良后果。

(田旭 译 李世民 校)

参考文献

1. Bryan RS, Morrey BF: Extensive posterior exposure of the elbow. A triceps-sparing approach. Clin Orthop 166:188, 1982.
2. Cobb TK, Morrey BF: Total elbow arthroplasty as primary treatment for distal humeral fracture in elderly patients. J Bone Joint Surg 79A:826, 1997.
3. Gill DRJ, Morrey BF: The Coonrad-Morrey total elbow arthroplasty in patients who have rheumatoid arthritis. A ten to fifteen year follow-up study. J Bone Joint Surg 80A:1327, 1998.
4. Gschwend N, Loehr J, Ivosevic-Radovanovic D, et al: Semiconstrained elbow prostheses with special reference to the GSB III prosthesis. Clin Orthop 232:104, 1988.
5. Gschwend N, Simmen BR, Matejovsky Z: Late complications in elbow arthroplasty. J Shoulder Elbow Surg 5:86, 1996.
6. Mansat P, Morrey BF: Semiconstrained total elbow arthroplasty for ankylosed and stiff elbows. J Bone Joint Surg 82A: 1261, 2000.
7. Morrey BF, Adams RA: Semiconstrained joint replacement arthroplasty for distal humeral nonunion. J Bone Joint Surg 77B: 67, 1995.
8. Morrey BF: Complications of total elbow arthroplasty. *In* Morrey BF (ed): The Elbow and Its Disorders, 3rd ed. Philadelphia, WB Saunders, 2000.
9. Morrey BF, Bryan RS: Complications after total elbow arthroplasty. Clin Orthop 170:202, 1982.
10. O'Driscoll S, An K, Morrey BF: The kinematics of elbow semiconstrained joint replacement. J Bone Joint Surg 74B:297, 1992.
11. Pritchard RW: Long-term follow-up study: Semiconstrained elbow prosthesis. Orthopedics 4:151, 1981.
12. Ramsey ML, Adams RA, Morrey BF: Instability of the elbow treated with semiconstrained total elbow arthroplasty. J Bone Joint Surg 81A:38, 1999.
13. Schneeberger AG, Adams R, Morrey BF: Semiconstrained total elbow replacement for the treatment of posttraumatic arthritis and dysfunction. J Bone Joint Surg 79A:1211, 1997.

第 37 章

使用半限制性假体置换术治疗类风湿性关节炎的疗效

Bernard F. Morrey, R. A. Adams

本章我们将讨论使用半限制性假体置换术治疗肘部类风湿性关节炎的方法。

我们将肘部类风湿性关节炎的影像学表现分为5期。根据炎症和结构破坏的特征提出的分期系统，可用指导治疗方案（表 37-1）[3,11]。

一般适应证

所有假体置换术最佳及最常见的适应证都是为了缓解疼痛。对于老年患者，尤其是双侧受累和关节分离的患者来说，关节僵硬也是假体置换的适应证，因为其他治疗手段的疗效均不佳。类风湿性关节炎Ⅳ期"mutalans"型病变的某些患者中变关节明显失稳也是假体置换的适应证（图 37-1）。

滑膜切除术是治疗只有影像学早期病变（Ⅰ型和Ⅱ型）而关节结构完整患者的理想方法[8,10]（图 37-2）。

特殊适应证

正如上一章所述，半限制性是指关节区有一定的松弛度或间隙。和表面置换假体相比，半限制性假体的适应证几乎包括了所有肘部的病变。因此，治疗类风湿性关节炎时不需要考虑骨或软组织的破坏程度。由于我们尚没有证实表面置换假体的可靠性，因此目前我们对任何年龄的患者均使用半限制性假体。青少年类风湿患者或肘关节僵硬需要广泛切除及软组织松解的患者，也容易使用半限制性假体来治疗，不必担心脱位问题。

禁忌证

半限制性假体没有特殊的禁忌证。对于类风湿患者，如果考虑需要行肩关节置换术，则禁忌使用长的（15 cm）假体。和其他假体置换术一样，脓毒症和运动障碍是手术禁忌证。

结果

在美国和欧洲，有几种半限制性假体已经使用了20多年（图 37-3）。表 37-2 列出了其使用结果。

三轴假体　到目前为止，关于这种假体的介绍很有限。大多数报道来自假体设计者，最全面的报道来自 Kraay 等[7]。113 例患者使用了这种紧扣式假体，其中 86 例为类风湿性关节炎，另外 27 例为创伤性或其他病因。经过最长 99 个月长短不同的随访，两组患者的结果有很大的差异。6%的患者发生感染。类风湿组中假体松动的发生率（2%）低于创伤后组（22%）。类风湿组的 3 年生存率为 92%，创伤后组为 73%。随着时间的延长，创伤后组的结果明显变差。两组的 5 年生存率分别为 90%和 53%。

GSB 假体　这种瑞士假体在欧洲使用特别广泛，也是用于类风湿性关节炎、创伤性关节病以及翻修术的主要假体。关于这种假体的作用最全面的最新介绍是 Gschwend 等的一篇关于肘关节置换术并发症的回顾性文章[6]。文章中回顾了 133 例患者。在其中 48 例严重的类风湿患者中，在 10~15 年的随访中，有 4 例（8%）在影像学上发现假体松动。据作者报道，在类风湿组有 2.8%的患者由于假体松动而行翻修术，创伤组为 6.5%。由于这种假体的独特设计，最常见的问题是假体关节分解，类风湿组的发生率为 3.5%，创伤组为 15.6%（图 37-4）。作者的结论是，如果由有经验的术者对选定的患者进行肘关节置换术，其成功率与髋关节或膝关节置换术类似（图 37-5）。

最近，Simmen 等发表了该假体的经验报道[16]。对

表 37–1　影像学表现和治疗选择

	影像学表现	治疗
Ⅰ型	滑膜炎,关节外观正常	滑膜切除术
Ⅱ型	关节间隙丧失	滑膜切除术
	软骨下结构正常	TEA:表面置换或半限制假体
ⅢA 型	软骨下结构改变	TEA:表面置换半限制假体
ⅢB 型	结构改变伴畸形	TEA:半限制假体
Ⅳ型	明显畸形	TEA:半限制假体
Ⅴ型	关节僵硬[3]	TEA:半限制假体

TEA:全肘关节成形术。

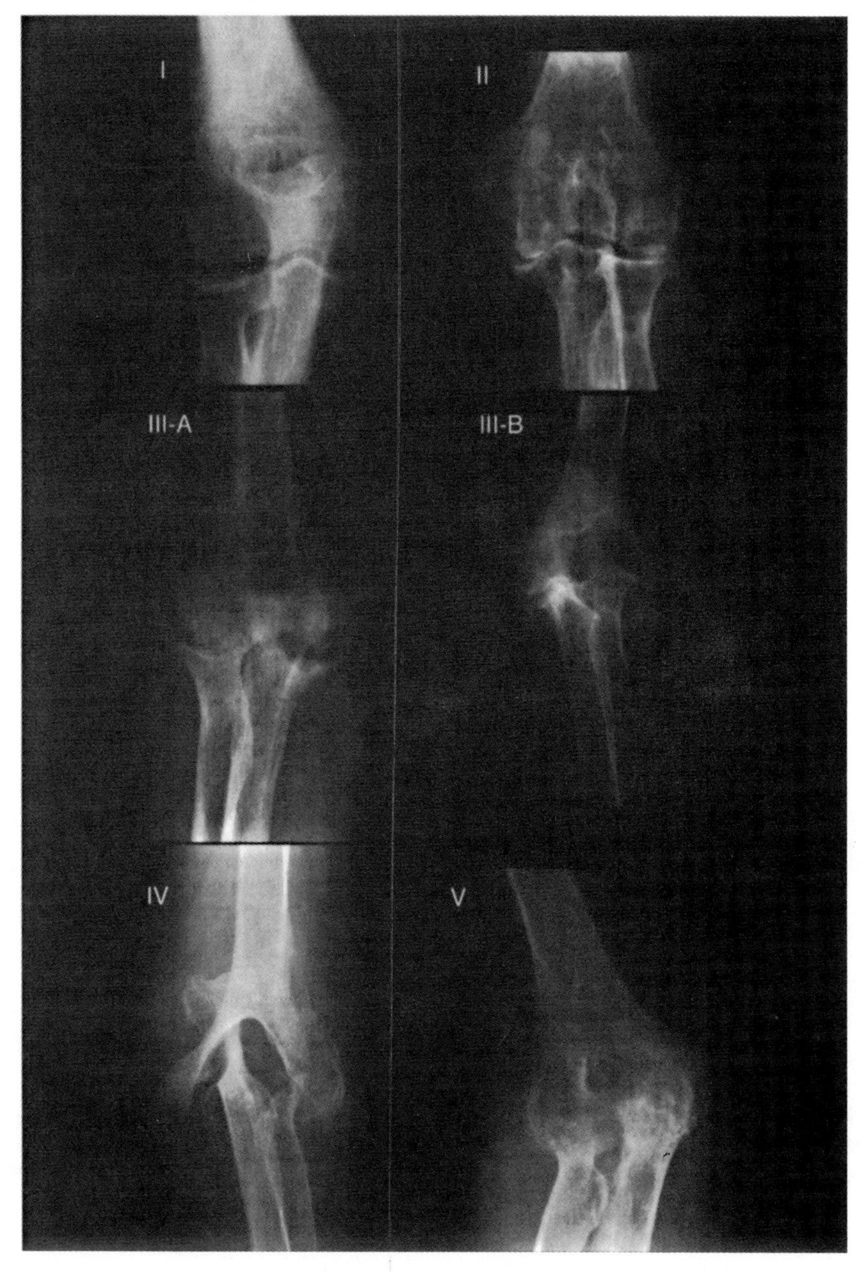

图 37–1　类风湿性关节炎的 Mayo 影像学分级(详见正文)。Connor 和 Morrey 最近将关节僵硬添加为Ⅴ级病变。

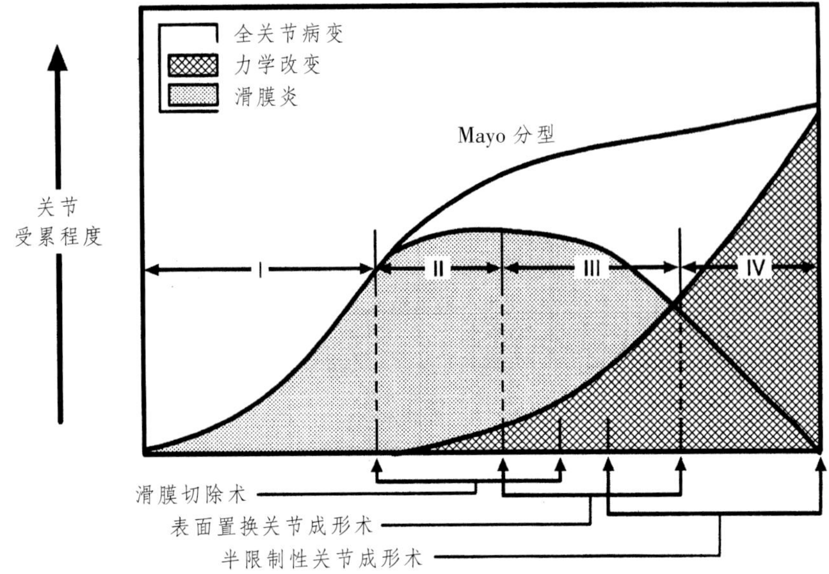

图 37-2 本图示出炎症和结构改变与影像学表现和治疗方式选择之间的关系。

66 名患者进行 10~20 年的随访(平均 13.5 年)发现，10 年的成功率为 90%,3 例(5%)发生假体松动,3 例(5%)发生感染,翻修率为 8.4%。最常见的问题仍是假体分解[16]。

但并不是所有的结果都令人满意。据 Schneeberger 等报道,对 14 例患者进行了 2~10 年的随访,有 60% 对疗效不满意[15]。2 例发生假体分解,4 例发生假体松动。假体松动的原因是骨水泥使用技术不佳。然而在近期,据 Canovas 等报道,对 20 例使用 GSB-Ⅲ假体的患者进行了平均 3 年的随访，满意率可达 95%[2]。因此,疗效显然与手术技术有关。

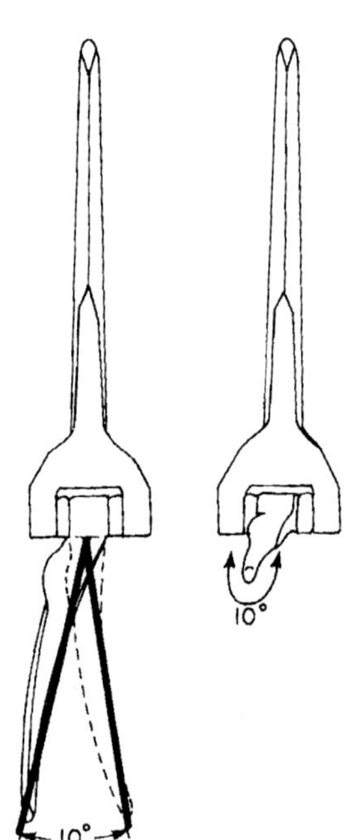

图 37-3 半限制式假体的设计理念允许尺肱关节有一定的活动度或松弛度,但由于通常要用钉或轴来连接这两部分假体,因此限制了这种活动度。

Mayo 的临床经验

Coonrad-Morrey 假体 这种假体的特点是有一个“侧翼”,可以吸收后方应力和扭转的力,还有一个“松弛的铰链”结构可以吸收传导到骨与骨水泥接触面的轴向和旋转力(图 37-6)。自从 1982 年起,我在临床上只使用这种半限制性假体。利用 Mayo 肘功能评分法对术后结果进行评价,我们回顾了治疗成人类风湿患者和青少年类风湿患者或关节炎患者的经验[11]。1982 年至今,我们使用这种假体对 927 名患者进行了治疗，其中包括 330 例类风湿性关节炎患者(35%)。1998 年,Gill 报道了对连续 78 例 Coonrad-Morrey 半限制性全肘关节成形术后患者 10~15 年的随访结果[4]。在最后一次随访中,97%的患者没有或稍有疼痛(图 37-7),平均屈曲弧度为 28°~131°,平均旋前 68°,旋后 62°。对其中 76 名患者进行了长期的影像学评价，有 2 例发生尺骨假体松动，其中 1 例伴有感染，另外 1 例在随访时不需要进行翻修。有 5 例假体发生关节轴部磨损(7%),但均未进行翻修(见第 39 章)。

11 例患肘(14%)发生了严重并发症,其中 10 例(13%)需要再次手术。晚期并发症包括:3 例三头肌撕脱,2 例深部感染,2 例尺骨骨折,1 例尺骨假体断裂。

表 37-2　使用半限制性肘关节假体置换术治疗类风湿性关节炎的结果(12 项报道,6 种假体)

作者	假体	例数	类风湿性关节炎(%)	随访(年)	屈伸(°)	旋前旋后(°)	疼痛缓解率(%)	并发症发生率(%)	行翻修的假体松动例数	患者满意率(%)
Inglis,1978	三轴	44	64	3.5	—	—	89	36	2	—
Pritchard,1981	Pritchard Ⅱ	92	60	2.5	—	—	98	15	2	85
Rosenfeld,1982	Pritchard Ⅰ & Ⅱ	14	100	2.6	—	—	100	53	—	94
Gschwend,1988	GSB Ⅲ	71	72	4	29~140	69~64	93	27	—	91
Canovas,1999	GSB Ⅲ	20	20	3	30~139	68~71	95	15	—	95
Leber,1988	三轴	11	100	4(估计)	30~132	75~75	91	36	—	91
Morrey,1989	Pritchard Ⅱ	47	48	>5	30~135	60~65	90	32	4	80
Morrey,1989	Coonrad-Morrey	237	40	>5	29~132	64~62	92	15	2	88
Madsen,1989	Pritchard Ⅱ	25	100	3	37~130	65~62	100	8	1	92
Kraay,1994	三轴	86	100	5					3	92
		27	(P.T.)	5	—	—	—	—	22	53
Risung,1997	Norway	118	100	4.3	—	—	—	—	4	—
Gill,1998	Coonrad-Morrey	78	100	12.5	31~136	61~62	92	24	1	93
合计		843		5	29~133	65~63	91	26	2	89

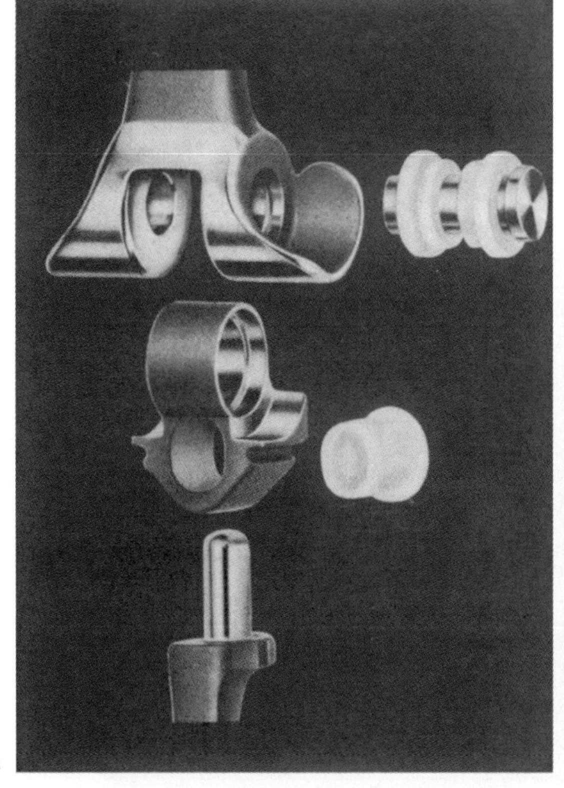

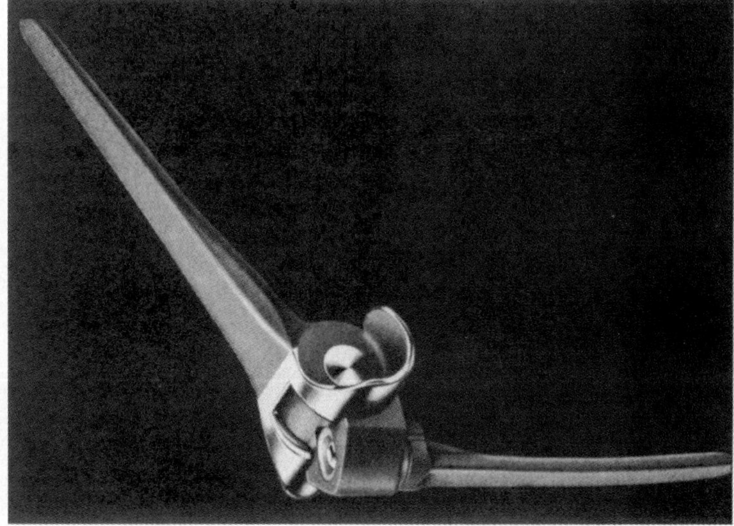

A　　B

图 37-4　欧洲比较常用的一种半限制性假体,GSB-Ⅲ假体(A),允许尺骨轴向旋转(B)。(Courtesy of B. R. Simmen.)

1例上髁骨折。虽然对功能影响不大，但它表明术者的手术技术有待改进或病理有待阐明。2例(2%)由于假体无菌性松动而行翻修术。

术后12年Kaplan-Meier总体生存率为92.4%(图37-8)。根据Mayo肘功能评分法，86%可获得优或良的结果[11]，12年随访中患者的主观满意率为91%。

青少年类风湿性关节炎

这种“青少年类风湿性关节炎”确实给治疗带来了许多问题。由于患者年龄小，容易发生关节僵硬，且骨骼较小，这都对治疗造成了困难。由于这些患者有衰竭性炎症进程，而且疾病发生在患者生长阶段，因此使患者骨骼极小，并使关节僵硬。这种关节难以进行滑膜切除术，也难以进行间位关节成形术。因此对于这种低龄患者也常行关节置换术。

手术技术 术中最重要的是彻底松解软组织，通常包括松解肱骨髁上的肌和屈伸肌以及彻底切除前侧关节囊(图37-9)。

结果

不幸的是，关于治疗这种疾病的置换术或其他手术的手术方法或疗效的文献报道很少。Conner等回顾了梅奥诊所治疗24例青少年类风湿性关节炎，平均随访7.3年的结果。尽管96%的患者疼痛明显缓解，Mayo肘功能评分由9分增加到23分，但屈曲功能只有17°的改善，由73°提高到90°。正如上文所述，手术的主要问题是，由于关节僵硬以及患者骨骼太小，因此需要使用与之匹配的超小型假体(图37-10)。

结论

目前可用于治疗类风湿性关节炎患者的假体均有预期的疗效。有经验的手术医师进行关节置换术的疗效是可靠的。半限制性假体的适应证很广泛，而

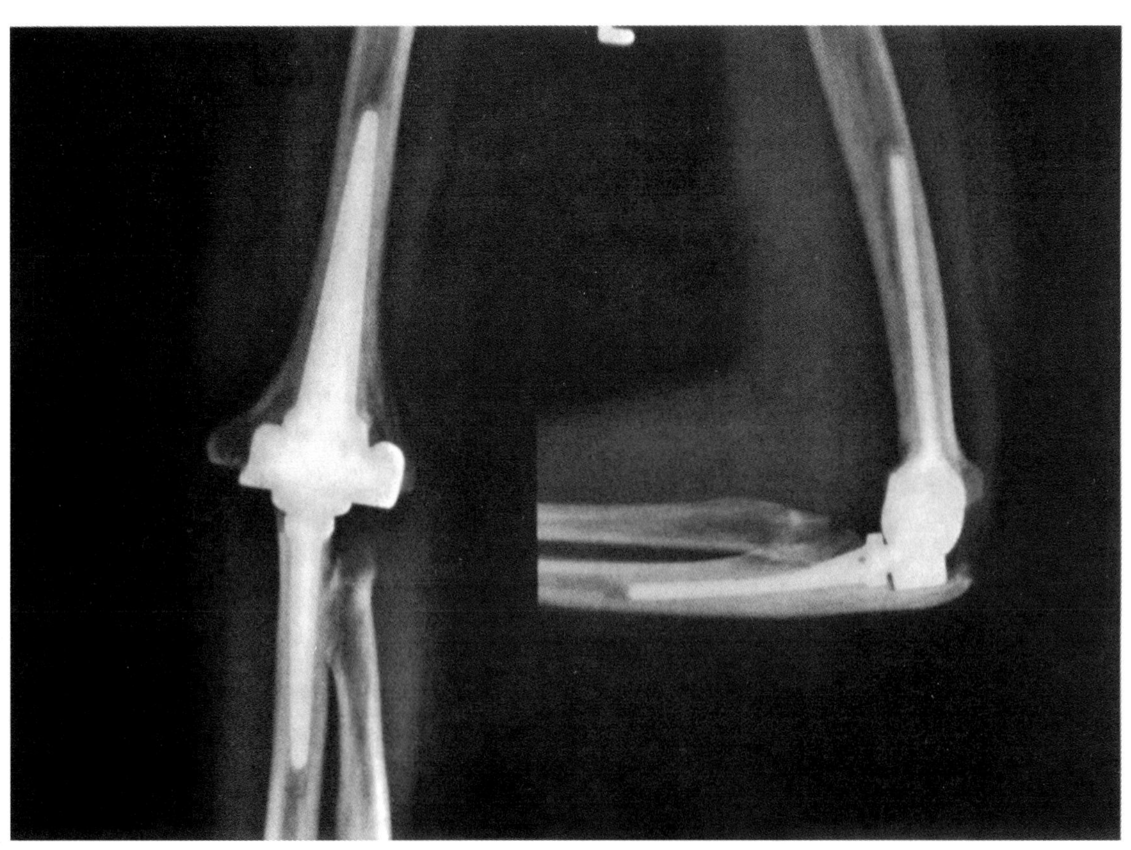

图37-5 GSB-Ⅲ假体可对类风湿性关节炎患者进行关节置换，以治疗类风湿病。(Courtesy of B. R. Simmen.)

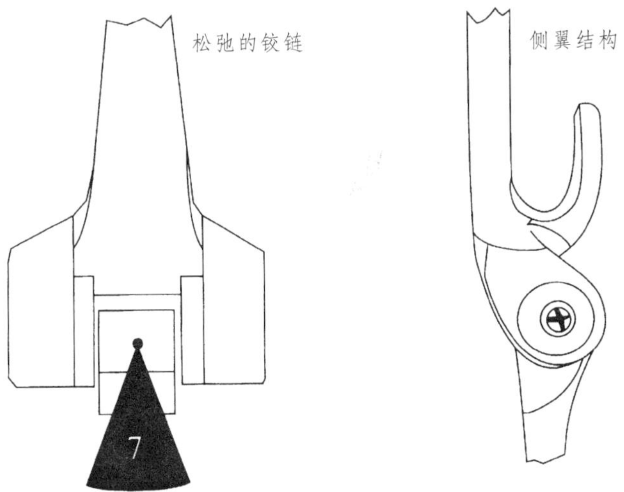

图 37-6　(A)Coonrad-Morrey 假体采用了松弛的铰链关节(1978)和(B)侧翼(1981),用以抵抗作用于肱骨上的后方和翻转应力。

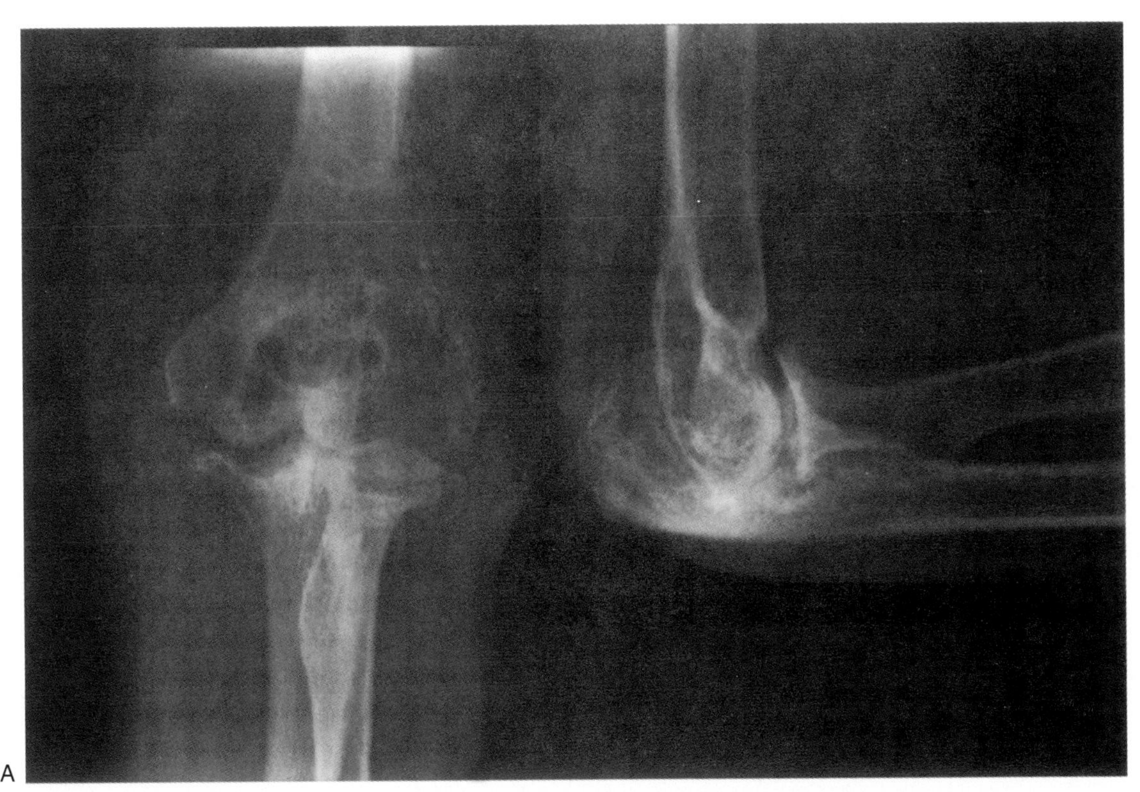

图 37-7　(A)Ⅲ型类风湿性关节炎。(B)Coonrad-Morrey 假体置换术后 10 年结果。(待续)

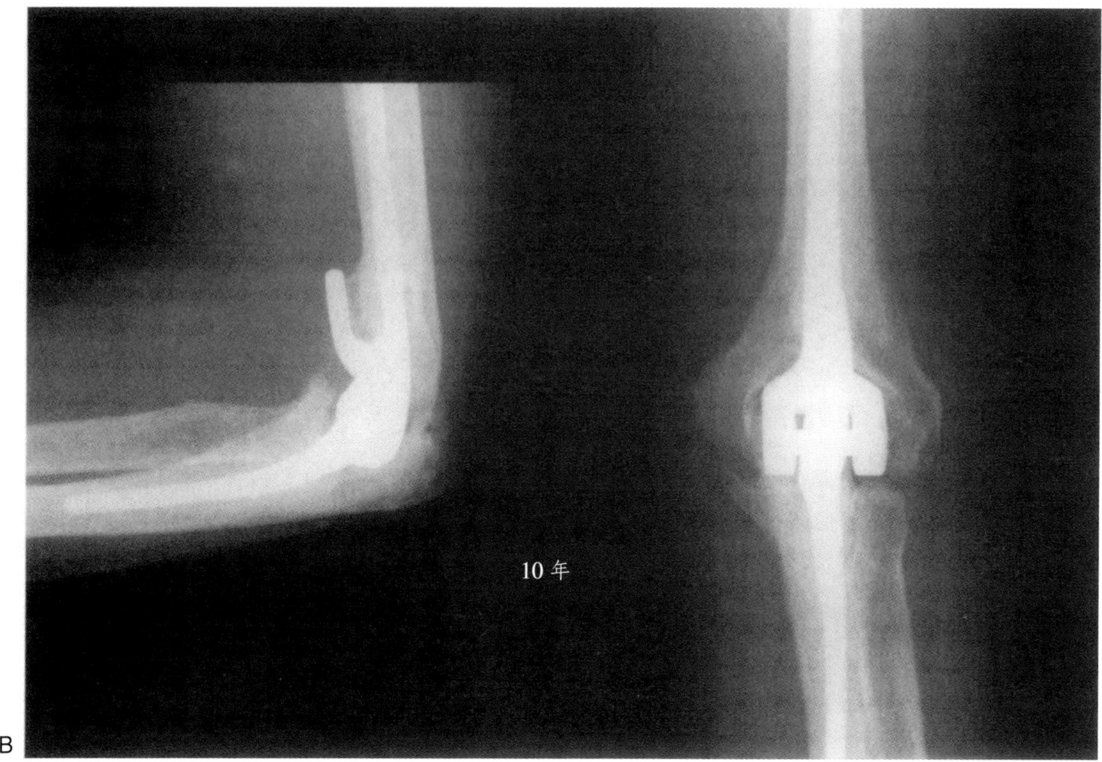

图 37-7(续)

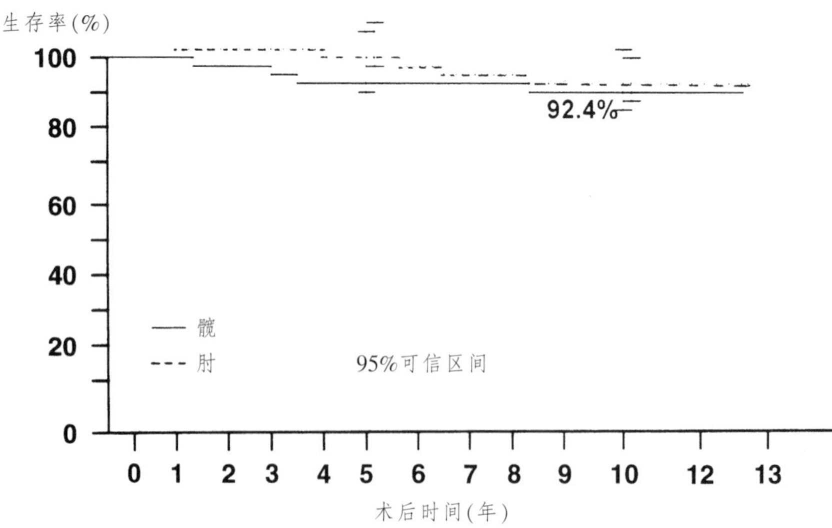

图 37-8 Coonrad-Morrey 关节置换术的 Kaplan-Meier 生存曲线，可见其 10~15 年的翻修率与髋关节类风湿性关节炎假体置换术相似。

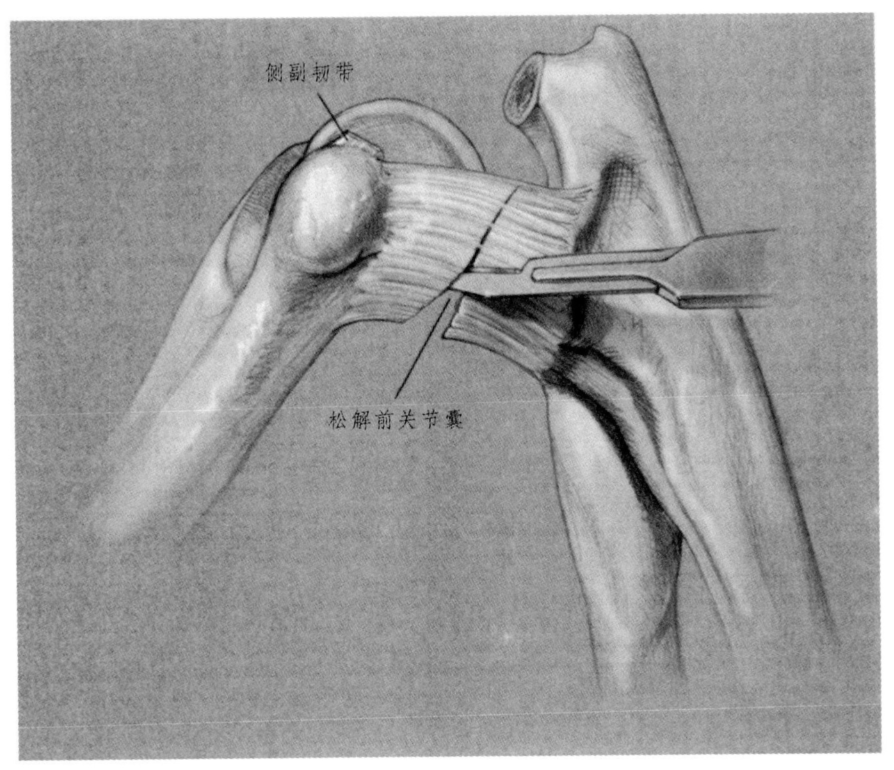

图 37-9　对于青少年类风湿性关节炎的患者来说，常需要充分松解关节囊和附着于肱骨上的屈肌和伸肌才能解决关节僵硬问题。

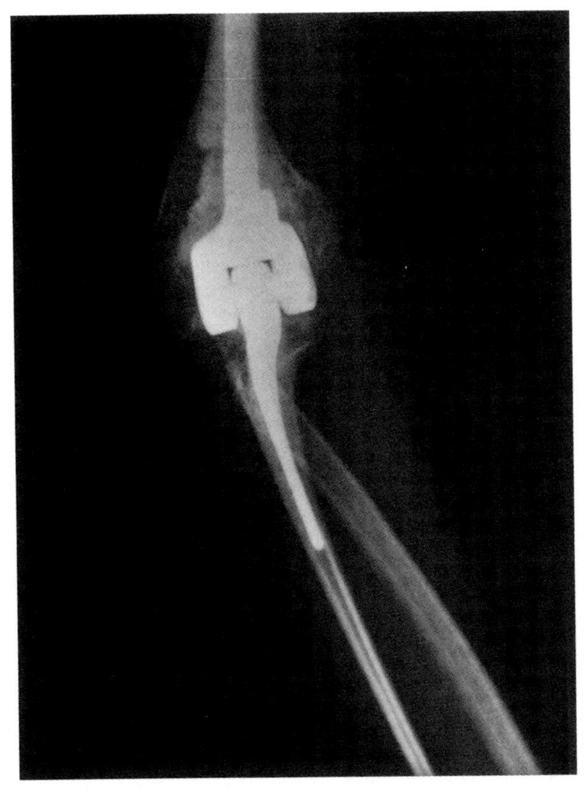

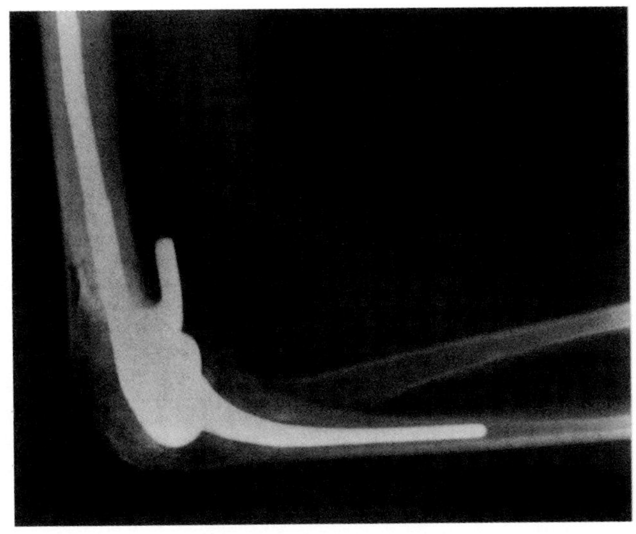

图 37-10　有些青少年类风湿性关节炎患者的髓腔很小，因此需要用超小型假体才能进行有效治疗。

且可达到预期的疗效，但并发症的发生率依然较高(见第39章)。

（田旭 译 李世民 校）

参考文献

1. Bayley JIL: Elbow replacement in rheumatoid arthritis. Reconstr Surg Traumatol 18:70, 1981.
2. Canovas F, Ledoux D, Bonnel F: Total elbow arthroplasty in rheumatoid arthritis. 20 GSBIII prosthesis followed 2–5 years. Acta Orthop Scand 70:564–568, 1999.
3. Connor PM, Morrey BF: Total elbow arthroplasty in patients who have juvenile rheumatoid arthritis. J Bone Joint Surg 80:678–688, 1998.
4. Gill DRJ, Morrey BF: The Coonrad-Morrey total elbow arthroplasty in patients who have rheumatoid arthritis. A 10 to 15 year follow-up study. J Bone Joint Surg 80A:1327–1335, 1998.
5. Gschwend N, Loehr J, Ivosevic-Radovanovic D, et al: Semiconstrained elbow prosthesis with special reference to the GSB III prosthesis. Clin Orthop 232:104, 1988.
6. Gschwend N, Simmen BR, Matejovsky Z: Late complications in elbow arthroplasty. J Shoulder Elbow Surg 5(2)Pt. 1:86–96, 1996.
7. Kraay MJ, Figgie MP, Inglis AE, et al: Primary semiconstrained total elbow arthroplasty. Survival analysis of 113 consecutive cases. J Bone Joint Surg 76B:636–640, 1994.
8. Lee BPH, Morrey BF: Arthroscopic synovectomy of the elbow for rheumatoid arthritis. A prospective study. J Bone Joint Surg 79B:770, 1997.
9. Madsen F, Gudmundson GH, Sjbjerg JO, Sneppen O: Pritchard Mark II elbow prosthesis in rheumatoid arthritis. Acta Orthop Scand 60:249–253, 1989.
10. Morrey BF: The elbow: Semiconstrained devices. *In* Morrey BF (ed): Joint Replacement Arthroplasty, 3rd ed. Philadelphia, Churchill Livingstone, 2000.
11. Morrey BF, Adams RA: Semiconstrained arthroplasty for the treatment of rheumatoid arthritis of the elbow. J Bone Joint Surg 74A:479–490, 1992.
12. Pritchard RW: Long-term follow-up study: Semiconstrained elbow prosthesis. Orthopaedics 4:151, 1981.
13. Risung F: The Norway elbow replacement. Design, technique and results after nine years. J Bone Joint Surg 79B:394–402, 1997.
14. Rosenfeld SR, Ansel SH: Evaluation of the Pritchard total elbow arthroplasty. Orthopedics 5:713, 1982.
15. Schneeberger AG, Hertel R, Gerber C: Total elbow replacement with the GSB III prosthesis. J Shoulder Elbow Surg 9:135–139, 2000.
16. Simmen BR, Schwyzer HK, Loehr J, Gschwend N: Joint Replacement in Rheumatoid Arthritis. 8th ICSS April 23-26, 2001, Cape Town, South Africa.

第 38 章

使用半限制性肘关节假体置换术治疗创伤性病变的疗效

Bernard F. Morrey

肘关节创伤是进行假体置换术的适应证，而且对急性病例及重建病例都有效(表 38–1)。

急性肱骨远端骨折

假体置换适应证

对大多数肘关节有移位的关节内骨折来说，首选治疗是切开复位内固定[13,16,17]。但在一篇对 9 项关于肱骨远端骨折行骨髓合术的研究进行回顾的文献中报道，治疗结果尚可及差的为 25%，而且并发症发生率高，有 70%需要行二次手术[13]。在老年患者中，由于明显的骨质疏松及骨折粉碎严重，内固定带来的问题更多[13,16,34]。

因此，对急性肱骨远端骨折进行半限制性全关节置换术的适应证仅限于严重粉碎性骨折且难以实施充分稳定骨缝合术的 65 岁以上老年患者。通常表现为：①有大量粉碎的小骨块；②骨质严重疏松；③开放性骨折时关节骨块明显缺失；④类风湿性关节炎或其他炎性关节病，患者此前已有关节损害。梅奥诊所在 10 年期间，严格掌握手术适应证，仅对 21 例肱骨远端骨折(其中 10 例合并有类风湿性关节炎)进行了全肘关节置换术[4]。

手术方法

在第 36 章中已描述了半限制性 Coonrad–Morrey 假体的植入手术方法，本章着重于描述手术治疗急性骨折的具体手术步骤。Ⅱ型或Ⅲ型集合骨折首先要进行冲洗和清创，以防止伤口感染。全肘关节置换术在二期进行。Ⅰ型骨折可以在彻底清创后一期置换。

先清除血肿，然后切口采用后侧正中切口，通常从后内侧开始暴露。去除骨折碎块。从内髁骨折处松解屈/伸肌群辨认出尺神经，游离后前移至皮下 (图 38–1A)。从外上髁骨折处松解伸肌组织(图 38–1B)。从肱三头肌附着处两侧开始，去除所有的骨折碎骨块，保留一部分骨块作为骨移植，放在肱骨假体侧翼的后方。肱三头肌附着点需保持完整，以利于术后功能快速恢复。

伴有单上髁或双上髁缺失的明显骨质贮备不足不会影响肱骨假体的植入或使植入手术复杂化。这种假体只需要用肱骨骨干来获得稳定固定。因此不需要

表 38–1 急性骨折及创伤性关节病进行肘关节置换术后的主要并发症

骨科	急性[4]	关节病[24]	关节僵硬[22]	骨不连[23]	明显不稳定[38]
并发症	(N=21)	(N=41)	(N=14)	(N=39)	(N=19)
松动	0	0	2*	0	1
感染	0	2*	2*	2	0
磨损	0	2*	0	3	0
尺骨假体断裂	1*	5*	1*	0	2
其他	1	4	2	2	1
合计(%)	10	32	50	18	21

* 需要翻修或再次手术。

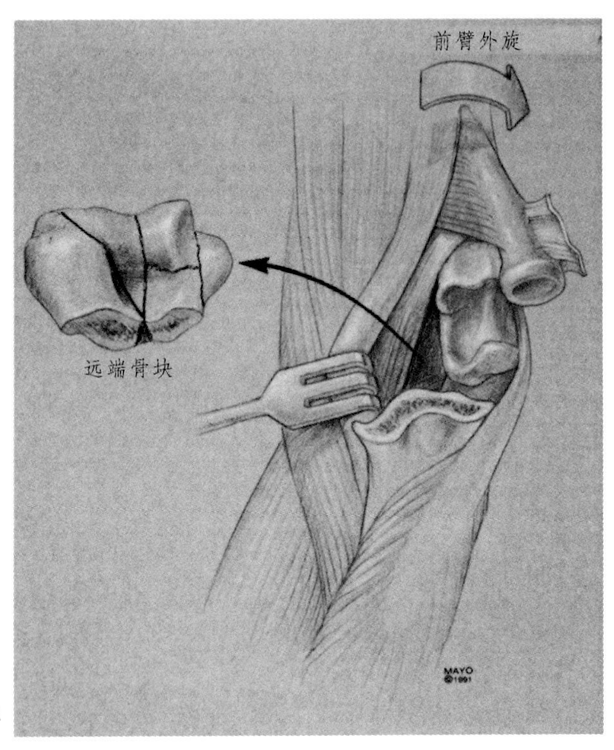

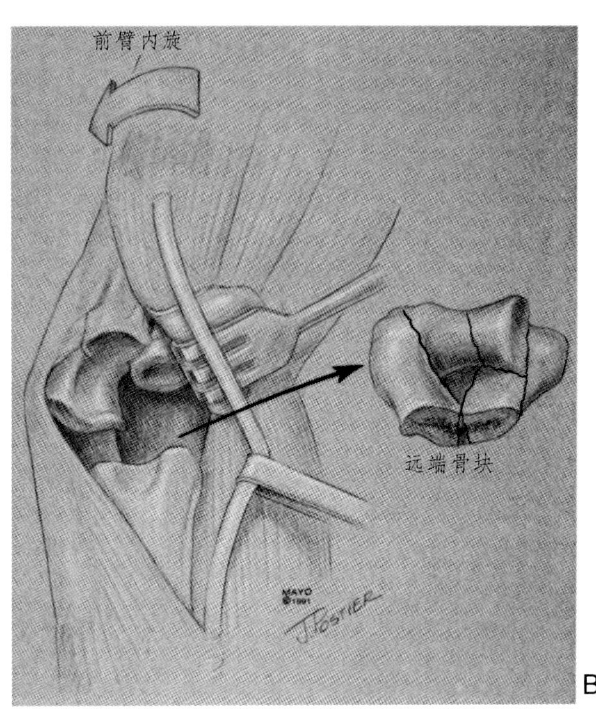

图 38–1 对于急性肱骨远端骨折及骨不连,应将骨折碎块完全切除,松解内侧(A)和外侧(B)所有组织,从而使植入假体时不必切除肱三头肌。准备尺骨时,要剥离肱三头肌附着点的内侧面,旋转尺骨从尺骨内侧进入髓腔。(By permission of Mayo Foundation for Medical Education and Research.)

也不推荐重建肱骨髁(图 38–2)。

肱骨假体有三种长度:10 cm、15 cm 及 20 cm;按直径可分成三种类型:标准型、小型及超小型。另有加长的侧翼适于治疗肱骨远端缺损(图 38–3)。对急性骨折患者,我们常规使用柄长为 15 cm(6 英寸)的假体。加长侧翼的假体用于鹰嘴窝顶部近端发生的骨折。标准长度侧翼的假体可用于肱骨远端 6 cm 以内的骨折。肱骨远端短缩 2 cm 不会引起明显的肌力丧失,短缩 8 cm 以上时可用这种假体进行重置(图 38–4)。进行试复位,并确定插入肱骨的正确深度[14]。

准备肱骨时,只要选好适当型号的骨锉即可。准备尺骨时,需将前臂内旋并在鹰嘴内侧剥离一小部分肱三头肌止点。这样可以很好地显露鹰嘴,去除鹰嘴后即可显露髓腔。触摸到尺骨近端的皮下部分,用高速电钻在冠突基底进入尺骨髓腔。老年人的尺骨髓腔常有萎缩,基本不需要扩髓。但必须注意,不要让骨碎穿透髓腔。

进行试复位。常规选用标准长度的尺骨假体。小号和标准型直径的肱骨和尺骨假体是可以互换的,只要能与骨髓达到最佳配合,哪一种都可以用。测定肱骨假体正确的插入深度时,应将肘关节屈曲 90°并沿轴向牵引前臂。记录下肱骨假体的位置,以此作为插入深度正好合适的标记(图 38–5)。

由于两个假体是同时插入的,所以要使用骨水泥注入器械。肱骨远端缺失有利于使假体与交锁轴相连接。

手术结束时,如果肱三头肌已被掀起,可以用两根 5 号不可吸收缝线将其重新附着于尺骨鹰嘴上,以便能即刻使用肘关节。术后伤口需加压包扎并抬高患肢 2 天左右,随后可在允许范围内开始轻柔的主动活动。不必进行常规理疗。

使用 Coonrad–Morrey 假体的结果

Cobb 和 Morrey[4]在 1997 年报道了梅奥诊所对 20名肱骨远端骨折患者进行的 21 例半限制性肘关节假体置换术的经验,时至今日它仍然是急性骨折进行全肘关节置换术的唯一一篇报道。这些全肘关节置换术的特殊指征是:有 11 名患者年龄大于 65 岁,是关节内骨广泛粉碎性骨折;有 9 名患者(10 个肘关节)为肱骨远端急性粉碎性骨折,其关节面因类风湿性关节炎而受到破坏。患者受伤时平均年龄为 72 岁(范围为 48~92 岁),平均随访 4 年。所有 20 名患者对治疗效果都感到满意(图 38–6)。根据 Mayo 肘关节功能评分法(MEPS),15 例评为优,5 例评为良;疼

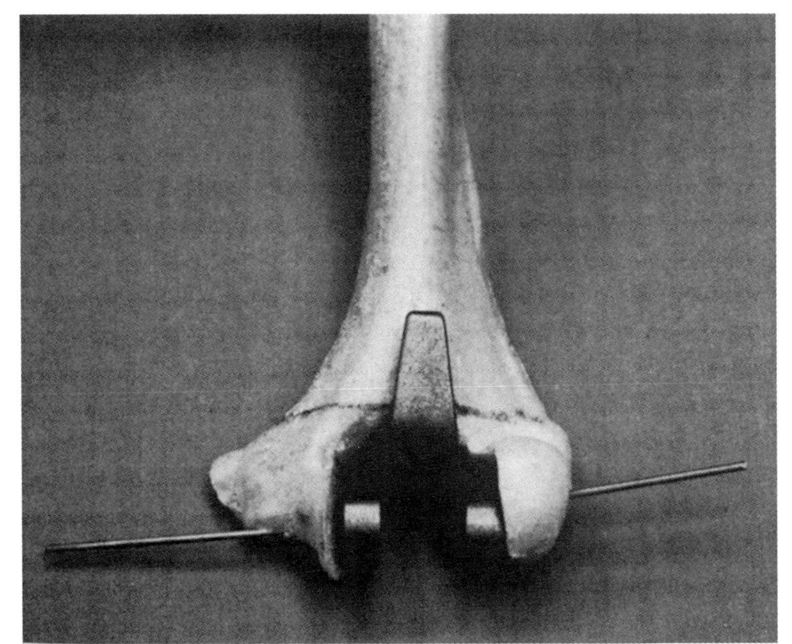

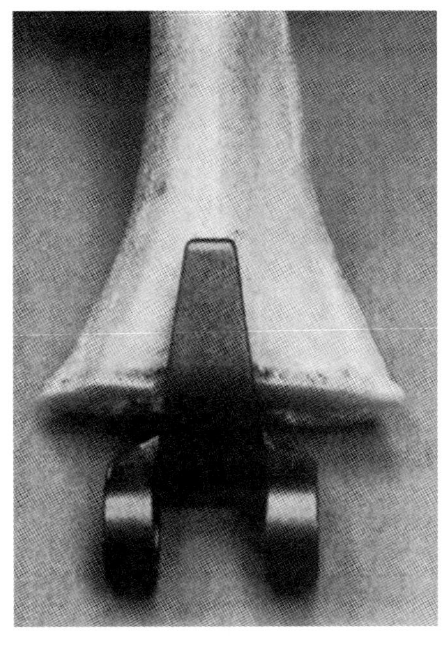

C

图 38-2　鹰嘴窝顶部水平有骨缺损(A),旋转轴仍在解剖位置(B,C)。

痛得到有效缓解,17 例患者无疼痛,3 例患者有轻度疼痛。平均屈伸活动范围为 20°~130°,平均旋前-旋后活动度为 74°~73°。最长随访时间为 10.5 年,无一例假体松动。严重骨质疏松比较常见,但似乎不影响功能的恢复。

并发症/再手术

有两例出现一过性尺神经麻痹。一例患者在术后 3 年时手伸直位跌倒,导致尺骨假体断裂。翻修 10 年后,患者已 85 岁,MEPS 评分为 90 分。

结论

对老年这一特殊群体,采用 Coonrad-Morrey 半限制性全肘关节假体置换术治疗急性肱骨远端骨折,可能是一种非常可靠的治疗方法,但对年轻患者它不能代替骨缝合术。

鹰嘴骨折

鹰嘴骨折是肘关节置换术的一种罕见指征。这种

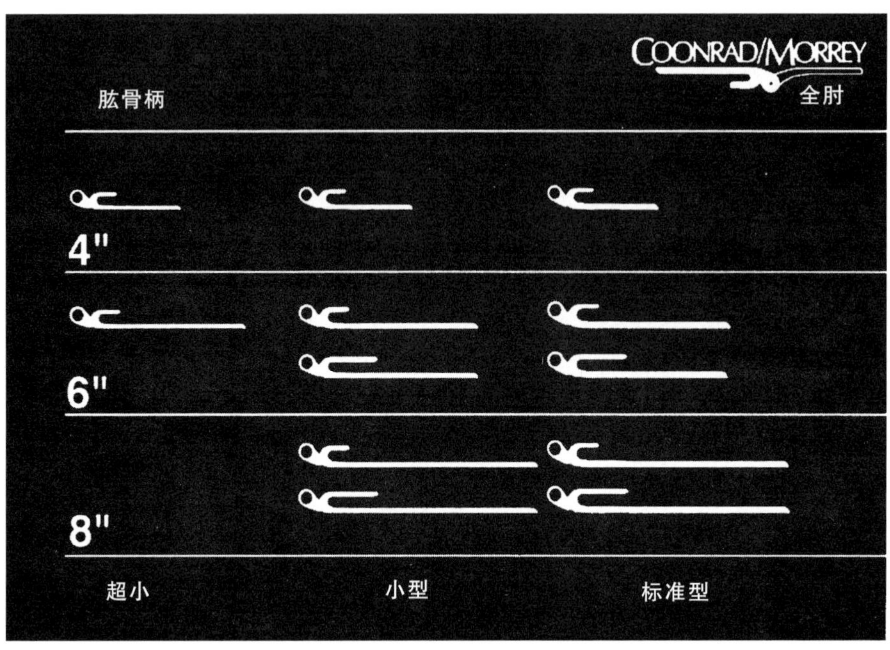

图 38–3 肱骨假体可借选用的 3 种长度和 3 种直径。150 mm 和 170 mm 柄长的假体可提供加上侧翼。

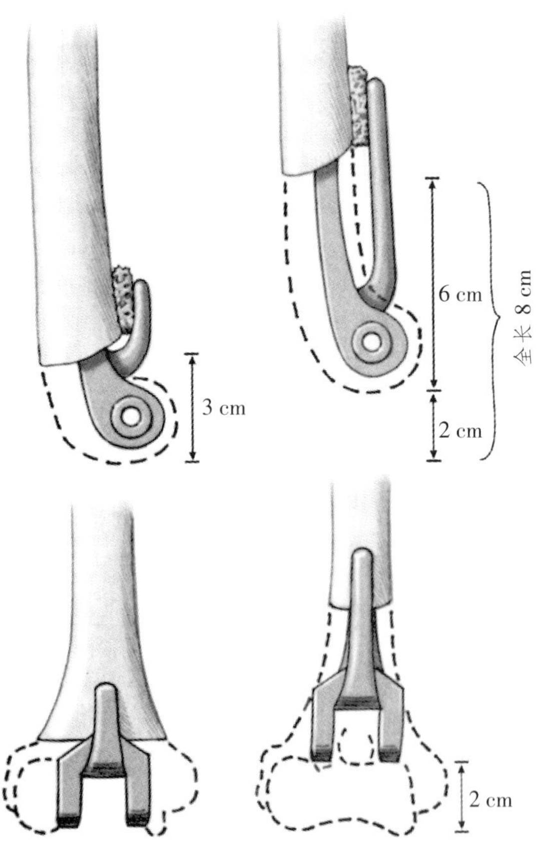

图 38–4 使用加长侧翼的假体允许有 2 cm 的短缩，因此系统可以治疗 8 cm 以下的肱骨远端骨缺失。

假体我们只用于 Mayo ⅢB 型严重粉碎性骨折，因为此时不能进行骨缝合术而且不可能达到关节稳定。

创伤性关节炎

创伤后骨关节病与急性创伤性病变在许多方面是不同的，而且治疗难度也更大。这种慢性疼痛性疾病的特点是：关节僵硬、关节及骨畸形伴广泛软组织挛缩、骨缺失以及关节不稳。而且此前的一次或多次手术常导致软组织包裹不良、感染及神经损伤[29]。

不进行假体置换的治疗选择

严重创伤后骨关节病的保守性治疗选择不多。关节融合术可以可靠的缓解疼痛[23]，但会导致较大的功能损害[27]，因此一般不考虑[6,26]。插补式关节成形术可用于年轻患者，特别是关节僵硬患者。其活动恢复及疼痛缓解率尚可(70%)，但手术成功率存在不确定性[7,9,19,24,32]。然而插补式关节成形术的并发症发生率甚至比半限制性全肘关节假体置换术还高[7,19]。对从事强体力劳动的患者，插补式关节成形术也不适于[3,19]。行同种异体移植全肘关节置换的结果，各项报道差异较大[5,39]。由于担心其较高的并发症发生率(30%)、持续性退变及同种异体移植物的神经营养性改变，因而这种手术一直未得到广泛认可。

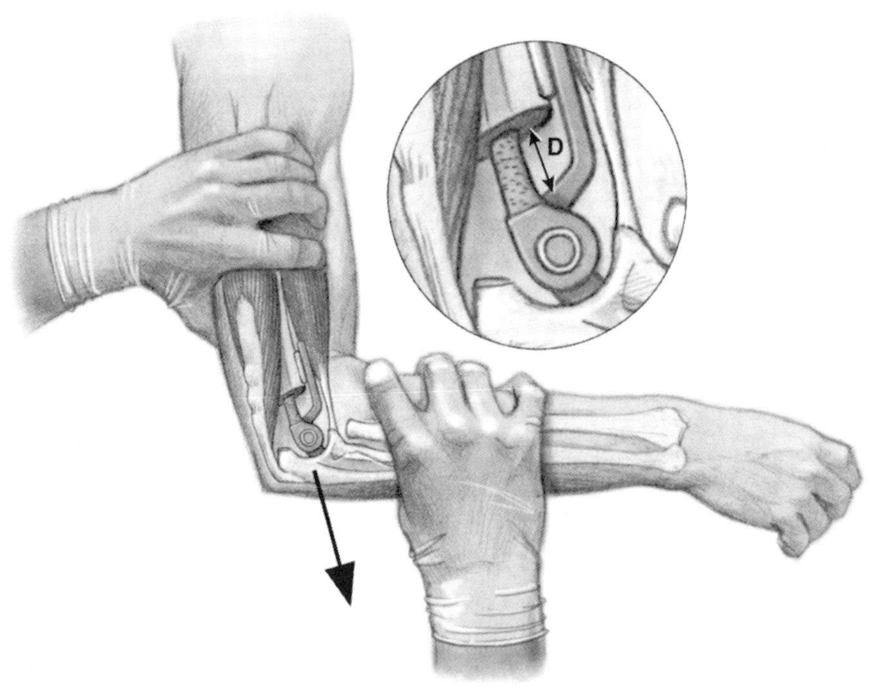

图 38–5　肱骨远端骨质缺失严重时，可在屈肘 90°下牵拉前臂。此时肱骨假体的位置（D）即为最佳插入位置。

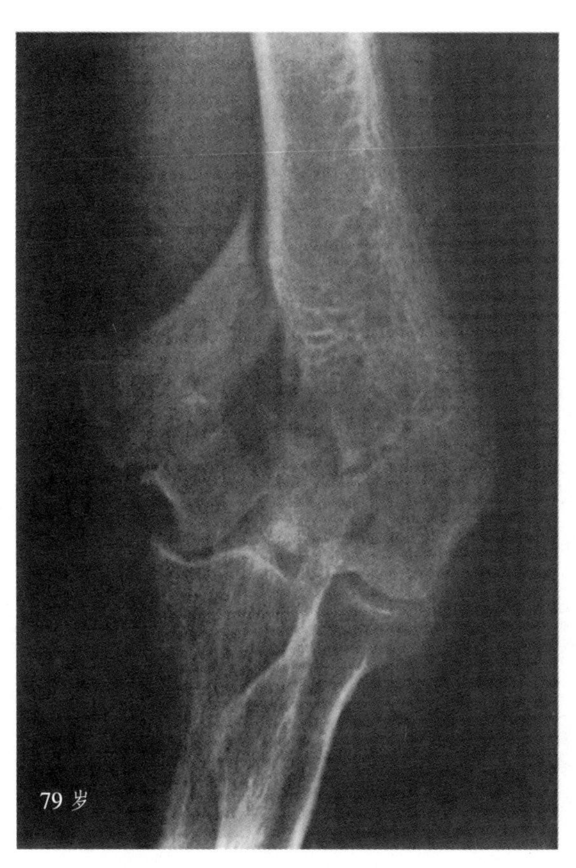

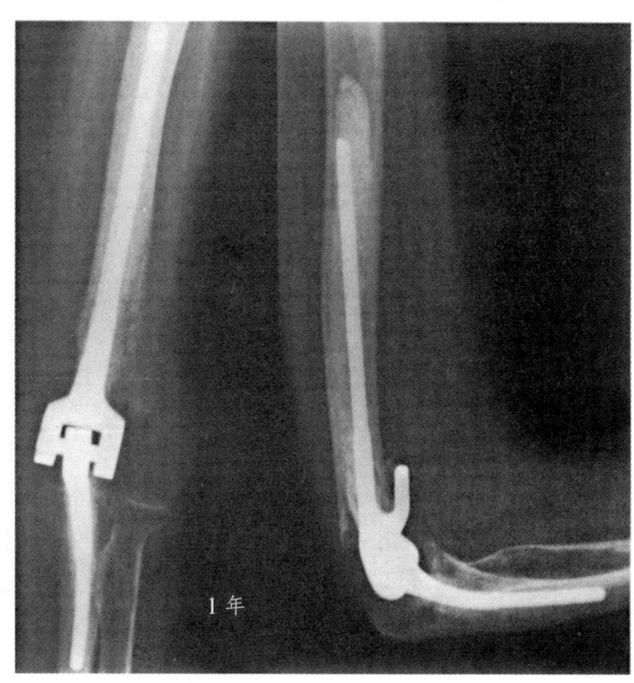

图 38–6　（A）一名 79 岁女性的肱骨远端粉碎性骨折。（B）行关节置换术 1 年后，患者基本恢复正常功能且没有症状。

假体置换的选择

对选定的创伤性骨关节炎病的老年患者，我们通常首选用半限制性 Coonrad-Morrey 假体进行全肘关节置换术。对于60岁以上的患者，如果肱尺关节严重损害伴关节间隙明显变窄或消失，则可排除其他可靠的治疗方案，如清创术或肱尺关节成形术。对于60岁以下的患者，如果没有其他合适的手术治疗，或者是进行过了其他重建手术（如插补式关节成形术）失败的患者，才考虑行全肘关节置换术。此外，假体置换只适于不从事强体力活动的患者。

活动度

由于担心过度使用及磨损，我们常建议全肘关节置换术患者术后单次提举重物不要超过5 kg，反复提举重物不要超过1 kg。不鼓励患者打高尔夫球。对不接受此建议的患者，不要进行此手术或者进行肘关节插补式成形术。

畸形和僵硬

肘关节创伤后的病理表现多样，从明显不稳定到关节僵硬。关节不稳定将在下文讨论，现在我们讨论一下畸形及关节僵硬。创伤后骨关节病的常见表现是畸形，表现为超过30°的成角畸形或固定的半脱位(图38-7)[29]。长期畸形、广泛软组织挛缩、前期治疗或脓毒症也会加重软组织挛缩。无链接的全肘关节表面假体置换通常不允许广泛剥离软组织，以便在不引起失稳的情况下矫正病变。尽管链接的半限制性假体在矫正畸形上具有优势，而且允许广泛剥离软组织，但这种矫正术会使变形的软组织对假体施加持续或增大的不对称负荷，从而导致假体磨损增加。总之，根据我们的经验，术前肘关节明显畸形的患者，并发症发生率明显较高（P=0.02）[28]。僵硬关节的最终活动度也明显低于正常[28]。

方法

对肘关节创伤后各种表现的治疗必须考虑采用特殊的方法。

切口

做后方正中切口。如果此前的皮肤切口可以显露肘关节内侧及外侧，则可以继续采用。如果此前切口位置不好，而且距今一年多了则不应采用。

尺神经

辨认并游离尺神经。如果尺神经无症状且已经前移，则在标记清楚其走行之后仍留在原位。如果尺神经仍位于其解剖位置，则将其向近端游离到 Struthers 韧

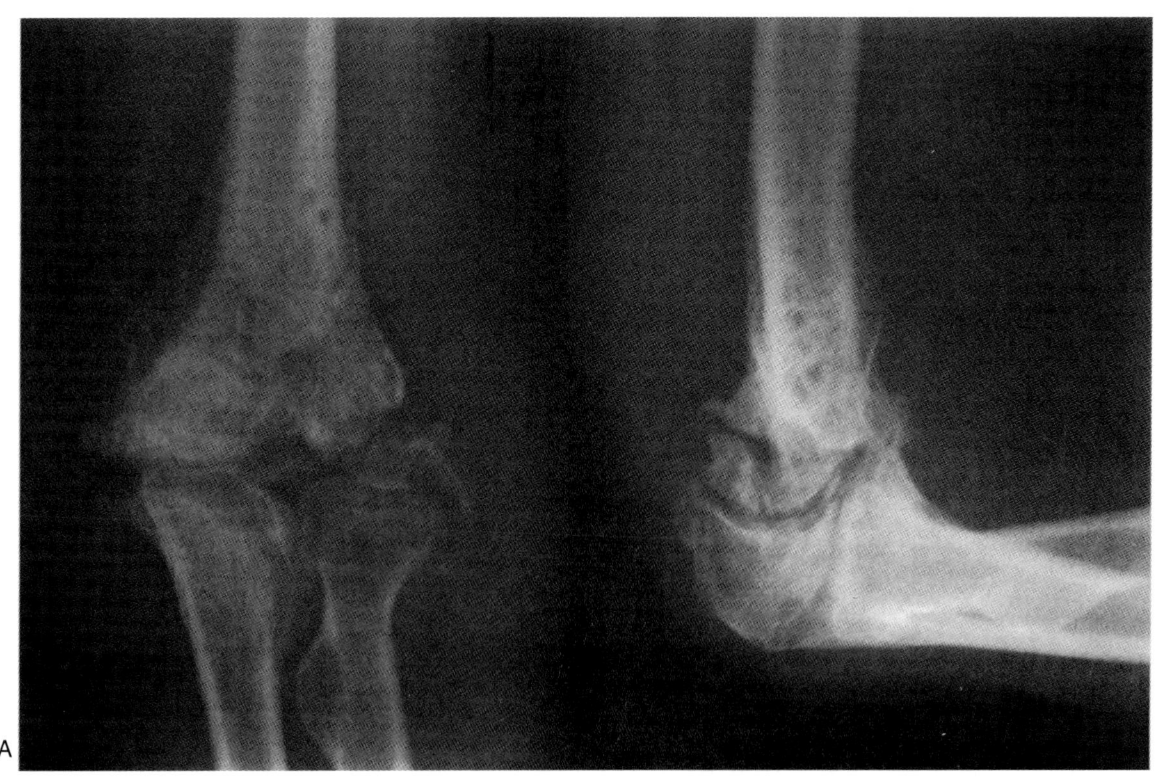

图 38-7 (A)肘关节行切开复位内固定术（ORIR），取出内固定件后出现严重关节病件后方半脱位。（待续）

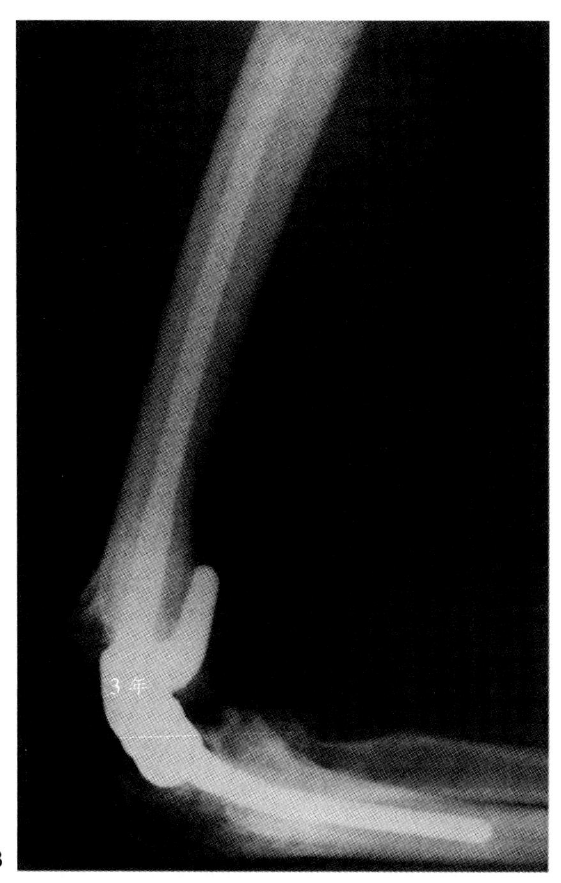

图 38–7(续)　(B)术后 3 年的效果非常好。

带,自远端游离到其第一运动支,再前移至皮下囊内。

肱三头肌

大多数情况下,都可采用 Mayo 手术入路,将肱三头肌从内侧掀到外侧。肱骨远端缺失导致明显不稳定时,肱三头肌保持不动,并从内侧找出肋骨的后面。从近端和远端把伸肌结构游离到出发点处。如果已存在畸形,应尽早把肱骨远端从肱三头肌侧方分离开。如果不好分离,我们从内侧显露肱骨,但需注意保护尺神经。

组织松解

如果肘关节不稳定,则按上述入路暴露肱骨。准备尺骨时需旋转前臂,剥离部分肱三头肌内侧附着部,并切除鹰嘴尖。这样便可以用骨钻经冠突基底从内侧进入髓腔。

如果关节僵硬或活动受损,显露就比较困难,但却很重要。采用 Mayo 入路将肱三头肌从外侧掀起后,去除尺骨鹰嘴尖。通过屈曲前臂便可找出肘关节,然而通过锐性切除去除粘连。从肱骨上松解开侧副韧带,并使肘关节进一步屈曲。关节僵硬时,前侧关节囊会挛缩,因此关节囊采用锐性切开,在桡骨头前方操作时需小心。如果关节僵硬严重,则从肱骨髁部松解屈伸肌群的起点(图 38–8)。

髓腔准备及假体植入

对伴有肱骨远端缺失的不稳定关节,最重要的技术步骤是试验性复位,并在 90°屈肘下向远端牵拉肘关节(见图 38–5)。在肱骨远端缺失 5~6 cm 时,此步骤可确定出插入肱骨假体的适当深度。

关节僵硬时,如果试验性复位时发现肘关节持续性挛缩在屈曲位或伸直位超过 30°,则可将肱骨假体植入的更靠近端。内侧柱是限制性因素,如果假体植入过靠近端它会发生骨折。挛缩严重时,一般主张对内侧柱部位截骨必要时完全切除。

按上文所述的手术原则将假体旋转就位。如果肱骨远端缺失,肱骨皮质的前方三角走向、肌间隔甚至桡神经的位置都可以用来确定肱骨假体内外旋的方位。

闭合伤口

创伤性关节炎闭合伤口前,一定要松开止血带进行止血。对于肱三头肌完整的患者,常规关闭伤口即可。对于肘关节僵硬的患者,应将肱三头肌反折到尺骨上并检查活动度。如果肱三头肌挛缩,使肘关节屈曲不能超过 100°~110°,应通过松解肘肌与尺侧腕伸肌之间的间隙来游离肘肌。提高肘肌并将其转向尺骨。如果肱三头肌仍有问题,则将肘肌从其原位提起拉到尺骨近端。让肘关节屈曲到 110°~120°,将肱三

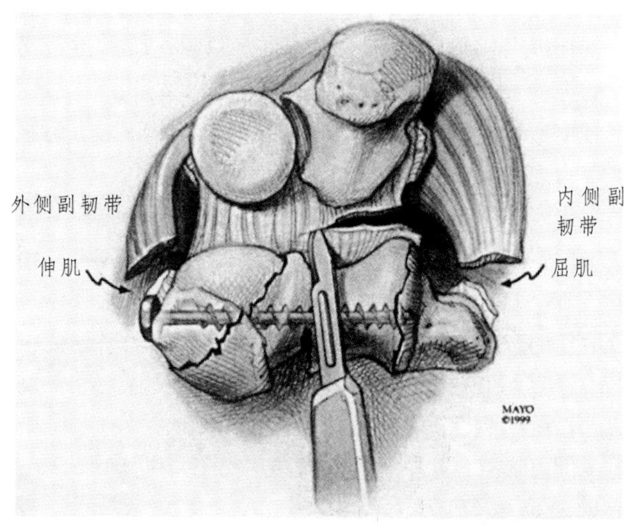

图 38–8　如果创伤性关节炎伴有明显的纤维化,则需松解关节囊反屈伸肌群的上髁止点以增加活动度。(By permission of Mayo Foundation for Medical Education and Research.)

头肌和肘肌通过尺骨上的钻孔重新缝合于尺骨的隐富位(图 38-9)。

术后处理

对于不稳定的肘关节,没有特殊限制。对于僵硬关节,特别是屈曲挛缩者,应使用可调节的夜间夹板。

效果

文献报道的治疗创伤性关节炎的效果

有关针对创伤行肘关节置换术的报道基本没有。以往的描述主要针对假体,而且颇为悲观[10,18,20,21,30],并没有依据病理区别不同的效果[2,18,20,21,30]。

在 1980 年,Inglis 及 Pellicci[15]报道了应用半限制性 Pritchard-Walker 三轴假体治疗的 9 例患者,治疗效果几乎没有改善。Lowe 等[21]报道了 7 例应用非限制性假体的创伤患者,仅 1 例获得满意疗效。1984 年,Soni 及 Cavendish[30]报道了 8 例应用非限制性假体置换后,只有 3 名获得优或良好的效果。除我们的报道外,Figgie 等[8]的报道是唯一的另外一项应用半限制性三轴假体获得满意疗效的报道。但此报道中的假体是定制设计的、假体长度各不相同、用没用骨水泥固定以及治疗的创伤后病变情况均未标明。Figgie 报道的 9 名患者中有 8 名获得满意结果[8]。1994 年,Kraay 等[20]报道了同一医院应用链接式半限制性假体的经验。113 例患者中,只有 18 例患者是因创伤后骨关节痛、骨不连或骨折,这些患者疗效很令人失望,5 年内植入物的生存率仅为 53%,18 例患者中有 5 例出现肱骨假体松动,有 2 例发生感染。

在 1996 年,Gschwend 等[12]报道他们对 26 例肘关节创伤后骨关病患者使用 GSBⅢ半限制性假体进行治疗的经验,平均随访时间为 4.3 年(最长 14 年)。82%的患者疼痛得到了缓解,平均屈伸弧度为 34°~126°。但翻修率为 31%,原因是有两例无菌性松动,4 例假体分离,两例出现肘关节异位骨化。目前,对创伤后肘关节僵硬,进行关节置换的最大病例报道来自印度。Baksi 报道了 68 例僵硬肘关节应用他设计的半限制性假体进行治疗的效果[1]。尽管患者平均年龄仅为 29 岁,但他报道 10 年后 80%的效果令人满意,87%患者肘关节平均活动弧度达到 27°~115°,14 例(20%)出现并发症,感染为 7 例(10%)。这些患者的 X 线片表现未明确。

梅奥诊所的经验

有文献曾深入总结了梅奥诊所治疗创伤性疾病的手术经验。

创伤性关节炎

1997 年,Schneeberger 等[29]回顾了梅奥诊所 1981~1993 年间治疗的连续 41 例肘关节创伤性关节炎病例,采用的是 Coonrad-Morrey 半限制性假体置换术,平均随访时间为 6 年。患者的平均年龄为 57 岁(32 岁~82 岁)。关节置换的特征是:36 例患者疼痛,2 例患者复位后疼痛性活动受限,3 例患者功能障碍伴肘关节。自肘部原发骨折到关节置换的平均时间是 16 年(3 个月~64 年)。

这是一组很难处理的患者,除 2 名患者外以前(95%)都进行过手术,平均为 2.3 次(0~7 次)。13 例患者有明显的骨贮备缺乏至少伴一侧骨髁缺失,14 例患者有明显的骨或关节畸形。41 例肘关节中有 10 例术前已半脱位,有 7 例已全脱位(图 38-10)。前期手术的其他并发症包括:6 例患者轻至中度尺神经麻痹,一侧患者因创伤性全撕裂伤导致桡神经麻痹。

在最近一次随访中,有客观上 40%的疗效为优,43%为良,总体客观满意率为 83%。 95%使用功能假体的患者对手术结果感到满意。尽管认为疼痛缓解率比较高(76%),但不如类风湿性关节炎治疗后缓解率高(93%)[25]。在随访中,患者平均屈伸弧度为 27°~131°,平均旋前-旋后弧度数为 60°~66°(图 38-11)。5 个日常活动项目平均能进行 4.8 个,肌力平均提高了 30%。

X 线检查显示假体侧翼后面的所有植骨块均已结合好。12 年随访中,无一例出现无菌性松动。

僵硬 Mansat 和 Morrey[22]报道了 14 例创伤性关节炎患者使用 Coonrad-Morrey 假体治疗后的效果,这一特殊患者组的术前关节活动度为零或不足 30°。平均随访时间为 63 个月。术前平均 MEPS 评分为 39 分(5~64 分),术后平均为 73 分(45~100 分)。

疼痛 在最近一次随访中,无一例肘关节严重疼痛,14 例中有 6 例患者完全无疼痛。

活动范围 术前平均屈曲总活动度为 7°,表明术前平均的屈曲范围只有 69°~76 °。术后平均屈曲总活动度为 67°(42°~109°)。因此平均屈曲活动度增加了 60°,即屈曲 33°到伸展 27°。

并发症 大多数并发症是机械原因所致。尺骨假体断裂发生于急性骨折组的有一例,发生于创伤后组的有 5 例,发生于术后 2~9 年(平均 4.3 年)。假设断裂前,所有 6 名患者的临床效果均优良,而且肘关节功能正常又无症状。失败的原因是患者根本不配合,例如有两名患者经常提举重量超过 50 kg 的重物。翻修术需

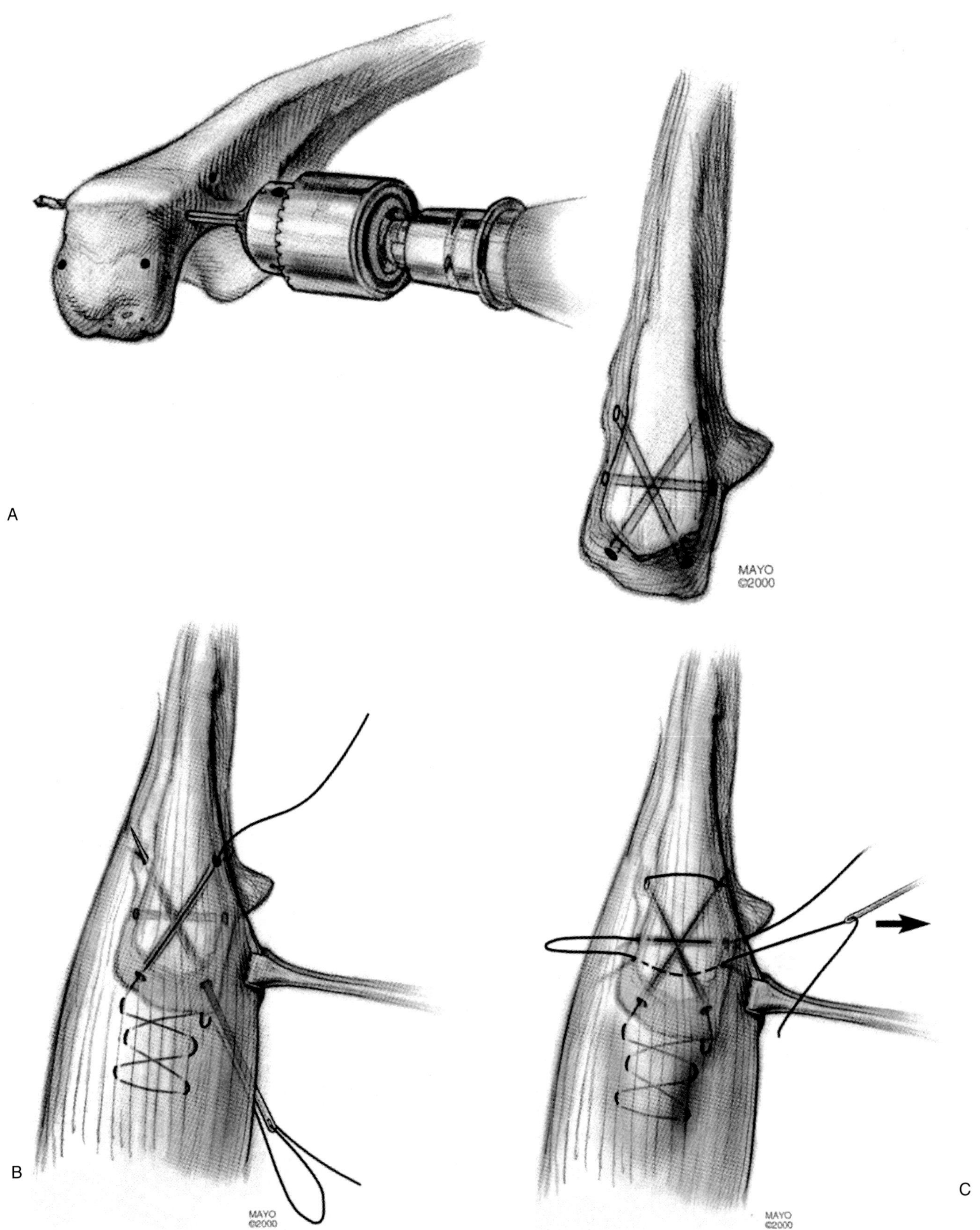

图 38-9　(A)利用尺骨鹰嘴上的交叉钻孔重新固定肱三头肌。(B)用 5 号不可吸收缝线进行交叉缝合。(C)再做横行缝合。(By permission of Mayo Foundation for Medical Education and Research.)

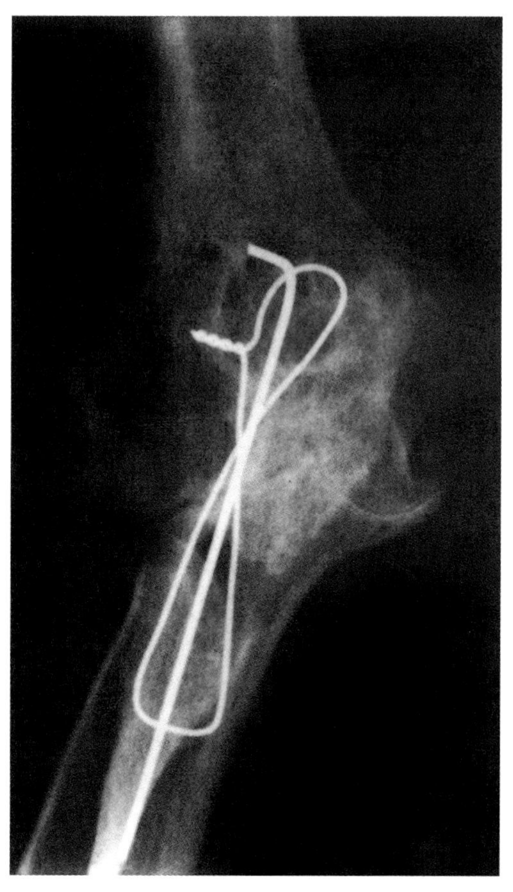

图 38-10 一名 58 岁农民术前表现为肘关节畸形和僵硬。患者有中度疼痛和活动明显丧失。

要的止血时间不到 70 分钟。二次手术后未出现术中或术后并发症。

尺位假体断裂常发生于假体熔结珠部位，由于现代假体进行了等离子钛喷涂，因此迄今为止未发生过尺骨假体断裂。

由于全肘关节假体是一种机械装置，注定会受到磨损，特别是其聚乙烯衬垫。在我们的病例系列中这些创伤后骨关节炎患者年龄均小于 60 岁，与高龄患者相比，并发症发生率较高（35%比 17%），其疗效满意率较低（78%比 89%）（图 38-12）。

尽管应用的是半限制性假体，但大多数创伤后骨关节病病例系列仍有一定程度的假体松动率[20]。但 Figgie 等[8]所做的 9 例定制假体柄半限制性三轴假体置换术后，未发现假体松动。据 Gchwend 等[12] 报道的在术后平均 4.3 年（最长 14 年），26 名患者中有 2 例出现假体松动。在梅奥诊所报道 62 例中仅有 1 例出现假体松动，表明全肘关节置换术有了很大的改进，特别是在这一难度极大的患者群体中尤为明显。

关节僵硬

这组患者的并发症发生率最高。据 Mansat 及 Morrey 报道，梅奥诊所的 14 名患者中，有 7 例出现并发症[22]。更需要关注的是，这 7 名患者中有 4 名患者进行了再手术。这些患者中有 2 例术后感染，一名患者经治疗获得较好结果，而另一例进行了切除式关节成形术且疗效很差。术后一年曾发生一例尺骨近端骨折需要翻修。这次翻修的有效期长达 9 年，但目前的 X 线片显示尺骨假体松动，因此患者可能还需要再进行一次手术。

肱骨远端骨折不连及严重不稳定

肘关节创伤后由于骨缺失或骨不连引起的不稳

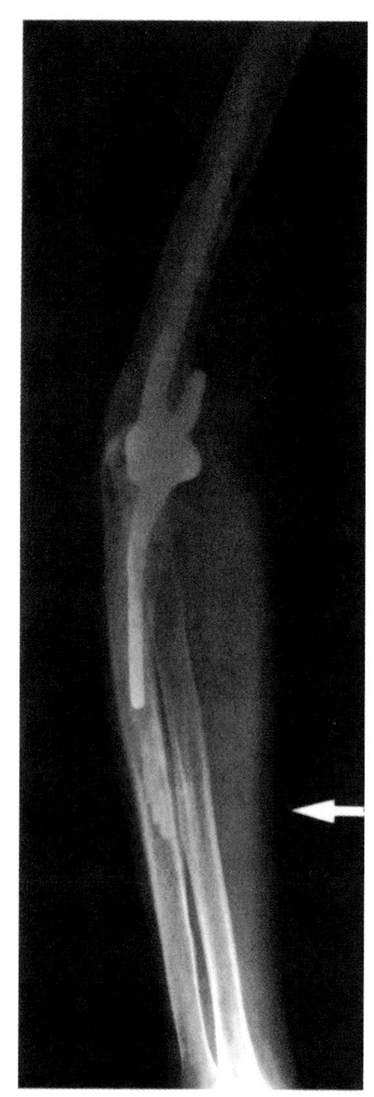

图 38-11 图 38-10 患者的术后 X 线片显示活动范围令人满意。（待续）

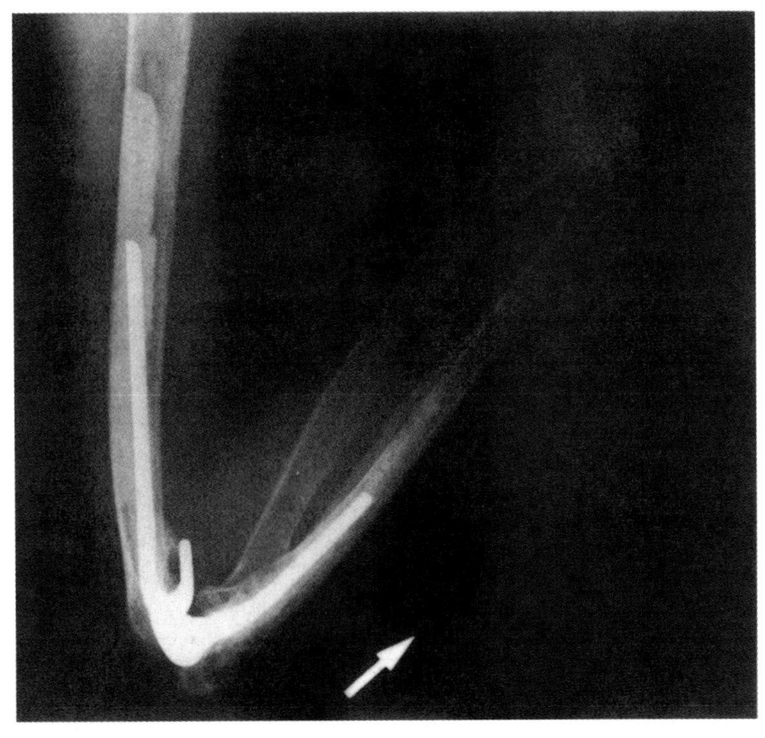

图 38-11(续)

定,是采用 Coonrad-Morrey 假体能治愈的特殊病例[29]。由于它采用锁链式设计,因此植入假体后可获得即刻及持续稳定性。与其他某些半限制性假体不用[12],Coonrad-Morrey 假体可提供外翻-内翻及轴向稳定性,而且不容易出现假体分解。事实上,在我们的这一创伤后骨关节病病例导列中,大约 33%患者存在有明显骨贮备不足。Coonrad-Morrey 假体只需要肱骨干即可获得稳定固定。利用假体前翼及骨移植可保证前后及旋转的稳定性。因此这种假体并不需要肱骨髁提供机械支持。创伤后骨关节炎与急性骨折一样,肱骨髁的缺失并不需要重建。与需要肱骨髁维持稳定的全肘关节置换假体相比,利用这种假体更容易进行全肘关节置换术,因此具有很大优势[11,12,31]。如果骨缺失范围延伸至髁上,则应按上文所述(见图 38-3 及图 38-4)那样调节假体的型号。对于在慢性病例下,由于术前有肌肉挛缩或术前疼痛无力,患者往往意识不到手术后无力,甚至肢体短缩。

梅奥诊所的经验

在 1995 年,Morrey 及 Adams 报道了对 39 例采用 Coonrad-Morrey 假体治疗的肱骨远端骨不连病例的评估结果,平均随访时间超过 4 年[25],按 MEPS 评分,86%患者满意。Ramsey 等报道了因关节明显失稳应用 Coonrad-Morrey 假体进行置换术的中长期结果,经过 2~12 年的随访, 按 MEPS 评分,19 名患者中的 16 名患者(84%)对结果满意[28](图 38-13)。存在的主要问题是“机械”问题,有半数以上患者有磨损碎屑及尺神经刺激问题。这两项调查的并发症发生率分别为 21%和 28%。在总共 58 名患者中有 8 名(14%)需行再次手术。

在主要为了恢复稳定性进行的置换术后,肘关节有效活动范围得到了极大改善,功能障碍性关节不稳定患者在这方面有明显的局限性。患侧手空间定位不稳定会消弱,患者进行日常活动的能力。为肘部活动重建一个稳定的支点可以明显改善各项功能活动。术后肘关节的功能活动范围可以改善到平均 100°左右的屈曲度。

翻修

有一名患者在第一次手术后 15 年因松动通过 Coonrad-Morrey 半限制性假体全肘关节成形术进行了翻修。翻修术 2 年后,患者疗效满意。另有 2 名患者在肱骨及尺骨假体周围出现全透亮线,其中 1 名患者由于尺骨假体松动,在第一次手术一年后,进行了翻修。

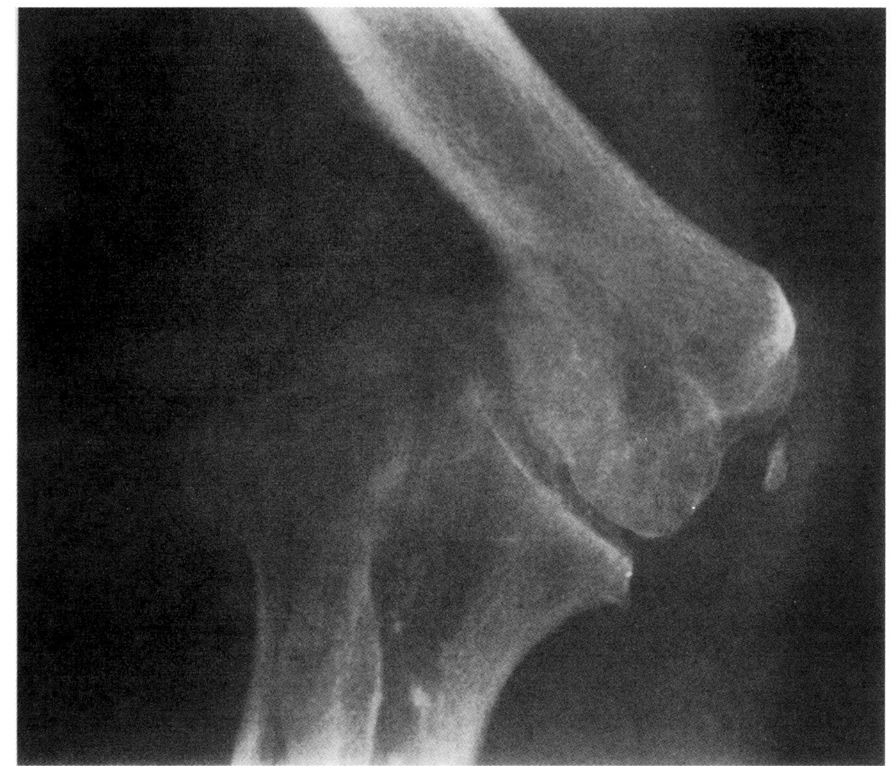

A

4 年

B

图 38-12 (A)一名41岁男性患者,儿童时期曾发生肱骨髁上骨折,术前X线片显示有明显的骨缺损畸形,他有严重疼痛及中度肘关节不稳。(B)关节置换术后4年拍摄的前后位X线片显示有假体衬垫磨损及外翻成角。患者已恢复其术前工作(建筑工人),其日常工作需提举150 kg以上的重物,未遵守医嘱。

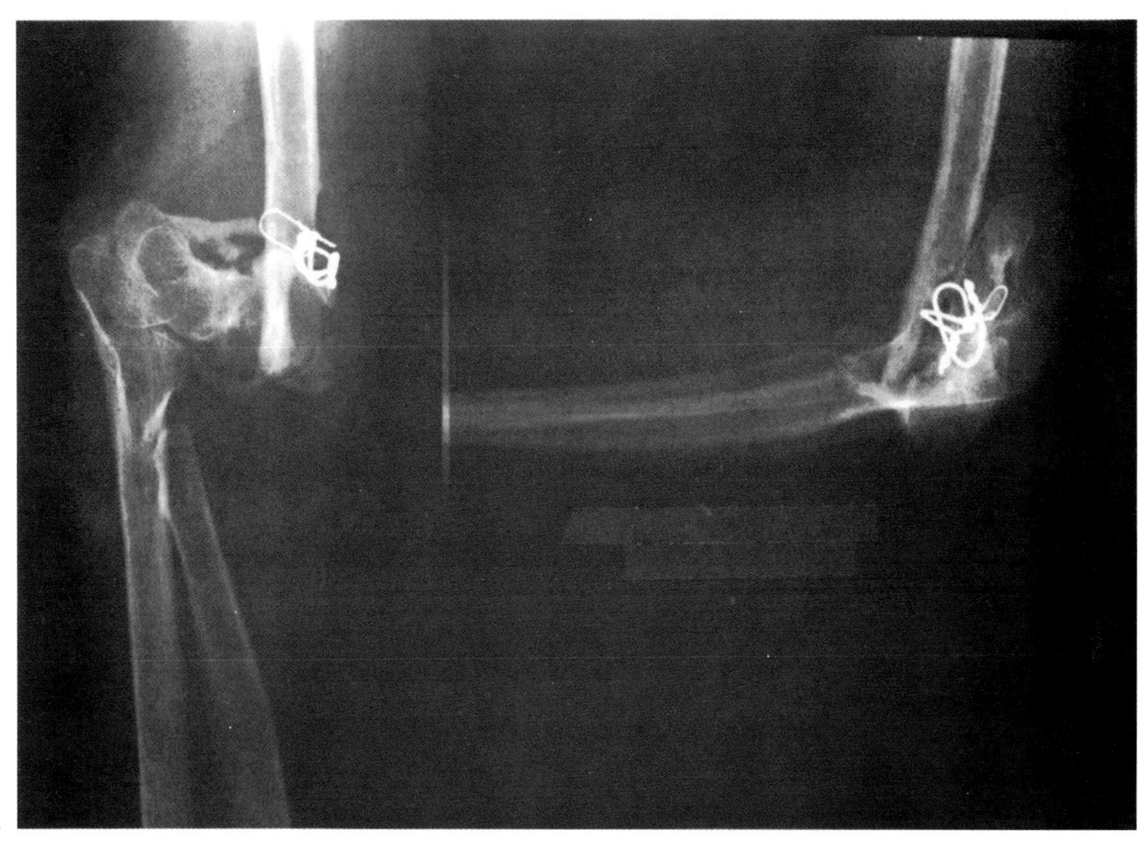

A

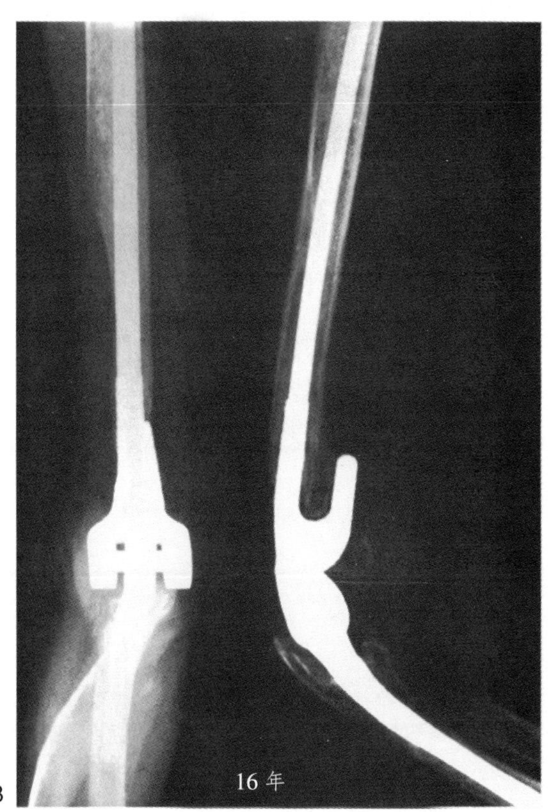

B

图 38-13　(A)一名 70 岁患者肱骨远端骨折后骨不连,导致肘关节严重畸形且明显不稳定。(B)假体植入 16 年后,患者无疼痛且衬垫几乎没有磨损。

(李明新 译　李世民 李鑫鑫 校)

参考文献

1. Baksi DP: Sloppy hinge prosthetic elbow replacement for post-traumatic ankylosis or instability. J Bone Joint Surg Br 80:614–619, 1998.
2. Brumfield RH Jr, Kuschner SH, Gellman H, et al: Total elbow arthroplasty. J Arthroplasty 5:359–363, 1990.
3. Cheng SL, Morrey BF: Treatment of the mobile, painful arthritic elbow by distraction interposition arthroplasty. J Bone Joint Surg Br 82:233–238, 2000.
4. Cobb TK, Morrey BF: Total elbow replacement as primary treatment for distal humeral fractures in elderly patients. J Bone Joint Surg Am 79:826–832, 1997.
5. Dee R: Total replacement arthroplasty of the elbow for rheumatoid arthritis. J Bone Joint Surg Br 54:88–95, 1972.
6. Ewald FC, Jacobs MA: Total elbow arthroplasty. Clin Orthop 182:137–142, 1984.
7. Figgie HED, Inglis AE, Mow C: Total elbow arthroplasty in the face of significant bone stock or soft tissue losses: Preliminary results of custom-fit arthroplasty. J Arthroplasty 1:71–81, 1986.
8. Figgie HE III, Inglis AE, Ranawat CS, Rosenberg GM: Results of total elbow arthroplasty as a salvage procedure for failed elbow reconstructive operations. Clin Orthop 219:185–193, 1987.
9. Froimson AI, Silva JE, Richey D: Cutis arthroplasty of the elbow joint. J Bone Joint Surg Am 58:863–865, 1976.
10. Garrett JC, Ewald FC, Thomas WH, Sledge CB: Loosening associated with GSB hinge total elbow replacement in patients with rheumatoid arthritis. Clin Orthop 127:170–174, 1977.
11. Gschwend N, Loehr J, Ivosevic-Radovanovic D, et al: Semiconstrained elbow prosthesis with special reference to the GSB III prosthesis. Clin Orthop 232:104–111, 1988.
12. Gschwend N, Scheier H, Bähler A, Simmen B: GSB III elbow. *In* Rüther W (ed): The Elbow: Endoprosthetic Replacement and Non-endoprosthetic Procedures. Berlin, Springer-Verlag, 1996, pp 83–98.
13. Helfet DL, Schmerling GJ: Bicondylar intra-articular fractures of the distal humerus in adults. Clin Orthop 292:26–36, 1993.
14. Hughes RE, Schneeberger AG, An K-N, et al: Reduction of triceps muscle force after shortening of the distal humerus: a computational model. J Shoulder Elbow Surg 6:444–448, 1997.
15. Inglis AE, Pellicci PM: Total elbow replacement. J Bone Joint Surg Am 62:1252–1258, 1980.
16. John H, Rosso R, Neff U, et al: Operative treatment of distal humeral fractures in the elderly. J Bone Joint Surg Br 76:793–796, 1994.
17. Jupiter JB, Neff U, Holzach P, Allgöwer M: Intercondylar fractures of the humerus. J Bone Joint Surg Am 67:226, 1985.
18. Kasten MD, Skinner HB: Total elbow arthroplasty. Clin Orthop 290:177–188, 1993.
19. Knight RA, Zandt LV: Arthroplasty of the elbow. J Bone Joint Surg Am 34:610–618, 1952.
20. Kraay MJ, Figgie MP, Inglis AE, et al: Primary semi-constrained total elbow arthroplasty. J Bone Joint Surg Br 76:636–640, 1994.
21. Lowe LW, Miller AJ, Allum RL, Higginson DW: The development of an unconstrained elbow arthroplasty. J Bone Joint Surg Br 66:243–247, 1984.
22. Mansat P, Morrey BF: Semiconstrained total elbow arthroplasty for ankylosed and stiff elbows. J Bone Joint Surg Am 82:1260–1268, 2000.
23. McAuliffe JA, Burkhalter WE, Ouellette EA, Carneiro RS: Compression plate arthrodesis of the elbow. J Bone Joint Surg Br 74:300–304, 1992.
24. Morrey BF: Post-traumatic contracture of the elbow: Operative treatment including distraction arthroplasty. J Bone Joint Surg Am 72:601–618, 1990.
25. Morrey BF, Adams RA: Semi-constrained elbow replacement for distal humeral nonunion. J Bone Joint Surg Br 77:67–72, 1995.
26. Morrey BF, Adams RA, Bryan RS: Total replacement for post-traumatic arthritis of the elbow. J Bone Joint Surg Br 73:607–612, 1991.
27. O'Neill OR, Morrey BF, Tanaka S, An K-N: Compensatory motion in the upper extremity after elbow arthrodesis. Clin Orthop 281:89–96, 1992.
28. Ramsey ML, Adajs RA, Morrey BF: Instability of the elbow treated with semiconstrained total elbow arthroplasty. J Bone Joint Surg Am 81:38–47, 1999.
29. Schneeberger AG, Adams R, Morrey BF: Semiconstrained total elbow replacement for the treatment of post-traumatic osteoarthrosis. J Bone Joint Surg Am 79:1211–1222, 1997.
30. Soni RK, Cavendish ME: A review of the Liverpool elbow prosthesis from 1974 to 1982. J Bone Joint Surg Br 66:248–253, 1984.
31. Souter WA, Nicol AC, Paul JP: Anatomical trochlear stirrup arthroplasty of the rheumatoid elbow. J Bone Joint Surg Br 67:676, 1985.
32. Tsuge K, Murakami T, Yasunaga Y, Kanaujia RR: Arthroplasty of the elbow. J Bone Joint Surg Br 69:116–120, 1987.
33. Urbaniak JR, Black KE Jr: Cadaveric elbow allografts: a six year experience. Clin Orthop 197:131–140, 1985.
34. Zuckerman JD, Lubliner JA: Arm, elbow and forearm injuries. *In* Zuckerman JD (ed): Orthopaedic Injuries in the Elderly. Edited by Baltimore: Urban & Schwarzenberg, 1990, pp 345–407.

第39章

全肘关节成形术的并发症

Shawn W. O'Driscoll

全肘关节成形术后的并发症，各项报道的发生率不尽相同，并根据其严重性以及是否需要再次手术进行了分类。这些并发症有的具有普遍性，有的对所用的假体类型或手术入路具有特异性。另外，各种术前因素也会严重影响并发症的发生率及性质。

与许多外科手术一样，并发症可分为术中并发症及术后并发症，术后并发症又可分为早期及晚期并发症。表39-1按照这种分类列出了各种并发症，都是按发生率向梅奥诊所报道的或是在诊所实际发生的并发症。

骨折

关于肘关节部位的术中骨折或假体周围骨折的文献报道一般都很少[1,3,24,43]。这种骨折的分类方法与膝关节假体周围骨折类似，主要根据骨折部位、骨质量及假体固定情况作为分类依据，如下所示[43]：

Ⅰ.骨折部位：

A.关节周围：肱骨髁间、上髁，尺骨鹰嘴、冠突；

B.肱骨干：假体柄周围或尖部；

C.肱骨干：超过假体尖部。

Ⅱ.假体情况及骨质量：

A.假体固定好，骨质量好；

B.假体松动，骨质量好；

C.严重骨缺损或骨质溶解。

术中骨折常累及肱骨髁(图39-1A)。其主要原因是皮质变薄以及切骨后在上髁及骨干之间尚留下的骨嵴太薄。由于切骨造成的形状改变，而使此部位应力增加。一些假体可能留有棱角，而另一些假体外形是圆的。此外如果上髁间可供假体植入的空间太窄，在假体插入时便会发生上髁骨折。

肱骨假体插入时也可发生肱骨干骨折。发生这种骨折的一个原因是骨水泥限制器放置过紧(见图39-1B)，另一个原因是假体太紧或假体形状与髓腔不一致。这种骨折通常只引起移位很小的皮质开裂，可以用环扎钢丝来处理。需注意拧钢丝时及钢丝尾端要避开桡神经或尺神经(见图39-1B)。因为假体近端皮质形态的改变，可在假体柄尖部发生骨折。有时需对假体塑形以避免假体尖部骨折(见图39-1C)。肱骨干骨折常引起移位，需要用钢板和(或)移植骨块进行内固定，并进行螺钉固定和环扎缝合。有时可联合应用以上技术。

术中鹰嘴假体周围骨折比较常见，但尺骨干骨折不像肱骨干骨折那样常见。风湿病患者有骨挫或假体柄从皮下或尺骨内侧穿出的危险。尺骨近端桡偏时，使用长柄尺骨假体常会发生这类骨折。这主要是因为肱二头肌结节长期撞击尺骨，导致髓腔前部皮质再塑形所致(见图39-1D)。此类骨折可在术中采用环扎缝回来处理，并用移植股块来对此区域减负。

假体位置不正确

与其他假体一样，肘关节假体安放位置不当也是可能的。肱骨干假体会有轻微位置不当(外翻、内翻或旋转)，这些失调会导致肘关节功能动力学改变[27,28]。尺骨假体位置不当几乎都是旋转错位，可导致假体不稳定或假体磨损[49]。如果将假体柄放置于骨干外，则会产生严重的假体错位(图39-2A,B)。如果把肱骨假体放在肱骨外面，常需要行翻修术。假体可能稳定也可能不稳定，但决定其是否需要翻修主要取决于假体能否在其位置上发挥功能。

尺神经损伤

文献报道的尺神经损伤在性质及发病率方面差别极大[37,40,51]。早期有关尺神经损伤的文献报道，虽然关注的主要是手术入路[31,50]，但促使人们将找出和游

表 39-1 全肘关节成形术后并发症

术中
骨折
假体位置不好
尺神经损伤
术后早期
伤口形成腐肉或坏死
不稳定
感染
肱三头肌缺损
术后晚期
不稳定
肱三头肌缺损
感染
假体周围骨折
松动
衬垫磨损
骨质溶解
假体部分或全部分解
假体断裂

离尺神经然后再前移作为常规方式。此方法的优点是能大大减少尺神经术中受压或术后隔夹在新关节内的可能性。但有可能发生医源性并发症,可能发生尺神经撕裂伤,其在翻修术中最为常见。依据此前曾进行过再次手术的肘部尺神经的潜在病例改变情况,应遵循以下两个原则:①不能依据前一次手术来认定尺神经的位置,不管此前尺神经是否转移;②尺神经在从近段向远端的走行方向上可能突然出现"Z"形或"S" 形改变,使其在手术显露时有被误切的可能(图 39-3)。

轻度一过性尺神经麻痹很常见, 可按预期方法处理。对于完全性尺神经损伤,如果术中发现尺神经结构完整且外观未被毁坏,可通过观察进行处理。尺神经有结构性损伤者可通过再次探查随行处理。

术后并发症

术后早期并发症

伤口愈合

肘关节手术入路过去曾有很大变化,而且不同的医院之间也会有所不同。我一般采用通用的后侧皮肤切口[42]。此切口可显露肘关节的内外侧。通过此入路可以很方便地探查和转移尺神经。此手术入路的主要并发症是可能形成部分或完全性伤口腐肉或坏死(图 39-4)。全肘关节成形术一般不会形成严重的伤口腐肉,但在有严重创伤或在对严重创伤后缺损进行重建时很可能出现。术后会发生肿胀导致血供减少,因此需要移植皮瓣。如果全层皮瓣取至深筋膜,仔细处理好软组织,更重要的是如果将术后肿胀减到最轻,便可以大大减少坏死发生。通过以下方法能有效地防止坏死的发生:①确保手术过程中持续止血;②术后保持患肢伸直抬高,置于 Jones 加垫绷带或冷疗器械内,直到严重肿胀的急性危险期过后,通常要经过大约 36 小时,时间长短取决于分质手术状况。如果肿胀的可能性大或者软组织已受到损伤,甚至可以将上肢保持在此位置 5 天或更长。

关节不稳定

目前使用的全肘关节假体有两大类,即链接式[2,16,20,21]和非链接式(即所谓表面置换假体)[1,3,8,10,14,30,32]。关节不稳定的病因学因素包括植入物的设计、手术入路、医师、患者及术后处理。非链接式假体的关节几何形状所固有的稳定性,不可能再现正常肘关节所提供的稳定性,任何肘关节假体设计都必须复制或者(如果不能复制)补偿肘关节的旋转轴和肱骨与尺骨的外翻偏角。必须按能复制的方式进行骨准备,以便使假体的最终位置及方向正确无误。对髋及膝关节手术,此类器械已有很大进步, 但用于肘关节置换的此类器械尚严重缺乏。许多假体是经外侧手术入路插入的,外侧副韧带松弛或未修复会导致肘关节后外侧旋转和内翻不稳定[44,45]。实验室经验表明,尺骨假体对线不好会限制肘关节活动或导致半脱位[49]。肘关节周围有明显骨缺损、韧带缺损或肌腱缺损的患者,全肘关节成形术后容易出现肘关节不稳[13]。患者防止肘关节术后承受不平衡作用力的能力可能受损。最担心的是,肘关节每次在非垂直平面活动时, 肘关节会受到重复性的内翻应力。肘关节成形术后不稳定的治疗主要取决于病理解剖以及与置换的时间关系。无链接肘关节假体置换术后早期的半脱位或脱位, 可以进行闭合复位以及制动,但若发生在后期则没什么效果[34]。无链接全肘关节成形术后,如果假体定位正确,出现慢性或复发性不稳定,则是韧带重建并矫正肘关节周围三头肌和其他肌腱愈后缺损的指征[4]。定位不好的假体会引起软组织平衡异常肘关节运行轨道异常, 因此需要行翻修术。不幸的是矫正往往不成功,而需改行链接或全肘

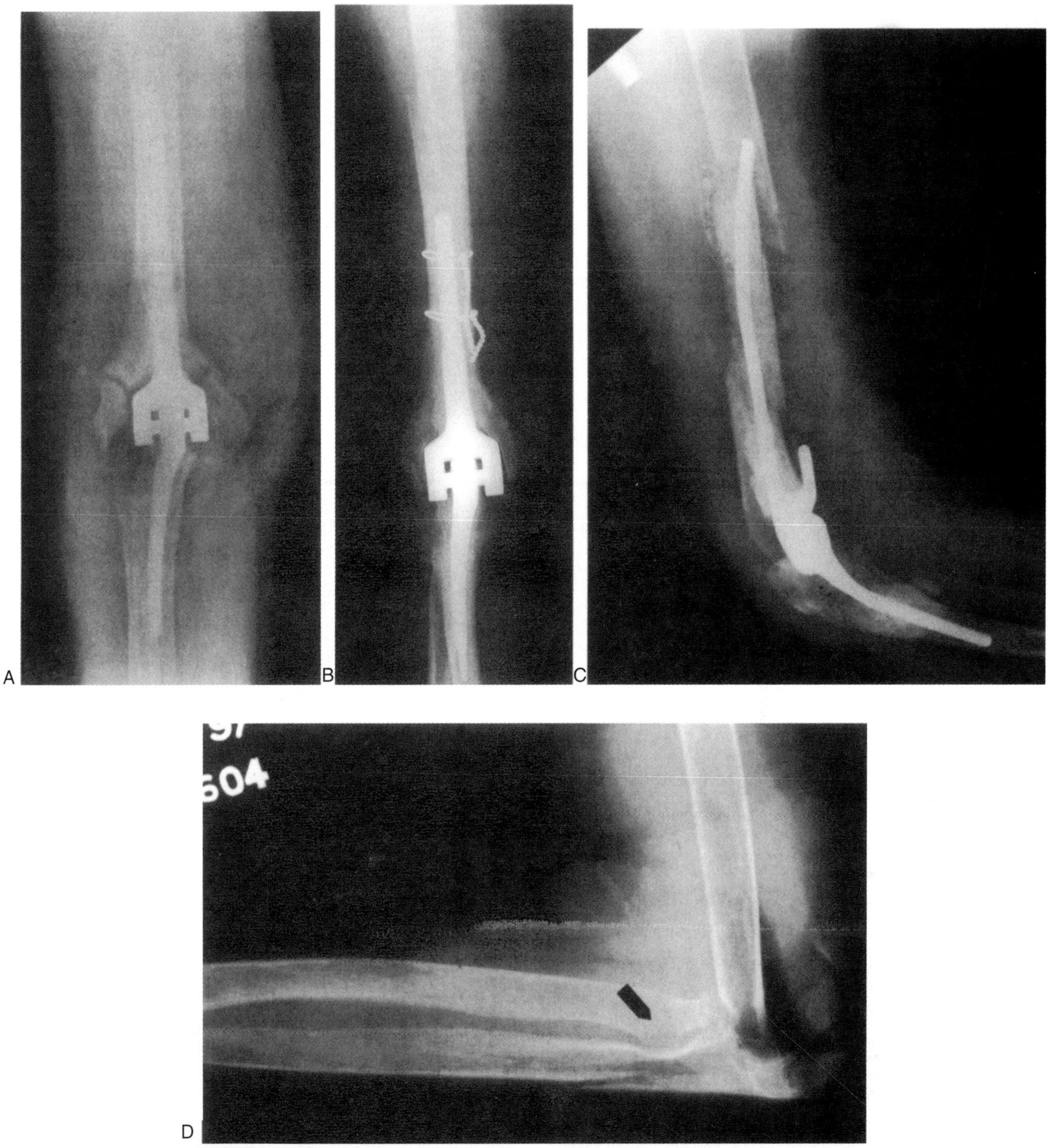

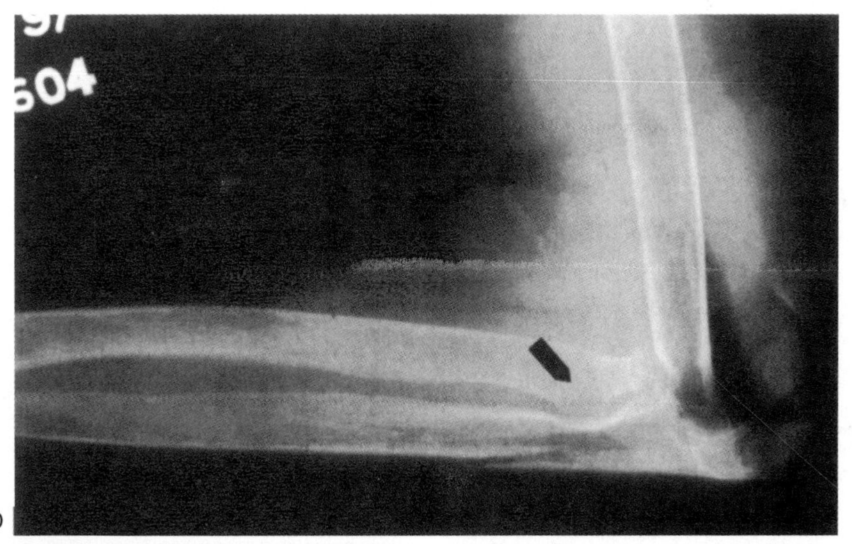

图 39–1　肱骨和尺骨假体周围骨折可根据骨折部位[(A)关节周围,(B)骨干周围或假体柄尖部,(C)超过假体尖的骨干]以及骨质量和假体柄情况(D)进行分类。

关节成形术[48]。如果导致患者肘关节不稳定有多种因素,例如既有软组织缺损,又有骨缺损和假体定位不好,应考虑对全肘关节成形术进行翻修。可以预计,未来的全肘关节成形术在手术器械方面会有很大的改进,包括切骨和对位器具假体设计的固有特征必须使患者有一定范围的活动量及稳定性。最后也是最为重要的是,必须通过正确选择假体、正确插入假体内,平衡软组织张力来消除任何不平衡作用,无论采用链接假体还是非链接假体,均应如此。我们必须记住:导致可分离假体不平衡的作用力,也可引起不允许分离假

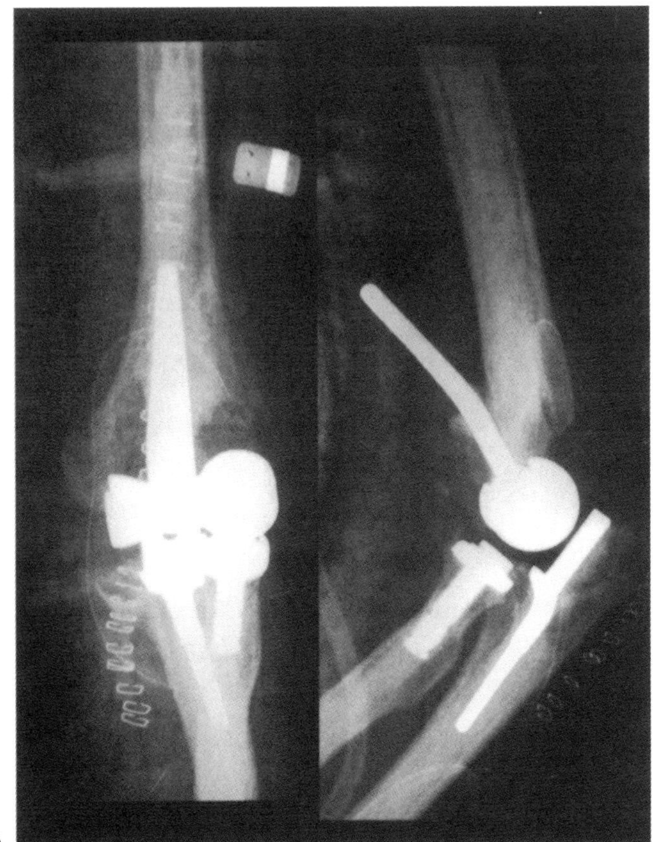

A

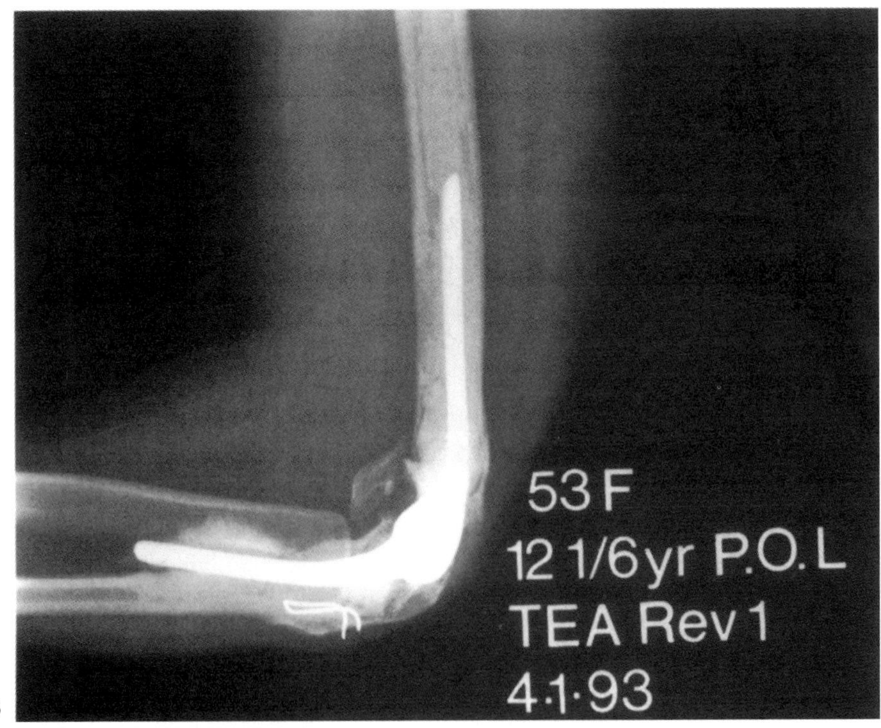

B

图 39-2 假体位置不当。图中所示假体全部(A)或部分(B)插在髓腔外。如果部分伸出的假体柄可靠固定在原位，如(B)所示，则不必在术中进行翻修。此例位置不当的尺骨假体植入 12 年后的功能仍良好。

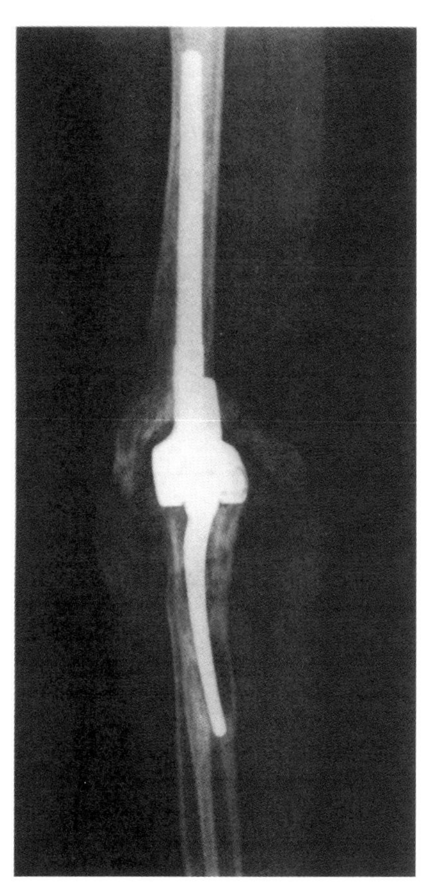

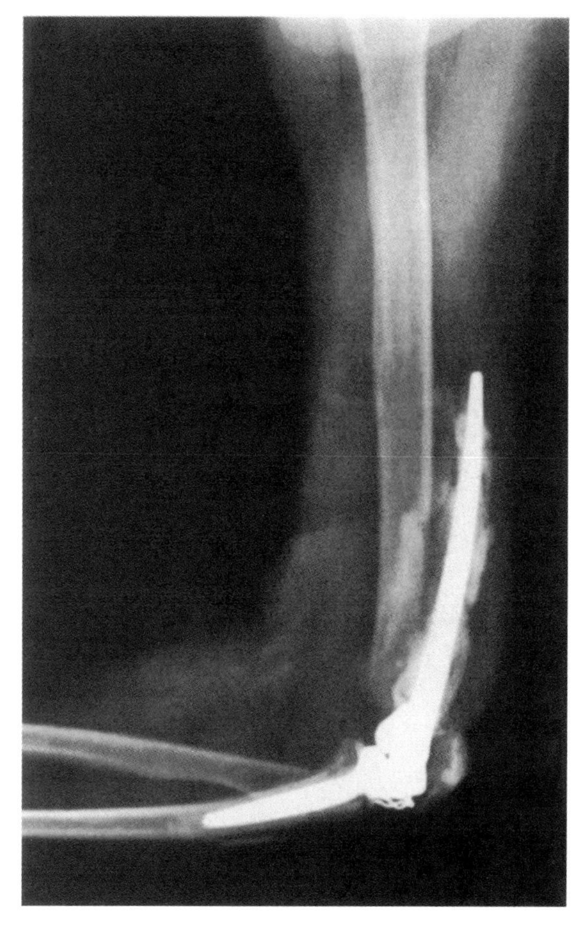

图 39-8　肱骨假体周围骨折。后期假体周围骨折可为创伤性或病理性。(A) A 型肱骨内髁关节周围骨折。此骨折也可能是由于骨质量差,因指总屈肌旋前肌(或外侧的指总伸肌腱)腱牵拉造成的疲劳骨折。(B)肱骨假体柄周围的 B 型骨折图。(待续)

节会连枷,并且无功能。

肱骨干在假体柄周围或其尖部发生骨折(B 型)(图 39-8B~D),大多由于外伤或者因假体松动或假体周围骨吸收引起的病理骨折所致。依据骨质量以及病因的不同,治疗方法不尽相同,但通常需要切开复位和钢丝环札内固定,可辅助使用同种异体骨移植或钢板固定。如果手术中在假体插入前发生骨折,可在复位后使用一加长柄(通过骨折处以获得稳定)的假体。如果不可能,或者假体柄长度不适合,则用钢板固定。

如果假体柄固定可靠,骨折常位于假体柄尖部(B1 型)。这种骨折可采用切开复位内固定进行治疗。

假体柄松动常同时存在骨溶解,骨折常发生于假体柄周围(B2 型及 B3 型)。此种骨折通常需行翻修术。翻修方法和结果将在第 40 章讨论,但此种手术常比较困难。术者需有一定技巧及特殊工具,才可从狭小的髓腔内取出骨水泥,还要熟悉上肢各平面的神经解剖,有可供移植的同种异体肱骨和可供选择的假体范围。偶尔还需要沿假体外侧从后方放置并要有钢板进行内固定。如果骨溶解严重,则需要进行植骨。

假体柄尖部的以远骨折(C 型)可成为常规的肱骨干骨折,可通过制动及功能支具进行治疗。

尺骨假体周围骨折

尺骨假体关节周围骨折(A 型)常见部位是鹰嘴,冠突骨折不多见。鹰嘴骨折可能是需要行全肘关节成形术的第二大常见骨折。类风湿性关节炎患者,由于尺骨半月切迹的侵离性而变薄,特别容易发生术中尺骨鹰嘴骨折,而且大多在进行关节术前已有骨折。术后可因为三头肌强力收缩而发生骨折或发生应力性骨折。在后一种病例中,尺骨通常较细,而且没有假体或骨水泥支撑。肘关节的力臂长,再加上三头肌的弯曲力短臂,常可导致尺骨疲劳骨折(图 39-9C)。

尺骨骨折的治疗主要取决于骨折块是否有移位。

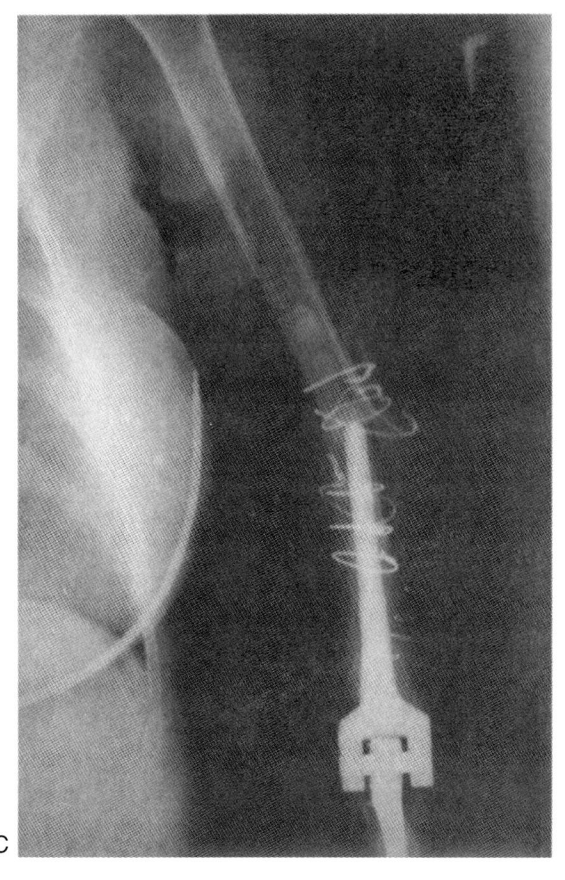

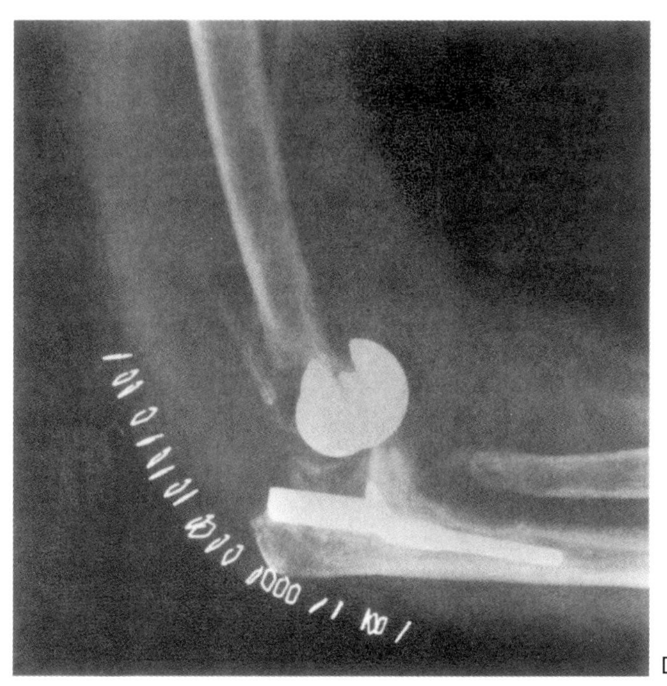

图 39-8(续) (C)肱骨假体柄尖部B型骨折，行同种异体骨移植治疗失败。(D)无柄肱骨假体的特殊骨折。由于此种并发症经常发生因而已不再使用这种假肢。

如果没有移位，则制动一段时间即可，会形成稳定的纤维性不愈合。如果骨折移位明显，三头肌肌力会减弱，而且需行切开复位。如果尺骨较细，只需复位后通过尺骨上的钻孔用粗的不可吸收缝线(5号线)缝合固定即可。如果骨折块较大，则用张力带或钢板进行内固定。但术者必须做好准备，以便处理内植入物引起的伤口并发症。如果骨折无移位，其功能效果与稳定的纤维性骨质愈合相似(G .Mara 来公司发表的资料)。

B1型骨折是指假体柄尖部发生的骨折，假体柄固定牢固。如果骨折有移位，需切开复位内固定(见图39-9D)；如果是无移位的斜行稳定骨折，可通过一定时间的制动进行治疗。横行骨折不愈合概率高。

尺骨假体松动后，假体周围骨折为B2或B3型，通常是由于松动或骨溶解对尺骨造成侵蚀使其局部强度减弱所致(图39-9E,F)。有些患者骨折移位不大，但由于两个原因而需要进行翻修：第一是骨折不易愈合，第二是松动假体持续引起症状，进一步侵害骨内膜。这种骨折的移位机制于骨折相似。从尺骨髓腔取出骨水泥比较困难，通常需采用一种超声波骨水泥取出设备。然后选用加长柄假体穿过骨折处，来稳定骨折。

可利用同种异体移植骨，加线不加嵌塞骨移植，便可用加长柄尺骨假体跨越骨折处进行复位。这种假体可能需要定制，但也可以用半限制性假体。骨破坏严重时可联合采用同种异体移植和假体重连技术。如果骨质量好，可将一块3.5DC加压钢板固定于尺骨背侧来桥接骨折处。可在假体侧面插入螺钉进行单皮质固定。

假体尖部以远发生的尺骨干骨折(C型)，其处理方法与常规尺骨干骨折相同。

假体松动

自从全限制性链接假体出现后，已很少有无菌性假体松动的报道[5,6,14,19,20,25,26,37,38,47,50]；但不论有无链接，假体松动都曾有发生(图39-10及图39-11)。多年来，人们一直都认为无链接假体比有链接假体松动率低，

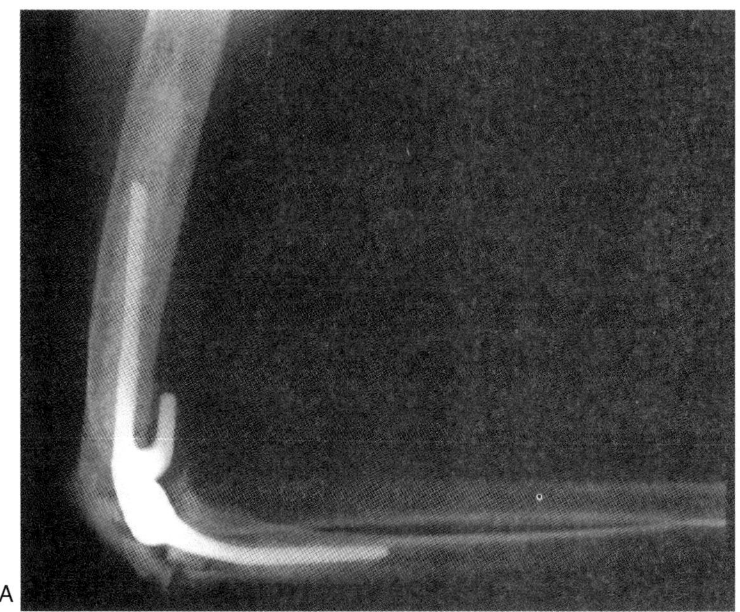

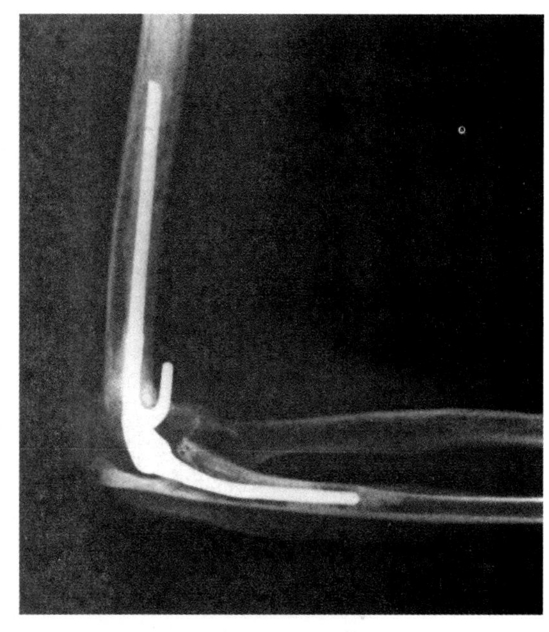

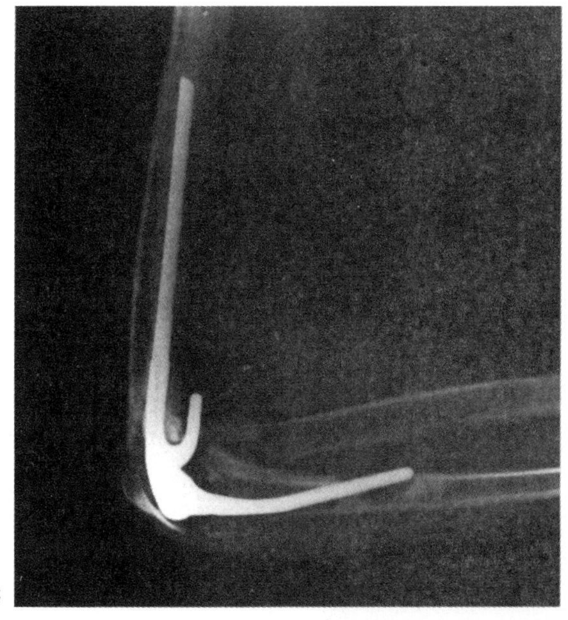

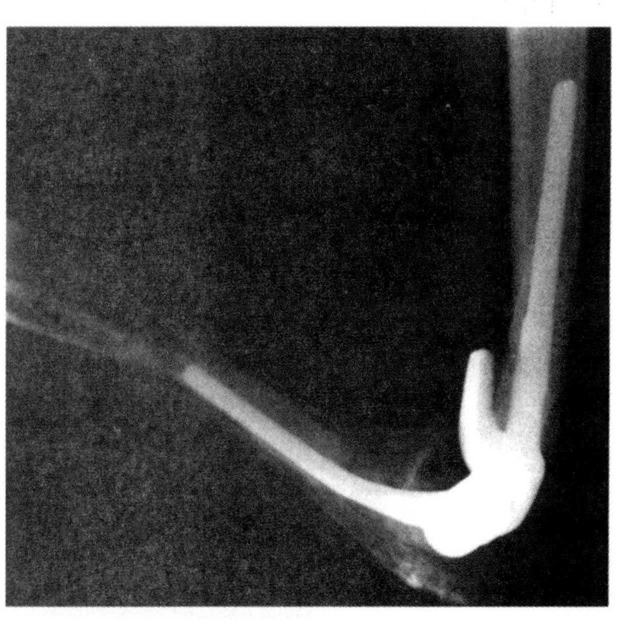

图 39-9　尺骨假体周围骨折。(A)尺骨鹰嘴 A 型关节周围骨折。(B,C)尺骨鹰嘴薄弱无非支撑区的疲劳骨折。(D)尺骨假体柄尖部的 B 型骨折。此患者经非手术治疗未获成功,需进行内固定。(待续)

但是否属实仍存在疑问。使用无链接时,松动在桡骨、尺骨和肱骨假体周围均可发生(见图 39-10A~C)。我的观点是,大多数桡骨假体松动是由于假体的位置或方向不正确所致(见图 39-10A)。

有链接假体的松动率比预计的要低[20,22]。骨水泥技术的提高进一步降低了松动率[7]。自从尺骨假体由钛珠涂层假体改为应用骨水泥预涂层之后,尺骨假体松动率有了明显提高(见图 39-11 及图 39-12)[24]。

在静态片上,尺骨假体活塞样松动可能看不出来。出现活塞样松动的患者,在屈伸肘关节时会感觉到尺骨内有机械磨擦感。肘关节屈曲位及伸直位分别拍片会发现尺骨假体在骨内移位或活塞样移位(见图 39-12A)。

假体机械松动后应尽快进行翻修,否则会因机械摩擦导致骨丢失(见图 39-12B~D)。骨丢失也可因继发于磨损或尺骨假体预涂层的脱离引起的骨涂解所致翻修

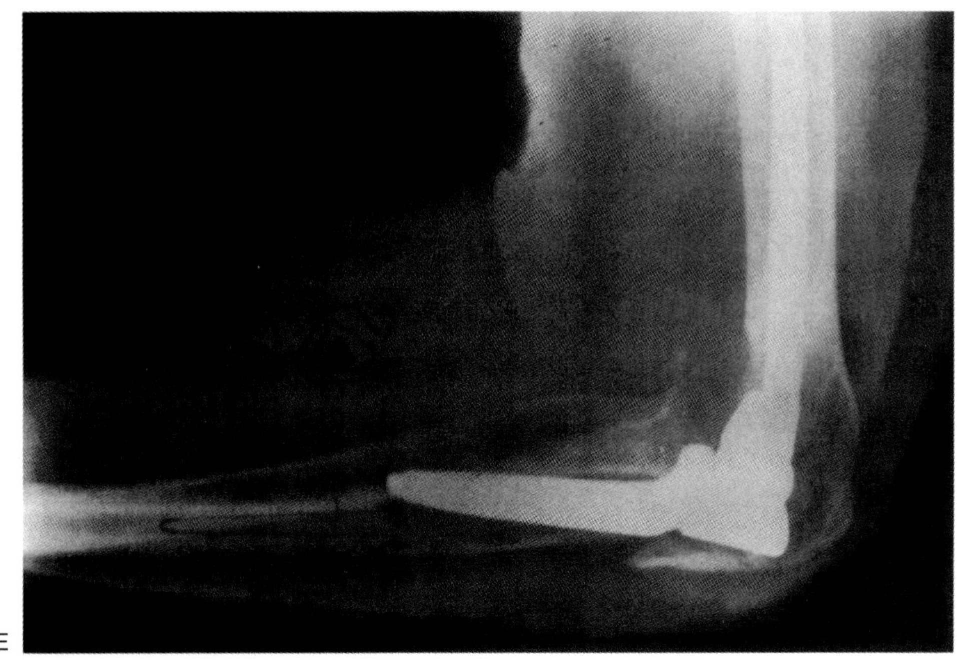

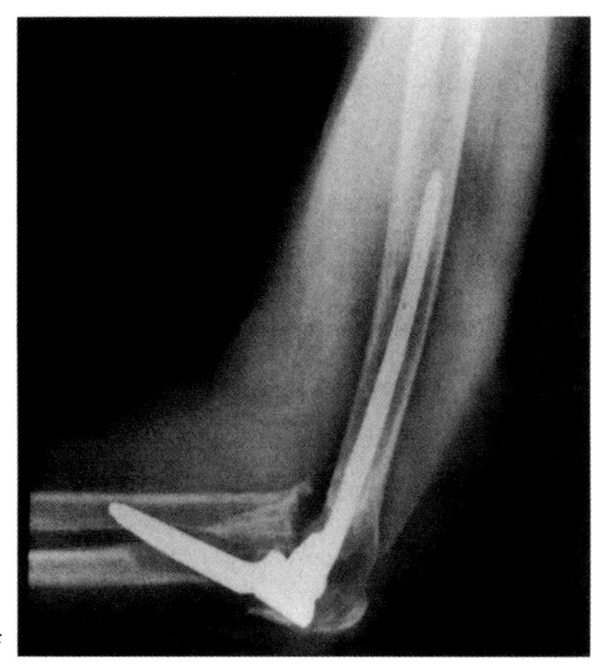

图 39-9(续) (E,F)假体柄周围的B型骨折伴假体松动,需行翻修术以防止进一步移位和骨骼损伤。

技术将在第41章及其他文献[9,11,15,16,18,35,36,41]讨论。

衬垫磨损

对使用Coonrad-Morrey链接全肘关节假体的患者,进行中长期随访所见的主要并发症,都与连接尺骨和肱骨假体的衬垫的磨损有关(图39-13)。尽管这种链接装置的短期功能非常好,但长期磨损却在预料之中。与完整的肘关节相比,聚乙烯假体较薄,因此根据作用于肘关节两端上的内外翻以及旋转应力量的矩臂被大大的减少。

另外,与肘关节置换术相关的衬垫磨损还有生物机械原因,但是由于Coonrad-Morrey假体衬垫更小,磨损率往往更高,作用于肘关节上的轴向负荷近60%是经过肱桡[39]关节传到的,但如果不更换肱桡关节面,则

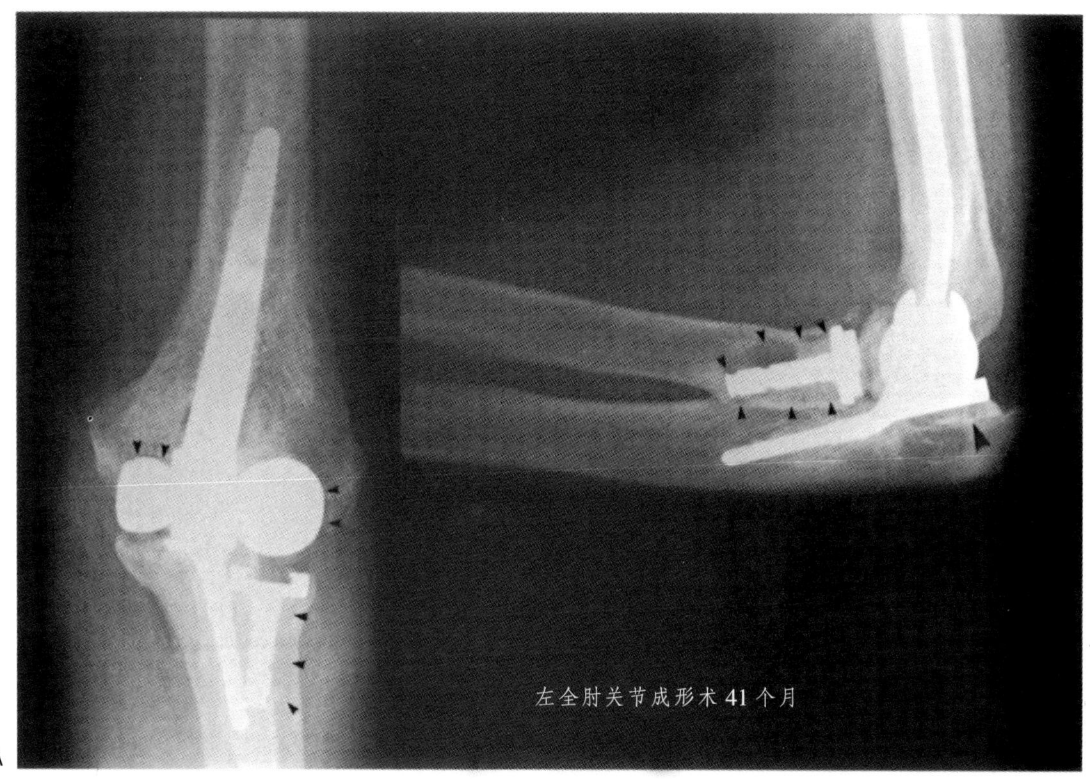

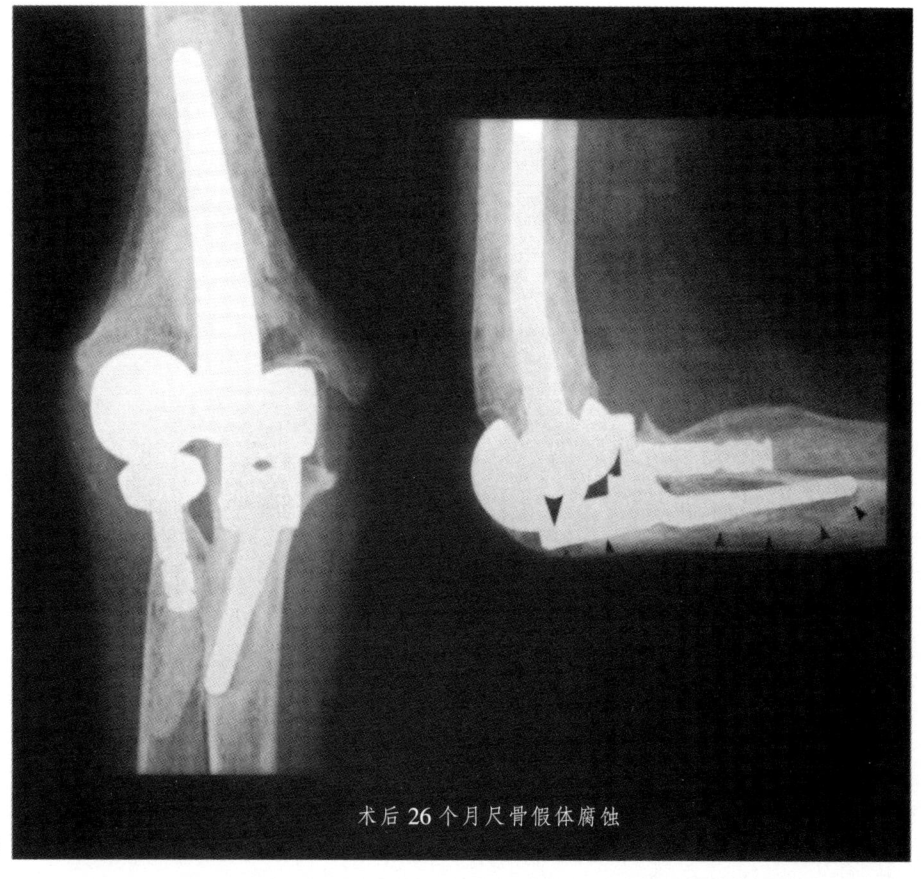

图 39–10　无链接假体周围松动。(A)桡骨假体松动，假体位置不好。(B)尺骨假体松动伴尖部移位，导致骨内膜受损。(待续)

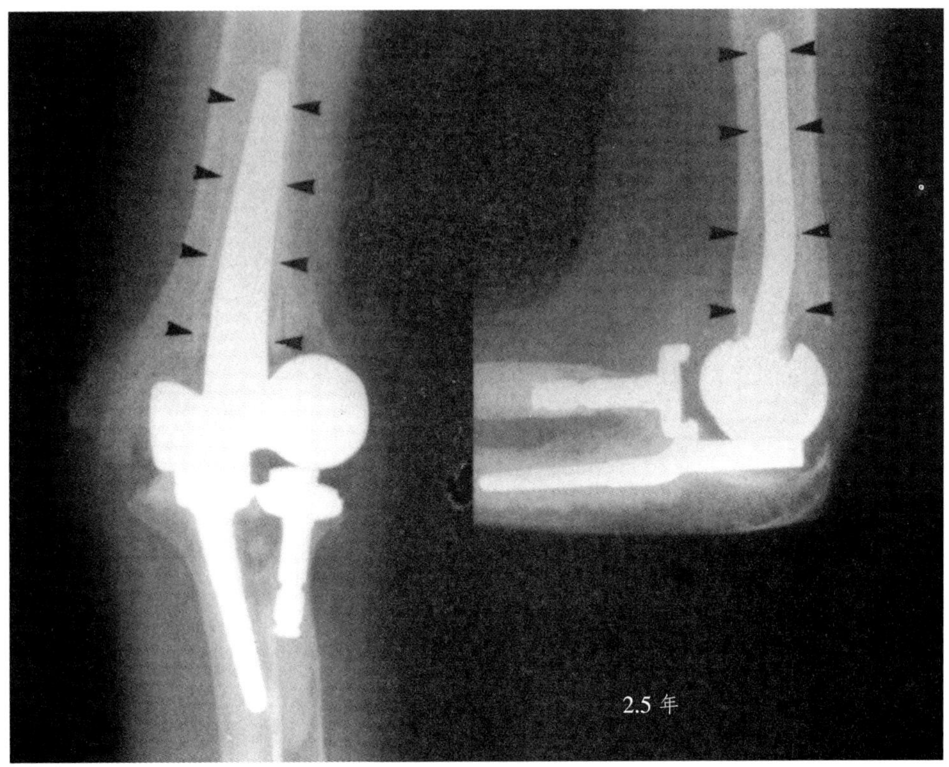

图 39-10(续) (C)肱骨假体松动,可见一完整的透亮线。

此应力必然会传导到尺骨，在轴向负荷作用下会在肘关节下产生明显的外翻扭力(图 39-14)。

假体衬垫磨损的危害在于,它会使患者易于发生骨溶解,此并发症的发生率会随着随访时间的延长而增加(图 39-15 至图 39-17)。这将在下文骨溶解节进行讨论。

骨溶解

像膝关节及髋关节置换术一样,关注最多的是骨溶解,目前已认识到肘关节置换术后也会发生这种

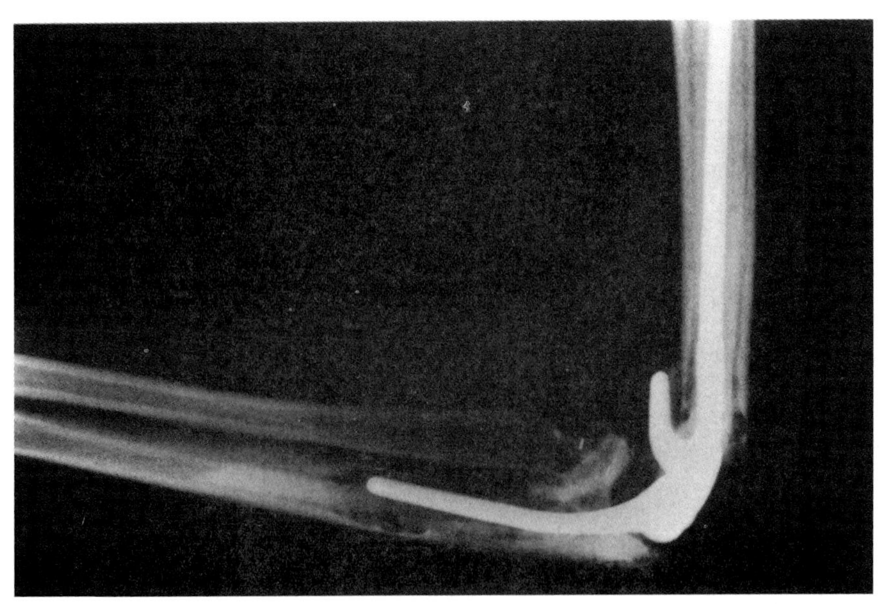

图 39-11 有关 Coonrad-Morrey 链接假体无菌性松动的报道很少,尺骨假体松动似乎与使用 PMMA 预涂层有关。

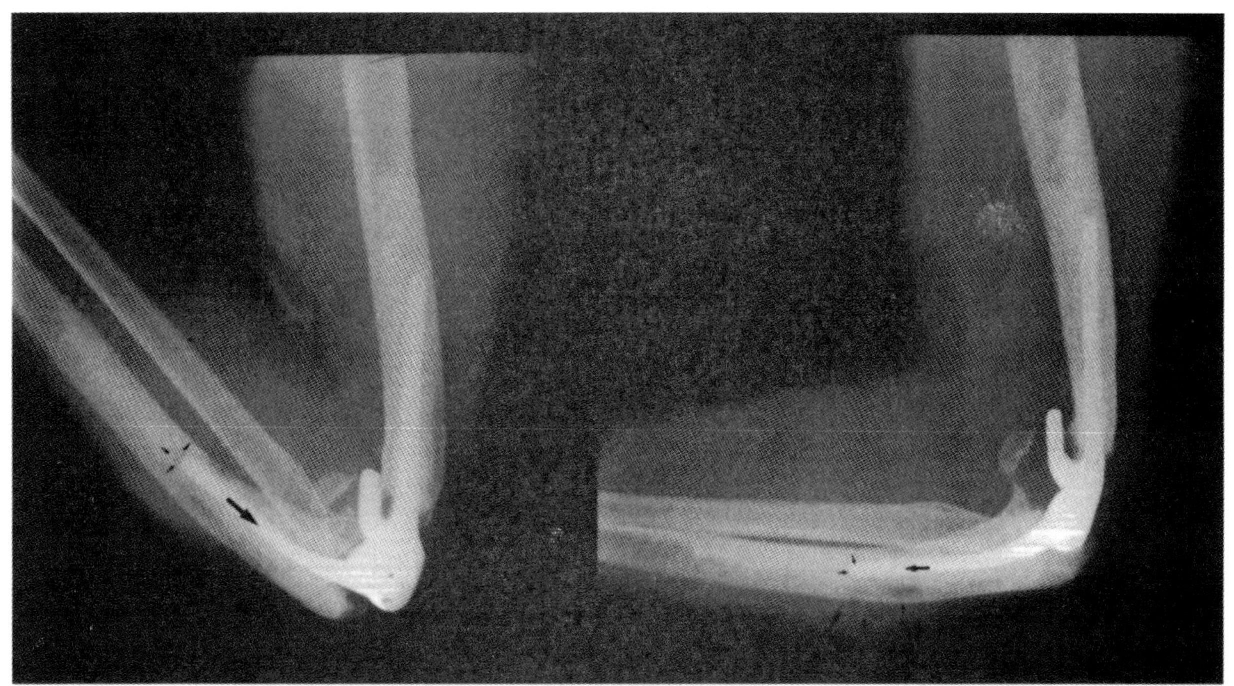

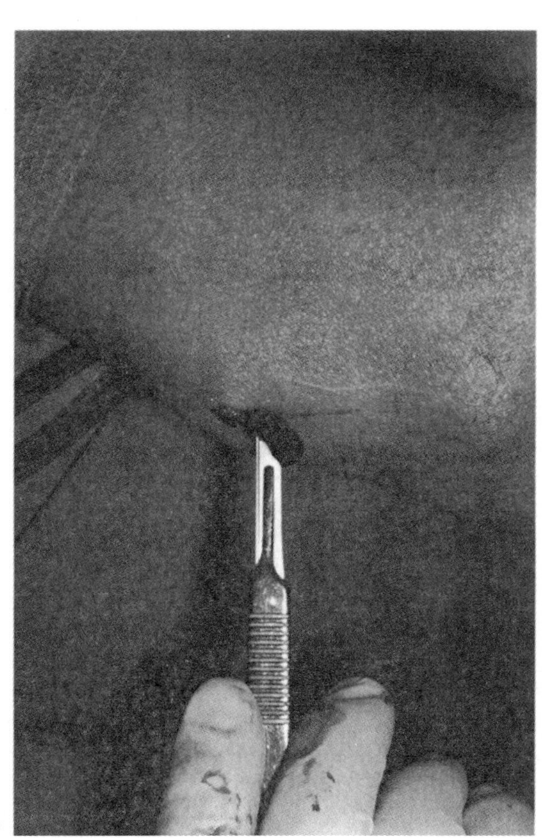

图 39-12　在松动的尺骨假体周围骨吸收明显。(A)患者术后 3 年发生早期远端骨溶解,尺骨假体在骨水泥套内活塞样前后活动。(B)在尺骨假体柄尖部波动部位做切口,流出黑色液体。(待续)

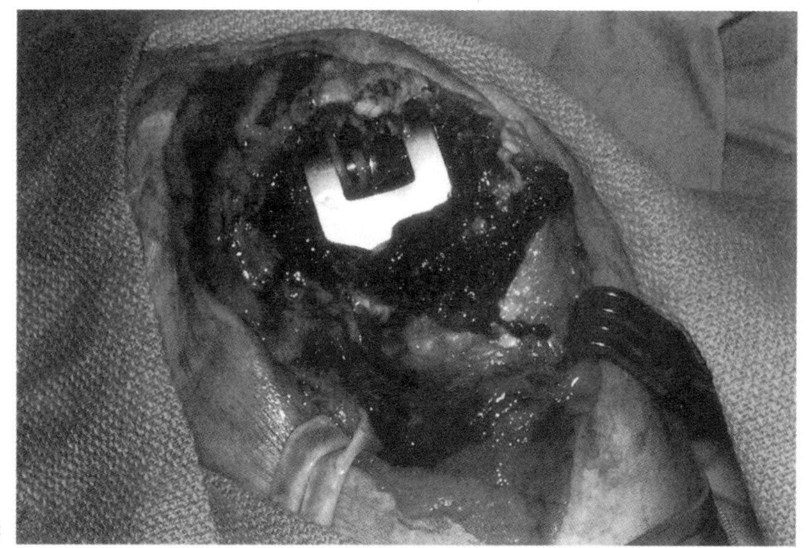
C

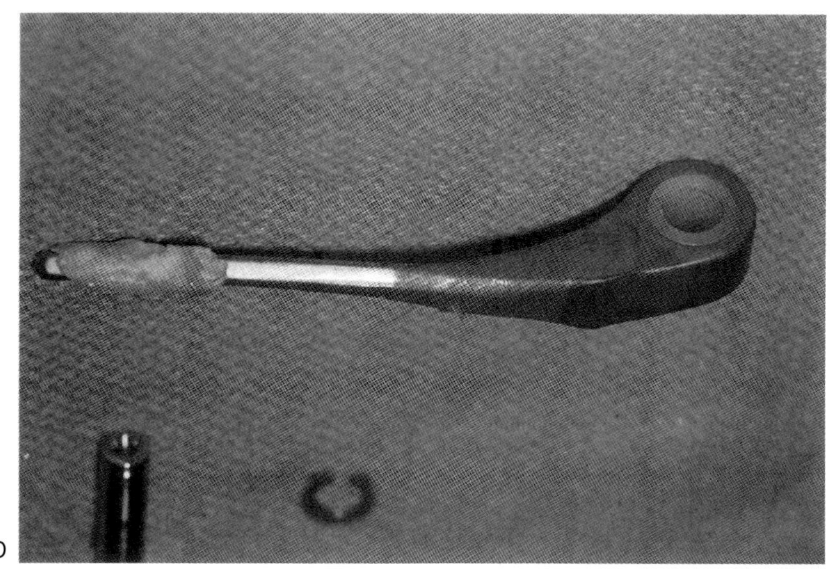
D

图 39-12(续) (C)关节切开后显示有黑色钛颗粒状碎屑。(D)尺骨假体上的 PMMA 预涂层仅使用了 3 年就已磨光,目前已不再推荐使用这种预涂层。

并发症。随着随访时间的延长,骨溶解的病例增加。大体有两种类型骨溶解。第一种:如上所述似乎是 Coonrad-Morrey 尺骨假体使用聚甲基丙烯酸甲醇(PMMA)预涂层的特有(见图 39-12)。假体周围骨溶解可发生于假体头部、中间或近端。但假体尖部骨溶解是一种特殊形式,是这种假体特有的,已在 Hildebrand 等的回顾性文献中进行了描述[24]。目前既不被推荐也不应再使用 PMMA 预涂层。

更加引起人们关注的骨溶解是继发于的关节周围骨溶解,它会累及尺骨近端和(或)肱骨远端,(图 39-15A~F)。一旦聚乙烯衬垫磨损严重,便会发生金属碰撞金属,钛假体上脱落的颗粒碎屑会引起严重的反应,从而出现骨侵蚀及组织黑染(见图 39-15C~F)。此种颗粒碎屑可引起剧烈反应,不仅令酶性消化关节周围骨质而且会沿假体扩散(见图 39-16 及图 39-17)。骨破坏往往很广泛,以至提示可能有感染,骨扫描也与感染时所见类似(见图 39-17B)。

各种假体设计都会发生骨溶解,包括无链接的表面置换假体(图 39-18)。在这些病例中,骨溶解通常与聚乙烯假体的磨损有关(图 39-18B)。如果没有金属直接接触,磨损碎屑的组织反应是苍白色而不是黑色(见图 39-18B)。

对进展性骨溶解需行翻修术，以防止广泛骨缺失这种潜在并发症导致假体周围骨折（见上文有关假体周围骨折的讨论）或假体折断（见后面有关假体折断的讨论）。所有可导致骨溶解的物质必须被清除，这需要大面积切开软组织。磨损颗粒扩散范围可超过骨吸收的区域，甚至可扩散到神经周围以及皮肤（见图 39-15B）。翻修时必须彻底清除骨溶解物质，防止发生酶解反应。导致进行性骨溶解。如果骨破坏严重，需进行嵌塞植骨。我对这项技术的早期结果很满意。

假体分离

链接假体的设计是要克服非链接假体的不稳定问题。但不论链接假体怎样设计，理论上或实际上仍然有分离的可能。紧扣式假体可因应力太大或在聚乙烯磨损期之后使紧扣配合而分离。Pritchard Mark Ⅱ 型之类的假体，主要靠聚乙烯进行链接，如果聚乙烯失效，则会出现灾难性假体分离[33,52]。Coonrad-Morrey 假体在关节两端有一插销栓，因此目前尚无完全分离的报道，但用于固定销栓的 C 形环曾发现有分离（图 39-19）。我的无对照经验是，这种分离常见于关节周围骨溶解时，更常见于在肱骨远端骨折或骨不连接后统用这种假体时。

假体折断

可发生假体折断，通常累及尺骨或肱骨假体柄。除了一种型号的 Kudo 假体容易在假体柄及关节结合部发生折断外，带有短髓内柄的表面重建非链接假体设计往往不易发生折断[29]。梅奥诊所的经验以及 Schneeberger 等[49]的报道表明，尺骨柄折断比较常见。尺骨柄折断的常见部位是近端有珠状涂层的部位（图 39-20）。以往曾认为折断部位与加工过程中使用珠状涂层有关。但我发现，如果远端柄固定良好近端就有骨溶解，假体折断正好发生在两者结合处（图 39-20A）。我认为，尺骨假体折断的主要原因是，关节两端的负荷不平衡使假体两端的应力异常，从而导致假体疲劳性失效（见图 39-14）。这种不平衡负荷导致衬垫磨损及随后的骨溶解，应力集中作用于尺骨假体柄的近端。如果不平衡负荷相当大，那么在将假体植入术前已失衡的肘部而且还存在对位不良时，尺骨假体就容易发生折断。此种病情演变过程已被发现（图 39-21）。

本章作者对此有不同看法。现发现假体折断后由于断面间的摩擦导致骨溶解加重。

肱骨假体折断不常见。我有两个在假体柄下断发生肱骨假体折断的病例，一个是我的患者；另一个是转诊来的。两者都是假体近端固定牢固而远端局部发生骨吸收导致的疲劳性失效（图 39-22）。

治疗假体折断需行假体翻修术。取出固定牢固的那部分假体时，需用小钻头在假体周围磨削。在一例青少年型类风湿性关节炎患者中，由于没有足够的空间在假体柄周围进行加工处理，导致取出假体异常困难。最终是通过在柄尖端开窗，放置好专用器械把假体柄打出的。消除潜在的病因至关重要。对于肘关节严重不平衡的病例，可使用一种定制的三翼特殊（Triphalange Outrigger）假体，但因随访期有限，尚不能证实是否使用可靠。

小结

全肘关节成形术后并发症比较常见且形式多样。幸运的是，许多并发症并不影响最终结果，多数并发症可通过翻修术校正。但医师必须做好处理各种并发症的准备。

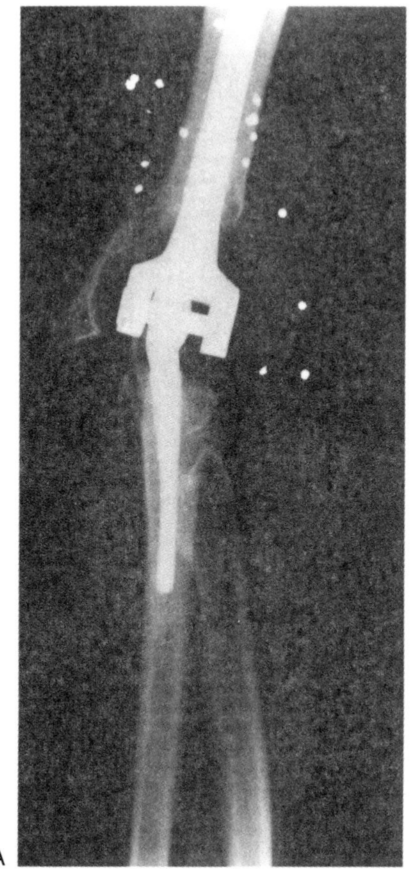

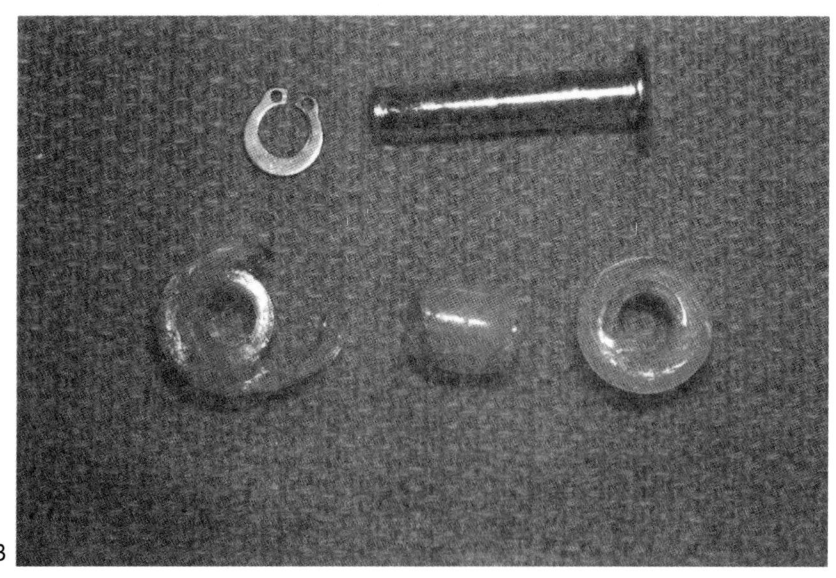

图 39-13 衬垫磨损是 Coonrad-Morrey 链接式假体的一种潜在的长期并发症。(A)X 线片显示尺骨假体与肱骨假体之间的距离不对称,提示聚乙烯衬垫磨损。在肱骨远端骨丢失的患者更为常见。(B)衬垫磨损不对称,而且在某些部位,塑料已被磨穿。必须在磨损到金属碰金属之前就更换衬垫。

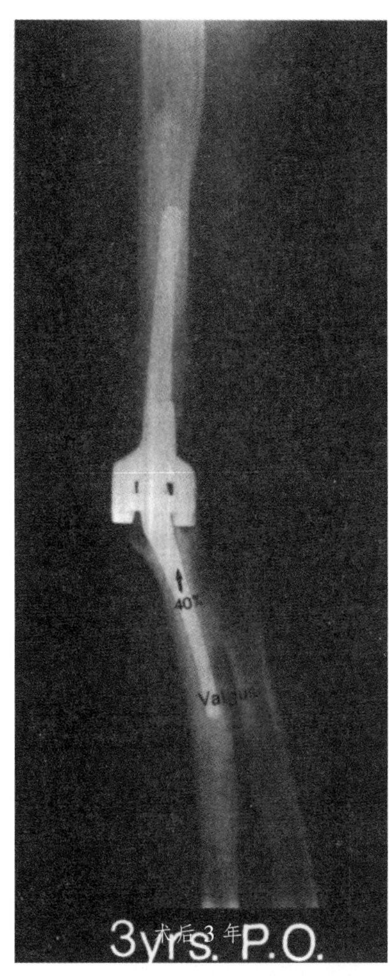

图 39-14　肱桡关节切除后，作用于肘关节上的轴向外翻力是丢失平衡偏向外翻。如果通过衬垫的力矩臂较短，其支撑应力会大大增加，使衬垫易于磨损，尤其是肱骨远端骨切除后。关节周围缺乏软组织支撑的患者更容易发生。

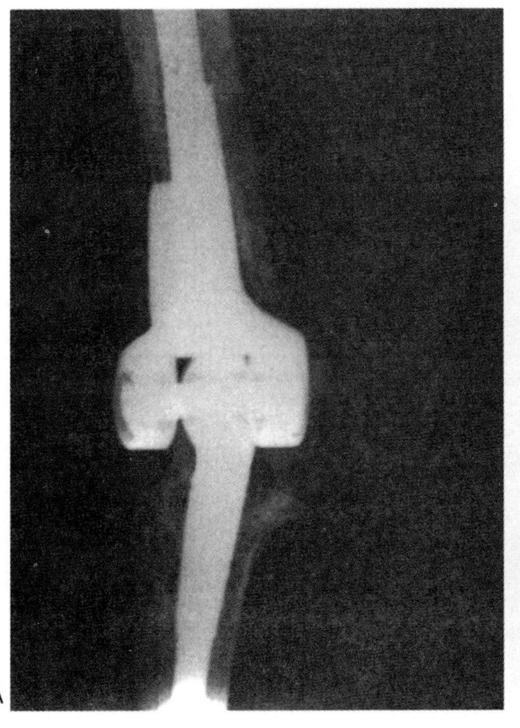
A

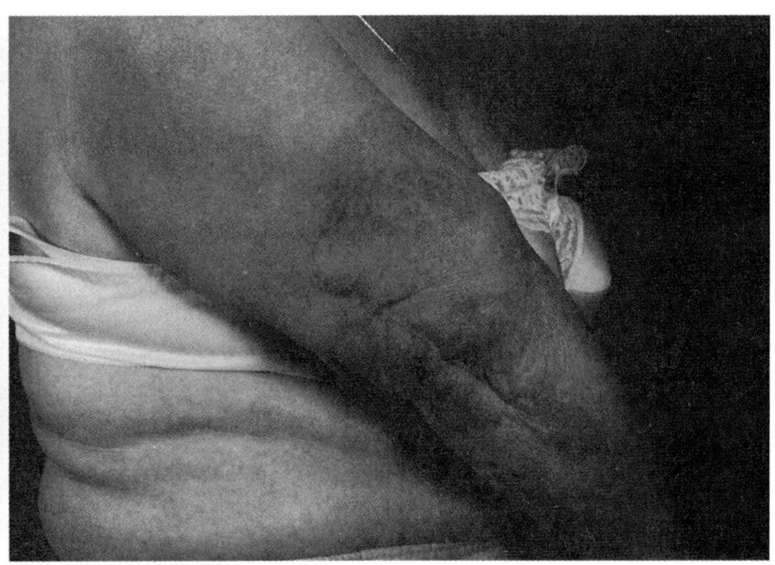
B

图 39-15　需长期关注的主要并发症是骨溶解。(A)关节周围区域广泛骨吸收。(B)黑染已扩散到皮下组织。(待续)

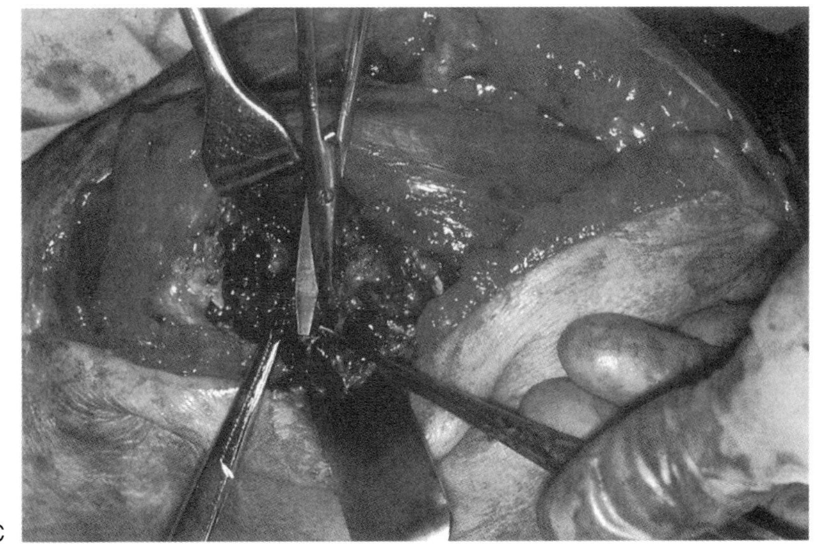
C

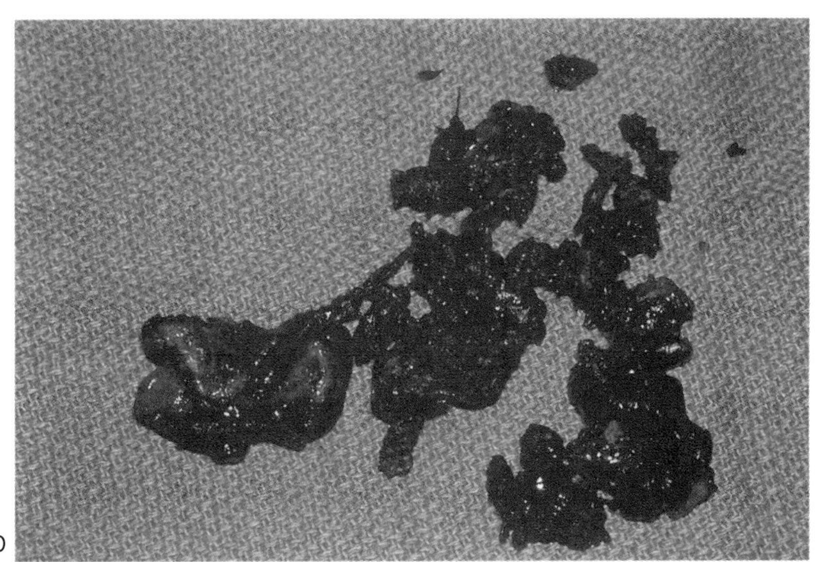
D

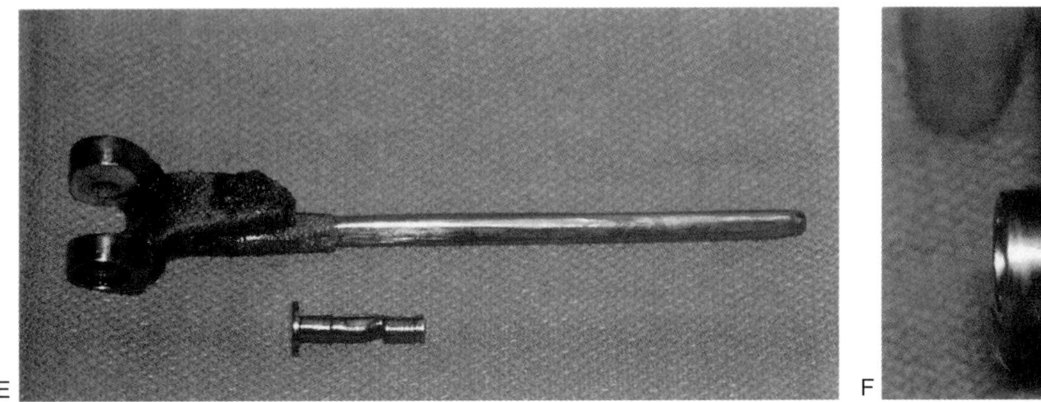
E

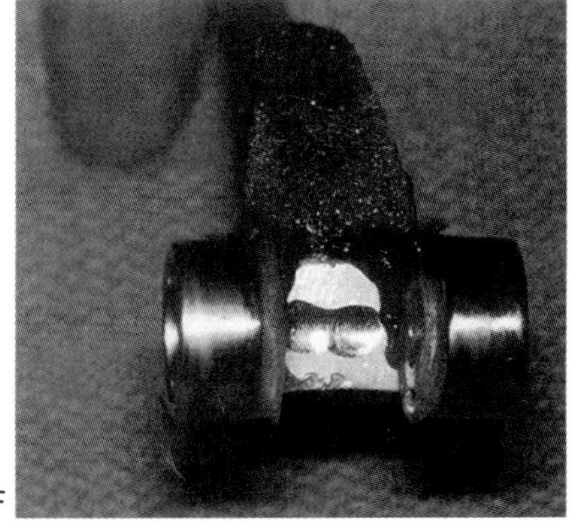
F

图 39-15(续) (C,D)关节切开后可见大量黑色的钛磨损碎粒。(E,F)衬垫不对称磨损使金属栓(早起假体中它是钛制的,20世纪90年代早起改为钴铬合金的)受到收到侵蚀。衬垫磨损后导致尺骨假体与肱骨假体之间发生金属接触,开始出现钛碎屑反应。

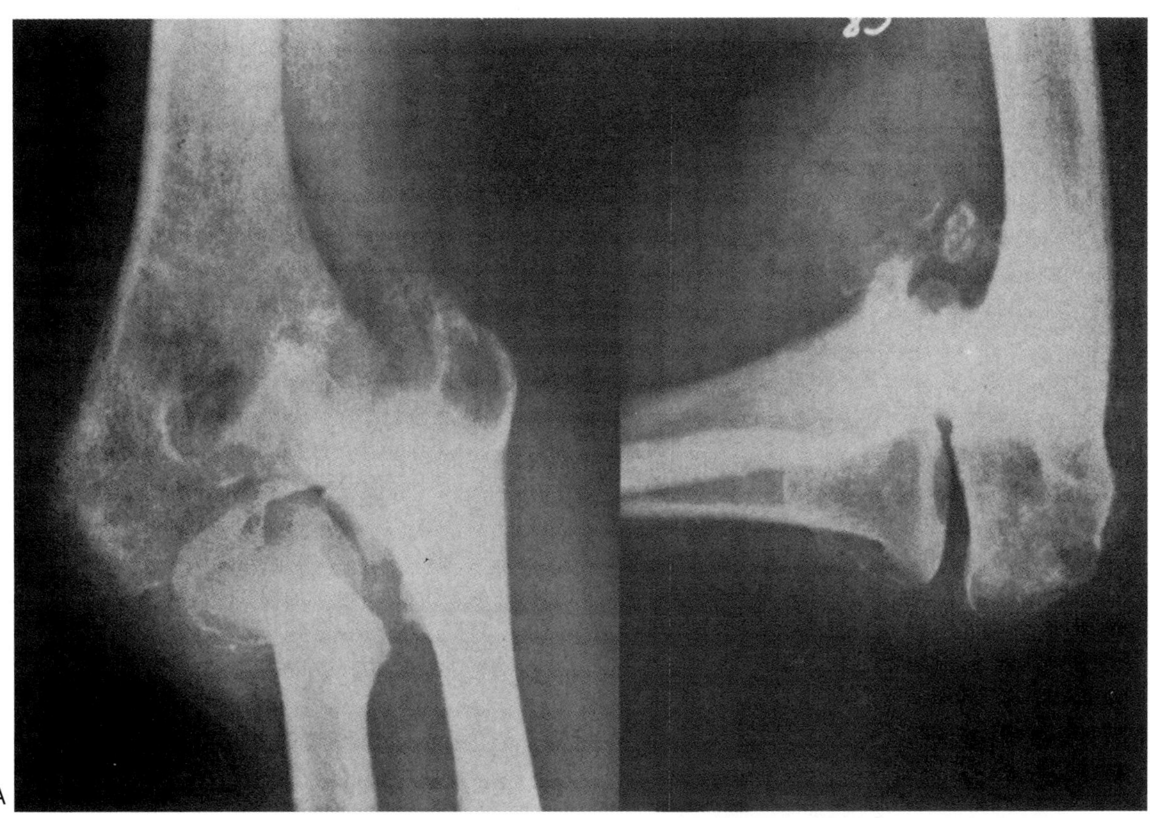

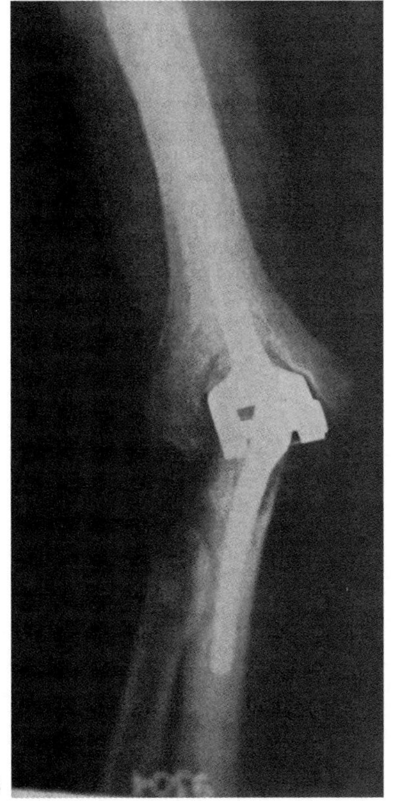

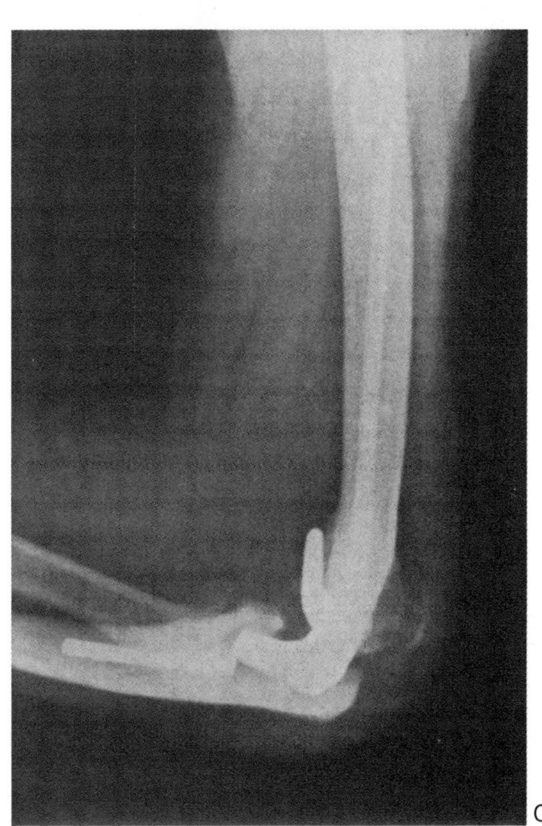

图 39–21　对线不良患者发生的尺骨假折断。(A)术前 X 线片显示对线很差。(B)持续不平衡力作用于肘关节，导致衬垫磨损不对称(可见尺骨假体和肱骨假体之间的间隙不均等)。(C)近端骨溶解，而远端柄固定可靠，由于疲劳性失效导致尺骨假体折断。本章作者对此有不同看法。现发现假体折断后由于断面间摩擦导致骨溶解加重。

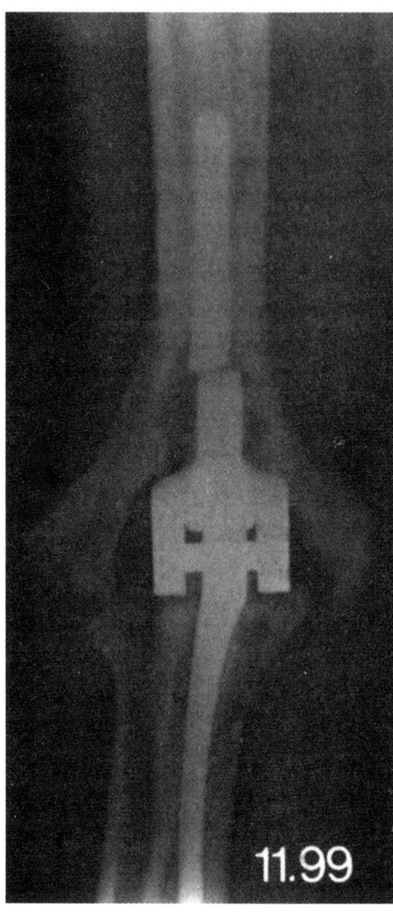

图 39–22 肱骨假体在固定可靠的近端和远端骨溶解区之间的结合部发生疲劳性折断。

（李明新 译 李世民 校）

参考文献

1. Allieu Y, Meyer zu Reckendorf G, Daude O: Long-term results of unconstrained Roper-Tuke total elbow arthroplasty in patients with rheumatoid arthritis. J Shoulder Elbow Surg 7:560–564, 1998.
2. Baksi DP: Sloppy hinge prosthetic elbow replacement for post-traumatic ankylosis or instability. J Bone Joint Surg Br 80:614–619, 1998.
3. Brumfield RH, Kuschner SH, Gellman H, et al: Total elbow arthroplasty. J Arthroplasty 5:359–363, 1990.
4. Chiodo CP, Terry CL, Koris MJ: Reconstruction of the medial collateral ligament with flexor carpi radialis tendon graft for instability after capitellocondylar total elbow arthroplasty. J Shoulder Elbow Surg 8:284–286, 1999.
5. Cobb TK, Morrey BF: Total elbow arthroplasty as primary treatment for distal humeral fractures in ederly patients. J Bone Joint Surg 79:826–832, 1997.
6. Connor PM, Morrey BF: Total elbow arthroplasty in patients who have juvenile rheumatoid arthritis. J Bone Joint Surg Am 80: 678–688, 1998.
7. Danter MR, King GJ, Chess DG, et al: The effect of cement restrictors on the occlusion of the humeral canal: An in vitro comparative study of 2 devices. J Arthroplasty 15:113–119, 2000.
8. Davis RF, Weiland AJ, Hungerford SD, et al: Nonconstrainded total elbow arthroplasty. Clin Orthop 171:156–160, 1982.
9. Dean GS, Holliger EH IV, Urbaniak JR: Elbow allograft for reconstruction of the elbow with massive bone loss. Long term results. Clin Orthop 341:12–22, 1997.
10. Dennis DA, Clayton ML, Ferlic DC, et al: Capitello- condylar total elbow arthroplasty for rheumatoid arthritis. J Arthroplasty 5:S83–S88, 1990.
11. Dent CM, Hoy G, Stanley JK: Revision of failed total elbow arthroplasty. J Bone Joint Surg 77–B:691–695, 1995.
12. Duncan CP, Masri BA: Fractures of the femur after hip replacement. Instr Course Lect 44:293–304, 1995.
13. Ewald FC: Capitellocondylar total elbow arthroplasty. *In* Morrey BF (ed): Master Techniques in Orthopaedic Surgery: The Elbow. New York, Raven Press, 1994, pp 209–230.
14. Ewald FC, Simmons ED, Sullivan JA, et al: Capitellocondylar total elbow replacement in rheumatoid arthritis. J Bone Joint Surg 75A:498–507, 1993.
15. Ferlic DC, Clayton ML: Salvage of failed total elbow arthroplasty. J Shoulder Elbow Surg 4:290–297, 1995.
16. Figgie HE, Inglis AE, Mow C: A critical analysis of alignment factors affecting functional outcome in total elbow arthroplasty. J Arthroplasty 1:169–173, 1986.
17. Figgie MP, Inglis AE, Mow CS, et al: Results of reconstruction for failed total elbow arthroplasty. Clin Orthop 253:123–132, 1990.
18. Foulkes GD, Mitsunaga MM: Allograft salvage of failed total elbow arthroplasty. A report of two cases. Clin Orthop 296:113–117, 1993.
19. Gill DR, Cofield RH, Morrey BF: Ipsilateral total shoulder and elbow arthroplasties in patients who have rheumatoid arthritis. J Bone Joint Surg Am 81:1128–1137, 1999.
20. Gill DR, Morrey BF: The Coonrad-Morrey total elbow arthroplasty in patients who have rheumatoid arthritis. A ten to fifteen-year follow-up study. J Bone Joint Surg Am 80:1327–1335, 1998.
21. Gschwend N, Scheier NH, Baehler AR: Long-term results of the GSB III elbow arthroplasty. J Bone Joint Surg Br 81:1005–1012, 1999.
22. Gschwend N, Simmen BR, Matejovsky Z: Late complications in elbow arthroplasty. J Shoulder Elbow Surg 5:86–96, 1996.
23. Gutow AP, Wolfe SW: Infection following total elbow arthroplasty. *In* Hand Clinics: Difficult Disorders of the Elbow and Forearm. Philadelphia, WB Saunders, 1994, pp 521–529.
24. Hildebrand KA, Patterson SD, Regan WD, et al: Functional outcome of semiconstrained total elbow arthroplasty. J Bone Joint Surg 82A:1379–1386, 2000.
25. Inglis AE: Revision surgery following a failed total elbow arthroplasty. Clin Orthop 170:213–218, 1982.
26. King GJ, Adams RA, Morrey BF: Total elbow arthroplasty: Revision with use of a non-custom semiconstrained prosthesis. J Bone Joint Surg Am 79:394–400, 1997.
27. King GJW, Glauser SJ, Westreich A, et al: In vitro stability of an unconstrained total elbow prosthesis. Influence of axial loading and joint flexion angle. J Arthroplasty 8:291–298, 1993.
28. King GJW, Itoi E, Niebur GL, et al: Motion and laxity of the capitellocondylar total elbow prosthesis. J Bone Joint Surg 76A: 1000–1008, 1994.
29. Kudo H, Iwano K, Nishino J: Cementless or hybrid total elbow arthroplasty with titanium-alloy implants. A study of interim clinical results and specific complications. J Arthroplasty 9:269–278, 1994.
30. Kudo H, Iwano K, Nishino J: Total elbow arthroplasty with use of a nonconstrained humeral component inserted without cement in patients who have rheumatoid arthritis. J Bone Joint Surg Am 81:1268–1280, 1999.
31. Liung P, Jonsson K, Rydholm U: Short-term complications of the lateral approach for non-constrained elbow replacement. J Bone Joint Surg 77B:937–942, 1995.
32. Lyall HA, Cohen B, Clatworthy M, Constant CR: Results of the Souter-Strathclyde total elbow arthroplasty in patients with rheumatoid arthritis. A preliminary report. J Arthroplasty 9:279–284, 1994.
33. Madsen F, Sojbjerg JO, Sneppen O: Late complications with the Pritchard Mark II elbow prosthesis. J Shoulder Elbow Surg 3:17–23, 1994.
34. Maloney W, Schurman DJ: Cast immobilization after total elbow arthroplasty. Clin Orthop 245:117–122, 1989.
35. Morrey BF: Revision of failed total elbow arthroplasty. *In* Morrey BF (ed): The Elbow and Its Disorders. Philadelphia, WB Saunders, 1993, pp 676–689.
36. Morrey BF: Revision of total elbow arthroplasty. *In* Morrey BF (ed): Master Techniques in Orthopaedic Surgery: The Elbow. New

York, Raven Press, 1994, pp 257–275.
37. Morrey BF, Adams RA: Semiconstrained arthroplasty for the treatment of rheumatoid arthritis of the elbow. J Bone Joint Surg 74A:479–490, 1992.
38. Morrey BF, Adams RA, Bryan RS: Total replacement for post–traumatic arthritis of the elbow. J Bone Joint Surg 73B:607–612, 1991.
39. Morrey BF, An K-N, Stormont TJ: Force transmission through the radial head. J Bone Joint Surg 70A:250–256, 1988.
40. Morrey BF, Bryan RS: Complications of total elbow arthroplasty. Clin Orthop 170:204–212, 1982.
41. Morrey BF, Bryan RS: Revision total elbow arthroplasty. J Bone Joint Surg 69A:523–532, 1987.
42. O'Driscoll S: Elbow: Reconstruction. *In* Kasser J (ed): Orthopaedic Knowledge Update 5. Rosemont, IL, American Academy of Orthopaedic Surgeons, 1996, pp 283–294.
43. O'Driscoll S, Morrey B: Periprosthetic fractures about the elbow. Orthop Clin North Am 30:319–325, 1999.
44. O'Driscoll SW, Horii E, Morrey BF, Carmichael SW: Anatomy of the ulnar part of the lateral collateral ligament of the elbow. Clin Anat 5:296–303, 1992.
45. O'Driscoll SW, Morrey BF: Surgical reconstruction of the lateral collateral ligament. *In* Morrey BF (ed): Master Techniques in Orthopedic Surgery: The Elbow. New York, Raven Press, 1994, pp 169–182.
46. Pierce TD, Herndon JH: The triceps preserving approach to total elbow arthroplasty. Clin Orthop 354:144–152, 1998.
47. Ramsey ML, Adams RA, Morrey BF: Instability of the elbow treated with semiconstrained total elbow arthroplasty. J Bone Joint Surg Am 81:38–47, 1999.
48. Ring D, Kocher M, Koris M: Revison of Unstable Total Elbow Arthroplasty. San Francisco, American Shoulder and Elbow Surgeons, 2001.
49. Schneeberger A, King G, Song S-W, et al: Kinematics and laxity of the Souter-Strathclyde total elbow prosthesis. J Shoulder Elbow Surg 9:127–134, 2000.
50. Trancik T, Wilde AH, Borden LS: Capitellocondylar total elbow arthroplasty. Two to eight year experience. Clin Orthop 223: 175–180, 1987.
51. Wolfe SW, Ranawat CS: The osteo-anconeus flap. An approach for total elbow arthroplasty. J Bone Joint Surg 72A:684–688, 1990.
52. Wretenberg PF, Mikhail WE: Late dislocation after total elbow arthroplasty. J Shoulder Elbow Surg 8:178–80, 1999.

第 40 章

全肘关节成形术后感染的治疗

Ken Yamaguchi, Bfrnard F. Horreg

手术技术及假体设计的改进已使全肘关节成形术的并发症发生率明显降低。然而,感染仍然较常见而且是潜在灾难性的并发症,据报道感染率高达1.5%~11%[2,4,5,7-13,16,17,21,23,24]。虽然最近的临床研究显示感染率有所下降,但感染发生率仍保持令人担心的高水平。不久前,大多数报道仍然只关注于感染的诊断及其特点[8,12,13,24]。有关基础治疗决策的资料很少见,因此功能不良且有时切除疼痛的关节成形术成为首选的治疗方案[8,13,24]。近期,人们探索出多种在根除感染的同时保留假体或假体再植的治疗方案,并获得较好效果[19,25,26]。本章的目的是回顾全肘关节成形术后感染的评估及治疗。提供了与全肘关节成形术后感染的各种治疗方案的适应证密切相关的患者表现。包括全身健康状况、症状持续时间、假体固定方法以及细菌学资料。

病原学及发生率

从最初报道全肘关节成形术后感染以来,这些假体感染的临床表现已有所改变。对这一并发症认识的增加使人们对其高度怀疑从而更早的加以诊断[8]。然而,肘关节成形术后的感染率依然高于下肢关节成形术后的感染率,部分原因是此部位严重的类风湿性关节炎或创伤关节炎后的流行率高[8,13,24]。除了免疫系统受损之外,类风湿性关节炎患者还常在这个浅表关节上施以巨大的压力。创伤后关节炎患者常接受过多次手术,从而损害了软组织的血运因而增加了伤口愈合并发症的风险[8,24]。全肘关节感染的危险因素包括类风湿性关节炎、既往曾手术[13]、此前有局部感染[24]。伤口延迟愈合、持续 10 天以上的术后伤口引流以及再次手术是感染率增加的预后因素[24]。

随着手术技术的提高,全肘关节成形术后感染的发生率呈现下降趋势。在一篇调查 20 世纪 90 年中期以后全肘关节成形术临床试验的文献中,报道了 15 组病例。其中共包括 457 例全肘关节成形术,报道有 12 例感染,总流行率为 2.6%。令人感兴趣的是,15 组研究中有 10 组报道的感染率为零。这些研究中完全没有感染可能表现在固定全肘假体中常规使用了混合抗生素的骨水泥。显然,应用混有抗生素的骨水泥来固定假体以及仔细地控制术后血肿有助于降低术后感染率。按照梅奥诊所的规定,肘关节术后要在全伸直位保持 2 天,并在开始活动度锻炼之前一直抬高患肢。梅奥诊所的经验表明,感染率已从最初的 8%降低到近期的 3%[13,25]。

目前已得到梅奥诊所全肘置换术的长期临床研究结果,至少经过 10 年的随访,随访期在 10~15 年。78 例中有 2 例发生感染,发生率为 2.6%,这与 20 世纪 90 年代中期之后的各项临床试验的报道的感染率完全相同。

患者健康状况

治疗全肘关节成形术后感染患者时最重要的考虑因素可能就是患者的总体健康状况,包括医疗情况以及功能要求及期望。由于服用免疫抑制药、慢性贫血及有时营养不良,许多类风湿性关节炎患者健康受损。对这些患者来说,手术治疗的唯一目标可能就是使肘关节无感染且无痛。最适于这些患者的治疗方案可能是关节切除成形术。对于健康状况较好的其他患者,保留功能仍是一个重要的目标。保留功能关节成形术后感染的治疗需要公开多次手术以及伴有高并发症风险的侵袭性治疗。因此,制定任何治疗计划时都要周密考虑患者的需要及其耐受这种治疗的能力。

全肘关节成形术后感染的临床表现往往隐匿而微妙,只有保持高度怀疑才能确诊[24]。许多患者

(例如类风湿性关节炎患者)没有浓毒症的全身体征(发热和心动过速)[13]，但患者常常主诉疼痛加重或休息时疼痛。急性感染通过出现温热、红斑和触痛等局部体征常可确诊。许多患者有伤口或软组织的渗出液[8,13,24]。这几方面在确定感染的发生和慢性期均很重要。

术前评估的重点是确定出肘关节的活动度、稳定性、神经状况以及肱二头肌和肱三头肌的功能。由于大部分患者的白细胞计数正常而中性粒细胞分类计数升高，因此实验室检查的价值有限[13]。血沉经常加快但无特异性，因为许多患者患有系统性炎性疾病。使用核素检查可以提高术前诊断关节假体感染的准确性。一项评估使用 99m 锡标记白细胞的研究显示敏感性为 70%，特异性为 100%，总体诊断精确度为 93%。使用白细胞闪烁造影显著提高了骨扫描在评估疼痛关节假体时的特异性。相反，另一项研究中使用铟-111 标记的白细胞并未显示出高的精确性，其阳性造影仅将发现感染的可能性提高至 30%。作者的结论是，序贯使用锝-99 羟甲基磷酸酯和铟-111 白细胞成形并不能有利于冷性感染与全关节成形术后疼痛性机械失败之间的鉴别。同样也发现细菌培养并不精确。在一项研究中，术前抽吸液的水平敏感度仅有 28%。尤其要对阴性培养结果必须以高度怀疑的态度进行审查。一项用镜下免疫荧光法和 16-S rRNA 细菌基因的 PCR 扩增法调查是否要存在细菌感染的研究表明，翻修术后关节假体再感染的发生率被目前的细菌培养检查法大大低估了。鉴于这一资料，在关节成形术失败的病例中做出感染的诊断是非常困难的。一般情况下，在镜下病理学支持的情况下如果阳性培养结果和(或)强烈的临床可疑表现(依据白细胞计数、血沉加快、术中所见等)，即可认定感染。

症状持续时间

传统上一直按照距手术后的时间长短来进行感染的分类。如果感染发生在术后 3 个月内则认为是急性感染，如果感染发生在术后 3 个月~1 年中则为亚急性感染，如果在发生术后1 年后则为晚期感染[13,24]。然而，手术与感染发生之间的时间间隔尚未显示与感染结果有相关性[15,25]。正如全膝关节形成术的经验所显示，症状的持续时间与术后灌洗和清创的成功治疗是相关的[18]。因此，明确出现的症状与感染的发生有更好的相关性，并可直接影响治疗方案。

假体的固定

在感染状态下判断假体的固定情况应依据最初的影像学评估并结合术中所见。固定的质量对于决定采取哪种治疗方案至关重要。需要有高品质的 X 线片来检测有无 X 线透明线、皮质骨侵蚀以及与假体感染性松动相符的骨溶解。与前期 X 线片对比可提供重要的信息。如果假体松动或固定不良则可排除保留假体的治疗方案。

细菌学

与软组织感染不同，内植入物感染的微生物常难于根除而且依旧是一个严重问题。全肘关节术后感染已充分说明了这一点，微生物的种类对治疗方法有深刻的影响[25]。微生物在毒力、黏附性和细胞外成分方面变化很大。许多因素影响细菌对假体的黏附性，包括患者免疫活性的改变和细菌产生细胞外基质的能力[3,7]。对受感染骨科植入物的研究表明，多达 76%的感染微生物会生成明显的细胞外基质生物膜，可提高对植入物的黏附力[3]。其中，凝固酶阴性葡萄球菌一直是最常见且最难对付的生物膜制造者[3,22]。与全髋和全膝关节置换术不同，肘关节置换术后革兰阴性菌的感染并不常见[25]。

凝固酶阳性葡萄球菌(即金黄色葡萄球菌)是更具毒力的微生物，能侵入并感染健康的组织，但其形成明显生物膜的能力较低。凝固酶阴性葡萄球菌，尤其是表皮葡萄球菌，由于其具有在骨科植入物上超常的黏附力和移生力，被认为是骨科植入物感染的首要病原菌[1,7]。虽然表皮葡萄糖球菌是一种通常生存于皮肤上的相对低毒的病原菌，但其可形成坚韧的细菌生物膜，这是一种包绕细菌的多糖细胞被膜。这有利于其移生和黏附，并可防止细菌没有脱水和受人体免疫系统的攻击[3]。这也使它们能免受抗生素的渗透，甚至能使附着于抗生素的骨水泥上。这使表皮葡萄球菌对治疗有抗性从而能持续生存[7]。因此可以预料，只要存在表皮葡萄球菌试图通过灌洗和清创来保留假体都会有较高的失败率[25]。

治疗方案

一旦怀疑或确诊为全肘关节成形术后感染，治疗的重点就在于手术干预。制定有针对性的治疗方案时必须重点考虑以下因素:①症状的持续时间;②假体的稳定性;③细菌学因素;④患者的健康状况(图 40-1)。不能耐受多次手术的虚弱患者最好接受关节切除成形术。不论选择哪种治疗方案,首要目标都是根除感染,这取决于彻底清除细菌及其细胞被膜。第二个目标是恢复功能。所有的治疗计划都至少需要静脉应用抗生素 6 周。

保留假体时的灌洗和清创

保留假体时进行灌洗和清创的早期经验疗效不佳,大多数患者对此治疗不见效。据 Wolfe 等报道,用此技术治疗的 11 例患者中有 8 例失败,其余被认为成功的 3 例也有间断性的伤口渗液[24]。梅奥诊所的早期经验与此类似,9 例患者中仅 1 例治疗成功。然而,随着对感染认识的增加以及早期诊断,现在的患者治疗后常能达到假体固定良好且骨骼无明显受损的效果。

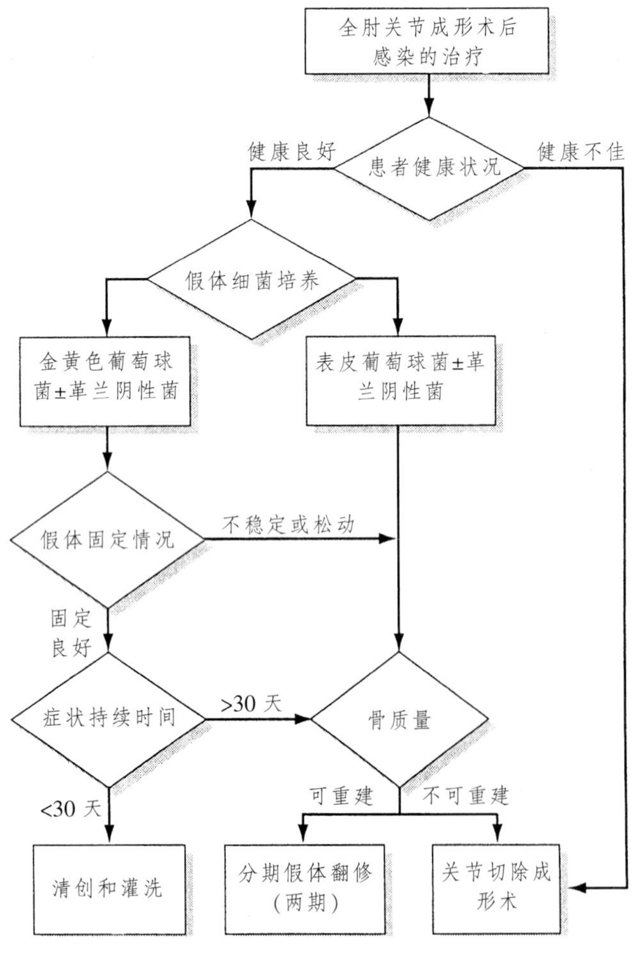

图 40-1 全肘关节术后感染的治疗程序表。

全膝关节成形术后感染的治疗经验显示,在感染症状持续时间(21 天或更短)与保留假体的结果之间有很高的相关性[18]。以 30 天以下的感染症状持续时间作为标准,一项研究报道了通过对感染的全肘关节进行灌洗和清创达到了 50%的长期成功率(平均随访 71 个月)[25]。而且,所有这一治疗不见效的 4 例患者均为表皮葡萄球菌感染,细菌学因素在这方面起了的重要作用,而 8 例金黄色葡萄球菌感染患者中有 6 例,经过这一治疗后感染成功根除[25]。因此,保留假体和清创治疗的成败取决于症状持续时间和细菌学检查结果。

当假体固定良好时,还必须权衡比较对早期检测到感染的假体进行灌洗清创所达到的相对成功显率和进行关节成形翻修的效果。一般而言,当感染被早期发现时,假体仍会牢固地植入骨中。在 Wolfe 等的一组病例中,8 例中有 3 例发生了肱骨或尺骨骨折随后取出假体[24]。在无菌性翻修术中,Morrey 发现 33 例中有 11 例骨折。这些结果说明,在不损伤骨结构的情况下取出假体相当困难[14],这反而可能引起了人们对保留假体的兴趣。显然,取出固定良好的假体可能导致严重的并发症,而早期尝试进行灌洗和清创可避免这些弊端。

这一疗法的适应证包括:①影像学及术中检查证实假体固定良好;②细菌学检查显示为金黄色葡萄球菌或其他适于这种疗法的病原菌;③适宜的软组织覆盖,有无皮瓣均可;④患者的健康情况可耐受多次手术;⑤症状持续时间少于 30 天。保留假体的禁忌证是表皮葡萄球菌引起的感染。

手术方法

保留假体的灌洗和清创采用初次手术切口经后侧入路进行[25],正如此前在初次全肘关节成形术中所述,应采用标准的保留肱三头肌延伸入路。应注意保留肱三头肌止点与前臂远侧筋膜的连续性。肱三头肌撕脱是翻修术的一个严重并发症。显露肱骨远端后,通常需去除肱骨的内、外髁以显露关节假体的针状轴。采用半限制性假体时,去除肱骨内、外髁一般并不会使前臂力量明显减弱。在取出套管并使假体部件完全脱位后应确认假体在骨内固定的稳定性(图 40-2)。这是此术式非常关键的步骤。清创时应去除关节内所有的坏死组织。碎屑并仔细地用脉冲盐水灌洗。闭合伤口

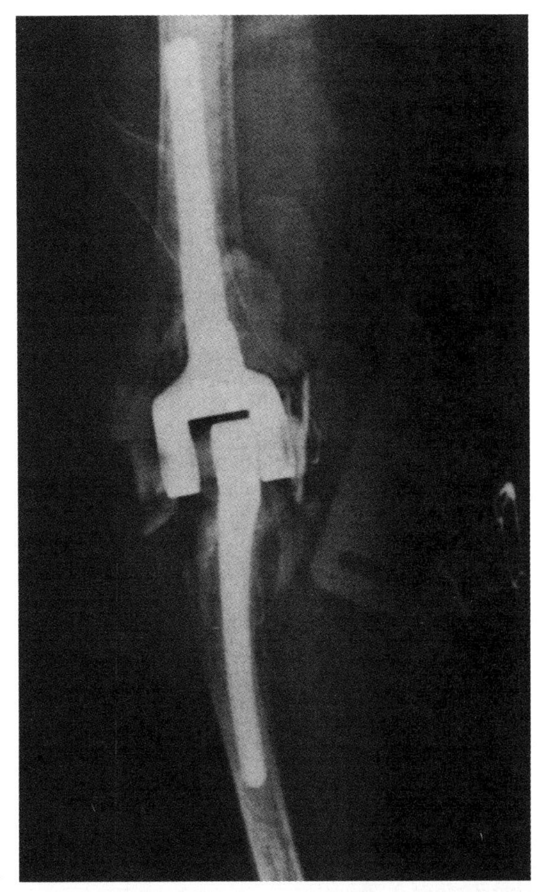

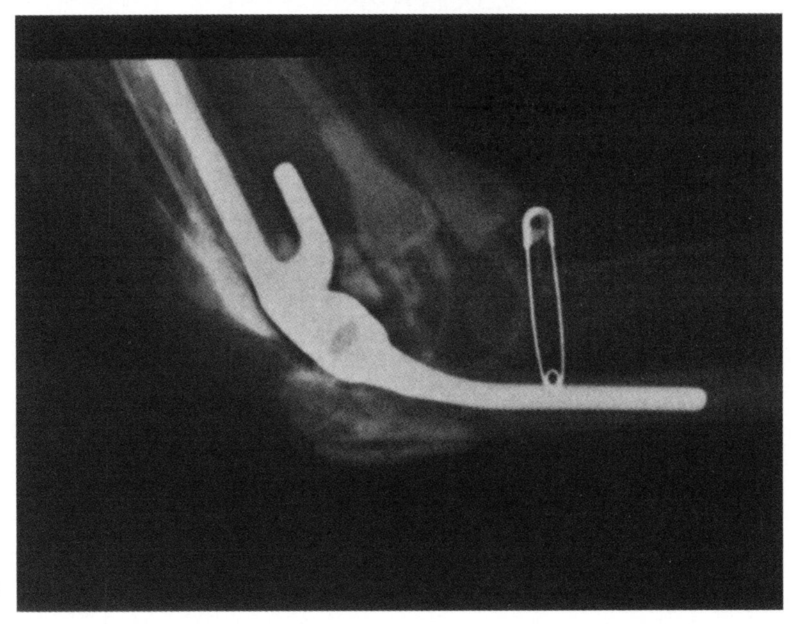

图 40-2　(A,B)一例成功接受清创灌洗后的典型患者的术中 X 线片。患者假体固定良好，有 1 天感染症状。作为清创术的关键步骤,取出了衬垫和针状轴将假体脱位。

前,在伤口内留置混有抗生素的甲基丙烯(PMMA)链珠,每份骨水泥妥布霉素的浓度为 1 g。患者每 4 天回一次手术室进行重复清创和灌洗并更换混有抗生素的 PMMA 链珠。重复清创灌洗的次数依病情而变,但通常需要 3 或 4 次。同时需给患者静脉滴注致病菌敏感的抗生素持续至少 6 周(根据血清最小抑菌及杀菌浓度而定)[25]。对长期使用抑菌性抗生素目前仍有争议,可随医师的经验而定。

Yamaguchi 等的病例组的总成功率为 50%，但除外表皮葡萄球菌感染病例后成功率增至 70%[25]。功能结果较好,但 43%的病例有并发症,包括 21%的病例发生伤口开裂或肱三头肌撕脱以及 21%的病例发生周围神经损伤。

分阶段假体翻修术

正如采用分阶段假体翻修术治疗下肢感染一样,这一技术也已成功应用于全肘关节成形术后感染的治疗。Yamaguchi 等报道的分阶段翻修术成功率为 80%,失败仅发生于表皮葡萄球菌感染的病例[25]。而且,平均 Mayo 肘关节评分由 21 增加到 79,显示有明显功能改善。这一手术的成功取决于彻底根除病原微生物,这需要完全取出所有假体及骨水泥。

虽然目前尚未精确确定,但分阶段假体翻修术的最常见的适应证是:①X 线片或术中所见证实假体松动,但有可供重建的足量骨质;②感染症状超过 30 天;③患者身体情况许可。相对禁忌证是表皮葡萄球菌所致的感染,这取决于医师和患者的决定。

手术方法

考虑到皮瓣要用于软组织覆盖,此手术采用此前的后侧切口来显露关节。如果可能,应剥离肱三头肌在鹰嘴上的附着点但要保持与前臂远侧筋膜的连续性,以更好地保存伸肘力量及提高肌腱在骨面上的愈合。应按需要向近端延伸显露以找出正常组织中的尺神经。这样就能沿尺神经更精确地向远端游离。通常还应识别出桡神经。显露出关节后,需要除去内外侧柱的远端部分以便可暴露假体的针状轴。相反,如果肱骨假体已明显松动,可将其向远侧拔出以显露针状轴。通常,作为采用假体切除术的适应证,肱骨假体及尺骨假体均应有一定程度的松动。在假体固定良好的情况下,应首选病灶清创和灌洗。去除了肱骨假体和尺骨假体后,应仔细清除任何金属碎屑及骨水泥。至关重要的是,在彻底清除所有的失活组织的同时,要尽可能多地保留骨质。由于尺骨存留的骨质非常有限,因此对尺骨而言这一点尤其重要。

在尺骨假体尖端的远侧进行尺骨干截骨可能更便于进行尺骨的准备和清创。这会使显露尺骨远段及髓内存留的骨水泥更为容易。在最终植入时可以采用长柄尺骨假体来桥接截骨段(图 40-3)。

取出假体并清除了所有失活组织后,用混有抗生素的 PMMA(每包 PMMA 含有 1 g 妥布霉素)作为肱骨与尺骨之间的间隔物,以维持软组织张力(图 40-4)。闭合伤口,将患肢置于石膏托或铰链支具内持续 4周。也可以根据需要,3 天后再做一次切口清创术,之后再闭合伤口并以支具制动。同时予以持续 6 周的静脉抗生素治疗。对于诸如表皮葡萄球菌这类抗性更强的感染,应考虑延长手术间隔期并反复进行灌洗清创。

停止静脉输注抗生素两周后,对拟重新植入假体的病例再次作细菌培养。如果担心存留有感染,应再次进行切开灌洗清创,包括更换混有抗生素的骨水泥间隔物。

采取与全肘关节成形翻修术同样的切口再次植入假体。通常选用长柄的肱骨假体和尺骨假体。对于有明显骨缺失的病例,可采用改良的 Ling 型结构(图 40-5)。手术中,将同种异体松质骨碎成较小的骨块后塞入肱骨和尺骨髓腔内。然后用试行假体将所植入的植骨颗粒沿径向从假体周围驱散开,这样就为假体做了一个移植骨构成的管腔。肱骨假体和尺骨假体的锥形轮廓使这种驱散作用更为有效。在驱散开移植的松质骨后,使用混有抗生素的骨水泥固定好假体。

一期更换假体术

对全肘置换术后感染做一期假体更换术,相关的信息非常罕见。迄今为止,仅有 1 例报道[25]。这一病例结果未能根除感染。

对下肢端采用这种疗法的经验主要在欧洲,而在北美地区仅有早期的零星报道。对全膝关节置换术后感染作一期假体更换术的成功率为 35%~75%,且对于无被膜形成的革兰阳性菌有更高的成功率[6,20]。

一期假体更换术的适应证可能非常局限,而且目前尚未确定。其手术治疗原则类似于分阶段翻修术的治疗原则,包括去除所有异物在内的有创清除、用混有抗生素的骨水泥固定以及同时静脉输注抗生素 6~12 周。

假体切除术

假体切除术一直是全肘关节成形术后感染的标准治疗方案,其治疗经验最为丰富。其中功能效果通常有限,但却有较高的患者满意度。而且由于许多患者体质虚弱,故它被认为是那些健康情况不佳而不适于较大或多次手术患者的首选治疗方案。如果这一成形术成功,它常能带来相对满意的无痛的主动活动度,

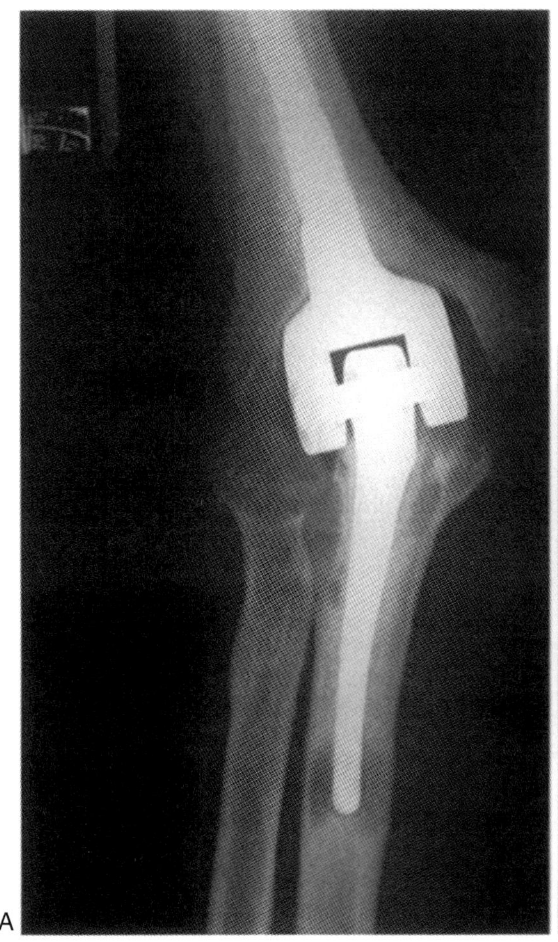

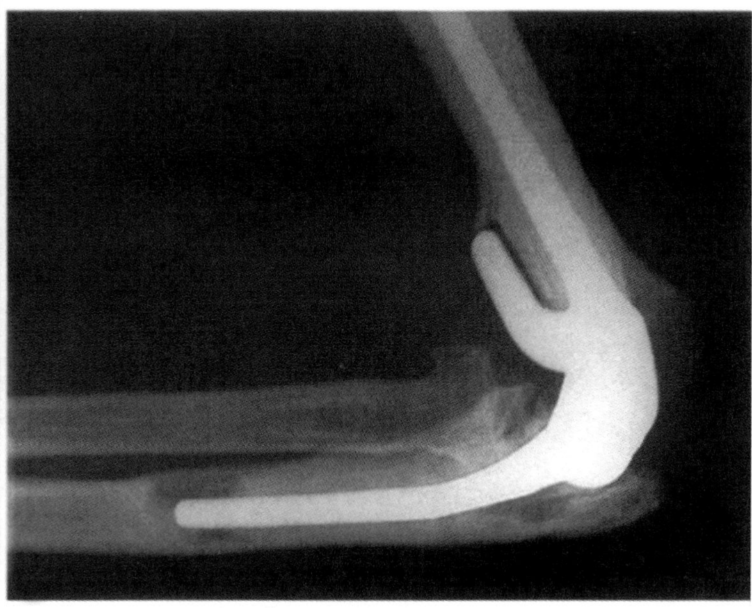

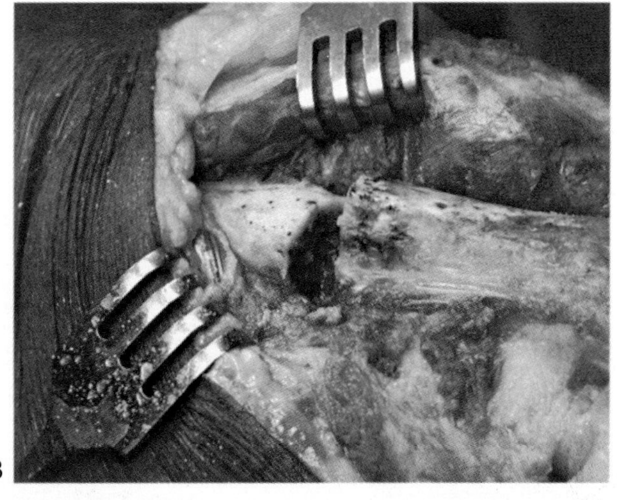

图 40–3　(A)一例发生感染和尺骨远端骨溶解病例的 X 线片。对尺骨假体行翻修术需要取出尺骨假体柄及其周围骨水泥,并对远端病灶进行清创。(B)对骨溶解处进行截骨可便于取出尺骨假体柄和骨水泥以及对尺骨远端的清创。然后摘除这两段尺骨段干以便能进行清创以及此后用长柄尺骨假体完成桥接。

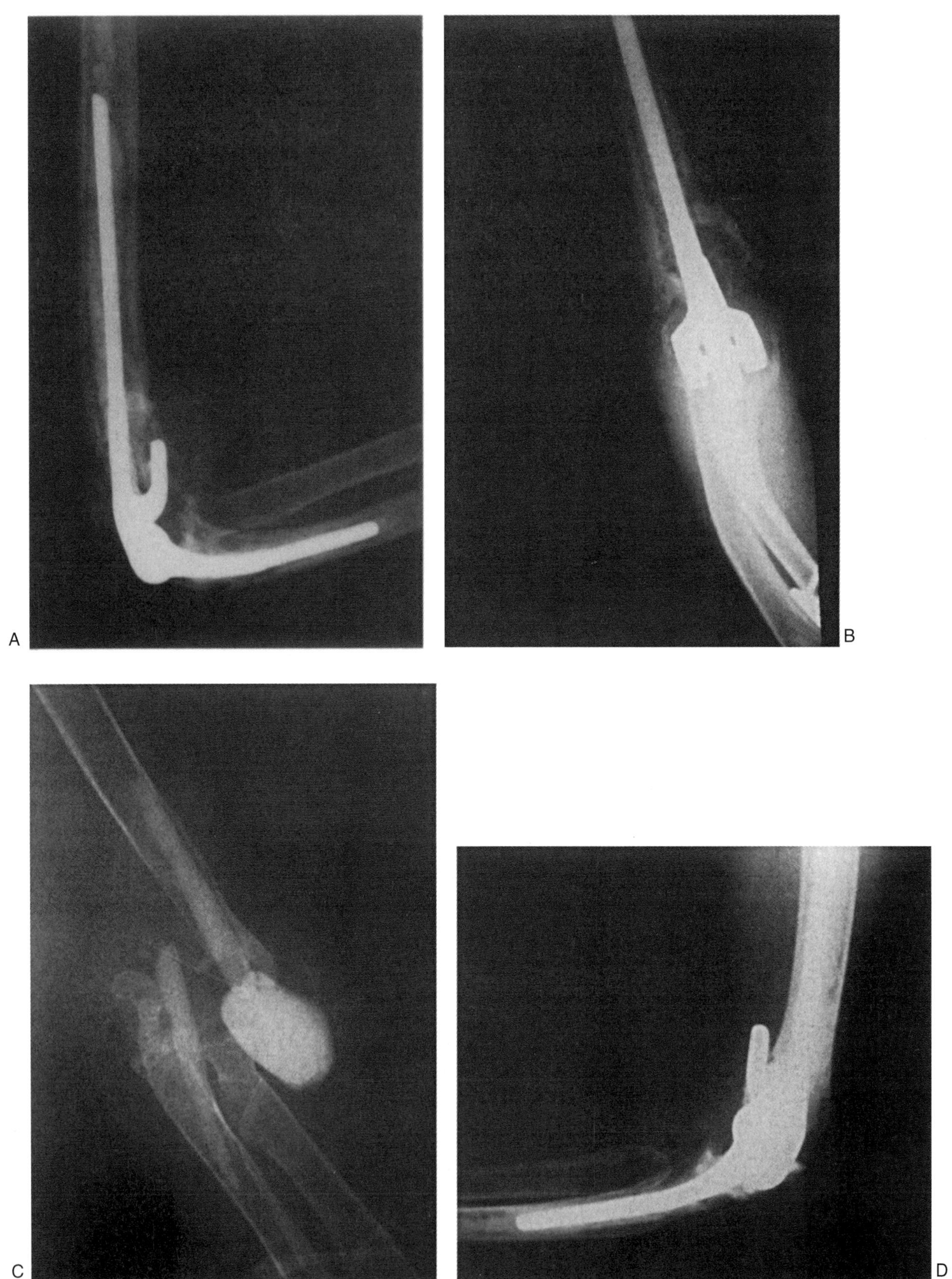

图 40-4 这是一位曾接受分阶段假体翻修术的45岁男性患者。他在初次手术后68个月发生金黄色葡萄球菌感染。就诊前感染症状已持续了56天。(A,B)肘关节的前后位和侧位X线片,可见骨皮质呈扁形且假体松动,与感染相符。(C)取出假体并置入混有抗生素的骨水泥。7周后,患者用混有抗生素的骨水泥再次植入半限制性假体。(D)随访64个月时,未见感染存留的迹象。

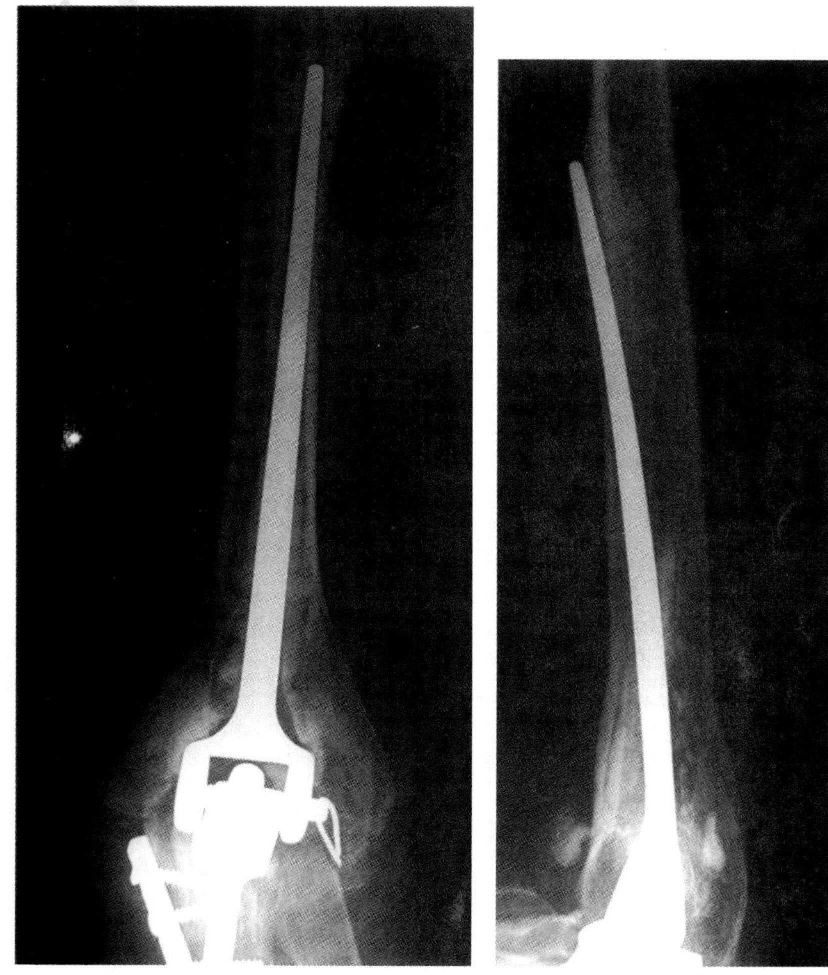

图 40–5　(A)X 线片显示肱骨假体松动伴肱骨远端严重骨质疏松。(待续)

并有一定的稳定性。尤其是当肱骨远段内、外侧柱完整时效果更好。如果肘关节严重不稳定,该肘关节通常无功能且经常疼痛。

肘关节假体切除术需要经以前的手术切口取出假体并完全取出骨水泥。切除所有坏死和污染的组织。如果肱骨远端髁部仍完整,可将其塑形并加深以包绕尺骨。通过一期缝合或局部旋转皮瓣完成软组织覆盖。同时使用 4~6 周的适宜抗生素治疗。患肢置于石膏托或外固定支架内保持 3~4 周以获得软组织稳定。

并发症

通过清创和灌洗或者分阶段或一期假体再植入术力求保留假体的各种治疗方案都有较高的并发症发生率。在一项针对肘关节术后感染各种治疗方案的研究中,多次灌洗清创曾发生过肱三头肌损伤、神经损伤及皮肤或伤口开裂的并发症。此外,分阶段或一期假体再植手术也有类似的并发症发生。因此,需要特别注意保护好周围神经血管以及肱三头肌止点和伤口。为根除或多次的病灶清除灌洗术会使所有这些组织都处于风险之中。因此在治疗全肘关节成形术后感染时,需要特别考虑使用肱三头肌浅层入路,并术前计划好可能使用的软组织覆盖方案。当然,在肘关节成形术后感染时试图进行任何一种假体保留术之前,都应着重考虑可能的并发症及残疾度,并向患者交代清楚。

结论

感染仍是全肘关节成形术的一个显著而严重的并发症,其发生率高于下肢关节置换术。以前的唯一治疗方案是假体切除成形术。近期的报道显示,如果适应证得当,清创和灌洗以及分阶段假体再置换术可

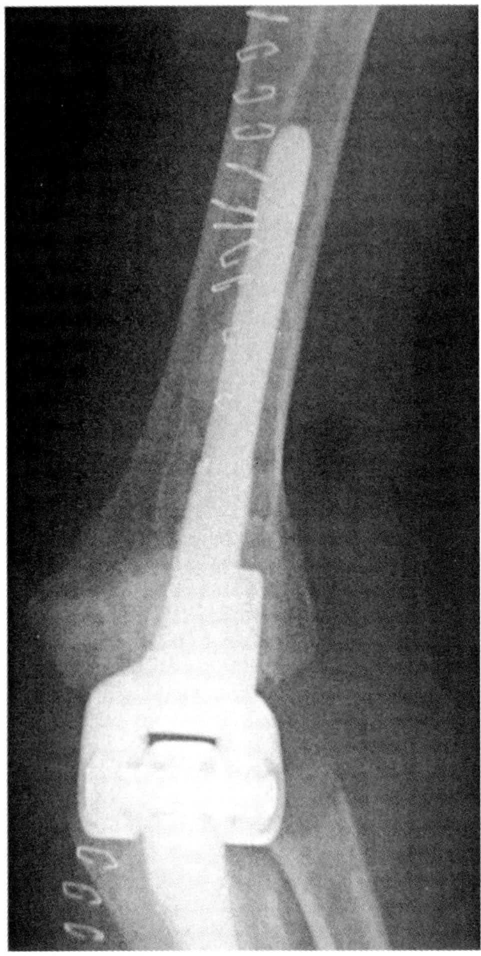

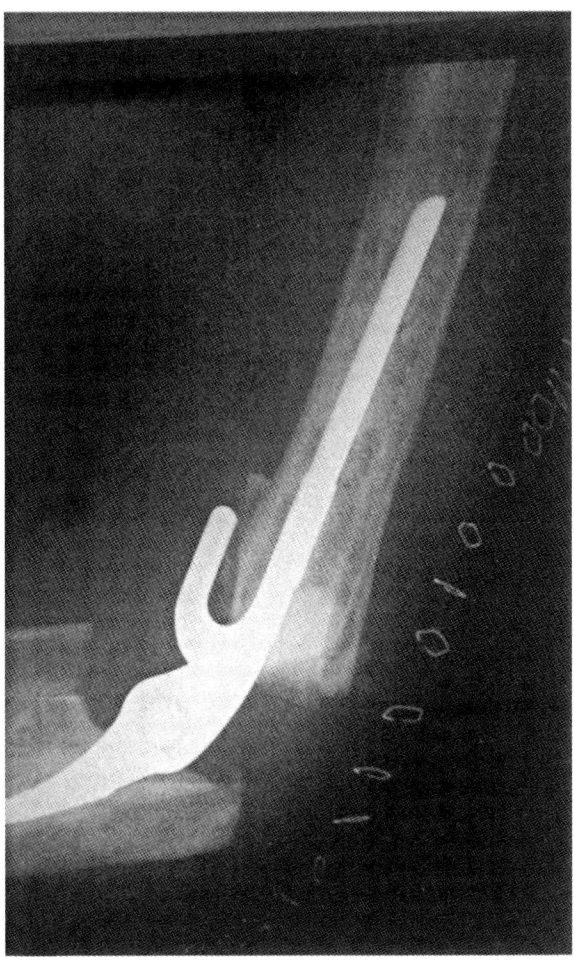

图 40–5(续) (B)取出肱骨假体，做用松质骨植骨解决压实的肱骨远端。用骨水泥将新的肱骨假体固定在压实的松质骨植骨床内。

能是成功的治疗方案(见图 40–1)。据此，在这一严重的并发症出现后，选择适宜的治疗方法可以改善功能并提高患者的满意度。

(王宏川 李世民 译 冯世庆 校)

参考文献

1. Blanchard CR, Sanford BA, Lankford J, Railsback R: *Staphylococcus epidermidis* biofilm formation on orthopaedic implant materials. Orthop Trans 1997.
2. Brumfield RH Jr, Kuschner SH, Gellman H, et al: Total elbow arthroplasty. J Arthroplasty 5:359–363, 1990.
3. Christensen GD, Baldassarri L, Simpson WA: Colonization of medical devices. *In* Bisno AL, Waldvogel FA (eds): Infections Associated with Indwelling Medical Devices, 2nd ed. Washington, DC, American Society for Microbiology, 1994, pp 45–78.
4. Davis RF, Weiland AJ, Hungerford DS, et al: Nonconstrained total elbow arthroplasty. Clin Orthop 171:156–160, 1982.
5. Ewald FC, Simmons ED Jr, Sullivan JA, et al: Capitellocondylar total elbow replacement in rheumatoid arthritis. Long-term results [published erratum appears in J Bone Joint Surg Am 75:1881, 1993]. J Bone Joint Surg Am 1993 75A:498, 1993.
6. Fitzgerald RH, Nasser S: Infections following total hop arthroplasty. *In* Callaghan JJ, Dennis DA, Paprosky WG, Rosenbery AG (eds): Hip and Knee Reconstructon. Rosemont, IL, American Academy of Orthopaedic Surgeons, 1995, pp 157–162.
7. Gristina AG: Microbial adhesion versus tissue integration. Science 237:1588–1595, 1987.
8. Gutow AP, Wolfe SW: Infection following total elbow arthroplasty. Hand Clinics 10:521–529, 1994.
9. Kasten MD, Skinner HB: Total elbow arthroplasty. An 18-year experience. Clin Orthop 290:177–188, 1993.
10. Kraay MJ, Figgie MP, Inglis AE, et al: Primary semiconstrained total elbow arthroplasty. Survival analysis of 113 consecutive cases. J Bone Joint Surg 76B:636–640, 1994.
11. Morrey BF, Adams RA: Semiconstrained arthroplasty for the treatment of rheumatoid arthritis of the elbow. J Bone Joint Surg 74A:479–490, 1992.
12. Morrey BF, Bryan RS: Complications of total elbow arthroplasty. Clin Orthop 170:204–212, 1982.
13. Morrey BF, Bryan RS: Infection after total elbow arthroplasty. J Bone Joint Surg 65A:330–338, 1983.
14. Morrey BF, Bryan RS: Revision total elbow arthroplasty. J Bone Joint Surg 69A:523–532, 1987.
15. Poss R, Thornhill TS, Ewald FC, et al: Factors influencing the incidence and outcome of infection following total joint arthroplasty. Clin Orthop 182:117–126, 1984.

16. Rosenberg GM, Turner RH: Nonconstrained total elbow arthroplasty. Clin Orthop 187:154–162, 1984.
17. Ruth JT, Wilde AH: Capitellocondylar total elbow replacement. A long-term follow-up study. J Bone Joint Surg 74A:95–100, 1992.
18. Schoifet SD, Morrey BF: Treatment of infection after total knee arthroplasty by débridement with retention of the components. J Bone Joint Surg 72A:1383–1390, 1990.
19. Tetro AM, Yamaguchi K: Treatment of the infected total elbow arthroplasty. *In* Williams GR Jr (ed): Seminars in Arthroplasty. Philadelphia, WB Saunders, 1998, pp 80–87.
20. Thornhill TS: Total knee infections. *In* Callaghan JJ, Dennis DA, Paprosky WG, Rosemont AG (eds): Hip and Knee Reconstruction. Rosemont, IL, American Academy of Orthopaedic Surgeons, 1995, pp 297–300.
21. Trancik T, Wilde AH, Borden LS: Capitellocondylar total elbow arthroplasty. Two-to eight-year experience. Clin Orthop 223: 175–180, 1987.
22. Van Pett K, Schurman DJ, Smith RL: Quantitation and relative distribution of extracellular matrix in *Staphylococcus epidermidis* biofilm. J Orthop Res 8:321–327, 1990.
23. Weiland AJ, Weiss AP, Wills RP, Moore JR: Capitellocondylar total elbow replacement. A long-term follow-up study. J Bone Joint Surg 71A:217–222, 1989.
24. Wolfe SW, Figgie MP, Inglis AE, et al: Management of infection about total elbow prostheses. J Bone Joint Surg 72A:198–212, 1990.
25. Yamaguchi K, Adams RA, Morrey BF: Infection after total elbow arthroplasty. J Bone Joint Surg 80A:481–491, 1998.
26. Yamaguchi K, Adams RA, Morrey BF: Semiconstrained total elbow arthroplasty in the context of treated previous infection. J Shoulder Elbow Surg 8:461–465,1999.

第 41 章

全肘关节成形术的翻修术

Bernard F. Morrey

在近几年里，成功翻修置换失败的关节所需的技术及认识已有了很大的进展。在第 39 章中已讨论了全肘关节成形术后感染的治疗。故此本章的论述仅限于非感染性关节置换失败。文献中一直未广泛讨论假体置换术失败或是嵌入性关节成形术失败后翻修肘关节的重建问题[4-6,8-10,14]。补救性治疗的选择方案参见表 41-1，并在本书第二版中做了详细讨论。唯一真正的目标是恢复功能，再置换术领域中的外科进展是本章的焦点。

未经关节置换而失败的关节成形术

我仅偶尔采用二次嵌入性关节成形术来治疗失败的嵌入性关节成形术。无假体关节成形术无菌性失败即不成功的嵌入或切除成形术，常常以全肘置换术来获得良好的治疗。就我的经验看，这种情况下关节表面重建修复术由于不稳定而不可靠，因此我支持使用诸如 Coonrad-Morrey 假体这类带柄的半限制性假体。

方法 最重要的技术要点是处理尺神经及肱三头肌附着。对于许多病例，充分松解关节囊周围的瘢痕组织非常重要。在其他方面，这一技术类似于治疗创伤后关节炎假体置换术。

结果

我以假体置换术治疗失败的嵌入性关节成形术的经验已由 Blaine 等做了报道[1]。对 13 例嵌入式关节成形术的治疗效果均很可靠，近似于对创伤性病变行一期关节置换术平均随访 9 年的效果。85%的病例疼痛得到缓解，稳定性获得恢复。我的结论是，初次的嵌入性关节成形术并不会损害二期关节置换的疗效，因此对年龄小于 55~65 岁的创伤性关节炎或强直患者应继续考虑应用这一疗法。

失败的假体置换术

表现

全肘关节成形术后失败的病例会有很多种临床或病理状况。在制定治疗计划时应考虑到以下几个特殊的情况：

1.失败的假体伴不伴有假体周围骨折。

2.如果骨的完整性未受损，是否存在骨折后瘢痕形成、骨溶解或骨质疏松。

3.僵硬、瘢痕成形及软组织挛缩常见于肱三头肌、尺神经、静态畸形和皮肤。在这一章，重点是各种可选假体的可靠性，以便能处理各种类型的失败病例。

失败的原因很大程度上取决于所使用假体的类型。有一些设计易于松动，而另一些则易于不稳定，还有一些易于发生假体脱位[4,7,9,10]。如果假体磨损造成了广泛的骨溶解，其后果是灾难性的（图 41-1）。假体松动可能并不疼痛，因此应仔细进行随访检查。由于广泛的骨溶解可导致骨折从而使翻修术更加困难，所以即使患者不感觉疼痛也需考虑进行翻修术。

表 41-1 全肘关节成形术失败后进行功能重建或挽救的手术选择

非植入性挽救
融合
再切除
功能重建
重建假体关节
自体移植置换
假体植入

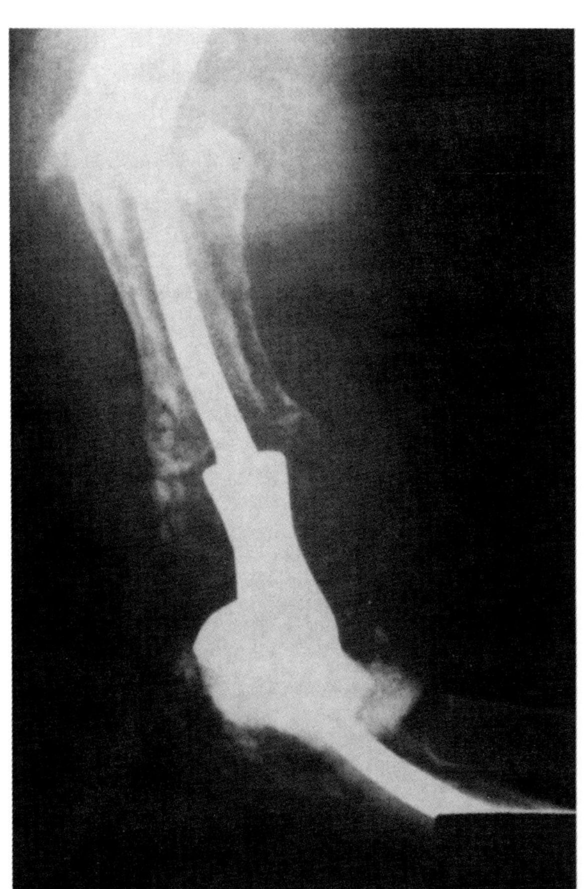
A

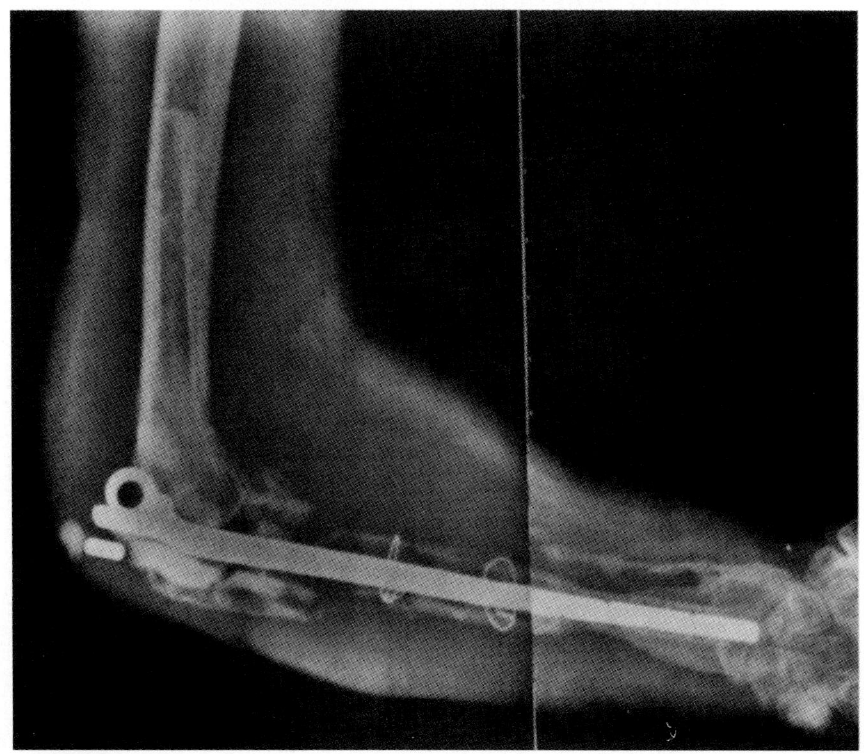
B

图 41–1　广泛的骨溶解可能是灾难性的，可造成骨折(A)，而且可能非常广泛以致使患肢骨骼几乎整体溶解(B)。

病史

最重要的病史资料是假体植入后的时间和术后早期的功能。比预期发生更早的失败可能是由感染所致。因此,评估并排除感染的可能性是任何一种翻修术之前最重要的考虑因素,尤其是对那些早期发生的无法解释或未预计到的失败病例[18]。

评估

实验室检查 如果有任何可疑的感染,应常规检查血沉和C反应蛋白,并进行关节液抽吸检查。

影像学检查 当然,影像学检查可提供明确失败原因的最有用证据。基于失败的影像学表现,可根据骨质情况制定出适宜的术前计划。在我们的工作中,虽然我们对进行性骨吸收、骨缺损或将发生骨折的病例要进行手术,但我和同事们对于无痛的放射性透亮线并不予以手术。

手术的选择和确定

根据假体的关节和固定情况、骨质好坏以及有无骨折,我们目前有几套方案来对非感染性假体失败进行翻修(表41-2)。从1982年起,应用Coonrad-Morrey假体完成的920例肘关节置换术中有26%的病例接受了翻修术。

关节面翻修术

这是一种较简单的手术,用于处理关节连接失败或聚乙烯磨损(图41-2)。如果假体仍可靠而稳定,那么只需更换聚乙烯套管即可。如果假体有明显的或反复出现的关节连接失败问题,那么就应考虑应用一套全新的假体进行翻修。

方法 根据假体设计,翻修套管相对比较简单。仔细清除所有沾有碎屑的反应组织以减少进行性骨溶解。将肱三头肌可靠的修复非常重要。由于骨溶解降低了鹰嘴所提供的力学优势,因此评估鹰嘴的骨吸收情况很重要。在一些病例中,需要以骨块植骨来重建鹰嘴。

表41-2 通过假体植入达到功能恢复的手术方法

功能挽救
假体再植入
骨整合
完整的骨水泥
完整的骨
骨缺损
增强
松质骨感染
支柱
复合

假体翻修术

根据骨质情况以及有无发生骨折,选择不同的假体再植方式。

如果骨量足够,补救疗法有关节固定术或关节切除术。通过嵌入性关节成形术或全肘关节置换术可获得功能恢复。如果没有足够的骨量,单独以半限制性或定制的假体进行全肘关节置换术或者辅之植骨可提供较好的功能结果。

假体周围骨折 随着人口寿命的增加以及骨科领域越来越多地采用全肘关节置换术,假体周围骨折越来越多见。我们发现,按照累及部位来对假体周围骨折进行分类是有益的:Ⅰ型,干骺端;Ⅱ型,累及假

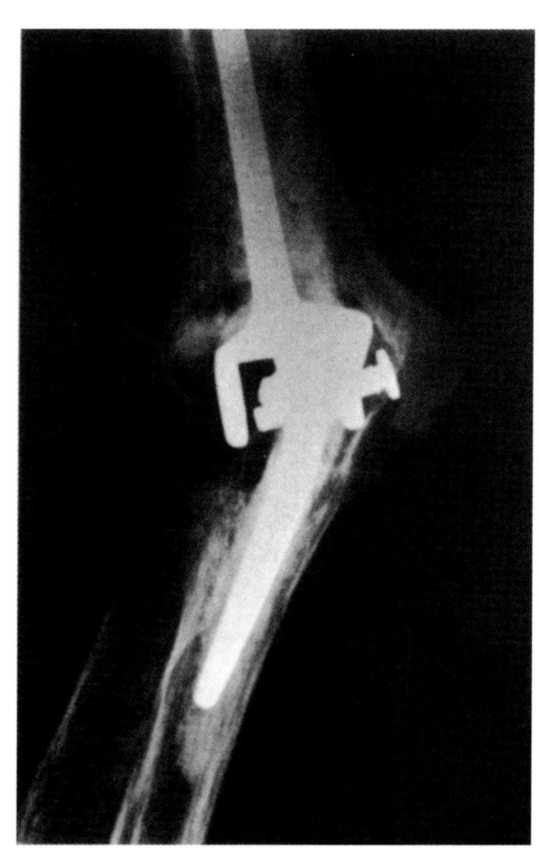

图41-2 假体连接轴失败是所有翻修术预计最常见的并发症。

体柄；Ⅲ型，在假体柄尖端的近侧或远侧(图 41–3)。下面将根据这一分类来讨论治疗方案。

功能恢复翻修方案

根据上述的骨质情况特点，在以下 6 种情况下我们考虑假体再植翻修手术。这些情况包括：

1. 重新插入完整的骨水泥内。
2. 重新插入自体骨内。
3. 再次植入松质骨内并以插入自体骨来增强。
4. 重新植入用移植骨块增强的自体骨内。
5. 使用混合的同种异体骨移植。
6. 定制假体进行重建术。

假体再植翻修术的方法

总体考虑因素

术前计划及假体选择

松动的肘关节假体可引起骨吸收。这样会由于鹰嘴骨吸收而导致另一种肱三头肌功能减弱或缺失。最重要的考虑因素是，如果有完好的骨或骨水泥套，使用另一种带柄假体能否获得可靠的固定。因此，最常需要的特殊假体是柄部足够长的假体。优先选择可顺利植入的最大带柄假体。对于肱骨假体翻修，我们使用 15 cm 或 20 cm 假体柄的 Coonrad–Morrey 假体。也常规备有特殊的长柄尺骨假体。扩展翼对肱骨远端骨量不足的病例尤其有益(图 41–4)。因此，在这一系统中很少需要使用定制假体。

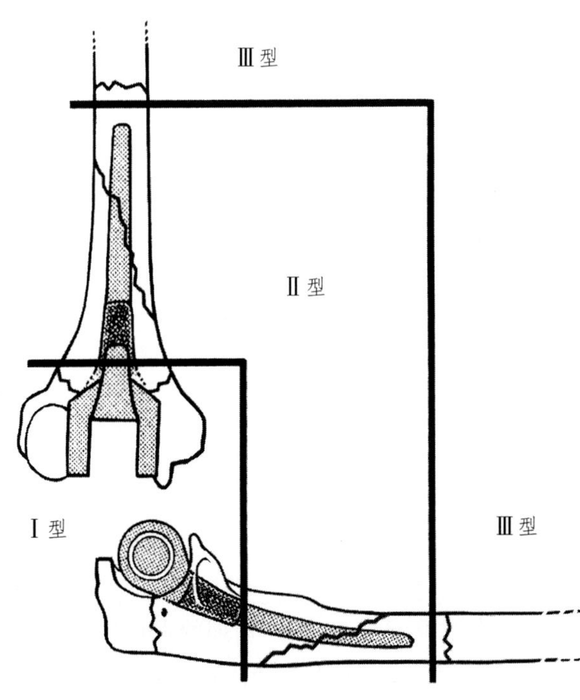

图 41–3　肘关节假体周围骨折的 Mayo 分型。Ⅰ型，干骺端；Ⅱ型，累及假体柄；Ⅲ型，假体柄的远端。(With permissiow, Mayo Foundation.)

手术操作

总体考虑因素及既往手术

按照患者的病情表现来修改手术入路[2]。尽可能应用此前的皮肤切口。找出尺神经，如果有症状则予以减压，否则的话保护尺神经即可。按照下面三种方法中的一种来处理肱三头肌：①掀开肱三头肌(Mayo)(图 41–5)；②劈开肱三头肌，尤其是接受过多次手术后肱三头肌组织不良的患者；③让肱三头肌仍附着于尺骨上，在切除了关节或假关节后旋转并牵移尺骨，即使在保留肱三头肌附着的情况下也常能获得充分的显露(图 41–6)。

特殊的技术要点

保留骨水泥套

如果骨与骨水泥的界面仍然完整，可以保留骨水泥并将新的假体重新用骨水泥固定在现存的骨水泥内。

使用 2 mm 的高速加长骨钻有助于去除假体与骨之间的骨水泥(图 41–7)。而且，如果骨与骨水泥的界面仍可靠，可用 4 mm 的橄榄头骨钻扩大骨水泥腔以容纳翻修的假体柄。用骨水泥注射系统将骨水泥沿管腔注入。通常，对于翻修术而言，假体的每一组件都应分别以骨水泥固定，以避免技术性并发症。必须特别注意避免损伤神经。我们以自体松质骨植骨填补大的皮质骨缺损，以免骨水泥外渗并防止骨折。

去除骨水泥并再植假体

如果骨水泥已不完整，在去除骨水泥后应找出髓腔以便插入长的假体。我们采用 Esmarch 技术尽可能向近端显露肱骨。需要对桡神经予以显露或触摸定位，以避免桡神经受损(图 41–8)。然后触摸肱骨，以免

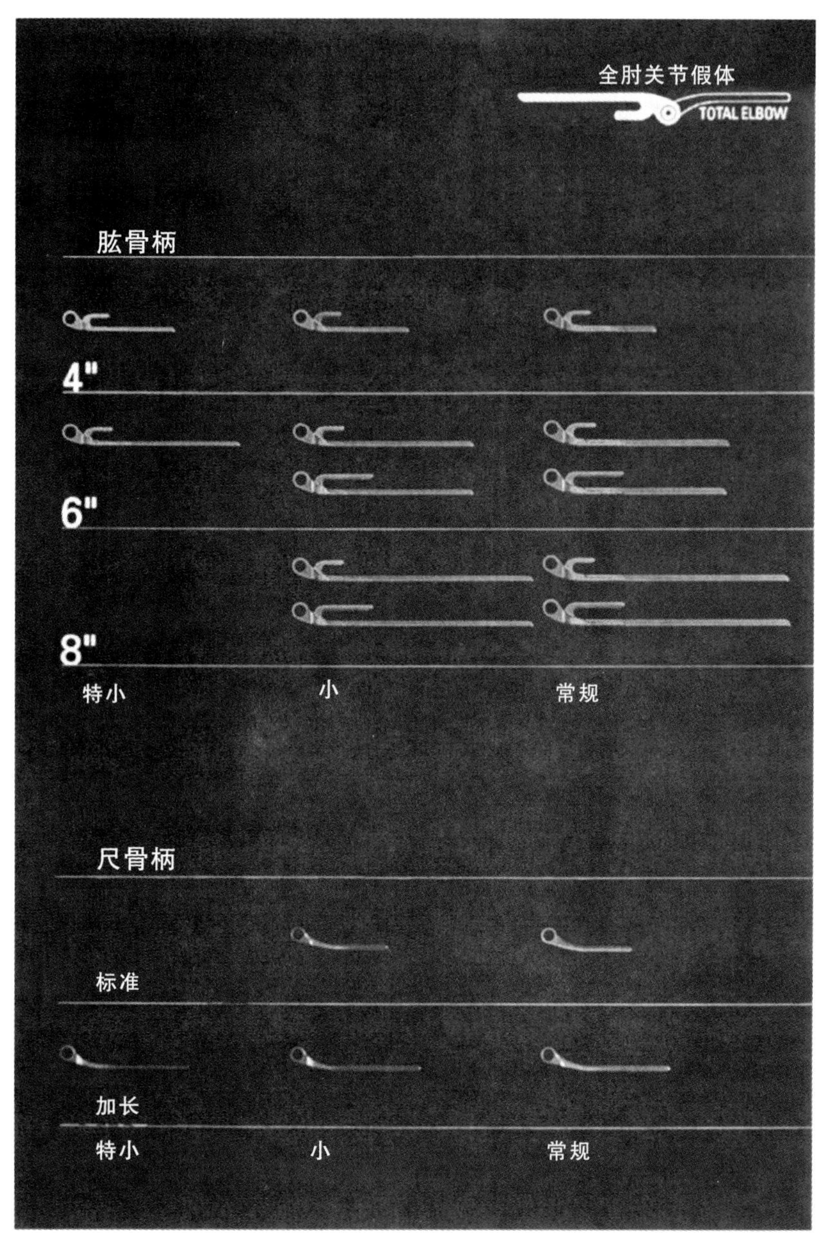

图 41-4 标准的肱骨假体和尺骨假体有很多种大小不同的型号。带有扩展翼的设计使得很少需要使用定制假体。

取出骨水泥时损坏其骨皮质。

按需要充分显露位于皮下的尺骨以免损坏尺骨皮质。如果假体尖端骨皮质变薄,或出现了骨折,或需特别注意将假体柄插入髓腔更远端,则可按需要显露尺骨的整个皮下缘,以免皮质骨被穿透。

仔细闭合伤口,特别注意确保肱三头肌的功能。在翻修术后,如果曾使用同种异体骨,或曾有广泛的骨缺损并有明显的异常活动,则应将患肘伸直置于石膏托中。在4~6周后,去除石膏托并开始功能锻炼。由于肘关节置换翻修术后肘关节的活动范围基本上与初次关节置换术后的活动范围相同,因此早期活动翻修术后的肘关节并不特别重要。

结果

假体再植

对以前失败的关节置换术进行人工假体再植入的相关资料非常稀少[14]。我们近期的资料是对41例进行的平均随访5年(2~11年)的结果[10]。这些患者中约半数患有类风湿性关节炎,另外一半患者以创伤后关节炎作为其基础诊断。90%的患者疼痛缓解令人满意,但41例中有4例由于假体松动或残留的神经刺激而疼痛。41例患者全组的无需翻修比率为92%。类风湿

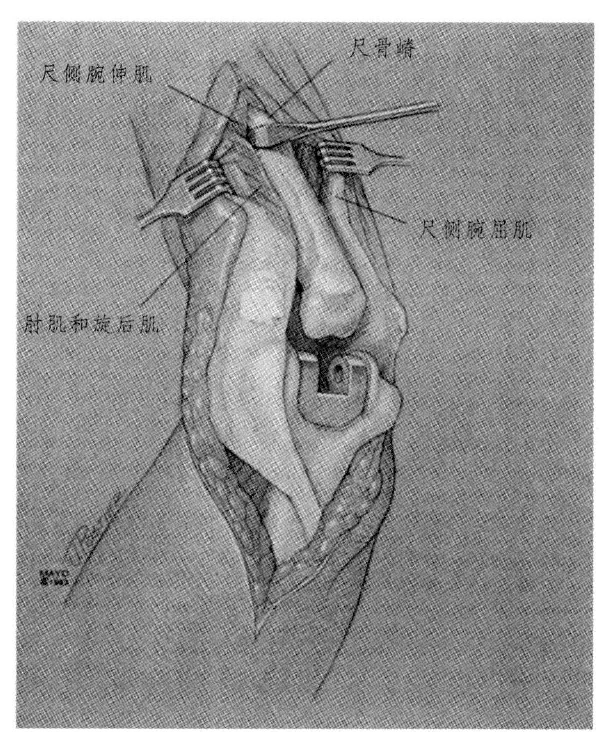

图 41-5　如果肱骨远端髁完整，优先选用Mayo 掀开肱三头肌的入路。

性关节炎患者的无需翻修比率为 96%，而创伤后关节炎患者的无需翻修比率为 86%。平均活动范围是屈曲28°~130°，旋前 55°、旋后 60°。假体松动并未成为问题(图 41-9)。

并发症

41 例患者中有 7 例(16%)出现了明显的并发症。3 例桡神经损伤，其中 1 例是高速钻穿透皮质骨后所致，1 例由于钛金属滑膜炎而切除假体时发生。一例患者在初次手术后 6 年时由于过度使用而致套管磨损，需行翻修术，而另一例患者在患肢外展位时摔倒发生了假体周围骨折。这组病例中无感染发生。

因此，我们的经验建议，全肘关节变形术后进行翻修时，再次植入假体可能是最可行的方案。如果患者年轻，可能需要行一次以上翻修术，故应考虑诸如假体切除或融合术等其他选择方案。

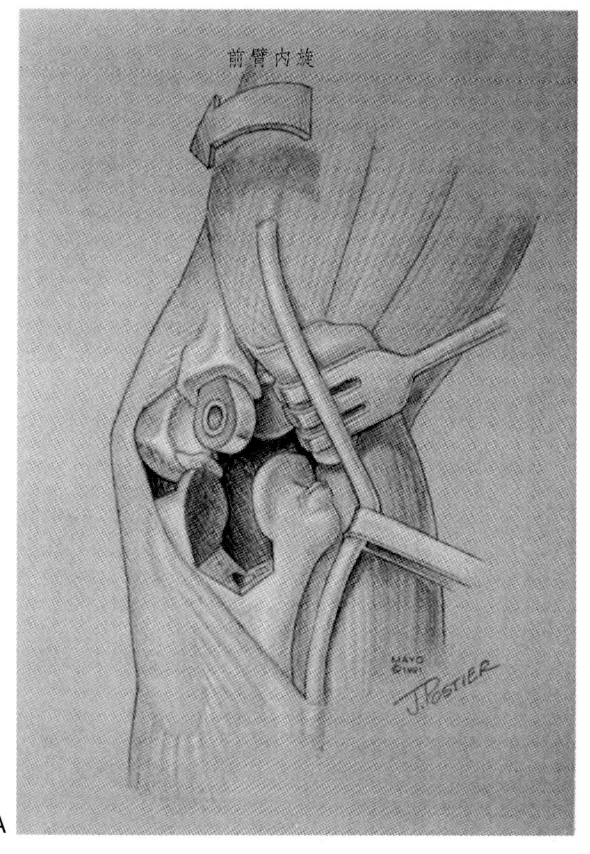

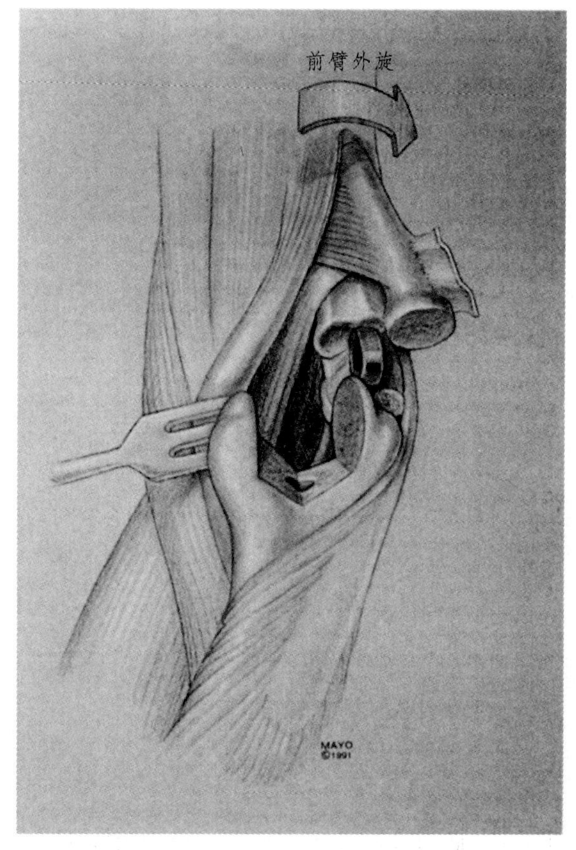

图 41-6　对于肱骨远端缺失的患者，有时可让肱三头肌仍附着于尺骨近端。解除关节假体的连接后便可使尺骨旋转而获得显露，让肱三头肌在内侧(A)或外侧(B)保持附着。

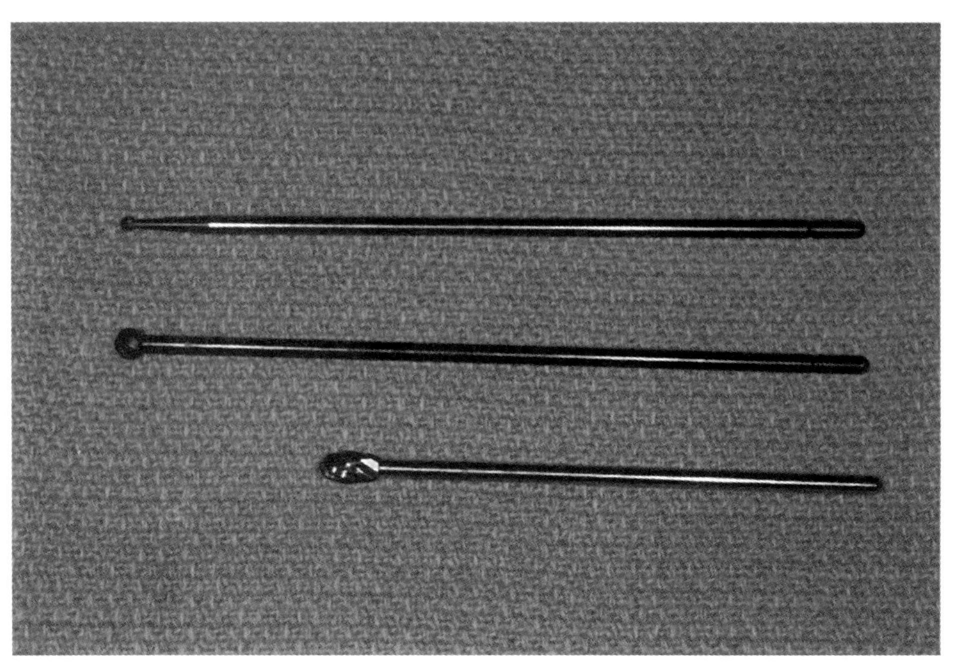

图 41–7 钻头直径为 1~4 mm 的简单骨钻可有效处理骨与骨水泥界面并对完整的骨水泥套进行扩大。

骨质增强方案

如果出现骨吸收、骨溶解或假体周围骨折，则应进行嵌塞植骨或骨增强等增强手术。

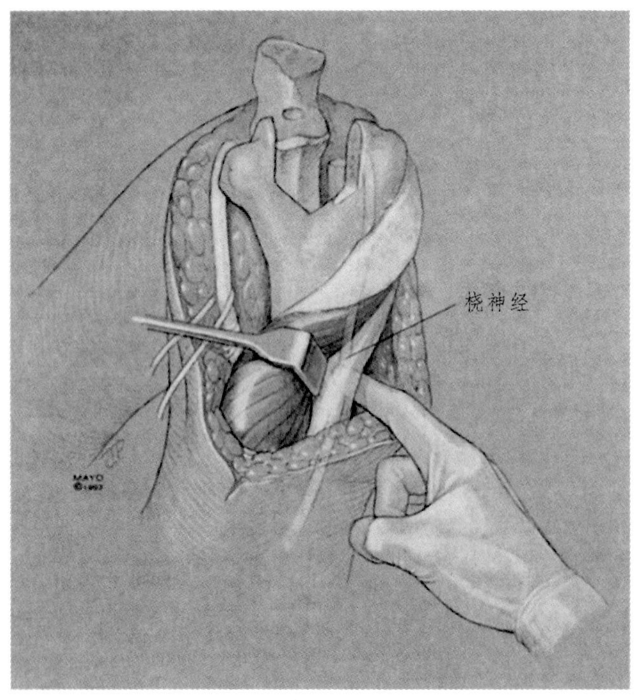

图 41–8 充分显露肱骨干，以触及桡神经并减少穿破骨皮质的危险。

嵌塞植骨

指征 如果患者有广泛的皮质骨骨质不良，就需进行嵌塞植骨以便牢固地用骨水泥再次固定带柄的假体。

操作 应确定广泛溶解骨质的范围。还应确定假体柄固定可达到正常骨质内中的距离 D。将一根坚固的管子放在该骨骼扩大的皮质部分。以长度 D 加上皮质扩大的长度来确定骨水泥注射管的长度。在外层管周围紧密填塞松质骨或骨替代物(图 41–10)。将骨水泥通过内管注入正常的髓腔内，当逐渐拔出注射管的长度达到长度 D 时，将两个管子一同抽出并将骨水泥注射到扩大的皮质骨区域内。然后插入假体(图 41–11)。这一技术可用于肱骨及尺骨。

结果

我们回顾了 1993 年 12 例嵌塞植骨病例，其中有8 例肱骨和 6 例尺骨。在平均随访 3 年(2~6 年)后，有 1 例再次翻修。12 例患者中有 10 例(84%)对结果主观满意(图 41–12)。一例形成感染而需要去除假体。

骨条植骨

这一技术尤其适用于Ⅱ型和Ⅲ型假体周围骨折以及肱骨远端骨缺损的病例。最有效的方法是将骨条

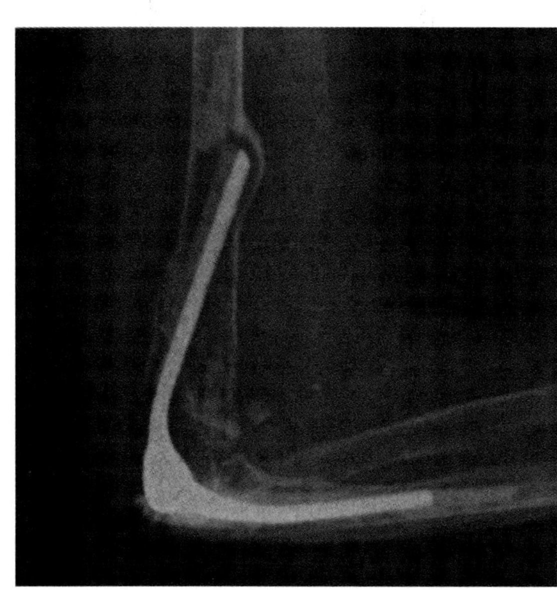

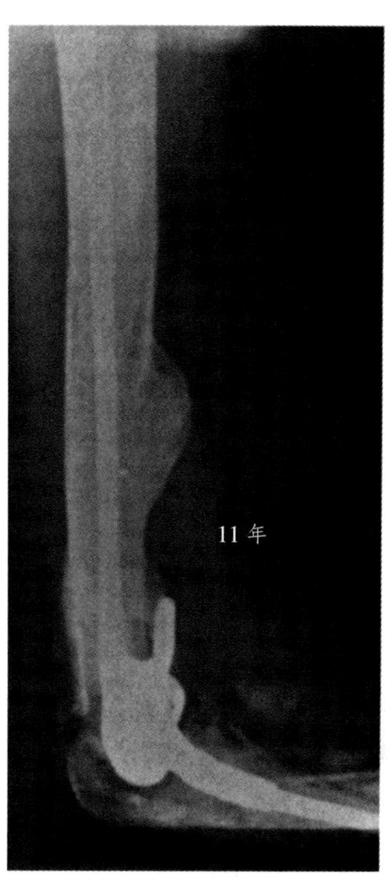

图 41-9　在松动的肱骨假体柄穿透骨皮质后以 150 cm 假体行翻修术再次植入到骨性被膜内，11 年后未显示有松动迹象或有透亮区。

置于肱骨前侧跨越骨折或溶骨区并将骨条嵌入假体前侧翼部。后侧骨条部分用以防止钢丝切割骨质。对肱骨操作时应暴露桡神经。在正常骨质或骨折近段至少需要两处环扎钢丝固定，而在骨溶解或骨折远侧扩大的关节周围骨质区域应至少需要两处环扎钢丝固定(图 41-13)。Coonrad-Morrey 肘关节假体允许对有缺损的肱骨远端从鹰嘴窝水平重建肘关节的旋转轴(图 41-14)。使用有扩展翼的假体及前侧骨条植骨可以对肱骨远段长达 8 cm 的缺损进行处理。如果大于 2 cm 的骨缺损发生在鹰嘴窝近侧，这一部分可被扩展翼所弥补(图 41-15)。将假体插入至理想的深度，以假体翼及植骨条跨越这一骨缺损区。如果长达 5 cm 的骨缺损发生在鹰嘴窝近侧，3 cm 的缺损区可被假体翼及植骨条所弥补，而 2 cm 的短缩是可以接受的。屈曲试模假体的关节，并在肘关节屈曲 90°时向远侧移动尺骨直至软组织张力阻碍了进一步移动，然后观察此时肱骨假体的插入深度，便可确定出假体插入的适宜深度(图 41-16)。

结果

我们回顾了我们以肱骨骨条植骨治疗的 13 例患者的经验[16,17]。其中，12 例在平均术后 5 年时被评为满意(占 93%)。所有病例的植骨条均愈合良好。患者的满意度与 93%的影像学满意度相一致(见图 41-12)。

异体植骨及假体组合重建

过去，我们对肱骨和尺骨都曾应用过同种异体植骨及假体组合重建术。总体上，交界面的愈合问题使得我们限制过多地使用此项手术技术。但接受这种手术的大部分患者都获得了成功(图 41-17)。在一些骨质膨胀的病例中，可使异体骨复合材料插入到骨壳内。我们目前正在评估我们使用这项技术的经验。迄今为止，16 例的经验显示肱骨和尺骨复合材料均被应用过。我们惊讶的发现这些患者整体上恢复满意。仅有 2 例经过翻修，其余的 88%在术后 6 年时仍保持功能[12]。

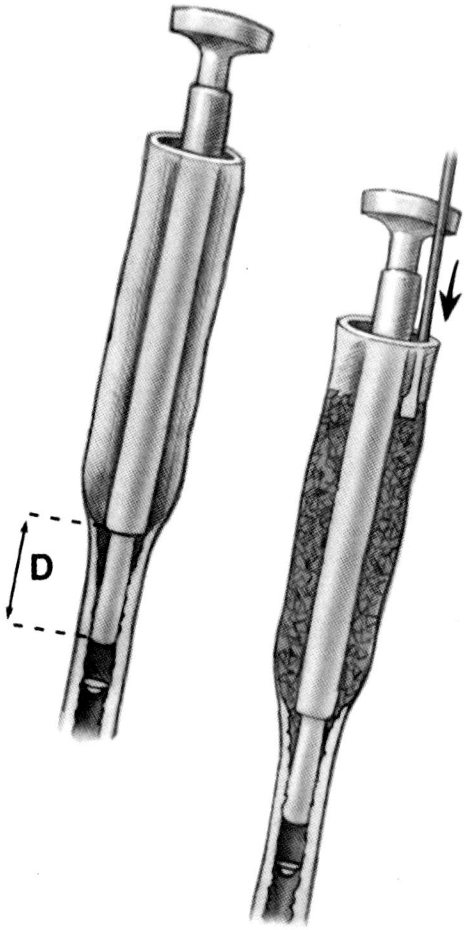

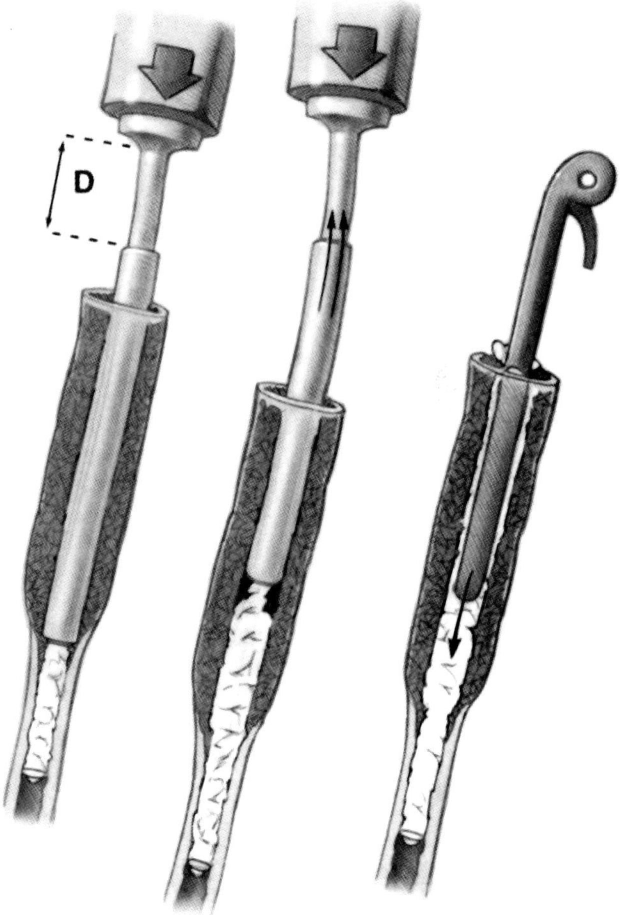

图 41-10 进行嵌塞植骨,将一根半刚性管插入到扩大的溶骨节段内。把骨水泥注射器的喷嘴通过外管插入至正常骨段髓内,深达距离 (D)。在此管周围将松质骨填塞压坚实。(Mayo ⓒ 2000. By permission of Mayo Foundation for Medical Education and Researth.)

图 41-11 将骨水泥注入正常骨髓腔内深达距离(D)。当把骨水泥注射枪抽出到外管水平时,将其一起抽出并继续将骨水泥注入空腔内, 然后插入假体。(Mayo ⓒ 2000. By permission of Mayo Foundation for Medical and Researth.)

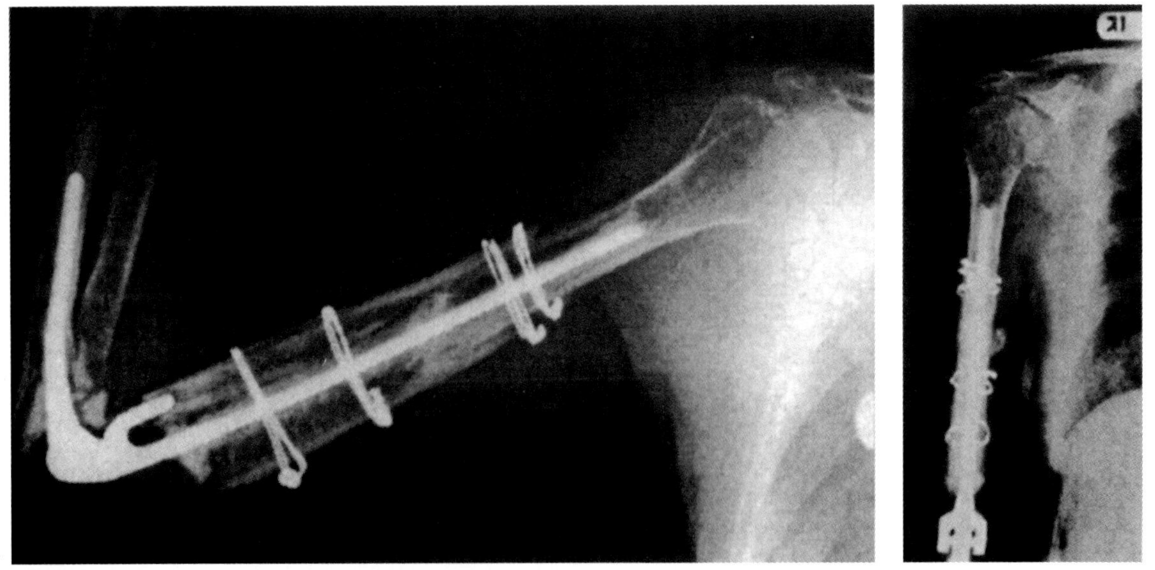

图 41-12 Coonrad-Morrey 肘关节假体置换术失败后有严重骨缺损及骨折的一个病例(A)。两年后,以骨条嵌塞植骨手术在临床及影像方面仍很成功(B)。

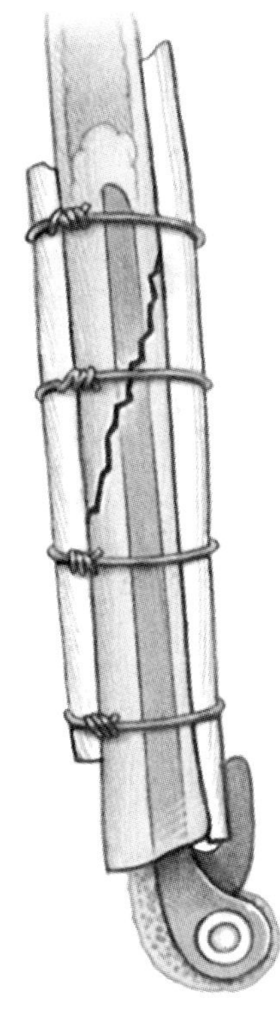

图 41-13　对假体周围骨折或骨缺损采用骨条植骨。将骨条放在前侧潜入假体翼部，另一骨条放在后侧以加强钢丝环扎固定。

定制假体

当今定制假体的特点是带有特别长的假体柄，这对于尺骨近段骨缺损极有帮助。长度比体积有更大的价值。有人一直建议对大多数需要翻修的病例采用定制假体[7,8,16]。这种方案目前并非首选，更多考虑的是采用异体骨重建结合关节置换术。但是甚至早期设计的定制假体也有一些被报道长期效果优良。

目前，最常用的定制假体是带有特别长柄的假体，以便桥接松动柄造成的骨缺损并在更正常骨中获得可靠的固定(图 41-18)。

费用昂贵、制造期长及时而的错配使得定制假体在许多情况下并不适用，因此定制假体的应用受到限制。目前很容易得到 20 cm 长柄且有扩展翼的假体，这使得需要定制假体的情况非常少见(见图 41-4)。

作者的建议

以我的观点来看，各种对非感染肘关节置换失败的补救疗法中，最合理的是某些类型的假体再植入术。

再植术

在几乎所有的病例中都使用半限制性假体。如果担心感染或需要植骨，手术治疗可以分阶段进行。由于可以得到作为标准方案的带扩展翼的 20 cm 柄的肱骨假体及长柄尺骨假体，很少需要使用定制假体。

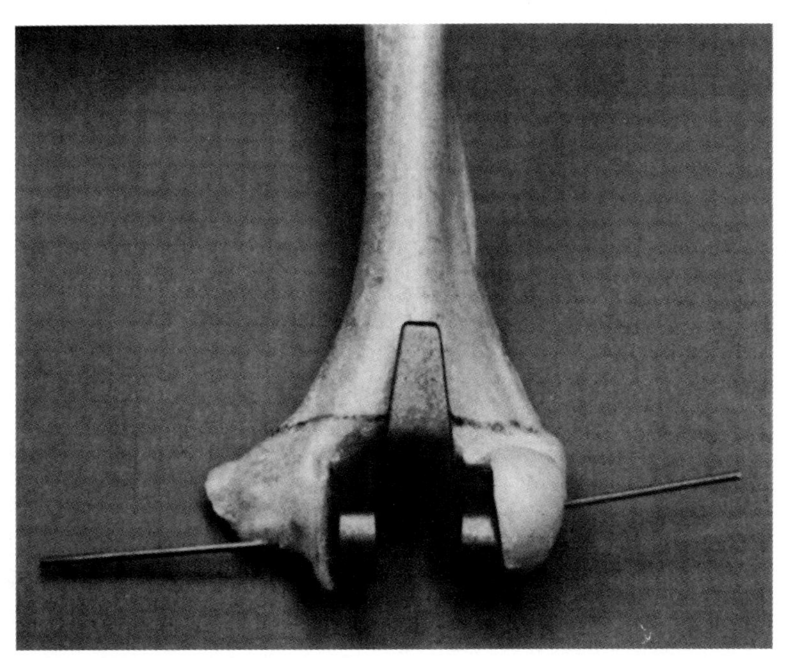

图 41-14　正常的旋转伸轴线(A)。去除肱骨髁部，用带翼假体维持轴线，如正位(B)及侧位(C)X 线片所示。(待续)

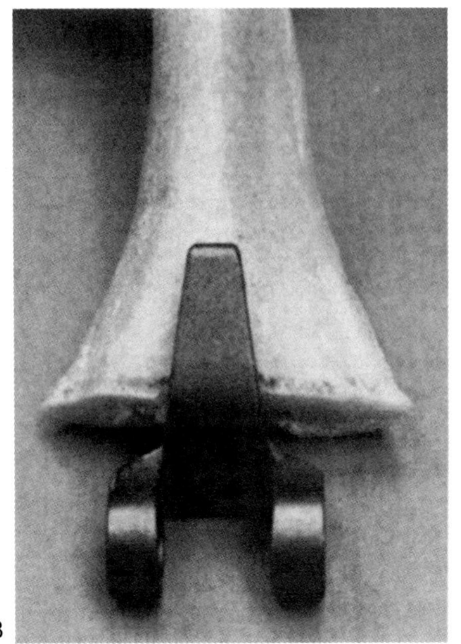

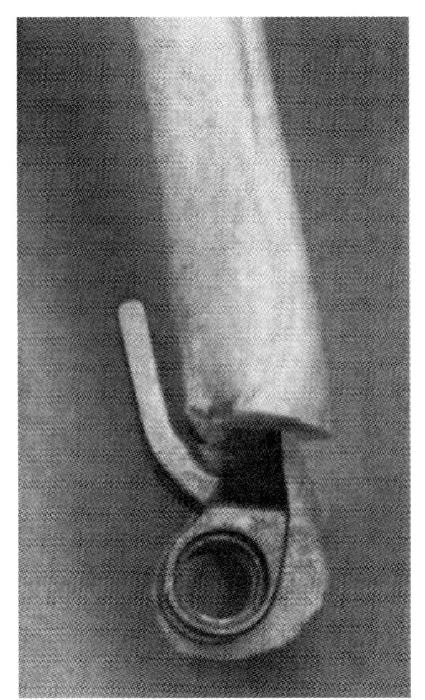

图 41-14(续)

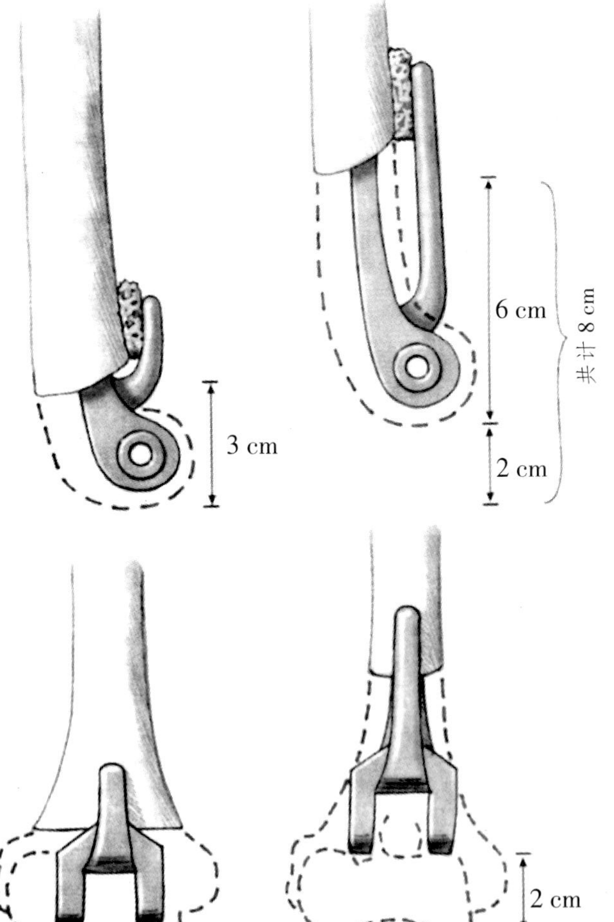

图 41-15 如图所示插入假体,这样不需要肱骨远端 3 cm 来固定假体。假体扩大的翼部允许额外的 3 cm 骨缺损,2 cm 的自体骨块仍被假体翼部嵌夹。如果有另外的 2 cm 骨缺损,可将假体再向髓腔内插入约 2 cm。因此,可以治疗长达 8 cm 的骨缺损。

第42章

肘部的软组织覆盖

Allen T.Bishop

肘部软组织的明显缺损会给功能和手术技术提出重大难题。这些缺损源于创伤、多次手术、感染、化疗药外渗、皮肤溃疡或坏死、烧伤及肿瘤保肢手术。治疗方案有许多种,适宜的治疗需要仔细考虑所有方案。在评估伤口以及患者合并的局部与远位损伤及全身健康情况之后,可决定最佳的重建治疗方案。通常选择方案可包括皮肤移植术、局部皮瓣转移术、筋膜皮瓣转移术、岛状筋膜或筋膜皮瓣转移术、局部或远位一期肌肉或肌皮瓣转移术、远位临时带蒂皮瓣转移术及微血管游离组织转移术。

评估

伤口

早期覆盖伤口对大多数软组织缺损是有益的。早期闭合创面的优点包括:减少水肿,降低伤口感染率,减少瘢痕形成,提高上肢功能[37,38]。创伤性缺损需要彻底清创和冲洗,但常可在伤后24小时内闭合伤口[17,37]。源于电烧伤、碾压或撕脱伤等高能复合损伤及污染严重的伤口常常需要多次清创,之后才可明确软组织缺损的范围并确定适宜的重建手术。在此过程中需要开放引流或者以生物或半透性敷料临时覆盖创面。

一旦完成了适当的清创后,便可根据缺损的大小、深度及位置确定伤口覆盖方案。裸露的重要组织结构、内固定物或血供不良的组织需要复合皮瓣或筋膜皮瓣覆盖,并计划后期的手术方案。重建术对肢体功能和外观的影响应最小化,在复合损伤中可采用包含复合组织的皮瓣转移术,以改善肢体功能及外观。出现任何感染都是任何一种覆盖手术的禁忌证,直至伤口细菌培养及临床表现显示没有或仅有低度细菌生长时方可覆盖。

重建术的方案

应选择既能提供足够覆盖又能满足重建要求的最简单的重建方案。制订计划先从受皮区开始,然后再选择最适宜的供皮区。这样,如果无法通过皮下剥离和推移进行肘部缺损的无张力闭合,在软组织床充分的情况下应考虑植皮术。要不,局部皮瓣或筋膜皮瓣转移术或旋转皮瓣也可提供最佳的软组织匹配,但在范围上受限。较大的缺损或者需要复合组织以便一期重建肌腱、肌肉、骨骼或敏感性的缺损,需要考虑其他方法。这些方法包括轴向皮瓣转移术和岛状筋膜皮瓣转移术、局部或远位带蒂肌肉或肌皮瓣转移术、临时胸部或腹部带蒂皮瓣(两期)覆盖术以及游离组织移植术。决定方案的流程图参见图42-1。

皮移植术

适应证

皮移植术可用于治疗有较好软组织床的任何缺损,或作为临时覆盖用于软组织床不适于永久性皮移植的病例。易于遭受反复外伤的部位或二期手术需要经过植皮区时,禁忌行皮移植术。可接受皮片移植的裸露组织包括皮下组织、腱周组织及肌肉。其他组织,例如裸露的骨、关节、肌腱和神经,可用皮片作为生物敷料临时覆盖,但不支持这种移植作为永久性覆盖。软组织床包含活力可疑的组织、慢性肉芽组织或明显感染时,必须进行适当的清创术。细菌污染、血肿及少量的毛细血管出血并不是皮移植术的禁忌证。每克组织包含的细菌少于10^5个或者可以在24小时内与异种移植物粘连的整洁伤口,可以成功地进行皮移植术[14,30,34,51,59]。

手术方法

全层皮移植片

伤口挛缩不良区域的小缺损最好用取自腹股沟的全层皮移植片来覆盖。腹股沟处薄而疏松的皮肤可作为优良的全层皮片，并使供皮区可以闭合且无显眼的瘢痕线。为充分包住受皮区的皮肤而切取的椭圆形全层皮片，可通过去除残余的真皮、深部的皮缘以及必要时屈曲髋关节进行一期闭合。

分层皮移植片

分层皮片可以覆盖大面积的创面。由于大腿近段相对平坦的轮廓且部位较为隐蔽，所以是最常用的供皮区。这种皮片的厚度在2.5~4.6 mm之间，可用电动取皮机来切取。制成的网状皮片可进行扩展以适应大面积或有渗液的缺损区。分层皮片可用铬线缝合固定，然后用不粘连的纱布及浸过盐水的棉球覆盖。可将缝合皮片边缘的尼龙缝线在棉球上打结，以便将皮片紧紧地压在受皮区创面上。

供皮区可用弹性透气敷料或细网眼纱布覆盖，根据需要可用注射器抽出下面的渗液或以烤灯烘干纱布[26]。肘关节制动5~7天并让皮片不受干扰。由于分层皮片移植后伤口有收缩趋势，因此应特别注意防止继发性关节挛缩。

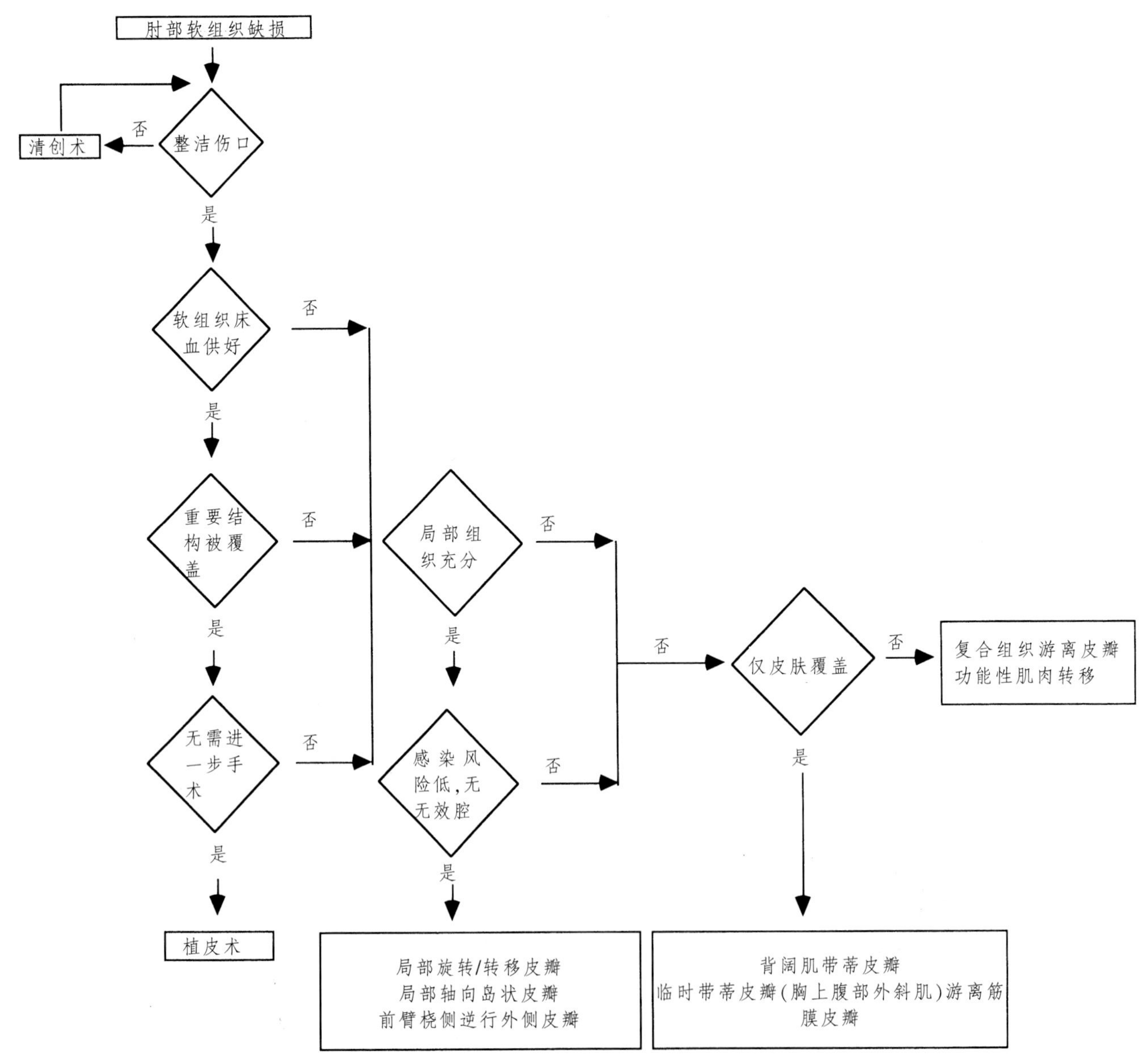

图 42–1 作者治疗肘部软组织缺损的方案选择流程图。

局部皮瓣

周围邻近的皮瓣可通过真皮及真皮下层提供血供(随意皮瓣),有时通过朝向皮瓣轴线的一根特殊皮动脉提供血供(轴皮瓣)。通常,局部皮瓣被认为有随机的血供,因此皮瓣的长宽比设计为 1:1。这类皮瓣可以有几种广泛的类型,包括转移、平移、推移及旋转皮瓣[35]。

转移皮瓣被游离掀起并移向边缘的邻近区,通过使缺损区成三角形并闭合三角形的一个角来闭合原来的缺损区。然后将皮瓣拉成平行四边形并掀起(图 42-2)。通过延长或加宽皮瓣或者延长平行于缺损边(顺向)或朝向缺损区(反向)的切口,可以延长它的枢轴或关键线[35]。闭合继发性缺损通常需要行皮移植术。

转移皮瓣的其他实例包括 "Z" 形整形术和菱形皮瓣。当缺损区被切除或清创成一个菱形时,菱形皮瓣有时用于肘部(图 42-3)。单一菱形皮瓣有一些弊端:在皮瓣的尖端及供区闭合边处张力较大, 解剖标志移位,有时难于为瘢痕最优化定位。双"Z"菱形皮瓣也曾有描述。

筋膜皮瓣

在肘部,由于随意皮瓣血供受制约及皮瓣几何外形所致的移动性及弹性受限,因此覆盖缺损的能力是有限的。虽然这些皮瓣有时可超过 1:1 的长宽比例,但其包含一个已知轴心血供, 因此能安全地延长其长度、缩窄其基部来提高覆盖能力[45]。

Manchot 展示了对计划的局部皮瓣有用的皮肤血管解剖图(图 42-4)。虽然文献报道的前臂和肘部转移皮瓣仅包括皮下组织,但在转移皮瓣中包含深筋膜将能提高皮瓣的存活能力[8,16,40,42]。

在肘关节近侧, 筋膜转移皮瓣可从下列部位掀

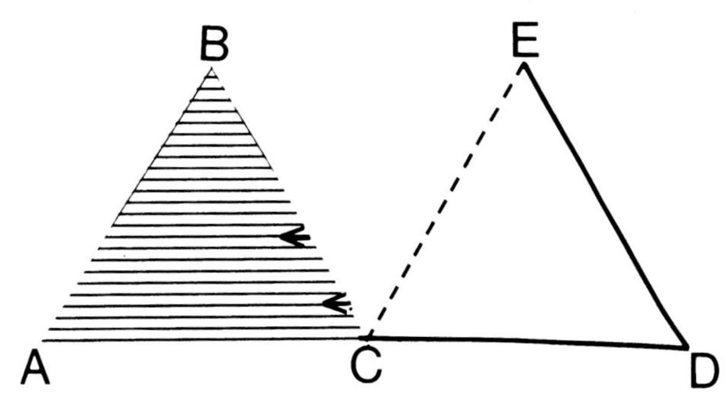

图 42-2 理论上成等边三角形(ABC)的皮肤缺损图示。在边 BC 上设计转移皮瓣,这是转移皮瓣与缺损区之间的共同边线。CD 是 AC 的延长线且长度相等。平行于 BC 画线 ED 并使两者相等。这样 E 就成为轴心,围绕 E 点将等边平行四边形 BCDE 旋转移至缺损区 ABC。从 E 到 C 的距离及皮瓣的延展能力极为重要,故称之为"关键线"。

起:①由肘内侧吻合血管(尺侧上副动脉及尺侧返动脉)供血的前臂内侧;②由肱深动脉终末支及其骨间返动脉吻合管供血的前臂外侧[6,7,28]。在肘以下,从桡、尺、骨间前后动脉发出的前臂筋膜皮瓣的穿支血管的排列呈四个平行的弓状结构,并以规律的间隔进入前臂皮肤[33,40]。这些血管经过位于深筋膜内的两丛血管从真皮下向皮肤供血。在所有这些有用的前臂筋膜皮瓣动脉中 Lamberty 和 Cormack 发现,只有肘下皮动脉这个桡侧返动脉分支足够大,且恒定不变,能为近段旋转进行肘部覆盖所需的大块皮区提供充分的血供[32]。由骨间后动脉和肘外侧血管网供血的这种皮瓣的一个实例如图 42-5 所示。利用这个肘前筋膜皮瓣可以稳定而容易地提供对鹰嘴的覆盖。

筋膜轴向转移皮瓣的基本应用是只靠血管蒂供血的岛状皮瓣。近十年来,已有几种上肢岛状皮瓣以顺行转移、逆行转移或游离移植的方式被应用。掀起岛状皮瓣,其基部只包含一个经过充分游离的

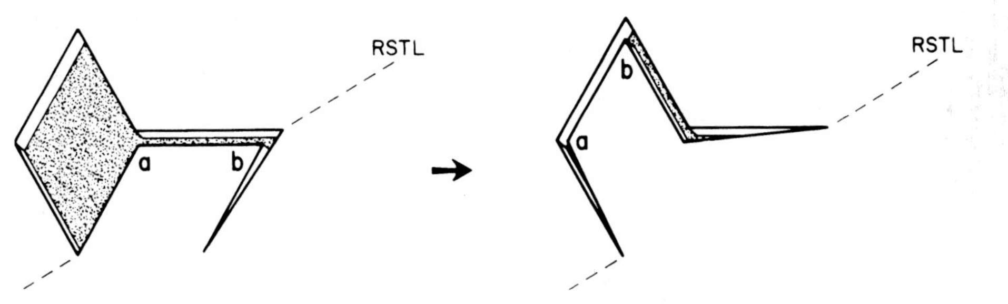

图 42-3 定位单个菱形皮瓣以使闭合时的皮肤张力最小化,使皮瓣的长对角线平行于松弛皮肤张力线(RSTL)。(From Cuono[10], with permission.)

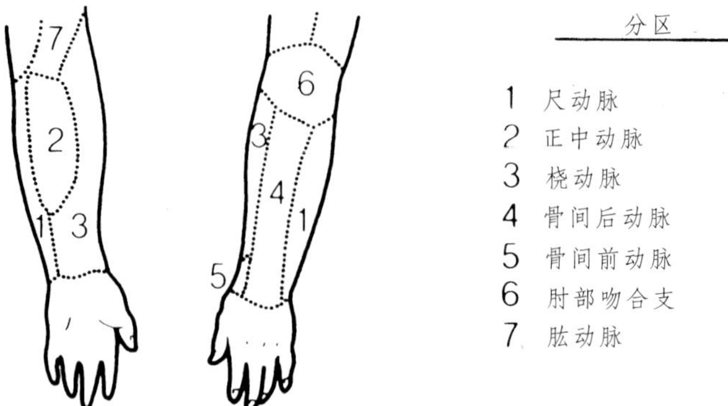

图 42-4 Manchot 前臂血管解剖原图的复制图。(From Lamberty and Cormack[32], with permission.)

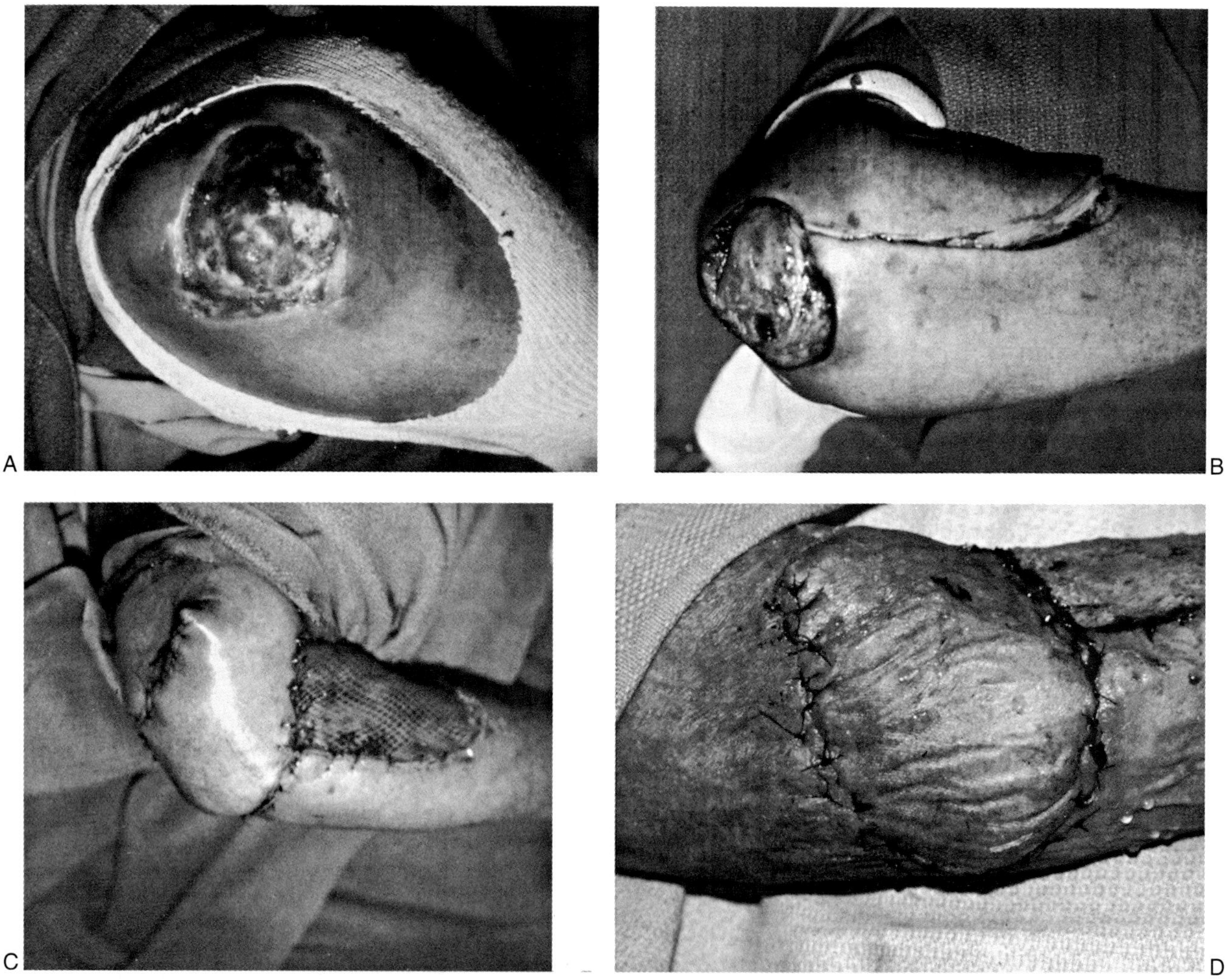

图 42-5 用前臂外侧筋膜皮瓣来覆盖继发于鹰嘴滑囊炎以及混合结缔组织病的鹰嘴部缺损。供区用网状的分层皮片移植覆盖。(A)最初的缺损。(B)掀起的皮瓣。(C)术后即刻的转移皮瓣。(D)最终结果。(Case courtesy of N.B. Moland, M.D.)

血管蒂,岛状皮瓣可包括筋膜、皮下组织、皮肤,以及部分带血管的肌肉、骨、肌腱和皮神经,以满足各种的重建需要。用于肘部覆盖的曾有顺行的前臂桡侧、前臂尺侧和骨间后侧皮瓣以及逆行的内和外侧上臂皮瓣[7,9,12,13,19,23,27,29,46,53,54,57]。覆盖肘部所有表面上小、中型缺损时,可以不进行微血管吻合术而且用这种方法无需制动上肢[30]。

肘前筋膜转移皮瓣

Lamberty 和 Cormack[32,33]所介绍的肘前筋膜皮瓣是一种由肘下动脉供血的轴型筋膜皮瓣。这一血管通常起自桡侧返动脉或桡动脉,位于肱桡肌与旋前圆肌之间的肌间隔内。它从前方上髁间线中点下方 4 cm 处起始,平行于浅筋膜中头静脉的走行路线向远端走行(图 42–6)。注射研究表明其静脉回流主要经由头静脉[32]。可安全地切取长宽比为 4:1 的皮瓣。

方法

首先从在内侧和远侧经皮下组织和筋膜切开皮瓣,然后将其掀起,包括肱桡肌与前臂的屈肌和旋前肌之间的肌间隔。在近侧,肘下动脉穿过这一肌间隔,应辨识出该动脉并予以保护。掀起的皮瓣包括在远端结扎并切断的头静脉以及前臂外侧皮神经。该皮瓣的长度及较窄的基部允许其旋转以覆盖多处肘部缺损。

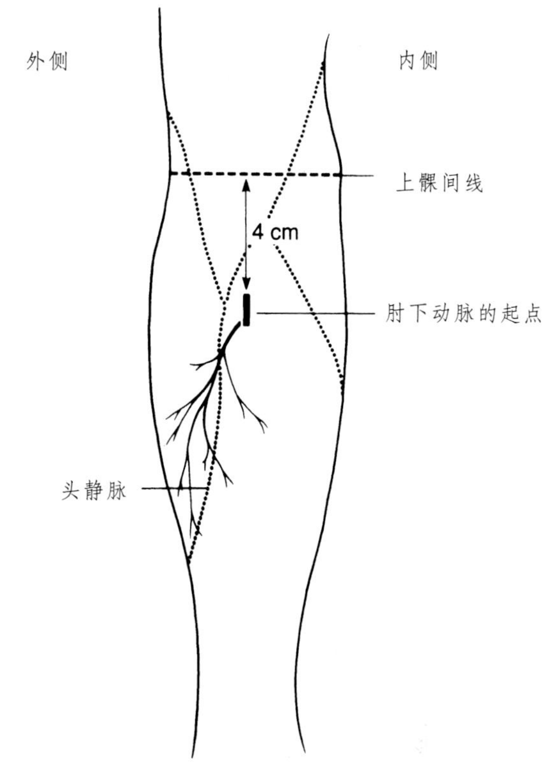

图 42–6　肘下动脉的分布图。(From Lamberty and Cormack[32], with permission)

前臂桡侧岛状皮瓣

桡动脉供血的皮肤区包括前臂桡侧的三分之二及其外侧[33]。靠一个近侧蒂供血的筋膜皮瓣可为肘部中型缺损提供良好的覆盖[12,19,35]。从桡动脉发出的许多皮支给皮肤供血,从近侧的肌皮血管到远侧的筋膜皮血管[58]。这一皮瓣可靠、简单、用途广泛。它可以作为只包括筋膜的复合皮瓣、皮肤和筋膜复合皮瓣以及包括带血管的肱桡肌、桡侧腕屈肌或桡骨远端掌长肌腱节段的复合皮瓣,并可具有外和(或)内侧前臂皮神经的感觉[13,20,46]。它的旋转弧允许覆盖肘关节的所有方面,但其旋转点在肘关节下 10 cm 处的桡动脉起始点,故在近侧受限[58]。这一方法的主要缺点是供区外观不佳,除非仅使用小片皮肤或筋膜,否则将需要行分层皮片移植[27]。桡侧皮区的范围足以覆盖 6~8 cm × 4~6 cm 的肘部缺损[12,13,33,59]。然而考虑到供区的外观,通常这一筋膜皮瓣不适用于女性患者[46]。它常用于补救其他方法不成功的覆盖[43]。

方法(Lamberty)

用多普勒超声探头标记出桡动脉的走行位置,并作定时 Allen 试验以确认在桡动脉闭塞时远端仍有充足的血供。以桡动脉为中心勾勒出比缺损面积略大的供皮区,保留足够长的蒂部以便于皮瓣转移。然后掀起皮瓣,保护浅层的桡神经,包括头静脉和前臂外侧皮神经。切开边缘并包括前臂筋膜。在远侧结扎桡动脉并掀起皮瓣,包括外侧肌间隔、桡动静脉及其筋膜穿支,以作为基底在近端的岛状皮瓣转移覆盖肘部缺损 (图 42–6)。供皮区的闭合需要分层皮片移植(图 42–7)。

皮瓣切取不足是常见的并发症,可以通过保护肌腱远端的腱周组织以及术后几天制动腕和手指来减少这一并发症[42]。

上臂外侧逆行皮瓣

Katsaros 及其同事介绍的上臂外侧皮瓣已被广泛用作游离皮瓣移植进行上肢重建,重建术依据的皮瓣筋膜血供由肱深动脉终末支、后桡侧副动脉及经后桡侧返动脉的肘部血管网的交通支提供[29]。Culbertson 描述了一种类似于前臂桡侧逆行皮瓣方式的逆行岛状皮瓣,它依据穿经伴行静脉的静脉逆流供给远端血运(图 42–8)。这种皮瓣仅包括筋膜,皮片达 8 cm × 10 cm,通过移植臂后侧皮神经提供感觉,可包括肱三头肌腱

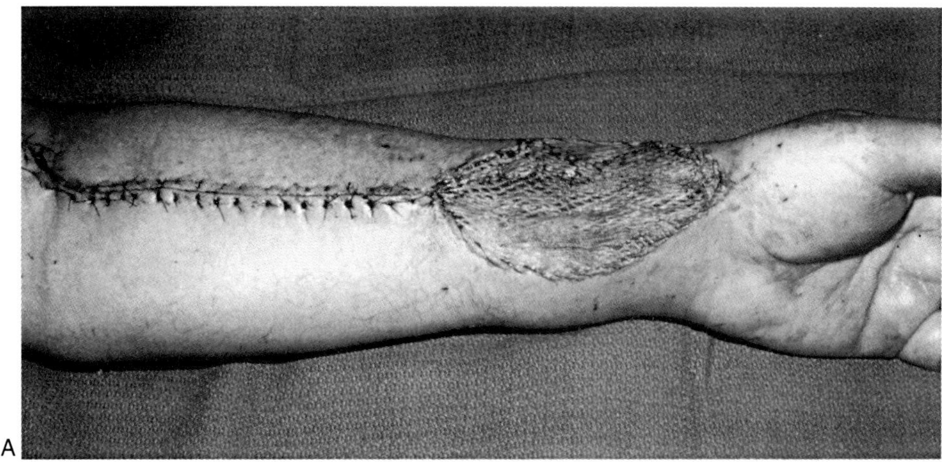

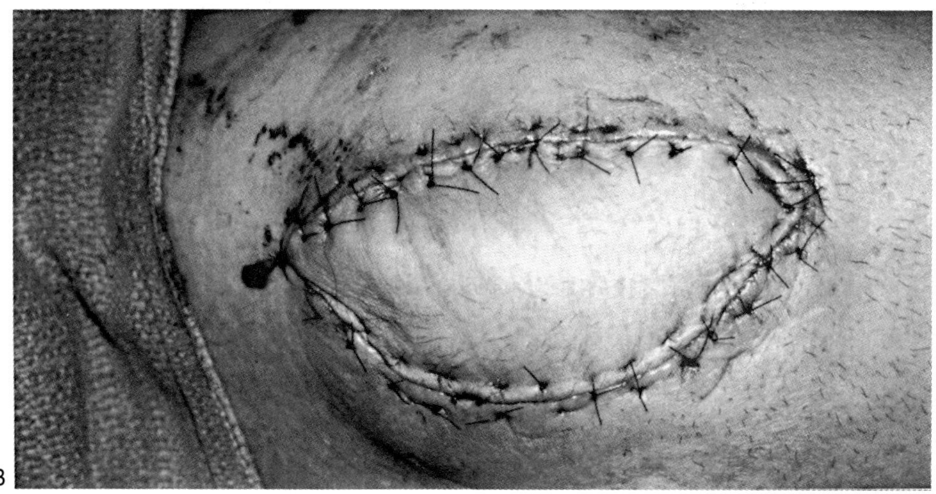

图 42-7 用顺行前臂桡侧皮瓣来覆盖继发于慢性鹰嘴滑囊炎所致的肘后侧缺损。此前的肱桡肌皮瓣覆盖此缺损失败。(A)移植供皮区。(B)覆盖鹰嘴的皮瓣。(Case courtesy of M.B.Word,M.D.)

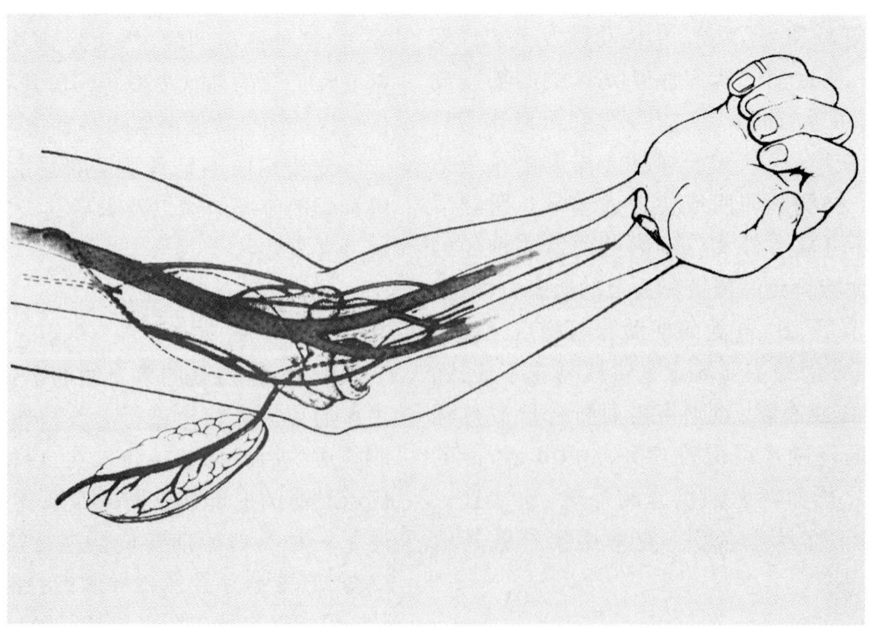

图 42-8 为覆盖肘部缺损而设计的上臂外侧逆行皮瓣。(From Culbertson and Mutimer[9] ,with permission.)

甚或带血供的一段肱骨[29]。

适应证

上臂外侧皮瓣作为一种逆行皮瓣，只要吻合支血运未受到干扰，即可覆盖肘部的所有平面，适用于：烧伤瘢痕，继发于压疮、类风湿结节切除或滑囊炎的鹰嘴区缺损，以及伴有局部皮肤缺失的其他病症。它具有明显的优点：可一期闭合缺损因而很少有供皮区问题，而且无需牺牲主要的血管。以上这两个问题都可能发生于前臂桡侧皮瓣。两项近期的病例报道证实了这种方法的实用性[6,7]。

方法

皮瓣的轴线是从三角肌止点到肱骨外上髁的连线。用多普勒超声探头沿此轴线可找出桡侧旋后动脉的走行路径。勾勒出有足够大小及蒂长度的皮瓣以便转移至肘部。从近向远掀起皮瓣，包括肱二头肌和肱三头肌筋膜以及外侧肌间隔。先切开后侧直达肱三头肌。然后顺着皮肤切口切开覆盖肱三头肌的深筋膜。将其缝合至皮下组织以保护皮肤穿支血管。向前掀起此筋膜，向后反折肱三头肌以识别出外侧肌间隔以及其基底的后侧桡副动脉。然后切开前侧皮肤，再将覆盖肱二头肌的深筋膜缝合至皮肤，再将筋膜深层剥离至外侧肌间隔。向近端追踪蒂部，切断并结扎肱深动脉的前侧桡副动脉。后侧桡副动脉也在其近端被切断，并将皮瓣连同血管和肌间隔从近向远作为一个岛状皮瓣掀起。然后将其旋转至受皮区。

其他筋膜皮瓣

上臂内侧、前臂尺侧及骨间后侧皮瓣也可用于覆盖肘部缺损。但这些皮瓣较少应用，这里就不作讨论了。

肌蒂皮瓣

使用肌蒂皮瓣闭合有并发症的伤口是由 Ger 在下肢应用中研发的[15]，并通过识别肌皮血管穿支而将其扩展至包括表层皮肤[41]。这种皮瓣已被用于肘部，包括指浅屈肌、桡侧腕长伸肌、尺侧腕伸肌、肘肌、肱桡肌及背阔肌[3,23,31,48]。适应证包括感染创面的覆盖、填充无效腔以及通过功能性肌肉转移恢复丧失的运动功能。现已证实肌皮瓣可减少细菌数而且比皮瓣的存活范围更大[5]。在感染或有显著感染风险的情况下首选使用肌皮瓣。由于上述肌肉中许多都有明显的功能丧失，以及范围小和旋转弧局限所致的覆盖局限性，因此只有肱桡肌和背阔肌转移常被用于肘部周围[3,23]。

肱桡肌带皮瓣

肱桡肌是一块伸展性好的屈肌，起于肱骨外上髁嵴的上方 2/3 及外侧肌间隔前侧。其肌腹延伸至前臂中段，以一个宽扁的肌腱止于桡骨茎突。该肌肉的血供来源于几个动脉支。它的主要血供源于肱桡肌与肱肌之间的桡侧返动脉，此外还有几条来自桡动脉的较小血管分支(图 42-9)。可包括在上臂远段和前臂近段覆盖肌腹的皮肤。这种皮瓣适用于肘部前侧和外侧的小缺损。它无法抵达肘内侧，因此难以可靠地覆盖鹰嘴区缺损。

方法

通过前臂前外侧纵向切口显露肱桡肌，如果需要可包括浅面皮肤。切断肌腱的止点，将肌肉从近向远游离，直至到达桡侧返动脉的主蒂。在显露过程中切断几支小血管蒂。如果需要，可将其起点游离以便使该肌肉可以绕其主血管蒂充分旋转(图 42-10)。

背阔肌带皮瓣

背阔肌带皮瓣是覆盖上臂和肘部大缺损的主要皮瓣。这一宽阔的扇形肌肉在轴线上有一条主要的胸背动脉蒂。背阔肌起于下方 6 个胸椎及腰椎、下方 4 根肋骨及髂后上嵴，止于插入肱骨结节间沟内的一条宽阔的肌腱(图 42-11)。整块肌肉或其前侧半可以沿腋

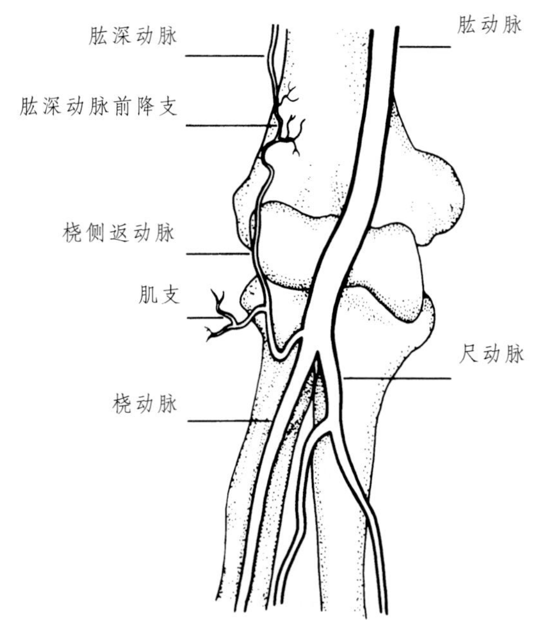

图 42-9 桡侧返动脉及其至肱桡肌肌支的解剖位置。(From Lai et al.[31], with permission.)

后轴线旋转并经皮下通道进入上臂。充分游离后，它可以很好地扩展进入前臂中部并覆盖肘部各个方面[38]。可以包括一块(达 12 cm×35 cm)巨大皮肤，从而一期闭合受皮区缺损[41](图 42-12)。作为肩关节的伸肌、内收肌、内旋肌，它的主要优点是该皮瓣面积大、旋转弧大、操作简单、有潜在的功能以及扩展性好[41]。因此，该皮瓣可用于大的全层缺损，用以覆盖骨、填充背间区并允许进行再次手术。将其用于肘关节屈肌成形术或肱三头肌成形术已超出了本章的范畴，但有时需要同时行皮肤覆盖及功能性肌肉转移[1,4,24,55,62]。

方法

患者取患侧在上方的侧卧位，对患肢及同侧胸壁进行手术准备，并从远侧的髂嵴到后侧中线及前方乳头线铺无菌手术单。皮肤切口平行于该肌肉前缘并位于其后几厘米处，如果需要则以前方的肌肉为中心作皮瓣。切口要直至肌筋膜层并指向前方，以辨识出背阔肌与前锯肌之间的间隙。然后从背阔肌的前侧游离缘的中点向远侧在背阔肌的深面进行解剖。这样便可从背阔肌的尾侧和后侧止点处对其进行游离。在肩胛骨处从近端将其与大圆肌钝性剥离，并辨识出神经血管束。切断胸背动脉至前锯肌的恒定分支，根据需要继续向近侧进行解剖。如果需要可在腋部切断旋肩胛动脉以便游离整个肩胛下动脉。然后将该肌肉经过一个皮下隧道旋转至上臂。如果需要，可切断其肱骨附着点以获得最大的移动度。需要仔细止血并作供区的引流以减少皮下积血的危险。

临时带蒂皮瓣

多年来，取自胸壁或腹壁的临时带蒂皮瓣曾是覆盖巨大肘部缺损的主要方法。筋膜岛状皮瓣、一期带蒂肌皮瓣转移及游离组织移植已在多数情况下取代了这些皮瓣。

游离组织移植

尽管手术时间较长、需要行微血管吻合而且并发症发生率较高，游离皮瓣在一些病例中仍是重要的治疗方案。在某些情况下，一些简单的方法并不适宜或并不理想。例如，可以用复合游离皮瓣一期进行多种组织重建术。对仅有边缘血供的受区或患肢早期制动很重要时，禁忌使用蒂部在远侧的皮瓣。外固定架可以不必应用局部皮瓣，但需要游离组织移植。

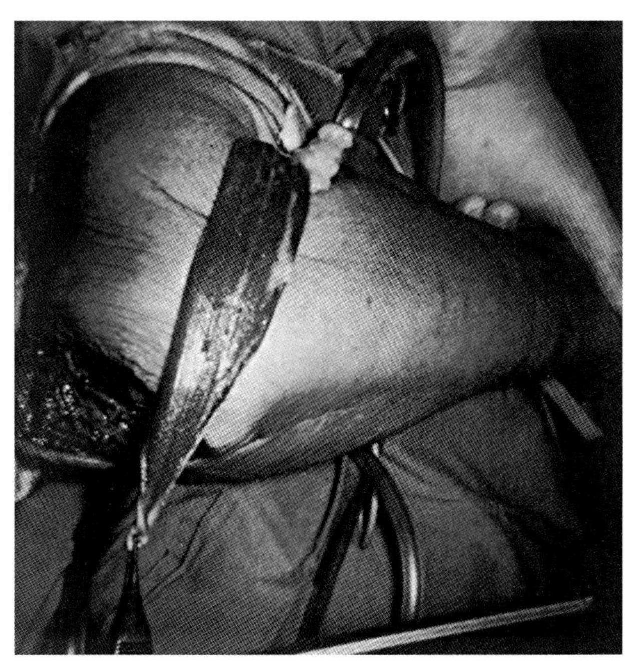

图 46-10 用肱桡肌转移皮瓣覆盖全肘关节成形术后关节皮肤瘘管。(Case courtesy of M.B.wood, M.D.)

选择皮瓣需要根据缺损的范围、所需组织的类型(皮肤、肌肉、筋膜或复合组织)、供皮区的发病率及手术医师的偏好。用于肘部的可选皮瓣(筋膜皮瓣)包括腹股沟皮瓣、肩胛皮瓣或肩胛周围皮瓣和上臂外侧皮瓣[2,16,21,25,47,50,60]。当有无效腔、感染或较大的感染风险时，首选肌皮瓣，可带有浅层皮肤也可用分层皮片移

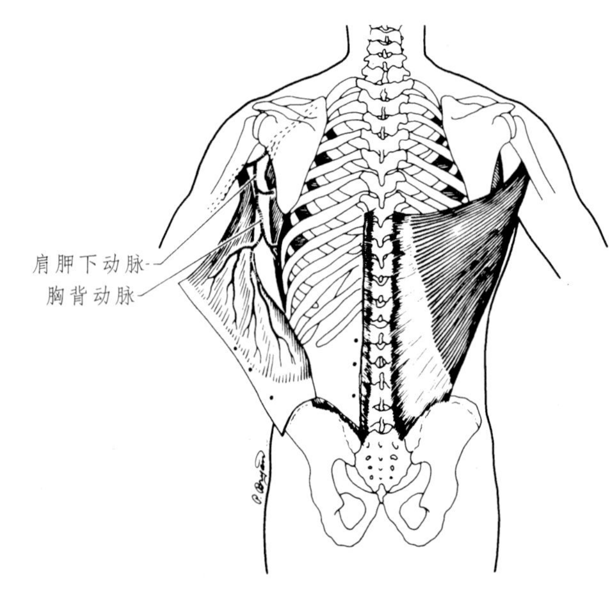

图 42-11 背阔肌及其血管蒂的解剖示意图。(From Bostwick et al.[3], with permission.)

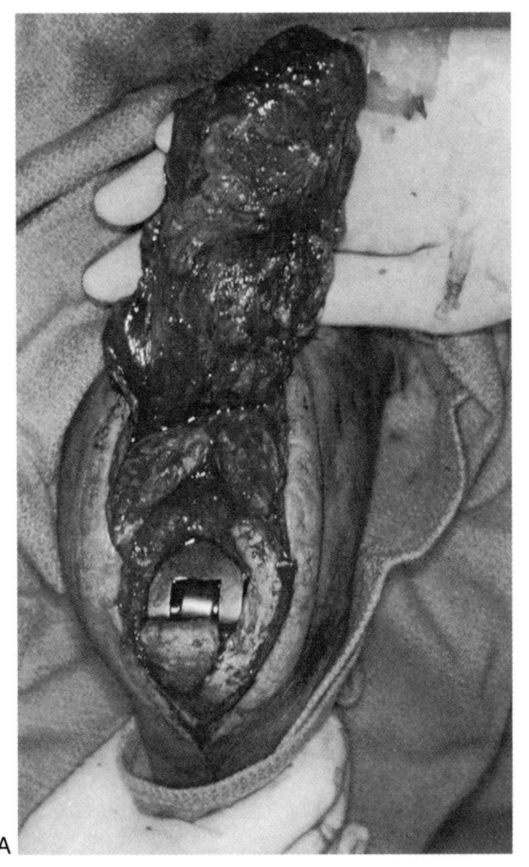
A

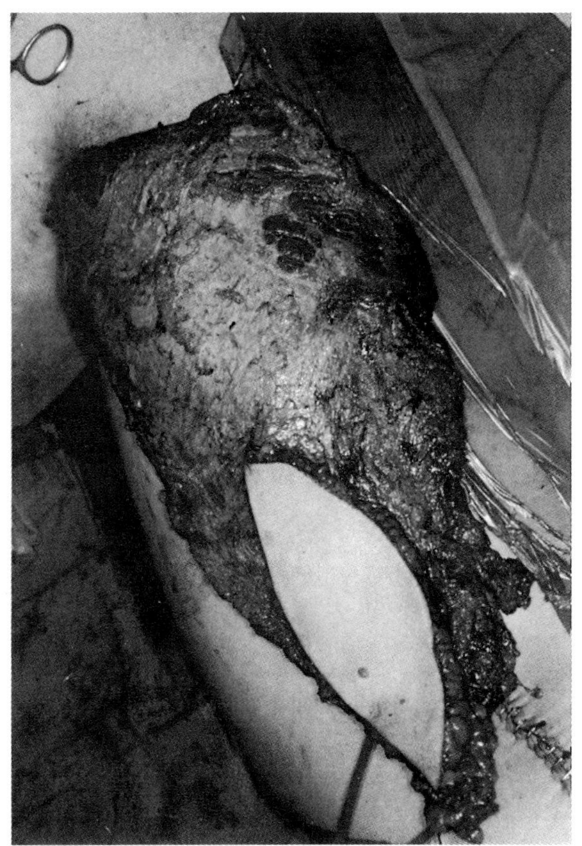
C

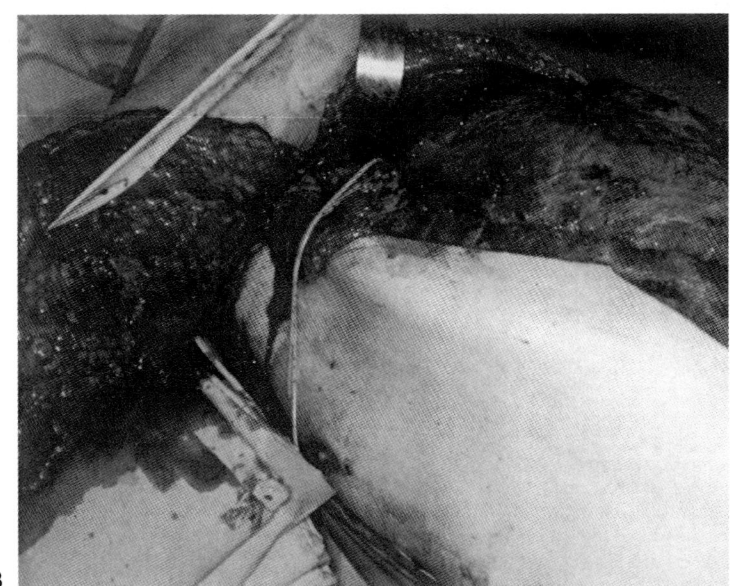
B

图 42-12　(A)用带蒂背阔肌皮瓣覆盖裸露的全肘关节成形术假体。这里所示的肌肉经皮下隧道转移至创面。(B)在胸壁连同大小和位置适宜的皮瓣一起掀起此肌皮瓣来覆盖肘部。(C)将此肌皮瓣转移至肘部再穿过上臂后方的皮下隧道。(待续)

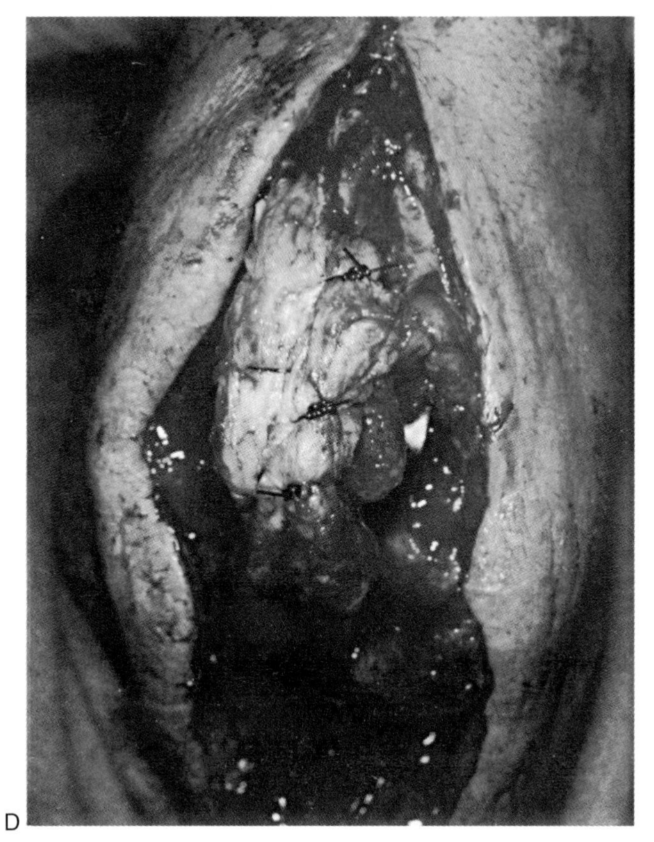
D

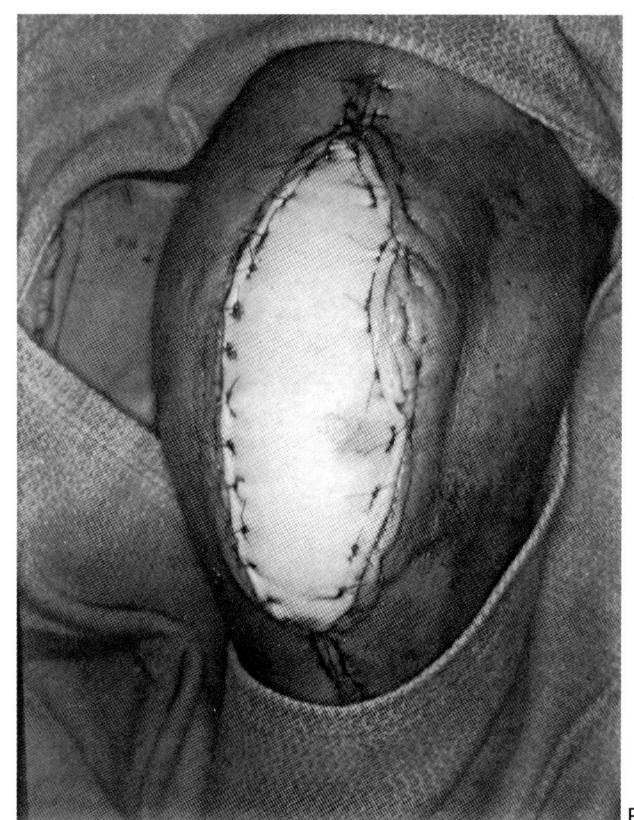
E

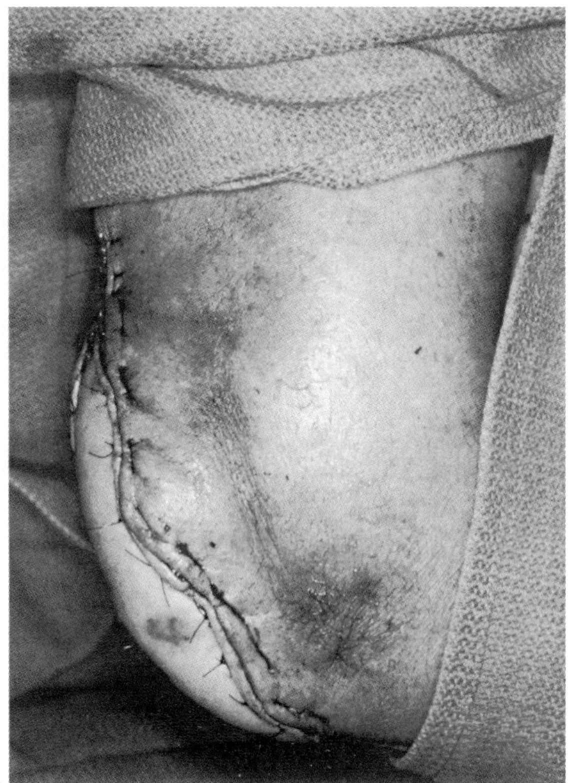
F

图 42-12(续) (D)覆盖于假体上的肱三头肌。(E,F)背阔肌皮瓣为肘后方巨大缺损提供了良好的肌肉和皮肤覆盖。

植覆盖。Manktelow 和 McKee 率先使用了有神经支配的游离肌肉移植来重建上肢的功能[39]。有多种可以使用的供区，包括背阔肌、前锯肌、腹直肌及股薄肌[11,44,49,52,56]。靠旋髂深血管供血的复合腹股沟皮瓣或包括肌肉和（或）皮肤的腓骨移植可提供良好的带血供骨块移植。对大多数肘部缺损可首选与腋动脉远端侧吻合以及与腔静脉或头静脉的端端静脉吻合[18]。手术技术的细节已超出了本章的范围，但在所引用的参考文献中有所论述。

（王宏川 李世民 译 冯世庆 校）

参考文献

1. Axer A, Segal D, Elkon A: Partial transposition of the latissimus dorsi: a new operative technique to restore elbow and finger flexion. J Bone Joint Surg 55A:1259, 1973
2. Bartwick WJ, Goodkind DJ, Serafin D: The free scapular flap. Plast Reconstr Surg 69:779, 1982
3. Bostwick J, Nahai F, Wallace JG, Vasconez LD: Sixty latissimus dorsi flaps. Plast Reconstr Surg 63:31, 1979
4. Brones MF, Wheeler ES, Lesavoy MA: Restoration of elbow flexion and arm contour with the latissimus dorsi myocutaneous flap. Plast Reconstr Surg 69:329, 1982
5. Chang N, Mathes S: Comparison of the effect of bacterial inoculation in musculocutaneous and random pattern flaps. Plast Reconstr Surg 70:1, 1982
6. Coessens B, Van Geertruyden J, Vadoud-Seyedi J, Vico P: Treatment of tissue defects of the posterior aspect of the elbow. Acta Orthop Belgica 59:339, 1993
7. Coessens B, Vico P, De Mey A: Clinical experience with the reverse lateral arm flap in soft-tissue coverage of the elbow. Plast Reconstr Surg 92:1133, 1993
8. Cormack GC, Lamberty BGH: A classification of fasciocutaneous flaps according to their patterns of vascularization. Br J Plast Surg 37:80, 1984
9. Culbertson JH, Mutimer K: The reverse lateral upper arm flap for elbow coverage. Ann Plast Surg 18:62, 1987
10. Cuono CB: Double Z-plasty repair of large and small rhombic defects: the double-Z rhomboid. Plast Reconstr Surg 71:658, 1983
11. Daniel RK, Weiland AJ: Free tissue transfers for upper extremity reconstruction. J Hand Surg 7:66, 1982
12. Fatah MF, Davies DM: The radial forearm island flap in upper limb reconstruction. J Hand Surg 9B:234, 1984
13. Foucher G, Genechten E, Merle N, Michon J: A compound radial artery forearm flap in hand surgery: an original modification of the Chinese forearm flap. Br J Plast Surg 37:139, 1984
14. Freshwater MF: Ten signs for successful skin grafting. Plast Reconstr Surg 72:491, 1983
15. Ger R: The operative treatment of the advanced stasis ulcer: a preliminary communication. Am J Surg 111:659, 1966
16. Gilbert DA: An overview of flaps for hand and forearm reconstruction. Clin Plast Surg 8:129, 1981
17. Godina M: Preferential use of end-to-side arterial anastomoses in free flap transfers. Plast Reconstr Surg 64:673, 1979
18. Godina M: Early microsurgical reconstruction of complex trauma to the extremities. Plast Reconstr Surg 78:285, 1986
19. Hallock GG: Island forearm flap for coverage of the antecubital fossa. Br J Plast Surg 39:533, 1986
20. Hallock GG: Soft tissue coverage of the upper extremity using the ipsilateral radial forearm flap. Contemp Orthop 15:15, 1987
21. Hamilton SGL, Morrison WA: The scapular free flap. Br J Plast Surg 35:2, 1982
22. Hing DN, Buncke JH, Alpert BS, Gordon L: Free flap coverage of the hand. Hand Clin 1:741, 1985
23. Hodgkinson DJ, Shepard GH: Muscle musculocutaneous and fasciocutaneous flaps in forearm reconstruction. Ann Plast Surg 10:399, 1983
24. Hovnanian AP: Latissimus dorsi transplation for loss of flexion or extension of the elbow. Ann Surg 143:493, 1956
25. Ikuta Y, Watari S, Kuwamura K et al: Free flap transfers by end-to-side arterial anastomosis. Br J Plast Surg 28:1, 1975
26. James JH, Watson ACH: The use of Opsite, a vapor permeable dressing on skin graft donor sites. Br J Plast Surg 28:107, 1975
27. Jim Y, Guam W, Shi T et al: Reversed island forearm fascial flap in hand surgery. Ann Plast Surg 15:340, 1985
28. Kaplan EN, Pearl RM: An arterial medial arm flap–vascular anatomy and clinical applications. Ann Plast Surg 4:205, 1980
29. Katsaros J, Schusterman M, Beppu M et al: The lateral upper arm flap: anatomy and clinical applications. Ann Plast Surg 12:489, 1984
30. Krizek TJ, Robson MC, Kho E: Bacterial growth and skin graft survival. Plast Surg Forum 18:518, 1967
31. Lai MF, Krishna BV, Pelly AD: The brachioradialis myocutaneous flap. Br J Plast Surg 34:431, 1981
32. Lamberty BGH, Cormack GC: The forearm angiotomes. Br J Plast Surg 35:420, 1982
33. Lamberty BGH, Cormack GC: The antecubital fascio-cutaneous flap. Br J Plast Surg 36:428, 1983
34. Levine NS, Lindberg RB, Mason AD, Pruitt BA: The quantitative swab culture and smear: a quick, simple method for determining the number of viable aerobic bacteria in open wounds. J Trauma 16:89, 1976
35. Lister G: The theory of the transposition flap and its practical application in the hand. Clin Plast Surg 8:115, 1981
36. Lister GD, Gibson T: Closure of rhomboid skin defects: the flaps of Limberg and Dufourmentel. Br J Plast Surg 25:300, 1972
37. Lister G, Schecker L: Emergency free flaps to the upper extremity. J Hand Surg 13A:22, 1988
38. Mackinnon SE, Weiland AJ, Godina M: Immediate forearm reconstruction with a functional latissimus dorsi island pedicle myocutaneous flap. Plast Reconstr Surg 71:700, 1983
39. Manktelow RT, McKee NH: Free muscle transplantation to provide active finger flexion. J Hand Surg 3:416, 1978
40. Marty FM, Montandon D, Gumener R, Zbrodowski A: The use of subcutaneous tissue flaps in the repair of soft tissue defects of the forearm and hand: an experimental and clinical study of a new technique. Br J Plast Surg 37:95, 1984
41. McCraw JB, Dibbell DG, Carraway JH: Clinical definition of independent myocutaneous vascular territories. Plast Reconstr Surg 60:341, 1977
42. McGregor AD: The free radial forearm flap: the management

of the secondary defect. Br J Plast Surg 40:83, 1987
43. Meland NB, Clinkscales CM, Wood WB: Pedicled radial forearm flaps for recalcitrant defects about the elbow. Microsurgery 12:155, 1991
44. Milloy FJ, Anson BJ, McAfee DK: The rectus abdominis muscle and the epigastric arteries. Surg Gynecol Obstet 110:293, 1960
45. Milton SH: Pedicled skin flaps: the fallacy of the length-width ratio. Br J Surg 57:502, 1970
46. Mühlbauer W, Herndl E, Stock W: The forearm flap. Plast Reconstr Surg 70:343, 1982
47. Nassif TM, Vidal L, Bovet JL, Baudet J: The parascapular flap: a new cutaneous microsurgical free flap. Plast Reconstr Surg 4:591, 1982
48. Ohtsuka H, Imagawa S: Reconstruction of a posterior defect of the elbow joint using an extensor carpi radialis longus myocutaneous flap: case report. Br J Plast Surg 38:238, 1985
49. Onishi K, Yu M: Cutaneous and fascial vasculature around the rectus abdominis muscle: anatomic basis of abdominal fasciocutaneous flaps. J Reconstr Microsurg 2:247, 1986
50. Pontén B: The fasciocutaneous flap: its use in soft tissue defects of the lower leg. Br J Plast Surg 34:215, 1981
51. Romm S, Massac E: A guide to skin grafting. Contemp Orthop 11:35, 1985
52. Schoofs U, Wray RC Jr: Use of the rectus abdominus muscle flap to reconstruct an elbow defect. Plast Reconstr Surg 77:988, 1985
53. Song RS, Gao Y, Song Y et al: The forearm flap. Clin Plast Surg 9:21, 1982
54. Soutar DS, Tanner SB: The radial forearm flap in the management of soft tissue injuries of the hand. Br J Plast Surg 37:18, 1984
55. Stern PJ, Neale HW, Gregory RO, Kreilein JG: Latissimus dorsi musculocutaneous flap for elbow flexion. J Hand Surg 7:25, 1982
56. Takayanagi S, Tsukie T: Free serratus anterior muscle and myocutaneous flaps. Ann Plast Surg 8:277, 1982
57. Thornton JW, Stevenson TR, VanderKolk CA: Osteoradionecrosis of the olecranon: treatment by radial forearm flap. Plast Reconstr Surg 80:833, 1983
58. Timmons MJ: The vascular basis of the radial forearm flap. Plast Reconstr Surg 77:80, 1986
59. Tobin GR: The compromised bed technique. Surg Clin North Am 64:653, 1984
60. Urbaniak JR, Koman LA, Goldner RD et al: The vascularized cutaneous scapular flap. Plast Reconstr Surg 69:772, 1982
61. Wood MB, Irons GB: Upper extremity free skin flap transfer: results and utility as compared with conventional distant pedicle skin flaps. Ann Plast Surg 11:523, 1983
62. Zancolli E, Mitre H: Latissimus dorsi transfer to restore elbow flexion: an appraisal of eight cases. J Bone Joint Surg 55A:1265, 1973

第 43 章

肘关节镜检查

Shawn W. O'Driscoll, Bernard F. Morrey

来做肘关节镜检查的患者一般都应有本章所提到的一种适应证。做肘关节镜检查最有效，也是最常见的原因是为了摘除疑似或确诊的游离体[7,26,31,33]。我们的患者越来越意识到，肘关节镜的作用，和其他关节的关节镜一样在日益增大，所以熟悉肘关节镜在诊断和治疗中的价值是必要的[2,4,7,9,11,13,17,19,21,23,24,26–28,33,36,39–41,52]。

诊断和评估

虽然有些患者确实是为了明确诊断而接受肘关节镜检查的，但我们必须意识到，患者的病史、临床表现和影像学检查结果是决定患者是否适合做镜检的决定因素。标准的前后位和侧位 X 线片一般就足够了，不过斜位片有时也有用。MRI 和 CT 偶尔也有一定价值。

术前必须查明尺神经是否向前方半离位或离位。离位的病例占总病例的 16%[10]，如果有离位，在做前内侧切口时尺神经会受到损伤。

适应证和禁忌证

关节镜检查

肘关节镜检查的适应证：①临床或影像学检查时有未确诊的疼痛伴异常；②怀疑有游离体；③疼痛性力学症状，如弹响或绞锁；④取活检样本；⑤急性特发性挛缩；⑥评价关节不稳。对于疼痛但在仔细的临床检查、影像学检查或其他检查中未发现力学症状、挛缩或异常的患者，偶尔需要通过关节镜检查做出诊断。因此当高度怀疑有关节内病变但其他非侵入性手段无法确诊时，使用肘关节镜检查会有帮助。肘关节后外侧旋转不稳定的特征性确诊表现是肘关节旋后位时肱尺关节过度张开[11,13,32]。Andrews 曾证实，由于肘关节长期承受过度外翻应力造成尺侧副韧带功能不良，在肘关节屈曲 70°时，内侧便可见异常张开(图 43–1)[16a,49a,49b]。

关节镜手术

关节镜手术的适应证取决于术者的技术和经验，包括：①取出游离体，②滑膜切除，③化脓性关节炎的冲洗和滑膜切除，④关节面或粘连的清创，⑤鹰嘴和后关节囊骨赘(如发生于外翻伸展超负荷时)的清创，⑥切除骨关节炎的骨赘和游离体，⑦骨折的辅助复位和内固定，⑧桡骨头切除。一些学者提出的关节镜下关节囊挛缩松解术已被证明是安全的，但必须认识到，该手术的神经血管损伤风险实际上可能大于切开手术。扩张关节囊对于把神经移开前入路是必不可少的，但使关节僵硬患者的关节囊扩张能力大大降低[15]。正常肘关节囊的平均容积为 23 mL，但肘关节挛缩患者的容积会减少 50%以上[15,37]。Timmerman 和 Andrews 称，在他们治疗的 19 例肘关节轻微挛缩的经验中，“关节前方存在过多的瘢痕，因此关节往往难以看清”[48]。他们不建议用关节镜治疗创伤后肘关节严重纤维化的病例。

禁忌证

肘关节镜的禁忌证包括：在计划的入口区存在活动性感染，以及妨碍进入肘关节的严重关节僵硬。如前所述，关节囊内空间在肘关节僵硬时会严重缩窄 。既往的手术史，因为有瘢痕形成关节变形，因而有时不能行关节镜手术。尺神经前移位禁忌使用前内侧入路。

手术方法

器械

应使用标准的 4 mm、30°关节镜及宽视角镜头。重

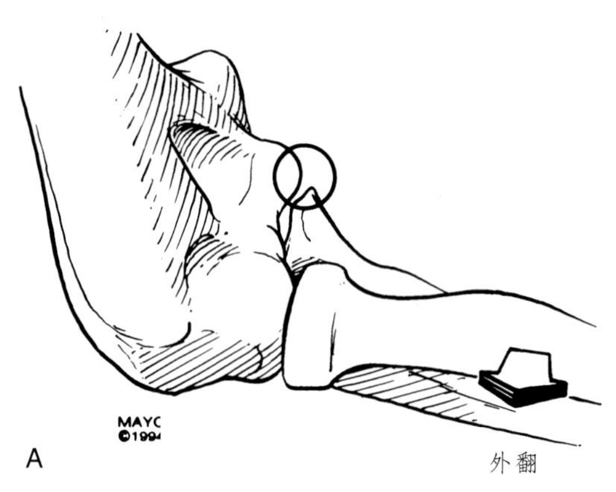

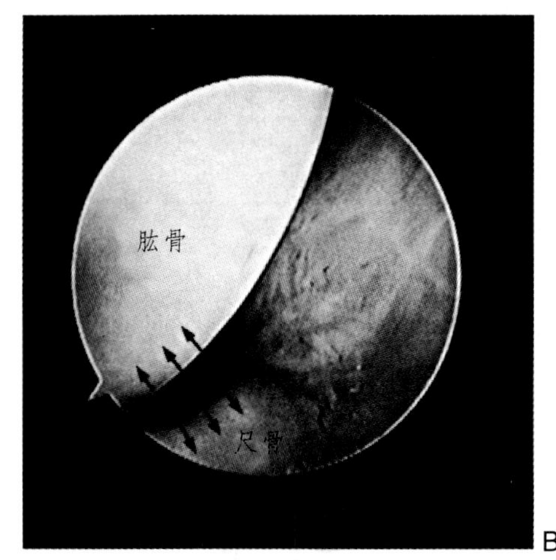

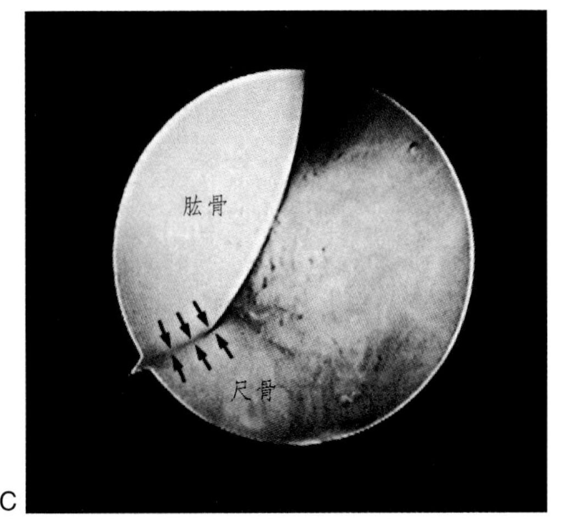

图 43-1 尺侧副韧带功能不良的关节镜下应激试验(由 Andrews 推广)。(A)肘关节屈曲 45°和 70°时施加外翻应力,同时从前外侧入路观察内侧肱尺关节。(B) 这位棒球投手的尺骨与肱骨,在给屈曲的肘部施加外翻应力时在内侧关节线处相互分离(箭头所示)。(C)无外加应力时,尺骨与肱骨滑车在内侧关节线处相关节(箭头所示)。该患者的尺侧副韧带不完全撕裂,因此内侧肘关节的张开程度受限。

要的是,镜鞘应该是为 30°关节镜专门设计的,而非 30°与 70°关节镜兼用的(图 43-2)。后者的镜鞘上有一开口,大约延伸了 1 cm,会使关节液流入囊外的软组织(因为关节镜插入关节内的距离较短)。同样的原因,镜鞘在靠近末端处(而不是末端之前)不能有孔。可以使用各种手持式抓握器械、电动刮刀和磨钻以及骨凿。尖端磨钝的 4 mm 斯氏针可用于器械替换。额外的塑料套筒也是必要的。

如果使用大口径管道和通道,仅靠重力即可行肘关节镜检,然而,使用加压灌注系统获得的膨胀效果和流速可使效果更佳。加压灌注可以使用直接连接在关节镜上的泵或者脉冲灌洗装置来完成,用关节镜鞘上的阀门来控制流速。通过流动产生的脉动声音即可判断流速情况。因为没有压力调节装置,因此必须高度警惕,以免过度扩张。我们首选这种系统,它在肩关节镜和肘关节镜的常规使用中被证实是安全有效的。它的优点是,可以即时调节流速和压力,而且不需要单独的通道来监测压力。当单独的入路建立后,这些通道可留在原位以降低向软组织内的外渗[21]。

患者体位

虽然许多外科医师最初进行肘关节镜手术采用患者仰卧位,但是目前由于关节镜手术入路和方便性的改进,大多数都已经改为俯卧位或侧卧位[5,41]。俯卧位和侧卧位为术者提供的便利程度几乎相同,但俯卧位提供的肘部入路可能更好。为了便于麻醉,我们通常将患者置于患侧在上方的侧卧位。这也允许在必要时方便地改行切开手术。上臂垫一合适软垫,前臂自然下垂,屈肘 90°,这种体位可提供最大限度的关节内空间(图 43-3)。体位摆放好之后,肘关节恰好呈现在术者面前,便于术者接近关节镜检中所用的各个入路部位。应使用止血带,并可将其放在软垫上,以免上臂持续受压。

手术区皮肤消毒,患侧肢不铺手术巾,以便术中进行手法操作。患肢抬高并在前臂和手部敷裹弹力绷带直至距鹰嘴尖大约 10 cm 处,对前臂和手部进行驱血,然后再给止血带充气。弹力绷带要一直保持到手术结束,以限制肘关节邻近区域的术中肿胀。(当手术结束时去除止血带和弹力绷带之后,肘关节周围的积液会渗入上臂和前臂,使水肿迅速消退。)然后通过插入到正中外侧入路区的针尖来扩展关节囊,针头位于鹰嘴、外上髁和桡骨头所形成的三角形内[28]。注入 15~25 mL 无菌生理盐水来扩展关节囊,这是正常关节囊的容积[15,37]。超过此容量会造成关节囊破裂。Cohen 和 Constant 曾指出,随着关节囊的充盈,肘关节会伸展和旋后,提示液体确实已注入关节腔内[12]。

入路

至今已提出的肘关节镜入路为数众多,其中最常用的有 7 个(后路 3 个,前路 4 个):正外侧,后外侧,后侧,前外侧,高位前外侧,前内侧,高位前内侧(图 47-3 和图 47-4)。除非已明确病变位于前方,否则我们常从正外侧入路开始,它位于肱骨小头、桡骨头和外上髁形成的三角形的中心。如果病变只在前方,我们采用前入路。以前入路开始时,必须通过正外侧入路插入的针头来充盈关节。正外侧切口通常用于对肘关节进行诊断性初期镜检。通过在前臂旋前和旋后时观察桡骨头的转动来明确关节的空间方位。后外侧入路可设在正外侧切口后方的任何部位,以便插入探针、手术钳、刮削器或电动磨钻等。该入路可用来取出游离体、切除滑膜、清创和摘除骨赘。如果此入路经过肱三头肌腱,则称之为后入路。后入路和后外侧入路常同时使用。最好在关节镜已放入关节后,一边用关节镜观察针头的进入部位一边将针头插入到预定的位置,来完成入路的准确定位(图 43-5)。然后用手术刀和插入的适当器械做一个切口。皮神经距正外侧入路和两个

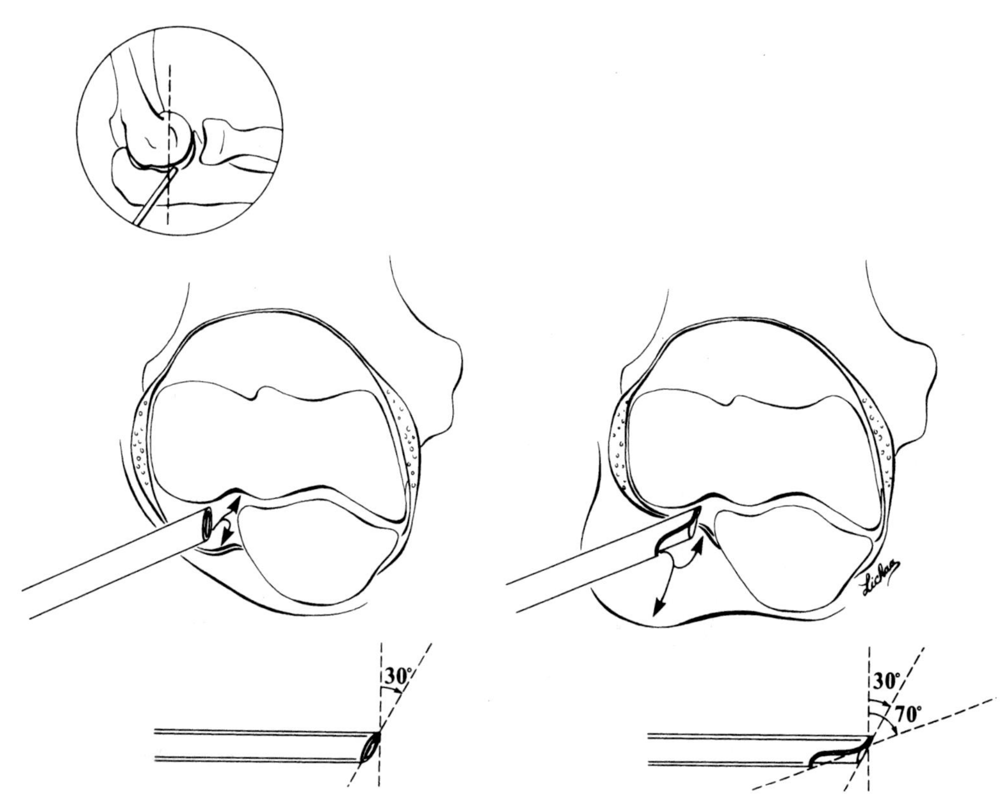

图 43-2　标准的关节镜系统,包括一个 4 mm、30°角关节镜及宽视角镜头。重要的是,镜鞘应该是为 30°关节镜专门设计的,见左下图。有些关节镜配的镜鞘是 30°与 70°关节镜兼用的,如右下图所示,该镜鞘底面上有一个开口,向关节镜尖部近处延伸了大约1 cm。图中示出正外侧入路肘关节的剖面图,对比了使用 30°和 30°/70°镜鞘对关节镜的影响。左图为 30°镜鞘,液体从镜鞘尖部进入关节内,并可根据需要扩展关节囊。右图为 30°与 70°兼用镜鞘,镜鞘整个开口不能进入关节,液体在压力下会泵入软组织,导致该部位关节腔消失而不是扩展关节囊。这会使该部位不能进行关节镜检。当镜鞘上有孔向尖部近侧渗液时也会观察到这种影响。

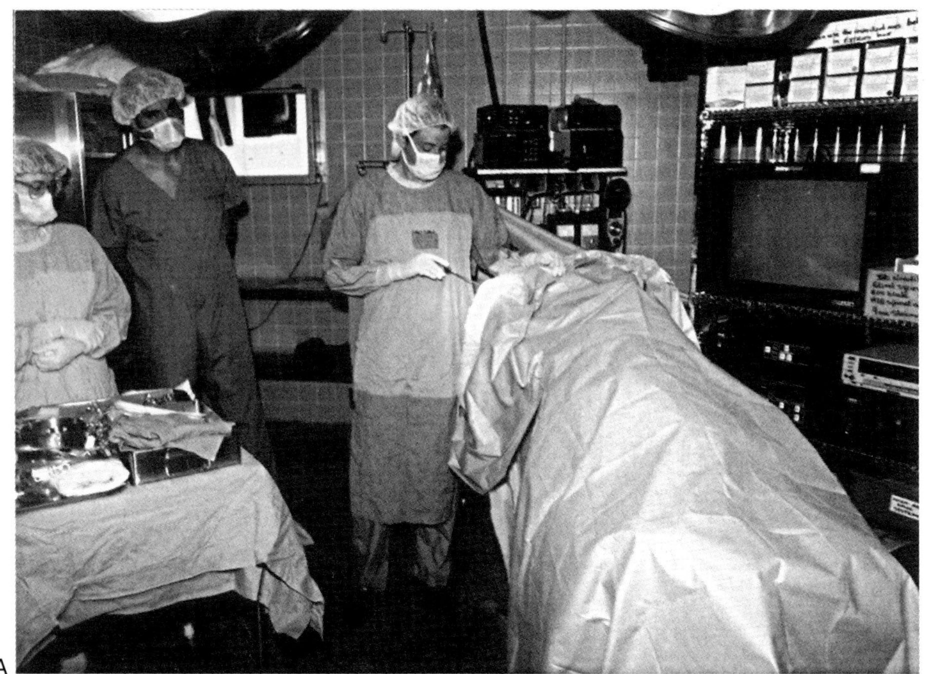

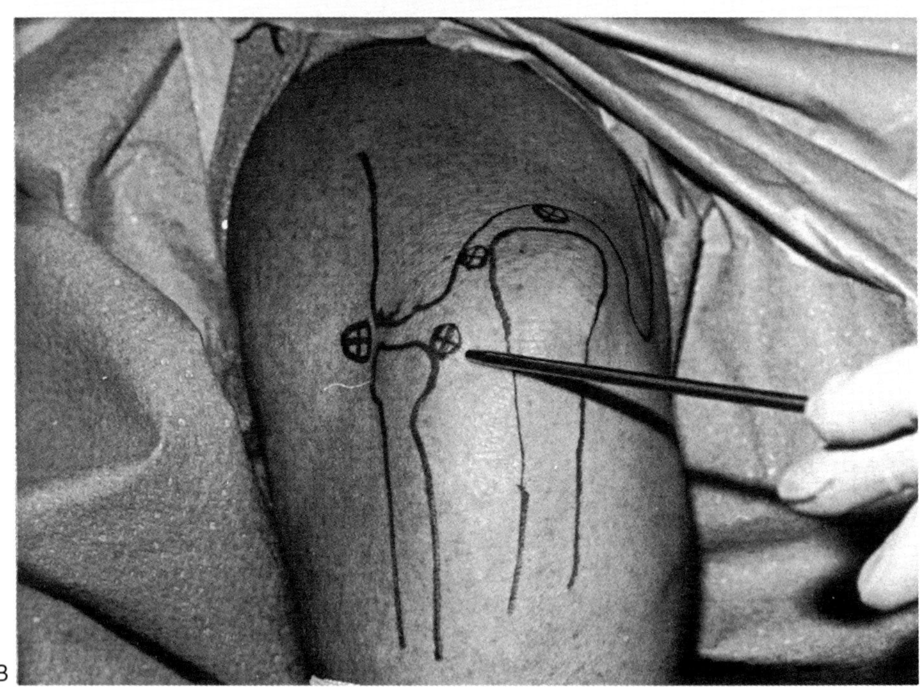

图 43-3 关节镜手术的患者体位。(A)患者在侧卧位,患臂放在软垫上。患臂用止血带,可将其置于软垫上以避免患臂直接受压。患臂自然下垂,屈肘 90°。对侧上肢固定于旁边,避免影响术侧肘关节的屈伸。铺手术巾,用弹力绷带敷裹患者手和前臂,以防止前臂肿胀。弹力绷带一直要敷裹至手术切口附近。这种前臂敷裹和止血带的联合应用可将术中肿胀限定于肘部区域,并可在手术结束时让肘关节周围蓄积的体液迅速扩散到患肢的其他部位。电视监视器放在患者背侧,在术者正对面。这个体位便于进入关节镜的所有入路,而且要行关节切除术时也便于从通用后入路进入肘关节。(B)勾画出骨骼并标出入路点的肘部正后面观。正外侧入路位于肱骨上头、桡骨头和鹰嘴之间。这是插入关节内进行关节充盈的针头进入点。这是行关节镜手术中常用的第一个入路点。此点较软易于触及且与肘部伸直时可见的小凹部位一致。其他入路为后外侧、后侧、前外侧和前内侧入路(此视图未示出)。

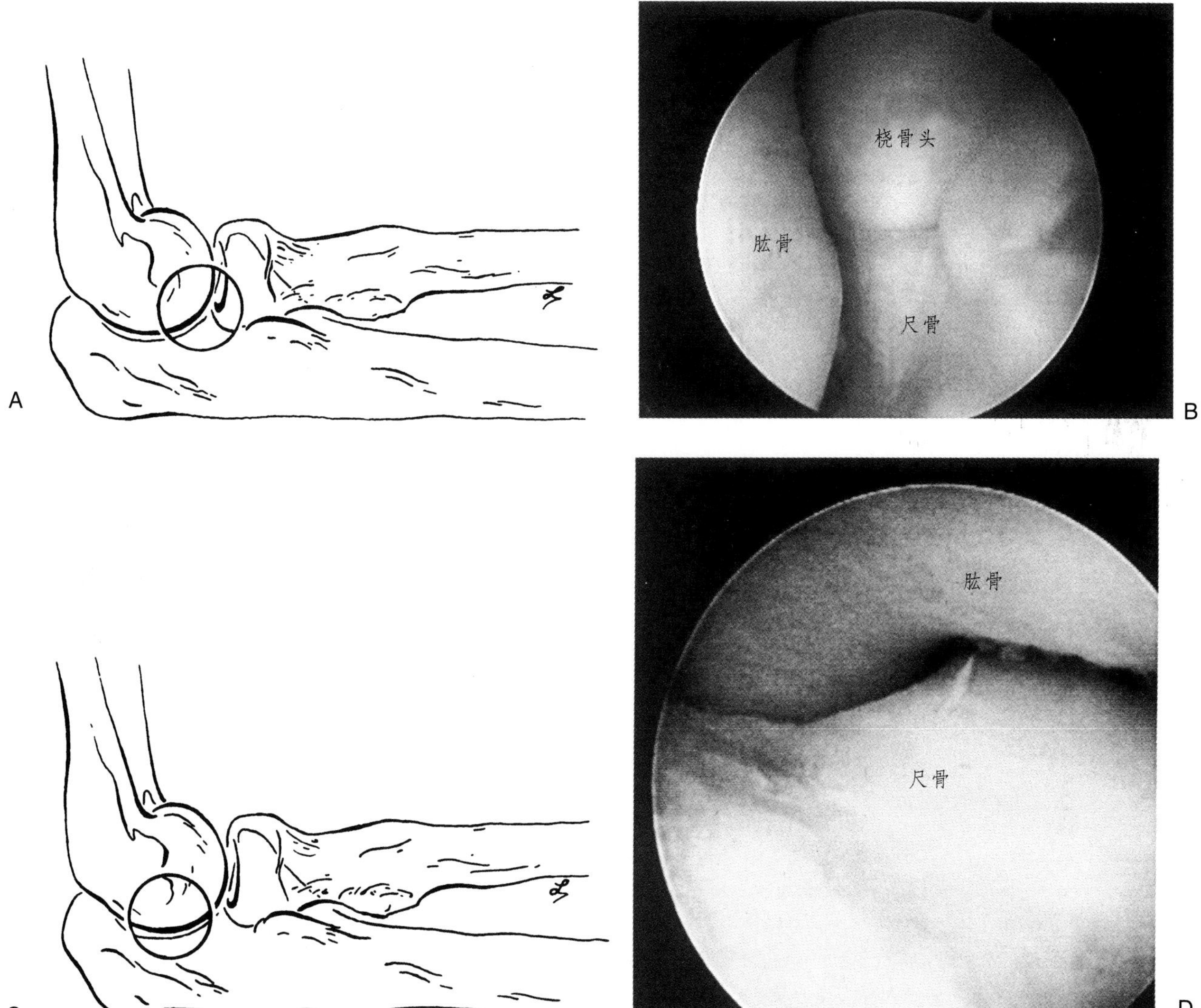

图 43–4　从正外侧入路和前外侧入路看到的肘关节各部位典型的关节内视图。(A,B)从正外侧入路的直视图可见肱骨、桡骨头和尺骨。这是定位视图,可以自下而上和由远端向近端确定方位。通过旋转前臂便于确认这三个结构中哪一个是桡骨头。(C,D)当关节镜稍微指向更后方时,便可以看到肱尺关节。有时在尺骨的鹰嘴和冠突之间有一裸区,没有关节软骨覆盖。对此标准视图不熟悉的术者可能会错误地认为是关节炎或软骨软化。(待续)

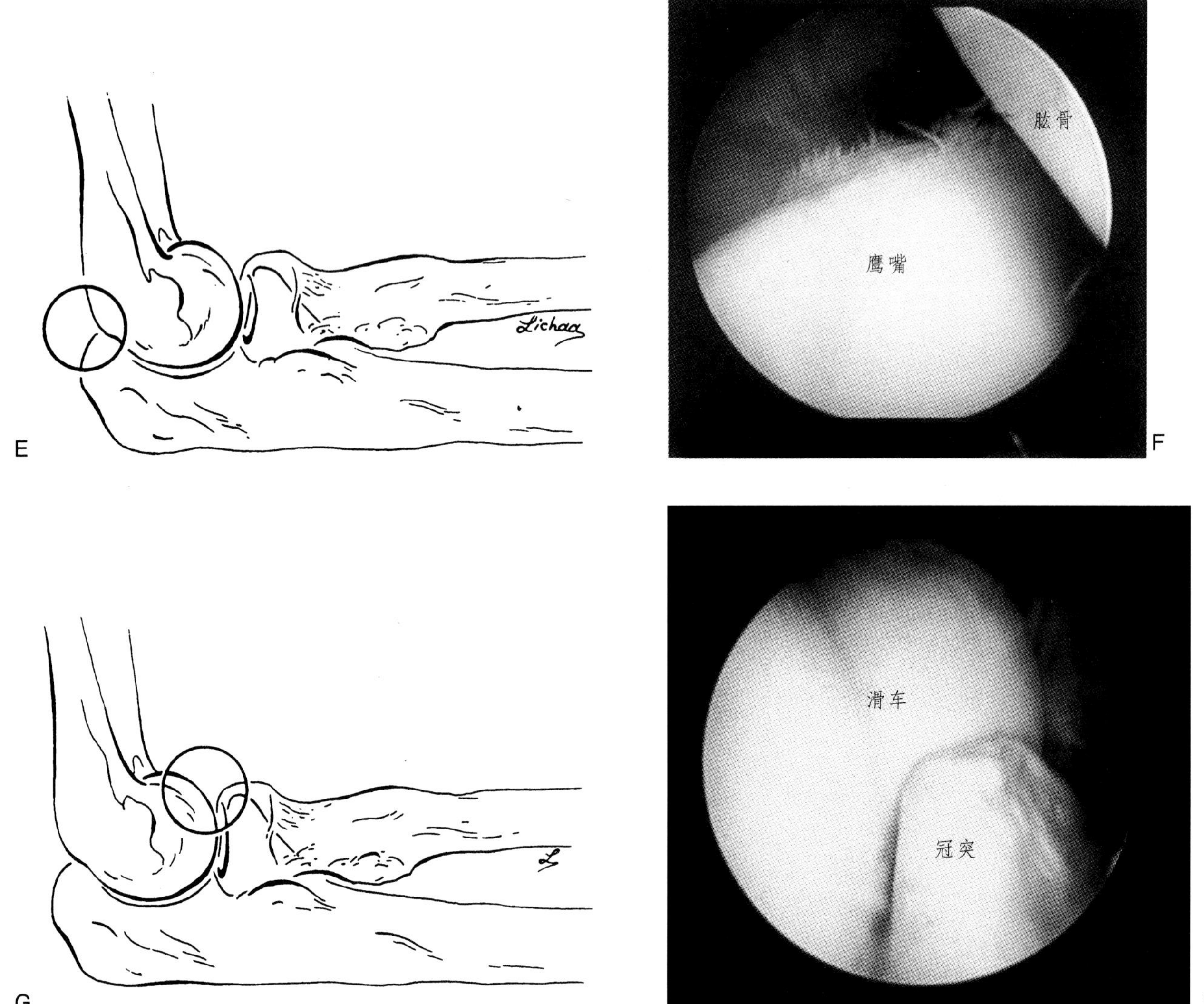

图 43-4(续) **(E,F)**当关节镜头朝向后侧室,可以看见鹰嘴尖和与其相关节的肱骨远端。适当伸肘并减轻后侧软组织的张力有助于更好地看清鹰嘴窝内结构及其后内侧。也可以使用正后侧入路或后外侧入路来改善视野。肘关节后部结构(包括鹰嘴尖和鹰嘴窝)的其他视图见图 43-5 和图 43-9。**(G,H)**从前外侧入路观察前方关节腔,可清晰看见肱骨远端滑车和冠突。可见冠突上没有关节囊附着,在此病例中冠突由于关节炎性病变而增大了。关节囊附着于冠突远端和更远端的肱肌。因此,发生在冠突尖的小"薄片"骨折并不是撕脱骨折,而是一种剪切骨折,通常见于肘关节脱位或半脱位时。它是脱位的特征性征象。如果将关节镜稍稍回撤,也可看到桡骨头和肱骨小头。

前入路的距离为 4~7 mm[1]。为避免损伤皮神经,用手术刀只切开皮肤,然后再钝性分离到关节囊或皮下的转换杆处[1,24]。

前内侧入路和前外侧入路在关节线水平彼此相对,因此可改行转换杆技术。但是这些入路的位置最近有更趋向近端的趋势,偏向下方穿透关节囊,从而增加了器械与受威胁神经之间的距离[23,41,49]。建立前方入路时,我们通常先从前外侧进入关节,然后使用转换杆技术来建立前内侧入路[17]。这项技术在我们和别人的临床操作中都已证明是安全有效的。但是,对先从内侧入路开始操作曾提出有理的争议[49]。这项争议是 Lindenfild 提出的,他指出桡神经距前外侧入路进入的关节镜只有 4 mm,而正中神经距前内侧入路进入的关节镜却有 11 mm 或更远[23]。如果这两个入路都需要使用,比如进行前方手术,我们尚不确定正向顺序进入或使用转换杆技术哪一种对桡神经的危险性小。

屈肘 90°,并让关节囊充分充盈。Lynch 及其同事

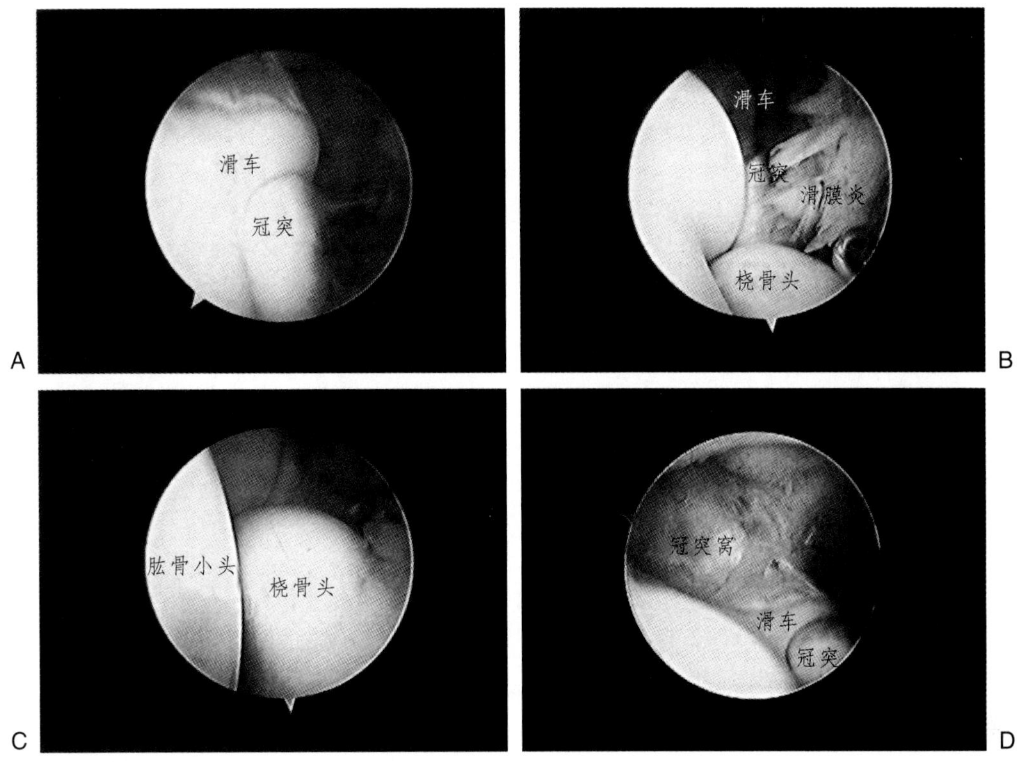

图 43–5　前关节腔的不同视图。(A)冠突和滑车。(B)将关节镜稍稍回撤，可以看见桡骨头。桡骨头前方有滑膜炎。(C)在一些肘关节中，可以将关节镜向下指向肘部外侧的正外侧入路，这样就可以看见大部分桡骨头和部分肱骨小头。(D)关节镜指向近端可以看见冠突窝和位于滑车顶端的冠突尖。

发现，这会使关节前方的神经血管结构移位，远离前入路进入的关节镜和器械达 10 mm(图 43–6A)[24]。建立前外侧入路，以便进入关节前方。该入路恰好位于桡骨头和肱骨小头之前，在前方的骨间沟内。同 Boe、Smith 和Marshall 等一样[7,25,45]，我们强调，该入路只能位于外上髁前方 1 cm、远端 1 cm 处，绝对不能在此点更远端，而不是像以前错误提倡的不得在远端 3 cm 处[44,46]。通过插入一枚 18 号针头并在压力下收回注入液体来确认该入路。刺入皮肤时最好更偏向前方，针头指向肱桡关节比开始时更偏后，并使针头前方指向神经。如果需要，通常可用正外侧入路放置的关节镜看到针头。正如 Burman[8]所指出以及最近 Carson[9]重申的那样，使用钝性套针进入关节比锐性套针更好。

前内侧入路用 Wissinger 杆或转换杆技术建立(图 43–6B)[17]。关节镜从前外侧入路插入，越过关节前方，在直视下到达要求的部位，出现在滑膜内侧(见图 43–1)。从镜鞘里撤出关节镜，镜鞘在内侧抵在滑膜及关节囊上。将一枚 4 mm 圆头斯氏针穿过镜鞘，将皮肤顶起，用刀片刺破顶部皮肤，使斯氏针能从关节内伸出。随之将镜鞘从此口穿出。取出斯氏针。再将镜鞘缓缓退回关节，同时将第二个镜鞘(最好是用一次性的塑料套筒) 顺着它插入关节内。重新把关节镜插入镜鞘内，并把器械插入到前内侧鞘内。市场上可以买到的塑料套筒允许把关节镜和器械等从内侧换到外侧或从外侧换到内侧。必须认真确保患者的尺神经是不可活动的，否则在屈肘时会向前方半脱位至斯氏针顶部所做的小切口处。有些术者偏好按相反的顺序建立这些入路，也是可行的。

我们不建议在尺神经区域使用后内侧入路。

在建立每个入路的过程中，必须格外注意保护周围的神经和血管。建立每个入路时，关节囊都必须充分充盈，并屈肘 90°。此外，还要用一枚 18 号针头试验性刺入关节腔，选择好关节镜进入的部位。在每个入路处留置套筒有助于减少液体向软组织的外渗[21]。

术后处理

手术结束后，缝合伤口，去除止血带和弹力绷带，并用手法按压关节周围的肿胀使之消退。让患肘做几

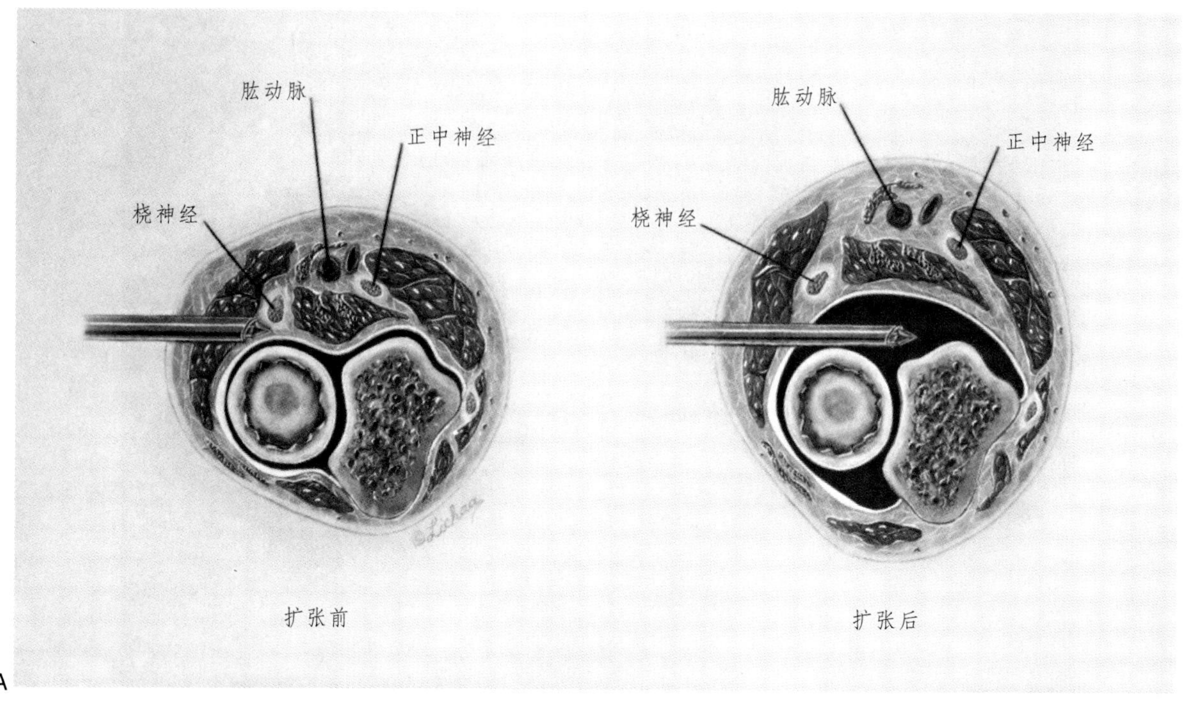

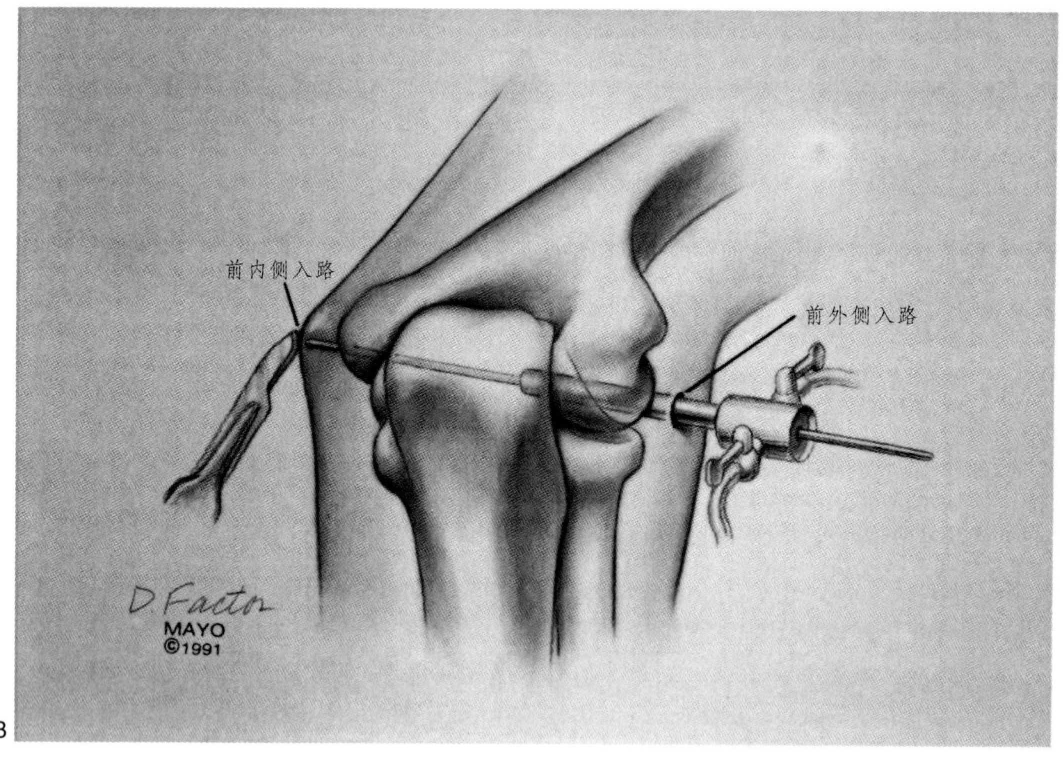

图 43–6 (A)建立前方入路时,先要在屈肘 90°下使关节囊充盈,移开神经血管结构并加以保护。桡神经可能正好位于关节囊上,在关节囊未充盈时距关节镜套针平均只有 4 mm,而在关节囊充盈后此距离可达 11 mm[24]。(B)前内侧入路要采用转换杆技术建立。术前必须确认尺神经没有向前方半脱位或脱位,否则该手术会使尺神经受到严重损伤。

次全活动度被动运动可辅助消肿。对患肘进行加压敷裹，并指导患者在可忍受范围内使用患肘。术后第一天在不活动时仍需抬高患肢以减轻肿胀。如果要行滑膜切除术或清创术，换句话说如果预计有出血，要用夹板将患肢固定于全伸位，夹板内垫上前方带塑料板的 Jones 绷带，然后垂直悬吊 36 小时，以减少出血和水肿。这种体位可以使关节周围的组织保持紧张，并使可发生肿胀的空间尽量减少[37]。

关节镜的效果

诊断效益

O'Driscoll 和 Morrey 评价了 71 例连续病例中肘关节镜的诊断和治疗效益[33]，并按照类似于 Jackson 和 Abe 对膝关节镜的分类方法进行了分类[20]。如果患者的结果得益于关节镜技术，就认为它是有益的。也就是说，正确的最终诊断：①修正了被证明是错误的术前诊断；②是在术前未能做出诊断的情况下做出的；③扩展或者明确了术前的不全面诊断或不确定诊断。这 71 例连续关节镜手术中，56 例(80%)手术目的是为了明确诊断，其中 30%仅为明确诊断，50%为诊断与治疗。这些病例中，36 例(64%)得益于明确诊断。另有仅为治疗而行关节镜手术的 4 例患者也得益于明确诊断。

对于存在疼痛和临床或影像学异常表现但诊断不明确或未确诊的患者，使用关节镜，大部分可以明确诊断。对于疑有游离体的患者，可用关节镜确认有无软骨游离体或其他引发症状的力学原因[31,33,35,36,38]。有 25%~30%的游离体在术前 X 线平片上检测不到[31,33,38,51]。这些游离体大多位于后窝内。我们以前曾报道，我们的患者中 30%的后窝游离体在术前 X 线片上未检测出来[31,33]。所以我们同意，行关节镜取出前方游离体的患者时应同时进行后方的关节镜探查。Ward 等依据 37 例肘关节镜下所见，对比了术前 X 线平片和关节断层 X 线片，发现关节断层 X 线片的敏感性为 100%，特异性为 71%[51]。

肘关节诊断不明确的疼痛性弹响可能与下列病变有关：游离体，创伤后关节炎，早期退行性关节炎，外侧皱襞，致密软组织粘连(如桡骨头切除术后)，以及后外侧旋转不稳定[11,13,32]。后外侧旋转不稳定的特征性表现为前臂旋后时肱尺关节过度张开。有时关节镜可用来切取滑膜活检，常可以确诊临床疑似的炎性关节炎。不幸的是，活检往往并不能确诊这种特殊类型的关节炎。特发性挛缩患者，常会发现患有某种类型的炎性关节炎。

治疗效益

如果肘关节镜达到如下某一效果，则可以说对患者有治疗效益：①完全成功而且不必进行任何进一步手术；②部分成功，患者临床症状改善且不需要行进一步手术；③在关节镜辅助下完成了一步重要的手术，并且关节镜在手术干预中起着重要的引导作用。

在参照上述原则时连续 71 例关节镜手术进行的风险效益分析中我们发现，70%在治疗方面得益[33]。我们发现取出游离体最为成功。单纯游离体的所有患者都因此而受益。所有作者都发现，取出游离体的成功率在 90%或以上[7,26,31,33-36,38,50]。Ogilvie-Harris 和 Schemitsch 报道，34 例游离体患者中 89%获得了成功[38]。但必须意识到，单纯取出游离体对骨关节炎患者并没有帮助[31,33,38]。

如果分离性骨软骨炎患者的症状主要与游离体有关，使用关节镜治疗是非常有效的[2,4,7,14,19]。然而 Jackson 及其同事发现，高水平女子体操运动员一旦大块软骨剥脱，恢复肘关节的完全无痛功能是不可能的[19]。手术效果的确需要进行长期随访，例如 Bauer 等在一项对 321 例分离性骨软骨炎患者进行了 23 年的随访报道中证实，其中 50%的肘关节发生了关节炎性改变[6]。

Redden 和 Stanley 报道的 12 例骨关节炎和游离体患者全部从关节镜下摘除游离体和切除骨赘中成功受益[42]。他们采用的手术方式类似于 Outerbridge-Kashiwagi 开放性手术，通过鹰嘴窝到冠状窝在肱骨远端开窗。他们没有观察到肘关节活动度有任何改善，可能是因为关节囊挛缩没有完全松解。

有些专家用关节镜进行实验性的肘关节挛缩松解[3,22,30,48](图 43-7)。据 Timmerman 和 Andrews 报道，采用关节镜下清创和关节囊松解治疗的 19 例轻度创伤后关节炎的患者中，15 例的效果优/良[48]。他们的患者只有轻度挛缩(屈曲平均丢失 30°)，而且不像此前报道的切开松解病例那么典型[16,18,29]。Jones 和 Savoie 首次报道了 12 例 (6 例为创伤性，6 例为关节炎性)关节前侧挛缩患者的新奇效果，从术前的 38°改善到术后的 3°[22]。然而，其中的一名患者发生了永久性桡神经损伤。挛缩患者的前方关节囊形成一层厚的瘢痕，而且解剖结构受到严重破坏。我们曾发现过从增

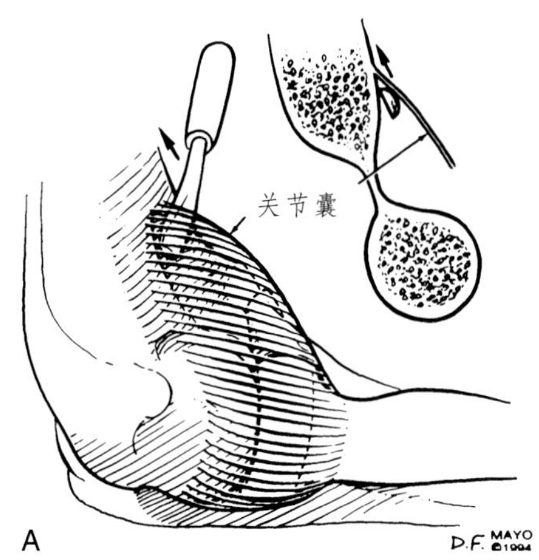

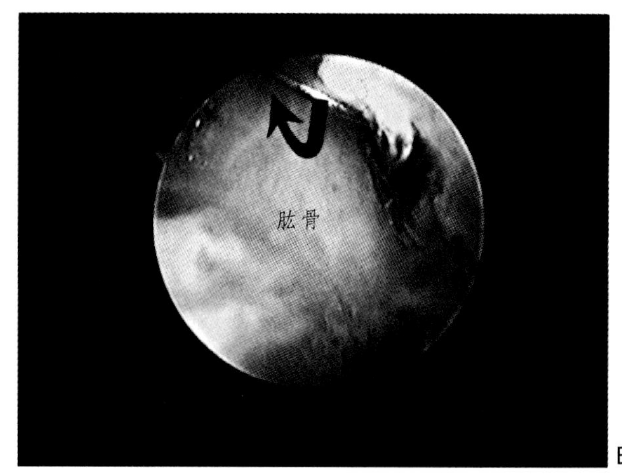

图 43-7 关节镜在松解创伤后关节囊挛缩中作用的探索示意图。有好多种方法可供考虑,包括直接分离关节囊(A)。这种方法往往会有广泛瘢痕形成以及正常解剖结构的破坏,这会使前方神经血管结构(尤其是桡神经)受到损伤。(B)有人采用一种更安全些的方法,用一个钝性骨膜剥离器做摆动运动由远端向近端从肱骨上松解开挛缩的关节囊和瘢痕。

厚的、瘢痕化前关节囊中穿过的桡神经。有一种对某些病例更安全,但可能疗效较差的技术可以把前关节囊从肱骨远端前方剥离开。Nowicki 和 Shall 发现,在 12 具尸体肘关节中,如果在近端将关节囊从其肱骨附着处附近分离开,桡神经会受到位于桡神经和关节囊之间的肱肌的保护[30]。关节镜下松解挛缩的安全性和有效性必须被充分证明之后才能广泛推荐使用。尽管 Andrews 具有广泛经验,但在他最初采用这种术式治疗的 12 例患者的报道中,他说:"在这组最难治的病例中,我们庆幸没有发生任何围手术期并发症"[48]。

用关节镜成功治疗有症状的外侧滑膜皱襞也曾有报道[11]。这种病变可出现提示游离体或顽固性网球肘的临床症状,可以通过关节镜检确诊并通过切除皱襞而得以治疗。

关节镜的总体效益

接受肘关节镜手术的患者中,大约有 75%可从中受益[33]。在我们的患者中,按受益类型进行分类分别为:30%为诊断上受益,25%为诊断和治疗上均受益,20%为治疗上受益。

关节镜手术的理想适应证为取出游离体[7](图 43-8)。单纯游离体患者,以及关节面无严重损伤继发于分离性软骨炎的游离体患者,往往可通过关节镜下取出游离体而改善病情(取出所有游离体的成功率>90%)。然而,关节镜手术对创伤后关节炎或原发性退行性关节炎患者无明显改善。应该注意到:发现的游离体往往不止一个,有些游离体在 X 线片上不一定能被发现,而且游离体可能在前室或后室[33]。通过清创、切除鹰嘴和冠突上的骨赘,以及分别去除各个窝内的骨赘和游离体来治疗早期骨性关节炎往往是有效和有益的(图 43-9 和图 43-10)。

并发症

肘关节镜手术的并发症一般在 10%以内,而且一般较为轻微。并发症包括:医源性软骨损伤;器械故障;止血带的并发症;持续几小时的一过性神经麻痹(往往为桡神经),一般为局部麻醉剂从前外侧入口外渗所致;切口持续渗液;关节僵硬;以及主要神经或皮神经损伤[2,9,24,33,39,47]。关于神经损伤并发症的发生率具体资料的报道非常少见[2,22,24,39,43,44,47]。1986 年,Small 在一项来自北美关节镜学会成员国的回顾性综述中报道,1569 例肘关节镜手术中有一例桡神经损伤(<0.1%)。作者认为"来自全国的大量无对照报道让 Small 博士和大多数高级关节镜外科医生相信,这里报道的并发症发生率太低了"[44]。我们同意这种看法,因为我们知道肘关节区域的三条重要神经都曾发生过损伤。

桡神经是最容易受到损伤的神经,因为它靠近前外侧入路[22-24,47]。虽然我们尚未经历过神经或血管损伤,但我们相信这些结构受到损伤的危险性是确实存在的,因此只能靠精细的操作和持续的警惕才能避免。Burman 于 1932 年在对 10 具尸体标本进行了肘关节镜手术后首次发表了相关报道,他说

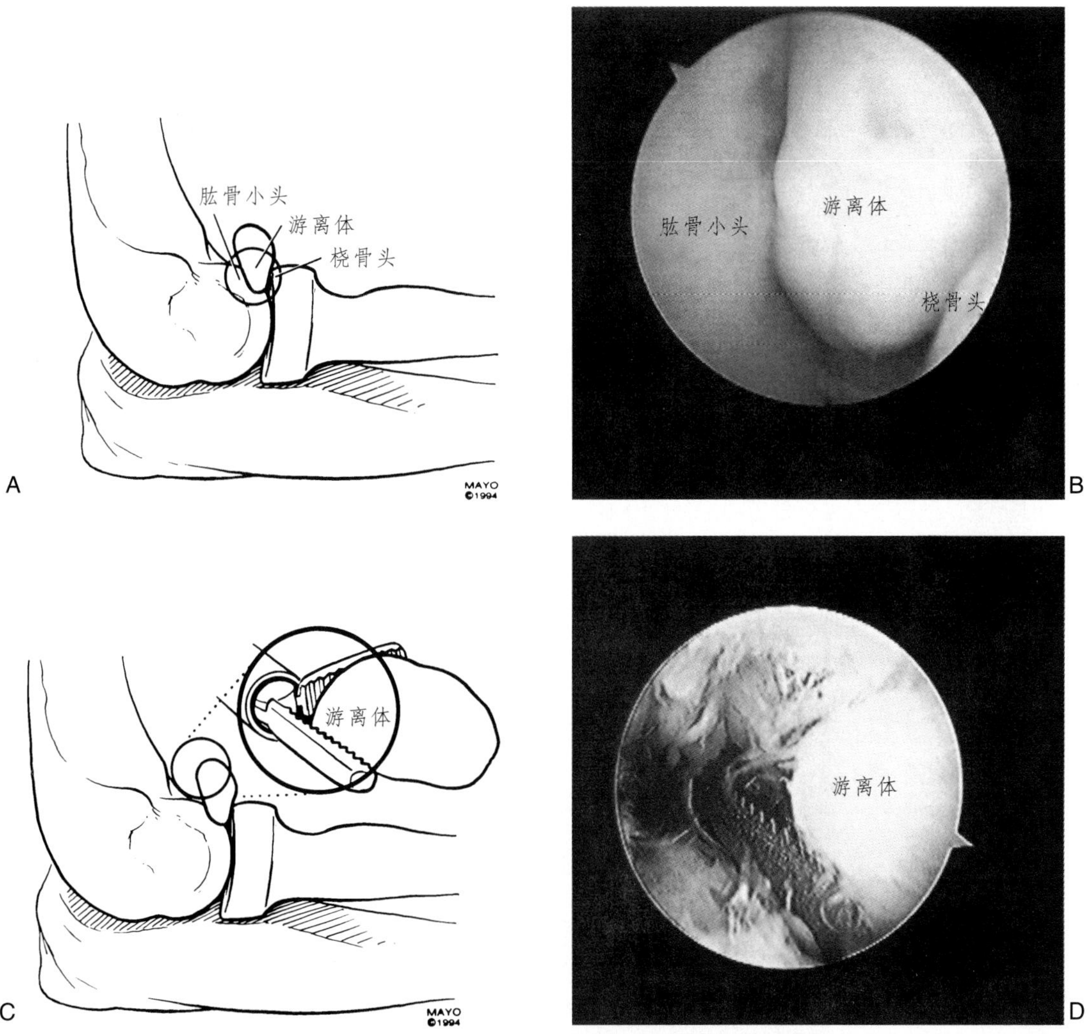

图 43-8　取出前方 2 cm 以下大游离体的方法。(A,B)分离性骨软骨炎引发的巨大游离体,位于肱骨上头和桡骨头之间。(C,D)从内侧置入一个咬钳(最好是大号,带齿咬钳)。(待续)

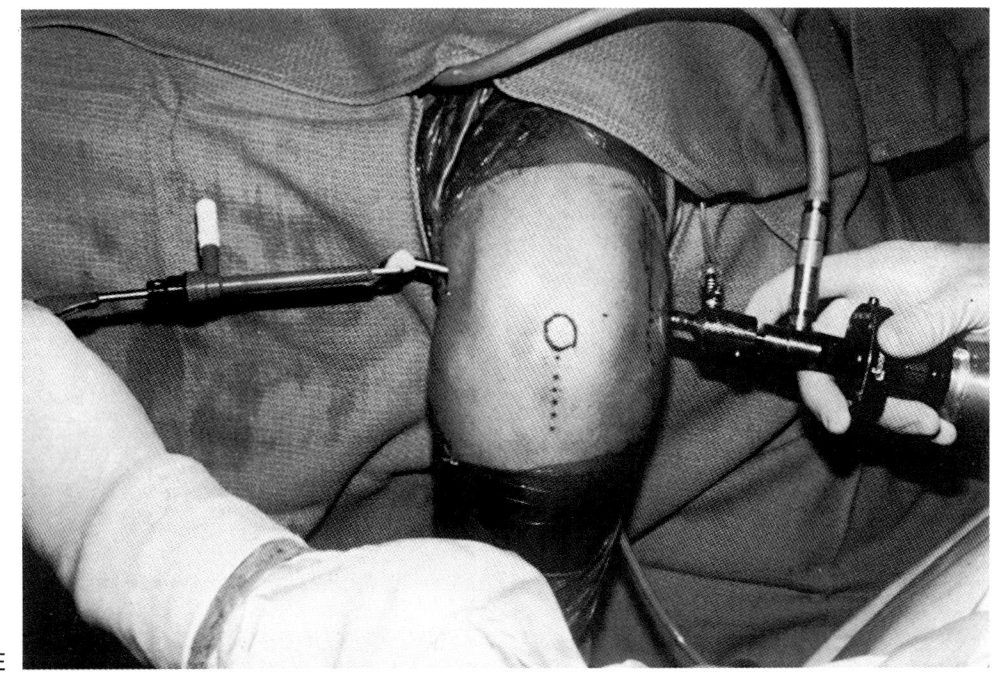

E

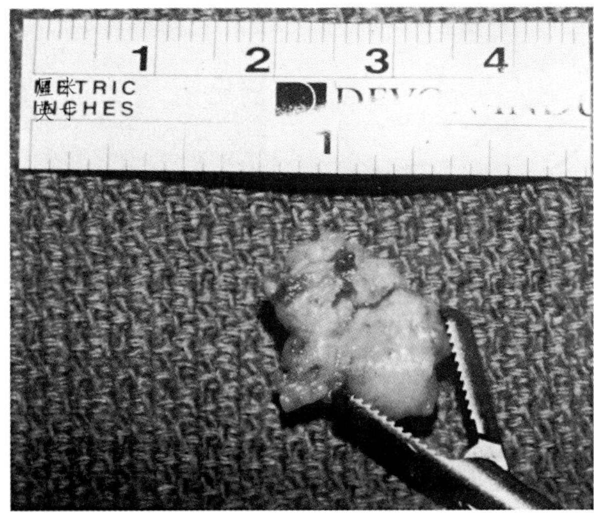

F

图 43–8(续) (E)当咬钳回拉与套管相抵时，将关节镜前移抵在游离体上并将其与镜鞘脱开，用镜鞘来推出游离体同时用咬钳向外拉游离体。套管自然会与游离体一起退出，只不过随后又会重新插在镜鞘上。(F)套管充当了游离体前方的扩张器，并有助于防止图中所见的游离体上突起卡在软组织上。

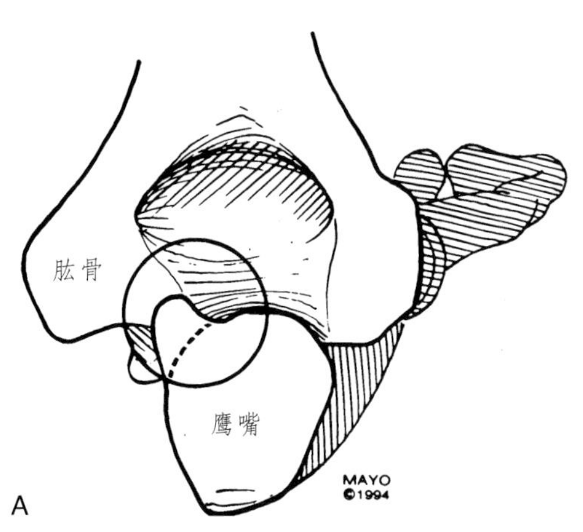

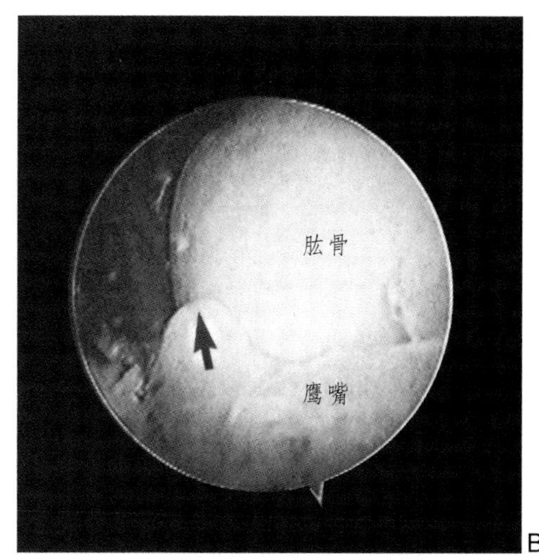

图 43-9 在一投掷手的鹰嘴后内侧可见骨赘(箭头所示),是鹰嘴撞击肱骨后端所致。(A)虚线表示鹰嘴正常的轮廓。(B)箭头所示为后内侧骨赘。

"这项技术的危险性是显而易见的"[8]。在肘关节屈曲 90°位扩张关节囊可以明显增大主要神经与前方入路之间的距离[24]。肘关节僵硬会出现关节囊挛缩,从而限制了关节腔内的容积。用 15~25 mL 盐水充盈关节囊可以使各神经向前移位远离各入路,但僵硬肘关节的关节囊容积平均只有 6 mL[15]。因此在肘关节挛缩的情况下,关节囊的充分扩张是不可能的,而且神经损伤的危险性更高。对此前做过手术或受过创伤的肘关节进行造影也困难得多[48]。在建立前内侧入路时采用转换杆技术或 Wissinger 杆可以最大限度地减少正中神经或肱动脉受损的风险[17]。术前必须确定尺神经是否有半离位或离位,因为如果它有离位,用任何技术建立内侧入路都有受损危险,尤其是屈肘时。我们同意 Boe 的意见,他建议前外侧入路应准确地建在肱桡关节的前方,而不是像此前提出的建在上髁远端 3 cm 处[27]。后者的位置位于环状韧带上或其远端,它会妨碍进入关节内,并把骨间后神经置于极易受到损伤的危险境地。最近有报道称使用刨削器进行滑膜切除时损伤了正中神经[26a]。

Adolfsson 在尸体研究中发现,皮神经也靠近关节镜入路[1]。前臂后方皮神经的位置距离外侧入路和前外侧入路平均为 7 mm。前臂正中皮神经的位置距离前内侧入路和高位前内侧入路平均为 4 mm。

作者的观点

适应证方面,对于仅疼痛但无力学症状,而且体检或影像学检查无异常的患者,我们不主张施行关节镜手术,因为我们在常规关节镜评估时未发现过异常。关节镜手术的风险虽小,但我们认为它并不适用于这些情况。或许唯一的适应证就是彻底确认完全没有关节内病变。

我们首选侧卧位,因为这可以更快地摆放好患者体位,并且与俯卧位相比,麻醉和身体受压范围问题更少。肘关节中充分观察和操作最困难的部位是桡骨头、尺骨和肱骨下端形成的三角形关节区,因此,我们总是在水肿造成此处难以或无法操作之前先对此处进行处理。

我们总是从建立正外侧入路开始,除非病变主要位于前方。在前方,我们首选先建立前外侧入路,并采用转换杆技术建立前内侧入路。用位于高位(即近端)的前内侧入路作为第一入路,术中将关节镜从内侧入路换到外侧入路或反向转换不太方便。钝性斯氏针可用做转换杆,因为它廉价易得(容易在砂轮上将其尖端打磨平滑),在关节镜内配合极好,端部没有突起,使镜鞘转向两端,而且其末端虽然尖但不锋利能穿破却不能切断软组织。

用小号弯骨凿和咬钳切除大的骨赘比碎切更为有效。这种方法也更容易去除骨赘上的软骨而不会伤及对面的关节软骨(图 47-11)。对伴有游离体和前后方有大骨赘的关节炎严重病例,我们首先通过短的后侧三头肌分裂入路行肱尺关节成形术来去除游离体和骨赘。这比行关节镜手术更快捷,而且现在来讲也更为可靠。

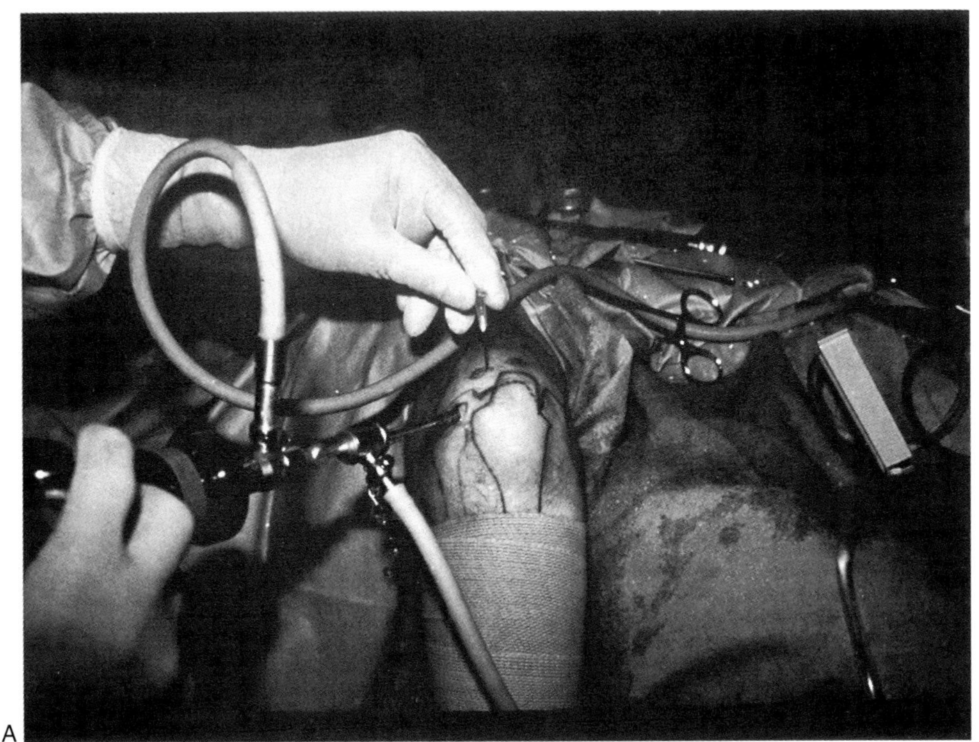

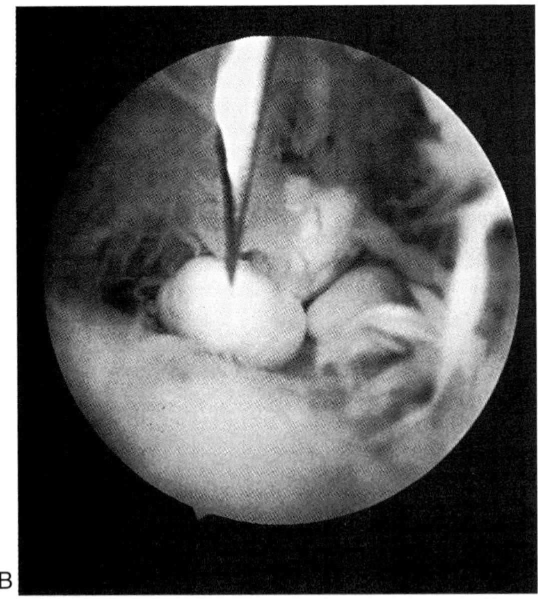

图 43-10 定位并取出后方游离体。(A,B)直视下将一枚针头插入关节内,以确定理想的入路位置。(待续)

11. 如果采用局麻药进行术后镇痛，则应在手术开始时而不是结束时进行注射，以便尽量减少麻药从桡神经周围渗出造成桡神经短暂性麻痹的可能性，否则会让医师比患者更加焦虑。

（赵力 译　李世民 校）

参考文献

1. Adolfsson L: Arthroscopy of the elbow joint: a cadaveric study of portal placement. J Shoulder Elbow Surg 3:53, 1994
2. Andrews JR, Carson WG: Arthroscopy of the elbow. Arthroscopy 1:97, 1985
3. Andrews JR, McKenzie PJ: Arthroscopic surgical treatment of elbow pathology. p. 595. In McGinty JB (ed): Operative Arthroscopy. Raven Press, New York, 1991
4. Andrews JR, St. Pierre R, Carson W: Arthroscopy of the elbow. Clin Sport Med 5:653, 1986
5. Baker CL Jr, Shalvoy RM: The prone position for elbow arthroscopy. Clin Sports Med 10:623, 1991
6. Bauer M, Jonsson K, Linden B: Osteochondritis dissecans of the ankle: a 20-year follow-up study. J Bone Joint Surg 69B:93, 1987
7. Boe S: Arthroscopy of the elbow: diagnosis and extraction of loose bodies. Acta Orthop Scand 57:52, 1986
8. Burman MS: Arthroscopy of the elbow joint. J Bone Joint Surg 14:349, 1932
9. Carson W: Arthroscopy of the elbow. Instr Course Lect 37:195, 1988
10. Childress HM: Recurrent ulnar nerve dislocation at the elbow. Clin Orthop 108:168, 1975
11. Clarke R: Symptomatic, lateral synovial fringe (plica) of the elbow joint. Arthroscopy 4:112, 1988
12. Cohen B, Constant CR: Extension-supination sign in prearthroscopic elbow distension. Arthroscopy 8:189, 1992
13. Commandre F, Taillan B, Benezis C et al: Plica synovialis (synovial fold) of the elbow: report on one case. J Sports Med Phys Fit 28:209, 1988
14. Fixsen JA, Maffulli N: Bilateral intra-articular loose bodies of the elbow in an adolescent BMX rider. Injury 20:303, 1989
15. Gallay SH, Richards RR, O'Driscoll SW: Intraarticular capacity and compliance of stiff and normal elbows. Arthroscopy 9:9, 1993
16. Gates HS, Sullivan FL, Urbaniak JR: Anterior capsulotomy and continuous passive motion in the treatment of post-traumatic flexion contracture of the elbow: a prospective study. J Bone Joint Surg 74:1229, 1992

16a. Goitz H, Rijke A, Andrews J, Phillips BFM: Evaluation of elbow medial collateral ligament tears in the throwing athlete [abstract]. J Bone Joint Surg (Suppl III) 75B:231, 1993

17. Guhl J: Arthroscopy and arthroscopic surgery of the elbow. Orthopedics 8:1290, 1985
18. Husband JB, Hastings H: The lateral approach for operative release of post-traumatic contracture of the elbow. J Bone Joint Surg 72A:1353, 1990
19. Jackson D, Silvino N, Reiman P: Osteochondritis in the female gymnast's elbow. Arthroscopy 5:129, 1989
20. Jackson RW, Abe I: The role of arthroscopy in the management of disorders of the knee: an analysis of 200 consecutive cases. J Bone Joint Surg 53B:310, 1972
21. Johnson LL: Arthroscopic Surgery: Principles and Practice. p. 1451. CV Mosby, St. Louis, 1986
22. Jones GS, Savoie FH III: Arthroscopic capsular release of flexion contractures (arthrofibrosis) of the elbow. Arthroscopy 9:277, 1993
23. Lindenfeld TN: Medial approach in elbow arthroscopy. Am J Sports Med 18:413, 1990
24. Lynch G, Meyers J, Whipple T, Caspari R: Neurovascular anatomy and elbow arthroscopy: inherent risks. Arthroscopy 2:191, 1986
25. Marshall PD, Fairclough JA, Johnson SR, Evans EJ: Avoiding nerve damage during elbow arthroscopy. J Bone Joint Surg 75B:129, 1993
26. McGinty J: Arthroscopic removal of loose bodies. Orthop Clin North Am 13:313, 1982

26a. Miller CD, Jobe CM, Wright MH: Neuroanatomy in elbow arthroscopy. J Shoulder Elbow Surg 4:168, 1995

27. Morrey BF: Arthroscopy of the elbow. p. 114. In Morrey BF (ed): The Elbow and Its Disorders. WB Saunders, Philadelphia, 1985
28. Morrey BF: Arthroscopy of the elbow. Instr Course Lect 35:102, 1986
29. Morrey BF: Treatment of the post-traumatic stiff elbow including distraction arthoplasty. J Bone Joint Surg 72A:601, 1990
30. Nowicki KD, Shall LM: Arthroscopic release of a posttraumatic flexion contracture in the elbow: a case report and review of the literature. Arthroscopy 8:544, 1992
31. O'Driscoll SW: Elbow arthroscopy for loose bodies. Orthopedics 15:855, 1992
32. O'Driscoll SW, Bell DF, Morrey BF: Posterolateral rotatory instability of the elbow. J Bone Joint Surg 73A:440, 1991
33. O'Driscoll SW, Morrey BF: Arthroscopy of the elbow: diagnostic and therapeutic benefits and hazards. J Bone Joint Surg 74A:84, 1992
34. O'Driscoll SW, Morrey BF: Loose bodies of the elbow: diagnostic and therapeutic roles of arthroscopy [abstract]. J Bone Joint Surg 74B(Suppl III):290, 1992
35. O'Driscoll SW, Morrey BF: Arthroscopy of the elbow. p. 120. In Morrey BF (ed): The Elbow and Its Disorders. 2nd Ed. WB Saunders, Philadelphia, 1993
36. O'Driscoll SW, Morrey BF: Arthroscopy of the elbow. p. 21. In Morrey BF (ed): Master Techniques in Orthopedic Surgery: The Elbow. Raven Press, New York, 1994
37. O'Driscoll SW, Morrey BF, An K-N: Intra-articular pressure and capacity of the elbow. Arthroscopy 6:100, 1990
38. Ogilvie-Harris DJ, Schemitsch E: Arthroscopy of the elbow for removal of loose bodies. Arthroscopy 9:5, 1993
39. Papilion J, Neff R, Shall L: Compression neuropathy of the radial nerve as a complication of elbow arthroscopy: a case report and review of the literature. Arthroscopy 4:284, 1988
40. Poehling GG, Ekman EF: Arthroscopy of the elbow. J Bone Joint Surg 76A:1265, 1994
41. Poehling G, Whipple T, Sisco L, Goldman B: Elbow arthroscopy: a new technique. Arthroscopy 5:222, 1989
42. Redden JF, Stanley D: Arthroscopic fenestration of the olecranon fossa in the treatment of osteoarthritis of the elbow. Arthroscopy 9:14, 1993
43. Rodeo SA, Forster RA, Weiland AJ: Neurological complications due to arthroscopy. J Bone Joint Surg 75A:917, 1993
44. Small N: Complications in arthroscopy: the knee and other joints. Arthroscopy 2:253, 1986
45. Smith JB: Compression neuropathy of the radial nerve as a complication of elbow arthroscopy [letter]. Arthroscopy 5:238, 1989
46. Tedder JL, Andrews JR: Elbow arthroscopy. Orthop Rev. 21:1047, 1992

47. Thomas M, Fast A, Shapiro D: Radial nerve damage as a complication of elbow arthroscopy. Clin Orthop 215:130, 1987
48. Timmerman LA, Andrews JR: Arthroscopic treatment of post-traumatic elbow pain and stiffness. Am J Sports Med 22:230, 1994
49. Verhaar J, van Mameren H, Brandsma A: Risk of neurovascular injury in elbow arthroscopy: starting anteromedially or anterolaterally? Arthroscopy 7:287, 1991
49a. Timmerman LA, Andrews JR: Undersurface tear of the ulnar collateral ligament in baseball players: a newly recognized lesion. Am J Sports Med 22:33, 1994
49b. Timmerman LA, Schwartz ML, Andrews JR: Preoperative evaluation of the ulnar collateral ligament by magnetic resonance imaging and computed tomography arthrography: evaluation in 25 baseball players with surgical confirmation. Am J Sports Med 22:26, 1994
50. Ward WG, Anderson TE: Elbow arthroscopy in a mostly athletic population. J Hand Surg 18A:220, 1993
51. Ward WG, Belhobek GH, Anderson TE: Arthroscopic elbow findings: correlation with preoperative radiographic studies. Arthroscopy 8:498, 1992
52. Woods G: Elbow arthroscopy. Clin Sport Med 6:557, 1987

第 44 章

滑膜切除术

Bernard F. Morrey, Shawn W. O'Driscoll

类风湿性关节炎患者进行肘关节置换术临床应用的不断增长,使得明确滑膜切除术在治疗肘关节病变方向的作用尤为重要。对于类风湿性关节炎早期患者,滑膜切除术可能是首选治疗方案。在芬兰,肘关节滑膜切除术约占类风湿性关节炎肘部手术的 40%,约占所有肘部手术的 67%[16,31]。

适应证及患者选择

疼痛

对于肘关节无损坏的疼痛性滑膜炎,如果严格进行药物治疗 6~8 个月后仍无明显效果,则是行滑膜切除术的最好适应证[5]。肘关节伸直时通过在桡骨头正后方触诊外侧关节腔很容易证实滑膜炎的存在。如果发现有膨出而不是通常的小凹,则说明存在有渗出液或滑膜炎。

活动度

滑膜切除术并不能有效或可靠地增加活动范围。理想情况下,肘关节应具有屈曲 30°~130° [25]的功能范围, 至少要有 80°的总活动度我们才考虑行滑膜切除术。这一标准仅做参考,因为部分患者可通过联合行滑膜切除术和关节囊切除术(松解挛缩)受益。

稳定性

桡骨头结构性侵蚀和(或)内侧副韧带缺损都会使肘关节不稳定, 但它们是不是手术的禁忌证目前尚有争议。一些学者发现,其效果不如后期好[10]。另外一些学者则认为,广泛受累并不是滑膜切除术的禁忌证[3,4,7,19,33,42]。在笔者的临床中,对有骨缺损/侵蚀或者侧副韧带功能不全的患者很少行滑膜切除术[5]。此外,Souter[36]近来的研究报道和我们的结果相近[5],即: 滑膜切除术作为一种早期手术方法相当可靠,因为对于晚期病变, 目前肘关节置换是一种可靠的选择。一般来讲,那些掌握全肘关节成形术和滑膜切除手术的医师都熟悉这两种方法的手术效果,在病变晚期他们更喜欢行关节成形术,因为患者更加满意且功能得到改善[24]。在过去 10 年内,文献报道除两例外均强烈认为,滑膜切除术只是全肘关节成形术尚未成熟阶段实施的手术方法。目前,支持滑膜切除术的主要是那些全肘关节成形术尚不能随时可做或经验不足的地区或国家。

影像学分型

类风湿性肘关节炎可以分为四型[24]。这对于为肘关节手术选择提供影像学依据很有帮助。

Ⅰ型:滑膜炎,但关节外观基本正常。

Ⅱ型:关节高度丢失但软骨下结构仍然保持。

ⅢA 型:软骨下结构改变。

ⅢB 型:软骨下结构发生改变并有畸形。

Ⅳ型:关节整体畸形。

我们认为, 滑膜切除术应该严格限定于Ⅱ型,最晚在ⅢA 型的早期。也就是说,滑膜切除术适用于关节还没有发生明显结构改变之前(图 44-1)。

禁忌证

大部分人认可,肘关节滑膜切除术只有两个主要禁忌证。第一是肘关节明显不稳定。第二是炎性关节纤维化导致明显的关节僵硬,通常见于青少年类风湿性关节炎。影像学证实肱尺关节骨性结构受累及(ⅢB 型)也是肘关节滑膜切除术的相对禁忌证。相反,没有滑膜炎或渗出的肘关节疼痛显然不适合行关节镜或开放性滑膜切除术。

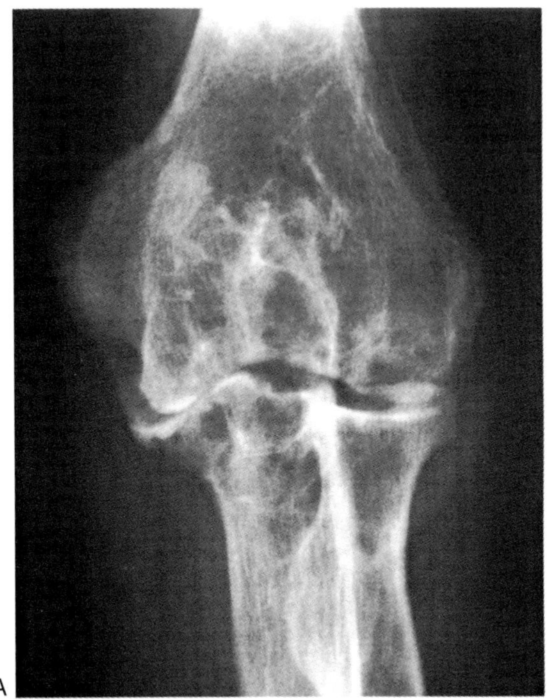

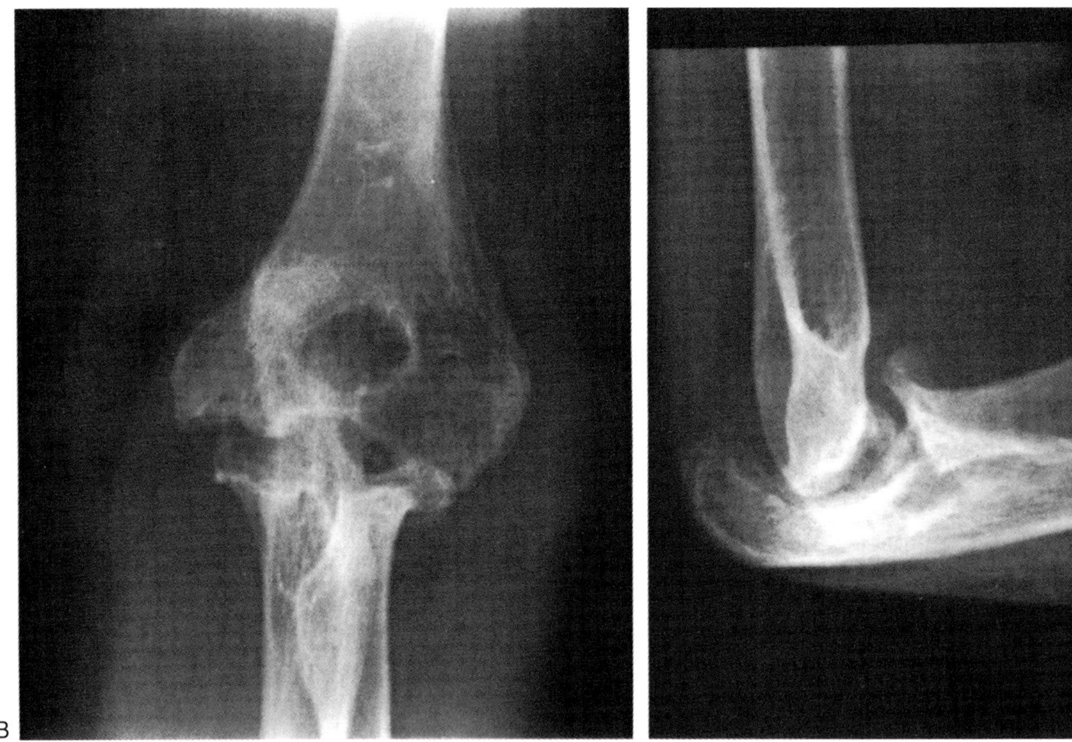

图 44-1 (A)Ⅱ型肘关节病变:关节间隙缩窄但关节结构尚完整。这是患者行滑膜切除的适应证的影像学表现上限。(B)一例Ⅲ型病变显示有关节结构改变,笔者认为这种病变不是适合行滑膜切除术的指征。

手术方法

肘关节滑膜切除术可以通过关节内注射放射性同位素[8,11,28,37]来完成，也可以通过关节切开术或关节镜手术来完成[8,11,14,15,17-19,22,27,44]。

非手术滑膜切除术

化学性滑膜切除术作为一种无创性方法而具有吸引力，特别是人们意识到不管采用什么方法进行部分滑膜切除术都有复发的倾向[32]。Oka 等报道，关节内注射锇酸可有效凝固滑膜浅表层。但是，残留的注射剂在注射后可以留存达 9 个月[28]。目前最常用的化学制剂可能是放射性钇制剂。不幸的是，有关这种制剂的骨科文献报道仍然较少，而且大都与膝关节应用有关。锇酸和钇的全身性副作用和注射金盐不同。应用这种制剂的一个理论上缺点是会出现软骨细胞坏死，其在某些病例中可能相当广泛，至少在动物实验中如此[13,23]。肘关节内注射放射性同位素不太引人关注的另一个因素是因为肘关节位置表浅。此外，某些患者适合行桡骨头切除术，因此也限制了放射性同位素滑膜切除的应用，尤其在美国[5]。总体上说，这种治疗方法的普及性不同地区有很大差异，可能是因为这些同位素的可获得性或效果的不确定性。因此可将其视为滑膜切除术的一种更加保守的治疗选择。

手术选择

开放性手术

开放性手术可能仍然是滑膜切除最常应用的术式。其优点是，它对术者的技术要求比关节镜下滑膜切除术低，尤其是需要切除桡骨头时。

手术方法

可延伸的 Kocher 入路可以极好地显露外侧关节，并可以保护内侧副韧带。如果在旋前和旋后时有明显症状，或者在屈曲和伸展时肱桡关节明显疼痛，则应切除桡骨头。滑膜炎通常会选择性累及桡骨颈的囊状隐窝，所以要对该区域进行彻底的滑膜切除。切除桡骨头，然后便可以进行非常彻底的滑膜切除[3,30,39,43]。不切除桡骨头，前间隙更难以显露，但是目前倾向于尽可能保留桡骨头(图 44-2)[35]。通过 Kocher 入路也容易暴露后方关节囊。将肱三头肌从外侧柱向上翻起并伸直肘关节。尽管有人建议从中间间隙再做一个切口，但笔者认为这不是首选，而且也不被大多数学者所认可[7,35,40]。这一事实表明大家更倾向于关节镜下滑膜切除术。滑膜切除术后，关节内注射布比卡因肾上腺素和皮质类固醇激素混合液(比例为 4:1)。尽可能用可吸收缝线缝合外侧软组织和关节囊。术后立即由一位医师开始对患侧肘关节在连续被动运动机上进行被动活动，另一位医师伸直肘关节，缠上前面带石膏片的加垫 Jones 敷料，并通过悬挂在吊带内抬高患肢。伤口内留置引流管，24 小时后拔出。

Saito 等[34]建议，同时松解总伸肌和屈肌可以改善肘关节的最终运动弧范围。但是对于这项技术改进大家热情不高，因为它会扩大手术范围并会增加并发症发生率。

桡骨头切除

桡骨头切除的作用尚不明确。传统上通过关节切开术(而不是上文所讨论的关节镜手术)来完成手术，但桡骨头切除会大大方便手术的进行。然而对于切除或保留桡骨头所报道的效果目前尚无明显的不同[7]。关节破坏在肱尺关节通常比肱桡关节和桡尺关节严重。因此，我们用于桡骨头切除的指征是肱桡关节或桡尺关节有特异性疼痛性累及的临床表现，而不是普遍的关节疼痛。一篇有关 40 例肘关节平均随访 6年的报道发现，滑膜切除术和桡骨头切除术后会出现进行性破坏，表明桡骨头切除引起了生物力学改变，进而导致关节破坏[33]。除非存在桡骨头切除的上述指征，否则应尽可能保留，因为它对已发生骨丢失和软组织损坏的风湿病样肘关节的稳定性起着重要作用。我们的观察结果支持这一观点，在全肘关节成形术中不必一定要切除桡骨头，保留它并不一定会产生更坏的效果。

硅橡胶植入物

Swanson 等[38]以及其他学者依据推理建议，在桡骨头切除[12]和滑膜切除术后应用桡骨头植入物。但是尚没有比较数据表明应用植入物的确能提高功能效果。正如 Rymaszewski 及其同事近期所强调，在关节炎后期实施手术可能会继发不稳定[33]。这种情况下可能会考虑行桡骨头置换术。然而，早期而不是后期行手术这种倾向的日益增大进一步降低了对这种方法的需求。此外，由于大家已认识到硅橡胶材料不能耐受肘关节上的应力 [26,41]，而且对其碎屑会产生骨性[6]和炎性[29]反应，因而进一步限制了硅橡胶桡骨头植入物的应用及其指征。尽管有些学者曾使用硅橡胶假体置换桡骨头，但似乎并没有影响治疗效果[12,38]。桡骨头假体的唯一作用是在桡骨头切除后对外翻不稳定起辅助限制作用。除非属于全肘关节成形术适应证的那些病例，否则笔者不建议使用。

术后处理

患者在臂丛神经阻滞下放置于被动连续活动机上48小时。神经阻滞去除后再保持连续活动一天。然后让患者出院，用便携式连续被动活动机坚持锻炼3周。3周后拆除缝线，允许患者在能耐受的情况下恢复活动。如果坚持活动有困难的话，夜间应使用静态屈曲和(或)伸展夹板(见第47章)。

关节镜滑膜切除术

关节镜滑膜切除术用于治疗炎性或浓毒性关节炎在技术上是可行的，不过其技术要求高而且理论上有损伤神经血管的风险。术者必须时刻清醒地意识到，神经血管结构距肘关节前部的手术器械往往只有2 mm的距离[20]。虽然这种手术的安全性还有待证实，但我们认为，只要遵守一定的安全预防措施便可将风险降到最小。和开放性滑膜切除术相比，关节镜手术的优点是很明显的。它可作为门诊手术，并发症发生率低，患者能很快恢复正常活动，而且可以做滑膜全部切除。因此，尽管术前我们要与患者讨论其风险和效益，但它仍是我们的首选治疗方案。

手术方法

患者侧卧于手术台上，患肢固定于支架上(见第43章)(图44-3)。初始入路为正外侧入路(图44-4A)。仔

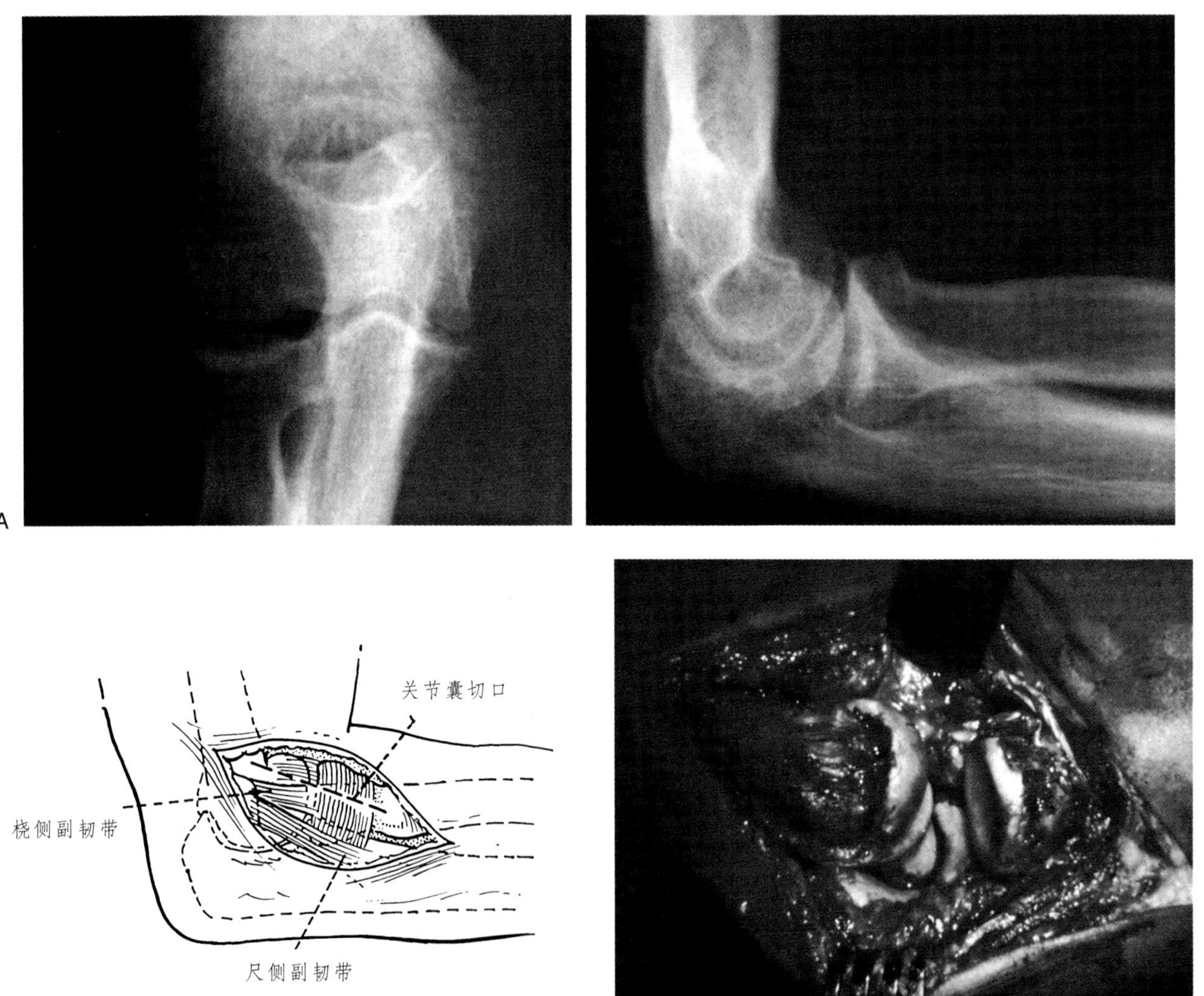

图44-2 (A)一名30岁女性患者的Ⅰ型病变。(B)经典的Kocher入路，切口在外侧关节囊，可充分显露关节的前方和后方。(C)如果桡骨头完好不要将桡骨头切除，这虽然会给滑膜切除术增加些困难，但期望能改善长期功能效果。

细检查肘关节面的状况。如果滑膜炎范围广，随着滑膜的切除，视野会随之改善。通常由于累及范围广，关节已松弛，正外侧入路足以看清正中和前外侧关节囊。如果是这样，可通过前外侧入路置入清创器具，完成前方滑膜的次全切除(图 44-4A)。要时刻仔细观察清创器具的位置，这样可以降低损伤薄关节囊的可能性，并可防止神经血管受损。

通常应用转换杆，利用前内侧入路即可完成前方的滑膜切除术(图 44-4B 和 C)。如果关节有些松弛(这也是最典型的病例)，前外侧入路完全可以看清关节后面间隙(图 44-4D)。然后经过置入清创器具的后外侧入路完成后面的滑膜切除。以上三步操作(图 44-4A~D)完成后，就可以评估滑膜切除的彻底性。关节镜和清创器具从后外侧入路和正内侧入路互相交换，完成外侧滑膜和囊状隐窝的另外清创(图 44-4E)。前臂旋前和旋后有助于这一步操作。

由于滑膜次全切除和完全切除的效果差别不大，故无需刻意切除内侧隐窝的滑膜。事实上，我们特意避开这一区域，以避免损伤神经(特别是桡神经)。在关节镜滑膜切除术中，随着刨刀的移动，各神经随时都有被切断的危难，尤其是使用抽吸器时。为了降低风险，刨刀应始终朝向关节内，避开关节囊和神经，并将切下的滑膜吸入刀内。术者必须做好准备，一旦多余的组织被吸向刀内，应立即停止。通常给关节内注射 10 mL 含有肾上腺素和类固醇激素的局麻药。但是，如果皮肤有多个穿刺部位，则桡神经还可能有尺神经或正中神经被麻醉的可能性极大。

术后处理

缝合切口并留置引流管。插入臂丛神经阻滞，并将患侧肘放置在连续被动运动机上。术后处理和开放手术相似。患者通常在大约 2 周时可停止连续的被动活动，然后开始恢复可耐受的活动。如果术前关节僵硬，被动活动至少要维持 3 周，而且需要夜间夹板固定。到目前为止，为缩短这一过程和在门诊进行手术所做的种种努力显然已取得成功(O'Driscoll：未发表的研究结果)。

结果

肘关节滑膜切除术的长期效果概括在表 44-1。考虑到各报道应用的评价标准固有的不一致性，可以认为 70%~90%的手术取得了满意的效果(图 44-5)[4,7,12,18,19,42]。如上所述，这个变化范围主要是由于对桡骨头是否需切除存在争议所引起的。目前大部分文献表明，桡骨头在大部分情况下应进行切除[4,9,12,,34,44]。然而，最近又趋向于尽可能保留桡骨头。大约 80%的患者告知在 5 年左右疼痛消除(图 44-5)。

大部分患者能维持或获得功能性运动弧。对此前研究的总结表明，约 50%的患者屈伸功能获得改善，30%~35%的患者保持不变，还有约 15%的患者实际上有功能丢失。但是旋前和旋后功能都有明显改善[12,31,35,43]，尤其是桡骨头切除的患者。

一项长期随访研究表明，术后 10~20 年，21 例患者中有 67%对这一手术满意[1]。Vahvanen 等和 Smith 等最近的两项报道（分别平均随访 7 年和 8 年）表明，开始时 90%的患者效果满意，但在最后一次评估中具有满意结果的不足 75%[35,43]。其他报道的良好结果并没有随时间而降低[7,42]。手术效果会随着时间而降低，患者也会发生复发性滑膜炎，这是显而易见的。目前尚不能认为而且也没有被证实，滑膜切除术能够阻止病程的进展。

关节镜滑膜切除术的结果

由于关节镜滑膜切除术的经验很有限，因此目前还不能得出长期有效的明确结论。目前也没有关于这种手术长期效益的文献报道。Lee 和 Morrey[17]近来对我们的 11 例患者的 14 次手术做了评估。术后 6 个月时记录的初始有效率为 93%。但是在平均随访 3.5 年时，根据 Mayo 肘关节评分只有 57%评定为优或良。此外还有 4 例已改行肘关节置换术(图 44-6)。

再次滑膜切除术

如果手术失败，很少有报道推荐再次行滑膜切除术。报道再次行滑膜切除术的比率为 7%[7]、14%[40]、20%[35]。Smith 等对再次滑膜切除术的数据做了仔细分析后发现，距再次手术的平均时间约为 3 年[35]。然而再次手术的效果很难预测，55%的患者在二次手术后仍有明显的疼痛。显然，如果初次没有获得良好的效果，再次手术的价值也不大。

最后，值得再次引起注意的是，尽管有些报道称，关节明显病变的患者术后获得了满意的手术效果[12,33,39,42]，但近来的经验表明关节受累不广泛的患者手术效果最好[35,43]。目前，建议对那些有严重关节病变(ⅢB 型)的患者避免行滑膜切除术，因为对这类患者行全肘关节成形术可达到预期效果，而行滑膜切除术的效果无法预测[10,24,36]。

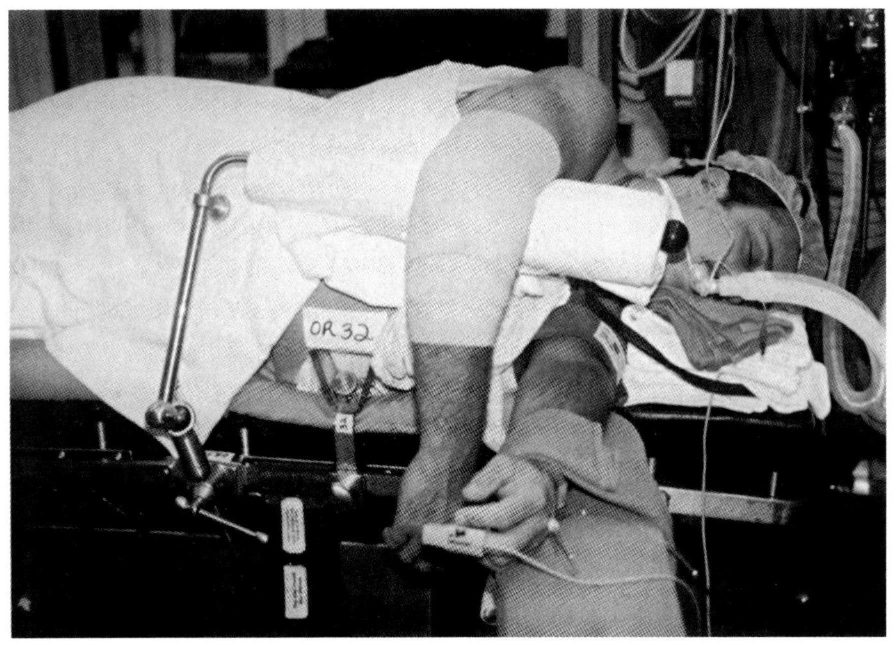

图 44-3 患者取侧卧位，便于进入肘关节的内侧面和外侧面，而且也有机会进入肘关节的前后部。

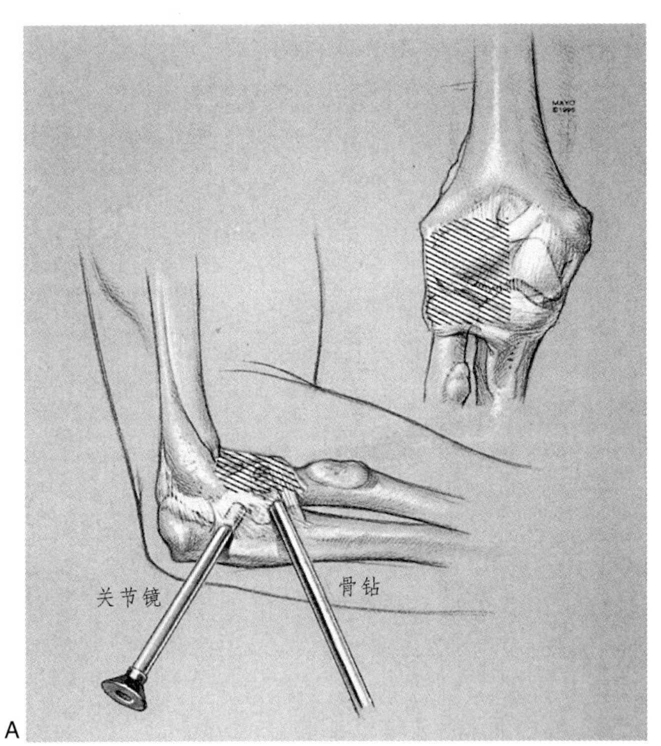

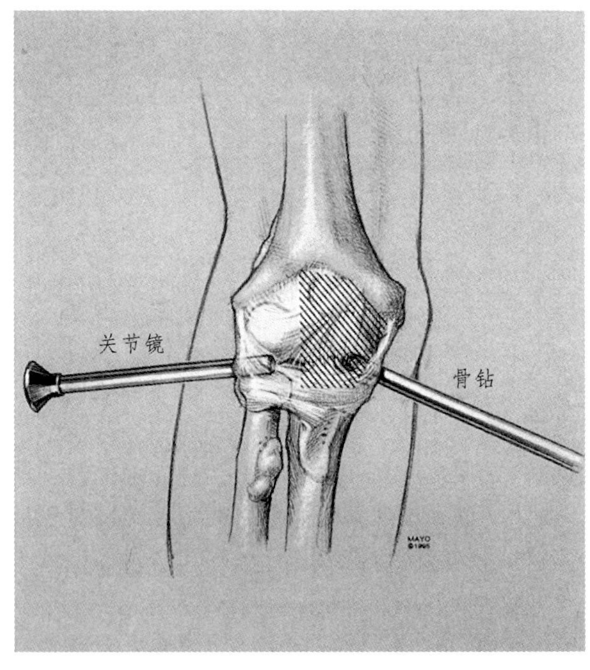

图 44-4 (A)初始诊断入路是正外侧入路，因为关节松弛前方关节囊易于看清。清创器具一般能通过前外侧入路置入，完成前方滑膜的次全切除。(B,C)在关节镜通过前外侧入路置入后，经前内侧入路置入清创器具。这样可以进行前方关节囊的彻底清创。(D)从正外侧入路重新插入关节镜，检查关节的后方。经后外侧入路插入清创器具。(E)关节镜位于后外侧入路时，将清创器具插入正外侧入路，对囊状隐窝进行滑膜切除。必要时切除桡骨头。如果有明显的滑膜增生或者需要切除桡骨头，这可以作为滑膜切除术的第一步来完成。T：滑车；C：冠状突；Syn：滑膜。(待续)

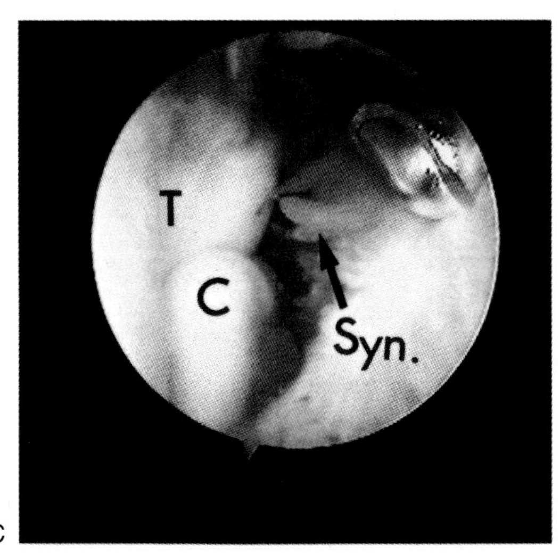

C

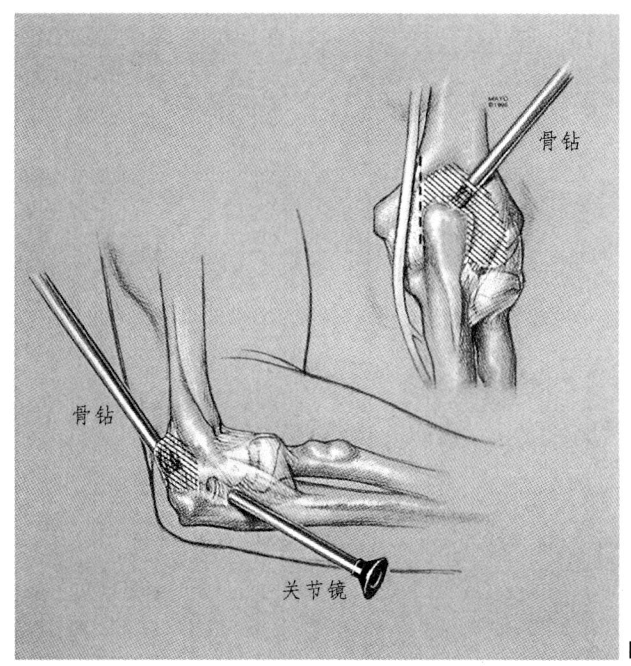

D

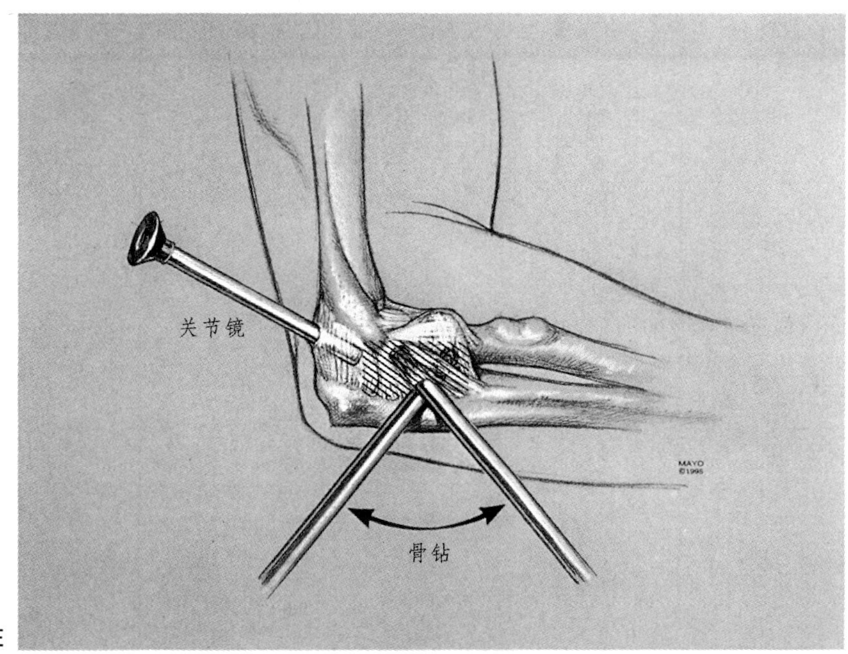

E

图 44-4(续)

并发症

复发

最常见的并发症是疼痛和滑膜炎的复发。如上文所述,10%~20%的患者会出现运动丢失。对于开始时有该手术明确适应证的患者,如果早期进行积极的功能活动,这种并发症很少见。如上所述,Smith 等报道了85 例患者中有 18 例因手术失败接受了再次滑膜切除术[35]。然而值得注意的是,这些需要再次手术的患者中有 10 例距初次手术只有 3 年或不足 3 年,表明初次手术未取得满意效果。另外值得注意的是,在这组病例中再次滑膜切除术的效果大多不理想。因此不建议把再次滑膜切除术作为常规手术,特别是由于关节置换成形术目前报道的效果成功率很高[10,24,36]。

表 44-1 类风湿性肘关节炎滑膜切除术的结果(开放手术,平均随访>5 年)

作者	年代	病例数	桡骨头切除例数	建议手术入路	结果						随访(月)	
					疼痛缓解		活动范围(%)					
					例数	%	增加	无变化	降低	满意度(%)	平均值	范围
Taylor 等[39]	1976	44	44	外侧	38	86	0	0	11	91	60	6~96
Eichenblat 等[9]	1982	25	25	外侧	22	88	80	0	20	100	60	24~132
Rymaszewski 等[33]	1984	40	40	外侧	20	50	21	–	–	55	72	12~180
Brumfield 和 Resnic[4]	1985	42	42	外侧、内侧、经尺骨鹰嘴	27	64	64	14	17	78	84	24~204
Ferlic 等[12]	1987	57	57	外侧	–	–	76	9	15	77	86	12~240
Tulp 和 Winia[42]	1989	61	41	外侧、双侧	–	–	–	–	–	70	78	48~120
Aiades 等[1]	1990	21	21	外侧、经尺骨鹰嘴	14	67	54	18	28	67	173	120~252
Vahvanen 等[43]	1991	70	66	外侧、内侧	55	79	–	–	–	71	90	18~264
Smith 等[35]	1993	85	0	外侧	67	79	64(%)	–	–	<75	108	60~240

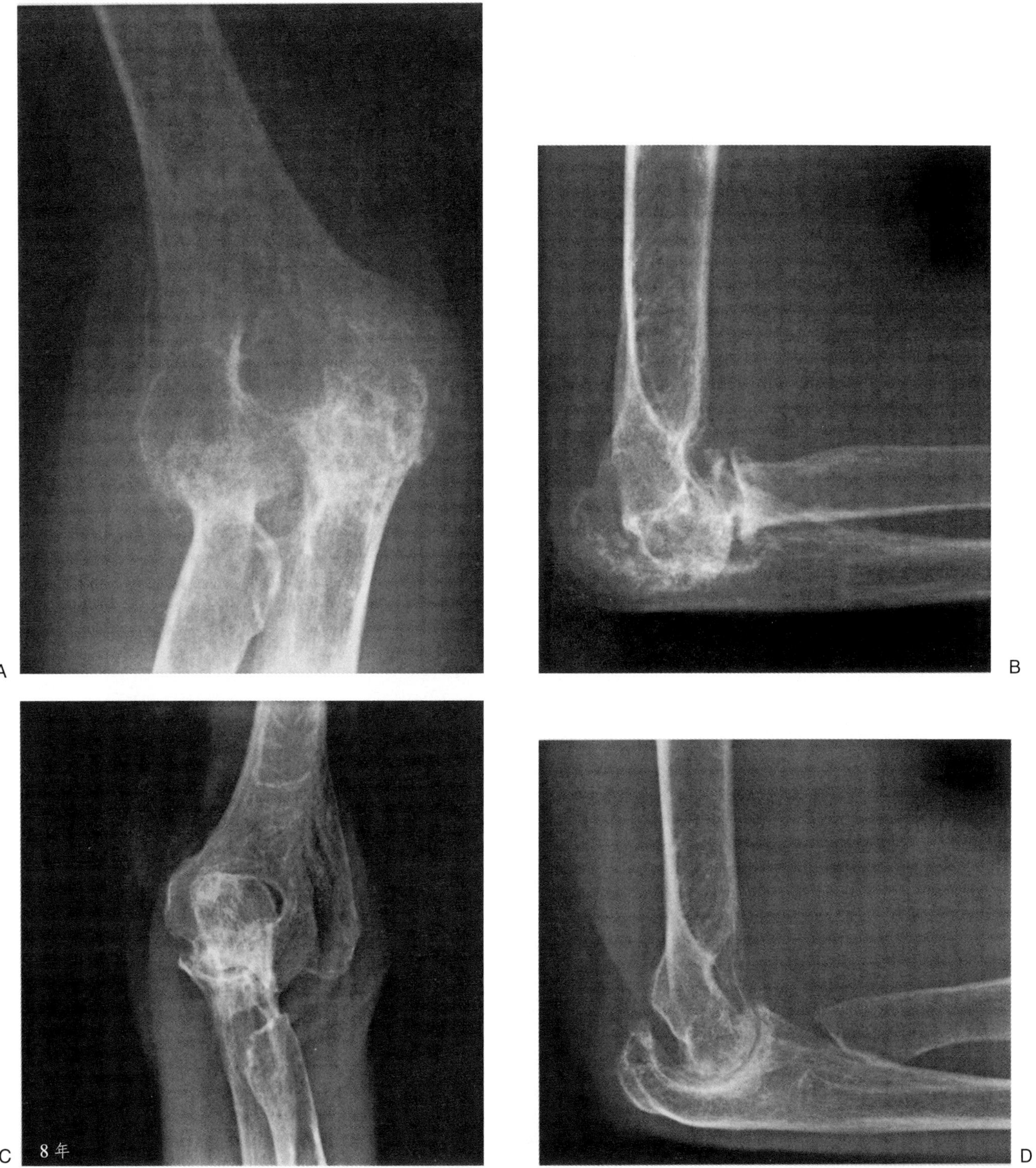

图 44–5　(A,B)一位 43 岁女工的ⅢA 型类风湿性肘关节炎。(C,D)关节切开术和滑膜切除术后 8 年她的屈曲范围达 100°伴轻度疼痛。

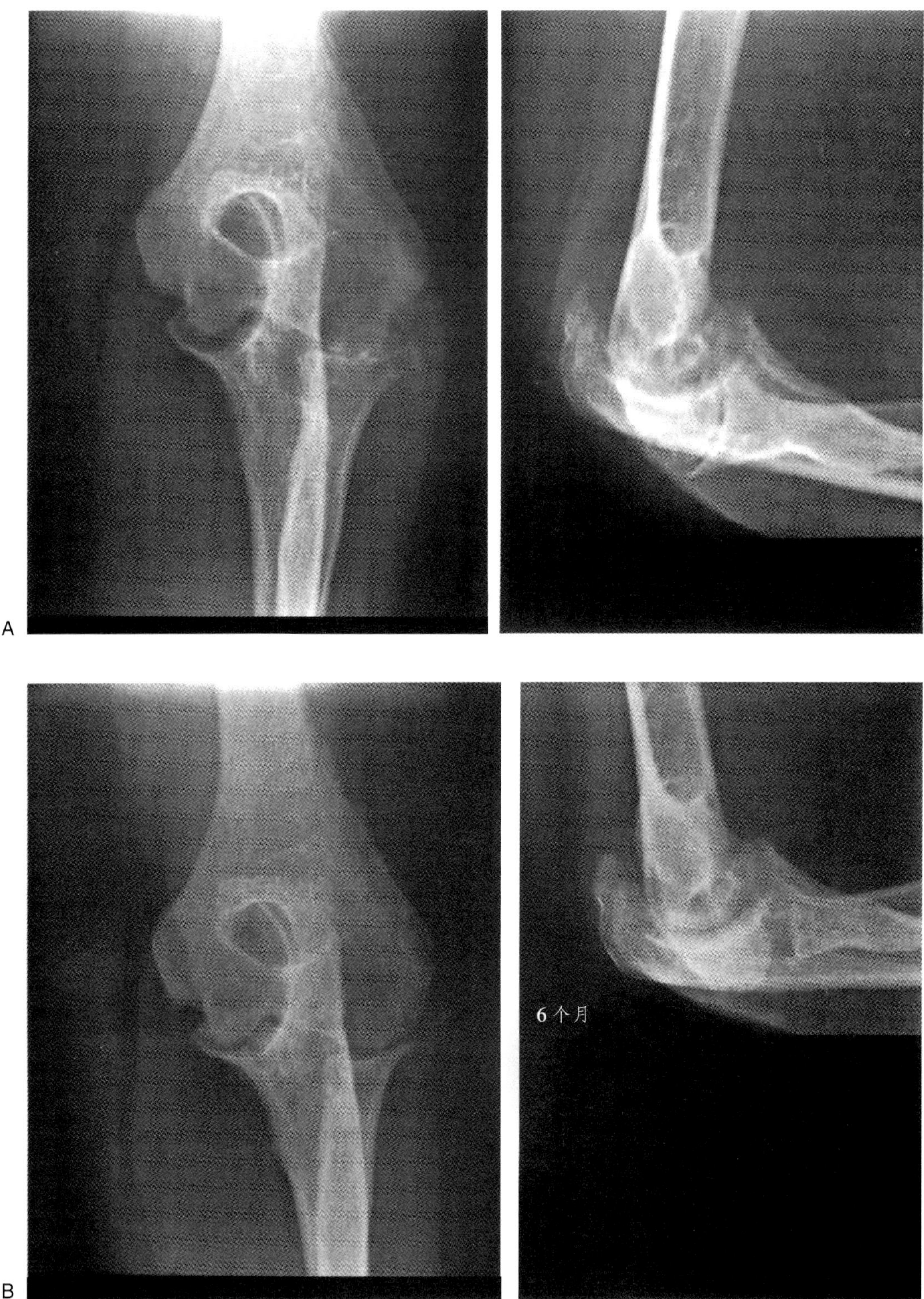

图 44-6 (A)一位33岁的ⅢA型病变的女性患者。(B)行关节镜滑膜切除术,术后6个月时疼痛明显缓解。(待续)

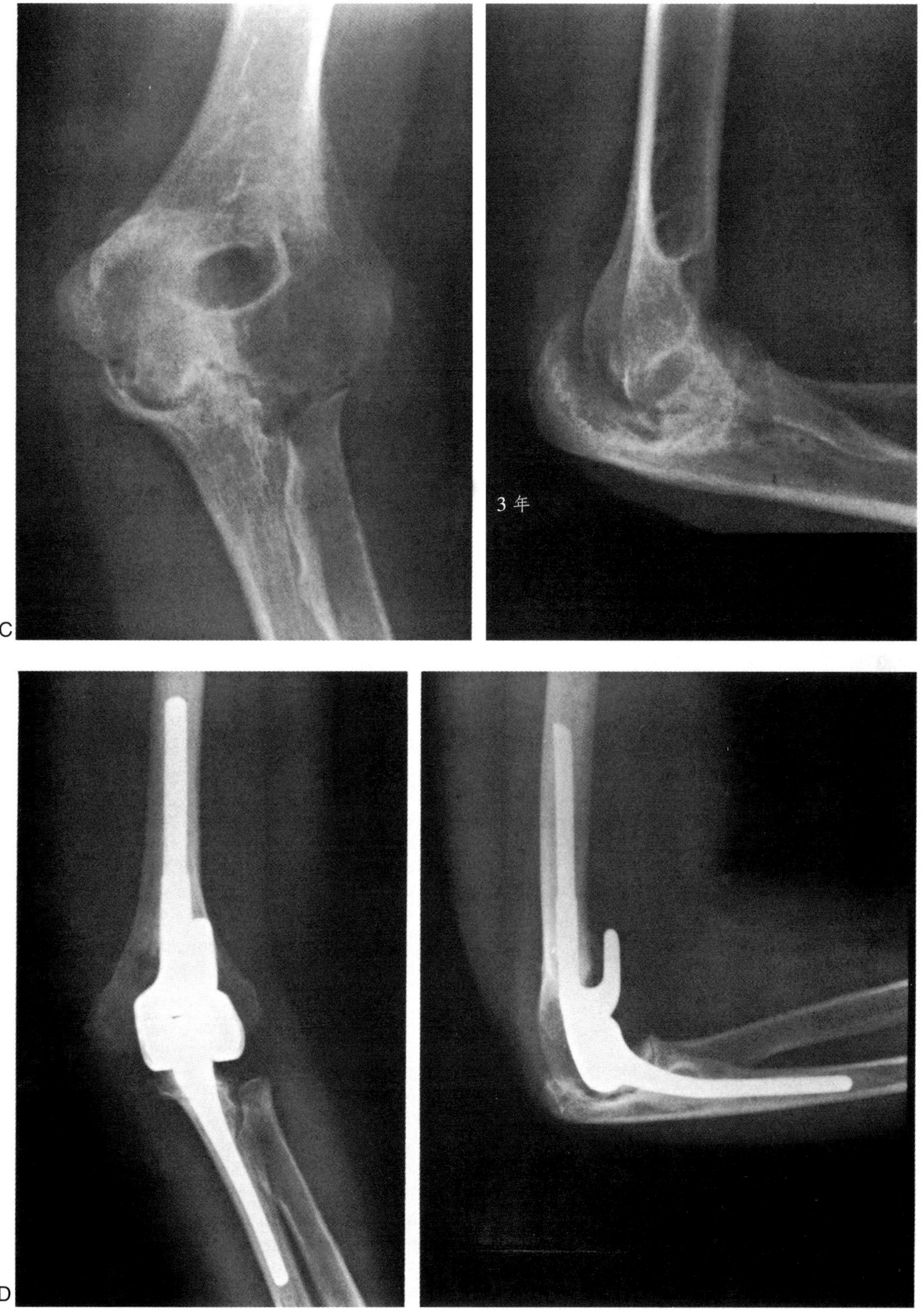

图 44–6(续)　(C)3 年后出现持续性疼痛;(D)成功实施了肘关节置换术。

不稳定

关节不稳定是开放性滑膜切除术最常见的并发症之一[33]。大约有15%的患者残留有不稳定[40]。Rymaszewski等报道的不稳定发生率达50%,但是在这项研究中手术适应证被扩大了,对手术前就存在明显不稳定的患者也进行了滑膜切除术[33]。如果对那些关节广泛病变的患者也进行了桡骨头切除,这种并发症尤为常见。如果肱尺关节没有受累,而且内侧副韧带也完好,即便是桡骨头被切除,不稳定也不常见。

神经病变

尺神经功能不全是一种手术风险,特别是关节镜滑膜切除术。在笔者的14例关节镜滑膜切除术中,有一例发生短暂性尺神经麻痹(7%)[17]。我们听说过关节镜滑膜切除术有可能损伤正中神经,但是我们没有出现过任何永久性神经损伤。

腕关节问题

由于93%的肘关节类风湿性关节炎患者手和腕部也有病变[2],对是否考虑同时或分期行腕关节滑膜切除和(或)尺骨远端切除目前尚存在争议[12]。尽管在10%~50%的病例中报道了行联合手术,但这种附加手术的时机和确切作用还没有明确。目前没有证据表明,肘关节滑膜切除术同时行桡骨头切除能加速腕关节的症状[12,21]。除非在桡骨头切除后腕关节出现明显的症状,我们一般不主张行Darrach手术。

(官丙刚 译 叶伟胜 李世民 校)

参考文献

1. Alexiades MM, Stanwyck TS, Figgie MP, Inglis AE: Minimum ten-year follow-up of elbow synovectomy for rheumatoid arthritis. Orthop Trans 14:255, 1990
2. Amis AA, Hughes SJ, Miller JH, Wright V: A functional study of the rheumatoid elbow. Rheum Rehab 21:151, 1982
3. Brattstrom H, Khudairy HA: Synovectomy of the elbow in rheumatoid arthritis. Acta Orthop Scand 46:744, 1975
4. Brumfield RH, Resnic CT: Synovectomy of the elbow in rheumatoid arthritis. J Bone Joint Surg 67A:16, 1985
5. Bryan RS, Morrey BF: Rheumatoid arthritis of the elbow. p. 1759. In Evarts CM (ed): Surgery of the Musculoskeletal System. Vol. 2, Ed 2. Churchill Livingstone, London, 1990
6. Carter PR, Bendon LJ, Dysert PA: Silicone rubber carpal implants: a study of the incidence of late osseous complications. J Hand Surg 11A:639, 1986
7. Copeland SA, Taylor JG: Synovectomy of the elbow in rheumatoid arthritis: the place of excision of the head of the radius. J Bone Joint Surg 61B:69, 1979
8. Dawson TM, Ryan PF, Street AM et al: Yttrium synovectomy in haemophilic arthropathy. Br J Rheumatol 33:351, 1994
9. Eichenblat M, Hass A, Kessler L: Synovectomy of the elbow in rheumatoid arthritis. J Bone Joint Surg 64A:1074, 1982
10. Ewald FC: Capitellocondylar total elbow replacement in rheumatoid arthritis: long-term results. J Bone Joint Surg 75:498, 1993
11. Eyring EJ, Longert A, Bass J: Synovectomy in juvenile rheumatoid arthritis: indications and short-term results. J Bone Joint Surg 53A:638, 1971
12. Ferlic DC, Patchett CE, Clayton ML, Freeman AC: Elbow synovectomy in rheumatoid arthritis. Clin Orthop 220:119, 1987
13. Goldberg VM, Rashbaum R, Zika J: The role of osmic acid in the treatment of immune synovitis. Arthritis Rheum 19:737, 1976
14. Inglis AE, Ranawat CS, Straub LR: Synovectomy and debridement of the elbow in rheumatoid arthritis. J Bone Joint Surg 53A:652, 1971
15. Kay L, Stainsby D, Buzzard B et al: The role of synovectomy in the management of recurrent haemarthroses in haemophilia. Br J Haematol 49:53, 1981
16. Laine V, Vainio K: Synovectomy of the elbow. p. 117. In Hijmans W, Paul WD, Herschel H (eds): Early Synovectomy in Rheumatoid Arthritis. Excerpta Medica Foundation, Amsterdam, 1969
17. Lee B, Morrey BF: Arthroscopic synovectomy of the elbow. (Submitted for publication)
18. Linclau LA, Winia WPCA, Korst JK: Synovectomy of the elbow in rheumatoid arthritis. Acta Orthop Scand 54:935, 1983
19. Low WG, Evans JP: Synovectomy and rehabilitation in rheumatoid arthritis. J Bone Joint Surg 53A:621, 1971
20. Lynch G, Meyers J, Whipple T, Caspari R: Neurovascular anatomy and elbow arthroscopy: inherent risks. Arthroscopy 2:191, 1986
21. Marmor L: Surgery of the rheumatoid elbow: follow-up study on synovectomy combined with radial head excision. J Bone Joint Surg 54:573, 1972
22. McEwen C: Synovectomy and rehabilitation in rheumatoid arthritis. J Bone Joint Surg 53A:621, 1971
23. Mitchell N, Laurin C, Shepard N: The effect of osmium tetroxide and nitrogen mustard on normal articular cartilage. J Bone Joint Surg 55B:814, 1973
24. Morrey BF, Adams RA: Semiconstrained arthroplasty for the treatment of rheumatoid arthritis of the elbow. J Bone Joint Surg 74A:479, 1992
25. Morrey BF, Askew LJ, An KN, Chao EY: A biomechanical study of normal functional elbow motion. J Bone Joint Surg 63A:872, 1981
26. Morrey BF, Askew L, Chao EY: Silastic prosthetic replacement of the radial head. J Bone Joint Surg 63A:454, 1981
27. O'Driscoll SW, Morrey BF: Arthroscopy of the elbow: diagnostic and therapeutic benefits and harards. J Bone Joint Surg 74A:84, 1992
28. Oka M, Rekonen A, Ruotsi A: The fate and distribution of intra-articularly injected osmium tetroxide (Os-191). Acta Rheum Scand 15:35, 1969

29. Peimer CA, Medige J, Eckert BS et al: Reactive synovitis after silicone arthroplasty. J Hand Surg 11A:624, 1986
30. Porter BB, Park N, Richardson C et al: Rheumatoid arthritis of the elbow: the results of synovectomy. J Bone Joint Surg 56B:427, 1974
31. Raunio P: Synovectomy of the elbow in rheumatoid arthritis. Reconstr Surg Traumatol 18:673, 1981
32. Rivard G-E, Girard M, Belanger R et al: Synoviorthesis with colloidal ^{32}P chromic phosphate for the treatment of hemophilic arthropathy. J Bone Joint Surg 76A:482, 1994
33. Rymaszewski LA, MacKay I, Ames AA, Miller JH: Long-term effects of excision of the radial head in rheumatoid arthritis. J Bone Joint Surg 66B:109, 1984
34. Saito T, Koshine T, Okamoto R, Horiuchi S: Radical synovectomy with muscle release for the rheumatoid elbow. Acta Orthop Scand 57:71, 1986
35. Smith SR, Pinder IM, Ang SC: Elbow synovectomy in rheumatoid arthritis: present role and value of repeat synovectomies. J Orthop Rheum 6:155, 1993
36. Souter WA: Surgery of the rheumatoid elbow [Review]. Ann Rheum Dis 49(Suppl 2):871, 1990
37. Stucki G, Bozzone P, Treuer E et al: Efficacy and safety of radiation synovectomy with yttrium-90: a retrospective long-term analysis of 164 applications in 82 patients. Br J Rheumatol 32:383, 1993
38. Swanson AB, Jaeger SH, La Rochell D: Comminuted fractures of the radial head: the role of silicone-implant replacement arthroplasty. J Bone Joint Surg 63A:1039, 1981
39. Taylor AR, Mukerjea SK, Rana NA: Excision of the head of the radius in rheumatoid arthritis. J Bone Joint Surg 58B:485, 1976
40. Torgerson WR, Leach RE: Synovectomy of the elbow in rheumatoid arthritis. J Bone Joint Surg 52A:371, 1970
41. Trepman E, Ewald FC: Early failure of silicone radial head implants in the rheumatoid elbow: a complication of silicone radial head implant arthroplasty. J Arthroplasty 6:59, 1991
42. Tulp NJA, Winia WPCA: Synovectomy of the elbow in rheumatoid arthritis: long-term results. J Bone Joint Surg 71B:664, 1989
43. Vahvanen V, Eskola A, Peltonen J: Results of elbow synovectomy in rheumatoid arthritis. Arch Orthop Trauma Surg 110:151, 1991
44. Wilson DW, Arden GP, Ansell BM: Synovectomy of the elbow in rheumatoid arthritis. J Bone Joint Surg 55B:106, 1973

第 45 章

关节切除成形术

Bernard F.Morrey

关节切除成形术的适应证

当今可供选择的重建手术多种多样，关节切除手术通常只作为关节感染的一种挽救手术。下面的讨论不包括桡骨头切除。

肘关节切除术有三大类适应证：第一是考虑到将来会重建关节而行关节切除术，比如作为肱骨远端恶性肿瘤切除的一个步骤；第二，作为将来可能关节重建的一个短期的处理办法，比如原发性关节感染、原发性感染的全肘关节成形术以及创伤后有必要获得软组织覆盖（图 45-1）；第三，肘关节切除术作为一种终极手术，主要适用于感染患者，尤其是不能耐受多次麻醉的患者。

肱尺关节或者肱骨远端或尺骨近端切除作为一种终极手术，其适应证极少[2,4]。高毒性微生物引起的慢性难治性感染，特别是当免疫妥协或重症患者伴有软组织覆盖不良时，是肘关节终极切除术最常用或最合适的适应证。根据不同的情况，可以行肱骨远端切除、尺骨近端切除或肱尺关节切除。

肱骨远端切除

分型

肱骨远端切除分为如下 4 种类型[7]（图 45-2）：

Ⅰ型：关节表面切除。肘关节屈伸肌群的附着点和侧副韧带保持完好。临床病例为关节骨折不愈合、关节感染。

Ⅱ型：关节内侧或外侧髁切除。肌肉附着点和侧副韧带均被切除。临床病例为骨折不愈合。

Ⅲ型：肱骨滑车切除。一般要将伸屈肌起点和侧副韧带切除。内外侧柱保留。临床病例为感染、取出松动假体。

Ⅳ型：经鹰嘴窝或其上方横行切除。临床病例为感染性骨折不愈合以及取出已植入的某些类型的肱骨假体。

适应证

肱骨远端慢性难控性感染伴确诊的干骺端骨髓炎适合行切除术，特别是那些免疫功能不全或病情极差的患者。应通过使尺骨近端和切除后的肱骨对位来尽量维持肱尺关节的稳定，以提供尽可能大的功能活动能力（图 45-3）。症状性骨折不愈合是关节切除的罕见指征，因为这种情况可以采用重建手术进行治疗[6]。

目标

根据适应证和病理情况的不同，切除肱骨远端及部分肱骨髁。但是要尽量保留髁上的内侧或外侧柱（图 45-4）。通过肱骨远端的这种结构，可以使尺骨足够稳定，从而确保功能性屈伸活动弧、中等肌力和合理的稳定性。患者通常有适度的屈曲肌力但伸展肌力较弱。

手术方法

连同肱骨内外上髁区域一起切除肱骨滑车。这需要松解内外侧副韧带。通常要把尺神经移位，否则会引起尺神经麻痹。广泛游离软组织以保证感染的彻底清除。不进行插补。肱三头肌通常仍保持与尺骨附着，让其自行短缩。小心保护好冠状突，并将尺骨仔细定位在两柱之间。屈伸肘关节评估预期的活动度。常规闭合切口。

术后护理

肘关节在屈曲 90°位至少制动 4 周。有些病例需

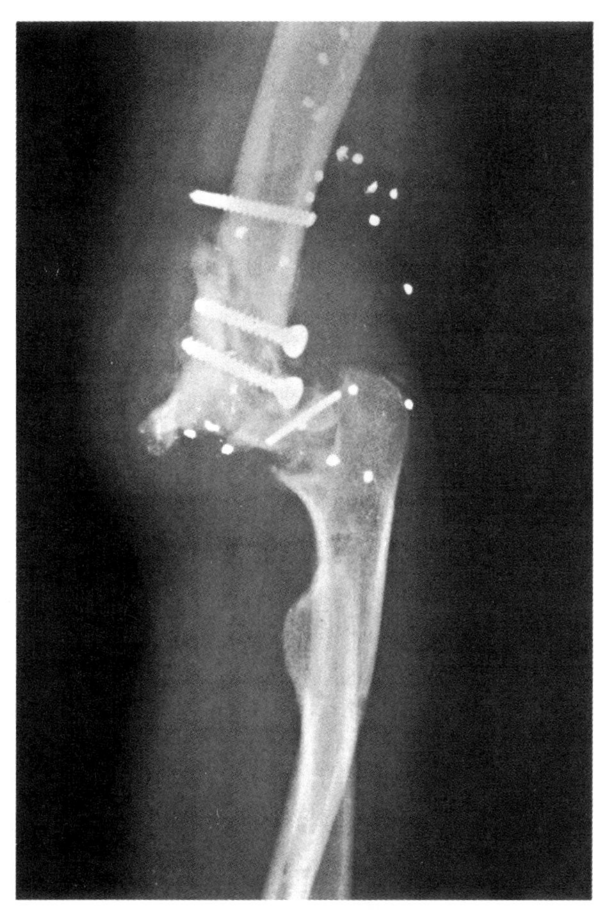

图 45-1　枪击伤后肘关节的清创和切除。愈合后可以行关节重建。

要制动 8~10 周。这有助于形成坚固的瘢痕提供一个功能性的假关节。

尺骨近端切除

有关尺骨近端切除的资料很少。Rydholm 报道过一例因软骨肉瘤切除尺骨近端的病例[10]。尺骨近端切除后，桡骨头和肱骨滑车相关节，并通过把肱三头肌腱转移到桡骨头来维持稳定。短期随访 9 个月发现，患者获得了 35°~135°的屈曲和 40°的旋后和旋前。目前尚无长期效果的资料。笔者认为，对于难治性尺骨近端骨髓炎这种方法是一种合适的术式。对于恶性肿瘤或创伤性疾病，笔者首选异体移植甚至联合行假体植入来重建尺骨近端，而不选择尺骨近端切除。

肱尺关节切除

肱尺关节切除术的适应证和肱骨近端切除术的适应证相同。肱尺关节双侧切除通常在去除全肘关节成形术假体时进行，或者用于治疗慢性难治性感染。累及肱尺关节双侧或者软组织的恶性病变，偶尔也需要切除肱骨远端和尺骨近端(图 45-5)。这种手术明显不同于部分切除术，部分切除术要保留部分关节作为支点（图 45-6)。某些学者曾将其称之为“解剖性关节成形术”。

手术方法

肱骨远端和尺骨近端切除的方法由潜在的病理决定。应遵守肿瘤切除的原则，切除范围取决于受累软组织的上行水平。重要的是要将尺神经充分前移，并要避免限制尺神经的远端或近端，以使前臂相对于肱骨的任何扭转或移位都不会引发尺神经症状。如果伸肌装置可以保留，则应尽可能保持其连续性，并使其仍附着于尺骨近端；如果不能保持其连续性，笔者偏好把肱肌重新附着于剩余尺骨的前侧面，把肱三头肌复置于剩余尺骨的后侧面。对于肿瘤性疾病或者在全肘关节成形术后，应采取有效措施尽可能保证能在将来进行异体移植重建术或全肘假体植入术。对于慢性感染性疾病，主要目标是完全切除为达到彻底清除感染所需的所有组织；后期重建是次要的考虑因素。

在屈曲 90°位通过软组织环包缝合把尺骨稳固到肱骨上。如果鹰嘴窝正上方可以保留或者已保留有一部分变宽的肱骨，尺骨干应对中此部位。如果肱骨远端任何一面都没有保留，尺骨仍应对中肱骨远端骨干，但要确保尺骨能向外侧或内侧转移(图 45-7)。

术后护理

关节制动至少 4 周，最好制动 6 周，然后患者可以开始能耐受的活动。偶尔要求使用支具来保证前臂的稳定性(图 45-8)。依笔者的经验，这不会得到患者的高度配合，要和患者进行详细的讨论。临床中通常要为患者开出使用支具的处方，由患者自己决定这种装置是否值得采用。

结果

有关关节切除术后的临床或功能结果几乎没有客观的数据。我们发现 10 例为取出感染的假体行关节切除术的患者中有 8 例获得了良好的肢体功能[8]。平均活动范围为 20°~110°。在置入物移除后 5 例没有不稳定或有轻微不稳定，7 例患者有中到重度不稳定。8 例患者考虑到其原发疾病对自己的术后功能满意。

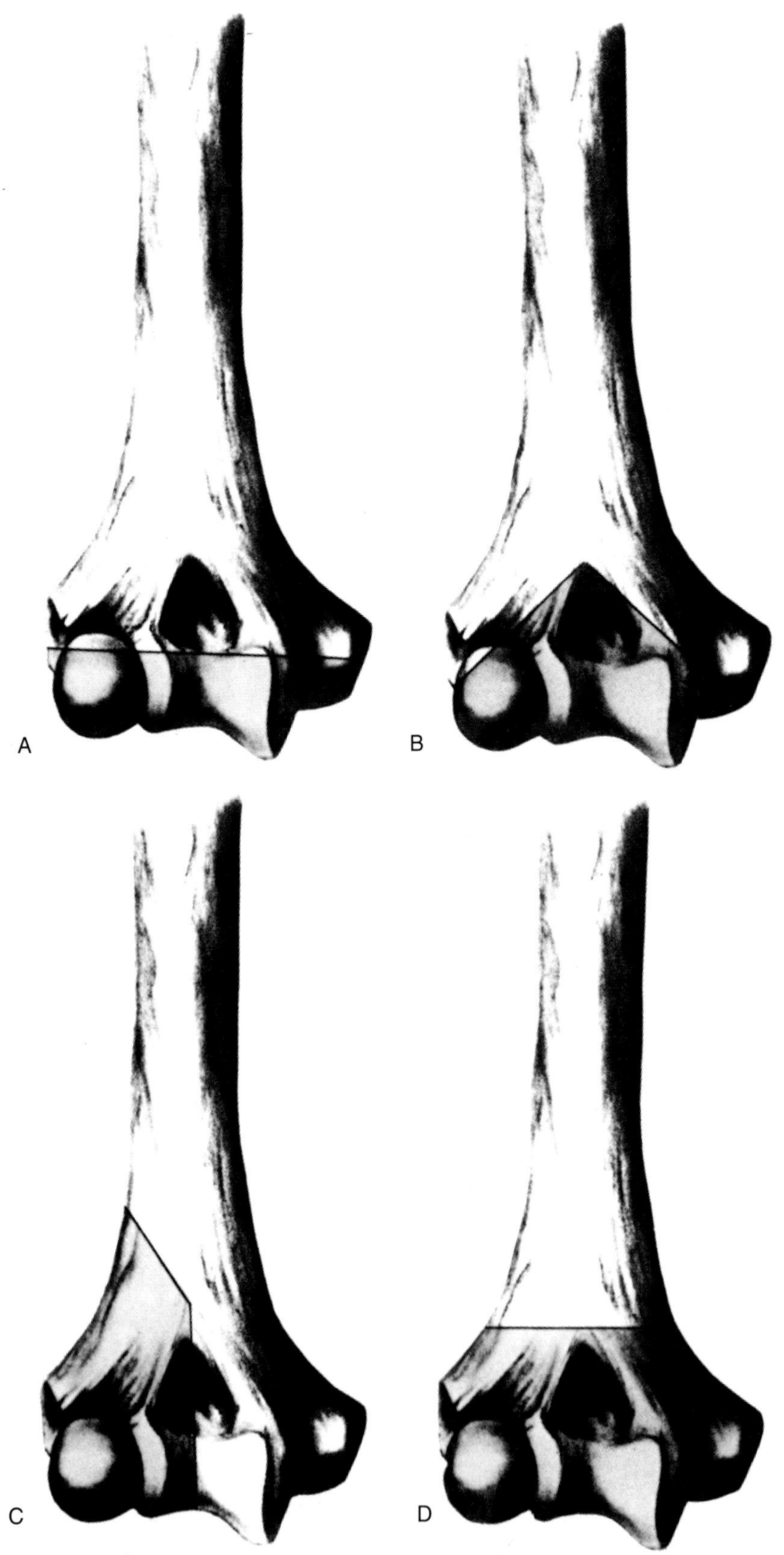

图 45-2 肱骨远端骨丢失的分型。(A)Ⅰ型:关节部分缺如,侧柱保持完好。(B)Ⅱ型:关节完全切除,侧柱保持完好。(C)Ⅲ型:单侧柱切除。(D)Ⅳ型:肱骨远端完全切除。

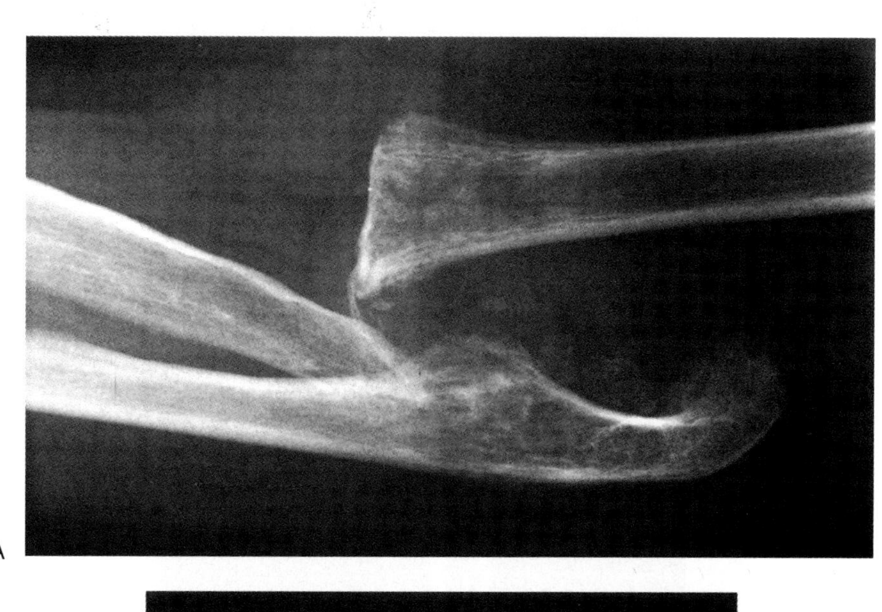

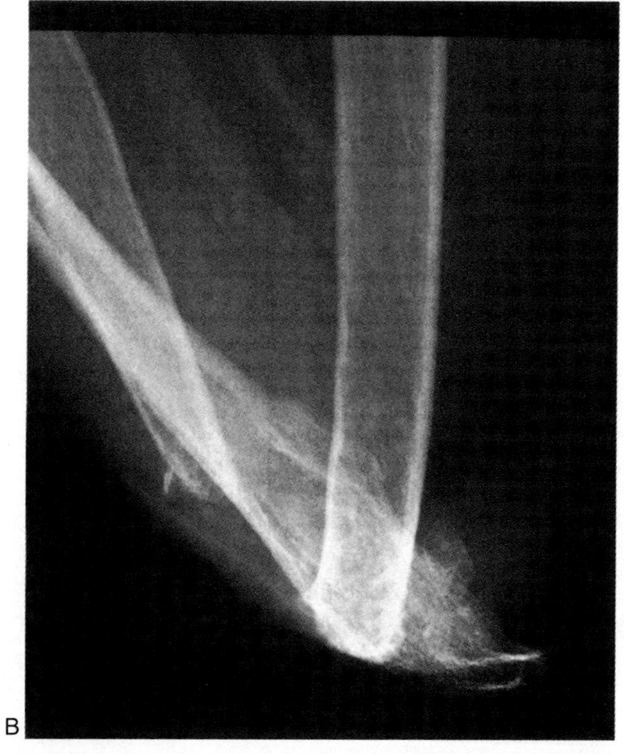

图 45-3　类风湿性肘关节炎行肱骨远端切除术只保留部分肱骨喇叭口的长期结果。(A)正位 X 线片;(B)侧位 X 线片。

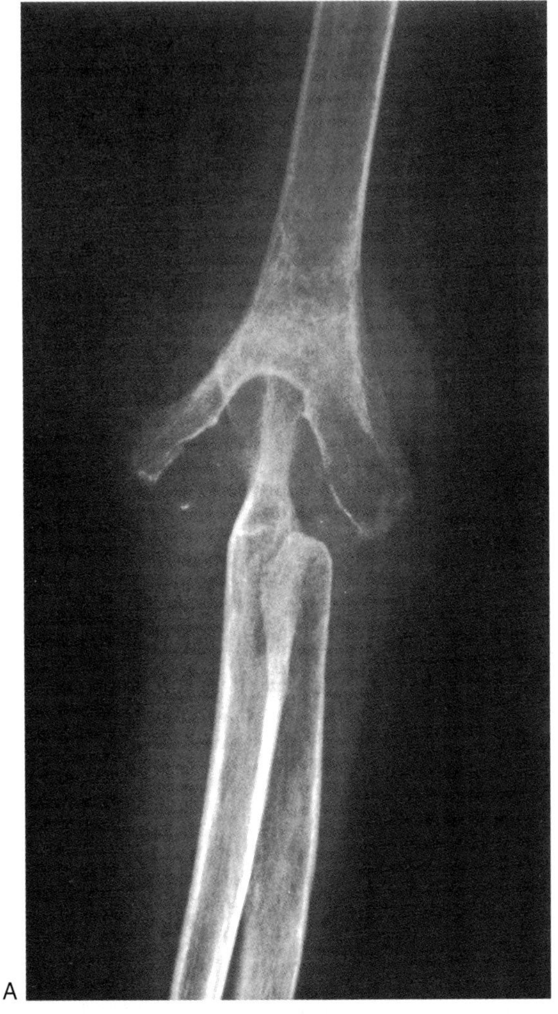

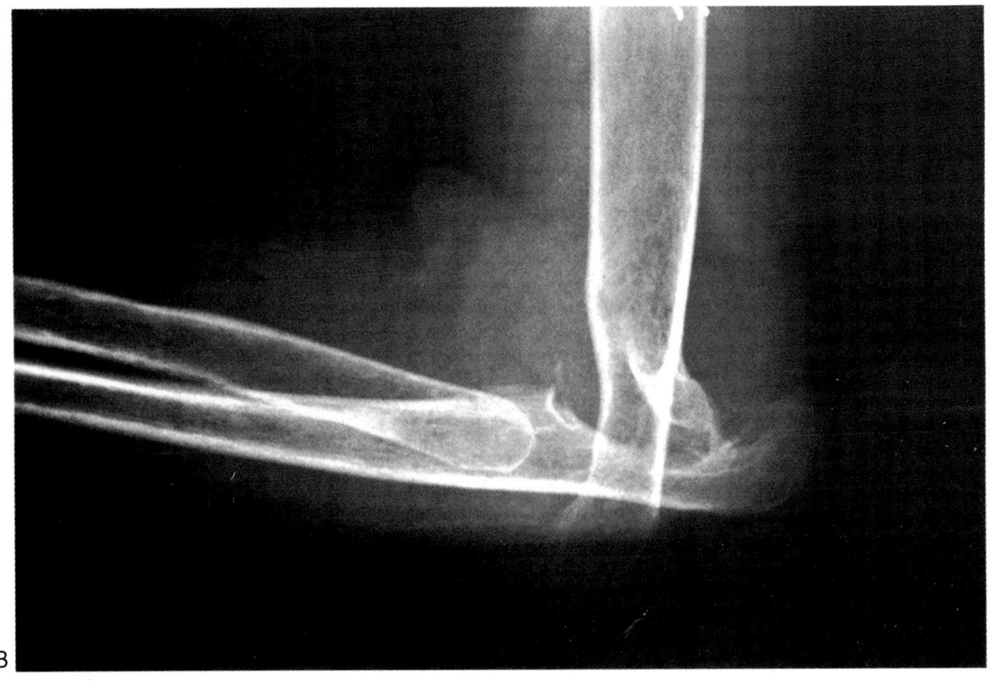

图 45-4 肱骨远端切除而保留侧柱可以产生难以置信的良好功能效果。

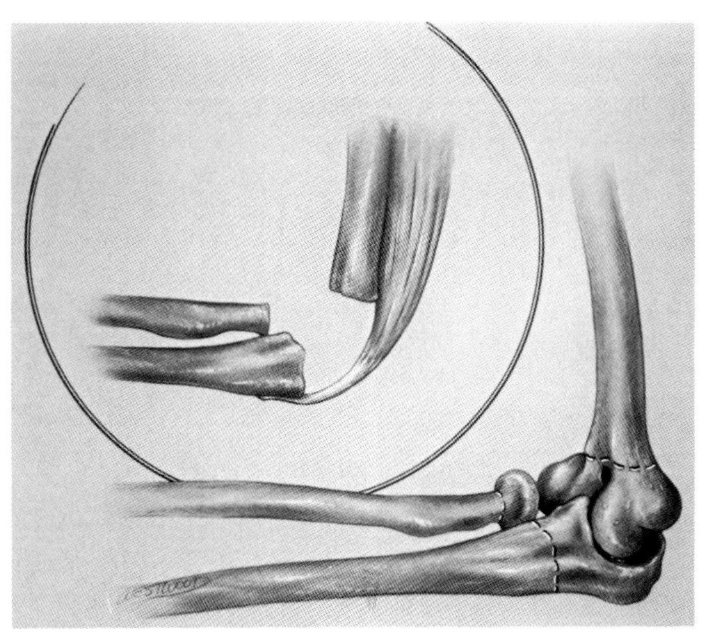

图 45–5　“关节切除成形术”：完全切除肱尺关节，包括肱骨远端和尺骨近端。

并发症

关节切除术后最明显的并发症是功能障碍性不稳定。这可能是一个使其他方面正常的手和前臂几乎失用的主要问题。这些患者一般不会有疼痛，但他们的内外翻或平移不稳定是极具致残性的。这些患者都有明显的屈伸无力，此外，尽管握力显著减弱，但严重性明显次于不稳定和肘关节本身的虚弱。

笔者曾观察到，对感染性全肘关节成形术行肘关节切除术后尺神经被完全切断的病例(图 45–9)。这种情况即便在尺神经前移后也会发生，因此建议在行切除术时要格外注意前移和保护尺神经。

关节切除术后软组织覆盖很少出现问题，因为此处通常有冗余的软组织。然而，软组织挛缩会妨碍将来通过植入人工关节或其他重建手术进行可靠的二期关节重建。

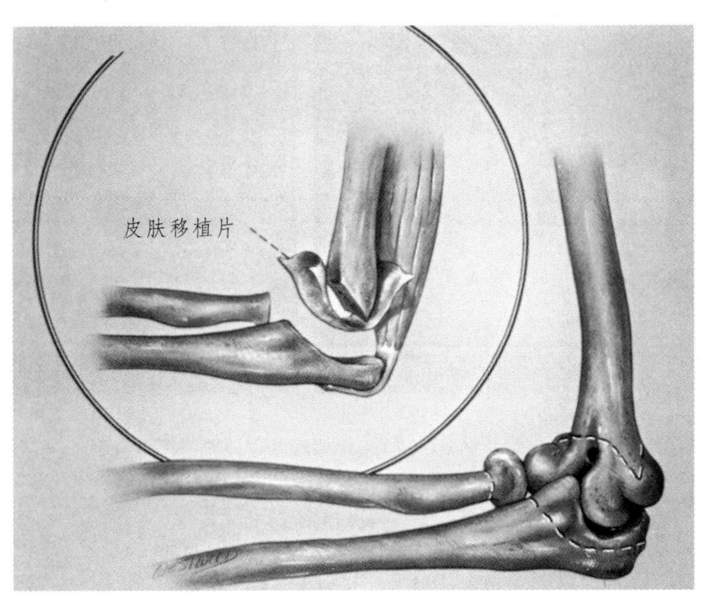

图 45–6　“解剖性关节成形术”：仍然让部分肱骨与尺骨相关节，有时联合行插补术。

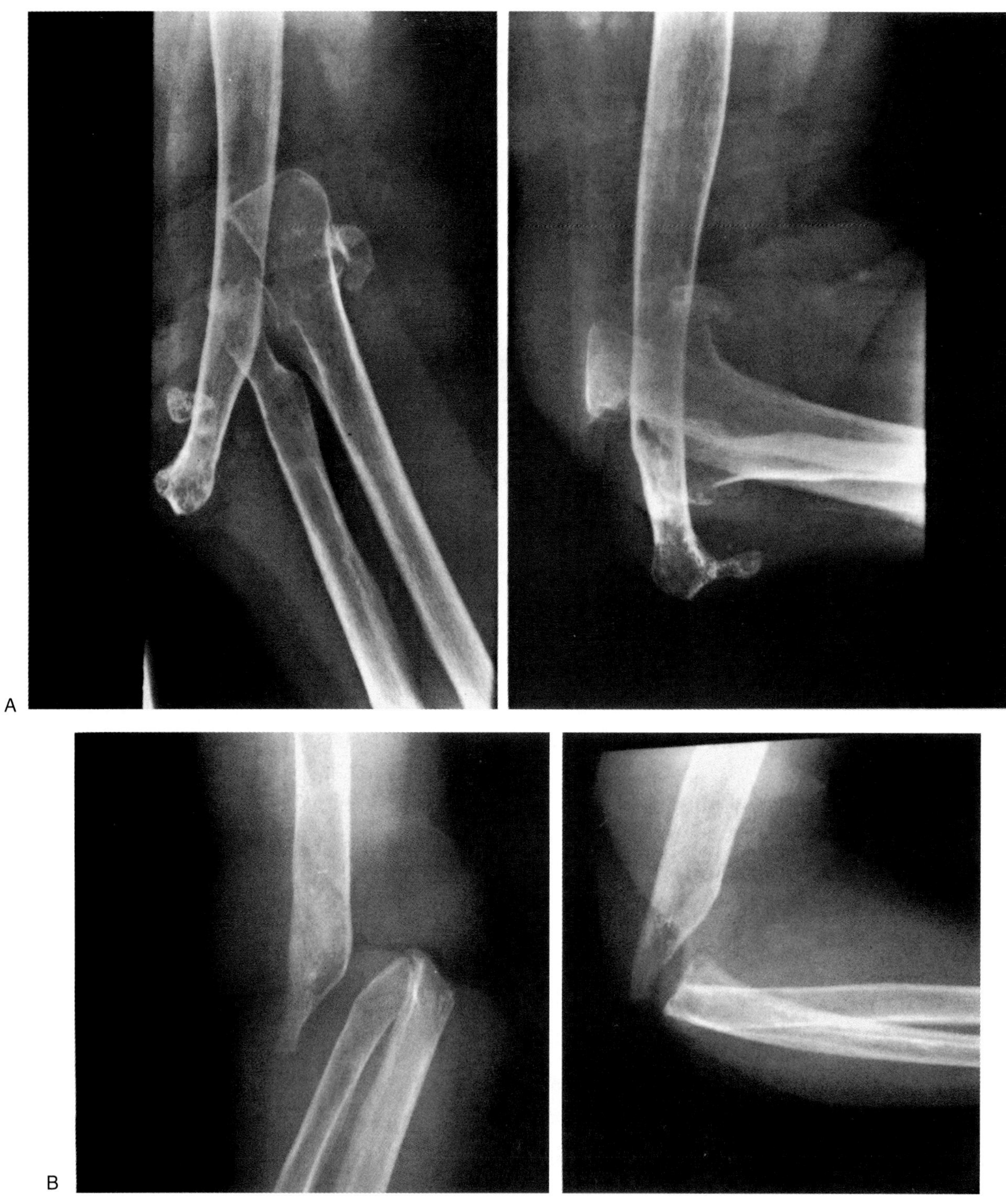

图 45-7 Ⅳ型病例的严重失稳：(A)肱骨远端切除术后。(B)关节完全切除后。

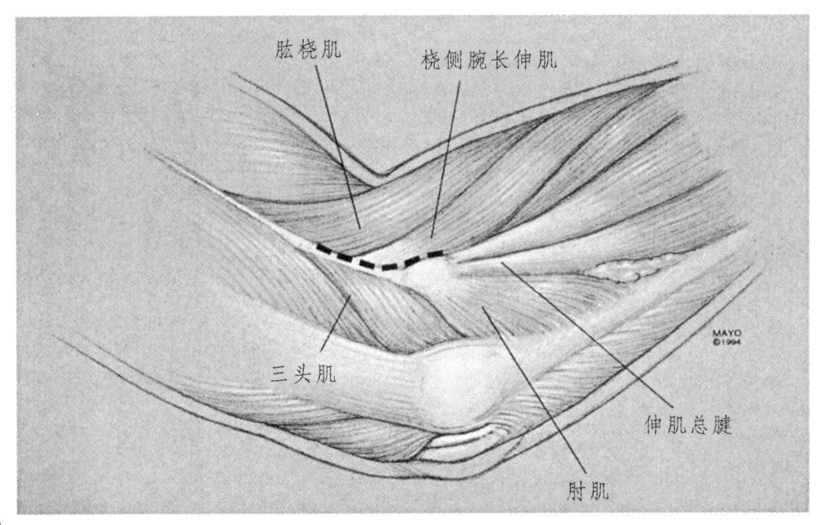

A

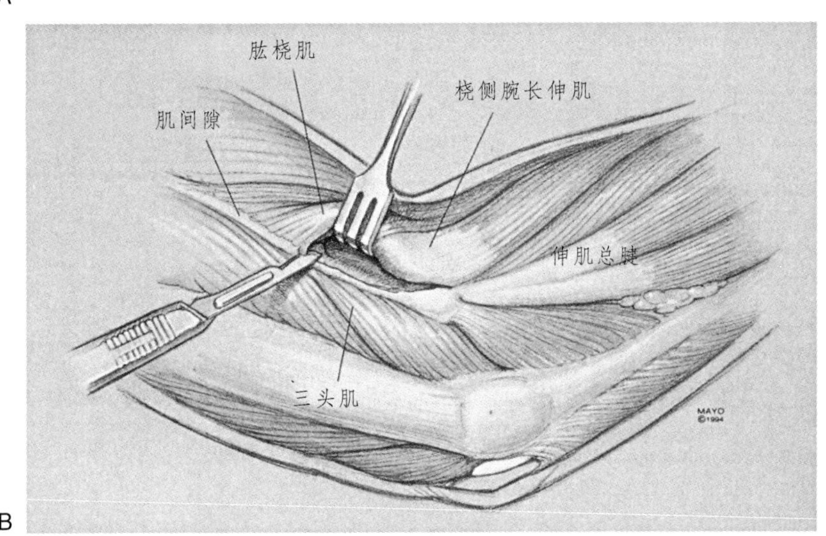

B

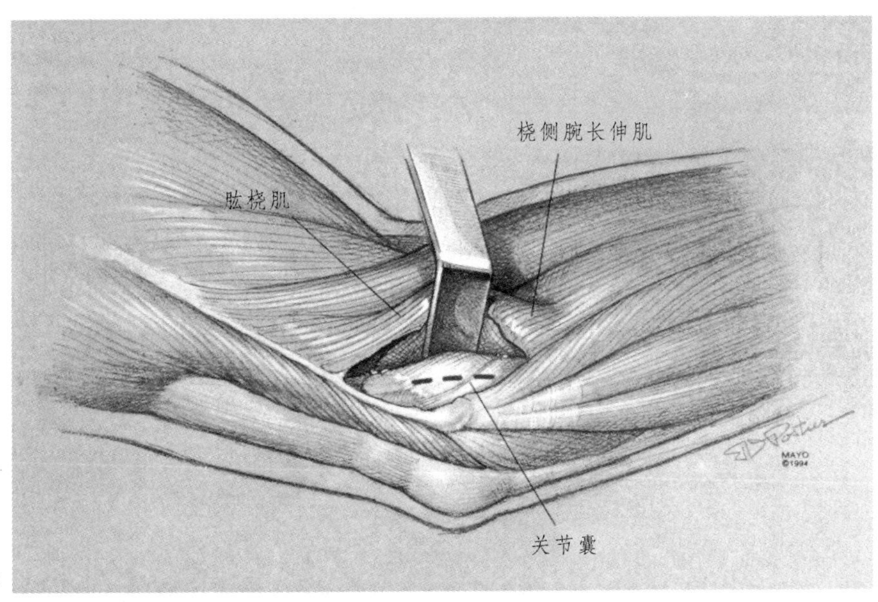

C

图 47–7　(A)通过 Kocher 切口的近端部分,确定肱桡肌和桡侧腕长伸肌的远端肌肉附着点。(B)从肱骨上提离起这些肌纤维。(C)一直游离至关节囊的前外侧,在肱肌后方放置拉钩。(待续)

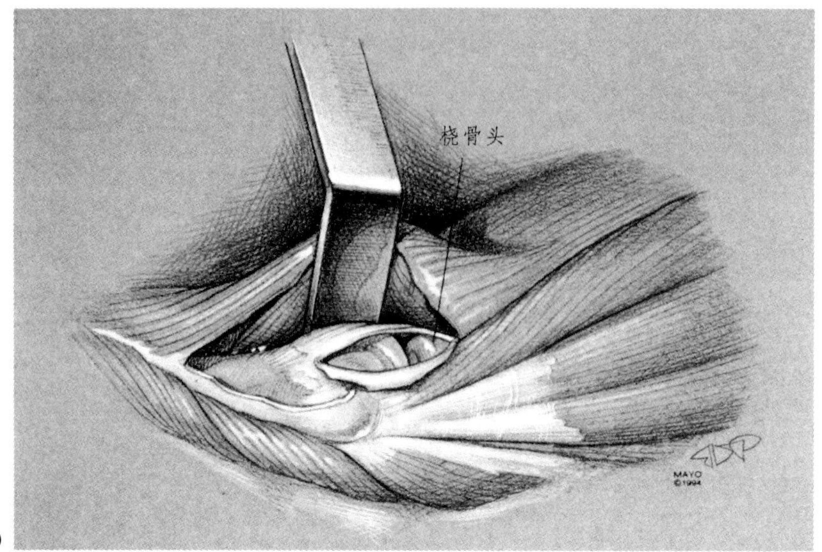

图 47-7(续) (D)进入关节囊。这样就可以安全有效松解关节前方。

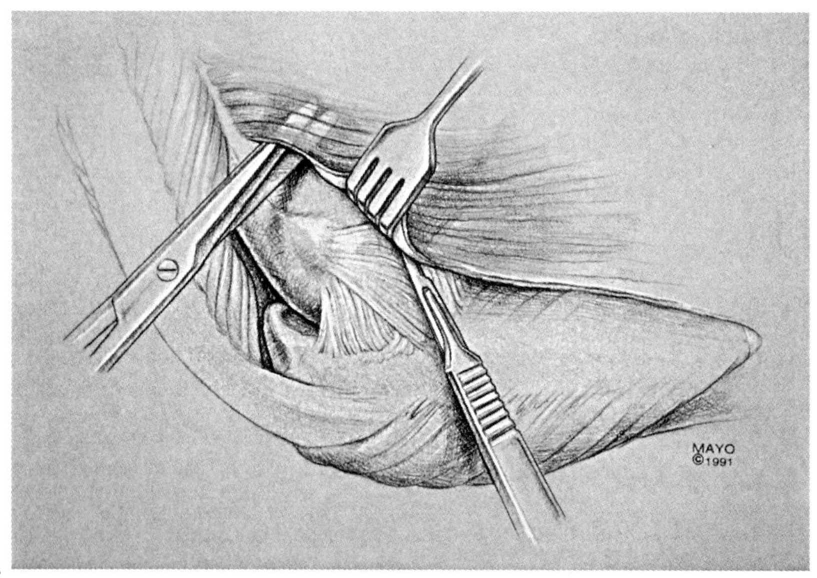

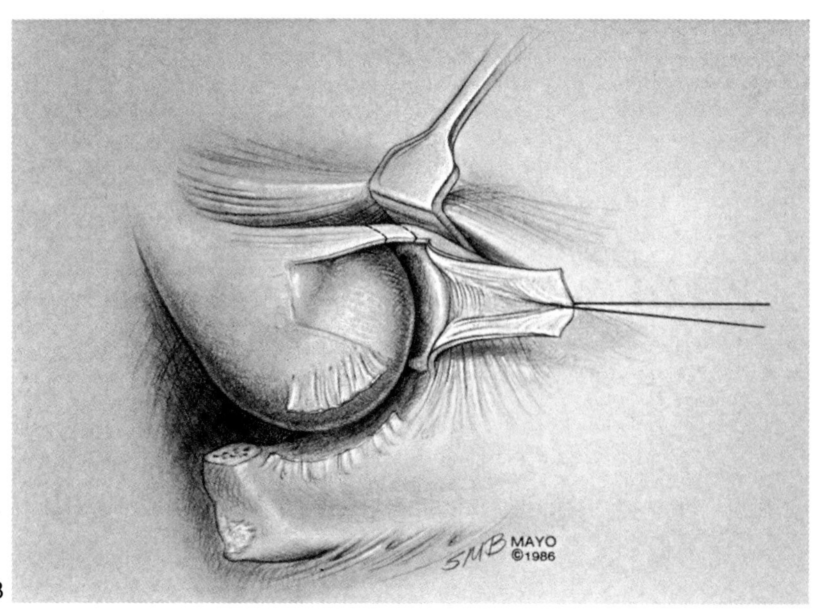

图 47-8 (A)需要广泛松解和关节有病变时,要将整个伸肌结构连同桡侧腕长伸肌一起提离。(B) 如果需要关节面重建,也可切除副韧带。(待续)

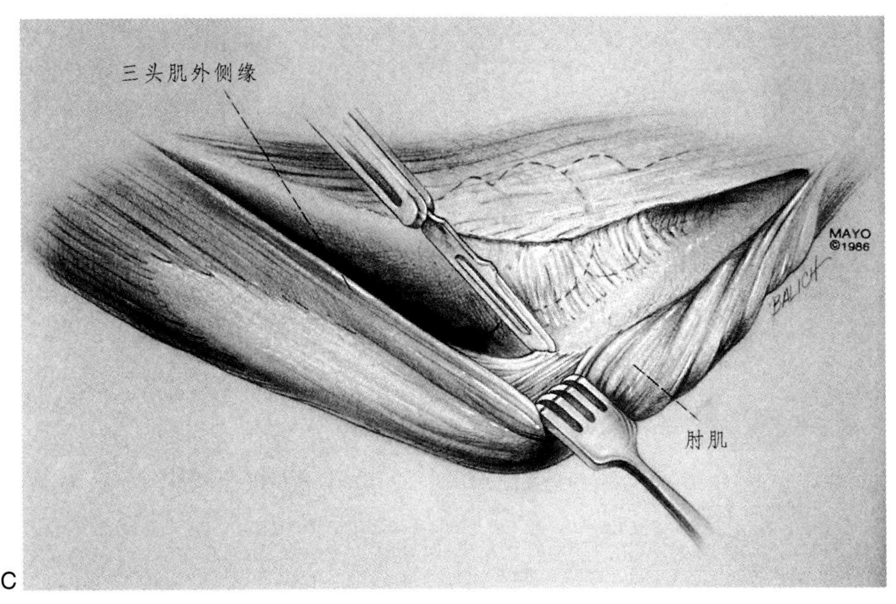

图 47-8(续)　(C)如果肘关节后方组织有明显病理学变化和挛缩,则应在后方从肱骨远端提离起肱三头肌并切除关节囊。(From Morrey[16], with permission.)

并放置引流管。

术后护理

挛缩松解术的术后护理与插入关节成形术后的护理程序类似(见第 46 章)。如果复苏室的神经学检查结果正常,则应进行臂丛神经阻滞并用连续泵通过经皮导管维持阻滞[6]。这是成功治愈肘关节僵直的最重要特点之一。该阻滞将持续大约 3 天。术侧臂尽量抬高并在术后当天开始连续活动[14,23]。及时调节连续活动机,使其提供与手术时达到的同样活动范围。要格外小心,切勿将分离部件放得太靠近皮肤,否则会产生中重度肿胀。伤口大约需要观察 1 周的时间,在术后第 4 至 5 天开始使用便携式连续运动机。此后患者就可以出院,遵医嘱每天大约使用 20 小时连续运动机, 以使患肢达到最大活动度。

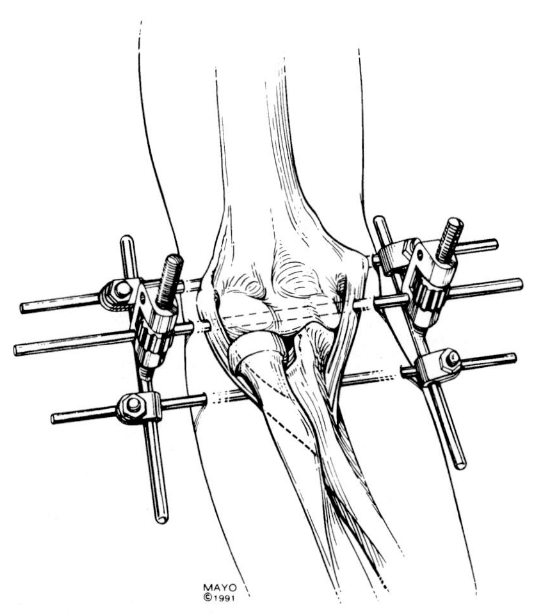

图 47-9　用分离架来增加重建后外侧副韧带的稳定性,特别是作为松解术的一部分进行分离时。

如果使用了分离架,可在 3~4 周后对患者施行全身麻醉下去除分离架。然后仔细检查肘关节,评价肘关节在屈曲和伸展终端位的稳固性。还要评估其稳定性,但这项评估的主要目的是为了评价肘关节的强直程度是否能在下一步使用可调式支具。

支具

此后可按医嘱应用某一种可调式支具, 也就是说, 如果不使用分离机, 则应立即开始支具训练计划。在笔者的临床中, 通常要求使用屈曲和伸展支具, 因为大多数患者都有要求全面改善屈曲和伸展活动度的内在或混合因素[17](图 47-11)。最重要的目的是,让患者能自己调整支具以便夜间安然入睡,并

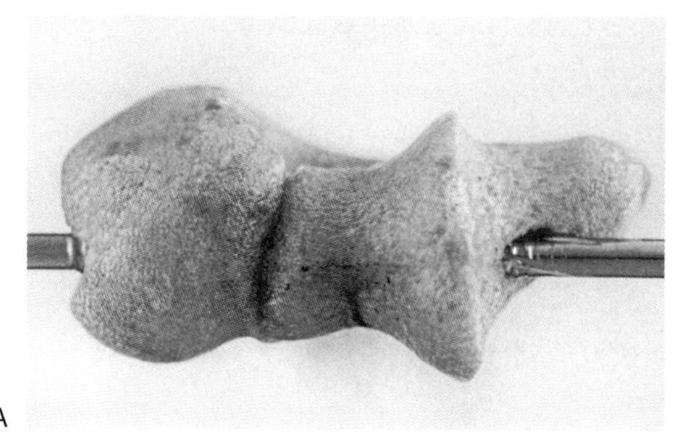

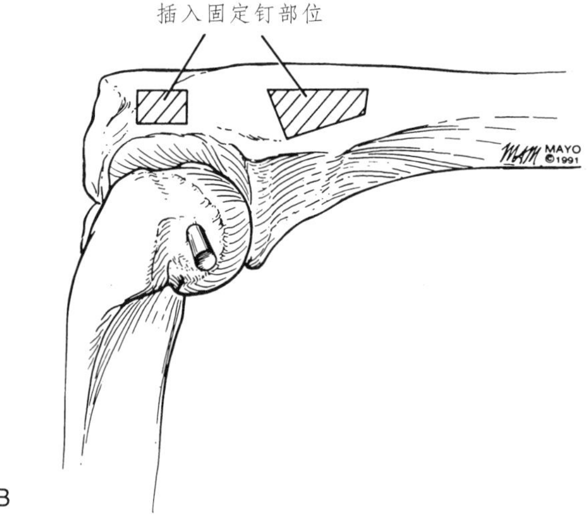

图 47-10 (A)肱骨上用于分离架定位的标志是上髁(它就是肱骨小头的中心)和内上髁的前下部。(B)尺骨上的定位标志是肱骨轴钉的前侧和后侧。

可用消炎药或冰敷来消炎。按常规医嘱带着支具过夜,早晨需要进行热敷以便放松关节。热敷之后,应按照与夜间使用时相反的方向放置支具。从早晨到中午,可以把支具撤掉1个小时。从中午到下午6点左右可带着支具做反方向活动,其间可以把支具撤掉1个小时。晚间时分,重新让患者跟早晨一样带上支具,但支具放置方向相反(图47-12)。最后,如果关节很僵硬,则要在热敷15分钟后带上夜间支具。如果关节肿胀或者发炎,则要进行冰敷。遵医嘱应用消炎药。

使用支具进行治疗最少要维持6周,通常可达3个月。白天使用支具的时间应逐渐减少,但夜间应用支具至少要持续3个月。此后作为一种维持康复方案在夜里使用支具,开始时每隔一天晚上带上支具然后再按相反的方向放置,直至所获得的活动度没有再丧失的倾向时为止。这项维持康复方案要求在术后持续6个月之久。

在前3个月内,大约每3周会进行一次重新评估,以确认支具装配适当且患者依从配合。计划应适应病情进展并方便患者。

结果

最近,世界各地都报道了手术治疗肘关节僵直的效果在不断提高[9,10,30]。Husband 和 Hastings 报道了对7例原发外在型挛缩患者的治疗结果[9]。通过治疗,伸展挛缩从45°改善到12°,屈曲活动度从116°增加到129°。采用的外侧入路类似于上文所述。并发症发病率低。

近来一份来自于斯堪的纳维亚半岛的报道显示,在对13个肘关节病进行手术治疗后5年时,13例中有11例(84%)的肘关节活动范围合格[31]。日本报道了对42例昏迷后发生创伤后异位骨化患者的治疗结果,肘关节僵直大约改善了60°[22]。

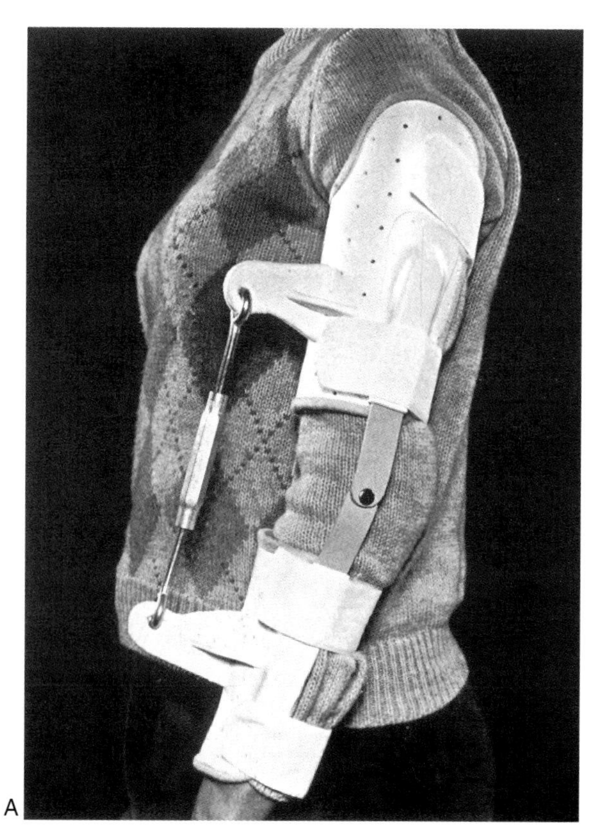

图 47-11 (A)如果患者只有屈曲挛缩,手术后常采用松紧螺纹扣伸展支具。(待续)

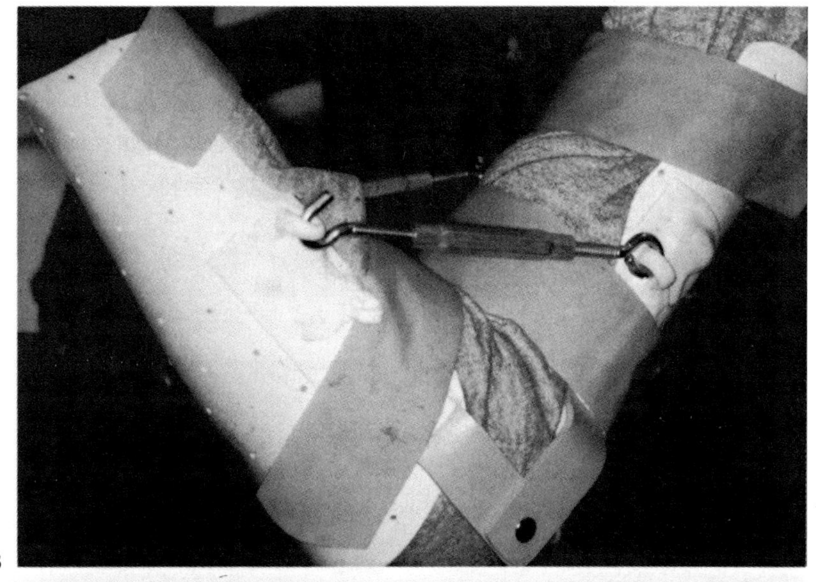
B

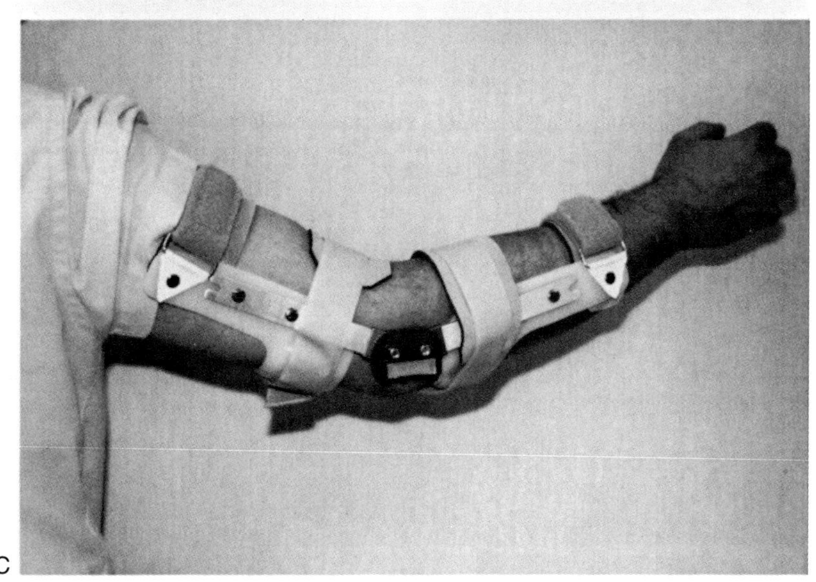
C

图 47-11(续)　(B)若患者在关节前后方松解后仍不能充分屈曲,也采用松紧螺纹扣屈曲支具。(C)有些病例,可采用活动度为 30°~120°的双向支架。如果要求更大的活动度,可配制辅助支具。

屈曲/伸展支具

屈曲支具	撤掉支具	屈曲支具	撤掉支具	屈曲支具
伸展支具	撤掉支具	伸展支具	撤掉支具	伸展支具
早 8 点	中午	下午 6 点	晚 10 点	早 8 点

图 47-12　给患者提供一个直观时间表,帮助患者处理好带支具训练计划的时间安排。

活动度

1982年以来,笔者用上文所述的手术方式和基本原理进行了126例手术,主要目的是提高肘关节的活动度。在这些手术中有43例为外在型,其中25例进行了单纯关节囊切除,另外18例进行了异位骨切除。83例确诊为内在型挛缩。外在型挛缩患者的术前平均活动度为50°~110°, 术后的平均活动度为25°~125°(图47–13)。内在型挛缩患者的术前平均活动度为65°~90°,术后的平均活动度为45°~120°(图47–14)。全部患者的平均术前和术后屈曲活动度分别为32°和93°(图47–15)。

A

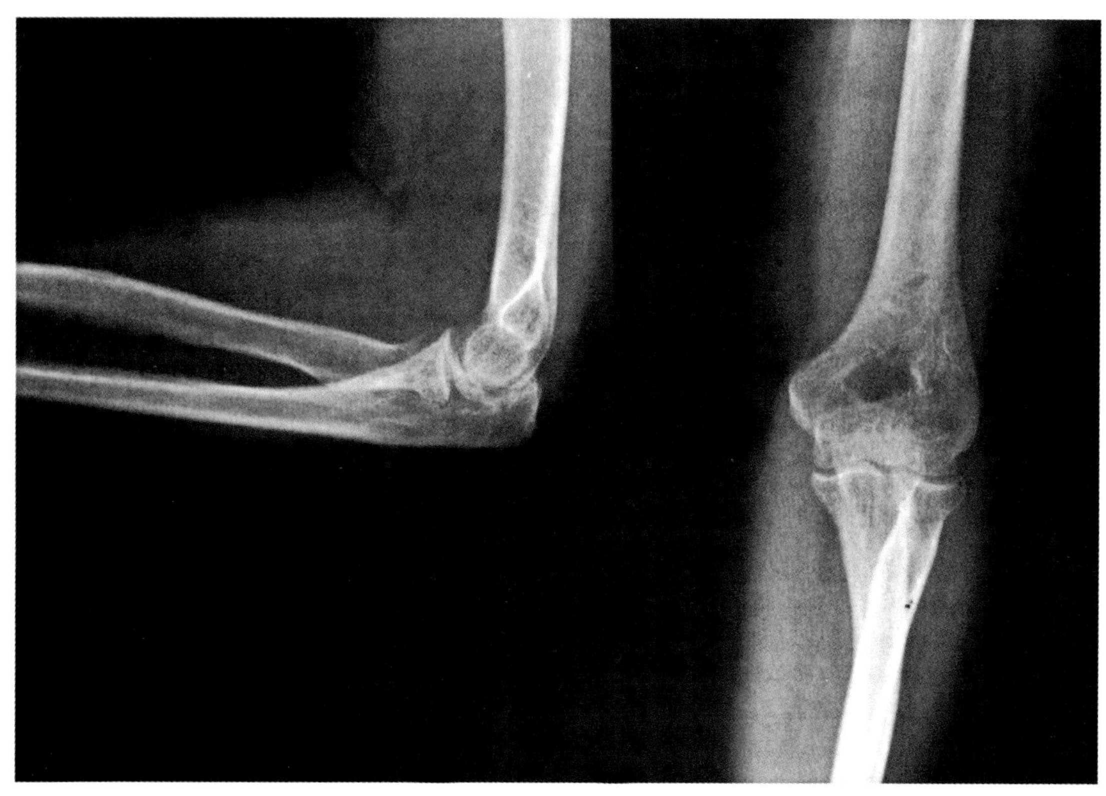

B

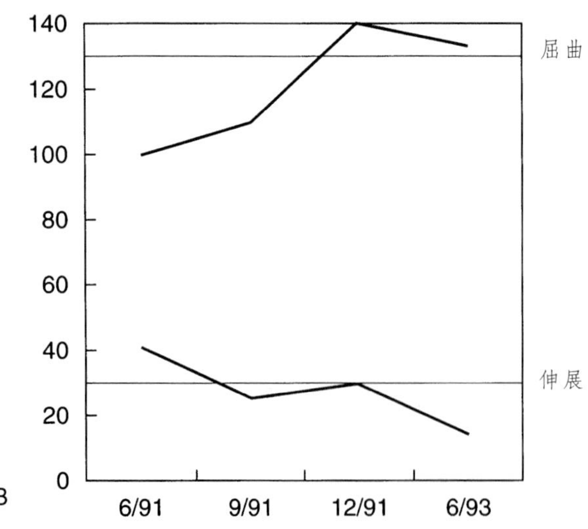

图47–13 (A)患者肘关节脱位,活动范围为45°~120°。手术时行关节前方松解。(B)术后康复曲线显示,在6周期间患者活动度增加20°~130°。

并发症

笔者将首批 64 位患者进行分离关节成形术的并发症列在表 47-2 中。总的来说,大约 1/4 的患者有并发症问题，其中 10%的患者因为并发症要行手术治疗。仅有 2 例深度感染发生于糖尿病患者。一位患者采取清创术及去除筋膜移植片的办法进行了补救治疗，两年来的手术效果令人满意。另一位患者因未发现的低度感染出现了肱骨远端骨折不愈合，需实施肱骨远端切除术来控制复发性感染。这位患者的手术效果非常不理想。因为运动和置针偏近端，尺神经有时受到刺激。笔者现在都要在手术中找出尺神经并尽可能将其保护好,但不将其移位。虽然肿胀可能很明显，但是伤口愈合还是没问题的。有些患者术前已有多个

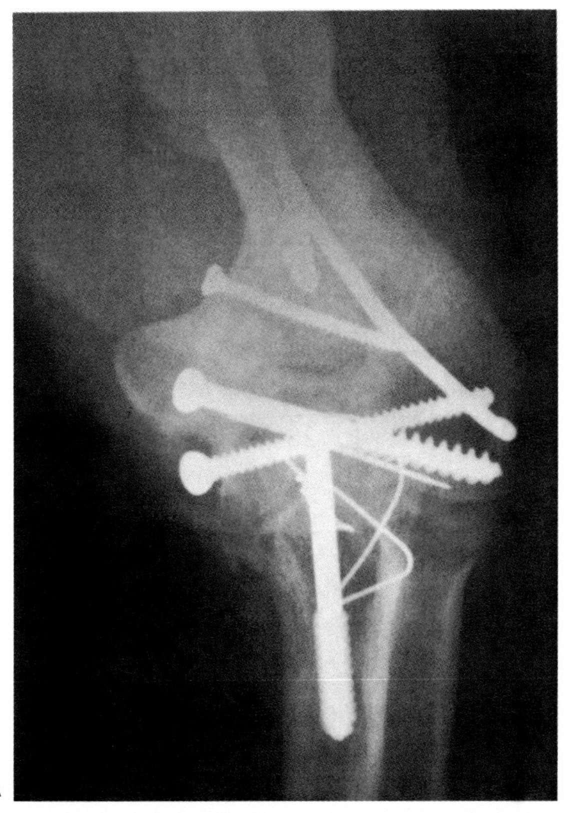

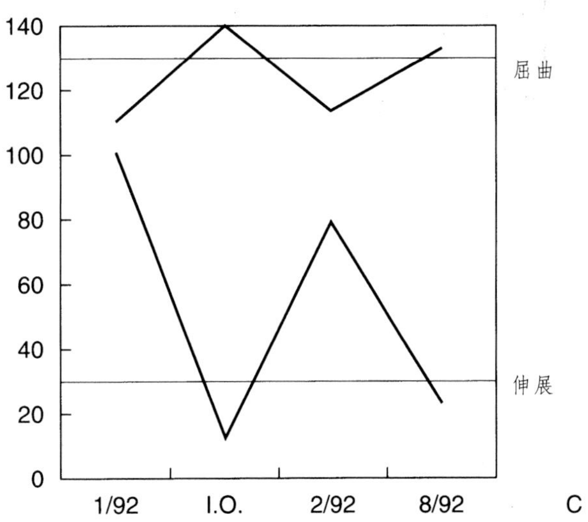

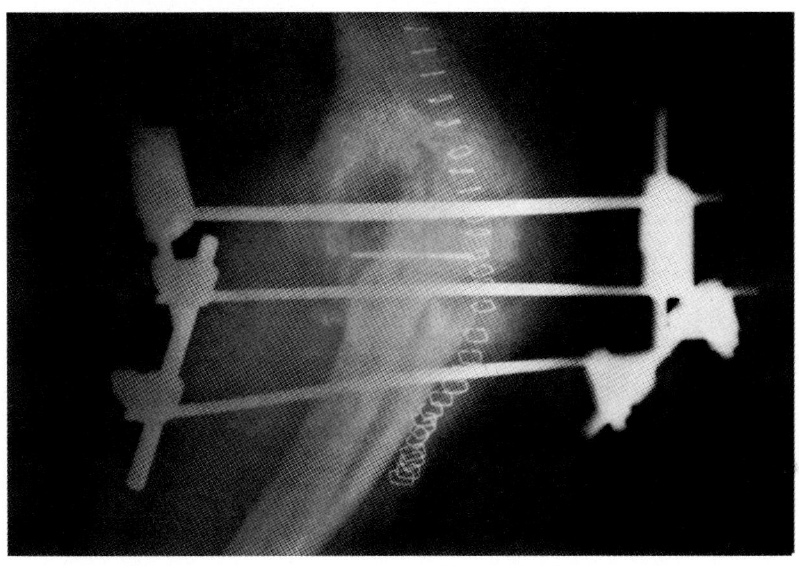

图 47-14　(A)骨折后外在型挛缩病例。(B)在分离插入关节成形术之前患者的肘关节完全僵硬。松解时获得了很好的关节活动度，撤去分离机和完成支具治疗后,也基本上恢复到此活动度(C),而且关节外形无改变(D)和(E)。(待续)

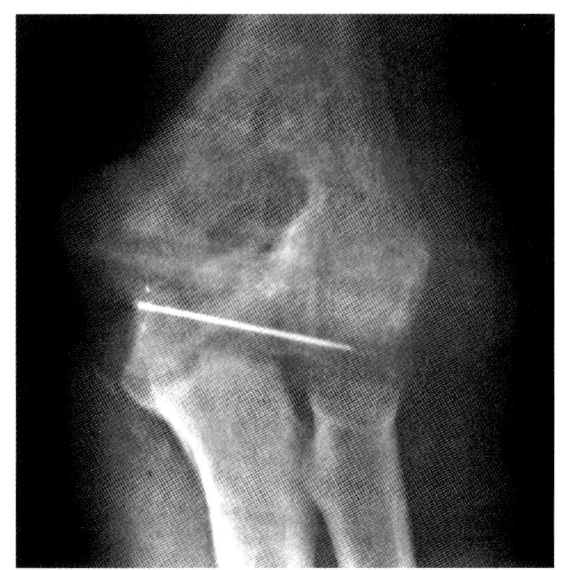

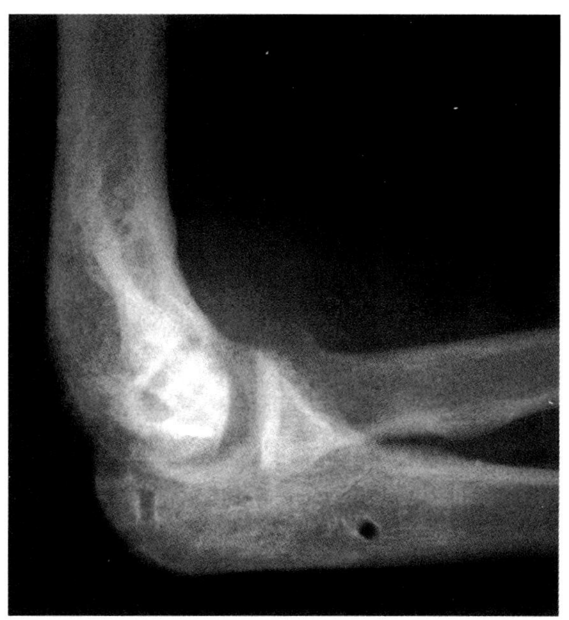

图 47-14(续)

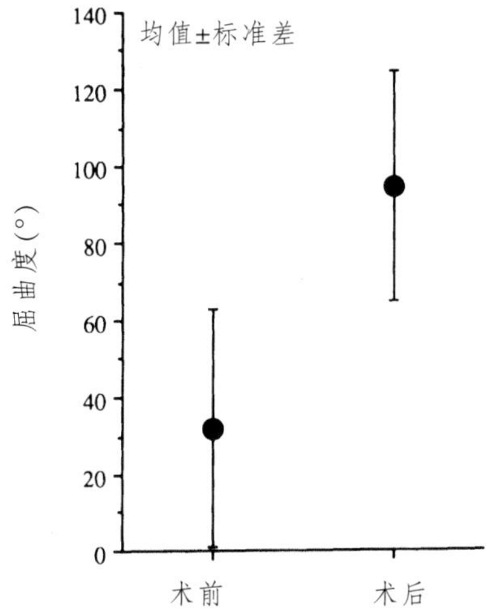

图 47-15 术前及术后的最大和最小平均屈曲度值。

表 47-2 64 例肘关节僵直行分离手术的并发症

并发症	例数(再次手术例数)	
感染(合计)		6(3)
深层感染	2(2)	
针道感染	4(1)	
神经症状(合计)		8(3)
尺神经发炎(暂时性)	5(2)	
桡神经炎	2	
正中神经横断	1 (1)	
活动度丢失	1	
伤口腐肉(表层)	1	
神经营养性关节(?)	1	
肱三头肌撕脱	1(1)	
总计	**18(7)**	

手术切口,则应考虑并讨论软组织二次覆盖的可能性。

到目前为止最严重的并发症是,一例患者认为松解术引起了神经营养性关节病,但是随后确诊为脊髓空洞症。这一病程持续了 8 年之久,由于对这种并发症的担心,笔者现在已不像以前那样建议进行广泛的软组织剥离。

患者的术后疼痛均比术前轻。而且所有的病例报道均如此。

(王一颖 李世民 译 叶伟胜 校)

参考文献

1. Akeson WH, Amiel D, Mechanic GL: Collagen cross-linking alterations in joint contractures. Connect Tissue Res 5:15, 1977
2. Breen TF, Gelberman RH, Ackerman GN: Elbow flexion contractures: Treatment by anterior release and continuous passive motion. J Hand Surg 13B:286, 1988
3. Deland JT, Garg A, Walker PS: Biomechanical basis for elbow hinge-distractor design. Clin Orthop 215:303, 1987

4. Delov I, Jelev J, Yonkov S et al: Personal experience with cryotherapy as a pretreatment procedure in patients undergoing rehabilitation for elbow joint contractures. Folia Med 23(3-4):30, 1981
5. Evans EB, Smith JR: Bone and joint changes following burns: a roentgenographic study—preliminary report. J Bone Joint Surg 41A:785, 1959
6. Gaumann DM, Lennon RL, Wedel DJ: Continuous axillary block for postoperative pain management. Reg Anesth 13:77, 1988
7. Green DP, McCoy H: Turnbuckle orthotic correction of elbow-flexion contractures after acute injuries. J Bone Joint Surg 61A:1092, 1979
8. Hepburn GR, Crivelli KJ: Use of elbow dynasplint for reduction of elbow flexion contractures: a case study. J Sports Phys Ther 5:269, 1984
9. Husband JB, Hasting H: The lateral approach for operative release of post-traumatic contracture of the elbow. J Bone Joint Surg 72A:1353, 1990
10. Itoh Y, Saegusa K, Ishiguro T et al: Operation for the stiff elbow. Int Orthop 13:263, 1989
11. Josefsson PO, Johnell O, Gentz CF: Longterm sequelae of simple dislocation of the elbow. J Bone Joint Surg 66A:927, 1984
12. Jupiter JB, Neff U, Holzach P, Allgower M: Intercondylar fractures of the humerus: an operative approach. J Bone Joint Surg 67A:226, 1985
13. Kottke FJ, Pauley DL, Ptak RA: The rationale for prolonged stretching for correction of shortening of connective tissue. Arch Phys Med Rehabil 47:345, 1966
14. Laupattarakasem W: Short term continuous passive motion. J Bone Joint Surg 70B:802, 1988
15. Mehlhoff TL, Noble PC, Bennett JB, Tullos HS: Simple dislocation of the elbow in the adult. J Bone Joint Surg 70A:244, 1988
16. Morrey BF: Post-traumatic contracture of the elbow. J Bone Joint Surg 72A:601, 1990
17. Morrey BF: The use of splints for the stiff elbow. Perspect Orthop Surg 1:141, 1990
18. Morrey BF: The elbow and its disorders. 2nd ed. WB Saunders, Philadelphia, 1993
19. Morrey BF: Anterior capsular release for flexion contracture. p. 269. In Thompson R (ed): Masters Techniques in Orthopaedic Surgery. Raven Press, New York, 1994
20. Morrey BF, Askew LJ, An KN, Chao EY: A biomechanical study of normal functional elbow motion. J Bone Joint Surg 63A:872, 1981
21. Munster AM, Bruck HM, Johns LA, et al: Heterotopic calcification following burns: a prospective study. J Trauma 12:1071, 1972
22. Roberts JB, Pankratz DG: The surgical treatment of heterotopic ossification at the elbow following long-term coma. J Bone Joint Surg 61A:760, 1979
23. Salter RB, Hamilton HW, Wedge JH et al: Clinical application of basic research on continuous passive motion for disorders of injuries of synovial joints. J Orthop Res 1:325, 1984
24. Seth MK, Khurana JK: Bony ankylosis of the elbow after burns. J Bone Joint Surg 67:747, 1985
25. Thompson HC III, Garcia A: Myositis ossificans: aftermath of elbow injuries. Clin Orthop 50:129, 1967
26. Tsuge K, Murakami T, Yasunaga Y, Kanaujia RR: Arthroplasty of the elbow: twenty years' experience of a new approach. J Bone Joint Surg 69B :116, 1987
27. Urbaniak JR, Hansen PE, Beissinger SF, Aitken MS: Correction of post-traumatic flexion contracture of the elbow by anterior capsulotomy. J Bone Joint Surg 67A:1160, 1985
28. Vetter WL, Weiland AJ, Arnett FC: Factitious extension contracture of the elbow: case report. J Hand Surg 8:277, 1983
29. Volkov MV, Oganesian OV: Restoration of function in the knee and elbow with a hinge distractor apparatus. J Bone Joint Surg 57A:591, 1975
30. Weizenbluth M, Eichenblat M, Lipskeir E, Kessler I: Arthrolysis of the elbow: 13 cases of posttraumatic stiffness. Acta Orthop Scand 60:642, 1989
31. Wilson PD: Capsulectomy for the relief of flexion contractures of the elbow following fracture. J Bone Joint Surg 26:71, 1944

第 48 章

变性关节炎

Bernard F. Morrey

临床表现

尽管原发性变性肘关节炎在某些群体中比其他群体更多见，但是其存在正逐渐被世界各地广泛认可[1,2,7,9,10,13]。其发病特点是主要发生在男性，男女比例至少为 5:1 [2,7,10,11]。依据梅奥诊所的临床经验和文献报道，发病的平均年龄为 55 岁左右，范围从 25 岁左右(很少见)到 65 岁或更老[11]。大约 25%为双侧受累，但双侧肘关节严重损伤很少见。

患者的起始症状通常是肘关节不能完全伸展。因为这是一种无痛性病程，所以患者通常不会马上到医院就诊。这些患者大多数经常重复使用患侧上肢，而且这种早期症状并不限制他们的活动。首发不适是在终末伸展位出现疼痛，这才促使他们到医院就诊 (图 48-1)。往往在提重物如工具箱或手提箱时才发现不适。高危职业包括木工、采石工及铸造工[1,5,10]。与此同时却发现在活动中途通常并不疼。偶尔在全屈位也发生疼痛，但是其特征表现显然是终末伸展疼痛伴有逐渐加重的屈曲挛缩。因为骨赘多发生在关节边缘，因此在尺管内生成的骨赘会产生尺神经刺激症状，甚至在一些病例中发生尺神经病。Hirasawa 等人曾特别强调这两种疾病的共存特征，并介绍了一种尺神经和肘关节同时减压的方法[6]。

诊断

通过上面提到的特征性病史可做出诊断，并用 X 线平片加以证实。

影像学评估

肘关节前后位片证实典型的鹰嘴窝出现特征性骨化 (图 48-2A)，但是侧位 X 线片上的表现最具特征性，显示在冠状突和鹰嘴尖上都有骨赘形成 (图 48-2B)。关节受累的细节最好在 X 线断层片上观察，在手术干预之前应该做这项检查。这项检查还能发现关节游离体的存在，约占患者的 50% (图 48-3)。X 线断层片也可显示肱桡关节炎的受累程度，从片子上看大约也占患者的 50%。MRI 或 CT 在我们的临床中用处不大，而且浪费时间和金钱。

非手术治疗

非手术治疗包括运动方式改进和非甾体抗炎药的应用。但是，很多患者症状明显时才到外科就诊，寻求某种形式的治疗干预。非手术治疗不能使任何已出现的病变逆转。假如采取非手术治疗方法，最好向患者清楚地说明其病变的自然病程。

手术治疗

手术治疗最适宜的指征是缓解活动终末端疼痛。改善运动功能被认为是次要的目的。有效的手术干预可通过以下三种术式中的一种来实现：关节镜清创术，我们称之为肱尺关节成形术的一种更彻底清创术以及“侧拉手术”，重点是强调减压和松解关节囊。在我们的临床中每种手术都有其明确的适应证和目的。选择哪种手术方式取决于术者的技术水平和对某种术式的熟练程度。

关节镜清创术

适应证

关节镜清理术适用于那些在 X 线片证实有后方骨赘在终末伸展位散发疼痛的患者或者 X 线片证实冠状突上有骨赘在终末屈曲位散发疼痛的患者。如果患者的症状以机械性为主，如关节绞锁或运动过程中

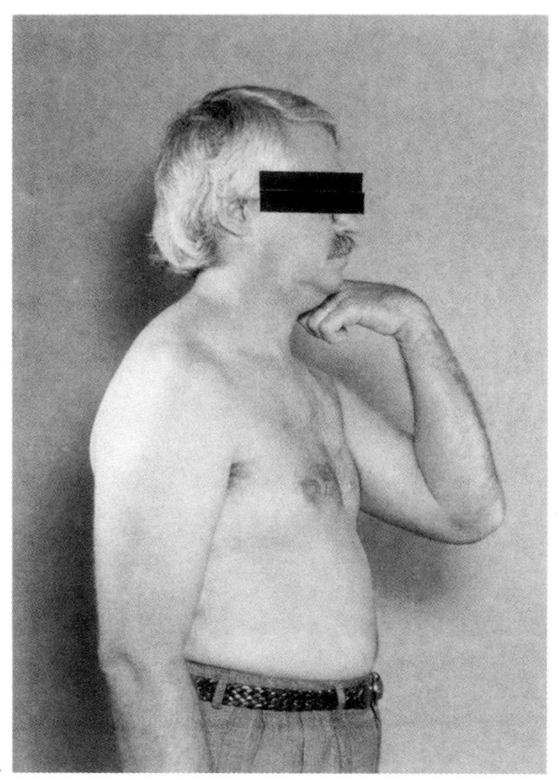

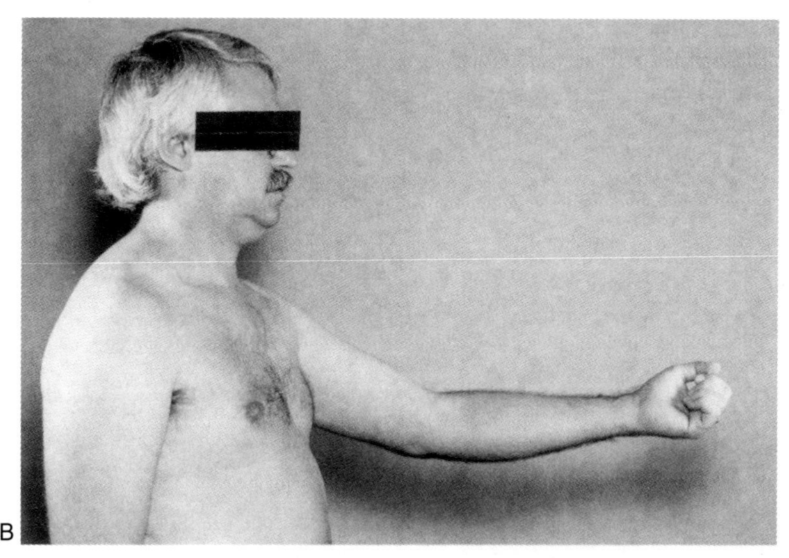

图 48–1　(A)屈曲受限在早期通常轻微。(B)20°~30°屈曲挛缩是大多数患者提供的主诉。通常在强行伸展时出现疼痛。

断,而且影像学证实有关节游离体存在,这是关节镜治疗的另一项指征。屈曲范围几乎正常且屈曲挛缩小于30°。一些关节镜专家已充分证实,这种方法也可以有效去除肱骨远端的骨赘[14]。

禁忌证

关节镜清创术的禁忌证包括:运动丧失程度过大,伸展丧失超过 45°,屈曲小于 110°,在屈伸整个过程中始终疼痛,以及在旋前和旋后过程中疼痛(常见于广泛骨赘形成的病例)。伴有尺神经受累症状的患者不应接受关节镜手术。用关节镜做好这项手术需要有相当多的经验。

方法

关节镜评价的重点要由 X 线检查来引导。如果两个关节间室都受累,先进入前方关节腔。在变性关节病

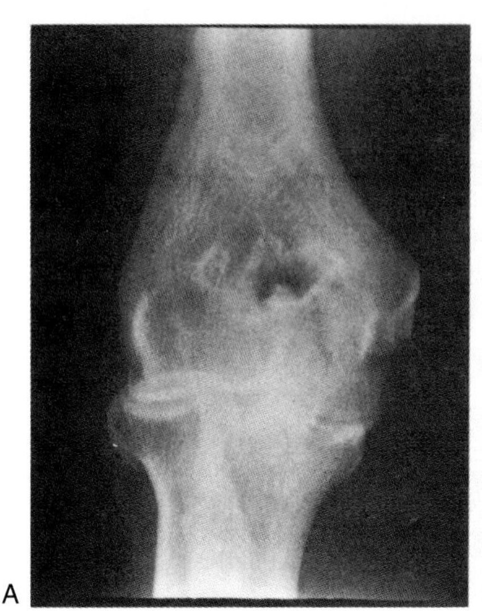
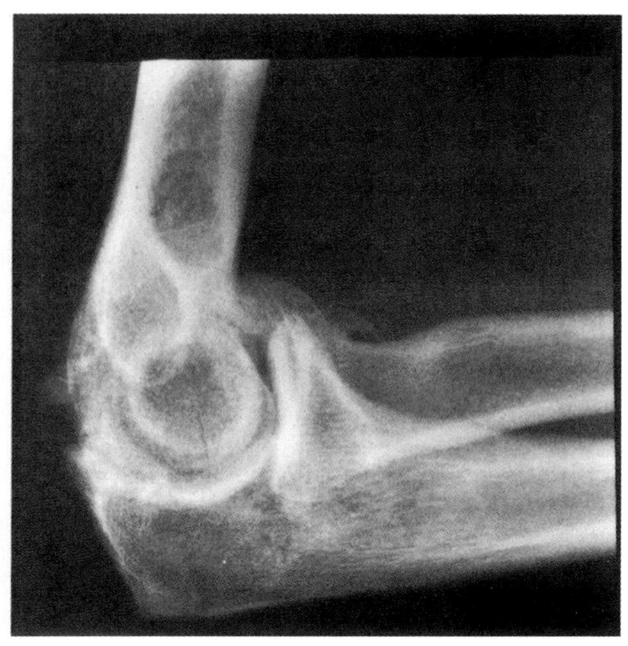

图 48-2 (A)原发性变性肘关节炎的典型影像学表现。鹰嘴窝骨化是特征性表现。(B) 在侧位 X 线片上的典型表现是冠突和鹰嘴上的骨赘。

中关节腔容量通常有限，因此如果关节广泛受累操作较困难[3]。关节前室通过前外侧入口探查，用操纵杆确认前内侧入口，通过此入口取出游离体，并导入高速磨钻去除冠状突骨赘(图 48-4) (见第 43 章)。肱骨远端前方的骨赘此时也可去除。关节后方从后外侧入口探查，并将清创器械从后方高位入口插入(图 48-5)。因为关节镜能顺利达到关节前方，所以几乎不需要行如下所述的常规的孔切除术。

图 48-3 侧位 X 线断层片对显示骨赘病变的程度以及是否有关节游离体特别有用。

结果

通过关节镜行有限清创术可以有效地缓解撞击痛[14]，但是不能改变活动度，除非联合行前方关节囊切开术。 我们尚没有经验提供这种手术方法的长期效果或复发率，但是我们对早期效果和上面提到的选择标准还是比较满意的。 而且，这种手术方法可作为主诉有游离体或终末伸展撞击的病变早期患者的备选治疗方案。

切开减压术

肱尺关节成形术

适应证

其手术适应证包括髁间窝广泛骨化、尺神经受累以及需要扩大清创的高度病变，特别是在后方。

禁忌证

当活动丧失过大时，包括伸展丧失 60°和屈曲小于 110°，禁忌行此手术。

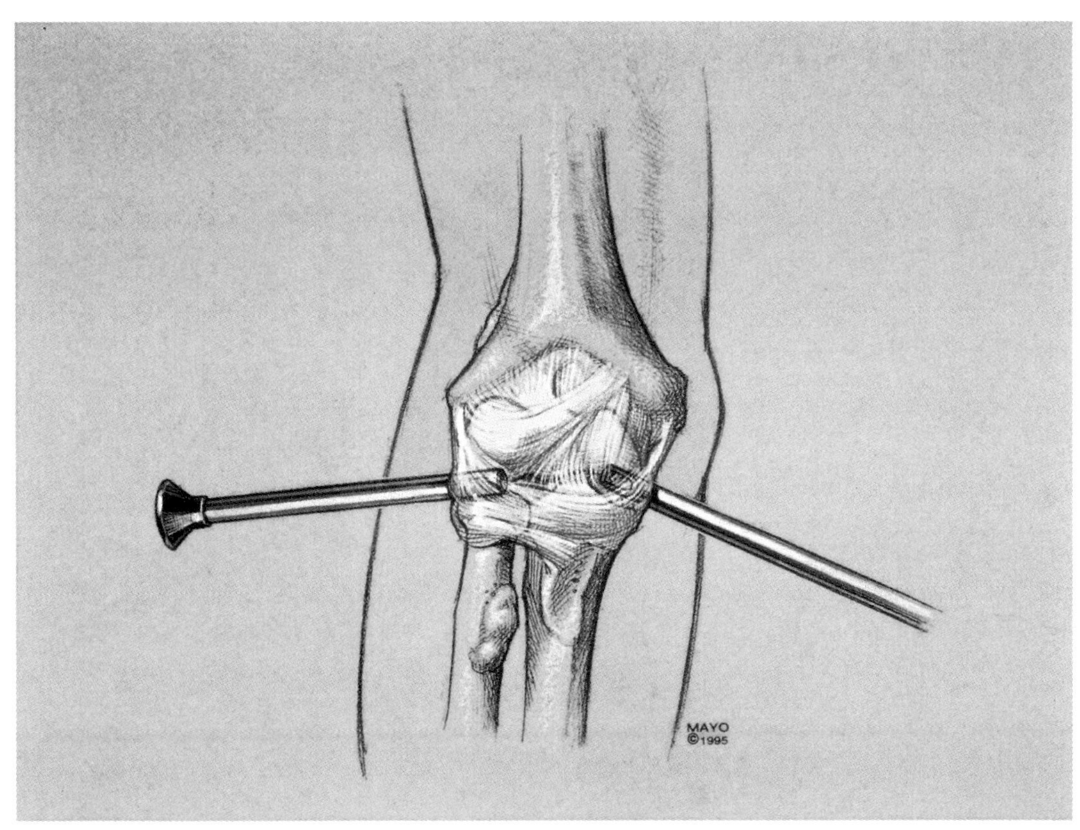

图 48-4　用于前方减压和游离体摘除的入口。

手术方法(梅奥诊所)

患者取仰卧位,肩下垫沙包。进行全麻。我们目前所采用的手术方式和 Kashiwagi 最先所描述的有所不同[7,11]。

采用 Mayo 型切口,长约 10 cm。注意观察尺神经是否受压，这种情况可出现于 10%~15%的病例，如果发现尺神经受压,应进行尺神经减压,但不要移位。如果没有症状,术中只做简单的保护即可。将肱三头肌从肱骨的后方掀起,然后进入后关节囊并将其切除。接着将肱三头肌的中间 1/3~1/2 从其附着处掀起,保持伸肌结构剩余部分的完整性 (图 48-6)。

此时可取出所有游离体。然后用 13 mm 骨凿或摆锯切除鹰嘴尖部 (图 48-7)。 建议行骨赘及鹰嘴尖的充分切除,因为有骨赘复发的趋势。

随后确认滑车和鹰嘴窝的后面,并且用环锯切除鹰嘴窝的骨赘。环锯的曲度应效仿滑车的曲度。应确认孔切除的定位和方向是否精确(图 48-8)。一旦确认其定位正确,应用环锯将骨质一次性完整切除。我们在手术操作中要对骨组织进行电烧,因为我们认为这样可以杀死骨细胞,并阻止外生骨疣的复发。

打开孔之后，所有游离体便可从前方关节囊取出。此时应尽可能屈曲肘关节。将伸肌装置向外侧反折;这是该手术操作最困难的部分。把手指伸进孔中,便可触及源自冠状突的骨赘。从窗口导入 7 mm 弧形骨凿,切除骨赘和冠状突尖部 (图 48-9)。我们未发现行前方关节囊松解有什么特别的好处,通过这种暴露只能显露很有限的关节囊。在减压完成时,孔切除部位要用骨蜡覆盖。把可吸收性明胶海绵做成卷,放入手术窗口(图 48-10)。要让肱三头肌处于其正常位置,不要将其缝合就位,除非其一半以上被反折了(这样的病例很少)。在伤口深处放置引流管,伤口用 2-0 可吸收缝线连续分层缝合以修复皮下组织。用不锈钢钉缝合皮肤。

“侧柱手术”

适应证

侧柱手术适用于屈曲挛缩超过 60°和屈曲小于 110°的病例。

禁忌证

侧柱手术的禁忌证包括:局限性病变,局限性软组织挛缩,术前活动度足够,以及尺神经受累。从概念

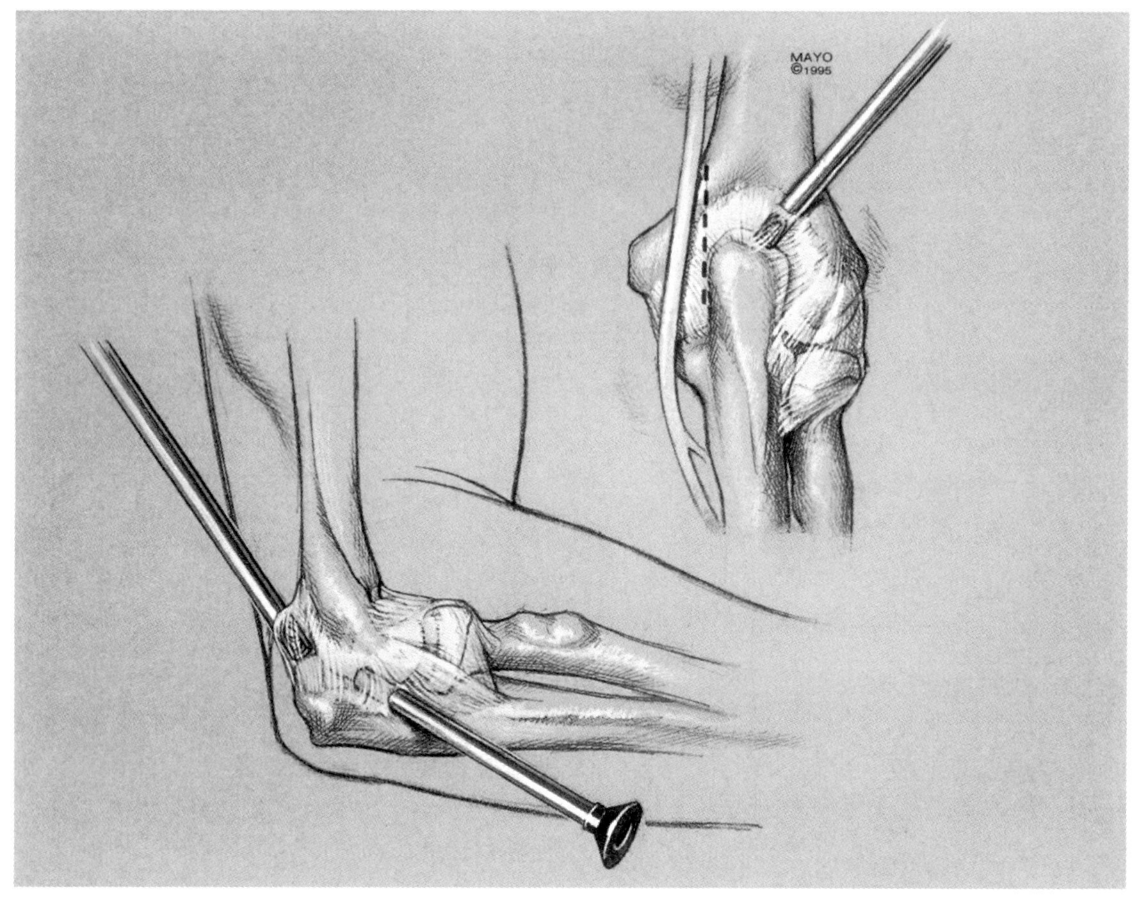

图 48-5 用于后方减压和游离体摘除的入口。注意，此入口邻近尺神经。

上讲，这种术式只对前方和后方关节腔进行有限暴露就能松懈关节囊并切除骨赘，因此对活动度明显丧失的患者特别有用（图 48-11）。

操作方法

在鹰嘴和外上髁之间做后外侧切口。在近端，切口沿外侧柱延伸，在远端，切口沿肘肌与桡侧腕短伸肌间隙延伸。皮下分离至外上髁。识别出桡侧腕长伸肌（ECRL）和肱桡肌的远端纤维，将其从外侧柱上掀起。然后将这些肌肉从肱桡关节前面清除干净（图 48-12）。屈肘 90°，用钝性剥离器将肱肌从关节囊里清除。总伸肌要保持完整。将一个专用牵开器放于肘关节两端，整个前方关节囊便可切开。在桡骨头处进入关节。确认关节前方的厚度及方位，并尽可能大地切除前方关节囊，再将关节囊切开。所有的游离体都要去除，用 7 mm 弧形骨凿切除冠状突骨赘。随后从肱骨后侧掀起肱三头肌，并切除关节囊(图 48-13)。摘除游离体，用骨凿切除鹰嘴尖。切除侵蚀冠状突窝和鹰嘴的柱形骨赘。手法屈伸肘关节。

术后处理

在恢复室对患者进行评估，确认神经血管功能完好无损。腋神经阻滞后[4]将患者放在连续被动运动机上。这要持续 48 小时，此后可去除腋部导管。在关节镜下减压后，可进行能耐受的活动；在肱尺关节成形术后，患者可以携带便携式的连续被动运动机出院；在侧柱手术后，应用松紧螺旋扣夹板。术后常会出现相当程度的肿胀，因此术后要立即给患者应用抗炎药。

我们在 3 周时进行复查。夹板至少应用 3 周，通常是 6 周，有时到 12 周。患者在能耐受的情况下可以恢复活动，但在 6~8 周前通常不可能，在患肢重新开始工作之前通常需要 3 个月的时间。

结果

关于关节镜减压术的阐述很少[14]，但是大多数人认为其结果可以接受，特别是当按照严格的适应证正

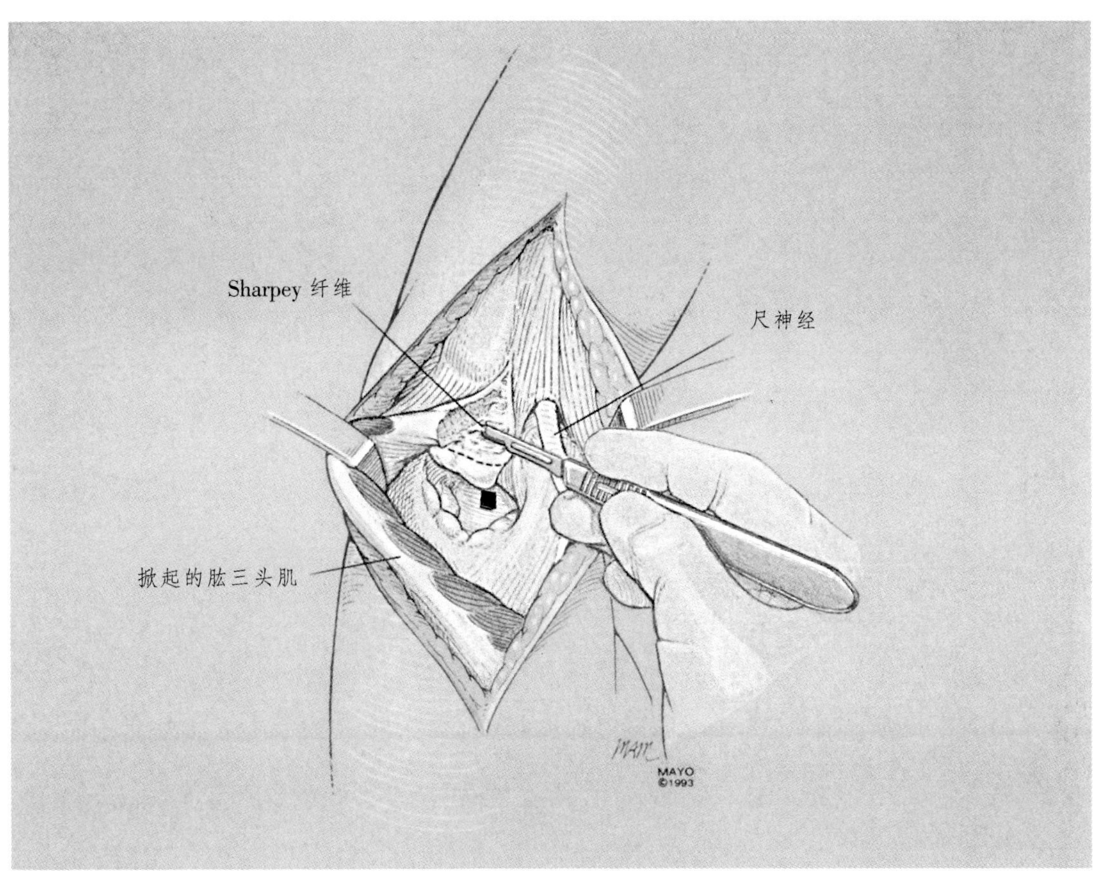

图 48-6　辨认并保护尺神经。如果临床有指征应进行减压。将肱三头肌的中间 1/3 连同尺侧骨膜和前臂筋膜一起掀起,与梅奥诊所的方法类似。

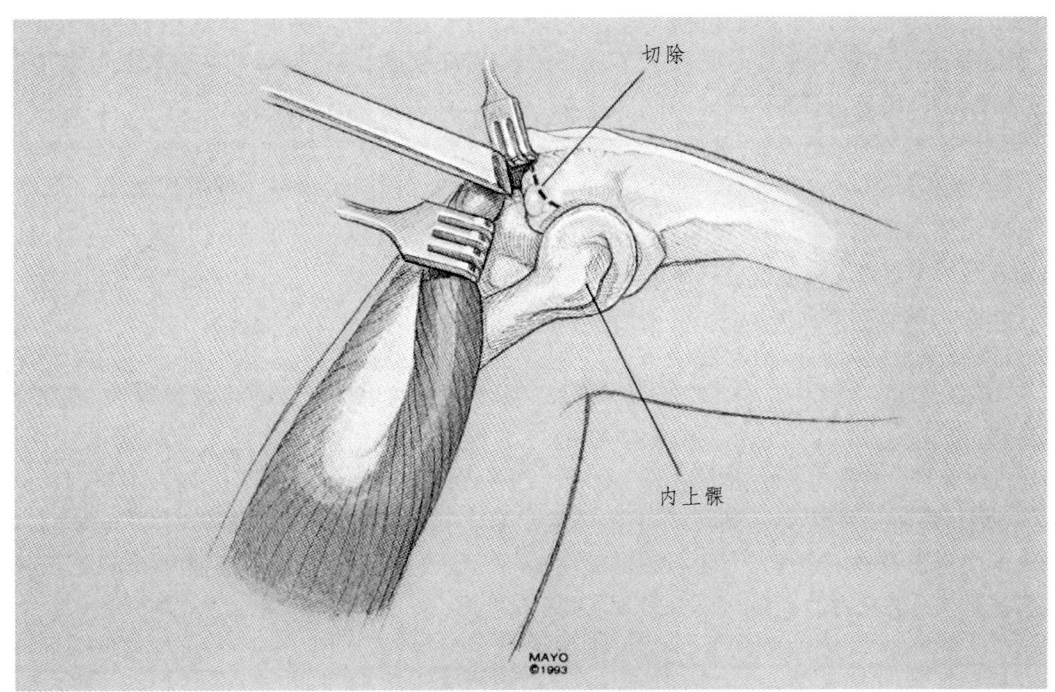

图 48-7　用骨凿或锯切除鹰嘴尖。

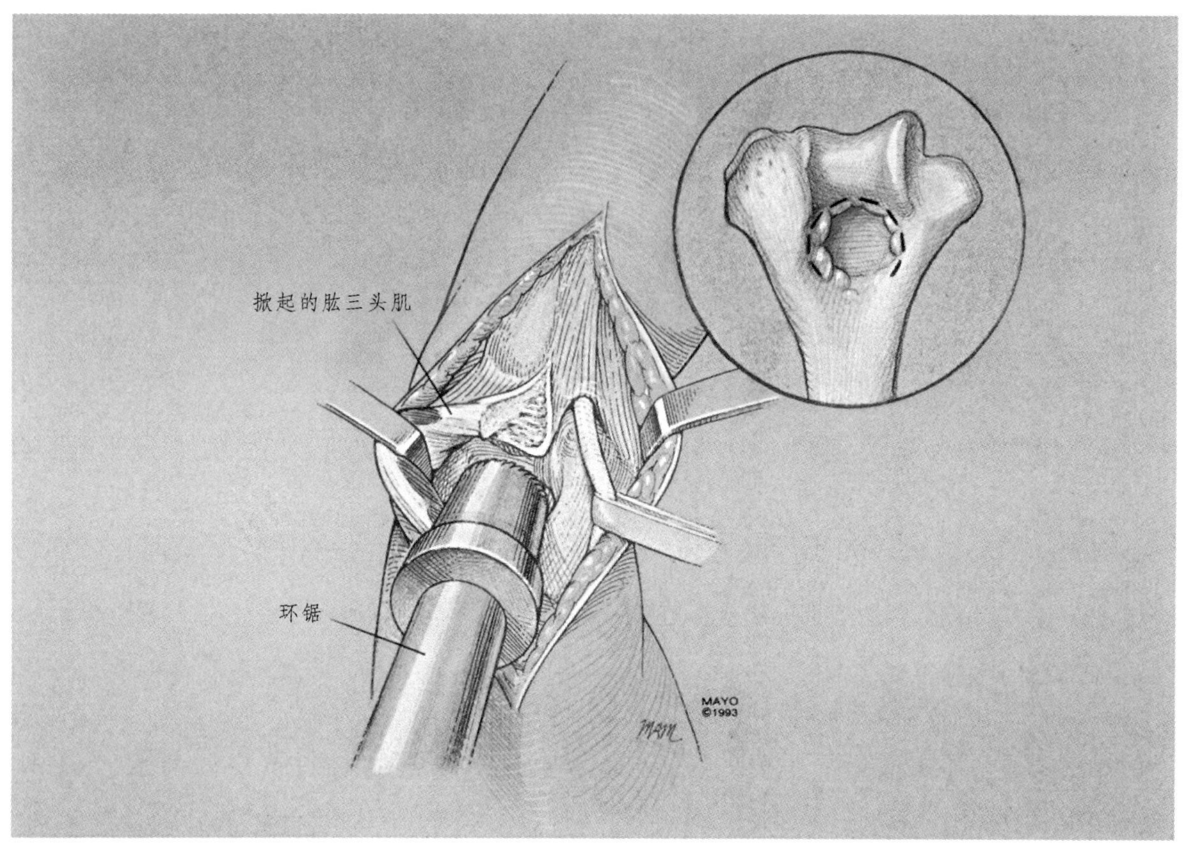

图 48–8 用环锯确认鹰嘴窝的轮廓，在进行孔切除术之前应确认其定位正确。

确选择患者时。摘除游离体仍是关节镜治疗肘关节骨性关节炎最通用的指征[12]。

一种侵入性减压术（我们称之为肱尺关节成形术[11]）的最初经验是在 1977 年 Kashiwagi 的日文文献中描述的[7]。这种手术称为 Outerbridge–Kashiwagi（OK）关节成形术，它是由 Kashiwagi 提出的，此前 Outerbridge 曾对他描述过这个概念。在这份初始报道中，90%以上的患者有满意结果，但是也承认骨赘可能复发并有症状。Minami 最近回顾了经过 8~20 年随访的 44 例手术的长期经验。随着时间的发展成功率只有轻微降低[8]。

在梅奥诊所，报道了在 50 例 UHA 手术中前 13 例最后一次随访的结果[11]。并报道了手术方法的变化[15]。术后平均 3 年时大约 85%被认为是满意的（图 48–14）。90%以上的患者疼痛有所缓解。大约 80%的病例屈伸活动度都平均有 10°左右的提高。没有发现不稳定的病例。但是，在采用暴露尺神经的手术方法之前，曾有一例尺神经损伤。在这项手术操作的同时偶尔行桡骨头切除，对于前臂旋转明显受限和疼痛的某些选定患者切除是适当的。

侧柱手术在缓解撞击疼痛和提高活动度方向是有效的。预期结果是，伸展约增加 30°，屈曲约增加 20°。

并发症

这三种术式中，我们到目前为止所遇到的唯一并发症是 UHA 术后的尺神经损伤。这可能是由于牵拉造成的，而且由于这个原因修改了手术入路，以便始终能识别出尺神经，如果不进行减压便加以保护。目前我们尚没有因为复发而对患者行再次手术，但是在大约 10%的患者中出现了复发的影像学表现。

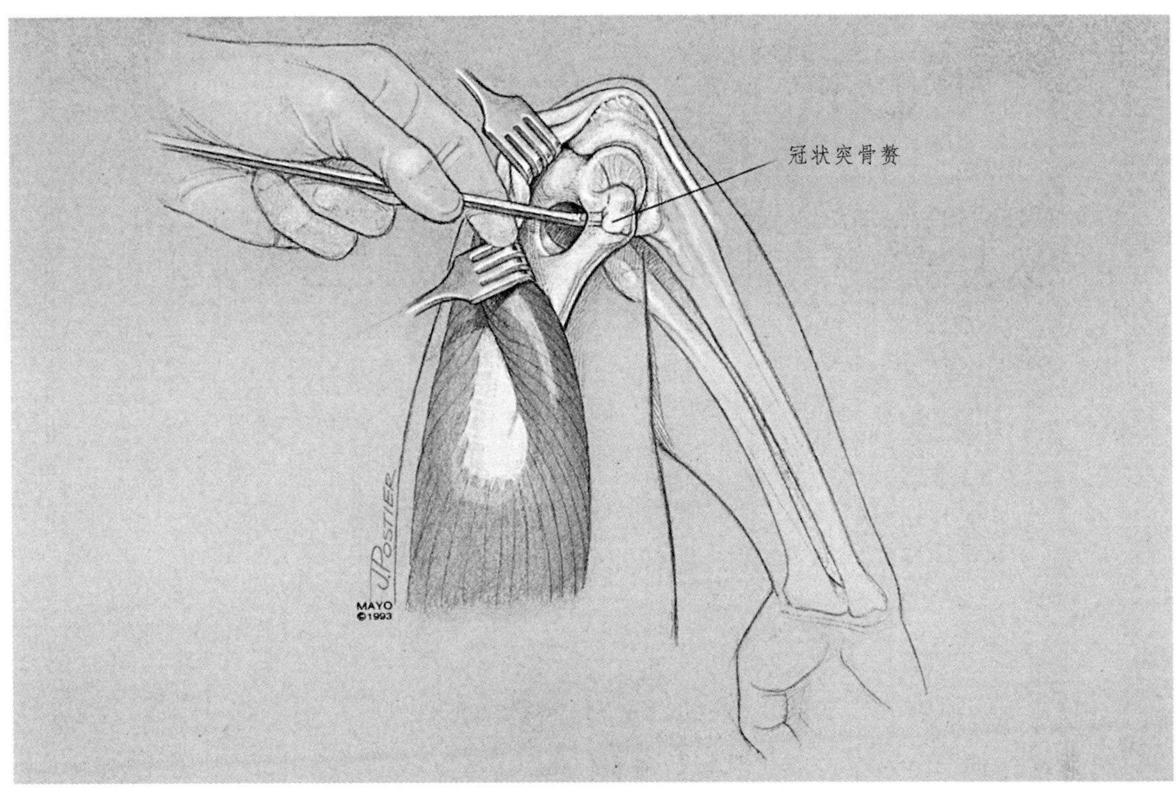

图 48–9　在孔切除术后，屈曲肘关节。因为必须反折肱三头肌，因此这一步操作最困难。触及冠状突尖部，用 7 mm 弧形凿将其切除。骨凿末端成弧形，以便完全切除骨赘。

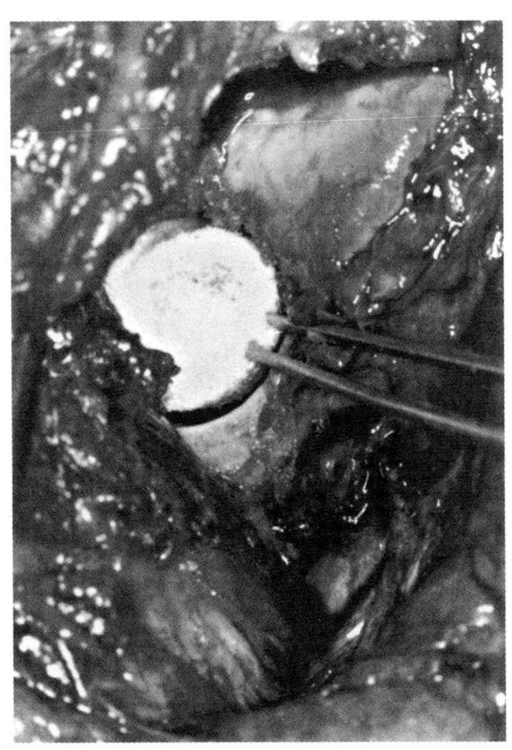

图 48–10　肱骨远端行孔切除术的周边要用骨蜡覆盖，并在孔内放入可吸收性明胶海绵。

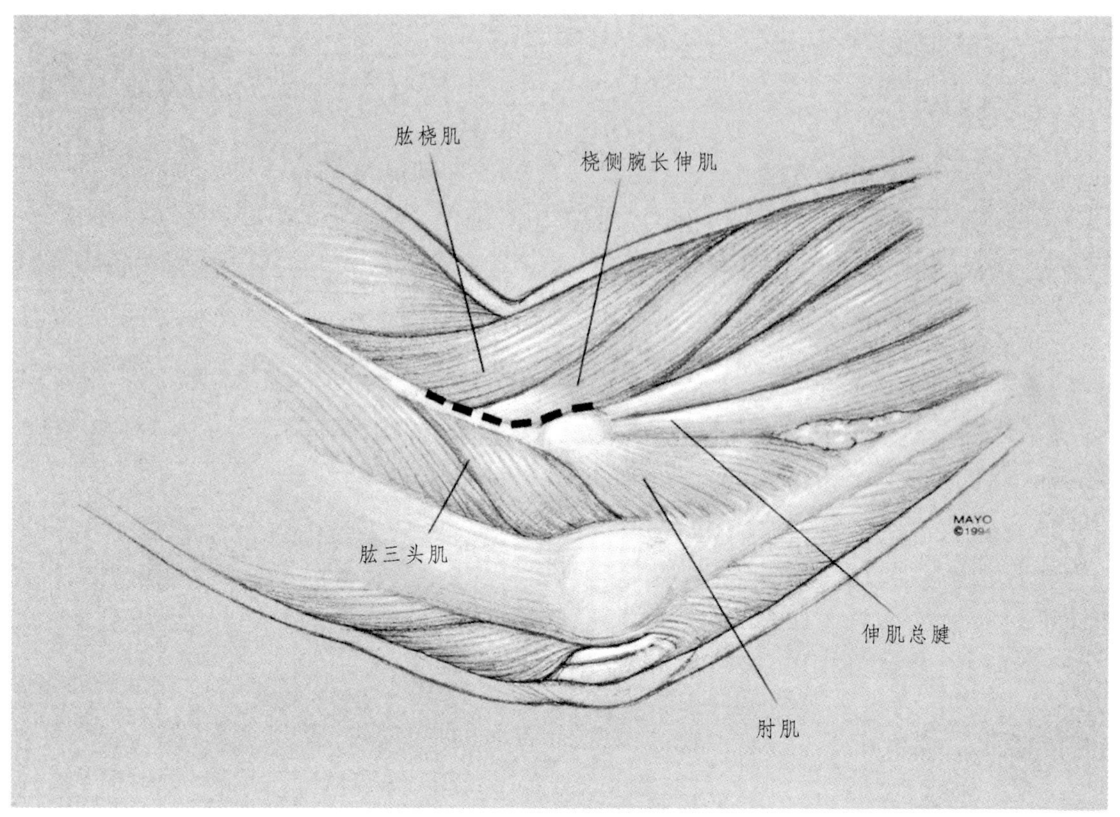

图 48-11 侧柱手术的原理图。

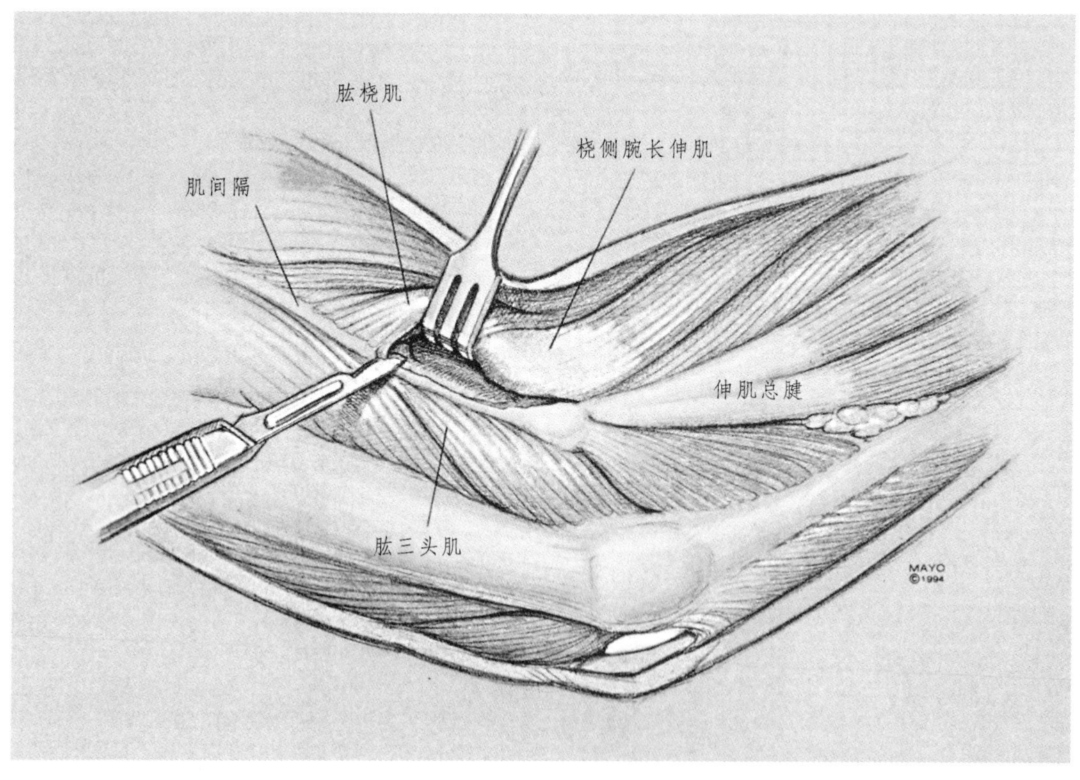

图 48-12 掀起桡侧腕长伸肌便可辨认并松解前方关节囊。

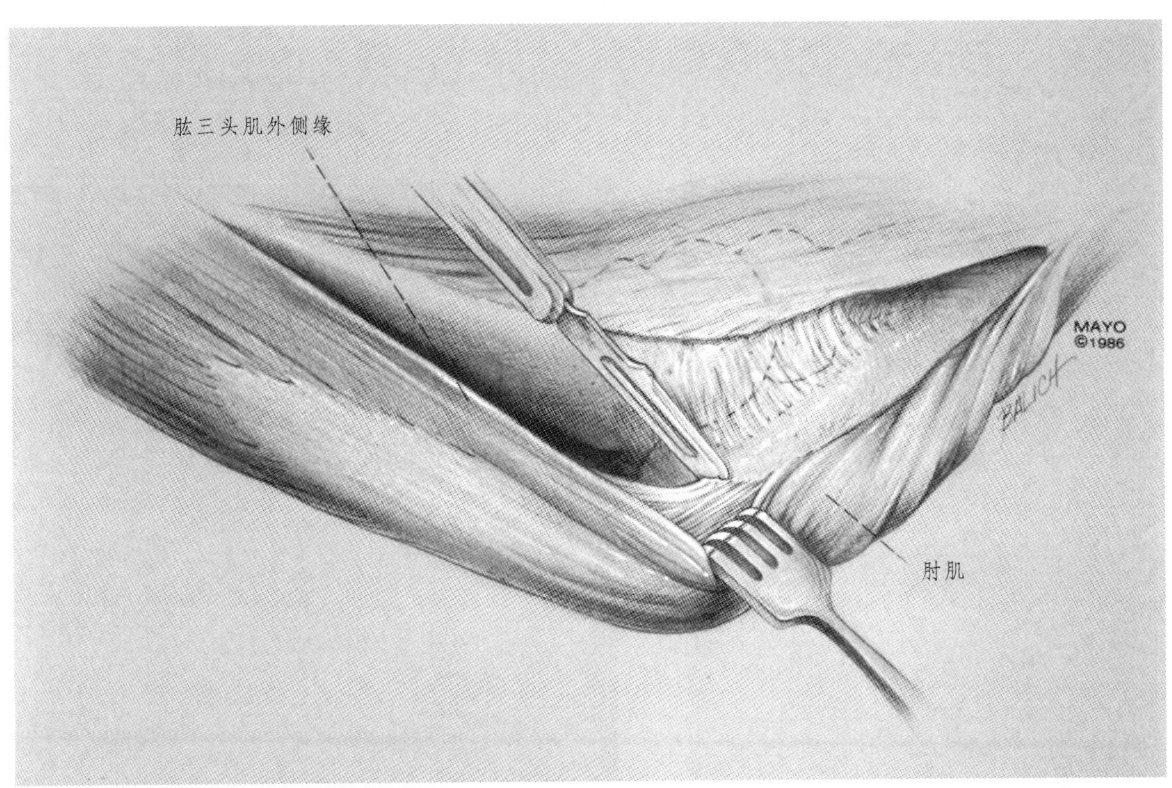

图 48-13　对于50°以上的屈曲挛缩，掀起肱三头肌更可充分暴露。切除后方关节囊可暴露关节的后方，并可切除鹰嘴尖。

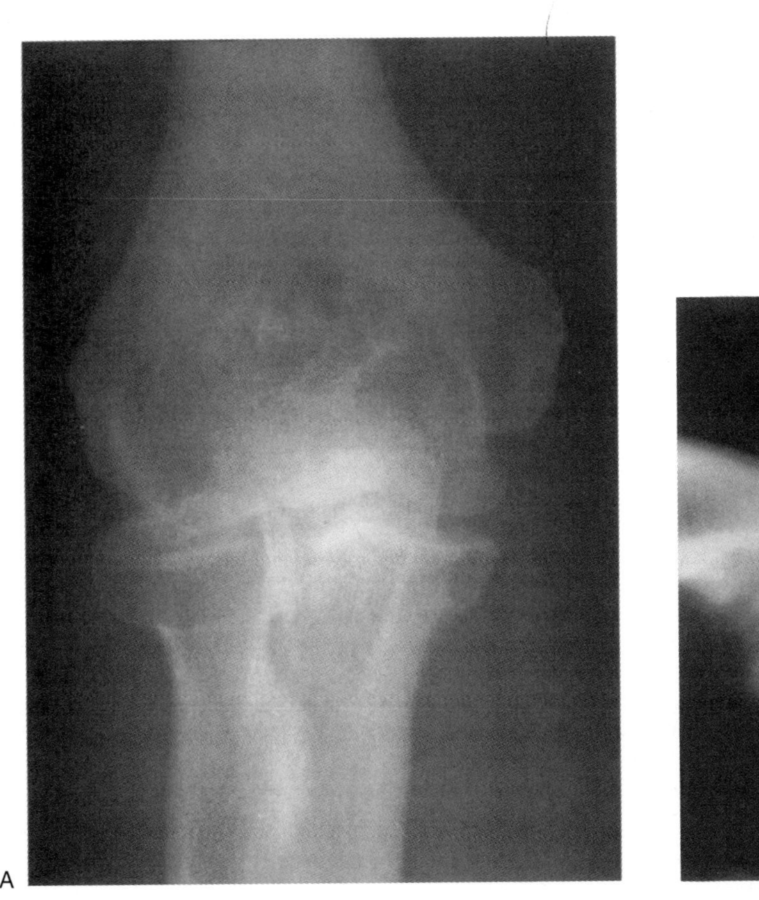

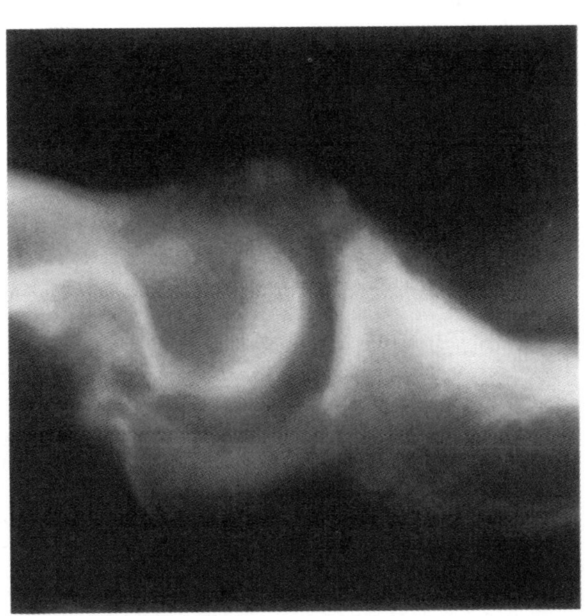

图 48-14　原发性退变性肘关节炎的典型前后位(A)和侧位(B)X线片表现。(待续)

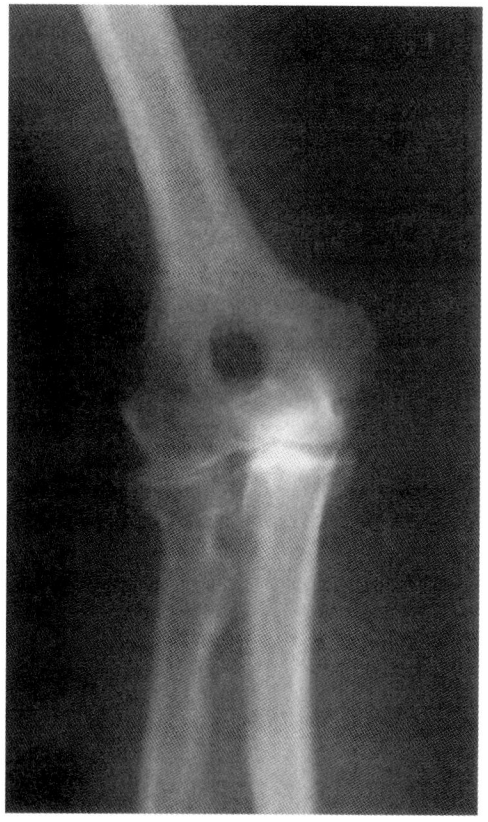
C

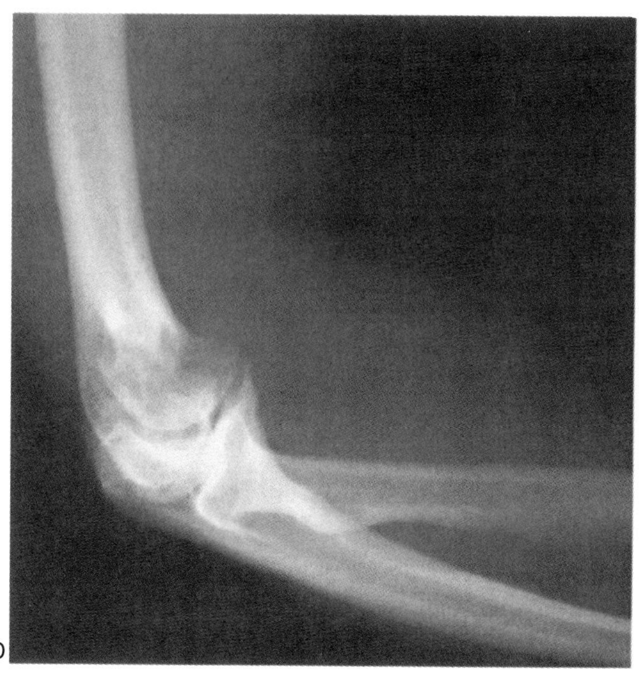
D

图 48–14(续) 手术后1年,在前后位(C)和侧位(D)X线片均证实该减压术有效。

(闫旭 译 叶伟胜 李世民 校)

参考文献

1. Bovenzi M, Fiorito A, Volpe C: Bone and joint disorders in the upper extremities of chipping and grinding operators. Int Arch Occup Environ Health 59:189, 1987
2. Doherty M, Preston B: Primary osteoarthritis of the elbow. Ann Rheum Dis 48:743, 1989
3. Gallay SH, Richards RR, O'Driscoll S: Intraarticular capacity and compliance of stiff and normal elbows. Arthroscopy 9:9, 1993
4. Gaumann DM, Lennon RL, Wodel DJ: Continuous axillary block for postoperative pain management. Reg Anaesth 13:77, 1988
5. Hellmann DB, Helms CA, Genant HK: Chronic repetitive trauma: a cause of atypical degenerative joint disease. Skeletal Radiol 10:236, 1983
6. Hirasawa Y, Katsumi Y, Kojima O: Cubital tunnel syndrome due to osteoarthritis of the elbow: a surgical approach. Peripheral Nerve Repair and Regeneration 2:53, 1986
7. Kashiwagi D: Outerbridge Kashiwagi arthroplasty for osteoarthritis of the elbow in the elbow joint. In Kashiwagi D (ed): Proceedings of the International Congress, Kobi, Japan. Excerpta Medica, Amsterdam, 1986
8. Minami MN: The Outerbridge-Kashiwagi arthroplasty for osteoarthritis of the elbow. J Jpn Orthop Assoc, 1996 (In press)
9. Minami NM, Ishii S: Outerbridge Kashiwagi arthroplasty for osteoarthritis of the elbow joint. In Kashiwagi D (ed): Proceedings of the International Congress on the Elbow. Kobi, Japan. Excerpta Medica, Amsterdam, 1986
10. Mintz G, Fraga A: Severe osteoarthritis of the elbow in foundry workers. Arch Environ Health 27:78, 1973
11. Morrey BF: Primary arthritis of the elbow treated by ulnohumeral arthroplasty. J Bone Joint Surg 74B:409, 1992
12. O'Driscoll SW, Morrey BF: Arthroscopy of the elbow: diagnostic and therapeutic benefits and hazards. J Bone Joint Surg 74A:84, 1992
13. Ortner DJ: Description and classification of degenerative bone changes in the distal joint surface of the humerus. Am J Phys Anthropol 28:139, 1968
14. Redden JF, Stanley D: Arthroscopic fenestration of the olecranon fossa in the treatment of osteoarthritis of the elbow. Arthroscopy 9:14, 1993
15. Stanley D, Winsoh G: A surgical approach to the elbow. J Bone Joint Surg 72B:728, 1990

第 49 章

肘关节失稳:韧带重建

Shawn W.O'Driscoll,Bernard F.Morrey

临床表现

肘关节失稳患者的临床表现取决于关节不稳定的类型和慢性过程。我们都很熟悉急性肘关节脱位。但是不为大家所熟知的有复发性肘关节失稳(脱位和或半脱位)和慢性外翻性失稳。

急性肘关节脱位

Josefsson 和 Nilsson 的文献证实急性肘关节脱位每年在每 10 万人中发生 6 例[14]。年龄的中位数是 30 岁,但众数是 15~19 岁之间,无论男女均如此[14]。急性脱位通常是在运动中摔倒时伸出手部着地造成的,也可因机动车事故或直接创伤所致[14,16]。

复发性肘关节失稳(外侧复合体功能不全)

根据我们经验以及与我们直接交流的其他机构的经验,显而易见,复发性肘关节失稳可能比以前预期的更常见。实际上,在两项长期研究报道中,分别将 15%和 35%的患者解释为有复发性不稳定的症状,尽管在体检时通常并不能证实为不稳定[12,17]。这也许是因为,肘关节复发性失稳的诊断仅在最近才被阐明[26]。

患者肘部通常有复发性痛性咔哒声音、弹响、撞击声和绞索的病史,仔细询问病史发现,这是在前臂位于旋后位肘关节伸展到中途发生的。通常有先前创伤或外科手术史。最常见的原因是脱位伴韧带愈合不充分。但是,正如我们在过去 20 年间已认识到肩关节失稳有多种类型,从半脱位到需要复位的完全脱位,因此肘关节失稳也会有多种类型。我们已经证实,患者在肘关节轻微损伤(如扭伤)后会出现复发性有症状的半脱位,可以通过韧带重建成功治疗。严重的组织松弛或慢性超负荷(例如拄拐行走患者中所见或结缔组织异常),偶尔也会引起这种病症。术后的原因是由于外侧副韧带(LCL)复合体的尺侧部分受损而且对其修补不充分所致[19,22,26]。这通常发生于对网球肘进行外侧松解时或者桡骨头切除术后。

慢性外翻型失稳(内侧复合体功能不全)

内侧副韧带(MCL)在肘关节脱位时会被撕裂,但通常能够愈合[10,11,13]。因此创伤后外翻失稳较少见。但是正如 Jobe 及其同事所描述。由慢性外翻型超负荷引起的 MCL 功能不全确实会发生在一组特殊患者中[3,7,9]。内侧副韧带的撕裂或变薄通常发生在肘关节承受反复外翻负荷(如俯卧撑)时。患者通常主诉肘关节内侧疼痛,很可能听到或感觉到韧带撕裂时的“呼啪”声音。体检可以发现在 MCL 上有触痛,正在尺神经的前方和内上髁的远端。和内上髁炎不同,MCL 功能不全通常在该韧带的尺骨附着部有触痛。外翻应力引发疼痛。

诊断

复发性失稳

通常典型的病史是患者主诉肘部有机械性症状,如肘关节的咔哒音、弹响、撞击声和绞索。结合既往的脱位史即可诊断,但是还要考虑到有时创伤没有脱位,或者对网球肘或桡骨头曾做过手术。

因为外侧副韧带复合体功能不全,所以在体检时往往阳性体征很少。因此,外侧枢轴移动恐惧试验,或后外侧旋转恐惧试验是阳性的,就像对肩关节不稳定患者进行肩关节前方恐惧试验一样(图 49-1)。患者取仰卧位,患肢伸过头顶,握紧腕关节和肘关节,就像检查下肢时握紧踝关节和膝关节。腕部施以轻微作用力量使肘关节旋后,并在屈曲时给肘关节施加外翻力矩。这将引起典型的恐惧反应,再现患者的症状,并有一种肘关节将要脱位的感觉。再现实际的半脱位和复位时的弹响通常只能在患者全麻状态下或偶尔在肘关节内注射局部麻醉药后才能实现。在这种状态下进行外侧枢轴移动试验会导致尺骨和桡骨与肱骨半脱位，这样会在桡骨头表面形成一个后外侧凸出，并在桡骨头和肱骨小头之间形成一个凹陷（图 49-1B)。当肘关节屈曲大约 40°或更大角度时,尺骨和桡骨一起会突然复位在肱骨上,发出一声可触及的明显弹响。这是一种明显的复位。发出弹响前拍的侧位应力 X 线片有利于证实旋转半脱位（图 49-1 C)。轻度失稳很容易被忽视,需要持高度怀疑来做出诊断,意识到这点极为重要(图 49-2)。另一种证实半脱位的方法是抽屉试验，最好理解为旋转抽屉试验或 Lachman 试验，在这项试验中前臂似在 MCL 上转动[15]。

肘关节脱位时常见的冠突小片状骨折不是撕脱骨折,因为没有韧带附着在冠状突尖部(图 49-1 C)。这种骨折是切应力骨折,而且往往是确诊肘关节脱位或半脱位的特定体征，就像肩关节前方失稳的骨性 Bankart 损伤[16]。这种影像学征象提示检查者在有相应症状的患者中可能出现了复发性失稳。

慢性外翻型失稳

从事投掷或上举运动的运动员若有肘关节内侧疼痛，即可做出诊断，通常有提示韧带撕裂的病史。MCL 表面有触痛、外翻应力下有疼痛以及外翻型失稳可以通过外翻应力 X 线摄片来证实，正如下文所述(参见“评价”)。特别要指出是,Jobe 和 EIAttrache 曾强调常规应力 X 线片并不能排除有症状的韧带减弱;因此诊断更多依赖于病史和体检[7]。

评价

急性肘关节脱位

复位后，在全活动度屈伸肘关节检查其稳定性。同时要在肘关节全伸位和屈曲 30°~40°位进行内翻、外翻和后外侧旋转轻轻施压。如果怀疑有明显不稳定或者复位后检查发现为持续性半脱位,应该在患者处于麻醉状态下对肘关节进行仔细检查。外翻试验应该在肘关节完全旋前位下进行,这样就不会把后外侧旋转失稳误诊为外翻失稳。这种状态很可能发生,因为在 LCL 破裂后,尺骨和桡骨将一起从肱骨旋离,作为对外翻应力的反应。用完整的内侧软组织作为铰链或支点进行强制旋前可以预防其发生,就像对儿童髁上骨折复位时为此目的而应用骨膜一样。肩关节充分内旋时,内翻试验很容易进行。

复发性肘关节失稳

除了体检以外,应力位 X 线片也可以用于明确诊断。在枢轴移动试验期间达到最大旋转半脱位时进行外翻应力 X 线摄片对诊断很有价值(图 49-1 C)。为了控制肱骨的旋转,因而为了使肘关节在 X 线片上准确对位,拍应力位 X 线片时最好把肘关节的外侧面贴在 X 线硬片上，让肩关节和腕关节与肘关节在同一平面上,并使 X 线束从内侧射向外侧。角度不对会使应力位 X 线片很难解读。

关节镜检查证实,此时肱尺关节间隙过度增宽[28]。它仅适用于一些极隐匿的病例，但对这种场合却很有用。

慢性外翻型失稳

对怀疑有慢性外翻型失稳的肘关节应进行应力位 X 线检查。这可以在肘关节屈曲 30°~45°时手工操作(图 49-3),或者用重力应力位 X 线片完成[3,35]。手工应力试验在以下条件下进行最可靠；前臂充分旋前,肩关节内旋,X 线束从后射向前。这样可以更好地控制肱骨旋转。Bennett 等人建议在屈曲 45°时完成,并指出若比另一侧肘关节的间隙大 5 mm 或更大则视为异常[2]。Jobe 和 EIAttrache 强调指出,应力位 X 线片正常并不能排除有症状的韧带减弱,因此诊断更多依赖于病史和体检[7]。重力应力位 X 线片对严重的内侧失稳的病例有用,但是以我和 Bennet(个人交流)的经验不如手工应力试验敏感。

完全性 MCL 破裂对有经验的检查者来说很容易发现。Timmerman 及其同事在最近的一项研究中对磁共振成像在诊断部分断裂中的潜在作用进行了调查,但发现其敏感性只有 57%[39]。相同的作者还称 CT 关节影像上的“T 征”对诊断 MCL 表面下部分撕裂具有高特异性和敏感性[39]。

关节镜也可以评价肘关节内侧失稳。Andrews 及其同事已经证实,在肘关节屈曲 70°时,可看到关节内侧异常张开伴 MCL 功能不全（图 49-4)[5,38,39]。

最终确诊依赖于对 MCL 的手术探查,以证实其前束破裂或减弱。

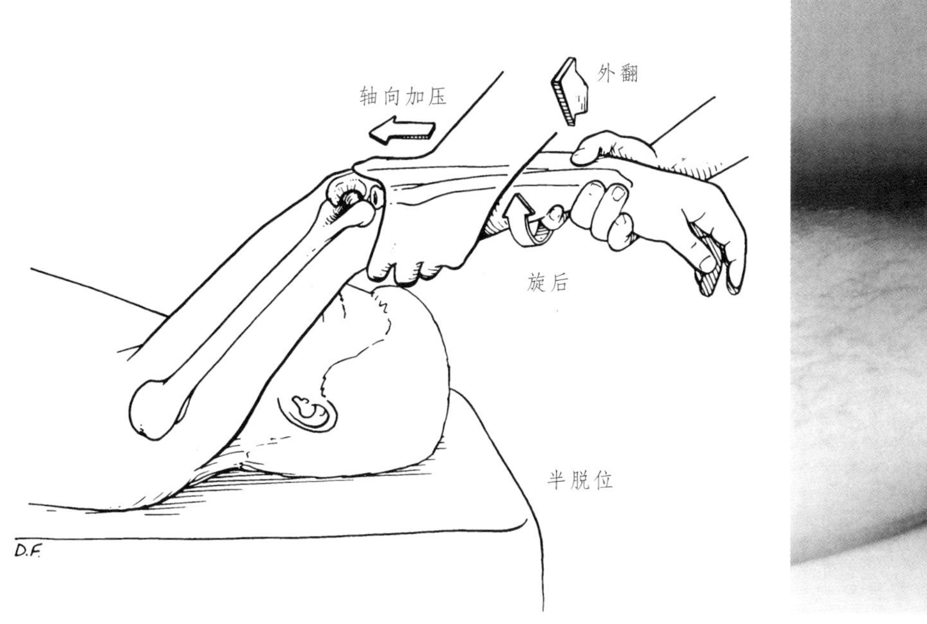

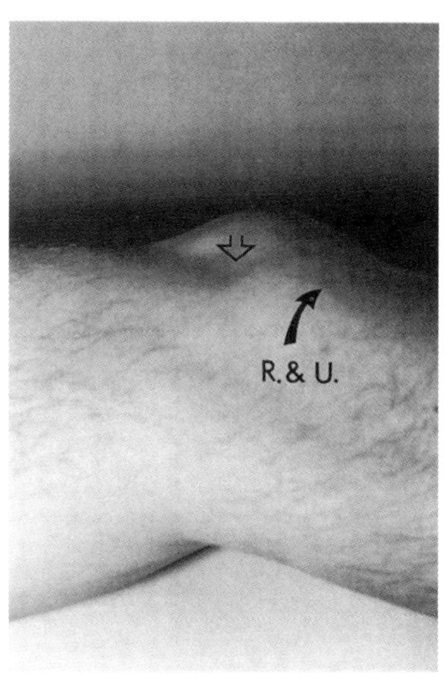

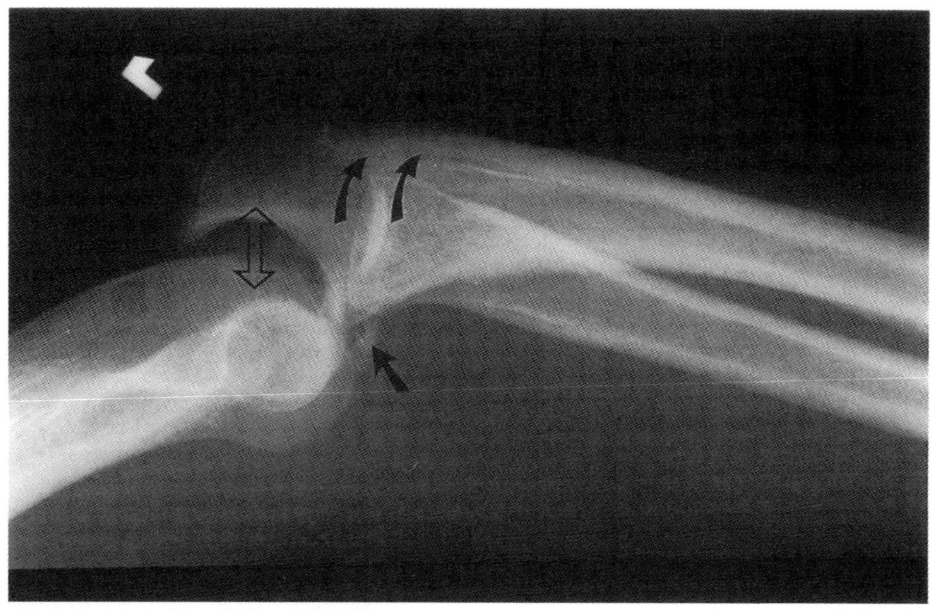

图 49-1　(A)进行肘关节外侧枢轴移动试验检查后外侧旋转失稳时，患者取仰卧位，上肢举过头顶。在肘关节屈曲过程中施加旋后/外翻力矩，桡骨可能会在屈曲大约 40°时导致肘关节半脱位。这会使患者产生恐惧感，并且高度敏感，就像前方恐惧试验对检测肩关节前方不稳定一样敏感。患者将经历其失稳症状和疼痛的再现。(B)如果患者能够足够放松，或是在全麻状态下，便可以看到肘关节半脱位，使尺骨和桡骨(R&U)旋离肱骨。桡骨头后方皮肤会凹陷(空心箭头所示)。如果患者能足够放松允许做这部分检查，进一步屈曲肘关节复位时会产生一声可触及的明显弹响。不尽如人意的是，对清醒的患者通常不能实施半脱位/复位手法。(C)在外侧枢轴移动试验期间拍摄的侧位应力 X 线片显示，尺骨和桡骨在旋后(实心箭头所示)脱离肱骨后已发生半脱位，在肱尺关节(空箭头所示)内留有间隙，并使桡骨头位于肱骨小头的后方。可见冠状突出现小的切应力骨折(箭头所示)时，很可能是确诊肘关节脱位或半脱位的特定体征。(Fig. A from O'Driscollet al.[26], with permission. Figs.B and C from O'Driscoll SW[24], with permission.)

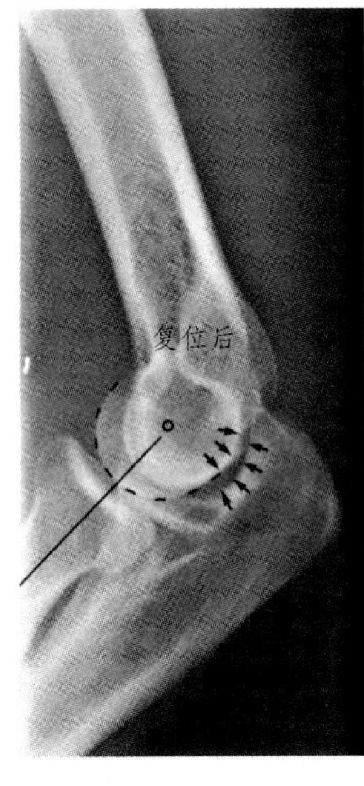

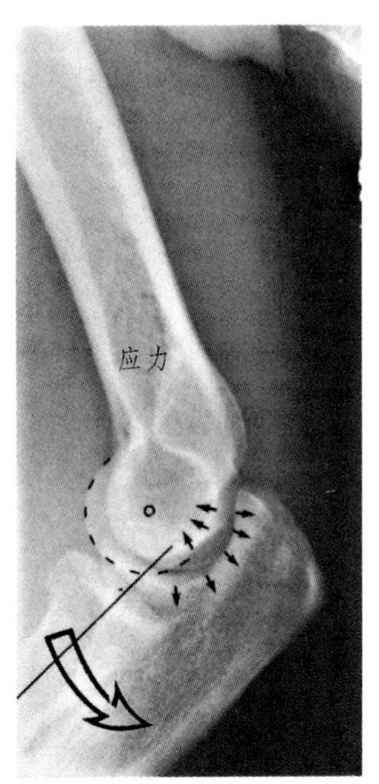

图 49-2 轻微的后外侧旋转型失稳容易被忽视。这个年轻的牙科医师在对网球肘实施两次手术失败后出现了这种失稳的机械性症状。因此患者求助于我们,推荐他来的是一位技术精湛的上肢外科医师,该医师通晓肘关节失稳,认为患者的肘关节一定存在失稳但不能明确诊断。在复位后的X线片上可见,桡骨的纵轴通过肱骨小头的中心,而且尺骨关节面和肱骨滑车紧密相连(箭头所示)。在应力位X线片上(右图),后外侧旋转应力导致尺骨和桡骨向外旋转(旋后)脱离了肱骨,因此桡骨的纵轴位于肱骨小头中心的后方,并在尺骨和滑车之间产生间隙(箭头所示)。这种轻度不稳定很容易被漏诊,需持高度怀疑来做出诊断。

手术方法

急性期韧带修复

急性期韧带修复适用于存在严重不稳定因而不允许带或不带石膏管型在保护下进行早期活动的患者。在这样的病例中,不仅有内侧和外侧副韧带的破裂,而且常有屈肌和伸肌总起始点的破裂[10,11,13,23,31]。对这样的病例进行韧带修复和增强时,要将一条粗的可吸收缝线穿过与上韧带重建相同的路径并将其固定于正常韧带在上髁和尺骨上附着点处。严重的肘关节失稳也可发生在合并骨折时。固定骨折并按如上所述修复韧带。

合并骨折

骨折的存在通常会改变治疗方法。鹰嘴骨折时如果关节面受累少于50%,通常不会导致临床不稳定。但是稳定性会有不同程度的降低,其程度和鹰嘴缺失或骨折的百分比成比例[1]。向前累及到冠状突或韧带在尺骨上起止点处关节面的骨折是不稳定的。合并有鹰嘴骨折的不稳定肘关节应通过对鹰嘴行切开复位内固定进行治疗。这可以通过在后侧对尺骨进行钢板固定来完成,使用8孔3.5型动力加压钢板,在鹰嘴尖部的最后两孔之间折弯成80°角[25]。这样就能在近端骨折块上进行稳定固定,并起到防止向前半脱位的支撑作用。

冠状突是肘关节重要的受力承重部分,对稳定性起重要作用[34,36]。冠状突骨折由Regan和Morrey进行了分类[34]。Ⅰ型骨折是小的切应力骨折,是由于脱位或半脱位时冠状突从肱骨滑车下通过引起的(图49-1C)。(这实际上不是此前所认为的撕脱骨折,没有任何组织附着于冠状突尖上。)这种骨折不会导致关节不稳定,但却提示已发生韧带轻微破裂。Ⅱ型骨折(小于冠状突的50%)时,如果存在关节半脱位或脱位,应该

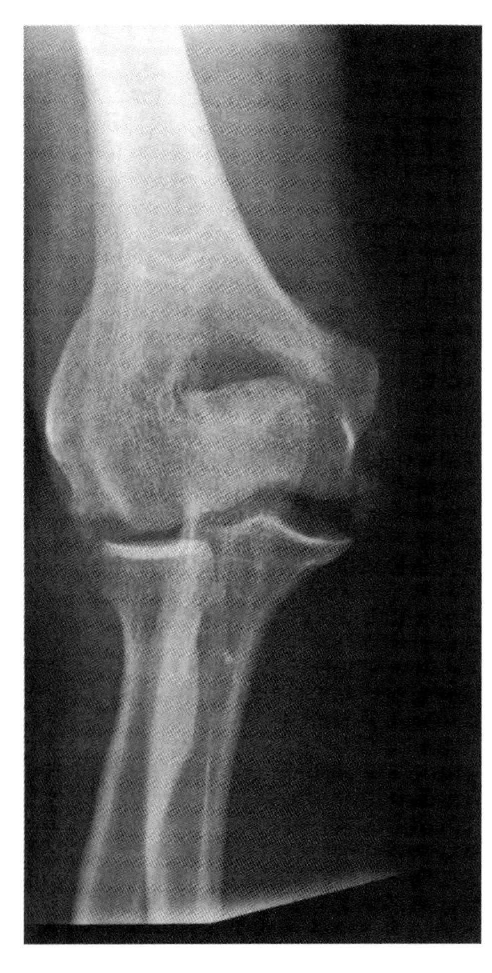

图 49-3 慢性MCL断裂患者的外翻应力位X线片。可见肱尺关节的内侧间隙加大。(From O'Driscoll[23], with permission.)

给予内固定。Ⅲ型骨折(大于冠状突的 50%)将导致关节不稳定,应给予内固定。Ⅲ型骨折脱位预后差。通常,对不稳定肘关节的治疗方法是固定骨折,这样唯一受限的是韧带,如果肘关节没有稳定到能进行早期活动的程度则应修复韧带。

桡骨头骨折不能够导致临床上显著的不稳定,除非 MCL 破裂[21]。但是,合并有韧带破裂和肘关节脱位的那些桡骨头骨折只要可能最好做内固定处理。在桡骨头已粉碎且必须切除的情况下,如果肘关节不稳定,而且不能通过单纯韧带重建使其稳定,则应进行假体置换。

复发性肘关节失稳的外侧副韧带重建术

患者取仰卧位,患肢备皮铺巾,范围从上臂止血带以远至手部。如果掌长肌缺如,腿部要备皮铺巾以便能到达膝关节区域获取半腱肌腱。对肘关节进行手术时,术侧前臂应放于胸部。

进行手术矫正时要将撕脱的 LCL 复置,或者用肌腱移植片来进行重建。撕脱伤曾见于儿童以及少数肘关节急性骨折半脱位的病例。在大多数病例中,韧带会削弱,需要用移植物替代。我们首选的移植物是同侧掌长肌,它可以通过腕褶部的 1 cm 横切口用长的肌腱剥离器来获得。肌腱重建至少需要 20 cm 的长度。如果患者掌长肌缺如,也可以用一条肱三头肌筋、阔筋膜、跖肌或半腱。半腱肌腱要比通常所需要的长且厚,并要能分为两根肌腱,以便在需要时用于同时重建内侧和外侧韧带。

研究表明,复发性肘关节失稳的本质性损伤是LCL尺侧部分功能不全,而且这一结构是后外侧旋转失稳定的主要约束结构[24,26,27,30,31](图 49-5)。因此手术的目的是重建这一结构的功能完整性。

手术方法

重建手术在图 49-6A~F 中示出,做一个 10 cm 的 Kocher 型皮肤切口,在上髁和鹰嘴之间穿过(图 49-6A)。沿髁上嵴切开深筋膜,远端切到肘肌和尺侧腕伸肌之间。将肱三头肌从肱骨后方掀起,但仍有一部分与肘肌相连续,这一部分从尺骨和关节囊外侧掀起。将伸肌总起点部分掀起,暴露出关节囊。评价关节囊韧带的减弱程度,确定其松弛程度。这通常发生于环状韧带近端,关节囊松弛最好应用枢轴移动手法来评价。

将关节囊从外上髁到环状韧带斜行切开,或者沿肱骨小头弧形切开,以便做关节探查和后期的关节囊叠盖(图 49-6B)。在儿童以及 LCL 似乎被撕脱但相对完整的成人中,可将其起始部向下缝合至外上髁上的等长点上,并将该韧带的桡侧和尺侧部分进行叠盖。通常在成人中该韧带已被拉伸且质量欠佳,所以需要重建。

在尺骨上钻两个孔,作为移植肌腱的植入部位,一个孔邻近旋后肌嵴上的结节(在肘关节内翻或旋后位牵拉肘关节时可以感觉到),另一个孔在环状韧带基底

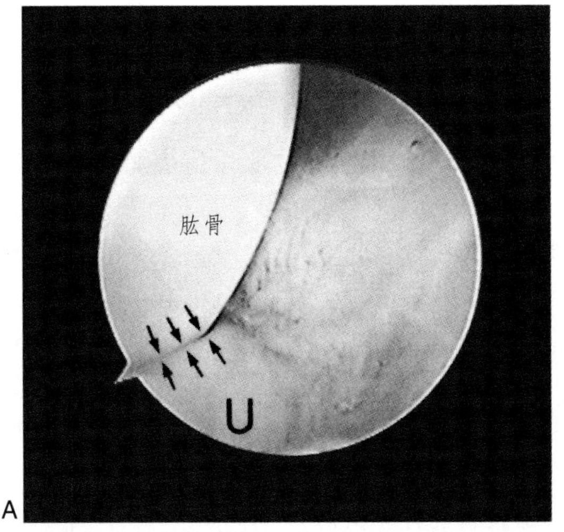

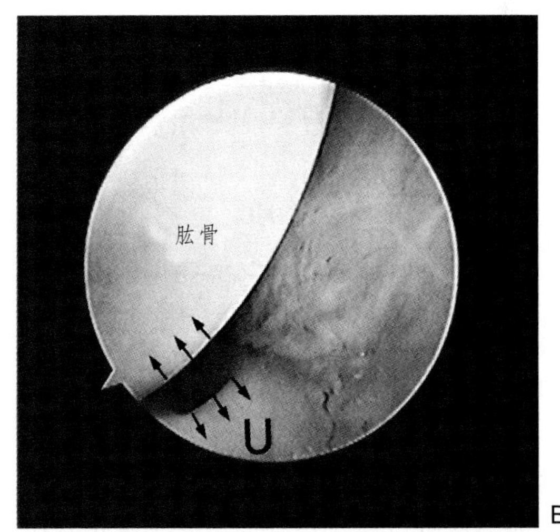

图 49-4 MCL 功能不全的关节镜下应力试验(由 Andrews 推荐)把外翻应力加在屈曲 45°和 70°的肘关节上,同时从前外侧入口观察内侧肱尺关节间隙。(A)没有应力时,尺骨(U)和肱骨滑车在内侧关节骨线处贴附在一起(箭头所示)。(B)当外翻应力作用于屈曲的肘关节时,这名棒球投手的尺骨(U)和肱骨在内侧关节骨线处相互分离。这个患者有 MCL 不完全撕裂,因此关节内侧分离程度受到限制。

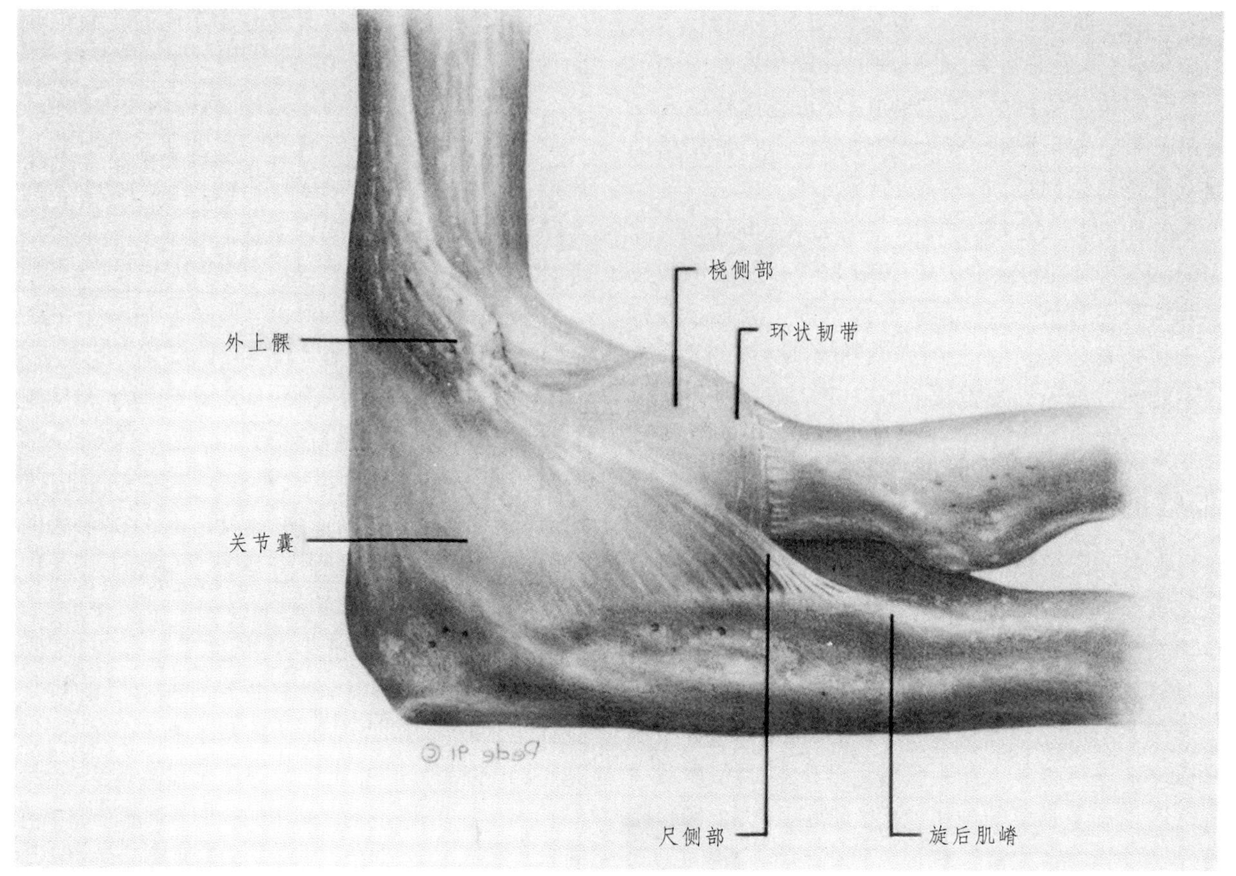

图 49-5 LCL是一个纤维复合体,包括桡侧部、尺侧部和环状韧带,由这些韧带混合而成。尺侧部不明显,起始部分位于外上髁。实际上,伸肌总起点也混杂于此,但是此图示已有意将其删除。LCL的尺侧部分在环状韧带的上方呈弓形,并结合成一个整体。LCL及其前端最明显,插入旋后肌嵴上,当把旋后或外翻力矩加到肘关节上时,其插入部分可触及至旋后肌小凹深部。在其后方有一个附加的扇形附着部,沿着环状韧带的基底,就在其近端。其逐渐变薄,直到完全融入关节囊。(From O'Driscoll er al.[27],with permission.)

部近端1.25 cm处(图49-6B)。下方骨骼用Bankart成套器械中的弧形钻打通。把1号缝线穿过这两个孔然后打结。将其牵拉至外上髁,用止血钳将其固定在估计的肘关节等长旋转中心(图49-6C)。屈伸肘关节看缝合处是否移动来确定等长韧带的起点。如果缝线和止血钳在等长点上,则说明没有发生移动。这一点通常比估计的更靠前。将移植物的进入端(3号孔)在这一点埋入肱骨。因为该孔比止血钳尖部大,因此应在止血钳尖端后方做孔。如果孔位于其远端或前方,移植肌腱将在伸展过程中松弛,而在屈曲过程中张紧,反之亦然。出口处(4号孔)用钻头建在髁上缘正后方,距近端约1.5 cm处,然后用弯钻和直钻将两孔之间打通(图49-6D)。在远端用骨钻做出再进入部位(5号孔),以便在两孔之间形成一个1.25 cm宽的骨桥,从这个部位到外上髁初始入口(即肌腱再次引出口)建一通道。把肌腱移植物穿过尺骨的1号和2号孔并与自身相缝合(图49-6D)。然后将它穿入外上髁上的进入孔(3号孔),穿过(此部位代表重置韧带的等长起点),再从近端的4号孔穿出,下行至肱骨远端的后表面,返回进入再进入孔(5号孔)穿入骨内,出现在3号孔的等长起点处。将其拉紧(图49-6E),并在肘关节屈曲30°~40°位和强制旋前位缝合在自身上。重建手术可通过沿移植韧带相同路径穿入一根粗的2号可吸收缝线来增强。如果这样来做,缝线应编成弓形穿过关节囊,不允许将其过深落入关节囊,否则它将摩擦肱骨头和桡骨小头。

关闭关节囊,并紧缩缝合,通过把移植物向前插,并将其缝合至关节囊上,来完成LCL尺骨部分、弓形起点的重建(图49-6F)。这样也可以防止移植物滑到桡骨头后方。必须在移植物下方关闭关节囊,防止它

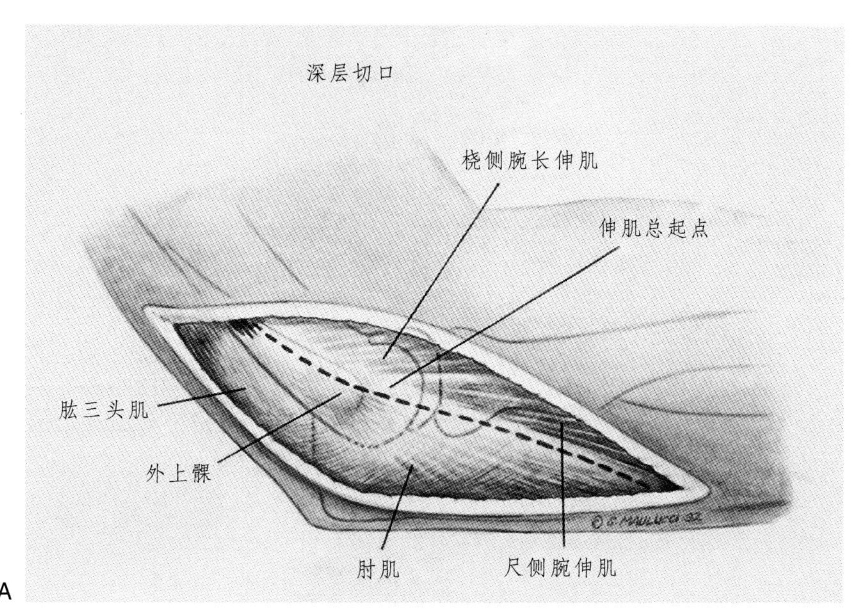

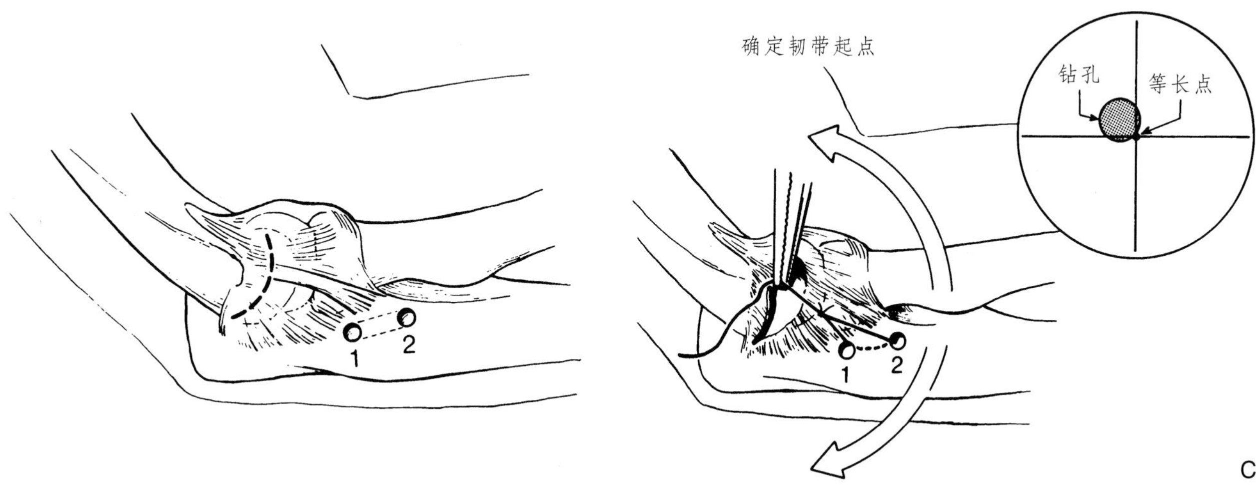

图 49-6　(A)手术入路。通过 10 cm Kocher 型皮肤切口，将深筋膜沿髁上嵴切开，远端达尺侧腕伸肌和肘肌之间。三头肌和肘肌从肱骨后侧和关节囊上连续掀起，暴露尺骨的外侧缘。将伸肌总起点部分掀起，暴露关节囊。评价关节囊韧带的减弱程度并证实松弛程度。(B)尺侧附着。切开关节囊可沿着肱骨小头弧形切开，或者从外上髁向环状韧带斜行切开，以便对关节进行探查。为移植肌腱的附着部位做准备是，要在尺骨上钻两个孔，一个孔邻近旋后肌嵴上的结节(可以在外翻或旋后肘关节时感觉到)，另一个孔在环状韧带基底近端 1.25 cm 处。其下方的骨骼用Bankart 成套器械中的弧形钻打通。(C) 找出等长的起点。将 1 号缝线穿过这两个孔并打结。然后将其拉向外上髁，在估计的肘关节等长旋转中心用止血钳夹住。确定韧带的等长起点时应屈伸肘关节，看缝线是否有移动。如果缝线和止血钳在等长点上，则表明没有移动。这一点比预想的更靠前。(待续)

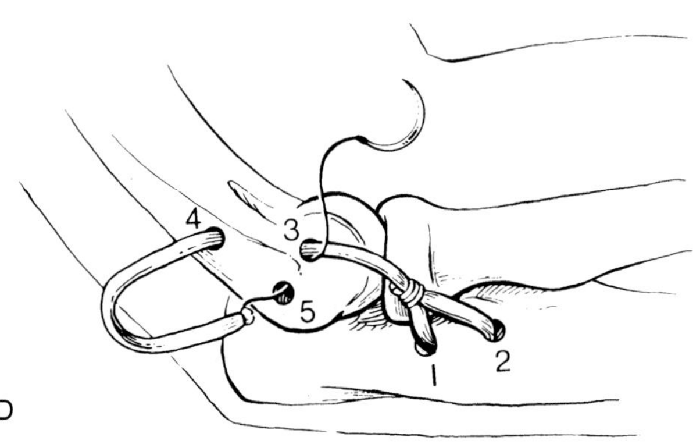

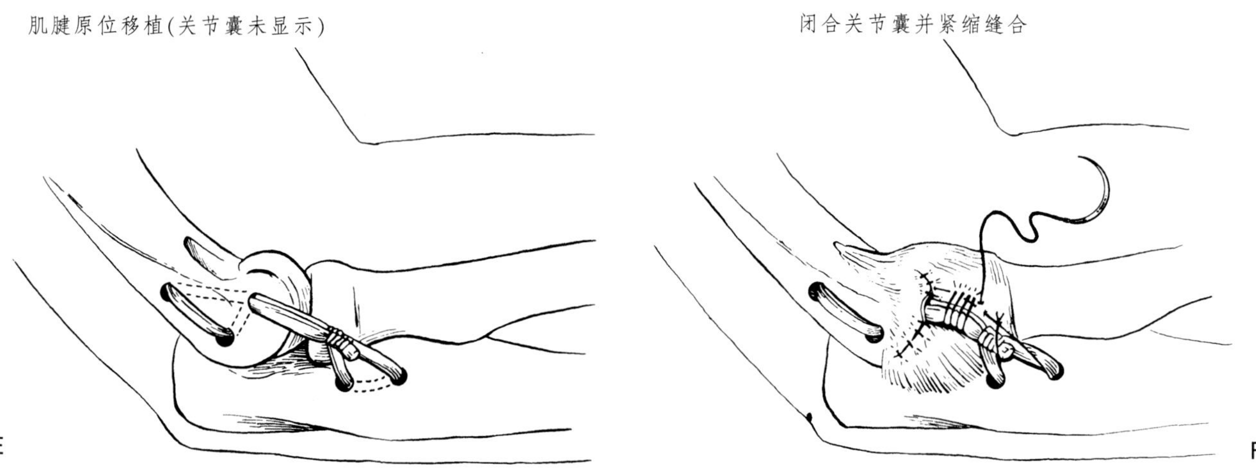

图 49–6 (续) (D)移植物附着到起点。将移植物的进入端(3 号孔)在这一点埋入肱骨。因为该孔比止血钳尖部大,因此应在止血钳尖部的近端后方做孔。如果孔位于其远端或前方,移植肌腱将在伸展时变松弛,而在屈曲时紧张,反之亦然。出口部位(4 号孔)钻在髁上像正后方,离近端约 1.5 cm 处,并在两孔之间用弯钻或直钻打通。在远端用骨钻做出再进入部位(5 号孔),以便在两孔之间形成一个 1.25 cm 宽的骨桥,从这一部位到外上髁初始入口(即肌腱再次引出口)建一通道。把肌腱移植物穿过尺骨上的两个孔(1 号 2 号孔)中,并和自身缝合。然后将它穿入外上髁上的进入孔(3 号孔)此部位代表重建韧带的等长起点,再从近端孔(4 号孔)穿出,向下至肱骨远端的后表面,返回进入再进入孔(5 号孔)穿入骨内,出现在 3 号孔的等长起点处。(E) 拉紧并缝合移植物。通过用止血钳牵拉近端环同时牵拉尾端来收紧移植物。在肘关节屈曲 40°和强制旋前位,将尾端缝合到移植物上。重建手术可通过将一根粗的 2 号可吸收缝线按照移植物相同走向穿入来增强。如果这样做了,缝线应编成弓形穿过关节囊,不允许将其过深落入关节囊,否则它会摩擦肱骨小头和桡骨头。(F) 闭合关节囊并紧缩缝合。闭合关节囊并紧缩缝合,通过向前牵拉移植物,并将其缝合至关节囊来完成 LCL 尺骨部分弓形起点的重建。这样也可以防止移植物滑到桡骨头后方。必须在移植物下方闭合关节囊,防止它摩擦肱骨小头和桡骨头。常规闭合伤口,术侧前臂在肢体被制动之前一直要保持在旋前位。(From O'Driscoli and Morrey[29], with permission.)

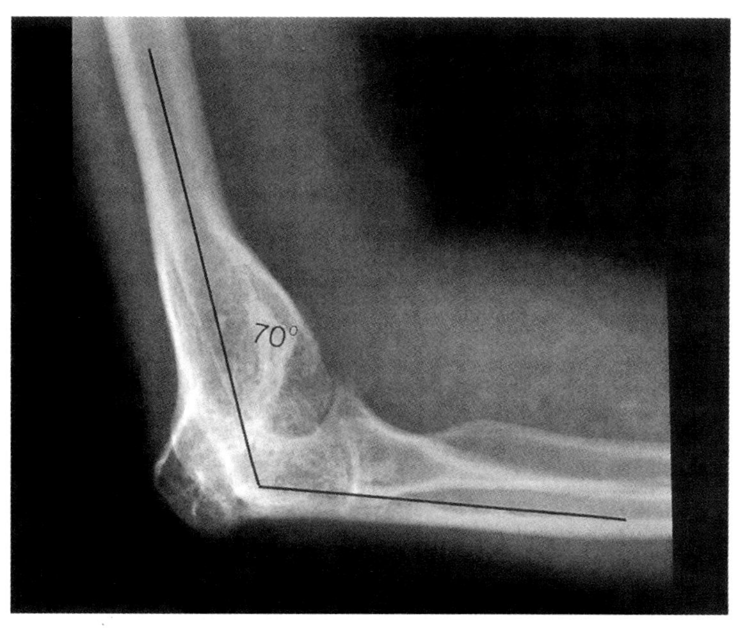

图 50-1　由于该患者需要肘关节伸展角度稍大些,因此允许其在屈曲 70°位自发融合。

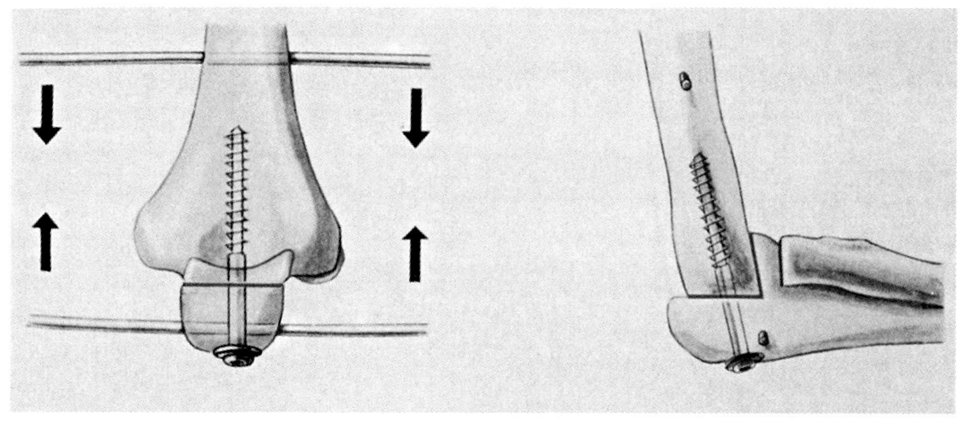

图 50-2　当关节能充分接合时,可以应用 AO 轴向固定和外固定技术进行肘关节固定术。(From Muller er al.[9],with permission.)

到 90°角。将尺骨插入肱骨远端。因清创而被切除的骨(尤其是从内外上髁切下的骨)作为移植骨。将一颗螺钉斜行经肱骨插入到尺骨，方向可以是从外向内,也可为从内向外（图 50-3D)。螺钉从肱骨后方进入,并计划好进入尺骨后正好在冠状突远端。通过穿透肱骨钻孔,使螺钉产生加压作用。将尺神经前移,最后按常规闭合伤口。

如果骨质较好,只进行多方向螺钉固定即可(图 50-4)。

术后处理

肘关节石膏管型固定 3 个月。根据细菌种类及损伤严重程度合理选用抗生素。

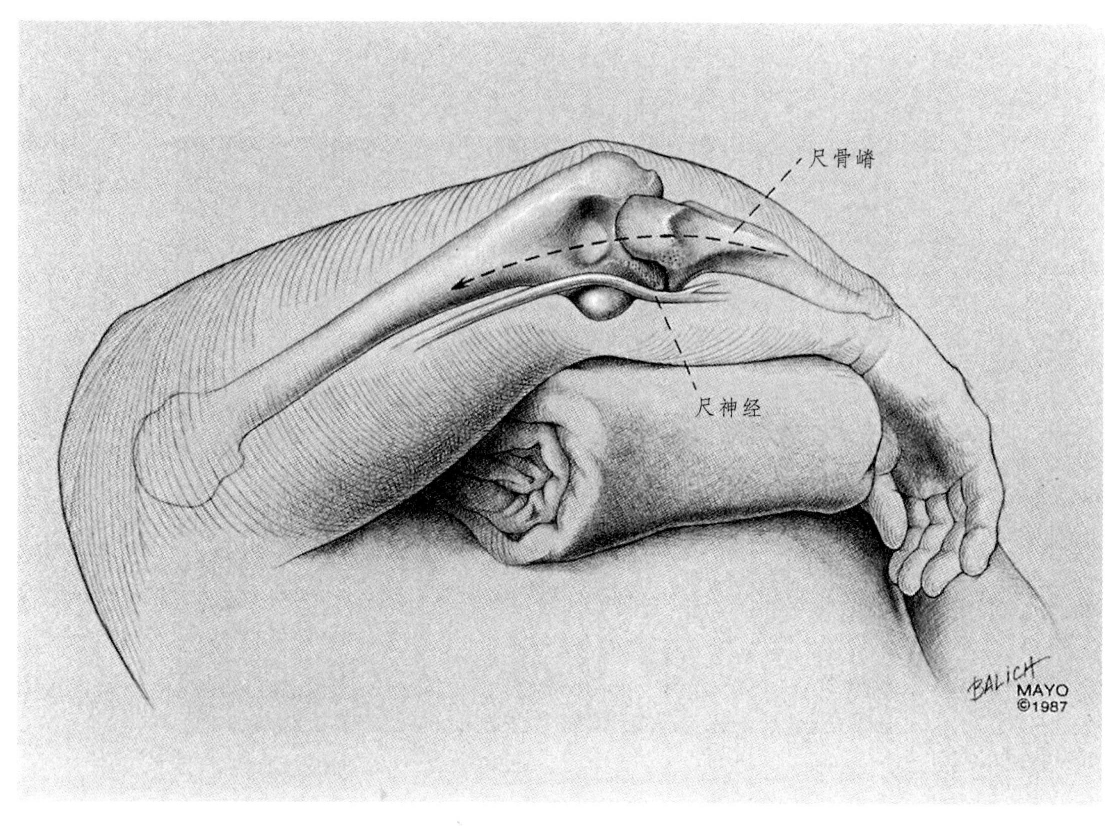

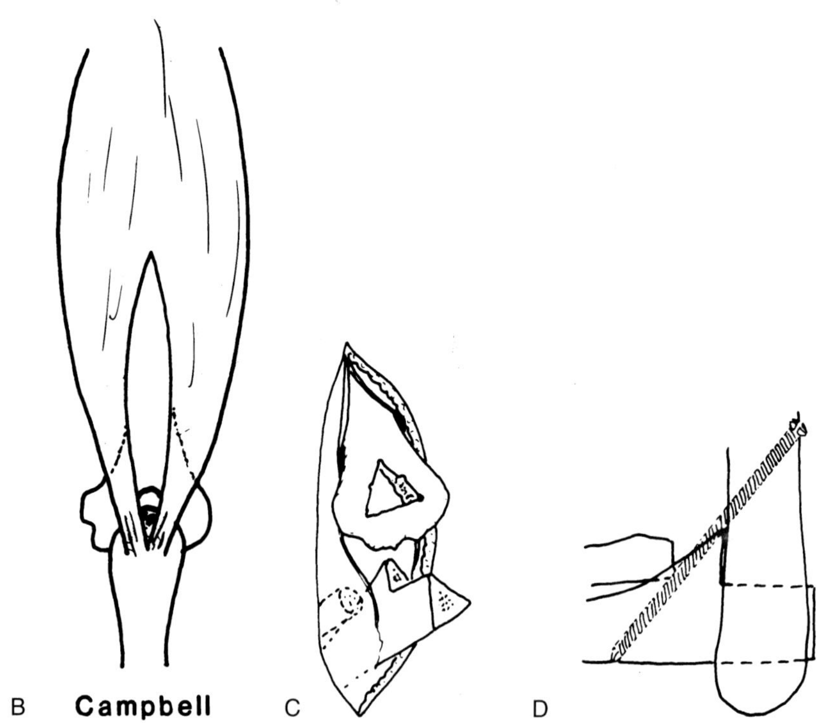

图 50-3 (A)后侧切口。(B)使用 Campbell 入路劈开肱三头肌。(C)尺骨鹰嘴修整成三角形,并扩大滑车窝。(D)截骨后螺钉固定,对骨接触面进行加压。(Figs.C and D from Arafiles[1], with permission.)

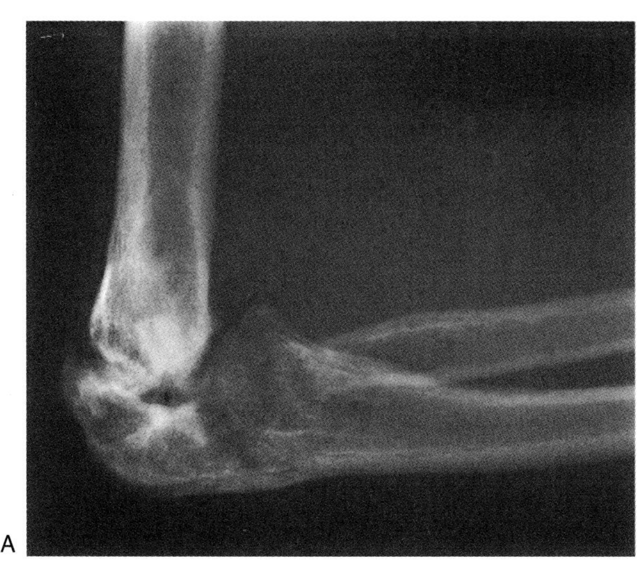

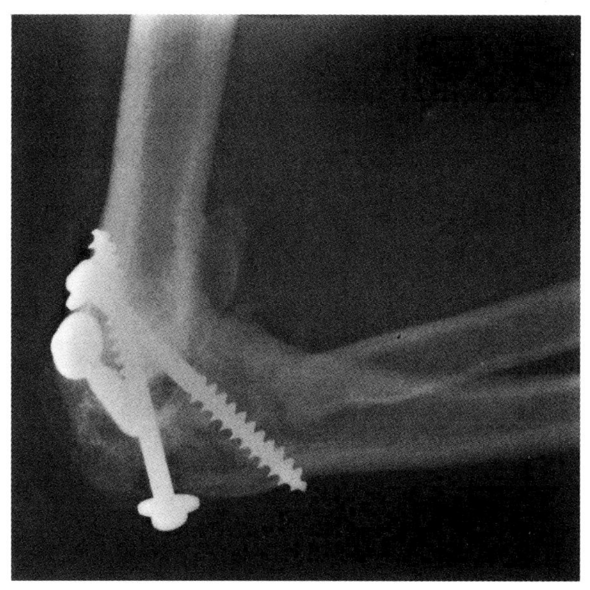

图 50-4 (A)骨折后关节炎患者的骨质量好。(B)通过加压螺钉获得融合,未进行植骨。

结果

Arafiles 报道了 11 例肘关节结核性关节病患者的手术结果。6 例患者经过 2 年多随访发现肘关节稳定,一名患者出现一过性尺神经麻痹,后来痊愈[1]。

外固定

外固定可以单独使用,也可作为内固定的辅助手段[9]。如果有活动性浓毒症,先行滑膜切除术以及桡骨头和关节面清创术,再进行外固定架固定,以便使肘关节在所要求的位置自行融合。固定最好采用双侧斜方形固定架(图 50-5)。

将两根贯穿固定针置于肱骨中部及尺骨近端。需注意避开尺神经及桡神经。第三根非贯穿固定针置于桡骨及尺骨中部,这样就搭成了斜方形结构。

对容易融合的结核性关节病,可按如下所述使用单个外固定架:将三根非贯穿固定针分别置于肱骨外侧、尺骨近端及尺骨中段。并应用一个三角形加压固定架或四角形固定架(图 50-6)[3]。

坚强内固定

Spier 和 Plank[12,15] 曾报道应用预弯钢板对融合关节两端进行加压固定。Irvine 和 Gregg 报道了一种类似的方法,也使用加压钢板,同时进行植骨[5],最近比较详细的报道来自 McAuliffe 等人,报道了对 15 例患者采用 AO 加压钢板技术进行治疗的结果[7]。

手术方法(Burkhalter[7])

根据病理改变部位, 采用常规体位及手术切口。将尺骨神经游离、保护并进行转移。根据病理改变,在

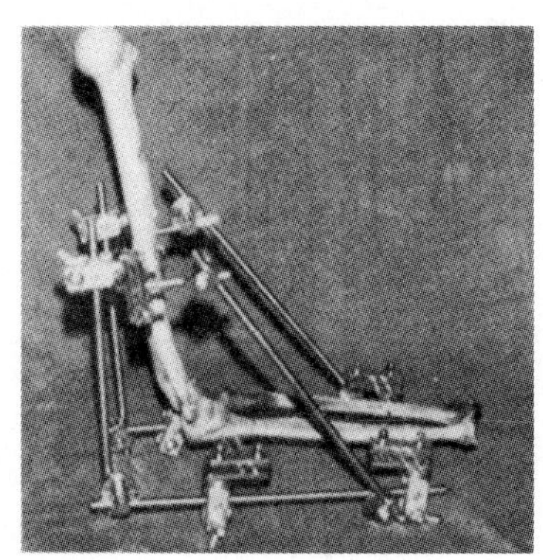

图 50-5 肘关节双侧斜方形外固定的示意图。(From Connes[3], with Permission.)

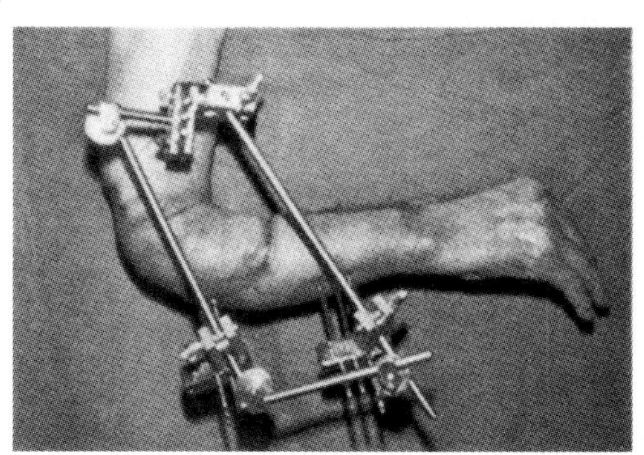

图 50-6 肘关节结核性关节病行融合术的外固定架。(From Connes[3], with Permission.)

肘前或肘后放置一个 AO 动力加压钢板（DCP）。后面放置钢板需行后内侧切口。使用 Henry 切口进行前方暴露，并分离及保护桡神经。当准备也将肱桡关节固定时应采用前入路。术中对感染组织进行彻底清创。切除桡骨头。对肱尺关节进行修整，使其具有两个平的关节面进行接合，并提供合适的融合角度。一般推荐的融合角度为 90°。

用一颗或两颗拉力螺钉斜行经尺骨穿过融合部位进入肱骨，进行加压。使用时要设计好，不能干扰加压钢板的使用。根据软组织条件，尽可能使用 4.5 的 DCP 而不用较小的 3.5DCP。建议在肘关节近端和远端都用四颗螺钉固定。这要求采用 10 孔钢板甚至 12 孔钢板，因为不使用中间的螺钉孔。钢板塑形以使其处于中立位，然后用此前放置的加压螺钉加压。用骨凿加工邻近的皮质骨表面，使其变粗糙，并用髂骨嵴植骨头增强融合。术中可根据病情需要，进行神经松解、神经修复或植皮。

结果

采用此技术治疗的 15 例患者中，14 例获得坚固融合。一例患者由于持续感染关节融合未获成功，最终不幸被截肢。8 例患者出现慢性病变，固定金属外露在感染伤口内。去除固定金属后，所有伤口都获得愈合，临床及放射检查无脓毒症征象。得出的结论是，加压钢板关节固定术是一种有效方法，可用于严重骨缺损的病例(图 50-7)。与其他技术相比，愈合率更高一些。

并发症

皮肤愈合

由于此种手术选择性应用于损坏严重的肘关节，这些肘关节此前都进行过一次或多次手术。有时还合并有感染，这就使得皮肤质量很差。因此有时需要行软组织覆盖手术。

骨不连

有关一期肘关节固定术成功率的报道很少。据 Koch 和 Lipscomb 报道，梅奥诊所在 1967 年之前治疗的 17 例患者中 有 9 例一期关节固定术，9 例失败。11 例肘关节结核患者，6 例融合失败。失败的主要原因是关节损害严重及化疗无效。此外，当时还不能进行坚强固定。最近由 O'Neil 和 Morrey 报道的梅奥诊所治疗结果有所改善，应用内固定后的不愈合率明显降低[10]。

骨折

肘关节融合形成的长杠杆力臂导致整个肢体应力增加。融合部位或其近端的骨折并不少见，Koch 和 Lipscomb[6]报道的 17 例患者中有 4 例出现骨折。但是，一般经保守治疗都可获得愈合[10](图 50-8)。

作者推荐的治疗方法

不稳定肘关节

不稳定肘关节如果没有脓毒症，应用 DCP 可获得即刻稳定，如果有必要还可以进行植骨。如果联合行石膏管形固定，可快速愈合。

不稳定肘关节如果合并有脓毒症，我一般选用外固定架固定，必要时移植松质骨。有感染时常同时存在肥大性骨反应。单侧或双侧三角形外固定架固定可起到加压和制动作用，使伤口保持开放逐步闭合，从而自行愈合(图 50-9)。

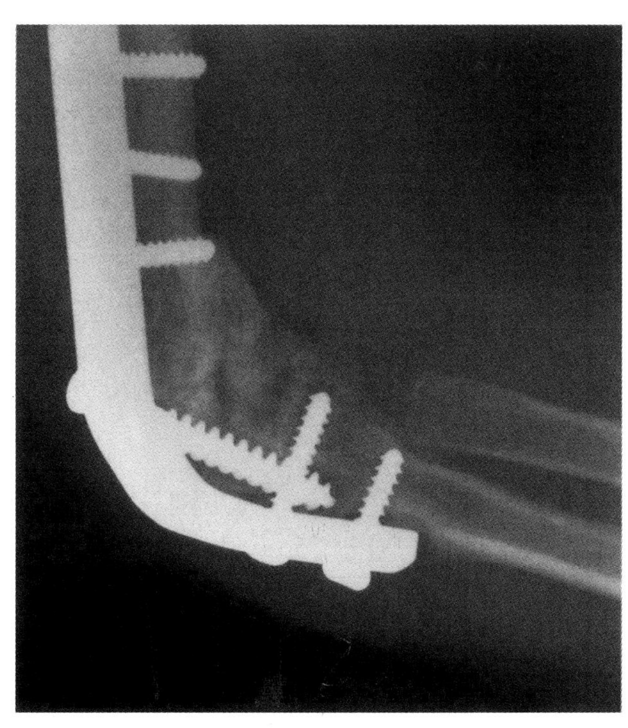

图 50-7 AO 钢板坚强固定并将螺钉贯穿关节表面固定。与 Burkhalter 技术方法是一致的。

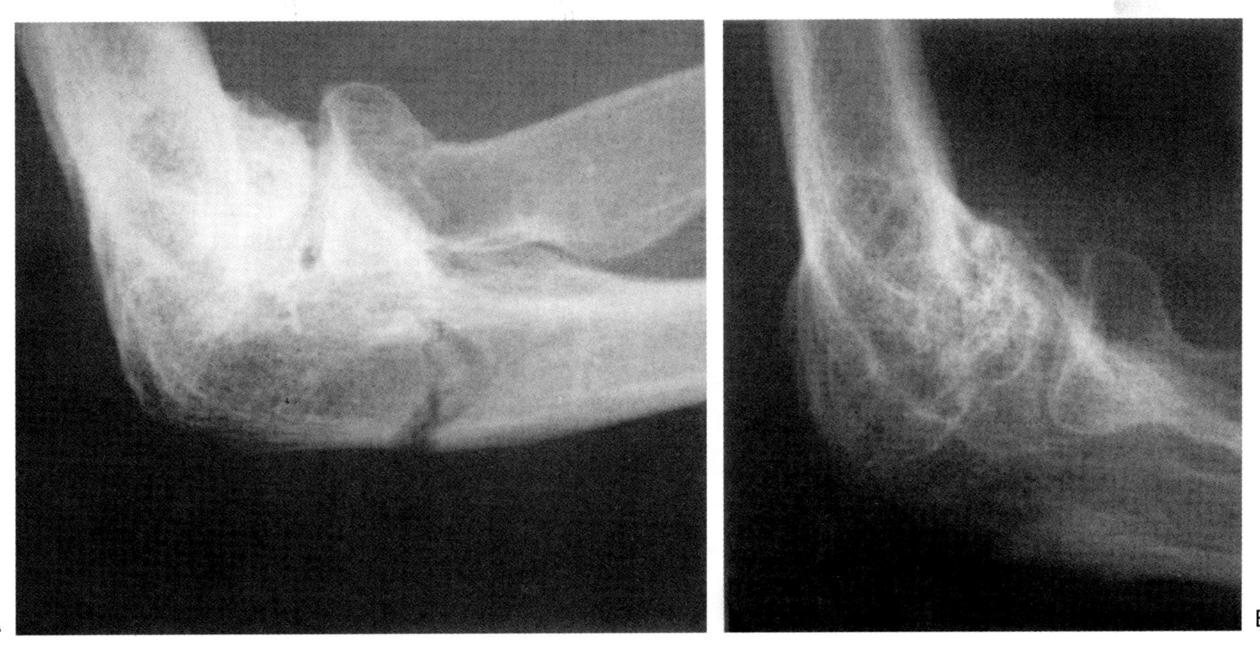

图 50-8　(A)肘关节融合处下方骨折。(B)简单制动后很快愈合。

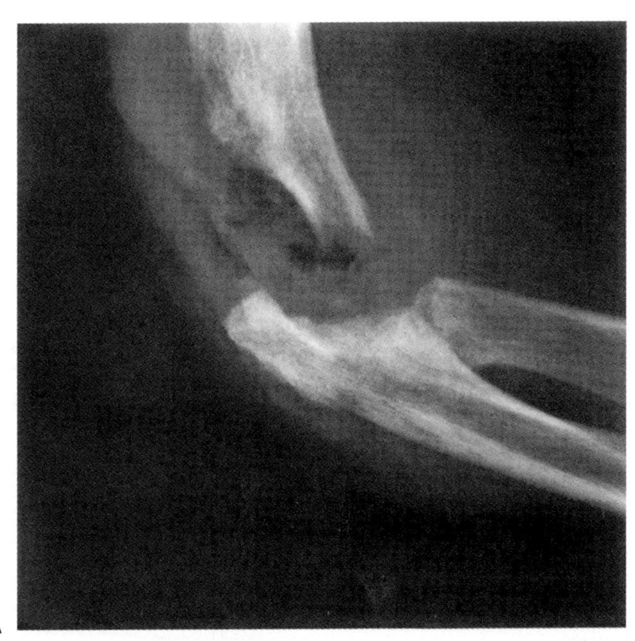

图 50-9　(A)一名类固醇依赖性类风湿性关节炎患者,患有假单胞菌骨髓炎,对其进行清创引流后出现肘关节不稳定。(待续)

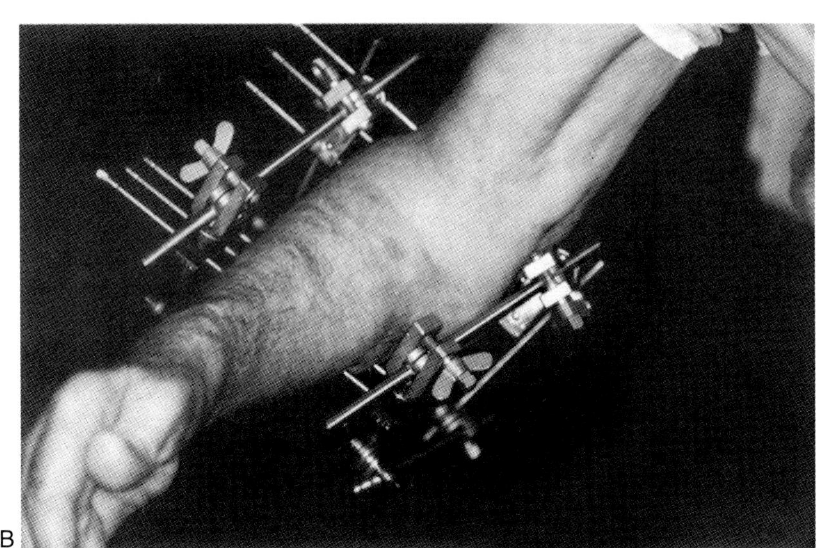

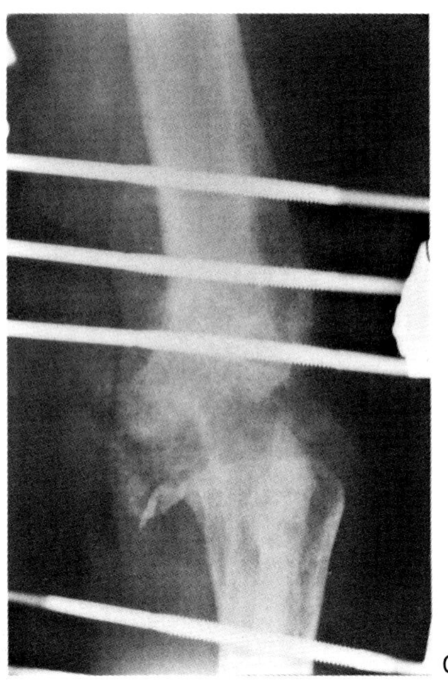

图 50–9(续) (B)使用双侧三角形外固定架。(C)应用双侧三角形外固定架2个月后伤口仍开放但正在愈合,关节获得融合。

稳定的肘关节

无感染的稳定肘关节,使用松质骨加压螺钉进行内固定,操作简单且愈合迅速并允许早期活动。一般不需要植骨,只需对骨皮质表面进行轻微清创以利于融合处成熟。在有感染的情况下,关节清创,开放伤口,并使用外固定可促进愈合。

(李明新 译 叶伟胜 李世民 校)

参考文献

1. Arafiles RP: A new technique of fusion for tuberculous arthritis of the elbow. J Bone Joint Surg 63A:1396, 1981
2. Brittain HA: Architectural Principles in Arthrodesis. 2nd Ed. p. 161. E & S Livingstone, Edinburgh, 1952
3. Connes H: Hoffmann's External Anchorage: Techniques, Indications and Results. p. 118. Editions GEAD, Paris, 1977
4. Figgie MP, Inglish AE, Mow CS et al: Results of reconstruction for failed total elbow arthroplasty. Clin Orthop 253:123, 1990
5. Irvine GB, Gregg PJ: A method of elbow arthrodesis: brief report. J Bone Joint Surg 71B:145, 1989
6. Koch M, Lipscomb PR: Arthrodesis of the elbow. Clin Orthop 50:151, 1967
7. McAuliffe JA, Burkhalter WE, Ouelette EA, Carneiro RS: Compression plate arthrodesis of the elbow. J Bone Joint Surg 74B:300, 1992
8. Morrey BF, Askew LJ, An KN, Chao EY: A biomechanical study of normal functional elbow motion. J Bone Joint Surg 63A:872, 1981
9. Muller ME, Allgower M, Schneider R, Willenegger H: Manual of Internal Fixation: Techniques Recommended by the AO-Group. 2nd Ed. p. 387. Springer-Verlag, Berlin, 1979
10. O'Neill OR, Morrey BF: Elbow arthrodesis: clinical and functional outcome. (Submitted for publication)
11. O'Neill OR, Morrey BF, Tanaka S, An KN: Compensatory motion in the upper extremity following elbow arthrodesis. Clin Orthop 281:89, 1992
12. Plank E, Spier W: Die arthrodese des Ellenbogens. Aktuel Probl Chir Orthop 2:41, 1977
13. Rashkoff E, Burkhalter WE: Arthrodesis of the salvaged elbow. Orthopedics 9:733, 1986
14. Snider WJ, DeWitt HJ: Functional study for optimum positions for elbow arthrodesis or ankylosis. J Bone Joint Surg 55A:1305, 1973
15. Spier W: Beitrag zur Technik der Druckarthrodese des Ellenbogengelenks. Monatsschr Unfallheilkd 76:274, 1973
16. Staples OS: Arthrodesis of the elbow joint. J Bone Joint Surg 34A:207, 1952
17. Steindler A: Reconstructive Surgery of the Upper Extremity. D. Appleton & Co., New York, 1923
18. Wolfe SW, Figgie MP, Inglish AE et al: Management of infection about total elbow prostheses. J Bone Joint Surg 72A:198, 1990

第 4 篇

肩关节

本篇主编:Robert H.Cofield

第 51 章

肩关节成形术:解剖和手术入路

John W.Sperling, Robert H.Cofield

深入了解肩关节解剖和功能有助于顺利地完成肩关节成形术。详细了解肩关节成形术的手术入路可使医生明确肩关节的相关病理并在需要时安全地扩大手术切口。通过研究使我们进一步认识了肩关节的骨性变异,这有助于设计出更符合解剖重建的肩关节假体。本章的重点是讨论与肩关节成形术入路和假体设计相关的解剖特点。

骨骼学

锁骨

锁骨是连接上肢和躯干的一个骨性结构。它有两个曲面,内侧一半凸向前方而外侧一半凸向后方。内侧端是圆的,与胸骨构成滑膜关节。由附着在第一肋骨上的韧带加强这个关节。外侧端锁骨扁平,与肩峰构成滑膜关节。在肩关节上举时,锁骨抬高 35°,旋转 50°[15]。通过横断面观察,锁骨有一个扩大的内侧端,中间部分逐渐变圆和变宽,外侧部分逐渐变扁平[9]。

胸锁关节

胸锁关节由锁骨内侧端和胸骨柄后外侧关节面构成。第一肋骨的软骨部分构成了这个滑膜关节的下半部。整个关节形状不规则。关节中间是厚的纤维软骨盘,凹面朝外,凸面朝内。关节盘、关节囊、前后胸锁韧带、肋锁韧带和锁骨间韧带共同维持关节稳定性(图 51-1)。胸锁关节是一个极端稳定的关节,上下活动度最多只有 60°[18]。

肩锁关节

肩锁关节由锁骨扁平的外侧端和肩峰内侧端构成。中间有类似半月板样关节盘,外周是相对松弛的关节囊。关节稳定性主要由上下肩锁韧带和喙锁韧带维持。上肩锁韧带强于下肩锁韧带,但最主要的稳定装置是由锥状韧带和斜方韧带构成的喙锁韧带 (图 51-2)。锥状韧带在斜方韧带内侧,是关节稳定性的主要装置[7]。在肩胛骨旋转运动时,肩锁关节活动度为 5°~20°[15,18]。

肩胛骨

肩胛骨体阔而扁平,是许多肌肉的附着点。喙突凸向前方和外侧。在喙突基底的内侧是肩胛骨切迹,由上肩胛骨韧带覆盖, 构成了容纳肩胛上神经的管道(图 51-3A)。肩胛骨后方是肩胛冈,凸向头侧和外侧。肩胛冈将肩胛骨后方分成冈上窝和冈下窝。肩胛冈起自肩胛骨体,外侧端扩展形成肩峰,同锁骨构成关节。肩胛骨外侧面狭窄,成三角形,顶部为肩胛盂(图 51-3B)。

喙肩弓

喙肩弓由肩峰、喙突和喙肩韧带构成。肩峰扁宽,由肩胛冈扩展而来,在肱骨头上方。下面向后下方倾斜。其前缘同锁骨远端前缘几乎在同一水平上,略有延伸(见图 51-2)。肩峰是三角肌外侧部分和前侧部分的附着点。当肩关节外展时,肱骨头移向肩峰,大结节内旋,以利肩关节充分上举。

喙肩韧带从喙突外侧缘到肩峰下。Holt 和 Allibone 通过对 50 个肩关节喙肩韧带解剖和组织学研究显示,该韧带有三种形态:四角形,Y 形和宽带形[11]。作者注意到,四角形和 Y 形占 90%。这条韧带构成了旋转袖和三角肌之间的界线。

肱骨近端

肱骨近端由小结节、大结节、肱骨头和近端肱骨干构成(图 51-4)。在结节和肱骨头之间是解剖颈。外科颈在结节水平下方。大结节是冈上肌、冈下肌和小

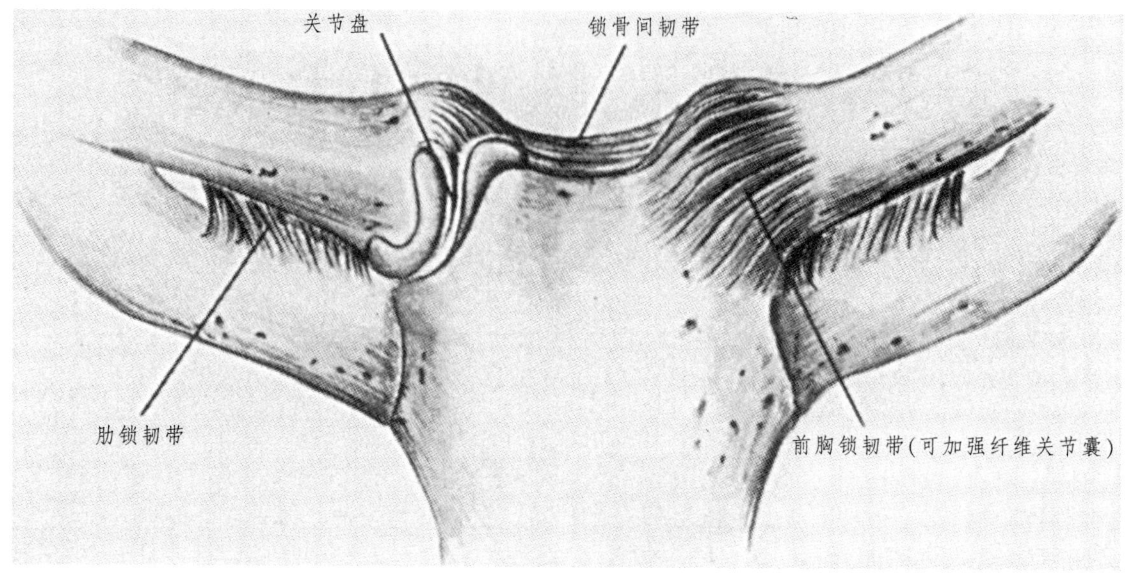

图 51-1 胸锁关节的前面观。(From DePalma AF: Surgery of Shoulder, 3rd ed. Philadelphia, JB Lippincott, 1983.)

圆肌的止点。小结节是肩胛下腱止点。在大小结节之间的结节间沟容纳肱二头肌长头。有学者报道,结节间沟是肩关节成形术中决定截骨角的可靠标志。据Doyle 和 Burks 报道,把肱骨头假体翼放在结节间沟后方 12 mm 处要比 30°~40°后倾更符合解剖特点[6]。

肱骨近端解剖个体差异很大[14,23,24]。调查发现,肱骨头解剖上可有四种几何学变异:倾斜,后倾,内侧偏心距和后侧偏心距[2],倾斜度是指肱骨干和关节面基底部的夹角,为 25°~55°[2,4,14,19,24]。后倾角度变化较大,可从 10°前倾到 50°以上后倾[2,4,25]。

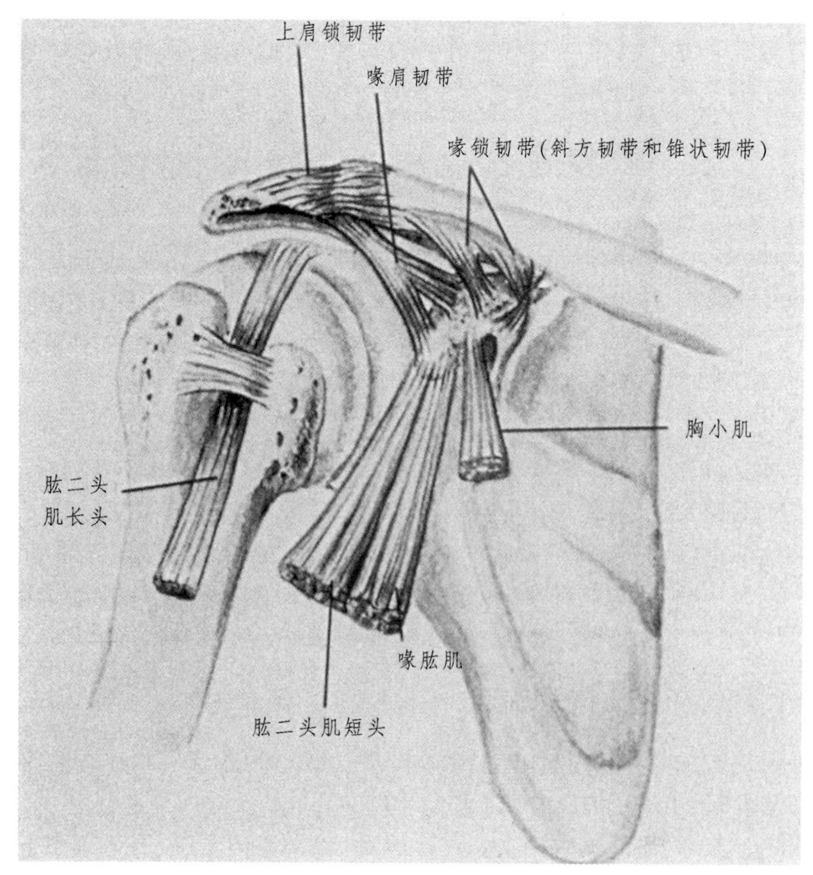

图 51-2 肩锁关节、喙肩弓和肱骨近端的前面观。(From DePalma AF: Surgery of Shoulder, 3rd ed. Philadelphia,JB Lippincott,1983.)

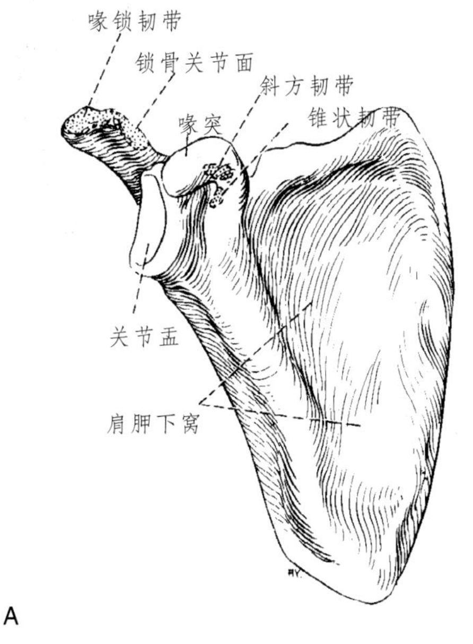

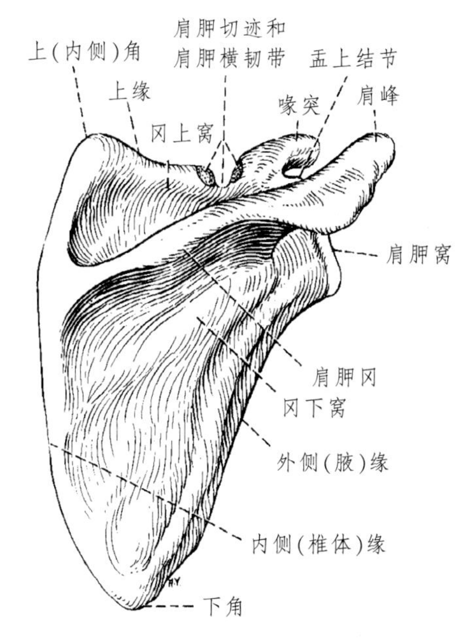

图 51-3　(A)肩胛骨前面观。(B)肩胛骨后面观。

此外，肱骨头旋转中心在肱骨髓腔中心的内后方[2,14,19,24,26]。Boileau 和 Walch 对 65 个肱骨的解剖进行三维研究后发现,平均后侧偏心距是 2.6 mm,内侧偏心距是 6.9 mm(图 51-5)。Roberts 研究了 39 个肱骨后发现,后侧偏心距平均为 4.7 mm[26]。肱骨头曲率半径为 18~30 mm[2,14,19,24]。

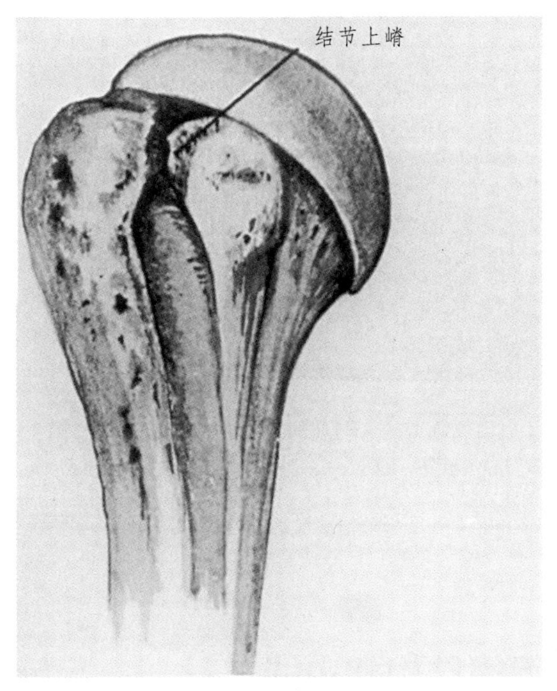

图 51-4　肱骨近端前面观。(From DePalma AF: Surgery of Shoulder,3rd ed. Philadelphia,JB Lippincott,1983.)

这些解剖研究对于假体设计是很有价值的。一个原则是，恢复正常几何形态从而改善关节成形术后的活动度，即关节置换理论上要恢复正常的软组织张力和旋转中心。先前的研究表明,盂肱关节解剖上很小的变化将会导致盂肱关节运动学上变化[1,10]。Pearl 和 Kurutz 对四种常用假体作了几何学研究[22]。他们的研究显示没有一种系统能完全仿制肩关节。平均来说,旋转中心从原来的位置偏移 14.7 mm。此外,这些假体还导致旋转中心向外上侧偏移。作者认为，旋转中心的变化和肩关节成形术晚期并发症的发生有关,例如肱骨上移位、关节盂假体松动和旋转袖肌腱病。

这些解剖学研究同样导致了假体设计的改进[21,28]。Boileau 和 Walch 使用了可依据不同角度假体颈而调节倾斜度的器械。后倾是对关节面的截骨而得到,内侧和后侧偏心是通过偏离指数而得到。但对这种新设计尚缺乏长期随访数据。

关节盂

关节盂是一个浅窝,形似一个倒置的逗点(图 51-6)。其上界是盂上结节,往下关节盂窝逐渐变宽。下半部和上半部宽度比例是 1.0:0.2。关节盂关节面朝向外侧、前方和上方。关节盂与肩胛骨平面平均有 7.5°+5°的后倾[4,5]。肩胛盂的曲率半径平坦,只有少许弧度或

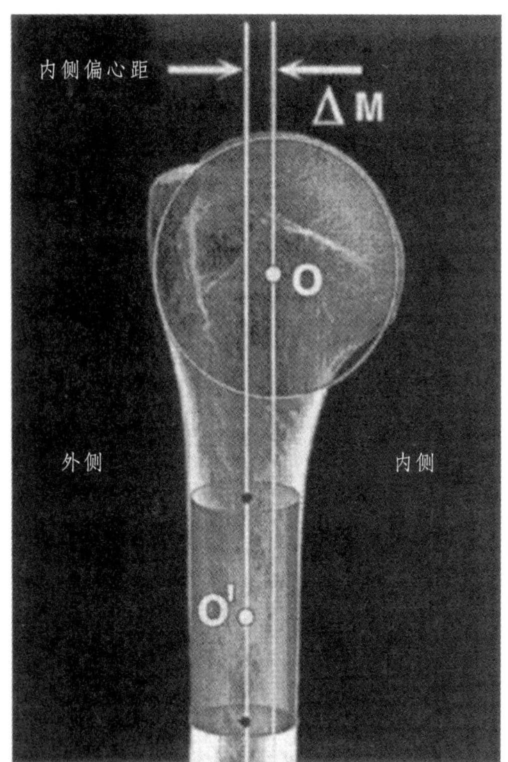

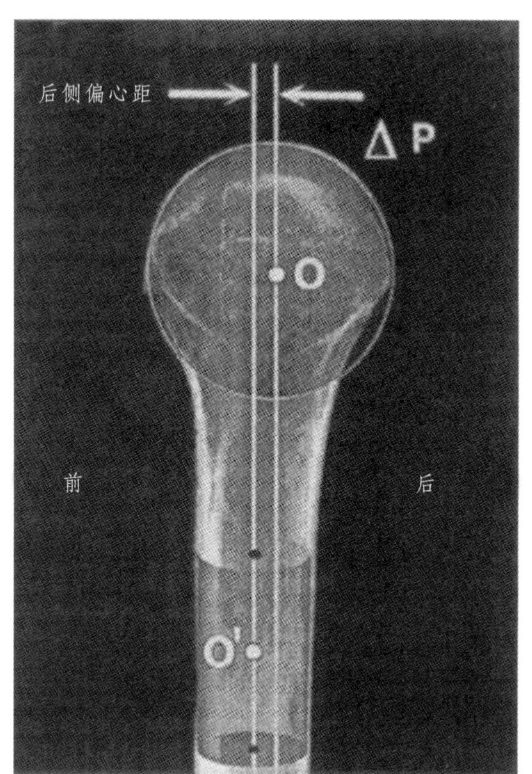

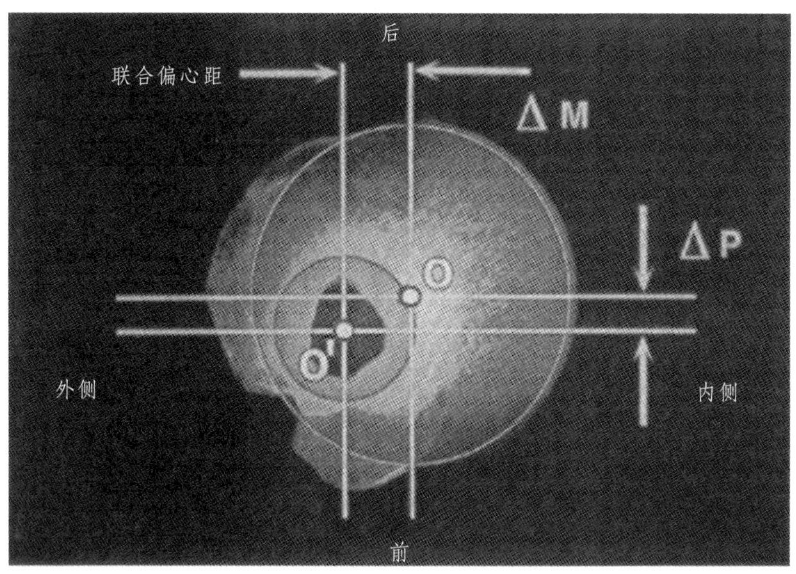

图 51-5 图片显示出肱骨头关节面相对于理论上假体柄轴线的偏移：(A)内侧偏心距；(B)后侧偏心距；(C)联合偏心距。(From Boileau P,Walch G:The three-dimensional geometry of the proximal humerus. Implications of surgical technique and prosthetic design. J Bone Joint Surg 79B:857-865,1997.)

呈鞍状。在 Iannotti 的研究中，关节盂上下径平均是 39 mm，前后径平均是 29 mm[14]。

有学者对关节盂的解剖变异和机械特性作过有限元分析[17]。作者认为关节盂中心和后缘的机械特性最高。这意味着在肩关节成形术中要特别注意这些部位骨的质量。

软组织结构和功能

复杂的静态和动态稳定装置同步作用使肩关节

有很大的活动度并能同时保持稳定。这些结构包括盂唇、关节囊、韧带、旋转袖、肱二头肌长头腱、滑囊和肩胛骨的浅部肌肉。

盂唇、关节囊和盂肱韧带

尽管关节盂的实际尺寸很小，但盂唇将关节盂的深度增加了大约 50%[13]。盂唇由致密纤维组织构成,呈三角形,大约 0.5 cm 宽。Lippett 发现移除盂唇后,盂肱关节承受剪切应力时稳定性下降 20%。关节囊附着在盂唇周围或被滑膜隐窝间隔,最常见一个隐窝在上盂肱韧带和中盂肱韧带之间。

盂肱韧带本身变化也很大。这些韧带实际上代表了肩关节在上举或旋转不同部位时增厚的关节囊。上盂肱韧带起自关节盂窝的上端,止于小结节附近。还附着在喙突、中盂肱韧带和肱二头肌长头腱。中盂肱韧带形态变化最大,起自盂唇前方止于小结节。

下盂肱韧带起自前盂唇中部到肱骨颈的内下方。O'Brien 和其同事研究发现下盂肱韧带由前后束构成[21]。在外展和外旋时前束逐渐变宽,以防止肱骨头前脱位。内旋时后束逐渐增宽,以防止肱骨头后脱位。

肱二头肌长头腱起自盂上结节，经过结节间沟(见图 51-6)。肱骨横韧带覆盖结节间沟,以防止肌腱滑脱。在肌腱的关节外部分覆盖有稳固的滑膜鞘。肱二头肌长头腱是肱骨头稳定性的构成因素。

旋转袖

旋转袖由冈上肌、冈下肌、肩胛下肌和小圆肌组成(图 51-7)。肩胛下肌起自肩胛骨腹面。冈上肌和冈下肌分别起自肩胛骨冈上窝和冈下窝。冈上肌、冈下肌和小圆肌止于大结节。肩胛下肌止于小结节。冈上肌、冈下肌由肩胛上神经支配。小圆肌由腋神经支配。肩胛下肌由肩胛上和下神经支配。

喙肱韧带起自喙突外侧缘，横越冈上肌和肩胛下肌。它参与前关节囊的构成和横跨二头肌肌间沟,是被动稳定装置的重要结构。可防止肱骨头向下半脱位和阻止过度外旋。

滑囊

旋转袖上方是肩峰下滑囊。它从大结节开始一直到肩峰下和喙肩韧带(图 51-8)。它牢固地附着在肩峰

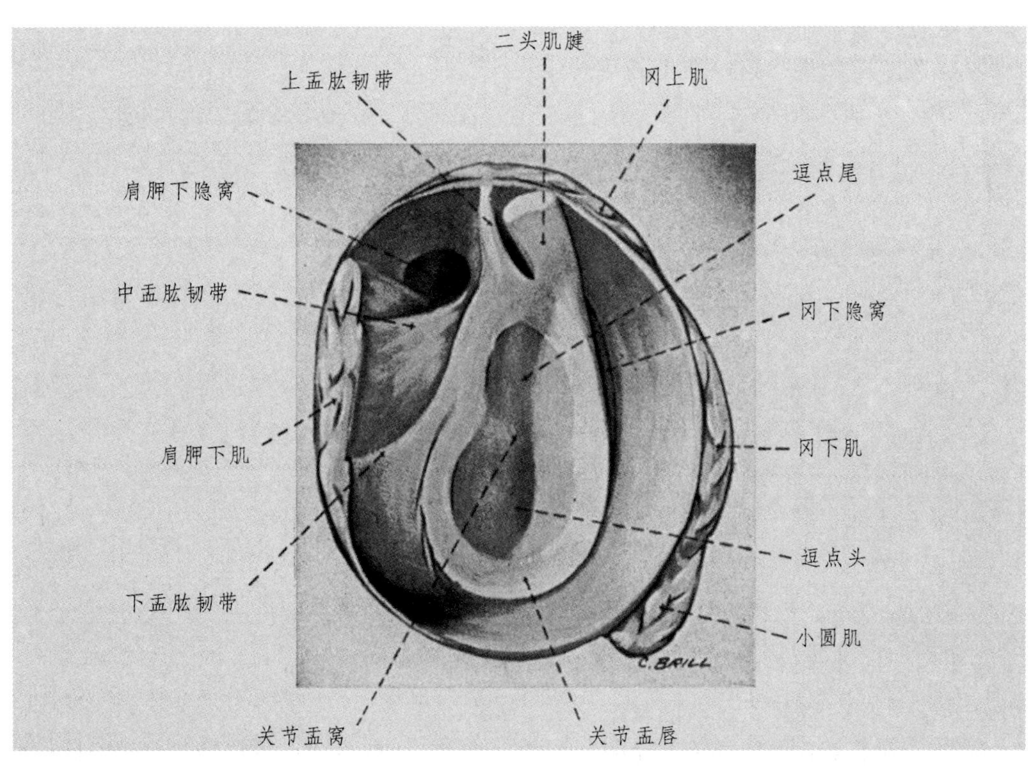

图 51-6 关节盂窝、盂肱韧带和肱二头肌长头的外侧观。(From DePalma AF: Surgery of Shoulder,3rd ed. Philadelphia,JB Lippincott, 1983.)

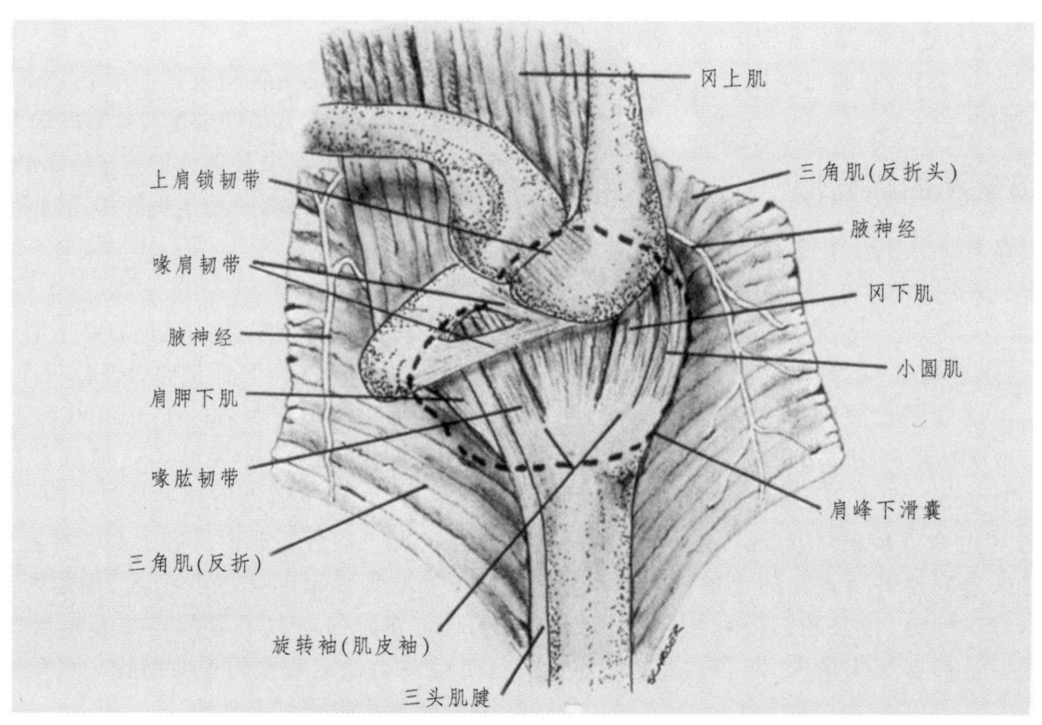

图 51-7 三角肌反折后肩峰和旋转袖上面观。(From DePalma AF: Surgery of Shoulder,3rd ed. Philadelphia,JB Lippincott,1983.)

和旋转袖肌腱的外面。这是非常重要的结构,因为它允许上方的三角肌和下方的旋转袖这两个重要结构相互滑动且摩擦力小,以减少相互影响。

肩胛下滑囊在肩胛下肌深层,它通过上、中盂肱韧带之间的隐窝同关节腔相通。但一般不与肩峰下滑囊相通。

其他滑囊包括胸大肌滑囊、背阔肌滑囊、小圆肌滑囊,通常出现在这些肌腱和肱骨之间。肩胛下滑囊出现在肩胛骨上方和上方三根肋骨之间。

肌肉

肩关节活动依靠肩胛骨和肱骨近端的同步运动。肩

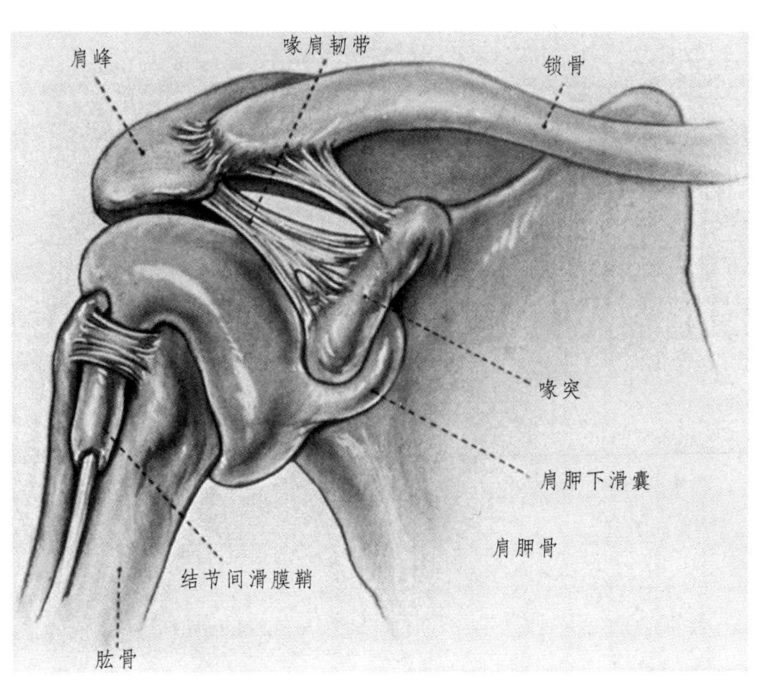

图 51-8 肩峰下滑囊和周围结构的前面观。(From Polley HF, Hunder GG: Physical Examination of the Joints. Philadelphia,WB Saunders,1978.)

关节上举可达 180°，大约 120°发生在盂肱关节，60°是由肩胛骨和胸廓间完成。盂肱关节和肩胛骨胸廓活动比率是 2:1[15]。最初 30°上举纯粹是盂肱关节活动，剩下的由盂肱关节和肩胛骨胸廓共同完成，比率是 5:4。在最初的 30°~60°上举时，盂肱关节旋转中心上移大约 3 mm。但在这以后，移动量非常少[20]。

控制肩关节运动的肌肉和支配神经都总结在表 51-1。盂肱前方和后方区域的解剖简单描述如下。

前方

三角肌是覆盖旋转袖的浅层肌肉，分为三个部分：前、中（外侧）和后群。起自锁骨外 1/3、肩峰和肩胛冈，止于肱骨三角肌结节。腋神经支配三角肌，起自臂丛后束，同旋肱后动脉一起穿过四边孔，从后方穿入肌肉内。一个经常被引用的数据是腋神经通常在肩峰下 4~5 cm 横穿三角肌。尽管如此，Burkhead 和其同事报道腋神经最近处可在肩峰外侧尖端下 3.1 cm 横穿[3]。此外，大约 20%的标本，腋神经距肩峰距离小于 5 cm。

胸大肌

覆盖喙肱肌的是胸大肌肌腱，它止于肱骨结节间沟外侧。因为二头肌长头腱就从胸大肌止点下穿过，松解胸大肌时要小心，不要伤及二头肌长头腱。大圆肌和背阔肌止于结节间沟内侧，就在胸大肌止点的内下方。

联合肌腱

三条联合肌腱附着在喙突。最浅的肱二头肌短头，下面是喙肱肌肌腱，最深的是胸小肌。肱二头肌和喙肱肌由肌皮神经支配，起自臂丛神经外侧束。通常说来，肌皮神经在距喙突尖端 4~8 cm 处进入喙肱肌和肱二头肌，或距肩峰尖端约 7 cm[12]。先前的手术可能破坏这种解剖关系，尤其是需要喙突移位的，如 Bristow 前关节囊修补术。因此从前方暴露肩关节，把联合肌腱拉向内方时要尤其小心，避免损伤肌皮神经。

表 51-1 控制肩关节运动肌肉和它们的神经支配

运动	主要肌肉	神经支配
肩关节		
外展	三角肌	腋神经 冈上神经 肩胛上神经
前屈	三角肌 胸大肌 喙肱肌 肱二头肌	腋神经 胸神经 肌皮神经 肌皮神经
内收	胸大肌 背阔肌 大圆肌	胸神经 胸背神经 肩胛下神经
外旋	冈下肌 小圆肌	肩胛上神经 腋神经
内旋	肩胛下肌	肩胛下神经
肩胛骨		
上举	斜方肌（中部） 肩胛提肌 大小菱形肌	副神经 提肩胛神经 肩胛背神经
下降	背阔肌 胸大肌（下部）	胸背神经 胸神经
上旋	斜方肌（中部） 前锯肌	副神经 胸长神经
下旋	肩胛提肌 大小菱形肌	提肩胛神经 肩胛背神经
外展（伸展）	前锯肌 胸小肌	胸长神经 胸神经
内收（回缩）	斜方肌 大小菱形肌	副神经 肩胛背神经

Adapted from Hollinshead WH: Anatomy for Surgeons: The Back and Limbs, 3rd ed. Philadelphia, Harper & Row, 1982.

上方

斜方肌覆盖肩关节上方,由副神经支配。它止于锁骨后方,肩峰内侧和肩胛冈上方。冈上肌在它的正下方。

后方

三角肌后1/3肌群是后方最浅的肌肉,起自肩胛冈。在它的下方是构成旋转袖的冈下肌和小圆肌以及起自肩胛颈下方的肱三头肌长头。

神经血管结构

为了安全实施肩部重建手术(如全肩关节成形术),必须全面了解神经血管解剖。

血管解剖

肩关节区域有丰富和错综复杂的血液供应。当锁骨下动脉穿过第一肋骨后便成为腋动脉并分成三部分。当分出6支主要分支后,腋动脉延伸为上臂的肱动脉。腋动脉从小圆肌上方进入腋窝,然后进入前锯肌,腋静脉走在其内侧。它继续往外和远方延伸,止于覆盖肩胛下肌和大圆肌的结缔组织中。它的6个分支依次为胸上动脉、胸肩峰动脉、胸外侧动脉、肩胛下动脉和旋肱前后动脉。

胸肩峰动脉分成胸动脉和三角肌动脉。胸动脉从胸大肌和胸小肌之间往下并分支,以营养两块肌肉,并同胸外侧动脉吻合(图51-9)。三角肌分支在胸大肌和三角肌间沟紧邻着头静脉下降,也分支供应这些肌肉。它在三角肌止点附近终结并分出肩峰支。肩峰支起自喙突尖端水平,往上往外到达肩峰。三角肌分支还经常分出一个小的锁骨支供应肩锁关节。全肩手术通过三角肌和胸大肌肌间沟时,三角肌分支、肩峰动脉和旋肱前动脉都要仔细分离并结扎,防止出血,以使手术视野清晰。

旋肱前、后动脉通常是腋动脉的最后分支。旋肱前动脉起自肩胛下肌肱骨止点下方,在喙肱肌和肱二头肌长头腱深面。它在三角肌深面环绕肱骨前部分并同

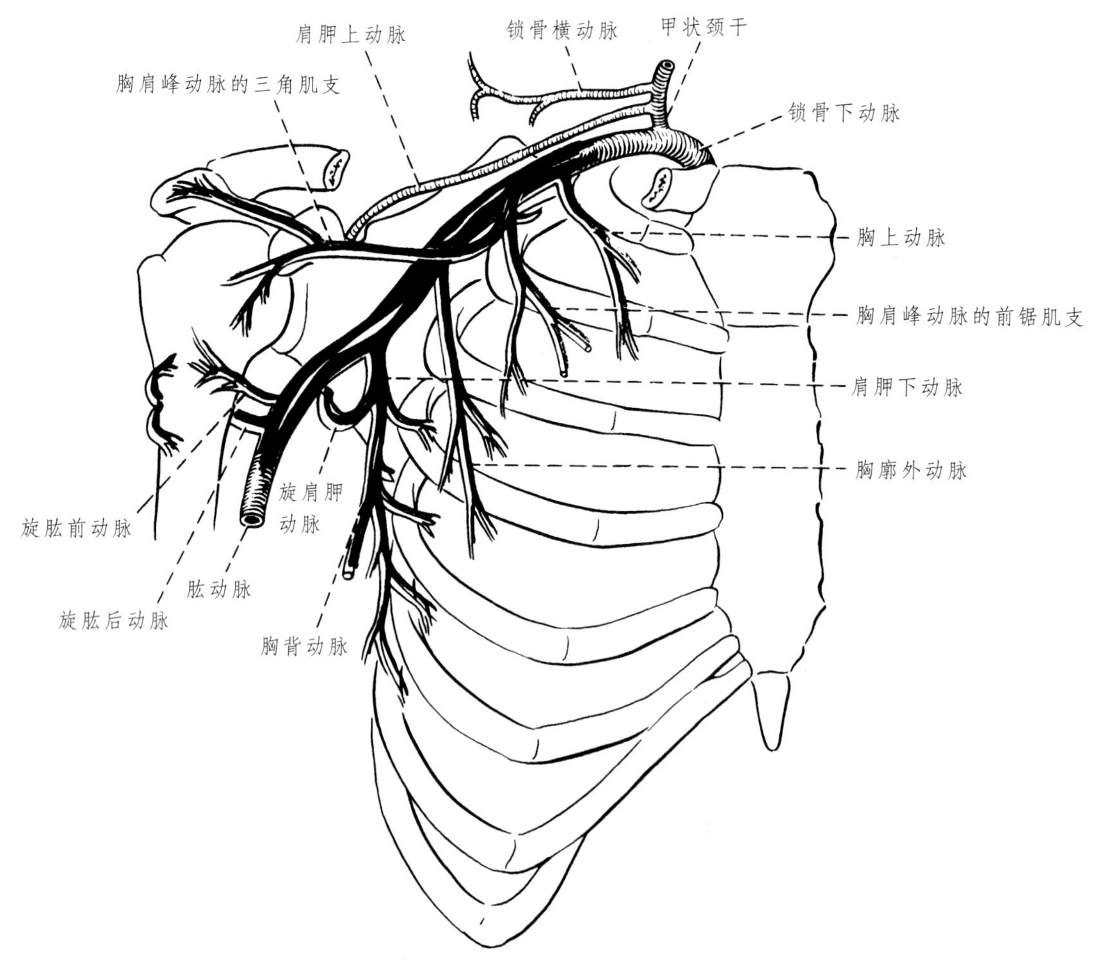

图51-9 腋动脉及其分支的前面观。

旋肱后动脉吻合。旋肱后动脉在同旋肱前动脉吻合之前,伴随腋神经穿过四边孔并环绕肱骨后部分。旋肱后动脉的分支进入关节腔。旋肱前、后动脉供应三角肌。Gerber 和他的同事研究后发现,肱骨头通常由旋肱前动脉的前外升支供血[8]。这条血管平行走行于肱二头肌长头腱外侧,在结节间沟和大结节结合部进入肱骨头[8]。

神经解剖

通过前方入路行肩关节成形术时,臂丛的外侧束和后束容易受到牵拉(图 51–10)。在上臂外展时,肌皮神经最突出,当过度牵拉时,最容易受到损伤。它距喙突尖端 4~8 cm 处进入喙肱肌。

支配肩胛带主要肌肉的神经都引在表 51–1 中。腋神经和肩胛上神经是盂肱重建手术中最重要的神经。腋神经起自臂丛后束,走行在肩胛下肌前面。沿着冈下肌下缘往后延伸,并伴随旋肱后动静脉穿过四边孔(图 51–11)。从前方观察,四边孔上缘是肩胛下肌,外缘是肱骨外科颈,内缘是肱二头肌长头,下缘是大圆肌。从后方观察,上缘是小圆肌。穿过四边孔后,腋神经分支支配小圆肌,并继续支配三角肌。在三角肌下面可触及到腋神经,通常有一层厚厚的筋膜覆盖。在三角肌下放置拉钩时要格外小心,不要太用力以免损伤神经。

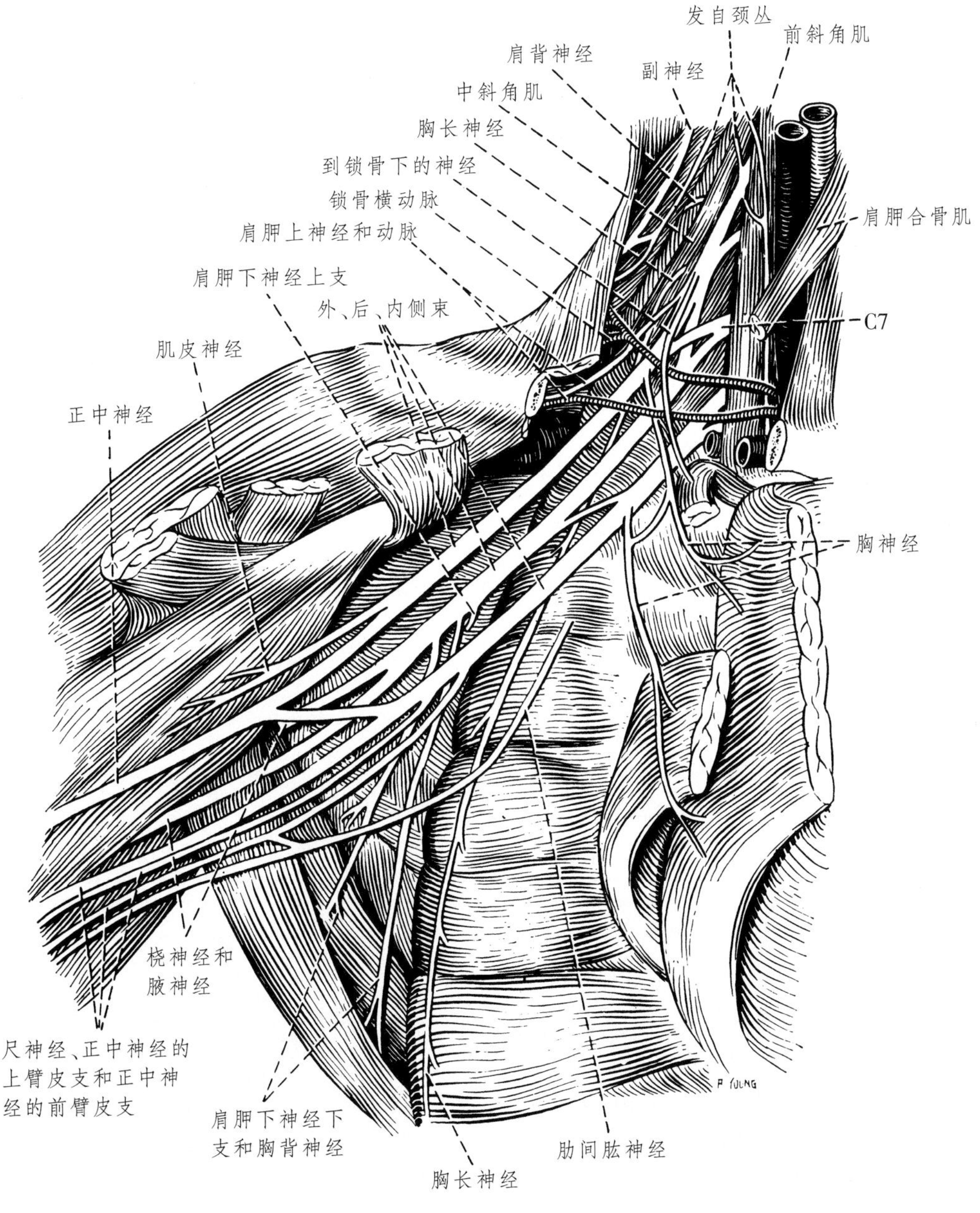

图 51–10 胸大肌反折后,肩胛带神经解剖的前面观。

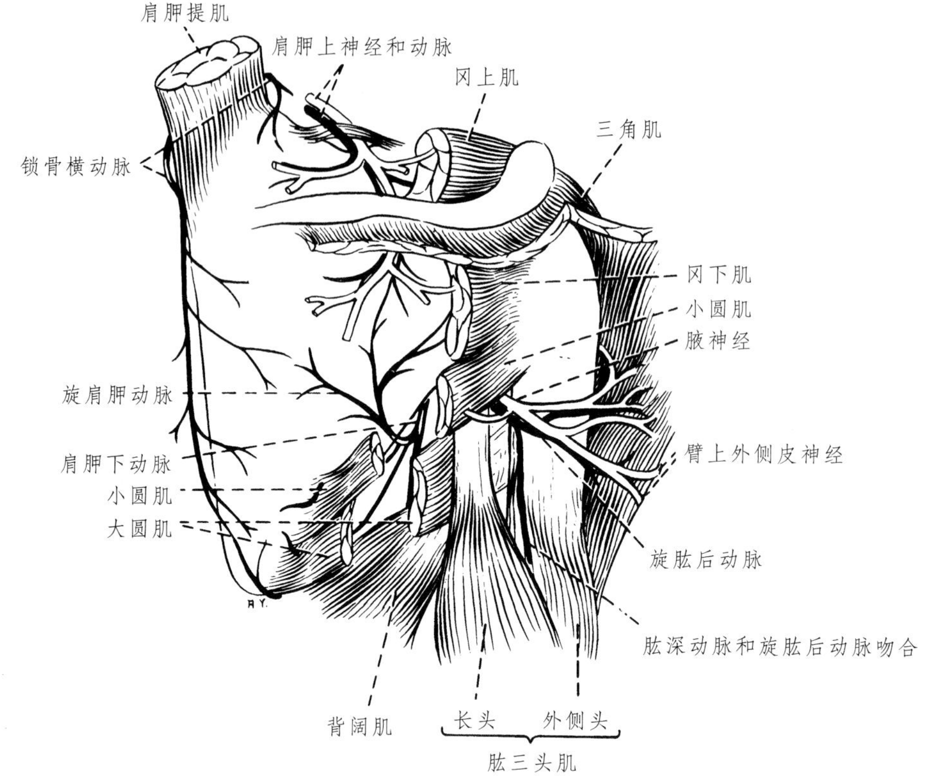

图 51-11 三角肌翻开后肩胛带神经血管解剖的后面观。

肩胛上神经同肩胛上动脉一起走行在肩胛骨上缘。神经穿过上肩胛横韧带,而动脉从上述结构上方穿过,然后汇合,继续走行在冈上肌下,然后逐渐进入冈下窝,并支配这两块肌肉。这个神经的位置限制了游离肌腱时肩胛颈周围软组织的剥离量。

手术入路

在肩关节成形术中,胸大肌三角肌和前内侧显露是最常用的入路。良好的暴露有利于假体的安放和软组织重建。

三角肌胸大肌入路

全麻成功之后,患者取沙滩椅位(半坐)。术侧肩关节和肩胛骨外侧一半置于手术台外。在肩胛骨内侧部分下方铺巾。头略朝对侧倾斜并用胶带固定。胸带固定上半躯干。用立柱支撑患者的腕部。皮肤准备包括半侧胸廓的前部和后部,远侧到腕部。铺巾,但要显露整个肩胛带。用大的塑料粘贴膜固定。手用开刀巾包裹然后用弹性绷带缠绕前臂(图 51-12)。

包裹后的手用钳夹在胸前。切口从肩锁关节内侧 1 cm 开始往外往远侧延伸,长度约 12~15 cm(图 51-13)。在三角肌筋膜层继续分离,将皮瓣往内侧剥离以显露三角肌胸大肌肌间沟。将三角肌拉向外侧,钝性

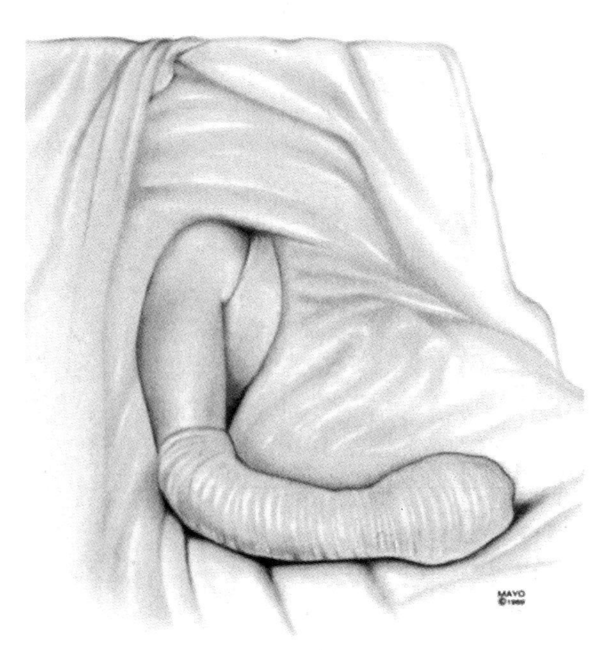

图 51-12 肩关节成形术时铺巾。

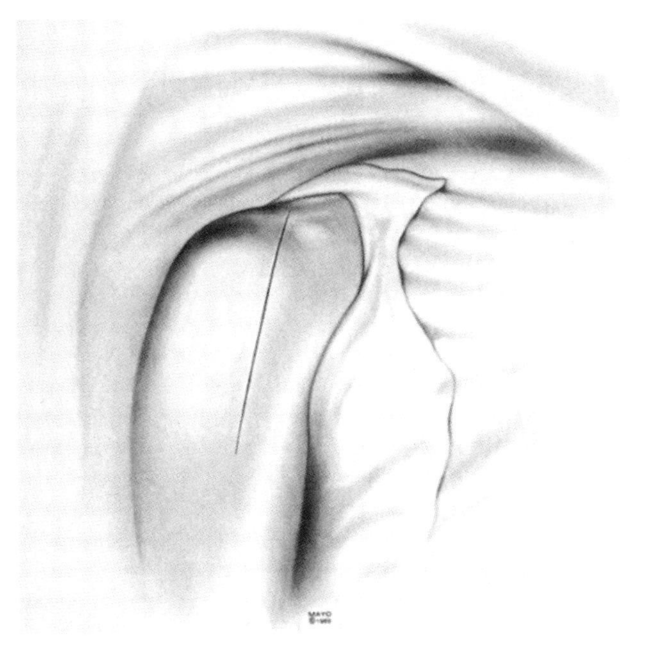

图 51–13　全肩关节成形术的皮肤切口。

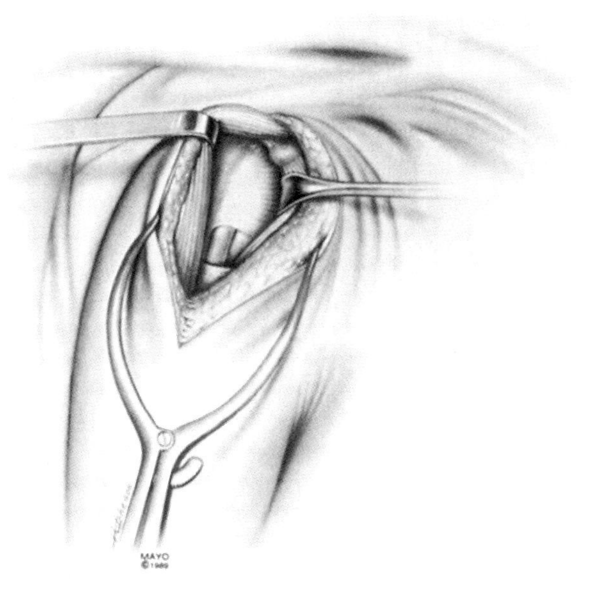

图 51–15　分离至胸锁筋膜。

分离肌间沟。手术医师从近侧开始向远侧找到并电凝胸肩峰动脉的肩峰分支和三角分支。在肌间沟的中部，找到头静脉并拉向内侧(图 51–14)。分离从三角肌流向头静脉的静脉分支并电凝。通常，在三角肌底面的中部，有一个大的静脉丛，与旋肱血管吻合。在三角肌往外牵开之前，应该找到这个静脉丛并完全结扎或电凝(图 51–15)。上肢放在 Mayo 托架上，调节肘部高度，使肩外展 30°。用中号 Richardson 拉钩将胸大肌拉向内侧，用大号 Richardson 拉钩将三角肌拉向外侧。在喙锁韧带下缘水平，在联合肌腱外侧垂直切开胸锁筋膜。钝性分离三角肌下空隙，以免压迫邻近的臂丛。在喙突远侧 2 cm 处用一个 1 英寸长的膝关节拉钩放在联合肌腱下，以免过度向内牵拉损伤肌皮神经。

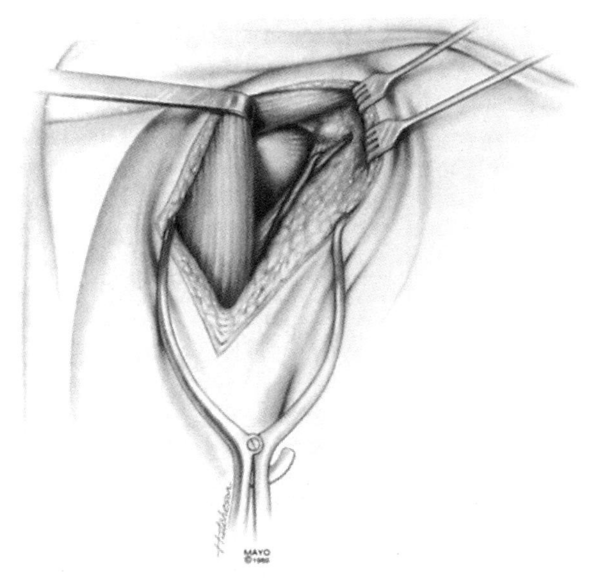

图 51–14　辨认胸大肌三角肌间沟并将头静脉拉向内侧。

外旋上臂，在肱二头肌长头腱内侧 2 cm 或小结节内侧 1 cm，在肩胛下肌处切开关节囊(图 51–16)。在上部，切口直接在喙突内侧以免损伤肱二头肌长头腱。下方，必须结扎旋肱前动脉。循肩胛下肌切口切开关节囊，但切开前预留缝线。在松解下方关节囊时，内收并外旋肩关节以免损伤腋神经。在充分松解肩胛下肌腱和前下方关节囊后，将 Darrach 拉钩放在肱骨头后和肩胛盂前方。外旋、伸展并内收肩关节并向肘关节方向轻度牵拉(图 51–17)，使肱骨头脱位。当存在旋转袖撕裂或合并急慢性骨折时，关节囊切开时要考虑已损伤的肌腱。当解剖欠清晰时，肱二头肌长头腱可作为关节切开的很好标志，可邻近它切开关节。

切口扩展

对于大多数患者，先前章节所描述的技术就足够了。但仍有一部分患者需要进一步暴露以安放假体和修复软组织。这尤其适合肌肉发达，创伤后关节退变和畸形、有很大旋转袖损伤的患者。可通过六种方法获得进一步的暴露：①在胸大肌止点上方 1~2 cm 处

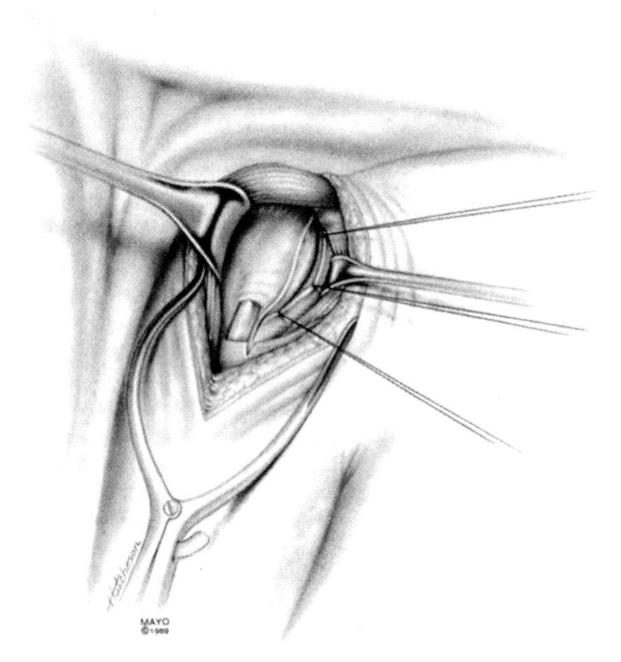

图 51–16 行关节切开时，要在前关节囊和肩胛下肌预留缝线。

松解；②分开喙肩韧带；③部分松解三角肌粗隆止点的三角肌；④从锁骨或肩峰前方部分或完全松解前三角肌(前内侧暴露)；⑤延伸关节囊松解；⑥部分或完全松解联合腱。许多患者有创伤后畸形或较大的需要修复的旋转袖损伤，此时需要松解前三角肌。喙肩韧带的保留对于维持肩关节上方稳定性特别重要，尤其是类风湿性关节炎患者合并旋转袖变薄或损伤。当肱骨头截除后并延伸关节囊松解时，要首先找到腋神经并加以保护。沿着肱骨颈往下延伸切开关节囊，然后往后，朝向内侧的肩胛盂。许多骨关节炎患者下方有很大的骨赘，当被切除后，在下方形成一个容积很大的囊。这种情况下，应避免过多地松解关节囊。

危险性

肌皮神经在喙突尖端远方 4~8 cm 处进入喙肱肌。往内牵拉联合肌腱时用力要柔和以避免损伤神经。

松解关节囊时有可能损伤腋神经。它在肩胛下肌下缘往后穿越四边孔，在肩胛下肌腱后方可触及。当需要更多地往下和往后松解关节囊时，要用牵开器保护该神经。

关节盂准备时需要肩关节外展、外旋，从而使肱骨头移向后方。这个步骤可能拉伸臂丛神经，尤其是后束和肌皮神经(图 51–18)。因此，要防止过度牵拉，以免损伤这些结构。

特殊重建问题

前面章节所阐述的技术适用于大多数需要行半肩或全肩成形术的患者。然而，对于急性或慢性肱骨骨折，或合并前方关节囊、旋转袖挛缩的患者，可能需要额外的方法。

骨关节炎、骨坏死、类风湿性关节炎患者因为有先前的损伤，可能有前关节囊和旋转袖的瘢痕。如果

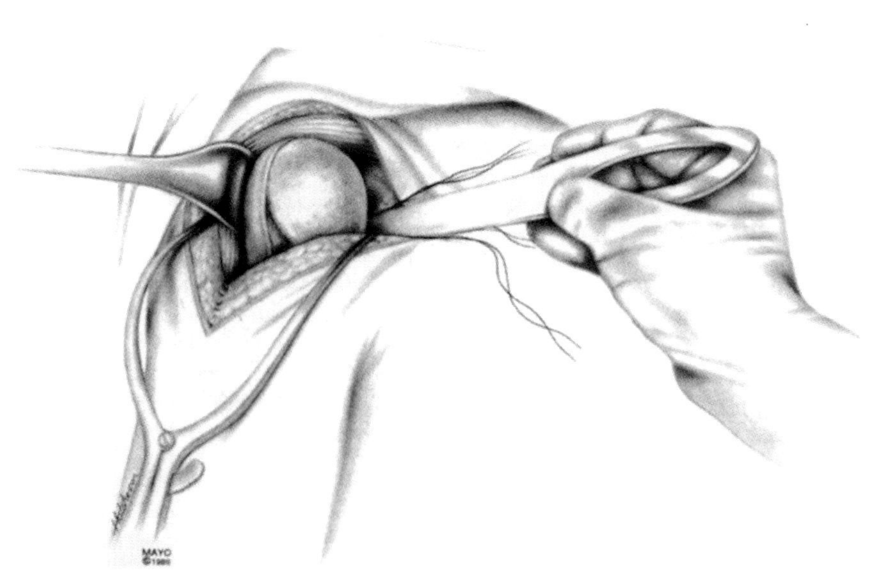

图 51–17 肱骨头向前脱位。

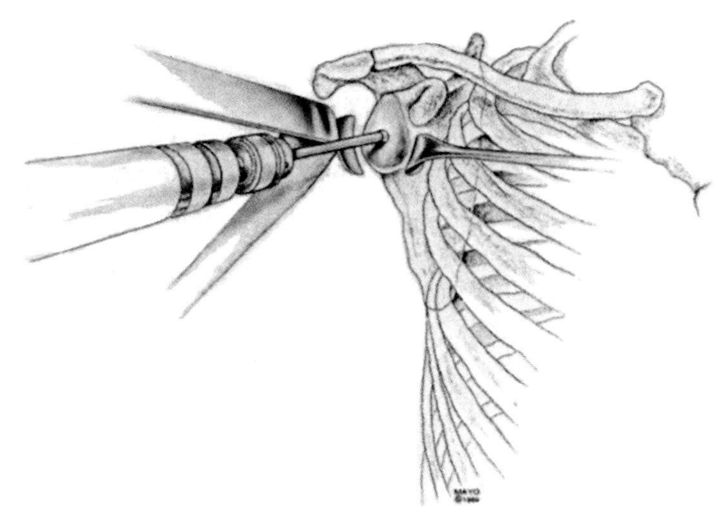

图 51–18　暴露肩胛盂时拉钩的放置。

挛缩很严重,我们喜欢在小结节处切开肩胛下肌。当手术结束时,在肱骨前方截骨部位修复肩胛下肌。在置入假体之前,应在缝合部位打孔。肩胛下肌前移 1 cm,可以获得 20°~30°的外旋。另一种增加外旋方法是 Z 形延长肩胛下肌(图 51–19)。如果还需要延长,可以从肩胛颈上剥离前关节囊。

如先前描述的,对于四部分骨折或慢性畸形愈合需要结节截骨的患者,应在肱二头肌长头腱上缘行关节切开。对于慢性骨折合并结节畸形愈合,大结节或小结节需要截骨。对于急性或慢性骨折患者,在外科颈部位常有骨量丢失,手术时要注意恢复适当的假体高度和后倾。当假体正确安放并用骨水泥充填后,在

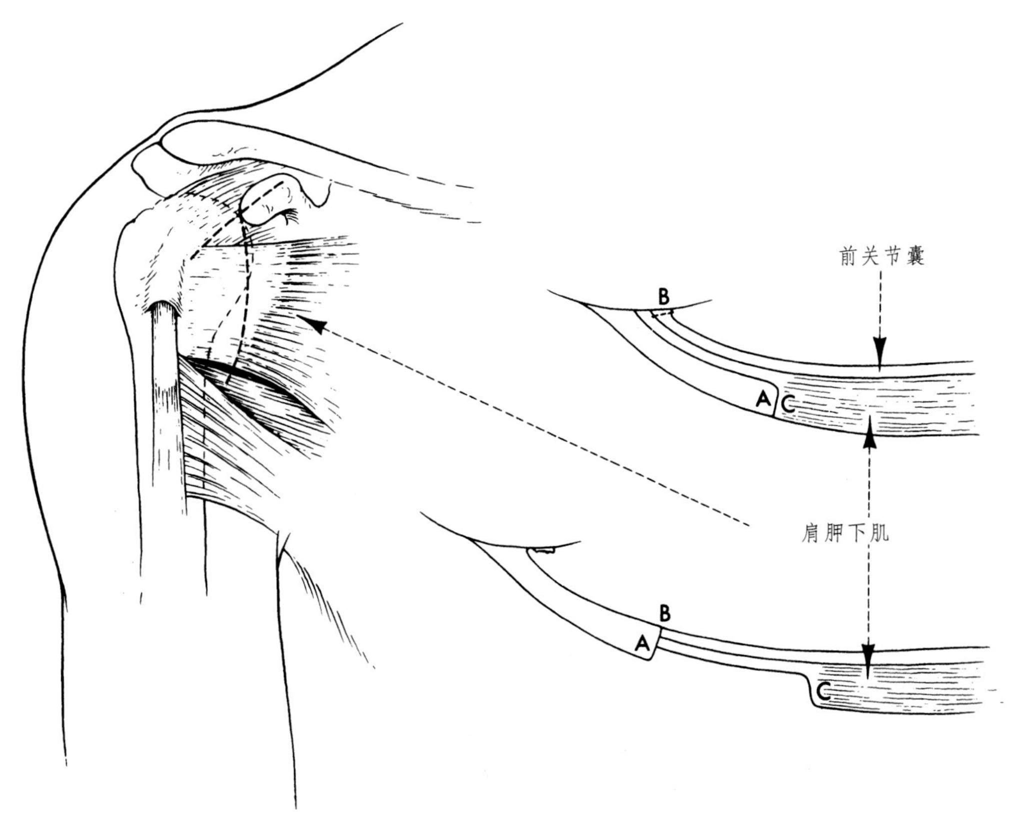

图 51–19　Z 形延长肩胛下肌。

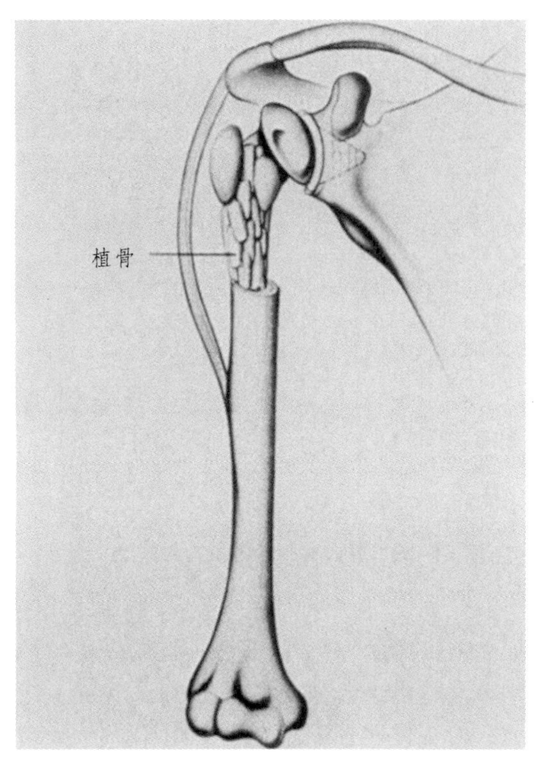

图 51-20 合适肱骨高度和后倾的恢复。植骨以填补骨缺损。(From Neer CS,Watson KL, Stanton FJ:Recent experience in total shoulder replacement. J Bone Joint Surg 64A:319,1982.)

肱骨头和干之间植骨(图 51-20)。大结节用 5 号不可吸收缝线通过骨洞缝合在假体头以下。为了获得良好的治疗效果,牢固的结节修复很重要。

前内侧入路

偶尔,胸大肌三角肌入路并不适合处理复杂骨折或肩关节成形术,尤其是该部位有瘢痕或手术不仅要暴露肩关节前方,还要暴露肩关节后方。这时可采用前内侧手术入路,将三角肌从锁骨和肩峰前方止点处切开。手术切口是有弧度或角度的,循三角肌胸大肌肌间沟方向和锁骨和肩峰外侧轮廓切开。然后是肩关节的切开,尽管这一步骤有些变化,但本质上与胸大肌三角肌入路基本相同。当三角肌胸大肌肌间沟暴露后,在上方适当分离皮瓣显露三角肌起点和斜方肌止点。作横跨锁骨上方、肩锁关节前 1/3 和肩峰前上区域的切口。三角肌在锁骨上的起点是 J 形的,从锁骨上方中线开始循锁骨前方到锁骨前面下方, 有一定的角度。从锁骨上剥离三角肌,尽量保留附着在三角肌上的纤维筋膜组织以利后期缝合修复。部分肩锁关节前关节囊用同样的方法切下以利后期肌肉更牢固地附着。外侧,在肩峰前方,所有纤维都从骨上切下,同样

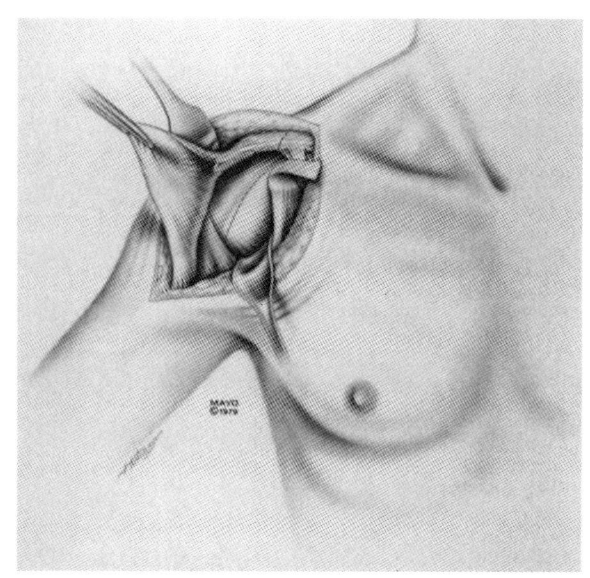

图 51-21 肩部手术时前内侧切口。通过胸大肌三角肌间沟并将三角肌从肩峰前方和锁骨上松解。

是为了后期的修复加强(图 51-21)。

正如人们能够认识到的, 这种方法允许仔细分离三角肌和它下方肱骨头与旋转袖之间的间隙。但当有广泛瘢痕形成时,分离很困难。尽管如此,精确地分离仍很重要,因为腋神经就在三角肌下方,任何对三角肌的侵犯都可能损伤神经。该入路允许向外牵开三角肌,向前牵开肱骨头,有效地显露肱骨头外侧,或某种程度上显示肱骨近端后方。当然允许从肩峰上松解更多的三角肌或沿肩峰外侧延伸松解,从而形成广泛暴露。但肩关节重建手术通常很少需要这种程度的暴露。

小结

对于肩胛带骨骼、软组织和血管神经的充分了解,有利于在肩关节成形术中充分、安全的暴露以及软组织的重建和修复。此外,对于肩关节解剖的充分了解还有助于在必要时安全地扩展切口。只要暴露充分,很好地做到软组织平衡和安放假体,肩关节成形术就能缓解疼痛并恢复关节功能。

(李华 译 侯筱魁 校)

参考文献

1. Ballmer FT, Sidles JA, Lippitt SB, Matsen FA: Humeral prosthetic arthroplasty: Surgically relevant considerations. J Shoulder Elbow Surg 2:296–306, 1993.

2. Boileau P, Walch G: The three-dimensional geometry of the proximal humerus. Implications for surgical technique and prosthetic design. J Bone Joint Surg Br 79:857–865, 1997.
3. Burkhead WZ, Scheinberg RR: Surgical anatomy of the axillary nerve. J Shoulder Elbow Surg 1:31–36, 1992.
4. Cyprien JM, Vasey HM, Burdet A, et al: Humeral retrotorsion and glenohumeral relationship in the normal shoulder and in recurrent anterior dislocation (scapulometry). Clin Orthop 175:8–17, 1983.
5. Das SP, Saha AK, Roy GS: Observations on the tilt of the glenoid cavity of scapula. J Anat Soc India 15:114, 1966.
6. Doyle AJ, Burks RT: Comparison of humeral head retroversion with the humeral axis/biceps groove relationship: A study in live subjects and cadavers. J Shoulder Elbow Surg 7:453–457, 1998.
7. Fukuda K, Craig EV, An KN, et al: Biomechanical study of the ligamentous system of the acromioclavicular joint. J Bone Joint Surg Am 68:434–440, 1986.
8. Gerber C, Schneeberger AG, Vinh TS: The arterial vascularization of the humeral head. An anatomical study. J Bone Joint Surg Am 72:1486–1494, 1990.
9. Harrington MA Jr, Keller TS, Seiler JGD, et al: Geometric properties and the predicted mechanical behavior of adult human clavicles. J Biomech 26:417–426, 1993.
10. Harryman DT, Sidles JA, Harris SL, et al: The effect of articular conformity and the size of the humeral head component on laxity and motion after glenohumeral arthroplasty. A study in cadavers. J Bone Joint Surg Am 77:555–563, 1995.
11. Holt EM, Allibone RO: Anatomic variants of the coracoacromial ligament. J Shoulder Elbow Surg 4:370–375, 1995.
12. Hoppenfeld S, DeBoer P: Surgical Exposures in Orthopaedics. The Anatomic Approach. Philadelphia, JB Lippincott, 1982.
13. Howell SM, Galinat BJ: The glenoid–labral socket. A constrained articular surface. Clin Orthop 243:122–125, 1989.
14. Iannotti JP, Gabriel JP, Schneck SL, et al: The normal glenohumeral relationships. An anatomical study of one hundred and forty shoulders. J Bone Joint Surg Am 74:491–500, 1992.
15. Inman VT, Saunders JB, Abbot LC: Observations on the function of the shoulder joint. J Bone Joint Surg 26:1, 1944.
16. Kumar VP, Satku K, Balasubramaniam P: The role of the long head of biceps brachii in the stabilization of the head of the humerus. Clin Orthop 244:172–175, 1989.
17. Mansat P, Barea C, Hobatho MC, et al: Anatomic variation of the mechanical properties of the glenoid. J Shoulder Elbow Surg 7:109–115, 1998.
18. Matsen FAI, Thomas SC: Glenohumeral instability. *In* Evarts CM (ed): Surgery of the Musculoskeletal System, 2nd ed. New York, Churchill Livingstone, 1990, p 1439.
19. McPherson EJ, Friedman RJ, An YH, et al: Anthropometric study of normal glenohumeral relationships. J Shoulder Elbow Surg 6:105–112, 1997.
20. Neer CS, Rockwood CA: Fractures and dislocations of the shoulder. *In* Rockwood CA, Green DP (eds): Fractures. Philadelphia, JB Lippincott, 1984, p 675.
21. O'Brien SJ, Neves MC, Arnoczky SP, et al: The anatomy and histology of the inferior glenohumeral ligament complex of the shoulder. Am J Sports Med 18:449–456, 1990.
22. Pearl ML, Kurutz S: Geometric analysis of commonly used prosthetic systems for proximal humeral replacement. J Bone Joint Surg Am 81:660–671, 1999.
23. Pearl ML, Volk AG: Retroversion of the proximal humerus in relationship to prosthetic replacement arthroplasty. J Shoulder Elbow Surg 4:286–289, 1995.
24. Pearl ML, Volk AG: Coronal plane geometry of the proximal humerus relevant to prosthetic arthroplasty. J Shoulder Elbow Surg 5:320–326, 1996.
25. Poppen NK, Walker PS: Normal and abnormal motion of the shoulder. J Bone Joint Surg Am 58:195–201, 1976.
26. Roberts SN, Foley AP, Swallow HM, et al: The geometry of the humeral head and the design of prostheses. J Bone Joint Surg Br 73:647–650, 1991.
27. Rodosky MW, Harner CD, Fu FH: The role of the long head of the biceps muscle and superior glenoid labrum in anterior stability of the shoulder. Am J Sports Med 22:121–130, 1994.
28. Walch G, Boileau P: Prosthetic adaptability: A new concept for shoulder arthroplasty. J Shoulder Elbow Surg 8:443–451, 1999.

第 52 章

肩关节相关生物力学

Kai-Nan An, Bernard F. Morrey

为了全面了解盂肱关节相关的生物力学，本章将分为三部分进行讨论。按照临床所熟悉的关节功能分别讨论其运动性、稳定性和通过关节的应力。虽然这样安排有些武断，但它使重建术要考虑的因素能按照有序和临床熟悉的方式进行讨论。

运动性

关节面

肱骨关节面的组成仅占整个肱骨头球面的 1/3 稍多，弧度约为 150°。关节面斜向上方约 45°，相对于肱骨远端髁的连线后倾 30°~40°[3,4,23](图 52-1)。

在冠状面上，肩盂的关节面组成约 75°的弧度，形似一个倒置的逗号。其长轴尺寸平均为 3.5~4 cm。在矢状面，关节盂的曲度约为 50°，长度为 2.5~3.5 cm[23](图 52-2)。关节盂轻度向上后方倾斜，通常对关节置换术并不十分重要，因为关节盂常有畸形，因此外科重建常受骨及其结构的限制。

上臂上举

上臂上举作为肩关节最重要的功能已经进行过广泛的研究，用以明确盂肱关节和肩胛胸壁关节的关系和作用，即所谓的肩胛胸壁节律[3,5,6,13,19]。可将这几项研究进行简要的总结。虽然在上举前 30°的过程中存在变异，但整个上臂上举过程的作用比大约为 2:1(盂肱关节的作用为 2，肩胛胸壁关节的作用为 1)(图 52-3)。长期以来一直认为，只有肱骨外旋时上臂才能达到最大上举高度。这种特定的轴向旋转对于关节盂结节避开肩峰并调整其后倾的关节面角度达到关节盂理想

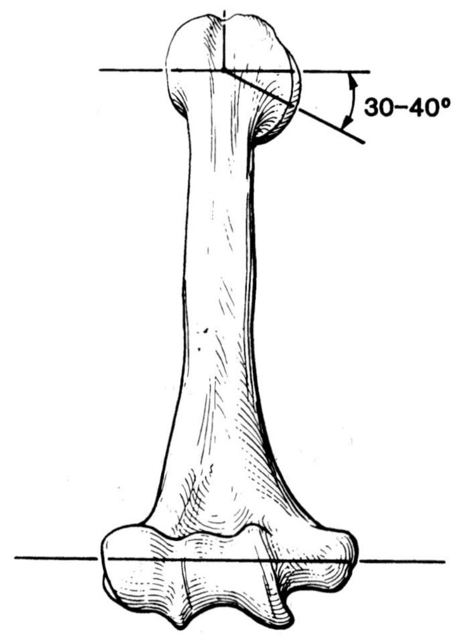

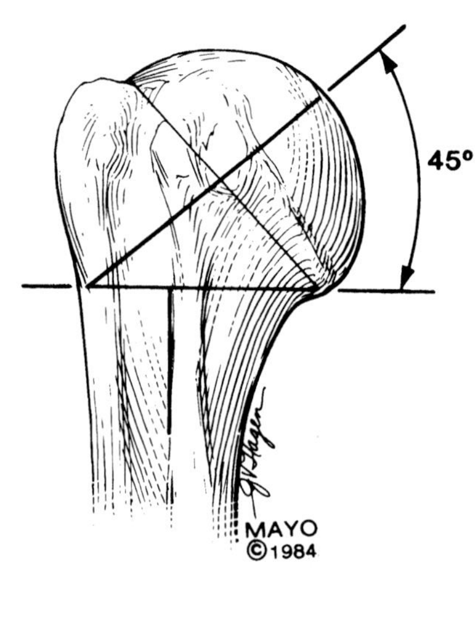

图 52-1 肱骨关节面的几何学定位对于假体的稳定性很重要。

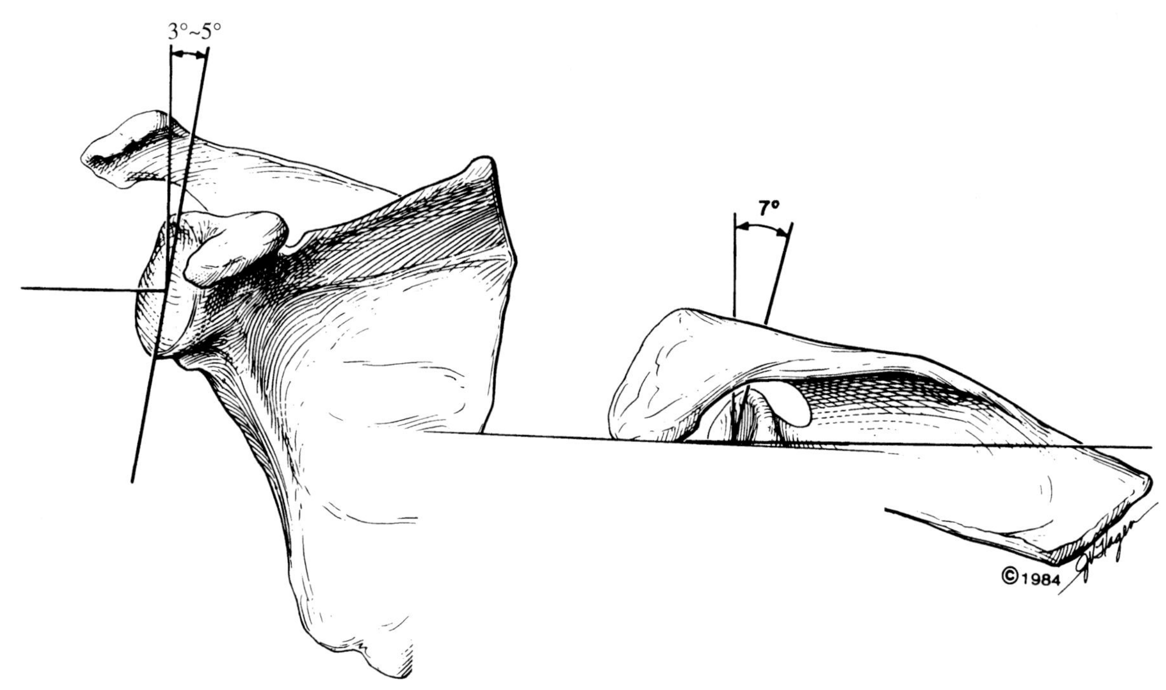

图 52-2　关节盂的几何关系对于重建并不重要，但应该认识其相关结构。

的接触位置是必要的。盂肱关节最大上举的平面位于肩胛骨平面前方 23°位[2]。

只有假体置入后恢复了肩部的正常曲率才能完成正常肩关节的大部分功能。因此，典型的成功假体，例如 Neer 假体[17]，其盂肱关节呈 75°，基本上允许肩关节的正常活动。但是在体内，软组织决定着由盂肱关节和肩胛胸壁关节相协调的肩关节活动范围。而且，如果软组织支持结构不充分，假体就会具有潜在的不稳定，这是因为正常的盂肱关节是固有不稳定的。在这种情况下，就应该考虑选择更具限制性的假体。通过增大关节盂与肱骨的接触面积，从而增加关节盂假体的曲度，可获得更大的限制性。但是，越稳定的假体要求对肱骨头限制越多，从而造成活动范围减小，导致在活动度终端出现机械撞击。这种设计方案本身就会造成活动范围减小，当然也增大了关节盂假体松动的可能性。

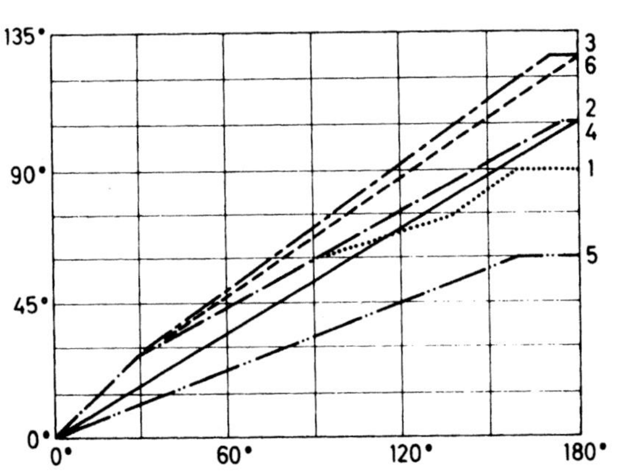

图 52-3　总体上在上臂上举过程中，正常肩关节中盂肱关节与肩胛胸壁关节的活动比为 2:1。(From Bergmann G: Biomechanics and pathomechanics of the shoulder joint with reference to prosthetic joint replacement. In Kölbel R, Helbig B, Blauth W [eds]: Shoulder Replacement.Berlin,Springer-Verlag,1987, p33.)

关节接触与旋转中心

盂肱关节的旋转中心位置在肱骨头几何中心 6 mm 范围内[19]。该位置相对较小并且在肱骨头几何中心，这说明该关节在正常情况下仅有少量平移。在正常的情况下，肩关节运动包括滑动（肱骨头在关节盂上平移）和滚动（肱骨头的固定部分在其对应的关节盂面上运动）（图 52-4）。最后是旋转运动，它是肱骨头一部分沿旋转轴的运动，与相对关节面有一恒定的接触点。肩关节运动时，这三种运动方式全都存在。图 52-5 示出的是 Nobuhara 绘制的肱骨头在关节盂上的正常接

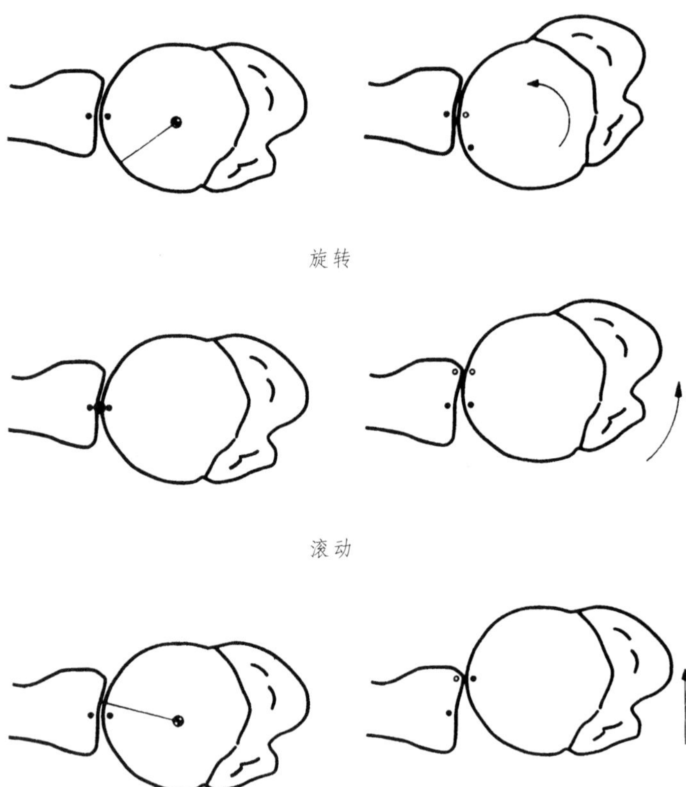

图 52-4 盂肱关节的三种运动类型(旋转、滑动、滚动)。

触位点。

稳定性

为了方便起见,将稳定因素分成静态因素和动态因素。静态因素包括关节、关节囊、韧带和负压因素。动态稳定由肌肉运动提供，就肩关节而言主要包括旋转袖的结构成分。在全肩关节置换时,其稳定性是由准确的关节设计以及旋转袖肌肉组织的功能决定的[21]。对于绝大多数的重建性手术,恢复其动态稳定结构是取得良好关节功能的保障。

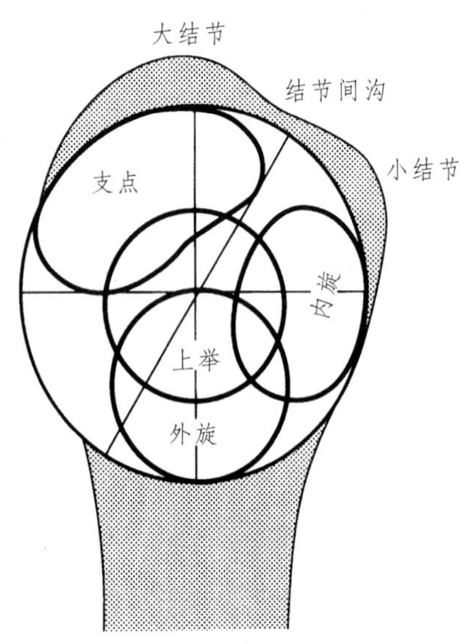

图 52-5 按不同位置及运动描绘的肱骨在关节盂上的接触面积。

静态稳定性

在正常的肩关节，关节所起的稳定作用很小,这是由于关节盂基本上是平的[22]。但是,较小的关节盂腔和动态施压在盂肱关节活动范围的中间部分仍然提供了重要的关节稳定性,在此部位关节囊和韧带是松弛的[15]。在实验室测试中,记录了肱骨头相对于关节盂的移位和对抗移位的力，并计算出关节的稳定比率，关节稳定比率的定义是最大的移位作用除以施加的压力[14]。在上臂悬吊位时平均的关节稳定比率高于盂肱关节外展时(图 52-6)。在盂唇完整时,测得的关节下方稳定比率最高。盂唇缺失时最高稳定比率在关节上方。这两种情况都表明,稳定比率最低点在前方。切除盂唇将导致稳定比率平均降低 10%。经证实在关节置换术时,通过增加关节面稳定性来替代肌肉和关节

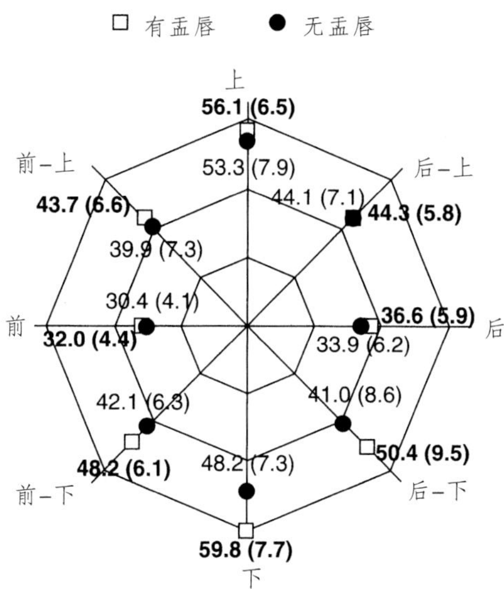

图 52-6 有和没有盂唇状态下,8 个测试方向上的平均稳定比率(百分比)。各数值为平均数加标准差(括号内)。(From Halder AM, Kuhl SG, Zobitz ME, et al: Effects of glenoid labrum and glenohumeral abduction on shoulder joint stability through concavity compression: An in vitro study. J Bone Joint Surg 83A:1062,2001)

囊不足的方式并不成功。

肩关节的关节囊本身薄弱且冗余。有时这种冗余可能是正常关节囊的先天性变异[24],或是继发于类风湿或其他炎症性或病理性过程。相反,如果该病理过程引起了关节囊挛缩,就必须对该部位实施重建手术,而且纠正挛缩对于假体置换非常关键。

对肩关节而言，了解各稳定因素分担关节负荷的作用比其他关节更重要。一个基本前提是,关节囊在对抗关节移位中起着协同作用。首先,它存在的本身就对移位产生了拮抗作用，其次是由于在与移位相对的方向上关节接触面压力增大而产生拮抗作用。这个拮抗作用也增加了关节的稳定性。实际上,对关节接触面压力增大与拮抗移位作用之间的关系已进行了研究,将在后面有所描述(图 52-7)。

大气压或关节内压对肩关节稳定性的影响已通过实验和分析调查进行了评估[12]。当关节囊出现 2 cm 大的穿透伤时,肩关节就会发生向下半脱位,进行被动活动时关节稳定性会有明显改变。在上肢负重时关节内压会升高到-82 cm 水柱。

动态稳定性

在跨过肩关节的 26 块肌肉中，只有组成肩袖的 4 块肌肉在肩关节的动态稳定性中起重要作用。旋转袖对于维持肩关节功能的临床意义及重要性已广为人知。

现已证实,在冠状面上肱骨头位于关节盂的中心,其机制并不依赖于某些特定的肌肉活动[9]。因此,即使肩袖前侧或后侧结构存在不平衡的肌肉挛缩（即动态失衡），残存的肩袖仍能使肱骨头位于肩盂表面的中

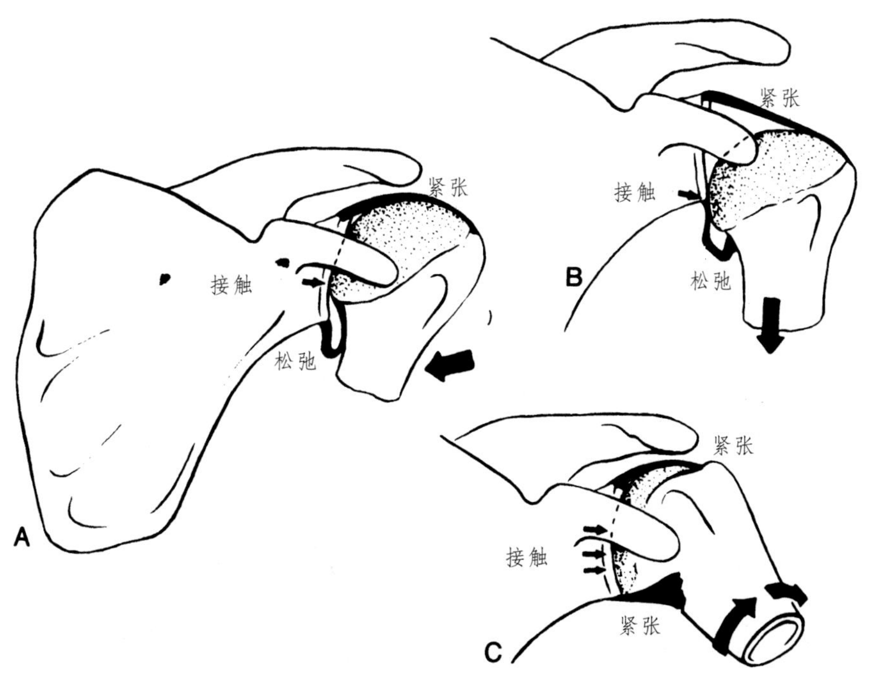

图 52-7 Dempster 的理论[4]是,关节稳定性是通过软组织紧张导致的接触力增大以及软组织自身的阻挡作用提供的。

心。对于旋转袖在稳定肩关节中的作用目前已经有了深入的了解。为了真实地描述力矢量在提供盂肱关节动态稳定性方面所起的生物力学作用，Lee 等[14]定义了一个新的生物力学参数，即动态稳定性指数(DSI)。一块肌肉在盂肱关节特定位置上的 DSI 由该肌肉本身以及压缩力的凹面加压机制的剪切力所形成的效果产生。盂肱关节的 4 块旋转袖肌肉和三角肌三个头的前方 DSI 随着关节位置的变化而改变(图 52-8)。

在上臂上举时三角肌的中心作用是与前侧和后侧的旋转袖肌肉的下压动作相对抗的。因此，短的旋转袖是通过增加盂肱关节面之间的压力来稳定关节的。一个完整的旋转袖在维持盂肱关节稳定性方面还起着另外的辅助作用。当由于肩袖肌肉的活动导致偏移增加时，静态稳定结构便会继发性拉紧，直到关节囊通过手术或自发性修补获得重建。这会产生一种静态稳定性的附加作用，而在不主动运动时其并不存在。

现已证实，肩胛下肌若非必不可少，至少也非常重要，它是阻挡肱骨头在肩关节外展和外旋时向前下方移位的前方屏障。由于旋转袖肌肉组织的横断面积在前侧和后侧大致相等，所以这些肌肉结构所产生的扭矩在力偶方面是平衡的，可以阻止肱骨头的前后移位。对肱二头肌腱在盂肱关节稳定中所起的作用也曾进行过研究[11]。肱二头肌长头和短头的收缩给关节面施加压缩力，也对肱骨头的活动起悬吊作用。这一点在肩袖功能不全时尤为重要。

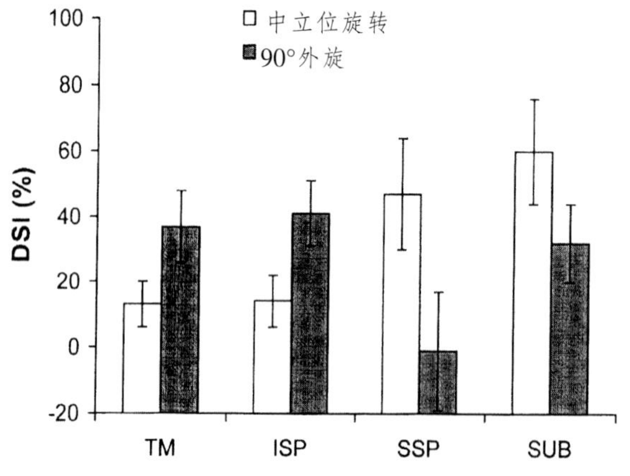

图 52-8 在向前方向上 4 块旋转袖肌肉和三角肌三个头的动态稳定性指数均数图。DSI 是指可以由旋转袖肌肉稳定的最大前脱位剪切力值与旋转袖肌肉本身力值的百分比。竖直线段代表标准差。(TM：小圆肌；ISP：冈下肌；SSP：冈上肌；SUB：肩胛下肌)

手术要考虑的因素

长期以来一直认为，完整的或是修复好的旋转袖功能是确保肩关节稳定性和运动性的先决条件。从技术上讲，应该松解肩袖肌肉和关节囊的瘢痕挛缩以便使关节前后方的张力相等。肩袖撕裂或缺损的修复对于肩关节的稳定性以及功能活动的康复和恢复是非常重要的。手术治疗骨折或关节置换重建术办法的出血或渗液可能会使下垂肩关节的关节内负压消失，并使肱骨头向下移位。在这种半脱位或脱位的位置上，应使肱骨头自发性复位并将关节内液体抽吸干净。

目前已公认，提高肩盂和肱骨关节面的匹配性是增强关节稳定性的附加手段。这种设计特点产生了多种重要结果。假体系统的运动量直接受其本身固有稳定性的影响。盂肱关节越受限，活动量越小。此外，在极度上举时，肱骨假体会顶在更加受限的关节盂的边缘上，导致上缘受压和下方骨与骨水泥界面紧张。多种盂肱关节假体的力传递方式将在后面讨论。

力传递

有些学者已对正常肩关节的力传递进行过研究[1,10,16,25]。上臂上举时，在大约 90°外展位，在盂肱关节两端会产生约为自身体重 1 倍大小的力。当举起 50N 这么小的重物时，会产生约为体重 2.5 倍的力[1]。同样重要或者更加重要的是，在上臂不同程度的上举过程中，合力矢量的方向会发生改变。Poppen 和 Walker[20] 研究了合力矢量的方向与大小，他们将合力矢量的方向与关节盂表面相联系。当上臂上举至 60°时，合力矢量的方向保持在关节盂表面之外，并且这个位置正好在关节盂缘的上方边缘(图 52-9)。如果合力矢量方向不通过关节盂表面，就认为关节处于不稳定状态。通过对各分力的分析证实，在上臂上举至大约 60°时存在一个相当大的向上剪切力或半脱位力。如果盂肱角大于 60°，合力矢量的方向就在盂关节面的范围内。这是一种内在稳定结构。

如果冈上肌功能丧失，则由三角肌负责肩关节上举。在这种情况下肩开始外展便处于不利的力学机制下；这样一个很大的初始合力矢量便指向上方，偏离了关节盂的范围。这是一种不良的力学排列，因为肌肉的力量会使肩关节易于发生向上半脱位。当上臂上举超过 60°时，该肌肉会更有效，导致关节力量减弱。

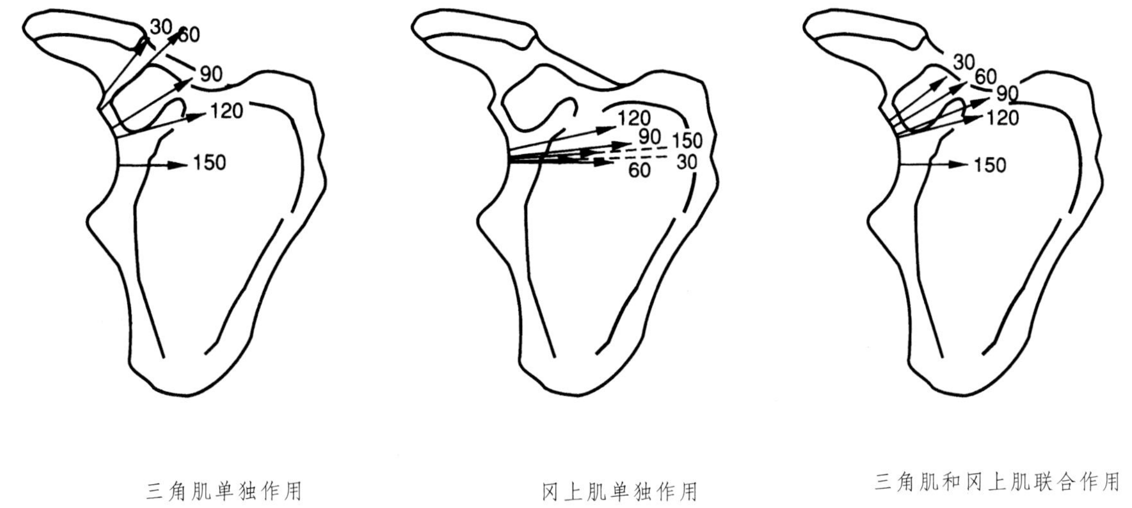

图 52-9 肩关节所受合力的方向和大小取决于各肌肉的活动。当合力矢量在上部边缘时,关节有失稳的趋势而且也不利于力的传递。

但是,合力的方向并不会理想地指向肩盂关节面的中心。这两组肌肉的协调作用似乎能为关节的合力和稳定性提供最佳条件(见图 52-9)。

手术要考虑的因素

肩部的生物力学数据清楚地说明了旋转袖在肩关节置换术中具有关键性作用。可以肯定,功能正常的肩袖除了能使上臂上举的用力减小且力量分配更优化以外,还能提供所必需的稳定性。对于盂肱关节外展不能超过 60°的患者,它会使关节盂上方的负荷方式不合理,同时会增加假体磨损和松动的可能性。这些数据主要与关节盂的设计及其固定有关。

有文献曾对各种关节盂假体设计结构的生物力学关系进行了研究。Walker[26]曾就关节盂厚度改变伴随的力矩变化对假体固定的影响进行了理论分析。假体厚度每增加 1 mm 计算,造成松动的力矩大约就会增加 5%。相反,如果减少曲率半径,力矩也会相应地降低。考虑到外展 90°时合力矢量作用于关节盂上缘,可通过减小关节盂假体厚度和减小曲率来降低肌肉力量对关节盂的作用。

固定

关节盂假体设计和固定之间的内在关系目前还处在实验室研究阶段。Fukuda 等的研究表明,关节的

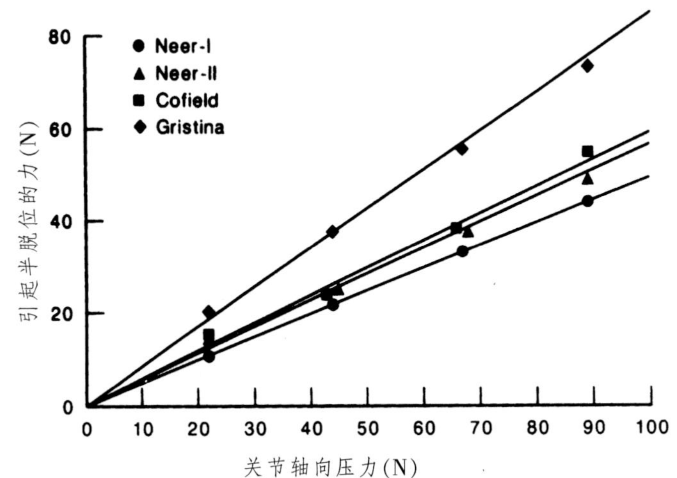

图 52-10 关节在不同的压力负荷下引起不同类型关节盂设计的肱骨假体前后半脱位的作用力。

稳定性和轴向施加的压力大小直接相关[7]。这种关系和预想的一样，限制性越大的假体设计，二者的相关性越高(图 52-10)。但是，当植入物界面设计的稳定性越高时，预期其失败率也越高，因为高密度聚乙烯假体上的应力会相应增大。观测证实，较大的力量(大于 200N)可使肱骨头越过盂缘脱位从而引起塑性变形。但是，较低的应力，如 90N，并不会引起这种变形。此外，剪力和压力的合力往往会形成相当大的剪切力，可能导致高密度聚乙烯假体从其金属衬托中脱出。由此还可以推断出这些临床表现对骨与水泥界面的影响。

最后，就肩关节而言引起广泛关注的主要原因是，固定方式要髓关节盂假体设计而变这一理念。关节盂假体松动仍然是肩关节远期预后的主要关注方面。曾应用标准化技术分别在试验前加或不加疲劳负荷的条件，对现在可以得到的 4 种植入物假体的拔出力进行了研究。结果表明，疲劳负荷并没有改变试验结果，三侧翼植入物的假体固定强度最大，其次是非对称龙骨植入物；最后是对称性龙骨植入物的抗轴向移位能力最差。因为这些假体并不是通过生理学方法施加负荷的，所以相关数据只能作为试验来解释。

(王志彬 徐卫国 王栋梁 译　李世民 校)

参考文献

1. Bergmann G: Biomechanics and pathomechanics of the shoulder joint with reference to prosthetic joint replacement. *In* Kölbel R, Helbig B, Blauth W (eds): Shoulder Replacement. Berlin, Springer-Verlag, 1987, p 33.
2. Browne AO, Morrey BF, Hoffmeymer P, et al: Elevation of the arm in the plane of the scapula. J Bone Joint Surg 72B:843, 1990.
3. Codman EA: The Shoulder. Malabar, FL, Krieger, 1934.
4. Dempster WT: Mechanisms of shoulder movement. Arch Phys Med Rehabil 46A:49, 1965.
5. Doddy SG, Waterland JC, Freedman L: Scapulohumeral goniometer. Arch Phys Med Rehabil 51:711, 1970.
6. Freedman L, Munro RH: Abduction of the arm in scapular plane: Scapular and glenohumeral movements. J Bone Joint Surg 18A: 1503, 1966.
7. Fukuda K, Chen CM, Cofield RH, Chao EY: Biomechanical analysis of stability and fixation strength of total shoulder prostheses. Orthopedics 11:141, 1988.
8. Halder, AM, Kuhl, SG, Zobitz ME, et al: Effects of glenoid labrum and glenohumeral abduction on shoulder joint stability through concavity compression: an in vitro study. J Bone Joint Surg 83A:1062, 2001.
9. Howell SM, Galinat BJ, Renzi AJ, Marone PJ: Normal and abnormal mechanics of the glenohumeral joint in the horizontal plane. J Bone Joint Surg 70A:227,1988.
10. Inman VT, Saunders M, Abbot LC: Observations on the function of the shoulder joint. J Bone Joint Surg 26:1, 1944.
11. Itoi E, Kuechle DK, Newman SR, et al: Stabilizing function of the biceps in stable and unstable shoulders. J Bone Joint Surg 75B:546, 1993.
12. Itoi E, Motzkin NE, Brown AD, et al: Intraarticular pressure of the shoulder. Arthroscopy 9:406, 1993.
13. Laumann U: Kinesiology of the shoulder joint. *In* Kölbel R, Helbig B, Blauth W (eds): Shoulder Replacement. Berlin, Springer-Verlag, 1987.
14. Lee SB, Kim KJ, O'Driscoll SW, et al: Dynamic glenohumeral stability provided by the rotator cuff muscles in the mid-range and end-range of motion. A study in cadaver. J Bone Joint Surg 82A:849, 2000.
15. Lippitt SB, Vanderhooft JE, Harris SL, et al: Glenohumeral stability from concavity-compression: A quantitative analysis. J Shoulder Elbow Surg 2:27, 1993.
16. Morrey BF, An KN: Biomechanics of the shoulder. *In* Rockwood C, Matsen R (eds): Shoulder. Philadelphia, WB Saunders, 1990.
17. Neers CS II: Articular replacement of the humeral head. J Bone Joint Surg 37A:215, 1955.
18. Nobuhara K: The Shoulder: Its Function and Clinical Aspects. Tokyo, Igaku-Shoin, 1987.
19. Poppen NK, Walker PS: Normal and abnormal motion of the shoulder. J Bone Joint Surg 58A:195, 1976.
20. Poppen NK, Walker PS: Forces at the glenohumeral joint in abduction. Clin Orthop 58:165, 1978.
21. Reeves B, Jobbins B, Flowers M: Biomechanical problems in the development of a total shoulder endoprosthesis. J Bone Joint Surg 54B:193, 1972.
22. Saha AK: Dynamic stability of the glenohumeral joint. Acta Orthop Scand 42:491, 1971.
23. Steindler A: Kinesiology of the Human Body Under Normal and Pathological Conditions. Springfield, IL, Charles C Thomas, 1955.
24. Uhthoff H, Piscopo M: Anterior capsular redundancy of the shoulder: Congenital or traumatic? J Bone Joint Surg 67B:363, 1985
25. Walker PS: Human Joints and Their Artificial Replacements. Springfield, IL, Charles C Thomas, 1977.
26. Walker PS: Some bioengineering considerations of prosthetic replacement for the glenohumeral joint. *In* Inglis AE (ed): Symposium on Total Joint Replacement of the Upper Extremity. St. Louis, CV Mosby, 1982, p 25.

第 53 章

肱骨近端急性骨折的关节成形术

Michael E.Torchia, Francisco Lopez-Gonzalez, Guido Heers

1970 年,Neer 发表了关于肱骨近端骨折的经典论著。在这篇论著的第二部分,报道了四部分移位骨折的治疗结果。对于这种非常严重的损伤,无论非手术治疗还是切开复位结果都不理想, 只有肱骨头置换结果令人满意[25]。尽管别的作者也阐述了他们的经验[1,5,9,15,19,21,32,35,37],但在过去的 30 年间,Neer 的治疗经验仍对这种骨折的治疗产生着重要影响。

在最近的 20 年间, 大部分因四部分骨折行肱骨头置换的患者所使用的人工肱骨头假体,都是为盂肱关节炎设计的,治疗结果不尽相同。近来,为了改善临床疗效,专门设计了治疗骨折的假体。

患者评估

尽管需要依靠影像学明确诊断, 但病史和体格检查仍很重要。老年人常常为低能量损伤(如跌倒)导致骨折。许多急性骨折行人工肱骨头置换的患者存在认知上的障碍,需要一定的社会救助。这些因素限制了他们手术后的自我保护能力, 例如保护修复过的大结节。

初始体格检查的重点在于评估患者整体健康状况、皮肤条件和肢体神经肌肉功能的完整性。即使是低能量骨折,都有可能发生神经和血管损伤。这些状况最好在术前就认识到并进行适当处理。

影像学评估很关键。对于肱骨近端骨折的处理,好的结果往往依赖于高质量的 X 线片。患侧前后位(肩胛骨平面) 和腋窝位是最重要的两个摄片位置。但对于急性骨折,很难获得高质量的 X 线片。医生要考虑患者摄片时的体位、上肢的支持(腋窝位)和球管位置。好的 X 线片有助于骨折分类和对骨折的充分理解。如果 X 线片不能提供这些信息, 就必需行 CT 扫描。

要特别注意外展嵌插四部分骨折[16]。按照 Neer 标准,依据移位程度,并不是所有的四部分骨折都能分类为真正的四部分骨折。如果移位不严重,创伤后缺血性坏死概率下降,可以通过复位固定治疗而不是人工肱骨头置换。

急性骨折人工肱骨头置换的指征

急性肱骨近端骨折人工肱骨头置换术的指征已有了很多的改进。总体来说,对于年老患者,骨质量差,肱骨头无法保全或无法行内固定者,可考虑行肱骨头置换。这包括:肱骨头劈裂骨折(图 53-1),Neer 四部分骨折,选定的 Neer 三部分骨折和骨质量差合并有一个小的肱骨头骨折块患者的骨折脱位,选定的老年性严重压缩性骨折,涉及 40%以上关节面或选择性解剖颈骨折无法行内固定的。对于年龄小于 60 岁的,一般尝试保留肱骨头而不是置换。

改进后内置入物固定的优点(图 53-2)、创伤后缺血性坏死临床意义的重新理解[14]以及创伤性人工肱骨头置换术后较高并发症的报道[2,22],使得现在又倾向于内固定。值得注意的是,在巴黎的一个小组发明了一种新的固定装置,即 Bilboquet 器械,它进一步限制了急性骨折行肱骨头置换的指征,即使对于骨质量差的也可使用这种装置[10]。

手术技术

如果行人工肱骨头置换,目标就是肱骨近端的解剖重建。许多学者强调了假体头的大小、假体位置和大结节位置的重要性[3,8,12,27,34]。这些研究显示,只有肱骨头高度、后倾角度、假体头大小和结节位置恢复或接近恢复,肱骨头置换术后才有可能恢复满意的肩关节功能。要取得这样的结果需要周密的术前计划、合适的器械和熟练的手术技术。

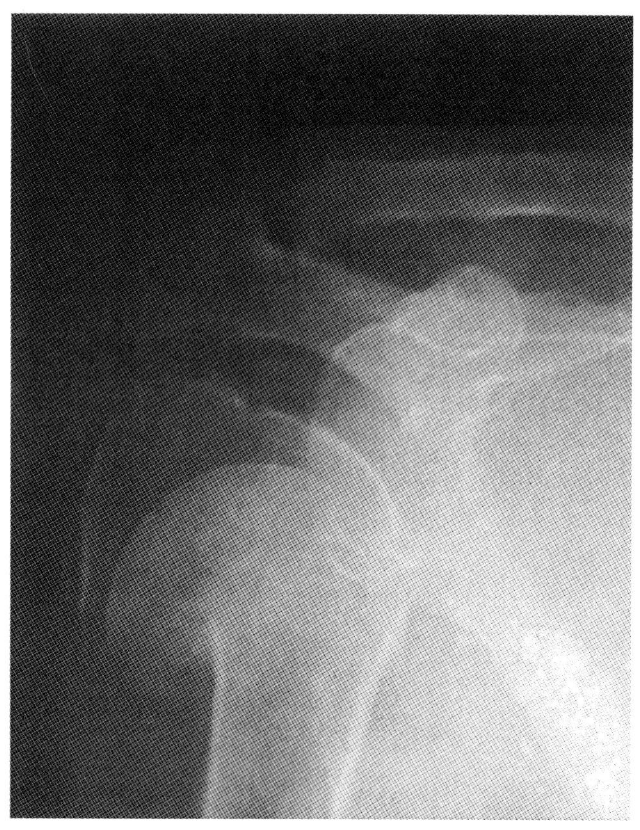

图 53–1 肱骨头劈裂骨折。可见大部分肱骨头不在关节盂中。

术前计划

这个步骤是必不可少的。对侧高质量的 X 线片非常有用。单独的最佳观察位置是上肢内旋时肩胛骨平面的前后位片。因为手术的目的是恢复正常的解剖，未受伤侧模版测量有助于确定合适的假体大小、肱骨头尺寸、肱骨头偏心距和结节位置(图 53–3)。术前制作模板可用于指导术中操作，如检查“软组织张力”。肱骨全长片有助于确定真实的上臂长度。

患者体位

推荐沙滩椅体位。几个细节值得强调。应抬高腿和脚，髋关节屈曲不得超过 90°，手术台置于轻度垂头仰卧位。这种方法可最大限度减少下肢静脉淤滞，并可防止个子大的患者在手术中滑下手术台。颈椎放在中立位以尽量减少术中对颈髓和臂丛的牵拉损伤风险。肩部侧位有助于手术操作和术中透视。

皮肤准备

要特别注意皮肤的清洁处理。手术通常在受伤几天后进行，而在这期间大部分患者很难保证腋部清洁卫生。随后，这个部位的病菌会明显增多，从而可能导致术后深部感染[22]。因此，麻醉诱导后，最好先用酒精擦洗腋窝再进行常规术前准备。

暴露

使用改良型三角肌胸大肌入路。显露从锁骨到肱骨整个三角肌胸大肌间隙。特别是三角肌的所有引流静脉(位于三角肌肉侧缘和头静脉之间)都要电凝或结扎。头静脉连同胸大肌保持完好无损，可使三角肌有更大的活动度且有利于暴露大结节和肱骨干后侧。切开锁骨胸部筋膜，进入肩峰下，三角肌下滑囊。此时轻度外展上臂能松弛三角肌，方可保护腋神经的终末支。肱骨干和大结节的骨膜附着点都要保留，以利于修复后的愈合。

通过大结节的纵行骨折线通常可深层暴露脱位的肱骨头碎片。这种情况常伴有小的、纵行冈上肌腱劈裂，如需要，可手术扩大该裂口至上盂唇，以显露肱骨头碎片、肩胛盂和肱骨干上端。尽管许多文献称四部分骨折是通过结节间沟发生的，但通常情况下结节间沟的皮质骨都保持完整，而且冠状面骨折线常出现在这个部位的后侧(图 53–4)。

一旦暴露后，就应评估关节面的情况。除非患者合并有炎症性关节炎之类的疾病，否则关节盂侧的软骨通常需保持完整而不需要置换。然后，要柔和暴露肱骨干以免过度剥离骨膜。此时容易在肱骨干近端打孔并放置缝线，以利于骨水泥固定后肱骨大结节的修复。

试复位

试复位过程至少可分为三个步骤：①恢复肱骨长度；②恢复适当的肱骨头后倾；③恢复肱骨头的大小或偏心距。

上臂的长度取决于假体的高度。如果肱骨头放置得太低，可发生永久性的向下半脱位。如果放置得太高，结节和旋转袖的修复可能因张力过高而失败。

恢复肱骨长度最准确的工具是一把尺。为此，Boileau 曾发明了一种骨折外夹具以确保医生在骨折的关节成形术中更好地恢复肱骨长度[3]。Williams 和 Rockwood[34]曾发明了一种内夹具用以夹住骨干。这两种夹具在假体复位过程可使试件保持原位，从而能临床评估高度、后倾和结节复位后旋转袖的张力。Frankle[12]表达了类似的观点，他发明了一种组合式系统，可使试件假体柄达到压配合固定以提高稳定性。试件

功能不良导致前上方轻度到中度不稳定，4 例感染（1 例浅部和 3 例深部），1 例伤口积血，1 例交感反射性萎缩。有 5 例需要再手术，其中 3 例是治疗感染，1 例是结节修复，1 例是血肿引流。

小结

肱骨近端急性骨折行人工肱骨头置换因可能出现常见并发症仍具有挑战性。肩关节在此种手术后的最佳功能恢复有赖于解剖重建或接近解剖重建以及结节的牢固愈合。新的技术、器械和置入物有助于改进治疗结果。

（李华 译　侯筱魁 校）

参考文献

1. Ambacher T, Erli H, Parr O: Significance of rehabilitation to the functional outcome after primary hemiarthroplasty of the humeral head fractures. Acktuelle Traumatol 30:20–25, 2000.
2. Bigliani LU, Flatow EL, McCluskey GM, Fischer RA: Failed prosthetic replacement in displaced proximal humerus fractures. Orthop Transpl 15:747–748, 1991.
3. Boileau P, Walch G: Shoulder arthroplasty for proximal humeral fractures: problems and solutions. *In* Walch G, Boileau P (eds): Shoulder Arthroplasty. Berlin, Springer Verlag, 1999, pp 297–314.
4. Bosch U, Skutek M, Fremerey RW, Tscherne H: Outcome after primary and secondary hemiarthroplasty in elderly patients with fractures of the proximal humerus. J Shoulder Elbow Surg 7:479–484, 1998.
5. Boss AP, Hintermann B: Primary endoprosthesis in comminuted humeral head fractures in patients over 60 years of age. Int Orthop 23:172–174, 1999.
6. Brown TD, Bigliani, LU: Complications with humeral head replacement. Orthop Clin North Am 31:2000.
7. Compito CA, Self EB, Bigliani LU: Arthroplasty and acute shoulder trauma. Reasons for success and failure. Clin Orthop 307:27–36, 1994.
8. Coumo F, Lodenberg, M, Jones D, Zuckerman JD: The Effect of Greater Tuberosity Placement on Active Range of Motion after Hemiarthroplasty for Acute Fractures of the Proximal Humerus. Presented at the 16th Open Meeting of the ASES, Orlando, Fla, 2000.
9. Dines DM, Warren RF: Modular shoulder hemiarthroplasty for acute fractures. Surgical considerations. Clin Orthop 307:18–26, 1994.
10. Doursounian L, Grimberg J, Cazeau C, et al: A new internal fixation technique for fractures of the proximal humerus—the Bilboquet device: A report of 26 cases. JSES 9:279–288, 2000.
11. Frankle M, Greenwald D, Markee B, Ondrovic L: The Biomechanical Effects of Malposition of Tuberosity Fragments on the Humeral Prosthetic Reconstruction for Four-Part Proximal Humeral Fractures. Presented at the 17th Open Meeting of the ASES, San Fancisco, 2001.
12. Frankle M: Outcomes of Prosthetic Replacements for Acute Fractures of the Proximal Humerus. Presented at the 17th Open meeting of the ASES, San Francisco, 2001.
13. Frich LH, Sojbjerg JO, Sneppen O: Shoulder Arthroplasty in Complex Acute and Chronic Proximal Humeral Fractures. Orthopedics 14:949–954, 1991.
14. Gerber C, Hersche O, Berberat C: The clinical relevance of posttraumatic avascular necrosis of the humeral head. Shoulder Elbow Surg 7:586–90, 1998.
15. Goldman RT, Koval KJ, Cuomo F, et al: Functional outcome after humeral head replacement for acute three- and four-part proximal humeral fractures. J Shoulder Elbow Surg 4:81–86, 1995.
16. Jakob P, Miniaci A, Anson PS, et al: Four-part valgus impacted fractures of the proximal humerus. J Bone Joint Surg 73B:295–298, 1991.
17. Krahl VE, Evans FG: Humeral torsion in man. Am J Phys Anthropol 3:229–253, 1945.
18. LeHeuc JC, Boileu P, Sinnerton R, Hovroka I: Tuberosity osteosynthesis. *In* Walch G, Boileau P (eds): Shoulder Arthroplasty. Berlin, Springer Verlag, 1999, pp 323–329.
19. Moeckel BH, Dines DM, Warren RF, Altchek DW: Modular hemiarthroplasty for fractures of the proximal part of the humerus. J Bone Joint Surg 74A:884–999, 1992.
20. Moda SK, Chada NS, Sangwan SS, et al: Open reduction and fixation of proximal humerus fractures and fracture dislocation. J Bone Joint Surg 72B:1050–1052, 1999.
21. Movin T, Sjoden O, Ahregart L: Poor function after shoulder replacement in fracture patients. Acta Orthop Scand 69:392–396, 1998.
22. Muldoon MP, Cofield RH: Complications of Humeral Head Replacement for Proximal Humeral Fractures [review]. Instr Course Lect 46: 15–24, 1997.
23. Neer CS: Articular replacement for the humeral head. J Bone Joint Surg 37A:215–228, 1955.
24. Neer CS: Follow-up notes on articles previously published in the journal: Articular replacement for the humeral head. J Bone Joint Surg 46A:1607–1610, 1964.
25. Neer CS II: Displaced proximal humerus fractures. Part I. Classification and evaluation. J Bone Joint Surg 52A:1077–1089, 1970.
26. Neer CS II: Displaced proximal humerus fractures. Part II. Treatment of three-part and four-part displacement. J Bone Joint Surg 52A:1090–1093, 1970.
27. Nicholoson GP, Duckworth, MA: Operative Treatment of Proximal Humeral Malunions: Radiographic and Clinical Assessment Presented at the 15th Open Meeting of the ASES. Anaheim, Ca 1999.
28. Rietveld AB, Daanen HA, Rozing PM, Obermann WR: The lever arm in glenohumeral abduction after hemiarthroplasty. J Bone Joint Surg 70B:561–565, 1988.
29. Roberts S, Foley A, Swallow H, et al: The Geometry of the humeral head and the design of prostheses. J Bone Joint Surg Br 73:647–650, 1991.
30. Skutek M, Fremerey RW, Bosch U: Level of physical activity in elderly patients after hemiarthroplasty for three- and four-part fractures of the proximal humerus. Arch Orthop Trauma Surg 117:252–255, 1998.
31. Stableforth PG: Four-part fractures of the neck of the humerus. J Bone Joint Surg Br 66:104–108, 1984.
32. Tanner MW, Cofield RH: Prosthetic arthroplasty for fractures and fracture dislocation of the proximal humerus. Clin Orthop 179:116–128, 1983.
33. Walch G, Boileau P: Morphological study of the proximal humerus. J Bone Joint Surg Br 74 (Suppl I):14, 1991.
34. Williams GR, Wong K, Pepe M, et al: Effect of humeral articular malposition after total shoulder arthroplasty on impingement, range of motion, and translation. Presented at the 15th Open Meeting of the ASES, Anaheim, Ca, 1999.
35. Wretenberg P, Ekelund A: Acute hemiarthroplasty after proximal humerus fracture in old patients. A retrospective evaluation of 18 patients followed for 2-7 years. Acta Orthop Scand 68:121–123, 1997.
36. Zuckerman JD, Cuomo F, Koval KJ: Proximal humeral replacement for complex fractures. Indications and surgical technique. Instr Course Lect 46:7–14, 1997.
37. Zyto K, Wallace WA, Frostick SP, Preston BJ: Outcome after hemiarthroplasty for three-and four-part fractures of the proximal humerus. J Shoulder Elbow Surg. 7:85–89, 1998.

第 54 章

肩关节炎的关节成形术

Robert H.Cofield,Steven J.Hattrup,Joaquin Sanchez-Sotelo, Scott P.Steinmann

本章阐述肩关节成形术治疗一些常见疾病的基本资料[3-5]。这些疾病包括原发性和继发性骨关节炎、类风湿性关节炎、创伤性关节炎、骨坏死和旋转袖撕裂导致的关节炎。治疗创伤的肩关节成形术在其他章节叙述。另有章节描述肩关节翻修成形术的效果,在肩关节成形术后并发症一章,重点介绍关节僵硬和挛缩。本章内容还包括旋转袖撕裂和骨缺损的处理。

在 20 世纪 50 年代早期,Neer 设计了肱骨头假体以及将其用于肩关节复杂骨折的初步计划[16,17]。1964 年,他列举了那个时期需行肱骨头置换的指征[18]。其中包括 56 例肩关节置换术,以及 46 例为急性或陈旧性创伤做的手术。在 Neer 于 1982 年发表的全肩置换大宗病例报道中,手术的指征有了很大的变化[21]。骨关节炎、类风湿性关节炎和创伤性关节炎所占比例最大。较少见的指征有假体翻修、再脱位引起的关节炎、旋转袖撕裂关节病及其他病变。在我们 1975~1992 年报道的病例中,骨关节炎、类风湿性关节炎和创伤性关节炎也是三种最常见指征,而翻修骨坏死和旋转袖损伤后关节病则是另外三种相对较少见的指征[4]。表 54-1 例举了 1990~1999 年行肩关节成形术的指征。其中骨关节炎占第一位,翻修手术占第二位,类风湿性关节炎占第三位,旋转袖撕裂关节病占第四位,急性损伤和创伤性关节炎占第五位,骨坏死占第六位。了解这些疾病的特点以及术中可能遇到的变异,有助于提高治疗效果。

骨关节炎

肩关节的骨关节炎和其他关节一样,有原发和继发之分。原发性骨关节炎最为常见。尽管 Neer 已经准确描述了肩部骨关节炎的特征,但近年来对该疾病的了解还在不断扩展[20,21]。这种关节炎表现形式固定,许多患者的关节和周围组织有几乎相同的改变(图 54-1)。

肱骨头变扁平且似乎增大。有明显的软骨下硬化。可出现软骨下囊肿,但常不明显。肱骨头的软骨缺损从中、上部开始,往周围扩展。骨赘在肱骨头下方最为常见,这可能会限制过头上举运动。关节盂侧,整个关节面或后方的 1/2~2/3 关节面可能有软骨缺损。软骨缺损常伴有骨侵蚀,可在中心,但多在后方,也可伴有关节面变扁平。软骨下板硬化常见。也可出现囊肿,尤其是后关节面。虽然它们通常不大,但会引起很大麻烦,因为肩关节颈部的骨量本来就不多。关节盂周围同样可能有骨赘。偶尔在手术时可清晰地看到这些骨赘,但它们常会隐藏在周围关节囊中[20]。

关节位置常有变化[1]。它们当然可以是同心的,肱骨头位于肩胛盂正上方,但往往可在 X 线片上看到肱骨头后方半脱位,有时也会出现上方半脱位(图 54-2)。关节位置的改变伴有关节囊的改变。关节囊通常向后方增大。当有大骨赘存在时,关节囊会向下方增大,而且通常会出现限制过头上举运动的挛缩。关节囊上面通常长度正常,而关节囊前面常会有收缩。可出现游离体,它们可能附着在滑膜上,位于腋窝内或者位于肩胛下隐窝的前方或后方。

尽管报道有 5%~10%的发生率,但骨关节炎合并旋转袖撕裂并不常见[6,21,35]。撕裂程度通常为小至中等,

表 54-1 肩关节成形术的疾病种类:1990-1999

	全肩关节成形术	肱骨头置换	合计
骨关节炎	381	32	413
类风湿性关节炎	108	50	158
创伤和创伤性关节炎	64	26	90
旋转袖撕裂关节病	37	77	114
骨坏死	17	20	37
翻修手术	140	37	177
	747	242	989

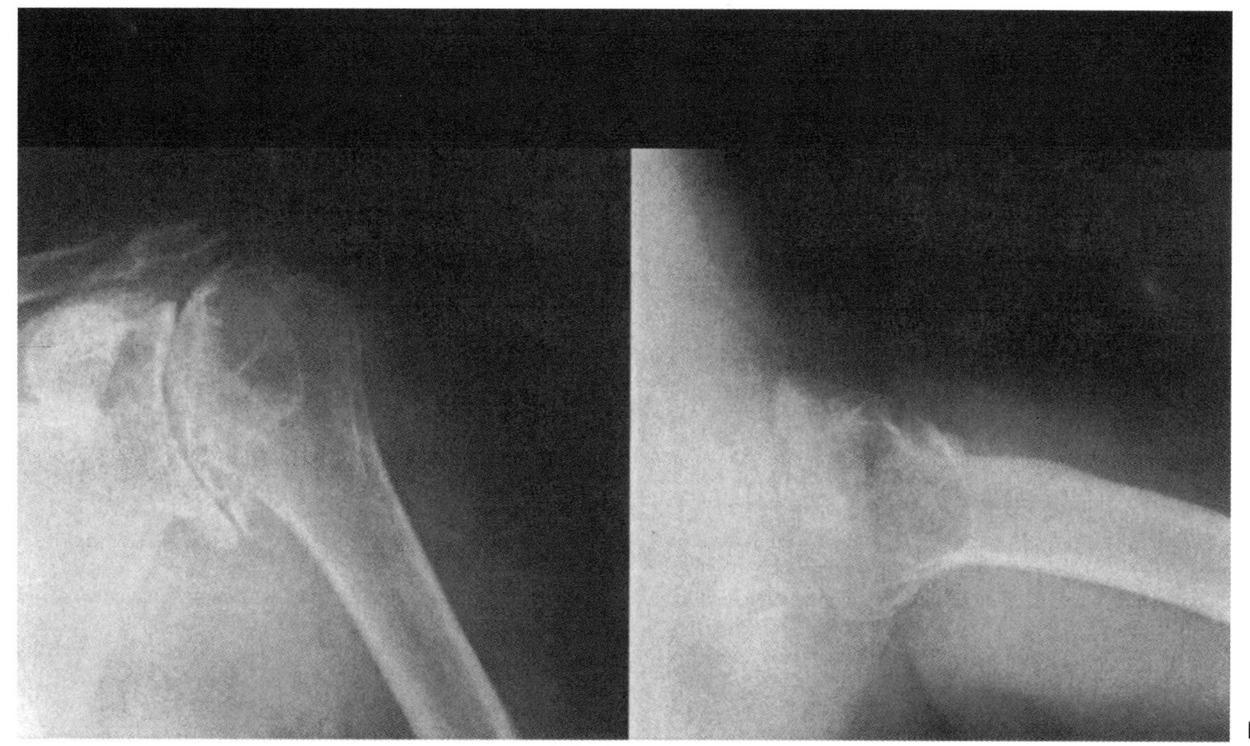

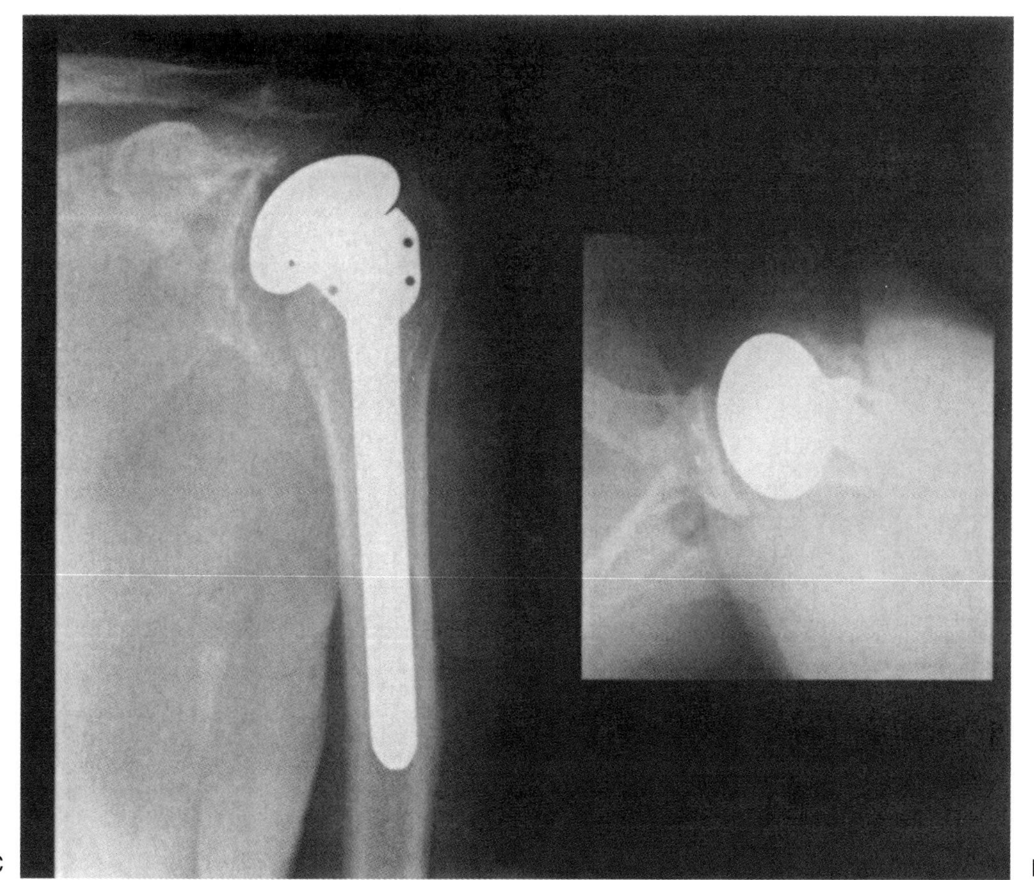

图 54-1　(A,B)骨关节炎的典型 X 线表现，参见正文。(C,D)肩关节成形术后。

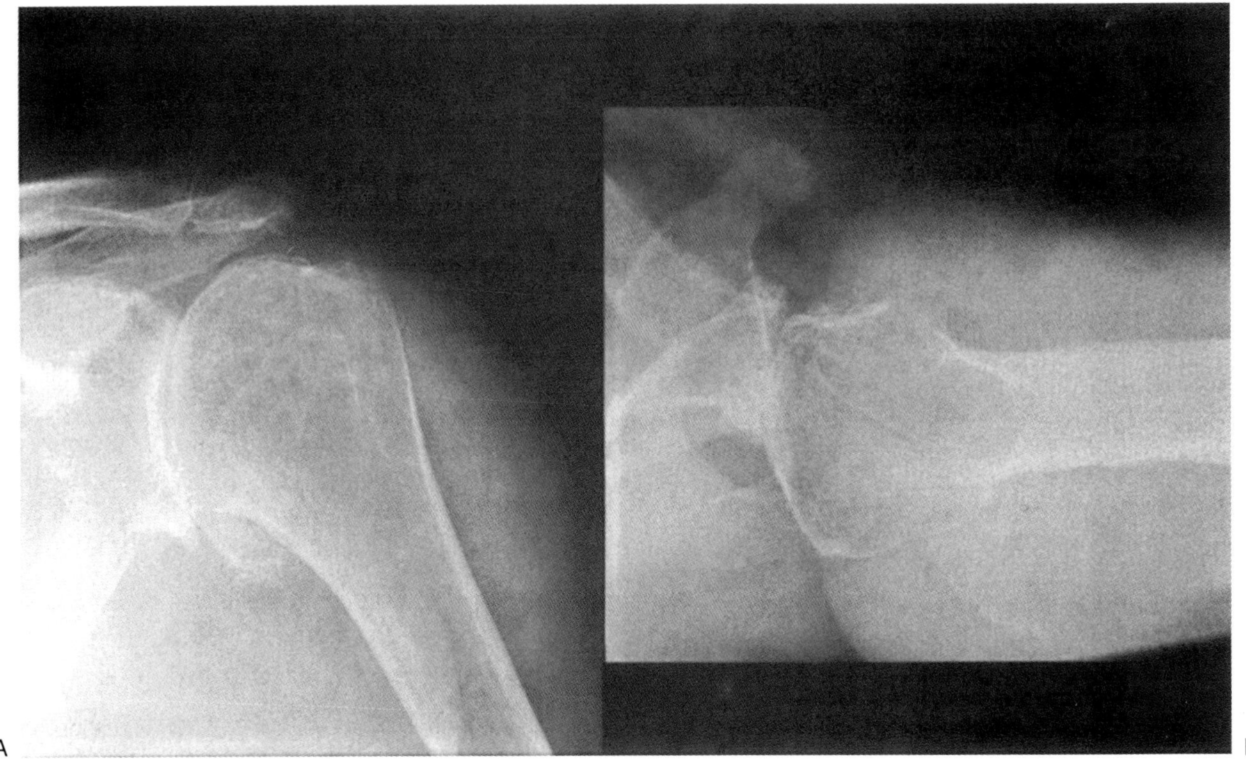

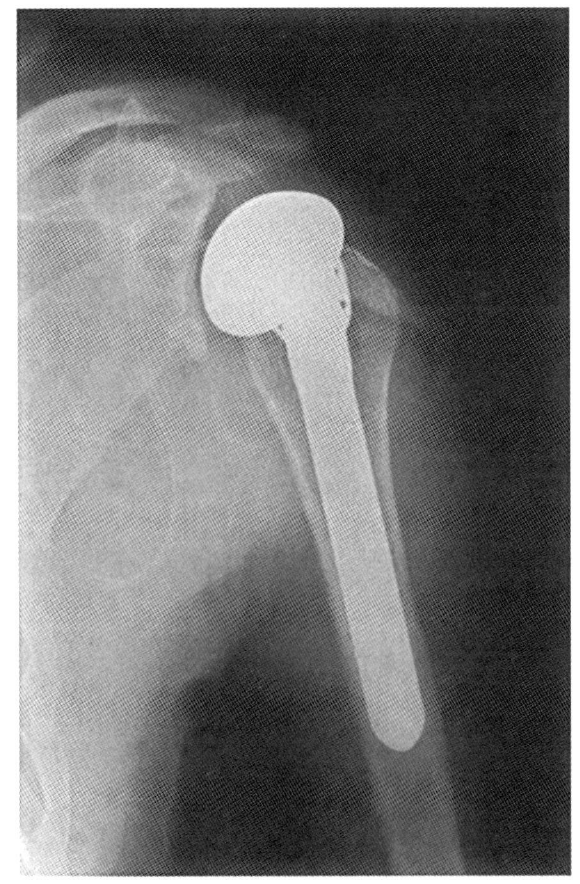

图 54-2 (A,B)骨关节炎伴肱骨头向后方半脱位。(C)全肩关节成形术后。用大尺寸的肱骨头来张紧后方关节囊。

累及冈上肌或同时累及冈上肌和冈下肌前方。值得关注的是，由于目前大多数肩关节可获得 MRI 影像，在肩关节炎患者中，尽管缺乏明显的肌腱撕裂迹象，但常可观察到旋转袖肌腱内有广泛的退变。或许这是肩关节退行性疾病的一个伴随特点；或许这是由于肌腱撕裂和半脱位导致肩关节不稳所致；也可能是这些退变可导致了肩关节半脱位，从而导致肩关节失稳、软骨磨损和骨关节炎性改变。

在考虑手术方法时，最常用的是长的三角肌胸大肌入路，它能提供充分的暴露[21]。通常只在肩峰下和三角肌下区域形成少量瘢痕。当切开旋转袖间隙时，通常会有大量清晰的水样滑液流出。如果能有超过 30°的外旋，可通过覆盖在关节囊在肱骨头的常见插入点上方的肩胛下肌腱做旋转袖和关节囊切口。然后将这个切口向下或稍向外延长，因为关节囊下附着肌肉组织更多。前下方关节囊从肱骨附着处切开，随后在外旋位使关节囊下面逐渐进入视野。如果肱骨头下方有骨赘，必须将其除去以充分暴露肩关节囊。如果被动上举活动受限(通常情况下会发生)，下方关节囊必须仔细地从肱骨颈处切开。

我们通常在肱骨截骨之前就准备髓腔。这样能为肱骨截骨提供可靠的肱骨轴基准点。我们喜欢同时参照髓内和髓外参考标志进行截骨。最主要的参考标志是肘关节屈曲 90°时的前臂轴线。在肱骨头和旋转袖的结合部进行截骨，通常在结合部上方 1 mm 进行以避免损伤外侧的旋转袖附着点。截骨角度，定在 30°时，应观察旋转袖后方附着点，以确保这个 30°截骨角是合理的。对于没有肱骨头后方半脱位或关节盂后部磨损只有轻微内在后旋的肩关节，截骨角度可增大到 35°。另一方面，如果有肱骨后方半脱位和关节盂后方磨损，截骨角度可以减少到大约 20°，这样可以适当改变留在肱骨头后方的骨长度，并调节后关节囊和旋转袖的牢固性。截骨完成后，安放肱骨试件，修整干骺端前侧、内侧和外侧，使骨不会起出假体弓以外，以免后期撞击关节盂或关节盂假体。尝试复位并评估活动度。如果过头上举活动受限，应评估下方关节囊的松解程度，可使其稍微延向后方，以免截骨时损伤腋神经。

移除肱骨试件，如果有前方挛缩，可沿关节盂唇前上缘做切口松解该处的关节囊附着点。然后沿着下盂肱韧带的上束往外延长切口。可将肩胛下肌和它在肩关节囊前上方的附着部分从肩胛下窝稍微提起，使前方结构有更大的活动度。

肱骨外展大约 70°可将肱骨近端推向后方，此时就可以暴露关节盂。将 Fukuda 牵开器、肱骨颈牵开器(改良的 Hohmann)或 Darrach 牵开器放在肱骨近端前方和关节盂后唇之间。使用长的膝关节牵开器可将前方结构保持在术野外。切除突出在关节盂缘外的软组织，这样就可以充分暴露关节盂，在直视下手术。如果关节盂前方仍残留有软骨，要用刮匙刮除。将软骨去除后可暴露正常的软骨下骨板，对照它可检查磨损区，尤其是后方磨损造成的磨损区。关节盂前方 1/4~1/3 有这种软骨覆盖和正常的软骨下骨板并不罕见。当刮除覆盖的软骨后，常可见关节盂后方 2/3~3/4 有中心性和后向侵蚀。这种侵蚀深度各不相同。如果侵蚀很少几乎可以忽略不计，可按剩余的软骨下骨板所标记在关节盂的正常平面上休整关节盂。如果还有轻度磨损，骨锉应朝后增加一些角度，把少量磨损区包括在内，以使关节盂试件安放牢固。如果后方有大量磨损，只要有足够大的关节盂颈来放置试件，可像正常一样锉骨或者只是轻度朝后倾斜。如果没有足够大的关节盂颈，则只能在前方少量锉骨，后方骨缺损部位可在关节盂颈柱上打洞后植骨。把关节盂假体安放到位。用不同尺寸的肱骨头进行尝试。把真正的肱骨假体固定就位，修补肩胛下肌和前方关节囊。假体安放完成后被动活动肩关节，记录下外旋、内旋和上举的角度。这份记录可作为制订术后早期康复计划的指导资料。

上面阐述了肩关节成形术常见且典型的手术入路，因为骨关节炎代表了最大的患者群体，而且对其他患者群体与该群体在手术方法上的差异也做了说明，因此对其他疾病也有参考意义。必须注意到从 20 世纪 90 年代早期以来，骨关节炎的治疗效果已有了很大改善。由于进行了更广泛的关节囊松解，对骨骼状况和功能给予了更多的关注，有了肱骨和关节盂术前准备的辅助器械，以及假体尺寸的改进，几乎所有的患者都能获得稳定的肩关节，并可恢复 75%的正常主动活动度。骨关节炎患者是否需要置换关节盂目前仍有争议。我们的经验是关节盂置换后，疼痛缓解更理想[10]。对于其他疾病，这同样适用。

类风湿性关节炎

类风湿性关节炎临床表现变化多端且病因也很复杂。其起病和进展均很缓慢但持续不断。起病后可能停止发展，表现不活跃，但也可能复发。因此都希望对其病因有更深入的了解。在北美骨科界很早就认识到手术对类风湿性关节炎有治疗作用[28]。在斯堪的纳维亚，曾对肩关节类风湿性关节炎表现出广泛的兴趣[23]。在芬兰对大量类风湿性关节炎患者所做的研究中，肩关节受累相当常见[14,34]。类风湿疾病可累及盂肱关节、胸锁关节、旋转袖肌腱、肱二头肌腱和肩胛骨肋骨联合。有时仅引起关节痛，有时其X线表现与骨关节炎相同。可出现三角肌下滑囊增大和米粒样体形成[31]。患者的症状有点类似于冰冻肩。一些患者可发生钙化性肌腱炎、交感神经性萎缩或颈神经根病变。所有这些均可导致复杂而有时混淆的临床表现。当然，类风湿性关节炎越严重，累及范围越广泛；就越可能累及肩关节。此外，类风湿性关节炎病程越长，肩关节受累的可能性就越大，但并不能预测肩关节何时受累及，也不能肯定随着时间推移受累会更严重[7]。

针对类风湿性关节炎和类风湿累及到的关节曾提出过许多种分类方法。考虑的因素包括功能、影像学分期和累及类型。1971年，Neer提议分为干性和湿性类风湿性关节炎，后者有丰富的滑膜和滑液生成改变(图54-3)。此外还包括再吸收性关节炎，此时会有大量的骨吸收，是破坏性病程的一部分[13,19]。对于类风湿性关节炎患者，必须认识到类风湿性疾病的复杂性以及试图了解肩关节受累的各种可能性。在诊断每一位患者时，有必要对肩关节的每一块组织进行分析。当然，软骨缺损的程度可能会有不同。肩关节腋窝位或40°后斜位摄片对于诊断最为重要。肩关节周围通常会有骨量减少，因此在肩关节成形术时特别担心会造成肱骨骨折。这促使人们采用前内侧入路，从锁骨和肩峰前方开始松解三角肌，使严重骨质减少患者的肱骨干不会受到任何扭转力。关节边缘可能会有不同程度的侵蚀。以肱骨头上缘最为常见，在别的部位也可发生。可能有广泛的软骨下囊肿生成，累及部分甚至达到几乎整个肱骨头，而且不幸的是会累及关节盂颈的大部骨组织。通常，在标准X线片上这些晚期病变不容易被观察到。此外，一旦软骨缺损，软骨下骨面就会有广泛的吸收或侵蚀。关节盂尤其如此，此处磨损常为中心性而且严重，会扩展到邻近关节盂颈的底部。在这种情况下，就没有足够的骨量来支持关节盂假体。对这种病例，肱骨头置换似乎是不错的选择(图54-4)。

手术中，三角肌下滑囊可能瘢痕化或者出现肥大性滑膜炎。需切除这些异常的滑囊。可能会有广泛的米粒样体形成，需清除这些小体。当然，如同所有的肩关节成形术一样，若存在纤维变性，应将其除尽，这样才有希望在术后获得更大的活动度。

有趣的是，旋转袖的病变与部位有关。在前方，肩胛下肌通常不受此累及。旋转袖上方可能正常。通常认为它比较薄而且在正常的肌腱纤维之间就有纤维化。在一项对肩关节疼痛的类风湿关节炎患者的旋转袖所做的大量影像学研究中，关节造影显示大约1/4的患者有旋转袖全层撕裂[8]。在肩关节成形术中，发现1/4~1/2的患者有旋转袖全层撕裂[6,21,26]。撕裂部位通常在上方，根据疾病在该部位的进展，邻近撕裂部位的组织会受到中度到重度影响。在术中，要评估喙肩弓。清除肩峰下面的不平整使其变得光滑，并要尽力保持喙肩弓的完整性，包括喙肩韧带，目的是为了支持减弱的旋转袖组织[29,33]。

同骨关节炎一样，如果患侧上臂外旋能超过30°，可通过肩胛下肌腱行关节前方切开术。切口深至关节囊插入水平，然后将关节囊从肱骨前方 、前下方和下方松解开。肱骨和肱骨髓腔的准备同骨关节炎。牵开关节后，进行滑膜切除术。通常情况下，肩关节前上方关节囊从关节盂上松解，而对于挛缩的关节，可能要从肱二头肌长头腱止点上方来松解关节囊上方，并沿盂唇向后松解。挛缩松解之后，再次检查旋转袖，如果有旋转袖全层撕裂，需按常规方式制订出肌腱修复计划，必要时要逐条肌腱及其骨附着点进行修复。必须认识到，标准的术前影像检查能显示出中度的上方半脱位。这种上方半脱位往往伴有旋转袖肌腱的变薄，有时还伴有旋转袖的全层撕裂。

采用与治疗骨关节炎相同的上臂体位暴露关节盂。暴露关节盂缘时不要用力撬动了盂唇，因为这个部位往往存在骨量减少和侵蚀。确定关节盂的中心，然后钻孔评价关节盂颈的深度。如果深度大于1.5 cm，则可以安放关节盂假体。如果关节盂颈深度只有1 cm或更小，则应认识到关节盂假体固定将会不牢固，因此只能考虑行肱骨头置换。

明确了关节盂的状况之后，需对肱骨假体的固定加以关注[11]。只要有足够强的干骺端骨和远端皮质骨支撑，我们仍然使用骨长入型肱骨假体。如果这两个条件都不存在，我们将使用骨水泥型肱骨假体。同侧肘关节状况同样需要考虑。如果将来有可能行全肘关节成形术，肱骨假体长度要缩减到约115 cm而不用145 cm的。在肱骨柄远侧要放置栓子，然后用

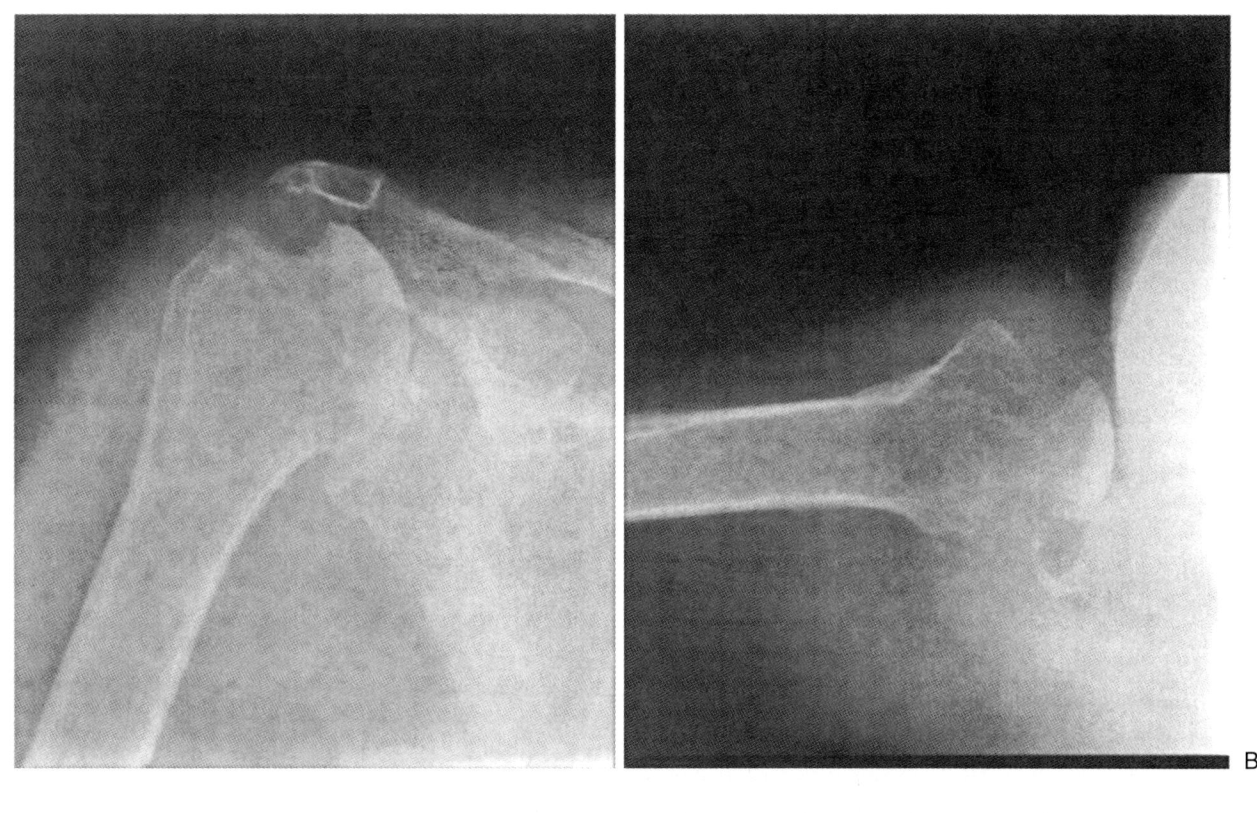

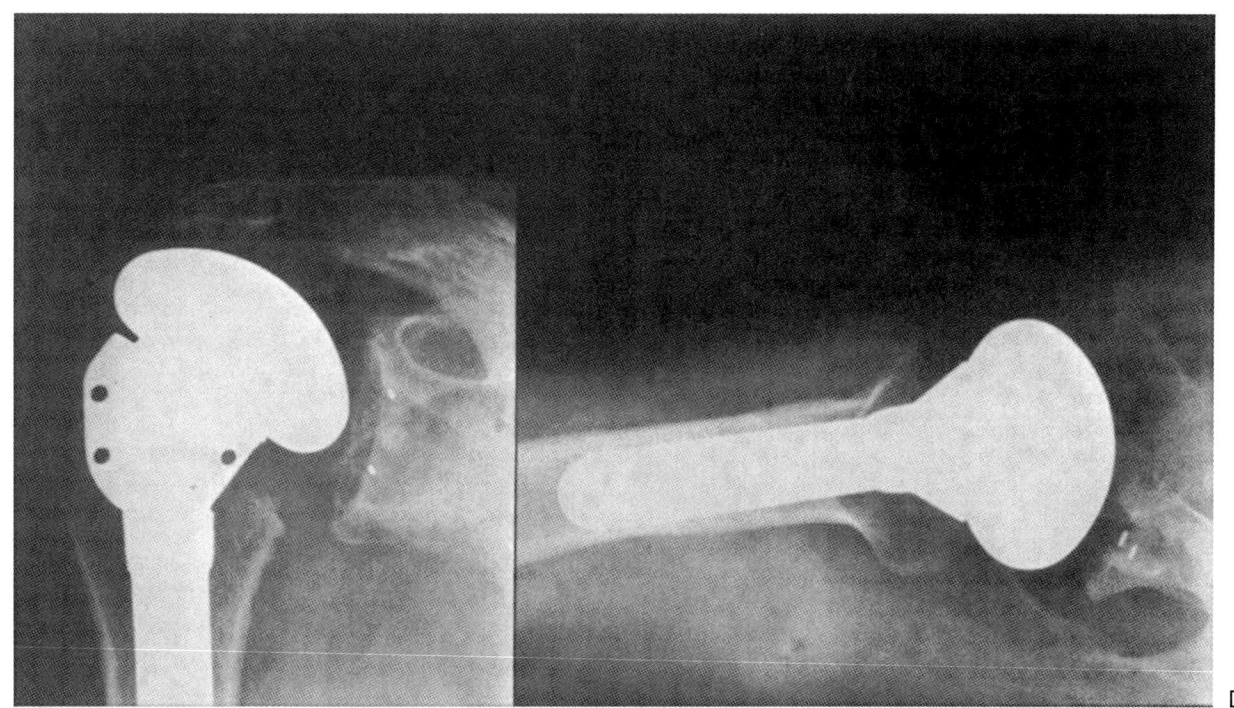

图 54-3　(A,B)类风湿性关节炎伴活动性盂肱滑囊炎，导致关节周边广泛侵蚀，以及囊肿形成、软骨缺损和旋转袖肌腱减弱。(C,D)全肩关节成形术后，旋转袖虽然薄但没有撕裂。

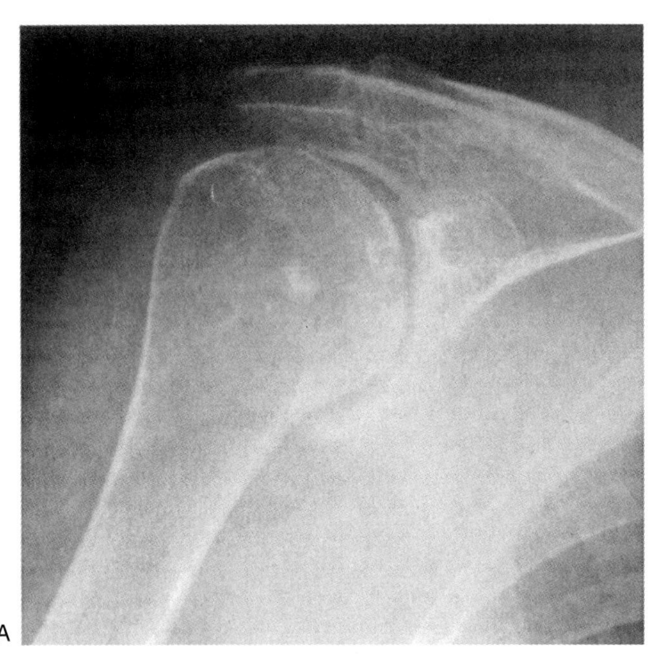

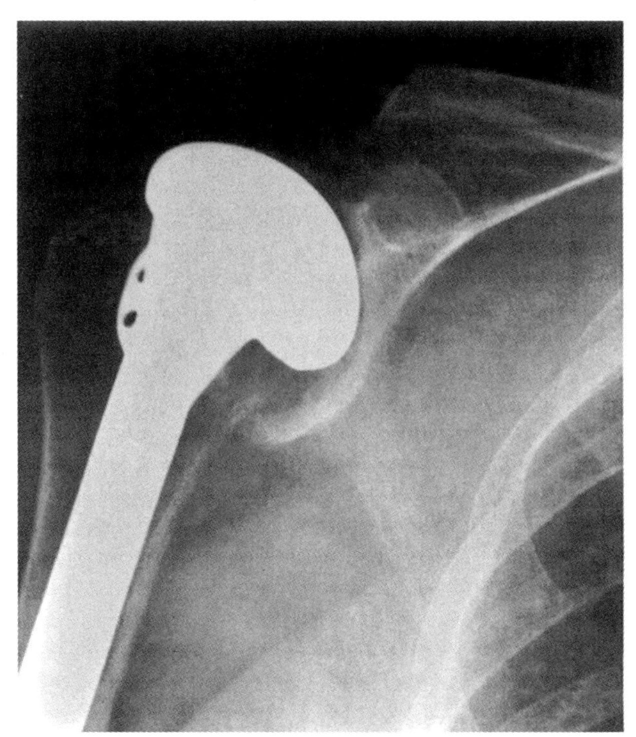

图 54-4 (A)肩关节类风湿性关节炎伴关节盂严重的中心性侵蚀。(B)肱骨头置换术后，没有足够的骨量把关节盂假体固定就位。

骨水泥将假体固定。这将为全肘关节成形术的肱骨假体留下足够的空间。另一方面，如果已经做了全肘关节成形术，最好考虑在近端使用骨水泥把两个骨髓柄连接起来，以消除肱骨干中央的应力增高效应，尤其是存在骨质疏松的肱骨。

有些人很重视肩锁关节的受累[13]。但我们并没有发现该关节对这些患者如此重要。如果累及肩锁关节，注射皮质类固醇通常有效。在假体置入手术时，我们通常不太关注肩锁关节的病理改变，而且其治疗结果也不令人失望，因为肩锁关节晚期症状并不明显。我们和其他作者都注意到，这些患者的肩胛胸廓联合会受到影响，即使完全松解了盂肱关节周围组织，患者仍然会由于肩胸联合僵硬以及从胸廓到肩胛或肱骨的肌肉纤维化而使被动上举运动受限。

另外两种变异应引起注意。第一类是幼年型类风湿关节炎患者。这些患者常有严重的类风湿疾病伴有长期广泛的炎症以及同样广泛的纤维变性反应。该处组织脆弱而僵硬。此外，骨骼尺寸变小，可能需要特别小或定制的假体。令人失望的是，对于这些患者的手术，即使做了广泛的松解，仍然不能得到完全或将近完全的被动活动度。更糟的是，术后即使长期进行全面的康复治疗，仍然不能得到在术中曾恢复的活动度[30]。第二类特殊人群是中老年患者，通常是妇女，常有单侧或双侧肩关节疾病。影像学检查可见软骨缺损合并骨量减少。缺乏骨关节炎的继发特征。类风湿因子阴性或为临界，没有或很少有炎症性关节炎的其他体征。此外，别的部位通常没有骨关节炎累及。只能推测这可能是类风湿性关节炎或别的炎症性关节炎，其会破坏关节但不活跃。Neer 将这类现象命名为综合征是想更好地定义这类有变异的炎症性关节炎[19]。

创伤性关节炎

创伤性关节炎患者的群体差异很大[9]。关节炎可作为使用金属内固定物后的并发症而发生，可源于此前的骨折治疗或者源于(例如)治疗复发性脱位时使用了带缝线的铆钉。复发性脱位导致的关节炎并不常见，但事实上它的确存在[27]；当然，慢性未复位脱位和骨折畸形愈合同样可导致关节炎；偶尔也可伴发于骨折不愈合[32]。许多类型的肱骨近端创伤性骨折均可导致骨坏死。肱骨头劈裂或压缩性骨折可直接损伤关节面。有时直接损伤可源自关节软骨的嵌塞，偶尔可导致下骨软骨损伤[30]。此外，5%~10%因肱骨近端复杂骨折而行肱骨头半关节成形术的患者发生了关节盂关节炎而需行全肩关节成形术进行翻修。

在创伤中，除关节软骨外许多邻近组织也会受到影响。当然可能有骨畸形,实际上可能是骨缺损。肩关节周围关节囊常会瘢痕化或僵硬。旋转袖会受到纤维化损伤,或者附着处会因结节部位骨折伴畸形或不愈合而发生变化。此外,还会因盂肱关节缺乏运动而导致肌肉失用性萎缩和内在性肌挛缩。神经损伤可伴发于肌肉骨骼损伤,而且由于受伤后关节和周围肌肉不能仔细检查而漏诊。对此类患者,肌电图是一项辅助诊断的有用方法。

关节反复脱位后，在早期曾行手术控制脱位的患者中常发生继发性骨关节炎。当患者出现关节炎表现时,常有肱骨的后方半脱位和肩关节前方关节囊紧张。除了病变更为广泛外,它同骨关节炎的典型表现相似。治疗包括前方关节囊和肩胛下肌延长术,手术中注意假体位置,偶尔需要紧缩后方关节囊。预期可获得满意的治疗效果,但远不如那些有典型的骨关节炎症状而没有受到过创伤并行早期手术的患者疗效好。

慢性未复位的脱位通常是后脱位,但也可以是前脱位或下方脱位。如果慢性未复位的肩关节后脱位只有几个月,超过 50%的肱骨头关节面仍会保留,可尝试切开复位并可将肩胛下肌或小结节移位填充肱骨头缺损。但是,如果脱位超过 6 个月,肱骨头受累面积超过 50%,或剩余骨有严重骨质减少,则需要行人工假体肩关节成形术[2,12,24,25]。通常此类患者治疗效果预期也相当不错，因为通过肱骨内移可以代偿松弛的后方关节囊,而且当肱骨头复位后,后骨关节囊几乎可以恢复正常张力。旋转袖的上面也接近于正常。在切开复位时,需要松解下方关节囊,以利暴露,并将前方关节囊和肩胛下肌延长。

由于肱骨近端骨折种类很多,因此会有多种不同的畸形愈合类型。可分为二部分畸形愈合(累及关节面)、三部分畸形愈合[累及肱骨头和大结节或小结节(相对少见)]或四部分畸形愈合。此外,也可存在肱骨头骨坏死(图 54–5)。当肱骨头和干之间存在畸形愈合时,可能需要通过将假体柄固定在肱骨髓腔中并获得良好的肱骨头假体定位。而在通常情况下,这不需要在肱骨头和肱骨干连接部进行截骨。对于小结节的畸形愈合,可以通

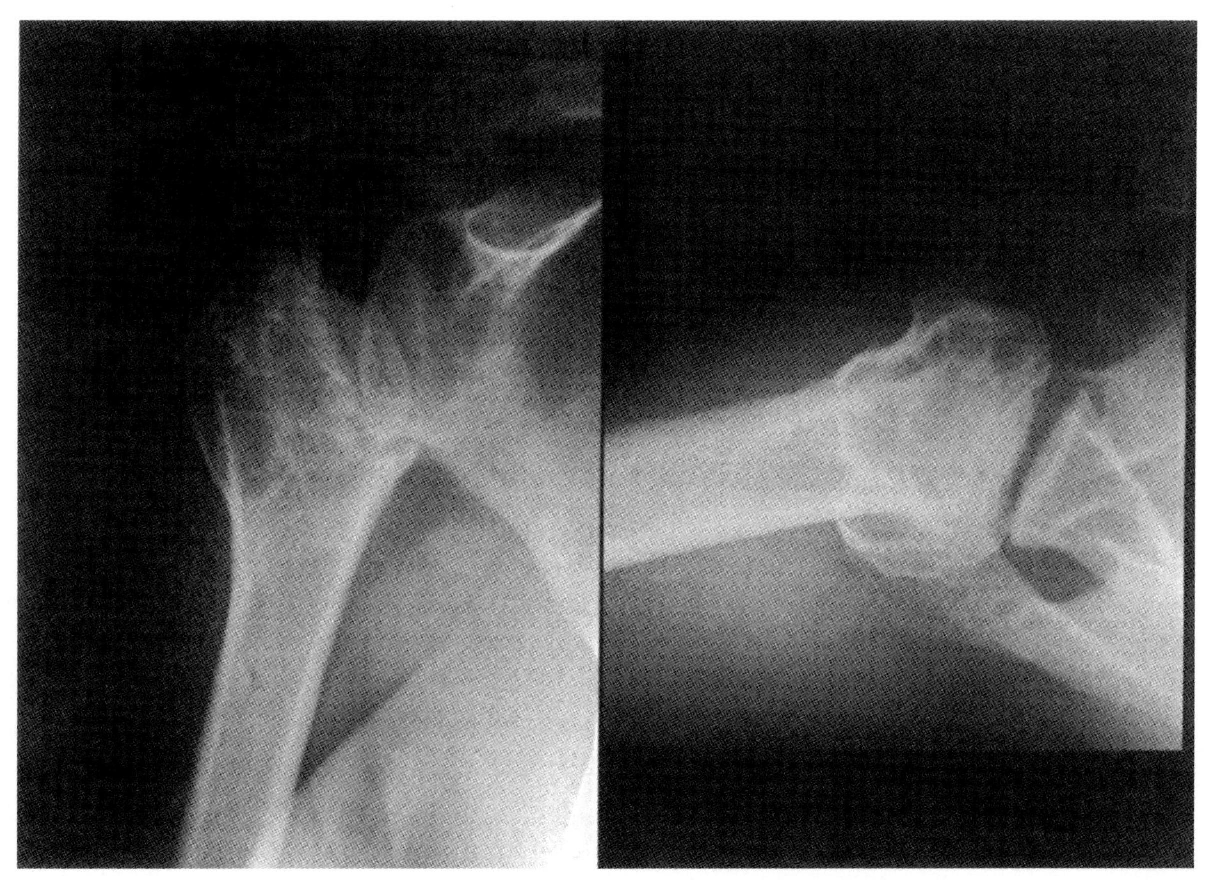

图 54–5　(A,B)肱骨近端粉碎性骨折发生畸形愈合和肱骨头骨坏死。(待续)

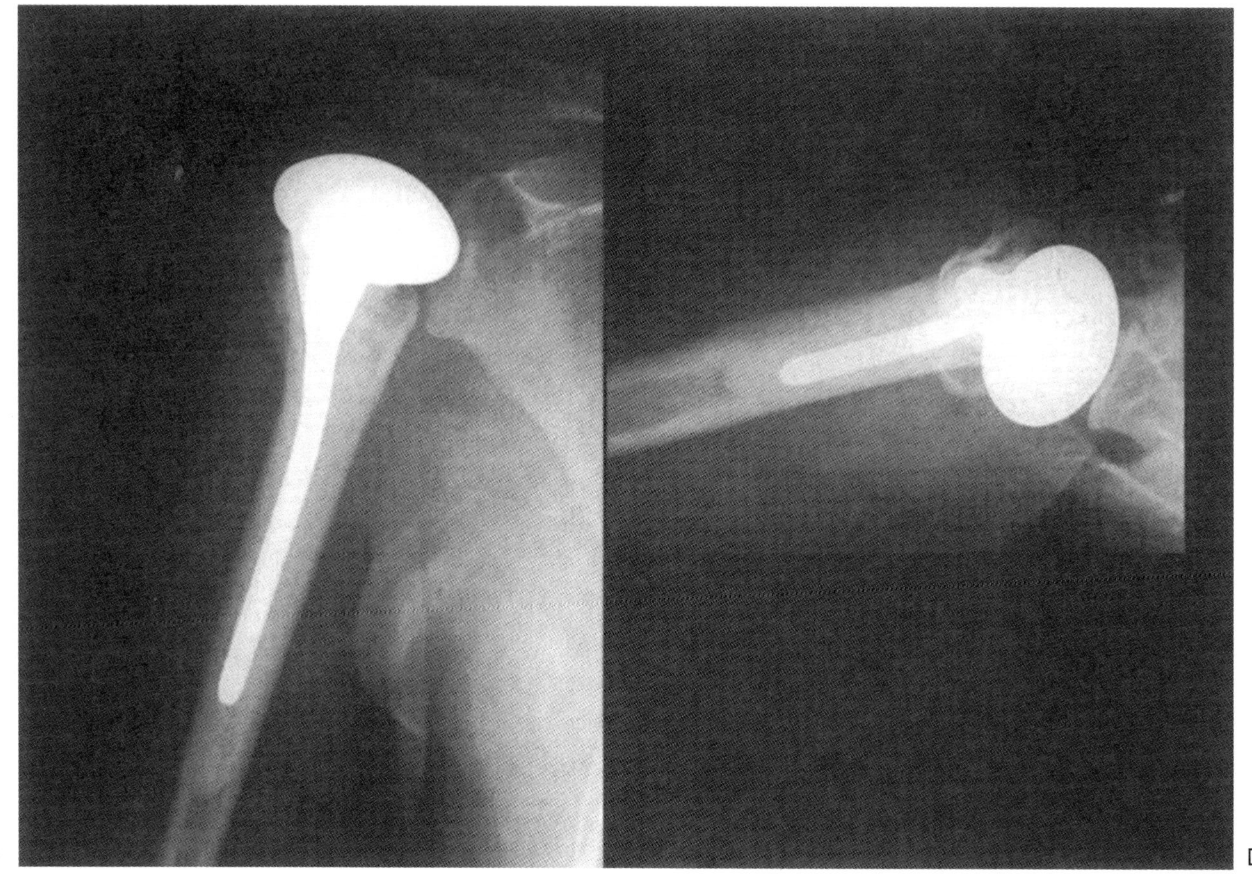

图 54-5(续) (C,D)肱骨头置换术后，肱骨柄相对于肱骨头假体有少许弯曲以适应畸形愈合的肱骨结节，并将假体柄定位在肱骨髓腔内。

过复位小结节来截骨，或者切除小结节部位大部分骨并将剩下的骨固定在关节前方的适当位置上。对于大结节畸形愈合，有时可以通过轻微移动肱骨头假体位置来矫正而不需行大结节截骨。如果这种方法可行，应作为首选方法，因为这种方法不需要大结节移位重建和骨愈合而且成形术后的结果更好。尽管如此，当大结节往上或往后或同时向上后方严重移位时，则需要部分结节截骨或移位，或者整个结节双平面或三平面截骨，并在肱骨头假体后方重建。需要同时固定假体和肱骨干，而且通常要在其周围植骨以促进愈合。尽管经过上述努力，仍有至少1/4患者存在结节不愈合。

当发生创伤性骨坏死时，如果不伴有邻近结节骨块的畸形愈合，结果较好。但是其结果不如使用皮质激素后发生骨坏死的患者。这主要是因为创伤往往会引发邻近软组织病变。因此对该类患者行肩关节成形术时，要尽可能松解挛缩和切除多余的瘢痕组织，以获得良好的活动度和功能。如果关节盂发生了明显的病变，应同时置换关节盂。如果关节盂完全被关节软骨覆盖或者只有少部分软骨下骨暴露，通常只需置换肱骨头。

有些患者的肱骨近端骨折不愈合累及肱骨头骨块或者肱骨头骨块上附着有肱骨结节。这些不愈合的骨块常会有严重骨量减少，呈空洞化只剩下一层骨壳(图54-6)。在这种情况下，假体置换似乎更合理，因此对于典型的肱骨近端骨不连，我们首选内固定和植骨而不是假体置换。

显而易见，对于这类患者治疗上存在很大变异。重要的是必须记住存在有骨畸形。如果标准摄片不能清晰显示畸形程度，可行CT检查。新的薄层CT扫描三维重建对于此类患者更有价值。

对于这一类患者的治疗，重要的是牢记以下的忠告：预期的疼痛缓解往往低于患者的初始愿望，尤其是那些因为肱骨近端复杂骨折而行关节成形术的患者。术者还应意识到肩关节成形术在手术技术上的困难程度要远比X线片上提示的多，因为所有病例均伴有骨和软组织的问题[22]。

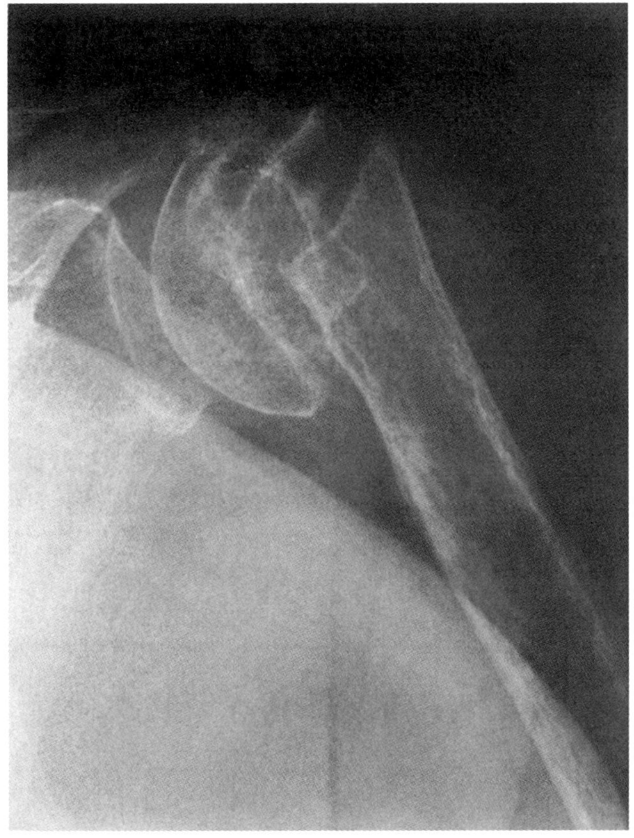

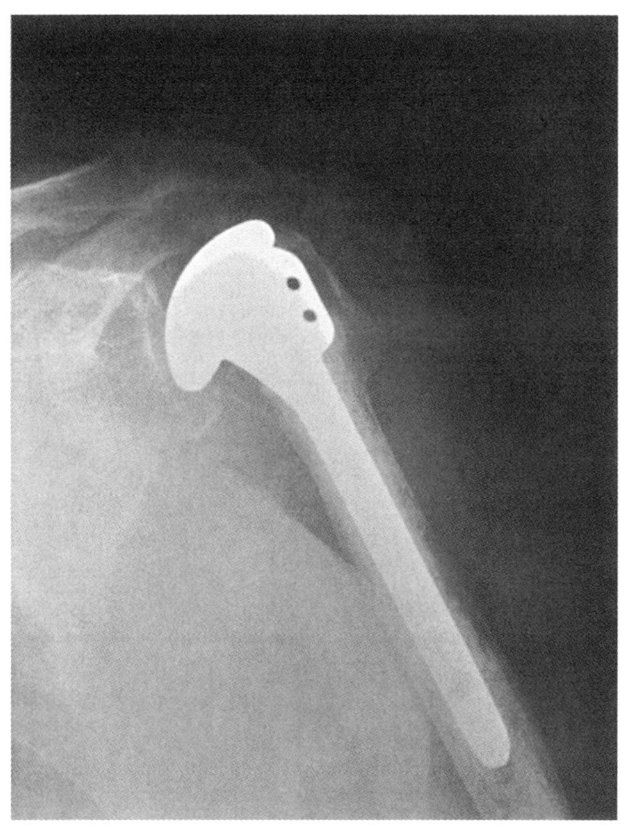

图 54–6　(A) 一名老年妇女的肱骨近端长期不愈合。术中可见肱骨头已空洞化伴骨折部位硬化。剩余的肱骨头极端疏松。(B)肱骨头置换术后，结节用 5 号缝线固定，并在肱骨结节和肱骨干结合部位植骨，最终骨愈合。

（李华 译　侯筱魁 校）

参考文献

1. Badet R, Boulahia A, Walch G: Computerized tomography measurement of anteroposterior humeral dislocation. Proposing a method. Application to centered osteoarthritis. Rev Chir Orthop Reparatrice de 1 Appar Mot 84:508, 1998.
2. Checchia SL, Santos PD, Miyazaki AN: Surgical treatment of acute and chronic posterior fracture-dislocation of the shoulder. J Shoulder Elbow Surg 7:53, 1998.
3. Cofield RH: The shoulder. *In* Kelly WN, Haris ED Jr, Ruddy S, Sledge CB (eds): Textbook of Rheumatology 5th ed. Philadelphia, WB Saunders, 1997, p 1696.
4. Cofield RH, Becker DA: Shoulder arthroplasty. *In* Morrey BF (ed): Reconstructive Surgery of the Joints, 2nd ed. New York, Churchill Livingstone, 1996, p 753.
5. Cofield RH: Degenerative and arthritic problems of the glenohumeral joint. *In* Rockwood CA Jr, Matsen FA III (eds): The Shoulder. Philadelphia, WB Saunders, 1990, p 678.
6. Cofield RH: Unconstrained total shoulder prostheses. Clin Orthop 173:97, 1983.
7. Dijkstra J, Dijkstra PF, Klundert WVD: Rheumatoid arthritis of the shoulder. Fortschr Rontgenstr 142:179, 1985.
8. Ennevaara K: Painful shoulder joint in rheumatoid arthritis: A clinical and radiological study of 200 cases with special reference to arthrography of the glenohumeral joint. Acta Rheum Scand (Suppl 11):1, 1967.
9. Frich LH, Sojbjerg JO, Sneppen O: Shoulder arthroplasty in complex acute and chronic proximal humeral fractures. Orthopedics 14:949, 1991.
10. Gartsman GM, Roddey TS, Hammerman SM: Shoulder arthroplasty with or without resurfacing of the glenoid in patients who have osteoarthritis. J Bone Joint Surg 82A:26, 2000.
11. Gill DR, Cofield RH, Morrey BF: Ipsilateral total shoulder and elbow arthroplasties in patients who have rheumatoid arthritis. J Bone Joint Surg 81A:1128, 1999.
12. Hawkins RJ, Neer CS II, Pianta RM, Mendoza FX: Locked posterior dislocation of the shoulder. J Bone Joint Surg 69A:9, 1987.
13. Kelly IG: Unconstrained shoulder arthroplasty in rheumatoid arthritis. Clin Orthop 307:94, 1994.
14. Laine VAI, Vainio KJ, Pekanmaki K: Shoulder affections in rheumatoid arthritis. Ann Rheum Dis 13:157, 1954.
15. Matsen FA III: Early effectiveness of shoulder arthroplasty for patients who have primary glenohumeral degenerative joint disease. J Bone Joint Surg 78A:260, 1996.
16. Neer CS, Brown TH Jr, McLaughlin HL: Fracture of the neck of the humerus with dislocation of the head fragment. Am J Surg 85:252, 1953.
17. Neer CS II: Articular replacement for the humeral head. J Bone Joint Surg 37A:215, 1955.
18. Neer CS II: Follow-up notes on articles previously published in the journal. Articular replacement for the humeral head. J Bone Joint Surg 46A:1607, 1964.
19. Neer CS II: The rheumatoid shoulder. *In* Cruess RR, Mitchell NS (eds): Surgery of Rheumatoid Arthritis. Philadelphia, JB Lippincott, 1971, p 117.
20. Neer CS II: Replacement arthroplasty for glenohumeral

osteoarthritis. J Bone Joint Surg 56A:1, 1974.
21. Neer CS II, Watson KC, Stanton FJ: Recent experience in total shoulder replacement. J Bone Joint Surg 64A:319, 1982.
22. Norris TR, Green A, McGuigan FX: Late prosthetic shoulder arthroplasty for displaced proximal humeral fractures. J Shoulder Elbow Surg 4:271, 1995.
23. Petersson CJ: Painful shoulders in patients with rheumatoid arthritis. Scand J Rheum 15:275, 1986.
24. Pritchett JW, Clark JM: Prosthetic replacement for chronic un reduced dislocations of the shoulder. Clin Orthop 216:89, 1987.
25. Rowe CR, Zarins B: Chronic unreduced dislocations of the shoulder. J Bone Joint Surg 64A:494, 1982.
26. Rozing PM, Brand R: Rotator cuff repair during shoulder arthroplasty in rheumatoid arthritis. J Arthroplasty 13:311, 1998.
27. Samilson RL, Prieto V: Dislocation arthropathy of the shoulder. J Bone Joint Surg 65A:456, 1983.
28. Smith-Peterson MN, Aufranc OE, Larson CB: Useful surgical procedures for rheumatoid arthritis involving joints of the upper extremity. Arch Surg 46:764, 1943.
29. Sojbjerg JO, Frich LH, Johannsen HV, Sneppen O: Late results of total shoulder replacement in patients with rheumatoid arthritis. Clin Orthop 366:39, 1999.
30. Sperling JW, Cofield RH, Rowland CM: Neer hemiarthroplasty and Neer total shoulder arthroplasty in patients fifty years old or less. Long-term results. J Bone Joint Surg 80A:464, 1998.
31. Steinfeld R, Rock MG, Younge DA, Cofield RH: Massive subacromial bursitis with rice bodies. Clin Orthop 301:185, 1994.
32. Tanner MW, Cofield RH: Prosthetic arthroplasty for treatments and fracture-dislocations of the proximal humerus. Clin Orthop 179:116, 1983.
33. Thomas BJ, Amstutz HC, Cracchiolo A: Shoulder arthroplasty for rheumatoid arthritis. Clin Orthop 265:125, 1991.
34. Vainio K: Orthopaedic surgery in the treatment of rheumatoid arthritis. Ann Clin Res 7:216, 1975.
35. Walch G, Boulahia A, Boileau P, Kempf JF: Primary glenohumeral osteoarthritis: Clinical and radiographic classification. The Aequalis group. Acta Orthop Belg 2(Suppl. 64):46, 1998.

第 55 章

肱骨头骨坏死的关节成形术

Steven J.Hattrup

肱骨头骨坏死的病因学因素很多，最常见的是创伤和使用皮质类固醇[13]。另外可能的因素还包括酗酒、气压病、戈谢病、镰状细胞病、放射和系统性红斑狼疮。肱骨头坏死通常不能明确病因。最终，骨坏死导致肱骨头关节面疼痛性塌陷从而需行假体置换。不同病因引起的骨坏死，其病程发展和术后结果各不相同。

病因学

创伤通过破坏肱骨头血供从而产生坏死。旋肱前动脉的前外侧升支沿肱二头肌腱的外侧走行，在结节间沟上端进入骨内[11,16]。Laing 把这段延伸到骨内的动脉命名为弓形动脉[16]。尽管他发现肱骨近端有非常丰富的骨膜血管网，但很少同弓形动脉发生骨内吻合。Gerber 肯定了前外侧升支是肱骨头最主要的供应血管[11]（图 55-1）。他同时阐述了旋肱后动脉的供血部位只有肱骨头后下部分和大结节后方。最近，Brooks 和他的同事们针对上述问题对 16 具尸体肩关节做了研究[5]。他们发现弓形动脉和旋肱后动脉、干骺端动脉、大小结节血管有更为明显的骨内吻合。这些吻合仍可为带肱骨头骨折块的肱骨颈上方骨折提供一些血流灌注。

骨折块本身或手的剥离引起的旋肱前动脉的前外侧升支损伤，都有可能产生骨坏死。可能的危险因素包括骨折粉碎和移位程度以及骨折部位。骨折越靠近近端，吻合端远端的血供越容易受到破坏。Schai 等证实，骨坏死发生率随着粉碎程度的增加而上升[23]。一项肱骨近端骨折的系列研究发现，48 例三部分骨折中的 13 例和 23 例四部分骨折中的 20 例，有部分或完全骨坏死。潜在的危险因素还包括术中为了内固定而过多剥离，从而损伤血供。能产生这种骨折的创伤本身以及手术治疗中所引起的损伤，均会产生瘢痕和其他解剖改变，进而影响缺血性坏死的自然病程和手术治疗效果。皮质类固醇导致骨坏死的发病机制可能与脂肪代谢的改变使髓腔内出现脂肪性肥大有关[6]，其会堵塞血管，最后造成缺血性坏死。另一个可能的原因是高脂血症导致脂肪栓子形成，引起血管堵塞，最后发生骨坏死。可能导致脂肪性肥大的其他因素（包括酗酒或镰状细胞病之类的栓塞现象）也可引起骨坏死。不同病因导致的骨坏死发展过程各不相同，对手术治疗效果的影响也各不相同。

分类

肱骨头骨坏死可采用 Cruess 进行系统分类，它同股骨头坏死的 Ficat 和 Arlet 分类系统相似[6,10]（图 55-2）。最好通过全系列肩关节摄片（包括肩关节内旋和外旋时的 40°后斜位以及腋窝侧位）来进行准确的分类。第Ⅰ期是 X 线片前期，通常只能通过 MRI 诊断。Ⅱ期在 X 线平片上可见到斑点样硬化。这些硬化灶通常见于肱骨头上部中央的关节面下，而关节面保持完整。Ⅲ期的标志是出现新月征，表明骨折进展到软骨下骨。关节面在此期会有轻度变扁平。关节面明显塌陷和连续性中断是Ⅳ期，而Ⅴ期则会有继发性退行性改变。

自然病程

肱骨头坏死病情的严重程度与病因学机制有关。在镰状细胞病中自然病程相对较好。Milner 研究了 2500 多例镰状细胞病患者，发现肱骨头坏死的总发生率是 5.6%[18]。患病率同年龄有关。小于 25 岁的患者，发病率为 2.7%，而大于 35 岁后发病率增大到 19.8%。这组患者中，出现疼痛和活动受限症状的只有 21%，只有一名患者作了肩关节置换。David 描述的 276 个肩关节效果稍差一些，但病程仍是积极的[8]。在平均年龄为 25 岁，骨坏死发生率为 14.8%，只有 2 例做了肩关节置换。

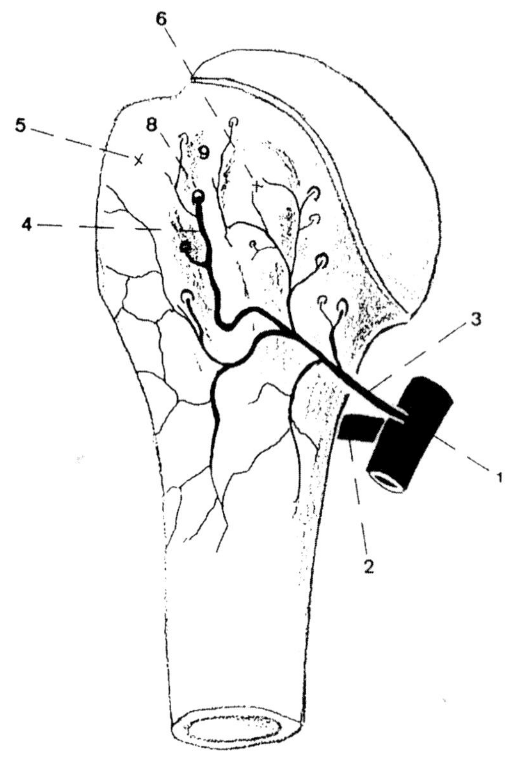

图 55-1 肱骨头的血液供应。1.腋动脉;2.旋肱后动脉;3.旋肱前动脉;4.前外侧升支;5.大结节;6.小结节;8.前外侧分支进入骨的部位;9.结节间沟。(From Gerber C,Hersche O,Berberat C: The clinical relevance of posttraumatic avascularnecrosis of the humeral head. J Shoulder Elbow Surg 7:586-590,1998.)

Cruess 在 1976 年报道了 18 例由类固醇引起骨坏死的结果[7]。其中 8 例有极小的畸形和轻度症状。6 例有较为广泛的畸形和较明显的疼痛,这些患者需要限制运动。4 名患者的 5 个肩关节因严重疼痛需要行肱骨头置换,结果均令人满意。

L'Insalata 和他的同事报道了 42 名患者的 65 个肩的治疗结果[17]。最常见的病因是使用类固醇,共有 52 个肩。在平均发病 2 年后,35 个肩做了置换。剩下的 30 个肩关节进行了非手术治疗,平均随访 10 年。15 例仍有症状,另有 15 例治疗结果满意。因此,在诊断 10 年后总体治疗成功率不到 1/4。这个较坏的结果可能与疾病为晚后期(Ⅲ期或更多)有关。以类固醇为病因的结果较好并无统计学意义。

Gerber 和他的同事研究了创伤后肱骨头骨坏死[12]。在骨折后平均达 7.5 年时,对 25 例肩关节做了影像学检查和临床评估。他们发现,骨坏死总是伴有功能丧失,但治疗结果与解剖复位有明显相关性。他们对 13 例复位后移位在 2 mm 以内的患者同肱骨近端畸形愈合的 12 例患者进行了对比。解剖复位较好的患者,呈现结果、疼痛缓解和活动度恢复都较好。作者认为,只要早期达到解剖复位,肱骨头骨坏死的最终治疗结果同骨折行肱骨头置换(HHR)的差不多。复位不良会增加行关节成形术的概率。

最近对梅奥诊所几年前的临床经验进行了检验[19]。在 151 名患者 200 个受累肩关节中,最常见的病因是:使用皮质类固醇 112 个,创伤 37 个,不明原因 44 个。97 个肩关节需行置换术,术后平均达 0.9 年。需行肩关节成形术的常见因素是肱骨头受累程度增大病变分期进一步发展以及创伤性因素(图 55-3)。确诊 3 年后,77.8%创伤性骨坏死的肩关节需行置换术,而类固醇病因的只有 43.7%。未行置换术的肩关节中,60 名患者平均随访了 8.6 年。46 名患者没有疼痛到偶有中度疼痛,14 名患者有中度到重度疼痛。这些患者的肩关节活动度保存得都很好,平均屈曲度 153°,外展 134°,外旋 63°。大多数患者能保持日常基本活动,如上厕所和穿衣,但进一步的活动,如过顶上举和体育运动通常都受限。

治疗选择

许多患者疾病的自然演变过程通常比较好,初始采取保守治疗是合理的,尤其是类固醇诱发的骨坏死。服用镇痛药物、改变活动方式和理疗都比较合适。即使对相对严重阶段的肱骨头坏死,许多患者的症状也很轻微,肩关节功能也能保持较长时间。但是,如果保守治疗无效,就应考虑行肩关节置换术(图 55-4 和 55-5)。对于Ⅲ期肱骨头坏死,X 线表现可能不明显,但症状可能较严重,往往只有行关节成形术才能缓解。必须仔细阅读 X 线片。新月征往往提示软骨下塌陷以及软骨瓣同下面的坏死骨分离。新月征在 X 线平片上或 CT 扫描图可得到证实,随着肱骨头的进一步受累及、骨体就向晚期进展以及经历创伤预后将变差,更倾向于行肩关节置换术。

肩关节置换术最常见的禁忌证是活动性感染以及合并有旋转袖和三角肌功能丧失。感染可能极其隐晦,因此手术前应排除感染存在的可能性,尤其是近期手术失败的病例。依据临床状况,评估可包括血沉、C 反应蛋白水平、^{111}In 扫描和关节穿刺。最终诊断可能要依据术中组织学报告和培养结果。同时有三角肌功能丧失和不可修复的旋转袖损伤,是肩关节融合术的指征。在这种情况下,肩关节置换术不可取。

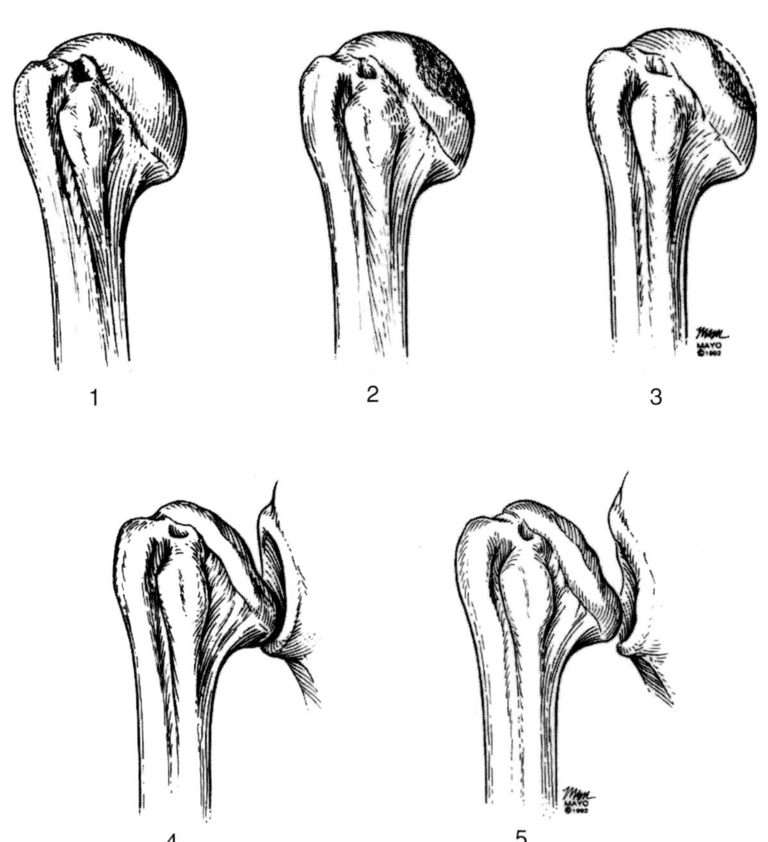

图 55-2　Cruess 描述的肱骨近端骨坏死的 5 个阶段[6]。详细解释见正文。

年轻患者的治疗更具有挑战性。因为创伤的发生，许多内科疾病使用类固醇治疗以及其他一些相关因素（如酗酒），骨坏死往往比退行性病变发生得早。1981 年到 1991 年到梅奥诊所就诊的骨坏死患者中，平均年龄为 57 岁，年龄范围从 21 岁到 84 岁[13]。年轻并不是关节成形术的绝对禁忌证，但通常需仔细考虑患者的实际情况和期望。患者必须认识到置换术的远期效果、活动度受限的重要性以及翻修术的可能性。对于那些因为工作或生活的缘故不能充分限制其活动的患者，为了避免关节盂假体受压，最好选择人工肱骨头置换（HHR）而不是全肩关节成形术（TSA）。肩关节融合术通常是最后的选择，因为它所提供上举角度较小。

对于早期的肱骨头坏死，一些学者主张行髓心减压术。关于这种方法的文献并不多而且有些相互矛盾。Neer 的 2 例髓心减压和植骨术效果并不好[20]。L'Insalata 的 5 例效果同样不好[17]。4 例是Ⅲ期肱骨头坏死，第 5 例未详细描述。这些患者都需要行肩关节置换术。Mont 和他的同事报道了 30 例肩关节的治疗经验[19]。使用加利福尼亚大学的洛杉矶评分系统，14 例分期为Ⅰ或Ⅱ期的肩关节治疗效果优良。10 例Ⅲ期骨坏死肩关节，7 例治疗效果优，3 例差。因为这些骨坏死的自然病程相对较好，因此要对他们的治疗经验加以斟酌。

肩关节置换术的效果

相对于其他常见疾病（如肩关节骨关节炎和创伤性关节炎）的治疗结果，有关肱骨头坏死行置换术的结果报道很少见。尽管如此，还是有一些学者报道了他们的治疗结果，只是病例数有限。有 9 篇文献共报道了 47 例肩关节置换术，疼痛缓解程度大致相同，活动度的改善从 2/3 到几乎恢复正常[1-4,7,9,15,21,24]。Rutherford 和 Cofield 评估了 17 例肩关节置换，随访时间从 2 年到 6.5 年[22]。11 例行 HHR'6 例行 TSA。疼痛缓解几乎相同，达 94%。活动度恢复良好，行 HHR 的主动外展达 161°，行 TSA 的为 150°。

在一项范围较广的研究中，报道了在梅奥诊所对骨坏死行肩关节置换术的结果[14]。在 1974 年到 1992 年的研究期内，对 114 名患者做了 71 例 HHR 和56 例 TSA。36 个肩关节因患者死亡而失随访，另有 3 名患者拒绝参加随访。平均随访时间将近 9 年，在余下的

88 个肩关节中,70 个(79.5%)自觉症状有很大改善,68 个(77.3%)没有疼痛或偶尔有轻度疼痛。使用美国肩肘医师协会(ASES)评分系统进行评估,平均结果为 63 分。通过病因学分析时,治疗结果有明显差异。创伤后骨坏死的活动度和 ASES 评分都较差,而类固醇所致骨坏死的治疗结果较好。类固醇组的 ASES 评分均值为 69 分,而创伤组则为 55 分。活动度同样有明显差异,类固醇组平均屈曲度为 138°,外旋为 66°;而创伤组平均屈曲度为 107°,外旋 49°。这些差异都有统计学意义。创伤后骨坏死肩关节置换术后可并发骨折损

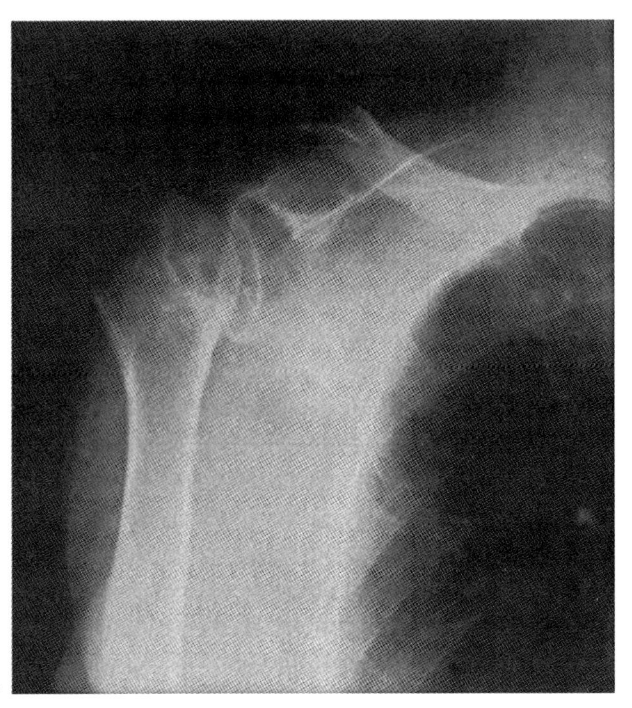

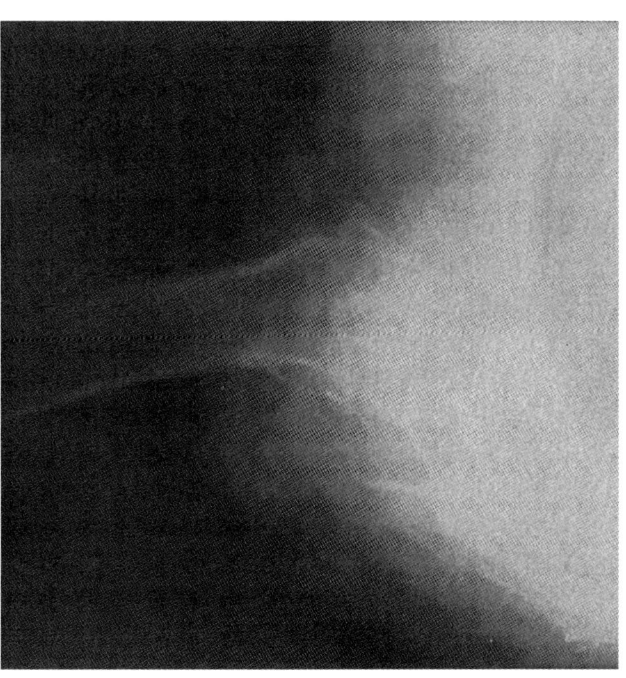

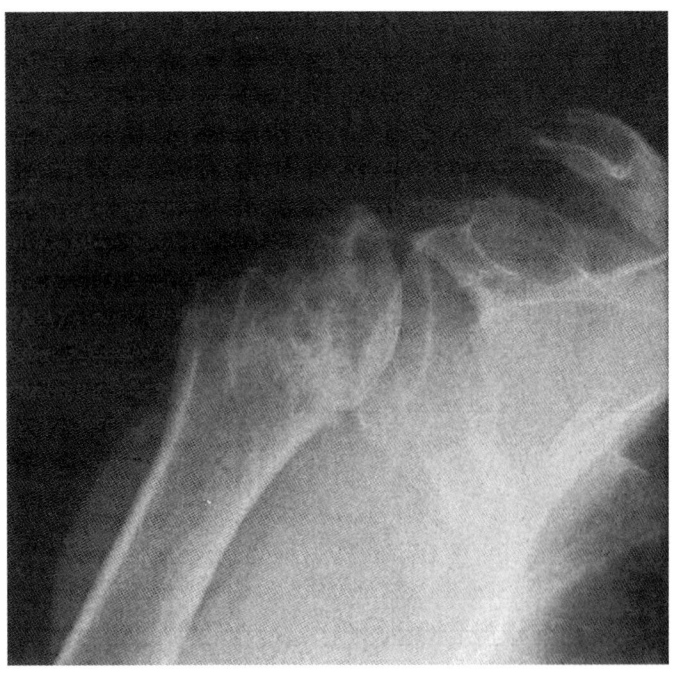

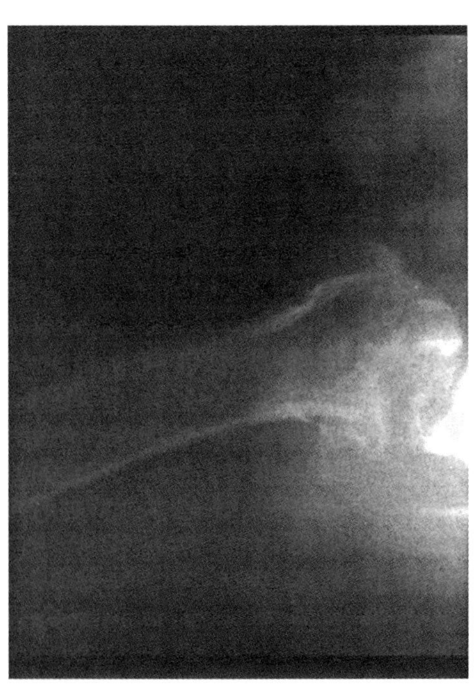

图 55-3 (A~D)这名患者因为肩部疼痛于 1986 年 12 月 11 日进行了初始评估。X 线片显示有一处大面积的Ⅱ期骨坏死(A)和(B)。采取保守治疗,但此后不到一年患者疼痛加重。X 线片复查发现关节面塌陷和Ⅳ期病变(C)和(D)。

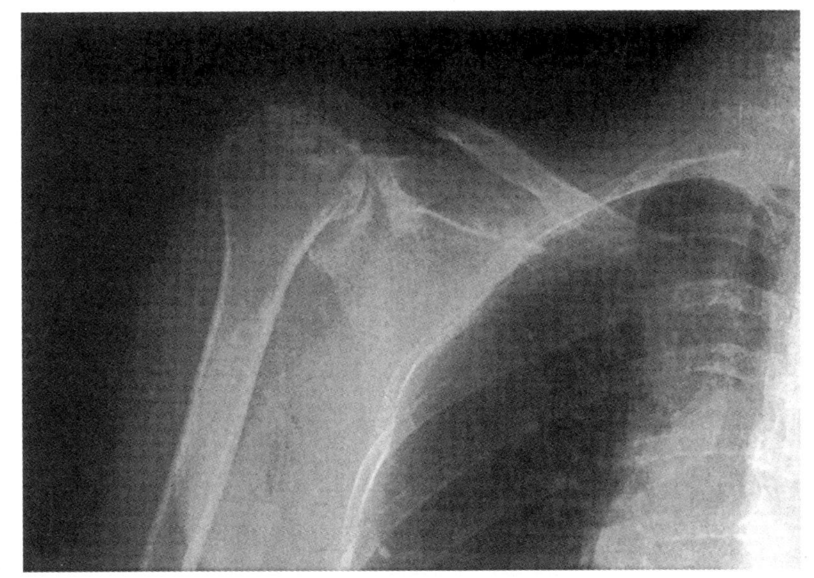

A

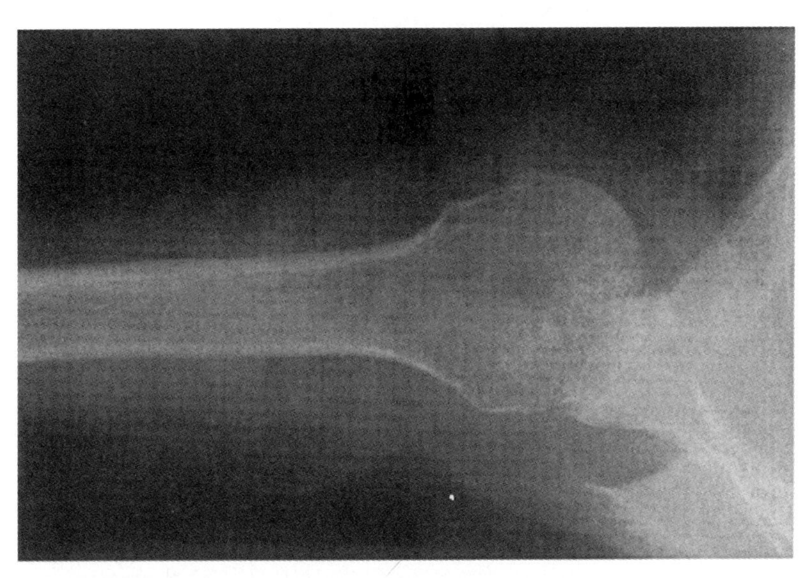

B

图 55–4　(A~D)这名 71 岁患者长期患有慢性阻塞性肺病，有类固醇治疗史。术前 X 线片显示关节间隙狭窄、肱骨头上方半脱位、关节盂上方侵蚀和肱骨头坏死(A)和(B)。(待续)

伤和内固定引起的后遗症，包括骨骼畸形以及旋转袖的瘢痕化和僵硬。至于其他原因导致的肱骨头坏死，旋转袖和关节囊均基本正常的，除非晚期有继发性退变发生。

在这组病例中，评价了肩胛盂关节面的病理改变程度之后，医生都选择了关节盂侧重建术。这项研究未做随机取样。HHR 和 TSA 的治疗结果差异不大。HHR 组的平均 ASES 评分为 63 分，TSA 组为 62 分。活动度的差异也很小。值得注意的是，HHR 术后患者对其自身状态的评估有下降的趋势。大约 14%的HHR 患者术后抱怨状态变差了，而 TSA 组只有一名(2.8%)有此抱怨。我们的经验是，只要关节盂侧关节软骨有任何明显的损伤，都建议行关节盂置换。

小结

许多病因学因素可导致肱骨头坏死这种常见疾病。这些因素导致骨坏死的临床病程各不相同。镰状红细胞病结果较好，类固醇引发的骨坏死结果中等，而创伤后骨坏死结果最差。行肩关节置换术的治疗结果也有类似差异，类固醇引发的骨坏死，重建后的临床评分和活动度要好于创伤后骨坏死。各病因组的几

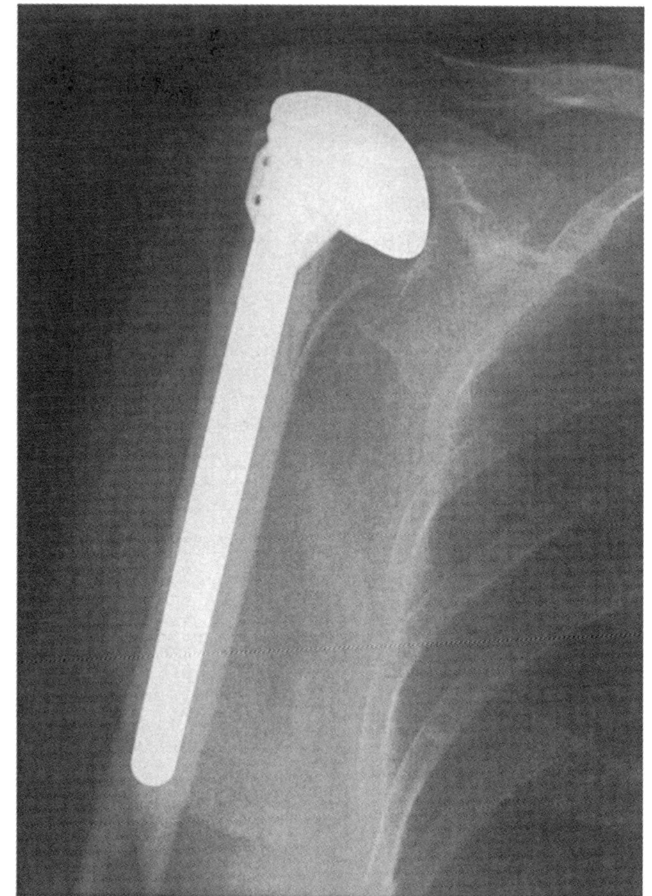

C

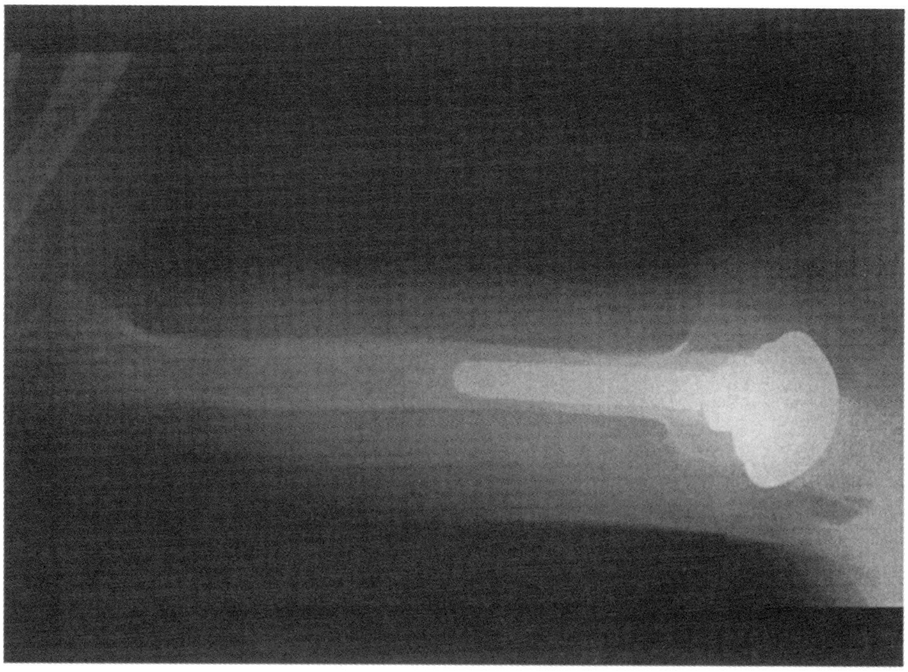

D

图 55-4(续) 因为有旋转袖损伤,选择行肱骨头置换术进行重建(C)和(D)。

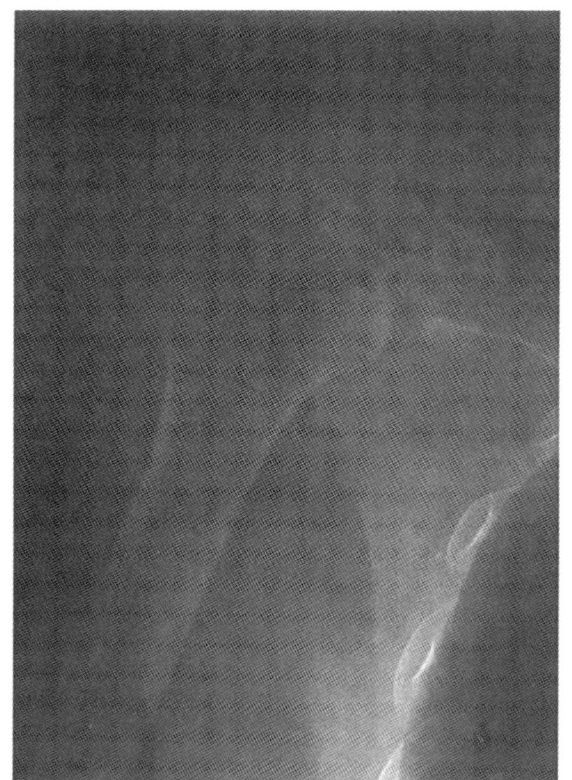

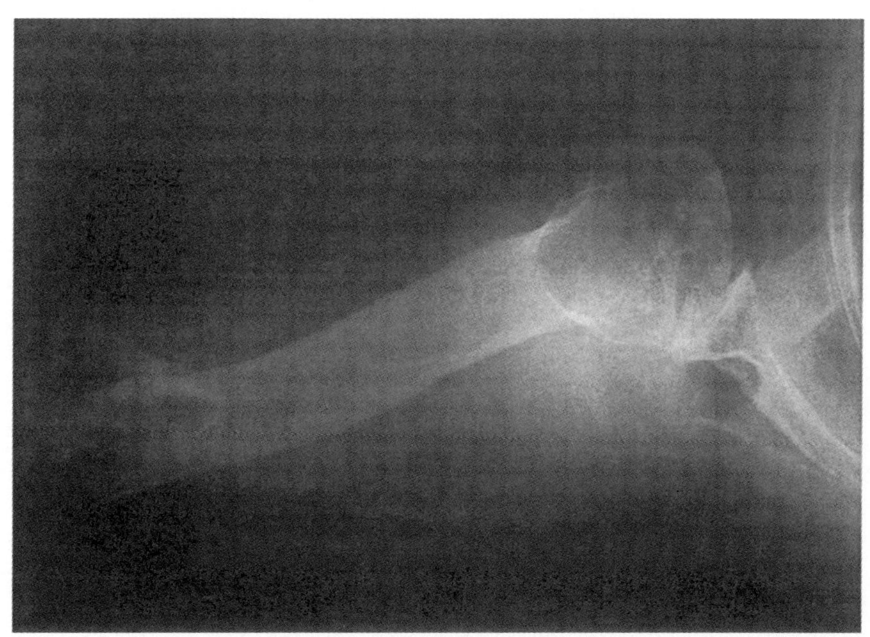

图 55-5　(A~D)这是另外一例 71 岁妇女因慢性肺病使用类固醇治疗后出现肱骨头坏死(A)和(B)。在此例中,旋转袖保持完整,允许在术中重建关节盂。(待续)

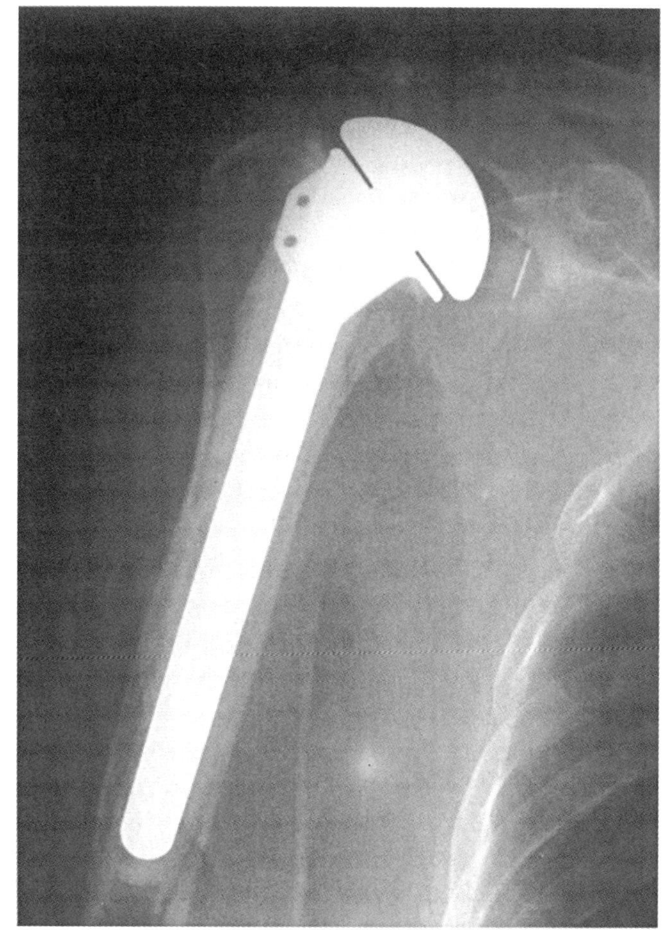

C

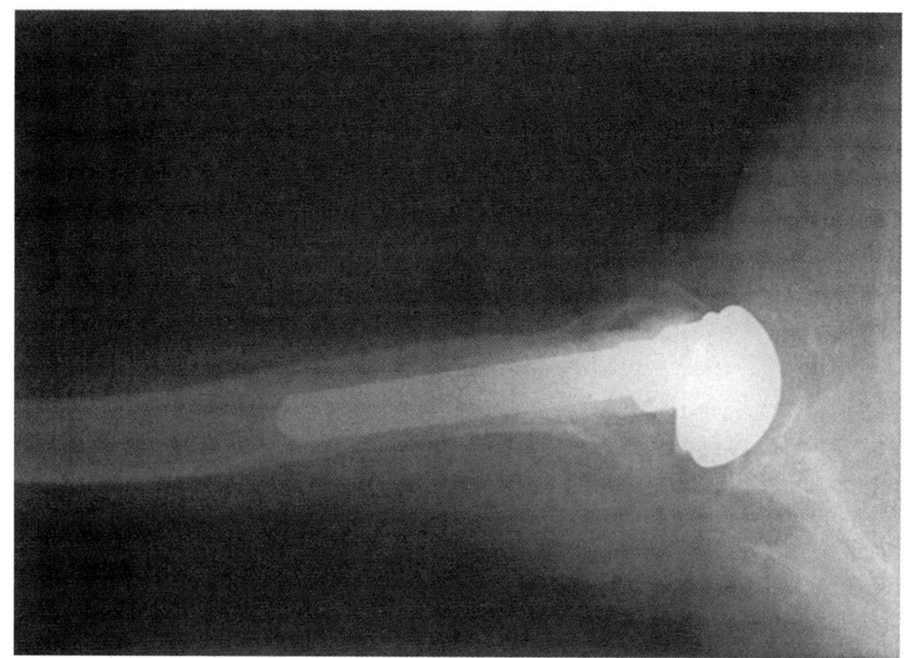

D

图 55–5(续)

乎所有患者，经治疗后疼痛都有所减轻。当肩胛盂侧关节软骨保存较好时建议行 HHR，而不是 TSA。

（李华 译 侯筱魁 校）

参考文献

1. Amstutz HC, Thomas BJ, Kabo JM, et al: The DANA total shoulder arthroplasty. J Bone Joint Surg 70A:1174–1182, 1988.
2. Bade HA, Warren RF, Ranawat CS, Inglis AE: Long term results of Neer total shoulder replacement. *In* Bateman JE, Welsh RP (eds): Surgery of the Shoulder. Philadelphia, BC Decker, 1984, p 294.
3. Boyd AD, Aliabadi P, Thornhill TS: Postoperative proximal migration in total shoulder arthroplasty. Incidence and significance. J Arthroplasty 6:31–37, 1991.
4. Boyd AD, Thomas WH, Scott RD, et al: Total shoulder arthroplasty versus hemiarthroplasty. Indications for glenoid resurfacing. J Arthroplasty 5:329–336, 1990.
5. Brooks CH, Revell WJ, Heatley FW: Vascularity of the humeral head after proximal humeral fractures. J Bone Joint Surg 73B:132–136, 1993.
6. Cruess RL: Experience with steroid-induced avascular necrosis of the shoulder and etiologic considerations regarding osteonecrosis of the hip. Clin Orthop 130:86–93, 1978
7. Cruess RL: Steroid-induced avascular necrosis of the head of the humerus. Natural history and management. J Bone Joint Surg 58B:313–317, 1976.
8. David HG, Bridgman SA, Davies SG, et al: The shoulder in sickle-cell disease. J Bone Joint Surg 75B:538–545, 1993.
9. Dines DM, Warren RF, Altcheck DW, Moeckel B: Post- traumatic changes of the proximal humerus: Malunion, nonunion, and osteonecrosis. Treatment with modular hemiarthroplasty or total shoulder arthroplasty. J Shoulder Elbow Surg 2:11–21, 1993.
10. Ficat RP: Idiopathic bone necrosis of the femoral head. Early diagnosis and treatment. J Bone Joint Surg 67B:3–9, 1985.
11. Gerber C: The arterial vascularization of the humeral head. J Bone Joint Surg 72A:1486–1494, 1990.
12. Gerber C, Hersche O, Berberat C: The clinical relevance of post-traumatic avascular necrosis of the humeral head. J Shoulder Elbow Surg 7:586–590, 1998.
13. Hattrup SJ, Cofield RH: Osteonecrosis of the humeral head: Relationship of disease stage, extent, and cause to natural history. J Shoulder Elbow Surg 8:559–564, 1999.
14. Hattrup SJ, Cofield RH: Osteonecrosis of the humeral head: Results of replacement. J Shoulder Elbow Surg 9:177–182, 2000.
15. Kay SP, Amstutz HC: Shoulder hemiarthroplasty at UCLA. Clin Orthop 228:42–8, 1988
16. Laing PG: The arterial supply of the adult humerus. J Bone Joint Surg 38A:1105–1116, 1956.
17. L'Insalata JC, Pagnani MJ, Warren RF, Dines DM: Humeral head osteonecrosis: Clinical course and radiographic predictors of outcome. J Shoulder Elbow Surg 5:355–361, 1996
18. Milner PF, Kraus AP, Sebes JI, et al: Osteonecrosis of the humeral head in sickle cell disease. Clin Orthop 289:136–143, 1993.
19. Mont MA, Maar DC, Urquhart MW, et al: Avascular necrosis of the humeral head treated by core decompression. J Bone Joint Surg 75B:785–788, 1993.
20. Neer CS II: Shoulder Reconstruction. Philadelphia, WB Saunders Co, 1990.
21. Neer CS II, Watson KC, Stanton FJ: Recent experience in total shoulder replacement. J Bone Joint Surg 64A:319–337, 1982.
22. Rutherford CS, Cofield RH: Osteonecrosis of the shoulder [abstract]. Orthop Transpl 11:239, 1987.
23. Schai P, Imhoff A, Preiss S: Comminuted humeral head fractures: A multicenter study. J Shoulder Elbow Surg 4:319–330, 1995.
24. Warren RF, Ranawat CS, Inglis AE: Total shoulder replacement. Indications and results of the Neer nonconstrained prosthesis. *In* Inglis AE (ed): American Academy of Orthopedic Surgeons Symposium: Total Joint Replacement of the Upper Extremity. St. Louis, CV Mosby, 1982, p 56.

第 56 章

旋转袖撕裂关节病的肩关节成形术

Joaquin Sanchez-Sotelo

旋转袖撕裂关节病作为一个临床疾病最早于1983年由Neer详细描述[11],它包括由旋转袖巨大撕裂导致的盂肱关节严重破坏。在此两年前,McCarthy和同事报道的所谓"Milwaukee肩"中也有类似的病理改变[10],他们假设,骨与软骨破坏是由碱性磷酸钙晶体形成所致,并且像其他晶体诱发性关节炎一样,伴有蛋白酶释放入关节。旋转袖撕裂关节病和Milwaukee肩可能是同一种病因尚未阐明的病理状况。

旋转袖撕裂关节病(RCTA)需要与可能合并有盂肱关节退行性变和旋转袖撕裂的其他病变相区分。诊断RCTA需具有不可修复的巨大旋转袖撕裂,并伴有盂肱关节软骨缺失以及肱骨头、肩胛盂及喙肩弓或(和)锁骨远端的进展性骨丢失。

临床表现

RCTA患者多为老年,并有长期肩关节疼痛、活动范围减小及功能受限的病史[1,11,15,16]。部分患者主诉肩部肿胀反复发作[11,15]。他们多接受过多次皮质类固醇注射,而且可能接受过一次或多次手术,最常见的是肩峰成形术和旋转袖清创或修补术[1,15,16]。

体检常可见累及肩峰下滑囊和盂肱关节的肩部肿胀,以及冈上和冈下窝萎缩。盂肱关节活动多伴有响声和疼痛。主动和被动活动范围均减小,且肌力下降,尤其是外展和外旋时。应评估三角肌的状态,尤其是有手术史的患者;三角肌薄弱会严重影响肩关节成形术后的关节功能。盂肱关节前上方失稳在严重损伤的肩关节中也较普遍。

RCTA的影像学表现很有特征性(图56-1A)。除了在其他类型的肩关节炎中可见到的盂肱关节间隙缩窄以外,肱骨头还会向上方移位,触及喙肩弓。在肩峰、锁骨远端、肩胛盂和喙突出现侵蚀后,肱骨头可能会有不同程度的骨丢失。肱骨头可能会塌陷,并可能在关节盂下缘水平形成肱骨内侧缘切迹。RCTA应与以下疾病相鉴别:炎症性关节炎,感染,创伤后陈旧性关节炎,缺血性坏死,代谢性疾病,以及神经病性关节病[11]。如果可以排除其他诊断,则无需行其他实验室或影像学检查。

治疗选择

当保守治疗未能控制住患者症状时,可考虑手术治疗。关节清创术可以暂时缓解一些患者的症状[4]。对于三角肌功能丧失的患者可考虑行盂肱关节融合术[2]。以往做过限制性和半限制性全肩关节成形术常有较高的力学失败率[14],而且非限制性全肩关节成形术常伴有相当高的肩胛盂假体失败率[3,9]。"Delta"或"逆置型假体"(强生公司)是专门为旋转袖缺陷的肩关节设计的,重燃了人们对于RCTA患者使用限制性更强的假体的兴趣[7]。在其设计中,肱骨部分假体关节面为凹面,而盂部关节面则为与之匹配的凸面。欧洲应用Delta假体的报道显示,其功能结果良好且主动活动范围有明显改善。但是仍需要更长期的随访,以确定该假体是否比此前应用的其他限制性假体更耐用。我个人没有这种假体的应用经验。考虑到上述原因,目前我认为肩部半关节成形术是三角肌功能良好的RCTA患者的首选术式[1,13,14,16]。

RCTA肩部半关节成形术的技术要点

肩部半关节成形术用于这种病变的主要挑战是改善活动范围以及实现平衡而稳定的重建。肩关节入路采用三角肌胸大肌间隙入路。从喙肩韧带下缘向远端垂直切开三角肌下滑囊至联合肌腱的外侧。肩胛下肌腱上份与喙肩韧带相邻的纤维组织应予以保留。若被动外旋大于30°,所有残留的肩胛下肌均经肌腱切开，否则就从肱骨将其松解开。前下部肩关节囊从肱骨处松解开，使肱骨头向前方脱出。在冈上肌腱原有的止点水平向后 35°切除肱骨头。

肩胛盂不需要做特殊的准备，但有时需要用骨锉磨光或塑形。一些作者推荐使用小尺寸肱骨头以降低修补后旋转袖的张力；但也有作者认为，使用大尺寸肱骨头可提供更好的关节稳定性。我发现，一般情况

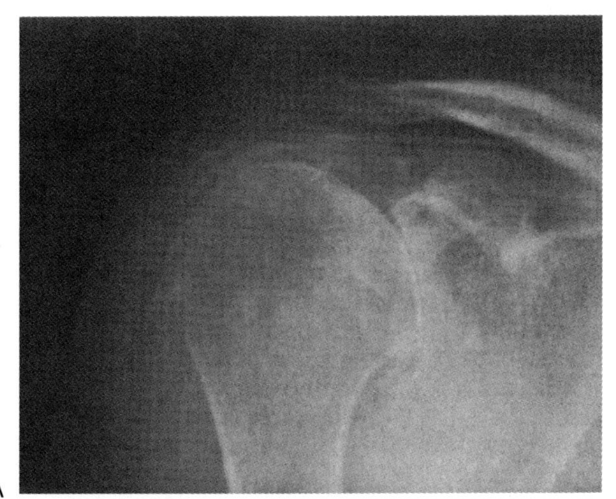

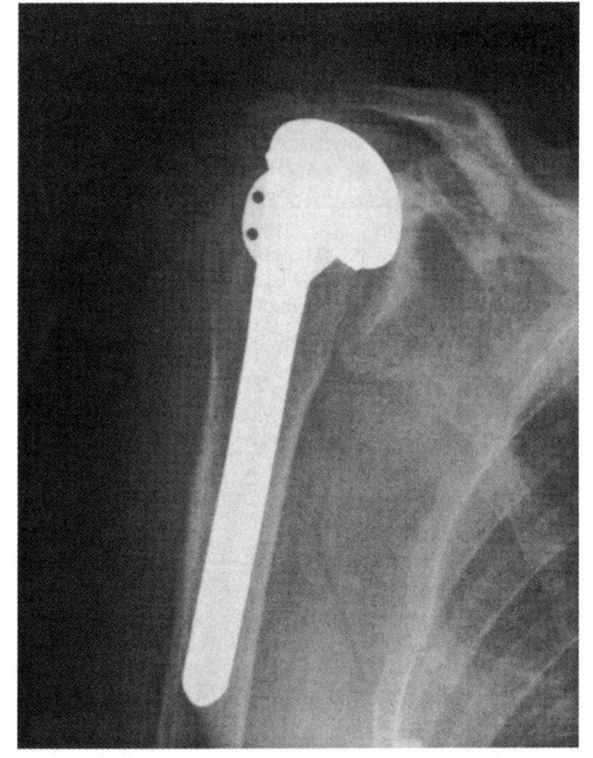

图 56–1　(A) 一名 76 岁右肩旋转袖撕裂关节病患者的术前 X 线片。可见肱骨头向上方移位伴肩峰下表面侵蚀。(B)同一名患者半肩关节成形术后 2 年的 X 线片评估，显示重建稳定无进一步骨丢失。

下中等大小的肱骨头最为合适(图 56–1B)。小头较不稳定，太大的头则使关节过于拥挤。

术后将患肢置于肩关节稳定支架上保持一个月。术后当天即可开始肩关节被动 ROM 训练，锻炼时外展不应超过 120°，外旋不超过 20°。5 到 6 周后开始滑车屈曲训练、体操棍练习和等长收缩练习。术后 8~10 周添加弹力带增强肌力的训练。

疗效

对梅奥诊所的 33 例肩部半关节成形术效果进行了平均 5 年(2~11 年)的随访。手术时患者的平均年龄是 69 岁(50~87 岁)，有 11 个肩关节曾接受过 1~4 次手术，其中有 8 例是肩峰成形术。

肩部半关节成形术与疼痛缓解明显相关。但在最近的评估中，9 例(27%)有静息或活动时中度疼痛。平均主动上举从 72°改善至 91°(P=0.008)，平均内旋由 L3 提高至 L1 (P=0.02)，平均主动外旋从 36°提高至 41°(无统计学意义)。只在外旋方向的力量有明显改善。按照 Neer[12]有限目标标准，有 22 例(67%)获得手术成功。但是大部分患者对手术效果满意，只有 4 个肩关节主观认为较术前无改善或者恶化。2 个因素与疗效不满意相关：早期肩峰下减压和肱骨头近端移位的程度。

在最近的影像学评估中，31 例经过全面影像学随访的病例有 9 例观察到前方或上方半脱位有所进展。8 个肩关节有进展性肩胛盂上方侵蚀，14 例可见肩峰侵蚀，2 例出现肩峰骨折(图 56–2)。此外，有 8 个肩关节在关节盂下缘水平出现了肱骨近端内侧面切迹。X 线片上未见一处假体部件松动或经过翻修。根据可得到的资料，未发现肱骨头尺寸和骨丢失进展会影响手术效果。

表 56–1 总结了梅奥诊所和其他作者报道的结果。在最近对肩部半关节成形术后的随访中，无疼痛或轻度疼痛患者的比例为 47%~86%，但主观满意度均比较高[1,5,15,16]。肩部半关节成形术也使活动和力量实现了中等程度的改善。观察到的主要并发症为不稳和症状性肩胛盂侵蚀[6,9]。

依我的经验，肩部半关节成形术可使大约 3/4 的 RCTA 患者有明显的疼痛缓解，并使其活动范围和力量有少许提高。这种手术的并发症可能有持续性疼痛、前上方不稳及进展性骨丢失。此前侵犯过喙肱弓的患者，手术的预期满意度较低。是使用小尺寸肱骨

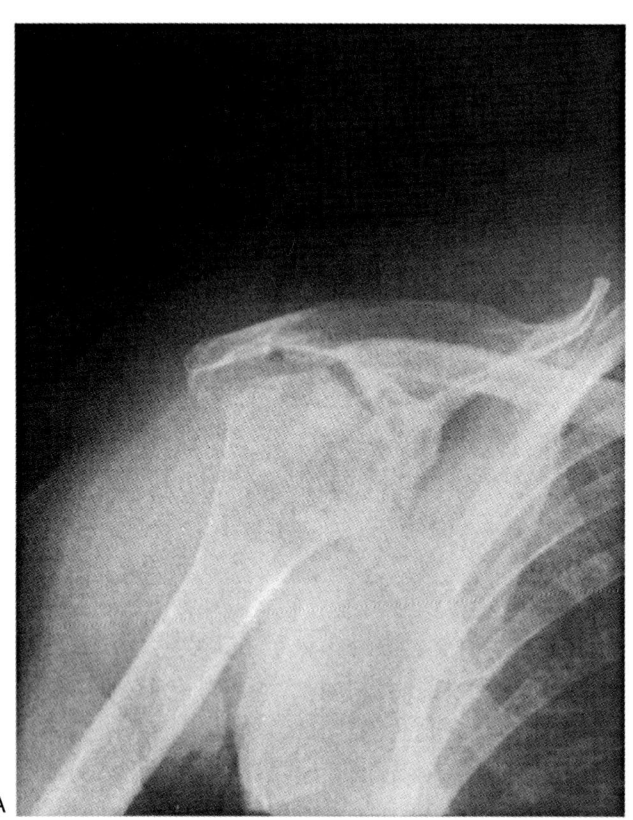

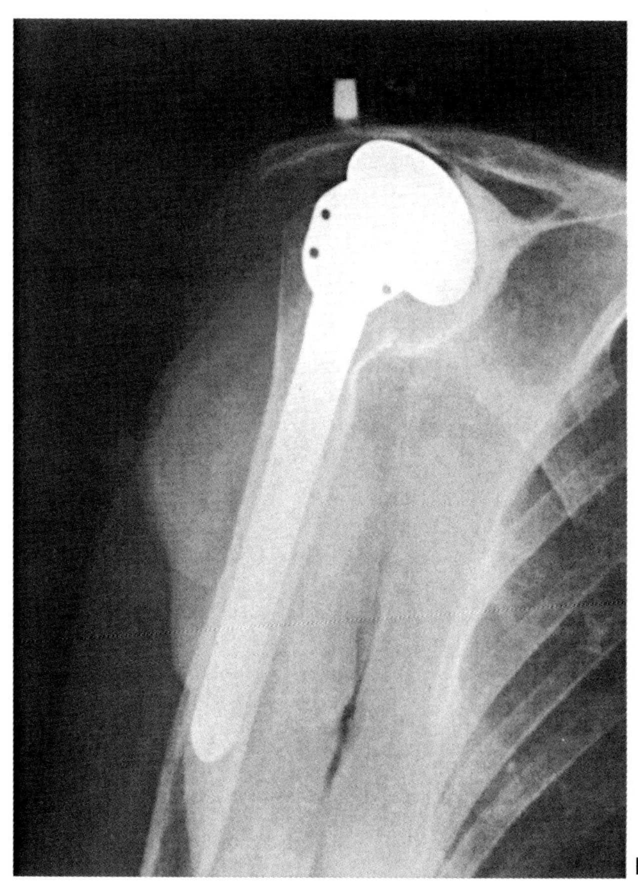

图 56-2 (A)87 岁 RCTA 患者的术前 X 线片。(B)半关节成形术后 3 年拍的 X 线片显示关节盂上方以及锁骨远端和肩峰的下表面有骨丢失。

表 56-1 RCTA 肩部半关节成形术疗效报道

研究者	例数	平均年龄(范围)	平均随访年数(跨度)	术后无痛或轻度痛例数(%)	主动上举平均角度术前/术后(范围)	成功例数(%)*	备注
Arntz 等[1] (1993)	18	71(54~84)	3 (2~10)**	11 (61)	66 (44 ~90)/112(70~160)	NR	2 例因症状性关节盂侵蚀、1 例因症状性不稳、1 例因术后肩峰创伤性骨折再手术
Williams 和 Rockwood[15] (1996)	21	72(59~80)	4 (2~7)	18 (86)	70(0~155)/120(15~160)	18(86%)	无一例不稳定或再手术
Field 等[5](1997)	16	74(62~83)	3 (2~5)	13 (81)	60(40~80)/100(80~130)	10(62%)	1 例术中肱骨干骨折,4 例不稳定,其中 2 例需再手术
Zuckerman 等[16] (2000)	15	73(65~81)	2 (1~5)	7 (47)	69(20~140)/86(45~140)	NR	11 例满意 (87%),1 例前方不稳
梅奥诊所系列	33	69(50~87)	5 (2~11)	24 (73)	72(30~150)/91(40~165)	22(67%)	1 例术中肱骨干骨折,7 例前上方不稳

数据引自参考文献 1,5 和 16。* 依照 Neer 有限目标标准[10]。** 未检查肩关节。NR:未报道数据。

头假体以利于旋转袖重建，还是使用大尺寸头以提高关节稳定性，尚无定论。尽管肩部半关节成形术对 RCTA 患者并非最佳选择，但它可能是目前解决这一难题的最好重建术式。

（侯洪良 译　张峻 校）

参考文献

1. Arntz CT, Jackins S, Matsen FA: Prosthetic replacement of the shoulder for the treatment of defects in the rotator cuff and the surface of the glenohumeral joint. J Bone Joint Surg 75A:485–491, 1993.
2. Arntz CT, Matsen FA, Jackins S: Surgical management of complex irreparable rotator cuff deficiency. J Arthroplasty 6:363–370, 1991.
3. Brownlee RC, Cofield RH: Shoulder replacement in cuff tear arthropathy. Orthop Transpl 10:230, 1986.
4. Ellman H, Kay SP, Wirth M: Arthroscopic treatment of full-thickness rotator cuff tears: 2- to 7-year follow-up study. Arthroscopy 9: 195–200, 1993.
5. Field LD, Dines DM, Zabinski SJ, Warren RF: Hemiarthroplasty of the shoulder for rotator cuff arthropathy. J Shoulder Elbow Surg 6:18–23, 1997.
6. Franklin J, Barret W, Jackins SE, Matsen FA: Glenoid loosening in total shoulder arthroplasty. Association with rotator cuff deficiency. J Arthroplasty 3:39–46, 1988.
7. Grammont PM, Baulot E: Delta shoulder prosthesis for rotator cuff rupture. Orthopedics 16:65–68, 1993.
8. Laurence M: Replacement arthroplasty of the rotator cuff deficient shoulder. J Bone Joint Surg 73B: 916–919, 1991.
9. Lohr JF, Cofield RH, Uhthoff HK: Glenoid component loosening in cuff tear arthropathy. J Bone Joint Surg 73B(Suppl II):106, 1991.
10. McCarthy DJ, Halverson PB, et al: "Milwaukee shoulder"—association of microspheroids containing hydroxyapatite crystals, active collagenase, and neutral protease with rotator cuff defects. I. Clinical aspects. Arthritis Rheum 24:464–473, 1981.
11. Neer CS, Craig EV, Fukuda H: Cuff-tear arthropathy. J Bone Joint Surg 65A:1232–1244, 1983.
12. Neer CS, Watson KC, Stanton FJ: Recent experience in total shoulder replacement. J Bone Joint Surg 64A:319–337, 1982.
13. Pollock RG, Deliz ED, McIlveen SJ, et al: Prosthetic replacement in rotator cuff-deficient shoulders. J Shoulder Elbow Surg 1:173–186, 1992.
14. Post M, Haskell SS, Jablon M: Total soulder replacement with a constrained prosthesis. J Bone Joint Surg 62A:327–335, 1980.
15. Williams GR, Rockwood CA: Hemiarthroplasty in rotator cuff-deficient shoulders. J Shoulder Elbow Surg 5:362–367, 1996.
16. Zuckerman JD, Scott AJ, Gallagher MA: Hemiarthroplasty for cuff tear arthropathy. J Shoulder Elbow Surg 9:169–172, 2000.

第 57 章

旋转袖缺损

Steven J, Hattrup

旋转袖缺损与疾病诊断相关。肩关节骨关节炎中发生旋转袖缺损的确很少,而且如果发生损伤也比较小[5,10,15,16]。Neer 指出,在骨关节炎中,要产生这种磨损所需的力从逻辑上说需要旋转袖完好无损[9]。在 273 例全肩关节成形术的一个连续病例系列中,他发现 62 例肩关节骨关节炎中有 59 例旋转袖完好无损。只有 3 例发生撕裂,都是以负重方式使用肩部的截瘫患者。Cofield 在其梅奥诊所的病例中发现了类似的表现[5]。他发现,53 个肩关节骨关节炎中有 6 例发生旋转袖撕裂(11%)。Walch 使用关节造影评价了 84 例肩关节骨关节炎,结果发现 10%的病例发生冈上肌腱撕裂,撕裂延伸到冈下肌的只有 2.6%[16]。通过比较发现,类风湿性关节炎患者的肩关节常会发生旋转袖损伤,包括撕裂和(或)力量减弱[5,7,9,15]。Neer 发现,旋转袖损伤是常见病变,但完全撕裂在 69 个肩关节中只发生了 29 例。据 Cofield 报道,66 个肩中有 37 例出现了旋转袖变薄,18 例(27%)出现了撕裂[5]。Friedman 的结果是,24 个肩中只有 25%的肩关节旋转袖是正常的,Walch 报道的完全性旋转袖撕裂占 40%[2,16]。旋转袖的状况反过来会影响重建手术的方法选择和治疗结果[4,8,15,16]。

在 Walch 和 Boileau 进行的 46 例肩关节骨关节炎置换术中,发现的 4 例撕裂都非常轻微,而且容易处理[15]。Cofield 报道的在 53 例肩关节骨关节炎中有 4 例轻度撕裂,2 例中度撕裂[5]。在总共 176 例肩关节中,有 48 例发生了旋转袖撕裂。48 例撕裂中的 1/3 可以通过常规方法进行修补,包括 14 例直接肌腱缝合或与骨组织缝合,另有 17 个肩关节还做肩胛下肌辅助移位。余下的 17 例肩关节中有 14 例发生巨大的旋转袖撕裂并伴有旋转袖撕裂关节病。因此 Cofield 的经验提示,除了肩袖撕裂关节病以外,当在关节成形术中遇到旋转袖撕裂时,一般都是可以修复的病变。相反,类风湿性肩关节炎的炎症过程则会损伤旋转袖,包括使其变薄和继发性功能障碍以及发生撕裂。在 X 线片上表现为肱骨头相对于肩胛盂向上移位。然而 Boyd 在肩关节置换中发现,除了旋转袖撕裂以外其他因素也可导致肱骨头向上半脱位[2]。其中包括强大的三角肌和薄弱的旋转袖之间的动态不平衡、肩胛盂朝向上方以及突出的肱骨头等因素。旋转袖力量减弱和功能障碍是不可修复的病变。因此,在类风湿性关节炎肩关节的置换手术中按惯例应保护好喙突肩峰韧带,以减少上方不稳定的危险。

凭直觉就可以预见,旋转袖的状况对于肩关节成形术的效果是非常重要的。Cofield 在 1984 年写到,术后的活动范围和手术时旋转袖的情况密切相关[4]。他发现,对于正常的旋转袖术后的平均外展范围是143°,而在旋转袖变薄时则为 102°,如果需行大范围修补则只有 63°。同样的,Hawkins 也发现,尽管疼痛缓解不受旋转袖修补的影响,但是活动范围却受其影响[8]。修补后的平均前屈范围为 88°,而无需修补时的活动范围则是 120°。一些外科医生认为,旋转袖的实际完整性意义并不很大[3,7]。Friedman 在 1989 年分析了 24 例全肩关节成形术的结果[7]。他发现,旋转袖完好的患者,其运动、疼痛缓解和功能并不比其他患者好。同样,Boyd 也发现,旋转袖撕裂范围大与术后平均活动范围的显著减少并不相关[3]。Friedman 和 Boyd 既治疗过特殊的类风湿性关节炎患者,也治疗过原发的类风湿性关节炎患者。除了旋转袖撕裂以外,还有很多情况会影响关节成形术的结果[6]。这些情况包括肥胖、软组织质量不良、肌力缺乏和骨量贮备不足。因此很难把旋转袖撕裂的影响单独区分出来。

Figgie 和 Rozing 分别研究了炎症性关节炎病例中肌腱组织质量以及由此引发的旋转袖修补问题[6,11]。Figgie 把旋转状态分为 3 组[6,11]。第一组有 6 个肩关节,包括自体移植修补或明显纤维化的肩关节。第二组包括 30 例肩关节,伴有旋转袖力量减弱或可修补的撕裂。第三组由 14 例旋转袖正常的肩关节组成。HHS(健康和人类服务部)评价结果发现,治疗结果明显与旋转袖的状态相关。第一组的分数是为 65 分,第二组为 84 分。第三组为 95 分。Rozing 研究了 40 例肩关节,均为类风湿性关节炎[11]。在用 HHS 评分评价了结果之后他发现,旋转袖状况越好,评分的分数越高,且具有统计学意义。旋转袖完好的肩关节,其 HHS 评分要高于肌腱撕裂后得到良好修补的肩关节,而后者的评分要好于修补不完全的肩关节。此外,Rozing 还发现,良好修补的肩关节其 HHS 评分会随着时间的延长而逐渐改善,而修补不完整的肩关节或有不能修补的病变的肩关节会在 6~12 个月期间处于平台期,保持静止不变。

旋转袖的状态对关节成形术的长期效果具有重要的远期影响。Sperling 发现,在首次进行肩关节置换手术时如果存在旋转袖撕裂,那么翻修的危险性将会明显增加[13]。旋转袖功能不全对关节盂假体使用寿命的影响已得到确认。Stewart 发现,他的所有肩关节假体松动病例均存在旋转袖变薄或撕裂损伤[14]。Barrett 具有类似的经历,他认为这种发病机制与旋转袖缺损导致肱骨头向上半脱位有关[1]。这会给关节盂产生一个偏心负荷,并最终导致松动。Søjbjerg 发现,肱骨近端移位的程度与旋转袖的术前状况有关,而关节盂松动反过来又与所产生的偏心负荷有关[12]。显然,旋转袖的状况对肩关节置换术的效果具有重要的影响,因此要尽最大努力来获得牢固的修补。

肩关节的术前影像学评价始终都包括 X 线平片。正如上文所述,对于旋转袖撕裂的肩关节,可能会出现肱骨头相对于关节盂的向上半脱位,以及肩峰肱骨间距变窄。这些病变表现也常见于类风湿性关节炎的肩关节,不过其旋转袖虽减弱但未撕裂。然而在骨关节炎的肩关节中也可有类似的表现,因此可能会引起误导。此时的腋窝侧位片常显示有关节盂后部侵蚀伴后期盂肱关节后方半脱位。肩关节不协调有时会被误认为是旋转袖撕裂。在骨关节炎中由于旋转袖的问题不常见而且损伤程度一般较轻不足以视为主要问题,因此不需要常规采用磁共振成像进行术前评价。磁共振成像往往用于一些特殊情况,例如此前曾行旋转袖手术、肱骨近端和结节受到创伤,以及类风湿性关节炎。

处理旋转袖撕裂的外科手术需联合应用肩关节置换术和肌腱修补术中使用的一系列标准方法。即使已明确或怀疑旋转袖撕裂,也要采用相同的三角肌胸肌入路。在类风湿性关节炎之类的病程中,旋转袖损伤的可能性很大,应该保留喙肩弓和韧带。前关节囊和肩胛下肌应一起向下移位,除非有严重的内旋挛缩或此前存在肩胛下肌短缩。经 Z 形整形术进行延长是十分必要的(图 57–1)。从上方切开关节直接暴露旋转袖缺损。这样可把肩胛下肌向上转移到撕裂部,以便更好地覆盖缺损区(图 57–2)。可进行常规截骨术,但是如果已确定旋转袖撕裂,应考虑进行更广泛的肱骨截骨术。可选择较小的肱骨头并去除更多的骨质,以减少续覆盖的盂肱关节容积。在选择进行更远端的截骨时,要尽可能避免横断旋转袖的附着部,特别是后侧,否则会使显露范围受限。在每例关节成形术中,一定需在截骨术后仔细检查旋转袖。这是确定旋转袖撕裂程度的最佳时机。如果冈上肌腱有一处小的撕裂,可以这样处理:沿肱骨大结节建立一个适当的骨床,然后通过大结节进行预定位缝合。在选择好假体并置入后就可以很容易地完成上述修复。另一方面,如果前方或者后方存在更大的缺损,则必须进行更好的显露。可以做一个大的外侧皮瓣并在肩峰前外缘纵向劈开三角肌来进行显露。这样就可以提供与任何有经验的肩部外科医生类似的良好的显露,而且这些标准技术方法可用于肌腱松动和修复术。

明确了旋转撕裂的边界之后,应评估肌腱的柔韧性和质量。这些因素结合修复的可靠性决定着康复计划的强度。与任何修复一样,松动肌腱可以把缝线两端的张力减小到最低程度。关节外切除所有囊性粘连组织,松解喙肱韧带。有时很难将增厚的囊同变薄的肌腱区分出。关键在于沿着肌腱向下找到它在结节上的附着点。从关节内,可以沿关节盂边缘固定肌腱。在前方,由于 Bankart 型损伤的产生会使肩胛下肌游离。可利用手指或 Darrach 牵引器沿关节盂颈向内滑动来进行松解。对于年轻患者的肩关节这样不会引起前方不稳定,反而会增强肩胛下肌向外和向上的能力。有时候,肩胛下肌最好的沿肱骨截骨线的内侧复位。这样容易修复但可能会引起内旋无力和 Liftoff 征阳性。根据撕裂的类型,需要时可以沿着关节盂边缘向上和向后扩展关节囊的松解(图 57–3 和图 57–4)。一旦将旋转袖松解到尽可能的程度,就要评估完成修复的能力,然后决定是否进行关节盂的关节面重建(图 57–5)。如果预期旋转袖能得到功能性重建,则应进行关节盂的关节面重建。关节盂的问题解决之后,注意力应回到肱骨上。在计划的修复部位沿大结节准备一个 1 cm 宽的新鲜骨床,然后放置不可吸收的粗缝线(图 57–6 和图 57–7)。在后面把缝线打结,然后等内植入

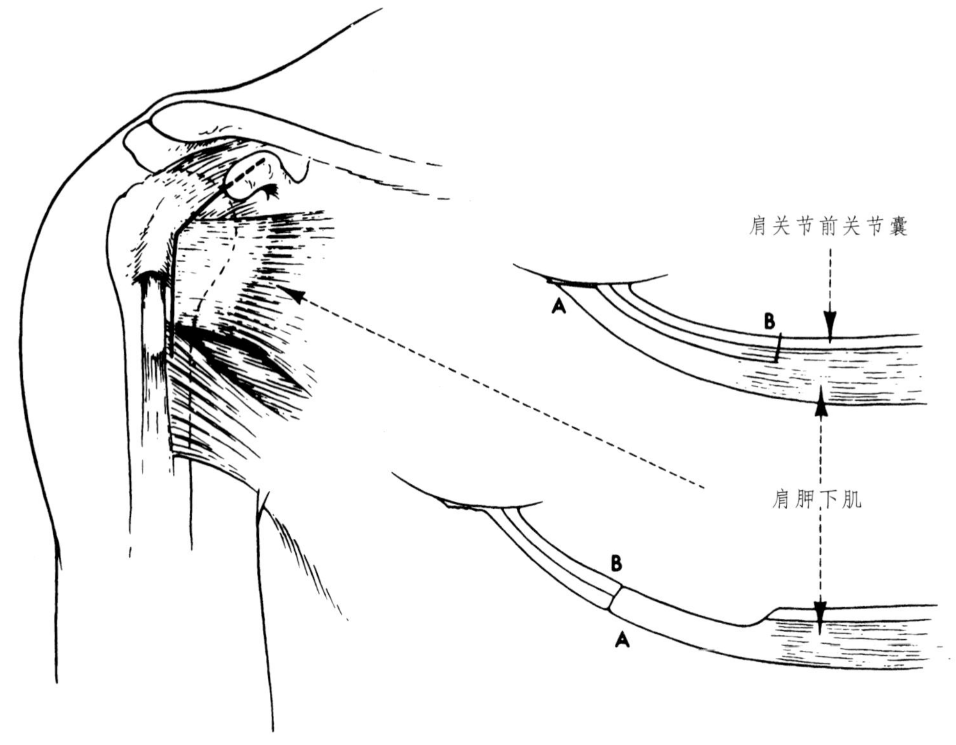

A

肩关节前关节囊
B
A
C
肩胛下肌
B
A
C

B

图 57–1 肩胛下肌腱的Z形延长术,可以从外向内(A)或者从内向外(B)进行。

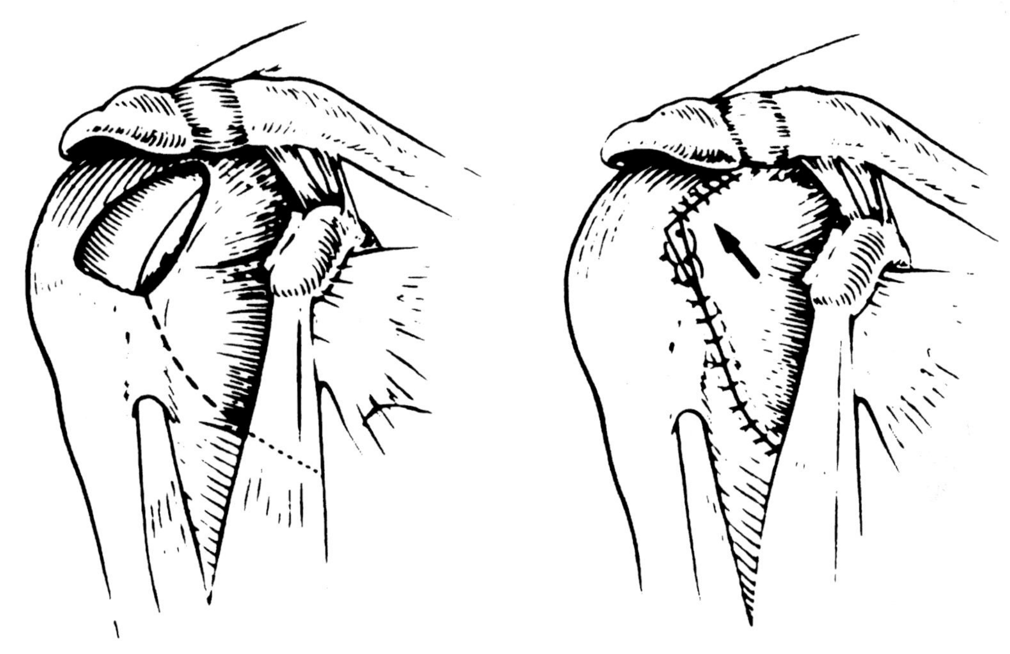

图 57-2　可以将肩胛下肌向上移位，进入旋转袖的缺损区，以利于覆盖。

物插入之后在前方和上方把缝线打结。如上所述，选用较小的肱骨头有利于进行修复。肱骨头的大小要选择合适，既要能维持稳定性，又要减轻肱骨头上方旋转袖所受的应力。选好最终的修复方式后，便可以确定肩胛下肌向上移位的量。接下来插入肱骨头植入物，并缝合冈上肌和肩胛下肌。理想的修复效果应在上臂位于体侧时没有张力。虽然使用外展支具可以减轻冈上肌修复部位的应力，但这种支具会使肱骨向后旋，从而使肩胛下肌修补处前方受到极大的张力。因此很少使用外展支具。最后一步是确定活动范围和术后物理治疗允许的程度。必须将这些限制因素告知患者和理疗师。以牺牲主动活动度来获得完全的被动活动范围并不是真正的成功。外科学更像是政治学，是一门无限可能的艺术；充

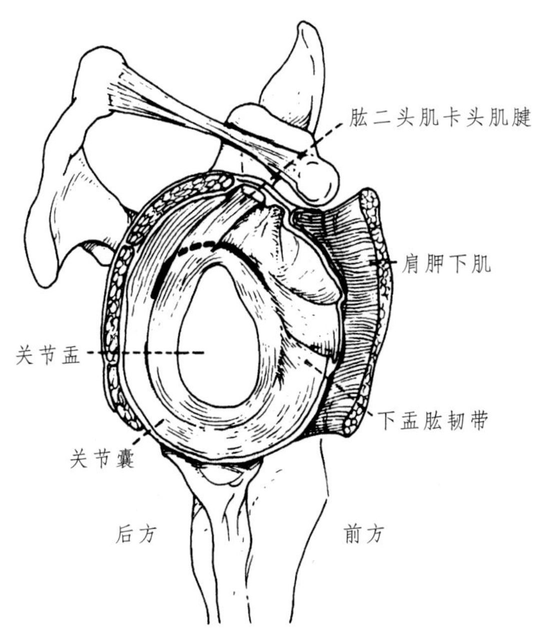

图 57-3　沿关节盂缘进行后方松解。

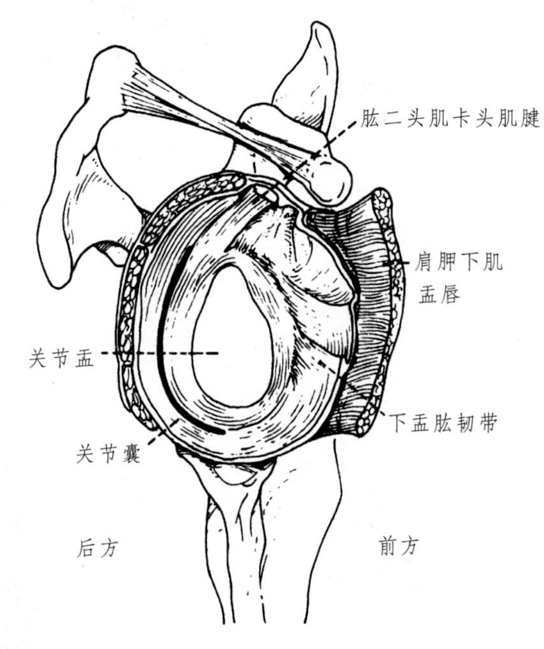

图 57-4　沿肱二头肌腱正上方的关节盂缘进行上方松解。

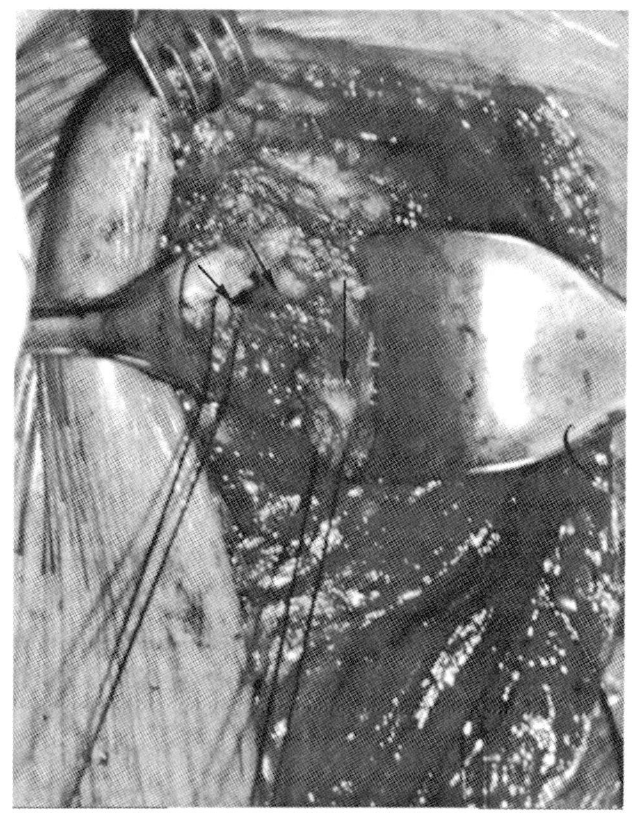

图 57–5 将旋转袖肌腱松解之后,通过辅助性三角肌直裂切口评估其屈曲性。给这些肌腱做了标记(小箭头所示),而且给大结节上方的肌腱缺损也做了标记(大箭头所示)。

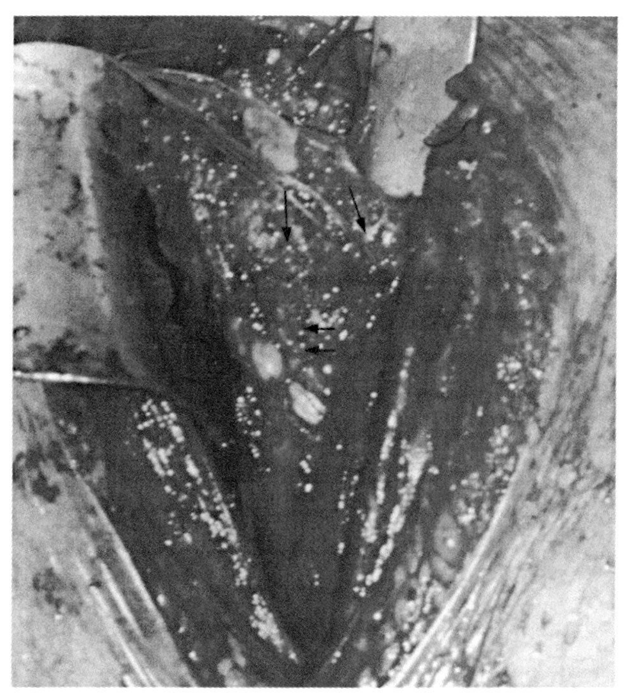

图 57–6 通过三角肌胸大肌切口,沿大小结节预置不可吸收的缝线。带缝线的大结节用大箭头标记,肱骨干用2个小箭头标记。

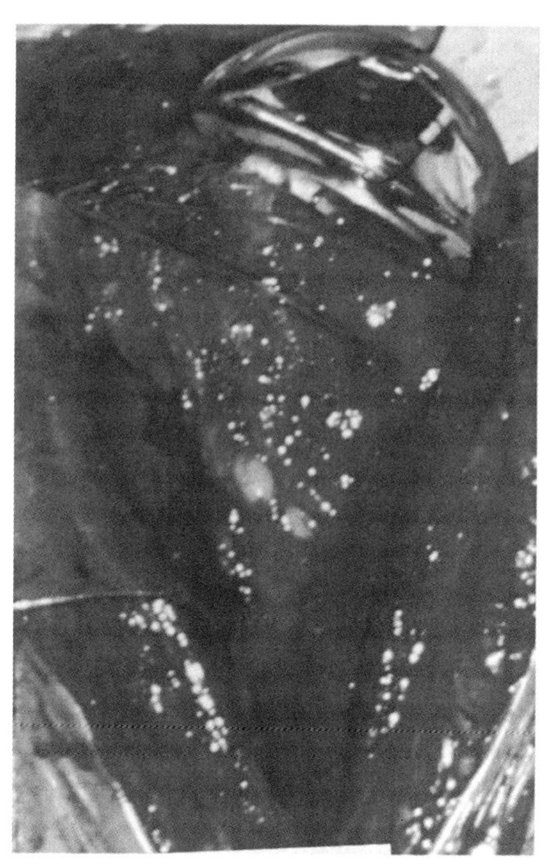

图 57–7 在缝线打结之前先插入假体,然后复位关节并修补旋转袖。

分但不完全的主动活动范围才是最现实的目标。

Figgie 和 Rozing 的研究文献指出，即便完成了旋转袖修复,手术结果也比具有正常肩袖肩关节重建的疗效差[6,11]。此外,退行性变的肌腱组织也易于再次破裂。Cofield,在他的13处撕裂的60例肩关节病例中,发现有5例复发[7]。Neer曾尝试用肩峰下衬垫来代偿有缺损的旋转袖,他设计一个加帽的关节盂来阻止肱骨头的向上移位[9]。Nwakama描述了在梅奥诊所治疗的7名患者配有Neer 600%关节盂组件的肩关节。除了1例以外,其他所有肩关节的手术都不成功或结果不满意,5例继续出现前上方半脱位。2个肩关节需要行修复手术,平均随访时间为69个月。因此不推荐采用这种治疗方法。肩关节置换手术中旋转袖病变的治疗，使我们不得不承认关节炎和旋转袖病变是密切相关的,应采用标准的手术技术和假体,确定该具体病例是否适合行关节肩盂表面结构重建，并制定适当的康复计划。

(富灵杰 译　张峻 校)

参考文献

1. Barrett WP, Franklin JL, Jackins S, et al: Total shoulder arthroplasty. J Bone Joint Surg 69A:865–872, 1987.
2. Boyd AD Jr, Aliabadi P, Thornhill TS: Postoperative proximal migration in total shoulder arthroplasty. Incidence and significance. J Arthroplasty 6:31–37, 1991.
3. Boyd AD, Thomas WH, Scott RD, et al: Total shoulder arthroplasty versus hemiarthroplasty. Indications for glenoid resurfacing. J Arthroplasty 5:329–336, 1990.
4. Cofield RH: Total shoulder arthroplasty with the Neer prosthesis. J Bone Joint Surg 66A:899–906, 1984.
5. Cofield RH: Unconstrained total shoulder prostheses. Clin Orthop 173:97–108, 1983.
6. Figgie HE III, Inglis AE, Goldberg VM, et al: An analysis of factors affecting the long-term results of total shoulder arthroplasty in inflammatory arthritis. J Arthroplasty 3:123–130, 1988.
7. Friedman RJ, Thornhill TS, Thomas WH, Sledge CB: Non-constrained total shoulder replacement in patients who have rheumatoid arthritis and class IV function. J Bone Joint Surg 71A:494–498, 1989.
8. Hawkins RJ, Bell RH, Jallay B: Total shoulder arthroplasty. Clin Orthop 242:188–194, 1989.
9. Neer CS II, Watson KC, Stanton FJ: Recent experience in total shoulder replacement. J Bone Joint Surg 64A:319–337, 1982.
10. Nwakama AC, Cofield RH, Kavanagh BF, Loehr JF: Semiconstrained total shoulder arthroplasty for glenohumeral arthritis and massive rotator cuff tearing. J Shoulder Elbow Surg 9:302–307, 2000.
11. Rozing PM, Brand R: Rotator cuff repair during shoulder arthroplasty in rheumatoid arthritis. J Arthroplasty 13:311–319, 1998.
12. Søjbjerg JO, Frich LH, Johannsen HV, Sneppen O: Late results of total shoulder replacement in patients with rheumatoid arthritis. Clin Orthop 366:39–45, 1999.
13. Sperling JW, Cofield RH, Rowland CM: Neer hemiarthroplasty and Neer total shoulder arthroplasty in patients fifty years old or less. J Bone Joint Surg 80A:464–473, 1998.
14. Stewart MPM, Kelly IG: Total shoulder replacement in rheumatoid disease. J Bone Joint Surg 79B:68–72, 1997.
15. Walch G, Boileau P: Prosthetic adaptability: A new concept for shoulder arthroplasty. J Shoulder Elbow Surg 8:443–451, 1999.
16. Walch G, Boulahia A, Boileau P, Kempf JF: Primary glenohumeral osteoarthritis: Clinical and radiographic classification. The Aequalis Group. Acta Orthop Belg 64(Suppl 2):46–52, 1998.

第 58 章

全肩关节成形术中的骨缺少

Scott P. Steinmann

关节盂的骨储备缺少是全肩关节成形术中一个较难处理的课题。许多不同的临床疾病都表现有关节盂的明显退变。由于关节盂本身骨量就较少,因此骨丢失会严重影响假体的固定,并最终影响关节的稳定性。了解关节盂和肩胛骨的正常解剖将有助于判断手术中骨丢失所带来的影响。

解剖

关节盂的上下方向较前后方向宽,上下径平均为35~40 mm,前后径平均为25~30 mm[15]。关节盂相对于肩胛骨平面可以前倾或者后倾。多数情况下,关节盂平均有-8°~-2° 的轻度后倾[4,7,11,24]。但是,在25%的肩胛骨中关节盂可平均有2°~10°的前倾[24]。

根据肩关节炎的病理特点关节盂在前后方向或上下方向上可有转向改变。CT扫描研究[11,18]显示,关节炎性肩关节的后倾角度会增大。对照组的关节盂前倾角平均为2°;而肩关节骨关节炎患者关节盂的平均后倾角为-14°,炎症性肩关节炎患者的后倾角平均为-7°[11]。另一项研究发现,对照组肩关节的关节盂平均后倾角为-3°,类风湿性关节炎的关节盂平均后倾角为-7.6°(-15.1°~8.2°),骨关节炎的关节盂平均后倾角为-12.5°(-14.1°~3°)[18]。两项研究都证实了如下的临床观察结果:关节炎主要表现为后方磨损现象。

关节盂的垂直倾斜角度也会随着相关的病理过程而改变。尽管不同文献报道的关节盂垂直倾斜角度变化较大,但通常情况下关节盂面平均向上方倾斜3°~5°[1,5,8,9,12,22,26,28]。通常认为,这种向上方倾斜有助于防止盂肱关节向下半脱位。由于关节盂在肩胛骨平面上变动较大,因此难以精确确定关节盂的定向角。类风湿性关节炎的关节盂上倾角有所增大,而骨关节炎的磨损类型通常会造成更大的下倾角。

病理状况

关节盂的骨质缺少可由一系列病理改变所引起,其中包括骨关节炎、脱位后关节炎、炎症性关节炎(类风湿性关节炎)、骨骼发育不良(先天性发育不良)、长期脱位(创伤,厄尔希麻痹)或盂肱关节极度不稳定造成的压力侵蚀,如旋转袖撕裂关节病。

关节盂的骨缺少在肩关节骨关节炎或类风湿性关节炎患者中最常见。了解关节盂的磨损方式有助于分析这些患者的病情。有一项针对骨关节炎患者关节盂磨损方式的CT扫描研究中,描述了三种磨损类型:A型(53.5%)主要为中央型磨损;B型(39.5%)主要为后方磨损,关节盂呈双凹形;C型(5%)其中25%以上有较严重的关节盂后倾[27]。类风湿性关节炎患者的关节盂磨损方式主要为中央及上方磨损,伴有大的软骨下囊肿形成及肩胛颈侵蚀。这一病变常较严重,中央区骨侵蚀可达喙突水平。在极严重的类风湿性关节炎病例中,明显的内侧侵蚀可能使关节盂假体的安放很困难。

大多数骨关节炎患者主要表现为中央型磨损,少数患者后方磨损严重。原发性骨关节炎患者很少发生关节盂前方磨损。正常关节盂可供假体固定的松质骨深度相对较浅,平均为31.5 mm(26~40 mm)[16]。伴有严重侵蚀的类风湿性关节炎病例,这一松质骨深度可能小于10~15 mm,从而会影响关节盂假体的固定。

伴发于慢性脱位或创伤的磨损可影响前方或后方关节盂唇。关节盂唇骨折可伴发于创伤性脱位,并可引起复发性关节失稳。前方关节盂唇小骨折时,可通过将关节囊修补到盂唇上来获得稳定性[3]。尸体生物力学研究发现,后方关节盂丧失25%并不会明显增加承受向后负荷时关节盂假体的移位[6]。实际上,整个关节盂假体应由关节盂骨储备提供支撑,以便最大限度的地减小作用于假体上的应力。

在慢性脱位病例中,除了要关注关节盂的骨丢失问题,关节囊还常会受到脱位后肱骨头的牵拉。由此伴发的关节囊冗余可造成术后肱骨假体的不稳定[13]。对这类患者,术中必须注意软组织受到的张力,假体的转向对盂肱关节的稳定性十分重要。

术前评估

手术前，要通过标准肩关节摄片评估患者病情。其中包括 40°后斜位片、肩胛骨侧位片和轴位片。40°后斜位片可提供关节盂的真正前后位影像。如果平片上发现关节盂有明显侵蚀，需要进行 CT 扫描。轴向 CT 扫描可显示关节盂骨缺少的类型。关节盂的转向可以通过轴向 CT 扫描进行测量，但是如果患者在扫描床上处于倾斜位,那么后方磨损程度及关节盂倾斜角会发生改变[16,23]。计算关节盂的转向时,需在关节盂前后缘画一条直线。若患者有明显的后方侵蚀和双凹形关节盂,那么,关节盂正确的转向角需要从关节盂后方凹面的前后进行测量。然后通过关节面中心向肩胛骨内侧缘画一条直线。两条线的交角就是关节盂的转向角(图 58-1)。肱骨的转向通常不在术前测量,而是在术中测量。如果想测量肱骨的转向可以通过对肱骨近端及远端进行 CT 扫描来计算[14]。要求的肱骨转向角在术中通过改变肱骨头的切面比较很容易获得。但是必须认识到,普通人群中肱骨后倾角的变异性很大[21]。

三维 CT 及 MRI 重建是目前有助于测定关节盂骨量丢失程度的重要技术。然而,这两项技术并不能提供比 X 线平片和 CT 扫描更多的信息。MRI 可以提供有关软组织病变程度的信息,可以测定旋转袖肌腱的总体状况,并可以明确哪些骨囊肿需要进行植骨。但是测定关节盂的骨丢失程度则不必行 MRI 检查。

手术方法

关节盂骨量丢失不是全肩关节成形术的禁忌证。但是决定是否需要植入关节盂假体应依据关节盂剩余骨量的多少、软组织的状况(尤其是旋转袖的状态)以及患者的要求。诊断结果也是确定术中是否需要植入关节盂假体的重要因素。类风湿性关节炎患者如果旋转袖功能明显减弱,即使关节盂只有轻度骨量丢失也不适于植入假体。这种情况下植入假体容易导致假体松动,即所谓的摇摆木马现象[10]。

在充分评估软组织状况及盂肱关节骨质情况并决定要植入关节盂假体之后,有几种不同的技术可用来处理关节盂的骨缺少问题。这些技术包括:使用定制的关节盂假体,骨水泥增强技术,改变关节盂转向,喙突高位安置,偏心性打磨,以及骨移植技术[3]。

两种最常见的骨丢失是空洞性骨缺损及周围节段性骨缺损。空洞性骨缺损时关节盂的皮质骨缘尚完整,转向角改变极小。这常见于类风湿性关节炎患者。空洞性骨缺损可以用截下来的肱骨头中的松质骨移植填充。刮除骨腔周围的软组织直至骨,从肱骨头中取出碎骨打压植入关节盂缺损处。关节盂打压植骨完

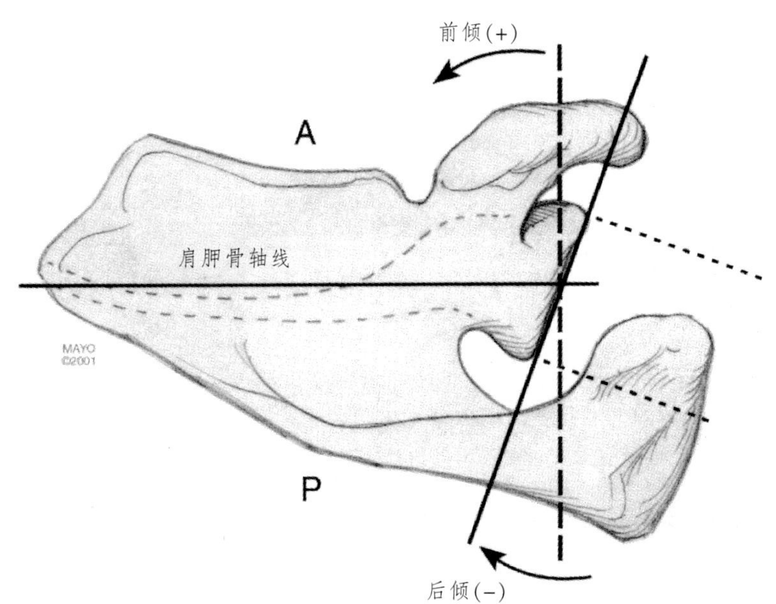

图 58-1　用腋窝位 X 线片来测定关节盂的转向。关节盂转向角等于肩胛骨轴线的垂直线(虚线)与关节盂表面切线(实线)形成的交角。

成后，在关节盂上做插槽或钉孔以安放假体。这种固定方法通常会获得较稳定的关节盂假体。在这种情况下，使用骨水泥或非骨水泥假体均可。

周围节段性骨缺损往往更难以处理，可以选择不同的关节盂假体固定方法。应当避免在关节盂后方用骨水泥来增大转向角。虽然这种初始固定看起来已足够，但关节盂上的应力会使得骨水泥松动、碎裂，进而引起假体往返活动并最终导致假体柄折断(图 58-2)。

定制关节盂假体可能是目前恢复关节盂转向比较吸引人的方法。但是由于这种假体的限制性较高，因此增加了固定部位的应力[17,19]。应力的增加可能会导致关节盂假体的松动率增高。此外还应注意的是，定制假体有时需要定制植入器械，从而增加了肩关节成形术的成本。

关节盂假体高位安放于喙突处对于肩旋转袖撕裂关节病以及伴有上方撕裂的严重型类风湿性关节炎的病例会有所帮助。如果上方及内侧关节面有明显侵蚀，关节面将与喙突基底部相连。假体的插槽或钉孔可做在喙突的松质骨的较高部位。在肱骨向上移位的病例中这种方法是最好的选择，而不要试图降低肱骨(图 58-3)。将已经向上移位的肱骨维持在解剖复位位置往往不会成功。

另一种处理关节盂骨量丢失的方法是接受磨损关节盂的已改变的转向，并改变肱骨的转向。这种技术适用于肱骨无半脱位以及关节盂磨损比较均匀并未

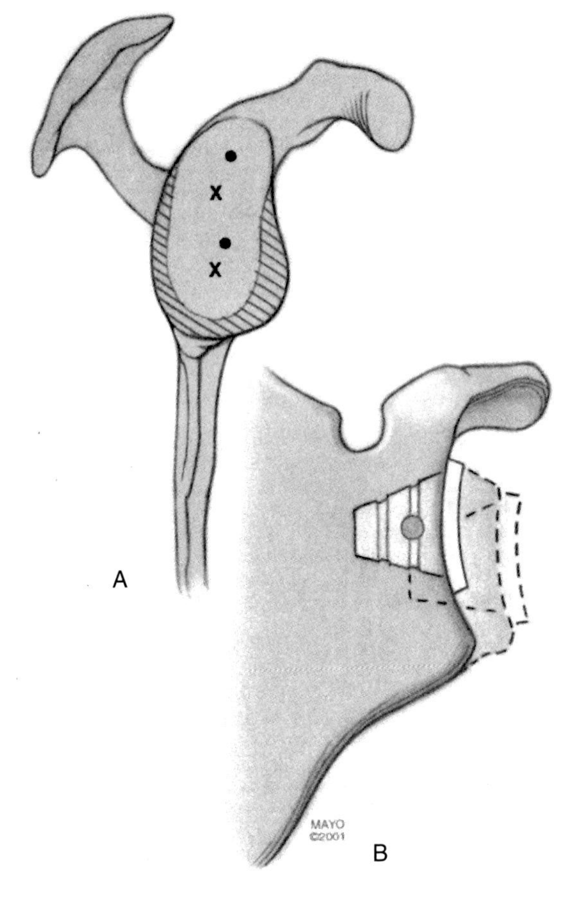

图 58-3 (A)字母“X”表示典型关节盂假体安放位置的上下边界。实心圆点表示更上方的假体安放位置。(B)虚线代表关节盂假体标准的安放位置。关节盂有内侧磨损时允许假体高位安放。

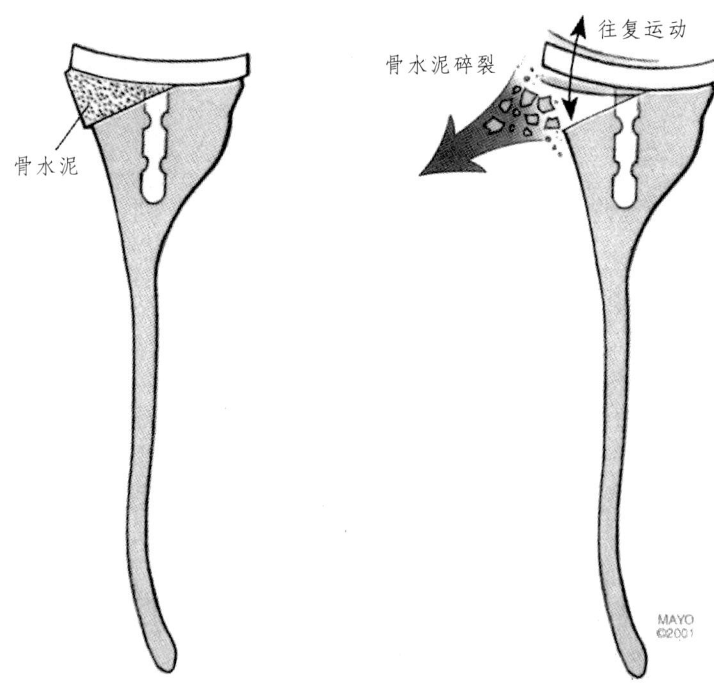

图 58-2 置于假体后方的骨水泥会松动移出。假体的往返活动可导致手术失败。

表现出双凹面的病例。当关节盂假体呈轻度后倾位或前倾位植入时，必须改变肱骨的转向以便使肱骨和关节盂假体的综合后倾角不超过 40°[19]。例如，如果将本来应处于中立位转向的关节盂由于后方磨损而置于后倾 30°位，则安放肱骨侧假体时后倾角不应超过10°(图 58–4)。植入关节盂假体时必须小心，不要使假体柄穿破肩胛骨的前方骨皮质。在这种情况下，可能需要缩短假体柄，或者调整最前方的柄。

如果关节盂转向明显改变，则不推荐使用这种手术方法。但是，对于厄尔布麻痹造成的慢性脱位或肩关节炎病例，由于关节盂有异常严重的磨损并半有旋转袖外旋肌的短缩和挛缩，这种方法就不是最佳选择。在厄尔布麻痹病例中，如果试图恢复关节盂的正常转向，已经挛缩的外旋肌承受的拉力将会增大并可能引起旋转袖撕裂或大转子骨折。在厄尔布麻痹关节炎这种罕见病例中，最好接受盂肱关节已改变的转向，并在植入假体时尽量不要使软组织有太大的改变(图 58–5)。

处理肩关节盂骨量丢失最简单的方法是优先打磨关节盂的“高位”侧。例如，当关节盂后方明显磨损时，可对前方高位侧进行偏位打磨以达到关节面的重新定位(图 58–6)。同样，类风湿性肩关节炎性时关节盂向上倾斜，可以打磨下方关节盂以修整肩关节的外形。这种手术方法由于操作较简单同时可避免对旋转袖的过度牵拉而很受欢迎。理论上讲，如果旋转袖所受的张力增大，关节盂聚乙烯表面的磨损也会相应增大。这种手术方法可能是处理关节盂骨量丢失的最常用方法，适用于多种关节炎性疾病(图 58–7)。

如果有显著的骨量丢失就需要对关节盂行骨移植。如果由于骨关节炎造成关节盂后方磨损，由于脱位造成关节盂前方磨损，由于类风湿关节炎造成上方磨损，或者伴发有骨折，则可以使用这种手术方法。但是必须认识到，当对变形并向内侧移位的关节盂进行植骨时，会使关节囊及旋转袖过度紧张，而且有可能会限制肩关节的活动度。曾有作者统计，仅有 3.3%的全肩关节成形术应用了骨移植[25]。

关节盂骨移植方法

进行骨移植时关节盂的初始准备步骤与标准全肩关节成形术中显露关节盂的技术方法是相同的。在充分暴露关节盂的整个关节面之后，用标准关节盂扩孔钻塑形其高位侧，以使其与关节盂假体内侧面相匹配。然后在关节盂做出假体插槽及柄孔。植骨块最好取自截下来的肱骨头。最好采用肱骨头较为致密的软骨下骨，因为螺钉在这种致密骨中的把持力最大。将植骨块塑形为楔形后以克氏针或钻头固定。用两枚 3.5 mm

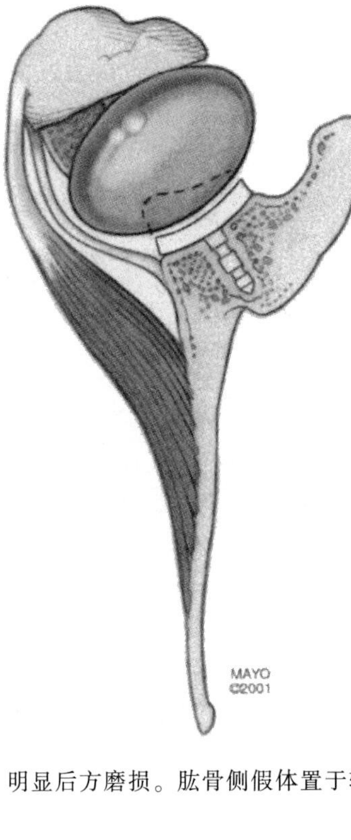

图 58–4　明显后方磨损。肱骨侧假体置于轻度后倾位。

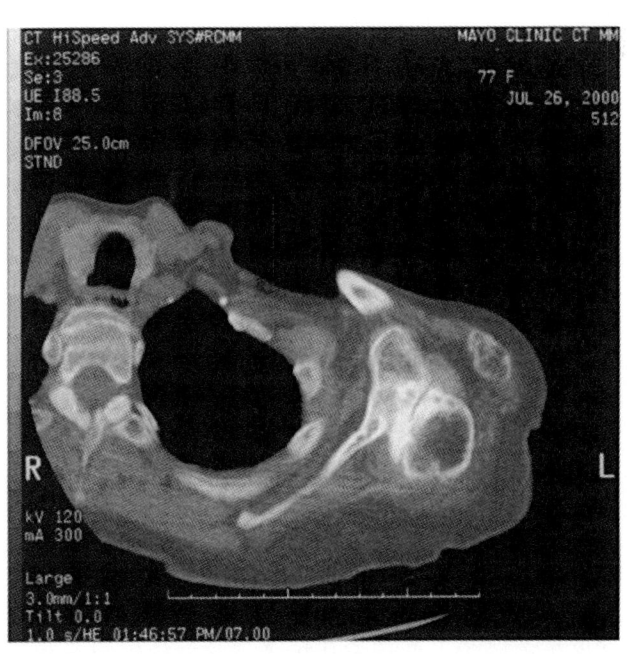

图 58–5　厄尔布麻痹。CT 可见后方关节盂明显磨损及半脱位。

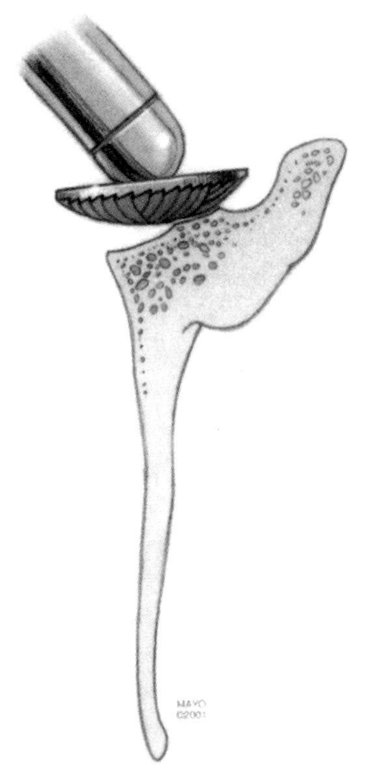

图 58-6 偏位打磨。可以打磨前方高位侧以便重新定位关节面。

的埋头螺钉将植骨块固定于关节盂。用圆头锉重新塑形植骨块使其与关节盂假体的背面相匹配，要比用打磨器更加安全可靠,因为打磨器扭矩较大可能会使植骨块移位。植骨块塑形后，将关节盂假体通过骨水泥或者螺钉固定就位(图 58-8)。

也可以不使用螺钉来固定植骨块，而使用关节盂假体来固定植骨块。这种方法可用于应用非骨水泥关节盂假体的场合。假体中的螺钉可提供压力，把植骨块固定就位。

关节盂骨移植的结果

有一项研究报道了 28 例接受关节盂骨移植的患者,大多数是骨关节炎患者[25]。植骨块大多是通过 3.5 mm 的埋头螺钉固定的。关节盂假体既有骨水泥型又有非骨水泥型。在平均随访 5.3 年时,影像学评价发现所有植骨块均已愈合。3 例假体有宽度大于 1.5 mm 的影像学透亮线,提示关节盂假体松动。2 例患者接受了翻修手术。1 例关节成形术后 1 个月发生前脱位，此后成功接受了前方软组织重建手术。另 1 例发生了肩关节后方半脱位,接受了后方关节囊紧缩手术。这两例患者后方植骨块均愈合良好。通过 Neer 评估体系进行术后评价，优良率达82%[25](图 58-9)。

这些临床结果与 Neer 和 Morrison 的结果相似[20],后者报道了 19 例,平均随访 4.4 年。采用相同的评估体系进行术后评估,优良率为 89%。所有植骨块均愈合良好,关节盂假体无松动或移位,所有病例均无需翻修手术。

Hill 和 Norris[14]报道了 17 例患者接受关节盂骨移植的研究结果。采用相同的评估体系进行术后评价,优良率仅为 53%。有 3 例发生了与植骨相关的问题,包括植骨块不愈合、假体移位及植骨块吸收。5 例(29%)由于关节盂假体固定失败而需要翻修手术。肩关节不稳是关节盂假体的失败的重要影响因素。在 Steinmann 和 Cofield[25]以及 Hill 和 Norris[14]所报道的病例系列中，再次手术的主要原因是肩关节不稳的

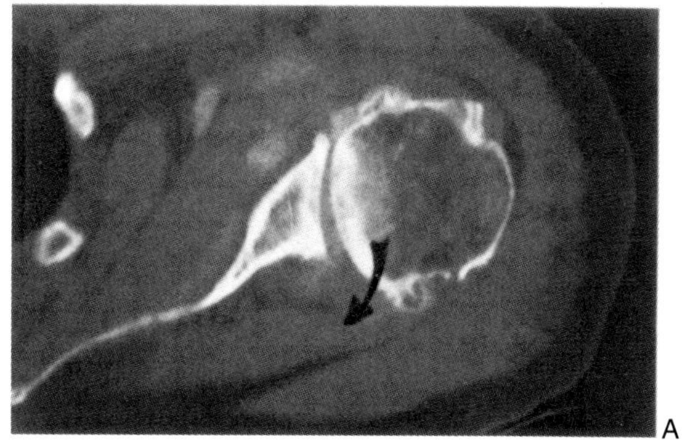

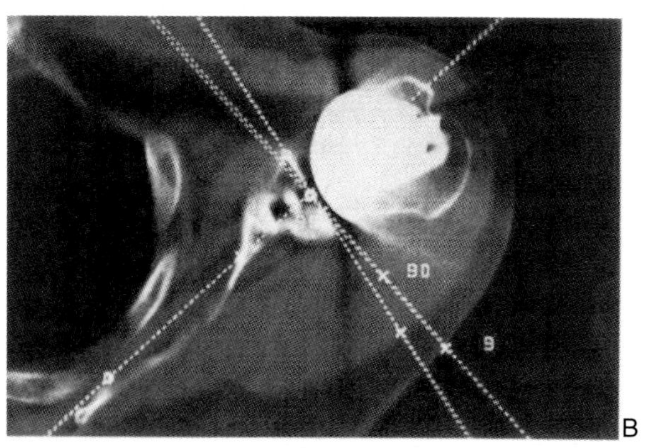

图 58-7 (A)有意识地偏心打磨关节盂的关节面,减少前方骨量,从而矫正后方关节盂的磨损。(B)术后关节盂假体与肩胛骨大致垂直。(From Walch G, Boileau P: Primary glenohumeral osteoarthritis. Clinical and radiographic classification. In Walch G, Boileau P [eds]: Shoulder arthroplasty. Berlin, Springer-Verlag, 1999, with permission.)

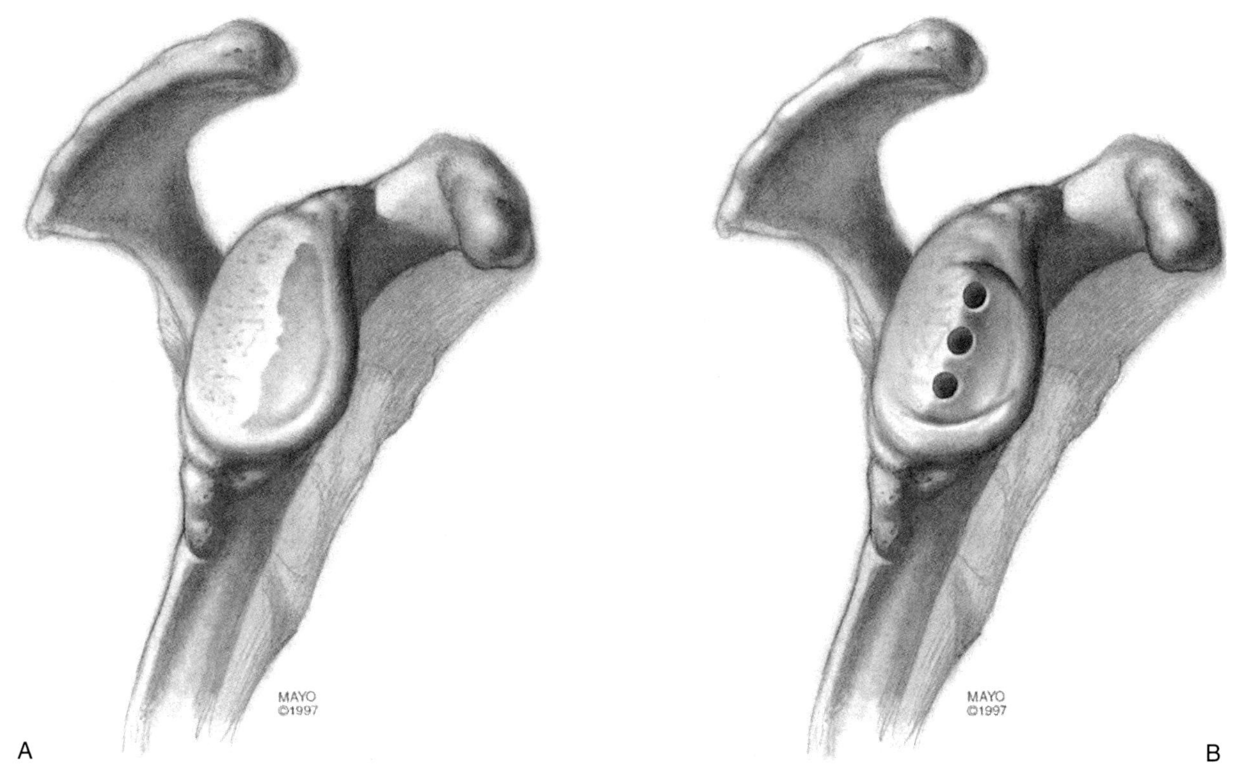

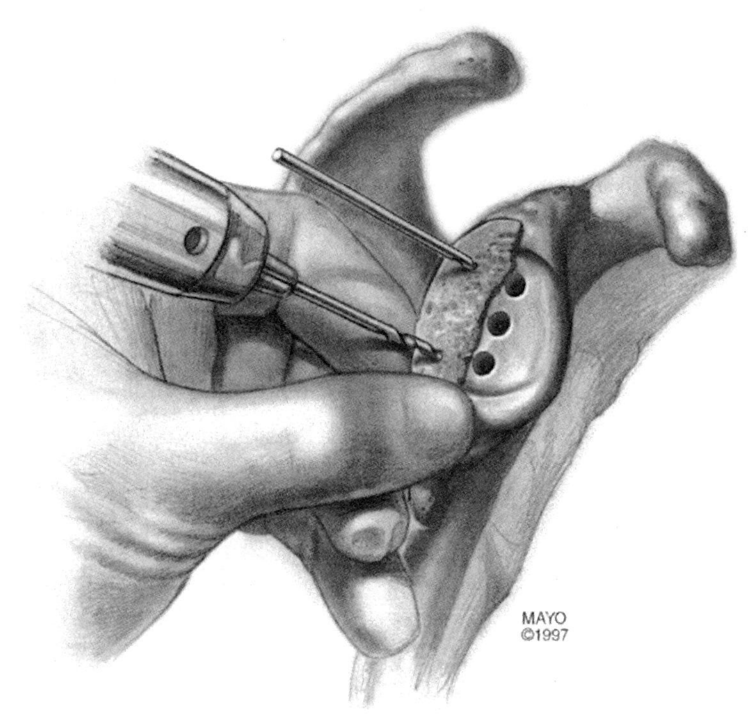

图 58-8　关节盂骨移植的步骤。(A)后半个骨性关节盂的局部侵蚀。(B)前方关节盂软骨下骨的术前准备以及在关节盂上打柱形孔。(C)在关节盂骨的缺损区植入肱骨头植骨块,先用钻头将植骨块保持就位,随后以螺钉最终固定。

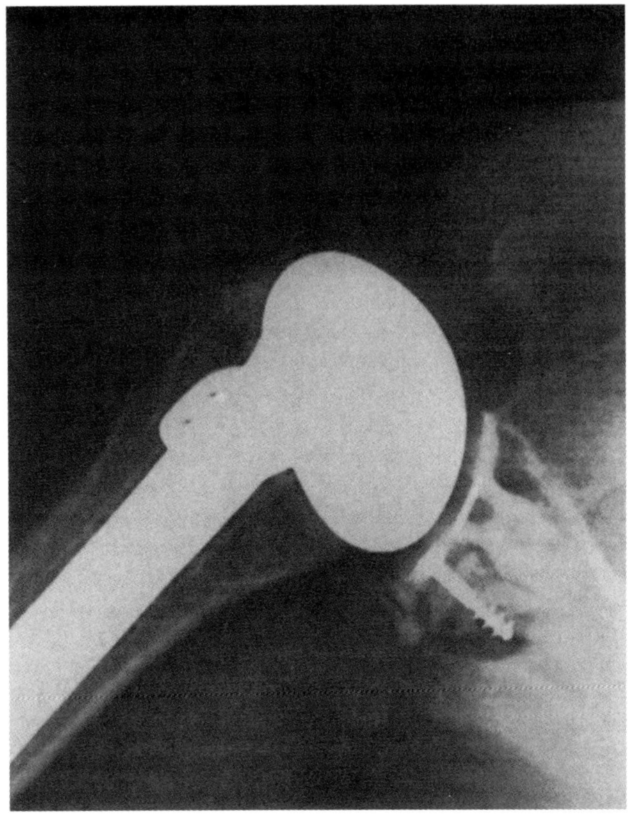

图 58-9 腋窝位 X 线片。以一枚螺钉固定后方植骨块的全肩关节成形术。骨水泥型关节盂假体。

复发。

总之，需要进行这种部分骨移植的病例不常见。目前，关节盂假体的选择余地很大，包括柱状假体、龙骨瓣样假体、带轻度成角的假体以及骨水泥和非骨水泥假体。然而，临床上偶尔会遇到适于进行骨移植的患者。这类患者不仅有关节盂磨损而且术前还存在肱骨头沿关节盂磨损方向的半脱位以及肩关节囊松弛。手术中如果遇到以下情况应考虑进行植骨：①通过关节盂上方少量打磨不能矫正关节盂侵蚀；②患者关节盂磨损严重并有肱骨头半脱位和关节囊松弛。

（孙晓江 译 侯筱魁 校）

参考文献

1. Basmajian JV, Bazant FJ: Factors preventing downward dislocation of the adducted shoulder joint: An electromyographic and morphological study. J Bone Joint Surg 41A:1182, 1959.
2. Bell RH, Noble JS: The management of significant glenoid deficiency in total shoulder arthroplasty. J Shoulder Elbow Surg 9:248–256, 2000.
3. Bigliani LU, Newton PM, Steinmann SP, et al: Glenoid rim lesions associated with recurrent anterior dislocation of the shoulder. Am J Sports Med 26:41–45, 1998.
4. Brewer BJ, Wubben RC, Carrera GF: Excessive retroversion of the glenoid cavity. A cause of nontraumatic posterior instability of the shoulder. J Bone Joint Surg 68A:724–731, 1986.
5. Buechel FF: Glenohumeral joint in the chimpanzee: Comparative anatomical analysis for use in endoprosthetic replacement. J Med Primatol 6:108–113, 1977.
6. Collins D, Tencer A, Sidles J, Matsen FA III: Edge displacement and deformation of glenoid components in response to eccentric loading. The effect of preparation of the glenoid bone. J Bone Joint Surg 74A:501–507, 1992.
7. Cyprien JM, Vasey HM, Burdet A, et al: Humeral retrotorsion and glenohumeral relationship in the normal shoulder and in recurrent anterior dislocation (scapulometry). Clin Orthop 175:8–17, 1983.
8. Edelson JG: Patterns of degenerative change in the glenohumeral joint. J Bone Joint Surg 77B:288–292, 1995.
9. Engelbrecht E, Heinert: More than ten years' experience with unconstrained shoulder replacement. *In* Kolbel R, Helbig B, Blauth W (eds): Shoulder Replacement. New York, Springer-Verlag, 1987, pp 85–91.
10. Franklin JL, Barrett WP, Jackins SE, Matsen FA: Glenoid loosening in total shoulder arthroplasty. J Arthroplasty 3:39–46, 1988.
11. Friedman RJ, Hawthorne KB, Genez BM: The use of computerized tomography in the measurement of glenoid version. J Bone Joint Surg 74:1032–1037, 1992.
12. Gouaze A, Castaing J, Soutoul JH, Chantepie G: Sur l'orientation de l'omoplate et de sa cavité glénoide. Arch Anat Pathol 10:175–181, 1962.
13. Hill JA, Tkach L, Henddx RW: A study of glenohumeral orientation in patients with anterior recurrent shoulder dislocations using computerized axial tomography. Orthop Rev 18:84–91, 1989.
14. Hill JM, Norris TR: Long-term results of bone grafting for glenoid deficiency in total shoulder arthroplasty. Orthop Trans 20:58, 1996.
15. Ianotti JP, Gabriel JP, Schneck SL, et al: The normal glenohumeral relationships: An anatomical study of 140 shoulders. J Bone Joint Surg 74A:491–500, 1992.
16. Mallon WJ, Brown HR, Vogher JB III, Martinez S: Radiographic and geometric anatomy of the scapula. Clin Orthop 277:142–154, 1992.
17. Morrison DS: Glenoid deficiency in total shoulder arthroplasty: *In* Bigliani LU (ed): Complications in shoulder surgery. Baltimore, Williams and Wilkins, 1993, pp 73–80.
18. Muladji AB, Beddow FH, Lamb GHR: CT-measurement of glenoid erosion in arthritis. J Bone Joint Surg 76B:384–388, 1994.
19. Neer CS: Glenohumeral arthroplasty. *In* Neer CS (ed): Shoulder Reconstruction. Philadelphia, WB Saunders, 1990, pp 146–271.
20. Neer CS, Morrison D: Glenoid bone grafting in total shoulder arthroplasty. J Bone Joint Surg 70A:1154–1162, 1988.
21. Pearl MI, Volk AG: Retroversion of the proximal humerus in relationship to prosthetic replacement arthroplasty. J Shoulder Elbow Surg 4:286–289, 1995.
22. Pizon P: Osteometrie scapho-humérale. Presse Med 67:1531–1533, 1959.
23. Randelli M, Gambrioli PL: Glenohumeral osteometry by computed tomography in normal and unstable shoulders. Clin Orthop 208:151–156, 1986.
24. Saha AK: Dynamic stability of the glenohumeral joint. Acta Orthop Scand 44:668–678, 1973.
25. Steinmann SP, Cofield RH: Bone grafting for glenoid deficiency in total shoulder replacement. J Shoulder Elbow Surg 9:361–367, 2000.
26. Toris T: Roentgenographical examination of the tilted angle of the scapula in the resting position. Jpn Orthop Assoc 55:395, 1981.
27. Walch G, Boileau P: Primary glenohumeral osteoarthritis. Clinical and radiographic classification. *In* Walch G, Boileau P (eds): Shoulder Arthroplasty. Berlin, Springer-Verlag, 1999.
28. Wirth MA, Lyons FR, Rockwood CA Jr: Hypoplasia of the glenoid. J Bone Joint Surg 75A:1175–1184, 1993.

第 59 章

关节镜检查

Michael E. Torchia

人们第一次在关节镜下观察肩关节是在 1930 年。从那以后所取得的进展对肩关节外科产生了重要影响，而且作为一种诊断和治疗工具，关节镜的价值也日显重要。因为关节镜技术可以在肩关节周围进行选定的手术，而且比传统的肩关节切开手术的并发症发生率低，因而越来越受到人们的欢迎。例如关节镜下肩峰成形术、锁骨远端切除术、甚至改良的 Bankart 修补术都可以在门诊进行。尽管肩关节镜在诊断和治疗方面的优点广为人知，但是也可以出现严重的并发症[10,41]，因此充分的训练是开展肩关节镜手术的前提条件[40]。

本章重点介绍关节镜在处理各种肩关节疾病中的应用现状。同时也介绍了进行肩关节镜检查以及选定手术（关节镜下肩峰成形术和改良的 Bankart 修补术）的操作技术。

适应证

尽管人们经常进行肩关节镜检查，而且通常认为关节镜是合理的诊断和治疗工具，但是它很少有绝对适应证。它的应用还有待开发，而且在很大程度上取决于手术医生的经验和手术习惯。对于大多数病例，关节镜检查可以弥补临床评估的不足。它能证实可疑的诊断，并协助制定有效的治疗方案：开放手术，关节镜辅助或者是单纯关节镜手术。肩关节镜在诊断或治疗方面的相对价值取决于特定的疾病。

肩袖和肱二头肌腱疾病

肩关节镜检查通常用来处理肩袖疾病[2,21,24,47]。许多手术医生在行肩峰成形术和（或）肩袖修补术之前先利用关节镜检查盂肱关节，以排除任何相关的关节内疾病，如肱二头肌腱病变、盂唇病变、轻度关节不稳或者早期的退行性关节炎[20,27]。从诊断角度讲，可以从关节内和肩峰下直视肩袖。可以确认部分和完全撕裂（图 59-1）。偶尔发生，肩袖全层撕裂而盂肱上关节囊保持完整[25]。在这些病例中，关节 X 线片无异常，但是直视检查和探针探查可以发现肩袖的全层撕裂。还可以确定肌腱病变的范围及位置。评估肩袖活动度时可以从外侧入口插入抓取钳牵拉其他肌腱。同时，还可以从外侧入口用缝线打孔器或带套管的缝线钩置入缝合线然后拉紧。在肩峰下间隙，可以评价喙肩韧带和肩峰下关节面有无侵蚀性病变，来证实存在有肩峰下撞击症（病因可以是原发或继发）[27,34]（图 59-2）。

如果肩袖的撕裂范围小或中等，而且可活动，在关节镜下肩峰成形术后可以通过三角肌外侧间隙入路对其进行修补。这种技术的优点是不会分离三角肌起点[37]。单纯通过关节镜技术修复这些类型的撕裂也曾有文献报道[27,43]，不过有关结果的文献还未见报道。用同样的方法可以处理严重的部分撕裂：可以切除肌腱的退变部分，然后进行一期修补。如果没有撕裂，但有肩峰成形术的指征，很容易通过关节镜来完成（见后面的“手术方法”部分）。如果撕裂很严重，而且患者对过头上举功能要求不高，也可以行关节镜下清创术以达到缓解疼痛的有限目的[6,7,42]。

通过关节镜检查可以诊断和治疗肱二头肌腱的关节内病变[43]。通常要对部分撕裂进行清创。当完全撕裂时，近端残余部分可能会撞击盂肱关节，可借助关节镜将其切除。也有报道在关节镜辅助下行肱二头肌腱固定术[43]（Caspari RB：私人通信 1994）。

对一些经非手术治疗失败的骨化性肌腱炎选定病例也可以用关节镜手术治疗。钙沉积通常位于肩峰下间隙，可以行清创术，或在早期行减压术（图 59-3）。如果肩袖存在大的缺损，应考虑行切开或关节镜下肩袖修补术。

肩锁关节疾病

对于保守治疗失败的肩锁关节有症状病变（创伤

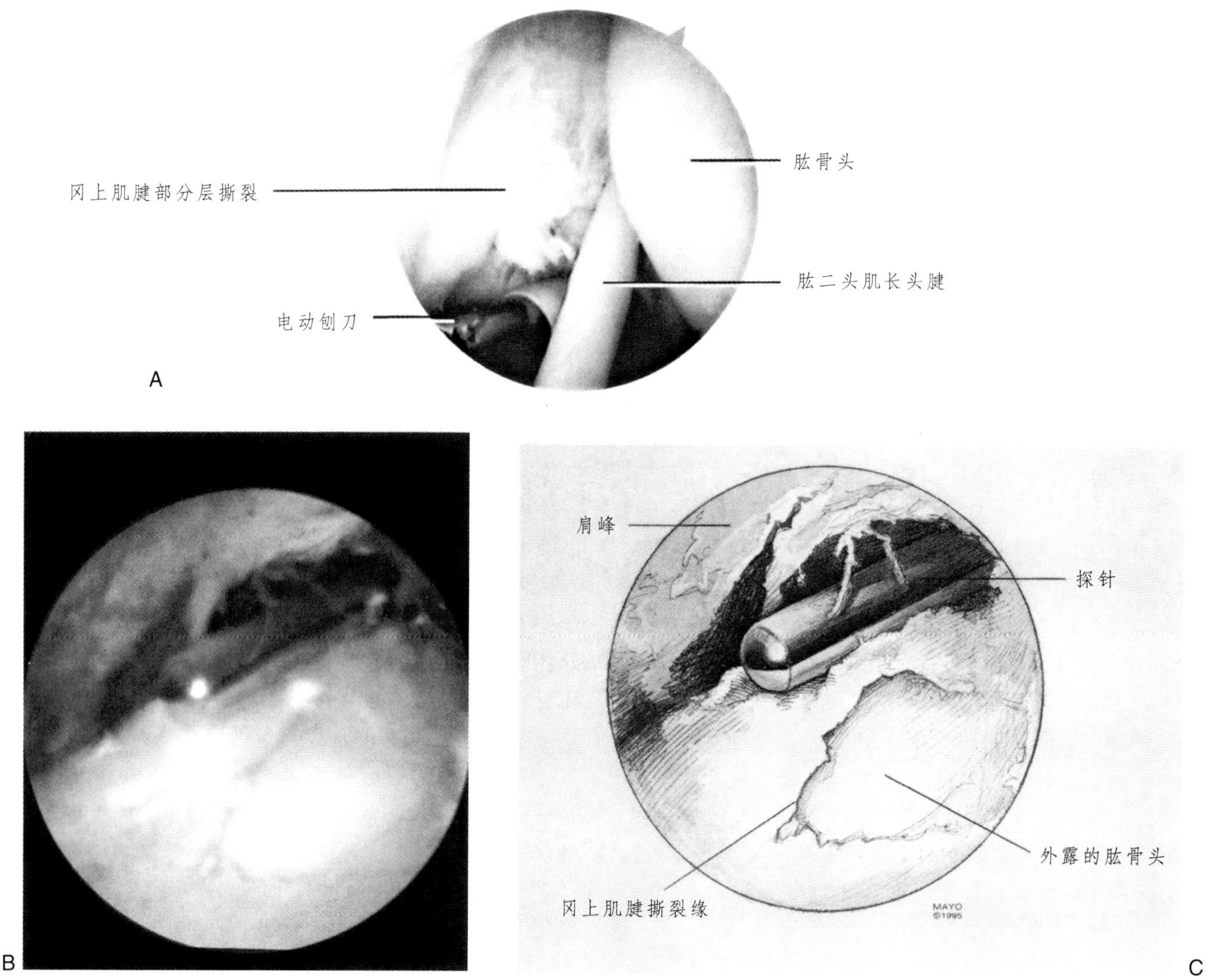

肱骨头
冈上肌腱部分层撕裂
肱二头肌长头腱
电动刨刀
A

B

肩峰
探针
外露的肱骨头
冈上肌腱撕裂缘
MAYO ©1995
C

图 59-1 (A)从右肩盂肱关节观察位可见冈上肌腱的部分撕裂。(B,C)从右肩肩峰下间隙观察位可见肩袖的全层撕裂。本例中探针(Wissinger 棒)从外侧入口置入。通过冈上肌腱的缺损处可看见光滑的肱骨头关节面。

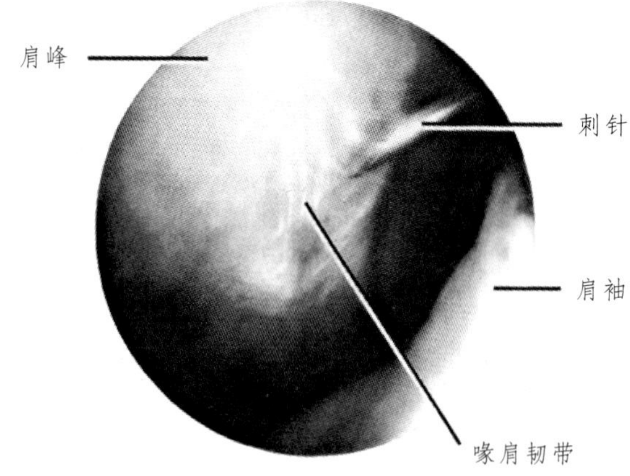

图 59-2 右肩喙肩韧带下表面的侵蚀性改变。关节镜在肩峰下后入路,探针(刺针)通过外侧入路置入。前景内可见肩袖。

替换钝套针的同时套管要保持在原位，然后将套管插到喙突正外侧的皮下部分，此处皮肤上有一小切口可将套针钝由内向外穿出。在关节镜套管外套上塑料套管,将二者作为一个装置再进入到关节内。

盂肱上入路

上入路最常用于液体灌注。有了液体泵和液体处理系统就可以通过关节镜输注液体,从而降低了常规建立这一入路的必要性。然而,上入路在诸如滑膜切除术或后方失稳的稳定术之类的手术中仍然有用。该入路从浅表层进入"薄弱点"的斜方肌,此薄弱点是由后方的肩胛骨棘突、外侧的肩峰和前方的锁骨相互联结处形成的。在此深面,此入路在下外方经过冈上肌腹进入肩关节。最邻近的神经血管结构是肩胛上神经(图 59-10)。与采用由外向内方法的前入路相似,可以用穿刺针在置入套管预先确定为上入路的正确路径。

肩峰下后入路

使用从后方进入盂肱关节的同样穿刺切口来建立肩峰下后入路。利用钝套针触摸到肩峰后面来确定方位。然后在肩峰与肩袖之间向前推进套管插入肩峰下囊。此囊的中心位于肩峰前半部分的深面,认识到这一点是很有帮助的:若要进入此囊,套管的尖端必须达到这个部位的前方。一旦进入此囊,应将锐套针换成钝套针,并通过内外摆动套管松懈囊内的任何粘连。触摸到肩峰的下表面、肩锁关节和胸肩峰韧带、以确认套管放置得正确。这个入路邻近的唯一结构是三角肌后部纤维。没有损伤神经血管的危险。

肩峰下外侧入路

该入路位于肩峰外侧缘下方 2~3 cm 处。在后入路内关节镜的直视下,将穿刺针刺入肩峰下囊。确定正确的路径后,做一小皮肤切口,插入一次性套管/套针。唯一容易损伤的结构是腋神经,它位于肩峰外缘下方大约 5 cm 处。

肩峰下前入路

该入路最常用于液体灌注。同样，有了液体泵就可以通过关节镜鞘筒进行灌注,从而降低了常规建立这一入路的必要性。可以通过胸肩峰韧带或在其外侧,应用由内向外或由外向内方法来建立该入路。肩关节前方区域的皮肤可以活动,因此可以利用盂肱关节检查时的前方经皮穿刺切口。在皮下,该入路位于喙突的上方;因此没有损伤神经血管的危险,除非切口太偏肩锁关节的内侧。当建立前入路是为了行锁骨远端切除术时,应在关节镜置入外侧入路后下采用由外向内方法,并用穿刺针预先定位,以确保其位于肩锁关节的正前方。

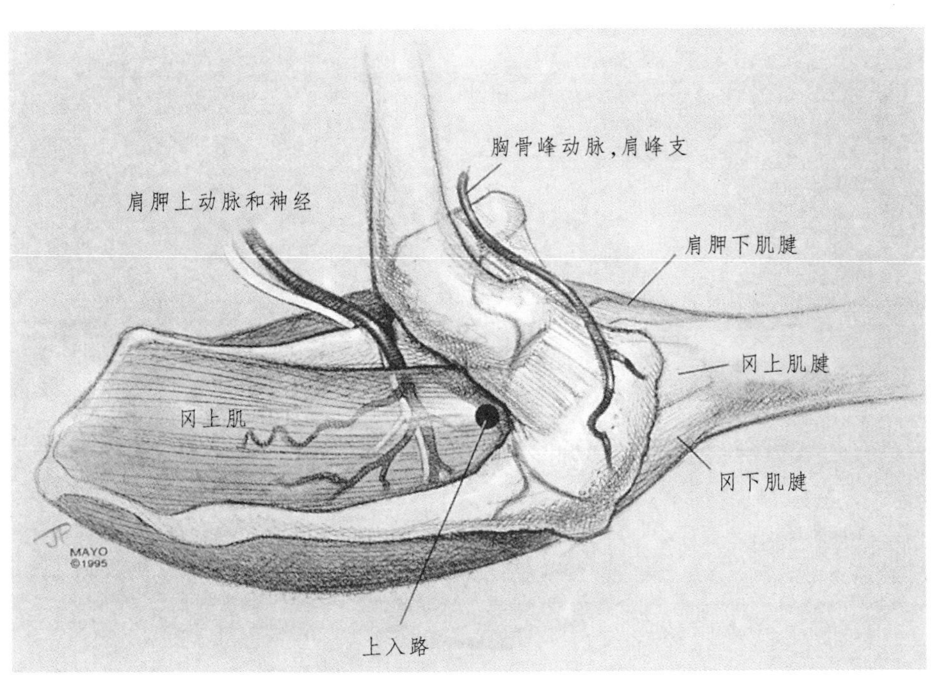

图 59-10 在肩锁关节的后缘建立上入路,然后穿过肩胛上神经外侧的斜方肌和冈上肌。

手术方法

盂肱关节检查

关节镜检查前要在麻醉下对双侧肩关节进行小心而仔细的物理查体。评估其活动度和相对稳定性。关节镜检查先将关节镜置入后入路。建议进行系统检查，以便全面检查盂唇、关节面、盂肱韧带、肱二头肌和肩袖各肌腱。Snyder及其同事强调了从前方入路和后方入路观察关节的重要性[44]。首先要检查的是肱二头肌腱长头，因为它很容易找到，并可作为可靠动界标。检查它在关节内的全部走形，从盂上结节的起点处到出关节进入肱二头肌腱沟处。经前入路放入的探针可以直接触及该肌腱。也可以将位于肱二头肌腱沟处的长头腱部分牵拉至关节内进行检查。肱二头肌长头腱的撕裂，从部分撕裂到完全撕裂都可以确诊(图59-11)。

用同样的方法，可以评估肱二头肌起点或止点的稳定性。然后评估整个盂唇。上半关节内盂唇的解剖变异较大[3]。这个位置的盂唇通常像膝关节内半月板的形态，因为它的一部分可以重叠在关节盂的关节面上。一些正常的变异，如盂唇下孔或所谓的Buford复合体，不应该被认为是病理性的，该复合体包含一条索状盂肱中韧带但前上盂唇缺如[48]。关节镜下观察时，前下盂唇应该与关节盂的关节面相融合。这部分盂唇与前下方盂肱韧带的分离发生在经典的Bankart损伤中(见图59-4)。检查下方和后方盂唇的残余部分，并用探针检查是否有撕裂或分离。

接下来对盂肱韧带进行系统评价。在关节镜下很难作为一个独立的结构来辨认盂肱上韧带。可以有效地识别盂肱中韧带，因为它穿过肩胛下肌腱上缘的深面，斜行插入关节盂颈部的前上方。盂肱中韧带通常是宽、扁状的；然而曾描述有条索状正常变异。下一步，将关节镜的光源向下直接指向盂肱下韧带，它在下关节囊内通常是一个独立的、增厚带状结构，在右肩的2点或3点钟位以及在左肩的9点或10点位直接插入盂唇。从前入路可以用探针触及该结构，当其完整时，在前臂外旋位会紧张。然后检查该韧带的下方及后方，同时检查关节囊后隐窝。

仔细观察肱骨头的后面是否有Hill-Sachs损伤的迹象。这些损伤包括广为人知的关节压缩性骨折(图59-12A)乃至普通X线片甚至CT上没有任何表现的软骨软化(图12-7B)。在肱骨头后上方靠近冈下肌腱插入点处有一处正常的“裸区”(图59-12C)，不要将其与延伸到关节表面的Hill-Sachs损伤相混淆。

接下来检查肩胛盂关节面。正常情况下，在中央部分有一小块关节骨很薄甚至缺如的区域[3]。然后检查肩袖。往往在建立前入路时就应检查关节囊间隙和肩胛下肌腱；然而，现在才可以触及该肌腱的上面部分。沿着肱骨头水平向上，可以识别出冈上肌腱和冈下肌腱的下表面，然后在周围探查其在大结节上的止点。在大结节周围常可见正常增厚的关节囊。这就是Burkhart所描述的所谓回旋索结构[7]。

Snyder[44]曾强调在前入路用关节镜完成盂肱关节检查的重要性。这个视角可以非常清楚地看到后关节

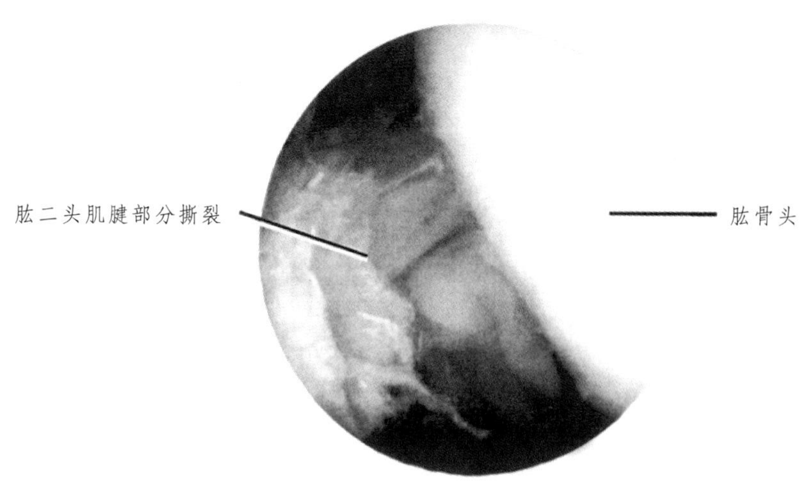

图59-11 从后入口可见右肩的肱三头肌腱明显磨损。患者于一年前进行了肩袖修补，但出现顽固性疼痛，后经肱二头肌腱固定术缓解。

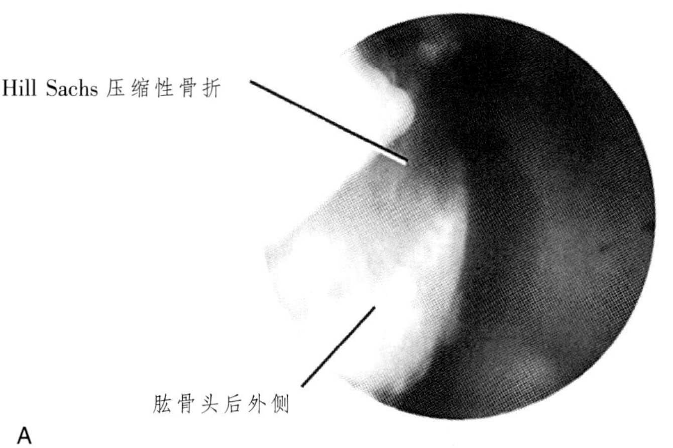

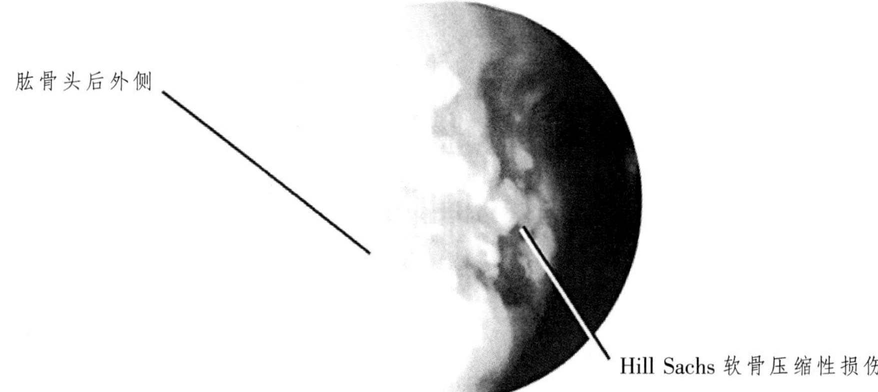

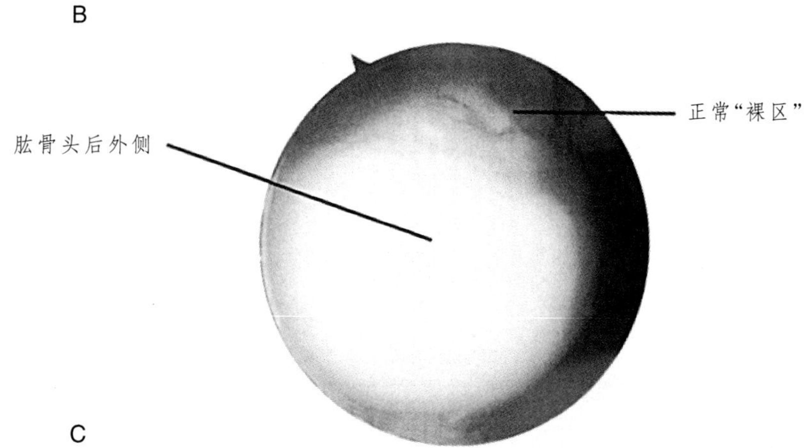

图 59-12　(A)深部 Hill-Sachs 损伤。(B)表浅 Hill-Sachs 损伤。(C)正常的“裸区”。

囊、后盂唇以及肩袖后方。另外,从前入路还可以最清楚地观察肩胛下肌腱隐窝(游离体常聚集在此)和肱骨头的前方。

肩峰下检查

肩峰下间隙的检查在盂肱关节检查之后进行。按如上所述通过后入路置入关节镜。如果囊性粘连影响视野,可以在外侧入路用刮削刀进行囊切除术。获得足够的视野后,检查肩峰深部表面和胸肩峰韧带有无损伤迹象,这些损伤迹象提示肩峰下撞击可能是导致患者症状的原因。另外还要检查肩袖的上表面。在牵引状态下旋转前臂可以在肩袖通过关节镜视野时检查整个肩袖。在囊切除术之后,便可以进入肩锁关节的深部表面。在锁骨远端从外部施加向下的压力,使肩锁关节半脱位,这有助于关节镜下诊断和检查。

肩峰成形术

下面概述 Caspari 和 Thal[15]所描述并推广的手术方法,稍加修改。将患者摆好体位,并按上文所述臂悬吊牵引前臂。要求麻醉师把患者的动脉血压大约降至 100 mmHg。将 1 mL 肾上腺素溶液(1:1000 浓度)加入 3 L 的乳酸位林格液中。我们不常规使用甘氨酸,因为有报道称它可能会引起视觉损害[8]。虽然不作强制要求,但使用关节镜高流速灌注泵或一体化液体处理系统确实会使视野更加清晰。重力灌注或依据加压的低流速关节镜泵送系统都跟不上由大孔的动力刨削器和磨钻造成的液体快速流走。这会导致充盈的肩峰下间隙塌陷,从而进一步丧失视野。如果通过减少抽吸来维持膨胀状态,因为碎屑的清除不足常导致视野间断。高流速泵送系统有传输液体容量大的优点;但是需要始终保持有一个专用的来液体排出口(刨削器、磨钻或单独套管),以避免高速液体进入肩关节周围的软组织内。

肩峰成形术开始要将关节镜置入后入路。用穿刺针确认外侧入路的正确位置。这个入路的位置要相对低一些,以便从此方向获得满意的角度,来观察完整的肩峰前方——从外侧缘到肩锁关节。在皮肤上做一小切口,然后将一带锐套针的一次性塑料套管沿穿刺针的路径旋转插入。塑料套管在正确置入后会与肩峰下滑囊和三角肌深部筋膜形成密闭性,从而限制了液体浸润三角肌。将动力刨削器从外侧口置入,并行腔上部分囊切除术。要特别注意清除后面的滑囊。这可以使关节镜有充分的向后回缩空间,以提供更广阔的视野(Caspari RB:私人通信资料,1994)。至关重要的是,要能看清肩峰的前方——从肩锁关节到其外侧缘,而不受滑囊组织或血液的干扰。只有这样才能进行充分的关节镜肩峰成形术。用磨钻或刨削器,将胸肩峰韧带从肩峰前方和外侧方的骨膜下松解出。骨膜下分离要由后向前进行,这样游离韧带,不会因损伤胸肩峰动脉的肩峰支而导致过度出血[15]。

然后将关节镜置入外侧口,将磨钻置入后入路。小心地将磨钻柄靠在肩峰后半部分的下表面上。这个平面确定将肩峰下面削成一平面所需的削骨方向和前方骨切除范围[15]。骨切除术从后面开始,大约在肩锁关节后方的水平。从外侧角度看,这通常对应于骨性肩峰弓的最深点。卵圆形的磨钻牢固地顶在肩峰下表面,开始进行由内向外的横扫,同时慢慢的向前推进磨钻。磨钻削割摆动范围应从肩峰的外侧缘到肩锁关节。

可能会导致不满意结果的一个常见的技术隐患是,在肩峰成形术中没有将肩峰的前外侧面包括在内。

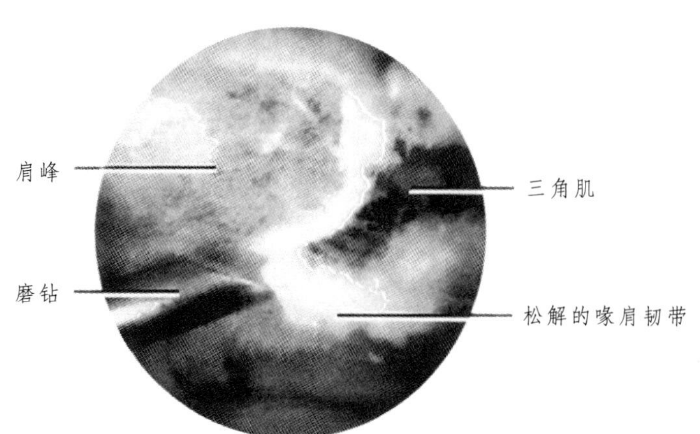

图 59-13 即将完成的肩峰成形术。通过内外侧向来回摆动向前移动磨钻,把肩峰的深面变成一扁平的表面。

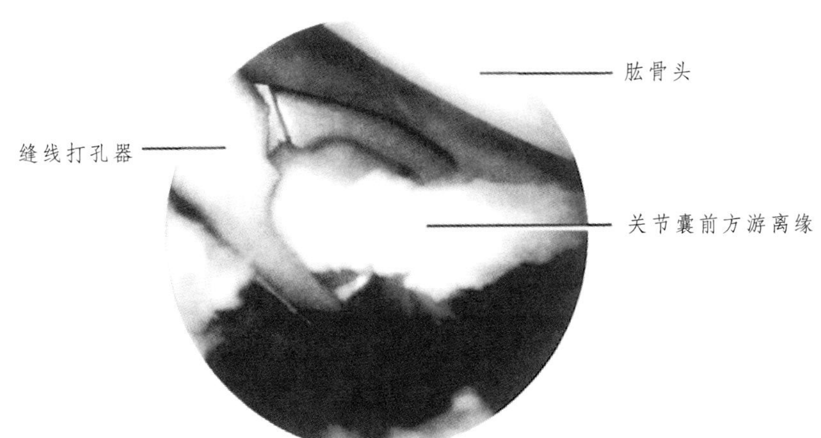

图 59-14 利用缝线打孔器将 2-0 PDS 缝线置入前关节囊的游离缘。

适当低位的外侧入路，联合充分的滑囊切除术以及液体/血压的压力控制，可以获得清晰的视野从而避免该并发症。当肩峰下表面变成一平面时肩峰成形术就完成了(图 59-13)。如果磨钻柄保持在轴线上而不是位于肩峰后方，骨切除可能会过少或过多。

仔细研究术前 X 线片，术者可以估计骨切除的合适程度。术中，用已知的磨钻直径做尺来估计骨切除的适当范围。术后，将前臂吊起以达到舒适感，并进行循序渐进的康复训练。

肩关节前方失稳的关节镜下稳定术

下面概述由 Caspari 和 Beach[12]描述并推广的手术方法，稍加修改。在满意的全麻诱导后，按 Cofield 及其同事[17,18]所描述的方法检查双侧肩关节的活动度及稳定性。然后按前面所述摆放患者体位。小心地悬吊前臂，外展不要超过 30°。外展角度过大会使腋神经靠近下关节囊，当沿关节盂颈部前下方使用动力器械时会有损伤该神经的危险[11]。建立前入路和后入路，并进行标准的盂肱关节检查。

要特别注意肱骨头的后侧面，寻找有无软骨性或骨性 Hill-Sachs 损伤。仔细检查盂唇和关节囊是否有撕裂或分离。在许多创伤性、复发性前方失稳的病例中，前下盂肱韧带以及前下盂唇会与关节盂相分离，并在内下方形成局部愈合(Caspari RB:私人通信资料，1994)。从前入路置入刨削器。清除残余的盂唇和关节囊的瘢痕组织。要特别注意在前关节囊与肩胛下肌之间形成的平面。这样可以保证已有瘢痕形成的前方关节囊和韧带的充分松解，使它的从外上方移位到正常的关节盂边缘上插入点[11]。

如果前方失稳是关节囊伸展或减弱所致，而没有盂唇或关节囊的分离，术者可能会行关节镜下前关节囊的缝合术。在这种情况下，利用香蕉刀、电灼术或强劲的动力刨刀(如"半月板刀")，在邻近盂唇外松解(右肩关节的 2 点~6 点位)前关节囊。在仔细的清创术和(或)前关节囊松解术后，利用从前入路置入的磨钻进行关节盂颈部前方的处理。从后入路用 70°关节镜或在前入路置入 30°关节镜，在直视下确认关节盂颈部的术前准备是否满意。

然后把关节镜返回到后入路，并扩大前入路以便容纳缝线打孔器的套管（经此套管置入 Caspari 缝线打孔器）。沿前关节囊盂唇的游离缘置入足够数目的(6~12 根)2-0 PDS 缝线(图 59-14)。这些缝线临时经前入路外置。钻导引架由前入路置入，与关节盂在大约 2 点钟位置相接触。导引架的作用是使改良的 Beath 针在肩胛骨内下 1/4 位从后方穿出，这样可以避免损伤肩胛上神经。将 Beath 针向前穿过关节盂颈部到达冈下肌上面的皮下组织。在 Beath 针上方做一小切口(1~1.5 英寸)。小心的分离皮下组织，以便清晰地暴露针尖和周围的冈下肌筋膜。将一圈 1-0 的 Ethibond 缝线穿入从前入路伸出的针的开槽端。然后将多根 2-0 PDS 缝线穿入此缝线圈内。随着针向后方穿过关节盂，这些缝线被带入穿透关节盂的钻孔内，并在后方将其拉出。

用关节镜通过前入路观察前关节囊来评价缝线是否拉紧(图 59-15)。将手臂的牵引装置撤掉，并通过内旋置于体侧。分别拉紧这些缝线，并将其分成两束，在距冈下肌筋膜边缘至少 1 cm 处打结。用表及下 Prolenc 缝线分层闭合后切口和扩大的前入路。术后将手臂置于肩关节制动支具上。3 周时可进行钟摆运动，正式的物理治疗在 6 周时开始。

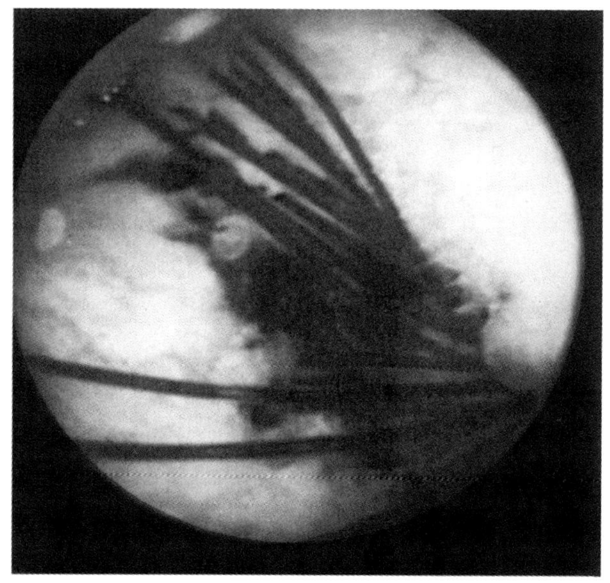

A

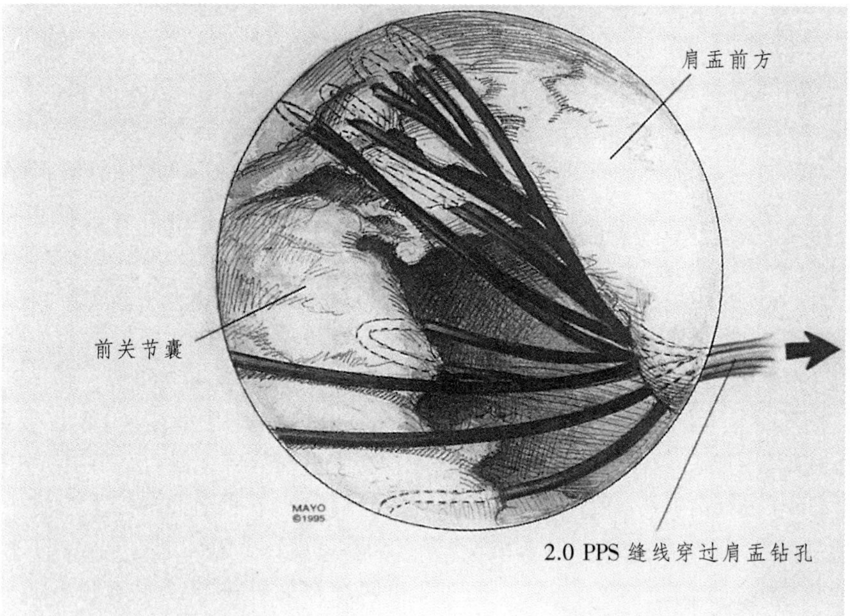

肩盂前方

前关节囊

MAYO
©1995

2.0 PPS 缝线穿过肩盂钻孔

B

图 59–15 (A,B)从前入路看,有多根缝线穿在前关节囊的游离缘。(待续)

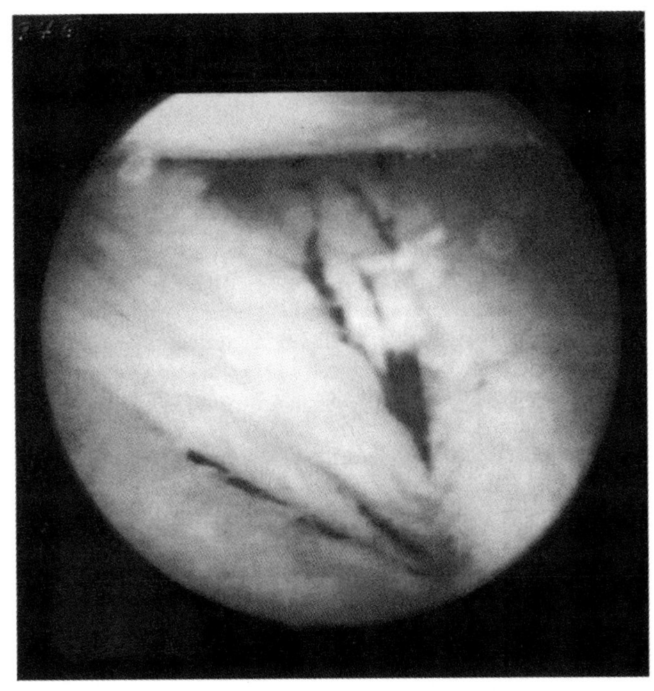

C

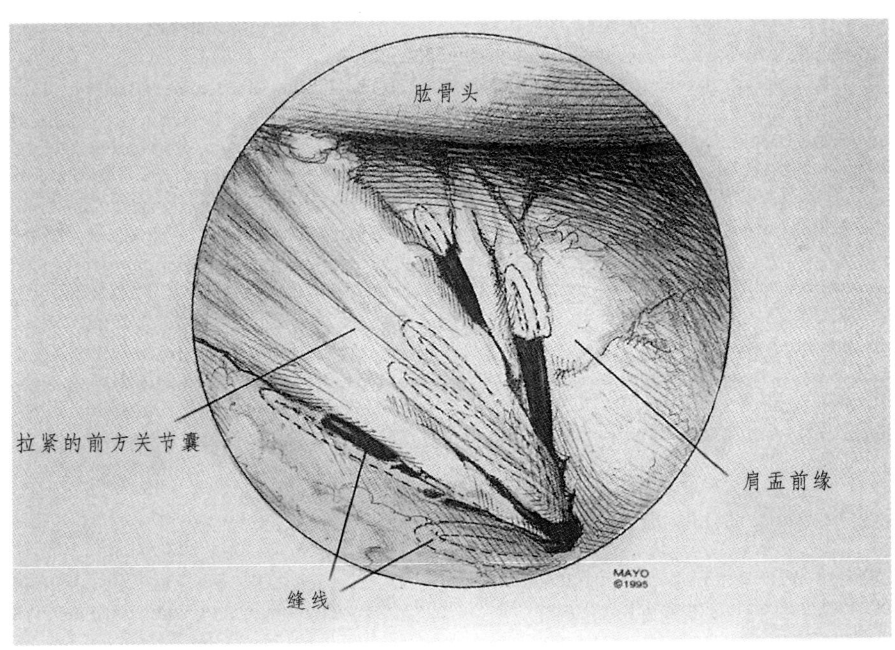

D

图 59-15(续) (C,D)将穿过关节盂的缝线拉紧,使关节囊/韧带与关节盂颈部紧密对合。这样就重建成一条有功能的前下方盂肱韧带。

(赵力 李世民 译 李鑫鑫 校)

参考文献

1. Adolfsson L, Lysholm J: Arthroscopy and stability testing for anterior shoulder instability. Arthroscopy 5:315, 1989
2. Altchek DW, Warren RF, Wickiewicz TL et al: Arthroscopic acromioplasty: technique and results. J Bone Joint Surg 72A:1198, 1990
3. Arnoczky SP: Anatomy of the shoulder. Lecture given at the Orthopaedic Research of Virginia Shoulder Laboratory Course, Richmond, VA, Dec. 2–5, 1993
4. Bankart ASB: The pathology and treatment of the recurrent dislocations of the shoulder joint. Br J Surg 26:23, 1938
5. Bonutti PM, Hawkins RJ, Saddemi S: Arthroscopic assessment of glenoid component loosening after total shoulder arthroplasty. Arthroscopy 9:272, 1993
6. Burkhart SS: Arthroscopic debridement and decompression for selected rotator cuff tears: clinical results, pathomechanics, and patient selection based on biomechanical parameters. Orthop Clin North Am 24:111, 1993
7. Burkhart SS: Reconciling the paradox of rotator cuff repair versus debridement: a unified biomechanical rationale for the treatment of rotator cuff tears. Arthroscopy 10:4, 1994
8. Burkhart SS, Barnett CR, Snyder SJ: Transient postoperative blindness as a possible effect of glycine toxicity. Arthroscopy 6:112, 1990
9. Caspari RB: Diagnostic shoulder arthroscopy. Semin Orthop 3:81, 1988
10. Caspari RB: Complications of shoulder arthroscopy. p. 179. In Sprague MF (ed): Complications in Arthroscopy. Raven Press, New York, 1989
11. Caspari RB: The arthroscopic Bankart suture repair. Lecture given at the Orthopaedic Research of Virginia Shoulder Laboratory Course, Richmond, VA, Dec. 2–5, 1993
12. Caspari RB, Beach WR: Arthroscopic anterior shoulder capsulorrhaphy. Sports Med Arthroscopy Rev 1:237, 1993
13. Caspari RB, Beach WR: Arthroscopy: how effective is it in making the major diagnosis? p. 369. In Matsen FA III, Fu FH, Hawkins RJ (eds): The Shoulder: A Balance of Mobility and Stability. American Academy of Orthopaedic Surgeons, Rosemont, IL, 1993
14. Caspari RB, Geissler WB: Arthroscopic manifestations of shoulder subluxation and dislocation. Clin Orthop 291:54, 1993
15. Caspari RB, Thal R: A technique for arthroscopic subacromial decompression. Arthroscopy 8:23, 1992
16. Cofield RH: Arthroscopy of the shoulder. Mayo Clin Proc 58:501, 1983
17. Cofield RH, Irving JF: Evaluation and classification of shoulder instability: with special reference to examination under anesthesia. Clin Orthop 223:32, 1987
18. Cofield RH, Nessler JP, Weinstabl R: Diagnosis of shoulder instability by examination under anesthesia. Presented at the 7th Open Meeting of the American Shoulder and Elbow Surgeons, Anaheim, March 10, 1991
19. Duncan R, Savoie FH: Arthroscopic inferior capsular shift for multidirectional instability of the shoulder: a preliminary report. Arthroscopy 9:24, 1993
20. Ellman H, Harris E, Kay SP: Early degenerative joint disease simulating impingement syndrome: arthroscopic findings. Arthroscopy 8:482, 1992
21. Ellman H, Kay SP, Wirth M: Arthroscopic treatment of full-thickness rotator cuff tears: 2–7 year follow-up study. Arthroscopy 9:195, 1993
22. Field LD, Savoie FH: Arthroscopic suture repair of superior labral detachment lesions of the shoulder. Am J Sports Med 21:783, 1993
23. Flatow EL, Cordasco FA, Bigliani LU: Arthroscopic resection of the outer end of the clavicle from a superior approach: a critical quantitative radiographic assessment of bone removal. Arthroscopy 8:55, 1992
24. Gartsman GM: Arthroscopic acromioplasty for lesions of the rotator cuff. J Bone Joint Surg 72A:169, 1990
25. Grant LB: Full thickness supraspinatus tendon tears with an intact superior and glenohumeral capsule. Arthroscopy 9:186, 1993
26. Hayes JM: Arthroscopic treatment of steroid-induced osteonecrosis of the humeral head. Arthroscopy 5:218, 1989
27. Johnson LL: The glenohumeral joint. p. 276. In Diagnostic and Surgical Arthroscopy of the Shoulder. Mosby-Year Book, St. Louis, 1993
28. Matthews LS, Wolock BS, Martin DF: Arthroscopic management of inflammatory arthritis and synovitis of the shoulder. p. 573. In McGinty JB (ed): Operative Arthroscopy. Raven Press, New York, 1991
29. McGlynn FJ, Caspari RB: Arthroscopic findings in the subluxing shoulder. Clin Orthop 183:173, 1984
30. Meyers JF: Arthroscopic debridement of the acromioclavicular joint and distal clavicle resection. p. 557. In McGinty JB (ed): Operative Arthroscopy. Raven Press, New York, 1991
31. Mok DW, Fogg AJ, Hokan R, Bayley J: The diagnostic value of arthroscopy in glenohumeral instability. J Bone Joint Surg 72B:698, 1990
32. Morgan CD: Arthroscopic transglenoid Bankart suture repair. Oper Tech Orthop 1:171, 1991
33. Morgan CD, Casscell CD: Arthroscopic-assisted glenohumeral arthrodesis. Arthroscopy 8:262, 1992
34. Neer CS: Cuff tears, biceps lesions, and impingement. p. 41. In Neer CS (ed): Shoulder Reconstruction. WB Saunders, Philadelphia, 1990
35. Pahle JA, Kvarnes L: Shoulder synovectomy. Ann Chir Gynaecol Suppl 74:37, 1985
36. Parisien JS, Schaffer B: Arthroscopic management of pyarthrosis. Clin Orthop 275:243, 1992
37. Paulos LE, Kody MH: Arthroscopically enhanced (mini) approach to rotator cuff repair. Am J Sports Med 22:19, 1994
38. Petersson CJ: Shoulder surgery in rheumatoid arthritis. Acta Orthop Scand 57:222, 1986
39. Richtman JD, Rose DJ: The role of arthroscopy in the management of synovial chondromatosis of the shoulder: a case report. Clin Orthop 257:91, 1990
40. Rockwood CA: Shoulder arthroscopy [Editorial]. J Bone Joint Surg 70A:639, 1988
41. Small NC: Complications in arthroscopic surgery of the knee and shoulder. Orthopedics 16:985, 1993
42. Snyder SJ: Rotator cuff lesions, acute and chronic. Clin Sports Med 10:595, 1991
43. Snyder SJ: Arthroscopic-assisted biceps tendon surgery. p. 61. In Shoulder Arthroscopy. McGraw-Hill Health Professions

Division, New York, 1994
44. Snyder SJ: Diagnostic arthroscopy of the shoulder: normal anatomy and variations. p. 23. In Shoulder Arthroscopy. McGraw-Hill Health Professions Division, New York, 1994
45. Snyder SJ, Karzel RP, Del Pizzo W et al: SLAP lesions of the shoulder. Arthroscopy 6:274, 1990
46. Speer KP, Warren RF: Arthroscopic shoulder stabilization: a role for biodegradable materials. Clin Orthop 291:67, 1993
47. Wasilewski SA, Frankl U: Rotator cuff pathology: Arthroscopic assessment and treatment. Clin Orthop 267:65, 1991
48. Williams MM, Snyder SJ, Buford D Jr: The Buford complex—the ''cord-like'' middle glenohumeral ligament and absent anterosuperior labrum complex: a normal anatomic capsulolabral variant. Arthroscopy 10:241, 1994
49. Wolf EM: Arthroscopic Bankart repair using suture anchors. Tech Orthop 1:184, 1991

第 60 章

肩关节炎的关节镜检查及其在肩关节成形术中的应用

Shawn W.O’Driscoll

尽管关节镜检查已广泛用于缓解膝关节骨性关节炎引起的疼痛，但很少有文献提到关节镜用于治疗肩关节炎[22]。另一面，我们的临床经验也在很大程度上扩展了关节镜治疗肘关节炎的适应证。与膝关节相比，肩关节和肘关节对功能的要求更高，但不能承受较高的压力或经关节面的剪切力。相反，膝关节必须承受全部体重才能发挥功能。从这一点来看，肩关节镜的治疗结果可能比膝关节更成功，因此也更值得考虑。

在下列的肩关节炎疾病中可以考虑应用关节镜，即骨性关节炎、类风湿性关节炎、肩袖撕裂关节病、创伤后关节炎和肩关节成形术后并发症。

骨性关节炎

尚未解决的临床问题

尽管全肩关节成形术在缓解疼痛和功能恢复方面是非常成功的，但至少有两种严重盂肱关节炎患者群体的肩关节置换术效果并不理想。这两个患者群体是：①年轻和中年患者，寿命因素可能会导致在将来发生假体失效；②使肩关节负荷过重或承受撞击的老年患者，如从事木工、砖瓦工、金属制造、伐木者或狩猎大型猎物。这些患者经常选择或建议其延期行肩关节置换术；因此，他们会承受严重的疼痛直到不能再进行这些活动。非手术治疗通常作用很小。一些外科医师建议行半关节成形术作为一种更为保守的选择，但是对于肱骨头后方静止性半脱位（常见于盂肱关节骨性关节炎）（图 60-1）造成关节盂后方侵蚀的患者，这也不是一种合适的选择。如果有一种相对无危险的、侵袭性小的手术操作可以缓解疼痛或减轻疼痛，对于这类患者无疑是一种很有价值的手术方法。

盂肱关节骨性关节炎疼痛的原因

一般情况下，我们建议行关节置换术的用意是认为患者的疼痛来自被破坏的关节面（认为疼痛是手术的主要适应证）。然而我们都知道，盂肱关节晚期骨性关节炎患者虽然有 X 线片证据，但都完全没有疼痛症状。

盂肱关节骨性关节炎患者疼痛的症状基本上有三种：①休息痛；②活动终点位痛；③活动中途疼痛。夜间痛可能代表休息痛，但是也可以是姿势性的（通常在活动终点位或者因关节半脱位所致）。

休息痛可能是由滑膜炎或关节周围软组织炎症引起的。活动终点位痛一般是由撞击（与骨赘相关）、滑膜组织挤压或关节周围炎性软组织的牵拉引起的。这些类型的疼痛都没必要通过关节置换术来缓解。最后，活动中途疼痛通常（恰当地讲）被认为是关节面受到破坏引起的，因此需要行关节置换术。但是对于某些患者，这种活动中途疼痛可能是炎性软组织造成的，而不是（或者还存在）关节面受到破坏引起的。关节周围的软组织在被肌肉收缩力挤压到关节上时，或者随着运动在关节面上的滑动时，会在其中产生压缩、拉伸和剪切力。肥大的滑膜很可能在关节内受到挤压。

由此推断，那些有晚期盂肱关节骨性关节炎 X 线证据的患者，出现的严重疼痛并非来自受到破坏的关节面本身，因此不需要行关节置换术。

关节盂成形术的概念

在我们行肩关节成形术的经验中，大约 40%的盂肱关节骨性关节炎患者有肱骨头向后方半脱位，导致关节盂后方侵蚀（图 60-2）。这种侵蚀减少了接触面积，从而增加了接触压力。后方侵蚀在关节盂中心附近形成一垂直脊，肱骨头在此处可能会经历半脱位—

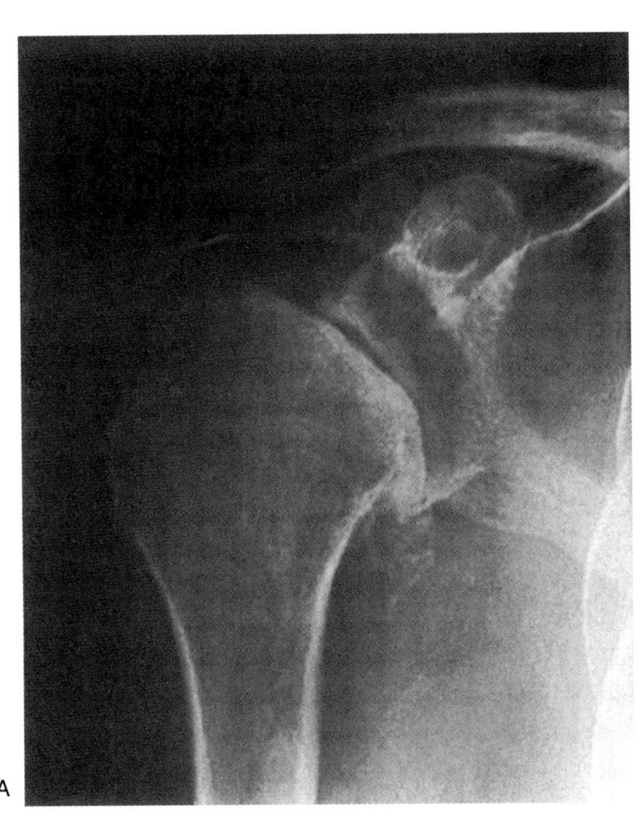

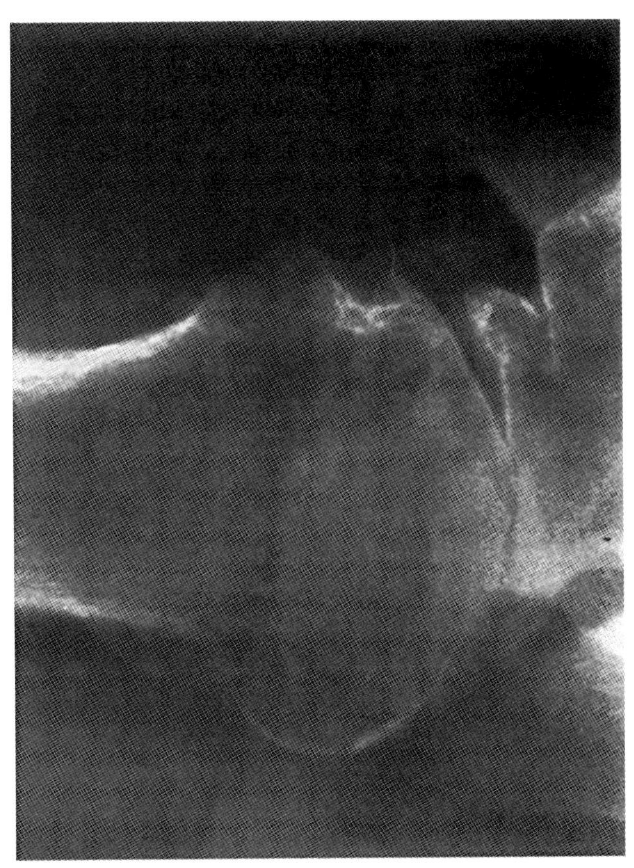

图 60–1　一例典型的重度盂肱关节骨性关节炎患者的前后位和腋位 X 线片。(A)前后位 X 线片上可见伴有增生性改变的软骨缺损,包括下方骨赘。(B)腋位片上可见典型的关节盂后方侵蚀和半脱位,关节盂表面呈双凹形。肱骨头处于静止性后方半脱位状态。

复位的过程,从而引起不稳定症状。最终,患者可能会发展成静止性后方半脱位。

肩盂成形术包括中央脊的清除和关节盂重塑的,以适应肱骨头的曲度。这种匹配过程可使肱骨头复位,松解前方的软组织并增加关节的接触面积,从而降低接触压力(图 60–3)。这个概念与髋关节骨性关节炎时股骨内外翻畸形截骨术具有一些相同的生物力学原则。

骨关节囊成形术的原理

利用骨关节囊成形术(骨赘切除、滑膜切除术和关节囊切除术)治疗晚期肘关节骨性关节炎,可以缓解活动终点位的撞击痛和休息痛。在此经验的基础上,并考虑到前面所述的疼痛原因,我们推断这种方法对盂肱关节骨性关节炎患者同样适用。

骨关节囊成形术的适应证

考虑做这种手术的患者,必须具备全肩关节成形术(TSA)的指征,而且要满足下列全部标准:

- 中到重度盂肱关节骨性关节炎;
- 中到重度疼痛引起功能损伤但对非手术治疗无效;
- 关节受压状态下盂肱关节运动过程中有无痛性捻发音。

此外,患者还必须至少具备如下所述的一条 TSA 相对禁忌证:

- 年龄小于 50 岁;
- 对肩关节有重体能要求;
- 拒绝行关节置换术。

禁忌证

- 不满足上文所列的标准;
- 体检时发现,在盂肱关节受压期间对中途被动活动有疼痛反应;
- 关节盂或肱骨关节面上有不规则状侵蚀。

肩盂成形术的适应证

除了骨关节囊成形术的适应证以外,还要求患者

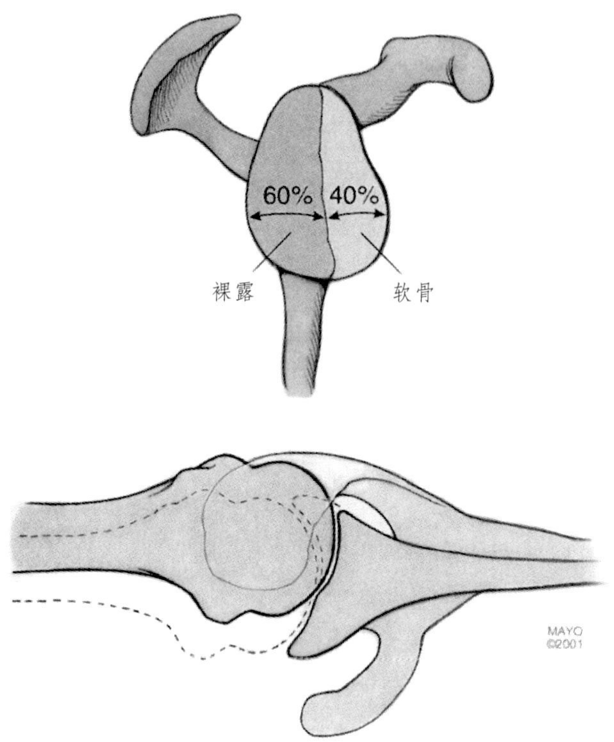

图 60-2 静止性后方半脱位和关节盂损伤的生物力学结果示意图，如腋位X线片上所见。可看到如下特征：①肱骨头向关节盂后方半脱位（虚线描述的是原来的位置）；②关节盂上的接触面积减少，从而增加了关节面上的接触压力。在我们的患者中，平均接触面积是肩盂的60%，前方的40%没有与肱骨头相接触。(By permission of Mayo Foundation for Medical Education and Research.)

的肩盂因肱骨头对其后方的侵蚀而形成双凹形。年龄以及对侧肩关节曾成功行TSA的病史都不是禁忌证。

手术技术

手术准备、器械和入路

患者全麻后置于沙滩椅位。建立三个主要的关节镜入路，包括上入路、后中央入路和标准的前入路。通常还在前方正中水平建立第四个入路。第三个后内侧入路可用于放置牵引器，以使腋窝远离肱骨头和肱骨颈。

通过一个改良的脉冲灌注系统维持液体流动，用于关节置换术中冲洗髓腔以及冲洗开放性骨折的创面。在连接管处将喷嘴切断，然后通过一个标准的静脉管接到关节镜上。水的压力设定为50 mmHg，由助手使用流速控制阀控制流速。来自脉冲灌注系统的“扑嗒-扑嗒”反馈声响便于术者监测注入关节内的液体流速，因而不必询问他人或看显示屏。通过经常保持让水从一个或多个入路以及刮削器排出来控制水肿。不要将排水管接在流出套管上。

骨关节囊成形术

骨关节囊成形术包括滑膜清理术、骨赘切除和部分关节囊切除术。当然也要清除游离体或软骨碎屑。对关节进行了全面评价之后，下一步就要进行完全系统的滑膜切除术（我们的患者常有非常严重的滑膜炎）(图 60-4)。我们使用4.8 mm或5.5 mm的刮削器（鳄口刀片），从关节的前上方开始，移向后方，再向下进入腋窝，最后清除后下方的滑膜。目的是清除干净滑膜炎。后中央入路用来进行腋窝处滑膜的清除，但是必须找出位于腋窝关节囊下面的腋神经近端。

在清除了滑膜炎之后，就可以进行骨关节囊成形术。这一步手术包括清除肱骨头的下方骨赘以及松解整个关节囊，以改善活动范围和缓解撞击痛(图 60-5)。这一步要求术者彻底了解肩关节的三维解剖，以便正

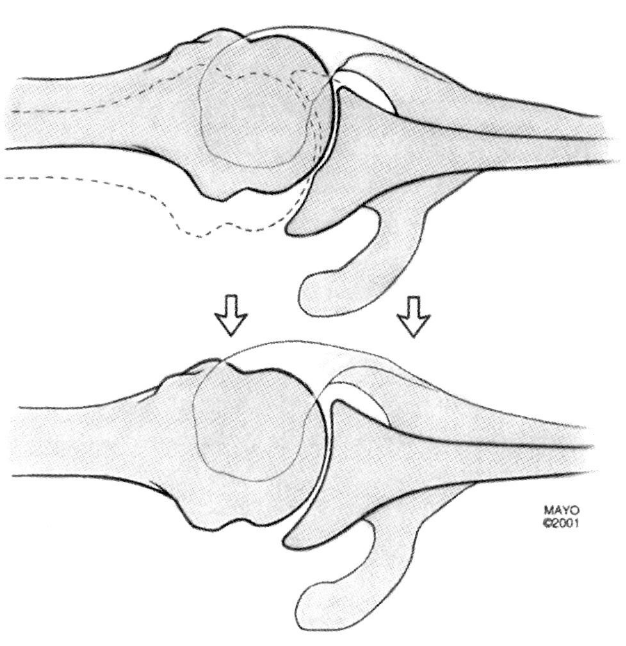

图 60-3 肩盂成形术的概念和目标。术前，关节盂后方侵蚀使关节盂成为伴有中央脊的双凹形，在这个脊处肱骨头会出现半脱位后再复位（患者会出现关节不稳定的症状），或者在脊后肱骨头会处于固定的静止性半脱位状态（上图）。通过去除中央脊和加深关节盂，可重建单一的凹面，从而增加关节面的和谐度，使肱骨头复位到肩盂内（下图）。这会增加接触面积，并降低关节面上的接触压力。肩盂前方40%的软骨不与肱骨头相关节，所以该部分没用。这就消除了有关去除此软骨的担心。(By permission of Mayo Foundation for Medical Education and Research.)

确地区分骨赘、正常骨骼或关节面。要求术者“重塑”骨骼以达到更大的关节活动范围。在经后入路的手术中，首先要用带鞘的 4.0 mm 磨钻清除肱骨下方的骨赘，鞘结构可以保护下关节囊和腋神经。其目的是为了解从后方开始，向前方推进磨钻。可以改变肱骨的位置使骨赘和手术器械位置的可视性最佳。确认了下关节囊在肱骨头的附着处之后，就可以恢复肱骨的正常结构。然后可将磨钻换成 5.5 mm 的鳄口刀片，以清除磨钻留下的游离骨碎片和软组织。我们常规避免使用器械引流，而是让水自由流到地面上。这样可以降低软组织无意间被吸入器械中的可能性，从而降低了损伤腋神经的可能性。此手术最困难的操作是清除前面的下方骨赘。必须用曲柄刮刀才能清除其余的骨赘。剩下的游离骨碎片可以用抓钳或刨刀进行清除，并使用刨削器或手锉完成轮廓的修整。

清除了下方的骨赘可以大大增加腋窝下方的操作空间。较大的空间增加了下方关节囊的可视性，从而保证了关节囊部分切除术的安全进行。通过后入路利用动力刨刀在下关节囊后方行关节囊切开术，此部位远离腋神经。在右肩关节，这个位置大约是 7 点钟位，靠近肩盂边缘。通过这样的切开，下关节囊和关节外软组织之间的层面可以用宽的 duckling basket 钳进行扩展。接下来术者可以从后向前移动，duckling basket 钳清楚看见关节囊及其下的软组织后切除关节囊。用此钳将关节囊从肱三头肌和肩胛下肌上提起，操作要小心，每次只能咬住关节囊组织。用刨刀来扩大切除范围。达到 6 点钟位置后，可以暴露腋神经。在右肩，腋神经从 11 点位走向 5 点位，出现在肩胛下肌下面，消失在肱三头肌腱下面(见图 60-5)。在此部位，腋神经可能已经分叉了。尽可能靠近下肩盂边缘行关节囊切除术是最安全的，因为该神经最靠近关节囊，位于肩盂和关节囊在肱骨附着处的正中间。可以用探针确认腋神经，并将其保护起来。一旦看见腋神经，前下方余下的关节囊便可以安全地进行切除。

下一步，清除前方的骨赘，并行前方关节囊的部分切除术。用探针或抓钳向下挑起肱二头肌腱，便可以清除肩袖周围的关节囊。前下方余下的关节囊可以通过前入路进行清除，接着进行下方广泛的关节囊切除。

肩盂成形术

如果由于后方侵蚀形成了双凹形肩盂，在前方和下方松解关节囊后，就可以行肩盂成形术。在此操作后行肩盂成形术就更容易进入原先间隙非常小的关节。从前入路向下看，可以很好的评估双凹形肩盂(图 60-6)。用刨削器将肩盂前关节面的软骨剔除。这会留下中央的骨桥，然后必须用磨钻将其清除。目的是重建一个单凹面的肩盂。通过从多个入路观察肩盂，依次用小磨钻、大磨钻和大的半圆形手锉进行处理，加深肩盂，并恢复原先的凹面。还应该清理肱骨头上任何明显的不规则处。术中通过挤压肱骨头和肩盂并旋转

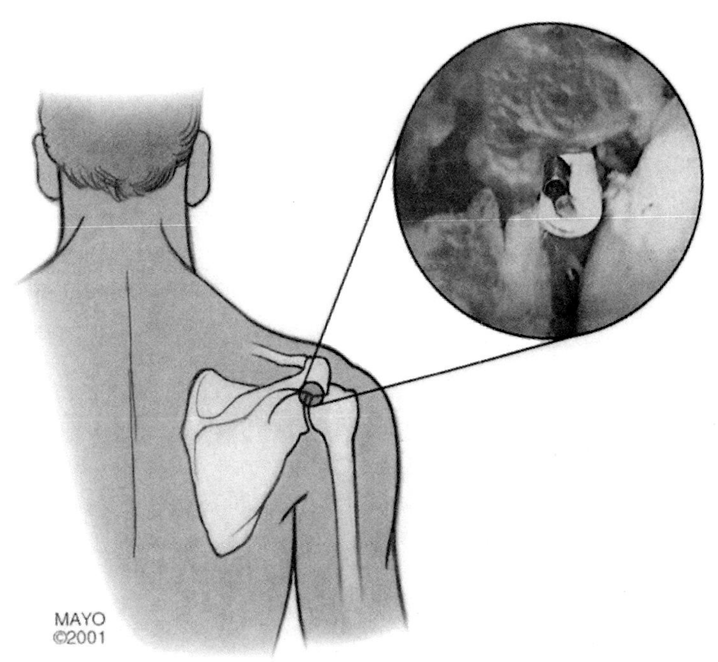

图 60-4 这些患者的一个典型特征是绒毛状结节性炎症性增生性滑膜炎。这通常累及整个肩关节，是引起疼痛的重要原因。全滑膜切除术是治疗的重要一步，也是手术的第一步。(By permission of Mayo Foundation for Medical Education and Research.)

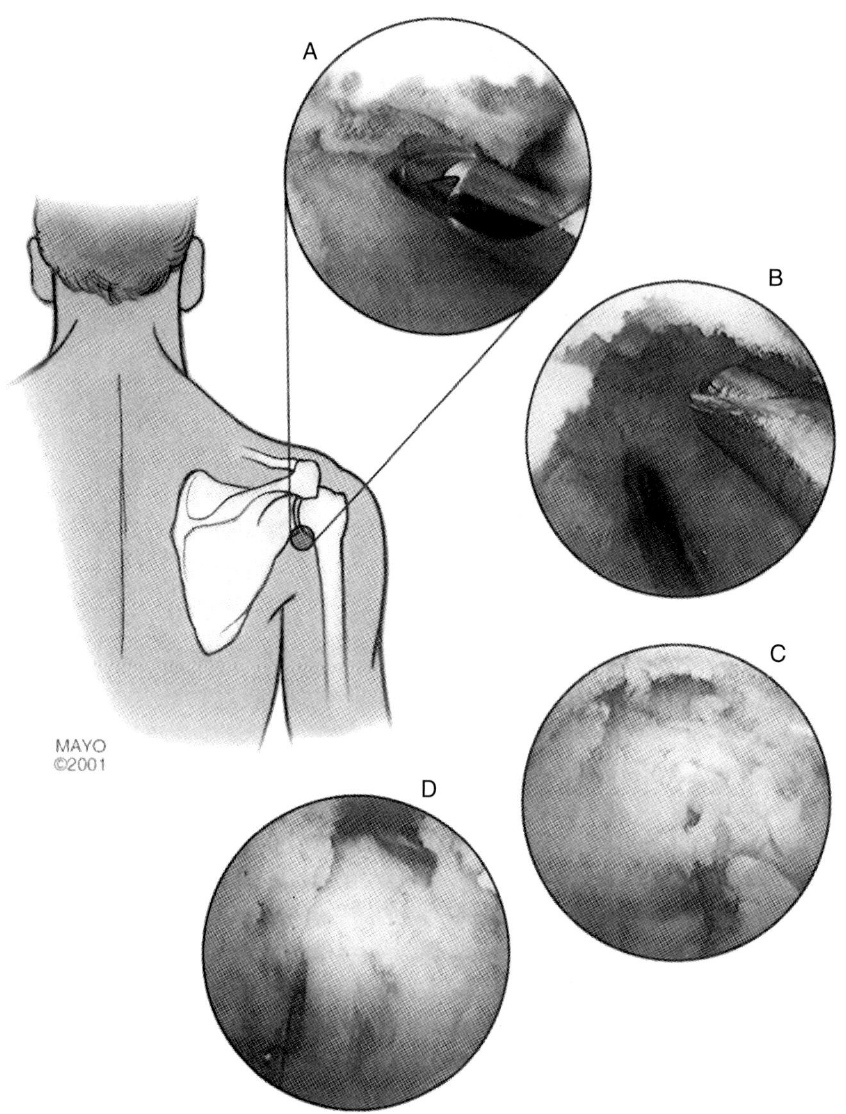

图 60–5 骨关节囊成形术。(A)肱骨头边缘骨赘,尤其是肱骨头下方的,会与肩盂发生撞击。行骨赘切除。(B)前方和下方关节囊挛缩。松解关节囊,解除紧张的软组织的张力,有助于改善活动范围。探针指向关节囊下腋神经的位置。(C)下方和前方的关节囊切开术。在肉眼直视腋神经下可以进行关节囊的解剖和切开。对于这个患者,该神经被轻轻的挑起,被举到关节囊切开侧。(D)关节囊部分切除术后腋神经的近观图。(By permission of Mayo Foundation for Medical Education and Research.)

肱骨感知摩擦音,可以评价肩盂成形术的完整性和充分性。理想情况下肱骨头应该能在重建的肩盂表面上平滑地转动。一旦处理完所有的病变,便可以给关节腔内注射布比卡因溶液和吗啡来控制疼痛。仅有1例患者在术后注射了倍他米松。

术后处理

在手术后,患者从麻醉苏醒过来,并检查神经血管满意无损后,应留置硬膜内导管用以提供术后止痛。术后3天内要将患者置于肩关节持续被动活动仪(CPM)上。术后即刻开始进行主动和被动活动范围训练。术后第4天患者可以出院,并告知患者如何使用CPM进行功能训练1个月。术后患者可以即刻开始等长肌肉力量锻炼,并在能忍受的情况下逐渐进行等张肌肉力量训练。不要强加任何限制,指导患者在疼痛允许的情况下使用肩关节。

术中所见

在行关节镜检查时,发现研究组中的4例患者有肩袖部分撕裂;均未进行修补。3例患者的肱二头肌腱关节内部分已完全破裂。关节镜检查时发现肩盂关节软骨缺如平均为58%(40%~90%)(见图60–2)。除非怀疑是肩峰下病变引起的症状,一般不进入肩峰下间隙。换句话说,这个手术的焦点是专门处理骨性关节炎,并不考虑肩袖和肩峰下间隙的病理性改变。

期望的结果

临床结果

尽管这还是一项初步经验,但是通过长达5年的随

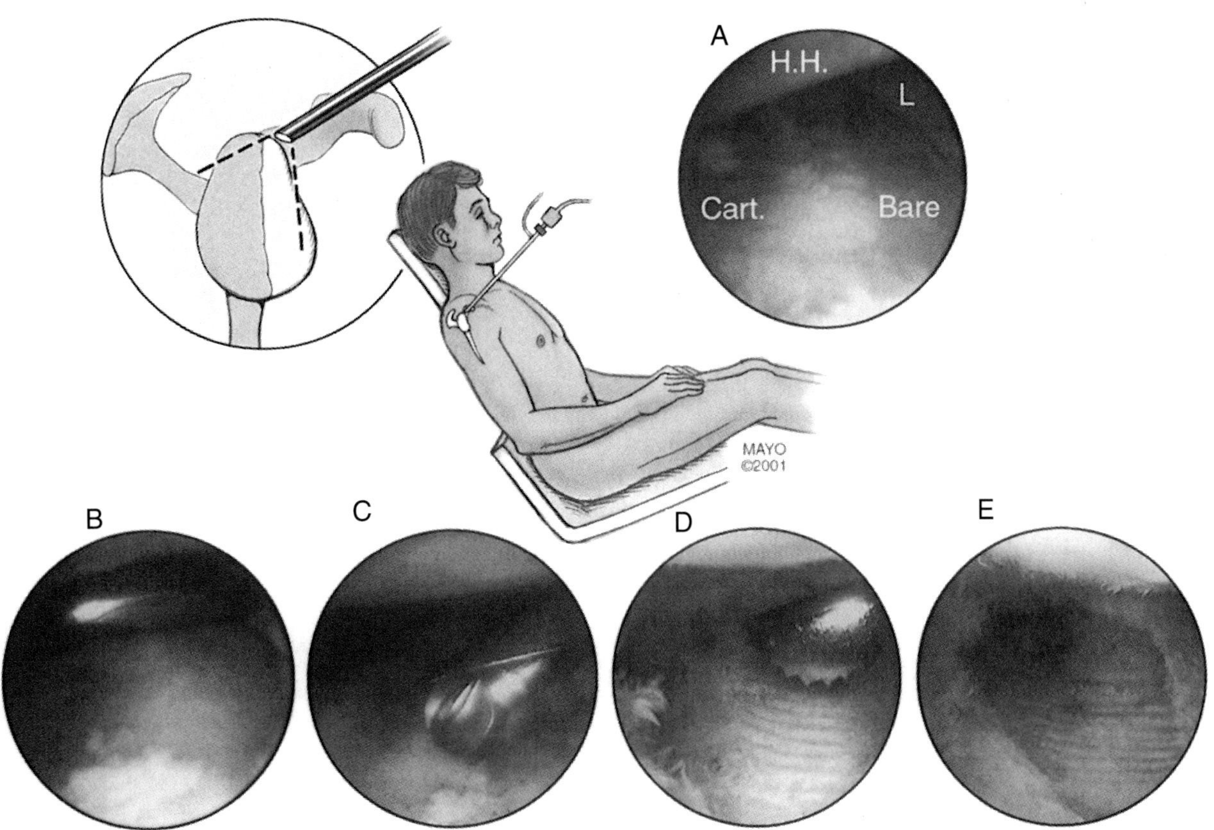

图 60–6　肩盂成形术的操作方法。所有的关节镜视野均从前上入路置入关节镜,向下观察肩盂(图片中肩盂处于水平位置)。(A)肩盂成形术前肩盂骨性关节炎的关节镜下表现。肩盂的后半部分被侵蚀,软骨下骨裸露(Bare),而前半部分有一层原纤维软骨(Cart),盂唇(L)仍在。肱骨头(H.H.)已经向下回缩,这可能是先前行关节囊切除术以及处理肱骨头周围的骨赘造成的。(B)利用动力刨削器清除肩盂前半部分保留的原纤维软骨。这会显露腋位 X 线片上所见的垂直骨脊,它将后方受侵蚀的肩盂与前方正常形态的肩盂区分开来。(C)利用磨钻重塑肩盂,并恢复其凹面使其与肱骨头相配。(D)用一个大的手锉进行肩盂关节面的最后"平整"或修整。(E)修整后肩盂的关节镜下观,此时它是凹形,与肱骨头在横断面和冠状面上相匹配。(By permission of Mayo Foundation for Medical Education and Research.)

访半数患者的疼痛已完全消除，且肩关节可以负重，而 85%的患者疼痛明显缓解,所以这个手术从客观和主观上讲都有它的价值所在。2 例患者由于持续的严重疼痛需要行肩关节成形术。在活动度的改善方面，外旋很满意,但上举功能比预期的要差。外旋角度平均增加大约 25°,但上举仅提高 5°。目前为止,还没有发现持久的严重并发症。

X 线检查结果

X 线片检查显示,双凹形肩盂已经变成单凹形,而且肩盂的曲率半径与肱骨头相近(图 60–7 和图 60–8)。此外,所有的病例都显示肱骨头已同心复位在肩盂窝内(见图60–7 和图 60–8)。在腋位 X 线片上进行的测量发现,术后肩盂的平均深度增加了 3.25~4.0 mm(± 2.6 mm)(图 60–9)。

关节镜治疗盂肱关节骨性关节炎的早期文献

尽管有大量的文献报道了关节镜在治疗膝关节骨性关节炎的作用,但很少有关于关节镜治疗盂肱关节骨性关节炎的文献报道。Weinstein 等报道了他们对 25 例早期骨性关节炎患者行关节镜下清创术的治疗效果,有 80%获得了满意的改善[22]。他们提出,这种清创术仅适用于"早期骨性关节炎;盂肱关节同心且腋位 X 线片上可见关节间隙"。他们认为"对于严重的关节不协调或者有大的骨赘形成病例不建议行该手术"。很明显，我们的患者是与 Weinstein 等报道的患者非常不同的一个人群。事实上,没有理由不相信他们的建议是正确的,我同意他们的提法。换句话说,我相信对于伴有肩盂后方侵蚀和关节不协调的中重度盂肱关节骨性关节炎患者,从逻辑上讲,肩盂成形术和骨关节囊成形术可以使他们在临床上受益。

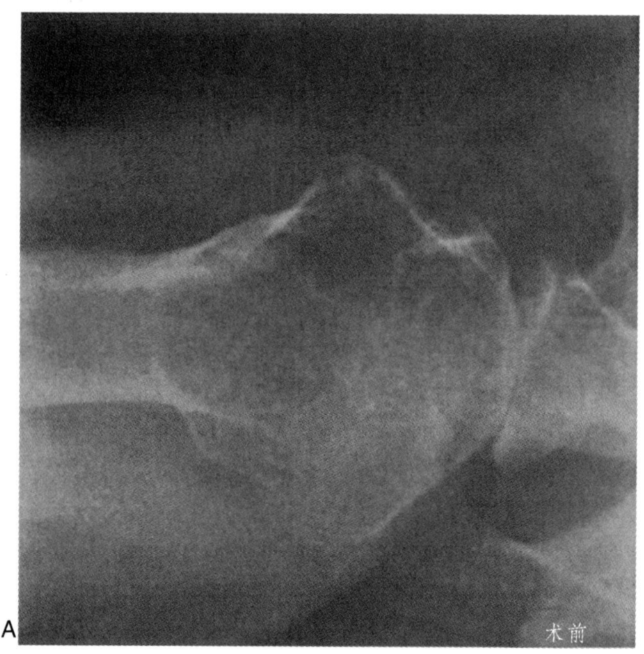

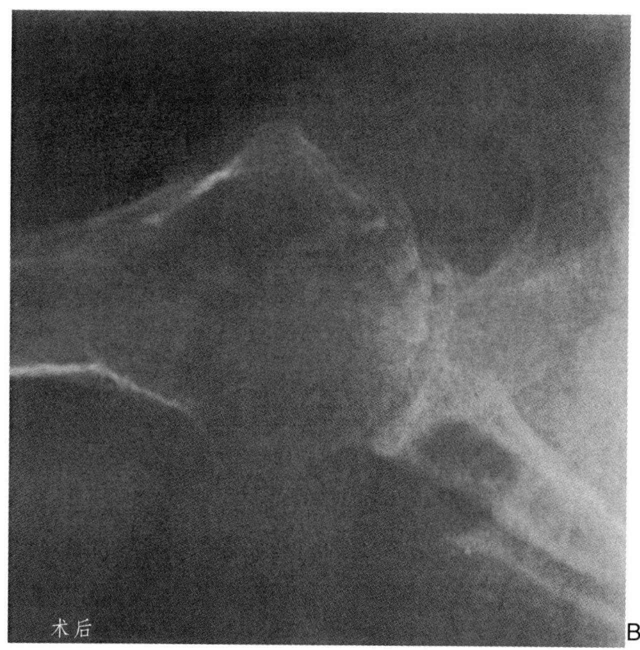

图 60–7 一例晚期盂肱关节原发性骨性关节炎患者的肩盂成形术前后的腋位 X 线片。(A)术前的 X 线片可见典型的肩盂后方侵蚀和半脱位,肩盂关节面呈双凹形。肱骨头处于后方静止性半脱位状态。(B)术后的 X 线片可见肩盂已恢复单凹形,以及一个同中心的盂肱关节。

疼痛缓解的可能原因

很明显,在缓解疼痛方面,对任何看来可能会有意外收获的方法都不应寄予过高的期望。从利用关节镜下骨关节囊成形术治疗肘关节骨性关节炎相当广泛的经验中,我可以很有信心地说,通过清除骨赘、软组织清创术和关节囊松解可能会缓解活动终点位疼痛。对于肩关节,恢复盂肱关节同心结构对于缓解撞击是很重要的,但是它也给稳定性创造了条件,而且还松解了前方软组织。可能是因为滑膜切除术也缓解了关节内炎性组织的挤压。休息痛的缓解可归因于滑膜切除术。可以预见,这样的效果也可见于类风湿性肩关节和肘关节的患者。

虽然事先没有预见,但是在一些患者中,活动中途的疼痛的确有所缓解。许多活动中途疼痛的患者在抗阻力运动时会有疼痛, 但是在盂肱关节受压时做被动活动却没有疼痛。事实上,这些患者中许多人在盂肱关节受压时做被动活动也会伴有无痛性捻发音。这些患者活动中途疼痛的缓解可能是由于松解了关节囊,并去除了发炎的滑膜, 因为这些组织结构会受到肌肉收缩的挤压、拉伸和剪切作用,或者会随着活动在关节面上滚动。滑膜切除术也可防止发炎的肥厚性滑膜被挤压在关节内。因此,盂肱关节在受压时转动所产生的无痛性捻发音是这项手术成功的关键性预示因素。

目前尚没有资料将肩盂成形术所取得的效益与骨关节囊成形术所取得的效益区分开。然而在我们医院,最初仅在肩盂成形术方面取得了一些成功。通过肩盂成形术所取得的疼痛缓解的可能原因有多种。关节接触面积的增加降低了关节接触压力,从而大大降低了关节负荷。同心性的恢复改善了跨关节作用力的平衡因而进一步降低了负荷。Harryman 等发现造成盂肱关节后方接触应力增加的后方半脱位均伴有前方软组织的紧缩[9]。Hawkins 和 Angelo 证实,在前方关节囊和肩胛下肌紧缩所造成的这种长期失衡状态下,将会产生肩盂后方侵蚀及最终的骨性关节炎[10]。我们的 4 例患者发生了这种关节囊缝合术关节病。此外,关节合适的力线关系至少也在一定程度上松解了前方紧缩的软组织。一例仅行肩盂成形术的患者在外旋运动方面得到很大的改善。

最后,值得注意的是,一些 X 线片证实为中晚期骨性关节炎的患者确实没有疼痛症状。如果临床上可能只有关节炎的 X 线片证据而没有疼痛症状,那么从理论上讲也应该是治疗前既有关节炎的 X 线片证据也有疼痛,而治疗后有关节炎却无疼痛。

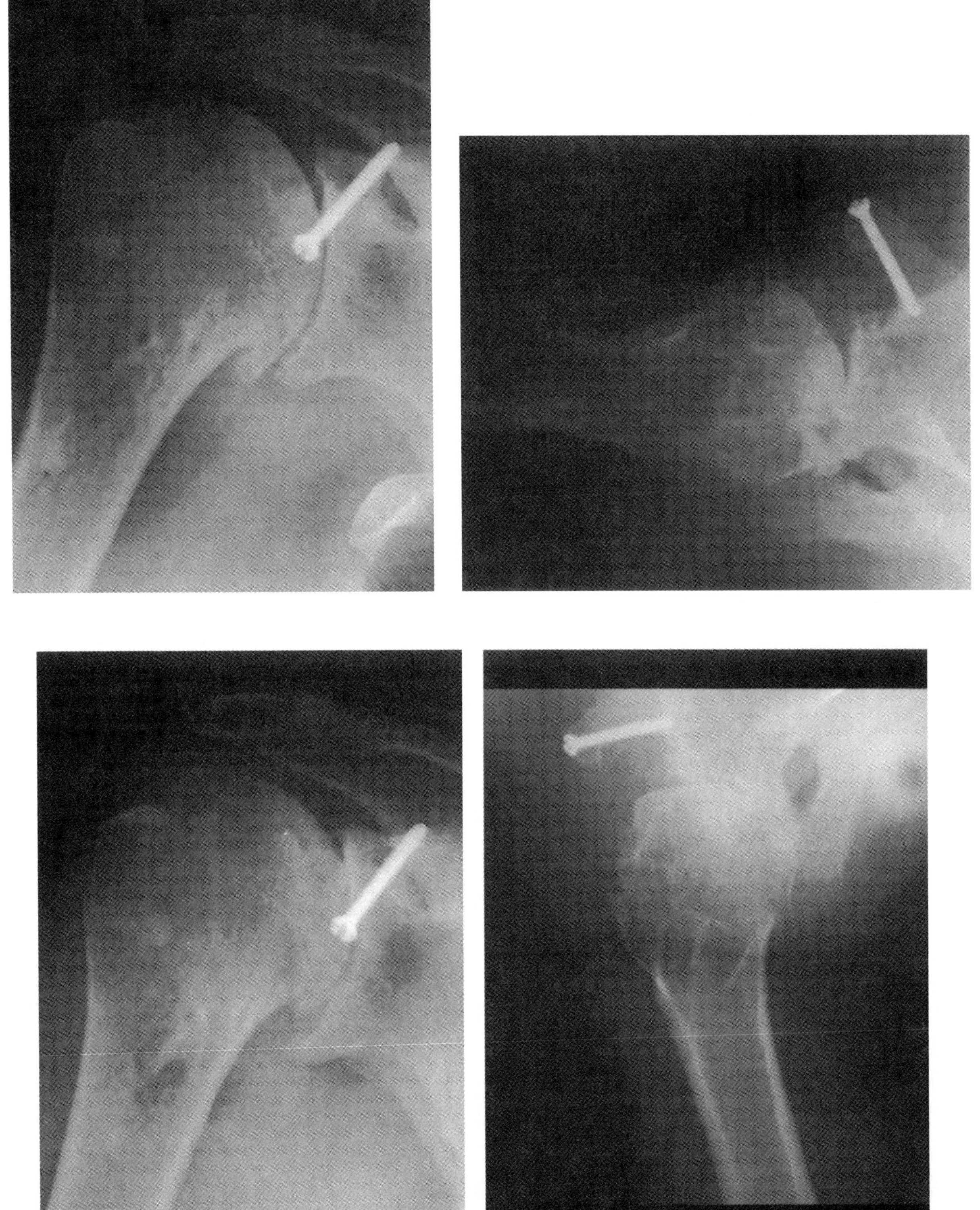

图 60–8　囊缝合关节成形术患者的前后位(AP)和腋位 X 线片。(A)AP 位片显示软骨丢失,伴有大的骨赘形成。(B)腋位片显示肱骨头静止性后方半脱位和肩盂后方侵蚀,导致肩盂关节面呈双凹状。(C,D)术后 X 线片显示肩盂已恢复单凹形状,同心的盂肱关节,以及骨赘减少。

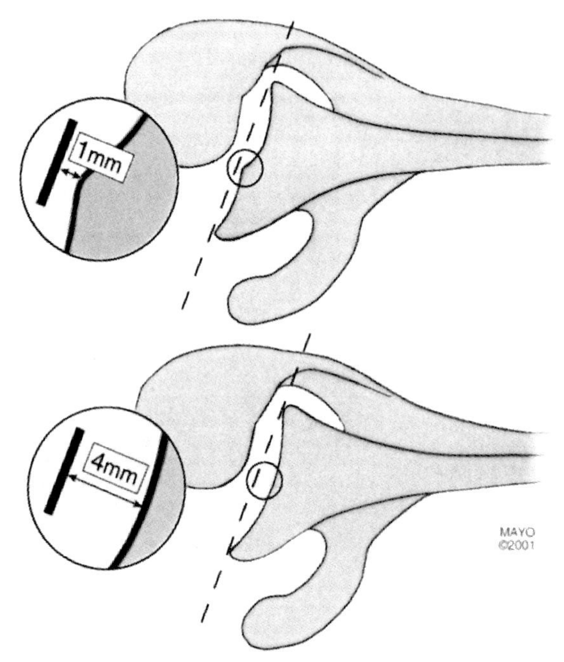

图 60-9 肩盂在横断面上的示意图（与腋位X线片所示类似）。肩盂成形术切除术中央骨桥，使双凹肩盂恢复成正常的单凹形，从而增加了肩盂的深度。在这项研究中，肩盂深度平均从术前的 1 mm 增加到术后的 4 mm。(By permission of Mayo Foundation for Medical Education and Research.)

建议

目前我们在行骨关节囊成形术的同时行关节镜下肩盂成形术的适应证是：晚期盂肱关节骨性关节炎患者；肱骨头后方侵蚀造成双凹形肩盂的患者；以及中到重度疼痛引起功能减退而且非手术治疗无效并在盂肱关节压缩过程中有无痛性捻发音的患者。另外，患者必须具备TSA的相对禁忌证，如年龄小于50岁、对肩关节有过度体能要求或者干脆不愿意行肩关节置换术。一些患者尽一切可能坚持选择侵袭性小的治疗方法而不愿意行大手术。

查体过程中，主要的禁忌证是盂肱关节受压时在被动活动中途发生疼痛。年龄不是必然的禁忌证，我们曾对78岁高龄的患者实施了该手术。对侧肩关节先前成功的行TSA也不是禁忌证，因为早期可能没有更好的治疗选择才对患者进行了TSA。

影响预后的因素

虽然要确定并证实有助于预后的因素需要进一步的经验，但在我们的印象中，对预后有利或不利的因素如下所示(表60-1)。

潜在的问题和将来的顾虑

需要谨慎考虑切除肩盂前方残余关节软骨或肩盂的任何软骨下骨可能造成的副作用。由于肱骨头后方半脱位，肩盂前方残余的软骨通常已不起作用，所以它的切除不可能产生负面影响。然而，肩盂单凹形轮廓的恢复的确需要切除肩盂中央大约 4 mm 的软骨下骨以及其他部位的少量软骨下骨。这会加速肩盂的侵蚀。虽然我们还没有看到这种侵蚀，但是我们对此很担心。因此，在晚期，如果需要行TSA就不可能同时行肩盂假体置换。肩盂成形术后肩盂仍然是后倾的；能恢复同心性但并非原样，因此仍会出现复发性后方半脱位和进一步磨损。由于去除了部分硬化的软骨下骨，这种磨损会加速。需要进一步的随访来确定发生这些并发症的可能性。正是由于这些原因，在疾病的初始阶段就应考虑行肩盂成形术。

小结

总之，关节镜下肩盂成形术对于晚期盂肱关节骨性关节 炎患者是一种有价值的首选方案。理想的患者是，只能行全肩关节置换术但却有肩关节置换术相对禁忌证的患者，或者是干脆不愿意行关节置换术的患者。关节镜下肩盂成形术与TSA的手术效果不可相提并论。因此，肩盂成形术并不能完全替代TSA，而是不适合行TSA时的一种替代选择。只要严格坚持适应证和禁忌证，大多数患者都可以部分或完全缓解疼痛，不过运动功能的改善并不可靠。随着经验的进一步积累，特别时来自其他学者的经验，功能的进一步改善也是完全可能的。

类风湿性关节炎和肩袖撕裂性关节病

文献中确实没有指导外科医师应用关节镜处理类风湿性肩关节炎的资料。事实上在过去的几年里，已开发了对肩关节行关节镜下全滑膜切除术和关节囊松解术的相关技术。我们行关节镜手术的适应证原则上与“骨性关节炎”一节所述相似，对于具有肩关节置换术相对禁忌证的患者采用指标的方法控制疼痛，关节镜手术也可作为治疗早期关节炎的一种过渡性手术治疗方法，早期关节炎只有部分软骨丧失而且骨破坏也很少或没有。用关节镜下全滑膜切除术(包括必要时行关节囊松解术）治疗的12例连续类风湿性

表 60-1 影响预后的因素

	对预后有利的因素	对预后不利的因素
病史	活动终点位撞击痛	活动中途疼痛
	休息痛	
体格检查	无痛性捻发音	疼痛性捻发音
	旋转肱骨中盂肱关节受压时无疼痛	旋转肱骨中盂肱关节受压时有疼痛
X 线片检查	由于后方磨损而形成突出的中央嵴	近乎同心的盂肱关节
	肱骨下方有大骨赘	骨赘很小
	有大的游离体	软骨不侵蚀性病变

关节炎患者中，疼痛缓解取得了令人满意的效果，而且避免了行关节置换术。

我们的印象是，关节囊挛缩在类风湿性盂肱关节炎患者中不仅常见，而且它的松解是手术治疗的一个重要部分。在活动终点位患者一般都会有疼痛，而且这种受限增加了已受到破坏的关节面上的接触压力。此外，由于关节囊挛缩造成的运动阻力使关节周围发炎的软组织产生疼痛性牵拉。松解关节囊挛缩的另一个指征是切除关节边缘上引起撞击的骨赘。

在许多治疗中心，传统上都通过次全关节成形术来处理肩袖撕裂性关节病。然而，当认为次全关节成形术的结果不是很好，而且认为肩袖撕裂关节痛经过次全关节成形术失败的患者外观相当差时，我们的处理方法是行关节镜下滑膜切除术和肩袖清创术以及微小的肩峰成形术(保留一切喙肩上结构)。关节镜下处理肩袖撕裂性关节病时一个重要的部分是清除肩峰下滑囊的炎性软组织，并清除那些会潜在造成机械性刺激的软组织碎片，如片状物。我们已经对伴有肩袖大块撕裂的关节炎患者使用了同样的方法，这些患者的 X 线片与肩袖撕裂性关节病通常所见稍有不同。从姑息治疗角度讲，已经取得了比较满意的效果。对 13 例肩袖大块撕裂的患者应用上述方法进行了处理。每个患者都有不同程度的疼痛缓解，而且有几例患者的疼痛完全或接近完全缓解。均没有改行次全关节成形术，而且至今未发现任何并发症。

肩关节成形术后

在肩关节成形术后关节镜检查可以作为一种潜在的诊断和治疗工具。置换术后直视下观察关节并不是一个新观念，因为这已应用在膝关节的几个适应证中[1,3,5,7,11,15,17,21]。

Bonutti 等通过关节镜检查评价了 9 例肩盂假体松动患者，发现它是一种评估肩盂稳定性的很有价值的技术手段[4]。他们通过随后的切开手术证实了关节镜下所见，在切开手术时解决了肩盂假体的不稳定问题。

Hersch 和 Dines 报道了对 12 例 TSA 失败患者中的 10 例患者进行的诊断性关节镜检查。关节镜治疗包括肩峰下成形术、肱二头肌腱清创术、关节囊松解术和游离体清除术(包括骨水泥碎片)。他们发现关节镜检查不仅可用于诊断而且可用于治疗。

关节镜下清除疼痛性松动的肩盂假体

虽然 TSA 在缓解疼痛和改善功能方面临床效果很成功，但是人们对肩盂透亮线的高发生率仍然非常担心，因为透亮线的出现意味着肩盂假体远期有松动的可能[20,24]。有症状的肩盂松动的治疗方法包括肩盂假体的翻修，或改行次全关节成形术，即清除松动的肩盂假体同时肩盂植骨或不植骨[18,24]。目前文献中高度缺乏有关这些或其他治疗方法处理这种问题的效果数据。去除肩盂的基本原理是以不包括肩盂假体的肱骨次全关节成形术的报道为依据的，这种方法在治疗盂肱关节炎中是相当成功的[2,5,6,8,12-14,16,23]。我们曾发现，关节镜下清除有症状的松动肩盂假体和下面的骨水泥是完全可行的。

曾对 5 例继发于肩盂假体松动引起全肩关节成形术失败的疼痛患者(年龄为 66~78 岁)，改行关节镜下次全关节成形术，包括在关节镜下清除松动的肩盂假体和骨水泥。肩关节成形术最初用于治疗 4 例原发性骨性关节炎(OA)患者以及 1 例继发于滑膜骨软骨瘤病的 OA 患者。第一个患者因 TSA 复发性失稳先前已进行了两次翻修，一次是软组织修复，另一次是整个假体翻修，包括前方和后方的软组织修复。另一个患者因为感染先前已经进行了 4 次翻修。

应用现代骨水泥技术处理肩盂，包括：修整肩盂关节面，为放置龙骨对肩盂窝用器械进行准备，先喷水灌洗肩盂腔再在其内填塞浸过肾上腺素的海绵，加压填充肩盂的骨水泥等。

对每个患者进行翻修术的适应证是有严重疼痛以及肩盂假体周围透亮线进行性加大，而且在关节镜下取出假体之前已植入10~144个月。考虑行肩盂移除并改行次全关节成形术的原因主要是为了避免行切开手术翻修肩盂假体的困难。在第一病例中，几乎没有理由相信其他翻修术会取得成功。由于该患者比较虚弱，因此目标就是尽量以最小的手术来减轻患者的疼痛。

手术方法

开始应用标准的后入路和前入路，并建议建立辅助的前和(或)后入路。将一根7 mm套管置入高处的前入路。所有的病例都应用标准的30°、4 mm关节镜。由于抛光的金属肱骨头反射扭曲作用定位往往很困难。第一步是进行局部滑膜切除术以及肩盂假体前方、上方和后方边缘的清创术，并用探针检查肩盂假体的松动性。接下来，经前入路置入一弯曲的骨刀(4~6 mm)，将假体切割成四部分以便取出(图60-10)。第一刀(1a)从前上方向后下方斜着横断肩盂假体(图60-11)。第二步(1b)要将剩余的完整聚乙烯在基极和下方龙骨之间切断(图60-11)。肩盂基板的上1/3可以从前入路取出，抓住它的边缘利用斜向切口形成的“流线型”形状的优点即可取出(图60-11和图60-12)。第二部分的切割(2a和2b)采取的办法类似，将假体的下1/3与中央部分和与龙骨分离60-12)。然后用骨刀处理剩下的中1/3部分(第3次切割)，将其与龙骨分离(图60-13A,B)。该龙骨可通过转动拔出，先出顶部。建议使用有力的抓钳，因为需要牵拉该入路周围的软组织才能将其取出。可使用常规用来取椎间盘或髓腔内骨水泥的Ferris-Smith抓钳。然后清除骨水泥，必要时用弯的骨刀将其敲碎。用刮匙清理肩盂窝。如果存在严重的滑膜炎需要行全滑膜切除术。最后，如果有必要可以行关节囊切除术来改善活动度。

有些手术方法尚未发现其有何好处，包括用磨钻磨削肩盂或者用咬骨器械将肩盂切成小碎片。在一例患者中，我们很不明智地决定将龙骨完全切断，使得肩盂剩余的部分变得不稳定，因而很难进行切割。

术后，在最初的几天里给患者加上吊带维持在一个舒服的姿势，但是要鼓励他们在可以忍受的情况下进行患肢的活动。这种手术一般适用于门诊患者，除非对患者术前的总体健康状态有所担心。

期望的结果

从技术角度讲，有经验的关节镜医师进行这项手术很有可能取得成功。可以用探针将肩盂假体从下面的骨质中翘起以确认其松动。

我们对5例患者进行了27个月（13~41个月）随访(图60-14A,B)。从临床角度讲，这种手术是有帮助

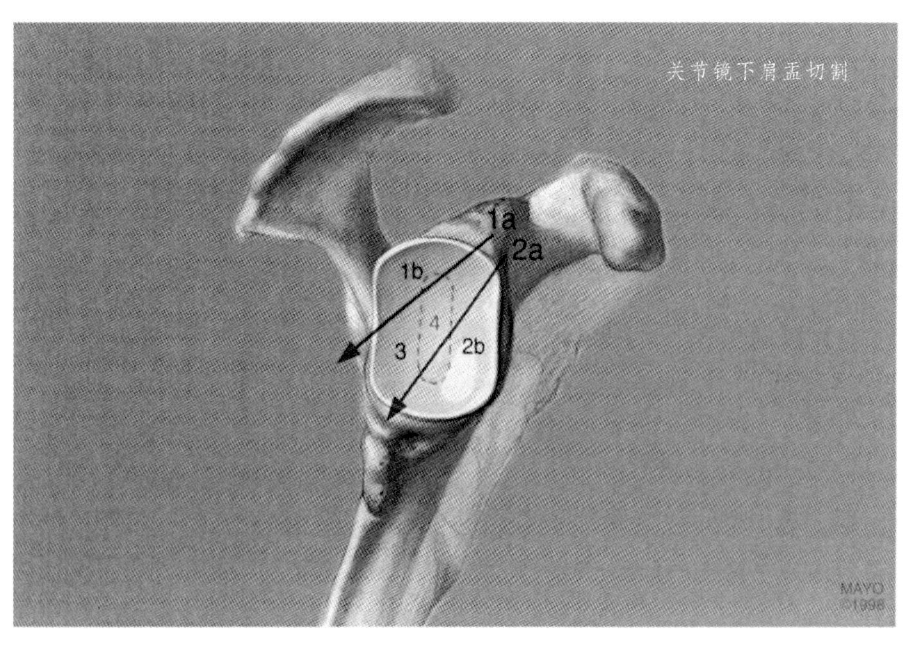

图60-10 通过三刀将肩盂切割成4部分，以形成“流线型”形状的碎块，并利用龙骨的优势在切割最后一刀之前将假体保持在原位。每次切割都用从前入路进入的4~6 mm骨刀。(By permission of Mayo Foundation for Medical Education and Research.)

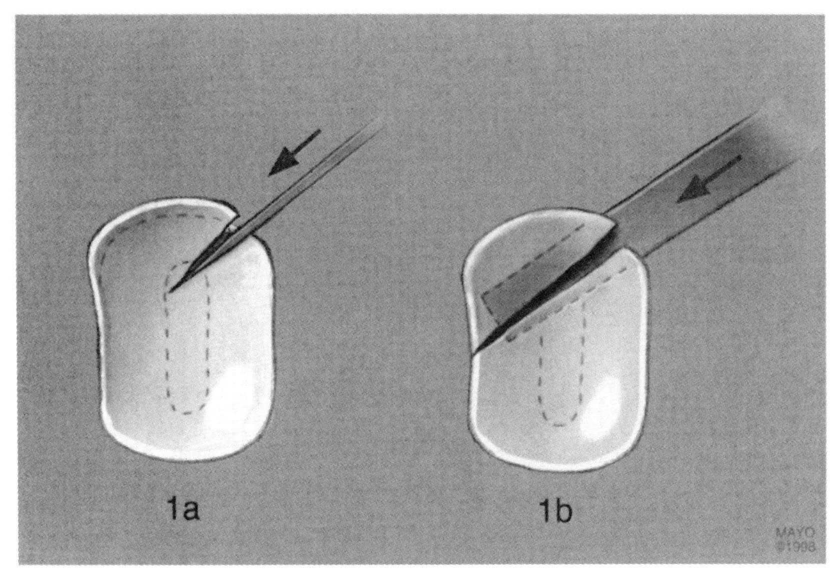

图 60–11　1a 切割将肩盂的后上 1/3 与基板其余部分分离开，与下面的龙骨只保留小的附着。1b 切割将此碎片与龙骨分离以便取出。(By permission of Mayo Foundation for Medical Education and Research.)

的。每个患者都感觉比术前要好，对于手术的完成都非常高兴，而且再遇到这种情况患者都表示愿意接受同样的治疗。这 5 例患者均没有施行进一步手术。3 例患者的疼痛部分缓解 (40%~50%)，2 例患者完全缓解(100%)。不奇怪，功能也随着疼痛的缓解有所提高；2 例疼痛完全缓解的患者获得了 55°的上举角度和 35°~45°的外旋角度。另外 3 例疼痛部分缓解的患者活动度没有改善。

同时也注意到肌肉力量的改善，但是无疑这与疼痛缓解有关。没有遇到并发症。每个患者都相信这种手术是有价值的，并表示将来如果遇到同样的问题会做出同样的选择。

作者的建议

在处理有症状的肩盂假体松动造成的全肩关节成形术失败的病例时，关节镜下清除松动的肩盂假体和骨水泥比切开修复手术更容易被患者接受。这个概念是可行的，然而有待回答的相关问题是这种手术的可预测性、成功性，以及适应证、禁忌证和并发症的确定。要回答这些问题尚需要大量病例的长期随访。

此外，这种手术还有一些限制和潜在的缺点。它只能清除全聚乙烯假体和相关的 PMMA；而去除金属假体是不现实的。而且它在必要时对肩盂缺损处行骨移植是很困难的。

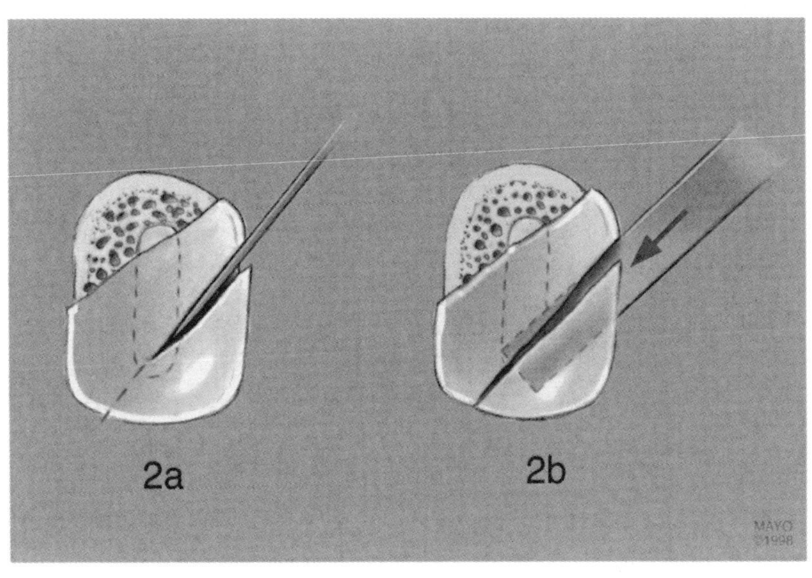

图 60–12　2a 和 2b 切割，与 1a 和 1b 切割相似，将肩盂基板的前下 1/3 与龙骨和中央 1/3 部分分离开。(By permission of Mayo Foundation for Medical Education and Research.)

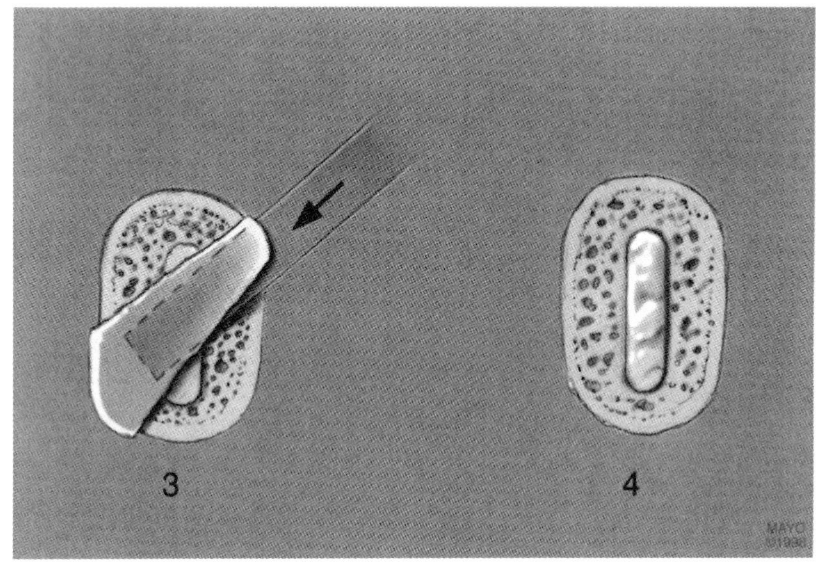

A

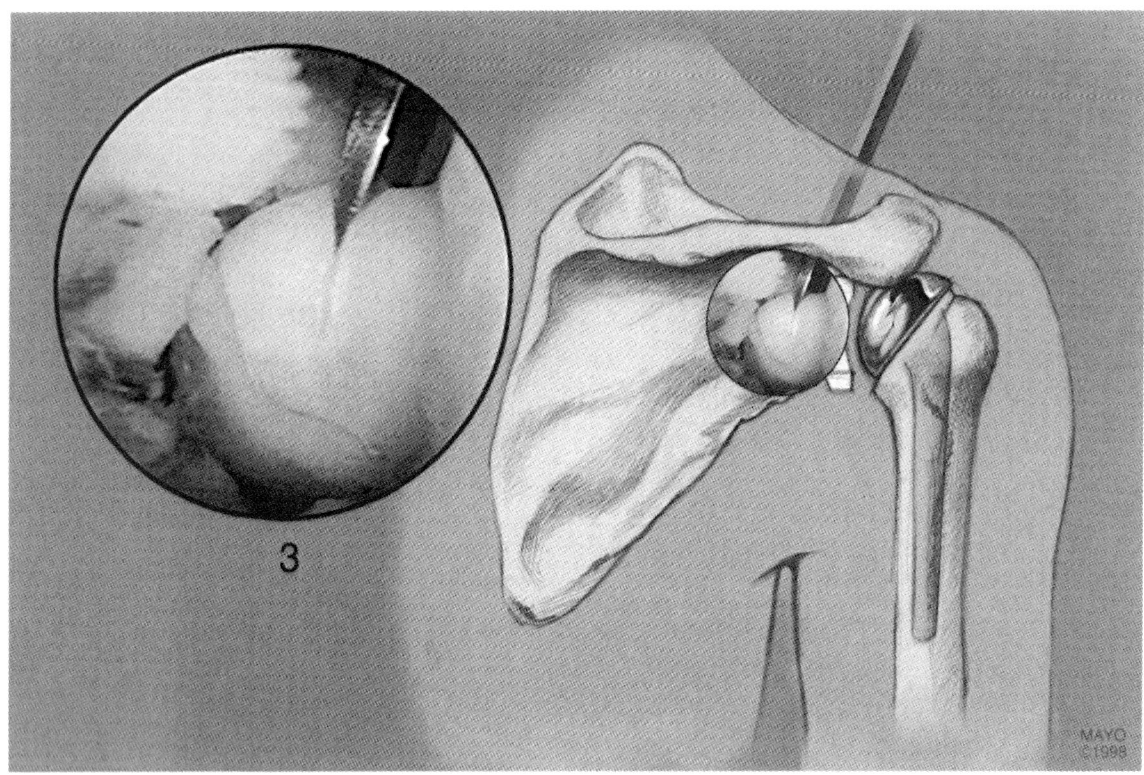

B

图 60-13 (A,B) 第三刀分割开肩盂假体的第三和第四块(分别与基板的中央部分和龙骨分离开)。在关节镜下和示意图上示出骨刀从前入路进入的方法。(By permission of Mayo Foundation for Medical Education and Research.)

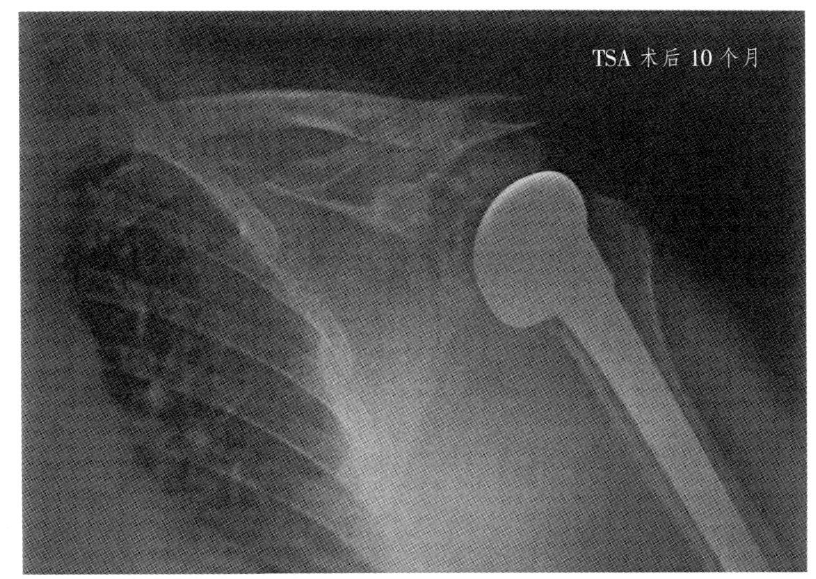

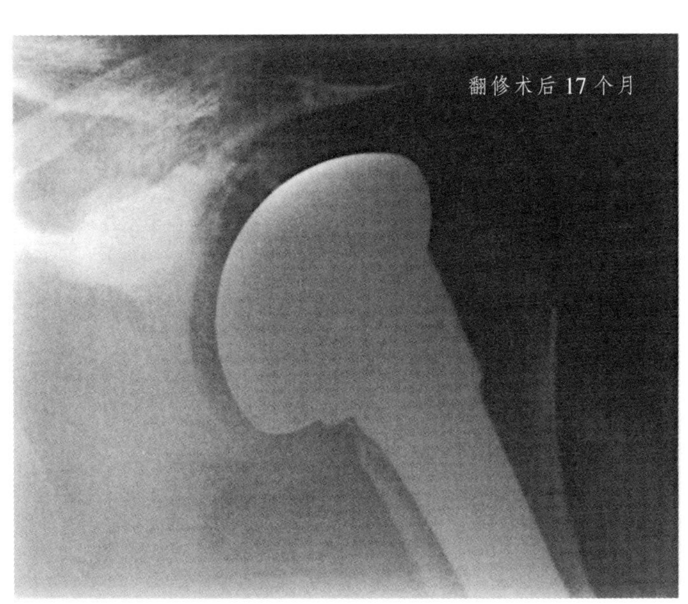

图 60-14　(A)术前 X 线片显示，在骨水泥肩盂假体周围有一条宽的、完整的、渐进的放射透亮线。(B) 关节镜下肩盂假体移除后 17 个月所摄的 X 线片显示，剩余的肩盂骨质已同心性重建。这个患者基本上达到了疼痛的完全缓解。

手术器械可以造成肱骨头表面的损伤，这在理论上会导致假体的磨损[19]。

关节镜器械造成的全关节成形术假体损伤的问题在文献中还没有引起足够的重视。我们观察发现，肱骨假体在此手术后都留下了痕迹。我们怀疑行这种手术时如果不与肱骨假体接触并留下痕迹是十分不可能的。目前这个问题与假体寿命相关与否还不清楚。如果将来要植入修复的肩盂假体，这可能是要考虑的一个重要因素。结果将会出现一个磨损/不平的肱骨假体关节，这将会增加聚乙烯材料的磨损，从而造成假体早期失败。因此，如果可能植入修复的肩盂假体，我们不建议行该手术。目前，在我们的患者中还没有重新植入肩盂假体的计划。

这些患者还有其他一些没有采用的治疗选择，包括肩盂窝内植骨；因此在将来的临床应用中可以以考虑采用这些治疗方法。事实上，关节镜下清除松动的肩盂假体(和骨水泥)联合行缺损部位的植骨，在理论上可以用于恢复肩盂的骨质储备，以备肩盂假体的再植入。滑膜切除术作为该手术的一个重要部分，被用于每个患者，可能有助于疼痛缓解。

小结

对于有疼痛结使聚乙烯肩盂假体松动而不伴有肩袖缺失，而且没有提示引起全肩关节成形术失败原因的证据的患者，可以考虑关节镜下去除松动的肩盂假体以及骨水泥。对于年老或虚弱的患者应考虑行该手术，这些患者对手术微创化的要求更重要。其禁忌证包括存在金属肩盂假体或严重骨丧失，这会使肩盂骨性边缘受到损伤，使得在去除肩盂假体后不可能把肱骨约束在肩盂内。

（赵力 李世民 译 李鑫鑫 校）

参考文献

1. Allardyce TJ, Scuderi GR, Insall JN: Arthroscopic treatment of popliteus tendon dysfunction following total knee arthroplasty. J Arthroplasty 12:353–355, 1997.
2. Bell SN, Gschwend N: Clinical experience with total arthroplasty and hemiarthroplasty of the shoulder using the Neer prosthesis. Int Orthop 10:217–222, 1986.
3. Bocell JR, Thorpe CD, Tullos HS: Arthroscopic treatment of symptomatic total knee arthroplasty. Clin Orthop 125–134, 1991.
4. Bonutti PM, Hawkins RJ, Saddemi S: Arthroscopic assessment of glenoid component loosening after total shoulder arthroplasty. Arthroscopy 9:272–276, 1993.
5. Boyd AD Jr, Thomas WH, Scott RD, et al: Total shoulder arthroplasty versus hemiarthroplasty. Indications for glenoid resurfacing. J Arthroplasty 5:329–336, 1990.
6. Field LD, Dines DM, Zabinski SJ, Warren RF: Hemiarthroplasty of the shoulder for rotator cuff arthropathy. J Shoulder Elbow Surg 6:18–23, 1997.
7. Flood JN, Kolarik DB: Arthroscopic irrigation and débridement of infected total knee arthroplasty: Report of two cases. Arthroscopy 4:182–186, 1988.
8. Groh GI, Badwey TM, Rockwood CA: Treatment of cysts of the acromioclavicular joint with shoulder hemiarthroplasty. J Bone Joint Surg 75A:1790–1794, 1993.
9. Harryman DT, Sidles JA, Clark JM, et al: Translation of the humeral head on the glenoid with passive glenohumeral motion. J Bone Joint Surg 72A:1334–1343, 1990.
10. Hawkins RJ, Angelo RL: Glenohumeral osteoarthrosis. A late complication of the Putti-Platt repair. J Bone Joint Surg 72A:1193–1197, 1990.
11. Johnson DR, Friedman RJ, McGinty JB, et al: The role of arthroscopy in the problem of total knee replacement. Arthroscopy 6:30–32, 1990.
12. Jonsson E, Brattstrom M, Lidgren L: Evaluation of the rheumatoid shoulder function after hemiarthroplasty and arthrodesis. Scand J Rheum 17:17–26, 1988.
13. Kay SP, Amstutz HC: Shoulder hemiarthroplasty at UCLA. Clin Orthop 228:42–48, 1988.
14. Levine WN, Djurasovic M, Glasson J-M, et al: Hemiarthroplasty for glenohumeral osteoarthritis: Results correlated to degree of glenoid wear. J Shoulder Elbow 6:449–454, 1997.
15. Markel DC, Luessenhop CP, Windsor RE, Sculco TA: Arthroscopic treatment of peripatellar fibrosis after total knee arthroplasty. J Arthroplasty 11:293–297, 1996.
16. Marmor L: Hemiarthroplasty for the rheumatoid shoulder joint. Clin Orthop 122:201–203, 1977.
17. Nordt W, Giangarra CE, Levy IM, Habermann ET: Arthroscopic removal of entrapped debris following dislocation of a total hip arthroplasty. Arthroscopy 3:196–198, 1987.
18. Petersen SA, Hawkins RJ: Revision of failed total shoulder arthroplasty. Orthop Clin North Am 29:519–33, 1998.
19. Raab GE, Jobe CM, Williams PA, Dai QG: Damage to cobalt-chromium surfaces during arthroscopy of total knee replacements. J Bone Joint Surg Am 83A:46–52, 2001.
20. Torchia ME, Cofield RH, Settergren CR: Total shoulder arthroplasty with the Neer prosthesis: Long-term results. J Shoulder Elbow Surg 6:495–505, 1997.
21. Wasilewski SA, Frankl U: Arthroscopy of the painful dysfunctional total knee replacement. Arthroscopy 5:294–297, 1989.
22. Weinstein DM, Bucchieri JS, Pollock RG, et al: Arthroscopic débridement of the shoulder for osteoarthritis. Arthroscopy 16:471–746, 2000.

22a. Cameron BD, Galatz LM, Ramsey ML, et al: Non-prosthetic management of grade IV osteochondral lesions of the glenohumeral joint. J Shoulder Elbow Surg 11:25-32, 2002.

23. Williams GR, Rockwood CA: Hemiarthroplasty in rotator cuff-deficient shoulders. J Shoulder Elbow Surg 5:362–367, 1996.
24. Wirth MA, Rockwood CA Jr: Complications of shoulder arthroplasty. Clin Orthop 307:47–69, 1994.

第 61 章

其他可选的重建方法:关节固定术、关节切除术、滑膜切除术、截骨术

Douglas A. Becker

在全肩关节成形术出现以前, 很多非关节重建的手术方法曾用于治疗肩关节的退变性、炎症性、创伤后、麻痹性及脓毒性疾病(表 61–1)。鉴于应用假体的关节成形术的成功应用,一些替代手术的适应证已明显变窄。尽管如此,对于个别需行外科重建的选定患者, 某些不用假体的重建手术方法仍有一定用处,因此掌握这一类重建方法将使我们能对几乎所有的肩关节病理状态进行治疗处理。下面将介绍几种不用假体的盂肱关节重建术,包括关节固定术、关节切除术、关节成形术、滑膜切除术以及截骨术。

关节固定术

盂肱关节固定术是 Albert 在 1879 年首次报道的。此后对这种方法的许多方面都作了明确规定,包括适应证、上肢最佳体位、手术技巧、内固定、术后制动及结果评估。

适应证

盂肱关节固定术最初用来缓解结核破坏性改变引起的疼痛或者用于稳定脊髓前角细胞灰质炎引起的连枷肩。这些疾病目前已很少见,因此这种术式目前的适应证包括:①由难以控制的脓毒症所引起的关节破坏;②麻痹性病症(脊髓灰质炎、厄尔布麻痹、臂丛神经损伤、旋转袖及三角肌的联合麻痹);③广泛的旋转袖或三角肌软组织破坏; ④脓毒症导致的全肩关节成形术失败或伴有无法重建的骨与软组织缺损[12,13,39]。极个别情况下, 关节固定术也可用于盂肱关节不稳继发的关节退变和创伤后退变性关节病的年轻患者,或者伴有严重骨与软组织缺损的类风湿性关节炎患者。

在一组包括 57 例固定术的报道中,臂丛神经损伤的患者术后效果最佳, 其次是骨关节炎患者或全肩关节成形术失败的患者[49]。关节多向失稳的患者关节固定术后效果较差($P<0.01$)。这些作者强调,术前诊断、手的功能以及工作性质在决定关节固定术后患者满意程度方面都同样重要。由于肱骨长度的增长 80%来自于肱骨近端骨骺,所以,尽管关节固定术在 12 岁以下儿童中可获得成功,但存在着上肢明显短缩的风险。然而,美国矫形外科协会研究委员会认为这一问题显然被夸大了。他们发现,在 102 例行关节固定术的患儿中,仅有 1 例出现生长滞后[48]。他们认为大于 6 岁的儿童实行关节固定术是安全的。

肩胛胸部肌肉的质量可明显影响关节固定术后的关节功能。斜方肌肌力至少要达到要求的水平[48]。要想达到最佳的功能效果,斜方肌、前锯肌、菱形肌及胸肌群均应具有良好或正常的肌力。与盂肱关节毗邻的关节病变的处理也很重要。肩锁关节炎可能需要切除该关节的各骨,侵犯肘和腕关节的类风湿性关节炎的患者, 可能需要改进术后制动方法以防止关节强直。可以进行双侧肩关节固定术,但术后可导致严重的功能丧失,因此应该避免。

上肢体位

因为消除了盂肱关节旋转,而且其术后主动外展平均为 60°~90°, 因此将肩关节固定在能够完成尽可能多的日常生活动作的体位是极为重要的。理想的效果是,患者的手能触及脸部,臂能伸向侧方,能触及对侧腋窝,并能将手放入同侧口袋里。不同文献对上肢体位的建议差别很大:外展 15°~60°,屈曲 15°~30°,内旋 15°~50°[23,39,47,52,53]。通过对肩关节固定术后患肢功能应用的评估,Matson 小组建议, 肩关节固定的最佳体位为:屈曲 15°,外展 15°,内固定 45° ,这与通常期望的体位有所不同[33]。这样做不但非常复杂,而且术中进行测量也很不精确。在 Cofield 和 Briggs 的系列报道

表 61-1 盂肱关节:非假体型关节重建治疗方法

关节固定术
关节外
关节内
关节内外联合
滑膜切除术
截骨术
Benjamin 双截骨术
关节切除成形术
肱骨近端切除成形术
肱骨切除,腓骨移植
肩胛盂切除

中,肩关节的实际体位并不会明显影响手术效果[14]。精确的测量结果预计会因人而异。正如 Neer 和 Cofield 所指出,恰当的肩关节体位可通过术中正确摆放患者手相对于脸部的位置来达到[14,42]。肩关节轻度外展(约 20°~30°)使之离开身体,前臂保持于旋转中立位,腕关节保持在屈伸中立位,肘关节屈曲直到手可触及鼻梁;这将决定肩关节处于恰当的屈伸和内旋位置。在大多数病例中,实际测量结果为:外展约 25°,屈曲约 25°,内旋约 25°(图 61-1)。不正确的屈曲或旋转会导致患者难以触及脸部,过大的外展会导致肩胸部肌肉疲劳,进而导致翼状肩胛。在对功能结果的综合分析中,Richards 等最近报道了他们 57 例采用单钢板技术进行肩关节固定术的经验[49]。他们设计的固定体位是:外展 30°,内旋 30°,屈曲 30°。结果表明 57 例患者中有 54 例与设计体位的偏差在 10°以内。

Harryman 及其同事对肩胛带的残余功能进行了详细分析[21]。他们评估了盂肱和肩胸关节固定术后的肩胛带功能。他们指出盂肱固定对患者的主要影响是患者术后进行自理动作时需要肩部提升并极度内旋。但是大多数患者功能得到改善,并解除了疼痛。与此相反,进行肩胸固定的所有患者都能够比较好地完成自理活动。该研究的不足之处在于,没有评估盂肱关节固定不同位置对功能的影响。

关节固定技术

关节内、关节外或关节内外联合固定均可达到盂肱关节的牢固固定。下面介绍几种不同的固定技术方法。

肩关节关节外固定术可以在不引起结核感染再活化的情况下达到肩关节稳定。这项技术是在抗菌药物出现之前提出的。目前治疗盂肱关节慢性感染的方法是关节固定术联合关节清创及长期应用抗菌药物。Jones、Putti 和 Brittain 均曾描述过关节外固定技术[8,28,46]。Jones 术式需要切断锁骨远端和肩峰外侧基部并将它们楔入大结节下方(图 61-2)。Putti 术式则要对肩胛冈和肩峰进行截骨,将其旋转楔入肱骨近端的沟槽。Brittain 术式采用游离的胫骨自体植骨,将植骨块加压放置于肱骨和肩胛的腋缘之间。各种关节外固定术均可联合应用关节内技术。

大多数盂肱关节固定术都采用了一些关节内技术的成分。需要对肱骨头和肩胛盂进行精心的术前准备和外形修整,以保证相对的松质骨面相互对合。肩胛盂的表面积和容积都较小,所以其骨量的保留很关键。单纯关节内固定技术包括:应用缝合技术[59],胫骨植骨或骨库异体植骨[25,51],应用螺钉或斯氏针[3,22,34]。如果考虑后期可能需要行全肩关节成形术,则推荐采用关节内固定术联合旋转袖修补。

盂肱关节固定术的共同技术要素是,采用关节内和关节外手术方法来确保最大可能的关节固定。正如 Cill 在 1931 年所述[20]这种关节整合术旨在获得肱骨和关节盂之间以及肱骨和肩峰之间的连接。

1951 年,Charnley 介绍了用外固定支架进行的关节加压固定术[10]。这种改良技术是将一枚外固定针从肩峰底部插入到关节盂的颈部,然后将另一枚针插入近端肱骨干(图 61-3)[11]。两根针与两个横杆相连,并在固定 6 周后取出,之后继续使用人字形石膏固定 12 周。对于那些特别瘦的患者,Kocialkowski 和 Wallace 建议采用外固定联合内固定的方法,以避免这类人群所出现的软组织问题[29]。

外固定加压固定术成功后,又出现了多种内固定方法。其中包括应用金属线圈[9]、钴铬合金钉[36]、拉力螺钉(图 61-4)[2,14,35,54]、拉力螺钉加腓骨移植[4]以及一块或两块加压接骨板(图 61-5)[15,30,37,50]。使用两块加压接骨板可以避免术后制动,但却会明显增加手术时间和剥离范围,而且后期需要取出接骨板。目前大多数医师选择一块接骨板加多枚螺钉直接固定盂肱关节的术式(图 61-6)[49]。

手术技巧

使用拉力螺钉固定联合进行关节内和关节外盂肱关节固定术时,患者取沙滩椅体位。做前内侧皮肤切口,并自肩锁关节向远侧及外侧方向延伸(图 61-7)。

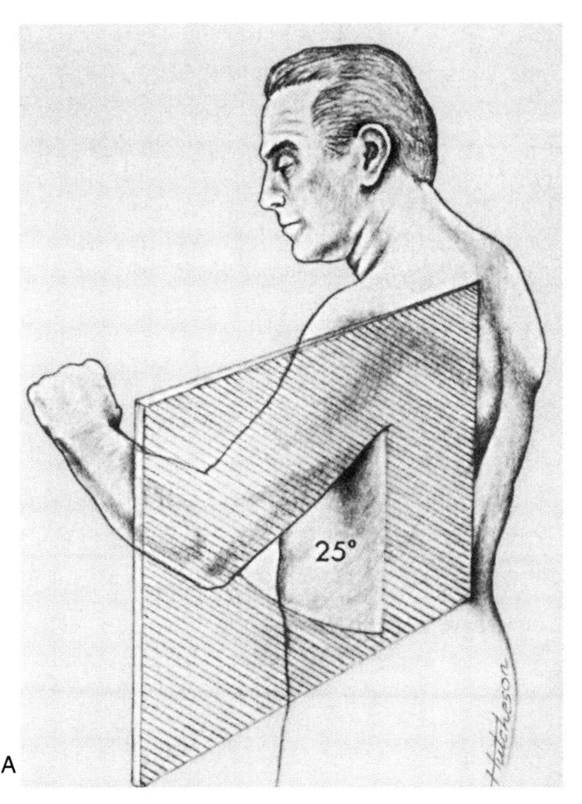

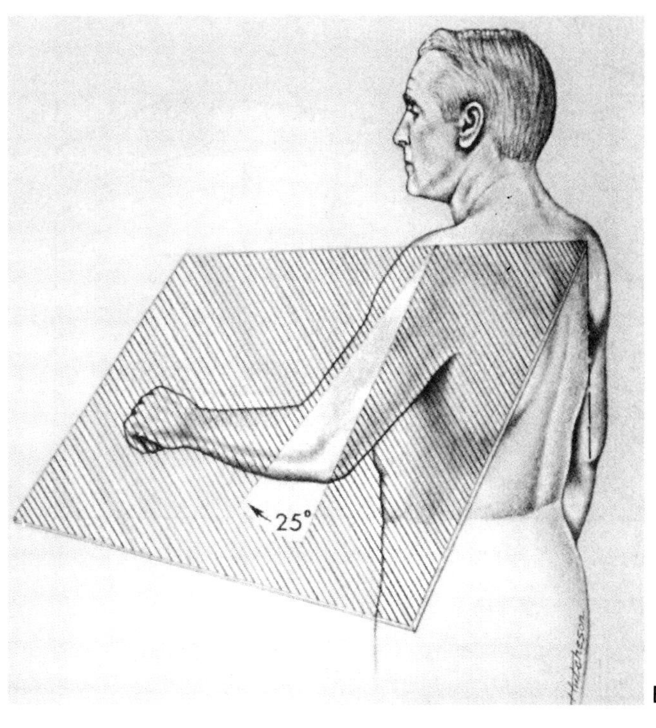

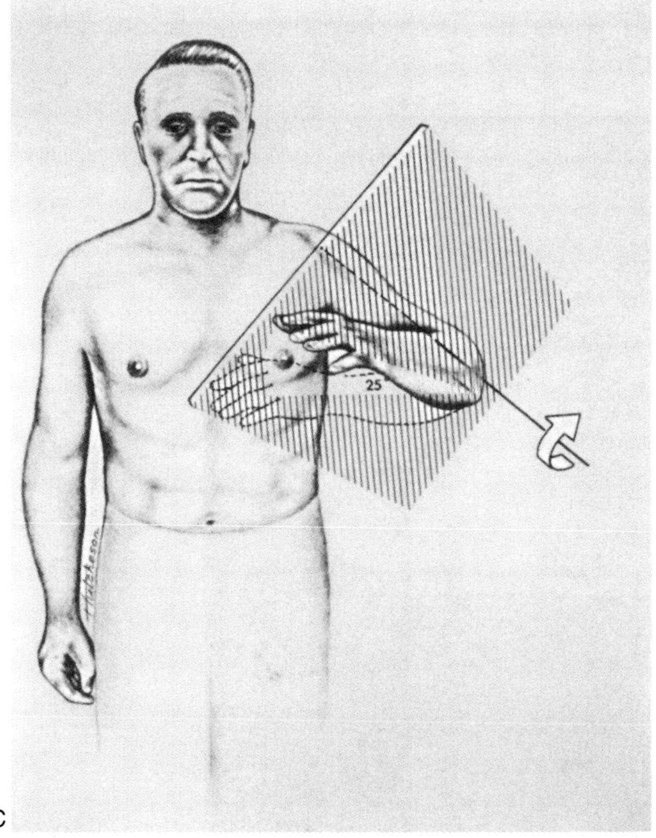

图 61–1 盂肱关节固定时上肢的恰当体位:(A)外展 25°;(B)屈曲 25°;(C)内旋 25°。

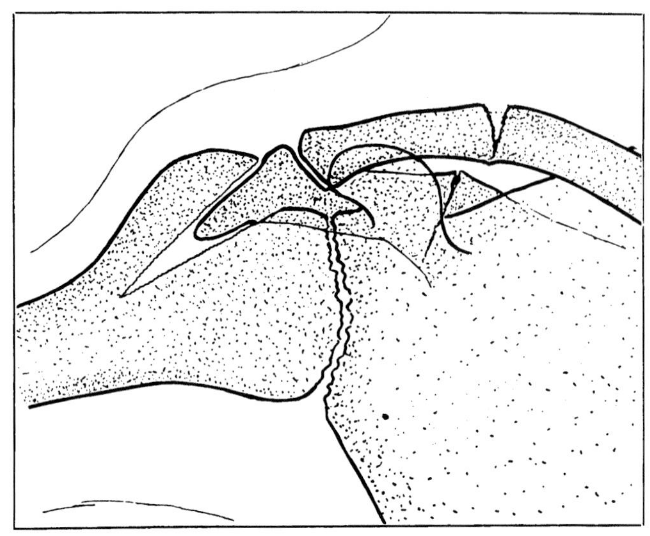

图 61-2 Watson-Jones 关节外盂肱关节固定技术。(From Jones[28], with permission.)

离断三角肌前方和外侧的止点,环状离断旋转袖的止点,并将其沿纵向剥离至关节盂缘水平(图 61-8 和图61-9)。切断肱二头肌长头腱的关节内部分,并将其固定于二头肌腱腱沟内。对关节进行清创,并修整肱骨头、关节盂、肩峰下面和大结节至渗血的松质骨。使肱骨头和大结节分别与关节盂和肩峰下面相接触。如前所述,将肩关节固定于外展 25°位置,并使其拇指可触及鼻梁。然后应用 2 根 1/8 英寸长的斯氏针穿关节固定,并用一根针穿过肩峰和肱骨头,然后评估前臂的位置。如果位置满意,穿入 2 根跨关节螺钉和一根 6.5 mm 跨肩峰和肱骨头的带垫圈松质骨螺钉,并拔出斯氏针(见图 61-4)。如果骨性接触面不够大,可以考虑行髂骨前侧松质骨移植。

术后,在手术室里就应对患者进行人字石膏固定,并在手术部位开窗。另一种方法是使用改良的石膏固定,它操作更简便,并可以在一周后改为全肩人字形石膏(图 61-10)。如果 X 线显示断端已愈合,3 个月后可以拆除石膏。如果用双钢板固定,术后只需用 Velpeau 包扎即可。

结果

肩关节固定术的结果要通过固定率、疼痛缓解程度及术后功能指标来评估。据美国矫形外科协会研究委员会报道,应用改良的内固定方法之前,假关节形

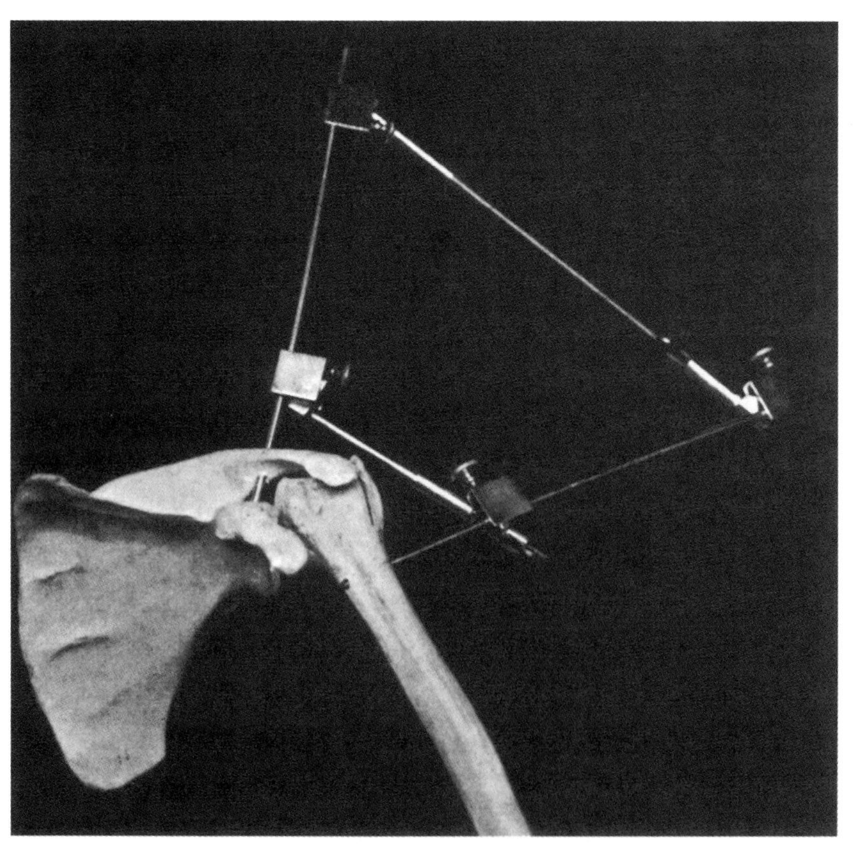

图 61-3 Charnley 关节外固定加压固定技术(From Charnley and Houston[11], with permission.)

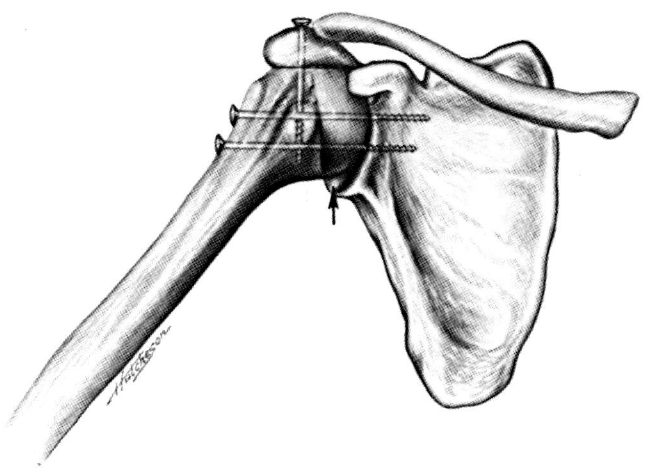

图 61-4　使用拉力螺钉的盂肱关节固定技术。

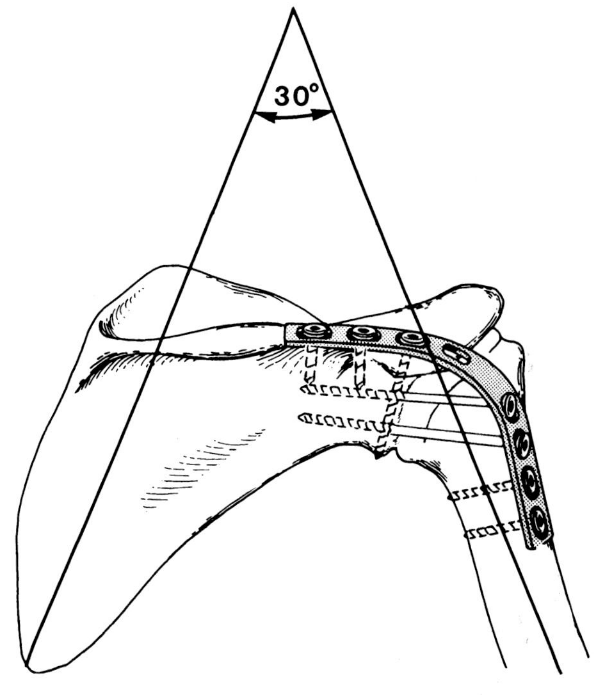

图 61-6　单钢板 DCP 技术包括在盂肱关节两端插入松质骨加压螺钉。骨盆重建钢板比 DCP 钢板更易于塑性。目前认为外展最好要达到大约 30°。

成率高达 23%[48]。而当内固定或外固定联合应用术后人字石膏制动时,不愈合率较低。综合 8 项有代表性的研究,327 例手术患者有 20 例发生假关节, 平均不愈合率为 6%[11,14,22,30,41,54,59]。关节固定术失败者再次进行手术,9 例患者中有 8 例愈合[14,16]。在其中一项研究中, 对 3 例全肩关节成形术失败的患者进行固定术,有 2 例获得成功[42]。

关节固定术后大部分患者的疼痛都有明显缓解;但是,即使是已经愈合的固定也会引起肩胸肌肉疲劳或固定部位毗邻关节的疼痛[41]。在 Cofield 和 Riggs 报道的 66 例患者中,25 例无痛,24 例有轻度不适感,15 例中度疼痛,2 例严重疼痛[14]。Barton 报道的结果是,8 例固定愈合的患者中,2 例有持续疼痛[2]。Sjostrom

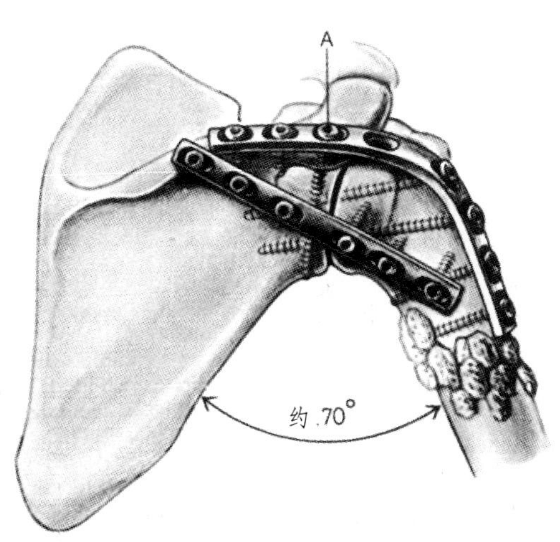

图 61-5　AO 盂肱关节双钢板固定术。(From Muller et al.[37], with permission.)

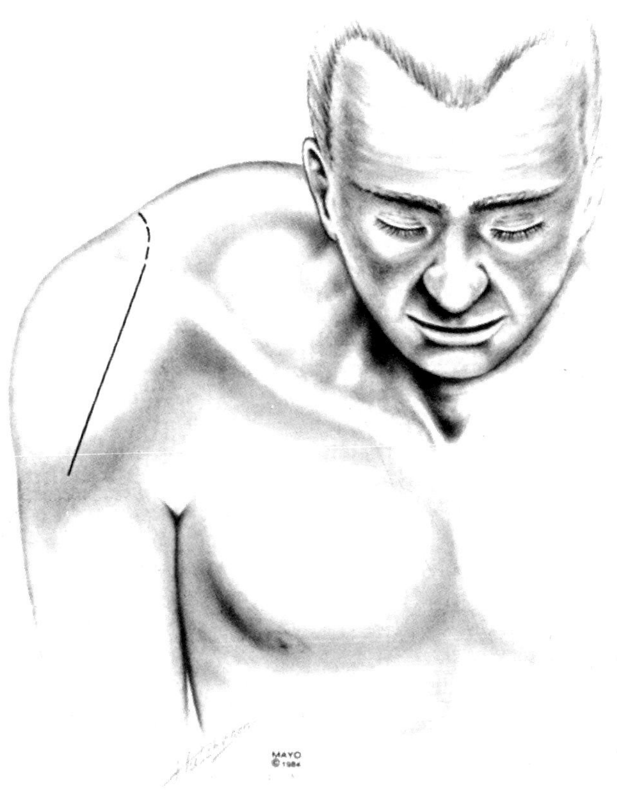

图 61-7　盂肱关节固定术的皮肤切口。

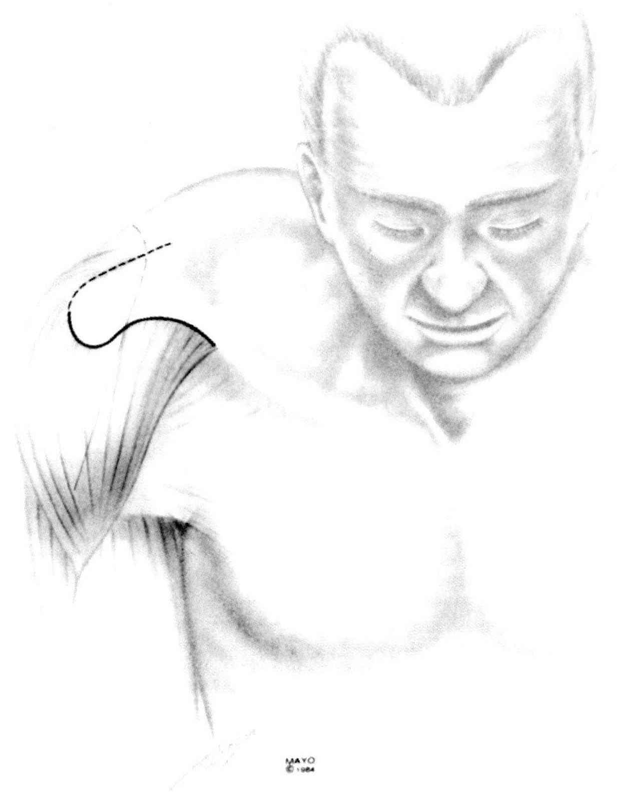

图 61-8 盂肱关节固定术的切口和三角肌起点的剥离。

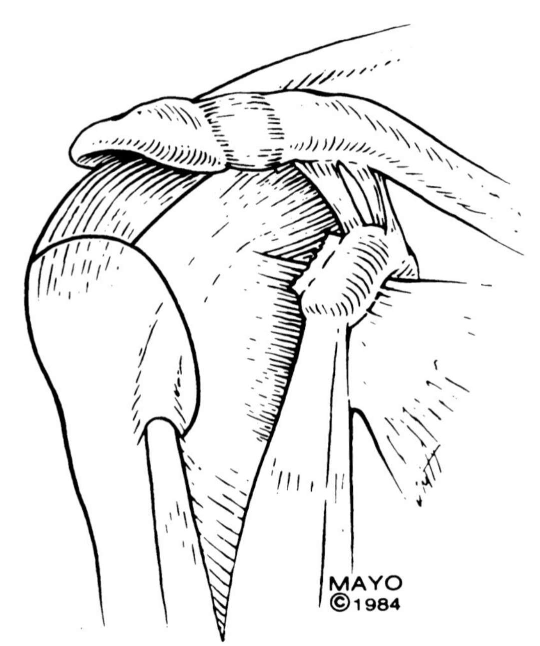

图 61-9 盂肱关节固定术的旋转袖切口。

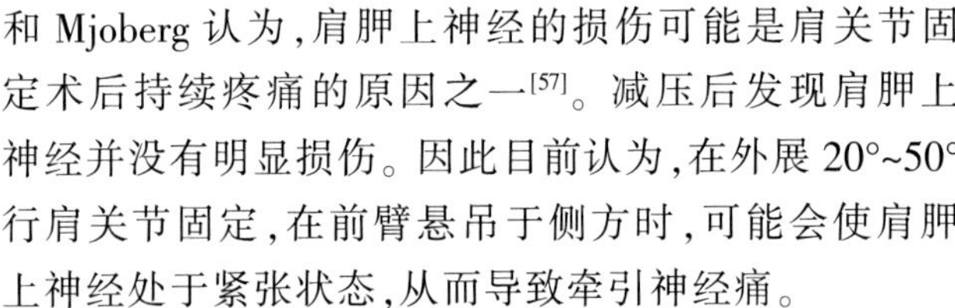
和 Mjoberg 认为,肩胛上神经的损伤可能是肩关节固定术后持续疼痛的原因之一[57]。减压后发现肩胛上神经并没有明显损伤。因此目前认为,在外展 20°~50°行肩关节固定,在前臂悬吊于侧方时,可能会使肩胛上神经处于紧张状态,从而导致牵引神经痛。

关节固定后的功能通常会受限,尤其是上举过头或者进行需要旋转肩关节的动作时最为明显。通常情况下,肩关节有 60°的上举来自于肩胸运动,这样,加上肩关节固定时的外展 20°~30°,总共大约可以上举 90°。儿童有能力增加其肩胸运动范围,因此在固定术后通常可获得更好的运动功能[59]。一项针对成人的研究显示,大约 75%的患者术后可以触及其躯干,50%可触及头部,25%可以做肩关节水平或略高水平的工作[12]。患者满意率为 60%~82%,而且该结果并不随时间的延长而降低[12,41]。

滑膜切除术

盂肱关节清创和滑膜切除,在治疗类风湿性关节炎等炎性疾病中应用最多。对退变性关节疾病患者做肩关节清创,大部分外科医师的经验与 Neer 医

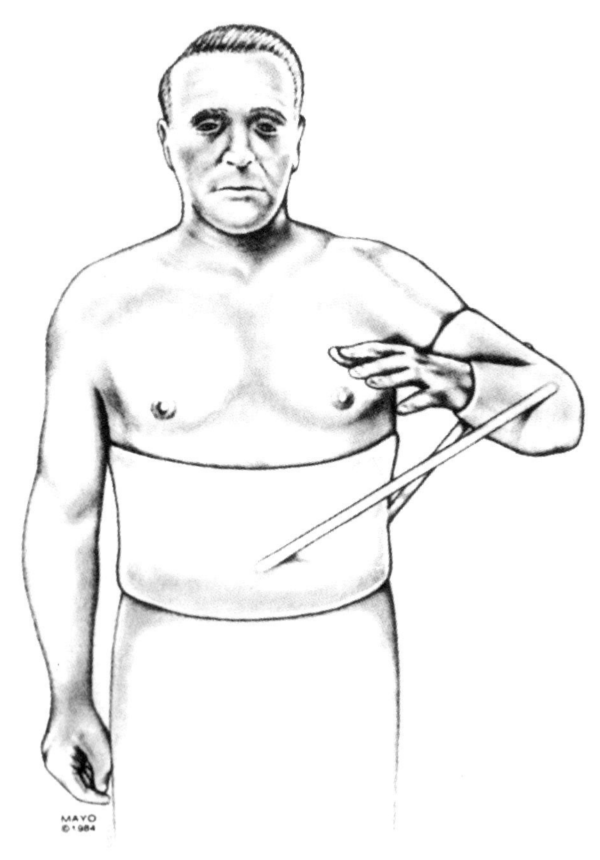

图 61-10 盂肱关节固定术后应用骨盆-上肢夹板暂时固定。

师一致,Neer 报道了 4 例进行清创术的患者,最终所有患者都需要进行假体关节成形术才能减轻疼痛[38]。有一例例外是存在有引起疼痛和交锁的退变性游离体时,这种病例最好用关节镜技术处理。进行开放式关节清创和滑膜切除的适应证是具有如下特征的类风湿性关节炎患者:有明显的关节内炎症表现但关节表面平整且没有大的囊肿形成或严重关节表面破坏[24,60]。这种情况下,疼痛的原因往往是滑膜广泛炎症,这与继发性骨撞击或关节不对合的不适感不同,因此不必用假体进行表面置换。应用此术式时必须排除关节周围炎症(比如旋转袖疾病)引起的疼痛。

手术技巧

行开放性清创和滑膜切除术时, 患者取沙滩椅体位, 应用前方胸三角入路。不要将三角肌从其起点松解。关节切开术的切口通过肩胛下肌的肌腱部分,在其止点内侧 1 cm 处进入小结节。如果可能的话,应保留一根伴行韧带, 为薄弱的旋转袖提供附加的上方支持。曾经推荐的切除肩峰外侧并不必要[44]。必须彻底清除关节内所有的游离体和边缘侵蚀。要尽可能把四周的所有滑膜合部切除,并把肱二头肌长头腱的腱鞘全部切除。通常,肱二头肌长头腱断裂但并没有回缩到肱横韧带水平以外;对这种病例应行肌腱固定术[43]。闭合关节切口,修复撕裂的旋转袖。术后,肩关节要置于固定器或悬吊制动 2~3 周,并在术后第 2 天开始进行轻柔的被动关节活动度锻炼及等长力量锻炼。关节镜清创和滑膜切除术具有康复快和并发症少的优点,因此适用于无旋转袖撕裂或明显二头肌腱激惹的病例。

结果

Vainio 用肩关节开放清创和滑膜切除术治疗了 18 例类风湿性关节炎,其中 12 例疼痛明显缓解[61]。Pahle 和 Kvarnes 做的病例数最多,他们对 54 位类风湿性关节炎患者进行了开放性滑膜切除, 其中 26 位患者的影像学病变加重[43]。38 位患者同时伴有肱二头肌长头腱断裂。患者平均年龄为 41 岁,从确诊疾病到手术的平均时间为 10.5 年。经过平均 5.3 年的随访后,44 位患者没有明显疼痛。活动度仅有轻微改善。48 例肩关节中有 12 例影像学表现进行性恶化,有 6 例后期需要行全肩关节成形术。

关节镜下滑膜切除术

也有人曾对滑膜软骨瘤病行关节镜下清创和滑膜切除术的价值进行报道[50]。两年随访结果显示,并没有出现复发的情况。

结论

对于类风湿性关节炎精心选定的患者,关节清创和滑膜切除是一种很有用的手术。目前的随访时间还比较短,而且这些患者中有许多患者最终还要进行全肩关节成形术。尽管疼痛缓解只是暂时的,但毕竟对许多行此手术的炎性肩关节病患者来讲,这已经很令人兴奋了。

Benjamin 双截骨术

在采用膝和掌指关节双截骨术成功治疗了类风湿性关节炎患者之后,1967 年,Benjamin 创造了一种类似的术式来治疗类风湿性肩关节炎[5]。这种术式包括关节盂颈截骨、肱骨近端截骨和滑膜切除。类风湿性改变严重的患者不适用此手术。该手术的主要目的是缓解疼痛。Benjamin 列举了这项技术的几个优点:易于操作,并发症少,与肩关节置换术相比更为经济,而且不需要术后石膏制动。他认为该技术并不能改善肩关节的机械力学功能。

手术技巧

应用前方胸三角入路,分离肩胛下肌肌腱。完全切除整个滑膜。在关节面内侧 0.5 cm 处对关节盂截骨,并在外科颈水平行肱骨截骨(图 61-11)[6]。保留后方骨膜,并保持截骨部分不移位。术后患肢悬吊 10 天,2 周后开始进行轻柔的主动关节活动度锻炼。

结果

据报道,大部分患者疼痛得以缓解。Benjamin 发表了 5 位患者的手术结果, 所有患者术后疼痛均缓解,且活动度有所改善[5]。另一项研究报道了 16 位类风湿性关节炎患者,有 13 位术后疼痛明显缓解且活动度明显改善[58]。Tillmann 和 Braatz 所报道的病例数最多,共手术 24 例,平均年龄 54 岁,平均随访时间 29 个月[60]。术后关节活动度仅略有改善,平均前屈 95°。术前平均为中度到重度疼痛,术后分别变为轻度到中度疼痛。有一例发生骨不连。

尽管报道的并发症发生率较低, 但是潜在的关节盂骨不连和缺血性坏死等问题却是灾难性的。该

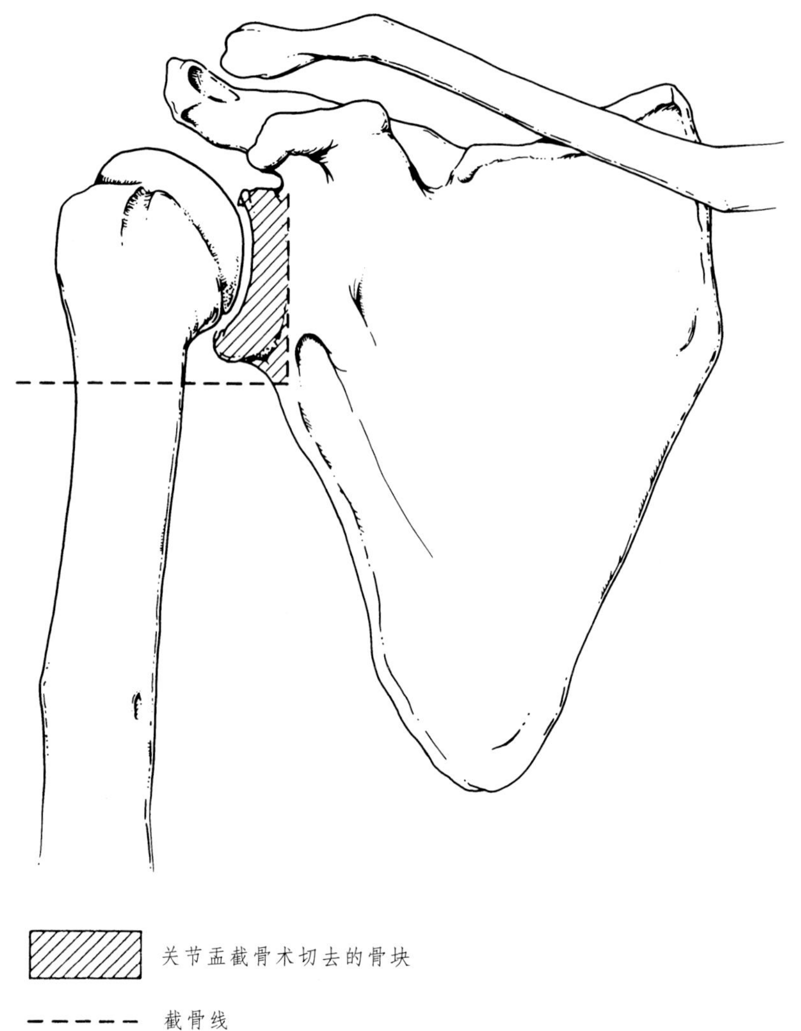

图 61–11 Benjamin 双截骨术和关节盂切除术的截骨范围。(From Souter[58],with permission.)

术式的缓解疼痛可能只是源自滑膜切除。并没有证据证明这种手术可以取代单纯滑膜切除术或假体关节成形术。

骨切除关节成形术

肱骨近端切除的关节成形术

一个世纪以来,肱骨近端切除的关节成形术一直被认为是许多肩关节病理改变的补救手术。1740 年,Thomas 成功地为终末期骨坏死患者切除了肱骨头。1771 年 Brendt 在治疗退变性关节疾患中描述了这种方法,1827 年 Delpech 也报道了对肱骨近端骨折脱位进行此手术的一些经验[17]。自 1786 年以来,共有 1183 例应用肱骨近端切除术治疗各种盂肱关节病变的报道。目前认为,该方法作为补救手术主要适用于不能进行假体关节成形术的选择性病例。

分类

1965 年,Papaioannou 和 Francis 提出了关于肩胛骨切除手术的第一个分类法[45]。Samilson 等人修改了该方法,并增加了 Tinkhoff–Lindberg 肩胸内切除和四等分截肢[55]。Malawer 等人 对 38 例患者分析以后提出了一种新的分类系统[31]。该分类法包括涉及肱骨近端和(或)肩胛骨截骨的 6 种类型(图 61–12)。这种分类方法以肿瘤外科的概念和治疗恶性肿瘤要切除的结构为依据。这 38 例患者,平均随访约 4.5 年,其中24 处病变位于肱骨近端,14 处位于肩胛骨。所有的 38 例均可以用该分类系统进行分类。

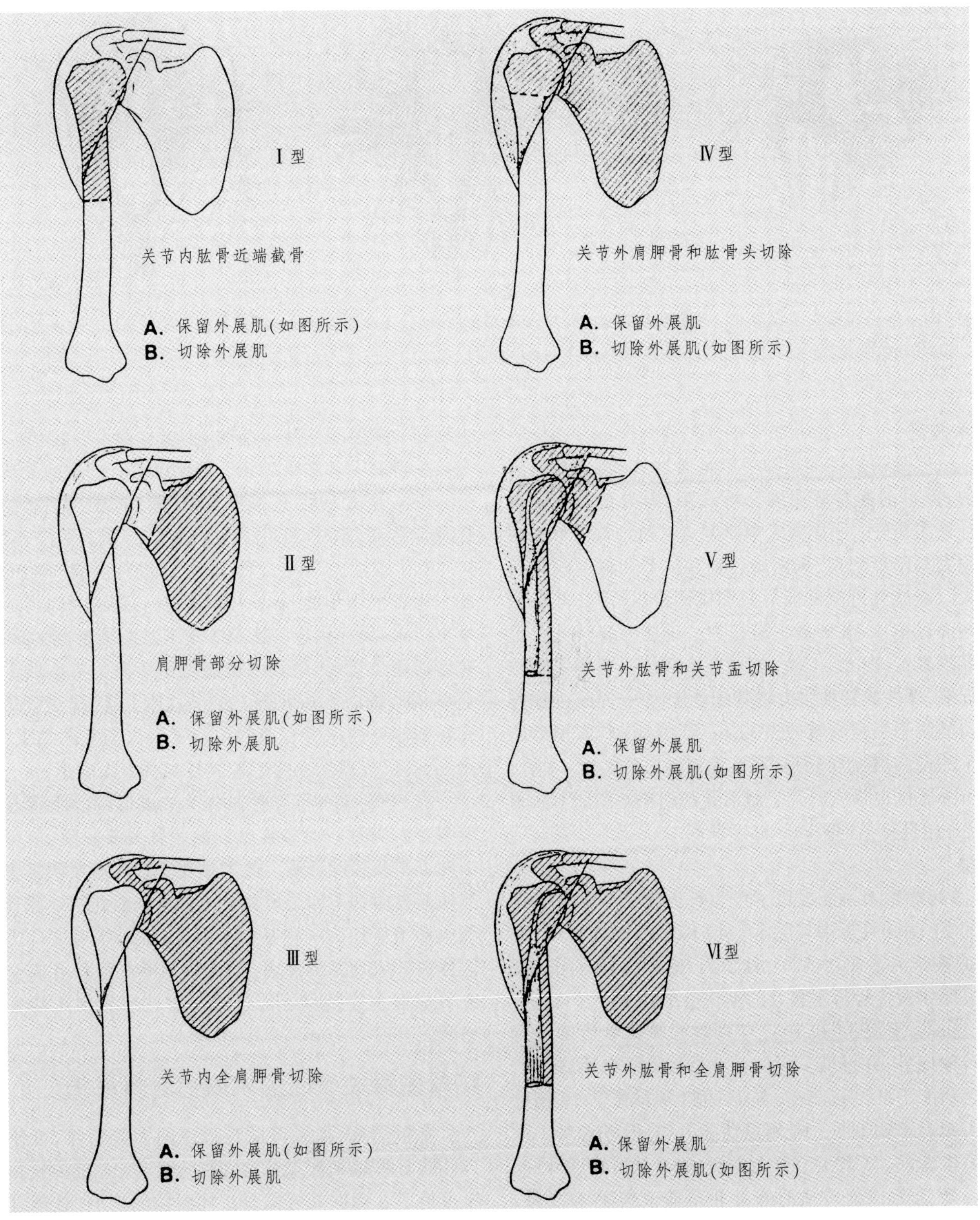

图 61–12　按照骨切除部位及外展肌状态对肩胛带截骨手术的建议分类法。(From Malawer et al.[31], with permission.)

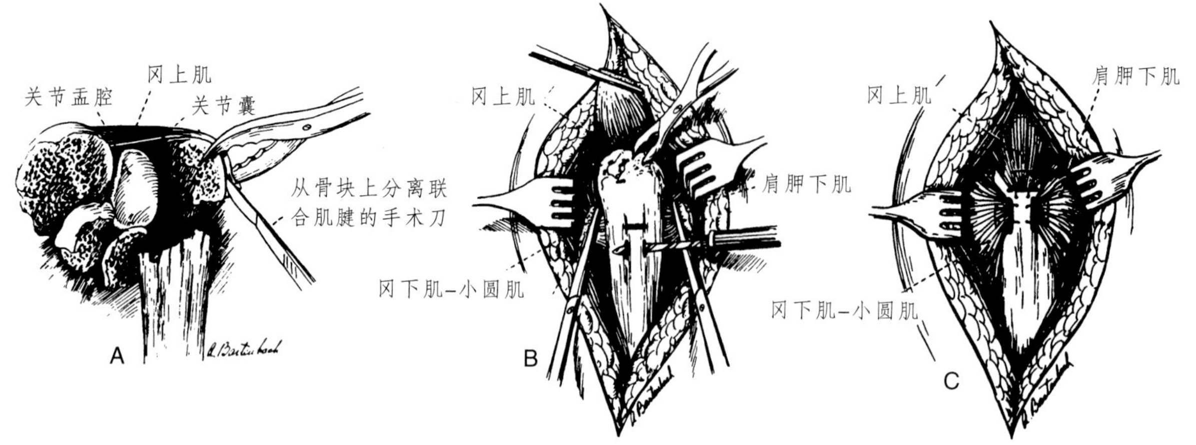

图 61–13 Jones 截骨关节成形术。(A)旋转袖肌腱的分离。(B)塑形肱骨头,并在肱骨近端做两条纵行沟和一条横行沟以固定旋转袖。(C)完成截骨及旋转袖的修补。(From Jones[27], with permission.)

手术技巧

虽然最初描述的这种手术是通过 Cubbins 切口进行的,但目前推荐应用胸三角入路,因为它的创伤最小且暴露最好。不剥离三角肌起点。通过对结节和解剖颈做马蹄形切口,剥离旋转袖在结节和解剖颈沟的上尖。在肱骨近端的前后两侧做两个纵行沟,并在截骨平面远端 5 cm 处做一横行沟,以便为旋转袖肌腱提供附着点(图 61–13)。把肱二头肌长头腱固定于肱骨近端,保持旋转袖张力将其缝合于沟内。Jones 推荐用阔筋膜来加强旋转袖,Tillman 和 Braatz 则应用低压冻干的硬脑膜,但我们并不推荐这种方法[27,60]。术后,应用外展位夹板或肩关节制动器制动 4~6 周。术后第 2 天开始进行早期被动活动度锻炼。

结果

1908 年,Mason 报道了作为骨折脱位补救手术进行的 21 例肱骨近端切除术。19 例存活的患者中,有 10 例被认为是成功的[32]。他认为,此方法只适用于复位失败或发生骨折不愈合的创伤后患者。

Jones 于 1933 和 1942 年两次强调截骨后需进行旋转袖修补,并报道了 3 例患者虽然疼痛有所缓解但术后功能不良[26,27]。Neer 等于 1953 年报道了 19 例肱骨头截骨术病例[40]。14 例虽功能欠佳,但患者对手术结果较满意。盂肱关节可上举 5°~25°,并可轻度外旋。Neer 等认为,旋转袖的修补并不能改善手术效果。Tillmann 和 Braatz 于 1987 年报道了 22 例接受截骨、滑膜切除及旋转袖修补的类风湿性关节炎病例。患者平均年龄为 54 岁,平均随访 30 个月。患者术前中度到重度疼痛术后都减轻为仅有轻度疼痛[60]。肩关节的主动屈曲角度平均从术前的 65°增加到术后的 97°。大多数患者对手术结果满意。两例患者有严重的关节不稳。Fery 等在 1987 年报道了 35 例不同情况患者的肱骨截骨结果。其中 27 例为骨折脱位,5 例为关节不稳,3 例为化脓性关节炎。其中 10 例进行了旋转袖的修复。患者平均年龄 66 岁(21~89 岁),随访时间为 3 个月至 2 年。无一例患者达到令人满意的结果。80%的患者疼痛明显缓解[17]。49%的患者术后肩关节可以主动上举 80°,被动上举可达 120°。总体上看,接受截骨和旋转袖修补的患者有 80%取得了令人满意的结果,相比之下,仅行截骨术的患者只有 68%令人满意。

有 50%~75%行肱骨截骨关节成形术的患者疼痛缓解令人满意。大多数患者术后肩关节僵硬,仅可以中度上举及轻度外旋。此术式在缓解疼痛及恢复肩关节功能方面都不如全肩关节成形术。因此肱骨截骨关节成形术仅作为一种补救手术,用于那些不适合进行假体关节成形术的患者,如严重脓毒血症患者或全肩关节成形术失败且不能进行骨重建或软组织缺失的患者。

肱骨截骨关节成形术联合腓骨移植

有报道称,如果将肱骨近端的大段切除,可使用自体腓骨移植来恢复长度和稳定性[56]。Albee 在 1921 年报道了 3 例肱骨近端骨折伴脱位的病例,处理方法为肱骨切除联合腓骨移植[1]。术后 1 位患者肩关节上举可达 45°,因而使她能继续从事钢琴家的工作。英国的 Blewitt 和 Pooley 也报道了截骨关节成形术和自体腓骨移植的临床经验[7]。他们报道了 3 例患者,平均随访超过 5 年以上。3 例患者均患有ⅡB 期肱骨近端肿瘤需手术切除,采用类似的无血管腓骨移植进行了重建。这些患者都能恢复到术前的功能水平,并能正常工作和运动。然而有 2 例患者在摔倒后发生移植腓骨的骨折。其中1 例自发愈合而另一例则需要骨移植。按照标准化评分表,其功能评分平均为 26(满分为 30)。这些作者通过他们的临床经验证实, 肱骨近端截骨联合自体腓骨移植重建可以满意地恢复肩胛带的功能。

尽管这种术式曾受到过关注,而且在矫形外科肿瘤治疗中有一定应用,但在非肿瘤性肩关节疾病的治疗中并没有实际应用价值。

组合式假体

Frassica 等曾报道过一种组合式间隔器系统可作为腓骨移植重建的替代方法[18]。但是目前缺乏足够数据证明这种方法的长期疗效。

关节盂切除

在全肩关节成形术出现之前,对于破坏性类风湿性关节炎患者曾提议行关节盂切除术来缓解疼痛和改善关节功能。该方法可以有效减少关节张力,使盂肱关节的旋转中心内移,从而降低关节的作用力。该术式包括肩关节滑膜切除术,而且必要时还可进行全肩关节成形术[19]。

手术技巧

后入路是这一术式的最佳暴露方式。将三角肌后束从肩胛冈上剥离,显露冈下肌与小圆肌间隙。切开后关节囊后切除滑膜。在距外侧关节盂及其关节面 1/2~3/4 英寸的位置进行截骨(见图 61-11)[62]。Gariepy 建议仅截除 3/32 英寸的关节盂[19]。术后患肢悬吊 3 周,术后第 2 天开始进行被动关节活动度锻炼,3 周时逐渐开始辅助下的主动关节活动度锻炼。

结果

Wainwright 应用关节盂切除术治疗了 9 例盂肱关节类风湿性关节炎患者,结果普遍良好[63]。Gariepy 报道了随访 1~13 年的 12 例患者,所有患者疼痛缓解均满意。肱骨头无严重畸形的患者关节活动度也得到了改善[19]。

对于双侧截骨的病例,这一手术需联合进行滑膜切除,后者是这些患者成功缓解疼痛的标准手术。大多数病例行关节盂切除术后将不可能成功进行全肩关节成形术,因此该手术只应作为不适于进行全肩关节成形术患者的一种补救手术。

作者的建议

盂肱关节疾病的治疗方法选择,包括关节清创和滑膜切除、双截骨术、关节盂切除术、肱骨切除关节成形术、关节固定术以及关节置换术。在治疗肩关节骨性关节炎、创伤后关节退变性疾病、类风湿性关节炎、骨坏死或旋转袖关节病时,没有哪一种非假体关节成形手术在缓解疼痛或恢复肩关节功能方面能与全肩关节成形术相比。双截骨术和关节盂切除因为其潜在的并发症而限制了其应用。滑膜切除术可用于伴有严重滑膜炎但关节软骨和关节对合相对完好的类风湿性关节炎的选定患者。肱骨切除关节成形术仅用作补救性手术。关节固定术常导致严重的关节功能受限,但是对于瘫痪患者及脓毒血症患者应作为首选手术方法,该术式也是软组织缺失不可重建或全肩关节置换术失败无法修复的补救手术。虽然有时确实需要应用非假体肩关节重建手术,但其应用必须慎重,仅用于那些不适合行全肩关节成形术的患者。

(孙晓江 译 侯筱魁 校)

参考文献

1. Albee FH: Restoration of shoulder function in cases of loss of head and upper portion of humerus. Surg Gynecol Obstet 32:1, 1921
2. Barton NJ: Arthrodesis of the shoulder for degenerative conditions. J Bone Joint Surg 54A:1759, 1972
3. Becker W: Arthrodesis of the shoulder joint: review of 47 cases. p. 25. In Chapchal G (ed): The Arthrodesis in the Restoration of Working Ability. Georg Thieme-Verlag, Stuttgart, 1975
4. Beltan JE, Trilla JC, Barjau R: A simplified compression arthrodesis of the shoulder. J Bone Joint Surg 57A:538, 1975
5. Benjamin A: Double osteotomy of the shoulder. Scand J Rheum 3:65, 1974
6. Benjamin A, Hirschowitz D, Arden GP: The treatment of arthritis of the shoulder joint by double osteotomy. Int Orthop 3:211, 1979
7. Blewitt N, Pooley J: Resection arthrodesis of the shoulder with autogenous fibular bone grafts. J Shoulder Elbow Surg 3:307, 1994
8. Brittain HA: Architectural Principles in Arthrodesis. Williams & Wilkins, Baltimore, 1942
9. Carroll RE: Wire loop in arthrodesis of the shoulder. Clin Orthop 9:185, 1957
10. Charnley J: Compression arthrodesis of the ankle and shoulder. J Bone Joint Surg 33B:180, 1951

11. Charnley J, Houston JK: Compression arthrodesis of the shoulder. J Bone Joint Surg 46B:614, 1964
12. Cofield RH: Shoulder arthrodesis and resection arthroplasty. Course Lect 34:500, 1985
13. Cofield RH: Arthrodesis and resectional arthroplasty of the shoulder. In Evarts CM (ed): Surgery of the Musculoskeletal System. 2nd Ed. Churchill Livingstone, New York 1990
14. Cofield RH, Briggs BT: Glenohumeral arthrodesis: operative and long-term functions results. J Bone Joint Surg 61A:668, 1979
15. Debrunner AM: Primar stabile Schulterarthrodese. Z Orthop 113:82, 1975
16. De Velasco Polo G, Monterrubio AC: Arthrodesis of the shoulder. Clin Orthop 90:178, 1973
17. Fery A, Mole D, Hinojosa JF et al: La résection arthroplastique de l'épaule: résultats et indications à propos de 35 cas. J Chir (Paris) 124:43, 1987
18. Frassica FJ, Chow EY, Shives TC, Sim FH: Resection of malignant bone tumors about the shoulder. Clin Orthop Rel Res 267:57, 1991
19. Gariepy R: Glenoidectomy in the repair of the rheumatoid shoulder [abstract]. J Bone Joint Surg 59B:122, 1977
20. Gill AB: A new operation for arthrodesis of the shoulder. J Bone Joint Surg 13:287, 1931
21. Harryman DT, Walker ED, Scott BS et al: Residual motion and function after glenohumeral or scapulothoracic arthrodesis. J Shoulder Elbow Surg 2:275, 1993
22. Hauge MF: Arthrodesis of the shoulder: a simple elastic band appliance utilizing the compression principle. Acta Orthop Scand 31:272, 1961
23. Hawkins RJ, Neer CS II: A functional analysis of shoulder fusions. Clin Orthop 223:65, 1987
24. Hertel E: Synovectomy of the shoulder joint [In German]. Verh Dtsch Ges Rheumatol 4:510, 1976
25. Hucherson DC: Arthrodesis of paralytic shoulder. Am Surg 25:430, 1959
26. Jones L: Reconstructive operation for non-reducible fractures of the head of the humerus. Ann Surg 97:217, 1933
27. Jones L: The shoulder joint: observation on the anatomy and physiology with an analysis of a reconstructive operation following extensive injury. Surg Gynecol Obstet 75:433, 1942
28. Jones RW: Extra-articular arthrodesis of the shoulder. J Bone Joint Surg 15:862, 1933
29. Kocialkowski A, Wallace WA: Shoulder arthrodesis using an external fixator. J Bone Joint Surg 73B:180
30. Kostuik JP, Schatzker J: Shoulder arthrodesis A.O. technique. In Baleman JE, Welsh RP (eds): Surgery of the Shoulder. BC Decker, Philadelphia, 1984
31. Malawer MM, Meller I, Dunham WK: A new surgical classification system for shoulder girdle resections. Clin Orthop Rel Res 267:33, 1991
32. Mason JM: The treatment of dislocation of the shoulder joint complicated by fracture of the upper extremity of the humerus. Ann Surg 47:672, 1908
33. Matson FA, Lipitt SB, Sidlas JA, Harryman DT II: Physical Evaluation and Management of the Shoulder. p. 148. WB Saunders, Philadelphia, 1994
34. Matsunaga M: A new method of arthrodesis of the shoulder. Acta Orthop Scand 43:343, 1972
35. May VR: Shoulder fusion: a review of fourteen cases. J Bone Joint Surg 44A:65, 1962
36. Moseley HF: Arthrodesis of the shoulder in an adult. Clin Orthop 20:156, 1961
37. Muller ME, Allgower M, Schneider R, Willenegger H: Manual of Internal Fixation. Technique Recommended by the AO-Group. 2nd Ed. Springer-Verlag, Berlin, 1979
38. Neer CS II: Replacement arthroplasty for glenohumeral osteoarthritis. J Bone Joint Surg 56A:1, 1974
39. Neer CS II: Shoulder Reconstruction. WB Saunders, Philadelphia, 1990
40. Neer CS II, Brown TH Jr, McLaughlin HL: Fracture of the neck of the humerus with dislocation of the head fragment. Am J Surg 85:252, 1953
41. Neer CS II, Hawkins RJ: A functional analysis of shoulder fusion. J Bone Joint Surg 59B:508, 1977
42. Neer CS II, Kirby RM: Revision of humeral head and total shoulder arthroplasties. Clin Orthop 170:189, 1982
43. Pahle JA: The shoulder joint in rheumatoid arthritis: synovectomy. Reconstr Surg Traumatol 18:33, 1981
44. Pahle JA, Kvarnes L: Shoulder synovectomy. Ann Chir Gynaecol Suppl 198:37, 1985
45. Papaioannou AN, Francis KC: Scapulectomy for the treatment of primary malignant tumors of the scapula. Clin Orthop 41:125, 1965
46. Putti V: Artrodesi nella tubersolosi del ginocchio e della spalla. Chir Organi Mov 18:217, 1933
47. Raunio P: Indications, technique, and results of shoulder arthrodesis. In Kolbel R, Helbig B, Blauth W (eds): Shoulder Replacement. Springer-Verlag, Berlin, 1987
48. Research Committee of the American Orthopaedic Association: A survey of end results on stabilization of the paralytic shoulder. J Bone Joint Surg 24:699, 1942
49. Richards RR, Beaton D, Hudson AR: Shoulder arthrodesis with plate fixation: functional outcome analysis J Shoulder Elbow Surg 2:225, 1993
50. Richman JD, Rose DJ: The role of arthroscopy and the management of synovial chrondromatosis of the shoulder: a case report. Clin Orthop Rel Res 257:91, 1990
51. Rountree CR, Rockwood CA: Arthrodesis of the shoulder in children following infantile paralysis. South Med J 52:861, 1959
52. Rowe CW: Re-evaluation of the position of the arm in arthrodesis of the shoulder in the adult. J Bone Joint Surg 56A:913, 1974
53. Russe O: Schulterarthrodese nach der A.O.-methode. Unfallheikunde 81:299, 1978
54. Rybka V, Raunio P, Vainio K: Arthrodesis of the shoulder in rheumatoid arthritis: a review of 41 cases. J Bone Joint Surg 61B:155, 1979
55. Samilson RL, Morris JM, Thompson RW: Tumors of the scapula in the review of the literature and analysis of 31 cases. Clin Orthop 58:105, 1968
56. Schaufbler RM: Transplant of the upper extremity of the fibula to replace the upper extremity of the humerus. J Bone Joint Surg 8:723, 1926
57. Sjostrom L, Mjoberg GB: Suprascapular nerve entrapment in an arthrodesis shoulder. J Bone Joint Surg 74B:470, 1992
58. Souter WA: The surgical treatment of the rheumatoid shoulder. Am Acad Med Singapore 12(2):243, 1983
59. Steindler A: Arthrodesis of the shoulder. Instr Course Lect Vol. 2, 1944
60. Tillmann K, Braatz D: Results of resection arthroplasty and the Benjamin double osteotomy. In Kolbel R, Helbig B, Bleuth W

(eds): Shoulder Replacement. Springer-Verlag, Berlin, 1987

61. Vainio K: Synovectomy for the treatment of progressive chronic polyarthritis. [In German]. Munch Med Wochenschr 26:111, 1973
62. Wainwright D: Glenoidectomy: a method of treating the painful shoulder in severe rheumatoid arthritis. Ann Rheum Dis 33:110, 1974
63. Wainwright D: Glenoidectomy in the treatment of the painful arthritic shoulder [abstract]. J Bone Joint Surg 58B:377, 1976

第 62 章

肩关节假体的设计与固定

Robert H. Cofield

植入物设计

肩关节植入物的设计是一个各因素相互作用的复杂过程,其中涉及:关节软骨表面的替换,解剖关系的恢复,生物力学检测和理论的应用,各种材料的优缺点的认识,制作过程的考虑,市场推广,以及便于外科医师应用从而有利于手术的再现性和效果的连贯性。

在肩关节植入物的设计中,关注的重点是对肱骨头上端解剖变异要有更好的理解。以往多项研究主要应用骨形态的直接测量和各种不同的辅助成像。许多研究已经证实肱骨头非常接近于球体但并不是一个完全的球体,肱骨头半径在 19~32 mm 之间,平均值为 22~25 mm[2,5,20,36,37,46]。不同的调查研究证实,肱骨头的厚度在 12~24 mm 之间,平均值是 15~20 mm[5,20,36,37,46]。相对于肱骨轴肱骨头倾角的变异范围在 120°~145°之间,平均值是 130°~135°[5,20,35,37,46]。与内外上髁轴线、肱骨滑车切线、肘关节切线或前臂参考值相比,肱骨头后倾角的测量更为复杂。在不同研究系列中相对于内外上髁轴线的后扭转范围为-5°~60°,平均值是 18°~22°[5,36,37,46]。在手术中最适用的肱骨后扭转基准为相对于前臂轴,并在一项研究中进行了测量,其平均值是 41° [19]。在与大结节顶部的关系上,肱骨头的最上端位于大结节水平上方 3~20 mm,平均为 8~8.7 mm[20,34]。

由于大多数的假体系统已使肱骨干中心轴和肱骨头中心之间形成了固定关系,因此也确认了一些"新的"附加解剖参数。肱骨头相对于肱骨中心轴的前后偏移可从 3 mm 的前偏移到 11 mm 的后偏移,平均为 2~5 mm 的后偏移[2,5,36,46]。肱骨头中心相对于肱骨体中心轴的内外侧偏移为 3~14 mm 的内侧偏移,平均为 7~11 mm[5,28,35]。

肱骨内管腔直径一般很少被测量。在以往的两项研究中,其范围为 8~14 mm,平均值是 11~12 mm[2,35]。

考虑到这些不同的参数就不难理解,为什么取代肱骨头的假体系统会改变关节的运动学变,而且可以通过测量不同假体对肱骨头旋转中心的影响来进行评估[26]。在典型情况下,假体系统的旋转中心会有向上和侧向偏移[34]。

有 4 项研究为对关节盂尺寸进行了测量[12,20,21,27]。其上下尺寸为 26~48 mm,平均值为 34~40 mm。其前后尺寸变异范围较大,其数值取决于测量部位。最大测量值在 16~35 mm 之间,平均值为 24~29 mm。

Saha 认为,肩关节中肱骨头的曲率半径和关节盂的曲率半径可能不太一致,从而导致了关节表面之间的不完全匹配[38]。一项研究证实,关节盂的曲率半径平均要比肱骨头的曲率半径大 2.3 mm[20]。当分别对各块骨进行评估测量时,曲率半径的这些差异尤其明显。在分析实际的关节软骨表面时,这些表面都非常一致[42]。生物力学研究发现,正常人体肩关节的平动在不完全匹配的重建关节中最明显[23]。较高程度的匹配和限制直接影响着肱骨头平动和旋转实验时所产生的力[1,41]。此外,在平动实验中已发现,随着关节匹配程度的提高,关节盂组件会出现较高的受力[22]。但是在对具有完整的关节囊和旋转袖肌腱的尸体的盂肱关节进行运动学检测时,可见假体关节面一致性的降低可最低程度地影响运动模式的改变,即植入的组件大小对关节运动学改变具有支配性的决定作用[17]。

当关节盂的曲率相对肱骨改变时,聚乙烯的材料特性也值得重视。不匹配成分的增加将会减少接触面积,增大接触压力。当半径不匹配超过 3 mm 时,对于一个接近体重的压力,接触应力会超过聚乙烯的屈服应力[28]。

从前文可以看到,需考虑的解剖学及生物力学因素会有很大差异。这会驱使人们考虑采用更复杂的植入系统;然而复杂的设计会产生一些预期之外的额外问题,因此只要可能,应尽量避免应用多组件的假体。例如模块式植入系统,因为其植入方便,有利于翻修手术,而且其内植物清单容易管理,因而得到了骨科界的广泛接受。很多研究报道业已证实模块化肱骨组件具有安全性和有效性[10,14,16]。然而尽管十分重视假体的设计,但偶尔仍会有肱骨头或关节盂假体分离,并已见报道[3,9,11]。

肩关节成形术系统

20 多年来,人们曾对各种肩关节假体组件(Smith&Nephew, Memphis, TN)进行了详细的研究。表 62–1 列示了各种需要考虑的因素。假体设计必须权衡考虑这些因素。假体表面材料应该具有合格的抗磨损性能。必须像重视生物力学理论与测试那样重视解剖学因素。必须权衡植入物的复杂性与简便性这对矛盾,以利于植入假体,从而使手术的可重复性得以保障。这就是说,一些组件应接近于肱骨变化量的平均值,而另一些则应根据肱骨尺寸的变化范围适当改变大小或形状。

分析肱骨头时发现,其曲率半径因解剖标本的不同而稍有变化,但并不显著。为了避免不必要的复杂性,我们选择曲率半径恒定的肱骨头,也就是解剖学的中间值。按同样方法处理关节盂,就可能使任何肱骨头与任何关节盂相互匹配。此外,为了便于日后可能要进行的翻修,应选择与过去常用的植入假体(Neer Ⅱ,3M, St. Paul, MN)相一致的半径值。另一方面,由于肱骨头大小变化范围相当大,因此为了获得最佳软组织张力并在增大活动度的同时确保稳定性,肱骨头的大小也应有所变化,而且这种多样性也是完全可以理解的。这个系统的肱骨头厚度和宽度是成比例增加的,在正常肱骨头大小范围内,假体每大一号其直径和高度均增加 2 mm。相对于肱骨干轴线假体始终有一定内侧偏移。一直以来,除非用骨水泥将肱骨干偏心定位于肱骨髓腔内,否则没有办法解决前侧或背侧偏移。尽管我认为这些因素对于成形术并非始终都很重要,但已研发出其他一些肱骨头从而能为选定的病例提供前方、后方或内侧偏移。在模块式肱骨头系统中,必须确保锥形连接,而且大量的髋关节置换术证明,采用锥形设计是合理的。必须有一种简单的方法来分离肱骨块和肱骨干。选择肱骨头下表面的拉出槽即可完成分离,使用简单的楔形拉出工具也可以达到分离的目的。

肱骨假体柄的设计至关重要。肱骨头相对于肱骨干的前倾角是选定的,近似于人体研究得出的该角度的平均值。这个角度比解剖颈与肱骨干的角度略大,对保留肱骨干骺端骨质有正向作用,从而有可能实现组织长入固定而不是单纯骨水泥固定,而且消除了肱骨头假体填充到盂肱关节下方以至限制过头运动的可能性。相对窄小、柱状的柄能保护肱骨头近端骨质,

表 62–1 肩关节假体设计应考虑的因素

肱骨头
曲率半径
厚度和宽度
偏移
头柄的固定
拔出性能
肱骨柄
形状
长度
宽度
翼
缝线孔
表面磨光/固定方法
肱骨器械
切除导向器
钻、扩髓器
试件
压缩、牵引装置
肱骨假体的材料
关节盂组件
形状
尺寸(高和宽)
厚度
表面曲率
钩/龙骨
表面磨光/固定方法
关节盂器械
导向器
钻
扩髓器
开槽器
锉/筛检器
试件
加压器
关节盂假体的材料
器械箱
顺序化
程序化(Charnley)

为结节定位和辅助骨移植留出了空间，而且便于用柱状切割工具进行骨的术前准备。标准长度的植入物应到达柱形肱骨峡部近端的皮质骨部分。应备有更长的假体柄，以便处理向远端延伸的骨折或肿瘤性病变。肱骨干只能有最小的近端膨胀量，以保护肱骨干骺端的骨质，而且在骨不连陈旧性外伤或其他异常情况下能进行偏离轴线植入。肱骨柄的近端有4个翼状物以增加旋转稳定性，每个翼上有缝线穿孔以便为结节的附着提供额外可靠性。肱骨柄的直径可有适当多样性，该系统内假体每大一号直径会增加2 mm。对表面磨光而言，必须把质地处理限制在干骺端，而且只要有可能，就应借助软组织长入的优势而不是单独在该部位进行质地处理。肱骨柄的更远端组分应平滑，最好磨光，以便在这种植入物中使用骨水泥，而且在用或不用骨水泥植入假体时均容易将植入物取出。

肱骨器械应能对植入物进行配装式组装。其中包括髓内和髓外截骨导向器、肱骨柱形扩髓器以及用于硬质骨的钻头。扩髓器及钻头应与内植物的大小相同而且应有明显的深度标记。试件应与内植物形态完全相同，而且应有肱骨柄加长件，以便试用更长的肱骨柄。应该为试体和真正假体的压紧和分离装置。试件假体应有干骺端板以便在盂部准备时保护外露的松质骨。提供坚固肱骨头试件应与柄试件和实际的假体柄相配(图62–1)。

一些材料，如不锈钢、铬钴合金、钛和陶瓷，可以考虑用来制造肱骨假体的不同部件。在这个系统中，选择铬钴合金来制造肱骨头和柄。

关节盂组件也应包括不同的选择。其中最常用的关节盂组件是用高密度聚乙烯制造的，在此系统它有三种型号。每一种型号有两种厚度，4 mm和6 mm。为了减少关节盂两端的受力和提高关节活动性，该系统的所有型号，关节盂的曲率半径均比肱骨组件的曲率半径大2 mm。对组件的下表面进行了质地处理，并有限定数量的槽和孔以提高关节盂主体在骨水泥上的固定效果。此外还备有用钉连接的聚乙烯组件。这些

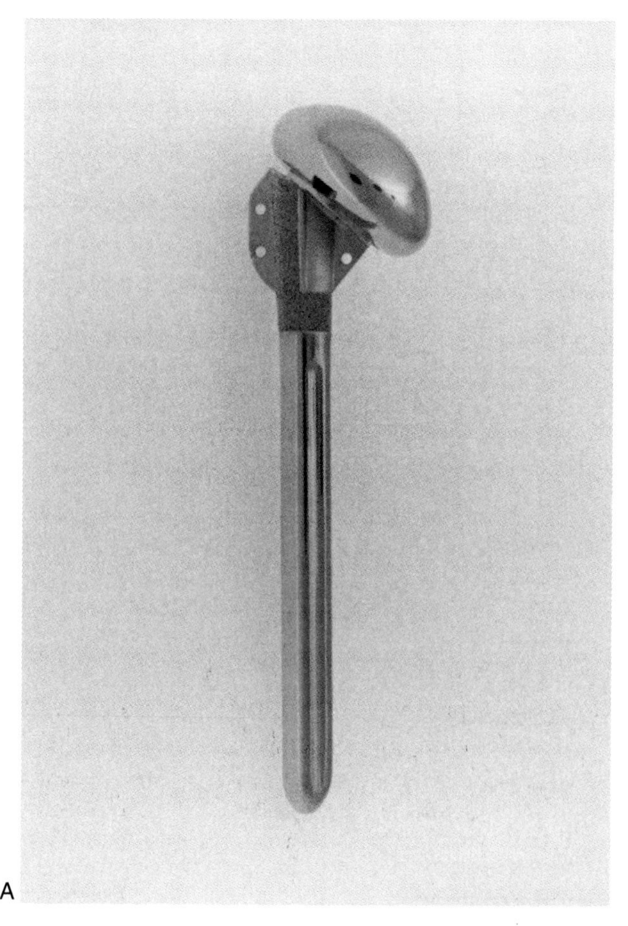
A

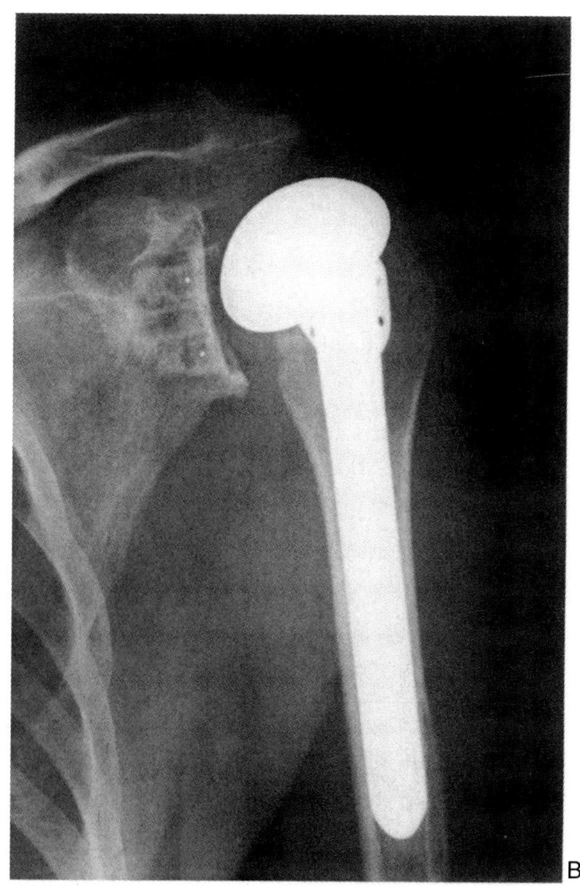
B

图62–1 (A)头和柄压合在一起的肱骨假体。(B)作为全肩关节成形术的一部分植入肱骨假体后的X线片。

钉可维持假体和骨水泥的接触面积。这些都有助于使植入技术变得更容易且更具可重复性；然而这会使聚乙烯质量降低，从而，从而对关节盂假体的强度心有余悸(图 62–2)。

应用类似的器械，对一些特殊的场合，还备有标准和小型号的钉连接式金属加固组织长入型关节盂部件，目前仅限于在具有中等程度关节盂内侧骨侵蚀而无法用全聚乙烯龙骨或钉连接设计结构牢固固定的肩关节中使用。

关节盂器械包括连接钉或龙骨的导向器、用来精确准备软骨下板的 3 种型号扩髓器、为连接钉打孔的钻头、为龙骨开槽的开槽器以及完成关节盂颈骨准备的钉和龙骨锉刀。此外还备有推动器，以便在骨水泥凝固过程中牢固固定关节盂组件并将其保持就位。

该系统包括多种配置完善的器械箱：肱骨准备箱，肱骨试件箱，用于加长柄或加大肱骨头的附加肱骨备件箱，带附加取出器的工具箱，以及关节盂组件箱。

正如以前所讨论，在设计一个植入体系统时要考虑许多因素。正在设计的肱骨和关节盂植入体以及辅助器械，总共约有 40 或 50 项因素需要认真考虑。

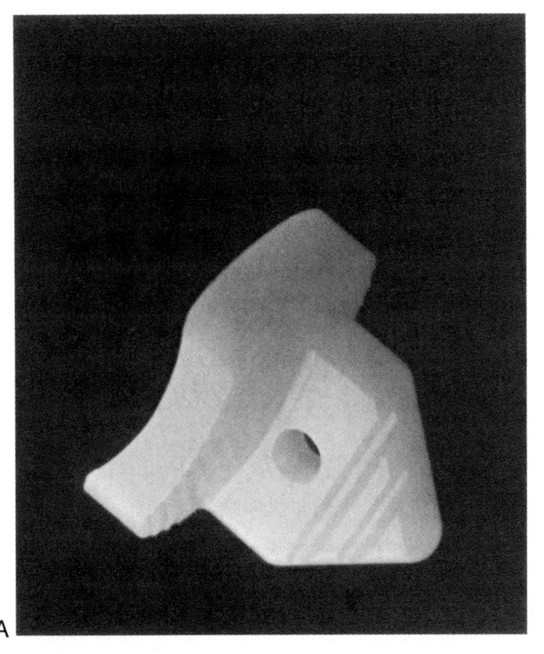

A

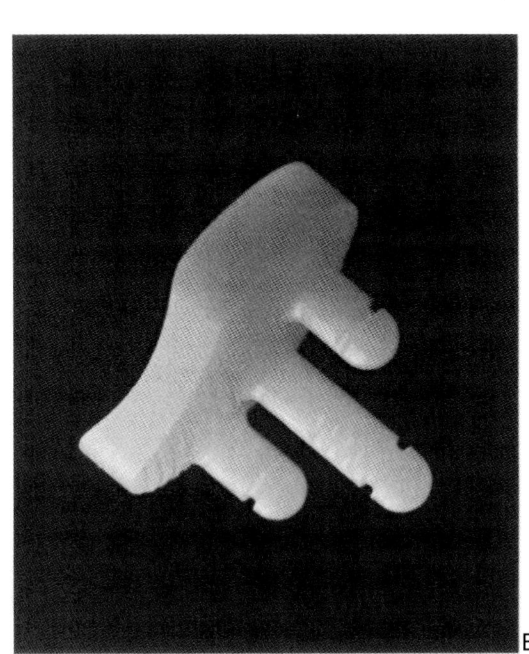

B

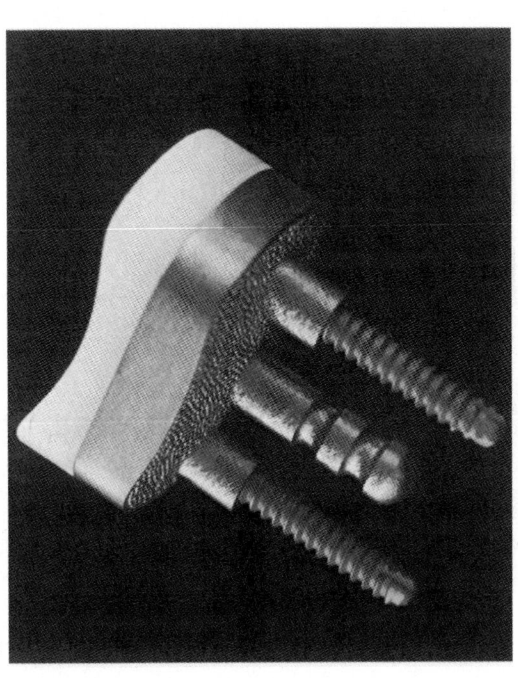

C

图 62–2　关节盂假体。(A) 龙骨设计。 (B)连接钉设计。(C)组织长入设计。

直至图(图 62-3 至图 62-5)示出了在过去 6 年间使用的肱骨头尺寸、肱骨柄尺寸以及关节盂组件尺寸的分布。很明显,正是由于肱骨尺寸和解剖关系的变异因而使用了不同尺寸的组件,其中使用最多的组件均在骨骼尺寸的中值范围内。

组件安装

对于这一点有很多方面需要考虑。其中包括:有限元模拟和分析,机械拔出测试,临床结果,有关植入技术的报告,以及植入物可靠性的 X 线照相分析。

一些作者对关节盂和肱骨进行了有限元分析[13,25,32,33,44]。其中对组件安装非常重要的是,关节盂分析表明,使用骨水泥的聚乙烯假体能最接近地复制正常关节盂的力学分布。如果是金属材料,金属的存在会严重影响分析结果,尤其是金属与皮质骨接触时。

有人曾对骨或各种材料(比如各种密度的聚氨基甲酸乙酯)模拟的骨进行了机械拔出实验[15,48]。虽然最初人们认为这种测试与假体的设计和固定具有很强的相关性,但实际上并非如此。多次力学循环前后测定出的力和移位值没有明显差别,而且引起移位(分离)的力主要取决于植入系统的材料特性。植入的关节盂用金属作为固定部件对结果具有明显的影响——当然金属比聚乙烯更能抗分离。

许多临床研究系列在报道结果的同时还评估指出了关节盂透亮线的发生率相对较高,而且假体松动行翻修手术的必要性却相当低[6]。我和同事们也用类似的方式评估了 89 例肩关节,平均随访 9.7 年(5~17 年)[45]。这些患者于 1975 到 1987 年间被诊断为骨关节炎、类风湿性关节炎和创伤后关节炎,并进行了手术。生存曲线分析显示,需行翻修手术的必要性相当低。需要注意的是,在这接近 10 年的随访期间,只有 5.6%的关节盂发生松动,1.8%的肱骨部件有临床松动。但我们在评估我们的病例系列时也发现,在这两种组件的周围都有相当高的放射学改变发生率。我们认为,44%的关节盂假体有放射学松动,肱骨假体有45%发生放射学松动,几乎均为压配型。这些研究使我们得出结论:假体的放射学特性的评估对于区分不易发生临床松动与容易发生临床松动的假体最为敏感[7,8,18,24,29,47]。

为了进一步研究,我们建立了关节盂和肱骨组件的放射学评估系统,并将其应用于 4 个临床系列。基本评估格式是依据早期(手术前后 2 个月内)和晚期(最近一次随访)拍摄的影像资料。影像学分析包括关节盂假体周围的区域分析。我们目前对穿钉式组件分析 5 个区,对龙骨式组件分析 6 个区。把肱骨界面分为 8 个区,这与髋关节成形术中股骨组件的分区类似。标明透亮线的位置,其厚度测量要精确到 0.5 mm。然后由 3 位观察者评估早期和晚期的影像,并对关节盂组件还是肱骨组件的位置是否发生了移

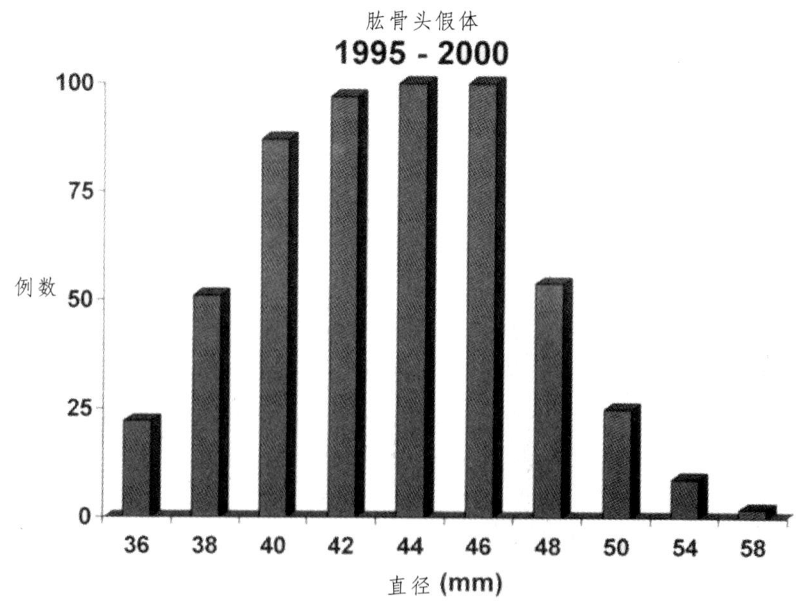

图 62-3 562 例肩关节中植入的肱骨头尺寸。

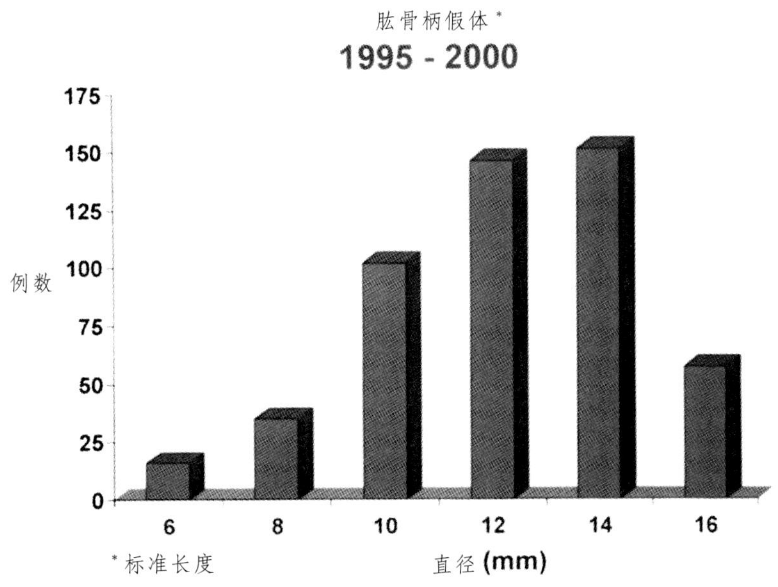

图 62-4　507 例肩关节中植入的肱骨柄假体尺寸。

动提出各自的意见。在这之前，进行影像学测量是为了确认位置是否发生移动。这些测量结果与各个独立观察者的评价结果密切相关，因此已不再进行这种测量。

除了收集原始数据，我们还建立了影像学上认定组件处于临床风险的经验判断标准。这些判断标准包括：关节盂假体周围有完整的透亮线且透亮线等部分厚度达 1.5 mm 或更大，或者 3 位观察者中有 2 位或者 3 位判定假体有位置移动。同样，肱骨组件处于临床风险的判断标准包括：透亮线出现在 3 个或更多区域而且宽度超过 2 mm，或者 3 位独立观察者中有 2 位或 3 位观察到肱骨假体有位置移动。

4 项临床研究结果如表 62-2 所示。第一项研究针对的是 1981~1985 年间进行手术的骨水泥 Neer Ⅱ

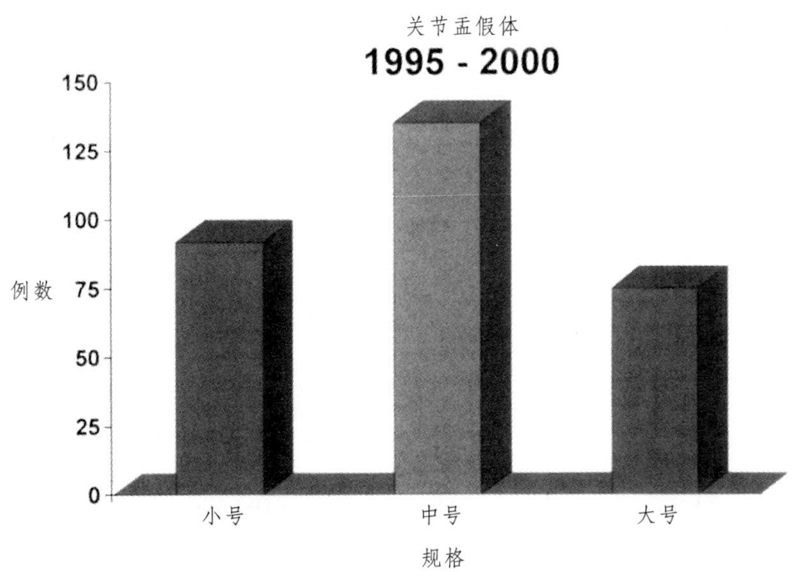

图 62-5　302 例肩关节中植入的关节盂尺寸。

型关节盂假体和压配型肱骨假体[31]。术者只有一位，而且手术方法也完全相同。这包括：对关节盂进行强力的表面磨光，在无引导下对龙骨槽进行磨光，部分保留了软骨下板并对其底部进行了灌洗和海绵填塞以清洁关节盂，在关节盂内填置骨水泥并进行了3~4个压力循环的压紧，然后把假体放入骨内并用拇指使其保持在合适位置上。在这一组患者中，72例肱骨组件是压配的，9例是骨水泥型。影像学分析时根据这些评判标准认定，31%的关节盂假体存在危险，而且令人惊奇的是56%的压适配型肱骨组件被认定为存在危险[40]。

第二项研究包括一组在1976~1987年间进行手术的临床患者，他们用骨水泥型肱骨组件进行了半肩关节成形术或全肩关节置换术[39]。只有1例(2%)显示有临床风险的影像特征。

第三项研究评估了于1989至1992年间进行的全肩关节长入型置换术病例[43]。引人注目的是，只有4例(6.5%)关节盂假体和6例(9.7%)肱骨假体影像学判定为高风险。

最近，我们通过影像评价了第二代全肩关节成形术的结果[4]。这些手术是在1990~1995年间进行的。改进的技术项目包括：备有各种大小和型号的关节盂假体，关节盂手术器械，对关节盂颈进行脉冲灌洗，直接将骨水泥加压注入龙骨槽内，用嵌入装置对组件进行加压和固定[30]，并采用各种软组织松解和收紧技术对肩关节进行仔细的平衡。在这一组患者中，12例(14%)关节盂假体存在危险性改变，73例肱骨长入型假体中有3例(4%)显示有影像学危险性改变。

因此，通过对全肩关节成形术进行这种更加复杂和系统性的影像学评估，我们可以得出这样的结论：早期植入物设计和早期植入物技术所发生的影像学改变可能会成为后期临床上难以处理的困难。关节盂的组织长入型表面有利于假体固定，但是由于个别患者中出现了聚乙烯的加速磨损，目前对上述说法尚有怀疑。第二代骨水泥型关节盂组件周围的影像学改变要比早期骨水泥型组件少一半多，但这依然值得关注。当随访超过两年时，我们就能够评估伴有肱骨和关节盂曲率半径不匹配的全肩关节成形术的影像学特点，这样我们就能评价肱骨模块对关节运动学的影响，因为它会反映在影像学改变上。在此后3~4年，便可以对骨水泥型钉连接的关节盂假体进行评估。

通过肱骨假体的评估我们可以得出如下结论：外科医师应该慎用压配式柄。结合组织长入(也许要进行更大量的质地修整)能大大改善肱骨假体周围的影像学表现。然而应明确地承认，骨水泥型肱骨假体的确能产生最好的影像学表现，而且很可能其固定也最耐久。

对将进行肩关节成形术的典型肩关节炎患者进行了上述评估之后，如果可行我们推荐通过先进的外科技术采用全聚乙烯骨水泥型关节盂假体。我们目前仍在继续采用组织长入型肱骨假体，但其组织长入表面仅限于假体板的下表面和柄组件，只与肱骨干骺端接触，而不接触骨干骨的上方数厘米范围内。

(孙晓江 译 侯筱魁 校)

表62-2 肩关节成形术的影像学评估

研究项目	肩关节例数	平均随访年数
骨水泥型Neer Ⅱ型关节盂	81	4.1
压配型肱骨	72	4.1
骨水泥型肱骨	43	6.6
长入型关节盂	62	4.6
长入型肱骨	62	4.6
第二代骨水泥型关节盂	88	3.5
长入型肱骨	73	3.5

参考文献

1. Anglin C, Wyss UP, Pichora DR: Shoulder prosthesis subluxation: Theory and experiment. J Shoulder Elbow Surg 9:104, 2000.
2. Ballmer FT, Sidles JA, Lippitt SB, Matsen FA: Humeral prosthetic arthroplasty: Surgically relevant considerations. J Shoulder Elbow Surg 2:296, 1993.
3. Blevins FT, Deng X, Torzilli PA, et al: Dissociation of modular humeral head components: A biomechanical and implant retrieval study. J Shoulder Elbow Surg 6:113, 1997.
4. Boardman ND III, Cofield RH, Torchia ME, et al: Radiographic analysis of second generation total shoulder arthroplasty [in press].
5. Boileau P, Walch G: The three-dimensional geometry of the proximal humerus. Implications for surgical technique and prosthetic design. J Bone Joint Surg 79B:857, 1997.
6. Brems J: The glenoid component in total shoulder arthroplasty. J Shoulder Elbow Surg 2:47, 1993.
7. Brostrom LA, Kronberg M, Wallensten R: Should the glenoid be replaced in shoulder arthroplasty with an unconstrained Dana or St. Georg prosthesis? Ann Chir Gynaecol 81:54, 1992.
8. Cofield RH: Uncemented total shoulder arthroplasty. Clin Orthop 307:86, 1994.
9. Cooper RA, Brems JJ: Recurrent dissembly of a modular humeral prosthesis. J Arthroplasty 6:375, 1991.
10. Dines DM, Warren RF: Modular shoulder hemiarthroplasty for acute fractures. Clin Orthop 307:18, 1994.
11. Driessnack RP, Ferlic DC, Wiedel JD: Dissociation of the glenoid component in the Macnab/English total shoulder arthroplasty. J Arthroplasty 5:15, 1990.
12. Ebraheim NA, Xu R, Haman SP, et al: Quantitative anatomy of the

scapula. Am J Orthop 29:287, 2000.
13. Ehnes DL, Stone JJ, Cofield RH, An KN: Analysis of the shoulder implant. Biomed Sci Instrum 36:129, 2000.
14. Fenlin JM, Ramsey ML, Allardyce TJ, Brierman BG: Modular total shoulder replacement: Design rationale, indications and results. Clin Orthop 7:37, 1994.
15. Fukuda K, Chen CM, Cofield, RH, Chao EYS: Biomechanical analysis of stability and fixation strength of total shoulder prostheses. Orthopedics 11:141, 1988.
16. Gartsman GM, Russell JA, Gaenslen E: Modular shoulder arthroplasty. J Shoulder Elbow Surg 6:333, 1997.
17. Harryman DT, Sidles JA, Harris SL, et al: The effect of articular conformity and the size of the humeral head component on laxity and motion after glenohumeral arthroplasty. A study in cadavera. J Bone Joint Surg 77A:555, 1995.
18. Havig MT, Kumar A, Carpenter W, Seiler JG: Assessment of radiolucent lines about the glenoid. J Bone Joint Surg 70A:428, 1997.
19. Hernigou P, Duparc F, Filali C: Humeral retroversion and shoulder prosthesis. Rev Chir Orthop Reparatrice Appar Mot 81:419, 1995.
20. Iannotti JP, Gabriel JP, Schneck SL, et al: The normal glenohumeral relationships. An anatomical study of 140 shoulders. J Bone Joint Surg 74A:491, 1992.
21. Jobe CM, Iannotti JP: Limits imposed on glenohumeral motion by joint geometry. J Shoulder Elbow Surg 4:281, 1995.
22. Karduna AR, Williams GR, Iannotti JP, Williams JL: Total shoulder arthroplasty biomechanics: A study of the forces and strains at the glenoid component. J Biomech Eng 120:92, 1998.
23. Karduna AR, Williams GR, Williams JL, Iannotti JP: Glenohumeral joint translations before and after total shoulder arthroplasty. J Bone Joint Surg 70A:1166, 1997.
24. Kelleher IM, Cofield RH, Becker DA, Beabout JW: Fluoroscopically positioned radiographs of total shoulder arthroplasty. J Shoulder Elbow Surg 1:306, 1992.
25. Lacroix D, Prendergast PJ: Stress analysis of glenoid component designs for shoulder arthroplasty. Proc Inst Mechanical Eng (H) 211:467, 1997.
26. de Leest O, Rozing PM, Rozendaal LA, van der Helm FCT: Influence of glenohumeral prosthesis geometry and placement on shoulder muscle forces. Clin Orthop 330:222, 1996.
27. Mallon WJ, Brown HR, Vogler JB III, Martinez S: Radiographic and geometric anatomy of the scapula. Clin Orthop 277:142, 1992.
28. Matsen FA III, Lippitt SB, Sidles JA, Harryman DT II: Practical Evaluation and Management of the Shoulder. Philadelphia, WB Saunders Company, 1994, pp 181–198.
29. Maynou C, Petroff E, Mestdagh F, et al: Devenir clinique et radiologique des implants humeraux des arthroplasties d'épaule. Acta Orthop Belg 65:57, 1999.
30. Norris BL, Lachiewicz PF: Modern cement technique and the survivorship of total shoulder arthroplasty. Clin Orthop 328:76, 1996.
31. O'Driscoll, SW, Wright TW, Cofield RH, Ilstrup D, Mansat P: The glenoid problem. Radiographic assessment of the glenoid component in total shoulder arthroplasty. *In* Mansat P (ed): Prothèses d'épaule. Toulouse, Expansion Scientifique Publication, 1999, p 337.
32. Orr TE, Carter DR: Stress analyses of joint arthroplasty in the proximal humerus. J Orthop Res 3:360, 1985.
33. Orr TE, Carter DR, Schurman DJ: Stress analyses of glenoid component designs. Clin Orthop 232:217, 1988.
34. Pearl ML, Kurutz S: Geometric analysis of commonly used prosthetic systems for proximal humerus replacement. J Bone Joint Surg 81A:660, 1999.
35. Pearl ML, Volk AG: Coronal plane geometry of the proximal humerus relevant to prosthetic arthroplasty. J Shoulder Elbow Surg 5:320, 1996.
36. Roberts SN, Foley AP, Swallow HM, et al: The geometry of the humeral head and the design of prostheses. J Bone Joint Surg 73B:647, 1991.
37. Robertson DD, Yuan J, Bigliani LU, et al: Three-dimensional analysis of the proximal part of the humerus: Relevance to arthroplasty. J Bone Joint Surg 82A:1594, 2000.
38. Saha AK: Recurrent anterior dislocation of the shoulder. A new concept. Calcutta, Academic Publishers, 1969, pp 9–10.
39. Sanchez-Sotelo J, O'Driscoll SW, Torchia ME, et al: Radiographic assessment of cemented humeral components in shoulder arthroplasty [in press].
40. Sanchez-Sotelo J, Wright TW, O'Driscoll SW, et al: Radiographic assessment of uncemented humeral components in total shoulder arthroplasty [in press].
41. Severt R, Thomas BJ, Tsenter MJ, et al: The influence of conformity and constraint on translational forces and frictional torque in total shoulder arthroplasty. Clin Orthop 292:151, 1993.
42. Soslowsky LJ, Flatow EL, Bigliani LU, Mow VC: Articular geometry of the glenohumeral joint. Clin Orthop 285:181, 1992.
43. Sperling JW, Cofield RH, O'Driscoll SW, et al: Radiographic assessment of ingrowth total shoulder arthroplasty. J Shoulder Elbow Surg 9:507, 2000.
44. Stone KD, Grabowski JJ, Cofield RH, et al: Stress analyses of glenoid components in total shoulder arthroplasty. J Shoulder Elbow Surg 8:151, 1999.
45. Torchia ME, Cofield RH, Settergren CR: Total shoulder arthroplasty with the Neer prosthesis: Long-term results. J Shoulder Elbow Surg 6:495, 1997.
46. Walch G, Boileau P: Morphological study of the humeral proximal epiphysis. *In* Proceedings of the European Society for Surgery of the Shoulder and Elbow. J Shoulder Elbow Surg 74B(Suppl I):14, 1992.
47. Wallace AL, Phillips RL, MacDougal J: Resurfacing of the glenoid in total shoulder arthroplasty. A comparison, at a mean of five years, of prostheses inserted with and without cement. J Bone Joint Surg 81A:510, 1999.
48. Walker PS: Human joints and their artificial replacements. Springfield, Il, Charles C. Thomas Publishers, 1977, p 351.

第 63 章

肩锁关节

Steven J. Hattrup

肩锁关节疾病是引起肩部疼痛的常见原因，但往往被人们忽视。退行性关节炎常发生于 40~60 岁人群，而较年轻人群可出现创伤性关节炎，也可出现骨溶解。急慢性脱位是骨科常见的损伤。破坏性改变偶尔也可由类风湿性关节炎或脓毒症引起。

关节炎

肩锁关节的退行性关节炎常出现一些症状。Zanca[68]分析了 1000 例肩部疼痛患者后发现，12.7% 的患者有关节炎的影像学证据。关节炎表现为典型的退行性改变，包括关节间隙不规则和狭窄、软骨下硬化以及骨赘和囊肿形成。肩锁关节上方及下方均可形成骨赘，进而导致肩胛上方出口缩窄。Stenlund 及其同事[52]认为，影像学常会低估退行性改变的程度，因此要结合仔细的临床诊断才能做出正确评估。

许多关节炎患者是无症状的，其确切的比例还未知。出现症状的患者主要表现是肩锁关节局限性疼痛。其疼痛随肩关节上举或内收而出现。体格检查发现有可触及的骨赘及关节触痛。向对侧内收肩关节可产生不适。关节局部尝试性注射麻醉药是确立诊断及评估手术疗效的有效方法。在疑难病例中，行肩锁关节摄片也很有帮助。大多数肩部 X 线片会穿透肩锁关节而充分显露致密的盂肱关节。肩锁关节摄片能够纠正这一点。

肩锁关节炎常伴发于撞击综合征。下方骨赘可使肩胛上出口，连同前部肩峰和喙肩韧带一起缩窄，导致撞击循环的发生。出现症状的肩关节炎也同时会存在旋转袖疾病或盂肱骨关节炎。局部触痛、X 线片上有关节炎表现以及使用诊断性注射有助于明确肩锁关节治疗的正确时机。

治疗

治疗有症状的肩锁关节应采用关节炎的常规治疗方案，应用对乙酰氨基酚、非类固醇类消炎药以及有时应用局部注射麻醉药和可的松。持续性疼痛需行锁骨远端切除术。该手术主要归功于 Mumford，Watkins [64] 在 1925 年首先提及，随后于 1941 年由 Gurd[25]和 Mumford[39]分别进行了报道。患者取半坐位或沙滩椅位容易完成该手术。体位升高，可减少肩部出血而且视野也比仰卧位有所改善。切口选择是可变的。如果可能存在旋转袖损伤，切口最好从肩锁关节后侧的上方开始，向前延伸以使三角肌分开。在其他情况下，最好直接在上方做横切口。制作皮瓣，暴露远端锁骨和肩峰的皮下层。切口直接向下至锁骨中部，小心地止于骨膜下平面。分离三角肌和斜方肌的附着点直至离锁骨远端 2 cm 处。外科医师不得偏离骨膜下平面而切入肌纤维层，否则将很难牢固修复软组织。在关节处，保留肩锁韧带对关闭切口也非常有帮助。如果需要行前路肩峰成形术，则沿肩峰前缘继续分离，翻起三角肌，然后完成手术。在更内侧处，必须保留起重要稳定作用的喙锁韧带。

锁骨的切除可以用小电锯沿着内上方至外下方的方向来完成。在肩胛骨上表面和下表面触诊检查有无骨赘，发现后用咬骨钳将其去除。随后，测量肩部活动范围以判断肩峰和剩余锁骨之间是否有撞击。需使用 2 号粗丝线将三角肌牢固缝至斜方肌筋膜上，因为三角肌最强的筋膜在底面。最后行皮下缝合。

这一手术一般在门诊完成。斜角肌间沟阻滞有助于术后疼痛减轻；也可以应用长效局麻药浸润皮肤和筋膜。正规的物理治疗一般没有必要。患者在术后一个月就能达到完全主动活动范围。随后可开始利用弹力带进行轻度等张练习。最好推迟到 3 个月后再负重伸举。

关节镜切除术

最近,利用关节镜进行锁骨远端切除术已成为一种替代传统手术的方法。去除肩锁关节下方的骨赘已成为肩峰下关节镜减压术的常规步骤[15,16]。手术技术有了很大改进,允许通过上方入路[17,30]或经关节囊入路[21]切除锁骨远端。Flatow 及其同事[17]证实,通过上方入路剩余骨量或切除骨量等同于开放手术。6 位行关节镜手术治疗的患者平均切除 17 mm,6 位行开放手术的患者平均切除 18 mm。两组患者在疼痛缓解和功能恢复上基本相同。在一项尸体研究中,Gartsman 及其同事[21]也有类似的发现,经关节囊入路行关节镜下锁骨远端切除术与开放手术效果相同。

虽然可从上方入路经关节镜行锁骨远端切除术,但由于该关节体积小因而可能损坏贵重的器械限制了它的应用。大多数肩关节镜医师都倾向于做肩峰下内镜检查,因此自然而然会想到行锁骨远端切除术来完成肩峰成形术。因此这也是我所推荐的方法。

患者采用侧卧位, 后倾 30°, 使用波浪状沙袋固定。上肢位于屈曲外展 30°位并用 10 磅重量牵引。行盂肱关节镜术检查, 然后将上肢降低到 10°外展位行囊内镜检。如果有必要,在肩峰成形术后锁骨外侧端应明显向内。用手下压锁骨有助于暴露。如果无法定位,可将一枚定位针经皮插入关节。先从后入路行关节镜手术,检查,并经液体泵沿关节镜进行持续灌洗。从外侧入路用电刀来明确锁骨远端的边界有助于减少出血。然后开始沿锁骨外下方缘进行切除,并向内上方延长。圆头凿较圆柱状肩峰凿更有用。将锁骨远端向下压对于将残留锁骨送入关节囊很重要。在切除过程中,有必要将切除器转移到前方入路而将关节镜转移到外侧入路以利于观察。使用经皮固定针有助于控制锁骨切除量和切面光滑度(图 63-1)。在肩峰内侧置一根针,第二根针置于锁骨截骨面处。关节镜下操作有助于保证针的准确定位。两根针间的距离可以沿皮肤表面进行测量,从而指导截骨量。也可以沿锁骨截骨面延伸固定针,以检查截骨面有无不规则。通过皮下缝合关闭关节镜切口。斜角肌间封闭或者关节囊内注射局麻药都有助于术后镇痛。术后早期即进行康复锻炼,早期重点是恢复活动度,接着进行肩关节力量锻炼。

结果

Mumford[39]报道的 4 位患者都取得了良好的效果。后来的许多作者[24,43,55,60,65,67]也曾报道,这种手术效果较好。Wagner[60]报道的 12 位患者中 9 位效果良好,3 位中等。Worcester 和 Green[67]报道了 56 位患者均取得了较好的效果。在 Watsons[65]病例中 12 位患者中有 9 位完全无痛。Petersson[43]也报道了类似的结果,他发现 50 位患者中 38 位对手术很满意。在不满意组中发现,精神病和药物滥用的发生率较高。必须对患者进行仔细筛选。这些作者都曾报道术后功能恢复较好。然而,Cook 和 Tibone [13]通过杠铃推举测试发现患者的肩部力量下降, 并通过 Cybex 测试发现患者肩部屈伸肌力减弱。和开放手术一样,关节镜切除术后的临床效果也较好,疼痛得到缓解且功能水平较高[17,20]。保留三角肌起点和肩锁韧带能使术后康复更快[17,21]。当然这项技术需要拥有相当丰富的经验。

骨溶解

单纯肩锁疾病也可由骨溶解引起。骨溶解表现为软骨下骨细节丧失、骨量减少以及最终的远端锁骨囊性吸收,最常伴发于反复的轻微损伤,如抬举重物[10]。也可以继发于急性创伤[37,40],因此十分类似于甲状旁腺功能亢进或类风湿性关节炎[44]。采用锁骨远端切除术进行治疗非常有效[10,40]。

肩锁分离

急性不稳定

诊断

与退行性关节炎相比,肩锁关节脱位较多见于年轻人。主要是 20~40 岁人群,占肩关节脱位总病例的 12%[11]。肩锁关节分离的损伤机制是直接或间接暴力。多数患者跌倒时肩部着地直接暴力作用于肩峰,使锁骨撞击第一肋骨,进而受肋骨抵抗因此会损伤肩锁韧带和喙锁韧带[28,64]。间接损伤机制包括:跌倒时手臂外展着地,使肩峰抬高,最终损伤肩锁韧带,不过喙锁韧带不会被撕裂[28,47]。随着锁骨的持续移位,可引起三角肌和斜方肌附着点的撕脱[27,58]。

Allman [1] 首次对损伤程度进行分类, 随后由 Rockwood[47]进行了扩展(图 63-2)。Ⅰ型为肩锁关节轻度扭伤。体检可发现局部疼痛,但 X 线片正常。Ⅱ型为肩锁韧带损伤伴肩锁关节轻度半脱位。但喙锁韧带完整且远端锁骨和肩峰仍保持一定对合。一旦喙锁韧

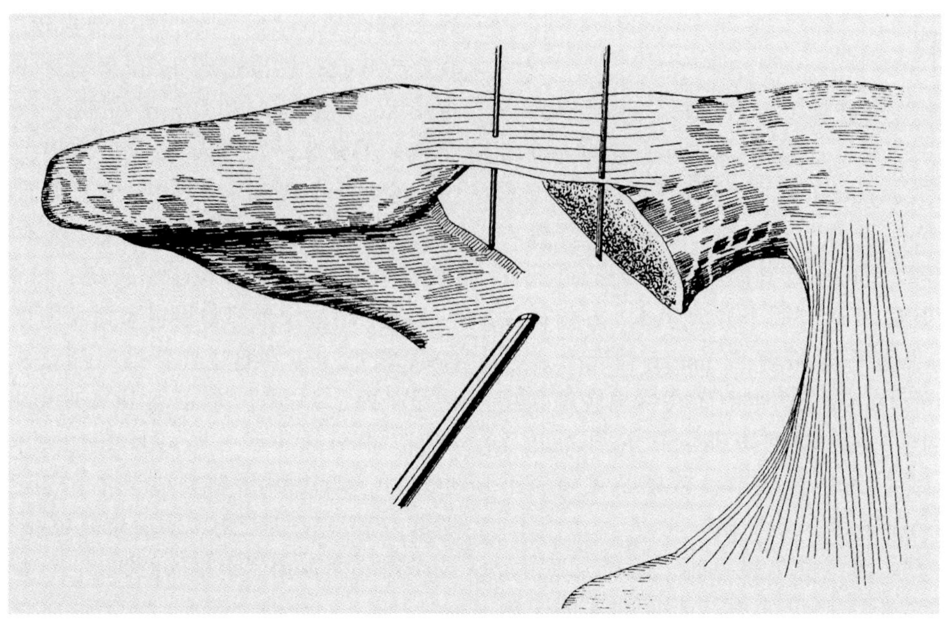

图 63-1 沿肩峰内侧缘经皮穿入一根固定针,再沿着锁骨截骨缘穿入第二根固定针,就可以直接测量截骨量。此外,还可以将内侧针沿锁骨截骨面滑动,以判断截骨面是否平滑。(From Tolin and Snyder[56], with permission.)

带撕裂则为Ⅲ型,此时肩锁关节完全脱位,锁骨向上移位,且喙锁距离加大量达到正常值的25%~100%。Ⅳ型损伤时锁骨远端向后上方移位,以至使其塞入到斜方肌纤维内。这种移位在腋窝侧位片上最明显。Ⅴ型损伤时向上移位更为严重,且喙锁距离加宽量达正常值的100%~300%。斜方肌和三角肌的附着点完全断裂,因此可能出现皮肤张力过大以至造成局部坏死。Ⅵ型损伤很少见,此时,锁骨远端向下方脱位至喙突下。

治疗

几乎所有的作者都认为,Ⅴ、Ⅱ型损伤应进行非手术治疗,而更严重的Ⅳ至Ⅵ型损伤则需要手术治疗。对Ⅲ型损伤的首选治疗方法一直存在争论。

Ⅴ型分离可采用休息、冰敷、镇痛药及保护措施进行处理,直到恢复肩部活动和力量。Ⅱ型损伤可通过类似的方法治疗,但8~12周内禁止进行接触性运动,以防止损伤加重。恢复正常体育运动前后均不可忽视康复锻炼[14,23]。对于Ⅲ型损伤的支持性处理与Ⅴ、Ⅱ型损伤类似:闭合复位后使用肩锁夹板或类似支具固定,切开复位并修复韧带,切开复位经肩峰或喙锁内固定,或者锁骨远端切除并行喙肩固定。Urist[58]在选择适当的治疗方法上碰到了许多难题,他发现关节的解剖复位并不一定能缓解症状,而且解剖复位较差的患者或许并不出现症状或症状极少。此外,尽管经过有效的闭合复位及夹板固定仍可能再次发生脱位。所有弹性包扎及夹板固定方法,如Kenny-Howard装置,都有对锁骨造成相当大压力的不足之处。这会导致局部皮肤刺激和破溃,因此需要仔细监护。

对于Ⅳ、Ⅴ和Ⅵ型损伤,由于锁骨远端移位以及三角肌和斜方肌附着点分离均很严重,因此需要外科手术干预。那些病重或不合作的患者反而能接受这么大的移位,可以不做处理。如果在全身麻醉下可以施行闭合复位,则可以将Ⅳ型或Ⅵ型损伤转化为Ⅲ型,而不需再做其他任何处理。对于其他类型,如Ⅴ型损伤,必须切开复位,手术修复喙锁韧带、三角肌和斜方肌。

结果

据许多作者报道,对Ⅰ型至Ⅲ型损伤行非手术治疗取得了较好的疗效[7,19,54,58,61]。然而,许多患者虽然肩锁关节损伤较轻,但仍有持续症状[4,14]。Cox[14]报道了美国海军学院148名船员的164处肩锁关节损伤。随访检查发现99例Ⅰ型损伤中的36%和52例Ⅱ型损伤中的48%都有后遗症。Ⅱ型损伤中使用肩锁夹板者只出少数症状。大部分症状相对较轻,而且只有3例Ⅱ型损伤患者后期随访时行锁骨远端切除术。

两项前瞻性研究比较了Ⅲ型损伤的手术治疗和非手术治疗效果,都对是否需要行常规手术治疗提出质疑。Imatani及其同事[29]比较12例非手术治疗和11

例用 Bosworth 手术治疗的患者。两组的临床效果相当。Imatani 等建议尽量减少制动而且要早期开始康复训练。Larsen 及其同事[35]随机分析了 41 位行 Phemister 手术治疗的患者,和 43 位行非手术治疗的患者。两组临床效果也相当,非手术组康复时间更短且并发症更少。手术组的 2 位患者及非手术组的 3 位患者后期接受了锁骨远端切除术。由于影响肩部上举活动的症状发生率高,所以对于某些工作中需要举过头顶功能或提举重物的患者以及那些身材瘦小锁骨突出的患者,推荐行手术治疗。对其他患者,Larsen 等则不选择手术治疗。

然而应该意识到，手术并不能增加肩部力量。Galpin 等[19]在对 Bosworth 手术治疗及非手术治疗的非随机回顾性研究中发现,手术并没有客观性优势。值得注意的是,他们发现两组都存在明显的外旋功能减退,这也许与康复不完善有关。Walsh 及其同事[61]报道,行保守治疗后的肩部,经 Cybex 测试显示,没有明显的力量减退,而手术后快速外展功能明显减退。

主张对急性Ⅲ型分离行手术治疗的外科医师认为,复合手术后能取得良好效果。复合手术包括:经肩峰针固定[32,45],用螺钉[8,19,33,53,57]、钢丝[3,27]或缝合[34,41,62]固定喙锁,甚至行喙突移位手术[2,5,50]。不幸的是,使用针或螺钉引起的并发症并不少见。可发生固定针移位、螺钉拔出或者针或螺钉的断裂[8,34,54,57]。有人曾建议用

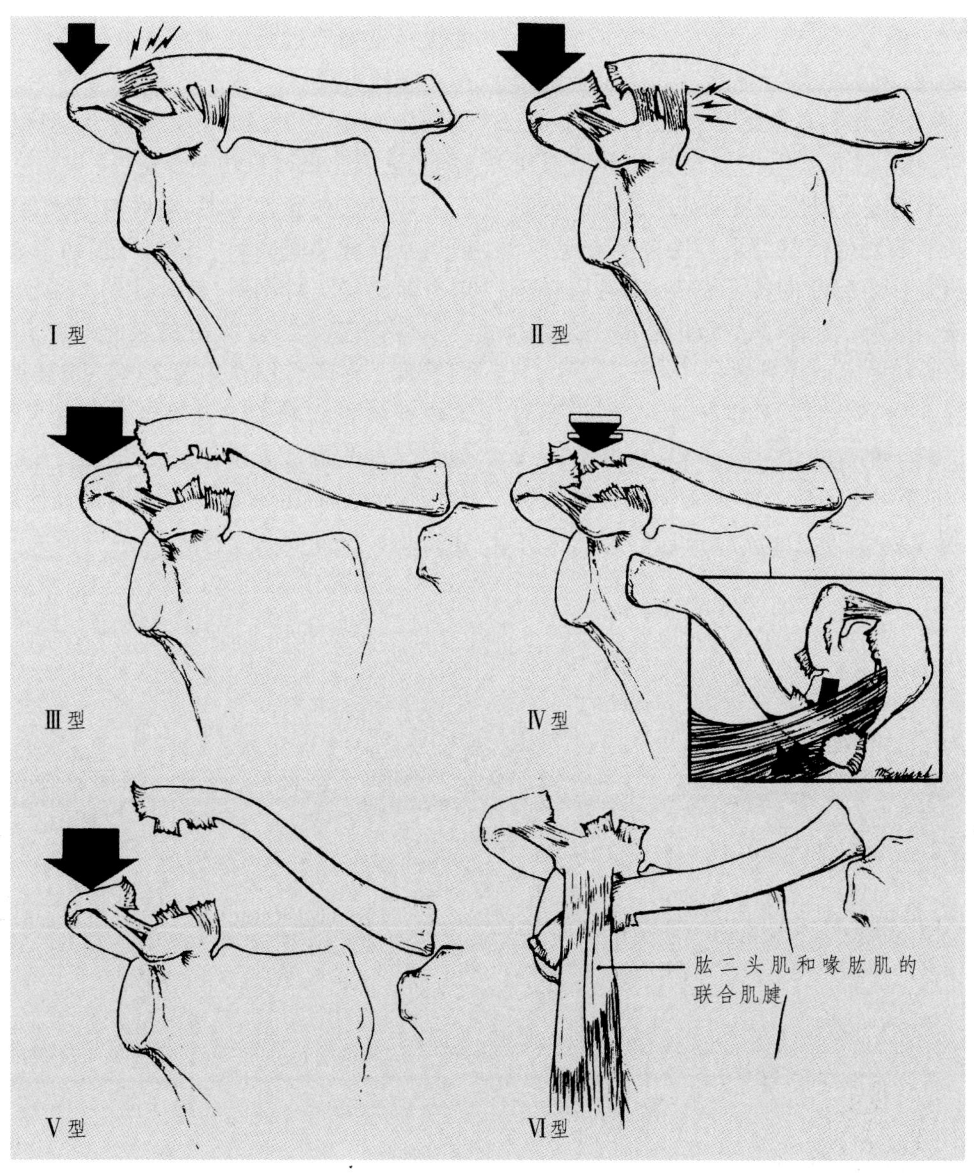

图 63–2　肩锁关节损伤的 Rockwood 分类。详细说明见正文。(From Rockwood and Green[47] with permission.)

涤纶扎带环扎锁骨和喙突基底部可防止以上并发症。然而有文献报道,使用这种材料会造成锁骨侵蚀甚至骨折[18,31,59]。一些外科医师曾选择用 PDS 缝线做临时固定来避免这一并发症[36,42]。

Ⅳ型和Ⅵ型损伤不常见,而且在文献中报道也较少[22,26,38,42,48,49,51]。Sanders 等[49]报道了 6 例Ⅳ 型损伤,均合并有胸锁关节前脱位。2 例对肩部要求较低的老年患者行非手术治疗,取得了较好效果。其余 4 例行改良的 Weaver-Dunn 手术,并针对持续存在的肩锁症状进行了喙锁螺钉固定。这 4 位患者的结果都非常满意。关于Ⅵ型损伤的文献大多是个案报道[22,38,42,48]。Gerber 和 Rockwood 报道的 4 位患者都是行开放复位术和喙锁固定术[22],效果都很好。

慢性不稳定

上文已经提到,很多患者的肩锁关节症状会持续存在[4,14]。损伤越严重发生率也越高。据 Cox[14]报道,36%的Ⅰ型损伤、48%的Ⅱ型损伤和 69%的Ⅲ型损伤存在有后遗症。Ⅰ型或Ⅱ型损伤后期症状的病因可能是创伤性关节炎。表现的症状与退行性关节炎类似。局部疼痛和压痛是作出诊断的特征表现,注射局麻药后症状缓解可证实诊断。影像学改变很细微。如果症状严重行远端锁骨切除术治疗有效。

对于有症状的肩锁关节不稳定分离,仅切除远端锁骨是不够的。剩下的锁骨仍然会不稳定,并会高位跨在颈部基底,进而引起不适。必须重建缺失的喙锁韧带。这通常按 Weaver 和 Dunn 所描述的方法来完成[66](图 63-3):切除锁骨远端,并将喙锁韧带的肩峰端转移到锁骨的切口端。锁骨的临时固定方法很多,与处理急性脱位类似。Weaver 和 Dunn 报道了 12 例急性和 3 例慢性损伤病例,手术效果都相当好。其他作者报道的结果也较好[46,63]。在 Rauschning 及其同事的报道中[46],17 位患者中 16 例取得了满意的效果。经 Cybex 检测评价了肌肉力量,结果发现与对侧相同或更强。

笔者首选的手术方法

与其他外科医师一样,笔者选择非手术方法治疗Ⅰ型和Ⅱ型肩锁分离。对于Ⅲ型损伤,笔者根据文献或个人的经验并未找到正当理由证明只能行常规手术修补。除非患者出于美观的考虑或者从事的职业需要提举重物或过头提举而要求行手术,否则均采用悬吊法来缓解症状。不适缓解后,要开始康复训练,重点是恢复关节活动度和肌力。由于Ⅳ 型和Ⅴ型损伤移位较明显,因此最好行切开复位。

切口选在锁骨远端,然后向喙突延长。切开三角肌以暴露喙突基底部。在急性损伤中,由于三角肌和斜方肌已经与骨剥离,锁骨远端可能已经分离。否则要从锁骨远端 2 cm 处分离肌肉附着点, 同时保留肩锁韧带。在急性损伤中通常不一定要切除锁骨远端。术中要检查肩锁关节是否存在软骨或骨的碎片以及是否存在关节盘撕裂,一经发现要予以清除。肩锁关节复位前, 要在喙突基底周围骨膜下用粗线 (5 mm Mersilene tape)环扎。然后复位肩锁关节,并在维持复

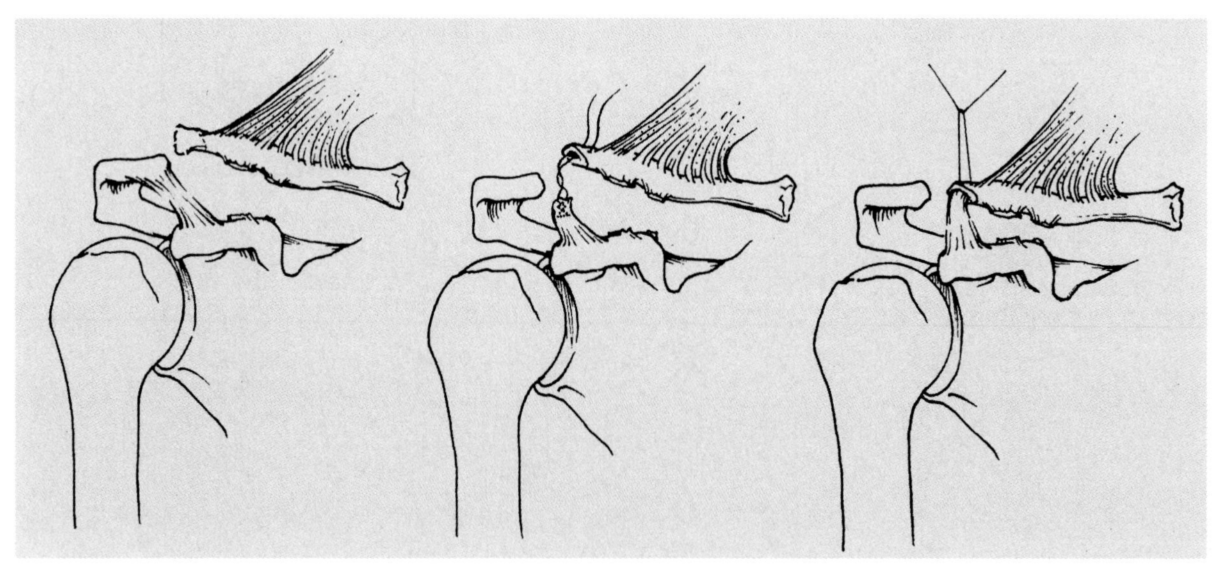

图 63-3 Weaver-Dunn 手术方法。通常需要对喙锁韧带进行额外固定。(From Chadwick and Kyle[12], with permission.)

位的同时 8 字形缝合打结。最后修复肩锁韧带以及三角肌和斜方肌的附着点。

对于慢性损伤应采用 Weaver-Dunn 术式处理。切开暴露后,切除锁骨远端 1.5~2 cm。切口平面自外上方向内下方倾斜。从肩峰下方仔细游离喙肩韧带,尽可能达到最大长度。用改良的 Bunnell 方法将 2-0 不可吸收缝线穿过该韧带。锁骨远端要尽量达到解剖复位,然后用粗线缝合喙锁韧带。将喙肩韧带拉至锁骨远端切除处,用 2-0 缝线穿入锁骨上方皮质骨的钻孔内,并打结。将三角肌拉入前方锁骨缺损处并牢固缝合于斜方肌筋膜上。常规缝合皮下及皮肤层。

术后,患者采用颈腕吊带悬吊。症状允许时可去除悬吊。6 周后可进行过头活动,12 周后开始负重及重体力活动。至少 6 个月后方可进行身体接触性体育运动。

(孙晓江 译 侯筱魁 校)

参考文献

1. Allman FL Jr: Fractures and ligamentous injuries of the clavicle and its articulation. J Bone Joint Surg 49A:774, 1967
2. Bailey RW, Metten CF, O'Conner GA et al: A dynamic method of repair for acute and chronic acromioclavicular disruption. Am J Sports Med 4:58, 1975
3. Bearden JM, Hughston JC, Whatley GS: Acromioclavicular dislocation: method of treatment. J Sports Med 1:5, 1973
4. Bergfeld JA, Andrish JT, Clancy WG: Evaluation of the acromioclavicular joint following first and second degree sprains. Am J Sports Med 6:153, 1978
5. Berson BL, Gilbert MS, Green S: Acromioclavicular dislocations. Clin Orthop 135:157, 1978
6. Bigliani LU, Nicholson GP, Flatow EL: Arthroscopic resection of the distal clavicle. Orthop Clin North Am 24:133, 1993
7. Bjerneld H, Hovelius L, Thorling J: Acromio-clavicular separations treated conservatively. Acta Orthop Scand 54:743, 1983
8. Bosworth BM: Acromioclavicular separation. Surg Gynecol Obstet 73:866, 1941
9. Cadenat FM: The treatment of dislocations and fractures of the outer end of the clavicle. Int Clin 1:145, 1917
10. Cahill BR: Osteolysis of the distal part of the clavicle in male athletes. J Bone Joint Surg 64A:1053, 1982
11. Cave EF, Burke JF, Boyd RJ: Trauma Management. p. 403. Year Book Medical Publishers, Chicago, 1974
12. Chadwick R Jr, Kyle RF: Fractures and dislocations of the proximal humerus, scapula, sternoclavicular joint, acromioclavicular joint and clavicle. p. 255. In Gustillo RB, Kyle RF, Templeman D (eds): Fractures and Dislocations. Mosby, St. Louis, 1993
13. Cook F, Tibone J: The Mumford procedure in athletes: an objective analysis of function. Am J Sports Med 16:97, 1988
14. Cox JS: The fate of the acromioclavicular joint in athletic injuries. Am J Sports Med 9:50, 1981
15. Ellman H: Arthroscopic subacromial decompression analysis of one to three year results. Arthroscopy 3:173, 1987
16. Esch JC, Ozerkis LR, Helgager JA et al: Arthroscopic subacromial decompression: results according to the degree of rotator cuff tear. Arthroscopy 4:241, 1988
17. Flatow EL, Cordasco FA, Bigliani LU: Arthroscopic resection of the outer end of the clavicle from a superior approach: a critical, quantitative, radiographic assessment of bone removal. Arthroscopy 8:55, 1992
18. Fleming RE, Tornberg DN, Kiernan HA: An operative repair of acromioclavicular separation. J Trauma 18:709, 1978
19. Galpin RD, Hawkins RJ, Grainger RW: A comparative analysis of operative versus nonoperative treatment of grade III acromioclavicular separations. Clin Orthop 193:150, 1985
20. Gartsman GM: Arthroscopic resection of the acromioclavicular joint. Am J Sports Med 21:71, 1993
21. Gartsman GM, Combs AH, Davis PF, Tullos HS: Arthroscopic acromioclavicular joint resection: an anatomical study. Am J Sports Med 19:2, 1991
22. Gerber C, Rockwood CA: Subcoracoid dislocation of the lateral end of the clavicle. J Bone Joint Surg 69A:924, 1987
23. Glick JM, Milburn LJ, Haggerty JF, Nishimoto D: Dislocated acromioclavicular joint: follow-up study of 35 unreduced acromioclavicular dislocations. Am J Sports Med 5:264, 1977
24. Grimes DW, Garner RW: The degeneration of the acromioclavicular joint: treatment by resection of distal clavicle. Orthop Rev 9:41, 1980
25. Gurd FB: The treatment of complete dislocation of the outer end of the clavicle. an hitherto undescribed operation. Ann Surg 63:1094, 1941
26. Hastings DE, Horne JG: Anterior dislocation of the acromioclavicular joint [Abstract]. J Bone Joint Surg 59B:507, 1977
27. Horn JS: The traumatic anatomy and treatment of acute acromio-clavicular dislocation. J Bone Joint Surg 36B:194, 1954
28. Hoyt WA Jr: Etiology of shoulder injuries in athletes. J Bone Joint Surg 49A:755, 1967
29. Imatani RJ, Hanlon JJ, Cady GW: Acute, complete acromioclavicular separation. J Bone Joint Surg 57A:328, 1975
30. Johnson L: Arthroscopic Surgery: Principles and Practice. 3rd Ed. CV Mosby, St. Louis, 1986
31. Kappakas GS, McMaster JH: Repair of acromioclavicular separation using a Dacron prosthesis graft. Clin Orthop 131:247, 197
32. Karlsson J, Arnarson H, Sigurjonsson K: Acromioclavicular dislocations treated by coracoacromial ligament transfer. Arch Orthop Trauma Surg 106:8, 1986
33. Kennedy JC, Cameron H: Complete dislocation of the acromio-clavicular joint. J Bone Joint Surg 36B:202, 1954
34. Krueger-Franke M, Siebert CH, Rosemeyer B: Surgical treatment of dislocations of the acromioclavicular joint in the athlete. Br J Sports Med 27:121, 1993
35. Larsen E, Bjerg-Nielsen A, Christensen P: Conservative or surgical treatment of acromioclavicular dislocation. J Bone Joint Surg 68A:552, 1986
36. Lindsey RW, Gutowski WT: The migration of a broken pin following fixation of the acromioclavicular joint. Orthopedics 9:413, 1986
37. Madsen B: Osteolysis of the acromial end of the clavicle fol-

lowing trauma. Br J Radiol 36:822, 1963
38. McPhee IB: Inferior dislocation of the outer end of the clavicle. J Trauma 20:709, 1980
39. Mumford EB: Acromioclavicular dislocation: a new operative treatment. J Bone Joint Surg 23:799, 1941
40. Murphy OB, Bellamy R, Wheeler W, Browner TD: Post-traumatic osteolysis of the distal clavicle. Clin Orthop 109:108, 1975
41. Neer CS II: Shoulder Reconstruction. WB Saunders, Philadelphia, 1990
42. Patterson WR: Inferior dislocation of the distal end of the clavicle. J Bone Joint Surg 49A:1184, 1967
43. Petersson CJ: Resection of the lateral end of the clavicle. Acta Orthop Scand 54:904, 1983
44. Petersson CJ: The acromioclavicular joint in rheumatoid arthritis. Clin Orthop 223:86, 1987
45. Phemister DB: The treatment of dislocation of the acromioclavicular joint by open reduction and threaded wire fixation. J Bone Joint Surg 24:166, 1942
46. Rausching W, Nordesjo LO, Nordgren B et al: Resection arthroplasty for repair of complete acromioclavicular separations. Arch Orthop Trauma Surg 97:161, 1980
47. Rockwood CA, Green DP (eds): Fractures in Adults. 2nd Ed. Vol. 1. JB Lippincott, Philadelphia, 1984
48. Sage J: Recurrent inferior dislocation of the clavicle at the acromioclavicular joint; a case report. J Sports Med 10:145, 1982
49. Sanders JV, Lyons FA, Rockwood CA: Management of dislocations of both ends of the clavicle. J Bone Joint Surg 72A:399, 1990
50. Skjeldal S, Lundblad R, Dullerud R: Coracoid process transfer for acromioclavicular dislocation. Acta Orthop Scand 59:180, 1988
51. Sondergard-Peterson P, Mikkelsen P: Posterior acromioclavicular dislocation. J Bone Joint Surg 64B:52, 1982
52. Stenlund B, Marions O, Engstrom KF, Goldie I: Correlation of macroscopic osteoarthritic changes and radiographic findings in the acromioclavicular joint. Acta Radiol 29:571, 1988
53. Sundaram N, Patel DV, Porter DS: Stabilization of acute acromioclavicular dislocation by a modified Bosworth technique: a long-term follow-up study. Injury 23:189, 1992
54. Taft TN, Wilson FC, Oglesby JW: Dislocation of the acromioclavicular joint. J Bone Joint Surg 69A:1045, 1987
55. Taylor GM, Tooke M: Degeneration of the acromioclavicular joint as a cause of shoulder pain. J Bone Joint Surg 59B:507, 1977
56. Tolin BS, Snyder SJ: Our technique for the arthroscopic Mumford procedure. Orthop Clin North Am 24:143, 1993
57. Tsou PM: Percutaneous cannulated screw coracoclavicular fixation for acute acromioclavicular dislocations. Clin Orthop 243:112, 1989
58. Urist MR: Complete dislocations of the acromioclavicular joint. J Bone Joint Surg 28:813, 1946
59. Verhaven E, DeBoeck H, Haentjens P et al: Surgical treatment of acute type V acromioclavicular injuries in athletes. Arch Orthop Trauma Surg 112:189, 1993
60. Wagner CJ: Partial claviculectomy. Am J Surg 85:259, 1953
61. Walsh WM, Peterson DA, Shelton G, Neumann RD: Shoulder strength following acromioclavicular injury. Am J Sports Med 13:153, 1985
62. Warren RF: The acromioclavicular and sternoclavicular joints. p. 1503. In Evarts CM (ed): Surgery of the Musculoskeletal System. 2nd Ed. Churchill Livingstone, New York, 1990
63. Warren-Smith CD, Ward MW: Operation for acromioclavicular dislocation. J Bone Joint Surg 69B:715, 1987
64. Watkins JT: An operation for the relief of acromioclavicular luxations. J Bone Joint Surg 7:790, 1925
65. Watson M: The refractory painful arc syndrome. J Bone Joint Surg 60B:544, 1978
66. Weaver JK, Dunn HK: Treatment of acromioclavicular injuries, especially complete acromioclavicular separation. J Bone Joint Surg 54A:1187, 1972
67. Worcester JN, Green DP: Osteoarthritis of the acromioclavicular joint. Clin Orthop 58:69, 1968
68. Zanca P: Shoulder Pain: involvement of the acromioclavicular joint. AJR 112:493, 1971

第 64 章

旋转袖撕裂的外科手术

Tomasz K.W. Kozak, Robert H. Cofield

旋转袖疾病是一种常见病，而且对肩关节病理具有重要意义，会给患者生活方式和工作带来重大影响。目前，我们对旋转袖撕裂的病理和发病机制及其非手术和手术治疗都有了比较深入的研究。

旋转袖疾病的病理生理学

旋转袖的病理改变多种多样，包括可逆的肌腱炎症、肌腱退变、旋转袖部分撕裂、肌腱钙化、旋转袖全层撕裂以及伴有旋转袖慢性巨大撕裂的退变性盂肱骨关节炎性疾病(旋转袖关节病)[51,71]。旋转袖疾病可伴发肩峰前外侧下表面的骨赘形成、喙肩韧带的骨形成、大结节的硬化和囊性改变以及肩锁关节增生性关节病。原先存在轻度慢性肌腱病或者严重时受肌腱的长期磨损，旋转袖损伤后可发生急性撕裂[18]。发生慢性撕裂时往往没有损伤，或者生于患者经过一段时间保守治疗后[18]。McLaughlin 把慢性撕裂分为横行、纵行、撕裂伴回缩和巨大撕脱四种类型[59]。

其病因学因素多种多样且各不相同。其中包括旋转袖肌腱和上方喙肩弓的内在因素以及旋转袖机械结构的外在因素(表 64-1)[51]。大部分全层撕裂发生于冈上肌腱的“危险区”，并会向前延伸撕裂肩胛下肌，或者向后延伸撕裂冈下肌。肱二头肌长头腱可以发生炎症、磨损、撕裂或移位[18]。Codman[16]认为，肱二头肌腱损伤是原发病变所致，而 Samilson[95]认为它继发于旋转袖的撕裂。

Codman[16]首先提出旋转袖撕裂的原因是退变。随着年龄增大，会发生走向紊乱并伴发肌腱纤维断裂、失血管化和肌腱细胞构成缺失[10]。然而尸检研究结果都与文献中报道的意见相反，尸检研究报道的旋转袖撕裂总发生率为 5%~80%，全层撕裂的发生率为 5%~37%(表 64-2)[23,41,45]。在年轻人群中部分撕裂的发生率高于全层撕裂[80]，而在老年人群中二者的发生率相等[80]。但是尚无证据表明，部分撕裂会逐渐成为全层撕裂[50]。

Ozaki 等人[80]曾发现旋转袖部分撕裂时，关节囊一侧有退变而肩峰下表面没有任何退变的迹象。但 Ogata 和 Uhthoff [77]却在冈上肌腱正常的尸体中发现肩峰下存在退变。Hijoka 等[50]解剖了 80 具尸体的 160 个肩关节，发现 40~60 岁人群的旋转袖退变增多，且主要发生于冈上肌于大结节的止点处。他们发现，肩峰下表面和喙肩韧带发生退变所占的比例很相似。在这两个解剖部位之间存在有很强的相关性，提示两处的病理改变可能是同时发生的。新鲜尸体的电镜检查发现了病变是由摩擦和磨损所致的证据，比如在肌腱表面上有规则排列的绒毛样球形结构和肌腱断裂端呈圆形。但是，他们仍然无法判定哪种病理改变是首先发生的。因此有文献提出了如下假设：关节面部分撕裂属于退行性病变，而肩峰面的部分撕裂或全层撕裂则伴发于喙肩弓的增生性病变并被其加重[51]。

Neer[68]认为肩峰下表面和喙肩韧带对旋转袖的机械性撞击是引起撕裂的重要原因。他强调指出，在肩峰前 1/3 的下表面上和喙肩韧带的肩峰附着处往往有骨赘形成。喙肩弓的发育变异也是旋转袖撕裂的病因学因素。肩峰很凹容易伴发旋转袖完全撕裂[111]。Morrison 和 Bigliani[8,64]描述了三种类型的肩峰：Ⅰ型是扁平的，Ⅱ型是弧形的，Ⅲ型是弯钩形的。Ⅲ型肩峰占患者的 39%，其中 70%的肩关节有旋转袖撕裂。然而尚不清楚，这些病变表现究竟是发育过程形成的还是一种后天获得的退化性病变。关于肩峰下撞击是原发性病变还是继发性病变仍存有争议。肩峰下撞击概念的提出，为这一系疾病提供了统一的名称[20]。肩峰撞击早期的患者，往往会出现炎症发作，导致肌腱瘢痕形成且虚弱无力。不断地撞击最终会引起旋转袖撕裂。如果广泛撕裂，关节不稳定和关节软骨营养不良最终会引起盂肱关节炎[16]。

创伤本身就是一种旋转袖损伤的病因学因素，而

表 64-1 旋转袖损伤综合征的病因

创伤
旋转袖
急性创伤
反复微创伤
骨和关节
肱骨近端、肩峰或喙突的骨折不愈合或畸形愈合
肩锁关节分离
退变
旋转袖内在退变
骨和关节的增生性病变
营养不良性钙化
发育性
肩峰形态或角度
肩峰骨胚
关节囊韧带
盂肱关节不稳定或关节囊挛缩
神经肌源性
炎症性
医源性

Adapted from Iannotti[51], with permission.

且只要有一点小事件就会使退变的肌腱纤维发生断裂。据 Bateman[5]报道旋转袖完全撕裂偶尔可发于受到严重创伤的年轻人。研究发现,职业活动和过度使用综合征也是潜在的致病原因,特别是某些体育运动所需要的反复过头活动。肩峰骨胚不融合也会使冈上肌出口缩窄[67]。另一个撞击部位是喙突的外侧,该部位撞击会刺激肱二头肌长头腱和冈下肌腱[28,37]。

对旋转袖的血供已进行了广泛的研究[56,57,66,88,92,98]。旋肱后动脉和肩胛上动脉供应旋转袖的后上部分,旋肱前动脉供应旋转袖的前上部分,喙肩峰动脉的肩峰支一般为部分冈上肌供血[20]。微血管造影研究发现,旋转神肌腱除部分冈上肌腱以外血供都很丰富[20]。Lindblom[56]首先发现,冈上肌腱在邻近其止点处和二头肌长头肌腱的止点处类似区域都存在相对无血供区。Moseley 和 Goldie[66]将此区域称为"危险区",认为它是起自肌腹的血管和起止骨性止点的血管的相互吻合区。Rathbun 和 Macnab[88]证实,冈上肌腱特有的相对缺血区比较恒定位于其止点近端 1 cm, 有时会延伸到其在大结节的止点处。据他们报道其可出现于所有年龄段的人群,而且发现缺血区,先于冈上肌腱退变。在肩关节位于内收位时缺血会加重。因此有人假设,这个区域的相对局部缺血会影响肌腱的营养或修复,并使肌腱发生酷似退变的病变[20]。然而 Swiontkowski 等[98]术中使用多普勒激光血流计检查发现,在此缺血危险区血流反而增加,并且大部分旋转袖撕裂的边缘会有充血。

表 64-2 尸体肩关节标本的撕裂

文献(年)	肩关节数量	旋转袖撕裂(%)
Smith[97](1835)	40	18
Akerson[2](1931)	200	32
Keyes[55](1933)	73	19
Wilson[107](1943)	-	20
Takagishi[100]	154(>40 岁)	32
	42(<40 岁)	0

Adapted from Cofield[18] with permission.

总之,旋转袖撕裂的原因应是多因素的,不过其中一定包括创伤, 其中有肩峰下撞击和肌腱退变,而且与年龄相关。

临床评估

病史和体检

旋转袖撕裂的患者年龄一般在 40 岁以上,主诉为肩关节活动时疼痛, 尤其是升手和过头活动时。通常有外伤史, 但有时也可能是不明显的损伤史。患者的职业也许与手工作业有关。患者常主诉夜间疼痛且无法患侧朝下入睡。这些症状可伴有外旋和外展无力以及主动活功度降低。患者活动时会感到有摩擦音或弹响音。

依据旋转袖损伤的程度体检发现会有所不同。观察可以发现冈下肌消瘦或肱二头肌长头肌腱断裂。肱骨头可能向前方突起, 也可能向前上方半脱位。在大结节区或者肩锁关节处可能会有触痛。在冈上肌止点处可触及缺损区。旋转肱骨时会有捻发音。肩关节活动范围可正常或者受限。活动受限时被动活动范围一般大于主动活动范围, 而且在这种情况下抗阻力外展时常有乏力。一般认为,在外展或屈曲中途会发现有疼痛运动弧。有文献认为,初始外展比较困难,但是从 90°外展到 180°时肌力正常[49]。如果外旋也无力,则提示撕裂延伸至冈下肌腱。抗阻力外展可加重疼痛并可以证实无力, 提示为冈上肌腱断(图 64-1)。如果肩胛下肌撕裂,可出现内旋无力,而且不可能进行全范围主动内旋活动。后者表现为不能上举或者把手抬离腰区。

影像学检查

X 线平片上可能无异常，但常可见大结节硬化或囊性病变(图 64-2A)[27]。肱骨关节面和大结节之间可能形成切迹。肩峰内的病变包括硬化伴骨赘形成,或者肩峰可能失去其正常的下凸形态,变成凹形[18]。形成钙化灶沉积也曾有报道[100]。

慢性旋转袖撕裂时可发生的肱骨头向上移位(图 64-2B)。Golding[40]首先发现了肩峰与肱骨头间距的缩窄和旋转袖撕裂之间的相关性。Godsil 和 Linscheid[39]发现,所有肱骨头向上半脱位患者均有旋转袖的巨大撕脱。Weiner 和 Macnab[106]发现,肱骨头位置和旋转袖撕裂之间存在有很强的相关性。在 59 例旋转袖撕裂的肩关节中仅 14 例的肱骨头和肩峰间距超过 9 mm,相反,60 例正常肩关节中有 48 例该间距等于或大于 9 mm。他们报道的正常肩峰和肱骨头间距为 7~14 mm,由此得出结论,该间距如果小于 5 mm 则应考虑可能存在旋转袖撕裂。

肩关节造影通常可明确诊断[1]。可用单对比或双对比来进行检查,阳性结果是诊断旋转袖撕裂的可靠指征[59]。肩锁关节处若出现“喷泉”征则提示撕裂发生于肩锁关节下方[24],而且这一表现常伴发较大范围的撕裂。Neer[69]提出的关节造影指征是:40 岁以上患者经保守治疗 12 周后仍无效的撞击综合征，急性损伤伴突发性肩关节明显无力,肱二头肌长头肌腱断裂伴肩部症状，以及不稳定性盂肱关节脱位或者 40 岁以上患者脱位后出现有肩部症状。

评价旋转袖滑囊侧部分撕裂时,建议行肩峰下滑囊造影。但是只有北美地区曾应用过该技术,而且文献报道的准确性仅为 18%[103]。

无创成像技术,如超声和磁共振成像(MRI),可用于术前评价。这些方法也可发现肌腱退化和部分断裂。但是文献报道的超声检查准确性为 53%~90%,而且特别难以区分小的全层撕裂、部分撕裂或者肌腱退化或瘢痕形成。MRI 的确可提供旋转袖肌腱的大多数信息。它容易确定肌腱全层撕裂的范围,也可以发现肌腱内异常。但和超声一样,在区分小的全层撕裂、部分撕裂和广泛肌腱内病变时仍有一定困难。许多研究显示,MRI 的准确率超过 90%。

总之,旋转袖损伤的摄片包括腋窝位平片和冈上肌出口位片。如果诊断或预后不明确,可以行关节造影或 MRI。如果你想明确是否为全层撕裂,行关节造影更好。如果你想获得肌腱病变的详细信息,选择行 MRI 更有价值。

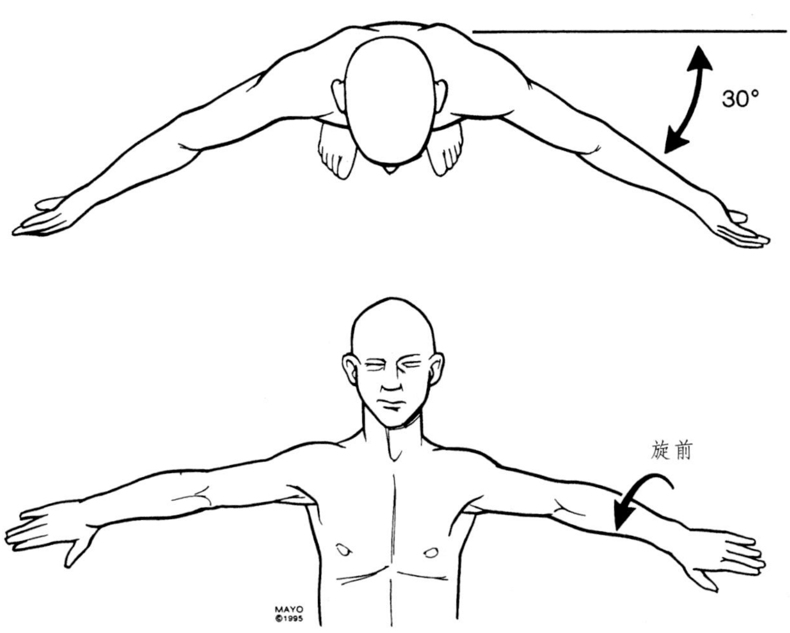

图 64-1　检查冈上肌腱时,应在肱骨外展 90°、前屈 30°以及完全内旋时施以向下的力。Jobe 通过肌电图证实,这种体位可使冈上肌腱分离[53]。

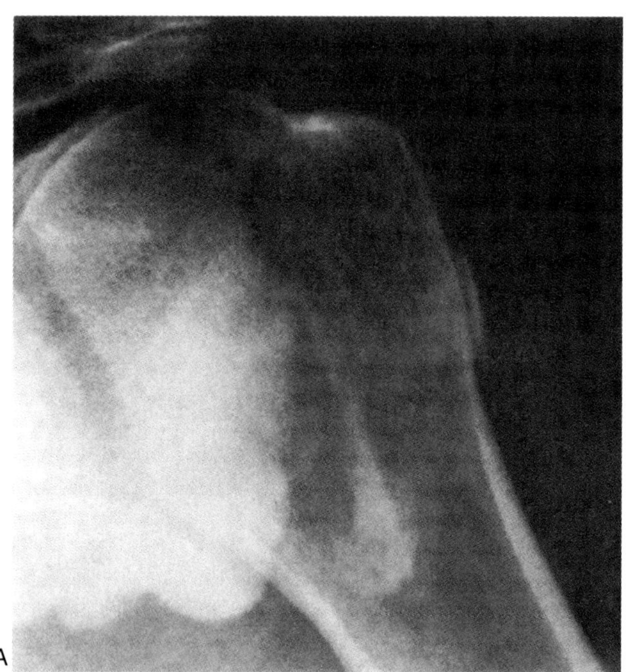

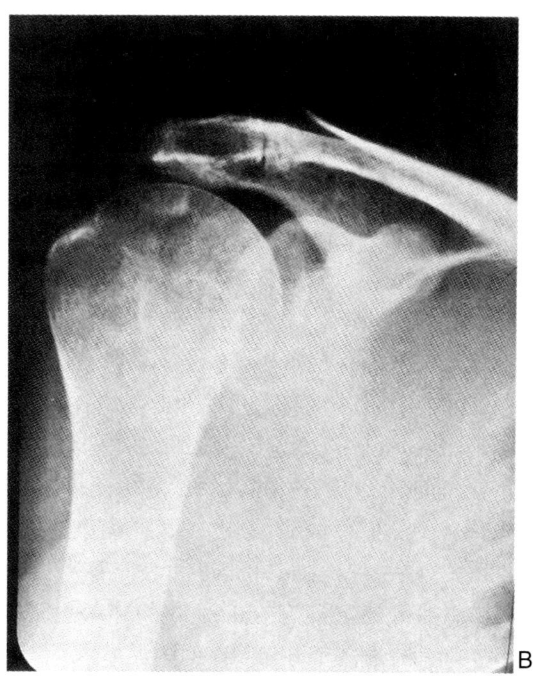

图 64-2 (A)大结节底部硬化已被关节造影所证实,是旋转袖病变的早期征象。(B)肱骨头明显上移是提示旋转袖慢性撕裂的可靠征象。

非手术治疗的结果

非手术治疗包括消炎镇痛、热疗、按摩、关节活动度锻炼和肌力训练。肩峰下间隙或肩锁关节内有限次数注射皮质类固醇可以有效缓解症状。引发区和触痛内注射的效果不如异常区内注射的效果[20]。

许多学者推荐非手术治疗。Rowe[93]曾强调:"越是经验丰富的外科医师,越是注重通过保守疗法来治疗旋转袖损伤,越不急于通过手术来解决问题"。McLaughlin[61]认为,保守治疗一段时间是必要的,因为尸检发现断裂的发生率相当高(见表 64-2),而且在老年人群中发生的断裂常为非活动性。他强调指出,许多断裂病例的症状会自行消退,而且这些症状是通过长期有病变但初始诊断不明确的肌腱而发生的。然而尚无法确定,这些尸体样本中有多少在生前是无症状的。另外也有文献报道,在检查的尸体肩关节中仅有5%为全层旋转袖撕裂[74]。

文献报道的非手术治疗成功率差异较大从低于50%到高于 90%(见表 64-3)[18]。许多研究并不用关节造影来确诊。Itoi 和 Tabata[52]对 62 例患者平均随访了 3.4 年,对结果满意的占 82%。初始体检时关节活动度和肌力量较好的患者,疗效最好。Brown[11]报道显示肩峰下间隙局部注射止痛药后,85%的患者能恢复原有的关节活动度和肌力。而在那些没有恢复活动度和力量的患者中,仅 50%经过非手术治疗得到康复。Takagishi[100]在一项多对照研究中发现,关节造影证实为全层撕裂的患者中仅 44%经过非手术治疗获得满意效果。

手术修补

有不少文献分析了旋转袖手术修补的疗效。手术

表 64-3 旋转峰撕裂症状的康复

文献(年)	肩关节康复率(%)
Bakalim 和 Pasila[4](1975)	88
Brown[11](1949)	
轻度损伤	87
中度损伤	59
严重损伤	53
Samilson 和 Binder[96](1975)	59
Takagishi[100](1978)	44
Heikel[49](1968)	23

Adapted from Cofield[18] with permission.

修补的第一篇文献是 Codman[15]报道的,他报道了 2 例冈上肌腱断裂病例进行了成功手术修补。文献中报道的旋转袖撕裂手术修补结果,赞同手术干预,疗效好到优秀的比率为 70%~95%,疼痛缓解率为 75%~95%[18]。许多文献报道了不同作者采用个人的手术方法所产生的结果(表 64-4)。但是大部分早期研究,并没有提供明确的外科病理学信息,而是按照手术耗费的时间以及其他社会经济学标准来评估结果的。最近的研究往往倾向于更仔细地分析撕裂的特征,并按关节活动度和肌力的恢复程度来评价结果[20]。这使我们能更好地比较不同手术方式的疗效,更好地评估任何改进的效果。在 1972 年以前,大部分修补手术都包括肩峰截骨术或切除术。Neer[68]经过研究指出,撞击的主要部位位于肩峰前外方的下表面。此后肩峰前下方成形术就成为旋转袖修补手术中,最常用的肩峰手术,而所发表的手术效果随后得到了不断的提高[48,86]。

在正反两方面影响旋转袖修补术效果的因素有许多种。Codman[16]最初采用肩峰基底截骨来暴露旋转袖。但是由于并发症太多,在近几年他已放弃了这种手术。许多学者也证实了这一点[39,72,110]。Neer 发现,接受根治性肩峰切除术的患者疗效差,术后会有持续疼痛、无力、外展受限,且不美观。同样,如果在剥离三角肌后没有将其缝回原处或者出现腋神经麻痹,也会产生不良的影响[39,72,110]。

撕裂的大小和形态也会对最终疗效产生重大影响。许多学者报道的结果显示,部分和小的撕裂效果较好[9,26,37,109],而巨大撕裂的效果较差[26,109]。

研究表明,肩峰下间隙减压可获得较好效果。Packer 等[82]对一组患者都进行了肩峰下减压,和另一组不做减压的患者相比,前者的疗效明显要好得多。同样,肩锁间距小于 7 mm 或肱骨头上移位,也会对疗效产生负面影响[30,32,38]。

既往手术史以及旋转袖修补后再撕裂都是对预后不利的因素[30,74,82,86]。据 DeOrio 和 Cofield[26]报道,在旋转袖修补术失败后行翻修术的患者中,成功率仅 17%。而且所报道的肩关节中有 58%效果较差,因此他们建议对旋转袖修复行第二次手术必须慎重。

研究表明,术后制动[26]和高质量的康复训练[25]是影响预后的重要因素。

修复时机的选择很重要。据 Bassett 和 Cofield[6]报道,旋转袖急性全层损伤且撕裂的患者,若在三周内修复,肌力和主动外展恢复较好,且总体效果比较满意。但疼痛缓解良好和修复时机选择没有关系。文献中关于急性撕裂的最佳治疗方法尚存在小的争议,因为急性撕裂极小见。对于慢性撕裂,修补时机对结果没有什么影响,不过据 Post 等[86]报道修复,时机太晚对疗效有负面影响。

关于主流手术方式还存在一些差异。一些研究表明,行旋转袖清创和肩峰成形术而不行肌腱修补可取得良好效果,包括对巨大撕裂通过切开或关节镜下行上述手术[13,90,91]。但是,这种方法只适合于那些术前关节活动度良好的那些特定患者[13]。Ogilvie-Harris 和 Demaziere[78]在一项前瞻性研究中发现,对 1~4 cm 撕裂,使用关节镜肩峰下减压和旋转袖清创以及切开修补和肩峰成形术两种方法,在缓解疼痛和恢复前屈方面没有明显差异。但是切开修复和肩峰成形术在肌力恢复和功能恢复方面更有优势。他们建议对那些主诉疼痛和活动受限且要求不高的患者应采用关节镜下清创,而对那些需要良好功能和肌力的患者则采用切开修补术。

近来有报道认为,对巨大肩袖损伤行部分修复也能取得良好效果。Burkhart[13]提出了“功能性旋转袖撕裂”的概念,这种撕裂时旋转袖的生物力学功能是完好的,而且冠状面和横断面的力偶是平衡的。此时不必遵守“关闭缺损”的原则。为获得旋转袖的生物力学稳定性,必须符合以下 5 项标准:①冠状面和横断面的力偶必须完好无损;②必须有一个支点稳定的运动模式;③肩关节的“悬索桥”式结构必须完整;④撕裂仅累及很小的表面区域;⑤撕裂处必须具有边缘稳定性。从解剖上来看,这意味着肩胛下肌必须完好无损,至少冈下肌的下 1/2 也是完好的。

手术技术

进行旋转袖修补时,有许多手术入路可供外科医师选择。前上方入路最常用,手术时,纵向劈开三角肌纤维,并把部分三角肌从肩峰前方和锁骨远端剥离。有一种与此类似的新手术入路,采用了关节镜辅助技术,只需做一个分离三角肌的小切口[84]。三角肌和腋神经相互关系的解剖学研究表明,在距肩峰外侧 5 cm 之内分离三角肌是安全的,可避免手术中损伤腋神经[9]。在处理肩袖时,前下方肩峰成形手术已成为标准术式。过去多进行肩峰部分切除术或全切手术,但这些手术有潜在的危险性而且并发症较多,如三角肌脱离和回缩、异位骨化、外展无力、肱骨头严重不稳定以及不美观等问题[18,72]。同样,有文献曾建议采用后上方

表 64-4 旋转袖修补术的效果

文献(年份)	病例数	平均年龄(范围)	性别	优势手比例(%)	平均随访年(范围)	疼痛缓解(%)	优良率(%)	影响因素[a]
Moseley[65](1951)	31	59 (43~68)			3.1 (0.8~9.8)		82	+肩峰未切除
Heikel[49] (1968)	22	56 (40~67)	16 男 14 女			77	59	
Godsil 和 Linscheid[39] (1970)	59	60 (36~73)	36 男 13 女		6 (1~11)		78	+小撕裂 –三角肌萎缩
Weiner 和 Macnab[107] (1970)	69	54.6 (32~72)		68	5.6	77	77	–巨大撕裂;是否需要无痛、功能良好的肩关节进行工作
Wolfgang[109] (1974)	65	55 (30~69)		73			74	+影像学正常;部分撕裂 –钙化沉积;肩峰未再附着、旋转袖开槽固定
Packer 等[82](1983)	61	58.6 (26~80)	43 男 18 女	70	2.8	62.5	69.6	+减压–再撕裂
Post 等[86](1983)	55	59.7 (39~79)	36 男 16 女			90	83	–后期修补;先前有手术史
Hawkins 等[48] (1985)	100	57.4 (26~76)	78 男 22 女	78	4.2 (2~7)	86		+小撕裂
Ellman[30](1986)	50	60 (27~85)		82	3.5			+术前 ABD/ER 肌力好 –术前 ROM 受限,ABD<100°,肩峰肱骨距离<7 mm;翻修手术
Bjorkenheim 等[9](1988)	78	51 (30~76)	54 男 24 女	71	最少 2 年 52%>3 年	84	71	+小撕裂
Esch 等[32](1988)	71	(17~89)	48 男 23 女		1.6 (1~3)		77	+小撕裂(<1 cm) –肱骨头和肩峰距离<7 mm
Rookwood 和 Burkhead[91] (1990)	14				7.2 (5~10)	100		
Essman 等[31](1991)	68	58 (31~76)			2.0 (0.8~4)	76	92	
Bigliani 等[7](1990)	61	62 (40~77)	40 男 21 女		6 (2~12)	95	85	
Burkhart[13] (1990)	10				1.1 (0.3~2.4)	100		
Cofield 等[21] (1990)	93	59	53 男 24 女		7.5 (2~12)	93	79	撕裂大小、形态
Ogilvie-Harris 和 Demaziere[78] (1993)[b]	22	(30~70)			(2~5)	73	77	
	23	(30~70)			(2~5)	73	91	+切开修复
Burkhart[12] (1924)	14	56 (38~77)	9 男 5 女	7	1.8 (0.9~6)		93	
Nobuhara 等[76] (1994)	187	(20~86)		大部分	6.8	77	97	肌腱到肌腱更为疼痛
Paulos 和 Kody[85] (1994)	18	46 (26~74)	14 男 4 女	72	3.8	94	88	

[a] +:正面影响;–:负面影响;ABD:外展;ER:外旋;ROM:活动范围。

[b] 22 例为关节镜下肩峰成形术和旋转袖清创,23 例为切开修复和肩峰成形术。

入路并在额状内行肩峰截骨术[18],这种入路[25]在欧洲很流行,可十分满意地处理累及大结节的损伤,但显露主要撞击点的肩峰前部效果不佳,而且可能出现肩峰不愈合。

北美洲的 McLaughlin 研发了旋转袖修复的经典术式[59]。他采用上方纵行切口,并在肩峰外侧斜行截骨。对于回缩的旋转袖撕裂,他推荐对撕裂近端进行边对边缝合修补直到张力合适为止,然后将缝线从骨内穿过在大结节外侧打结,形成"V-Y"形修补。有时,他还在撕裂旋转袖的外侧缘进行额外的褥式缝合。旋转袖并不恢复到原有的止点,而将其下面的骨与关节软骨相互剥离,以促进愈合。对于巨大撕裂,可将旋转袖缝合肱骨头上无张力即可达到的部位。这些技术目前广泛运用于关闭旋转袖的巨大缺损。

特殊的手术方法

对于无法进行直接修补的旋转袖缺损,有三种基本方法来处理这一问题:①允许缺损存在,而把肌腱缝合到紧张部位,然后把肌腱边缘缝合到松质骨上[59];②将局部组织转移覆盖缺损区;③植入局部或远端组织的游离移植物[18]。用这些特殊的手术方法(表 64-5)修补旋转袖,其疼痛缓解率可达 76%~100%。报道的旋转袖撕裂大多为大型或巨大型。

表 64-5 旋转袖撕裂修复的可用手术方法

直接缝合肌腱
把肌腱缝合于松质骨上
腱带徙前术
旋转袖肌腱旋转术
旋转袖肌腱移位术
局部组织转移术
二头肌腱
斜方肌
肩胛提肌
胸大肌或胸小肌
三角肌
游离移植
喙肩韧带
阔筋膜
冻干的旋转袖
带神经血管的"岛状瓣"
冈上肌
冈上肌和冈下肌
背阔肌
人工材料修复,如:
碳纤维
Goretex
Marlex 网

Adapted from Cofield[18], with permission.

局部软组织松动术包括肩胛下肌转移[19]、冈下肌和肩胛下肌转移[74]、肱二头肌长头腱移位[75]以及冈上肌平移[25,44]。Debeyre[25]发现冈上肌前移并不能有效改善功能,但能恢复外旋功能。据文献报道,也可以使用斜方肌[63]、肩胛提肌、胸小肌和三角肌的肌瓣局部转移来修复旋转袖,但这种肌瓣不能取得可重复的良好效果,因此没有得到广泛使用。也可采用肌腱移位术来修补缺损,如背阔肌[38],但报道的例数比较少。

游离移植物有时也可用于关闭缺损。喙肩韧带比较容易取到,最多可覆盖 1 cm×1.5 cm 的缺损[18]。但是喙肩韧带较薄,因此能充分覆盖的缺损面积很有限。阔筋膜可以多层覆盖缺损区,也可用于加强修补效果,例如用于要求不高的类风湿性关节炎患者。有人曾尝试采用异体移植物(如冻干的尸体旋转袖[73]和牛的肌腱或韧带)以及合成材料(如碳纤维[79])来进行修补,但其疗效还有待进一步考察。

现代的修补方法

肩峰前部成形术结合有限分离三角肌的前侧可能是目前修补旋转袖撕裂的最常用入路和术式。Neer[70]建议采用稍远端平行于锁骨的斜行切口(图 64-3)。我们医院进行旋转袖修补的最常用方法是,采用前上方入路,并适度分离三角肌,然后从肩峰前方进行少量的肌肉剥离。采用该入路时,对于较大撕裂应把三角肌从肩峰前部剥离,有时还要从锁骨远端剥离,可对大部分撕裂进行充分显露。从肩锁关节向远端将三角肌分离 4 cm,然后切除喙肱肌和肱二头肌短头肌腱组成的联合肌腱外侧的筋膜以及喙肩韧带下方的筋膜。把喙肩韧带从其肩峰止点处切断并向内侧反折(待以后切除),进行肩峰前下部成形术。如有必要,为了治疗有症状的肩锁关节炎,可以切除锁骨的远端。如果没有症状或体征表明需切除锁骨远端,而下方存在有明显突起的骨赘,可将这些骨赘去除。用手指或钝性拉钩松动肩峰下间隙。

手术修补的步骤包括:切除上方肥大性滑囊以及任何变弱、退变或磨损的肌腱;如有必要可通过少量修整边缘仔细确定肌腱缺损的边界;然后通过使肌腱的上下表面与瘢痕组织和挛缩的关节囊相分离来使其游离。如果肌腱无法延伸到其在肱骨头上的正常附

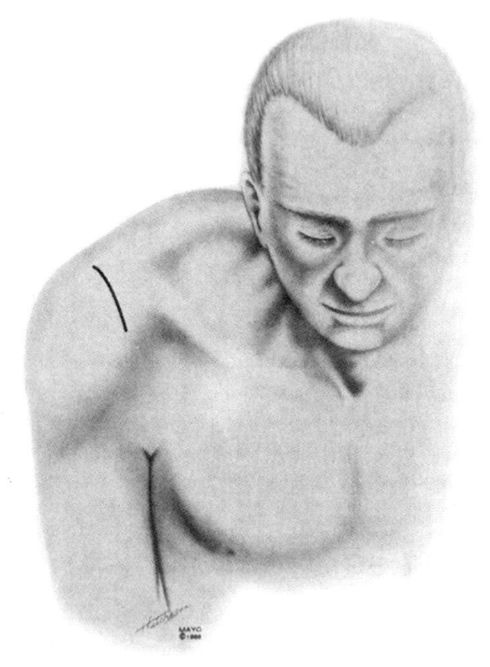

图 64-3 Neer 推荐的用于肩峰前部成形术和旋转袖修复术的手术切口线。他认为此入路可获得良好的手术视野,而且沿此方向手术可以获得最有效而美观的皮肤愈合。(From Neer[70]. By permission of Mayo Foundation.)

着部位,可以在肩缘处把撕裂口近端的肩关节囊切断。这可以增加组织的柔韧性,而且常会使肌腱长度增加 1~1.5 cm。然后按计划闭关缺损。这只需要直接缝合肌腱,将肌腱和骨缝合,或者联合完成这两项操作。如果因为肌腱缺损量大而无法直接缝合,可采用其他方法,如上文所述(见表 64-5)。

应根据受累肌腱的形态、尺寸和受累数量来选择旋转袖的修补方法。撕裂有时只是一种线状开裂(图 64-4)。在此情况下应修整退变的肌腱边缘然后通过间断缝合进行端对端闭合。更多见的撕裂是横行撕脱,此时冈上肌,或冈上肌和冈下肌腱从其肱骨头的附着处撕裂(图 64-5)。对于这种损伤,应对退变的肌腱边缘进行局限性清创。如果肌腱边缘包含有坚韧的瘢痕组织,可以保留不动。在肌腱正常附着处附近的肱骨头上,暴露松质骨。暴露出的松质骨的准确位置取决于上肢外展 20°时撕裂的肌腱边缘所能延伸的距离。我们建议由内向外暴露大约 1 cm 的松质骨,松质骨的暴露长度取决于撕裂口从前到后的长度。非常主要的是暴露的松质骨的外侧皮质骨必须保持完好无损。我们还偏好在肌腱正常附着处附近切除大部分软

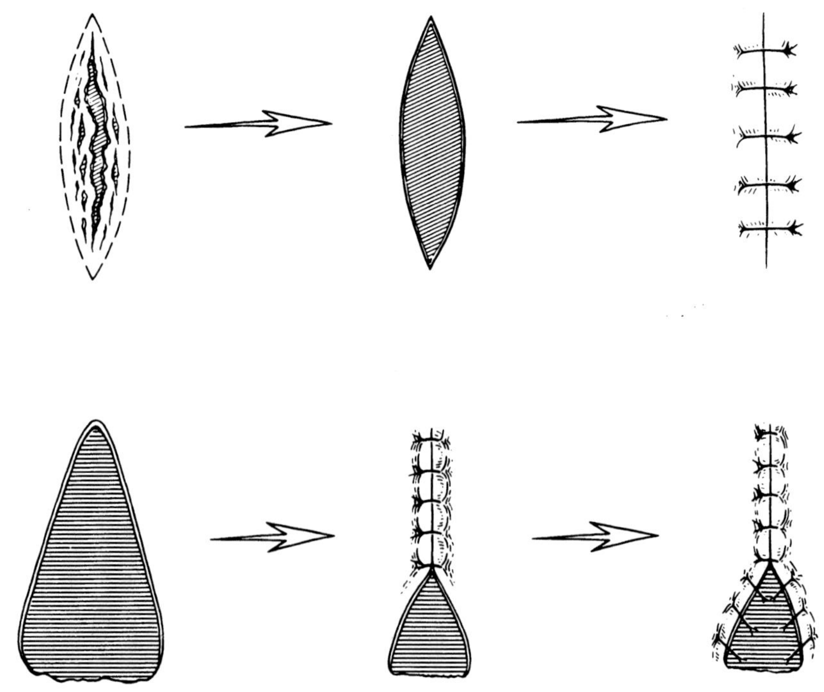

图 64-4 纵行旋转袖撕裂的主要撕裂方向与肌腱纤维方向一致。上半部分图示出的肌腱撕裂未累及骨性止点。对磨损退变的肌腱进行了边缘修整,然后用端对端方式缝合。如果累及骨性止点(见下半部分图),常存在一个高的三角形缺损区。此时,可通过肌腱对肌腱紧密缝合,再将剩余的肌腱边缘缝合到暴露的松质骨上,即可有效地关闭缺损,其效果类似于 V-Y 成形缝合术。

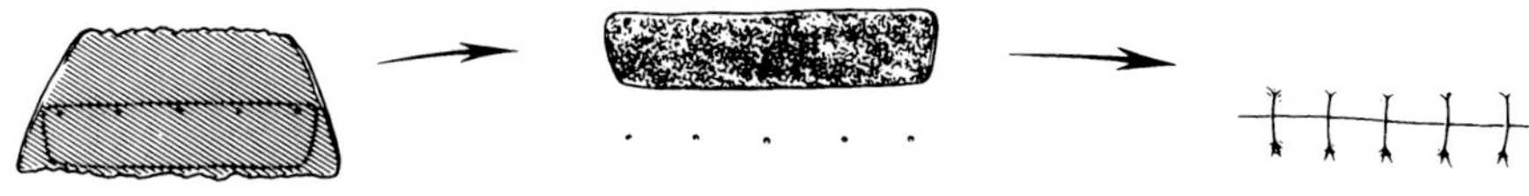

图 64-5　旋转袖从骨上横行撕脱是旋转袖撕裂最多见的方式。有限清理肌腱边缘之后，便可暴露肱骨头上的松质骨，然后把撕裂的肌腱边缘缝合在暴露的松质骨上。可以采用单线缝合（如本图所示）或褥式缝合。有些医师喜欢开骨槽，我们建议：显露松质骨时造成的骨缺损越小越好。

骨下板来暴露松质骨。这样可以暴露扁平面的松质骨，而且在肱骨头上不会留下缺损或沟槽。然后在暴露出的松质骨的外侧给皮质骨钻孔，并用套管针将单缝线穿过皮质骨穿入到暴露出的松质骨近侧缘。然后将该缝线穿过肌腱，并通过连续缝合把肌腱固定在暴露出的松质骨上。许多学者喜欢用各种褥式缝合，效果都比较满意。我们倾向于单线缝合，因为缝合同样针数的缝线够 2 次使用。缝线号越大，缝线的材质强度当然就越大。修补旋转袖肌腱最好选用 1 号到 3 号缝线。对于采用可吸收缝线还是采用不可吸收缝线尚存在争议。大部分外科医师喜欢用不可吸收线，但是从临床实际应用来看，粗的多股可吸收缝线效果也很好。

在并非少见的情况下，肌腱从肱骨头骨质上横行撕脱将伴有肌腱的开裂，沿撕裂处前沿或后沿的开裂均有发生（图 64-6）。这通常表现为不规则的三角形缺损。把近端肌腱松解后通常可进行 L 形肌腱修补，然后将撕裂的横向部分覆盖在已暴露的松质骨区域（其方法与上文所述的横行撕裂修补法相同），并将肌腱的纵行开裂进行肌腱对肌腱缝合。

慢性撕裂时，肌腱组织会有某些缺失，从而形成圆形或卵圆形缺损。如果累及肩胛下肌，二头肌长头肌腱也可发生撕裂或离位。可以将卵圆形缺损变成三角形，其方法是近端行边对边缝合，然后将游离的肌腱边缘缝合到松质骨上（图 64-4）[63]，也可以把邻近的旋转袖旋转或移位到缺损处（图 64-7）。如果缺损无法一期闭合而且外旋肌接近 12 点钟位置，可把肩胛下肌腱斜形向下方和内侧切开，并向上方移位然后与冈上肌缝合（图 64-8）。沿肩胛下肌切开肩关节囊，直至盂肱中韧带水平（图 64-9）。进一步分离肩胛下肌，但盂肱中韧带和盂肱下韧带要保持完好无损。在关节盂上方边缘做切口，进一步游离前关节囊的上部。在大结节附近造一个松质骨骨床，以便把移位的肩胛下肌腱缝合于此。把转移瓣的上缘与冈上肌腱缝合，并将其外侧缘重新附着于肱骨的松质骨骨床上。最后这种方法必须注意的是：如果患者在术前主动外展活动度正常或接近正常，最好不要轻易切开和移位尚完好的剩余旋转袖部分。

近年来，随着关节镜技术的发展，完全可以联合应用关节镜肩峰下减压术与裂开三角肌的小切口，以免剥离三角肌。Paulos[85]曾建议，对于急性撕裂、容易松解的撕裂以及回缩不超过 2 cm 的撕裂，可采用小切口技术进行修补。患者取侧卧位，手术台上加支撑，并且患侧上肢通过皮肤牵引进行悬吊。采用标准的后方入路检查盂肱关节，特别要注意旋转袖肌腱的下表面和肱二头肌长头肌腱。盂肱关节的任何病变都可以通过前方入路进行处理。然后引导关节镜进入肩峰下滑囊行滑囊切除，分离喙肩韧带，并通过外侧或后方入路完成

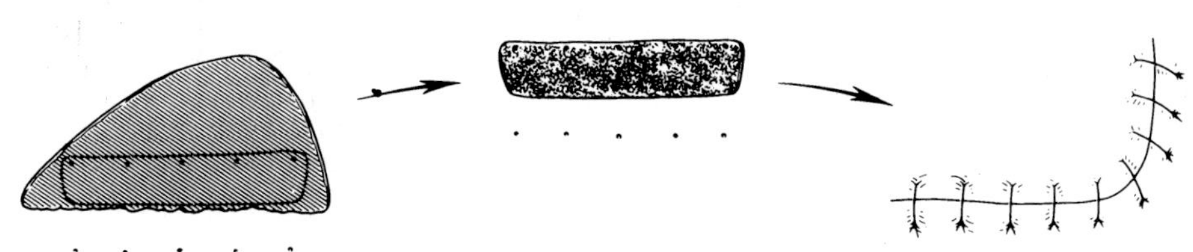

图 64-6　肌腱从上横行撕脱可能会伴有肌腱纵向开裂，从而形成了一个底部宽的三角形缺损。最常用的关闭缺损方法是，把撕脱的肌腱拉到撕裂区，然后横向把肌腱与骨缝合，纵向进行肌腱与肌腱的缝合。

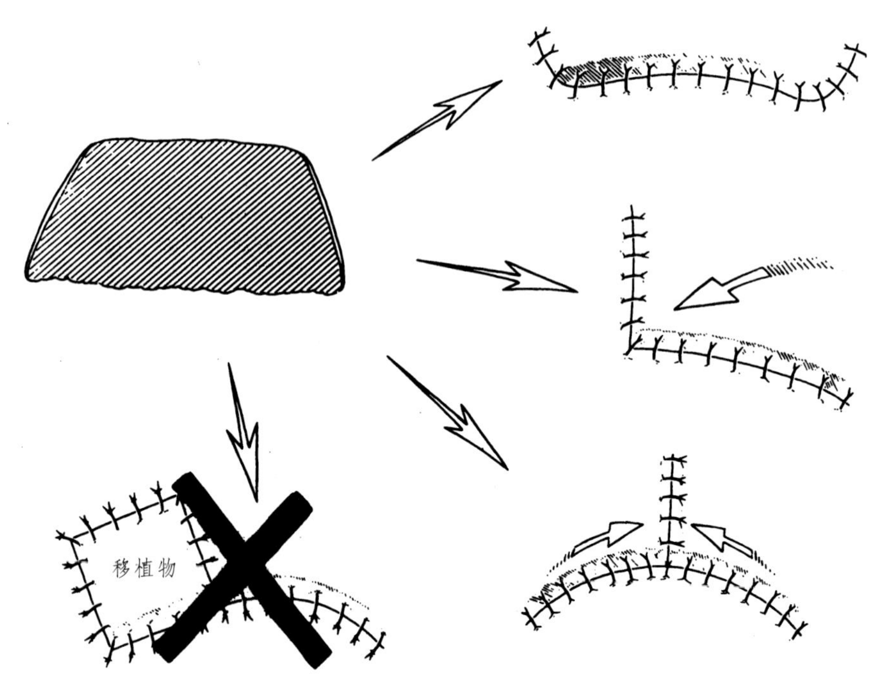

图 64–7 当出现相当大的肌腱缺损时,可行的处理方法有许多种。可以用右上角所示的肌腱蒂徙前术,将撕裂的肌腱缝合于肱骨头上暴露的松质骨上,然后缝合肌腱的前后裂隙,并进行肌腱对肌腱缝合。如果这种方法不完全有效,可以考虑把肌腱单侧或双侧移位至缺损内,把肌腱从前下方或前下和后下方移位至缺损内。尽管这些技术从解剖上来说是可行的,但在常规旋转袖修补中很少用。图左下角示出了用移植材料来修复缺损。不少医师曾考虑采用这种方法,而且个别病例还取得了较好效果。然而这种方法只是偶尔用于临床。

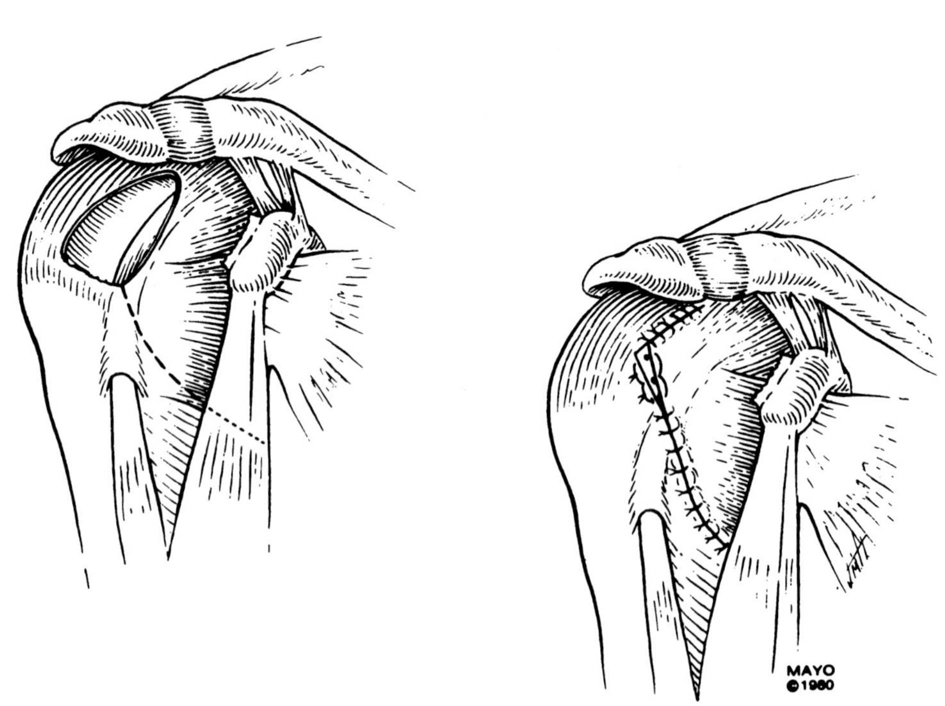

图 64–8 如果要通过肩胛下肌上移位来覆盖肌腱缺损,可斜行切开肩胛下肌肌腱和下方的关节囊,其宽度约为肩胛下肌上下宽度的 2/3 或 3/4。然后继续分离至肩胛下肌的肌纤维。切开下方的肩关节囊,并按右侧图所示把肩关节囊的前上部和肩胛下肌的上部向上移位。必须注意保持肱二头肌长头肌腱的稳定结构。

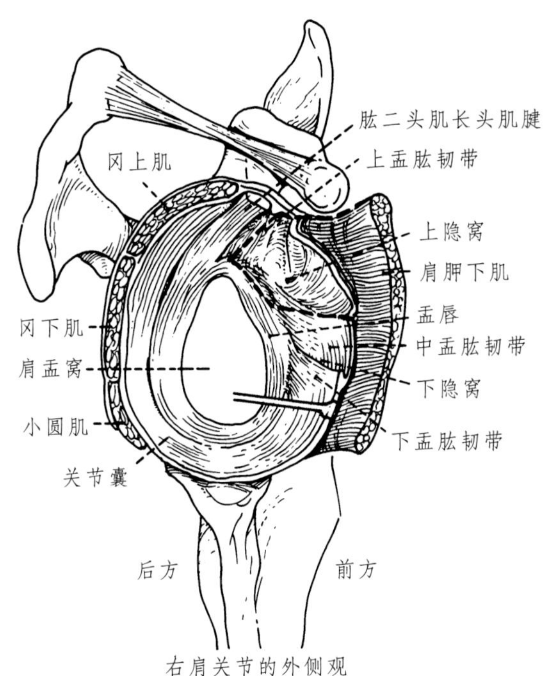

图 64-9　在利用肩胛下肌前上方移位来修补旋转袖撕裂时，应做前上方关节囊的内侧切口。从关节盂前上方和喙突周缘分离前上方关节囊。在中盂肱韧带上方做横行切口。然后可以利用前上部关节囊连同肩胛下肌腱的前缘来加强用于修补旋转袖缺损的移位组织。

肩峰前部成形术[85]。如果有必要的话可把锁骨外端或其下表面的骨赘切除。从旋转袖上表面观察其撕裂情况，注意撕裂的大小、部位、活动度和剩余组织的质量。

撤除关节镜器械后进行切开修补。切口位于三角肌外侧起自肩峰外侧中部，沿三角肌纤维方向延伸，并将关节镜外侧入路包含在内。分离三角肌纤维约 4cm 长，注意避免损伤腋神经。在分离的三角肌底部可以缝一针，以避免过度分离三角肌进而损伤腋神经。通过锐性分离清除肩峰下滑囊组织，以便充分暴露旋转袖撕裂处。此时可用手指检查肩峰下表面以确认肩峰成形术是否适当。评估旋转袖撕裂，然后通过肌腱对肌腱缝合或肌腱对骨缝合技术进行修补。在大结节的正内侧用电动磨头、刮匙或骨凿开一条横行骨槽。用可吸收线间断缝合三角肌，然后关闭皮下层和皮肤。这是比较理想的手术方案，但在临床实践中我们进行旋转袖手术时一般不做关节镜检查。诊断通常较明确，因此直接行切开手术。

术后护理

在手术室，通常将患肢置于肩部制动器上。但是，如果患者术前肩关节僵硬因而需要在术中手法松解，可以考虑使用 60°肱骨外展支具，使上肢离开体侧，而且可以减少肩关节复发僵硬的可能性。如果修补手术主要在后部，术后可使用小角度外展夹具，以免使患肢处于内旋位，给后方修补处施加过大的张力。对标准的旋转袖修补术而言，术中检查发现，让患肢稍微离开体侧比将其置于肩关节制动器上更有利于修复后肌腱的愈合。会这种情况下，肱骨外展支具调至大约 45°比较合适。但是从临床运用情况来看，80%~90%的患者都使用肩部制动器，而只有其余的少部分患者用肩部外展支具。肩部制动器在夜间要连续使用 1 个月左右。白天也可以用肩部制动器，或者在术后前几周至 1 个月内改用悬吊带固定。

在手术中，要记录肩关节屈伸、外展内收和旋转的角度，据此指导术后的功能锻炼，避免给肌腱修补处带来太大张力。术后可以在术中记录的角度范围内进行被动活动度锻炼。被动锻炼要一直持续到手术医师认为肌腱已早期愈合可以进行辅助下主动活动度锻炼时为止。一般在 4~8 周后可以开始辅助下的主动功能锻炼。

目前尚未证实是否有必要早期进行肌力加强训练。从临床的观点来看，一般在 4~8 周时可以开始进行轻柔的等长肌力训练。3 个月以后才允许进行强度大的力量训练。

（张峻 译　侯筱魁 校）

参考文献

1. Ahovuo J, Paavolainen P, Slatis P: The diagnostic value of arthrography and plain radiography in rotator cuff tears. Acta Orthop Scand 55:220, 1984
2. Akerson: Cited in reference 16.
3. Aoki M, Ishii S, Usui M: Clinical application for measuring the slope of the acromion. p. 200. In Post M, Morrey BE, Hawkins RJ (eds): Surgery of the Shoulder. Mosby–Year Book, St. Louis, 1990
4. Bakalim G, Pasila M: Surgical treatment of rupture of the rotator cuff tendon. Acta Orthop Scand 46:751, 1975
5. Bateman JE: The Shoulder and Neck. WB Saunders, Philadelphia, 1992
6. Bassett RW, Cofield RH: Acute tears of the rotator cuff: the timing of surgical repair. Clin Orthop 175:18, 1983
7. Bigliani LU, McIlveen SJ, Cordasco FA et al: Operative repair of massive rotator cuff tears: long term results. Orthop Trans 14:251, 1990
8. Bigliani LU, Morrison D, April EW: The morphology of the acromion and its relationship to rotator cuff tears. Orthop Trans 10:228, 1986
9. Bjorkenheim J, Paavolainen P, Ahovuo J et al: Surgical repair

of the rotator cuff and surrounding tissues: factors influencing the results. Clin Orthop 236:148, 1988

10. Brewer BJ: Aging of the rotator cuff. Am J Sports Med 7:102, 1979
11. Brown JT: Early assessment of supraspinatus tears: procaine infiltration as a guide to treatment. J Bone Joint Surg 31B:423, 1949
12. Burkhart SS, Nottage WM, Ogilvie-Harris DJ et al: Partial repair of irreparable rotator cuff tears. Arthroplasty 10:363, 1994
13. Burkhart SS: Arthroscopic treatment of massive rotator cuff tears: clinical results and biomechanical rationale. Orthop Trans 14:173, 1990
14. Calvert PT, Packer NP, Stoker DJ et al: Arthrography of the shoulder after operative repair of the torn rotator cuff. J Bone Joint Surg 68B:147, 1986
15. Codman EA: Complete rupture of the supraspinatus tendon: operative treatment with report of two successful cases. Boston Med Surg J 164:708, 1911
16. Codman EA: The pathology of the subacromial bursa and the supraspinatus tendon. p. 65. In Codman EA (ed): The Shoulder: Rupture of the Supraspinatus Tendon and Other Lesions in or About the Subacromial Bursa. Supplemental Edition. Robert E. Krieger, Malabar, FL, 1934
17. Codman EA: Rupture of the supraspinatus 1834–1934. J Bone Joint Surg 19A:643, 1937
18. Cofield RH: Tears of rotator cuff. Instr Course Lect 30:258, 1981
19. Cofield RH: Subscapular muscle transposition for repair of chronic rotator cuff tears. Surg Gynecol Obstet 154:677, 1982
20. Cofield RH: Current concepts review: rotator cuff disease of the shoulder. J Bone Joint Surg 67A:974, 1985
21. Cofield RH, Hoffmeyer P, Lanzer WH: Surgical repair of chronic rotator cuff tears. Orthop Trans 14:251, 1990
22. Constant CR: Shoulder function after rotator cuff tears treated by operative and nonoperative means. p. 231. In Post M, Morrey BF, Hawkins RJ (eds): Surgery of the Shoulder. Mosby–Year Book, St. Louis, 1990
23. Cotton RE, Rideout DF: Tears of the humeral rotator cuff: a radiological and pathological necropsy survey. J Bone Joint Surg 46B:314, 1964
24. Craig EV: The geyser sign and torn rotator cuff: clinical significance and pathomechanics. Clin Orthop 191:213, 1984
25. Debeyre J, Patte D, Elmelik E: Repair of ruptures of the rotator cuff of the shoulder with a note on advancement of the supraspinatus muscle. J Bone Joint Surg 47B:36, 1965
26. DeOrio JK, Cofield RH: Results of a second attempt at surgical repair of a failed initial rotator cuff repair. J Bone Joint Surg 66A:563, 1984
27. DeSmet AA, Ting YM: Diagnosis of rotator cuff tear on routine radiographs. J Can Assoc Radiol 28:54, 1977
28. Dines OM, Warren RE, Inglis AE et al: The coracoid impingement syndrome. Presented at the Second Open Meeting of the American Shoulder and Elbow Surgeons, New Orleans, February 1986
29. Ellman H: Arthroscopic subacromial decompression: analysis of one to three year results. Arthroscopy 3:173, 1987
30. Ellman H, Hanker G, Bayer M: Repair of the rotator cuff: end result study of factors influencing reconstruction. J Bone Joint Surg 68A:1136, 1986
31. Essman JA, Bell RH, Askew M: Full thickness rotator cuff tear: an analysis of results. CORR 265:170, 1991
32. Esch JC, Ozerkis LR, Holgager JA et al: Arthroscopic subacromial decompression: results according to the degree of rotator cuff tear. Arthroscopy 4:249, 1988
33. Fukuda H, Craigh EV, Yamanaka K: Surgical treatment of incomplete thickness tears of rotator cuff: long term follow-up. Orthop Trans 11:237, 1987
34. Fukuda H, Hamada K, Yamanaka K: Pathology and pathogenesis of bursal side rotator cuff tears: views from en block histologic sections. Clin Orthop 254:75, 1990
35. Gartsman GM: Arthroscopic subacromial decompression for advanced rotator cuff disease. Orthop Trans 13:240, 1989
36. Gartsman GM: Arthroscopic acromioplasty for lesions of the rotator cuff. J Bone Joint Surg 72:169, 1990
37. Gerber C, Terrier F, Ganz R: The role of the coracoid process in the chronic impingement syndrome. J Bone Joint Surg 67B:703, 1985
38. Gerber C, Vinh TS, Hertel R et al: Latissimus dorsi transfer for the treatment of massive tears of the rotator cuff. Clin Orthop 232:51, 1988
39. Godsil RD Jr, Linscheid RL: Intratendinous defects of the rotator cuff. Clin Orthop 69:181, 1970
40. Golding FC: The shoulder—the forgotten joint. Br J Radiol 35:149, 1962
41. Grant JCB, Smith CG: Age incidence of rupture of the supraspinatus tendon [Abstract]. Anat Rec 100:666, 1948
42. Gschwend N, Ivoseric-Radovanovic D, Patte D: Rotator cuff tear: relationship between clinical and anatomopathological findings. Arch Orthop Trauma Surg 107:7, 1988
43. Gschwend N, Rubeli M, Pidermann M: Rotator cuff tears: relationship between clinical picture, operative findings, and results. p. 238. In Post M, Morrey BF, Hawkins RJ (eds): Surgery of the Shoulder. Mosby–Year Book, St. Louis, 1990
44. Ha'eri GB, Wiley AM: Advancement of the supraspinatus muscle in the repair of ruptures of the rotator cuff. J Bone Joint Surg 63A:232, 1981
45. Hamada K, Fukuda H, Mikasa M et al: Roentgenographic findings in massive rotator cuff tears: a long term observation. Clin Orthop 259:92, 1990
46. Hawkins RJ: Surgical management of rotator cuff tears. p. 161. In Bateman JE, Welsh RP (eds): Surgery of the Shoulder. BC Decker, Philadelphia, 1984
47. Hawkins RJ, Kennedy JC: Impingement syndrome in athletes. Am J Sports Med 8:151, 1980
48. Hawkins RJ, Misamore GW, Hobeika PE: Surgery for full thickness rotator cuff tears. J Bone Joint Surg 67A:1349, 1985
49. Heikel HVA: Rupture of the rotator cuff of the shoulder: experiences of surgical treatment. Acta Orthop Scand 39:477, 1968
50. Hijoka A, Suzuki K, Nakamura T, Hojo T: Degenerative change and rotator cuff tears. An anatomical study in 160 shoulders of 80 cadavers: Arch Orthop Trauma Surg 112:61, 1993
51. Iaunotti JP (ed): American Academy of Orthopaedic Surgeons Monograph Series: Rotator Cuff Disorders: Evaluation and Treatment. p. 2. American Academy of Orthopaedic Surgeons, Park Ridge, IL, 1991
52. Itoi E, Tabata S: Conservative treatment of rotator cuff tears. CORR 275:165, 1992
53. Jobe FW, Moynes DR: Delineation of diagnostic criteria and

a rehabilitation program for rotator cuff injuries. Am J Sports Med 10:336, 1982
54. Kessel L, Watson M: The painful arc syndrome: clinical classification as a guide to management. J Bone Joint Surg 59B:166, 1964
55. Keyes EL: Observations on rupture of supraspinatus tendon: based upon a study of 73 cadavers. Ann Surg 97:849, 1933
56. Lindblom K: On pathogenesis of ruptures of the tendon aponeurosis of the shoulder joint. Acta Radiol 20:563, 1939
57. Lohr JF, Uhthoff HK: The microvascular pattern of the supraspinatus tendon. Clin Orthop 254:35, 1990
58. Matsen FA III, Arntz CT: Subacromial impingement. p. 623. In Rockwood CA Jr, Matsen FA III (eds): The Shoulder. WB Saunders, Philadelphia, 1990
59. McLaughlin HL: Lesions of the musculotendinous cuff of the shoulder: I. The exposure and treatment of tears with retraction. J Bone Joint Surg 26A:31, 1944
60. McLaughlin HL: Rupture of the rotator cuff. J Bone Joint Surg 44A:979, 1962
61. McLaughlin HL: Repair of major cuff ruptures. Surg Clin North Am 43:1535, 1963
62. McLaughlin HL, Asherman EG: Lesions of the musculotendinous cuff of the shoulder: IV. Some observations based upon the results of surgical repair. J Bone Joint Surg 33A:76, 1951
63. Mikasa M: Trapezius transfer for global tear of the rotator cuff. p. 196. In Bateman JE, Welsh RP (eds): Surgery of the Shoulder. BC Decker, Philadelphia, 1984
64. Morrison DS, Bigliani LU: The clinical significance of variations in acromial morphology. Orthop Trans 11:234, 1987
65. Moseley HF: Ruptures of the rotator cuff. Br J Surg 38:340, 1951
66. Moseley HF, Goldie I: The arterial pattern of the rotator cuff of the shoulder. J Bone Joint Surg 45B:780, 1963
67. Mudge MK, Wood VE, Frykman GK: Rotator cuff tears associated with os-acrominale. J Bone Joint Surg 66A:427, 1984
68. Neer CS II: Anterior acromioplasty for the chronic impingement syndrome in the shoulder: a preliminary report. J Bone Joint Surg 54A:41, 1972
69. Neer CS II: Impingement lesions. Clin Orthop 173:70, 1983
70. Neer CS II: Shoulder Reconstruction. p. 495. WB Saunders, Philadelphia, 1990
71. Neer CS II, Craig EV, Fukuda H: Cuff tear arthropathy. J Bone Joint Surg 65A:1232, 1983
72. Neer CS II, Marberry TA: On the disadvantages of radical acromionectomy. J Bone Joint Surg 63A:416, 1981
73. Neviaser JS, Neviaser RJ, Neviaser TJ: The repair of chronic massive ruptures of the rotator cuff of the shoulder by use of a freeze-dried rotator cuff. J Bone Joint Surg 60A:681, 1978
74. Neviaser RJ, Neviaser TJ: Transfer of subscapularis and teres minor for massive defects of the rotator cuff. p. 60. In Bayley I, Kessel L (eds): Shoulder Surgery. Springer-Verlag, Berlin, 1982
75. Neviaser RJ: Ruptures of the rotator cuff. Orthop Clin North Am 18:387, 1987
76. Nobuhara K, Hata Y, Komai M: Surgical procedure and results of repair of massive tears of the rotator cuff. CORR 304:54, 1994
77. Ogata S, Uhthoff HK: Acromial enthesopathy and rotator cuff tears: a radiographic and histologic postmortem investigation of the coracoacromial arc. Clin Orthop 254:39, 1990
78. Ogilvie-Harris DJ, Demaziere A: Arthroscopic debridement versus open repair for rotator cuff tears. J Bone Joint Surg 75B:416, 1993
79. Ozaki J, Fujimoto S, Masuhara K: Repair of chronic massive rotator cuff tears with synthetic fabrics. p. 185. In Bateman JE, Welsh RP (eds): Surgery of the Shoulder. BC Decker, Philadelphia, 1984
80. Ozaki J, Fujimoto S, Nakagawa Y et al: Tears of the rotator cuff of the shoulder associated with pathologic changes of the acromion: a study in cadavers. J Bone Joint Surg 70A:1224, 1988
81. Paavolainen P, Slatis P, Bjorkenheim JM: Transfer of the tuberculum majus for massive ruptures of the rotator cuff. p. 252. In Post M, Morrey BF, Hawkins RJ (eds): Surgery of the Shoulder. Mosby–Year Book, St. Louis, 1990
82. Packer NP, Calvert PT, Bayley JIL et al: Operative treatment of chronic ruptures of the rotator cuff of the shoulder. J Bone Joint Surg 65B:171, 1983
83. Patte D: Classification of rotator cuff lesions. Clin Orthop 254:81, 1990
84. Paulos LE, France EP, Harner CO: Biomechanical evaluation of rotator cuff fixation methods. p. 220. In Post M, Morrey BF, Hawkins RJ (eds): Surgery of the Shoulder. Mosby–Year Book, St. Louis, 1990
85. Paulos LE, Kody MH: Arthroscopically enhanced ''miniapproach'' to rotator cuff repair. Am J Sports Med 22:19, 1994
86. Post M, Silver R, Singh M: Rotator cuff tear: diagnosis and treatment. Clin Orthop 173:78, 1983
87. Prudnikov OY: Surgical treatment of lesions of the rotator cuff of the shoulder. p. 243. In Post M, Morrey BF, Hawkins RJ (eds): Surgery of the Shoulder. Mosby–Year Book, St. Louis, 1990
88. Rathbun JB, Macnab I: The microvascular pattern of the rotator cuff. J Bone Joint Surg 52B:540, 1970
89. Rockwood CA: The role of anterior impingement in lesions of the rotator cuff. J Bone Joint Surg 62B:274, 1980
90. Rockwood CA: The management of patients with massive rotator cuff defects by acromioplasty and rotator cuff debridement. Orthop Trans 10:622, 1986
91. Rockwood CA, Burkhead WZ: Management of patients with massive rotator cuff defects by acromioplasty and rotator cuff debridement. Orthop Trans 12:190, 1990
92. Rothman RH, Parke WW: The vascular anatomy of the rotator cuff. Clin Orthop 41:176, 1965
93. Rowe CR: Ruptures of the rotator cuff: selection of cases for conservative treatment. Surg Clin North Am 43:1531, 1963
94. Saha AK: Mechanics of elevation of glenohumeral joint: its application in rehabilitation of flail shoulder in upper brachial plexus injuries and poliomyelitis and in replacement of the upper humerus by prosthesis. Acta Orthop Scand 44:668, 1973
95. Samilson RL: Repair of rotator cuff tears. p. 192. In Bateman JE, Welsh RP (eds): Surgery of the Shoulder. BC Decker, Philadelphia, 1984
96. Samilson RL, Binder WF: Symptomatic full thickness tears of the rotator cuff: an analysis of 292 shoulders in 276 patients. Orthop Clin North Am 6:449, 1975
97. Smith JG: Pathological appearances of seven cases of injury of the shoulder joints, with remarks. Am J Med Sci (old series) 16:219, 1835

98. Swiontkowski M, Iannotti JP, Boulas JH et al: Intraoperative assessment of rotator cuff vascularity using laser Doppler flowmetry. p. 208. In Post M, Morrey BF, Hawkins RJ (eds): Surgery of the Shoulder. Mosby–Year Book, St. Louis, 1990
99. Swiontkowski M, Iannotti JP, Esterhai JL et al: Intraoperative assessment of rotator cuff vascularity using laser Doppler flowmetry. Presented at the 56th Annual Meeting of the American Academy of Orthopaedic Surgeons, Las Vegas, February 10, 1989
100. Takagishi N: Conservative treatment of the ruptures of the rotator cuff. J Jpn Orthop Assoc 52:781, 1978
101. Tibone JE, Elrod B, Jobe FW et al: Surgical treatment of tears of the rotator cuff in athletes. J Bone Joint Surg 68A:887, 1986
102. Tibone JE, Jobe FW, Kerlan RK et al: Shoulder impingement syndrome in athletes treated by an anterior acromioplasty. Clin Orthop 198:134, 1985
103. Uhthoff SK, Sarkar K, Hammond DI: The subacromial bursa: a clinicopathological study. p. 121. In Batemen JE, Welsh RP (eds): Surgery of the Shoulder, BC Decker, Philadelphia, 1984
104. Watson M: Major ruptures of the rotator cuff: the results of surgical repair in 89 patients. J Bone Joint Surg 67B:618, 1985
105. Watson M: The rotator cuff function: its bearing on the results of cuff repair. p. 213. In Post M, Morrey BF, Hawkins RJ (eds): Surgery of the Shoulder. Mosby–Year Book, St. Louis, 1990
106. Weiner DS, Macnab I: Ruptures of the rotator cuff: follow-up evaluation of operative repairs. Can J Surg 13:218, 1970
107. Weiner DS, Macnab I: Superior migration of the humeral head: a radiological aid in the diagnosis of tears of the rotator cuff. J Bone Joint Surg 52B;524, 1970
108. Wilson CL: Lesions of the supraspinatus tendon: degeneration, rupture, and calcification. Arch Surg 46:307, 1943
109. Wolfgang G: Surgical repair of tears of the rotator cuff of the shoulder: factors influencing the result. J Bone Joint Surg 56A:14, 1974
110. Wolfgang GL: Rupture of the musculotendinous cuff of the shoulder. Clin Orthop 134:230, 1978
111. Zuckerman JD, Cuomo F, Krammer FJ, et al: The influence of corococromial arch anatomy on rotator cuff tears. J Shoulder Elbow Surg 1:4, 1992

第 65 章

盂肱关节不稳定

Shawn W. O’Driscoll

发病率和患者表现

急性脱位

体育损伤和跌倒是引起大部分脱位的直接原因[52]。目前认为,创伤性脱位中约 95%是前脱位,其余为后脱位,偶尔也有肱骨位于近似垂直位的正下方脱位(直举性肱骨脱位)。初始损伤的严重程度差异很大,有的极轻微(即上举到橱柜里取物),有的很严重(即车祸伤)。据 Simonet 等人报道美国明尼苏达州的奥姆斯梯德县的脱位发病率为 8.3/100 000[68]。Hovelius 发现,曲棍球选手的脱位发病率是普通人群的 4 倍[24,25]。来自两大洲的这些研究以及其他研究[52]显示,男性和女性发病率之比约为 2:1。

复发性不稳定(表 65-1)

创伤性不稳定

复发性脱位和半脱位主要见于从事体育运动的年轻人,尤其是男性[12,13,24-27,51,52,59,60,63,67,68],年龄是影响初次脱位后复发脱位预后的重要因素。许多研究证实,20 岁以下患者的复发率最高 (复发率为 60%~90%),40 岁以上患者最低(复发率小于 20%)。患者的年龄是影响复发的最重要因素[59,60]。

80%~90%的患者为复发性脱位,10%~20%为复发性半脱位[52,59,60]。据报道,双侧不稳定占 10%~24%,两侧肩关节的发病间隔期一般较长[43,50,59,60]。10%~25%的患者有家族史[12,43,60]。

非创伤性不稳定

非创伤性不稳定的患者一般比较年轻,是在微小的创伤后出现的单侧或双侧的肩关节不稳定,症状和体征表现为后向不稳定或多方向不稳定,而且常有全身性关节松弛[50]。其中包括膝和肘关节过伸、手部掌指关节过伸达(90°延伸)以及大拇指能背伸碰到前臂的背侧[14]。

非创伤性不稳定患者首次发病在十多岁,通常在 16 岁以前[50]。尽管患者可能意识不到对侧肩关节受累及,但体检常可发现对侧肩关节也有类似程度的松弛,而且长期随访一般可发现这些患者中相当一部分(25%)为双肩受累[50]。

有一些患者处于二类之间,比如多方向不稳定患者,发生创伤性脱位后引起了 Bankart 损伤和 Hill-Sachs 缺损。这种情况可能属于慢性不稳定基础上的急性损伤。

非创伤性不稳定有时等同于多向性不稳定,这是 Neer 和 Foster 在 1980 年第一次描述的[46],也称为后方不稳定。为了便于讨论,将非创伤性不稳定定义为发病隐匿或自发性发病、没有引起不稳定首次发作的明显外伤史的那类不稳定。其他原因导致的不稳定还包括因前方修补太紧而导致的后方不稳定,但这类不稳定将不在这里讨论[20,46]。

表 65-1 肩关节不稳定的分类

创伤
创伤性
非创伤性
反复微损伤,在非创伤性不稳定上叠加有创伤
方向
前向
后向
多方向
伴发骨折
肩盂缘
肱骨头(Hill-Sachs, 反 Hill-Sachs)
结节

肩关节不稳定的限制因素

盂肱关节是活动度最大的关节。关节囊韧带复合体必须有足够的松弛度来满足其活动的要求。尸体标本去除旋转袖肌肉后，盂肱关节可以移位数厘米。根据肩关节的功能和位置，盂肱关节不稳定的限制因素可分为三类。

在休息位时，关节内的负压可以阻止肱骨头向下移位，而这并不需要肌肉的力量[3,33,37,73]。这种真空效应，只要把一根针插入关节囊放气即可以证实[33,37]。在主动活动肩关节时，关节内负压所起的稳定作用就不大了。Wuelker 等发现，肩关节正常活动时使盂肱关节移位的作用力要超过该限制机制的可能作用力[72]。因此有学者认为，喙肱韧带在防止向下半脱位中也起着重要作用，或者说如果患者下方不稳定则喙肱韧带会减弱，但这一点尚未被证实[3,19,47,53]。

由于关节囊和韧带在肩关节活动的中途是松弛的，因此可以得出结论，在主动活动时肩关节是依靠肌肉的收缩来保持动态稳定的，其中主要是旋转袖肌群。因此肌肉收缩机制也是主要的限制结构，但肩关节在休息位或极限位时例外。

在极限位时，如肩关节极度外旋和外展位，关节囊和盂肱韧带紧张，以阻止肱骨头半脱位[37]。创伤或反复应力刺激（如投掷）所引起的进一步移位，可使盂肱韧带撕裂或从盂唇处脱开（即 Bankart 损伤），进而引起半脱位。

可以将肩关节周围的肌肉视为主要的运动和稳定机构[49]。主要运动机构所产生的作用力矢量和关节盂呈斜向而与其表面垂直（图 65-1）。这些离心力受到主要稳定结构（即旋转袖肌群）收缩的拮抗（图 65-2）。这些作用力矢量的总和直接作用于关节盂，因而消除了肩关节半脱位的一切可能。

儿童中肩关节不稳定很少发生，由此可见真正的先天性过度松弛引起的关节不稳定并不常见[18]。大部分关节过度松弛往往继发于关节囊的反复伸展，例如过头运动（投掷，网球，游泳等）[1,45]。例如向前抬举上臂时，盂肱关节的各屈肌（如三角肌前束和胸大肌）将使肩关节受到的合力指向后方（见图 65-1 和图 65-2）。

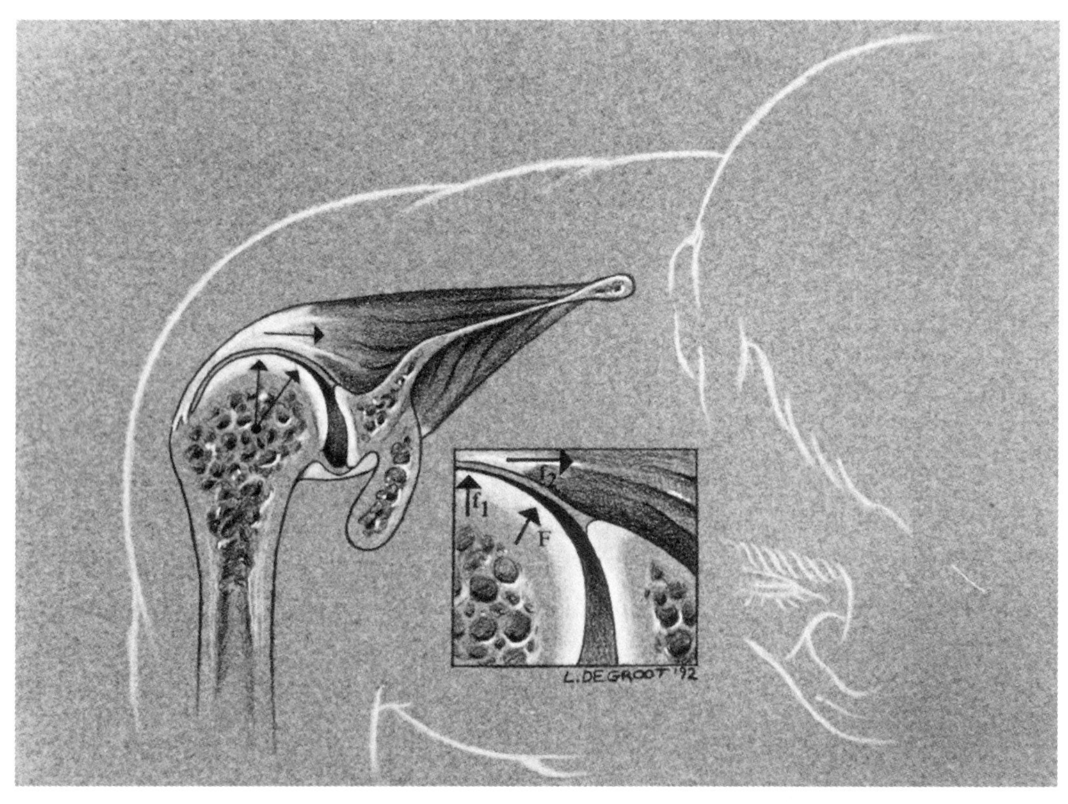

图 65-1 力偶和盂肱关节稳定性。在屈肩过程中，作用于肱骨头上的力矢量朝向后方（f_1），与关节盂面呈斜行。而与其表面垂直，因此会使肱骨头脱出关节盂。旋转袖肌群的收缩（特别是冈下肌和冈上肌）产生一个力矢量（f_2），其近似乎垂直于关节盂。力矢量 f_1 和 f_2 的矢量和，即为肩关节受到合力 F，其直接指向关节盂，因此可阻止肩关节脱位。只要最终的合力矢量在肱骨头中心至关节盂边缘的弧线范围内，就不会发生半脱位。如果合力矢量落在关节盂之外，肱骨头就会半脱位。

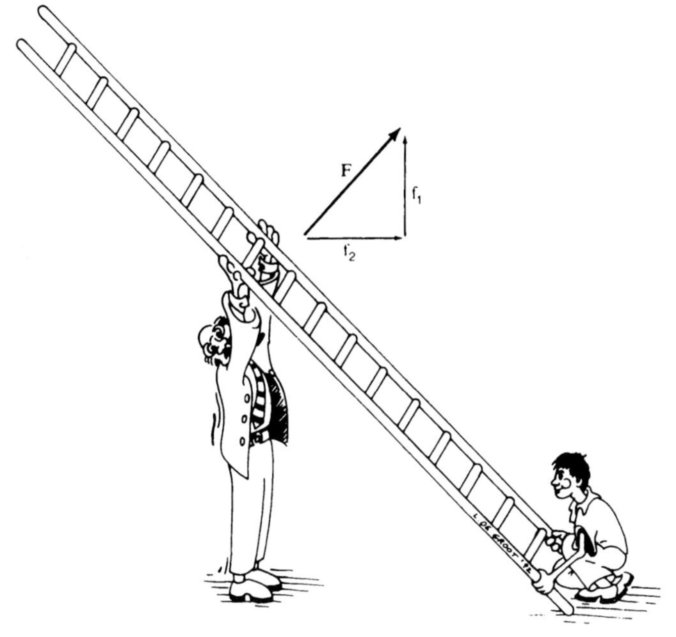

图 65-2　肩关节周围的肌肉可视为肩关节的主要运动和稳定机构。运动机构是一些较大的肌肉，即三角肌、胸大肌、背阔肌和大圆肌。稳定机构是一些比较小的旋转袖肌肉，即冈上肌、冈下肌、小圆肌和肩胛下肌。这种情况就好比一个大人和一个小孩合作立起一个很重的长梯子。通常，力量大的那个人主要是抬起梯子(运动)，而力量小的那个人主要是防止梯子滑动或抬离地面(稳定梯子)。一旦力量大的那个人所产生的力超过了力量小的那个人的抵抗力，稳定性就会丧失。(From O'Driscoll[49]，with permission.)

如果旋转袖肌群，特别是外旋肌（如冈下肌和小圆肌），不能产生足够的张力使肩关节受到的合力指向关节盂，肩关节往往会向后半脱位。反复对后方关节囊施压，会使关节囊变弱并最终出现松弛。

诊断和评估

临床检查

对肩关节不稳定的患者必须详细询问病史。需要考虑的相关因素包括损伤机制、创伤的严重程度、初次出现肩关节不稳定时的年龄、是否需要行肩关节复位(还是半脱位时能自发复位)、影像学证实脱位及其方向、受伤时手和肩的位置以及对侧肩关节的不稳定症状。

体检时，关节活动度可因组织松弛而增加，或者因疼痛防卫而减小。创伤后前方不稳定的患者，在上肢下垂体侧和外展 90°时用力被动外旋肩关节会出现疼痛[45]。最有价值的试验是前方脱位恐惧试验，试验时施以外力使患肩处于外展外旋位，因而会有脱位恐惧感。回原位试验是指通过将肱骨头向后推，使得处于前方脱位恐惧试验位的前方半脱位肱骨头回到原位。如果患者对即将发生的向前脱位的恐惧感消失，则视为试验结果阳性。我个人也采用“反向回原位试验”，试验时将患肢置于外展位，但在外旋之前要把肱骨向后推。外旋上肢后若发现患者没有不适感，在快结束该试验时把握住肱骨头的手移开，让肱骨头向前半脱位，此时患者常会突然表现出恐惧。然而重要的是术者必须明白，试验结果阳性是指恐惧感而不是疼痛。有多种疼痛性病症(包括肌腱炎)的患者行该试验时会有疼痛，但这并不是预期的肩关节脱位所引起的那种恐惧感。进行向后脱位恐惧试验时要在患肩前屈 90°时使其内旋[48](图 65-3)。这项试验很敏感但特异性不高，除非患者告诉你他(或她)感到肩关节快要脱位了。

检查肩关节的稳定性时，需在患者取坐位和仰卧位[9,56]时通过抽屉试验[15]评价肱骨头在关节盂上的平移情况。当把肱骨头装入关节盂，并在盂缘上向前平移时，如果有摩擦感即可确诊为盂唇损伤。

Lippit 等和 Harryman 等证实，在正常受试者之间肱骨头的前方、后方和下方平移量有明显差异，平均相差近 1 cm[19,35]。一个肩关节有症状的患者另一侧肩也会有过度松弛，但尚未意识到，也可能有某些症状或主诉[50]。双侧肩关节多方向松弛的患者，可能只在一侧肩的某一单方向上存在有症状性不稳定。

影像学检查

标准 X 线片包括盂肱关节在内旋和外旋位的前后位片（和躯干呈 40°倾斜）以及 Westpoint 腋窝位片，可以显示关节盂前下部的骨性病变(图 65-4)。显示Hill-Sachs 损伤最敏感的摄片是 Stryker 切迹位片、Westpoint 腋窝位片和内旋位的前后位片[58,65]。肩关节

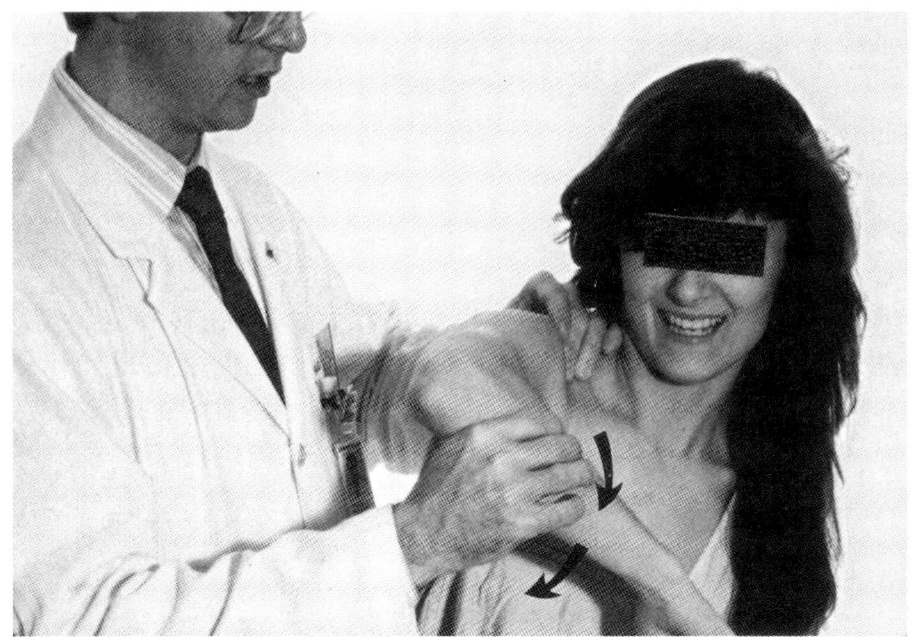

图 65-3 进行向后脱位恐惧试验[48]时要在稳定肩胛骨的同时使肱骨前屈 90°然后再使其内旋。此手法和撞击试验很相似[21]。很多肩关节疾病在做该试验时会引起疼痛，因此其特异性不高，但对检查后侧稳定性非常敏感。患者显露的必须是一种恐惧反应而不仅仅是疼痛，而且患者确认该试验引起的是即将脱位或半脱位的恐惧感。

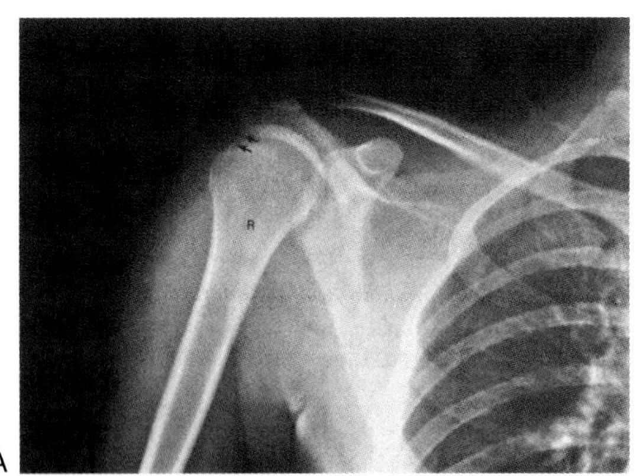

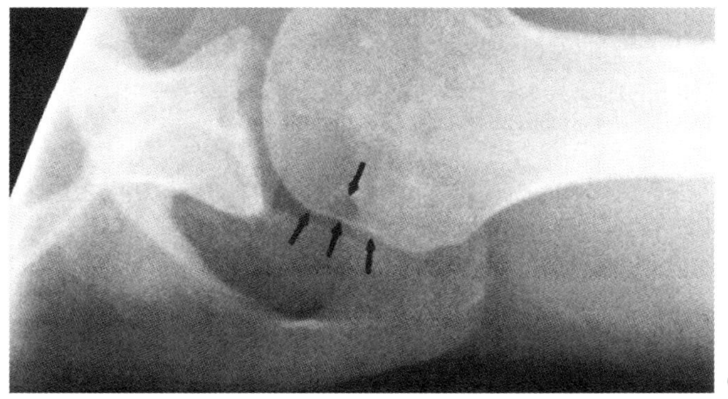

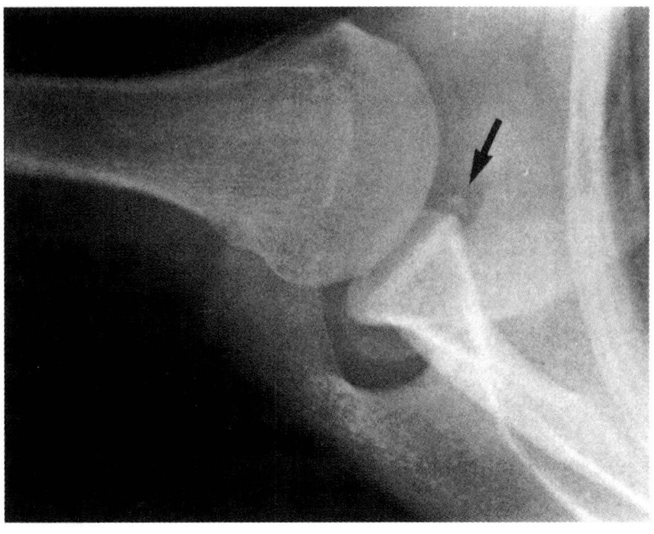

图 65-4 肩关节创伤后复发性前向不稳定的 X 线表现。(A)肱骨位于内旋位的前后位 X 线片。在肱骨头后外侧有一处小的 Hill-Sachs 损伤(箭头所示)。这处损伤容易漏诊，但有经验的医师可将发现有一条短直线与切迹区相对应。(B)Westpoint 腋窝位或 Rokous[58]位片，此时患者取俯卧位，X 线束与头侧成 25°角，与内侧成 25°角，可以观察关节盂前下缘的全貌，是诊断 Bankart 骨性损伤(箭头所示)的理想摄片。(C)Westpoint 腋窝位片上所见的 Hill-Sachs 损伤。肱骨头的该部位正常情况下是光滑的圆弧形，没有切迹或线形影。

急性损伤后一定要拍各方向的 X 线片，包括腋窝位片，以免漏诊后脱位(图 65-5)。许多病例都有这种漏诊[23]。Neer 曾推荐 Velpeau 腋窝位片[45]，适合在对复位情况有疑问时观察盂肱关节。判读腋窝位片时必须格外仔细，因为在改变 X 线的投射角度时关节盂的转位角可有多达 30°的改变[45]。

有人曾建议采用 CT 和 MRI 对肩关节进行成像检查，但我们一般很少用。联合进行临床检查、麻醉下体检和必要时行关节镜检查(有足够症状需行手术的患者)，对大多数病例已足够。CT 扫描可用于诊断和评估向后的骨折脱位以及关节盂骨折(见图 65-5)。

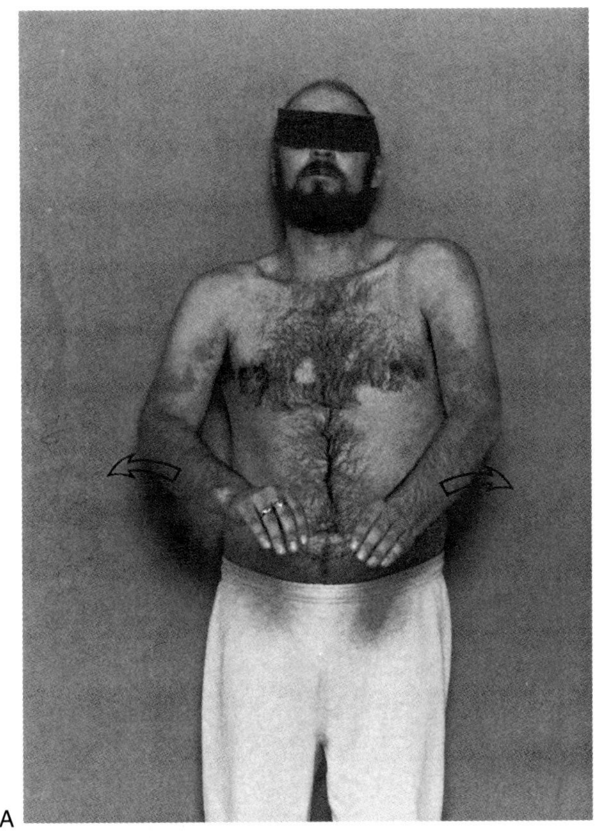

A

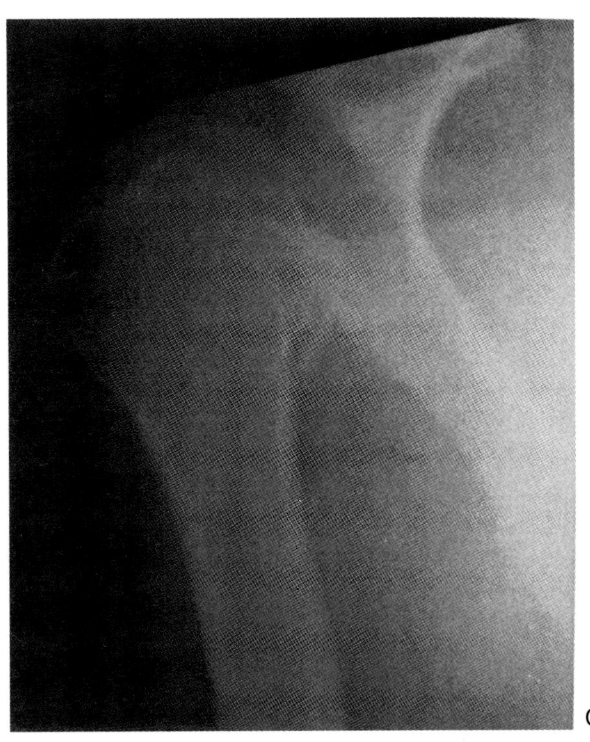

C

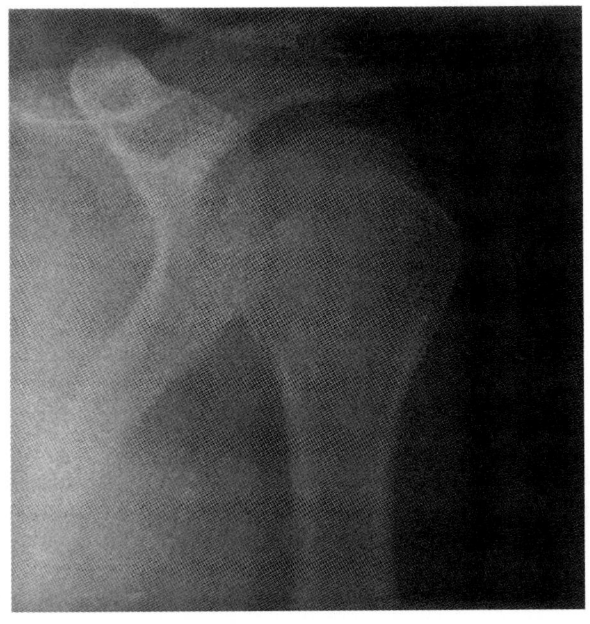

B

图 65-5　发生交锁的后向骨折脱位。该患者早期被漏诊，许多患者有类似情况[23]。(A)临床体检的关键表现是肩关节无法外旋超越中立位。(B,C)双侧肩关节的前后位片难以判读。X 线片没有显示出明显的脱位，但由于肱骨头和关节盂重叠而且两个关节面对合不良，因此疑有脱位。在这些 X 线片上向后的骨折脱位容易漏诊。(待续)

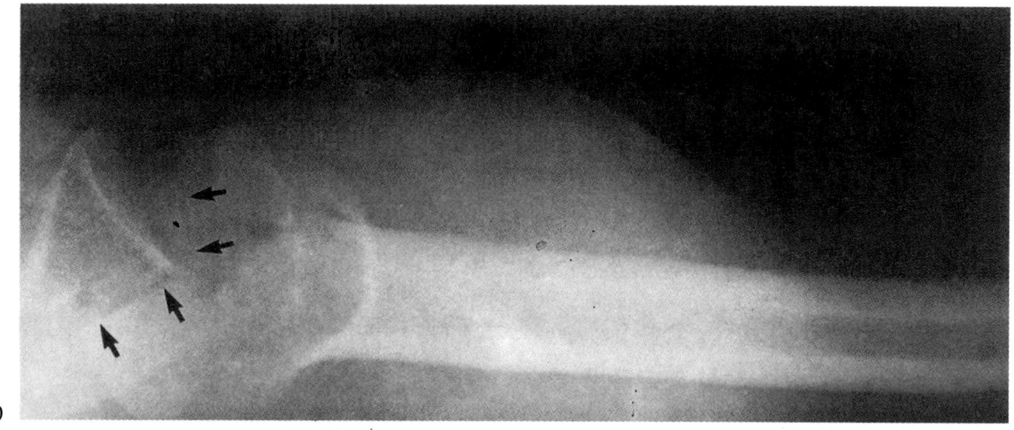

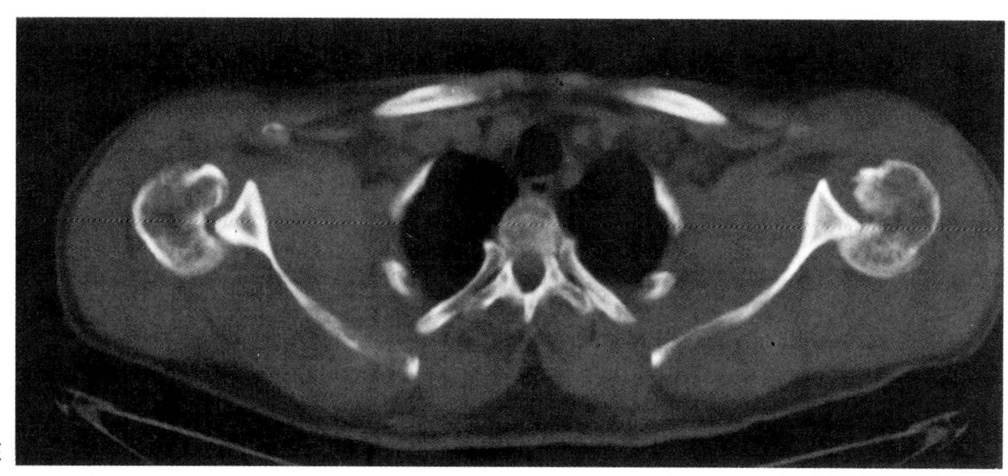

图 65-5(续) (D)腋窝位片清楚地显示出脱位和伴发的肱骨头嵌压骨折。(E)CT 扫描可以确诊向后骨折脱位的可疑病例。

对非创伤性不稳定患者进行影像学评价时,其典型的骨骼表现与正常患者类似,不过关节盂偏小呈轻微扁平状且边缘圆形也并不少见[4,45]。Hill-Sachs 缺损少见[62]。一些学者认为,关节盂或肱骨转向和非创伤性不稳定之间不存在任何相关性,但有人认为前者属于病因学因素[5]。

有人曾用闪烁摄片发现,上肢抬高时肱骨头会有过度移位[54]。虽然已证实非创伤性不稳定患者的肌肉无任何结构异常,但其外旋力量减弱颇具有特征性。

肌电图检查

肩关节不稳定患者行肌电图检查曾发现有异常。Pande 等发现,肩关节随意性向后半脱位常存在肌力不平衡[55]。三角肌前束可迫使肱骨头向后脱出,而三角肌后束则可将其向前方拉出。此外还曾发现翼状肩胛骨,从而使肩胛旋肌受限。Glousman 等在文献中报道,前方不稳定的投掷运动员在做投掷动作时肌电图记录有神经肌肉功能失调[16]。内旋肌和前锯肌的活动性会有减弱特别是在叩击阶段。这究竟是不稳定的原因还是结果,尚未得到证实。

麻醉下检查

对麻醉下检查的价值尚存在争议,可能是由于难以进行需要积累一些经验才能掌握。我同意 Neer 和 Foster 的看法:“评估肩关节不稳定的最精确方法是全麻下体检”[46]。针对麻醉下体检曾提出过多种方法[9,15,45,46,72]。应该承认,这项检查确定需要熟练的技术和丰富经验。可能这更像是一种艺术而不是技术。

关节镜检查

关节镜检查是一种有价值的诊断方法,但对于诊断明确的创伤后不稳定病例并非必要。它的主要价值在于确定复发性不稳定的常见病理改变,以及排除或诊断伴发的病变。最常见的病理改变是 Bankart 损伤,它可伴发不同程度的盂唇和(或)关节盂前缘损伤(图 65-6)。肱骨头的 Hill-Sachs 缺损程度可有不同,从

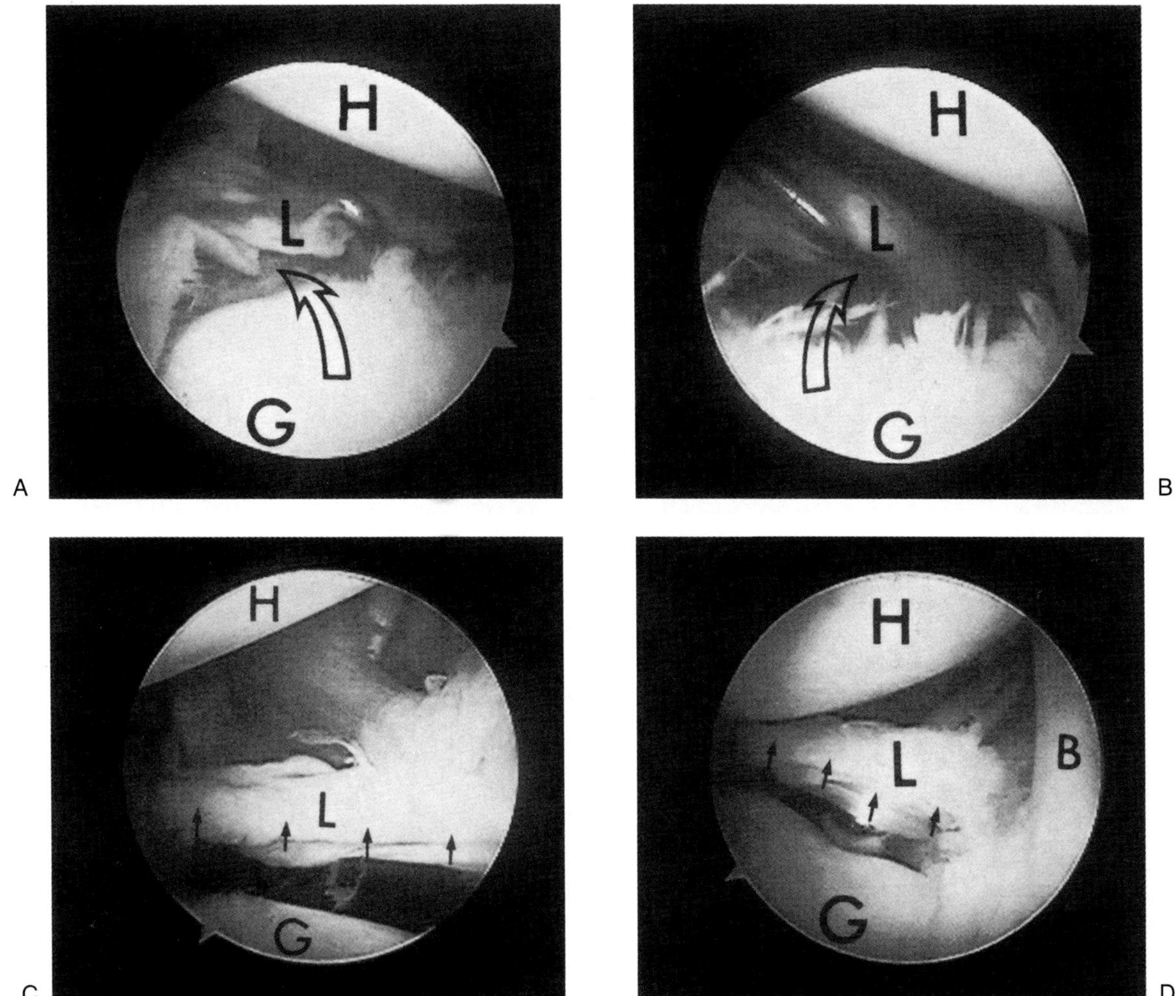

图 65–6 Bankart 损伤。仰卧位后路关节镜下可见，肱骨头(H)在上方，关节盂(G)在下方。(A)右侧肩。盂唇(L)已从关节盂(箭头所示)上分离开。用探针来确定其下侧和内侧的分离程度。(B)右侧肩，分离后的盂唇(L)和关节盂前缘的软骨受到广泛损伤。(C)左侧肩。大的 Bankart 损伤伴盂唇(L)与关节盂广泛分离(箭头所示)。(D)左侧肩。Bankart 损伤伴盂唇(L)的桶柄状撕裂。探针穿入关节囊和盂唇间的撕裂口，盂唇从关节盂下方分离开，一直裂到二头肌腱的起点处(B)。这种类型的盂唇撕裂外形类似于桶柄，如有这种撕裂，必须查出潜在的前方不稳定。因此需要治疗这种不稳定，而不仅仅是切除撕裂的盂唇。

大的缺损到其他方法难以诊断的软骨脱落(图 65–7)。这些患者中偶尔可发现有旋转袖部分或全层撕裂，通过关节镜很容易诊断(图 65–8)。

对非创伤性不稳定患者的患侧关节行关节镜检查通常会发现，盂唇是正常的或轻度发育不良，一般发现不了 Bankart 损伤[45,62]。有时可见前盂唇很小，但看不见后盂唇。关节囊和韧带，特别是从下方看，均向外伸展且容积大[30,44,46]。确实，许多病例在关节镜检查时均不能观察到结构发育良好的肩盂韧带。通过关节镜检查所需的注液量来确定关节内容积往往偏高。

康复训练

一般来讲，创伤性肩关节前方不稳定患者的康复训练疗效不理想，而非创伤性不稳定(多为后方或多方向不稳定)效果较好。Burkhead 和 Rockwood 对 115 名患者的 140 个复发性不稳定肩关节的康复效果进行的研究发现，那些创伤后复发性前脱位患肩中，康复训练效果好的不到 10%，而那些非创性后方或多方向复发性不稳定的患肩中，接受同样的康复训练的有效率超过 85%[6]。

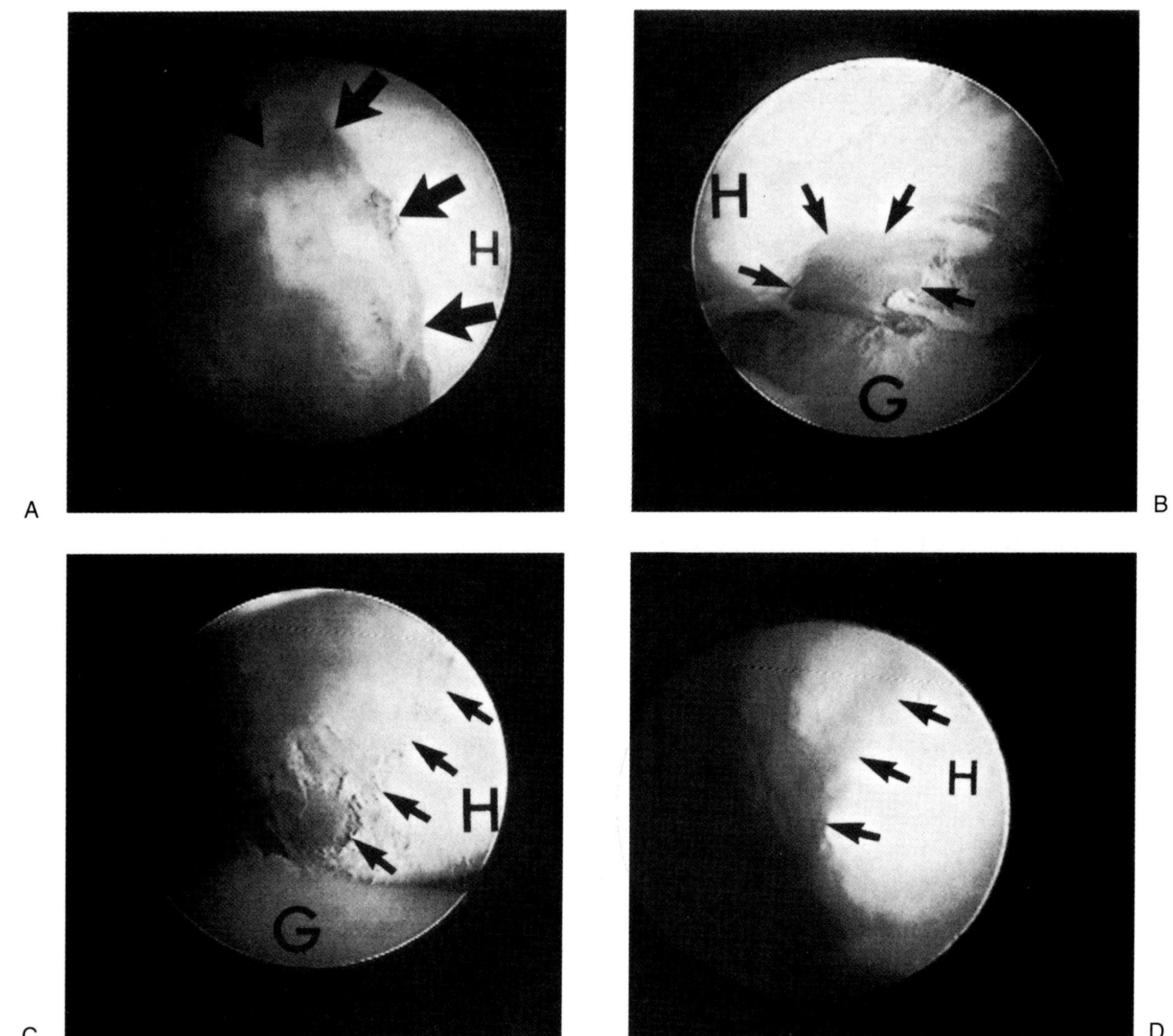

图 65-7 Hill-Sachs 缺损。(A)仰卧位,从左侧肩后路行关节镜检查,肱骨头(H)位于上方,下方的关节盂在视野外。可见一个中等大小的 Hill-Sachs 缺损(箭头所示)。(B)仰卧位,从左侧肩后路行关节镜检查,肱骨头(H)位于上方,关节盂(G)位于下方。可见一个边缘粗糙的 Hill-Sachs 小缺损(箭头所示)。(C)肱骨头的"裸露区"。有时将这种正常表现误认为 Hill-Sachs 缺损。它位于 Hill-Sachs 缺损的后方,与(B)图所示是同一个患者。(D)仰卧位,从左侧肩后路行关节镜检查,肱骨头(H)位于上方,下方的关节盂在视野外。可见一处软骨性 Hill-Sachs 缺损(箭头所示)。骨组织上无压痕,所以 X 线片无异常。这是一种能确诊前方不稳定的关节镜下表现。

只要不是因精神障碍引起的随意性不稳定,非创伤性后方不稳定或多方向不稳定患者接受康复训练均有效,特别是包括有加强冈上肌、冈下肌和小圆肌的训练[11,34,44,46,62]。那些积极配合训练但效果不好的患者,大多有严重而明显的关节囊冗余。手术治疗可以充分稳定肩关节, 使患者能进行所需的康复训练以保持长期的稳定性之后大部分患者均不必进行手术干预。

手术技术

复发性创伤后肩关节前方不稳定

我个人偏爱用 Carter Rowe 描述的 Bankart 术式通过前方切开来修复创伤后复发性脱位,但我一般不做喙突的截骨[60,61](图 65-9)。把肩胛下肌从关节囊处

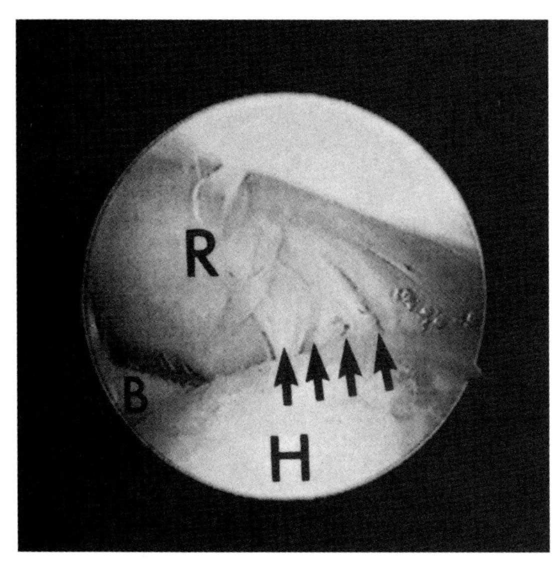

图 65–8　旋转袖部分撕裂伴肩关节不稳定。从右侧肩后路行关节镜检查(直立位),旋转袖(R)位于上方,肱骨头(H)位于下方,二头肌腱(B)位于左侧。该患者的 Bankart 损伤经切开修补后肩部仍有症状,旋转袖有大约 1.5 cm 的部分撕裂(箭头所示)。肩关节不稳定患者,有时可伴有旋转袖的部分或全层撕裂。

分离后,便容易于从下方显露间隙。将肩关节外旋,便可把松弛和撕脱的关节囊唇缘组织拉向外侧。然后把这些组织保持不动,同时让肩关节内旋回到中立位(使肱骨头远离手术刀),并在距盂缘 5 mm 处切开关节囊。注意切口不要太靠外。将 1 号不可吸收缝线分别穿过盂缘上预钻的 3 个孔。可用穿有 1 号 Ethibond 缝线的小号切骨针(其弯曲度与专为此设计的 Rowe 手工器械相同)在盂缘上开孔。把关节囊外侧瓣缝合在关节盂上。然后把关节囊内侧瓣连同盂唇一起向下缝合在关节盂边缘的外侧瓣上。中间一股缝线分别和近端及远端缝线打结。把内侧瓣的游离缘和外侧瓣相缝合,这样就在关节盂前缘(正是需要额外加强的部位)进行了双排关节囊修补。把肩胛下肌按解剖学重新附着于原位。

下方关节囊移位术

对于保守治疗无效的多方向性不稳定,我喜欢用 Neer[46]的方法来修补(图 65–10)。在冠状面分离肩胛下肌,把肌腱深层留在关节囊上以加强它。这种直切口特别难以精确操作,有时会有切破肩胛下肌腱或关节囊的危险。所以,我们可以做成锥形切口,在关节囊外侧保留更多的肌腱,越向内侧越要靠近关节囊切开。这样可以加强要进行修补的关节囊外侧。关节囊按水平向“T”形切开,并沿后缘分离肱骨外科颈。关闭旋转袖间隙,将肱骨外科颈磨糙,重叠缝合关节囊,使下方关节囊上提到上方关节囊下面。

常可见肩胛下肌腱和冈上肌腱之间存在有缺损而且在旋转袖间隙里有多余的关节囊组织。这种缺损或多余的组织会影响上肢在休息位时维持肩关节复位的关节内正常负压现象。向下牵拉上肢可把松弛的多余组织吸纳到关节腔内,其效果与通过使肩关节囊排气让空气进入关节内的效果相同。因此,关闭此间隙十分重要。

关节镜下修补

目前已研究或开发出各种关节镜下修补肩关节不稳定的方法。大部分适用于创伤后复发性前方不稳定,也有一些用来矫正后方或多方向性不稳定。后面这些技术在撰写本章时仍处于实验研究阶段,在这里不再评述。

本章对关节镜下 Bankart 修补术的各种不同技术方法将不作详细论述。由于金属钉和螺钉在切开修补术中已弃之不用,所以在关节镜下手术中也不应再使用(见下文“并发症”一节)。

我在使用 Caspari 技术行关节镜下 Bankart 损伤修补方面有一定经验[7,8,38](图 65–11)。用这种方法可以同时解决关节囊冗余的问题。我更喜欢用缝合方法而不愿意放置生物可降解移植物，因为移植物在被吸收之前容易松动或断裂，成为关节内坚硬的游离体而对关节造成损害。穿越关节盂的缝合方式可以避免在关节内使用诸如锚钉等金属物。当然也有其缺点,比如缝合强度不够,而且可能会损伤肩胛下神经或冈下肌。由于这一领域仍在不断发展,因而在此对各种方法的优点不作过多评述。

和切开手术相比,关节镜手术创伤小,掌握起来也比较快捷、容易(当然也需要一定的技能和经验),而且可作为门诊手术。其缺点是:初始修复强度较差,需要制动,复发率和长期疗效尚不肯定,而且容易损伤肩胛下神经。

术后处理

Bankart 切开修补术后,允许患者进行全范围肩关节主动活动,但最好不要做伸展取物动作,在前 6 周内持物重量不要超过电话筒或一杯水。6 周内晚上要用颈腕吊带悬吊或用支具固定。6 周后可以开始进行完全伸展活动和旋转袖力量训练。3 个月时可以进行

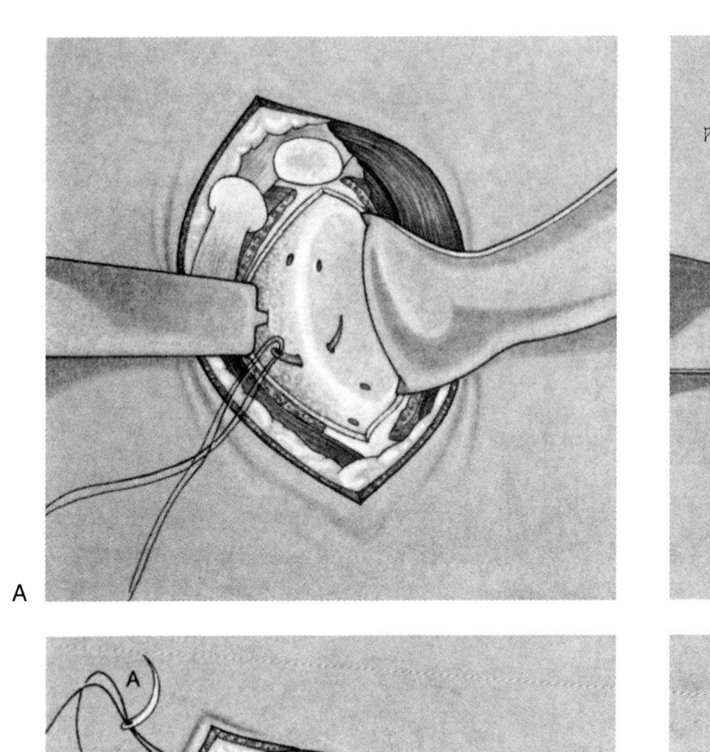
A

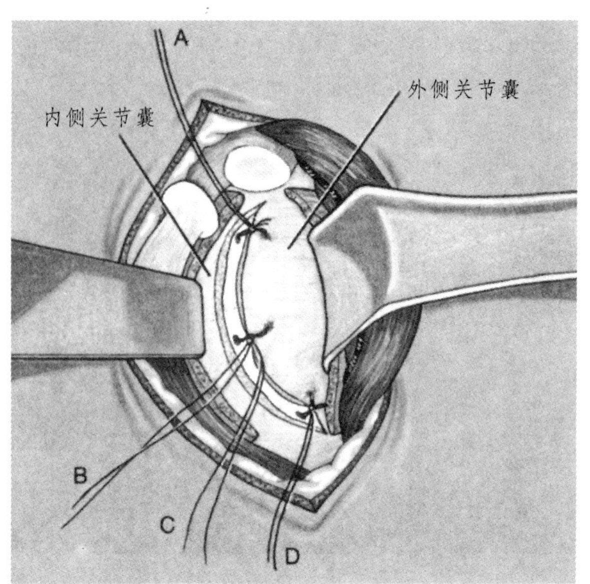

B

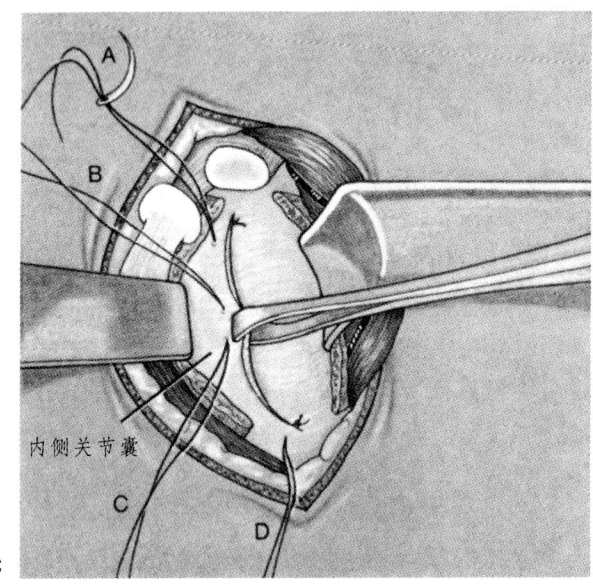

C

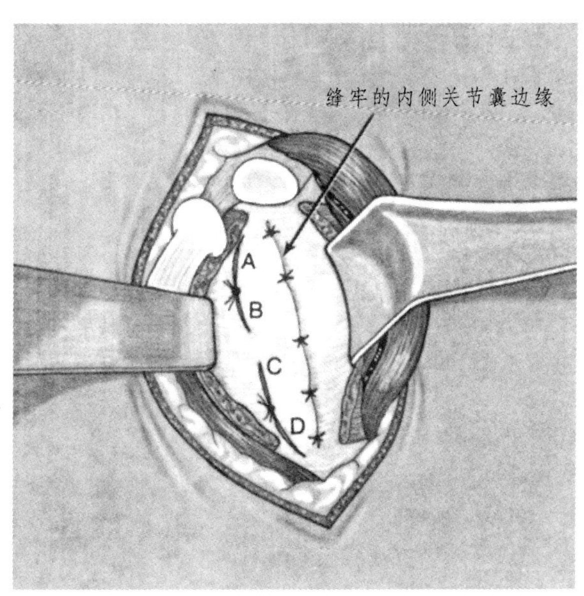

D

图 65-9 Bankart 修补术。Rowe 等[60,61]描述的方法是我通过前方切开修补复发性脱位喜欢使用的方法，但是我认为没有必要进行喙突截骨。(A)把肩胛下肌腱与下方关节囊分离后，在距关节盂边缘 5 mm 处切开关节囊，并把 1 号不可吸收缝线分别穿入盂缘上预钻的 3 个孔内。可用穿有 1 号 Ethibond 缝线的小号切骨针(其弯曲度与专为此设计的 Rowe 手工器械相同)在盂缘上开孔。(B)将关节囊外侧瓣缝到关节盂上。(C)把关节囊内侧瓣连同盂唇一起向下缝合在关节盂边缘的外侧瓣上。中间一股缝线分别和近端及远端缝线打结。(D)内侧瓣的游离缘和外侧瓣缝合，这样就在关节盂前缘进行了双排关节囊修补。将肩胛下肌按解剖学重新附着于原位。(From Rowe[60], with permission.)

一般的负重训练，同时可从事非身体接触性体育活动。一年内最好不要进行身体接触性体育活动，但不少患者选择在 6 个月左右时恢复这种运动。一般在 6 周时患肩可恢复 2/3 的活动度，3 个月时可达 90%以上。如果患者未达到预定进度的康复效果，应进行监护下的理疗。

关节镜下修复的初始强度比不上切开修复，所以患者一般要全天制动 4 周，接下来再进行 4 周的夜间制动。其余的康复训练和切开修复相同。由于制动时间比较长，其功能恢复程度不像切开修复术那样可以预料。

多方向性不稳定接受下方关节囊移位的患者，制动时间为 4~6 周，然后可按如上所述进行康复训练。Neer 建议用连体石膏固定 6 周后再悬吊制动 3 周[45]。和创伤后不稳定患者相比，这些患者修补处更容易撕裂。

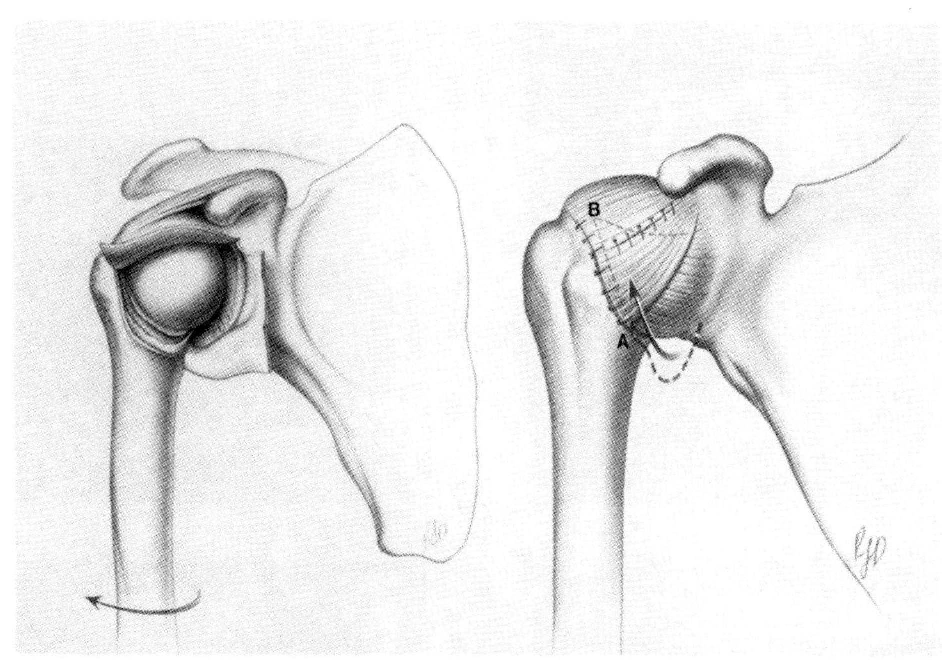

图 65-10　下方关节囊移位。我喜欢用 Neer 和 Foster[46]的方法来修补经保守治疗无效的多方向性不稳定。冠状面切开肩胛下肌,把肌腱深层保留在关节囊上以加强关节囊。按水平向 T 形切开关节囊,并沿后缘分离肱骨颈。关闭旋转袖间隙,磨糙肱骨颈,重叠缝合关节囊,使下方关节囊上提到上方关节囊瓣的下面,消除下方多余的囊组织。

手术效果

切开式 Bankart 修补术

这是一种十分成熟的手术方法且疗效很好,确实能消除肩关节不稳定并能恢复其功能和活动。Rowe 及其同事在 1978 年报道了 145 个肩关节的长期随访结果[61]。随访期限为 1~30 年,平均随访 6 年。复发率为 3.5%,疗效优的为 74%,疗效良好的为 23%,疗效差的为 3%。患者自我感觉的满意率为 98%。2/3 的患者肩关节活动度恢复正常。盂缘的小骨折(不超过盂窝的 1/6)并不影响结果。达到盂窝 1/4 的较大骨折复发率高,需要固定(图 65-12)。中型到大型 Hill-Sachs 缺损也会略微增加复发率。从事过头运动的运动员患者中 1/3 在术后能完全恢复运动,另外 2/3 则达不到原来的运动水平。这种手术的优点在于:无需术后制动,恢复了解剖结构,关节囊修补坚固且有增强,而且疗效是可以预计的。

Morrey 和 Janes 报道了 176 例因复发性前脱位行 Bankart 或 Puttiplatt 修补术患者的长期(10 年)随访资料[43]。10 年后的脱位发生率为 11%,其中 1/3 发生于手术 2 年以后。对侧肩也不稳定、后方不稳定和阳性家族史的患者术后再脱位率较高。这提示,其中有些患者为非创伤性或多方向性不稳定,他们的研究是在临床上识别出这些问题之前完成的,但和后期的一些报道结果很相似[12,50]。他们确认这一点认为这些失败的病例可能此前已存在有关节松弛。

Rowe 等也报道了 39 例前方修补后失败的翻修病例 [64]。其中最多见的病理改变为持续性 Bankart 损伤(占 84%),和关节囊松弛(占 83%)。对这些病理改变进行手术矫正后,经过最少 2 年的随访,复发率仅为 8%。这篇报道证实经解剖入路切开修复完全能矫正前方不稳定。但是,并不认为所有的盂唇撕裂都是肩关节不稳定引起的,因此在某些临床场合下需进行观察检查(图 65-13)。

下方关节囊移位

Neer 和 Foster 最初报道了 36 例多方向不稳定患者的 40 个肩关节, 其中 39 个肩关节术后至少随访一年疗效满意[46]。Neer 在其著作中提到,这些患者在 10 年中一直保持无症状状态,但未提供详细资料[45]。

Cooper 和 Brems 报道了 38 例多方向不稳定患者的 43 个肩关节,通过下方关节囊移位进行了治疗,随访至少 2 年[10]。91%的患者疗效满意且没有复发不稳定,不过有 24%的患者仍担心不稳定复发。

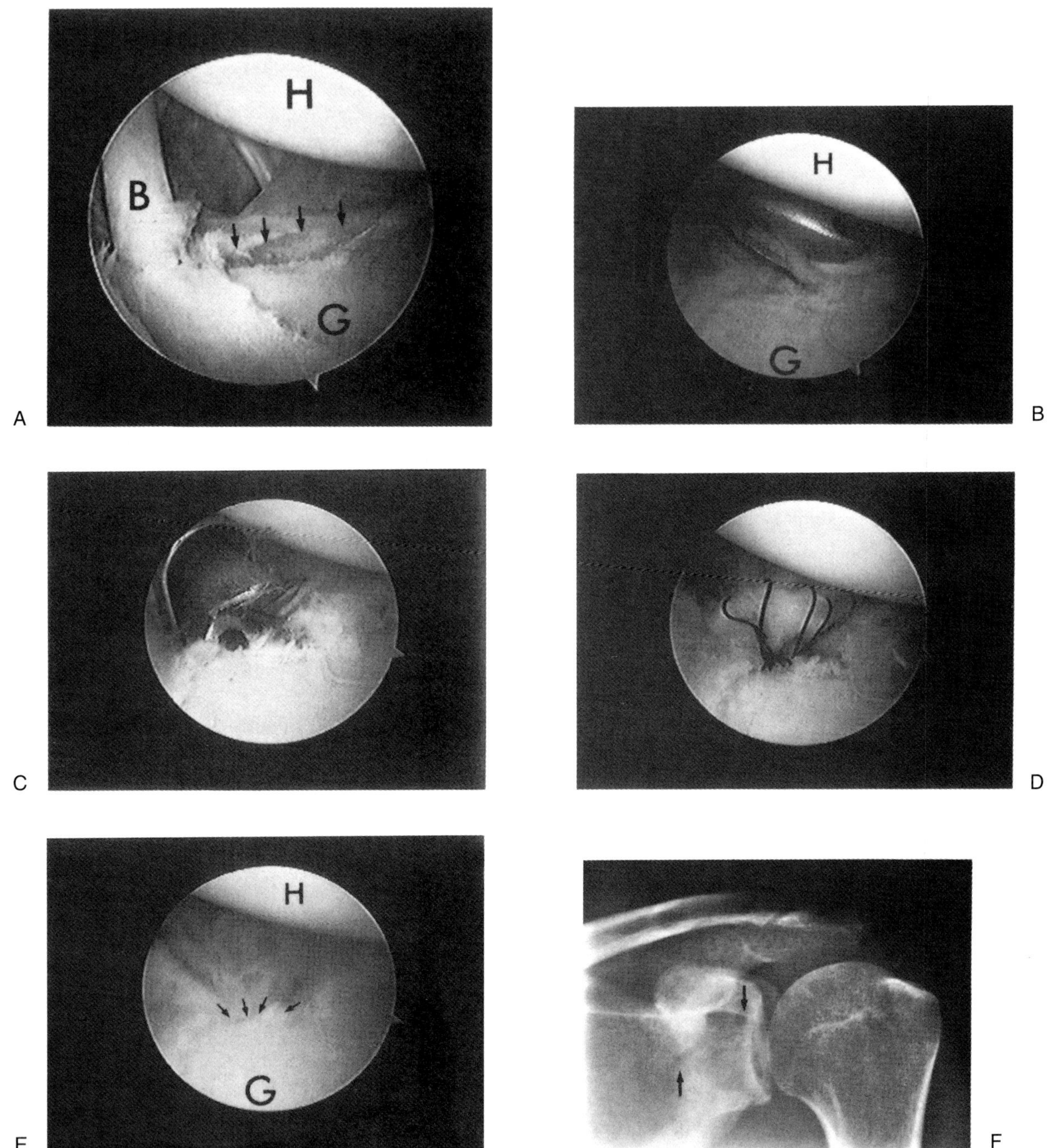

图 65–11 关节镜下缝合修补 Bankart 损伤(Carpari 方法)。仰卧位,从右肩后路行关节镜检查,上方为肱骨头(H),下方为关节盂(G)。(A)Bankart 损伤——前方关节唇(箭头所示)和关节囊韧带复合体从关节盂边缘撕脱。(B)用 Carpari 缝合打孔器抓持盂唇和适当厚度的关节囊(需通过关节囊的叠盖程度来确定)。(C)缝合 6~10 针后,在引导器指引下钻孔,出口位于内下方的冈下窝,注意远离肩胛上神经。(D)用导引钢丝将缝线从经关节盂的孔口中穿引过去。(E)放松上肢的牵引,收紧缝线,把关节囊和盂唇拉到关节盂前缘(箭头所示),在冈下肌筋膜表面打结。(F)术后 X 线片显示位于关节盂颈部经骨缝合的出入孔口位置。

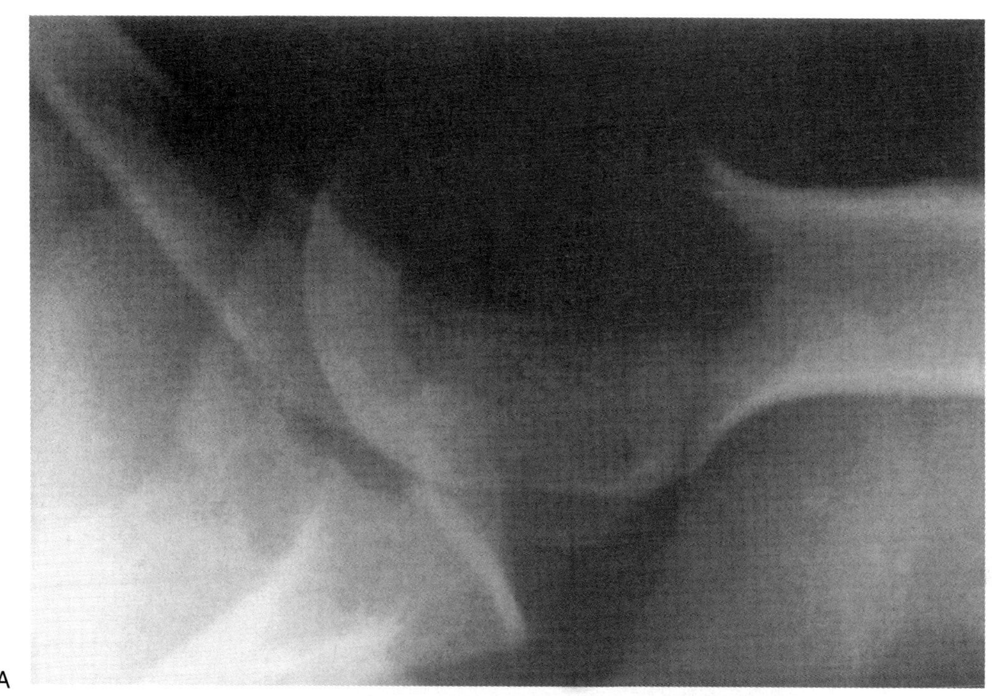
A

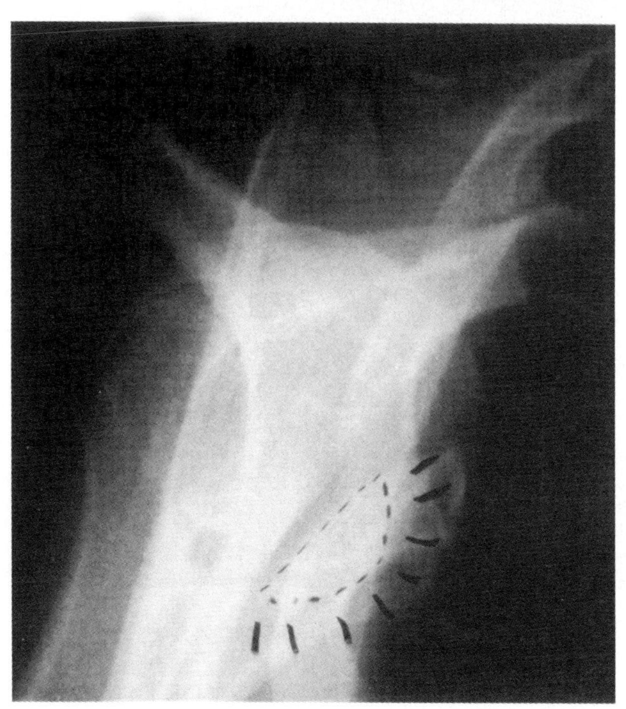
B

图 65–12　复发性前脱位伴盂缘骨折。(A)腋窝位片发现肩关节前脱位,但前方盂缘显示不清。(B)经肩胛侧位 X 线片显示来自前下盂缘的骨块(描线处)。(待续)

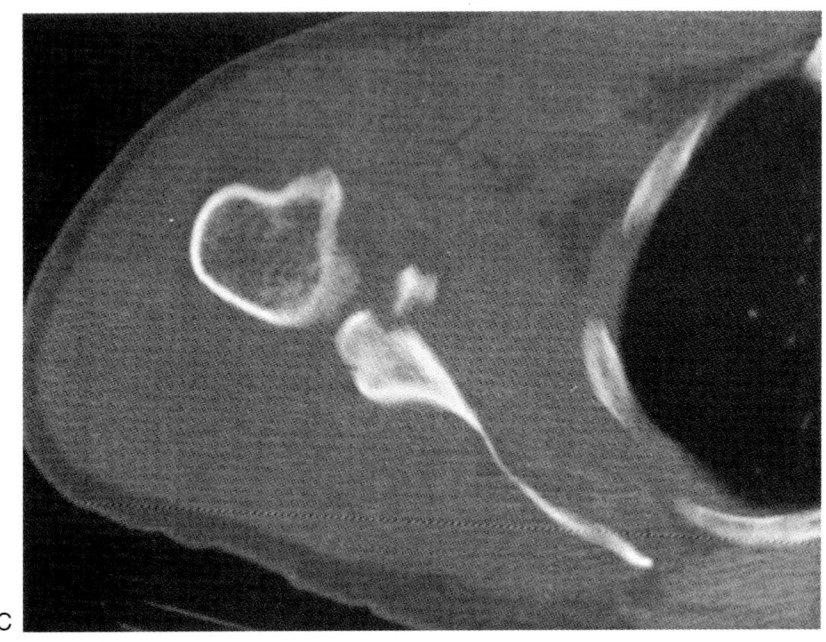

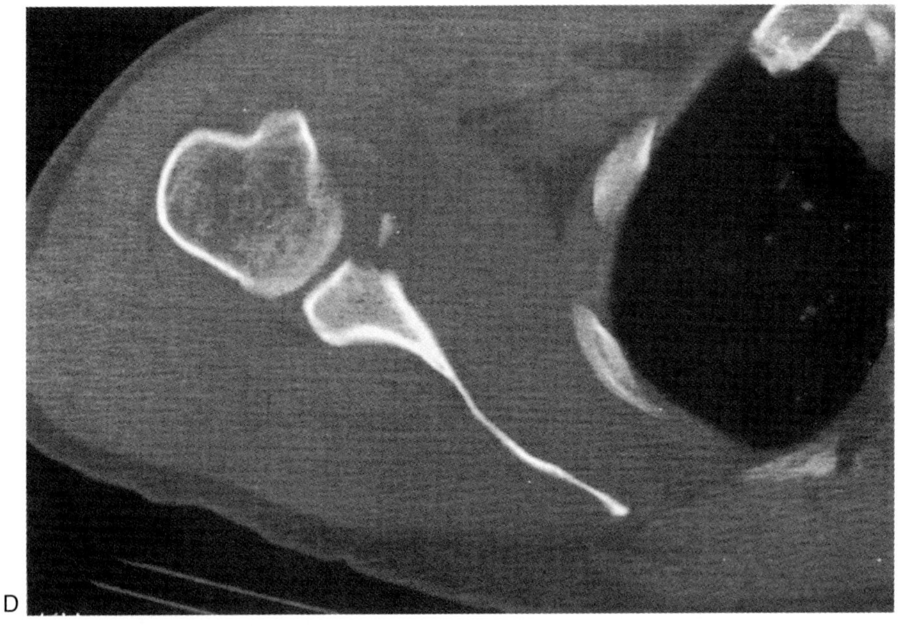

图 65-12(续) (C,D)CT 扫描显示有一较大骨块向前下方移位。(待续)

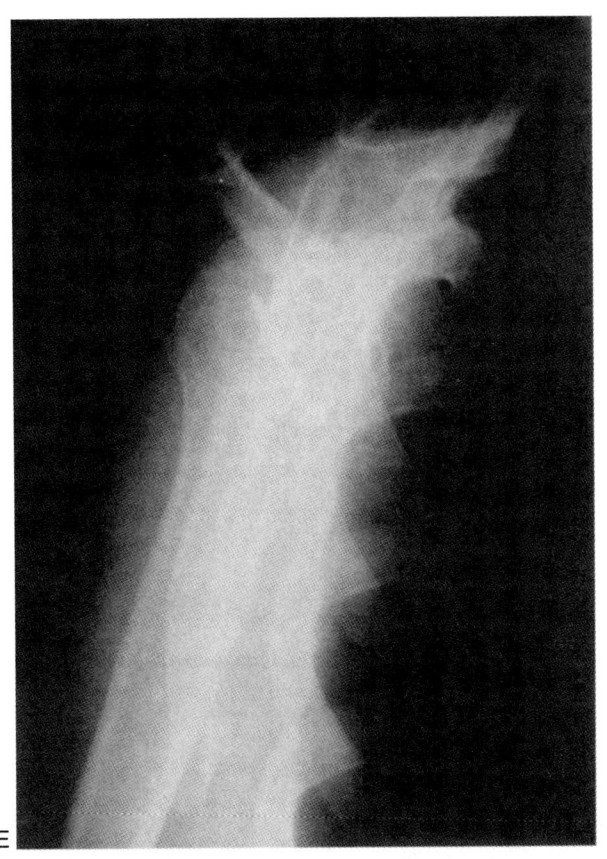

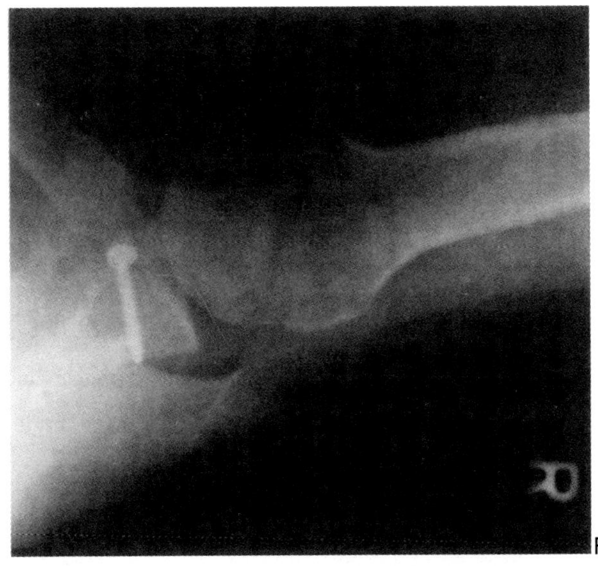

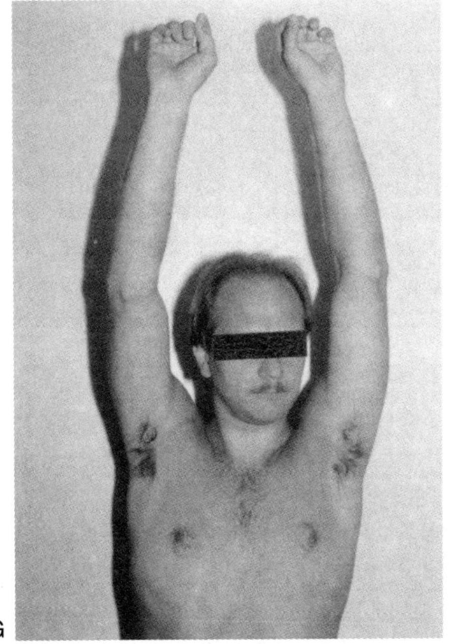

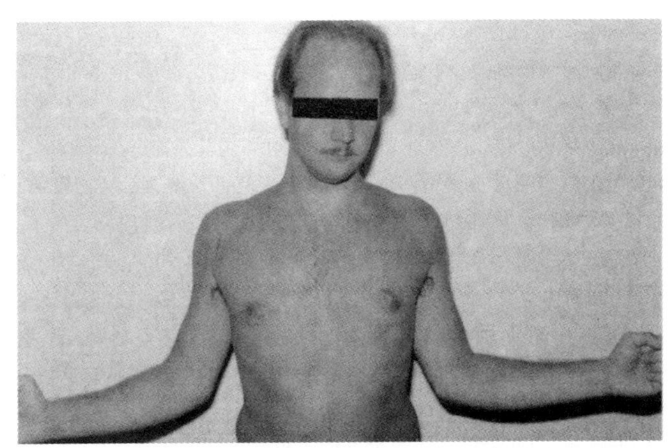

图 65-12(续)　(E,F)切开复位和内固定骨块并行 Bankart 修补术后 3 个月的 X 线片,显示骨折解剖愈合。(G,H)患者完全恢复了肩关节活动范围和力量。

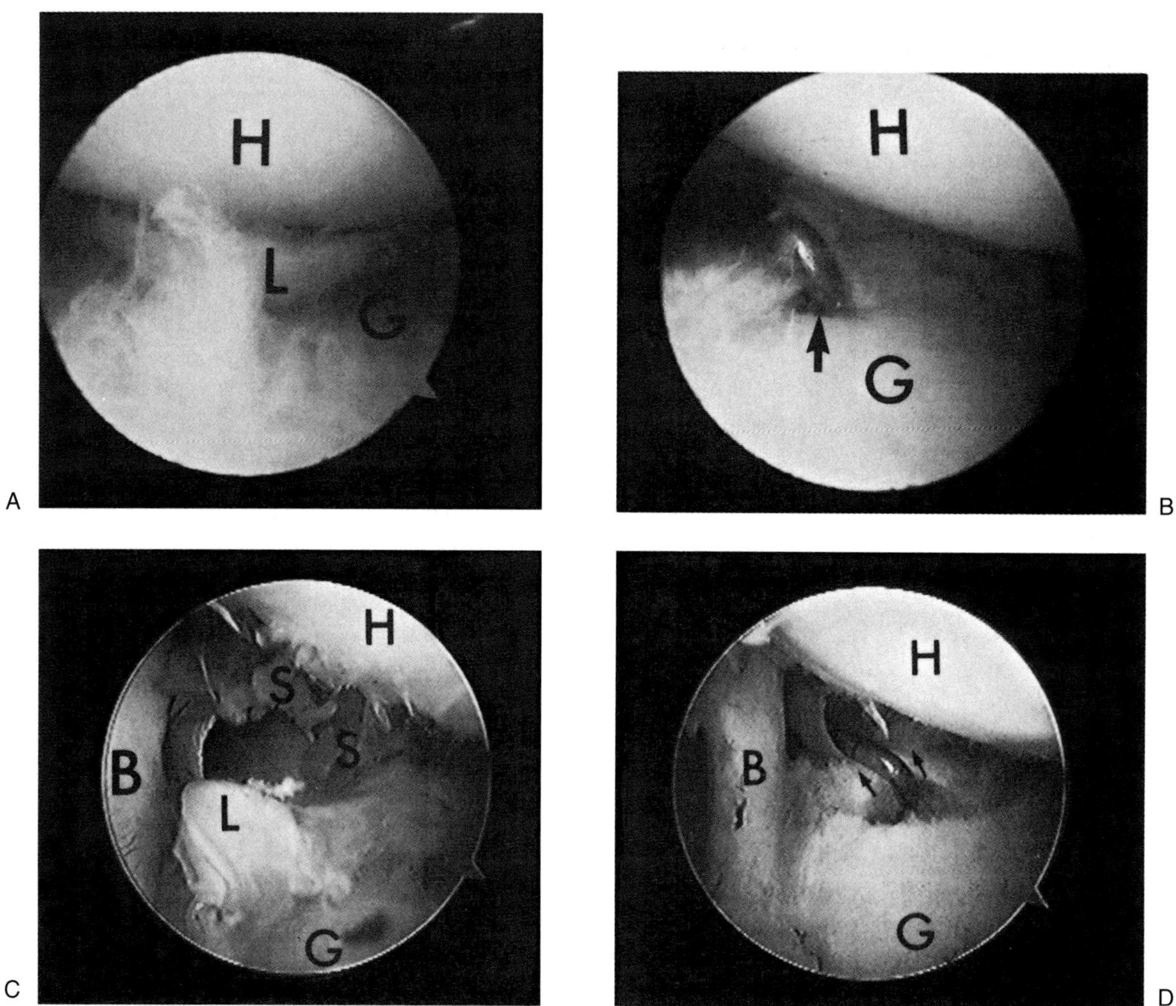

图 65-13 盂唇撕裂并分离但不伴有不稳定。盂唇撕裂通常会出现不稳定,但其中有一部分患者临床上或麻醉状态下均未出现不稳定。这些小范围盂唇分离的意义尚有待明确。这可能表明韧带功能不全(因缺乏足够的骨组织附着而引起),因而在受力时引起疼痛。**(A,B)**仰卧位,从右侧肩后路行关节镜检查,肱骨头(H)位于上方,关节盂(G)位于下方。**(A)**盂唇(L)撕裂,并有一个桶柄状裂瓣夹在肱骨头和肩盂之间。后方盂唇也有些磨损,影响了部分视野。**(B)**切除了松弛的桶柄状裂瓣以及后方已磨损的盂唇。操作时必须格外小心,不要把前方的关节囊盂唇韧带复合体从盂缘处剥离。用探针确认这些组织仍牢固附着,只是在 2 点钟位有一小裂隙。**(C,D)**仰卧位,从右侧肩后路行关节镜检查,肱骨头(H)位于上方,关节盂(G)位于底部,二头肌腱(B)位于左侧。**(C)**沿关节盂前上方缘有广泛滑膜炎(S)和盂唇瓣状撕裂。**(D)**切除该处盂唇瓣和滑膜炎后,从 1 点到 3 点钟位可见一处小的盂唇脱离(箭头所示)。此处曾有滑膜炎,因此可以确认它正是疼痛的起源点。用探针拉住盂唇(箭头所示),测定出分离的范围。

并非所有患者对手术都有疗效。特别是那些接受手术后很少进行或不进行康复训练的患者[45]。他们往往不能执行术后康复计划,而且过早地像伸展原先正常组织结构那样伸展刚经过修补重建的关节囊去抓握物体[30]。那些疼痛较轻但后方不稳定较重的患者,手术治疗下方不稳定的成功率不如那些疼痛但后方不稳定较轻的患者,可能是因为他们的不稳定是由于真性过度松弛引起的[34]。

关节镜下修补

关节镜下缝合修补手术的成功率各文献报道结果各不相同[7,8,17,36,40-42,66,69,71]。最好的结果是由该技术的发明者报道的，其结果与切开修补术差不多。例如，Morgan 报道了 175 例患者的手术效果,随访 1~7 年的优秀率为 95%[41]。有些患者能取得很好疗效,而有些患者则不能,可能与术者的技能和经验有关。还需要更多的时间、更多的研究者进行长期随访,才能确定其疗效。曾有文献报道肩胛上神经损伤,而且最近的一项报道中 65 个肩关节手术后有 3 个出现这种损伤;但这主要是手术操作不当所致[39]。

后方修补术

该手术对后方不稳定的修补效果不理想。Hawkings 及其同事报道 26 例不同类型的后方修补病例,失败率为 50%[22]。Hurley 等报道了 22 例,其中有 16 例软组织修补失败[29]。Tibone 和 Ting 在 20 例后方缝合修补病例中失败率为 45%[70]。因此,目前对这一问题还没有一致公认的成熟技术,围绕这一问题尚有很多争议。

并发症

目前最常见的并发症都与关节镜下修补术所用的植入物有关[31,32,69]。缝合钉可能会弯曲,断裂,未打中骨,穿透关节表面,移位,而且会引起其他问题。其实并不奇怪，因为这种缝合钉主要是为简化切开式 Bankart 手术而设计的,目前因为与其相关的并发症太多而逐渐被放弃。在一项对 204 例切开式缝合钉关节囊缝合术的长期多医院综合研究，术后随访平均 10 年,最长20 年,报道的并发症发生率相当高,12%的患者缝合钉穿入了关节或者发生松动和移位[52]。这些并发症并不完全是由术者操作失误所致。除一位手术医师外，其余医生都至少各有 10 例患者在随访中发生了和缝合钉相关的严重并发症。所以，正如 Rowe、Zuckerman 和 Matsen 等人所指出,在肩关节周围放置金属固定件是不明智的[64,74]。

前路修补如果太紧,会引起关节炎以及关节功能明显丧失[20]。迫使肱骨头后移会侵蚀关节盂,同时软组织挛缩也会逐渐加重。这种情况应避免,但若遇到这种情况应通过将软组织向前方延长来加以处理。

神经损伤的确可发生于肩关节前路修补术,通常累及肌皮神经或腋神经[57]。这种损伤往往是由缝合或撕裂直接引起的。

前路修补手术后如果没有把前方软组织张紧，可能发生骨关节炎，但也有报道称也可作为未经手术治疗的复发性脱位后遗症而引发骨关节炎。在一项对 71 例患者进行了 6~25 年(平均 15 年)随访的未公开发表的长期研究中，我们记录下 31%的患者骨关节炎的 X 线改变,不过大部分为轻度改变。其中一些患者的关节炎与缝合钉并发症有关，但多数与其无关。Hovelius 对 257 例原发性肩关节前脱位患者进行了 10 年的随访,他发现 11%有轻度关节炎,9%有中重度关节炎[28]。骨关节炎虽然不属于那种常见且长期、难以处理的并发症,但必须立刻对它进行更仔细的关注。

作者的建议

复发性肩关节前方不稳定患者，最初可通过功能锻炼进行治疗，但应告知其这种治疗的成功可能性较低[6]。绝大部分患者最终仍需行手术治疗。在极个别情况下可以不进行功能锻炼而直接行手术治疗,而且这样做常常也是患者所要求的。通常要让患者做出选择,是切开修复还是关节镜下行 Bankart 修补,要把两种方法的利弊都告诉患者,并告知患者切开手术的成功率往往高于关节镜手术。从事身体接触运动的患者以及术后复发危险高的患者，或者那些不能接受手术失败这种结果的患者，只能对其进行切开手术。

针对非创伤性不稳定患者的康复训练,重点在旋转袖肌群,需要进行 6 个月到 1 年的训练才能看到肌力增强的客观征象。对于那些肌力有所增强但仍存在症状的患者可行下方关节囊移位手术。

（张峻 译 侯筱魁 校）

参考文献

1. Abrams JS: Special shoulder problems in the throwing athlete: pathology, diagnosis, and nonoperative treatment. Clin Sports Med 10:839, 1991
2. Anzano MA, Roberts AB, Smith JM et al: Sarcoma growth factor from conditioned medium of virally transformed cells is composed of both type alpha and beta transforming growth factors. Proc Natl Acad Sci USA 80:6264, 1983
3. Basmajian JV, Bazant FJ: Factors preventing downward dislocation of the adducted shoulder joint: an electromyographic and morphological study. J Bone Joint Surg 41A:1182, 1959
4. Bell RH, Noble JS: An appreciation of posterior instability of the shoulder. Clin Sports Med 10:887, 1991
5. Brewer BJ, Wubben RC, Carrera GF: Excessive retroversion of the glenoid cavity: a cause of non-traumatic posterior instability of the shoulder. J Bone Joint Surg 68A:632, 1986
6. Burkhead WZ, Rockwood CA: Treatment of instability of the shoulder with an exercise program. J Bone Joint Surg 74A:890, 1992
7. Caspari RB: Arthroscopic reconstruction for anterior shoulder instability. p. 57. In Paulos L, Tibone JE (eds): Operative Techniques in Shoulder Surgery. Aspen, Gaithersburg, MD, 1991
8. Caspari RB, Geissler WB: Arthroscopic manifestations of shoulder subluxation and dislocation. Clin Orthop 291:54, 1993
9. Cofield RH, Irving JF: Evaluation and classification of shoulder instability with special reference to examination under anesthesia. Clin Orthop 223:32, 1987
10. Cooper RA, Brems JJ: The inferior capsular-shift procedure for multidirectional instability of the shoulder. J Bone Joint Surg 74A:1516, 1992
11. Dalton SE, Snyder SJ: Glenohumeral instability. Baillieres Clin Rheumatol 3:511, 1989
12. Dowdy PA, O'Driscoll SW: Shoulder instability: an analysis of family history. J Bone Joint Surg 75B:782, 1993
13. Dowdy PA, O'Driscoll SW: Recurrent anterior shoulder instability. Am J Sports Med 22:489, 1994
14. Emery RJH, Mullaji AB: Glenohumeral joint instability in normal adolescents: incidence and significance. J Bone Joint Surg 73B:406, 1991
15. Gerber C, Ganz R: Clinical assessment of instability of the shoulder with special reference to anterior and posterior drawer tests. J Bone Joint Surg 66B:551, 1984
16. Glousman R, Jobe F, Tibone J et al: Dynamic electromyographic analysis of the throwing shoulder with glenohumeral instability. J Bone Joint Surg 70A:220, 1988
17. Grana WA, Buckley PD, Yates CK: Arthroscopic Bankart suture repair. Am J Sports Med 21:348, 1993
18. Gudinchet F, Maggar L, Ginalski JM et al: Magnetic resonance imaging of nontraumatic shoulder instability in children. Skeletal Radiol 21:19, 1992
19. Harryman DT, Sidles JA, Harris SL, Matsen FA: The role of the rotator interval capsule in passive motion and stability of the shoulder. J Bone Joint Surg 74A:53, 1992
20. Hawkins RJ, Angelo RL: Glenohumeral osteoarthrosis: a late complication of the Putti-Platt repair. J Bone Joint Surg
21. Hawkins RJ, Kennedy JC: Impingement syndrome in athletes. Am J Sports Med 8:151, 1980
22. Hawkins RJ, Koppert G, Johnston G: Recurrent posterior instability (subluxation) of the shoulder. J Bone Joint Surg 66A:169, 1984
23. Hawkins RJ, Neer CS II, Pianta RM, Mendoza FX: Locked posterior dislocation of the shoulder. J Bone Joint Surg 69A:9, 1987
24. Hovelius L: Shoulder dislocation in Swedish ice hockey players. Am J Sports Med 6:373, 1978
25. Hovelius L: Incidence of shoulder dislocation in Sweden. Clin Orthop 166:127, 1982
26. Hovelius L: Anterior dislocation of the shoulder in teenagers and young adults: five year prognosis. J Bone Joint Surg 69A:393, 1987
27. Hovelius L, Eriksson K, Fredin H et al: Recurrences after initial dislocation of the shoulder: results of a prospective study of treatment. J Bone Joint Surg 65A:343, 1983
28. Hovelius L, Malmqvist B, Augustinin BG et al: Ten year prognosis of primary anterior dislocation of the shoulder in the young. Presented at the annual open meeting of the American Shoulder and Elbow Surgeons Society, New Orleans, 1994
29. Hurley JA, Anderson TE, Dear W et al: Posterior shoulder instability: surgical vs. non-surgical results. Clin Orthop 11:458, 1987
30. Jerosch J, Castro WH: Shoulder instability in Ehlers-Danlos syndrome: an indication for surgical treatment? Acta Orthop Belg 56:451, 1990
31. Johnson LL: Surgical versus open treatment of shoulder instability. Presented at the annual open meeting of the American Shoulder and Elbow Surgeons Society, Atlanta, 1988
32. Kaveney MF, Wilson FD: Arthroscopic staple capsulorrhaphy for recurrent shoulder instability. Presented at the annual open meeting of the American Shoulder and Elbow Surgeons Society, Atlanta, 1988
33. Kumar VP, Balasubramaniam P: The role of atmospheric pressure in stabilizing the shoulder: an experimental study. J Bone Joint Surg 67B:719, 1985
34. Lebar RD, Alexander AH: Multidirectional shoulder instability: clinical results of inferior capsular shift in an active-duty population. Am J Sports Med 20:193, 1992
35. Lippitt SB, Harris SL, Harryman DT II et al: In vivo quantification of the laxity of normal and unstable glenohumeral joints. J Shoulder Elbow Surg 3:215, 1994
36. Maki NJ: Arthroscopic stabilization: suture technique. Operative Tech Orthop 1:180, 1991
37. Matsen FA, Harryman DT, Sidles JA: Mechanics of glenohumeral instability. Clin Sports Med 10:783, 1991
38. McGlynn FJ, Caspari RB: Arthroscopic findings in the subluxating shoulder. Clin Orthop 183:173, 1984
39. Mologne TS, Lapoint JM, Morin WD, Zilberfarb J: Arthroscopic anterior labral reconstruction using a transglenoid suture technique: results in the active duty military patient. Presented at the meeting of the American Shoulder and Elbow Surgeons, New Orleans, 1994
40. Morgan CD: Arthroscopic Bankart suture repair—2 to 5 year results [abstract]. Orthop Trans 13:231, 1989
41. Morgan CD: Arthroscopic transglenoid Bankard suture repair. Operative Tech Orthop 1:171, 1991
42. Morgan CD, Bodenstab AB: Arthroscopic Bankart suture repair: technique and early results. Arthroscopy 3:111, 1987

43. Morrey BF, Janes JM: Recurrent anterior dislocation of the shoulder: long-term follow-up of the Putti-Platt and Bankart procedures. J Bone Joint Surg 58A:252, 1976
44. Neer CS II: The shoulder. p. 2013. In Staff WBS (ed): Textbook of Rheumatology. WB Saunders, Philadelphia, 1989
45. Neer CS II: Shoulder reconstruction. p. 273. In Dislocations. WB Saunders, Philadelphia, 1990
46. Neer CS II, Foster CR: Inferior capsular shift for involuntary inferior and multidirectional instability of the shoulder: a preliminary report. J Bone Joint Surg 62A:897, 1980
47. Nobuhara K, Ikeda H: Rotator interval lesion. Clin Orthop 223:44, 1987
48. O'Driscoll S: A reliable and simple test for posterior instability of the shoulder [Abstract]. Orthop Trans 15:762, 1991
49. O'Driscoll SW: Atraumatic instability: pathology and pathogenesis. p. 305. In Matsen IFA, Fu FH, Hawkins RJ (eds): The Shoulder: A Balance of Mobility and Stability. American Academy of Orthopedic Surgeons, Rosemont, IL, 1983
50. O'Driscoll S, Evans D: Contralateral shoulder instability following anterior repair: an epidemiological investigation. J Bone Joint Surg 73B:941, 1991
51. O'Driscoll S, Evans D: The incidence of contralateral shoulder instability in patients treated for recurrent anterior instability: an epidemiological investigation. Orthop Trans 15:762, 1991
52. O'Driscoll SW, Evans DC: Long-term results of staple capsulorrhaphy for anterior shoulder instability. J Bone Joint Surg 75A:249, 1993
53. Ovesen J, Søjberg JO: Transposition of coracohumeral ligament to humerus in treatment of vertical shoulder joint instability. Arch Orthop Trauma Surg 106:323, 1987
54. Ozaki J: Glenohumeral movements of the involuntary inferior and multidirectional instability. Clin Orthop Rel Res 238:107, 1989
55. Pande P, Hawkins R, Peat M: Electromyography in voluntary posterior instability of the shoulder. Am J Sports Med 17:644, 1989
56. Post M: Physical examination of the shoulder girdle. p. 47. In Physical Examination of the Musculoskeletal System. Year Book Medical Publishers, Chicago, 1987
57. Richards RR, Hudson AR, Bertoia JT et al: Injury to the brachial plexus during Putti-Platt and Bristow procedures: a report of 8 cases. Am J Sports Med 15:374, 1987
58. Rokous JR, Feagin JA, Abbott HG: Modified axillary roentgenogram, a useful adjunct in the diagnosis of recurrent instability of the shoulder. Clin Orthop 82:84, 1972
59. Rowe CR: Prognosis in dislocations of the shoulder. J Bone Joint Surg 38A:957, 1956
60. Rowe C: The Shoulder. p. 169. Churchill Livingstone, New York, 1988
61. Rowe CR, Patel D, Southmayd WW: The Bankart procedure: a long-term end-result study. J Bone Joint Surg 60A:1, 1978
62. Rowe CR, Pierce DS, Clark JG: Voluntary dislocation of the shoulder: a preliminary report on a clinical, electromyographic, and psychiatric study of twenty-six patients. J Bone Joint Surg 55A:445, 1973
63. Rowe CR, Sakellarides HT: Factors related to recurrences of anterior dislocations of the shoulder. Clin Orthop 20:40, 1961
64. Rowe CR, Zarins B, Ciullo JV: Recurrent anterior dislocation of the shoulder after surgical repair: apparent causes of failure and treatment. J Bone Joint Surg 66A:159, 1984
65. Samilson RL, Prieto V: Dislocation arthropathy of the shoulder. J Bone Joint Surg 65A:456, 1983
66. Savoie FH: Arthroscopic reconstruction of recurrent traumatic anterior instability. Presented at the annual open meeting of the American Shoulder and Elbow Surgeons Society, New Orleans, 1994
67. Simonet WT, Cofield RH: Prognosis in anterior shoulder dislocations. Am J Sports Med 12:19, 1984
68. Simonet WT, Melton LJ, Cofield RH, Ilstrup DM: Incidence of anterior shoulder dislocations in Olmstead County, Minnesota. Clin Orthop 186:186, 1984
69. Snyder SJ, Strafford BB: Arthroscopic management of instability of the shoulder. Orthopedics 16:993, 1993
70. Tibone J, Ting A: Capsulorrhaphy with a staple for recurrent posterior subluxation of the shoulder. J Bone Joint Surg 72A:999, 1990
71. Uribe JW, Hechtman KS: Arthroscopically assisted repair of acute Bankart lesion. Orthopedics 16:1019, 1993
72. Wuelker N, Kohn D, Knop C: Dynamic examination techniques in shoulder instability. J Shoulder Elbow Surg 3:207, 1994
73. Yosipovitch Z, Tikava P, Goldberg I: Inferior subluxation of the humeral head after injury to the shoulder: a brief note. J Bone Joint Surg 71A: 751, 1989
74. Zuckerman JD, Matsen FA: Complications about the glenohumeral joint related to the use of screws and staples. J Bone Joint Surg 66A:175, 1984

第 66 章

肩关节成形术后的康复和活动

Diane L.Dahm, Jay Smith

康复的目标是,在患者的解剖、生理和生物力学的制约因素范围内恢复其最佳且无痛的功能。本章将讨论获得康复成功必须遵守的几项原则(表 66-1)。了解肩关节成形术后康复训练的这些原则有助于临床医师制定合理的治疗方案,并使其在必须满足个体化患者的特殊需求时也不拘泥于这些原则。

充分的术前咨询

理想的康复过程应从对患者、家属和其他护理人员的术前咨询开始。应根据临床和影像学资料,设定切实可行的康复目标。对于骨量丢失过多、类风湿性关节炎、旋转袖修复失败、旋转袖关节病、创伤后关节炎、神经功能障碍或此前行肩关节成形术失败的患者,应设定不太高或有限的康复目标[1]。对此类病例,控制疼痛是首要的手术目的,而活动和功能恢复则是次要目标。

患者应作为康复过程主要的主动参与者,术前选定的护理者只是给予必要的支持[2]。针对手术、术后早期恢复、预期的疼痛和僵硬、术后康复过程以及一年内要求获得最佳术后结果的可能性方面等事项,要同患者和护理者进行讨论并提出建议[2]。选定的护理者必须同意帮助患者进行日常活动,并在必要时能送患者去进行理疗。

适当的话应实施术前锻炼计划,以使肩胛带的活动最佳化,增强旋转袖和肩胛骨的稳定肌群,同时适应训练对侧上肢。

获得足够的疼痛控制

术后疼痛不仅使患者及家人焦虑和痛苦,而且会反射性地抑制肩胛带肌肉系统并影响关节活动范围、力量和功能的恢复。大部分病例接受肩关节成形术的主要目的是缓解疼痛,其次才是恢复功能[1]。合理使用止痛药有助于控制术后疼痛,包括配合物理治疗而应用止痛药,以便在需要时提供最佳的疼痛控制。必要的话可在术后以及锻炼后立刻应用冷冻疗法,以减轻疼痛和炎症。重要的是还应告知患者,活动本身就能通过增加局部血供、清除手术部位毒性代谢产物并给中枢神经系统提供疼痛调控本体感受反馈,对疼痛控制起辅助作用[3]。

开始早期无创伤活动

早期活动可促进生理性胶原形成,把制动带来的不良效应降到最低,并为功能恢复打下基础[4,5]。如前所述,活动度(ROM)也能通过本体感受机制来协助进行疼痛控制[3]。

对旋转袖完整的骨关节炎(OA)患者来说,活动度目标通常是上举(ELE)150°、外旋(ER)50°及内旋(IR)T9,而对有旋转袖撕裂的 OA 患者或常有某种程度旋转袖功能不全的类风湿性关节炎(RA)患者,则在每一方向上各减少 20°~40°[6,7]。大多数日常活动可在 ELE、ER 和 IR 20°~40°范围内完成[6]。

早期活动应以避免组织损害、不会增加疼痛和不稳定为原则。保持稳定是关节成形术后功能恢复的主要关注目标[8-10]。虽然保留三角肌、恢复肌筋膜套张力以及改善假体的设计和固定有利于早期活动度锻炼,但临床医师在实施术后活动度锻炼计划时还必须考虑患者和手术的多种因素。

尽管在术中尽力矫正了关节盂的方向,OA 患者仍可能持续存在关节盂后倾,这会增加矢状面上举及横向内收时肩关节后方不稳定的风险[1,11]。横向内收肩关节也可能会加重存留的肩锁关节疾病。需进行广泛软组织松解(如肩胛下肌 Z 形延长)的旋转袖挛缩会限制有效外旋的安全范围,一直到组织愈合为止[12]。与

表 66-1　肩关节成形术的康复原则

1.充分的术前咨询
2.获得足够的疼痛控制
3.开始早期无创伤活动
4.恢复功能
5.保护假体
6.提供活动方面的忠告

典型的 OA 患者不同,RA 患者和创伤后 OA 患者更可能患有旋转袖或关节囊韧带功能不全,因而可能会发生多方向不稳定。为了确定术后康复训练安全而稳定的活动范围,术中对这些患者进行活动度评估是十分必要的。

要考虑的手术因素包括假体的设计和放置、内固定以及软组织完整性。在旋转袖撕裂的情况下,假体前倾、肩胛下肌或关节囊功能不全或喙肩弓缺陷功能不全均可增加前方不稳定的风险[9]。后方不稳定常见于假体过度后倾或全身性软组织功能不全的病例[8,9]。标准的非限制型假体比限制性较多的假体能提供更大的活动度,但其稳定性依赖于软组织的完整性。半限制型或全限制型假体仅用于特殊情况下,并且要以牺牲活动度为代价来维持关节稳定性[14]。如果肱骨头太大,肩关节会变得“过度饱满”,这会使旋转袖张力增大从而限制关节活动[13]。相反,使用小尺寸的肱骨头或者未能恢复肱骨的正常偏心距(喙突外侧到外侧结节正常有 1.5~2.0 cm 的距离)会影响长度与张力的关系以及旋转袖肌肉的力学性能,从而会降低主动上举上肢的能力[15]。用骨水泥或非骨水泥型假体时可以安全地开始早期活动度训练。

在临床上,术后应尽可能早地进行关节活动度训练。应立即开始对侧上肢的适应性训练。患肩要避免长期三角巾悬吊或支具制动,除非同时做了旋转袖修复或重建。根据术中检查结果并综合患者和手术两方面的因素,来确定活动度训练方针。在 2~6 周内通常不要超过术中的活动度。

活动度锻炼计划应着眼于以可控方式早期恢复 ELE 和 ER 的原有活动度。每天进行 3~5 次短时间(5~10 分钟)锻炼[1,2]。其优点包括:简单易行以改善依从性,次数频繁可避免长时间静止,持续时间较短可避免过劳和僵直。辅以止痛疗法和理疗(热疗,冷疗,电刺激)可使锻炼课程获得最佳效果。早期锻炼课程由理疗师实施,逐渐交由患者和护理者进行。术中摄像可用来演示有效的活动度[2]。术后斜角肌间沟封闭有助于减轻患者的焦虑和疼痛。肩关节成形术患者的持续被动活动还未被正式认可,对此不熟悉的人在具体操作时会比较困难。

钟摆锻炼(Codman 锻炼)有助于促进肌肉松弛和疼痛控制,可改善肩胛胸壁关节的活动度和稳定性,并有助于开始盂肱关节早期无创伤活动[16-18]。确保松弛对保护颈椎和对侧上肢很重要。在右上肢,前臂旋前(并内旋肩关节)可结合顺时针钟摆活动一起进行,前臂旋后(并外旋肩关节)可结合逆时针钟摆活动一起进行,这样可以充分利用模仿功能活动模式的上肢本体感受性神经肌肉促进(PNF)模式(图 66-1)。对于全身性软组织松弛的患者要格外小心,上肢(占体重 14%)悬垂时会造成的关节分离往往十分疼痛。

恢复上举活动是早期优先要达到的目标。锻炼从仰卧位开始,以抵消重力,并有利于由患者或理疗师进行辅助训练。可能的话,上举应在肩胛骨平面(冠状面前倾 30°~40°)以获得最大的无撞击运动弧和最小的软组织应力[19,20]。从生物力学方面来说,肩胛骨平面更适宜进行日常活动,而且这一平面的活动会在功能上传递给矢状面和冠状面而不会增加盂肱关节的反作用力[21,22]。仰卧位锻炼时可使用垫枕以使肩胛骨移至肩胛骨平面,但要注意避免肩胛骨向前倾斜或过度内旋(图 66-2)[1]。这种不正确的体位会增加盂肱关节的拉伸和前方张力。尽管早期可以进行被动活动(PROM),但要尽快转变为辅助下的主动活动(AAROM)。以训练肩胛带的肌肉系统。在理疗师协助进行功能锻炼时,抓握住肱骨的近端可减轻患者的恐惧和肌肉的协同收缩,必要时也可以使理疗师轻柔地牵引肩关节以提高无痛活动度[1,2]。仰卧位 PROM 和 AAROM 上举锻炼,在肌电图上可产生相当于 10%~20%最大自主收缩量的旋转袖电活动[17,18]。

外旋往往是患者感觉最疼痛、最难以恢复的活动。但是,如果外旋活动度小于 40°~45°,则会发生明显的功能障碍。若张力过大,接受前方软组织再平衡的患者会面临修复或重建受损的风险。这些患者以及有前方不稳定危险因素的患者,应通过术中活动度测定来决定术后早期外旋的安全范围。外旋锻炼也是从仰卧位开始,逐渐从 PROM 进展为 AAROM,最终过渡到主动活动度(AROM)锻炼。在做仰卧位上举锻炼时,要保持上肢轻度外展(4 ~6 cm),并尽可能处于肩胛骨平面,以达到最佳的无张力活动度[2]。AAROM 锻炼应在屈肘 90°位进行,外旋锻炼应垂直于肱骨的长轴。患

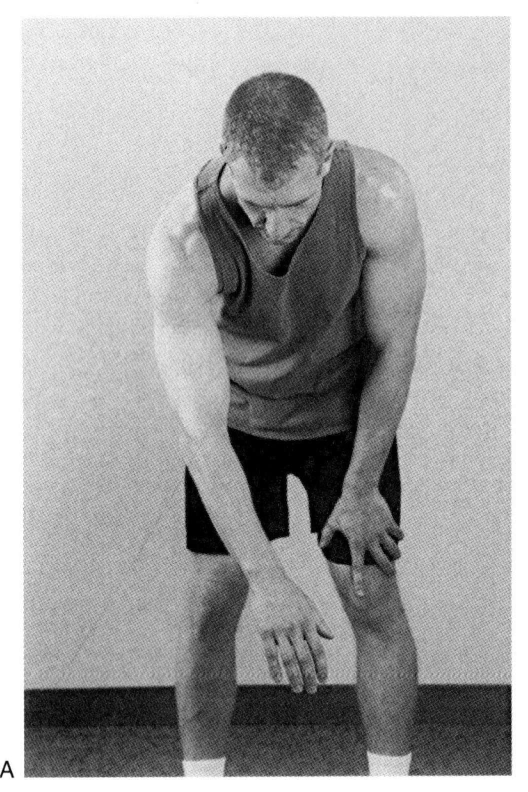

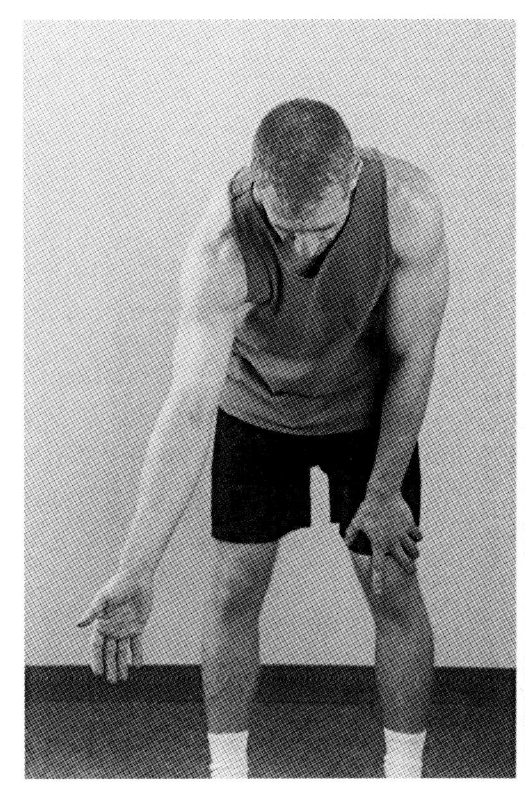

图 66-1 本体感受神经肌肉促进模式(PNF)的钟摆锻炼:(A)旋前位顺时针;(B)旋后位逆时针。

者常常用伸展肘关节来代替肩关节外旋,这会减弱锻炼效果(图 66-3)。接受旋转袖修复的患者进行外旋锻炼时,最好让患者扶杖或扶拐进行 AAROM,而不是靠理疗师进行 AAROM, 因为研究显示后者时旋转袖肌肉的肌电图活动度更大[18]。

当疼痛减轻而且患者在仰卧位锻炼时能很好控制肩胛带时,就可进展至更具功能性的直立位锻炼阶段。在重力影响下,AAROM 和 AROM 也可起到启动肩胛带强化过程的作用。研究证明,肌电图活动(以最大自主收缩量百分数来表示)在从仰卧位转变为直立位锻炼时会增加 10%~30%[17,18]。锻炼时要格外小心,否则会影响旋转袖的完整性。

直立锻炼包括上举和外旋的 AAROM 和 AROM 锻炼。上举训练起初在肩胛骨平面进行,并可借助其他人、拐杖或手杖、爬墙或者滑轮来进行。患者最容易接受的是借助墙、拐杖或手杖进行锻炼(图 66-4)。很多患者发现滑轮一开始很难使用,而且在做滑轮协助下的上举时所记录下的旋转袖肌肉肌电图信号要高于拐杖或手杖协助下的上举[18]。因此,开展滑轮锻炼要晚于手杖、拐杖和(或)爬墙锻炼。为了减轻焦虑感,患者起初要面对悬挂着的滑轮进行训练。在对这种方法感到舒适后,再转身离开滑轮进行训练,以提高锻炼效果[23]。能够较好地控制肩关节后,即可进行 AROM 上举活动。开始时肘关节要屈曲,以减小重力的力矩臂和盂肱关节的受力。

站立位外旋对重力的依赖小于上举。当患者站立时,PROM 外旋锻炼可借助门边框来进行 (图 66-5)。若无禁忌的话, 可通过收缩-松弛方法来进行这种伸展运动。直立功能性 AROM 外旋锻炼的一个范例是,在没有外界阻力的情况下一体化完成肩胛收缩及肩关节外旋活动(图 66-6)。

在最初 4~6 周内内旋锻炼通常仅限于到胸部水平的 PROM,可在患者站立或仰卧时进行。在 4~6 周后如果能耐受, 可从 PROM 进展至 AAROM 和 AROM。这样可以在术后最初几周内保护肩胛下肌的修补处。

恢复功能及保护假体

获得疼痛控制并达到满意的 AROM 之后,康复计划的重点即开始转向肩胛稳定机构和旋转袖肌肉系统的功能强化。目前各种假体设计对压力和剪切力的耐受极限尚不明确。盂肱关节(GHJ)所产生的反作用合力在上举过程中会逐渐增大,90°时所达到值相当于

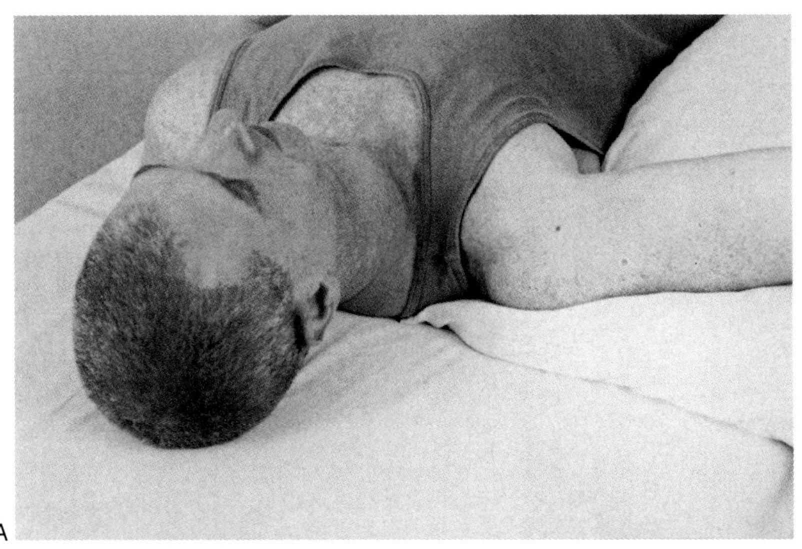

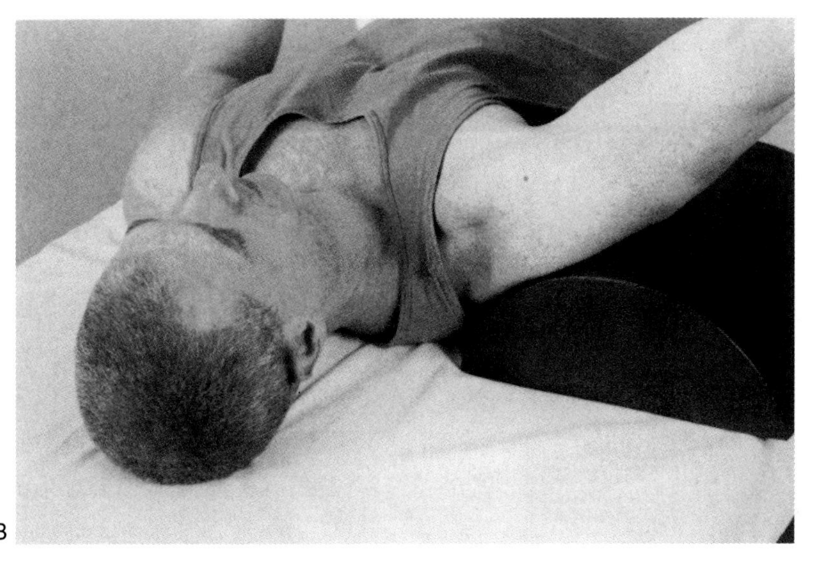

图 66–2 (A)肩胛骨正确定位；(B)肩胛骨错误定位。

体重的 90%[21]。有人假设，关节反作用合力中的剪切力最具破坏性，因此过大的盂肱关节剪切力是肩关节成形术患者关节盂松动的首要原因[24,25]。

不能过分强调旋转袖在使盂肱关节剪切力最小化中的重要性。在上肢举起时，旋转袖保持稳定的旋转中心，从而使盂肱关节表现为球窝关节运动方式[26]。在旋转袖功能不全时，这一运动方式被破坏，肱骨头会相对于关节盂发生过度移位[26]。结构完整的旋转袖在疲劳锻炼之后也能观察到相似的模式[27]。在这两种情况下，可以预料盂肱关节的剪切力会有增加。肱骨头过度移位在肩胛盂边缘产生偏心负荷，形成"摇摆木马状关节盂"，据报道这曾是关节盂部件失败的原因[24,25]。总之，旋转袖完整的患者能耐受更急进的康复训练，而且与伴有旋转袖功能不全的患者相比会有更好的功能结果[28]。旋转袖功能不全又未行手术修复的患者所能接受的康复训练目标需进行调整或限制，疼痛控制应作为主要目标，而活动及功能恢复是次要的[1]。对旋转袖做过修复的患者来说，主动康复程序通常要延迟 4~6 周，以达到充分的组织愈合。

肩胛带强化及适应调整锻炼应从上文所述的活动度训练开始。为了避免在患肩愈合过程中对侧上肢发生过用性损伤，建议对其进行适应性锻炼。受累侧应在上举、外旋和内旋各方向上早期开始等长收缩锻炼。但在旋转袖经过修复的情况下，强化锻炼应根据撕裂的大小和修复的完整性延迟 6~12 周。等长收缩，只要每天重复多遍，每遍只进行 3~6 次短时间（5~6 秒）活动，通常是安全的，并可以保持肌力[29]。由于关节活动已最小化，因此可以减少剪切力和关节囊韧带的扭伤。由于肌肉等长训练具有角度特异性，因此如果患者能在某个运动弧上每隔大约 30°进行一次等长收

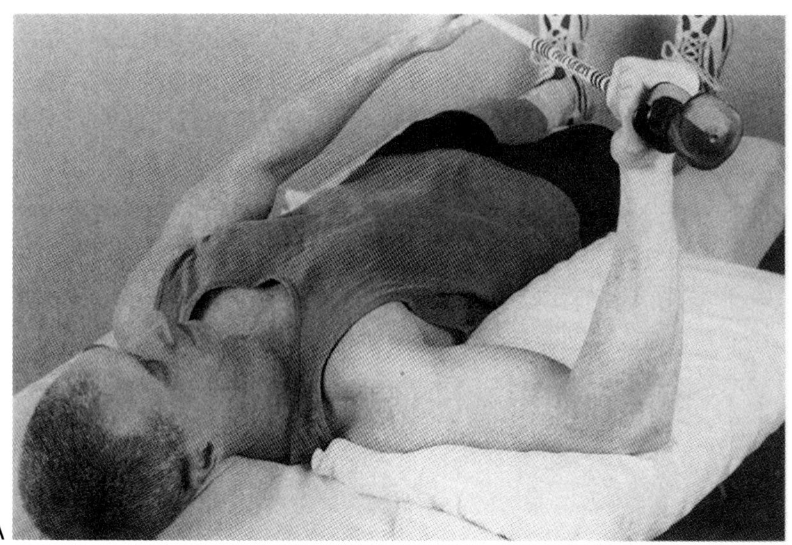

A

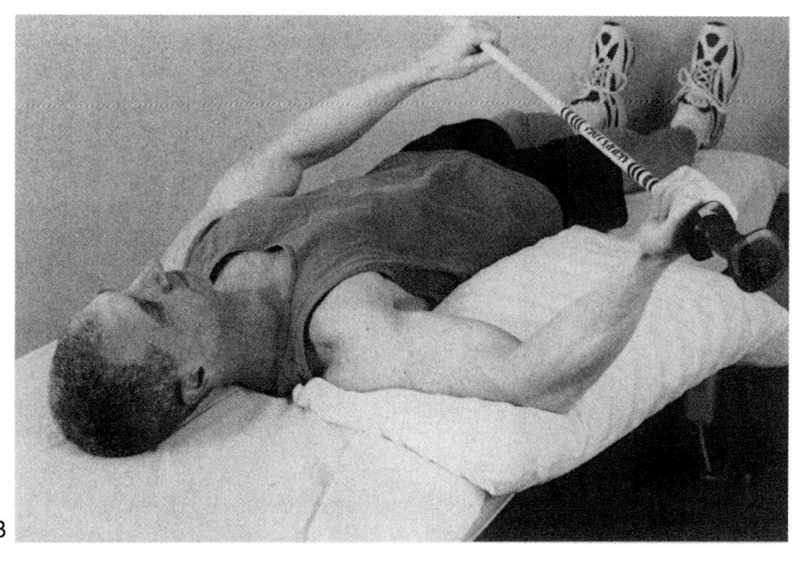

B

图 66–3 (A)正确体位应屈肘 90°;(B)肘关节伸直为错误体位。

缩,就能获得更好的功能余量来进行等张收缩。应避免出现疼痛活动弧。许多病例中, 等长训练可与AROM 锻炼相结合,患者就在进行 AROM 锻炼时每隔30°停顿一下,在该位置做数次等长收缩。进行这项锻炼的患者随后可进展至后文所述的由理疗师手动提供阻力的 AROM 锻炼。

由于具有了较好的功能余能,因此只要患者能耐受就可以进展至等张抗阻锻炼。旋转袖完好的患者在术后 6~12 周即可开始, 旋转袖经过修复的患者要在术后 3~6 个月才能开始。开始锻炼上举时应屈曲肘关节,以减小上肢的力臂[21]。必须记住,当负荷在医师所确定的重量限制范围内,时肩关节肌肉系统只需要有足以能活动上肢的肌力即可。肌力强化训练阶段的基本原则是,必须考虑患者在日常功能性活动时肩关节承受的负荷强度和位置。抗阻锻炼通常每天做两次,开始时所加阻力的大小以患者能高质量重复完成 8~12 次为好。

锻炼模式的选择可有不同,但目前尚没有针对关节成形术后患者的对照研究。训练患者完成上举和旋转的功能性活动弧。可通过手持重物或者使用弹力带或水疗来施加阻力。弹性阻力在活动弧终点会增大。这是非生理性的,并使部分患者产生过度的肌肉酸胀感。应密切监视患者情况。水疗的优点是能提供等动力型阻力、浮力及温度。对于切口已愈合以及靠近水疗池的患者,水疗是理想的选择。虽然由理疗师或护理者手动提供阻力相对来说是一种劳动密集型操作,但其优点是:能精细调控阻力,能提供实时的反馈,而且活动方向不受限制。开始时最好由理疗师手动提供阻力结合 AROM 进行等张抗阻训练(图 66–7),随后再过渡到无辅助手持重物的肌力强化锻炼。重量要逐

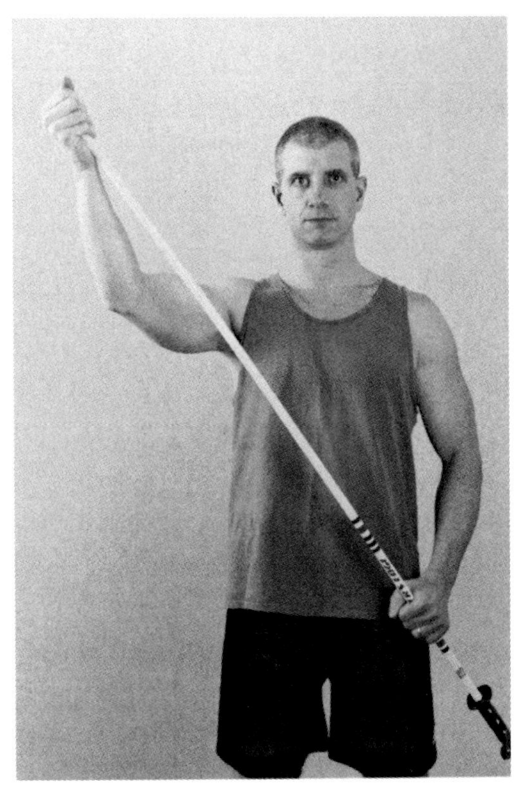

图 66–4 利用手杖进行肩胛骨平面上举。

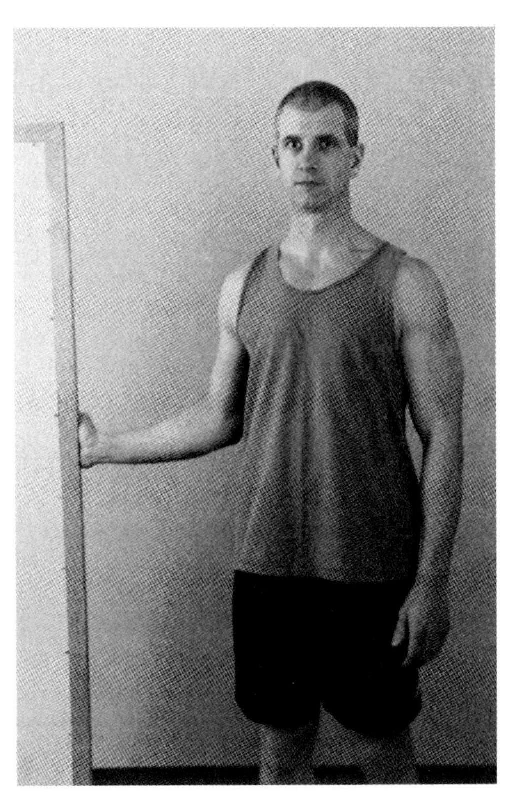

图 66–5 借助门边框进行外旋。

步少量加大。一些特殊的锻炼方法主要体现在 Neer 肩关节第一康复程序上，据记录显示其能在旋转袖肌肉系统中能产生最大自主收缩量 20%以上的肌电活性[17,18,30]。鼓励患者坚持长期对双肩进行适应性训练程序以阻止老化作用，并保持最佳的旋转袖和肩胛带功能。

在肌力强化阶段，可以采取几项措施以降低加在盂肱关节上的剪切力，例如屈肘可以减小上肢的有效力臂[21]。伸肘时上举 5 kg 的重物可使盂肱关节的反作用力增加 200%~300%；而只要屈肘即可使其降低大约

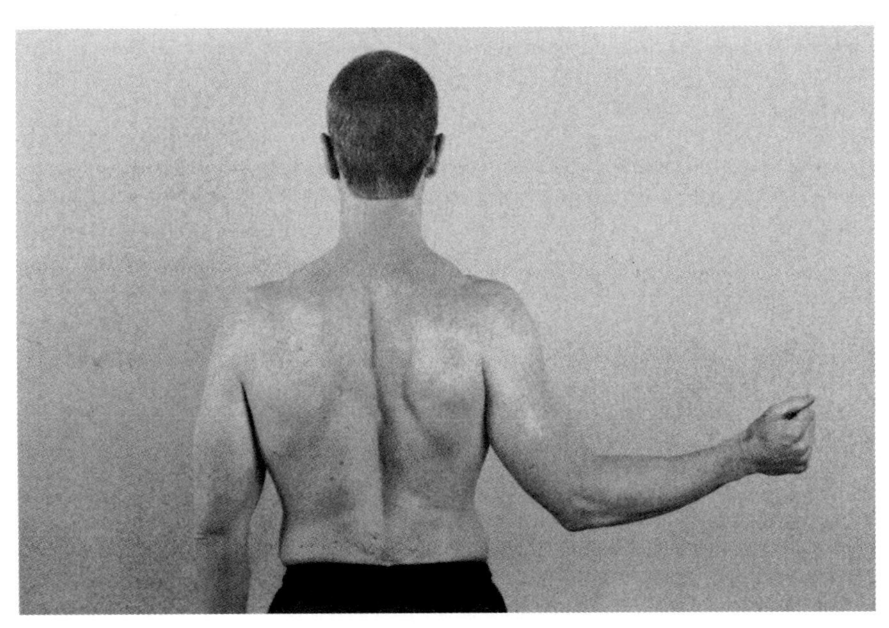

图 66–6 肩胛骨回缩下的主动外旋活动度。

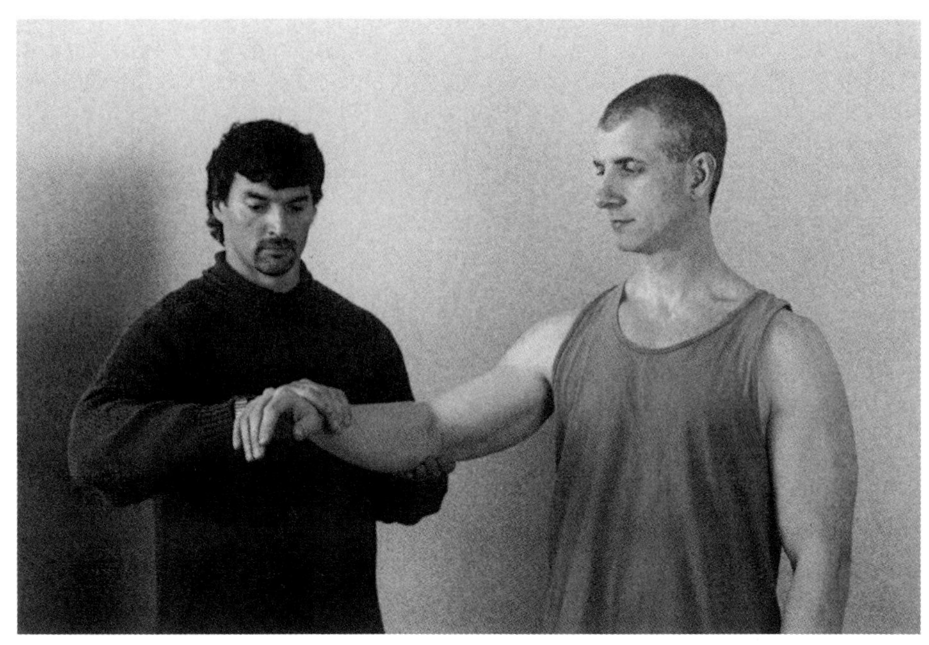

图 66-7 手动提供阻力的等张锻炼。

50%[21]。盂肱关节的最大剪切力发生在肩胛骨平面上举60°时，而在该位置之上或之下均迅速降低[21]。因此，患者应避免在40°~70°运动弧范围内进行无支撑上举，直到旋转袖通过外旋和内旋肌力增强训练达到理想功能方可。也可以采用闭合运动链锻炼，如肩胛钟表样运动，在此运动弧内进行训练。进行这种锻炼时，由墙壁通过上肢施加的轴向力理论上可以减轻三角肌活动和上方剪切力，从而在旋转袖功能不全的情况下能控制偏心性边缘承载现象(图 66-8)[26,31]。此外，患者还应避免疲劳锻炼，因为旋转袖疲劳也可导致肱骨头过度移位并潜在性增加盂肱关节上的剪切力[27]。

肩胛胸部适应性训练也应随用ROM和肩胛骨稳定装置肌力强化训练在术后早期开始，包括耸肩、划船、前锯肌肌力强化锻炼以及闭合链锻炼(包括桌面

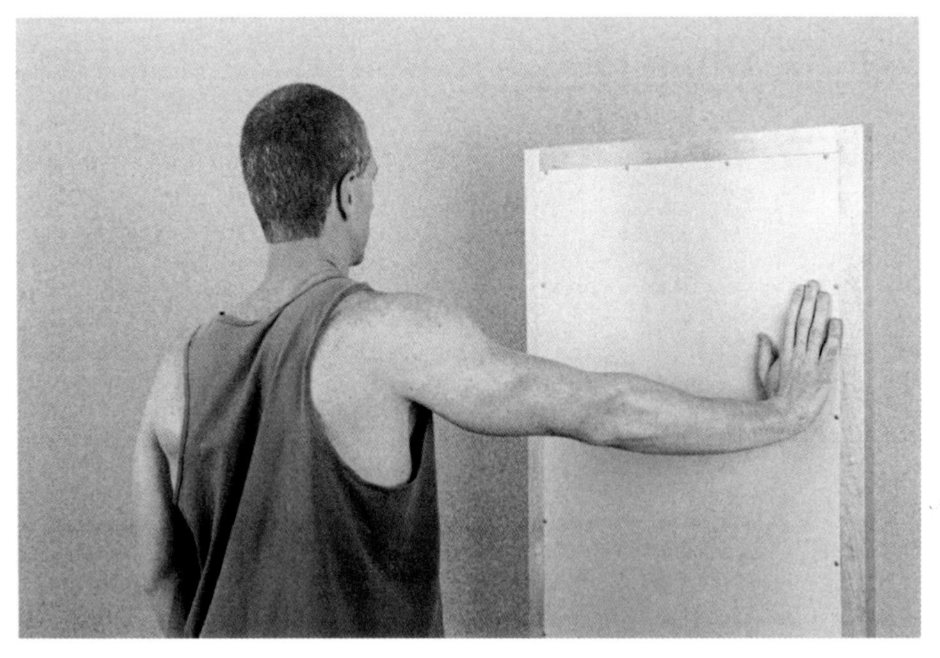

图 66-8 显示肩胛骨上提的肩胛钟表式锻炼。

移动重物和肩胛钟表式锻炼[26,31,32]。如果前方软组织曾经修复或有缺陷，应避免做经过中冠状面的划船动作。如果担心下方松弛，应避免手持重量或用弹性阻力进行抗阻耸肩运动。前锯肌锻炼包括拳击动作、靠桌或墙进行闭合链锻炼或“熊抱”练习[26,31,33]。后方不稳定的患者在这些锻炼中应避免采用后方恐惧体位。

提供活动方面的忠告

肩关节成形术患者普遍担心是否能恢复重返娱乐和体育运动的能力。随着肩关节成形术技术和疗效的不断改善，生理上更年轻和活跃的患者进行该手术的人数会有所增加。

通过对 100 位有经验的肩关节手术医师的调查，列出了一份肩关节成形术后推荐运动项目的清单[34]。推荐度较高的是自行车、槌球、高尔夫、徒步旅行、掷马蹄铁、编织、跑步、推圆盘游戏、游泳和散步。特别不受推荐的运动包括棒球、拳击、足球和摩托车越野。不过这份推荐清单是单纯以各医师的个人喜好和经验为依据的。

高尔夫是一种在肩关节成形患者中专门进行过研究的运动。在一项平均 53.4 个月的随访中，24 位患者中有 23 位能在术后恢复高尔夫运动[35]。从肩关节成形术到恢复高尔夫运动的平均时间长度是 4.5 个月，大多数患者报告他们已克服了术前的障碍。在这项研究的 20 例全肩关节成形术和 6 例半肩关节成形术病例中，未发现打高尔夫会增加部件松动发生率的影像学证据。特别是恢复打高尔夫患者的放射透亮线发生率和对照组相比并没有明显升高[35]。对美国肩肘关节协会成员的一份调查显示，91%的肩关节手术医师鼓励肩关节成形术患者恢复高尔夫运动。大多数医师对患者每周打高尔夫的场次未做限制；但是因为担心发生与关节盂部件有关的潜在并发症，接近 1/3 的被调查医师建议活跃的高尔夫手接受半肩关节成形术。

为了与本章先前讨论的康复原则一致，应遵照针对全肩关节成形术后恢复运动的一些总体建议。应告知患者，他们正参与的具体锻炼或运动项目一定要在轻微疼痛或无痛的条件下进行。在恢复此类活动之前应首先恢复功能性活动。应避免进行患者容易摔倒或会刺激肩关节的活动（包括接触性运动）。还应避免进行常使肩关节处于极限位置的运动或活动。最后，患者应逐渐开始指定的活动，并在开始前学会正确的方式和技术。建议恢复运动的时间界线为关节成形术后 2 周，术后 4~6 周再恢复切削击球，术后 6~8 周再使用中长型铁制高尔夫球棒。这些作者建议至少在术后 3~4 个月内勿进行全程运动[35]。

总之，在准备向肩关节成形术后患者提供关于恢复运动或其他活动方面的建议时，必须了解清楚特定活动项目所需的特定活动度和力量，以及患者参与活动时希望达到的水平和频率。这样才能提出个体化建议。

（宣梁 译 侯筱魁 校）

参考文献

1. McCluskey GI, Uhl T: Total shoulder replacement. *In* Donatelli R (ed): Physical Therapy of the Shoulder, 3rd ed. New York, Churchill Livingstone, 1997, pp 459–476.
2. Brems J: Rehabilitation following total shoulder arthroplasty. Clin Orthop 307:70–85, 1994.
3. Melzak R, Wall P: Pain mechanisms: A new theory. Science 150:971–979, 1965.
4. Muller E: Influence of training and of inactivity on muscle strength. Arch Phys Med Rehabil 51:449–462, 1970.
5. Aren A, Madden J: Effects of stress on healing wounds. J Surg Res 20:93–97, 1976.
6. Hawkins R, Bell R, Jallay B: Total shoulder arthroplasty. Clin Orthop 242:188–94, 1989.
7. Fenlin JJ, Ramsey M, Alardyce T, et al: Modular total shoulder replacement: Design, rationale, indications, and results. Clin Orthop 307:37–46, 1994.
8. Wirth M, Rockwood CJ: Complications of shoulder arthroplasty. Clin Orthop 307:47–69, 1994.
9. Noble J, Bell R: Failure of total shoulder arthroplasty: Why does it occur? Semin Arthroplasty 6:280–288, 1995.
10. Moeckel B, Altchek D, Warren R, et al: Instability of the shoulder after arthroplasty. J Bone Joint Surg 75A:792–797, 1993.
11. Mullaji A, Beddow F, Lamb G: CT measurement of glenoid erosion in arthritis. J Bone Joint Surg 76B:384–388, 1994.
12. Cofield R: Degenerative and arthritic problems for the glenohumeral joint. *In* Rockwood CJ, Matsen FI (eds): The Shoulder. Philadelphia, WB Saunders, 1990, pp 735–742.
13. Harryman D, Sidles J, Harris S, et al: The effect of articular conformity and the size of the humeral head component on laxity and motion after glenohumeral arthroplasty. J Bone Joint Surg 77A:555–63, 1995.
14. Post M, Jablon M, Miller H, Singh M: Constrained total shoulder replacement: A critical review. Clin Orthop 144:135–50, 1979.
15. Iannotti J, Gabriel J, Schnek S, et al: The normal glenohumeral relationships: An anatomical study of one hundred and forty shoulders. J Bone Joint Surg 74A:491–500, 1994.
16. Kibler W: The role of the scapula in athletic shoulder function. Am J Sports Med 26:325–37, 1998.
17. McCann P, Wootten M, Kadaba M, Bigliani L: A kinematic and electromyographic study of shoulder rehabilitation exercises. Clin Orthop 288:179–88, 1993.
18. Dockery M, Wright T, LaStayo P: Electromyography of the shoulder: An analysis of passive modes of exercise. Orthopedics 21:1181–4, 1998.
19. Saha AK: Mechanics of elevation of the glenohumeral joint: Its application in rehabilitation of flail shoulder in brachial plexus injuries and poliomyelitis and in replacement of the upper humerus by prosthesis. Acta Orthop Scand 44:668–678, 1983.
20. Saha A: Mechanism of shoulder movements and a plea for recognition of the zero position of the glenohumeral joint. Clin Orthop 173:3–10, 1983.

21. Poppen N, Walker P: Forces at the glenohumeral joint in abduction. Clin Orthop 135:165–172, 1978.
22. Inman V, Saunders M, Abbot L: Observations on the function of the shoulder joint. J Bone Joint Surg 27:1–30, 1944.
23. Maybach A, Schlegel T: Shoulder rehabilitation for the arthritic glenohumeral joint: Preoperative and postoperative considerations. Semin Arthroplasty 6:297–304, 1995.
24. Collins D, Tenscer A, Sidles J, et al: Edge displacement and deformation of glenoid components in response to eccentric loading: The effect of preparation of glenoid bone. J Bone Joint Surg 74A: 501–607, 1992.
25. Franklin J, Barrett W, Jackins S, Matsen FI: Glenoid loosening in total shoulder arthroplasty. J Arthroplasty 3:39–46, 1988.
26. Kibler W: Shoulder rehabilitation: Principles and practice. Med Sci Sports Exerc 30:S40–S50, 1998.
27. Chen S-K, Simonian P, Wickiewicz T, et al: Radiographic evaluation of glenohumeral kinematics: A muscle fatigue model. J Shoulder Elbow Surg 8:49–52, 1999.
28. Neer CI, Watson K, Stanton F: Recent experience in total shoulder replacement. J Bone Joint Surg 64:319–336, 1992.
29. Lieberson W: Brief isometric exercises in therapeutic exercise. *In* Basmajain J (ed): Therapeutic Exercise, 4th ed. Baltimore, Williams & Wilkins, 1984.
30. Neer C, Welsh R: The shoulder in sports. Orthop Clin North Am 8:583–91, 1977.
31. Kibler W, Livingston B, Bruce R: Current concepts in shoulder rehabilitation. Adv Operative Orthop 3:249–300, 1995.
32. Mosely J, Jobe F, Pink M, et al: EMG analysis of the scapular muscles during a shoulder rehabilitation program. Am J Sports Med 20:128–134, 1992.
33. Decker M, Hintermeister R, Faber K, Hawkins R: Serratus anterior muscle activity during selected rehabilitation exercises. Am J Sports Med 27:784–91, 1999.
34. Dines DM: Activity after shoulder replacement. *In* D'Ambrosia R (ed): Orthopedics Special Edition. New York, 1996, pp 36–69.
35. Jenson KL, Rockwood CA Jr: Shoulder arthroplasty in recreational golfers. J Shoulder Elbow Surg 7:362–367, 1998.

第 67 章

肩关节成形术的效果

John W. Sperling, Robert H. Cofield

概述

接受肩关节成形术患者的平均年龄是所有大关节成形术中最年轻的[76]。然而,有关肩关节成形术长期疗效的报道极少。Wirth 和 Rockwood 在他们对 1975 年到 1995 的文献回顾中发现,41 篇关于肩关节成形术的报道文献中平均随访时间仅为 3.5 年[76]。在 21 篇最短随访期为 2 年的报道中,仅有 5 篇的平均随访时间超过了 5 年。本章的目的是综述各种手术的效果:①半肩关节成形术;②限制型全肩关节成形术;③非限制型全肩关节成形术。

半肩关节成形术(肱骨头置换术)

半肩关节成形术的应用已超过 40 年。不同疾病的 Neer 型肱骨头置换术效果见表 67-1。在近几年,有关肱骨头置换术报道的大部分病例为创伤所致。关于因创伤而行半肩关节成形术的效果将在本主题的特定章节详细讨论。但正如表中所见,因创伤而行半肩关节成形术的效果并没有对疼痛缓解和关节活动恢复进行详细分析。

相比而言,骨坏死是肱骨头假体置换术的很好适应证,只要患者的症状适合应用而且关节盂关节面仍大体完整即可。这主要是因为骨坏死时关节囊和旋转袖还基本保持正常。从表中可以看出,肱骨头置换术治疗骨坏死后一般都能缓解疼痛,而且关节活动的恢复通常也接近于正常水平。

很多医师用肱骨头置换术来重建患骨关节炎或类风湿性关节炎的肩关节(图 67-1)。1974 年,Neer 的一篇标志性论文表明,对这些患者行肱骨头置换术可取得令人满意的效果[49]。骨关节炎和骨坏死时一样,肩关节周围的肌肉基本正常,这为重建稳定且相对无痛的关节后很好的恢复活动和肌力提供了机会。但是类风湿性关节炎常会累及旋转袖和关节囊组织,因此肱骨头置换术后虽然疼痛缓解比较满意,但活动和肌力的恢复程度则在很大程度上取决于疾病累及关节周围结构的程度。

肱骨头假体有不同的设计可供选择,相关效果见表 67-2。塑料材料在欧洲使用较多,但在北美还不多见。等弹性塑料假体可能是这一类型中全世界最常用的植入假体。其效果大致与 Neer 型植入物的相当,但尚未有报道支持使用这种假体。和 Neer 型假体肱骨头替换术相比,其术后的疼痛缓解稍差,而且活动恢复也不如前者。Varian 引入了一种硅橡胶杯作为关节炎关节之间的插入物。由于插入杯常发生假体失效和不稳定,因此这种想法是否适用尚没有得到证实。

北美的 Steffee 和 Moore[63]及斯堪的纳维亚的 Jonsson 等[37,38]应用一种金属杯重建肱骨头表面。Steffee 和 Moore 报道的早期效果相当好,疼痛缓解很满意,而且活动度恢复与其他类型的肱骨头假体类似。Jonsson 等报道的一组患者,他们的主动活动度恢复与 Steffee 和 Moore 报道的效果差距很大。可能和患者的疾病不同以及评估方法不同有关。这些研究者的报道几乎没有并发症;但这些患者的随访时间比较短,所以对这一特殊肱骨头假体设计的并发症种类和发生率尚难以确定。

Swanson 等建议对需要进行结节和旋转袖广泛重建的患者使用双极肱骨头假体[65,66]。Worland 等也报道了双极关节成形术的效果[4,77]。从理论上来说,这种植入物具有很多优点,而且所报道的疼痛缓解效果也十分有效。但从实际应用来看,患者主动活动和力量的恢复还达不到所预期的结果。

梅奥诊所的经验

25 年来, 在进行肱骨头置换术治疗各种疾病方

表 67-1 Neer 型肱骨头置换术的效果

诊断	研究者	肩关节数	疼痛缓解率(%)	主动外展(°)	效果分级
陈旧性创伤	Tanner[67]	28	89	112	
	Pritchett[55]	7	100		5G,2F
	Hawkins[36]	9	67	140	6G,3F
急性创伤	Boss[9]	20	90	90	
	Goldman[30]	16 Neer 10 Cofield	73	107	
骨坏死	Neer[47]	3	100		1E,2G
	Cruess[20]	5	100		5E
	Cruess[21]	7	100		7S
	Rutherford[57]	11	100	161	11E 或 S
骨关节炎	Neer[49]	47			20E,20S,6US
	Zuckerman[78]	36	83	132	
类风湿性关节炎	Neer[48]	26			
	Zuckerman[78]	36	89	106	
	Petersson[52,53]	11	36	74	
	Koorevaar[42]	19	63	65	
桡腕关节病	Arntz[3]	18	83	112	
	Field[24]	16	81	108	
混合型	Bell[8]	17	58	91	
	Boyd[11]	64	92		15E,24S,32US
	Sperling[62]	74	85	124	

数据引自参考文献 3,8,9,11,20,21,24,30,36,47–49,52,53,55,57,62,67,78。

面,梅奥诊所取得了丰富的经验。下文针对不同疾病分别进行讨论。

骨折

1970 年至 1979 年,48 例患者的 49 个肩关节因骨折或骨折脱位而接受了 Neer 半肩关节成形术[67]。43 名患者的随访期平均为 38 个月(2~10 年)。16 例急性骨折或骨折脱位患者和 28 例慢性骨折患者，接受了肱骨头置换术。术后所有急性骨折患者疼痛缓解均满意,28 例慢性骨折肩关节中有 25 例疼痛缓解满意。急性骨折病例术后平均主动外展角度为 101°;慢性骨折疾患则为 112°。

急性骨折的并发症集中在结节和旋转袖愈合上。慢性骨折和骨折脱位病例的并发症更常见,而且通常与组织广泛瘢痕化伴解剖变形有关,因此会增加手术难度。

根据这些经验我们认为,对于选定的急性和慢性骨折病例，肱骨头置换术是一种满意的治疗方法,但是如果可能的话手术应尽早进行,以避免出现慢性骨折病例中所遇到的问题。

原发性关节炎

Zuckerman 和 Cofield 报道了 85 例因盂肱关节炎(特别是骨关节炎和类风湿性关节炎)而接受肱骨近端假体置换术患者的疗效[78]。其中 72 例肩关节的随访时间超过 2 年,每种疾病各有 36 例。患骨关节炎的肩关节 83%获得满意的疼痛缓解，而患类风湿性关节炎的肩关节则为 89%。根据周围软组织受累的严重程度,骨关节炎病例的活动恢复一般达到正常的 2/3~3/4,而类风湿性关节炎则为 1/2~2/3。

如前所述,80%~90%的患者疼痛获得缓解，而疼痛未缓解的患者,疼痛程度仍相当严重,因此这些不幸的患者中至少有一半考虑或接受了全肩关节成形术治疗。

根据这些经验我们认为,肱骨近端假体置换术对盂肱关节炎患者是非常成功的治疗方法;不过,疼痛

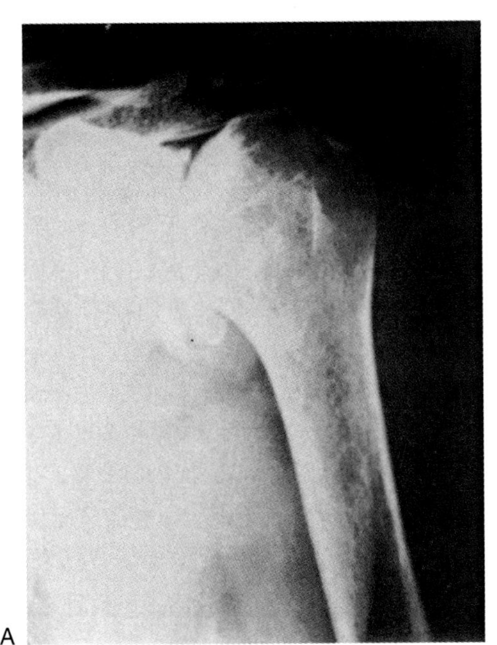

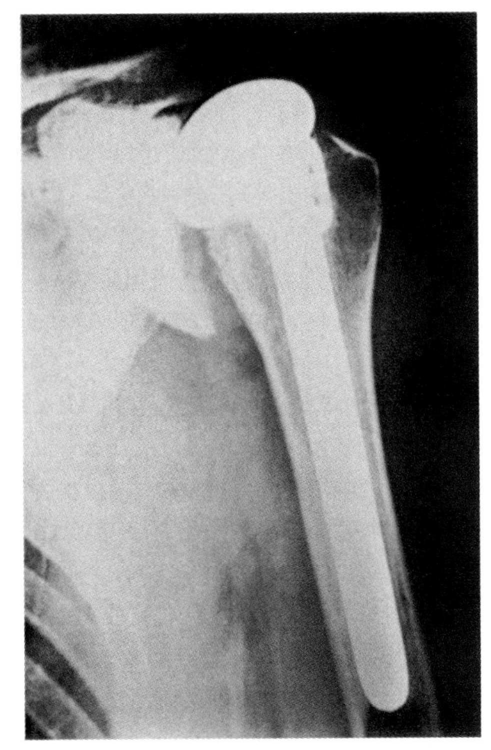

图 67-1　(A)高中足球教练,44 岁,优势上肢患骨关节炎,他希望能继续从事尽可能多的活动。治疗使用了 Neer 型肱骨近端假体。(B)该 X 线片摄于术后 3 年。疼痛缓解较满意,活动度已接近正常的 2/3。

缓解的程度和一致性不如全肩关节成形术。对于有严重骨质疏松或关节盂侵蚀的类风湿性关节炎患者,以及骨质很差无法固定关节盂假体的患者,我们仍将考虑行半肩关节成形术。对于较年轻的骨关节炎患者,或者希望活力更强并愿意以疼痛缓解不完全来换取活动少受限制的患者我们也将考虑此方法。该手术也适合于关节盂骨量缺失的骨关节炎患者。

缺血性坏死

非创伤性病例的肩关节骨坏死大多与使用类固

表 67-2　不同设计类型肱骨头置换术的效果

设计	研究者	肩关节数	疼痛缓解率(%)	主动外展(°)
金属杯	Steffee[63]	51	82	147
	Jonsson[38]	26	100	57
	Jonsson[37]	5	100	73
等弹性塑料	Cockx[16]	25	72	45
	Tonino[69]	14	100	中度改善
	Sait[58]	14		112
硅橡胶杯	Varian[72]	32	94	21 例改善
	Spencer[60]	12	42	变化很小
双极	Swanson[66]	35	89	71
	Arredondo[4]	48	92	123
	Watson[74]	14	86	
	Worland[77]	108	90	101

数据引自参考文献 4,16,37,38,58,60,63,66,69,72,74,77。

醇有关。1977年到1983年,31例患者的42个肩关节因肱骨近端骨坏死而接受治疗[57]。随访期平均为4.5年，跨度为2~6.5年。19例非手术治疗的患者中,有11例患者的16个肩关节仍在世因而能进行随访。其中有11个肩关节没有塌陷或仅有轻微骨质塌陷。其中仅有2例患者有明显的临床进展;而5个广泛骨塌陷的肩关节,症状均明显加重,但还没到需要手术治疗的程度。14例患者的19个肩关节疼痛严重,接受了手术治疗。

手术后能进行评估的共有13例患者的17个肩关节。其中7例患者的10个经手术肩关节,未发生关节盂软骨改变或病变很轻微，因而接受了肱骨近端假体置换术。一例关节盂明显病变的患者，由于关节盂没有足够的骨质来置入关节盂假体，仅接受了肱骨头置换。5例患者的6个受累肩关节,由于关节盂软骨已毁坏而接受了全肩关节成形术。术后16或17个肩关节获得了满意的疼痛缓解。全肩关节成形术患者的术后平均外展角度为150°,肱骨头置换术患者则为161°。外旋角度平均值分别为67°和77°。所有肱骨头置换术患者均取得了优秀或满意的效果。

最近Hattrup和Cofield回顾了88例因肱骨头骨坏死在我们医院接受肩关节成形术的病例[34]。在平均8.9年的随访期中,77.3%的患者没有疼痛或者仅有轻度疼痛或偶发中度疼痛。创伤后骨坏死病例的效果较差,类固醇诱发的骨坏死病例的效果较好。肱骨头置换术与全肩关节成形术之间的效果差异很小。最常见的术后并发症是旋转袖撕裂,127个肩关节中有23例发生。这项研究结果表明，骨坏死的病因和前期的治疗对肩关节置换术的效果有重要影响。

从我们的经验中可以得出如下结论：症状轻微的骨坏死患者应进行保守治疗，因为患者的症状有可能不发生进展。对轻度骨畸形者更是如此。对于症状明显并有骨质塌陷的患者，肱骨近端假体或全肩关节成形术都有很好的效果。全肩关节成形术适用于中度或重度关节盂软骨改变的患者。

关节炎伴旋转袖缺陷

在20世纪70年代后期，我们诊断了一组关节盂软骨破坏并伴有严重旋转袖撕裂的患者。这组患者通常都与不稳定和一定程度的骨质缺失有关联。Neer等[50]称旋转袖撕裂关节病是这种综合征的特征性表现,McCarty等在包括有晶体沉积病在内的病理生理复合征患者中发现有相似的影像性表现[33]。

1986年,Brownlee和Cofield报道了在1976至1982年间因旋转袖关节病施行的20例肩关节置换术[15]。对其中14例患者的16个经手术治疗的肩关节平均进行了4年的术后随访。其中的4个肩关节接受了不安装关节盂假体的肱骨近端置换术。这些患者中,所有的肩关节均有疼痛缓解,但手术后主动活动的变化很小。安装肱骨近端假体的患者无一例需行翻修手术。但在安装关节盂假体的其余患者中,12个肩关节中有3个因关节盂问题需行翻修手术。

梅奥诊所曾对33个肩关节针对旋转袖关节病进行了半肩关节成形术，术后通过平均5年的随访回顾复查了其疗效。11个肩关节此前曾接受过1~4次手术，其中8例曾行肩峰成形术。半肩关节成形术能明显缓解疼痛。但在最近的评估中，有9名患者(27%)出现了休息时中度疼痛或活动时伴发疼痛。平均主动上举从72°改善为91°(P=0.008)，平均内旋从L3改善为L1(P=0.02),平均主动外旋从36°改善为41°(无统计学意义)。按照Neer的限定目标的标准,22例(67%)获得了成功的效果。不过大多数患者对手术效果感到满意，仅有4个肩关节主观上认为和术前一样或更差。有两个因素与不满意的结果有关：早期行肩峰下减压术和肱骨头向近侧明显移位。

喙肩弓曾受侵犯患者的手术效果往往不满意。用小尺寸肱骨头以期有利于旋转袖重建，还是用大尺寸肱骨头以期达到最大限度的关节稳定性，目前尚无定论。尽管半肩关节成形术对旋转袖关节病患者并非是一个完美的解决办法，但目前可能是处理这一难题的最佳选择。

限制型全肩关节成形术

多种限制型或球窝式假体设计的研发对全肩关节假体的设计和制造起到了很大的早期推动作用。随着骨科医师对盂肱关节炎的病理越来越熟悉,目前已很少需要使用这些设计了。常用的限制型假体设计的疗效见表67-3。需要注意以下几点:首先,其疼痛缓解效果通常十分满意,其次,主动外展的恢复通常相当有限,第三,并发症的发生率非常高。此外,这些并发症往往十分严重,包括脱位、假体材料断裂或部件松动，因此大多数并发症需要行较大的翻修手术。

表 67-3 限制型全肩置换术的效果

研究者	假体	肩关节数	随访期(年)	疼痛缓解率(%)	主动外展(°)
Coughlin[19]	Stanmore	16	2	100	104
Post[54]	Michael Reese	28	1~6	96	
Lettin[44]	Stanmore	40		90	70
Gristina[32]	Trispherical	20	1~3.5	100	58
Kessel[40]	Kessel	33	3.5	85	
Laurence[43]	关节盂杯	71	6.8	80	76
Brostrom[14]	Kessel	23	7.3	65	35

数据引自参考文献 14,19,32,40,43,44,54。

目前已设计出一些带罩的或半限制型关节盂部件,用来替代完全限制型球窝式假体设计。这些所谓的半限制型假体的效果和并发症见表 67-4。不幸的是，其效果和并发症与限制型假体并没有很大的差异。如果不出现并发症疼痛缓解一般较满意,主动外展的恢复严重受限,而且并发症的发生率也很高。在罩盖附近可能发生不稳定。加在这种罩盖型部件上的应力比表面重建部件要高,因此更容易发生松动。虽然从理论上来说加长关节盂部件的上方可以为全肩关节成形术提供额外的限制和稳定,但到目前为止尚未证实这能很好地解决这些问题。

梅奥诊所的经验

在梅奥诊所,我们亦追随同时代的智慧,在对全肩关节成形术的早期探索中,我们在一定范围内对各种类型盂肱关节炎患者使用了限制型全肩关节成形术。William Bickel 博士在梅奥诊所研发了一种限制型全肩关节成形术的早期假体设计(图 67-2)。其意图是结合 Charnley 的低摩擦概念,并把关节盂部件完全包绕在肩胛骨的关节盂内突，使骨-骨水泥接触面积达到最大。这种设计也为术后的肩关节提供了绝对稳定性,确实具有一些吸引力。

在梅奥诊所接受限制型全肩置换术患者的临床特征与目前接受非限制型假体置换的患者相似。不幸

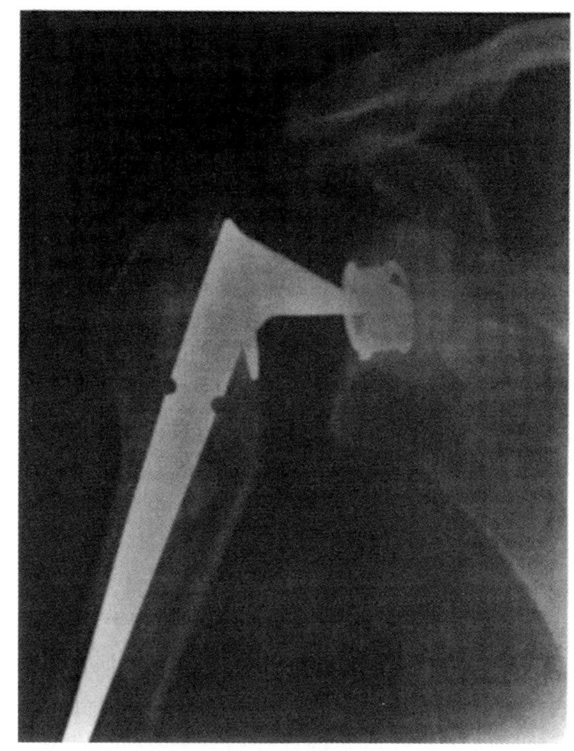

图 67-2 全肩关节成形术的 Bickel 假体设计。

表 67-4 半限制型全肩置换术的效果

研究者	假体	肩关节数	随访期(年)	疼痛缓解率(%)	主动外展(°)
Faludi[22]	English-Macnab	13	3.7		75
McElwain[46]	English-Macnab	13	3.1	85	56
Amstutz[2]	Dana	10	3.5	100	85

数据引自参考文献 2,22,46。

表 67-5 限制型全肩置换术的效果(梅奥诊所经验)

假体	随访期(年)	肩关节数	主动外展(°)	翻修例数
Bickel	12	12	95	8
Stanmore	9	9	93	4
Michael Reese	7	6	73	0

的是,其随访结果与其他结果类似(表 67-5)。明显并发症均很常见。其中包括最值得注意的关节盂松动和不稳定。27 个肩关节中有 12 个需行翻修手术(44%)。

15 个肩关节没有接受翻修手术,因此能在首次手术后进行了 2 年以上的随访分析。和其他研究相似,疼痛缓解通常令人满意,但主动外展的恢复令人失望,平均为正常范围的 1/3~1/2。采用类似于 Neer 所定标准的评分系统进行评估,效果优秀的无,效果满意的 5 例,效果不满意的 22 例。

基于这些经验很容易得出如下结论:限制型肩关节装置的适应证极少。也许对于年老、虚弱、惯于安坐的生活方式、双肩都有疾病、在非限制型成形术后未获得改善的患者,以及有严重旋转袖疾病而且还有足够关节盂骨量的患者、可能会考虑使用。这种个体也许存在,但他所在需要行肩关节成形术的患者总群体中大概占 1%以下。

非限制型全肩关节成形术

Neer 型非限制型全肩关节成形术已成为标准术式,以致许多其他植入物都必须同它进行比较(图 67-3)。由 21 个不同研究组报道的 1291 例 Neer 全肩置换术效果见表 67-6。这些研究的平均随访期是 2~6 年。疾病种类常混杂在一起,但主要是骨关节炎、类风湿性关节炎和创伤后继发性关节炎。从表中可见,经此治疗的患者中 90%疼痛消失或只有轻度疼痛。在一些以类风湿性关节炎为主要对象的研究系列中,主动外展恢复平均为正常范围的大约一半;在其他研究系列中,术后的平均主动外展范围约为正常值的 2/3。

由此可见,骨关节炎患者能恢复正常活动度的 3/4 或 4/5,而类风湿性关节炎患者或陈旧性创伤后患关节炎的患者,术后在活动和力量恢复上效果会相对差些。针对患者群这种明显的差异性,Neer 曾建议将接受此手术的患者分为两组;一组参加完整的锻炼计划,而另一组则因肌肉或骨缺陷进行有限目标的康复训练。这是一种创新的方法,和全膝或全髋关节成形术所期望达到的目标有所不同。当然,肩关节置换术成功的标志在于充分缓解疼痛和满意的稳定性。因此,有限或保护性康复训练计划的理论基础是使结构完整性受损的患者维持稳定性。在此情况下,由于发生严重不稳定的可能性较高,因而无法完全恢复正常活动度或肌力。一种依据仔细评估患者及其疾病特点来预测疗效的分类方法可能会在以后得到更普遍的应用。

影像学检查显示,相当多的病变发生在关节盂假体-骨水泥界面和骨水泥-骨界面。这些改变在表 67-7 中列出。在那些包括有分析放射线透亮区所在部位的研究中,可看到至少 1/3 的肩关节在嵴部骨-骨水泥界面有放射线透亮区,但在某些研究中多达 2/3 的肩关

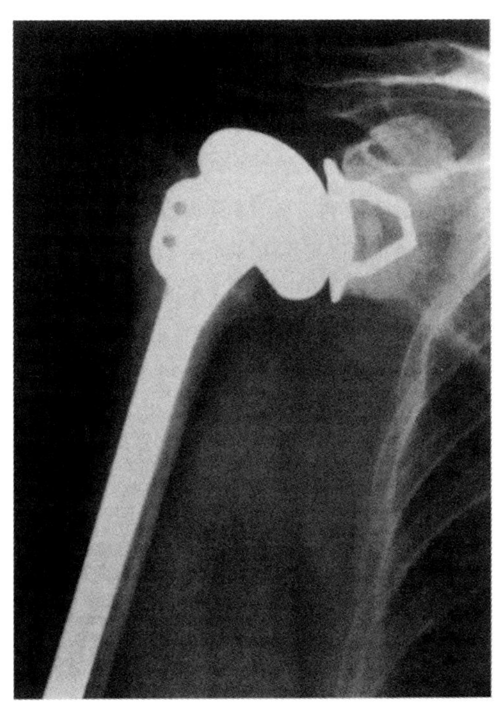

图 67-3 全肩关节成形术的 Neer 型假体。X 线片显示为一名 57 岁女性的肩关节,现已术后 4 年。

表 67-6 Neer 全肩置换术的效果

研究者	随访期(年)	肩关节数	诊断	疼痛缓解率(%)	主动外展(°)	外旋(°)
Bade[5]	4.5	38	复合型	93	118	
Cofield[17]	3.8	73	复合型	92	120	48
Adams[1]	2.7	33	复合型	91	96	
Barrett[6]	3.5	50	复合型	88	100	
Kelly[39]	3.0	40	RA	88	75	40
Frich[27]	2.3	50	复合型	92	58~78	17~21
Barrett[7]	5.0	140	RA	93	90	40
Brenner[12]	6.4	37	RA,OA	84	115	41
Hawkins[35]	3.3	70	RA,OA	90	131	36
McCoy[45]	3.1	29	RA	93	76	
Vahvanen[71]	1.7	41	RA	98	105	43
Kjaersgaard[41]	2.2	58	复合型	60	74	16
Friedman[28]	4.5	24	RA	92	81	51
Boyd[10]	4.6	131	复合型	95	100	33
Bell[8]	1.5	11	复合型	91	121	
Figgie[25]	5		RA	96	90	
Sneppen[59]	7.5	62	RA	89	74	
Sperling[62]	13.6	34	复合型	85	104	43
Stewart[64]	9.5	37	RA	89	75	38
Torchia[70]	12.2	89	复合型	83	117	
Neer[51]	3.1	194	复合型	完全锻炼:101E,28S,21U	有限锻炼:42S,1U	

OA:骨关节炎;RA:类风湿性关节炎。

数据引自参考文献 1,5-8,10,12,17,25,27,28,35,41,45,51,59,62,64,70,71。

节显示有这种改变。有些人注意到,一些肩关节的关节盂部件发生了位移,如果不连续进行 X 线摄片而是不会被看到的。我们从髋和膝全关节置换术中认识到,放射线透亮区并不一定意味着即将发生临床松动。放射线透亮区可出现在术后早期的 X 线片上;也可以在患者病程的后期继续发展,逐渐扩大范围和宽度。进展性放射线透亮区常伴有包含或不包含组织细胞在内的纤维组织区域的增大,而且有些患者会因为疼痛或疼痛及骨破坏而需行翻修手术。在这一方面,非限制型全肩关节成形术的临床效果非常好。这种放射学摄片结果的确令人担心,但是根据可获得临床资料表看,因松动而需要行部件翻修的病例极少。

除 Neer 型外,还有其他类型的非限制型全肩关节成形术可供使用,其中一部分列于表 67-8。使用 Monospherical 及 Dana 系统的置换术效果类似于 Neer 全肩置换术。疼痛缓解率通常是 90%,在混合患者组中主动外展大约可恢复到正常值的 2/3。此外,该表中还报道了更新的第三代植入物(如 Tournier)的效果[73]。这些部件有模块化的干、头、倾角和偏心距。这些新型假体的长期效果尚待明确。

梅奥诊所经验

20 余年来,梅奥诊所在应用非限制型全肩置换术方面积累了丰富的经验。1984 年,对 65 名患者的 73 例 Neer 型肩关节置换术在术后 2~6.5 年进行了评估[17]。92%的肩关节疼痛缓解效果满意。骨关节炎患者的主动外展角度平均恢复到 141°,创伤性关节炎患者为 109°,类风湿性关节炎患者为 103°。全组的主动外展恢复平均为 120°。73 例肩关节术后外旋平均为 48°。术后获得的活动度与原发病种类有关,也与旋转袖病变范围有关。

13 例患者出现并发症,包括:神经损伤、创面血肿和非致命性肺栓塞各 1 例;2 例出现反射性萎缩;5 例复发旋转袖撕裂;3 例出现有症状的关节盂明显松动。5 例需行再手术:1 例需处理创面血肿,1 例处理神经损伤,3 例翻修松动的关节盂部件。后面这 3 例翻修手术中有 2 侧获得满意的结果。根据以上经验我们认

表 67-7 Neer全肩置换术关节盂部件的影像学分析

研究者	肩关节数	放射线透亮区(%)		移位(%)	
		无	某区域	嵴部	假体部件
Neer[51]	194	70	30		
Bade[5]	38	33	67		
Cofield[17]	73	29	71	33	11
Wilde[75]	38	7	93	68	
Adams[1]	33			36	
Barrett[6]	50	26	74	36	10
Kelly[39]	40	17	83	63	
Frich[27]	50	无数据			
Barrett[7]	140	18	82	55	2
Brenner[12]	37	33	57		2
Hawkins[35]	70	几乎全部			
McCoy[45]	29	14	86		
Vahvanen[71]	41	68	32		
Friedman[28]	24		42		
Torchia[70]	89	12	88		

数据引自参考文献1,5-7,12,17,27,28,35,39,45,51,70,71。

为,肩关节置换手术在技术上有一定难度。必须特别注意修复旋转袖,而且术后康复计划必须在保证旋转袖能充分愈合的基础上最大限度地恢复关节活动和肌力;然而,这些目标在某种程度上是互相矛盾的。此外我们还了解到,有明显临床意义的部件松动并不常见,不过当其出现时一般发生在关节盂一侧,而且大多在后期。另一个不言而喻的事实是,非限制型全肩关节成形术的效果远远优于使用半限制型或限制型植入物的效果。

最近有文献回顾了1975年到1981年间用Neer假体进行的113例全肩置换术的长期效果[70]。手术指征为因骨关节炎、类风湿性关节炎、陈旧性骨折或脱

表 67-8 非限制型全肩置换术不同设计的效果

研究者	假体	肩关节数	随访期(年)	疼痛缓解率(%)	主动外展(°)
Gristina[31]	Monospherical	100	3.2	90	115
Amstutz[2]	Dana	46	3.5	91	120
Roper[56]	Roper-Day	25	5	100	78
Thomas[68]	Dana	30	2~10		85
Brostrom[13]	Dana St. Georg	26	3.9	76	
Figgie[26]	Custom	27	5		100
Fenlin[23]	Fenlin modular	47	4.5	94	137
Gartsman[29]	Global	27	3		128
Cofield[18]	Cofield	32	4.2	96	145
Sperling[61]	Cofield	87	4.6	87	138
Walch[73]	Tounier	86	2.8		153

数据引自参考文献2,13,18,23,26,29,31,56,61,68,73。

位后创伤性关节炎而出现的中度或重度疼痛。植入物生存的百分率随访结果是 10 年后为 93%，15 年后为 87%。14 例肩关节接受了翻修手术。89 例肩关节置换术的随访期达到术后至少 5 年(平均 12.2 年；范围是 5~17 年)。83%的肩关节的中度或重度疼痛得到缓解。主动外展角度平均改善 40°。重新获得的外展程度与旋转袖病变的严重性有关。75 例关节盂部件出现骨-骨水泥透亮区，39 例(44%)关节盂部件有明确松动的影像学证据。关节盂松动与疼痛之间有一定相关性。肱骨部件中，49%的压配柄有移位，而骨水泥柄则没有。肱骨部件松动与疼痛之间无相关性。

我们已回顾了 50 岁或 50 岁以下患者行 Neer 型肩关节置换术的长期效果[62]。对 74 例半肩和 34 例全肩置换术随访了至少 5 年(平均 12.3 年)或直到翻修。Neer 型肩关节置换术能长期显著地缓解疼痛，并能改善主动外展和外旋($P<0.0001$)。两种手术在这些变量方面没有显著性差异。24%的半肩置换术和 53%的全肩置换术后在肱骨部件周围发现有放射线透亮带。59%的全肩置换术后在关节盂部件周围发现有放射线透亮带。68%的半肩置换术后发现有关节盂侵蚀。15 例半肩置换术效果优秀；24 例效果满意；35 例效果不满意或失败。4 例全肩置换术效果优秀；13 例效果满意；17 例效果不满意或失败。

半肩关节成形术的生存评估结果是：5 年为 92%，10 年为 83%，15 年为 73%。30 例因创伤后遗症接受半肩置换术的肩关节的翻修风险高于因类风湿性关节炎接受半肩置换术者($P=0.017$)。全肩假体的估计生存率，5 年为 97%，10 年为 97%，15 年为 84%。7 例手术时有旋转袖撕裂的肩关节的翻修风险高于 27 例无此情况者($P=0.029$)。研究数据提示，肩关节置换术能长期明显缓解疼痛和改善关节功能；但按照改良的 Neer 疗效评分系统，近半数接受肩关节置换术的年轻患者效果不满意。

回顾这些研究我们发现，在这种长期随访中，全肩置换术的临床效果仍是优秀的。并发症发生率少和翻修率均较低。需行翻修手术的最常见原因是关节盂松动。影像学分析提示，随着随访期延长翻修率可能会逐渐增加。我们还认为，对 50 岁或 50 岁以下的半肩或全肩置换术患者应当慎重。

小结

对某些病例，尤其是特定类型的急性骨折和骨坏死，单纯肱骨头置换术是有效的。目前通常认为，如果关节盂中度或重度受损，非限制型全肩置换术是更好的选择。在缓解疼痛，尤其是在充分恢复关节活动和肌力方面，非限制型全肩置换术是非常有效的。因此，如有可能应少采用限制型或半限制型假体。

(宣梁 译　侯筱魁 校)

参考文献

1. Adams MA, Weiland AJ, Moore JR: Nonconstrained total shoulder arthroplasty: An eight year experience. Orthop Trans 10:232, 1986.
2. Amstutz HC, Thomas BJ, Kabo JM, et al: The Dana total shoulder arthroplasty. J Bone Joint Surg Am 70:1174, 1988.
3. Arntz CT, Jackins S, Matsen FA: Prosthetic replacement of the shoulder for the treatment of defects in the rotator cuff and the surface of the glenohumeral joint [published erratum appears in J Bone Joint Surg Am 75:1112, 1993]. J Bone Joint Surg Am 75:485, 1993.
4. Arredondo J, Worland RL: Bipolar shoulder arthroplasty in patients with osteoarthritis: Short-term clinical results and evaluation of birotational head motion. J Shoulder Elbow Surg 8:425, 1999.
5. Bade HA, Warren RF, Ranawat C, Inglis AE: Long term results of Neer total shoulder arthroplasty. *In* Bateman JE, Welsh RP (eds): Surgery of the Shoulder. St. Louis, CV Mosby, 1984, p 249.
6. Barrett WP, Franklin JL, Jackins SE, et al: Total shoulder arthroplasty. J Bone Joint Surg Am 69:865, 1987.
7. Barrett WP, Thornhill TS, Thomas WH, et al: Nonconstrained total shoulder arthroplasty in patients with polyarticular rheumatoid arthritis. J Arthroplasty 4:91, 1989.
8. Bell SN, Gschwend N: Clinical experience with total arthroplasty and hemiarthroplasty of the shoulder using the Neer prosthesis. Int Orthop 10:217, 1986.
9. Boss AP, Hintermann B: Primary endoprosthesis in comminuted humeral head fractures in patients over 60 years of age. Int Orthop 23:172, 1999.
10. Boyd AD Jr, Aliabadi P, Thornhill TS: Postoperative proximal migration in total shoulder arthroplasty. Incidence and significance. J Arthroplasty 6:31, 1991.
11. Boyd AD Jr, Thomas WH, Scott RD, et al: Total shoulder arthroplasty versus hemiarthroplasty. Indications for glenoid resurfacing. J Arthroplasty 5:329, 1990.
12. Brenner BC, Ferlic DC, Clayton ML, Dennis DA: Survivorship of unconstrained total shoulder arthroplasty. J Bone Joint Surg Am 71:1289, 1989.
13. Brostrom LA, Kronberg M, Wallensten R: Should the glenoid be replaced in shoulder arthroplasty with an unconstrained Dana or St. Georg prosthesis? Ann Chir Gynaecol 81:54, 1992.
14. Brostrom LA, Wallensten R, Olsson E, Anderson D: The Kessel prosthesis in total shoulder arthroplasty. A five-year experience. Clin Orthop 277:155, 1992.
15. Brownlee RC, Cofield RC: Shoulder replacement in cuff tear arthropathy. Orthop Trans 10:230, 1986.
16. Cockx E, Claes T, Hoogmartens M, Mulier JC: The isoelastic prosthesis for the shoulder joint. Acta Orthop Belg 49:275, 1983
17. Cofield RH: Total shoulder arthroplasty with the Neer prosthesis. J Bone Joint Surg Am 66:899, 1984.
18. Cofield RH, Daly PJ: Total shoulder arthroplasty with a tissue ingrowth glenoid component. J Shoulder Elbow Surg 1:77, 1992.
19. Coughlin MJ, Morris JM, West WF: The semiconstrained total shoulder arthroplasty. J Bone Joint Surg Am 61:574, 1979.
20. Cruess RL: Steroid-induced avascular necrosis of the head of the humerus. Natural history and management. J Bone Joint Surg Br

58:313, 1976.
21. Cruess RL: Corticosteroid-induced osteonecrosis of the humeral head. Orthop Clin North Am 16:789, 1985.
22. Faludi DD, Weiland AJ: Cementless total shoulder arthroplasty: Preliminary experience with thirteen cases. Orthopedics 6:431, 1982.
23. Fenlin JM Jr, Ramsey ML, Allardyce TJ, Frieman BG: Modular total shoulder replacement. Design rationale, indications, and results. Clin Orthop 307:37, 1994.
24. Field LD, Dines DM, Zabinski SJ, Warren RF: Hemiarthroplasty of the shoulder for rotator cuff arthropathy. J Shoulder Elbow Surg 6:18, 1997.
25. Figgie HE, Inglis AE, Goldberg VM, et al: An analysis of factors affecting the long-term results of total shoulder arthroplasty in inflammatory arthritis. J Arthroplasty 3:123, 1988.
26. Figgie MP, Inglis AE, Figgie HE, et al: Custom total shoulder arthroplasty in inflammatory arthritis. Preliminary results. J Arthroplasty 7:1, 1992.
27. Frich LH, Moller BN, Sneppen O: Shoulder arthroplasty with the Neer Mark-II prosthesis. Arch Orthop Trauma Surg 107:110, 1988.
28. Friedman RJ, Thornhill TS, Thomas WH, Sledge CB: Non-constrained total shoulder replacement in patients who have rheumatoid arthritis and class-IV function. J Bone Joint Surg Am 71:494, 1989.
29. Gartsman GM, Roddey TS, Hammerman SM: Shoulder arthroplasty with or without resurfacing of the glenoid in patients who have osteoarthritis. J Bone Joint Surg Am 82:26, 2000.
30. Goldman RT, Koval KJ, Cuomo F, et al: Functional outcome after humeral head replacement for acute three- and four-part proximal humeral fractures. J Shoulder Elbow Surg 4:81, 1995.
31. Gristina AG, Romano RL, Kammire GC, Webb LX: Total shoulder replacement. Orthop Clin North Am 18:445, 1987.
32. Gristina AG, Webb LX. The trispherical total shoulder replacement. *In* Bayley I, Kessel L (eds): Shoulder Surgery. Berlin, Springer-Verlag, 1982, p 153.
33. Halverson PB, Cheung HS, McCarty DJ, et al: Association of microspheroids containing hydroxyapatite crystals, active collagenase, and neutral protease with rotator cuff defects. II. Synovial fluid studies. Arthritis Rheum 24:474, 1981.
34. Hattrup SJ, Cofield RH: Osteonecrosis of the humeral head: Results of replacement. J Shoulder Elbow Surg 9:177, 2000.
35. Hawkins RJ, Bell RH, Jallay B: Total shoulder arthroplasty. Clin Orthop 242:188, 1989.
36. Hawkins RJ, Neer CS, Pianta RM, Mendoza FX: Locked posterior dislocation of the shoulder. J Bone Joint Surg Am 69:9, 1987.
37. Jonsson E, Brattstrom M, Lidgren L: Evaluation of the rheumatoid shoulder function after hemiarthroplasty and arthrodesis. Scand J Rheumatol 17:17, 1988.
38. Jonsson E, Egund N, Kelly I, et al: Cup arthroplasty of the rheumatoid shoulder. Acta Orthop Scand 57:542, 1986.
39. Kelly IG, Foster RS, Fisher WD: Neer total shoulder replacement in rheumatoid arthritis. J Bone Joint Surg Br 69:723, 1987.
40. Kessel L, Bayley I: The Kessel total shoulder replacement. *In* Bayley I, Kessel L (eds): Shoulder Surgery. Berlin, Springer-Verlag, 1982, p 160.
41. Kjaersgaard-Andersen P, Frich LH, Sojbjerg JO, Sneppen O: Heterotopic bone formation following total shoulder arthroplasty. J Arthroplasty 4:99, 1989.
42. Koorevaar RC, Merkies ND, de Waal Malefijt MC, et al: Shoulder hemiarthroplasty in rheumatoid arthritis. 19 cases reexamined after 1–17 years. Acta Orthop Scand 68:243, 1997.
43. Laurence M: Replacement arthroplasty of the rotator cuff deficient shoulder. J Bone Joint Surg Br 73:916, 1991.
44. Lettin AW, Copeland SA, Scales JT: The Stanmore total shoulder replacement. J Bone Joint Surg Br 64:47, 1982.
45. McCoy SR, Warren RF, Bade HA, et al: Total shoulder arthroplasty in rheumatoid arthritis. J Arthroplasty 4:105, 1989.
46. McElwain JP, English E: The early results of porous-coated total shoulder arthroplasty. Clin Orthop 218:217, 1987.
47. Neer CS: Articular replacement for the humeral head. J Bone Joint Surg 37A:215, 1955.
48. Neer CS: The rheumatoid shoulder. *In* Cruess RR, Mitchell NS (eds): Surgery of Rheumatoid Arthritis. Philadelphia, JB Lippincott, 1971, p 117.
49. Neer CS: Replacement arthroplasty for glenohumeral osteoarthritis. J Bone Joint Surg Am 56:1, 1974.
50. Neer CS, Craig EV, Fukuda H: Cuff-tear arthropathy. J Bone Joint Surg Am 65:1232, 1983.
51. Neer CS, Watson KC, Stanton FJ: Recent experience in total shoulder replacement. J Bone Joint Surg Am 64:319, 1982.
52. Petersson CJ: Painful shoulders in patients with rheumatoid arthritis. Prevalence, clinical and radiological features. Scand J Rheumatol 15:275, 1986.
53. Petersson CJ: Shoulder surgery in rheumatoid arthritis. Acta Orthop Scand 57:222, 1986.
54. Post M, Haskell SS, Jablon M: Total shoulder replacement with a constrained prosthesis. J Bone Joint Surg Am 62:327, 1980.
55. Pritchett JW, Clark JM: Prosthetic replacement for chronic unreduced dislocations of the shoulder. Clin Orthop 216:89, 1987.
56. Roper BA, Paterson JM, Day WH: The Roper-Day total shoulder replacement. J Bone Joint Surg Br 72:694, 1990.
57. Rutherford CS, Cofield RH: Osteonecrosis of the shoulder. Orthop Trans 11:239, 1987.
58. Sait S, Scott WA: Early results of isoelastic hemiarthroplasty in chronic shoulder arthritis. Orthopedics 23:467, 2000.
59. Sneppen O, Fruensgaard S, Johannsen HV, et al: Total shoulder replacement in rheumatoid arthritis: Proximal migration and loosening. J Shoulder Elbow Surg 5:47, 1996.
60. Spencer R, Skirving AP: Silastic interposition arthroplasty of the shoulder. J Bone Joint Surg Br 1986;68:375, 1986.
61. Sperling JW, Cofield RH, O'Driscoll SW, et al: Radiographic assessment of ingrowth total shoulder arthroplasty. J Shoulder Elbow Surg 9:507, 2000.
62. Sperling JW, Cofield RH, Rowland CM: Neer hemiarthroplasty and Neer total shoulder arthroplasty in patients fifty years old or less. Long-term results [see comments]. J Bone Joint Surg Am 80:464, 1998.
63. Steffee AD, Moore RW: Hemi-resurfacing arthroplasty of the shoulder. Contemp Orthop 9:51, 1984.
64. Stewart MP, Kelly IG: Total shoulder replacement in rheumatoid disease: 7- to 13-year follow-up of 37 joints. J Bone Joint Surg Br 79:68, 1997.
65. Swanson AB, de Groot Swanson G, Maupin BK, et al: Bipolar implant shoulder arthroplasty. Orthopedics 9:343, 1986.
66. Swanson AB, de Groot Swanson G, Sattel AB, et al: Bipolar implant shoulder arthroplasty. Long-term results. Clin Orthop 249:227, 1989.
67. Tanner MW, Cofield RH: Prosthetic arthroplasty for fractures and fracture-dislocations of the proximal humerus. Clin Orthop 179:116, 1983.
68. Thomas BJ, Amstutz HC, Cracchiolo A: Shoulder arthroplasty for rheumatoid arthritis. Clin Orthop 265:125, 1991.
69. Tonino AJ, van de Werf GJ: Hemi arthroplasty of the shoulder. Acta Orthop Belg 51:625, 1985.
70. Torchia ME, Cofield RH, Settergren CR: Total shoulder arthroplasty with the Neer prosthesis: Long-term results. J Shoulder Elbow Surg 6:495, 1997.
71. Vahvanen V, Hamalainen M, Paavolainen P: The Neer II replacement for rheumatoid arthritis of the shoulder. Int Orthop 13:57, 1989.
72. Varian JPW: Interposition Silastic cup arthroplasty of the shoulder. J Bone Joint Surg 62B:116, 1980.
73. Walch G, Boileau P: Prosthetic adaptability: A new concept for shoulder arthroplasty. J Shoulder Elbow Surg 8:443, 1999.
74. Watson M: Bipolar salvage shoulder arthroplasty. Follow-up in 14 patients. J Bone Joint Surg Br 78:124, 1996.
75. Wilde AH, Borden LS, Brems JJ: Experience with the Neer total shoulder replacement. *In* Bateman JE, Welsh RP (eds): Surgery of the Shoulder. St. Louis, CV Mosby, 1984.
76. Wirth MA, Rockwood CA Jr: Complications of total shoulder-replacement arthroplasty. J Bone Joint Surg Am 78:603, 1996.
77. Worland RL, Arredondo J: Bipolar shoulder arthroplasty for painful conditions of the shoulder. J Arthroplasty 13:631, 1998.
78. Zuckerman JD, Cofield RH: Proximal humerus prosthetic replacement in glenohumeral arthritis. Orthop Trans 10:231, 1986.

第 68 章

肩关节成形术的并发症

Stephen J. Hattrup

Neer 于 20 世纪 50 年代早期报道了用肩关节置换术治疗肱骨近端骨折，在此后大约 20 年，他对假体进行了重新设计，以便进行关节盂的表面重建[42,44,45]。时过境迁，肩关节假体的设计在数量上和复杂程度上都有了很大改变，使其能更好地适合解剖特点并降低并发症的发生率。现代的假体已能实现骨长入或骨水泥固定；可调节肱骨头假体高度、转向、偏心距、直径；而且肱骨表面与关节盂表面的匹配具有多样性。然而，尽管有了这些进步，但肩关节成形手术相对来说还不是很普及，对大多数外科医师来说还是一项具有挑战性的手术[44,58,59]。充分认识肩关节成形术的并发症对于减少其发生率和进行恰当的处理是十分必要的。

发病率

1982 年，Neer 报道了一组 37 例肩关节翻修术连续病例[43]。肩关节翻修术的指征反映了肩关节外科的早期情况。其适应证包括：存在有根治性肩峰切除术缺损或三角肌前部缺损，肩胛下肌过度紧张，肩峰下撞击，肱骨长度的丧失，大结节凸出，康复欠佳。为减少并发症，Neer 提出进行肩关节置换手术需考虑 4 种病变，目前这仍有十分重要的意义[45]。这种病变包括肱骨或关节盂骨缺损、旋转袖的可能缺陷、既往三角肌损伤以及肩关节慢性不稳定。

最近，梅奥诊所的 Cofield 报道了 2 组翻修手术病例。第一组翻修术是 1976 年至 1988 年做的[17]。翻修指征按发生率由高至低依次为：关节盂假体松动，肱骨头置换后关节盂关节炎，关节不稳定，旋转袖撕裂，假体部件失效，肱骨假体松动，感染。第二项研究是对梅奥诊所 1981~1991 年间手术经验的回顾[13]。在总共 71 例全肩关节置换术后翻修术中，再次手术的指征包括：肩关节不稳定有 47 例，旋转袖撕裂有 42 例，关节盂假体松动有 24 例，肱骨假体松动有 20 例，假体部件失效有 12 例，假体位置不当有 4 个，感染 3 例，骨折 1 例。有些肩关节涉及一项以上翻修术指征。此外还对 32 例肱骨头置换术后进行翻修。最常见的翻修术指征是关节盂关节炎，发生于 26 个肩关节。7 例发现旋转袖撕裂，5 例关节不稳定，5 例肱骨假体松动，部件位置不当和关节僵硬各 2 例，1 例为单纯骨折。

并不是所有的并发症都需要再次手术，单纯分析翻修手术有可能会歪曲肩关节成形术所存在问题的真实发生率。为了广泛了解这一问题，Wirth 和 Rockwood 对 32 个回顾性文献中 1600 例肩关节成形术所发生的并发症进行了 Meta 分析[59]。他们发现，较常见的并发症按发生率由高到低依次为：部件松动，关节不稳，旋转袖撕裂，假体周围骨折，感染，植入结构失效，三角肌无力或功能障碍。但是，在他们综述的报道中多数都存在随访时间过短的问题，因而影响了他们的研究。其中 14 项研究的随访时间短于 2 年，仅 8 项报道的平均随访时间超过 4 年。某些并发症（如假体松动）的发生率，在短期随访中会被低估（图 68-1）。对并发症的评估就像手术技术的发展和经验的获得一样，是一个动态过程。

关节不稳定

术后关节不稳定可发生于肩关节上方、下方、前方或后方。关节不稳定不仅可引起疼痛性半脱位和脱位，而且可引起颗粒性滑膜炎、骨溶解以及、盂假体和肱骨假体的早期松动[1,22,34,47-49,52,55]。

上方不稳定　最常见的不稳定类型是上方不稳定（图 68-2）。尽管它常伴发于旋转袖撕裂，但 Boyd 发现其他因素也起一定作用[59]。他评估了 131 例肩关节置换术后引起肱骨假体近端移位的相关因素，术后平均随访时间为55 个月。手术中 131 个肩关节中有 28 个（21%）发现有旋转袖撕裂。术后，这 28 个肩关节中有7

个(25%)发生肱骨假体近端移位;相比之下,103个旋转袖完好的肩关节中有22个(21%)术后发现有近端移位。可见进行性肱骨假体移位与旋转袖撕裂之间缺乏相关性,因此Boyd认为,多个因素可导致肱骨假体术后向近端移位。这些因素包括:盂窝仰角的增大,喙肩韧带松弛,难以修补的旋转袖撕裂,肱骨假体安放过于凸出,强大的三角肌与功能异常的变薄旋转袖之间的动态失衡。

处理 应根据病因和症状来治疗肩关节成形术后上方半脱位或脱位的患者。如果移位是由于旋转袖

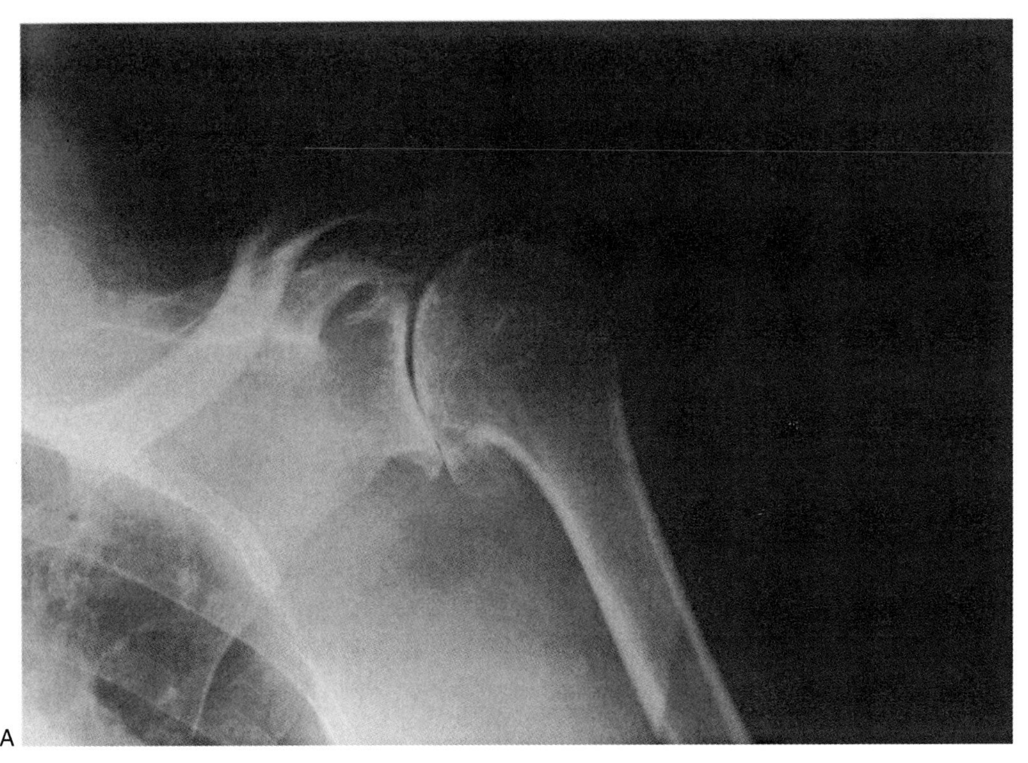

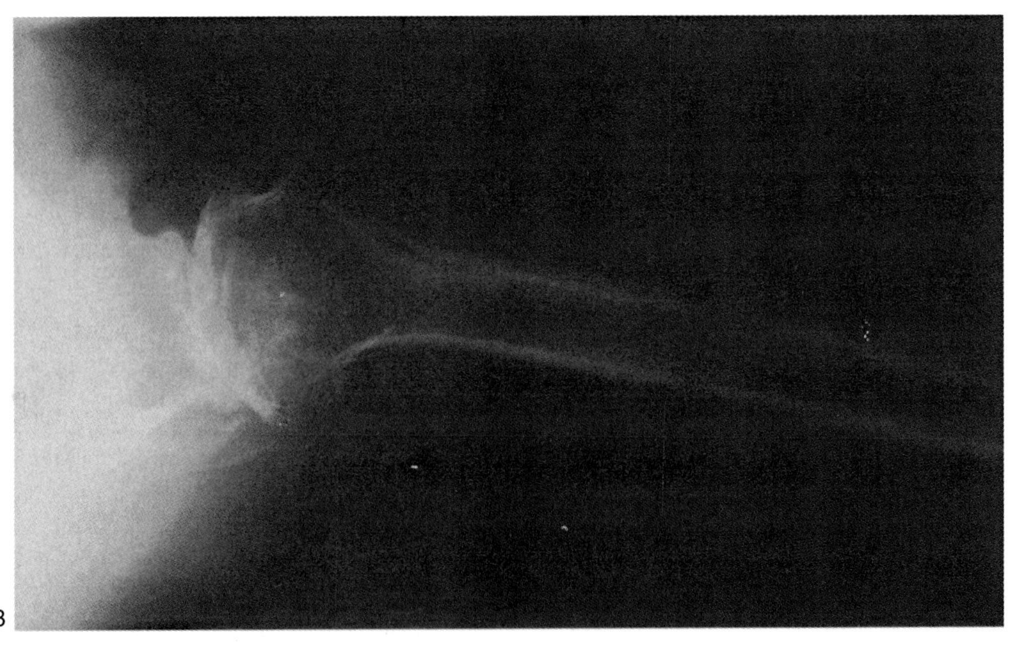

图68-1 此患者肩关节存在有症状的骨关节炎,在X线片(1991/9/26)上可见肩关节间隙缩窄、骨赘形成和关节盂后方侵蚀的典型表现。(A,B)全肩关节置换后效果良好。术后X线片(1991/11/11)显示肩关节复位良好。(待续)

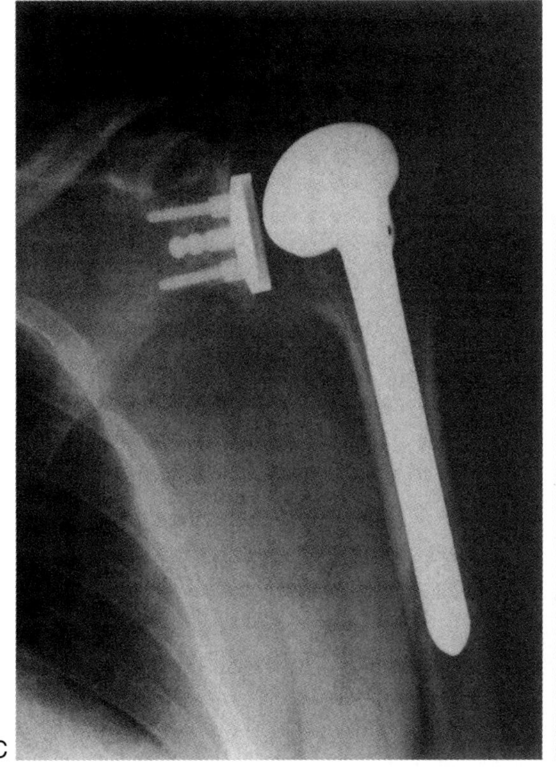
C

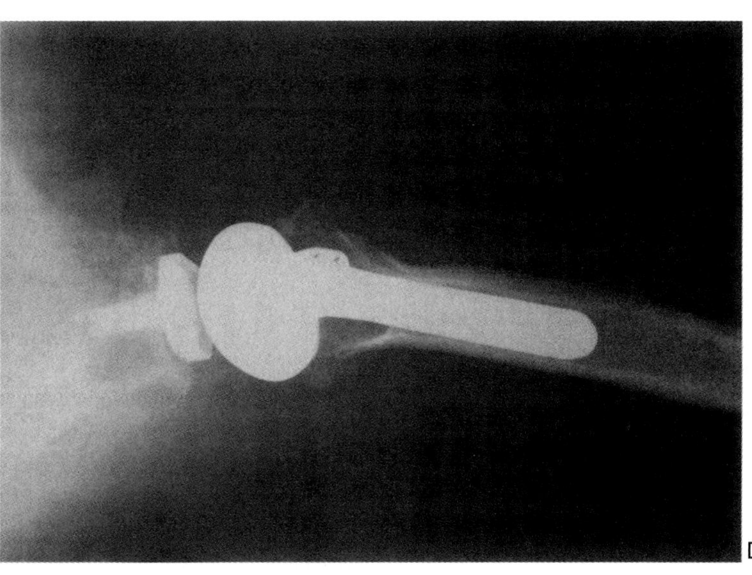
D

图 68–1(续) (C,D)9 年后因摔倒导致肩关节疼痛 3 个月。重摄 X 线片(2000/8/29)显示聚乙烯和金属垫盘后方侵蚀,伴肩关节半脱位。

难以修补或功能不全所致,则基本不需要治疗。幸运的是,这些症状一般比较轻微[50,59]。如果是因为假体位置不当或术后旋转袖撕裂而引起,则需行翻修手术。如果喙肩韧带缺失和旋转袖病变同时存在,问题将更加棘手。由于在喙锁弓内起限制作用的组织缺失,这些患者可能会出现肱骨头明显突出于肩关节前上表面的下方,并伴有疼痛。重建非常困难,因此鲜有报道。Wiley 报道了 4 例喙锁韧带切除术后严重肩关节上方脱位的患者;其中 3 例术中曾尝试修补旋转袖,2 例进行了肱骨头置换[29]。这 2 例患者,采用髂嵴骨移植重建喙锁弓并联合行关节囊松解,重建了肱骨头限制结构。2 例患者疼痛均得到减轻。另外也可以尝试进行软组织重建。

其他医师曾发现在旋转袖病损的肩关节中由于失去了喙锁弓的限制作用也会出现上方不稳定。Field 报道了 16 例针对旋转袖病损进行的肱骨头置换术[20]。他发现有 6 例手术不成功。6 例中有 4 例前期曾行旋转袖手术;其中 3 例为前上方半脱位,2 例有三角肌缺损。因此他认为对于旋转袖病损肩峰成形术可能会损伤肱骨头置换效果。同样,Gartsman 在 100 例肩关节置换术连续病例中也发现 3 例上内侧不稳定,其中 2 例发生于肩袖损伤前期曾行喙锁韧带切除的旋转袖撕裂病例[25]。上方不稳定也可因三角肌损伤而引起。Groh 曾描述了 12 例肩关节置换术后三角肌功能不全病例[28]。10 例是因修补失败导致前侧和中侧三角肌功能丧失,2 例因腋神经病损导致三角肌功能完全丧失。平均前屈仅达 33°,患者尝试上举时常发生前上方脱位。前上方脱位病例的功能通常极差。

下方不稳定 下方不稳定主要是急性骨折重建后肱骨长度缺失的问题。长度减小不仅造成肩关节下方痛性半脱位或脱位,而且由于肌张力不足也可导致三角肌功能不全。最好的治疗方法是预防,在肱骨假体置换时重建足够长度的肱骨干。通常,肱骨近端骨折累及的骨相对较少,因此假体的内侧喇叭形凹口可以在假体距上正确就位。有时骨折线会延伸得更远。这种情况下,假体要插得浅一些,并且为使大结节与骨干满意愈合需在间隔内植骨。假体的恰当位置可以通过上肢处于旋转中立位时使肱骨头朝向关节盂来确定。应适度牵引上肢,同时要足够的松弛使肱骨头在关节盂表面上有大约 50%的移行度。如果肱二头肌腱得以保留,可以用它来协助判断软组织的张紧程度。如果假体安放位置欠佳,只能通过翻修假体柄长

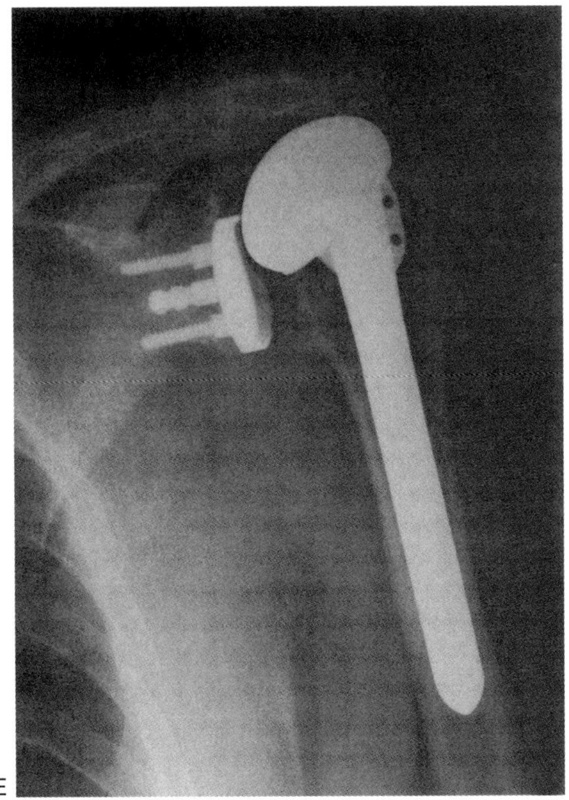

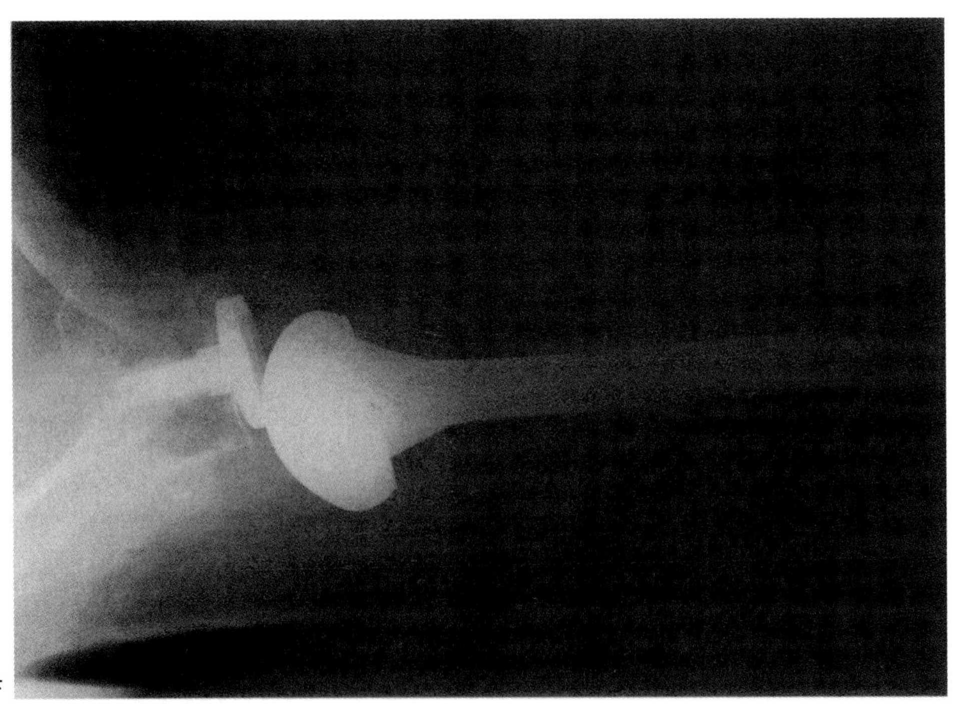

图 68–1(续) (E,F),成功进行了行翻修手术,改为全聚乙烯关节盂假体并更换了肱骨假体。

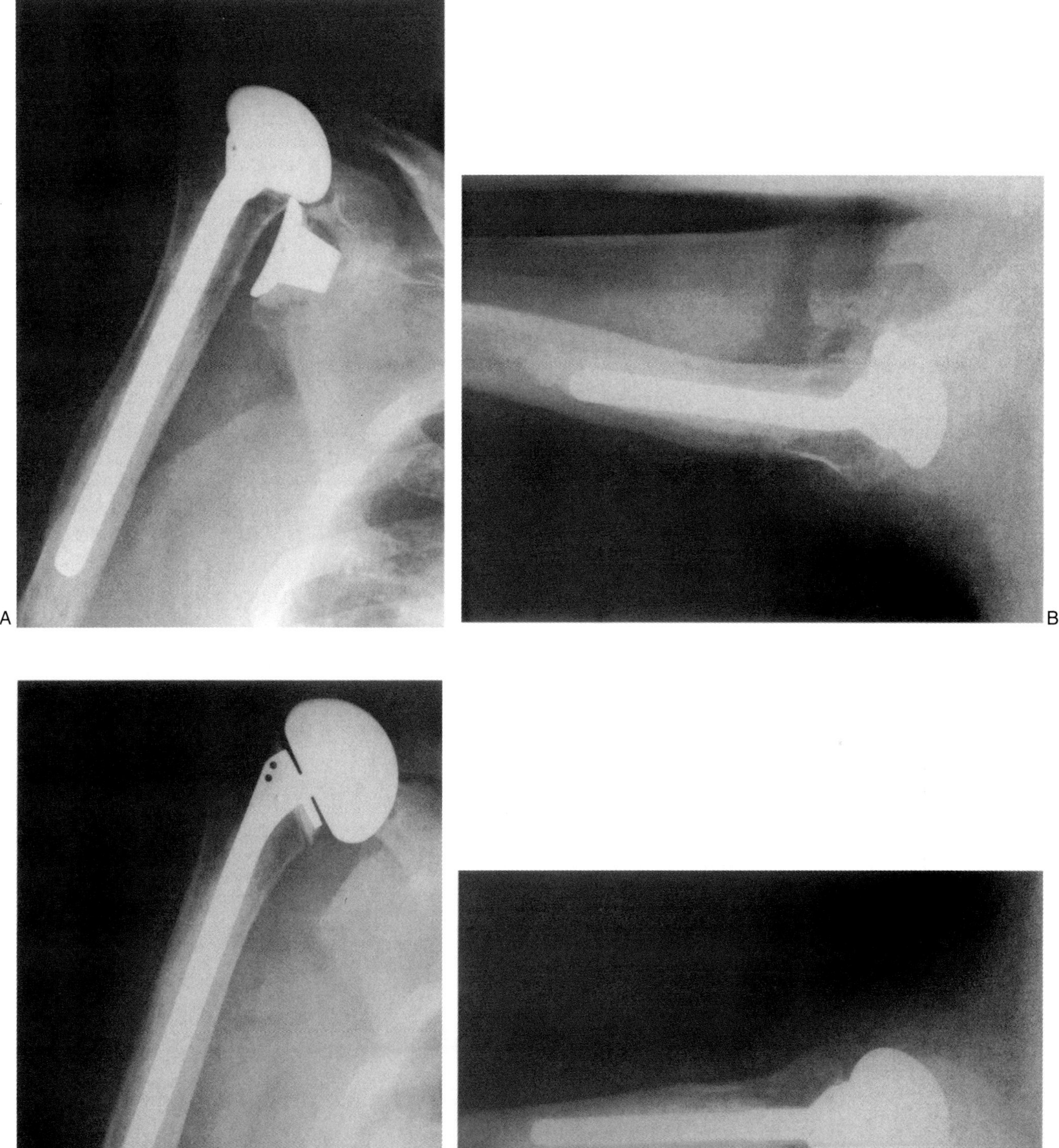

图 68-2 在其他医院行肩关节置换术后,患者出现严重疼痛、肩关节功能障碍以及肩关节内捻发音。(A,B)体格检查和 X 线片显示肱骨假体上方脱位,锁在关节盂上方。(C,D)因肱骨柄用骨水泥牢固固定,而且肩袖缺失,翻修术中替换为大号的肱骨头假体,桥接于肩峰和关节盂之间的间隙上以求达到关节稳定。

来校正,使上方关节囊和冈上肌达到适当张力。

前方不稳定 前方不稳定通常与肩胛下肌修补失败有关(图68-3)[46]。Moeckel 在 236 例肩关节置换术中发现了10 例因前方不稳定而行翻修手术,发生率为4.3%[38]。其中 7 例为前方不稳定,认为它们均继发于肩胛下肌破裂。7 例中有 4 例成功进行了肩胛下肌一期修补,3 例需行同种异体跟腱移植来重建稳定性。在一组11 例因不稳定行再次手术的患者中,Wirth 描述了 3 例肩关节前脱位[59]。3 例中均发现肱骨后倾减少,2 例有肩胛下肌破裂,1 肩有前盂唇侵蚀。研究发现,引起肩胛下肌损伤的因素通常是:手术技术不过关,组织量不足,不恰当的理疗,以及假体型号过大导致修复处张力过大。

处理 治疗前方不稳定时,首先应评估潜在病因,尤其是假体植入位置和肩胛下肌的完整性。应检查关节盂假体的位置,以确认类风湿性关节炎或创伤后关节炎之类病变所引起的关节盂前方侵蚀并没有导致关节盂的前倾增加。肱骨假体的倾斜角也需要进行类似的评估。30°~40°的后倾是可以接受的,但是要防止过度后倾,否则容易出现后方不稳定。后方关节囊过度紧张可能伴有前方关节囊松弛,因此常需行松解术来平衡软组织。最重要的手术步骤是恢复或重建前方关节囊和肩胛下肌。肩胛下肌修复时首先要画出肌腱轮廓。肌腱裂隙通常充填有增厚的关节囊和瘢痕组织;这些组织必须切除才能暴露出腱性组织。肌腱会自动向内侧回缩,因此需对其进行松解,不仅要将其从关节盂前缘游离,而且要环绕四周游离到关节盂前表面。若不先找到腋神经,这项手术难以安全实施。目的是为了充分松解肌腱,使它能回缩到小结节处或肱骨颈的切缘。减小肱骨头的尺寸确实可以通过减小盂肱关节的容积和修复处所受的张力而有助于增加稳定性。如果不能修复肩胛下肌,则需行重建术。可以采用同种异体跟腱移植术或胸大肌腱转位术。这两种方法均可成功进行重建[38,59]。

后方不稳定 后方不稳定往往是多因素的,通常与肩关节骨关节炎有关。后方不稳定的原因包括:前方关节囊紧张,关节盂后部侵蚀,继发性关节盂后倾角增加,肱骨后方半脱位,后方关节囊冗余[35,58]。Moeckel 报道了 10 例因不稳定行翻修术的病例,其中3 例肩关节为后方不稳定[23]。所发现的病因包括关节盂假体过度后倾、关节囊冗余和肱骨假体位置不当(图 68-4)。所用的手术治疗方法包括:1 例通过关节盂后方植骨修复关节盂,1 例通过减小肱骨假体后倾角修复肱骨,1 例最终行关节后方软组织修复术。Wirth 对 7 例肩关节后方不稳定的外科病理进行了详细描述[59]。报道的问题类似,包括:4 例患者肱骨后倾角大于 45°,4 个肩关节后方关节盂受侵蚀,1 例大结节未愈合。11 例后方不稳定肩关节经翻修手术治疗后,10 个肩关节恢复稳定,疼痛均获缓解。术后平均前屈可达 100°,外旋可达 35°。

为了在初次行关节成形术时预防后方不稳定,首先应充分认识这些易发因素。在进入肩关节时,应通过前移截骨平面或 Z 形整形术延长回缩的肩胛下肌和前关节囊[4,12]。但一般情况下只要去除肱骨骨赘并使其与关节盂缘松解即可充分游离肌腱。如果术前腋窝侧位 X 线片显示关节后方明显半脱位,减小肱骨后倾角有助于增加关节囊后方张力。更为重要的是确定关节盂的正确方位,以避免无意间加大肱骨后倾。利用前方残留的关节软骨(可将其刮除至下方未受损的软骨下骨层)或者触诊肩胛颈前方是很有效的方法。应用较大的肱骨头假体可以增加稳定,但是关节腔不能过度填满,否则肩胛下肌将不能修复或者将再撕裂。如果采取上述步骤后后方仍然过分松弛,则必须进行后关节囊重叠缝合。Namba 和 Thornhill 描述了一种后方关节囊缝合方法,将不可吸收的粗缝线编织缝合于后方关节囊和后方旋转袖肌腱,并在肱骨干部件埋入之前穿过肱骨近端[40]。肩关节前屈时会导致后方关节囊紧张,此位置容易导致后方不稳定的发生。笔者发现,腋神经位于小圆肌腱和肩胛下肌的下方,肩胛下神经位于关节囊缝合区内关节盂唇的内侧。如果术后出现不稳定,需要进行类似的病理分析和校正,重点是校正假体的位置、松解前方挛缩和张紧后方软组织。

旋转袖撕裂

前方和上方 术后旋转袖撕裂前方大多经过肩胛下肌,上方大多经过关节切开术的内侧延长切口。肱骨颈截骨中分离冈下肌会造成旋转袖后部损伤,但较少见。尽管可能会发生明显的撕裂,但关节切开修补处常会在康复锻炼期间伸展开。肌腱间填充有瘢痕组织,从而使肌腱组织处于无效长度上。如前所述,撕裂本身即表现为关节不稳定,或者表现为患者不能按预定的理疗进度进行康复。如果已发生关节脱位,诊断相对简单,可以制订早期修复计划。在稳定的肩关节中,旋转袖功能不全必须与引起肩部疼痛和功能障碍

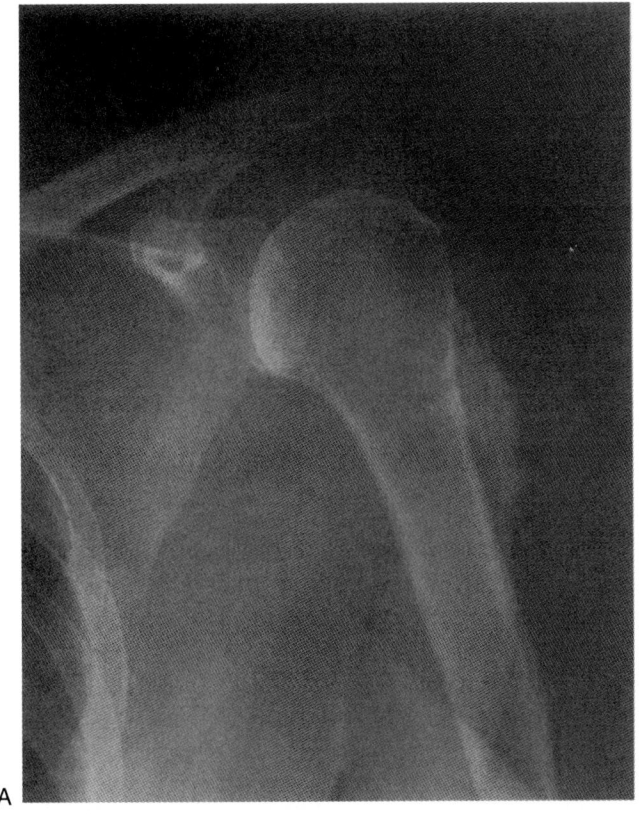

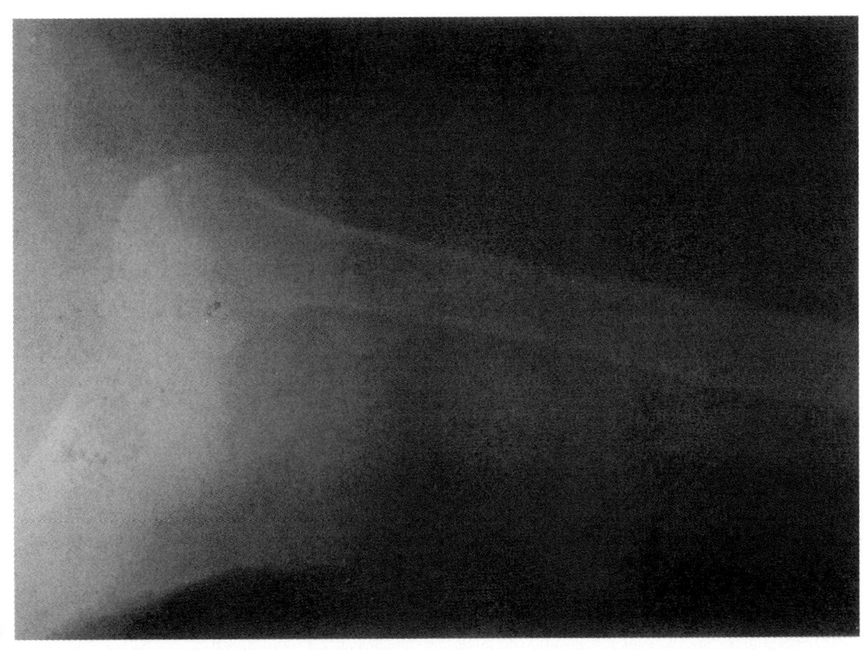

图 68–3　患者 59 岁，诊断为类风湿性关节炎。(A，B)为她做了全肩关节成形术。早期理疗效果不明显，术后 3 个月感觉疼痛加重，并在理疗期间出现青肿。不久又出现了前方不稳定。(待续)

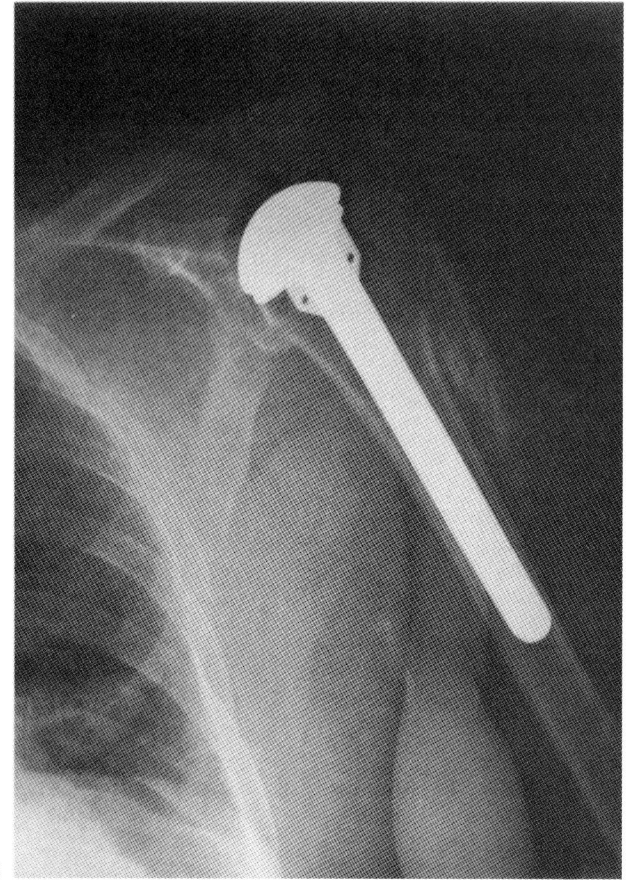

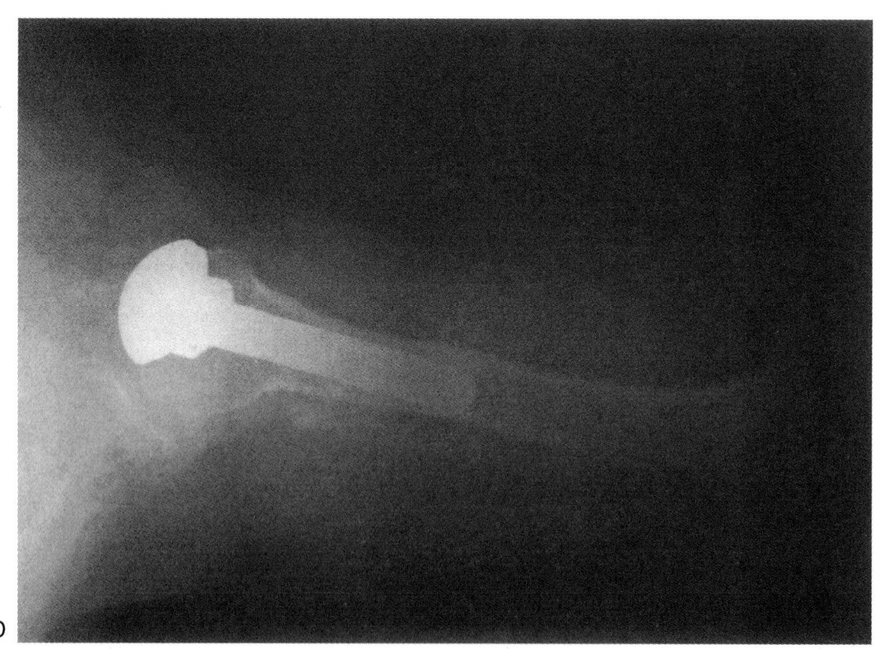

图 68-3(续) (C,D)再次X线摄片发现肩关节前方半脱位,可能伴有肩胛下肌功能障碍。目前为止患者拒绝行修复术。

的其他因素相鉴别,如关节僵硬、神经损伤、三角肌损伤和患者不太合作。不正确的理疗或较差的软组织条件引起旋转袖愈合失败时,肩关节可表现为活动度过大,特别是外旋。在整个愈合期间,沿旋转袖修复部位发现有捻发音则是愈合不良的表现。患者开始主动活动锻炼后，如果出现盂肱关节节律中断的不良活动，则提示旋转袖功能异常。上举体征和压腹体征有助于判断肩胛下肌的完整性。由于要保护可能完好的修复部位,所以后期常出现手动肌力检测时无力。

影像学检查可发现肱骨头向近端移位或向前方半脱位(图 68-5)。虽然肱骨头向近端移位可能与其他一些因素有关,但当肩峰肱骨间距变窄时则提示旋转袖出现在上方的可能性较大[5]。关节造影检查并不能完全确诊。虽然结果为阳性时可以确诊,但肌腱裂隙常填充有瘢痕组织因而会阻碍造影剂流入。磁共振成像常出现人为伪影。因此,诊断主要依靠体格检查和常规 X 线片。

处理　出现不稳定或功能障碍应进行修复手术。幸运的是,多数患者疼痛轻微且功能尚好[2,14]。该手术具有一定挑战性,而且失败率较高[30,31]。应通过胸大肌三角肌入路的原切口进行修复。如果存在肩胛下肌撕裂,该切口可提供良好的暴露,而且在需要翻修肱骨头或肱骨干时也必须做该切口。然后要仔细辨认残存的旋转袖边界。必须把肌腱与周围的关节外瘢痕组织和关节盂边缘的粘连组织松解开。按标准术式修复肌腱，将其重新固定到已准备好的大小结节上的骨床上。术中应评估肱骨头假体的大小。肱骨头过大会使修复部位受到的张力过大,而使用较小的肱骨头则可减小修复处的应力,有助于愈合。选择性关节囊缝合并纠正假体柄倾角对重建稳定性是必要的,尤其是当不稳定源自使用了不恰当的大肱骨头时。对所有肩关节重建病例而言，都应该对理疗师给予康复指导,以便确定安全的活动范围。

假体周围骨折

发生率　据 Wirth 和 Rockwood 估计,肩关节置换术后肱骨假体周围骨折的发生率约为 3%，约占所有并发症的 20%[59]。因为骨折在术中和术后均可发生,故发生率取决于手术技术和随访时间的长短。Neer 报道的 273 例肩关节置换中有 4 例发生后期骨折；Brenner 在 51 例全肩关节置换术(TSA)中遇到 1 例骨折;Worland 在 108 例双极关节成形术中,有 2 例发生后期骨折;Walch 在 101 例假体置换中发生了 1 例术中肱骨骨折;Torchia 在 113 例 TSA 中发生了 3 例肱骨骨折[9,45,53,54,60]。在这 646 例手术中,共发生 11 例骨折,发生率为 1.7%。这些骨折比较难以处理。由于盂肱关节活动受限导致肱骨柄尖端旋转应力增大,这些

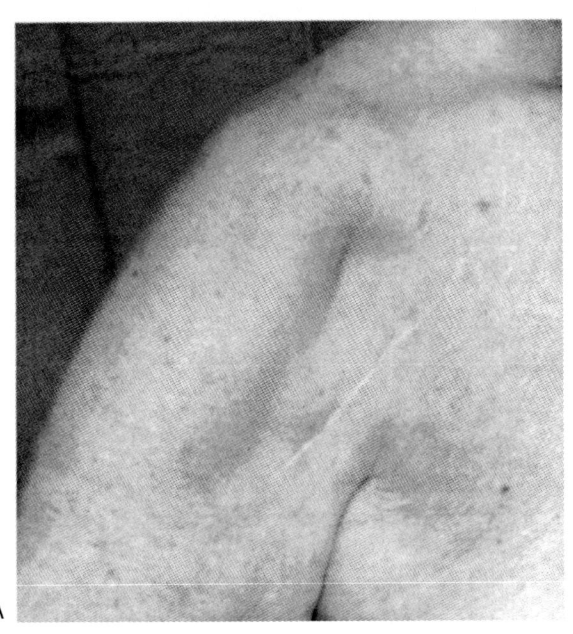

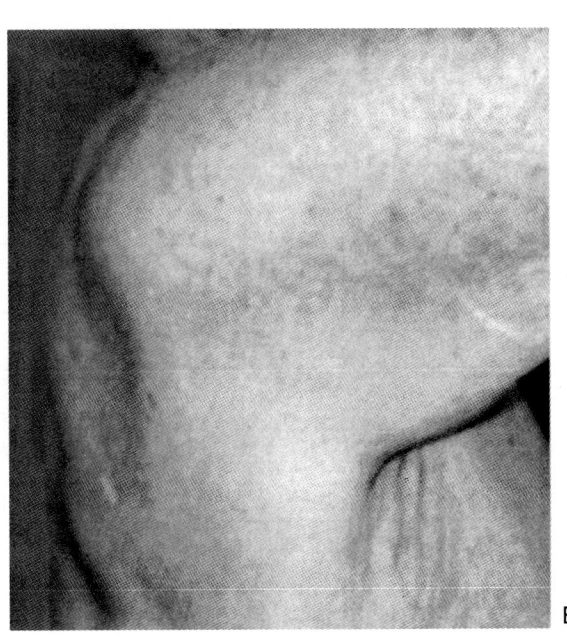

图 68-4　一位 80 岁患者主诉其肩关节“不听使唤”。他的肩关节在任意前屈时都有后方不稳定。(A,B)体格检查发现肩部前方凹陷,且前屈时向后方突出。(待续)

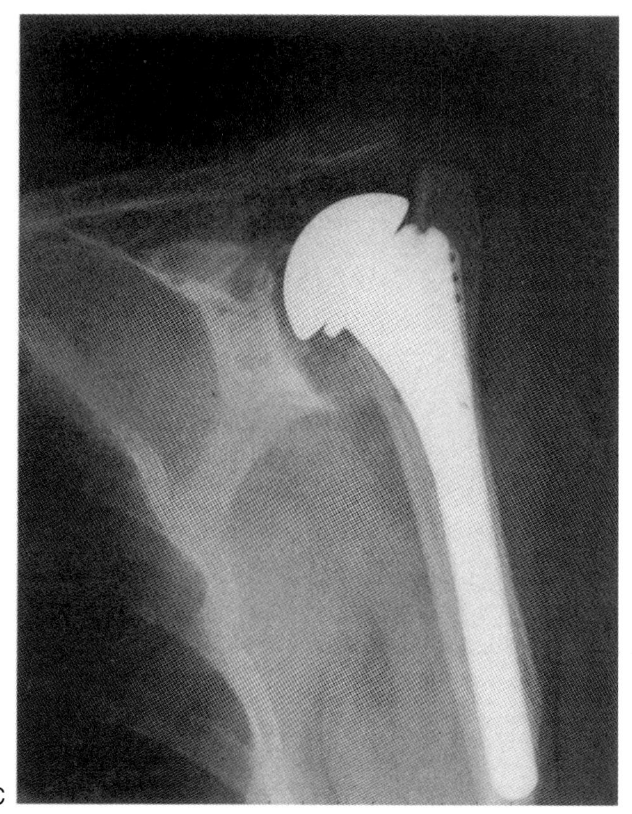

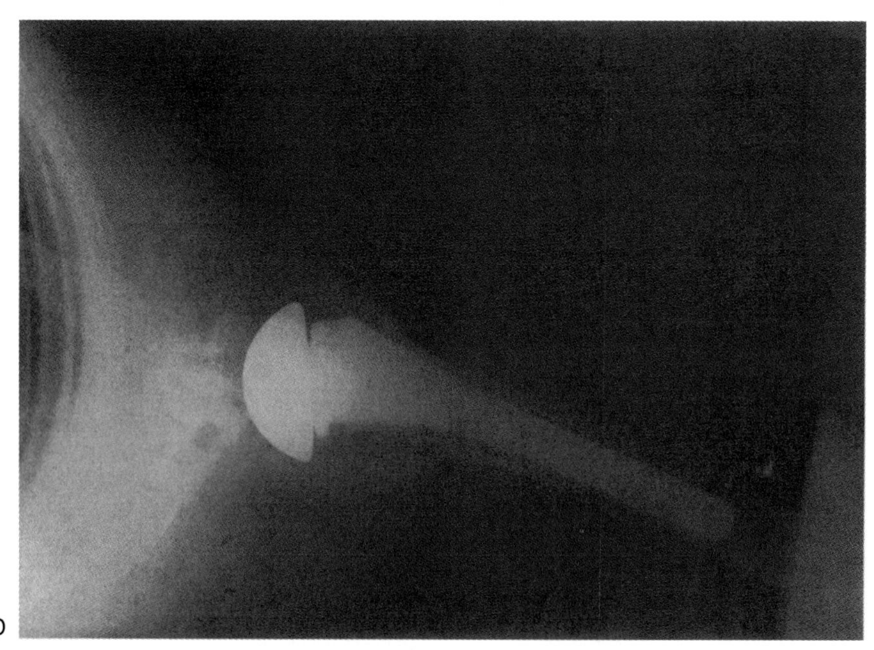

图 68-4(续) (C,D)X线片显示关节盂假体明显后倾,肱骨假体后倾,加大且位置欠佳。建议行翻修手术,但患者拒绝。

骨折往往不稳定,而且由于骨内血供的丢失骨折愈合也较差[8,62]。

分型 Wright 和 Cofield 将假体柄附近的肱骨骨折分为 A、B、C 三型[62]。A 型骨折中点在假体尖部,并且骨折线向近端延伸至少达柄全长的 1/3。B 型骨折中点基本上位于假体柄的尖端,C 型骨折累及肱骨假体远端的骨干。Worland 建立了另一种相似的分类系统[61]。A 型骨折是发生在结节附近的肱骨近端骨折。B 型骨折

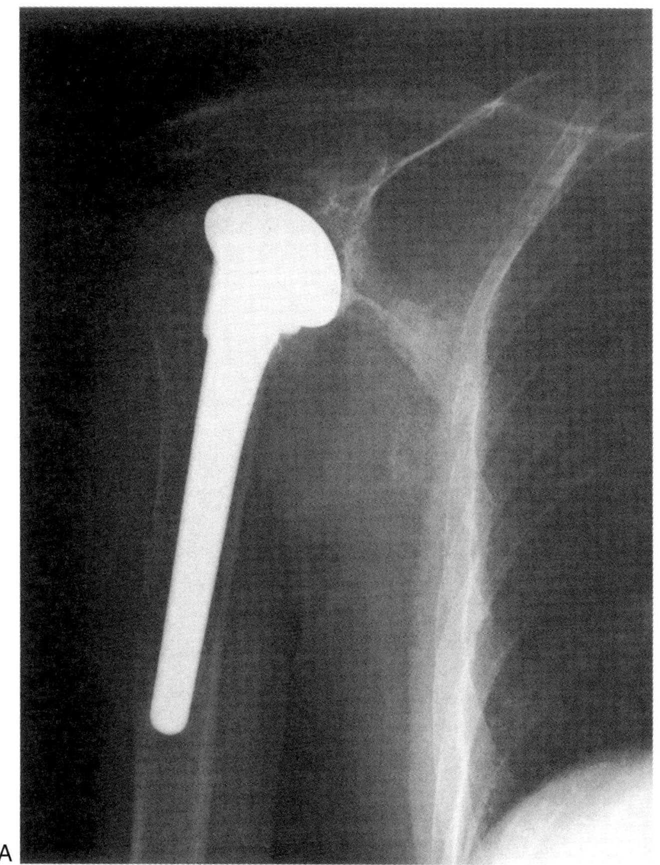

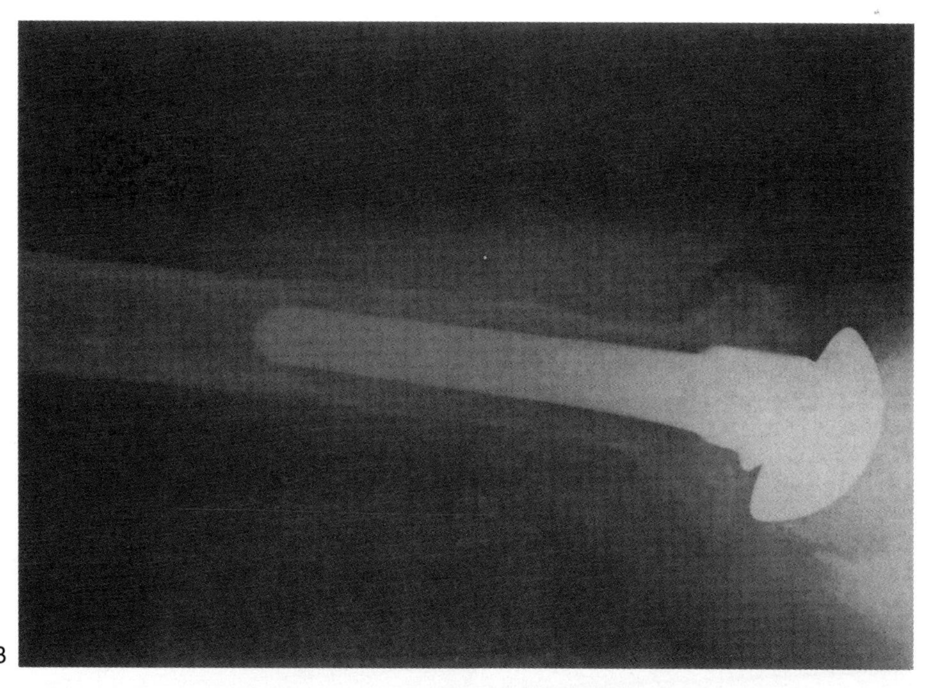

图 68–5　80 岁男性患者，尽管 2 年前曾行肱骨头置换术但仍有机械性持续疼痛。随后行诊断性关节镜检查和肩峰成形术但症状无改善。关节镜检查未发现明显炎症。检查时拍的 X 线片显示肱骨头偏小但固定牢固。(A，B)关节盂有严重磨损和侵蚀。手术探查时，组织学分析显示为急性炎症。(待续)

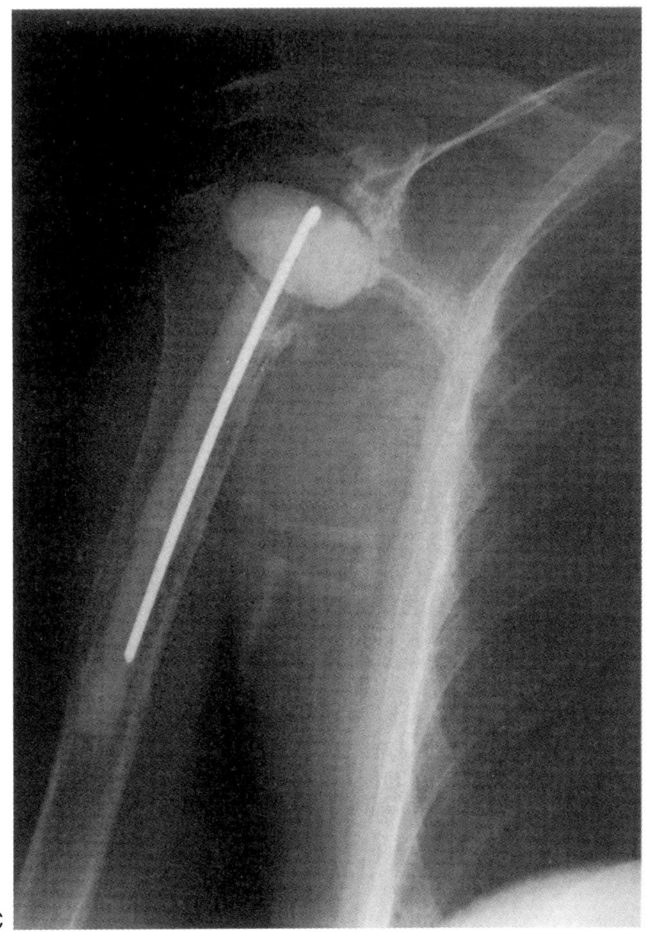

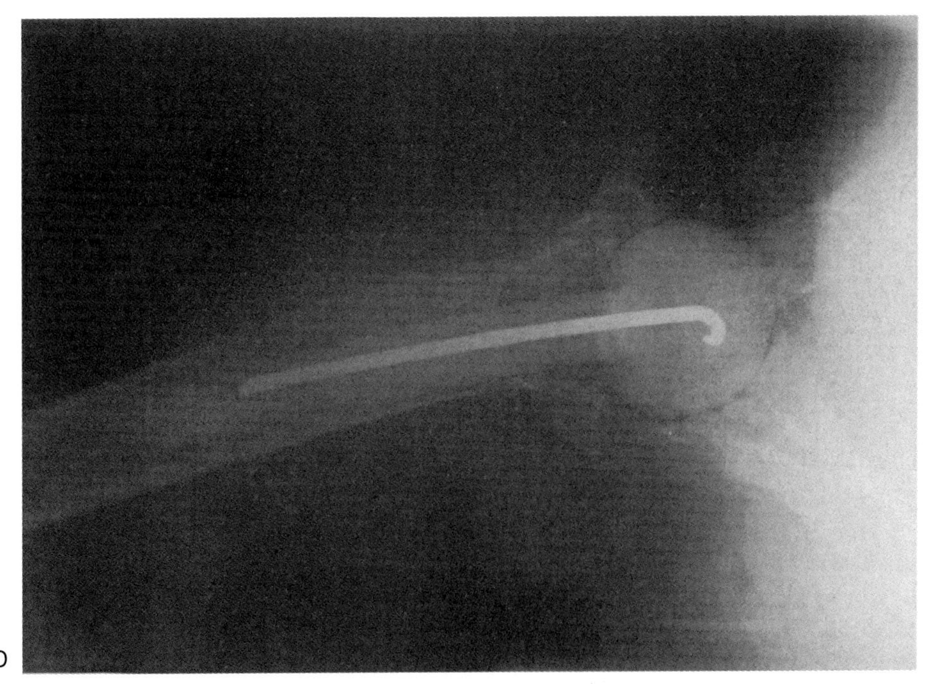

图 68-5(续) (C,D)行关节切除成形术,并置入临时性间隔器。(待续)

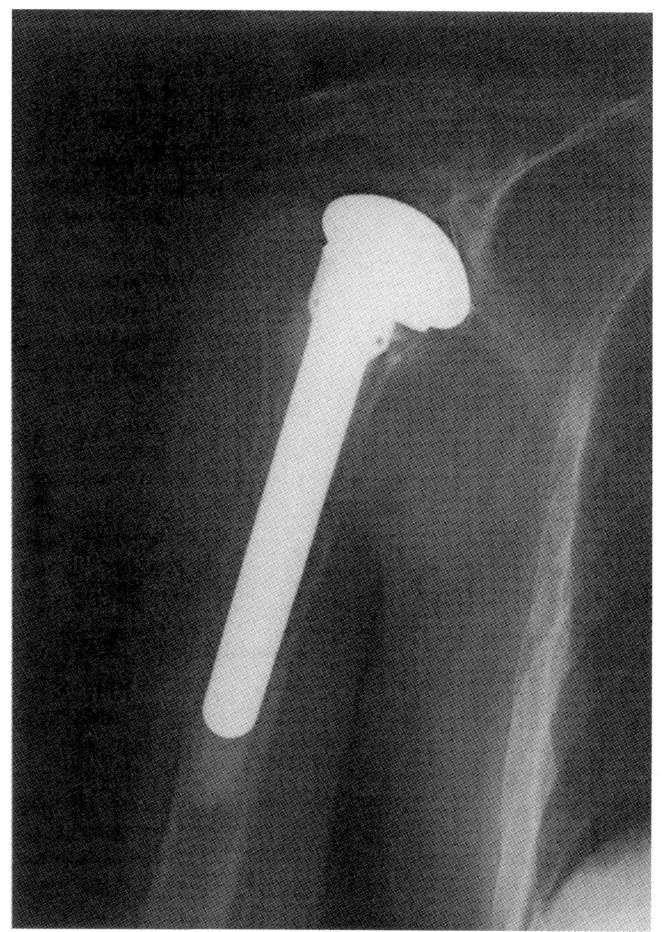

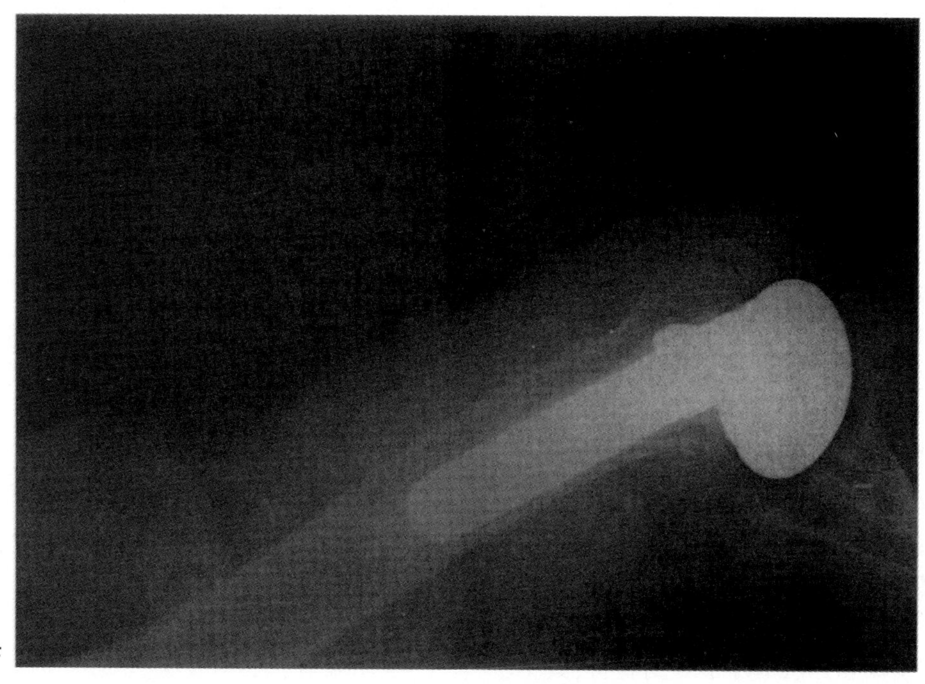

图 68–5(续)　(E,F)二期重建手术后,静脉内应用抗生素 6 周。

位于假体尖端附近,并分为3个亚型。位于稳定的假体周围的螺旋形骨折为B1型,稳定的假体柄部位的横行或短斜行骨折是B2型,假体不稳定则为B3型骨折。如果骨折发生在假体柄远端,则为C型骨折。二位作者都认为自己的分类系统有助于诊断分析和治疗决策。

病因学 这种骨折的发生多源于术中误操作或术后的创伤。术中有许多事件可导致骨折,因此要尽量避免。肩关节紧张并伴有骨质疏松的患者切开显露时就容易发生骨折。关节囊未得到充分松解的情况下试图肱骨头脱出时扭矩过大很容易导致骨折。Darrach牵引器或其他类型的器械有助于在骨干上施最小的力就能使肱骨头脱出和复位。骨干受损的第二种机制可发生在肱骨干扩髓时。在创伤后的肩关节中,解剖结构紊乱可导致扩髓时偏离中心,穿破髓腔而进入皮质管。此外,过度扩髓也会损伤髓腔。肱骨皮质非常薄,尤其是类风湿病患者。强行进入髓腔可导致骨折。一旦触及皮质就应该立即停止扩髓。最后,强力将假体柄打入以期在薄弱骨内获得紧密的压配也是危险的,容易导致骨干骨折。

Groh报道了12例肱骨骨折[27]。8例发生在术中,4例在术后由外伤引起。在原发性骨折病例中,2例因肢体摆位不当引发,1例因扩髓造成,1例发生在插入假体柄时,2例发生在假体插入后。翻修手术时另有2例在皮质薄弱处发生骨折。Campbell报道了21例骨折,16例属于术中并发症,5例发生在术后[11]。最常见原因是骨量减少,发现于75%的肢体。Boyd做了436例置换术后发现了7例骨折,都发生在后期[8]。6例由摔倒引起,1例由车祸所致。其中5例患有类风湿性关节炎,这类患者常有骨量减少。Wright和Cofield发现了晚期骨量减少的辅助因子,在499例TSA术后有9例后期发生肱骨骨折,其中6例肩关节置换和2例同侧行肘关节置换的患者发生了晚期骨量减少[62]。他们发现对患有类风湿病的患者行同侧装柄的肩关节置换和肘关节置换,有高发骨折的危险性。柄与骨水泥圆柱间的任何空隙部分都可能产生应力集中。Gill及其同事推荐使用骨水泥柄并塑出连续性骨水泥圆柱以避免此问题的发生[26]。

处理 由于术中骨折难以发现,往往到术后拍X线片时才能发现,因此肱骨假体周围骨折的治疗比较复杂。可以采取非手术方法治疗,但效果通常较差。Bonutti尝试用保守方法治疗了4例骨折,其中3例骨折发生于术中[4]。所有4例骨折均未愈合。他推荐对这类骨折采取"有力度的治疗"。Boyd采用非手术方法治疗7例关节成形术后的骨折[8],6例骨折未愈合,仅1例仍在继续愈合。1例患者拒绝进一步治疗,5例患者行手术内固定后仍在继续愈合。此外还有1例骨折在初期愈合后出现疼痛性骨不连,需行翻修手术。Boyd认为,切开复位内固定术是首选治疗。Kligman描述了5例与HHR相关的骨折;其中3例经非手术治疗已愈合[33]。但是愈合时间用了7个月,而且仅1例效果满意。2例手术治疗的骨折在此后2个月时愈合。Wright和Cofield报道的一组9例非手术治疗的骨折中,只有唯一一例治疗结果勉强达到良好[62]。4例未行手术治疗而愈合,而另外3例发生骨不连。这3例中的2例行翻修手术和植骨后愈合,2例初期行内固定治疗的骨折也愈合。因此他们认为,虽然长斜行和螺旋骨折可行保守治疗,但对于假体柄尖端的横行和短斜行骨折或者伴有假体松动的骨折最好行内固定手术治疗。假体远端骨折可采取保守治疗[27]。

Campbell及其同事总结了对这些骨折行积极治疗的价值[11]。他们发现,解剖复位和稳定的内固定有利于愈合。可使愈合时间显著缩短,减少对康复过程的影响,并可减少并发症。同样,错位小于2 mm的解剖复位可显著缩短骨折愈合时间。因此,对大多数这类损伤行手术治疗的价值已达成了几乎一致的共识[8,11,26,,27,61,62]。对于术中发现的骨折,应采用环扎钢丝和长柄假体进行内固定,以形成适合术后早期活动度的稳定结构。柄的尖端应超过骨折线以远2~3个骨皮质外径。如果术后发现的骨折在假体柄尖的近端,尤其是长斜行或螺旋骨折,往往比较稳定可以进行非手术治疗(Wright A型,Worland A型或B1型)。但是对于横行和短斜行骨折,如果骨折线延伸不超过柄尖端2~3个骨皮质外径(Wright B型,Worland B2型),则需要用环扎钢丝和长柄假体进行内固定。对于出现假体不稳定的骨折损伤,最好改为长柄假体固定(Worland B3型)。假体更远端的骨折,Wright分类和Worland分类中C型骨折,可根据骨折类型以及肘关节受累的可能性,相应地采取内固定或外固定进行治疗。

关节盂骨折

关节盂骨折相对少见,也较容易处理。这类损伤多为个案报道没有大宗病例报道[12,29,32]。扩髓施加的扭转力容易损伤关节盂前缘,尤其是在脆弱骨质上用力操作时更易发生。只要盂穹隆保持完整,就可以进行表面重建。有时需要选择较小的盂假体以确保假体有足够的骨支撑。如果骨折线进入关节盂颈部,采用螺钉或龙骨样钢板将难以达到稳定固定。这种情况下唯一的选择是用来自肱骨头的骨填充关节盂缺损,并转换为肱骨头置换术(HHR),重塑关节盂表面轮廓以匹配肱骨头。

感染

尽管感染问题并不常见,但诊断起来却有一定难度,而且每当关节置换后出现难以解释的疼痛或假体早期松动都应考虑到感染。Neer 报道的 273 例全肩关节成形术(TSA)中发生 1 例感染;Gartsman 报道的 51 例肩关节置换术无感染病例;Barrett 报道的 140 例 TSA 中无感染病例;Walch 报道的 101 例假体中 2 例发生感染;Torchia 的 113 例关节置换术中 3 例发生感染[2,33,45,53,54]。Kozak 报道了梅奥临床中心的经验[35]。1484 例初次关节成形术病例中有 18 例发生感染 (1.2%)。在 157 例翻修手术中有 6 例(4.5%)术后诊断为感染 。包括转诊来的另外 7 例初次置换和 2 例翻修后感染病例。疼痛是最常见的症状,73%的感染肩关节发现有疼痛症状。其他的症状和体征为:渗出 52%,流液 36%,红斑和僵直各 33%,发热仅见于 21%的病例。有意义的实验室检查包括:70%的患者红细胞沉降率升高。对 14 例感染患者行 ^{111}铟扫描,阳性的为 10 例。培养发现的最常见微生物是葡萄球菌,12 例肩关节感染为金黄色葡萄球菌,其中葡萄球菌凝固酶阴性的为 9 例。感染高发的危险因素是免疫系统紊乱和先前有多次手术史。

处理 多种处理方法均有报道。最有效的治疗方法是二期互换关节成形术。梅奥临床中心的 3 例感染病例二期置换都取得了成功,在近期随访中均未感染发生。功能也优于保留假体者。所有病例疼痛均消失或只有轻微疼痛,且肩关节上举达 98°,外旋达 26°。最常用的治疗方法是切除成形术。有 22 例患者采用了此方法,这些患者平均每人经历了稍多于 2 次的清创术,出现较多的并发症。有 3 例出现肱骨干骨折,5 例发生再感染。其中包括 3 例浅表感染和 2 例复发性窦道形成。这些患者的功能也较差。一半患者有中度疼痛,平均主动上举仅限于 40°。多数患者肌力较差。

其他成功的早期治疗方案还包括关节镜下清创术,2 例中有 1 例成功。3 例患者行切开清创,假体保留,其中 2 例后期取出假体。有 2 例采用了单纯窦道切除术,但其中 1 例最终行关节切除成形术。最后一期行更换假体成形术的共 2 例,其中 1 例成功。单纯关节切除的应用于功能差且残留感染可能性较高的患者,18%的患者有持续感染或再次感染的证据。保留假体的患者疼痛减轻较明显,功能亦得到改善。

因此,目前首选的治疗是延期更换关节成形术(图 68-6)。如果诊断有疑问,最直接方法是由一名在评估疼痛性假体方面经验丰富的病理科医师对手术切除组织的冰冻切片进行检验。Kozak 等发现,在 27 例行病理分析的患者中,急性感染为 19 例,慢性感染为 9 例,严重的化脓性感染为 8 例[35]。如果病理评估没有证据表明存在感染,则可以一期进行关节重建。反之,如果有急性感染的证据,应采用切除成形术。为取得较好的治疗效果考虑行二期重建的患者,应尽可能多地保留旋转袖,这是十分重要的。另外,应用带抗生素的骨水泥间隔器可增强释放抗生素,进而提高软组织的疗效。Palacos 骨水泥间隔器是配制的,含有 4.8 g 妥布霉素、4.0 g 万古霉素和 2.0 g 头孢唑啉,各与一袋甲基-甲基丙烯酸酯相混合。将 5 mL 和 12 mL 注射器夹在一起作为间隔器的模子,这样可产生的逐渐变细的形状,比较容易进入髓腔。在顶部塑出“肱骨头”的外形,给肩袖以张力;Rush 棒插在间隔器的中间以增加强度。骨水泥成型后切断注射

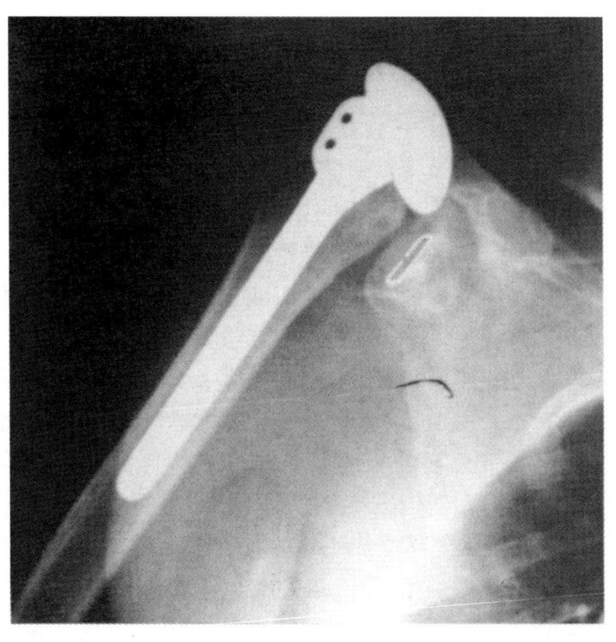

图 68-6 发现肱骨假体向上方明显半脱位时,旋转袖撕裂的诊断也就显而易见了。

器,然后轻柔地将间隔器插入髓腔内。围绕间隔器用可吸收缝线修补残留的旋转袖,并根据术中细菌培养结果静脉内应用抗生素。一般抗生素要应用6周。如果伤口成熟且肿胀和红斑已消退,应重复探查并进行组织学分析。如果持续存在急性感染,应重复进行细菌培养,并推迟再次假体置换手术的时间。髓腔经过多次损伤后,已不适合使用压配式假体,应使用骨水泥固定,以便进一步应用抗生素,尽管抗生素含量较间隔器低。通常在最后重建时每袋甲基-丙烯酸甲酯中仅含1.0 g万古霉素或1.2 g妥布霉素,可根据初期培养结果进行选择。我采用了此方法做了6例重建手术,未发生再感染且疼痛均得到缓解。与肩关节初次成形术的情况类似,肩关节功能的恢复程度取决于旋转袖的完整性。

神经功能缺损

虽然需要行手术治疗的并发症极少见,但术后神经缺损问题会给患者和医师带来相当大的烦恼。Lynch在梅奥临床中心的368名患者的417例肩关节置换术中发现18例术后神经功能缺损(4%)[37]。13例是臂丛神经损伤,主要是上、中干损伤,另有3例是特发性臂丛神经病,被认为是继发于臂丛神经炎,还有1例是持续存在的原有神经丛病。1例发生了腕管综合征。发生这些问题的高危人群是:应用甲氨蝶呤的患者,采用扩大胸三角入路暴露的患者,以及手术时间偏短的患者。研究发现,很多因素与神经系统并发症无关。这些因素包括年龄、性别、疾病种类、身高、体重、活动度、既往手术史、旋转袖撕裂以及患者糖尿病或类风湿性关节炎。神经功能缺损患者的治疗效果比较好,11例随访达1年的患者效果良好,5例恢复良好。其中仅4例患者神经损伤而康复较慢。

有人认为牵引是神经功能缺损的首要病因[37]。在进行关节成形术时,为了暴露肱骨髓腔会将患肢置于各种不同的伸展和旋转体位。这些操作会给臂丛神经施加应力,头摆位欠佳会进一步加大这种应力。我们进行肩关节置换的早期经验中,用的是标准的手术床。进入肩关节,需要旋转关节,并将颈椎斜向手术对侧。这会给神经丛施加额外的应力,因而会引起损伤。最近使用改良的手术床,可把头置于中立位。通常选择应用Mayfield头架。这样可以移走床的顶端,同时让患者取单侧卧位,因而容易进入肱骨髓腔。另外,目前还有肩部手术的专用床,可以将手术床的上1/4完全移除。对肩关节后方的暴露尤其得到了改善,但是对胸部的支撑降低了,因此肥胖的患者使用这种装置往往不稳定。最后要由手术医师来决定哪一种配置最顺手。这些装置都能降低加在神经丛上的应力,并能降低神经损伤的发生率。

假体部件失败

肩关节假体的设计有了很大改进,其中包括:关节盂假体加金属衬垫,模块化和骨长入型关节盂假体,模块化肱骨头假体,以及双极肱骨头假体。这些设计更加复杂,因而带来了一些肩关节成形术失败的新方式(图68-7)。Blevins曾报道由于莫尔斯锥柄失败而导致模块化钛肱骨头与柄的分离[3]。他发现了13例这种并发症,计算出的假体失败发生率约为1:1000。他强调了两项要点。研究表明,莫尔斯锥柄上只要有0.4 mL的液体污染即可影响牢固内固定。另外,13例假体间解离中有12例发生于手术后6周内。这提示问题可能出在锥柄的锁定装置或者是假体制造中,因此他强调术中要确保牢固的锁定。

新的关节盂假体设计也发生了一些问题。为了改进关节盂假体的固定和减少松动并发症的发生,Cofield设计了一种骨长入型非骨水泥假体[16]。该假体采用了钴铬合金盂杯、2个钛合金皮质骨螺钉以及超高分子量聚乙烯插入物。尽管早期临床效果令人鼓舞,但是仍报道有部件失败的病例[15,16,55,56]。Cofield在其最初的32例肩关节置换中,发现有2例聚乙烯插入物与金属衬垫分离[16]。此前曾认为这些问题可能与盂肱关节间不稳定有关,因而随后重新设计了关节盂假体,以便改善聚乙烯插入物与金属衬垫之间的机械锁定效果。在一组180例骨长入型关节盂假体的大样本病例中,有5例出现了聚乙烯衬垫分离[15]。其中3例的发生与聚乙烯衬垫实质性磨损有关。同样,1999年Wallace也曾报道,在39例使用相同非骨水泥关节盂假体中,有2例发生了假体间分离[55]。这2例均发生在后期,1例发生在术后2年,1例发生在术后第50个月[49]。后一例与聚乙烯假体的严重磨损有关。除了有聚乙烯假体间分离的可能以外,加金属衬垫的假体还会由于沿关节盂边缘会有金属对金属的磨损而导致相当严重的失败后果(见图68-1)。

聚乙烯或金属磨损脱落的碎屑微粒也可诱发滑膜炎和骨溶解。Wallace发现,非骨水泥关节盂假体可伴发金属唇缘后部的偏心性磨损和骨溶解,但是这一

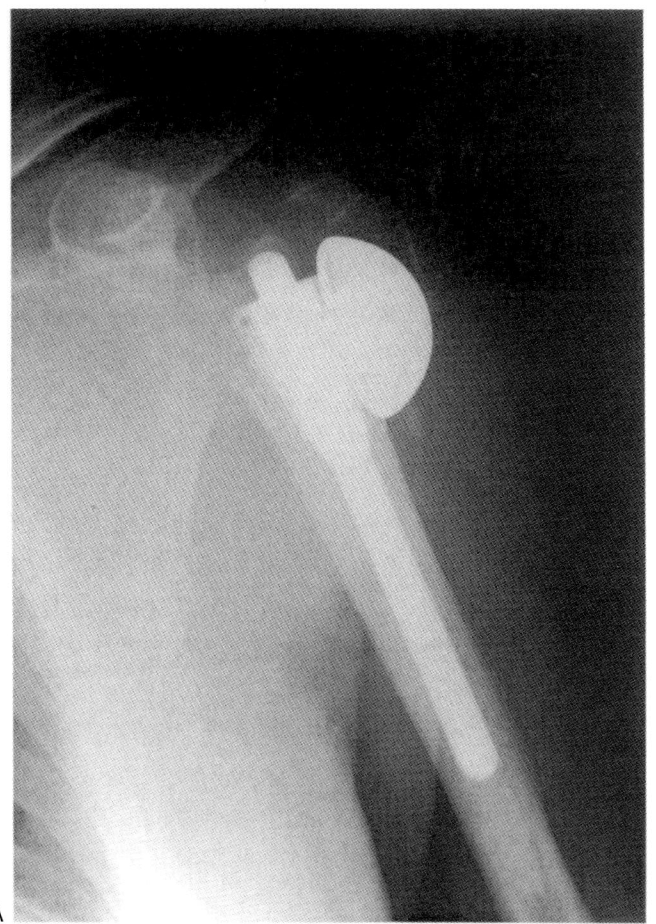

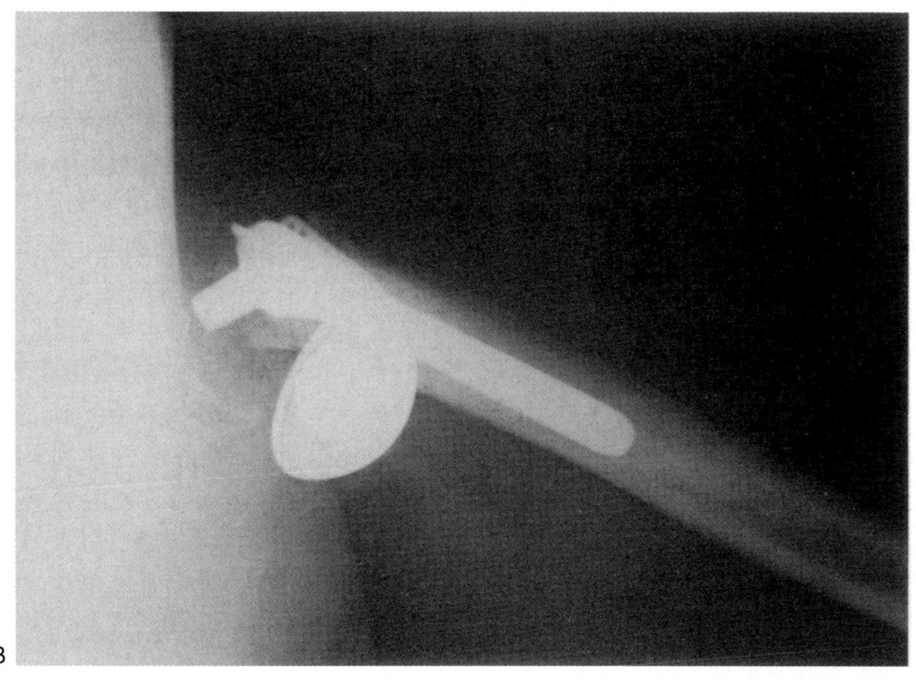

图 68-7　(A,B)一例患者因肩部急性骨折在美国之外实施了肱骨头置换术。由于 Morse 锥形柄解体和结节修复处破坏而失败。

现象并非仅限于某一种假体设计[55]。Sperling 在 18 例关节成形翻修术中，发现了 1 例伴发于不稳定的颗粒性滑膜炎[49]。Gartsman 在 100 例应用 Biomet 假体的连续关节置换术病例中，发现了 1 例钛颗粒性滑膜炎[25]。Klimkiewicz 在一篇个案报道中，描述了 1 例伴发于骨溶解的肱骨假体松动[34]。他分析认为，肱骨假体后期的下沉导致了某种程度的重建结构机械不稳定。这种不稳定加速了聚乙烯假体的磨损，诱发了骨溶解，并最终导致假体松动。

由此可见为了减少以前曾发现的并发症，并且更加精确地恢复肩关节的解剖结构而日趋复杂的假体设计，却带来了一些新的潜在问题。重建结构某种程度的不稳定会增加这些问题的危险性，加速聚乙烯表面的磨损，即使用非模块化关节盂假体也无法避免。

关节盂关节病

虽然曾建议采用 HHR 来处理患有骨关节炎或类风湿性关节炎的肩关节，但是进行这种重建的患者会由于未重建关节盂表面而遭受长期的疼痛[6,7,10,51]（图 68-8）。在一项针对 35 例骨关节炎行 HHR 和针对 32 例类风湿性关节炎行半肩关节成形术的研究中，Cofield 发现，在平均随访 72 个月时由于疼痛 35 例骨关节炎患者中有 9 例改行 TSA[53]。2 例在初次术后 2 年内，2 例在初次术后 2~4 年间，5 例在初次术后 4 年或 4 年以后改行 TSA。32 例类风湿性关节炎患者中有 3 例改行 TSA。在一项关于小于 50 岁行初次肩关节置换手术的效果综述中，Sperling 报道了 74 例 HHR 中有 15 例进行了翻修术，其中 11 例是因为关节盂关节炎[51]。翻修的危险因素包括已确诊的创伤性关节炎和既往有手术史。

Gartsman 通过随机对比研究发现，HHR 后的疼痛缓解不如 TSA[24]。24 例 HHR 中有 3 例改为 TSA。Levine 研究了关节盂轮廓对 HHR 效果的影响[18]。大体上 31 例 HHR 中有 23 例（74%）被认为效果满意。15 例同心性关节盂磨损中有 13 例效果满意，而 16 例非同心性磨损中仅有 10 例效果满意。二组病例的疼痛缓解效果相似，但是后一组患者的活动度较小。

隐性感染往往难以发现，必须仔细排查。任何活动均会引起疼痛，因此活动常严重受限。HHR 往往无法彻底缓解疼痛，或者疼痛会发生在后期。X 线片常显示盂肱关节间隙完全消失，且常有关节盂侵蚀的迹象。如果考虑有关节盂实质性磨损，则应作 CT 扫描以确认是否有足够的骨量进行关节盂表面重建。理论上讲，模块化 HHR 可以相对直接地改行 TSA，只要把肱骨头部件移除再装上关节盂假体即可。然而在实际操作上暴露会非常困难，而且需要广泛松解关节囊。应对柄的位置进行评估，有时为了暴露，或者因为位置不当或软组织平衡而需要进行翻修。尽管如此，这些患者的疼痛缓解仍会很显著，而且患者常会对翻修术很满意。

关节僵硬

不能达到预期的活动度也属于手术的并发症。肩关节成形术后最终的运动度可能与医师不可控制的资料因素有关，如疾病的种类、旋转袖的状况和患者的全身情况等[14,21]。而其他因素是可以由医师掌控的，包括关节囊的松解程度、假体的位置和肱骨头的选择[21,29]。活动度不足的评估包括复查术前的 X 线片、手术报告、初始的活动度以及目前的 X 线片。肱骨头向上方半脱位可提示旋转袖功能不全；后方半脱位提示不稳定可能被过大的肱骨头假体的代偿或者伴有前方挛缩；创伤后病变提示周围有瘢痕存在。应进行体格检查以明确哪些方向活动受限并评估旋转袖的功能。僵硬的部位指明了需要松解的部位，但最终还是需要术中通过安放假体试件来决定。最后应通过审查目前的 X 线片来发现假体位置是否有误以及关节腔是否过分填满。

肱骨头应位于大结节尖端或稍上方，因此肱骨截骨通常应刚好在旋转袖止点内进行。高位截骨会导致肱骨假体凸出，使冈上肌过度紧张或发生上方撞击。低位截骨会损伤旋转袖的止点。另外，外露的距状物可能会触及关节盂并妨碍内收。转位不当可能与不稳定有关，还得用大的肱骨头来代偿。大的肱骨头会使旋转袖受到异常应力而且会限制运动。Harryman[29]在 8 具尸体肩关节中发现，使用偏大 5 mm 的肱骨头假体可明显减小运动度，上举、屈曲和旋转活动度可减少 23%~39%。他还发现，若把符合解剖关系的肱骨头放置得不够深也会增加软组织上的应力。Figgie 同样指出，应用过大的肱骨头会降低治疗效果；相反，将关节盂恢复正常并应用符合解剖的肱骨头则能改善疗效[21]。

在切口内，唯一需要更改的是肱骨头的尺寸，否则就得松解软组织。如果外旋角度已减小到不足

30°~40°，则需要延长前方关节囊和肩胛下肌。这可以通过松解周围组织（包括关节盂缘）的粘连来达到目的，可以把肩胛下肌前移到肱骨截骨面的边缘或者行"Z"字成形术延长[12]（图 68–9 和图 68–10）。如果内旋角度达不到 120°，可考虑沿关节盂缘松解后方关节囊[12,21]（图 68–11）。引起关节僵直的其他因素还包括：残留肱骨颈的撞击，大肱骨头向外侧过度偏离，或者肱骨头的位置不当，后倾过大。小于 160°的外展受阻往往源自下方和后方关节囊收缩。沿肱骨颈可以安全地把下方关节囊松解到 6 点钟位置，但是如果需要进一步松解，在向关节盂后下方分离时应该先找到并保护好腋神经[12]（图 68–12）。当关节周围组织有瘢痕形成时，偶尔需要松解上方关节囊（图 68–13）。

撞击综合征

置换术后旋转袖保持完整的肩关节，和未重建的

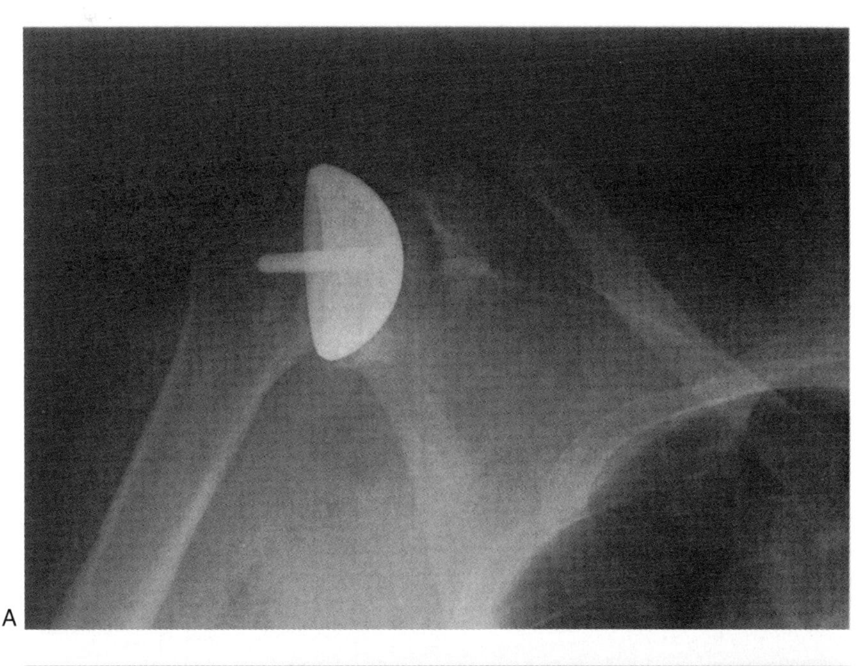

A

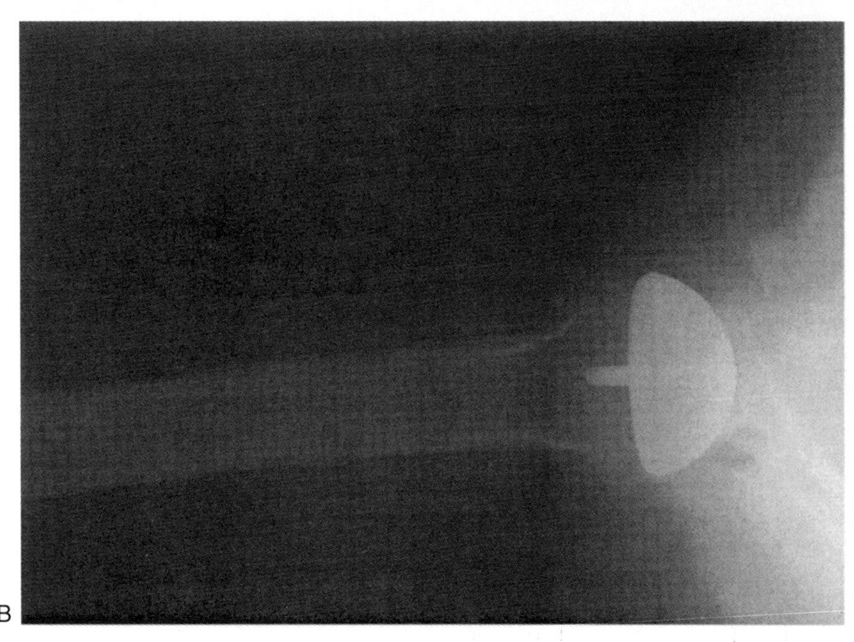

B

图 68–8　（A，B）此例肱骨头置换未能解除患者肩部僵直和疼痛。在检查时拍的 X 线片上可见关节盂严重磨损和肱骨巨大骨赘。（待续）

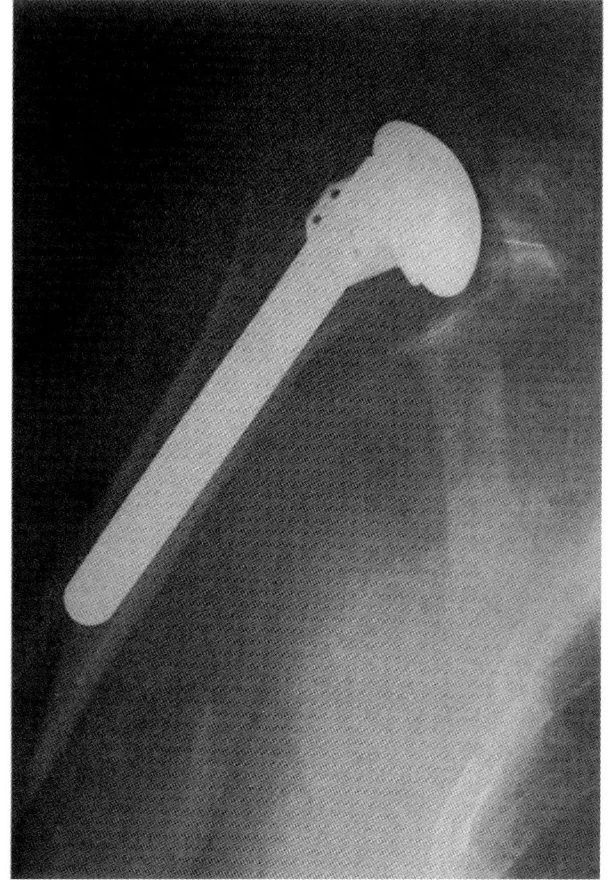

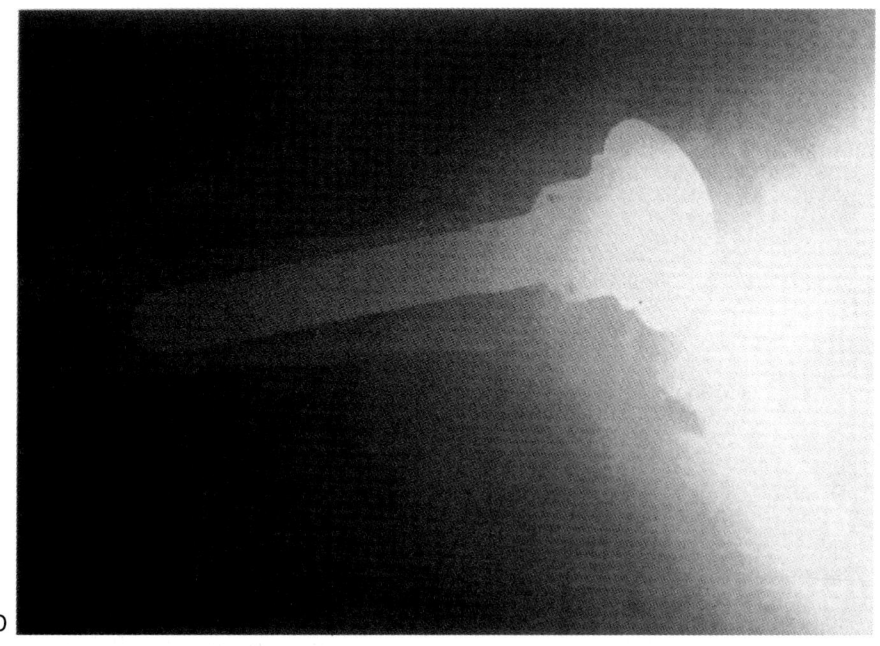

图 68-8(续) (C,D)翻修手术成功并消除了患者疼痛。

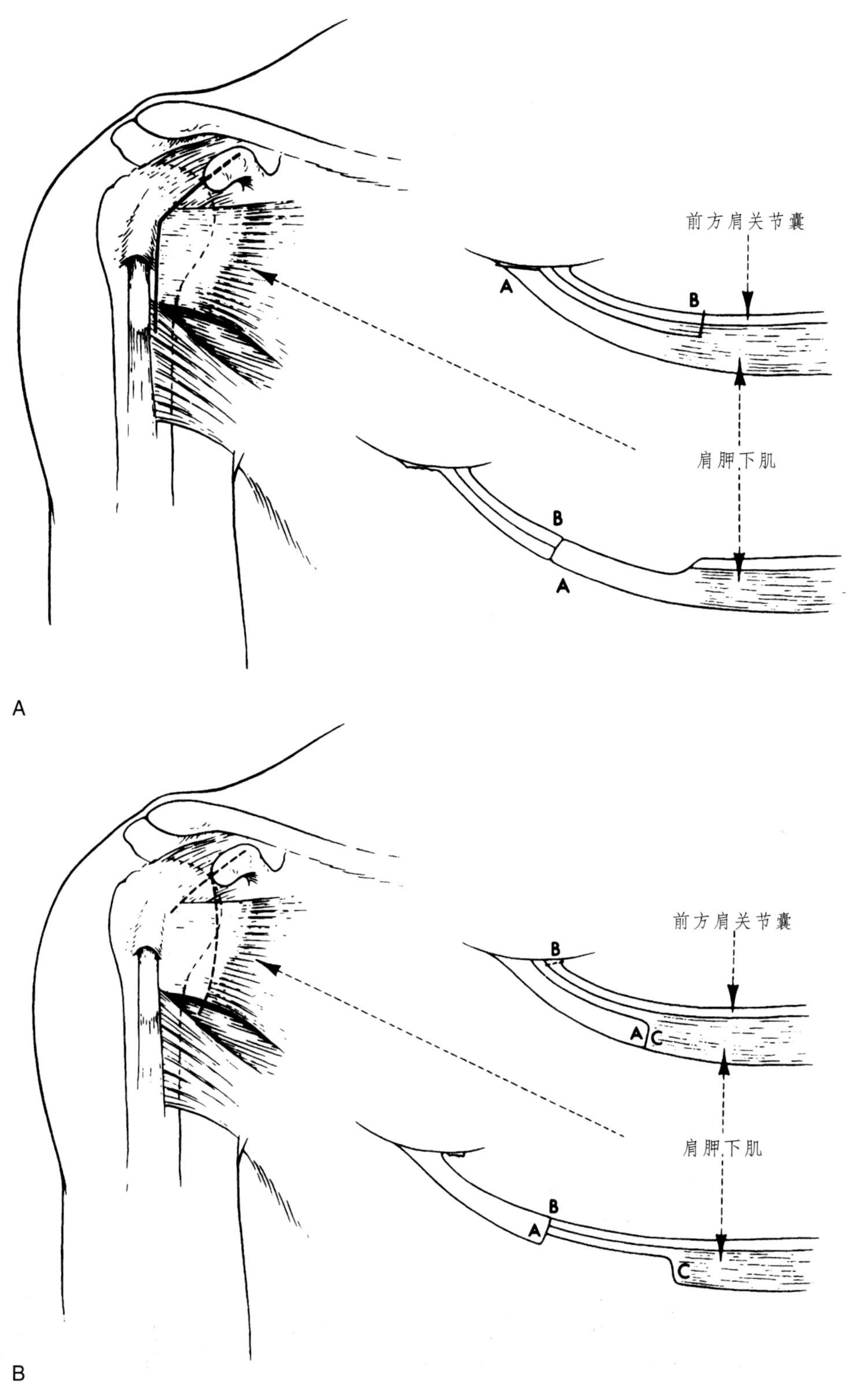

图 68–9　既可以从外向内(A)也可以从内向外(B)行肩胛下肌的"Z"字成形术延长。如何选择由术者决定。

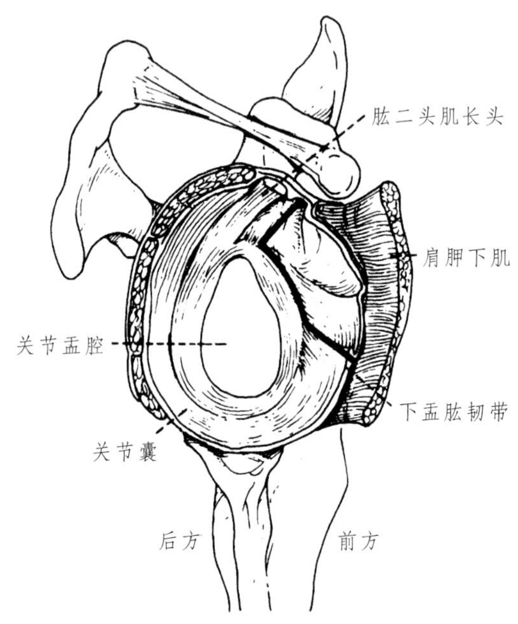

图 68-10 往往需要沿关节盂缘松解前方关节囊，使前方关节囊和肩胛下肌变柔韧、松弛；这是重获有效外旋功能的最常用方法。

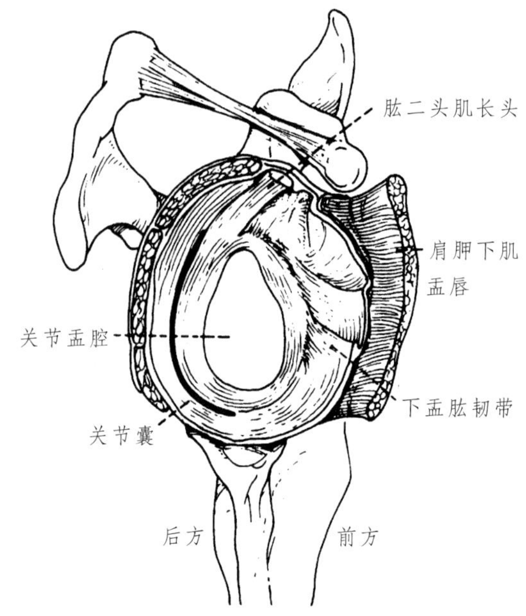

图 68-12 从前外向后内方向进行下方松解。

肩关节一样也会发生与撞击相关的疼痛。Freedman 发现，在他的诊所做的肩关节成形术中其发生率为 3%[23]。4 例 TSA 术后和 2 例 HHR 术后患者出现疼痛。对这 6 例患者均进行了关节镜下肩峰成形术，6 个肩关节中有 5 个术后效果良好。

由于肩关节置换术后确实会发生撞击综合征，所

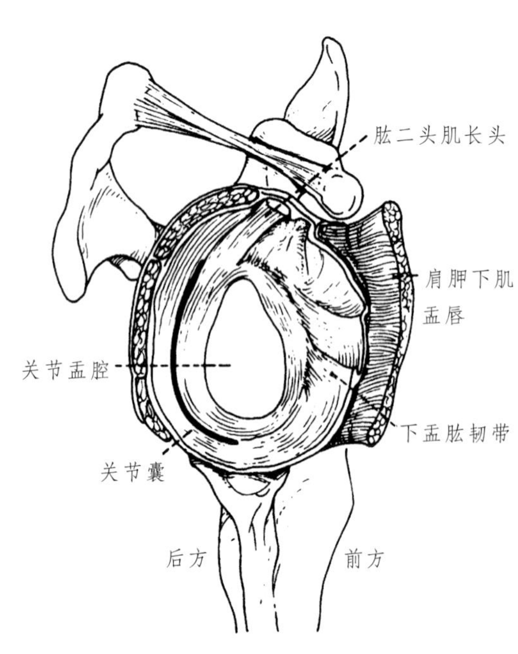

图 68-11 沿关节盂边缘进行后方松解。

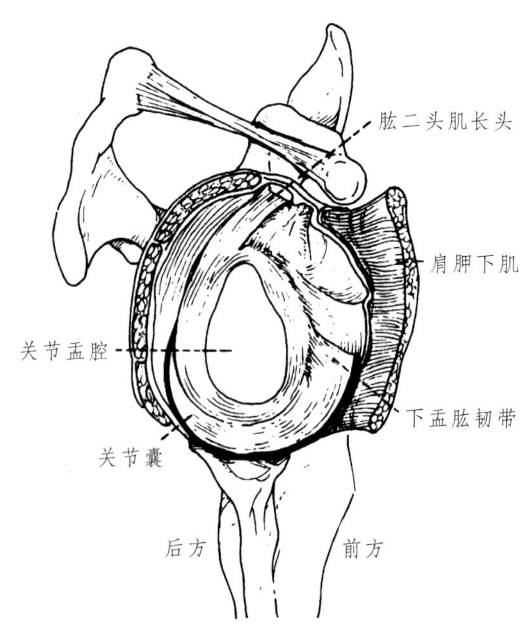

图 68-13 旋转袖修复时为使其松解，常需要进行上方松解；但是如果此处有严重的关节囊瘢痕化，也必须通过此操作来增加盂肱关节容积。

以在初次重建时要谨慎检查肩峰下间隙。如果在术前X线片上看到肩峰骨性突起或术中触及突起，则应当将其去除。这可以在标准切口内完成，但是如有必要也可以经三角肌辅助入路行肩峰成形术。后一种选择时必须鉴别疼痛的原因是撞击性肌腱炎还是其他因素。应考虑到假体松动、旋转袖撕裂、隐性感染、假体位置不当或者关节不稳定这些因素。如果肩关节前方疼痛和运动相关，用 Neer 和 Hawkins 撞击仍可以再现疼痛，或者肩峰下注射利多卡因可以缓解疼痛，便可确诊撞击综合征。初始时应进行非手术治疗，应用非类固醇类抗炎药，肩峰下有限次数的类固醇注射以及物理治疗。如果症状持续不消退，可以选择肩峰成形术。

异位骨化

异位骨化(HO)虽然在术后X线片上常见，但却容易被忽视[19,32,39,50]。幸运的是它通常为局限性且不严重。Sperling 提出了一种描述异位骨化程度的分类系统[50]。0级为没有异位骨化。Ⅰ级为过度增生的骨桥小于关节盂外侧面与肱骨干或肩峰内侧皮质间距离的 50%。如果骨化大于 50%则为Ⅱ级。最后，Ⅲ级指其间形成连通的骨桥。在一项 58 例初次行骨内生型 TSA 的病例研究中，发现 14 例(24.1%)发生异位骨化[50]。其中Ⅰ级为 12 例，Ⅱ级为 2 例。病变通常为较低级，在术后1~2 月内的X线片上出现，不进展，而且对预后没有影响[50]。其他医师也证实，术后X线片上常可发现 HO，但是几乎所有病例，基本不需要进行处理，很少有需要清除异位骨化的指征[32,39]。

(宣梁 译 侯筱魁 校)

参考文献

1. Neer CS II, Watson KC, Stanton FJ: Recent experience in total shoulder replacement. J Bone Joint Surg 64A:319–337, 1982.
2. Neer CS II, Brown TH Jr, McLaughlin HL: Fractures of the neck of the humerus with dislocation of the head fragment. Am J Surg 85:252–258, 1953.
3. Neer CS II, Morrison DS: Glenoid bone grafting in total shoulder arthroplasty. J Bone Joint Surg 70A:1154–1162, 1988.
4. Wirth MA, Rockwood CA: Complications of total shoulder arthroplasty. Clin Orthop 307:47–69, 1994.
5. Wirth MA, Rockwood CA: Complications of total shoulder-replacement arthroplasty. J Bone Joint Surg 78A:603–616, 1996.
6. Neer CS II, Kirby RM: Revision of humeral head and total shoulder arthroplasties. Clin Orthop 170:189–195, 1982.
7. Cofield RH, Edgerton BC: Total shoulder arthroplasty: Complications and revision surgery. *In* Instructional Course Lectures, the American Academy of Orthopedic Surgeons, vol 39. Park Ridge, Ill, American Academy of Orthopedic Surgeons, 1990, p 449.
8. Cofield RH: Revision procedures for shoulder arthroplasty. *In* Morrey BF (ed): Reconstructive Surgery of the Joints, vol 1. New York, Churchill Livingstone, 1996, p 789.
9. Barrett WP, Franklin JL, Jackins S, et al: Total shoulder arthroplasty. J Bone Joint Surg 69A:865–872, 1987.
10. Franklin JL, Barrett WP, Jackins SE, Matsen FA III: Glenoid loosening in total shoulder arthroplasty: Association with rotator cuff deficiency. J Arthroplasty 3:39–46, 1988.
11. Klimkiewicz JJ, Iannotti JP, Rubash HE, Shanbag AS: Aseptic loosening of the humeral component in total shoulder arthroplasty. J Shoulder Elbow Surg 7:422–426, 1999.
12. Stewart MPM, Kelly IG: Total shoulder replacement in rheumatoid disease. J Bone Joint Surg 79B:68–72, 1997.
13. Søjbjerg JO, Frich LH, Johannsen HV, Sneppen O: Late results of total shoulder replacement in patients with rheumatoid arthritis. Clin Orthop 366:39–45, 1999.
14. Sperling JW, Cofield RH: Revision total shoulder arthroplasty for the treatment of glenoid arthrosis. J Bone Joint Surg 80A:860–867, 1998.
15. Rodosky MW, Bigliani LU: Indications for glenoid resurfacing in shoulder arthroplasty. J Shoulder Elbow Surg 5:231–248, 1996.
16. Wallace AL, Phillips RL, MacDougal GA, et al: Resurfacing of the glenoid in total shoulder arthroplasty. J Bone Joint Surg 81A:510–518, 1999.
17. Boyd AD Jr, Aliabadi P, Thornhill TS: Postoperative proximal migration in total shoulder arthroplasty. Incidence and significance. J Arthroplasty 6:31–37, 1991.
18. Wiley AM: Superior humeral dislocation. A complication following decompression and débridement for rotator cuff tears. Clin Orthop 263:135–141, 1991.
19. Field LD, Dines DM, Zabinski SJ, Warren RF: Hemiarthroplasty of the shoulder for rotator cuff arthropathy. J Shoulder Elbow Surg 6:18–23, 1997.
20. Gartsman GM, Russell JA, Gaenslen E: Modular shoulder arthroplasty. J Shoulder Elbow Surg 6:333–339, 1997.
21. Groh GI, Simoni M, Rolla P, Rockwood CA Jr: Loss of the deltoid after shoulder operations: An operative disaster. J Shoulder Elbow Surg 3:243–253, 1994.
22. Norris TR, Lipson SR: Management of the unstable prosthetic shoulder. *In* Instructional Course Lectures, the American Academy of Orthopedic Surgeons, vol 47. Park Ridge, Ill, American Academy of Orthopedic Surgeons, 1998, p 141.
23. Moeckel BH, Altcheck DW, Warren RF, et al: Instability of the shoulder after arthroplasty. J Bone Joint Surg 75A:492–497, 1993.
24. Neer CS II: Replacement arthroplasty for glenohumeral osteoarthritis. J Bone Joint Surg 56A:1–13, 1974.
25. Cofield RH: Integral surgical maneuvers in prosthetic shoulder arthroplasty. Semin Arthroplasty 1:112–123, 1990.
26. Namba RS, Thornhill TS: Posterior capsulorrhaphy in total shoulder arthroplasty. Clin Orthop 313:135–139, 1995.
27. Barrett WP, Thornhill TS, Thomas WH, et al: Nonconstrained total shoulder arthroplasty in patients with polyarticular rheumatoid arthritis. J Arthroplasty 4:91–96, 1989.
28. Cofield RH: Total shoulder arthroplasty with the Neer prosthesis. J Bone Joint Surg 66A:899–906, 1984.
29. Hawkins RJ, Bell RH, Jallay B: Total shoulder arthroplasty. Clin Orthop 242:188–194, 1989.
30. Hawkins RJ, Greis PE, Bonutti PM: Treatment of symptomatic glenoid loosening following unconstrained shoulder arthroplasty. Orthopedics 22:229–234, 1999.
31. Brenner BC, Ferlic DC, Clayton ML, Dennis DA: Survivorship of unconstrained total shoulder arthroplasty. J Bone Joint Surg 71A:1289–1296, 1989.
32. Torchia ME, Cofield RH, Settergren CR: Total shoulder arthroplasty with the Neer prosthesis: Long-term results. J Shoulder Elbow Surg 6:495–505, 1997.
33. Walch G, Boileau P: Prosthetic adaptability: A new concept for shoulder arthroplasty. J Shoulder Elbow Surg 8:443–451, 1999.
34. Worland RL, Arredondo J: Bipolar shoulder arthroplasty for painful conditions of the shoulder. J Arthroplasty 13:631–637, 1998.
35. Wright TW, Cofield RH: Humeral fractures after shoulder arthroplasty. J Bone Joint Surg 77A:1340–1346, 1995.
36. Boyd RL, Thornhill TS, Barnes CL: Fractures adjacent to humeral prostheses. J Bone Joint Surg 74A:1498–1504, 1992.
37. Worland RL, Kim DY, Arredondo J: Periprosthetic humeral frac-

tures: Management and classification. J Shoulder Elbow Surg 8:590–594, 1999.
38. Groh GI, Heckman MM, Curtis RJ, Rockwood CA Jr: Treatment of fractures adjacent to humeral prosthesis [abstract]. Orthop Trans 18:1072, 1994–1995.
39. Campbell JT, Moore RS, Ianotti JP, et al: Periprosthetic humeral fractures: Mechanism of fracture and treatment options [abstract]. J Shoulder Elbow Surg 6:176, 1997.
40. Gill DRJ, Cofield RH, Morrey BF: Ipsilateral total shoulder and elbow arthroplasties in patients who have rheumatoid arthritis. J Bone Joint Surg 81A:1128–1137, 1999.
41. Bonutti PM, Hawkins RJ: Fracture of the humeral shaft associated with total replacement arthroplasty of the shoulder. J Bone Joint Surg 74A:617–618, 1992.
42. Kligman M, Roffman M: Humeral fracture following shoulder arthroplasty. Orthopedics 22:511–513, 1999.
43. Gartsman GM, Roddey TS, Hammerman SM: Shoulder arthroplasty with or without resurfacing of the glenoid in patients who have osteoarthritis. J Bone Joint Surg 82A:26–34, 2000.
44. Kozak TKW, Hanssen AD, Cofield RH: Infected shoulder arthroplasty. J Shoulder Elbow Surg 6:177, 1997.
45. Lynch NM, Cofield RH, Silbert PL, Hermann RC: Neurologic complications after total shoulder arthroplasty. J Shoulder Elbow Surg 5:53–61,1996.
46. Blevins FT, Deng X, Torzilli PA, et al: Dissociation of modular humeral head components: A biomechanical and implant retrieval study. J Shoulder Elbow Surg 6:113–124, 1997.
47. Cofield RH, Daly PJ: Total shoulder arthroplasty with a tissue-ingrowth glenoid component. J Shoulder Elbow Surg 1:77–85, 1992.
48. Cofield RH: Uncemented total shoulder arthroplasty. Clin Orthop 307:86–93, 1994.
49. Wallace AL, Walsh WR, Sonnabend DH: Dissociation of the glenoid component in cementless total shoulder arthroplasty. J Shoulder Elbow Surg 8:81–84, 1999.
50. Boyd AD, Thomas WH, Scott RD, et al: Total shoulder arthroplasty versus hemiarthroplasty. Indications for glenoid resurfacing. J Arthroplasty 5:329–336, 1990.
51. Broström L-A, Kronberg M, Wallensten R: Should the glenoid be replaced in shoulder arthroplasty with an unconstrained Dana or St. Georg Prosthesis? Ann Chir Gyn 81:54–57, 1992.
52. Boyd AD, Thomas WH, Sledge CB, Thornhill TS: Failed shoulder arthroplasty [abstract]. Orthop Trans 14:255, 1990.
53. Cofield RH, Frankle MA, Zuckerman JD: Humeral head replacement for glenohumeral arthritis. Semin Arthroplasty 6:214–221, 1995.
54. Sperling JW, Cofield RH, Rowland CM: Neer hemiarthroplasty and Neer total shoulder arthroplasty in patients fifty years old or less. J Bone Joint Surg 80A:464–473, 1998.
55. Levine WN, Djurasovic M, Glasson J, et al: Hemiarthroplasty for glenohumeral osteoarthritis: Results correlated to degree of glenoid wear. J Shoulder Elbow Surg 6:449–454, 1997.
56. Figgie HE III, Inglis AE, Goldberg VM, et al: An analysis of factors affecting the long-term results of total shoulder arthroplasty in inflammatory arthritis. J Arthroplasty 3:123–130, 1988.
57. Harryman DT, Sidles JA, Harris SL, et al: The effect of articular conformity and the size of the humeral head component on laxity and motion after glenohumeral arthroplasty. J Bone Joint Surg 77A:555–563, 1995.
58. Freedman KB, Williams GR, Iannotti JP: Impingement syndrome following total shoulder arthroplasty and humeral hemiarthroplasty: Treatment with arthroscopic acromioplasty. Arthroscopy 14:665–670, 1998.
59. Sperling JW, Cofield RH, Rowland CM: Heterotopic ossification after total shoulder arthroplasty. J Arthroplasty 15:179–182, 2000.
60. Dines DM, Warren RF, Altchek DW, Moeckel B: Posttraumatic changes of the proximal humerus: Malunion, nonunion, and osteonecrosis. Treatment with modular hemiarthroplasty or total shoulder arthroplasty. J Shoulder Elbow Surg 2:11–21, 1993.
61. Moeckel BH, Dines DM, Warren RF, Altchek DW: Modular hemiarthroplasty for fractures of the proximal part of the humerus. J Bone Joint Surg 74A:884–889, 1992.
62. Kjaersgaard-Anderson P, Frich LH, Søjbjerg JO, Sneppen O: Heterotopic bone formation following total shoulder arthroplasty. J Arthroplasty 4:99–104, 1989.

第 69 章

肩关节成形术的翻修术

John W. Sperling, Robert H. Cofield

在美国，肱骨头置换形式的肩关节假体成形术已有近50年的历史。现代的全肩关节成形术也已施行了大约25年。由于目前已几乎不再使用早期的限制性假体行全肩关节成形术，因此，全肩关节成形术的大部分经验来自非限制性假体，例如Neer设计的或与之类似的全肩关节假体。正如人们所期望的，和常规髋和膝关节成形术一样，采用非限制性全肩关节成形术的大多数患者均取得了良好的治疗效果。然而，随着时间的延长，需要行翻修手术的患者越来越多；以至目前从百分比来看，肩关节翻修率与其他大关节（例如髋或膝关节）的翻修率已没有太大差异。虽然有许多关于初次肩关节成形术效果的报道，但有关肩关节成形术翻修的报道却很少。医学文献并没有反映出对全肩关节成形术翻修缓慢增长的需要。有关肩关节成形术翻修遇到的问题、翻修技术或手术治疗效果的已发表文献极少。

为了有效地治疗需行肩关节成形术翻修的患者，手术医师必须了解以下七方面的信息：①了解导致首次肩关节成形术的原发疾病的病理解剖学特点；②了解有关首次手术程序和术后护理的信息；③详细了解患侧肩关节的目前状况；④了解患者的需求、合作能力和总体健康状况；⑤了解解决该问题的治疗选择；⑥了解手术操作的技术细节；⑦了解该手术的利弊及局限性。

本文针对上述后六方面的问题，首先提供了有关全肩关节成形术系列病例的详细数据，以便明确翻修手术的原因及其发生率；总结了翻修手术的经验；并从直接描述有关翻修手术各方面的有限文献和书籍章节中查找出相关的信息。然后提出有关诊断性评价、制订治疗计划、手术适应证、特殊技术选择以及肩关节翻修手术并发症和局限性的建议。

肩关节成形术翻修的文献回顾

为了收集有关肩关节成形术翻修率、遇到的特殊并发症以及所采用的处理方法的信息，我们回顾分析了63篇系列病例报道。其中34篇文献(581个经手术的肩关节)涉及肱骨头置换术方面的问题。表69-1列

表 69-1　肱骨头置换术的翻修手术

并发症	处理	病例数
肩盂关节炎	肩盂假体置换	19
	肱骨头置换翻修术	2
关节不稳定	改行全肩关节成形术	2
	软组织修复	1
旋转袖撕裂	肌腱修复	2
撞击	肩峰成形术	1
	结节修补术	1
感染	假体取出	1
神经损伤	肌转移	1
肩峰骨折	切开复位和内固定	1
其他		2
		共 33 例(5.7%)

表 69-2 限制性全肩关节置换的再手术

并发症	处理	病例数
肩盂假体松动	翻修	11
	假体取出	5
关节不稳定	翻修	10
	假体取出	2
假体弯曲/折断	翻修	9
感染	假体取出	5
骨折	翻修	2
	假体取出	1
	内固定	1
肱骨假体松动	翻修	2
肱骨和肩盂假体松动	翻修	1
切口裂开	缝合	1
关节强直	关节清理术	1
假体过敏	假体取出	1
		共 52 例(16.9%)

出这些肩关节的具体数据。翻修术的主要原因是伴有疼痛的肩盂关节炎，治疗措施通常是放置关节盂假体。其他各种并发症均少见。

与前者相似,有 9 篇文献(共 307 例经手术肩关节)报道了限制性全肩关节置换后再手术问题(表 69-2)。导致再手术的原因比单纯肱骨头置换术涉及的面更广,且发生率也更高。由于目前已不再应用此种全肩关节置换，这意味着目前只有极少数患者需要对此种肩关节成形术进行翻修,因此,本书未提供有关此类假体及其翻修技术的信息。

6 篇文献(共 145 例经手术肩关节)报道了非限制性全肩关节置换术后再手术问题,文献中所用假体参数与 Neer 型假体有显著差别，因此提供了这类假体的附加信息(表 69-3)。有 12 例肩关节因为四种明确的病因进行了翻修手术。最后还有 14 篇文献(共 841 例经手术肩关节）阐述了 Neer 型或与其类似的非限制性全肩关节置换术的再手术原因。报道的 841 例肩关节中,有 26 例需要翻修,其原因涉及 8 个方面;最常见的 3 个再手术原因是肩盂假体松动、旋转袖撕裂和肱骨假体周围骨折(表 69-4)。

表 69-3 非 Neer 型非限制性全肩关节置换的再手术

并发症	处理	病例数
关节不稳定	翻修	4
肩盂假体松动	假体取出	2
	假体翻修	1
感染	假体取出	2
	翻修	1
旋转袖撕裂	肌腱修复	2
		共 12 例(8.3%)

表 69-4 Neer 型非限制性全肩关节置换术的再手术

并发症	处理	病例数
肩盂假体松动	假体翻修	6
	假体取出	5
旋转袖撕裂	肌腱修复	5
骨折	内固定	3
	假体翻修	1
撞击综合征	肩峰成形术	2
肩锁关节炎	锁骨远端切除	1
感染	假体取出	1
关节不稳定	关节融合术	1
神经损伤	肌转移	1
		共 26 例(3.1%)

关节成形术失败的原因（梅奥临床经验)

事实上肩关节置换术的翻修率比文献报道的要高，因此怀疑文献并未反映出真正的肩关节翻修率。临床实践中,我们遇到了大量需要行肩关节置换翻修术的患者,包括在我院施行首次手术的患者以及转来我院拟施行翻修手术的患者。表 69-5 和表 69-6 列出了在我院施行翻修手术患者的首次肱骨头置换术和全肩关节成形术失败的病因。与文献报道的类似,肱骨头置换术翻修的主要原因是疼痛性肩盂关节炎;过去我们遇到的这些患者中也不乏旋转袖或结节病变

表 69-5 肱骨头置换术失败的病因(54 例)

病因	病例数
肩盂关节炎	46
旋转袖撕裂、结节病变	18
关节不稳定	10
假体位置不当	2
骨折	2
异位骨化	1

以及盂肱关节不稳定患者。肱骨头置换术失败的 54 例肩关节中,28 例仅有 1 种需要处理的病理异常（通常是肩盂关节炎）,18 例有 2 种病理异常,8 例有 3 种病理异常。因此一般说来,肱骨头置换术失败的翻修手术并不复杂(图 69-1)。

全肩关节置换手术失败的病因略有不同。需行翻修手术的病因(117 肩)见表 69-6。从表中可以看出全肩关节置换术的失败涉及多种因素,而且单一肩关节

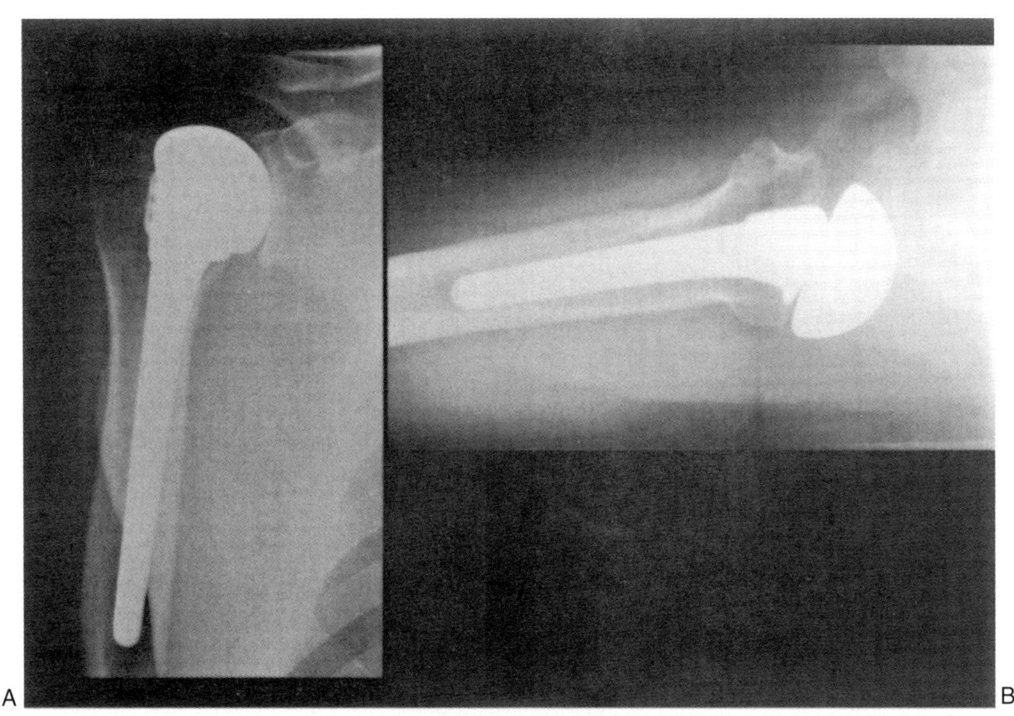

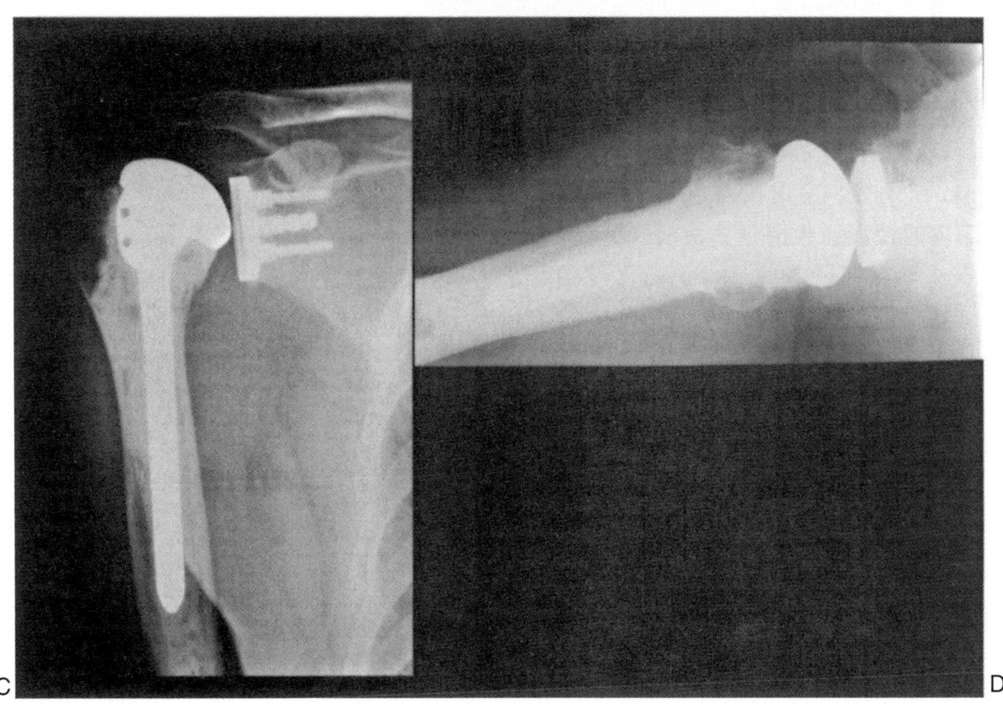

图 69-1　(A,B)半肩关节成形术后发生肩盂关节炎伴后侧半脱位的病例。(C,D)同一患者,采用长入型关节盂假体对全肩关节成形术进行了翻修。

表 69-6 全肩关节置换术失败的病因(117 例)

病因	病例数
不稳定	73
旋转袖撕裂	54
肩盂假体松动	36
假体材料失效	28
肱骨假体松动	23
假体位置不当	10
感染	3
骨折	1

可以同时出现多种病理异常。进一步分析发现,其中有 37 个肩关节仅有 1 种需要矫正的病理异常,53 个肩关节有 2 种病理异常,24 个肩关节有 3 种病理异常,3 个肩关节有 4 种需要矫正的病因病理异常。这些数据的内在联系使我们更容易直接确认病因。要认真分析肩关节的目前状况,而且要周密制订术前计划以矫正所有可能存在的病理异常。

翻修术的病例报道

1982 年,Neer 和 Kirby 报道了肱骨头置换术和全肩关节成形术的翻修手术[8]。文中介绍了详细的评价方法,包括术前、术中以及术后需要注意的问题。该组病例中,几乎每一个病例均有 1 种以上引起失败的因素。导致手术失败的主要原因包括三角肌瘢痕化和分离、肩胛下肌和前侧肩关节囊挛缩、肩峰下滑囊粘连、旋转袖撞击、肱骨大结节突出或结节回缩、肱骨长度丢失以及肩盂偏心或同心性磨损。最后,缺乏有指导的术后康复训练几乎是所有成形术失败需行翻修术的共同原因。他们所评价的 34 例肩关节均改行非限制性全肩关节成形术。经过系统的康复治疗,10 例患者肩关节功能恢复到接近正常水平;然而总的来说,其治疗效果尚不及因其他原因而行全肩关节成形术的患者。通常情况下,手术可令人满意地缓解疼痛并可使患者恢复多种日常生活的功能。由于患者常同时伴有骨丢失、瘢痕化、肌无力和感染,因此,一般认为翻修手术技术难度很大。

Caldwell 及其合作者报道了 18 例需行假体翻修的肩关节;其中包括 10 例此前曾行肱骨头置换术的病例和 8 例此前曾行全肩关节成形术的病例[3]。由于关节盂病变,此前行肱骨头置换术中的 9 例改为行全肩关节成形术。行全肩关节成形术翻修的包括:3 例由于肩盂假体松动或位置不当而行肩盂假体翻修术,2 例取出了松动的肩盂假体,3 例由于存在关节不稳定而行翻修术。对 13 例翻修术病例进行了至少 2 年的随访。术前的外科专科医院(HSS)肩关节评分为 38 分,术后为 70 分。有 5 例肩关节需要再次行翻修手术。这些作者认为,翻修手术的效果不如首次关节置换术;而且由于存在软组织或骨缺损,某些患者需要进行有限目标的康复治疗。

Wirth 和 Rockwood 回顾分析了 38 例非限制性肩关节成形术失败的数据[12]。他们认为,手术失败通常是多因素的。该组病例中,行翻修的最常见病因是症状性盂肱关节不稳定。手术失败的其他原因还包括前侧三角肌分离、肩盂假体松动、半肩关节成形术后肩盂骨侵蚀、肱骨假体松动、肱骨大结节愈合不正或回缩、纤维性或骨性关节强直、感染以及组配型肱骨假体分离。

Moeckel 在 236 例肩关节置换术中发现有 10 例出现了症状性肩关节不稳定,需行翻修术[7]。其中,7 例表现为前侧不稳定,3 例表现为后侧不稳定。前侧不稳定的原因是修补后的肩胛下肌腱断裂。手术治疗包括肌腱松解和修补,但术后仍有 3 例持续存在不稳定。对其进行了再次手术,采用同种异体跟腱移植来加强肩关节前侧组织。术后获得肩关节稳定。后侧不稳定的原因涉及多种因素,治疗方法包括矫正所有的软组织失衡以及必要时翻修假体。关节不稳定行翻修术后,所有患者均有不同程度的肩关节运动范围丧失,但疼痛得到有效缓解且患者状况较术前有明显改善。

Antuna 等回顾了施行肩盂假体翻修术的 48 例肩关节的效果,平均随访 4.9 年(2~12 年)[1]。行翻修术的原因包括肩盂假体松动(29 例)、肩盂假体失效(14 例)以及因肩盂假体位置不当或磨损导致关节不稳定(5 例)。对 30 例肩关节施行了新肩盂假体植入,对 18 例由于骨缺损而施行了假体取出和骨移植。术后,疼痛明显缓解,患肩主动上举和外旋有所改善,肩盂翻修手术效果满意($P<0.05$)。来植入肩盂假体的患者满意度显著低于重新植入肩盂假体的患者($P=0.01$)。植入新肩盂假体的 7 个肩关节和取出假体而未植入肩盂假体的 5 个肩关节需要再次行翻修手术。

Rodosky 和 Bigliani[9]报道了非限制性全肩关节成形术后肩盂假体失效的手术治疗效果(25 例)。假体失效的原因包括:假体松动 18 例,全聚乙烯假体在龙骨状突起基底部断裂 6 例，聚乙烯严重磨损至金属底衬裸露 1 例。25 例患者中，术中证实存在感染有 2 例，行肱骨和肩盂假体取出。此外，有 9 例术中取出了肩盂假体；有 14 例进行了假体翻修。对 24 例患者平均进行了 5 年的随访，有 19 例疼痛得到缓解，有 5 例疼痛未缓解或仅轻微缓解。大部分患者在肩盂假体取出和置换后均取得了满意效果；然而在缓解疼痛和改善功能方面，假体置换组略优于假体取出组。

Sperling 和 Cofield 回顾分析了因半肩关节置换术后发生肩盂关节炎而改行全肩关节成形术的 18 例患者的治疗效果[10]。行半肩关节成形术的原始疾病包括创伤（10 例）、骨关节炎（4 例）、类风湿性关节炎（2 例）和应用类固醇后继发骨坏死（2 例）。半肩关节成形术转为全肩关节成形术的平均间隔时间为 4.4 年（0.8~12.7 年）。结果显示：肩关节平均疼痛评分从翻修术前的 4.3 分降到术后的 2.2 分（P=0.0001）；平均主动外展角度从翻修术前的 94°提高到术后的 124°（P=0.01）；平均外旋角度从术前的 32°提高到术后的 58°（P=0.007）。翻修术后，有 2 个肩需要行再次手术，1 个肩由于后期感染，另 1 个肩由于颗粒性滑膜炎伴关节不稳定。有关肩关节成形术后的肱骨骨折亦有文献报道。Wright 和 Cofield 在 499 例肩关节成形术中发现了 9 例肱骨骨折[13]。发生肱骨骨折的病例为类风湿性关节炎或创伤后遗症患者。6 例骨折发生于假体柄尖端中央，而且有一例骨折线延伸至肱骨近端。其他 3 例骨折累及假体远端的肱骨干，并延伸至肱骨远侧干骺端。对 2 例初期对线不良的骨折进行了急诊手术干预而成功治愈。其他 4 例骨折经非手术治疗而愈合。其他 3 例最初采用非手术治疗的骨折未愈合；有 2 例经假体翻修和骨移植后，最终骨折愈合。

Boyd 采用非手术方法治疗了 7 例肩关节成形术后肱骨骨折，有 5 例骨折不愈合[2]。经手术治疗后，最终 5 例患者骨折均愈合。该组病例中，6 例骨折愈合的患者中有 5 例肩关节活动范围较伤前更加受限。在 Wright 报道的病例中，8 例骨折愈合的患者有 6 例肩关节活动度与骨折前基本相同。

Krakauer 和 Cofield 推荐，在复位满意并能有效维持复位的情况下，可试行非手术治疗；然而，如果骨折对线不良或者发生骨折延迟愈合或不愈合，则应考虑手术治疗[6]。如果假体固定良好，可以用接骨板、螺钉及环扎术进行内固定；如假体已经松动，则应用长柄假体行翻修手术。手术治疗应同时行自体骨移植。

诊断学评价

从上述讨论中可以看出，临床中遇到的主要问题已经明确。而且在同一肩关节中显然可以同时存在多种病理改变。我们应该从先前的手术记录和 X 线片中收集相关信息，以明确肩关节存在的病理异常。手术医师需要了解患肩、其他关节症状以及患者总体状况的详细病史。应对患肩、患肢以及颈椎进行体格检查。肩关节 X 线平片包括肩关节内旋和外旋状态下的 40°后斜位片以及轴位片，必要时拍摄肩盂 X 线透视定位点照片。此外对几乎所有的关节成形术后疼痛患者还应进行诸如白细胞计数加分类、C 反应蛋白、血沉等辅助检查。如果考虑感染的可能性较小，可行配对骨、铟标记白细胞放射性核素扫描，以进一步排除低度感染的可能性。如果考虑可能存在感染或感染的可能性很大，应联合进行血液学分析和肩关节造影及穿刺。在进行这些检查时可以进行细菌培养并找出可能存在的瘘管；这也有助于发现旋转袖撕裂或伴有颗粒磨损的明显滑膜炎。偶尔可见染料渗入假体和骨水泥或骨之间的间隙。此外，如果存在明显的肌无力，特别是当肩关节的原发病变是创伤时，应考虑进行肌电图检查。

借助上述基本信息和检查结果，必要时辅之以辅助检查，大多可以找到导致假体失效的关节疼痛和功能障碍的原因。这个问题一旦解决了，就可以开始制定治疗计划。

治疗计划

由于导致假体失效的因素很多，有必要制定一项翻修治疗计划或者列出病理异常表。通过诊断学评价可以明确病理异常，然后将这些问题列在病理异常表上。矫正这些病理异常的方法有多种。可能需要用非标准型假体，或者需要准备异型尺寸的假体，即必须应用而通常又不常备的假体。此外还可能需要准备额外的组织，例如小的骨缺损可能需要行骨库骨移植，或者当骨缺损对维持假体结构完整至关重要时需行自体骨移植。如果需要自体骨移植的骨量较少，可自髂嵴前部取材；如果需要的骨量较大，则可自髂嵴后部取材；后者需要在手术过程中变换患者体位。如果需要进行软组织移植，可考虑行自体阔筋膜修补或同种异体软组织移植（例如同种异体跟腱移植）。

手术适应证

手术适应证与其他骨科重建手术的适应证类似，但误差幅度更小，因此必须明确界定和了解手术的适应证。首先，患者目前的症状要相当严重，包括疼痛和功能受限，需要行手术治疗。第二，必须通过诊断学评价和制订治疗计划明确界定结构性缺损。第三，手术医师必须掌握手术技术并能就手术利弊问题与患者进行良好沟通。多数情况下，患者存在软组织和骨缺损，因而不太可能获得很好的稳定性并有效地改善关节活动度和增强肌力。必须明确这些局限性。手术治疗的决策通常取决于疼痛的严重程度（即强度）以及上肢功能受限的程度。在某些情况下，这些功能障碍非常严重，即使行手术治疗也只能提供一次成功治疗的机会，有可能使患者从中受益；因为在这种情况下，非手术治疗不可能逐渐改善患者功能。对于某些老年患者，如果期望较低而且疼痛尚可耐受，在手术改善功能目前尚不确定时，则应延期进行手术治疗。综合考虑患者的症状水平、结构异常的程度以及有关效果的信息，有助于做出明智的选择。

手术技术

手术显露

通常采用三角肌胸肌间隙入路。皮肤切口常在肩关节前方呈垂直向，位于三角肌胸肌间隙稍外侧方。行翻修手术时此处当然会有此前做过的一个或多个手术切口。此时要尽量选用原有切口或者经原有切口的延长切口，来显露三角肌胸肌间隙并将三角肌向外侧牵拉。如果原有切口的陈旧瘢痕较大，可将其瘢痕部分切除。三角肌胸肌间隙往往起自锁骨远端，此处有一个天生的锁骨下三角，将三角肌与胸大肌分隔开。继续向远端分离。当遇到头静脉时，应向外侧牵拉开三角肌，使头静脉位于切口的内侧。翻修手术时，头静脉可能已被结扎或者被瘢痕组织包绕，此时可能无法保留头静脉。否则的话应保留头静脉并使其位于胸大肌内侧。然后从锁骨处分离三角肌前缘直至三角肌在肱骨上的止点，通常要将三角肌止点前侧部连同更远侧的肱骨骨膜一起轻轻掀起。三角肌下部瘢痕组织较少，因此可在此处显露三角肌和肱骨间的平面。三角肌前缘中点上的瘢痕组织较多。这是一个非常危险的区域，因为腋神经分支走行于三角肌的下表面，因此要小心分离。远侧平面确定后，应停止自远端向近端掀开三角肌，而应转向三角肌上部，掀起此部位以显露肩峰下表面。然后可以切除肩峰下表面的粘连组织，显露出肩峰和肱骨头之间的间隙。通常情况下，可将这一平面向后侧延伸，因为后侧瘢痕组织较少，继而向外侧和前侧延伸，把三角肌从肱骨近端掀开。少数情况下，瘢痕组织过于致密且组织平面模糊不清，这种松解方法就显得不足。部分患者还存在三角肌菲薄及变脆的问题。此时（5%~10%的翻修病例）需要将三角肌附着于锁骨、肩锁关节以及肩峰前侧的起点切断，并轻轻向外侧翻转，待手术操作完成后再予以修补。三角肌-胸大肌暴露完成后，可使用 Richardson 牵开器或 Brown 式三角肌牵开器将三角肌拉向外侧。

扩展这一平面的下一步是，找出联合肌腱组并显露肩胛下肌和该肌腱组之间的间隙。此时应将患肢尽可能外旋。通常喙突远端的瘢痕形成较少，因此分离可按照从上向下、从外向内的顺序进行，直至完成此间隙的显露。如果患肩外旋功能良好，则不必广泛显露此间隙；然而患肩外旋通常受限，此时将肩胛下肌与瘢痕组织分离将是此手术的重要步骤之一。由于此处有神经血管束、腋神经和肌皮神经走行，在此区域分离需十分小心。因此，在此区域分离可能需要花几分钟时间，甚至需要花费相当长时间去游离肩胛下肌。然后将喙突基底部周围瘢痕松解，检查肩关节的活动范围。

如果肩关节外展不足 130°或 140°，则需要松解肩关节囊下部。若外旋小于 30°，可自肱骨上部将肩胛下肌切断，而不是自其腱性部切断。记下内旋范围。然后小心切断肩胛下肌和冈上肌之间回旋肌间隙的下部，避免损伤肱二头肌腱长头腱。如果肩外旋明显受限，可将肩胛下肌和前侧肩关节囊自肱骨处掀开；如果外旋足够，可在关节囊肱骨附着处正内侧将肩胛下肌腱性部切断。当外展受限时，可将切口继续向下延伸；这样便可自肱骨颈处将肩关节囊下部小心切断。这步操作应该从前向后进行，同时将肱骨逐渐外旋并用电刀小心完成，以避免损伤腋神经。当外展受限时，通常将肩关节囊下部松解至小圆肌。

取出或退出肱骨头假体后（详见下文），将肱骨上部牵向外侧并检查肩关节。清除增生肥大的滑膜。这有助于确认肩关节囊。通常将前上部肩关节囊从 12 点钟位松解，然后置于大约 3 点钟位（右肩）；沿着下盂肱韧带上束的上缘向外侧延伸切口。此时可将骨膜起子置于关节囊前部和肩胛下肌的深面，从肩胛骨前面部分游离这些结构，使前部软组织袖活动度加大，从而可解决外旋受限的问题。偶尔需要松解后部肩关节囊。但是有些活动严重受限的肩关节，或者遇到肱骨头假体不易取出时，需要沿肩盂缘切开后侧肩关节囊。然后以 Fukuda式环形牵开器、改良 Hohmann 肱骨颈牵开器或大而宽的骨膜起子将肱骨牵向并维持于后侧。为便于显露肩盂，通常将患臂置于 70°~80°外展、屈伸中立位，并旋转至最佳位置使残留的肱骨头和肱骨颈位于牵开器后方。通过施加柔缓、持续的压力，可将肱骨牵向后侧以获得肩盂的良好显露。

肱骨假体

关节切开并完成下部关节囊松解后，将骨膜起子置于肱骨头后下方使肱骨向前半脱位。然后将患肢置于轻度伸展、内收位，并逐渐外旋。勿对肱骨干施加过大的扭转力矩以免造成肱骨干骨折。然后从上、后方向确认旋转袖附着点。检查肱骨假体表面有无磨损或材料缺损，并确定假体位置。通常肱骨头假体高度略高于肱骨大结节水平。根据肱骨头假体与肱骨干和肱骨结节的关系确定其内、外翻角度。根据患者肱骨头大小估计假体肱骨头的大小，并在显露过程中了解周围软组织的柔韧性。通过肱骨假体与屈曲前臂的位置关系确定假体的旋转程度。通过评价上述指标——肱骨假体表面特征、高度、内外翻定位(还包括前后定位)、肱骨头大小和旋转程度，可以决定是否需要更换肱骨假体。然后关注肱骨干内的假体固定，还要留意肩盂假体的安放区准备。如果为单体、非骨水泥型肱骨假体，通常将假体取出。如果为组配式肱骨头，应将假体脱节。如果为单件式肱骨假体，且骨水泥固定位置良好，通常将其原位保留并适当向后牵拉。如果为单件骨水泥固定的肱骨假体但假体位置不佳，则必须取出假体。偶尔可能要碎裂假体近侧部周围的骨水泥，然后通过击打或用肱骨假体取出器将假体取出。然而多数情况下，假体柄在肱骨干内用骨水泥牢固固定以至无法取出。大量的肱骨头假体通常会妨碍经肱骨上部髓腔将肱骨干内的骨水泥取出。必要时可在肱骨前外侧面开一骨窗(通常直径约为 1 cm)，并自肱骨颈截骨处下方约 3 cm 处向下延伸至肱骨假体周围的骨水泥末端。然后掀起这一狭长的皮质骨窗，将肱骨假体周围和肱骨髓腔内的骨水泥取出，这样假体便与肱骨压紧。继续清除残留的骨水泥，并准备好肱骨残余骨质，此过程通常使用高速、低扭矩锉小心完成。如果放置新的肱骨假体，假体柄应足够长使其超过骨窗 2~3 cm，并用环扎带、钢丝或粗缝线将骨窗保持就位。必要时，可在骨窗周围植骨。

某些组配式假体系统允许肱骨头假体处有轻微偏移，或者将轻微偏心的肱骨头假体安装在假体柄上，以适应轻度内翻、外翻或前后方移位，或者假体的非常规旋转放置。如果不能完成组配式假体的位置矫正，必须取出肱骨假体柄。然而，大部分这种假体纹理较粗或者有向假体柄端延伸的组织长入槽，有的延伸至假体肱骨干骺端区，不幸的是还有延伸至肱骨干区者。这些假体的取出非常困难，常常需要肱骨开窗，亦常需要用高速锉试行切割假体与骨之间的间隙。在这种情况下，成功更换假体而又不造成任何肱骨骨折确实相当不容易。取出肱骨假体后，将肱骨向后牵开之前最好先在肱骨干内放置肱骨假体试件，因为这样可以避免肱骨骨折。

肩盂处理完成后，重新定位肱骨假体。如果使用组配式肱骨假体且假体柄安放位置良好，则很容易调整肱骨头假体的大小。如果要固定新假体柄，通常没有足量且质量良好的干骺端和肱骨干骨质用于安装压配式或组织长入型假体。关于在翻修手术中如何应用骨水泥固定肱骨假体有很多方法。我们的个人偏好是塞堵和冲洗髓腔，利用骨水泥枪，然后采用指压法。这样将肱骨假体小心安放于新的骨水泥床内。

肩盂假体

将肱骨向后牵开之后，切除肩盂假体周围的瘢痕组织。然后评估肩盂假体表面有无磨损或变形。从上下、前后、旋转以及相对于前倾和后倾的成角方面评估假体位置。将骨撬小心地置于肩盂假体边缘，评估肩盂假体固定的完整性。如果肩盂假体明显松动，当然要取出；如果只是中等松动，应去除界面上多余的组织，并用骨撬小心地将肩盂假体与其下方骨床分离。如果肩盂假体松动但与下方骨床不易分离，则需将肩盂假体的聚乙烯表面分割开，然后粉碎其下方锁定的骨水泥。如果聚乙烯假体加有金属衬垫，则操作难度会加大。通常需要沿着金属边缘将假体与其下方骨床分离。部分带金属衬垫的聚乙烯假体在其衬垫中央有一些孔，便于去除聚乙烯，然后通过金属衬垫的孔取出假体。幸运的是，大部分组织长入型肩盂假体其组织长入面仅覆盖肩盂表面，很少延伸至肩盂颈部。因此，可使用狭长略带弧形的骨刀潜行分离肩盂假体的金属衬，取出内置的螺钉，进而取出假体。不用说，移除轻微松动的肩盂假体时需格外谨慎，因为肩盂的骨量少且容易碎裂。几乎所有的肩盂骨折都会影响下一步肩盂假体的稳定安放。

旧的肩盂假体取出后，通常肩盂边缘保持完整，而肩盂中央可有大小不同的空腔。如果中央空腔较大且盂颈骨壁较脆，最好进行骨移植填充空腔，而不是直接安放新肩盂假体，否则术后短期内即可能发生再次松动。另一方面，如果空腔较小，可以施行骨床准备，并用骨水泥将新的聚乙烯假体固定就位。如果空腔为中等大小，可考虑使用类似于股骨干所用的 Ling 技术，即：将皮质松质骨填充于缺损内，然后进行肩盂准备，以安放龙骨式或圆柱式肩盂假体。我们偏好于按照圆柱式假体进行肩盂准备，让这些圆柱和骨螺钉来越过骨移植区，使假体表面就位于天然骨和移植骨的混合骨床上。通常也使用骨水泥固定，但偶尔可以不用。

必须意识到，在矫正翻修手术中可能遇到的特殊异常时，目前有多种不同大小和形态的肩盂假体可供使用。假体厚度从 4 mm 到 12 mm 不等；部分假体可偏心配置，以矫正肩盂位置的轻度异常；此外如前所述，还有龙骨式和圆柱式假体可供选择，以矫正肩盂各种类型的局部解剖学异常。术前准备应充分，以保证术中可根据骨缺损的不同选择安放不同的肩盂假体。

除中央型骨缺损外，偶尔还有周围或边缘型骨缺损。缺损区通常被瘢痕组织充填并与邻近的肩关节囊紧密粘连，因而不必植入支撑材料就可以维持肩关节的稳定。然而，如果存在明显的周缘缺损并且通过软组织的适应调整不能稳定假体，则必须考虑用移植物填充缺损。一般要用螺钉将髂嵴移植骨块固定于残留的肩盂颈上以及肩盂颈和肩胛骨体交界处的致密骨上。结构性骨移植物固定后，应再次确认肩盂假体是否可以安放在移植骨表面上。

软组织修复

在矫正肩盂异常并重新安放肱骨头假体后，应考虑旋转袖和肩关节囊的修复方法[4]。在手术暴露和手术进行时，如果可能，应探查并保护喙肩弓。使肩峰或要将锁骨远端下表面任何明显的形态不规则变得光滑、平整。通过观察和触诊评价旋转袖外表面和内表面的完整性。在试行复位时要测定肱骨头相对于肩盂的稳定性，并对肱骨头假体的大小进行调整。接下来修复肩胛下肌。如果已将其自肱骨附着点游离，应在肱骨颈钻孔将其缝合固定。如果需要进行此操作，应在安装新肱骨假体前安放缝线。如果翻修手术中未取出肱骨假体，可在肱骨颈前侧骨皮质钻孔，然后用锋利缝针穿透干骺端缝合。如果经腱性组织行关节切开，当然应该重新缝合肌腱。缝合关闭腱性组织间隙至关重要。我们的经验是，前侧修复的失败多发生于这一区域，而不是肩胛下肌修补垂直部的实质性破裂。闭合关节切口后，活动患侧肩关节。在前、后、下三个方向评估肱骨头的活动，如果各方向的活动均适宜，应记录下翻修手术后肩关节的活动范围。组织愈合中等度牢固后（通常需要 4~8 周，一般是 6 周左右），可在该活动范围内进行肩关节被动活动。有时可以在 6 周期限之前开始轻柔的等长收缩强化训练，但更谨慎的做法是要等到早期软组织愈合之后再开始进行强化训练。

特殊情况

当然，在肱骨和肩盂假体下方均可能有骨缺损[5]。肱骨上方的骨缺损通常表现为干骺端骨缺失。这种骨缺失一般可用骨水泥填充固定。有时因为创伤或者骨折，肱骨近端会有部分缺如。这可用以下三种方法来处理。第一种方法是用移植骨填充缺损；通常适合于小到中等骨缺损。第二种方法是采用同种异体肱骨移植；移植前在同种异体骨上先安装好肱骨假体。第三种方法是用定制假体来取代肱骨近端骨缺损，该术式尽管结构上薄弱，但可依赖邻近的瘢痕组织形成来获得假体稳定。少量的肩盂骨缺损可用骨水泥填充。大范围缺损则需要骨移植。如果缺损区域对结构完整和假体稳定影响不大，同种异体骨移植是最适合的选择。如果缺损区域对结构完整很重要或者需要骨愈合来维持肩盂假体固定，则优先选择自体骨移植。

全肩关节成形术后肩关节不稳定会严重影响手术效果[7]。不幸的是，通常容易矫正的异常并非都是肩关节不稳定的原因，例如伴有肩胛下肌断裂的肩关节前侧不稳定。这一问题非常复杂，通常涉及多种因素。当然，无论门诊检查还是麻醉下检查，确定不稳定的方向(单方向或多方向)及其程度均非常重要。确定旋转袖完整与否也非常重要。如果术前评估时尚不明确，可行肩关节造影检查。应仔细测定假体的位置和大小。在翻修手术中，有望通过矫正软组织异常来获得假体稳定；然而更多见的是需要更换一个或两个肱骨假体。术中如果存在后侧不稳定且肩盂后倾，则应予以矫正。如果存在前侧不稳定且肩盂前倾，则应予以矫正。如果存在后侧不稳定而肩盂位置正常，需要调整旋转袖上部和前部之间的张力,但后侧结构过于松弛,则应紧缩后侧结构。如果存在下方不稳定且肱骨假体在肱骨干内安装过深，则需要将假体再往上移,而且通常需要附加骨移植。肩关节置换术后的不稳定可发生于任何方向,有时甚至是多方向不稳定。因此必须进行详尽的术前分析，并根据可确定的肩关节病变特点在术中采用不同的方法来预防术后不稳定。

需要施行翻修手术来修复旋转袖撕裂的病例并不多见。当然也有个别肩关节置换患者肩关节功能有明显改变,而损伤却很轻微。这种情况下,应像对未施行肩关节置换术的患者一样,对患者进行详细的体格检查,以确定有无旋转袖明显撕裂,如果肩关节功能有明显改变应考虑早期修复。然而,旋转袖异常的表现形式通常和那些没有施行肩关节成形术患者一样。也就是说,患者存在相当长时间的慢性症状。体格检查可以提示冈上肌腱或(和)冈下肌腱撕裂。临床上可有或无与这些肌腱撕裂相关的严重疼痛,但是患肩的肌力会下降且主动活动范围会减小。在这种情况下,必须明确肌腱撕裂的程度并确定行肌腱重建手术是否有价值。此时外科手术似乎并没有多大帮助。患者的疼痛通常不如旋转袖断裂患者常见的那么严重,并且翻修手术对功能改善的程度也不太确定。如果在关节置换术后进行旋转袖修复,手术难度要大于常规旋转袖修复。如果肩关节稳定并且前后结构保持完整,可采用肩关节前上方切口来处理喙突弓,就像通常的旋转袖修复手术一样,然后便可以直接修复肌腱。如果不能直接修复肌腱,需行组织移植。可以用自体阔筋膜移植或同种异体肌腱移植来进行修复。幸运的是,很少需要这种手术。

翻修术的并发症和局限性

极少有文献介绍肩关节成形术翻修手术的预期效果和局限性。目前只有一些通用指南。迄今的文献认为,如果在肱骨头置换假体周围发生了肩盂病变,安装肩盂假体常可缓解疼痛[10]。如果翻修原因是肩盂假体松动,1/2~2/3 之间的假体可以成功翻修。另外的 1/2~1/3 会有明显的骨缺损,只有通过骨移植才可以填充缺损[1]。如果翻修原因是肱骨假体松动,通常可以采用长柄假体辅之以骨水泥固定来获得成功的翻修。如果是一些可确定的因素导致肩关节不稳定,例如假体位置不当或健康的软组织断裂,通过翻修手术矫正不稳定很容易获得成功。如果不稳定因素不明确,常伴有软组织(包括旋转袖肌腱)缺损,翻修手术不容易成功。当然,如果康复期望值低的话,预后结果肯定不错。如果旋转袖发生急性撕裂,肌腱修复手术可以保证翻修手术取得良好效果。如果较大撕裂持续有慢性磨损,手术成功率将大打折扣。

发生于肱骨假体下方的肱骨干骨折,如果复位满意,可通过患肢制动和定期复查进行处理。如果骨折在 2~4 个月内没有骨愈合迹象,可采取切开复位并用钢板、环扎内固定及骨移植进行治疗。当然,如果骨折累及肱骨假体固定的大部分,需要行翻修手术,包括使用长柄肱骨假体,还可能需要附加环扎固定,很可能还需要行自体骨移植。

有关肩关节成形术后感染处理的可用资料不多[11]。当然,传统方法是取出假体和所有骨水泥。然后像关节切除成形术一样,使关节制动,直到关节僵硬然后再进行轻柔的伸展和肌力训练。经过上述处理,可使约 1/2 到 2/3 的患者疼痛缓解，并使关节活动范围和肌力大约恢复到正常状态的 1/3。目前,这种治疗方式仍是广泛感染和肱骨广泛骨髓炎患者的一线治疗方案。然而,如果患者主要影像学改变是关节炎,而骨改变轻微,则可以通过假体取出、清创以及延期重新植入肱骨或(和)肩盂假体进行治疗(图 69-2)。极少有文献报道通过一期假体更换或利用清创术和抗生素来治疗急性关节感染。目前尚无最佳的肩关节置换术后感染的治疗指导原则,但是可以参照治疗髋和膝关节置换术后感染的公式化指南进行。

小结

全肩关节成形术的翻修手术要取得良好效果,要求手术医师:全面了解肩关节疾病、首次手术过程信息以及患侧肩关节目前的详细情况，理解患者需求,具备制定合理治疗方案的能力,具备翻修手术中遇到困难随机应变的能力，并能正确认识翻修手术局限性。现有文献认为,肩关节成形术翻修并不多见,在施行并报道的大量肩关节成形术患者中,翻修病例约占 3%左右。然而毋庸置疑,事实上翻修手术比文献中的报道更常见。肩关节成形术失败的原因已经明确。然而,手术失败通常是多因素共同作用于单一肩关节的结果。因此,我们必须认真分析肩关节,确定存在的各种病理异常,仔细制订治疗方案。手术适应证必须考虑到手术的真正价值,然而,有时考虑手术的真正局

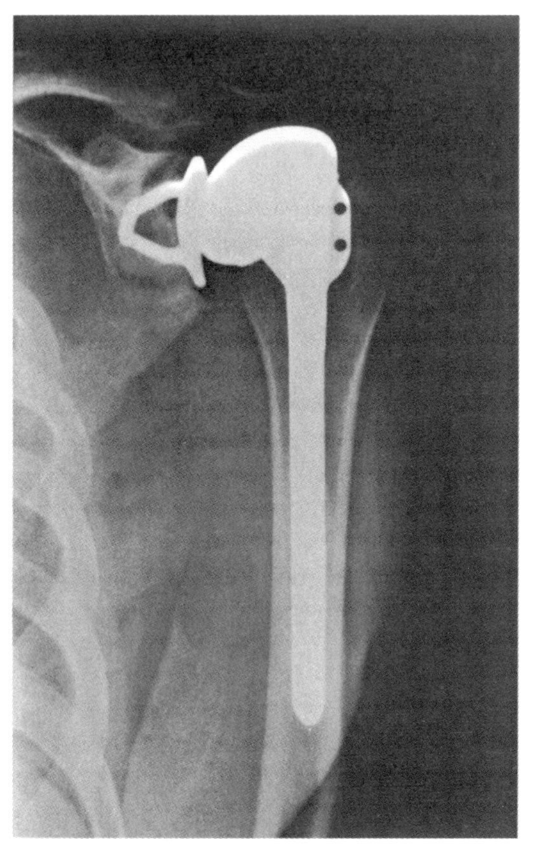

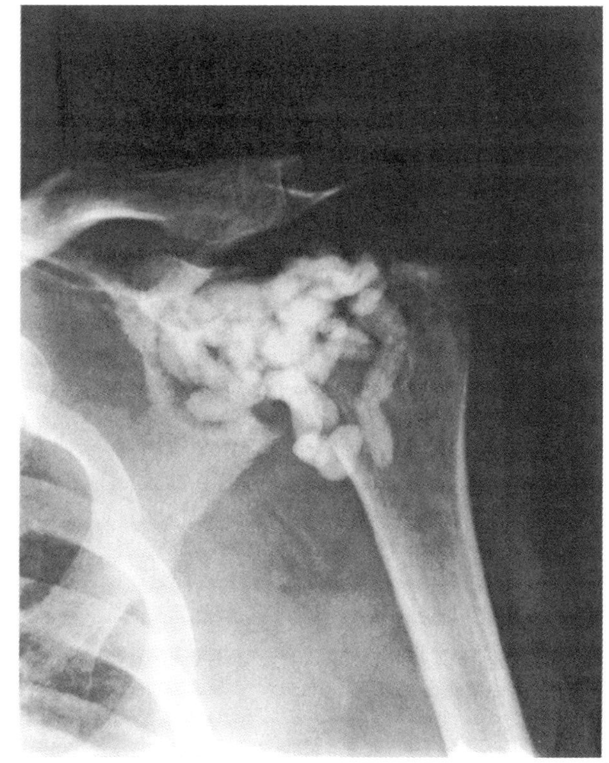

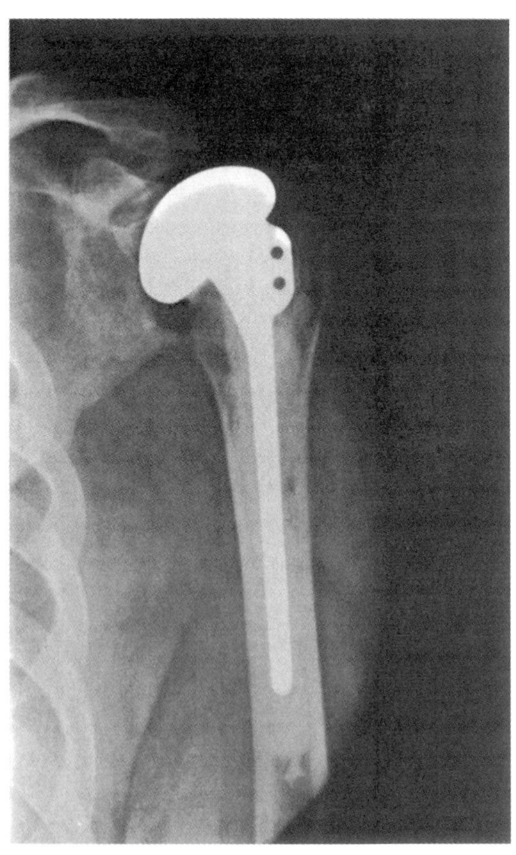

图 69-2 (A)全肩关节成形术后感染伴肩盂假体松动的病例。(B)同一患者，行假体取出并放置抗生素浸渍的骨水泥珠。(C)取出假体并应用抗生素骨水泥后 3 个月进行了半肩关节成形术。

限性可能更为重要。翻修手术本身在技术上就是一种挑战，通常需要行辅助骨移植、处理软组织挛缩或缺损，有时需要选择特殊型号假体，有时还需要进行假体个体化定制。由于缺乏翻修手术效果的大量相关科学文献，所有这些复杂性常混杂在一起。目前只是将这些零散信息整合在一起。从现在开始的十年内，我们对翻修手术的理解将更加完整，我们的系列治疗方案将取得更加满意的治疗效果。

（宣梁 译　张峻 侯筱魁 校）

参考文献

1. Antuna SA, Sperling JW, Cofield RH, Rowland CM: Glenoid revision surgery after total shoulder arthroplasty. Open Meeting of the American Shoulder and Elbow Surgeons. Orlando, FL, 2000.
2. Boyd AD Jr, Thornhill TS, Barnes CL: Fractures adjacent to humeral prostheses. J Bone Joint Surg Am 74:1498, 1992.
3. Caldwell GL: Revision shoulder arthroplasty. Orthop Trans 17:140, 1993–1994.
4. Cofield RH: Integral surgical maneuvers in prosthetic shoulder arthroplasty. Semin Arthroplasty 1:112, 1990.
5. Cofield RH: Total shoulder replacement. Managing bone deficiencies. *In* Craig EV (ed): Shoulder Master Techniques in Orthopaedic Surgery. New York, Raven Press, 1995, p 345.
6. Krakauer JD, Cofield RH: Periprosthetic fractures in total shoulder arthroplasty. Op Tech Orthop 4:243, 1994.
7. Moeckel BH, Altchek DW, Warren RF, et al: Instability of the shoulder after arthroplasty. J Bone Joint Surg Am 75:492, 1993.
8. Neer CS, Kirby RM: Revision of humeral head and total shoulder arthroplasties. Clin Orthop 170:189, 1982.
9. Rodosky MW, Bigliani LU: Surgical treatment of nonconstrained glenoid component failure. Op Tech Orthop 4:226, 1994.
10. Sperling JW, Cofield RH: Revision total shoulder arthroplasty for the treatment of glenoid arthrosis [see comments]. J Bone Joint Surg Am 80:860, 1998.
11. Sperling JW, Kozak TK, Hanssen AD, Cofield RH: Infection after shoulder arthroplasty. Clin Orthop 382:206, 2001.
12. Wirth MA, Rockwood CA Jr: Complications of total shoulder-replacement arthroplasty. J Bone Joint Surg Am 78:603, 1996.
13. Wright TW, Cofield RH: Humeral fractures after shoulder arthroplasty. J Bone Joint Surg Am 77:1340, 1995.

第 5 篇

髋关节

本篇主编:Miguel E. Cabanela,David G.Lewallen

第 70 章

髋关节成形术的历史回顾

Mark B. Coventry, Bernard F. Morrey

在 19 世纪没有哪项骨科技术能像全髋关节成形术这样同时引起了医学界和公众的高度关注。全髋关节成形术不仅为患者带来了福音,而且还促进了其他关节置换术的发展,从而成为关节置换发展道路上的样本。

畸形髋矫形术早在 19 世纪就已经开展（见第 1 章)。费城的 Barton[2]在 1826 年开展股骨上段的截骨矫形术。这之后,Ollier[48]于 1885 年在法国发表了关于截骨矫形的论文,芝加哥的 Murphy[47]将截骨术和骨间软组织植入术结合起来。难道这就是第一例髋关节成形术? 用人工关节置换破坏后的关节一直是人们追逐的梦想。1980 年 Scales[58]认为,将象牙球安放到股骨颈上并用螺钉和“骨胶”固定这一技术应归功于 Gluck。此后,这两项技术获得了巨大进步,为全髋关节置换术奠定了基础。

髋臼成形术

虽然早期的关节成形术偶尔会使用筋膜、铬处理过的猪膀胱、皮肤和其他一些材料,但很少取得成功。正因为如此,美国外科医生 Smith-Peterson[59]便致力于研究更好的植入材料。他和他的同事观察发现,在从患者大腿内取出的玻璃碎片上形成了一层类似滑膜的组织。Peterson 由此推断,用玻璃来做髋臼杯也会引起滑膜的生长, 从而取得髋臼成形术的成功。他在 1923 年做了第一例玻璃材料髋臼成形术,随后曾使用酚醛树脂以及派热杰斯硬玻璃。这两种材料都容易破碎。Venable 和 Stuck[64]发表了他们关于使用牙科用的与组织无反应的铬钴钼合金等的研究报告。这种合金的商品名叫 Vitallium。Smith-Peterson 采用 Vitallium 作为髋部内植入材料, 并在随后的大量临床实验中使用 Vitallium 材料的髋臼杯(图 70–1)。在经过临床评价的回顾性研究中发现, 只有大约半数行这种髋臼成形术的患者成功缓解了疼痛。而且,这种髋臼成形术并不能解决骨缺损或解剖畸形(如肢体短缩)等问题。尽管如此, 髋臼成形术确实激发了人们寻求重建关节植入材料的兴趣,而这是迈向全髋关节成形术的一大步。

内置假体

A. T. Moore[39]认为,是 Bohlman[7]首次将铬钴合金球固定到 Smith-Peterson 三翼螺钉上来置换股骨头的。Bohlman 在 1939 年做了 3 例该手术。同年,Haboush[29]也采用了类似的装置。Moore 和 Bohlman[40]设计了一种特殊的铬钴合金内置假体,对 1 例患者受到巨细胞瘤破坏的 12 英寸长上端股骨进行了置换,并在 1943 年报道了这一成果。1946 年,Judet 兄弟[30]用丙烯酸树脂做了一个带柄的股骨头假体,其柄可插入股骨转子间区域。但是因为这种假体耐磨性不够,而被铬钴合金假体所取代（图 70–2)。随后,McKeever [36]、Valls[63]、Thompson 等[61, 62]以及其他一些人对这种内置假体做了许多改进,但大多失败了,正如 Charnley 后来所述,其原因是“承重能力差且容易松动” [16]。

Moore 通过总结他先前与 Bohlman 的经验[40]发现,股骨髓腔内柄比转子间短柄对股骨头具有更好的机械支撑作用。在 20 世纪 50 年代早期(确切的时间还存在争议),他做了第一例带髓腔内柄的 Vitallium 股骨假体植入术（图 70 –3) (Moore AT:Hip joint surgery. Unpublished 1963)。同年 6 月,印第安纳波利斯的 Palmer Eicher 采用了髓腔内不锈钢股骨假体[20]。Moore 假体是带孔的,以减轻假体的总重量,他认为这样可以促进骨质长入孔内。Moore 假体有一个股骨距轴环。然而因为 Moore 假体只有一种规格要配装所有股骨, 而且其柄较短、细并带有弧度,所以容易松动。1961 年,Moore 设计了一种直柄假体,这种假体柄长且为工字梁结构,插入髓腔后能与弧形的髓腔内形成三点接触。随后出现了这

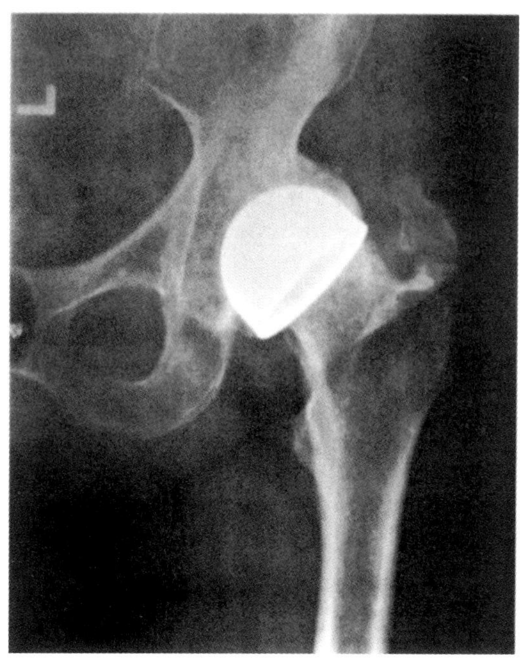

图 70-1 Smith-Petersen Vitallium 的髋臼杯术后 12 年未见移位，且功能良好。(From Conventry MB: A historical perspective and the present state of total hip arthroplasty. In Excerpta Medica International Congress Series. New York, Elsevier, 1983, p11.)

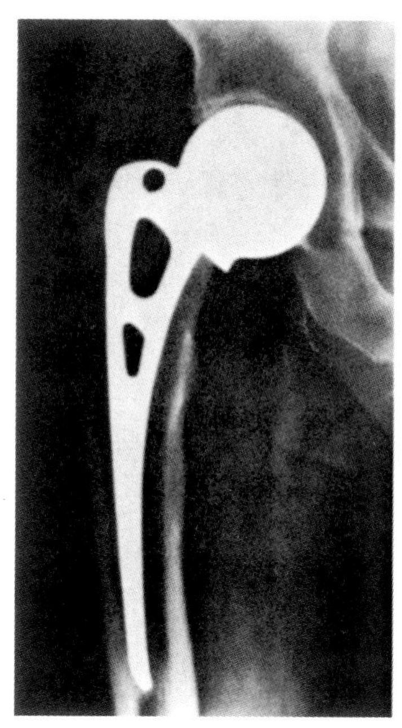

图 70-3 Moore 原创的内置假体。(From Coventry MB: A historical perspective and the present state of total hip arthroplasty. In Excerpta Medica International Congress Series. New York, Elsevier, 1983, p 11.)

种假体的几种变异型。Thompson 设计了一种类似的假体，但不带孔。因而在甲基丙烯酸甲酯骨水泥出现后，这种不带孔的假体可以作为骨水泥型假体(图 70-4)。

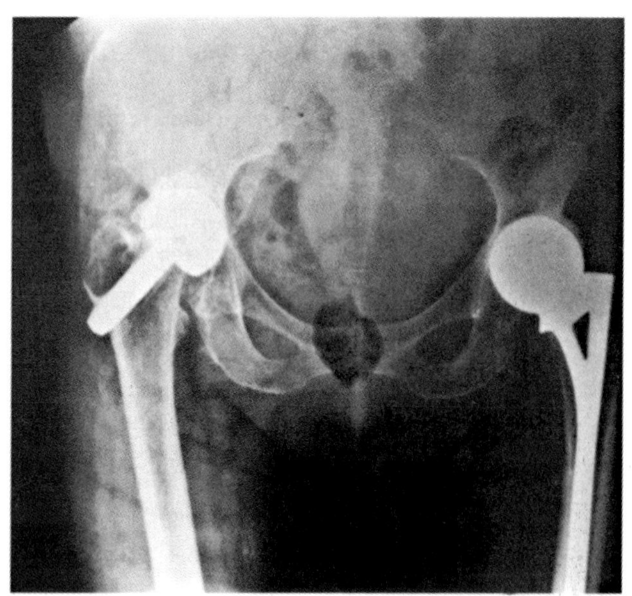

图 70-2 Judet 的 Vitallium 假体 (图左侧)；Metchett-Brown 内置假体(图右侧，和直柄的 Moore 内置假体类似)。

双极假体(双动头假体)

此后，Giliberty[26]和 Bateman[3]设计了一种复合承重的内置假体，这种假体带有一个可以自由转动的髋臼杯(图 70-5)。其设计初衷是为了减少股骨头假体和髋臼软骨之间的摩擦力。这种假体基本上是髋臼成形

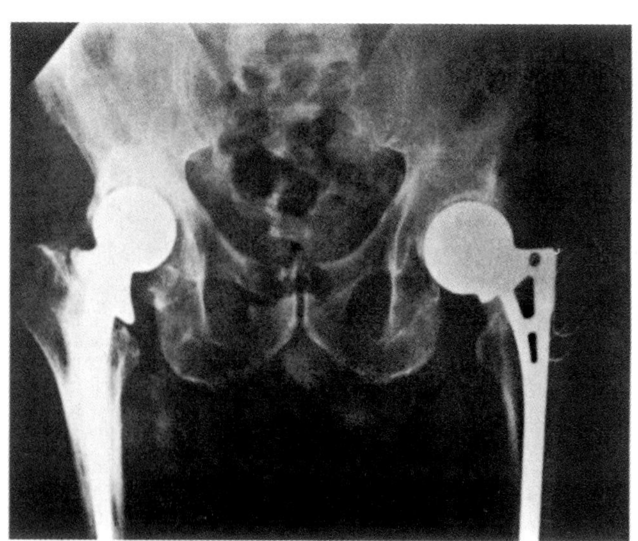

图 70-4 骨水泥型 Thompson 假体(图左侧)和 Moore 直柄内置假体(图右侧)。

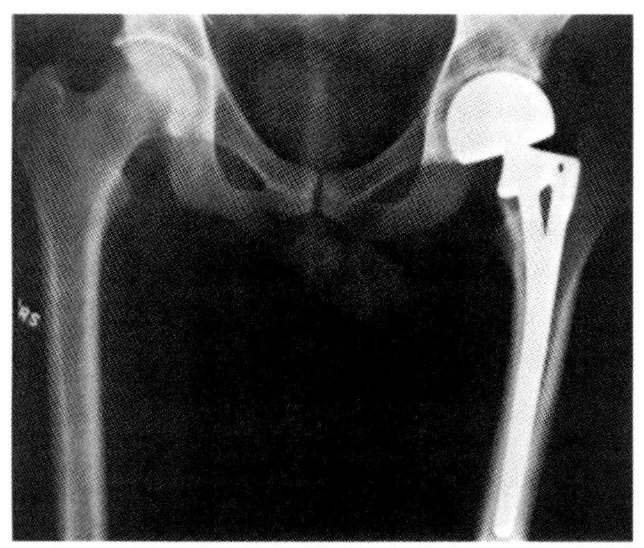

图 70–5　双动头假体。这种假体在股骨头部和髋臼部之间以及髋臼假体和骨性髋臼之间会有相互活动。(From Coventry MB: A historical perspective and the present state of total hip arthroplasty. In Excerpta Medica International Congress Series. New York, Elsevier, 1983, p 11.)

术和股骨内置假体的结合。股骨头部分可以通过骨水泥或压力固定,髋臼部分内衬有聚乙烯涂层避免了金属和金属的接触。现在使用时对双动头假体有着严格的适应证。通常,年轻的股骨头缺血患者是双动头假体的最佳对象[10]。然而,难以接受的高失败率降低了人们对这种假体的热情。最近,来自梅奥诊所的研究表明,双动头假体对于治疗顽固性髋关节不稳患者有一定价值[50]。

全髋关节成形术

1948 年,Philip Wiles[67]植入了一种不锈钢制的球臼髋关节假体，但是出现了机械性失败。3 年以后，McKee 和 Watson-Farrar[35]使用不锈钢假体行全髋关节置换术,改进了股骨侧的 McKee 方头螺钉,并使用了金属的髋臼假体。McKee 随后在 1956 年改进了这一假体,在股骨侧使用了 Thompson 内置假体,在髋臼侧使用了球形臼杯(图 70–6)。这些假体都是用钴铬合金制造的。在 Charney 发明了甲基丙烯酸甲酯之后,这些假体都采用骨水泥固定。

甲基丙烯酸甲酯

甲基丙烯酸甲酯作为假体固定剂的研发成功是关节成形术的又一个里程碑。虽然 Charnley[15]认为是哥本哈根的 Kiaer 和 Jansen 以及纽约的 Haboush 在 1951 年第一次使用了甲基丙烯酸甲酯,但事实上他们只用了少量的甲基丙烯酸甲酯,并且没有真正实现对假体的稳定固定。Wiltse 及其同事[68]研究表明,甲基丙烯酸甲酯能在实验动物(兔和猴)中具有很好的耐受性。随后,Cabanela 及其同事[11]在用甲基丙烯酸甲酯修复人颅骨缺损的研究中证实其有良好的组织相容性。Charnley 在 1958 年第一次用甲基丙烯酸甲酯固定了髋臼侧和股骨侧假体。他的不朽之作《股骨头假体与股骨体的固定》[13] 已成为全髋关节置换术的一个转折点。Charnley 最终证明了假体的牢固固定是可能的。他自己认为,他对全髋关节成形术的贡献是:“要对股骨髓腔进行扩髓,然后用大量的骨水泥填塞到锥形股骨柄插入的空间内”。每一个应用骨水泥固定技术的医生都应该复习他的原作[13–16]。用甲基丙烯酸甲酯固定各假体的这一基本理念在今天仍被认可,这应归功于 Charnley 开创性的努力。

聚乙烯

Charnley 对全髋关节成形术的第二大贡献是使用塑料材料来对抗金属的股骨头并与其相关节(见图 70–6)[13,15]。他将其称之为“低摩擦性关节成形术”。他首先用的是聚四氟乙烯,但是失败了,因为它虽然降低了摩擦力但是不耐磨,而且磨下的微粒还会引起组织反

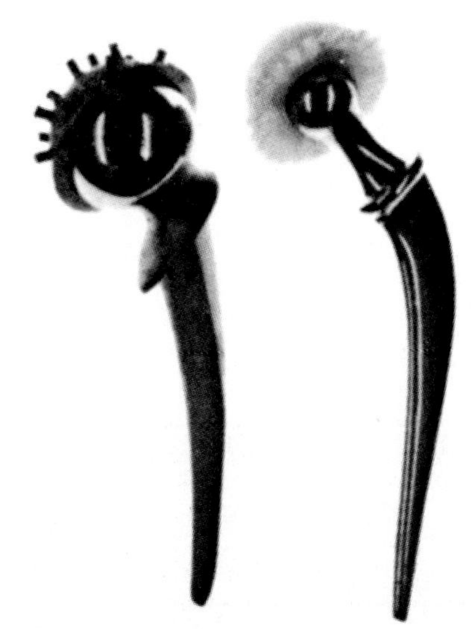

图 70–6　McKee(左图)和 Charnley(右图)的全髋假体。(From Charnley J: Evolution of total hip replacement. Ann Chir Gynecol 71:103, 1982.)

应。1961 年,Charnley 开始用高密度的聚乙烯来做髋臼假体。1963 年,Müller[44-46]用高分子量的聚乙烯取代了 Charnley 的金属髋臼。尽管许多努力并未成功,但交联聚乙烯的出现显著减少了磨损碎屑的产生，真正体现了其技术上的优势。人们对交联聚乙烯耐磨优势的认可已有许多年了[6]。人们越来越关注其在髋关节置换术应用中的优势[37]。

陶瓷

Charnley 还通过使用比同时代人所用的较小的股骨头假体,即使用直径为 22 mm 的股骨头,来减小摩擦力[13]。陶瓷(氧化铝)制作的股骨头假体使用效果十分满意,目前已扩展到用于髋臼假体。1971 年,Boutin[9]发表了他对氧化铝的研究结果。Mittelmeier 和 Harms[38]改进了由 Weber[66]首创的耳轴承重原理,并像其他人那样将陶瓷股骨头假体安放到股骨假体的金属耳轴上。Griss 及其同事[28]、Boutin[9]以及Salzer[33,57]都曾报道有陶瓷股骨头假体发生碎裂的情况。随着陶瓷制作工艺的改进,陶瓷假体碎裂率据说已有所降低。

非骨水泥固定技术

Ring[54,55]发明的假体是将股骨假体压配在髓腔中的,这和 Moore 假体基本上相同,但是髋臼假体要通过一个以较大外翻角放置的柄杯配合装置固定在骨盆内(图 70-7)。Ring 的第一次设计是在 1960 年完成的,用的是钛股骨头假体和塑料髋臼杯。但因为塑料性能较差,这次假体设计失败了,随后他用钴铬合金来制作股骨侧和髋臼侧假体。他改进了他的假体,用聚乙烯制作了带柄的圆锥形髋臼假体,以免产生他本人以及 McKee 和其他一些人曾发现会导致滑膜反应和松动的金属对金属摩擦碎屑。再后来,有文献介绍了用带螺纹的柄和 Freeman 钉来进一步固定髋臼假体的技术[19]。

1973 年引入了聚乙酰树脂制作的等弹性的股骨假体。它与聚乙烯的髋臼杯配合使用。这两部分假体都不用甲基丙烯酸树脂固定。Morscher 和 Dick[43]以及 Bombelli 等[8]都有应用这种假体的报道。

对关节置换术目前已有 20 年的长期随访结果,结果表明假体松动依旧是术后主要的并发症。虽然松动与甲基丙烯酸甲酯骨水泥的固定技术密切相关，但是其他一些因素也对假体植入的成败起一定作用。因此,继骨水泥固定之后出现了生物固定的理念。回顾历史可以发现，不伴穿孔骨长入的压配固定虽然曾在很多病例中都取得了成功，但是单纯压配固定的总体结果还不足以认为它是坚强固定的唯一方法。假体和骨之间始终会发生微动。而穿孔骨长入却可以使骨质穿入

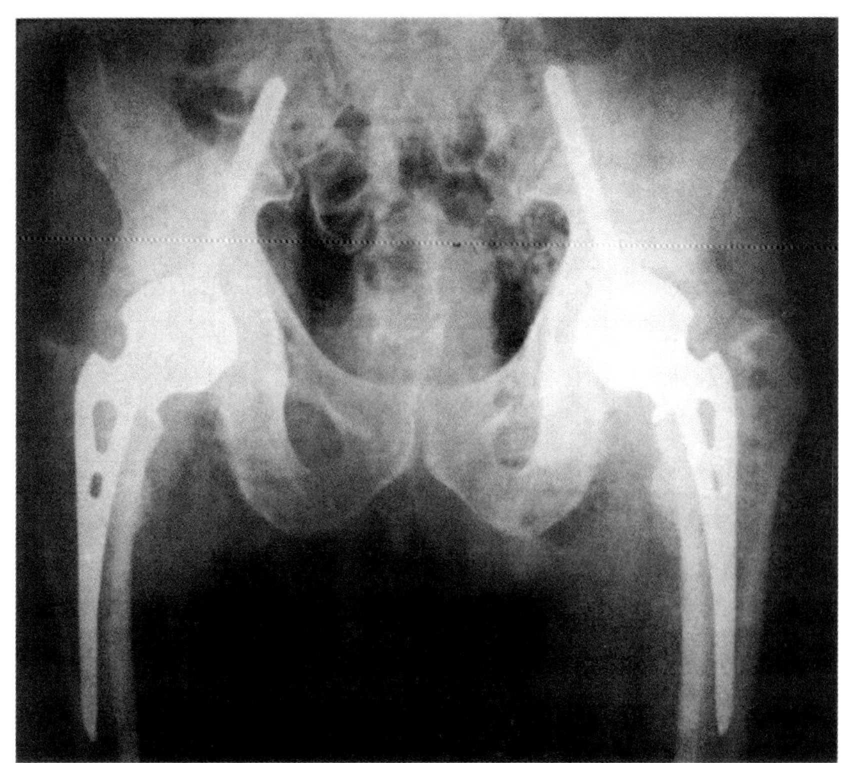

图 70-7 Ring 假体(1966)。(From Scales JT: Athroplasty of the hip using foreign materials: A history. Presented at the Symposium on Lubrication and Wear in Living and Artificial Human Joints, Institution of Mechanical Engineers, Bridgewalk, Westminster, London, 1967.)

假体表面，从而使假体得到坚强固定。

髋臼侧假体的固定问题与股骨侧稍有不同。锚固钉和螺钉可以使髋臼杯达到最大限度的初始固定。这种固定适用于各种以金属为基衬、表面涂有多孔涂层的髋臼假体。

从理论上讲，骨长入假体表面呈大孔或微孔都可以获得生理固定。大孔隙固定，例如 Lord 和 Judet 的初期假体[31,34]，以及随后 Mittelmeier 和 Harms 设计的假体[38]，均未发现骨与假体的紧密接触。当假体表面涂有微孔涂层时，骨质则会长入微孔内从而得到坚强固定。Galante 及其同事[24]是研究这一领域的先驱，早在 1971 年就发表了他们的研究成果（图 70–8）。随后，Engh 在 1983 年发表了这种假体的早期临床应用成果[21]。然而如同其他的新发明一样，人们对这种假体同样有着不一致的态度，因此对微孔涂层（生物固定）这一课题仍在进行深入的研究。

表面置换

研发所谓的表面置换是为了更多地保留股骨上部的骨结构。对股骨头加以塑形，以接纳金属帽。髋臼的处理和全髋关节置换术中的处理类似，所不同的是髋臼杯更大且更薄，因而其刚性和耐磨性差。1973 年，Amstutz 及其同事[1]开始了他们 THARIES 表面置换的研究工作，大约在同一时期，Wagner[65]、Freeman 及其同事[23]、Gerard 及其同事[25]、Paltrinieri 和 Trentani[49]以及 Capello 和 Trancik [12] 也进行了其他设计形式的研究。这些假体更适合年轻患者应用，但是因为失败率高这种方法被放弃了。然而此后，Amstutz 对表面置换进行了改进，并取得了令人振奋的早期结果[1a]。

随着人们对表面置换兴趣的减退，出现了相对于表面置换和带柄固定较为保守的假体，即所谓的髓内固定装置[42]。这种理念一直受到人们的关注，而且现在对其的兴趣仍很大。最低限度截骨量假体是 20 世纪 20 年代的早期设计理念，此后一直在断断续续地对其进行改进（图 70–9）。

生物力学

没有人们对肌肉骨骼系统的生物力学原理认识上的进步，全髋关节成形术就不会发展到今天这样的高度。这一领域的先驱者在设计假体时都有意无意地应用了生物力学的基本知识，尽管当时他们对髋关节的特殊生物力学还知之甚少[13]。大多数假体失败实际上是机械力学性失败。20 世纪 60 年代生物工程学开始成为一门专门学科，此后生物工程师便在转子间截骨和全髋关节置换术的发展中扮演了重要角色。德国亚琛的 Frederick Pauwels 是描述髋关节基本力学原理的第一人[51,52]。他为后人开辟了扩展和完善这些原理的航线，对髋关节所受的各种牵张力、压缩剪切力和扭转应力进行了理论分析。这些分析可以应用到任何现有的以及实验中的假体设计中，并对各种可用金属的强度和弹性进行了评价，按照这些实验室检验结果修改了对股骨侧和髋臼侧假体的设计结构，限定了假体松动和结构性失败的可能性，并对甲基丙烯酸甲酯和聚乙烯的强度和耐磨特性进行了评估。最近，金属对

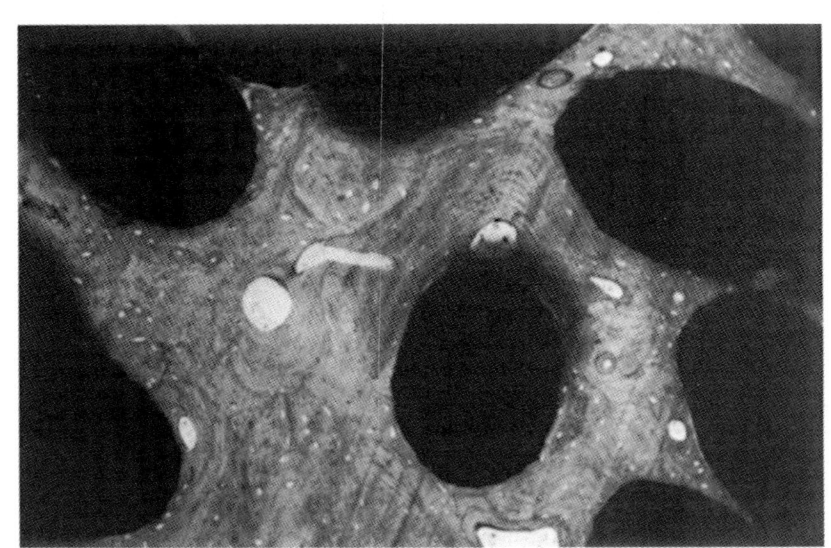

图 70–8　骨质长入到股骨假体的熔结金属表面涂层内。形成了骨和金属间的直接接触，二者之间没有纤维细胞层。(From Coventry MB: A historical perspective and the present state of total hip arthroplasty. In Excerpta Medica International Congress Series. New York, Elsevier, 1983, p11.)

金属关节假体已成为研究的热点。

生物学反应

在对假体进行生物力学研究的同时还研究了人体组织对异物(全髋关节成形术用的假体)的生理反应。人体组织对金属、聚乙烯、甲基丙烯酸甲酯以及氧化铝陶瓷均会发生反应。骨本身会对其所受的应力产生生物学反应。负荷过大可能会导致压力性骨坏死。刚度增大可能会产生应力遮蔽，从而引发骨吸收。这些反应均取决于假体的设计结构和固定方式。扩髓、灌洗、聚合反应的热效应以及其他一些因素也都会造成明显的骨创伤。

许多研究现已证实，在骨与甲基丙烯酸树脂之间以及骨与金属之间的确会生成一层 Schiller 当初暗示的纤维界面，这是一种性质上类似于滑膜的破坏性组织[27]。这层组织产生的反应类似于类风湿性组织，会形成异物巨细胞和其他反应性细胞肉芽肿。这种肉芽肿可能是毁灭性的，因为其具有前列腺素形成特性。这种异物反应的程度和可能的危害(包括瘤形成)目前尚不完全明确。人体组织对异物的这种反应是现在研究的热点[41]。

梅奥诊所的作用

早在 1967 年，梅奥诊所的骨科就认识到全髋关节成形术对于髋关节疾病患者具有重要的意义。经过对英国进行髋关节置换的各中心进行现场调查之后，梅奥骨科选择了 Charnley 方法，并制订了一套前瞻性的研究方案。研究中只选择了一种假体，以便让术者有足够的时间来熟习手术操作并建立足够大样本量的患者数据库，这样就能做有统计学意义的分析。此后可以使用发展成熟且有价值的其他一些方法。梅奥诊所骨科的所有成员都参与了这项前瞻性研究。开展这项研究之前，使用甲基丙烯酸甲酯必须得到联邦食物与药物管理局的认可。在提交研究方案后，梅奥诊所得到了新药研究批准。梅奥诊所在 1969 年 3 月 10 日完成了第一例全髋关节成形术(图 70-10)。梅奥诊所从这项研究中获得了大量有关全髋关节成形术长期效果的资料(图 70-11)[5]。

在同一时期对手术室内菌群开展了深入研究[22]。这些研究结果同样在梅奥诊所手术室环境改善中发挥了重要的作用。在报道了第一批 2012 例全髋关节成形术最初结果之后[18]，又报道了最初 333 例患者的 5 年、10 年、15 年和 20 年的随访结果[4,32,56,60]。现在正在进行 25 年的随访研究[5a]。截至 1994 年 12 月 31 日，已完成了 25 500 例全髋关节成形术，对所得的数据仍在不断地进行分析。现在，梅奥诊所全关节置换数据库包括有 62 000 个独立患者的数据项，囊括了梅奥诊所有关髋、膝、肘和肩关节置换方面的经验(表 70-1)。数据输入程序已由过去的记录发展到了现在的数据库录入，也就是说具有了计算手术操作分值和失败原因归类的功能。

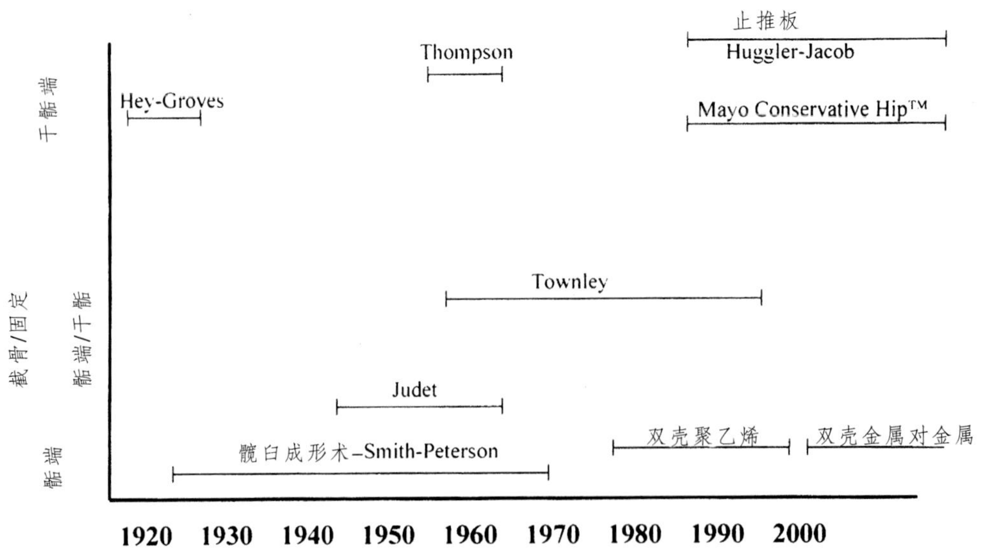

图 70-9 各种小截骨量髋关节置换术一览表。(Modified from I. Jacob, personal communication.)

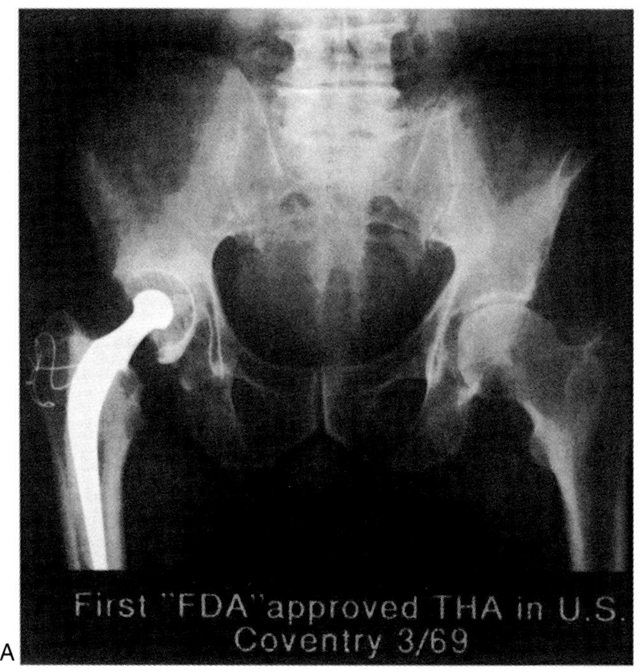

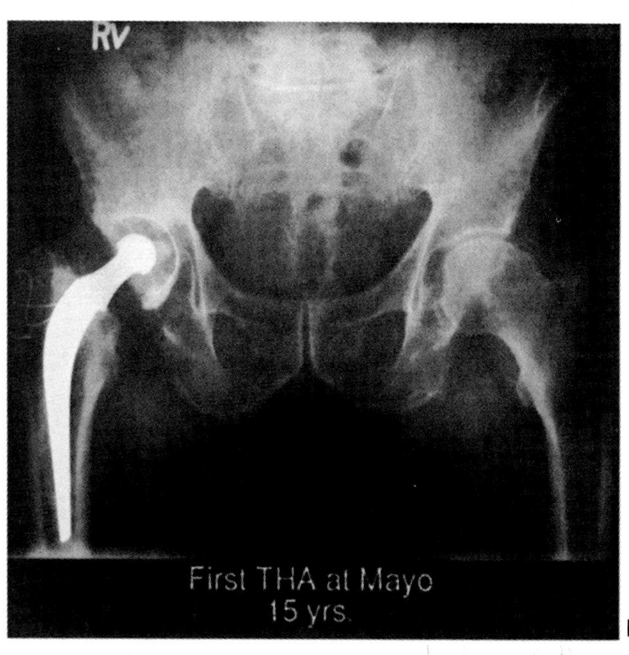

图 70–10　(A)梅奥诊所在 1969 年 3 月完成的第一例使用经食品与药物管理局批准的骨水泥的全髋关节成形术，患者是 Coventry。(B)从梅奥数据库中可见这例患者术后 15 年的效果良好。

CLINICAL ORTHOPAEDICS AND RELATED RESEARCH
Number 344, pp 61–68
© 1997 Lippincott–Raven Publishers

Maintaining a Hip Registry for 25 Years

Mayo Clinic Experience

Daniel J. Berry, MD*; Mary Kessler*; and Bernard F. Morrey, MD*

图 70–11　回顾文献中曾介绍了梅奥数据库的使用情况。

表 70–1　1969~2000 年大关节置换术的梅奥数据库

置换部位	初次手术	翻修手术	总计
髋	26 480	8687	35 167
膝	19 223	3485	22 708
肩	2590	365	2955
肘	978	304	1282
总计	49 271	12 841	62 112

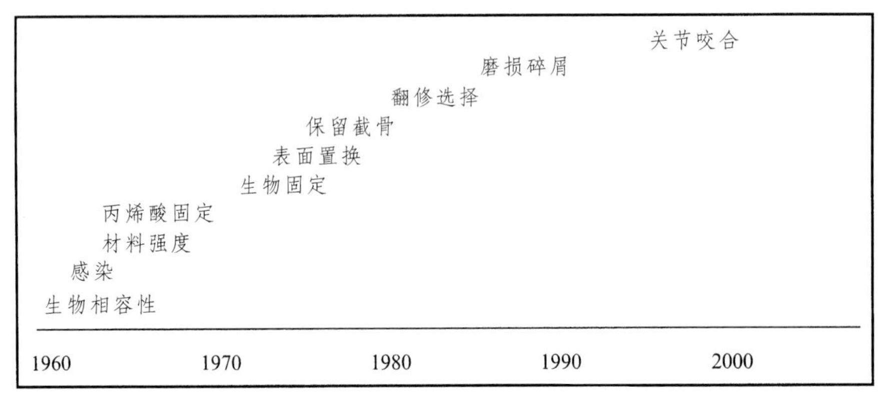

图 70-12 髋关节成形术的历史是一部以低潮与发展并存、发现问题与解决问题并存为特点的发展史。(Modified from Poss R: Natural factors that affect the shape and strength of the aging human femur. Clin Orthop 274:194,1992.)

尚待解决的问题

髋关节置换术的历史就是一部不断发现问题和解决问题的历史[53](图 70-12)。显然,现在还有许多正在解决和没有解决的问题。

什么是最佳固定方式,如何才能对年轻患者取得最佳治疗效果?扩大内生假体的表面所产生的金属离子的毒性吸收是否会造成毒害作用?是否能最终证实某种假体设计比其他各都对?陶瓷是否最终会在全髋置换术中找到其应有的位置?显然,最具挑战性的问题仍是磨损碎屑和人体组织对其的反应。交联聚乙烯能解决该领域难以解决的磨损碎屑问题吗?现在还有许多问题尚待解决,这将为今后的研究提供一个广阔的空间,涉及临床、生物力学、生物学和生理学各领域。如今成本效益分析也是一个需要关注的问题。考虑到今后日益突出的研究经费、公众/政府接纳程度、存取控制以及资源和债务问题,解决所面临的这些问题对于全髋关节置换的发展是十分重要的。

(黄强 裴福兴 译 李世民 校)

参考文献

1. Amstutz HC, Clarke IC, Christie J, Graff-Radford A: Total hip articular replacement by internal eccentric shells. Clin Orthop 128:261, 1977.
1a. Amstutz HC: Arthroplasty options for advanced osteonecrosis. Orthopedics 23:927–928, 2000.
2. Barton JR: On the treatment of ankylosis by the formation of artificial joints. North Am Med J 3:279, 1827.
3. Bateman JE: Experience with a multi-bearing implant in reconstruction for hip deformities [abstract]. Orthop Trans 1:242, 1977.
4. Beckenbaugh RD, Ilstrup DM: Total hip arthroplasty: A review of 333 cases with long follow-up. J Bone Joint Surg 60A:306, 1978.
5. Berry DJ, Kessler M, Morrey BF: Maintaining a hip registry for 25 years. Clin Orthop 344:61, 1997.
5a. Berry DJ, Harmsen WS, Cabanela ME, Morrey BF: Twenty-five-year survivorship of two thousand consecutive primary Charnley total hip replacements: factors affecting survivorship of acetabular and femoral components. J Bone Joint Surg Am 84-A:171–177, 2002.
6. Beveridge C, Sabiston A: Methods and benefits of cross-linking polyolefins for industrial applications. Mater Des 8:263, 1987.
7. Bohlman HR: Replacement reconstruction of the hip. Am J Surg 84:268, 1952.
8. Bombelli R, Gerundini M, Aronson J: Early results of the EM isoelastic cementless total hip prosthesis: 300 consecutive cases with two-year follow-up. *In* The Hip: Proceedings of the 12th Open Scientific Meeting of the Hip Society. St. Louis, CV Mosby, 1984, p 33.
9. Boutin P: Alumina and its use in hip surgery. Presse Med 79:639, 1971.
10. Cabanela ME: Bipolar endoprosthesis: Mayo Clinic experience with comparison between cemented and uncemented femoral stems. *In* The Hip, Proceedings of the 12th Open Scientific Meeting of the Hip Society. St. Louis, CV Mosby, 1984, p 68.
11. Cabanela ME, Coventry MB, MacCarty CS, Miller WE: The fate of patients with methyl methacrylate cranioplasty. J Bone Joint Surg 54A:278, 1972.
12. Capello WN, Trancik TM: The Indiana experience. *In* The Hip, Proceedings of the 10th Open Scientific Meeting of the Hip Society. St. Louis, CV Mosby, 1982, p 167.
13. Charnley J: Anchorage of the femoral head prosthesis to the shaft of the femur. J Bone Joint Surg 42B:28, 1960.
14. Charnley J: Acrylic Cement in Orthopaedic Surgery. Edinburgh, E & S Livingstone, 1970.
15. Charnley J: Total hip replacement by low-friction arthroplasty. Clin Orthop 72:7, 1970.
16. Charnley J: Evolution of total hip replacement. Ann Chir Gynecol 71:103, 1982.
17. Coventry MB: A historical perspective and the present status of total hip arthroplasty. *In* Excerpta Medica International Congress Series. New York, Elsevier, 1983, p 11.
18. Coventry MB, Beckenbaugh RD, Nolan DR, Ilstrup D: 2,012 total hip arthroplasties: A study of postoperative course and early complications. J Bone Joint Surg 56A:273, 1974.
19. Drabu KJ, Ring PA: Uncemented acetabular cups in dysplastic and protrusio acetabuli. Clin Orthop 210:173, 1986.
20. Eicher P: "Orthopedic Letters Club." Orthop Lett Club August 27, 1951.
21. Engh CA: Hip arthroplasty with a Moore prosthesis with porous coating: A five-year study. Clin Orthop 176:52, 1983.
22. Fitzgerald RH Jr, Nolan D, Ilstrup D, et al: Deep wound sepsis following total hip arthroplasty. J Bone Joint Surg 59A:847, 1977.
23. Freeman MAR, Cameron HU, Brown GC: Cemented double cup arthroplasty of the hip: A five-year experience with the ICLH prosthesis. Clin Orthop 134:41, 1978.
24. Galante JO, Rostoker W, Lueck R, Ray RD: Sintered fiber metal composites as a basis for attachment of implants to bone. J Bone Joint Surg 53A:101, 1971.
25. Gerard Y, Segal PH, Bedoucha JS: Hip arthroplasty by matching cups. Rev Chir Orthop 60(Suppl 2):281, 1984.
26. Giliberty RP: Low-friction bipolar hip endoprosthesis. Int Surg 62:38, 1977.
27. Goldring SR, Schiller AL, Roelke M, et al: The synovial-like mem-

brane at the bone-cement interface in loose total hip replacements and its proposed role in bone lysis. J Bone Joint Surg 65A:575, 1983.
28. Griss P, Silber R, Merkle B, et al: Biomechanically induced tissue reactions after Al_2O_3 ceramic hip joint replacements: experimental and early clinical results. J Biomed Mater Res 7:519, 1976.
29. Haboush EJ: A new operation for arthroplasty of the hip based on biomechanics, photoelasticity, fast-setting dental acrylic, and other considerations. Bull Hosp Joint Dis 14:242, 1953.
30. Judet J, Judet R, LaGrange J, Dunoyer J: Resection Reconstruction of the Hip: Arthroplasty with Acrylic Prosthesis. Edinburgh, E & S Livingstone, 1954.
31. Judet R, Siguier M, Brumpt B, Judet T: Prosthàese totale de hanche en poro-máetal sans ciment. Rev Chir Orthop 64(Suppl 2):14, 1978.
32. Kavanagh BF, DeWitz M, Ilstrup D, et al: Charnley total hip arthroplasty with cement: 15 year results. J Bone Joint Surg 71A:1496, 1989.
33. Knahr K, Salzer M, Plenk H Jr, et al: Experience with bio ceramic implants in orthopedic surgery. Biomaterials 22:98, 1981.
34. Lord GA, Hardy JR, Kummer FJ: An uncemented total hip replacement: Experimental study and review of 300 madreporique arthroplasties. Clin Orthop 141:2, 1979.
35. McKee GK, Watson-Farrar J: Replacement of arthritic hips by the McKee-Farrar prosthesis. J Bone Joint Surg 48B:245, 1966.
36. McKeever DC: Biomechanics of hip prosthesis. Clin Orthop 19:187, 1961.
37. MeKellop H, Shen FW, Lu B, et al: Effect of sterilization method and other modifications on the wear resistance of acetabular cups made of ultra-high molecular weight polyethylene. A hip simulator study. J Bone Joint Surg 82A:1708, 2000.
38. Mittelmeier H, Harms G: Present day state of cement-free anchoring of combined ceramics-metal prostheses. Z Orthopaed 117:478, 1979.
39. Moore AT: Metal hip joint: A new self-locking vitallium prosthesis. South Med J 45:1015, 1952.
40. Moore AT, Bohlman HR: Metal hip joint: A case report. J Bone Joint Surg 25:688, 1943.
41. Morrey BF: The Mechanical, Biological, and Clinical Basis of Joint Replacement Arthroplasty. New York, Raven Press, 1993.
42. Morrey BF, Adams RA, Kessler M: A conservative femoral replacement for total hip arthroplasty. J Bone Joint Surg 82B:952, 2000.
43. Morscher EW, Dick W: Cementless fixation of "isoelastic" hip endoprosthesis manufactured from plastic materials. Clin Orthop 176:77, 1983.
44. Müller ME: Total hop prostheses. Clin Orthop 72:46, 1970.
45. Müller ME: Results 12 years and over [abstract]. Orthop Trans 5:349, 1981.
46. Müller ME: Total hip reconstruction. *In* McCollister EC (ed): Surgery of the Musculoskeletal System. New York, Churchill Livingstone, 1983, p (10):6:223.
47. Murphy JB: Bony lipping of the right acetabular margin and the neck of the femur following a metastatic arthritis; arthroplasty of the hip; cheilotomy. Surg Clin Chicago, Philadelphia, 1915.
48. Ollier LXEK: Traitáe des ráesections et des opáerations conservatrices qu'on pent pratiquáes sur le systàeme osseux. Paris, G. Masson, 1885.
49. Paltrinieri M, Trentani C: A modification of the hip arthroprosthesis. Chir Org 9:85, 1971.
50. Parvizi J, Morrey BF: Bipolar hip arthroplasty as a salvage treatment for instability of the hip. J Bone Joint Surg 82A:1132, 2000.
51. Pauwels F: Der Schenkelhalsbruch ein mechanisches Problem. Stuttgart, Verlage, 1935.
52. Pauwels F: The importance of biomechanics in orthopedics. *In* Ninth Congress of the Sociáetáe Internationale de Chirurgie Orthopáedique et de Traumatologies, Wien, 1963. Wien, Wiener Medizinischen Akademie, 1965.
53. Poss R: Natural factors that affect the shape and strength of the aging human femur. Clin Orthop 274:194, 1992.
54. Ring PA: Replacement of the hip joint. Ann R Coll Surg 48:344, 1971.
55. Ring PA: Ring UPM total hip arthroplasty. Clin Orthop 176:115, 1983.
56. Russotti GM, Coventry MB, Stauffer RN: Cemented total hip arthroplasty with contemporary techniques: A five-year minimum follow-up study. Clin Orthop 235:141, 1988.
57. Salzer M, Knahr, Locke N, Stark N: Cement-free bioceramic double-cup endoprosthesis of the hip joint. Clin Orthop 134:80, 1978.
58. Scales JT: Arthroplasty of the hip using foreign materials: A history. Presented at the Symposium on Lubrication and Wear in Living and Artificial Human Joints, Institution of Mechanical Engineers, Bridgewalk. London, Westminster, 1967.
59. Smith-Petersen MN: Arthroplasty of the hip. A new method. J Bone Joint Surg 37A:269, 1939.
60. Stauffer RN: Ten-year follow-up study of total hip replacement; with particular reference to component loosening. J Bone Joint Surg 64A:983, 1982.
61. Thompson FR: Two and a half years' experience with a vitallium intramedullary hip prosthesis. J Bone Joint Surg 36A:489, 1954.
62. Thomson JEM, Ferciot CF, Bartels WW, Webster FS: The "light bulb" type of prosthesis for the femoral head. Surg Gynecol Obstet 96:301, 1953.
63. Valls J: A new prosthesis for arthroplasty of the hip. J Bone Joint Surg 34B:308, 1952.
64. Venable CS, Stuck WG: The Internal Fixation of Fractures Springfield, IL, Charles C Thomas, 1947.
65. Wagner H: Surface replacement arthroplasty of the hip. Clin Orthop 134:102, 1978.
66. Weber BG: Total hip replacement with rotation-endoprosthesis. Clin Orthop 72:77, 1970.
67. Wiles P: The surgery of the osteoarthritic hip. Br J Surg 45:488, 1957.
68. Wiltse LL, Hall RH, Stenehjem JC: Experimental studies regarding the possible use of self-curing acrylic in orthopedic surgery. J Bone Joint Surg 39A:961, 1957.

第71章

解剖和手术入路

Arlen D. Hanssen

成功实施髋关节成形术的两个基本要素是，全面了解相关的局部解剖以及掌握各种便于手术操作的显露方法。一般说来，绝大多数首次全髋成形术可采用任何一种手术入路，选择何种入路主要受外科医师理念和个人经验的影响。大多数翻修手术可采用众多标准术式中的一种进行显露，但是其选择可能受如下因素影响：翻修原因，前次手术所用的显露方法，待翻修的假体类型，骨缺损的严重程度，以及翻修术拟采用的假体类型[10]。对有解剖变异的复杂原发病例或某些翻修病例来说，几种专门的或可扩展的显露方法可能是首选或必需的。

十多年来，骨科医师对与髋关节成形术相关的解剖，尤其是髋关节新手术入路的介绍，有着浓厚的研究兴趣。因为没有任何一种手术入路适用于所有情况，因此外科医师至少应该熟悉几种不同的手术入路，了解它们的适应证、禁忌证和相关的并发症。接下来的内容要详细讨论与髋关节成形术特别相关的某些解剖学知识。建议读者参阅标准的解剖参考书以了解髋关节解剖的经典描述。

解剖

骨骼学

股骨 股骨近端的外形结构包括股骨头、股骨颈、小转子、大转子和近端股骨干(图 71–1 A,B)。大转子为肌肉腱性部分附着点，外下方转子嵴为股外侧肌的起点。对于切断大转子而使股外侧肌保持连续的几种手术入路来说，这是一个有用的解剖标志[39]。小转子位于后内侧，为髂腰肌提供附着点，而且经常是术中评价股骨颈切断平面的有效标志。

股骨头呈半球形，平均直径为 46 mm(范围为 45~48 mm)；尽管个体间差异很大，但成人颈干角平均为125°(±7°)[22,75,94,108]。颈干角的大小与股骨大小转子、股骨头中心和股骨干的相对位置有关[22,122]。评估这些关系能够为外科医师在髋关节成形术中的检验判断提供重要依据。例如，颈干角显著内翻的髋关节，必须向外侧进入大转子进行扩髓定位以维持扩髓器和最终假体在髓腔内的中立位(图 71–2 A, B)。

目前应用的许多髋关节假体的研发人员都采用135°作为标准颈干角[75]。此角度能有效地减少股骨偏心距，这对髋关节稳定性和外展功能具有重要意义[78]。由于近端股骨髓腔没有统一的形态或大小，因此没有任何一种非水泥固定假体柄能适合所有的股骨[65,94]。要满足假体充填股骨额状面 85%的要求，干骺端需要至少 15 种型号的假体，每个假体有 3 种不同的干骺端构形和 2 种不同的颈干角[75]。

股骨颈的前倾角由股骨颈中轴线与股骨髁所在平面所形成的角决定(见图 71–1)。正常髋关节的成人前倾角平均为 13°(±7°)，然而，骨关节炎患者前倾角平均为 20°(±9°)[107,108]。股骨颈前倾角增大可能促进髋关节骨关节炎的发生[108]。与对照组相比，髋关节发育不良患者的前倾角平均增大 10°~14°，而前倾角与髋关节半脱位严重程度不相关[123]。股骨颈极度倾斜可能使髋关节成形术更加复杂。如果股骨假体过度前倾或后倾放置，髋关节均会不稳定。非水泥固定假体尤其如此，而解剖变异对假体的植入位置要求更加严格。

股骨干骺端有一复杂的三维内部结构，大多数内部参数相互间有显著相关性。颈干角主要与外部结构相关[94]。小转子附近的髓腔宽度与股骨近端的其他所有内部参数密切相关[94]。股骨近端内部形态呈漏斗状。髓腔渐宽指数系指小转子近端 2 cm 处的皮后内宽度与髓腔峡部宽度之比，用于描述该漏斗形状的比例关系[94]。该值与年龄相关，小于 3.0 称为烟囱形髓腔；大于 4.7 称为香槟酒杯形[94]。随着年龄增长，骨内膜扩张

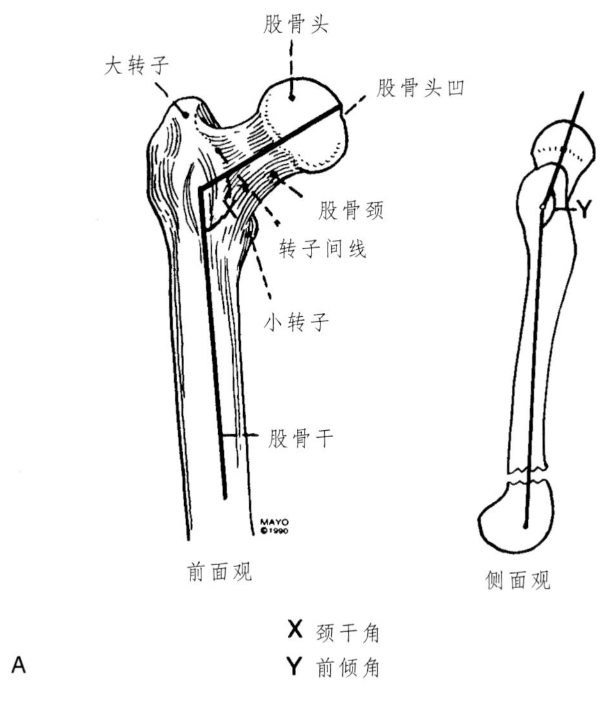

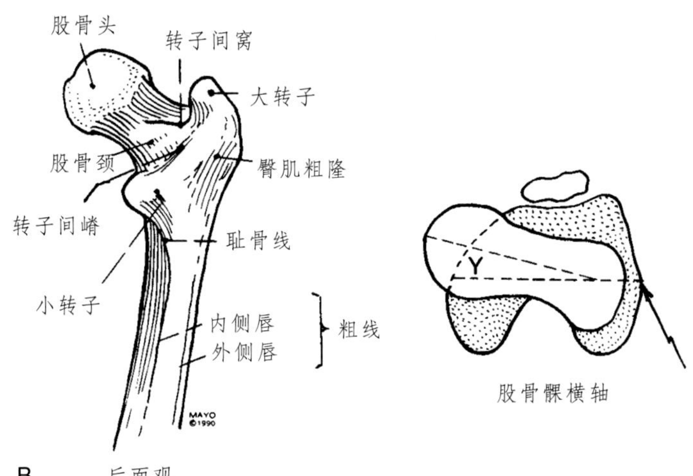

图 71–1　股骨近端外部形态前面观(A)和后面观(B)。X:颈干角;Y:前倾角。

较骨膜沉积快,导致骨皮质变薄,该现象最常见于年龄超过60岁的患者[34,44,105]。通过这些骨皮质形态指数预测松质骨骨密度价值有限[102]。

股骨距是一个致密的垂直骨板，起自小转子下方的股骨干后内侧,是因髂腰肌的牵拉而形成的[131]。股骨距朝着大转子向外侧延伸，形成干骺端漏斗结构。股骨距和内侧骨皮质在近端融合在一起形成股骨颈内侧,常被误称为股骨距。随着年龄增长,骨内膜扩张随之而来,股骨距进行性变薄或消失。中心置入的假体常常与股骨距相接触,使骨水泥套的可用空间最小化[131]。清理股骨距区域可为骨水泥层提供空间,以便从后方和近端支撑骨水泥固定的假体柄[131]。相反,股骨距则能为非水泥固定假体提供良好的后方支撑。

在侧位片上,股骨近端有一干骺端后弓,其在小转子平面与股骨干前弓相交[94]。后弓由前方皮质骨和股骨距形成,平均为 10.7°(范围为 0°~24°)[94]。对于外科医师来说,了解这些相交弓十分重要,因为假体柄最终置入时常常要横过股骨近端的后弓,所以假体是“屈曲”的,尤其是股骨距强度高以及该区域未充分清理时。股骨近端后弓的变化也会改变直柄或解剖弯曲型非水泥假体的适应证。全髋关节成形术后前后位片上假体的内外翻定位取决于肢体的旋转量[2]。这种效

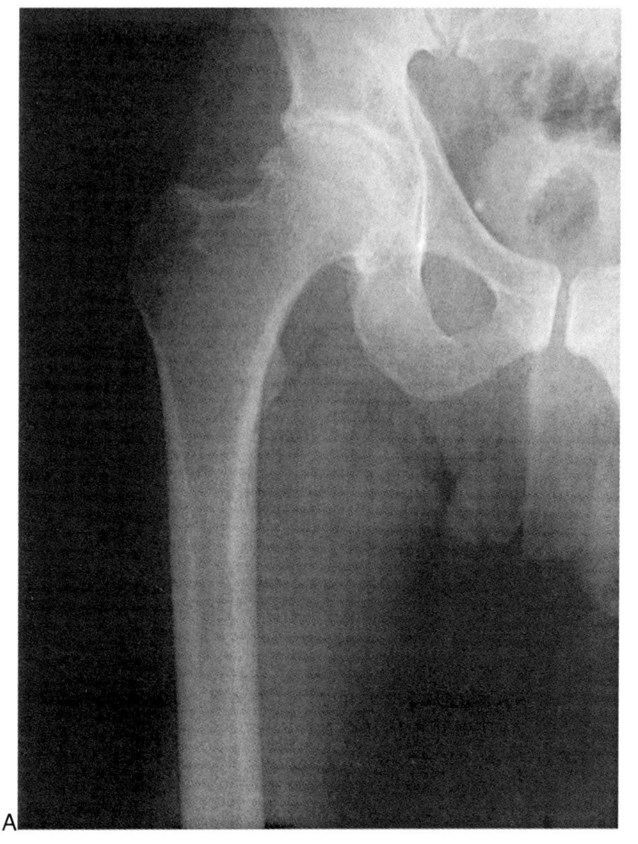

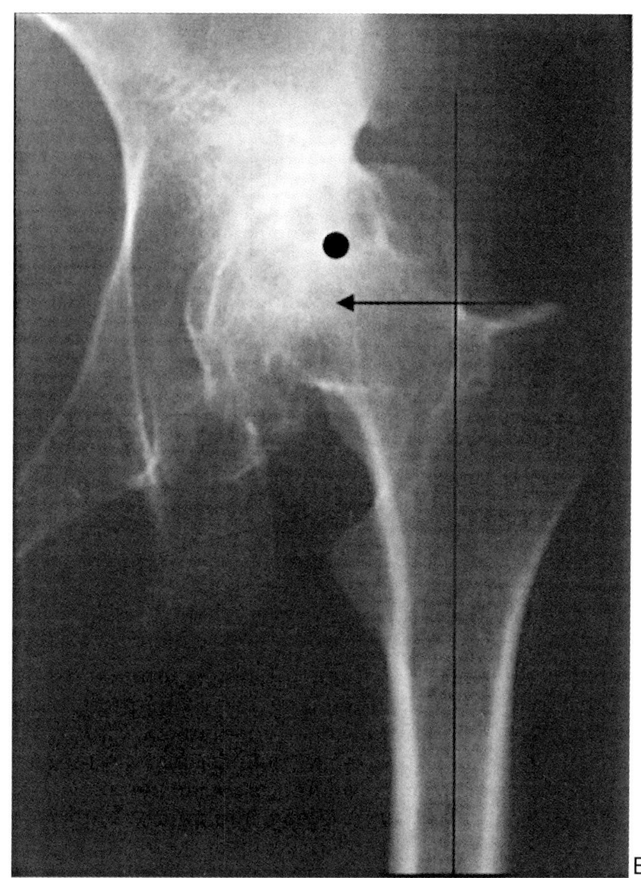

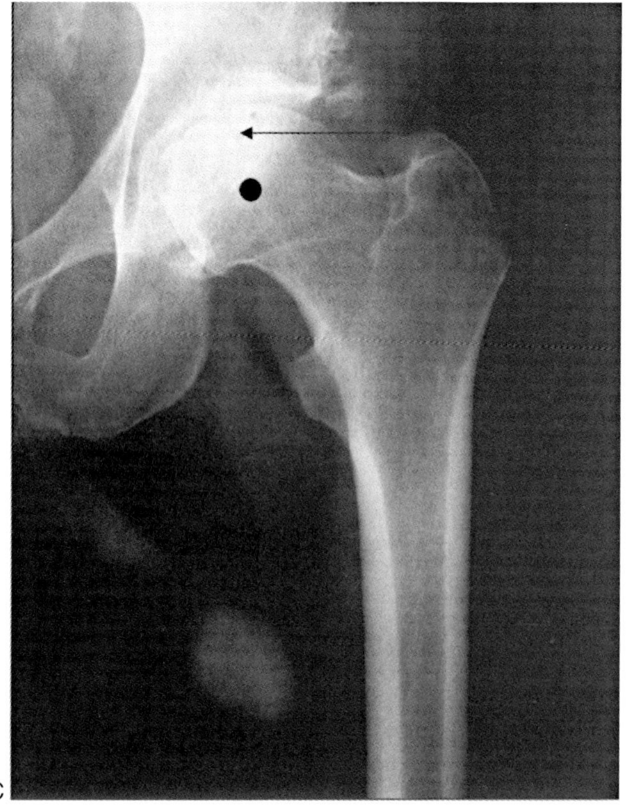

图 71-2 (A)典型股骨头中心通常位于内侧，相对于股骨干而言与大转子尖在同一水平面。(B)随着颈干角的增大，股骨头中心越来越高于大转子，与髓腔轴线越来越近，大转子尖将位于股骨髓腔的更外侧。(C)当颈干角变小成内翻时，这些关系会反向改变。

应被称为假定位，是由股骨弓导致假体末端后置所致。外旋可引起假外翻定位，内旋可引起假内翻定位[2]。

同样，在前后位片上，随着股骨的旋转近端髓腔测量值会发生显著变化[30]。股骨远端髓腔直径受旋转改变的影响不明显。在侧位片上，股骨近端髓腔直径随内旋发生明显改变；而外旋对其并没有影响[30]。了解这一现象很重要，因为如果股骨旋转未达到中立位而过度依赖术前模板测量可能导致假体选择错误；因此，此现象强调了对 X 线投照技术标准化的重要性。

髋臼　坐骨、髂骨和耻骨的融合形成髋臼，为股骨头提供四个功能柱的骨性支撑。外侧柱包括髂骨和上方的穹窿；而耻骨和坐骨以及与之相关的髋臼壁分别组成前柱和后柱。薄的内壁形成最弱的骨柱，最强的骨位于上方和后方[34]。髋臼朝向前方、外侧和下方(图 71–3)，其正常前倾角平均为 17°(±6°)[107]。与股骨颈前倾角不同，髋臼前倾角在骨关节炎患者和正常对照组中是相似的[107]。

从影像学上讲，髋臼的真正位置(真正的股骨头中心)基于水平和垂直指数，这两个指数是通过 Kohler 线和两泪滴连线的交点测得的。如果因创伤、髋关节发育不良或髋臼骨缺失导致双侧髋臼被破坏，则术前确定股骨头的真正中心有重要临床意义。临床遇到的大多数髋臼问题是四个功能柱中有一柱出现骨丢失引起的。这会导致假体缺少结构性支撑或位置不准确。

髋臼骨性结构在所有患者中并不完全一样，在 X 线片上可通过髋臼上方的三角形透 X 线区来界定[27]。此三角形的类型或形状可分为三种；三角形的上方髋臼骨的骨密度可再分为正常透 X 线(Ⅰ期)，垂直和横行骨小梁布满三角区(Ⅱ期)，或被骨和囊肿充填(Ⅲ期)[27]。A 型髋臼的内壁薄，更常见于女性；B 型髋臼通常见于男性；C 型髋臼见于因髋关节发育不良而半脱位的患者。作者强调，固定非骨水泥半球形髋臼杯时，必须仔细关注扩髓深度以及臼杯边缘的压配情况，特别是对于 A3 型髋臼[27]。

软组织

表浅标志　由于周围有大的肌肉包绕，因而难以准确辨明髋关节周围的骨性标志。主要标志包括髂前上棘、髂后上棘、大转子和耻骨联合。尽管对这些标志点有很多创新描述，但除了为髋关节置换术建立手术切口外，它们在全髋关节成形术中并不是特别有用。

关节囊和韧带　髋关节囊是一种坚强的纤维组织，其在前方向下延伸至转子间线，但是在后方却让股骨颈留在关节囊外(图 71–4)。在髋关节退行性病变患者中，关节囊弹性降低且变厚。对后方关节囊的仔细缝合或对后方软组织的修复增强有助于防止后脱位，其可发生于经后侧入路行初次全髋关节成形术中。

肌肉　髋关节周围有 21 块肌肉，因此在全髋关节成形术中某些肌肉有重要的手术意义(表 71–1)。阔筋膜张肌、臀大肌和被称为髂胫束的筋膜增厚部分共同形成肌肉外层。要想进入髋关节，必须分离上述肌肉或髂胫束。髂胫束为阔筋膜张肌和大部分臀大肌提供附着点。髂胫束与股骨干后侧皮质骨有一腱性相连，以限制其在大转子上的前后偏移[58]。行走时，阔筋膜张肌在平衡体重和非负重下肢中起主要作用[45]。屈髋时阔筋膜张肌的前内侧纤维起主要作用，而髋关节外展内旋时后外侧纤维起主要作用[100]。

在外层的下面，臀中肌和臀小肌及其进入大转子的附着点以及关节囊成为手术显露的焦点[23]。正如本章后面所述，设计髋关节手术入路时，应避免分离臀中肌，或者移开外展肌以便于重新附着。臀中肌是一种三叶状肌肉，每叶都有一独立的神经支配[45]。肌电图

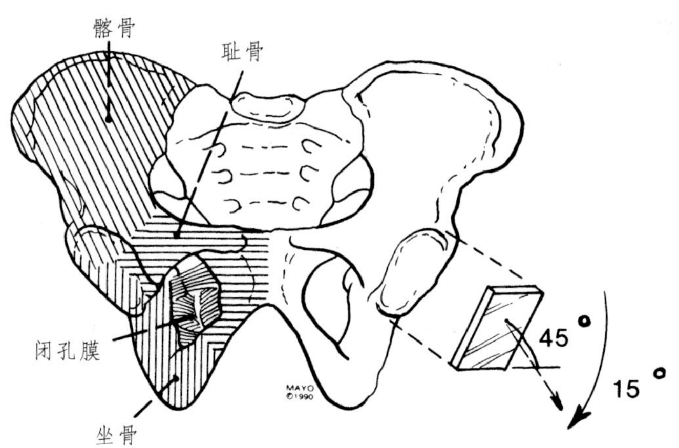

图 71–3　髋臼 45°朝向下方，15°朝向前方，而不是朝向正侧方。

研究显示的是肌叶分期功能，而不是肌肉的总体活动。臀中肌和覆盖大转子的厚骨膜与股外侧肌的筋膜相连，形成一个功能性肌筋膜单元[77]。

臀小肌止于髋关节囊的前上部分和大转子前下部分。其在大转子上的附着点在外形上变化较大，从不规则的L形到三角形[7]。因为整个臀小肌和臀中肌后部的主要功能是在行走过程中将股骨头稳定于髋臼内，所以闭合切口时，应该非常仔细地进行准确的复置以恢复其止点[7,45]。

短的外旋肌群包括梨状肌、闭孔外肌、闭孔内肌、上孖肌、下孖肌和股方肌。梨状肌是了解骨盆后方神经血管解剖的关键。臀上神经和臀上动脉在梨状肌上方进入臀部，其他所有神经血管都在梨状肌下方进入。短外旋肌群附着于股骨后外侧和大转子。髋关节后侧入路会遇到这些肌肉，这些肌肉可对坐骨神经提供附加保护。

尽管股外侧肌并未跨越髋关节，但在髋关节成形术中经常是显露的一部分。为进入股骨干，通常需要将股外侧肌和臀中肌一起进行骨膜下剥离或分离。保持这些肌肉的功能连续性便可将其看做是一个二腹肌。这些变异将在本章外科显露一节详细叙述。

其余肌肉在髋关节成形术显露时不经常遇到，除非应用前侧入路。行前侧入路时，缝匠肌及其与阔筋膜张肌的解剖关系以及与股外侧皮神经的关系十分重要。前侧入路时还会遇到股直肌，偶尔需松解其覆盖髋臼前上方的返折头以便于手术显露。

髂腰肌肌腱附着于小转子后内侧，具有屈曲和外旋髋关节的功能。偶尔需进行附着点松解以缓解严重的屈曲挛缩，或增加复杂翻修术的显露，尤其是当仅翻修髋臼假体时[117]。严重内收挛缩（如帕金森患者中所见）还可能需要松解内收肌群。

神经血管结构

血管 髋关节动脉解剖的深入研究主要强调的是股骨头血供的发育时期和成人期。此议题已超出本章讨论范围，推荐读者参阅标准的解剖学教科书以及关于股骨头广泛血供的已发表文献。对股骨近端和髋臼区其余结构的动脉血供关注较少。对外科医师来

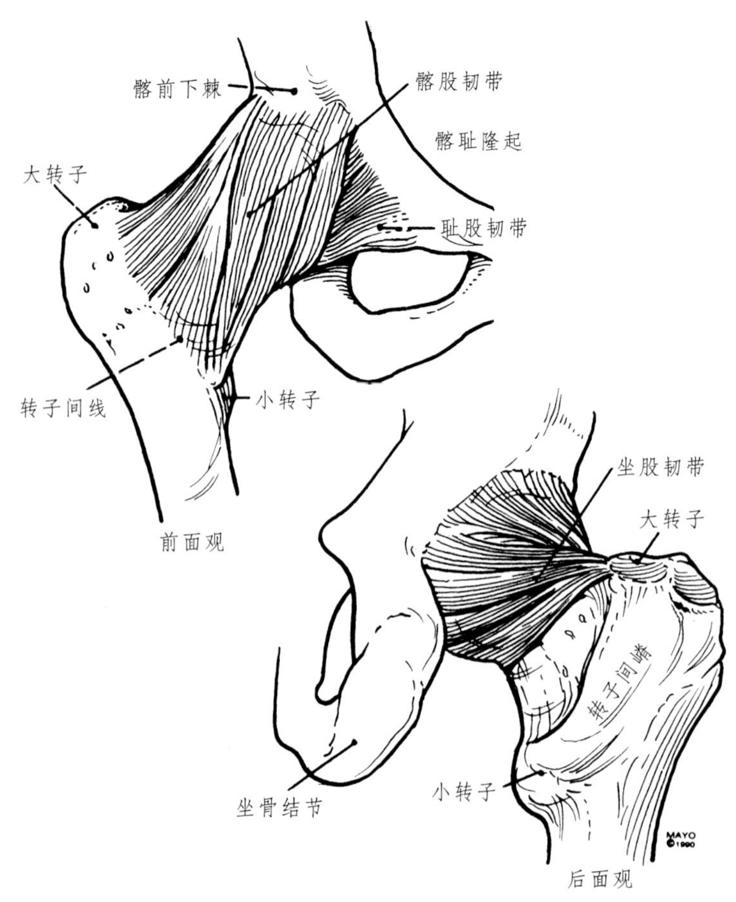

图 71-4 髋关节囊前方由坚强的髂股韧带加固，止于股骨颈下方。后方关节囊比较薄，因而大部分股骨颈位于关节囊外。

表 71-2　不同设计类型肱骨头置换术的效果

主要功能	肌肉	神经	神经支配节段	次要功能
伸直	臀大肌	臀下神经	L5-S1	外旋，内收
	半膜肌	胫神经	L5-S1	内旋
	半腱肌	胫神经	L5-S1	内旋
	股二头肌(长头)	胫神经	L5-S1	
	大收肌(后部)	胫神经	L4-S1	内旋
屈曲	髂腰肌	髂腰肌神经	L2-L4	内收，外旋
	耻骨肌	股神经或闭孔神经	L2-L3	内收
	股直肌	股神经	L2-L3	
	缝匠肌	股神经	L2-L3	外旋，外屈，外旋(向后)
外展	臀中肌	臀上神经	L4-S1	内旋(向前)
	臀小肌	臀上神经	L4-S1	屈曲，内旋
	阔筋膜张肌	臀上神经	L4-L5	屈曲，内旋
内收	短收肌	闭孔神经	L3-L4	屈曲
	长收肌	闭孔神经	L2-L3	屈曲
	大收肌(前部)	闭孔神经	L3-L5	屈曲
	股薄肌	闭孔神经	L3-L4	屈曲
	闭孔外肌	闭孔神经	L3-L4	外旋
外旋	梨状肌	梨状肌神经	L3-L4	
	闭孔内肌	闭孔内肌神经	S1-S2	
	上孖肌	股方肌神经	L5-S2	
	下孖肌		L5-S1	
	股方肌			

说，掌握这些血管的解剖是极为重要的，不仅能减少术中出血和血管并发症，而且能避免骨的广泛缺血。解剖结构上主要有 7 条大动脉供应髋关节区域（图 71-5）。

股骨头血供主要来源于旋股内侧动脉的深支[41]。经后侧入路行非假体置换的髋关节重建术时，准确掌握旋股内侧动脉关节囊外的解剖结构有助于预防股骨头的医源性缺血坏死[41]。旋股内侧动脉起自股深动脉或股动脉，向后穿行于髂腰肌和耻骨肌之间。它发出分支到内收肌群、股薄肌和闭孔外肌，而且常与闭孔动脉相汇合。

在梨状肌上缘进行分割时，最容易损伤臀上动脉。该危险点可按如下定位：髂骨后上棘前方三指宽处以及髂嵴远端三指宽处。当臀上动脉和臀上神经一起横行于髋臼缘上方约 4~6 cm 时，其深支也可能受到损伤。臀上动脉为髋臼上方区域、髋臼后缘、小部分大转子、臀中肌和部分臀大肌供血。

臀下动脉于梨状肌下方和坐骨神经内侧进入臀部。其横支经过坐骨神经后内侧，发出一分支下行进入坐骨神经。横支沿后侧髋臼到达短外旋肌群的附着点并为其供血。一深支从前方沿坐骨下行至外侧闭孔窝并与闭孔动脉相汇合。

闭孔动脉起自髂外动脉，于横韧带下方发出一分支进入髋臼窝。去除髋臼窝脂肪后，此分支偶尔会引起持续出血。旋股外侧动脉源于股深动脉或偶尔源于股动脉。它为髂腰肌、股外侧肌和股内侧肌，并发出一分支进入阔筋膜张肌。Smith-Petersen 入路时会遇到此动脉，应予以结扎[118]。

第一穿动脉为大小转子的后侧供血。该条大血管横行于大收肌上方，位于臀大肌附着点下方。此分支也为臀大肌和大收肌供血。滋养动脉于峡部正上方进入骨干，供应髓腔动脉血供。与近端和远端干骺端动脉相汇合为整个股骨干提供主要血供。骨膜动脉通过筋膜附着点进入骨干并为其供血。

大转子血供的三大来源：主要为臀中肌和臀小肌供血的髂内动脉，主要为股外侧肌供血的旋股外侧动脉降支，以及旋股外侧动脉的横支[91]。在标准大转子截骨术中，来自旋股外侧动脉横支和降支的血供将丧

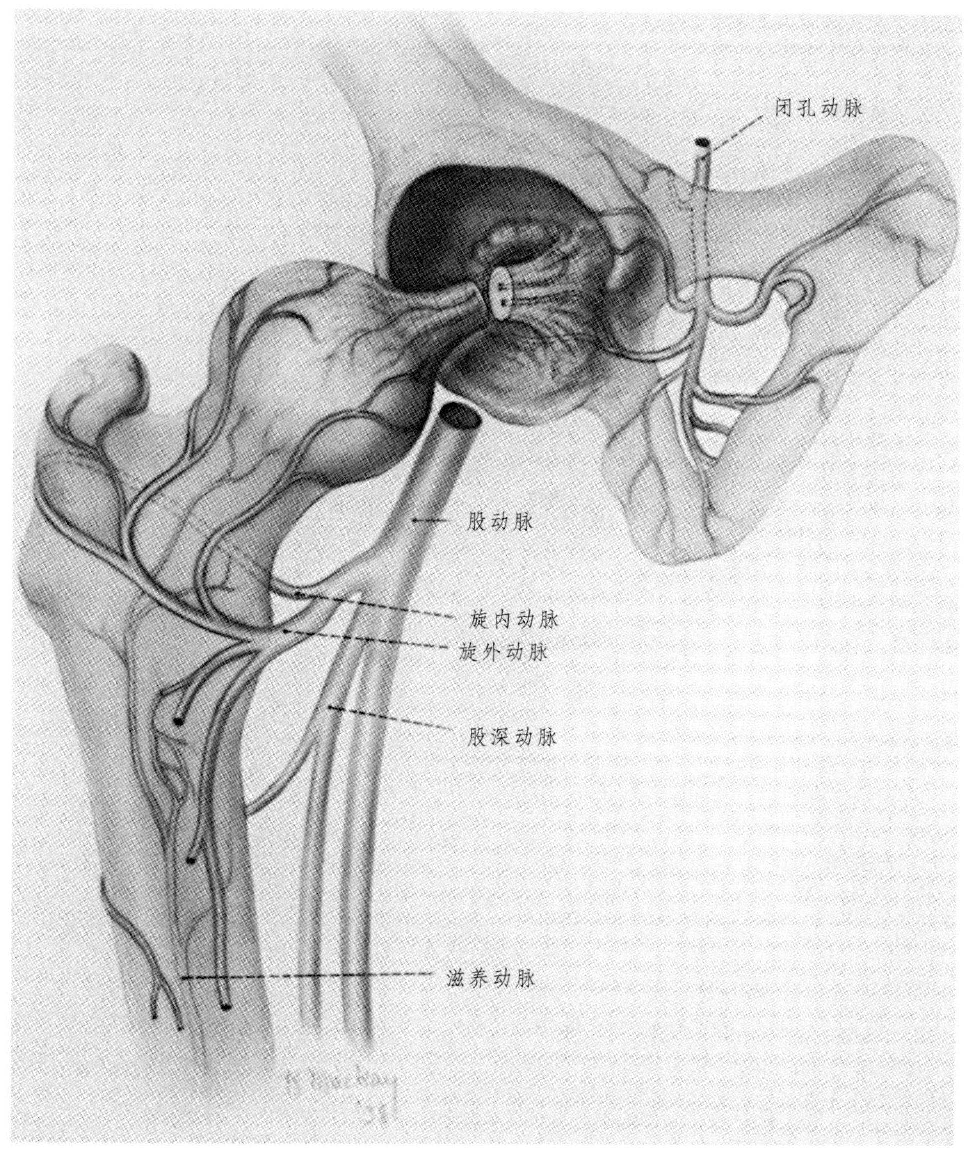

图 71-5 股骨近端动脉解剖示意图示出其接受闭孔动脉、旋内动脉、旋外动脉和滋养动脉血液供应。其他血供源自臀上动脉、臀下动脉和第一穿支动脉。

失,提示最好行二腹肌转子截骨术才能更好地保护转子血供。兔动物模型表明,提离股外侧肌对转子血流影响很小,而去除臀小肌和臀中肌或外展肌的显露则会显著降低转子的血流[90]。

尽管髋关节术中主要血管损伤少见,但估计其发生率为 0.25%[89]。术中严重动脉或神经损伤的发生机制在文献中已有详细论述[53,68,89]。最近骨外科医师对髋臼周围神经血管解剖和对非骨水泥髋臼假体采用髋臼螺钉固定所伴发的并发症有了新的认识[34,59,63,127]。据报道,髋臼区域置入螺钉时对髋臼进行四象限定位有助于避免神经血管并发症(图 71-6)[127]。在真正髋臼区域应用螺钉固定时,应避开前上象限和前下象限,以防止损伤到髂外动静脉、闭孔动静脉和闭孔神经。损伤可发生于钻孔、测深、攻丝或拧入螺钉时。在复杂的首次或翻修髋关节成形术中,当插入髋臼架或髋臼高位放置需行螺钉固定时,这种髋臼四象限定位系统并不可靠,因为向后方置入螺钉时也有损伤骨盆内的神经血管结构的可能性。要准确定义真正髋臼上方区域的髋臼周围神经血管解剖需要做进一步研究。为避免这些神经血管并发症,必须准确掌握相关解剖知识和动脉损伤机制。

神经 髋关节囊分布着丰富的感觉神经,其外科意义令人质疑。尽管保留髋关节囊可以保留髋关节本体感受,但是关节囊全切也可以提供关节成形术后更

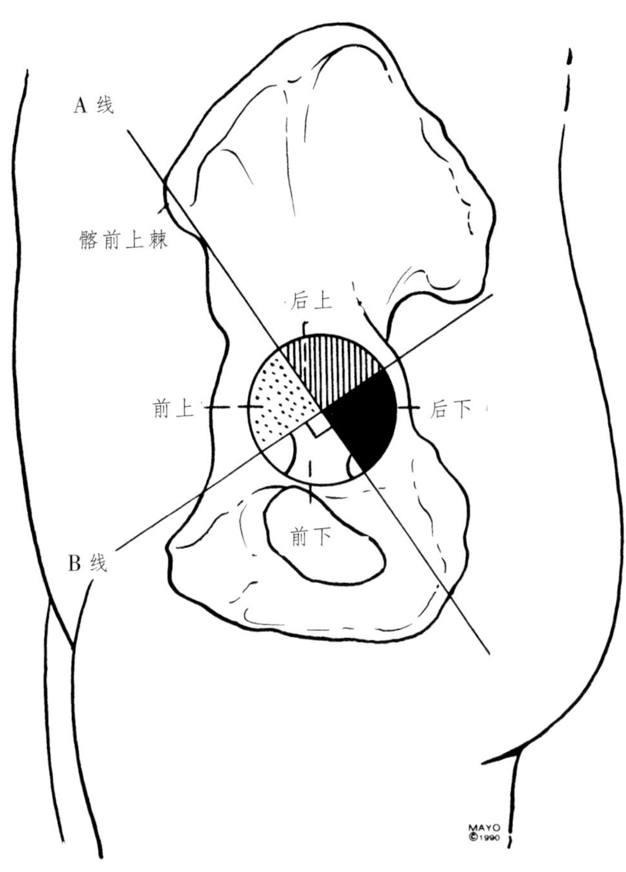

图 71-6 Wasielewski 和 Rubash 的髋臼四象限定位系统[127]。钻孔、攻丝或螺钉固定髋臼假体时，应避开前上象限和前下象限，以使骨盆内血管神经并发症最小化。

彻底的疼痛缓解。经直外侧切口行首次髋关节成形术后，76%的患者有后侧皮肤麻木；然而所有患者都认为这并不重要[17]。

髋关节成形术中对手术有重要意义的神经包括股外侧皮神经、股神经、臀上下神经和坐骨神经。全髋关节成形术后单纯临床评估会低估神经损伤的发生率[129]。必须认识到，术前肌电图检查中大约 48%患者有臀上神经慢性损伤[61]。肌外侧皮神经在髂前上棘下方约 2~3 英寸处于阔筋膜张肌和缝匠肌之间穿入深筋膜，因此该神经的损伤最常见于髋关节经前侧入路显露时。分离或处理阔筋膜张肌进入髋关节可以降低股外侧皮神经损伤的发生率。虽然股神经远离髋关节成形术的手术解剖范围，但过分牵拉或错误放置拉钩仍可能导致股神经麻痹。据文献报道，用异体结构骨重建髋臼前壁时会使股动脉和股神经受压[12]。Watson-Jones 前外侧入路伴发的股神经麻痹发生率较高[125]。在连续 1000 例髋关节成形术病例中，翻修手术比首次手术的神经麻痹发生率高，且与手术入路无关[92]。与特定手术入路相比较，解剖变异和手术的复杂程度与神经损伤有更强的因果相关性。

坐骨神经一直受到髋关节外科医师的重视和高度关注（图 71-7）。在第 105 章中详述了与髋关节成形术相关的坐骨神经损伤。后侧入路坐骨神经损伤的发生率较高，然而一项研究驳斥了这一传统看法[129]。在经粗隆入路向外侧牵拉股骨近端以及经后侧入路向前方牵拉股骨近端期间，术中肌电图均显示坐骨神经发生了变化[104]。

髋关节成形术中识别坐骨神经的最可靠方法是找到臀大肌肌腱在股骨后外侧的附着点。坐骨神经位于此附着点近端和内侧各两指宽处，通常被厚层胞状脂肪组织所包裹。需显露坐骨神经时，此处很容易找到坐骨神经，向近端追踪即可将其从瘢痕组织和假关节囊中分离出来。后侧入路显露髋关节时，将短外旋肌群向内侧牵开可附加保护坐骨神经。术中须小心将拉钩插入在后壁后方。

尽管臀上神经损伤主要伴发于直外侧入路和经臀入路，但肌电图记录的该神经亚临床损伤也可见于后侧、外侧或后外侧入路[1,21]。肌肉分离时的直接创伤或牵拉肌肉时的牵拉伤都可能损伤臀上神经。采用经臀入路时，术中肌电图显示，臀上神经激惹首先发生于臀中肌分离时，随后发生于为显露髋臼而增强肌肉牵拉时，最后发生于为处理股骨而摆动下肢时[116]。

臀上神经自后向前在臀中肌和臀小肌的肌间隙内走行，在坐骨切迹水平分成 3 支。这些神经分支进入臀肌肌腹下面后呈八字分布，平均有 7 支（4~10 支）进入臀中肌，有 1~3 支进入臀小肌[57]。最下方的分支距髋臼上缘平均为 4.91 cm[136]。然而其他研究人员却发现深下支到髋臼上缘的平均距离为 25 mm[29]。

当以大转子上缘中点为参照时，有研究表明安全区可向近端延伸 5 cm[28,57]。在另一项研究中，测量出转子尖到臀上神经的平均距离为 7.82 cm（范围为 6.3~8.4 cm）[36]。不同的是，其他作者报道的臀上神经走行距大转子尖仅 3 cm 远[11,93]。另一项研究结果在一定程度上解决了这些研究间的差异，其将下列区域定义为安全区：转子尖上方和后方 7 cm，转子后角上方 5 cm 和前角上方 3 cm[66]。临床表明，采用直外侧入路行初次髋关节成形术时，约有 95%的患者病人臀肌近端分离可成功限定在距转子尖 5 cm 范围之内[24]。

手术入路

设计一个良好手术入路的前提是能提供充分的显露并易于解剖定位，以便使手术过程能准确而安全地实施。主要考虑因素是最大限度减少对重要功能结构的破坏，提供尽可能接近于正常的外展肌力，以及避免神经血管损伤。建立皮肤切口时应使手术显露最大化，而且要尽可能包括陈旧的手术瘢痕组织。然而，优先考虑的是获取必要的手术显露，而且与膝关节不同，髋关节的切口可与陈旧瘢痕相交或与其平行而不必将其包括在内。小切口，尤其是位置不恰当的小切口，很难获得合适的手术显露并且会损伤组织。切口应足够大以便完成手术，并防止过度牵拉和创口边缘浸软。

目前已有大量髋关节成形术手术入路的报道，然而近十多年来，针对复杂的初次和翻修髋关节成形术开发新手术入路的兴趣都有增无减[14,76]。因潜在疾病或

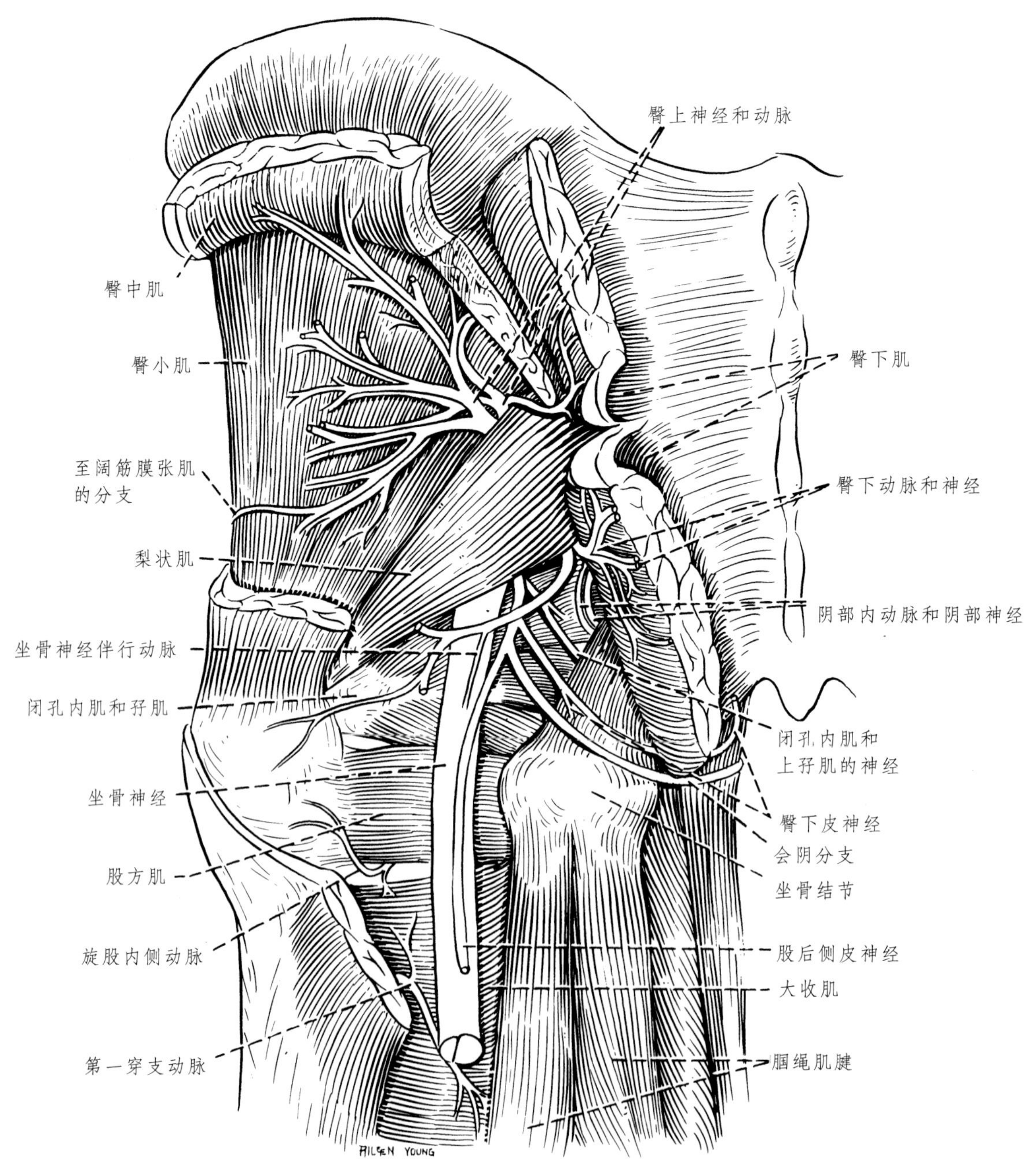

图 71–7 髋关节周围血管神经结构的后侧观。注意梨状肌的位置是定位这些结构的关键。

以往手术引起的解剖变异或者手术专长和个人理念常支配某一特定手术入路的选择。存在有可能难以去除的假体或者要使用需要扩大术野的假体,也会影响手术入路的选择。

McFarland 和 Osborne 依据臀中肌肌腱是否能保持完整对现有手术入路进行了分类,能保持完整者为前侧入路和后侧入路,而其他入路都涉及臀中肌肌腱起点或止点的分离[77]。据他们讲,将相连续的股外侧肌和臀中肌一起移开来获得显露,导致了髋关节经臀肌或直外侧入路的发展[6,47]。他们这种依据外展肌群和进入关节囊途径的分类方法,并不能完全适用于一些新的手术入路。以下描述的标准可用于拓展髋关节手术入路的分类。

前侧入路通过缝匠肌与阔筋膜张肌肌间隙来显露髋关节,它有几种变异型,其中包括分离或切断部分阔筋膜张肌[69,118]。一般来说,除非松解部分臀中肌附着点或行转子截骨,前侧入路的显露范围有限。前外侧入路可进入阔筋膜张肌和臀中肌之间的肌间隙。通常,为增加显露需剥离臀中肌附着点的前侧部分,带不带下面的骨片均可[86,87,119,120,128]。采用前侧或前外侧入路时,髋关节向前方脱位。后侧入路要沿肌纤维方向在不同平面分离臀大肌。将短外旋肌群在其附着点附近切断或者将其与关节囊或小骨块一起从股骨后外侧移除[42,56,74,83,96,115]。后侧入路臀中肌肌腱不受干扰,髋关节向后方脱位。

外侧入路需借助不同方法移开外展肌群。行转子截骨同时切断臀中肌和股外侧肌之间的筋膜,便可向上方移开外展肌群[9,16,81]。通过转子截骨同时行股外侧肌骨膜下剥离,可向前连在一起移开臀中肌、大转子和股外侧肌[70]。为维持筋膜连续性而纵向分离臀中肌和股外侧肌,可向前或向后移开此功能单元,带不带下方的转子骨片均可[6,8,13,18,26,32,36,38,40,43,47–49,52,55,67,73,79,85,88,121]。可将由股外侧肌近端及其筋膜与臀中肌和臀小肌组成的 V 形肌筋膜瓣反折,使其远离近端股骨以便进入整个髋关节囊[80]。此时髋关节可向前或向后脱位。

联合方法整合几种不同入路的特点以增加显露[64,71]。它增大了手术切开范围,因此常用于翻修关节成形术或复杂的初次关节成形术。扩展入路常用经股骨或延伸的转子截骨术来移开与近端股骨相连续的外展肌群[3,35,46,62,132]。因为这些扩展入路允许从前方和后方进入关节囊,所以在翻修术中应用非常广泛。腹膜后入路尽管很少应用,但对某些特殊适应证来说非常有用[31,103,111]。

前侧入路

在所有入路中,前侧入路最符合生理学基础,因为其入路间隙是缝匠肌(股神经)和阔筋膜张肌(臀上神经)之间真正的"神经性"间隙。不过在最近几年主张采用前侧入路行髋关节成形术者已有所减少[69,118]。

Light 和 Keggi 提出的一种髋关节成形术前侧入路在下一段将详细描述(图 71–8)。这种前侧入路对髋臼有良好的显露,而且不破坏外展肌群。该入路的要素是皮肤切口与肌间隙平面不一致。分离阔筋膜张肌而不是进入阔筋膜张肌和缝匠肌的肌间隙,以降低股外侧皮神经损伤的发生率。

操作方法(Light 和 Kaggi)[69]

患者取仰卧位,骶骨下垫沙袋。做弧形横行切口,从髂前上棘至大转子顶点。将阔筋膜张肌沿其前内侧部分顺着肌纤维纵向分离,以显露髋关节。向后牵拉阔筋膜张肌,向前牵拉股直肌和缝匠肌。结扎旋股外侧动脉的升支。切除前方关节囊,必要时松解后方关节囊和阔筋膜张肌的髂嵴起点,以增大近端股骨的显露。为保持臀中肌和股外侧肌群连续性只要行从前向后的转子截骨即可,不过很少需要这样做[39]。外旋下肢有利于股骨扩髓。植入假体后,修复阔筋膜张肌并逐层闭合伤口。

前外侧入路

前外侧入路的特点是经阔筋膜张肌和臀中肌的肌间隙进入[13,87,128]。尽管早期学者推荐患者取仰卧位,但是侧卧位能为助手提供更好的视野,而且更容易进入髋关节后部。在梅奥诊所,一些外科医师仍一直应用改良的 Müller 前外侧入路行初次髋关节成形术[25,84,87]。

操作方法(改良 Müller)[25]

患者取侧卧位,借助加垫的可透 X 线骨盆固定架挤压耻骨和骶骨来牢固支撑骨盆(图 71–9)。骨盆准确摆位后将其垂直于手术床固定好,手术床平行于地面,这可使外科医生能准确放置假体。皮肤消毒准备,铺单,注意使肢体易于活动。备一无菌横袋以容纳髋关节脱位后的下肢。切口要恰好以大转子为中心,沿股骨干向远方切开。近端切口可直线或朝髂后上棘向后方弧形延长,以便于股骨髓腔准备时的显露(图 71–10)。

切开皮肤和皮下组织后,沿纵向分开髂胫束并用 Charnely 型自动保持牵开器定位(图 71–11)。切除大转子滑囊,以显露大转子前方臀中肌止点。切断前侧

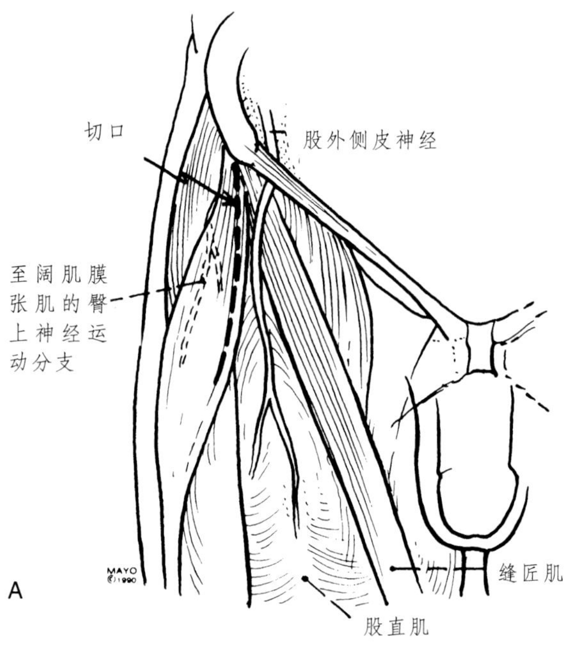

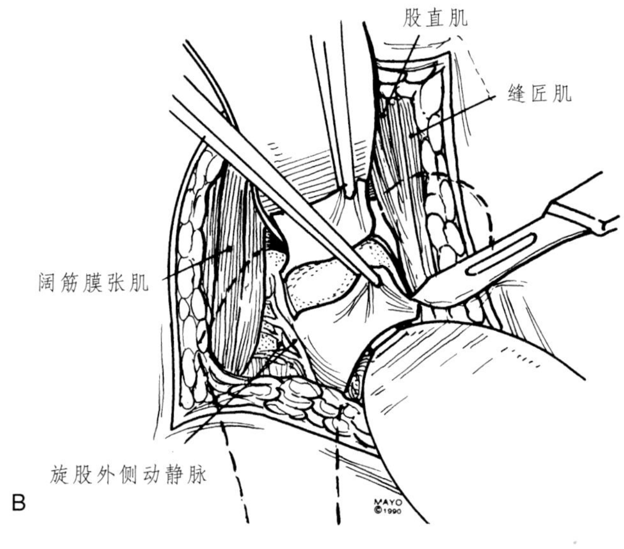

图 71-8 Light 和 Keggi 的前侧入路 (A)[69]。沿阔筋张肌前缘纵向将其分离。注意其内侧的股外侧皮神经(B)。向前牵拉股直肌和缝匠肌,向后牵拉阔筋膜张肌,结扎旋股外侧动脉的升支以显露髋关节囊。

和远端臀中肌肌腱附着点,保留一组织袖,然后向后侧朝大转子尖方向继续分离。沿肌纤维向上分离臀中肌,至髋臼上缘近端约 3 cm 处。向前方和头侧牵拉臀中肌,以显露臀小肌肌腱,然后轻度屈曲和外旋下肢以便于臀小肌分离。用钝性宽骨膜剥离器或行锐性切开以分离臀小肌和前方关节囊。然后向前上方牵拉臀肌,并用 Charnely 髋臼牵开针或宽的带刺牵开器(插入到髋臼上方的髂骨内)保持牵开(图 71-12)。接着切开关节囊显露股骨头和髋臼缘。根据术者偏好,可将前外侧关节囊切除或留待后期修复。

完全伸直下肢并保持旋转中立位后,测量髋臼牵开针至股骨某点的距离。于大转子置一钻头有助于准确定位此参考点。内收、屈曲和外旋髋关节便可使其脱位。若脱位困难,在尝试再次脱位前通常应向前方和下方松解剩余的关节囊并清除髋臼周围的骨赘。脱位后,将下肢放入无菌横袋(图 71-13)。在适当水平以合适角度截断股骨颈。在小转子上方股骨内侧皮质附近放置一大骨钩,向后方牵拉股骨(图 71-14A)。只把足置于横袋内,如此摆放下肢通常可增加髋臼显露。髋臼假体植入后,屈曲、外旋和内收下肢,使横袋内的下肢垂直于地面。将一大的钝性牵开器置于股骨颈下方,抬高股骨使其远离创口,以便于直接进入股骨(图 71-14B)。关节成形术完成后,通过钻孔用缝线或经大转子的大穿骨针,将臀肌重新牢固地附着就位。大转子钻孔时,应避免与股骨假体相接触。然后用多重间断缝线缝合臀中肌的肌腱袖。

外侧入路

外侧入路可再分为经转子和直外侧或经臀肌两种方法。这两种方法均要移开部分或全部外展肌群。直外侧或经臀肌入路依据以下观点:可将臀中肌和股外侧肌视为在功能上通过覆盖大转子的厚腱性骨膜相连续的[77]。尽管 Bauer 等[6]首次提出此入路,但 Hardinge 将其推广运用到髋关节[47]。我和我们医院的其他医师都喜欢采用患者取侧卧位经外侧入路来进行首次手术和翻修手术。

操作方法(Hardinge)[47]

患者取仰卧位,让大转子位于手术床边缘。皮肤切口应以大转子为中心,沿股骨干前缘向远端延伸 8 cm(图 71-15A)。和前外侧入路一样,切口近端延伸可向上或向后。分开髂胫束后,切断臀中肌肌腱并向远端分离股外侧肌。自大转子剥离部分臀小肌的附着点。然后将股外侧肌和臀中肌一起移向前方(图 71-15B)。假体置入后,用多重间断缝合通过边对边修复重新附着臀中肌和股外侧肌来闭合伤口(图 71-15C)。

此入路技术方面有几点需要注意。离断臀中肌时要确保其肌腱组织留在大转子上以便于后期牢固的重新附着。肌腱切口线通常沿大转子前缘,如果肌腱切口过于靠后,能用于牢固修复的肌腱附着将会很

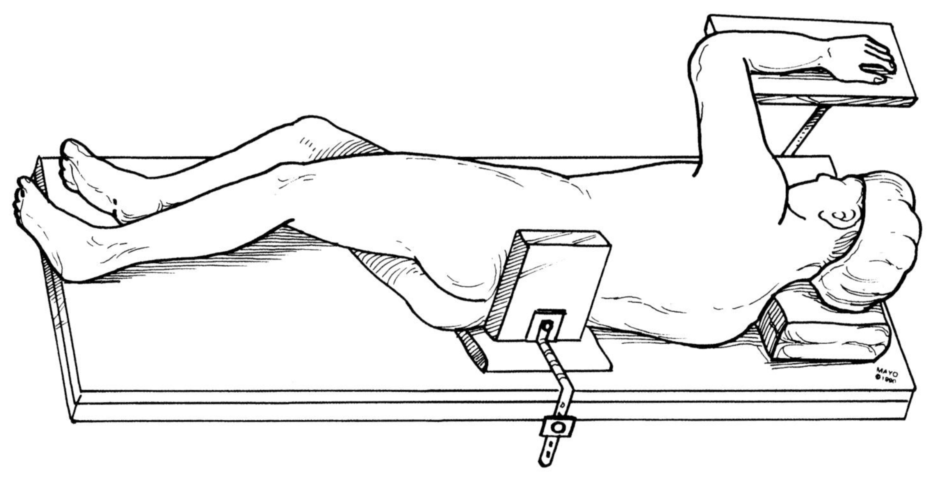

图 71-9 将患者牢固固定于前侧(耻骨)和后侧(骶骨)两个可透 X 线的骨盆固定架之间，以维持侧卧位。

少。建议向远端充分分离股外侧肌,因为这能使臀肌近端分离量最小化。用电刀分离股外侧肌也可减少术后异位骨化的发生率[113]。

直外侧入路的变化

Dall 入路需将股外侧肌和臀中肌接合处的前方骨块抬高[26]。将此骨块和附着于其上的臀肌肌腱修复于大转子上,有利于通过骨性愈合达到牢固修复。翻修术中如果大转子前方有异位骨此入路常常会有帮助;否则,需经肌腹切开此额外骨块,这会妨碍牢固修复。

Stracathro 入路需抬高前方和后方骨块才能提供可扩展的显露[79]。

髋关节经转子的外侧入路可使髋关节前脱位或后脱位。这种入路可提供极好的髋臼视野和定位,而且在需要时还可以进行转正移位。Charnely 全髋关节成形术的最初理念强调的是大转子的位置和外展肌力臂。他设计的髋关节重建术旨在通过大转子的远端和外侧转位来降低关节的总应力，可以恢复对髋关节的外展肌力[16]。随后,转子截骨术在功能重建和增大手术显露的作用方面已成为髋关节成形术的研究热点[37,59]。尽管经转子截骨术能提供极好的显露，但是其转子并发症的发生率高,翻修术尤其常见。曾设计出多种标准转子截骨改良术式以期避免并发症和促进转子愈合[9,39,70,81]。有关经典的经转子入路的详尽描述请读者参阅相关原始文献。尽管在首次和翻修手术中常可省去转子截骨术,但髋关节外科医师应做好必要时行转子截骨术的准备。

在大约 10 年期间，因各种原因转子广泛截骨术已被广泛接受[3,10,14,18,32,35,48,76,132]。这些特殊的入路既有转子截骨术的优点又保持了臀中肌和股外侧肌的连续性,将在本章后文详细讨论。

后侧入路

在北美洲后侧入路可能是全髋关节成形术应用最多的一种手术入路，主要因为其不必移位外展肌群。目前它是我们医院髋关节手术应用最多的手术入路。Gibson 和 Moore 推广普及了后侧入路[42,83]。Moore 描述的后侧入路是髋关节成形术中常用的一种后侧入路[83]。后侧入路有很多变化,其差异主要表现在皮肤切口和臀大肌分离水平不同。

操作方法(Moore)[83]

将患者置于侧卧位。切口起自骶骨突起的正外侧,向前延伸过大转子区,然后沿股骨干向远端延伸。

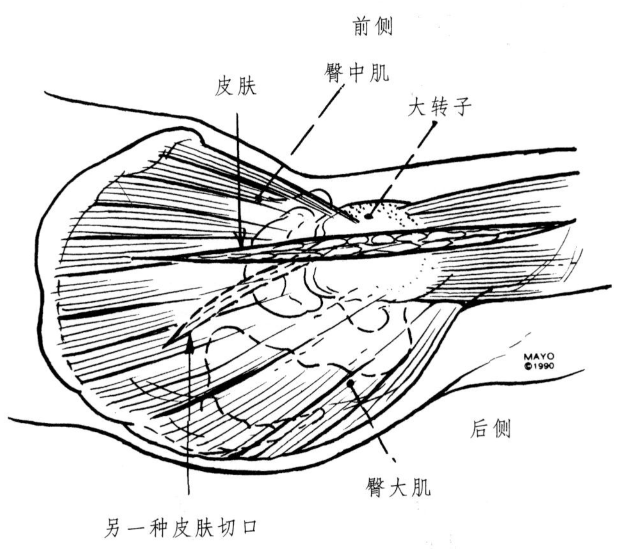

图 71-10 皮肤切口可呈直线形,位于股骨干中心或者切口近端轻微向后呈弧形,以便于显露股骨髓腔。

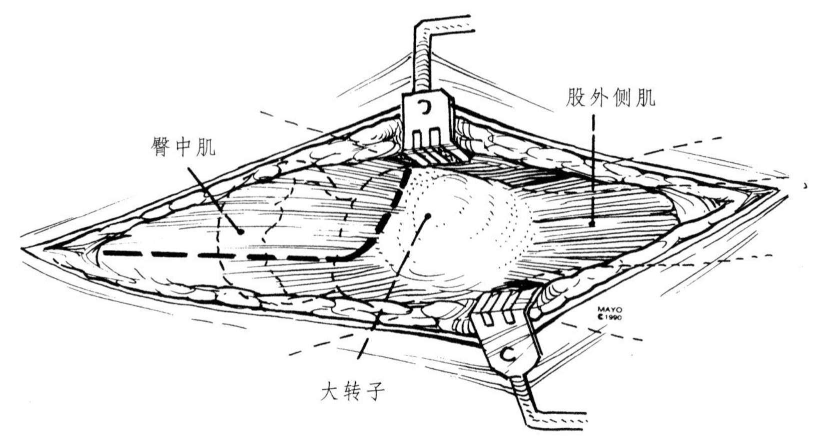

图 71–11 用 Charnley 自动保持牵开器牵拉皮肤、皮下组织和筋膜。从大转子前侧部分切断臀中肌前部，并通过臀中肌实质部分向近端延伸至髋臼上缘上端约 3 cm 处。

在大转子上方分离开髂胫束，沿皮肤切口向后方延伸，分离开臀大肌的腱膜。沿肌纤维方向钝性分离臀大肌。辨明并保护好坐骨神经(图 71–16A)。辨明短外旋肌群，在其附着点处将其分成三份，保留一附着点腱性袖以便于后期重新附着。然后从后方关节囊钝性分离短外旋肌群，将其向内侧牵拉，为坐骨神经提供额外保护。关节囊切口从髋臼边缘斜行至小转子水平(图 71–16B)。内收并内旋股骨头使其后侧脱出（图 71–16C)。关节成形术完成后，修补关节囊，并用多重间断缝合使短外旋肌群重新附着起止点上。分层关闭余下的切口。

经验不足的外科医师经后侧入路行髋关节成形术会导致较多术后脱位[50,51]。把髋臼和股骨假体正确定位于适当前倾的位置并使关节囊和短外旋肌群重新

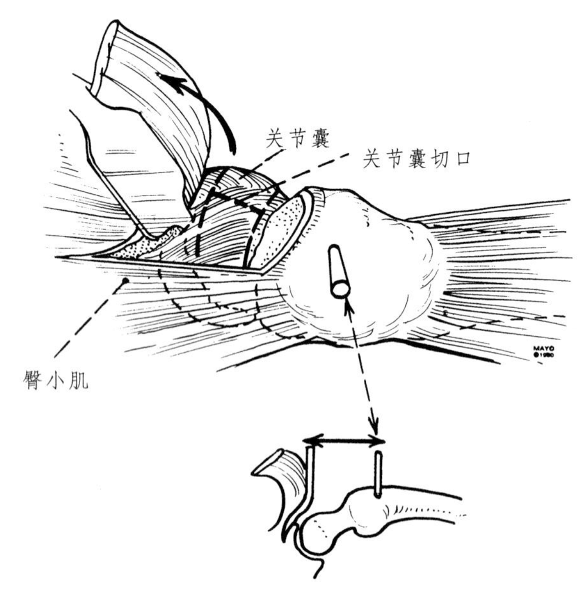

图 71–12 向上方牵拉臀肌，用髋臼牵开针或宽的带刺拉钩将其保持在髂骨的髋臼上缘区内。切开或切除关节囊前侧和外侧。(插图)在伸直下肢并保持旋转中立位时，测量髋臼牵开针至股骨某点(比如钻头)的距离。

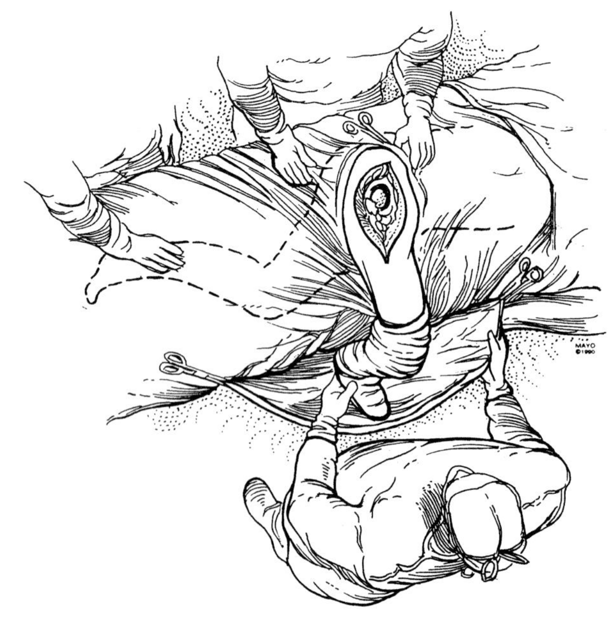

图 71–13 通过内收、外旋和纵向牵髋关节使其脱位后，可将足和下肢放入无菌横袋内。当小腿垂直于地面时，外科医师应以临床可重复的方式评估股骨假体的倾斜情况。

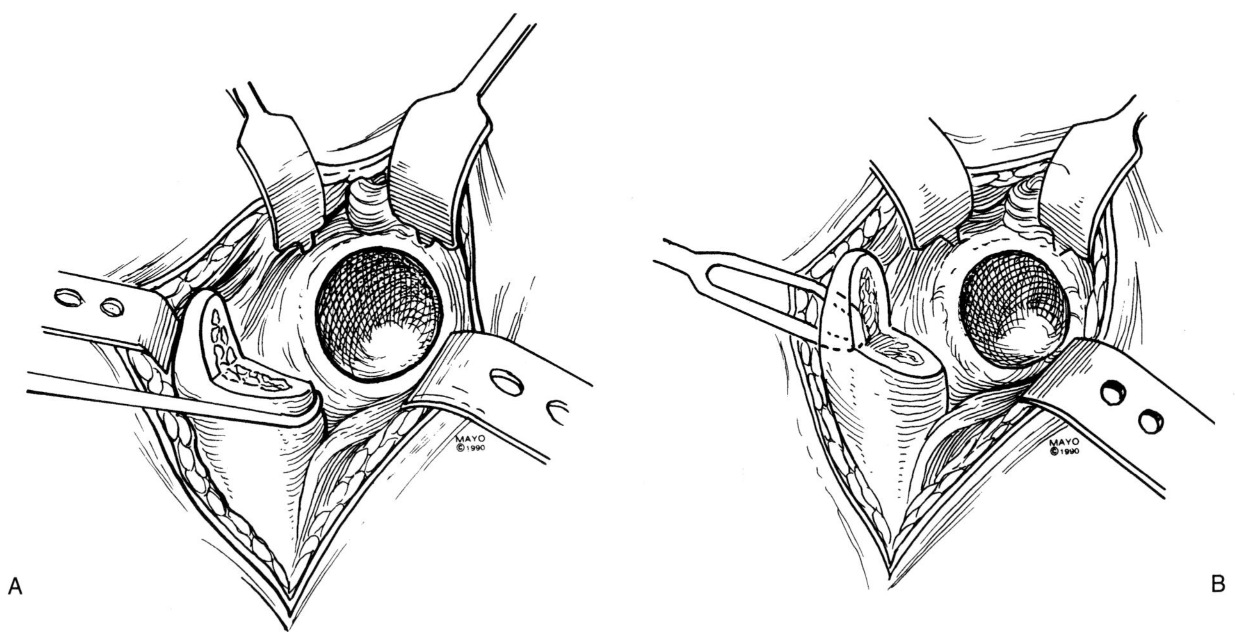

图 71–14　(A)髋臼显露和准备时,在股骨颈周围放置一大的骨钩有助于将股骨向后侧牵开。(B) 准备股骨髓腔和置入股骨假体时,在大转子下方放置一大的匙状牵开器以抬高股骨近端。

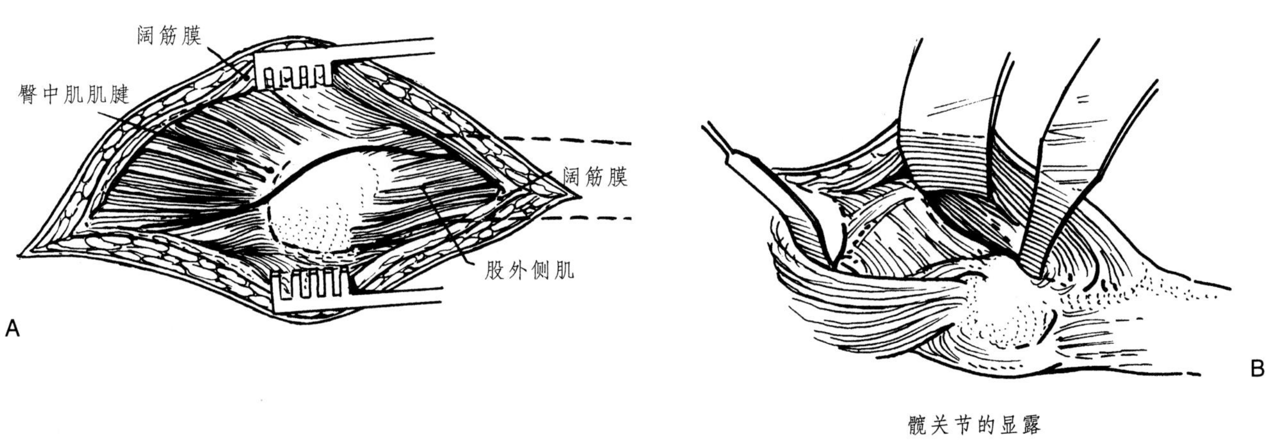

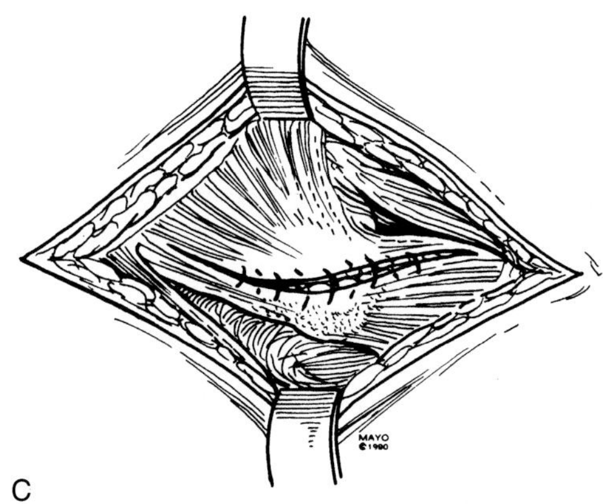

图 71–15　Hardinge 直外侧入路。(A)从大转子前侧部分切断臀中肌的附着点,切口向近端延伸至臀中肌和臀小肌实质部分。股外侧肌向远端分离。小心地向前方移除外旋肌群, 以便在大转子上保留一肌腱袖。(B)在骨膜下剥离股外侧肌,将完整的肌筋膜牵向前方,以显露髋关节囊。(C)用多重间断缝合边对边修复肌筋膜,以确保重新附着牢固。

附着牢固可减少术后脱位的发生。为降低与后侧入路相关的术后髋关节脱位发生率,临床上应更加重视后方软组织的加强修复[20,56,102]。有学者提出,为便于后方关节囊和短外旋肌群的修复,新的手术入路应明确是否应用后方转子截骨术[115]或后方骨块提离[56];其目的在于降低术后髋关节脱位的发生率(图 71-17)。

联合入路

某些情况下可能需要采用髋关节前后联合入路,以提高更广泛的显露。例如下列情况:①需要骨移植进行髋臼重建的翻修手术;②此前曾行髋关节融合术;③需要广泛显露的严重解剖畸形。这种手术入路的特点是能同时提供进入髋关节前方和后方的入路。尽管可以进行转子截骨术,但是联合入路的初衷就是为了避免转子截骨术,而且完全可用于通常首选转子截骨术进行显露的那些场合[64,71]。

Lusskin 等描述的髋关节前后联合入路本质上就是通过前外侧入路和后侧入路同时从前方和后方进入髋关节。如果需要,可以行转子截骨术。三向显露[64](要求三向)切口以大转子为中心,其近端的两个分支切口向前和向后延伸。此入路可显露前外侧和后方关节囊,而且如有需要也可同时行转子截骨。老年人采用三向切口须谨慎,尤其是患有糖尿病、以往曾有多处手术切口或激素依赖患者。

扩展入路

由于复杂,困难的翻修手术量增加,近十年来扩展入路越来越受到欢迎[3,10,14,18,32,35,48,49,76,132]。尽管最初这种入路似乎不恰当,但随着认识的加深和经验的积累发现,其较许多传统入路更符合生理学,对关节周围骨和软组织的破坏性更小。扩展入路的主要适应证包括:①去除固定良好的骨水泥固定假体;②去除远端固定良好的非骨水泥固定假体;③用开窗术去除固定良好的内置假体;④内植入物先放后内翻重塑近端股

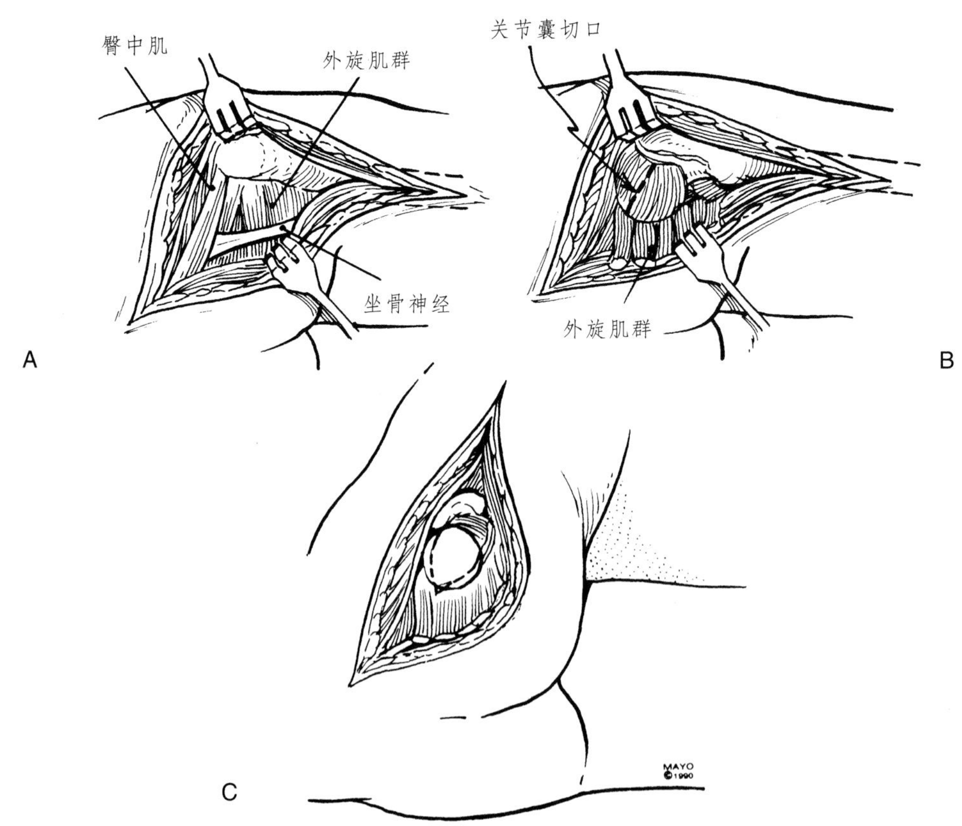

图 71-16 髋关节成形术的 Moore 入路。(A)向后外侧分离髂胫束。沿肌纤维方向钝性分离臀大肌。查明并保护好坐骨神经。查明短外旋肌群并在其附着点处将其切断。(B)向后牵开外旋肌群,为坐骨神经提供附加保护。关节囊切口从髋臼缘斜行至小转子水平,(C)内收和内旋髋关节使其向后脱位。

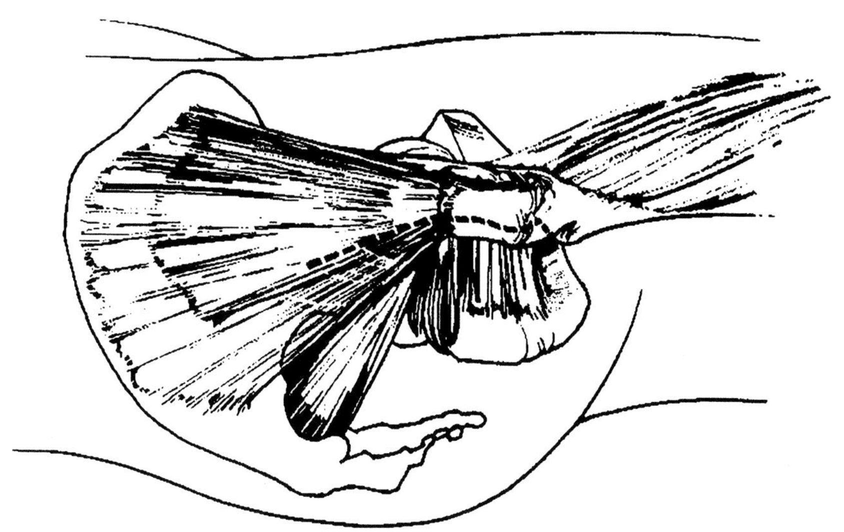

图 71-17 在复杂的首次或翻修手术过程中，改良的髋关节后侧入路可能有益。经大转子后 1/3 截骨，然后将其与短外旋肌群、关节囊和臀中肌的后 1/3 一起向后反折。通过缝线缝合软组织和螺钉固定转正截骨块关闭切口。(From Shaw JA: Experience with a modified posterior approach to the hip joint. A technical note. J Arthroplasty 6:11-18,1991, with permission of Taylor&Francis Ltd.)

骨；⑤髋臼前突后取出内置假体。许多扩展入路要应用各种扩大转子截骨术或股骨近端截骨术。

股肌滑动(扩大显露)[48,49]

此扩大显露术式需向前方骨膜下剥离全部股外侧肌，并使其与臀中肌保持连续(图 71-18)[48,49]。臀中肌大部分肌腱附着点被保留，因此容易获得整个股骨干的良好显露。

操作方法(股肌滑动)[49]

以股骨干为中心做一纵向切口，显露外展肌群和股外侧肌。通过股外侧肌和臀中肌附着点做一 Z 形切口，用 A、B、C、D 这 4 个点来定义主要切口(图 71-18A)。对 A 点到 B 点和 A 点到 D 点定义的这两段首先骨膜下剥离，注意在股外侧肌结节处保留一筋膜袖以便后期修复。股外侧肌自肌间隔剥离时，结扎穿行血管，并注意保持肌间隔完整性，因为其可为坐骨神经提供一个保护屏障。必要时，可将股外侧肌向远端剥离至膝关节，远端剥离范围取决于去除骨水泥或股骨重建的范围。于股骨前侧方放一拉钩便于将股外侧肌和股内侧肌向前方翻开(图 71-18B)。

远端剥离完毕，将臀中肌和臀小肌的肌腱自大转

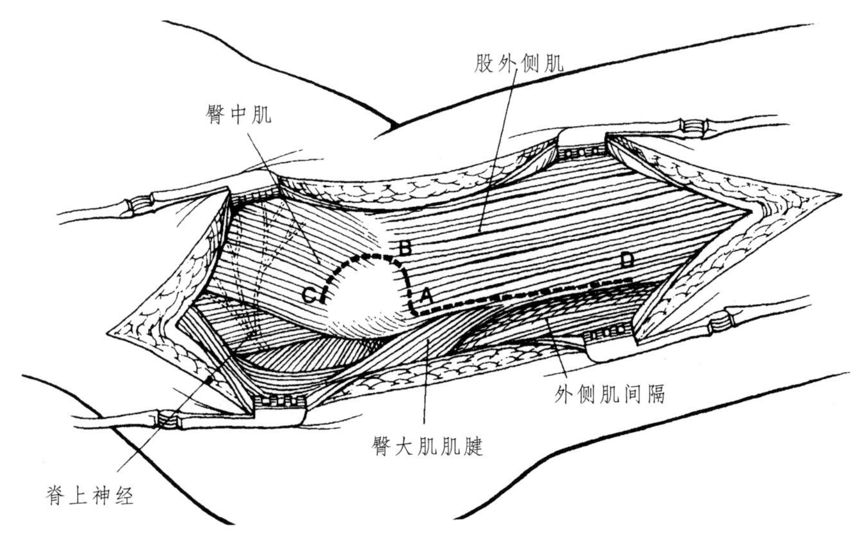

图 71-18 在扩大显露(股肌滑动)术式中，用 Z 形切口切开臀中肌和股外侧肌(A)。从后向前将 A 到 D 和 A 到 B 点的股外侧肌进行骨膜下剥离，注意保留肌间隔和一小的筋膜袖与股外侧结节相连。(待续)

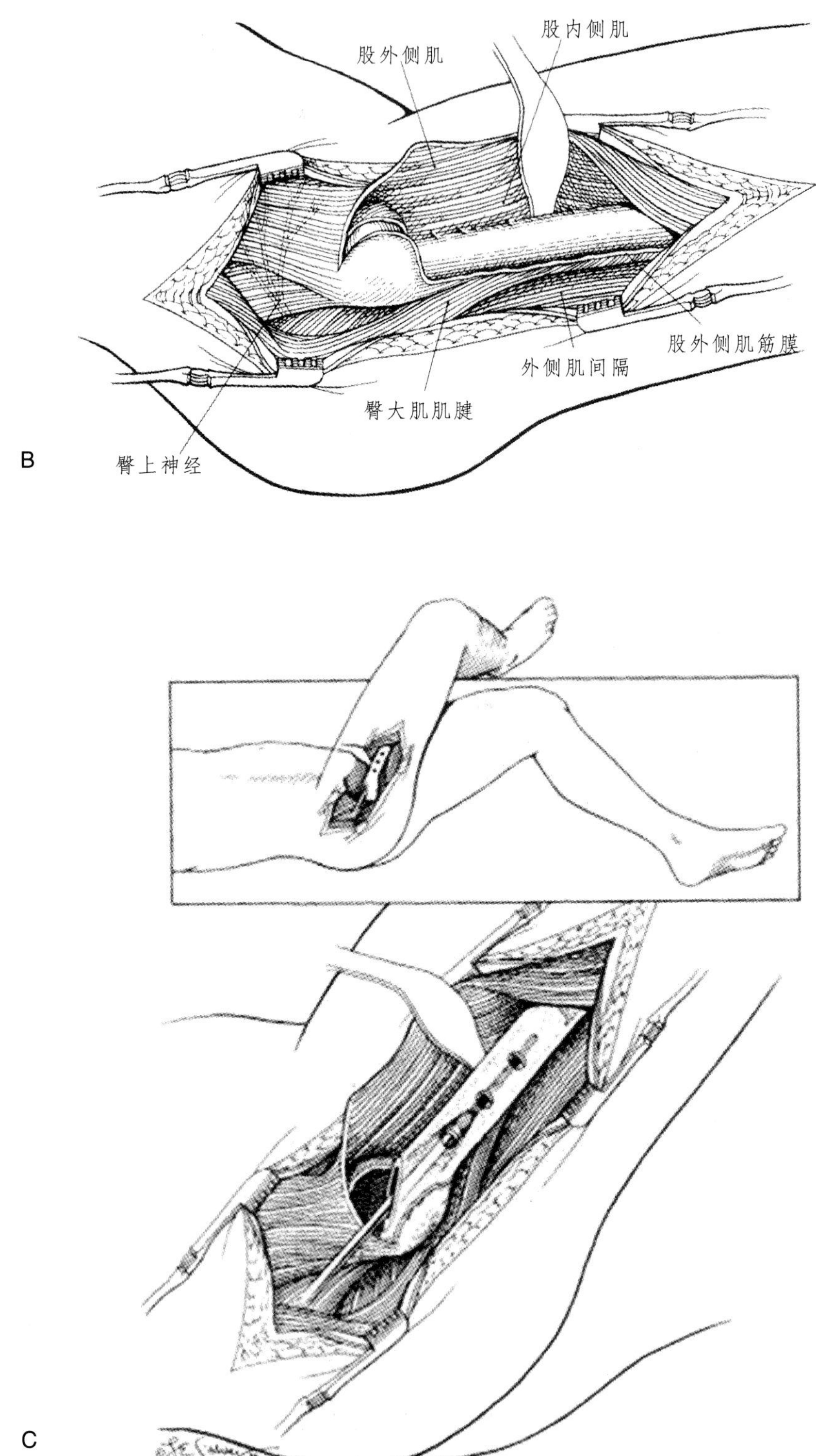

图 71-18(续) (B)远端显露完成后,自大转子前缘至大转子上缘中点切断臀中肌和臀小肌。如果需要股骨开窗去除骨水泥,向前方牵拉肌肉可提供良好的显露并可进行股骨干 (C)。(From Head WC, Monigomery WK, Emerson RH Jr: Vastus slide and controlled perforations. Instr Course Lect 48: 13-17, 1999.)

子前方切断。同时需注意保留大转子肌腱袖以便后期修复(图 71–18B)。向近端继续分离臀肌至大转子上方中点处。不要侵犯外展肌实质部分。切除前侧和上方关节囊,纵向牵引下内收、外旋髋关节使其脱位。髋臼重建时,股骨最好定位于外侧旋后位,而髓内股骨重建时足应置于无菌侧袋内且髋关节置于收内、屈曲和外旋位(图 71–18C)。显露整个股骨干便于在去除骨水泥时髓腔定位,便于股骨开窗而且便于应用必要的支撑植骨。对需要髋臼扩大显露的手术来说,股肌滑动入路可以结合 Smith-Petersen 或 Henry 髋臼入路向近端延伸[49]。

前向转子滑动[32,43]

前向转子滑动技术可避免行标准转子截骨术,其将股外侧肌自股骨前侧和外侧骨膜下剥离,然后在矢状面行截骨术,截骨包括股外侧肌起点和臀中肌附着点,因此保留了这两块肌肉的连续性(图 71–19A)。对股外侧肌行骨膜下剥离, 并按股肌滑动入路所述的同样方法,自肌间隔将股外侧肌向前方牵开(图 71–19B)。将这一完整的肌肉骨性袖套向前移, 可为股骨干提供良好的视野并且便于进入股骨髓腔。

延长转子截骨

延长转子截骨的主要优势是假体固定面的显露非常广泛且保留软组织附着。股骨近端的改变便于准确而安全地去除远端骨水泥以及在直视下处理髓腔。此外,还可使股骨近端与翻修假体相适合,并保护减弱或已破坏的转子免受医源性损害。可在远端、前方或后方进行软组织张力调整。此入路也可缩短手术时间。应用非水泥远端固定的股骨假体是该术式必不可少的组成部分, 这正是延长转子入路的主要不足之处。可用不同方法进行截骨(图 71–20A–D)。

延长股骨近端截骨技术(Younger)[132]

依次切开皮肤、皮下组织和髂胫束,将髋关节显露至股骨水平。延长股骨近端截骨技术需截断股骨近端前外侧 1/3 圆周,同时于股骨后侧行纵向皮质骨截骨术(图 71–21A)。截骨术向远端延长的距离不一,取决于特定的临床需要。在骨膜和肌肉的前外侧转折处撬开截骨切口,以形成由臀中肌、大转子、前外侧股骨干和股外侧肌组成的完整肌肉骨性袖套(图 71–21B)。此截骨术可显露非骨水泥假体或远端骨水泥的固定面。置入翻修假体后,用环扎钢丝或线缆修复截骨切口。必要时可将截骨块定位于后方或远端以提高外展肌张力。

经股骨入路[46]

当股骨近端有环周骨缺损, 外科医师打算应用股骨近端异体骨植骨或用远端固定将非水泥股骨假体置

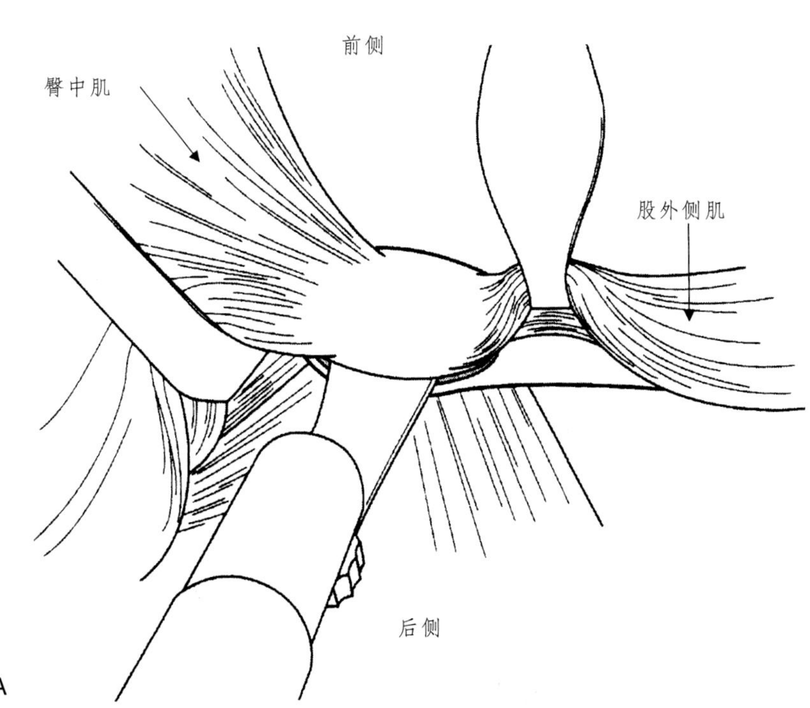

图 71–19 采用前方转子滑动入路时需在臀中肌附着点和股外侧肌起点平面下方行矢状位转子截骨术(A)。(待续)

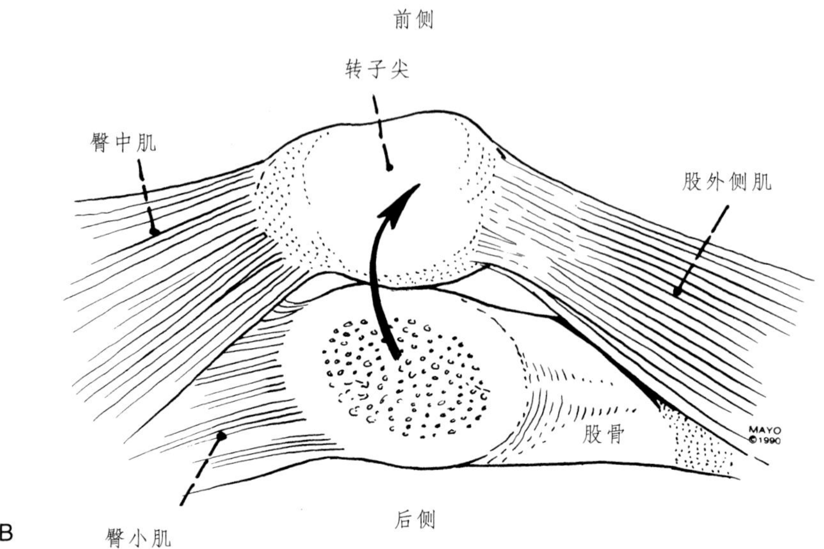

图 71-19(续) 骨膜下剥离股外侧肌后,可将这一完整的肌肉骨性袖套前移(B)。(From Engh CA Jr, McAuley JP, Engh C Sr: Surgical approaches for revision total hip replacement surgery: The anterior trochanteric slide and the extended conventinal osteotomy. Instr Course Lect 48:3-8,1999.)

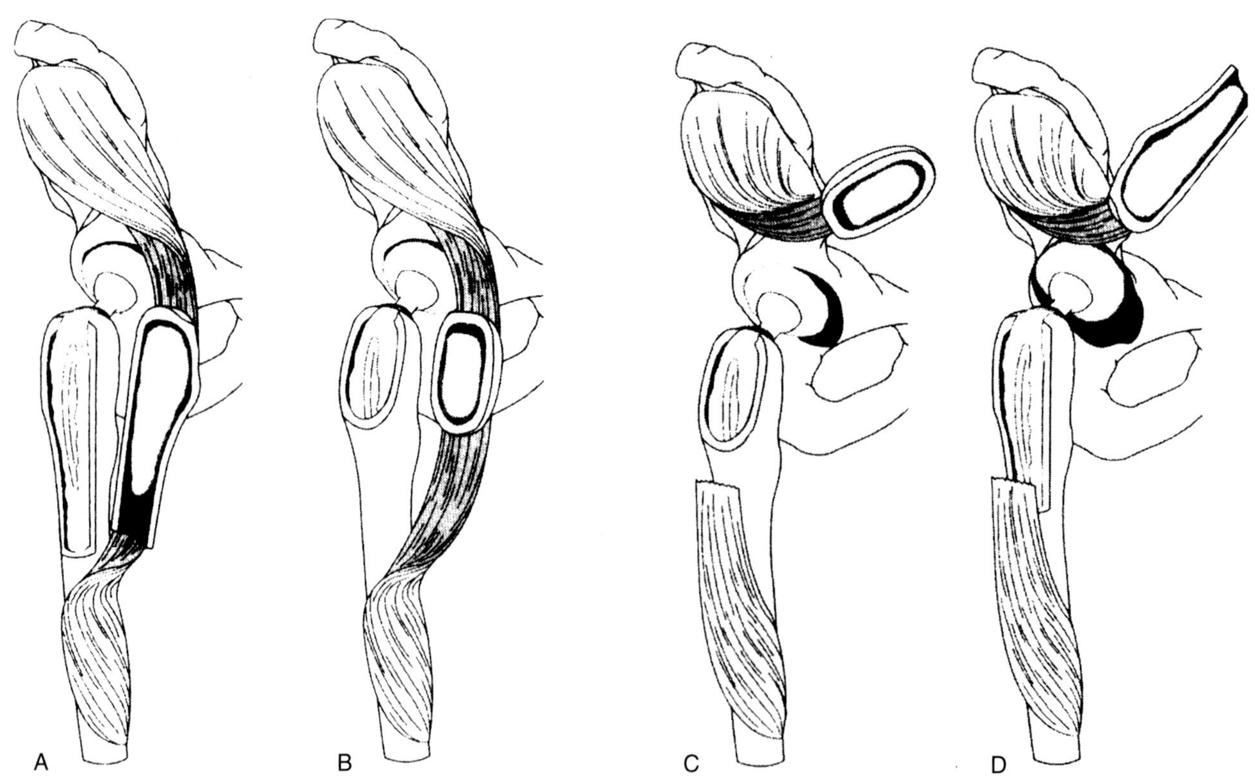

图 71-20 用于翻修全髋关节成形术的四种转子截骨术:延长滑动截骨(A);前方滑动截骨(B);传统截骨(C);延长传统截骨(D)。(From Engh CA Jr, McAuley JP, Engh C Sr: Surgeical approaches for revision toal hip replacement surgery: The anterior trochanteric slide and the extended conventional osteotomy. Instr Course Lect 48: 3-8, 1999.)

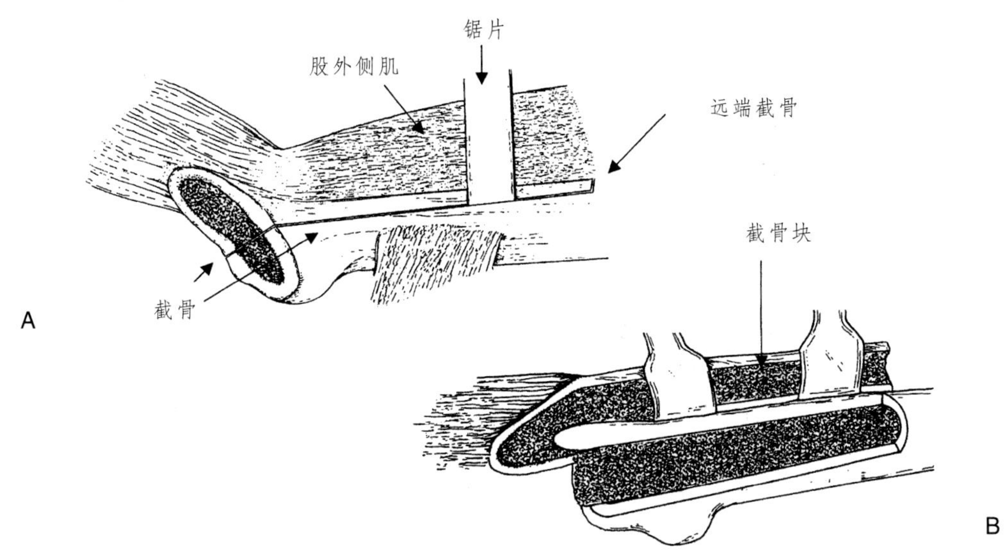

图 71-21 在延长股骨近端截骨术中,向前方牵开股外侧肌可显露股骨的后外侧,形成一个由术前模板确定的截骨切口(A)。截骨切口长度取决于假体的类型和长度或骨水泥的范围和固定情况。用标记针或钻头于近端股骨截骨面打多个钻孔,用几种宽骨刀通过这些钻孔自后向前使股骨裂开。借助骨膜和仔细保留的股外侧肌与转子截骨块的附着点形成的铰链,将截骨块前移(B)。

入正常宿主骨内时,此入路尤其吸引人。通常肌肉实质内纵向分离股外侧肌,行纵向股骨截骨术(图 71-22)。此截骨术通常在近端实施,因此需劈开大转子。此手术也可通过改良的股肌滑动入路来完成,但要注意避免股骨前方失活。

截骨完毕后,可在前方和向后进行穿透钻孔,然后用宽骨刀通过折骨术形成前方支柱和后方支柱。形成这些支柱时应保留一内侧支柱与远端股骨相连。必要时可向近端分离外展肌群以增加髋臼显露。如果骨丢失需要应用近端股骨异体骨植骨,应将前方支柱和后方支柱以及附于其上的肌肉和血供包裹在异体骨周围,并在闭合时用环周钢丝固定。通常需要将异体骨周围的这些支柱向侧方移位,以获得对大转子和股外侧肌的水密性外侧闭合。随之而来的前内侧和后外侧空隙通常在侧方闭合前用颗粒状松质骨植骨。

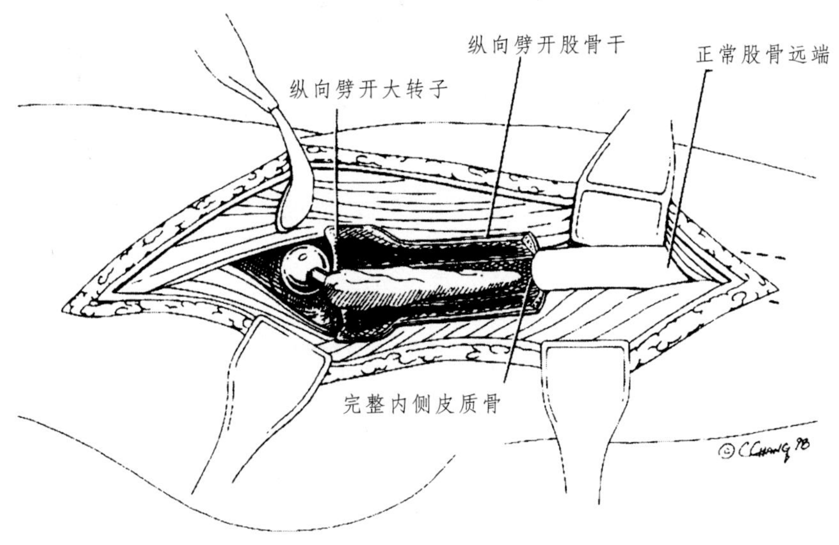

图 71-22 经股骨入路时,通过大转子纵向劈开缺损的股骨近端,并从前侧和后侧使缺损股骨裂开,以保留完整的内侧支撑皮质骨。(From Gross AE: Transfemoral approach to the deficient proximal femur. Instr Course Lect 48:77-78,1999.)

特殊入路

带血管蒂舟状开窗术[82]

此术式可形成一个受控制的股骨窗口，旨在通过小心保留股外侧肌附着以维持皮质骨板的活力。尽管在许多无菌重建手术中通过股骨开窗对保留血供似乎并不重要，但是有感染时，维持骨活力是一项必要条件。术前应确定截骨部位，典型部位位于外科剥离范围的下方，并通过几个分离的有限切口来完成。将股骨骨膜下显露至欲截骨部位的近端和远端(图 71-23A)。在这些部位放置一些窄的拉钩，在欲截骨部位只需将股外侧肌自肌间隔剥离 1 cm。用摆动锯自后向前通过股骨两层皮质骨行舟状截骨。截骨时要使近端和远端边缘保持光滑，以使应力集中效应最小化。然后向前方剥离肌骨瓣和附于其上的肌肉。操作完成后，将肌骨瓣放回原来位置，并用环周钢丝或粗的可吸收单丝线固定。

腹膜后入路[31,111]

在极少数情况下，翻修手术需要采用标准或扩展入路联合骨盆内手术入路。此入路最常见的适应证是形状不规则骨水泥经髋臼窝缺损进入盆腔。从髋臼取出骨水泥时有可能发生危及生命的神经血管损伤，因此要求外科医师在制定术前计划时考虑到此问题。在本书的其他章节已讨论过术前研究和请血管外科医师会诊的内容。对大多数外科医师来说，与即将参加手术的血管外科医师共同商讨是明智的选择。

通常可在术前评估骨盆内的显露范围。显露方法与血管外科和肾脏移植手术类似。经腹股沟斜行切口，切断腹外斜肌以显露腹内斜肌和腹直肌(图 71-24A)。如需广泛显露可能需要结扎下腹部血管。显露时可能会伤及股外侧皮神经，应注意保护。可经髂腰肌内侧或外侧进入盆腔(图 71-24B,C)。通过钝性分离向内侧牵拉后侧腹膜及其内容物以显露输尿管和神经血管结构(图 71-24B)。在某些情况，还需要分离髂腰肌以增加显露。然后去除骨水泥和髋臼假体，这通常是在用骨

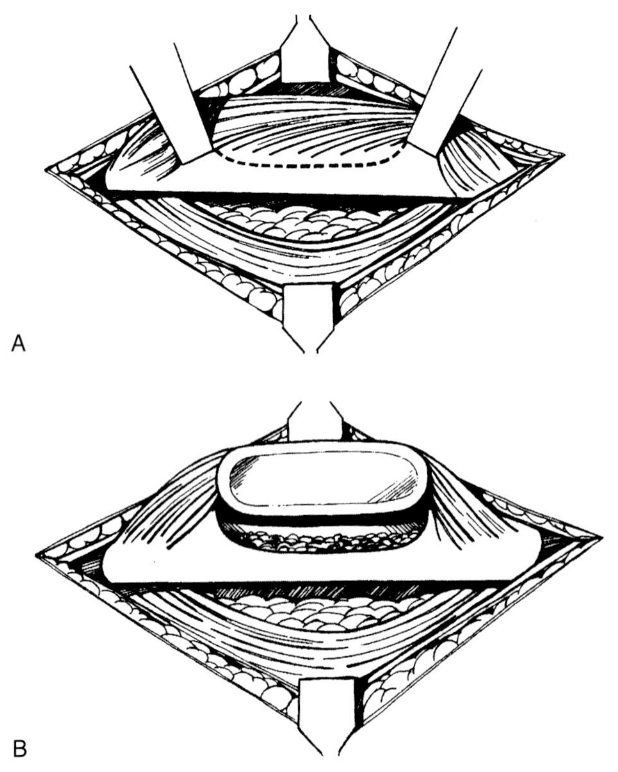

图 71-23 在有限显露截骨部位(A)后，小心维持股外侧肌在皮质骨板表面的附着，抬高肌骨瓣以维持皮质骨板活力(B)。(A, From Kerry RM, Masri BA, Garbuz DS, Duncan CP: The vascularized scanhoid window for access to the femoral canal in a revision total hip arthroplasty. Instr Course Lect 48:9-11,1999.)

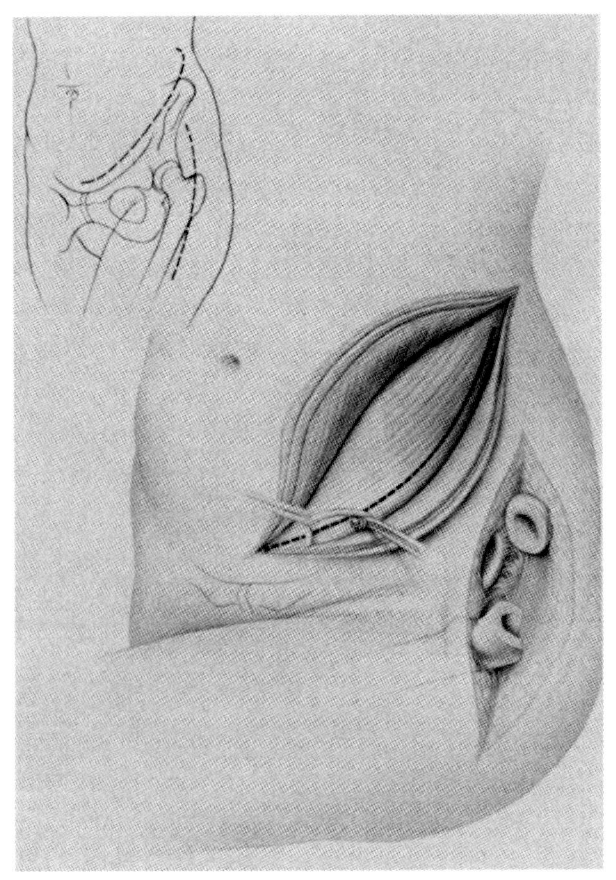

图 71-24 腹膜后入路中，做一腹股沟切口(见插图)，切断腹外斜肌以显露腹内斜肌和腹横肌(A)。(待续)

盆内拉钩和髋臼工具稳定髋臼内容物后逐渐完成的(图 71-24D)。

临床意义

对髋关节成形术的不同手术入路曾有许多对照研究[5,15,44,50,51,54,60,72,82,84,86,92,97-99,109,110,114,124,126,130]。每一种髋关节入路都有某些优势和不足;然而某些术后并发症则更常见于某些手术入路。例如,通过应用无需转子截骨的手术入路可避免大转子的并发症。Morrey 等发现,应用经转子入路时会有更为广泛的异位骨化伴活动度较少和患者满意度降低[84]。避免应用转子截骨术的其他原因还包括失血更多、术后血肿更大、手术时间延长、大转子滑囊炎加重、行走耐受力下降和康复减慢。一般来讲,首次髋关节成形术可以避免转子截骨术,只有在复杂的首次关节成形或翻修手术绝对需要时才应用转子截骨术。

全髋关节成形术后外展肌肌力减弱的主要原因包括外展肌再附着失败。其可能源于转子不愈合和移位或因曾行骨膜下剥离而致外展机制分离[19,95,129]。一项比较全髋关节成形术直外侧入路和经转子入路的研究发现,术后外展肌肌力两组间没有差异[82]。通过连续测量术中置入的臀肌-股肌腱膜的影像学标记物,对 97 例经臀肌(Hardinge)入路行全髋关节成形术的患者进行了外展肌修复完整性的评估[121]。多数患者都出现了因前方标记物移位导致的标记物间分离。术后 1 年时,54 例髋关节标记物分离超过 1 cm,21 例超过 2 cm,

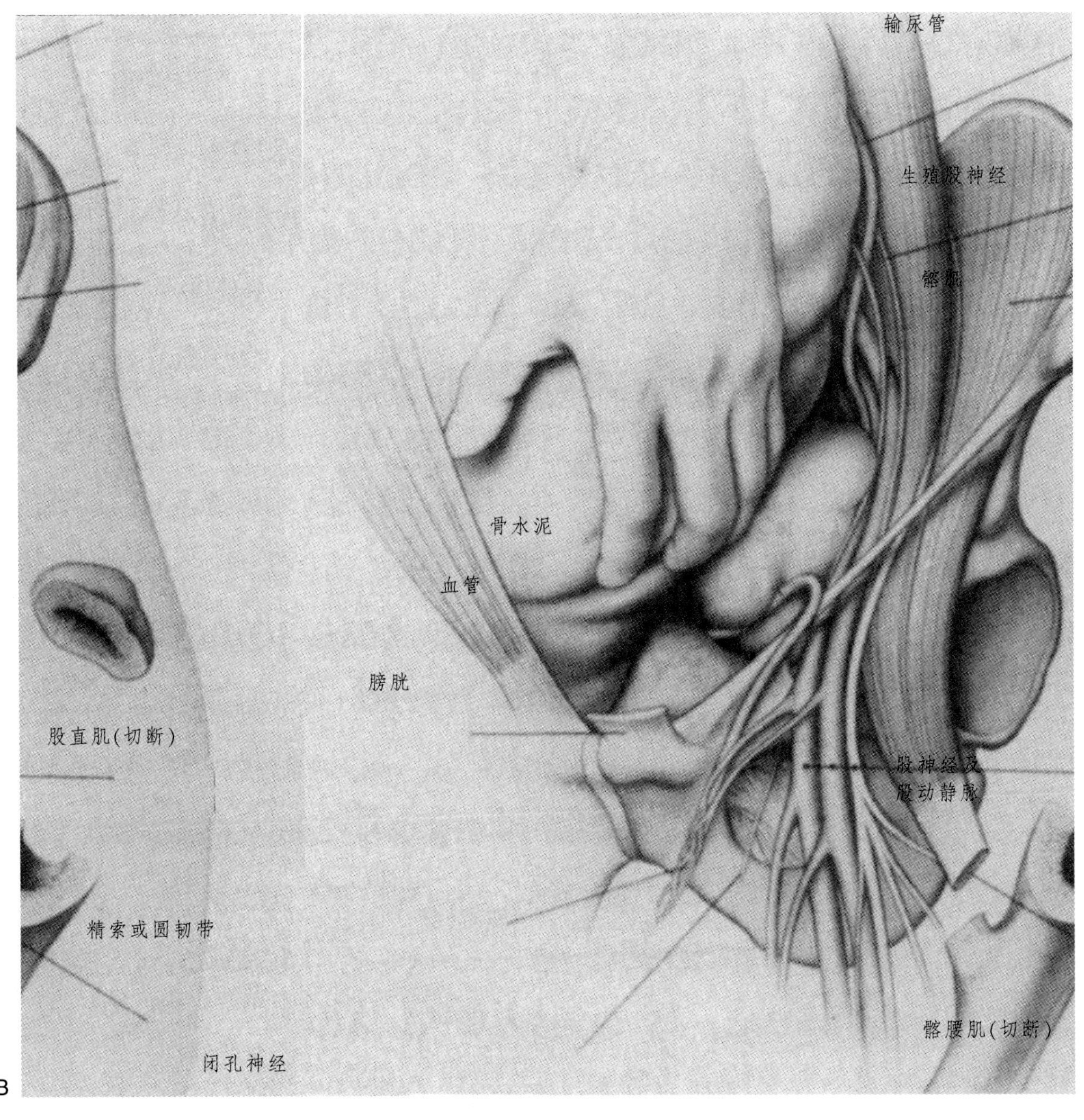

图 71-24(续)　分离下腹部血管,显露腹腔内结构(B)。

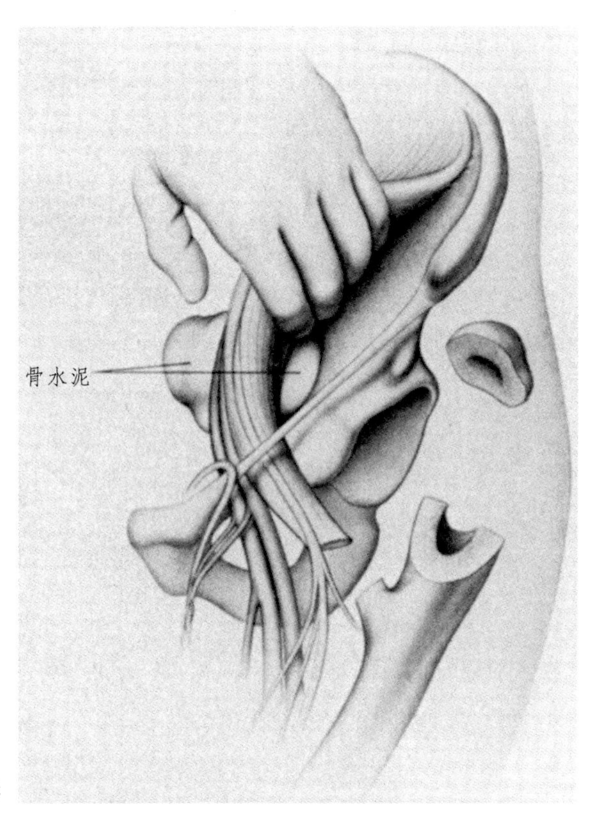

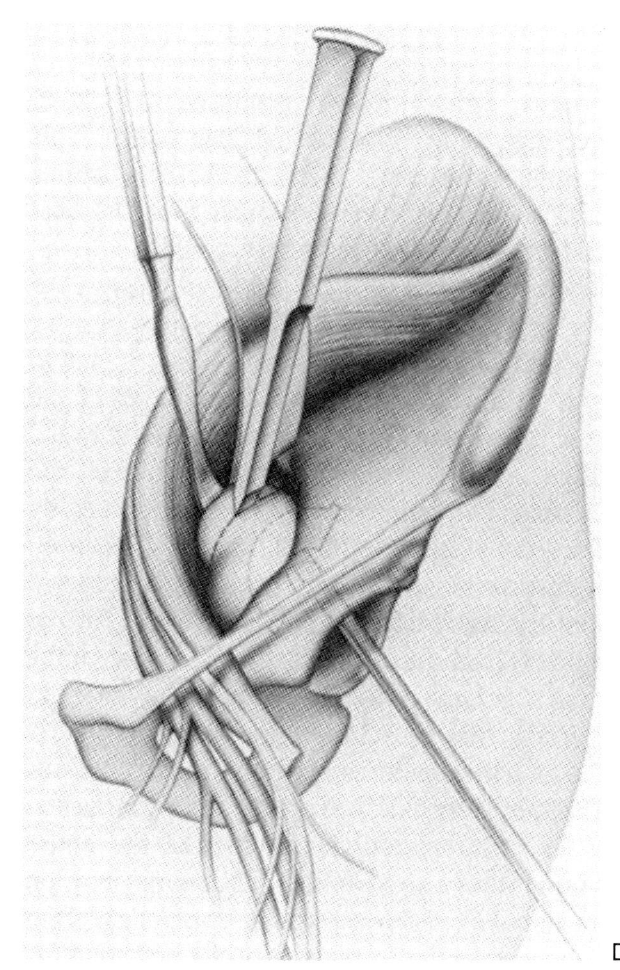

图 71-24(续) 应用髂腰肌内侧或外侧入路可有两个进入窗口(C)。然后逐渐清除骨盆内的骨水泥(D)。碎裂骨水泥过程中,最好用骨盆和髋臼内的牵开器稳定骨水泥(D)。(From Eftekhar NS, Nercessian O: Itrapelvic migration of total hip prosthesis. J Bone Joint Surgery 71A:1480-1486,1989.)

6例超过3 cm。跛行和标记物分离超过2.5 cm相关;然而,疼痛和功能并不受标记物任何程度移位的影响。一项最近的研究评估了全髋关节成形术后股骨偏心距对活动度和外展肌力的影响[78]。前外侧入路和后侧入路并没有显著差异,研究同时指出术后评估外展肌力同时需要评估股骨偏心距。

臀上神经下支的损伤也可以导致术后外展肌力下降[101,106]。一项比较直外侧入路和后侧入路的研究证实,直外侧入路失神经发生率较高,术后2周时最明显而到术后3个月时通常可恢复[4]。为降低神经损伤的发生率,作者建议为增大显露应向远端分离股外侧肌而不是向近端分离臀中肌。相反,另一项比较这两种入路的研究发现,大多数患者术后都有肌电图改变,而且后侧入路的发生率更高但两组间并无显著性差异[1]。臀中肌分离的安全边缘好像是髋臼边缘上方4 cm或是一定距离大转子尖5 cm的条带[11,24,36,57,66,93]。臀上神经损伤也可发生于直接损伤或向前方牵拉臀肌-股肌腱膜时牵拉伤,尤其是应用自动拉钩时。

有一项研究指出,与前外侧入路和后侧入路相比,经转子入路有显著增多的异位骨化[84]。据另一项研究报道,后侧入路和经转子入路异位骨化发生率是前外侧入路的3倍[126]。Hardinge入路的异位骨化发生率好像更高,尤其是一起剥离前方骨片和臀肌-股肌腱膜时[36,54]。Liverpool入路严重异位骨化发生率较Hardinge入路和经转子入路高5倍[97,99]。

全髋关节成形术后的脱位发生率似乎是后侧手术入路较高[50,51,124,130]。其他研究已经证实,仔细修补后方关节囊能够降低术后脱位发生率[20,102]。去除股骨后外侧下方的骨片有利于此修复[56,115]。有研究报道,后侧入路的髋臼和股骨假体定位更加困难且更加易变[44]。目前文献并未证实其具有临床意义。

作者的入路选择

髋关节成形术专用手术入路选择通常取决于外科医师的个人喜好。毋庸置疑,医师喜欢的手术入路是其最能胜任的。事实上,髋关节外科医师需要熟悉许多手术入路。对初次全髋关节成形术和大多数翻修术来说,作者首选经臀肌入路。应用不可吸收缝线经骨重新附着臀小肌和臀中肌,有利于术后保持良好的外展功能。经典的转子截骨术很少应用,只有在复杂手术需将转子前移时才采用此术式。

翻修手术和存在异位骨化时,剥离前方骨片有利于重新附着外展肌群。翻修术中股骨后方没有来自后侧入路的软组织附着时,应用后侧手术入路。延长转子截骨术应用于下列情况:去除固定良好的多孔假体柄,近端严重内翻重建的股骨假体翻修,或去除向骨盆严重内突的髋臼假体[35]。如果预计应用股骨近端异体骨植骨时,作者首选经股骨入路;然而,延长转子截骨术可有效应用于此类大的重建手术。

(牟宗友　裴福兴　译　李世民　校)

参考文献

1. Abitbol JJ, Gendron D, Laurin CA, Beaulieu MA: Gluteal nerve damage following total hip arthroplasty. A prospective analysis. J Arthroplasty 5:319–322, 1990.
2. Albert TJ, Sharkey PF, Chao W, et al: Rotation affects apparent radiographic positioning of femoral components in total hip arthroplasty. J Arthroplasty 6(Suppl):S67–S71, 1991.
3. Aribindi R, Paprosky W, Nourbash P, et al: Extended proximal femoral osteotomy. {PRIVATE} Instr Course Lect 48:19–26, 1999.
4. Baker AS, Bitounis VC: Abductor function after total hip replacement: An electromyographic and clinical review. J Bone Joint Surg 71B:47, 1989.
5. Barber TC, Roger DJ, Goodman SB, Schurman DJ: Early outcome of total hip arthroplasty using the direct lateral vs the posterior surgical approach. Orthopedics 19:873–875, 1996.
6. Bauer H, Kershbaumer F, Poisel S, Oberthalen W: The transgluteal approach to the hip joint. Arch Orthop Trauma Surg 95:47, 1979.
7. Beck M, Sledge JB, Gautier E, et al: The anatomy and function of the gluteus minimus muscle. J Bone Joint Surg 82B:358–863, 2000.
8. Bell SN: Trans-gluteal approach for hemiarthroplasty of the hip. Arch Orthop Trauma Surg 104:109–112, 1985.
9. Berry DJ, Muller ME: Chevron osteotomy and single wire reattachment of the greater trochanter in primary and revision total hip arthroplasty. Clin Orthop 294:155–161, 1993.
10. Blackley HR, Rorabeck CH: Extensile exposures for revision hip arthroplasty. Clin Orthop 381:77–87, 2000.
11. Bos JC, Stoeckart R, Klooswijk AI, et al: The surgical anatomy of the superior gluteal nerve and anatomical radiologic bases of the direct lateral approach to the hip. Surg Radiol Anat 16:253–258, 1994.
12. Bose WJ, Petty W: Femoral artery and nerve compression by bulk allograft used for acetabular reconstruction. An unreported complication. J Arthroplasty 11:348–350, 1996.
13. Burwell HN, Scott D: A lateral intermuscular approach to the hip joint for replacement of the femoral head by a prosthesis. J Bone Joint Surg 36B:104, 1954.
14. Callaghan JJ: Difficult primary total hip arthroplasty: Selected surgical exposures. Instr Course Lect 49:13–21, 2000.
15. Carlson DC, Robinson HJ Jr: Surgical approaches for primary total hip arthroplasty. A prospective comparison of the Marcy modification of the Gibson and Watson-Jones approaches. Clin Orthop 222:161–166, 1987.
16. Charnley J, Ferreira A, De SD: Transplantation of the greater trochanter in arthroplasty of the hip. J Bone Joint Surg 46B:191, 1964.
17. Chatterji U, Fontana A, Villar RN: Posterior skin flap numbness after total hip arthroplasty. J Arthroplasty 11:853–855, 1996.
18. Chen WM, McAuley JP, Engh CA Jr, et al: Extended slide trochanteric osteotomy for revision total hip arthroplasty. J Bone Joint Surg 82A:1215–1219, 2000.
19. Chin KR, Brick GW: Reattachment of the migrated ununited greater trochanter after revision hip arthroplasty: The abductor slide technique. A review of four cases. J Bone Joint Surg 82A:401–408, 2000.
20. Chiu FY, Chen CM, Chung TY, et al: The effect of posterior capsulorrhaphy in primary total hip arthroplasty: A prospective randomized study. J Arthroplasty 15:194–199, 2000.
21. Chomiak J, Slavik M, Stedry V: Electromyographic findings in the gluteal muscles in the Watson-Jones and the Bauer surgical approaches to the hip joint. Acta Chir Orthop Traumatol Cech 57:40–47, 1990.
22. Clark JM, Freeman MAR, Witham D: The relationship of neck orientation to the shape of the proximal femur. J Arthroplasty 2:99, 1987.
23. Clark JM, Haynor DR: Anatomy of the abductor muscles of the hip as studied by computed tomography. J Bone Joint Surg Am 69:1021–1031, 1987.
24. Comstock C, Imrie S, Goodman SB: A clinical and radiographic study of the "safe area" using the direct lateral approach for total hip arthroplasty. J Arthroplasty 9:527–531, 1994.
25. Coventry MB: Hip arthroplasty in older patients with hip dysplasia. *In* Evarts CM (ed): Surgery of the Musculoskeletat System. New York, Churchill Livingstone, 1983, p 253.
26. Dall D: Exposure of the hip by anterior osteotomy of the greater trochanter. A modified anterolateral approach. J Bone Joint Surg 68B:382–386, 1986.
27. Dorr LD, Bechtol CO, Watkins RG, Wan Z: Radiographic anatomic structure of the arthritic acetabulum and its influence on total hip arthroplasty. J Arthroplasty 15:890–900, 2000.
28. Duparc F, Thomine JM, Dujardin F, et al: Anatomic basis of the transgluteal approach to the hip-joint by anterior hemimyotomy of the gluteus medius. Surg Radiol Anat 19:61–67, 1997.
29. Ebraheim NA, Olexa TA, Xu R, et al: The quantitative anatomy of the superior gluteal artery and its location. Am J Orthop 27:427–431, 1998.
30. Eckrich SG, Noble PC, Tullos HS: Effect of rotation on the radiographic appearance of the femoral canal. J Arthroplasty 9:419–26, 1994.
31. Eftekhar NS, Nercessian O: Intrapelvic migration of total hip prostheses. J Bone Joint Surg 71A:1480–1486, 1989.
32. Engh CA Jr, McAuley JP, Engh C Sr: Surgical approaches for revision total hip replacement surgery: The anterior trochanteric slide and the extended conventional osteotomy. Instr Course Lect 48:3–8, 1999.
33. Fessy MH, Seutin B, Bejui J: Anatomical basis for the choice of the femoral implant in the total hip arthroplasty. Surg Radiol Anat 19:283–286, 1997.
34. Feugier P, Fessy MH, Bejui J, Bouchet A: Acetabular anatomy and the relationship with pelvic vascular structures. Implications in hip surgery. Surg Radiol Anat 19:85–90, 1997.
35. Firestone TP, Hedley AK: Extended proximal femoral osteotomy for severe acetabular protrusion following total hip arthroplasty. A technical note. J Arthroplasty 12:344–345, 1997.
36. Foster DE, Hunter JR: The direct lateral approach to the hip for arthroplasty. Advantages and complications. Orthopedics 10:274, 1987.
37. Free SA, Delp SL: Trochanteric transfer in total hip replacement: Effects on the moment arms and force-generating capacities of the hip abductors. J Orthop Res 14:245–250, 1996.
38. Frndak PA, Mallory TH, Lombardi AV Jr: Translateral surgical

approach to the hip. The abductor muscle "split". Clin Orthop 295:135–141, 1993.
39. Fulkerson JP, Crelin ES, Keggi KJ: Anatomy and osteotomy of the greater trochanter. Arch Surg 114:19–21, 1979.
40. Gammer W: A modified lateroanterior approach in operations for hip arthroplasty. Clin Orthop 199:169–172, 1985.
41. Gautier E, Ganz K, Krugel N, et al: Anatomy of the medial femoral circumflex artery and its surgical implications. J Bone Joint Surg 82B:679–683, 2000.
42. Gibson A: Posterior exposure of the hip joint. J Bone Joint Surg 32B:183, 1950.
43. Glassman AH, Engh CA, Bobyn JD: A technique of extensile exposure for total hip arthroplasty. J Arthroplasty 2:11–21, 1987.
44. Gore DR, Murray MP, Sepic SB, Gardner GM: Anterolateral compared to posterior approach in total hip arthroplasty: Differences in component positioning, hip strength, and hip motion. Clin Orthop 165:180, 1982.
45. Gottschalk F, Kourosh S, Leveau B: The functional anatomy of tensor fasciae latae and gluteus medius and minimus. J Anat 166:179–189, 1989.
46. Gross AE: Transfemoral approach to the deficient proximal femur. Instr Course Lect 48:77–78, 1999.
47. Hardinge K: The direct lateral approach to the hip. J Bone Joint Surg 64B:17–19, 1982.
48. Head WC, Mallory TH, Berklacich FM, et al: Extensile exposure of the hip for revision arthroplasty. J Arthroplasty 2:265–273, 1987.
49. Head WC, Montgomery WK, Emerson RH Jr: Vastus slide and controlled perforations. Instr Course Lect 48:13–17, 1999.
50. Hedlundh U, Ahnfelt L, Hybbinette CH: Surgical experience related to dislocations after total hip arthroplasty. J Bone Joint Surg 78B:206–209, 1996.
51. Hedlundh U, Hybbinette CH, Fredin H: Influence of surgical approach on dislocations after Charnley hip arthroplasty. J Arthroplasty 10:609–614, 1995.
52. Heimkes B, Posel P, Bolkart M: The transgluteal approaches to the hip. Arch Orthop Trauma Surg 111:220–223, 1992.
53. Heller KD, Prescher A, Zilkens KW, Forst R: Anatomic study of femoral vein occlusion during simulated hip arthroplasty. Surg Radiol Anat 19:133–137, 1997.
54. Horwitz BR, Rockowitz NL, Goll SR, et al: A prospective randomized comparison of two surgical approaches to total hip arthroplasty. Clin Orthop 291:154–163, 1993.
55. Itokazu M, Ohno T, Itoh Y: Exposure of the hip by anterior osteotomy of the greater trochanter. Bull Hosp Jt Dis 57:159–161, 1998.
56. Iyer KM: A new posterior approach to the hip joint. Injury 13:76–80, 1981.
57. Jacobs LG, Buxton RA: The course of the superior gluteal nerve in the lateral approach to the hip. J Bone Joint Surg 71A:1239–1243, 1989.
58. Kaplan EB: The iliotibial tract. Clinical and morphological significance. J Bone Joint Surg 40A:817, 1958.
59. Keating EM, Ritter MA, Faris PM: Structures at risk from medially placed acetabular screws. J Bone Joint Surg 72A:509–511, 1990.
60. Keene GS, Parker MJ: Hemiarthroplasty of the hip—the anterior or posterior approach? A comparison of surgical approaches. Injury 24:611–613, 1993.
61. Kenny P, O'Brien CP, Synnott K, Walsh MG: Damage to the superior gluteal nerve after two different approaches to the hip. J Bone Joint Surg 81B:979–981, 1999.
62. Kerry RM, Masri BA, Garbuz DS, Duncan CP: The vascularized scaphoid window for access to the femoral canal in revision total hip arthroplasty. Instr Course Lect 48:9–11, 1999.
63. Kirkpatrick JS, Callaghan JJ, Vandemark RM, Goldner RD: The relationship of the intrapelvic vasculature to the acetabulum. Implications in screw-fixation acetabular components. Clin Orthop 258:183–190, 1990.
64. Krackow KA, Steinman H, Cohn BT, Jones LC: Clinical experience with a triradiate exposure of the hip for difficult total hip arthroplasty. J Arthroplasty 3:267–78, 1988
65. Laine HJ, Lehto MU, Moilanen T: Diversity of proximal femoral medullary canal. J Arthroplasty 15:86–92, 2000.
66. Lavigne P, Loriot de Rouvray TH: The superior gluteal nerve. Anatomical study of its extrapelvic portion and surgical resolution by trans-gluteal approach. Rev Chir Orthop Reparatrice Appar Mot 80:188–195, 1994.
67. Learmonth ID, Allen PE: The omega lateral approach to the hip. J Bone Joint Surg 78B:559–561, 1996.
68. Lewallen DG: Neurovascular injury associated with hip arthroplasty. Instr Course Lect 47:275–283, 1998.
69. Light TR, Keggi KJ: Anterior approach to hip arthroplasty. Clin Orthop 152:255–260, 1980.
70. Lindgren U, Svenson O: A new transtrochanteric approach to the hip. Int Orthop 12:37–41, 1988.
71. Lusskin R, Goldman A, Absatz M: Combined anterior and posterior approach to the hip joint in reconstructive and complex arthroplasty. J Arthroplasty 3:313–322, 1988.
72. Macedo CA, Galia CR, Rosito R, et al: Comparation of the anterolateral and posterior approaches in primary total hip arthroplasty. Rev Fac Cien Med Univ Nac Cordoba 56:91–96, 1999.
73. Mallory TH, Lombardi AV Jr, Fada RA, et al: Dislocation after total hip arthroplasty using the anterolateral abductor split approach. Clin Orthop 358:166–172, 1999.
74. Marcy GH, Fletcher RS: Modification of the posterolateral approach to the hip for insertion of the femoral head prosthesis. J Bone Joint Surg 36A:142, 1954.
75. Massin P, Geais L, Astoin E, et al: The anatomic basis for the concept of lateralized femoral stems: A frontal plane radiographic study of the proximal femur. J Arthroplasty 15:93–101, 2000.
76. Masterson EL, Masri BA, Duncan CP: Surgical approaches in revision hip replacement. J Am Acad Orthop Surg 6:84–92, 1998.
77. McFarland B, Osborne G: Approach to the hip. A suggested improvement on Kocher's method. J Bone Joint Surg 36B:364, 1954.
78. McGrory BJ, Morrey BF, Cahalan TD, et al: Effect of femoral offset on range of motion and abductor muscle strength after total hip arthroplasty. J Bone Joint Surg 77B:865–869, 1995.
79. McLauchlan J: The stracathro approach to the hip. J Bone Joint Surg 66B:30–31, 1984.
80. McMinn DJ, Roberts P, Forward GR: A new approach to the hip for revision surgery. J Bone Joint Surg 73B:899–901, 1991.
81. Menon PC, Griffiths WE, Hook WE, Higgins B: Trochanteric osteotomy in total hip arthroplasty: Comparison of 2 techniques. J Arthroplasty 13:92–96, 1998.
82. Minns RJ, Crawford RJ, Porter ML, Hardinge K: Muscle strength following total hip arthroplasty. A comparison of trochanteric osteotomy and the direct lateral approach. J Arthroplasty 8:625–627, 1993.
83. Moore AT: The self-locking metal hip prosthesis. J Bone Joint Surg 39A:811, 1957.
84. Morrey BF, Adams RA, Cabanela ME: Comparison of heterotopic bone after anterolateral, transtrochanteric, and posterior approaches for total hip arthroplasty. Clin Orthop 188:160–167, 1984.
85. Moskal JT, Mann JW III: A modified direct lateral approach for primary and revision total hip arthroplasty. A prospective analysis of 453 cases. J Arthroplasty 11:255–266, 1996.
86. Mostardi RA, Askew MJ, Gradisar IA Jr, et al: Comparison of functional outcome of total hip arthroplasties involving four surgical approaches. J Arthroplasty 3:279–284, 1988.
87. Müller ME: Total hip prostheses. Clin Orthop 72:46, 1970.
88. Mulliken BD, Rorabeck CH, Bourne RB, Nayak N: A modified direct lateral approach in total hip arthroplasty: A comprehensive review. J Arthroplasty 13:737–747, 1998.
89. Nachbur B, Meyer RP, Verkkala K, Zurcher R: The mechanisms of severe arterial injury in surgery of the hip joint. Clin Orthop 141:122–133, 1979.
90. Naito M, Ogata K, Emoto G: The blood supply to the greater trochanter. Clin Orthop 323:294–297, 1996.
91. Najima H, Gagey O, Cottias P, Huten D: Blood supply of the greater trochanter after trochanterotomy. Clin Orthop 349:235–241, 1998.
92. Navarro RA, Schmalzried TP, Amstutz HC, Dorey FJ: Surgical approach and nerve palsy in total hip arthroplasty. J Arthroplasty 10:1-5, 1995.
93. Nazarian S, Tisserand P, Brunet C, Müller ME: Anatomic basis of the transgluteal approach to the hip. Surg Radiol Anat 9:27–35, 1987.
94. Noble PC, Alexander JW, Lindahl LJ, et al: The anatomic basis of femoral component design. Clin Orthop 235:148–165, 1988.
95. Nutton RW, Checketts RG: The effects of trochanteric osteotomy on abductor power. J Bone Joint Surg 66B:180–183, 1984.
96. Osborne RP: The approach to the hip joint: A critical review and a

suggested new route. Br J Surg 18:49, 1930.
97. Pai VS: Heterotopic ossification in total hip arthroplasty. The influence of the approach. J Arthroplasty 9:199–202, 1994.
98. Pai VS: Significance of the Trendelenburg test in total hip arthroplasty. Influence of lateral approaches. J Arthroplasty 11:174–749, 1996.
99. Pai VS: A comparison of three lateral approaches in primary total hip replacement. Int Orthop 21:393–8, 1997.
100. Pare EB, Stern JT Jr, Schwartz JM: Functional differentiation within the tensor fasciae latae. A telemetered electromyographic analysis of its locomotor roles. J Bone Joint Surg 63A:1457–1471, 1981.
101. Pascarel X, Dumont D, Nehme B, et al: Total hip arthroplasty using the Hardinge approach. Clinical results in 63 cases. Rev Chir Orthop Reparatrice Appar Mot 75:98–103, 1989.
102. Pellicci PM, Bostrom M, Poss R: Posterior approach to total hip replacement using enhanced posterior soft tissue repair. Clin Orthop 355:224–228, 1998.
103. Petrera P, Trakru S, Mehta S, et al: Revision total hip arthroplasty with a retroperitoneal approach to the iliac vessels. J Arthroplasty 11:704–708, 1996.
104. Pereles TR, Stuchin SA, Kastenbaum DM, et al: Surgical maneuvers placing the sciatic nerve at risk during total hip arthroplasty as assessed by somatosensory evoked potential monitoring. J Arthroplasty 11:438–444, 1996.
105. Poss R, Staehlin P, Larson M: Femoral expansion in total hip arthroplasty. J Arthroplasty 2:259–264, 1987.
106. Ramesh M, O'Byrne JM, McCarthy N, et al: Damage to the superior gluteal nerve after the Hardinge approach to the hip. J Bone Joint Surg 78B:903–906, 1996.
107. Reikeras O, Bjerkreim I, Kolbenstvedt A: Anteversion of the acetabulum and femoral neck in normals and in patients with osteoarthritis of the hip. Acta Orthop Scand 54:18–23, 1983.
108. Reikeras O, Hoiseth A: Femoral neck angles in osteoarthritis of the hip. Acta Orthop Scand 53:781–784, 1982.
109. Roberts JM, Fu FH, McClain EJ, Ferguson AB Jr: A comparison of the posterolateral and anterolateral approaches to total hip arthroplasty. Clin Orthop 187:205–210, 1984.
110. Robinson RP, Robinson HJ Jr, Salvati EA: Comparison of the transtrochanteric and posterior approaches for total hip replacement. Clin Orthop 147:143–7, 1980.
111. Rorabeck CH, Partington PF: Retroperitoneal exposure in revision total hip arthroplasty. {PRIVATE} Instr Course Lect 48:27–36, 1999.
112. Rosson JW, Surowiak J, Schatzker J, Hearn T: Radiographic appearance and structural properties of proximal femoral bone in total hip arthroplasty patients. J Arthroplasty 11:180–183, 1996.
113. Schmidt J, Hackenbroch MH: A new classification for heterotopic ossifications in total hip arthroplasty considering the surgical approach. Arch Orthop Trauma Surg 115:339–343, 1996.
114. Schneeberger AG, Schulz RF, Ganz R: Blood loss in total hip arthroplasty. Lateral position combined with preservation of the capsule versus supine position combined with capsulectomy. Arch Orthop Trauma Surg 117:47–49, 1998.
115. Shaw JA: Experience with a modified posterior approach to the hip joint. A technical note. J Arthroplasty 6:11–18, 1991.
116. Siebenrock KA, Rosler KM, Gonzalez E, Ganz R: Intraoperative electromyography of the superior gluteal nerve during lateral approach to the hip for arthroplasty: A prospective study of 12 patients. J Arthroplasty 15:867–870, 2000.
117. Smith SW, Mankiletow A, Harris WH: Vastus-Psoas release for acetabular exposure in revision hip surgery. J Arthroplasty 12:568–571, 1997.
118. Smith-Petersen MN: Approach to and exposure of the hip joint for mold arthroplasty. J Bone Joint Surg 31A:40, 1949.
119. Soni RK: An anterolateral approach to the hip joint. Acta Orthop Scand 68:490–494, 1997.
120. Stephenson PK, Freeman MA: Exposure of the hip using a modified anterolateral approach. J Arthroplasty 6:137–145, 1991.
121. Svensson O, Skold S, Blomgren G: Integrity of the gluteus medius after the transgluteal approach in total hip arthroplasty. J Arthroplasty 5:57–60, 1990.
122. Sugano N, Noble PC, Kamaric E: Predicting the position of the femoral head center. J Arthroplasty 14:102–107, 1999.
123. Sugano N, Noble PC, Kamaric E, et al: The morphology of the femur in developmental dysplasia of the hip. J Bone Joint Surg 80B:711–719, 1998.
124. Unwin AJ, Thomas M: Dislocation after hemiarthroplasty of the hip: A comparison of the dislocation rate after posterior and lateral approaches to the hip. Ann R Coll Surg Engl 76:327–329, 1994.
125. van der Linde MJ, Tonino AJ: Nerve injury after hip arthroplasty. 5/600 cases after uncemented hip replacement, anterolateral approach versus direct lateral approach. Acta Orthop Scand 68:521–523, 1997.
126. Vicar AJ, Coleman CR: A comparison of the anterolateral, transtrochanteric, and posterior surgical approaches in primary total hip arthroplasty. Clin Orthop 188:152–159, 1984.
127. Wasielewski RC, Cooperstein LA, Kruger MP, Rubash HE: Acetabular anatomy and the transacetabular fixation of screws in total hip arthroplasty. J Bone Joint Surg 72A:501–508, 1990.
128. Watson-Jones R: Fractures of the neck of the femur. Br J Surg 23:787, 1935–1936.
129. Weber M, Berry DJ: Abductor avulsion after primary total hip arthroplasty. Results of repair. J Arthroplasty 12:202–206, 1997.
130. Woo RYG, Morrey BF: Dislocations after total hip arthroplasty. J Bone Joint Surg 64A:1295, 1982.
131. Wroblewski BM, Siney PD, Fleming PA, Bobak P: The calcar femorale in cemented stem fixation in total hip arthroplasty. J Bone Joint Surg 82B:842–845, 2000.
132. Younger TI, Bradford MS, Magnus RE, Paprosky WG: Extended proximal femoral osteotomy. A new technique for femoral revision arthroplasty. J Arthroplasty 10:329–338, 1995.

第 72 章

生物力学

Bernard F. Morrey, Zong-Ping Luo

正常步态与置换术后的步态

本章重点描述正常髋关节的生物力学特点以及关节置换术后其改变情况。治疗的真正目标是恢复功能，因此了解正常步态的生物力学特点非常重要。理想情况下，关节置换应能恢复正常步态周期或者接近正常(图 72-1)。对行走时体能消耗的测定是评估异常步态的有效手段。而由异常步态引起的额外生理要求可通过计算耗氧率或能量消耗的方法来明确。较典型的测定方法是，让健康人与假体置换术后患者以相同的速度行走，然后从正常人的能量消耗率中减去患者的能量消耗率(图 72-2)。严重的单侧髋关节骨性关节炎会导致速度、步调、步幅和 VO_2 的减小，以及能量消耗率的增加。实验结果表明，虽然术后效果不断提高，但关节炎患者的平均速度(每分钟 55 m)仍低于老年人的平均步速(每分钟 74 m)[58]。

生物力学考虑的基本要素

与研究其他关节一样，临床医师可依据关节功能的三要素进行讨论：运动或称为运动学，稳定性或约束性，肌力或力传导。

运动学

正常髋关节的平均活动范围，因年龄和身体状况的不同而具有很大的个体差异。即使是健康髋关节，随着年龄增长其活动弧也在减小(表 72-1)。因此，标准的数据主要用作参考指标而不能作为判断标准。当然，患者的健侧肢体是最好的“正常值”标准。

日常生活活动中髋关节的活动方式和范围

临床医师的重要任务之一是通过关节置换术使患者恢复充分的日常生活功能活动。对 32 例正常个体行走期间测定出的髋关节活动弧是：伸展 15°，屈曲 37°(50°活动弧)，外展 5°及内收 10°，内旋 5°及外旋 9°[10]。当患者把一只脚放在对侧大腿上系鞋带时，或弯腰在地板上捡东西时髋关节屈曲程度最大。当患者在斜坡上行走或从事高尔夫之类的运动时髋关节伸展幅度最大。当患者上下汽车时，外展及内旋幅度最大，在从事高尔夫等运动时髋关节外旋及外展幅度最大(表 72-2)。

假体置换与关节活动

如上所述，所有的关节假体都提供能满足关节日常活动所需要的活动弧。活动中髋关节活动的限制因素是软组织约束或者股骨颈对假体臼杯边缘的撞击(图 72-3)。超出这些限制显然会出现关节不稳定。各种假体都通过增加头/颈直径比采用斜方形假体颈、不对称性以及减小对臼的限制等手段来增加假体活动的稳定性。一种新型的限制性臼杯假体可大幅提高关节运动的稳定性，但也只能达到 70°~80°的髋关节屈曲。

限制与稳定性

因为髋关节是一种和谐的球臼关节因而本身就较为稳定。正常关节周围的韧带所提供的强的限制性，使髋关节成为人体最稳定的关节之一。对正常髋关节稳定性的生物力学因素考虑得很少，但在关节置换术中这是重点研究课题(见第 102 章)。

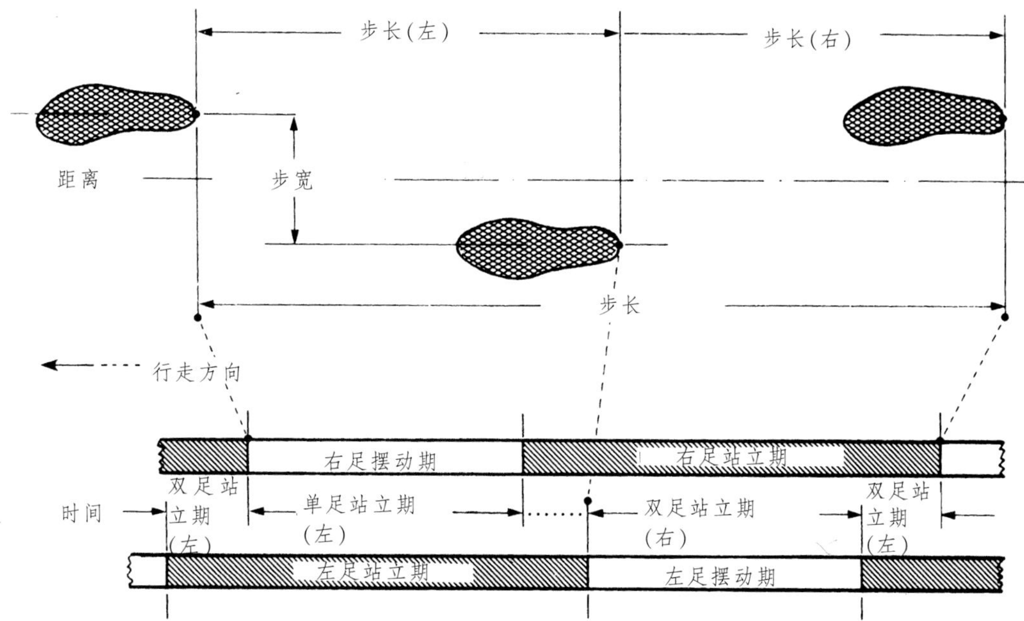

图 72-1 步态分析中短距离行走概要图。图中未示出行进路线与足中线间的夹角。图中所示的单足站立期与对侧腿摆动期时限一致。

假体设计与稳定性

髋关节置换术后不稳定是一种常见的并发症，在发生率、发病率及经济损失方面甚至超过了感染(见第 102 章)。在关节置换术后，关节本身及韧带所起的稳定作用都发生了改变，除非采用双极头假体，否则假体关节的稳定性将主要依靠肌肉的紧张度来维持。

理论上讲，较大的假体头比较小的假体头稳定。因为较大的假体头使软组织的紧张度加强，从而使假体更稳定，或者说阻止了其进一步移位(图 72-4)。较大假体头置换的理论值目前尚未通过临床试验总结出来。如果大的股骨头假体或者增加肌肉紧张度不足以稳定关节，新型的假体设计通过在髋臼假体内植入双极头则能提供更好的稳定性。但这种设计方案在增加磨损或界面应力方面的影响尚不明确。

其他一些可变因素也需要考虑，如股骨颈的撞击

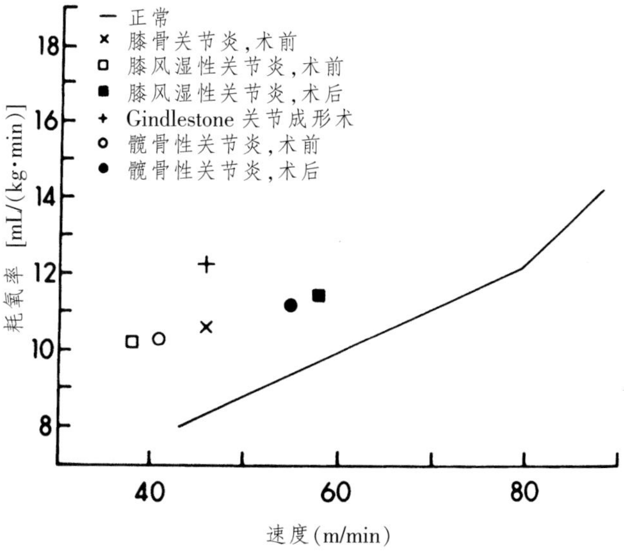

图 72-2 正常受试者及步态障碍者的行走速度与耗氧率。正常基线数据是从正常受试者以不同速度行走获得的。不同患者数据点组与正常基线组间的垂直距离表示步态障碍患者能量需求增加的平均值[2,18]。

表 72-1 不同年龄髋关节的被动活动范围

活动	年龄(岁)		
	25~39 (433 例)	40~59 (727 例)	60~74 (523 例)
屈曲	122±12	120±14	118±13
伸展	22±8	18±7	17±8
外展	44±11	42±11	39±12
内旋	33±7	31±8	30±7
外旋	34±8	32±8	29±9

注：数据以平均数±标准差表示。

From Roach KE, Miles TP: Normal hip and knee active range of motion: the relationship to age. Phys Ther 71: 656, 1991.

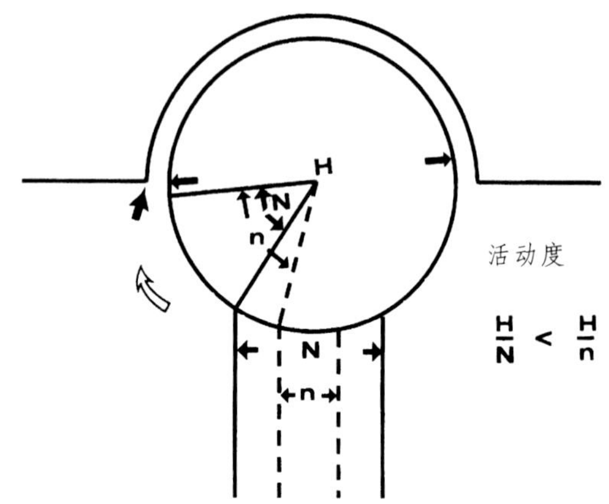

图 72-3 头/颈比在植入假体前对运动的影响。代表头/颈比 H/N 的运动"N"小于代表更狭窄颈部 H/n 的运动"n"。

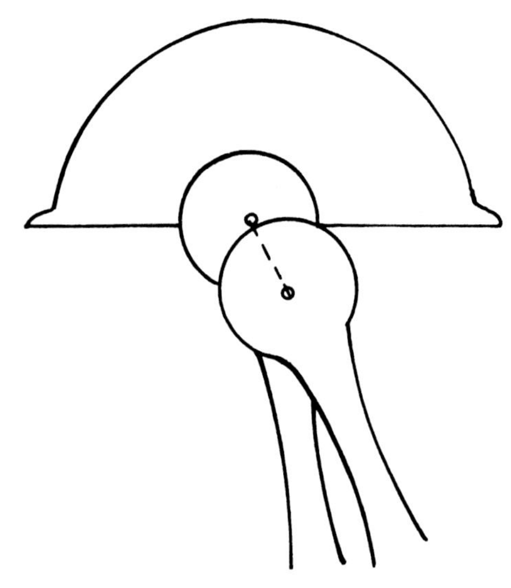

图 72-4 较大的股骨头假体设计需要更大的移位才能脱出臼杯。

和股骨干的偏移[11]。临床实验表明,在统计学上股骨干的偏移量与髋关节的稳定性相关[6]。通过加长肌肉起点与抵止点之间的距离,可以使肌肉更加有效。这样也会导致经关节的力传导减小。研究显示,在选定的病例中,转子截骨术联合远端和外侧移位可以稳定失稳的髋关节置换假体[6]。偏移的概念对于髋关节功能以及恢复力学"平衡"非常重要,这将在下文进行讨论。

力传导

肌力潜能

髋关节周围肌肉的功能潜力已在等长和等动力条件下进行了评估(表 72-3)。肌力与肌肉的横截面积直接相关。据文献报道,在下楼梯等选定的功能活动中计算出的合力强度可超过体重的 3 倍,而在绊倒中寻求其体平衡时合力可达体重的 8 倍[17]。

由于这些肌力的作用,代表关节反作用力的合力矢量可以通过计算得出。关节接触合力的方向在正常行走负重期会在相对有限的范围内变化。总之,髋关节假体头上的关节接触合力位于前上方区域。图 72-5 示出在使用拐杖行走的第一个步态周期中关节合力的三维图。这些分析研究的结果已通过对假体头部及界面上作用力的直接测量得到证实[1,5,19]。

肌肉力臂

将力臂定义为肌力作用线至支点或旋转轴的垂直距离(图 72-6)。髋关节解剖变异改变了肌肉的力学特点,继而改变了肌肉的张力及关节的接触压力。髋关节伸肌在矢状面的力矩臂如图 27-7 所示。

在对患髋的手术重建中,可以通过解剖改变来恢复髋关节与人体其余部位以及作用于髋关节上各肌肉的基本关系。这种改变包括改变股骨头及髋臼的位置,从而改变了髋关节周围肌肉的起止点。目前将这些生物力学因素称之为偏移。

表 72-2 各种日常活动中髋关节的最大活动度(°)

功能	屈曲	后伸	外展	内收	内旋	外旋
行走	65(走台阶)	10(走斜坡)	14(上台阶)	5(走斜坡)	5(上台阶)	9(上斜坡)
个人卫生	118(穿鞋)		22(坐浴)	6(坐浴)	5(穿袜)	24(坐浴)
家务	119(捡物品)		30(用烤炉)	12(用烤炉)	22(放置)	25(拿物)
娱乐	108(上下汽车)	12(高尔夫)	37(上下汽车)	11(高尔夫)	24(上下汽车)	33(高尔夫)

From Chao EYS, Rim K, Smidt GL, Johnston RC: The application of 4×4 matrix method to the correction of the measurements of hip joint rotations. J Biomech 3: 459, 1970.

表 72-3 髋关节功能活动中的肌力潜能

功能活动	等长(%)	等动力(%)
伸展	25	32
屈曲	24	29
内收	21	4
外展	14	11
内旋	8	14
外旋	7	10

Data from Fick R:Handbwch der Anatomie des Mensohen,wol 2. Berlin,Verlag von Gmistay Fisher,1910,P175.

对恢复偏移的关注是为了使髋关节的功能活动效果最优化。好的功能效果表现为肌力增强，肌肉效率更高时作用于关节上的力更小。在一项对 86 例手术的研究中，我们发现在股骨偏移和活动与肌力均增大之间存在着明显的统计学相关性[12]。自从本书上一版出版以来，对偏移的重要性已得到更普遍的认可，而且一些假体的设计更适合假体位置的偏移[1]。如上文所述，假体的稳定性也由于髋关节各肌肉的适当张紧而得到加强，其与假体的设计及放置有关。

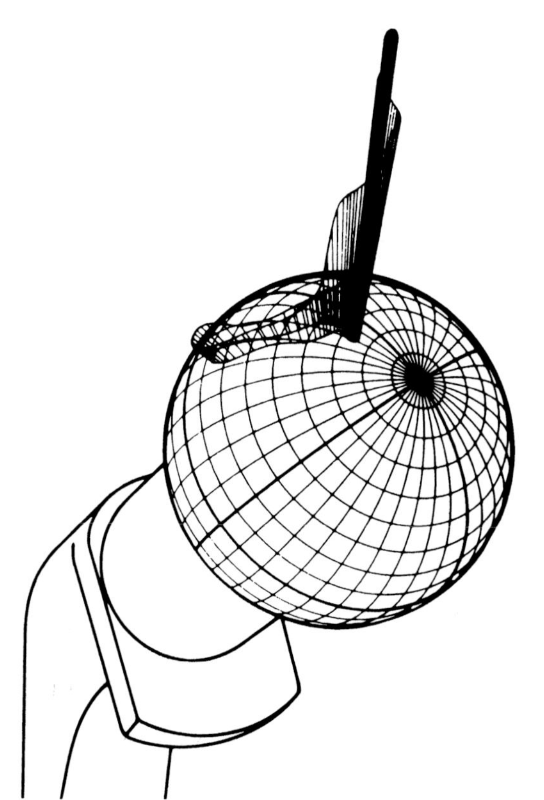

图 72-5 使用拐杖行走的第一个步态周期中合力的按比例三维图。线的长度表示力的大小。径向线段是按相等的时间增量给出的，因此径线间的距离代表合力方向的变化速率。由于站立期合力幅度较大，近端的线段表示合力方向的变化较小，锥角为 30°~40°，极角为-25°~-15°。(From Dary DT, Kotzar GM, Brown RH, et al: Telemetric force measurements across the hip after total arthroplasty. J Bane Joint Surg 70A: 45,1989.)

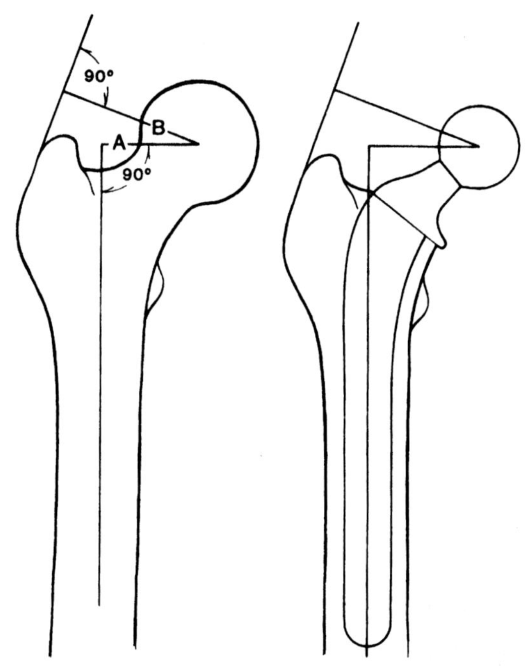

图 72-6 肌肉的力臂是作用线至支点或旋转轴的垂直距离。

颈干角与颈长度之间的关系决定着假体的偏移程度。在股骨假体的设计中，对调整偏移的价值及其方法的认识也在不断提高(图 72-8)。据估计，需要有9 种不同的股骨

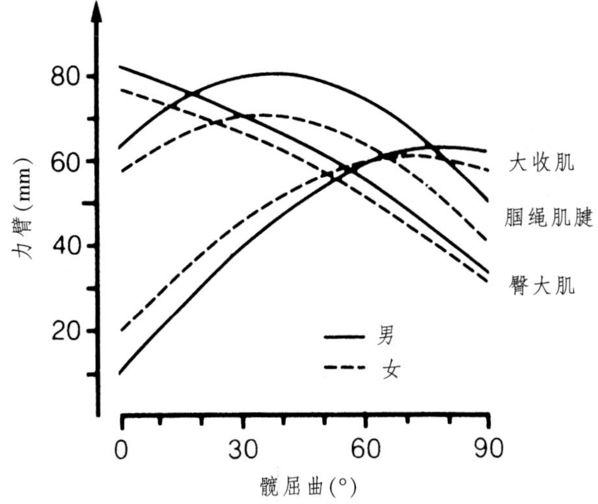

图 72-7 图中示出 10 名男性和 10 名女性在髋关节不同角度屈曲时的平均力臂长度[13]。

假体型号才能适应并偏移80%的股骨形态及大小变异[11]。

在髋臼一侧,可通过专用的聚乙烯嵌入物使髋关节中心向外侧移位来增加偏移。这种方法的临床应用价值尚有待明确,因为把较大的力矩加在聚乙烯衬垫上会使其变得不稳定。一项研究表明,在偏移“很小”的一组患者中的髋臼聚乙烯假体的磨损率也有相当的差异。

骨重塑

稳定性和假体抗力学失败性能是关节置换术长期有效的主要因素,假体力学失败的表现有假体松动、骨溶解、骨折或假体折断。因此了解骨对植入物的反应是关节置换成功的关键。在骨与植入物接触面存在非常强的应力作用。受压时这种应力最大,远近端均存在,而植入物中段相对应力较小(图72-9)。因为植入假体会使负荷分布发生巨大改变,因此关节置换术后的骨重塑是不可回避的结果。此外,随着时间的推移,骨结构重塑是一个持续的过程,新的均衡也在不断地建立。否则,假体就会出现松动。骨骼具有随着负荷或信号的改变进行适应性结构重塑的能力,最早是由Wolff于1869年描述的,现在将其称之为Wolff定律[19]。观察发现,骨小梁结构的方向随主要应力的方向而变。

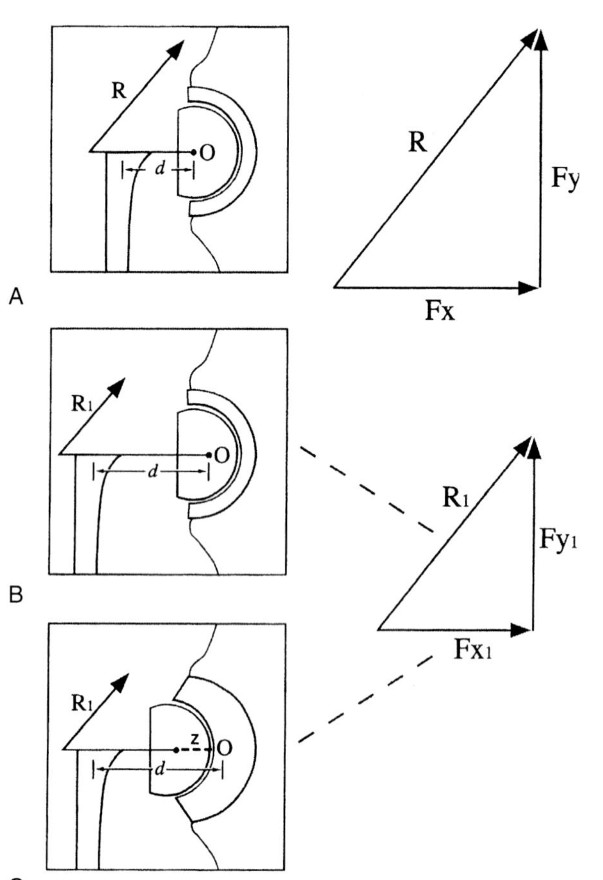

图72-8 (A)利用髋关节置换中的偏移使髋假体上的合力最优化。(B)通过外侧放置的臼杯嵌入件增大偏移。(C)也可加大颈长度增大偏移。

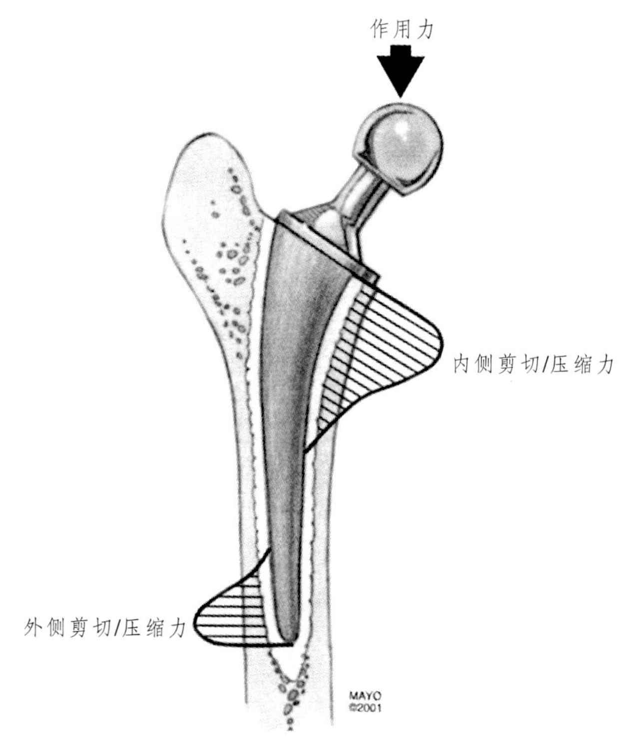

图72-9 股骨近端骨水泥柄假体所受的应力分布表明股骨近端、径向和股骨远端外侧所受的压应力较大。股骨柄中部区域所受的应力较小,相对“平静”。

如果机械应力信号超过了“重塑规律”所确定的上限或下限,就会出现骨沉积或骨的重吸收。这种骨结构的改变反过来会改变骨应力或其分布。这个过程一直持续到符合重塑规律为止。以往的预测应力分布的分析模型尚不能解决这些随时间改变的关键问题。

有限元分析

这种分析评估手段称之为有限元分析,它在评估假体置换术后所产生的股骨结构长期改变方面具有非常重要的作用。这种有限元分析方法是一种数据计算程序,用于确定在指定负荷下的结构变形及应力分布。与其他数学方法相比,有限元分析法的主要优点是能够处理非均质性材料及不规则几何形状的结构,所以更适用于对骨假体混合物的研究。

骨重塑理论

骨重塑理论是一种数学公式,图72-10已将其表示成流程图的形式。假定松质骨是一种最佳结构，它可通过适当分配其表观密度和骨小梁力线使目标函数最小化[8,9]。

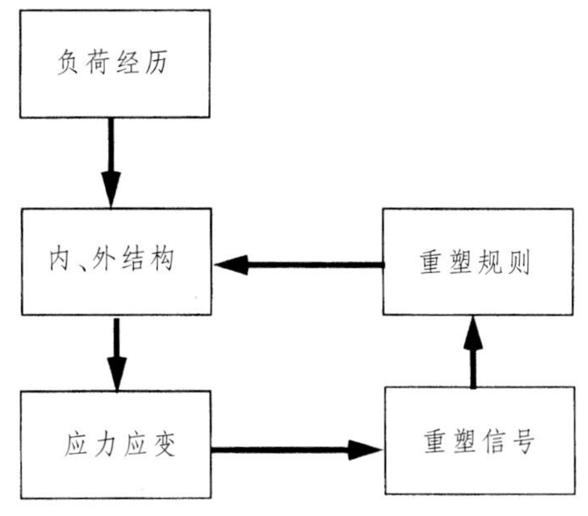

图 72-10　骨重塑过程的流程图。

在非骨水泥假体置换术中的临床应用

骨重塑理论的一项理想应用是预测骨骼对关节置换术的长期反应，因为在这种负荷结构下骨骼会发生显著的结构改变。例如，曾对植入Mayo 非骨水泥短柄股骨置换假体术后的预期骨结构改变进行了评估[13]。放置这种假体的目的是使向干骺端应力传导最优化，使近端的应力遮挡作用明显降低，并使向远端的应力传导接近正常（图 72-11）。

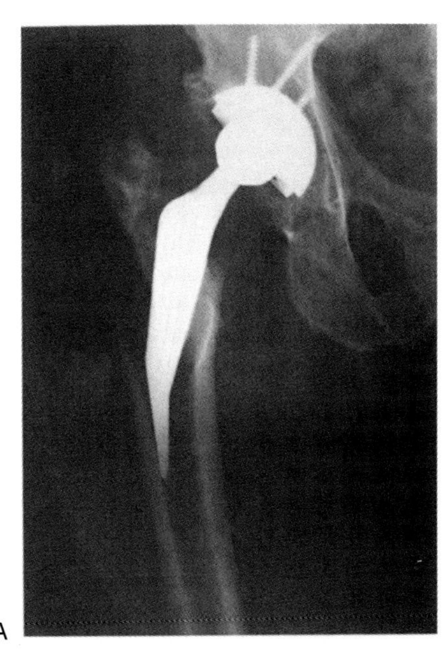

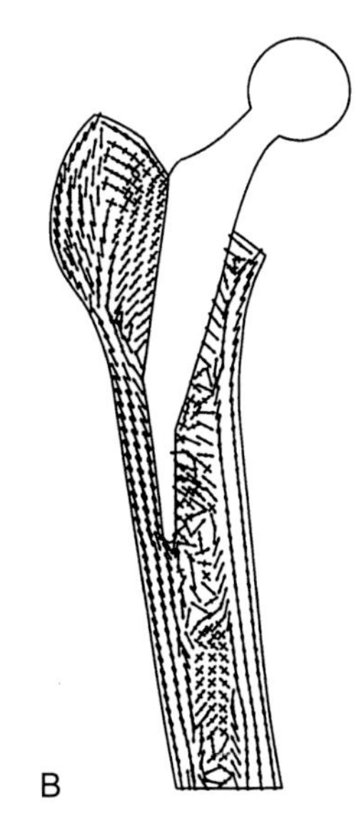

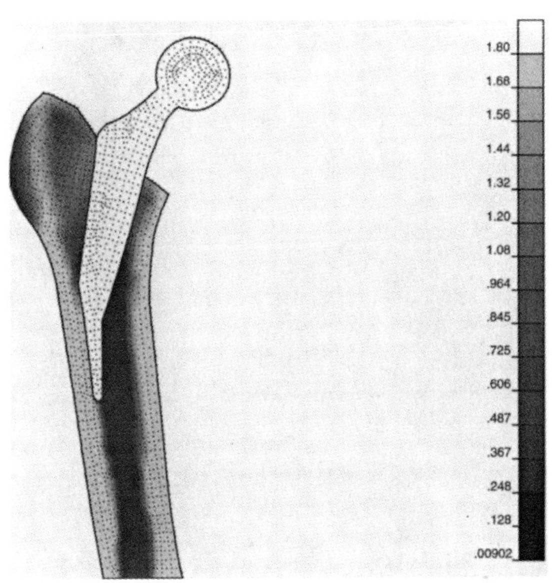

图 72-11　植入 Mayo 短柄股骨置换假体后即刻的骨结构：(A)表现密度预估；(B)结构稳定性预估；(C)实际的骨结构。

关节置换术后预估的长期骨重塑结果表明，除了股骨距外侧顶部有轻度骨吸收以外，表现密度分布未发生改变。这与术后6年的随访X线片所见是一致的（图72-12）。随着双能X线吸收仪（DEXA）扫描应用的不断增多，我们现在已经能够定量测定假体置换术后存活的骨量。DEXA扫描在了解髋关节置换术对近端骨重塑的实际影响方面具有重要价值。

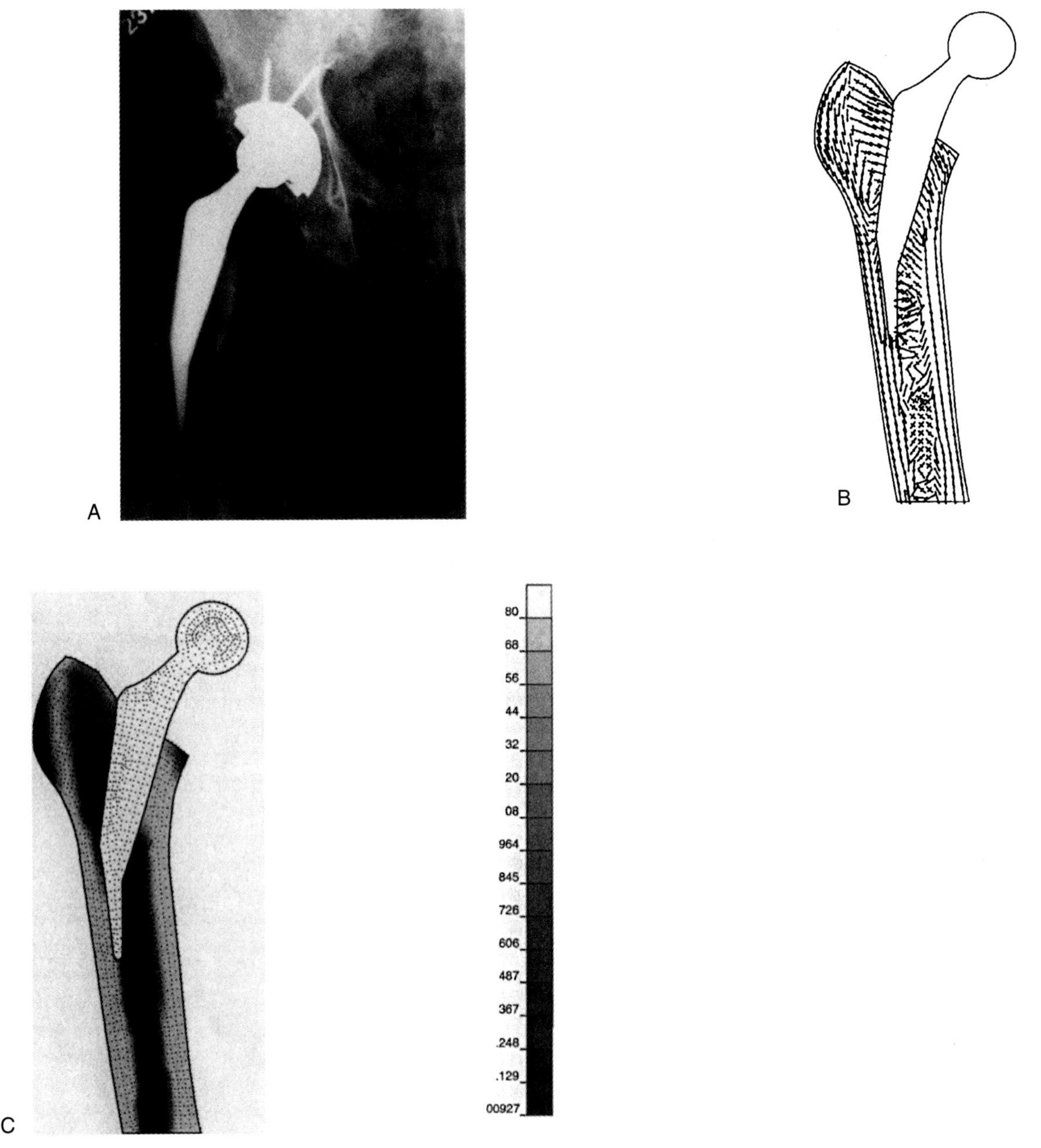

图72-12 植入Mayo短柄股骨置换假体后6年的骨结构：(A)表现密度预估；(B)结构稳定性预估；(C)实际的骨结构。

（王志彬 黄海晶 王栋梁 译 李世民 校）

参考文献

1. Bergmann G, Graichen F, Rohlmann A: Hip joint loading during walking and running, measured in two patients. J Biomech 16:969, 1993.
2. Brown M, Hislop HJ, Waters RL, Porel L: Walking efficiency before and after total hip replacement. J Am Phys Ther Assoc 60:1259, 1980.
3. Cowin SC: Wolff's law of trabecular architecture at remodeling equilibrium. J Biomech Eng 108:83, 1986.
4. Davy DT, Kotzar GM, Brown RH, et al: Telemetric force measurements across the hip after total arthroplasty. J Bone Joint Surg 70A:45, 1989.
5. English TA, Kilvington M: In vivo records of hip loads using a femoral implant with telemetric output [a preliminary report]. J Biomed Eng 1:111, 1979.
6. Fackler CD, Poss R: Dislocation in total hip arthroplasties. Clin Orthop 151:169, 1980.
7. Fick R: Handbuch der Anatomie des Menschen, vol 2. Berlin, Verlag von Gustav Fisher, 1910, p 175.
8. Fyhrie DP, Carter DR: A unifying principle relating stress to trabecular bone morphology. J Orthop Res 4:304, 1986.
9. Huiskes R, Weinans H, Grootenboer HJ, et al: Adaptic bone-remodeling theory applied to prosthetic-design analysis. J Biomech 20: 1135, 1987.
10. Johnston RC, Smidt GL: Measurement of hip-joint motion during walking. J Bone Joint Surg 61A:1083, 1969.
11. Massin P, Geais L, Astoin E, et al: The anatomic basis for the concept of lateralized femoral stems. A frontal plane radiographic study of the proximal femur. J Arthroplasty 15:93, 2000.
12. McGrory BJ, Morrey BF, Cahalan TD, et al: Effect of femoral offset on range of motion and abductor muscle strength after total hip arthroplasty. J Bone Joint Surg 78B:865, 1995.
13. Morrey BF: Short-stemmed uncemented femoral component for primary hip arthroplasty. Clin Orthop 249:169, 1989.
14. Nemeth G, Ohlsen H: In vivo moment arm lengths for hip extensor muscles at different angles of hip flexion. J Biomech 18:129, 1985.
15. Rydell NW: Forces acting on the femoral-head prosthesis: A study on strain gauge supplied prostheses in living persons. Acta Orthop Scand 88:1 (Suppl 37), 1966.
16. Sakalkale DP, Sharkey PF, Eng K, et al: Effect of femoral component offset on polyethylene wear in total hip arthroplasty. Clin Orthop 388:125, 2001.
17. Walker PS: Design and performance of joint replacements. *In* Chapman's Orthopedic Surgery, vol 3, 3rd ed. Philadelphia, Lippincott, Williams & Wilkins, 2000, p 2573.
18. Waters RL, Lunsford BR, Perry J, Byrd R: Energy-speed relationship of walking: Standard tables. J Orthop Res 6:215, 1988.
19. Wolff J: Ueber die Bedeutung der Architektur der Spongiosen Substanz. Zent Bl Med Wiss 6:223, 1869.

第 73 章

关节镜检查

Michael E. Torchia, Bernard F. Morrey

历史回顾

虽然关节镜检查的历史大家基本上都已熟悉，但有关髋关节镜检查的文献却较鲜见。最早使用腔镜技术观察髋关节的文献可能是 Burman 于 1931 年 [2]在《骨与关节外科杂志》上发表的。虽然这篇论文只是对包括髋关节在内的各关节行关节镜检查的评估，但值得一提的是，他的髋关节检查只强调对关节表面的检查。继之，髋关节镜的下一时代是在 1977 年由 Gross 开创的，他叙述了儿童髋关节疾病的诊疗技术[15]。今天，髋关节镜技术主要是由熟练的关节镜医师开展的，而非髋关节重建术方面的专家。

适应证

与多数关节镜检查一样，髋关节镜可以是诊断方法，也可以用于治疗。此外，在考虑行关节镜检查的任何病例中，首先应考虑非侵入性的诊断方法。关节镜检的真正价值，确切地说是它的适应证，必须跟手术方式的选择一并考虑[30]。

文献报道了许多适合行髋关节镜检查的诊断性适应证。这些适应证包括诊断盂唇撕裂[9,17,22,27]、缺血性坏死[9]、骨关节炎[9,13]、病因不明的疼痛[9,12,21]、髋关节弹响综合征[9]、滑膜活检[5,7,12]、分离性骨软骨炎[12]、滑膜炎[16,25]以及青少年慢性关节炎[16]。最后，对经系统临床检查仍诊断不明确的疼痛，也可以考虑行关节镜检查[14] (图 73–1) 。

除了这些诊断适应证外，关于髋关节镜在治疗上的价值和适应证也有报道，与其他关节的治疗性关节镜手术类似，其中包括游离体或异物取出[7,9,12,22,23,28,30]、滑膜切除或活检[7,8,25,26]、脓毒症清创[1,4,30]以及骨折的辅助复位或固定[23]。文献中最常报道的关节镜优势往往都与盂唇撕裂的诊断和治疗有关[5,17,27]。

禁忌证

如果通过其他非侵入性手段可以明确诊断，或者没有明显的治疗价值，或者技术能力有限不能进行关节镜手术，均不适合行关节镜介入手术。

手术方法

关节镜手术方法四个主要考虑因素是麻醉类型、患者体位、是否采用牵引以及入路的选择。

对髋关节来讲，正确的患者体位以及针对预期病变的相应术前计划可能比其他关节更为重要。

麻醉

区域阻滞[9,12]，甚至局麻[5]都曾用于髋关节镜手术中，但全麻仍然是最佳选择。

体位

许多术者喜欢采用侧卧位，因为侧卧时便于采用前方和后方入路[5,12,16,19]。仰卧位更可取，因为在骨折手术台上便于使用牵引。在使用骨折手术台时，仰卧位或侧卧位都可以采用。患侧腱披手术单时应方便术中操作和旋转。患髋铺手术巾应方便从前入路和外侧入路进行操作。

牵引

最常用的方法是把患者放置于骨科手术台上，对髋关节施加纵向牵引 [12,16,25]。通常建议使用影像增强器，以便在做入口之前识别出髋关节各界标的位置[30] (图 73–2)。也可以将患者置于侧卧位，用特殊的牵引装置进行纵向牵引。将髋关节牵开 1 cm 大约需 900 N

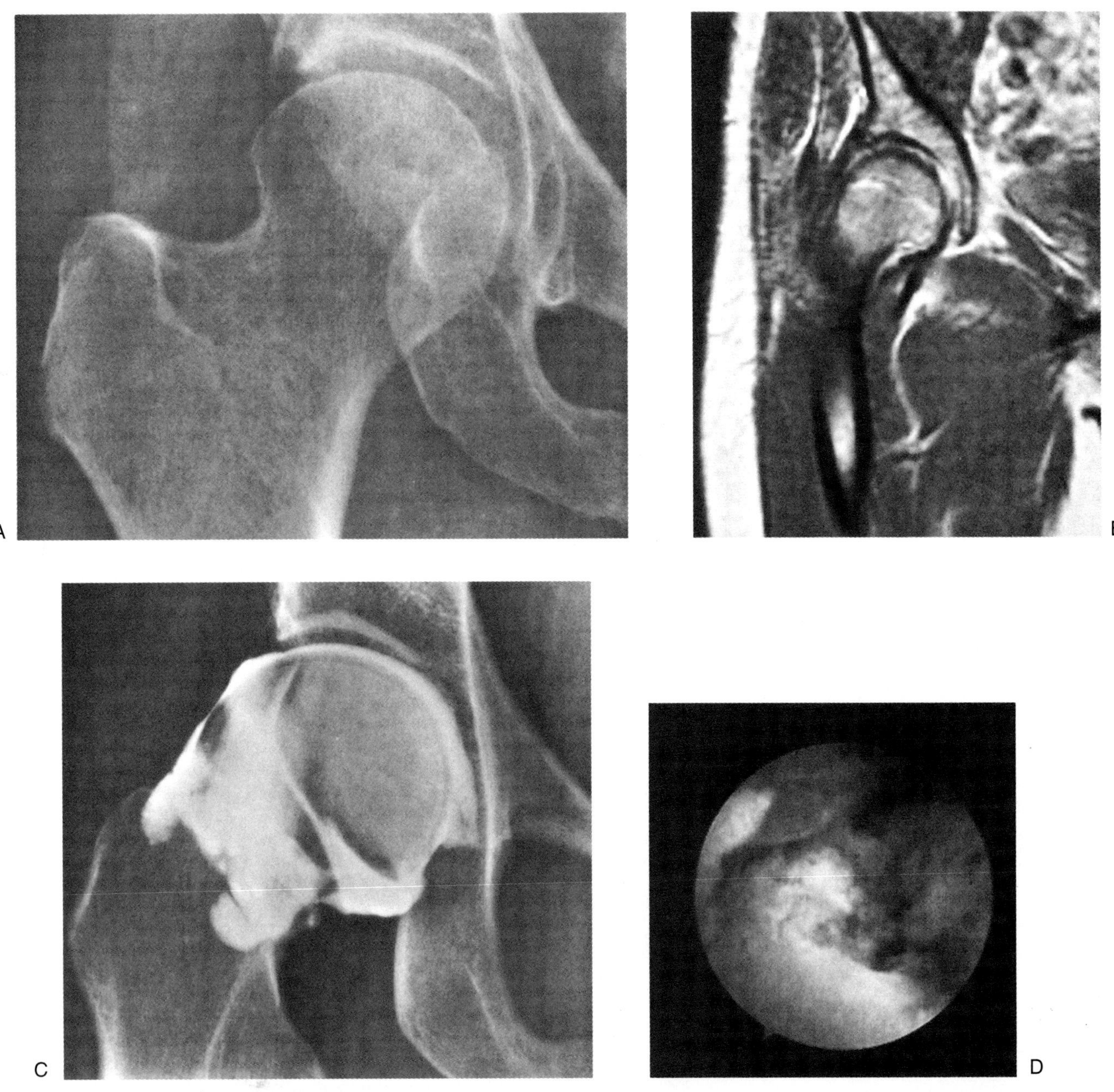

图 73-1　(A)38 岁男性的 X 线片,其髋关节持续疼痛但 X 线片无明显改变。MRI(B)和关节造影片(C)为阴性结果。(D)关节镜下可见负重股骨头有一处全层缺损。

的牵引力[19]。然而,Dorfmann 等报道了 60 例成功的髋关节镜手术,均未使用牵引和影像增强[5];其他人也指出不必对每个病例都使用牵引[21]。当然,对于 13 或 14 岁以下的年轻患者,手法牵引即可对髋关节进行必要观察[15]。而且必须避免牵引过度,否则会导致未成熟患者的髋关节脱位。

入路选择

通过单一入路几乎不能窥视整个髋关节,所以,大多数关节镜检查术者进行诊断检查时,最少使用两个偶尔使用三个入路。通常认为,髋关节镜入路有两个基本入路:前入路[7,25]和外侧入路[12,30]。外侧入路有三个:前外侧、外侧和后外侧入路。这三个外侧入路都靠近大转子(图 73-3)。前外侧入路的位置与髂前上棘与大转子前缘有关(图 73-4)。关节镜自前向后置入。因此,应考虑股神经血管束和股外侧皮神经的近端(图 73-4)。Byrd 最近特别指出,从上方对准前方穿刺部位十分重要,后者特别适合用于手术操作入路[3]。镜头的置入路径要求更直,其位于大转子上方。

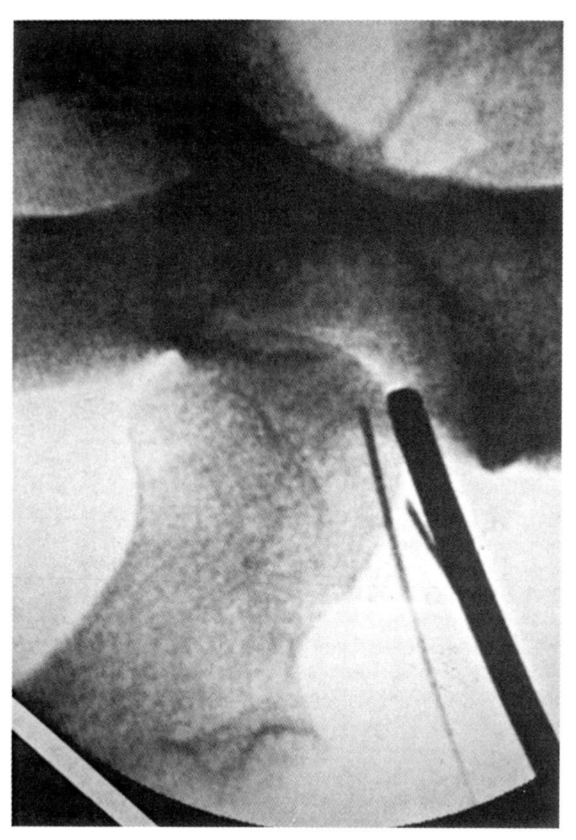

图 73-2 在骨折手术台上设置牵引,在 X 线透视监控下调整关节镜的位置。

尸体研究[6]证实,采用外侧联合入路可以镜检大部分关节。其他研究者则强调要利用前方插入部位[17]。如果要使用器械操作,在这些入路可以交替地使用置入镜头和器械。理论上讲,从正外侧入路可以获得最佳和最广阔的视野[6]。外侧入路为关节镜提供的预期解剖部位在由 Keene 和 Villar[20]进行的一项实验研究中进行了综合和描述。与其他关节一样,盐水是首选介质,虽然可以用气体介质但不会比盐水的效果更好[8]。

潜在的并发症

髋关节镜发生感染的概率并不比其他关节高。由于髋关节较紧而且对合又高度严密,所以要操作仔细,避免关节面的磨损。术中还要格外注意避免股外侧皮神经或深部神经的潜在损伤。前入路可能会损伤股外侧皮神经[7](图 73-4),后外侧入路恰好经过坐骨神经走行区,建立该入路时必须避免损伤坐骨神经(图 73-5)。Glick 报道的 60 例髋关节镜手术,术后有 8例出现神经失用症状,其中 1 例长期症状残留[13],4 例为阴部神经损伤,4 例为股神经损伤。

过度的牵引可造成髋关节脱位,尤其是年轻患者。一旦视野清晰后,应把牵引降低到观察所需的最低限度。与其他外科手术一样,应注意到皮肤压力可能的改变[7],尤其是使用骨折手术台时。

结果

大多数有关髋关节镜的文献只记录了用关节镜诊断或治疗某种疾病的经验,几乎未提供有关髋关节镜手术实际治疗价值的信息。

迄今为止髋关节镜最大的病例报道出自 Dorfmann 及其同事,总共对 225 位患者做了 241 例手术,时间从 1983 年至 1991 年近 10 年[5]。平均随访 3 年,其中只有 5 例因为关节镜下确认正常而发生误诊。有 22 例患者因为关节镜诊断不确定而错误诊断。在治疗方面,他们报道了 35 例滑膜炎患者中有 15 例效果良好(43%),16%需行二次关节镜手术,其中有一半最终疗效仍然不佳。

Glick[13]报道了 75 例患者经外侧入路行髋关节镜诊断和治疗的经验。其中,18 例患者通过 1~4 年随访 80%从中受益。Glick 注意到,对不明原因疼痛的患者,约 25%经髋关节镜检而得到确诊。这与我们对肘关节

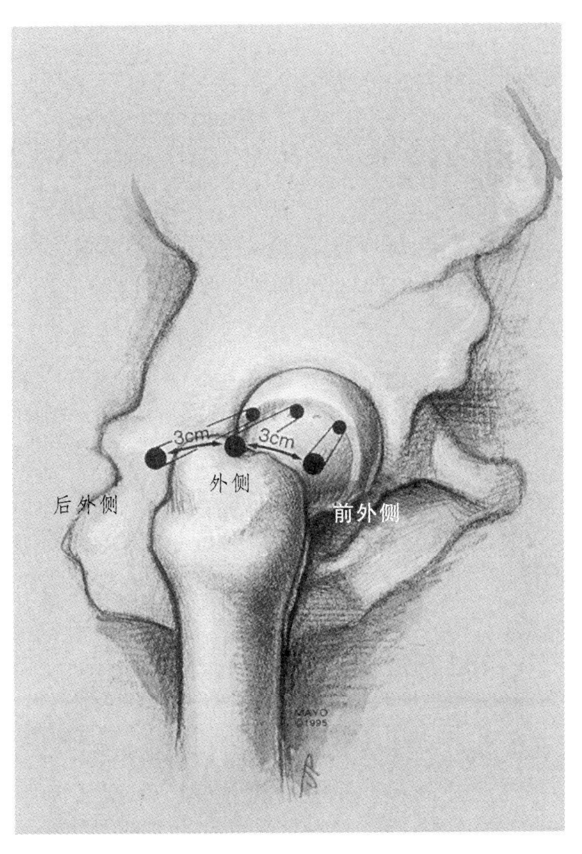

图 73-3 髋关节镜的三个不同的外侧入路。

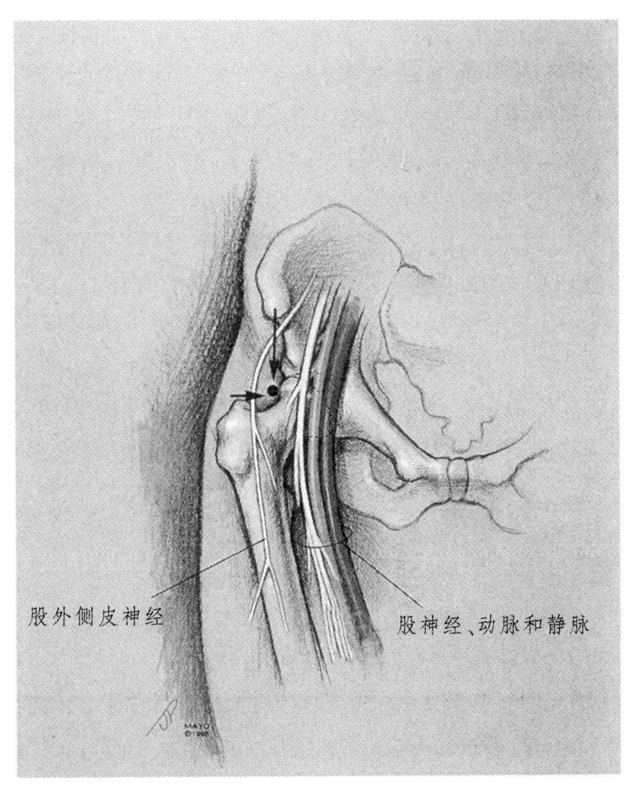

图 73-4 前外侧入路的位置及其与股神经或血管以及股外侧皮神经的关系。

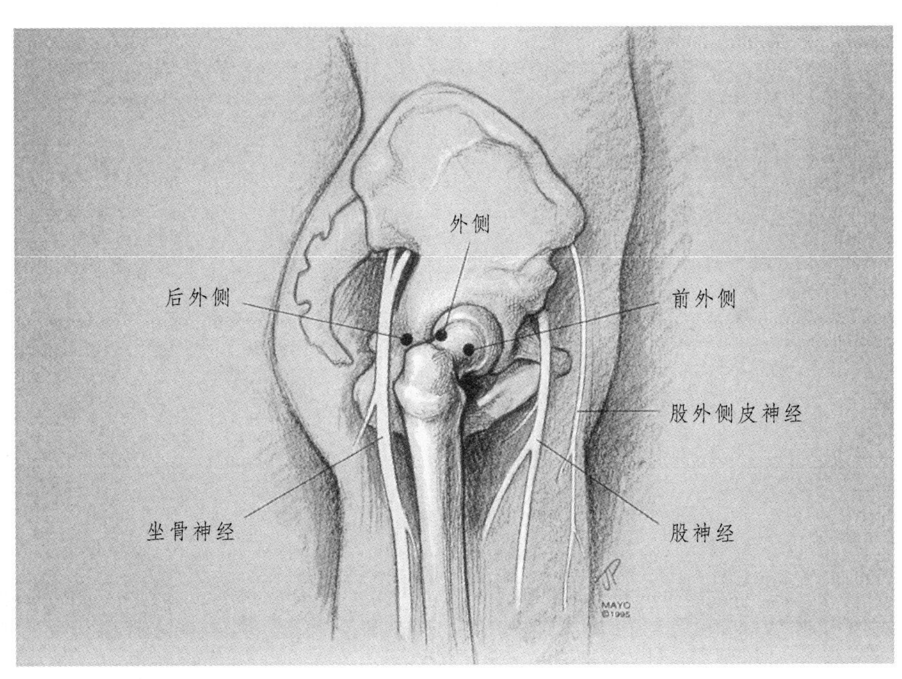

图 73-5 后外侧入路会使坐骨神经有潜在损伤危险。

不明原因疼痛行关节镜诊断的检出率类似[24]。Frich 等回顾了 13 例关节镜检的经验后指出，最初的临床诊断中有 5 例得以确诊，有 5 例诊断错误，有 3 例得以修正[9]。他们强调，要想改进髋关节镜的诊断准确性，必须进行影像增强并提高关节镜操作经验。

在更广泛的长期随访结果未报道之前，个案报道仍将是关节镜效果评价的主要资料来源。Holgersson 等报道，关节镜与 X 线片相比，在 10 名青少年慢性关节炎患者中提高了软骨损伤的诊断率 [16]。Bould 等和 Chung 等提出，关节镜监视下对髋关节化脓性关节炎冲洗比单纯关节抽吸的效果更佳[1,4]。有文献曾报道，用 2.7 mm 或 4 mm 镜头在"轻微"牵引下，对 5 名患者的股骨头骺滑脱进行了关节镜评估。据报道，关节软骨的质量和状态具有预后价值[10]。

我们的经验认为这项技术对不明原因的髋关节痛以及怀疑有盂唇撕裂的患者最有价值。虽然这一点得到许多报道的支持[9,14,17,27,30]，但有关这项技术的敏感性和准确性在有关这项诊断方法的文献中尚不能提供明确的见解。

在治疗上，髋关节镜下取出异物或游离体被广泛认为是经得起考验的。然而，单纯髋关节切开术和游离体摘除术几乎从未有适应证，所以该技术的真正治疗价值是否经过了充分认证还值得怀疑。据 Villar 报道，关节镜辅助下清创术能够缓解骨性关节炎患者疼痛的时间平均为 6 个月[29]。

作者的建议

我们主要用髋关节镜检来确诊那些疼痛的临床表现明显超过客观体征的患者。在这种情况下关节镜往往可以观察到比普通或强化的影像学检查所见更广泛的全层软骨缺损（图 73-6）。在排除盂唇撕裂方面，关节镜的有效诊断率大约为 50%的病例。MRI 的可靠性可达 75%左右。因此，我们使用关节镜检查弹响髋患者时要联合行常规 MRI 或关节造影。而且，因为盂开放性唇切除术后有较高的髋脱位发生率，在实际应用中，我们认为关节镜下盂唇切除是其最好的治疗适应证之一。在此前提下，最常发生于髋关节发育不良者的盂唇撕裂(前缘)是不是值得关注呢？用髋关节形态假示图进行这项诊断最为可靠。

我们在进行髋关节镜检查时，患者取侧卧位，并进行有限切开手术。我们发现，这种方式的发病率最低，并且能可靠地进入关节；此外，这项操作可在门诊完成。这和 Gandolph-Zink 及其同事的"半关节镜"滑膜切除术有些相似[11]。我们习惯于在大转子正前方做切口。此入路将阔筋膜张肌和臀大肌分离开，从而暴

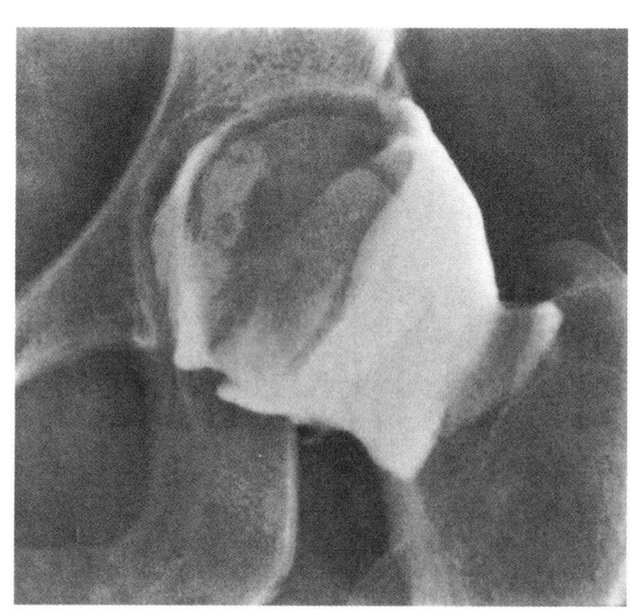

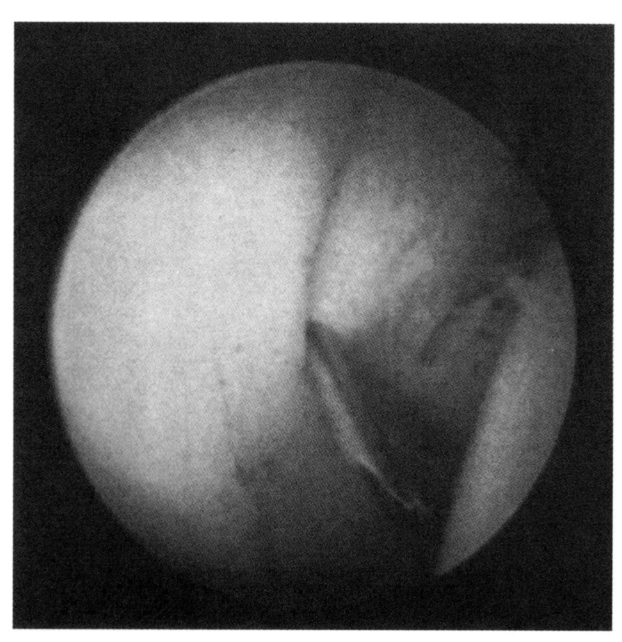

图 73-6 一位 28 岁女性患疼痛性弹响髋。(A)X 线片显示正常，关节造影也未见异常。(B)通过 1 个微创入口发现盂唇撕裂并将其清除。

露大转子和臀中肌前缘。此入路会从事先用盐水扩张的关节囊上膨起。关节镜从前入路置入。由此可以观察盂唇外侧面、盂唇的前面和后内侧面以及股骨头。通过屈曲和旋转股骨可以全面观察股骨头。更大范围观察髋臼软骨需按照 Glick 所述方法进行牵引[12]。

（赵力 李世民 译 李鑫鑫 校）

参考文献

1. Bould M, Edwards D, Villar R: Arthroscopic diagnosis and treatment of septic arthritis of the hip joint. Arthroscopy 9:707, 1993
2. Burman MS: Arthroscopy with direct visualization of the joints and experimental cadaver study. J Bone Joint Surg 8:669, 1931
3. Byrd JWT: Hip arthroplasty utilizing the supine position. Arthroscopy 10:275, 1994
4. Chung WK, Slater GL, Bates EH: Treatment of septic arthritis of the hip by arthroscopic lavage. J Pediatr Orthop 13:444, 1993
5. Dorfmann H, Boyer T, De Bie B: Arthroscopy of the hip: methods and values. Rev Rhum Ed Fr 60:330, 1993
6. Dvorak M, Duncan CP, Day B: Arthroscopic anatomy of the hip. Arthroscopy 6:264, 1990
7. Eriksson E, Arvidsson I, Arvidsson H: Diagnostic and operative arthroscopy of the hip. Orthopedics 9:169, 1986
8. Eriksson E, Sebik A: Arthroscopy and arthroscopic surgery in a gas versus a fluid medium. Orthop Clin North Am 13:293, 1982
9. Frich LH, Lauritzen J, Juhl M: Arthroscopy in diagnosis and treatment of hip disorders. Orthopedics 12:389, 1989
10. Futami T, Kasahara Y, Suzuki S, et al: Arthroscopy for slipped capital femoral epiphysis. J Pediatr Orthop 12:592, 1992
11. Gandolph-Zink B, Puhl W, Noack W: Semiarthroscopic synovectomy of the hip. Int Orthop 12:31, 1988
12. Glick JM: Hip arthroscopy using the lateral approach. Instr Course Lect 37:223, 1988
13. Glick JM: Hip arthroscopy. p. 663. In McGinty JB (ed): Operative Arthroscopy. Raven Press, New York, 1991
14. Glick J: Arthroscopic surgery of the hip. p. 2391. In Operative Orthopaedics, 2nd Ed. 1993
15. Gross RH: Arthroscopy of the hip: disorders in children. Orthop Rev 6:43, 1977
16. Holgersson S, Brattstrom H, Mogensen B, Lidgren L: Arthroscopy of the hip in juvenile chronic arthritis. J Pediatr Orthop 1:273, 1981
17. Ikeda T, Awaya G, Suzuki S et al: Torn acetabular labrum in young patients: arthroscopic diagnosis and management. J Bone Joint Surg 70B:13, 1988
18. Janssens X, Van Meirhaeghe J, Verdonk R et al: Diagnostic arthroscopy of the hip joint in pigmented villonodular synovitis. Arthroscopy 3:283, 1987
19. Johnson L: Diagnostic and Surgical Arthroscopy. 3rd Ed. p. 1491. CV Mosby, St. Louis, 1986
20. Keene G, Villar R: Arthroscopic anatomy of the hip: an in vivo study. Arthroscopy 10:392, 1994
21. Klapper R, Silver D: Hip arthroscopy without traction. Contemp Orthop 18:687, 1989
22. Mah ET, Bradley CM: Arthroscopic removal of acrylic cement from unreduced hip prosthesis. Aust N Z J Surg 62:508, 1992
23. Nordt W, Giangarr CE, Levy IM, Habermann ET: Arthroscopic removal of entrapped debris following dislocation of a total hip arthroplasty. Arthroscopy 3:196, 1987
24. O'Driscoll SW, Morrey BF: Arthroscopy of the knee and elbow: diagnostic and therapeutic defects and hazards. J Bone Joint Surg 74A:849, 1992
25. Okada Y, Awaya G, Ikeda T et al: Arthroscopic surgery for synovial chondromatosis of the hip. J Bone Joint Surg 71B:198, 1989
26. Rydholm U: Pigmented villonodular synovitis of the hip joint. Int Orthop 11:307, 1987
27. Ueo T, Suzuki S, Iwasaki R, Yosikawa J: Rupture of the labra acetabularis as a cause of hip pain detected arthroscopically, and partial limbectomy for successful pain relief. Arthroscopy 6:48, 1990
28. Vakili F, Salvati EA, Warren RF: Entrapped foreign body within the acetabular cup in total hip replacement. Clin Orthop 150:159, 1980
29. Villar RN: Arthroscopic debridement of the hip: a minimally noninvasive approach to osteoarthritis. J Bone Joint Surg 73B(Suppl II):170, 1991
30. Villar RN: Hip Arthroscopy. Butterworth Heinemann, London, 1992

第 74 章

骨水泥髋臼假体

Panayiotis J. Papagelopoulos, Bernard F. Morrey

设计理念

研究人员在提高髋臼假体的功能和设计方面使用非骨水泥假体已经做了大量的工作。大量基础和临床研究的主要焦点是解决磨损碎屑问题。然而另一些设计则致力于提高假体稳定性、避免碰撞、优化活动、保护骨量和便于翻修。

在美国由于担心髋臼假体松动，骨水泥髋臼假体几乎已放弃使用。这有点让人遗憾，因为客观的临床评价实验仍支持对 70 岁以上的老年患者使用骨水泥髋臼假体。在多项长期随访研究中对超高分子量聚乙烯(UHMWPE)髋臼假体的骨与骨水泥界面进行了影像学观察，透亮线发生率为 25%~100%[1,2,10,13,14,30,32,34]。Stauffer 报道了梅奥诊所使用骨水泥无金属外杯髋臼假体 10 年的临床经验，影像学透光线发生率接近 100%[33]。然而，一项对 42 例 Charnley 假体随访 12 年到 16 年的研究显示，仅有 2 例(5%)患者按放射学评价标准出现松动[17]。作者本人坚信，全聚乙烯骨水泥髋臼假体应该继续用于老年患者，所以在本书第三版中仍然保留了本章节。

资料分析

臼杯和骨水泥厚度

有限元分析显示，在关节置换中重复运动形式导致的应力集中主要位于：①髋臼顶部的松质骨内；②骨水泥内；③髂骨内侧壁；④髋臼假体材料本身[7]。

髋臼假体厚度的下降会导致软骨下骨的应力增加、高密度聚乙烯层的厚度减少[27]，以及聚甲基丙烯酸甲酯(PMMA)内的应力增加。而且张应力和压应力会随着股骨头直径大小的变化出现显著改变。股骨头假体从直径为 22 mm 到 44 mm，最大张应力增加了 4 倍，最大压应力增加了 2 倍[27]。增加超高分子量聚乙烯的厚度可成比例地减少微应变，因而支持应用较厚的髋臼假体(图 74–1)。将骨水泥厚度从 1 cm 增加到 3 cm 和 5 cm 不仅减小了假体失败的扭力还能改变髋臼的应力分布，较厚的骨水泥层使应力分布更低且更均匀(图 74–2)。

股骨头大小

对模拟的直径为 28 mm 股骨头计算出的表面接触应力较直径为 22 mm 假体小。随着髋臼与股骨头之间的间隙从 0.1 mm 增加到 0.5 mm，表面应力成比例地增加，但不是线性增加。因此，股骨头的大小不是设计全聚乙烯髋臼假体的主要决定因素，甚至可达 8 mm 厚度。

金属外壳髋臼假体

在解释并将上述数据应用于临床时应多加注意。

对经假体给髋臼施加载荷的影响所做的理论研究显示，髋臼假体往往会因髋臼顶部压应力的增加以及髋臼边缘的最大张应力而变形(图 74–3)。通过保留软骨下骨等技术提高髋臼假体的应力分布可以减小这种效应[26]。因为松质骨内的峰值应力高于软骨下骨，所以松质骨不适合承受植入假体所加的应力。在正常情况下，髋臼后内侧是承受应力最大的部位。Oonishi[26] 研究数据表明，髋臼假体的植入过程中应尽量保留软骨下骨，应力矢量最好指向髋臼后方和上方。

软骨下骨被去除后所发生的 PMMA 内应力增加，可通过使用金属外壳髋臼假体来降低[4,8,27]。尽管有此理论依据，但临床上应用金属外壳骨水泥髋臼假体的经验却是灾难性的。Ritter 等回顾了 1980~1982 年临床病例显示，金属外壳骨水泥髋臼假体的松动发生概率较聚乙烯骨水泥假体更高($P<0.001$)[28]。另一项临床

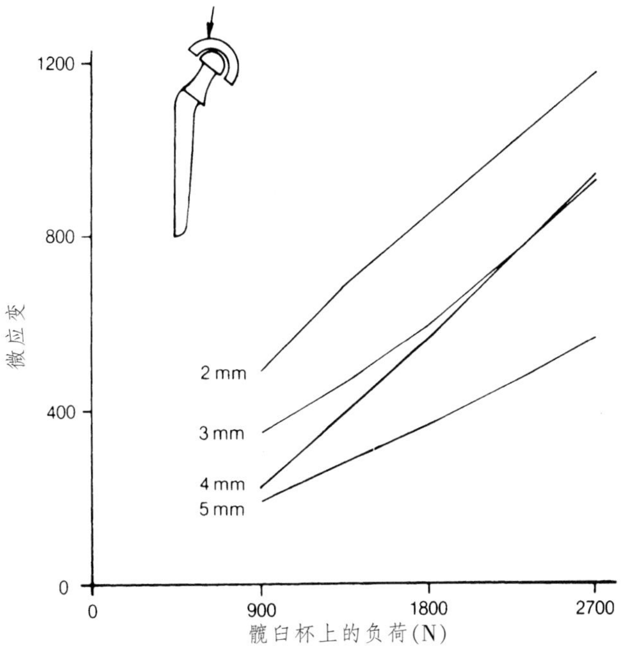

图 74-1　与 4 mm 和 5 mm 壁厚的高密度聚乙烯髋臼杯相比，2 mm 壁厚的髋臼杯在聚甲基丙烯酸甲酯层上所产生的应变要大一些。(From Oh Ⅰ, Sander TW, Treharne RW: Total hip acetabular cup flange design and its effect on fixation .Clin Orthop 195: 304,1985.)

资料也显示金属外壳髋臼假体的临床效果不佳[22]。

理想的设计

带有点状突起和凹槽的髋臼假体设计，似乎在抗扭力方面最有效。在髋臼假体外表面应用间隔器或点状突起可以保证骨水泥层的厚度满足最低要求且均匀一致。此外，实验研究证实，置入髋臼假体时，假体边缘的突缘可以增加将骨水泥压入骨质的压力。由此可见，一个理想的髋臼假体应有一系列点状突起以保证骨水泥层厚度均匀并要有突缘使骨水泥突入到骨质内(图 74-4)。

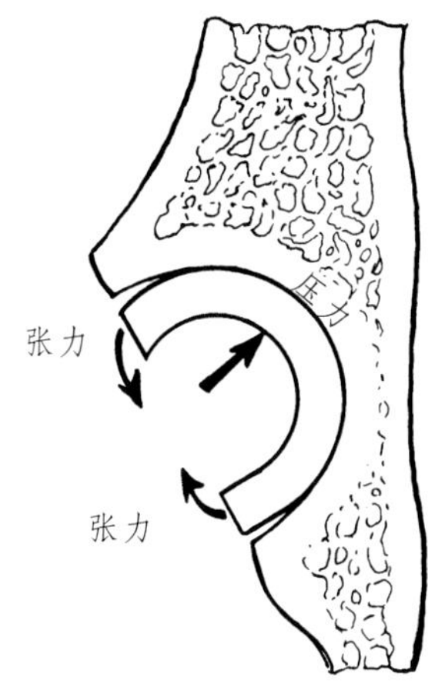

图 74-3　负重髋臼假体的变形效应。

适应证

现在大多数学者赞同骨水泥高密度聚乙烯髋臼假体适用于 65 岁或 70 岁以上的老年患者，可用于骨

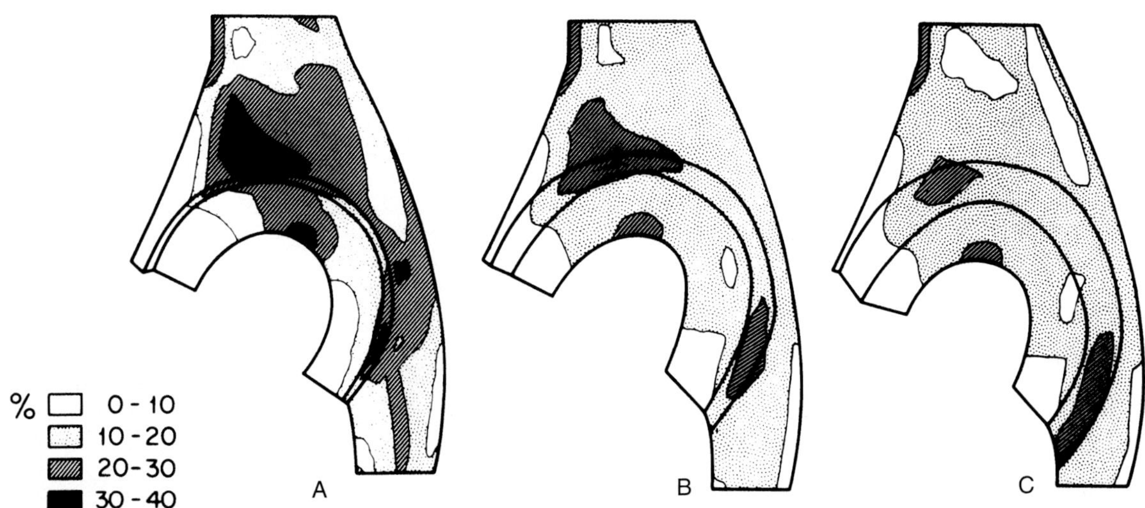

图 74-2　(A)全髋置换术中当骨水泥的厚度为 1 mm 时的 von Mises 屈服形变　(B)全髋置换术中骨水泥的厚度为 3 mm 时的屈服形变。　(C) 全髋置换术中骨水泥的厚度为 5 mm 时的屈服形变。可见随着骨水泥厚度的增加髋臼假体所承受的峰值应力下降。(From Carter DR, Vasu R. Harris WH: Stress distributions in the acetabular region. Ⅱ. Effects of cement thickness and metal-backing of the total hip acetabular component. J Biomech 15:165,1982.)

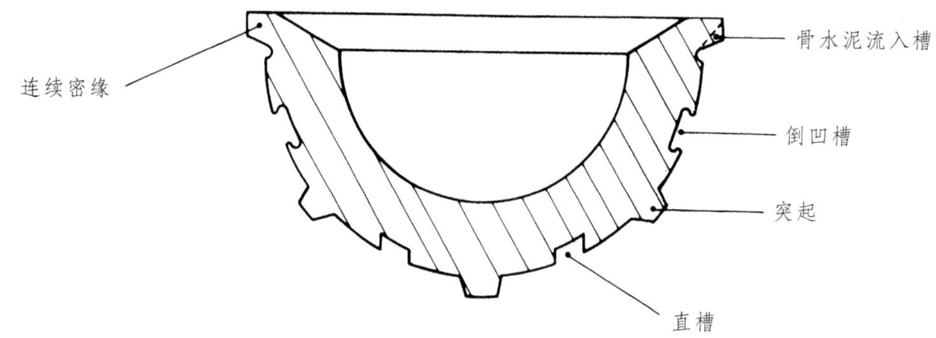

图 74-4 理想的超高分子量聚乙烯髋臼假体的表面设计特征。(From Oh Ⅰ, Sander TW, Treharne RW: Total hip acetabular cup flange design and its effect on fixation. Clin Orthop 195:304,1985.)

水泥固定的宿主骨量少于50%的患者。目前还支持将骨水泥髋臼假体用于需行松质骨移植的翻修病例或固定良好的组配式翻修病例。

技术考虑

在技术改进方面所做的大量努力主要针对以下三方面:①髋臼床的准备;②使可复制的骨水泥层达到临界宽度;③骨水泥的有效利用和渗透。

手术技术

系列髋臼磨削仅到软骨下骨即可。在髋臼缘四周制造一些直径为 3 mm,深 3 mm 的骨缺损,尤其是在残留的硬化骨质上。用 0.05%新霉素盐水进行脉冲冲洗,去除髋臼内的血液和脂肪。用纱布将髋臼擦干,然后将骨水泥在成团早期填入。

骨水泥鞘

用拇指挤压使骨水泥渗入达到最佳状态,尤其是在髋臼顶部的承重面上。然后用硅胶活塞进一步对骨水泥加压。髋臼假体的直径应较最后使用的髋臼锉小 2~4 mm,并安置在前倾 15°位,仔细使假体与水平面成 40°倾角,而不是以往的 45°。这样可以使骨与骨水泥界面获得均匀一致的质量(图 74-5)。

骨水泥填充

由于 PMMA 可能是假体固定中最薄弱的部位,所以为达到最佳固定曾提出要达到最终临界骨水泥厚度。图 74-1 显示了在不同骨水泥层厚时骨水泥应变与所加负荷的关系[8,23]。这种理论结果已被临床应用所证实[20]。为了保证骨水泥分布均匀且不少于 3 mm 厚,有些髋臼假体外壳被设计成具有骨水泥短桩,以便达到分布均匀和足够的层厚。目前还没有临床资料能证实,这种设计理念是仅在理论上正确,还是确实有延长骨水泥假体使用寿命的实际价值。尽管如此,著者还是坚持将髋臼至少扩大 2 mm, 以保证髋臼假体周围骨水泥至少有 2~3 mm 厚。

结果

影像学表现与临床结果的比较

临床医师所面对的一个主要问题是影像学表现和临床结果的不一致,即便是对 X 线片进行仔细认真地系统评估[12]。尽管担心影像学表现,而且许

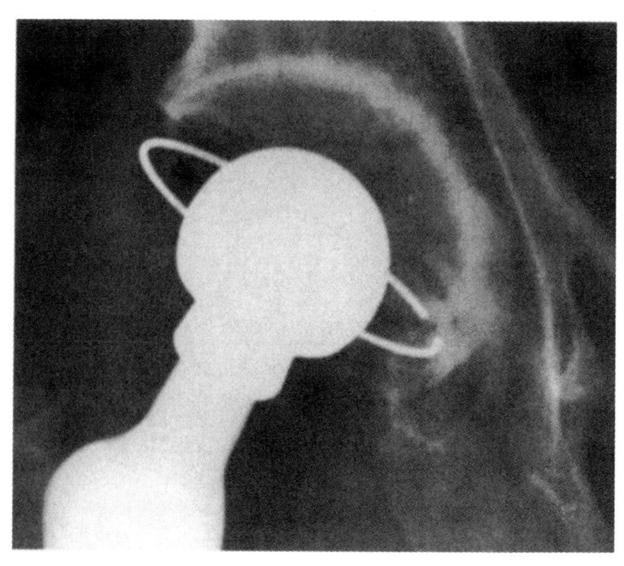

图 74-5 采用上述手术技术在所有 3 个区域通常均可获得优异的骨与骨水泥界面。

多病例由“年轻”的骨科医师完成，聚乙烯骨水泥髋臼假体的临床效果却出乎意料的令人满意（图74-5）。Garcia-Cimbrelo 和 Munuera 在一项卓有成效的研究中报道了680 例患者平均随访 13 年的结果[17]。该研究分析了早期（术后不到 10 年）和晚期（在术后 10 年以后出现影像学或临床失败）的松动或治疗失败病例。在这 680 名患者中，发生早期松动有 29 名，晚期松动 32 名。从临床上讲，29 名早期松动患者中有 76%被认为是真正失败，占总样本量的 1.5%。然而，32 名晚期松动患者中仅有 28%的患者被认为是真正失败，表明影像学表现和临床结果之间不一致。总的来说，约有 2%的患者在该研究中被认定为临床治疗失败。在那些不到 10 年出现松动的患者中，临界结果与下列情况有明显的统计学相关性：先天性髋关节发育不良，髋臼骨折，髋臼前突。相反，晚期出现影像学透亮线的 32 名患者中有 56%的患者髋臼磨损超过 2 mm（$P<0.001$）。这类患者的典型影像学表现为整个髋臼假体周围有一条完整的透亮线。

雅典的 Hartofilakid 及其同事 [18] 报道了骨水泥 HDPE 髋臼假体有效性的另一项证据。359 例植入 Charnley 假体后，术后随访 1~4 年的患者有 98%取得满意的结果，无透亮线；在术后随访 5~9 年的患者中，92%的患者无明显透亮线。但是在术后随访 10 年以上的患者中，满意度明显下降，只有 78%的结果令人满意。最近，瑞典的一项术后平均随访 14 年的研究显示，骨水泥髋臼假体的失败率为 5%[17]。

骨水泥失败和磨损碎屑

Willert 等仔细分析了术后发生松动的髋臼假体的组织学表现[35]。这项研究显示，PMMA 层已经碎裂的髋臼假体较未出现 PMMA 破裂的髋臼假体更易松动。这说明 PMMA 失败是髋臼假体晚期松动的原因之一，但是具体机制不详。可能是 PMMA 碎屑嵌顿于高密度聚乙烯和金属股骨头假体之间（三体磨损），加剧并加速了磨损进程。

Wroblewski 等分析了 59 例从体内取出的髋臼假体，其研究结果与 Willert 和 Garcia 等人的观察结果相一致[37]。该研究中发现有 19 例在聚乙烯与骨之间存在有骨水泥缺损，提示失败发生在骨与骨水泥界面处。由此推断，可能多达 30%的髋臼假体松动是骨与骨水泥之间磨损碎屑导致的，而不是关节假体本身所致。

技术因素

Russotti 及其同事分析了我们中心 1978 至 1980 年间采用所谓当代骨水泥技术完成的 251 例全髋关节置换术后 5~7 年的病例[29]。他们确认仅有 1 例患者表现有假体松动的影像学证据，而且在此期间无一例行髋臼假体翻修术。Conell 和 Ranawat 回顾了髋臼假体放入时进行了脉动冲洗的患者的放射学表现，这对临床结果提供了进一步支持[1]。在 1971~1978 年间未采用脉动冲洗技术的病例组，其 X 线透亮线明显多于那些在 1979~1980 年间采用脉动冲洗技术的病例组。

选择因素

Eftekhar 和 Nercessian 对文献进行了仔细分析，希望能确定引起髋臼假体出现透亮线的危险因素[20]。一个与出现透亮线相关的技术因素是髋臼被加深和加宽，这可能会影响软骨下骨的强度。放射学透亮线的范围和出现频率随着假体生存率的延长而增加。önsten 等做了一个全面而有趣的比较，他们对 201 例类风湿性关节炎患者和 200 例骨关节炎患者的术后效果进行了比较[25]。类风湿性关节炎患者 10 年无翻修使用寿命为 95%，而骨关节炎患者则为 89%。实验综合数据显示，1981 年后接受手术的患者，术后 7 年无翻修存活概率为 95%，而 1981 年前接受手术的患者则约为 80%。这些数据说明，随着骨水泥技术的改进临床疗效在逐渐改善。

年龄

如今，我们对骨水泥髋臼假体适应证和疗效的了解主要依据梅奥诊所对 2000 例初次行 Charnley 关节成形术后 25 年的随访研究结果[6]。这是文献中有关该类型假体最全面的研究。我们发现，与假体使用寿命最密切相关的因素是患者在接受关节置换手术时的年龄。随访 25 年的结果显示，患者接受手术时的年龄每小 10 岁，假体无翻修存活概率会相应下降；年龄小于 40 岁的患者，无翻修存活概率为 68.2%，年龄在 80 岁以上的患者，无翻修存活概率为 100%（图 74-6）。男性患者因无菌性松动导致的翻修率是女性患者的两倍（25 年存活率，女性 95%，男性 81%，$P<0.0001$）。髋臼和股骨假体 25 年的存活率

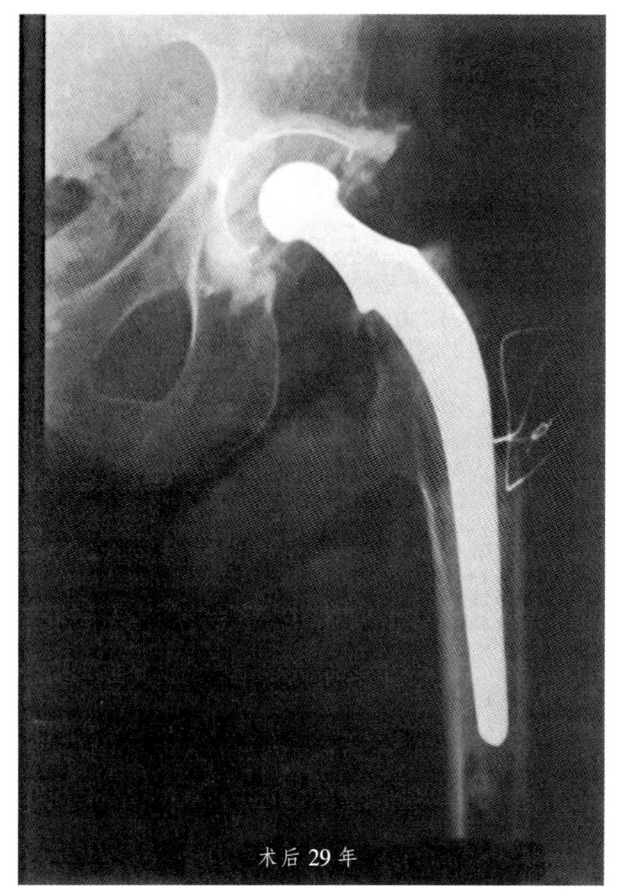

图 74–6 69 岁时接收全髋关节置换术的患者术后 29 年的骨水泥髋臼假体 X 线片。

基本相同(分别为 89.6%和 89.7%),但是在年轻患者中髋臼假体的使用寿命较股骨假体差（图 74–7 和图 74–8）。

既往研究也证实，在年轻患者中骨水泥髋臼假体的使用寿命较骨水泥股骨假体差[5,31,33]。梅奥诊所的研究证实并扩展了上述发现,提供了每一个 10 年生命期内髋臼和股骨假体的具体存活率信息。这项研究表明，骨水泥髋臼和股骨假体的使用寿命都取决于实施手术时的年龄，但年龄对髋臼假体的影响更大。

作者的建议

由于聚乙烯髋臼假体临床表现和影像学表现的不一致，目前对于使用高密度聚乙烯假体的适应证，在我们医院内和骨科界内仍存在不同的意见。对于年龄在 70 岁以上的患者,作者都使用骨水泥假体(图 74–8)。对于那些作者认为自体骨量不足以固定非骨水泥假体者，作者也采用骨水泥假体。作者采用的髋臼假体有环状突缘但无点状突起。在处理髋臼时要磨锉至软骨下骨渗血,但不能除去软骨下骨，以便提高附着层的稳定性。在髋臼顶部的软骨下骨，有意识地钻几个 3 mm 的小缺损。

使用和选择骨水泥髋臼假体的临床经验令人满意。因此在作者看来目前存在的问题只有两个:①组配式髋臼假体是否能够增加稳定性；②由于骨水泥髋臼假体已很少使用，是否还要把正确的骨水泥技术传给年轻的住院医师。对后一个问题作者也尚未找到解决方案。然而,在梅奥诊所我们对分别接受骨水泥髋臼和组配式髋臼置换术的 70 岁以上患者的术后 10 年效果做了比较,结果发现假体不稳定的发生率在两组间无统计学差异。因此,作者坚信骨水泥髋臼假体应该用于 70 岁以上的患者。上述数据支持该技术。

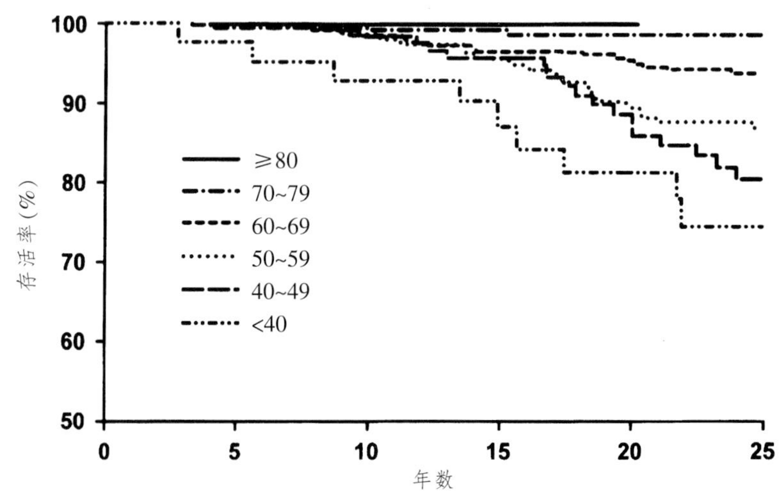

图 74–7 按患者年龄分级髋臼假体无翻修的 Kaplan-Meier 存活率曲线。可见大于 70 岁的患者 20 年的存活率优良。

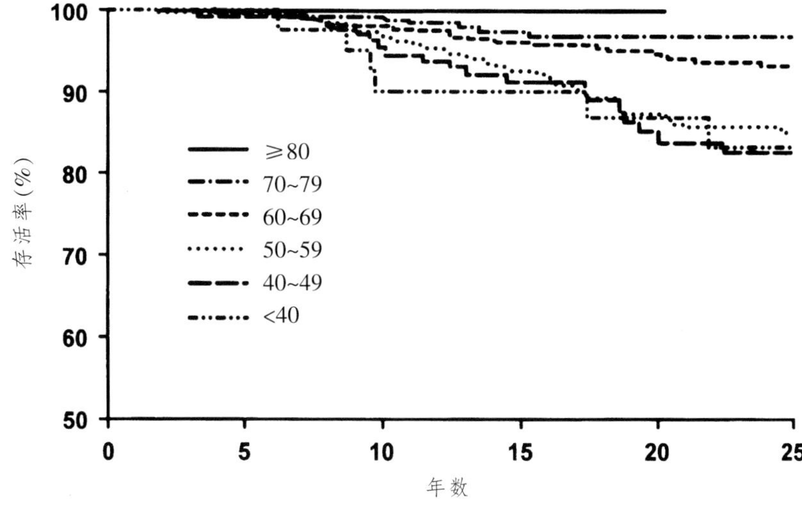

图 74-8 股骨假体的 Kaplan-Meier 存活率曲线。小于 60 岁的患者，骨水泥股骨假体的无翻修存活率优于髋臼假体，但次于 70 岁以上患者的无翻修存活率。

（黄强 沈彬 译 李世民 校）

参考文献

1. Amstutz HC, Markolf KL, McNiece GM, Gruen TA: Loosening of total hip components: Cause and prevention. *In* The Hip: Proceedings of the 4th Open Scientific Meeting of the Hip Society. St. Louis, CV Mosby, 1976.
2. Andersson GBJ, Freeman MAR, Swanson SAV: Loosening of the cemented acetabular cup in total hip replacement. J Bone Joint Surg 54B:590, 1972.
3. Bartel DL, Bicknele MS, Wright TM: The effect of conformity, thickness, and material on stresses in ultra-high molecular weight components for total joint replacement. J Bone Joint Surg 68A:1041, 1986.
4. Bartel DL, Wright TM, Edwards D: The effect of metal backing on stresses in polyethylene acetabular components. *In* Hungerford DS (ed): The Hip: Proceedings of the 11th Open Scientific Meeting of the Hip Society. St. Louis, CV Mosby, 1983, p 229.
5. Barrack RL, Mulroy RD Jr, Harris WH: Improved cementing techniques and femoral component loosening in young patients with hip arthroplasty. A 12-year radiographic review. J Bone Joint Surg 74B:384, 1992.
6. Berry DJ, Harmsen WS, Cabanela ME, Morrey BF: 25-year survivorship of 2000 consecutive primary Charnley total hip arthroplasties. J Bone Joint Surg 84A:171, 2002.
7. Carter DR: Finite-element analysis of a metal-backed acetabular component. *In* Hungerford DS (ed): The Hip: Proceedings of the 11th Open Scientific Meeting of the Hip Society St. Louis, CV Mosby, 1983, p 216.
8. Carter DR, Vasu R, Harris WH: Stress distributions in the acetabular region. II. Effects of cement thickness and metal-backing of the total hip acetabular component. J Biomech 15:165, 1982.
9. Chandler HP, Reineck FT, Wixson RL, McCarthy JC: Total hip arthroplasty in patients younger than 30 years old: Five year follow-up study. J Bone Joint Surg 63A:1426, 1981.
10. Charnley J, Cupic Z: The nine- and ten-year results of the low friction arthroplasty of the hip. Clin Orthop 95:9, 1973.
11. Cornell CN, Ranawat CS: The impact of modern cement techniques on acetabular fixation in cemented total hip replacement. J Arthroplasty 1:197, 1986.
12. Crowninshield RD, Pedersen DR, Brand RA, Johnston RC: Analytical support for acetabular component metal backing. *In* Hungerford DS (ed): The Hip: Proceedings of the 11th Open Scientific Meeting of the Hip Society. St. Louis, CV Mosby, 1983, p 207.
13. Delee JG, Charnley J: Radiological demarcation of cemented sockets in total hip replacement. Clin Orthop 121:20, 1976.
14. Dorr LD, Cane TJ, Canaty JP: Long-term results of cemented total hip arthroplasty in patients 45 years old or younger. A sixteen year follow-up study. J Arthroplasty 9:453, 1994.
15. Eftekhar NS, Nercessian O: Incidence and mechanism of failure of cemented acetabular component in total hip arthroplasty. Orthop Clin North Am 19:557, 1988.
16. Garcia-Cimbrelo E, Munuera L: Early and late loosening of the acetabular cup after low-friction arthroplasty. J Bone Joint Surg 74:1119, 1992.
17. Garellick G, Herberts P, Strümberg C, Malchau H: Long-term results of Charnley arthroplasty: A 12- to 16-year follow-up study. J Arthroplasty 9:333, 1994.
18. Hartofilakidis G, Stamos K, Ioannidis TT: Fifteen years' experience with Charnley low-friction arthroplasty. Clin Orthop 246:48, 1989.
19. Hozak WJ, Rothman RH, Booth RE, et al: Survivorship analysis of 1,041 Charnley total hip arthroplasties. J Arthroplasty 5:41, 1990.
20. Joshi RP, Eftekhar NS, McMahon DJ, Nercessian OA: Osteolysis after Charnley primary low-friction arthroplasty. A comparison of two matched paired groups. J Bone Joint Surg 80B:585, 1998.
21. Kobayashi S, Eftekhar NS, Terayama K, Joshi RP: Comparative study of total hip arthroplasty between younger and older patients. Clin Orthop 339:140, 1997.
22. Mattingley DA, Hopson CN, Kahn A, Geannestras NJ: Aseptic loosening in metal-backed acetabular components for total hip replacement. J Bone Joint Surg 67A:387, 1985.
23. Oh I: A comprehensive analysis of the factors affecting acetabular cup fixation and design in total hip replacement arthroplasty: A series of experimental and clinical studies. *In* Hungerford DS (ed): The Hip: Proceedings of the 11th Open Scientific Meeting of the Hip Society. St. Louis, CV Mosby, 1983, p 129.
24. Oh I, Sander TW, Treharne RW: Total hip acetabular cup flange design and its effect on cement fixation. Clin Orthop 195:304, 1985.
25. Önsten I, Besjakov J, Carlsson AS: Improved radiographic survival of the Charnley prosthesis in rheumatoid arthritis and osteoarthritis: Results of new versus old operative techniques in 402 hips. J Arthroplasty 9:3, 1994.
26. Oonishi H: Mechanical analysis of the human pelvis and its application to the artificial hip joint by means of the three dimensional finite element method. J Biomech 16:427, 1983.
27. Pedersen DR, Crowninshield RD, Brand RA, Johnston RC: An axisymmetric model of acetabular components in total hip arthroplasty. J Biomech 15:305, 1982.
28. Ritter MA, Faris PM, Keating EM, Brugo G: Influential factors in cemented acetabular cup loosening. J Arthroplasty 7(Suppl):365, 1992.
29. Russotti GM, Coventry MB, Stauffer RN: Cemented total hip arthroplasty with contemporary techniques: A five-year minimum

follow-up. Clin Orthop 235:141, 1988.
30. Salvati EA, Wright TM, Burnstein AH, Jacobs B: Fracture of polyethylene acetabular cups. J Bone Joint Surg 61A:1239, 1979.
31. Sarmiento A, Ebramzadeh E, Gogan WJ, McKellop HA: Total hip arthroplasty with cement. A long-term radiographic analysis in patients who are older than 50 and younger than 50 years. J Bone Joint Surg 72A:1470, 1990.
32. Stauffer RN: Ten year follow-up study of total hip replacement with particular reference to roentgenographic loosening of the components. J Bone Joint Surg 64A:983, 1982.
33. Sullivan PM, McKenzie JR, Callaghan JJ, Johnston RC: Total hip arthroplasty with cement in patients who are less than 50 years old. A 16 to 22 year follow-up study. J Bone Joint Surg 76A:863, 1994.
34. Sutherland CJ, Wilde AH, Borden LS, Marks KE: A ten-year follow-up of 100 consecutive Müller curved-stem total hip replacement arthroplasties. J Bone Joint Surg 64A:970, 1982.
35. Willert HG, Bertram H, Buchhorn GH: Osteolysis in alloarthroplasty of the hip: the role of bone cement fragmentation. Clin Orthop 258:108, 1990.
36. Wroblewski BM, Lynch M, Atkinson JR, et al: External wear of the polyethylene socket in cement total hip arthroplasty. J Bone Joint Surg 69B:61, 1987.

第 75 章

非骨水泥髋臼假体

Robert T. Trousdale

Charnley 提出的甲基丙烯酸甲酯作为假体固定的这一技术为患有髋关节病变患者的治疗带来了一场革命。远期观察结果证明其在大部分患者中可以起到持久、有效改善功能的作用。尽管骨水泥技术在临床使用中一直相当成功,但骨水泥臼杯在远期影像学评价中的松动率仍较高。据报道,骨水泥臼杯 20 年影像学松动率高达 48%[1,2,33,45,46,76,80,94],这些松动率结果在使用现代骨水泥技术或带金属衬背的骨水泥臼杯后也未见改变[2,3,60,65]。此外,骨水泥型全髋关节成形翻修术的使用年限明显少于初次骨水泥型全髋关节成形术。

改善髋臼假体固定效果的努力促进了取得更具生物学固定的假体设计的发展[18,40,69,73,75,92]。非骨水泥臼杯在理论上有许多潜在的优点。它的使用更加简单,并且能够在术中轻松改变假体的位置。组配式内衬的使用可以改善有效臼杯的位置,增加了稳定性。在许多取回假体的研究中均发现有骨长入。自从 20 世纪 90 年代早期,非骨水泥型臼杯的使用大量增加并已成为北美地区大部分患者的首选植入物。一项比较骨水泥髋臼假体与非骨水泥多孔涂层髋臼假体的配对研究表明,多孔涂层假体比骨水泥假体拥有更长的使用寿命及更低的影像学松动率。其在长期随访中临床及影像学结果是否优于骨水泥全聚乙烯假体仍需进一步观察。

设计

能够使非骨水泥髋臼假体达到立即固定的方法基本上有 4 种:①带螺纹的金属外壳;②金属外壳的轮廓;③贯穿螺钉或突起;④上述方法的联合应用。

带螺纹的设计结构

带螺纹的髋臼假体一直未在美国得到广泛使用,并且由于下述原因也不赞成使用这种假体:①难以达到生物学固定,并且假体容易松动;②松动的臼杯容易引起疼痛;③安装或取出时需要去除大量的骨质;④定向困难,并且可能发生不稳定;⑤某些系列的临床使用经验令人失望[78,83]。

半球形设计

半球形假体可以通过干涉配合或者用螺钉和(或)栓钉进行固定[18,73,75]。目前半球形假体由于其具有较大的灵活性并能准确定向假体且使用简便等原因在美国得到了最广泛的使用。为了加强半球形臼杯在髋臼上的初始固定,在臼杯的顶部和周边设置有一些支托、棘及螺钉。曾有用一枚、两枚及三枚螺钉来加强髋臼固定的设计。使用三枚螺钉、三个棘或者两枚栓钉所产生的固定效果在 100 kg 负荷下的位移无差异。然而在相同位移下三枚螺钉固定的负荷最大[54]。在常规病例中使用四枚以上螺钉未发现有什么好处。螺钉安放的位置同样也很重要。前柱螺钉的固定效果较差并且有损伤髂静脉与闭孔动脉的风险,因此应加以避免[87]。

尽管螺钉可以提供可靠的辅助固定,但是对其使用仍有一些担心。这些担心包括:聚乙烯在螺钉孔内的冷流动和磨损,聚乙烯沿螺钉通路进入宿主骨,以及发生在螺钉与金属杯壁接触部位的侵蚀[11,12,41,42,56,93]。另外一种半球形固定方法是使用钝椎形设计。这一方法能够达到牢固的扩髓固定,而且不必使用腋部螺钉。扩髓后放入稍大尺寸的半球形臼杯可以降低内植物与骨界面的活动。然而,在对尸体使用大尺寸技术的研究中发现,臼杯顶部间隙增宽并且多孔涂层表面与宿主骨之间的接触减少。此外,超过扩髓直径 4 mm 臼杯在安装时可导致髋臼骨折的发生率显著升高。即使是超过扩髓直径 2 mm 的髋臼假体在安放时也需要较大的力量(2000 N)[51]。

目前在美国使用的非骨水泥假体是由钛金属、钴铬合金或钽金属制成的。在这3种金属中均发现有骨长入的发生。钛的优点是生物相容性高、材料硬度低而且可与骨发生化学结合[21,25,36,37]。钴铬合金理论上具有更高的金属硬度，因而减少了磨损微粒[55]。钴铬合金的切迹敏感程度也较低，因此对这种基质应用磨砂更加可行。

骨长入

当满足以下条件时在多孔涂层假体上可发生骨长入：①内植物与宿主骨之间不能有过度活动；②多孔表面与宿主骨之间必须紧密接触；③孔的大小必须在最佳范围内。如果这些条件全都满足，骨长入会以一种类似于骨折愈合的方式发生，也就是要经历炎症期、修复期和重建期[37,43,82,95]。对回收的髋臼假体进行分析后证实，多孔涂层的骨长入率可以从0到100%[6,24,26,27,35]。这种骨长入率的明显差异被认为是由于分析骨长入所用的技术不同以及假体设计和植入时间的差异所致。Sumner与其他人[82]评估了18个回收的实验髋臼假体。这些假体使用螺钉及多孔钛纤维网眼长入表面进行了二次固定。其中一个假体在植入后一周取出，未发现有骨长入。而其余所有假体均显示有不同程度的骨长入，并且骨长入的程度似乎与植入时间有关。在植入时间长的假体周围发现有成熟的骨小梁与哈弗管形成。

有证据表明，与其他表面相比某些特殊的表面对于骨长入更加“友好”。当然，纤维网眼及粗糙的“小”点状表面比微点状表面更容易达到骨长入。现在人们对骨长入表面放置生物诱导材料（如羟基磷灰石）产生了越来越大的兴趣。当然，在骨量不足的翻修手术中，它是最有吸引力的。但是它在初次全髋关节成形术中是否优于其他骨长入表面仍需要进一步观察。从20世纪90年代中期起，钽开始用于骨长入表面，并发现它易于骨长入的发生。钽是一种非常多孔的材料（空隙率达80%），并且与松质骨界面有很高的摩擦特性。它与钛及钴铬合金相比拥有更接近于骨的弹性模量。聚乙烯也可以直接浇铸于此金属上，并且在理论上能够降低对聚乙烯模块化的担心（图75-1A~C）。

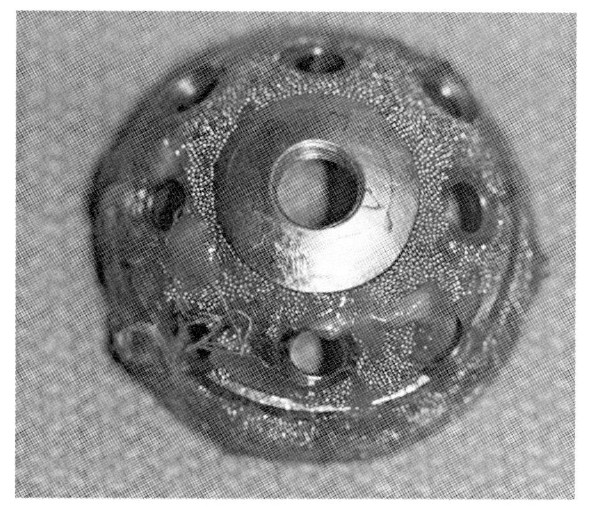
A

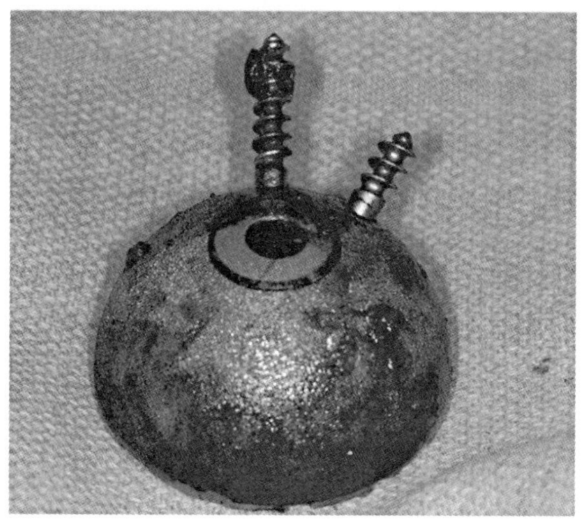
B

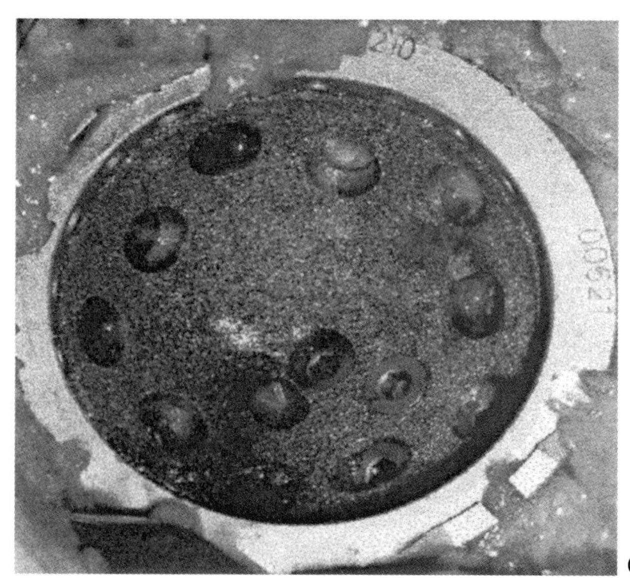

C

图75-1 3种不同骨长入表面的示例。(A)大点状；(B)小点状；(C)钽。每种表面具有不同的骨长入潜能。

初始稳定性

植入物的初始稳定性是发生骨长入的先决条

件。尽管发生骨性长入准确的相对活动阈值尚未确定，但Philliar 及其助手发现低于 28 μm 的相对活动有利于骨长入。超过 150 μm 的活动会导致内植物的纤维性固定[63]。对长入假体的问题进行了多项基础研究[30]，在一项狗体内钛纤维节段假体的研究中，Heck 等人发现植入后立即降低负荷可以提高假体与骨之间的最终抗剪切强度[38]。Kim 等人在对犬科髋臼模型的研究中发现，术后即刻负重是有好处的[50]。在临床上，使用非骨水泥髋臼假体行初次全髋关节成形术达到良好的初始固定后，能够忍受的负重不会对固定造成损害。保持最小范围的微动以使骨性固定的可能最大化应该作为初始稳定性的目标。

紧密接触

多中心研究发现，尽管假体与骨界面之间间隙达到 3 mm 时仍可发生骨长入，但长入过程与无间隙存在时相比明显缓慢且长入的程度一致性差。Sandborn 等人在间隙达到 2.0 mm 时仍观察到骨长入，但在间隙低于 0.5 mm 时能达到最佳固定[71]。髋臼对等扩髓(最终扩髓大小与臼杯外径相等)可达到最佳的骨接触，但需要采用辅助措施来达到固定。现在我倾向于使用半球形臼杯并根据骨质量、材料硬度与臼杯大小等因素扩髓至小于臼杯直径 1~3 mm。要注意臼杯不能残留“突起”，不能在臼杯穹窿与骨之间残留大的间隙。这种情况可发生于年轻人坚硬髋臼仅扩髓至小于臼杯直径超过 3~4 mm 时。可以采用螺钉辅助固定来加强压配臼杯所达到的稳定性。

孔径

许多作者主要依赖组织学观察及力学稳定性测试结果来阐述骨长入的最佳孔径。Bobyn 等人在对使用钴铬合金磨砂多孔表面的犬科模型研究中发现，孔径为 400~800 μm 的假体比孔径为 50~400 μm 的假体固定强度更低[13,14,89]。在对孔径小于 100 μm 的假体研究中发现，孔径增加与固定强度的增大呈正相关[69]。对孔径在 150~400 μm 的假体进行的其他研究中未发现固定强度与孔径之间具有相关性。孔径在 400~800 μm 的假体与孔径在 50~400 μm 的假体相比固定强度更低[14,15]。从这些研究中我们可以总结出骨长入的最佳孔径是 100~400 μm，但在这一最佳孔径范围内孔径与骨长入量之间的关系尚未得到统一证据。此外，随着新材料的研发(如钽)，最佳孔径可能会有变化。

加强固定

人们对于能强化金属假体骨长入的时间依赖特性的各种方法产生了极大的研究兴趣。有研究显示，直流电刺激能有效增强多孔假体内的骨长入[23,88]。而电容耦合场刺激与脉冲电磁场刺激则对动物模型没有效果[31,44,68]。

自体骨移植具有骨传导性及骨诱导性，而且研究显示能增强存在骨缺损时多孔涂层内的骨长入[39,48,53,59,70,85]。使用多孔材料结合磷酸钙涂层（羟基磷灰石与磷酸三钙）所达到的增强固定效果在各项研究之间很不一致[5,7,10,28,32,66,67,79,89]。短效材料(如磷酸三钙)与长效材料(如羟基磷灰石）之中哪一种更适用于增强骨长入尚存在争议[57]。应用这些涂层的最佳表面尚不清楚。当然，光滑表面由于涂层吸收后可导致固定丧失，因此不是理想的表面。对于将涂层用于粗糙表面还是长入表面上尚存在争议。这些涂层的转归及它们强化骨长入的准确机制尚未充分阐明。

任何明知会妨碍骨折愈合的处理也会抑制非骨水泥髋臼假体内的骨长入。骨长入受抑制可发生于假体未达到初始稳定或者假体与宿主骨之间间隙过大的病例。多项动物模型实验表明，用抗肿瘤药、双磷酸盐、吲哚美辛及低剂量放疗均可降低固定强度与长入骨量[4,47,49,62,91]。当这一患者群使用这些假体时应考虑到这些因素。

已有多个医疗中心报道了 5~10 年内使用多孔涂层非骨水泥髋臼假体的临床结果。有 95%以上的病例获得了可靠固定。有多种臼杯设计在中期随访中有良好表现。Clohisy 报道了 196 例非骨水泥带纤维网眼髋臼假体平均 122 个月的随访结果[22]。未发现因无菌性松动而引起的翻修，髋臼周围的骨溶解发生率为 5%。采用其他的非骨水泥设计也报道了类似的结果[58]。在一项对使用钴铬合金磨砂髋臼假体的 72 例髋关节 12 年随访的研究中发现，无菌性松动及髋臼骨溶解的发生率仅为 4%。最近有一项实验室研究评价了背侧表面抛光和金属类型对非骨水泥模块化髋臼内衬磨损性能的影响。结果显示钴铬合金壳与钛金属壳在磨损率上无明显差异。

非骨水泥髋臼假体的潜在缺点

理论上非骨水泥髋臼假体有许多优点。它们使用方便。模块化内衬可以改善有效的臼杯位置并减少脱位率。使用模块化聚乙烯内衬的非骨水泥臼杯也易于翻修,并可容纳多种大小不同的股骨头。几乎均会发生满意的骨长入。

当评价非骨水泥髋臼假体的临床结果时,我们应当记住骨水泥臼杯的松动至少在术后5~10年一直不成问题。同样,尽管在中期随访中非骨水泥髋臼假体可以达到稳固的固定,但在少于10年随访的非骨水泥髋臼假体中已报道出现了许多骨水泥假体未出现过的问题。这些问题包括:聚乙烯内衬的灾难性失败,内衬与外壳分离,聚乙烯磨损率的可疑性升高,髂腰肌腱与金属边缘的撞击,以及髋臼骨溶解。尽管许多作者热中于使用非骨水泥假体,但是可能我们只看到了使用骨水泥臼杯出现的晚期影像学松动问题而忽视了早期设计的非骨水泥髋臼固定中出现的所有其他问题。

聚乙烯内衬的灾难性失败曾发生于许多非骨水泥髋臼假体的设计中。Berry及其同事报道了1组10例使用3种不同设计(PCA、DePuy和Osteonics)假体术后仅平均4.6年所发生的灾难性失败病例,最短为2年,最长为7.6年[9]。所有这些假体均需要翻修。所有这些髋臼假体的模块化聚乙烯厚度均小于5 mm。有一半患者初次髋部手术的年龄小于或等于40岁,并有5个髋臼假体安放于垂直位(外展角大于或等于50°)。这一问题尽管被发现,但未得到很好地解释。似乎除了股骨与髋臼假体界面的磨损外,金属外壳内的超高分子量聚乙烯的微动也是磨损微粒的来源之一。随着随访时间的增加,假体的失败率也会随之升高(图75-2)。

同样有许多作者报道了多种臼杯设计中均有内衬与外壳分离的发生[16,17,19,34,52,61,64,90]。它可以在早期继发于锁定机制的功能失败,或者在晚期继发于聚乙烯内衬的疲劳性失败。所有失败病例均需要翻修模块化聚乙烯臼杯锁定机制的改进,插入单件非模块化的髋臼假体,或者使用骨水泥固定聚乙烯内衬均可降低分离的危险。

髋臼骨折可发生于安放非骨水泥髋臼假体的过程中并可能影响固定(图75-3)。Sharkey报道了13例在非骨水泥髋臼安放过程中发生的骨折[77]。在骨质疏松的女性患者体内通过小直径扩髓安放髋臼假体是危险因素之一。

非骨水泥髋臼假体安放位置不当也可导致前方软组织撞击[84]。如果假体过于后倾,髂腰肌腱可能扩展到髋臼前缘而发生激惹。这种情况由于非骨水泥假体设计与骨水泥假体相比需要更加牢固的骨与假体界面,因此更容易发生在非骨水泥假体。这些患者可能发生与运动相关的、可通过外旋-过伸髋关节再现的腹股沟疼痛。这一动作使髂腰肌在突出的髋臼假体表面伸展。通过侧位关节造影可发现突出髋臼边缘表面

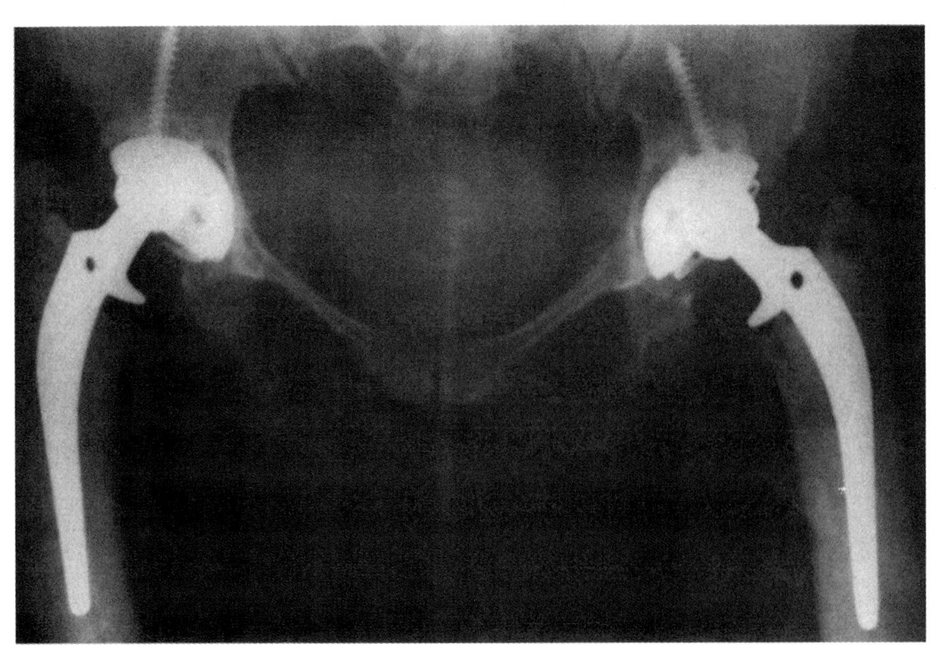

图75-2 骨盆前后位片显示右髋出现灾难性磨损,左髋出现进行性大量磨损。

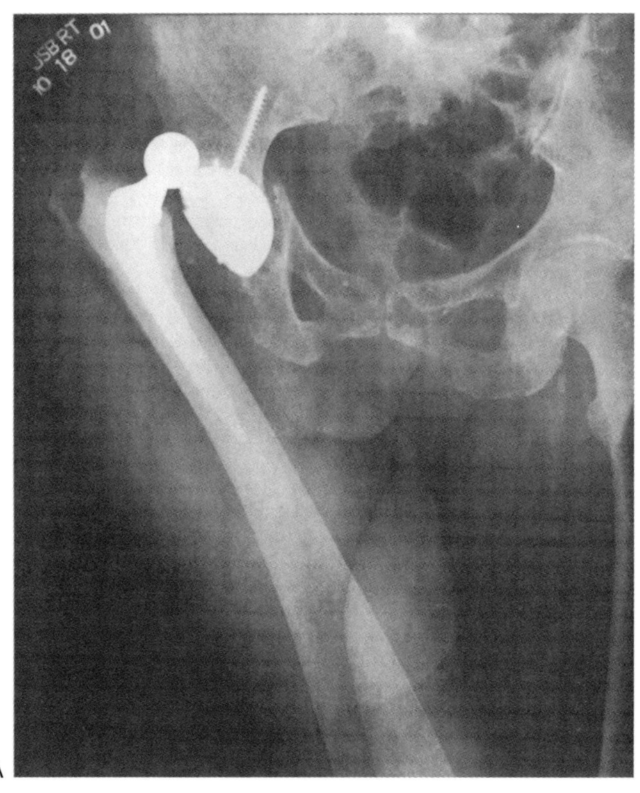

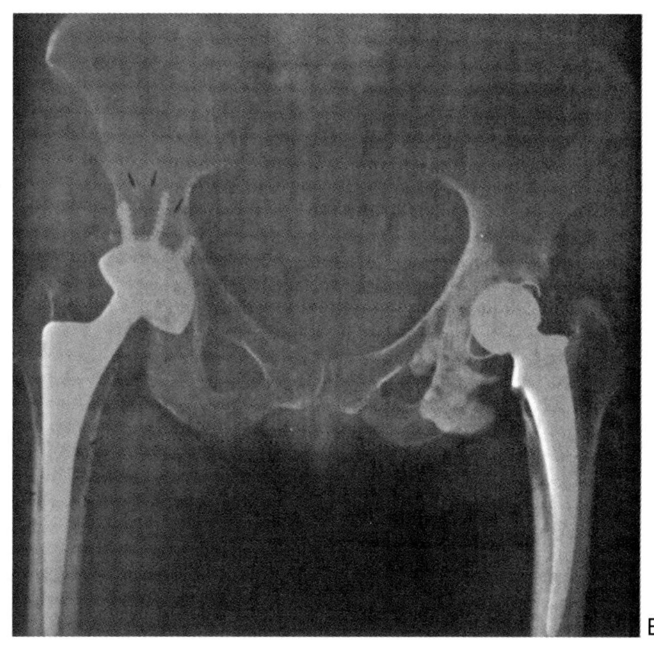

图 75-3　(A)初次全髋关节成形术(THA)10 天后骨盆的前后位 X 线片，该病例在假体安放过程中发生髋臼骨折。可见假体移位和相关的骨盆环分离。(B)骨盆前后位 X 线片显示左侧 21 年保持在位的骨水泥型 THA。右侧 THA 在 8 年后出现明显的聚乙烯磨损以及相关的髋臼和股骨的骨溶解。

的髂腰肌腱。在排除其他原因引起的疼痛以后可以通过翻修术，将假体安放于前倾位来解决这一问题。

正如以前发现的一样，人们高度怀疑某些非骨水泥髋臼的设计中所见的聚乙烯加速磨损率。DUAL 几何磨损率增均为 0.17 mm/年。这一问题发生的可能原因是非骨水泥髋臼假体用于要求更高的年轻患者身上。模块化、聚乙烯的质量以及使用小臼杯和薄的聚乙烯内衬都可能是引发的因素(图 75-4)。假体模块化以及假体表面和聚乙烯内的可变应力也是引发因素。

骨盆骨溶解的发生是非骨水泥髋臼假体的主要关注问题之一。骨盆骨溶解可能是由磨损碎屑所致，

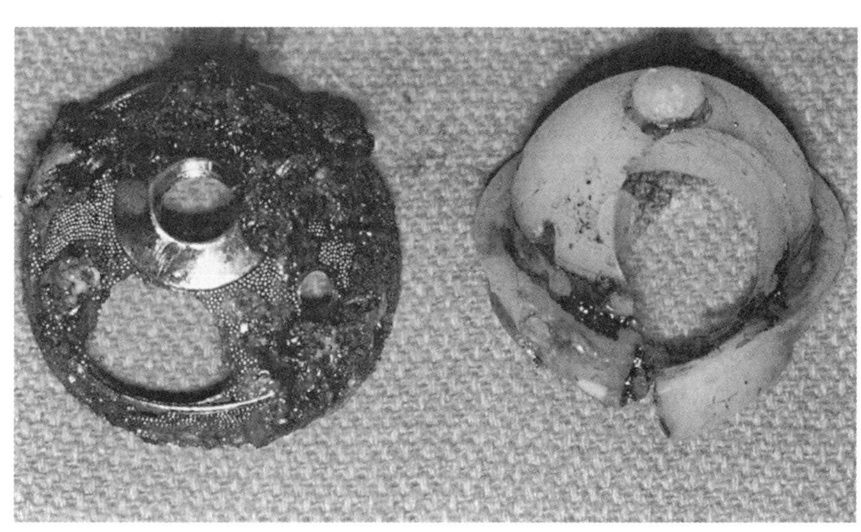

图 75-4　聚乙烯明显磨损的照片。

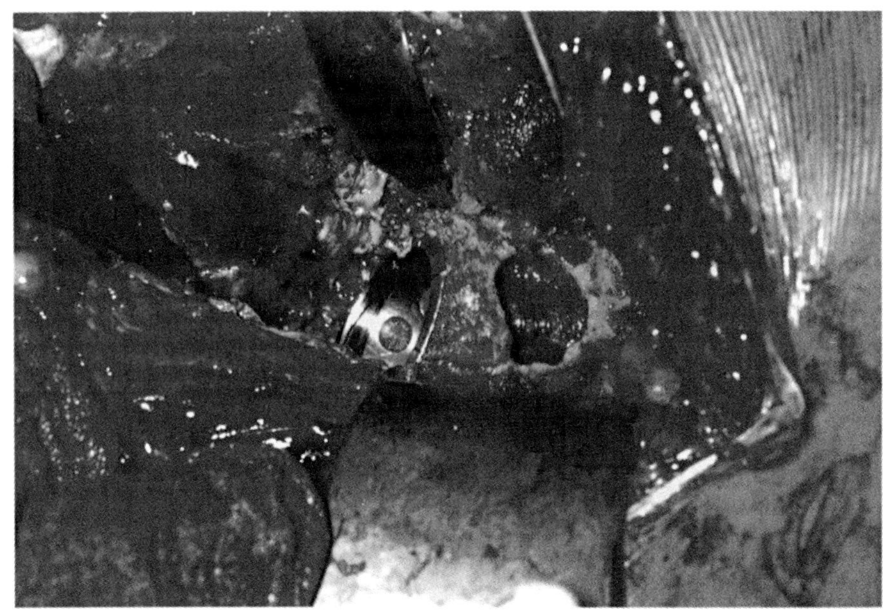

图 75-5 伴有明显骨盆骨溶解的固定良好的非骨水泥髋臼外壳术中照片。

在多项研究中都曾有报道，而且可见于多种假体设计中(图 75-5)[8,29,72,74]。Stulberg 在 199 例多孔涂层解剖型髋关节假体 5~7 年中期随访的报道中发现，199 例中有 30 例发生了骨盆骨溶解[81]。在我们对 HGPI 髋臼假体的研究中发现，116 名患者中有 13 名患者出现了骨盆骨溶解的影像学证据[84]。骨溶解的病因可能是多因素的。来自负重面的颗粒碎屑、聚乙烯金属界面的"后方磨损"以及非骨水泥臼杯可能为碎屑提供了通往骨盆的通道，均可能是引发因素。

我现在仍继续使用非骨水泥髋臼假体，尤其是对小于 70 岁的患者。然而一些外科医师增加了全聚乙烯骨水泥假体用于年轻患者的适应证。目前在梅奥诊所使用的大部分髋臼假体是半球形设计的用钛和金属纤维或钽制成的臼杯。根据宿主骨的质量及所使用髋臼假体的大小通常将宿主髋臼欠扩髓 1~3 mm。根据医师的喜好采用螺钉辅助加固。到目前为止，大部分非骨水泥臼杯设计的松动率相对较低。应避免使用薄的聚乙烯内衬，而且在安放臼杯直径小于 52 mm 的髋臼假体时，最好使用 22 mm 头的股骨假体。高交联聚乙烯的比例或者替代的坚硬负重面也可能影响股骨头大小的选择，而且最终会决定非骨水泥假体的转归和寿命(见第 5 章)。尽管到目前为止松动仍并不是严重问题，但是颗粒碎屑的产生、骨溶解、磨损率以及内衬与外壳界面所发生的问题仍值得我们关注。

(牟健雄 裴福兴 译 李世民 校)

参考文献

1. Andersson GBJ, Freeman MAR, Swanson SAV: Loosening of the cemented acetabular cup in total hip replacement. J Bone Joint Surg 54B:590, 1972.
2. Bartel DL, Bicknele MS, Wright TM: The effect of conformity, thickness, and material on stresses in ultra-high molecular-weight components for total joint replacement. J Bone Joint Surg 68A:1041, 1986.
3. Bartel DL, Wright TM, Edwards D: The effect of metal backing on stresses in polyethylene acetabular components. *In* Hungerford DS (ed): The Hip: Proceedings of the 11th Open Scientific Meeting of the Hip Society. St. Louis, CV Mosby, 1983, p 229.
4. Barth E, Roenningen H, Solheim LF, Saethren B: Influence of cisplatinum on bone ingrowth into porous fiber titanium: Mechanical and biochemical correlations. Trans Soc Biomater 9:170, 1986.
5. Bauer TW, Greesink RCT, Zimmerman R, McMahon JT: Hydroxyapatite-coated femoral stems: Histological analysis of components retrieved at autopsy. J Bone Joint Surg 73A:1439, 1991.
6. Bauer TW, Stulberg BN, Ming J, Geesink RG: Uncemented acetabular components: Histologic analysis of retrieved hydroxyapatite-coated and porous implants. J Arthroplasty 8:167, 1993.
7. Beight J, Radin S, Cuckler J, Ducheyne P: Effect of solubility of calcium phosphate coatings on mechanical fixation of porous ingrowth implants. Trans Orthop Res Soc 14:334, 1989.
8. Berman AT, Avolio A, Delgallo W: Acetabular osteolysis in total hip arthroplasty prevention and treatment. Orthopedics 17:963, 1994.
9. Berry DJ, Barnes CL, Scott RD, et al: Catastrophic failure of the polyethylene liner of uncemented acetabular components. J Bone Joint Surg 76B:575, 1994.
10. Berry JL, Geiger JM, Moran JM, et al: Use of tricalcium phosphate or electrical stimulation to enhance the bone-porous implant interface. J Biomed Mater Res 20:65, 1986.
11. Black J, Sherk H, Bonini J, et al: Metallosis associated with a stable titanium-alloy femoral component in total hip replacement: A case report. J Bone Joint Surg 72A:126, 1990.
12. Black J, Skipor A, Jacobs J, et al: Release of metal ions from titanium-base alloy total hip replacement prostheses. Trans Orthop Res Soc 14:501, 1989.
13. Bobyn JD, Pilliar RM, Binnington AG, Szivek JA: The effect of porous coated, proximally porous coated and fully porous-coated canine hip stem design on bone modeling. J Orthop Res 5:393, 1987.

14. Bobyn JD, Pilliar RM, Cameron HU, Weatherly GC: The optimum pore size for the fixation of porous-surfaced metal implants by the ingrowth of bone. Clin Orthop 150:253, 1980.
15. Bobyn JD, Pilliar RM, Cameron HU, et al: The effect of porous surface configuration on the tensile strength of fixation of implants by bone ingrowth. Clin Orthop 149:291, 1980.
16. Brien WW, Salvati EA, Wright TM, et al: Dissociation of acetabular components after total hip arthroplasty. J Bone Joint Surg 72:1548, 1990.
17. Buecke MJ, Herzenberg JE, Stubbs BT: Dissociation of a metal-backed polyethylene acetabular component: A case report. J Arthroplasty 4:39, 1989.
18. Callaghan JJ, Dysart SH, Savory CG: The uncemented porous-coated anatomic total hip prosthesis: Two-year results of a prospective consecutive series. J Bone Joint Surg 70A:337, 1988.
19. Cameron HU: Disassociation of a polyethylene liner from an acetabular cup. Orthop Rev 22:1160, 1993.
20. Charnley J, Cupic Z: The nine-and ten-year results of the low friction arthroplasty of the hip. Clin Orthop 95:9, 1973.
21. Clemow AJT, Weinstein AM, Klawitter JJ, et al: Interface mechanics of porous titanium implants. J Biomed Mater Res 15:73, 1981.
22. Clohisy JC, Harris WH: The Harris-Galante porous-coated acetabular component with screw fixation: An average ten-year follow-up study. J Bone Joint Surg 81A:66, 1999.
23. Colella SM, Miller AG, Stang RG, et al: Fixation of porous titanium implants in cortical bone enhanced by electrical stimulation. J Biomed Mater Res 15:37, 1981.
24. Cook SD, Barrack RL, Thomas KA, Haddad RJ Jr: Quantitative analysis of tissue growth into human porous total hip components. J Arthroplasty 3:249, 1988.
25. Cook SD, Georgette FS, Skinner HB, Haddad RJ Jr: Fatigue properties of carbon-and porous-coated Ti-6Al-4V alloy. J Biomed Mater Res 18:497, 1984.
26. Cook SD, Thomas KA: Fatigue failure of noncemented porous-coated implants: A retrieval study. J Bone Joint Surg 73B:20, 1991.
27. Cook SD, Thomas KA, Haddad RJ Jr: Histologic analysis of retrieved human porous-coated total joint components. Clin Orthop 234:90, 1988.
28. Cook SD, Thomas KA, Kay JF, Jarcho M: Hydroxyapatite-coated porous titanium for use as an orthopedic biologic attachment system. Clin Orthop 230:303, 1988.
29. Cooper RA, McAllister CM, Borden LS, Bauer TW: Polyethylene debris induced osteolysis and loosening in uncemented total hip arthroplasty: A cause of late failure. J Arthroplasty 7:285, 1992.
30. Curtis MJ, Jinnah RH, Wilson VD, Hungerford DS: The initial stability of uncemented acetabular components. J Bone Joint Surg 74B:372, 1992.
31. Dallant PA, Meunier P, Christel G, et al: Quantitation of bone ingrowth into porous implants submitted to pulsed electromagnetic fields. *In* Lemons JE (ed): Quantitative Characterization and Performance of Porous Implants for Hard Tissue Applications. Special Technical Publication 953. Philadelphia, American Society for Testing Materials, 1987.
32. D'Antonio JA, Capello WN, Crothers OD, et al: Early clinical experience with hydroxyapatite-coated femoral implants. J Bone Joint Surg 74A:995, 1992.
33. DeLee JG, Charnley J: Radiological demarcation of cemented sockets in total hip replacement. Clin Orthop 121:20, 1976.
34. Ferenz CC: Polyethylene insert dislocation in a screw-in acetabular cup. J Arthroplasty 3:201, 1988.
35. Ferro X, Zettl-Schaffer KF, Engh CA, et al: Quantification of bone ingrowth into porous coated acetabular components retrieved postmortem using backscattered SEM techniques. Trans Orthop Res Soc 17:387, 1992.
36. Galante JO, Rivero DP: The biological basis of bone ingrowth in titanium fiber composites. *In* Harris WH (ed): Advanced Concepts in Total Hip Replacement. Thorofare, NJ, Slack, 1985.
37. Haddad RJ Jr, Cook SD, Thomas KA: Current concepts review: Biological fixation of porous-coated implants. J Bone Joint Surg 59A:1459, 1987.
38. Heck DA, Nakajima I, Kelly PJ, Chao EY: The effect of load alteration on the biological and biochemical performance of a titanium fiber-metal segmental prosthesis. J Bone Joint Surg 68A:118, 1986.
39. Hermens KA, Kim WC, O'Carroll PF, et al: Bone morphogenetic protein and cancellous graft use in porous surfaced interface voids. Trans Orthop Res Soc 11:343, 1986.
40. Incavo SJ, DiFazio FA, Howe JG: Cementless hemispheric acetabular components: 2–4 year results. J Arthroplasty 8:573, 1993.
41. Jacobs JJ, Skipor AK, Black J, et al: Metal release and excretion from cementless titanium total knee replacements. Trans Orthop Res Soc 16:558, 1991.
42. Jacobs JJ, Skipor AK, Black J, et al: Release and excretion of metal in patients who have a total hip-replacement component made of titanium-base alloy. J Bone Joint Surg 73A:1475, 1991.
43. Jasty M, Bragdon CR, Maloney WJ, et al: Bone ingrowth into a low-modulus composite plastic porous-coated canine femoral component. J Arthroplasty 7:253, 1992.
44. Jasty M, Schutzer S, Bragdon C, Harris WH: A double blind study of the effects of a capacitively coupled field on bone ingrowth in a canine model [abstract]. Trans Soc Biomater 10:152, 1987.
45. Kavanagh BF, Dewitz MA, Ilstrup DM, et al: Charnley total hip arthroplasty with cement: Fifteen-year results. J Bone Joint Surg 71A:1496, 1989.
46. Kavanagh BF, Wallrichs S, Dewitz M, et al: Charnley low friction arthroplasty of the hip: Twenty year results with cement. J Arthroplasty 9:229, 1994.
47. Keller JC, Trancik TM, St. Mary S, et al: Inhibition of bone ingrowth by Indomethacin. Trans Orthop Res Soc 12:437, 1987.
48. Kienapfel H, Sumner DR, Turner TM, et al: Efficacy of autograft and freeze-dried allograft to enhance fixation of porous coated implants in the presence of interface gaps. J Orthop Res 10:423, 1992.
49. Kim WC, Hermens KW, Rechl H, et al: The effect of irradiation and radiation sheilding on canine porous bone ingrowth hip. Trans Orthop Res Soc 11:341, 1986.
50. Kim WC, Hermens KW, Rechl H, et al: The effect of weightbearing on canine porous hip implants. Trans Orthop Res Soc 11:490, 1986.
51. Kim YS, Callaghan JJ, Ahn PB, Brown TD: Fracture of the acetabu lum during insertion of an oversized hemispherical component. J Bone Joint Surg 77A:111, 1995.
52. Kitziger KJ, DeLee JC, Evans JA: Disassembly of a modular acetabular component of a total hip: Replacement arthroplasty. J Bone Joint Surg 72A:621, 1990.
53. Kozin SC, Hedley AK, Urist MR: Augmentation of bone ingrowth. I. Ingrowth into bone morphogenic protein (BMP) impregnated porous implants. Trans Orthop Res Soc 7:181, 1982.
54. Lachiewicz PF, Suh PB, Gilbert JA: In vitro initial fixation of porous-coated acetabular total hip components: A biomechanical comparative study. J Arthroplasty 4:201, 1989.
55. Leland RH, Hofmann AA, Bachus KN, Bloebaum RD: Biocompatibility and bone response of human osteoarthritic cancellous bone to a titanium porous-coated cobalt chromium cylinder. Trans Soc Biomater 14:153, 1991.
56. Lieberman JR, Kay RM, Hamlet N, Kabo JM: Deformation patterns and frictional torque in modular acetabular components. Presented at the annual meeting of the American Academy of Orthopaedic Surgeons, New Orleans, 1994.
57. Manley MT, Capello WN, D'Antonio JA, et al: Fixation of acetabular cups without cement in total hip arthroplasty. A comparison of three different implant surfaces at a minimum duration of follow-up of five years. J Bone Joint Surg 80A:1175, 1998.
58. McAuley JP, Moore KD, Culpepper WJ II, Engh CA: Total hip arthroplasty with porous-coated protheses fixed with cement in patients who are sixty-five years of age or older. J Bone Joint Surg 80A:1648, 1998.
59. McDonald DJ, Fitzgerald RH Jr, Chao EYS: The enhancement of fixation of a porous-coated femoral component by autograft and allograft in the dog. J Bone Joint Surg 70A:729, 1988.
60. Mulroy RD Jr, Harris WH: The effect of improved cementing techniques on component loosening in total hip replacement. J Bone Joint Surg 72B:757, 1990.
61. O'Brien RF, Chess D: Late disassembly of a modular acetabular component: A case report. J Arthroplasty 7S:453, 1992.
62. Pilliar RM, Bobyn JD: The effects of EHDP on the fixation of porous-coated implants by bone growth. Trans Orthop Res Soc 12:438, 1987.
63. Pilliar RM, Lee JM, Maniatopoulos C: Observations on the effect of movement on bone ingrowth into porous-coated implants. Clin Orthop 208:108, 1986.
64. Ries MC, Collis DK, Lynch F: Separation of the polyethylene liner from an acetabular cup metal backing. Clin Orthop 282:164, 1992.
65. Ritter MA, Keating EM, Faris PM, Brugo G: Metal-backed acetabular cups in total hip arthroplasty. J Bone Joint Surg 72A:672, 1990.

66. Rivero DP, Fox J, Skipor AK, et al: Calcium phosphate-coated porous titanium implants for enhanced skeletal fixation. J Biomed Mater Res 22:191, 1988.
67. Rivero DP, Fox J, Skipor AK, et al: Effects of calcium phosphates and bone grafting materials on bone ingrowth in titanium fiber metal. Trans Orthop Res Soc 10:191, 1985.
68. Rivero DP, Landon GC, Skipor AK, et al: Effect of pulsing electromagnetic fields on bone ingrowth in a porous material. Trans Orthop Res Soc 11:492, 1986.
69. Robertson DM, St. Pierre L, Chahal R: Preliminary observation of bone ingrowth into porous materials. J Biomed Mater Res 10:335, 1976.
70. Russotti GM, Okada Y, Fitzgerald RH Jr, et al: Efficacy of using a bone graft substitute to enhance biological fixation of a porous metal femoral component. *In* Brand RA (ed): The Hip: Proceedings of the 14th Open Scientific Meeting of the Hip Society. St. Louis, CV Mosby, 1987.
71. Sandborn PM, Cook SD, Anderson RC, et al: The effect of surgical fit on bone growth into porous-coated implants. Trans Orthop Res Soc 12:217, 1987.
72. Santavirta S, Konttinen YT, Hoikka V, Eskola A: Immunopathological response to loose cementless acetabular components. J Bone Joint Surg 73B:38, 1991.
73. Schmalzried TP, Harris WH: The Harris-Galante porous-coated acetabular component with screw fixation: Radiographic analysis of 83 primary hip replacements at a minimum of five years. J Bone Joint Surg 74A:1130, 1992.
74. Schmalzried TP, Jasty M, Harris WH: Periprosthetic bone loss in total hip arthroplasty: Polyethylene wear debris and the concept of the effective joint space. J Bone Joint Surg 74A:849, 1992.
75. Schmalzried TP, Wessinger SJ, Hill GE, Harris WH: The Harris-Galante porous acetabular component press-fit without screw fixation: Five year radiographic analysis of primary cases. J Arthroplasty 9:235, 1994.
76. Schulte KR, Callaghan JJ, Kelley SS, Johnston RL: The outcome of Charnley total hip arthroplasty with cement after a minimum twenty year follow-up. J Bone Joint Surg 75A:961, 1993.
77. Sharkey PF, Hozack WJ, Callaghan JJ, et al: Acetabular fracture associated with cementless acetabular component insertion: A report of 13 cases. J Arthroplasty 14:426, 1999.
78. Shaw JA, Bailey JH, Bruno A, Greer RB: Threaded acetabular components for primary and revision total hip arthroplasty. J Arthroplasty 5:201, 1990.
79. Søballe K, Hansen ES, Rasmussen HB, et al: Tissue ingrowth into titanium and hydroxyapatite-coated implants during stable and unstable mechanical conditions. J Orthop Res 10:285, 1992.
80. Stauffer RN: Ten-year follow-up study of total hip replacement with particular reference to roentgenographic loosening of the components. J Bone Joint Surg 64A:983, 1982.
81. Stauffer RN: Contempory current technique—results: Total joint arthroplasty. Presented at the 1991 Hip and Knee Arthroplasty: Current Techniques. Scottsdale, Arizona, 1990.
82. Sumner DR, Turner TM, Urban RM, Galante JO: Remodeling and ingrowth of bone at two years in a canine cementless total hip-arthroplasty model. J Bone Joint Surg 74A:239, 1992.
83. Tallroth K, Slatis P, Ylinen P, et al: Loosening of threaded acetabular components. J Arthroplasty 8:581, 1993.
84. Trousdale RT, Cabanela ME, Berry DJ: Anterior iliopsoas impingement after total hip arthroplasty. J Arthroplasty 10:545, 1995.
85. Turner TM, Sumner DR, Urban RM, et al: A comparative study of porous coatings in a weight-bearing total hip arthroplasty model. J Bone Joint Surg 68A:1396, 1986.
86. Turner TM, Urban RM, Sumner DR, Galante JO: The use of HA/TCP granules in cementless revision of aseptically loosened, cemented THA. Trans Orthop Res Soc 15:208, 1990.
87. Wasielewski RC, Cooperstein LA, Kruger MP, Rubash HE: Acetabular anatomy and transacetabular fixation of screws in total hip arthroplasty. J Bone Joint Surg 72A:501, 1990.
88. Weinstein AM, Klawitter JJ, Cleveland TW, Amoss DC: Electrical stimulation of bone growth into porous Al_2O_3. J Biomed Mater Res 10:231, 1976.
89. Welsh RP, Pilliar RM, McNab I: Surgical implants: The role of surface porosity in fixation to bone and acrylic. J Bone Joint Surg 53A:963, 1971.
90. Wilson AG, Monsees B, Blair VP: Acetabular cup dislocation: A new complication of total joint arthroplasty. Am J Roentgenol 15:133, 1988.
91. Wise MW III, Robertson ID, Lachiewicz PF, et al: The effect of radiation therapy on the fixation strength of an experimental porous-coated implant in dogs. Clin Orthop 261:276, 1990.
92. Wixson RL, Stulberg SD, Mehlhoff M: Total hip replacement with cemented, uncemented, and hybrid prostheses: A comparison of clinical and radiographic results at two to four years. J Bone Joint Surg 73A:257, 1991.
93. Woodman JL, Jacobs JJ, Galante JO, Urban RM: Metal ion release from titanium-based prosthetic segmental replacements of long bones in baboons: A long-term study. J Orthop Res 1:421, 1984.
94. Wroblewski BM: 15–21 year results of the Charnley low friction arthroplasty. Clin Orthop 211:30, 1986.
95. Young FA, Spector M, Kresch CH: Porous titanium endosseous dental implants in rhesus monkeys: Microradiography and histological evaluation. J Biomed Mater Res 13:843, 1979.

第 76 章

骨水泥股骨假体

Daniel J. Berry, Gavan P. Duffy

自从 20 世纪 90 年代早期以来，髋关节成形术没有几个领域能像骨水泥股骨假体这样引起众多的争议、新的认识及翻修者们的思考。在这期间，我们了解到许多人口统计学因素、假体设计因素及手术技术因素都会对股骨假体的使用寿命产生重要影响。在 20 世纪 90 年代早期，许多研究报道了骨水泥股骨固定中远期的良好结果，尤其是现代骨水泥技术的使用。与此同时，也报道了许多第一代非骨水泥股骨假体的失败病例。这些研究结果连同骨水泥股骨固定的一些早期可靠的临床结果，导致骨水泥股骨假体固定方式发生了戏剧性复苏，甚至用在年轻患者身上。不幸的是，在 20 世纪 90 年代中期及晚期，许多作者报道的结果比现代骨水泥股骨假体设计与非骨水泥固定方式相结合所预期的结果更令人失望。这些问题主要与带有表面粗糙[高粗糙度平均值(Ra)]的磨砂基柄的早期失败有关。它可以导致假体与骨水泥脱落、粗糙的假体柄擦伤骨水泥、产生微粒碎屑、快速骨溶解及临床失败，进而导致难以接受的早期假体失败高发生率。这些问题导致了对假体设计、假体表面抛光度、骨水泥技术及患者选择方面相互关系的重新考虑，以期获得成功的远期结果。一些研究显示尽管使用了相对成功的骨水泥假体设计，在长期随访中青年患者的失败率仍然不低。最终，在 20 世纪 90 年代末期已经明确证实，许多非骨水泥股骨假体设计在绝大部分患者中可以提供优良的远期股骨假体固定及可靠的临床结果。这些信息汇聚在一起导致的结果是骨水泥股骨固定使用的越来越少，而非骨水泥柄使用的逐渐增加，尤其是在年轻患者身上。

设计特点

在评价全髋关节股骨假体功能表现时必须考虑许多假体设计特点。这些特点包括股骨头、颈、颈领、柄的设计以及柄表面光洁度的设计。这一章主要讨论骨水泥股骨假体；在采用非骨水泥假体时这些设计概念与考虑是完全不同的(见第 77 章)。

股骨头

股骨头设计的重要参数包括直径、材料和表面光洁度。现在常规使用的股骨头直径包括 22 mm、26 mm、28 mm 和 32 mm，而一些非常规的负重面甚至可以使用更大直径的股骨头。Charnley 选择了 22.225 mm 作为他最原始设计的股骨头直径以权衡考虑摩擦（与股骨头大小正相关）和磨损(与股骨头大小负相关)[22,23]。尽管一些研究者认为较大直径的股骨头可能更加稳定，但是目前仍没有证据表明超过 32 mm 的大直径股骨头可以降低脱位的发生率[38]。理论上讲，32 mm 直径的股骨头可以允许比 22 mm 直径的股骨头大 20%的活动度（前提是颈的尺寸以及髋臼假体设计完全相同），但是在临床研究中并未发现其髋关节活动度有什么差异[110]。有研究显示，尽管 22 mm 股骨头在聚乙烯上造成的内衬磨损可能高于 32 mm 的股骨头，但大直径的股骨头所产生的有潜在风险的磨损碎屑体积更大[48]。

使用 32 mm 股骨头时骨水泥髋臼假体的松动率更高[77]。这可能是由于以下的一种或两种因素所引起：①大的股骨头直径(表面积也大)增加了总摩擦以及传递到髋臼假体上的扭转应力；②大的股骨头会增加聚乙烯容积性磨损，进而生成更多的聚乙烯碎屑。这些碎屑的生成意味着可导致骨水泥臼杯松动的爬行反应膜的形成[103]。32 mm 的股骨头会使髋臼假体的聚乙烯厚度减小(在相同外径的情况下)。尤其是对于背有金属的非骨水泥臼杯，大直径的头配以小直径的臼杯使得聚乙烯衬里厚度过薄，因而有聚乙烯加速磨损的高风险或者由于磨穿臼杯或骨折而产生灾难性失败[13]。目前虽没有证据表明大的股骨头尺寸会增加非骨水泥臼杯的松动率，但是在使用常规聚乙烯的情况下，聚乙烯容积性磨损的增加所引起的骨溶解率会升高。

由于上述原因，从20世纪90年代初开始已很少采用32 mm股骨头与常规聚乙烯的联合应用。对于组配式系统，与22 mm的股骨头相比，28 mm股骨头在选择股骨颈长度及股骨头材料方面更具优势，因此得到了更广泛地应用。对于小的髋臼假体，使用28 mm的股骨头无法达到满意的聚乙烯厚度，因此提倡使用22 mm股骨头。使用新的负重面，如交联聚乙烯以及坚固面对坚固面等方式，即使在使用大直径股骨头时也可降低容积性磨损，因此目前开发更大直径股骨头的兴趣又有所增加。较大直径股骨头可以增加髋关节内活动度而不产生假体撞击，并且在理论上可以增加髋关节的稳定性且降低其脱位率。大直径股骨头是否真能降低髋关节的临床脱位率尚有待证实。同样，只有时间能够说明大直径股骨头是否能够配用新的负重面而不导致骨溶解率升高。

由于不同材料对聚乙烯有不同的磨损特性，因此股骨头选用的材料是一项重要的设计因素。钛的质地软而且不耐刮擦，因此体内研究发现其磨损率高[21]，故在大多数情况下未被使用。钴-铬合金股骨头已成为标准设计，并且许多公司现正提供极度抛光的股骨头以便进一步改善其对聚乙烯的磨损特性。在欧洲已使用了一段时间的陶瓷头目前在北美已得到了广泛使用。陶瓷易碎，因此有少量陶瓷头发生了破碎。陶瓷具有更强的可湿性，并且在磨损模拟器上显示了对聚乙烯具有更好的磨损特性。氧化铝和氧化锆陶瓷头目前均已上市。目前尚未提供陶瓷股骨头和钴-铬合金股骨头有关体内聚乙烯磨损率及临床表现方面的前瞻性随机直接对比研究结果。一些回顾性研究发现，陶瓷头的磨损率较低，但仍有待进一步证实。

股骨颈

最现代的髋关节设计中纳入了股骨头与股骨颈之间的组配式连接。这对初次及翻修假体的设计有着明显的临床实践意义。组配式设计简化了颈长度的变化，使臀肌及其他包裹髋关节肌肉的张力最优化，并达到最佳的下肢长度、髋关节稳定性及髋关节的生物力学特性。

组配式连接也引发了其他一些潜在问题。在组配连接处可能产生磨损碎屑，也可能发生金属腐蚀[26,113]。金属腐蚀的产物至少在一部分病例中被认为与假体周围骨溶解有关。对于较长的股骨颈假体，组配式系统需要在股骨头上加一个裙边，这会增加股骨头的直径并会增加颈与臼杯撞击的风险。颈-臼撞击可导致不稳、聚乙烯碎屑的形成或者假体松动。

由于颈的偏心距可以明显影响髋关节的生物力学功能，因此它是一项重要的需最优化的设计要点[55]。偏心距是由颈干角、颈长度以及颈干连接位置决定的(图76-1)。过大的颈干角不适合，而且会增加股骨假体上的弯曲力矩或旋转应力，进而引起假体柄断裂或松动。偏心距过小会减小髋外展肌力臂，并可能造成持续性跛行，而且还会降低力矩功效，从而导致关节两端总压力负荷的增加以及柄的松动。偏心距过小也可能由于外展肌张力过低造成关节稳定性降低，从而会增加脱位的危险性。

颈领

在股骨颈基底部使用颈领的价值在近年来引起了许多争论[30,31,34,69,85]。当骨水泥用于固定时，颈领的作用就像一个插入的制动件，限制了股骨假体远端插入到骨水泥套内。起初人们认为，颈领可以在假体插入过程中对骨水泥起到一定加压作用，然而结果显示它并不能有效地达到这个目的。使用颈领的首要目的是

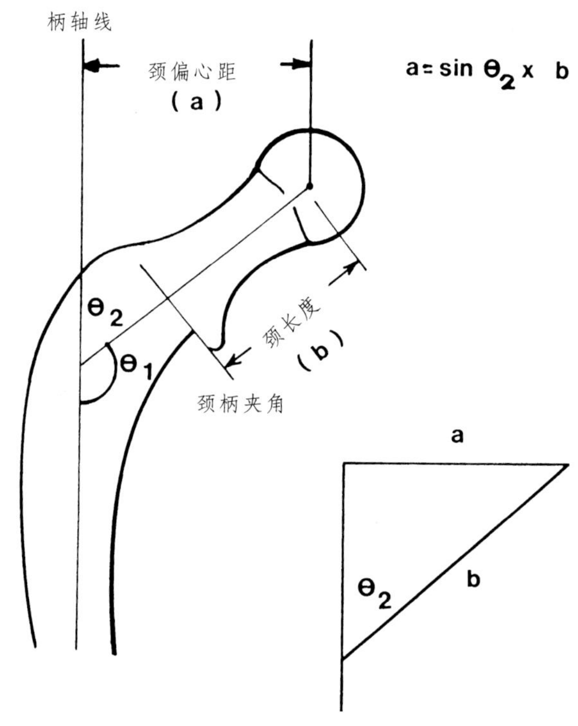

图76-1 股骨假体颈设计要点的图示。颈偏心距是颈柄角和颈长度的函数。

为了向近端骨与骨水泥提供一个更好的负荷传导环境。一些实验及计算机模型研究发现，在使用颈领后，假体向股骨颈内侧传导的压应力更高（图 76–2 和图 76–3）[4,28,62,68,72,111]。其好处是可以减少近端股骨的适应性骨吸收（应力遮挡作用），减小股骨柄的弯曲应力，并减小骨水泥远端的应力（图 76–4）。

锥形柄假体轴向负荷的效果之一是在近端骨与骨水泥产生很高的环形应力（环形张应力）。这些张力可能达到骨水泥的最终张力强度，但在有颈领的情况下，理论上可降低到十分安全的程度[28]。值得关注的是：①在技术上很难将假体颈领的下面与骨组织紧密贴合；②手术中达到的贴合程度往往无法维持。即使是轻微的骨吸收也会削弱有效的应力传导，从而丧失颈领的这一优势。数学模型显示，应力可以通过骨水泥层从颈领向股骨颈传导[28]。相反，有些实验室研究却发现，在有轴向负荷的情况下，颈领下方的一层骨水泥会很快碎裂。无颈领的假体设计通常使用光滑或抛过光的股骨假体，其能与骨水泥套分离并能起到锥形滑移配置的作用。这一设计的倡导者认为，颈领的缺失会使抛光的股骨柄在黏弹性骨水泥套中轻度下沉到一个稳定位置，从而引起有利的适应性骨重塑。无颈领的锥形抛光柄下沉到骨水泥套中的能力还能够提供一种自我密封的功能，以防止关节内产生的微粒碎屑进入假体柄界面而导致股骨远端骨溶解。骨水泥柄无论有无颈领，均显示出良好的临床效果。因此颈

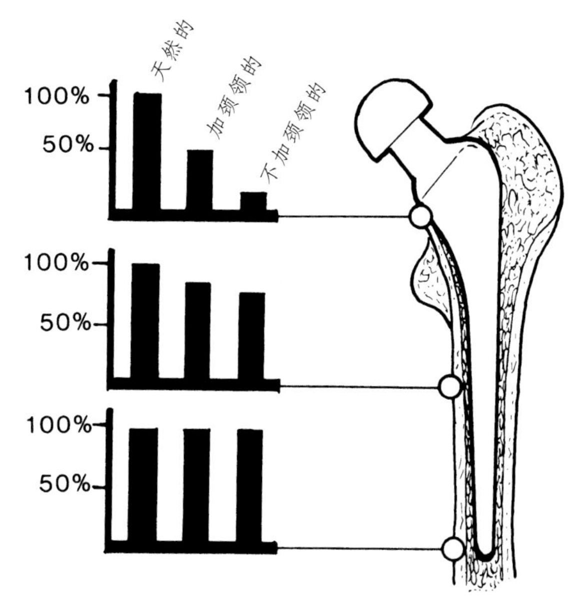

图 76–2　股骨近端完好时以及装有和不装颈领的髋假体的负荷传导示意图。

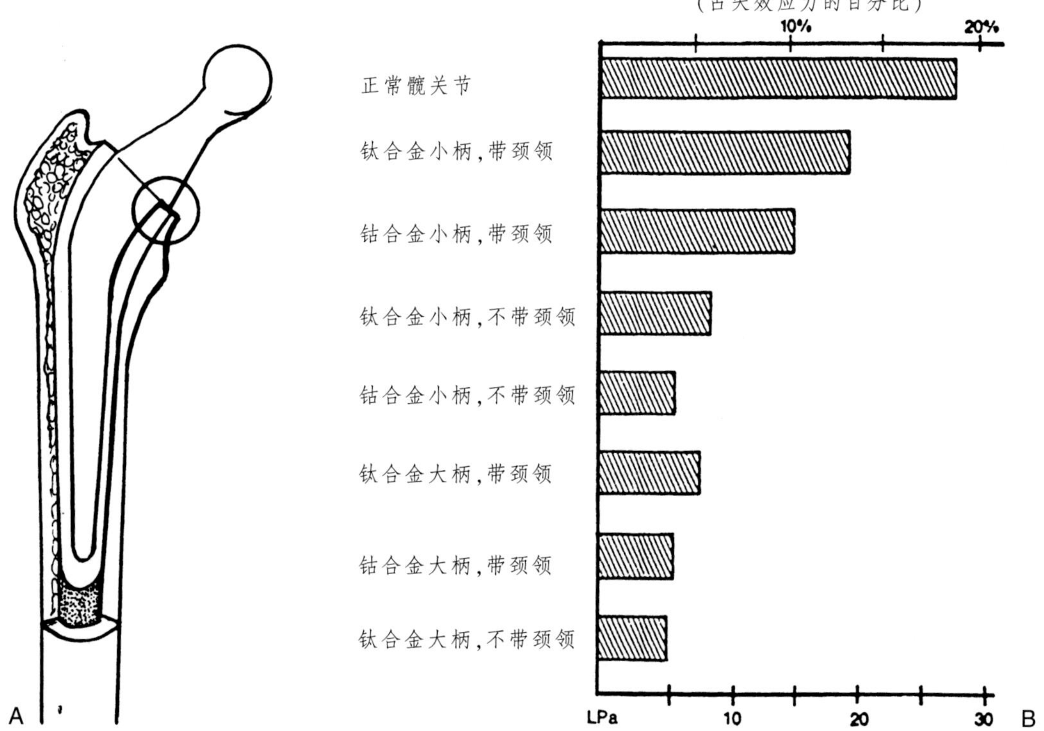

图 76–3　在股骨头、颈假体置换前后 2000 N 关节负荷所造成的近端内侧皮质骨最大压缩应力。（A Modified from and B from Tarr RR, Lewis JL, Jaycox P, et al: Effect of materials, stem geometry, and collar-calcar contact on stress distribution in the proximal femur with total hip. Trans Orthop Res Soc 4:34, 1979.）

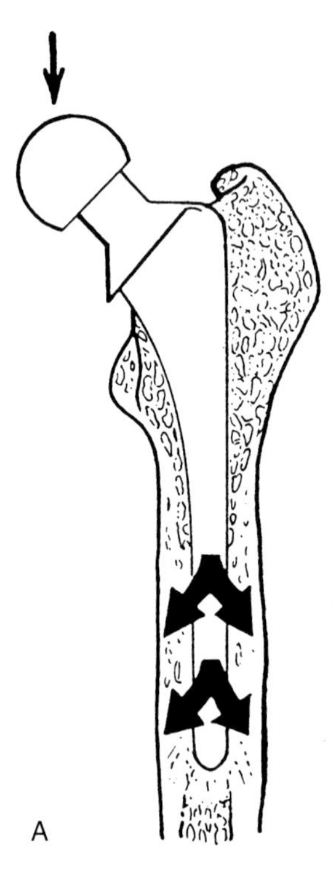

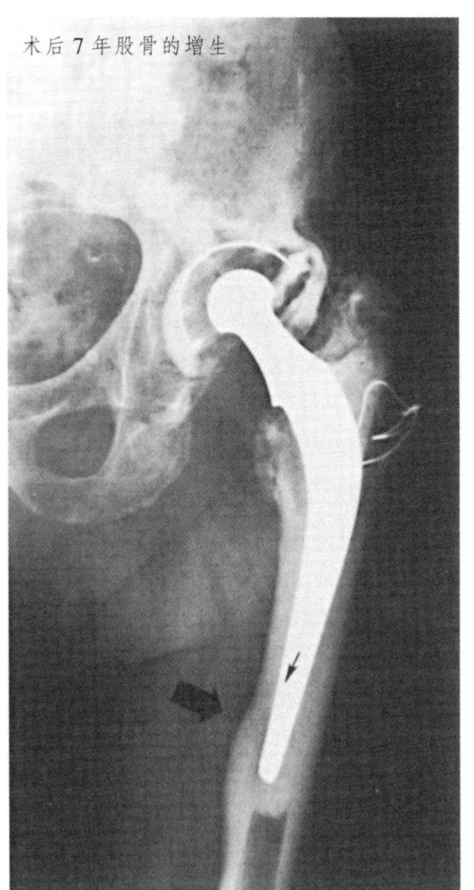

图 76-4 (A)应力传导至假体柄远端时负荷分布不均的图示。(B)X线片示出术后7年的远端应力传导及骨水泥假体柄远端股骨干的反应性增生。

领可能对某些假体柄设计是有益的,而对另外一些则是有害的。

股骨柄

股骨假体柄的设计特点可以从几何特性(长度、形状、横截面),材料特性和表面光洁度这三方面来考虑。

一些早期假体采用了弯曲柄的设计。除了其他一些设计问题(如菱形横截面)以外,由于弯曲柄在插入相对直的股骨髓腔(额状面)时难以保持均匀的骨水泥套,因此已被废弃。在使用弯曲柄时近端外侧及远端内侧附近的骨水泥套较薄,容易发生碎裂进而发生假体松动。直的、轻度锥形的假体柄可以在插入时对骨水泥加压,因而可保持更均匀的骨水泥层[70]。

柄的长度是争议的焦点之一,一些纯技术因素必须加以考虑,如容易插入及必要时取出的难度。数学模型研究显示,无论是短柄还是长柄假体均会在这一复合体的某一点产生应力集中[28]。例如,长柄会造成柄的应力增加、远端应力传导及近端骨的应力遮挡。短柄会造成近端的高应力,有可能超过骨水泥或骨的最大强度。

股骨假体横截面的几何形状决定了假体的体积以及材料沿假体柄的分布,并且至少部分(与材料的物理性质一起)决定了柄的结构特点,如强度和硬度。一些截面形状比其他一些形状能产生更好的力学环境。柄上应避免出现锐利的棱角,否则会产生明显的应力集中并可能导致骨水泥或骨的损伤失效。外侧缘材料体积较大的假体柄拥有更强的抗弯曲性能并对骨水泥套产生较小的张应力。内侧缘较厚的假体柄对骨水泥的压应力也较小。由于骨水泥的抗压能力大约是抗张能力的3倍,因此压力负荷可能是唯一安全的应力模式(即张应力越小,骨水泥碎裂并造成假体松动的可能性越小)。图76-5显示了Crownshield等人所做的研究工作,示出了最适合配用骨水泥的横截面形状[29]。这一分析结果是以如下假设为依据的:通过髋关

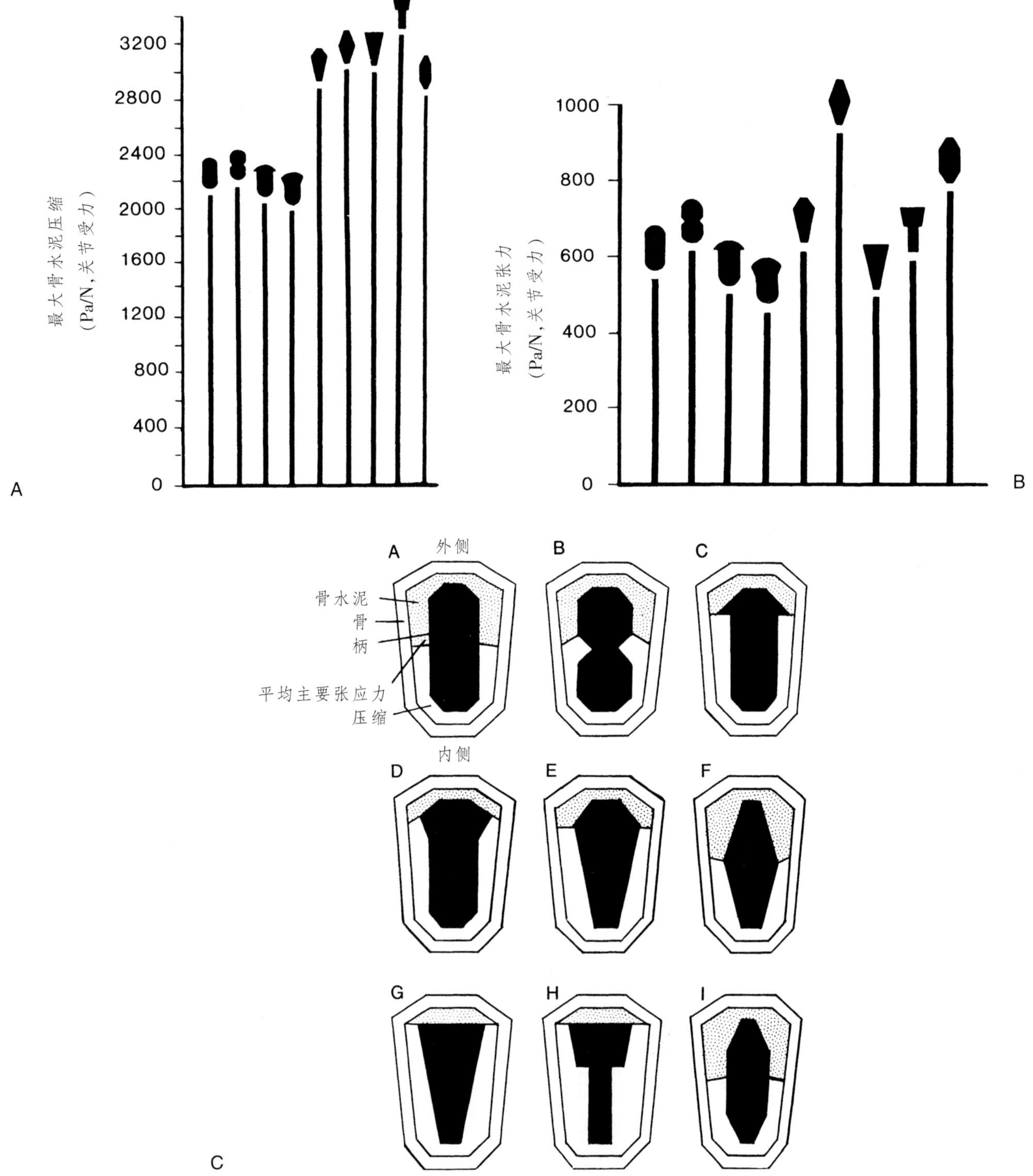

图 76-5　股骨柄横截面的几何形状对最大骨水泥压缩(A)和融合(B)的影响。横截面 D 代表配用骨水泥固定的最佳配置,因为其骨水泥中产生的张应力与压应力最小,并且骨水泥套承受张力的比例最小(C)。(From Crowninshield RD, Brand RA, Johnston RC, Milroy JC: The effect of femoral stem cross-sectional geometry on cement stresses in total hip reonstruction. Clin Orthop 146:71, 1980.)

节的负荷主要造成额状面弯曲。实际上,矢状面弯曲同样重要,尤其是在上下楼和行走时。

特别需要注意的是，自从20世纪90年代后期，人们已经认识到假体柄在骨水泥套内的扭转稳定性是其临床表现的决定性因素之一。假体形状过于圆润且横截面积小,其扭转稳定性较差,曾造成假体从骨水泥上早期分离,这很可能是因为在日常活动时(如爬楼梯时和从椅子上站起时）对假体柄产生了高旋转应力所致。为了达到成功的效果,假体柄需要有能够在骨水泥套内提供良好扭转稳定性的横截面几何形状,同时应避免有可能导致骨水泥断裂的过度锐利的棱角。

不锈钢曾用于制造许多早期的股骨假体装置。不锈钢是一种相对硬(即弹性模量高)的材料,并有耐疲劳性低、屈服强度低的特性[111,112]。然而冶金技术的改进使得不锈钢拥有了优秀的脆耐疲劳性特征。钴-铬合金拥有完美的耐疲劳性和屈服强度,但其弹性模量比不锈钢稍高。钛合金的弹性模量大约是不锈钢或钴-铬合金的一半（图76-6）[27,62,68,111]。柄越柔软内应力越低,向近端骨与骨水泥传递的压应力越多,而较大较硬的柄可降低骨水泥套的厚度,并可在骨水泥远端产生高的张应力[29]。这两种情况都可能造成骨水泥失效及假体松动。对于骨水泥假体来说,骨水泥的这一弱点使得钛合金的使用并无优势[98]。钛也是一种易被刮伤的软金属。钛柄与骨水泥剥离可导致快速的微粒形成与骨溶解。

现在认为表面抛光度是一种非常重要的设计特点,引起了广泛讨论与争议[1,5,59]。许多最早期柄的设计均采用光滑或抛光的表面。现已确认,柄与骨水泥套剥离是骨水泥柄失败的模式之一。因此在20世纪80和90年代设计的一些骨水泥假体采用了粗糙、多孔或覆有甲基丙烯酸甲酯的表面。这些表面处理增强了柄与骨水泥的附着,因而可以防止柄在骨水泥中的微动。通过保持柄与周围骨水泥之间的连接，这些表面处理可以降低骨水泥的应力。然而现在已认识到,如果这种柄与周围骨水泥相“剥离”,骨水泥引起的假体表面磨损可导致微粒碎屑的产生(图76-7)[42,65]。现在的一些股骨柄都经过抛光以便在发生剥离时降低碎屑形成的可能性。数据显示,某些表面抛光的以及表面“增强”的股骨假体设计在临床使用中均效果良好[42,87],但目前仍无数据显示某种设计的临床效果明显优于另一种。

表面粗糙程度可用经过校准的表面光度仪进行测量。Ra是距粗糙度数据曲线中值线所有偏离值的算术平均值。平均粗糙度深度(Rz)是在粗糙度数据曲线内各连续取样长度的深度平均值(最高峰到最低谷)。Crowninshield引入了6种描述内植物表面质地的术语:①镜面;②光滑;③带斑点;④不光滑;⑤粗糙;⑥有织纹。典型的内植物表面的扫描电镜影像见图76-8。

当考虑表面抛光度时，需要评价两个重要特性：①拔出强度，用于衡量骨水泥与金属之间的结合强度;②抗擦伤能力,用于衡量骨水泥与金属连接破坏而发生活动时金属对骨水泥造成的擦伤。骨水泥-金属界面的强度是通过骨水泥与粗糙表面的机械交锁达到的。擦伤测试中不同抛光度表面刮走的骨水泥量与表面粗糙程度成正比。

对表面抛光度的影响所关注的焦点之一是如果在金属柄与骨水泥套之间发生活动，松动的假体会发生怎样的改变。对于一个粗糙柄,由于柄对骨水泥的擦伤

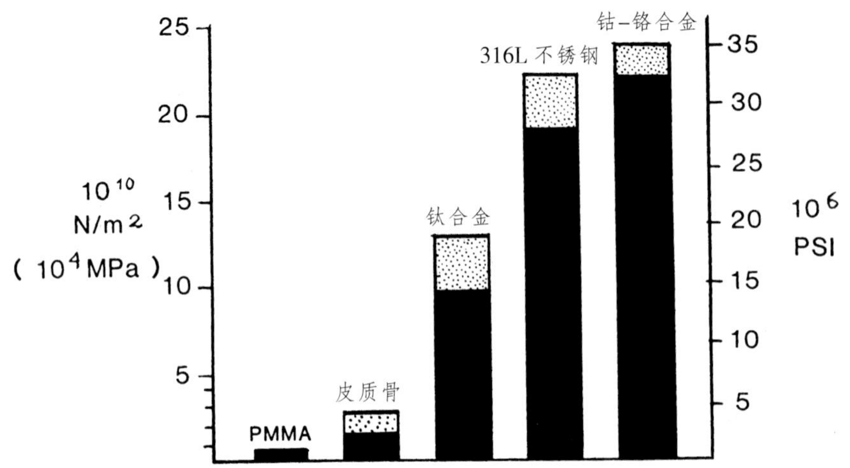

图76-6 植入合金、骨及骨水泥的弹性模量图表。(From Tarr RR, Lewis JL, Jaycox P, et al: Effect of materials, stem geometry, and collar-calcar contact on stress distribution in the proximal femur with total hip. Trans Orthop Res Soc 4:345, 1979.)

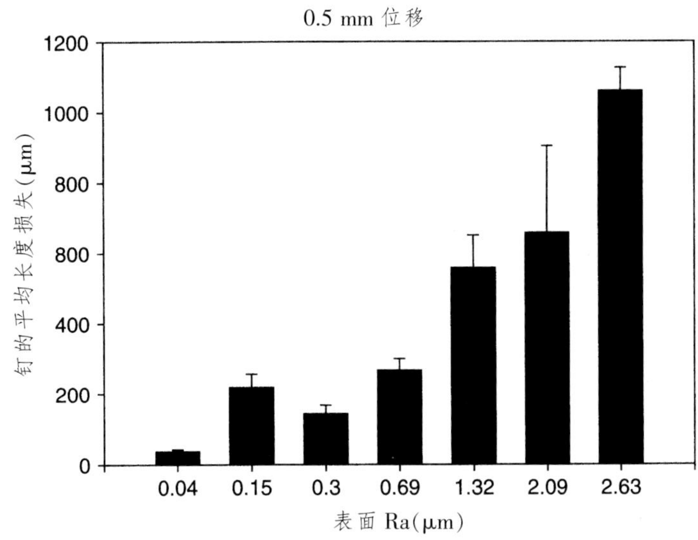

图 76-7　不同的表面粗糙度经 250 000 次 0.5 mm 骨水泥/金属位移后产生的平均摩擦。(From Crowninshield RD, Brand RA, Johnston RC, Milroy JC: The effect of femoral stem cross-sectional geometry on cement stresses in total hip reconstruction. Clin Orthop 146:71, 1980.)

(在保持骨-骨水泥界面情况下) 以及继发的大量骨吸收,这种剥离常常会引起骨水泥-假体界面的进行性松动[76](图 76-9)。而当表面光滑的假体柄与骨水泥剥离时则不是这样。Berry 等人分析了剥离或下沉对光滑表面的 Charnley 柄的长期成功率的影响[14]。他们发现,当假体外上缘与骨水泥之间的透亮线最大厚度大于或等于2 mm 时,早期出现剥离后若不对无菌性松动进行翻修手术,Charnley 假体柄存活的可能性会明显降低($P<0.0001$)。然而,当透亮线厚度小于 2 mm 时,它不会对假体存活产生影响。因此,假体在骨水泥套中早期的明显下沉对于假体的长期性能有很强的负面影响,但是具有机械稳定性的光滑假体与骨水泥的剥离对假体的长期存活不会有负面影响。从这些资料中,我们可以对柄表面抛光度对假体性能的影响有一个更清晰地了解。粗糙表面假体柄与骨水泥剥离的发生率较低,不过一旦发生剥离,常会发生骨溶解和临床失败。光滑或抛光的柄常发生剥离,但是如果柄的几何形状以及骨水泥套的特性能提供柄在骨水泥中的机械稳定性,则临床表现不会令人失望。Ling 及其同事认为,经过抛光的锥形骨水泥柄设计的另一个好处是,由于环形应力是通过骨水泥套传导的,因此可对股骨近端施加一个有利的负荷。他们有证据表明,骨水泥在体温下具有一定的黏弹性从而使抛光的锥形柄在骨水泥中保持稳定,并通过骨水泥把负荷传递到周围骨组织上。

聚甲基丙烯酸甲酯

Charnley 在很多年前就证实了骨水泥的技术应用性及生物相容性[22]。即使采用不复杂的骨水泥固定技术,临床表明聚甲基丙烯酸甲酯(PMMA)在假体置换术中也是一种成功而耐久的材料。然而目前已经确认骨水泥是假体组件中的薄弱环节。并不理想的物理特性(如碎裂韧性差,拉伸或疲劳强度低,弹性模量比皮质骨低 1/3)使骨水泥的机械性失败成为股骨假体松动的原因之一[44]。改善骨水泥型全髋关节成形术(THA)寿命的关键在于:改善 PMMA 自身的机械特性,优化柄的设计使其与骨水泥套产生有利的相互作用,以及改善工艺技术以获得耐久的骨与骨水泥界面[7,8,24,33,63,75]。

机械性能

有多种品牌的 PMMA 可供外科医师选择。尽管不同品牌的拉伸强度、压缩强度及弹性模量类似,但是不同品牌在重复性生理负荷下的疲劳特征都与临床应用相关。现在尚没有长期临床数据来验证这些问题。

然而欧洲使用名为 Boneloc 的低黏度骨水泥的临床经验已证实,各种骨水泥并非完全相同。在一项对挪威关节病例登记处所登记的 8579 例 Charnley 假体进行的研究中发现,其 5.5 年时的生存率明显较差(Boneloc 骨水泥为 94.1%,高黏度骨水泥为 98.1%,$P<0.0001$)[50]。

由于 PMMA 在压应力下性能最好而在位伸应力下性能较差,现在正通过使用石墨、碳或芳族聚酸胺纤维来增强骨水泥[61,92,118]。尽管这些复合物的机械特性有所改善,但由于这些纤维的操作特性及其突入松质骨空隙效果不佳,因此其在临床中的应用效果甚微。

改进 PMMA 的努力主要集中于空隙率的降低。

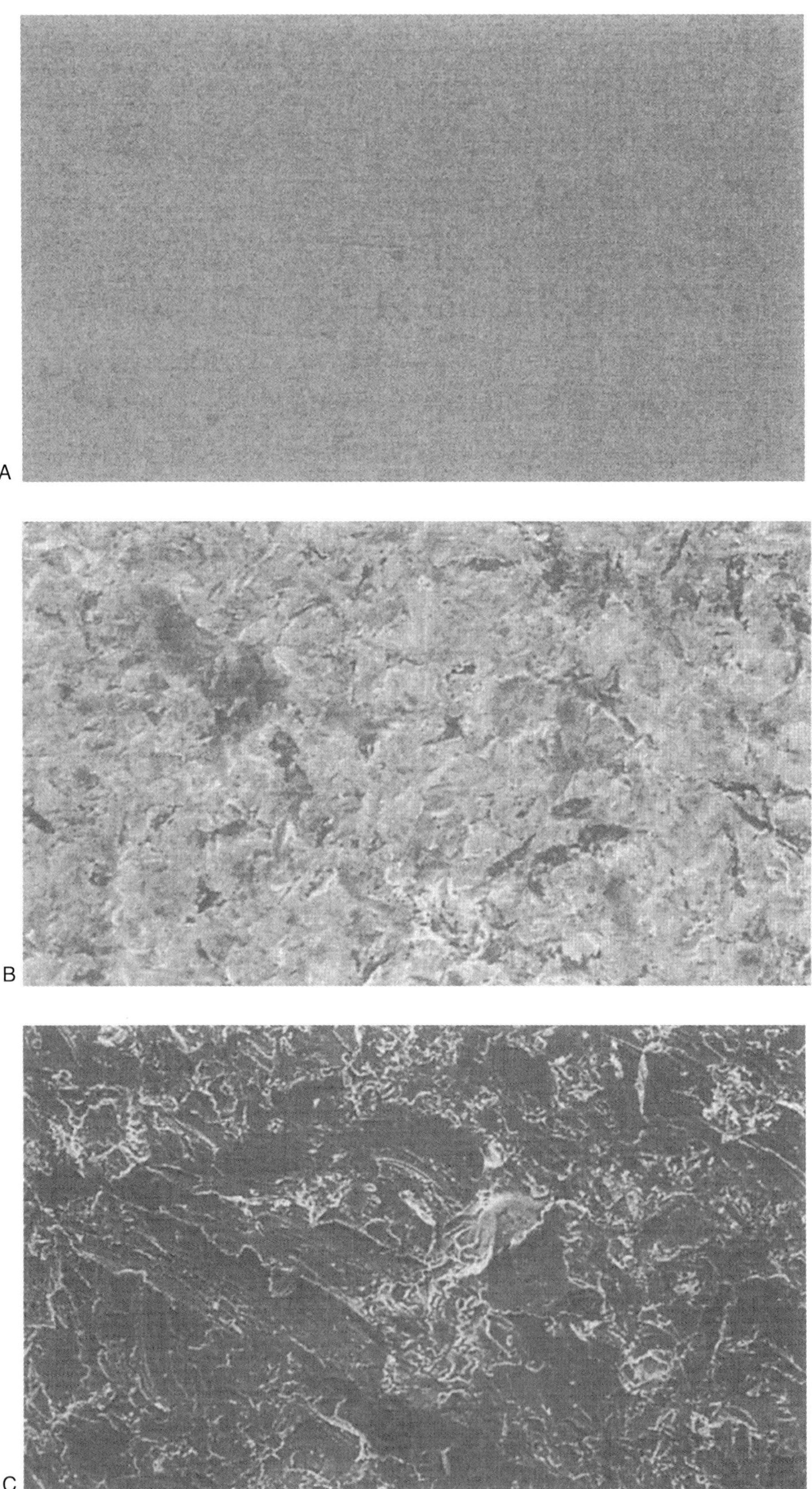

图 76–8 植入物表面扫描电镜图。(A) Rz=0.05 μm；(B) Ra=1.22 μm；(C) Ra=2.2 μm。

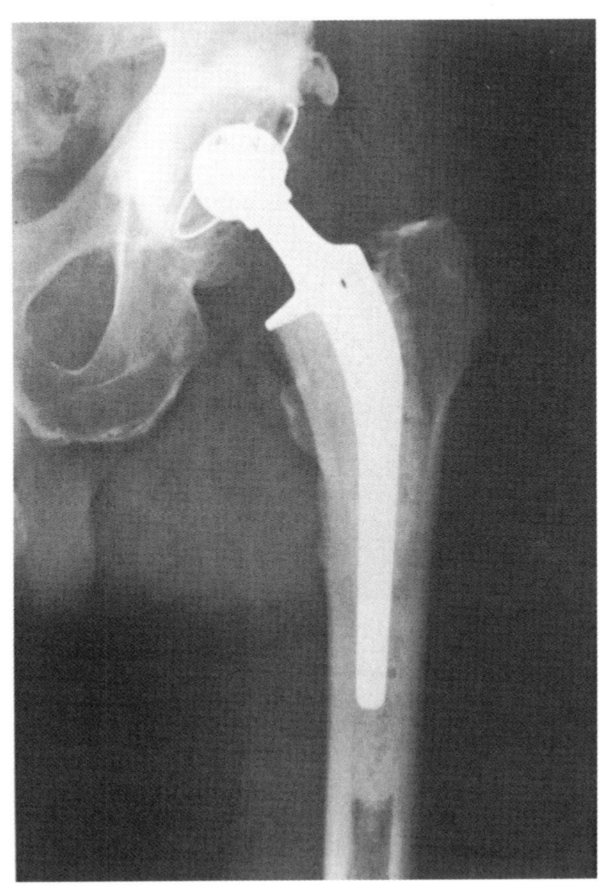

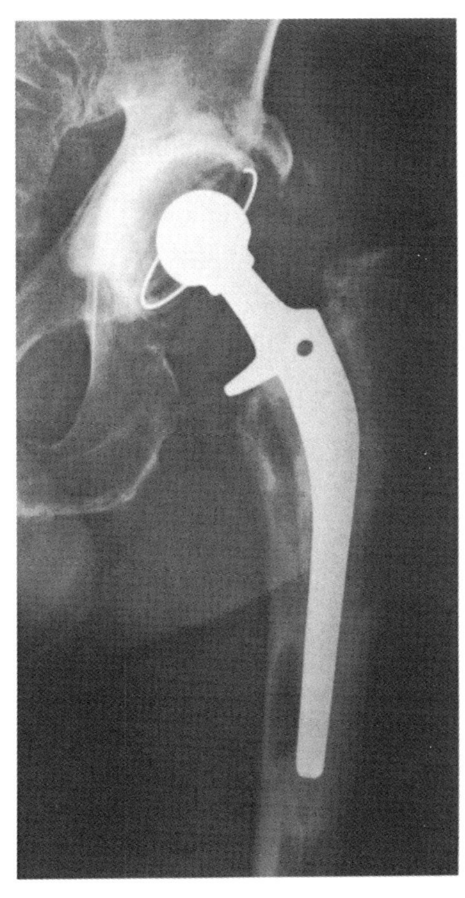

图 76-9　(A)具有粗糙表面的骨水泥型钴铬合金股骨假体在术后即刻的 X 线片。(B)2 年后股骨柄发生剥离并发生了快速骨溶解。患者没有感染但需要行翻修术。

Burke 等人认为，离心处理可以减少硬化后 PMMA 的气孔数量及大小因而可作为改善其疲劳特性的一种方法[18]。一些人发现真空混合比离心处理能更好地降低空隙率(图 76-10)[2,55]。然而,离心处理产生的样本一致性更好,而且真空混合样本的疲劳数据标准差大于离心处理的样本[47]。Simplex-P 在不考虑混合技巧的情况下的疲劳试验结果优于其他品牌[47,64]。单体激冷处理会对 PMMA 的疲劳寿命产生有害的影响,然而这可以通过空隙率减少技术来予以抵消[47]。

Rimnac 等人曾对空隙率减少技术的效果提出质疑[96]。他们的资料表明,由于 Simplex-P 在降低空隙率后的硬化过程中有明显皱缩,因而离心处理可能有负面影响,这一点也得到了其他研究者的支持[45]。他们还怀疑,在临床条件下出现表面不规则的情况下离心处理对 PMMA 是否有作用[96]。Davis 等人随后证实,即使在存在表面不规则的情况下离心处理仍有有益的作用[32]。目前尚无证实减少空隙率临床优点的实验结果。

骨水泥注入

Miller 及其同事在骨水泥型关节成形术中推广了宏观交锁和微观交锁的概念[74]。宏观交锁描述了骨水泥在骨包被内所形成的形状,而微观交锁指的是 PMMA 透入松质骨空隙后的骨与骨水泥界面。改进的骨水泥固定技术(包括仔细的骨准备、冲洗、止血、骨水泥注入及加压)可以改善骨与骨水泥界面处所达到的微观交锁。这些技术还可以减少分层并将碎屑包涵物限制在 PMMA 套内。分层及碎屑包涵物对 PMMA 机械性能的负面影响已有描述[41,43]。骨准备、植入物几何形状和植入物大小均会影响关节成形术中所达到的宏观交锁。

骨水泥突入松质骨空隙的程度取决于骨水泥的黏度、骨水泥品牌、加压的大小、骨水泥制备技术以及股骨髓腔准备和清洗质量。一些研究者发现,低黏度骨水泥的穿透性优于常规黏度骨水泥[71,82]。Rey 等人证实,参与测试的所有三种品牌骨水泥的突入深度均与

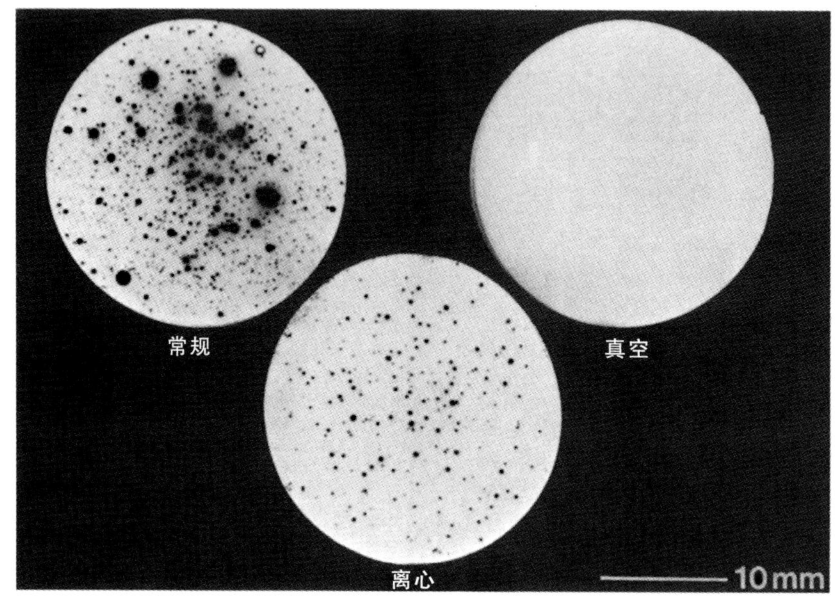

图 76–10 Simplex–P 丙烯酸骨水泥经三种不同混合技术处理后的孔隙率。(From Wixson RL, Stulberg SD, Mehlhoff M: Total hip replacement with cemented, uncemented, and hybrid prostheses. J Bone Joint Surg 73A:257, 1991.)

注射压力正相关；低黏度骨水泥的穿透性优于 Simplex–P,而 Simplex–P 则优于 Palacos[94]。单体激冷处理可使 Simplex–P 的突入程度增加近 3 倍，在 20 psi 的加压下最小的突入深度可达 5.8 mm。

临床上在股骨髓腔准备后剩余的松质骨厚度通常不超过 5 mm 或 6 mm;因此,低黏度骨水泥不可能具有明显的优势,而且如前所述,低黏度骨水泥的临床效果较差。加压对于低黏度骨水泥的作用也曾受到关注。Bean 证实,在 60~80 psi 的压力下低黏度骨水泥 50%~80%可穿透皮质区[9]。在他的试验模型中,低黏度骨水泥与 Simplex–P 相比，骨与骨水泥界面上的剪切强度没有任何差异。

Askew 等人的研究显示,PMMA 穿透性随骨质强度的增加而降低,因此最终失败负荷容量是骨质空隙所允许的骨水泥穿透性与松质骨实际强度之间的差额[6]。尽管强度更高、更致密的骨会限制骨水泥的穿透,但复合体的强度可能大于强度高的骨水泥穿入脆弱松质骨所提供的强度。他们认为,最佳穿透深度是 4 mm,因为只有脆弱的骨标本才能在不增加失败负荷的基础上恒定产生 4 mm 以上的穿透深度。

目前认为,骨水泥与柄之间的其他假体界面的强度也受骨水泥特性的影响。早期应用的骨水泥(即黏度较低时)比晚期应用的骨水泥(即黏度较高时)更能牢固地黏附于表面粗糙的股骨柄上[106]。另一方面,后期将柄插入骨水泥套所引起的骨水泥加压更强,因此能提高骨与骨水泥界面的质量。

骨水泥套

使包绕股骨假体的骨水泥套达到满意的厚度显然是十分重要的。这有两个原因。第一,如果骨水泥套太薄,它会很脆弱因而有发生碎裂的风险[54,68]。骨水泥碎裂进而可引起有症状的松动以及关节成形术失败。第二，骨水泥套的完全缺失会给微粒碎屑沿植入物–骨水泥界面移动提供骨性通道,进而引起股骨的骨溶解。然而值得注意的是,一些外科医师不相信一个连续且相对厚的骨水泥套的重要性。有人曾报道,插入 Charnley 式假体并进行几乎线对线扩孔及骨水泥固定,远期临床效果良好。骨水泥套的厚度是由几个因素决定的。按照植入假体大小准备后的股骨髓腔形状与大小非常重要:如果与髓针(规定大小)相比植入物系统没有采用足够小的股骨假体,则会产生不合适的骨水泥套。股骨假体的对线可导致局部骨水泥变薄。比如,一个放置在明显外翻位的假体可在近端内侧和远端外侧使骨水泥套变薄。最后,如果假体在准备好的髓腔内没有居中,其周围会出现一些非薄的骨水泥区甚至骨水泥完全缺失的区域。大多数现代假体设计均提供有优化假体对中的方法。这些方法包括模块化或工厂装配的甲基丙烯酸甲酯间隔(用以放置在假体的近端或远端区域)以及适合某些病例的假体近端几何形状在假体植入时强行使假体进入准备好的髓腔内的中心位置。

适应证

卓越的临床效果以及相对低的远期无菌性松动率和骨溶解率，使骨水泥股骨假体固定成为所有其他股骨固定方式必须与其相比较的标准(图 76-11)。

在绝大部分髋关节成形术中无论用骨水泥还是非骨水泥型股骨假体均可获得良好的结果。骨水泥股骨固定不像非骨水泥固定那样依赖于股骨的骨质量、几何形状或骨愈合的生物学特点；因此骨水泥固定更为通用而且可适用于大多数临床情况。然而，一些股骨髓腔形态更适合使用骨水泥型假体，而另外一些则更适合使用非骨水泥型假体。

毫无疑问，骨水泥型股骨假体的松动在年轻的、体重较重和活动较多的患者中更为常见。这使得很多人提倡在年轻、活动量大、骨质量好且具有适合非骨水泥假体的髓腔形状的患者中，使用非骨水泥型股骨假体(参见第 77 章、第 79 章及第 104 章)。

目前，骨水泥型股骨假体最适合用于老年、活动量少的患者。对年轻、活动量大、骨量好的患者来说，最好选择非骨水泥型股骨固定。对于介乎上述两者之间的患者，则需要由外科医师决定选择哪一种假体。对于不足 65 岁的患者，我们认为在骨量良好的情况下适合使用非骨水泥型假体；而对于 65 岁以上的患者，则应考虑使用骨水泥型假体。然而在我们这里，年龄绝不是决定使用哪种假体类型的唯一因素。

活动量高、体重大及男性都是使我们考虑使用非骨水泥型股骨柄固定的因素，而活动量低和预期寿命低的则使用骨水泥型固定更加适宜。最后，在考虑股骨假体类型时我们还强调骨的几何形状及骨质量的重要意义。骨量充足、松质骨牢固且皮质骨较厚更适合使用非骨水泥型固定，而骨量较差更适合使用骨水泥固定。骨干细，尤其是股骨颈长度及偏心距较大的患者，会限制医师对假体的选择。很难找到一种大小合适的假体能满足患者的生物力学需要，既能匹配股骨近端的几何形状，又能使植入的柄不至于过大而要从股骨上除去过多的松质骨。这一问题是由大部分假体股骨颈长度和偏心距与股骨柄的大小之间的均衡性所引起的。为了股骨柄达到成功的骨水泥固定，必须把松质骨保持在股骨髓腔内；松质骨的存在才能使此前提到的骨水泥与骨的微观交锁成为可能。因此，对于拥有 Dorr A 型(“香槟酒杯”形)股骨的患者，我们倾向于使用非骨水泥型假体。另外一方面，对于骨量少且拥有 Dorr C 型(“烟囱”形)股骨的患者，我们倾向于使用骨水泥固定。Kobayashi 指出，骨水泥型 Charnley 股骨假体在烟囱形股骨患者中的生存率较低[60a]，但是我们认为这种股骨腔形状更不适合使用非骨水泥型股骨柄固定。

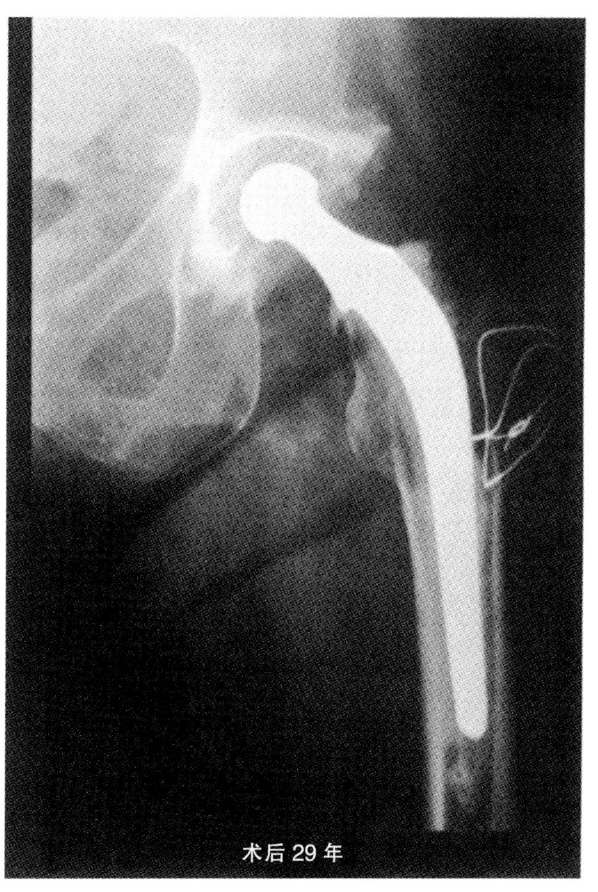

图 76-11 Charnley 骨水泥型全髋关节成形术后 29 年的 X 线片。可见股骨假体固定良好。

结果

假体设计及技术方面的改进必然会导致治疗结果的提高。现有的临床结果足以证实这些改变的一些好处。然而自从 20 世纪 90 年代早期开始，我们就已了解并非所有改变都是有益的。事实上，为了判断某项改变是否真的是进步，对技术及假体设计方面的第一项改革，都应在广泛使用之前进行仔细检测和评估。

全髋关节成形术骨水泥型股骨假体的结果在不同的研究系列中差异很大。影响文献报道结果的因素包括：①患者人群的组成；②植入的假体类型；③所使用的外科及骨水泥固定技术；④实施手术的医师及医师小组；⑤结果报道所使用的定义；⑥随访时间[10,16,39,48-50,57,58,67,73,78,79,89,91,93,94,97,99,101,108,114,117,119]。

人口统计学因素对于假体存活的可能性有明显的影响。许多研究显示，年龄低对骨水泥型股骨固定有负面影响[52,94,102,105]。同样，体重高和活动量大骨水泥假体的失败率就高[52,105]。男性也与骨水泥股骨假体的高松动率有关[52,58]。确诊的疾病也会影响失败率：缺血坏死与创伤后关节病的失败率均较高，而多关节类风湿性关节炎的骨水泥股骨假体的失败率较低[56]。

技术因素，包括假体大小和位置，以及骨水泥套的质量，都对骨水泥股骨假体的失败起到一定作用。相对于患者的股骨髓腔而言，过大的假体以及过小的假体均可导致假体失败率升高[53]。过大的假体导致骨水泥套变薄，骨水泥应力增加，以及骨水泥失败率升高。过小的假体导致骨水泥套太厚，柄的可屈度过大，从而导致骨水泥应力升高。明显过小的假体柄在骨水泥套中的扭转稳定性也偏低。最佳的骨水泥套厚度是2~3 mm[40]。现在可用的大部分假体均有多种尺寸可供选择以适应不同股骨的需要[80]。

假体位置对假体生存率的影响尚有争议。大部分人认为假体中立位对线是必要的[39]。有文献显示，股骨假体位于内翻位是有害的[37,93,108]。此前曾经认为股骨假体外翻位是有益的，但是现在有资料显示它同样会导致有害的结果[90]。非中立位对线对假体的有害影响可能是由于多种原因引起的，包括髋部力学的不利改变以及骨水泥套的局部变薄。

骨水泥套的质量以及骨水泥与周围骨的固定质量，对手术的长期成功率有着重大影响。Harris及其同事的重要研究成果证实，优化骨水泥使用方式具有重要意义。他们将THA术后获得的初始骨水泥套进行了分级(表76-1)。他们通过这种分级系统表明，初始骨水泥套的质量对预后具有重要意义。在一项对使用骨水泥固定的102个髋关节平均随访15.2年的回顾研究中，他们发现72例使用A、B或C-1级骨水泥技术的患者的股骨松动率为4%，而21例使用C-2级骨水泥技术的患者的股骨无菌性松动率为29%[17]。这一结果提示，术中使骨水泥套质量最优化可以提高骨水泥股骨假体的长期性能。

骨水泥型THA的效果可以根据髋关节置换的"代"进一步细分。第一代THA包括使用不是由超级合金制作的柄及一些拥有尖锐而狭窄内侧缘的设计。骨水泥用手工填充入股骨髓腔内，并且没有使用髓腔塞。第二代技术使用了超级合金柄并有宽的内侧缘。髓腔使用骨水泥塞并且骨水泥是用骨水泥枪逆行注入的。第三代技术对股骨假体增加了表面处理以增强柄与骨水泥结合力，并对骨水泥进行了真空混合或离心处理以减少骨水泥的空隙率。在许多新型柄的设计中，还增加了近侧与远侧隔离片以便使假体居中并且有助于形成均匀的骨水泥套。

对结果的进一步讨论将按骨水泥分代进行。然而由于同一代不同假体的设计有显著差异，因此应该认识到并非同一代的所有假体都有一样的结果。

第一代：Charnley全髋关节置换

John Charnley先生引入的全髋关节置换术设计与技术仍然是比较所有其他假体的金标准。Berry等回顾了梅奥诊所25年间使用这种假体的临床结果[14]。在1969年3月至1971年9月期间共进行了2000例(连续病例)一期Charnley全髋关节置换术。所用的股骨假体是光滑表面不锈钢单件体，即所谓的平背Charnley假体，以及22.25 mm股骨头。患者的平均年龄是63.5岁。有82%的患者是因确诊骨关节炎而行全髋关节置换术。在这2000例中，有97%的患者至少进行了25年随访，或者随访至翻修手术、假体取出或死亡。最长的随访时间是28.4年。未因任何原因取出假体的生存率是80.9%(图76-12)。25年间未因无菌性松动而翻修的股骨假体生存率是86.5%(见表76-1)。25年间髋臼与股骨假体无无菌性松动的生存率近似。

表76-1 2000个髋关节术后不同时段的生存率

全髋关节成形术后的时间(年)	无任何再手术的生存率(%)	无假体取出或翻修的生存率(%)	没有因无菌性松动翻修的生存率(%)
5	96.1	98.0	99.6
10	91.8	94.0	97.1
15	87.1	89.8	93.8
20	81.3	84.1	89.4
25	77.5	80.9	86.5

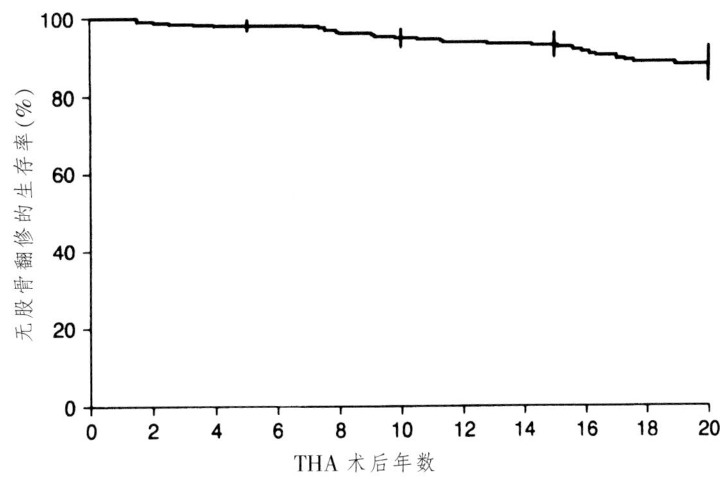

图 76–12 Charnley 股骨假体没有因无菌性松动而翻修或取出的生存率。

在前15 年的研究中，由于无菌性松动而行翻修术的股骨假体多于髋臼假体量；但是在后 10 年中股骨翻修量则少于髋臼翻修量。行关节置换术时患者的年龄是影响耐久性的唯一重要因素(表 76–2),并且对每个年龄段来说,进行关节置换的时间越早,因无菌性松动的翻修率越高。男性的无菌性松动率几乎是女性的 2 倍。与此类似,据 Neuman 等报道,55 岁以下患者的假体生存率为 88.3%，而 55 岁以上患者的假体生存率为 89.3%[78]。

Callaghan 等也报道了由一位外科医师进行的 330 例 Charnley THA 的 25 年临床结果[19]。股骨假体因无菌性松动的翻修率为 3%，在研究结束时依然存活患者的 59 个髋的翻修率为 7%。在手术后生存至少 25 年患者的 62 个髋中,有 48 个(77%)仍然保留了初始的假体。Schulte 等[103]更详细地报道了该组 330 个髋的 20 年结果。这一系列中未因无菌性松动而行翻修术的 20 年生存率为 95%,无股骨假体松动明确的影像学表现或者未因无菌性松动而行翻修术的 20 年生存率为 83%。英国的 Older 也报道了 Charnley THA 的 20 年结果[87,88]。他发现,在随访至少 20 年或者直到死亡时 370 例 Charnley THA 中由于无菌性松动而行股骨翻修术的比例为 3%。

最初的这种光滑 Charnley 柄成功的可能原因之一是患者已经对它耐受,即使是它与骨水泥套已经剥离(因为当光滑的表面与骨水泥套剥离时产生的微粒碎屑极少)。成功的其他因素包括:①平背式设计在骨水泥中具有旋转稳定性;②22.25 mm 股骨头产生的容积性聚乙烯磨损比较小。最后应注意的是,与现在的 THA 患者群体不同,25 年以前做的 Charnley THA 的手术结果是从不同类型的患者群体得到的。因此,对于目前用 THA 治疗年龄小、需求高的患者群体来说, Charnley 假体的耐久性相对较低。

表 76–2 初始关节置换术时不同患者年龄的假体生存率 *(%)

行全髋关节置换术时患者的年龄(岁)**	未因无任何原因行翻修术的 25 年生存率	未因股骨无菌性松动而行翻修术的 25 年生存率	未因无菌性松动而行翻修术的 25 年生存率	未因髋臼无菌性松动而行翻修术的 25 年生存率
<40	63.7	68.7	82.4	73.7
40~49	62.0	72.7	82.6	80.7
50~59	75.9	81.0	84.6	86.1
60~69	86.9	92.2	92.9	93.6
70~79	92.6	95.9	96.8	98.6
>80	100	100	100	100

* 由于患者人数的减少已对生存率逐一进行了修改。

** 对于任一栏数据年龄($P<0.0001$)都是给定终点生存率的具有统计学意义的决定因素。

Charnley 假体的远期结果优于其他第一代骨水泥柄[37,90]。Pavlov 报道了 512 例 Charnley-Müller 髋关节置换术 15 年的随访结果，发现需要翻修的失败率达 40%[90]。Dunn 和 Hamilton 报道了 185 例使用相同股骨柄的髋关节术后 10~14 年的松动率达 40%[37]。第一代柄(除了 Charnley 以外)设计上的不利因素包括:内侧缘窄而锐利因而产生高的骨水泥应力,以及导致骨水泥局部变薄的几何形状。表 76-2 总结了几项有关骨水泥股骨假体性能的长期研究结果。

第二代

几项经过 10 年或 10 年以上临床及影像学随访的研究系列证实了第二代股骨假体及手术技术的效果(见表 76-2)。Mulroy 和 Harris[77]报道了 105 例采用第二代技术植入的几种设计的初次股骨假体的 10~12.7 年(平均 11.2 年)的随访结果。在最终随访中,有 2 个股骨假体因为松动而进行了翻修，并有一个假体已明显松散,总的无菌性松动率为 3%。在 6.8%的髋关节中发生了局限性骨内膜骨溶解。

Stauffer 报道了也是用第二代技术和 HD-2 股骨柄进行的 222 例髋关节置换术 8.8~11.5 年[107](平均 9.6 年)的随访结果。他发现,因无菌性松动行股骨翻修术的比例为 3.2%,有明确影像学表现的股骨假体松动率为 4.9%。无无菌性松动的 10 年生存率为 95%。

Sanchez-Sotelo 等回顾了 1980 年到 1983 年期间梅奥诊所使用第二代骨水泥技术进行的连续 256 例 Harris Design-2(HD-2)设计 THA 的远期效果[99]。患者手术时的平均年龄为 66 岁，骨关节炎占所有诊断的 71%。在平均 15 年的随访中有 7%的患者因为无菌性松动而进行了翻修术。股骨假体无无菌性松动的 15 年生存率为 92.2%。当对患者按年龄分组后,50 岁以下患者的效果明显较差,其股骨假体无机械性失败的 15 年生存率仅为 72.3%[100]。Bourne 等也报道了相同的 HD-2 股骨柄的结果[15]。平均随访 12 年后或者在患者死亡时,191 个 HD-2 假体中有 97%仍保持在原位。然而他们并没有按年龄对患者进行分组。Smith 等回顾了他们对 50 岁或 50 岁以下患者使用第二代骨水泥技术的 20 年的经验[106]。他们发现年轻患者的松动率高得令人烦恼。有 4 个股骨假体(8%)因骨溶解而无松动进行了翻修,而且有 6%因无菌性松动而进行了翻修。

最近一项来自 Iowa[59]的报道比较了用第二代骨水泥技术插入 Charnley 全髋关节假体以及用第一代骨水泥技术插入 Charnley 全髋关节假体的结果。在最少 20 年的随访中,第二代骨水泥技术组由于股骨假体松动的失败率较低，但是二者的差异并没有统计学意义。然而仍然可以表明,股骨髓腔由充分填充骨水泥会提高股骨柄的生存率。

瑞典关节登记处对所有在瑞典进行的关节置换术均进行定期随访,来自它的数据表明,使用第二代骨水泥技术可以提高柄的生存率[51]。总之,这些数据[66]支持下述观点:使用髓腔塞以及用骨水泥枪逆向填充股骨髓腔可以提高骨水泥柄的生存率。

第三代

Oishi 等[86]报道了 100 例使用第三代骨水泥技术及股骨侧为 Harris Precoat 假体的混合型 THA(非骨水泥臼杯与骨水泥股骨柄组合)6~8 年(平均 7 年)的结果。只有一例患者发生了需行翻修术的股骨假体松动,无一例出现股骨假体松动的影像学表现。6%的患者发生了股骨局灶性骨溶解。在最后一次随访中平均 Harris 髋关节评分为 91 分。

使用第三代骨水泥技术的更远期随访结果刚开始陆续被报道(图 76-13)。只有时间能够证明这种技术与假体改变是否等同于或者超过早期设计（如 Charnley 假体)所达到的高标准。Duffy 等[36]回顾了梅奥诊所使用 Precoat 股骨柄及第三代骨水泥技术的经验。他们对因骨关节炎而用 Precoat Plus 柄行初次全髋关节置换术的 90 例连续病例进行了平均 12 年的随访。有 4 例(5%)因无菌性松动、假体剥离及骨溶解而进行了翻修。所有 4 例无菌性松动翻修病例初始的骨水泥等级均较低。12 年时无无菌性松动的总生存率为 95%。然而作者担心,使用较差骨水泥技术的假体柄以后还会发生剥离及失败[36]。以前的文献曾报道,这种设计的失败与骨水泥技术较差有关[35]。据 Clohisy 与 Harris 报道,使用 Precoat 柄的 121 例初次全髋关节置换有较好的效果[25]。在平均 10 年的随访中,只有一个股骨假体因无菌性松动需要进行翻修。还有 3 个股骨假体在 X 线片上发现有松动。

有人对使用常规第三代骨水泥技术植入的两种不同设计的假体进行了对比研究[12,20]。150 个 Precoat 柄 10 年随访中未因无菌性松动行翻修术或者没有 X 线片上松动表现的生存率为 98.6%，而 Iowa 髋关节 7 年随访中无无菌性松动的生存率为 90.6%。Mohler 等[75]也曾报道,表面粗糙、圆形几何形状的 Iowa 柄因剥离与骨溶解引起的失败率较高。目前认为这种柄的失败率高与以下因素有关:①难以获得良好的骨

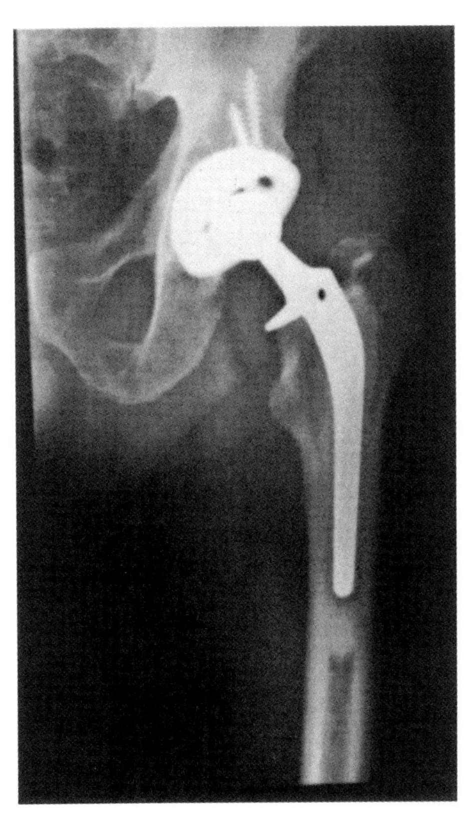

图 76–13　混合型髋关节置换术，骨水泥股骨柄是采用第三代骨水泥技术及中置法植入的。

水泥套；②圆形柄在骨水泥套中提供的扭转稳定性差(尤其是伴有高偏心距的情况下)；③粗糙表面在发生剥离时可引起有症状的松动与骨溶解，因此会导致迅速的临床失败。总的来说，对第三代骨水泥技术的价值尚未做出最终评价。对第三代骨水泥技术的评价由于下述原因而变得更加复杂：许多采用第三代骨水泥技术放置的假体设计本身就有较高失败率，更多的是由于假体设计上的因素而不是骨水泥技术本身。通常认为，试图利用粗糙或预涂层的表面来增强假体柄与骨水泥的结合是技术上的一种倒退，而减少骨水泥空隙率及柄的中心位放置将被证实是有好处的。

技术方法

骨水泥股骨假体植入过程中的一些步骤值得认真考虑。

骨准备

股骨近端准确的定型、扩髓与擦刮有助于改善假体与正常人群中不同股骨髓腔几何形状之间的匹配。能去除几乎所有松质骨的手术器械尽管可能适用于非骨水泥假体股骨髓腔的准备，但是对于骨水泥股骨固定的准备来说并不是必要的。应保留一个完好结实的骨内膜松质骨套用于挤入骨水泥。

在为接收股骨柄而准备好骨髓腔后，清除松动的松质骨与碎屑可以改善固定效果。Weber[114]建议使用特制的刷子，但这项操作也可以使用外科海绵简单地在髓腔内上下擦洗准备好的表面或用刮匙轻轻刮擦来完成。脉冲式灌洗也有助于清除骨间隙内的脂肪碎屑及血液。这有利于骨水泥的挤入以及假体的固定，从而降低股骨假体分离与松动的发生率[48,49,81,99]。脉冲式灌洗前填塞股骨髓腔便可采用逆行方式把大部分碎屑从股骨髓腔内清除出去。

骨准备完成后，最好能获得一个尽量干燥的骨表面，以防包含的脂肪或血液对骨水泥强度产生不利的影响[41,43]。减少股骨骨内面出血的方法包括：降压全身麻醉，脊髓麻醉，以及局部应用肾上腺素或凝血酶。在注入骨水泥之前用可吸收外科海绵填塞股骨髓腔也被证明是有效的。

骨水泥的制备及注入

自从引入 Charnley 的初始技术以来，PMMA 的制备及其注入方法发生了明显的改变。最早由 Amstutz 提出的髓腔填塞概念，可以通过使用特制的髓腔栓注射器单独推注 PMMA 来完成[3,84]。其他可供选用的填塞物包括用切除下的股骨头塑形成的骨质栓与塑料栓(有多种不同大小及设计可供选用)。尽管使用市场上可供的塑料栓来填塞髓腔十分方便因而很吸引人，但是 Beim 等的研究表明，在髓腔所达到的压力以及髓腔栓能承受髓腔内压力而不造成骨水泥渗漏或向远端移位这一方面，PMMA 优于骨栓和两种不同设计的塑料栓[11]。

Oh 与 Harris 报道了在远端使用栓子栓塞后使用骨水泥枪逆行灌注骨髓腔的技术。作者强调了在注入骨髓腔后加压团骨水泥的潜在价值(图 76–14)[85]。该研究组设计了一种股骨骨水泥加压器用于进一步改善通过单纯使用髓腔远端骨水泥栓改进后的骨水泥注入方法[83]。对逆行髓腔填充骨水泥枪所做的改进包括为防止在骨水泥注入髓腔时骨水泥混入空气、脂肪或血液而增加的可回缩伞状尖端。许多系统现在允许通过为同一骨水泥枪附设不同的配件来进行骨水泥的注入与加压。

作者的建议

术前计划是手术成功的必要组成部分。用髋臼假

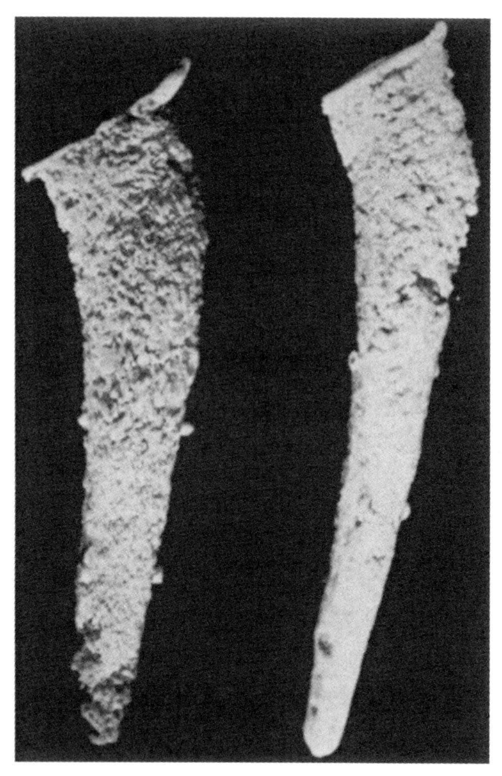

图 76-14 使用硝酸溶解骨后的两种股骨髓腔的甲基丙烯酸石膏：一个源自有髓腔栓的股骨(左侧)，另一个源自没有髓腔栓的股骨(右侧)。有髓腔栓股骨取出的石膏显示有精细的突起和凹痕，表明骨水泥穿透入松质骨更多。

体模板来确定所要求的髋臼假体位置以及预期的髋关节旋转中心。然后用股骨假体模板来确定合适的股骨假体设计及大小。股骨假体设计的选择依据外科医师的喜好以及患者股骨近端的几何形状。选择的股骨假体大小应与股骨髓腔相匹配并为适当的骨水泥套提供充足的空间(至少 2~3 mm)。股骨颈截骨平面应依据补偿(可能的话)患者下肢长度和再现患者本身的髋部"偏心距"所要求的水平来选定。常规病例的暴露可以根据外科医师的喜好经前外侧入路及后外侧入路进行。在梅奥诊所，这两种入路的使用频率相同。对于复杂病例，可采用经转子入路。

在进行股骨颈截骨术之前，应测量外侧或内侧标志以便测定患者下肢的初始长度。根据术前计划，用大转子及小转子作为标志进行股骨颈截骨。让股骨颈截骨平面略高于最终计划的股骨颈截骨平面是一种明智的选择。

在安放臼杯后，将进行股骨髓腔的准备。我们倾向于使用专门设计的器械，以便为骨水泥的交错灌注保留高质量的松质骨器械。大部分系统允许在最小扩髓后再使用髓腔锉进行髓腔准备。其目的是使准备好的髓腔能使假体在冠状面及矢状面达到中立位对准。当使用前方入路时，会出现屈曲假体的倾向(这是应避免的)，从而导致近端(前方)与远端(后方)骨水泥套局限性菲薄。股骨侧假体前倾 10°~15°通常是必要的，此外，除非是解剖异常的病例，否则应该根据患者自身的股骨颈解剖结构达到合适的前倾角。

在髓腔锉最终就位后，应该进行试复位。检查下肢长度并试验髋部稳定性。应选择合适的颈长度。如果需要，可进行股骨颈翻修截骨术以达到最佳的下肢长度。如果使用带颈领的假体，应使用股骨距磨平器来平整股骨颈的截骨面。标出髓腔锉的位置，将其作为实际股骨假体的定位标记。

接下来用刮匙和(或)髓腔刷从髓腔内轻轻去除疏松的脂肪及非常脆弱的松质骨。所有良好的松质骨都应该被留下以便为骨水泥交错灌注提供最佳条件。符合这一条件最好的骨常常位于骨内膜 2~3 mm 内。安放好髓腔栓。可以使用精心设计的塑料栓或丙烯酸骨水泥栓。骨水泥栓放好后应能在股骨假体头远端提供大约 2 cm 的骨水泥柱。然后应使用 Water Pic 准备骨髓腔。去除疏松髓腔内容物与脂肪有利于骨水泥与骨的结合。髓腔内填充以经过稀释肾上腺素浸泡的海绵，然后用吸液海绵及干海绵进行仔细的干燥。

甲基丙烯酸甲酯骨水泥应在真空状态下混合或者混合后再进行 1 分钟离心处理。通常，小的股骨使用 2 份半骨水泥就可以达到良好的效果，而大的股骨则需要使用 3 份骨水泥。骨水泥应使用骨水泥枪以逆行方式注入髓腔。骨水泥应通过带配件的骨水泥枪加压，以便封闭髓腔顶部。加压一段时间而不是短暂加压可达到最好的效果。

应该在骨水泥呈面团状时插入假体。应尽一切可能将假体插入在中立对中位。目前，我们倾向于使用低表面粗糙度的带颈领柄或者抛光的无颈领锥形柄。在骨水泥硬化时，应注意避免移动下肢及假体。在骨水泥硬化后，应清除多余的骨水泥。带有近端及远端定中装置的假体系统有助于确保假体的正确对线以及骨水泥套四周的均衡一致。

在甲基丙烯酸甲酯骨水泥完全硬化后，对髋关节进行复位并且重新检查其稳定性。复位时应仔细确认没有碎屑残留于臼杯内，否则会导致聚乙烯的磨损。常规关闭各层结构是否进行负压抽吸应由外科医师决定。

术后康复的详细计划由外科医师考虑，依据手术入路及髋臼假体的类型来决定。

(牟健雄 裴福兴 译 李世民 校)

参考文献

1. Ahmed AM, Raab S, Miller JE: Metal cement interface strength in cemented stem fixation. J Orthop Res 2:105, 1984.
2. Alkire MJ, Dabezies EJ, Hastings PR: High vacuum as a method of reducing porosity of methylmethacrylate. Orthopedics 10:1533, 1987.
3. Amstutz HC, Markolf KL, McNeice GM, Gruen TA: Loosening of total hip components: Cause and prevention. *In* Evarts CM (ed): The Hip: Proceedings of the Fourth Open Scientific Meeting of the Hip Society. St. Louis, CV Mosby, 1976, p 102.
4. Andriacchi TP, Galnte JO, Belytschko TB, Hamptom S: A stress analysis of the femoral stem in total hip prosthesis. J Bone Joint Surg 58A:618, 1976.
5. Anthony PP, Gie GA, Howie CR, Ling RSM: Localized endosteal bone lysis in relation to the femoral components of cemented total hip arthroplasties. J Bone Joint Surg 72B:971, 1990.
6. Askew MJ, Steege IW, Lewis JL, et al: Effect of cement pressure and bone strength on polymethylmethacrylate fixation. J Orthop Res 1:412, 1984.
7. Bargar WL, Brown SA, Paul HA, et al: In vivo versus in vitro polymerization of acrylic bone cement: Effect on mechanical properties. J Orthop Res 4:86, 1986.
8. Bargar WL, Heiple KG, Weber S, et al: Contrast bone cement. J Orthop Res 1:92, 1983.
9. Bean DJ: Regional variations in bone-cement interface shear strength in the human femur. Orthop Trans 10:73, 1986.
10. Beckenbaugh RD, Ilstrup D: Total hip arthroplasty: A review of 333 cases with long follow-up. J Bone Joint Surg 60A:306, 1978.
11. Beim GM, Lavernia C, Conbery FR: Intramedullary plugs in cement hip arthroplasty. J Arthroplasty 4:139, 1989.
12. Berger RA, Kull LR, Rosenberg AG, Galante JO: Hybrid total hip arthroplasty: 7–10 years results. Clin Orthop 333:134, 1996.
13. Berry DJ, Barnes CL, Scott RD, et al: Catastrophic failure of the polyethylene liner of uncemented acetabular components. J Bone Joint Surg 76B:575, 1994.
14. Berry DJ, Harmsen WS, Cabanela ME, Morrey BF: 25 Year survivorship of 2000 consecutive primary Charnley total hip arthroplasties: Factors governing acetabular and femoral component survivorship. J Bone Joint Surg 84A:171, 2002.
15. Bourne RB, Rorabeck CH, Skutek M, et al: The Haris Design-2 total hip replacement fixed with so-called second-generation cementing techniques. A 10–15 year follow-up. J Bone Joint Surg 80A:1775, 1998.
16. Brady LP, McCutchen JW: A ten-year follow-up study of 170 Charnley total hip arthroplasties. Clin Orthop 211:51, 1986.
17. Bragdon CR, Biggs S, Mulroy WF, et al: Defects in the cement mantle: A fatal flaw in cemented femoral stems for THR. Presented at the 24th Annual Hip Course, Boston, September 29, 1994.
18. Burke DW, Gates EI, Harris WH: Centrifugation as a method of improving tensile and fatigue properties of acrylic bone cement. J Bone Joint Surg 66A:1265, 1984.
19. Callaghan JJ, Johnston RC, Pedersen DR, et al: Why did we leave Charnley total hip arthroplasty? 1994 [submitted for Kappa Delta Award].
20. Cannestra VP, Berger RA, Quigley LR, et al: Hybrid total hip arthroplasty with a precoated offset stem. Four to nine-year results. J Bone Joint Surg 82A:1291, 2000.
21. Cates HE, Faris PM, Keating EM, Ritter MA: Polyethylene wear in cemented metal-backed acetabular cups. J Bone Joint Surg 75B:249, 1993.
22. Charnley J: Arthroplasty of the hip: A new operation. Lancet 1:1129, 1961.
23. Charnley J: Low Friction Arthroplasty of the Hip: Theory and Practice. New York, Springer-Verlag, 1979, p 1.
24. Chin HC, Stauffer RN, Chao EYS: Effect of centrifugation on cement property in an in vitro total hip arthroplasty model. J Bone Joint Surg 72A:363, 1990.
25. Clohisy JC, Harris WH: Primary hybrid total hip replacement, performed with insertion of the acetabular component without cement and precoat femoral component with cement. An average 10-year follow-up study. J Bone Joint Surg 81A:247, 1999.
26. Collier JP, Surprenant VA, Jensen RE, et al: Corrosion between the components of mudlar femoral hip prostheses. J Bone Joint Surg 74B:511, 1992.
27. Crowninshield RD, Brand RA, Johnston RC: A comparison of steel and titanium as femoral component implant materials. Clin Orthop 235:173, 1988.
28. Crowinshield RD, Brand RA, Johnston RC, Milroy JC: An analysis of femoral component stem design in total hip arthroplasty. J Bone Joint Surg 62A:68, 1980.
29. Crowninshield RD, Brand RA, Johnston RC, Milroy JC: The effect of femoral stem cross-sectional geometry on cement stresses in total hip reconstruction. Clin Orthop 146:71, 1980.
30. Crowninshield RD, Brand RA, Johnston RC, Pedersen DR: An analysis of collar function and the use of titanium in femoral prostheses. Clin Orthop 158:270, 1981.
31. Crowninshield RD, Brand RA, Johnston RC, Pedersen DR: An analysis of femoral prosthesis design: The effects on proximal femur loading. Ninth Open Scientific Meeting of The Hip Society. St. Louis, CV Mosby, 1981, p 111.
32. Davies JP, Burke DW, O'Connor DO, Harris WH: Comparison of the fatigue characteristics of centrifuged and uncentrifuged Simplex-P bone cement. J Orthop Res 5:366, 1987.
33. Davies JP, Jasty M, O'Connor DO, et al: The effect of centrifuging bone cement. J Bone Joint Surg 71B:39, 1989.
34. Djerf K, Gilchrist J: Calcar unloading after hip replacement: A cadaver study of femoral stem designs. Acta Orthop Scand 58:97, 1987.
35. Dowd JE, Cha CW, Trakru S, et al: Failure of total hip arthroplasty with a precoated prosthesis. 4–11 year results. Clin Orthop 123, 1998.
36. Duffy G, Lewallen DG: Long-term results of a precoated proximally Macrotextured femoral component. Poster for AAOS, Dallas, 2002.
37. Dunn AW, Hamilton LR: Müller curved-stem total hip arthroplasty: Long-term follow-up of 185 consecutive cases. South Med J 79:698, 1986.
38. Eftekar NS: Dislocation and instability complicating low friction arthroplasty of the hip joint. Clin Orthop 121:120, 1976.
39. Eftekhar NS: Long-term results of cemented total hip arthroplasty. Clin Orthop 225:207, 1987.
40. Estak OM: Strains occurring within the cement mantle. Presented at the 24th Annual Hip Course, Boston, September 29, 1994.
41. Ferracane JL, Wixson RL, Lautenschlager EP: Effects of fat admixture on the strengths of conventional and low-viscosity bone cements. J Orthop Res 1:450, 1984.
42. Fowler JL, Gie GA, Lee AJC, Ling RSM: Experience with the Exeter total hip replacement since 1970. Orthop Clin North Am 19:477, 1988.
43. Gruen TA, Markolf KL, Amstutz HC: Effect of laminations and blood entrapment on the strength of acrylic bone cement. Clin Orthop 119:250, 1976.
44. Gruen TA, McNeice GM, Amstutz HC: Modes of failure of cemented stem-type femoral components: A radiographic analysis of loosening. Clin Orthop 141:17, 1979.
45. Hamilton WH, Cooper DF: Centrifuged cement shrinkage. Orthop Trans 11:212, 1987.
46. Harris WH: The case for cementing all femoral components in total hip replacement. Can J Surg 38:555, 1995.
47. Harris WH, Davies JP: Modern use of modern cement for total hip replacement. Orthop Clin North Am 19:581, 1988.
48. Harris WH, McCarthy JC Jr, O'Neil DA: Femoral component loosening using contemporary techniques of femoral cement fixation. J Bone Joint Surg 64A:1063, 1982.
49. Harris WH, McGann WA: Loosening of the femoral component after use of the medullary plug cementing technique. J Bone Joint Surg 68A:1064, 1986.
50. Havelin LI, Espehaug B, Vollset SE, Engesaeter LB: The effect of the type of cement on early revision of Charnley total hip prostheses. A review of eight thousand five hundred and seventy-nine primary arthroplasties form the Norwegian Arthroplasty Register. J Bone Joint Surg 77A:1543, 1995.
51. Herberts P, Malchau H: How outcome studies have changed total hip arthroplasty practices in Sweden. Clin Orthop 344:44, 1997.

51a.Hozack WJ, Rothman RH, Booth RE Jr, et al: Survivorship analysis of 1,041 Charnley total hip arthroplasties. J Arthroplasty 5:41, 1990.

52. Jaffe W: An eight to twelve year clinical experience with a normal-

ized, proportional cemented hip system. Presented at "State-of-the Art in Hip and Knee Replacement 1993: Technological Developments to Reduce Wear and Enhance Longevity," Breckenridge, CO, March 1993.
53. Jasty M, Estok D, Harris WH: The mechanisms involved in the failure of fixation of components in total hip arthroplasty. Semin Arthroplasty 4:238, 1993.
54. Johnston RC, Brand RA, Crowninshield RD: Reconstruction of the hip: A mathematical approach to determine optimum geometric relationships. J Bone Joint Surg 61A:639, 1979.
55. Joshi AB, Porter ML, Trail IA, et al: Long-term results of Charnley low-friction arthroplasty in young patients. J Bone Joint Surg 75B:616, 1993.
56. Kavanagh BF, Dewitz MA, Ilstrup DM, et al: Charnley total hip arthroplasty with cement: Fifteen year results. J Bone Joint Surg 71A:1496, 1989.
57. Kavanagh BF, Wallrichs S, Dewitz M, et al: Charnley low-friction arthroplasty of the hip: Twenty-year results with cement. J Arthroplasty 9:229, 1994.
58. Keller JC, Lautenschlager EP, Marshall GW, Mayer PR Jr: Factors affecting surgical alloy/bone cement interface adhesion. J Biomed Mater Res 14:639, 1980.
59. Klapach AS, Callaghan JJ, Goetz DD, Olejniczak JP, Johnston RC: Charnley total hip arthroplasty with use of improved cementing techniques. J Bone Joint Surg 83A:1840, 2001.
60. Knoell A, Maxwell H, Bechtol C: Graphite fiber reinforced bone cement. Ann Biomed Eng 3:255, 1975.
60a. Kobayashi S, Eftekhar NS, Terayama K, Joshi RP: Comparative study of total hip arthroplasty between younger and older patients. Clin Orthop 339:140–151, 1997.
61. Lewis JL, Askew MJ, Wixson RL, et al: The influence of prosthetic stem stiffness and a calcar collar on stresses in the proximal end of the femur with a cemented femoral component. J Bone Joint Surg 66A:280, 1984.
62. Lidgren L, Bodelind B, Moller J: Bone cement improved by vacuum mixing and chilling. Acta Orthop Scand 57:27, 1987.
63. Linden U: Fatigue properties of bone cement: Comparison of mixing techniques. Acta Orthop Scand 60:431, 1989.
64. Ling RSM: Prevention of loosening of total hip components. *In* Riley LH (ed): The Hip: Proceedings of the Eighth Open Scientific Meeting of the Hip Society. St. Louis, CV Mosby, 1980, p 292.
65. Madey SM, Callaghan JJ, Olejniczak JP, et al: Charnley total hip arthroplasty with use of improved techniques of cementing. The results after a minimum of 15 years of follow-up. J Bone Joint Surg 79:53, 1997.
66. Malchau H, Herberts P, Ahnfelt L, Johnell O: Prognosis of total hip replacement: Results from the national register of revised failures, 1979–1990 in Sweden: A ten year follow-up of 92, 675 THR. Scientific exhibition presented at the 61st annual meeting of the American Academy of Orthopaedic Surgeons, San Francisco, February 18–23, 1993.
67. Manley MT, Stern LS, Gurtowski J, Dee R: Comparison of proximal femoral biomechanics after implantation of titanium and cobalt-chromium femoral components. Trans Orthop Res Soc 8:239, 1983.
68. Manley MT, Stearn LS, Kotzar G, Stulberg BN: Femoral component loosening in hip arthroplasty: A cadaver study of subsidence and hip strain. Acta Orthop Scand 58:485, 1987.
69. Markolf KL, Amstutz HC: In vitro measurement of bone acrylic interface pressure during femoral component insertion. Clin Orthop 121:60, 1976.
70. Markolf KL, Amstutz HC: Penetration and flow of acrylic bone cement. Clin Orthop 121:99, 1976.
71. Markolf KL, Amstutz HC, Hirscholwitz DL: The effect of calcar contact on femoral component micromotion. J Bone Joint Surg 62A:1315, 1980.
72. McCoy TH, Salvati EA, Ranawat CS, Wilson PD Jr: A 15-year follow-up study of 100 Charnley low-friction arthroplasties. Orthop Clin North Am 19:467, 1988.
73. Miller J, Burke DL, Stachiewicz JW, et al: Pathophysiology of loosening of femoral components in total hip arthroplasty: Clinical and experimental study of cement fracture and loosening of the cement-bone interface. *In* The Hip: Proceedings of the Sixth Open Scientific Meeting of the Hip Society. St. Louis, CV Mosby, 1978, p 64.
74. Miller JE, Stephenson PK: Improved fixation in total hip arthroplasty using pressurized low viscosity cement: A radiological analysis. Orthop Trans 11:489, 1987.
75. Mohler CG, Callaghan JJ, Collis DK, et al: Early loosening of the femoral component at the cement prosthesis interface after total hip replacement. J Bone Joint Surg 77A:1315, 1995.
76. Morrey BF, Ilstrup D: Size of the femoral head and acetabular revision in total hip replacement-arthroplasty. J Bone Joint Surg 71A:50, 1989.
77. Mulroy RD Jr, Harris WH: The effect of improved cementing techniques on component loosening in total hip replacement: An 11 year radiographic review. J Bone Joint Surg 72B:757, 1990.
78. Neumann L, Freund KG, Sørenson KH: Long-term results of Charnley total hip replacement: Review of 92 patients at 15 to 20 years. J Bone Joint Surg 76B:245, 1994.
79. Noble PC, Alexander JW, Lindahl LJ, et al: The anatomic basis of femoral component design. Clin Orthop 235:148, 1988.
80. Noble PC, Jay JL, Cameron BM, et al: Innovations in acrylic bone cement. Scientific exhibit presented at the 53rd Annual Meeting of the American Academy of Orthopaedic Surgeons, New Orleans, February 20–25, 1986.
81. Noble PC, Swarts E: Penetration of acrylic cement into cancellous bone. Acta Orthop Scand 54:566, 1983.
82. Oh I, Bourne RB, Harris WH: The femoral cement compactor: An improvement in cementing technique in total hip replacement. J Bone Joint Surg 65A:1335, 1983.
83. Oh I, Carlson CE, Thomford WW, Harris WH: Improved fixation of the femoral component after total hip replacement using methylmethacrylate intramedullary plug. J Bone Joint Surg 60A:608, 1978.
84. Oh I, Harris WH: Proximal strain distribution in the loaded femur: An in vivo comparison of the distribution in the intact femur and after insertion of different hip replacement femoral components. J Bone Joint Surg 60A:75, 1978.
85. Oh I, Harris WH: A cement fixation system for total hip arthroplasty. Clin Orthop 164:221, 1982.
86. Oishi CS, Walker RH, Colwell CW Jr: The femoral component in total hip arthroplasty: Six to eight-year follow-up of 100 consecutive patients after use of a third-generation cementing technique. J Bone Joint Surg 76A:1130, 1994.
87. Older J: Charnley's by Charnley: A minimum follow-up of 20 years. Presented at the 23rd Open Meeting of the Hip Society, Orlando, FL, February 15, 1995.
88. Older J, Butorac R: Charnley low friction arthroplasty (LFA), a 17–21 year follow-up study. J Bone Joint Surg 74B(Suppl III):251, 1992
89. Pacheco V, Shelley P, Wroblewski BM: Mechanical loosening of the stem in Charnley arthroplasties: identification of the "at risk" factors. J Bone Joint Surg 70B:596, 1988.
90. Pavlov PW: A 15-year follow-up study of 512 consecutive Charnley-Müller total hip replacements. J Arthroplasty 2:151, 1987.
91. Pilliar RM, Bratina WJ, Blackwell R: Mechanical properties of carbon fiber reinforced polymethylmethacrylate for surgical implant applications. In Reifsnider KL, Lauraitis KN: Fatigue of Elementary Composite Material. Special Technical Publication 636. Philadelphia, American Society for Testing Materials, 1977, p 206.
92. Poss R, Brick GW, Wright RJ, et al: The effects of modern cementing techniques on the longevity of total hip arthroplasty. Orthop Clin North Am 19:591, 1988.
93. Ranawat CS, Atkinson RE, Salvati EA, Wilson PD Jr: Conventional total hip arthroplasty for degenerative joint disease in patients between the ages of 40 to 60 years. J Bone Joint Surg 66A:745, 1984.
94. Rey RM, Paiement GD, McGann WM, et al: A study of intrusion characteristics of low viscosity cement, Simplex-P and Palacos cements in a bovine cancellous bone model. Clin Orthop 215:272, 1987.
95. Rimnac CM, Wright TM, McGill DL: The effect of centrifugation on the fracture properties of acrylic bone cements. J Bone Joint Surg 68A:281, 1986.
96. Roberts DW, Poss R, Kelley KK: Radiographic comparison of cementing techniques in total hip arthroplasty. J Arthroplasty 1:241, 1986.
97. Robinson RP, Lovell TP, Green TM, Bailey GA: Early femoral component loosening in DF-80 total hip arthroplasty. J Arthroplasty 4:55, 1989.
98. Russotti GM, Coventry MN, Stauffer RN: Cemented total hip arthroplasty with contemporary techniques: A five-year minimum follow-up study. Clin Orthop 235:141, 1988.
99. Sanchez-Sotelo J, Berry DJ, Harmsen WS: Long-term results of a collared matte-finished femoral component fixed with modern

cementing techniques. A fifteen-year-median follow-up study. J Bone Joint Surgery 84A:1636, 2002.
100. Sarmiento A, Ebramzadeh E, Gogan WJ, McKellop HA: Total hip arthroplasty with cement: A long-term radiographic analysis in patients who are older than 50 and younger than 50 years. J Bone Joint Surg 72A:1470, 1990.
101. Schmalzried TP, Harris WH: Hybrid total hip replacement: A 6.5 year follow-up study. J Bone Joint Surg 75B:608, 1993.
102. Schmalzried TP, Kwong LM, Jasty M, et al: The mechanism of loosening of cemented acetabular components in total hip arthroplasty: Analysis of specimens retrieved at autopsy. Clin Orthop 274:60, 1992.
103. Schulte KR, Callaghan JJ, Kelley SS, Johnston RC: The outcome of Charnley total hip arthroplasty with cement after a minimum 20-year follow-up. J Bone Joint Surg 75A:961, 1993.
104. Schurman DJ, Bloch DA, Segal MR, Tanner CM: Conventional cemented total hip arthroplasty: Assessment of clinical factors associated with revision for mechanical failure. Clin Orthop 240:173, 1989.
105. Shepard MF, Kabo JM, Lieberman JR: Influence of cement technique on the interface strength of femoral components. Clin Orthop 381:26, 2000.
106. Smith SE, Estok DM, Harris WH: 20-year experience with cemented primary and conversion total hip arthroplasty using so-called second-generation cementing techniques in patients aged 50 years or younger. J Arthroplasty 15:263, 2000.
107. Stauffer RN: Ten-year follow-up study of total hip replacement: With particular reference to roentgenographic loosening of the components. J Bone Joint Surg 64A:983, 1982.
108. Stauffer RN: Contemporary cement technique results: Total joint arthroplasty. Presented at the 1991 Hip and Knee Arthroplasty Current Techniques Meeting, Scottsdale, AZ, April 5, 1990.
109. Sutherland CJ, Wilde AH, Borden LS, Marks KE: A ten-year follow-up of 100 consecutive Müller curved-stem total hip replacement arthroplasties. J Bone Joint Surg 64A:970, 1982.
110. Tarr RR, Clarke IC, Gruen TA, et al: Total hip femoral component design. Orthop Rev 9:23, 1982.
111. Tarr RR, Lewis JL, Jaycox P, et al: Effect of materials, stem geometry, and collar-calcar contact on stress distribution in the proximal femur with total hip. Trans Orthop Res Soc 4:34, 1979.
112. Urban RM, Jacobs JJ, Gilbert JL, Galante JO: Migration of corrosion products from modular hip prostheses. J Bone Joint Surg 76A:1345, 1994.
113. Van der Schaaf DB, Deutman R, Mulder TJ: Stanmore total hip replacement: A nine to ten year follow-up. J Bone Joint Surg 70B:45, 1988.
114. Weber BG: Pressurized cement fixation in total hip arthroplasty. Clin Orthop 232:87, 1988.
115. Wixson RL, Lautenschlager EP, Novak MA: Vacuum mixing of acrylic bone cement. J Arthroplasty 2:141, 1987.
116. Wixson RL, Stulberg SD, Mehlhoff M: Total hip replacement with cemented, uncemented, and hybrid prostheses. J Bone Joint Surg 73A:257, 1991.
117. Wright TM, Treat PS: Mechanical properties of aramid fiber reinforced acrylic cement. J Mater Sci 14:503, 1979.
118. Wroblewski BM: 15–21 year results of the Charnley low-friction arthroplasty. Clin Orthop 211:30, 1986.
119. Wroblewski BM, Siney PD: Charnley low-friction arthroplasty of the hip. Clin Orthop 292:191, 1993.

第 77 章

非骨水泥股骨假体

Daniel J. Berry, Bernard F. Morrey, Miguel E. Cabanela

目前,不需要用丙烯酸骨水泥进行固定的植入系统已被广泛认可和接受。对于非骨水泥型膝关节假体,人们的应用热情已经衰退;与此相反,对于非骨水泥型髋关节假体,人们在经历了由于早期设计缺陷而导致的短期应用减少之后,再次出现了应用高潮。在这一章我们将回顾非骨水泥型股骨假体的设计原则和特征,讨论假体的适应证和患者的选择,综述假体的植入方法,评论已发表的研究结果和手术并发症,最后回顾梅奥诊所对这些失败假体进行二次手术的临床经验。

设计

任何假体设计都必须考虑制作假体所用材料的特性、与假体形状和功能相关的几何特征以及表面特性。这些内容已在第 3 章中做了详细讨论。这一节我们总结了临床医师在选择假体时至关重要的一些设计注意事项。但需要说明的是,目前对于非骨水泥全髋关节成形术的原则尚缺乏一致的理解和普遍接受的方案。在英国调查了 260 家医院发现,目前正在应用的有 30 多种非骨水泥型股骨假体[77];在挪威最近的一项调查中也发现有 398 种不同尺寸规格和设计的假体应用于非骨水泥全髋关节成形术[53],这进一步说明了这种状况。

材料特性

制作非骨水泥型股骨假体最常用的材料是钴铬合金和钛合金。钛合金具有较高的生物结合亲和力,而且发现,这两种金属材料在临床上都能提供令人满意的骨整合[49]。由于应力传递是影响假体长期疗效的重要因素,所以材料的弹性模量至关重要。在这方面钛的弹性模量更加接近骨,大约相当于钴铬合金的 50%(图 77-1),所以应用更为广泛[40]。

钛合金的一个缺点是,如果表面有裂缝或切痕它的强度就会明显下降。这种材料的“切痕敏感性”所引起的强度下降对假体设计和制造具有明显的限制,特别是对底物表面的处理。

金属材料的潜在毒性是另一个需要考虑的问题,虽然发现钴和铬在体内的浓度较低,但是即使是更低的浓度也对细胞有较大的毒性。相反,钛虽然会释放较多的碎屑和离子,但组织细胞似乎对此有更好的耐受性。当钛合金假体松动时,这种软金属容易被磨损从而释放大量的微粒碎屑。关于假体材料特性的问题在第 2 章至第 7 章做了详细的描述。

合成的材料曾被用来降低磨损并且更接近于骨的弹性模量。世界范围内有关应用合成材料的股骨假体的经验多数来自于非骨水泥型 Isoelastic(等弹性)股骨柄,尽管这种设计具有创新性,但临床应用发现其松动率和失败率较高。但是新型合成材料目前正在北美试用,而且初期的报道结果正初见成效。鉴于以前的经验,其临床试验正在谨慎地开展。

假体设计

从理论上说,非骨水泥型假体需要满足以下要求:①达到即刻稳定性;②达到长期的生物学固定;③提供良好的生物学相容性和长期的骨质重建。为实现这些目的,两种设计理念已开始应用:①压配合的表面光洁度带宏观锁定;②压配合的结构带微观锁定。

假体柄

宏观锁定和微观锁定的固定理念所设想的依据是,类似于股骨近端和远端解剖结构的股骨柄形态能获得稳定,因此更接近于正常股骨的应力和应变模式。不幸的是,股骨的正常应变模式是以股骨头和股骨颈均完整无损为基础的,而且任何髓内负荷方式都可以完全改变这种模式。

压配合设计的效果是以设想的股骨几何形态、髓

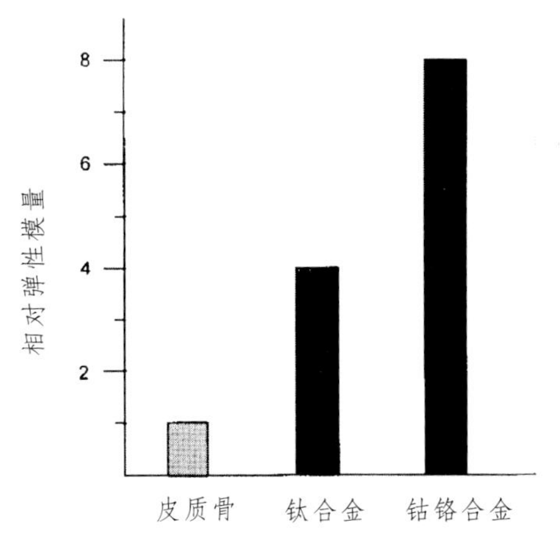

图 77-1　皮质骨、钛合金的钴铬合金的相对弹性模量。

内负荷方式和假体骨界面条件为基础的。植入各种非骨水泥型假体所必须考虑的因素主要是，股骨解剖形态的明显差异以及骨性强度的差异性。由于股骨近端几何形态会有不同，一些学者认为实现假体持续坚强固定的最大可能性在于骨髓腔的皮质骨，而不在于具有不规则几何形状的股骨近端[48]。

为了在不用骨水泥的条件下达到坚强固定，非骨水泥型假体柄通常要比骨水泥型柄大得多。这明显地增加了植入体的刚性，因此容易造成股骨近端的应力遮挡。为了避免这种情况，在设计上采用了中空假体、表面开槽和其他设计特征，目的是在填充髓腔的同时不增加假体的刚性。

髓内紧密压配的柄确实能有效地提供初始稳定性，但由于骨的重塑，数月后假体柄的固定强度将会下降[46]。在对狗的动物模型研究中显示，假体远端的压配紧密度确实会增加接触点的应变(因此减轻了近端应变)；然而这与骨的长期密度改变没有关系[76]。此外，植入物直径只要有 0.5 mm 这么小的偏差，插入时也会使微应变增加 100%。这一点与环形应力以及压配合植入物伴发的骨性失败有重要关系[45]。实验室记录也证实，假体直径只要偏大 1 mm 的插入时常常会导致狗的股骨骨折[43]。

是在远端还是在近端达到精确匹配这一问题，一直是广泛争论的话题，而且已付出了极大的努力来测量股骨近端的充填率(图 77-2)。早期的设计倾向于依靠髓腔峡部的远端固定来实现假体的坚强固定，而最近的观点则注重通过前后面及侧面的全表面接触使股骨近端承载。在本章“结果”部分可以看到，这两种方法在临床上都取得了成功。

设计、负荷和下沉

假体在髓腔内的充填百分率可以精确预测某种特定设计假体的下沉概率[71]。然而压紧力或植入力比所谓的匹配和充填测量与假体下沉更具相关性[71]。值得关注的是，早期假体轴向下沉 2~3 mm 与疼痛没有太大的相关性，但是股骨假体的旋转不稳定却与临床疼痛症状相关，这种情况常发生在起立或上楼梯时[64]。对假体几何形状的研究显示，弯曲状柄比直柄能更好地承受平面处扭转力，但对于轴向稳定性二者无明显差异($P<0.0114$)，不过假体近端弯曲的作用尚没有得到临床证实。

有关假体位置改变的研究表明，早期轻微的轴向下沉是能够耐受的，而且仍然能够实现最终的骨整合，但是旋转不稳定却会导致不良的临床后果。如上所述，稳定性研究提示，假体的承载方式是决定各种植入假体以及不同表面处理的假体具有不同稳定性的重要因素。进一步的研究证实，骨水泥固定假体出现的微动(平均为 75 μm)小于非骨水泥固定假体的微动(平均为 280 μm)[44]。与非骨水泥型假体相比，骨水

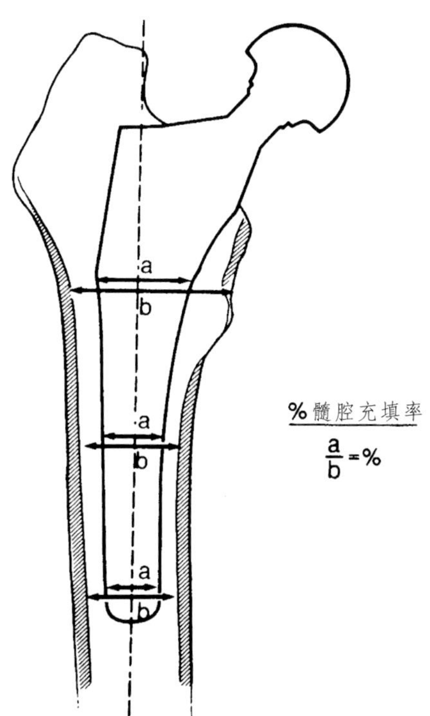

图 77-2　在植入物接触和固定的三个平面计算假体的髓腔充填率的公式。(From Wixson RL, Stulberg D, Mehlhoff M: Total hip replacement with cemented,uncemented, and hybrid prostheses. J Bone Joint Surg Am 73:257, 1991, with permission.)

泥型假体的轴向稳定性不如其旋转稳定性，上楼梯时即可被证实[33]。

设计和骨重塑

当前的假体设计试图把负荷在股骨的近侧干骺端上，因此预测有效的骨重塑反应是一个复杂的问题。应力传递的效率依赖于以下因素：假体的弹性模量、形状和大小，有无颈领，有孔涂层的分布，以及手术技术[48,72,82]。钛假体和钴铬合金假体的弹性模量不同，应用钛假体在近端可减少大约30%的应力遮挡，在远端可减少大约30%的剪切应力[40]。动物实验显示，骨重塑反应与影像学显示的匹配情况无明显相关性[70]。有文献预计，骨水泥型假体的骨吸收明显小于非骨水泥型假体[83]。

颈领

多数近端有多孔涂层、干骺端充填的非骨水泥型假体柄是无领的，其依据的假设是，插入的深度不受颈领的限制。此外，对于锥形柄来说，颈领的存在将会限制假体早期在髓腔内轻微下沉到一个稳定的位置。非骨水泥型股骨假体中颈领的存在是优点还是缺点，目前有关这方面科研或临床数据还比较少。现已证实，定位正确的颈领可以使非骨水泥假体的稳定性增加4倍。这是在单足站立时测得的，而上楼梯时有领和无领假体的差别最为明显[25]。有文献表明，长柄压配合假体会引起近端压应变，大约使无领假体正常值增加15%，使有领假体正常值增加50%[36]。一些对此不抱偏见的制造商提供的假体可以有领也可以无领，由外科医师根据自己的偏好来选择。由于缺乏明确的基础研究或临床资料，一般认为颈领既不促进股骨近端的骨重塑，也不会妨碍假体柄下沉。

带广泛涂层的假体在骨干内主要通过粗糙面的抓擦配合获得旋转稳定性。这类假体一般不完全充填干骺端，因此颈领有助于防止假体的早期下沉。

股骨头和颈

正如第76章所述，由于许多非骨水泥柄是用钛制造的，而大多数的股骨头假体是钴铬合金（被认为是优质支承材料），因此不同金属材料制成的组合式头和颈假体常规用于非骨水泥固定。现已发现，这两种不同的金属表面之间可能存在有电腐蚀。在头和颈应用不同材料制成的失败回收假体中，组件连接处的腐蚀率高达34%，而当头颈组件材料相同时腐蚀率则为9%。裂纹和微动腐蚀在组合式的头颈假体连接处的腐蚀中也起重要的作用，对于各类腐蚀各自的相应作用目前仍有争论[82]。

表面处理

非骨水泥型股骨假体固定有两种设计理念：表面光滑的宏观锁定和表面具有特定纹理的微观锁定。理论上讲，带光滑假体柄的植入物产生的近端应力遮挡较小[40]。但是这些设想在临床或实验中均没有被证实。现在被广泛认可的是，所谓的宏观锁定假体与生物型结合的假体相比，能提供长期无疼痛应用的可能性较小。因此带有表面光滑柄的非骨水泥型股骨假体现在一般已不再使用[20]。

普遍认为，骨长入需要有最佳的表面特性。其中包括表面微孔直径应在150~400 μm[49,69]。允许骨组织结合或贴附于植入体的表面处理方式有3种：金属熔结球珠、金属丝网和等离子喷涂。表面微孔密度、结合强度和孔隙特性与不同的处理方式有关（图77-3）。回顾文献可以看出，相对于整个假体的设计来说，假体表面处理对骨长入和重塑起的作用较小。

当选择假体时，应该考虑表面处理的三方面应用因素：①有孔涂层是片状分布还是环形分布；②表面涂层是部分、近端还是广泛的；③表面是应用陶瓷（如羟基磷灰石或磷酸三钙）还是生长因子做进一步增强。

环形的表面处理

虽然环形表面处理对于骨长入并非必需，但目前推荐做这种处理，以减少碎屑在多孔涂层片之间沿光滑的假体柄表面向远端扩散（图77-4）。尽管支持这种设想的基础研究很少，但这一理念已被多数外科医师所接受[31,54]。

表面处理的范围

对于初次全髋关节成形术，多数外科医师愿意选择近侧部分涂层的假体，因为他们认为，这种假体相比全涂层假体具有更合理的应力传递机制和骨重建环境。但是，由于部分端层假体的临床性能不一致，而且担心其初始固定不够稳定，因此尽管在理论上和临床上全涂层假体存在近端应力遮挡的倾向，一些学者还是愿意选择全涂层假体。正如Engh等的报道，应用全涂层解剖型髓内锁定假体（AML）确实获得了最为一致和可靠的临床结果，这一点下文将讨论[23]。

表面增强（羟基磷灰石增强）

为了使骨组织能快速、完全地长入假体表层，并减少假体松动的概率，曾用羟基磷灰石或磷酸三钙来喷涂光滑以及经过处理的假体表面。磷酸三钙具有较

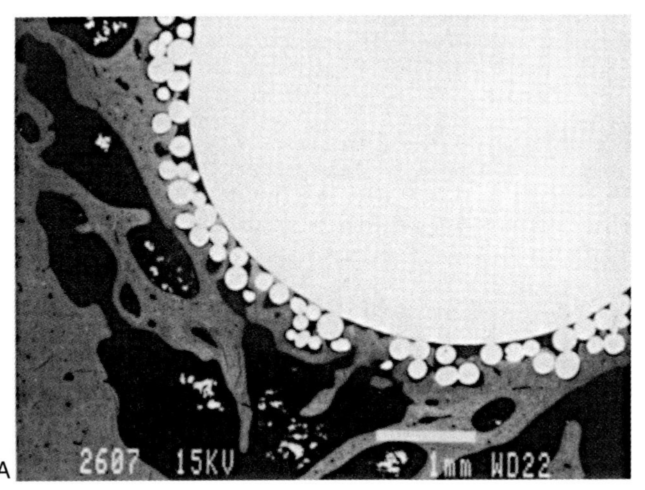

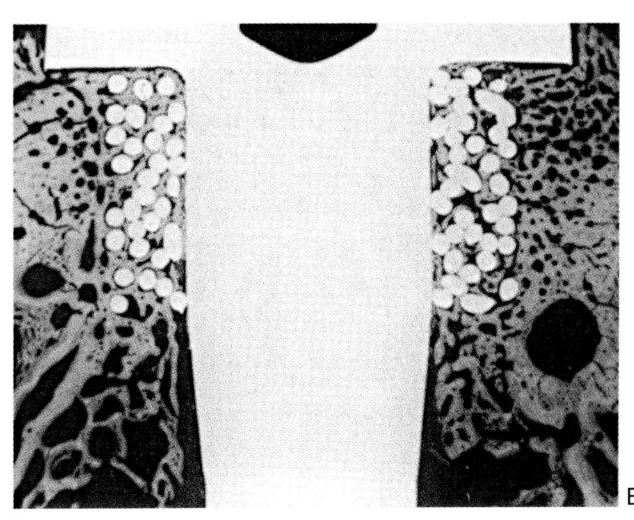

图 77–3　(A)电镜下显示多孔涂层的钴铬合金假体柄表面出现骨整合。(B)电镜下显示金属丝网涂层的钛合金假体表面在术后 6 周出现骨整合。

好的生物相容性和较低的组织毒性[37,65]，但是在体内吸收快，因此系统的长期完整性难以预测[55,75]。羟基磷灰石可以促进骨长入，但是吸收非常缓慢。

早期由于制造水平的限制，羟基磷灰石在假体表面上的涂层往往较厚且不均一、不规则。随着科技的发展这些问题已解决，目前假体表面的羟基磷灰石涂层薄而且均一，因此已很少发生曾引起或加重第三体磨损的碎裂或分层[3,25]。羟基磷灰石在假体表面的存在时间曾被质疑，但动物实验表明，羟基磷灰石能存在 10 年[31]。依据随访两年的临床研究发现，应用薄层高纯度羟基磷灰石涂层能够有效地防止分层剥离现象[3,30]。

应用羟基磷灰石和磷酸三钙进行表面处理的影像学表现显示均有较早的骨长入。虽然在实验模型中发现羟基磷灰石或磷酸三钙表面涂层较单纯多孔表面涂层有较快的骨长入，但 12 周后发现这两种假体表面的骨长入几乎完全相同[15,47]。羟基磷灰石涂层假体回收研究表明，在植入后 2~3 周至两年的不同处死

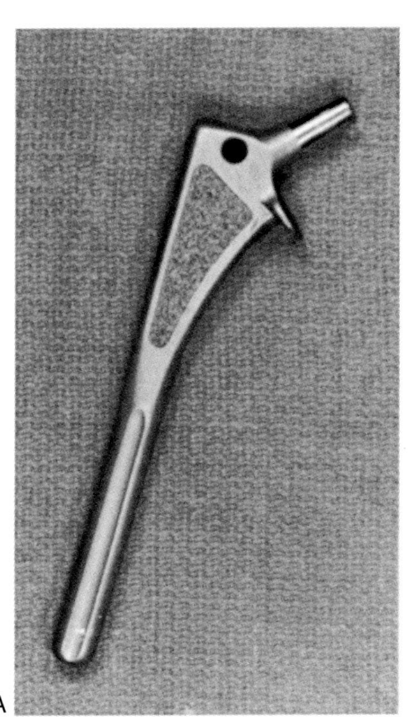

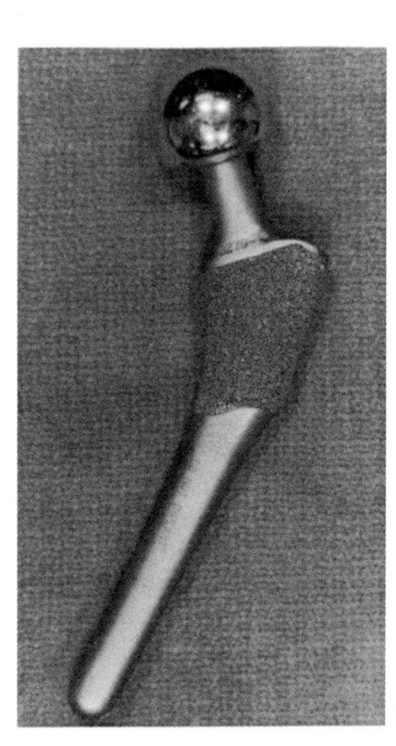

图 77–4　(A)金属丝网涂层片，假体柄边缘光滑容易使磨损碎屑移动到股骨干。(B)环形涂层的假体柄从理论上讲可以阻止磨损碎屑向远端扩散。

实验动物期内，植入体和骨界面之间均无纤维膜[29]。Furlong 和 Osborn 对数千例植入体研究后得出的结论是:羟基磷灰石是唯一能生成紧密骨界面而没有界膜形成的生物材料[27]。一些学者发现,这些特殊涂层并不能在间隙两端实现骨性结合[47],而另一些学者则报道，在有骨与假体间隙并有微动的情况下或者疏松骨质的情况下羟基磷灰石涂层都促进骨与假体的对合[16,28,77,81]。

相对于多孔涂层而言,应用羟基磷灰石涂层可减少非骨水泥股骨假体的移动[34]。Soballe 等应用精密的测量技术(可测量出大约 0.2 mm 大小的移动)发现,羟基磷灰石涂层的假体比多孔涂层假体的移动距离小。此外还发现，羟基磷灰石涂层的假体在植入 12 个月后没有再发生移动,而没有羟基磷灰石涂层的假体仍然存在微动($P<0.05$)[78]。

缺点

正如上面所说,羟基磷灰石涂层有一些潜在的缺点。如果涂层从假体表面上脱离,可能会移动到连接的关节表面,从而形成第三体磨损并使聚乙烯磨屑增加[3,6,39]。生物活性涂层的长期效果尚有待观察。目前还不清楚骨组织在假体周围是如何长期改建的。不过十多年的临床经验表明,羟基磷灰石涂层不但能加快骨整合而且具有持久的临床效果。

组合系统

非骨水泥假体柄需要与骨髓腔精确匹配,但股骨近端的解剖形态存在较大差异,这就促进了组合系统的发展(图 77–5)。不同大小和形状的近端和远端假体元件可通过过盈配合连接到基质材料上。但目前应用其他技术也能实现初次全髋关节置换充分匹配,另外也担心组合界面产生磨损碎屑的问题,所以这种设计理念没有得到广泛关注。

适应证

非骨水泥型假体的适应证主要是活动量较大的年轻患者。在梅奥诊所我们通常应用于年龄在 70 岁以下、骨质条件较好,能够实现坚强固定的患者。在大多数情况下,非骨水泥假体不用于长期应用激素治疗的患者或患有慢性虚弱性疾病（如类风湿性关节炎）的患者。非骨水泥多孔表面假体也不应用于髋部骨折的老年患者。传统的单极非生物型表面光滑的假体,如 Austin-Moore 假体,仍适用于需求特低的患者。

禁忌证

代谢性骨病的患者,以及骨质条件差、骨质疏松的患者或生存期较短的患者,都是非骨水泥型假体置换的禁忌证。一般情况下,年龄大于 70 岁的患者,除非平时活动量较大,否则不应用这种类型假体。70 岁以上的患者,不管其活动量大小都推荐应用骨水泥型假体。

置换技术

术前计划

对于植入非骨水泥假体来说,首要和基本的步骤是制定术前计划,用以评定干骺部和股骨干的最佳配合。因为股骨近端和远端的几何形状关系存在明显差

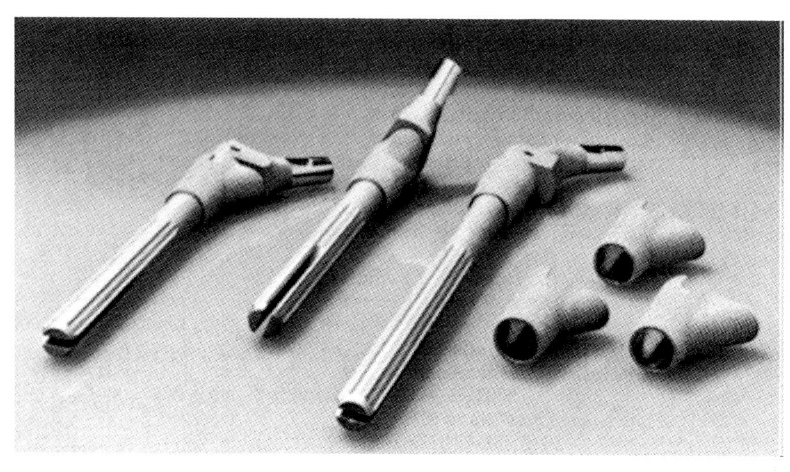

图 77–5 使用 Morse taper 连接件的组合系统(S–ROM,Joint Medical Products Corp,Steamford, CT)。担心在元件连接界面会产生磨损碎屑。

异，所以应该在股骨前后位和侧位 X 线片上进行测量。股骨近端和远端的相对尺寸是选择植入体的依据。直径较大、喇叭形的股骨近侧髓腔(A 型)仅适合全接触式峡部充填的假体。远近端几何形状相对正常的股骨(B 型)比较适合近端相配的假体。股骨髓腔较大、呈烟筒形(C 型)，适合应用骨水泥型假体。现代的一些假体设计可用于不同组合的远近端形状不匹配的股骨。应用模板有助于把X 线片的放大系数考虑在内。术前的评估也让手术者在手术时准备好适当规格范围的假体。但最终只能在植入假体时确定其大小。

操作技术

股骨颈截骨

各种系统都要应用某种类型的模板来准确确定股骨颈截骨的长度、方向和截骨线的位置(图 77-6)。在切除股骨头时，截骨平面是最重要的考虑因素。初始切口的精确走向并非十分重要，因为很多非骨水泥型假体是无领的，假体不需要压在股骨颈残端；而对于有领假体，则可应用旋转锉刀来确保领部与股骨颈之间的最佳接触。

髓腔准备

第一步是系列的扩髓操作，根据术前测得的数据使用髓腔钻逐级扩髓。中心目标是通过近侧干骺端或全接触股骨干固定来实现假体的坚强固定。在前一种情况下，可应用圆锥钻扩髓(图 77-7)。在后一种情况，需应用圆柱形或直形钻扩髓(图 77-8)。对于曲形柄设计结构的假体，应使用能屈的钻扩髓。直柄假体需要使用直钻扩髓。钻入的深度依据植入体的具体情况决定。这一步骤的基本原理是适当改建股骨髓腔以便在有限的空间范围内容纳特殊形状的植入体。对于干骺部充填的植入体来说，植入体近端的预期尺寸决定着扩髓的范围。而对于股骨干髓腔充填、广泛涂层的植入体来说，实现股骨干紧配合所需的假体规格，决定着干骺部扩髓的范围。

有人建议应用机器人来准备髓腔并已在小范围

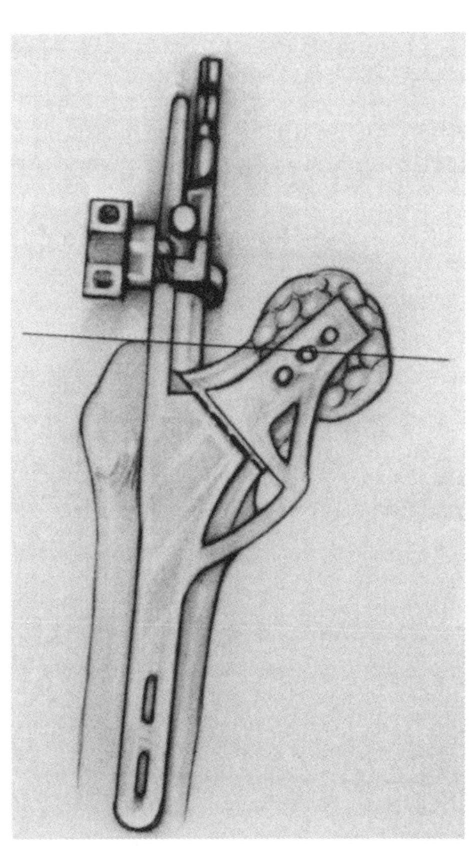

图 77-6 放置好的股骨颈截骨导向器。

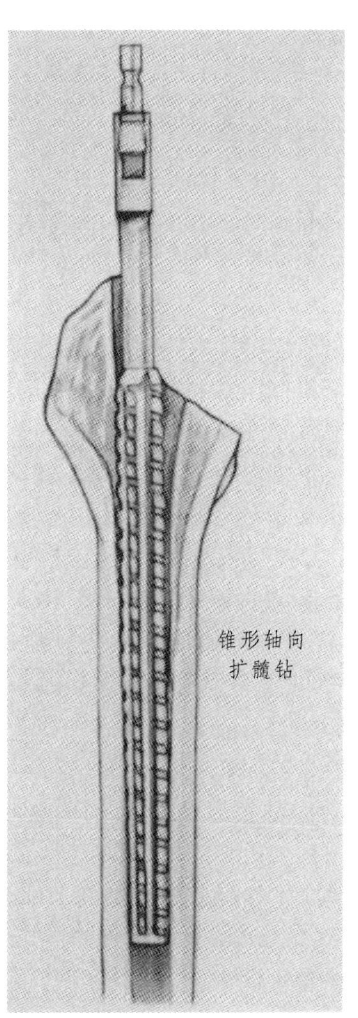

图 77-7 锥形轴向扩髓钻。

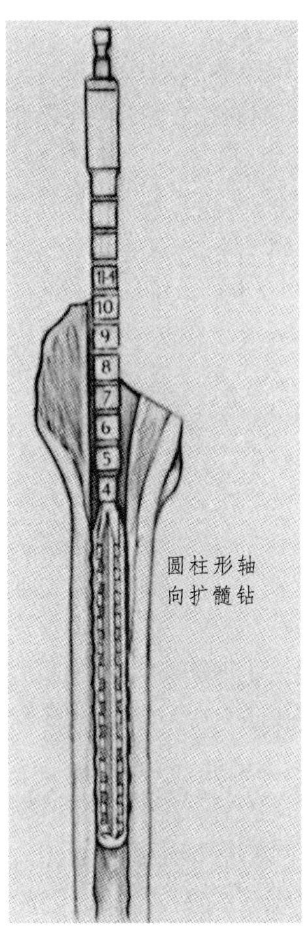

图 77-8 圆柱形轴向扩髓钻。

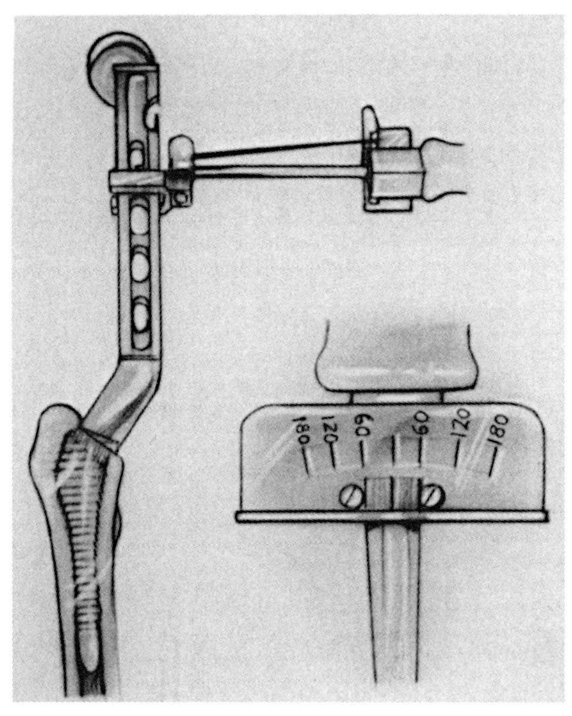

图 77-9 扩髓锉与把手就位后，施加扭力钳。当给扩髓锉施加60~80 磅扭力时，如果扩髓锉与股骨髓腔的大小匹配，扩髓锉不应有任何移动。

内试用。但早期应用显示的成本效益不确定性和临床疗效没有改善限制了这项技术的广泛应用。

应用扩髓钻扩髓之后，再通过一系列锉削来准备股骨近端。依据假体的设计，髓腔锉保持适当的前倾直接插入髓腔。在有些情况下，由于股骨假体的设计已经考虑到前倾角，故髓腔锉应放在中立位；而在其他情况下前倾要由锉刮过程决定。对所有的病例，股骨近端的锉削中均要使髓腔锉与髓腔紧密压配。为了验证压配的紧密程度，有些医师推荐应用一种可以达到 100~125 psi（磅/英寸 ^{2}）的扭力钳使扩髓锉就位(图 77-9)。如果扩髓锉在髓腔内没有移动，说明假体固定充分。动物实验显示，扩髓锉与植入体精确匹配时的股骨应力近似的 100 微应变(microstrain)。在植入体插入时，股骨应力将增加到 300 微应变，说明扩髓锉可能与植入体的稳定性有关，但不能完全反应植入体自身的稳定性[45]。

试复位

一旦规格适合的扩髓锉装入髓腔使植入体获得刚性固定后，便可用组合式头颈假体件，小心地进行试复位。通过伸展和外旋来评估髋关节的稳定性，确认假体柄或髋臼没有过度前倾，并确认植入体的颈部和髋臼聚乙烯衬垫后部没有撞击。通过屈曲和内旋（即所谓的 90-90 试验）确认已获得了充分稳定性，这要通过检查髋关节的中立稳定性(屈曲、内收和内旋均为 45°)来完成(图 77-10)。

假体插入

与插入骨水泥假体前进行的髓腔准备不同，安装非骨水泥型假体中冲洗和清洁髓腔是有害无益的。通常认为，髓腔内的血凝块、骨碎片和骨髓成分能增强骨整合，因此不应当将其冲洗出去。但是通过轻微的冲洗去除松散的较大松状骨块是正确的。

当植入体插入髓腔时，必须保持正确的方向和适当的前倾。插入深度取决于假体的设计类型。由于多数使用的是无领假体，故可以增加插入深度直到获得坚强的固定为止。组合型假体头颈的长度允许插入深度有一些变化。有文献表明，冲击力的大小与随后发生的下沉直接相关[71]。精确的植入体安装技术包括应用适度的力量连续打击植入体，而不要一次用力过大将其打入，这样容易造成股骨近端骨折。

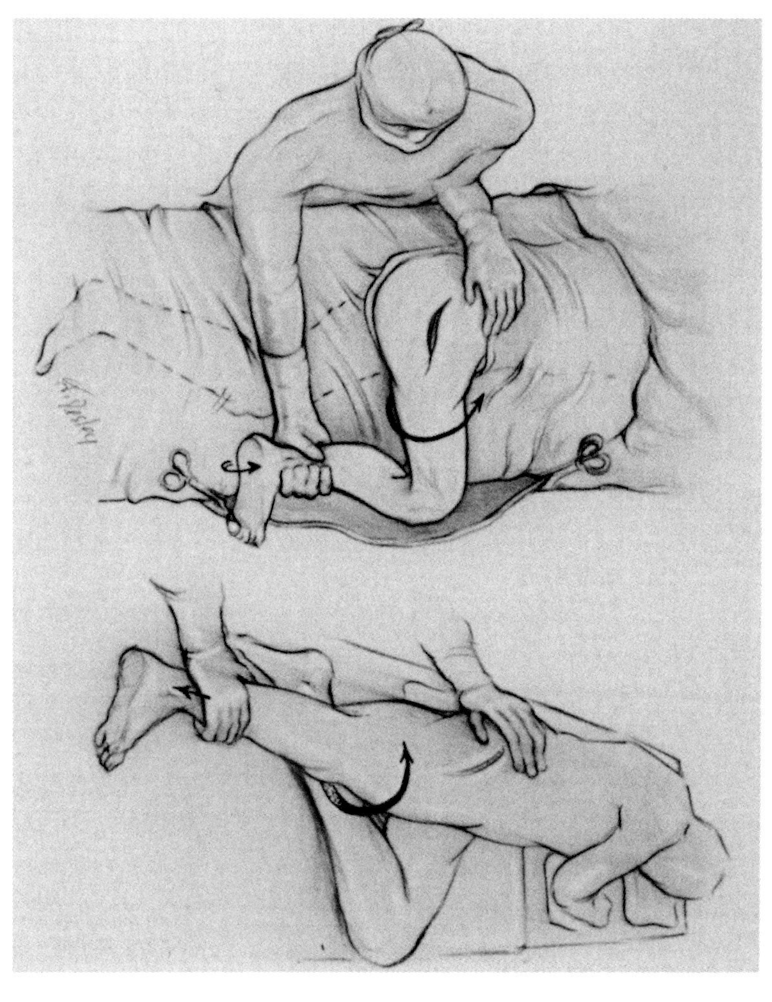

图 77-10　试复位后对两种不稳定性进行检查。其中包括通过屈曲和内旋来评价假体柄的前倾是否充足，以及通过伸展和外旋来评价假体柄的前倾是否过度。

如果遇到假体没能充分打入时，可以等 1~2 分钟以便应力释放，然后再小心地试行打入。

术中骨折

据报道，术中骨折在初次非骨水泥假体置换中的发生率为 5%~20%，在第 104 章和本章的后部将详细讨论。动物试验表明，股骨柄直径只要超过 1 mm 就可以引起股骨干骨折，导致固定失败[38]。如果股骨近端发生骨折，可以应用钢丝环扎于股骨颈周围[1,80]。这通常能提供足够的稳定性，而且如果骨折没有严重移位很少发生不利的结果。如果骨折无移位而且植入体稳定，通过保护下负重进行治疗就足够了；但是钢丝环扎可增大安全系数，因此被认为是最谨慎的方法。累及股骨干的股骨颈远端骨折有时不能被及时发现。当术中怀疑骨折时，必须在两个相互成 90°的平面摄 X 线片以便进一步评估是否发生骨折。但是，无移位的骨折即使通过 X 线片检查也可能不被发现，不过实践证明这种检查不能发现的骨折很少会出现不良的临床结果。

术后处理

尽管存在明显的个体差异，但大多数目前应用的植入体不受早期负重的影响。应依据个人的经验来指导术后计划。虽然患者抱怨这种术后计划充满变数，但我们的方法比较保守，术后 6 周内只允许负重到 25%，在接下来的 2~4 周内逐步达到全负重。

结果

非骨水泥型多孔涂层全髋关节成形术的股骨假体在美国从 1977 年就开始应用。目前可获得广泛涂层假体应用 10 年以上的临床随访结果，但到目前为止，公开发表的应用股骨近端涂层假体的平均随访 10 年的临床研究却很少。羟基磷灰石涂层的假体柄在大批患者中的应用也已达到 10 年。虽然可以沿着多条线索对其结果进行讨论，但是由于广泛涂层柄、近端涂层柄和羟基磷灰石涂层柄之间存在着根本上的差异,因此下面将逐一进行讨论。

近端多孔涂层的植入体

由于假体设计类型较多,而每一种类型的临床应用时间相对较短,因而难以对近端多孔涂层假体做出明确的概括性结论。正如本章前面所述,假体材料有钴铬合金和钛合金,涂层有珠状、金属丝状和浆雾状,有片状多孔涂层和环形多孔涂层,有直柄和解剖形状柄,有有领型和无领型,设计上有的充填也有的不充填股骨干髓腔(图 77-11)。此外,由于每个外科医师确定的应用适应证不同,因此非骨水泥假体应用的患者群体也不相同。最后还有,一些报道来自医师初期应用的临床经验,而另外一些报道则来自某一方面专家的临床经验。

固定

多种类型的股骨近端多孔涂层假体的临床应用结果总结在表 77-1 中。由于多种因素与稳定的固定有关,因此不同系列和设计类型的假体之间不可能进行直接的比较。但是根据总结的数据可以得出如下结论:初次全髋关节置换使用多种设计的近端多孔涂层假体均能获得稳定的骨性固定。在术后 2~9 年内(见表 77-1),大多数研究系列报道的力学失败率(因股骨部无菌性松动或影像学上松动而行翻修术) 为 2%~10%。在类似的随访时间内,大多数较好的非骨水泥型假体取得的结果和任一系列骨水泥型假体取得的结果一样好,而一些不太好的非骨水泥假体所取的结果却明显差于应用现代骨水泥技术固定的骨水泥型股骨假体。这些不同的结果可能与多种因素有关,如患者的因素、操作技术因素和假体的设计因素。虽然各种因素都起一定作用,但我们认为假体的设计对最终结果的影响是至关重要的。

Pilliar 等[69]的研究表明,最初的假体柄稳定性是骨长入的必要条件。按理说,丰富的手术经验和精湛的手术技术将会获得较好的假体-髓腔的"匹配和充填",因此也更有利于骨长入假体。Callaghan 等回顾了他们第一组 50 例和连续的第二组 50 例非骨水泥多孔涂层解剖型(PCA)髋关节植入假体的结果[9]。他们发现,第二组病例中,假体柄和髓腔充填较好,但他们不能证实临床疗效是否有提高。Kim 和 Kim 报道了 108 例非骨水泥型多孔涂层解剖型(PCA)髋关节植入体至少随访 6 年的结果[51]。他们发现,出现股骨假体松动或严重大腿疼痛的病例都使用了较小规格的股骨假体,而冠状面和矢状面上假体和髓腔有较好匹配的病例,没有一例出现假体松动或引起功能丧失的大腿疼痛。Hungerford 和 Jones 评价了他们前后连续 3 组,每组各 100 例的非骨水泥型 PCA 股骨柄,术后至少随访 5 年的结果[41]。第一组发现 3 例股骨柄需要翻修,第二组有 1 例股骨柄需要翻修,第三组没有一例股骨柄需要翻修。他们得出的结论是,假体置换经验越丰富,产生的临床效果越好。尽管在理论上难以证明[38],但事实说明最佳规格的近端涂层假体有助于获得假体最初的稳定性和较好的结果。在最近的研究报道证实治疗水平确实有所提高(术后随访 10 年,77 例 PCA 柄中仅有 2 例松动), 这或许能够说明由于假体设计水平的进步和外科技术的提高促进了股骨假体固定率的提高。

大腿疼痛

大腿疼痛的病因是否与非骨水泥假体有关仍存在争论。多位作者认定,假体的不稳定是造成大腿明显疼痛的最常见病因[8,11,52]。在少部分患者中,明显的大腿疼痛也可发生在非骨水泥假体固定良好的情况下。尽管这种现象的病因尚不完全明确,但目前认为植入体和周围股骨之间的刚性不一致可能是疼痛的根源。在第 92 章我们将全面讨论非骨水泥型假体伴发的大腿疼痛。

在每一种类型股骨假体中确认的大腿疼痛发生率各不相同,范围为 1%~50%(表 77-2)。报道的大腿疼痛发生率由于多种原因肯定会有所不同,这些原因包括:调查是否有大腿疼痛的仔细程度,是如何确定的,更为重要的是股骨假体的类型和稳定性。在最令人满意的报道中,应用非骨水泥股骨柄的大腿疼痛发生率和应用骨水泥股骨柄类似,但大多数近端涂层股骨柄的大腿疼痛发生率高于骨水泥股骨假体[84]。

为了减少良好固定的非骨水泥股骨柄伴发的大腿疼痛发生率,制造商应用了多种改进方法来降低远端股骨假体的弹性模量,如表面开槽、中空假体、细长型假体柄和改变柄远端的几何形态(用或不用组合式的远侧尖部)[10,14]。为了验证这些改进的效果,Bourne 等研究了 105 例 Malloy-Head 假体 (一种钛材料的近端喷浆的植入体,未完全充填股骨干),术后两年时发现仅有 2%的髋关节出现轻度大腿疼痛,只有 1%的髋关节出现中度大腿疼痛[7]。这种锥形柄在欧洲非常流行,长期随访研究发现其效果很好;对最近的 100 例应用这种类型股骨柄的病例做了平均 10.2 年的随访,发现无一例发生股骨假体松动。虽然有报道称大腿疼痛的发生率有所降低,但目前尚不清楚这种结果的改

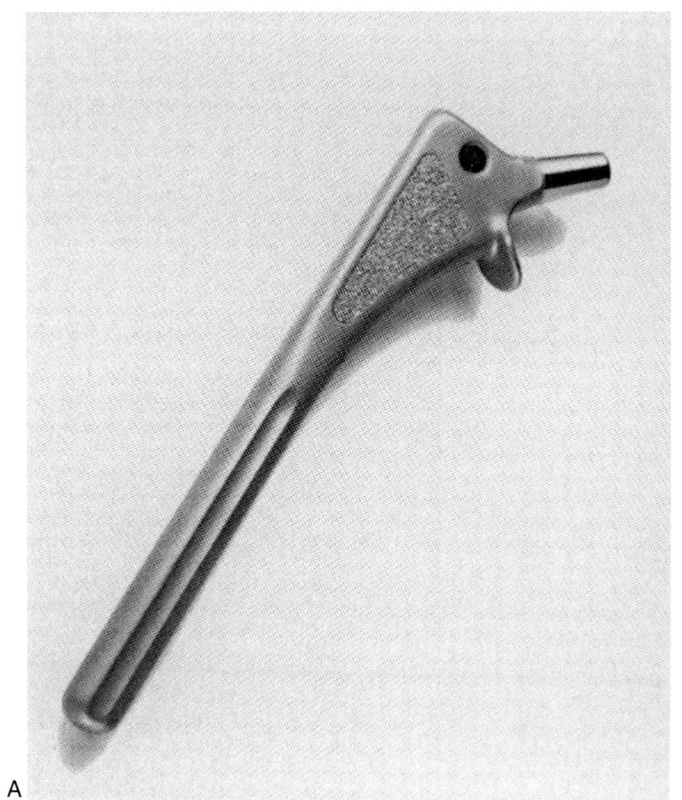
A

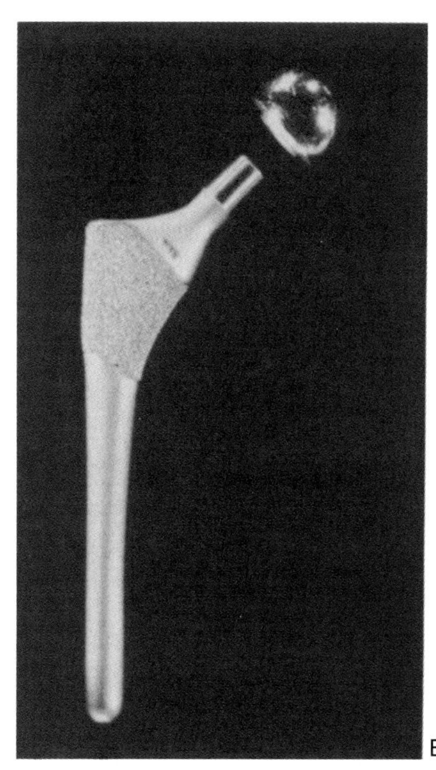
B

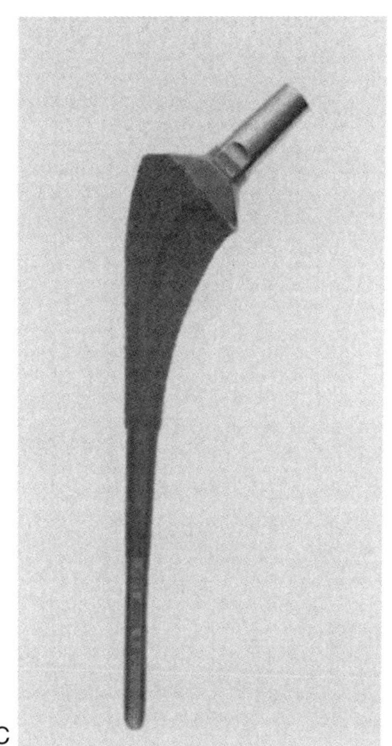
C

图 77–11　(A)钛材料、有领、直形、近端片状涂层的假体柄(Harris-Galante 假体)。(B)钴铬合金、无领、解剖型、近端环形多孔涂层的假体柄(PCAE 系列)。(C)钛材料、无领、近端环形喷浆多孔涂层、远端非完全填充型假体柄(Mallory-Head prosthesis)。

表 77-1 近端和广泛多孔涂层股骨假体的应用结果

参考文献(年代)	假体类型	关节例数	患者平均年龄(岁)	随访时间(年)	无菌性松动翻修率(%)	明确的影像学松动率(%)	机械性无菌性松动率(%)
近段涂层							
Kim 和 Kim[51](1992)	Harris-Galante	82	52	5.0~5.5	5	5	10
Martel 等[60](1993)	Harris-Galante	121	49	4.5~6.6	3	6	9
Heekin 等[35](1993)	多孔涂层解剖型	100	58	5~7	0	5	5
Owen 等[66](1994)	多孔涂层解剖型	226	47	2~9(平均 5.0)	2.7	4.3	7
广泛涂层							
Pellegrini 等[6](1992)	Trilock(5/8 有涂层)	57	49	5~8(平均 6.5)	2	0	2
Engh 等[23](1994)	髓腔解剖锁定	227	N/A	平均 8.4	0.5	1.3	1.8

N/A:未提供数据。

表 77-2　非骨水泥型全髋关节成形术伴发的大腿疼痛

参考文献	年代	假体类型	髋关节例数	随访时间(年)	大腿疼痛发生率
Haddad 等[32]	1990	AML(近端涂层和广泛涂层)	64	2~4	22%
Kim 和 Kim[51]	1992	Harris-Galante	82	5~5.5	11%轻度,与活动有关
					28%中重度,与活动有关
					11%中重度(与松动有关)
Heekin 等[35]	1993	多孔涂层解剖型	100	5~7	15%,与活动有关
Kim 和 Kim[53]	1993	多孔涂层解剖型	116	6~7	8%功能障碍(多数有松动)
Capello 等[14]	1994	Omnifit 羟基磷灰石	436	3~5+	1.3%
Bourne 等[14]	1994	Mallory-Head	105	2	2%轻度
					1%中度
Engh 等[23]	1994	AML(广泛涂层)	166	6~13	1.2%,与活动有关
Pellegrini 等[67]	1992	Trilock(5/8 涂层)	57	5~8	3.4%轻度

进是因为假体柄的设计改进还是因为假体获得了更稳定的骨性固定。

骨溶解

骨溶解可能发生在任何类型的股骨假体周围，最常见的致病因素是颗粒碎屑。由于假体设计类型和临床随访时间的不同，局部股骨内膜的骨溶解发生率有很大差异。近端全周围多孔涂层的假体较片状涂层的假体发生远端骨溶解的风险要低。从理论上讲，片状涂层为颗粒状碎屑到达远端骨内膜表面提供了通路，而全周围涂层似乎更能有效地阻挡颗粒状碎屑进入髓腔（形成了所谓的“垫片密封”)。Klassen 和 Cabanelay 研究了在梅奥诊所实施的 57 例 Osteonics Omnifit 假体和 51 例 Osteonics Omniflex 假体的应用结果,两组患者的随访时间分别为 7 年和 4 年。研究发现,虽然随访时间相差 3 年,但是在使用片状多孔涂层假体(Omniflex)的病例中,股骨远端骨溶解的发生率是 10%，而在使用环形涂层的假体(Omnifit)中骨溶解发生率仅为 2%(见图 77-15)[54]。

Kim 和 Kim 研究发现,82 例初次 Harris-Galante 全髋关节成形术(片状多孔涂层的钛股骨柄)中,患者手术时年龄为 24~86 岁(平均 52 岁),术后随访 5~5.5 年的骨溶解发生率为 12%[51]。Goetz 及其同事也报道了使用 Harris-Galante 股骨柄的骨溶解发生率较高,他们发现在 41 例髋关节成形术中，术后平均随访 4 年时的股骨远端骨溶解发生率较高，为 29%[31]。虽然在片状涂层设计的假体周围远侧骨溶解更为常见,但二者的相关性尚没有被明确,目前明确的是远端骨溶解可发生于任何类型的非骨水泥型（或骨水泥型)股骨假体周围,尤其是发生松动时更易出现。固定良好的近端环周涂层假体周围的严重骨溶解,虽然可发生于股骨远侧,但更多见于股骨近侧周围(图 77-12)。当骨溶解严重时，近端骨溶解可导致严重的骨质减弱,从而出现大转子或小转子骨折。最近的一项研究

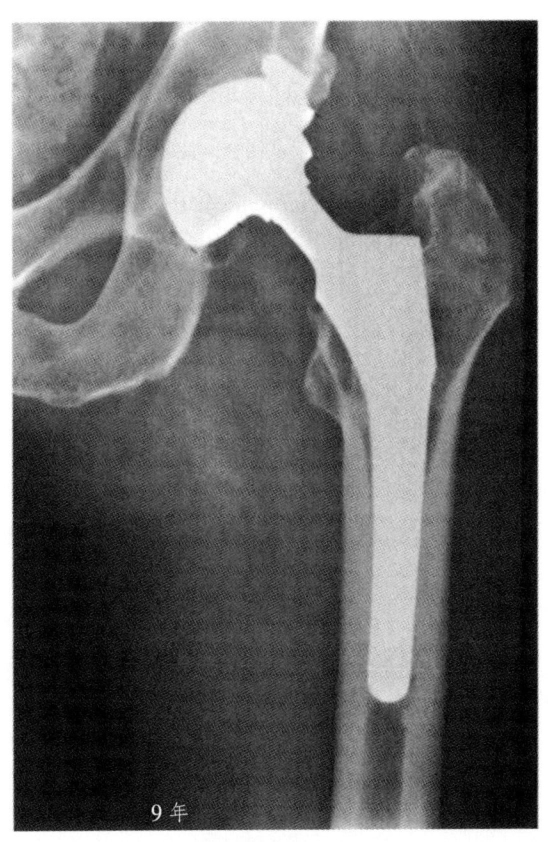

图 77-12　术后 8 年时 PCA 假体柄固定良好,患者无症状。但已出现臼杯磨损和股骨近端的早期骨溶解。

对135例使用Omnifit微型结构近端多孔涂层柄的患者进行了13.2年随访的资料分析，发现其中28例需要行二次手术的病例多数是由于股骨近端骨溶解所致[79]。

广泛多孔涂层股骨假体

Engh及其同事在他们国家的初次全髋关节成形术中对应用广泛多孔涂层股骨假体(图77-13)具有最丰富的临床经验。他们在307例髋关节成形术中应用了有限规格系列的AML假体柄，并随访了2~5年[22]，在195例完全充填股骨髓腔的假体柄中，初步研究发现100%的病例获得稳定固定(93%是骨长入固定，7%是稳定的纤维长入固定)。而在112例不完全充填股骨髓腔的假体柄中，仅有93%的假体是稳定的，仅有69%获得骨长入固定。大腿疼痛的发生率是14%，跛行的发生率是21%，大腿疼痛和跛行的发生均多见于使用小规格柄的患者[22]。在全尺寸规格序列的假体柄出现之后，相同的医师组实施了227例广泛涂层AML股骨柄植入术，术后平均随访8.4年，随后发表了研究报告[23]。在这组患者中，因无菌性松动造成的翻修率仅为0.4%，没有翻修的病例中仅有1.3%有股骨假体松动的影像学表现。大腿疼痛的发生率下降为1.2%。Pellegrini等在196例髋关节成形术中使用了广泛多孔涂层的股骨假体，患者手术时年龄≥65岁，术后随访5~14年(平均8.5年)，报道的结果也令人满意(见表77-1)[67]。对表77-1的分析可以发现，至少到目前为止的系列报道中，广泛涂层假体柄可实现股骨的稳定固定，其成功率稍高于近端涂层的假体柄。最近的报道表明，这一类假体柄在术后12年的存活率为97%。

应用广泛涂层的假体时，应力遮挡是受到特别关注的问题。Engh及其同事在对411例AML股骨柄假体的系列研究中发现严重的应力遮挡占4.1%，中度的应力遮挡占14.1%。股骨假体的应力遮挡与下列因素正相关：①假体远端的骨长入；②大直径的股骨柄；③术前有骨质疏松[21,24]。尽管应力遮挡依然令人担忧，特别是使用大直径柄和骨质疏松的患者，但两年以后应力遮挡没有出现影像学上的进展。此外，也没有发现主要因为应力遮挡而需要行翻修的病例(图77-14)。

羟基磷灰石涂层的假体柄

在北美，关于羟基磷灰石涂层股骨植入体的临床

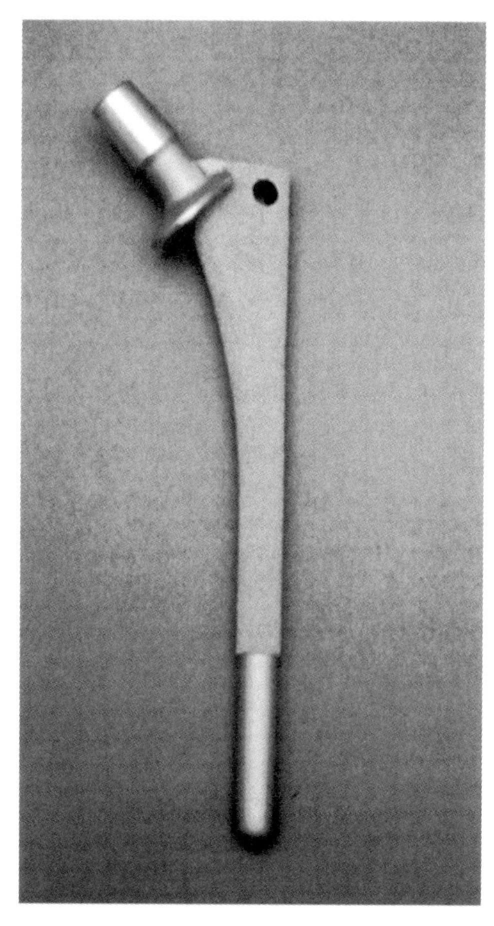

图77-13 广泛多孔涂层的钴铬合金股骨假体柄(解剖型髓腔锁定)。

经验仅限于几种设计类型的假体，而且临床随访时间相对不长[2](图77-15)。McPherson等报道了269例无孔表面上有近端羟基磷灰石涂层的APR髋关节假体。在术后2.5~4年时，发现有4.8%的病例由于无菌性松动或影像学上无菌性松动需要行翻修术[62]。来自荷兰的Geesink报道了125例Osteonics Omnifit-HA股骨柄(近端为羟基磷灰石涂层，下方为较为粗糙钛表面)术后随访至少4年(平均5年)的应用结果[30]。在中年患者中(平均53岁)，没有因为无菌性松动而需要行翻修术的病例，也没有影像学上表现为松动的病例。D'Antonio及其同事报道了在美国对314例初次全髋关节成形术进行的多中心研究结果，植入相同的Osteonics Omnifit-HA股骨柄后随访了11.1年[12,18]。他们报道的Harris髋关节术后平均评分是95分，明显的大腿疼痛发生率仅为1.6%。力学失败(因为松动合并放射学上松动而翻修)的发生率是0.5%，所有未翻修的假体柄在影像学均视为稳定。仅有1例发现股骨远端骨溶解[18]。

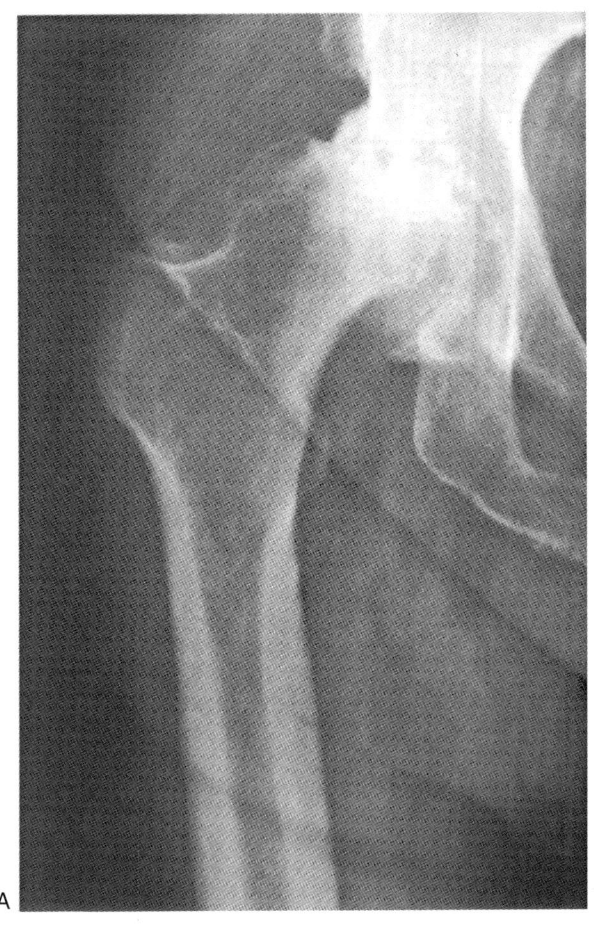

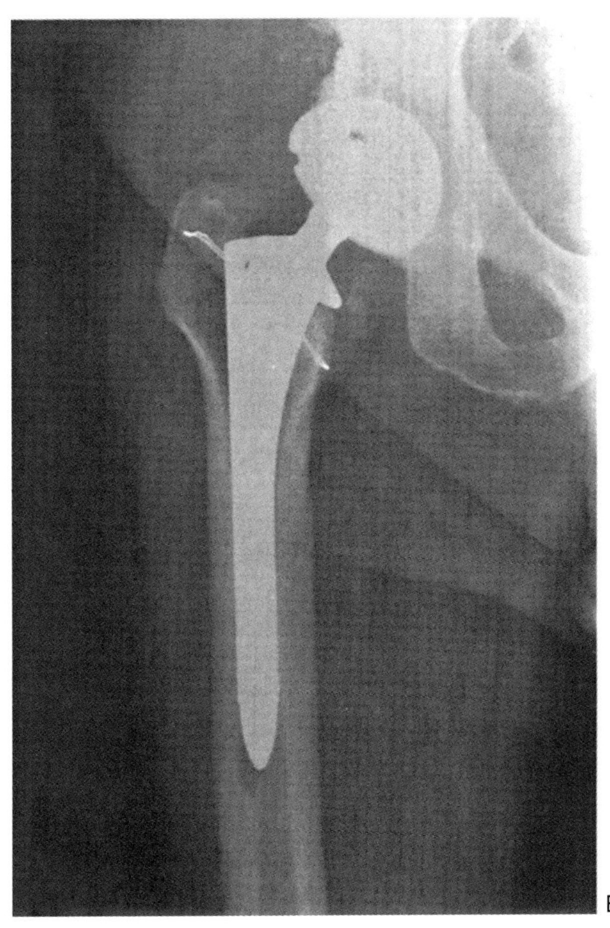

图 77–14　(A)65 岁大学教授的 X 线片，患有严重的晚期髋关节骨性关节炎。片中可见骨质量较好，患者体重为 310 磅。(B)同一患者行全髋关节成形术后 6 年的 X 线片，假体柄为非骨水泥型广泛多孔涂层。患者术后髋部症状完全消失。

羟基磷灰石股骨假体的使用结果令人鼓舞，在欧洲也有类似的报道[27]。但是在目前，对羟基磷灰石促进骨整合的长期作用和最终被吸收后所提供的固定环境还不完全了解。

压配合无孔涂层非骨水泥型股骨假体

北美最常使用的非骨水泥型股骨假体上文已作了介绍。应用非骨水泥无涂层、光滑或粗糙表面股骨柄的效果通常不如应用多孔涂层、羟基磷灰石涂层或骨水泥型股骨假体柄的效果[68]。DuParK 和 Massion 报道了 203 例应用光滑柄表面、解剖型成形的钛材料股骨假体[20]。术后 2~4 年时，有 32 例假体因症状性假体松动而行翻修术。在 145 例影像学随访检查令人满意的病例中有 59 例假体周围出现广泛的透亮带，22 例出现明显的松动。术后 5 年没有因无菌性松动而翻修的股骨假体柄仅占 77%。

尽管无孔涂层、粗纹表面的钛假体柄在北美没有得到广泛的应用，但有报道称这种假体柄临床效果相当好。Blaha 及其同事报道了在意大利实施的 300 例全髋关节成形术，用的是 CLS 假体柄(一种钛材料、楔形、锥形、粗纹、无孔涂层假体)[5]。术后 5~8 年(平均 7 年)时，仅有 0.8%的病例由于无菌性松动而行翻修术，0.8%的病例出现了影像学上的松动(无菌性力学失败率为 1.6%)。这种柄在欧洲仍非常流行。

特殊患者群体中的结果

非骨水泥型股骨假体主要用于骨性关节炎和骨质较好的患者。非骨水泥股骨柄在其他患者群体中的固定效果需要慎重考虑。

年轻患者

年轻患者使用骨水泥型股骨假体术后发生假体松动的风险高于中年或老年患者。所以许多人建议在骨质条件较好的年轻患者中使用非骨水泥型股骨假

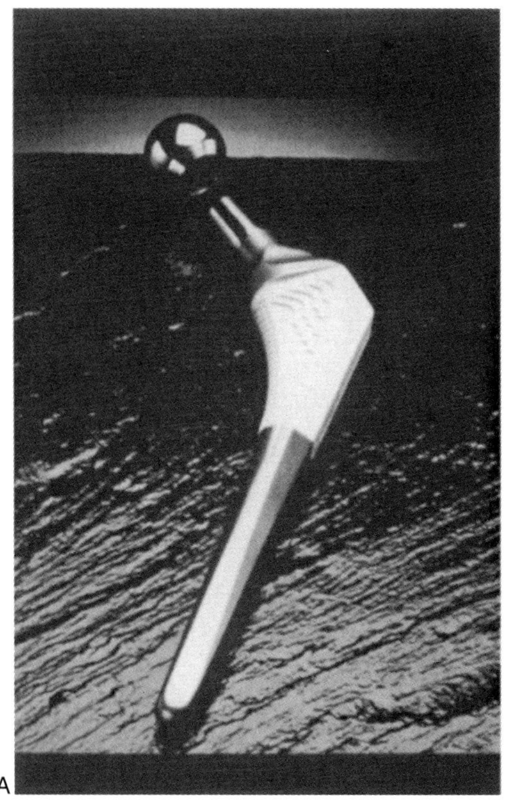

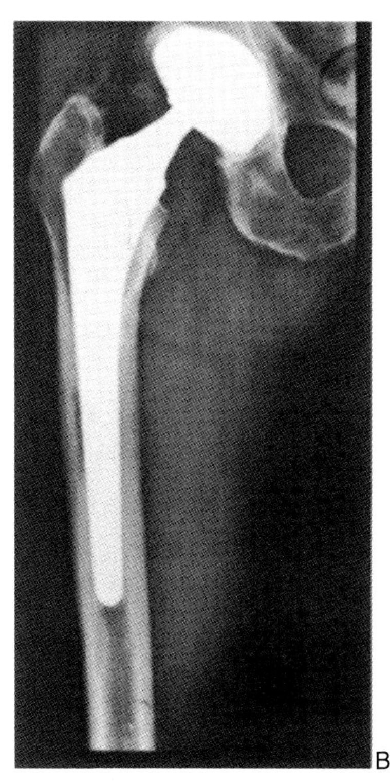

图 77-15 (A)钛材料、近端羟基磷灰石涂层的股骨假体示例(Osteonics Omnifit-HA)。(B)一位 48 岁患者的初次全髋关节成形术后 2 年的 X 线片显示羟基磷灰石涂层的股骨假体(Omifit-HA)固定良好。

体。骨水泥型假体和非骨水泥型假体在年轻患者中的应用结果将在第 81 章详细讨论。

类风湿性关节炎患者

目前, 非骨水泥型股骨假体在类风湿性关节炎患者中应用结果的报道不多。Cracchiolo 等报道了 40 例非骨水泥型初次全髋关节成形术在类风湿性关节炎患者中的应用结果[17]。术后 2~6 年(平均 3.7 年)时未发现一例患者需要行翻修术, 而且没有出现假体柄明确松动,但有 2 例出现柄下沉。Lachiewicz 报道了 35 例用非骨水泥型全髋关节成形术治疗类风湿性关节炎术后 3~6.1 年的结果。在此段时间内未发现一例假体因松动而被取出,但有 3 例股骨假体出现下沉[56]。尽管非骨水泥型假体的短期效果令人满意, 但是由于骨水泥型股骨假体即使在多关节病变的年轻患者中也取得了很好的疗效(见第 81 章),所以大多数类风湿性关节炎患者还是选择骨水泥型假体固定。此外,由于大多数炎症性疾病患者的骨质条件较差, 有股骨髓腔畸形或者应用会妨碍骨向非骨水泥假体长入的免疫抑制剂, 所以这类患者不是非骨水泥型假体的理想应用对象。

缺血性坏死患者

可能是因为骨坏死多发生于活动量大的年轻患者,所以应用骨水泥型全髋关节成形术治疗髋关节缺血性坏死的长期效果相对较差。这使得许多外科医师热中于选择非骨水泥型假体全髋关节成形术的治疗方案,但到目前为止,关于这种治疗方案结果的报道还不多。Lins 等报道了 37 例应用非骨水泥型 PCA 全髋关节成形术来治疗股骨头缺血性坏死的结果[57]。在术后 4~6 年时, 未发现一例假体因松动而需行翻修术,但股骨假体下沉的发生率为 14%,而且 30%的病例出现股骨假体表面金属珠脱落。应用非骨水泥型假体治疗缺血性坏死的最好结果见于 Piston 等的报道,他们对年轻患者使用了 35 例 AML 假体, 平均随访 7.5 年,发现假体柄的失败率是 2.9%[70]。最好的结果也见于 Capello 等的报道,他们报道了 53 例应用羟基磷灰石涂层 Omnifit 柄的结果, 术后随访 6 年未发现一例股骨柄失败[13]。据 Xenakis 及其同事报道,非骨水泥 PCA 假体应用于缺血性坏死患者的临床结果与应用于骨性关节炎患者的临床结果相比无明显差异[85]。

并发症

全髋关节成形术的许多并发症，如软组织问题、神经血管问题和髋关节稳定性问题，在骨水泥型和非骨水泥型全髋关节成形术中是相似的。本节主要讲述与非骨水泥型股骨假体密切相关的并发症问题：术中骨折，假体松动，骨溶解，应力遮挡和异位骨化。

术中骨折

这个问题在第 104 章详细讨论，但为了更加完善，本文将回顾与非骨水泥型全髋成形术密切相关的一些因素。在骨水泥型股骨假体植入过程中，术中股骨骨折很少见。在非骨水泥型股骨假体植入中，发生骨折的风险明显增加，主要是因为手术中需要实现股骨假体与髓腔的紧密压配。在梅奥诊所，在 2078 例初次行非骨水泥型髋关节成形术中，术中骨折的发生率是 3.9%；而在 17 579 例骨水泥型髋关节成形术中，术中骨折的发生率仅是 0.1%（见第 104 章）。

多位作者报道了应用近端多孔涂层假体伴发的术中骨折。Fitzgerald 等分析了 40 例应用近端涂层假体伴发的术中骨折，其中 23 例发生在翻修术中，17 例发生在初次置换术中[26]。40 例发生骨折的病例中有 37 例使用了钢丝环扎。40 例髋关节中仅有 3 例发生了假体松动或失败，但是这 3 例都被认为与术中骨折有关。Martel 等报道了在 121 例 Harris-Galante 初次全髋关节成形术中，术中有 10 例发生股骨近端骨折[60]。尽管采用了钢丝环扎固定，10 例中仍有 2 例股骨假体发生松动。Mont 等在 730 例行非骨水泥型近端多孔涂层全髋关节成形术的手术过程中，发现了 18 例股骨近端术中骨折[63]。其中 14 例进行了钢丝环扎，2 例假体进一步打入，2 例改用骨水泥固定。16 例使用非骨水泥型假体柄的患者中仅有 1 例出现影像学上松动的表现，因此作者认为，经过正确处理的术中股骨骨折不会降低非骨水泥型近端多孔涂层全髋关节成形术的临床效果。

在近端多孔涂层股骨柄插入髓腔中发生骨折时近端股骨往往只出现一条小裂纹，完全可以用钢丝环扎来处理。及时发现和处理对避免术后骨折的进一步加重十分重要。在大多数情况下，如果术中发生无移位的小型骨折，近端多孔涂层假体柄可以继续使用。只有全骨折部位经钢丝环扎后，近端多孔涂层假体不能获得可靠的稳定性时，通常才需要改换骨水泥型假体或广泛多孔涂层远端固定型假体。

广泛涂层股骨髓腔充填的假体柄伴发的骨折常常是股骨干纵向劈裂骨折，这一点不同于近端涂层柄所伴发的骨折。Schwartz 等观察到，应用 AML 假体（在大多数病例中是广泛涂层的）术中骨折发生率是 3%[74]。如果骨折向远端延伸到柄的尖部而且是完全骨折，他们建议术中采用内固定。对于股骨近侧骨折，应采用钢丝环扎并加上一个远端固定、广泛涂层的柄。他们发现，使用这些处理方法术后 1~10 年（平均 3 年）术中股骨骨折无任何不良影响。

假体松动

非骨水泥型假体柄松动的发生机制可能有多种。最常见的原因是假体植入后前几个月内骨未能长入假体表面的微孔内。虽然在一部分病例中大量的纤维组织长入可以使假体获得稳定并具有良好的功能，但是更多见的是假体出现松动和临床失败。避免假体松动的有效方法包括：①合理选择行非骨水泥型股骨假体固定术的患者（参见上文“适应证”一节）；②合理选择假体类型；③采用仔细的手术方法，重点是假体规格要合适，要使假体刚性固定。非骨水泥型假体的松动也可因其他机制引发。严重的骨溶解可导致某些病例的假体松动（图 77-16）。据 Jasty 等报道，在某些情况下骨和多孔涂层假体界面间的骨折可导致假体的松动[42]。

对全髋关节成形术后疼痛的评价和非骨水泥型股骨假体松动的诊断将在第 96 章详细讨论。当手术医师决定对伴有明显症状的松动股骨假体进行翻修时，在选择何种翻修假体固定方式方面目前还没有多少资料可供参考。我们评估了在梅奥诊所翻修的 51 例失败的非骨水泥型股骨假体，其中 31 例为骨水泥型股骨柄，20 例为非骨水泥型近端多孔涂层股骨柄[4]。翻修术后 2~6 年时发现，在使用非近端多孔涂层股骨柄的翻修病例中出现症状的无菌性松动发生率较高，为 50%，因此我们认为这种方法不值得推荐。使用骨水泥型股骨柄的翻修病例中，失败率明显较低（二次翻修率为 13%，有症状的无菌性松动发生率是 19%）。在非骨水泥型股骨假体失败的病例中，使用骨水泥型假体进行翻修所取得的成功率一般低于在骨水泥型股骨假体失败病例中所取得的成功率。在把失败的非骨水泥型股骨假体取出之后，翻修时可供骨水泥与骨床交锁固定的松质骨通常很少。当非骨水泥型股骨柄因无菌性松动而需要翻修时，在去除假体周围包绕的新皮质

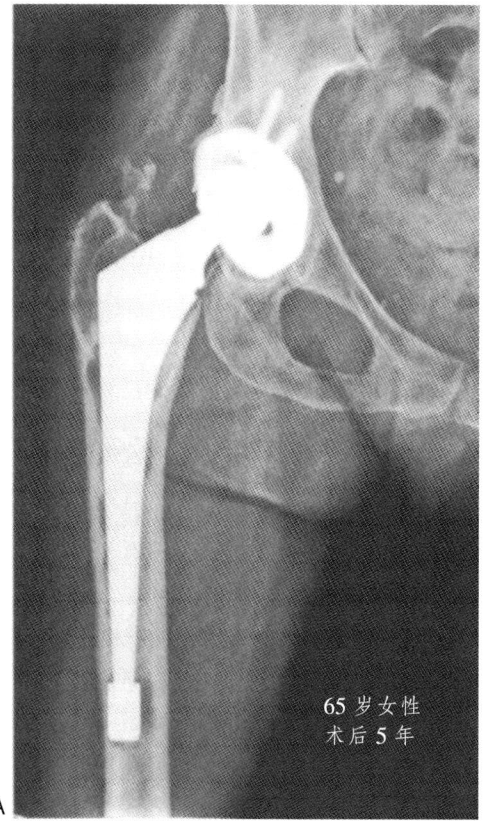

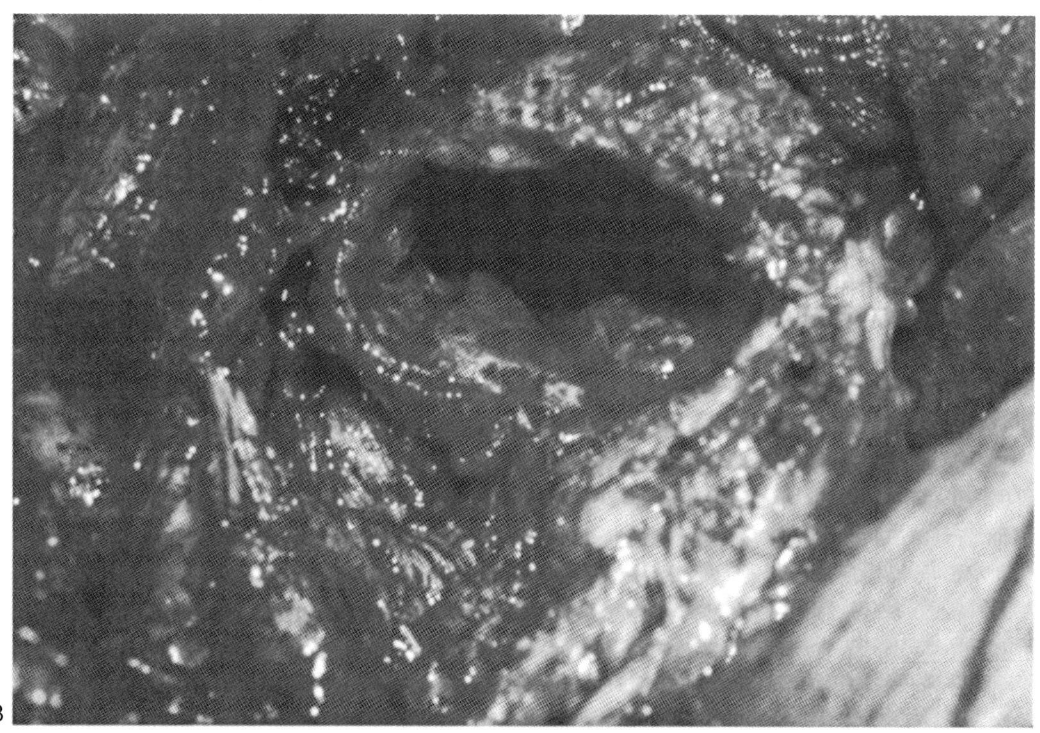

图 77-16 (A)钛材料近端片状多孔涂层的假体柄(Osteonics Omniflex),植入5年后发现假体远端有明显骨溶解。(B)翻修时发现近端股骨上有沟槽,磨损碎屑可通过这些沟槽从片状涂层之间扩散至远端。

骨后，如果残留的松质骨较好，应选择骨水泥型假体柄。如果没有较好的松质骨，最好使用另外的股骨假体固定技术，如骨水泥柄加异体松质骨压迫性植骨术或非骨水泥型广泛多孔涂层的假体柄。

骨溶解

骨水泥型或非骨水泥型股骨假体周围均可发生骨溶解，而且其主要原因都是微粒碎屑[58,73]。近端片状涂层与假体远端骨溶解之间的关系在前面一节（“近端多孔涂层的假体”）中进行了讨论。固定良好的环形涂层假体周围发生的骨溶解常常出现在股骨近侧，这种现象主要是因为环状涂层形成的“垫片密封”作用阻止了微粒碎屑向远端扩散。近端严重的骨丢失可以发生在股骨距区域、股骨假体近端的前方或后方附近以及大转子部位。曾发现骨溶解伴发的大转子骨折，但这不是再手术的常见原因[79]。

关于全髋关节成形术部位骨溶解的治疗仍存在争议。当认定假体远端有进行性发展的严重骨丢失时，应采取积极的外科手术治疗以防发生更严重的骨丢失或假体周围骨折(见图 77–16)。股骨近侧进行性发展的严重骨溶解也需要外科干预。进行手术时，如果假体固定良好，建议对局部病灶进行处理(对局部骨溶解病灶进行清创和植骨)；如果股骨假体松动，建议行翻修术。手术干预的主要目的是减少导致骨溶解的微粒碎屑的生成。固定良好的假体是否需取出取决于多个因素，包括假体取出的预期难度以及在不取出假体动的情况下手术医师是否能接近骨溶解病灶。

应力遮挡

由于假体植入后可引起局部骨的应力改变，所以矫形科的任何植入体都可能造成应力遮挡。对于股骨假体来说，股骨近侧明显的应力遮挡常见于广泛多孔涂层远端骨长入型假体柄。硬度高直径大的假体比弹性大直径小的假体更易产生应力遮挡。Haddad 及其同事证实，患者的骨质条件也会对应力遮挡的发生可能性有重要影响。他们应用双能量 X 线衍射吸收仪(DEXA)检测发现，对侧股骨有明显骨质疏松的患者，广泛多孔涂层非骨水泥型全髋关节成形术后产生应力遮挡的风险明显增加[32]。Engh 和 Bobyn 认为，股骨近端应力遮挡常常在术后前 1~2 年内进展较快，然后逐渐稳定[21]。但 Kilgus 等应用双能量 X 线衍射吸收仪(DEXA)检测发现，使用 AML 股骨柄在术后 2~6 年内也存在进展性骨量丢失[50]。

异位骨化

Maloney 等研究了异位骨化与股骨假体固定方式的关系，发现有症状的严重异位骨化在非骨水泥型全髋关节置换术病例中的发生率略高于在骨水泥型全髋关节置换术病例中的发生率[59]。相关 Duck 和 Mylod 研究了 66 例全髋置换术病例后却发现，骨水泥型和非骨水泥型全髋关节成形术患者发生异位骨化的风险无明显的统计学差异[19]。全髋关节成形术后发生异位骨化的病因是多因素的，可能与患者的自身因素、手术操作和手术入路有关，但与固定方式关系不大(见第 103 章)。

作者的建议

在梅奥诊所，作者和同事均偏爱使用广泛涂层假体柄和近端涂层干骺部匹配假体柄。选用的柄是股骨髓腔匹配还是干骺部匹配，近端涂层还是广泛涂层，取决于股骨髓腔几何形态和骨质条件。干骺部宽大，髓腔紧密，骨皮质条件较好的病例，较适合选用股骨髓腔匹配全涂层假体柄。股骨近端形态较正常的患者，通常选用干骺部匹配近端涂层的假体柄，近端环形涂层柄经常被应用，羟磷灰石涂层柄也被多数医师看中。

（姚运峰　裴福兴　译　　李世民　校）

参考文献

1. Alikahn MA, O'Driscoll M: Fractures of the femur during total hip replacement and their management. J Bone Joint Surg Br 59:36, 1977.
2. Bauer TW, Geesink RCT, Zimmerman R, McMahon JT: Hydroxyapatite-coated femoral stems. J Bone Joint Surg Am 73:1439, 1991.
3. Bauer TW, Taylor SK, Jiang M, Medendorp SV: An indirect comparison of third-body wear in retrieved hydroxyapatite-coated, porous, and cemented femoral components. Clin Orthop 298:11, 1994.
4. Berry DJ, Cabanela MC, Morrey BF: Revision failed uncemented total hip arthroplasty. Presented at the Annual Meeting of the American Academy of Orthopaedic Surgeons, New Orleans, February 26, 1994.
5. Blaha JD, Grappiolio G, Gruen T, et al: Five to eight year follow-up of a cementless press-fit, non-bone ingrowth total hip stem. Orthop Trans 17:941, 1993-1994.
6. Bloebaum RD, Beeks D, Dorr LD, et al: Complications with hydroxyapatite particulate separation in total hip arthroplasty. Clin Orthop 298:19-26, 1994.
7. Bourne RB, Rorabeck CH, Burkart BC, Kirk PG: Ingrowth surfaces: plasma spray coating to titanium alloy hip replacements. Clin Orthop 298:37, 1994.
8. Burkart BC, Bourne RB, Rorabeck CH, Kirk PG: Thigh pain in cementless total hip arthroplasty. Orthop Clin North Am 24:645, 1993.
9. Callaghan JJ, Heekin RD, Savory CG, et al: Evaluation of the learn-

ing curve associated with uncemented primary porous-coated anatomic total hip arthroplasty. Clin Orthop 282:132, 1992.
10. Cameron HU: The two- to six-year results with a proximally modular uncemented total hip replacement used in hip revisions. Clin Orthop 298:47, 1994.
11. Campbell ACL, Rorabeck CH, Bourne RB, et al: Thigh pain after cementless hip arthroplasty: annoyance or ill omen? J Bone Joint Surg Br 74:63, 1992.
12. Capello WN: Outcomes with special devices. Presented at the NIH Consensus Development Conference on Total Hip Replacement, September 12–14, 1994.
13. Capello WN, Colyer RA, Gemlick BF, Feinberg JR: The use of cemented stems in the treatment of osteonecrosis. *In* Osteonecrosis—Etiology, Diagnosis and Treatment. Rosemont, IL, American Academy of Orthopaedic Surgeons, 1997, pp 397–403.
14. Capello WN, Sallay PI, Feinberg JR: Omniflex modular femoral component: two to five year results. Clin Orthop 298:54, 1994.
15. Cook SD, Enis J, Armstrong D, Lisecki E: Early clinical results with the hydroxyapatite-coated porous LSF total hip system. Dent Clin North Am 36:247, 1992.
16. Cook SD, Thomas KA, Kay JF, Jarcho M: Hydroxyapatite-coated titanium for orthopedic implant applications. Clin Orthop 232:225–243, 1988.
17. Cracchiolo A, Severt R, Moreland J: Uncemented total hip arthroplasty in rheumatoid arthritis diseases: a two to six year follow-up study. Clin Orthop 277:166, 1992.
18. D'Antonio JA, Capello WN, Manley MT, Geesink R: Hydroxyapatite femoral stems for total hip arthroplasty: 10- to-13 years results. Clin Orthop 393:101–111, 2001.
19. Duck HJ, Mylod AG Jr: Heterotopic bone in hip arthroplasties. Clin Orthop 282:145, 1992.
20. Duparc J, Massin P: Results of 203 total hip replacements using a smooth, cementless femoral component. J Bone Joint Surg Br 74:251, 1992.
21. Engh CA, Bobyn DJ: The influence of stem size and extent of porous coating on femoral bone resorption after primary cementless hip arthroplasty. Clin Orthop 231:7, 1988.
22. Engh CA, Bobyn DJ, Glassman AH: Porous-coated hip replacement: the factors governing bone ingrowth, stress shielding and clinical results. J Bone Joint Surg Br 69:45, 1987.
23. Engh CA, Hooten JP Jr, Zettl-Schaffer KF, et al: Porous-coated total hip replacement. Clin Orthop 298:89, 1994.
24. Engh CA, McGovern TF, Bobyn JD, Harris WH: A quantitative evaluation of periprosthetic bone-remodeling after cementless total hip arthroplasty. J Bone Joint Surg Am 74:1009, 1992.
25. Fischer KJ, Carter DR, Maloney WJ: In vitro study of initial stability of a conical collared femoral component. J Arthroplasty 7(Suppl): 389, 1992.
26. Fitzgerald RH Jr, Brindley GW, Kavanagh BF: The uncemented total hip arthroplasty. Clin Orthop Rel Res 235:61, 1988.
27. Furlong RJ, Osborn JF: Fixation of hip prosthesis by hydroxyapatite ceramic coatings. J Bone Joint Surg Br 73:741–745, 1991.
28. Geesink RG, de Groot K, Klein CP: Bonding of bone to apatite-coated implants. J Bone Joint Surg Br 70:17–22, 1988.
29. Geesink RGT: Experimental and clinical experience with hydroxyapatite-coated hip implants. Orthopedics 12:1239, 1989.
30. Geesink RGT: Hydroxylapatite-coated total hip replacement: five year clinical and radiographic results. *In* Geesink RGT, Manley MT (eds): Hydroxylapatite Coating in Orthopaedic Surgery. New York, Raven Press, 1993, p 117.
31. Goetz DD, Smith EJ, Harris WH: The prevalence of femoral osteolysis associated with components inserted with or without cement in total hip replacements. J Bone Joint Surg Am 76:1121, 1994.
32. Haddad RJ, Cook SD, Brinker MR: A comparison of three varieties of noncemented porous-coated hip replacement. J Bone Joint Surg Br 72:2, 1990.
33. Hagevold HE, Lyberg T, Kierulf P, Reikeras O: Micromotion of cemented and uncemented femoral components. J Bone Joint Surg Br 73:33, 1991.
34. Hamadouche M, Witvoet J, Porcher R, et al: Hydroxyapatite-coated versus grit-blasted femoral stems. A prospective, randomised study using EBRA-FCA. J Bone Joint Surg Br 83:979–987, 2001.
35. Heekin RD, Callaghan JJ, Hopkinson WJ, et al: The porous-coated anatomic total hip prosthesis inserted without cement: results after five to seven years in a prospective study. J Bone Joint Surg Am 75:77, 1993.
36. Holmberg PD, Bechtold J, Sun B, et al: Strain analysis of a femur with long stem press-fit prosthesis. Presented at the 32nd Annual Meeting of the Orthopaedic Research Society, New Orleans, 1986.
37. Hoogendorn HA, Renooij W, Akkermans GMA: Long-term study of large ceramic implants in dog femora. Clin Orthop 187:281, 1984.
38. Horne G: Fit and fill: fashionable fact or fantasy? J Bone Joint Surg Br 74:4, 1992.
39. Howie DW, Haynes DR, Rogers SD, et al: The response to particulate debris [review]. Orthop Clin North Am 24:571, 1993.
40. Huiskes R, Weinans H, Dalstra M: Adaptive bone remodeling in biomechanical design considerations for noncemented total hip arthroplasty. Orthopedics 12:1255, 1989.
41. Hungerford DS, Jones LC: Clinical experience and current status of proximally coated cementless femoral stems. Presented at the NIH Consensus Development Conference on Total Hip Replacement, September 12–14, 1994.
42. Jasty M, Bragdon CR, Maloney WJ, et al: Ingrowth of bone in failed fixation of porous-coated femoral components. J Bone Joint Surg Am 73:1331, 1991.
43. Jasty M, Bragdon CR, Rubash H, et al: Unrecognized femoral fractures during cementless total hip arthroplasty in the dog and their effect on bone ingrowth. J Arthroplasty 7:501, 1992.
44. Jasty M, Burke D, Harris WH: Biomechanics of cemented and cementless prostheses. Chir Organi Mov 77:349, 1992.
45. Jasty M, Henshaw RM, O'Connor DO, Harris WH: High assembly strains and femoral fractures produced during insertion of uncemented femoral components: a cadaver study. J Arthroplasty 8:479, 1993.
46. Jasty M, Krushell R, Zalenski E, et al: The contribution of the non-porous distal stem to the stability of proximally porous-coated canine femoral components. J Arthroplasty 8:33, 1993.
47. Jasty M, Rubash HE, Paiement GD, et al: Porous-coated uncemented components in experimental total hip arthroplasty in dogs: effect of plasma-sprayed calcium phosphate coatings on bone ingrowth. Clin Orthop 280:300, 1992.
48. Kabo JM, Clarke IC: Conventional total hip replacement design including custom considerations. *In* Amstutz HC (ed): Hip Arthroplasty. New York, Churchill Livingstone, 1991, p 37.
49. Kang JD, McKernan DJ, Kruger M, et al: Ingrowth and formation of bone in defects in an uncemented fiber-metal total hip-replacement model in dogs [review]. J Bone Joint Surg Am 73:93, 1991.
50. Kilgus DJ, Shimaoka EE, Tipton JS, Eberle RW: Dual-energy x-ray absorptiometry measurement of bone mineral density around porous-coated cementless femoral implants. J Bone Joint Surg Br 75:279, 1993.
51. Kim Y-H, Kim VEM: Results of the Harris-Galante cementless hip prosthesis. J Bone Joint Surg Br 74:83, 1992.
52. Kim Y-H, Kim VEM: Early migration of uncemented porous coated anatomic femoral component related to aseptic loosening. Clin Orthop 295:146, 1993.
53. Kim Y-H, Kim VEM: Uncemented porous-coated anatomic total hip replacement: results at six years in a consecutive series. J Bone Joint Surg Br 75:6, 1993.
54. Klassen J, Cabanela MEC: Influence of femoral component design changes on the clinical and radiographic results of uncemented total hip arthroplasty. Presented at the Mid America Orthopedic Association Meeting, West Palm Beach, FL, April 22, 1995.
55. Klein CP, Driessen AA, DeGroot K, Van Der Hooff A: Biodegradation behavior of various calcium phosphate materials in bone tissue. J Biomed Mater Res 17:769, 1983.
56. Lachiewicz PF: Porous-coated total hip arthroplasty in rheumatoid arthritis. J Arthroplasty 9:9, 1994.
57. Lins RE, Barnes BC, Callaghan JJ, et al: Evaluation of uncemented total hip arthroplasty in patients with avascular necrosis of the femoral head. Clin Orthop 297:168, 1993.
58. Maloney WJ, Jasty M, Harris WH, et al: Endosteal erosion in association with stable cementless femoral components. J Bone Joint Surg Am 72:1025, 1990.
59. Maloney WJ, Krushell RJ, Jasty M, Harris WH: Incidence of heterotopic ossification after total hip replacement: effect of the type of fixation of the femoral component. J Bone Joint Surg Am 73:191, 1991.
60. Martel JM, Pierson RH III, Jacobs JJ, et al: Primary total hip reconstruction with a titanium fiber-coated prosthesis inserted without cement. J Bone Joint Surg Am 75:554, 1993.

61. McAuley JP, Moore KD, Culpepper WJ, Engh CA: Total hip arthroplasty with porous-coated prosthesis fixed without cement in patients who are 65 years of age or older. J Bone Joint Surg Am 80:1648, 1998.
62. McPherson EJ, Friedman RJ, Dorr LD: The APR-I experience with hydroxyapatite. *In* Geesink RGT, Manley MT (eds): Hydroxylapatite Coating in Orthopaedic Surgery. New York, Raven Press, 1993, p 248.
63. Mont MA, Maar DC, Krackow KA, Hungerford DS: Hoop-stress fractures of the proximal femur during hip arthroplasty. J Bone Joint Surg Br 74:257, 1992.
64. Nister L, Blaha JD, Kjellstrom U, Selvik G: In vivo measurements of relative motion between an uncemented femoral total hip component and the femur by roentgen stereophotogrammetric analysis. Clin Orthop 269:220, 1991.
65. Oonishi H, Yamamoto M, Ishimaru H, et al: The effect of hydroxyapatite on bone growth into porous titanium alloy implants. J Bone Joint Surg Br 71:213, 1989.
66. Owen TD, Moran CG, Smith SR, Pinder IM: Results of uncemented porous-coated anatomic total hip replacement. J Bone Joint Surgery Br 76:258, 1994.
67. Pellegrini VD Jr, Hughes SS, Evarts CM: A collarless cobalt-chrome femoral component in uncemented total hip arthroplasty. J Bone Joint Surg Br 74:814, 1992.
68. Phillips TW, Messieh SS: Cementless hip replacement for arthritis: problems with a smooth surface Moore stem. J Bone Joint Surg Br 70:750, 1988.
69. Pilliar RM, Cameron HU, Macnab I: Porous surface layered prosthetic devices. Biomed Eng 10:126, 1975.
70. Piston RW, Engh CA, De Carvalho PI, Suthers K: Cementless total hip arthroplasty in patients with avascular necrosis of the hip. J Bone Joint Surg Am 76:202–214, 1994.
71. Rashmir-Raven AM, DeYoung DJ, Abrams CF Jr, et al: Subsidence of an uncemented canine femoral stem. Vet Surg 21:327, 1992.
72. Rothman RH, Izant TH: Uncemented total hip arthroplasty. *In* Bolderson RA, et al (eds): The Hip. Philadelphia, Lea & Febiger, 1992, Ch 23.
73. Santavirta S, Hoikka V, Eskola A, Konttinen YT: Aggressive granulomatous lesions in cementless total hip arthroplasty. J Bone Joint Surg Br 72:980, 1990.
74. Schwartz JT Jr, Mayer JG, Engh CA: Femoral fracture during non-cemented total hip arthroplasty. J Bone Joint Surg Am 71:1135, 1989.
75. Shimazoki K, Mooney V: Comparative study of porous phosphate as bone substitute. J Orthop Res 3:301, 1985.
76. Skinner HB, Kilgus DJ, Keyak J, et al: Correlation of computed finite element stresses to bone density after remodeling around cementless femoral implants. Clin Orthop 305:178, 1994.
77. Soballe K, Hansen ES, Brockstedt-Rasmussen H, Bunger C: Hydroxyapatite coating converts fibrous tissue to bone around loaded implants. J Bone Joint Surg Br 75:270–278, 1993.
78. Soballe K, Toksvig-Larsen S, Gelineck J, et al: Migration of hydroxyapatite coated femoral prostheses: a roentgen stereophotogrammetric study. J Bone Joint Surg Br 75:681, 1993.
79. Swanson KC, Cabanela ME: Omnifit uncemented total hip arthroplasty: a long term follow-up study. (In preparation).
80. Taylor MM, Myers MH, Harve JP: Intraoperative femur fractures during total hip arthroplasty. Clin Orthop 137:96, 1978.
81. Tisdel CL, Goldberg VM, Parr JA, et al: The influence of a hydroxyapatite and tricalcium-phosphate coating on bone growth into titanium fiber-metal implants. J Bone Joint Surg Am 76:159–171, 1994.
82. Walker PS, Robertson DD: Design and fabrication of cementless hip stems. Clin Orthop Rel Res 235:25, 1988.
83. Weinans H, Huiskes R, Grootenboer HJ: Effects of material properties of femoral hip components on bone remodeling. J Orthop Res 10:845, 1992.
84. Wixson RL, Stulberg D, Mehlhoff M: Total hip replacement with cemented, uncemented, and hybrid prostheses. J Bone Joint Surg Am 73:257, 1991.
85. Xenakis TA, Beris AE, Malizos KK, et al: Total hip arthroplasty for avascular necrosis and degenerative osteoarthritis of the hip. Clin Orthop 341:62–68, 1997.

第 78 章

髋关节表面成形术

Javad Parvizi , Robert T. Trousdale

目前对于髋关节表面成形术的疗效仍然存在争议。虽然最初学者们对这一技术具有较高的热情,认为表面置换术可以替代全髋关节成形术(THA),但大量的失败病例又让他们对此失去了信心[16,21,28,34]。金属-金属支撑表面和高交联聚乙烯的出现,又使得一些骨科医师对这一技术有了新的认识。

髋关节表面置换和保守置换的方法种类繁多(图78-1)。表面置换的一个优点是保存了股骨颈的骨量。不像半髋关节成形术和全髋关节成形术那样,需要切除股骨头和部分股骨颈,也不需要破坏髓腔来插入股骨柄,表面置换术保留了大部分股骨颈,万一需要翻修,可在髋关节成形术中安装常规的带柄股骨假体。

历史

在关节表面安放外来物的早期报道之一是在1840年,美国的Carnochan把一木片作为间隔物植入到颞下颌关节表面之间。外科医师受此启发,将这种方法应用于髋关节,取不同的组织和材料作为间隔物。1902年,Murphy报道了把肌肉和筋膜作为间隔物植入患病关节中[27]。1918年,Baer曾把用铬化猪膀胱作为间隔材料[3]。Smith-Petersen首创了关节表面置换成形术,或称为双杯关节成形术,也可以把这种方法看做是插补关节成形术的一种改进[33]。他发现放入患者背部的玻璃片周围有一层假膜形成,类似于正常关节的滑膜。这个发现促使他设计了一种玻璃杯植于股骨头和髋臼之间来治疗关节炎。然而这种玻璃杯易碎,不能承受髋关节内的应力,因而常发生碎裂。1938年,他用钴铬合金取代了玻璃,并在随后的十多年间使用了500多个这种合金杯。

上世纪50年代,人们对杯型关节成形术进行了多种改进。Haboush报道了两例用丙烯酸骨水泥固定的双杯髋关节成形术,一侧固定于股骨头,另一侧固定于髋臼。这可能是第一次将甲基丙烯酸酯骨水泥用于髋关节成形术[19]。不久,Townley应用金属杯连接于短的弯形髓内柄上,研制出半髋关节成形术[35]。1960年,Townley又引进了一种用聚氨基甲酸乙酯或聚乙烯制作的髋臼杯。在全髋(而不是半髋)关节成形术中,这种髋臼杯要与股骨柄组合使用。假体由骨水泥固定,因此称之为全关节置换成形术(TARA)。虽然Townley最初报道的效果很好,但是髋臼假体松动问题严重。1969年之后,由于常规髋关节成形术的发展,关节面置换已很少有人问津。

在20世纪70年代关节表面置换技术不断得到改进,在活动量大的年轻患者中,被认为可以替代传统的全髋关节成形术。这些设计改进包括:1968年的Müller非骨水泥型双杯假体,1970年的Luck杯,1970年的Paltrinieri-Trentani假体,1971年改进的Furuya假体,以及1972年Freeman设计的ICLH假体[17,18,36]。在1973年,Eicher开始应用一种后来称之为“印第安纳保守髋”的假体。Capello及其同事继续发展了这项工作[5,9,10]。在20世纪80年代早期,Amstutz等设计了THARIES表面置换假体,并且继续倡导应用关节表面置换术[1,2,4]。目前市场上有多种关节表面置换假体可供使用,具有不同材料、不同大小和外形以及相应的配套器械,并附有推荐的外科技术。

基本原理

在美国,每年大约有250 000例全髋关节成形术,其中股骨头缺血性坏死的病例约为10%。许多骨坏死患者是年轻人,约有一半是双侧发病。曾用多种保关节术式,包括髓芯减压术、带血管及不带血管骨移植术、肌束移植术、骨软骨移植术以及几种不同类型的股骨近侧截骨术,而且均获得了不同程度的成功[26,37]。但是当坏死面积较大(组合坏死角200°或超过30%的

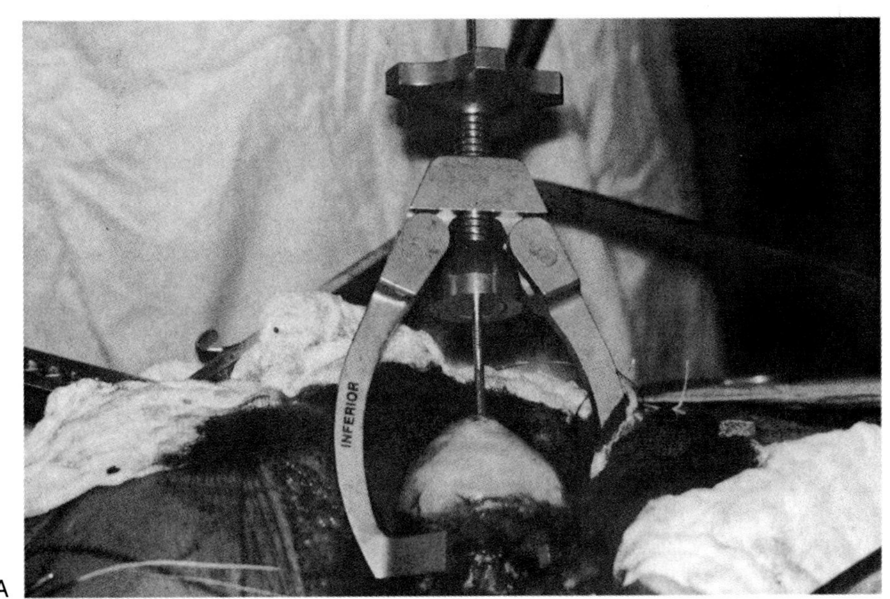

A

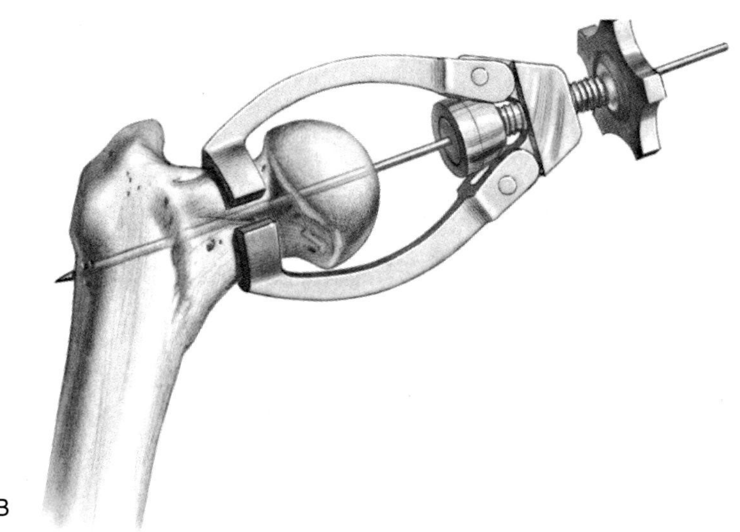

B

图 78–8　(A)将导引针植入股骨颈正中的术中照片。术中可通过透视确认其位置。(B)将导引针植入股骨颈正中的示意图。

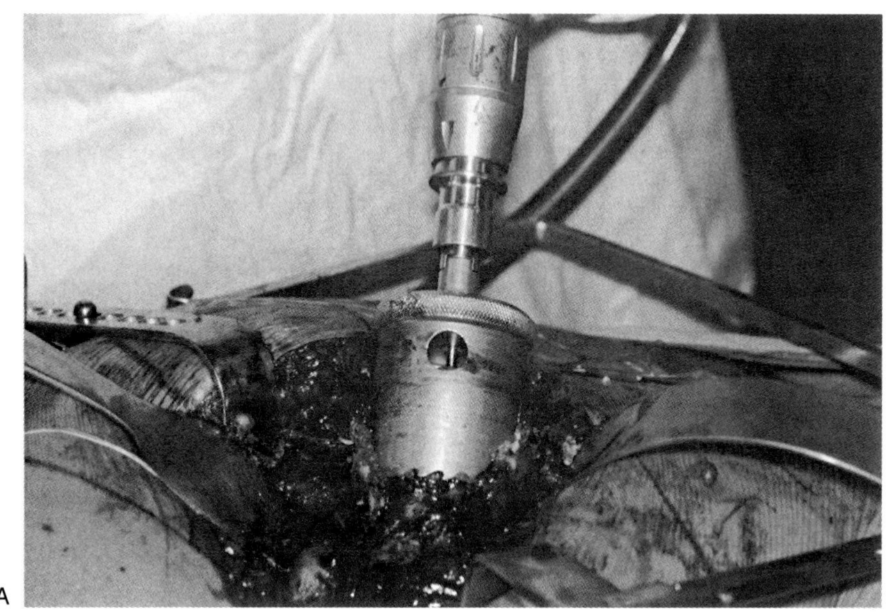

A

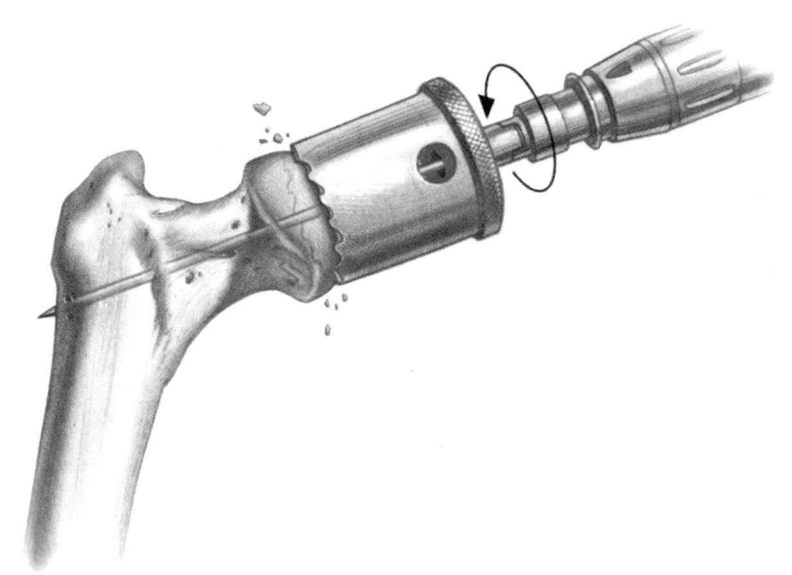

B

图 78–9 (A)术中依靠导引针进行股骨头磨削的照片。(B)依靠导引针进行股骨头磨削的示意图。

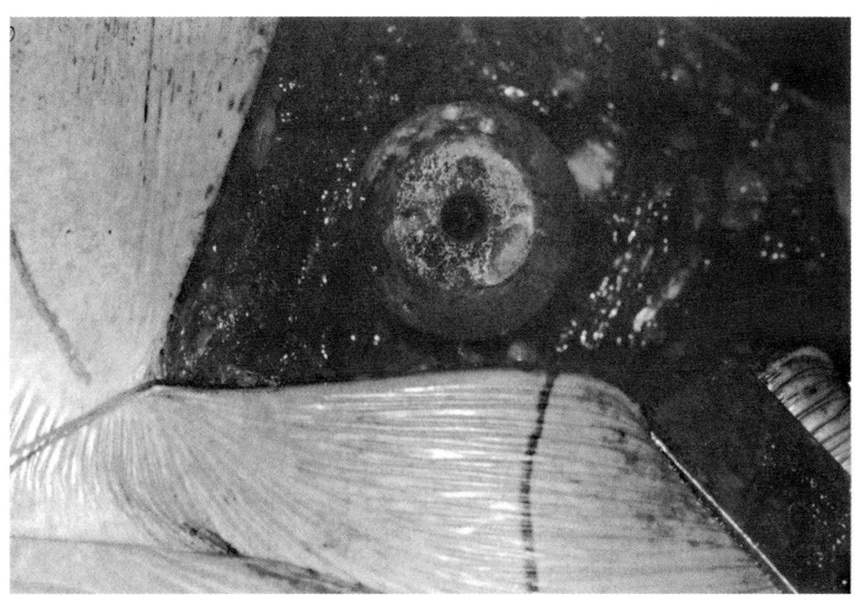

图 78-10　打磨好的股骨近端照片。确定尺寸大小使其与髋臼匹配。

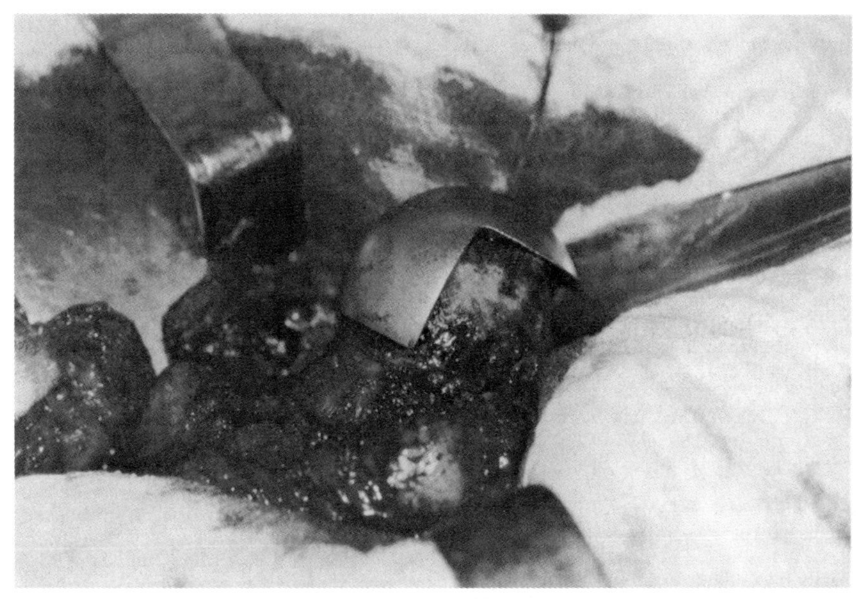

图 78-11　试安放照片。可通过透视复位髋关节并评估其尺寸是否合适。

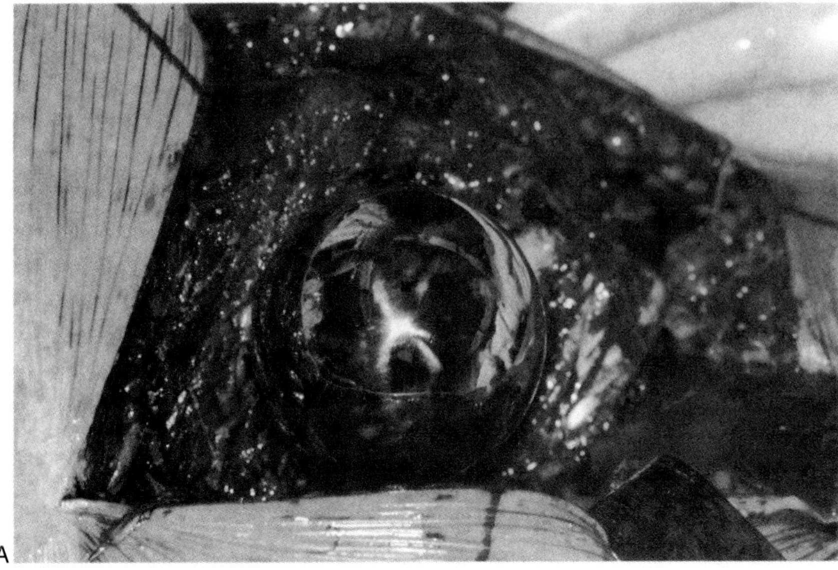
A

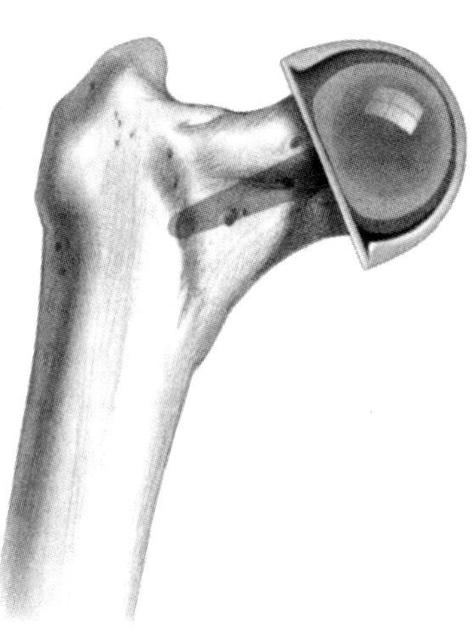
B

图 78-12 (A)将实际的骨水泥假体植入就位的照片。(B)实际植入的骨水泥假体示意图。

(姚运峰 裴福兴 译 李世民 校)

参考文献

1. Amustutz HC: The THARIES hip resurfacing technique. Orthop Clin North Am 13:813–832, 1982.
2. Amstutz HC, Thomas BJ, Jinnah R, et al: Treatment of primary osteoarthritis of the hip. A comparison of total joint and surface replacement arthroplasty. J Bone Joint Surg 66A:228–241, 1984.
3. Baer WS: Arthroplasty with the aid of animal membrane. Am J Orthop Surg 16:1–29, 1918.
4. Beaule P, Amstutz H: Hemiresurfacing arthroplasty for osteonecrosis of the hip. Op Tech Orthop 10:123–132, 2000.
5. Bogoch ER, Fornasier VL, Capello WN: The femoral head remnant in resurfacing arthroplasty. Clin Orthop 167:92–105, 1982.
6. Buechel FF: Hip resurfacing revisited. Orthopedics 19:753–756, 1996.
7. Cabanela ME: Bipolar versus total hip arthroplasty for osteonecrosis of the femoral head. A comparison. Clin Orthop 261:59–62, 1990.
8. Campbell P, Mirra J, Amstutz HC: Viability of femoral heads treated with resurfacing arthroplasty. J Arthroplasty 15:120–122, 2000.
9. Capello WN, Ireland PH, Trammell TR, Eicher P: Conservative total hip arthroplasty. A procedure to conserve bone stock. Part I. Analysis of sixty-six patients. Part II. Analysis of failures. Clin Orthop 134:59–74, 1978.
10. Capello WN, Misamore GW, Trancik TM: Conservative total hip arthroplasty. Orthop Clin North Am 13:833–842, 1982.
11. Charnley J: Low friction arthroplasty. Berlin, Springer-Verlag, 1979.
12. Cornell CN, Salvati EA, Pellici PM: Long-term follow-up of total hip replacement in patients with osteonecrosis. Orthop Clin North Am 16:757–769, 1985.
13. Dorr LD, Takei GK, Conaty JP: Total hip arthroplasties in patients less than thirty-five years old. J Bone Joint Surg 65A:474–479, 1983.
14. Ficat RP, Arlet J: Functional investigation of bone under normal conditions. *In* Hungerford D (ed): Ischemia and Necrosis of Bone. Baltimore, Williams and Wilkins, 1980, pp 29–52.
15. Freeman MAR: Some anatomical and mechanical considerations relevant to the surface replacement of the femoral head. Clin Orthop 134:19–24, 1978.
16. Freeman MAR, Cameron HU, Brown GC: Cemented double cup arthroplasty of the hip: A 5-year experience with the ICLH prosthesis. Clin Orthop 134:45–52, 1978.
17. Furuya K, Tsuchiya M, Kawachi S: Socket-cup arthroplasty. Clin Orthop 134:41–44, 1978.
18. Gerard Y: Hip arthroplasty in matching cups. Clin Orthop 134:25–35, 1978.
19. Haboush EJ: A new operation for arthroplasty of the hip based on biomechanics, photoelasticity, setting dental acrylic and other considerations. Bull Hosp Joint Dis 13:242–277, 1953.
20. Hungerford MW, Mont MA, Scott R: Surface replacement hemiarthoplasty for the treatment of osteonecrosis of the femoral head. J Bone Joint Surg 80A:1656–1664, 1998.
21. Jolley MN, Salvati EA, Brown GC: Early results and complications of surface replacement of the hip. J Bone Joint Surg 64A:366–377, 1982.
22. Kim KJ, Rubash HE: Large amounts of polyethylene debris in the interface tissue surrounding bipolar endoprostheses. Comparison to total hip prostheses. J Arthroplasty 12:32–39, 1997.
23. Krackow KA, Mont MA, Maar DC: Limited femoral endoprosthesis for avascular necrosis of the femoral head. Orthop Rev 12:457–463, 1993.
24. Kwok DC, Cruess RL: A retrospective study of Moore and Thompson hemiarthroplasty. A review of 599 surgical cases and analysis of the technical complications. Clin Orthop 169:179–185, 1982.
25. Lachiewicz PF, Desman SM: The bipolar endoprosthesis in avascular necrosis of the femoral head. J Arthroplasty 3:131–138, 1988.
26. Meyers MH: The treatment of osteonecrosis of the hip with fresh osteochondral allografts and muscle pedicle graft technique. Clin Orthop 130:202–209, 1978.
27. Murphy JB: Ankylosis: Clinical and experimental. JAMA 44:1573–1582, 1905.
28. Nelson CL, Walz BH, Gruenwald JM: Resurfacing of only the femoral head for osteonecrosis. J Arthroplasty 12:736–740, 1997.
29. Ortiguera C, Pulliam I, Cabanela ME: Total hip arthroplasty for osteonecrosis. Matched-pair analysis of 188 hips with long-term follow-up. J Arthroplasty 14:21–28, 1999.
30. Parvizi J, Morrey MA, Breen CJ, Cabanela ME: The outcome of uncemented total hip arthroplasty for avascular necrosis in patients under 50 years of age. Transactions of Mid-America Orthopaedic Association, 18th Annual Meeting, Scottsdale AZ, April 26–29, 2000.
31. Ritter MA, Gioe TJ: Conventional versus resurfacing total hip arthroplasty. A long-term prospective study of concomitant bilat-

eral implantation of prostheses. J Bone Joint Surg 68A:216–225, 1986.

32. Siguier T, Siguier M, Judet T, et al: Partial resurfacing arthroplasty of the femoral head in avascular necrosis. Clin Orthop 386:85–92, 2001.
33. Smith-Petersen MN: Evolution of mould arthroplasty of the hip joint. J Bone Joint Surg 30B:59–73, 1948.
34. Steinberg ME: Summary and conclusions. Symposium on surface replacement arthroplasty of the hip. Orthop Clin North Am 13:895–902, 1982.
35. Townley CO: Hemi and total articular replacement arthroplasty of the hip with the fixed femoral cup. Orthop Clin North Am 13:869–894, 1982.
36. Trentani C, Vaccarino F: The Paltrinieri-Trentani hip resurface arthroplasty. Clin Orthop 134:36–40, 1978.
37. Vail TP, Urbaniak JR: Donor-site morbidity with use of vascularized autogenous fibular grafts. J Bone Joint Surg 78:204–211, 1996.
38. Wagner H: Hip arthroplasty by the resurfacing procedure. J Bone Joint Surg 61B:235, 1979.

第 79 章

保守性置换设计：干骺端固定假体

Bernard F. Morrey

髋关节置换的设计和技术尽管在过去有了很大进步，但是如何使年轻患者的假体关节长期可靠有效仍然是个难题。目前公认的核心问题是关节活动及其产生的磨损碎屑。但是，人们希望尽量保留股骨近端的骨量以便能进行并发症少且更可靠的翻修术，却不断促使人们关注表面置换和干骺端固定式股骨假体。事实上，这正是最早期髋关节置换设计的基本原理（图 79-1）。

基本原理

任何关节置换术的目的都是为了通过牢固固定来消除疼痛。"保守性"关节置换术的另外一些目的还包括：①尽量减少骨切除；②有效的重塑特点；③一旦假体失败便于翻修[35]。如果无柄假体可以达到以上目的，则将是许多外科医师的首选设计[25,49]。髋关节表面置换术在第 78 章已经讨论。本章重点讨论股骨假体的干骺端固定。

疼痛缓解

由于疼痛缓解直接与假体的牢固固定有关[8,19]，因此任何没有用甲基丙烯酸甲酯（PMMA）固定的假体必须借助假体形状和（或）表面设计来达到牢固的固定[13,40,48]。无柄假体可以直接固定到股骨头、头颈部，或者通过颈部和一块附加侧板固定，或者固定于股骨的近侧干骺端。可以用 PMMA 或者通过特殊设计来达到牢固固定。限定于股骨头和颈的假体设计容易翻修，即使是用骨水泥固定的，失败时也可以完全去除股骨头置换部分因而不妨碍随后的翻修。另一方面，由于干骺端假体的前、后和外侧平面均为楔形，因而在股骨近端会产生点接触稳定作用，而且植入深度的增加也进一步提高固定的稳定性。这一概念已得到实验证明[24]，还得在本章作进一步讨论。

保守性干预

任何关节置换假体，如果在植入时切除的骨量较少或者对正常解剖结构损伤很少，均可以视为保守性假体。这种假体植入时对髋臼的干预也比较保守。对于股骨头的表面置换，我个人担心的是，如果髋臼置换往往会切除过多的髋臼骨量。

在各种情况下，尽量缩短手术时间以及尽量减小股骨髓腔的暴露和重新塑形程度也可减少失血量。

保守性关节置换术的另一个特点是，假体失败后较容易改用其他的假体。如果初次植入假体尽可能少地侵犯宿主骨，尤其是保持了传统假体固定所需的各项固定要素的完整性，将有利于进行有效和可靠的翻修。

最后要考虑的是医疗费用和调查表。左右双侧通用且试模附件最少的假体同样具有很高的使用价值。

设计选择

表面置换假体

表面置换关节成形术的概念可以追溯到采用臼杯关节成形术的时代。关注的重点随各种新理念的出现而兴衰[1,22,44]。不幸的是每一次试图重新提出表面置换设计新理念时都会出现新的问题。虽然在第 78 章中已讨论过，但本章对该问题的一些观点有助于做出正确的选择。

在过去，手术暴露伴发的股骨头缺血性坏死曾是使股骨表面置换术失效的因素之一。问题是能不能完全解决这个难题。需要去除过量的髋臼骨量以确保金属和聚乙烯假体层具有足够的厚度，这个问题可以采用金属对金属关节假体即作为双极半置换体来解决[36]。假体固定技术的提高可以避免使用骨水泥进行固定。然而，最近的分析显示，任何表面置换股骨假体首先要受到股骨颈直径的限制。股骨颈的直径决定了股骨

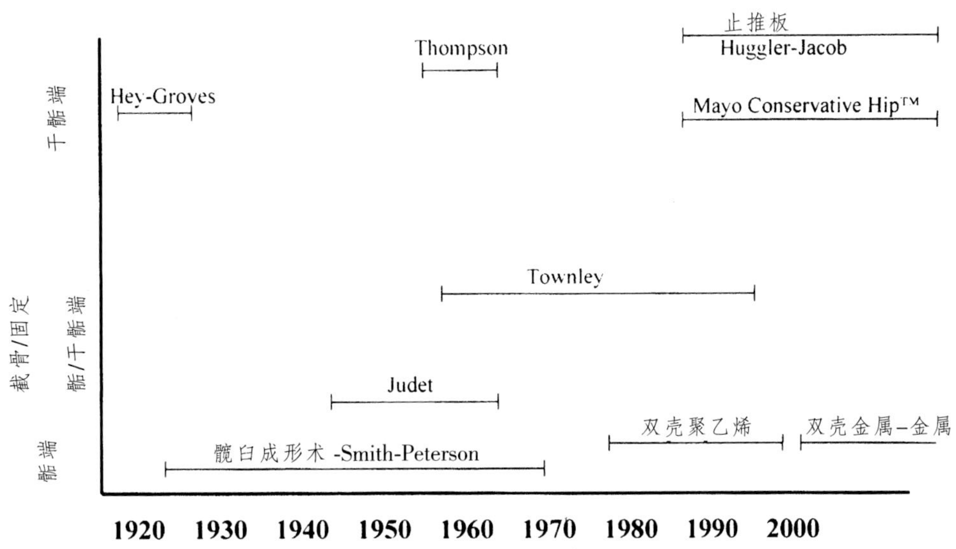

图 79-1　在股骨干骺端或骺部在进行“保守性”固定的发展史。(Concept modified form I, Jacob, Zurich Switzerland.)

头的最小有效直径，而此直径反过来又决定了臼杯的最小直径。

因此到目前为止，在全髋关节表面置换术中我们一直在关注这一问题。然而，作为一种半关节置换术，这一概念正在引起人们的关注，并且已应用于经过仔细选择的病例中，尤其是那些非常年轻的患者（图 79-2）。

干骺端固定

可替代表面置换的方法是股骨干骺端固定而不是做髓内固定。干骺端固定器在设计上要考虑的两个重要因素是固定方式和假体设计对正确放置技术的敏感性。在表面置换假体，根据股骨头和颈的接触来定向。大多数传统的有柄假体根据柄在髓腔内的位置来定向[4,30]。由于股骨干骺端固定的假体没有固定假体柄，因此在设计和技术上需考虑另外一些因素。

非表面置换无柄假体

股骨干骺端固定假体的基本理念并非是新的。其设计理念随时间发生了很大变化，从带有侧钢板（如 Thrust 钢板）的头颈置换，到 1982 年设计的 Mayo 双侧逐渐变细的保守性置换假体。这些假体设计的基本原理已做过简要讨论。

股骨干骺端固定假体的重塑

鉴于即刻及持久的牢固固定可以使疼痛缓解，因此对任何保守性假体所期望的特征是具有良好的长期重塑性。这意味着，股骨近端要承载负荷，但不能被假体遮挡。研究显示，股骨正常的应力模式会因髓内系统的材料、柄的长短以及是否用骨水泥固定而有显著的差异（图 79-3）[9,10,32,38,48]。只置换股骨头或者局限于置换头和颈的假体系统，对骨重塑过程几乎没有或仅有微小的影响。目前尚不清楚何种应力模式在股骨头颈去除后能确保与带柄假体长期和谐共存。尚不能保证所谓的解剖柄能为股骨髓腔负荷系统提供最好的应力分布模式[3,5]。此外，如果能够在无柄的股骨近端得到可靠的固定，就不可能有应力遮挡（图 79-4）。这样一种术式还可以减小或者消除使用非骨水泥髓内固定有柄假体时持续存在的股部疼痛。

承重负荷往往会产生内翻力矩施加于置换假体上。研究证实，横截面呈中部窄和外侧宽的几何形状会在股骨近端产生应力，有利于股骨的重塑[26]并能有效地对抗内翻力矩。随着对股骨近端负荷了解的深入，现已确认存在有显著的旋转应力，尤其是在爬楼梯期间。这个负荷会给植入的假体施加扭转力矩，其大小与股骨头到股骨中心的距离成比例，因此和股骨偏移相关。研究显示，横截面逐渐变细还能有效抵抗这些作用力[26]。

Mayo 保守性髋关节假体

旨在满足上述目的和因素的一种方法是两端逐渐变细的干骺端固定（60 mm）股骨侧假体，它是

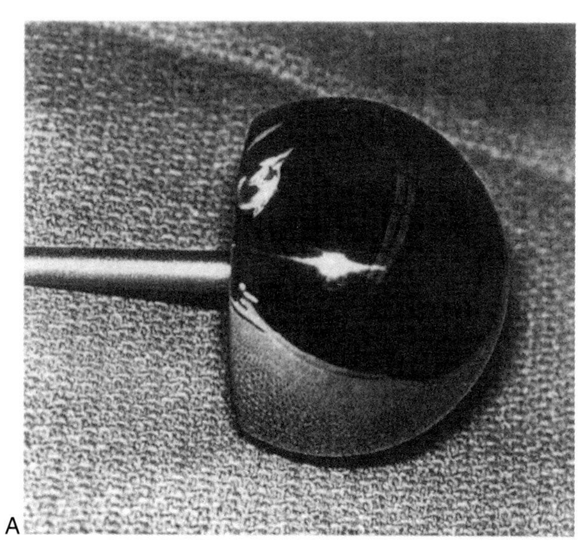
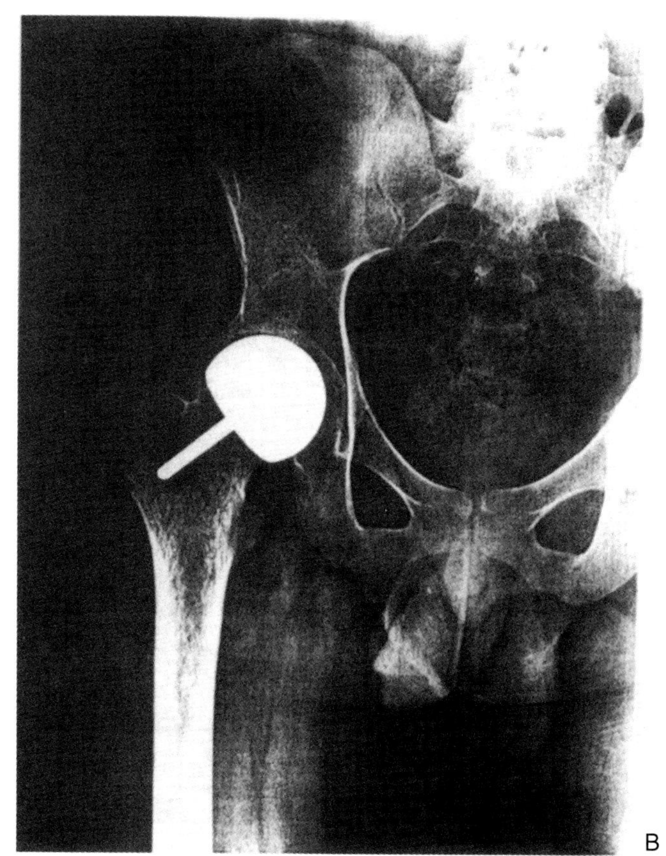

图 79-2 (A)一位21岁的白细胞过多症和激素诱发性骨坏死患者成功植入了半关节表面置换假体。(B)髋臼保持完好无损使手术更具保守性。

梅奥诊所1982年设计的,并于1998年加以改进提供有周缘密封(图79-5)。由于该设计与传统观点不同,因此在其应用于临床之前曾进行过多项调查研究。

疲劳研究

固定

针对Mayo保守性髋关节假体,曾对经过防腐处理的尸体股骨进行了一项仔细的研究,以便更好地了解股骨近端髓腔的三维解剖[11]。股骨颈前倾和股骨近端弯曲度的变异是设计中应考虑的重要因素,这已被文献中提到的通过多点固定可达到连续的稳定模式所证实。这项研究结果表明,假体和股骨近端之间良好的多点接触几何形状可提供极好的旋转稳定性,如前后位和侧位图所示(图79-6)。

Huiskes等[21]引入了一种二维有限元分析,以便更好地预测采用与传统不同的设计理念设计的非骨水泥假体的骨重塑性能。结果显示,假体模拟的模型周围的环状应力与骨重塑过程是一致的,并不过大,与我们随后的实验结果相似(见图79-5)。旋转外力使最大应力区稍向后移,但这些外力的幅度也不过大。正如所预期的那样,内翻外力在额状面内侧产生的应力最大。随后的几项研究显示,改变内翻/外翻位置的影响只会使股骨近端的应力分布产生很小改变,并使额状面的内翻/外翻方向发生轻微改变。

适应证

年龄是一个相对因素,干骺端固定假体可用于年轻患者和那些骨质量好的患者。干骺端固定假体可用于股骨近端畸形的病例,以及股骨髓腔被螺钉阻塞或者因骨折或切骨术发生偏移的病例。

禁忌证

干骺端固定假体不适用于骨质量差的患者,如广泛骨质疏松的患者。股骨近端变形严重用此类假体不能恢复正常力学机制的,也属禁忌证。

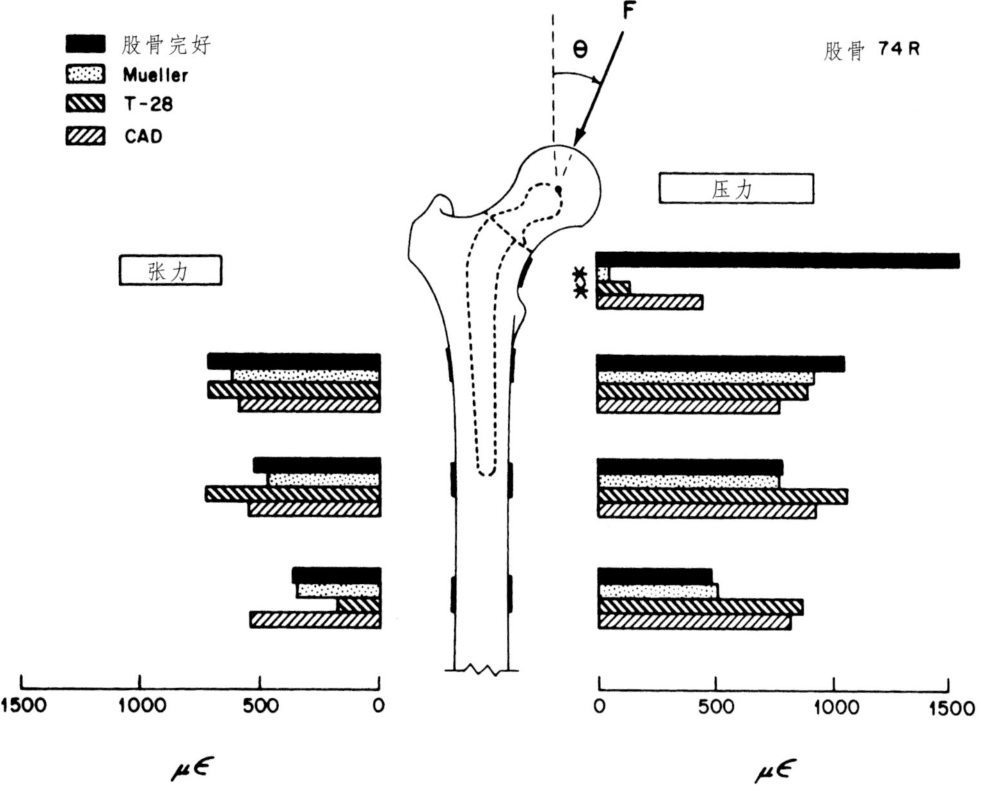

图 79-3　应变仪显示，髓内负荷系统可明显降低股骨近端的应变。(From Oh D, Harris WH: Proximal strain distributions in the loaded femur. J Bone Joint Surg 60A: 75, 1978.)

术前计划

术前计划时最好使用手术模板。前后位和侧位设计都要用手术模板进行。对于 Mayo 保守性髋关节假体,侧位片显示的尺寸和构型对于选择正确的假体尺寸非常重要(图 79-7)。股骨前倾角是确定所用假体尺寸的主要参数,因此也应加以考虑(图 79-6)。在手术时用骨锉作为股骨试用假体最终确定出合适的假体尺寸。

手术方法:Mayo 保守性髋关节假体

采用侧卧位,首选前入路但也可用后入路。

由于该假体无颈圈，准确的切骨线并不十分重要，而且在使用模板时，切骨的水平和方向均已确定。和使用其他假体一样,小转子上约一横指宽度即为常规切骨水平。特别要注意的是,该假体不同于其他假体,股骨颈仍保持完好。不需要损伤小转子即可与股骨干相一致(图 79-8)。由于股骨颈保持完整,利用假体的磨砂面即可达到环周密封。正确地做出切

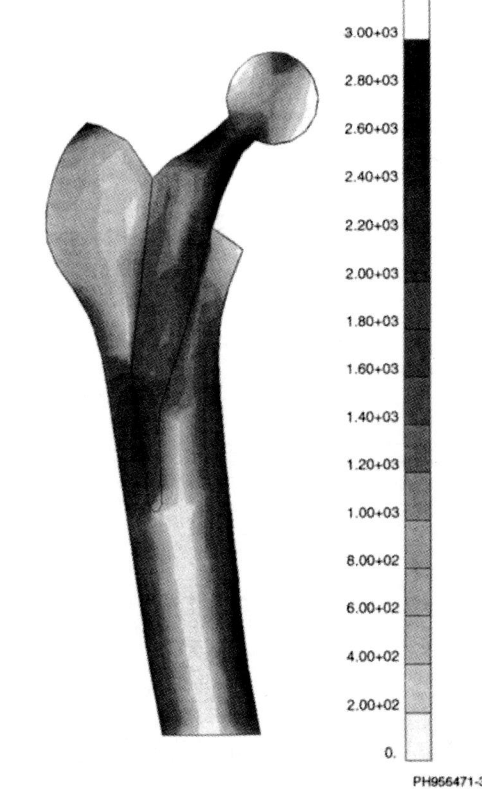

图 79-4　有限元分析显示,Mayo 干骺端固定保守性股骨假体的应力分布较好。

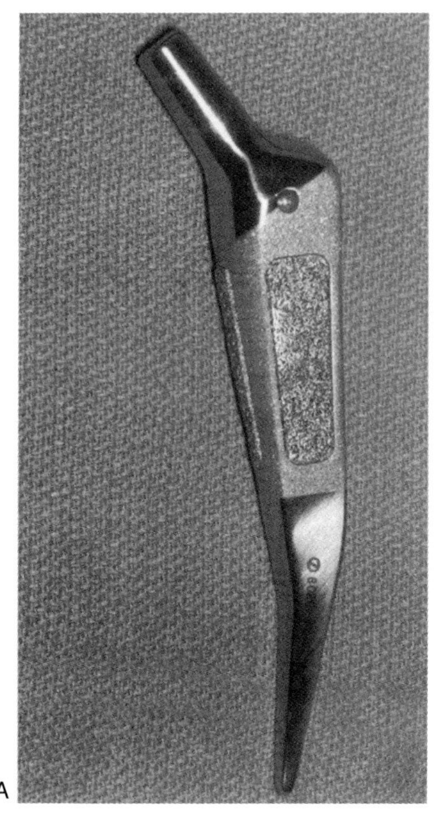

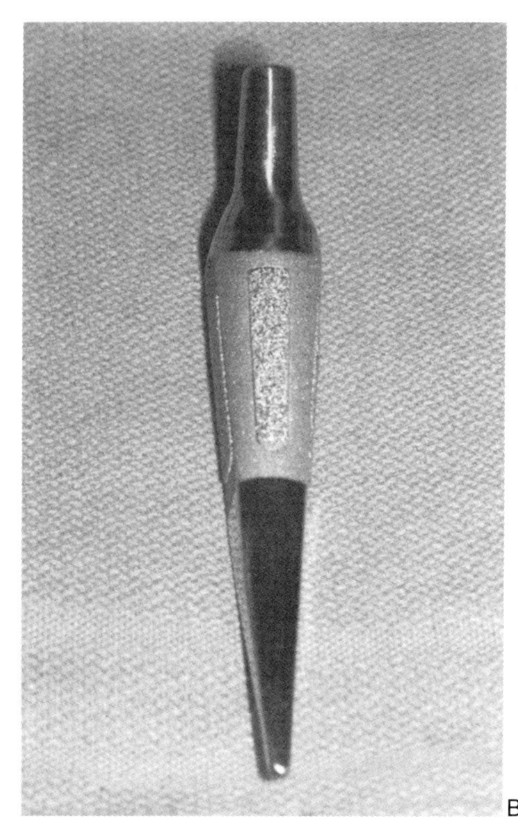

图 79-5 Mayo 保守性髋关节假体与 1984 年的设计基本上未改变，只是在 1998 年增加了对表面的金刚沙化处理。

骨线后，股骨颈的切骨角度与正确对正假体的骨锉方向相关。

股骨的准备

把骨钻放在股骨颈外侧面，进入髓腔，以确认股骨外侧皮质。这将作为骨髓锉插入的标志。笔者要对股骨颈部分切骨以帮助骨髓锉的初始插入。

首先用最小号的股骨钻，钻的尾部要与股骨外侧皮质平行(图 79-9)。用小锤将骨髓锉轻轻打入髓腔。再也不能将骨髓锉向前打入时，即可确定出假体的正

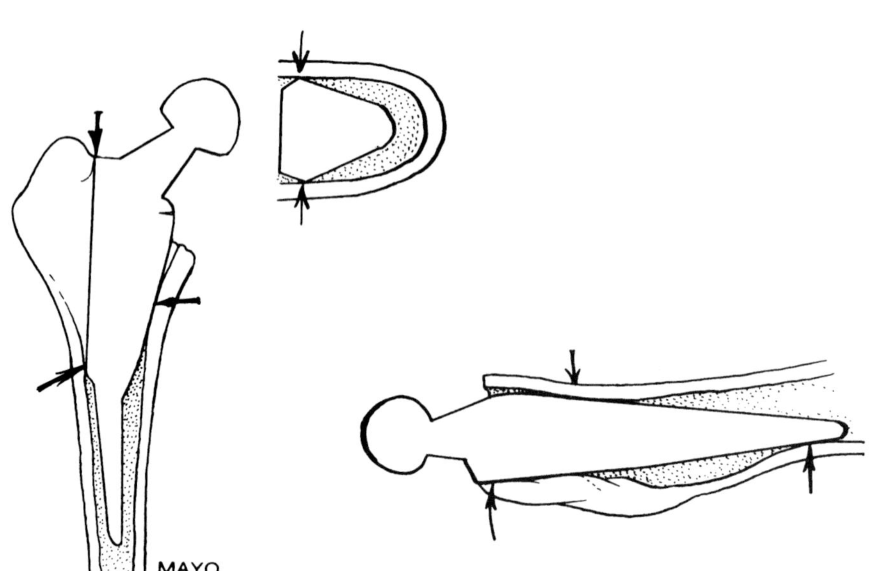

图 79-6 由于股骨近端的几何形状不对称，因此固定是由点接触提供的。可见假体和股骨颈的前后向接触。

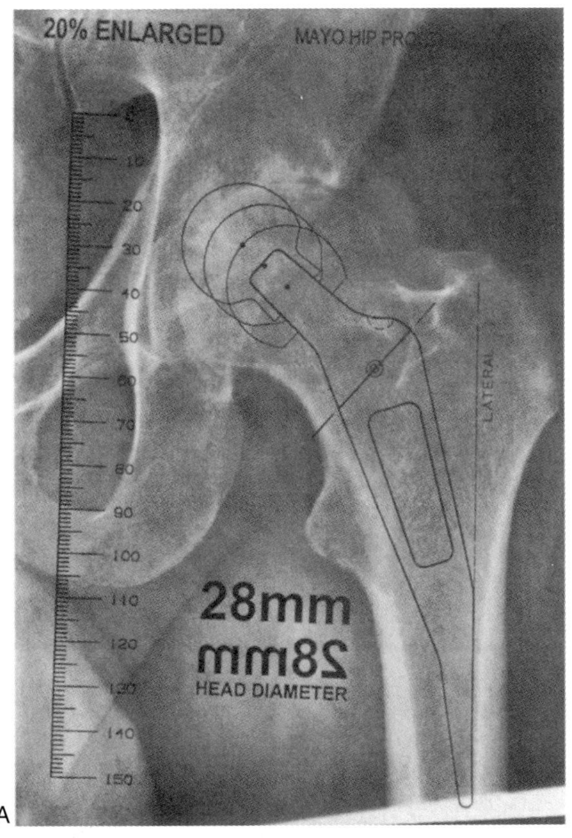

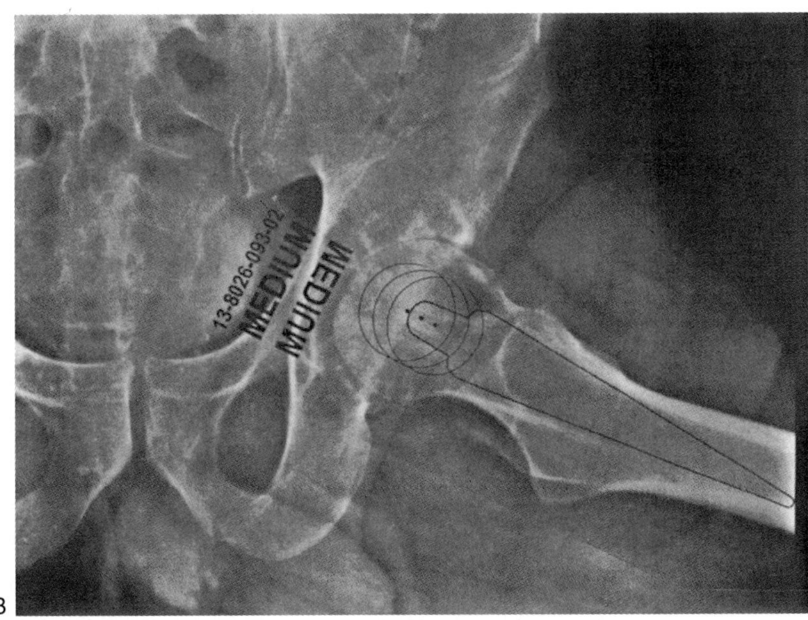

图 79–7　(A)仔细研究前、后和外侧位影像确定出正确的假体尺寸。(B)在侧位片上通过把模板中心置于股骨头中心上来确定假体的插入深度。

确型号和插入的深度。

假体的插入

插入假体时，使假体近端的浅凹达到与骨锉相同的水平。如果不能把假体打入到骨锉确定的深度以远，过大的环形应力偶尔会引起假体的折断。此时要重新进行试复位。如果难于确定股骨颈的长度，应该选用较短的长度。

假体前倾角由股骨颈的方位决定。如果过度前倾，可适当切除股骨颈，使假体按适当的深度和正确的旋转方位充分配入髓腔。

通过伸展–外旋和屈曲–内旋动作在各个平面上

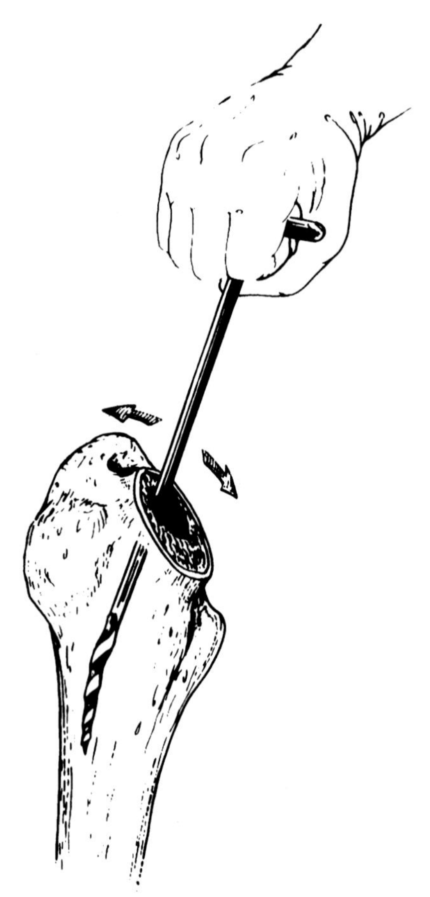

图 79-8 股骨颈的外侧面保持完整,因此可形成环状密封,从而减小了磨损碎屑向远端进入假体和股骨界面的可能性。用尖端弯曲的骨钻找出股骨近端髓腔。

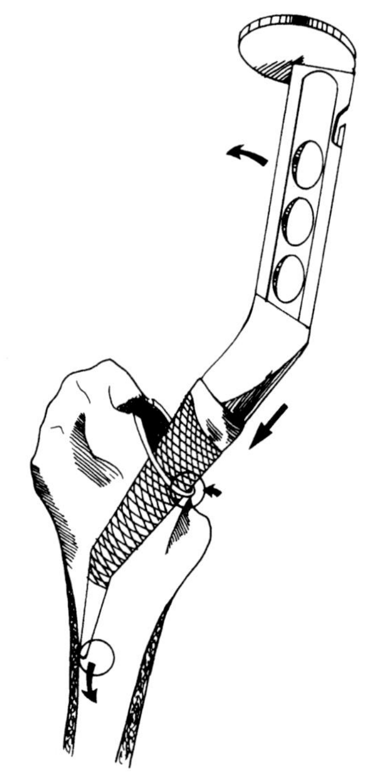

图 79-9 当骨髓锉的尾部与股骨外侧皮质平行时股骨假体的方位最佳。继续打入锉,直至于稳定为止。

检查假体的稳定性。把外展肌用5号不可吸收缝线固定在股骨上之后,关闭切口。

术后处理:Mayo 保守性髋关节假体

术后我们采用连续的康复训练计划。每周把负重量增加10~15磅。术后第二个月负重量可逐渐增加至整个身体重量,患者可摆脱拐杖行走。第三个月时允许借助手杖完全负重。

临床结果

结果

文献回顾

由于保守性髋关节假体主要为年轻患者设计,因此相关的参考框架是年龄平均约为50岁的患者群体。基础疾病诊断和年龄是影响预后的重要变量。研究年轻患者多选用股骨头缺血性坏死或者发育不良作为基础诊断。一项123例股骨头骨坏死行假体置换术的大病列系例研究显示,术后平均随访4.5年的翻修率为4%[18]。绝大多数(6例)失败是髋臼杯[46]。另外一项研究发现,骨坏死行假体置换的98名患者,平均年龄是41岁,平均随访7年(2~10年),有21%的翻修率[46]。大多数失败是由于髋臼杯磨损所致,只有4例股骨假体失败[47]。72例行 Mittlemeier 非骨水泥股骨假体置换治疗骨坏死的病例随访3年后发现,6%的柄和8%的臼杯发生机械性失败[17]。

髋关节发育不良的患者需要在年轻时行髋关节置换。一项对41例髋随访10年的研究显示,翻修率达30%。髋臼杯出现问题的概率是柄的3倍[39]。但是,另一项研究显示,45例髋关节发育不良行关节置换术后4年没有一例发生假体松动[2]。而另一项对小于50岁的患者行髋关节非骨水泥假体置换术后平均随访5年的研究发现,18%的患者出现严重磨损和骨溶解。最容易出现问题的是头直径为32 mm和6 mm厚聚乙烯的假体[12]。

类风湿性关节炎患者的预后比骨性关节炎患者的

预后好。一项对平均为 53 岁患者所做的 1553 例 Charley 假体的研究显示,90%的患者可满意使用 10 年,83%的患者可满意使用 15 年。臼杯和柄假体的使用寿命相似[28]。一项对平均 62 岁患者的 74 例髋骨性关节炎采用非骨水泥固定假体的研究显示,股骨假体的成功率为 95%[6]。Wrightington 对平均 32 岁患者的 226 例髋关节置换术进行了平均 20 年的随访,迄今为止这是一项最具权威性的研究。髋关节发育不良患者的 25 年使用率是 89%,类风湿性关节炎患者是 85%,骨性关节炎患者是 74%。总体上,股骨假体的 25 年生存率是 81%[45]。

预涂层假体的效果非常具有设计特异性。这一点在下面这项研究中尤为突出,一项对小于 50 岁患者的 45 例髋关节采用 PMMA 预涂层髋关节置换术的研究显示,随访 5~10 年中发现有 18%的患者出现股骨柄固定失败[46]。

股骨干骺端固定

股骨干骺端固定[15],用或不用骨水泥固定,都可以减少应力遮挡引起的股骨近端骨吸收[7,9,13,24]。非骨水泥固定是通过骨长入假体表面或者通过“宏观”锁定干涉配合来达到的[40]。Mayo 的假体设计具有以下两个特点:两个平面内的多点接触可达到术后即可宏观锁定,假体表面金属纤维可使骨长入从而达到牢固固定[3,8]。Kuiper 和 Huidked[25]的研究显示,假体逐渐变细在外侧平面的骨重塑中起重要作用。与其他生物学固定假体相比,股骨干骺端固定假体的腿部疼痛和近端骨吸收更加少见[7,27,31,37,50]。

采用股骨干骺端钢板固定技术行股骨头颈置换术在欧洲已经有 20 多年的应用历史。一项平均随访 3.5 年用非骨水泥股骨干骺端钢板固定置换术治疗的 52 例骨坏死的研究显示,失败率为 10%(图 79-10)[15]。作者认为,骨坏死患者的结果主要与病因学有关,感染或失败多见于服用免疫抑制剂和镰状细胞性贫血的患者。

梅奥诊所的经验

在 161 例连续手术中,2 例死亡,2 例失去随访,进行随访的 159 例患者的平均年龄为 51 岁[33]。基础疾病是退行性关节炎(63%)、缺血性股骨头坏死(14%)、先前手术失败(5%)、创伤后关节炎(5%)、类风湿性关节炎(7%)和先天性髋关节脱位(5%)。平均随访 6.2 年(2~13 年)。

功能 运动功能恢复在大多数假体置换术具有代表性,屈曲 0°~90°,内收/外展 38°~20°,内旋/外旋 19°~34°。术后 3 个月,57%患者的 Trendelenburg 实验为阳性。术后 1 年,5%的患者有临床可见的跛行。

疼痛 术后 1 年 4.5%的患者仍然存在中度疼痛。有 1 例患者甚至因为疼痛进行了翻修手术。该结果与 Mayo 骨水泥固定置换假体以及其他非骨水泥固定假体置换的结果极其相似[27,42,50]。

输血 Mayo 保守性髋关节假体置换术后较少需要输血,与其他非骨水泥固定假体相比具有显著的差异性($P<0.001$)。该研究中,只有 15%的患者需要输血。

影像学改变 影像学改变见表 79-1。159 例髋中,127 例显示无新皮质或透亮线存在。其余 32 例髋中,影像学改变常见于 1 区和 2 区。在 7 个区中有一个区出现骨密度增加即为股骨重塑的证据。有 55 例假体出现骨重塑,大多数在 6 区,3 区也可见到[26]。

新皮质形成和骨皮质密度增加提示股骨近端正进行

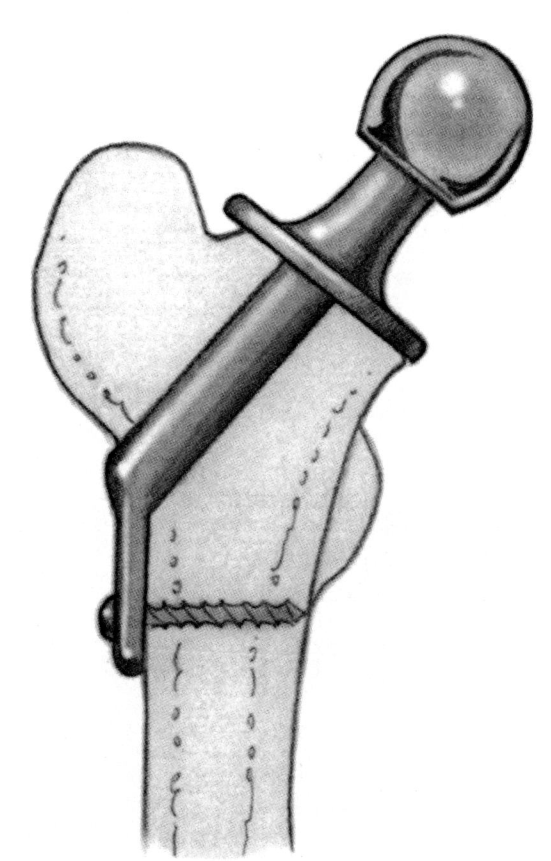

图 79-10 股骨干骺端钢板固定技术在欧洲已经有 10 年的应用历史。

表 79-1 161 例采用双侧变细股骨柄行髋关节置换术的连续病例的并发症

并发症	例数
近端骨折	
术中(I.a)*	9
创伤	2
假体不稳定	
早期	4
晚期	3
股骨假体松动†	1
髋臼假体松动	2
坐骨神经麻痹	1
异位骨化	1
迟发性深部感染(牙龈脓肿)	1
合计	24(14.6%)

* I.a,小转子近端无移位。

† 按影像学标准判断,下沉大于 4 mm。

重塑而不是应力遮挡,因此是好的征象(图 79-11)。

术后 7 年,159 例髋中有 11 例发生股骨近端骨溶解(占 6%),其中 2 例为环形溶解(表 79-2),均需要翻修手术治疗。11 例中 8 例在 1 区或 2 区有骨溶解,6 例在 6 区或 7 区有骨溶解。远端骨溶解少见，仅有 3 例,均有广泛的髋臼杯磨损。

我们采用 Libermore 和 Morrey 技术对磨损情况进行了估测[29]。在 120 例髋(75%)中没有测出磨损;30 例髋(19%)观测到 1 mm 的磨损;5 例髋(3%)的磨损为 2 mm,4 例髋(2%)的磨损超过 2 mm。可测量出磨损的 39 例髋中有 37 例是在术后 5 年或 5 年以上首次发现磨损的。

Harris 髋关节评分　术前 Harris 髋关节平均评分是 66.3,术后随访时为 90.4。术后 5 年和 10 年时未因假体机械性松动而行翻修术的 Kaplan-Meier 可使用率均为 98.2%(图 79-12)。

并发症　有 3 例并发症(1 例血肿和 2 例肺栓塞)不需要行手术治疗。

有 12 例(7%)术中并发症。10 例(6%)发生ⅠA 型股骨近端无移位骨折[34],但并不影响结果,而且无下沉或需要再手术。每一例骨折均通过钢丝环扎进行了处理。

假体柄翻修 6 例(3.8%),股骨骨折 2 例,1 例是交通事故所致,1 例是坠落伤所致。3 例(1.8%)由于不适当的固定而发生机械松动。其中 2 例,术后头 3 个月内发生假体下沉,1 例假体开始时稳定的患者在术后6 个月时因为从 3 英尺的台阶上跳下并用术侧着地而发生假体松动。这 3 例均需行翻修手术。9 例(5.6%)由

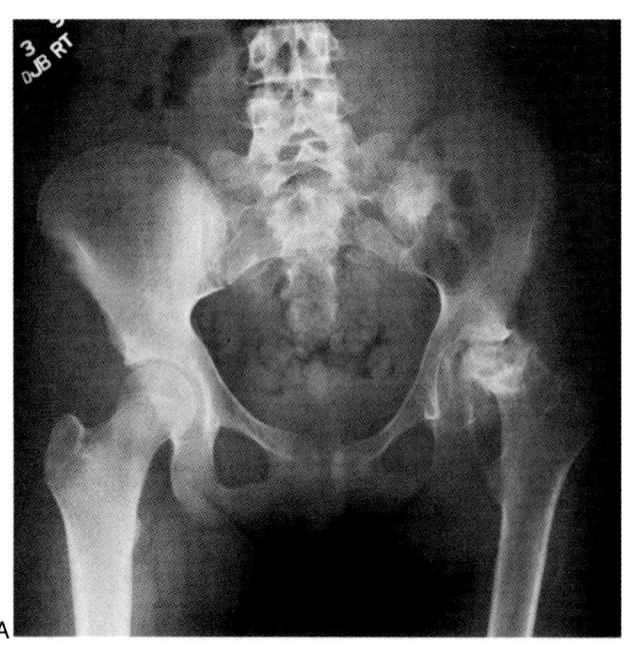

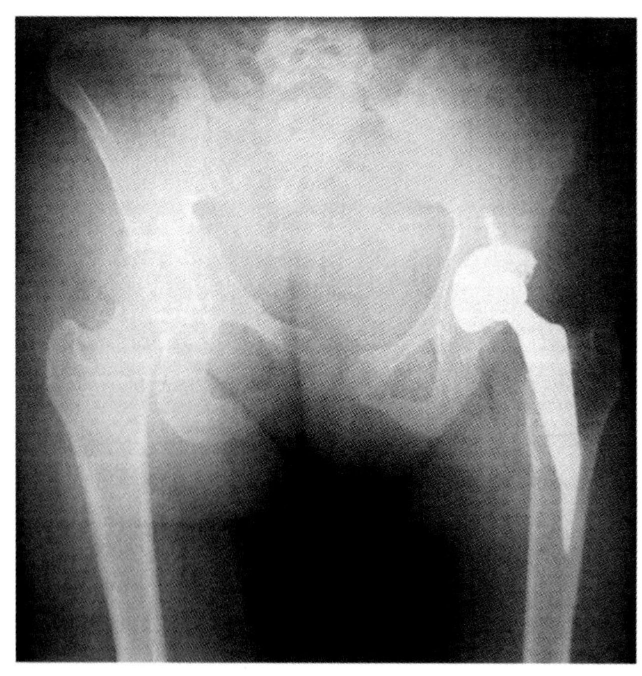

图 79-11 (A)61 岁男性患者患有严重髋关节病的 X 线片。(B)用 Mayo 保守性髋关节假体行置换术后15 年无临床症状。可见股骨近端的重塑特征表现。

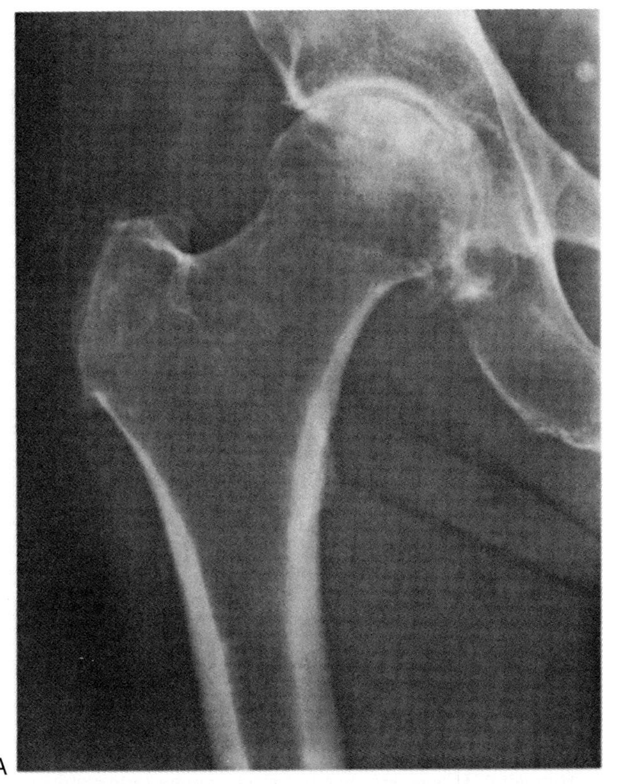

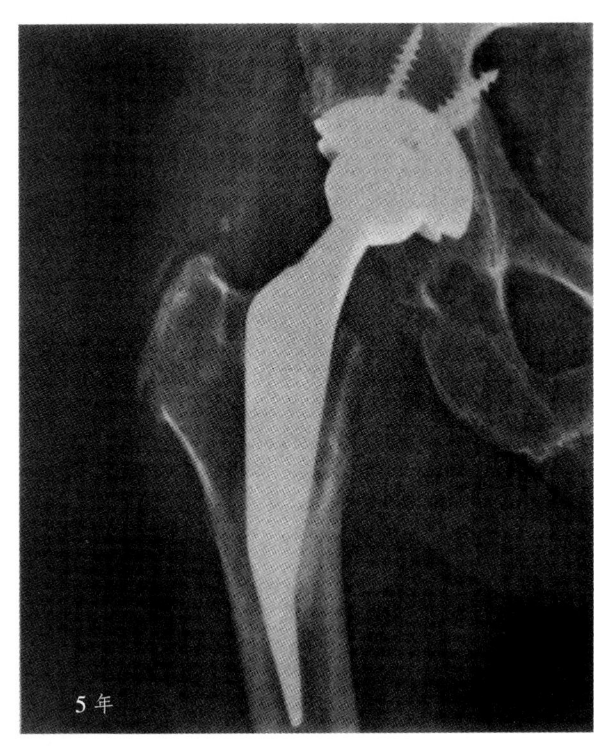

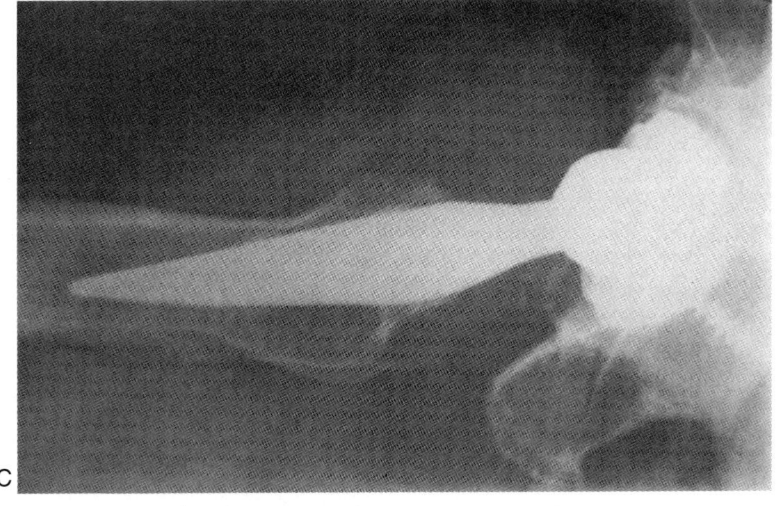

图 79-12　(A)术前 X 线片显示髋关节严重的退行性关节病。(B)髋关节假体置换术后 5 年，在大转子远端和小转子水平有骨性浓缩；股骨颈切除面已圆滑。(C)侧位片显示假体方位正确，股骨假体前倾角度和正常时相同。

于发生伴有臼杯磨损的迟发性股骨溶解而行翻修术。手术至翻修的平均时间是 7 年(4~11 年)。

这些数据比得上在瑞士进行的一项多中心研究的结果：539 例 PCA 假体(Howmedica, Rutherford, NJ)中 22%的假体移位超过 5 mm，有 41 例(8%)股骨假体需行翻修术[29]。此外，Mallory 还报道了平均随访 6.3 年时 150 例患者中有 6%存在应力遮挡，有 8%的患者存在股部疼痛[31]。

上述股骨骨折的发生率与其他研究系列报道的非骨水泥固定假体骨折发生率相似，特别是这些假体广泛采用时期[16,43]。尽管股骨骨折并非如想象的那样是无害的[23]，但在梅奥诊所的研究系列中术中发生股骨颈无移位骨折的患者并没有可测量出的假体下沉或松动。

目前的设计与效果的改善

美国食品与药品管理局于 1997 年 12 月批准了保守性髋关节假体。从那时起已完成了 350 多例假体的植入手术。患者手术时的平均年龄是 51 岁，总体手术效果和上文的报道相似。目前采用磨砂化进行环周处理，以

表 79-2 159 例手术中需行翻修术的迟发性并发

并发症	例数(%)
髋臼杯	
松动	1(0.6)
不稳	1(0.6)
磨损	2(1.2)
合计	4(2.5)
股骨柄	
机械松动	3(1.8)
疼痛	1(0.6)
股骨创伤/骨折	2(1.2)
合计	6(3.7)
髋臼杯和股骨柄	
磨损/溶解	9(5.6)

便"密封"股骨近端并封闭假体和股骨界面以免磨损碎屑进入(见图 79-5)。这项用于钛合金表面的表面处理技术对促进骨长入假体表面显示有很好的效果[3,14,41]。

小结

目前对保守性股骨置换方法的兴趣仍然很强烈。表面置换和干骺端固定的基本原理目的是相同的,但操作方法不同。尽管对这种设计理念的价值是肯定的,但是对于某一种设计的实用性还需要通过对其长期效果的仔细分析来最终确定。

(颜登鲁 裴福兴 译 李世民 校)

参考文献

1. Amstutz HC, Grigoris P, Dorey FJ: Evolution and future of surface replacement of the hip. J Orthop Sci 3:169, 1998.
2. Bobak P, Wroblew kisBM, Siney PD, et al: Charnley low-friction arthroplasty with an autograft of the femoral head for developmental dysplasia of the hip. The 10- to 15-year results. J Bone Joint Surg 82B:508, 2000.
3. Bobyn JD, Pilliar RM, Cameron HU, Weatherly GC: Osteogenic phenomenon across endosteal bone-implant spaces with porous surfaced intramedullary implants. Acta Orthop Scand 52:145, 1981.
4. Bourne RB, Rorabeck CH: A critical look at cementless stems. Taper designs and when to use alternatives. Clin Orthop 355:212, 1998.
5. Brown JW, Ring PA: Osteolytic changes in the upper femoral shaft following porous coated hip replacement. J Bone Joint Surg 67B:218, 1985.
6. Burt CF, Garvin KL, Otterbreg ET, Jardon OM: A femoral component inserted without cement in total hip arthroplasty. A study of the Tri-Lock component with an average ten-year duration of follow-up. J Bone Joint Surg 80:952, 1998.
7. Callaghan JJ, Dysart SH, Savory CG: The uncemented porous-coated anatomic total hip prosthesis. Two year results of a prospective consecutive series. J Bone Joint Surg 70A:337, 1988.
8. Cameron HU, Pilliar RM, MacNab I: The effect of movement on the bonding of porous metal to bone. J Biomed Mater Res 7:301, 1973.
9. Cook SD, Klawitter JJ, Weinstein AM: The influence of design parameters on calcar stresses following femoral head arthroplasty. J Biomed Mater Res 14:133, 1980.
10. Crowninshield RD, Brand RA, Johnston RC, Milroy JC: An analysis of femoral component stem design in total hip arthroplasty. J Bone Joint Surg 62A:68, 1980.
11. Dai KR, An KN, Hein T, et al: Geometric and biomechanical analysis of the human femur. Orthop Trans 9:256, 1985.
12. Dunkley AB, Eldridge JD, Lee MB, et al: Cementless acetabular replacement in the young. A 5- to 10-year prospective study. Clin Orthop 376:149, 2000.
13. Engh CA, Bobyn JD, Glassman AH: Porous-coated hip replacement. The factors governing bone ingrowth, stress shielding and clinical results. J Bone Joint Surg 69B:45, 1987.
14. Feighan JE, Goldberg VM, Davy D, et al: The influence of surface-blasting on the incorporation of tiatanium-alloy implants in a rabbit intramedullary model. J Bone Joint Surg 77A:1380, 1995.
15. Fink B, Ruther W: Partial and total joint replacement in femur head necrosis. Orthopade 29:449, 2000.
16. Fitzgerald RH Jr, Brindley GW, Kavanagh BF: Fracture and the uncemented total hip arthroplasty. Clin Orthop 235:61, 1988.
17. Fye MA, Huo MHJ, Zatorski LE, Keggi KJ: Total hip arthroplasty performed without cement in patients with femoral head osteonecrosis who are less than 50 years old. J Arthroplasty 13:876, 1998.
18. Garino JP, Steinberg ME: Total hip arthroplasty in patients with avascular necrosis of the femoral head: A 2- to 10-year follow-up. Clin Orthop 334:108, 1997.
19. Haddad RJ Jr, Cook SD, Thomas KA: Biological fixation of porous coated implants. J Bone Joint Surg 69A:1459, 1987.
20. Huggler AH, Jacob HA, Bereiter H, et al: Long-term results with the uncemented thrust plate prosthesis (TPP). Acta Orthop Belg 1(Suppl 59):215, 1993.
21. Huiskes R, Snijders H, Vroemen W, et al: Fixation stability of a short cementless hip prosthesis. Trans Orthop Res Soc 11:466, 1986.
22. Hungerford MW, Mont MA, Scott R, et al: Surface replacement hemiarthroplasty for the treatment of osteonecrosis of the femoral head. J Bone Joint Surg 80A:1656, 1998.
23. Jasty M, Bragdon CR, Rubash H, et al: Unrecognized femoral fractures during cementless total hip arthroplasty in the dog and their effect on bone ingrowth. J Arthroplasty 7:501, 1992.
24. Jasty M, Krushell R, Zalenski AS, et al: The contribution of the nonporous distal stem to the stability of proximally porous-coated canine femoral components. J Arthroplasty 8:33, 1993.
25. Kelsey D, Goodman SB: Design of the femoral component for cementless hip replacement: The surgeon's perspective. Am J Orthop 26:407, 1997.
26. Kuiper JH, Huiskes R: Friction and stem stiffness affect dynamic interface motion in total hip replacement. J Orthop Res 14:36, 1996.
27. Lachiewicz PF, Anspach WE III, DeMasi R: A prospective study of 100 consecutive Harris-Galante porous total hip arthroplasties: 2–5 year results. J Arthroplasty 7:519, 1992.
28. Lehtimaki MY, Kautiainen H, Lehto UK, Hamalainen MM: Charnley low-friction arthroplasty in rheumatoid patients. A survival study up to 20 years. J Arthroplasty 14:657, 1999.
29. Livermore J, Ilstrup D, Morrey B: Effect of femoral head size on wear of the polyethylene acetabular component. J Bone Joint Surg 72A:518, 1990.
30. Malchau H, Wang YX, Karrholm J, Herberts P: Scandivavian multicenter porous coated anatomic total hip arthroplasty study: Clinical and radiographic results with 7 to 10 year follow-up evaluation. J Arthroplasty 12:133, 1997.
31. Mallory TH, Head WC, Lombardi AV, et al: Clinical and radiographic outcome of a cementless, titanium, plasma spray-coated total hip arthroplasty femoral component: Justification for continuance of use. J Arthroplasty 11:653, 1996.
32. Martini F, Kremling E, Schmidt B, et al: Bone mineral density of the proximal femur after unilateral cementless total hip replacement. International Orthpaedics 23:104, 1999.
33. Morrey BF, Adams RA, Kessler M: A conservative femoral replacement for total hip arthroplasty. A prospective study. J Bone Joint Surg 82B:952, 2000.

34. Morrey BF, Kavanagh BF: Complications with revision of the femoral component of total hip arthroplasty. Comparison between cemented and uncemented techniques. J Arthroplasty 7:71, 1992.
35. Morrey BF: Short stemmed uncemented femoral component for primary hip arthroplasty. Clin Orthop 249:169, 1989.
36. Nelson CL, Walz BH, Gruenwald JM: Resurfacing of only the femoral head for osteonecrosis. Long-term follow-up study. J Arthroplasty 12:736, 1997.
37. Nourbash PS, Paprosky WG: Cementless femoral design concerns: Rationale for extensive porous coating. Clin Orthop 355:189, 1998.
38. Oh D, Harris WH: Proximal strain distributions in the loaded femur. J Bone Joint Surg 60A:75, 1978.
39. Porsch M, Siegel A: Artificial hip replacement in young patients with hip dysplasia—long-term outcome after 10 years. Zeitschr Orthop Ihre Grenzg 136:548, 1998.
40. Poss R, Walker P, Specter M, et al: Strategies for improving fixation of the femoral components in total hip arthroplasty. Clin Orthop 235:181, 1988.
41. Robinson RP, Deysine GR, Green TM: Uncemented total hip arthroplasty using the CLS stem: A titanium alloy implant with a corundum blast finish: Results at a mean of 6 years in a prospective study. J Arthroplasty 11:286, 1996.
42. Russotti GM, Coventry MB, Stauffer RN: Cemented total hip arthroplasty with contemporary techniques: A five year minimum follow-up study. Clin Orthop 235:141, 1988.
43. Schwartz JT Jr, Mayer JG, Engh CA: Femoral fracture during non-cemented total hip arthroplasty. J Bone Joint Surg 71A:1135, 1989.
44. Siguier M, Judet T, Siguier T, et al: Preliminary results of partial surface replacement of the femoral head in osteonecrosis. J Arthroplasty 14:45, 1999.
45. Sochart DH, Porter ML: The long-term results of Charnley low-friction arthroplasty in young patients who have congenital dislocation, degenerative osteoarthritis, or rheumatoid arthritis. J Bone Joint Surg 79:1599, 1997.
46. Sporer SM, Callaghan JJ, Olejniczak JP, et al: Hybrid total hip arthroplasty in patients under the age of fifty: A five-to ten-year follow-up. J Arthroplasty 13:485, 1998.
47. Stulberg BN, Singer R, Goldner J, Stulberg J: Uncemented total hip arthroplasty in osteonecrosis. Clin Orthop 334:116, 1997.
48. Tarr RR, Lewis JL, Jaycox D, et al: Effect of materials, stem geometry, and collar calcar contact on stress distribution in the proximal femur with total hip. Trans Orthop Res Soc 4:34, 1979.
49. Tennent TD, Goddard NJ: Current attitudes to total hip replacement in the younger patient: Results of a national survey. Ann R Coll Surg Engl 82:33, 2000.
50. Woolson ST, Maloney WJ: Cementless total hip arthroplasty using a porous-coated prosthesis for bone ingrowth fixation: 3 and one-half-year follow-up. J Arthroplasty 7(Suppl):381, 1992.

第 80 章

髋关节发育不良关节成形术

Arlen D. Hanssen, Mark W. Pagnano

在需要行髋关节重建术的年轻患者中,髋关节发育不良是最常见的疾病。为治疗髋关节发育不良伴发的疼痛和关节炎,人们曾对截骨术和关节成形术进行过多种技术上的改进。一般来说,行全髋关节成形术的指征包括晚期关节炎伴发的疼痛、高龄患者以及在解剖学不适合行截骨术的患者。对于不适合行截骨术的患者,即使患者的年龄只有 20 岁多岁或 30 多岁,全髋关节成形手术也是最终的治疗手段。

髋关节发育不良伴发的各种解剖学变形差异很大,从股骨头轻度半脱位到完全脱位(股骨头与真正髋臼完全不接触)[7,9,10]。尽管髋关节轻微发育不良比较容易行全髋关节成形术,但是重建这种完全脱位的髋关节却是一项非常有难度的手术。Charnley 和 Feagin 认为,先天性髋关节脱位的患者不宜行全髋关节成形手术[7]。非常明显,这类患者行全髋关节成形术的术后并发症发生率较高[7,9,10,14,16,20,34,49]。

分类

对髋关节发育不良进行分类有助于指导手术策略和比较各亚群内的临床效果。目前尚没有广泛认可的分类方法,最常用的分类方法都是以股骨头脱出其正髋臼的程度为依据的[10,14,23]。Hartofilakidis 将其分为三种不同类型。1 型即发育不良型,髋臼虽浅平但股骨头仍位于真臼内[23,24]。 2 型即低位脱位,股骨头与假臼相关节,假臼的下缘与真臼的上缘相接触或者与其重叠。3 型即高位脱位,股骨头向上后方移位,而且与假臼或真臼均不接触。Eftekhar 将其分为四期:A 期,髋臼轻度发育不良,伴股骨头轻度畸形;B 期,髋臼中度发育不良[14]; C 期,形成高位假臼;D 期,股骨头和髂骨没有任何接触。

Crowe 分类方法是目前最常用的方法,也是我们首选的分类方法。这种方法有利于制定术前计划和预测围手术期并发症[6,39]。发育不良的严重程度,是通过测量泪珠状骨突间水平连线至股骨头颈结合部连接线之间的垂直距离来确定的(图 80-1A,B)。测出的这段距离与测得的骨盆高度之比把股骨头部分脱出髋臼的病例分为 4 种不同的类型。Ⅰ型半脱位患者,股骨头从近端移出髋臼的比值小于 50%; Ⅱ型为 50%~74%; Ⅲ型为 75%~100%;Ⅳ型为完全脱位(图 80-2)。

虽然早期有关髋关节发育不良行全髋关节成形术治疗效果的许多报道都没有反应出依据不同程度发育不良有什么特征,但最近的文献报道却显示,这种分类描述是有意义的。本章中有关手术入路、手术方法和关节成形术结果的讨论都是以 Crowe 分类法为依据的。

自然病史

此前已对髋关节发育不良的自然病史做了详细的研究[47,48]。完全脱位(Crowe Ⅳ型)的患者常有满意的功能,活动范围正常且疼痛轻微,双侧脱位的患者尤其如此[48]。疼痛通常到 45 岁左右才开始,一直到 60 多岁才出现致残性疼痛。假臼的出现有预测意义,预示着预后不良以及提前出现临床症状[48]。单侧完全脱位的患者会因为双侧下肢肢体不等长而发展为脊柱侧凸或同侧膝关节畸形等继发性病变。

中度(Crowe Ⅱ型)或重度(Crowe Ⅲ型)髋关节发育不良的患者会较早地发展为关节炎和临床失能,通常在 20~40 岁出现。出现关节炎后,由于股骨头和假臼之间接触不协调往往会导致病程发展加快[9]。轻度(Crowe Ⅰ型)发育不良的患者出现症状较晚,通常在 40~60 多岁出现(图 80-3)。

解剖

掌握不同程度发育不良伴发的解剖结构异常,对

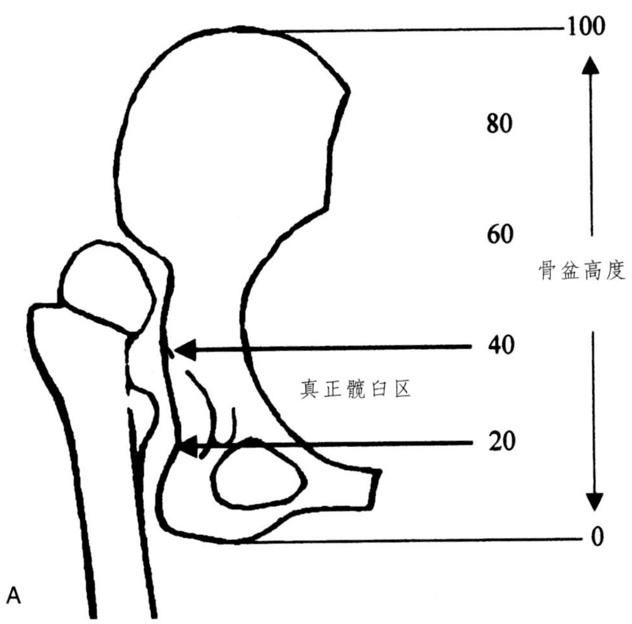

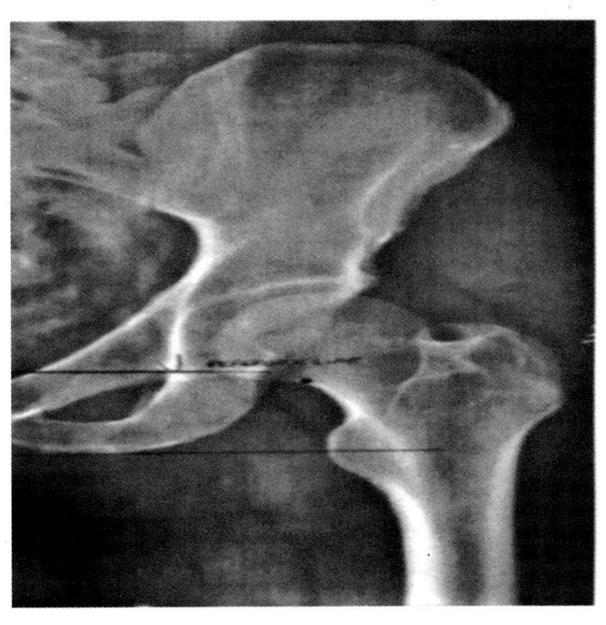

图 80-1　(A)Crowe 分类方法是以股骨头部分脱出真正髋臼的程度为依据分型的。真正髋臼的垂直高度定义为骨盆高度(髂嵴最高点至坐骨结节的高度)的 20%。垂直脱位量是用基准线(X 线片上与泪滴状骨突间连线)至股骨头颈结合部的垂直高度来测量的,然后按半脱位百分比=(垂直脱位骨/其正髋臼垂直高度)×100%计算出半脱位程度。(B)Crowe Ⅲ型髋关节发育不良患者的前后位骨盆 X 线片,示出用于确定发育不良严重程度的测量方法。

于制定和施行髋关节重建术至关重要(表 80-1)。关于髋关节发育不良的解剖改变的详细描述,可以参阅此前的文献报道[7,9,21]。解剖结构异常虽然与发育不良严重程度相关,但此前的手术操作(如骨盆和股骨截骨术)也可引起解剖结构异常。

轻度髋关节发育不良时髋臼的前后部有骨缺损,臼窝开口窄且浅平倾斜伴髋臼上方缺损[23]。完全脱位的髋关节,真正髋臼上发育不全的整个臼缘有节段性缺损,并在过度前倾位有一个填充纤维脂肪性组织的菱形软窝。在薄的髂骨上由增厚的关节囊形成假髋臼,外展肌系统成了股骨头的顶盖。

股骨形态学上最广泛认可的改变是股骨头小且畸形,伴股骨颈短且外翻位于明显的前倾位。股骨大转子通常后移。股骨腔是直的且髓腔冠状面变窄(所谓的股骨狭窄)。前倾角度会有很大差异,但是与发育不良严重程度直接相关[45]。轻度发育不良的股骨(Crowe Ⅰ型)比对照组的前倾角大 12°,但是个别病例的前倾角可达 60°。Crowe Ⅱ、Ⅲ、Ⅳ型股骨的前倾角仅比正常人大 10~14°,但是个别病例的前倾角可高达 90°。在股骨小转子和峡部之间的骨干中股骨内扭转程度增大[45]。

软组织结构,如髋关节囊、腘绳肌腱、内收肌和股四头肌,发生功能性短缩因此显露困难。外展肌组织处于水平位因此容易被损伤。神经血管结构在手术显露和延长下肢时容易受到直接和间接损伤。位于髋臼下缘的股深动脉容易受到直接损伤。股神经在回缩内侧结构时容易受到牵拉损伤,而坐骨神经在试图过度延长下肢时易受损伤。

手术指征

影响患者进行日常活动、睡眠功能和生活质量的疼痛及功能障碍一直是髋关节发育不良患者行全髋关节成形术的主要手术指征。Coventry 特别强调指出,希望能正常行走没有摇摆步态,希望甩掉手杖或拐杖,以及希望矫正肢体不等长,均不足以成为行全髋关节成形术的手术指征[9]。通常有较高手术期望的年轻患者需要明白,与骨性关节炎行髋关节成形术相比,髋关节发育不良行关节成形术通常伴有较高的并发症发病率且效果较差。

术前计划

仔细的术前计划可能是采用全髋关节成形术治

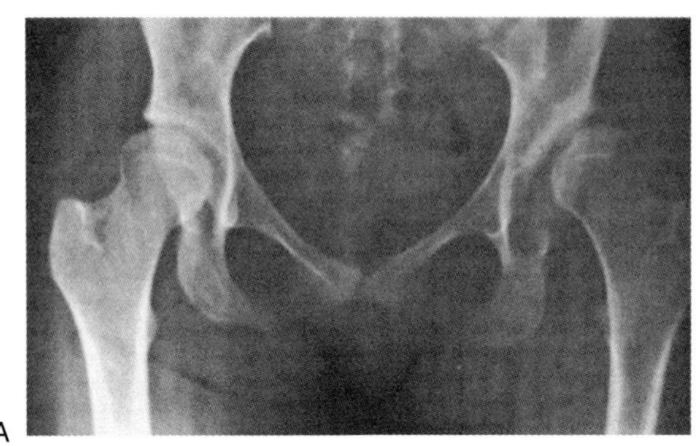
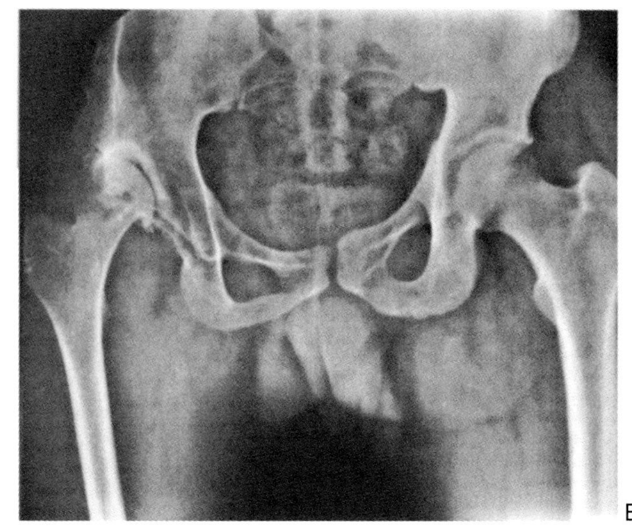
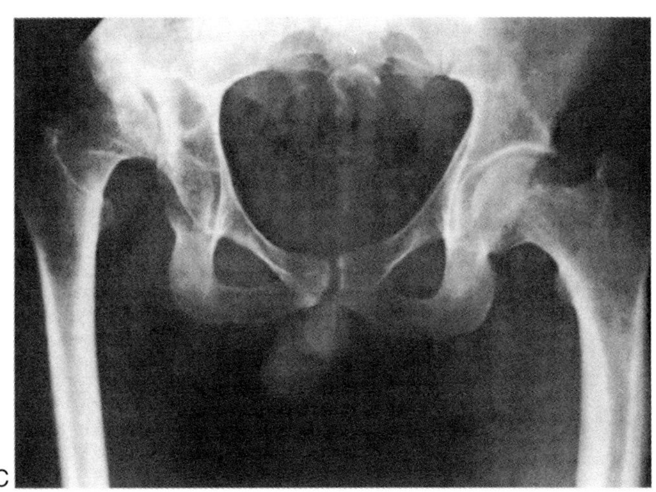
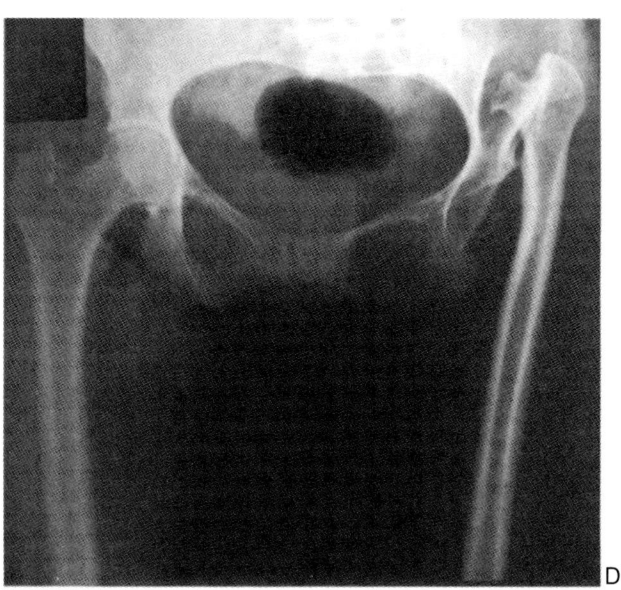

图 80–2 髋关节发育不良的影像学特征表现。(A) Crowe Ⅱ型,股骨头外侧与真正髋臼区保存完好的骨有中度未覆盖,股骨近端解剖基本正常。(B) Crowe Ⅲ型,髋臼上外侧有明显骨量丢失。股骨近端可见轻度改变。(C) Crowe Ⅳ型,在真髋臼上方已形成假臼。真髋臼区域骨量保存完好,股骨近端变细,尤其是峡部。(D) Crowe Ⅳ型,可见完全脱位的许多特征性改变。髂骨上高位有假臼形成,真髋臼浅平、倾斜,股骨头成为缩小的残桩,股骨近端明显变细。

疗髋关节发育不良最为重要的一步。可以补拍 Judet 位片,连同骨盆和髋关节的前后位 X 线片以及髋关节的侧位 X 线片一起,来评估髋臼的骨储备量。对于选定的病例进行 CT 扫描有助于评估髋臼的骨储备量和股骨的前倾角[49,51]。需要有大量可供选择的假体和手术入路才能完全解决重建中遇到的各种畸形。对骨盆倾斜、腰椎畸形、髋关节挛缩、下肢不等长应进行综合评估以确定所需的下肢长度校正量。评估内容还应包括选择安全而可能的暴露范围。还应该评估此前的手术是否会影响软组织的剥离,这将会影响手术入路或者假体的选择。

一般来说,根据患者的发育不良类型分别处理髋臼和股骨的问题是合理的(表 80–2)。在髋臼侧,术前分析的重点在于是否有足够的骨量能在真髋臼内放置臼杯假体。术前计划要估计出假体组件的尺寸及是否需要植骨。如果有 30%以上的臼杯没有被覆盖,必须考虑髋臼补充植骨或者把小号的臼杯假体放置在更近端。由于通常需要用小号臼杯假体,因此为了保

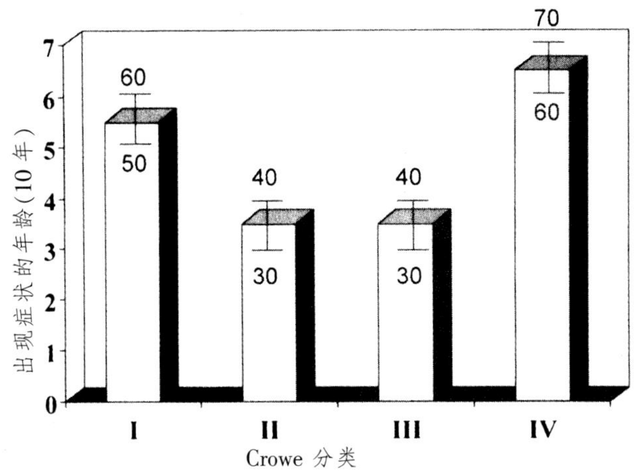

图 80–3　Crowe 分类与患者需要干预治疗的典型年龄。

证有足够厚度的聚乙烯层还必须备有 22 mm 的股骨头假体。

在股骨侧,主要问题是股骨前倾、股骨狭窄以及肢体短缩。用标有放大倍数 X 线片来评估股骨髓腔的大小以及是否需要通过旋转截骨来缩短股骨。根据患者的个人偏好、骨质量、年龄及活动度来决定采用非骨水泥或骨水泥固定。采用非骨水泥股骨假体时最好行转子下截骨。除标准型假体外,可供选择的假体还包括小号直的 CDH 假体柄和组装型植入假体(可在术中调整股骨的前倾角)。模板有利于确定是否需要特制的假体。建议术中应用肌电图描记图来监测坐骨神经的功能[37]。术前要求做以上各项考虑是为了确保手术时提供正确的手术器材。

表 80–1　髋关节发育不良的解剖结构改变

髋臼改变
髋臼浅平
髋臼倾斜(高髋臼角)
由前向后变窄
上外侧和前侧骨缺损
髋臼前倾增大
股骨改变
股骨近端发育不全(股骨狭窄)
股骨大转子后移
股骨前倾角增大
股骨头呈小的非球状
软组织改变
关节囊变厚变长
外展肌"帐篷状"覆盖在股骨头上
髂腰肌、内收肌、股直肌挛缩
坐骨神经和股神经以及股血管和深部血管短缩

手术入路

Crowe Ⅰ、Ⅱ、Ⅲ型髋关节发育不良患者可采用任何标准的髋关节手术入路;但 Crowe Ⅳ型髋关节发育不良患者则需要采用一种更便于延伸的手术入路。经转子入路可极好地显露髋臼,并且转子的复置有利于调整外展肌张力。Dunn 和 Hess[13]的技术包括把部分股骨颈用转子段包径有助于转子的复置(图 80–4)。应用细微的复置技术可以最大限度地减少转子复置问题。转子滑动可获得最佳的手术暴露,也有利于调整外展肌张力,维持外展肌和股外侧肌的连续性可有效预防转子并发症。如果要进行转子下短缩或消除旋转式,该手术入路也有利于远端显露。

髋臼手术方法

髋臼重建无疑是髋关节成形术的最重要的一步,因为髋臼假体的最终安放位置在许多方面决定着股骨的重建。首要目标是获得髋臼的充分覆盖,而且虽然目前尚有争议但最好还是把髋臼假体放置在真的髋臼区内,因为这个区域通常有充分可用的骨量。提倡应用骨水泥型臼杯的学者们证实,采用现代骨水泥固定技术将臼杯假体置于真的髋臼区内可延长使用时间[36]。在假臼内放置骨水泥臼杯假体的失败率较高[30]。把非骨水泥半球形臼杯放置在真髋臼区或高位髋关节中心位的中期效果均很好[1,11]。

在大多数患者,仔细的扩孔重点放在髋臼内侧,才能在放置好一个小号半球形假体的同时臼杯也获得充分覆盖。大多数髋臼杯假体的直径小于 50 mm。非骨水泥固定臼杯大多数不需要在其外上侧的结构性植骨[1]。有几种方法有助于在真髋臼区放置假体,包括:内侧壁穿孔使其内侧中心化,通过填充骨水泥或结构性骨移植等增强髋臼上部,或者采用加强环。

内侧壁穿孔

Dunn 和 Hess[13]首次提出通过内侧壁有意穿孔来提供最佳的髋臼假体上部覆盖。该技术依据的前提条件是,从生物力学上看,股骨头内侧中心化比上移位要好。其他学者进一步推广了这一概念,认为在骨水泥固定小号髋臼假体之前先要将自体移植骨植入到内侧的

表 80-2 髋关节发育不良的手术策略

问题	手术选择	关键点	髋臼
髋臼			
Crowe Ⅰ型	前外侧壁缺损	在髋关节解剖中心重建	避免臼杯前侧突出(侵犯髂腰肌)
Crowe Ⅱ型	前外侧壁缺损 轻度上外侧缺损	在髋关节解剖中心或稍上重建,使假体窝被骨最佳覆盖	通常稍上移髋关节中心偶尔行骨移植
Crowe Ⅲ型	前外侧壁缺损 中重度上外侧缺损	高位髋关节中心和小的非骨水泥臼杯 髋关节解剖中心重建,上方大块植骨(很少需要) 定制臼杯(Oblong) 髋臼加强环	稍上移髋臼中心,更常应用骨移植
Crowe Ⅳ型	小髋臼窝且上侧呈三角形 骨质疏松	在髋关节解剖中心重建,用特小号非骨水泥臼杯 臼杯放置于假臼内(不推荐)	反向扩髓用 22 mm 股骨头以增加聚乙烯层厚度
股骨			
Crowe Ⅰ型	股骨前倾 股骨内侧外翻	非骨水泥或骨水泥固定,CDH 骨水泥假体柄 股骨干骺端固定 组装型假体	避免非骨水泥假体柄的过度前倾
Crowe Ⅱ型	股骨前倾 股骨内侧外翻 股骨狭窄逐渐加重	非骨水泥和骨水泥固定,CDH 骨水泥假体柄 股骨干骺端固定 组装型假体	避免非骨水泥假体柄的过度前倾
Crowe Ⅲ型	股骨前倾 股骨内侧外翻 明显股骨狭窄	非骨水泥和骨水泥固定,CDH 骨水泥假体柄 股骨干骺端固定 组装型假体	避免非骨水泥假体柄的过度前倾 注意股骨偏移
Crowe Ⅳ型	股骨前倾 股骨狭窄 把臼杯放在真臼内	转子下截骨(去旋转和缩短) 转子截骨 可延伸的手术入路	仔细转子再固定技术 术中评估肢体延长时的软组织紧张度

CDH:先天性髋关节发育不良。

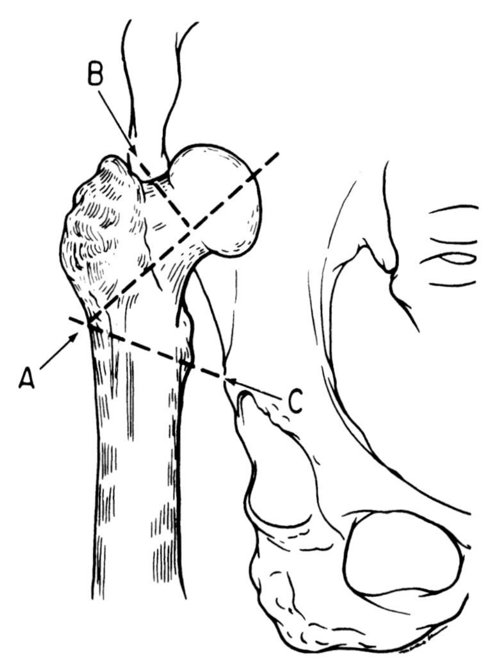

图 80-4　大转子截骨。在重新确定外展肌杠杆臂时,沿 A 和 B 线截骨可增加宽度。(From Dunn HK, Hess WE: Total hip reconstruction in chronically dislocated hips. J Bone Joint Surg 58A: 838-845, 1976.)

缺损处[23,46]。也有文献报道,可采用非骨水泥固定髋臼假体进行所谓的髋臼成形术[37]。

通过控制扩孔使髋臼假体内侧面伸出到髋臼内侧壁切口下的技术,称之为臼壁内突技术(图 80-5)[12]。一般来说,所需的内移量与髋关节发育不良的程度成比例[12]。用做髋臼内侧缺陷移植骨的髋臼扩张残端最终会愈合并形成在 X 线片上可看到的新的髋臼内侧壁。该技术的优点是,臼杯被髋臼缘覆盖的部分较充分,足以为其提供内源性和稳定性,并可避免上侧的结构性植骨[12]。这些内移技术理论上的缺点是,有意识的穿孔以及相关的宿主骨切除可能会妨碍后期的翻修手术。

髋臼增强术

可以通过用骨水泥填充缺损或上外侧结构性植骨来增强髋臼上外侧以便提供充分的覆盖。髋臼上方缺损的骨水泥填充,其长期效果不满意,而且大量填充骨水泥有松动发生率增加的趋势[33]。

上外侧结构性植骨可以用同种异体骨,但最好用自体股骨头来植骨。这些植骨块会与骨盆可靠地愈合。通过结构性植骨所达到的长期效果差异较大[4,5,16,19,22,25,28,31,40-42,44,49]。所报道的大多数长期效果都是关于骨水泥髋臼假体的(图 80-6)。最终的松动是否与最初的松动覆盖髋臼假体的植骨量有关目前尚不明确。理论上讲,非骨水泥臼杯比骨水泥臼杯的效果好,因为它能把应力通过植骨块更有效地传递到髂骨(图 80-7)。结构性植骨的成功部分取决于初始固定的质量和移植骨与骨盆的正确对合。在笔者的临床应用中,Barrack 和 Neumann 描述的这项技术效果不错(图 80-8)[3]。

最后,结构性植骨的另外一个原因是提供额外骨量,以便于后期进行翻修手术[31]。在一项小样本的研究中(这些患者采用骨水泥假体联合上方结构性植骨失败后进行了髋臼翻修术),愈合后的植骨块提供了额外的骨量,为翻修术采用非骨水泥髋臼假体提供了有效的支持[2]。

髋臼加强环

有几项研究报道了采用髋臼顶加强环治疗髋关节发育不良的效果[17,18]。加强环最初用于以下场合:在全髋关节成形术翻修术时用于增强髋臼骨缺损的臼杯覆盖,用于恢复髋关节解剖中心,以及为骨水泥固定臼杯提供充分固定。该技术尤其适用于 Crowe Ⅲ型髋关节发育不良患者,而且使用加强环所获得的长期效果极好[17,18]。使用加强环可最大限度减少医源性骨丢失,而且由于加强环和聚乙烯臼杯是独立放置的,放置加强环时只需要使与宿主骨的接触最大化而无需考虑翻修。然后用骨水泥将聚乙烯臼杯固定于合适的前倾位。骨水泥的唯一作用是把臼杯固定到加强环上,因为骨水泥填充骨缺损才是引起髋臼假体松动的危险因素[18]。当加强环仍有 25%未覆盖时,则需要补充结构性植骨。

高位髋关节中心

当不适宜在真髋臼内放置髋臼假体时,常常可以通过将臼杯放置于上方位置(称之为高位髋关节中心)使髋臼假体与天然骨很好地对合[1,29]。尽管高位髋关节中心对关节成形术的长期效果的影响尚存在争议,但有证据表明,如果髋臼杯假体的初始位置在真髋臼区以外则股骨和髋臼假体的松动率会增加[38,44]。其他作者认为单独在高位安放臼杯而不伴行外侧移位不会损害假体组件的使用期限[33]。长期效果不良的这些病例大多基于骨水泥固定臼杯所达到的结果[38,44]。只要臼杯有 75%的宿主骨覆盖而且与真的髋中心是上移位而不是外侧移位,采用高位髋中心的非骨水泥固定臼杯就能够取得较好的效果[1]。

总之,关于重建髋臼的正确方法仍有相当大的争

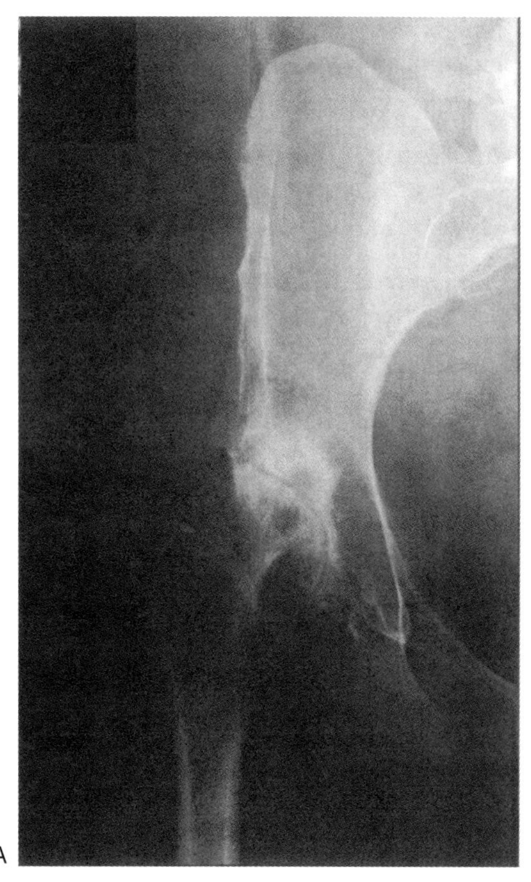

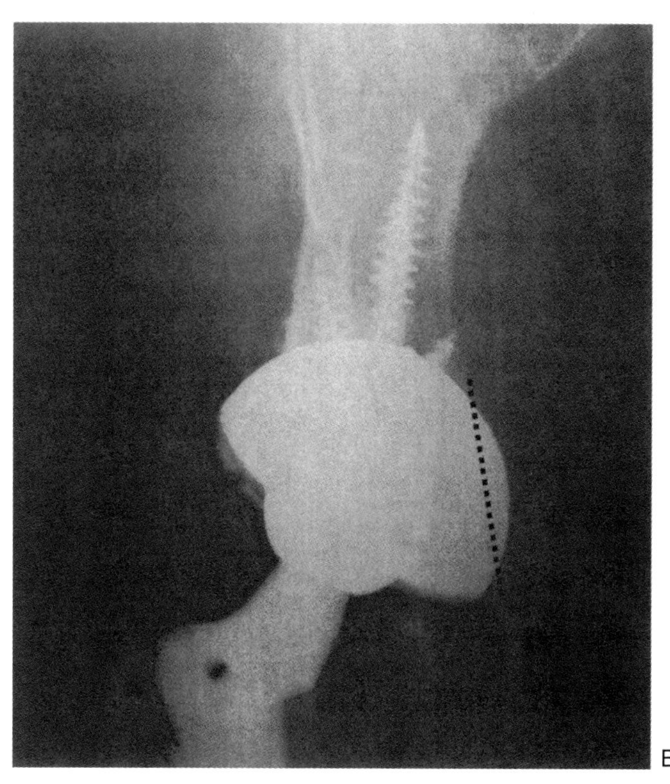

图 80-5 (A) CroweⅢ型髋关节发育不良患者晚期关节炎的髋关节前后位 X 线片。(B)非骨水泥球形臼杯的前后位 X 线片,假体用多颗螺钉固定。臼壁内突技术使臼杯有较好的骨覆盖且避免了通过结构性骨移植来增强髋臼的上外侧。

议。我们目前的惯例是,首先尝试在真髋臼区内放置非骨水泥固定的小号半球形假体,再用螺钉固定。如果超过 30%的臼杯未被覆盖,则考虑采用异体或自体骨结构性移植。偶尔采用臼杯内侧突出技术。当髋关节旋转中心上升高度小于几厘米时,可采用高位髋关节中心技术。我们一直未采用过加强环和髋臼成形术之类的替代方法。

股骨手术方法

如前所述,股骨侧的主要问题是股骨前倾、股骨狭窄和肢体短缩;而且在许多病例中股骨的解剖结构要求采用小号短而直的假体。这一点对 Crowe Ⅳ型髋关节发育不良患者尤其适用。在大多数 Crowe Ⅰ型以及许多Ⅱ型或Ⅲ型髋关节发育不良病例中,采用小号的标准股骨假体即可。是否采用骨水泥固定股骨假体,主要取决于术者的偏好、骨质量、骨的几何形态、患者的年龄和活动量以及是否需要行辅助手术,如股骨转子下截骨术。

目前,使用骨水泥固定的窄直股骨柄(CDH 柄)或者定制的股骨假体比过去要少得多[50]。这些假体特别适用于经转子入路联合行股骨近端的进行性截骨,这样常可产生圆筒状股骨髓腔有利于插入股骨假体[24]。转子下截骨技术的发展使得这种手术入路的应用越来越少。股骨颈过度前倾时,采用非骨水泥固定股骨假体会有一定的问题。转子下消除旋转截骨可以保留股骨近侧干骺端骨量,因此在矫正好股骨颈过度前倾后,即可采用近端配装填充的典型单体股骨假体(图 80-9)。组装式近端固定假体允许术中调整股骨颈前倾角,因此特别适用(图 80-10A~C)[6]。远端固定的非骨水泥固定股骨假体刻意回避开股骨近端畸形[43]。中期随访显示,非骨水泥固定股骨假体有极好的临床效果[6,26,43]。

转子下截骨

尤其是把髋臼假体放置在真臼区域时,必须考虑缩短股骨以降低损伤坐骨神经的危险性。一般情况下可接受的肢体延长量为 4 cm 左右[20]。除了渐进性股骨近端截骨以外,已报道的股骨缩短技术包括

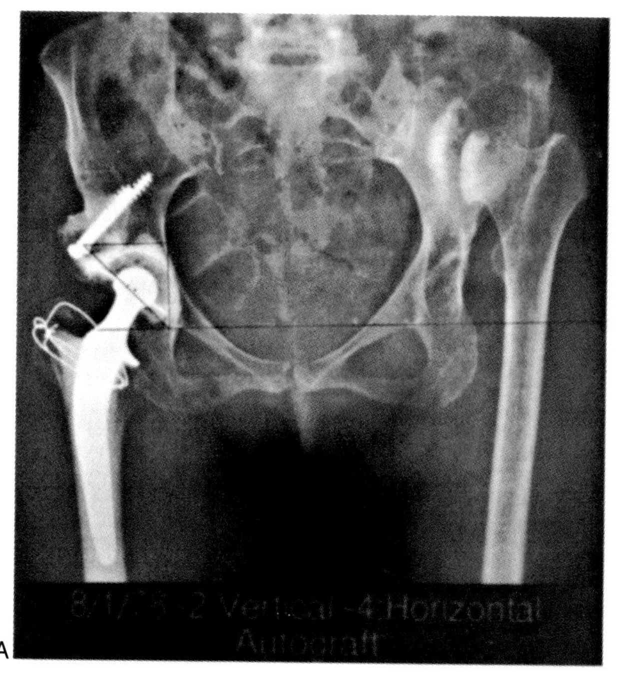

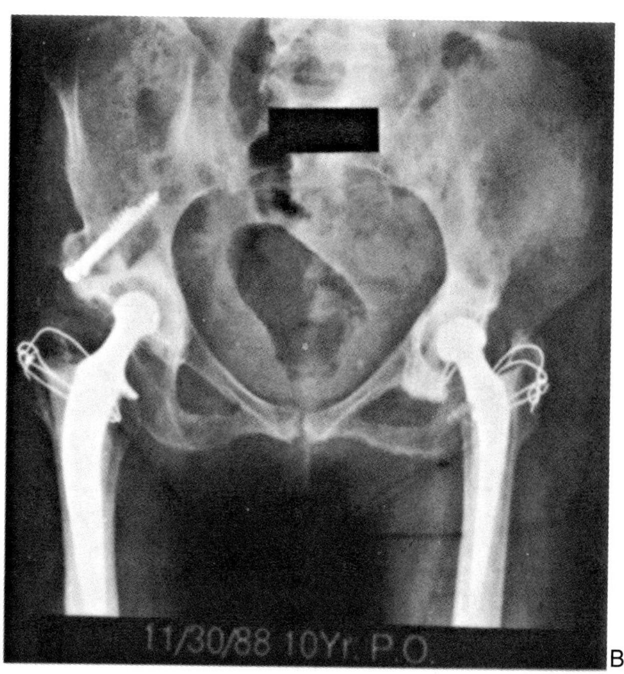

图 80–6　全髋关节成形术，臼杯在初期位于真髋臼区(TAR)。(A)这位 50 岁的 Crowe Ⅲ型髋关节发育不良女性患者的术后即刻前后位 X 线片显示，股骨头中心位于三角形 TAR 内。(B)随访 10 年的 X 线片显示，无髋臼或股骨侧假体松动的迹象。笔者建议要尽量使股骨头假体的中心位于 TAR 内，使股骨侧和髋臼侧假体能长期使用。

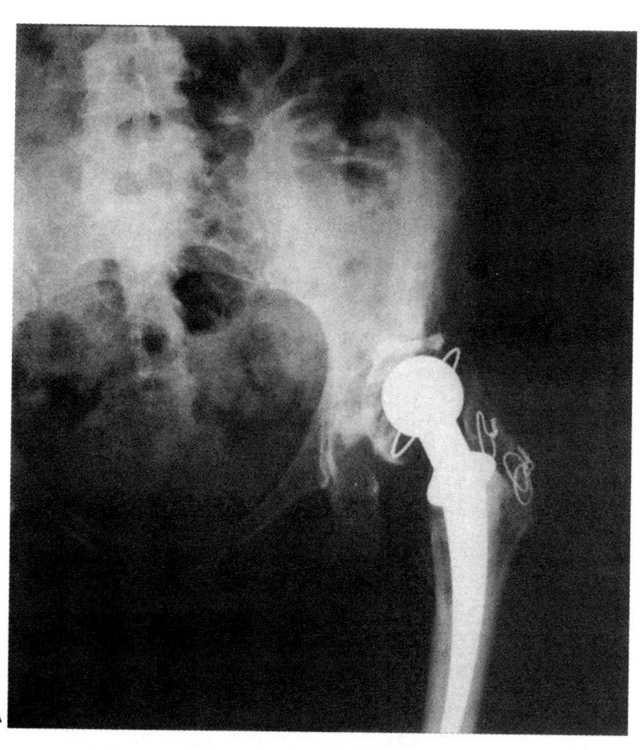

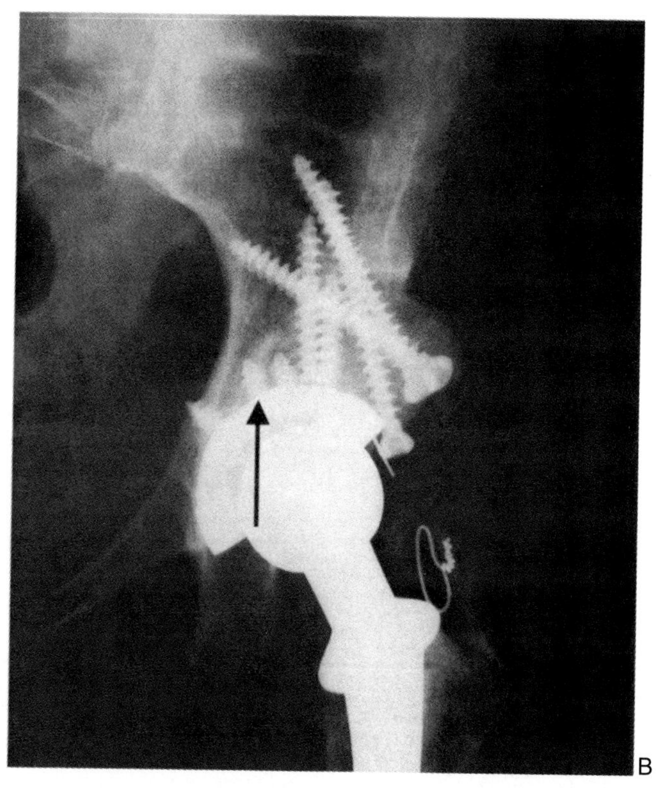

图 80–7　(A)用骨水泥将聚乙烯臼杯假体固定在 Crowe Ⅲ型髋关节的假臼内，随访 10 年时发现假体无菌性松动。(B)通过上外侧结构性植骨即螺钉固定翻修非骨水泥半球形臼杯的术后即刻前后位 X 线片。箭头指示为宿主骨与移植骨的结合部位，移植骨覆盖臼杯接近 60%。股骨侧未进行翻修，小臼杯和大股骨头要求使用薄的聚乙烯衬垫。(待续)

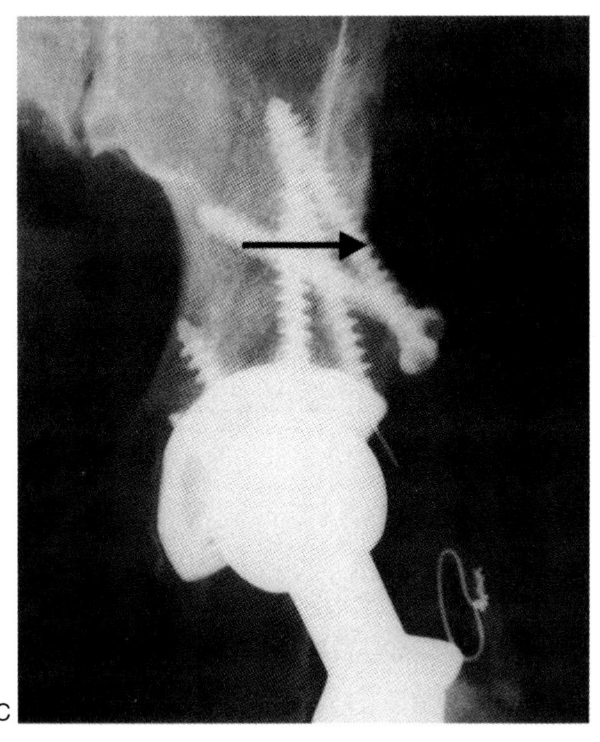

图 80-7(续) (C)随访 10 年 X 线片显示移植骨已愈合。移植骨外侧已与臼杯边缘吸收。

股骨横断术,梯形截骨(图 80-11)、双人字形截骨[8]和斜行转子下截骨。因为股骨截骨术既可短缩股骨又能消除股骨旋转,因此应用十分广泛。消除股骨旋转有利于保存和正确定位股骨近侧干骺端[52]。

合适的股骨缩短量要通过仔细的术前计划和术中调整来确定。对于需要下肢延长量大的患者应采用肌电图术中监测。最初可采用横行截骨。然后消除股骨旋转并标出截骨的方位和长度。应用阶梯状截骨可明显提高截骨部位的旋转稳定性。当转子下截骨选用骨水泥固定假体时，必须避免骨水泥渗入到截骨隙中。

熟悉各种可供选择的股骨假体的特征,对于处理采用全髋关节成形术治疗髋关节发育不良时所产生的各种潜在问题是必不可少的。股骨重建不仅取决于股骨的解剖变异,而且取决于髋臼重建的方法。例如,在真髋臼区域放置髋臼假体往往需要短缩股骨。同样,臼杯内移则需要增加股骨假体的偏移量以避免发生撞击和优化外展肌功能。

并发症

骨关节炎行全髋关节成形术的常见并发症在髋

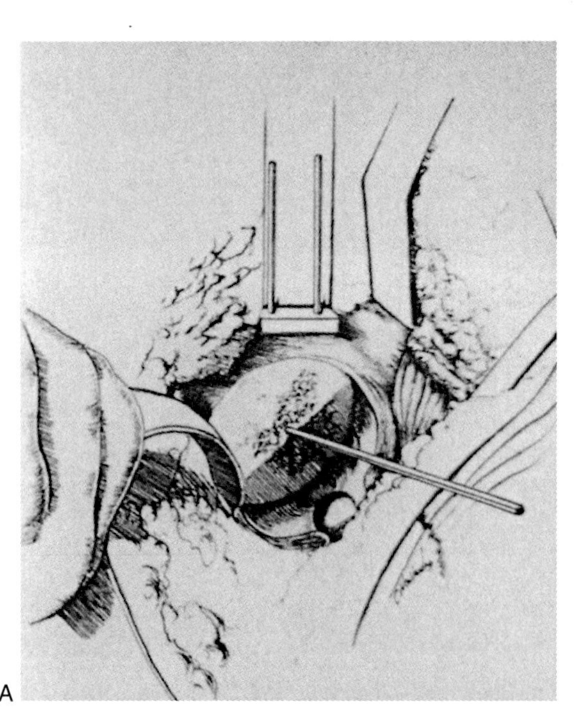

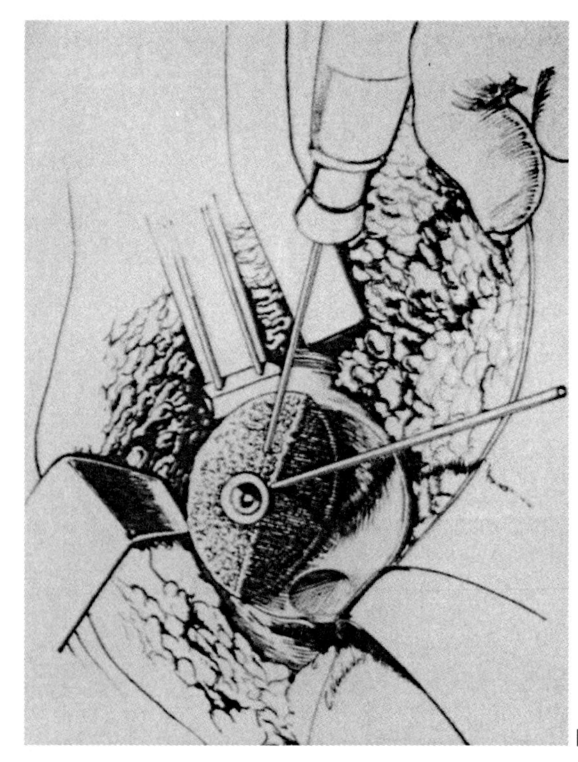

图 80-8 大块股骨头自体骨移植技术。(A)在对股骨头植骨块和假髋臼进行了初始对合塑形之后,用斯氏钉进行临时固定。(B) 用两个 6.5 mm AO 松质骨螺钉穿过植骨块进行固定。(待续)

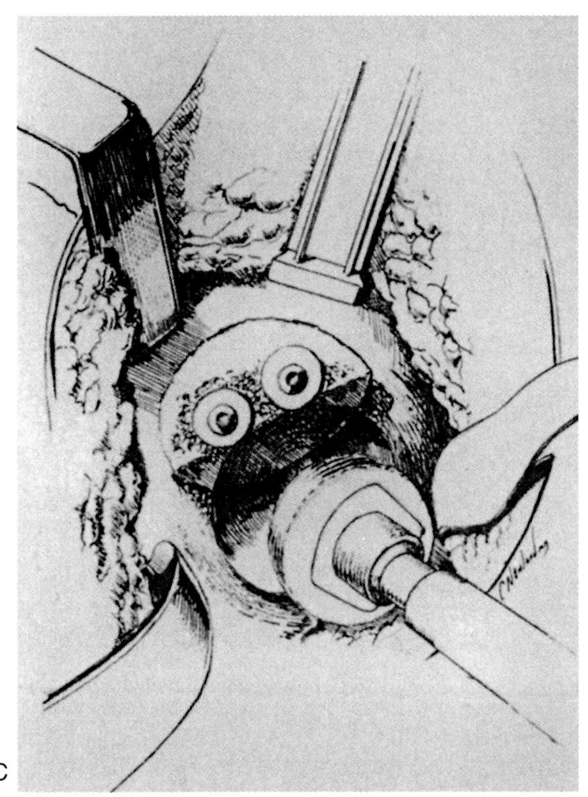

图 80-8(续)　(C)同时进行宿主骨与植骨块的相互反向修整，准备好髋臼。(From Barrack RL, Hewland CC: Uncemented total hip arthroplasty with superior acetabular deficiency. Femoral head autograft technique and early clinical results. J Arthroplasty 5: 159, 1990.)

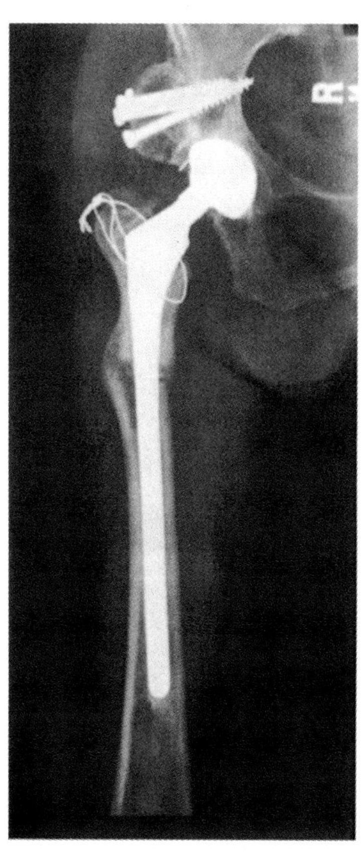

图 80-9　转子下截骨保存了股骨近侧干骺端骨量，因此有利于应用标准尺寸的股骨假体。作者推荐阶梯状截骨以提高其旋转稳定性。

关节发育不良患者中会有增加[10,38,44]。尤其是那些完全脱位的患者更是如此[6]。在这些患者中行关节成形术伴发的特殊并发症有神经麻痹[6,9,16,18,38,44]、关节脱位[16,33]以及较高的失败率[16,32,38,44]。其他可能增多的并发症有感染[36]、转子不愈合[44]以及股骨穿孔或术中股骨骨折(表80-3)[13]。

髋关节成形术伴发神经麻痹的危险性在髋关节发育不良患者中有所增加[6,10,15,16,33]。术后脱位的发生率增加可能由下列因素所致：转子不愈合或脱逸，髋臼和股骨假体难以定位，臼杯内移后股骨偏移不足，高位髋中心对股骨撞击骨盆，以及暴露所需的手术分离过大。

结果

全髋关节成形术治疗髋关节发育不良的长期结果各文献报道有所不同，其原因是多方面的，包括：发育不良的严重程度，患者的年龄范围宽泛，假体的固定方式，臼杯最高的置放位置，手术入路，以及随访时间长短。手术失败的定义在大多数报道中存在较大差异，大多数研究报道的生存率都以翻修作为时间终点；但是如果把失败定义为影像学确诊的松动则失败率会明显升高[38]。目前大多数采用非骨水泥固定假体的手术方法只进行了中短期随访。Crowe Ⅳ型髋关节发育不良患者的并发症发生率较高且失败率也高[6,35]。读者可查阅表 80-3 提供的原始研究报道，表中分类列举出各种因素，如手术入路和假体固定方法。这些信息有利于读者评估这些报道的长期效果。

作者的建议

Crowe Ⅰ 型髋关节发育不良患者要根据全髋关节成形术的常规原则进行治疗，该原则是以骨质量、患者年龄和预期活动度的评估结果为依据的。标准的前

表 80-3 髋关节发育不良的部分研究结果

作者	年份	髋例数	假体固定方式	发育不良	入路/技术	高位髋中心(%)	随访时间(年)	神经麻痹(%)	脱位(%)	股骨穿孔(%)	感染(%)	转子不愈合(%)	翻修(%)
Anderson	1999	24	unc-A both-F	Eftekhar B 和 C 型	经转子截骨，部分后入路	38	6.9	4.2	4.2	0	0	5.9	4.2
Cameron	1996	71	unc-A unc-f	Crowe Ⅰ,Ⅱ,Ⅲ,Ⅳ型	前外侧 前侧	24	3.5	5.6	1.4		1.4		2.8
Dorr	1999	24	unc-A unc-f	Crowe Ⅰ,Ⅱ,Ⅲ,Ⅳ型	后外侧 内侧前实	0	7						13
Gill	1998	87	Ring-A cem-F	Crowe Ⅱ,Ⅲ,Ⅳ型	经转子截骨	0	9.4	1.2	2.4	1.2	6.9	3	10
Hartofilkidis	1998	84	cem-A cem-F	Hartofilkidis 2 和 3 型	经转子截骨 进行性股骨切除	0	7.1	2.4	5.6	3.6	3.6	1.2	14
Iida	2000	133	cem-A cem-F		经转子截骨		12.3	0.8	0.8			18.8	7.5
MacKenzie	1996	66	cem-A cem-F	Crowe Ⅱ,Ⅲ,Ⅳ型	经转子截骨	0	16				3.4		14
Numair	1997	141	cem-A cem-F	Crowe Ⅰ,Ⅱ,Ⅲ,Ⅳ型	经转子截骨 部分正外侧			2.1	2.8	0.7			10
Pagnano	1996	145	cem-A cem-F	Crowe Ⅱ型	经转子截骨 后和前外侧	12.4	14	4.1	0.7	2.1	0.7	1.4	19.3
Stans	1998	90	cem-A cem-F	Crowe Ⅲ型	经转子截骨 后和前外侧	26	16.6	2.2	2.2	2.2	4.4	8.8	21

Cem：骨水泥固定；unc：非骨水泥固定；both：骨水泥固定或非骨水泥固定；Ring：加强环。
数据来自参考文献 1,6,12,18,24,27,33,35,38,44。

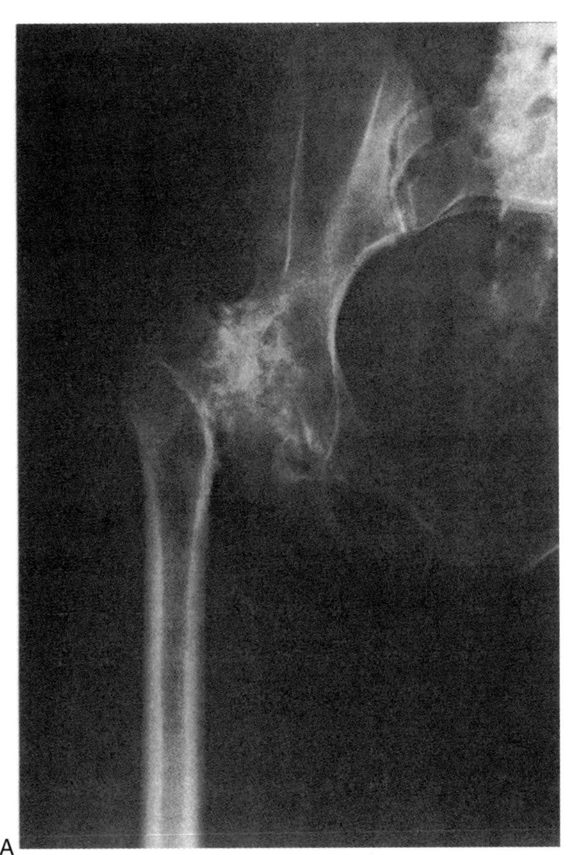

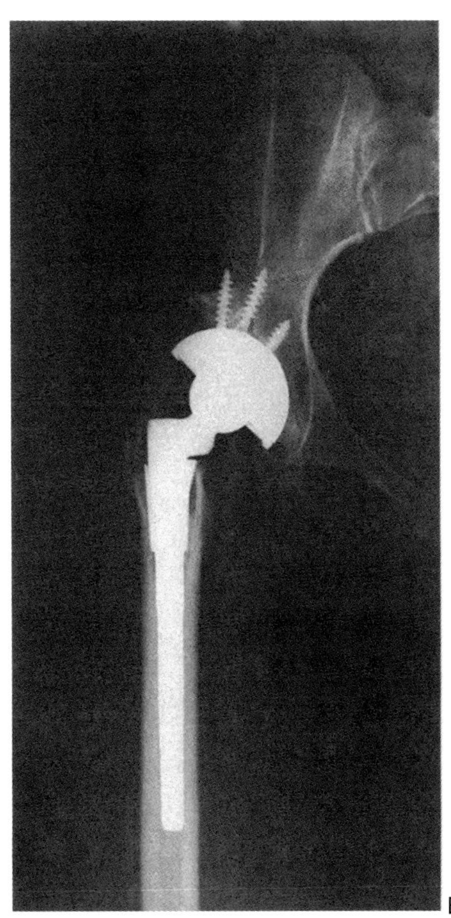

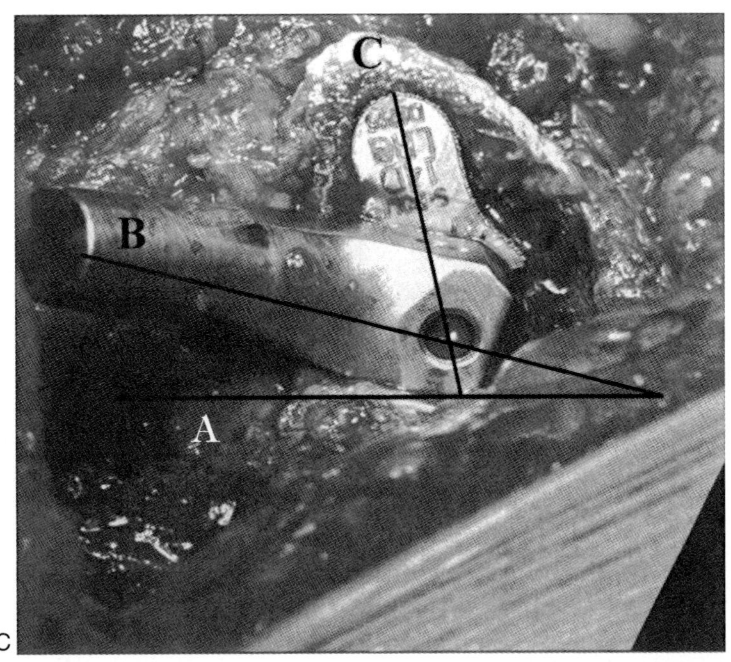

图 80–10 (A) Crowe Ⅱ型髋关节发育不良患者晚期关节炎的前后位 X 线片。(B)采用术中可调整前倾角的组装式股骨假体行非骨水泥固定髋关节成形术后的前后位 X 线片。(C)术中照片显示,经正外侧入路插入到股骨近端的股骨假体。A 线指示前倾中立位,B 线显示假体颈前倾 15°,C 线显示股骨原有的 75°前倾。

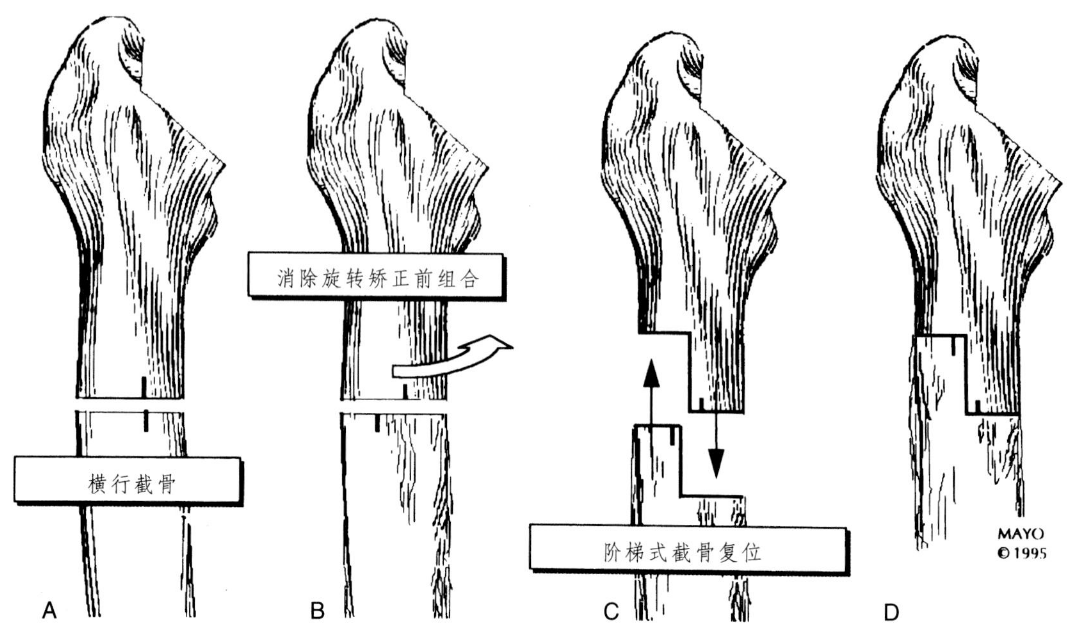

图 80-11 转子下截骨术。(A)首先在转子下水平垂直于股骨长轴向截骨。(B)然后消除股骨旋转矫正前倾角,并用骨凿标出此位置。(C)再同时进行短缩和阶梯或截骨。(D)把股骨复位到消除旋转位并按标准方式准备股骨髓腔。

外侧、正外侧或后侧入路适用于 Crowe Ⅰ、Ⅱ、Ⅲ型髋关节发育不良患者。对于 Crowe Ⅳ型髋关节发育不良患者,目前仍偶尔采用经转子截骨,但更多地采用转子下截骨。我们首选在真髋臼区放置非骨水泥半球形臼杯,但是对于 Crowe Ⅱ、Ⅲ型髋关节发育不良患者如果有较好的骨量,也同意适当轻度上移髋关节中心。为了使聚乙烯层厚度尽可能大些,用 22 mm 直径的股骨头配用小于 50 mm 直径的臼杯。我们尽可能不进行结构性植骨,而尽量采用内移臼杯来达到这一目的。目前应用的股骨假体多种多样,包括标准的骨水泥固定股骨假体、近端非骨水泥固定的组装式假体以及非骨水泥型干骺端固定的假体。

(颜登鲁 裴福兴 译 李世民 校)

参考文献

1. Anderson MJ, Harris WH: Total hip arthroplasty with insertion of the acetabular component without cement in hips with total congenital dislocation or marked congenital dysplasia. J Bone Joint Surg Am 81:347–354, 1999.
2. Bal BS, Maurer T, Harris WH: Revision of the acetabular component without cement after a previous acetabular reconstruction with use of a bulk femoral head graft in patients who had congenital dislocation or dysplasia. A follow-up note. J Bone Joint Surg Am 81:1703–1706, 1999.
3. Barrack RL, Newland CC: Uncemented total hip arthroplasty with superior acetabular deficiency. Femoral head autograft technique and early clinical results. J Arthroplasty 5:159, 1990.
4. Becker R, Urbach D, Grasshoff H, Neumann HW: Structural bone grafting in arthroplasty for congenital hip dysplasia: 35 hips followed for 5–10 years. Acta Orthop Scand 70:430–434, 1999.
5. Bobak P, Wroblewski BM, Siney PD, et al: Charnley low-friction arthroplasty with an autograft of the femoral head for developmental dysplasia of the hip. The 10- to 15-year results. J Bone Joint Surg Br 82:508–511, 2000.
6. Cameron HU, Botsford DJ, Park YS: Influence of the Crowe rating on the outcome of total hip arthroplasty in congenital hip dysplasia. J Arthroplasty 11:582–587, 1996.
7. Charnley J, Feagin JA: Low friction arthroplasty in congenital subluxation of the hip. Clin Orthop 91:98–113, 1973.
8. Chareancholvanich K, Becker DA, Gustilo RB: Treatment of congenital dislocated hip by arthroplasty with femoral shortening. Clin Orthop 360:127, 1999.
9. Coventry MB: Total hip arthroplasty in the adult with complete congenital dislocation. *In* The Hip Society: The Proceedings of the Fourth Open Scientific Meeting of the Hip Society. St. Louis, Mosby, 1976.
10. Crowe JF, Mani VJ, Ranawat CS: Total hip replacement in congenital dislocation and dysplasia of the hip. J Bone Joint Surg 61A:15–23, 1979.
11. Dearborn JT, Harris WH: Acetabular revision after failed total hip arthroplasty in patients with congenital hip dislocation and dysplasia. Results after a mean of 8.6 years. J Bone Joint Surg Am 82:1146–1153, 2000.
12. Dorr LD, Tawakkol S, Moorthy M, et al: Medial protrusio technique for placement of a porous-coated, hemispherical acetabular component without cement in a total hip arthroplasty in patients who have acetabular dysplasia. J Bone Joint Surg Am 81:83–92, 1999.
13. Dunn HK, Hess WE: Total hip reconstruction in chronically dislocated hips. J Bone Joint Surg 58A:838–845, 1976.
14. Eftekhar NS: Principles of Total Hip Arthroplasty. St Louis, CV Mosby, 1978, pp 437–455.
15. Eggli S, Hankemayer S, Müller ME: Nerve palsy after leg lengthening in total replacement arthroplasty for developmental dysplasia of the hip. J Bone Joint Surg Br 81:843–845, 1999.
16. Garvin KL, Bowen MK, Salvati EA, Ranawat CS: Long term results of total hip arthroplasty in congenital dislocation and dysplasia of the hip. A followup note. J Bone Joint Surg 73A: 1348–1354, 1991.
17. Gill TJ, Siebeniock K, Oberholzer R, Ganz R: Acetabular reconstruction in developmental dysplasia of the hip: Results of the acetabular reinforcement ring with hook. J Arthroplasty

14:131–137, 1999.
18. Gill TJ, Sledge JB, Müller ME: Total hip arthroplasty with use of an acetabular reinforcement ring in patients who have congenital dysplasia of the hip. Results at five to fifteen years. J Bone Joint Surg Am 80:969–979, 1998.
19. Gross AE, Catre MG: The use of femoral head autograft shelf reconstruction and cemented acetabular components in the dysplastic hip. Clin Orthop 298:60, 1994.
20. Haddad FS, Masi BA, Garbuz DS, Duncan CP: Primary total hip replacement of the dysplastic hip. J Bone Joint Surg 81A:1462–1482, 1999.
21. Harris WH: Total hip replacement for osteoarthritis secondary to congenital dysplasia or congenital dislocation of the hip. Int Orthop 2:217, 1978.
22. Harris WH, Crothers O, Indong O: Total hip replacement and femoral head bone grafting for severe acetabular deficiency in adults. J Bone Joint Surg 59A:752–759, 1977.
23. Hartofilakidis G, Stamos K, Karachalios T: Congenital hip disease in adults. Classification of acetabular deficiencies and operative treatment with acetabuloplasty combined with total hip arthroplasty. J Bone Joint Surg Am 78:683–692, 1996.
24. Hartofilakidis G, Stamos K, Karachalios T: Treatment of high dislocation of the hip in adults with total hip arthroplasty. Operative technique and long-term clinical results. J Bone Joint Surg Am 80:510–517, 1998.
25. Hasegawa Y, Iwata H, Iwase T, et al: Cementless total hip arthroplasty with autologous bone grafting for hip dysplasia. Clin Orthop 324:179–186, 1996.
26. Huo MH, Zurauskas A, Zatorska LE, Keggi KJ: Cementless total hip replacement in patients with developmental dysplasia of the hip. J South Orthop Assoc 7:171–179, 1998.
27. Iida H, Matsusue Y, Kawanabe K, et al: Cemented total hip arthroplasty with acetabular bone graft for developmental dysplasia. Long-term results and survivorship analysis. J Bone Joint Surg Br 82:176–184, 2000.
28. Inao S, Matsuno T: Cemented total hip arthroplasty with autogenous acetabular bone grafting for hips with developmental dysplasia in adults: The results at a minimum of ten years. J Bone Joint Surg Br 82:375–377, 2000.
29. Jasty M, Anderson MJ, Harris WH: Total hip replacement for developmental dysplasia of the hip. Clin Orthop 311:40–5, 1995.
30. Jensen JS, Retpen JB, Arnoldi CC: Arthroplasty for congenital hip dislocation and dysplasia. Techniques for acetabular reconstruction. Acta Orthop Scand 60:86, 1989.
31. Lee BP, Cabanela ME, Wallrichs SL, Ilstrup DM: Bone-graft augmentation for acetabular deficiencies in total hip arthroplasty. Results of long-term follow-up evaluation. J Arthroplasty 12:503–510, 1997.
32. Linde F, Jensen J, Pilgaard S: Charnley arthroplasty in osteoarthritis secondary to congenital dislocation or subluxation of the hip. Clin Orthop 227:164–171, 1988.
33. MacKenzie JR, Kelly SS, Johnston RC: Total hip replacement for coxarthrosis secondary to congenital dysplasia and dislocation of the hip. Long-term results. J Bone Joint Surg 78A:55–62, 1996.
34. Mulroy RD, Harris WH: Failure of acetabular autogenous grafts in total hip arthroplasty. J Bone Joint Surg 72A:1536–1540, 1990.
35. Numair J, Joshi AB, Murphy JC, et al: Total hip arthroplasty for congenital dysplasia or dislocation of the hip. Survivorship analysis and long-term results. J Bone Joint Surg Am 79:1352–1360, 1997.
36. Okamoto T, Inao S, Gotoh E, Ando M: Primary Charnley total hip arthroplasty for congenital dysplasia: Effect of improved techniques of cementing. J Bone Joint Surg Br 79:83–86, 1997.
37. Paavilainen T, Hoikka V, Solonen KA: Cementless total replacement for severely dysplastic or dislocated hips. J Bone Joint Surg 72B:205, 1990.
38. Pagnano W, Hanssen AD, Lewallen DG, Shaughnessy WJ: The effect of superior placement of the acetabular component on the rate of loosening after total hip arthroplasty. J Bone Joint Surg Am 78:1004–1014, 1996.
39. Ranawat CS, Dorr LD, Inglis AE: Total hip arthroplasty in protrusio acetabuli of rheumatoid arthritis. J Bone Joint Surg 62A:1059–1065, 1980.
40. Ritter MA, Trancik TM: Lateral acetabular bone graft in total hip arthroplasty: A three to eight year followup study without internal fixation. Clin Orthop 193:156, 1985.
41. Rodriguez JA, Huk OL, Pellicci PM, Wilson PD Jr: Autogenous bone grafts from the femoral head for the treatment of acetabular deficiency in primary total hip arthroplasty with cement. Long-term results. J Bone Joint Surg Am 77:1227–1233, 1995.
42. Shinar AA, Harris WH: Bulk structural autogenous grafts and allografts for reconstruction of the acetabulum in total hip arthroplasty. Sixteen-year-average follow-up. J Bone Joint Surg Am 79:159–168, 1997.
43. Silber DA, Engh CA: Cementless total hip arthroplasty with femoral head bone grafting for hip dysplasia. J Arthroplasty 5:231, 1990.
44. Stans AA, Pagnano MW, Shaughnessy WJ, Hanssen AD: Results of total hip arthroplasty for Crowe Type III developmental hip dysplasia. Clin Orthop 348:149–157, 1998.
45. Sugano N, Noble PC, Kamaric E, et al: The morphology of the femur in developmental dysplasia of the hip. J Bone Joint Surg Br 80:711–719, 1998.
46. Symeonides PP, Pournaras J, Petsatodes G, et al: Total hip arthroplasty in neglected congenital dislocation of the hip. Clin Orthop 341:55–61, 1997.
47. Wedge JH, Wasylenko MJ: The natural history of congenital disease of the hip. J Bone Joint Surg 61B:334, 1979.
48. Weinstein SL: Natural history of congenital hip dislocation (CDH) and hip dysplasia. Clin Orthop 225:62, 1987.
49. Wolfgang GL: Femoral head autografting with total hip arthroplasty for lateral acetabular dysplasia: A 12 year experience. Clin Orthop 225:173–185, 1990.
50. Woolson ST, Harris WH: Complex total hip replacement for dysplastic or hypoplastic hips using miniature or microminiature components. J Bone Joint Surg 65A:1099–1108, 1983.
51. Xenakis TA, Gelalis ID, Koukoubis TD, et al: Neglected congenital dislocation of the hip. Role of computed tomography and computer-aided design for total hip arthroplasty. J Arthroplasty 11:893–898, 1996.
52. Zadeh HG, Hua J, Walker PS: Muirhead-Allwood SK Uncemented total hip arthroplasty with subtrochanteric derotational osteotomy for severe femoral anteversion. J Arthroplasty 14:682–688, 1999.

第 81 章

年轻患者的手术适应证及结果

George C. Babis, Bernard F. Morrey, Daniel J. Berry

全髋关节成形术(THA)在治疗老年患者晚期关节炎方面是一种非常成功的术式[39,56],这种术式极大地减轻了患者的疼痛并使关节功能得到良好恢复,因此逐渐应用到年轻患者的身上,并且短期临床效果与老年患者类似。然而随着关于年轻患者长期效果文献的发表,假体松动尤其是聚乙烯内衬的磨损,以及由于骨溶解导致的假体周围骨质丢失等问题也暴露出来,人们对这种手术在年轻患者身上应用的热情已逐渐下降。

预期髋关节成形术失败在年轻患者中发生得更早,更常见[8,15,18,19,21,23,32–34,39,66]。虽然现代 THA 在大多数老年患者中可以终身受用,但是年轻患者的期望在不断提高, 如今已期望将其使用年限延长到 70~90 岁,因而对假体提出了更高的要求。而目前,即使在最好情况下很多 50 岁以下的患者一生中也要经历一两次翻修术。基于这种认识,骨科专家们开始重新考虑对年轻患者使用其他方法来替代假体置换,包括非手术疗法、截骨术和关节融合术。不幸的是,并不是所有患者都适合,也并不是所有人都乐意接受这些治疗,而且一些患者在年轻时便要求做关节假体置换。

设计选择

自本书第一版出版以来, 两个主要变化影响到年轻患者的关节置换:非骨水泥固定和交替承重关节面。

如本章随后以及第 77 章中所述,自从 20 世纪 90 年代早期以来涌现出许多可靠性更高的非骨水泥假体,这些发明为广大患者特别是年轻患者,提供了更加可靠且使用寿命明显延长的假体。而羟基磷灰石涂层股骨柄又进一步提高了其效果[14]。

年轻患者植入假体面临的主要问题是磨损碎屑,一些特殊的材料选择,如交联聚乙烯(见第 4 章)、陶瓷关节面和金属对金属关节假体(见第 5 章)可以有效地减少磨损碎屑。

这些发明给 60 岁以下患者的髋关节置换术带来了新的曙光。然而,对于 40 到 50 岁以下的患者还没有找到更可靠的方法[37,64]。

适应证

年轻患者的 THA 指征与老年患者类似:晚期髋关节损坏或髋关节炎所导致的伤残性疼痛和功能障碍。然而,年轻患者 THA 的耐用性问题表明,年轻患者行 THA 的标准即使不比老年患者严格至少也要和其持平。因为患者对疼痛的感受和忍耐力并不都是一样的, 因此要认真评估患者的疼痛程度并且要和其活动量联系起来考虑。如果改变活动量或者用其他非手术疗法(例如,助行装置,非甾体抗炎药,减轻体重, 物理疗法) 可以使疼痛能为患者所耐受,THA 就可以推迟进行。虽然 25 年前由 Charnley 提出的“假关节试验”不太适用于老年患者,但在决定年轻患者是否适合行全髋关节置换术中还是有用的。这项试验的基本原理是,即使患者接受了 THA 随后又经历了手术失败,但不能行翻修术和假体再植入,那么行 Girdlestone 截骨成形术也不会使患者的术前状况进一步恶化吗?

年龄、期望的活动水平和可提供的适用替代疗法,是决定患者是否适合行 THA 的三项重要因素。一般来说,患者越年轻,骨科医师越要谨慎地将 THA 推荐给患者。外科医师在考虑对年轻患者行 THA 时,至少应该熟悉可以减轻症状的补救性替代手术的适应证并为患髋赢得时间。患者术后的活动水平大体上与患者术前疾病所累及的关节数量有关。多关节受累的患者与单一髋关节受累患者相比更适合在年轻时行 THA。双侧髋关节受累或同时伴有脊柱、膝关节或其他下肢疾病的患者，对 THA 以外的其他替代治疗不可能有令人满意的临床效果[31]。导致年轻患者髋关节严重损坏的最常见疾病包括：青少年类风湿性关节炎和其他多关节炎性疾病，髋关节发育不良，髋关节骨坏死，股骨头骨骺滑脱后遗症，股骨头骺骨软骨病，髋关节外伤，以及以前的化脓性关节炎。

患者选择

即使在今天，也没有对年轻患者行髋关节成形术的理想候选者。对影响假体生存期的假体失败危险因素研究表明，可以将患者分为不同预后的两组。预后较好的患者包括：多关节受累使活动水平受限的患者，双侧髋关节疾病患者，惯于久坐的患者，以及体重较轻的患者[18,19,21,38,46,66]。患有系统性疾病的患者预期寿命较短，所以他们的假体可以维持其一生。Chmell 等人[17]报道了 36 例(66 个髋关节)患者因青少年类风湿关节炎而行 THA，平均年龄为 27.6 岁，术后死亡率竟高达 18%。因此绝不能轻易推荐这类患者行 THA，除非他们的症状严重且对生活质量有些要求[46]。很明显，不良的预后常常与患者对关节成形术期望值太高有关。单侧髋关节患病而没有其他肌肉骨骼疾病限制关节活动的患者，需要定期从事重体力劳动的患者，以及超重的患者，也认为是影响假体生存期的高危患者[18,19,21,66]。认识不到需避免反复负重活动的重要性，或者不能很好地遵守术后限制活动的患者，也都不适合 THA。由于以前手术或其他疾病导致髋臼或股骨严重受损或者外展肌功能低下的患者，髋关节成形术也不能达到满意的结果。需要明确告知这一组患者，全髋关节成形术后他们需要改变以前的活动方式，否则他们一生中有可能经历多次手术，而且不排除行截骨关节成形术。最终分析研究表明，年龄依然是影响假体长期生存的最重要因素，小于 30~40 岁的患者将面临一系列困难[26,37]。因此行 THA 的决定应由明确告知后的患者做出，而不仅仅是由外科医师根据髋关节的影像学表现就做出决定。

手术方法上要考虑的因素

年轻患者对假体期望值的提高，使得优化髋关节成形术技术方法显得更加重要。外科技术上的错误在这些年轻患者身上更容易以假体失败表现出来。假体的选择也很重要，因为对假体的高要求会变相地放大因假体松动、疲劳或磨损而导致的假体失败可能性。

详细的术前计划很重要。许多行髋关节成形术的年轻患者有髋臼或股骨的解剖异常。髋臼骨性异常可能是因髋关节发育不良、过去的创伤或此前骨盆截骨术造成的(图 81–1)。在股骨侧，异常的骨结构可能是因过去外科手术(股骨近端截骨术)、过去的创伤或发育异常所致[28,40,48,57,59,63]。青少年类风湿性关节炎和髋关节发育异常的患者骨结构可能明显变小，因而需要特殊的假体(图 81–2)[17,36,49,69]。通过术前仔细的模板设计，外科医师常能发现需要特殊假体的患者。术前髋臼模板设计常可以找出需要特殊假体(例如超小型假体)[69]或手术时需要骨移植的患者[55]。术前股骨模板设计的重点是髓腔的大小和形状，以确定需要特殊假体的患者。此外，有时在模板设计时能了解到此前手术或创伤所引起的股骨髓腔异常，使外科医师能在术前准备股骨髓腔时改变手术方法，从而尽量减少并发症。

有关老年和年轻患者假体固定的最好方式一直存有争议。20 世纪 80 年代以来，一直趋向于年轻患者采用非骨水泥固定假体[5,25,39,51]。随着成功病例的不断报道更加速了这一趋势的发展。现在已经可以得到有关这一患者群体的骨水泥型假体长期效果的信息以及第一代非骨水泥假体的中期结果信息。这些信息将在本章随后进行细致的讨论。只能说是骨水泥髋臼假体在年轻患者中的高失败率导致了目前大多数外科医师对大多数年轻患者使用非骨水泥髋臼假体[3,58,63,66]。骨水泥固定在股骨侧要比在髋臼侧更成功，尤其是对于炎症性关节炎和多关节受累的患者[1,8,38,44,47,49,66,68]。在选定的一些采用特殊设计的非骨水泥股骨假体患者中，取得良好的中期结果已有报道[45,51]。目前已发现了对年轻患者是应用骨水泥还是非骨水泥股骨假体的正确判断标准。对于股骨有解剖畸形、骨质量很差和患有影响骨愈合的系统疾病的患者，骨水泥固定比非骨水泥固定股骨假体的效果更可靠。对于骨质量好和骨解剖结构有提供与非骨水泥股骨假体良好固定的患者，可以考虑采用非骨水泥股骨假体。对现代骨水泥技术的长期结果与发展较晚的非骨水泥技术的长期结果进行比较，有助于指导我们将来如何选择股骨假体的固定方式。

关节面磨损及形成磨损微粒所引起的一些问题在年轻患者中尤为棘手[4,5,39]。如果采用常规的聚乙烯材料，应尽量使用合适厚度的聚乙烯内衬。这样才能提供最佳的耐磨性能从而降低因髋臼假体磨穿或破裂导致

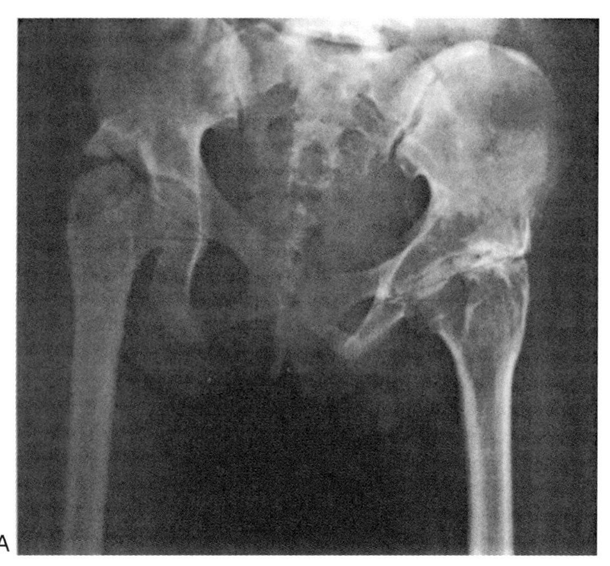

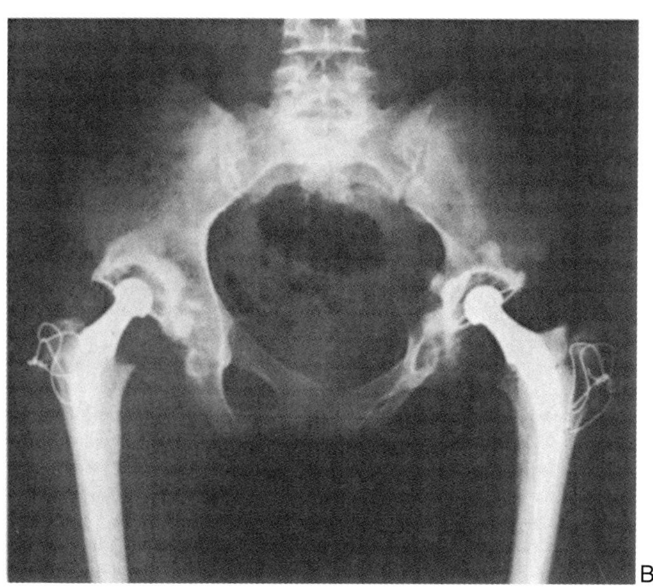

图 81-1 (A)双侧髋关节发育不良患者行髋臼成形术失败。(B)患者行髋臼和股骨置换术后7年仍有足够的骨质存在。

的灾难性手术失败率[6]。对于年轻患者,尤其是那些髋臼较小和髋关节发育不良的患者,22 mm 股骨头可以达到效果满意的内衬厚度[9]。能使髋臼内衬与外杯之间形成的磨损微粒最少的髋臼假体设计可以减少聚乙烯碎屑的生成量[35]。要对带螺钉孔和螺钉固定的非骨水泥髋臼假体的优点和其潜在地为聚乙烯碎屑进入骨盆提供了通道这一缺点加以权衡考虑。应用非骨水泥假体时,环行多孔涂层表面可起到封条的作用,进而降低远端由于关节承重面上产生的磨损碎屑引起骨溶解的危险性。

由于新一代交联聚乙烯内衬的出现,有望提高聚乙烯的耐磨性能,但是其临床耐用性有待进一步

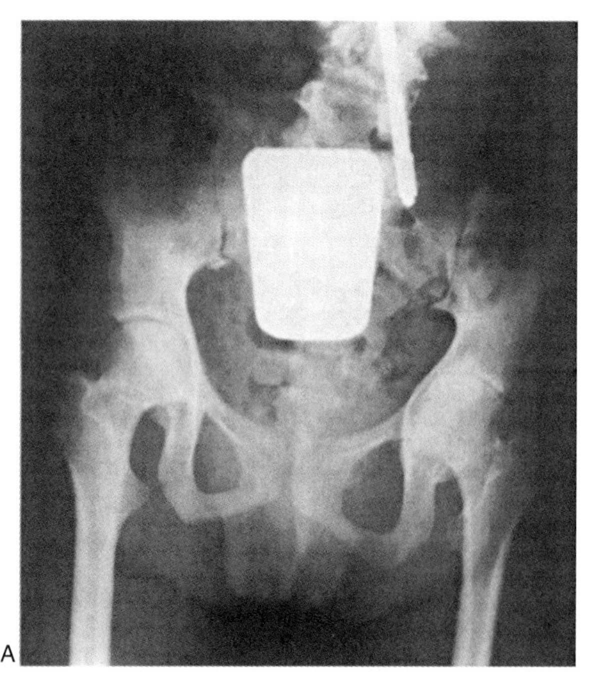

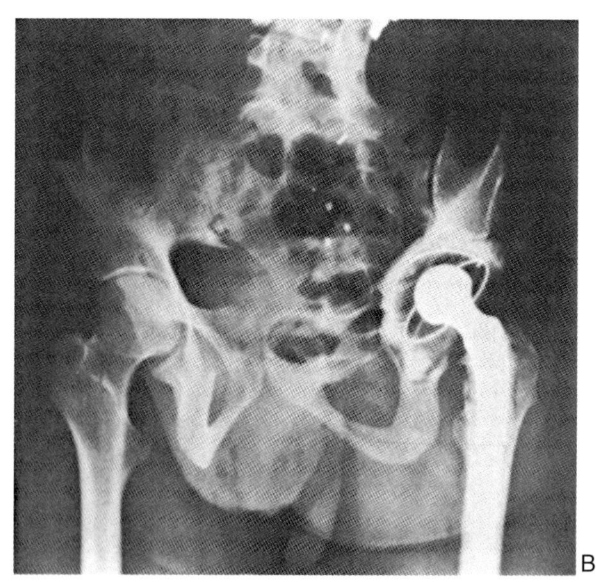

图 81-2 (A)一名16岁侏儒患者可见严重骨骼畸形,包括狭小的股骨髓腔、髋膨大外翻以及髋臼前突。(B)显示前后位上植入的专用直柄假体位置良好。(待续)

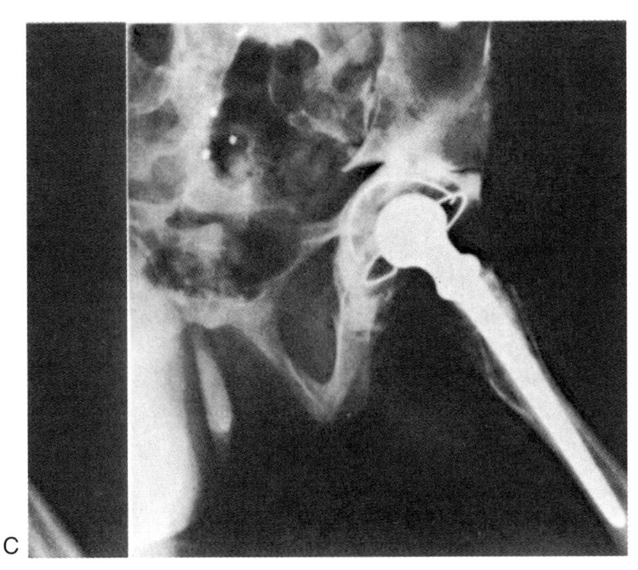

图 81-2 (续)　(C)显示侧位上假体侵犯后皮质。

证实[53]。此外，除传统金属对聚乙烯承重面外，一些外科医师正在尝试其他选择。在体外实验中陶瓷股骨头对聚乙烯可以提高耐磨性能，但是这些优点还有待临床上证实[65]。包括陶瓷对陶瓷和金属对金属在内的硬对硬关节面正在某些医疗中心应用，有望取得满意的结果[24,37]。

结果

骨水泥型全髋关节成形术

虽然骨水泥型全髋关节成形术在年轻患者中的短期临床效果与老年患者相当，但长期随访暴露出一些假体耐用性和固定问题。有关年轻患者行骨水泥型全髋关节成形术后假体松动和翻修率的一系列报道按时间顺序总结于表 81-1。通过对这些数据的分析可以得出如下结论：

1. 假体的松动和翻修率随着随访时间的延长而增加。在单系列连续报道发表之后便可证实这一结论。英国斯劳的 Wexham Park 医院的短、中、长期经验显示出，翻修率从最初的 0 增加到 11.5 年后的 25%[1,67]。Dorr[21-23]、Collis[18,19]、Halley[32,33]、Klassen[41,42,66]、Johnston[35,39]和 Smith[58]的连续研究显示，假体松动和翻修要随时间而增加，与上述结果类似。

2. 患者 THA 时年龄越小，假体长期生存概率越低。纳入较多 40~50 岁患者的研究结果要明显好于那些把患者年龄限定在十几岁、二十多岁及三十多岁的研究[15,17-23]。在梅奥诊所，Berry 等人对行 Charnley 全髋关节成形术的 2000 名患者进行了 25 年的生存评估，结果表明股骨和髋臼的生存时间都与年龄有显著相关性(图 81-3 和图 81-4)。

3. 炎症性关节炎和多关节受累患者的假体生存期比其他疾病患者要长。这一发现是通过比较各类不同疾病患者 THA 术后的结果得出的[21-23,29,66]。看来在这一组患者中，术后活动水平降低所起的作用超过了骨质条件差对长期假体固定的负面影响。

4. 长期随访结果表明，骨水泥型髋关节成形术后，髋臼侧的假体松动要比股骨侧常见[12,13,17,21,43,54,58,64,66](图 81-5)。随访时间越长这种现象越明显。Callaghan 综述了 Johnston 的系列研究，报道了 93 例行 Charnley THA 的年轻患者[13]。经过平均 23.3 年的随访后，髋臼假体的松动率是 34.4%，翻修率是 15%，与此相比，股骨假体的松动率是 12.9%，翻修率是 7.5%。采用第二代骨水泥技术的系列研究表明，股骨假体的骨水泥固定效果有进一步提高，但髋臼假体则没有明显提高。Ballard 等人[2]报道了 50 岁以下患者的 42 例髋关节，至少随访了 10 年。仅有 2 例股骨假体(5%)进行了翻修，而有 10 例髋臼假体(24%)因无菌性松动而进行了翻修。Barrack 等人[3]在 50 岁以下的 44 例患者中得到了相似的结论，患者手术后平均随访了 12 年，没有发现股骨假体因无菌性松动而进行翻修，只有 1 例松动，相比之下，11 例髋关节因髋臼侧松动而进行翻修，另有 11 例有松动的影像学表现。Smith 等人[58]报道了在 20 年间应用第二代骨水泥技术进行的 47 例骨水泥型 THA 的结果，股骨侧无菌性松动率为 6%，而髋臼侧为 55%。

非骨水泥全髋关节成形术

文献报道了年轻患者非骨水泥假体的中长期结果，Mont 等人[51]报道了对非炎症性髋关节炎患者进行的 45 例髋关节非骨水泥多孔涂层解剖性 THA 的结果。对这些患者随访了 3~7 年(平均 4.5 年)。术前的平均 Harris 髋关节评分为 43 分，术后为 92 分。对 2 例髋关节(5%)进行了翻修，1 例是因为髋臼松动，另一例是因股骨假体松动。

2 例髋关节(5%)出现股骨假体影像学松动而没有出现明显的髋臼松动。这篇文献没有报道这些患者中有关骨溶解以及聚乙烯磨损的情况。Kronick 等人[44]综述了 Paprosky 的病例系列，报道了 154 例 50 岁以

表 81-1 Steinbrocker 按时间因素对反射性交感神经营[a]

参考文献(年)	骨水泥	髋关节数	平均随访时间		平均年龄		炎症性髋关节炎的百分比	松动率(%)(一侧或两侧)	髋臼侧松动率(%)	股骨侧松动率(%)	翻修率(%)	髋臼侧翻修率(%)	股骨侧翻修率(%)
			岁(范围)		年(范围)								
Halley 和 Wroblewski[33](1986)	Y	49	9.5	5~15.5	26	17~30	74	16.3	14.3	4	20	18.4	10.2
Witt 等[68](1991)	Y	96	11.5	5.3~18.3	16.7	11~26	100	NR	29	21.5	25	22	20
Barrack 等[3](1992)	Y	50	12	10~14.8	40.9	18~50	4	46	44	2	22	22	6
Solomon 等[61](1992)	Y	130	7.3	3~16	38	10~50	37	19.2	9.2	11.5	10.8	4.6	8.5
Williams 和 McCullough[67](1993)	Y	57	4.7	1.7~9	16.4	13.4~24	100	24.6	24.6	7	4	2	2
Sullivan 等[64](1994)	Y	89	18	16~22	42	18~49	9	58	50	8	20	13	2
Neumann 等[54](1996)	Y	52	17*	15~20.6	51*	34~55	0	6	29	9	10	–	–
Torchia 等[66](1996)	Y	63	11	0.3~18.6	17	11~19	32	69.2†	67.3†	19.2†	42.8	38.1	25.4
Chmell 等[17](1997)	Y	55	12.8	4~21	19.9	11~29	100(JRA)	9	9	0	NR	35	18
Sochart 和 Porter[60](1997)	Y	43	22.7	0.1~30.3	28.9	19~39	100(AS)	9.3	9.3	2.3	27.9	25.6	11.3
Sochart 和 Porter[59](1997)	Y	226	19.7	2~30	31.7	17~39	44.2RA,JRA	NR	25	15	NR	27	16
Callaghan 等[12](1997)	Y	93	20	1~25	42	18~49	11.8	NR	34	13	22	19	5
Callaghan 等[12](1997)	H	45	8.2	5~10	41	26~49	8.9	NR	0	24	18	0	18
Hartofilakidis 等[37](1997)	Y	84	16.4	12~24	46	24~55	0	27.4	30.77	20.25	22.6	17.85	21.4
Kobayashi 等[43](1997)	Y	66‡	14	10~20	37.1	18~50	47.27	32.7	29.1	3.8	20	20	0
Kronick 等[44](1997)	CL	174	8.3	2~13	37.6	14~50	8	NR	1.4	0.6	8.1	7.5	1.1
Sporrer 等[62](1998)	H	45	8.2	5~11	41	25~49	8.9	24.6	0	8.1	18	0	18
Callaghan 等[13](1998)	Y	93	23.3	20~25	42	19~49	8.6	23	34.4	12.9	29	15	7.52
Smith 等[58](2000)	Y§	47	15.9	0.3~20	41	21~50	NR	NR	55	6	NR	38	19

[a] 少于 30 个髋关节或随访少于 5 年的报道被排除在外。

[b] 计算随访时间的方法均来自作者，相互之间不统一。

[c] 炎症性关节炎包括青少年类风湿性关节炎、系统性红斑狼疮、强直性脊柱炎、皮肌炎、肠炎性关节炎和其他胶原血管病。

[d] 假体松动的诊断标准均由作者本人确定，并不统一。松动率包括所有确认松动的髋关节无论是否经过了翻修。

[e] 比率=随访期间翻修的髋关节的数量/系列研究中髋关节的数量(除了 Joshi 等人[32]的研究之外，其他比率都不是基于 Kaplan-Meier 生存分析)。翻修定义为一或两个假体组件的移除。

[f] NR：论文中没报道信息。

Y：髋关节两侧组件均为骨水泥型；H：混合型固定；CL：非骨水泥型。

* 中位数。

† 这些百分比数据是基于经充分影像学随访的 52 例髋关节亚组得出的。

‡ 经过 10~20 年随访的 55 个髋臼杯和 53 个股骨柄的结果。

§ 第二代骨水泥技术包括金属衬髋臼杯和高分子聚乙烯髋臼杯。

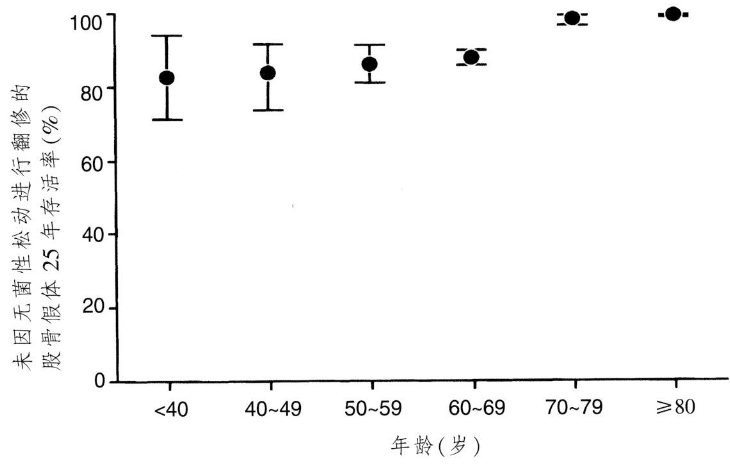

图 81-3　未因无菌性松动进行翻修的股骨假体 25 年存活率与年龄的关系。(With permission, Mayo Foundation.)

下(平均 37.6 岁)患者的 174 个髋关节应用非骨水泥髋臼假体和多孔全涂层股骨柄行 THA 的结果。平均随访 8.3 年。144 例多孔涂层髋臼杯中有 5 例(3.4%)进行了翻修:3 例因磨损,1 例因移位,1 例因骨溶解后发生松动。另有 2 例臼杯发现有磨损和松动。有 2 例(1.1%)股骨柄进行了翻修,但没有发现其他股骨柄发生松动。Fye 等人[29]报道了 72 例因无血管坏死而行非骨水泥 THA 的患者,均由同一名外科医师手术。平均随访了 84 个月。髋臼杯和股骨柄翻修率都是 1.5%。1.5%的髋关节出现了股骨骨溶解。不幸的是,这些结果是应用不同类型的假体而得到的。出现了文献上很多矛盾的结果,例如一些研究报道股骨假体没有失败而髋臼假体有较高的失败率,而相反的结果亦有报道[50]。梅奥诊所对年轻患者应用第一代非骨水泥假体的结果也反应出大量问题,这将会在下一节讨论。Morrey 根据应用短股骨柄假体的经验认为短股骨柄是年轻患者的理想选择,在第 79 章有所讨论。

混合型全髋关节成形术

当前骨水泥股骨假体在年轻患者中显示了良好的长期结果,尤其是对年轻患者应用现代骨水泥技术时[13,54,58,59]。另一方面,应用骨长入型髋臼假体也取得了良好的中期结果[62]。混合型固定技术在今天看来似乎是更明智的选择[58]。聚乙烯磨损和随之而来的骨溶解仍然是所有固定方法的重要危险因素,也是年轻患者全髋关节成形术假体寿命的主要决定因素[27]。

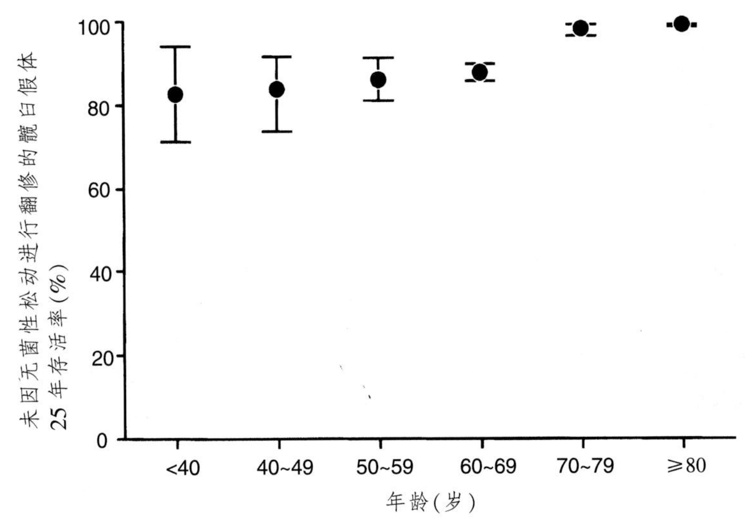

图 81-4　未因无菌性松动进行翻修的髋臼假体 25 年存活率与年龄的关系。(With permission, Mayo Foundation.)

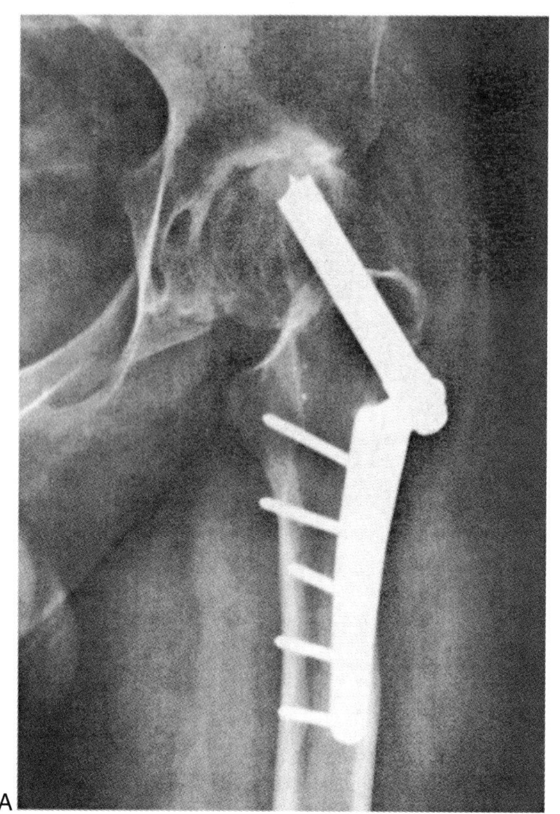

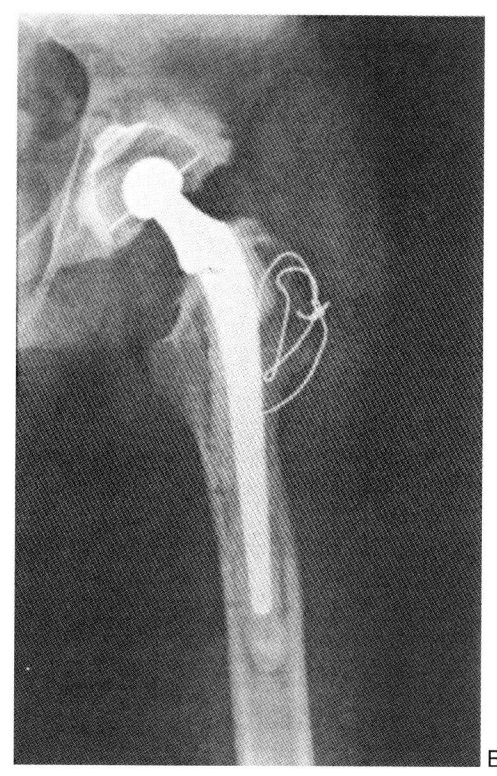

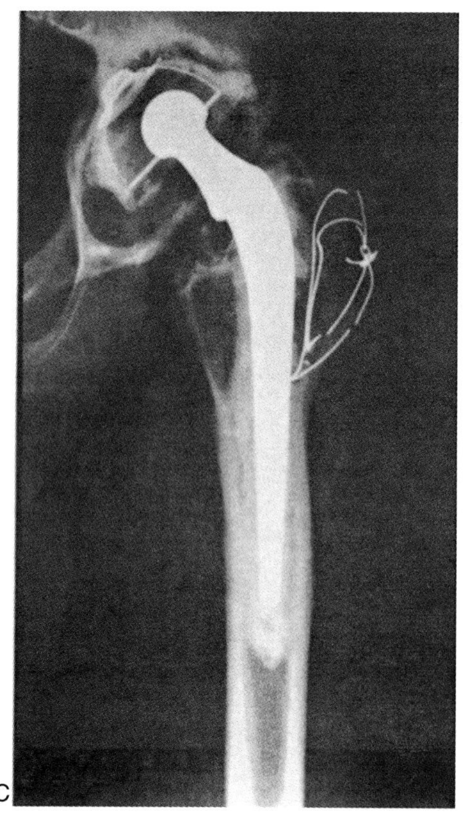

图 81-5 (A)一名 18 岁的患者因股骨头骨骺滑脱进行治疗后发生变性关节炎。(B)移除内固定物行骨水泥型全髋关节成形术后的 X 线片表现。(C)12 年后可见聚乙烯磨损和髋臼假体移位。

梅奥诊所的经验

25 年研究

他们对 2000 例骨水泥 Charnley 髋关节置换术患者进行了详细的研究，随访 25 年，对存活的 461 例患者的股骨和髋臼假体计算出 Kaplan-Meier 生存曲线。图表明显地说明了年龄对假体生存的影响（见图 81–3 和图 81–4）。值得注意的是，年轻患者中骨水泥型髋臼杯的性能要比股骨假体差得多，但在老年患者中两者则相差无几。

青少年患者

自 1972 年以来，梅奥诊所对青少年患者行 THA 的数量显著下降。早期对非常年轻患者行 THA 的那种热情，随着人们逐渐认识到越来越高的失败率也逐渐褪去。我们回顾了 1972~1980 年间对 57 例患者进行的 63 例骨水泥型 THA。手术时的平均年龄为 17 岁（11~19 岁）。术前诊断的疾病包括：16 例青少年类风湿性关节炎，10 例关节发育不良，8 例股骨头骨骺滑脱，7 例创伤，7 例肿瘤，4 例缺血性坏死，3 例脊柱骨骺发育不良和 12 例其他疾病。所有患者均应用第一代骨水泥技术。平均随访 12.6 年（10~18.5 年）。

63 个髋关节中有 27 个需要行翻修手术，另有 2 个出现了有症状的髋臼假体松动。无翻修或无松动症状的假体生存率在第 10 年是 73%，第 15 年是 55%。相比之下，梅奥诊所在同一时期对成人患者（平均年龄 64 岁）行骨水泥 THA15 年时的存活率要好得多（见图 81–3）。

在我们的系列研究中，有症状的髋臼假体松动是大多数假体失败（76%）的直接原因。15 年后，髋臼假体松动的概率是股骨假体松动的 3 倍（见图 81–4）。影像学随访无异常的 52 例髋关节中 40 例没有发现股骨假体松动的影像学征象。8 例因股骨假体无菌性松动而翻修的髋关节中有 5 例发生了股骨柄断裂（这类患者的股骨柄断裂很可能是由于采用了早期设计的不锈钢股骨假体造成的），如果不包括这 5 例股骨柄断裂的患者，股骨侧的结果甚至会更好[11,16]。

多因素生存分析揭示了两个与 THA 高失败率有关的独立因素：单侧髋关节成形术（P=0.02）和超过一次的髋关节手术史（P=0.0001）。在这些群体中，10 年后失败率最低的是炎症性关节炎患者（11%），而最高的是有髋关节创伤史的患者（47%）（P<0.05）。

40 岁以下患者的第一代非骨水泥全髋关节成形术

我们回顾了 1987 年以前梅奥诊所对 40 岁以下患者进行的所有非骨水泥型全髋关节成形术。1984~1986 年，总共对 72 例患者（男 39 例，女 33 例；平均年龄 32 岁；范围是 17~39 岁）进行了 82 次非骨水泥 THA。中位随访时间是 10.3 年（10~14 年）。诊断的疾病包括：26 例关节发育不良，15 例炎症性关节炎，16 例骨坏死，13 例创伤后骨关节炎，其他疾病 2 例。植入的髋臼假体中有 39 例 PCA，22 例 Harris-Galante HGPI 和 21 例 Osteonics Dual Geometry。植入的股骨假体中有 39 例 PCA，21 例 HGP 和 19 例 Osteonics。

82 个髋关节中有 24 个（29.3%）发生无菌性失败

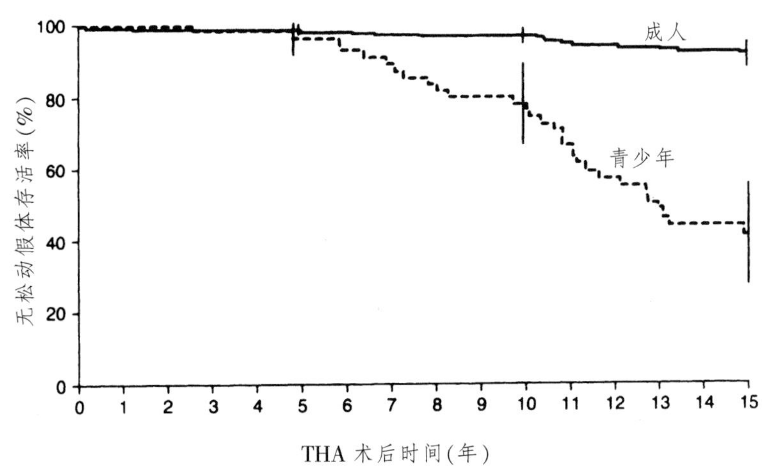

图 81–6　在梅奥诊所行骨水泥型全髋关节成形术后，青少年患者和成人患者无翻修或临床症状松动的生存率比较。

而需要进行翻修。22例翻修术是因无菌性失败:无菌性松动或骨溶解。共有17例髋臼假体因为无菌性失败翻修,其中11例是因为松动,6例是因为骨溶解(图81-6)。对8例松动,2例严重骨溶解和10例为无松动的大腿疼痛患者进行了股骨侧翻修:10例为无菌性松动,3例为骨溶解。

在有存活假体的患者中,髋关节Harris评分从术前的平均51分提高到术后的92分。

影像学显示,13例未翻修的髋关节也已经失败。其中有7个髋臼假体失败和7个股骨假体失败。失败的髋臼假体中有5个是由于严重骨溶解,2个是由于松动;失败的股骨假体中,4个是由于松动,3个是由于骨溶解。

通过以上研究我们认为,非骨水泥型THA对大多数患者能够显著减轻疼痛并提高髋关节功能(图81-7)。然而在假体的耐用性方面仍有严重问题。假体失败的最常见原因是松动和骨溶解。但是假体失败率一直受到我们极大的关注,失败主要是由于聚乙烯内衬的磨损和骨溶解相关的问题以及股骨假体松动问题引起的。这些结果代表了使用第一代假体的大多数外科医师的早期经验,改进技术、植入物和材料水平,未来我们可以获得比这项研究中的患者更好的长期预后[50]。非骨水泥型THA与骨水泥型THA一样,尚不能认为是治疗年轻好动患者晚期髋关节炎的长期有效治疗方案。可能的话,仍需进一步探索适合这些患者的THA替代方法[7,10,30]。

作者的建议

只有在非手术疗法无效以及不能用股骨或骨盆截骨术进行治疗的情况下,才谨慎地建议对年轻患者行髋关节成形术。只有少数患者适合并乐意接受关节融合术(见第79章)。活动能力要求高、体重较重及非常年轻的患者均不适合行THA,而多关节受累以及活动能力要求低的患者是较好但也不是理想的THA候选者。在手术之前,一定要向患者讲清楚年轻时行THA的长期影响以及将来可能需要行翻修术的问题,要等患者完全了解之后再让其做最后决定。

年轻患者行THA时,几乎所有的病例均使用非骨水泥多孔涂层髋臼假体(图81-8)。股骨侧假体的固定方式要区别对待。对那些骨质较好、骨形态适合应用非骨水泥假体、没有影响骨愈合的生物因素以及有较长的生命预期的患者,常常采用非骨水泥型假体。在我们诊所目前对大多数病例都采用近端多孔涂层或近端羟磷灰石涂层的假体。对一些有解剖异常的患者,由于他们的骨长入可能性高常采用广泛多孔涂层股骨柄。广泛涂层股骨柄的最大缺点是有长期应力遮挡的危险。为了避免应力遮挡,为了有利于股骨近端结构重塑,以及为了确保以后容易翻修而设计的保守性股骨假体具有良好的临床效果[52],对于那些骨质较差、股骨严重畸形、生物内环境不利于骨长入或者预期寿命较短的患者,应选择骨水泥型股骨柄。要应用尽可能好的骨水泥技术,包括:髓腔置入限制塞,精细的髓腔准备,降低骨水泥孔隙,逆行水泥充填,以及骨水泥加压。

由于聚乙烯磨损与年龄成负相关,我们还没有办法解决这组患者的髋臼假体磨损问题(图81-8)。为了降低聚乙烯磨损,我们针对股骨和髋臼两侧都尽了很

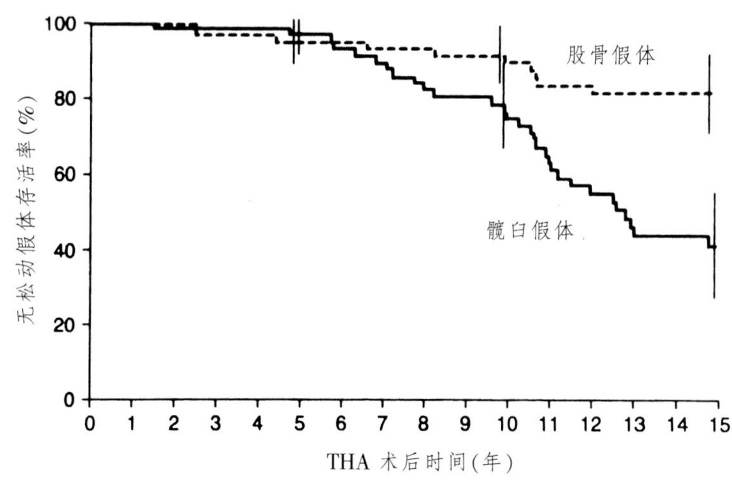

图81-7 在梅奥诊所行骨水泥型全髋关节成形术后,青少年患者的无影像学假体松动的生存率。

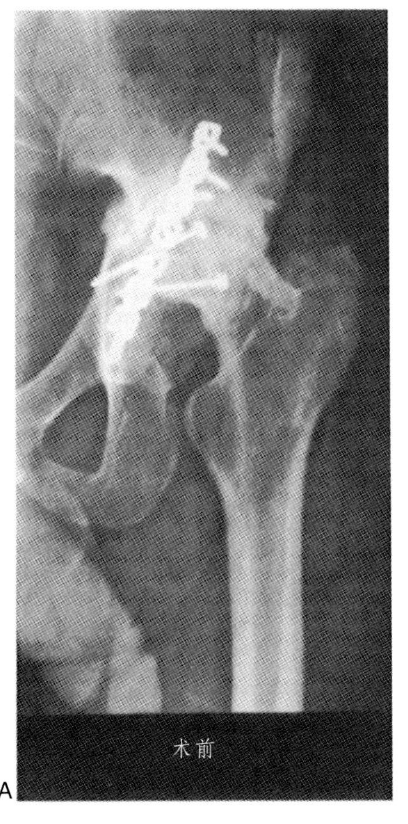

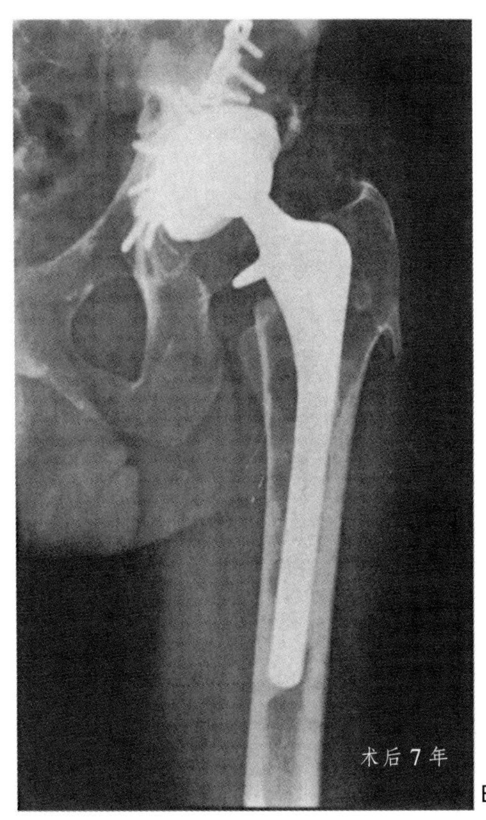

图 81–8　(A)27 岁创伤后关节炎男性患者的术前 X 线片。(B)全髋关节成形术后 7 年的 X 线片显示有聚乙烯磨损以及髋臼和股骨骨溶解的表现。

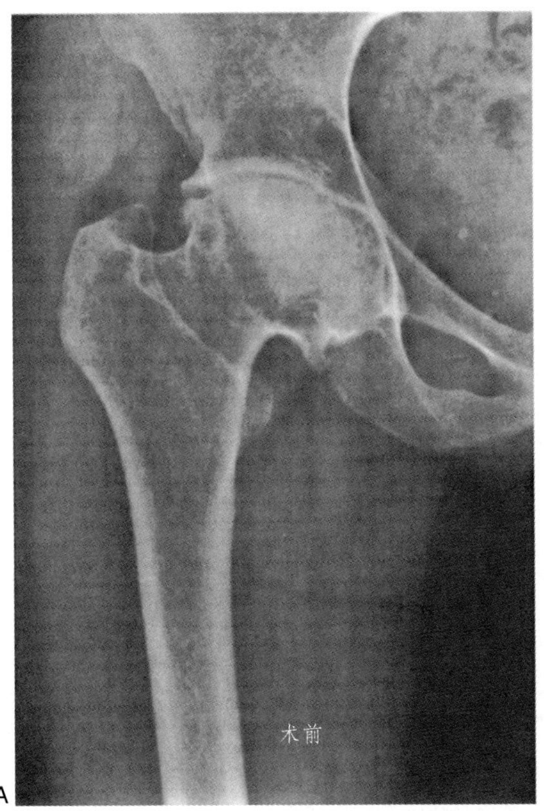

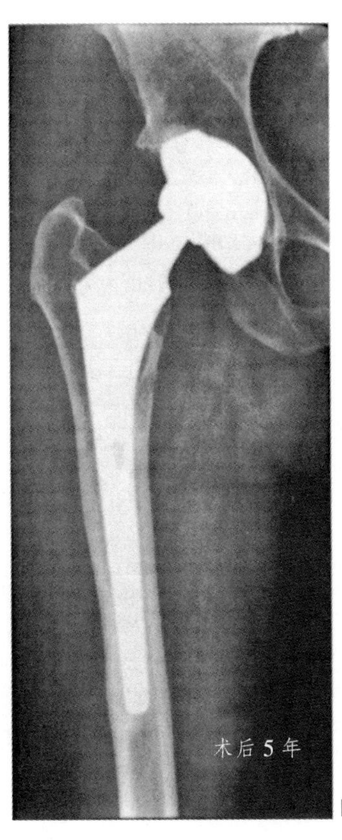

图 81–9　(A)患有髋关节炎的 36 岁女性的术前 X 线片。(B)全髋关节成形术 5 年后，临床和影像学结果均良好。

大努力。选择股骨头的尺寸时应能提供最小 6~8 mm 厚的聚乙烯内衬。为了降低聚乙烯磨损,已经在应用高度抛光的钴铬合金头或陶瓷股骨头(图 81-9)。对新型的交联高分子聚乙烯和金属对金属或陶瓷对陶瓷关节面应进行临床探索,如果能够成功,它们能使磨损以及由此引起的骨溶解降到最低。应该给所有进行髋关节成形术的患者提供相应的活动水平指导。有计划的定期临床随访以及影像学随访,对于确认聚乙烯磨损、骨溶解、假体松动和假体周围骨质丢失是必不可少的。

(吕超亮 杨静 译 李世民 校)

参考文献

1. Arden GP, Ansell BM, Hunter MJ: Total hip replacement in juvenile chronic polyarthritis and ankylosing spondylitis. Clin Orthop 84:130, 1972.
2. Ballard WT, Callaghan JJ, Sullivan PM, Johnston RC: The results of improved cementing techniques for total hip arthroplasty in patients less than fifty years old. J Bone Joint Surg 76A:959, 1994.
3. Barrack RL, Mulroy RD Jr, Harris WH: Improved cementing techniques and femoral component loosening in young patients with hip arthroplasty: A 12-year radiographic review. J Bone Joint Surg 74B:385, 1992.
4. Berger RA, Jacobs JJ, Quigley LR, et al: Primary cementless acetabular reconstruction in patients younger than 50 years old. Clin Orthop 344:216, 1997.
5. Berry DJ, Harmsen WS, Cabanela ME, Morrey BF: 25 year survivorship of 2000 consecutive primary Charnley total hip arthroplasties. Factors affecting acetabular and femoral component survivorship. J Bone Joint Surg 84A:171, 2002.
6. Berry DJ, Scott R, Cabanela ME, et al: Catastrophic acetabular component polyethylene failure in total hip arthroplasty. J Bone Joint Surg 76B:575, 1994.
7. Cabanela ME: The painful young adult hip: Surgical alternatives. Perspect Orthop Surg 1:1, 1990.
8. Cage DJN, Granberry WM, Tullos HS: Long-term results of total arthroplasty in adolescents with debilitating polyarthropathy. Clin Orthop 283:156, 1992.
9. Callaghan JJ: Results of primary total hip arthroplasty in young patients. J Bone Joint Surg 75A:1728, 1993.
10. Callaghan JJ, Brand RA, Pedersen DR: Hip arthrodesis: A long-term follow-up. J Bone Joint Surg 67A:1328, 1985.
11. Callaghan JJ, Pellicci PM, Salvati EA, et al: Fracture of the femoral component. Analysis of failure and long-term follow-up of revision. Orthop Clin North Am 19:637, 1988.
12. Callaghan JJ, Forest EE, Sporer SM, et al: Total hip arthroplasty in the young adult. Clin Orthop 344:257, 1997.
13. Callaghan JJ, Forest EE, Olejniczak JP, et al: Charnley total hip arthroplasty in patients less than fifty years old. A twenty to twenty-five-year follow-up note. J Bone Joint Surg 80A:704, 1998.
14. Capello WN, D'Antonio JA, Feinberg JR, Manley MT: Hydroxyapatite-coated total hip femoral components in patients less than fifty years old. Clinical and radiographic results after five to eight years of follow-up. J Bone Joint Surg 79A:1023, 1997.
15. Chandler HP, Reineck FT, Wixson RL, McCarthy JC: Total hip replacement in patients younger than thirty years old. J Bone Joint Surg 63A:1426, 1981.
16. Chao EYS, Coventry MB: Fracture of the femoral component after total hip replacement. J Bone Joint Surg 63A:1078, 1981.
17. Chmell MJ, Scott RD, Thomas WH, Sledge CB: Total hip arthroplasty with cement for juvenile rheumatoid arthritis. Results at a minimum of ten years in patients less than thirty years old. J Bone Joint Surg 79A:44, 1997.
18. Collis DK: Cemented total hip arthroplasty in patients who are less than fifty years old. J Bone Joint Surg 66A:353, 1984.
19. Collis DK: Long-term (twelve to eighteen year) follow-up of cemented total hip arthroplasty in patients who were less than fifty years old: A follow-up note. J Bone Joint Surg 73A:593, 1991.
20. Cornell CN, Ranawat CS: Survivorship analysis of total hip replacements: Results in a series of active patients who were less than fifty-five years old. J Bone Joint Surg 68A:1430, 1986.
21. Dorr LD, Kane TJ III, Conaty JP: Long-term results of cemented total hip arthroplasty in patients 45 years old or younger. J Arthroplasty 9:453, 1994.
22. Dorr LD, Luckett M, Contay JP: Total hip arthroplasties in patients younger than 45 years: A nine-to ten-year follow-up study. Clin Orthop 260:215, 1990.
23. Dorr LD, Takei GK, Conaty JP: Total hip arthroplasties in patients less than forty-five years old. J Bone Joint Surg 65A:474, 1983.
24. Dorr LD, Wan Z, Longjohn DB, et al: Total hip arthroplasty with use of the Metasul metal-on-metal articulation. Four to seven-year results. J Bone Joint Surg 82A:789, 2000.
25. Dowdy PA, Rorabeck CH, Bourne RB: Uncemented total hip arthroplasty in patients 50 years of age or younger. J Arthroplasty 12:853, 1997.
26. Duffy GP, Berry DJ, Rowland C, Cabanela ME: Primary uncemented total hip arthroplasty in patients younger than 40 years old: 10–14 year results using first generation proximally porous coated implants. J Arthroplasty 16(Suppl1):140, 2001.
27. Dunkley AB, Eldridge JD, Lee MB, et al: Cementless acetabular replacement in the young. A 5-to 10-year prospective study. Clin Orthop 376:149, 2000.
28. Ferguson GM, Cabanela ME, Ilstrup DM: Total hip arthroplasty after failed intertrochanteric osteotomy. J Bone Joint Surg 76B:252, 1994.
29. Fye MA, Huo MH, Zatorski LE, Keggi KJ: Total hip arthroplasty performed without cement in patients with femoral head osteonecrosis who are less than 50 years old. J Arthroplasty 13:876, 1998.
30. Ganz RH, Klaue K, Vinh TS, Mast JW: A new periacetabular osteotomy for the treatment of hip dysplasias: Technique and preliminary results. Clin Orthop 232:26, 1988.
31. Greiss ME, Thomas RJ, Freeman MAR: Sequelae of arthrodesis of the hip. J R Soc Med 73:497, 1980.
32. Halley DK, Charnley J: Results of low-friction arthroplasty in patients thirty years of age or younger. Clin Orthop 112:180, 1975.
33. Halley DK, Wroblewski BM: Long-term results of low-friction arthroplasty in patients thirty years of age or younger. Clin Orthop 211:43, 1986.
34. Hartofilakidis G, Karachalios T, Zacharakis N: Charnley low friction arthroplasty in young patients with osteoarthritis. A 12- to 24-year clinical and radiographic study of 84 cases. Clin Orthop 341:51, 1997.
35. Huk OL, Bansal M, Betts F, et al: Polyethylene and metal debris generated by non-articulating surfaces of modular acetabular components. J Bone Joint Surg 76B:568-574, 1994.
36. Huo MH, Salvati EA, Lieberman JR, et al: Custom-designed femoral prostheses in total hip arthroplasty done with cement for severe dysplasia of the hip. J Bone Joint Surg 75A:1497, 1993.
37. Hyder N, Nevelos AB, Barabas TG: Cementless ceramic hip arthroplasties in patients less than 30 years old. J Arthroplasty 11:679, 1996.
38. Joshi AB, Porter ML, Trail IA, et al: Long-term results of Charnley low-friction arthroplasty in young patients. J Bone Joint Surg 75B:616, 1993.
39. Kavanaugh BF, DeWitz MA, Currier BL, et al: Charnley low friction arthroplasty of the hip: Twenty year results with cement. J Arthroplasty 9:229, 1994.
40. Kilgus DJ, Amstutz HC, Wolgin MA, Dorey FJ: Joint replacement for ankylosed hips. J Bone Joint Surg 72A:45, 1990.
41. Klassen RA, Bianco AJ: The young patient. *In* Morrey BF (ed): Joint Replacement Arthroplasty. New York, Churchill Livingstone, 1991, p 673.
42. Klassen RA, Parlasca RJ, Bianco AJ: Total joint arthroplasty: Applications in children and adolescents. Mayo Clin Proc 54:579, 1979.
43. Kobayashi S, Eftekhar NS, Terayama K, Joshi RP: Comparative study of total hip arthroplasty between younger and older patients. Clin Orthop 339:140, 1997.

44. Kronick JL, Barba ML, Paprosky WG: Extensively coated femoral components in young patients. Clin Orthop 344:263, 1997.
45. Kumar MN, Swann M: Uncemented total hip arthroplasty in young patients with juvenile chronic arthritis. Ann R Coll Surg Engl 80:203, 1998.
46. Lachiewicz PF, McCaskill B, Inglis A, et al: Total hip arthroplasty in juvenile rheumatoid arthritis. J Bone Joint Surg 68A:502, 1986.
47. Lehtimaki MY, Lehto MU, Kautiainen H, et al: Survivorship of the Charnley total hip arthroplasty in juvenile chronic arthritis. A follow-up of 186 cases for 22 years. J Bone Joint Surg 79B:792, 1997.
48. Lubahn JD, Evarts CM, Feltner JB: Conversion of ankylosed hips to total hip arthroplasty. Clin Orthop 153:146, 1980.
49. Maric Z, Haynes RJ: Total hip arthroplasty in juvenile rheumatoid arthritis. Clin Orthop 290:197, 1993.
50. McLaughlin JR, Lee KR: Total hip arthroplasty in young patients. 8- to 13-year results using an uncemented stem. Clin Orthop 373:153, 2000.
51. Mont MA, Maar DC, Krackow KA, et al: Total hip replacement without cement for non-inflammatory osteoarthrosis in patients who are less than forty-five years old. J Bone Joint Surg 75A:740, 1993.
52. Morrey BF, Adams RA, Kessler M: A conservative femoral replacement for total hip arthroplasty. A prospective study. J Bone Joint Surg 82B:952, 2000.
53. Muratoglu OK, Bragdon CR, O'Connor DO, et al: Unified wear model for highly crosslinked ultra-high molecular weight polyethylenes (UHMWPE). Biomaterials 20:1463, 1999.
54. Neumann L, Freund KG, Sørensen KH: Total hip arthroplasty with the Charnley prosthesis in patients fifty-five years old and less. Fifteen to twenty-one year results. J Bone Joint Surg 78A:73, 1996.
55. Ranawat CS, Dorr LD, Inglis AE: Total hip arthroplasty in protrusio acetabuli of rheumatoid arthritis. J Bone Joint Surg 62A:1059, 1980.
56. Schulte KR, Callaghan JJ, Kelley SS, Johnston RC: The outcome of Charnley total hip arthroplasty with cement after a minimum twenty-year follow-up. J Bone Joint Surg 75A:961, 1993.
57. Shinar AA, Harris WH: Cemented total hip arthroplasty following previous femoral osteotomy: An average 16-year follow-up study. J Arthroplasty 13:243, 1998.
58. Smith SE, Estok DM, Harris WH: 20-year experience with cemented primary and conversion total hip arthroplasty using so-called second-generation cementing techniques in patients aged 50 years or younger. J Arthroplasty 15:263, 2000.
59. Sochart DH, Porter ML: The long-term results of Charnley low-friction arthroplasty in young patients who have congenital dislocation, degenerative osteoarthrosis, or rheumatoid arthritis. J Bone Joint Surg 79A:1599, 1997.
60. Sochart DH, Porter ML: Long-term results of total hip replacement in young patients who had ankylosing spondylitis. J Bone Joint Surg 79A:1181, 1997.
61. Solomon MI, Dall DM, Learmonth ID, Davenport JM: Survivorship of cemented total hip arthroplasty in patients 50 years of age or younger. J Arthroplasty 7(Suppl):347, 1992.
62. Sporer SM, Callaghan JJ, Olejniczak JP, et al: Hybrid total hip arthroplasty in patients under the age of fifty: A five- to ten-year follow-up. J Arthroplasty 13:485, 1998.
63. Strathy GM, Fitzgerald RH Jr: Total hip arthroplasty in the ankylosed hip. J Bone Joint Surg 70A:963, 1988.
64. Sullivan PM, MacKenzie JR, Callaghan JJ, Johnston RC: Total hip arthroplasty with cement in patients who are less than fifty years old. A sixteen to twenty-two year follow-up study. J Bone Joint Surg 76A:863, 1994.
65. Sychterz CJ, Engh CA Jr, Young AM, et al: Comparison of in vivo wear between polyethylene liners articulating with ceramic and cobalt-chrome femoral heads. J Bone Joint Surg 82B:948, 2000.
66. Torchia ME, Klassen RA, Bianco AJ: Total hip arthroplasty with cement in patients younger than twenty years: Long-term results. J Bone Joint Surg 78A:995, 1996.
67. Williams WW, McCullough CJ: Results of cemented total hip replacement in juvenile chronic arthritis: A radiological review. J Bone Joint Surg 75B:872, 1993.
68. Witt JD, Swann M, Ansell B: Total hip replacement for juvenile chronic arthritis. J Bone Joint Surg 73B:770, 1991.
69. Woolson ST, Harris WH: Complex total hip replacement for dysplastic or hypoplastic hips using miniature or microminiature components. J Bone Joint Surg 65A:1099, 1983.

第 82 章

股骨近端畸形

Panayiotis J. Papagelopoulis, Miguel E. Cabanela

股骨近端解剖畸形可由下列原因引起：髋关节的发育性疾病(例如髋关节发育不良，先天性髋内翻)；之前做过手术(例如转子间或转子下截骨术，或全髋关节成形术失败)。引起股骨近端畸形的其他较少见疾病包括股骨近端骨折不愈合或畸形愈合、股骨 Paget 病和股骨纤维性发育不良[23]。每一种疾病都会给初次全髋关节成形术或翻修术造成技术上的困难。

除畸形的病因学分类外，Berry[2a] 还提出了一种依据畸形所在位置(大转子、股骨颈、干骺端水平和股骨干水平)的解剖学分类方法。通过畸形的几何形状可进行进一步的分类：成角畸形，旋转或移位畸形，骨大小异常畸形，或者是这几者的组合。

当计划对股骨近端畸形患者施行全髋关节置换术时，有三种手术方式可以供选择：①如果畸形在最近端，可以很容易解决；②如果畸形不是太严重，外科医师可以通过改变手术操作方法或植入物使手术操作与已改变的解剖结构相适应；③如果畸形非常严重，外科医师必须矫正畸形，可以在关节成形术时同时矫正(最常用的做法)，或者在关节成形术之前进行(偶尔可用)。仔细的术前准备有助于预测哪种手术方式最适于患者。手术室备有多种植入物有助于医师处理独特形状的股骨。股骨干固定的假体可以允许忽略股骨近端的某些畸形。使用标准的或定制的假体可以简化某些畸形的治疗。如果有必要同时行截骨术进行畸形矫正，必须满足如下要求：维持各骨段的血供，达到满意的固定(使用内固定物和/或辅助固定)，获得假体稳定性。

本章将介绍股骨近端畸形的最常见原因以及适用于每种病例的特殊要求和技术方法。

发育性髋关节疾病(DDH)

就股骨近端来讲存在两种可能性，这取决于这一部位此前是否做过手术。

没做过手术的 DDH

对髋关节严重发育不良或脱位的患者施行关节置换术存在两个主要的技术难题。第一个难题涉及近端股骨，其前倾角一般超过 20°~30°。如果选择骨水泥假体，应使用一个小型的股骨假体，使股骨前倾角恢复到更接近生理水平的程度。用骨水泥填充干骺端前方留下的空隙。然而对活动量大的髋关节发育不良青少年患者来说，使用骨水泥固定股骨假体伴发的有症状力学失败发生率较高[13,18]。这一原因使大多数外科医师对这些年轻患者采用了非骨水泥股骨假体[5,11,28]，然而，使用非骨水泥干骺端填充的股骨假体可能导致假体置入后的前倾角不符合要求，影响关节稳定性。如果使用较小的非骨水泥干骺端填充的假体来抵消增大的前倾角，则会影响假体的固定。通常，使用改良的近端较狭窄的远端固定非骨水泥假体或组配式假体，将使术者减弱这种解剖因素的影响，提供可靠的非骨水泥固定。

另一个难题是髋臼假体的定位，为了达到可靠的固定并获得平衡骨盆所需的外展肌力，髋臼假体必须位于髋关节的解剖学旋转中心附近[15]。尤其是高位脱位的髋关节，缩短股骨为了使股骨头降低到能够复位的位置，对股骨行短缩手术很有必要[14,15,20,21]。对这些复杂的病例，最好联合应用股骨近端转子下截骨术和大转子远端移位术或是分节段干骺端短缩成形术[20,21,23]，操作方法将在下一节叙述。

做过股骨截骨术的 DDH

如果此前的股骨截骨术(最常用的是转子下 Schanz 截骨术)使股骨近端的解剖结构发生了改变，前一部分所述的技术难题将会变得更棘手。

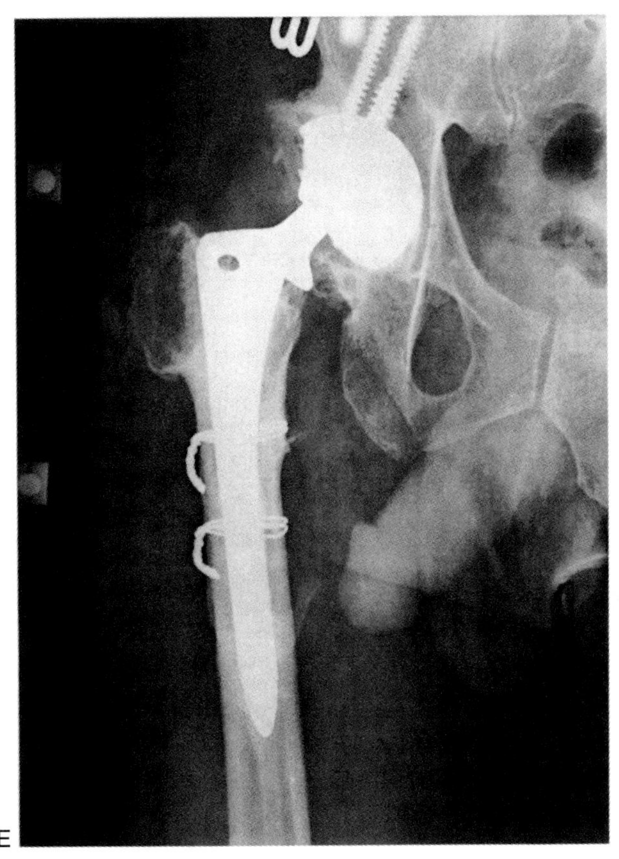

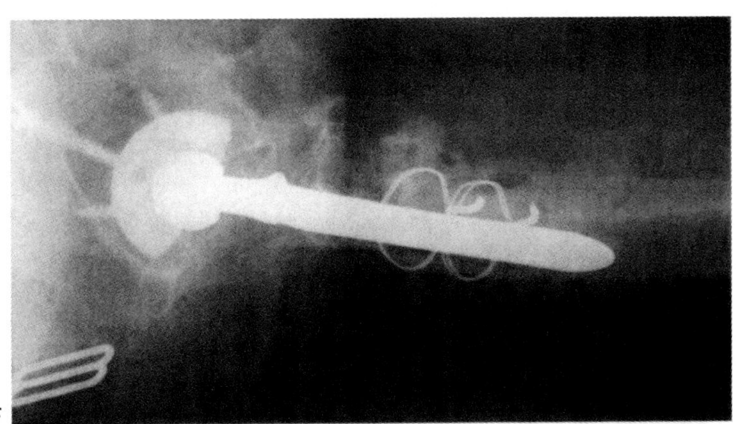

图 82-2(续)　(E,F)同一患者手术后 3.5 年的髋关节前后位和侧位 X 线片。患者取得了很好的临床效果。可见在不必行矫形截骨术的情况下假体是如何适应股骨近端已改变的解剖结构。

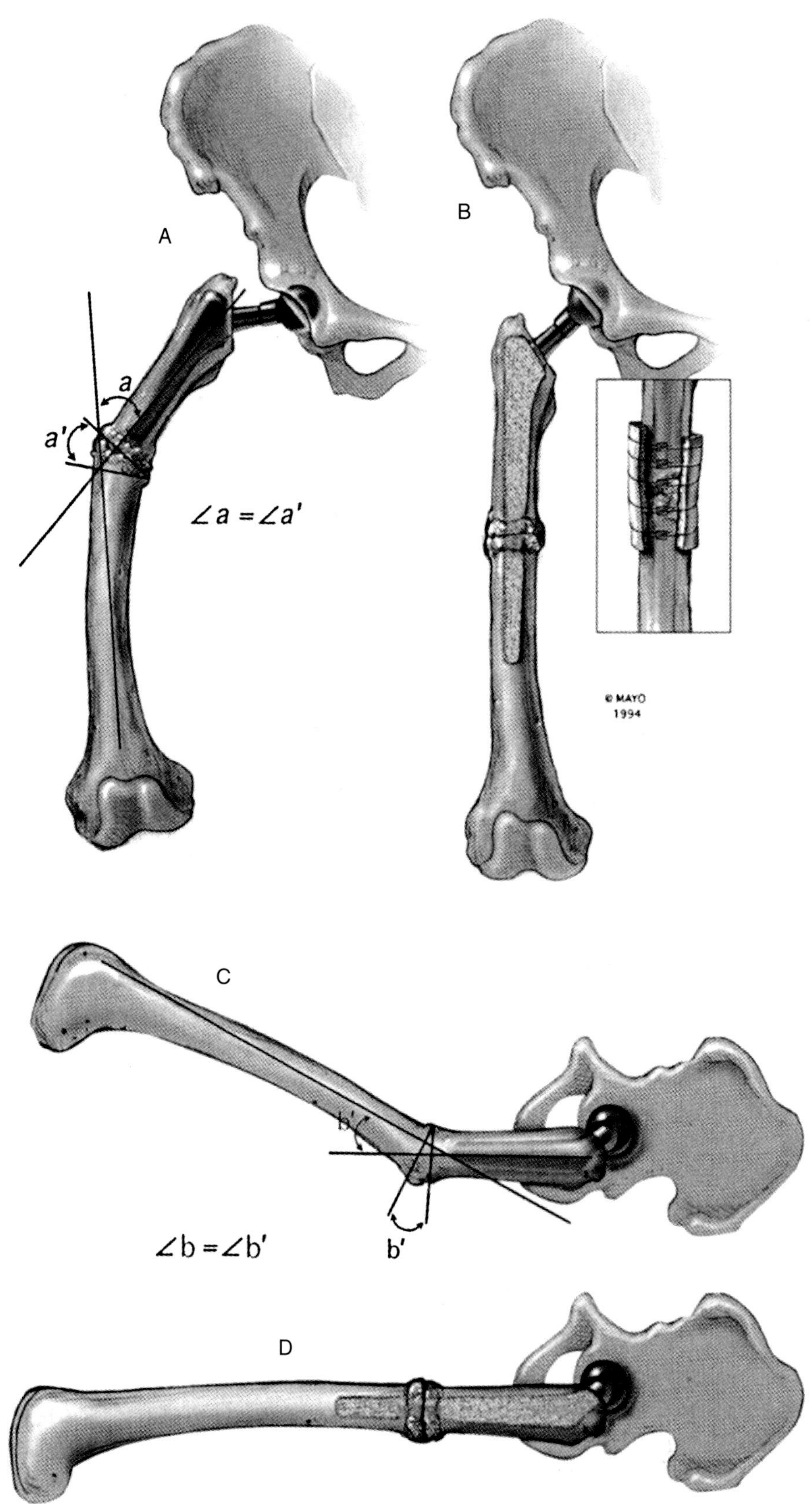

图 82–3 在对失败的全髋关节成形术进行翻修时采用股骨截骨术矫正股骨成角畸形的手术方法。在畸形的最上端进行矫形截骨术。

骨干骺端相匹配，又能和股骨骨干相匹配。

截骨术本身需要精细操作技巧。进行单平面矫正时，应采取不完全截骨，并在楔形截骨块顶端的青枝骨折逐渐纠正畸形之前去除楔形截骨块，同时希望保存楔形顶点周围的骨膜和软组织附着点。对大多数病例，可通过骨折复位钳把骨折的远端和近端保持在原位，然后常规进行股骨准备，以便置入骨水泥或非骨水泥假体。我们在临床上一直不单纯使用骨水泥固定，而且目前通常首选非骨水泥固定。对于假体的满意效果和截骨部位的骨愈合，实现初始稳定性都是必不可少的，因此对截骨部位进行牢固固定是非常重要的[23]。股骨假体可起到髓内固定的作用，如果需要，可通过钢板或单皮质骨螺丝钉来维持股骨的旋转稳定性。阶梯状截骨是另一种可供选择的方案，这样可获得股骨的内在稳定性，并且只需要钢丝或钢缆环扎来提供附加支持。联合应用钢缆和同种异体或自体皮质骨支柱也很有用，并且经常使用这种方法。最好在截骨部位附加移植自体松质骨。对于髋关节高位脱位的 DDH 患者，缩短其股骨长度是必需的。可以在股骨干骺端进行短缩，在短缩股骨长度的同时进行大转子远端滑移术，或者按下文所述行转子下股骨干短缩。缩短股骨的长度可以保持股骨近端的正常解剖，这样一旦股骨假体就位之后就能保持股骨的旋转稳定性(图 82-4)。

术后应使用髋关节人字形石膏或至少使用髋部支架进行保护，直至影像学上能观察到截骨处骨愈合为止。

一期髋关节成形术的结果

这里有几篇关于股骨截骨联合行初次髋关节成形术的短篇报道。据 Paavilainen 等人于 1993 年报道，DDH 患者此前行 Schanz 截骨术此后又联合行非骨水泥髋关节成形术和股骨缩短术及大转子前移术，取得了很好的效果[20,21]。然而，其并发症发生率比初次全髋关节成形术要高。

在股骨弯曲畸形性发育不良、成骨不全[22]或纤维性发育不良伴股骨严重畸形的病例中，可能需要行股骨单平面或多平面截骨术，以便重新对位股骨髓腔，从而能在股骨髓腔中插入假体。Peltonen 等人 [24]于 1992 年报道了 3 例股骨弯曲畸形性发育不良的病例，联合行单平面股骨缩短截骨术和大转子滑移及肌腱切断术，取得了良好的结果。在作者的股骨纤维性发育不良患者中有一例此前已进行过股骨近端截骨术，为了使扭曲的股骨髓腔恢复正常解剖，需要行股骨近端和远端双平面截骨术[23]。

DeCoster 等人[7]于 1989 年报道了 3 例为纠正此前手术引起的股骨成角畸形在小转子平面进行双平面二次截骨术的病例。平均随访 3 年，所有患者的截骨部位都愈合并取得成功的临床效果[7]。所有患者在 10 年随访时状态都很好。

在股骨成角畸形(Paget 病)的病例中，如果使用长柄股骨假体不能避开的话，可以应用矫形截骨术(见图 82-4)。通常情况下，推荐在畸形顶端部位施行截骨术，并且最常使用双平面截骨术[23]。

在治疗成人髋关节先天性完全脱位中，全髋关节成形术联合转子下“双人字”去旋转截骨术显示出很有潜力的短期或中期疗效[1]。Chareancholvanich 等人[6]于 1999 年报道了 11 名先天性髋关节完全脱位患者的 15 例髋关节在 5.5 岁时联合行全髋关节置换术以及转子下 “双人字”去旋转截骨的股骨缩短术的结果。其中 5 例取得了优良效果，7 例取得较好效果(成功率 80%)。髋关节中心的位置平均降低了 8.3 cm(5.7~10.4 cm)。7 名单侧腿受累患者的双腿不等长从术前的平均 3.9 cm (1.7~8.2 cm)减少到最近随访时的平均 1.4 cm (0~4 cm)。Trendelenburg 征术前为阳性的 10 个髋中有 8 个髋术后校正为阴性。唯一的并发症是，在术后 1.5 年时，股骨假体下面的髁上骨折和骨水泥钛合金衬髋臼假体的松动。

Yasgur 等人在 1997 年报道了为股骨转子下缩短和去旋转进行横行截骨术的效果[30]。对 8 例患者平均随访了 43 个月，其中 7 例手术效果优良。9 例截骨术中有 8 例(89%)术后平均 5 个月时影像学证实已骨愈合。

Zadeh 等人在一小系列病例中报道了非骨水泥股骨假体固定联合转子下去旋转截骨术的结果[31]。在 7 例平均 49 岁的患者中，行非骨水泥假体固定联合转子下去旋转截骨术后，恢复了股骨近端正常的解剖，包括恢复了正常的外展肌杠杆臂而不必转移大转子。对股骨过分前倾的矫正避免了术后前方失稳的趋势，计算机辅助设计/计算机辅助制造(CAD/CAM)假体结构包括：闭合的近端髓内配有轴环外侧开口和羟磷灰石涂层，以获得近端早期的固定；并采用纵向开槽的假体柄，以提供截骨部位两端的即刻稳定性。平均随访 31 个月，所有病例截骨部位均有骨愈合征象，取得了满意的效果。

最近报道了一项在不移动假体的情况下施行转子下缩短的新技术[4]。这项技术使并发症的发生率降到了最低，可以矫正股骨颈的严重前倾，并提供了非常好的旋转稳定性，同时保留了股骨近端以便进行更好的

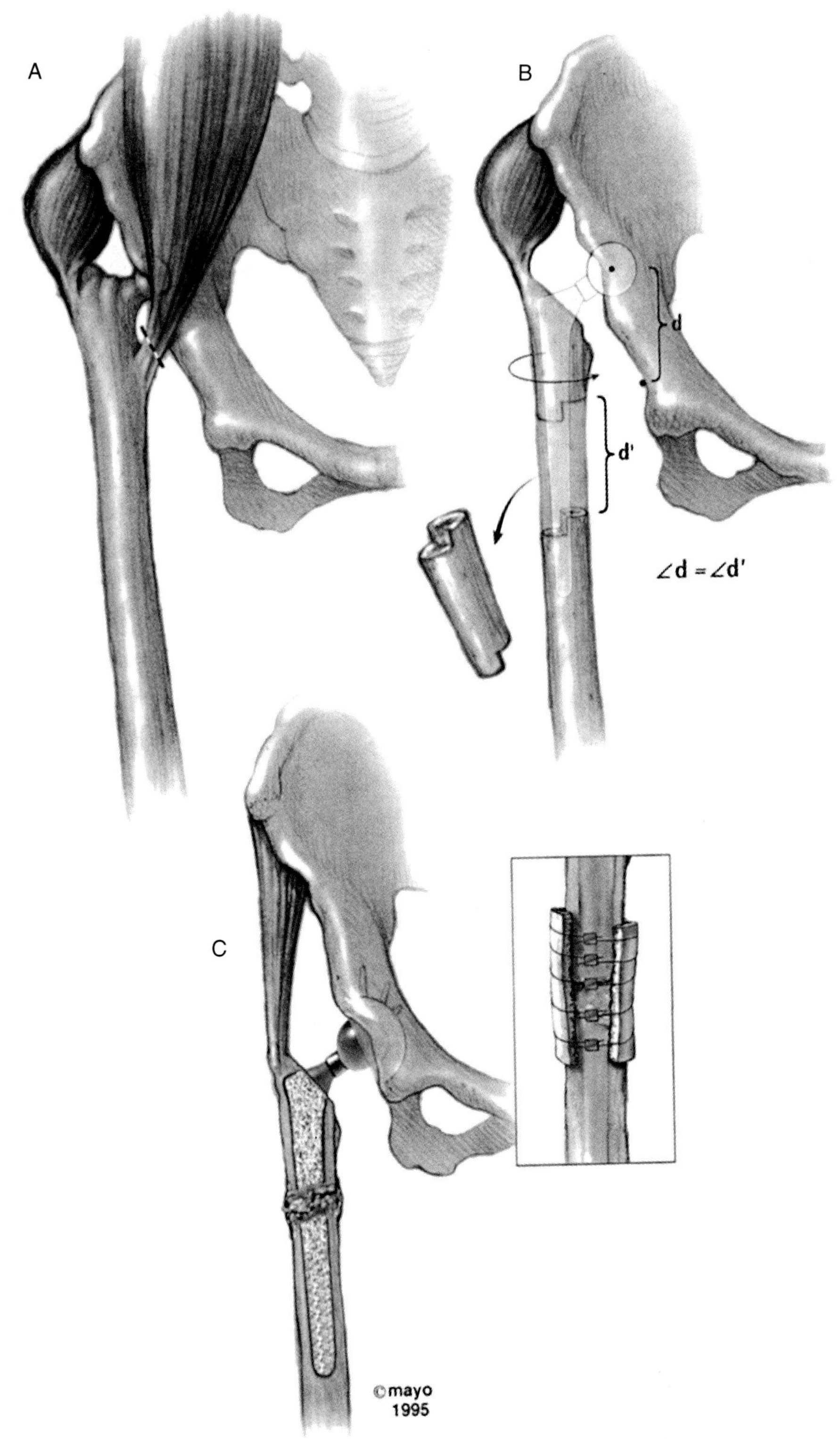

图 82-4 (A)在对髋关节发育不良患者进行全髋关节成形术时用股骨截骨术矫正股骨近端畸形的手术方法。(B)可以联合进行转子下去旋转截骨术和股骨阶梯式截骨短缩术,这样只要股骨假体放置就位就可以保持股骨的旋转稳定性。(C)首选全涂层非骨水泥股骨假体。需要时可使用钢缆或钢缆联合应用异体或自体皮质骨支柱,来达到更可靠的旋转稳定性。最好在截骨部位移植自体松质骨。

参考文献

1. Becker DA, Gustilo RB: Double-chevron subtrochanteric shortening derotational femoral osteotomy combined with total hip arthroplasty for the treatment of complete congenital dislocation of the hip in the adult. Preliminary report and description of a new surgical technique. J Arthroplasty 10:313, 1995.
2. Benke GJ, Baker AS, Dounis E: Total hip replacement after upper femoral osteotomy: A clinical review. J Bone Joint Surg 64B:570, 1982.

2a. Berry DJ: Total hip arthroplasty in patients with proximal femoral deformity. Clin Orthop 369:262, 1999.

3. Boos N, Kroshell R, Ganz R, Muller ME: Total hip arthroplasty after previous proximal femoral osteotomy. J Bone Joint Surg Br 79:247, 1997.
4. Bruce WJ, Rizkallah SM, Kwon YM, et al: A new technique of subtrochanteric shortening in total hip arthroplasty: Surgical technique and results of 9 cases. J Arthroplasty 15:617, 2000.
5. Callaghan JJ, Dysart SH, Savory CG: The uncemented porous-coated anatomic hip prosthesis: Two-year results of a prospective consecutive series. J Bone Joint Surg 70A:337, 1988.
6. Chareancholvanich K, Becker DA, Gustilo RB: Treatment of congenital dislocated hip by arthroplasty with femoral shortening. Clin Orthop 360:127, 1999.
7. DeCoster TA, Incavo S, Frymoyer JW, Howe J: Hip arthroplasty after biplanar femoral osteotomy. J Arthroplasty 4:79, 1989.
8. DeCoster T, Incavo S, Swenson D, Frymoyer JW: Hip osteotomy arthroplasty: Ten-year follow-up. Iowa Orthop J 19:78, 1999.
9. Dupont JA, Charnley J: Low-friction arthroplasty of the hip for the failures of previous operations. J Bone Joint Surg 54B:77, 1972.
10. Ferguson GM, Cabanela ME, Ilstrup DM: Total hip arthroplasty following failed femoral intertrochanteric osteotomy. J Bone Joint Surg 76B:252, 1994.
11. Fredin H, Sanzin L: Total hip arthroplasty in high congenital dislocation. 21 hips with a minimum five-year follow-up. J Bone Joint Surg Br 73:430, 1991.
12. Glassman AH, Engh CA, Bobyn JD: Proximal femoral osteotomy as an adjunct in cementless revision total hip arthroplasty. J Arthroplasty 2:47, 1987.
13. Halley DK, Wroblewski BM: Long-term results of low-friction arthroplasty in patients 30 years of age or younger. Clin Orthop 211:43, 1986.
14. Harley JM, Wilkinson J: Hip replacement for adults with unreduced congenital dislocation. J Bone Joint Surg 69B:752, 1987.
15. Hartofylakidis G, Stamos C, Ioannidis T: Low friction arthroplasty for old untreated congenital dislocation of the hip. J Bone Joint Surg 70B:182, 1988.
16. Holtgrewe JL, Hungerford DS: Primary and revision total hip replacement without cement and with associated femoral osteotomy. J Bone Joint Surg 71A:1487, 1989.
17. Huo MH, Zatorski LE, Keggi KJ, et al: Oblique femoral osteotomy in cementless total hip arthroplasty. Prospective consecutive series with a 3-year minimum follow-up period. J Arthroplasty 10:319, 1995.
18. Jones LC, Hungerford DS: Cement disease. Clin Orthop 225:192, 1987.
19. Kavanagh BF, Fitzgerald RH Jr: Clinical and roentgenographic assessment of total hip arthroplasty: A new hip score. Clin Orthop 193:133, 1985.
20. Paavilainen T, Hoikka V, Paavolainen P: Cementless total hip arthroplasty for congenitally dislocated or dysplastic hips. Clin Orthop 297:71, 1993.
21. Paavilainen T, Hoikka V, Solonen KA: Cementless total replacement for severely dysplastic or dislocated hips. J Bone Joint Surg 72B:205, 1990.
22. Papagelopoulos PJ, Morrey BF: Hip and knee replacement in osteogenesis imperfecta. J Bone Joint Surg 75A:572, 1993.
23. Papagelopoulos PJ, Trousdale RT, Lewallen DG: Total hip arthroplasty with femoral osteotomy for proximal femoral deformity. Clin Orthop 332:151, 1996.
24. Peltonen JI, Hoikka V, Poussa M, et al: Cementless hip arthroplasty in diastrophic dysplasia. J Arthroplasty 7(Suppl):369, 1992.
25. Perka C, Thomas R, Zippel H: Subtrochanteric corrective osteotomy for the endoprosthetic treatment of high hip dislocation. Treatment and mid-term results with a cementless straight stem. Arch Orthop Trauma Surg 120:144, 2000.
26. Poss R: The role of osteotomy in the treatment of osteoarthritis of the hip. J Bone Joint Surg 66A:144, 1984.
27. Shinar AA, Harris WH: Cemented total hip arthroplasty following previous femoral osteotomy: An average 16-year follow-up study. J Arthroplasty 13:243, 1998.
28. Silber DA, Engh CA: Cementless total hip arthroplasty with femoral head bone grafting for hip dysplasia. J Arthroplasty 5:231, 1990.
29. Stans AA, Pagnano MW, Shaughnessy WJ: Results of total hip arthroplasty for Crowe Type III developmental hip dysplasia. Clin Orthop 348:149-157, 1998.
30. Yasgur DJ, Stuchin SA, Adler EM, DiCesare PE: Subtrochanteric femoral shortening osteotomy in total hip arthroplasty for high-riding developmental dislocation of the hip. J Arthroplasty 12:880, 1997.
31. Zadeh HG, Hua J, Walker PS, et al: Uncemented total hip arthroplasty with subtrochanteric derotational osteotomy for severe femoral anteversion. J Arthroplasty 14:682, 1999.

第83章

股骨近端骨折:股骨颈骨折

Panayiotis J. Papagelopoulos, Franklin H. Sim

尽管对骨质疏松的流行病学和预防有了更深入的了解,但是随着人口的老龄化,股骨颈骨折的发生率仍在持续增加。

内固定技术的发展已经明显降低了股骨颈骨折患者长期卧床的死亡率,缩短了制动时间,然而股骨颈骨折内固定术后的并发症,诸如骨不愈合和缺血性骨坏死等的发生率仍然较高。同样,髋关节成形术技术上的不断进展,包括全髋关节成形术、双极关节成形术和组配式单极关节成形术,已经取得了较好的长期疗效;然而脱位、感染和假体远期松动仍需要密切关注。因此选择内固定还是髋关节置换进行手术操作仍是一个棘手的问题。

虽然大众都认为实现骨愈合并保持股骨头存活是首要目标,但骨折类型和患者一般情况有时注定内固定失败,从而使关节成形术成为首选术式。此时医师就必须凭自己的经验、患者的需要及骨折的特点,决定哪种手术最适合患者,是单极关节成形术、双极关节成形术还是全髋关节成形术。

适应证

髋关节成形术相对于切开复位内固定术的适应证取决于多种因素,包括骨折类型、粉碎情况、患者年龄及一般情况、骨质量、已复位情况以及合并症[9,10,27,57]。关键是明确髋关节置换成形术是否是该患者的最佳选择。

患者年龄和一般情况

患者年龄是治疗选择中一个相当重要的因素。Barnes 等人[2]发现,在他们的年龄超过 70 岁的患者中,只有 5%的病例在伤后 3 个月时得到愈合。而在 Fielding 等人[21]的系列研究中,不愈合发生率在 40~50 岁最高。患者的精神状态在术后治疗中起着重要作用。老龄患者以及不能配合进行有限负重的患者,最好选择关节成形术。同样,活动性大的患者,骨折愈合的可能性大,选择内固定可能会受益。

合并症

如果存在影响患者髋关节或全身健康的合并症,如炎症性关节炎或 Paget 病,最好选择全髋关节成形术。老年患者和帕金森病患者,关节脱位的风险都明显增高。对这类患者最好采用关节成形术还是采用内固定进行治疗存在很大争议。Lunceford[47]发现,持续震颤且不能用拐杖进行保护负重者,在切开复位内固定后骨折并发症的发生率较高。1980 年 Coughlin 和 Templeton 曾报道,合并有帕金森病的患者,半髋关节成形术后有 37%的患者发生脱位[13]。他们认为,半髋关节成形术后的活动度低且脱位高,因此对这些患者更适合行内固定。

梅奥诊所对 49 名(50 例股骨颈骨折)合并有帕金森病患者的一项回顾性研究显示,股骨头假体置换是一种疗效满意的治疗方法,仅 1 例脱位。在此项报道发表时,生存患者中有 19 例(80%)可以行走。研究显示,术后必须特别注意处理髋关节的挛缩问题,而且可能需要行内收肌腱切断术[62]。

偏瘫患者股骨颈骨折的发生率高达 10%[60]。偏瘫严重且恢复行走可能性小的患者推荐行关节成形术[28]。但是,重视挛缩的治疗是预防脱位的关键[60]。挛缩和高张性会使脱位骨折难以复位,而且使患者在关节成形术后更易脱位[11,67,68]。

骨折类型

骨折类型对确定治疗选择方案极其重要。尽管普遍采用 Garden 股骨颈骨折分类方法 (Garden Ⅰ~Ⅳ型),但是这类骨折最好分为无移位或移位骨折。据报道,Garden Ⅰ型和Ⅱ型(无移位)骨折的不愈合率分别

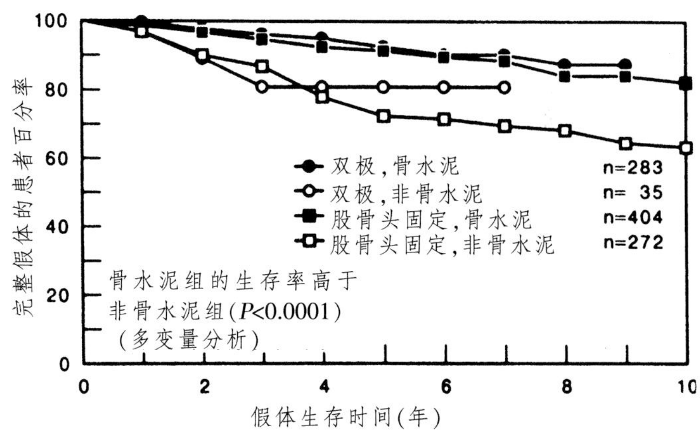

图 83-4 不同固定方式的假体生存率比较。不管假体类型如何，骨水泥固定组的假体生存率都高于非骨水泥固定组（$P<0.05$，多变量分析）。(From Yamagata M, Chao EY, Ilstrup DM, et al: Fixed head and bipolar hip endoprothesis. J Arthroplasty 2:327,1987.)

会随着时间明显降低[18,41,51]。几项研究显示,在假体的承重面之间未见或只有轻微的持续活动,其起因模式可能与单极假体类似。其他研究显示假体间有少许持续活动。这可能部分是因假体设计或髋臼疾病不同引起的。相关研究显示,22 mm 假体股骨头较 32 mm 假体股骨头的内衬活动大[8]。其他研究显示,骨关节炎或类风湿性关节炎患者行双极假体置换以及双极假体置换翻修,在内衬关节处分担 80%的活动。另一方面,骨折和缺血性骨坏死患者行双极假体置换后内衬关节与臼杯与髋臼间各分担 50%的关节活动[33]。

股骨柄骨水泥固定对术后的影响也有所研究[37,44]。对 600 多例患者的研究显示,不管假体类型和设计方式如何,骨水泥固定的疗效均较好。这些结果都支持股骨柄假体应采用骨水泥进行刚性固定的结论。

最后,Pickard 等人在 2000 年对双极髋关节手术前后髋臼组织的摩擦学状况进行了调查研究。从接受初次关节置换术患者的股骨头取关节软骨作为对照组。对照组软骨和双极假体置换组织之间组织学显示有巨大的差异。对照组软骨显示有健康的胶原结构,且蛋白多糖分布正常,而大多数双极组织已失去正常组织结构,只有稀疏的纤维组织。双极组织的高摩擦系数提示双极假体外头上的摩擦扭力矩比内衬的摩擦扭力大。因此可以预见,双极假体的活动应该发生在内衬处[52]。

总之，双极式关节成形术适用于活动量大的年轻患者。其短期临床效果明显优于股骨头固定内置假体[3,6,41,45,59,65,69]。7~8 年随访后其效果并没有明显恶化。骨水泥固定似乎是首选固定方式(图 83-5)。老年患者股骨颈骨折应用双极内置假体治疗似乎没有任何优势。此外,组合式单极假体费用低廉也是其得到使用的一个优势[66]。

全髋关节成形术

全髋关节置换术[4]的功能改善能力及效果的可预测性高扩大了使急性股骨颈骨折假体术置换的指征。这种方法在避免股骨颈骨折内固定术后并发症(缺血性骨坏死、延迟愈合和不愈合)方面是无可比拟的,尤其对髋臼关节软骨缺失的患者(图 83-6)[29-31]。

为了更加明确急性股骨颈骨折行全髋关节成形术的手术指征,1980 年梅奥诊所的 Sim 和 Stauffer[58]报道了 112 例股骨颈骨折后行全髋关节成形术后的早期效果。88%的病例为 Garden Ⅲ型或Ⅳ型骨折,且 50%以上的病例为严重粉碎或股骨头下高位骨折(图 83-7)。尽管早期疗效满意,但晚期的脱位率较高(11%)。

Lee 等人[43]最近的一项研究报道了连续 126 例急性股骨颈骨折患者行全髋关节成形术的长期效果,其中男 18 例,女 108 例,均用骨水泥固定。全部患者的平均随访时间为 8.8 年，其中对本研究结束时仍存活的 22 例患者随访了 15.7 年。6 个髋关节(5%)因无菌性松动而行翻修术。生存分析显示,假体无翻修生存率 5 年时为 95%,10 年时为 94%,15 年时为 89%,20 年时为 84%(图 83-8)。术后 1 年随访检查时存活的 118 例患者中,117 例(99%)无疼痛或只有轻微疼痛,81 例(69%)恢复了术前的功能水平或者比术前的功能水平还有所提高。作者认为,对急性股骨颈骨折的老年患者行全髋关节成形术比对其行半髋关节成形术有更高的并发症发生率。

其他人报道的结果与此类似[56,57]。1985 年 Taine和 Armour[64]综述了 163 例全髋关节成形术随访 4 年的结果。63%的临床效果优或良,脱位率 8%。12%的病例进行了关节翻修。

1987 年 Delamarter 和 Moreland[15]综述了 27 例急

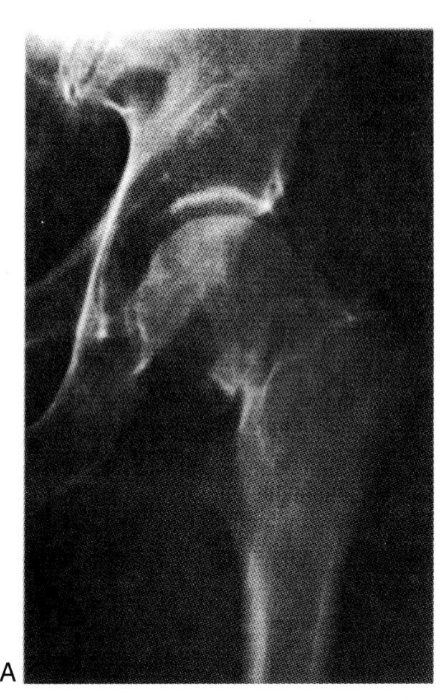

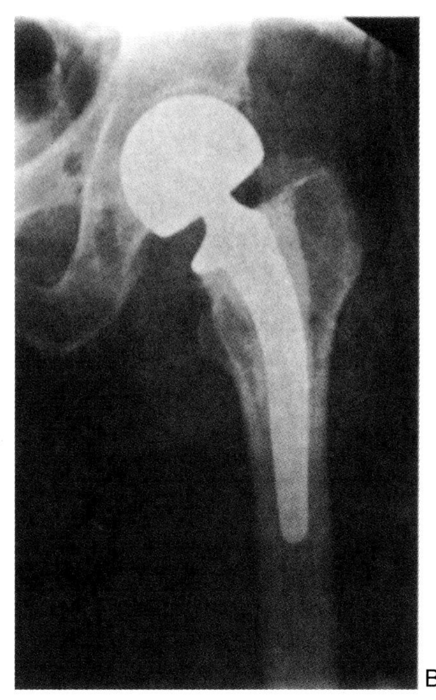

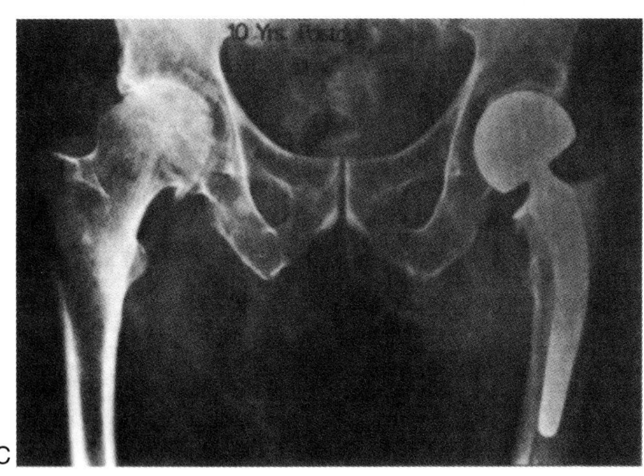

图 83–5 (A)移位性股骨颈骨折的 77 岁男性。患者活跃且无其他疾患。(B)用 Bateman 假体行双极假体置换后 2 个月，患者功能恢复良好。(C) 术后 10 年，患者仍有良好疗效，患髋无疼痛，功能活动基本正常。患者在 87 岁时依然很爱运动。

性骨折行全髋关节置换的患者，平均年龄为 72 岁，平均随访了 3.8 年。其中 15 例患者骨折前髋部已有疾患。他们的结果类似于髋关节骨关节炎行初次手术的患者。

Grenough 和 Jones[26]综述了 55 例小于 70 岁患者股骨颈骨折后行全髋关节成形术的疗效。对 37 例患者平均随访了 56 个月，其效果和最初报道的短期随访效果有显著差异。其中 12 例已行翻修术，另有 6 例正准备翻修。关节成形术时所用的手术方法包括第一代骨水泥技术。

许多对比研究对股骨颈骨折后行全髋关节成形术(THA)的疗效和切开复位内固定及单极或双极关节成形术的疗效进行了比较。Gebhard 等人[22]1992 年对比分析了全髋关节成形术和单极关节成形术后平均随访 4.5 年的临床疗效。44 例患者行非骨水泥固定单极关节成形术，77 例行骨水泥固定单极关节成形术，44 例行骨水泥固定全髋关节成形术。全髋关节成形术的疼痛、行走及功能评分优于其他两组。全髋关节成形术组的翻修率为 2.2%，骨水泥固定半髋关节成形术组为 7.9%，非骨水泥固定半髋关节成形术组为 13%。THA 的脱位率为 2.3%，半髋关节成形术组为 4.9%。作者建议半髋关节成形术用于偶尔到户外活动的老年患者，而 THA 用于活动量大的健康患者。

最后需要考虑的是双极置换术和全髋置换术的疗效比较。一项对比研究显示，32 例全髋置换术的疗效明显优于 42 例双极假体置换术[55]。全髋置换术组无一例翻修，而双极置换组达 28%。

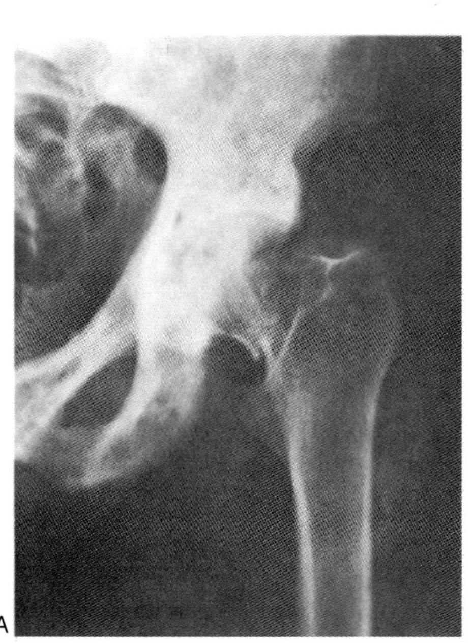
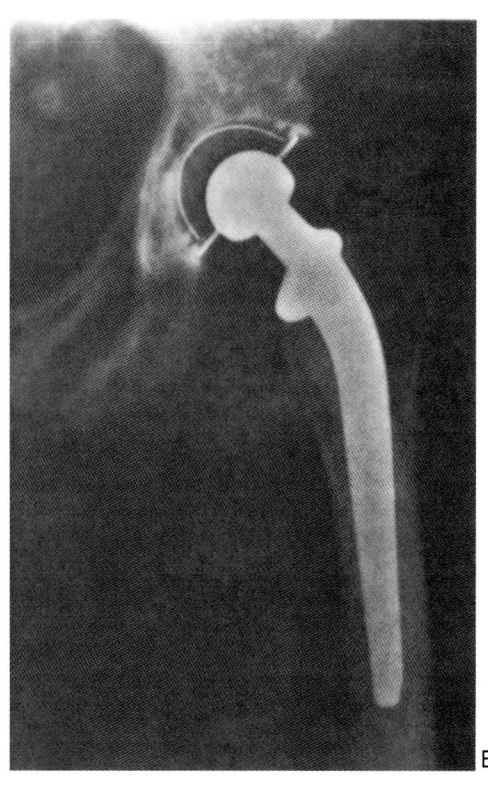

图 83–6　(A)合并有类风湿性关节炎的 57 岁患者的骨盆前后位片。(B)全髋关节成形术后 16 个月的 X 线片。(From Sim FH, Stauffer RN：Management of hip fractures by total hip arthroplasty. Clin Orthop 152：191,1980.)

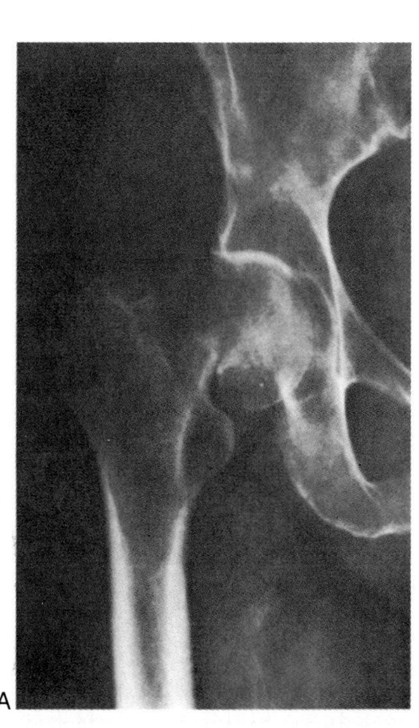
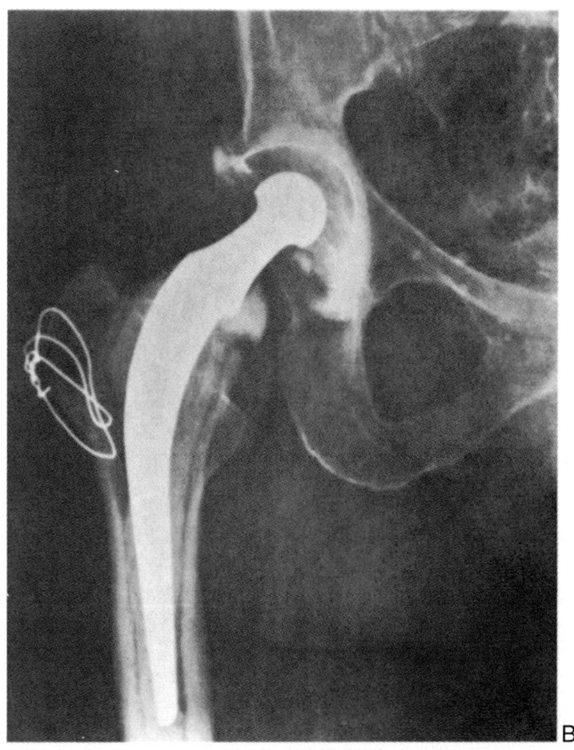

图 83–7　左髋的前后位 X 线片。(A)Garden Ⅲ型股骨颈中部骨折。合并有累及无名骨的 Paget 病和关节间隙的缩窄。(B)全髋关节成形术后 2 年的 X 线片。

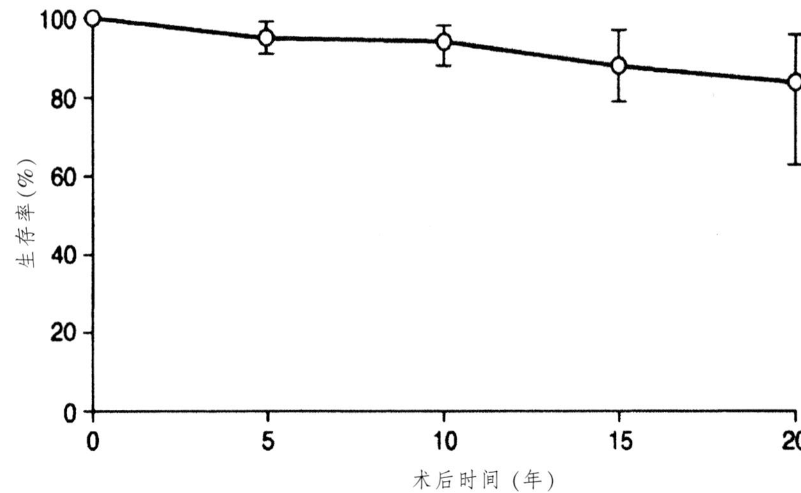

图 83-8 图表显示全髋关节成形术后没有任何组件翻修的假体生存率。竖条线段表示95%可信区间。(From Lee BP, Berry DJ, Marmsen WS, Sim FH: Total hip arthroplasty for the treatment of an acute fracture of the femoral neck: Long-term results. J Bone Joint Surg 80A: 70, 1998.)

2000年Johansson等人[36]指出,智力功能正常和活动功能要求高的老年患者发生股骨颈移位骨折后,应考虑行全髋关节成形术。在此项研究中,100例股骨颈移位骨折患者,年龄都在75岁或以上,被随机分为经皮平行植入两个螺钉行骨缝合组(Olmed)和全髋关节成形术组(Lubinus IP)。平均年龄为84岁(75~101岁),74%为女性,45%有智力功能障碍。一般并发症在关节成形术组更常见,但死亡率两组无差异。骨缝合组中,50个髋关节有27个出现骨折并发症。关节成形术组中,脱位是主要并发症,发生于50个髋关节中的11个。术后3个月和1年时,关节成形术组的Harris髋关节评分明显较高。存在有智力功能障碍时,关节成形术后的脱位率为32%,而骨缝合术后的再手术率为5%。智力功能正常患者的并发症分布方式与此相反,即分别为12%和60%。术后两年的死亡率,45例有智力功能障碍者为26例,55例智力功能正常者为7例($P<0.001$)[36]。

Ravikumar等人[53]做了一项关于闭合复位并滑动加压螺钉钢板内固定、非骨水泥Austin Moore半髋关节成形术和Howse Ⅱ骨水泥全髋关节成形术疗效的前瞻性随机对照研究,总共290例患者,年龄均大于65岁。13年随访结果显示,三组的死亡率无统计学差异(分别为81%,85%和91%)。内固定组和半髋关节成形术组的疗效较差,分别有33%和24%的再手术率,而全髋关节成形术组只有6.75%。脱位率,半髋组为13%,全髋组为20%。平均Harris髋关节评分三组分别为62分、55分和80分。长期随访显示,内固定和半髋组的疼痛和活动度疗效均较差。全髋组尽管早期有较高的并发症,但其疼痛和关节活动度的短期和长期疗效均较好,而且只有6.25%令人满意的翻修率[53]。

最后,2001年Iorio等人对比了股骨颈骨折行内固定术、单极半髋关节成形术、双极半髋关节成形术及全髋关节成形术的疗效[32]。在术后2年内对并发症发生率、死亡率、再手术率和关节功能进行了评估,并进行经济-效益分析,结果显示这四种手术治疗方法中,全髋关节成形术具有最佳经济-收益比。以手术有效性和经济成本为变量的双向敏感性分析强烈支持上述数据。引自文献中数据分析显示,股骨颈移位骨折的老年患者,复位内固定后如果无骨坏死,且股骨颈愈合良好可达到最好的功能效果。但达到这种效果往往较困难,因此其经济-收益比不如全髋关节成形术。

小结和作者的建议

尽管股骨颈移位骨折行全髋关节成形术和双极关节成形术都有满意的短期疗效,但全髋关节成形术后的死亡和脱位率更高。然而,一些研究显示THA术后2年关节功能还会继续改善,而双极型的功能则不再改善[16]。THA术后的疼痛和功能效果也更具可预测性。研究显示,活动量大的年轻患者在股骨颈骨折后行骨水泥固定全髋关节成形术有较高的早期失败率[26]。新一代的设计和更规范的操作可能会减少这些并发症。

我们对一些选定的急性股骨颈骨折患者,主张行关节置换成形术。关节成形术的指征包括老年患者、有合并症的患者和骨折特征不佳的患者。单极成形术适用于不卧床的老年患者。相对年轻、活动量大的患者推荐行双极关节成形术。

现在,急性股骨颈骨折后行THA的手术指征主要为骨折前髋部存在疾患的患者。对其他年轻或活动量大的患者，行 THA 的疼痛减轻和关节功能改善效果可能优于双极假体。然而 THA 术后有更高的死亡率和脱位率。新一代假体设计和手术技术可能会减少这些并发症。所有的单极、双极和 THA 最好都进行骨水泥固定。骨水泥固定也用于髋臼假体，因为许多植入髋臼假体的患者不适合进行骨长入固定，而且老年患者的骨水泥固定臼杯很少发生松动。全髋关节成形术治疗股骨颈骨折的长期疗效尚有待进一步研究。

（孙官军 杨静 译　李世民 校）

参考文献

1. Banks HH: Factors influencing the result in fractures of the femoral neck. J Bone Joint Surg 44A:931, 1962.
2. Barnes R, Brown JT, Garden RS, Nicoll EA: Subcapital fractures of the femur. J Bone Joint Surg 58B:2, 1976.
3. Bateman JE: Experience with a multi-bearing implant in reconstruction for hip deformities. Orthop Transplant 1:242, 1977.
4. Beckenbaugh RD, Tressler HA, Johnson EW: Results after hemiarthroplasty of the hip using a cement femoral prosthesis. Mayo Clin Proc 52:349, 1977.
5. Bednarek A, Gagala J, Blacha J: Biomechanical principles, indications and early results of bipolar hip arthroplasty. Chir Narzadow Ruchu Ortop Pol 63:133, 1998.
6. Bhuller GS: Use of Giliberty bipolar endoprosthesis in femoral neck fractures. Clin Orthop 162:165, 1982.
7. Bochner RB, Pellici PM, Lyden JP: Bipolar hemiarthroplasty for fracture of the femoral neck. J Bone Joint Surg 70A:1001, 1988.
8. Brueton RN, Craig JS, Hinves BL, Heatley FW: Effect of femoral component head size on movement of the two-component hemiarthroplasty. Injury 24:231, 1993.
9. Cabanela ME: Femoral neck fractures: To pin or not. Orthopedics. 22:833, 1999.
10. Cabanela ME, VanDemark RE Jr: Bipolar endoprosthesis. Hip 68, 1984.
11. Cabanela ME, Weber M: Total hip arthroplasty in patients with neuromuscular disease [Review]. Instr Course Lect 49:163, 2000.
12. Cornell C, Levine D, O'Doherty J, Lyden J: Unipolar versus bipolar hemiarthroplasty for the treatment of femoral neck fractures in the elderly. Clin Orthop 348:67, 1998.
13. Coughlin L, Templeton J: Hip fractures in patients with Parkinson's disease. Clin Orthop 148:192, 1980.
14. D'Arcy J, Devas M: Treatment of fractures of the femoral neck by replacement with the Thompson prosthesis. J Bone Joint Surg 58B:279, 1976.
15. Delamarter R, Moreland JR: Treatment of acute femoral neck fractures with total hip arthroplasty. Clin Orthop 218:68, 1987.
16. Dorr LD, Glousman R, Hoy AL, et al: Treatment of femoral neck fractures with total hip replacement versus cemented and noncemented hemiarthroplasty. J Arthroplasty 1:21, 1986.
17. Drinker H, Murray WR: The universal proximal femoral endoprosthesis: A short-term comparison with conventional hemiarthroplasty. J Bone Joint Surg 61A:1167, 1979.
18. Eiskjer S, Gelinek F, Soballe K: Fracture of the femoral neck treated with cemented bipolar hemiarthroplasty. Orthopedics 12:1545, 1989.
19. Evarts CM: Endoprosthesis as the primary treatment of femoral neck fractures. Clin Orthop 92:69, 1973.
20. Faraj AA, Branfoot T: Cemented versus uncemented Thompson's prostheses: A functional outcome study. Injury 30:671, 1999.
21. Fielding JW, Wilson SA, Ratzan S: A continuing end-result study of displaced intracapsular fractures of the neck of the femur treated with the Pugh nail. J Bone Joint Surg 56:1464, 1974.
22. Gebhard JS, Amstutz HC, Zinar DM, Dorey FJ: A comparison of total hip arthroplasty and hemiarthroplasty for treatment of acute fracture of the femoral neck. Clin Orthop 282:123, 1992.
23. Giliberty RP: Low friction bipolar hip endoprosthesis. Int Surg 62:38, 1977.
24. Goldhill VB, Lyden JP, Cornell CN, Bochner RM: Bipolar hemiarthroplasty for fracture of the femoral neck. J Orthop Trauma 5:318, 1991.
25. Goretti C, Cirilli M, Soldati D, et al: Medial fractures of the femoral neck in the elderly treated by SEM bipolar prosthesis. Chir Organi Mov 81:173–187, 1996.
26. Greenough CG, Jones JR: Primary total hip replacement for displaced subcapital fracture of the femur. J Bone Joint Surg 70B:639, 1988.
27. Gustke KA: Hemiarthroplasty and total arthroplasty in the treatment of intracapsular hip fractures. Instr Course Lect 33:191, 1984.
28. Hinchey JJ, Day PH: Primary prosthetic replacement in fresh femoral neck fractures. J Bone Joint Surg 46A:223, 1964.
29. Hunter GA: A comparison of the use of internal fixation and prosthetic replacement for fresh fractures of the neck of the femur. Br J Surg 56:229, 1969.
30. Hunter GA: A further comparison of the use of internal fixation and prosthetic replacement for fresh fractures of the neck of the femur. Br J Surg 61:382, 1974.
31. Hunter G: Treatment of fractures of the neck of the femur. Can Med Assoc J 117:60, 1977.
32. Iorio R, Healy WL, Lemos DW, et al: Displaced femoral neck fractures in the elderly: Outcomes and cost effectiveness. Clin Orthop 383:229, 2001.
33. Izumi H, Torisu T, Itonaga I, Masumi S: Joint motion of bipolar femoral prostheses. J Arthroplasty 10:237, 1995.
34. Jadhav AP, Kulkarni SS, Vaidya SV, et al: Results of Austin Moore replacement. J Postgrad Med 42:33, 1996.
35. Jensen JS, Holstein P: A long term follow-up of Moore arthroplasty in femoral neck fractures. Acta Orthop Scand 46:764, 1975.
36. Johansson T, Jacobsson SA, Ivarsson I, et al: Internal fixation versus total hip arthroplasty in the treatment of displaced femoral neck fractures: A prospective randomized study of 100 hips. Acta Orthop Scand 71:597, 2000.
37. Kenzora JE, Magaziner J, Hudson J, et al: Outcome after hemiarthroplasty for femoral neck fractures in the elderly. Clin Orthop 348:51, 1998.
38. Kofoed H, Kofoed J: Moore prosthesis in treatment of fresh femoral neck fractures. Injury 14:531, 1983.
39. Kwok DC, Cruess RL: A retrospective study of Moore and Thompson hemiarthroplasty. Clin Orthop 169:179, 1982.
40. LaBelle LW, Colwill JC, Swanson AB: Bateman bipolar hip arthroplasty for femoral neck fractures: A five to ten year follow-up study. Clin Orthop 251:20, 1990.
41. Langen P: The Giliberty bipolar prosthesis: A clinical and radiographical review. Clin Orthop 141:169, 1979.
42. Lausten GS, Vedelo P, Nielsen P: Fractures of the femoral neck treated with a bipolar endoprosthesis. Clin Orthop 218:63, 1987.
43. Lee BP, Berry DJ, Harmsen WS, Sim FH: Total hip arthroplasty for the treatment of an acute fracture of the femoral neck: Long-term results. J Bone Joint Surg Am 80:70, 1998.
44. Lestrange NR: Bipolar arthroplasty for 496 hip fractures. Clin Orthop 251:7, 1990.
45. Lo WH, Chen WM, Huang CK, et al: Bateman bipolar hemiarthroplasty for displaced intracapsular femoral neck fractures. Uncemented versus cemented. Clin Orthop 302:75, 1994.
46. Long JW, Knight W: Bateman UPF prosthesis in fractures of the femoral neck. Clin Orthop 152:198, 1980.
47. Lunceford EM: Use of the Moore self-locking Vitallium prosthesis in acute fractures of the femoral neck. J Bone Joint Surg 47A:832, 1965.
48. Malhotra R, Ayra R, Bhan S: Bipolar hemiarthroplasty in femoral neck fractures. Arch Orthop Trauma Surg 114:79, 1995.
49. Maricevic A, Erceg M, Gekic K: Treatment of femoral neck fractures with bipolar hemiarthroplasty. Lijec Vjesn 120:121, 1998.
50. Nottage NM, McMaster WC: Comparison of bipolar implants with fixed-neck prosthesis in femoral neck fractures. Clin Orthop 251:38, 1990.

51. Poses RM, Berlin JA, Noveck H, et al: How you look determines what you find: severity of illness and variation in blood transfusion for hip fracture. Am J Med 105:198–206, 1998.
52. Phillips JW: The Bateman bipolar femoral head replacement. A fluoroscopic study of movement over a four year period. J Bone Joint Surg 69B:761, 1987.
53. Pickard J, Fisher J, Ingham E, et al: Investigation into the tribological condition of acetabular tissue after bipolar joint replacement hip surgery. Proc Inst Mech Eng [H] 214:361, 2000.
54. Ravikumar KJ, Marsh G: Internal fixation versus hemiarthroplasty versus total hip arthroplasty for displaced subcapital fractures of femur–13 year results of a prospective randomised study. Injury 31:793, 2000.
55. Schatzler A, Mollers M, Stedtfeld HW: Outcome of management of femoral neck fractures with cemented bipolar endoprostheses. Zentralbl Chir 122:1028, 1997.
56. Sim FH, Sigmond ER: Acute fractures of the femoral neck managed by total hip replacement. Orthopedics 9:35, 1986.
57. Sim FH, Stauffer RN: Management of hip fractures by total hip arthroplasty. Clin Orthop 152:191, 1980.
58. Sim FH: Displaced femoral neck fracture: The rationale for primary total hip replacement. *In* Hungerford DS (ed): The Hip: Proceedings of the 11th Open Scientific Meeting of the Hip Society. St. Louis, CV Mosby, 1983.
59. Simon SR: New concepts in femoral head replacement: The place of the Bateman prosthesis in hip surgery. Bull Hosp Joint Dis 38:59, 1977.
60. Solo-Hall RR: Treatment of transcervical fractures complicated by certain common neurological conditions. Instr Course Lect 17:117, 1960.
61. Soreide O, Molster A, Raugstad TS: Internal fixation versus primary prosthetic replacement in acute femoral neck fractures: A prospective, randomized clinical study. Br J Surg 66:56, 1979.
62. Squires B, Bannister G: Displaced intracapsular neck of femur fractures in mobile independent patients: Total hip replacement or hemiarthroplasty? Injury 30:345, 1999.
63. Staeheli JW, Frassica FJ, Sim FH: Prosthetic replacement of the femoral head for fracture of the femoral neck in patients who have Parkinson disease. J Bone Joint Surg 70A:565, 1988.
64. Suman RK: Prosthetic replacement of the femoral head for fractures of the neck of the femur: A comparative study. Injury 11:309, 1979.
65. Taine WH, Armour PC: Primary total hip replacement for displaced subcapital fractures of the femur. J Bone Joint Surg 67B:214, 1985.
66. VanDemark RE Jr, Cabanela ME, Henderson ED: The Bateman endoprosthesis: 104 arthroplasties. Orthop Transplant 4:356, 1980.
67. Wathne RA, Koval KJ, Aharonoff GB, et al: Modular unipolar versus bipolar prosthesis: A prospective evaluation of functional outcome after femoral neck fracture. J Orthop Trauma 9:298, 1995.
68. Weber M, Cabanela ME: Total hip arthroplasty in patients with low-lumbar-level myelomeningocele [discussion]. Orthopedics 21:709, 1998.
69. Weber M, Cabanela ME: Total hip arthroplasty in patients with cerebral palsy. Orthopedics 22:425-427,1999.
70. West WF, Mann RA: Evaluation of the Bateman self-articulating femoral prosthesis. Orthop Trans 3:17, 1979.
71. Whittaker RP, Abeshaus MM, Scholl HW, Chung SMK: Fifteen years' experience with metallic endoprosthetic replacement of the femoral head for femoral neck fractures. J Trauma 12:799, 1972.
72. Winter WG: Update of fractures of the hip. Clin Orthop 216:1, 1987.
73. Wolfel R, Wagner W, Walther M, Beck H: Hemiprosthesis in femoral neck fracture. Zentralbl Chir 120:721, 1995.
74. Yamagata M, Chao EY, Ilstrup DM, et al: Fixed head and bipolar hip endoprosthesis. J Arthroplasty 2:327, 1987.

第 84 章

转子间骨折和转子间骨折不愈合的关节置换

George J. Haidukewych

初次关节成形术

现代动力髋螺钉技术的不断进步,在一定程度上降低了人们对急性骨折行假体置换的兴趣,但是对于老年患者,为了能使患者早期负重和下地活动,并尽快康复,假体置换术仍然是值得考虑的替代手术之一。

实验数据表明, 骨水泥假体–骨折复合体的稳定性比任何螺钉内固定都要坚强得多[31]。其他一些潜在的优势还包括再手术率低、住院时间短以及护理质量和功能恢复得到改善。其潜在的缺点是:增加了手术时间和失血量,骨量丢失,假体脱位,感染,假体松动和内科并发症。事实上,无论是 20 世纪 70 年代的早期文献报道还是最近的绝大多数研究都证实,对于不稳定骨折,早期行假体置换术是非常有价值的。

Tronzo 第一个报道了对 4 例不稳定转子间骨折的高龄患者使用 Matchett-Brown 内置假体进行初次手术治疗,取得了令人满意的效果[38] 。但这些患者的内科疾病极重,在 6 个月内全部死亡。此后又有大量评估分析证实了对这些患者行早期关节置换术的价值。

Rosenfeld 等[26]报道了 37 例行 Lienbach 假体置换术的患者,在存活的 33 例患者中,64%的患者取得了良好的效果。Stern 和 Goldstein[35]报道了 29 例不稳定转子间骨折患者, 其中有 7 例为内固定失败所致。用 Leinbach 股骨头和颈进行了修复。手术后 2~4 天,86%的患者便能下地行走。回顾后来的文献发现,这些报道在患者的选择、假体的使用以及手术方法上存在很大的不同。但是有一些因素在大多数研究中却是一致的。Pho 及其同事[24]报道了 8 例使用 Thompson 假体的病例。50%的患者能够不用助行器独立行走。Stern 和 Goldstein 第二次报道了 43 例转子间骨折用 Leinbach 假体行初次关节置换术的患者,其中 88%的患者在术后第一周就能下地行走,只有 2%的患者出现了假体下沉和疼痛[36]。Stern 和 Angerman[34]用 Leinbach 假体治疗了 105 例不稳定骨折,其中 94%的病例恢复到了骨折前的行走状态。Pinder 等[25]报道了 180 例复杂的转子间骨折,所有患者都恢复到骨折前的状态。Green 等[8]描述了 20 例用股骨头和颈假体进行手术治疗的患者,其中 75%的病例出院时能够完全负重。Heiman[15]对 100 多例老年高危骨质疏松患者的转子间骨折实施了假体置换手术,无一例关节脱位或再手术,他认为,对这类患者行假体置换术优于内固定术。Harwin 等[36]报道了 58 例骨折患者,88%的病例在术后第一周就能下地行走,到出院时能下地行走的达到 91%。在这一报道系列中,几乎所有的患者都恢复到了骨折前的状态。

除了这些具体的临床经验外,一些学者对此还进行了前瞻性随机研究。Claes 等[5]比较了使用 Ender 钉、钢板和假体置换术治疗的一系列不稳定股骨转子间骨折。其中,接受内置假体手术治疗的患者行走功能恢复得最好。力学性并发症的发生率在内置假体组为 4.3%,Ender 钉组和接骨板组分别为 28%和 11.3%。在手术后早期,患者的死亡率略高,但在术后 1 年时,死亡率并无显著增高。

Broos[3]报道了 388 例分型为不稳定骨折的病例,分别采用 Ender 钉、角钢板、动力髋螺钉和比利时 VDP 关节假体进行了治疗。采用假体置换术患者并没有增加手术时间、失血量和死亡率;并且最终效果优于 Ender 钉组和角钢板组。在那些受伤前能够生活自理的患者中,64%接受动力髋螺钉(DHS)治疗的患者和 65%接受假体置换治疗的患者手术后仍能够生活自理。但是在对骨折进行分型统计后显示,非常复杂的转子间骨折采用假体置换术的治疗效果更好。

在对一组 37 例患者采用双极假体治疗的前瞻性研究和一组 42 例患者采用内固定治疗(钢板)的回顾性研究的比较中发现,在术前合并症、手术时间、失血量、住院时间、死亡率和术后并发症方面,二者没有显著差异。假体置换患者的治疗效果优良率为75%~84%,内固定患者的治疗效果优良率为60%,而且假体置换组的患者康复更加容易。但是对文献的荟萃分析发现,能够依据其得出科学结论的对照研究很少[22]。绝大多数最新的报道来自欧洲文献,这些报道显示,假体置换与内固定治疗相比,具有类似的疗效满意率,但死亡率和并发症发生率相当或更低[6,17,19,27,29](表84-1)。

这些临床经验的特点是,植入物都用于平均年龄通常超过80岁的不稳定转子间骨折的老年患者[4,30,40]。假体置换的理想适应证人群应该是希望能够早期下地行走的患者[33]。大多数研究系列的合并症发生率均很高,占这些患者的半数以上。在这些众多合并症中,糖尿病[30]及引起眩晕和跌倒的中枢神经系统损害与手术效果特别有关[4,39]。只有在精心的术前准备、较短的手术时间和尽早下地活动的情况下,才能取得最好的治疗效果[30]。此外,所有的文献报道都显示有极高的并发症率和较高的一年内死亡率,在内固定或置换后3个月内有时可高达25%(表84-2)[40]。

当然,无论采取内固定还是置换术治疗方式,所有报道的这种骨折都属于极其难治性骨折。

手术方法:急性骨折

暴露

患者取侧卧位,并用护垫包裹的立柱固定好骨盆。消毒铺巾后,只露出患侧下肢,做外侧皮肤切口。切开皮下组织和阔筋膜,切除大转子的滑囊和血肿。此时要对骨折进行评估。在很多病例中,大转子的骨折段仍位于原来的位置并被筋膜所包裹,因此要尽量保持其完整性。在保持完整的情况下,应通过从大转子处剥离外旋肌做一后侧入路。如果大转子移位,可将其向上方牵拉,这样就可以减少对外旋肌的剥离。"T"字形切开关节囊,将股骨远端和大转子用Hohmann牵引器轻轻向前方牵拉并内旋。这样就可以暴露股骨头和股骨颈骨折段,然后用取出器将其取出,需要注意的是不能伤及髋臼的关节软骨。在前方放置一个眼镜蛇状钝性牵开器有助于暴露。

髋臼

如果髋臼存在严重的退行性疾病,则应进行髋臼假体置换;可以用非骨水泥假体,但是对于老年患者,可以考虑用骨水泥固定的聚乙烯假体。如果髋臼软骨较好,可以通过测量股骨头的大小和把股骨头试模放入髋臼来确定双极假体尺寸。

股骨侧准备

现在我们把注意力转向股骨。确认出小转子骨折段,如果较大,应将其复位并用钢丝环扎固定。这对评估下肢长度或许有用。然后将股骨放回切口,以便让外科医师检查和制备股骨髓腔。用软的或硬质的髓腔钻小心扩髓。然后用扩髓器将髓腔扩大到适当大小。插入股骨柄假体试模,修整远端骨折段以便为支撑股骨头和股骨颈假体的内侧距突缘提供一个宽的基底。在膝关节90°的摆放位仔细评估股骨假体的10°~15°前倾角。接着评估假体的高度是否合适,并进行髋关节试复位。

大转子骨折段如果无移位,在开槽时就已经处理过了。如果此骨折段有松动,则需要对其塑形修整以便固定在假体的外侧面并复位。这样有助于估计假体的长度。通常,股骨头的中心和大转子顶端在同一水平上,因此假体置换术应重建这一重要的位置关系。评估软组织的张力。臀中肌或股外侧肌应该没有可见的多余部分或皱褶。张力可以通过纵向手法牵引进行测试。合适的假体断面应该与内侧股骨距相接触,而且超过大转子顶端的距离应在1 cm以内。在各个旋转位上评估稳定性,包括伸展位和屈曲位。现在应对大转子进行再附着准备。将其保持在复位后位置上,在其上钻出钢丝环扎孔。应确保大转子复位并与股骨干骨折段保持骨与骨接触。然后使髋关节脱位,取出假体试模。

假体植入

对髓腔进行假体植入前准备:脉冲式灌洗和刷洗髓腔,远端植入髓腔塞,除去不稳定的松质骨并干燥髓腔。真空搅拌骨水泥并用骨水泥枪逆行注入骨水泥。对于患有心脏病的骨质疏松患者,我们不推荐进行骨水泥加压。股骨柄假体按照先前确定的前倾角度插入髓腔并保持不动,直到聚丙烯酸甲酯发生完全聚合为止。然后,安装合适的股骨头和双极假体,并将髋关节复位。接着将大转子用钢丝经假体环扎固定。固定必须牢固,以防止骨折段向近端移位。可将取自股骨头的植骨块在转子骨折段周围进行植骨,以确保骨折愈合。冲洗切口,关闭关节囊,将外旋肌群复置到大转子上,逐层闭合切口并留置负压引流管。

表 84-1 内置假体的并发症

参考文献(年份)	患者人数	平均年龄(岁)	术后 1 个月死亡率	术后 1 年死亡率	假体周围疼痛(%)	关节脱位(%)	假体松动(%)	深部感染(%)	肺栓塞(%)
Pho 等(1981)[24]	8	75	0	12	0	12		0	
Staeheli 等(1986)[32]	64		14	30			0		
Stern 和 Angerman(1987)[34]	105	80.4	0	15	2	0	1	2.8	1
Green 等(1987)[8]	20		5	20	20	0		0	
Haentjens 等(1989)[9]	37	82		35		5	0	3	
Harwin 等(1990)[14]	58	78	5		0	0	0	0	
Broos 等(1991)[3]	145		14	32	27	0.7	0	0	
Van Loon 等(1994)[40]	15	86	4	—	—	1	0		
Chan 等(2000)[4]	55	84	10	30	4	0	0	0	1

表 84-2 关节囊外股骨骨折行急性假体置换术的临床经验

作者	年份	国家	患者人数	研究方法	年龄(岁)	植入物	随访时间	成功率(%)	评价
Stappaerts[33]	1995	比利时	90	随机	>70	内置假体	>3 个月	90	推荐假体置换
						(切开复位内固定)		60	
Vahl[39]	1994	荷兰	22	不规律选择	—	内置假体	—	77	推荐假体置换
Schwenk[30]	1994	德国	136	条件选择	81	内置假体	—	—	危险因素鉴别
Van Loon[40]	1994	荷兰	15	不规律	86	内置假体	—	80	辅助环扎骨折段
Haentjens[11]	1994	比利时	100	不规律	>75	双置假体	—	78	
Chan[4]	2000	得克萨斯	55	连续	84	内置假体	13	—	困惑:预后差

术后护理

手术后患者的护理和常规全髋关节成形术一样。术后要在双侧下肢之间放置外展枕。术后24~48小时内常规静脉内应用广谱抗生素。在术后住院期间,可使用华法林钠或低分子肝素预防血栓形成,华法林钠剂量需根据凝血酶原时间进行调整,出院后患者应用小剂量阿司匹林。术后6周内应穿上梯度压力长筒袜。术后第二天可以下床活动,上午可以进行床-椅间转移活动,下午就可以开始物理治疗,并在可耐受前提下用助行器或拐杖练习负重和斜板行走。对于大转子固定不可靠的患者,推荐功能锻炼时先部分负重。然后开始轻柔的辅助下主动活动度训练和等长肌力训练。此时应避免进行主动外展,直至术后6~8周大转子已愈合后方可进行。当具有较好的稳定性并学会基本的体位变换和行走步态时,就可以出院回家或到康复中心。

梅奥诊所的临床经验

在1986年,Stahaeli及其同事[32]报道了Mayo诊所采用内置假体治疗转子间骨折的临床经验,这些经验和在此前后所报道的经验有所不同。

52例不稳定转子间骨折患者在术后3个月、6个月和12个月的死亡率分别为19%、22%和30%。出院时,18%的患者能独立行走,39%能在外界辅助下行走,36%需要在助行器帮助下才能行走,还有7%的患者不能行走。经过严格配对的一组患者对其不稳定转子间骨折进行了内固定治疗,这组的失败率和再手术率分别为18%和13%。因此作者得出结论,主要是由于高死亡率的原因,内置假体置换术对治疗结果并没有有利的影响。然而大量的近期文献却认为,对选定病例立即行置换术是正确的(图84-1)。

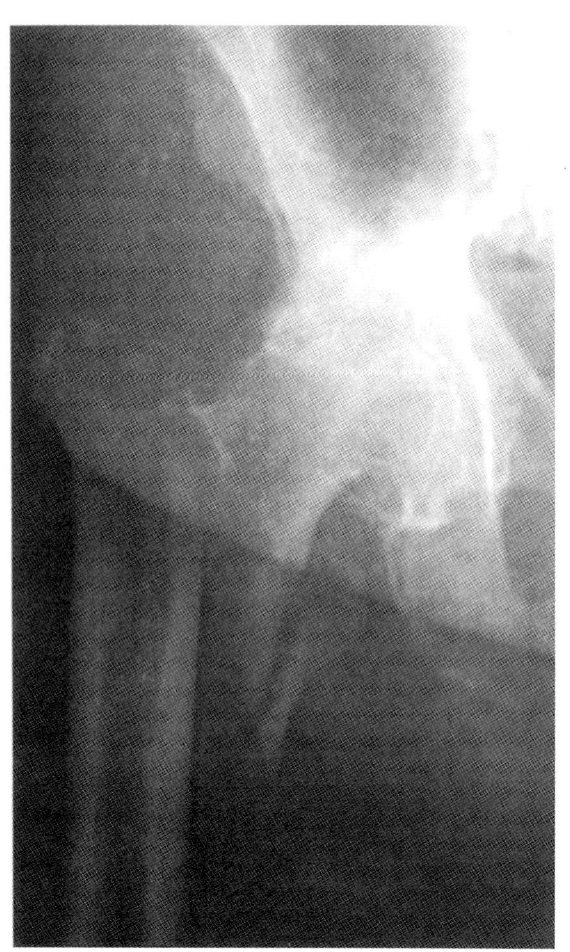

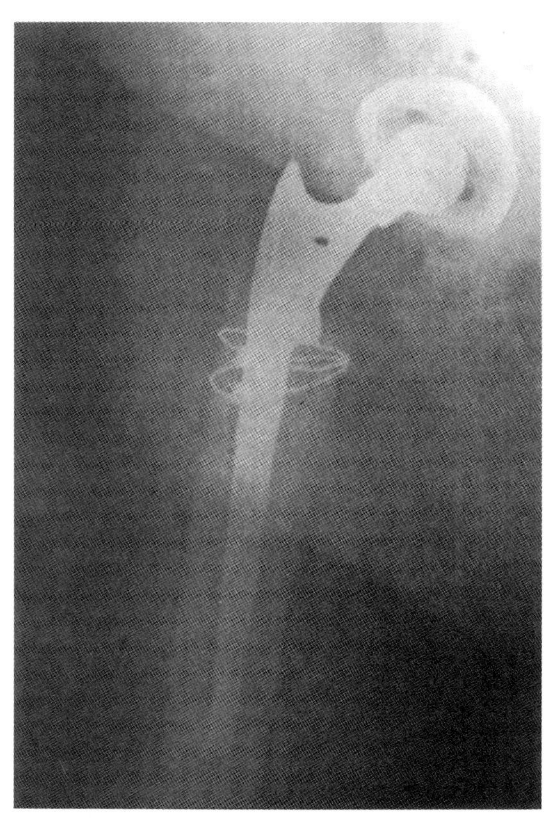

图84-1 (A)一位75岁老年女性,转子间三部分骨折合并退行性关节炎。(B)采用专为这种骨折设计的骨水泥固定假体进行了有效治疗。

作者的首选治疗

我查阅了当前以及过去的一些文献，强烈支持采用骨水泥固定型内置假体置换术来治疗不稳定转子间骨折，并应用股骨头/股骨颈假体。患者入院时，应对其进行仔细的医学评估，而且我们都尽量 24 小时内完成手术。然而在梅奥诊所，大多数转子间骨折患者都采用滑动螺钉装置或髋部髓内钉治疗取得了令人鼓舞的效果。而那些伴有严重骨质疏松、骨折不稳定和此前患有疼痛性关节炎的高龄老年患者，则是进行假体置换术的潜在人群。通常，我更愿意对内固定失败的患者进行关节成形术（见本章后面的讨论）。手术后第一天，我们就让患者开始下地行走。患者是否存在心血管疾病是影响患者术后存活最重要的医疗或麻醉因素，它区别于其他影响患者术后功能的因素。

治疗内固定失败的关节成形术

不稳定转子间骨折仍然是对骨科医师的一项挑战。那些患有内科合并症、痴呆症和骨质疏松的患者发生转子间骨折并行内固定术失败后，常报道有固定钉断开和骨折不愈合的并发症[1,13,18]。一旦发生固定钉断开或骨折不愈合，可以采取以下几种补救措施：一些学者推荐再次行内固定术，可加用或不加用骨水泥增强局部骨质，并进行植骨[2,13,20,28,37]；而另一些学者则推荐行假体置换术[10,16,20,21,41]。患者年龄、活动量以及储备的骨量都会影响医师的治疗决策。骨量好的年轻患者可再次选择内固定术，而骨质较差或植入物断开的老年患者最好选择假体置换术。

梅奥诊所的临床经验

在 1985~1997 年间，因转子间骨折行内固定失败的 60 例患者(49 例女性，11 例男性)，其平均年龄为 77 岁(54~96 岁)，在我院接受了髋关节成形术治疗。

对 32 例患者进行了全髋关节成形术（24 例使用骨水泥固定型臼杯，8 例使用非骨水泥固定型臼杯)，对 28 例患者进行了双极半髋关节成形术。

60 例患者中，57 个髋使用骨水泥股骨柄，3 个髋使用非骨水泥股骨柄；39 例(占 65%)使用了带股骨距设计的假体，4 例(7%)使用加长颈假体，12 例(20%)使用无股骨距重建的长股骨柄假体。

采用半髋关节成形术还是全髋关节成形术由外科医师在手术时根据患者髋臼关节软骨的情况决定。其中有 4 例是内固定早期失败（90 天内)，21 例是骨折不愈合伴假体头断开，34 例是不伴假体头断开的骨折不愈合。

结果

在最后一次随访中，21 例患者存活，39 例死亡。10 例在术后 2 年内死亡（所有植入物均完好无损)，6 例失访。对剩下的 44 例患者平均随访了 64 个月(25~185 个月)。44 例患者中有 31 例(占 71%)术后 2 年仍存活，并且有至少两年的影像学随访，平均影像学随访 51 个月(25~185 个月)，平均临床随访 65 个月(25~185 个月)。

假体生存率

术后 7 年无因假体无菌性松动而行翻修的生存率为 100%；术后 10 年生存率为 87.5%(95%可信区间的百分率为 67.3%~100%)。同时，也无一例因败血症、髋臼假体磨损或脱位而进行翻修。

再手术

总共进行了 5 例再手术(占 8%)。1 例患者在术后第 8 年因股骨柄和臼杯都发生无菌性松动而进行了翻修，1 例患者在术后第 10 年因大面积骨溶解而进行了股骨侧翻修；1 例患者在术后第 1 年更换了转子环孔钢丝；1 例在术后第 3 年取出了有临床症状的转子固定物；还有 1 例对切口血肿和脂肪坏死(细菌培养阴性)进行了清创术。

功能

在最后一次随访中，44 例患者中有 39 例（占 89%）没有疼痛或者仅有轻度疼痛；剩下 5 例（占 11%)有中到重度疼痛(所有这些疼痛都与大转子有关)。44 例患者中有 40 例(占 91%)能够行走，有 26 例(占 59%)能在单侧上肢辅助下甚至更少的帮助下行走。

X 线片资料

在最后一次随访中，31 例患者中有 1 例（占 3%）可能有股骨柄松动，另有 1 例(占 3%)出现双极假体髋臼前突。这两位患者都仅有轻度不适,没有进行翻修手术。

23例术前有转子撕脱骨折或行经大转子手术入路的患者中,21例进行了长期随访。其中12例获得了良好的骨性愈合(占57%),有4例获得了无移位或转子近端移位小于1 cm的纤维性愈合,另有5例虽愈合但转子近端移位大于1 cm。总共加在一起,21例中有9例(占43%)未能获得转子间的骨性愈合。

讨论

股骨转子间骨折内固定失败给骨科医师提出了新的挑战。通常情况下,内固定失败是由于患者骨质较差和内固定物安置不理想所致[1,13,18]。有几项研究证实不稳定型的转子间骨折或者股骨头处假体对中不良都会增加内固定的失败率[1,13,18]。这些患者常伴有多种合并症、痴呆且术后依从性差。内固定失败的补救措施包括再次内固定术和假体置换术。患者的年龄、活动能力、关节软骨状况以及储备骨量都会影响手术医师的决策[20,41]。骨量好的年轻患者可以选择再次内固定和植骨术,而活动要求低的老年患者常采用假体置换术。

Mariani和Rand[20]报道了20例在1968~1981年间治疗的转子间骨折不愈合患者。其中9例采取了关节成形术,其余11例采用再次内固定和植骨术。11例再次内固定的患者中有10例(占91%)获得了愈合。所有行关节成形术的患者髋关节评分都有所提高。对较年轻患者(平均53岁)采用再次内固定术,而对老年患者(平均73岁)采用关节成形术。转子的问题常见。Stoffelen等[37]报道了7例转子间骨折不愈合后采用关节成形手术治疗的患者,72%的患者获得了优良效果。Wu等[41]报道了14例患者再次手术时采用了骨水泥近端强化和转子下外翻截骨的内固定方式,平均在术后5个月骨折都获得了愈合。Mehlhoff等[21]报道了13例转子间骨折内固定失败后行关节成形术治疗的病例,平均随访时间为34个月;2名患者因为不稳定进行了再手术,另有1例患者发生脱位,采用闭合复位进行了成功治疗。这些患者在最后随访时的髋关节Harris评分平均为78分。由于远端骨折块内移所致的近端股骨变形往往难以处理,而且会造成术中扩髓时股骨骨折,所报道的患者中只有37%获得了优良效果。

转子间骨折内固定失败后行关节成形术会面临着以下几方面挑战。首先,大转子常常出现不愈合,所以术中需采用钢丝或线缆捆扎,并用取自股骨头的自体骨在骨折间隙进行植骨。尽管如此,也只有57%的病例获得了骨性愈合。其次,报道的所有患者术后疼痛都局限于大转子部位。其中一例患者需要再次钢丝环孔大转子撕脱,另一例需要取出植入物。医师应该告知患者关节重建术后发生转子处不适常见。

股骨侧也存在一些特有的挑战。骨折块或骨痂移位可造成股骨近端解剖结构变形[13,20]。此前的内固定物取出后常会留下较大的外侧骨皮质缺损和远端螺钉空洞。为了避免远端应力集中,并替代近端丢失的骨量,我们通常对这些病例采用带股骨距的长柄或加长颈的假体行关节置换。笔者目前更愿意采用股骨柄长度超出2倍皮质骨管径的假体来避免远端应力集中[7]。通常,由于股骨近端畸形和硬化骨的存在,无法使用标准的髓腔钻和扩髓器。磨钻此时可用于开放股骨近端,以便进一步进行髓腔准备。在梅奥诊所报道的系列中有2例扩髓时发生的术中股骨骨折,很可能是由于股骨近端解剖结构畸形所致,对他们采用钢丝环扎术进行了治疗的治疗。Patterson等[23]推荐在外侧皮质使用单皮质螺钉固定以防止在骨水泥固化时骨水泥外渗。这些病例中未发生经先前骨皮质缺损部位的晚期骨折。对于皮质有多个螺钉孔的老年骨质疏松患者采用非骨水泥固定的长入型股骨柄假体,理论上可增加股骨骨折的风险;同时,由于术中要求压配固定而选用的股骨柄假体直径往往较大,因而有潜在引起大腿疼痛的风险。因此,我更愿意对这些患者选用骨水泥固定型股骨柄。此外,还可以将抗生素加入到骨水泥中;如果患者的大转子没有问题的话,术后无须限制负重。

髋臼是否安放假体取决于骨科医师对髋臼软骨情况的评估。最近的系列研究[12]表明,双极半关节成形术具有良好的假体生存率,同时假体脱位率和因髋臼磨损而导致的翻修率都很低。在梅奥诊所的研究系列中,使用双极假体治疗的患者中无一例因为髋臼磨损而需要进行翻修手术;但是,有一例患者采用标准手术程序安置了双极假体,术后出现了髋臼前突,但由于患者只有轻微不适而没有进行翻修手术。通常,即便先前固定骨折的内植物切出股骨头,对髋臼软骨的损害也很小。在这种情况下,对那些存在多种合并症并且对功能要求不高的患者,双极半关节成形术不仅提供了更好的稳定性,而且减少了手术创伤。

笔者的建议

术前评估

要作详细的病史采集和体格检查,特别注意时间过长的伤口引流史或其他一些感染病灶的潜在线索。常规的实验室检查应该包括血常规、血沉和 C 反应蛋白水平。仔细阅读 X 线片,包括股骨头有无穿透、剩余骨量、髋关节间隙、断掉的螺钉和大转子的情况。制作股骨侧模板,以确保假体长度超过远端应力集中点至少 2 倍于皮质骨管径。

手术方法

患者在手术台上取侧卧位，术前静脉应用抗生素。通常可应用此前的手术切口,包括浅筋膜。取出此前的内固定件,周围组织术中送冰冻切片病检。如果有任何感染的证据,则进行髋关节切除成形术,放置含抗生素的骨水泥垫,并在静脉使用一个疗程敏感抗生素后再行延期全髋关节置换。常规进行不愈合处和内固定物周围软组织的细菌培养。如果没有感染征象,就继续切开。如果转子骨折未愈合或近端移位,就采用经大转子入路。如果转子处骨折已愈合或没有骨折，那么外侧前方入路或外侧后方入路都可以采用(图 84–2)。脱出股骨头并暴露不愈合的部位。进行股骨颈截骨,搔刮不愈合的部位,进行髋臼暴露。评估残留髋臼软骨的质量。如果髋臼软骨不好,需要常规植入髋臼假体;反之,应植入双极假体试模直至达到半关节成形术的充分吸引配合。同时测量取下的股骨头的直径以便医师确定假体的大小。用髓腔探针探测股骨髓腔。在进行近端髓腔扩髓时要特别小心,因为之前使用的内固定可能引起干骺端骨硬化,从而使髓针和扩髓钻偏移导致术中骨折。我更喜欢在扩髓前先用一个磨钻对股骨近端髓腔进行打磨成形。用试模测量股骨大小，其目的是有足够的假体长度和替代内侧的骨丢失。通常要求使用长柄的带股骨距假体(图 84–3)。股骨柄常使用加入抗生素的骨水泥固定。在骨水泥聚合的过程中,需要手指压住外侧皮质骨缺损处。髋关

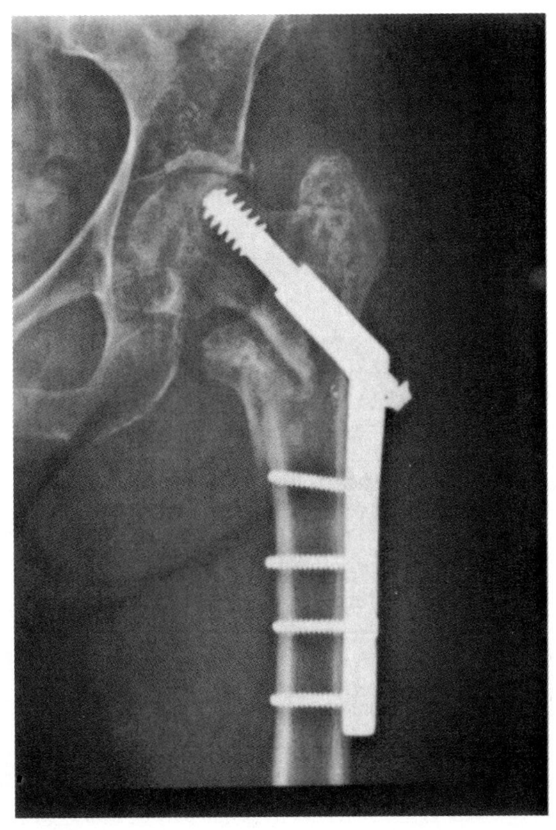

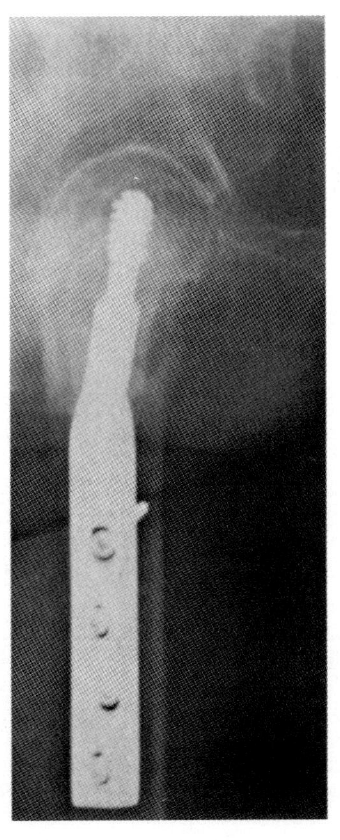

图 84–2　一位 76 岁老年女性,转子间骨折不愈合,但大转子处愈合了。对其使用骨水泥固定的带股骨距的长柄股骨假体和长入型髋臼假体进行了关节置换治疗。(待续)

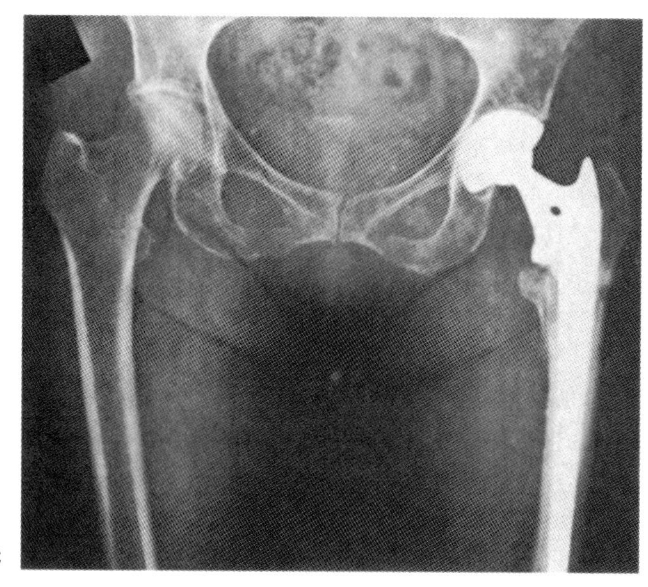
C

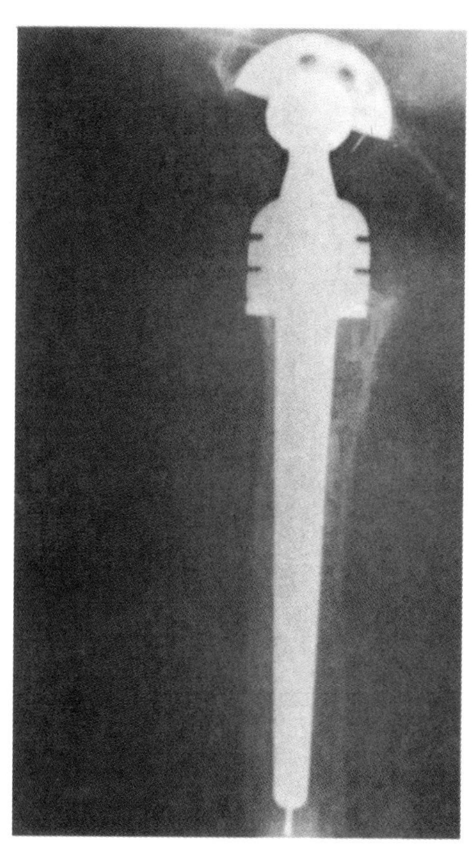
D

图 84-2(续)

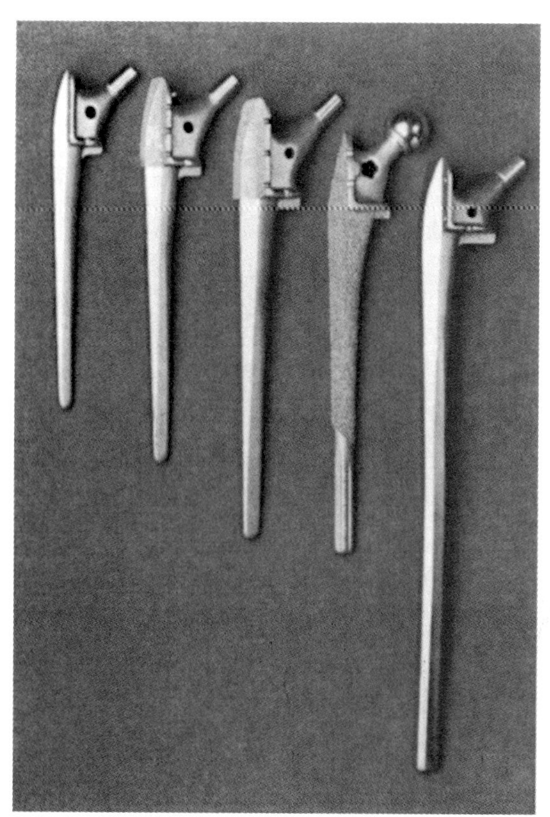

图 84-3 各种组装式和非组装式设计的带股骨距的置换假体,大多数使用骨水泥固定。

节复位后,需要术中拍片,以便了解假体的大小和位置是否合适,以及骨水泥外渗情况。

如果大转子进行了截骨或发生不愈合,需要清除其下方的软组织,直至看到出血的骨组织。外展患肢,复位大转子并用钢丝或钩板系统固定(图 84-4)。骨折面应取股骨头的松质骨进行自体骨植骨。闭合切口并安置深部引流管。双腿间放置一外展枕。

术后处理

术后 48 小时预防性应用抗生素。推荐使用机械和药物两种方法预防深静脉血栓。如果术中修复过大转子,那么在愈合之前需要使用外展支具进行保护。采用经转子手术入路的患者术后可部分负重,而使用骨水泥固定的患者可在耐受下负重。鼓励患者进行早期活动。

结论

对于转子间骨折内固定失败的老年患者,髋关节成形术是一种有效的挽救手术。大部分患者术后都能很好地缓解疼痛并提高肢体功能。髋部疼痛通常与转子处不适密切相关。这些病例通常都需要植入长柄假体。

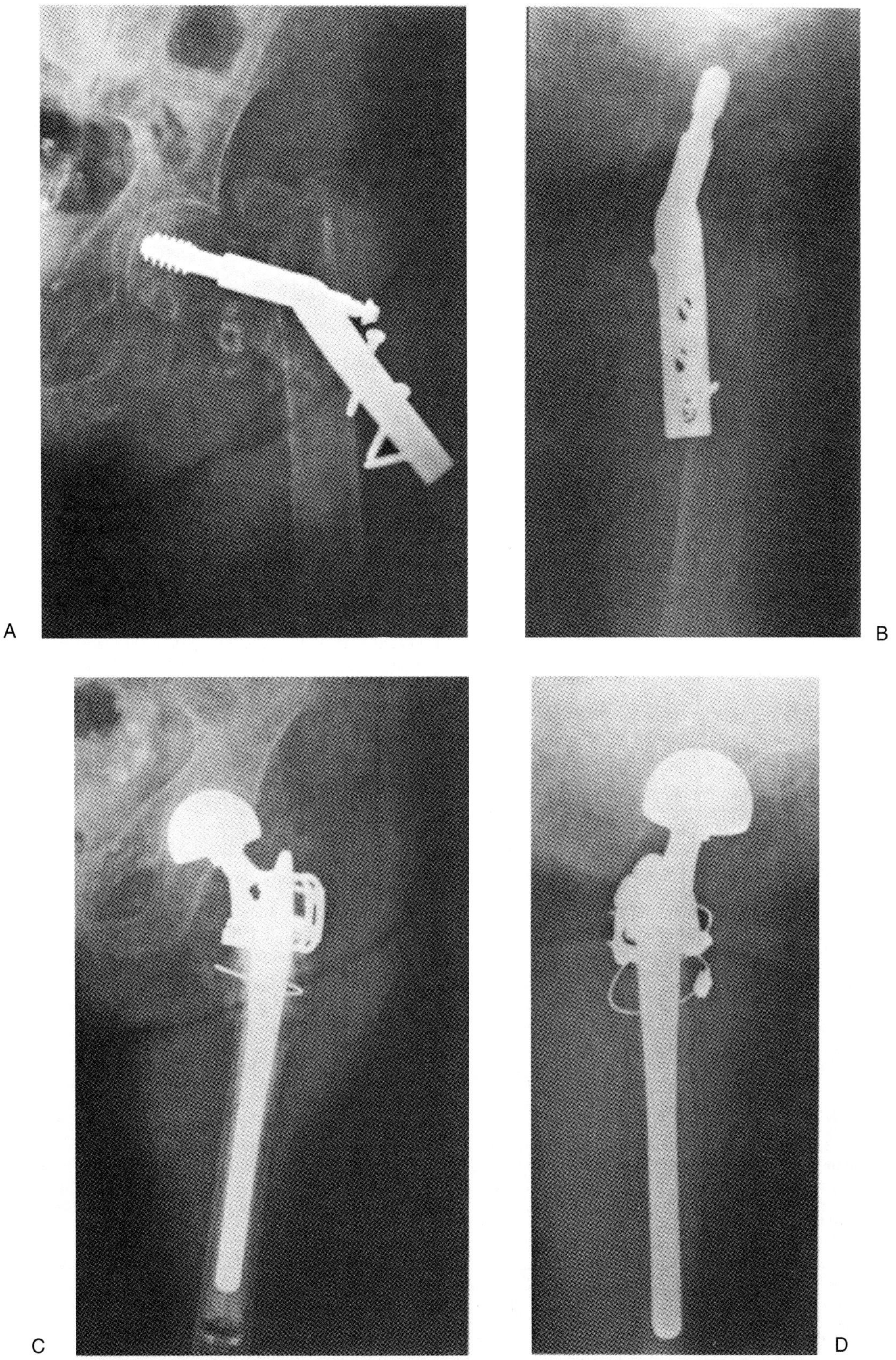

图 84–4　一位 80 岁的女性患者出现转子间骨折不愈合、内固定失败和大转子不愈合。行骨水泥固定的关节置换术并对大转子进行钢丝环扎和钩板系统固定。由于术中发现髋臼软骨情况好采用了双极假体。

(李勇 沈彬 译　李世民 校)

参考文献

1. Baumgaertner MR, Solberg BD: Awareness of tip-apex distance reduces failure of fixation of trochanteric fractures of the hip. J Bone Joint Surg 79B:969, 1997.
2. Blasser KE: Intertrochanteric fracture. *In* Morrey BF (ed): Reconstructive Surgery of the Joints. Philadelphia, Churchill Livingstone, 1996, pp 1062–1076.
3. Broos PLO: Pertrochanteric fractures in the elderly: Is the Belgian VDP prosthesis the best treatment for unstable fractures with severe comminution? Acta Chir Belg 91:242, 1991.
4. Chan KC, Gill GS: Cemented hemiarthroplasties for elderly patients with intertrochanteric fractures. Clin Orthop 371:206, 2000.
5. Claes H, Broos P, Stappaert SK: Pertrochanteric fractures in elderly patients: Treatment with Ender's nails, blade plate or endoprosthesis? Injury 16:261, 1985.
6. Elberg JF, Peze W: La prothèse dia-céphalique: une nouvelle approche des fractures de la région cervico-trochant érienne chez le vielliard. Acta Orthop Belg 48:823, 1982.
7. Eschenroeder HC Jr, Krackow KA: Late onset femoral stress fracture associated with extruded cement following hip arthroplasty. Clin Orthop 236:210, 1988.
8. Green S, Moore T, Proano F: Bipolar prosthetic replacement for the management of unstable intertrochanteric hip fractures in the elderly. Clin Orthop 224:169, 1987.
9. Haentjens P, Cateleyn PP, De Boeck H, et al: Treatment of unstable intertrochanteric and subtochanteric fractures in elderly patients: Primary bipolar arthroplasty compared with internal fixation. J Bone Joint Surg 71A:1214, 1989.
10. Haentjens P, Casteleyn PP, Opdecam P: Hip arthroplasty for failed internal fixation of intertrochanteric and subtrochanteric fractures in the elderly patient. Arch Orthop Trauma Surg 113:222, 1994.
11. Haentjens P, Casteleyn PP, Opdecam P: Primary bipolar arthroplasty or total hip arthroplasty for the treatment of unstable intertrochanteric and subtrochanteric fractures in elderly patients. Acta Orthop Belg 60(Suppl 1):124, 1994.
12. Haidukewych GJ, Israel TA, Berry DJ: Long term survivorship of bipolar hemiarthroplasty for fracture of the femoral neck in elderly patients. Presented at the Annual Meeting of the Orthopedic Trauma Association, Vancouver, BC, 1998.
13. Haidukewych GJ, Israel TA, Berry DJ: Reverse obliquity of fractures of the intertrochanteric region of the femur. J Bone Joint Surg 83A:643, 2001.
14. Harwin SF, Stern RE, Kulick RG: Primary Bateman-Lienbach bipolar prosthetic replacement of the hip in the treatment of unstable intertrochanteric fractures in the elderly. Orthopedics 13:1131, 1990.
15. Heiman ML: Unstable fractures of the hip. Orthop Rev 17:1047, 1988.
16. Kim Y-H, Oh J-H, Koh Y-G: Salvage of neglected unstable intertrochanteric fractures with cementless porous-coated hemiarthroplasty. Clin Orthop 277:182, 1992.
17. Kipfer M: Traitement des fractures pertrochant ériennes du sujet agé par prothèse cervico-céphalique: technique et résultats. Nouvêlle Presse Med 10:2025, 1981.
18. Kyle RF, Gustilo RB, Premer RF: Analysis of 622 intertrochanteric hip fractures. J Bone Joint Surg 61A:216, 1979.
19. Leconte D: La prothèse cervico-céphalique de Merle d'Aubigné-Leinbach dans le traitement des fractures trochantériennes du vieillard. Ann Chir 40:253, 1986.
20. Mariani EM, Rand JA: Nonunion of intertrochanteric fractures of the femur following open reduction and internal fixation. Results of second attempts to gain union. Clin Orthop 218:81, 1987.
21. Mehlhoff T, Landon GC, Tullos HS: Total hip arthroplasty following failed internal fixation of hip fractures. Clin Orthop 269:32, 1991.
22. Parker MJ, Handoll HH: Replacement arthroplasty versus internal fixation for extracapsular hip fractures. Cochrane Database Syst Rev 2:CD000086, 2000.
23. Patterson BM, Salvati EA, Huo MH: Total hip arthroplasty for complications of intertrochanteric fracture. A technical note. J Bone Joint Surg 72A:776, 1990.
24. Pho RWH, Nather A, Tong GO, Korku CT: Endoprosthetic replacement for unstable comminuted intertrochanteric fracture of the femur in the elderly, osteoporotic patient. J Trauma 21:792, 1981.
25. Pinder RC, Durnin CW, Cook PA: Leinbach prosthesis for complex intertrochanteric fractures: 180 cases. Convention Rep 3:1, 1979.
26. Rosenfeld RT, Schwartz DR, Alter AH: Prosthetic replacement for trochanteric fractures of the femur. J Bone Joint Surg 55A:420, 1973.
27. Saraglia D, Carpentier E, Gorfdeeff A, et al: Place des prothèses intermédiaires scellées dans le traitement des fractures du massif trochant rien du vieillard: propos d'une série continue de 110 prothèses. J Chir (Paris) 122:255, 1985
28. Sarathy, MP, Madhavan P, Ravichandran KM: Nonunion of intertrochanteric fractures of the femur. J Bone Joint Surg 77B:90, 1994.
29. Schuckmann P, Schuckmann W: Indikationen zur endoprotetischen Versorgung pertrochantere frakturen. Beitr Orthop Traumatol 36:279, 1989.
30. Schwenk W, Eyssel M, Badke A, et al: Risk analysis of primary endoprosthetic management of proximal femur fractures. Unfallchirurg 20:216, 1994.
31. Sonstegard DA, Kaufer H, Matthews LS: A biomechanical evaluation of implant, reduction and prosthesis in the treatment of intertrochanteric hip fractures. Orthop Clin North Am 5:551, 1974.
32. Staeheli JW, Frassica FJ, Fitzgerald RH: Camparison study of primary endoprosthetic replacement vs. CLAS for unstable intertrochanteric fractures. Orthop Trans 10:481, 1986.
33. Stappaerts KH, Deldycke J, Broos PL, et al: Treatment of unstable peritrochanteric fractures in elderly patients with a compression hip screw or with the Vandeputte (VDP) endoprosthesis: A prospective randomized study. J Orthop Trauma 9:292, 1995.
34. Stern MB, Angerman A: Comminuted intertrochanteric fractures treated with a Leinbach prosthesis. Clin Orthop 218:75, 1987.
35. Stern MB, Goldstein TB: The use of the Leinbach prosthesis in intertrochanteric fractures of the hip. Clin Orthop 128:325, 1977.
36. Stern MB, Goldstein TB: Primary treatment of comminuted intertrochanteric fractures of the hip with a Leinbach prosthesis. Int Orthop 3:67, 1979.
37. Stoffelen D, Haentjens P, Reynders P: Hip arthroplasty for failed internal fixation of intertrochanteric and subtrochanteric fractures in the elderly patient. Acta Orthop Belg 60:135, 1994.
38. Tronzo RG: The use of an endoprosthesis for severly comminuted trochanteric fractures. Orthop Clin North Am 5:679, 1974.
39. Vahl AC, Dunki Jacobs PB, Patka P, Haarman HJ: Hemiarthroplasty in elderly, debilitated patients with an unstable femoral fracture in the trochanteric region. Acta Orthop Belg 60:274, 1994.
40. van Loon CJ, de Wall Malefijt MC, Veth RP: Primary treatment of unstable pertrochanteric femoral fractures using a head-neck prosthesis in elderly patients. Ned Tijdschr Geneeskd 138:1810, 1994.
41. Wu CC, Shih CH, Chen WJ, Tai CL: Treatment of cutout of a lag screw of a dynamic hip screw in an intertrochanteric fracture. Arch Orthop Trauma Surg 117:193, 1998.

第 85 章

Mayo 股骨假体

Bernard F. Morrey

现代人工关节在设计理念和假体材料方面都有了很大的发展,但过去 20 年来,髋关节置换的远期结果并没有明显提高。实践证明非骨水泥设计的理念并非是完全成功的,在某些情况下这种假体的临床结果并没有像人们期待的那样满意。上世纪 80 年代早期设计的几种假体,从本质和理念方面都与以往的假体有所不同,在这方面也做了大量的临床研究。

基本原理

假体的设计应考虑到以下几个方面:①可靠的即刻固定后疼痛缓解,②长久的生物相容性,③良好的骨重建特性,④尽可能少的骨丢失和切骨量,⑤失败后便于翻修[18]。

疼痛缓解

人工髋关节置换术后疼痛缓解与假体即刻获得可靠的固定密切相关[3,11]。通过对假体外形的设计和(或)表面处理,非骨水泥假体同样也可以达到这一目的[7,21,24]。到目前为止,实际上所有非骨水泥假体在设计上都能达到即刻稳定的要求。由于股骨近端的解剖结构复杂,可以推断假体最初固定于髓腔内是通过在股骨近端点接触或全接触方式实现的(图 85-1)。此外,假体前后面的楔形设计也有利于点接触的稳定性,增加柄的长度可以进一步增强固定的稳定性。实验数据已表明,假体柄近端涂层对假体近端的固定作用并不大[14]。

生物相容性

大量研究表明,钛-铝-钒合金具有很好的生物相容性。但由于金属钛易于磨损,因此假体的球头部分仍采用钴-铬合金。所有这些特性使其具有低磨损及较少的第三体磨损特征。

重建

假体设计的第三个特点是应具有长期骨重建的优点。这就意味着股骨近端应靠假体承受负荷而不应造成应力屏蔽。研究表明,任何材质的髓内系统,无论长柄还是短柄假体,骨水泥还是非骨水泥固定假体,都会使这种正常的应力分布发生很大的变化(图 85-2)[4,5,24]。

在切除股骨头颈并插入髓内假体之后,实际上人们对确保髓内假体长期相容性所要求的最终应力分布知之甚少。一般认为解剖柄是一种理想的选择,但这种骨性解剖结构只有在头颈完整时依靠所产生的应力才能形成。因此并不能保证解剖柄就能为髓内负重系统提供理想的应力分布[1,2]。此外,如果无柄股骨假体近端完全能达到充分的即刻固定,就不能出现应力屏蔽问题。看来,能降低或消除大腿疼痛的方法是采用股骨柄髓内紧密固定的假体。

因此认为,髓内解剖固定并非即刻固定所必需的,而且可能不利于重建。

负重将给置换假体施加内翻力矩。此外,随着我们对股骨近端负荷认识上的提高,还发现有明显的旋转应力,特别是爬楼梯时。这一负荷会给假体施加扭转应力,其大小与股骨头至股骨中心的距离(即股骨偏心距)成正比。使颈干角更偏向外翻,负重力将会大大指向中轴线,从而可以减小内翻力矩,从而确保稳定性。此外,更加外翻的股骨颈还会降低行走或爬楼梯时产生的旋转力矩。这些优点可能是由于减少了偏小距从而使传输到髋臼上的作用力增大所致。正是这种平衡设计特征影响着目前仍在使用的假体的临床性能。

保守设计

如果某种关节置换假体在植入时去除的骨量较少或者对正常解剖结构的破坏较小,则可将其称为保守设计假体。通过最大限度地减少股骨髓腔的显露及

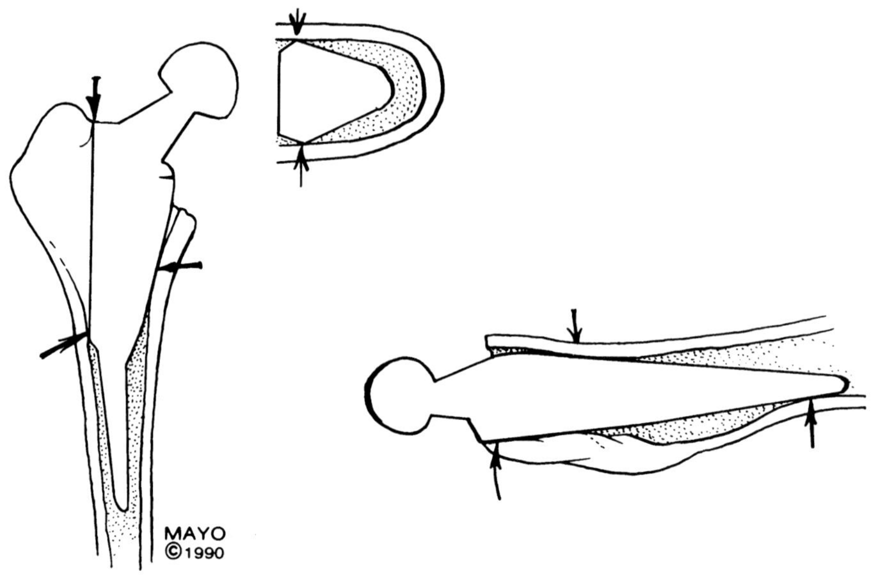

图 85–1 由于股骨近端解剖形状不对称，需通过点接触进行固定。注意前后部股骨颈与假体的接触情况。

扩髓的时间和范围，预期可减少术中失血。

翻修

保守性置换假体的另一个特点是初次置换失败后容易改用另一种假体进行翻修。采用骨质破坏尽可能少的植入物，尤其是使固定传统植入物所需的骨结构保持完整的植入物，可使翻修术更加容易。下面讨论的这种假体在设计时就尽力体现了这些特征。

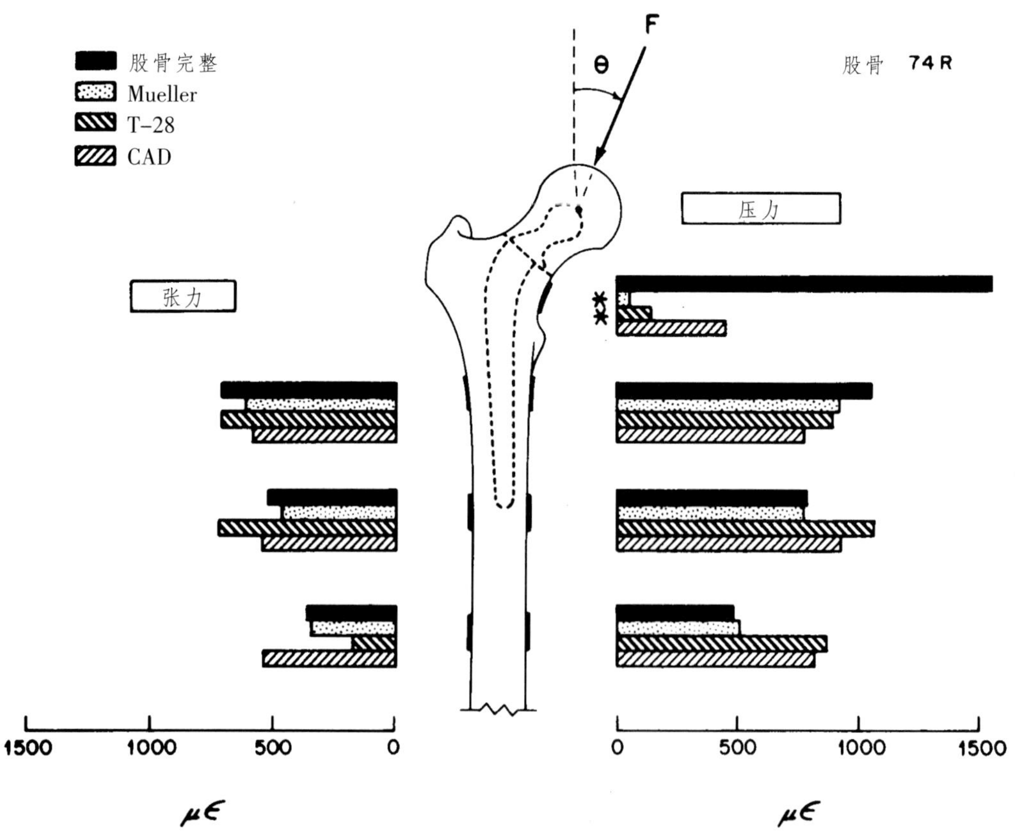

图 85–2 应变仪研究表明，髓内负重系统使股骨近端的应变明显降低。(From Oh and Warris[20], with permission.)

第 86 章

髋臼骨折后的全髋关节成形术

David G. Lewallen

髋臼骨折常由严重、高能量损伤引起，多导致髋关节长期功能受损[5,12,16,23,33,35]。如同大多数关节内骨折一样，髋臼骨折早期的治疗目的包括：如关节解剖结构改变，则应恢复主要的解剖关系；如发生严重的骨折移位，则应尽量恢复关节面的平整[14,17,23]。然而髋臼骨折即使达到上述治疗目的，晚期创伤后退行性病变的发生率仍很高，在一些报道中其发生率高达57%[13,14,16,17,23]。另外，股骨头缺血坏死也是一种常见的并发症，其发生率介于2%~40%[5,12-14,16,17,25]，这些并发症常可抵消此前的良好复位或骨折内固定的优势。无论是内固定失败、有症状的髋关节病变，还是认为无法重建的特殊急性骨折，如需重建其功能，全髋关节成形术都是一种合理的选择。

适应证

确诊的创伤后骨关节炎是全髋关节成形术公认的适应证[1-3,9,26,37]。其他的适应证还包括：某些髋关节的病理性骨折；此前已存在明显关节病变并已准备行髋关节成形术患者的急性骨折；受严重创伤的骨质疏松老年患者的骨折，行内固定术难以成功者。此外还有少数合并有股骨侧损伤的病例，例如股骨头劈裂骨折，这种病例行髋臼固定术不会有满意效果[8,18,19]。

尽管对某些选定的患者(如年轻、肥胖或从事重体力劳动者)可选择其他的治疗方法，如关节融合术，但对于大多数由于各种症状而功能受限的患者，全髋关节成形术仍是疗效确切的治疗方法，尤其是那些年老、活动量小或不愿接受关节融合手术的患者。

同侧膝或腰椎病变是髋关节融合术的相对禁忌证；因此对于这类患者全髋关节成形术可能是最好的手术选择[7,20]。Coventry[6]报道了一种髋臼骨折的分期治疗方案，即首先对骨折行复位内固定。如果预计会出现严重关节炎，可于4~6周后行髋关节置换术。但这个间隔时间显然太短不足以使骨折愈合。最早报道的病例中有一例因臼杯移位而失败[6]。尽管现代内植物固定方法的应用使得这类患者可行一期全髋关节成形术[4]，但全髋关节成形术常被用作髋臼骨折早期治疗失败的挽救性措施，以防止发生严重关节病变和症状(图86-1)。急性髋臼骨折后立即行全髋关节成形术虽很少见但偶尔也可应用[9]。

手术方法

髋臼骨折后行髋关节成形术通常采用标准方式进行，许多情况下依据术者的偏爱决定。此前手术操作和瘢痕常使手术入路变得复杂。如果采用此前的髋关节后侧入路，如Kocher-Lagenbeck入路，对于采用正式显露并保护常被瘢痕包围的坐骨神经，还是采用其他入路将它们一起避开，应在两者间做出选择。如果采用后侧入路行髋关节成形术，则应显露坐骨神经或者至少应通过触摸确定好其位置。也可以选择其他入路避免在瘢痕区域重复显露。因为在此区显露和保护坐骨神经都有困难，并且手术操作费时。前外侧入路可能是此时最好的选择，可有效减少神经损伤的风险(见第71章)。如果采用前外侧入路，则从髋臼后柱上取出金属内固定物(如钢板和螺钉)往往比较困难。因此，为了取出金属内固定物常选用后侧入路，或采用可延伸的入路，如大转子截骨入路。

当髋臼侧需要更广泛的显露时，传统的大转子截骨或大转子滑移截骨有利于髋臼骨缺损的重建(见第71章)。在少数情况下如需更大范围显露髋臼侧，可采用骨盆肌腱起点截骨术[14,25]。

在全髋关节成形翻修术中处理髋臼骨缺损的一些特殊方法在髋臼骨折后行全髋关节成形术中也非

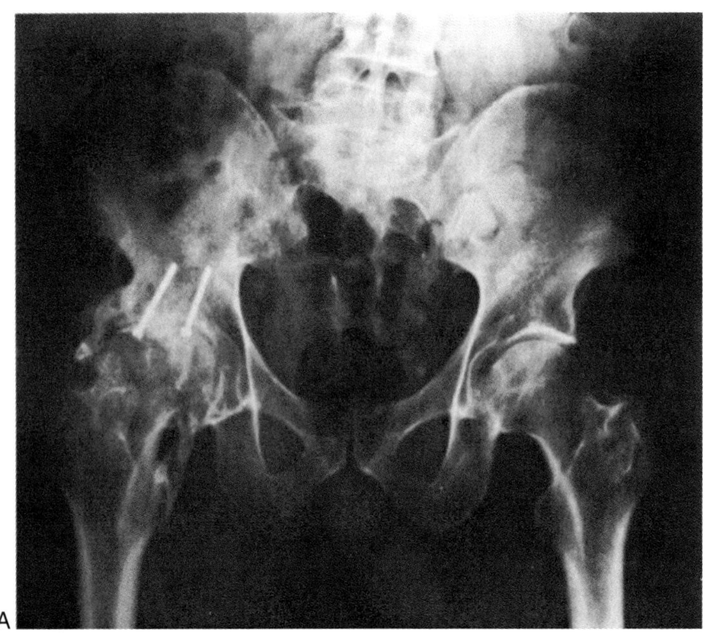

A

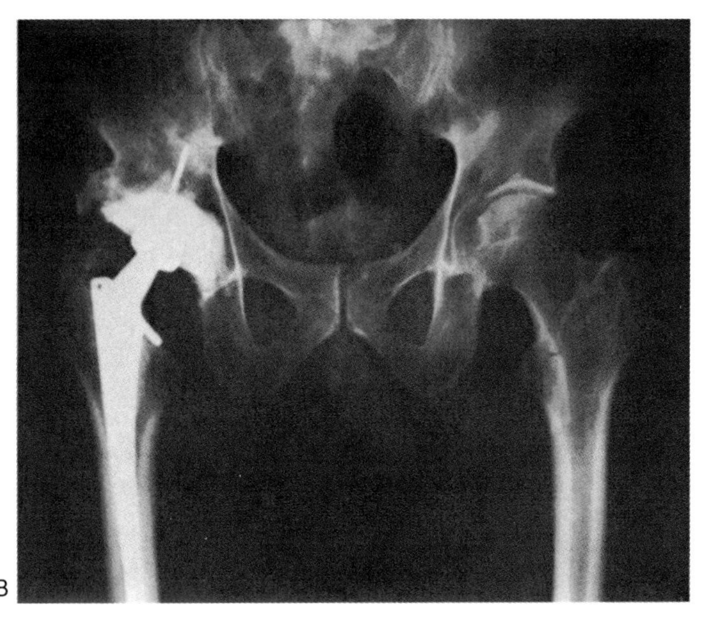

B

图 86-1 术前(A)和术后2年(B)的X线片,行全髋关节成形术治疗髋臼骨折引起的创伤后关节病变。尽管在初始骨折时进行了内固定,但术后逐渐发生退行性关节病变。

常实用。不同的骨缺损其处理措施也不同(见第93章)。髋臼前后柱对髋臼假体的支撑以及恢复髋臼穹顶和内壁结构是其治疗目的。粒状松质骨移植物可用于填充髋臼侧残余的空洞缺损,结构性骨移植可用于修复大的节段性骨缺损,这种缺损如果不恢复机械支撑是无法重建的。内固定通常用于结构性骨移植的固定,从简单的拉力螺钉到多块髋臼重建钢板或防前突髋臼笼,取决于骨缺损的程度和部位(见第93章)。关节成形术中出现骨折不愈合或大范围骨不连续时必须行坚强内固定加植骨。

常规的全髋关节成形术完全可以解决残存的轻度畸形或骨缺损。目前绝大多数这类患者都在髋臼重建后采用非骨水泥多孔长入型髋臼假体[1]。应尽量增加患者自体骨对臼杯的支撑覆盖以增加髋臼假体与骨床的接触面积从而利于骨长入。这一点非常重要,因为有研究表明,当臼杯背面与移植骨的接触面积超过50%时,髋臼假体的移位、松动和翻修率会显著增加[22]。多孔涂层髋臼杯假体常需螺钉固定以加强其稳定性,但对于一些髋臼畸形较小的病例,如果臼杯的覆盖和支撑都非常好也可不加螺钉固定(图86-2)。

如果髋臼结构相对完整但有骨质疏松,骨水泥型聚乙烯髋臼仍是一种很好的选择。但对于老年患者，应避免使用甲基丙烯酸甲酯作为较大骨缺损的填充物，尤其是重要承重部位，如髋臼穹隆(图 86-3)。

术后处理

可能需要根据重建结构的稳定性来调整标准的术后治疗方案。对某些病例，如果内固定后骨折不愈合处正在愈合或者需要大范围植骨，术后应避免完全负重 3 个月或更长的时间。异位骨化会使术后康复变得困难，尤其是关节成形术前，由于原发骨折或内固定术引起异位骨化的病例。术中应切除异位骨，术后应预防异位骨形成。笔者常用的预防异位骨化的方法包括：在对非骨水泥假体、骨折部或移植骨进行保护下行低剂量放射治疗。使用某些非甾体类抗炎药物，如吲哚美辛，预防异位骨化是一种替代方法，尤其适用于不愿意接受低剂量放射治疗的年轻患者（见第 103 章)[4,28,29]。然而，大量植骨后一般不主张使用放射治疗或吲哚美辛，以避免对移植骨的存活和骨折愈合造成不良影响。

结果

急性骨折

Mears 等报道了治疗急性骨折最具权威性的经验[20]。他们在 13 年期间进行了 57 例手术，假体平均存活时间为 8 年，平均年龄为 69 岁。术后的平均 Harris 评分为 89 分，79%的患者获得了满意的结果(图 86-4)。髋臼假体在最终稳定时的平均下沉量为 2~3 mm。

确诊的关节病：骨水泥型髋臼假体的固定

Boardman 和 Charnley 采用骨水泥型髋臼固定对 66 例患者的短期随访结果(平均 3.5 年)令人满意[3,15]。这些研究未提供有关影像学松动率或影像学表现的信息，而且无一例行翻修手术。他们的研究结果表明，陈旧性髋臼骨折对骨水泥型全髋关节成形术的早期结果没有负面影响[3]。Malkin 和 Tauber 报道了 2 例采用自体股骨头对髋臼侧进行植骨的患者，取得了满意的效果[15]。

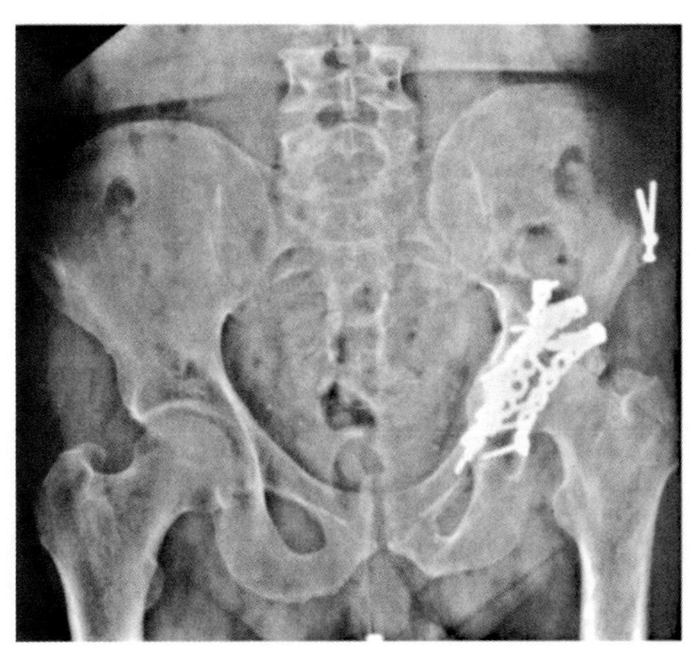

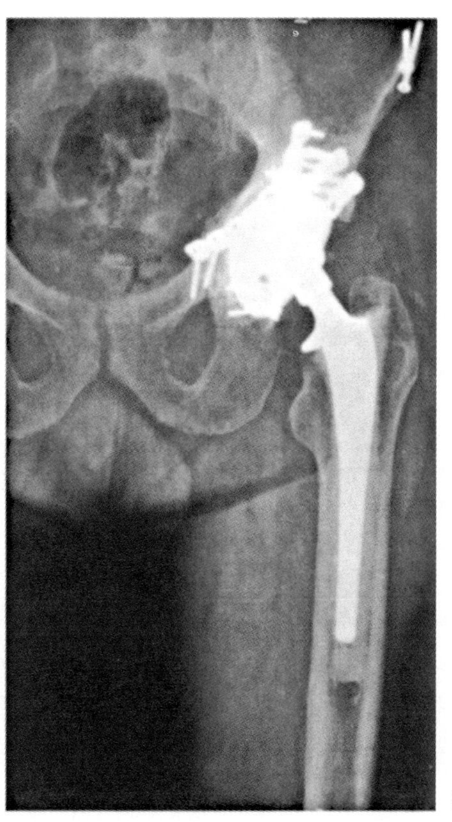

图 86-2　(A)髋臼 T 形骨折内固定术后发生创伤后关节病变。(B)采用混合固定可以进行髋臼粒状骨移植，术后 2 年疗效满意。

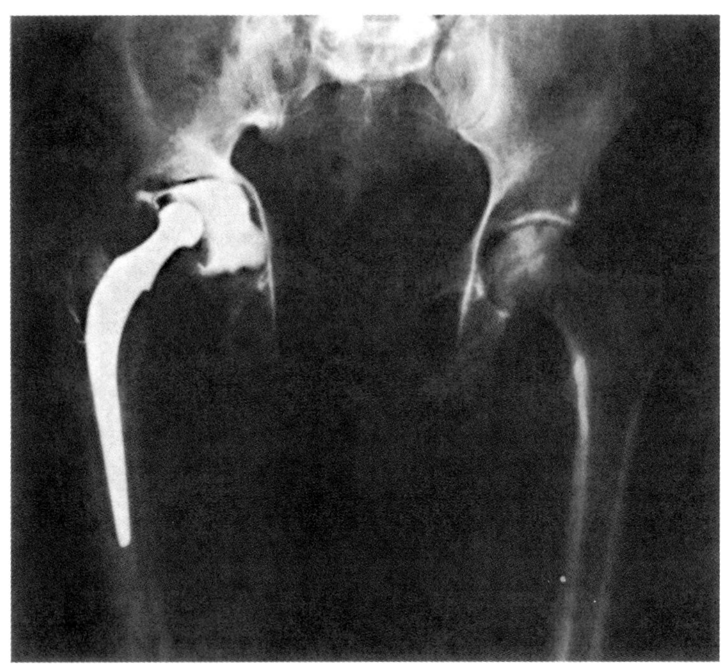

图 86-3 用大块骨水泥和小号全聚乙烯臼杯重建此前髋臼骨折畸形导致的髋臼骨缺损。在骨水泥-骨界面处可见透光区，它是髋臼松动的影像学表现。

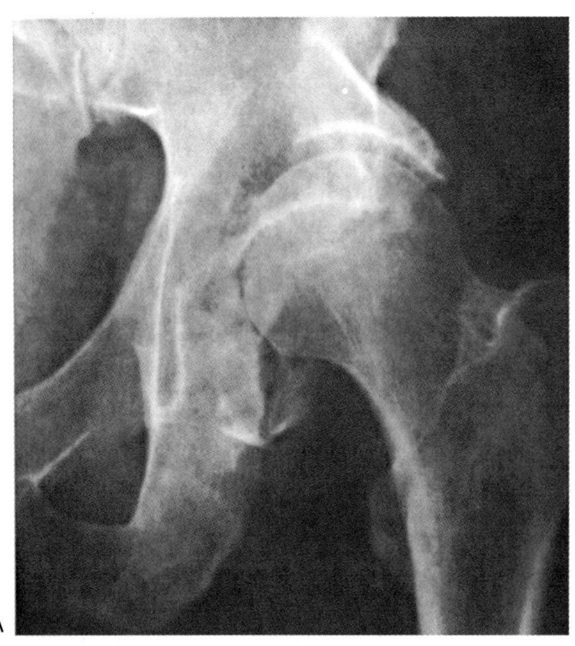

A

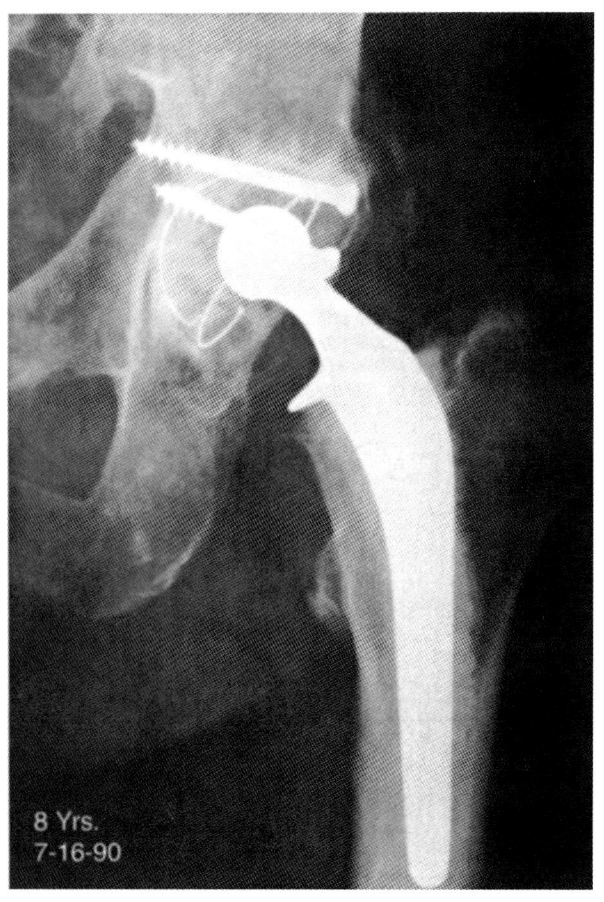

B

图 86-4 髋臼骨折后立即行骨水泥型全髋关节成形术的术前X线片(A)和术后8年的X线片(B)，术后8年效果满意。骨质量差、粉碎性骨折且关节毁损导致内固定术治疗该类骨折不可能获得良好的结果。

梅奥诊所的经验

在对梅奥诊所有关陈旧性髋臼骨折患者行骨水泥型全髋关节成形术的经验的一篇综述中，Romness 和 Lewallen 研究了 53 例患者的 55 例初次全髋关节成形术[26]，这些患者均有髋臼骨折史，并于 1970~1984 年间进行了手术治疗。对这些患者进行了回顾性研究，其平均随访时间为 7.5 年，将其结果与来自同一治疗中心的 Stauffer 所报道的骨水泥型全髋关节成形术术后 10 年的结果进行对照研究。随访时间从 7 天到 16.6 年，骨折时的平均年龄为 48.7 岁(15~80 岁)。关节成形术时的平均年龄为 56.2 岁(19~81 岁)，该组年龄比关节成形术组年轻。从骨折到关节成形术的平均时间为 7.8 年(2 个月~45 年)。术前所有髋关节均有严重的退行性关节病变，其中 11%的患者的影像学改变足以诊断为股骨头缺血坏死，即便在没有 MRI 的年代也可以确诊。

根据 Tile 对 Letournel 和 Judet 分类方法的修订可以对最初的骨折进行分类[14,33]，这些骨折主要累及髋臼后柱和(或)后壁。89%的最初骨折有移位。但是只有 22%的骨折进行了切开复位内固定，这反映了当时的治疗理念。有 2 个髋关节在髋关节成形术之前进行了植骨，仅有 3 个髋关节全髋关节成形术中同时进行了植骨。

梅奥诊所关于影像学松动的标准与 Stauffer 描述[29]的相同，因此二者之间可以进行结果比较。虽然其患者较年轻而且随访时间短（随访时间分别为 7.5 年和 10 年），但股骨侧的结果与 Stauffer 所报道的结果非常相似。Stauffer 发现，股骨假体的影像学松动率为 29.9%，其中 12.2%的患者出现症状，6.1%的患者需翻修。Romness 发现，股骨侧松动率为 29.4%，其中 15.7%的患者出现症状，7.8%的患者需翻修。然而髋臼侧的结果则不同。

Stauffer 发现，髋臼的影像学松动率在 10 年时为 11.3%，5.2%出现松动症状，3%的病例需翻修。对于全髋关节成形术时有髋臼骨折史的患者，其髋臼影像学松动率为 54.4%，症状性松动率为 31.6%，翻修率为 15.7%。这表明，有髋臼骨折史的患者行骨水泥型全髋关节成形术后，髋臼假体的松动率和翻修率要比常规骨水泥型全髋关节成形术高 5~6 倍(图 86-5)。这项研究的结论是，既往髋臼骨折后造成的骨量降低可能是髋臼假体松动率增加的原因。

在全髋关节成形术前或术中进行了髋臼植骨的 5 例患者无一例失败，即便是骨量严重减退的患者进行这种植骨后也会如此。这些结果表明，对于髋臼骨折伴明显移位病例，重建骨性解剖结构会对后期的全髋关节成形术带来好处。即便是重建解剖结构后不能有效预防创伤后退行性关节病变，仍应重建。然而对此至今仍有争论。Karpos 等报道的研究比较了两组全髋关节成形术患者，一组既往曾用髋臼骨折行切开复位内固定，一组既往曾对髋臼骨折行非手术治疗[11]。研究表明，那些行切开复位内固定的患者由于要去除异位骨、切除广泛的瘢痕形成或神经松解，增加了结构性骨移植的需求，因此出现问题的概率更高。虽然此项研究采用非骨水泥型髋臼假体，但所遇到的问题应该与髋臼的固定方式无关。

非骨水泥型髋臼假体的固定

生物固定型髋臼假体附加螺钉固定的优势使人们有兴趣将其应用在既往髋臼骨折患者的全髋关节成形术中(见图 86-2)。早在上世纪 90 年代初期，就开始出现各种结果不一的研究报道，但主要是一些个案报道或小样本研究[10,11,24,36]。Karpos 等的研究显示，在既往有切开复位内固定治疗和闭合复位治疗的患者中，采用非骨水泥型髋臼均取得了优良的功能效果[11]。Pritchett 和 Bortel 报道了 19 例行全髋关节成形术的髋臼骨折患者，髋臼侧使用非骨水泥型臼杯，而股骨侧使用骨水泥型或非骨水泥型假体[24]。对所有患者都至少随访了 2 年，平均 Harris 髋评分为 84 分，在随访期间未发现需翻修或影像学假体松动者。Waddell 报道了 34 例患者平均随访 3 年的结果，也取得了良好的早期效果，无一例松动或翻修[36]。

Bellabarba 等报道了 30 例髋臼骨折后行髋关节成形术患者，均使用同样的多孔纤维金属髋臼关节假体[1]。在这 30 例患者中，15 例早期行了切开复位内固定治疗，15 例行闭合复位治疗。对这两组患者的结果进行了对比研究，并以无骨折史行初次全髋关节成形术患者作为对照组。有髋臼骨折史患者组，骨折到髋关节成形术的时间为 8 个月~37 年，平均为 3 年。关节成形术时的平均年龄为 51 岁，因此，与上述研究相似，这些患者的年龄低于常规对照组。成形术后平均随访时间大于 5 年，以翻修或影像学松动作为终点的假体存活率为 97%，其中 90%的患者获得了好或优的结果。这些结果与非骨折组类似，而且无统计学差异。作者发现，骨折组的手术时间、失血量和输血量均大于常规对照组。同时发现，早期切开复位内固定组的

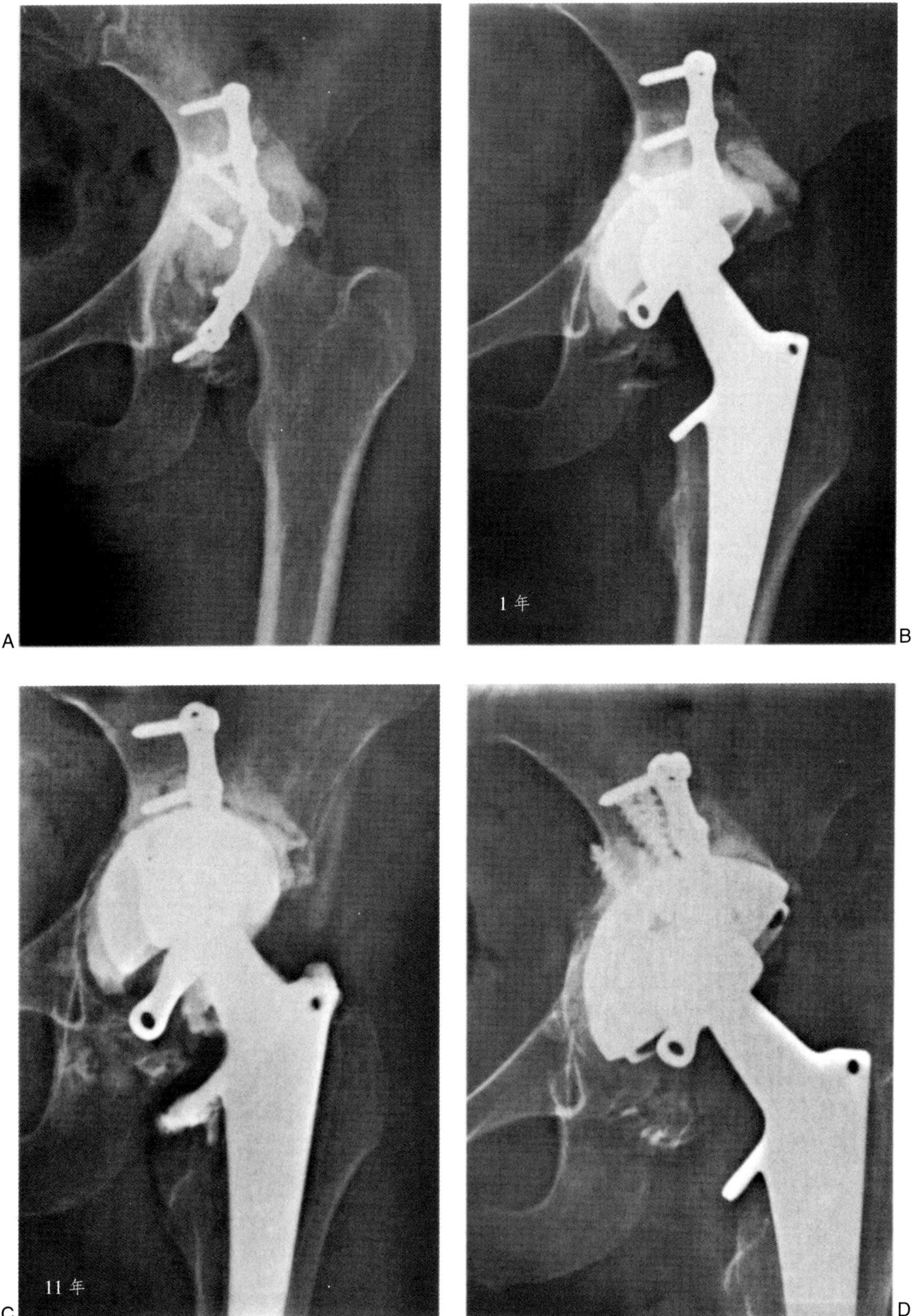

图86-5 (A)一名38岁女性在髋臼后壁骨折后发生了严重的关节病。(B)行骨水泥型金属臼杯髋关节置换术后1年的X线片。(C)术后11年时出现松动和疼痛,需行翻修手术。(D)采用生物固定型臼杯行翻修术后的X线片。股骨侧假体稳定。

手术时间更长，输血量更大，而且更需要用高边髋臼内衬以改善髋关节稳定性。与切开复位内固定组相比，闭合治疗组更需要对髋臼骨缺损进行植骨。这项研究表明，通过使用非骨水泥型髋臼假体和现代处理骨缺损技术，可以大大降低骨水泥型全髋关节成形术后出现的固定问题。处理这类患者的技术难题包括此前的手术瘢痕，有异位骨化，残留的骨缺损或畸形，以及此前行切开复位内固定所用器械周围发生低度感染的可能性。

Joly 及其同事阐述了对既往采用内固定治疗严重骨折或脱位骨折患者行全髋关节成形术时可能存在的问题[10]。这一系列患者较上述患者年轻，年龄介于 12~70 岁，平均 38 岁。随访发现 30 例患者中有 12 例术后平均 23 个月就发生失败。引起失败的原因包括大量异位骨化形成、假体松动和深部感染[10]。显然，早期严重髋臼骨折患者，尤其是那些残留有骨缺损或畸形者，在行髋关节成形术时仍将对外科医生提出巨大挑战。

小结

髋臼骨折将会威胁髋关节的长期功能。如果关节出现不可修复性损伤，早期行全髋关节成形术是比较合理的选择，尤其是老年患者。对于因骨折不愈合、出现创伤后退行性关节病变、股骨头缺血坏死造成的骨折手术失败，全髋关节成形术是最合理的选择。髋臼骨折后出现的关节病变导致失能性症状时，推荐用非骨水泥型髋臼假体行全髋关节成形术。尽管，采用非骨水泥型假体固定联合行松质骨移植也曾取得了成功，但早期骨折仍会显著延长关节重建手术的时间，并使重建过程变得更复杂，并可能对某些患者的长期疗效有不利影响。明显的骨缺损、残留畸形、骨不连、软组织瘢痕或早期感染均会对全髋关节成形术后的关节功能和使用寿命带来不利影响。随着植入物设计和骨缺损处理方法的不断进步，可能会进一步改善这类患者的手术疗效。

（曹飞　沈彬　译　李世民　校）

参考文献

1. Bellabarba C, Berger RA, Bentley CD, et al: Cementless acetabular reconstruction after acetabular fracture. J Bone Joint Surg 83A:868, 2001.
2. Berry DJ: Total hip arthroplasty following acetabular fracture. Orthop 22:837, 1999.
3. Boardman KP, Charnley J: Low-friction arthroplasty after fracture-dislocations of the hip. J Bone Joint Surg 60B:495, 1978.
4. Busse JM, Poka A, Reinert CM, et al: Heterotopic ossification as a complication of acetabular fracture: Prophylaxis with low-dose irradiation. J Bone Joint Surg 70A:1231, 1988.
5. Carnesale PG, Stewart MJ, Barnes SN: Acetabular disruption and central fracture-dislocation of the hip: A long-term study. J Bone Joint Surg 57A:1054, 1975.
6. Coventry MB: Treatment of fracture-dislocation of the hip. J Bone Joint Surg 56A:1128, 1974.
7. Greiss ME, Thomas RJ, Freeman MAR: Sequelae of arthrodesis of the hip. J R Soc Med 73:497, 1980.
8. Hamer AJ, Stockley I: Acetabular fracture treated by primary hip arthroplasty. Injury 25:399, 1994.
9. Jimenez ML, Tile M, Schenk RS: Total hip replacement after acetabular fracture. Orthop Clin North Am 28:435, 1997.
10. Joly JM, Mears DC, Skura DS: Total hip arthroplasty following failed acetabular fracture open reduction/internal fixation. Orthop Trans 17:109, 1993.
11. Karpos PAG, Christie MJ, Chenger JD: Total hip arthroplasty following acetabular fracture: The effect of prior ORIF. Mid Am Trans 52, 1993.
12. Larson CB: Fracture dislocations of the hip. Clin Orthop 151:81, 1980.
13. Letournel E: Acetabular fractures. Clin Orthop 151:81, 1980.
14. Letournel E, Judet R: Fracture of the Acetabulum. Berlin, Springer-Verlag, 1981.
15. Malkin C, Tauber C: Total hip arthroplasty and acetabular bone grafting for unreduced fracture-dislocation of the hip. Clin Orthop 201:5759, 1985.
16. Matta JM, Anderson LM, Epstein HC, et al: Fractures of the acetabulum: A retrospective analysis. Clin Orthop 205:230, 1986.
17. Matta J, Mernt P: Displaced acetabular fractures. Clin Orthop 230:83, 1988.
18. Mears DC: Total hip replacement for acute management of acetabular fractures. Orthop Trans 16:88, 1992
19. Mears DC: Surgical treatment of acetabular fractures in elderly patients with osteoporotic bone. J AAOS 7:128, 1999.
20. Mears D, Velyvis J: Acute total hip arthroplasty for selected displaced acetabular fractures. J Bone Joint Surg 84A:1, 2002.
21. Missiuua PC, Dewar RD: Long-term sequelae of hip fusion surgery. Orthop Trans 12:672, 1988.
22. Patch DA, Lewallen DG: Reconstruction of deficient acetabular using bone graft and a fixed porous ingrowth cup: A 5 year roentgenographic survey. Orthop Trans 17:151, 1993.
23. Pennal GF, Davidson J, Garside H, Plewes J: Results of treatment of acetabular fractures. Clin Orthop 151:115, 1980.
24. Pritchett JW, Bortel DT: Total hip replacement after central fracture dislocation of the acetabulum. Orthop Rev 20:607, 1991.
25. Reinert CM, Busse MJ, Poka A, et al: A modified extensile exposure for the treatment of complex or malunited acetabular fractures. J Bone Joint Surg 70A:329, 1988.
26. Romness DW, Lewallen DG: Long-term results of total hip arthroplasty after prior fracture of the acetabulum. J Bone Joint Surg 72B:761, 1990.
27. Rowe CR, Lowell JD: Prognosis of fractures of the acetabulum. J Bone Joint Surg 43A:30, 1961.
28. Schmidt SA, Kjaersgaard-Anderson P, Pederson NW, et al: The use of indomethacin to prevent the formation of heterotopic bone after total hip replacement: A randomized, double-blind clinical trial. J Bone Joint Surg 70A:834, 1988.
29. Sodemann B, Persson PE, Nilsson OS: Prevention of heterotopic ossification by nonsteroidal anti-inflammatory drugs after total hip arthroplasty. Clin Orthop 237:158, 1988.
30. Stauffer RN: Ten-year follow-up study of total hip replacement. J Bone Joint Surg 64A:983, 1982.
31. Stewart MJ, Mildort LW: Fracture dislocation of the hip: An end result study. J Bone Joint Surg 36A:315, 1954.
32. Tew M, Waugh W: Estimating the survival time of knee replacements. J Bone Joint Surg 65B:579, 1982.
33. Tile M: Fractures of acetabulum. Orthop Clin North Am 11:481, 1980.
34. Tile M: Fractures of the Pelvis and Acetabulum. Baltimore, Williams & Wilkins, 1984, p 177.
35. Urist MR: Fracture dislocation of the hip joint, the nature of the traumatic lesion, treatment, late complication and late results.

J Bone Joint Surg 30A:699, 1948.
36. Waddell JP, Morton RN: Total hip arthroplasty following acetabular fracture. Transactions of the 1994 Annual Meeting, Los Angeles. Los Angeles, Orthop Trauma Assoc Trans 88, 1994.
37. Weber M, Berry DJ, Harmsen WS: Total hip arthroplasty after operative treatment of an acetabular fracture. J Bone Joint Surg 80A:1294, 1998.

第 87 章

缺血性坏死

Frank J. Frassica, Daniel J. Berry, Bernard F. Morrey

在年轻患者中，股骨头缺血性坏死是髋关节置换术的常见适应证。每年新发病例为 10 000~20 000 人，因此在任意一时间点约有 50 000 个体患股骨头坏死[58]。缺血性坏死的诸多病因可源于不同的病理生理学，但很可能有一个共同的最终致病途径。股骨头缺血性坏死的治疗尚存在争议且各不相同，依疾病的分期、股骨头累及范围、患者的年龄和手术预期以及手术的可见效果而异。

因此，我们将简要讨论成人患者股骨头坏死的病因、临床表现、分期、影像学特征及自然病程。Glimcher 和 Kenzora 所著的经典论文详尽分析了缺血性骨坏死的病因和病理后遗症以及与该病这些特征相关的重要事项[31]。髋关节置换术的效果将在其他章节介绍。

病因

越来越多的临床证据更好地明确了股骨头坏死的机制和血管损伤相关的修复过程。修复的范围和效果依赖于损伤的程度和局部修复细胞的活性。这种修复过程削弱了导致股骨头塌陷的软骨下骨，一旦塌陷髋关节几乎不可能再作为无痛负重结构发挥功能，只能通过关节置换才能补救。关于股骨头坏死病因的各种理论的详细综述，读者可参考 Mont 等所著的 2000 年教程[58]。

酒精中毒、皮质类固醇习惯性应用和创伤是股骨头坏死最常见的病因。器官移植患者股骨头坏死发生率高，其原因是患者需要类固醇治疗。特发性股骨头坏死（原因不明）也是最常见的病因。还有其他一些少见但不一定罕见的疾病也可引发此病，包括血红蛋白病、戈谢病、潜水员病、血液性瘤形成系统性红斑狼疮、胰腺炎、辐射、高尿酸血症和妊娠（表 87-1）。据报道，双侧股骨头坏死占总病例的 50%~80%[60]。

临床表现

20~60 岁之间的患者髋关节前侧会有严重疼痛，并在负重和活动时加剧。疼痛可为急性或呈隐匿性发作，常持续加重。早期症状源于关节渗出和滑膜炎，晚期症状源于分离软骨的机械性扣锁。

体检时疼痛步态和 Trendelenburg 征阳性。髋关节处于易激惹状态，轻微的活动即可引起强烈的不适感。髋关节主动活动常会引起这种剧烈的疼痛，致使患者不愿意或不能在仰卧时屈曲髋关节，尤其是抗阻力屈髋。根据我们的经验，这些强烈症状是由伴发这种急性病程的初始滑膜炎引起的。

诊断

任何单项检查都不能 100%可靠地作出诊断。然而几项研究比较一致地表明，MRI 的敏感性约为95%，特异性约为 70%，总体诊断准确性约 90%[29,36]。相比之下，骨扫描的敏感性约为 85%，特异性约为 80%，总体诊断准确性约为 85%[80,83]。MRI 在损伤后 24 小时内就有阳性表现，而且一项研究曾利用 MRI 在应用类固醇后平均 3.6 个月即检出有损伤[22,71]。尽管人们承认，即使 MRI 为阴性锝骨扫描偶尔也可为阳性表现[80]，但是大多数学者在比较了不同的影像学诊断方案后指出，MRI 是诊断股骨头缺血性坏死最可靠的检查[51,70]。因为 MRI 还可提供坏死的部位和范围等重要信息[58]，因此我们期望看到能降低 MRI 成本并提高其效果的新技术问世[48]。

因此，当 X 线平片（包括髋关节侧位片）正常，而病史和体检与股骨头坏死相符时，有必要进行 MRI 检查。

表 87-1 缺血性坏死的可能病因

创伤
骨筋膜室功能障碍
减压病(潜水员症)
戈谢病
镰状细胞病
胰腺炎类固醇
酒精
血管损伤
亚急性细菌性心内膜炎
弥漫性血管内凝血
真性红细胞增多症
系统性红斑狼疮
结节性多动脉炎
类风湿性关节炎
巨细胞性动脉炎
结节病
代谢性疾病
糖尿病
高尿酸血症
血脂异常
特发性股骨头坏死

分期

疾病进展的精确分期对股骨头坏死治疗方法的选择和预后判断具有极其重要的意义。除了制定治疗计划，分期还有助于向患者提供咨询以及对外科干预结果的比较。传统的分期系统是以髋关节前后位、侧位、斜位X线片为依据的。虽然Marcus等所描述的分期系统已相当详细[56]，但是经Steinberg[81]修改后的Ficat和Arlet分期系统依然是使用最广的分期方法(表87-2)[24]。所谓新月征的典型影像学表现在蛙腿外侧位显示最清晰(图87-1)。新月征代表软骨下骨骨折，是目前任何手术方案都无法逆转的特征性病理阶段。

表 87-2 Ficat 和 Arlet 分期

分期	表现
0期	亚临床期,X线正常
Ⅰ期	髋关节疼痛,X线正常
Ⅱ期	髋关节疼痛,股骨头轮廓正常,伴有骨溶解和硬化
Ⅲ期	髋关节疼痛,伴软骨下塌陷及死骨形成
Ⅳ期	髋关节疼痛,伴关节间隙缩窄及股骨头塌陷

目前还没有公认的MRI分期系统描述了各阶段的缺血性坏死。Mitchell及其同事提出了一种以MRI信号为依据的分期系统(表87-3)[57]。在使用这个系统的过程中发现,MRI信号强度的A级和B级大致相当于X线在分期系统的1期和2期;MRI的C级和D级大致相当于3期和4期。MRI在明确病程持续时间、病变程度及累及范围方面较此前要精确得多(图87-2)。事实上,Sugano等就曾报道过重要的观

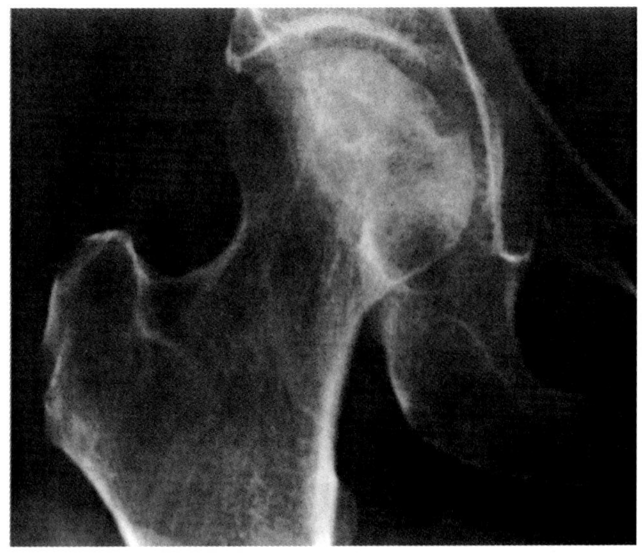
A

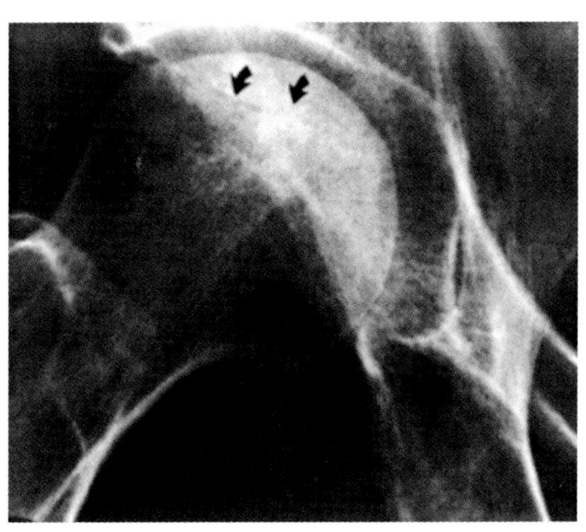
B

图 87-1 蛙腿式侧位片可清晰显示新月征,表示已发生软骨下塌陷,已不可能进行手术干预来改变自然病程。

表 87-3 MRI 信号强度分级和 X 线分期的相关性 *

MRI 信号强度分级	X 线分期	
	Ⅰ,Ⅱ⁺ (n=28)	Ⅲ,Ⅳ,Ⅴ‡ (n=28)
A (n=24)	20 (83)	4 (17)
B (n=6)	4 (67)	2 (33)
C (n=14)	4 (29)	10 (71)
D (n=12)	0	12 (100)

* 数字表示髋关节数量,括号里的数字表示 MRI 信号强度分级的百分比。

⁺ 无骨折。

‡ 骨折。

From Mitchell DG, Rao VM, Dalinka MK, et al: Femoral head avascular necrosis: Correlation of MR imaging, radiographic staging, radionuclide imaging, and clinical findings. Radiology; 162:705; 1987.

察结果:如果 MRI 显示一侧髋关节无病变,则很可能对侧髋关节也没有受累[85]。

我们在一项前瞻性研究中发现,尽管传统的 MRI 在疾病早期阶段很敏感,却不能监测疾病的进展或恢复过程[7]。因此,推荐使用 Gd-DTPA 增强的动态 MRI,所得信号能提供术后骨的活性、血管生成及灌注情况。

自然病程

髋关节缺血性坏死最有效的治疗方法要基于对特定病因和分期阶段自然病程的了解[17]。这种病变过程的自然病程已越来越清楚。研究表明,这种病变实际上是可以治愈的。Ohzono 等[60]对 115 例非创伤性缺血性坏死髋关节患者进行了随访,平均随访时间在 5 年以上。研究表明,当股骨头受累范围小时,高达 91%的患者未见病情进展或塌陷。当股骨头受累范围较大时,即使在病变早期,88%的患者也将从Ⅱ期进展到Ⅲ期。当骨坏死病灶位于负重关节面且关节面受累超过 50%时,则常会发生塌陷[60]。

为阐明疾病早期(Ficat Ⅰ期或Ⅱ期)未进行治疗时的相关问题,我们随访了 24 例一侧行全髋关节成形术而对侧髋几乎正常(Ficat Ⅰ期或Ⅱ期以下)的患者[10]。24 例中有 8 例髋关节(33%)在术后 1 年时发生塌陷,在术后 3 年时共有 20 例髋关节(83%)发生塌陷(图 87-3)。Ficat Ⅱ期的所有 24 例髋关节在术后平均23 个月(6~63 个月)时均发生塌陷。重要的是必须认识到,这些髋关节塌陷的患者都是对侧行全髋关节成形术后病症进展快以及疾病特征预示着病情进展快的患者。据其他研究报道,Ficat Ⅰ期和Ⅱ期患者预期在 9 个月后发生塌陷,与 Kaplan-Meier 方法的预测结果相同。另一方面,据 Pavlovic 等和 Ito 等报道,64%的患者在确诊后 6 年一直无症状,尤其是坏死范围小的患者[41,63]。

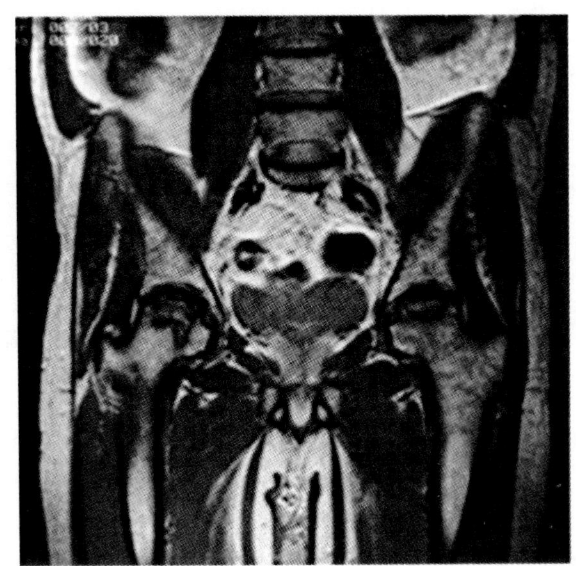

图 87-2 在斜位 X 线片上所显示的广泛病变(A),可通过 MRI 进行更清晰的界定(B)。

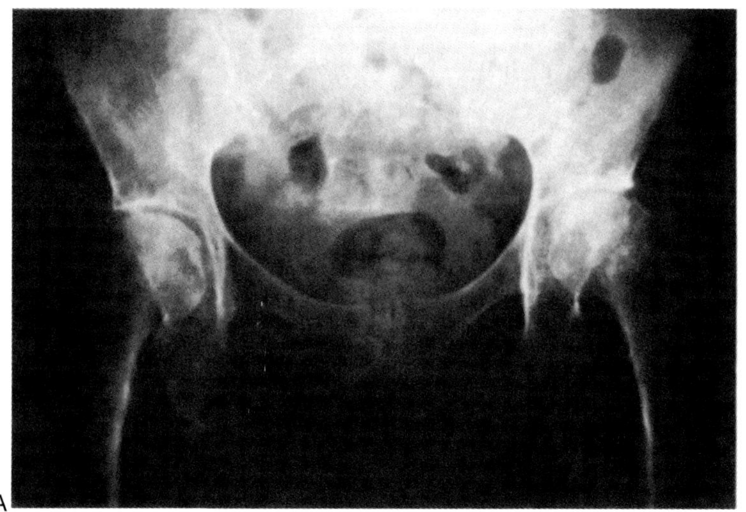
A

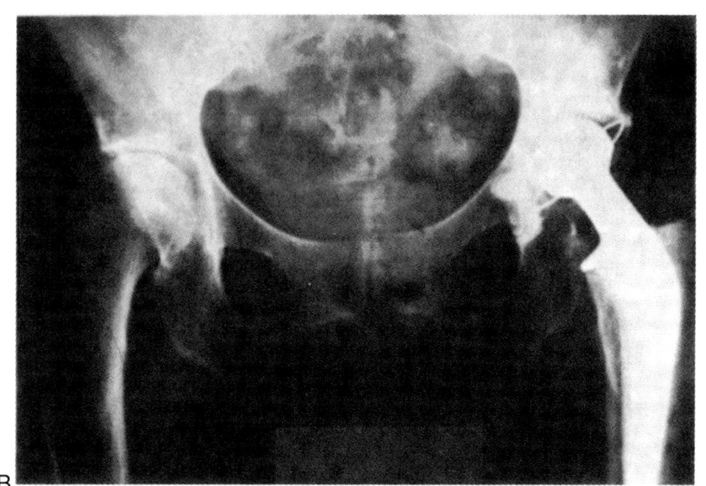
B

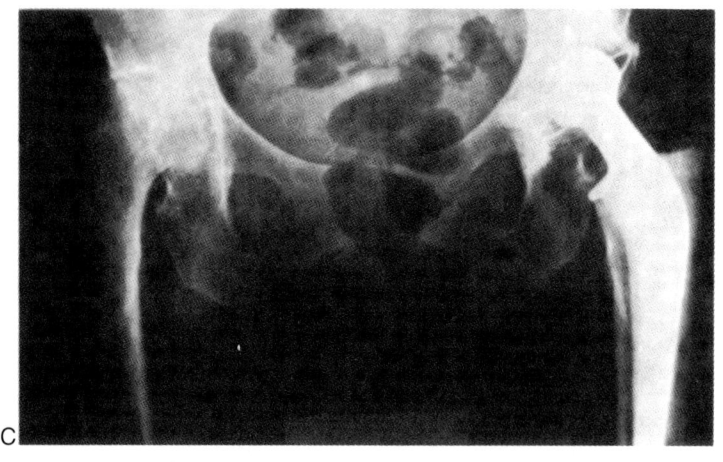
C

图87-3 患者左侧髋为Ficat Ⅳ期缺血性坏死，右侧髋为Ficat Ⅰ期，已行髋关节置换(A)。左侧行髋关节置换3年后，对侧髋关节病情无进展(B)，但在此后2年发生塌陷(C)。

在一项研究中，对侧髋关节缺血性坏死患者的24例正常髋关节中仅有1例在第5年时病情进展[43,85]。显然，在不同的患者群体中，病情进展的速度与严重性有很大差异。我们期望，将来对患者年龄、诊断、骨坏死病因、病变部位和范围进行分层，将能更精确地预测预后。

只有对疾病的自然病程有了更深入的了解，才能明确保守治疗和外科干预的适应证。然而，由于实施手术治疗时的疾病分期不同，增加了对文献报道进行精确分析的复杂性，因而难以确定手术干预的结果。

治疗

对早期髋关节缺血性坏死的治疗尚存在争论。因为到目前为止尚无某一种治疗方案能完全有效地防止疾病的自然病程进展，所以观察依然是无症状受累髋关节可以接受的治疗策略[43]。我们探讨非手术治疗是因为它对在合适的时机进行关节成形术至关重要。

非手术治疗

脉冲电磁场

据报道，这项技术可以延迟病情进展和软骨下塌陷。使用脉冲电磁场技术治疗的患者失败率为 32%，相比之下髓芯减压治疗的失败率是 56%[1]。在疾病的早期阶段脉冲电磁场治疗效果更好，然而目前有关使用脉冲电磁场的数据资料尚不充分，因此现在还不能推荐使用这种技术。

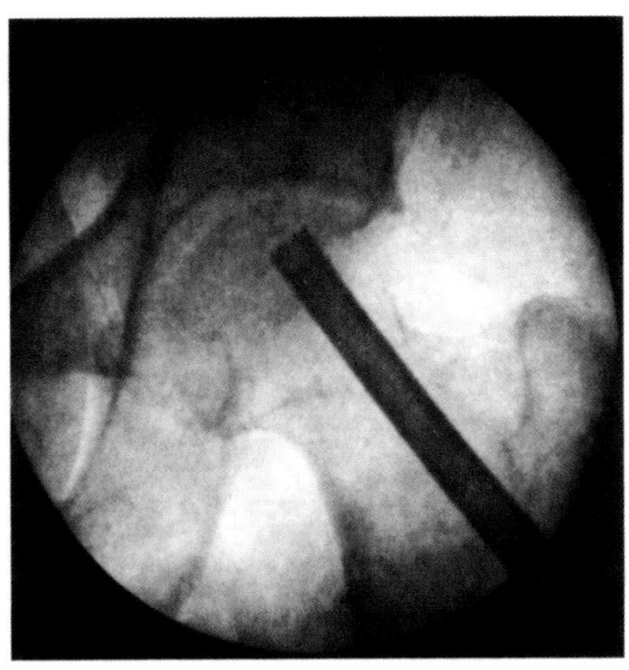

图 87-4 在缺血性坏死发生塌陷之前行髓芯减压。

手术治疗

无软骨下骨塌陷

当股骨头轮廓尚未被软骨下骨折或塌陷损坏时（Ⅰ期或Ⅱ期），髓芯减压仍是一种可接受的治疗方式。

临床结果

据 1985 年 Ficat 报道，82 例Ⅰ期患者中 94%的患者效果良好；Ⅱ期的 51 例患者中 82%效果良好[26]（图 87-4）。然而，随后报道的结果差异很大[94,96]。Camp 和 Colwell 的研究证实，Ⅰ期或Ⅱ期患者，在髓芯减压后 18 个月内 60%影像学检查发现病情进展和临床失败[13]。此外还有 4 例患者术前或术中发生骨折。最近一次随访发现，Ⅰ型疾病患者中 17%病情进一步进展，ⅡA 型为 58%，ⅡB 型则为 100%[13]。在南非，Learmonth 及其同事也报道了令人失望的结果，Ⅰ期或Ⅱ期骨坏死的 41 个髋关节在髓芯减压后平均随访 31 个月时效果均不佳[53]。Ⅰ期患者的 75%病情出现临床或影像学恶化；Ⅱ期骨坏死患者为 86%。其他研究人员也报道了类似的结果[38]。但是，Stulberg 等报道的髓芯减压的影像学和临床成功率达 70%，因此推荐行此手术[82]。最近一项研究以令人信服的资料报道，在疾病的早期（尤其是对Ⅰ期患者）行髓芯减压的成功率达 90%以上。

在梅奥诊所，对 100 例Ⅰ期或Ⅱ期患者进行了 5 年预期随访，约一半患者接受髓芯减压治疗，其余患者仅做临床观察。尽管分析还没有完成，但我们并不能证实这两组患者群体之间疾病进展速率方面有任何差异。但是髓芯减压确实能使此样本中 75%的患者缓解疼痛[7]。

软骨下塌陷

髓芯减压与骨移植的结果

当前，带血管蒂骨移植依然是一种流行的骨移植技术[30,76,91]。自从 Bonfigilo 和 Voke[9]推广这一技术以来，有关带血管蒂骨移植在稳定无血管区方面的报道还比较少[77]。

Daley 等对 Bonfigilo 的经验进行了更新，并报道了对 31 例Ⅰ期和Ⅱ期患者行带血管骨移植手术取得了 57%的满意结果，随访期为 4~27 年[18]。Buckley 等回顾了 20 例Ⅰ期或Ⅱ期非创伤性骨坏死患者行自体腓骨移植的结果，发现 18 例在术后未出现股骨头塌陷或病情进展，有 2 例(10%)发生股骨头塌陷需行髋关节置换术[11]。

Urbaniak 认为即使坏死范围较大仍是带血管腓骨移植的适应证。他报道的 50 例患者中在随访 8 个月到 6 年后发现仅有 3 例病情进展到需行髋关节置换术的程度；3 例患者发生股骨头塌陷，1/4 的患者有轻度或中度疼痛[91]。Kane 等[45]报道的结果与此相似，成功率为 80%。Louie 等[54]报道了 55 例带血管骨移植患者，术后 4 年时 73%的患者无需进一步手术治疗。然而带血管骨移植并非无风险,2.5%的患者可能发生转子间骨折[2]。

股骨头塌陷(Ⅲ期和Ⅳ期)

软骨下骨折和股骨头塌陷 (Ficat Ⅲ期和Ⅳ期)后的治疗比较棘手。治疗手段包括截骨术[27,86]、同种异体骨软骨移植、带蒂肌皮瓣移植、带血管腓骨移植[95]以及假体关节成形术[97]。转子间截骨术常用于股骨头坏死范围有限的患者,因而在截骨术允许的矫正限制范围内能满意的清除或保留坏死骨组织。

截骨术 可以通过转子间截骨术治疗的股骨头坏死范围,在一定程度上取决于坏死的部位。因此大多数学者认为,坏死累及的复合范围大于200°(前后位X线片上坏死区的涵盖角度与蛙腿侧位X线片上坏死区的涵盖角度之和)的坏死行截骨术治疗的成功率通常较低。由于重新对位的缺陷,往往需要避免发生股骨近端畸形,否则会使以后行髋关节成形术更加困难。

结果 有关截骨术成功治疗股骨头坏死的报道较多。在45例截骨术后,平均随访5年时87%的患者进展出现Ⅲ期或Ⅳ期塌陷;60%的患者无疼痛,40%的患者获得满意功能。但是发现这些患者的病情在继续恶化,表明截骨术并不是一种长期的解决办法,尤其是骨坏死范围较大的患者[59]。Maistrelli及其同事[55]报道了意大利106例Ⅱ期或Ⅱ期以上的患者行截骨术的结果。平均随访8年时发现,内翻截骨术的成功率为44%,外翻截骨术的成功率为41%(图87-5)。在一项南非的报道中对45个髋关节(均为Ⅲ型)平均随访了5.5年[78]。外翻屈曲截骨术后80%的患者在随访5年时效果满意没有做进一步手术。年龄大于45岁且伴有系统性疾病、服用某些药物(如类固醇)的患者以及坏死范围较大的患者均为高危患者。Jacobs等[59]报道了该国的22例内翻屈曲截骨术,平均随访5年。起初,73%的患者达到满意效果;然而在第5年时获得满意效果的患者不足50%。因此也认为,对病变早期的年轻患者切除小的坏死灶取得的疗效最好。

旋转截骨术 1983年由Sugioka推广的旋转截骨术引起了广泛的关注[86]。

结果 Sugioka等[86]报道了158例旋转截骨术的结果平均随访7年(2~11年)发现,Ⅰ期和Ⅱ期患者的成功率为87%。此外,如果保留了1/3的关节面,则95%的患者获得成功结果。重点是手术方法和获得充分的旋转度。并发症的发生率仅为4%[86]。

美国报道了两个病例系列17例旋转截骨术患者在第3年的失败率为60%[89]。梅奥诊所的18例患者平均随访5年后有15例(87%)患者的病情出现影像学临床进展[20]。截止报道时已有12例患者进行了全髋关节置换术。

在一项经典的研究中,Ohzono等回顾了保留关节间隙的4种手术方式的结果并与未治疗的一组病例进行了对照[60]。尽管对疾病早期患者进行了髓芯减压术,但临床和影像学成功率大约仅为50%。骨移植似乎能轻微改善Ⅱ期患者的临床结果。旋转截骨术使60%以上患者获得了临床和影像学成功,数量有限的内翻截骨术在随访期内都达到临床成功。研究人员指出,与未经治疗的髋关节相比,保留关节的手术治疗不能改变疾病的自然病程。让研究者特别担心的是,髓芯减压会削弱股骨颈的强度,从而可能加快股骨头塌陷。但几乎所有学者都认为,进一步塌陷主要与病变范围有关[42,55,60,75]。

关节置换成形术

治疗缺血性坏死的关节置换术可分为4大类:关节表面置换术,干骺端保守性置换术,双极股骨头置换术,以及带股骨柄全髋关节成形术。对于这些治疗选择可用骨水泥也可不用骨水泥固定。

关节表面成形术

关节表面成形术和干骺端固定的选择已在第78章和第79章讨论。尽管理论上有一定价值,但是其短期和长期结果均令人失望,据报道术后2~8年内失败率达16%~43%(图87-6)[3,14,21,26,37,44]。

此外,尽管关节表面成形术是股骨近端保留骨质的一种手术方式,但是需要切除髋臼的主要骨质区来容纳大尺寸的股骨头表面置换假体。较大的股骨头假体和正常髋臼骨的切除限制了高密度聚乙烯臼杯的厚度。当考虑到年轻患者中可能发生聚乙烯磨损时,薄弱的髋臼杯显然是其不足之处。生物固定概念和金属对金属配伍的假体会使这一概念得到更新,已在第78章进行了讨论。

半关节成形术

表面置换半关节成形术 这种手术是治疗股骨头塌陷但髋臼关节软骨相对完好的缺血性坏死的理想方法。和任何半关节成形术一样,这种手术的效果比全髋关节成形术难以预测[40],但与传统的单极或双极半关节成形术相比,这种手术保留的骨质更多,而且日后骨小梁坏死较少。这种手术方案已在第78章进行了详述。

单极股骨头置换 当髋臼软骨受损不严重时,可

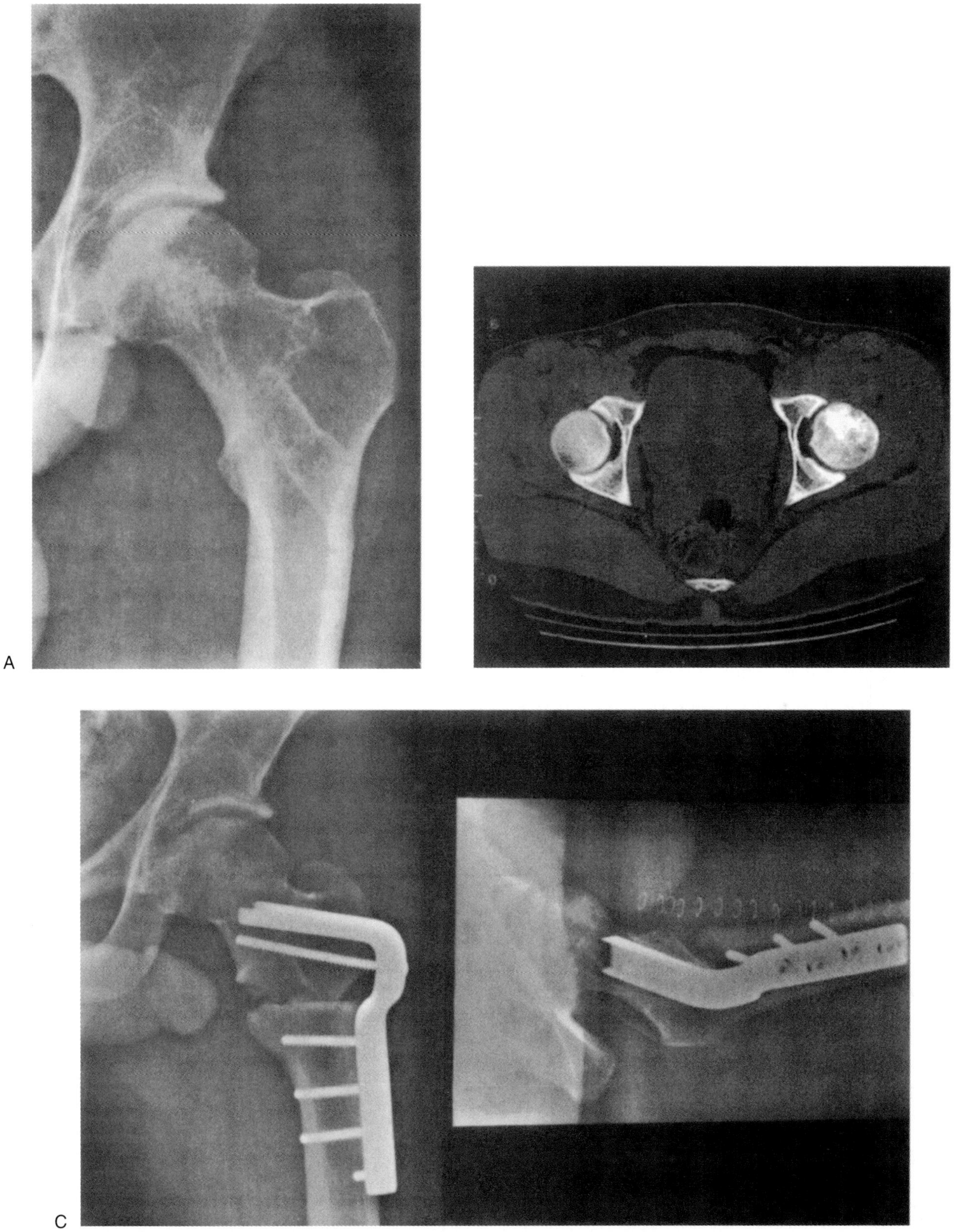

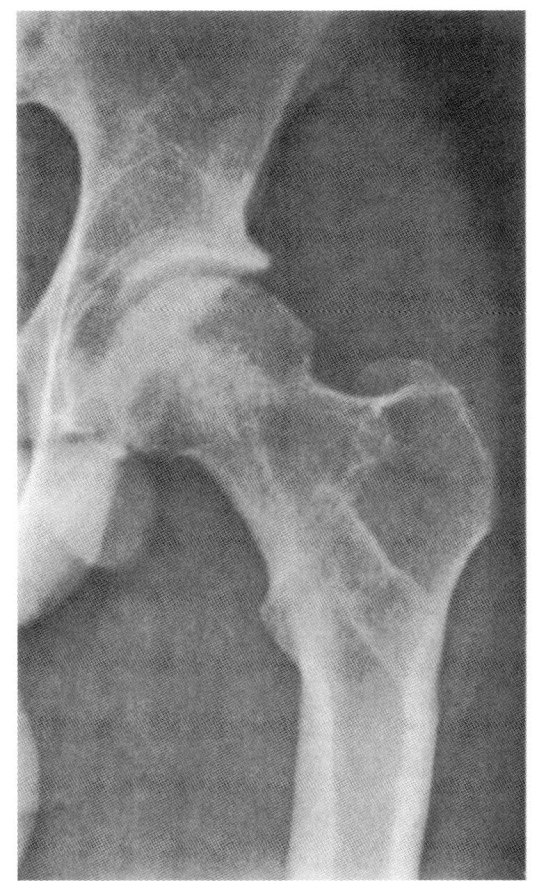

A

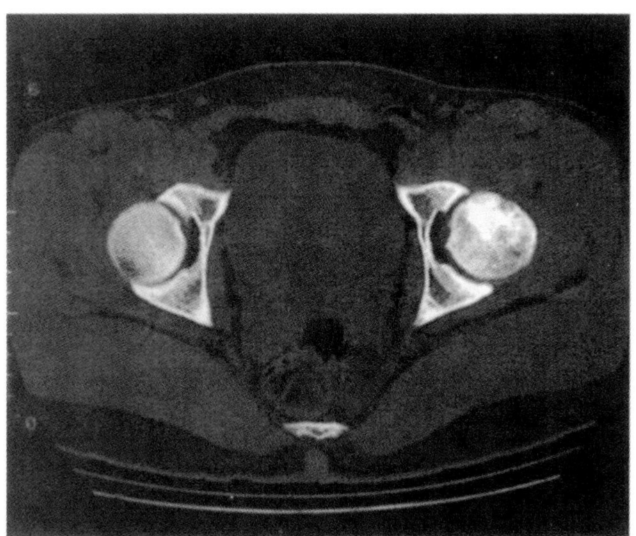

B

C

图 87–5　髓芯减压后出现疼痛性塌陷(A),累及 60%的股骨头(B)。已行外翻屈曲截骨术(C)。

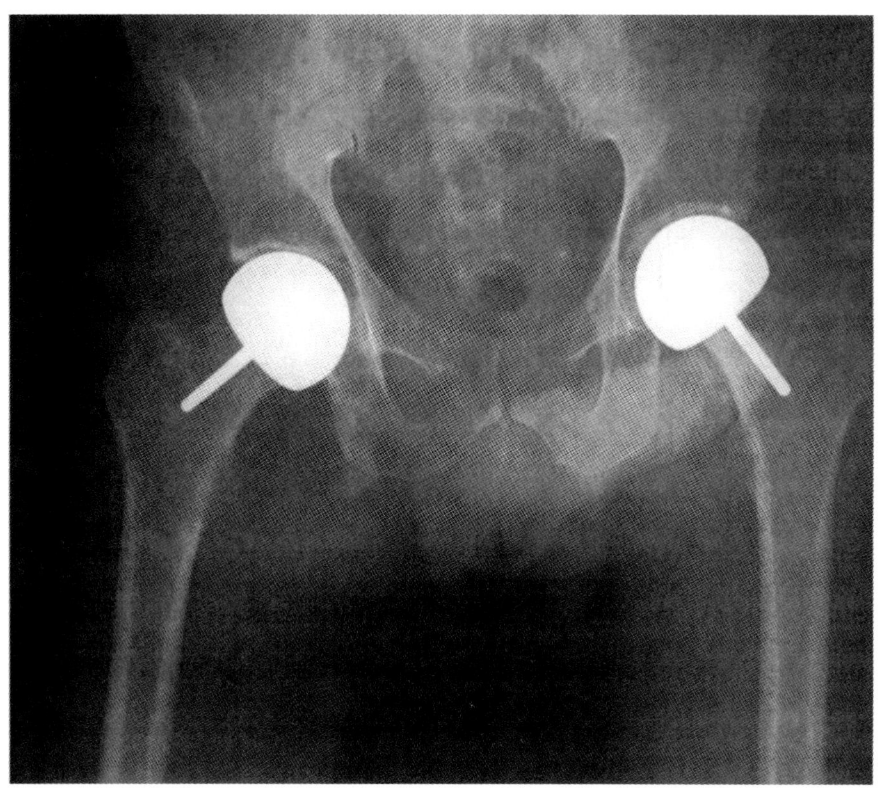

图 87-6 使用"保守性"关节表面置换治疗双侧股骨头缺血性坏死，第 5 年时未发生松动。

以采用半表面关节成形术和常规半髋关节成形术。然而半髋关节成形术的结果不可预测性高，因为很难判断髋臼软骨的活性，而且半髋关节成形术的金属与软骨相关节可能导致活动量大的年轻患者软骨进一步损坏。

单极股骨头假体置换在活动量大的年轻患者中还未取得成功。Beckenbaugh 及其同事[5]报道了使用 Thompson 单极假体治疗的 16 例缺血性坏死患者，随访 40 个月时的失败率为 83%，7 例患者需行全髋关节成形术，另有 7 例髋关节仍有明显疼痛。

双极股骨头置换 双极股骨头假体置换可用于骨折的治疗，但是由于担心软骨的完整性以及此前报道的不良结果，限制了其用于缺血性坏死的治疗[61]。一组 23 例固定股骨头及 51 例非骨水泥固定型双极股骨头的治疗结果显示，固定股骨头组 70%的患者获得满意的效果，双极假体患者 96%的效果满意[88]。前者的影像学松动率为 48%，而后者仅为 6%。此外，在双极假体置换组近侧移位仅占 9%，而固定股骨头组约占 60%[88]。

对于缺血性坏死的治疗，尽管双极假体置换的结果明显好于单极假体置换，但是仍有较高的失败率。据 Cabanela 和 Vandemark 报道，20 世纪 70 年代中期在梅奥诊所做的 28 例双极半髋关节成形术的失败率为 23%。1982 年的一项报道结果较好，但是失败率仍明显高于常规的全髋关节成形术（图 87-7）。

Cabanela [12] 试图通过比较 1971~1986 年这 15 年间梅奥诊所所做的各种关节置换术提出最佳的治疗方案。与 1982~1984 年评估的一组骨水泥型全髋关节成形术的结果相比，骨水泥型双极假体组在平均随访 9 年时取得满意结果约为 60%，而且双极假体置换的患者并发症更多见。14 例全髋关节置换患者均取得满意的功能效果。缺血性坏死患者行全髋关节成形术的效果较退变性关节病患者差。Lachiewicz 和 Desman[49] 也注意到令人失望的类似结果，31 例患者的 38 个双极内置假体总体满意度仅为 48%。

然而，半髋关节成形术仍是一种替代全髋关节成形术的理想方法。不幸的是，在活动量大的年轻患者中，髋臼软骨往往不能耐受金属对软骨连接的应力。一项研究证实了这一观点，这项研究对 48 例手术进行了平均 11 年的随访，影像学失败率达 42%，因此作者再次建议不要用双极股骨头置换术治疗缺血性坏死[40]。Steinberg 提出证据证实，即使 X 线片正常，髋关节缺血坏死患者的髋臼关节软骨也有异常[79]。Steinberg 进一步审核了这一文献，比较股骨头缺血性坏死行全髋关节

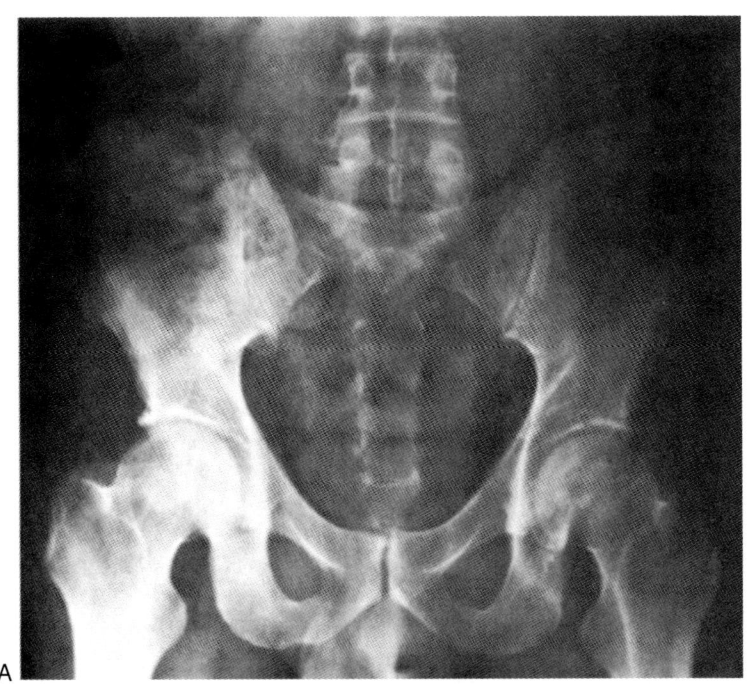

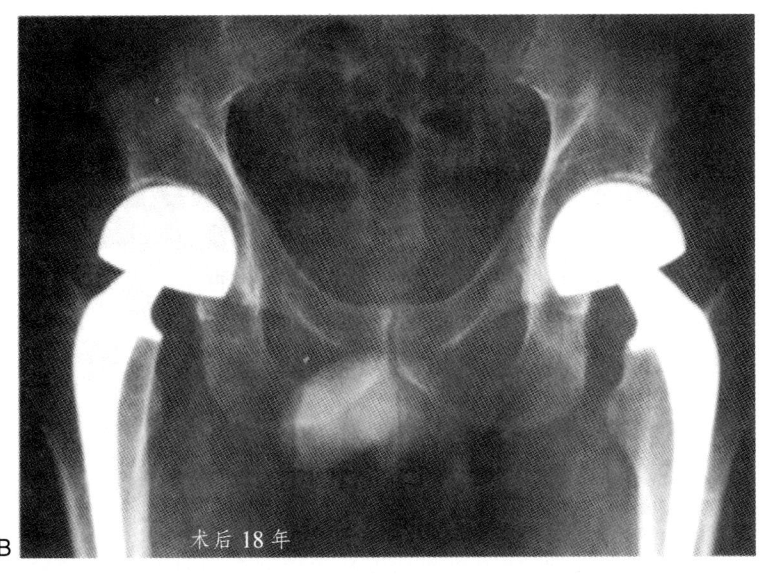

图 87-7 (A)这位红斑狼疮患者服用大剂量类固醇导致双侧股骨头严重缺血性坏死。(B)双侧行双极股骨头压配置换术后 18 年活动功能满意。

置换术与内置假体之间的效果差异，发现全髋关节置换术的优良率达 81%，而不内置假体仅为 58%；全髋关节置换的翻修率为 13%，而内置假体则为47%[85]。有趣的是，Fink 等也证实，在股骨头坏死发生过程中，10%的非创伤性股骨头缺血性坏死病例累及髋臼的缺血性病程同时伴有股骨头缺血性坏死。

通常来讲，人们有充足的理由放弃使用双极假体来治疗股骨头缺血性坏死，而且相关数据也会令人信服。梅奥诊所使用骨水泥固定型双极置换术和骨水泥固定型全髋关节成形术的经验用 Kaplan-Meier 生存率分析方法显示在图 87-8。

全髋关节成形术

晚期股骨头缺血性坏死患者行全髋关节成形术能可靠地缓减疼痛并可获得较好的早期临床结果。然而这种短期的优良结果却以比其他疾病的术后患者更快的速度逐渐恶化[33]。缺血性坏死行全髋关节成形术的失败主要与以下 3 个因素有关：年龄、活动量以及易感因素的影响[16,28,39,52,66,74]。长期结果的恶化主要是由于髋臼和股骨假体的失败所致。

据大多数文献报道，股骨头缺血性坏死患者行全髋关节成形术的耐久性较骨性关节炎或类风湿性关节炎患者行全髋关节成形术差。这到底是由于缺血性

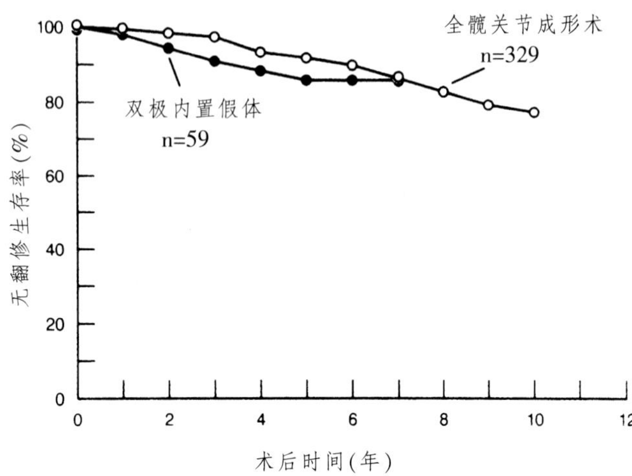

图 87-8 Kaplan-meier 生存率曲线显示出用骨水泥型双极假体与骨水泥型全髋关节成形术治疗的缺血性坏死患者的预后。

坏死患者的人口统计学特征及潜在疾病所致,还是由于缺血性坏死患者的骨质差异或其周围组织对假体的反应所致,目前尚有争议,有待明确。

Salvati 和 Cornell[73]评估了 28 例在骨科专科医院进行了全髋关节置换术的患者,在平均 8 年的随访中有 11 例手术失败:5 例髋臼松动,2 例股骨颈骨折,2 例深部感染。Ranawat 等[67]在同一所医院的研究中报道了 12 例患者,其中 11 例失败或有影像学证据表明预后较差。Saito 等[72]报道了在日本大阪进行的 41 例全髋关节成形术,在平均随访 5.5 年后发现失败率为 48%,翻修率为 28%。这些研究结果支持以下结论:缺血性坏死患者接受全髋关节成形术的长期效果较其他患者行全髋关节成形术差。梅奥诊所的 Ortiguera 和 Cabanela[60a]对 178 例股骨头缺血性坏死患者行 Charnley 全髋关节成形术的结果与患骨性关节炎的匹配对照患者进行了对比研究,平均随访 17.8 年的失败率在年龄大于 50 岁行全髋关节成形术的患者与对照组之间无统计学差异,但是年龄小于 50 岁的缺血性坏死患者的失败率却高于骨性关节炎患者。

另一方面,也并非所有报道都是令人失望的结果。Ritter 和 Meding[68]对比了特发性骨坏死患者与年龄、性别和并发症相匹配的骨性关节炎患者的治疗结果发现:64 例骨坏死患者和 615 例骨性关节炎的并发症发生率并无显著差异,但骨性关节炎患者的异位骨较多;骨坏死组 9%的患者存在疼痛,而骨性关节炎组为 6%;骨坏死患者的翻修率为 1.5%,骨性关节炎患者为 3.5%。Xenakis 等也发现,骨坏死和骨性关节炎患者在随访 7~8 年时的临床结果和返修率之间并无显著差异[93]。

在一项对这一课题的最具权威性研究中,Sarmiento 等[74]分别分析了年龄大于以及小于 50 岁的缺血性坏死、类风湿性关节炎和骨性关节炎患者的术后效果。按年龄校正后缺血性坏死患者比其他患者的影像学性特征更多见,详见图 87-9。

由于骨水泥型关节成形术失败率高以及这些患者的年龄因素,生物固定假体应用得越来越广泛(图 87-10)[23,47]。目前普遍认为,改进后的骨水泥固定技术提高了缺血性坏死患者骨水泥型股骨假体的使用寿命。研究[28,46,81]证实,现代骨水泥技术的失败率低于此前报道的失败率。Ritter[69]等报道了使用现代骨水泥固定技术的全髋关节成形术治疗的 115 例髋关节。这项研究表明,缺血性坏死与骨性关节炎之间的治疗效果存在差异,但未提供缺血性坏死病因学间的差异。因为缺血性坏死患者行骨水泥型全髋关节成形术的失败率高,因此在这一患者群体中应用生物固定假体较为普遍。几项研究表明,在综合患者群体中应用非骨水泥固定型假体并进行充分跟踪记录后发现,缺血性坏死患者的成功率较高。Piston[65]等报道了 35 例缺血性坏死患者应用多孔涂层股骨柄的结果,在 5~10 年中 94%的患者有新骨长入;D'Antonio 等[19]发现,53 个羟基磷灰石涂层股柄 5 年后仍 100%稳定;Xenakis 等[93]发现,在缺血性坏死患者中 29 个非骨水泥固定型股骨柄中平均随访 7 年时有 28 个功能良好。尽管难以比较不同年代、不同患者群体之间的差异,但是人们更认可上述这些报道而不是有关使用骨水泥固定股骨柄治疗股骨头缺血性坏死的大多数报道。对于缺血性坏死但骨质较好的年轻患者,非骨水泥固定型假体似乎是合理的选择。与骨水泥型髋臼不同,在股骨头缺血坏死患者中非骨水泥型髋臼的固定性与其他患者一样好。然而与其他年轻患者一样,曾有报道称股骨头缺血坏死患者采用早期非骨水泥型髋臼常发生聚乙烯磨损和假体周围骨溶解的相关问题[64,65,84]。良好的固定再加上非骨水泥固定型髋臼和新型负重表面可能会显著提高缺血性坏死患者中髋臼假体的耐久性,甚至达到与要求高的其他患者一样的效果。

髋臼坏死 髋臼的缺血性坏死并不常见。最常见的病因是骨放射性坏死。在这种病例中,我们推荐使用加强环来避免对髋臼坏死骨的依靠(图 87-11)。

缺血性坏死患者行全髋关节成形术的并发症 尽管人们知道缺血性坏死患者行全髋关节成形术后由于假体松动或骨溶解会影响其使用寿命,但是不一定认

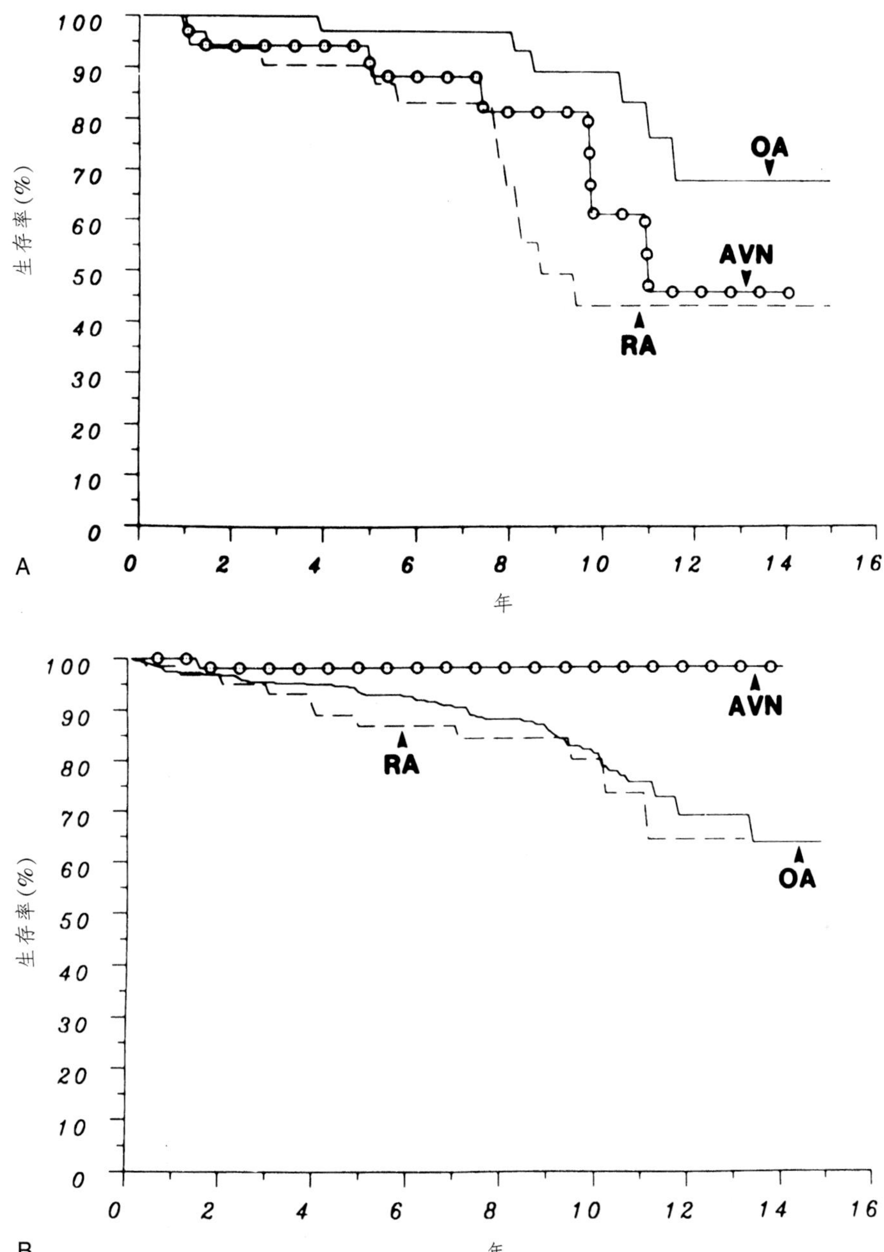

图 87-9 (A)在年轻的患者中，骨性关节炎患者的存活率优于缺血性坏死患者。(B)在老年患者中，缺血性死患者的生存率优于类风湿性关节炎和骨性关节炎患者。OA：骨性关节炎；AVN：缺血性坏死；RA：类风湿关节炎。(From Sarmiento A, Ebramzadeh E, Gogan WJ, McKellop HA : Total hip arthroplasty with cement: A long-term radiographic analysis J Bane Jink Sury TZA:1740, 1990.)

识到全髋关节成形术后还会有发生其他并发症的风险。一些学者认为，缺血性坏死患者的术后脱位发生率高于其他患者。梅奥诊所[6]的一项有关 Charnley 全髋关节成形术后远期脱位风险的研究表明，缺血性坏死患者的远期脱位率是骨性关节炎患者的两倍多[6]。这些患者的高脱位率高可能与导致缺血性坏死的相关诊断因素(如乙醇摄入)有关，或者与结构性因素有关(如，缺血性坏死患者的关节囊不如其他患者肥大)[6]。服用免疫抑制剂的缺血性坏死患者(如器官移植)或红斑狼疮患者，以及与其他潜在疾病(如镰状细胞病)相关的免疫抑制的患者，具有更高的假体感染风险。

翻修　仅一项研究报道对缺血性坏死患者的 19 例翻修术与骨性关节炎的 35 例翻修术进行了比较。缺血性坏死患者的平均年龄为 54 岁，骨性关节炎患者为 67

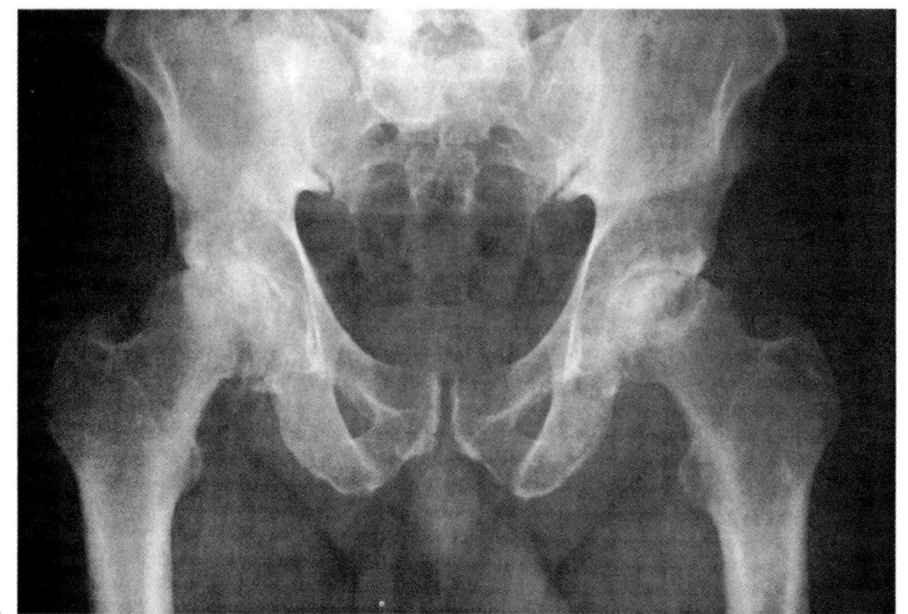

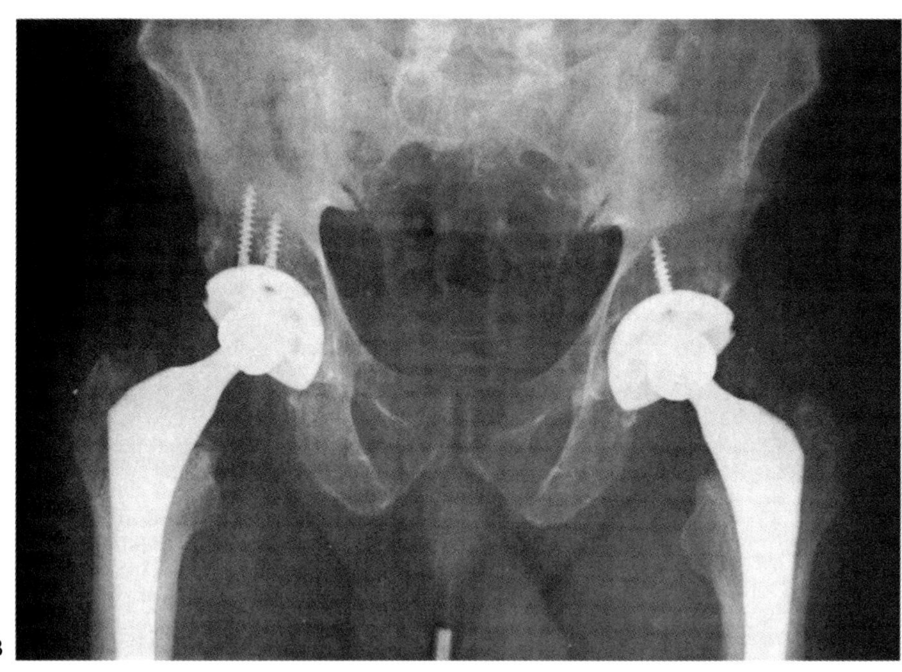

图87-10　(A)股骨头晚期骨坏死但残留骨质较好的年轻患者的术前X线片。(B)同一患者行非骨水泥型全髋关节成形术后的X线片。

岁。与初始手术的数据相比,翻修术两年后的结果在并发症、影像学表现以及需要再次翻修方面并无差异[92]。

其他相关疾病　由于预后和治疗方面的因素都以病因为依据,所以下面将分别综述几种不同的疾病。

系统性红斑狼疮　Hanssen等[35]发现,14例系统性红斑狼疮并发缺血性坏死患者行双极内置假体置换的翻修率为36%;而这类患者行全髋关节成形术则无1例需行翻修手术。

Zangger等[94]的对比研究报道了26例系统性红斑狼疮并发缺血性坏死患者的结果并选定了对照组,平均年龄为46岁,平均随访期为4.5年,结果发现这两组患者的中短期随访结果类似。

戈谢病　戈谢病是一种脂质蓄积性疾病,即继发于溶酶体酸性水解酶缺陷使葡萄糖脑苷脂蓄积在网

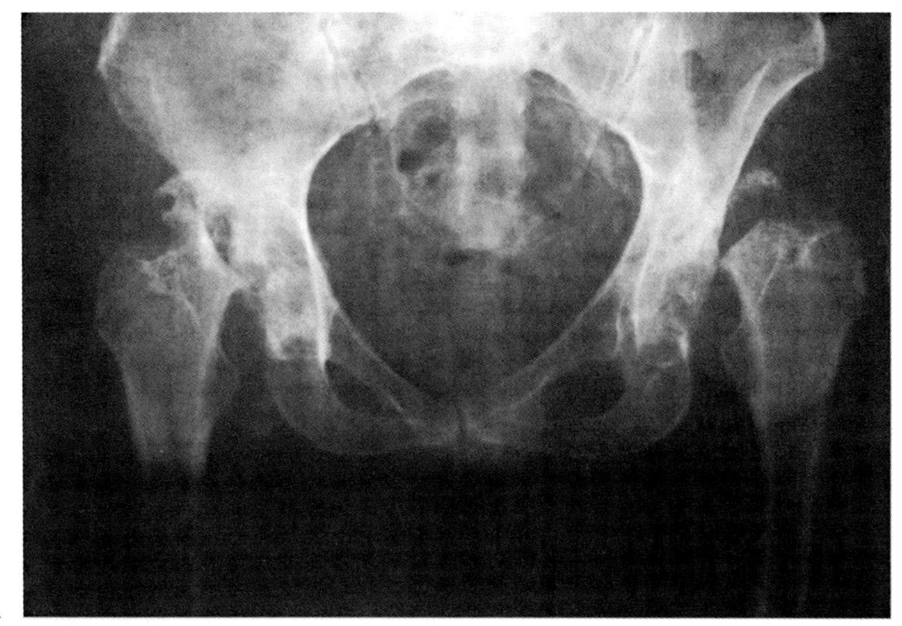

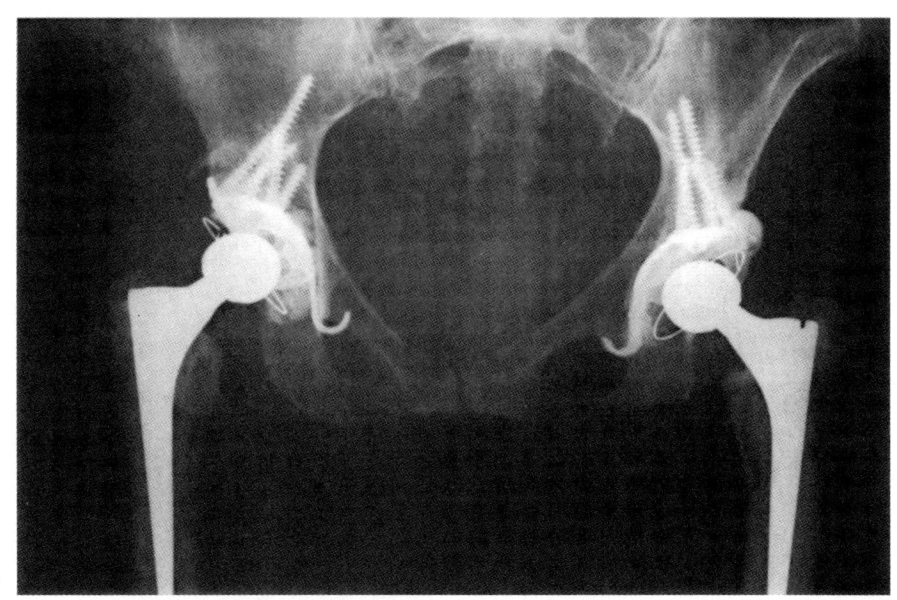

图 87–11　(A)既往行骨盆放射治疗后双侧股骨头出现广泛骨坏死患者的髋关节 X 线片。(B)患者使用髋臼加强环行骨水泥型全髋关节成形术治疗。

状内皮细胞内。患者可发展为缺血性坏死和股骨头塌陷。发展为缺血性坏死且需要骨科手术治疗的大部分患者是Ⅰ型慢性非噬神经细胞性(成人型)戈谢病。

在这些患者中行全髋关节成形术结果令人失望，失败率接近 50%,大部分是因为假体松动[52]。葡萄糖脑苷脂的蓄积导致股骨皮质膨胀、变薄并变成扇形。关节成形术后疾病的进展似乎会侵蚀骨与骨水泥界面,导致早期失败。此外,在这些患者中有出血倾向的概率较高,而且几项研究[4,50]均报道其出血量大。Lachiewicz[50]等在 3 例患者中发现出血量平均在 2500 mL 以上。此外还报道这些患者的中坐骨神经和腓神经麻痹发生率高,可能是其出血因素所致。有文献还报道其感染发生率高达 29%[4]。Goldblatt 等[32]发现,在 8 位患者的 15 例髋关节成形术中，平均随访 7.3 年的满意度为 73%。4 例患者需行翻修术,其中 2 例因无菌性松动,1 例股骨颈骨折,1 例髋臼假体前突。作者对戈谢骨危象并行关节成形术持谨慎态度。

考虑对戈谢病患者行全髋关节成形术时,要采取一些预防措施，如严格止血并充分引流。应优先选择前外侧入路，以免在发生术后出血时对坐骨神经的压迫和刺激。行关节成形术前必须充分备血，而且术中要精细操作，术后要严密监护。

镰状细胞病　约20%的镰状细胞性血红蛋白病患者会发生股骨头缺血性坏死[54]。然而这些患者中只有少数患者会发生股骨头塌陷和功能丧失到需行全髋关节成形术的程度(图87-12A)。这些患者行髋关节置换有一定技术难度，而且术后并发症的发生率也较高。股骨近端骨质可能较差，或者由于出血或感染而发生硬化，还可能存在严重畸形，这会使得术中股骨的准备较困难[15,34]。髓腔内的死骨会降低皮质骨厚度以致在某些区域接近于骨膜缘。在一些难度较大的病例中，建议扩大髓腔穿一根导丝并且影像学证实导丝的位置。在这种病例中选择非骨水泥固定型假体可能更有价值(图87-12B)。

总之，镰状细胞病的治疗结果令人失望。据Clark等[15]报道，随访5.5年后的假体松动率为59%，在17例患者行髋关节成形术后平均仅43个月就有10例进行了关节翻修术。其他研究者也报道了较高的并发症发生率，8例患者中有5例失败[3]。Bishop及其同事[7]报道的感染率高达23%。

在这类患者中，关节成形术的围手术期会发生多种并发症。多名研究者曾发现继发于手术应激反应出现的血管栓塞危象[8,34]。如果在关节成形术前进行换血疗法可降低血管栓塞的风险[15]。术中出血较严重，初次手术的平均失血量为1390 mL，翻修术平均为2850 mL[8,34]。洛杉矶加利福尼亚大学报道的11例患者中有2例在围手术期进展为再生障碍性贫血。此外，依据洛杉矶加利福尼亚大学的经验，这类患者的术后再次手术率较高，11例患者中有3例发生坐骨神经麻痹，5例患者伤口长时间引流量较多；而且术前对手术难度估计不足[34]。

以下是降低围手术期并发症发生率的几条建议[15]：

1. 关节成形术前行换血疗法。
2. 维持红细胞比容在40%以下，最好在28%~34%之间。
3. 镰状细胞所占百分比应在50%以下。
4. 氧饱和维持在97%左右。
5. 骨水泥型关节成形中，应加入庆大霉素粉末。
6. 采用硬膜外麻醉以改善患肢血流量。
7. 避免呼吸抑制。
8. 维持适宜的体温。
9. 液体于使用前进行加热。

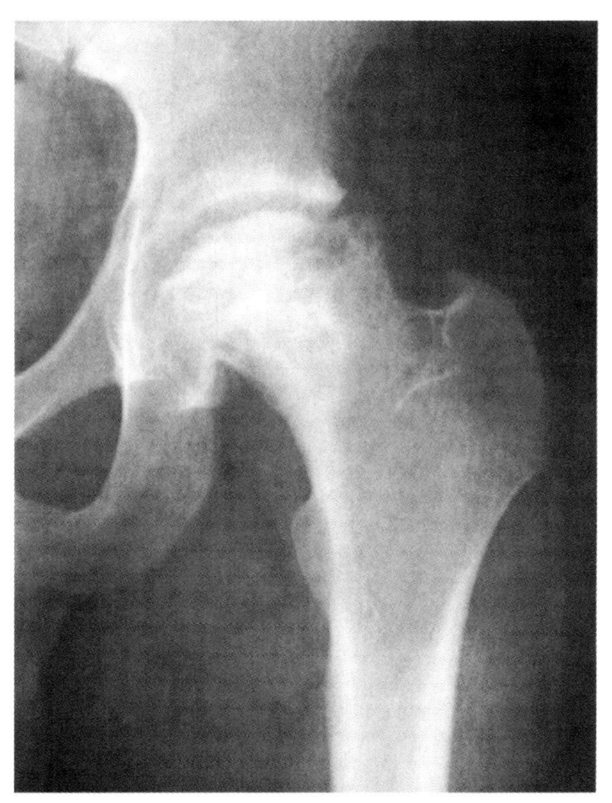

图87-12　(A)一名38岁男性的镰状细胞病。(B)行Mayo保守性髋关节置换术后2年效果满意。

器官移植患者　成功的肾脏或心脏移植均伴有股骨头及其他部位发生缺血性坏死的风险。血管损伤可能是长期免疫抑制治疗所致。大多数免疫抑制治疗方案包括静脉内和口服联合应用皮质类固醇激素、硫唑嘌呤及环孢素 A。据 Radford 等[66]估计，在英国剑桥大学 Addenbrooke 医院治疗的 715 例患者中发生股骨头缺血性坏死的风险是 3%。Isono 及其同事[39]发现，心脏移植 2 年后发生股骨头缺血性坏死的风险为 10%，5 年后的风险为 18%。梅奥诊所进行肾脏移植和心脏移植的经验显示，这些患者的长期结果优良且并发症发生率(尤其感染)与对照组相比类似[62]。

器官移植患者显然有多种危险因素使他们不适合行关节成形术：如长期免疫抑制，较年轻，尤其是透析导致的骨质疏松。Toomey 等发现透析治疗与早期影像学假体松动的高发生率有相关性[90]。患者的需求低及预期寿命的降低减少了这些问题的影响。到目前为止，器官移植患者的疗效均优良，且假体感染和无菌性松动的发生率较低。大多数外科医师推荐对这些患者进行骨水泥固定型关节成形术，因为这些患者均有骨质减少，并且需要长期免疫抑制。

Isono 及其同事[39]描述了一种详细的术后管理方案，包括心脏术后 ICU 监护、围手术期静脉内皮质类固醇激素的使用以及隔离。值得注意的是，尽管没有一例患者发生伤口感染，但所有的患者引流时间均延长，由此可见，全身性皮质类固醇激素抑制了伤口愈合。

随着器官移植外科学越来越成功，将有更多的器官移植患者会发生有症状的股骨头缺血性坏死。只要进行仔细的医学支持，对器官移植患者行关节成形术是安全且有效的。

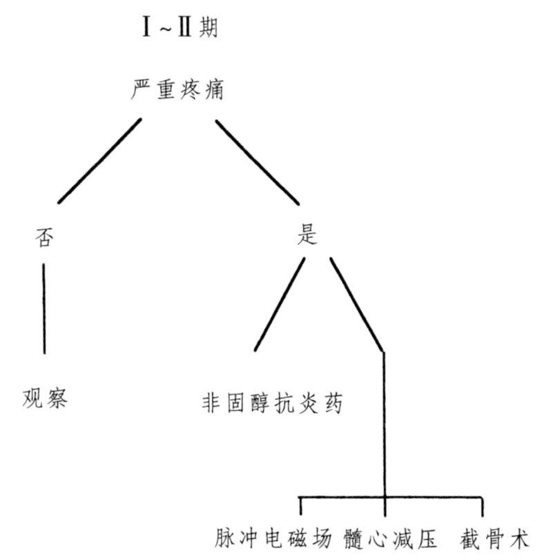

图 87-13　Ⅰ期和Ⅱ期股骨头缺血性坏死患者的治疗原则。

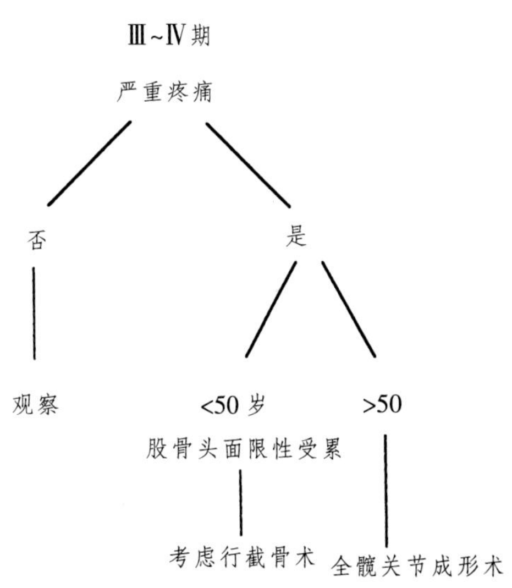

图 87-14　Ⅲ期和Ⅳ期股骨头缺血性坏死患者的治疗原则。

作者的建议

我们对股骨头缺血性坏死患者的治疗方法在图 87-13 和图 87-14 中列出。

我们使用 MRI 来确定疾病的病情程度。

0、Ⅰ和Ⅱ期病变

尽管依据病因学和病变范围讨论了其他治疗方法的选择问题，但诊断为 0、Ⅰ和Ⅱ期股骨头缺血性坏死却无明显疼痛的患者也比较常见。如果疼痛限制了活动，应使用一段时期的非类固醇类抗炎药和拐杖。3 个月后对患者进行重新评估。如果疼痛不再限制活动，每 6 个月应对患者进行一次临床和影像学评估；如果疼痛限制活动，则应拍摄蛙式位和前后位骨盆 X 线片。如果没有显示股骨头塌陷，我们将讨论 3 种可能的治疗方案：关节内注射，观察和髓心减压术，及减压联合骨移植。我们对 100 例患者进行髓心减压术治疗及观察的一项前瞻性研究表明，髓心减压的确能缓解疼痛，不过几乎没有证据表明髓心减压能改变疾病的自然病程。如果患者无症状，可进行能耐受的活动。但是，如果患者症状持续存在，且虽具有持续疼痛但没有发生塌陷，如果患者年龄小于 55 岁，并且患者的骨坏死范围较小（几乎没有患者能完全满足这些标准），我们将考虑行截骨术。如果患者年龄超过 55 岁，我们将考虑行全髋关节置换。

在上述评估的任何时期，如果在蛙腿侧位X线片上出现新月征，即可诊断为Ⅲ期或Ⅳ期病变。在这种情况下，如果疼痛没有限制活动，只进行观察即可。如果疼痛确实限制了活动，患者年龄小于50岁，而且MRI记录的坏死范围有限（在200°以内），我们将在确定截骨术能否成功地保留或清除坏死骨之后行合适的截骨术。12个月后对患者进行再次评估。如果症状不会限制活动，则允许患者恢复功能活动。

如果患者年龄大于50岁，有症状，且为Ⅲ期或Ⅳ期，或者坏死范围大于200°，我们将直接行全髋关节成形术。尽管非骨水泥固定型髋臼和骨水泥固定型股骨侧假体最常使用，但应根据病情选择合适的治疗方案。非骨水泥固定型股骨假体的固定在这类患者中的应用取得了较好结果，使其在骨质良好的年轻患者中应用非骨水泥型股骨假体固定越来越被大家接受。如果在手术时没有严重的骨质减少而且骨质良好，作者使用短颈的Mayo非骨水泥固定型假体（见图87-12）。

（康鹏德 译 李世民 校）

参考文献

1. Aaron RK, Lennox D, Bunce GE, Ebert T: The conservative treatment of osteonecrosis of the femoral head: A comparison of core decompression and pulsing electromagnetic fields. Clin Orthop 249:209, 1989.
2. Alvuisio FV, Urbaniak JR: Proximal femur fractures after free vascularized fibular grafting to the hip. Clin Orthop 356:192, 1998.
3. Amstutz HC: Surface replacement of the hip with the THARIES system: Two to five year results. J Bone Joint Surg 63A:1069, 1981.
4. Amstutz HC, Carey EJ: Skeletal manifestations and treatment of Gaucher's disease: A review of twenty patients. J Bone Joint Surg 48A:670, 1966.
5. Beckenbaugh RD, Tressler HA, Johnson EW: Results after hemiarthroplasty of the hip using a cemented femoral prosthesis. Mayo Clin Proc 52:349, 1977.
6. Berry DJ, Harmsen WS: Long-term risk of dislocation after Charnley total hip arthroplasty. American Association of Orthopedic Surgeons, 2002.
7. Berry DJ, Morrey BF, Lewallen DG, Cabanela ME: Core decompression versus observation for early stage osteonecrosis of the femoral head. A prospective study of 87 hips. Orthop Trans. 19:302, 1996.
8. Bishop AR, Roberson JR, Eckman JR, Fleming LL: Total hip arthroplasty in patients who have sickle cell hemoglobinopathy. J Bone Joint Surg 70A:853, 1988.
9. Bonfiglio M, Voke EM: Aseptic necrosis of the femoral head and nonunion of the femoral neck: Effect of treatment by drilling and bone grafting (Phemister technique). J Bone Joint Surg 50A:48, 1968.
10. Bradway JK, Morrey BF: The natural history of atraumatic ischemic necrosis of the femoral head. Clin Orthop Trans 13:518, 1989.
11. Buckley PD, Gearen PF, Petty RW: Structural bone grafting for early atraumatic avascular necrosis of the femoral head. J Bone Joint Surg 73A:1357, 1991.
12. Cabanela ME: Bipolar versus total hip arthroplasty for avascular necrosis of the femoral head: A comparison. Clin Orthop 261:59, 1990.
13. Camp JF, Colwell CW: Core decompression of the femoral head for osteonecrosis. J Bone Joint Surg 68A:1313, 1986.
14. Capello WN, Trancik TM: Indiana conservative hip results: Two to four and one-half year follow-up. Orthop Trans 5:375, 1981.
15. Clarke HJ, Jinnah RH, Brooker AF, Michaelson JD: Total replacement of the hip for avascular necrosis in sickle cell disease. J Bone Joint Surg 71B:465, 1989.
16. Cornell CN, Salvati EA, Pellicci PM: Long-term follow-up of total hip replacement in patients with osteonecrosis. Orthop Clin North Am 16:757, 1985.
17. Cruess RL: Cortisone induced avascular necrosis of the femoral head. J Bone Joint Surg 59B:308, 1977.
18. Daley BJ, Bonfiglio M, Brand RA, Boyer DW: Aseptic necrosis of the femoral head with a forty-year follow-up. J Bone Joint Surg 73A:134, 1991.
19. D'Antonio JA, Capello WN, Manley MT, Feinberg J: Hydroxyapatite coated implants. Total hip arthroplasty in the young patient and patients with avascular necrosis. Clin Orthop 344:124, 1997.
20. Dutton RO, Amstutz HC, Thomas BJ, Hedley AK: THARIES surface replacement in osteonecrosis of the hip. J Bone Joint Surg 64A:1225, 1982.
21. Ensign MF: Magnetic resonance imaging of hip disorders. Semin Ultrasound, CT, MR 11:288, 1990.
22. Fehrle MJ, Callaghan JJ, Clark CR, Peterson KK: Uncemented total hip arthroplasty in patients with aseptic necrosis of the femoral head and previous bone grafting. J Arthroplasty 8:1, 1993.
23. Ficat RP: Idiopathic bone necrosis of the femoral head: Early diagnosis and treatment. J Bone Joint Surg 67B:3, 1985.
24. Fink B, Assheuer J, Enderle A, et al: Avascular osteonecrosis of the acetabulum. Skeletal Radiol 26:509, 1997.
25. Freeman MAR, Cameron HU, Brown GC: Cemented double cup arthroplasty of the hip: A five year experience with the ICLH prosthesis. Clin Orthop 134:45, 1978.
26. Fye MA, Huo MH, Zatorski LE, Keggi KJ: Total hip arthroplasty performed without cement in patients with femoral head osteonecrosis who are less than 50 years old. J Arthroplasty 13:876, 1998.
27. Ganz R, Buchler V: Overview to attempt to neutralize the dead head in aseptic necrosis of the femoral head: Osteotomy and revascularization. *In* Hungerford DS (ed): The Hip: Proceedings of the Eleventh Open Scientific Meeting of the Hip Society. St. Louis, CV Mosby, 1983, p 296.
28. Garino JP, Steinberg ME: Total hip arthroplasty in patients with avascular necrosis of the femoral head. A 2-to 10-year follow-up. Clin Orthop 334:108, 1997.
29. Genez BM, Wilson MR, Houk RW, et al: Early osteonecrosis of the femoral head: Detection in high-risk patients with MR: imaging. Radiology 168:521, 1988.
30. Gilbert A, Judet H, Judet J, Ayatti A: Microvascular transfer of the fibula for necrosis of the femoral head. Orthopedics 9:885, 1986.
31. Glimcher MJ, Kenzora JE: The biology of osteonecrosis of the human femoral head and its clinical implications. III. Discussion of the etiology and genesis of the pathological sequelae: Comments on treatment. Clin Orthop 140:273, 1979.
32. Goldblatt J, Sacks S, Dall D, Beighton P: Total hip arthroplasty in Gaucher's disease: Long-term prognosis. Clin Orthop 228:94, 1988.
33. Garino JP, Steinberg ME: Total hip arthroplasty in patients with avascular necrosis of the femoral head: A 2- to 10-year follow-up. Clin Orthop 334:108, 1997.
34. Hanker GJ, Amstutz HC: Osteonecrosis of the hip in the sickle cell diseases: Treatment and complications. J Bone Joint Surg 70A:499, 1988.
35. Hanssen AD, Cabanela ME, Michet CJ: Hip arthroplasty in patients with systemic lupus erythematosus. J Bone Joint Surg 69A:807, 1987.
36. Hauzeur JP, Pasteels JL, Schoutens A, et al: The diagnostic value of magnetic resonance imaging in non-traumatic osteonecrosis of the femoral head. J Bone Joint Surg 71A:641, 1989.
37. Head WC: Total articular resurfacing arthroplasty: Analysis of component failure in sixty-seven hips. J Bone Joint Surg 66A:28, 1984.

38. Hopson CN, Siverhus SW: Ischemic necrosis of the femoral head: Treatment by core decompression. J Bone Joint Surg 70A:1048, 1988.
39. Isono SS, Woolson ST, Schurman DJ: Total joint arthroplasty for steroid-induced osteonecrosis in cardiac transplant patients. Clin Orthop 217:201, 1987.
40. Ito H, Matsuno T, Kaneda K: Bipolar hemiarthroplasty for osteonecrosis of the femoral head. A 7- to 18-year follow-up. Clin Orthop 374:201, 2000.
41. Ito H, Matsuno T, Kaneda K: Prognosis of early stage avascular necrosis of the femoral head. Clin Orthop 358:149, 1999.
42. Jacobs MA, Hungerford DS, Krackow KA: Intertrochanteric osteotomy for avascular necrosis of the femoral head. J Bone Joint Surg 71B:200, 1989.
43. Jergesen HE, Khan AS: The natural history of untreated asymptomatic hips in patients who have non-traumatic osteonecrosis. J Bone Joint Surg 79(3):359–363, 1997.
44. Jolley MN, Salvati EA, Brown GC: Early results and complications of surface replacement of the hip. J Bone Joint Surg 64A:366, 1982.
45. Kane SM, Ward WA, Jordan LC, et al: Vascularized fibular grafting compared with core decompression in the treatment of femoral head osteonecrosis. Orthopedics 19:869, 1996.
46. Kantor SG, Huo MH, Huk OK, Salvati EA: Cemented total hip arthroplasty in patients with osteonecrosis. A 6-year minimum follow-up study of second generation cement techniques. J Arthroplasty 11:267, 1996.
47. Katz RL, Bourne RB, Rorabeck CH, McGee H: Total hip arthroplasty in patients with avascular necrosis of the hip: Follow-up observations on cementless and cemented operations. Clin Orthop 281:145, 1992.
48. Khanna AJ, Yoon TR, Mont MA, et al: Femoral head osteonecrosis: Detection and grading by using a rapid MR imaging protocol. Radiology 217:188, 2000.
49. Lachiewicz PF, Desman SM: The bipolar endoprosthesis in avascular necrosis of the femoral head. J Arthroplasty 3:131, 1988.
50. Lachiewicz PF, Lane JM, Wilson PD: Total hip replacement in Gaucher's disease. J Bone Joint Surg 63A:602, 1981.
51. Lang P, Genant HK, Jergesen HE, Murray WPR: Imaging of the hip joint: Computed tomography versus magnetic resonance imaging. Clin Orthop Rel Res 274:135, 1992.
52. Lau MM, Lichtman DM, Hamati YI, Bierbaum BE: Hip arthroplasties in Gaucher's disease. J Bone Joint Surg 63A:591, 1981.
53. Learmonth ID, Maloon S, Dall G: Core decompression for early atraumatic osteonecrosis of the femoral head. J Bone Joint Surg 72B:387, 1990.
54. Louie BE, McKee MD, Richards RR, et al: Treatment of osteonecrosis of the femoral head by free vascularized fibular grafting: An analysis of surgical outcome and patient health status. Can J Surg 42:274, 1999.
55. Maistrelli G, Fusco U, Avai A, Bombelli R: Osteonecrosis of the hip treated by intertrochanteric osteotomy: A four to 15 year follow-up. J Bone Joint Surg 70B:761, 1988.
56. Marcus ND, Enneking WF, Massam RA: The silent hip in idiopathic aseptic necrosis. J Bone Joint Surg 55A:1351, 1973.
57. Mitchell DG, Rao VM, Dalinka MK, et al: Femoral head avascular necrosis: Correlation of MR imaging, radiographic staging, radionuclide imaging, and clinical findings. Radiology 162:705, 1987.
58. Mont MA, Jones LC, Sotereanos DG, et al: Understanding and treating osteonecrosis of the femoral head. AAOS Instructional Course Lect 49:169, 2000.
59. Muller ME: Part I: Intertrochanteric osteotomy in the treatment of the arthritic hip joint. *In* Tronzo RG (ed): Surgery of the Hip Joint. Philadelphia, Lea & Febiger, 1973.
60. Ohzono K, Saito M, Takaoka K, et al: Natural history of nontraumatic avascular necrosis of the femoral head. J Bone Joint Surg 73B:68, 1991.
60a. Ortiguera CJ: Total hip arthroplasty for osteonecrosis: matched-pair analysis of 188 hips with long-term follow-up. J Arthroplasty 14:21–28, 1999.
61. Orwin JF, Fisher RC, Wiedel JD: Use of the uncemented bipolar endoprosthesis for the treatment of steroid induced osteonecrosis of the hip in renal transplantation patients. J Arthroplasty 6:1, 1991.
62. Papagelopoulos PJ, Hay JE, Galanis E, Morrey BF: Infection around joint replacements in patients who have a renal or liver transplantation (79A:36–43, Jan. 1997), Tannenbaum et al (letter; comment). J Bone Joint Surg 80A:607, 1998.
63. Pavlovcic V, Dolinar D, Arnez Z: Femoral head necrosis treated with vascularized iliac crest graft. Int Orthop 23:150, 1999.
64. Phillips FM, Pottenger LA, Finn HA, Vandermolen J: Cementless total hip arthroplasty in patients with steroid-induced avascular necrosis of the hip. A 62-month follow-up study. Clin Orthop 303:147, 1994.
65. Piston RW, Engh CA, DeCarvalho PI, Suthers K: Osteonecrosis of the femoral head treated with total hip arthroplasty without cement. J Bone Joint Surg 76A:202, 1994.
66. Radford PJ, Doran A, Greatorex RA, Rushton N: Total hip replacement in the renal transplant recipient. J Bone Joint Surg 71B:456, 1989.
67. Ranawat CS, Atkinson RE, Salvati EA, Wilson PD: Conventional total hip arthroplasty for degenerative joint disease in patients between the ages of forty and sixty years. J Bone Joint Surg 66A:745, 1984.
68. Ritter MA, Meding JB: A comparison of osteonecrosis and osteoarthritis patients following total hip arthroplasty. Clin Orthop 206:139, 1986.
69. Ritter MA, Helphinstine J, Keating EM, et al: Total hip arthroplasty in patients with osteonecrosis. The effect of cement techniques. Clin Orthop 338:94, 1997.
70. Robinson HJ, Hartleben PD, Lund G, Schreiman J: Evaluation of magnetic resonance imaging in the diagnosis of osteonecrosis of the femoral head: Accuracy compared with radiographs, core biopsy, and intraosseous pressure measurements. J Bone Joint Surg 71A:650, 1989.
71. Sakamoto M, Shimizu K, Iida S, et al: Osteonecrosis of the femoral head: A prospective study with MRI. J Bone Joint Surg 79B2:213, 1997.
72. Saito S, Saito M, Nishina T, et al: Long term results of total hip arthroplasty for osteonecrosis of the femoral head. Clin Orthop 244:198, 1989.
73. Salvati EA, Cornell CN: Long term follow-up of total hip replacement in patients with avascular necrosis. Instruct Course Lect 37:67, 1988.
74. Sarmiento A, Ebramzadeh E, Gogan WJ, McKellop HA: Total hip arthroplasty with cement: A long term radiographic analysis in patients who are older than fifty and younger than fifty years. J Bone Joint Surg 72A:1470, 1990.
75. Scher MA, Jakin I: Intertrochanteric osteotomy and autogenous bone grafting for avascular necrosis of the femoral head. J Bone Joint Surg 75A:1119, 1993.
76. Scully SP, Aaron RK, Urbaniak JR: Survival analysis of hips treated with core decompression or vascularized fibular grafting because of avascular necrosis. J Bone Joint Surg 80A:1270, 1998.
77. Smith KR, Bonfiglio M, Montgomery WJ: Nontraumatic necrosis of the femoral head treated with tibial bone grafting: A follow-up note. J Bone Joint Surg 62A:845, 1980.
78. Solomon L: Idiopathic necrosis of the femoral head: Pathogenesis and treatment. Can J Surg 24:573, 1981.
79. Steinberg ME, Corces A, Fallon M: Acetabular involvement of the femoral head. J Bone Joint Surg 81A:60, 1999.
80. Steinberg ME: Early diagnosis of avascular necrosis of the femoral head. Am Acad Orthop Surg Instruct Course Lect 37:51, 1988.
81. Steinberg ME, Hosick WB, Hartman K: Abstract 300 cases of core decompression with bone grafting for avascular necrosis of the femoral head. Assoc Res Circ Oss News 4:120, 1992.
82. Stulberg BN, Bauer TW, Belhobek GH: Making core decompression work. Clin Orthop 261:186, 1990.
83. Stulberg BN, Bauer TW, Belhobek GH, et al: A diagnostic algorithm for osteonecrosis of the femoral head. Clin Orthop 249:176, 1989.
84. Stulberg BN, Singer R, Goldner J, Stulberg J: Uncemented total hip arthroplasty in osteonecrosis: A 2- to 10-year evaluation. Clin Orthop 334:116, 1997.
85. Sugano N, Nishii T, Shibuya T, et al: Contralateral hip in patients with unilateral nontraumatic osteonecrosis of the femoral head. Clin Orthop 334:85, 1997.
86. Sugioka Y: Transtrochanteric rotational osteotomy in the treatment of idiopathic and steroid induced femoral head necrosis, Perthes disease, slipped capital femoral epiphysis and osteoarthritis of the hip: Indications and results. Clin Orthop 184:12, 1985.
87. Suominen S, Antti-Poika I, Santavirta S, et al: Total hip replace-

ment after intertrochanteric osteotomy. Orthopedics 14:253, 1991.
88. Takaoka K, Nishina T, Ohzono K, et al: Bipolar prosthetic replacement for the treatment of avascular necrosis of the femoral head. Clin Orthop 177:121, 1992.
89. Tooke SM, Amstutz HC, Delaunay C: Hemiresurfacing for femoral head osteonecrosis. J Arthroplasty 2:125, 1987.
90. Toomey HE, Toomey SP: Hip arthroplasty in chronic dialysis patients. J Arthroplasty 13:657, 1998.
91. Urbaniak J, Nunley JA, Goldner RD: Treatment of aseptic necrosis of the femoral head by vascularized fibular graft. Presented at the Eighth Combined Meeting of the Orthopaedic Associations of the English Speaking World. Washington, DC, May 3–8, 1987.
92. Wei SY, Klimkiewicz JJ, Lai M, et al: Revision total hip arthroplasty in patients with avascular necrosis. Orthopedics 22:747, 1999.
93. Xenakis A, Beris AE, Malizos KK, et al: Total hip arthroplasty for avascular necrosis and degenerative osteoarthritis of the hip. Clin Orthop 341:62, 1997.
94. Zangger P, Gladman DD, Urowitz MB, Bogoch ER: Outcome of total hip replacement for avascular necrosis in systemic lupus erythematosus. J Rheumatol 27:919, 2000.

第 88 章

帕金森病

Frank J. Frassica, James F. Wenz, Franklin H. Sim

帕金森病(震颤麻痹)是一种源于脑干基底核的神经系统疾患,临床主要表现为面无表情(面具脸)、肌肉僵直、活动减少、运动迟缓、“静止性震颤”、佝偻前屈姿势以及碎小步态(图 88–1)[11]。发病的高峰年龄是 50~60 岁。疾病可逐渐进展,导致出现碎小步态和严重的平衡问题(表 88–1)。50 岁以上美国人群中,帕金森病的发病率约为 1%。

帕金森病患者会出现关节位置觉和本体感觉损害。Zia 等[28]提出双侧关节位置觉分辨力的损害可能是造成该疾病特征性姿势异常的原因之一。帕金森病患者发生髋关节骨折和骨密度降低的概率较高[25]。Taggart 和 Crawford [25]对 55 例帕金森病患者进行了为期 14~17 个月的随访,观察骨折的发生率,并且记录骨矿物质密度(BMD)。在所有的男性和女性患者中,髋部 BMD 均显著低于脊柱 BMD, 这一现象令人十分感兴趣。他们同时观察到,与对照组相比,病例组全髋 BMD 低 10%(P=0.014), 股骨颈部 BMD 低 12%(P<0.004)。此外他们还报道, 在 14 个月的随访期中有 11 例(38%)女性患者发生了骨折:髋关节 6 例,桡骨远端 4 例,骨盆 2 例,踝关节 2 例,鼻部 1 例。

多项研究表明,帕金森病患者具有较高的髋关节骨折发生率[9,14,15]。Johnell 等[14]对 138 例新诊断为帕金森病的患者进行了随访研究。在诊断 10 年后,估计有 27%的帕金森病患者出现了新发髋关节骨折。骨折通常好发于 8 个不同的骨骼部位(如股骨近端、腰椎、桡骨远端),52%的男性和 64%的女性帕金森病患者发生了一次或多次骨折。与对照组相比,男性和女性帕金森病患者发生股骨近端骨折的概率都明显增高 (P<0.001)。新发股骨近端骨折的累积发生率是 27%(男性 29%,女性 26%),而对照组仅为 9%。

帕金森病患者髋关节骨折发生率增高的主要原因是易跌倒和 BMD 降低。Sato[22]和同事发现,帕金森病患者都有 BMD 降低且易发维生素 D 缺乏症。此外,许多患者还出现代偿性的甲状旁腺功能亢进。

对帕金森病患者实施髋关节成形术比较困难,一些学者[5,21,26]报道这种髋关节成形有较高的术后脱位率。很少有文献专门讨论帕金森病患者骨关节炎的髋关节成形术,但其他一些研究[6,7,10,24]已表明髋关节成形术是治疗帕金森病患者移位股骨颈骨折安全有效的方法。

关节成形术在治疗髋关节骨折中的作用

帕金森病患者常见髋关节骨折。不幸的是,用于治疗帕金森病患者的系统药物(如左旋多巴)可导致体位性低血压。体位性低血压和平衡障碍联合作用易使帕金森病患者发生低能量伤害。

帕金森病患者的髋关节骨折应依据标准治疗指征分别采取内固定或关节成形术治疗。我们采取坚强内固定治疗 Garden[8] Ⅰ型和Ⅱ型股骨颈骨折,采取股骨头置换治疗 GardenⅢ型和Ⅳ型骨折。据 Londos 等[18]报道,无移位骨折的帕金森病患者接受内固定治疗后效果较好。19 例有移位骨折患者接受了复位和内固定术,其中仅有 10 例顺利愈合。其他 9 例患者中 6 例发生了骨不愈合,3 例出现股骨头部分塌陷。尽管 Soto–Hall[23]认为严重帕金森病患者的骨接合点必然会断裂,但我们和其他学者[26]的经验一致认为,这种患者的骨折会愈合,尽管他们存在震颤、不自主动作和强直。内固定术的目标应该是达到坚强固定,因为这种患者在康复过程中可能无法维持部分负重或非承重状态。不幸的是,摔倒所致创伤、髋关节骨折或手术常会加速患者病情的恶化。这种患者治疗的首要目标是尽可能快地恢复到骨折前的状态。如果转子间或股骨颈骨折因为骨质较差或粉碎性骨折无法做坚强固定,则应该考虑实施假体置换。

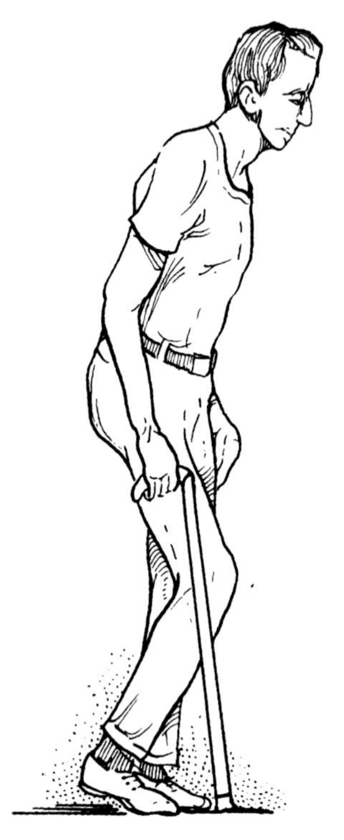

图 88-1 典型的帕金森病患者。

技术上的考虑

尽管一些作者[12,13,19]认为采用假体置换治疗股骨颈骨折是不恰当的,但更多报道表明,帕金森病患者行髋关节成形术是安全有效的[7,24]。关于假体置换价值的争论主要集中在关节成形术后假体组件的稳定性（表88-2)和术后死亡率方面[2,27]。Rothermel 和 Garcia[21]报道了一组 23 例接受关节假体置换的患者，有 2 例出现脱位(8.7%);Whittaker 等[27]报道了一组 12 例患者，有 2 例脱位(16%);Eventov 等[7]报道了一组31 例患者,仅有 1 例脱位。Hunter[12,13]强烈反对为帕金森病患者实施假体置换术，因为他认为假体置换后有较高的脱位发生率。这个观点是基于 Coughlin 和 Templeton[5]的研究,他们报道假体置换术后 6 个月内有 37%脱位发生率和 75%死亡率。发生过脱位的每一位患者均在6 个月内死亡。作者得出结论认为,内固定术是更好的选择，应尽量避免采用假体置换术。尽管 Coughlin 和Templeton[5]将高脱位率归咎于后侧(Gibson)手术入路,但 Eventov 等[7]使用后侧手术入路仅报道了 1 例脱位(1/31,3%)。为了加强后侧手术入路,术中采用了强化软组织修复[4,17,30]。

表 88-1 帕金森病患者严重程度的 Columbia 分型

分型	特征	患者数
Ⅰ	单侧受累,很少或没有功能受损	10
Ⅱ	双侧或中线受累,不影响平衡	14
Ⅲ	早期失去平衡,轻度或中度功能残疾	16
Ⅳ	严重残疾,在没有帮助下几乎不能站立或行走	7
Ⅴ	无法站立或行走,只能依靠轮椅	0

结果

对于帕金森病患者，整体治疗以及髋关节成形术的结果是令人满意的，尽管此类患者比普通人群通常有更多的术后并发症。Staeheli 等[24]报道了一组 50 例实施髋关节成形术治疗股骨颈移位骨折的患者，结果较好，脱位发生率仅为 2%；术后 6 个月时死亡率是20%。与曾报道的帕金森病患者髋关节骨折死亡率相比,20%的死亡率是可以接受的，但是与 Kenzora 等[16]报道的普通髋关节骨折人群术后 1 年 13.4%的死亡率相比，这个比例仍偏高。髋关节骨折后的功能状态也优于此前的报道。骨折前那些不依靠辅助工具也能行走的患者,其中 80%能够恢复到术前状态保持行走功能。骨折前 50%的帕金森病患者需要家庭护理,骨折后 70%的患者需要家庭护理。Guyton[10]、DeLee[6]和其他学者[3,19]同样支持假体置换术在治疗帕金森病患者股骨颈移位骨折中的作用。

帕金森病患者有效的全髋关节成形术

没有单独关于帕金森病患者实施全髋关节置换术的文献报道。因为关于选择性全髋关节成形术的资料较少，因此关节成形术的危险和获益仅能从有关股骨颈骨折后关节成形术的报道中推断。

因为没有相关的文献报道,Frassica 等人(未发表)总结了梅奥诊所为帕金森病患者实施全髋关节成形术的经验。在 20 年间,他们为 52 个患者实施了 56 次关节成形术(平均年龄为 71 岁;范围为 60~82 岁)。术前诊断和例数如下:骨关节炎(26),内置假体失败(7),全髋关节成形术后无菌性松动(7),急性股骨颈骨折(4),陈旧性浓囊性关节炎(1),继发于 Legg-Calvé-Perthes 病的退行性关节炎(1),曾实施过关节成形术(1)。

表 88-2 帕金森病患者股骨颈移位骨折接受内置假体置换术后假体脱位的发生率

年代	研究	患者数	移位数	发生率(%)
1972	Rothermel 等[21]	23	8	34.8
1972	Whittaker 等[27]	12	2	16.7
1980	Coughlin 等[5]	16	6	37.5
1983	Eventov 等[7]	31	3	9.6
1988	Staeheli 等[24]	52	1	1.9

27 例患者曾经接受过髋关节手术,40 例患者术前一直在接受抗帕金森病的药物治疗。整体上,关节成形术后的早期功能结果是不错的。所有 6 例术前不能行走的患者均能在术后独立行走(3 例)或借助手杖或助步器行走(3 例)。3 例患者(5.7%)在关节成形术后 6 个月内死亡。

不幸的是,接受髋关节成形术治疗的帕金森病患者的远期结果与神经功能障碍的进展程度相关。在 Frassica 等人的研究中(未发表),70%的患者在长期的随访过程中进展为中度或重度帕金森病。仅有 11%的患者术前存在严重的帕金森综合征(严重的功能障碍,几乎不能行走或单独站立),但 42%的患者在关节成形术后的 2~7 年内发展成严重的帕金森综合征。

假体被成功地置入到 6 例髋关节已脱位的(10.7%,6 例)患者。其中 4 例患者一直在接受抗帕金森病治疗;2 例没有。2 例脱位发生在接受全髋关节成形术治疗的急性股骨颈骨折患者。3 例患者此前进行过手术,3 例没有。手术入路分别为经转子入路 4 例,后侧入路 1 例,前外侧入路 1 例。6 例脱位患者中,3 例出现了不止一次的假体脱位,2 例需要再次手术。脱位发生率分别是经转子入路 11%(4/36),前外侧入路 7%(1/14),后侧入路 16%(1/6)。1 例患者发生了深部感染需要取出假体组件。

帕金森病患者行髋关节手术的技术要点

Soto-Hall[23]和 Rothermel 和 Garcia[21]提到了对帕金森病患者实施手术非常困难,因为髋关节存在屈曲和(或)内收挛缩。在另一项研究中,梅奥诊所的 49 例由于股骨颈骨折而接受内置假体置换的患者,术中检查发现 5 例存在严重挛缩,无法稳定复位[24]。这 5 例患者需要切断内收肌腱来确保稳定的活动范围。另一项报道表明,3 例接受选择性全髋关节成形术的患者也需行内收肌腱切断术来确保稳定的术中活动范围。内收肌腱切断术对提高髋关节的活动和减少术后脱位的发生是非常有用而必要的辅助措施。当对股骨颈骨折患者实施关节成形术时,因为骨折相关的疼痛和痉挛,很难在术前发现内收肌挛缩。如果在手术中没有主动检查明确是否存在内收肌挛缩,则很可能被忽略。

为帕金森病患者施行髋关节手术时,我们倾向于采用前外侧手术入路,因为这种入路能减少术后脱位发生率并且有利于解决髋关节屈曲和内收肌挛缩的问题。如果挛缩较轻微,内收肌可以从股骨上切断松解。如果必要的话,腰大肌肌腱也应切断松解。如果髋关节的外展仍然受限,内收肌腱应从耻骨上切断松解(图 88-2)。

帕金森病患者术前和术后护理

帕金森病患者在术前应该接受全面的神经系统评价,以确保他们的治疗是最佳的。手术期间,这类患者还需要进行仔细的内科和神经系统检查。

为股骨颈骨折实施选择性髋关节手术或关节成形术后,对帕金森病患者要加强皮肤护理,促进肺部排痰,以及泌尿生殖系统的管理。因为长期卧床,这些患者常常会有皮肤褥疮(尤其是在骶骨或跟骨部位)。有效的肺部排痰和早期下床对预防肺炎和其他呼吸道并发症是有效的。因为泌尿系统感染发生的概率较高(在 Frassica 等未报道的文章中大约为 20%),应用抗生素来预防败血症和细菌种植在移植物是很有必要的。

术后,有时需要用系带或在食管型将帕金森病患者的髋关节置于外展位,尤其是那些术后早期出现明

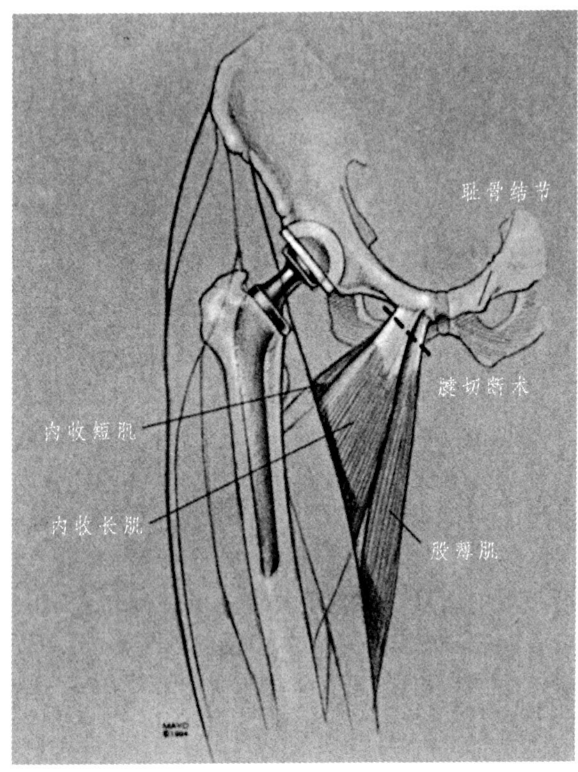

图 88-2 耻骨上切断松解内收肌腱示意图。

显内收肌挛缩的病例。此外护理者还应牢记，帕金森病患者症状的严重程度常会由于选择性手术或骨折所造成的应激或创伤而加重。

小结

髋关节成形术对于帕金森病患者通常是有效和安全的。前外侧入路是较常采用的手术入路，另外为了确保稳定的活动范围还可能要行内收肌腱切断术。术后，外科医师需要仔细监测患者并采用必要的治疗来减少并发症，如皮肤溃疡、肺炎和泌尿系统感染。选择性全髋关节成形术的长期效果常取决于神经系统疾病的进展。

（孔清权 译 李世民 校）

参考文献

1. Adams RD, Victor M, Ropper AH: Degenerative diseases of the nervous system. Principles of Neurology, 6th ed. New York, McGraw-Hill, 1997, pp 1046–1107.
2. Ali Khan MA, Brakenbury PH, Reynolds IS: Dislocation following total hip replacement. J Bone Joint Surg 63B:214–218, 1981.
3. Bisla RS, Ranawat CS, Inglis AE: Total hip replacement in patients with ankylosing spondylitis with involvement of the hip. J Bone Joint Surg 58A:233–238, 1976.
4. Chiu FY, Chen CM, Chung TY, et al: The effect of posterior capsuolorrhaphy in primary total hip arthroplasty. A prospective randomized study. J Arthroplasty 15:194–199, 2000.
5. Coughlin L, Templeton J: Hip fractures in patients with Parkinson's disease. Clin Orthop 148:192–195, 1980.
6. DeLee JC: Fractures and dislocations of the hip. *In* Rockwood CA Jr, Green DP, Bucholz RW (eds): Rockwood and Green's Fractures in Adults, 4th ed. Philadelphia, Lippincott-Raven, 1996, pp 1659–1825.
7. Eventov I, Moreno M, Geller E, et al: Hip fractures in patients with Parkinson's syndrome. J Trauma 23:98–101, 1983.
8. Garden RS: Reduction and fixation of subcapital fractures of the femur. Orthop Clin North Am 5:683–712, 1974.
9. Grisso JA, Kelsey JL, Strom BL, et al: Risk factors for falls as a cause of hip fracture in women. The Northeast Hip Fracture Study Group. N Engl J Med 324:1326–1331, 1991.
10. Guyton JL: Fractures of the hip, acetabulum, and pelvis. *In* Canale ST (ed): Campbell's Operative Orthopaedics, 9th ed. St. Louis, Mosby-Year Book, 1998, pp 2181–2279.
11. Hoehn MM, Yahr MD: Parkinsonism: Onset, progression, and mortality. Neurology 17:427–442, 1967.
12. Hunter GA: Fractures of the neck of the femur. Part I. Displaced fractures of the femoral neck—internal fixation or hemiarthroplasty? Instr Course Lect 29:1–4, 1980.
13. Hunter GA: The rationale for internal fixation and against hemiarthroplasty. *In* Hungerford DS (ed): The Hip. Proceedings of the Eleventh Open Scientific meeting of the Hip Society. St. Louis, CV Mosby, 1983, pp 34–41.
14. Johnell O, Melton LJ III, Atkinson EJ, et al: Fracture risk in patients with Parkinsonism: A population-based study in Olmsted County, Minnesota. Age Ageing 21:32–38, 1992.
15. Johnell O, Sernbo I: Health and social status in patients with hip fractures and controls. Age Ageing 15:285–291, 1986.
16. Kenzora JE, McCarthy RE, Lowell JD, Sledge CB: Hip fracture mortality. Relation to age, treatment, preoperative illness, time of surgery and complications. Clin Orthop 186:45–56, 1984.
17. Ko CK, Law SW, Chiu KH: Enhanced soft tissue repair using locking loop stitch after posterior approach for hip hemiarthroplasty. J Arthroplasty 16:207–211, 2001.
18. Londos E, Nilsson LT, Stromqvist B: Internal fixation of femoral neck fractures in Parkinson's disease. 32 patients followed for 2 years. Acta Orthop Scand 60:682–685, 1989.
19. Niemann KMW, Mankin HJ: Fractures about the hip in an institutionalized patient population. II. Survival and ability to walk again. J Bone Joint Surg 50A:1327–1340, 1968.
20. Pellicci PM, Bostrom M, Poss R: Posterior approach to total hip replacement using enhanced posterior soft tissue repair. Clin Orthop 355:224–228, 1998.
21. Rothermel JE, Garcia A: Treatment of hip fractures in patients with Parkinson's syndrome on levodopa therapy. J Bone Joint Surg 54A:1251–1254, 1972.
22. Sato Y, Kikuyama M, Oizumi K: High prevalence of vitamin D deficiency and reduced bone mass in Parkinson's disease. Neurology 49:1273–1278, 1997.
23. Soto-Hall R: Treatment of transcervical fractures complicated by certain common neurological conditions. Instr Course Lect 17:117–120, 1960.
24. Staeheli JW, Frassica FJ, Sim FH: Prosthetic replacement of the femoral head for fracture of the femoral neck in patients who have Parkinson disease. J Bone Joint Surg 70A:565–568, 1988.
25. Taggart H, Crawford V: Reduced bone density of the hip in elderly patients with Parkinson's disease. Age Ageing 24:326–328, 1995.
26. Turcotte R, Godin C, Duchesne R, Jodoin A: Hip fractures and Parkinson's disease. A clinical review of 94 fractures treated surgically. Clin Orthop 256:132–136, 1990.
27. Whittaker RP, Abeshaus MM, Scholl HW, Chung SM: Fifteen years' experience with metallic endoprosthetic replacement of the femoral head for femoral neck fractures. J Trauma 12:799–806, 1972.
28. Zia S, Cody F, O'Boyle D: Joint position sense is impaired by Parkinson's disease. Ann Neurol 47:218–228, 2000.

第 89 章

髋关节成形术治疗 Paget 病

Javad Parvizi, Franklin H. Sim

Paget 病是 1877 年由 James Paget 爵士[31]首先确认并报道的，是一种以骨吸收、骨形成和骨重建增加为特点并导致骨质畸形以及关节生物力学特性改变的局灶性疾病。由于本病多伴发畸形、受累骨骼质量的改变以及患者年龄偏高，因此常有发生失用性髋关节病继而要行髋关节置换术的病例报道[14,28,35]。因此在下列操作中必须识别本病所特有的某些问题：①术前对髋部疼痛来源进行鉴别时；②确定术中在处理骨质缺损和潜在出血中可能遇到的技术问题时；③鉴定能使长期效果最优化且能降低手术风险的治疗措施时。

病理生理学

虽然发病率可能有所下降[6]，但 Paget 病在 45 岁以上人群中的发病率仍高达 3.5%[9,11,34]。骨盆与股骨是最常见的受累部位，20%~80%的 Paget 病患者可以发现影像学变化[15,27,44]。值得注意的是，这些患者中仅有不足 10%会出现疼痛这种最常见的症状[43]。在有症状的患者中，大约有 30%的患者出现源于髋关节病或直接源于活动性骨病的髋痛，而且髋部是最常见的疼痛部位[43]。

尽管 Paget 病的确切病因目前尚不清楚，但均与慢性病毒性感染有关，特别是有遗传倾向的易感人群 [4,13,29,35,39]。主要的畸形被认为是由于异常破骨细胞所致的局灶性强烈骨吸收引起的[10]。然而由于间质细胞和破骨细胞直接引起破骨活动，有证据表明成骨细胞可能启动了疾病过程[36]。Paget 病经历了 3 个不同的阶段：①最初是破骨活动猝发而引起骨吸收；②成骨和破骨活动的混合阶段，骨代谢水平逐渐提高，导致结构性异常骨的沉积；③骨形成超过骨吸收的最终硬化阶段。

根据疾病的活动性和受累解剖部位，可出现不同的临床表现、生物力学改变和影像学改变。在破骨活动活跃期，正常骨质被重吸收后局部存在高血管化区，骨髓腔被纤维血管化结缔组织所替代。骨吸收和高血管化可伴有疼痛并导致术中出血量增高[17,30,33]。通过测量骨吸收可能引起升高的血清碱性磷酸酶水平和反映 I 型胶原断裂的羟脯氨酸尿排泄量可以监测疾病活动度。羟脯氨酸水平的增加与影像学显示的疾病活动度以及血清碱性磷酸酶升高程度密切相关 [11,20]。影像学上若出现“V”形进展性骨溶解病灶和髋臼上骨质疏松环，表明有破骨性和骨吸收[24,27]。随着代偿性新骨的形成，影像学上会出现特征性增厚的粗的骨小梁，这在组织学上与板状骨马赛克样构成不良是一致的。由于结构尚不及正常骨质，新生骨质在承重和肌肉张力下会发生变形，导致骨结构变宽、长骨弯曲、股骨颈髋内翻畸形以及骨盆受累和髋臼前突（图 89-1）。

目前尚不清楚 Paget 病患者的骨关节炎发病率是否高于年龄匹配对照组。有些作者推测，Paget 病变过程使患者易发生退变性关节炎[2,17]。Altman 认为，导致关节不协调的关节旁骨性增大、弯曲和变形继发的生物力学改变之弯曲和变形以及软骨下支撑结构的改变影响着关节功能[2]。然而 Guyer 和 Dewbury 发现，Paget 病累及髋关节的患者髋关节退行性病变的实际发病率与非 Paget 病患者的对照组是相同的[16]。即便 Paget 病患者骨关节炎发病率没有增加，关节疾病和骨质畸形的类型显然也受 Paget 病程的影响。关节上方缩窄在特发性骨关节炎中最常见，而 Paget 病患者最常见的是内侧或同心性缩窄。在一项针对 88 名髋部疼痛和患有 Paget 病患者的回顾性分析中，仅有 3 名患者出现关节上方缩窄，而有 78 名患者有内侧缩窄的证据，57 名患者出现同心性缩窄[2]。此外，股骨颈髋内翻畸形和髋臼前突在骨关节炎中很少见，而在严重 Paget 病患者中却常见。Winfield 和 Stamps 在对 50 名有症状的 Paget 病患者的回顾性研究发现，在累及骨盆和股骨的患者中有 30%存在髋臼前突[43]。此外在该系列 67%的患者中还发现伴发于股骨髋内翻畸形的内侧关节间隙中明显缩窄[43]。

术前计划

髋部疼痛的来源

Paget 病患者髋部疼痛的潜在来源包括疾病活动性造成的骨痛、骨关节炎、即将发生或已经发生的压缩性骨折（图 89-1）、脊柱受累引起的神经根病变和 Paget 肉瘤。将 Paget 病变的骨痛与继发于髋关节炎的疼痛区别开往往较困难。二者都可引起钝性酸痛，且在承重时加重。如果给髋关节注射局麻药物可以减轻髋部不适，则提示疼痛可能是由髋关节炎引起的[7]。然而骨痛通常与疾病的活动性有关。血清碱性磷酸酶水平和羟脯氨酸尿排泄量通常会显著升高，且骨扫描显示骨骼摄取增强。适当的抗 Paget 病治疗措施（例如双磷酸盐和降钙素）往往是有益的，因为继发于 Paget 病的疼痛会有改善[3,17,26,27]。术前请内分泌科专家会诊可能对控制疾病和术前准备有所帮助。有些作者常规使用降钙素和（或）双磷酸盐对所有择期手术患者进行术前处理[3,27]。

术前影像学检查

除了标准的髋部 X 线片，所有患者均应在关节成形术之前拍摄股骨全长 X 线片，对股骨畸形程度和受累范围进行评估。依据这些 X 线片可以确定矫正畸形是否需要行股骨截骨术以及截骨术的类型。

应仔细判读 X 线片以便了解是否存在可引起髋部疼痛的股骨完全骨折或压缩性骨折。骨折可能位于股骨颈、转子间或股骨干。骨折通常伴有骨骼畸形，可表现为骨张力侧的不全骨折或拆裂骨折。在我们关于接受髋关节成形术的 80 名 Paget 病患者的研究中，有 10 例之前曾发生股骨颈骨折，2 例发生股骨干骨折，还有 1 例曾发生转子间骨折[26]。

出现与 Paget 病不相符的持续疼痛和影像学上骨质破坏，特别是伴有软组织肿块时，应怀疑为肉瘤样病变[12,18,42]。当有所怀疑时，应进行辅助性轴位影像学检查，如 MRI 和 CT 扫描，可以排除肉瘤样病变。

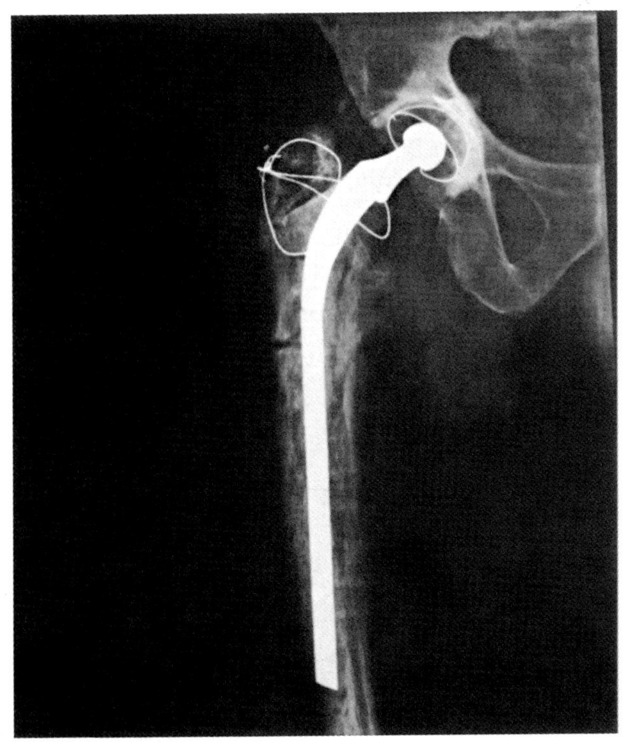
A

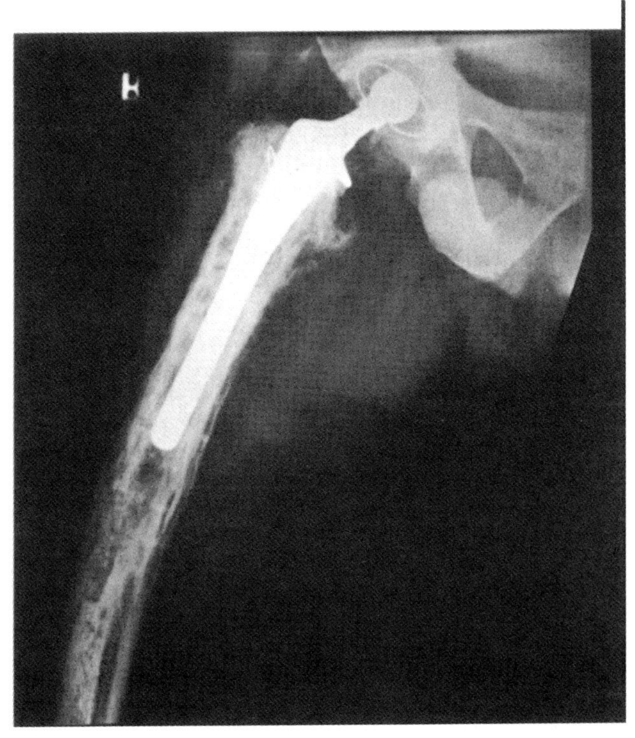
B

图 89-1 （A）一名既往曾两次接受全髋关节置换术、目前突发剧烈疼痛的 69 岁男性患者的前后位 X 线片。患者曾发生股骨骨折和股骨假体骨折。股骨假体翻修为非骨水泥假体。（B）股骨骨折顺利愈合，在植入长入型股骨假体术后两年随访时无疼痛。

Paget 肉瘤在所有肉瘤中占不到 5%，但在 40 岁以上患者中占肉瘤的相当大比例[8,19,42]。常见受累部位包括骨盆、股骨和肱骨，这与 Paget 病的解剖部位分布是一致的[18,19,38]。当位于股骨时，大约有一半的肉瘤位于近端，另一半位于远端。

技术要点

Paget 病患者行髋关节成形术时可能遇到特殊的技术挑战。

高度血管化

Paget 病患者尤其是处于活动期的患者，在术前就应该对术中有出血量增加的潜在风险有所估计和准备。有研究显示，术前进行抗 Paget 病的药物治疗可以有效减少术中失血[28]。如果遇到高血管化，由于术后可能出现快速骨溶解因此应考虑应用双磷酸盐和降钙素[25]。在我们研究中心曾对接受全髋关节成形术的 Paget 病患者观察时发现失血量有所增多[26,33]。这些患者比通常需要更多的输液量和输血量。对 Paget 病患者，尤其是处于活动期的患者，在进行关节置换术时应该考虑使用术中血液回收系统。因为出血增加很难在股骨和髋臼侧获得较为干燥的接触面来建立良好的骨-骨水泥界面，继而可能影响假体的长期存活率，所以尽量减少术中出血十分重要。

骨质畸形

应发现并处理好股骨侧的畸形，否则会妨碍股骨假体的正确定位。髋内翻是 Paget 患者常见的股骨畸形，可导致股骨假体定位在内翻位[28]。以我们的经验，术前存在髋内翻的 22 名患者中，10 例股骨假体定位内翻位，范围在 2°~20°之间[26]。幸运的是，绝大多数患者的内翻角度轻微(平均为 5.7°)，唯一一位错位达 20°的患者因假体无菌性松动而最终需要行股骨假体翻修术。需行转子或股骨重新对线截骨术，以矫正股骨的髋内翻畸形(图 89-2)。如果需要在股骨一处或多处进行截骨，一期手术可能有利于缩短总的失能时间[32]。

在骨盆侧，Paget 病患者在进行髋关节成形术时髋臼前突可能会造成一定困难(图 89-3)。髋臼内侧植骨或使用大号的半球形臼杯可能有助于将髋关节中心点恢复到其解剖位置[22](图 89-4)。为非骨水泥型臼杯设置髋臼校正衬垫是另一种可供选择的补偿方法，其可根据髋臼前突患者臼杯内侧偏移程度进行补偿。在我们的研究中，32 例存在髋臼前突的患者中，23 例只有轻度内侧移位因而不需要行任何特殊的重建手术[26]。综上所述，存在髋臼前突并不一定会出现不良的临床效果。如果遇到骨骼质量很差的患者，可能更愿意选择骨水泥型臼杯带或不带非髋臼前突扩架[22]。如果使用非骨水泥型假体，对完整的髋臼边缘给予良好的支撑，并使用多个螺钉来增强固定可能会减少臼杯移位。

内植物的选择

骨骼质量和形态学特征的改变可能会影响 Paget 病患者内植物的选择和固定方式。对这些患者行髋关节成形术还应遵守位置和充分固定的基本原则。总之，选择什么样的植入物和固定方法取决于手术医师及其对特定设计结构的熟悉程度。然而在选择植入物类型和固定方式时，还有一些环境条件需要给予特别的考虑。在施行股骨重新对线截骨术的病例中，因为骨水泥渗入截骨间隙会影响骨性愈合，所以更愿意选择长的非骨水泥型股骨柄而不是骨水泥型股骨柄。目前已经有一期截骨矫形联合应用非骨水泥型带广泛涂层的股骨假体获得成功的案例报道[1]。

相反，对于股骨近端骨质改变合并有骨质扩张或成角导致畸形的病例，使用广泛多孔涂层的假体则很难获得合适的配合和填充。对这种病例，骨水泥固定或使用多孔图层假体结合正常的骨干骨可能是较好的选择。变形性骨炎样骨中偶尔会遇到非常坚硬的硬化骨，此时不宜使用标准的骨锉和手术器械，必须使用高速磨钻来进行骨准备。这种情况下骨水泥与硬化骨的结合强度往往不太理想，因此使用非骨水泥型假体可能更好(图 89-5)。在我们诊所，使用非骨水泥型假体直接与变形性骨炎样骨骼相接触的髋关节成形术的临床效果令人鼓舞，关节置换术后的前 10 年内没有发现一例假体松动[33]。在该系列中，选用非骨水泥的原因就是因为存在坚硬的硬化骨。

术后治疗

由于某些 Paget 病患者行关节成形术操作较复杂，因此这些患者的术后护理可能需要进行一些更改。理论上认为，术后制动时间或保护性负重时间延长所产生的力学影响以及活动性疾病的代谢影响，会使这些患者易于发生明显的骨吸收。术后使用双磷酸

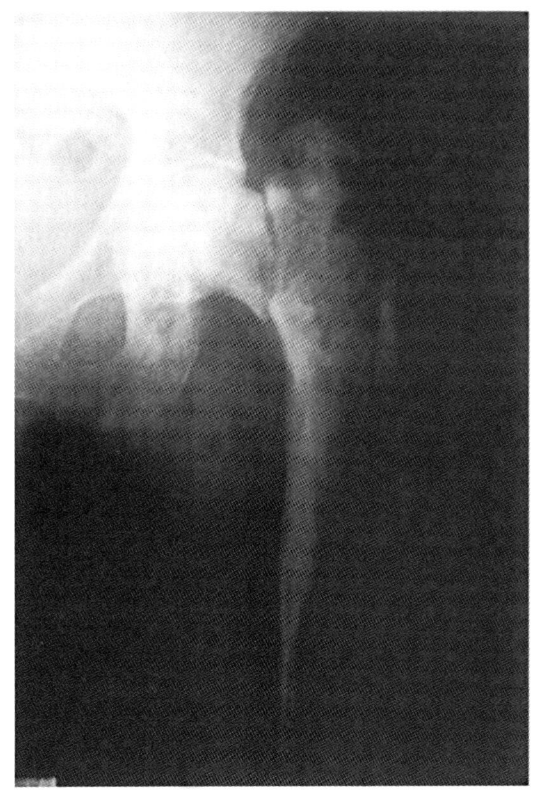

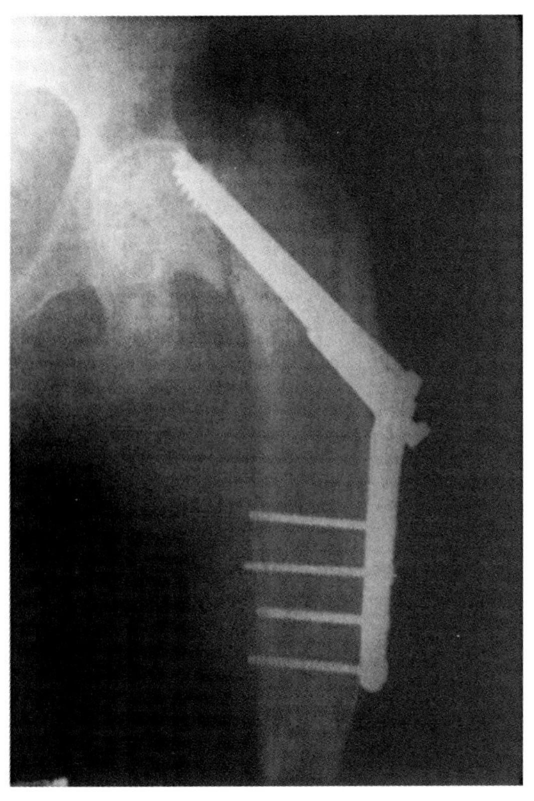

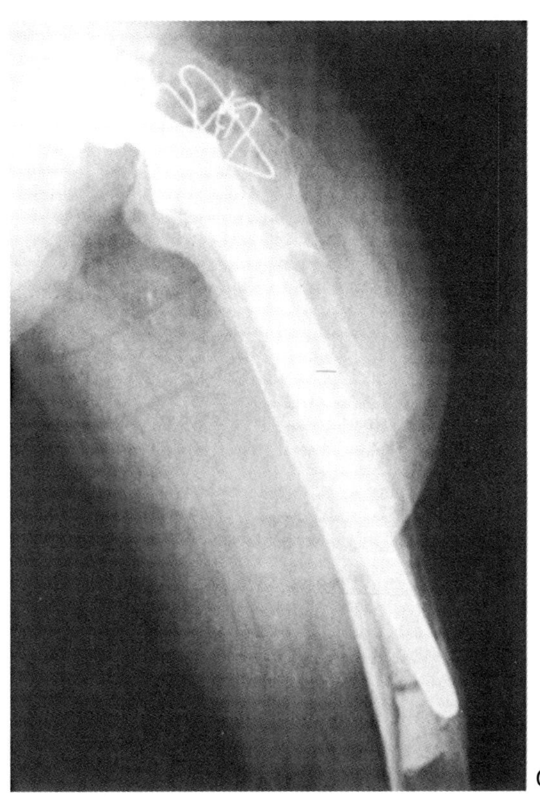

图 89-2　(A)73 岁女性患者的左髋前后位 X 线片。股骨近端有明显的 Paget 病，伴发股骨颈垂直剪切性骨折。(B)对患者采取切开复位以及加压螺钉和侧方钢板内固定进行了治疗。获得了不太理想的骨折固定，螺钉自股骨颈上方切出。(C)翻修改为全髋关节成形术，利用长柄骨水泥型胫骨假体。由于股骨继发于 Paget 病而弯曲，假体柄尖端从前外侧突出，使手术最终失败。(待续)

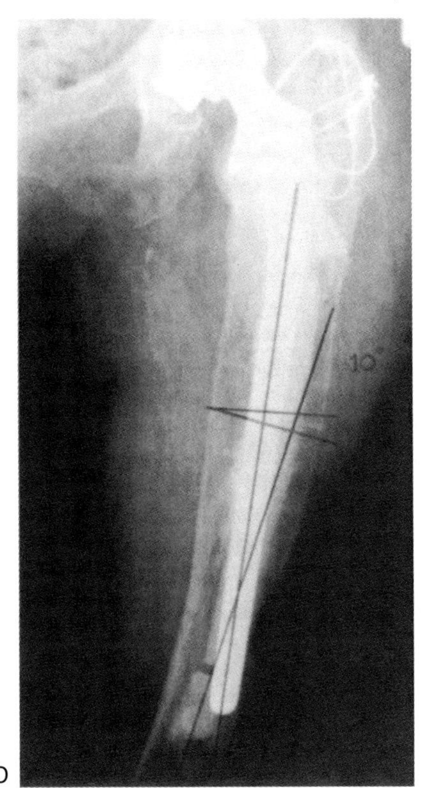

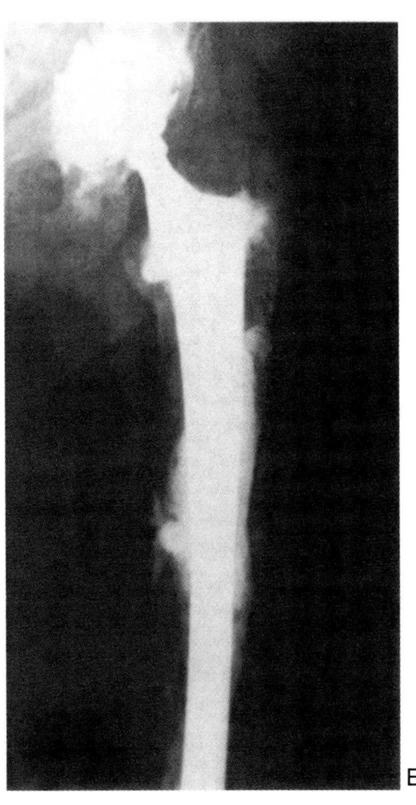

图 89-2(续)　(D)术前前后位 X 线片显示,按计划对股骨近端进行了截骨以便在翻修关节成形手术的同时矫正髋内翻畸形。(E)术后 X 线片显示位于截骨部位的骨水泥型长柄股骨假体(箭头所示)。

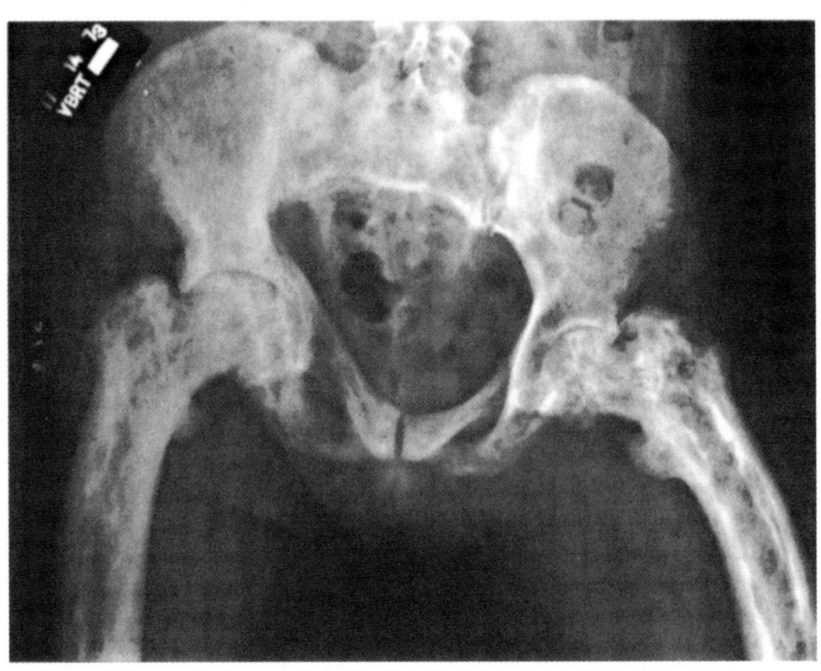

图 89-3　严重的股骨和骨盆 Paget 病导致髋内翻和髋臼前突。(From McDonald DJ,Sim FH:Total hip arthoplasty in Paget's disease: a follow-up note J Bone Joint Sary Am 69:766,1987,with permission.)

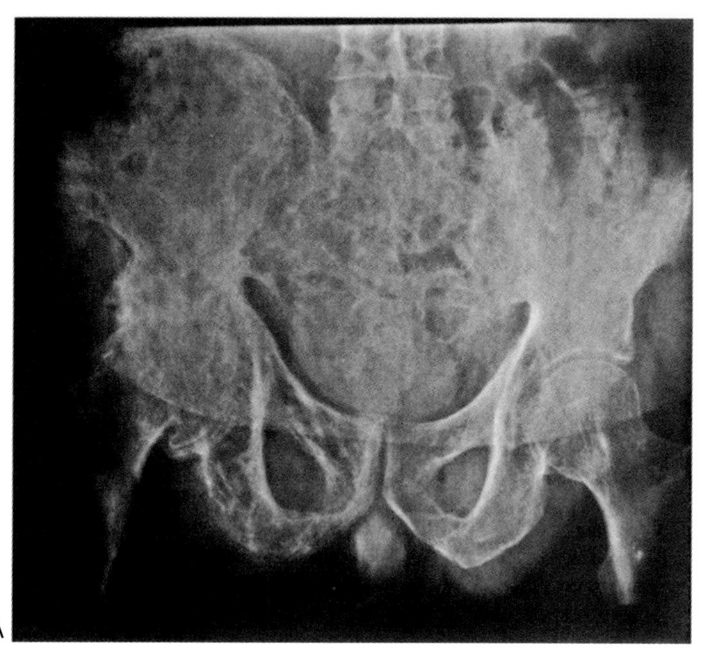

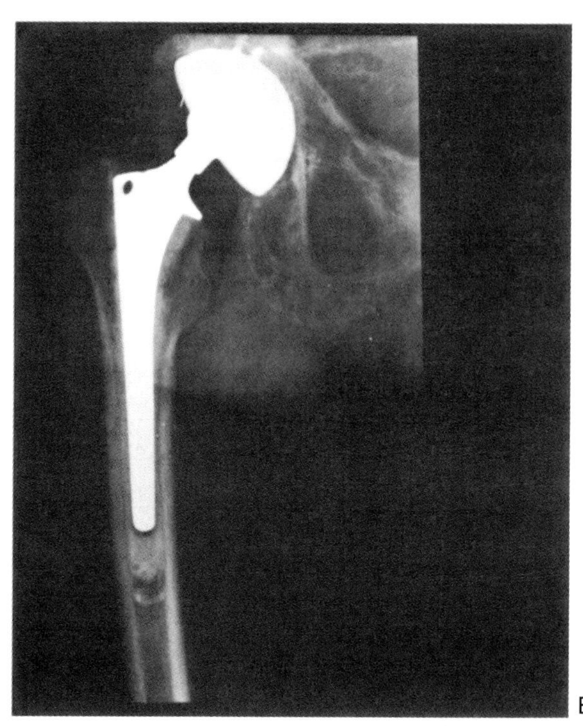

图 89-4 (A)一位72岁存在髋膨大和中度髋臼前突的男性患者的术前前后位X线片。(B)该患者接受了采用特大号髋臼杯的复合髋关节成形术。

盐和降钙素治疗可能有助于降低这种风险的可能性。术后如果患者状况突然变化常伴疼痛增加,建议进行早期随访。这可能提示正在发生应力骨折或快速的骨吸收。如果联合实施了截骨术,最好推迟全负重时间直至影像学上显示骨愈合。

结果

关于Paget病患者行全髋关节成形术的效果已有多项报道[23,26,28,40,41]。Ludkowski和Wilson-McDonald报道了30名患者的37例关节成形术效果[23]。在平均7.8年(1~18.4年)的随访中无一例翻修,70%的患者临床疗效为优良[23]。他们发现,临床效果受术前髋内翻、髋臼前突和股骨弯曲等骨畸形的影响,同时存在两种或两种以上上述畸形的患者仅有34%达到优良的效果[23]。有25%的患者因为暴露困难、出血增加和硬化骨而在术中遇到技术问题。

Stauffer和Sim[41]对我们诊所所做的一项早期报道也提出了技术困难,但强调指出32例Paget病患者的35例骨水泥全髋关节成形术均取得优秀的早期临床效果。在2.1年的随访中,无一例需要翻修,且髋关节功能评分明显改善($P<0.001$)[41]。Merkow等证实,髋关节成形术可有效减轻髋部Paget病患者的症状,但在平均5.2年的随访中发现有9.5%的患者发生机械性失效需再次手术[28]。最近,我们报道了80名患者的91例髋关节成形术的效果,另外还分析了这80名患者中的46名在1975年以前进行的52例关节成形术至少10年的随访结果[26]。与1969年至1975年在梅奥诊所施行的7222例全髋关节成形术进行了对比。在这项研究中发现,Paget病患者有较高的翻修率和影像学松动率且疗效明显下降[26]。14个髋关节(15.4%)需要翻修单侧假体或双侧假体。12例翻修术(13%)是由于无菌性松动,平均发生于手术后7.3年。总体上讲,以Mayo髋关节评分[21]≥80分为依据,有74%的患者被认为获得了良或优的治疗效果。在这些至少随访10年的患者中,30%的股骨假体出现无菌性松动,14%的髋臼假体出现无菌性松动(图89-6)。然而,将10年随访的52例没有发生无菌性松动的患者作为一组以同一时期我院所行的7222例髋关节成形术作为对照组,精算分析结果显示10年中无菌性松动发生率的确有明显差异(图89-7)。

假体松动与疾病活动性之间的确切关系目前尚不清楚。我们还不能确定,在用关节成形术时的碱性磷酸酶水平和羟脯氨酸尿排泄量测定的疾病活动性

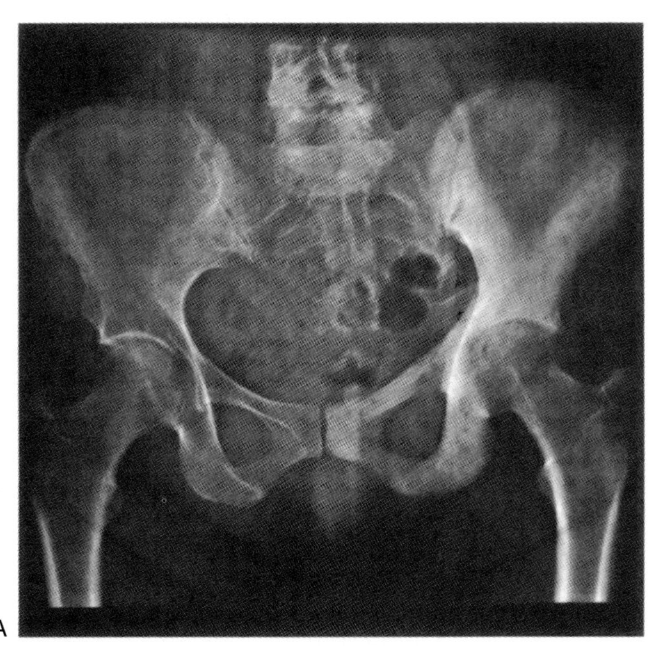

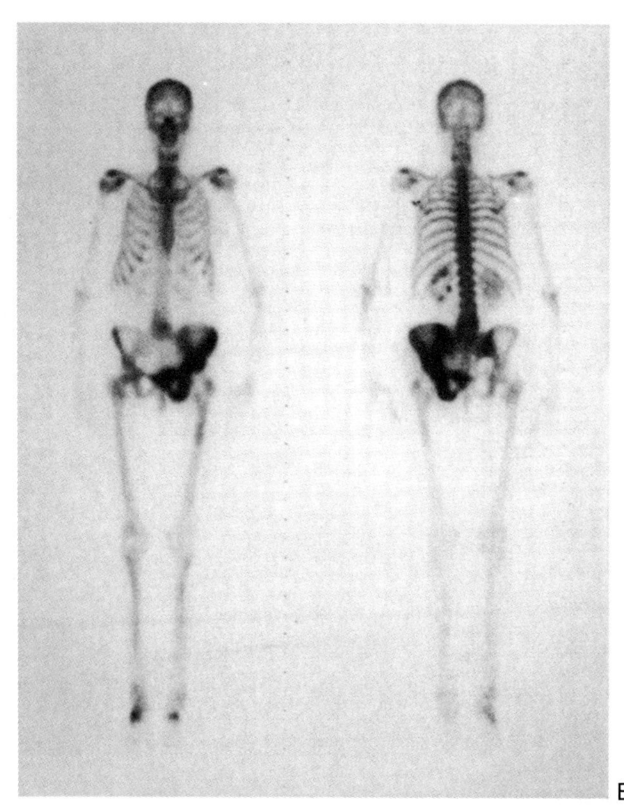

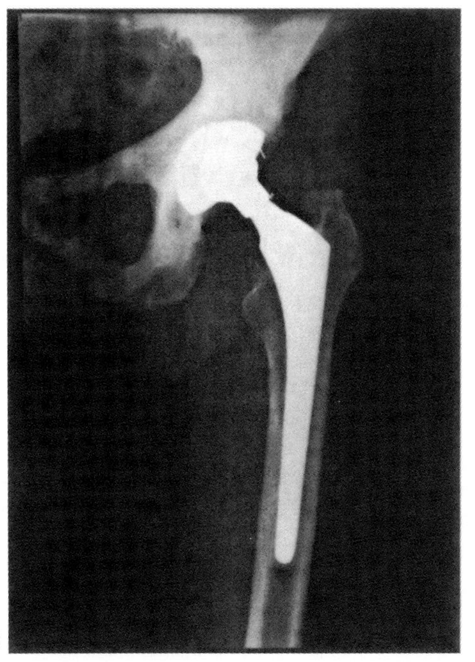

图 89-5　一名累及骨盆的 54 岁 Paget 病女性患者术前的前后位 X 线片(A)和骨扫描(B)显示疾病的活动性,接受了非骨水泥型全髋关节成形术,臼杯定位于活动性变形性骨炎样骨质部位。(C)7 年后患者无疼痛且髋臼侧和股骨侧假体稳定并已长入骨内。

与后期需行翻修术或无菌性松动的长期发生率之间的相关性。其他作者也未能确认疾病活动性对疗效的影响。Ludkowski 和 Wilson-McDonald 将他们的研究与其他 6 项报道的研究综合在一起,对共计 150 例接受了骨水泥全髋关节成形术的 Paget 病患者进行了分析,并不能表明全髋关节成形术的疗效与疾病活动性之间有相关性[23]。

在我们诊所接受骨水泥和非骨水泥全髋关节成形术的 Paget 病患者发生异位骨形成的比例较高[26,33]。虽然大部分患者发生的异位骨化程度较轻(Brooker1 级

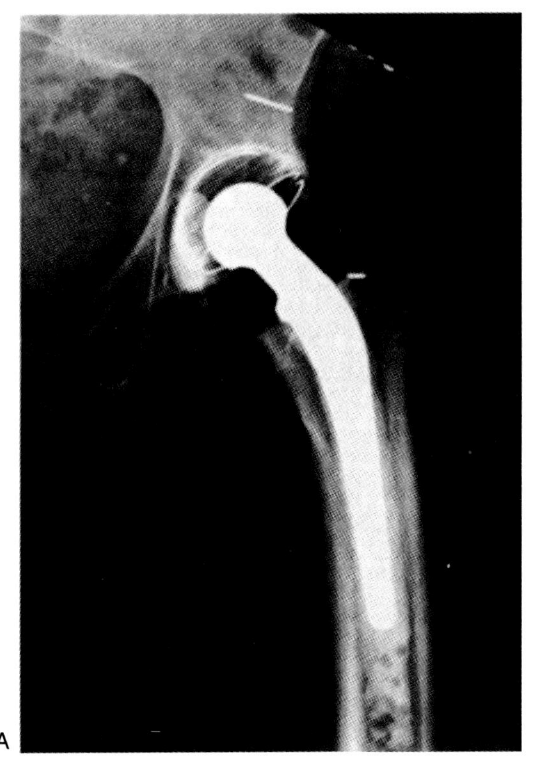

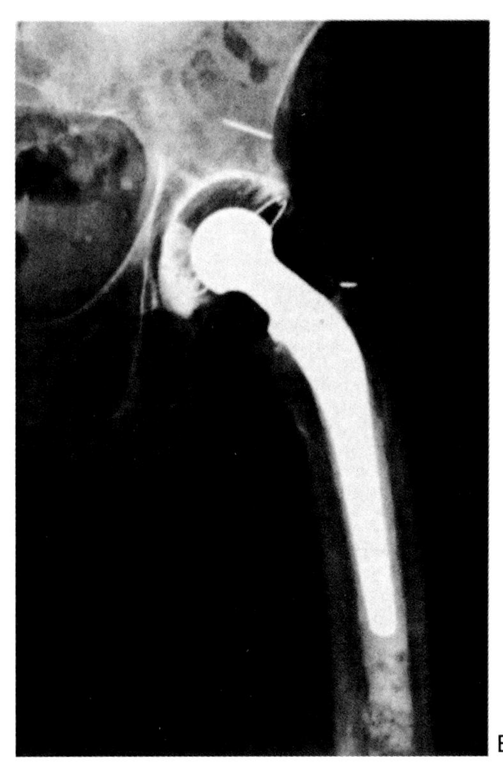

图 89-6 股骨假体早期松动。(A)一名 Paget 病累及股骨近端的 63 岁患者术后早期 X 线片。(B)术后一年,在骨与骨水泥界面出现一条完整的透亮线。股骨下沉 4 mm,骨水泥罩远端出现一个裂缝。股骨侧的影像学评分为 0。术后 2.5 年,患者仅有轻微症状。(From McDonald DJ,Sim FH:Total hip arthoplasty in Paget's disease: a follow-up note J Bone Joint Sary Am 69:766,1987,with permission.)

或 2 级)[5],但两名患者,每组各有一名,需行再次手术切除造成功能障碍的异位骨。其他研究者也发现异位骨化的发生率较高[23,28]。

结论

在治疗 Paget 病患者时,全髋关节成形术有很高的成功率。其疗效持续时间与骨关节炎患者的疗效相类似或略差,所以这一信息应让患者有所了解。较高的异位骨化发生风险和由于异位骨高血管化导致的术中出血增加在手术前也应加强讨论。虽然以前倾向于骨水泥型假体,但非骨水泥型假体显示了令人欣慰的疗效,因此如果可能,术前也应与 Paget 病患者讨论选用非骨水泥型假体。

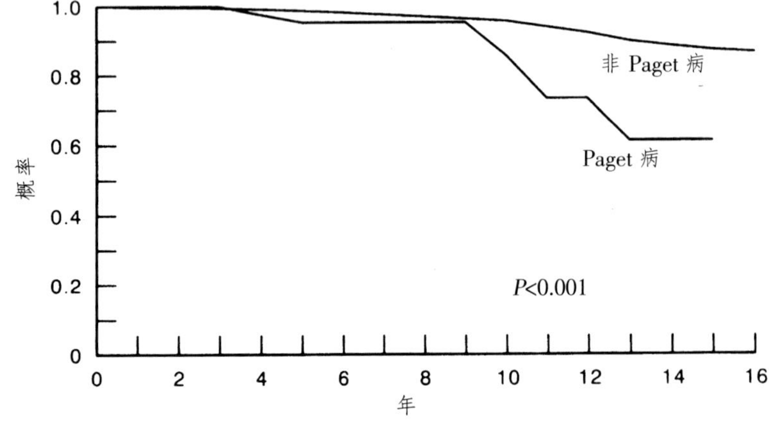

图 89-7 患有或未患有 Paget 病患者无菌性松动翻修概率的精算分析。10 年后 Paget 病患者的翻修概率稍高于非 Paget 病患者。(From McDonald DJ,Sim FH:Total hip arthoplasty in Paget's disease: a follow-up note J Bone Joint Sary Am 69:766,1987,with permission.)

(朱赟 译 李世民 校)

参考文献

1. Alexakis PG, Brown BA, Hohl WM: Porous hip replacement in Paget's disease. Clin Orthop 350:138–142, 1998.
2. Altman RD: Musculoskeletal manifestations of Paget's disease of bone. Arthritis Rheum 23:1121, 1980.
3. Avioli LV: Paget's disease: state of the art. Clin Ther 9:567, 1987.
4. Basla MF, Rebel A, Fournier JG, et al: On the trail of paramyxoviruses in Paget's disease of bone. Clin Orthop 217:9, 1987.
5. Brooker AF, Bowerman JW, Robinson RA, Riley LH Jr: Ectopic ossification following total hip replacement: incidence and a method of classification. J Bone Joint Surg Am 55:1629, 1973.
6. Cooper C, Schafheutle K, Kellingray S, et al: The epidemiology of Paget's disease in Britain: is the prevalence decreasing? J Bone Miner Res 14:192–197, 1999.
7. Crawford RW, Gie GA, Ling RS, Murray DW: Diagnostic value of intra-articular anaesthetic in primary osteoarthritis of the hip. J Bone Joint Surg Br 80:279, 1998.
8. Dahlin DC, Unni KK: Bone Tumors: General Aspects and Data on 8542 Cases, 4th ed. Springfield, IL: Charles C Thomas, 1986.
9. Dalinka MK, Aronchick JM, Haddad JG Jr: Paget's disease. Orthop Clin North Am 14:3, 1983.
10. Demulder A, Takahashi S, Singer FR, et al. Abnormalities in osteoclast precursors and marrow accessory cells in Paget's disease. Endocrinology 133:1978–1982, 1993.
11. Franck WA, Bress NM, Singer FR, Krane SM: Rheumatic manifestations of Paget's disease of bone. Am J Med 56:592, 1974.
12. Frassica FJ, Sim FH, Frassica DA, et al: Survival and management considerations in postirradiation osteosarcoma and Paget's osteosarcoma. Clin Orthop 270:120–127, 1991.
13. Gordon MT, Anderson DC, Sharpe PT: Canine distemper virus localized in bone cells of patients with Paget's disease. Bone 12:195–201, 1991.
14. Graham J, Harris WH: Paget's disease involving the hip joint. J Bone Joint Surg Br 53:650, 1971.
15. Guyer PB, Chamberlain AT, Ackery DM, Rolfe EB: The anatomic distribution of osteitis deformans. Clin Orthop 156:141, 1981.
16. Guyer PB, Dewbury KC: The hip joint in Paget's disease (Paget's coxopathy). Br J Radiol 51:574, 1978.
17. Hadjipavlou A, Lander P, Srolovitz H: Pagetic arthritis: pathophysiology and management. Clin Orthop 208:15, 1986.
18. Haibach H, Farrell C, Dittrich FJ: Neoplasms arising in Paget's disease of bone: a study of 82 cases. Am J Clin Pathol 83:594, 1985.
19. Huvos AG, Butler A, Bretsky SS: Osteogenic sarcoma associated with Paget's disease of bone: a clinicopathologic study of 65 patients. Cancer 52:1489, 1983.
20. Kanis JA, Gray RE: Long-term follow-up observations on treatment in Paget's disease of bone. Clin Orthop 217:99, 1987.
21. Kavanagh BF, Fitzgerald RH Jr: Clinical and roentgenographic assessment of total hip arthroplasty: a new hip score. Clin Orthop 193:133, 1985.
22. Lewallen DG: Hip arthroplasty in patients with Paget's disease. Clin Orthop 369:243–250, 1999.
23. Ludkowski P, Wilson-McDonald J: Total arthroplasty in Paget's disease of the hip: a clinical review and review of the literature. Clin Orthop 255:160, 1990.
24. Maldague B, Malghem J: Dynamic radiologic patterns of Paget's disease of bone. Clin Orthop 217:126, 1987.
25. Marr DS, Rosenthal DJ, Cohen GL, et al: Rapid postoperative osteolysis in Paget's disease: a case report. J Bone Joint Surg Am 66: 274–277, 1994.
26. McDonald DJ, Sim FH: Total hip arthroplasty in Paget's disease: a follow-up note. J Bone Joint Surg Am 69:766, 1987.
27. Merkow RL, Lane JM: Paget's disease of bone. Orthop Clin North Am 21:171, 1990.
28. Merkow RL, Pellicci PM, Hely DP, Salvati EA: Total hip replacement for Paget's disease of the hip. J Bone Joint Surg Am 66:752, 1984.
29. Mirra JM: Pathogenesis of Paget's disease based on viral etiology. Clin Orthop 217:162, 1987.
30. Namba RS, Brick GW, Murray WR: Revision total hip arthroplasty with correctional femoral osteotomy in Paget's disease. J Arthroplasty 12:591–595, 1997.
31. Paget J: On a form of chronic inflammation of bones. Med Chir Tr 60:37, 1877.
32. Papagelopoulos PJ, Trousdale RT, Lewallen DG: Total hip arthroplasty with femoral osteotomy for proximal femoral deformity. Clin Orthop 332:151–162, 1996.
33. Parvizi J, Schall DM, Sim FH, Lewallen DG: Uncemented total hip arthroplasty in patients with Paget's disease. Paper presented at the 67th Annual Meeting of the American Academy of Orthopaedic Surgeons, Orlando, FL, March 15–19, 2000.
34. Pygott F: Paget's disease of bone: the radiological incidence. Lancet 1:1170–1171, 1957.
35. Renier JC, Fanello S, Bos C, et al: An etiologic study of Paget's disease. Rev Rheum Engl Ed 63:606–611, 1996.
36. Robey PG, Bianco P: The role of osteogenic cells in pathophysiology of Paget's disease. J Bone Min Res 14(2):9–16, 1999.
37. Roper BA: Paget's disease involving the hip joint: a classification. Clin Orthop 80:33, 1971.
38. Schajowicz F, Santini-Araujo E, Berenstein M: Sarcoma complicating Paget's disease of bone: a clinicopathological study of 62 cases. J Bone Joint Surg Br 65:299, 1983.
39. Siris ES: Epidemiological aspects of Paget's disease: family history and relationship to other medical conditions. Semin Arthritis Rheum 23:222–225, 1994.
40. Stauffer RN: Ten-year follow-up study of total hip replacement: with particular reference to roentgenographic loosening of the components. J Bone Joint Surg Am 64:983, 1982.
41. Stauffer RN, Sim FH: Total hip arthroplasty in Paget's disease of the hip. J Bone Joint Surg Am 58:476, 1976.
42. Wick MR, Siegal GP, Unni KK, et al: Sarcomas of the bone complicating osteitis deformans (Paget's disease): fifty years experience. Am J Surg Pathol 5:47–59, 1981.
43. Winfield J, Stamp TC: Bone and joint symptoms in Paget's disease. Ann Rheum Dis 43:769, 1984.
44. Ziegler R, Holz G, Rotzler B, et al: Paget's disease of the bone in West Germany: prevalence and distribution. Clin Orthop 194:199–204, 1985.

第 90 章

原发性肿瘤

Thomas C. Shives, Douglas J. Pritchard

各种各样的原发良性和恶性骨或软组织病变都可以发生于髋关节附近[7]。某些病变切除时需要牺牲髋关节，然后再用全髋关节假体重建髋关节，而另外一些病变显然可以选择别的替代方法治疗。一些相对较小的病变可能只需要采用内置假体或者传统全髋关节假体，而其他范围更广的病变可能需要行定制型全髋关节成形术。在过去几年中，大量的新进展扩展了这类手术的适应证。最近，应用异体骨移植联合传统的全髋关节假体来重建髋关节巨大缺损成为一种趋势。

某些病理性病变多以切除后行假体置换进行治疗。这些病理性病变可大致分为不同的四类：原发性骨或软组织肿瘤、转移癌、Paget 病和其他病理性病变。

本章将讨论第一类，第 91 章将讨论转移癌的处理，Paget 病已在第 89 章讨论。其他一些病理性病变则在其他章节论述。

原发性骨肿瘤

良性骨肿瘤

虽然任何良性骨肿瘤都可以发生在髋部，但是有些肿瘤在这个部位更为常见，例如骨样骨瘤、巨细胞瘤和骨软骨瘤。这些良性病变通常可以局部切除或者刮除（病灶内切除）。然而，在某些情况下，由于肿瘤的大小、位置和侵蚀性等原因，必须切除股骨近端和（或）部分髋臼。在这种情况下，可能有必要用内置假体或全髋关节假体重建髋关节[6]。

例如，有一例股骨颈区域大巨细胞瘤，在初次刮除和植骨术后复发。这种情况下，很可能需要切除股骨上段，然后应用合适大小的股骨近端假体（可以选用内置假体或双板型假体重建股骨上段（图 90-1）。

某些感染和炎症等非肿瘤病变的病程类似于肿瘤病变。这些病变的处理方法与上文所述的方法类似（图 90-2）。

恶性骨肿瘤

软骨肉瘤

软骨肉瘤是髋部最常见的恶性骨肿瘤之一。Dahlin 和 Unni 报道的 895 例软骨肉瘤中，99 例发生于股骨近端，191 例在髋臼周围或者邻近骨盆骨[5,12]。许多软骨肉瘤发生于无名骨、耻骨和坐骨连接处形成的三角辐射状软骨区域。发生于该区域的肿瘤可能很难检出。实际上，这些肿瘤可能存在很多年后才被检出。这些肿瘤多数由于太大而不能局部切除，因此可能需要采取一些激进的方法，例如半骨盆切除术。然而，仍然有大量软骨肉瘤适合行局部切除和假体重建术。

软骨肉瘤是所有肿瘤中最容易转移的肿瘤之一。也就是说它很容易种植或转移到周围的软组织，导致肿瘤复发。因此，手术时必须加倍小心避免肿瘤细胞溢出。必须谨慎地计划和进行活检，以便一旦诊断确立随后便可以在切除肿瘤时切除活检伤口。否则，肿瘤很可能在活检伤口瘢痕处复发。

在选行病灶切除术而不是半侧骨盆切除术时需要谨慎地判断其可行性和可取性。总的来说，小的肿瘤相对容易切除，而大的肿瘤通常需要半侧骨盆切除术，可以用内半骨盆切除保肢术也可以用传统的半骨盆切除截肢术。软骨肉瘤的类型也常会影响手术方式的选择。例如，透明细胞软骨肉瘤，发病率极低，常常累及股骨头和股骨颈，而且相对无痛。实际上，该病的影像学表现更像软骨母细胞瘤。因为瘤体通常较小，所以，此类肿瘤常常会考虑病灶切除和髋关节重建术。相反，另一种软骨肉瘤，即所谓的去分化性软骨肉瘤，常常倾向于高度恶性。其瘤体巨大并且绝大多数病例都有广泛的软组织扩散。所以，这种肿瘤可能更需要进行广泛切除术甚至截肢术。

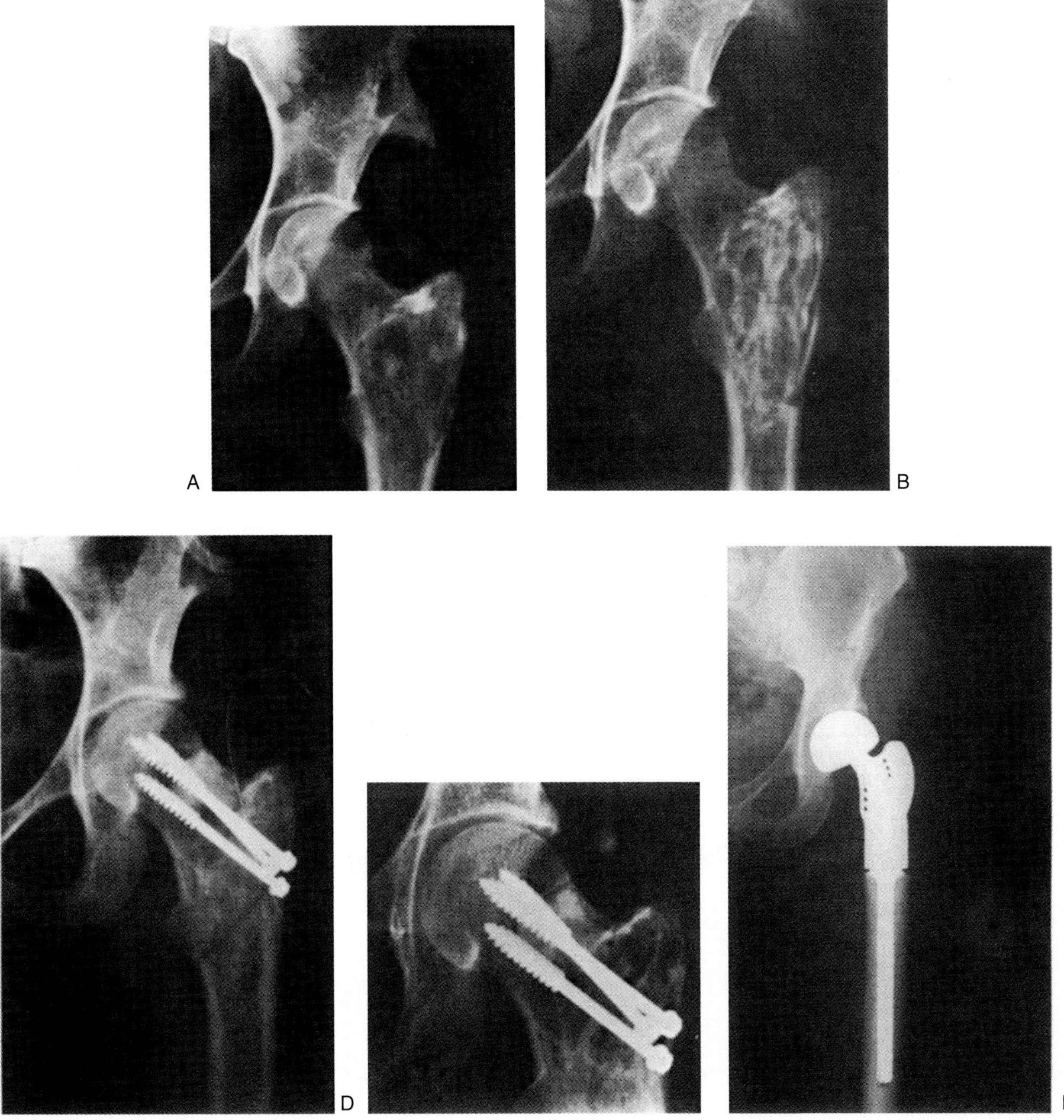

图 90–1 (A)22 岁女性患者,股骨近端转子区巨细胞肿瘤复发的正位 X 线片。(B) 病灶刮除、自体髂骨移植术后的正位 X 线片。(C) 再复发后再次行病灶切除,并用甲基丙烯酸甲酯和内固定钉重建。(D) 影像学显示肿瘤再次复发。(E)股骨近端切除并用定制股骨近端假体及双极髋臼假体重建后的正位 X 线片。

骨肉瘤

Unni 报道的 1649 例骨肉瘤中,88 例发生于股骨头和股骨颈处, 18 例发生于髋臼区,另有 127 例骨肉瘤发生于骨盆的其他部位[1]。和髋部发生的大多数肿瘤一样,首发症状通常是疼痛或者包块。骨肉瘤很少因为髋部病理性骨折而被发现。

大多数骨肉瘤患者年龄小于 20 岁。因此,确实难以在如此年轻的患者身上选择应用全髋关节植入物。不管怎样,对于这类需要牺牲髋关节来控制肿瘤的年轻患者,仍然没有相对满意的方法重建髋关节。当然,骨肉瘤有时也发生在老年患者的髋关节。

对于患有 Paget 病的老年患者, 如果出现症状或者影像学表现的改变,应该怀疑有恶变的可能。对于

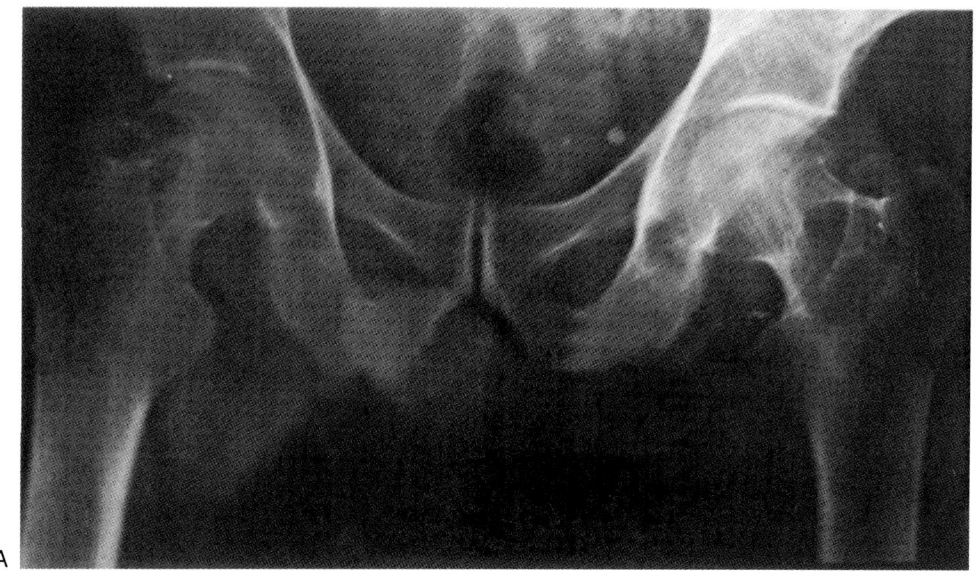

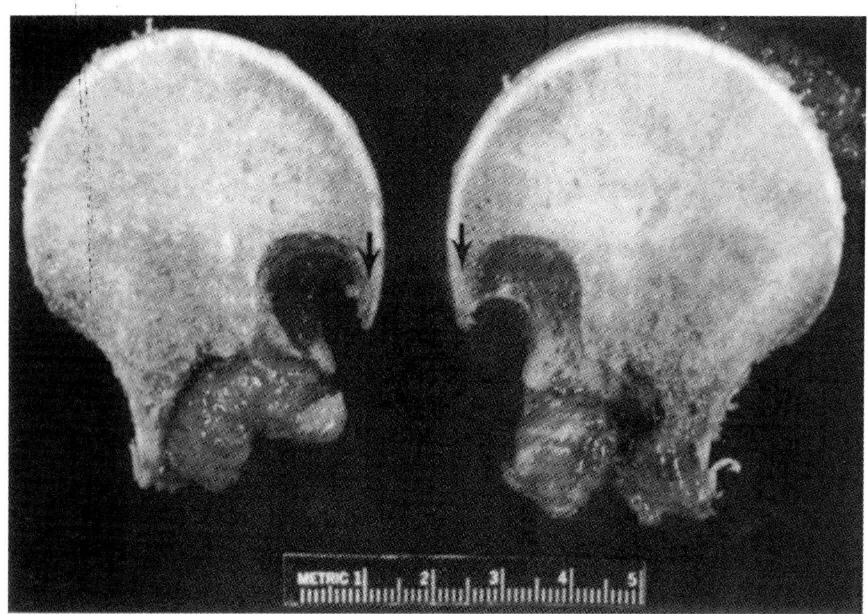

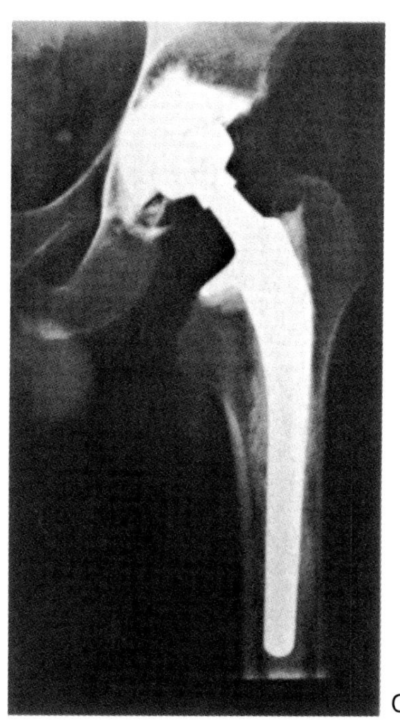

图 90-2 (A)66岁类风湿性关节炎男性患者,其股骨颈基底部有大片溶骨性缺损。(B)扭转活动引起自发性骨折,需行切除术。(C)明确类风湿性囊肿诊断后,行髋关节置换术。

先前有骨盆器官癌症或者该区域任何其他病变的放射治疗病史的老年患者,也应该怀疑患有骨肉瘤。放射性肉瘤可以在放射治疗多年以后出现。

因为大多数髋关节区域的骨肉瘤首次发现时难以切除,通常对患者进行术前化疗。同时仔细观察患者情况,如果反应良好,肿瘤可在随后切除。在这些病例中,必须同时切除肿瘤及毗邻肌肉和软组织 (广泛切除)。重建髋关节通常应用定制全髋关节假体, 也可以选择异体骨移植联合行传统全髋关节重建(图 90-3)。

尤因瘤

虽然尤因瘤比骨肉瘤少见,但是,大约 25%的尤因瘤发生在髋部[4]。

目前普遍认为,对于尤因瘤患者应该在肿瘤始发时进行化疗。完成首次化疗之后,就可以决定是采取手术或者放疗,还是两者结合来治疗原发病灶。在完

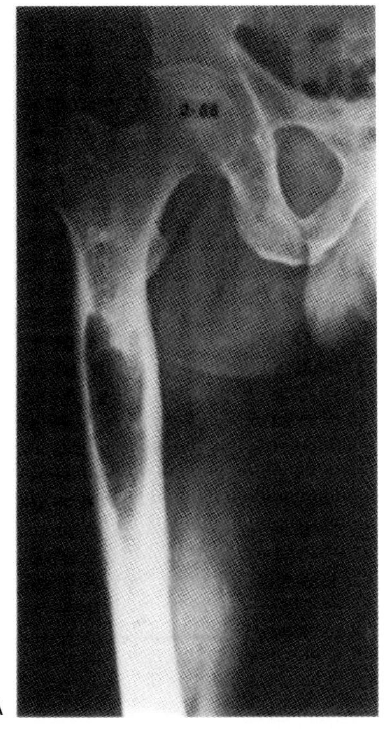

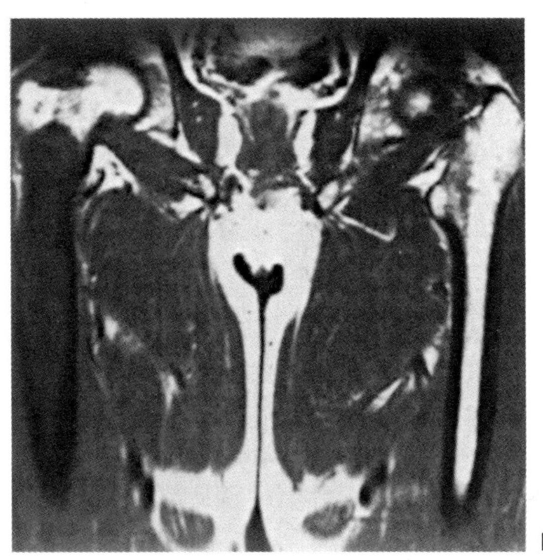

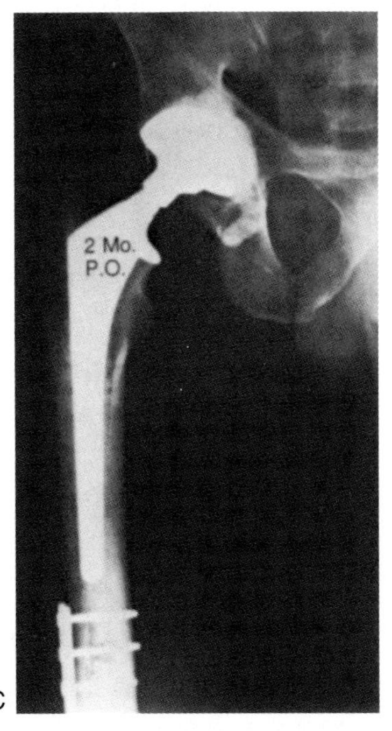

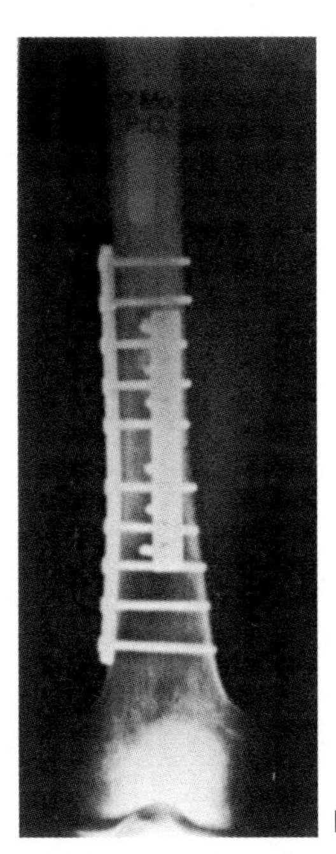

图 90–3　(A) 65 岁男性患者，股骨近端Ⅲ级骨肉瘤的正位 X 线片。(B)磁共振成像清晰地显示出骨髓累及范围但无软组织扩散。(C)异体骨移植联合假体重建后的髋关节正位 X 线片。(D)正位 X 线片显示异体植骨与远端股骨间的切骨部位。

成局部病灶的治疗之后，患者应该继续接受化疗。

决定在髋关节区域是采用手术或放疗，还是两者结合尤其困难。如果单独使用放疗，之后将有相当程度的局部复发风险。此外，髋关节区域放射性治疗有相当高的并发症发病率，尤其是关节挛缩、软组织硬化和股骨近端病理性骨折。此外，还有在原发病灶诱发第二种恶性肿瘤的风险。切除股骨近端然后行全髋关节成形术则可以最大限度减少上述风险。然而，对于青少年尤因瘤患者进行全髋关节置换术，在骨科界还难以认同。这是因为存在骨科植入物难以长期保留的风险。目前,髋区尤因瘤的处理尚未形成统一的意见。一般来说,我们的策略是,对于年长患者应用全髋关节置换,对年轻患者则采用放射性治疗。

滑膜肿瘤

有一些相对少见的病变发生于髋关节滑膜。这些病变几乎都是良性的,恶性滑膜肿瘤极其少见。所谓滑膜肉瘤实际上很少发生在关节内,常常来源于邻近软组织的间充质细胞而不是来源于先前存在的滑膜组织。

髋部滑膜肿瘤的鉴别诊断必须考虑到类风湿性或退变性囊肿以及获得性或黏液囊性扩张,特别是累及大转子和髂耻区的病变(见图 90–2)。

色素绒毛结节性滑膜炎

色素绒毛结节性滑膜炎(PVNS)由 Jaffe 及其助手于 1941 年首先描述[2]。这种少见的病变更常见于膝关节。根据我们的经验,在治疗 75 例膝关节 PVNS 患者的同时仅有 20 例髋关节病例[9]。PVNS 患者的年龄通常在 30~50 岁之间。他们常有单侧髋部疼痛,活动后加重,休息后减轻。X 线表现包括髋臼和股骨头的多发囊性病变,偶尔也可在股骨颈出现囊性变。这些所谓的囊性病变实际上是侵入到邻近骨和软骨的肿瘤区域。通常没有支持退行性关节炎的表现。然而,随着病变的进展,可以出现关节腔隙的缩窄(图 90–4)。

大多数患者在确诊之前平均有 5 年的症状期,并且可能会误诊为骨关节炎。手术时肉眼可见明显的特征性改变。包括关节腔内出血导致的滑膜增厚、肿胀、树叶样变及棕色变。显微镜下可见滑膜增生,滑膜内层细胞和基质细胞充满间隙内并且浸润至滑膜下脂肪。纤维性组成成分包括组织细胞及包含脂质和含铁血黄素的多核巨细胞。镜下也常见炎性细胞。

该病是滑膜切除术的指征。为此,必须使股骨头脱位。当肿瘤侵及股骨头和(或)股骨颈时,应该明智地选择股骨头和股骨颈切除,然后应用内置假体或全髋关节假体重建髋关节。我们的 20 例髋关节病例中有 16 例影像学表现累及骨骼。如果手术中没有完全去除病变滑膜,术后很可能复发。然而,髋关节局部复发病例明显比膝关节少。事实上,我们的髋部患者中没有一例局部复发。这些病例在滑膜切除的同时都做了股骨头切除和假体置换重建手术。

滑膜骨软骨瘤病

“滑膜骨软骨瘤病”的含义是在滑膜的疏松软骨瘤中出现骨组织。然而,情况并非总是如此,有时“软骨瘤病”更为恰当[3]。软骨瘤病是一种累及关节的软骨下结缔组织、腱鞘或滑液囊的良性软骨瘤或软骨–骨的化生性增殖。根据梅奥诊所的临床经验,16%的病例累及髋关节。患者的平均年龄约为 40 岁,男性多于女性。患者常主诉疼痛及髋部活动受限。即使肉眼上发现病变,也难引起怀疑,而且 X 线检查不能显示特征性改变,所以诊断往往比较困难。然而,多种体位的髋部影像可以显示钙化的骨软骨瘤病变已变得疏松,并陷入关节的凹陷处。侧位片常常帮助最大(图 90–5)。

当怀疑该种病变或者有症状需要外科治疗时,可能需要行诊断性关节切开术。一旦通过肉眼表现及组织学证实诊断,就提示需要行滑膜切除术。然而,病变可能非常局限,常常没必要切除全部滑膜。但是,仍然必须肉眼观察全部滑膜。为此,常常必须使股骨头从髋臼中脱位。当然,这有导致缺血性坏死的风险。然而,如果轻柔处理组织,使股骨头脱出髋臼的持续时间相对较短,这种风险可以最小化。此外,即使完全切除肉眼可见病变,仍有局部复发的可能。

软骨瘤病可能伴有髋关节缩窄和明显骨关节炎的退变性改变。

对于广泛软骨瘤或者伴有退行性关节炎的复杂情况,早期行关节成形术是明智的选择。

良性和恶性软组织肿瘤

各种各样的良性和恶性软组织肿瘤可以发生在髋关节区域。脂肪瘤可能是最常见的良性软组织肿瘤,而且时常发生在髋关节。当脂肪瘤位于浅表部位,通过肿瘤活动度和柔软的触觉易于诊断。但是,如果脂肪瘤位于深层肌肉组织,临床检查将难以诊断。此时,X 线片有助于诊断,因为肿瘤和皮下脂肪有同样的密度。CT 和 MRI 可以显示与脂肪同样密度的肿块影,因而更有助于诊断。

如果脂肪瘤有临床症状,或者不断增大,应进行手术切除。髋部本身很少需要任何类型的修复重建。这同样也适用于发生在髋部的其他良性软组织肿瘤。然而,对于恶性肿瘤,情况可能完全不同。

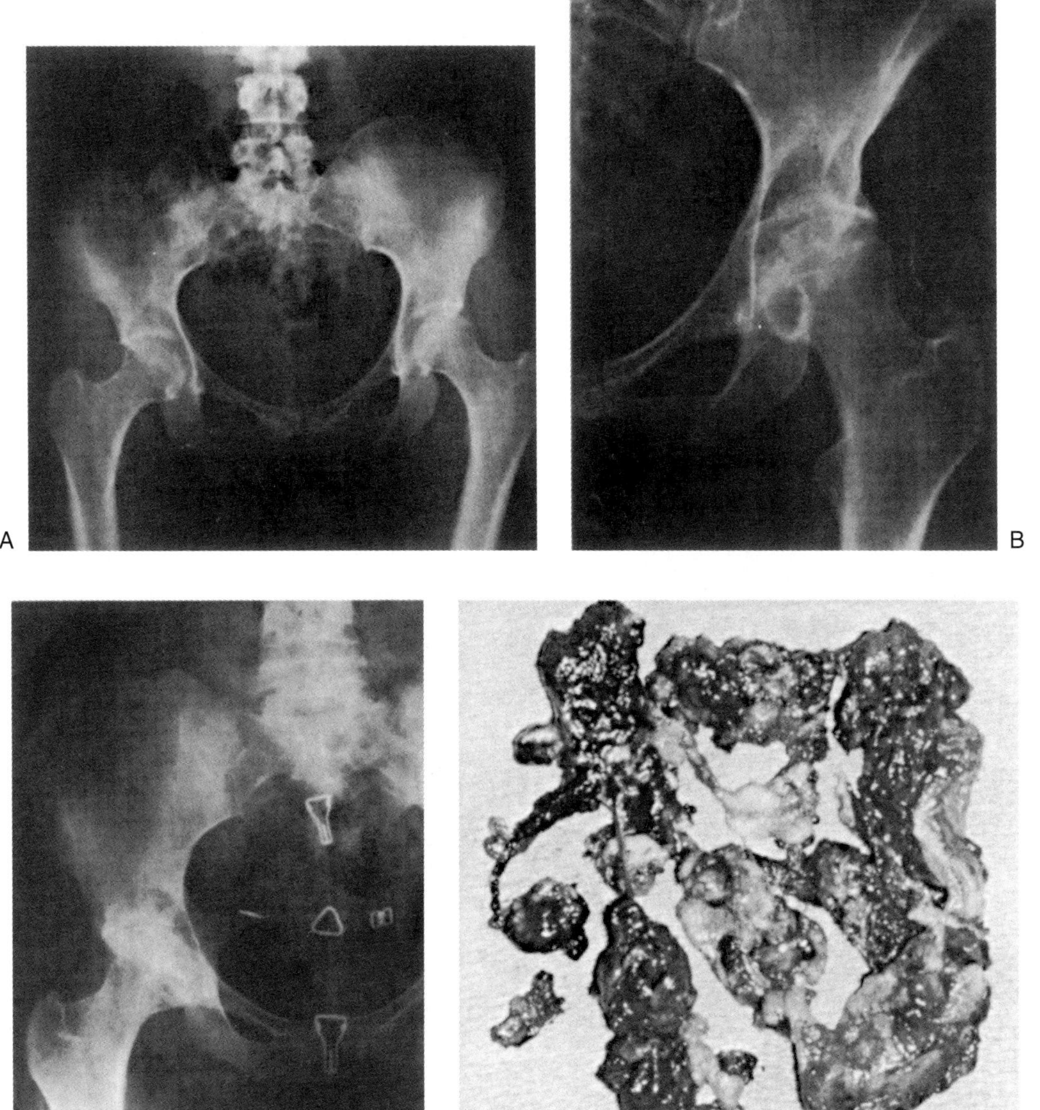

图 90-4　色素绒毛结节性滑膜炎。(A)32 岁女性患者,累及右髋,早期改变主要是骨质疏松。(B)此例 30 岁女性患者可见晚期病变,包括囊肿形成,但关节间隙依旧相对正常。(C)此例 19 岁女性患者可见更晚期病变,及关节间隙缺失。X 线片很难与退行性关节炎鉴别,但是患者年龄排除了骨关节炎的诊断。(D)图 A 病例的关节内滑膜肉眼观。滑膜的色素沉着非常明显。(From Pritchard DJ, Lunke RJ, Taylor WF, et al: Chondrosarcoma: A clinicopathogic an statistical analysis. Cancer 43:149,1980.)

脂肪肉瘤、纤维肉瘤和恶性纤维组织细胞瘤

与任何恶性软组织肿瘤一样,该类肿瘤通常表现为肿块或者难以解释的疼痛。体格检查可能没有特征性发现。CT 和 MRI 都非常有助于发现此类病变特征。例如,对于一个具有脂肪密度但不均匀的肿瘤,它可能是脂肪肉瘤而不是脂肪瘤。的确,大部分脂肪肉瘤在 CT 图像上没有脂肪的特征性表现, 但是可以显示出多叶性、不均匀浸润性特征。恶性纤维组织细胞瘤是最常见的恶性软组织肿瘤。现在,它比脂肪肉瘤或纤维肉瘤更为常见。然而,从临床实践来看,这三种肿瘤不仅特点类似,而且临床治疗相同。这些肿瘤的分级与外科分期直接和预后相关,并决定着取得良好预后的治疗方案。换句话说,对于组织学同样为 Ⅰ 级的肿瘤, 不管它被叫做纤维肉瘤还是恶性纤维组织细胞瘤,都会有类似的表现。例如,对于一个高度恶性的间室外病变(Enneking ⅡB 期),不管它是脂肪肉瘤还是纤维肉瘤,其表现都是相似的。因此,获得准确的肿瘤分

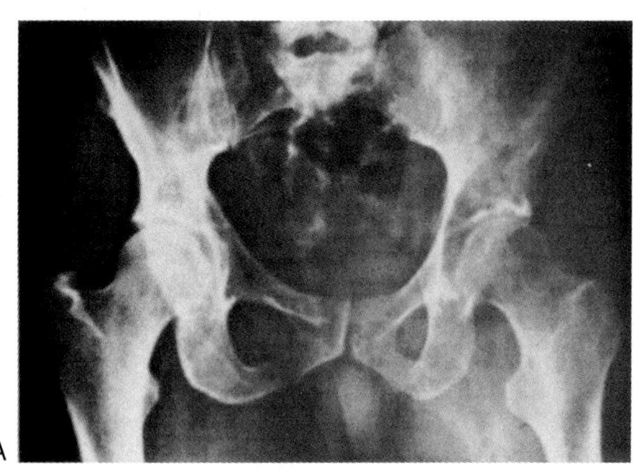

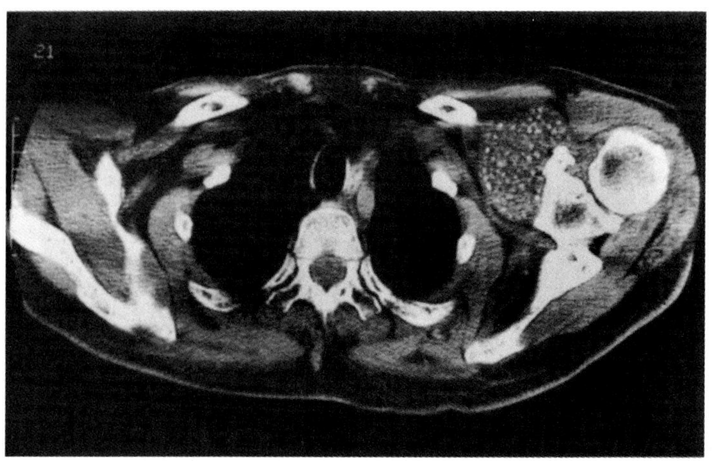

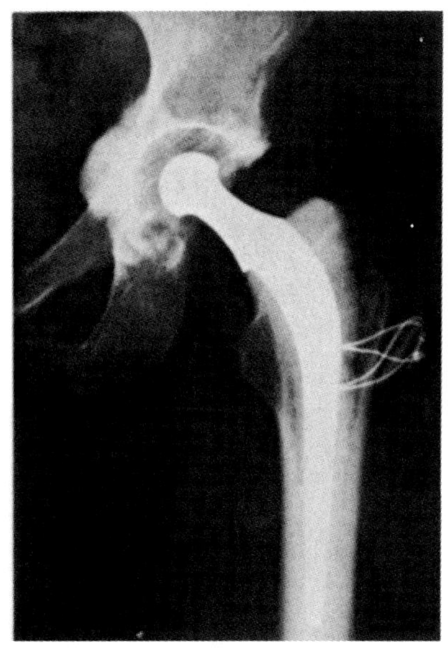

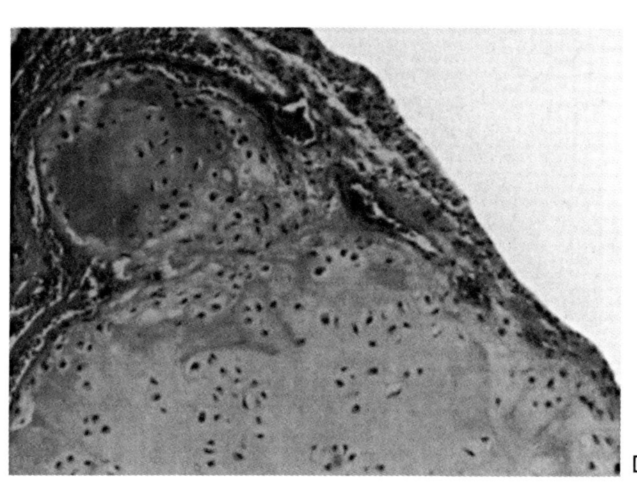

图 90–5 滑膜软骨瘤病。(A)55岁男性患者,髋部剧烈疼痛和几乎没有活动度已有3年。X线显示仅有骨质疏松,但是滑膜活检提示多发弥漫性软骨瘤病。(B)48岁男性患者,肩关节有明显的弥漫性软骨瘤病。(C)与图A为同一病例,髋臼被软骨瘤病广泛侵蚀,因此将其部分切除,将肿瘤从凹处去除。全切滑膜后可以用全髋关节成形术进行重建。(D)与图A和图C为同一病例。滑膜下可见增生的软骨团块。(From Pritchard DJ,Lunke RJ, Taylor WF,et al: Chondrosarcoma: A clinicopathogic an statistical analysis. Cancer 43: 149,1980.)

期信息至关重要。这些信息最好通过使用MRI及其他检查来获得。平片可显示是否有骨质病变,锝和镓扫描可能有助于确定肿瘤的范围。发生在髋关节前部的肿瘤可能累及神经血管结构。这种情况,CT和MRI增强图像可能有帮助,或者在某些情况下,动脉造影更为有用。外科医师和放射治疗医师可用的信息越多,肿瘤治疗的目的越容易达到;也就是说,肿瘤切除同时可保留尽可能多的功能。虽然很多软组织肿瘤仅仅需要切除软组织而得到治疗,但是,在某些情况下,累及近端股骨时可能需要切除股骨近端,然后用髋关节置换重建。例如,来自股外侧肌的肿瘤可能侵犯股骨近端外侧骨皮质,这时就可能需要切除近端股骨。

许多研究显示术前放疗或放化疗结合治疗似乎是有效的[1,8,11]。这种方法与非根治性手术的效果相同。但是,如果软组织肿瘤侵犯骨组织,就必须切除被肿瘤侵犯的骨组织部分。

手术注意事项

因为这些病理性病变的表现方式各异,所以对各种情况必须个体化分析处理。没有一种手术方法适用于每一种情况。即使是髋关节常规手术方法有时也必须根据待解决的具体问题加以修改。

然而，我们最常用的髋关节手术方法是将患者置于侧卧位,并选用直外侧切口。几乎所有髋部区域都适用这种方法进入。实际上,甚至小转子区域的肿瘤也可以采用这种术式,并且比髋关节内侧入路(Ludlof)更容易实施。如果取活检并切除股骨头、股骨颈和所有累及的软组织,这种外侧入路术式就特别适合。

有些累及髋部的肿瘤需要手术切除,并且用定制型全髋关节成形术重建[10]。这种关节假体比传统的全髋关节成形术假体要长一些,这种设计旨在用于需要节段性股骨切除的情况。此外,如果要切除长段股骨近端,可能需要联合应用替代切除股骨段的异体植骨和传统的全髋关节假体进行重建。这种方法可以使软组织重新附着到异体骨上,而用定制型假体可能难以达到这个目的。然而,不管用哪一种重建方式,切除的方法是相同的。标准的外侧入路可以根据需要向远端延长。股骨近端周围的肌肉可以在预定的切骨平面横切,为了获得满意的肿瘤切除边缘,应尽可能多的切除肌肉。在所有手术切面,应努力保留至少几厘米的正常组织,包括骨髓。所有这些横切面都可以在术中用冰冻切片进行检验,以确保手术是通过正常组织而不是肿瘤组织进行的。

一旦肿瘤完整切除,并且止血良好,重建就相对容易。如果髋臼由于外观正常、未被肿瘤侵犯而没有被切除，定制型或复合型异体植骨-股骨假体就可以配用双极髋臼植入物。如果髋臼必须切除或因退行性病变需进行置换,则可应用传统的髋臼假体重建。

无论选用内置假体或全髋关节假体,需要考虑的最重要的事,也许都是达到足够的张力来保证关节的稳定性。在安装器械中可能最重要的是保持它的稳定性。因为,多数情况下肌肉被切除,保持稳定的唯一因素是通过假体的长度保持张力。因此,通常情况下,最好使股骨假体尽可能长一些,但是,这会使股骨假体复位到髋臼变得困难。在某些情况下还会使患侧肢体延长。患者应该充分意识到这种可能性和必要性。当然,应避免过度牵拉导致坐骨神经损伤。

另一个重要问题是，如果外展肌止点被切断,如何获得外展功能。很多年来,我们一直采用将外展肌缝合到阔筋膜张肌上的技术(图 90-6)。这种方法对于一部分,而不是全部患者,可以提供足够的外展肌力。现在,由于应用复合异体植骨和全髋关节假体,几乎都可以将外展肌直接缝合到异体骨上,因而可以获得更好的外展肌力。当然,某些肿瘤需要切除所有外展肌,所以,在这种情况下,患者将不可避免地出现典型的 Trendelenburg 步态,并且可能终身使用手杖。

在过去几年里,我们越来越多地在切除股骨近端后,应用复合异体植骨和假体重建关节。异体近端股骨应该切割成合适的大小和形状。一些人更喜欢在异

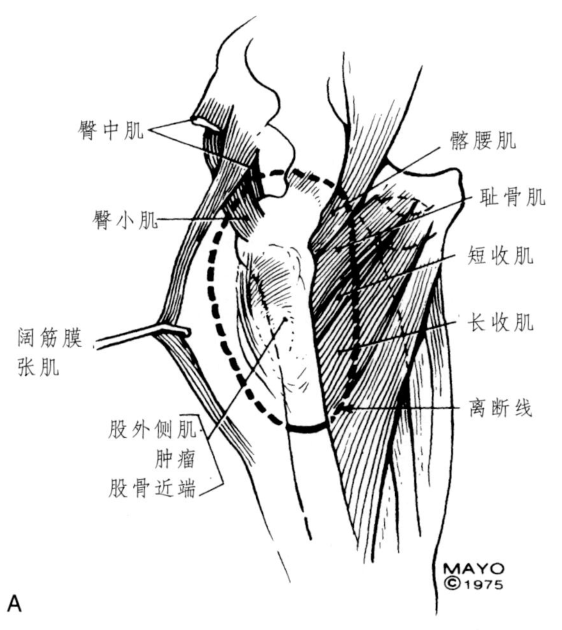

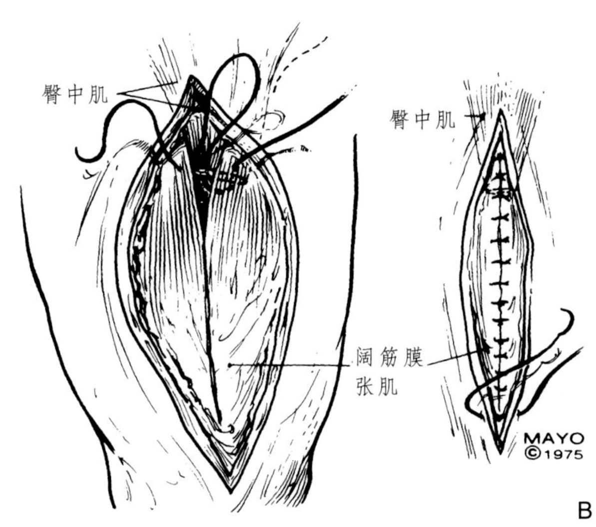

图 90-6　(A)股骨上 1/3 根治性全切时,所需切除的肌肉块范围。(B)将臀中肌残余部分固定到阔筋膜张肌以提供外侧稳定性的技术。

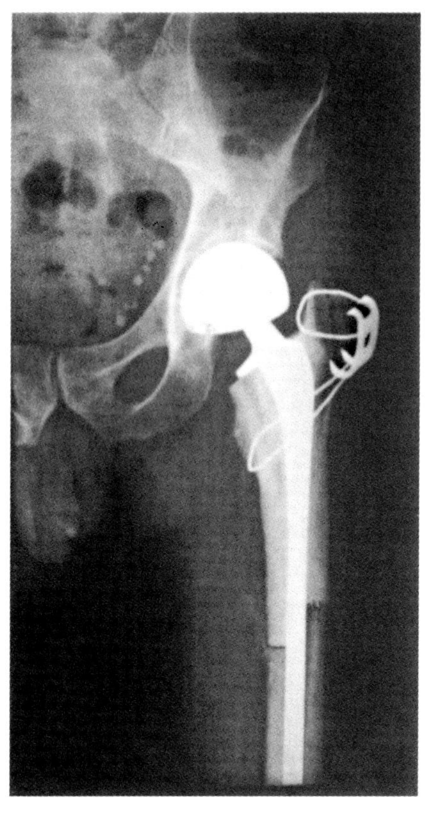

图 90-7 该例为软骨肉瘤患者，切除股骨近端后，应用复合异体椎骨和假体重建。可见结合部呈阶梯状，并且移植自体髂骨。

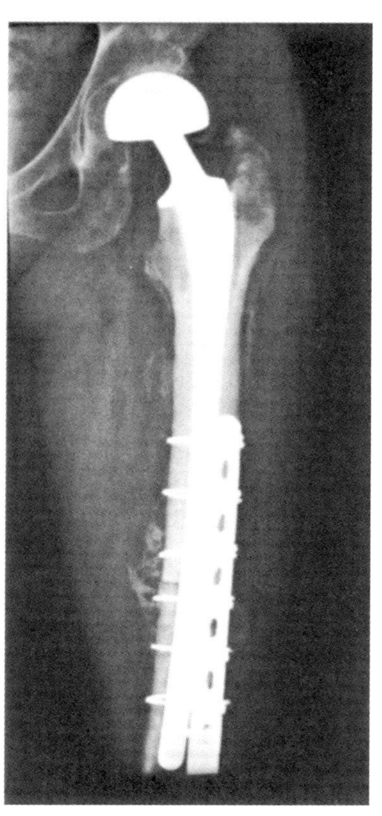

图 90-8 应用长柄假体和 Dall-Miles 钢板和线缆固定异体骨和假体复合体。

体骨和宿主骨之间形成阶梯状结合，以便控制旋转。由于难以达到精确的切割，所以，有些人避免使用这种技术。将假体和异体骨固定到宿主骨上，可以有其他多种方式。其中之一是应用骨水泥将股骨假体固定到异体骨的骨髓腔内，然后用一套或两套钢板和螺钉，或者 Ogden 钢板和捆扎带，将复合体固定到宿主骨上(图 90-7)。另一种方法是用一个长柄的股骨假体连接异体和宿主骨结合部(图 90-8)。目前似乎没有一种更为优越的方法。如果外展肌完整，可将其固定到异体骨的转子区。

(段宏 译 李世民 校)

参考文献

1. Frustia S, Gherlinzoni F, DePaoli A, et al: Adjuvant chemotherapy for adult soft tissue sarcomas of extremities and girdles: Results of the Italian Randomized Cooperative Trial. J Clin Oncol 19:1238, 2001.
2. Jaffe JL, Lichtenstein L, Sutro CJ: Pigmented villonodular synovitis, bursitis and tenosynovitis: A discussion of the synovial and bursal equivalents of the tenosynovial lesion commonly denoted as xanthoma, xanthogranuloma, giant cell tumor or myeloplaxsoma of the tendon sheath, with some consideration of this tendon sheath lesion itself. Arch Pathol 31:731, 1941.
3. Murphy FP, Dahlin DC, Sullivan CR: Articular synovial chondromatosis. J Bone Joint Surg 44A:77, 1962.
4. Pritchard DJ, Dahlin C, Dauphine RT, et al: Ewing's sarcoma: A clinicopathological and statistical analysis of patients surviving five years or longer. J Bone Joint Surg 57A:10, 1975.
5. Pritchard DJ, Lunke RJ, Taylor WF, et al: Chondrosarcoma: A clinicopathologic and statistical analysis. Cancer 45:149, 1980.
6. Pritchard DJ: The surgical management of giant cell tumors of bone. Orthop Surg Wkly Update 1:2, 1980.
7. Pritchard DJ: Tumors. *In* Tronzo RG (ed): Tumors in Surgery of the Hip Joint, 2nd ed. New York, Springer-Verlag, 1987, p 31.
8. Schray MF, Gunderson LL, Sim FH, et al: Soft tissue sarcoma: Integration of brachytherapy resection and external irradiation. Cancer 66:451, 1990.
9. Schwartz H, Unni KK, Pritchard DJ: Pigmented villonodular synovitis. Clin Orthop 247:243, 1989.
10. Sim FH, Chao EYS: Hip salvage by proximal femoral replacement. J Bone Joint Surg 63A:1228, 1981.
11. Suit HD, Mankin HJ, Wood WC, Proppe KH: Preoperative, intraoperative and postoperative radiation in the treatment of primary soft tissue sarcoma. Cancer 55:2659, 1985.
12. Unni KK: Dahlin's Bone Tumors: General Aspects and Data on 11,087 Cases. Springfield, IL, Charles C Thomas, 1996, p 227.

第 91 章

转移性肿瘤

Michael G. Rock

累及股骨近端和(或)髋臼的髋部转移性肿瘤较常见。除了脊椎和肋骨,骨盆是第三个最常被累及的骨骼部位。此外,股骨在长骨病理性骨折中占了 61%,大多发生于近端 1/3 [23,33]。与上肢不同,髋部即将发生或已发生的病理性骨折严重影响了患者的行动。尽管局限于上肢的转移性肿瘤在很大程度上影响了患者的功能,但患者仍然可以移动,从而避免了其所伴发的疼痛、肺炎、高钙血症等并发症,以及某些肿瘤伴发的弥散性血管内凝血。

原发性癌治疗上接连取得的成功使得具有临床意义的转移性肿瘤有所增加,其会直接影响患者的生存质量却不会导致其死亡。在对癌症患者的尸解中发现,60%的患者有骨转移,其中,原发乳腺肿瘤为 84%,前列腺肿瘤为 84%,甲状腺肿瘤为 50%,肺癌为 40%,肾癌为 37%。随着癌瘤局部控制的进步,处理骨转移瘤对矫形外科医师来说更加重要。

骨转移瘤患者有不同的生存期,6 个月生存率为 50%,而一年生存率为 25%。患乳腺癌、淋巴瘤和胸腺瘤的患者,一年生存率为 75%,平均生存期为 21 个月,但他们中的一部分人要长期承受骨转移瘤的折磨[12,18,19,33,40]。因此,仅把肿瘤骨转移理解为临终事件是不恰当的,还应想方设法使患者恢复功能和行动能力。拟定的重建方案应能进行早期活动和恢复正常活动能力,并尽量降低机械失败的可能性。

非手术治疗或保守治疗

传统上一直把骨转移瘤视为临终事件,除非是孤立性肿瘤,一般不考虑手术治疗。常对患者进行皮肤或骨牵引[1,9],甚至用人体支具。由于长时间卧床,患者最后常常死于其随之而来的风险。在这种情况下,由于骨折处存在肿瘤、患者的总体分解代谢情况以及放射治疗可能的影响,病理性骨折并没有愈合[4,6]。经保守治疗的股骨近端病理性骨折 80%以上未愈合,因而这些患者只能带病躺着过完他们的一生,直至死亡。病理性骨折的愈合一般要 6 个月以上[15]。按照前面提到的患者生存统计数据,绝大多数患者将在骨愈合之前死去。因此,必须适当固定好患侧下肢,以便恢复行走及功能。随着植入物在创伤及关节炎治疗中的应用,对骨转移瘤进行安全的重建或置换在技术上是可行的,而且缓解疼痛及恢复功能的目标也是可以实现的。

但是,非手术保守治疗在治疗广泛骨转移瘤中仍具有一席之地。在下肢,保守治疗主要适用于那些期望寿命少于 1~2 个月的重病患者,他们需要进行广泛的置换和繁杂的操作程序才能行走。

骨转移瘤的临床表现包括疼痛、骨折、高钙血症以及脊髓受压,这将极大地损害患者的生存质量。骨破坏主要的病因是癌细胞释放的因子促进了破坏性骨吸收。强有力的证据表明,二磷酸盐,尤其是帕米膦酸钠可减轻症状和并发症。在最近的一项研究中,荷兰综合癌症中心对乳腺癌患者口服帕米膦酸钠防治骨转移瘤的长期疗效作了综述[45]。这项研究认为,口服帕米膦酸钠能减少骨肿瘤的发病率,对提高患者的生存质量有很好的效果。但这种治疗显然不能改变疾病的影像学表现,也不能提高患者的生存率。帕米膦酸钠的适应证目前正向乳腺癌和骨髓瘤以外的领域扩展,而且正在进行的研究已涉及帕米膦酸钠的最优给药路径、剂量、用药方案甚至剂型。

手术治疗

手术治疗下肢骨转移瘤的进步与创伤治疗和关节重建手术的发展是同时并进的。随着新的重建手术的出现,使得处理难治性骨转移瘤成为可能。骨转移瘤治疗中最重要的进展是用甲基丙烯酸甲酯进行预防性固定和结合,以增强已有的内固定装置从而取代被肿瘤破坏的骨性结构。

促成预防性固定这一概念的是，研究发现骨强度具有可再生性及可预知性，研究中考虑了骨皮质破坏的大小、形状和解剖部位等因素[27,29]。如果不固定,皮质缺损达50%或超过2.5 cm的承重骨有50%的概率发生骨折。同样值得注意的是,治疗这种病变常用的放疗并不能有效地使病变在放疗后最少6周，通常为12周内成熟。在这段时间内,缺损会变大,并进一步损害骨的完整性。因此,即使采用合适的放射剂量及用法，经放射治疗的患者也常常会继续遭受疼痛。

预防性固定的适应证已通过基础的生物力学研究以及对临床资料的回顾性分析得到了扩展。如上所述至少有50%概率的骨折都伴有影像学参数的改变。此外,对病变处进行放疗后的疼痛也是预防性固定早已明确的适应证。最近,Mirels[30]通过对此前的相关影像学及临床资料进行综合分析修订了手术固定的适应证。共包括四个参数:大小,影像表现,解剖位置和疼痛。视严重程度或累及范围给每个参数分别记1~3分。总分最低为4分,最高为12分,其与骨折发生的概率相关。骨折趋势唯一最大增量见于9分和10分之间,后者的骨折发生概率为72%。因此建议,总分为10或10以上的骨转移病例均应预防性固定。骨折高危解剖部位包括承重的下肢和股骨近端承受高强度应力的转子间部位[46](表91-1)。

处理承重骨(尤其是股骨近端和髋骨)转移所致骨缺损时,必须早期进行手术固定以避免发生病理性骨折。髋部骨转移灶的预防性固定可减少发病率、手术时间和并发症。而且,预防性固定便于实施放疗治疗并使患者能生活自理。因此,对所有即将发生病理性骨折的患者均应进行预防性固定。一项研究通过对实施预防性固定与已发生病理性骨折再行固定的患者平均住院时间及料理家务能力的评估,强调了对股骨骨折行预防性固定的好处。在骨折发生前进行固定比骨折发生后再固定的效果更好，可减少住院时间，并增加以独立自主的方式回家的趋势[46]。

表91-1 病理性骨折的风险

参数	1	2	3
部位	上肢	下肢	转子周围
疼痛	轻微	中等	影响功能
影像学表现	成骨型	混合型	溶解型
大小:轴径	<1/3	1/3~2/3	>2/3

From Mirels H:Metastatic disease in long bone.Clin Orthop 249:256,1989.

自从Harrington等人于1968年开始使用甲基丙烯酸甲酯修补皮质缺损后,其在固定关节重建术中的用处已得到肯定[20]。在它被用于转移性肿瘤之前,经手术固定后能恢复活动能力的承重骨骨转移瘤患者不到一半[20]。植入物发生机械失败和(或)松动的概率非常高[20]。自从使用甲基丙烯酸甲酯来填充皮质缺损后,骨抗压强度增加了50%,抗扭强度增加了69%[37]。尽管抗压能力增强,但不能抵抗张力和剪切力,因此其不能单独用于较大的缺损,尤其是承重骨的缺损。但是,联合使用钢板、螺钉或者联合使用髓内钉时,甲基丙烯酸甲酯能明显增加植入物的内在稳定性。甲基丙烯酸甲酯在髋部主要用于重建骨质破坏、缺失的股骨骨距或内侧柱。传统的植入物,无论是钢板、螺钉还是髓内钉，由于在该部位缺少支撑都不能达到压缩的目的。联合使用甲基丙烯酸甲酯使得更多的重建能获得成功。随着甲基丙烯酸甲酯作为辅助物的使用,机械失效已经很少见,同时也使大多数重建患者获得行动能力,并使疼痛缓解率超过85%[16,19]。

所有即将发生或已发生病理性骨折的患者在手术固定后都需要进行放射治疗,以确保控制肿瘤。一项研究证实了术后放疗的效果。这项研究对60名连续转移瘤患者的64例未经放疗的已发生或快要发生病理性骨折的承重骨所进行的固定术作了综述。根据预后相关参数对患者进行了分类,终点是由患者和医师共同评估的功能状态。通过多变量分析,只有术后放疗对患者维持日常功能具有重要意义。与单纯手术的患者相比,手术加放疗患者术后的功能改善持续了一年以上。此外,多元Cox进展分析显示,单纯手术患者的中位生存期是3.3个月，而手术加放疗患者为12.4个月,因此确认术后放疗还能延长生存期。尽管以前也认为这是手术的有效辅助治疗,但术后放疗的真正益处在这项研究之前一直未被完全认可[42]。

术后放疗也能减少局部病变复发的可能。在一项研究中,手术前后未进行放疗的患者中有15%局部病灶术后复发,并危及了重建手术。而且这些患者都发生了病理性骨折，周围组织也可能被肿瘤细胞所侵犯。手术固定很好地解决了这个问题,这进一步强调了预防性固定及手术前后进行放疗的重要意义。给予这种综合治疗后,局部复发率大大减少[6]。

髋部病理性骨折的治疗

术前评估

如上所述，应尽量对髋部病变进行预防性固定。如果骨折已经发生，固定应在骨转移瘤诊断确立后尽早进行。患者并不清楚导致该部位骨折的原发病变的情况并不少见。根据患者的年龄及其病理过程的影像学表现，骨转移瘤也许是最可能的诊断。总的来说，大多数多发病变提示是转移性疾病或骨肿瘤[25]。同样，单一病变常提示原发的良性或恶性病变。但也有可能是类似骨肿瘤的病变，如骨内腱鞘囊肿、甲状旁腺功能亢进所致棕色瘤、感染，以及发生在任一侧髋关节的退化性关节炎伴囊肿和类风湿假性囊肿（股骨颈淋巴腔）（图 91–1）[31]。但是 40 岁以上患者的单一病灶更倾向于转移性而非原发病变。必须认识到，多达 11%的恶性肿瘤患者会在其余生发现另一种恶性病变。所以，已知癌症伴有单骨性病变的病史可能但不一定是和已知的原发恶性肿瘤一致。因此，需要更深入有效地研究这些病变，以明确其性质，并在活检结果出来之前排除其他部位病变，如肺脏和肝脏病变。

在骨转移瘤患者中单一病灶大约占 2.5%。其中很多患者未发现原发肿瘤，因此，不大可能将其与潜在的还没被发现的恶性肿瘤联系起来[32,36]。一项研究针对未知有原发肿瘤的骨单一病灶老年患者进行了调查，包括：对乳腺、前列腺和甲状腺的物理检查；实验室检查前列腺特异性抗原、血清蛋白电泳、尿液分析，针对隐匿性结肠恶性肿瘤的潜血反应检验、全血细胞分类计数检查（包括血沉及碱性磷酸酶）；以及胸部及腹部 CT。这些方法对单一病灶骨转移瘤的原发肿瘤检出率为 85%。大多数原发肿瘤发生在肺（63%）和肾(10%)。如果这些检查都为阴性，而病史提示为转移瘤，就需要行乳房 X 线拍片和（或）对单独的溶解病灶进行开放活检，尽管活检只能有效识别约 35%的肿瘤的组织来源。

通过穿刺活检或者微创开放活检都可以确诊。一旦明确诊断，就应尽快固定或重建。适宜的活动和行走可减少前面提到的并发症。

转移性肿瘤经常发生在远离原发病变的部位。因此，在制定重建计划之前，需谨慎地分析全身骨骼及邻近关节的影像学资料。至少应拍整个股骨的双平面 X 线片并拍髋臼的前后位及斜位 X 线片。X 线平片检测出肿瘤的阳性率不高，闪烁扫描可能更有价值。发现同一块骨上其他被累及的部位是极其重要的，因为经过这些部位的骨折会使已成功重建的部位失效。虽然它们不是引起症状的主要原因，但是在重建时一定得考虑这些次要的病变。

对快要骨折的患者进行预防性固定的一个明显的好处是，便于进行充分的医疗评估并可逆转患者的那些代表潜在的全身性疾病所致异常的临床参数。包括把血液指数纠正到单核细胞计数至少为 30%，血小板计数超过 50 000/cm^3，嗜中性粒细胞超过 500/cm^3。此外，高钙血症是一种并不少见的系统性表现，可通

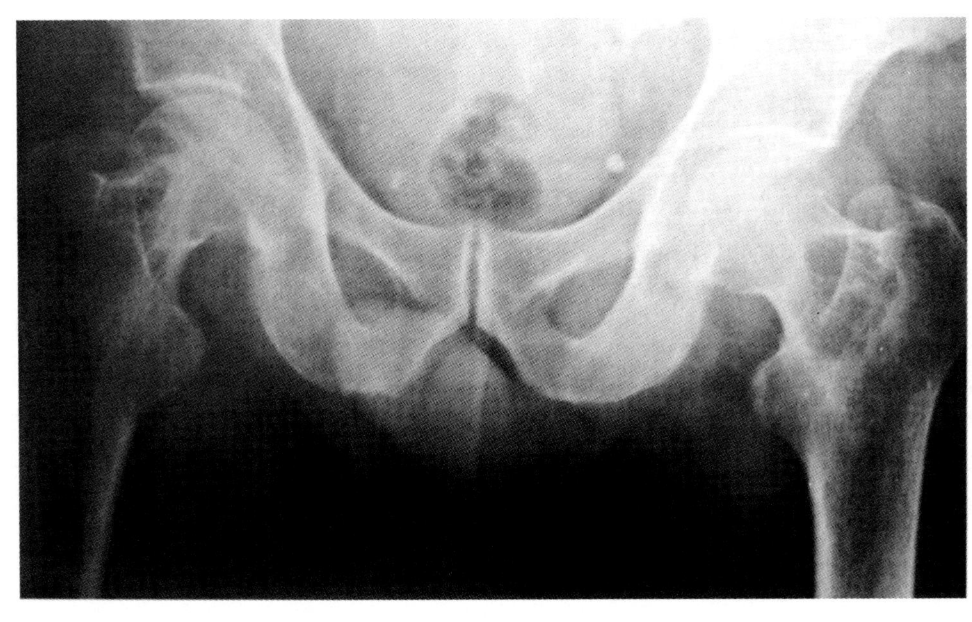

图 91–1　58 岁的男性类风湿性关节炎患者股骨颈有一巨大的类风湿性假性囊肿（淋巴腔）。

过适当的水化、生理盐水利尿或使用光辉霉素纠正。这样,在手术前使患者的生理状态最优化可减少围手术期的发病率及死亡率。

股骨颈骨折

弥散性乳腺癌患者的10%以及所有乳腺癌患者的1.4%最终会遭受髋部病理性骨折,其中大多数发生在股骨头和股骨颈[5]。应避免使用传统的股骨颈骨折固定术。该部位的病理性骨折显著不同于骨质疏松和创伤所致的股骨颈骨折。肿瘤侵犯的范围通常很广泛,从而减弱骨的血供导致骨折。难以用甲基丙烯酸甲酯来增强固定,而且也不适当。此外股骨颈病理性骨折的不愈合率较高[17]。

因此,唯一可行的替代方法是改行格德尔斯通术式或使用假体进行重建。格德尔斯通关节成形术适用于那些总体健康状况差、要求操作简便的患者,或者髋臼累及范围广妨碍有效重建的患者[38](图91-2)。此外,治疗该部位病理性骨折的目的是恢复患者的行动能力,至少应能尽快使其进行无痛转移。采用格德尔斯通术式时,成功的镇痛与恢复功能会有所不同。格德尔斯通术式导致的持续性疼痛是由于残余的骨性突出撞击髋臼缘所致。通过股骨粗隆间线进行手术可避免该并发症。如果保留股骨颈的某一部分,无论髋臼缘上有无骨赘,都会产生撞击和疼痛。对格德尔斯通术式的一项综述发现,良好的临床效果,即疼痛和行动状态得到控制,取决于外界辅助(通常为助行架)[24]。这种手术的优点是手术时间短,且失血和损伤较少。格德尔斯通手术后患者的功能恢复情况远远不如内置假体置换术。但是在某些孤立的场合下,仍可采用格德尔斯通切除术。

绝大多数股骨颈和股骨头病理性骨折的患者都可以通过内置假体置换术获得良好的疗效[39]。根据医师的偏好及髋臼周围侵犯情况,可采用单极、双极或全髋关节置换。不管选用什么方法,股骨假体必须采用长柄型的,以稳定整个股骨。应该认识到,该骨上出现其他转移病灶很常见,如果不在同期手术中加以稳定,这些转移灶将会使植入物的远端引起病理性骨折(图91-3)。由于这些患者的预期寿命较短,因此应常规应用甲基丙烯酸甲酯来固定假体。最好采用长柄(142 mm长)的股骨假体,使骨水泥扩散至整个股骨。

由于转移瘤患者大多的生理状态较差,包括凝血障碍倾向增加,故应尽量减少手术期间及围手术期的血栓形成[39]。为了尽量减少手术期间脂肪或肿瘤栓子的溅落,应在接近植入物端头的髓内部位4~6 cm处在股骨上开孔。这个开孔可使扩髓时的骨髓内容物流出,并可控制置入假体时骨水泥引起的增压作用。

肿瘤侵犯髋臼与患者的症状之间并没有必然的联系。Haberman等人[19]在一项研究中发现,23例乳腺癌转移至股骨颈和股骨头等待手术切除或重建的女性患者中有19例活检证实有髋臼转移,而影像学检查无异常。所以Haberman等人建议,对所有的股骨颈病理性骨折患者均应进行全关节置换术。但是,Harrington[22]对52例股骨颈病理性骨折行半关节成形术治疗的患者进行观察后发现,只有3例后期发生髋臼前突或中心移位。因此Haberman认为,额外的风险、并发症和髋臼重建手术的时间延长是完全可以避免的。

我个人喜欢用双极关节内置假体,以减少中心转移和重建髋臼侧面所需的手术时间。通过正确选择双极重建髋臼的大小并利用关节间的固有活动性可减少加在内侧壁上的应力。由于内侧壁或髋臼支柱的明显缺损,有必要使用髋臼环和骨水泥髋臼假体,以便尽量减少移位的发生(图91-4)。但是,双极关节适用于大多数患者,它能很快缓解疼痛和恢复行动能力。

Harrington[22]和Lane等人[26]认为,内置假体置换术在治疗病理性骨折中获得的成功是令人满意的。随着患者自理能力的增加和行动能力的大体恢复,疼痛必然会缓解。那些在病理性骨折发生前有移动能力的患者,在假体置换后有72%能自理或依赖助行架行走;而那些在病理性骨折发生前不能行走的患者,只有46%能生活自理或辅助行走。在Lane等人[26]的病例中,平均生存期是5.6个月,而在Harrington[22]的病例中,生存期是9.8个月。内置假体置换术带来的快速疼痛缓解及功能恢复使人们将其应用于这个部位的病理性骨折。人们认识到,肿瘤转移累及的范围不是仅局限于股骨颈和股骨头,可能会累及到转子区域。一些研究者便发明了一种新的植入物,它可以和骨直接接触,因此能传导负荷,而不是依靠在甲基丙烯酸甲酯外展上。现在已有很多假体能用来解决股骨近端的骨质缺失问题并能与骨牢固结合。这对骨转移性肾癌、甲状腺癌、乳腺癌患者以及淋巴瘤和骨髓瘤患者非常重要,他们的平均生存期为2年,而这些患者尽管术后采用放疗,肿瘤仍会进展。

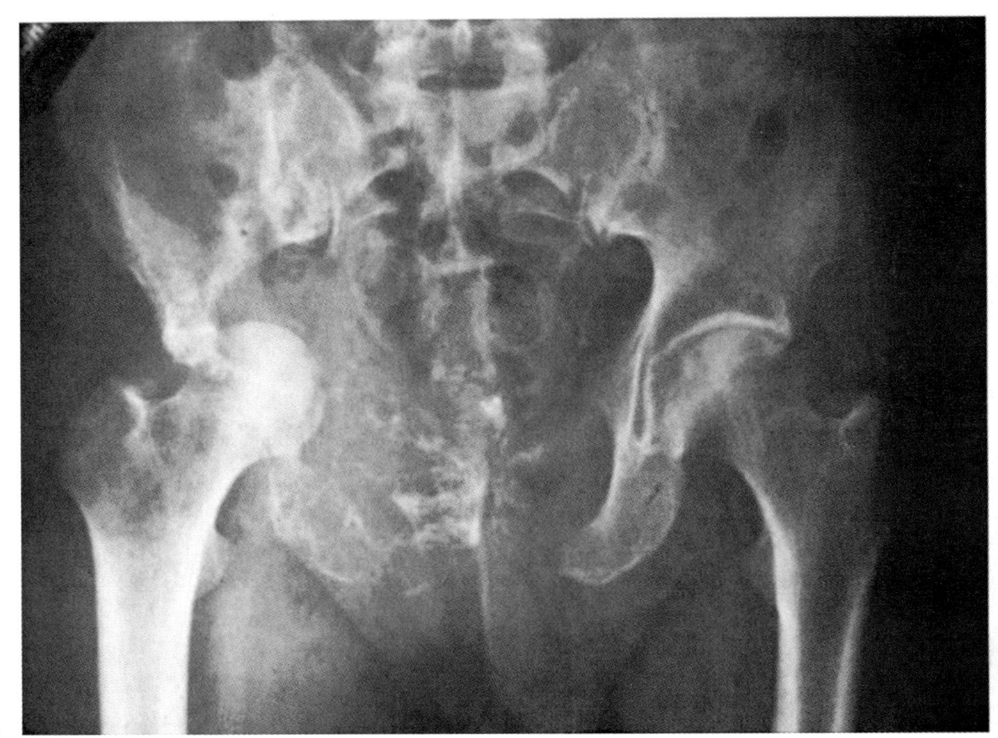

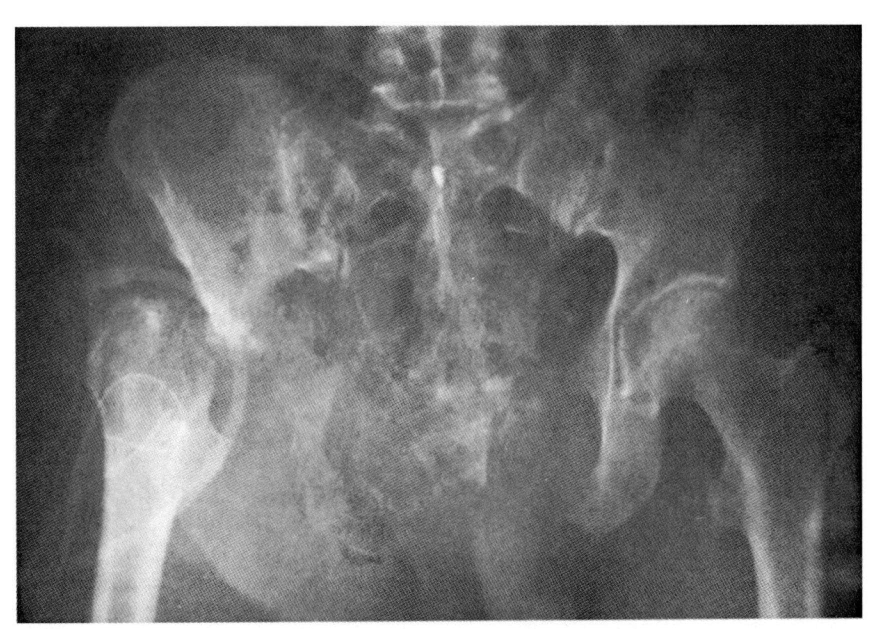

图 91-2　(A,B)73 岁肺癌骨转移女性患者半个骨盆的巨大破坏。由于预期寿命短且不能进行重建,实施了格德尔斯通手术。

股骨转子间骨折

该处的病理性骨折为治疗带来了困难。导致股骨转子间骨折的肿瘤对骨的破坏范围通常很广泛,由于股骨近端内侧或受力侧的骨质缺失较大,常会使重建失败。因为该部位承重,移位和粉碎性骨折是不可避免的。局部肿瘤转移范围可包括股骨头、股骨颈和股骨近端,以及转子间区域。因此传统的固定器械,如治疗非肿瘤所致转子间骨折的滑动钉和钢板,是足以满足要求的。适用于股骨头和股骨颈骨折的术前计划对

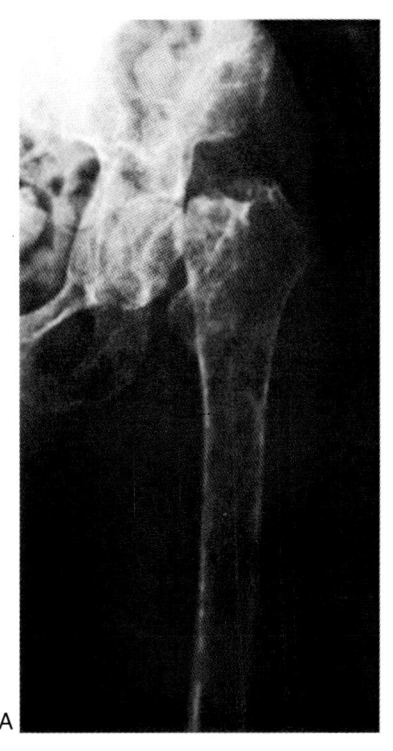
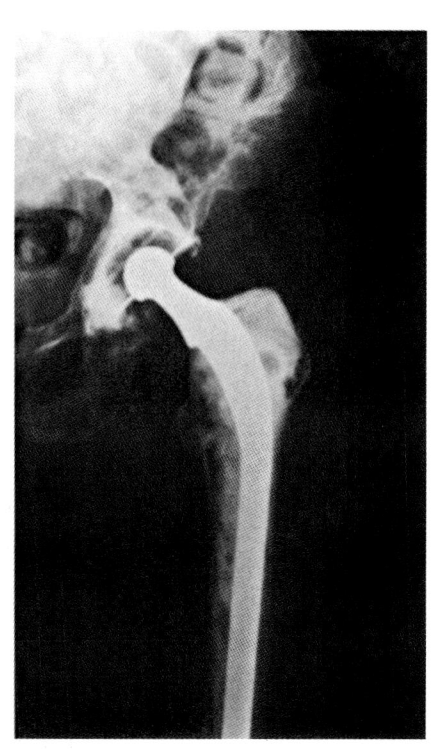

图 91-3 (A)67岁有广泛骨转移的肺癌男性患者。受轻微外伤后发生股骨颈骨折移位。(B)使用长柄的骨水泥股骨假体以避开其他受累区。由于肿瘤侵犯髋臼中心而使用了骨水泥髋臼假体。

转子间骨折也同样重要。在考虑重建之前必须对整个股骨和髋臼进行影像学评估。对广泛受累的股骨,将侧钢板向下延伸到预定范围以下,是可供选择的重建方法,如股骨近端置换(图 91-5)。

如果病变局限于转子间区域,在骨缺损可以恢复并能用甲基丙烯酸甲酯加强的情况下可考虑使用钢板和螺钉固定(图 91-6)。粉粹性骨折通常难以进行解剖重建。通过标准的外侧切口可达到充分暴露,并可通过向前和向后反折股外侧肌发现转子间的缺损。如果有必要,可在前面再开一个窗口,以便彻底地清除肿瘤和显露缺损。可按标准方式将固定钉钉入股骨头和股骨颈,并使固定钉与成角侧钢板充分连接。此时缺损处清晰可见,将甲基丙烯酸甲酯填充在螺钉周围和被肿瘤侵犯的区域。在甲基丙烯酸甲酯仍然柔软正在硬化时,将螺钉钉入钢板、外侧皮质和甲基丙烯酸甲酯,使股骨内侧皮质达到稳固。用钝性牵开器使甲基丙烯酸甲酯塑形,以重建股骨近端的皮质缺损,并避免向大腿内侧渗出。有些人主张,在用于股骨固定钉的钉道内注入甲基丙烯酸甲酯可以获得附加的固定[2]。这在理论上可以加强固定钉在股骨头和股骨颈内的稳固性。但是,这种增强却会带来潜在的并发症,而且在不能直视的部位注入甲基丙烯酸甲酯也有一定困难。同时,使用甲基丙烯酸甲酯伴发的垫坏死可引发骨坏死。除非有证据表明肿瘤已侵犯股骨头和股骨颈,否则在该部位常规使用甲基丙烯酸甲酯并没有必要。肿瘤对股骨头和股骨颈的微观侵犯可采用术后放疗加以控制。

使用滑动钉和侧钢板并不能有效地固定累及股骨头和股骨颈或(和)股骨干的伴发病变。在股骨近端广泛受累及或者需要用甲基丙烯酸甲酯过度替代骨的情况下,或者肿瘤远处侵犯时,则需要采用髓内固定装置。定制股骨近端假体是首选术式。在这种情况下,可将股骨近端的受累区完全切除,而且通过骨水泥固定植入物的髓内部分可以充分控制股骨远端 2/3 处的任何病变。在使用中让软组织进入植入物内显然是无益的。没有软组织支撑,会损害稳定性,而且在大多数大型研究中,脱位率接近 15%[8,39](图 91-7)。因此建议将髋臼杯保持在更水平位置,即 20°和 30°之间,而且前倾角要小或者为零。随着双极关节内置假体的应用,以及尽量保护好髋关节囊使其能在髋臼杯周围前移,脱位率已大大减少[34]。在大腿保持外展的情况下,通过将臀中肌的肌腱部分推入阔筋膜张肌和髂胫束内,可部分恢复外展肌肌力。大多数情况下,可恢复承重力,不过代偿性臀中肌步态和姿态是不可避免的,但患者对该结果常感到满意。

应用股骨近端置换术时必须选择股骨柄的长度和髓内直径,以适应患者的个体差异。

尽管这种大型假体较昂贵,但其适用于低致病

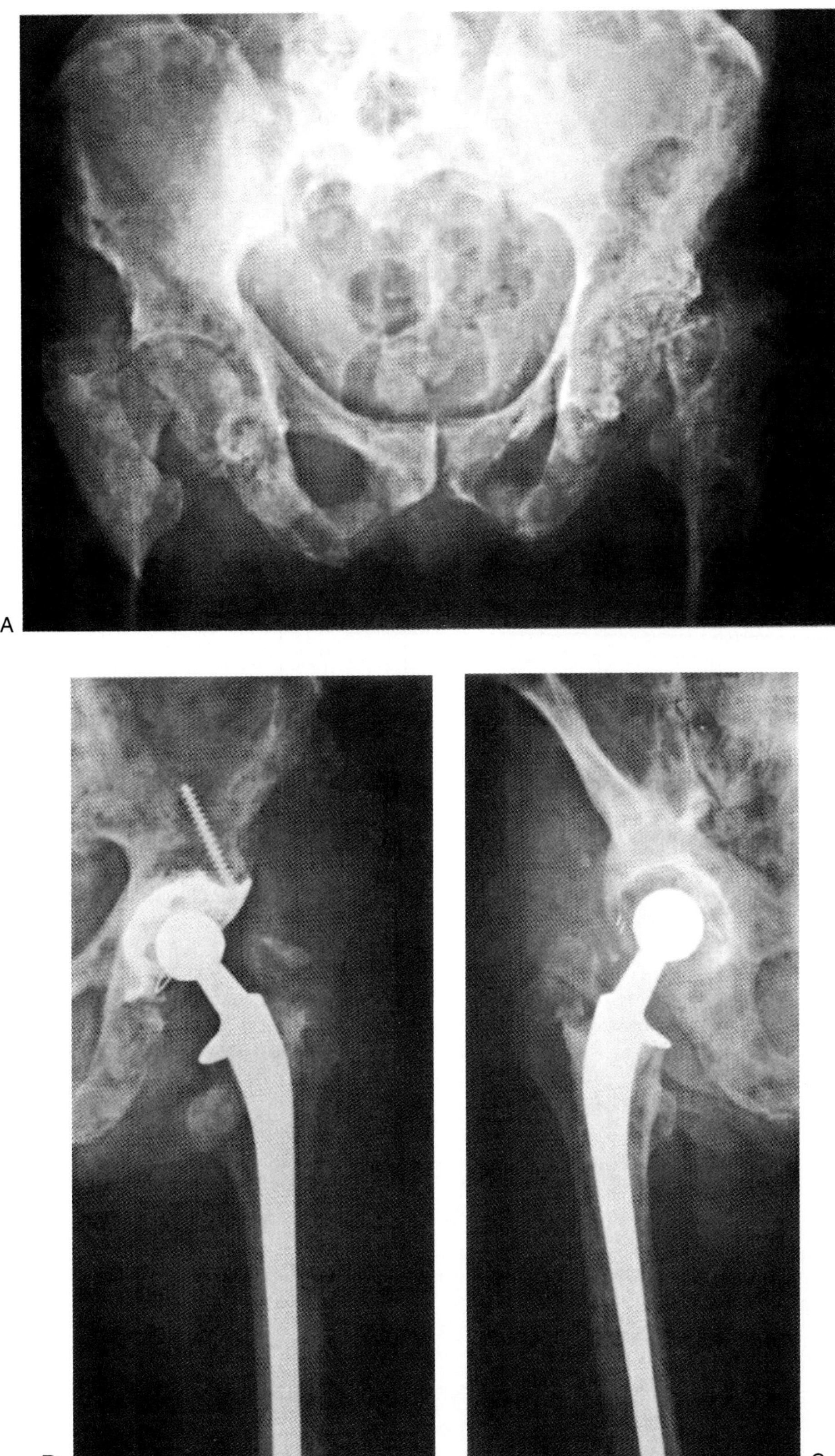

图 91-4 87 岁的前列腺癌骨转移患者发生双侧股骨颈骨折。手术中发现的髋臼侵犯范围与影像学表现一致。为避免髋臼周围侵犯,使用了抗髋臼前突假体。

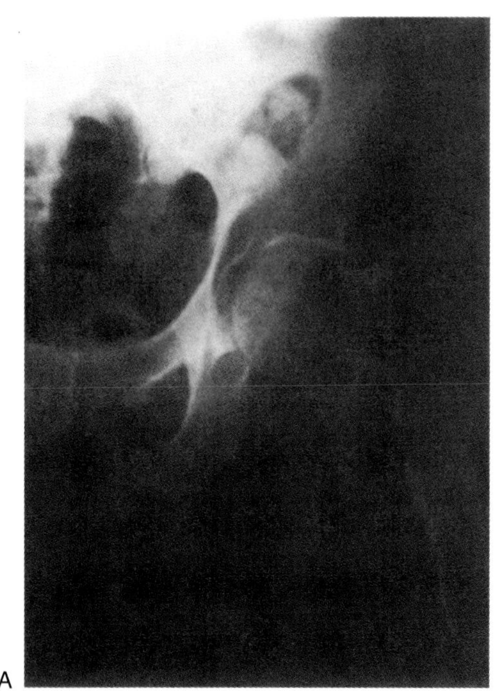

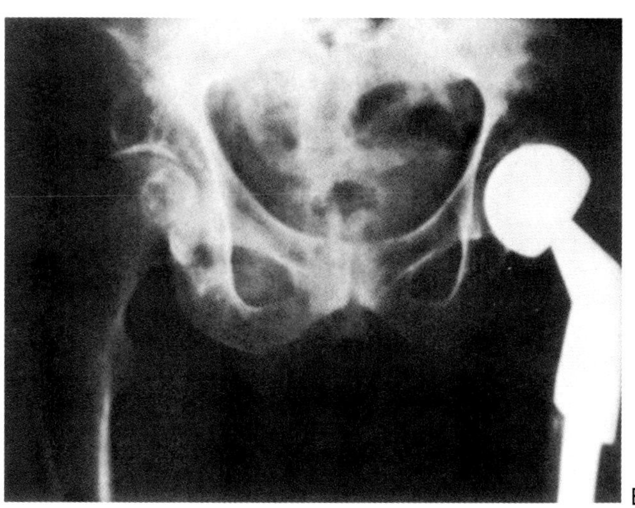

图 91–5 (A)病理性转子间骨折伴转子下侵犯。由于骨缺失太广泛而不能使用钢板/螺钉甚至甲基丙烯酸甲酯来加强固定。(B)采用股骨近端双极假体来置换被肿瘤破坏的股骨近端。

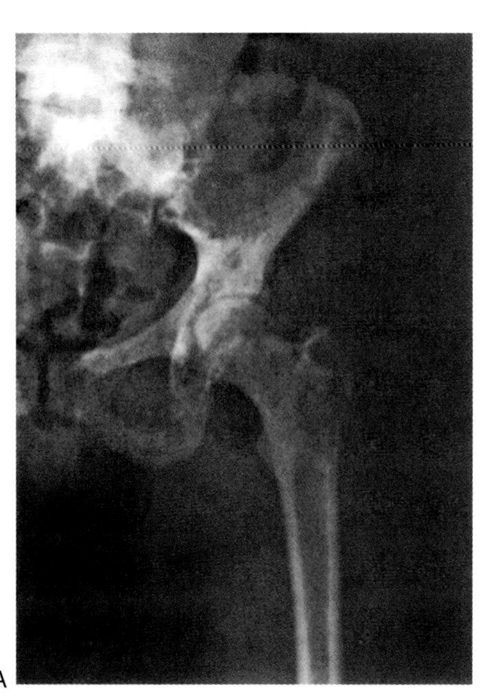

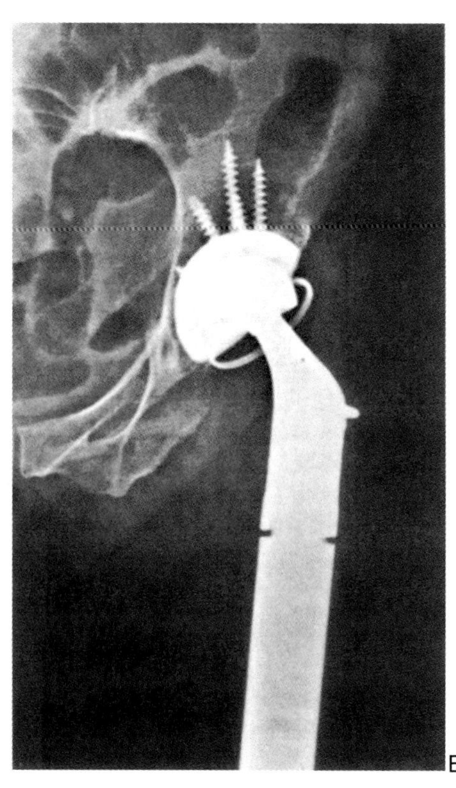

图 91–6 (A)75岁患者的转子间溶骨性乳腺癌转移灶伴发骨折。(B)对即将发生的骨折进行了骨水泥和髓内钉固定。

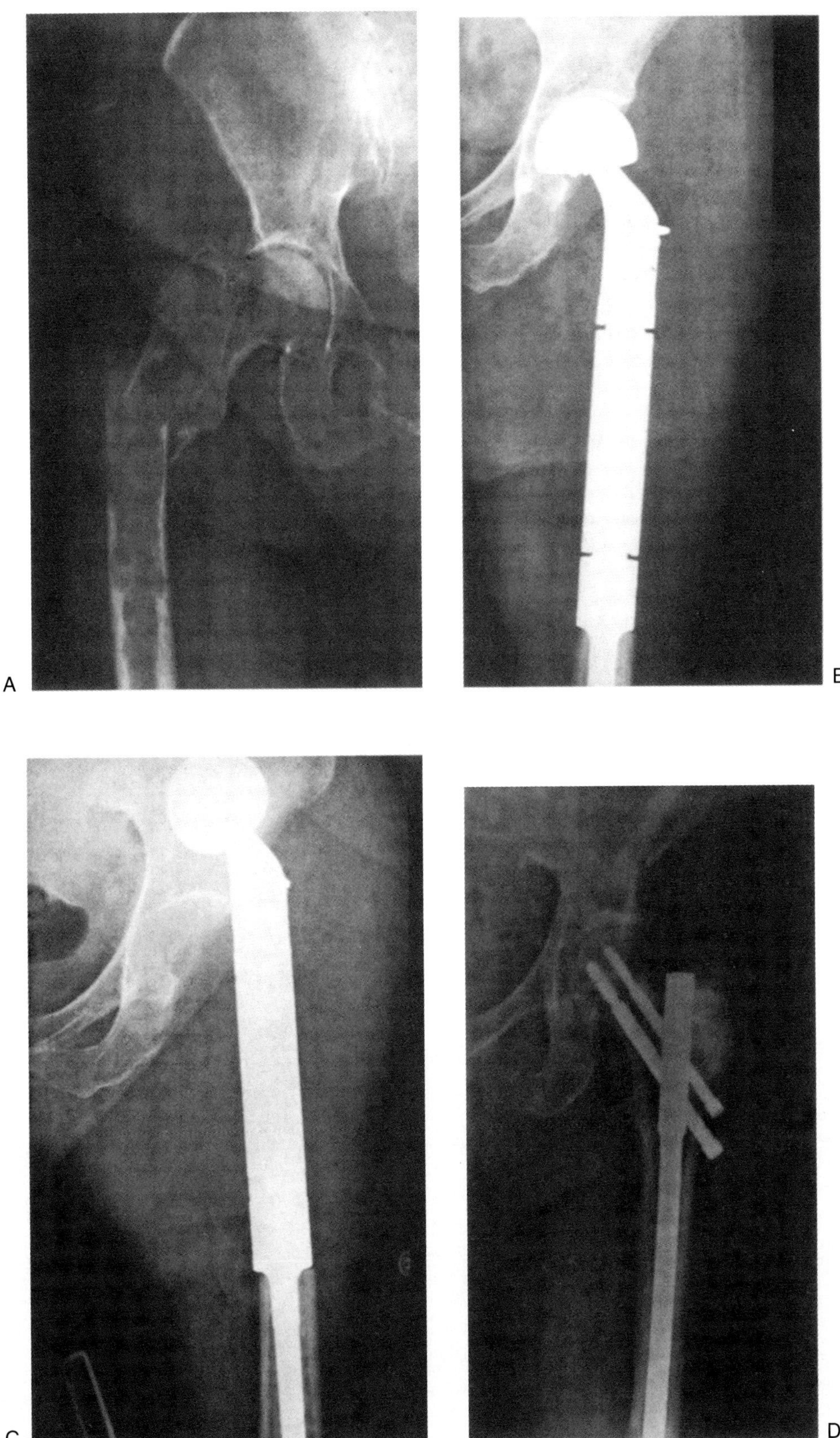

图 91–7　(A)肾细胞癌广泛累及转子间/转子下区域。(B)定制的股骨近端双极假体置换。(C)双极假体脱位。(D)用限制性髋臼假体行切开复位内固定。

性转移瘤患者，可使其快速缓解疼痛并即刻下地行走[8,39]。一些外科医师在术后4~6周给患者使用外展夹板或某种外展支具以便让有些固化的外展肌进入髂胫束。

安德钉式髓内固定的唯一用处是保持完整性。使用安德钉的主要优点是由于肿瘤未被暴露因而发病率低,手术时间短,而且失血少。尽管这种植入物理论上很诱人,但由于不可避免的萎陷、转动和钉子松懈,用于病理性骨折患者几乎都失败了。处理病理性骨折的一项重大进步是甲基丙烯酸甲酯的应用。但如果骨折部位未有效暴露因而看不见,就不能使用甲基丙烯酸甲酯。不一定保证骨折稳定,因而患者还会有明显疼痛。因此安德钉用于处理转子间病理性骨折应严格掌握适应证。

股骨转子下骨折

非肿瘤所致股骨转子下骨折的处理给矫形外科医师提出了一个技术难题。在肿瘤性病变中,骨缺失、可能累及转子下骨折部位近端或远端以及该骨的全面骨质疏松和粉碎,给重建术带来了更大的难题。由于甲基丙烯酸甲酯增大了固定钉与骨领的界面,因此用滑动钉和钢板固定转子间骨折比较合理(图91-8)。但是转子下骨折时,骨缺失发生在接近钢板近端的部位,会在植入物上形成极大的应力。即使有甲基丙烯酸甲酯,应力也超过了植入物能安全承受的范围。吉凯尔钉的出现满足了在行股骨干髓内固定的同时对股骨颈和股骨头进行股骨近端固定的需求。如前所述,对于转子间骨折,肿瘤破坏所致的任何骨缺损都可以用甲基丙烯酸甲酯重建。关于吉凯尔钉取出时所遇到的困难曾有单独的报道。最值得注意的问题,即转子下再骨折,是由于髓内钉的侧向和前方呈弓形所致,取出钉子时会撞到内侧皮质,从而导致内侧下方至外侧上方的螺旋骨折[47]。正常情况下一般不取出用于病理性骨折的吉凯尔钉。因此,这种并发症在吉凯尔钉用于非肿瘤适应证时更让人担心。

取出吉凯尔钉时遇到的同样问题常会使植入物入口和进程中的病理性骨折发展成即将发生的转子下骨折。对吉凯尔钉技术的改进大大减少了这种并发症[3]。如果经过大转子顶部应用吉凯尔钉,其曲线部分会支托在股骨近端的内侧面上,造成转子下骨折或者使植入物向近端移位,造成经大转子甚至经股骨颈基底的骨折。将进入点从转子顶端改到股骨颈后内侧的梨状肌腱止点,并向前方和外侧扩大此缺损,可避免这类并发症的发生。过去,吉凯尔钉的另一个问题

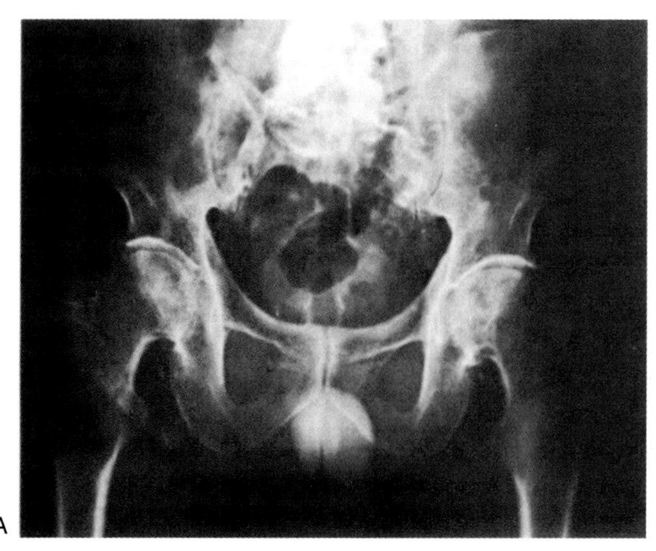

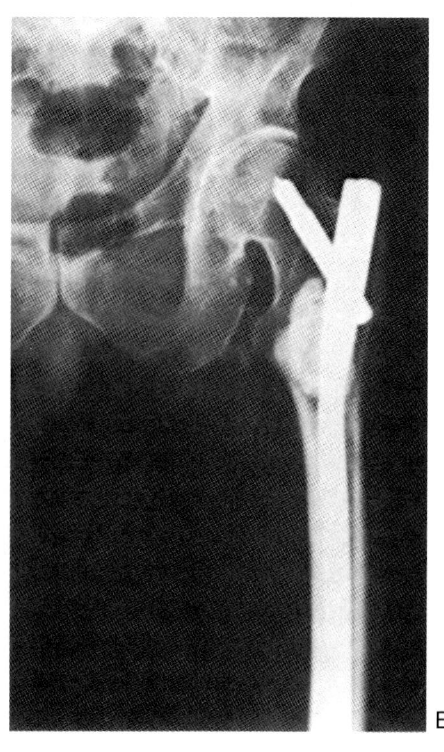

图91-8 (A)股骨近端转移性肾上腺瘤很容易发生病理性骨折。(B)使用吉凯尔钉和甲基丙烯酸甲酯进行预防性固定。

是其长度不足，现在已进行了改进，使其能在股骨更远端进行髓内固定，从而大大减少了股骨髁上区的假体周围骨折。

一些研究者在认识到吉凯尔钉的这些问题后，对传统的股骨髓内钉进行了各种各样的改进，以适应股骨头和股骨颈的近端固定。传统上没有近端锁定的髓内固定钉伴发的股骨颈骨折发生率为 16%[3,43,44]。最近，Russell Yaylor 设计的重建钉解决了这一问题，他在其上加了两个近端锁定螺钉[10]。这项发明比大多数没有开槽的股骨髓内钉更好而且更加坚硬。如果决定把患者置于骨折手术台上处理其实际上已发生的股骨转子下病理性骨折，由于外侧转子和髂腰肌在近段没有对位，往往难以确定钉子的近端入口和(或)有效地控制近段。在这种情况下，可将斯氏针置于股骨大转子的前方。这样可使近段复位到远段上，尽量减小入口的内偏以及在骨折部位形成屈曲畸形的可能性。同样，近段容易被拉向外展位，这可以通过前方放置的斯氏针加以纠正。为了将近端锁定螺钉放入股骨头和股骨颈骨段内，应在股骨颈下面的正上方旋入 8 mm 的下方螺钉。为了确保侧位片上螺钉的对中定位，需拍摄斜位片，以消除螺钉和敷贴器对钉杆近端的遮挡作用。目前已有可透射线的敷贴器，可使图像更清晰。重建钉的另一个优点是可以远端锁定，控制旋转(图 91-9)。在处理转移性肿瘤患者时，髓内钉在股骨近端已有或即将发生病理性骨折的治疗中的成功应用很让人满意。据报道，70%~92%的患者疼痛缓解，并且84%~90%的患者恢复行走能力[43]。这些数据有力地证明，髓内钉固定具有优势，尤其是对股骨近端转移性病变的预防性应用。

髋臼和骨盆的病理性骨折

骨盆是骨转移瘤第二个常见的累及部位[3]。除了骶骨，骨盆可看做由三部分组成。它们是前部(坐耻骨)、后部(髂骨)及髋臼周围区域。累及前部和后部骨盆区域时很少必须行外科治疗。累及范围可能很广，可伴有由即将发生的病理性骨折或半骨盆环机械完整性缺失所致的疼痛。绝大多数骨转移瘤可经受放疗和保护下承重一直到骨成熟和累及区域重新形成。在个别情况下骶骨广泛受累且侵犯软组织，可刺激腰骶丛，需行手术减压。

常会要求矫形外科医师评估髋臼周围侵犯情况并稳定该区域，以避免股骨近端向内侧移位。Haberman 等[17]和 Harrington[22]此前发现，髋臼侵犯可能发生

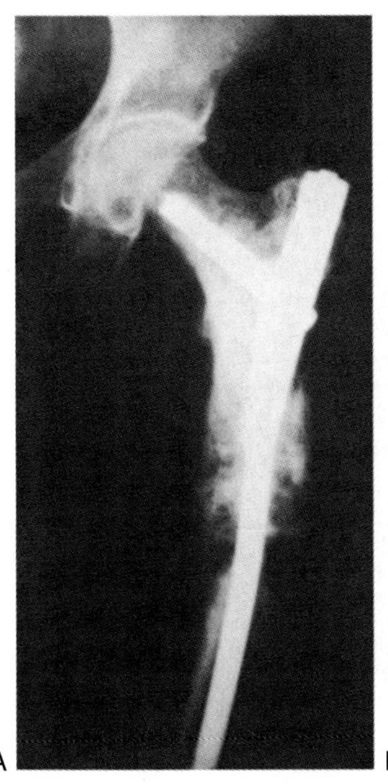

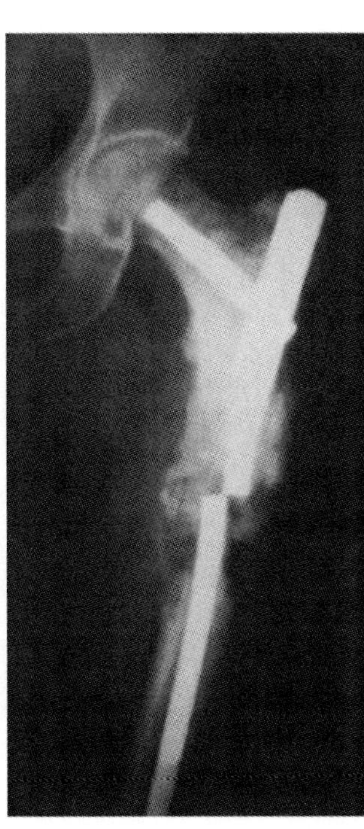

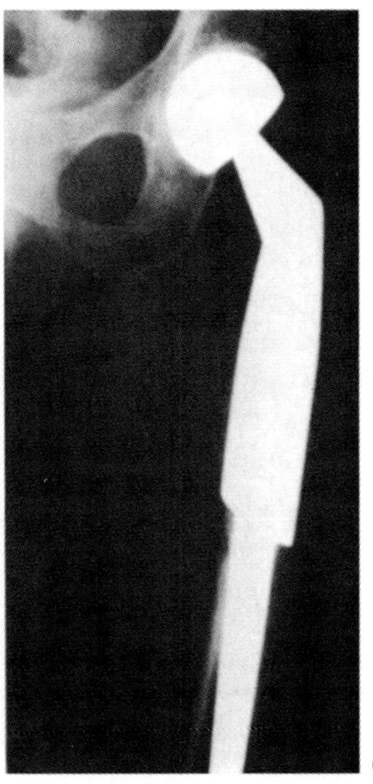

图 91-9　(A)转移性乳腺癌广泛侵犯左侧股骨近端 1/3；用吉凯尔钉进行了重建。(B)未进行术后放疗。局部肿瘤进展导致植入物断裂。(C)由于骨缺失太广泛，不能进行固定，进行了股骨近端双极置换术。

于影像学表现正常的病例。如果认为髋臼受累是持续疼痛的原因,则需要进行附加的检查,如骨扫描X线体层摄影乃至CT,以明确病变累及的整个范围。正如Harrington[22]所指出,所有的髋臼受累患者不必等到有足够的症状就应该实施手术干预。相反,Haberman等[19]却发现,当推荐对所有正在治疗股骨颈病理性骨折的患者行全髋关节置换术重建股骨近端时,髋臼侧已广泛受累。

对受损伤的髋臼进行重建是一项难以处理的外科手术,花费时间长,失血多,而且发病率比传统的关节置换术高。因此,是否行髋臼重建需要认真考虑,而且患者应能耐受该手术并应有超过数月的期望寿命。理想的患者是那些弥散性肾癌、甲状腺癌和乳腺癌患者以及骨髓瘤患者。如果病变较小,没有直接损伤承重面,并且只有轻微症状,应认真考虑对该区域进行放疗。但是应该认识到,随着放疗伴发的血供增加会使髋臼的机械支撑减弱,可能引起向中心或上方的移位。因此,在放疗期间以及放疗后的6~12周,应进行保护下承重并通过系列X线片以仔细检测患者。

髋臼周围广泛受累伴有即将或已发生股骨转移的患者,如果身体很虚弱和(或)期望寿命较短,应考虑格德尔斯通切除术。对这些患者,格德尔斯通切除术是最合理的方法。

需要髋臼重建的所有其他情况已在Levy等[28]和Harrington[21]的研究中进行了详述。髋臼周围的受累程度分为轻微、较大和巨大三类,由此决定重建方案。没有累及承重面的轻微髋臼受累,可采用传统的、内侧带加固网的髋臼杯以防止甲基丙烯酸甲酯向骨盆内外渗。术后几天内患者可以下地行走,如果活动受限,活动量要尽量小一些。如果缺损较大但支柱完整,传统的臼杯置换会带来移行的风险,推荐使用髋臼环,并按上文所述在内侧壁设置加固网(图91-10)。髋臼环可将应力传递到完整的支柱,避免受累及的髋臼内侧和上面承受应力。髋臼假体可按传统方式置于髋臼环内。采用长股骨颈的股骨假体可避免发生撞击并可减少脱位的概率。对于累及髋臼上方、内侧、前方和后方支柱的大型缺损,需采用Harrington设计的专门的重建方案,包括使用从髂骨翼进入骶骨的带螺纹斯氏钉,将其作为放置前突环的加强缘,并用加固网和从上面嵌入缺损处的甲基丙烯酸甲酯来支撑内侧壁(图91-11和图91-12)。据Levy等[28]、Harrington[21]和Sim等[41]报道,梅奥诊所的轻微或严重受累患者,身体状况得到普遍改善。对那些有令人满意预后的患者,如果髋臼周围骨缺失较大必须行重建术。除了减轻疼痛和尽量恢复身体功能外,还必须尽量使患者重新纳入其所熟悉的家庭和朋友环境。大型重建术虽然在技术上富有挑战性且令人满意,但这种手术限定了患者的寿命,因此对这些患者,可能不是最有益处的。

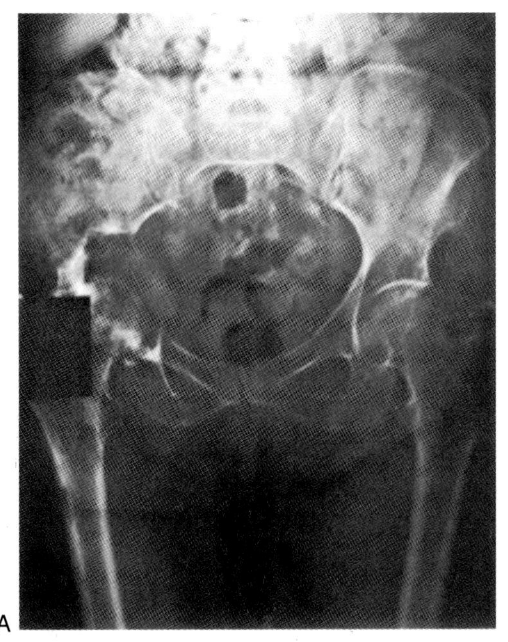
A

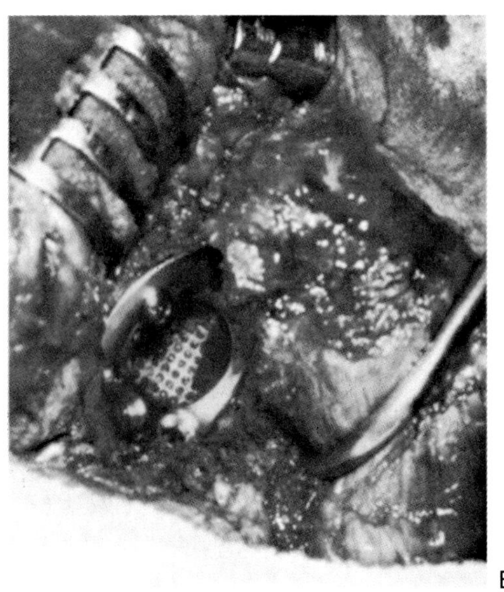
B

图91-10 (A)乳腺癌广泛转移累及双侧髋关节并有内侧转移。(B)由于髋臼中心转移灶较大,故使用髋臼环来增强完整的下方和后方支柱稳定性。(待续)

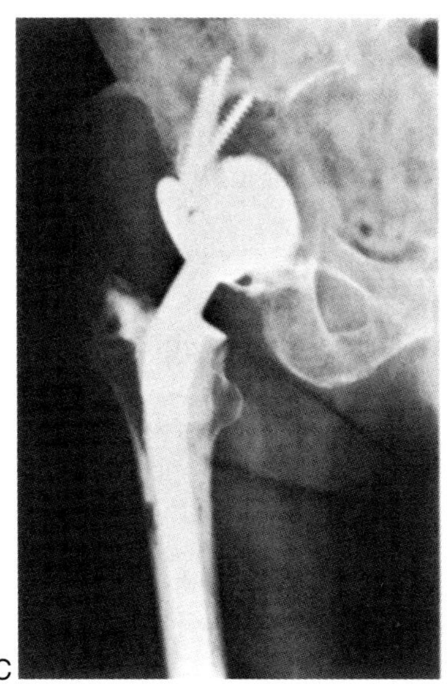

图 91–10(续)　(C)使用长柄骨水泥股骨假体使患者能在保护下负重行走。

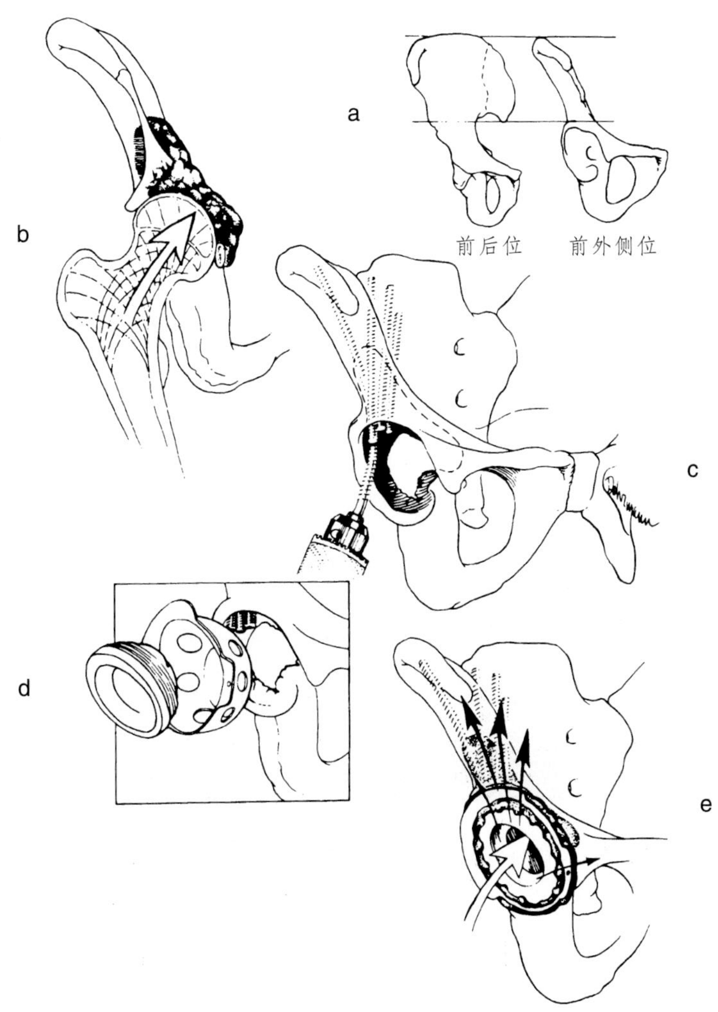

图 91–11　Ⅲ型缺损的重建。(A)应用带螺纹的克氏针来支撑髋臼顶和髋臼中心的缺损(步骤 a 至 e)。(待续)

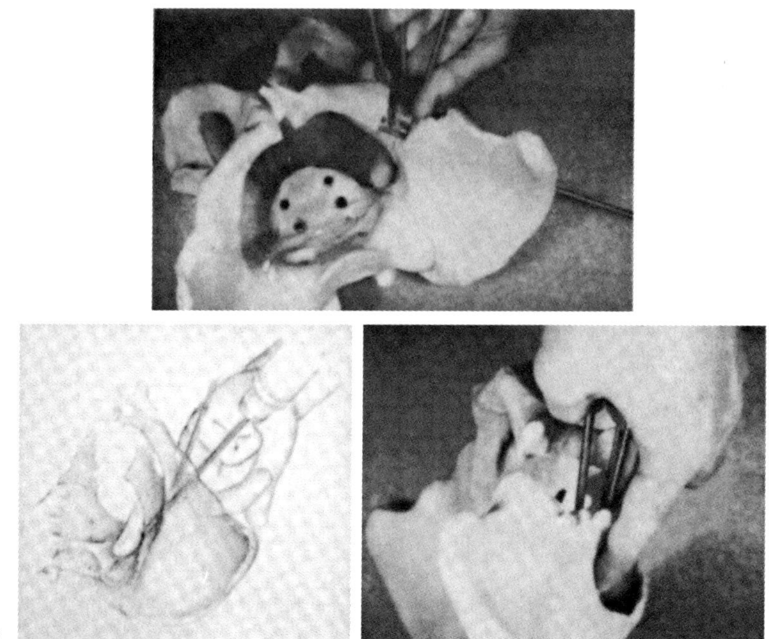

图 91-11(续) (B)借助手指引导将钢丝通过坐骨切迹进入真骨盆。(From Harrington KD:Orthopaedic Management of Metastatic Bone Disease. St.Louis, CV Mosby,1988.)

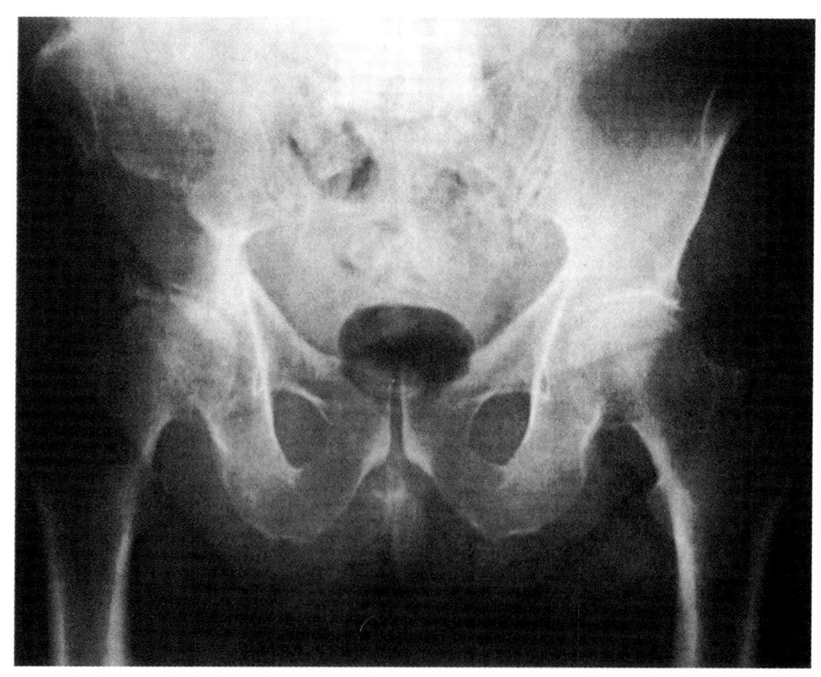

图 91-12 (A)73 岁男性肾细胞癌患者右侧髋臼周围单灶转移的 X 线片。患者不能行走,并定期应用麻醉性镇痛药。(待续)

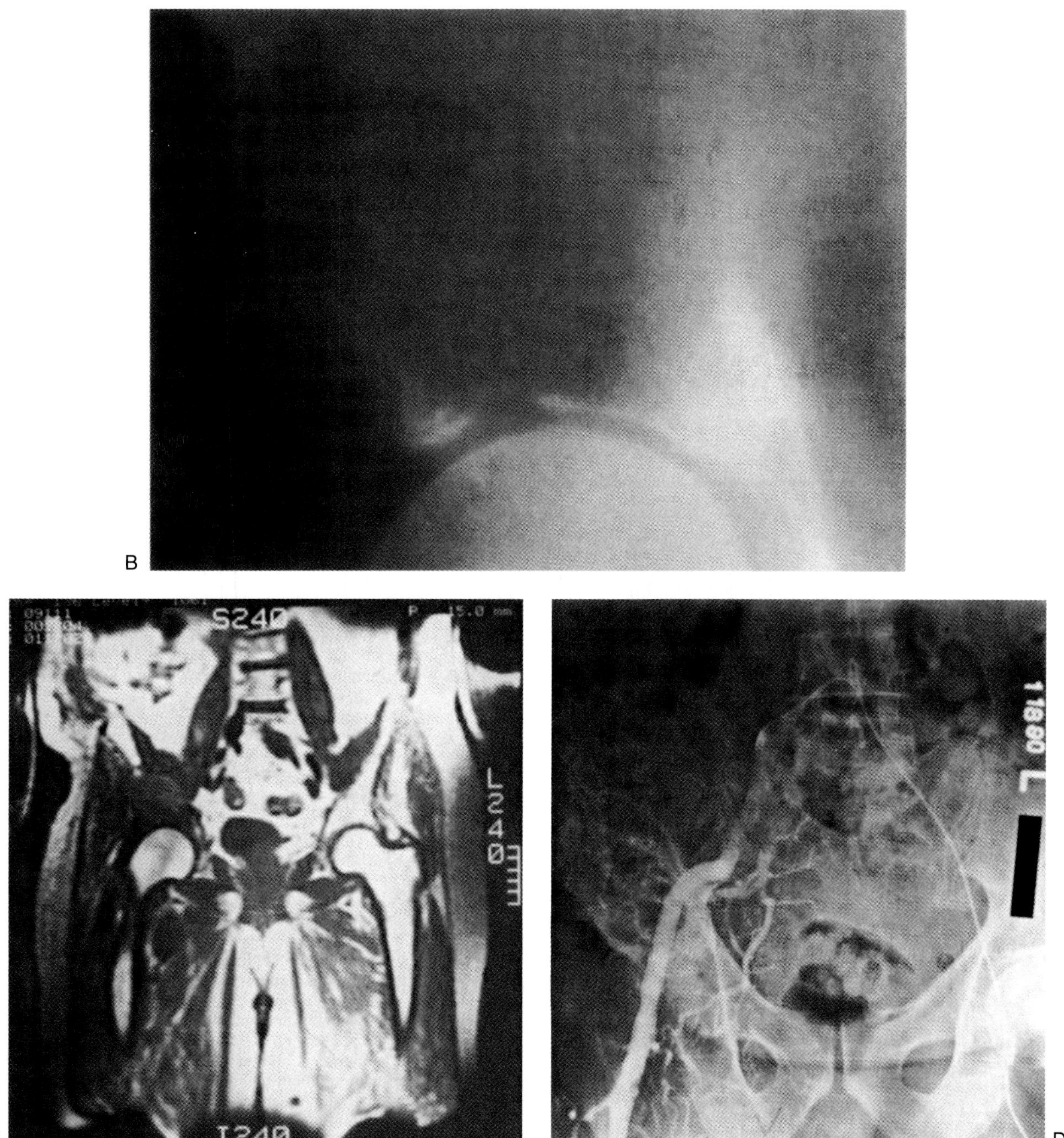

图 91-12（续）　(B)前后位 X 线断层片提示髋臼顶缺失。(C)磁共振成像显示承重的穹顶和支柱广泛病变，并侵犯骨盆内外的软组织。(D)术前动脉造影提示病变周围广泛血管化，可导致术前血栓形成。(待续)

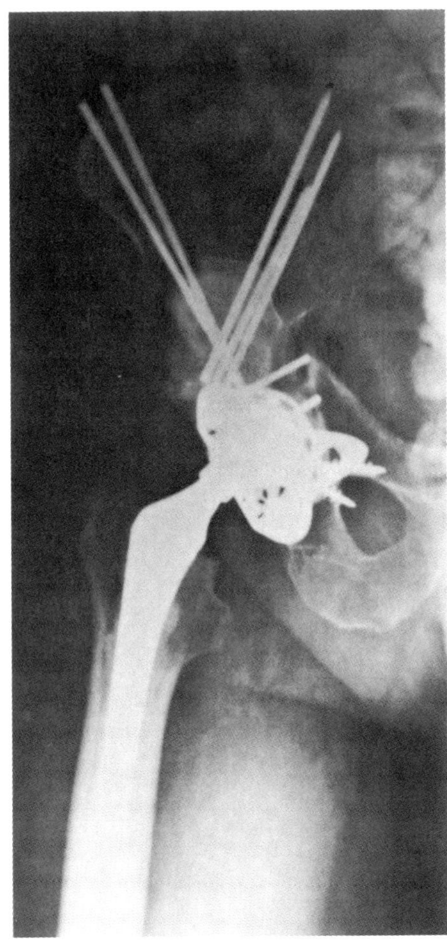

图 91-12(续) (E)用带螺纹斯氏针、前突环、加固网和长柄股骨假体重建后6个月时拍的X线片。(From Rock MG, Harrington KD: Metastatic bone disease: Pathologic Fractures of the acetabulum and the pelvis. Orthopedics 15:569, 1992.)

(罗磊 周宗科 译 李世民 校)

参考文献

1. Aufranc OE, Jones WN, Turner RH: Severely comminuted intertrochanteric hip fractures. Surg Gynecol Obstet 112:633, 1961.
2. Bartucci EJ, Gonzalez MH, Cooperman DR, et al: The effect of adjunctive methyl methacrylate on failures of fixation and function in patients with intertrochanteric fractures and osteoporosis. J Bone Joint Surg 67A:1094, 1985.
3. Behr JT, Dobozi WR, Badrinath K: The treatment of pathologic and impending pathologic fractures of the proximal femur in the elderly. Clin Orthop 198:173, 1985.
4. Bonarigo BC, Rubin P: Nonunion of pathologic fractures after radiation therapy. Radiology 88:889, 1967.
5. Cadman E, Bentino JR: Chemotherapy in skeletal metastases. Int Radiat Oncol Biol Phys 1:1211, 1976.
6. Camnasio F, Ravasi F: Modular prostheses in metastatic bone disease of the proximal femur. Bull Hosp Joint Dis 54:211, 1996.
7. Cangeorian BJ, Ryan JR, Salciccioli GG: Prophylactic femoral stabilization with the Zickel nail by closed technique. J Bone Joint Surg 68A:991, 1986.
8. Capanna R, Rock MG, Campanacci M, et al: Femoral megaprosthesis in the management of bone tumor, a study of 49 cases. J West Pacific Orthop 22:33, 1984.
9. Coleman RE: Management of bone metastases. Oncologist 5:463, 2000.
10. Cleveland M, Bosworth DM, Thompson FR: Management of the trochanteric fracture of the femur. JAMA 137:1186, 1948.
11. Coleman MP, Greenough CG, Warren PJ, et al: Technical aspects of the use of the Russell-Taylor reconstruction nail. Br J Accident Surg 22:89, 1991.
12. Douglass HO, Sikekia SK, Mindell E: Treatment of pathological fractures of long bones excluding those due to breast cancer. J Bone Joint Surg 58A:1055, 1976.
13. Drew M, Dickson RB: Osseous complications of malignancy. *In* Lokich JJ (ed): Clinical Cancer Medicine: Treatment Tactics. Boston, GK Hall, 1988.
14. Eggers GWN, Evans EB, Blumel J, et al: Cystic change in the iliac acetabulum. J Bone Joint Surg 45A:669, 1963.
15. Gainor BJ, Buchert P: Fracture healing in metastatic bone disease. Clin Orthop 178:297, 1983.
16. Gitelis S, Sheinkop MB, Hammerberg K: The treatment of metastatic foci of the proximal femur: A retrospective review. Orthop Trans 5:428, 1961.
17. Graham WD: Pathological fractures secondary to metastatic cancer. J Bone Joint Surg 45B:617, 1963.
18. Gristina AC, Adair DM, Spurr CL: Intraosseous metastatic breast cancer treatment with internal fixation and study of survival. Ann Surg 197:128, 1983.
19. Haberman ET, Sachs R, Stern RE, et al: The pathology and treatment of metastatic disease of the femur. Clin Orthop 169T:70, 1982.
20. Harrington KD, Johnson JO, Turner RH, et al: The use of methyl methacrylate as an adjunct in the internal fixation of malignant neoplastic fractures. J Bone Joint Surg 54A:1665, 1972.
21. Harrington KD: The management of acetabular insufficiency secondary to metastatic malignant disease. J Bone Joint Surg 63:653, 1981.
22. Harrington KD: New tends in the management of lower extremity metastases. Clin Orthop 169:53, 1982.
23. Harrington KD: Orthopaedic Management of Metastatic Bone Disease. St. Louis, CV Mosby, 1988.
24. Hunter GA, Krajbich IJ: The results of medial displacement osteotomy for unstable intertrochanteric fractures of the femur. Clin Orthop 137:140, 1978.
25. Kirschner PT, Simon MA: Current concepts review: Radioisotope evaluation of skeletal disease. J Bone Joint Surg 63A:673, 1981.
26. Lane JM, Sculco TP, Zolan S: Treatment of pathological fractures of the hip by endoprosthetic replacement. J Bone Joint Surg 62A:954, 1980.
27. Leggon RE, Lindsey R, Panjabi M: Strength reduction and the effects of treatment of long bones with defects involving 50% of the cortex. J Orthop Res 6:540, 1988.
28. Levy RN, Sherry HS, Siffert RS: Surgical management of metastatic disease of bone at the hip. Clin Orthop 169:62, 1982.
29. McBroom RJ, Hayes WC: Strength reduction and fracture risk of cortical defects in the diaphysis of long bones. Orthop Trans 9:320, 1984.
30. Mirels H: Metastatic disease in long bones. Clin Orthop 249:256, 1989.
31. Morrey BF: Rheumatoid pseudocyst (geode) of the femoral neck without apparent joint involvement: Case report. Mayo Clin Proc 62:407, 1987.
32. Osteen RT, Kopf G, Wilson RE: In pursuit of the unknown primary. Am J Surg 135:494, 1978.
33. Parrish FF, Murray JA: Surgical treatment for secondary neoplastic fractures. J Bone Joint Surg 52A:665, 1970.
34. Rock MG: The use of the Bateman bipolar proximal femoral replacement for metastatic disease. Presented at the Fourth International Symposium on Limb Salvage, Kyoto, Japan, 1987.
35. Rock MG, Harrington KD: Metastatic bone disease: Pathologic fractures of the acetabulum and the pelvis. Orthopedics 15:569, 1992.
36. Rograff BT, Kaneisl JS, Simon MA: Skeletal metastasis of unknown origin: Prospective evaluation of diagnostic strategy. J Bone Joint Surg 75A:1276, 1993.

37. Ryan JR, Begeman PC: The effects of filling experimental large cortical defects with methyl methacrylate. Clin Orthop 185:306, 1984.
38. Sherry HS, Levy RN, Siffert RS: Metastatic disease of bone in orthopedic surgery. Clin Orthop 169:44, 1982.
39. Sim FH: Diagnosis and Management of Metastatic Disease of Bone: A Multidisciplinary Approach. New York, Raven Press, 1988.
40. Sim FH, Daugherty TW, Ivins JC: The adjunctive use of methyl methacrylate in fixation of pathological fractures. J Bone Joint Surg 65A:40, 1974.
41. Sim FH, Hartz CR, Chao EYS: Total hip arthroplasty for tumor of the hip. *In* Evarts CM (ed): The Hip: Proceedings of the Fourth Open Scientific Meeting of the Hip Society. St. Louis, CV Mosby, 1976, p 246.
42. Townsend PW, Smalley SR, Cozad SC, et al: Role of postoperative radiation therapy after stabilization of fractures causing metastatic disease. J Clin Oncol 13:2140, 1995.
43. Vanderhulst RRWJ, Vanden Wildenberg FAJM, Vroemen JPAM, Greve JWM: Intramedullary nail with impending pathologic fractures. J Trauma 36:211, 1994.
44. Van Doorn R, van der Hulst RR, van den Wildenberg FA: Intramedullary fixation in impending femoral fractures caused by tumor metastasis. Ned Tijdschr Geneesk 138:2101, 1994.
45. Van Holten-Verzantvoort AT, Papapoulos SE: Oral pamidronate in the prevention and treatment of skeletal metastases in patients with breast cancer. Medicina 1(Suppl 57):109, 1997.
46. Ward WG, Spang J, Howe D, Gordan S. Femoral reconstruction nails for metastatic disease: Indications, technique and results. Am J Orthop 29(Suppl 9):34, 2000.
47. Yelton C, Low W: Iatrogenic subtrochanteric fracture: A complication of Zickel nails. J Bone Joint Surg 68A:1237, 1986.

第92章

全髋关节成形术疼痛评估

Daniel J. Berry

尽管全髋关节成形术在持续地解除疼痛方面十分成功，但是仍然有一小部分患者在全髋置换后仍存在疼痛，需要进行进一步评估。准确识别疼痛来源对取得治疗的成功至关重要。这些症状可能来自其他解剖部位，但是更多情况是由髋关节本身引起的[1]。软组织的问题、成形术本身的力学问题、感染以及其他罕见的确诊疾病都是潜在的可能因素。系统的评估方法，重点关注患者的病史、体格检查和实验室检查结果以及影像学检查，是有效得到正确的诊断结论所必需的。自20世纪90年代初以来，可供医师选用的诊断性检查方法已愈来愈先进和精确。同时，由于非骨水泥假体的应用，从其他原因所致疼痛的患者中鉴别出假体松动的患者已变得更加困难。然而，经验的积累使得非骨水泥假体松动的诊断变得更加精确。本章提供了一种评估全髋成形术后疼痛的方法，并评价了旨在达到准确诊断和治疗所用的各种诊断性检查方法的有效性。

临床表现

病史

仔细回顾患者继往的治疗史可为我们提供一些常被忽视的诊断结论。早期恶性疼痛或夜间疼痛常提示为肿瘤性疾病(图92-1)。近期细菌感染或疑似菌血症应高度关注可能有潜在的感染。背部疼痛病史可提示脊柱可能是牵涉痛的来源[5,29]。代谢性骨病或严重骨质疏松病史提醒矫形外科医师这种患者有应力性骨折的危险。假体周围骨溶解患者突然出现的明显疼痛提示可能在骨的薄弱处发生了急性骨折。外周血管疾病偶尔也可表现为髋部或大腿部不适[10,16,45]。全身多处不适或多种手术所造成的痛阈和感知觉异常也可能是髋部疼痛的来源。

时间特征

我们觉得最好把髋关节疼痛按发生时间进行分类，即从手术时开始的持续疼痛、术后前几个月发生的疼痛以及后期发生的疼痛。在术后早期，如果疼痛程度与预期的不成比例，应考虑急性感染、异位骨化甚或假体不稳定。在术后前几个月开始感觉到的疼痛提示其他原因：假体松动，慢性感染，软组织疾患(如肌腱炎或滑囊炎)，或应力性骨折[14,38,43,48,51](图92-2)。局灶性骨溶解常因碎屑所致，发生得较晚，而且通常是无痛的。然而随着它的进展，骨溶解也会伴有疼痛，是由沿腰大肌鞘的碎屑性滑膜炎或异物反应、假性关节囊扩大甚或假体松动所引起的[41,42](图92-3)。

部位

臼杯的问题常常会表现在臀部，而股骨的问题通常表现在大腿或膝关节。腹股沟区疼痛可由股骨或髋臼侧问题所引发，并且被视为疼痛的分界区。髋臼松动往往表现为臀部疼痛，而单极或双极假体所致的疼痛常常表现在腹股沟区。股骨松动通常表现为大腿痛，但是股骨假体失败，尤其是长柄假体，在某些病例中也可能表现为膝部疼痛。稳定的非水泥股骨假体也可引起大腿持久性疼痛。

软组织炎症通常表现为炎症的局部解剖部位疼痛(图92-4)。因此，髂腰肌肌腱炎通常会引起腹股沟疼痛[66]，而转子滑囊炎引起的疼痛主要位于大转子，有时沿髂胫束辐射到膝关节。转子截骨术后骨不连常常不会有疼痛，但是当有症状时，则与大转子区直接相关[59,69]。

当疼痛几乎完全定位在臀部或骨盆后方时，则表明牵涉性痛来自于背部或骶髂关节，尤其是当伴有背部不适时。

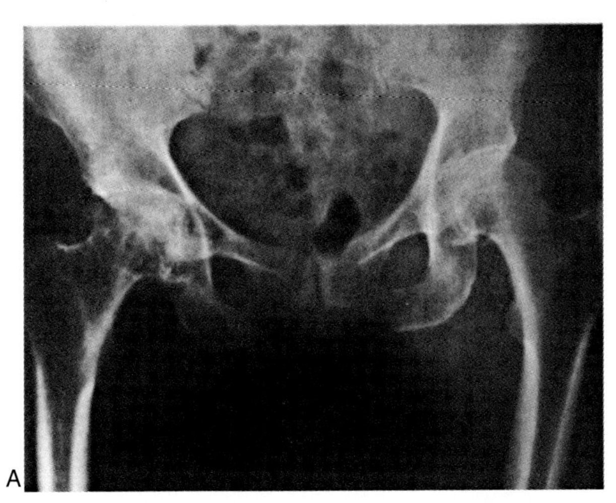

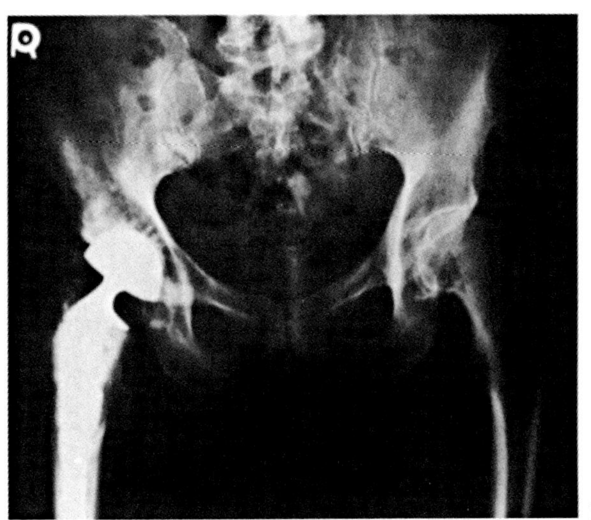

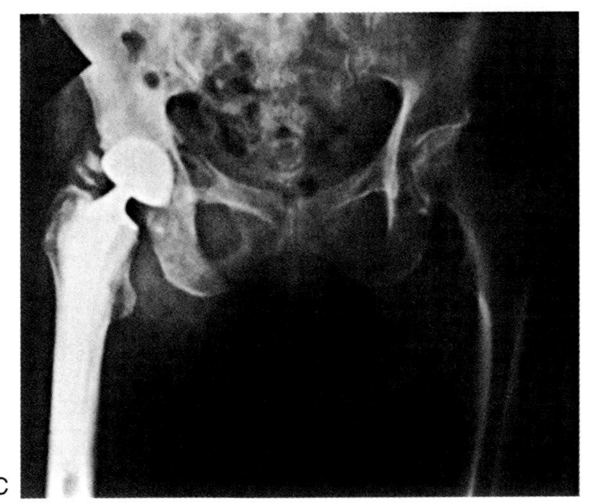

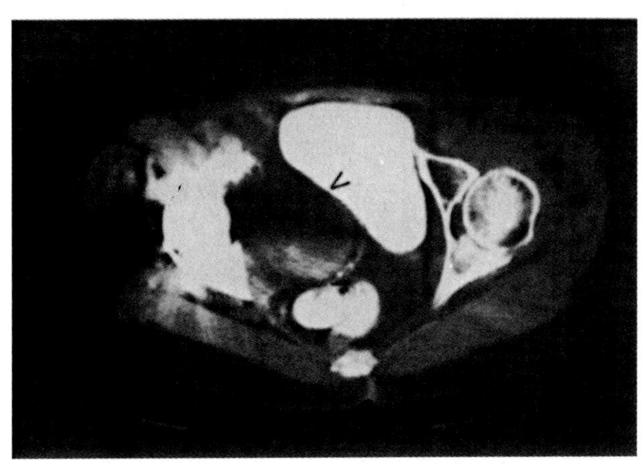

图 92-1　(A)右髋关节疼痛患者的前后位 X 线片。(B)全髋关节置换术后的前后位 X 线片。腹股沟持续疼痛。(C)术后 6 个月，髋关节外展时疼痛加重。髋臼假体内侧可见病理骨折及骨溶解区。在(A)和(B)图中也有类似的骨溶解区但是现在更加明显。(D)计算机断层扫描显示骨盆的大肿块，它使膀胱移位(箭头所示)。组织活检发现软骨肉瘤。

特征

疼痛与活动的关系可能是疼痛最重要的特征。体位突然改变伴发的疼痛，比如从坐位站起或者在行走的最开始的几步时(突然出现疼痛)，是假体松动的典型表现。通常呈三时相模式：在行走最初几步时疼痛剧烈，当患者行走一段距离后疼痛会减轻，但在患者长距离一直行走后又会逐渐加剧。

不稳定(半脱位)引起的症状常常发生于髋关节的危险部位，并且患者常会感到髋关节已半脱位。与活动相关的大腿疼痛往往具有特异性，和非骨水泥股骨假体直接有关。尽管我们对此还不是很了解，但是大腿与活动相关的疼痛似乎表明假体松动或者假体与骨之间弹性模量不匹配。当患者主诉疼痛是发生在休息或者夜间时，则应高度怀疑感染或者肿瘤性疾病，除非患者是躺在疼痛的髋关节侧，这时的疼痛可能是转子滑囊炎所引起的。如果疼痛在手术前后几乎无差别的话，则需要考虑不适来源于关节外。

体格检查

简单观察患者的步态是极为有益的。杜兴(Duchenne)征(患者在站立时向受累侧髋关节倾斜以补偿外展肌无力或抑制)或特伦德伦伯格(Trendelenburg)征阳性提示髋关节病变。

嘱患者指出最剧烈的疼痛点并仔细触诊相关部位

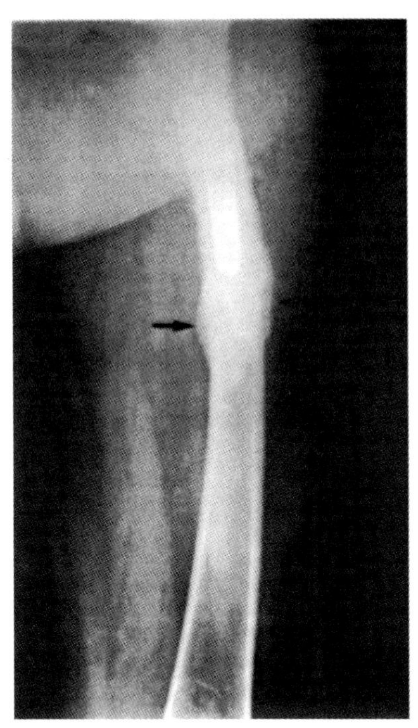

图 92-2 一位37岁女性患者在全髋关节成形翻修术2年后发生的股骨应力性骨折。在全髋关节成形翻修术时造成一个未被发现的穿孔。患者的应力性骨折经保守治疗而愈合。

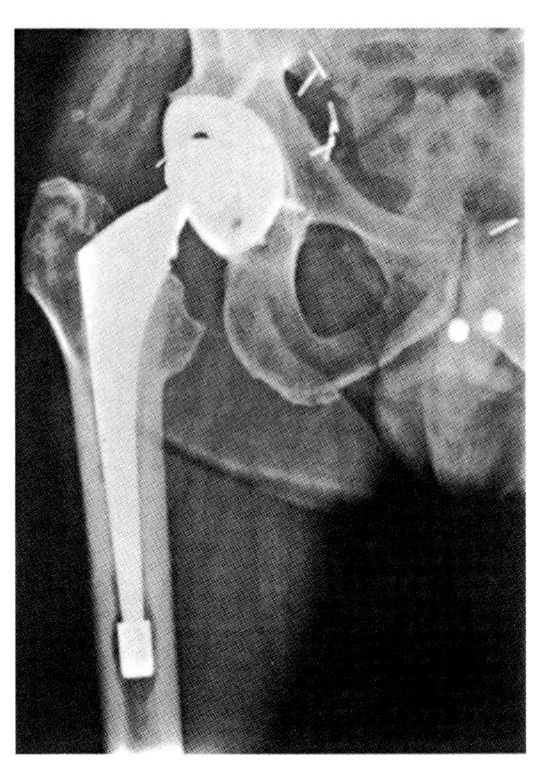

图 92-3 固定良好的非骨水泥股骨假体周围骨溶解。患者的大腿疼痛,需要行翻修术。

可以找出病源。脊柱或骶髂关节处触痛可能提示这些区域有病变。触诊股骨大转子、腘绳肌腱在坐骨上的附着处、臀大肌附着处、梨状肌附着处产生的疼痛可能是由这些区域的软组织炎症 (滑膜炎或肌腱炎)引起的。耻骨支处压痛常见于骨质疏松患者的应力骨折或年轻患者的耻骨骨炎。

主动活动或被动活动时疼痛是一个非常有益的诊断症状。在髋关节任何活动范围内都产生敏锐的疼痛提示急性滑膜炎,并提示感染的可能。髋关节在最大活动位,尤其是在最大内旋位产生疼痛,常常和假体松动有关。髋臼杯松动疼痛多表现在腹股沟区,股骨假体柄松动疼痛多表现在大腿区。

我认为,Stinchfield 试验(图 92-5)能很有效地区分疼痛是来自于髋关节还是脊柱。髋臼杯和股骨假体柄松动时这项试验均为阳性。

感染的诊断

感染的诊断是极为重要的,是髋关节评估过程中重要的第一步,将在第15章和第101章详细讨论。

影像学检查

虽然复杂的关节造影检查、核医学检查和计算机成像检查在技术上日趋成熟,但是高质量的髋关节系列X线平片仍然是检测骨水泥和非骨水泥假体失败的最有效的影像学检查方法[3]。X线平片除了能发现假体松动以外,还能发现感染、骨溶解、肿瘤、急性骨折和应力骨折。X线立体测定法是一种以X线平片为基础的尖端技术,也许是检测假体松动的所有方法中最敏感的,但它需要在术中放置多个标志物以及目前尚未常规使用的高精尖双面X线成像设备[32]。关节造影术在检测骨水泥假体松动方面比检测非骨水泥假体松动更有用。一项研究发现,数字减影关节造影术与X线平片和核素骨显像相比,在预测假体松动方面是最精确的方法[18,27]。

核医学扫描术的作用仍然备受争议,但多数学者一致认为在检查假体松动时可以把它们作为备选方法而不是主要手段[57]。关节核素造影术与标准的关节造影术相比,在检查假体松动方面显得更敏

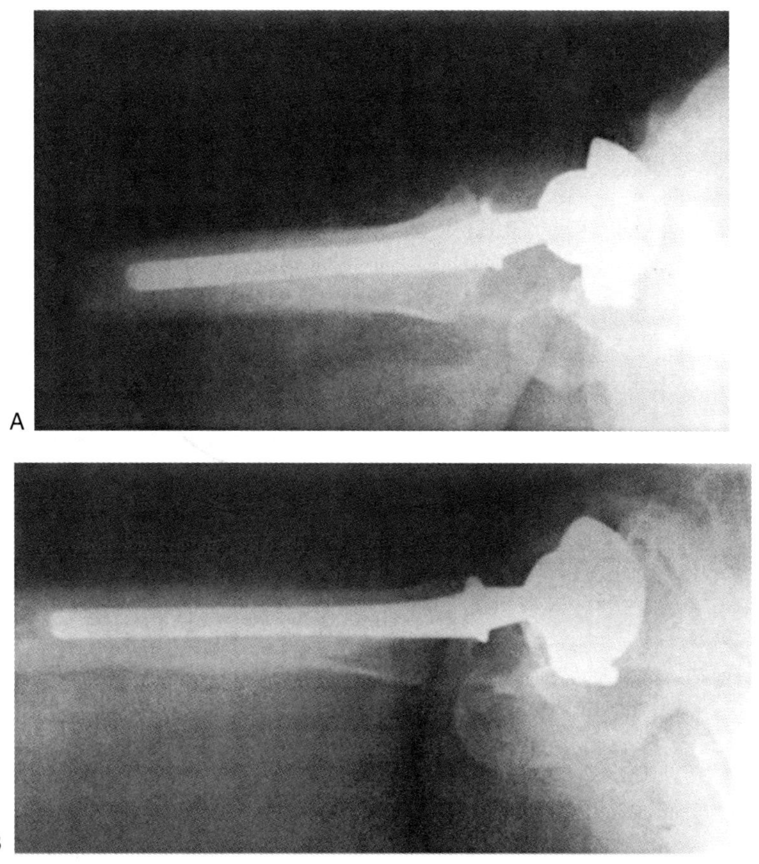

图 92–4　(A)患者的髂腰肌肌腱搭在髋臼非骨水泥假体凸缘上从而引起髂腰肌肌腱炎。(B)给患者改用凹缘的前倾小的假体，疼痛症状得以缓解。

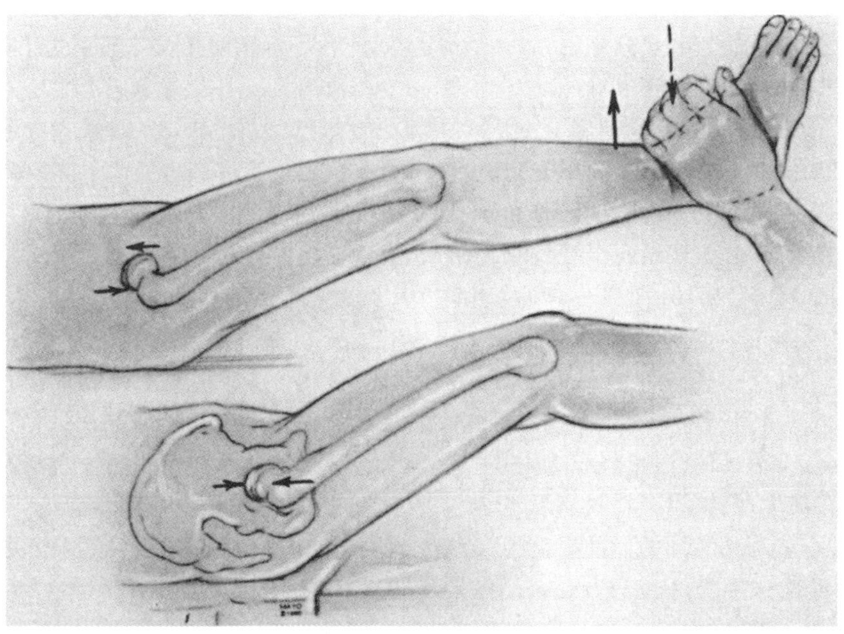

图 92–5　进行"Stinchfield 试验"时让患者做抗阻力直腿抬高。髋关节负重，髋部病变常引起疼痛。

感[54],但目前尚未广泛应用。每项检查的敏感性、特异性、准确性以及阳性结果评价的判断标准对骨水泥和非骨水泥型全髋关节成形术会有所不同[6]。

更现代的检查方法

一项研究报道了利用骨质更新代谢产物检测假体松动的结果。对50例经手术证实存在假体松动的患者与没有假体松动影像学证据的对照组进行了比较[62]。检测发现假体松动患者的骨吸收多种代谢产物的尿液水平比对照组明显升高。作为假体松动预测因子的各种代谢产物的敏感性和特异性是不同的,但没有一种是完美的。这些检测手段的作用、准确性、局限性及实用价值仍有待商榷。

为了简化讨论,本章接下来将患者分为骨水泥假体和非骨水泥假体两部分。

骨水泥全髋成形术

X线平片

尽管读片有差异且存在一定程度的主观性,但是目前大多数学者一致认为,某些X线征象与假体松动高度相关。作为一个警示我们必须记住,在解释X线片征象时不同观察者之间以及同一观察者不同观察时间之间会存在差异[47]。

在髋臼侧,如果系列X线片显示骨水泥断裂、移位或假体位置改变,则几乎可以肯定假体松动[52]。然而,髋臼骨与骨水泥界面上出现完全透光带的预测价值在不同研究中是不同的,这也许反映了手术时界定髋臼假体微小松动的标准各不相同。Hodgkinson及其同事在髋臼翻修术中利用先进的手段来检测骨水泥髋臼的稳定性,结果表明,移位的臼窝100%都已松动,在骨水泥与骨界面出现任何宽度的完全透光带的髋臼94%已松动,而另一方面,同时在1区和2区都出现透光带的髋臼79%已松动,而没有移位或仅在1区出现透亮线的髋臼仅有5%是松动的[28]。

然而,O'Neill和Harris(以髋臼移位或2 mm宽完全透光带作为标准)都发现,X线平片只能发现37%的髋臼松动[52]。其他学者利用相同的标准报道的X线平片的敏感度和特异性分别为81%与86%[50],以及63%与89%[39]。

X线平片在发现骨水泥股骨假体失败方面具有较高的敏感性[52,65]。大多数学者用移位和2 mm甚或更宽的完全透光带作为假体松动的判断标准,一致认为,骨水泥断裂、假体及骨水泥明显移位以及在骨与骨水泥界面出现完全透光带,则预示着股骨假体松动。据报道,X线平片在发现股骨松动方面的敏感性为89%,特异性为92%[52]。应用同样的标准,Miniaci等人报道的敏感性为86%[50],另一方面,骨与骨水泥界面出现部分透光带可能表明是适应性骨重塑,并不一定和假体松动相关[29,40]。

过去,曾对股骨假体与骨水泥界面对侧肩部出现透亮带(通常将其称之为股骨假体剥离)的意义有过争议。一些学者认为,在高达94%的患者中出现透亮带是股骨假体松动的可靠征象。而其他人,包括John Charnley爵士本人[31,55],并不认为这种征象与症状性假体松动有必然的相关性。在梅奥诊所进行的299例Charnley全髋关节成形术的20年随访研究中,在假体骨与骨水泥界面出现小于2 mm的透光带伴发的股骨假体剥离,并未使股骨假体的长期生存率明显降低,并且在没有假体松动的其他征象时在统计学上也与髋部疼痛无相关性。众所周知,光面、无领的楔形Exeter股骨假体柄有很高的股骨假体剥离发生率,但却未伴发股骨假体的临床失败[17,37]。目前还公认,股骨假体剥离与假体的设计和表面处理有关。有些股骨假体设计能稍微下沉到骨水泥层内的稳定位置上,而其他一些则不能。具有光滑表面和某种楔形几何形态的股骨假体似乎可以很好地耐受假体剥离并能以滑锥形配置发挥很好的临床功能。另一方面,粗糙表面或有聚甲基丙烯酸甲酯表面涂层的带领股骨假体在发生剥离时则会产生颗粒碎屑、炎症和骨溶解。使用这种假体时,假体临床失败常会导致疼痛,即使假体轻微下沉到骨水泥中也如此。当假体剥离伴有明显大腿痛或其他一些股骨假体失败的影像学征象时,应该考虑到症状性股骨假体松动。

关节造影术

和X线平片相比,关节造影术似乎能提高骨水泥髋臼假体松动的检测效果。一些学者发现,关节造影术将敏感性从平片检测的37%提高到89%[52],据其他学者报道,髋臼关节造影的敏感性为97%,特异性为68%[46]。但是Miniaci等人发现,关节造影术仅仅能发现68%的髋臼假体松动[50]。

关节造影术对股骨假体松动的检测效果没什么改进。Miniaci等人[50]以及O'Neill和Harris[52]都发现,关节造影术并没有明显改进股骨假体稳定状态的预测准确性。但是在O'Neill和Harris的研究系列中,有 1/9 的股骨假体平片认为稳定固定，但关节造影却确认是松动的[52]。Lyons 等人发现，数字减影关节造影能将股骨假体松动的检测敏感性从平片的 84%提高到 96%[39]。因此，虽然大多数松动的股骨假体可以被 X 线平片发现，但是关节造影术偶尔能检测出其他方法不能发现的假体松动(图 92-6)。据报道，运动后系列关节造影片[21,26]、数字减影关节造影[61]和放射性核素关节造影[8,58,64]都比常规的对比剂关节造影具有一定优势，但是这些设备并非所有医疗机构都有配置。因此，在做关节腔穿刺时最好加做关节造影，以便联合评估潜在的假体松动和髋关节成形术后疼痛。

锝骨扫描

锝骨骼扫描是发现髋关节周围骨骼病变最有用的方法。通过发现锝的摄取增加可以确认肿瘤以及骨盆或股骨的应力性骨折。对骨扫描检测假体松动的价值有很多争议，并且随着时间一直在改变[27,49,56,60]。早期研究表明，锝骨扫描对发现骨病变较敏感但是特异性不高[70]。高达 10%的患者在全髋关节成形术后 1 年表现有同位素摄取异常[67]。在 35 例髋关节疼痛的病例中 Jensen 和 Madsen 发现，与 X 线平片 97%的敏感度相比，核素扫描发现假体松动的敏感度仅有 77%，特异性则仅为 46%而 X 线平片是 70%。核素扫描发现松动的假阳性率是 23%。重要的是，他们还发现了几例根据核素扫描的阳性结果而行不合理手术探查的病例[30]。Lieberman 等人也发现，在 54 名患者中，核素扫描并不能比 X 线平片提供更多的信息。他们建议，核素扫描仅用于平片检查为阴性但临床仍怀疑松动的病例[35]。

从这些研究中可以得出结论，骨扫描，虽然偶尔有用，但是常误导为假体松动。X 线平片和关节造影术的高准确率使骨扫描在检测假体松动方面的临床应用价值十分有限。

非骨水泥全髋关节成形术

非骨水泥假体应用普及率的提高使得发现髋关节置换假体周围疼痛来源的任务变得更加困难。用于检测骨水泥全髋关节成形术后假体松动的 X 线判断标准通常不适用于非骨水泥全髋成形术。此外，在非骨水泥全髋关节成形术周围发生的无明显松动的疼痛比骨水泥全髋关节成形术更常见。非骨水泥全髋关节成形术后持续性大腿不适的发生率在不同的报道中各不相同[12,24,63]，但是在一些早期的报道中术后 2~4 年的发生率高达 30%[20]。另据其他报道，多孔涂层解剖(PCA)假体置换术后 7 年时的发生率为 15%~26%[25]。

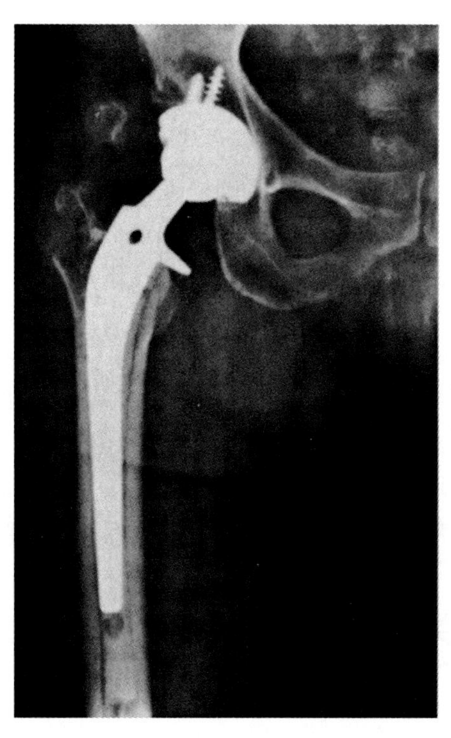
A

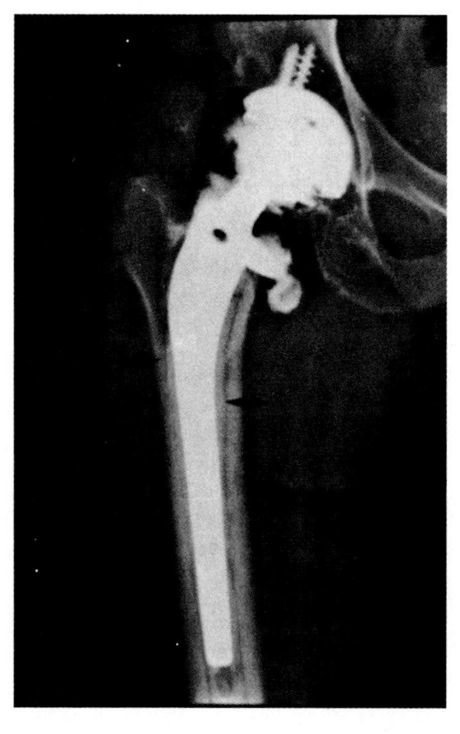
B

图 92-6 (A)平片显示骨水泥股骨假体没有确切的松动。(B)关节造影证实同一髋关节的股骨假体已松动。

非骨水泥全髋关节成形术后最常见的不适是大腿疼痛。在一些病例中，这种疼痛常与假体松动有关,而其他一些则发生于稳定的假体。Campbell 等人在一项对 148 例非骨水泥全髋 PCA 置换术的研究中发现,大腿疼痛伴发于股骨假体柄下陷、碎屑脱落和远端骨膜反应。因此他们推断股骨假体柄不稳定很可能是多数患者疼痛的原因[7]。其他人发现了一个与大腿疼痛呈正相关的因素，提示在有些患者中假体与其周围骨组织之间弹性模量的不匹配可能是疼痛的根源[69]。同样显而易见的是,有良好固定的骨长入假体的某些患者与股骨假体松动的患者一样，也会发生大腿疼痛。

根据上文提供的数据，临床医师必须认识到非骨水泥全髋关节成形术后大腿疼痛很可能有多种原因。存在疼痛但假体没有松动的患者通常应选择用观察方案。尽管一些患者最终需要行髋关节切开探察或者翻修,但一部分患者(占多大比例尚有争议)则会随着时间的推移和保守治疗而改善。检查的目的是要找出那些因松动而引起疼痛的患者，因为他们的疼痛几乎不可能自行改善,因此最好行翻修术。

X 线平片

髋臼窝

大多数非骨水泥半球形臼杯的研究系列中髋臼假体的松动率都很低。尽管对于非骨水泥臼杯松动还没有严格的影像学判断标准,但是大多数人认为臼杯位置随时间进行性移位或改变即表明髋臼松动[44]。髋臼固定螺钉的断裂也意味着髋臼松动。Heekin 等人指出，术后 2 年以上碎屑逐渐从多孔表面脱落同样也与假体移位和松动相关[25]。非骨水泥臼杯松动可表现为臼杯周围出现新的透光带。出现部分透光带的意义尚不确定，但出现完全透光带时则应引起关注。在下内侧骨与假体界面处出现一条新的、逐渐扩大的透光带，尤其是在臼杯上外侧骨与假体界面上同时出现骨质硬化时，则提示由于松动而引起髋臼杯早期的倾斜。

因为大腿疼痛的问题较髋臼松动更为常见,所以大量的资料可将各种 X 线表现与非骨水泥股骨假体的稳定性联系起来。股骨假体稳定状态最经典的分类标准是由 Engh 及其同事确立的，大多来自对广泛多孔涂层的解剖性髓内固定股骨假体柄的研究[12]。提示骨长入和稳定性的征象包括:①假体无下陷,②骨与假体多孔涂层之间没有透 X 线或不透 X 线的影像带。提示纤维性稳定固定的征象包括:①没有渐进性移位,②在骨与假体界面处平行于股骨柄的多孔涂层表面形成广泛的不透 X 线的影像线。不稳定假体的特点是:①假体渐进性下沉,②股骨柄周围散发性不透 X 线。但是,股骨假体非多孔涂层区域周围出现透 X 线或不透 X 线的影像平行是对非骨水泥假体的正常反应，并不表明有松动。因此,应将 Engh 制定的标准视为假体设计专用标准。

Engh 及其同事随后修改了评估股骨假体骨长入和稳定性的主要和次要征象的影像学标准[13]。主要征象与假体的稳定性的相关性高，而次要征象与稳定性有着重要但不太明确的相关性。骨长入的主要征象包括:①植入物的多孔表面无反应线,②植入物的多孔表面与骨内膜之间出现新的骨桥(图 92-7 和图 92-8)。这种现象如同从骨内膜到多孔表面的“点焊”,而且在骨长入固定型广泛多孔涂层假体要比骨长入固定型近端多孔涂层假体更容易出现。假体失稳的主要征象是假体进行性下沉或移位。提示假体失稳的次要征象包括碎珠脱落、假体领下股骨距增生以及股骨柄光面部分和骨之间微动。提示假体稳定的次要征象包括股骨距萎缩以及没有上述不稳定征象。

对股骨假体基座形成（即股骨假体顶部有硬化骨生长)的意义还有争议。一些人认为它提示松动,而另一些人则否认。Engh 等人发现,基座形成且基座与假体尖端之间紧密接触则提示股骨假体远端是稳定的,而基座形成伴有基座与假体尖端之间出现透亮带，则通常表明远端假体不稳定[13]。此外,这种现象也可看做是假体设计特有的。

随着时间的推移，非骨水泥羟基磷灰石涂层假体的影像学表现和多孔涂层假体会有所不同。前者经典表现之一是假体涂层部分周围松质骨的进行性硬化和皮质骨的增生[9]。羟基磷灰石涂层假体松动的 X 线表现和其他非骨水泥假体松动的 X 线表现相似。

诊断非骨水泥股骨假体松动的最佳方法仍然是通过对高质量的系列 X 线片仔细评估以发现假体渐进性的位置改变或下沉。在评估过程中,我们一定要小心不要被不同的投射中心、肢体位置、肢体旋转以及摄片技术所迷惑[19](图 92-9)。

关节造影术

关节造影术用于诊断非骨水泥假体松动还没有进行很好的研究。据 Barrack 等人报道,在 16 例非骨水泥髋臼假体中，关节造影术的敏感度为 29%，特异性为

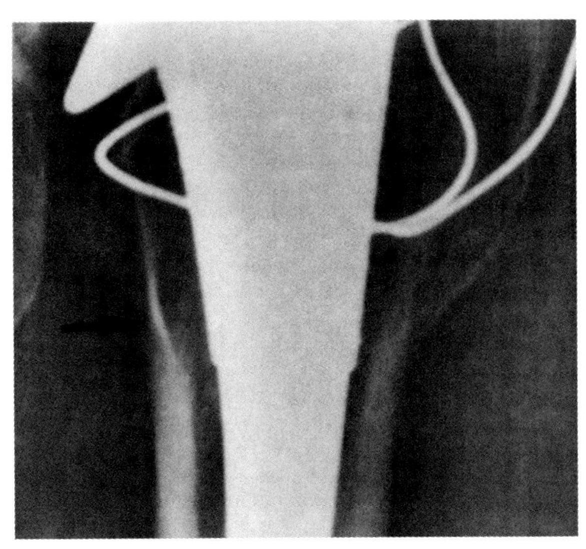

图 92-7 固定良好的近端多孔涂层股骨假体显示骨小梁从多孔涂层表面长到了骨内膜。

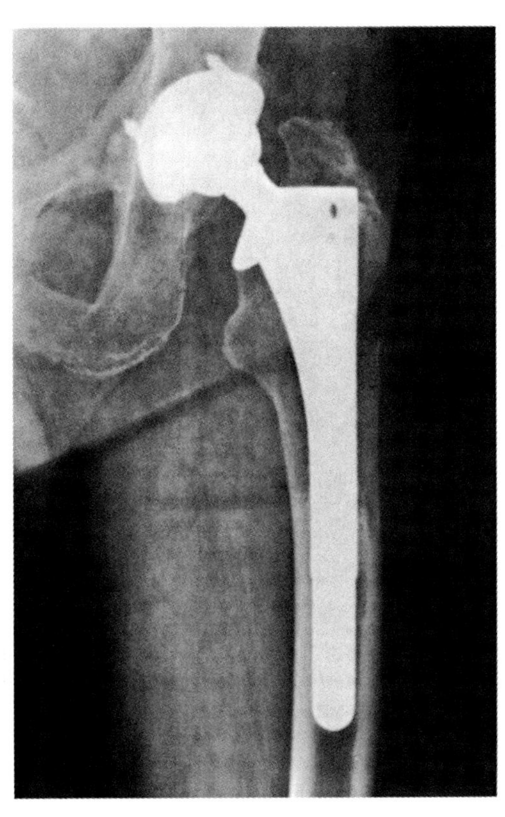

图 92-8 固定良好的广泛多孔涂层股骨假体显示多孔涂层与骨内膜之间有骨小梁长入。可见近端有应力遮蔽，这与远端骨长入是一致的。

89%，精确度为 63%[2]。在股骨侧，他们发现了较高的假阳性率和假阴性结果，敏感性、特异性和精确率都是 67%。梅奥诊所大量关节造影片用于评估非骨水泥假体的经验表明，其敏感性较低而且这种方法经常不能确定假体松动（图 92-10）。假体多孔涂层与骨之间形成的纤维组织可能会阻止造影剂的进入，即使在松动并有症状的假体周围也如此。

锝骨扫描

放射性同位素扫描可能是一种特别有吸引力的选择性诊断方法，因为依靠 X 线平片和关节造影评估非骨水泥假体的稳定性较困难。大腿疼痛时锝骨扫描的阳性发生率较高[27]。不幸的是，非骨水泥股骨柄周围的骨重塑是一个渐进性的长期过程[33,36,67]，并且会因为假体设计的不同而不同。预期这种长期的骨重塑过程会在骨扫描中有所显示，而且事实上 Oswald 等人发现，在非骨水泥髋关节术后 2 年的病例中，有 72%的髋关节假体尖部出现异常的锝同位素吸收[53]。因此，尽管将翻修时证实的非骨水泥假体松动作为标准来评价骨扫描检测假体松动的有效性的临床研究还很少，但是确切解释全髋关节置换术后的骨扫描征象还是存在一些问题的。

髋关节局部麻醉药诊断性注射

当对全面评估后其疼痛来源仍然不确定时局部注射麻醉药或许会很有用。在 X 线透视引导下可以将布比卡因注射到髋关节腔里。如果疼痛很好地缓解并与局麻药密切相关则表明患者疼痛来源于关节内。但是反之却并不一定，如果疼痛没有缓解，我们不能推断疼痛一定是来自关节外，因为局麻药有可能不能到达关节成形术的每一个部位（好比在关节造影中造影剂不是经常都能到达松动关节的每个部位一样）。外科医师用注射来评估假体周围疼痛时还必须注意到注射可能产生安慰剂效应这一事实。但是，这是一种有用的辅助手段，尤其是想排除感染的可能时。

动态计算机断层扫描

很少有人了解这种检测方法的价值。Donaldson 等首先报道了运用动态计算机断层扫描来评估非骨水泥股骨假体的旋转稳定性的结果。因为大多数松动的股骨假体在旋转实验中会表现出活动，所以使髋关节被迫内旋和外旋会导致股骨相对于松动的假体而发生运

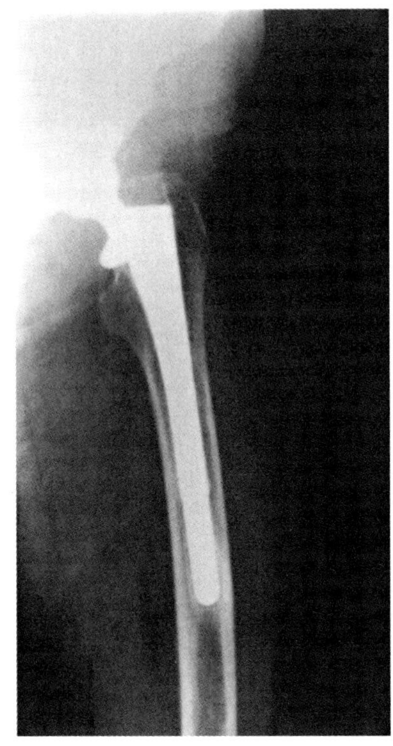

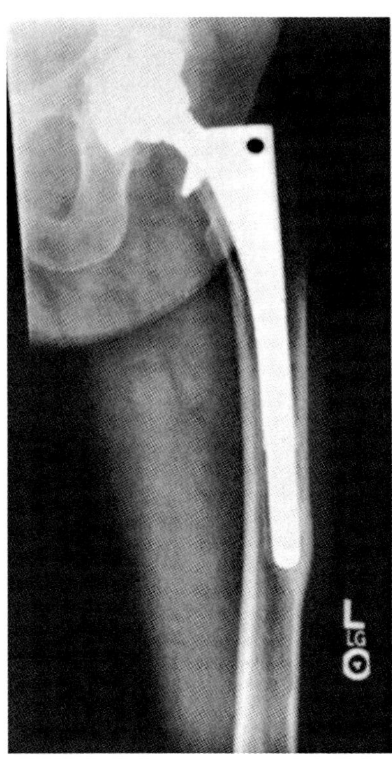

图 92-9 在同一天拍摄的同一患者股骨的前后位 X 线片。可见髋关节旋转微小的不同造成这两张 X 线片中假体处于不同位置的假象。

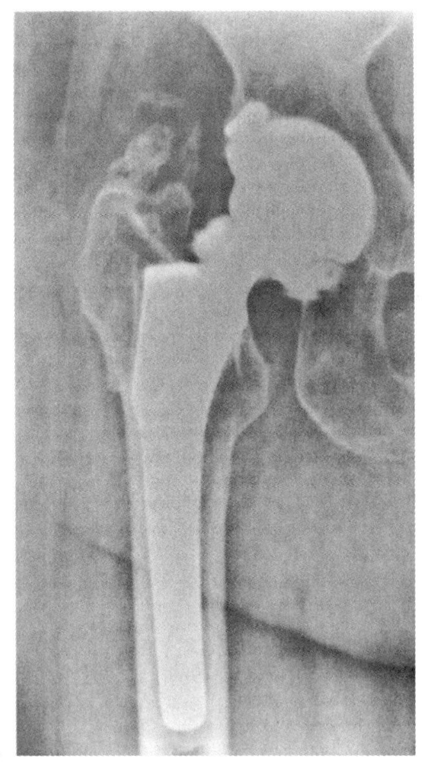

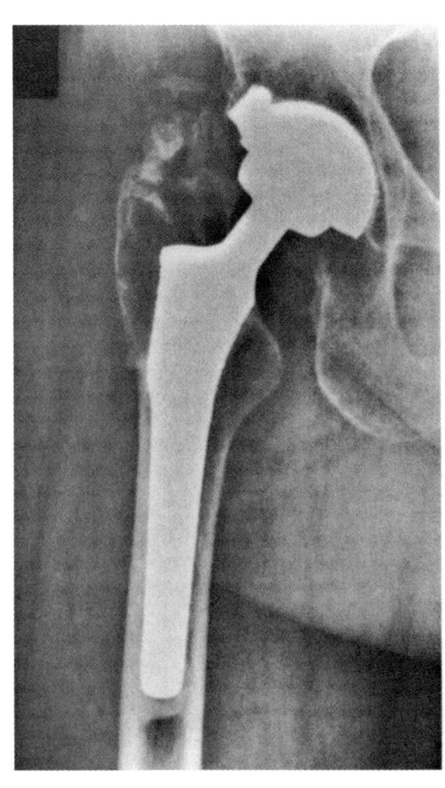

图 92-10 (A)X 线平片显示非骨水泥股骨假体松动（可见多孔涂层与骨之间界面上出现的非平行完全透光线、碎珠脱落以及远端基座形成）。(B)关节造影为假阴性，显示股骨假体周围没有造影剂。行翻修术时证实股骨假体已松动。

动。当髋关节处于最大内旋和外旋位时计算机断层扫描就会显示出不稳定性。在 10 例患者中,据报道这项技术的敏感性达 100%[11]。到目前为止文献中尚没有出现后继的报道来证实这一结果。

结论

当全髋关节成形术周围发生疼痛，其来源通常可以通过获得对疼痛的详细描述、进行局部彻底的体格检查以及仔细阅读高质量的系列 X 线片来确定。当这些手段都开展后疼痛的来源仍然不明确时，其他一些诸如关节造影术和核素扫描等高端技术或许有用。这些检查的有效性对于骨水泥和非骨水泥假体是不同的[34]。

下图说明了全髋关节术后疼痛的诊断思路[15,22,23](图 92-11 和图 92-12)。当然,全髋关节成形术后疼痛的评估仍需要进行临床判断,而且依据患者的个人情况以及每个医疗机构可提供给医师的具体诊断性检查的精确性而不同。最后,医师个人的经验和判断力是很多疑难病例最终得以解决的关键。

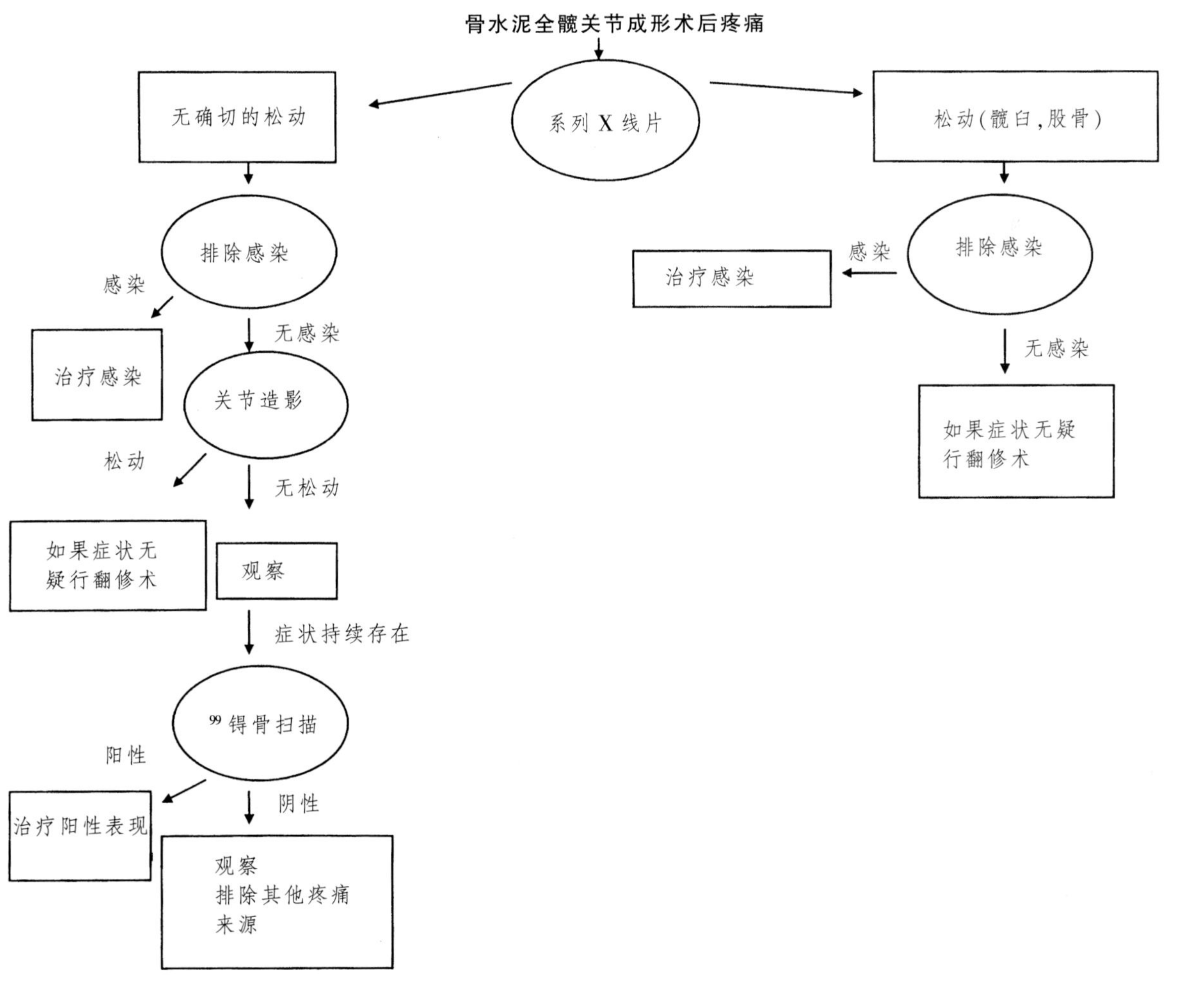

图 92-11　骨水泥全髋关节成形术后疼痛的评估准则。

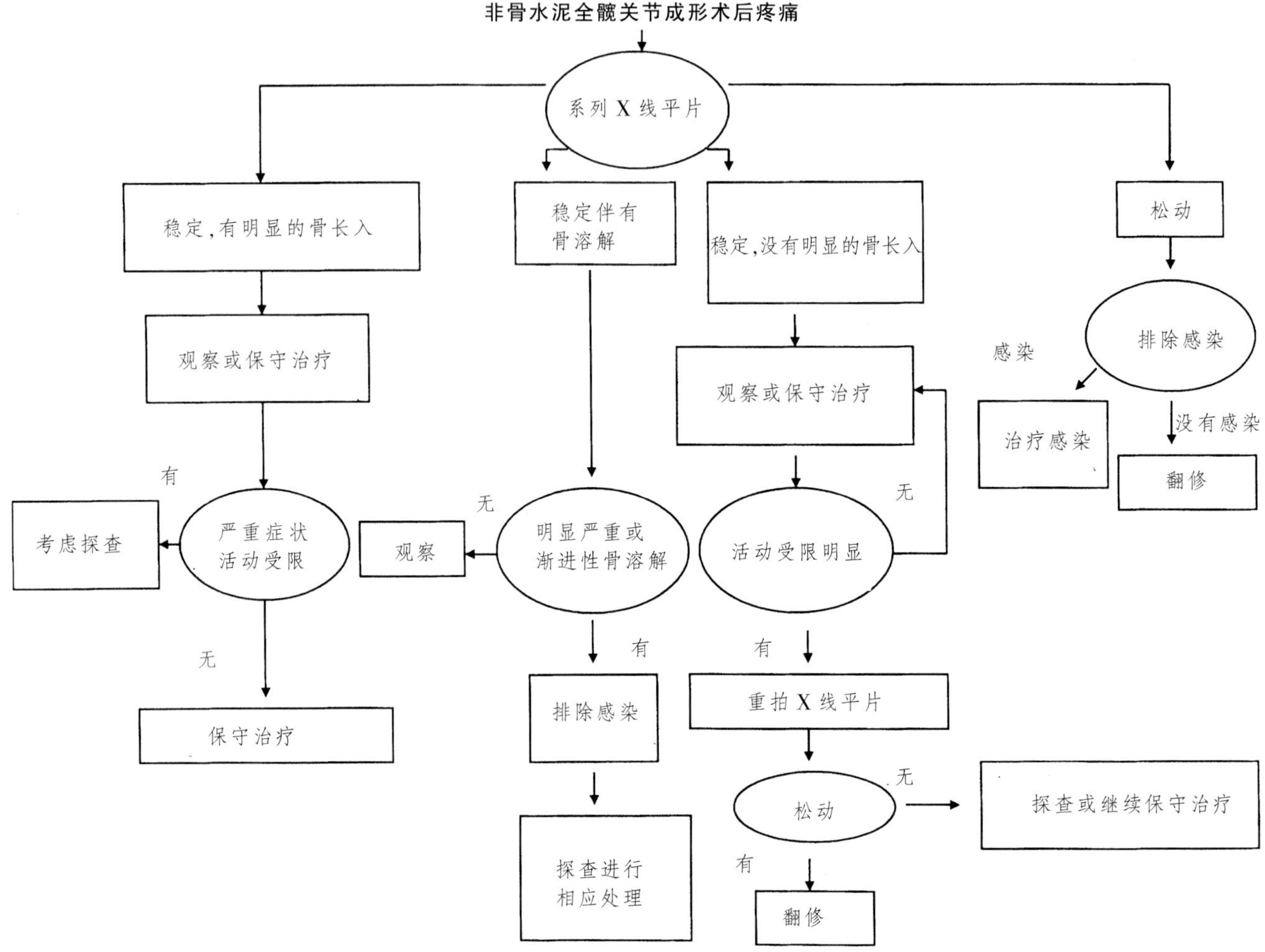

图 92-12 非骨水泥全髋关节成形术后疼痛的评估准则。

(谭钢 周宗科 译 李世民 校)

参考文献

1. Barrack RL: Assessment of the symptomatic total hip. Orthopedics 17:793, 1994.
2. Barrack RL, Tanzer M, Kattapuram SV, Harris WH: The value of contrast arthrography in assessing loosening of symptomatic uncemented total hip components. Presented at the 58th Annual Meeting of the American Academy of Orthopaedic Surgeons, Washington, DC, February 20–22, 1992.
3. Barrack RL: Assessment of the symptomatic total hip. Orthopedics 17:793, 1994.
4. Berry DJ, Wallriches BL, Ilstrup DM: The natural history of femoral component debonding and its impact on long-term survivorship of Charnley total hip arthroplasty. Orthop Trans 19:302, 1995–1996.
5. Bohl WR, Steffee AD: Lumbar spinal stenosis: A cause of continued pain and disability in patients after total hip arthroplasty. Spine 4:168, 1979.
6. Boubaker A, Delaloye AB, Blanc CH, et al: Immunoscintigraphy with antigranulocyte monoclonal antibodies for the diagnosis of septic loosening of hip prostheses. Eur J Nucl Med 22:139, 1995.
7. Campbell ACL, Rorabeck CH, Bourne RB, et al: Thigh pain after cementless hip arthroplasty. J Bone Joint Surg 74B:63, 1992.
8. Capello WN, Vri BG, Wellman HN, et al: Comparison of radiographic and radionuclide hip arthrography in determination of femoral component loosening of hip arthroplasty. *In* The Hip: Proceedings of the 13th Open Scientific Meeting of the Hip Society. St. Louis, CV Mosby, 1985, p 157.
9. D'Antonio JA, Capello WN, Manley MT: Remodeling of bone around hydroxyapatite-coated femoral stems. J Bone Joint Surg 78A:1226, 1996.
10. DeWolfe VG: Intermittent claudication of the hip and the syndrome of chronic aortoiliac thrombosis. Circulation 9:1, 1954.
11. Donaldson TK, Wasilewski RL, Rubash HE: A dynamic test for the diagnosis of loosened uncemented femoral components. Presented at the 58th Annual Meeting of the American Academy of Orthopaedic Surgeons, Washington, DC, 1992.
12. Engh CA, Bobyn JD, Glassman AH: Porous-coated hip replacement. J Bone Joint Surg 69B:45, 1987.
13. Engh CA, Massin PM, Suthers KE: Roentgenographic assessment of the biologic fixation of porous-surfaced femoral components. Clin Orthop 257:107, 1990.
14. Eschenroeder HC Jr, Krackow KA: Late onset femoral stress fracture associated with extruded cement following hip arthroplasty. A case report. Clin Orthop 236:210, 1988.
15. Fisher DA: Evaluation of the painful total hip arthroplasty. Semin Arthroplasty 3:229, 1992.
16. Floman Y, Bernini PM, Marvel JPJ, Rothman RH: Low-back pain

and sciatica following total hip replacement: A report of two cases. Spine 5:292, 1980.
17. Gie GA, Flowler JL, Lee AJC, Ling RSM: The long-term behavior of a totally collarless, polished femoral component in cemented total hip arthroplasty. J Bone Joint Surg 72B:935, 1990.
18. Ginai AZ, van Biezen FC, Kint PA, et al: Digital subtraction arthrography in preoperative evaluation of painful total hip arthroplasty. Skeletal Radiol 25:357, 1996.
19. Goodman S, Rubenstein J, Schatzker J, et al: Apparent changes in the alignment of the femoral component in hip arthroplasties associated with limb positioning. Clin Orthop 221:242, 1987.
20. Haddad RJJ, Skalley TC, Cook SD, et al: Clinical and roentgenographic evaluation of noncemented porous-coated anatomic medullary locking (AML) and porous-coated anatomic (PCA) total hip arthroplasty. Clin Orthop 258:176, 1990.
21. Hardy DC, Reinus WR, Totty WG, Keyser CK: Arthrography after total hip arthroplasty: Utility of postambulation radiographs. Skeletal Radiol 17:20, 1988.
22. Harris WH, Barrack RL: Contemporary algorithms for evaluation of the painful total hip replacement. Orthrop Rev 22:531, 1993.
23. Harris WH, Barrack RL: Developments in diagnosis of the painful total hip replacement. Orthop Rev 22:439, 1993.
24. Hedley AK, Gruen TA, Borden LS, et al: Two-year follow-up of the PCA noncemented total hip replacement. *In* The Hip: Proceedings of the 14th Open Scientific Meeting of the Hip Society. St. Louis, CV Mosby, 1987.
25. Heekin RD, Callaghan JJ, Hopkinson WJ, et al: The porous-coated anatomic total hip prosthesis, inserted without cement. J Bone Joint Surg 75A:77, 1993.
26. Hendrix RW, Wixson RL, Rana NA, Rogers LF: Arthrography after total hip arthroplasty: A modified technique used in the diagnosis of pain. Radiology 148:647, 1983.
27. Herzwurm PJ, Simpson SL, Duffin S, et al: Thigh pain and total hip arthroplasty: Scintigraphy with 2.5 year follow-up. Clin Orthop 336:156, 1997.
28. Hodgkinson JP, Shelley P, Wroblewski BM: The correlation between the roentgenographic appearance and operative findings at the bone-cement junction of the socket in Charnley low friction arthroplasties. Clin Orthop 228:105, 1988.
29. Jasty M, Maloney WJ, Bragdon CR, et al: Histomorphological studies of the long-term skeletal responses to well fixed cemented femoral components. J Bone Joint Surg 72A:1220, 1990.
30. Jensen JS, Madsen JL: Tc-99m-MDP scintigraphy noninformative in painful total hip arthroplasty. J Arthroplasty 5:11, 1990.
31. Johnston RC, Crowninshield RD: Roentgenologic results of total hip arthroplasty: A ten year follow-up study. Clin Orthop 181:92, 1983.
32. Karrholm J, Herberts P, Hultmark P, et al: Radiostereometry of hip prostheses. Review of methodology and clinical results. Clin Orthop 344:94, 1997.
33. Kim HS, Suh JS, Han CD, et al: Sequential Tc-99m MDP bone scans after cementless total hip arthroplasty in asymptomatic patients. Clin Nucl Med 22:6, 1997.
34. Levitsky KA, Hozack WJ, Balderston RA, et al: Evaluation of the painful prosthetic joint. Relative value of bone scan, sedimentation rate, and joint aspiration. J Arthroplasty 6:237, 1991.
35. Lieberman JR, Huo MH, Schneider R, et al: Evaluation of painful hip arthroplasties. J Bone Joint Surg 75B:475, 1993.
36. Lifeso RM, Abdel-Nabi M, Meinking C: Triphasic bone scanning following porous-coated hip arthroplasty. Clin Orthop 269:38, 1991.
37. Ling RSM: The use of a collar and precoating on cemented femoral stems is unnecessary and detrimental. Clin Orthop 285:73, 1992.
38. Lotke PA, Wong RY, Ecker ML: Stress fracture as a cause of chronic pain following revision total hip arthroplasty. Clin Orthop 206:147, 1986.
39. Lyons CW, Berquist TH, Lyons JC, et al: Evaluation of radiographic findings in painful hip arthroplasties. Clin Orthop 195:239, 1985.
40. Maloney WJ, Jasty M, Burke DW, et al: Biomechanical and histologic investigation of cemented total hip arthroplasties: A study of autopsy-retrieved femurs after in vivo cycling. Clin Orthop 249:129, 1989.
41. Maloney WJ, Jasty M, Harris WH, et al: Endosteal erosion in association with stable uncemented femoral components. J Bone Joint Surg 72A:1025, 1990.
42. Maloney WJ, Jasty M, Rosenberg A, Harris WH: Bone lysis in well-fixed cemented femoral components. J Bone Joint Surg 72B:966, 1990.
43. Marmor L: Stress fracture of the pubic ramus simulating a loose total hip replacement. Clin Orthop 121:103, 1976.
44. Massin P, Schmidt L, Engh CE: Evaluation of cementless acetabular component migration. J Arthroplasty 4:245, 1989.
45. Matos MH, Amstutz HC, Machleder HI: Ischemia of the lower extremity after total hip replacement. J Bone Joint Surg 61A:24, 1979.
46. Maus TP, Berquist TH, Bender CE, Rand JA: Arthrographic study of painful total hip arthroplasty: Refined criteria. Radiology 162:721, 1987.
47. McCaskie AW, Brown AR, Thompson JR, Gregg PJ: Radiological evaluation of the interfaces after cemented total hip replacement. Interobserver and intraobserver agreement. J Bone Joint Surg 78B:191, 1996.
48. McElfresh EC, Coventry MB: Femoral and pelvic fractures after total hip arthroplasty. J Bone Joint Surg 56A:483, 1974.
49. McInerney DP, Hyde ID: Technetium 99Tcm pyrophosphate scanning in the assessment of the painful hip prosthesis. Clin Radiol 29:513, 1978.
50. Miniaci A, Bailey WH, Bourne RB, et al: Analysis of radionuclide arthrograms, radiographic arthrograms, and sequential plain radiographs in the assessment of painful hip arthroplasty. J Arthroplasty 5:143, 1990.
51. Oh I, Hardacre JA: Fatigue fracture of the inferior pubic ramus following total hip replacement for congenital hip dislocation. Clin Orthop 147:154, 1980.
52. O'Neill DA, Harris WH: Failed total hip replacement: Assessment by plain radiographs, arthrograms, and aspiration of the hip joint. J Bone Joint Surg 66A:540, 1984.
53. Oswald SG, Van Nostrand D, Savory CG, et al: Three-phase bone scan and indium white blood cell scintigraphy following porous coated hip arthroplasty: A prospective study of the prosthetic hip. J Nucl Med 30:1321, 1989.
54. Oyen WJ, Lemmens JA, Claessens RA, van Horn JR, et al Nuclear arthrography: Combined scintigraphic and radiographic procedure for diagnosis of total hip prosthesis loosening. J Nuclear Med 37:62, 1996.
55. Pacheco V, Shelley P, Wroblewski BM: Mechanical loosening of the stem in Charnley arthroplasties. Identification of the "at risk" factors. J Bone Joint Surg 70B:596, 1988.
56. Pearlman AW: The painful hip prosthesis: Value of nuclear imaging in the diagnosis of late complications. Clin Nucl Med 5:133, 1980.
57. Pfahler M, Schidlo C, Refior HJ: Evaluation of imaging in loosening of hip arthroplasty in 326 consecutive cases. Arch Orthop Trauma Surg 117:205, 1998.
58. Resnik CS, Fratkin MJ, Cardea JA: Arthroscintigraphic evaluation of the painful total hip prosthesis. Clin Nucl Med 11:242, 1990.
59. Ritter MA, Gioe TJ, Stringer EA: Functional significance of nonunion of the greater trochanter. Clin Orthop 159:177, 1981.
60. Rushton N, Coakley AJ, Tudor J, Wraight EP: The value of technetium and gallium scanning in assessing pain after total hip replacement. J Bone Joint Surg 64B:313, 1982.
61. Salvati EA, Ghelman B, McLaren T, Wilson PDJ: Subtraction technique in arthrography for loosening of total hip replacement fixed with radiopaque cement. Clin Orthop 101:105, 1974.
62. Schneider U, Breusch SJ, Termath S, et al: Increased urinary crosslink levels in aseptic loosening of total hip arthroplasty. J Arthroplasty 13:687, 1998.
63. Shaw JA, Bruno A, Paul EM: The influence of age, sex, and initial fit on bony ingrowth stabilization with the AML femoral component in primary total hip arthroplasty. Orthopedics 15:687, 1992.
64. Swan JS, Braunstein EM, Wellman HN, Capello W: Contrast and nuclear arthrography in loosening of the uncemented hip prosthesis. Skeletal Radiol 20:15, 1991.
65. Tehranzadeh J, Schneider R, Freiberger RH: Radiological evaluation of painful total hip replacement. Radiology 141:355, 1981.
66. Trousdale RT, Cabanela ME, Berry DJ: Anterior iliopsoas impingement after total hip arthroplasty. J Arthroplasty 10:546, 1995.
67. Utz JA, Lull RJ, Galvin EG: Asymptomatic total hip prosthesis:

Natural history determined using Tc-99m MDP bone scans. Radiology 161:509, 1986.
68. Volz RG, Brown FW: The painful migrated ununited greater trochanter in total hip replacement. J Bone Joint Surg 59A:1091, 1977.
69. Vresilovic EJ, Hozack WJ, Rothman RH: Incidence of thigh pain after uncemented femoral prosthesis as a function of stem size. Presented at the Annual Meeting of the American Academy of Orthopaedic Surgeons, Washington, DC, February 22, 1992.
70. Weiss PE, Mall JC, Hoffer PB, et al: 99m Tc-methylene diphosphonate bone imaging in the evaluation of total hip prostheses. Radiology 133:727, 1979.

第 93 章

髋臼翻修：技术及结果

David G. Lewallen, Daniel J. Berry

骨水泥型全髋关节成形术后头 20 年内 5%~10% 的患者需要髋臼翻修[40](也可见第 74 章)。年轻患者行骨水泥型全髋关节成形术后，髋臼翻修率更高[10,23,25,27]。在一些病例中非骨水泥型假体还会因为假体松动、部件移位、感染或者聚乙烯衬垫磨损和骨溶解而失败[3]。相似的技术可用于骨水泥型或非骨水泥型髋臼重建。然而最近由于需要对固定良好的非骨水泥型髋臼假体的失败的聚乙烯衬垫进行翻修，催生了一种新的髋臼翻修术：聚乙烯衬垫更换、外壳保留和骨移植。

早期用骨水泥进行翻修的经验一直令人失望。Kavanagh 等[42]在对梅奥诊所的一项研究中发现，骨水泥型髋臼翻修术后 4.5 年时的髋臼假体“大概”失败率为 25%，并且很多其他作者也报道了相似的结果[11,61,62]。翻修时发现骨水泥型髋臼固定欠佳，使得在 20 世纪 80 年代中期可常规获得的非骨水泥型多孔涂层髋臼假体得到了广泛应用。这些非骨水泥型假体的十年结果目前已有报道，翻修时发现其比骨水泥型髋臼有相当大的改进[46]。非骨水泥型多孔涂层髋臼具有可预测的效果，而且它们具有通用性且易于插入，使它们在大多数翻修病例中得到了常规应用。正当非骨水泥型髋臼在大多数髋臼翻修术中的价值被确立时，它们在显然有极大骨缺损的髋关节中的应用局限性也越来越明显。目前正在研发处理严重髋臼骨缺损的多种替代方法。利用结构性和颗粒性骨移植来重建髋臼骨缺损的长期随访结果已有文献报道，而且异体骨在髋臼重建中的作用也逐渐显现。应用抗前突式外壳和加强环来保护移植骨和跨越大的骨缺损在一些复杂的病例中已经被接受，而且还引入了椭圆形或双叶形植入物以及组件式髋臼系统以便在处理大块骨缺损问题中为宿主骨尽量提供最大的重建支撑，从而有助于最大限度获得令人满意和耐用的效果。

成功的翻修手术可通过以下几个关键步骤预测：移除失败的假体不会使剩余的自身骨储量受到过多的损害；髋臼骨缺失的评估；骨缺损的处理；选择能为宿主骨提供最大支持的植入物；最后，按适当的方位植入力学稳定的假体。可以通过一种系统的方法来达到这些目标：对髋臼骨缺损进行分类，熟悉髋臼重建的相关技术，能判断髋臼残存骨的质量和部位，以及了解各种髋臼重建方法的效果。在评估了这些因素之后，最后一步就是对具体的髋臼重建问题正确应用相应的重建技术。

髋臼骨缺损的分类

髋臼骨缺损的分类系统是必要的，因为它不仅为讨论髋臼重建问题提供了共同语言，而且它还给外科医师提供了一个把各种处理髋臼骨缺损问题的方法组织在一起的框架。美国最常用的是美国矫形外科学会的分类方法(图 93-1)[14]。这种分类方法把骨缺损分为Ⅰ型(节段型)、Ⅱ型(空腔型)、Ⅲ型(节段空腔联合型)、Ⅳ型(骨盆不连续型)、Ⅴ型(早期的关节融合型)。这几型缺损还可按照它们的上、前、后或内侧位置进行细分。

处理方法：特定技术的效果

用骨水泥来固定假体和处理髋臼骨缺损

骨水泥能提供即时固定，填充残存缺损，而且技术简单。糟糕的是，大量系列研究显示，这种技术的中长期随访失败率相对较高[1,11,38,41,42,61,62]。报道的高失败率的可能原因是，骨水泥在失败髋臼假体移除后难以对硬化衰减的残存骨提供令人满意的固定。据 Jasty 和 Harris 报道，对于较大的骨缺损，尤其是有内侧大块骨缺损的病例，这种技术的效果尤其差。据报道，翻修术后平均随访 6.3 年的 28 个髋关节中，Ⅱ型(空腔性)

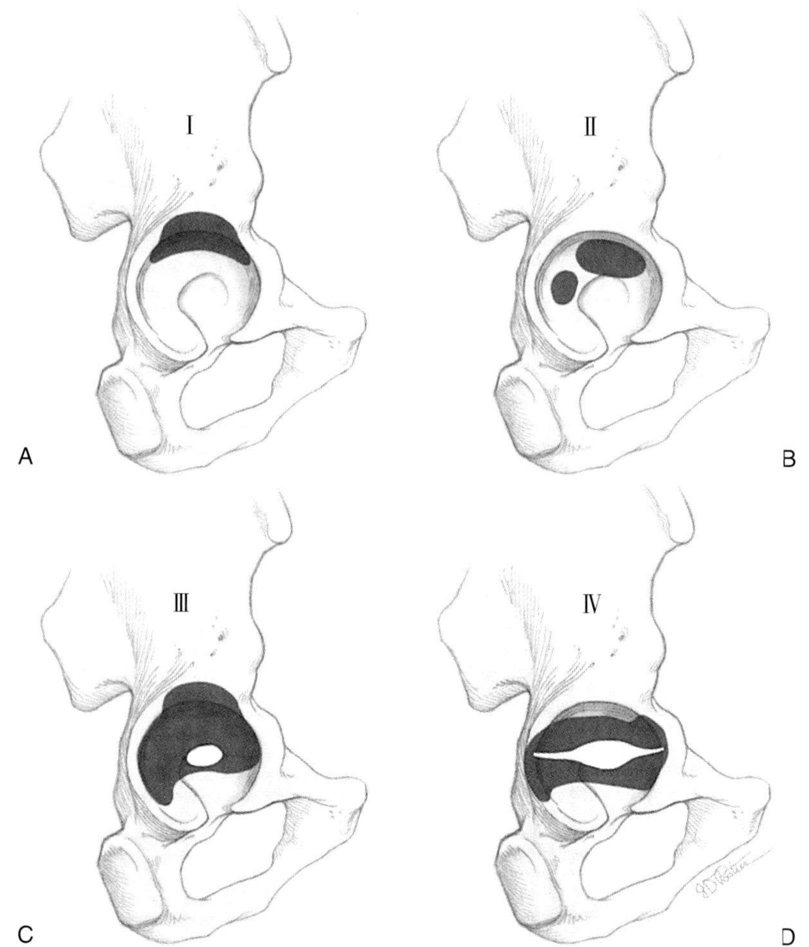

图93–1 美国矫形外科学会髋臼骨缺损的分类。(A)Ⅰ型节段性缺损。(B)Ⅱ型空腔性缺损。(C)Ⅲ型节段性和空腔性联合缺损。(D)Ⅳ型骨缺损(骨盆不连续)。

缺损的无菌性失败率是14%,而有内侧大块节段性骨缺损的患者的无菌性失败率是75%[38]。

髋臼缺损的骨水泥固定和结构性骨移植

这种技术应用骨水泥提供了髋臼的即时固定并用移植骨填充了骨缺损，并且恢复了髋部的旋转中心。多位作者报道了这种技术具有高的移植骨愈合率[21,22,25,26,30,37,39,54,80]。然而在更长期的随访中,曾发现大块的移植骨塌陷,尤其是靠移植骨来为大部分髋臼提供结构性支持时[28,53,87]。

应用这种技术,Jasty 和 Harris 在对38个髋关节平均随访5.9年中发现,髋臼失败率为33%。当大块移植骨占据髋臼不到1/3时,失败率是0,但当大块移植骨占据髋臼超过2/3时,失败率是58%[39]。在对同一批患者进行的更长期的随访中,Kwong 等发现,在术后平均10年的随访中,22个髋关节中有11个由于松动而造成髋臼假体失败[44]。

有文献记录了梅奥诊所在初次和翻修关节成形术中采用移植骨加强的54例髋关节平均随访10.2年的结果[45]。5年的机械失败率(影像学松动加上因松动翻修)是16%,10年的机械失败率上升到30%。5年时无髋臼翻修的生存率是85%,10年时为70%,12年时为54%。然而值得一提的是,甚至在那些失败的植入物中,仍有许多病例移植骨愈合良好，由于增加了骨储量来支持新的植入物而使此后的翻修术更加容易。

髋臼的骨水泥固定和加压颗粒骨移植

据 Sloof 及其同事报道,应用致密填塞网状骨来完全填充髋臼的缺损空腔并应用骨水泥将臼杯固定在重建后髋臼的网状骨移植物上取得成功的结果[74,77]。尽管三维影像学检查发现臼杯有不同程度的移位,但通过这种治疗的大多数患者预期获得了显著的症状缓解[56]。最近对此前髋臼做过加压骨移植后再手术的患者系列进行的骨活检显示[56],通过对坏死移植骨的吸收和替代已逐渐恢复有活力生存骨，甚至在那些骨水泥臼杯不稳定松动而需再次翻修的患者中也如此[5,7]。尽管这种方法已广泛用于解决各种髋臼翻修问题，但在一些用本文介绍的其他方法证明结果欠佳的选定病例中仍需慎重考虑。这种技术的先驱们曾在用骨水泥固定臼杯之前联合应用金属网来抑制移植骨并致密加压移植骨床，使这种技术在一些更具挑战性的节段性骨缺损病例中也能应用[74]。北美关于这种技术的经验仅限于此。

双极假体和骨移植

这种技术简单而且可以抗移位，因此最初用于两期手术中的第一期[58]。尽管其短期随访结果良好[76]，但长期随访结果显示其失败率高得难以接受，主要是因为移植骨吸收、假体移位及疼痛所致[6,57,84]。据 Brien 等报道，应用这种方法重建的 18 例髋关节随访 2.9 年的失败率为 61%[6]。Papagelopoulos 等报道了梅奥诊所在全髋关节成形术翻修中应用双极假体和骨移植治疗的 81 例髋关节的经验。6.5 年时的无髋臼再翻修生存率仅为 47%，并且很多患者罹患疼痛（37%）或者明显的双极假体移位（85%）（图 93–2）[58]。

抗前突装置

这种装置可提供假体和骨盆之间的即时安全固定并桥接骨缺损，从而为假体对宿主骨的支撑提供了基础[8,24,33,47,51,52,55,59,65,66,70,71,73,86,88]。它们在有利于植骨的同时提供了一种环境，使移植骨免受可能导致移植失败的过度机械力量。最近几年，改进的植入物和技术已经产生了更乐观的效果（图 93–3）。Fuchs 等报道了在外科专科医院应用髋臼加强环或金属外壳进行翻修的 68 例髋部的随访结果[20]。术后的 2~5 年无一例假体需要翻修，仅有 3%的病例被认为有松动的影像学证据。Rosson 和 Schatzker 发现，在应用 Müller 加强环或 Burch–Schneider 外壳翻修的 66 例患者中髋臼再次翻修率只有 7.5%[67]。利用抗前突外壳进行翻修手术的最好长期随访结果已由 Wachtl 等报道，他们在 38 例翻修术中应用了这种植入物，术后平均随访了 12 年，翻修术后最长随访了 21 年。这些作者们发现有一例外壳松动，总的生存率是 92%[82]。

当把这种技术仅用于极大骨缺损病例时，预期其结果持久性欠佳。用 Burch–Schneider 外壳选择性地为 42 例严重髋臼骨缺损（综合Ⅲ型骨缺损）的患者进行了翻修手术，Berry 和 Müller 报道的平均随访 5 年由于无菌性松动造成的失败率是 12%[2]。Schatzker 和 Wong 报道了 57 例用髋臼顶环翻修的患者，并和接下来用更大的抗前突外壳进行翻修的 38 例患者进行了比较，发现用髋臼顶环的患者的术后平均 8.3 年随访失败率是 12.5%，而用外壳的患者的稍短的术后平均 6.6 年随访时间的失败率是 5.4%。这些作者认为，抗前突外壳对大的节段空腔复合缺损需要广泛植骨的患者来说是一种合理的选择，而建议髋臼顶环则仅限用于那些有很好剩余骨支撑的更局限的单独或空腔节段型骨缺损。

最近出现的一个技术关键点是，通过放置植入物来更成功地应用抗前突装置，因为植入物可以获得宿主骨的良好支撑，尤其在承重臼顶的上方区域。当需要使用大块结构性移植骨时，抗前突环可以防止由于血管再通和机械性超负荷引起的移植骨塌陷。努力避免在植入物和宿主骨之间有任何间隙是保持植入物稳定性的重要因素[2,9,67,88]。移植骨在这些装置后面的愈合及融合是可预料的[2,63,67,81,88]。这些装置为髋臼提供了基础，从而能更经常使用颗粒骨移植。研究显示，颗粒骨比结构性骨移植能更快更完全地融合 [34]。

必须认识到，保持架不是多孔涂层植入物，它没有生物固定的潜能。基于这点考虑，他们的应用最好限于选定的少数病例，即没有足够宿主骨提供最初机械稳定性或者用非骨水泥臼杯可能获得长期生物固定的患者。

非骨水泥多孔涂层半球形髋臼假体

非骨水泥多孔涂层髋臼是现在绝大多数髋臼假体翻修术首选的植入物（图 93–4）。这种假体容易使用且用途广[23,31,32,35]。一些大型研究报道了这种假体植入后头十年的结果，显示这些假体在绝大多数髋臼翻修手术中都有很好的作用[46,50]。在用 Harris–Galante 假体翻修的 140 例髋关节中，术后 2~6 年（平均 3.4 年）的无菌性松动率仅为 1%[79]。Padgett 等报道了 129 例使用同类假体翻修后随访 3~7.5 年的患者没有一例因无菌性松动而失败[57]。Paprosky 和他的同事报道了 147 例非骨水泥半球形臼杯随访 3~9 年（平均 5.7 年）的结果，发现只有 6 个臼杯（4%）因无菌性松动或者有无菌性松动影像学证据需要翻修[59]。

非骨水泥半球形臼杯联合行有限髋臼植骨似乎也有良好的效果。在 Tanzer 等的研究中，127 个臼杯需要骨移植（115 例只用了颗粒移植骨，12 例同时采用大块和颗粒骨移植）[79]。移植骨都没有用来提供结构性支撑。所有的移植骨都显示有骨融合的影像学证据。在 Padgett 等的研究中，129 例中有 107 例需要骨移植[57]。

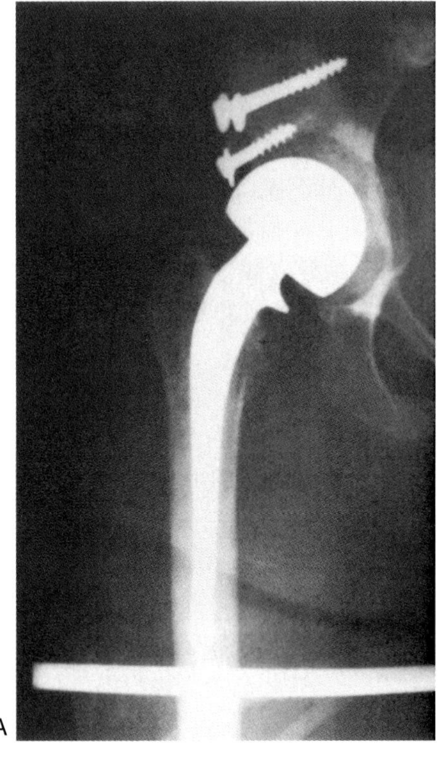

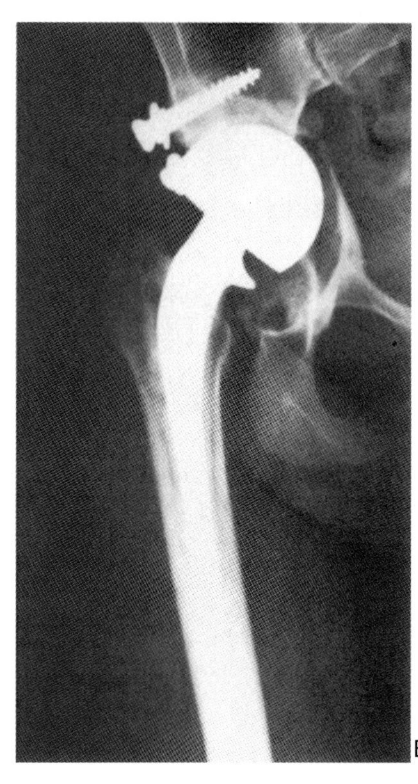

图 93-2 采用双极假体和骨移植进行髋臼重建的患者术后即刻(A)和随访4年时(B)的X线片。可见移植骨的吸收及双极假体的明显移位。此患者需再次行髋臼翻修术。

只用了2例未包裹的结构性移植骨,其余的移植骨被填充在空腔缺损中或者内侧的节段性缺损中。没有发现一例移植骨失败。

在最近更新的Rush-Presbyterian经验中,Leopold等报道了连续的138例平均随访10.5年的非骨水泥翻修病例,发现采用Kaplan-Meier方法11.5年时的生存率是84%。只有2个假体(1.8%)影像学显示有松动,但是17%的病例在臼杯周围显示有骨溶解,并且这个问题随着随访时间的延长更加普遍[46]。即使那些因潜在发育不良最初有明显骨缺损的患者,如果因原来的臼杯松动需要翻修,在用非骨水泥型髋臼假体翻修时如果达到与宿主骨良好接触也能获得较高的成功率,不过有时需要抬高髋关节中心[15]。

然而在少数但经过选择的情况下,非骨水泥多孔涂层臼杯却具有较高的失败率。可能发生在以下一些情况下:①髋臼骨质量太差因而翻修时非骨水泥型臼杯不能达到牢固固定;②髋臼骨缺损太大以至多孔涂层臼杯与宿主骨不能达到良好的接触;③术前接受过高剂量放疗。如果翻修手术中没有达到稳定的固定,非骨水泥臼杯就有可能早期失败。多名研究者发现,当非骨水泥臼杯放置于包含有大块异体移植骨的骨床上时将会失败。在Paprosky等的研究中,总的失败

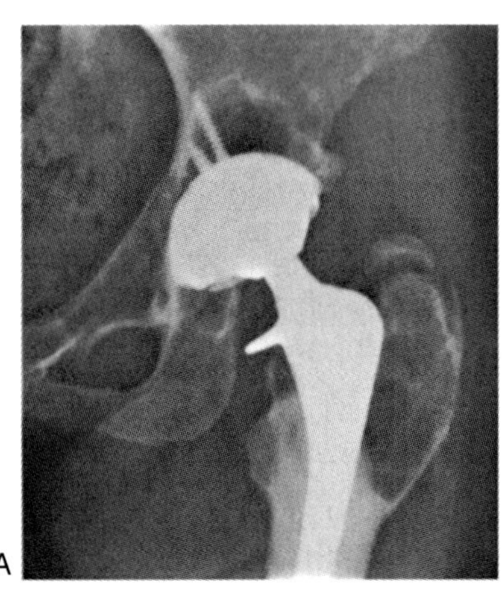

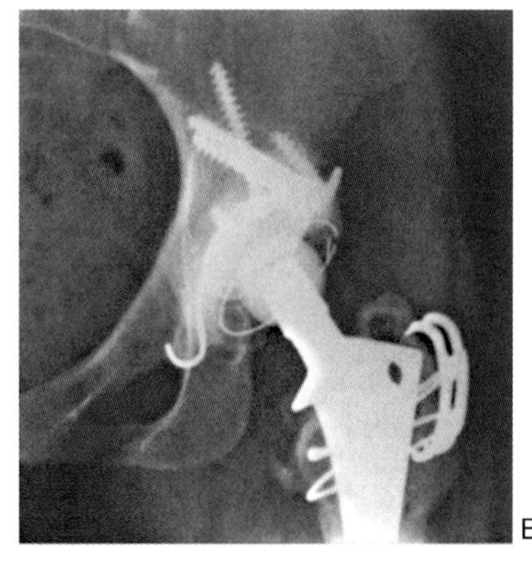

图 93-3 (A)聚乙烯磨损及髋臼重度骨质溶解患者的前后位X线片。(B)用Ganz抗前突环及颗粒骨移植进行髋臼重建术后两年的X线片。可见移植骨结合良好且髋臼假体稳定。

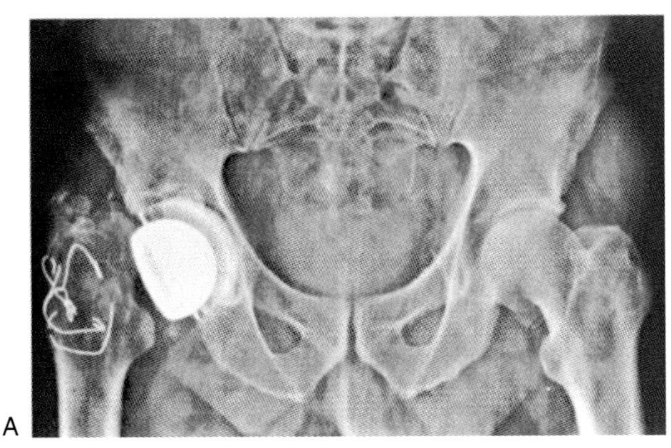

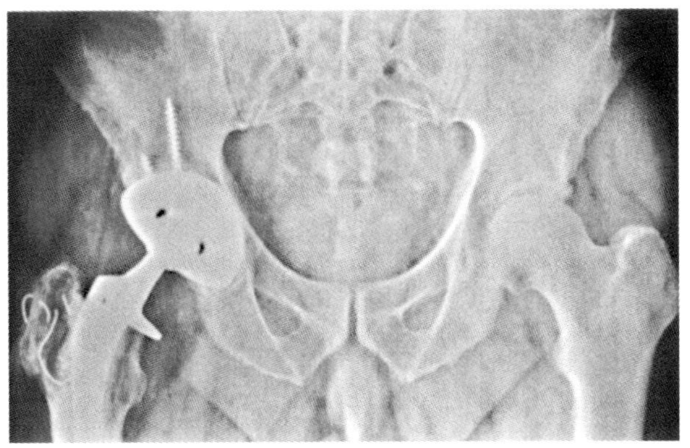

图 93-4 (A)术前 X 线片显示髋臼假体失败伴空腔型(Ⅱ型)骨缺损。(B)术后 X 线片显示采用颗粒移植骨和用螺钉固定的非骨水泥多孔涂层半球形髋臼假体成功进行了髋臼重建。

率只有 4%,但在有联合骨缺损(Ⅲ型缺损)且臼杯主要放置于移植骨上的病例中失败率是 100%(6 例中的 6 例)[59]。McAllister 和 Borden 报道了 187 例有良好髋臼边缘残留采用多孔臼杯翻修的病例中 97%是稳定的,但在随访中 31 例臼杯与宿主骨贴附欠佳的病例中有 48%是稳定的[48]。Pollock 和 Wightside 回顾了 23 例非骨水泥臼杯放置于大块异体骨的病例,并进行了 2 年多的随访。他们发现髋臼翻修率为 30%,而且在最近的随访中只有 35%的臼杯有良好的固定而没有影像学松动的迹象[64]。

梅奥诊所经验

梅奥诊所的经验包括有采用第一代非骨水泥半球形臼杯术后至少随访了 5 年的 60 例髋关节[60]。在移植骨臼杯覆盖小于 25%的髋关节中髋臼失败率为 12%,而 27 例移植骨臼杯覆盖大于 50%的髋关节中则达到了异常高的 78%的影像学或临床失败率(图 93-5)[60]。

在一篇关于梅奥诊所在 1984~1998 年这 15 年间所植入的全部非骨水泥假体的综述中,报道了术后头十年以后髋臼失败和再次翻修率呈现稳定的增长,表明最初的固定和随后的耐久性都需要进一步改进(图 93-6)。主要靠纤维固定的臼杯,即使最初获得了临床成功,与靠牢固的骨生长获得固定的臼杯相比,其在抵抗所产生的颗粒碎屑的影响上预计也差得多。改进有利于骨生长的材料以及改进支承表面和减少磨损带来的好处是否能使翻修术的长期效果获得改善尚有待明确。

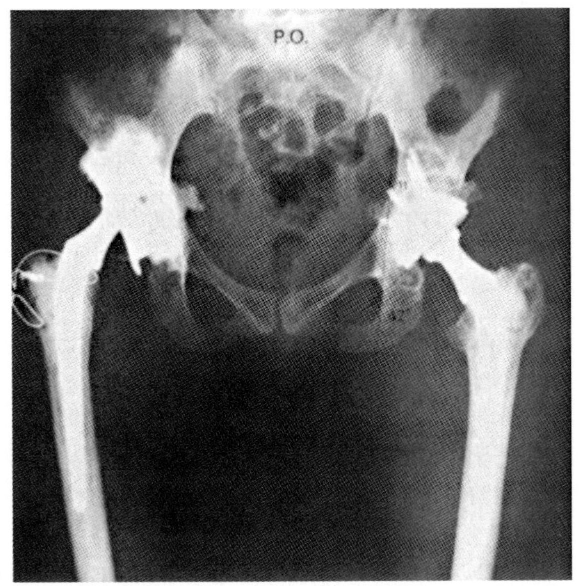

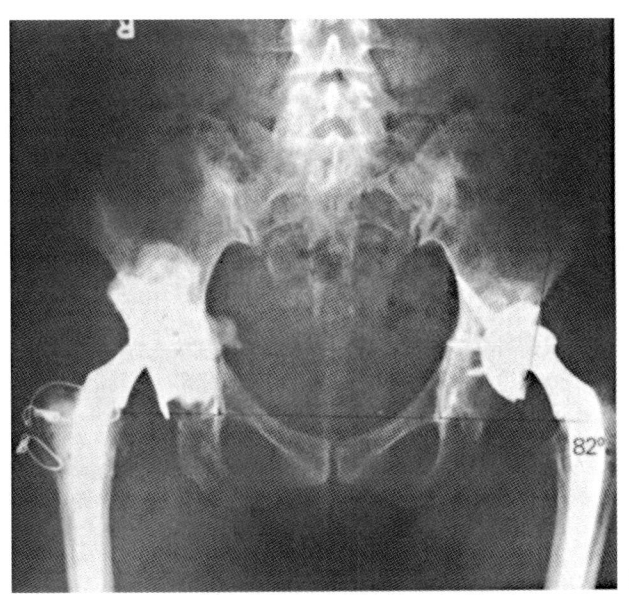

图 93-5 (A)术后即刻拍的 X 线片。(B)髋臼翻修术后 6.5 年时拍的 X 线片,显示放置于大量移植骨上的左侧非骨水泥臼杯已失败。

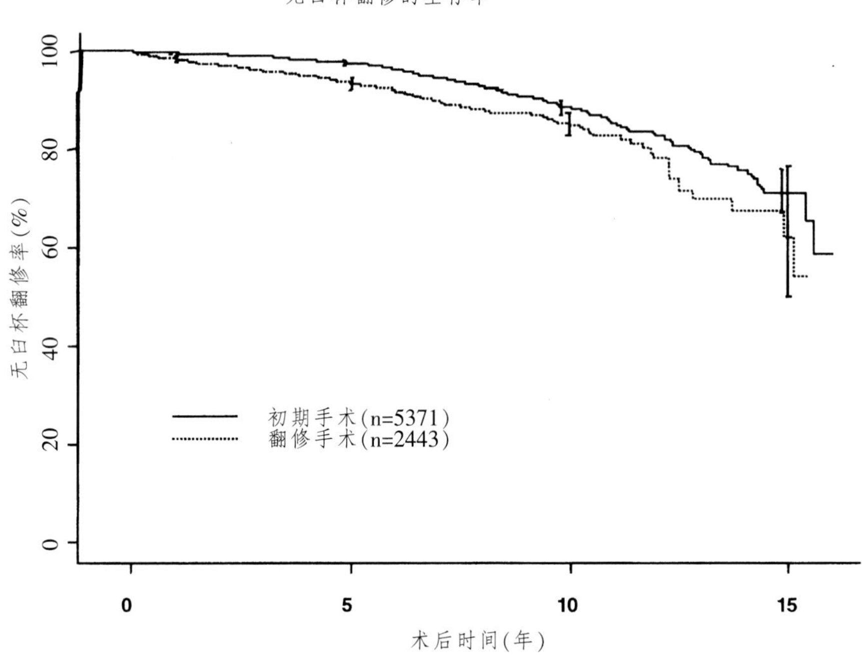

图 93-6 梅奥诊所在 1984~1998 年这 15 年期间所植入的全部 7814 例非骨水泥髋臼假体的总体生存曲线。在初期手术组与翻修组中，均发现非骨水泥髋臼假体失败率出现了无规律的非线性增加。特别是进入术后第二个十年的病例。

结论　当宿主骨与多孔涂层的贴附程度低于某一阈值时，就会加大失败的风险。宿主骨与多孔涂层可接受的最小贴附程度目前还不清楚，但可能至少要达到 50%。宿主骨的强度、宿主骨和臼杯的贴附部位以及残存髋臼骨的生物学活性可能也将影响与持久结果相适合的贴附度。最终还需要靠术者的判断来确定手术成功所需的贴附度。

应用非骨水泥多孔涂层半球形臼杯的特殊技术

为提高这种手术方法的可靠性研发出两项手术技术：应用超大号臼杯以及应用放置在“高”位的小号臼杯。超大号臼杯(图 93-7)之所以很有用，是因为它们能保持相对正常的髋关节旋转中心，而且使臼杯和宿主骨的贴附度最大化[19]。在手术准备过程中，一些小的节段性和空腔性缺损通常已被消除或者已使其足够小，很容易用有限的颗粒骨移植进行处理。超大号臼杯通常能使假体和髋臼残留骨边缘获得最佳的贴附，从而为假体提供了更好的压配合并增强了臼杯的最初稳定性。Dearborn 和 Harris 报道了一位外科医师进行的 24 例手术结果，术中应用超大号或所谓特大号为 66 mm 或更大的半球形内生臼杯，未发现影像学松动或者因松动而行翻修术[16]。

在髋臼翻修术中，前后柱之间的髋臼前后尺寸限制了可用的扩孔钻和非骨水泥臼杯的最大尺寸。过度扩孔会严重影响臼杯残存的支撑性。由于前后尺寸的限制，大的椭圆形骨缺损不一定能容纳半球形臼杯，除非牺牲一个柱，通常是前柱。

髋关节中心恢复到正常位置有很多好处[85]，但是在鱼和熊掌不能兼得的翻修手术中，如果通过较大扩孔达到最初的髋关节中心不能得到宿主骨与关节杯的更好贴附，将髋关节中心适当提高是可以接受的(图 93-8)[29,36]。大多数作者认为，位置高但没有明显侧移的臼杯不会对臼杯本身产生负面的生物力学影响[44,68,75]，但也有人担心很高位的臼杯会对股骨假体的性能产生负面影响[43,85]。因为髂骨在正常髋臼的上方变实，当应用高位髋中心时通常需要使用较小的臼杯。Schutzer 和 Harris 报道了 49 例髋关节翻修术中在高位髋中心植入非骨水泥型臼杯的结果。在术后平均随访 40 个月时，无一例臼杯因松动而翻修，而且未发现有明确影像学松动的臼杯[75]。Dearborn 和 Harris 通过 61 例髋关节发育异常需对此前失败臼杯进行翻修的连续病例，在前辈经验的基础上更新和扩展了上述报道。平均随访 8 年时发现在这个 64%的患者需要高位髋中心来获得与宿主骨良好贴附的病例系列中，机械松动率为 3%[15]。

梅奥诊所经验　在一篇关于超大号臼杯梅奥经验的综述中，Whaley 和 Berry 回顾了 89 例应用多孔钛丝网眼髋臼假体翻修的病例，为了填充翻修术中遇到的大型髋臼骨缺损，女患者使用的是 62 mm 以上的臼杯，而男患者使用的是 66 mm 甚至更大的臼杯[83]。在平均随访 7 年时，89 例中只有 2 例因无菌性松动需要再

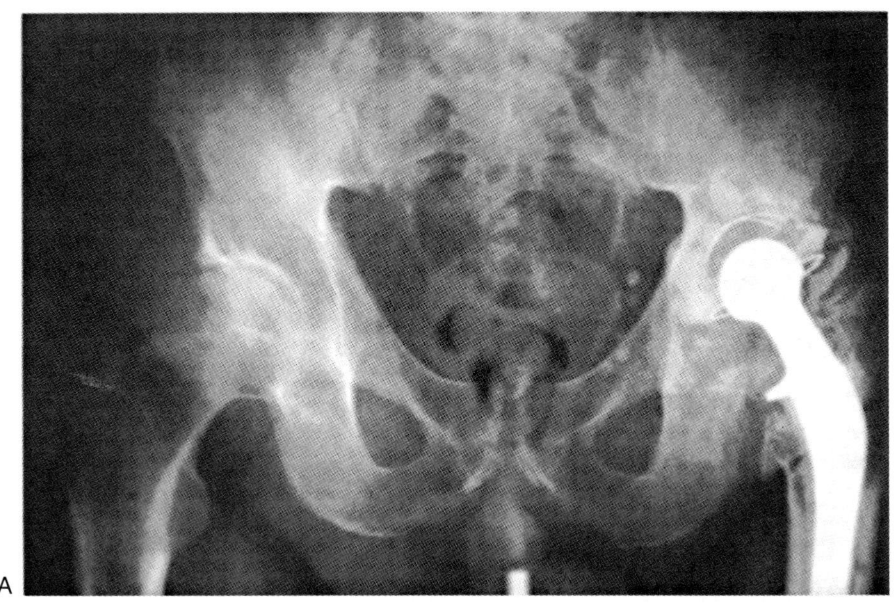

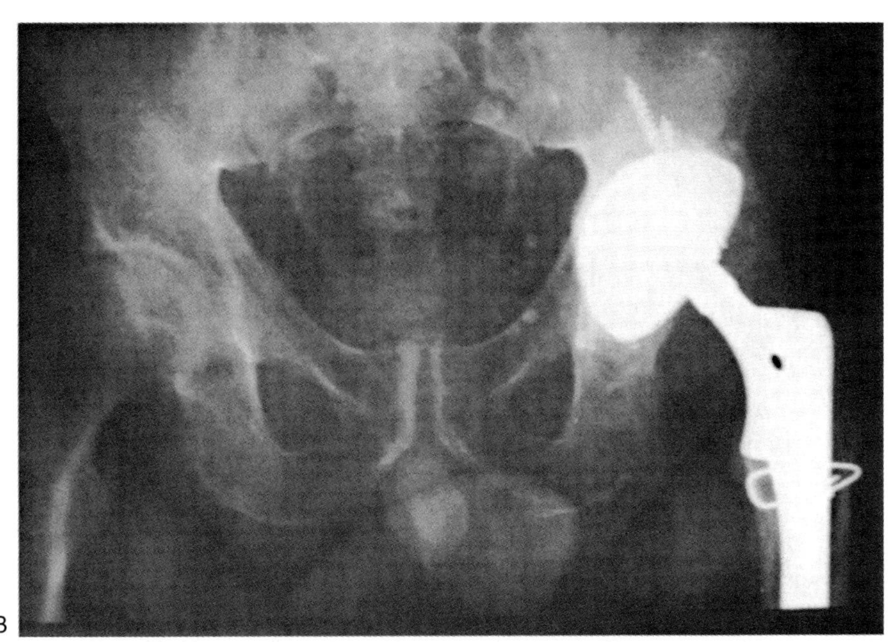

图 93–7　(A)Ⅲ型(节段性空腔联合型)骨缺损髋臼的 X 线片。(B)应用超大号非骨水泥多孔涂层的半球形髋臼假体重建后的 X 线片。

次翻修,而另外只有 2 例有明确的影像学松动证据。

尽管有上述的优势,但这种技术也有一些实际的负面后果。可能产生明显的肢体长度差异,可能需要更大的转子前移来提供满意的软组织张力和外展肌功能。由于股骨和骨盆撞击引起的不稳定也是一个问题。最后,对于上方非常大的骨缺损,髂骨宽度的明显减小甚至难以满意地支撑最小的臼杯。

结论

大多数髋臼骨缺损能够通过非骨水泥多孔涂层半球形臼杯进行成功的处理。使用超大号臼杯并且必要时愿意适当抬高髋中心可以在更多情况下获得宿主骨对臼杯的良好支撑,因此这是使用这种假体获得长期成功结果的关键。在因严重骨缺损需要大块骨移植以至宿主骨与臼杯只有很小贴附的个别场合,则应该考虑其他的重建方法(参见下文)。

椭圆形髋臼假体

双叶形或椭圆形髋臼假体已有一系列尺寸型号应用于翻修术,并有考虑到臼杯转向和髋臼开口倾斜度的不同型号可供选择。这些假体是为了处理大的卵形

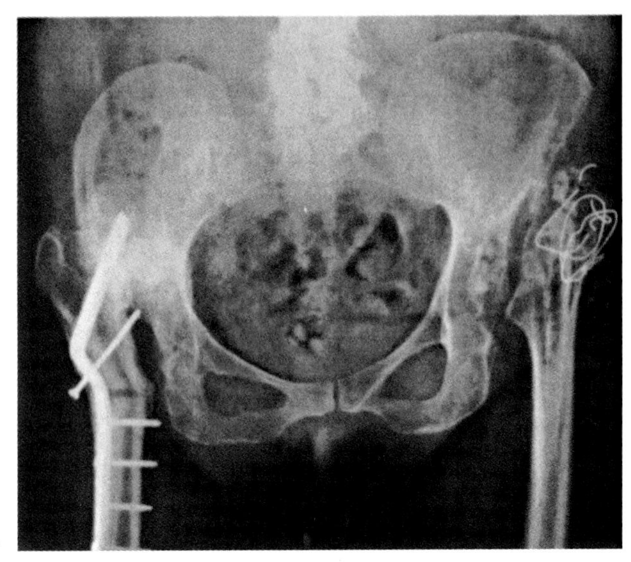

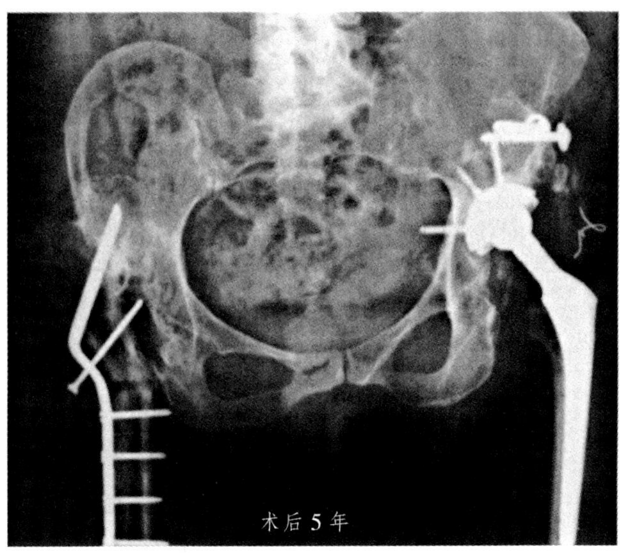

图 93–8 (A)髋臼假体失败伴Ⅰ型(节段型)髋臼上方骨缺损的X线片。(B)半球形臼杯大部分置于宿主骨上高位髋中心重建术后5年的X线片。

或椭圆形髋臼骨缺损而专门设计的,此时可供选择的方法有上外侧结构性植骨、抬高髋中心,或者进行超过患者尺寸允许范围的髋臼过度扩孔(图 93–9)。DeBoer和Christie曾报道了18例患者的结果,其中15例是翻修病例,平均随访6.5年,只有1例植入物不稳定在最近的随访中进行了翻修,这1例患者骨缺失大并进行了植骨[17]。Berry等报道了38例平均随访了3年的结果,只有1例应用了结构性移植骨为植入物提供主要支撑的病例需要翻修[4]。

在Chen等的一篇关于使用双叶臼杯的37例髋关节的综述中,严重骨缺失病例中这些植入物的长期效果令人担忧。这些病例代表了该作者在同一时期内进行的总共414例髋臼翻修病例中的一个亚群。在平均随访41个月时,24%的病例很可能有或者明确有松动,这些失败大多数发生在内壁破裂或者前期失败的植入物向上移位2 cm甚至更多的病例。这些研究者认为,在碰到更严重骨缺损的病例时不推荐常规使用这些假体[12]。我们使用双叶臼杯的经验提示,这些假体只在有限的患者身上效果良好。在其他患者中,植入物的安置需要广泛移除宿主骨,否则对于复合型髋臼骨缺损植入物只能达到较差的最初稳定性。目前,我们仅限于将这种假体用于髋臼外上侧缺损的少数患者,在这种情况下无需广泛扩孔即可使假体达到极好配合。

定制的髋臼假体

在最近10年间通过CT产生的髋臼骨缺损模型而应用定制的髋臼假体引起了业内人士的广泛关注。这种植入物主要用于那些存在有用传统现成的植入物及方法难以解决的大型骨缺损的病例。这一技术受限于下列因素:当出现明显的金属伪影时难以为骨缺损制造精确的模型,难以预测用来支撑新植入物的残留骨的质量,制造假体要延迟时间,以及这种植入物高昂的费用。然而,Christie等人的一篇关于三翼定制髋臼假体的报道带来了鼓舞人心的结果,通过在植入物周围加装三个翼(类似于网箱假体用的侧翼)来支撑髋臼骨缺损周围髂骨及坐骨上完整的自体骨,从而获得辅助支撑[13]。在平均随访53个月的67个髋关节中,尽管在初次翻修中所有病例都存在大型骨缺损而且有一半的病例骨盆连续性缺失,但没有一例非骨水泥定制三翼臼杯需要移除。在处理存在大量骨缺损因而不能用传统的方法靠自体骨获得稳定支撑进行重建的病例时,非骨水泥网笼与臼杯组合这一理念可能起到一定的作用。

作者推荐的技术

髋臼翻修术是分步有序进行的,旨在使成功率达到最大,其关键要素如下:①详细的术前计划;②充分的手术显露;③髋臼假体的移除;④针对所存在骨缺损及其位置以及髋臼骨残留的质量进行髋臼重建。上述每一个关键问题我们将依次讨论。

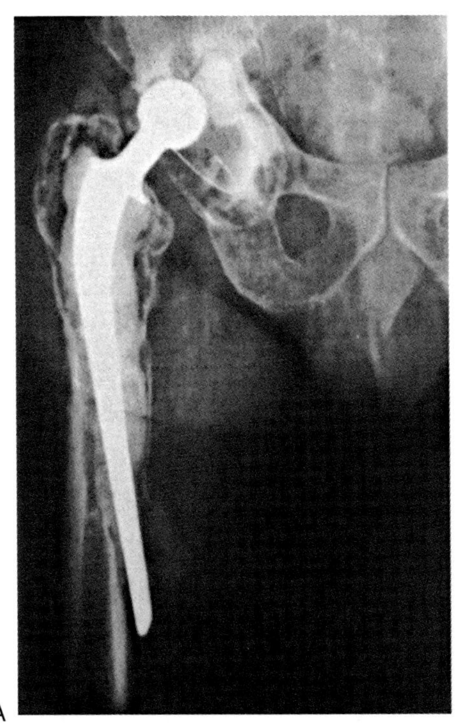

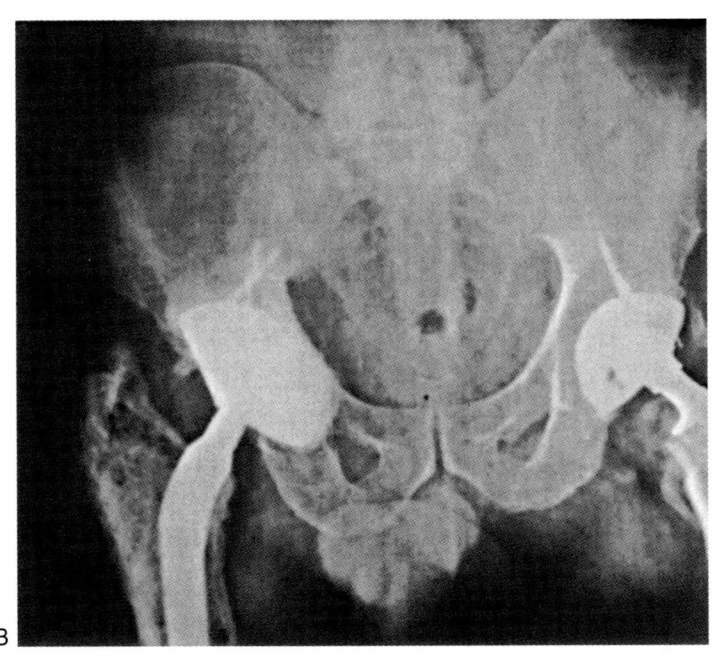

图 93–9　(A)节段性空腔联合型(Ⅲ型)髋臼骨缺损伴上方大的节段性骨缺损患者的 X 线片。(B)使用椭圆形非骨水泥多孔涂层髋臼假体成功重建术后两年的 X 线片。

术前准备

高质量的骨盆前后位及侧位片是必不可少的。应尽力描绘清楚任何骨缺损的严重程度和位置并识别手术过程中可能会遇到的特殊技术困难。认真考虑如下一些预料中的问题是很有帮助的:①手术显露,②失败假体的移除,③骨缺损的重建,④植入物的放置,⑤髋关节的稳定性。如果怀疑骨盆不连续,拍摄骨盆 Judet 位片会有帮助。对于髋臼假体在骨盆内前突明显的病例,对骨盆内血管或输尿管解剖结构的深入研究可能是有益的[18,69]。完成术前模板制作有助于计划最佳的髋臼重建术式。事先安排好所需的特殊假体并订购可能用到的移植骨。如果预计将保留髋臼壳或是股骨假体并且翻修术仅限于此前髋关节成形术的其他单个假体,则应获得前一次手术的资料以确保能获得合适的替代假体,如组装式假体头和聚乙烯插入物。初期手术时假体上自带的制造商标签可能比手术记录更准确，而手术记录可能有错误。

显露

髋臼假体翻修术的手术显露部分取决于术者的偏好,也部分取决于所遇到的特殊情况。对于也需要翻修股骨假体的大多数常规髋臼翻修术而言,后外侧入路、前外侧入路或正外侧入路都可以采用。对于更复杂的翻修术来说,可能需要行大转子截骨术或采用髋关节延伸入路[78](见第 71 章)。当预计要保留股骨假体时,用延伸更广泛的入路有利于暴露髋臼[50]。当预计髋臼翻修术后会出现软组织紧张或髋关节稳定性问题时,用经转子入路有助于转子前移及拉紧外展肌。

髋臼假体的移除

只要之前显露好髋臼,移除松动的髋臼假体(无论是骨水泥型还是非骨水泥型) 都不是一件很难的事。弧形截骨有助于假体的移除。如果需要,可用高速钻或截骨刀将全聚乙烯假体截成 4 份以方便取出。特别是当残留骨质较差时,取出假体中操作器械一定要手法轻柔以减少骨丢失。

当需要取出一个固定良好的假体时 (比如因感染、位置不正或骨质溶解而需取出),取出假体往往比较困难。在试图取出假体前先在固定良好的假体四周轻柔插入弧形截骨刀通常有助于移除假体。最危险的地方是内侧, 手持式截骨器必须尽量贴近髋臼窝, 以免损伤骨盆内结构或引起严重的内侧骨量丢失。固定良好的全聚乙烯假体一直要削除到仅剩一薄层,这样就容易将其与下方的骨水泥壳相互分离。对于固定良好的非骨水泥假体,将新引入的截骨系统附着在位于初期聚乙烯插入件或试用插入件内的中心股骨头上有利于移除假体。弧形刀有两种长度而且有多种尺寸以适合臼杯的直径,将其插入固定良好的臼杯与其周围的骨之间形成的界面内。这种系统有利于在尽量少破坏宿主骨的情况下取出固定良好的假体(图 93-10)。

重要的是术前应该充分预计到假体或骨水泥从内侧突入盆腔并且可能撞击或附着于盆腔结构上。当遇到这种情况时,最好通过血管造影了解血管解剖情况并与血管外科医师进行术前商讨,特别是当需要辅助行盆腔入路移除假体时。在控制突然的潜在威胁生命的髋臼后盆腔源性大出血时,盆腔血管的显露和回缩是首选的应急措施。

在取出失败的髋臼假体及所有残留的骨水泥后，包绕在假体周围的所有纤维膜都要小心地从髋臼上移除。对髋臼骨缺损进行分类然后进行重建。

髋臼重建

使用非骨水泥半球形多孔涂层髋臼假体并通过松质骨移植填充残留的骨缺损,大多数髋臼假体翻修术都能获得成功。显露髋臼窝之后,不断打磨直到形成一个有渗血的半圆形髋臼窝。通常情况下进一步居中定位没有必要,而且还会危害本来已很脆弱的内侧骨量。小心打磨以免髋臼窝打磨过大而损伤残留的髋臼缘或前后柱。对残留的缺损进行移植填充,通常用粒状异体移植骨。用手将移植物挤入缺损内并用半球形打磨工具塑形成半球形。在选择臼窝大小之前,应采用试件假体以确保选择的臼窝假体与准备好的臼窝相吻合, 不大也不小。将通常比扩孔钻尺寸大 2~3 mm 的半球形非骨水泥多孔涂层假体压配入骨中。在大部分翻修病例中,固定于骨盆内的臼窝要用从臼窝钉入骨盆的多个螺钉来加强固定。如果自体骨松软而螺钉的抓持力不够,将螺钉在原位用骨水泥加固。为此要用 10 mL 注射器和 14 号软针头向螺钉孔内注入软的骨水泥, 并在骨水泥硬化之前将螺钉推进到最终位置。随着骨水泥的硬化螺钉会逐渐紧固。

Ⅰ型:节段性缺损

大多数轻中度节段性骨缺损可通过使用半球形非骨水泥多孔涂层臼窝来解决。通常通过打磨来准备臼窝即可消除小的节断性缺损。中度节段性骨缺损可以通过移植颗粒松质骨来解决,而小的边缘性缺损通常可忽略不计。中等大小的边缘节段性缺损通常需植骨,植骨不是为了支撑臼杯,而是为了将来恢复骨量。轻中度上部缺损可以通过轻微提高髋中心来解决,以便把非骨水泥臼窝放置在有良好机械支撑的自体骨床上。上外侧关键部位的大型缺损需要进行大量的结构性移植以便为臼杯提供机械支撑。把非骨水泥臼窝单独安放在这种移植物上会显著增加臼杯移位的风险。在这种情况下应考虑采用替代的方法,比如采用抗前突网笼。

Ⅱ型:空洞性缺损

大多数空洞性缺损可使用半球形非骨水泥臼窝令人满意地加以解决。在准备好臼窝后,可用颗粒松质骨移植来填充小的空洞性缺损。对于大的空洞性缺损,可能需要采用特大号臼窝及大量的颗粒松质骨移植填充。大量不规则或椭圆形空洞性缺损需要用如下

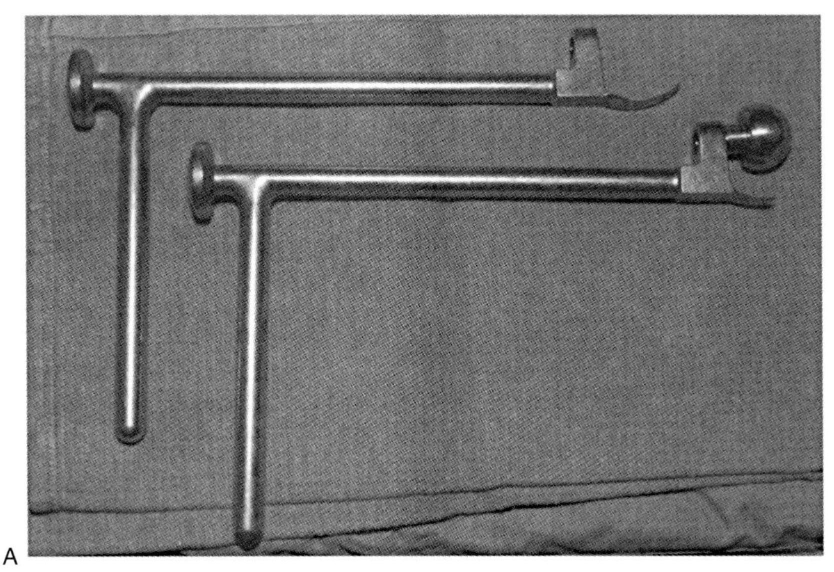

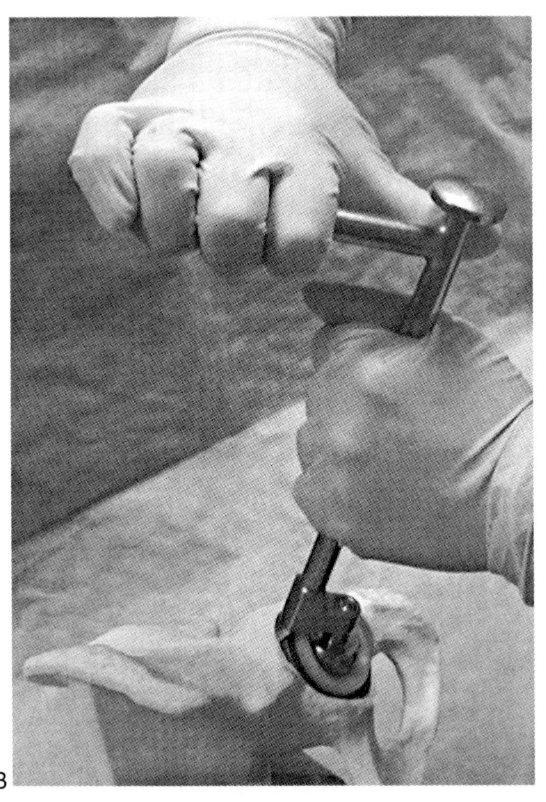

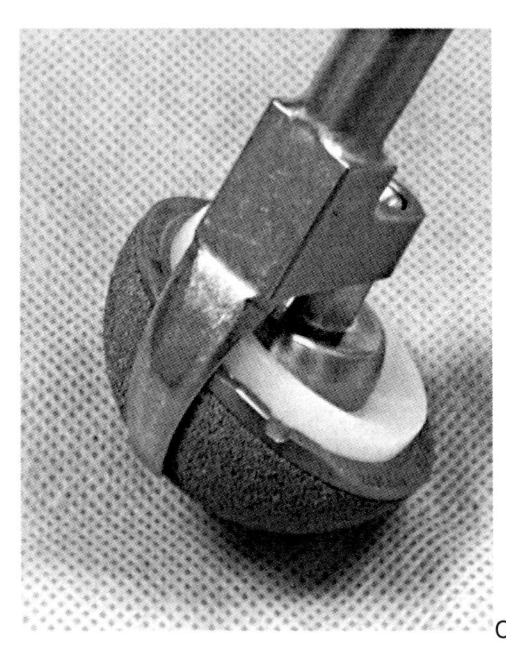

图 93–10　(A)用于分离植入物与骨界面并移除固定良好的非水泥骨内生型髋臼假体的弧形刀系统。(B,C)该刀有多种不同规格(增量为 2 mm),定中心头有 22 mm、28 mm 和 32 mm 三种规格,使假体与骨界面分离,并可控制刀位,尽量减少骨丢失。

所述的其他方法来解决。

Ⅲ型:节段性与空洞性混合缺损

大多数混合性缺损也可以通过应用特大号半球形非骨水泥多孔涂层臼窝顺利解决。应遵循上文中解决节段性缺损及空洞性缺损所述的原则和技术。应该尽力将臼窝放在宿主骨最大的表面上。用松质骨移植填充小的残留骨缺损。在这种情况下,一定用特大号臼窝才能使臼窝与宿主骨最佳贴附。为了便于将臼窝放在优质的宿主骨上,适当抬高髋关节中心是可以接受的。配用多种植入系统的偏置式髋臼插入件可以方便地纠正髂中心的内偏或上移,从而增强了髋关节的机械性能并减少了髋关节不稳定的风险。

特殊案例

下面三种特殊的骨缺损难以通过单纯使用半球形臼窝来解决:①大的椭圆形缺损;②大的内侧缺损,此时宿主骨不能为半球形臼窝提供内侧支撑;③巨大球形髋臼缺损。作者提供的处理这几种缺损的方法如下所述。

上方大的节段性骨缺损

大的椭圆形髋臼骨缺损并不少见,它是由于臼窝上方移位导致髋臼上方骨产生节段性或空洞性缺损而形成的。当这种缺损相当大时,不广泛损伤前后柱就不能安置大号的半球形非骨水泥臼窝。解决这一问题的替代方法有:①抬高髋关节中心;②上方进行大范围结构性节段性骨移植;③压紧植骨联合应用骨水泥臼杯;④应用特殊的椭圆形非骨水泥髋臼假体。抬高髋中心的优缺点已经在前面讨论了。也可用大的上方结构性植骨来填充这一缺损。必须通过内固定将移植骨刚性固定于骨盆上。总的原则是,如果50%以上的臼窝是由结构性移植骨支撑的,特别是当累及臼窝上方的承重区时,我们更倾向使用骨水泥臼窝。然而,单独使用骨水泥臼窝加上大块骨移植时的移植物塌陷和失败概率较高,从而使我们在大多数病例中使用了一种抗前突装置来配合骨水泥臼窝,以防止移植物出现长期过负荷及塌陷。Sloof等人[77]推荐使用的嵌压式植骨及放置骨水泥臼窝的方法对于这些困难病例来说也许是一种合理的解决方法,不过产生大量松质骨移植物可能会减慢或妨碍整体结合,因此这种方法用于大量骨缺损时有一定局限性。我们对于这种方法尚缺乏足够的经验。

另一种处理大的椭圆形缺损的方法是使用专门设计的用金属填充骨缺损的椭圆形非骨水泥多孔涂层髋臼假体(见图93-10)。这种技术理论上的优点是:①恢复了正常的髋关节中心;②在理论上可以增加多孔假体与宿主骨的接触面积;③不必进行大的上方结构性植骨。这种技术常遇的困境是:难以达到骨与植入物之间无间隙、规则的贴附,可能需要在本已有骨缺损的髋臼窝中过度打磨才能达到最佳的骨接触,以及难以评估臼杯后方实际达到的接触面积。这些问题使我们难以广泛应用这种假体,除非骨缺损非常适合这种假体的大小和形状。即使在假体与宿主骨非常适合并且有很好接触的情况下,这种假体的转动与倾斜仍然会导致髋关节不稳定。这些问题组合在一起限制了我们使用这种假体并促使我们去开发一种模块化髋臼扩增系统,来专门配用半球形臼壳(图93-11)。主要目的是在手术中制成一个与患者骨缺损相匹配的假体使其与宿主骨达到最大的接触面积,以便于安放髋臼杯并按正确的方位尽量接近解剖位置将其插入(图93-12)。这种能很好填充大的不规则节段骨缺损的模块仍处在研发阶段,在广泛应用之前仍需要长期的研究结果以证实其有效性。

大的混合型骨缺损

大的球形髋臼骨缺损,特别是合并有髋臼内侧骨缺损以致不能抵挡臼窝向内侧移位时,是另一种通过单独使用非骨水泥半球形假体很难解决的病例。在这种情况下,不可能靠宿主骨来获得满意的支撑,而且会降低长期稳定的生物学固定的可能性。在这种情况下,我们采用广泛植骨来恢复骨盆的骨量并用抗前突装置来保护这些移植骨(图93-13)。必须用螺钉将这种装置可靠地固定在骨盆上,而且必须将这种装置按正确的位置和方向放置在可靠的宿主骨基础上并使臼杯正确定位。在大多数病例中使用松质骨植骨来填充骨缺损,但在个别情况下也会采用结构性骨移植。为了建立最初的结构稳定性,采用结构性骨移植是非常必要的,另外在需要使用大量松质骨移植且难以重建血管和融合时,也需要使用结构性骨移植来填补大的缺损,在髂骨与坐骨之间起支撑作用。如有必要可将全聚乙烯臼窝或约束性髋臼插入物用骨水泥按合适的方位固定于增强装置中。在抗前突装置背面加上多孔或羟基磷灰石表层或者给传统的半球形臼杯加上网笼样附件,已达到生物固定并对最初由于涉配合和螺钉提供的机械固定起到辅助作用,有助于增强这些器械的长期耐久性,特别是对于要求高的年轻患者。

Ⅳ型:骨盆不连续

在髋臼重建中骨盆不连续给我们带来了极大的挑战。术前X线片可发现不连续的存在但通常在术前X线片上(即使Judet位片)这种病变并不能清晰可见。因此手术医师必须在重建过程中仔细检查骨盆的不连续性。一旦发现应进行相应处理。如果在重建过程中未能解决骨盆不连续问题,那么重建术就极有可能失败。

成功治疗骨盆的不连续需要对不连续处行稳定术(不连续通常表明经髋臼骨折不愈合)。可以通过用钢板固定前后柱,有时仅固定后柱来稳定骨盆(图93-14)。在这种情况下最好选用3.5 mm的用于髋臼骨折的骨盆重建钢板。有髂骨和坐骨翼缘的抗前突网笼可以用螺钉将其固定在髂骨上,在坐骨侧可以用螺钉固定,不过我们常将翼缘插入坐骨内,以起到叶片钢板的作用。单独使用这种装置可用于试图稳定合并有严

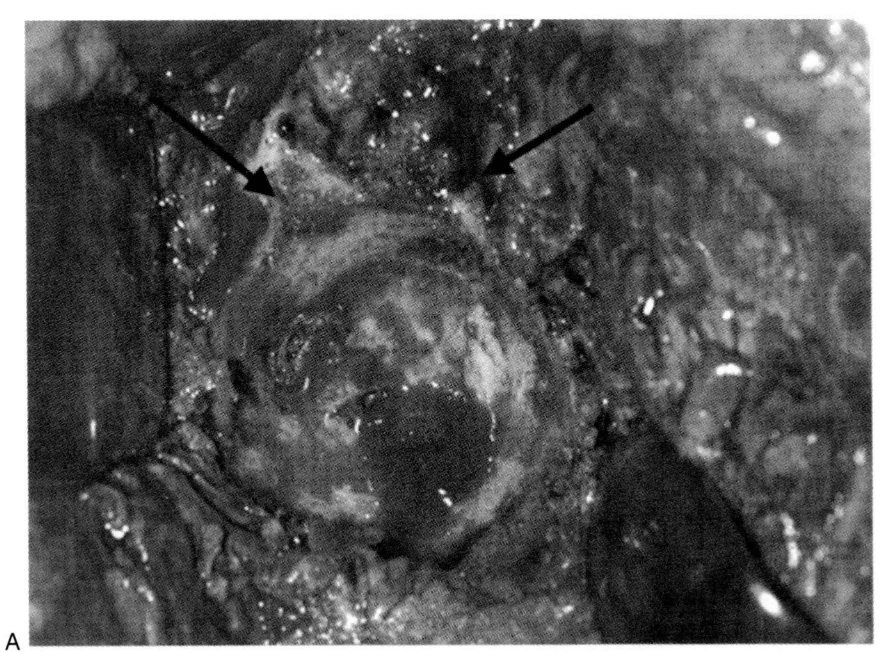

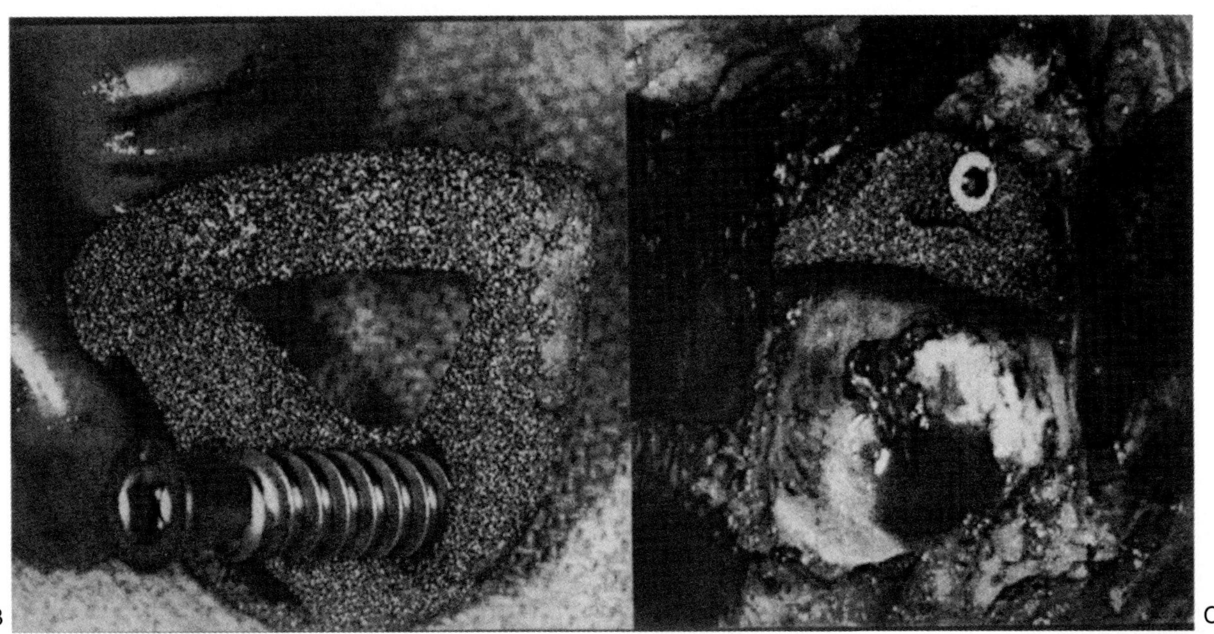

图 93-11　(A)去除松动的臼杯和上方已被重吸收失败的结构性移植骨(箭头所示)后出现的髋臼缺损。(B,C)多孔钽金属髋臼增强物固定于髋臼边缘。(待续)

重骨缺损的骨盆不连续,但是在放置假体有足够空间且骨量充足的情况下,这一装置通常需联合使用一块单独的后柱钢板。处理任何残留的骨缺损及放置合适的髋臼假体应依据上文所述的原则。

结论

髋臼翻修术中面临着许多重建难题,从与前期手术所遇到的相类似问题到没有任何现成的方法可以解决的骨缺损等。随着时间的推移,因失败的关节成形术所导致的困难似乎还在不断增加,这也许与高危人群的扩大,以及骨溶解的作用使越来越多的患者主动接受髋关节成形术有关。处理髋臼翻修术问题的系统方法为外科医师提供了最高的成功率。目前,全髋关节成形术的髋臼假体翻修的成功率远高于早期。每一例失败的髋臼假体的翻修都要依据骨缺损的类型、残留骨

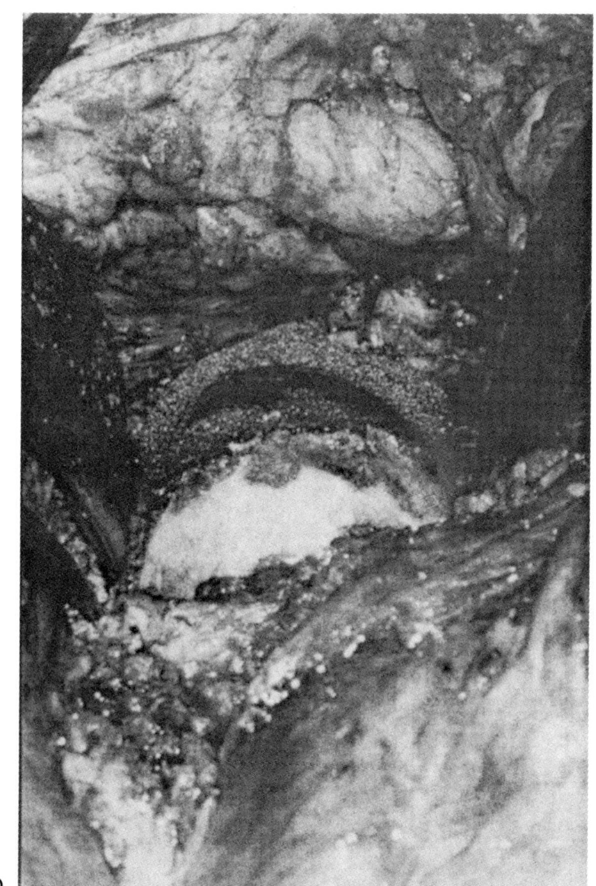
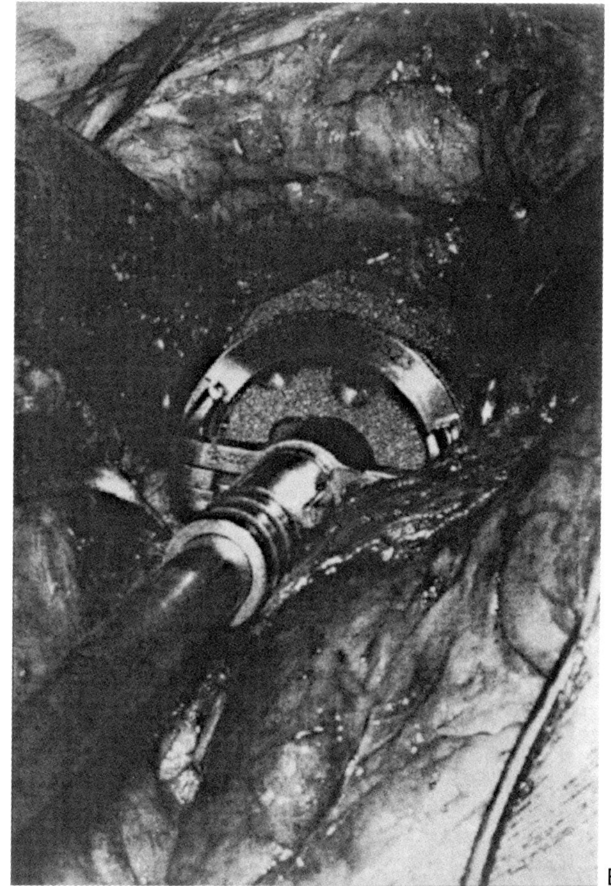
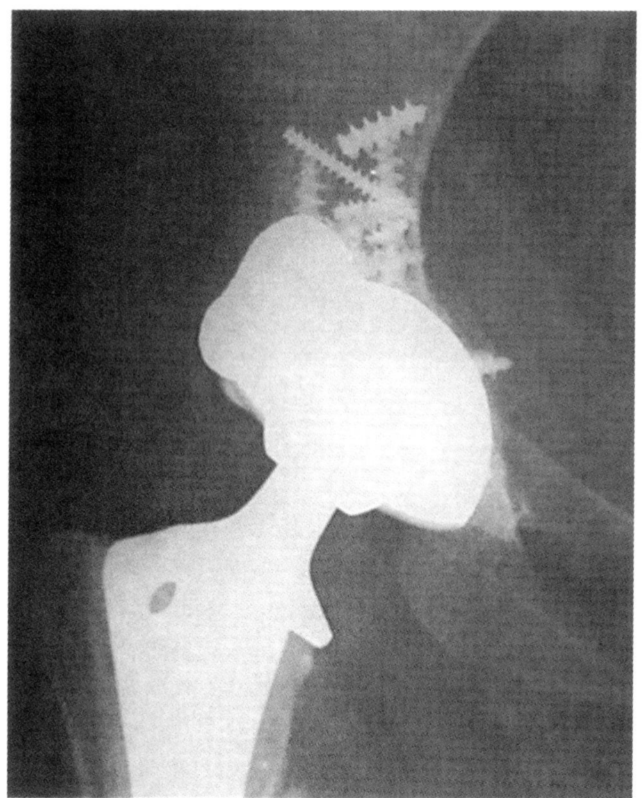

图 93-11(续) (D,E)臼杯放置于髋臼内并抵在增强物上。增强物与臼杯之间用骨水泥固定,多孔植入物和移植骨与宿主骨接触。(F)用螺钉固定于髋臼上的臼杯和增强物的 X 线片。

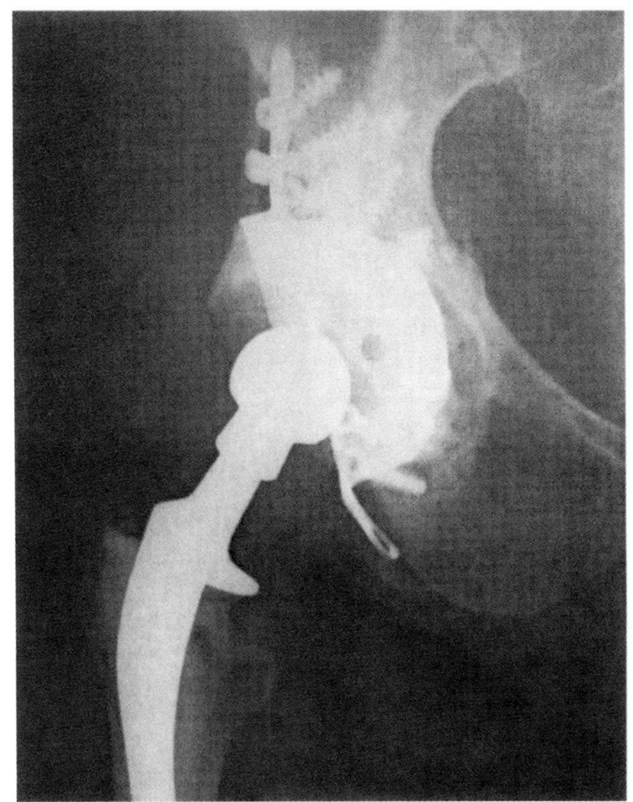

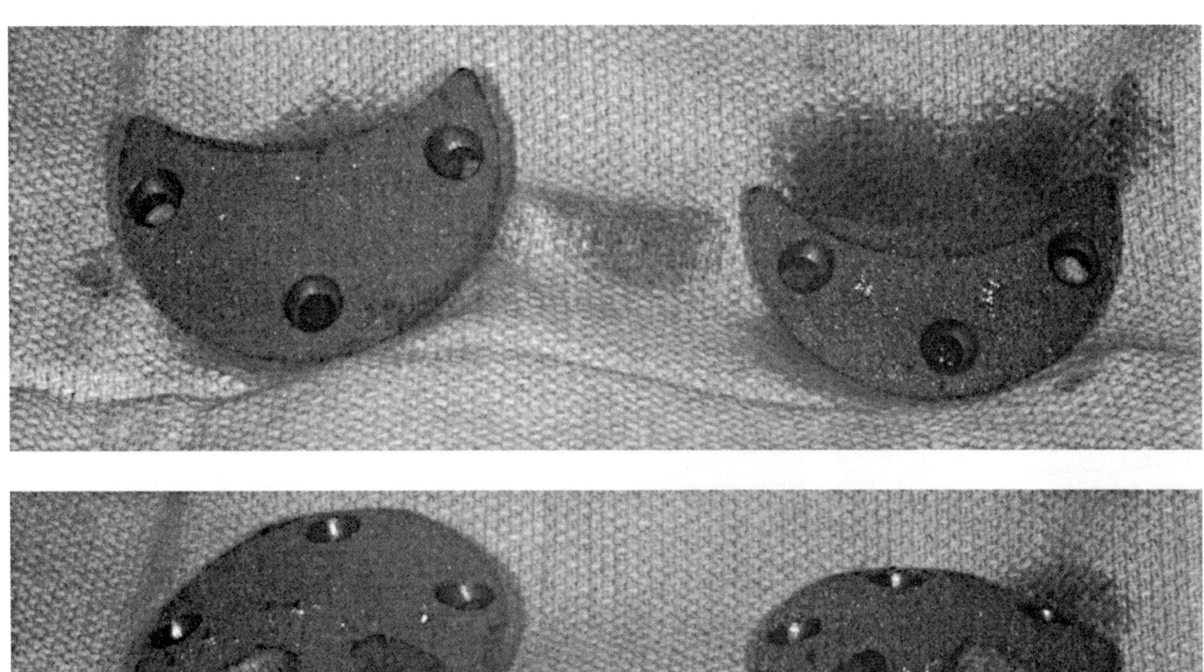

图 93-12　(A)髋臼翻修术前的 X 线片显示,抗前突笼失败后已移行到前期结构性骨移植失败留下的大型骨缺损内。(B)具有筛孔的钽金属多孔髋臼增强物的实例,配用半球形臼杯和筛孔中的松质骨移植物。(待续)

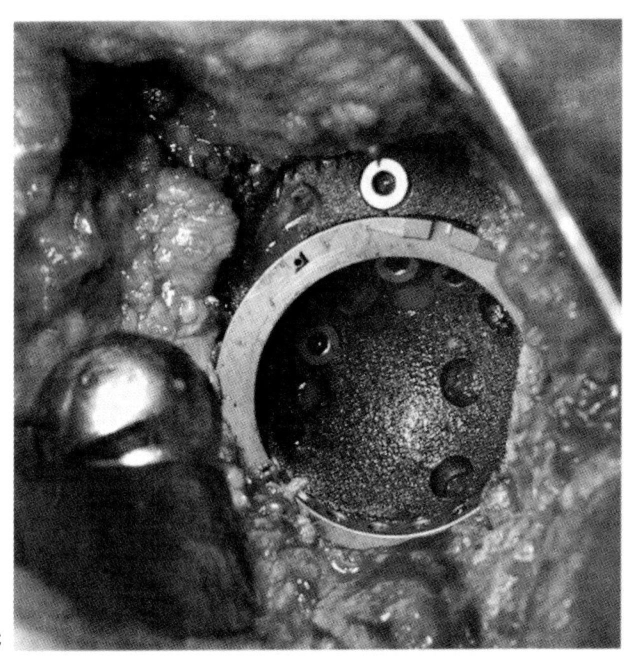

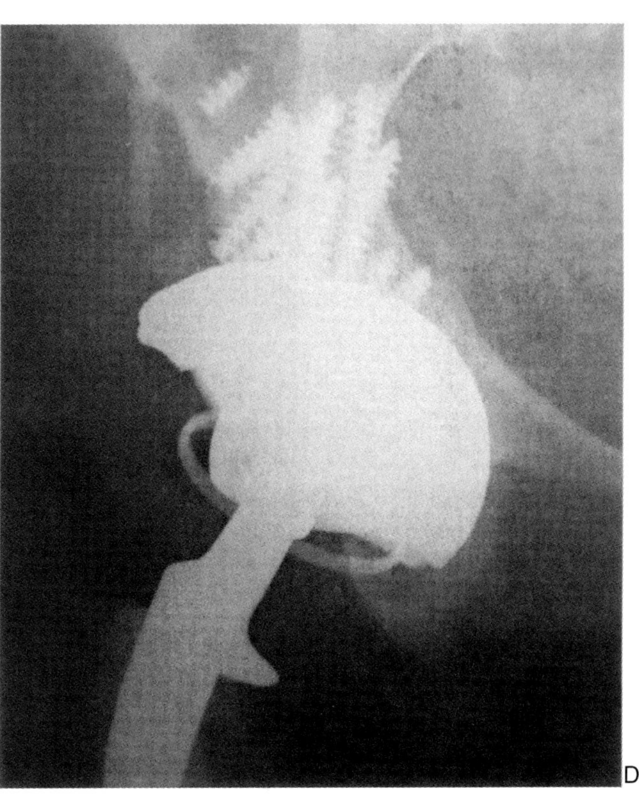

图 93-12(续) (C)髋臼增强物以骨水泥附着于半球形多孔臼杯上,以提供与宿主骨最大的接触面积,并恢复髋关节的解剖中心。(D)术后 X 线片。

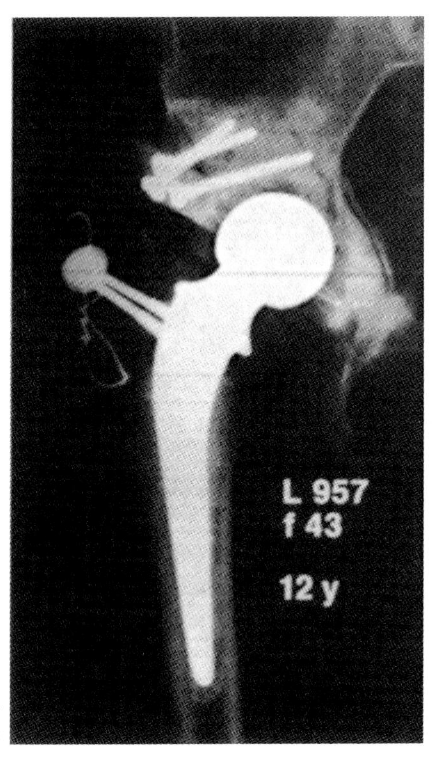

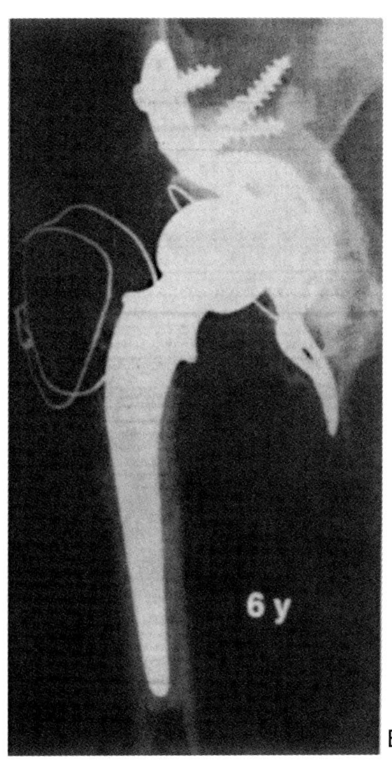

图 93-13 (A)X 线片显示大型髋臼骨缺损(Ⅲ型)。(B)使用 Burch-Schneider 抗前突笼和颗粒骨移植进行髋臼重建后 6 年时的 X 线片显示移植物融合得极好。

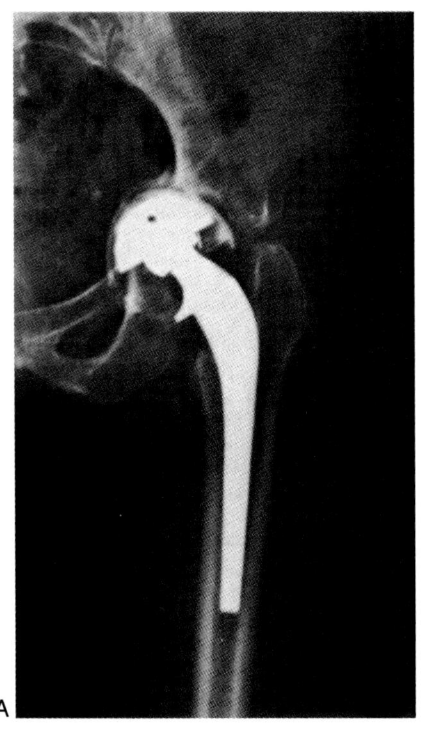

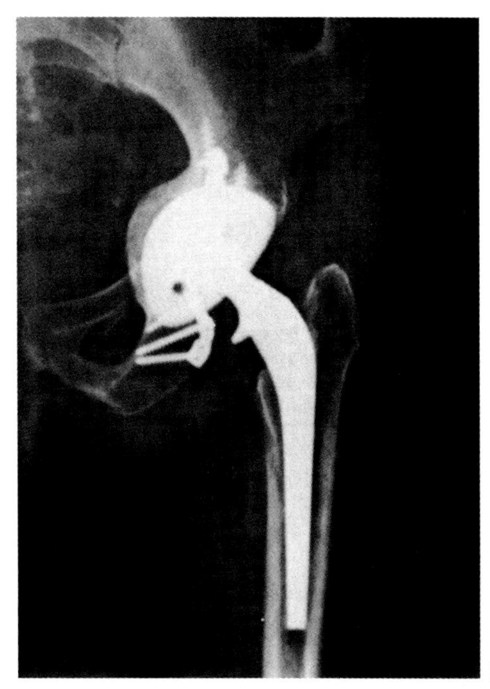

图 93–14 (A)X 线片显示髋臼假体失败伴骨盆连续性丧失。(B)采用非骨水泥多孔涂层髋臼假体、后柱钢板固定、骨盆不连续处自体骨移植以及颗粒异体骨移植填充空腔骨缺损进行髋臼重建术后两年的 X 线片显示,骨盆不连续处愈合且髋臼假体稳定。

的位置和质量、患者的具体情况以及术者的偏好和可获得的资源进行处理。

大多数髋臼翻修术都可以并且也应该使用非骨水泥半球形臼窝。这种假体尽管是作为髋臼翻修术的应急装置提出的,但也有其局限性,如果不能达到满意的初始稳定性以及与宿主骨的良好接触这一技术就会失败。在这种情况下,必须掌握其他治疗方法,而应具备这些方法的替代选择,以备需要时应用。髋臼缺损的程度以及残留宿主骨的质量和位置在术前不一定完全明确,而且在整个操作过程中也不一定完全明确。特别是手术过程的某些步骤,如髋臼假体的移除,将会改变骨缺损的性质及程度。对于这些独特而又经常面临的问题,充分准备好各种不同的植入物和移植材料将会大大有利于重建手术的成功。

(张晖 译 李世民 校)

参考文献

1. Amstutz HC, Ma SM, Jinnah RH, Mai L: Revision of loose total hip arthroplasties. Clin Orthop 170:21, 1982.
2. Berry DJ, Müller ME: Revision arthroplasty using an anti-protrusio cage for massive acetabular bone deficiency. J Bone Joint Surg Br 74:711, 1992.
3. Berry DJ, Scott R, Cabanela ME, et al: Catastrophic acetabular component polyethylene failure in total hip arthroplasty. J Bone Joint Surg Br 76:575, 1994.
4. Berry DJ, Sutherland CJ, Trousdale RT, et al: Bilobed oblong porous coated acetabular components in revision total hip arthroplasty. Clin Orthop 371:154, 2000.
5. Bohm P, Banzhaf S: Acetabular revision with allograft bone: 103 revisions with three reconstruction alternatives followed for 0.3–13 years. Acta Orthop Scand 70:240–249, 1999.
6. Brien WW, Bruce WJ, Salvati EA, et al: Acetabular reconstruction with bipolar prosthesis and morselized bone grafts. J Bone Joint Surg Am 72:1230, 1990.
7. Buma P, Lamerigts N, Schreurs BW, et al: Impacted graft incorporation after cemented acetabular revision: histological evaluation in eight patients. Acta Orthop Scand 67:536–540, 1996.
8. Burch H: La Chirurgie Orthopédique. [Die orthopädische Chirurgie.] Berne: Hans Huber, 1978.
9. Cabanela ME: Reconstruction rings and bone graft in total hip revision surgery. Orthop Clin North Am 29:255–262, 1998.
10. Callaghan JJ: Results of primary total hip arthroplasty in young patients. J Bone Joint Surg Am 75:1728, 1993.
11. Callaghan JJ, Salvati EA, Pellicci PM, et al: Results of revision for mechanical failure after cemented total hip replacement, 1979 to 1982: a two to five year follow-up. J Bone Joint Surg Am 67:1074, 1985.
12. Chen WM, Engh CA Jr, Hopper RH Jr, et al: Acetabular revision with use of a bilobed component inserted without cement in patients who have acetabular bone stock deficiency. J Bone Joint Surg Am 82:197–206, 2000.
13. Christie MJ, Barrington SA, Brinson MF, et al: Bridging massive acetabular defects with the triflange cup: 2–9 year results. Clin Orthop 393:216–227, 2001.
14. D'Antonio JA, Capello WN, Borden LS, et al: Classification and management of acetabular abnormalities in total hip arthroplasty. Clin Orthop 243:126, 1989.
15. Dearborn JT, Harris WH: Acetabular revision after failed total hip arthroplasty in patients with congenital hip dislocation and dysplasia: results after a mean of 8.6 years. J Bone Joint Surg Am

82:1146–1153, 2000.
16. Dearborn JT, Harris WH: Acetabular revision arthroplasty using so-called jumbo cementless components: an average 7 year follow-up study. J Arthroplasty 15:8–15, 2000.
17. DeBoer DK, Christie MJ: Reconstruction of the deficient acetabulum with an oblong prosthesis: three to seven year results. J Arthroplasty 13:674, 1998.
18. Eftakhar NS, Ohanner N: Intrapelvic migration of total hip prostheses. J Bone Joint Surg Am 71:1480, 1989.
19. Emerson RH Jr, Head WC: Dealing with the deficient acetabulum in revision hip arthroplasty: the importance of implant migration and use of the jumbo cup. Semin Arthroplasty 4:2, 1993.
20. Fuchs MD, Salvati EA, Wilson PD, et al: Results of acetabular revisions with newer cement techniques. Orthop Clin North Am 19:649, 1988.
21. Gordon SL, Binkert BL, Rashkoff ES, et al: Assessment of bone grafts used for acetabular augmentation in total hip arthroplasty. Clin Orthop Rel Res 201:18, 1985.
22. Gross AE, Lavoie MV, McDermott P, Marks P: The use of allograft bone in revision of total hip arthroplasty. Clin Orthop 197:115, 1985.
23. Gustke KA, Grossman RM: Acetabular reconstruction in primary and revision total hip arthroplasty. Tech Orthop 2:65, 1987.
24. Haentjens P, Handelberg F, Casteleyn PP, Opdecam P: The Müller acetabular support ring. Int Orthop (SICOT) 10:223, 1986.
25. Harris WH: Allografting in total hip arthroplasty: in adults with severe acetabular deficiency including surgical technique for bolting graft to the ilium. Clin Orthop 162:150, 1982.
26. Harris WH: Bone grafting for acetabular deficiency in association with total hip replacement. *In* The Hip: Proceedings of the 14th Open Scientific Meeting of the Hip Society. St. Louis, CV Mosby, 1987, p 39.
27. Harris WH: The first 32 years of total hip arthroplasty: one surgeon's perspective. Clin Orthop 274:6, 1992.
28. Harris WH: Bulk versus morselized bone graft in acetabular revision total hip replacement. Semin Arthroplasty 4:68, 1993.
29. Harris WH: Reconstruction at a high hip center in acetabular revision surgery using a cementless acetabular component. Orthopedics 21:991–992, 1998.
30. Harris WH, Crothers O, Oh I: Total hip replacement and femoral-head bone-grafting for severe acetabular deficiency in adults. J Bone Joint Surg Am 59:752, 1977.
31. Harris WH, Krushell RJ, Galante JO: Results of cementless revisions of total hip arthroplasties using the Harris-Gallante prosthesis. Clin Orthop 235:120, 1988.
32. Hedde C, Postel M, Kerboul M, Courpied JP: La réparation du cotyle par homogreffe osseuse conservée au cours des révisions de prosthêse totale de hanche. Rev Chir Orthop Reparatrice Appar Mot 72:267, 1986.
33. Hedley AK, Gruen TA, Ruoff DP: Revision of failed total hip arthroplasties with uncemented porous-coated anatomic components. Clin Orthop 235:75, 1988.
34. Hirose I, Kawauchi K, Kondo S, et al: Histological evaluation of allograft bone after acetabular revision arthroplasty: report of two cases. J Orthop Sci 5:515–519, 2000.
35. Hozack WJ: Techniques of acetabular reconstruction. Semin Arthroplasty 4:72, 1993.
36. Jasty M: Jumbo cups and morcellized graft. Orthop Clin North Am 29:249–254, 1998.
37. Jasty M, Harris WH: Total hip reconstruction using frozen femoral head allografts in patients with acetabular bone loss. Orthop Clin North Am 18:291, 1987.
38. Jasty M, Harris WH: Results of total hip reconstruction using acetabular mesh in patients with central acetabular deficiency. Clin Orthop 237:142, 1988.
39. Jasty M, Harris WH: Salvage total hip reconstruction in patients with major acetabular bone deficiency using structural femoral head allografts. J Bone Joint Surg Br 72:63, 1990.
40. Kavanaugh BF, DeWitz MA, Currier BL, et al: Charnley low friction arthroplasty of the hip: twenty year results with cement. J Arthroplasty 9:229, 1994.
41. Kavanagh BF, Fitzgerald RH: Multiple revisions for failed total hip arthroplasty not associated with infection. J Bone Joint Surg Am 69:1144, 1987.
42. Kavanagh BF, Ilstrup D, Fitzgerald RH: Revision total hip arthroplasty. J Bone Joint Surg Am 67:517, 1985.
43. Kelley SS: High hip center in revision arthroplasty. J Arthroplasty 9:503, 1994.
44. Kwong LM, Jasty M, Harris WH: High failure rate of bulk femoral head allografts in total hip acetabular reconstructions at 10 years. J Arthroplasty 8:341, 1993.
45. Lee BP, Cabanela ME, Wallrichs BS, Ilstrup DM: Bone graft augmentation for acetabular deficiencies in total hip arthroplasty: results of long-term follow-up. J Arthroplasty 12:503–510, 1997.
46. Leopold SS, Rosenberg AG, Bhatt RD, et al: Cementless acetabular revision: evaluation at an average of 10.5 years. Clin Orthop 369:179–186, 1999.
47. Mayer G, Hartseil K: Acetabular reinforcement in total hip replacement. Arch Orthop Trauma Surg 105:227, 1986.
48. McAllister CM, Borden LS: Allograft reconstruction of the acetabulum in revision hip surgery. Semin Arthroplasty 4:80, 1993.
49. Morsi E, Garbuz D, Gross AE: Revision total hip arthroplasty with shelf bulk allografts: a long-term follow-up study. J Arthroplasty 11:86–90, 1996.
50. Moskal JT, Danisa OA, Shaffrey CI: Isolated revision acetabuloplasty using a porous-coated cementless acetabular component without removal of a well-fixed femoral component: a 3 to 9 year follow-up study. J Arthroplasty 12:719–727, 1997.
51. Müller ME: Acetabular revision. *In* The Hip: Proceedings of the Ninth Open Scientific Meeting of the Hip Society. St. Louis, CV Mosby, 1981, p 46.
52. Müller ME, Jaberg H: Total hip reconstruction. *In* Evarts CM (ed): Surgery of the Musculoskeletal System, 2nd ed, vol 3. New York, Churchill Livingstone, 1990, p 2879.
53. Mulroy RD Jr, Harris WH: Failure of acetabular autogenous grafts in total hip arthroplasty. J Bone Joint Surg Am 72:1536, 1990.
54. Oakeshott RD, Morgan DAF, Zukor DJ, et al: Revision total hip arthroplasty with osseous allograft reconstruction: a clinical and roentgenographic analysis. Clin Orthop 225:37, 1987.
55. Oh I, Harris WH: Design concepts, indications, and surgical technique for use of the protrusio shell. Clin Orthop 162:175, 1982.
56. Ornstein E, Franzen H, Johnsson R, et al: Migration of the acetabular component after revision with impacted morcellized allografts: a radiostereometric two year follow-up analysis of 21 cases. Acta Orthop Scand 70:338–342, 1999.
57. Padgett DE, Kull L, Rosenberg A, et al: Revision of the acetabular component without cement after total hip arthroplasty. J Bone Joint Surg Am 75:663, 1993.
58. Papagelopoulos PJ, Lewallen DG, Cabanela ME, et al: Acetabular reconstruction using bipolar endoprosthesis and bone grafting in patients with severe bone deficiency. Clin Orthop 314:170, 1995.
59. Paprosky WG, Perona PG, Lawrence JM: Acetabular defect classification and surgical reconstruction in revision arthroplasty: a 6 year follow-up evaluation. J Arthroplasty 9:33, 1994.
60. Patch DA, Lewallen DG: Reconstruction of deficient acetabula using bone graft and a fixed porous ingrowth cup: a 5 year roentgenographic study. Orthop Trans 17:151, 1993.
61. Pellicci PM, Wilson PD, Sledge CB, et al: Revision total hip arthroplasty. Clin Orthop 170:34, 1982.
62. Pellici PM, Wilson PD, Sledge CB, et al: Long-term results of revision total hip replacement: a follow-up report. J Bone Joint Surg Am 67:513, 1985.
63. Peters CL, Curtain M, Samuelson KM: Acetabular revision with the Burch Schneider antiprotrusio cage and cancellous allograft bone. J Arthroplasty 10:307–312, 1995.
64. Pollock FH, Whiteside LA: The fate of massive allografts in total hip acetabular revision surgery. J Arthroplasty 7:271, 1992.
65. Postel M: Prothesenwechsel an der Hüfte. Orthopade 18:382, 1989.
66. Postel M, Courpied JP: Le remplacement d'une prothese totale de hanche defaillante. Rev Rhum 53:133, 1986.
67. Rosson J, Schatzker J: The use of reinforcement rings to reconstruct deficient acetabula. J Bone Joint Surg Br 74:716, 1992.
68. Russotti GM, Harris WH: Proximal placement of the acetabular component in total hip arthroplasty. J Bone Joint Surg Am 73:587, 1991.
69. Salvati EA, Bullough P, Wilson PD: Intrapelvic protrusion of the acetabular component following total hip replacement. Clin Orthop 111:212, 1975.
70. Samuelson KM, Freeman MAR, Levak B, et al: Homograft bone in revision acetabular arthroplasty: a clinical and radiographic study. J Bone Joint Surg Br 70:367, 1988.
71. Schatzker J, Glynn MK, Ritter D: A preliminary review of the Müller acetabular and Burch-Schneider anti-protrusio support

rings. Arch Orthop Trauma Surg 103:5, 1984.
72. Schatzker J, Wong MK: Acetabular revision: the role of rings and cages. Clin Orthop 369:187–197, 1999.
73. Schneider R: Total Prosthetic Replacement of the Hip: A Biomechanical Concept and Its Consequences. Toronto: Hans Huber, 1989.
74. Schreurs BW, Slooff TJJH, Gardeniers JWM, Buma P: Acetabular reconstruction with bone impaction grafting and a cemented cup: 20 year's experience. Clin Orthop 393:202–215, 2001.
75. Schutzer SF, Harris WH: High placement of porous-coated acetabular components in complex total hip arthroplasty. J Arthroplasty 9:359, 1994.
76. Scott RD, Pomerov D, Oser E, et al: The results and technique of bipolar revision hip arthroplasty combined with acetabular grafting. Orthop Trans 11:450, 1987.
77. Sloof TJJH, Huiskes R, Van Horn J, Lemmens AJ: Bone grafting in total hip replacement for acetabular protrusion. Acta Orthop Scand 55:593–596, 1984.
78. Stiehl JB: Acetabular allograft reconstruction in total hip arthroplasty: surgical approach and aftercare. Orthop Rev 20:425, 1991.
79. Tanzer M, Drucker D, Jasty M, et al: Revision of the acetabular component with an uncemented Harris-Galante porous coated prosthesis. J Bone Joint Surg Am 74:987, 1992.
80. Trancik TM, Stuhlberg BN, Wilde AH, Feiglin DH: Allograft reconstruction of the acetabulum during revision total hip arthroplasty: clinical, radiographic, and scintigraphic assessment of the results. J Bone Joint Surg Am 68:527, 1986.
81. van der Linde M, Tonino A: Acetabular revision with impacted grafting in a reinforcement ring: 42 patients followed for a mean of 10 years. Acta Orthop Scand 72:221–227, 2001.
82. Wachtl SW, Jumg M, Jakob RP, Gautier E: Burch Schneider antiprotrusio cage in acetabular revision surgery: a mean follow-up of 12 years. J Arthroplasty 15:959–963, 2000.
83. Whaley AL, Berry DJ, Harmsen WS: Extra-large uncemented hemispherical acetabular components for revision total hip arthroplasty. J Bone Joint Surg Am 83:1352–1357, 2001.
84. Wilson MG, Nikpoor N, Aliabadi P, et al: The fate of acetabular allografts after bipolar revision arthroplasty of the hip. J Bone Joint Surg Am 71:1469, 1989.
85. Yoder SA, Brand RA, Pedersen DR, O'Gorman TW: Total hip acetabular component position affects component loosening rates. Clin Orthop Rel Res 228:79, 1988.
86. Young C, Hastings DE, Schatzker J: Acetabular reinforcement in total hip replacement. J Bone Joint Surg Br 67:311, 1985.
87. Young SK, Dorr LD, Kaufman RL, Gruen TAW: Factors related to failure of structural bone grafts in acetabular reconstruction of total hip arthroplasty. J Arthroplasty 6(Suppl): S73, 1991.
88. Zehtner MK, Ganz R: Midterm results (5.5–10 years) of acetabular allograft reconstruction with the acetabular reinforcement ring during total hip revision. J Arthroplasty 9:469, 1994.

第94章

非结构性增强的股骨翻修

Miguel E. Cabanela

美国每年大概要进行200 000例全髋关节置换术。预计这组患者中每年约有1%需要进行翻修。也就是说,美国每年要进行10 000~15 000例翻修手术。在我供职的医院,从20世纪90年代初期开始,翻修手术的数量开始缓慢增长,每年约进行髋关节成形术1000例,翻修手术约占1/3。值得注意的是,翻修手术的复杂程度也在不断增加,因而难以与此前的研究结果进行比较。但我们处理这些复杂问题的能力在不断提高,并取得了不错的结果。

造成股骨翻修的原因包括感染、假体柄断裂、脱位、柄松动以及最近开始出现的股骨骨溶解。感染与脱位将在其他章节(见第101章和第102章)讨论。随着超耐热合金的应用,假体柄断裂实际上已不再出现。因而,目前最普遍的翻修原因是假体松动、骨溶解或者两者同时存在。

旧假体取出

任何股骨翻修手术的第一个步骤都是取出原有旧假体,然后准备好股骨髓腔以便插入新假体。取出旧假体很耗费时间,而且取出不同类型的假体还需要用不同的技术和工具。

骨水泥假体

总体而言,骨水泥假体本身的取出比较简单。但是,骨水泥的取出会非常困难而且很费时,尤其当骨水泥与假体接触面出现松动(机械性松动、松解)时会更困难。相反,如果松动位于骨水泥与骨的接触面,取出骨水泥没什么问题,但接触面形成的膜必须完全清除,使股骨髓腔尽可能干净,以便于手术医师应用所选择的翻修技术。

骨水泥取出过程中可能发生的意外包括穿破骨皮质、皮质骨量的额外丢失及股骨骨折。在尝试了不同的取出方法后,我和我的同事现在采用手动工具来取出近端骨水泥。可应用不同头端类型(直形、弧形、凿子形、T形)的截骨刀,将骨水泥切碎逐个取出。必须备有长的咬骨钳并提供头灯或光纤灯以便看清髓腔内结构。取出远端固定良好的骨水泥相当费力。采用影像增强技术有助于避免穿破骨皮质。可以应用动力磨钻,但其穿破皮质的风险较高。超声骨水泥取出器在将要穿破骨皮质时会发出音响警报,经证实其用于长段、远端、固定牢固的骨水泥栓的取出,并且安全、快捷。安全取出骨水泥必须要有耐心,反复冲洗,仔细观察并要重复上述操作,而且这一过程可能会很枯燥。如果用长柄假体进行翻修,尤其要强调必须完全取出骨水泥。因为在这种情况下,残留在股骨髓腔内一侧的骨水泥会使假体长柄进入错误方向并穿破骨皮质。所以,当骨水泥与骨的固定很好,尤其是选用全涂层表面微孔假体柄进行翻修时,我们会采用Paprosky[43]推荐的股骨扩展截骨术进行显露。这种方法很容易将骨水泥和结膜完全取出。

近端涂层股骨柄假体

通常,因假体松动而进行翻修手术时,非骨水泥型近端涂层假体柄的取出并不存在什么问题。但是,对于因为大腿疼痛而需要对固定良好近端涂层假体柄进行翻修手术时,则必须使用易弯骨凿或笔尖形磨钻来断开近端的骨连接。即使是骨结合非常牢固的病例,明智地采用上述器具也能很快取出这些假体,同时对股骨干骺端的损伤极小。

全涂层表面微孔股骨柄假体

取出固定牢固的全涂层表面微孔股骨柄假体往往特别费时,甚至发生灾难性事故。在上述所有假体取出方法中,Paprosky提出的股骨近端扩展截骨术尽管有些过敏,但却是最安全的[34,35]。该术式采用延长的后外侧入路,需截除包括大转子在内的股骨周围约 1/3 的骨质,并要在前面开窗。这种术式能清楚地显露此后可能要用金属锯切开的假体。然后可以用笔尖形磨钻、可弯骨凿以及 Gigli 锯,将假体的近干骺端部分松开。假体远端圆柱形部分可用专用环锯取出。通常,这种术式应选用带全涂层多孔长柄的直假体或弯形假体进行翻修。在手术结束时,关闭截骨切口并用钢丝或线缆环孔固定。如果股骨外侧骨皮质非常薄弱,有时需额外行支撑性植骨进行加固。

股骨缺损的评估

当假体及骨水泥已被取出,整个股骨近端已清理干净没有任何结膜及软组织后,下一步就是评估股骨的缺损程度。美国骨科医师协会髋关节委员会推荐了一种股骨缺损分类法[7],将缺损分为节段型、空腔型、混合型、对线不良型、狭窄型和不连续型,然后又根据部位和大小进一步分为多种亚型(表 94-1)。在决定采用何种重建术之前必须评估缺损的类型、大小及部位。

可供选择的重建方法

在选择重建方法的决策过程中,应考虑以下诸多因素:患者的年龄和活动程度,骨缺损的类型,剩余骨的质量,前期做过的手术,以及进行翻修的原因。

骨水泥型假体翻修

我们采用骨水泥假体的经验最丰富且随访资料最多,因此进行假体翻修时理应采用这种假体。

翻修时进行骨水泥固定一直应用于股骨骨质较好的老年患者。这类患者包括:①股骨近端保留有松质骨的患者(此前采用非骨水泥 Moore 假体或者股骨近段保留有松质骨的骨水泥型假体);②骨质条件不好但生命预期较短适合用骨水泥固定的患者;③多孔涂层假体手术失败但股骨近端骨量好的患者;④因既往感染需进行翻修重植的患者,尤其是重植能达到假体刚性固定的患者,因为重植时可以使用掺有抗生素的骨水泥。此外,股骨近段联合采用同种异体骨移植和假体的也必须使用骨水泥固定。

表 94-1　美国骨科医师协会髋关节委员会的股骨缺损分类法

1. 节段型,近端,局部,全部,介入大转子
2. 空腔型,松质骨,皮质骨,骨膨胀
3. 混合型,节段型+空腔型
4. 对线不良型,旋转成角
5. 狭窄型
6. 不连续型

相反,如果股骨干骺端有骨缺损或者骨质很薄易脆,则禁忌使用骨水泥型假体。年轻好动的患者也不适合应用骨水泥型假体。此外,如果股骨近段骨内表面硬化明显,不能对骨加压,也不适合采用骨水泥型假体。

采用第一代骨水泥假体技术进行骨水泥型股骨翻修术的所有报道结果[6,10,23,24,34,46,47,56,57]均表明,随访 4~8 年后的再翻修率很高(4%~29%),此外影像学松动率也高达 18%~24%。

骨水泥技术的改进(第二代骨水泥技术)和假体设计的改进使再翻修率有所降低,但 12 年的随访结果报道,其再翻修率为 10%,另有 10%的影像学松动率[13,51]。这些数据在 55 岁以下的患者中也不十分好[54,55]。

长柄骨水泥假体具有较大的骨水泥固定面,因此可以减少骨水泥与假体上的单位面积负荷,同时使远端骨水泥能交错进入更好的骨质中(图 94-1)。但骨水泥的缺点是,如果要进行翻修取出假体的难度更大,而且在已有近段缺损股骨中可能出现应力遮挡。其中期结果令人满意[56]。如果在小转子下方存在骨丢失,则可以使用有替代距的骨水泥假体。

骨水泥型假体的翻修技术

当决定使用骨水泥进行翻修时,必须注意以下四点。第一,准备好安置假体的骨面。如前所述,必须完全去除骨水泥膜以及可能存在的髓腔内新生骨皮质。这一步要尽可能多地暴露出下面的松质骨,以促进骨水泥与骨的嵌合。如果近段股骨硬化,可用微型笔尖式磨钻进行处理,以改善受区皮质条件。要达到牢固的固定需要权衡考虑骨孔隙所允许的骨水泥渗入量与骨的固有强度。如果骨质很脆弱,即使骨水泥充分渗入,也不会形成牢固的固定[1]。在这种情况下进行骨水泥股骨假体翻修,其失败率要比在骨质轻微损坏或正常骨进行骨水泥型翻修的失败率高而且快。基于此,如果原有假体的骨水泥与骨的界面非常好而且在界面上没有结膜迹象,在原有骨水泥壳内注入骨水泥这种技术的结构强度要比取出骨水泥只留下薄弱骨质的强度好。据文献报道,应用骨水泥壳内加注骨水泥这种技术取得

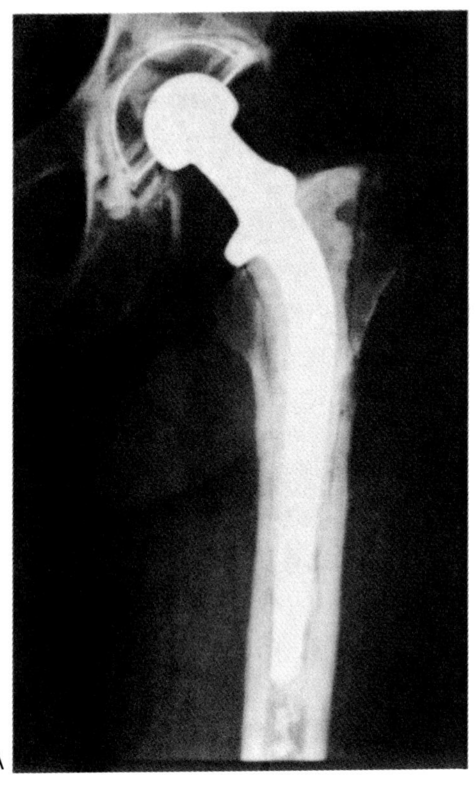

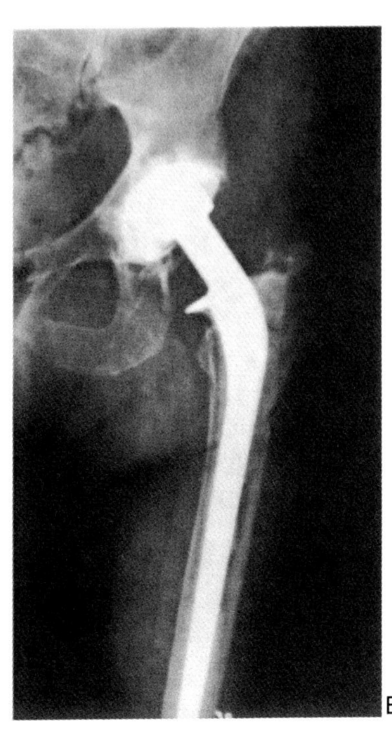

图 94-1 (A)80岁女性患者疼痛性假体松动的X线片。假体和骨水泥取出后骨的质量尚可。(B)该患者植入长柄骨水泥假体后10年时X线片。效果很好，患者已90岁，也不需要再次翻修。

了优良的结果[16]，而且我们在几例选定的病例中使用这项技术也取得了令人满意的效果(图94-2)，这些病例包括：假体柄断裂但远端骨水泥壳完好；臼杯松动，进行翻修时为了更好的显露而取出股骨假体，伴或不伴有下肢长度改变或者偏移度增大，对骨水泥覆盖良好的股骨假体进行松解。进行该操作时原有骨水泥面必须保持干燥，并使其变粗糙以增大接触面积，同时新骨水泥必须在液态期注入以免产生分层结构。

第二，必须选择合适的植入假体。目前，较为理想的假体是由钴铬合金制造，有圆滑的边缘，表面经过刨光，外形为圆锥形及周围有合适的骨水泥壳(即，骨水泥壳厚度为2~3 mm，延伸至假体尖端以远至少2 cm)。

第三，准备骨水泥时要避免产生气泡，比如采用真空搅拌或离心法。

第四，要正确注入骨水泥，不仅要用浸过肾上腺素的纱布以及恰当抽吸，准备好干燥的表面，而且要用骨水泥枪逆行注入骨水泥以免将血或脂肪混入骨水泥中。要通过加压将骨水泥注入髓腔。目前还没有加压注射的长期随访结果。假体柄在髓腔内要正确对位，尤其是髓腔扩大后这一点尤为重要。目前尚无证据表明轻度的外翻或内翻会影响其长期结果。

非骨水泥型近端多孔涂层股骨柄假体

在20世纪80年代中期，恰逢非骨水泥型近端外孔涂层股骨柄假体问世之时，发表了第一批骨水泥型股骨假体翻修术的报道。由于这种假体能使植入物实现生物学固定，因而这项报道很自然地导致了这类假体在翻修术中的应用。这样，在20世纪80年代后期，这类假体便被大量应用于翻修术。最初的报道结果令人鼓舞[18,41]。但很快就发现这类假体的结果显然并不比应用骨水泥型假体好。Galante[15]发现，在用BIAS假体翻修后平均随访5年的54例髋中，有37%存活到翻修时的病例出现了进展性股骨假体下沉。Hussamy和Lachiewicz[20]报道的41例髋关节采用同样假体的病例结果较好，但他们也发现平均在术后5年时假体下沉率显著。Trousdale和Morrey也报告了相似的结果(这是Trousdale RT和Morrey BF之间的私人交流结果)。据Woolson[61]报道，采用Harris-Galante假体翻修的28例髋关节在平均随访5.5年时有20%需要再翻修，有45%出现假体下沉。Malkani等[33]报道了69例股骨假体翻修术的结果，采用的是非骨水泥长柄、干骺端填充、近端涂层钴铬合金弯曲假体(Omnifit长柄假体)。在平均随访3年后，9%的病例进行了再翻修。术中骨折是

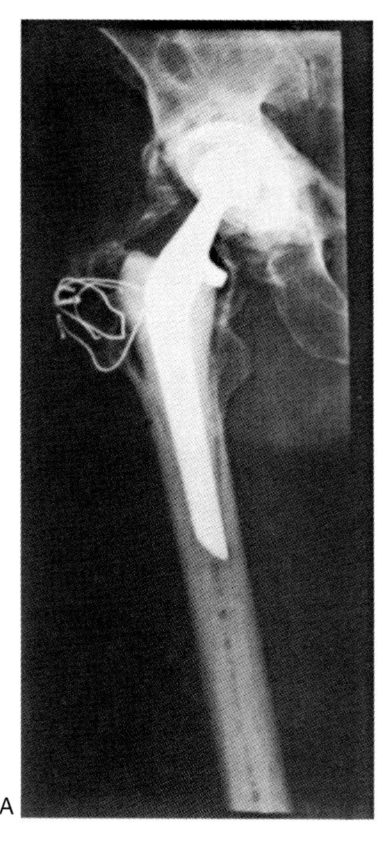
A

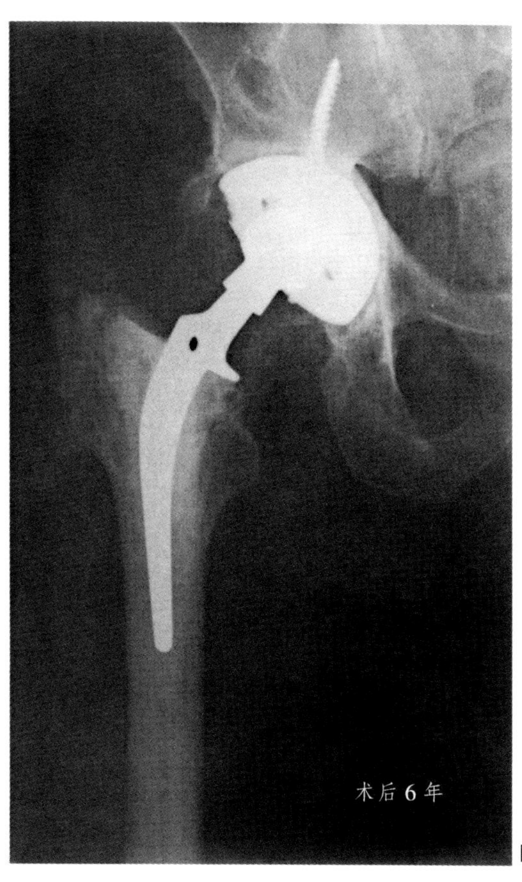

B

图 94-2　(A)68 岁男性翻修术后 10 年时腹股沟区和臀部感觉疼痛。X 线片显示髋臼假体松动。股骨假体无松动。该假体为整体式钛合金假体。术中发现有明显的钛金属样。将股骨假体取出,但骨水泥床很牢固。可见远端长的骨水泥塞。因此采用了骨水泥内加注骨水泥技术。(B)术后 6 年时患者没有症状。

常见的并发症(46%)。术后 5 年时未经翻修或只有轻度疼痛的全组生存率为 82%, 但术中股骨骨折的患者术后 4 年时的生存率只有 58%。

有关使用近端多孔涂层股骨假体进行翻修术的最全面报道是由 Berry 及其同事[2]在 1995 年发展的。他们回顾分析了梅奥诊所在 1985~1989 年间进行的 375 例连续翻修术结果,他们采用了 6 种不同的假体,但假体柄的设计相似:Harris-Galante 假体,BIAS 假体,Omnifit 假体,Omnifit 长柄假体, 多孔涂层解剖型假体(PCA),以及 PCA 长柄假体。

患者平均年龄为 60 岁,男性 152 名,女性 223 名。80%诊断为全髋成形术失败伴无菌性松动,4%为失稳,3%为骨折, 另有 13%为全髋置换术后感染行二期手术。使用的假体类型如下:Harris-Galante 假体 51 例,BIAS 假体 94 例,Omnifit 假体 72 例,Omnifit 长柄假体 52 例, PCA 假体 49 例,以及 PCA 长柄假体 57 例。取出的假体有 76%为骨水泥假体,7%为非骨水泥型假体,14%为长柄骨水泥假体, 还有 3%为长柄非骨水泥假体。骨量丢失分级情况为:13%为轻微,16%为一级,58%为二级,10%为三级,另有 3%为假体周围骨折。

通过平均 4.7 年的临床随访和平均 4.3 年的影像学随访发现, 分别有 20%和 24%的患者有中重度疼痛,另有 29%出现轻度疼痛。有 40%的假体影像学显示有松动,另有 17%可能出现了松动。没有因无菌性失败进行翻修的患者 8 年生存率为 58%,但没有无菌性松动(影像学松动或因松动进行翻修)的患者生存率仅为 20%,无症状松动的生存率为 46%。尽管不同类型假体间的生存率有统计学差异,但这种差异可能是由患者的选择标准不同造成的。所有的假体均有显著的失败率。无论是假体下沉增加还是生存率较差,都与严重的骨量丢失有关。

翻修手术中常见的术中骨折占翻修病例的 26%,尽管在统计学上无意义,但它预示着生存率低下。

这篇文章的最后一章讲到近端多孔涂层假体在股骨翻修术中的应用。这种假体的失败原因与下列几个因素有关:

1. 进行翻修的股骨近段通常都很脆弱而且骨质硬化。

2. 这种假体主要依靠干骺端固定。

3. 初期固定通常不牢固,尤其发生了术中骨折的病例。

4. 假体的外形与股骨近段的形状不匹配,因而骨与假体的多孔涂层干骺端的接触十分有限。

5. 股骨近段有限接触区的血供不佳再加上假体的稳定性欠佳，从而不能为生物固定创造有利环境。

在笔者供职的医院，已经不再使用多孔涂层假体进行股骨翻修。

广泛多孔涂层股骨柄假体

尽管现代骨水泥技术有所改进，但某些患者或者某些骨质条件下进行骨水泥型假体翻修的结果仍然不理想。股骨近段髓腔硬化或薄弱以及基本无残留松质骨的病例不适合用骨水泥固定假体。同样，年轻患者采用骨水泥型假体进行翻修后的再翻修率与假体松动率也较高[28,29]。广泛多孔涂层股骨假体旨在跨过近段股骨缺损并在骨量保存较好的骨干皮质骨获得牢固固定[18]。这段骨能提供旋转稳定性和后期生物学固定(图 94–3)。目前报道的结果都比较不错。Engh 和他的同事[12,27]报道了 174 例采用全多孔涂层股骨假体翻修的结果。经过 5 年及以上的随访，因无菌性松动的再翻修率为 4.6%，另有 1.7%的病例出现了影像学松动。计算出的 10 年生存率为 90.5%。Paprosky[44]报道了 297 例非骨水泥股骨假体翻修术平均随访 5.1 年的结果。无菌性松动引起的失败率为 2%(5 例患者)，另有 2 例患者出现影像学松动但未进行翻修。所有失败的患者，髓腔均未被假体充实。Paprosky[43,63]最近报道了 170 例用广泛多孔涂层股骨柄进行的股骨翻修术平均随访 13.2 年(10~16 年)的结果。报道的假体生存率大于 95%，82%的病例影像学证实有骨长入，13.9%形成稳定的纤维性固定。总的机械失败率为 4.1%，只有 9%的患者出现大腿疼痛。Moreland[39]在 1995 年的髋关节学会年会上报道了 185 例髋关节翻修结果，采用的是解剖型髓腔锁定假体柄或 Solution 假体柄，这两种假体均为全涂层假体。因无菌性失败的再翻修率为 2.4%。此外，83.4%的股骨假体有骨长入，另有 15%形成稳定的纤维长入。骨长入病例中有 7%发生严重应力遮挡。最近，同一位作者[40]又报道了 137 例采用广泛多孔涂层假体柄治疗的髋关节平均随访 9.3 年(5~16 年)的结果。83%的假体柄出现了骨长入。有明显大腿痛的病例在骨长入组为 7%，在稳定纤维固定组为 16%，在假体柄不稳定组为 75%。

全多孔涂层股骨假体的翻修技术

采用非骨水泥型全多孔涂层股骨假体进行翻修的技术要求：

1. 髓腔准备与其他假体的要求一样，一定要完全清除骨水泥。下一步是使用直的或可弯扩髓钻进行股骨髓腔准备。扩髓钻与假体之间的尺寸差取决于假体的类型和患者的骨质条件。总的来说，扩髓钻最好比直型柄小 0.5 cm，但用弯形柄时则要一样大。

2. 整个假体系统应包括不同长度和形状的假体柄，以及用于修补股骨近段骨缺损的替代物(距置换)。

3. 骨干部假体与骨的致密接触长度至少要 5 cm。大多数髓腔的前后径都比横径大，因而在横径方向扩髓时通常推荐可多扩一些。

4. 与其他类型的重建术一样，骨缺损的修复必须使用皮质骨结构移植。具体方式将在本章其他地方详述。

这种假体可能存在以下一些问题。首先，并不是所有股骨都适合这种假体固定方式。髓腔直径大的股骨通常需要加粗的股骨假体。直径大于 18 mm 的假体柄，即使出现骨整合也容易产生大腿痛，而且由于应力遮挡更容易导致股骨近段骨量丢失。Paprosky 发现[43]，假体柄直径大于 16.5 mm 的患者和骨质疏松患者发生应力遮挡的概率最高。这种假体柄对年轻患者股骨近段的长期影响尚不清楚，但值得关注。最后，取出这种已经骨整合的全涂层假体(例如感染或假体柄位置不良的病例)会非常困难，甚至会损坏股骨。

当然，这种全涂层股骨假体仍然是髋关节翻修外科医师全套装备中非常重要的器械。

股骨内嵌压式同种松质骨移植和骨水泥固定术(Ling 技术)

这种股骨假体翻修方法是由 Ling 最先使用并由 Gie 等[16]报道的，其基础是最先由 Slooff 等[53]报道的一种髋臼重建术。该方法采用嵌压式同种碎粒松质骨移植来重建股骨内的骨量，并配合使用骨水泥无骨领光滑型假体柄。美国从 20 世纪 90 年代早期开始较为广泛地应用了这种方法。最初，如同所有的新方法一样，它被不加选择地应用于所有翻修手术中。根据笔者本人 8 年的经验，该方法适用于有完整骨膜鞘的空腔性(骨干和干骺端)骨缺损。小的节段性(腔壁)骨缺损并不是该方法的禁忌证，因为这种缺损可以通过金属丝网、重建钢板或支撑性骨移植来重建。最近几年，由于不同长度假体柄的问世，该方法的适应证有所扩大。

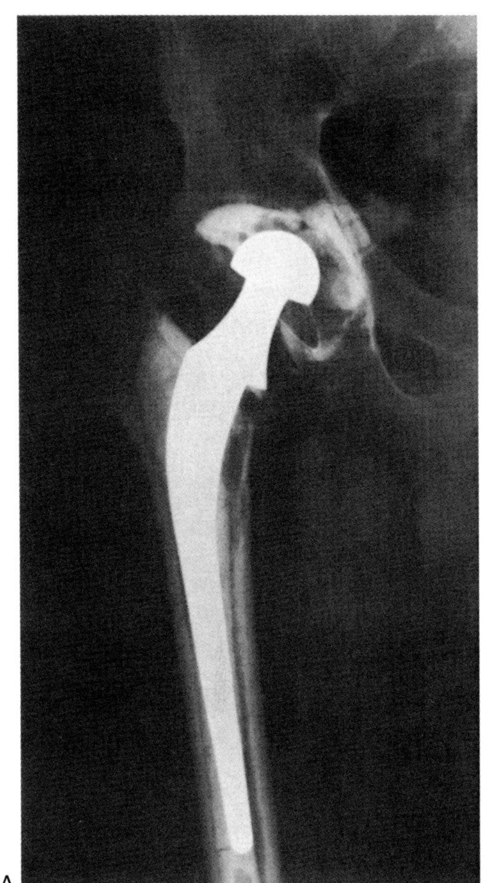

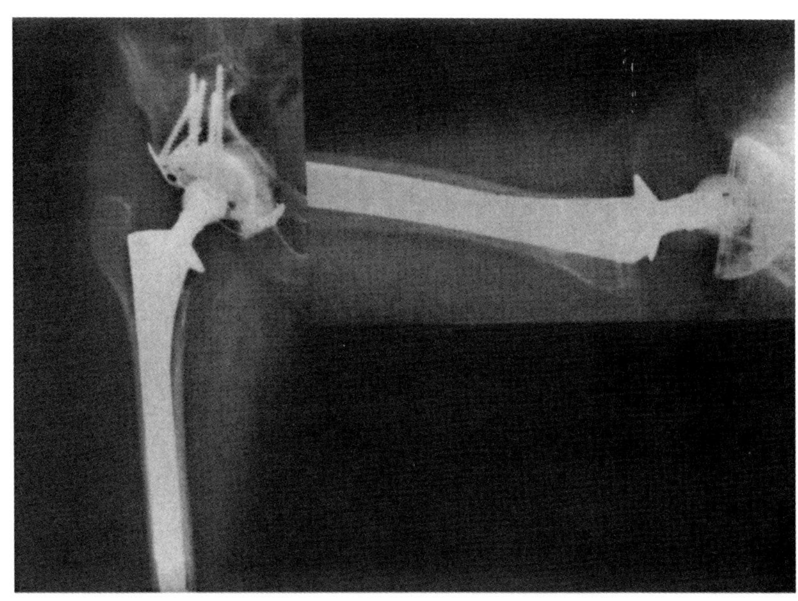

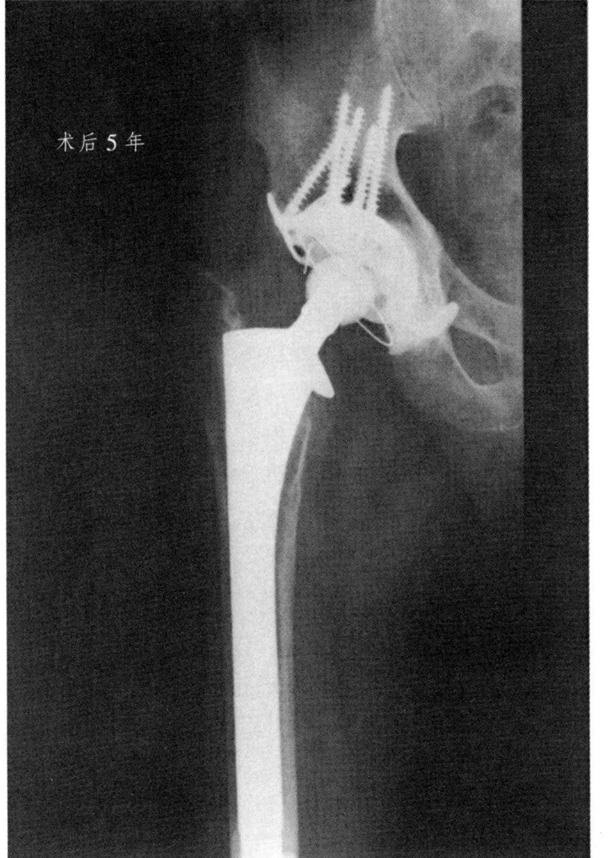

图 94–3 (A)57 岁男性患者植入假体后 8 年的髋关节 X 线片。患者负重时腹股沟和大腿有明显疼痛。(B)同一患者在双假体翻修术后的前后位和侧位 X 线片，股骨假体采用全多孔涂层假体柄。(C)翻修术后 5 年的前后位 X 线片。患者没有疼痛且活动自如。可见假体柄远端有骨性整合。

1993 年，Gie 及其同事[16]报道了 68 例髋关节应用此技术平均随访 30 个月的结果。在回顾的 56 例髋关节中，功能与活动度评分均有改善，并能保持不变。影像上透光线的发生率较低，在头 6 个月内有一半以上的髋关节中假体柄下沉在骨水泥里，但骨水泥在骨壳内的下沉很少发生。并发症包括：4.4%的脱位率以及类似的术中和术后股骨骨折率。无一例进行再翻修，无一例发生感染。1997年，Gie再次报道了这组患者。共有21例死亡，有42例进行了至少6年的随访。此后，无一例进行再手术，只有1例影像学提示失败。

从20世纪90年代中期开始，欧洲[8,14,19,35,38,45,58]和北美[9,25,28,36]发表了大量应用此技术进行股骨翻修术的报道。尽管早期评价都很不错，但随后逐渐出现各类问题，包括加压导致的术中骨折、术后骨折和脱位以及早期沉降[22,25,36,45]。显然，其中的一些问题可能与该技术的学习曲线较陡峭有关。尽管有些报道在采用该技术时用的是预涂层假体[28]，但这种方法依据的理念仍然是，抛光的锥形假体能在骨水泥鞘内轻度下沉（吸取了甲基丙烯酸甲酯耐久性的优点），而且能提供有利于嵌压移植骨整合的环周应力。

我和我的同事选择性地将嵌压式骨移植用于一些选定的病例，通常是骨干或干骺端空腔性骨缺损（图94-4），不过我们认为小的节段性骨缺损最好用钴铬合金、Vicryl网或支撑性同种骨移植来重建。在1993~1997年间，我们用该技术进行了55例翻修手术，采用的是CPT假体和新鲜冷冻的同种松质骨颗粒。该方法占我们所有翻修手术的14%。所有病例均存在严重的空腔性或混合性骨缺损。32例为男性，平均年龄为62.7岁（36~79岁）。40例髋通过支撑性植骨加强轴向强度。平均随访4年无失访。术前46例患者存在中重度疼痛，随访中只有3例有中度疼痛。除1例术后2年感染取出假体外，其余患者没有假体松动，仅有1例髋出现了大于3 mm的下沉。除1例感染外，有4例术中骨折，采用支撑性植骨加固和钢丝或钢缆环扎进行了处理，2例脱位进行了闭合复位没有复发，1例坐骨神经不全麻痹已消退。我们遇到的最大问题是5例术后骨折，骨折发生通常较晚，常在术后几年才发生。我们通过支撑性植骨和钢板骨性固定将其全部治愈，无一例假体固定不良。除1例因感染取出假体外，我们采用该技术的头8年中再无一例进行过再翻修。

这正是我们对具有下列指征的患者一直采用这种技术的原因：干骺端和骨干空腔性骨缺损但皮质骨套尚完整或基本完整。

Schreurs等[52]通过实验动物对移植骨进行了组织学研究，他们在山羊体内进行了一系列嵌压式股骨移植。他们发现，最初的皮质内1/3处的骨坏死，通过重塑过程已进行了修复，到6周时重塑过程已达到移植骨并继续通过移植骨溶解以及同时发生的新生宿主骨的沉积这一过程替代移植骨。同样，利用活检标本以及死于嵌压植骨翻修术后不同时间段患者的股骨尸体标本，也对移植骨进行了组织学研究[30,31,37,42]。在所有病例中均有一个可存活的骨皮质鞘，而且移植的松质骨已部分被重塑或者被致密的纤维组织包裹，因而能够承受负荷。这很可能是移植在血管床上的加压松质骨能被替代并与组织相结合。另外，无骨领抛光的锥形柄在骨水泥壳上产生的环周应力也有助于移植骨的再血管化。此外，由于移植骨与骨水泥之间固定牢固以及非常好的旋转稳定性，骨小梁的重塑也会变得容易。

手术的技术要求

这种手术复杂而费时，一定要小心翼翼，而且很昂贵（通常需要大量的同种异体骨）。第一步还是要完全取出原来的假体，以及骨水泥、纤维膜和碎屑。股骨内表面必须清理得很干净。第二步是用网状物（钴铬合金或Vicryl网）或支撑性同种异体骨移植来重建节段性骨缺损。股骨髓腔远端需在最远的空腔性缺损处或选用假体的最远端（哪个远以哪个为准）以远3 cm处封闭。封闭物通常是骨水泥髓腔塞。

从同种异体骨的股骨头和（或）股骨远端切除的松质骨需用咬骨钳和碾碎机加工成颗粒状。颗粒大小以4~6 mm为宜。先用中心定位器，然后用依次加大的填塞器和大号的捣捧用力将移植骨嵌压进股骨髓腔内直至形成新的髓腔。必须强调嵌压植骨时用力一定要大。形成新髓腔时一定要注意捣捧的旋转，以免假体旋转不良。试复位后真空搅拌骨水泥，然后逆行注入、加压将假体柄固定。术后处理按常规进行，并鼓励患者下地行走，头8周仅进行脚尖着地活动，此后在能耐受的前提下逐渐增加负重量。

同种异体骨嵌压植骨很有应用前景，尤其是在恢复有严重骨缺损的年轻患者的骨量方面作用更好，但需要对这类患者进行长期随访。

锥形开槽磨砂型假体柄的远端固定

最近几年，采用钛合金锥形开槽磨砂型假体柄进行股骨假体翻修术在北美已较为成熟，同时在欧洲也开始应用。这种假体柄通过自身的圆锥形设计获得了轴向稳定性，柄上的开槽提供了旋转稳定性，而骨长入主要是由其粗糙表面及合金本身（钛合金）提供的。

这种假体的前身是Wagner自锁柄[59]，它是一种整件式开槽钛合金柄，在欧洲已广泛应用而在北美使用较少。随访10年的报道结果显示，这种柄的翻修效果令人满意[3,4]。Birchers等[3]报道的99例10年

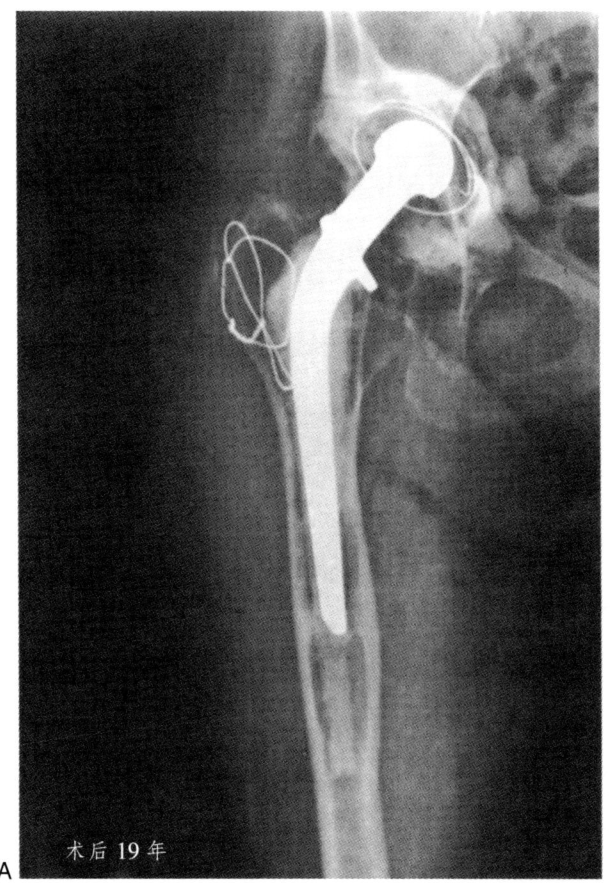

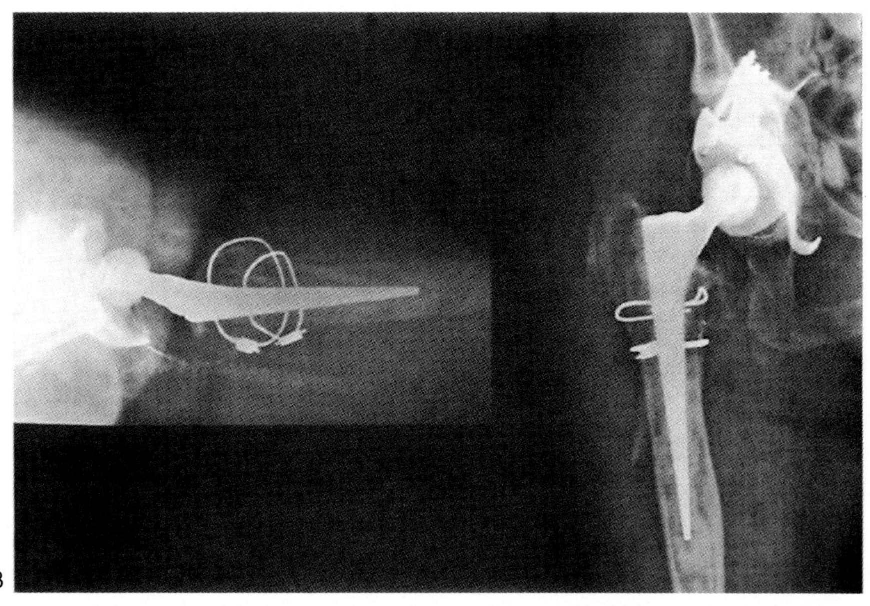

图 94-4　(A)62 岁女性患者行全骨水泥全髋关节成形术后 19 年的 X 线片，患者因分离性双眼交替上斜视而继发退行性关节病变。片上可见干骺端和股骨干有空腔性骨质溶解。(B)股骨内嵌压式同种植骨和骨水泥固定翻修术后的前后位和侧位 X 线片。(待续)

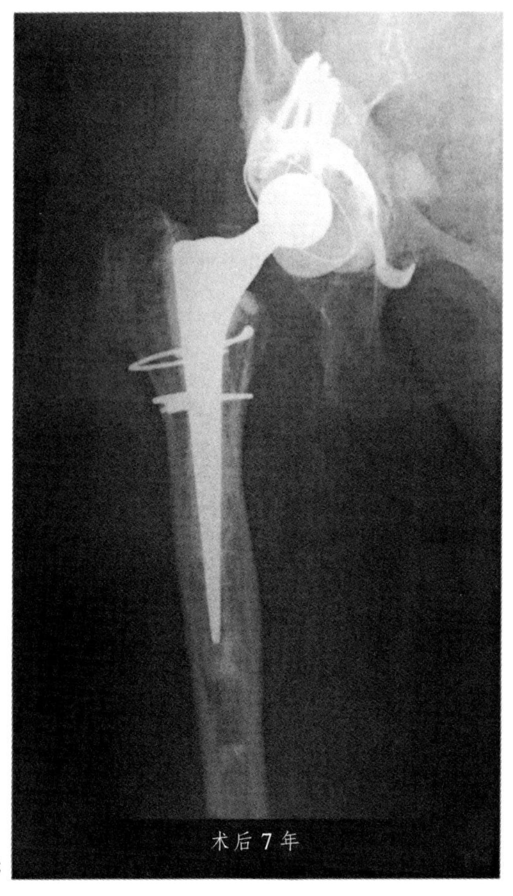

图 94-4(续) (C)同一患者翻修术后7年的X线片。未发生下沉,移植骨已发生影像学结合。

随访生存率为92%,Bohm 和 Bischel[4]报道的129例翻修术随访4.8年时只有6例进行了再次手术。其他作者[5,17,21,26,48,50,60]也报道了较为满意的中期随访结果。但是,这种假体柄有两个问题。一是有明显的假体下沉,这可能与柄的整件式设计有关。此外,难以按照植入稳定性和假体长度的要求将假体放置到最佳位置也会导致假体插入偏差。第二个问题是脱位发生率较高。这一问题与第一个问题有一定关系,同时也与这种柄相对于颈干角明显的外翻方向的偏移不定有关。我们医院应用 Wagner 柄的经验也印证了它所存在的下沉和不稳定问题。

为了解决 Wagner 柄存在的问题并保持其优点,研发了组合式假体。这种假体柄可以将锥形的远端开槽柄单独固定在股骨干以获得轴向和旋转稳定性,同时利用近端假体可使下肢长度、股骨偏移和假体关节稳定性达到最佳状态。位于假体关键部位的组件结合处至少已在一种模型上进行了试验[49],并已证实其能承受高应力并具有长期耐久性。但是目前还没有文献报道过该假体柄的临床结果。

这种假体柄的适应证目前尚不明确。它们可用于某些假体周围骨折的翻修,因为它们能够跨过骨折部位并能达到可靠的稳定性(图94-5)。同样,这种假体在因股骨畸形需行股骨体截骨的关节成形术时也能提供很好的固定。此外,相对于同样大小的全表面微孔涂层假体柄而言,在应用于髓腔很大的患者时这种假体产生的应力遮挡较小。

组合式锥形开槽磨砂钛合金假体柄的翻修技术

由于这种假体需要在股骨髓腔内形成一个锥形腔,因此需要有充足的峡部以提供初始的轴向和旋转稳定性。因此,如果没有足够的股骨干来磨成锥形腔,稳定性就会受到影响。此外,由于锥形腔是用直形髓钻制成的,如果要使用长柄,股骨前面部分的生理曲线就会增加穿破股骨的风险。Wagner 提出该问题的解决方法是进行股骨前方的延展性截骨。这一术式使手术医师能在弧形股骨中建立一条直入路从而避免了股骨前方穿孔的风险。

作者的建议

选择一种最佳的翻修手术方式取决于很多因素。最重要的几点包括:残留骨量的多少和质量,患者的年龄和对功能的要求,前次手术失败的原因,以及手术医师的判断和个人习惯。每一个病例都应单独分析。现将我和我的同事的一些建议归纳如下。

对于老年患者,如果骨量丢失很少,尤其是还保留有一些松质骨,一般选择骨水泥固定假体柄。如果是翻修骨水泥假体柄,并且原来的骨水泥与骨界面保持完好,我们一般采用骨水泥内加注骨水泥技术,通常能取得很好的效果。

对于骨量丢失少、生命预期长的年轻患者,目前倾向于行非骨水泥固定,使用最普遍的是全涂层假体。

如果有中度骨量丢失,首先应进行支撑性同种异体骨移植来修复皮质骨缺损,然后再进行假体重建术。如果骨干的骨质很好并且髓腔直径不超过18 mm,可选用合适长度(6、8或10英寸)的全涂层表面微孔直形或弧形假体进行翻修。

如果在股骨术前准备后发现干骺端和骨干部都有明显的骨缺损(这种情况很少见),无论患者多大

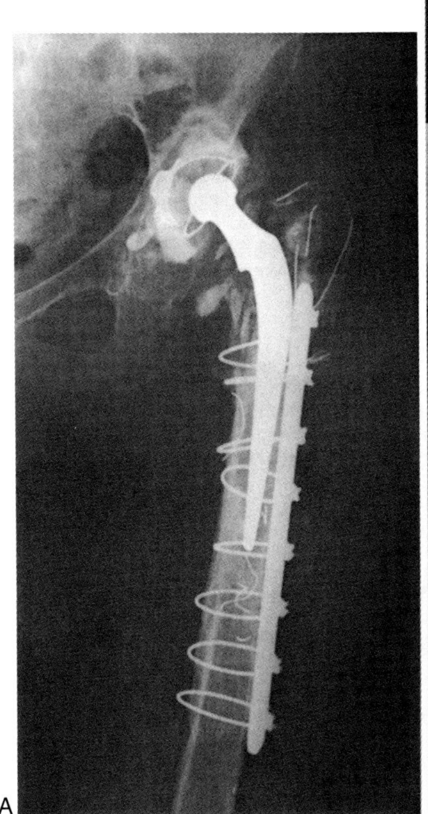

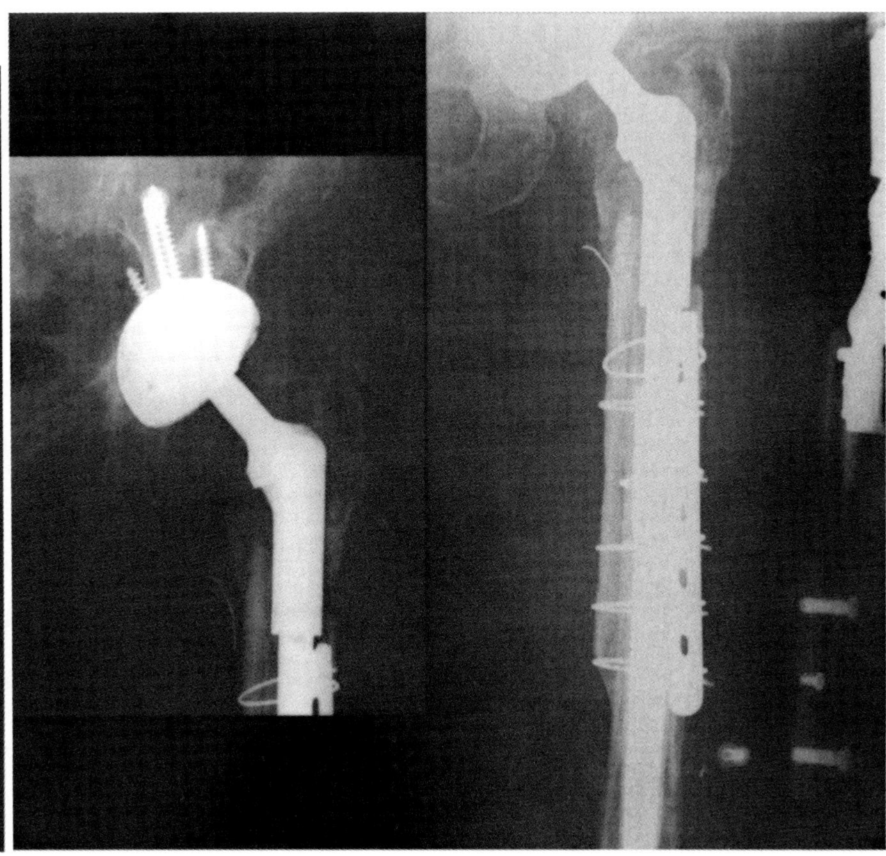

图 94-5　(A)85 岁女性患者左髋的 X 线片，16 年前行骨水泥型全髋关节成形术，一年前又因假体周围骨折做过两次手术治疗。她因大腿剧烈疼痛而不能行走。(B)术中发现骨折未愈合，采用组合式锥形开槽磨砂钛合金假体对骨折处进行跨接。术后 6 个月时患者能下地行走且没有疼痛。

年龄，都应用同种异体骨嵌压植骨和骨水泥固定术进行翻修。该方法也被用于对股骨髓腔很大且扩张的患者进行手术。最近，我们也对一些近段骨量丢失明显、髓腔巨大的患者使用组合式锥形开槽磨砂型假体翻修，但我们应用 S-ROM 型组合式假体的经验非常有限。

最后，对于发生率很低的重度骨缺损患者，可以进行股骨近段的假体置换，或者是同种异体骨-假体复合体置换术，后者应用更多些。

（易敏　杨静　译　　李世民　校）

参考文献

1. Askew MJ, Stege JW, Lewis JL, et al: Effect of cement pressure in bone strength on polymethylmethacrylate fixation. J Orthop Res 1:412, 1984.
2. Berry DJ, Harmsen WS, Ilstrup D, et al: Survivorship of uncemented proximally porous coated femoral components in revision total hip arthroplasty (in press).
3. Bircher HP, Riede U, Luem M, Ochsner PE: The value of the Wagner SL revision prosthesis for bridging large femoral defects. Orthopade 30:294, 2001.
4. Bohm P, Bischel O: Femoral revision with the Wagner SL revision stem: Evaluation of 129 revisions followed for a mean of 4.8 years. J Bone Joint Surg 83A:1023, 2001.
5. Boisgard S, Moreau PE, Tixier H, Levai JP: Bone reconstruction, leg length discrepancy, and dislocation rate in 52 Wagner revision total hip arthroplasties at 44-month follow-up. Rev Chir Orthop Reparatrice Appar Mot 87:147, 2001.
6. Callaghan JJ, Salvati EA, Pellicci PN, et al: Results of revision for mechanical failure after cemented total hip replacement. J Bone Joint Surg 67A:1074, 1985.
7. D'Antonio J, McCarthy JC, Barger WL, et al: Classification of femoral abnormalities in total hip arthroplasty. Clin Orthop 296:133, 1993.
8. De Roeck, Drabu KJ: Impaction bone grafting using freeze-dried allograft in revision hip arthroplasty. J Arthroplasty 16:201, 2001.
9. Duncan LP, Masterson EL, Masri BA: Impaction allografting with cement for the management of femoral bone loss. Orth Clin North 29:297, 1998.
10. Echeverri A, Shelly P, Wroblewski BM: Long-term results of hip arthroplasty for failure of previous surgery. J Bone Joint Surg 70B:49, 1988.
11. Elting JJ, Zycat BA, Mikhail WEN, et al: Impaction grafting: Report of a new method for exchange femoral arthroplasty. Orthopedics 18:107, 1995.
12. Engh CA, Glassman AH, Griffin WL, Meyer JG: Results of cementless revision for failed cemented total hip arthroplasty. Clin Orthop 235:91, 1988.
13. Estok DN, Harris WH: Long-term results of cemented femoral revision surgery using second generation techniques: Average

11.7 years follow-up. Clin Orthop 299:190, 1994.
14. Flugsrud GB, Ovre S, Grogaard B, Nordsletten L: Cemented femoral impaction bone grafting for severe osteolysis in revision hip arthroplasty. Good results at 4-year follow-up of 10 patients. Arch Orthop Trauma Surg 120:386, 2000.
15. Galante JO: Cementless femoral revision: BIAS results. Presented at the 24th Annual Hip Course, Boston, 1994.
16. Gie GA, Linder L, Ling RS, et al: Impacted cancellous allografts and cement for revision total hip arthroplasty. J Bone Joint Surg 75B:14, 1993.
17. Grunig R, Morscher E, Ochsner PE: Three-to-seven year results with the uncemented SL femoral revision prosthesis. Arch Orthop Trauma Surg 116:187, 1997.
18. Gustilo RB, Bechtold JE, Giacchetto J, Kyle RF: Rationale: Experience of long stem femoral prosthesis. Clin Orthop 249:159, 1989.
19. Hostner J, Hultmark P, Karrholm J, et al: Impaction technique and graft treatment in revision of the femoral component: Laboratory studies and clinical validation. J Arthroplasty 16:76, 2001.
20. Hussamy O, Lachiewicz PF: Revision total hip arthroplasty with the BIAS femoral component. J Bone Joint Surg 76A:1137, 1994.
21. Isacson J, Stark A, Wallensten R: The Wagner revision prosthesis consistently restores femoral bone structure. Int Orthop 24:139, 2000.
22. Karrholm J, Hultmark P, Carlsson L, Malchau H: Subsidence of a nonpolished stem in revisions of the hip suing impaction allograft. Evaluation with radiostereometry and dual-energy X-ray absorptiometry. J Bone Joint Surg 81:135, 1999.
23. Kavanagh BF, Fitzgerald RH Jr: Multiple revisions for failed total hip arthroplasty not associated with infection. J Bone Joint Surg 69A:1144, 1987.
24. Kavanagh BF, Ilstrup DN, Fitzgerald RH Jr: Revision total hip arthroplasty. J Bone Joint Surg 67A:517, 1985.
25. Knight JL, Helming C: Collarless polished tapered impaction grafting of the femur during revision total hip arthroplasty: Pitfalls of the surgical technique and follow-up in 31 cases. J Arthroplasty 15:159, 2000.
26. Kolstad K, Adalberth G, Mallmin H, et al: The Wagner revision stem for severe osteolysis. Thirty-one hips followed for 1.5–5 years. Acta Orthop Scand 67:541, 1996.
27. Lawrence JN, Engh CA, Macalino GE, Lauro GR: Outcome of revision hip arthroplasty done without cement. J Bone Joint Surg 76A:965, 1994.
28. Leopold SS, Berger RA, Rosenberg AG, et al: Impaction allografting with cement for revision of a femoral component. A minimum four-year follow-up study with use of a pre-coated femoral stem. J Bone Joint Surg 81:1080, 1999.
29. Lieberman JR, Moeckel BH, Evans BG, et al: Cement-within-cement revision hip arthroplasty. J Bone Joint Surg 75B: 869, 1993.
30. Linder L: Cancellous impaction grafting in the human femur: Histological and radiographic observations in six autopsy femurs and eight biopsies. Acta Orthop Scand 71:543, 2000.
31. Ling RSN, Timperley AJ, Linder L: Histology of cancellous impaction grafting in the femur. J Bone Joint Surg 75B:693, 1993.
32. Lord G, Marotte JH, Guillamon JL, Blanchard JP: Cementless revision of failed aseptic cemented and cementless total hip arthroplasties. Clin Orthop 235:67, 1988.
33. Malkani AL, Lewallen DG, Cabanela ME, Wallrichs SL: Femoral component revision using an uncemented, proximally coated, long stem prosthesis (in press).
34. Marti RK, Schuller HM, Besselaar PP, Haasnoot ELV: Results of revision hip arthroplasty with cement: A 5–14 year follow-up study. J Bone Joint Surg 72A:346, 1990.
35. Mazhar Tokgozoglu A, Aydin M, Atilla B, Caner B: Scintigraphic evaluation of impaction grafting for total hip arthroplasty revision. Arch Orthop Trauma Surg 120:416, 2000.
36. Meding JB, Ritter MA, Keating EM, Faris PM: Impaction bone-grafting before insretion of a femoral stem with cement in revision total hip arthroplasty. A minimum two-year follow-up study. J Bone Joint Surg 79:1834, 1997.
37. Mikhail WE, Weidenhielm LR, Wretenberg P, et al: Femoral bone regeneration subsequent to impaction grafting during hip revision: Histologic analysis of a human biopsy specimen. J Arthroplasty 14:849, 1999.
38. Mikhail WE, Wretenberg PF, Weidenhielm LR, Mikhail MN: Complex cemented revision using polished stem and morselized allograft. Minimum 5 years' follow-up. Arch Orthop Trauma Surg 119:288, 1999.
39. Moreland J: Cementless revision arthroplasty. Presented at the Annual Meeting of the Hip Society Orlando, FL, February 1995.
40. Moreland JR, Moreno MD: Cementless femoral revision arthroplasty of the hip: Minimum 5 years follow-up. Clin Orthop 393:194–201, 2001.
41. Morrey BF, Kavanagh BF: Complications with revision of the femoral component of total hip arthroplasty: Comparison between cemented and uncemented techniques. J Arthroplasty 7:71, 1992.
42. Nelissen RG, Bauer TW, Weidenhielm LR, et al: Revision hip arthroplasty with the use of cement and impaction grafting. Histological analysis of four cases. J Bone Joint Surg 77:412, 1995.
43. Paprosky WG, Greidanus NV, Antoniou J: Minimum 10-year results of extensively porous-coated stems in revision hip arthroplasty. Clin Orthop 369:230, 1999.
44. Paprosky WJ: Twenty-fourth annual Hip Course. Harvard Medical School, Boston, September 1994.
45. Pekkarinen J, Alho A, Lepisto J, et al: Impaction bone grafting in revision hip surgery. A high incidence of complications. J Bone Joint Surg 82B:103, 2000.
46. Pellicci PN, Wilson PD, Sledge CB, et al: Long-term results of revision total hip arthroplasty: A follow-up report. J Bone Joint Surg 67A:513, 1985.
47. Pellicci PN, Wilson PD, Sledge CB, et al: Revision total hip arthroplasty. Clin Orthop 170:134, 1982.
48. Ponziani L, Rollo G, Bungaro P, et al: Revision of the femoral prosthetic component according to the Wagner technique. Chir Organi Mov 80:385, 1995.
49. Postak PD, Greenwald AS: The influence of modularity on the endurance performance of the Link® MP™ hip stem. Orthopaedic Research Laboratories. Cleveland, 2001.
50. Rinaldi E, Marenghi P, Vaienti E: The Wagner prosthesis for femoral reconstruction by transfemoral approach. Chir Organi Mov 79:363, 1994.
51. Rubash HE, Harris WH: Revision of non-septic loose cemented femoral components using modern cement techniques. J Arthroplasty 3:241, 1988.
52. Schreurs BW, Huiskes R, Slooff TJJH: The initial stability of cemented and noncemented femoral stems fixated with a bone grafting technique. Clin Mater 16:105, 1994.
53. Slooff TJ, Schimmel JW, Buma P: Cemented fixation with bone grafts. Orthop Clin North Am 24:667, 1993.
54. Stromberg CN: A multicenter 10 year study of cemented revision total hip arthroplasty in patients younger than 55 years old: The follow-up report. J Arthroplasty 9:595, 1994.
55. Stromberg CN, Herberts P, Ahnfelt L: Revision total hip arthroplasty in patients younger than 55 years: Clinical and radiologic results after four years. J Arthroplasty 3:47, 1988.
56. Stromberg CN, Palnertz B: Cemented revision hip arthroplasty: A multicenter 5–9 year study of 204 first revisions for loosening. Acta Orthop Scand 63:111, 1992.
57. Turner RH, Mattingly VA, Scheller A: Femoral revision total hip arthroplasty using a long stem femoral component: A clinical and radiographic analysis. J Arthroplasty 2:247, 1987.
58. van Biezen FC, ten Have BL, Verhaar JA: Impaction bone-grafting of severely defective femora in revision total hip surgery. 21 hips followed for 41–85 months. Acta Orthop Scand 71:135, 2000.
59. Wagner H, Wagner M: Femoral revision prosthesis with severe bone loss. *In* Kusswetter W(ed): Noncemented Total Hip Replacement: International Symposium. New York, Thieme Medical Publishers, 1990, p 301.
60. Wehrli U: Wagner revision of prosthesis stem. Z Unfallchir Versicherungsmed 84:216, 1991.
61. Woolson ST: Cementless femoral revision: Harris-Galante prosthesis. Presented at the 24th Annual Hip Course, Boston, 1994.
62. Younger TI, Bradford MS, Magnus MD, Paprosky WG: Extended proximal femoral osteotomy: A new technique for revision arthroplasty. J Arthroplasty 10:329, 1995.
63. Younger TI, Bradford MS, Paproski WG: Removal of a well-fixed cementless femoral component with an extended proximal femoral osteotomy. Contemp Orthop 30:375, 1995.

第 95 章

结构性增强的股骨翻修

Michael G. Rock

股骨近端骨缺损的原因复杂,缺损的范围和程度也多种多样。导致转子间区域局灶性骨缺损的原因包括应力遮挡所致的骨吸收、假体松动、巨大骨溶解、并发感染、肿瘤累及或多次翻修等[35]。同样,股骨近端广泛性骨缺损,也可由巨大骨溶解、感染、多次翻修、良性或恶性原发或继发性肿瘤、非肿瘤性疾病(如戈谢病)所致的骨丢失等引起。由于缺乏有效的支撑结构,常规假体已不能够满足手术的要求。翻修股骨时用大量骨水泥填充重建骨缺损的方法,早已被证实是失败的[9,37,52]。显然,如果骨丢失严重,髋关节翻修的失败率也会随之升高,术后无菌性松动、股骨柄断裂、股骨骨折或股骨柄下沉等的可能性就会增加。

翻修手术的目的是恢复股骨近端的生物力学完整性,但目前的重建方法相对有限。自体松质骨移植主要适用于髋臼骨缺损的重建,但是由于缺乏与解剖外形相适应的皮质骨代替部分或全部股骨近端,因而不适用于股骨近端骨缺损。自体松质骨并不具备承受经股骨近端所传递负荷的生物力学特性。Hayes 所进行的研究表明,股骨近端 80%的负荷传递是通过皮质骨完成的。因此股骨近端骨缺损必须通过皮质骨移植来重建。

无论是何种原因所致的股骨近端骨缺损,重建方法主要有两种,即定制股骨近端假体和异体骨移植(单纯异体骨移植或联合假体植入)。作为一种挽救措施,本章对关节切除成形术也一并阐述。

关节切除成形术

关节切除成形术主要作为全髋关节置换术后感染的一种挽救性手术。即使在保留股骨近端的骨性结构的情况下行转子间截骨,其效果也不令人满意。Kantor[36]等对 39 例患者(41 个髋关节)所进行的关节切除成形术进行了回顾性分析,93%的患者有明显疼痛,83%的患者只能在家中离床活动(用或不用助行器)。只有 2 例患者行走不需用任何辅助工具。这些患者活动少的主要原因是行走时需要消耗大量的能量,研究发现关节切除成形术后能量消耗要大于膝上截肢。

股骨近端骨量严重丢失的患者,切除成形术后股骨与骨盆之间缺少了连续性,形成连枷样结构,这就会明显影响术后的效果。因此,对股骨近端有骨缺损的患者一般不首先考虑切除成形术,除非患者体质极度虚弱不宜进行其他重建手术或将切除成形术作为一种姑息手术(图 95-1)。

股骨近端定制假体

股骨近端定制假体是为股骨近端肿瘤切除后造成骨与软组织广泛缺损需重建股骨近端支撑结构而设计的。假体置换术后的早期效果令人满意,据文献报道[10,42,56,58],患者术后极少借助辅助器即可早期下床活动。但术后伤口问题和感染的发生率要高于常规全髋关节置换术,其主要原因是手术范围大以及术后需要辅助放疗和化疗。

术后关节脱位发生率较高,为 15%~20%,主要原因是术中将软组织与肿瘤整块切除,致使软组织稳定性不足[10,57,59]。因此,许多学者建议在使用定制假体时,髋臼假体的安放角度应尽可能水平一些,股骨重建应比实际长度多 5 mm,以增强髋关节的稳定性(图 95-2)[10]。

除了出现这种假体及其植入时伴发的问题以外,对于肿瘤患者,定制假体置换术后的效果非常满意,特别是转移性肿瘤[42]。梅奥诊所的系列研究显示,定制假体置换术后 5 年,局部未出现复发的原发肿瘤患者中约 85%功能良好[59]。然而,这些患者大多是年轻患者,对假体的功能需求较高,因此术后不可避免地会发生假体失败。因此,采用生物学重建方式以避免巨

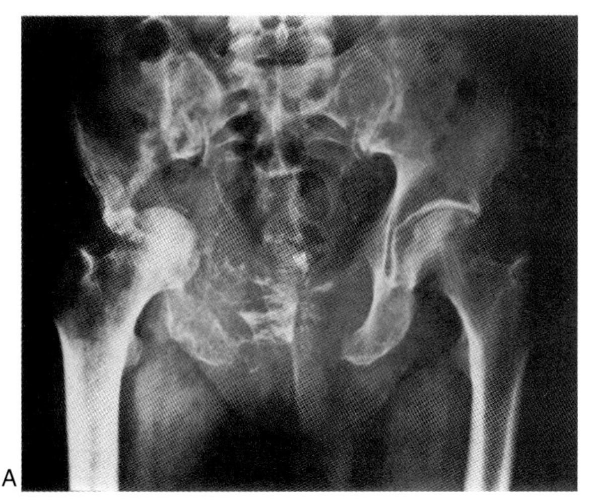
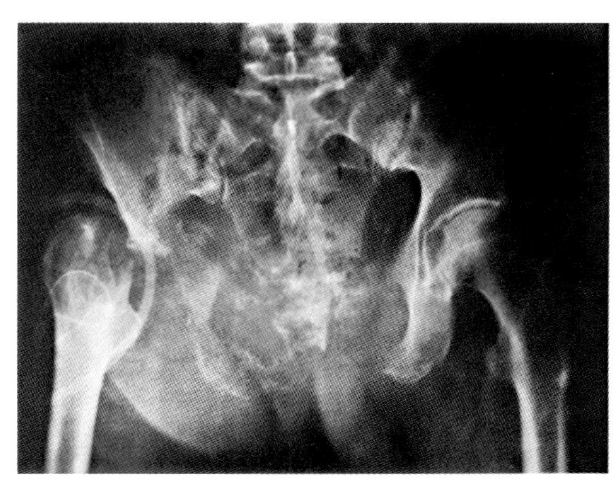

图 95-1 (A)肾细胞癌广泛转移，累及右髋关节和右侧半骨盆前部，并越过中线。(B)行 Girdlestone 切除成形手术以阻止肿瘤进一步向内侧扩散。

大金属假体置换术后的失败是目前乃至今后的主要发展趋势。

用定制假体对非肿瘤性疾病进行股骨近端重建的报道并不多见。1981 年 Sim 和 Chao[59]报道了 21 例患者行股骨近端假体置换术最少随访 2 年的结果，用于治疗此前失败的全髋关节置换术、股骨近端骨折不愈合伴邻近髋关节退行性关节炎、前期关节切除成形术失败以及髋关节融合术失败的患者。所有病例均合并有股骨近端严重骨丢失，因而不能用常规关节成形术进行重建。手术结果令人满意，21 例患者中有 16 例临床评价较术前明显改善，其余 5 例自述有改善。髋关节 Harris 评分平均为 85 分(63~98 分)。主要并发症为关节脱位，该组中 3 例(15%)术后发生脱位。另外一项研究对 55 例患者进行了远期结果分析[58]。最后一次随访时 15 例患者已经死亡，2 例失去随访，有 33 例获得全程随访。患者手术时的平均年龄为60.6 岁，平均随访时间为 10.6 年，最短随访时间为 2 年。术前平均髋关节评分为 44 分，术后 1 年时提高到77 分，术后 10.6 年时为 68 分。因无菌性松动的翻修率，股骨假体为 12%，髋臼假体为 21%，术后 12 年时的预期假体生存率为 72%。疼痛和跛行严重程度得到有统计学意义的改善，但仍需要继续使用助行器。术后并发症包括深部感染(6.3%)和坐骨神经损伤(4%)。仍有高达 22%的脱位率。没有将外展肌前移到植入物上，通常会尽量将外展肌前移至髂胫束或股外侧肌内并恢复大腿处于外展位时的软组织张力(图 95-3)。一般情况下，应适当延长患侧下肢，以增加定制股骨近端假体的稳定性。虽然用股骨近端置换假体进行全髋关节成形术的早期效果令人满意，但对这些患者的持续评估发现，其并发症发生率高于预期。因此建议将股骨近端置换术作为一种替代手术，特别是那些股骨近端骨丢失严重不适合采用常规重建术(包括采用股骨距置换假体)的老年患者。

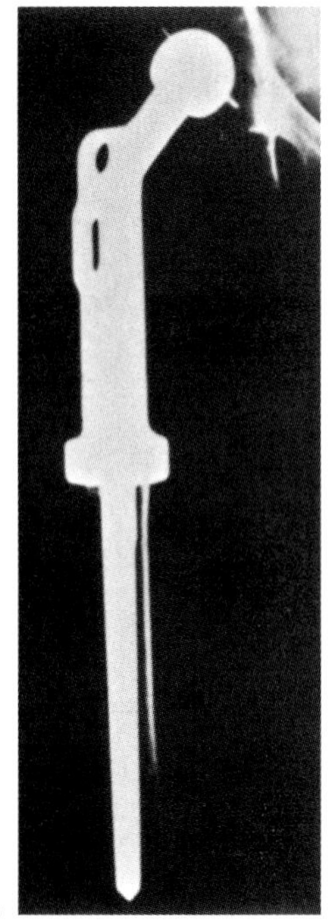
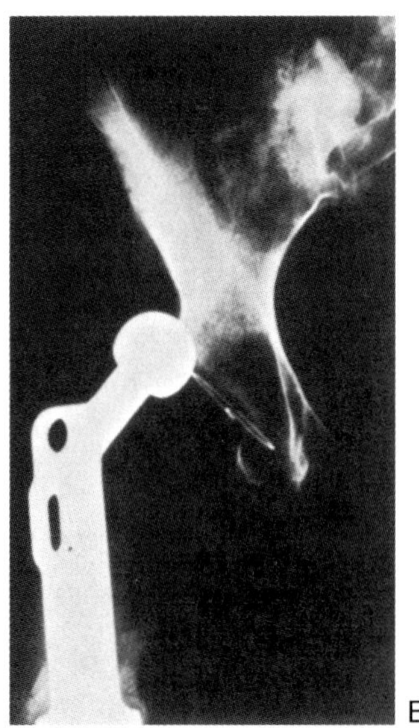

图 95-2 (A)用于重建近端股骨严重骨缺损的定制股骨假体。可见用于使肌肉前移的假体外侧环。(B)由于缺乏软组织支持和稳定，关节脱位是常见的并发症。

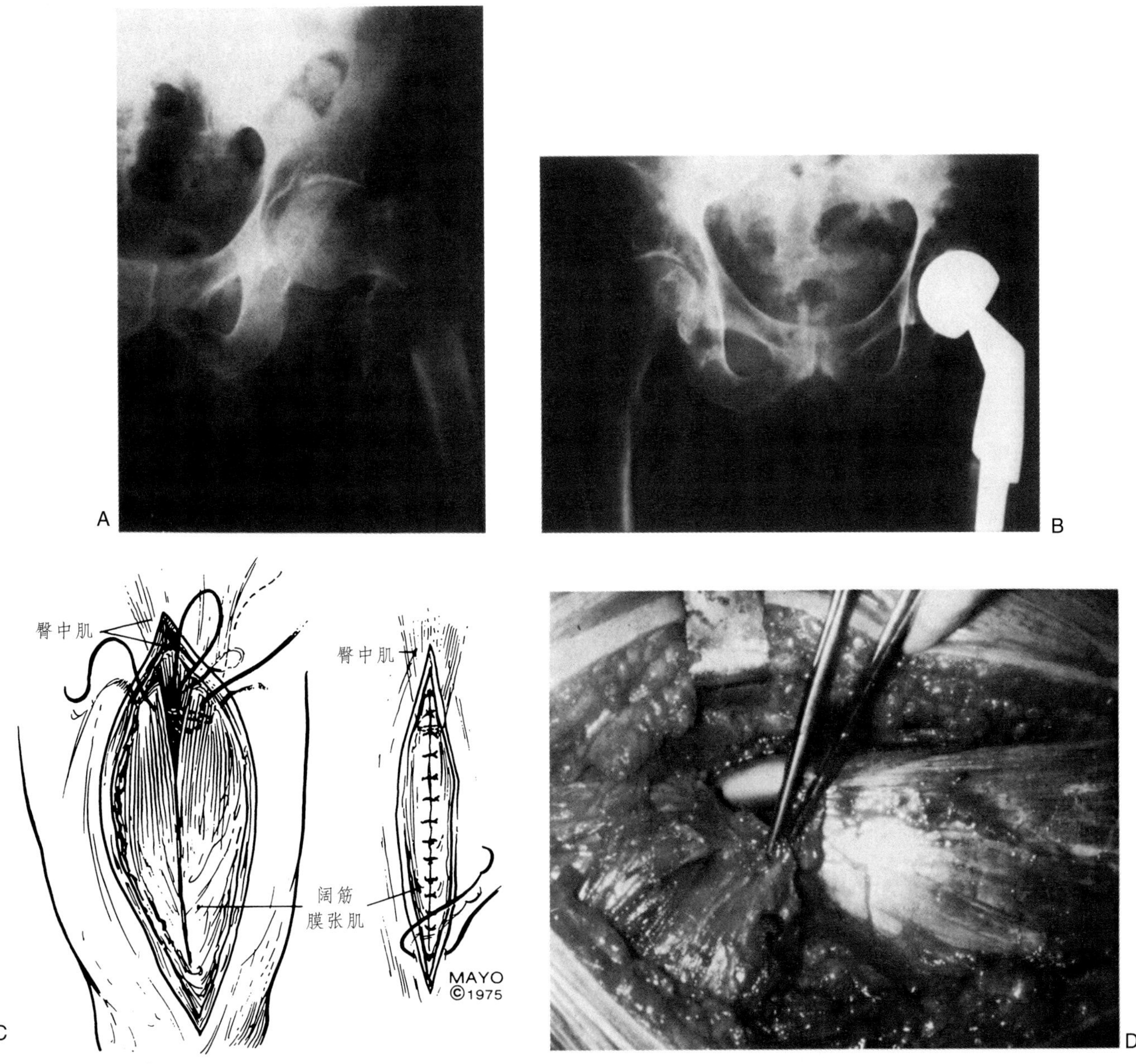

图 95-3　(A)患者男性,68 岁,前列腺癌股骨近端转移,发生病理性骨折,伴股骨近端严重骨缺损。(B)用股骨近端定制 Bateman 双极假体重建,并修复髋臼杯和双极假体上方的关节囊。(C)下肢处于最大外展位,臀中肌前移进入阔筋膜张肌内,以恢复部分外展肌力。(D)臀中肌前移的术中照片。

大型股骨近端假体广泛用于股骨近端骨缺损的重建必然会暴露出一些问题。术后相当高的脱位率使这种重建术固有的不稳定性进一步增大。尽力将软组织通过缺损处移入植入物预期不会有好的效果。因此这种重建术会损伤维持关节活动和稳定的肌肉活动性。在选定的病例中将外展肌移入阔筋膜张肌和髂胫束内可恢复 50%的外展肌力。此外,这种插入式金属假体还会明显改变应力分布,形成一种易于发生机械性失败的环境。虽然有关这种重建术的大宗病例研究[10,56,57,59]报道的机械性失败率并不高,但其随访时间太短,尚不能做出准确的评估。此外,因肿瘤或非肿瘤性疾病而接受这种重建术的患者大多数是精力旺盛的年轻人,而采用这种假体将来就不可能进行任何类型的重建术,因此会进一步损伤其股骨的剩余部分。

股骨近端置换术仍然在矫形外科医师处理各种不同重建术的方法中占有一席之地,例如用于处理股骨近端的广泛骨丢失。单纯股骨内侧距的骨丢失,使用股骨距置换假体就足可以重建。大的股骨近端置换假体只适用于预期寿命不长而且对重建要求较低的老年患者。

选择使用单极假体还是双极假体也是需要考虑的问题。我们推荐使用双极假体,主要是因为其稳定性好、使用方便且手术时间短[10,56]。

同种异体骨移植

同种异体骨移植与定制股骨近端假体一样,也可以有效地对同类骨缺损进行重建。可以通过将关节周围软组织前移到保留在异体骨上一定长度的软组织腱性结构内,来恢复邻近关节的稳定性甚至能恢复其功能。采用同种异体皮质骨移植时,从下肢向骨盆的负荷传递分布要比插入巨大的金属假体更均匀,也更符合生理要求。此外同种异体骨移植还可以使股骨近端获得生物学重建。

大多数股骨近端缺损的形态和程度都不适合使用自体骨移植,因此显然主要依赖可靠来源的同种异体骨组织。尽管美国第三级医疗中心维持骨库运营的难度越来越大,但大段异体骨移植的使用却越来越多,特别是在成人重建外科领域。在过去的20年中,对允许提供大段异体移植骨的供体的要求已不断完善,并明确了对一些新病原体的要求,包括Ⅰ和Ⅱ型HIV病毒、Ⅲ型人类T细胞亲淋巴病毒以及丙型肝炎病毒[3,23]。此外还对候选供体提出了严格的排除标准,将患有影响骨骼完整的内科或代谢性疾病的供体排除在外。为了尽量减少同种移植骨组织的免疫活性,以及杜绝疾病传播的可能性,已研发多种处理和灭菌的新方法[23]。处理措施包括对用于临床的移植材料进行矫正修饰并在植入前对移植骨进行安全有效的保存。最常用的处理方法有两种,即深低温新鲜冷冻(-70℃)和冻干。为了便于保存和运输,一般要冻干到残留水分少于5%,这样才能在室温下保存样品而且还节省了冰箱冷冻费用[40,64]。

在生物力学要求的临床环境下应用异体移植骨的日益增多,例如承重骨的骨缺损重建,上述这些处理方法的生物力学完善性问题引起了人们的关注。对用于移植的新鲜冷冻骨进行的全面分析表明,仅仅冷冻和解冻并不会对骨组织的生物力学特性产生有害影响。研究中对新鲜骨对照组和在 -20℃、-25℃、-78℃和-96℃下液氮中保存的骨样本,进行了抗压、抗扭转和抗弯曲能力方面的对比分析[6,51]。冻干的骨移植材料在植入前必须进行再水化处理。这一过程需耗时24小时,而且涉及复杂的组织工作,因此在临床实践中很少应用。但是正如Bright等[6]研究证实的,移植材料的生物力学特性能否恢复在这种再水化过程中是不确定的。未经再水化处理的冻干骨样本脆性很大,而且所有的生物力学参数都明显降低。再水化1小时后,弹性模量即恢复正常;4小时后,屈服强度和应力峰值趋于正常;8小时后,应变峰值达到对照值,且弹性模量会持续升高,甚至在再水化24小时后也回不到对照值水平。这种变化趋势亦被Triantafyllou等[63]的研究进一步证实,他们比较了冻干骨和-35℃的新鲜冷冻骨的生物力学特性,结果显示抗弯曲强度下降了10%~45%。同样,Pelker等[51]比较了冻干骨和新鲜骨的生物力学特性,结果显示冻干骨的抗扭转强度下降了60%。如果原先存在线性裂缝,再水化中的这些影响是完全可以预料的,而且快速冷冻很可能让积存的液体膨胀从而使裂缝增大。这些理论上的担心虽然已经通过实验室研究得到证实,然而在Emerson等[17-20]和其他学者[41,64]广泛应用冻干骨移植重建髋关节的临床实践中,尚未得到证实。

由于在普通人群中常发生HIV的血清转化,机体又无法控制这种感染,而且在已能有效检测HIV抗体之后因组织移植发生了4例感染病例,因而加重了人们对疾病传播的担心[60,62]。由于缺乏有效的治疗措施,2000年,HIV血清阳性患者迅速增加到110×10^6人,其中12×10^6人出现了临床症状。目前,美国HIV血清阳性者占人群的0.5%~1%。而血清阴性者每800人中有1人处在血清转化前的窗口期[7]。不幸的是,大多数患者与供体人群属于同一年龄段。虽然最初认为骨组织属于特殊组织,但HIV还是可以从骨组织中分离和培养出来[8]。由于这些显而易见的问题,因而许多组织库建议采用灭菌技术进行骨移植材料的处理。这些灭菌方法包括γ射线照射法、热消毒灭菌法、冷消毒灭菌法和化学消毒灭菌法。用于化学消毒灭菌的化学试剂包括环氧乙烷、次氯化物、gluderaldehyde和cialet。

到目前为止,骨组织的灭菌方法主要为放射线照射法。国际原子能委员会推荐的照射剂量为2.5 Mrad。该剂量使HIV的生存耐受值为10^{-6}数量级,足以使传染HIV的可能性降至最低。不过最新研究表明,假如传染HIV患者的生命耐受值的数量级为10^2~10^3,那么就需要3.6 Mrad的放射剂量才能使其失活,即生存耐受值的数量级为10^{-6}[15,22,23,38,48]。另有研究表明,2.5 Mrad照射剂量不会影响移植骨材料的生物力学特性[6,39,51]。但实际上,放射线照射很少单独用于骨组织的处理,常和其他处理方法联合应用。放射线照射的应用温度和底物的物理状态也会产生一定影响[16]。对移植材料的生物力学全面分析表明，冷冻材料被照射后，其生物力学强度明显下降，其中抗扭转和抗弯曲强度下降 10%~40%[6,39,40,51,63]。骨材料的冻干和放射线照射的相加作用与老化的骨骼极其相似，后者表现为胶原的超交联现象，这一结构特点使其在不利的环境中易于遭到破坏。尽管在实验研究方面暴露出这些问题，但华沙的波兰中央组织库对 1014 例接受冻干和放射照射骨移植重建骨结构的患者进行的回顾性研究表明，成功率高达 91.3%[41,64]。显然，放射线照射后的骨组织并不像基础生物力学研究中表现的那样，出现一些与材料力学强度下降相关的情况[17-20]。

肌肉骨骼组织移植的远期疗效受两方面因素影响，其一是异体骨和宿主骨的有效整合，其二是避免并发症发生。这两方面因素都与重建术的生物学和生物力学特性有关而且相互并不排斥。异体骨移植重建存在许多并发症，包括骨折不愈合和邻近关节失稳。这些并发症不仅与重建技术本身有关，而且与移植材料在植入前的状态有关。此状态受多项参数的影响，包括供体的年龄和性别、供体骨的解剖部位以及供体的代谢状况（其会影响移植材料的完整性）。年龄超过 55 岁者不能作为异体骨结构性移植的供体，因为从年龄大于 55 岁供体取得的骨，其抗拉伸、抗压、抗扭转和抗弯曲强度均有 10%~20%的降低[21]。目前临床上普遍的做法是，用解剖位置相同的异体组织来替代缺损组织。这样做考虑了移植材料半径与其抗扭转强度的关系，有利于大直径的骨移植，而且限制了对相邻软组织的处理和切口关闭对受体区的影响。另外需要注意的是，移植材料的供体要年轻，没有严重的内科疾病，并且移植材料的解剖部位和外形应当与受体一致。

术前准备

手术重建前应拍摄X 线片，以明确关节两侧骨丢失和（或）骨缺损的程度和范围。股骨近端的节段性骨丢失在 X 线平片上通常容易明确。但伴有明显骨内骨丢失的病灶量化起来较为困难。Barnett 和 Nordin 皮质指数[4]是量化评估这种病例骨质的一种有效方法，Gruen 等曾将其应用于髋关节的评估[17]。这种骨内侵蚀大多是由骨溶解引起的，而且如关节造影所证实可存在于稳定的植入物病例。为了排除伴发感染的可能性，联合使用较大的金属假体和异体组织是非常必要的。

显然，对骨缺损进行分型为国际间评价治疗结果提供了一个框架，而且也便于在术前制定重建手术计划。曾提出过多种全髋关节成形术骨缺损的分类方法[1,25,26,28,50]。1990 年美国矫形外科医师学会通过专业工作组的建议[37]提出了股骨近端骨缺损的分类标准（表 95-1）。异体骨移植主要用于股骨近端节段型嵌入式骨缺损以及空腔型松质骨和皮质骨缺损。本文侧重于应用大段异体骨移植来重建股骨近端的节段型骨缺损，以及应用异体皮质骨松质骨支撑性移植来重建因骨溶解、植入物穿透股骨近端皮质骨或者取出骨水泥造成的医源性股骨缺损。

对于股骨节段型骨缺损和（或）取出骨水泥假体时造成的骨皮质穿孔，股骨近端的手术显露必须充分。对不需要进行髋臼广泛重建的病例，Head 等建议采用股外侧肌滑动方法，将外展肌的前部和股外侧肌一起向前翻开，以显露股骨的外侧和前侧[31]。如果髋臼需要广泛重建，Head 等[53]建议行延长大转子截骨术，一直延续到距股肌结节远端 3~10 cm，以便于充分显露髋臼，而且可以显露股骨近端，以便取出骨水泥和假体。这种截骨术也便于大转子段的重新定位，扩大了大转子至股骨近端的显露，而且固定也更有效牢固。

异体皮质骨支撑性移植重建股骨缺损

异体皮质骨支撑性移植的适应证包括：因骨溶

表 95-1　美国矫形外科医师学会（AAOS）的股骨骨缺损分类方法

Ⅰ型　节段型缺损
- A 近端型
  - 部分
  - 完全
- B 嵌入型
- C 大粗隆型

Ⅱ型　空腔型缺损
- A 松质骨型
- B 皮质骨型
- C 膨胀型

Ⅲ型　混合型缺损

Ⅳ型　对线不正
- A 旋转型
- B 成角型

Ⅴ型　股骨狭窄

Ⅵ型　股骨不连续

解、骨折、假体穿孔造成的皮质骨丢失，骨水泥和假体取出时造成的医源性缺损，以及髋关节初次成形术时患者因其他疾病而有明显的骨质受损。用冻干的异体皮质骨移植治疗成年狗桡骨骨折的实验研究显示，异体结构性骨移植取得预期的成功。该研究证实，植入后2个月内与下方的宿主骨即完全连接，而且桡骨的生物力学强度恢复到原来的80%。又过4周后异体移植骨与宿主骨完全桥接，而且术侧桡骨的生物力学性能已与对侧桡骨相近[20]。X线和显微镜下观察显示，骨折的愈合过程逐渐进行，首先异体移植骨的远近端变钝，其后出现扇形改变(表明软组织长入)，然后与宿主骨皮质形成桥样骨痂，最后逐渐形成髓腔。异体移植骨还与宿主骨直接接触的区域发生消融，而紧密接触的区域可见带血运的组织长入和新骨形成，并深入至支撑结构内。从以上结果可以看出，异体骨应当与宿主骨紧密接触，而且其形状应与宿主骨相适应。因此，临床上常选用异体近端股骨和胫骨髁进行重建，其体积比宿主骨略大，便于修整成形以适应宿主骨的表面形状(图95-4)。大多数情况下，异体皮质骨将移植于股骨近端的内侧、外侧或前侧。

这项技术在实验犬的成功应用，极大地激发了人们将其应用于重建股骨近段骨缺损的兴趣[1,5,11,17-20,25,29,30,32,47,49,55,61]。

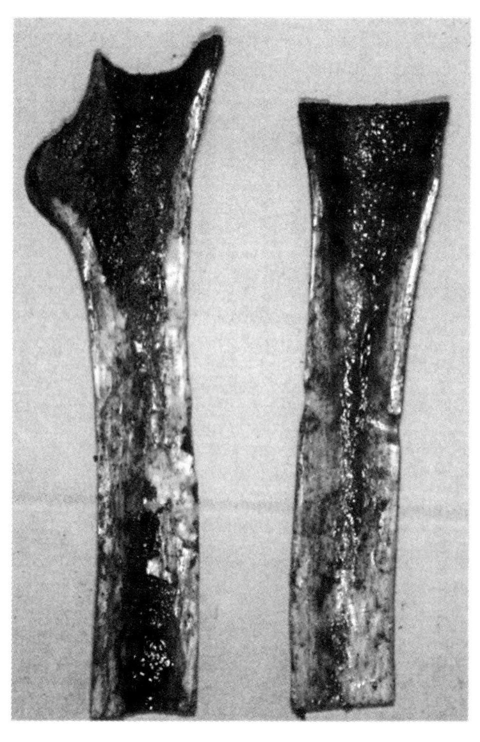

图95-4 股骨近端异体结构性移植骨，经高速磨钻修整外形，使之与缺损的股骨近端相适合。

许多学者相继报道了各自应用的手术方法[11,17-20,49,55,61]。一般情况下，异体皮质骨应覆盖宿主骨直径的1/2，同时要保留软组织与宿主骨的附着，以维持血供。如果环扎后应力不能达到缺损部位两侧正常骨干2倍直径的力学强度，那么，异体移植骨的长度应达到缺损部位上下8 cm，宽度应为1.5~2 cm。异体骨在应用前应先加工成形，使其与宿主骨达到最大程度的接触(见图95-4)。最好用高速磨钻进行加工成形。将成形后的移植骨置于宿主骨上，以2 mm直径的Dall-Miles线缆捆扎固定，线缆间距为2.5 cm。在收紧线缆前，在异体骨和宿主骨接触不紧密的部位应植入自体松质骨。收紧线缆后，自体松质骨便被挤压在异体骨和宿主骨之间(图95-5)。股骨假体超过皮质移植区的长度至少应为宿主股骨干直径的2倍，并贴附在近端宿主骨上。研究显示，单纯依靠异体皮质骨重建股骨距并不成功，许多假体发生了移位[1,25,26,47,49]。因此对股骨距缺损应选择带股骨距的长柄假体进行重建[18,19,33]。

应用异体皮质骨的短期和中期效果文献已有报道，其中Emerson、Head等的临床研究最具代表性，他们报道了106例患者，随访时间最短为2年(24~69个月)[20,29]。X线片上愈合的平均时间为8.4个月，移植骨的愈合率(异体骨和宿主骨有50%愈合)为98%。术前平均Harris髋关节评分为48.1分，最后随访时的Harris髋关节评分为79.6分。有20例发生临床失败，其中10例发生在股骨侧，10例中有8例是假体下沉所致。其中有5例是在早期手术的，当时术者还倾向用异体骨重建股骨距骨缺损。最近这些作者又报道了174例患者(177个髋关节)应用异体皮质骨和带股骨距假体进行的全髋关节成形翻修术[17,32]。不包括早期单纯使用异体骨重建股骨距骨缺损的病例。174例患者中，106例随访时间最短为2年，平均为3年，平均愈合时间为7.3个月，有2例未愈合，14%移植材料未完全整合，另有19%出现了骨吸收。5例假体下沉大于1 cm。6例失败的病例中有2例因股骨假体尺寸过小，分别在术后19个月和20个月时因松动进行了翻修。还有2例试图把带股骨距的假体安放在异体骨上，分别在术后4个月和12个月发生假体下沉而导致失败。另外2例股骨假体失败与异体骨移植无关，而与假体柄末端应力集中引起的疼痛有关。术后的Harris髋关节评分提高到85分。

在有关应用异体骨移植和髋关节成形术翻修的一篇深入回顾性研究中，Allen及其同事回顾了7例异体皮质骨重建病例，植骨长度平均为5.8 cm[1]，结果显

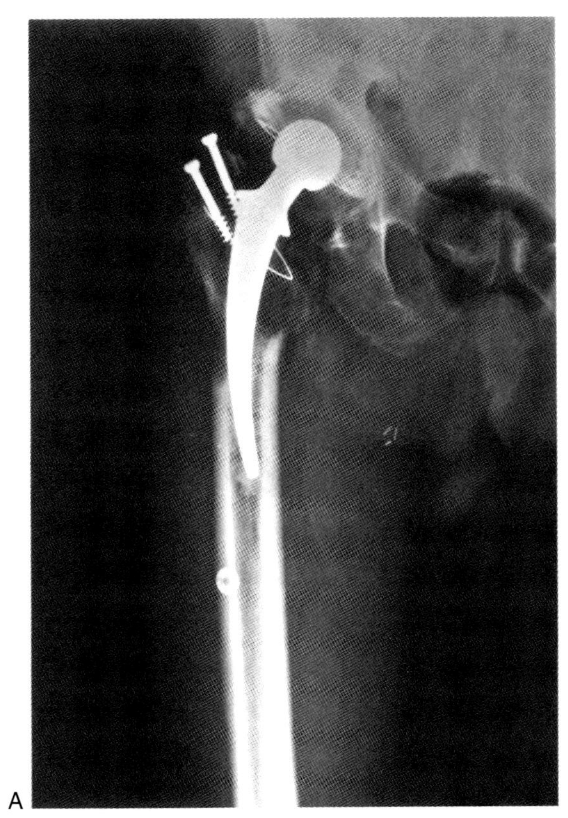

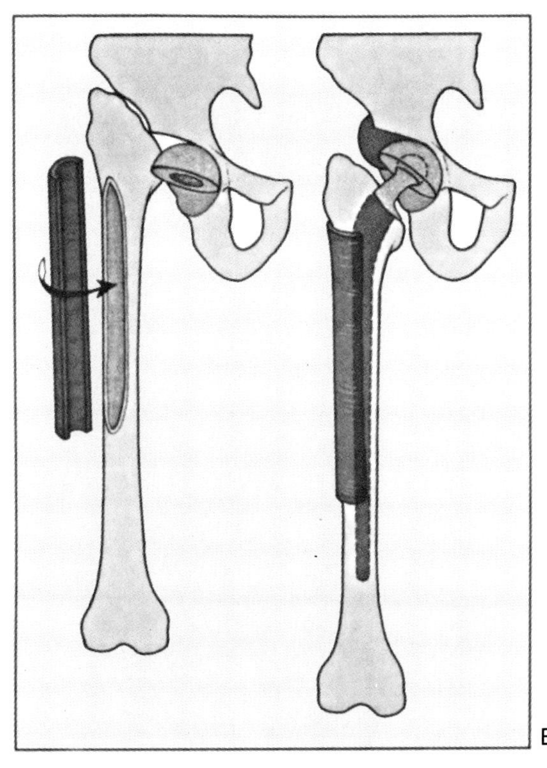

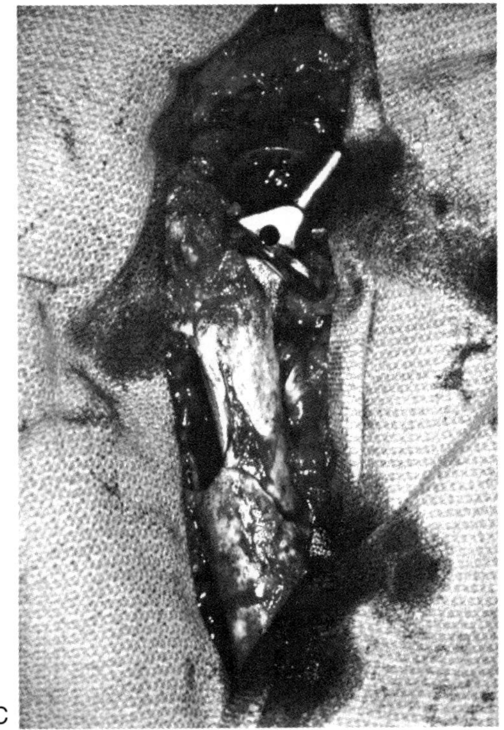

图 95–5 (A)经多次髋关节成形术翻修患者的股骨近端大型嵌入型骨缺损,可见股骨近端内外侧皮质骨缺损严重。(B)原理图:针对股骨外侧皮质骨缺损应用异体结构骨移植。(C)安装试用假体后仍可见股骨近端内外侧皮质骨缺损。(待续)

示重建部位全部愈合,并完成了重塑过程,表明局部再血管化的成功。术前平均 Harris 髋关节评分为 36.6 分,术后随访时评分达到 78.8 分,成功率为 86%。未发生支撑结构失败和假体下沉。在另一项回顾性研究中 Chandler [11]评估了 22 例因同类指征行异体皮质骨重建的病例。X 线检查显示成功率达到 100%,有 1 例发

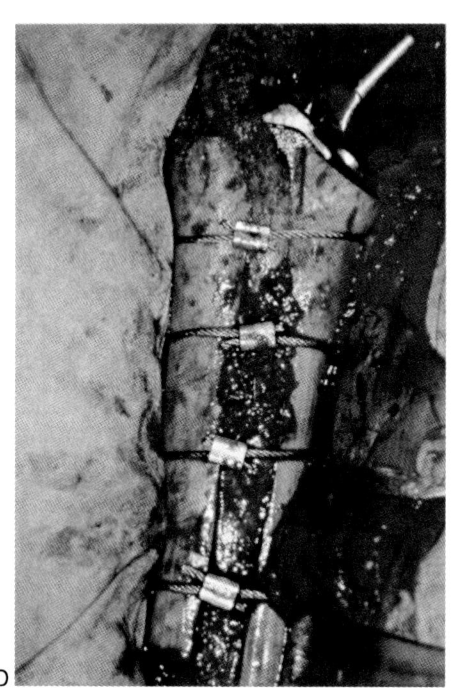
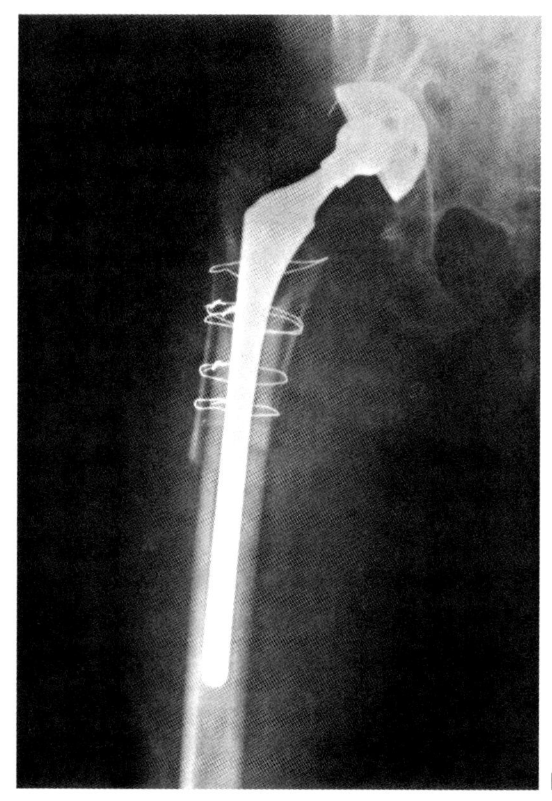

图 95-5(续) (D)植入异体皮质骨并以 2 mm Dall-Miles 线缆间隔 2 cm 捆绑固定后,安装了试用假体。可见异体骨和股骨间植入了大量自体松质骨。(E)重建后的股骨近端显示,异体骨位置满意,股骨尚在愈合。

生移植骨和股骨的骨折，经保守治疗最终骨折愈合。22 例患者中 19 例使用常规的短柄股骨假体，假体柄下端位于皮质骨缺损的近侧。目前的观点是,如果股骨外侧皮质骨缺损范围大于 2 cm,建议使用长柄股骨假体,或者用相互呈直角的双重植骨板。

最近又有报道[49]回顾了 95 例使用异体皮质骨移植及长柄全涂层股骨假体翻修全髋关节成形术的病例,结果显示 92.6%的异体骨与自体骨整合。7 例失败是由于假体尺寸选择过小，引起皮质骨吸收。由于 60%的病例出现了严重骨吸收和假体下沉，因而进一步说明异体骨重建股骨距是不适合的。有 2 例(1.7%)出现浅部感染,8 例(7.1%)发生脱位。此结果与另一文献报道[44]相一致,该报道显示同类手术的术后感染率为 0~26%,脱位率为 0.6%~22.7%。

在我们诊所异体骨移植的应用日益增加，从 1991 年开始,皮质骨的使用量增加了近 2 倍。这说明如果宿主股骨需要加强,异体皮质骨完全可以实现这一目的。

异体骨移植与假体重建组合术式

如果股骨近端完全缺损,治疗方法有以下几种选择:Girdlestone 成形术，股骨近端定制假体置换术,或异体骨移植与假体重建组合术式。后者的优势在于其可实现生物学重建。这些优点包括:异体骨与宿主骨能达到完全整合,异体骨经过整形后可与缺损的几何形状相适合,供体来源充足,致病率低。

术前选择异体骨时,应使其与干骺端和股骨干的直径尽可能一致,从而最大限度地避免移植骨与宿主骨交界区出现阶梯式畸形,同时也能最大限度地减少股骨近端过度膨大臃肿,以免妨碍软组织覆盖和切口闭合。手术入路要尽量减少软组织损伤,尽量保持宿主股骨近端的血供[25,26]。如果需要同时重建髋臼,为增加和扩大显露,可能需要行大转子截骨[53]。由于手术复杂,最好由 2 组人员同时进行。其中一组显露股骨近端,取出假体和残留的骨水泥,探明带血供的股骨近端，并标记好以备假体植入后覆盖在异体骨之上,并为髋臼重建做好准备。另一组在另一操作台上加工异体近端股骨使之与长柄股骨假体适合。用一根斯氏针插入髂骨翼作为调整下肢长度的参考标志。髋臼的重建应先于股骨和移植材料的准备,从而可以更准确地确定下肢长度。应尽量少剔除异体骨内面的骨质,使用抗生素骨水泥固定假体,以免骨水泥被挤入阶梯形的截骨部位(图 95-6)。可用两种方法确定所需的异体骨长度[55,61]。将股骨假体置入髓腔,复位髋关节,牵引下肢,测量臼杯到截骨部位的距离。自体股骨远端制作成小阶梯状，以增加异体骨和宿主骨的接触面积，并增加重建后的旋转稳定性。

然后将异体骨-假体组合件插入宿主骨中。为了最大限度地增加假体与宿主骨的接触面积,应备有多种长度和直径的股骨假体。在异体骨和宿主骨交界部植入异体皮质骨，同时植入大量自体骨以促进愈合(图 95-7)。一般情况下不要使用滑动钢板加固异体皮质骨，因为螺钉置入异体骨后会形成局部的应力集

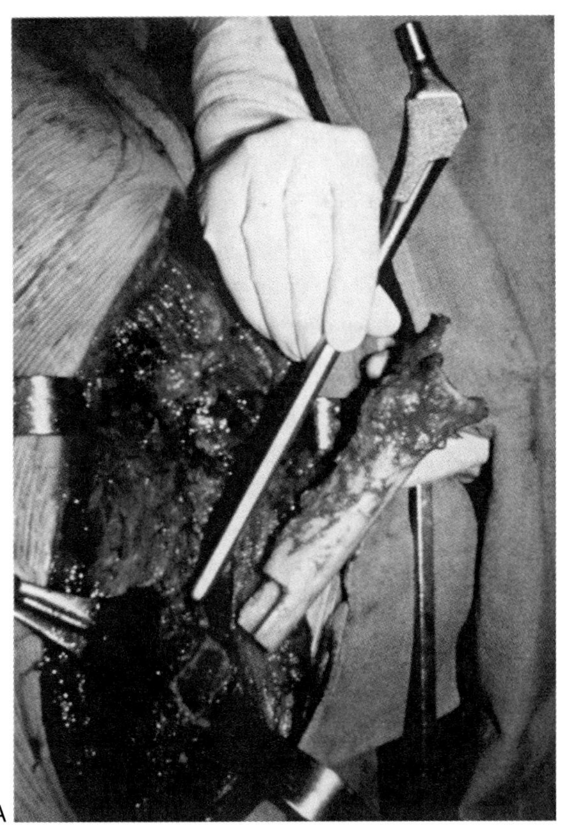

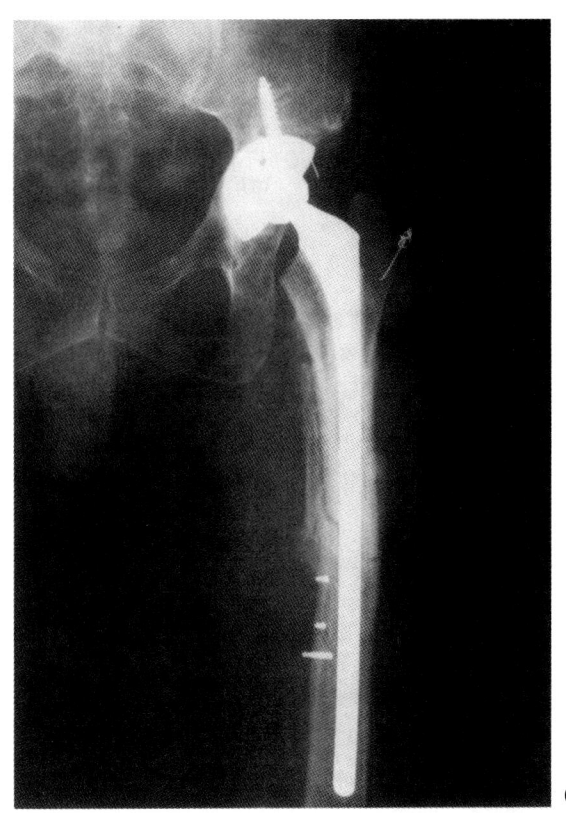

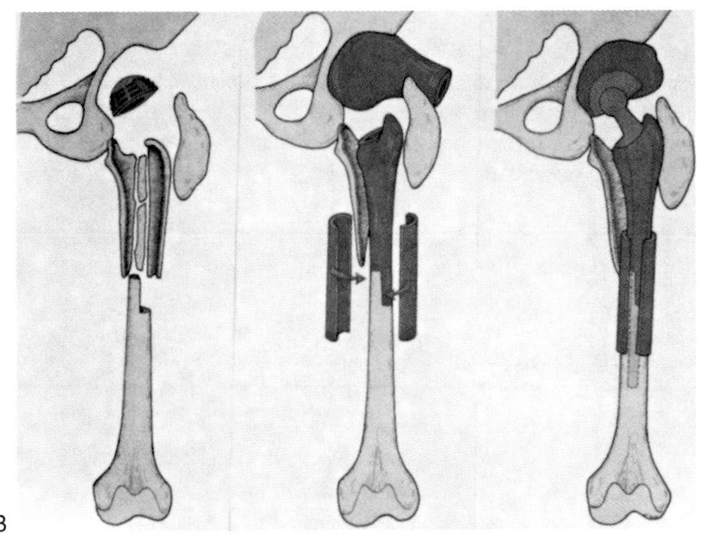

图 95-6　(A)股骨近端存在大段节段型骨缺损,因此认为异体骨-假体组合是最为适合的重建方法。图中所示为骨水泥固定于异体移植骨并植入宿主骨内之前的长柄股骨假体。可见异体骨和宿主骨结合部位制成的阶梯状定位。(B)异体骨-假体组合的示意图,保留的自体股骨近端正移向异体移植骨周围。(C)重建后的股骨近端,异体骨皮质植于交界部位并与宿主骨愈合。

中,容易发生骨折。我们的实验研究表明,利用髓内假体柄加强异体骨和宿主骨交界处的固定具有明显的优点,而且阶梯状处理也增加了扭转稳定性[43]。使用钢板螺钉固定,在扭转应力作用下,容易在第一枚螺钉和小转子之间发生骨折。使用相互呈直角的双钢板螺钉固定,虽然可以提供很好的即刻稳定性,但仍然会因应力集中而容易发生骨折。重建术后一旦发生骨折,由于局部血供较差,以及异体骨不可能完全整合,骨折愈合几乎是不可能的,因而需要对异体骨-假体组合进行翻修。应用异体骨板不仅可以增加整合率,提高骨质量,还可以增加重建后的抗扭转稳定性。使用 Dall-Miles 线缆将大转子固定在异体骨板上时应注意,线缆应置于小转子下方并穿过小转子。

对于小转子近端有节段型骨缺损的病例,选择带股骨距的假体比其他任何骨移植重建股骨距的方法都好,因为骨移植后常发生骨吸收和假体移位[1,25,26,47,49]。Cross及其同事[25]综述了 40 例应用大段股骨近端异体骨(平均长度 10.4 cm)的重建结果。总的成功率为 85%,X 线检查的明显愈合率为 81%,有 8%的病例因不愈合需行植骨和固定。术前 Harris 髋关节评分为 30.5 分,术后的平均分为 65.8 分,平均增加 35.3 分。X 线片显示大转子骨性愈合率为 38%,另有 42%为纤维性稳定愈合。4 例出现假体下沉,但无明显结构破坏。Head 和 Emerson 等[18,19,29,30,32]和其他学者[34]也报道了使用大段异体骨的经验,成功率为 73%。Harris 髋关节评分与 Cross 等的结果相似,术前为 26 分,术后为 65 分。但是他们发现有 4.5%的感染率,25%的脱位率,25%的不愈合率,和 2%的骨折率。这些并发症超过了使用高嵌体异体皮质骨移植者。因此作者们建议,翻修术中尽量少用大段股骨近端异体骨。1988 年,Gitelis 等[24]报道了 26 例全髋关节成形术失败后使用异体骨移植与假体组合的病例,成功率为 88%,平均 5.8 个月后 X 线显示的愈合率为 90%。作者建议在异体股骨大转子上钻孔,用不可吸收缝线将外展肌重新固定于其上。在我们的系列研究中[46]发现,在异体大转子上钻孔,并在其上固定软组织的病例中,有几例出现了大转子的完全吸收。这种骨吸收容易发生在大转子的基底部,可能是因为钻孔使局部的应力增加,也可能是因为机体产生的免疫相容性细胞从宿主进入异体骨的髓腔。目前,我们选择用 Dail-Miles 线缆把宿主的大转子固定在异体骨板上,如果大转子缺失,采用改良的 Krakow 缝合技术,用不可吸收缝线将外展肌固定在臀肌的肌腱上。通过这种方法可以为软组织提供一定的张力,减少假体脱位的发生,恢复部分外展肌

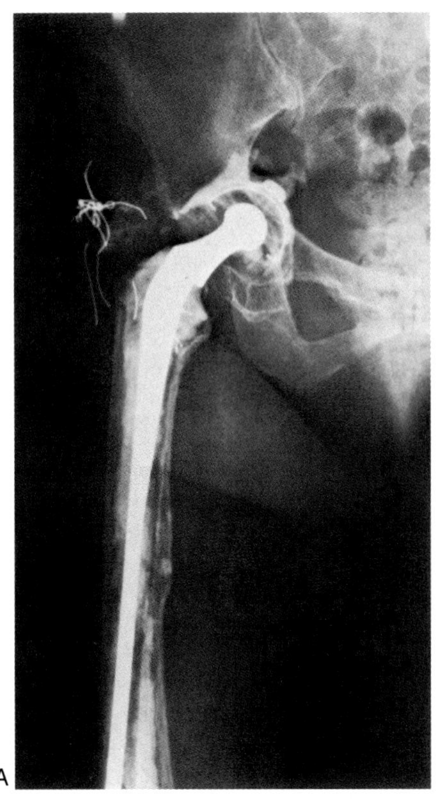

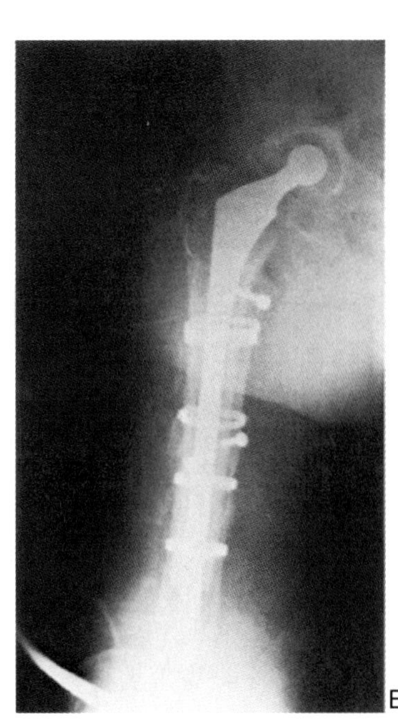

图 95-7 (A)右髋关节成形术翻修失败后,股骨外侧出现皮质骨缺损且大转子分离。(B)股骨近端虽然受损但仍呈圆柱状,可以将异体骨及长柄假体(生物学假体)植入其内,在生物植入物周围进行了自体骨移植,并以 Phaham 捆绑带固定。

力量,并保留了异体大转子,在我们的研究中还没有发现大转子吸收或骨量丢失的情况。

最近 Chandle 等[12,13]对 30 例患者的回顾性研究进一步证实了异体骨-假体组合的临床有效性,Harris 髋关节评分平均提高了 43 分 (术后 Harris 评分为 78 分)。X 线和临床结果显示愈合率达 96%。虽然使用了 Dall-Miles 线缆,但有 3 例(12%)患者大转子移位大于 1 cm,X 线显示线缆已断裂。McGann 等[45]和 Roberson[55]报道了异体骨-假体组合进行关节翻修的小样本临床资料,其结果与大样本一致,成功率为 80%,术后 Harris 髋关节评分约为 70 分。最近,我们回顾性分析了 41 例异体骨-假体组合重建股骨近端大段骨缺损的病例[46],平均随访时间为 2.8 年,异体骨平均长度为 15 cm,29 例患者异体骨和宿主骨交界部位使用皮质骨加强固定。术前 Harris 髋关节评分为 54 分,术后 1 年提高到 76 分,术后 2 年提高到 79 分。术后 3 年无再手术的生存率为 76%。感染率为 7.3%, 脱位率为 7.3%,术中宿主骨骨折的发生率为 17%,术后股骨假体周围 X 线透亮线进行性加宽的在 Ⅰ 区为 14%,Ⅶ区为 19%。

异体骨-假体组合重建的灾难性并发症是感染。我们的感染率为 7%,Gitelis 等为 6%[24], Allan 等为 8%[1],Gross 等为 6%[25]。显然,重建部位有效的软组织覆盖是必要的,对大多数行多次翻修的病例,需考虑用转移或游离组织瓣来覆盖重建区。不过其感染率与使用股骨近端定制假体时相同[14,45,54,57]。两种重建术式的高感染率可能与以下因素有关: 手术时间延长,以往的多次手术过程造成软组织受损,术中软组织广泛剥离,出血量过多或使用血制品,在异体骨重建时可能激活了免疫功能。无论何种原因,只要发生感染,就必须取出假体,进行再翻修。

假体的髓内固定,异体骨和宿主骨的交界部位使用异体骨移植加强,以及避免使用钢板和螺钉,这三种理念的增强使异体骨-假体组合重建股骨近端后骨折的发生率明显下降。一旦发生骨折,由于异体骨不可能完全整合,骨折愈合几乎是不可能的。即便使用了大量的自体骨移植,不愈合仍然会存在,对于这种情况必然也要再进行重建。值得庆幸的是,虽然影像学显示有 10%~20%的不愈合发生率, 但临床上大多没有症状。对有症状的骨折不愈合,采用自体骨移植的成功率可达 85%~90%。

异体骨与假体组合术后处理视初次全髋关节成形术的具体情况而定。术后 3~5 天应在患肢下垫软枕,使肢体处于外展位,以便减少引流量,并促进组织的修复。配戴髋外展支具,直到 X 线显示骨愈合为止。只有当 X 线显示愈合时,才可进行部分负重,时间大约在术后 6~9 个月。

作者的建议

毋庸置疑,大多数骨科医师都需要掌握复杂髋关节翻修的重建技术。虽然技术难度大,但异体骨移植重建股骨近端的效果却十分满意。大段异体骨-假体组合和结构性异体骨移植的适应证有所不同,因此也不能对二者进行比较。目前的选择趋势为,使用皮质骨移植加强重建效果,应尽量保存组织血供,并且尽可能不用整段异体骨移植。

在过去的几年中,我们也应用过整段异体骨进行股骨的重建, 但近年来异体皮质骨的使用明显增加,这说明我们现在更倾向于维持现存的股骨近端,用皮质骨来增强固定,并在整合后增加股骨近端骨质。与初次置换不同,股骨近端骨缺损的重建手术,无论术中或术后都有较多的并发症发生,其中有些甚至是灾难性的。因此,医师在实施手术前需要和患者认真讨论这类手术的局限性和最终效果。

(李晓辉 译 于建华 李世民 校)

参考文献

1. Allan DG, Lavoie GJ, Gross A: Proximal femoral allografts in revision hip arthroplasty. J Bone Joint Surg 73B:235, 1991
2. American Academy of Orthopedic Surgeons Committee on the Hip: Classification and management of bone deficiencies of the acetabulum and femur. Presented as a Scientific Exhibit at the Annual American Academy of Orthopedic Surgeons Scientific Meeting, New Orleans, 1990
3. American Association of Tissue Banks: Standard for Tissue Banking. American Association for Tissue Banks, Arlington, VA, 1987
4. Barnett E, Nordin BEC: The radiographic diagnosis of osteoporosis: a new approach. Clin Radiol 11:166, 1960
5. Borja F, Mnayneh W: Bone allograft in salvage of difficult hip arthroplasties. Clin Orthop Rel Res 197:123, 1985
6. Bright RW, Burstein AH, Burchardt H: The biomechanical properties of preserved bone grafts. p. 241. In Friedlander GE, Mankin HJ, Sell KW (eds): Osteochondral Allografts: Biology, Banking, and Clinical Applications. Little, Brown, Boston, 1983
7. Buck BE, Malinin TI, Brown MD: Bone transplantation in human immune deficiency virus: an estimate risk of acquired immune deficiency syndrome (AIDS). Clin Orthop 240:129, 1989

8. Buck BE, Resnick L, Shah SM, Malinin TI: Human immune deficiency virus cultured from bone: implications for transplantation. Clin Orthop 251:249, 1990
9. Callaghan JJ, Salvati EA, Pellicci PM et al: Results of revision for mechanical failure after cemented total hip replacement. J Bone Joint Surg 67A:1074, 1985
10. Capanna R, Rock MG, Ruggieri P et al: Subtotal and total femoral resection: an alternative to total femoral prosthetic replacement. Int Orthop 2:121, 1986
11. Chandler HP: The use of strut allograft in the reconstruction of failed total hip replacements. Orthopedics 15:1207, 1992
12. Chandler H, Clark AJ, Murphy S et al: Reconstruction of major segmental loss of the proximal femur in revision total hip arthroplasty. Clin Orthop Rel Res 298:67, 1994
13. Chandler H, McCarthy J et al: Reconstruction of major segmental loss of the proximal femur. Presented at the Annual Meeting of the American Academy of Orthopaedic Surgeons Knee and Hip Society, San Francisco, 1993
14. Chao EYS, Sim FH: Composite fixation of salvage prosthesis for the hip and knee. Clin Orthop Rel Res 276:91, 1990
15. Conway B, Tomford W, Mankin HJ et al: Radiosensitivity of HIV-1: potential application to sterilization of bone allograft. AIDS 5:608. 1991
16. Dziedzic-Goclawska A et al: Effect of radiation sterilization on the osteoinductive properties and the rate of remodeling of bone implants preserved by lyophilization and deep freezing. Clin Orthop 272:32, 1990
17. Emerson RH, Cuellar AD, Head WC, Peters PC: Reconstruction of the deficient femur with cortical strut allografts. Tech Orthop 7:27, 1993
18. Emerson RH, Head WC, Malinin TI, Matlin JA: Allograft femoral reconstruction in revision hip arthroplasty. Part I. Surg Rounds Orthop 4:15, 1990
19. Emerson RH, Head WC, Malinin TI, Matlin JA: Allograft femoral reconstruction in revision hip arthroplasty. Part II. Surg Rounds Orthop 4:31, 1990
20 Emerson RH, Malinin TI, Head WC et al: Cortical strut allografts in the reconstruction of the femur in revision total hip arthroplasty: basic designs and clinical study. Clin Orthop Rel Res 285:35, 1992
21. Evans FG: Mechanical Properties of Bone. Charles C Thomas, Springfield, IL, 1973
22. Fideler BM et al: Effects of gamma irradiation on human immune deficiency virus. J Bone Joint Surg 76A:1032, 1994
23. Friedlaender GE, Tomford WW: Approaches to the retrival and banking of osteochondral allografts. p. 185. In Fiedlaender GE, Goldberg VM (eds): Bone and Cartilage Allografts. American Academy of Orthopaedic Surgeons, Chicago, 1989
24. Gitelis S, Heligman D, Quill G, Piasecki P: The use of large allografts for tumor reconstruction and salvage for failed total hip arthroplasty. Clin Orthop Rel Res 231:62, 1988
25. Gross AE, Allen DG, Lavoyi GJ, Oakeshott RG: Revision arthroplasty of the proximal femur using allograft bone. Orthop Clin North Am 24:705, 1993
26. Gross AE, Lavoie JV et al: The use of allograft bone in revision of total hip arthroplasty. Clin Orthop Rel Res 197:115, 1985
27. Gruen TA, Hedley AK, Borden LS, Hungerford DS: Adaptive bone remodeling associated with cementless porous coated femoral total hip replacement components: five year minimum follow-up radiographic analysis. Scientific exhibit at the Annual Meeting of the American Academy of Orthopaedic Surgeons, Anaheim, CA, 1991
28. Gustillo RB, Pasternak HS: Revision total hip arthroplasty with titanium ingrowth prosthesis and bone grafting for a failed cemented component loosening. Clin Orthop 235:111, 1988
29. Head WC, Berklacich F, Malinin TI, Emerson RH: Proximal femoral allografts in revision total hip arthroplasty. Clin Orthop Rel Res 225:22, 1987
30. Head WC, Malinin TI, Berklacich F: Freeze dried proximal femur allografts in revision total hip arthroplasty: a preliminary report. Clin Orthop Rel Res 215:109, 1987
31. Head WC, Mallory TH, Emerson RH et al: Extensile exposure of the hip for revision arthroplasty. J Arthroplasty 2:265, 1987
32. Head WC, Wagner RA, Emerson RH, Malinin TI: Restoration of femoral bone stock in revision total hip arthroplasty. Presented at the Annual Meeting of the American Academy of Orthopaedic Surgeons, San Francisco, 1993
33. Head WC, Wagner RA, Emerson RH, Malinin TI: Revision total hip arthroplasty in the deficient femur with a proximal load bearing prosthesis. Clin Orthop Rel Res 298:119, 1994
34. Inglis AE, Carter SR, Walker PS: Long term radiographic evaluation of massive proximal femoral replacement. p. 000. In Langlais F, Tomeno B (eds): Limb Salvage: Major Reconstructions in Oncologic and Non-Tumoral Conditions. Springer-Verlag, Berlin, 1991
35. Jasty MJ, Floyd WE, Schiller AL et al: Localized osteolysis in stable nonseptic total hip replacement. J Bone Joint Surg 68A:912, 1986
36. Kantor JS, Osterkamp JA, Dorr LD et al: Resection arthroplasty following infected total hip replacement arthroplasty. J Arthroplasty 1:83, 1986
37. Kavanagh BF, Ilstrup DM, Fitzgerald RH: Revision total hip arthroplasty. J Bone Joint Surg 67A:517, 1985
38. Kitchen AD, Mann GF, Harrison JF, Zukermann AJ: The effect of gamma radiation on the human immune deficiency virus and human coagulation proteins. Vox Sang 56:223, 1989
39. Knaepler H, Haas H, Puschel HU: Biomechanical properties of head and radiation application to bone. Unfallchirurgie 17:194, 1990
40. Komender J, Komender A, Dziedzic-Goclawska A, Ostrowski K: Radiation sterilized bone grafts evaluated by electron spin resonance technique in mechanical tests. Transplant Proc 8(2 suppl):25, 1976
41. Komender J, Makzewska H, Komender A: Therapeutic effects of transplantation of lyophilized and radiation sterilized allogenic bone. Clin Orthop 272:38, 1990
42. Lane JM, Sumco TP, Zolan S: The treatment of pathological fractures of the hip by endoprosthetic replacement. J Bone Joint Surg 62A:954, 1980
43. Markel MD, Rock MG, Mackel M et al: Mechanical characteristics of proximal femoral reconstruction after fifty percent resection. J Bone Joint Surg 3:339, 1993
44. Martin WR, Sutherland CJ: Complications of proximal femoral allografts and revision total hip arthroplasty. Clin Orthop Rel Res 295:161, 1993
45. McGann W, Mankin HJ, Harris WH: Massive allografting for severe failed total hip replacement. J Bone Joint Surg 68A:4, 1986
46. Nelson T, Rock MG: Revision hip arthroplasty with proximal femoral allograft: Mayo Clinic experience. (Submitted to the

American Academy of Orthopedic Surgeons for podium presentation, 1995)

47. Oakeshott RD, Morgan DAF, Gross A et al: Revision total hip arthroplasty with osseous allograft reconstruction. Clin Orthop Rel Res 225:37, 1987
48. Oakeshott R: Radiation sterilization of bone for transplantation. Presented at the European Association of Tissue Bank Meeting, Vienna, 1994
49. Pak JH, Paprosky WG, Jablonsky WS, Lawrence J: Femoral strut allografts and cementless revision total hip arthroplasty. Clin Orthop Rel Res 295:172, 1993
50. Paprosky WG, Lawrence J, Cameron H: Femoral defect classification: clinical application. Orthop Rev 19:9, 1990
51. Pelker RR, Friedlander GE, Markham TC: Biomechanical properties of bone allografts. Clin Orthop 174:54, 1983
52. Pellicci PM, Wilson PD Jr, Sledge CB: Long term results of revision total hip replacement. J Bone Joint Surg 67A:513, 1985
53. Peters PC, Head WC, Emerson RH: An extended trochanteric osteotomy for revision total hip arthroplasty. J Bone Joint Surg 75B:158, 1992
54. Postel M, Courpied JP, Braud P: Segmental total hip and knee replacement: a long term review. p. 263. In Langlais F, Tomeno B (eds): Limb Salvage: Major Reconstructions in Oncologic and Non-Tumoral Conditions. Springer-Verlag, Berlin, 1991
55. Roberson JR: Proximal femoral bone loss after total hip arthroplasty. Orthop Clin North Am 23:291, 1992
56. Rock MG: Bipolar proximal femoral replacement in metastatic disease. p. 437. In Limb Salvage and Muskuloskeletal Oncology. Springer-Verlag, Tokyo, 1988
57. Scales JT: Massive bone and joint replacement involving the upper femur, acetabulum, and iliac bone in the hip. p. 245. In The Hip: Proceedings of the Third Open Scientific Meeting of the Hip Society. CV Mosby, St. Louis, 1975
58. Settecerri J, Sim FH, Malkani A, Chao EYS: Proximal femoral replacement for non-tumor conditions. Mayo Clinic experience. Br J Bone Joint Surg 77:351, 1995
59. Sim FH, Chao EYS: Hip salvage by proximal femoral replacement. J Bone Joint Surg 63A:1228, 1981
60. Simonds RJ, Holmberg SP, Hurwitz RL: Transmission of human immune deficiency virus type I from a sero-negative organ in a tissue donor. N Engl J Med 326:726, 1992
61. Stiehl JB: Femoral allograft reconstruction in revision total hip arthroplasty. Orthop Rev 21:1057, 1992
62. Transmission of HIV through bone transplantation: a case report and public health recommendation. MMWR 37:597, 1988
63. Triantafyllou N, Sotiropoulos E, Triantafyllou JN: The mechanical properties of lyophilized and irradiated bone grafts. Acta Orthop Belg 41:35, 1975
64. Zasacki W: The efficacy of application of lyophilized radiation sterilized bone graft in orthopedic surgery. Clin Orthop 272:82, 1991

第 96 章

特制假体治疗髋关节巨大骨缺损

Mary I. O'Connor, Franklin H. Sim, Edmund Y. S. Chao

肿瘤切除或髋关节成形术失败后,常引起股骨近端和髋臼巨大骨缺损，其重建方法是关节外科的难题。近年来,在原发性肉瘤切除后保肢重建过程中,人们设计并开始使用了特制假体，也积累了一定的经验。目前,该方法也应用于多次关节成形术后存在严重骨丢失的选择性病例。我们的经验表明,这项技术可有效缓解疼痛,恢复下肢长度,增强关节的稳定性。本章重点讨论两种特制假体在此种病例中的应用,即股骨近端置换假体和鞍状假体。

特制假体的应用指征

股骨近端巨大骨缺损

对于股骨近端整段切除或股骨近端巨大骨缺损，由于异体皮质骨移植不能重建股骨近端的完整性,临床通常采用的骨缺损重建方法包括：异体骨-假体组合,切除或关节成形术以及定制或现成的股骨近端节段式重建假体。

异体骨-假体组合重建术式常会取得非常满意的临床效果。采用该技术可以保存骨量以备将来之需，同时由于可将患者的外展肌腱缝合在异体骨上,而为外展肌的修复提供了一种有效的方法。但异体骨-假体组合重建术也存在一些相关的并发症,包括异体移植骨骨折、异体骨-宿主骨界面不愈合以及异体骨带来的继发性感染的风险。对于术前股骨近端接受过放疗的患者和那些术后仍需放疗或化疗的患者来说,这些风险会更高。

切除式关节成形术对于股骨近端骨缺损的患者来说并不是一种理想的选择。术后会出现下肢明显不等长和肢体功能明显受损。但切除式关节成形术的效果仍优于关节离断术或半骨盆切除术。关于切除式关节成形术和异体骨-假体组合术式的详细论述可参见第 95 章和第 97 章。

股骨近端置换假体的应用指征有限。大多数股骨假体失败的翻修术最好采用第 95 章详述的方法进行。对于需要整段切除股骨近端的肉瘤患者,可以考虑行股骨近端置换假体重建术。这项技术比异体骨-假体组合术更适合于曾做过放疗的患者以及术后需要进行放疗或化疗的患者(图 96-1)。采用组配式假体可以在术中根据骨的切除范围确定假体的长度 (图 96-2)。其缺点包括会出现假体松动和失败、关节失稳以及外展肌无力。

对于髋关节成形术失败后股骨近端存在严重骨缺损的病例,股骨近端置换式假体的应用一般只限于老年和活动量极少的患者。对于合并有股骨近端骨折或截骨部位不愈合的髋关节病患者,有时也可以考虑行股骨近端假体置换术(图 96-3)。如果可行,笔者更倾向于行骨缝合术联合行骨移植,以保存骨量。

髋臼巨大骨缺损

肉瘤整块切除或关节成形术失败引起的髋臼巨大骨缺损的重建仍然比较困难。可供选用的重建术包括：股骨-髂骨或股骨-坐骨融合术，股骨-髂骨或股骨-坐骨人造假关节，髋臼异体同种骨移植联合关节成形术,高压灭菌自体骨移植联合关节成形术,半骨盆关节成形术,鞍状假体置换术[10]。不同重建方式的具体适应证取决于骨和软组织的缺损程度以及患者的病情需要和功能状态。

当残存骨量足够时，关节融合术提供的重建效果持久耐用且总体功能良好[9]。但融合术技术难度较高,且术后会发生下肢短缩。人造关节的技术要求比关键融合术低,但功能较差。一些小病例系列的骨盆假体重建术的早期结果显示，其功能结果有好有坏且并发症发生率较高[10]。异体髋臼移植联合关节成形的置换术可以提供令人满意的功能效果，但存在感

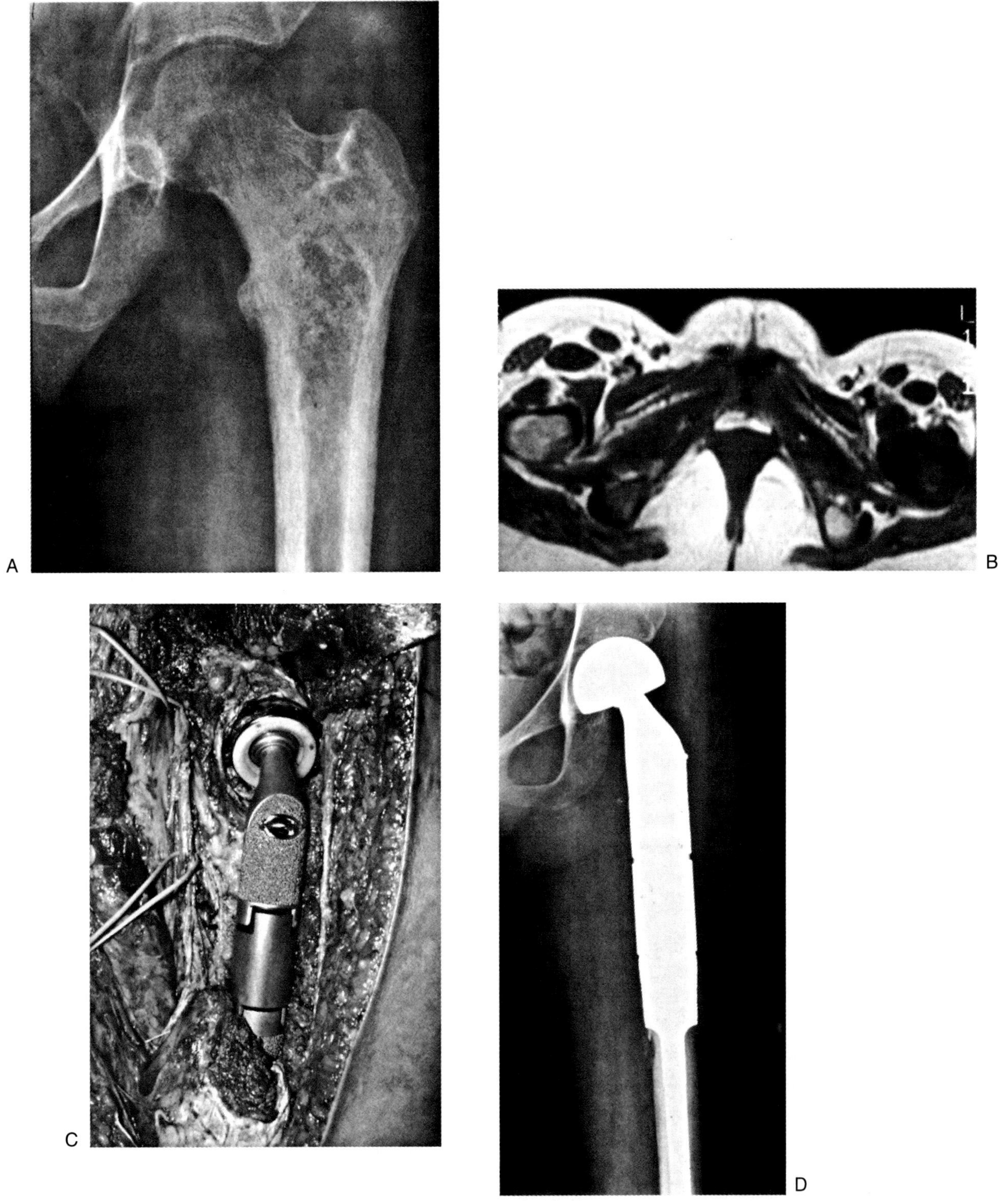

图 96–1　16 岁女性患者，左侧股骨近端复发尤因肉瘤，此前进行过局部放疗。术前对她进行了化疗，术后将再次进行化疗并进行骨髓移植。(A) 在诊所局部肿瘤复发时拍的左侧股骨近端的正位 X 线片。(B) MRI(TR400，TE20) 显示肉瘤复发伴骨髓信号异常以及肿瘤向前侧骨外扩散。(C) 股骨近端双极关节置换假体的术中照片。可见股神经周围的血管袢。(D) 重建术后 9 个月的 X 线片。患者可用单拐离床活动且无疼痛。

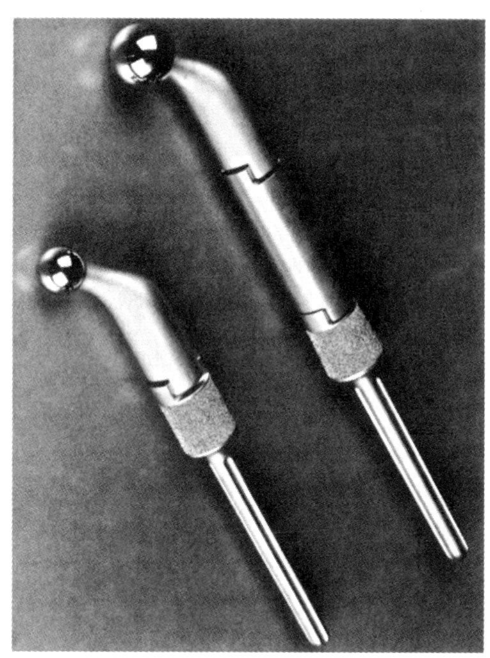

图 96-2 股骨近端组配式假体（Howmedica, Rutherford, NJ），可适用于各种切除长度的骨骼尺寸。

染、移植骨与宿主骨不愈合、假体不稳和异体骨断裂的风险。

鞍状假体重建术虽然不能提供真正的髋关节活动，但可以提供极好的稳定性，而且保持了患肢的长度（图 96-4）。为支撑鞍状假体，髂骨必须保留充足的骨量。采用鞍状假体虽然会发生并发症，但不必担心异体骨-宿主骨界面愈合和异体骨断裂的问题。此外，第二代鞍状假体（Mark Ⅱ 鞍状假体）与第一代假体（Mark Ⅰ 鞍状假体）相比，术后功能得到明显改善。第二代鞍状假体在设计上做了如下改进：增加了股骨头的偏心距，增加了鞍宽度，组件式骨盆假体可在骨盆负重轴方向调整下肢长度，配装的聚乙烯支承面可改善鞍状假体沿垂直负重轴方向的旋转（图 96-5）[7]。

临床研究系列

股骨置换假体

对假体失败或肿瘤所引起的骨缺损进行重建时，应对股骨近端置换假体的临床应用结果进行分析。Khong 等[3]回顾分析了我院采用这种假体在治疗原发性或转移性骨肿瘤患者的临床经验。此研究系列包括 50 例原发性肿瘤患者（平均随访 45 个月）和 34 例转移性肿瘤患者（平均随访 9 个月）。

原发性肿瘤选用的假体内侧长度为 155 mm，转移性肿瘤选用的长度为 110 mm。术后最少随访 2 年的 30 例可评估股骨假体中，有 2 例 X 线片显示假体松动。但平均随访 5 年时 22 例骨水泥髋臼假体中有 10 例显示影像学松动。20 例可评估双极臼杯假体中有 10 例由于关节软骨磨损而发生臼杯轻度但可测量的移位。在进行综述分析的 72 例股骨中有 31 例股骨假体周围出现骨量减少。

尽管外展肌无力的发生率为 80%，但患者总体功能良好。有 10 个髋关节（12%）发生不稳定，其中 9 例为固定式髋臼假体，1 例为双极假体。其他学者报道的脱位率各不相同，有的 20 例中出现 1 例[12]，也有的 56 例中出现 12 例[11]。感染的发生率也不相同，有的 20 例中无一感染[12]，有的 82 例中发生 4 例[3]，也有的 56 例中出现 3 例[11]。

对于非肿瘤性髋关节病变引起的股骨近端巨大骨缺损，又不适合应用常规长柄股骨假体的患者，股骨近端置换术是一种可行的重建术式。我们使用第一代假体进行了 50 例股骨近端置换术，其中 32 例复查时存活，平均随访 11 年，最少随访 5 年[5]。在这组难治性患者中，术前平均 Harris 髋关节评分为 46 分，术后 1 年时为 80 分，最后一次随访时只有很少下降，平均 76 分。脱位是最常发生的并发症，50 例中有 11 例（22%）发生脱位。其中 2 例进行了翻修，另有 2 例需切开复位。无菌性松动需翻修的有 4 例（12%）股骨假体和 7 例（21%）髋臼假体。以翻修作为假体最终寿命的标准，术后 12 年的假体生存率为 64%。

以上这两个病例系列中，髋臼假体的松动率都很高，这可能与外展肌无力伴发持续的代偿性臀中肌步态以及为加强稳定性将臼杯放置在更加水平位有关。这些因素共同形成以 2 区为支点的使臼杯倾斜的循环作用力矩，从而在 1 区和 3 区的假体-骨水泥界面和骨水泥-骨界面上产生了较大的剪应力。另有研究表明，应用 32 mm 股骨头假体，髋臼松动的危险更高[6]。因此第二代假体目前使用的组配式股骨头假体直径为 28 mm。

股骨假体的松动率虽然比髋臼假体低，但长期随访结果尚无定论。这类松动可能与使用第一代骨水泥技术以及股骨干周围与假体相关的骨质减少有关。为尽量降低这种骨质减少，我们提出了一种利用皮质外骨桥的复合固定概念，即通过诱发骨痂在多

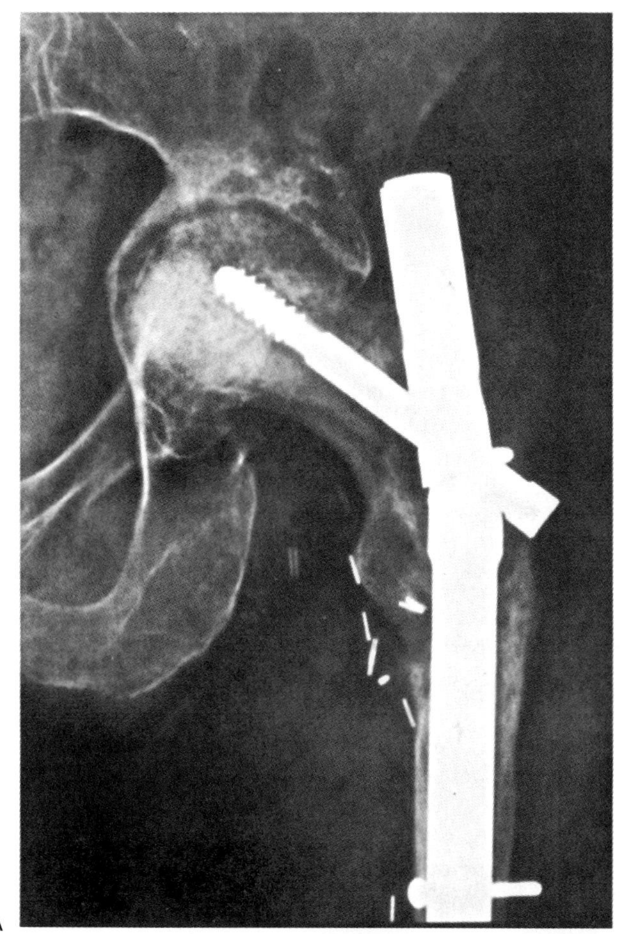
A

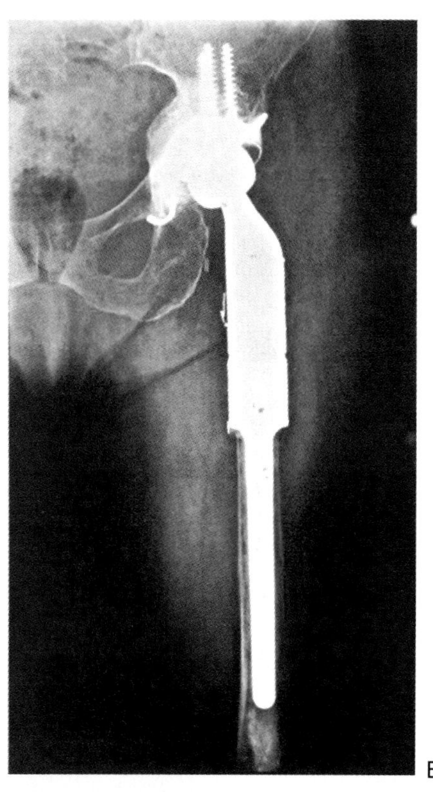
B

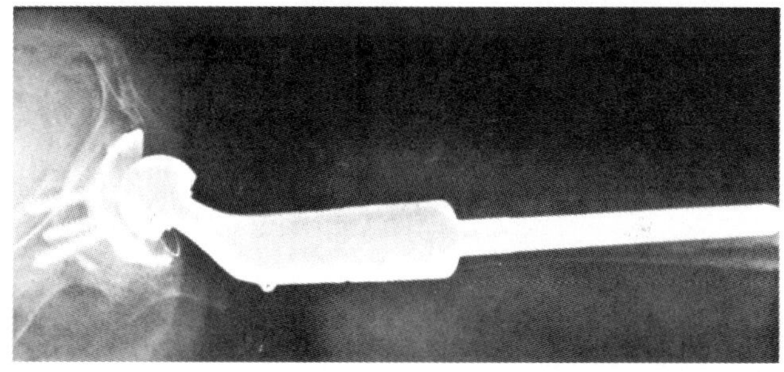
C

图 96–3　68 岁女性患者，有股骨近端淋巴瘤病史，曾接受放疗和化疗，并用 Zickel 钉固定转子下骨折。骨折未愈合，内固定失败。用 Recon 钉和带血管蒂腓骨移植进行了翻修术。结果又发生了髋臼前突。尽管移植的腓骨初始愈合，但转子下骨折仍未愈合。随后 Recon 钉断裂，移植的腓骨发生骨折。(A)正位 X 线片显示，重建钉断裂，移植的腓骨骨折。(B,C)用股骨近端置换假体、内侧骨移植、Ganz 环和骨水泥型聚乙烯髋臼假体行翻修术后 1 年的 X 线片。患者只有轻度不适，可用单拐离床活动。

孔涂层假体的肩状部位于股骨周围形成一个骨领(图96–6)[2]。最近研究表明，皮质外骨桥除了提高固定强度并把应力传递至皮质上以外，还可以限制磨损颗粒进入骨–骨水泥界面，从而减少了骨溶解及假体松动的发生[13]。

在这些早期报道中，脱位发生率较高，并将其归因于此前曾做过多次手术和外展肌无力。在我们最近使用第二代假体的临床中，47 例患者中只有 2 例发生脱位(4%)[2]。我们认为脱位率下降主要是因为对外展肌机制有了更深入的了解，注意了保持软组织足够张力的问题，并在术后使用了支具。

鞍状假体

和股骨近端置换假体一样，对鞍状假体临床结

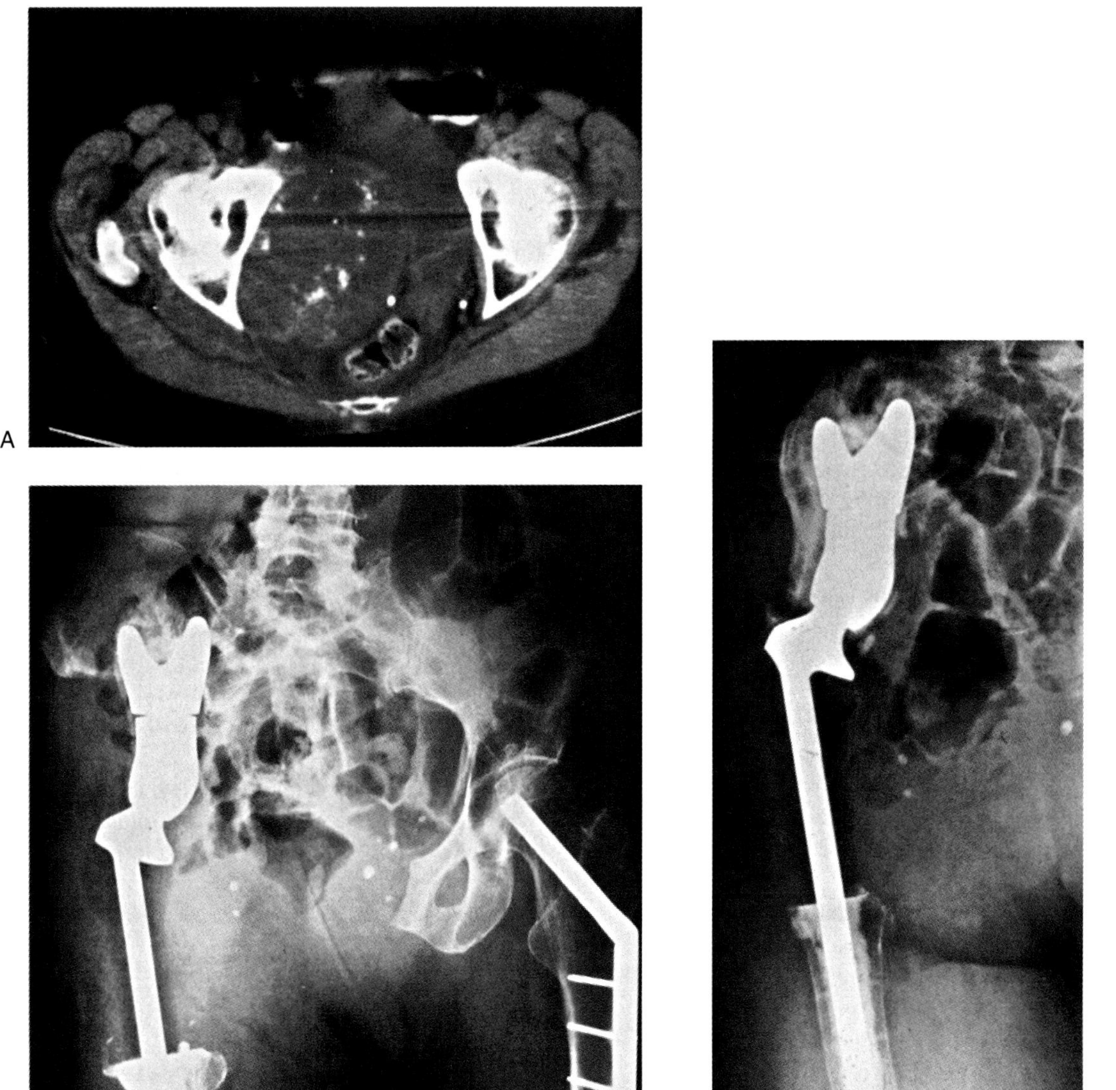

图 96–4 患者女性,77 岁,髋臼和股骨近端低度恶性软骨肉瘤。(A)CT 显示髋臼内侧存在大块肿瘤。(B)广泛切除后用鞍状假体重建髋臼。(C)2 年随访时,患者可扶单拐离床活动,只有轻度不适。X 线片显示假体近端附近有骨形成。

果的分析表明，这种假体也可用于重建假体失败或肿瘤所致的骨缺损。Aboulafia 等[1]报道了 13 例髋臼周围肿瘤切除后使用鞍状假体重建髋臼平均随访 19 个月的结果。8 例患者可扶单拐离床活动,2 例患者可扶双拐行走,3 例不能下床活动。发生的并发症如下:2 例出现假体分离,2 例发生深部感染,1 例出现切口裂开。作者的结论是,鞍状假体是一种髋臼周围切除后进行重建的简单而可靠的方法。作者也对假体进行了改进，在鞍状基底部增加了两枚固定螺钉以防止假体分离。

Nieder 和 Friesecke[8]报道了在 1987~1990 年期间植入 73 例第一代鞍状假体治疗因关节成形术失败所致的髋臼巨大骨缺损的结果。其中约 50%为无菌性失败,其余为感染性失败。28 例发生感染的患者,用鞍状假体重建后仍有 10 例存在感染。90%的无菌性失败病例,出现了一定程度的髂骨硬化和假体磨损。发生的并发症如下:7 例脱位,3 例进行性移位,2 例松动,1 例假体失败,1 例骨盆骨折。与第一代鞍状假体相比,第二代(Mark Ⅱ)鞍状假体在活动范围和肌肉控制方面均有明显的改善。术后早期随访发现,疼痛也很少发生[7]。学者们认为，鞍状假体的适应证仅限于用其他方法无法重建髋臼的病例。

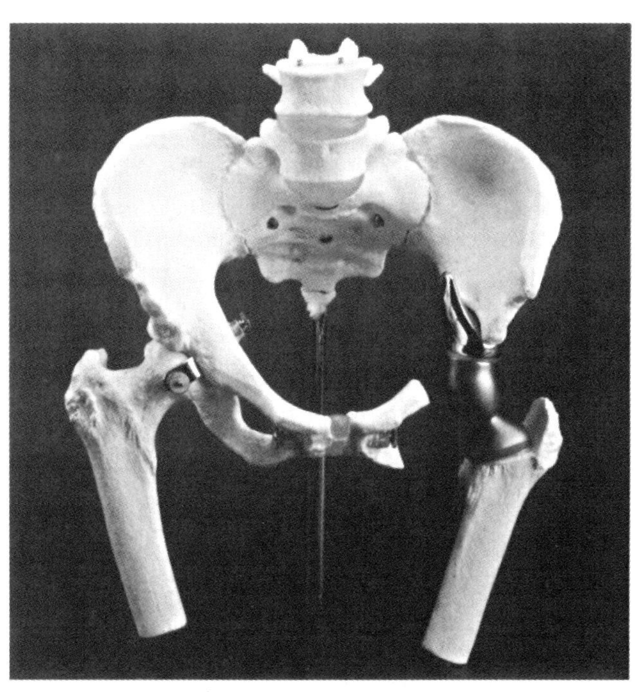

图 96-5　Mark Ⅱ 鞍状假体。这种改进后的假体允许旋转以降低骨性关节上的应力。

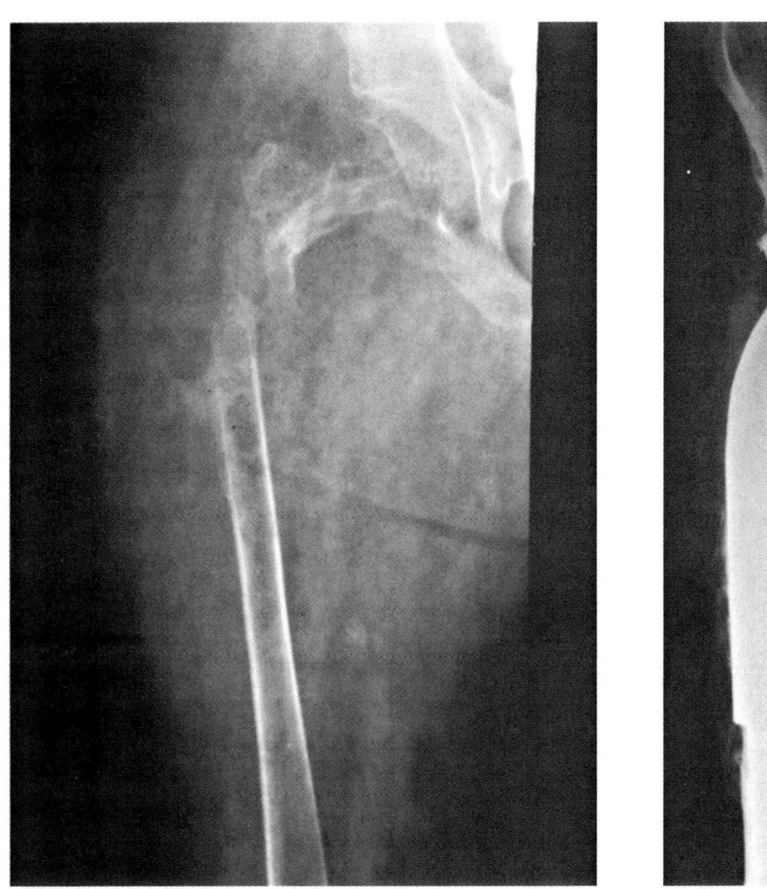

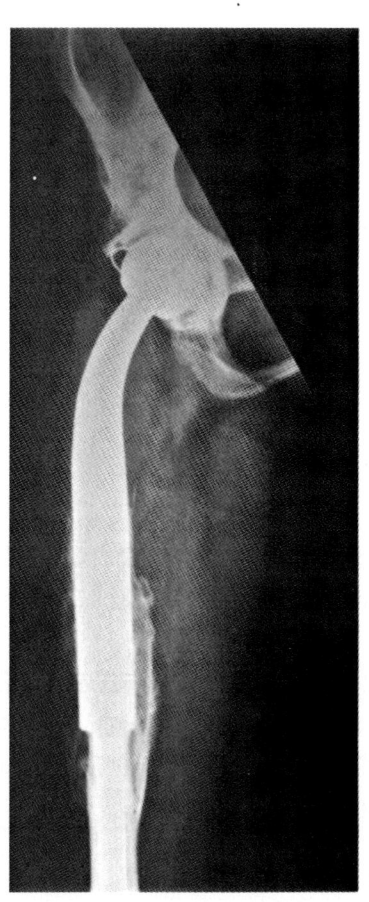

图 96-6　沿骨与假体界面形成的皮质外骨桥能使应力直接传递到骨皮质，并可减少因应力遮挡引起的骨吸收。(A)患 Gorham 病(骨消失性疾病)15 岁女性患者的前后位 X 线片。(B)术后 4.5 年时股骨近端置换假体的 X 线片。已形成良好的骨桥。

手术技巧

股骨近端置换假体

手术前应做好周密的计划,并注重手术细节。骨肉瘤患者的病变位置决定着股骨近端的切除平面和周围软组织的切除范围。患者取侧卧位,采用前外侧或后方入路。保护好血管神经结构,分离外展肌止点,并翻向上方。确定股骨近端可利用的骨皮质范围,以及股骨近端的截除范围。记录下切除骨的长度。仔细分离肌肉止点,并标记。扩大股骨髓腔,安装试用假体进行试复位。关键是确定正确的假体长度,其受周围软组织张力的影响较大。在操作台上组装好假体,在股骨髓腔内置入骨栓。通过加压给髓腔内注入甲基丙烯酸甲酯,然后植入真假体。股骨假体安放要有适当的前倾角度。如果使用固定式髋臼假体,臼杯应尽量水平位放置,前倾角也要比标准髋关节成形术大一些,为20°。

然后进行软组织重建。如果股外侧肌的长度足够,要将臀中肌固定于股外侧肌上。如果股外侧肌缺损,可将臀中肌固定于阔筋膜张肌的内面。也可行臀大肌前移以增加关节外侧的稳定性。髂腰肌固定于前部软组织上。如果肌肉缝合后不能完全覆盖假体,应考虑应用旋转或游离皮瓣进行覆盖。

鞍状假体

Nieder等[7]对鞍状假体的手术方法做了描述。对于关节成形术失败但内侧皮质完整的患者,可通过向内和向下松动骨骼为鞍状假体内侧角开一个骨槽[4]。不要移除这块“带铰链的”骨板,以防止不可控制的骨盆内出血。对于骨盆环断裂的患者,要确定髂骨的骨性边缘。分离髂骨内侧时要注意臀血管和髂血管就在近端。

骨槽的制作要与鞍状假体相匹配。并尽量保留骨槽前后方的骨质,以维持假体的稳定性。Nieder等发现,骨槽制作应呈矢状位,以保证鞍状假体安放后呈冠状位。在髂骨近侧,鞍状假体可能会更加外旋。应先进行试复位,以评价假体的稳定性、力线,以及活动时无撞击。延长1~2 cm是必要的,因其有利于增加软组织的张力和假体的稳定性。股骨假体的骨水泥固定及软组织的重建同上文所述。

术后处理

股骨近端置换假体或鞍状假体的术后处理方案与常规髋关节成形术相同。预防性应用抗生素和抗凝血剂。术后早期,患肢置于外展位制动。如果假体稳定,3个月内建议扶拐进行保护性下床活动。广泛软组织切除的患者,要用外展支具或髋人字石膏固定6周。这类患者下肢容易处在外旋位,因此下肢应在中立位制动。

在软组织初始愈合期之后可以小心地开始肌力训练。只有当软组织完全愈合后,才可进行积极的功能锻炼,这一时间通常在术后2~3个月。在此期间建议使用拐杖,即可以保护假体,又可以弥补轻度的外展肌无力。

作者的建议

我们认为,对于肿瘤切除或关节成形术失败所致的巨大骨缺损,股骨近端置换假体和鞍状假体是挽救患肢的有效方法。是否使用这类假体受许多因素的影响,因此应全面考虑各种可行的重建方法。

股骨近端切除后,我们倾向于使用异体骨-假体组合术式。但对一些特殊病例,我们更倾向于使用股骨近端置换假体。对于活动较多的髋臼缺损年轻患者,如果骨量充足,我们主张行关节融合术。对于老年患者以及骨量不足不能行髂股融合的病例,目前尚没有标准的重建方法,只能选择一种我们认为对患者来说最为适合的方法。

(李晓辉 译　于建华 李世民 校)

参考文献

1. Aboulafia AJ, Faulks CR, Li W et al: Reconstruction using the saddle prosthesis following excision of malignant periacetabular tumors. p. 223. In Brown KLB (ed): Complications of Limb Salvage: 6th International Symposium on Limb Salvage. ISOLS, Montreal, 1991
2. Chao EYS, Sim FH: Composite fixation of salvage prostheses for the hip and knee. Clin Orthop 276:91, 1992
3. Khong KS, Chao EYS, Sim FH: Long term performance of custom prosthetic replacement for neoplastic disease of the proximal femur. In Yamamuro T (ed): New Developments for Limb Salvage in Musculoskeletal Tumors: Fourth International Symposium on Musculoskeletal Oncology. Springer-

Verlag, New York, 1989

4. Link Endo-Model Total Femur Replacement: technique manual. Waldemar Link, Hamburg, 1982
5. Malkani Al, Settecerri JJ, Sim FH et al: Long-term results of hip salvage using a proximal femoral replacement prosthesis for a non-neoplastic disorder. J Bone Joint Surg 77B:351, 1995
6. Morrey BF, Ilstrup DM: Size of the femoral head and acetabular revision in total hip replacement arthroplasty. J Bone Joint Sûrg 71A:50, 1989
7. Nieder E, Elson RA, Engelbrecht E et al: The saddle prosthesis for salvage of the destroyed acetabulum. J Bone Joint Surg 72B:1014, 1990
8. Nieder E, Friesecke C: Mid-term results of 73 saddle prostheses, Endo-model, at total hip revision arthroplasty. p. 313. In Limb Salvage–Current Trends: Proceedings of the 7th International Symposium. International Society of Limb Salvage, Singapore, 1993
9. O'Connor MI, Sim FH: Salvage of the limb in the treatment of malignant pelvic tumors. J Bone Joint Surg 71A:481, 1989
10. O'Connor MI, Sim FH: Limb-sparing resection and reconstruction of malignant pelvic tumors. In Mear D (ed): Surgery of the Pelvis and Acetabulum. CV Mosby, St. Louis. (In press)
11. Toni A, Sudanese A, Capanna R et al: Custom-made prosthesis: The Italian experience. p. 207. In Enneking WF (ed): Limb Salvage in Musculoskeletal Oncology. Churchill Livingstone, New York, 1987
12. Veth RPH, Nielsen HK, Oldhoff J et al: Megaprosthetis in the treatment of primary malignant and metastatic tumors in the hip region. J Surg Oncol 40:214, 1989
13. Ward WG, Johnston KS, Dorey FJ et al: Extramedullary prous coating to prevent diaphyseal osteolysis and radiolucent lines around proximal tibial replacements. J Bone Joint Surg 75A:976, 1993

第 97 章

关节切除成形术(Girdlestone 切除术)

Arlen D. Hanssen, J. Phillip Nelson

虽然19世纪文献中就不断有关于切除股骨头和颈治疗髋关节脓毒性关节炎的散在报道,但通常认为该手术是Girdlestone所创[14]。在人工关节置换时代开始之前,Girdlestone切除术的适应证范围很广,包括骨性关节炎、类风湿性关节炎、骨坏死、骨折不愈合、关节强直以及髋关节血源性或术后感染[2,3,9,15,25-27,32,35]。从臼杯成形术、内置假体置换术,到最后的全髋关节成形术这一发展过程,使关节切除成形术的适应证变得越来越窄。目前,Girdlestone关节成形术已很少用于一期手术,而将其作为根治髋关节术后感染的一种挽救措施。

适应证

任何手术方法的适应证都要考虑治疗目的、手术风险和预期手术效果这三方面。这种手术主要的治疗目的是缓解疼痛、维持关节活动和控制感染。关节切除成形术的不足之处是:关节失稳和无力,肢体短缩,术后不可避免地需要某种助行器械。

虽然关节切除成形术是一种挽救性手术,但在某些情况下仍可以考虑行一期关节切除成形术。对于因髋关节破坏或股骨颈骨折导致髋部疼痛而卧床的患者,要缓解疼痛,改善功能,股骨头和颈切除成形术不失为一种理想的选择(图97-1)。这种成形术尤其适合于体质衰弱或免疫功能低下合并有远端部位慢性感染的患者。对于神经肌肉性疾病患者的固定畸形,这种成形术也可以改善其健康状况和坐起功能。和髋关节交通的难治性褥疮、截瘫患者的髋关节陈旧性融合以及卧床患者的髋关节脓毒性关节炎,均适合一期行关节切除成形术[12,23,31]。

由于多次重建手术造成髋臼和股骨巨大骨缺损的病例越来越常见[11,17]。如果重建技术或技能上存在困难,患者身体状况不允许,或者患者不愿意接受广泛和多次重建手术,那么关节切除成形术想必是一种可行的治疗选择(图97-2)。

不管是原发性还是术后继发性髋关节感染,都需要行关节切除成形术来根治感染。目前,全髋关节成形术后感染是这种成形术的最常见适应证,可将其作为一种终极治疗手段,也可将其作为延期或二期假体再植的分期手术(图97-3)[1,6,8,19,20,29,37]。

因为术后行走需要使用拐杖,这种成形术的相对禁忌证是肥胖和上肢功能不良。当然,如果患者已经完全卧床或已经使用轮椅,这些因素也就不再视为禁忌证了。对于脓毒症患者,关节切除成形术也可以作为延长生命的一种手段。

手术方法

Girdlestone[14]最初的手术描述包括经外侧横行切口,切除外展肌群、股骨头、股骨颈、大转子和部分髋臼缘。当适应证扩展到非结核性和非脓毒性疾病以后,又对该术式进行了改良[2,3,26,32,35]。如果存在感染,打算建立持久性假关节,或者把关节切除成形术作为最终假体再植的中间手术,则要改变手术方法。

可以采用髋关节任何一种标准的纵向切口,但应尽量利用原来的切口。术中不再切除外展肌群,如果外展肌被部分离断,应将其重新附着于止点上。沿转子间线行股骨截骨。平行于股骨截骨线切除髋臼的突出部分,特别是其后上部,以便提供两个室的松质骨表面。在一期关节成形术中,可分离出一片关节囊活瓣,并将其植入髋臼面和股骨面之间[26]。在分离关节囊活瓣时要尽量少切除髋臼。

如果存在感染,必须去除所有的感染灶,因此需要切除关节软骨和窦道,可能还需要去除较多的骨质。此外,如果是此前手术的继发感染,则必须取出植入物和所有的骨水泥[8,10]。如果打算行最终的假体再

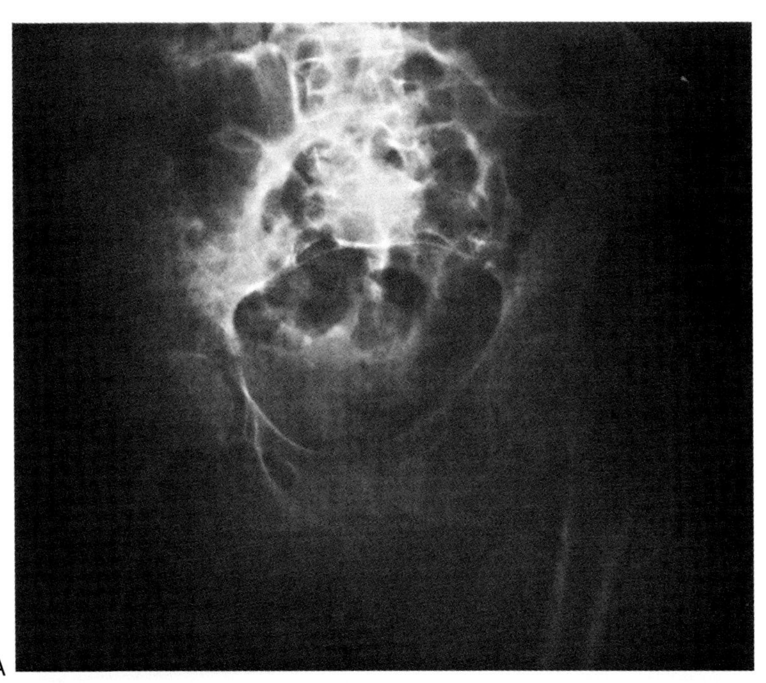

A

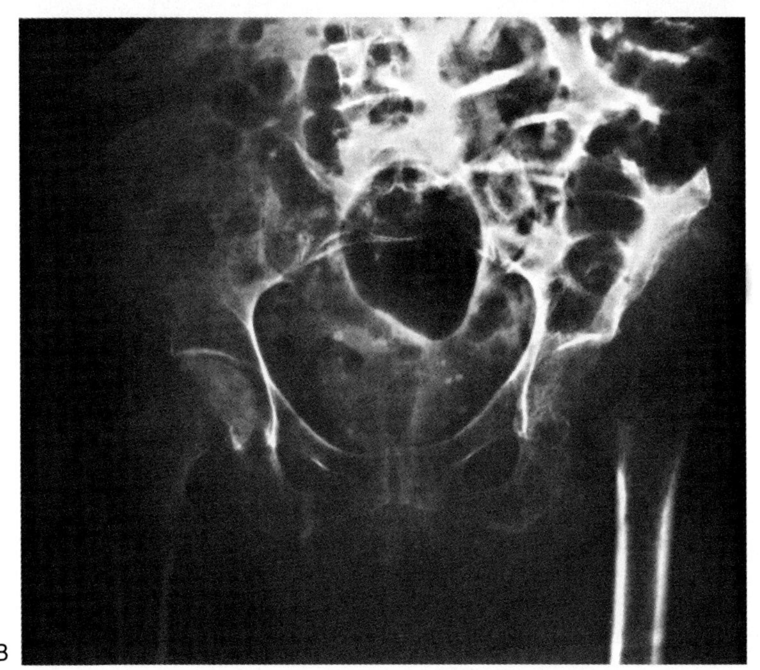

B

图 97–1　一名疗养院卧床患者的左侧股骨颈急性疼痛性骨折,行关节切除成形术进行了治疗。

植,切除骨质时一定要慎重,应尽量保存可用的骨量。

Grauer 等认为,不管最终是否行假体再植,都要尽量保存股骨近端的骨量[16]。这些作者提出了一种关节切除成形术的解剖学分型方案,将骨切除分为 4 种类型:Ⅰ型,保留大部分股骨颈;Ⅱ型,保留的股骨颈长度小于 1.5 cm;Ⅲ型,截骨线位于转子间线;Ⅳ型,截骨线位于转子下水平。与以往报道的结果不同,该项研究中截骨线在转子间线以上的患者并没有再出现疼痛。而疼痛、行走能力和总体功能的评价结果均与保留的骨量多少有关。术者当然要将感染的骨质切除,但最好尽可能多地保留骨量,因为保留足够的骨量特别有利于二期假体植入。

术后患肢可行轻重量的骨牵引或皮牵引。牵引时间和重量大小与肢体最终的短缩没有相关性[19,27]。如

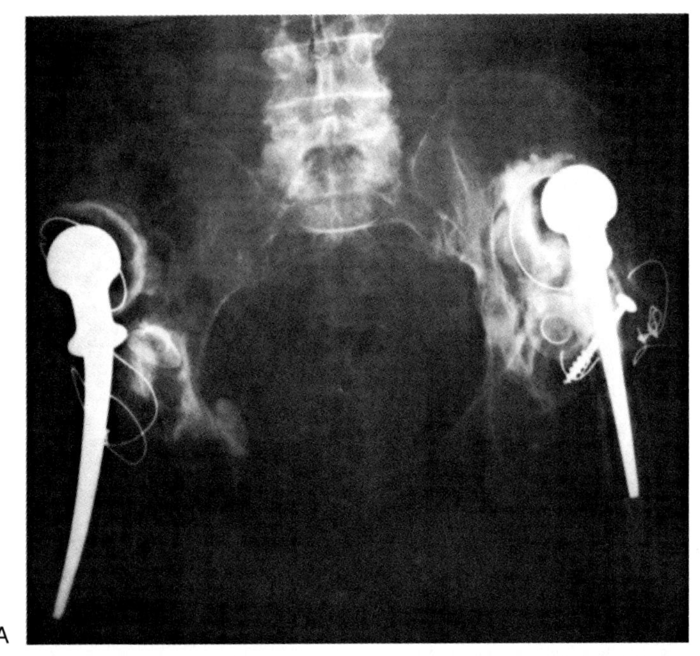
A

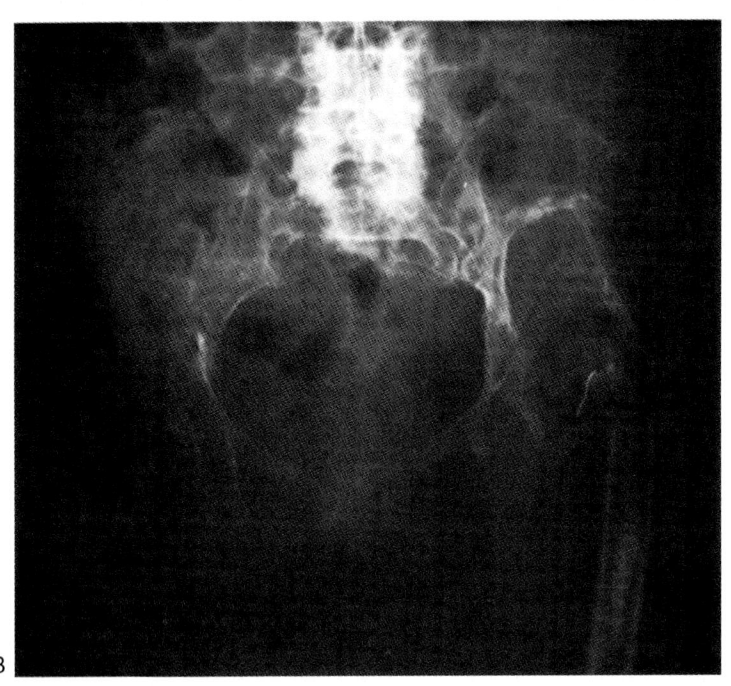
B

图 97–2 双髋骨水泥型全髋关节成形术后发生无菌性失败，合并有严重骨量丢失。未行关节重建术而改行双侧关节切除成形术作为挽救措施。

病情允许，患者应尽早活动，以便尽量减少肺部和血栓性静脉炎等并发症的发生。负重练习应推迟到8~12周开始，患侧要垫厚鞋垫。一般不建议使用坐骨固定支具。

关节切除成形术后的假体再植入手术较复杂[37]。首先是显露困难，特别是有广泛瘢痕时。因此建议在关节切除成形术时常规放置引流管，以减少瘢痕形成[29]。有些患者会在股骨近端形成假性滑囊，这种情况可明显降低显露的难度。严重肢体短缩往往难以矫正。笔者常采用改良的Hardinge入路来显露整个股骨近端，再从前、后方将外展肌和股外侧肌一起分离松解。利用这一方法有利于矫正下肢短缩，扩大髋臼显露，防止大转子并发症，并减少股骨骨折的发生。显露股骨的过程中，使用电烙刀可减少出血。偶尔也需要

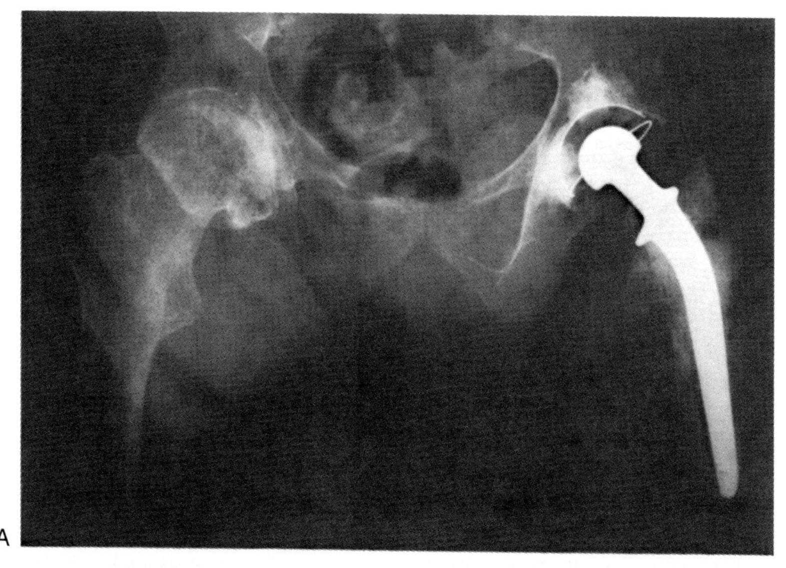

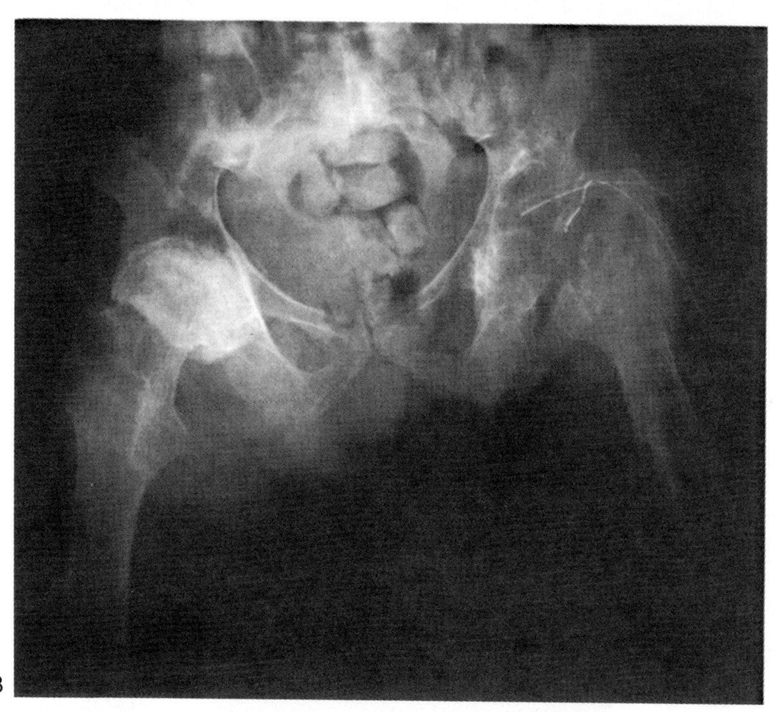

图 97-3　一名免疫功能严重受损和严重 HIV 感染的血友病患者,全髋关节成形术后发生感染。行关节切除成形术根治了感染。

向远端继续松解直至股骨干中段。松解髂腰肌会引起髋关节明显的屈曲无力。术后外展肌和股外侧肌通过边对边方法缝合复位，也可将缝线穿过大转子骨质以加强固定。这些患者可能会出现永久性外展肌无力。

结果

关节切除成形术的临床结果取决于多种因素,包括持续性感染、严重骨缺损、对侧髋关节的疾病、年龄、手术方法、双侧病变以及是一期还是二期切除成形术[4,6,18,19,21,25,27,29,33,36]。术后预期的结果包括清除感染和缓解疼痛,可伴有继发性肢体短缩、代偿性臀中肌步态和使用助行器具。

一期关节成形术

据文献报道，关节切除成形术做一期手术时,预期有 85%~90%患者的疼痛得到缓解[25,27,33,34]。几乎所有患者均需使用助行器具，下肢平均缩短约5 cm,且几乎所有患者均出现代偿性臀中肌步态。疼痛缓解程度与手术技术密切相关。感染一般可治愈[28,36]。通常情况下,随着时间的推移病情都会得到改善,而不会加重[16,33]。

全髋关节成形术后切除术

目前,全髋关节成形术后感染是关节切除成形术的主要适应证,但其治疗效果还不十分肯定。无菌性假体松动有时也可采用关节切除成形术[17,21,28]。在梅奥诊所关节切除成形术通常仅作为二期全髋关节成形术的中间步骤(图 97-4)[37]。

有文献对 51 例关节切除成形术后平均 18 个月的患者进行了评估。其中 70%的患者主诉无疼痛或只有轻度疼痛,81%的患者 Trendelenburg 征为阳性,肢体平均短缩 5.7 cm。所有患者均需使用助行器具。3 例使用拐杖可长距离行走,35 例全天使用拐杖或助行器,7 例不能行走。髋关节屈曲平均为 90°,外展平均为 25°,内收为 25°,外旋为 40°,内旋为 15°。大多数需要二次重建的患者主要是为了改善功能,而不是因为疼痛,不过有 30%的患者疼痛也是重要的考虑因素。所有患者切口均愈合,但有 6 例在二期假体再植入术后复发感染[37]。在有关因全髋关节成形术后感染行关节切除成形术的其他报道中,疼痛缓解效果均不确定[1,6-8,19,28,29]。在有些文献中,73%~100%的患者疼痛得到明显缓解或完全消除[1,5,6,20,22,37]。而另一些文献则显示 93%~100%的患者仍有中度或重度疼痛[4,19,29,30]。转子间截骨面平整似乎能提示更好的疼痛缓解效果[29]。伤口持续引流者预后较差[19,29]。术中发生股骨骨折或大转子并发症者可能是术后疼痛的重要原因[19,24,29]。对感染的病例,应尽量避免大转子截骨或股骨骨折的发生,以避免异物滞留在体内。应考虑使用抗生素抑菌,以便延长假体功能以及在术后 3~12 个月更容易地取出假体和骨水泥[24]。

最差的功能效果发生于以下患者:伤口持续引流,感染性假体松动,高龄,身体状况差,对侧髋关节存在病变,严重骨缺损[4,6,17,21,22,29]。功能评价时大多数报道采用的是主观参数。Kantor 等[19]在一项精确研究中测定出,平均步速为 35 m/min(为正常步速的 41%);平均氧耗为 0.41mL/(g·m)(为正常值的 264%);平均心率为121 次/分;在上肢承担的平均体重为 38%(0~77%)。该类患者的能量消耗大于膝上截肢患者。功能结果会随着时间的推移而改善[1,6,16]。

很显然,接受二期假体再植的患者,其功能和疼

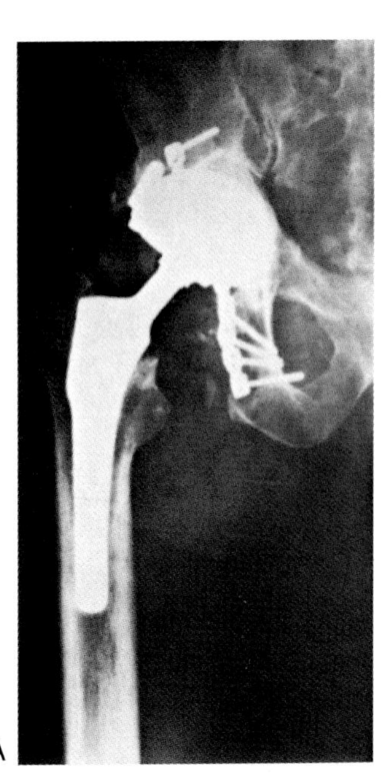

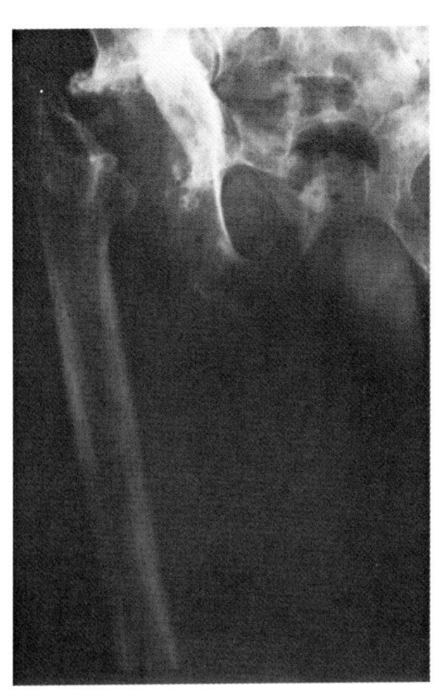

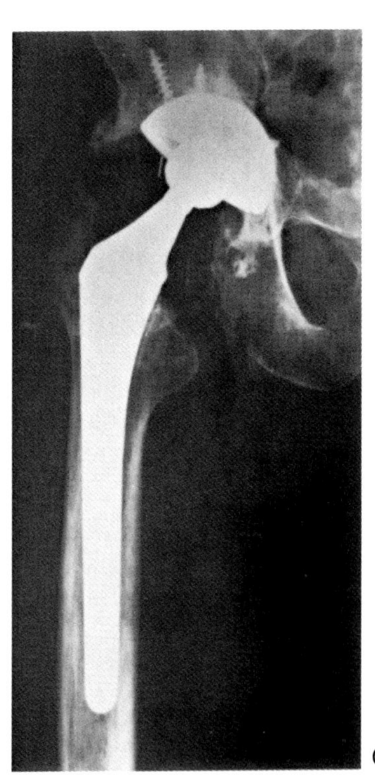

图 97-4 (A)髋臼骨折行切开复位内固定后因继发性创伤后关节炎行非骨水泥全髋关节成形术而并发深部感染。(B)关节切除成形术作为中间步骤。(C)关节切除成形术后 1 年,行非骨水泥假体再植入。

痛改善均优于关节切除成形术患者[28,37]。但是,因进行性骨丢失、骨折以及血管损伤等并发症而需要行多次重建的患者,可能需要行下肢关节离断术[13]。在某些情况下,最好行关节切除成形术形成永久性假关节而不要多次行重建术。

作者的建议

对于不能行走或患有神经系统疾病的患者,行初次关节切除成形术时截骨线应位于转子间线,且截骨面要平整。对于少数期望初次关节切除成形术能保留行走能力的患者,应尽量保留股骨颈。手术中宜采用正外侧(Harding)入路显露髋关节,并避免行大转子截骨。因全髋关节成形术失败而行关节切除成形术时,应采用正外侧入路来扩大显露,以便清除所有的感染和坏死组织以及异物。应保留所有存活的骨组织,如果有感染存在,应使用可吸收单丝缝线缝合切口。术后不用骨牵引,患者应尽早活动,3个月内避免负重。对确定要行切除成形术的患者,在确定之日起就应练习使用厚鞋垫。确定假体再次植入时间的各项因素参见其他章节。

(李晓辉 译　于建华 李世民 校)

参考文献

1. Ahlgren SA, Gudmundsson G, Bartholdsson E: Function after removal of a septic total hip prosthesis: a survey of 27 Girdlestone hips. Acta Orthop Scand 51:541, 1980
2. Batchelor JS: Excision of the femoral head and neck in cases of ankylosis and osteoarthritis of the hips. Proc R Soc Med 38:689, 1944–1945
3. Batchelor JS: Pseudarthrosis for ankylosis and arthritis of the hip. J Bone Joint Surg 31B:135, 1949
4. Bittar ES, Petty W: Girdlestone arthroplasty for infected total hip arthroplasty. Clin Orthop 170:83, 1982
5. Bohler M, Salzer M: Girdlestone's modified resection arthroplasty. Orthopedics 14:661, 1991
6. Bourne RB, Hunter GA, Rorabeck CH, MacNab JJ: A six-year follow-up of infected total hip replacements managed by Girdlestone's arthroplasty. J Bone Joint Surg 66B:340, 1984
7. Campbell A, Fitzgerald B, Fisher WD, Hamblen DL: Girdlestone pseudarthrosis for failed total hip replacement. J Bone Joint Surg 60B:441, 1978
8. Clegg J: The results of the pseudarthrosis after removal of an infected total hip prosthesis. J Bone Joint Surg 59B:298, 1977
9. Collis DK, Johnston RC: Complete femoral-head and neck resection: clinical follow-up study. J Bone Joint Surg 53A:396, 1971
10. Coventry MB: Treatment of infections occurring in total hip surgery. Orthop Clin North Am 6:991, 1975
11. de Laat EA, van der List JJ, van Horn JR, Slooff TJ: Girdlestone's pseudarthrosis after removal of a total hip prosthesis: a retrospective study of 40 patients. Acta Orthop Belg 57:109, 1991
12. Evans GR, Lewis VL Jr, Manson PN et al: Hip joint communication with pressure sore: the refractory wound and the role of Girdlestone arthroplasty. Plast Reconstr Surg 91:288, 1993
13. Fenelon GC, von Foerster G, Engelbrecht E: Disarticulation of the hip as a result of failed arthroplasty. J Bone Joint Surg 62B:441, 1980
14. Girdlestone GR: Acute pyogenic arthritis of the hip: an operation giving free access and effective drainage. Lancet 1:419, 1943
15. Girdlestone GR: Discussion on the treatment of unilateral osteoarthritis of the hip-joint. Proc R Soc Med 38:363, 1945
16. Grauer JD, Amstutz HC, O'Carroll PF, Dorey FJ: Resection arthroplasty of the hip. J Bone Joint Surg 71A:669, 1989
17. Harris WH, White RE Jr: Resection arthroplasty for nonseptic failure of total hip arthroplasty. Clin Orthop 171:62, 1982
18. Haw CS, Gray DH: Excision arthroplasty of the hip. J Bone Joint Surg 58B:44, 1976
19. Kantor GS, Osterkamp JA, Dorr LD et al: Resection arthroplasty following infected total hip replacement arthroplasty. J Arthroplasty 1:83, 1986
20. Mallory TH: Excision arthroplasty with delayed wound closure for the infected total hip replacement. Clin Orthop 137:106, 1978
21. Marchetti PG, Toni A, Baldini N et al: Clinical evaluation of 104 hip resection arthroplasties after removal of a total hip prosthesis. J Arthroplasty 2:37, 1987
22. McElwaine JP, Colville J: Excision arthroplasty for infected total hip replacements. J Bone Joint Surg 66B:168, 1984
23. Milgram JW, Rana NA: Resection arthroplasty for septic arthritis of the hip in ambulatory and nonambulatory adult patients. Clin Orthop 272:181, 1991
24. Müller ME: Preservation of septic total hip replacement versus Girdlestone operation. p. 308. In The Hip: Proceedings of the Second Open Scientific Meeting of the Hip Society. CV Mosby, St. Louis, 1974
25. Murray WR, Lucas DB, Inman VT: Femoral head and neck resection. J Bone Joint Surg 46A:1184, 1964
26. Nelson CL: Femoral head and neck excision arthroplasty. Orthop Clin North Am 2:127, 1971
27. Parr PL, Croft C, Enneking WF: Resection of the head and neck of the femur with and without angulation osteotomy: a follow-up study of thirty-eight patients. J Bone Joint Surg 53A:935, 1971
28. Pazzaglia UE, Ghisellini F, Ceffa R et al: Evaluation of reimplant total hip prostheses and resection arthroplasty. Orthopedics 11:1141, 1988
29. Petty W, Goldsmith S: Resection arthroplasty following infected total hip arthroplasty. J Bone Joint Surg 62A:889, 1980
30. Renvall S, Einola S: Girdlestone operation: an acceptable alternative in the case of unreconstructable hip arthroplasty. Ann Chir Gyn 79:165, 1990
31. Ryan MD, Henderson JJ: The management of an old fused hip after the occurrence of paraplegia. Paraplegia 30:220, 1992

32. Scott JC: Pseudarthrosis of the hip. Clin Orthop 31:31, 1963
33. Shepherd MM: A further review of the results of operations on the hip joint. J Bone Joint Surg 42B:177, 1960
34. Taylor RG: Pseudarthrosis of the hip joint. J Bone Joint Surg 32B:161, 1950
35. Taylor TKF: The place of the Girdlestone pseudarthrosis in the treatment of hip disorders. J Bone Joint Surg 48A:1227, 1966
36. Tuli SM, Mukherjee SK: Excision arthroplasty for tuberculous and pyogenic arthritis of the hip. J Bone Joint Surg 63B:29, 1981
37. Wilson MR, Fitzgerald RH Jr, Coventry MB: Reconstruction (delayed) by total hip arthroplasty after resection arthroplasty for infection. p. 149. In The Hip: Proceedings of the Sixth Open Scientific Meeting of the Hip Society. CV Mosby, St. Louis, 1978

第 98 章

髋臼截骨术

Robert T. Trousdale

髋关节骨关节炎的发病率目前仍然较高。在美国一亿多50岁以下的成年人中，至少有100万人在50岁之前患有或将患骨关节炎[1]。然而，对于平时活动不多但患有严重关节炎的老年患者，关节成形术是一种很好的治疗手段，至于年轻的关节炎患者是否适用于这种方法还存在争论。

许多学者认为，有43%的晚期髋关节骨性关节炎是继发于髋关节发育不良[6,7,10]。髋臼发育不良通常包括包绕股骨头上方和前方的髋臼骨质缺如、髋臼变浅以及髋关节的异常侧偏[34]。以上这些异常将导致髋关节关节面的减小从而引起关节接触压力的增加。髋关节中心侧偏时会增加体重的杠杆臂而减小外展肌的杠杆臂，这将进一步增加髋关节关节面的压力。髋关节中透明软骨所承受的负荷必须适当，这样才能保持它的活力和功能。在正常髋关节中，透明软骨所承受的平均负荷大约为25 kg/cm^2 [10,18]。由于发育不良的髋关节中软骨所承受的负荷高于此水平，因此就造成软骨损伤进而导致退行性关节炎的发生[23,27]。

截骨术的目标

截骨术的目标是将关节软骨的负荷减小到与软骨功能相适应的程度。通过减小接触压力和从功能上修复活动弧，软骨的损伤将会被阻止。一些研究者已证明，髋关节患骨性关节炎时，转子间区域的静脉压力会增高。截骨术可通过减轻该区域静脉压力而发挥一些积极的作用。骨盆截骨术历史上被分为两类，即重建截骨术和挽救截骨术。重建截骨术的目的是直接修复髋臼，从而修复承重部位的软骨。适用于重建截骨术的患者，其髋关节必须能够通过重建而获得软骨的良好修复。在修复中必须将一些活性良好的关节透明软骨移入到髋关节的承重面上。这样做的目的就是要使得髋关节获得良好的预后。挽救截骨术适用于关节炎已形成或者不能重建的患者。挽救截骨术的目标是延长髋关节的功能年限直到必须实施关节成形术或关节融合术。从历史上来看，当髋关节发育不良的患者出现关节软骨退变时，这样的患者就已成了挽救截骨术(Chiari 关节成形术)、全髋关节成形术或关节融合术的适应人选。最近的研究文献表明，髋臼功能不全是髋关节不相配的首要原因，而骨盆截骨术作为一种生物学方法可以防止或延迟骨性关节炎的进展[32]。对于患有骨性关节炎的年轻患者，由于髋关节融合术或全髋关节成形术的效果不是很理想，因此骨盆截骨术就成为一种不错的治疗手段，当然还要对患者进行适当选择。

患者选择

可实施骨盆截骨术的患者，引起髋关节病变必然有一种力学性的病因(即，髋关节发育不良、股骨头骨骺骨软骨病和股骨骨骺滑脱)。此外，截骨术必须能够增加髋关节的接触面积，进而减小髋关节过高的接触压力。对于发育不良的髋关节，股骨头的侧面和前面都不能被很好地包裹，并且髋关节的中心也发生了偏移[34]。髋关节发育不良的症状可能在关节脱位或早期关节炎发生以后才会表现出来。当制动、绞锁或意外摔倒时，髋关节半脱位的疼痛就会表现出来[13]。腹股沟区和臀部与活动相关的持续性不适可能就是软骨损伤的早期征象。年龄、对活动的需求、职业以及患者的期望值都是我们考虑是否实施髋关节截骨术的重要内容。

体检

术前的体格检查必须包括髋关节的活动度、髋关节恐惧测试以及髋臼唇的检查。髋关节的恐惧可通过被动过伸并外旋髋关节而引出。对于髋关节发育不良的患者,髋部的疼痛通常是由股骨头向前半脱位而引起。髋臼唇的检查可通过被动屈曲、内收,内旋髋关节而实现。这些动作可使股骨颈的前方挤压髋臼的前缘。如果在腹股沟处出现突然的锐痛,就表明髋臼唇有病变。

实施过髋关节截骨术的患者,其髋关节的活动度通常不能完全恢复。通常,髋关节最少应能屈曲约80°。髋关节活动受限的患者在截骨术后其活动范围将更加减小[2]。

影像学检查

髋关节X线片检查应包括前后位、侧位及模拟剖面X线片(图98-1和图98-2)[17]。通过这些术前X线片,Wiberg外侧中心边缘角、Tonnis角及前中心边缘角均可计算出来(图98-3)[17,30,34]。内收和外展功能位X线片加术前X线透视检查有助于判断髋关节是否为同心运动,或髋关节处于特定体位时其活动协调性是否得到改善。在某些患者,在髋臼的前外侧可出现滑囊囊肿。要使髋臼部骨块恢复到最佳位置,在手术中需进行一定的校正,而髋关节的三维CT扫描是准确估计这种校正量的一种更加精确的方法[14,21]。该方法对于那些曾经实施过多次手术的复杂病例来讲尤其有用。术前还应对髋臼窝的位置进行准确测定,如果在X线平片上髋臼窝位置显示不清楚,应进行CT扫描。这一点非常重要,因为,如果把髋臼窝过分向上方旋转,其就会位于髋臼的承重面。

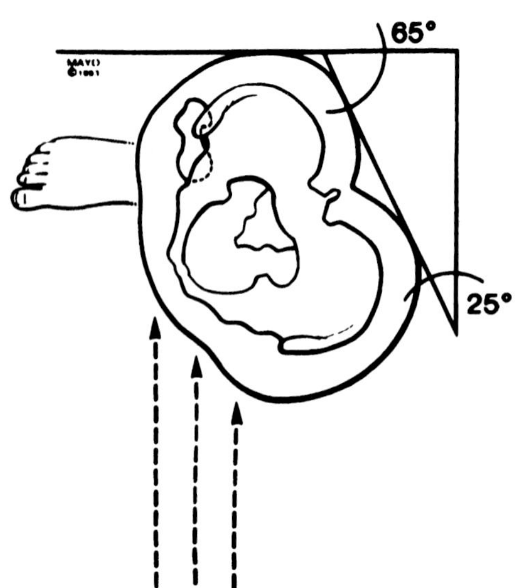

图98-1 模拟剖面X线片的轴位观。将要检查的髋关节尽可能地靠近X线胶片盒。患者的脚要平行于胶片盒。股骨颈垂直于胶片。

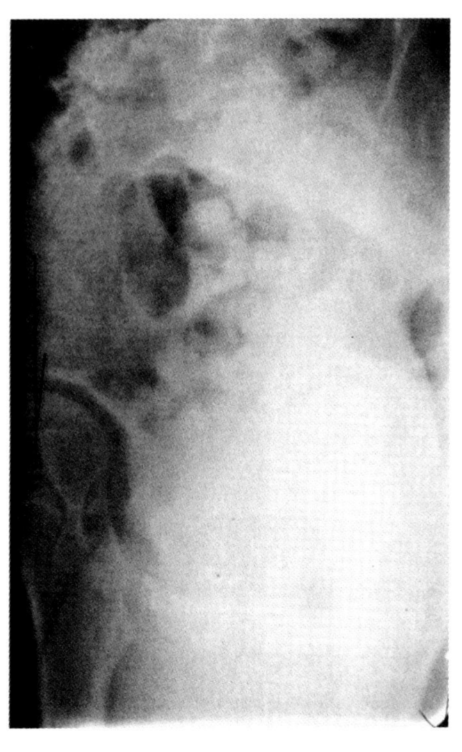

图98-2 发育不良右侧髋关节的模拟剖面X线片。股骨头前面的覆盖面明显减小,前面中心边缘角(VCA)约为-4°(正常值大于20°)。

适用于重建截骨术的理想患者是那些髋关节的匹配可通过髋臼或股骨的再定向来实现的年轻患者。当然,在髋关节的承重面应保留有存活的透明软骨。适用于重建截骨术的理想患者在X线片上应有如下表现:单位负荷量过高,即软骨下骨部位为高密度影;关节腔轻微缩窄;滑囊囊肿形成。适用于挽救截骨术的理想患者是一些年龄稍大的患者。这些患者的髋关节通常难以达到同心状态,且其股骨头可能不呈球形,而且这些患者可能已患有骨性关节炎。如果其髋关节存在严重的不匹配,则更适合实施挽救截骨术。

重建骨盆截骨术

重建骨盆截骨术通常可通过一相骨盆截骨、二相骨盆截骨、三相骨盆截骨或髋臼周围截骨来实现[8,9,16,22,25,28,29,31,33](图98-4)。Salter的一相骨盆截骨

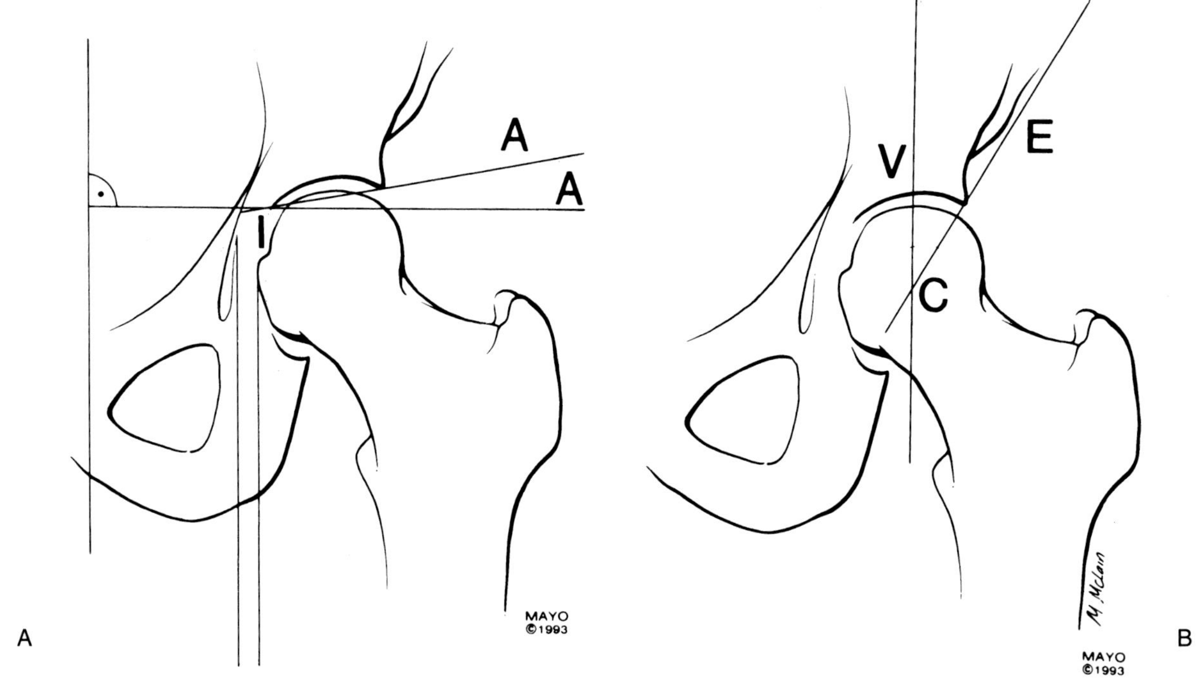

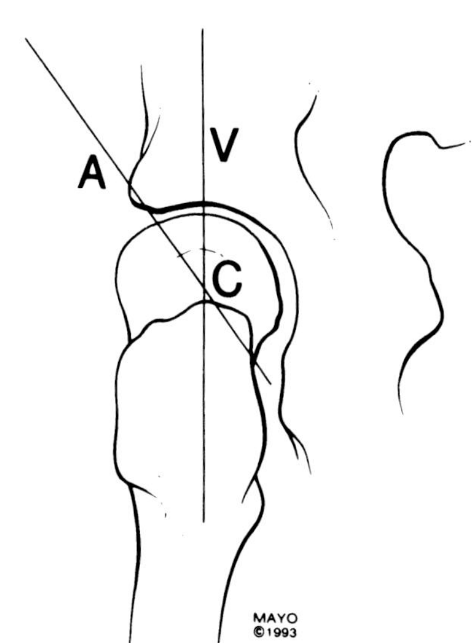

图 98–3　(A)术前测量。前后位示意图显示出 Tonnis 角(AIA),正常为 10°±2 °。(B)Wiberg 外侧中心边缘角 (VCE), 正常值≥25°。(C)Lequesne 和 de Seze 的模拟剖面示意图显示出为前中心边缘角(VCA), 正常值≥20°。(From McGrory[20], By permission of Mayo Foundation.)

术适用于儿童,但对病变严重的青少年或成人髋关节发育不良却不适合[25,26]。该方法同样将髋关节向侧方移动,而这对发育不良的髋关节来说是不适合的。三相骨盆截骨术是为避免上述的侧方移位并尽可能地改善校正量而研发的。LeCoeur 于 1965 年首次公布了他发明的三相骨盆截骨术并建议在接近耻骨联合处切开耻骨与坐骨[16]。但是,由于骨块大小及附着于骶骨的韧带和肌肉结构的限制, 采用这种方法并不能明显改善髋关节的覆盖面。随后,Hopf 提出了在一相骨盆截骨术中将坐骨及耻骨切开的技术。遗憾的是,该技术引起的髋臼缺血性坏死的发生率是不能接受的[11]。Steel 提出的骨盆截骨术比较独特,他推荐做三个独立的切口并在远离髋关节的地方将坐骨切开[28]。若想在手术中实施尽可能大的校正,那么上述的各种三相骨盆截骨术都将导致骨盆的明显不对称。Carlioz 和 Tonnis 提出了近关节处的三相骨盆截骨术,该方法

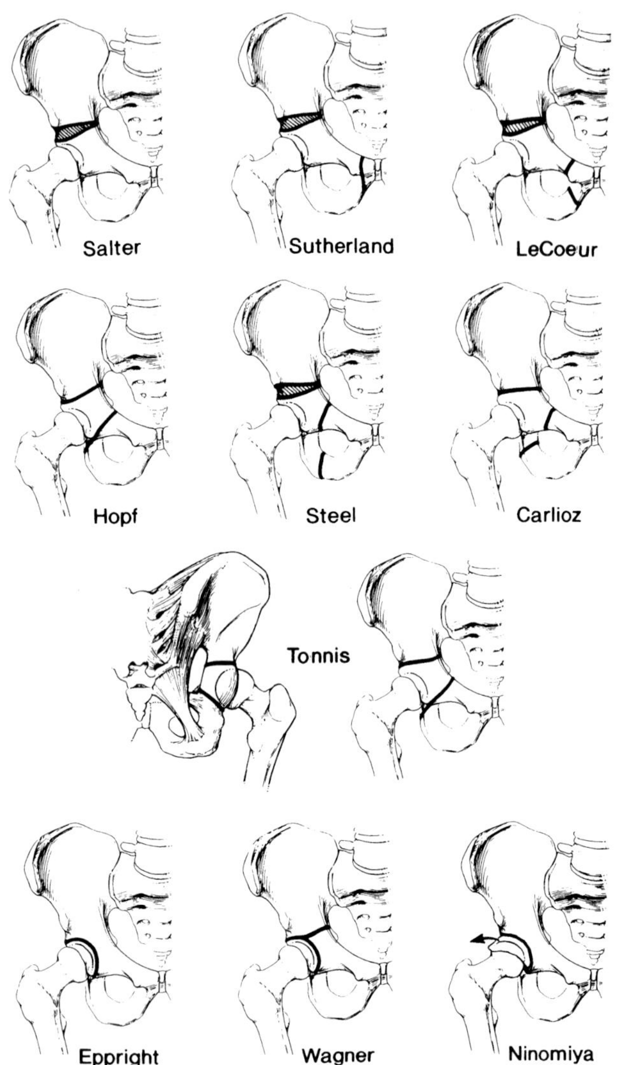

图 98-4 先前描述的再定向手术的示意图。Salter 单相截骨术，Sutherland 双相截骨术，LeCoeur 三相截骨术，Hopf 双相截骨术，Steel 三相截骨术，Carlioz 关节旁三相截骨术，Tonnis 关节旁三相截骨术，Eppright 球面截骨术，Wagner 球面截骨术以及 Ninomiya 旋转髋臼截骨术。

在增加校正量的同时可减小骨盆的倾斜[4]。此截骨术还避开了影响截骨碎片活动性的骶骨与骨盆间韧带，但是若要增加校正量并提高术后的稳定性，在坐骨与髋臼之间就会形成一个明显的缺损。另外，Eppright、Wagner 和 Ninomiya 分别描述了球面截骨术[8,22,23]。该方法在髋关节侧面可提供良好的覆盖面，但是前方的覆盖面及促使髋关节维持于中线位的能力受到了限制。另外，该方法需将髋臼切开，所以就变成了一个关节内的手术，因此，除了来自于关节囊的血管外，该方法可能破坏髋臼处的其他营养血管。而且，该截骨方法在技术上来讲是极富挑战性的。我们在这方面的经验仅限于少数病例，因此我们放弃了一些手术，因为我们发现无法完成这样的手术 (图 98-5)。

Ganz 截骨术是 1984 年研发的，与此前所述的重建式髋臼周围截骨术相比，具有许多优点[9]：①其包含的一系列可修复的直切口均可通过一个手术入路来完成；②半骨盆的后柱保持完整，术后即刻就可活动而不必进行管形或绷带固定；③在侧面及前面均可实施较大的校正，并可将髋关节维持于所需的中线位；④术后真骨盆的形态未发生明显的改变；⑤由于术中坐骨外侧未被切开且来自于臀内动脉的血管保持完整，故术后髋臼部的血管供应被保留了下来。这样就允许术者在术中检查髋臼唇，而不必冒阻断髋臼部血供的危险。

对于症状进行性加重的青少年及成年人的髋关节发育不良，目前我们首选 Reinhold Ganz 所描述的 Bernese 髋臼周围截骨术来调整髋关节的匹配及股骨头的包容。对于那些股骨近端病变也较严重的患者，我们通常将这种骨盆截骨术与股骨近端截骨术联合运用。对于那些年龄超过 60 岁、髋关节具有严重骨性关节炎以及因髋关节的轴心发生了偏移或股骨头形成了一个假关节而引起髋关节活动受限的患者，我们往往不主张使用这种截骨术。

手术方法

患者躺于手术台上并实施非麻痹性全麻[20]。将患肢下端用手术单包裹，这样有利于术中活动患肢。在术中，我们对坐骨神经及股神经实施无菌性肌电监护 (图 98-6)[19]。术中还将使用洗血球机及抗生素。

此截骨术所必需的特殊手术器械包括反向弯曲牵引器和15 mm 30°角的分叉骨刀(图 98-7)。在术中使用 Schanz 螺钉来固定截下的髋臼碎片。术中要对坐骨和耻骨切口进行 X 线透视检查，但这并非绝对必须。

暴露

手术入路可采用髂腹股沟入路或改良的 Smith-Peterson 入路。我们采用改良的 Smith-Peterson 入路，即从髂前上棘切开，弧形切向大转子并止于大转子前部远端约 3 cm 处。此时，将腿置于外展位即可将缝匠肌(股神经)与阔筋膜张肌(臀上神经)之间的神经显露出来。在阔筋膜张肌的肌腹处切开深筋膜，向外分离肌间隔直至暴露股外侧皮神经。在接近髂前上棘并远离支配阔筋膜张肌的神经血管束(通常是旋股外侧动脉

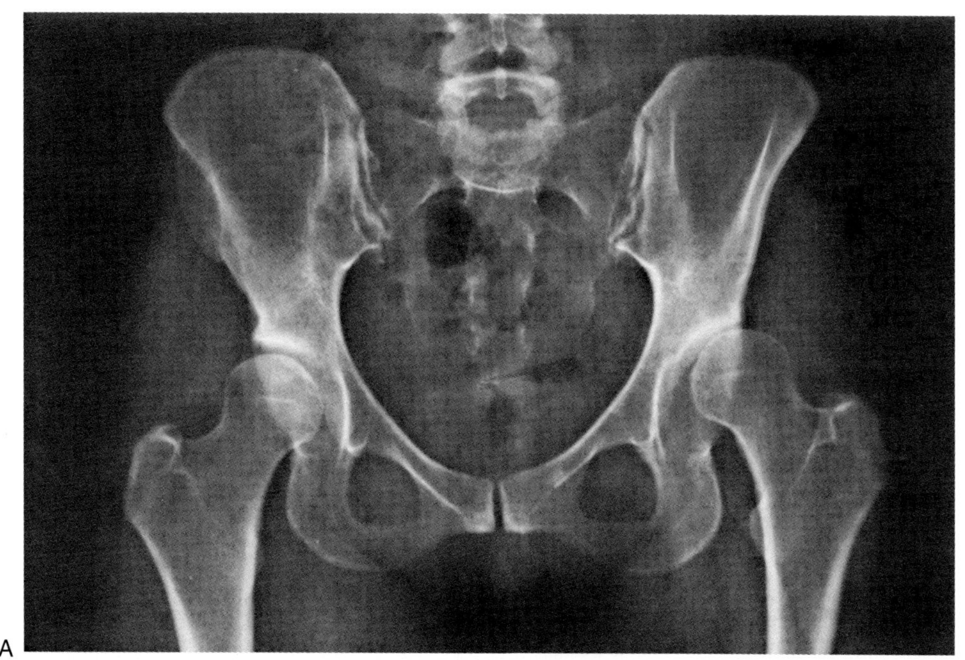

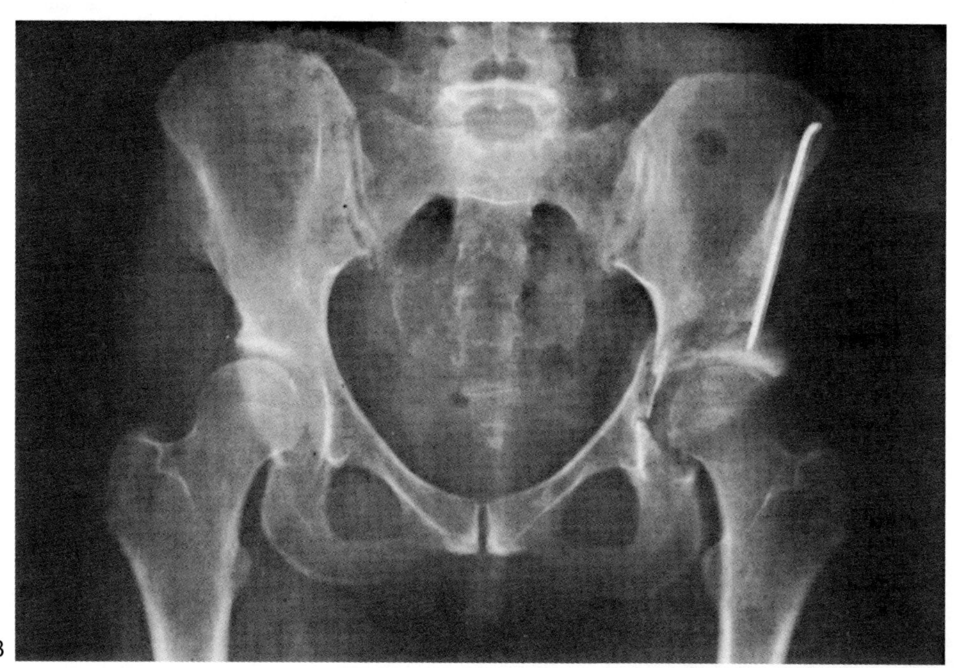

图 98–5 (A)左髋关节发育不良的29岁女性患者的术前X线片,可见股骨头缺乏包被并有侧移。(B)弧形截骨术后的前后位X线片,可见股骨头的包被得到改善并用一枚斯坦曼钉对截骨面加以固定。

的分支)处将肌肉组织切开。目前,我们通常将阔筋膜张肌的起点部从骨盆外板处锐性分离。但是这一步可以避免,因为在暴露内骨盆并保持外部肌肉组织完整性的情况下,我们就可将截骨术完成。向下锐性切开骨盆外板直到坐骨切迹。找准髂前下棘的位置,将股直肌的返折头沿着股骨颈的方向切开以暴露关节囊。髂前下棘以下的组织要完整保留,因为其中含有臂上动脉的一个下支,该支供应髋臼部的血供。然后屈曲并轻微外展髋关节,用骨膜起子分离骨盆内板直到暴露出其四边形的表面。将髂腰肌的囊状插入部锐性分离并沿其向远侧内侧分离直到暴露髂腰肌囊。暴露耻骨并将Holman牵引器放入耻骨中以便向内侧收缩腰大肌肌腱。在股骨头上方继续向远侧及内侧切除,但要保留囊外组织。确定闭孔位置。不必从侧面触诊坐骨,故应避免。

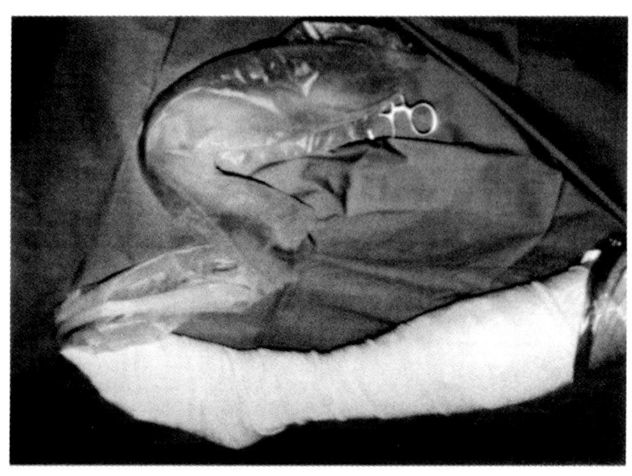

图 98-6 术中使用无菌绷带包裹进行肌电图监护。(From McGrory[19], with permission.)

截骨术

用Mayo剪可触及髁下沟。暴露耻骨、坐骨及髂骨后,截骨术即可开始。首先在坐骨上实施截骨(图 98-8)。将髋关节屈曲,然后将一把 30°15 mm 的骨刀置于坐骨上。可以用X线透视来确保骨刀的准确放置。通过用手触诊,我们可以确定坐骨髁下切迹的位置。坐骨的后外侧面应被完整保留。将骨刀穿进坐骨约 3 cm,但要确保穿过坐骨的最内侧面。紧接着用一把直的骨刀对耻骨实施截骨,但要确保截骨远离髋关节的内侧面。然后将一弯曲牵引器置于坐骨切迹处的内外板中。将患腿伸展置于外展位,就可对髂骨实施截骨了。首先在髂前上棘与髂前下棘连线的中部划标记线,随后直接切开。在股骨头的上外侧面,将骨刀旋转 120°以对准坐骨棘。将髋关节屈曲内收,并将一个牵引器放于坐骨切迹内侧面。同样以相似的方式用直骨刀画线标记内板。将骨刀置于接近骨盆边缘约 1 cm 处并再次旋转 120°,操作中使骨刀平行于后柱并指向坐骨棘。使用摆锯来完成髋臼上部的截骨,操作时务必以此前标记的边界为准。在 15 mm 的弯曲处,用一把直骨刀同样指向坐骨棘的方向开始外板的截骨。将髋关节置于屈曲位,在骨盆边缘的上方将内板截去 3~4 cm。在这一点,平行于内骨盆边缘及髋关节顶部,将一枚5 mm 的 Schanz 螺钉拧进截下的骨块中。

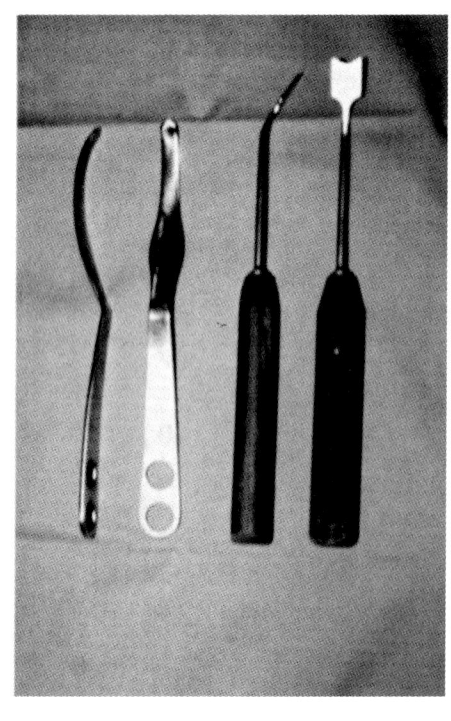

图 98-7 实施髋臼周围截骨术时所用的专用反向弯曲牵引器及成角骨刀。

移位

截骨术可能有轻微的移位。将骨板扩张器沿着前面的髂骨截骨处放置,随着截下骨片的扩张,可能会引起轻微的移位。沿着后内板斜行切口放入第二个骨板扩张器,然后实施弧形截骨术。术者应该像维持髋臼后柱的完整性那样有意地避免进入髋关节。最后一步是受控骨折。具体操作是在扭动层板扩张器的同时牵拉并旋转 Schanz 螺钉,使截骨面沿内外板的后切口向最初的坐骨切口延伸。在此完成后髋臼周围的部分就应当被完全游离且易于活动。内板处的骨外膜往往非常厚,故可能需要将其剥离以分离截下的骨片。截下骨片的边缘应适当修整以适于运用。然后将骨片向前外侧旋转,当然要估计好该方向适当的覆盖量。当完成髋臼前部覆盖面的校正后,骨片会有前倾的趋势。当向前屈曲骨片时,术者必须注意避免股骨头后面过度的覆盖。整个髋关节应向内侧移位,同时纠正术前存在的病理性侧偏。术者应避免实施延长术,但是若想通过单纯延长来改善髋臼前部覆盖面则可实施该手术。

稳定

转位完成后将克氏针穿入髋臼和髂骨翼中以估算大概的矫正量。通过比较克氏针的长度,三个方位(侧位、转位和前位)上的旋转量可凭肉眼估算出来。

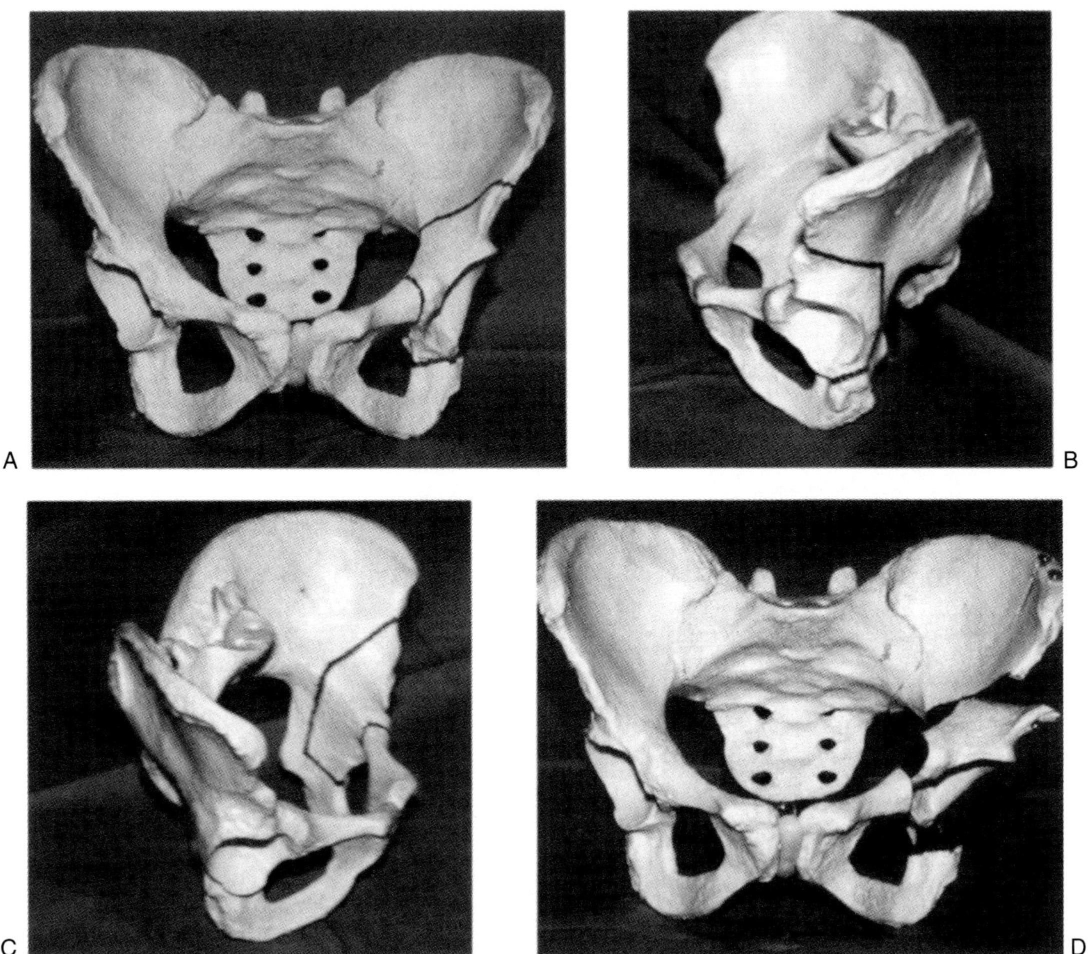

图 98–8 前后位(A)、侧位(B)及内面(C)显示出截骨切口在骨盆模型上的位置。(D)骨盆模型的术后前后位视图,可见截下的骨片,提供了前外侧的矫正并使髋关节向内侧移位。截骨部位用 3 枚 4.5 mm 的全螺纹皮质骨螺钉进行了固定。(From McGrory[20], with permission.)

获得满意的定位后,将一枚带螺纹的克氏针从髂前上棘穿入到髋臼骨片,将另一枚克氏针从髂前下棘穿入髂骨以稳定该骨片。术中应拍摄 X 线片。术者应尽量获得骨盆的正前后位 X 线片,以评估 Shenton 线、股骨头的位置、侧面和前面的覆盖量以及髋关节的转向。必要时为获得理想的矫正量该步骤需重复进行。然后用两到三枚 4.5 mm 的全螺纹皮质钉固定髋臼骨片。其中两枚螺钉从未受损的髂骨部穿进截下的骨片中,第三枚螺钉可从截下的髋臼骨片穿进髂骨。有时,如果骨质极其软,可沿着四边形表面使用一块小的重建钢板。耻骨截骨术中必须检查髂腰肌肌腱以确保其不掉入形成的间隙中,同时应修复股直肌。

关闭切口

放置引流条,用不可吸收线穿过骨质修复阔筋膜张肌,最后常规缝合皮肤。术后用 Hodgkin 夹板对患者进行固定,不需要制动。

术后治疗

患者在住院期间,我们目前用华法林钠来抗凝,出院后嘱患者口服阿司匹林 6 周。常规拔除引流管。术后两天鼓励患者开始轻微承重,但是在 6 周内不鼓励髋关节的主动活动。8~10 周后可扶拐行走,同时也应加强外展肌肉的功能锻炼。

结果

Ganz 等早在 1988 年就报道了该手术的结果(图 98–9)[9]。该方法所获得的矫正量是非常适当的,Wiberg 外侧角由术前的–28°~+25°变为术后的+9°~+53°(平均 31°);矢状面上相应的角由术前的–21°~+18°变为

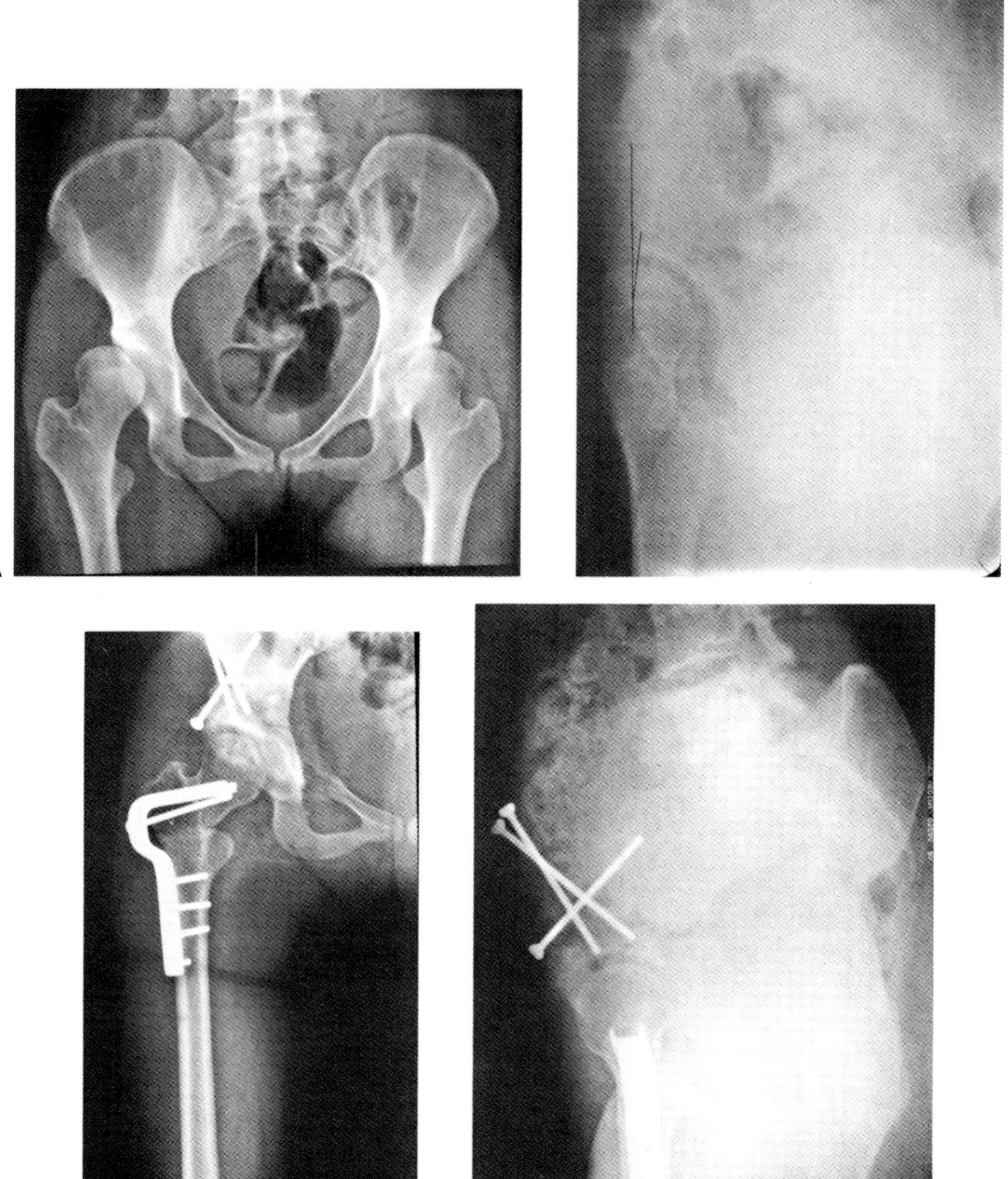

图 98-9 (A)一名 18 岁出现症状的右髋关节发育不良女性患者的骨盆前后位 X 线片。患者股骨头向外侧移位且只有一部分被髋臼的外侧部覆盖，同时其颈干角增大并存在髋外翻。(B)该患者髋关节的模拟剖面观，显示股骨头前面的覆盖明显减小。(C)在同期麻醉下实施右髋臼周围截骨术及股骨近端内翻截骨术后患者右髋关节的前后位X线片，可见患者股骨头的覆盖面明显改善。(D)患者右髋关节模拟剖面观 X 线片显示，股骨头前面的覆盖面明显改善。

Orthop 98:55, 1974
6. Cooperman D, Wallensten R, Stulberg S: Post-reduction avascular necrosis in congenital dislocation of the hip. J Bone Joint Surg 62A:247, 1980
7. Cooperman D, Wallensten R, Stulberg S: Acetabular dysplasia in the adult. Clin Orthop 175:79, 1983
8. Eppright RH: Dial osteotomy of the acetabulum in the treatment of dysplasia of the hip. J Bone Joint Surg 57A:1172, 1975
9. Ganz R, Klaue K, Vinh TS, Mast JW: A new periacetabular osteotomy for the treatment of hip dysplasias. Clin Orthop 232:26, 1988
10. Harris W: Etiology of osteoarthritis of the hip. Clin Orthop 213:20, 1986
11. Hopf A: Hueftpfannenverlagerung durch doppelte Beckenosteotomie zur Behandlung der Hueftgelenksdysplasie und Subluxation bei Jugendlichen und Erwachsenen. Z Orthop 101:559, 1966
12. Judet J: Resultats de butess, cotyloidiemus, ayant: 10 aris a plus de recult. Rev Chir Orthop 62:511, 1926
13. Klaue K, Durnin C, Ganz R: The acetabular rim syndrome: a clinical presentation of dysplasia of the hip. J Bone Joint Surg 73B:423, 1991
14. Klaue K, Wallin A, Ganz R: CT evaluation of coverage and congruency of the hip prior to osteotomy. Clin Orthop 232:15, 1988
15. Koenig F: Osteoplastische Behandlung der Kongenitalen Luxation. Verhandl ges Chir Leipeig, 1891
16. LeCoeur P: Corrections des de fauts d'orientation de l'articulation coxo-femorle par osteotomie de listhume iliaque. Rev Chir Orthop 51:211, 1965
17. Lesquesne M, de Seze S: Le faux profil du bassin: nouvelle incidence radiographique pour l'etude de la hanche: son utilite dans les dysplasies et les differentes coxopathies. Rev Rhum Mal Osteoartic 28:643, 1961
18. Mankin HJ, Dorfman H, Lippiello L, Zarins A: Biochemical and metabolic abnormalities in articular cartilage from osteoarthritic human hips. II: Correlation of morphology with biochemical and metabolic data. J Bone Joint Surg 53A:523, 1971
19. McGrory BJ, Trousdale RT: Tips of the trade: sterile EMG monitoring during hip and pelvis surgery. Orthop Rev 23:274, 1994
20. McGrory BJ, Trousdale RT, Cabanela ME, Ganz R: Bernese periacetabular osteotomy: surgical technique. J Orthop Techniques 1:179, 1993
21. Murphy SB, Kijewski PK, Millis MB et al: The planning of orthopaedic reconstructive surgery using computer-aided simulation and design. Comput Radiol 12:33, 1988
22. Ninomiya S, Tagawa H: Rotational acetabular osteotomy for the dysplastic hip. J Bone Joint Surg 66A:430, 1984
23. Radin EL, Ehrlich MG, Chernack R et al: Effect of repetitive impulsive loading on the knee joints of rabbits. Clin Orthop 131:288, 1978
24. Reynolds DA: Chiari innominate osteotomy in adults. J Bone Joint Surg 68B:45, 1986
25. Salter RB: Innominate osteotomy in the treatment of congenital dislocation and subluxation of the hip. J Bone Joint Surg 43B:518, 1961
26. Salter RB, Dubos JP: The first 15 years personal experience with innominate osteotomy in the treatment of congenital dislocation and subluxation of the hip. Clin Orthop 98:72, 1974
27. Salter RB, Simmonds DF, Malcolm BW et al: The biological effect of continuous passive motion on the healing of full-thickness defects in articular cartilage: an experimental investigation in the rabbit. J Bone Joint Surg 62A:1232, 1980
28. Steel HH: Triple osteotomy of the innominate bone. J Bone Joint Surg 55A:343, 1973
29. Sutherland DH, Greenfield R: Double innominate osteotomy. J Bone Joint Surg 59A:1082, 1977
30. Tonnis D: Congenital Dysplasia and Dislocation of the Hip. Springer-Verlag, Berlin, 1987
31. Tonnis D, Behrens K, Tscharani F: A modified technique of the triple pelvic osteotomy. J Pediatr Orthop 1:241, 1981
32. Trousdale RT, Ekkemkamp A, Ganz R: Periacetabular and intertrochanteric osteotomy for the treatment of osteoarthritis in dysplastic hips. J Bone Joint Surg 77A:73, 1995
33. Wagner H: Experiences with spherical acetabular osteotomy for the correction of the dysplastic acetabulum. In Weil UH (ed): Progress in Orthopaedic Surgery. Vol. 2. Springer-Verlag, Berlin, 1978
34. Wiberg G: Acetabular dysplasia and osteoarthritis. Acta Chir Scand 83(Suppl 58):5, 1939

第 99 章

股骨近端截骨术

Brian P. H. Lee, Miguel E.Cabanela

全髋关节成形术仍然是治疗令老年患者苦恼的髋关节疾患的最成功的手术治疗方式。在手术技术、假体设计以及植入合金研发等方面的进展都是为了提高髋关节置换术的治疗效果。尽管如此,假体的磨损以及松动一直限制了全髋关节成形术的寿命,尤其是对于更有活力的年轻患者。因此,对于这样的患者考虑实施重建性手术就显得重要了。在重建性手术中截骨术可能是最佳的选择。

骨盆截骨术(见第 98 章)和股骨近端截骨术都是治疗髋关节疾病的手术方式。股骨近端截骨术可以治疗早期髋关节骨性关节炎,特别是继发于髋关节发育不良、股骨头坏死及股骨颈骨折不愈合的骨性关节炎。股骨近端截骨术的优点包括:保留了骨块,能使负荷过重的软骨及骨愈合,而且若手术成功,能有良好的长期术后效果。然而,与关节置换术相比,股骨近端截骨术的可预见性较差。

历史背景

在本世纪早期有人首次报道了运用股骨近端截骨术来治疗髋关节发育不良[23]。Lorenz 于 1925 年报道了运用转子间截骨术来治疗髋关节骨性关节炎[18,19]。McMurray 于 1935 年报道了运用内侧移位截骨术治疗髋关节骨性关节炎的结果[22,23]。紧接着,Malkin 于 1936 年报道了联合运用转子间重建术和移位截骨术治疗髋关节骨性关节炎[21]。与此同时,截骨术中实施股骨皮质减压的益处得到公认[19]。

内侧移位截骨术不能使角度矫正的缺陷后来变得很明显[4,11,12,17,24,40]。Pauwels(髋关节生物力学奠基人)于 20 世纪 50 年代提出了内翻(PI)和外翻(PII)成角截骨术的概念,其目的是尽可能地增加髋关节的承重面。该技术包括术前根据髋关节外展及内收位的 X 线片来判定矫正量。内翻截骨术用来治疗患有早期髋关节骨性关节炎的患者。该手术对于那些股骨头成球形且有髋关节外侧病变的骨性关节炎患者效果最好。外翻截骨术随后也被用于髋关节骨性关节炎的治疗,因为术后从内收位 X 线片上看髋关节的匹配性得到改善。

后来,Müller 引进了固定角接骨板,该板的引入使得在更准确矫正力学不平衡的同时还可获得稳定的固定,且允许较早的活动[27]。Bombelli 于 1976 年利用内侧“股骨头下垂”骨赘软骨来发挥主要的承重作用,从而扩展了外翻截骨术的适应证[3]。另外,他还引入了双平面矫正的概念,即通过加大冠面角使髋关节的承重面增加,最终使单位面积的负荷与软骨的功能相适应。

最近,Sugioka 描述了经转子前面旋转截骨术,该术式最初用于股骨头坏死的患者[36]。

当今,股骨近端截骨术通常将多平面矫正、移位及内固定物使用联合运用,这使得矫正手术完成得更加准确。

生物学及生物力学方面

正常关节软骨所能承受的力量负荷通常在一个狭窄的范围内。力学负荷的变化可影响软骨的营养并可激发骨性关节炎的发生[13]。随着病变的进展,关节固定畸形、软骨下骨僵硬度的增加以及关节表面的不平整使得关节软骨局部的负荷增加。另外,髋关节的骨性关节炎还可出现骨内压升高及相关的静脉充血[32]。

截骨术可使关节软骨的力学负荷恢复正常。这在一定程度上可激发软骨细胞的修复反应[3]。此外,截骨术还可使静脉充血及升高的骨内压迅速减小[1,32]。这可使关节的静息痛明显缓解,这也是该手术公认的特性[4,11,24]。然而,这个减压效果是短暂的,因为随着骨的愈合,静脉还会再次充血[32]。

关节软骨的单位负荷取决于关节反作用力的大小及关节面积。关节反作用力的大小由外展肌力量及作用于髋关节面上的体重共同决定,而关节面的大小很大程度上取决于髋关节的匹配性。

在内翻截骨术中,外展肌的力线更趋于水平,其力臂被延长,大转子的位置也向近端移位。这将引起关节反作用的减小。在外翻截骨术中,关节反作用力的力线朝着力源的方向向上向外侧偏移并偏离内侧壁。对于病变更严重的患者,外翻截骨术将内下方“股骨头下垂”骨赘旋进关节部,从而使关节接触的支点向内侧移位。这将延长外展肌力臂并减小体重力臂,最终使关节反作用力完全恢复正常。

内翻截骨术与外翻截骨术均能改善髋关节的匹配性。截骨术的力学效果将使关节单位面积承受的负荷减小,而手术的长期效果也主要取决于这些力学效果。

适应证及患者的选择

运用股骨近端截骨术治疗髋关节骨性关节炎时,手术成功的关键在于患者的选择。在决定实施截骨术之前,患者的年龄、职业、活动性及临床和放射学特征都必须仔细评价。

适合于截骨术的患者应小于 50 岁、不肥胖、不喜欢活动且其工作时以坐姿为主,同时存在骨性关节炎的力学原因[25,33]。临床上,术前患者的髋关节应可屈曲达 90°。髋关节外展及内收的范围应可补偿内翻截骨术或外翻截骨术中对角度的矫正。另外,肢体长度没有明显的差异以及同侧膝关节得到适当的保护也是术前所应具备的。

截骨术总体的禁忌证包括髋关节活动度较差(屈曲程度小于 90°、内收外展不能或极小以及旋转不能或极小)。另外,关节的炎症以及影响髋关节的代谢性骨病均是截骨术的禁忌证。

对于骨性关节炎这种退行性疾病,从 X 线片上可以看出关节软骨局限性的负荷过重, 如软骨硬化、关节间隙缩窄及囊肿形成。相反,X 线片上的萎缩性反应(骨质疏松、骨软化及骨赘)则提示不能实施截骨术。此外 ,髋关节在外展或内收位的荧光 X 线片应显示关节的匹配得到改善,同时在最适匹配位置时髋关节应没有不适。

截骨术的选择

内翻截骨术

内翻截骨术适用于髋关节外侧早期骨性关节炎的治疗。X 线片显示髋臼发育不良、髋关节外侧病变、外翻颈干角(>135 °)及球形的股骨头均是判断内翻截骨术良好预后的标准[31]。外展位的 X 线片应显示髋关节的匹配性得到改善(图 99-1) 。

外翻截骨术

外翻截骨术的适应证包括:髋关节中间部骨性关节炎和(或)髋关节内陷,同时颈干角减小(<130°)。外翻截骨术可使股骨头指向髋臼的顶部从而改善髋关节的力学平衡[3]。内收位的 X 线片应显示髋关节的匹配性得到改善。

对于合并有股骨头形态改变的病变严重的髋关节骨性关节炎,如果内收位的 X 线片显示髋关节的匹配性得到改善,那么就可实施外翻截骨术[3,16]。对于这样的患者,内侧“股骨头下垂”骨赘被向外侧移位以支承体重并作为外展肌力及体重的支点。髋关节的外侧间隙被打开, 随着外侧关节囊的刺激就会形成一个“屋顶式”骨赘(图 99-2) 。

最后,外翻截骨术可用于治疗 Pauwel 角明显改变的股骨颈骨折不愈合。通过截骨可使 Pauwel 角趋于平行,从而将骨折处的剪切力转变为压力,进而增强骨折愈合的可能性。

屈曲、伸展和旋转截骨术

屈伸截骨术通常与内外翻截骨术联合运用。相对于股骨干的屈曲或伸展进行矢状面上的矫正[38]。这可以进一步改善髋关节的匹配性。

屈曲截骨术利用的是股骨头承重部位的后半部。这对于股骨头坏死的病例通常是有用的。屈曲截骨术的前提是髋关节可完全伸展[25]。伸展截骨术适用于髋臼前面缺乏覆盖及髋关节屈曲挛缩的病例。

由于正常股骨颈存在前倾, 因此矢状面矫正可影响成角 。由此,屈曲截骨术可引起相应的内翻成角,而伸展截骨术可引起相应的外翻成角。最后,对于存在部分骨坏死的病例,可选择旋转截骨术[36]。

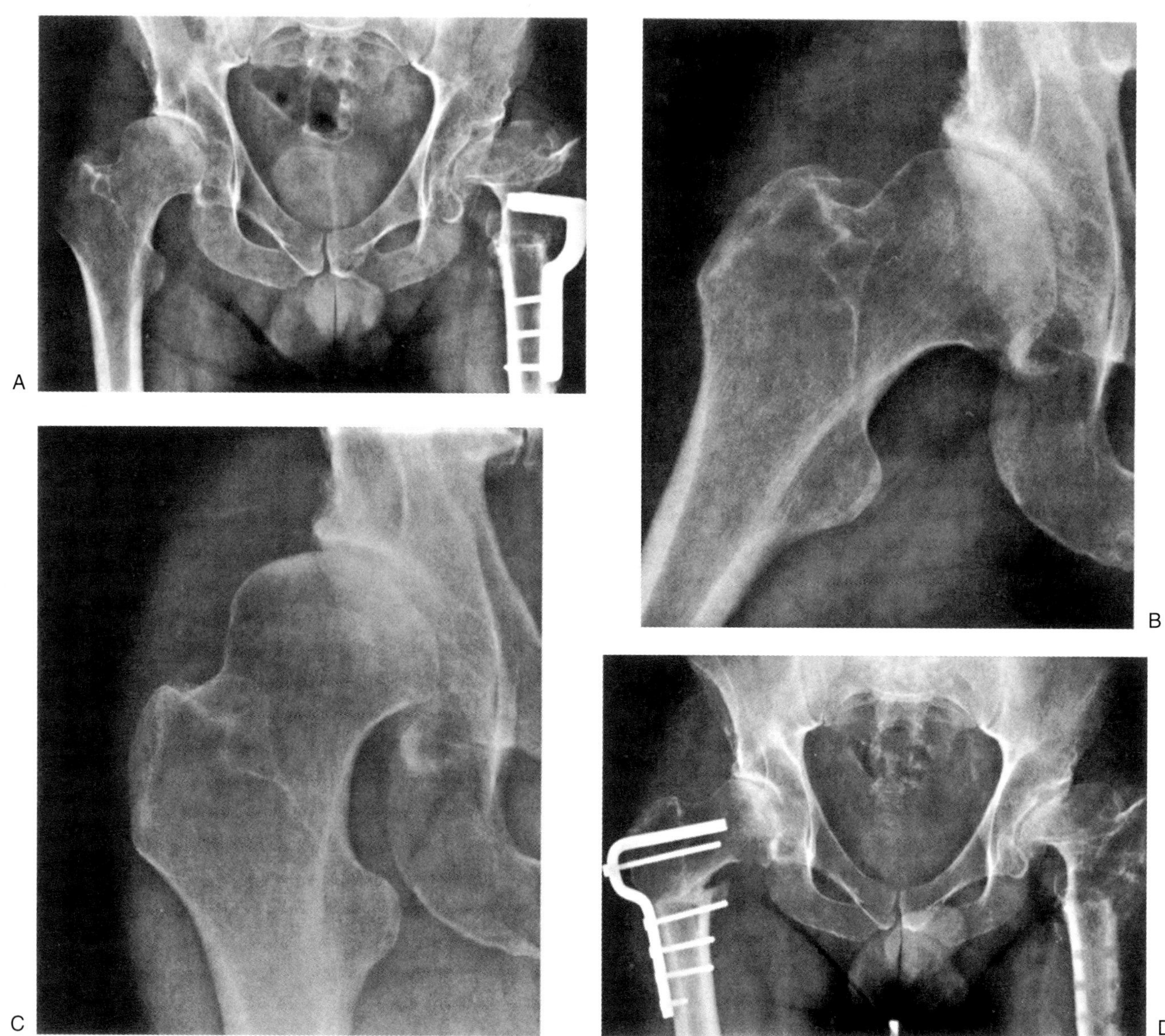

图 99–1 (A)35 岁的男性患者,曾行左侧股骨内翻截骨术且效果令人满意,现在右髋关节疼痛。(B)内收位 X 线片和(C)外展位 X 线片。患者髋关节处于外展位时感觉良好,且从 X 线片上看股骨头能被髋臼较好地包裹。(D)右侧股骨内翻截骨术后一年的 X 线片。患者获得令人满意的治疗效果。

截骨术对肢体长度及对位的影响

股骨近端截骨术对于患肢的全长及力轴的对位均可产生影响。闭合楔形内翻截骨术可使患肢缩短达 1 cm,而外翻截骨术可使患肢延长 1~2 cm[33]。

患肢对位的改变可对膝关节造成一定的影响[31]。在内翻截骨术中,股骨头向内侧旋转,这就需要股骨干也向内侧移位以使患肢的力轴依然通过膝关节中心。同样,外翻截骨术时需将股骨干向外侧移位。当然,以上这些因素在实施截骨术之前都应考虑到。然而,我们应尽量避免对近端股管形态产生大的改变,这样做是为了不影响将来可能的全髋关节成形术的实施。

术前计划

术中内翻或外翻成角的矫正量是通过术前髋关节外展位及内收位 X 线片或 X 线透视确定的。通过 X 线透视可对矢状面的矫正量作出评估。另外,还应确定最佳匹配位置并记录下冠状面及矢状面的矫正量。

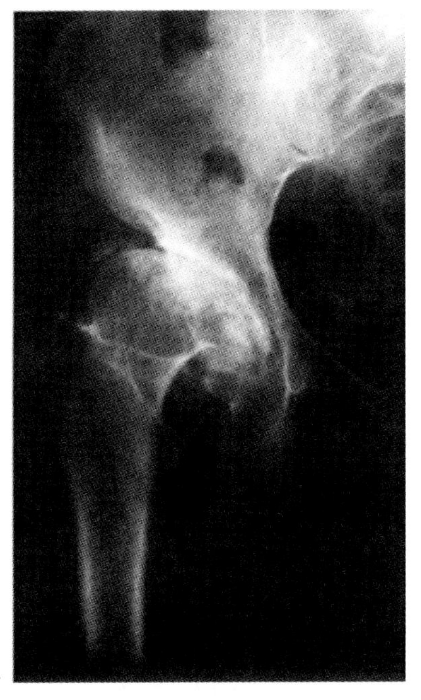
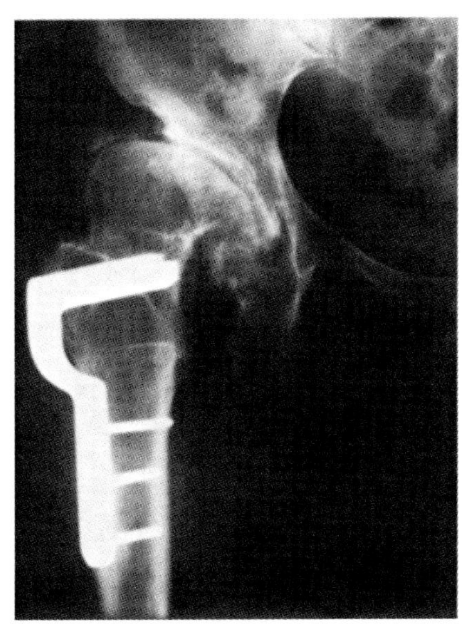
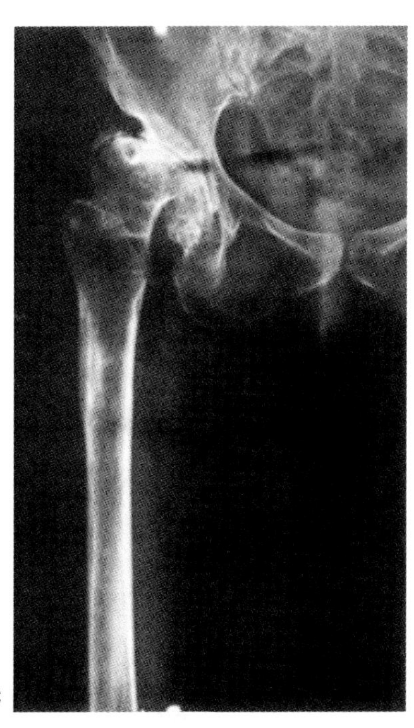

图 99-2　因髋关节先天性发育不良而继发关节退行性病变的 40 岁女性患者。(A)股骨头不再呈球形,且合并有一个大的“股骨头下垂”骨赘。(B)成功实施内翻截骨术后 3 年的 X 线片,可见关节间隙有所增大。(C)内翻截骨术后 21 年的 X 线片,患者的对侧髋关节出现疼痛,但实施过截骨术的一侧仍然有令人满意的效果。

标记出近端股骨的走行及股骨干的中轴。再次标记近端股骨走行及股骨的中轴后,标记出开凿位置及截骨水平。通常,我们在尽量接近小转子上方处实施截骨。而接骨板应放置于截骨上方至少 2 cm 处。

第二次标记应与第一次相重叠，并在截骨线及股骨中轴的交点处标记出内翻或外翻成角的矫正量。成角矫正应参照两次标记的股骨中轴而实施。沿着截骨线将第二次标记线切断，同时调整股骨干中轴使其与第一次标记的中轴相一致。然后,标记出术中将要移动的楔形骨块的数量及大小，且标记过程中要考虑 X 线片的放大效应。另外还应考虑到股骨干的移位。

术中所需接骨板的样板放于修整后的标记线上。通常,内翻截骨术中使用 90°接骨板,而外翻截骨术中根据所需成角矫正量的大小使用 90°~130°的接骨板。紧接着还应确定接骨板的长度、插入角度及偏移量。当然,接骨板的长度应根据股骨干的移位来调整。

对于复杂的股骨或髋臼畸形，可使用带有三维图像重建的计算机化体层成像术来协助制定截骨计划[15,29],并提示股骨截骨、骨盆截骨或两者同时实施的有效性。

手术方法

内翻截骨术

患者仰卧于骨折手术台上。将对侧髋关节外展屈曲以有利于 X 线透视。铺无菌单为从髂嵴暴露至膝关节作准备。

以大转子稍前方为中心作一外侧直切口,向近端延伸 10 cm,远端延伸 20 cm。沿切口切开皮下组织及髂胫束。显露阔筋膜与臀中肌之间的间隙,分离并向前反折股外侧肌的近端部分，操作中结扎相应的穿孔血管。放入牵引器后即可显露股骨干近端、大转子及前方的髋关节囊。

在小转子近端边缘处垂直于股骨干插入一枚导针。该针标记出截骨水平。在第一枚导针的上方 2 cm 处以接骨板放入的预定角度插入第二枚导针。两枚导针都要在透视控制下插入。插入导针的方位可通过与接骨板一起使用的三角形模板来控制。

将定位骨凿沿着近端导针插入直至所需的深度,并用 X 线透视来检查其位置。如果骨凿开始插入时有困难,可预先在外侧皮质处打孔。根据截骨中伸展或屈曲的程度,骨凿在矢状面上也呈一定的角度。例如,如果需要伸展20°,那么骨凿在插入前就应逆时针旋转20°。截骨完成后通过沿着股骨干重排钢板就可达到所需的伸展。

在截骨切断之前,接骨板就应被插入,并在透视下检查其位置。用锯子使截骨线沿着此前插入的导针。然后,将所需楔形骨块从近端部切下。楔形骨块内侧的厚度应为外侧厚度的一半到2/3,以最大限度地减小肢体的缩短。如果需要双面矫正,可截取双面楔形的骨块。例如,在外翻伸展截骨中,就应截取外侧后基底的楔形骨块。在某些病例中,当接骨板对准股骨干后,通过将近端骨块嵌入远侧端就可实现完全的矫正。

股骨干重组后在持骨钳的作用下将接骨板放入。在操作中需将股骨近端充分暴露以利于接骨板的放入。这就需要将腰大肌肌腱切除,有时还需要将耻骨肌从股骨上的止点处切断。给压迫器加压,将皮质钉拧进接骨板(图99-3和图99-4)。

用X线透视来检查固定情况。彻底止血,缝合股外侧肌,放置吸引引流管,最后逐层缝合伤口。

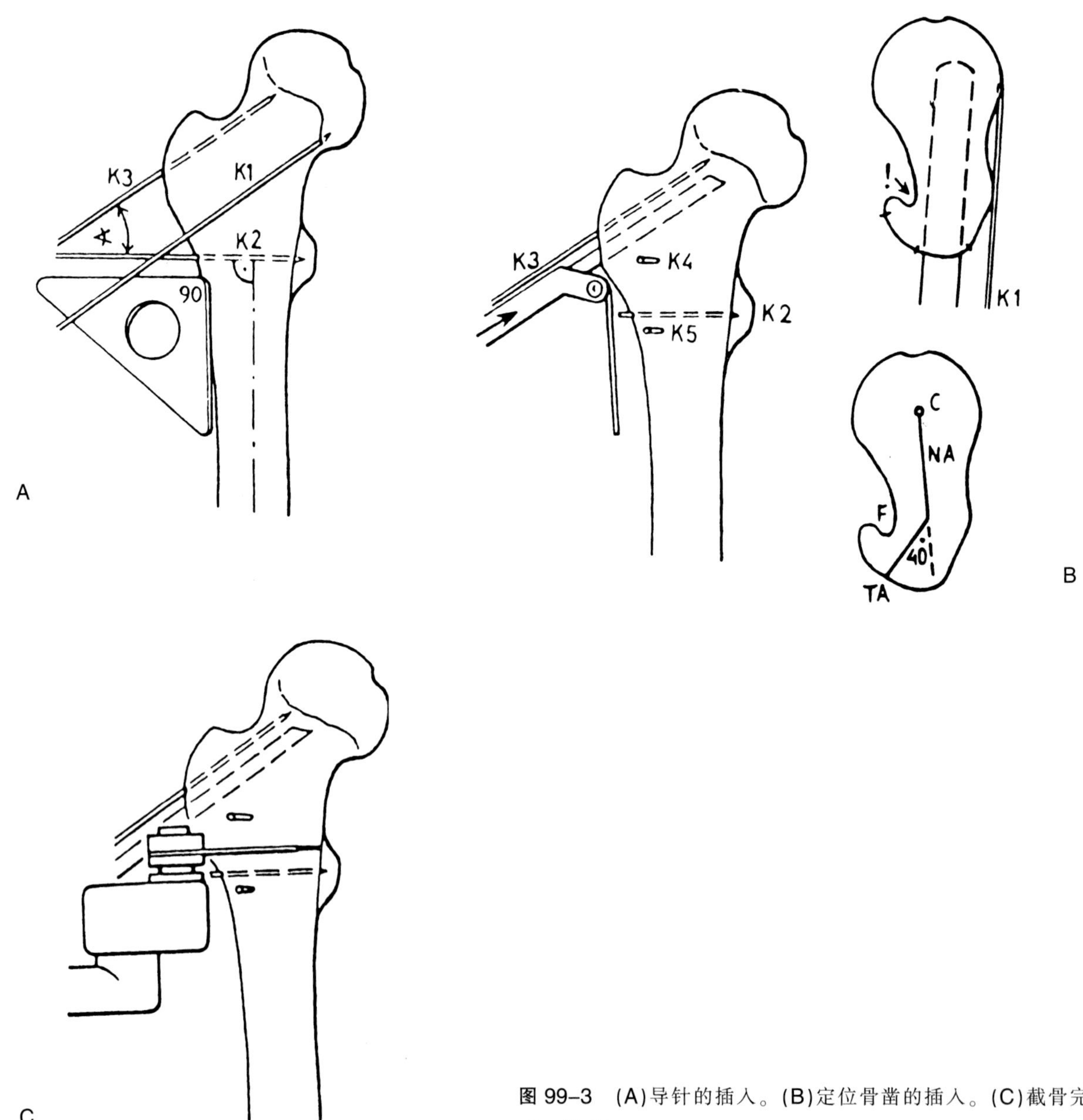

图99-3 (A)导针的插入。(B)定位骨凿的插入。(C)截骨完成。(待续)

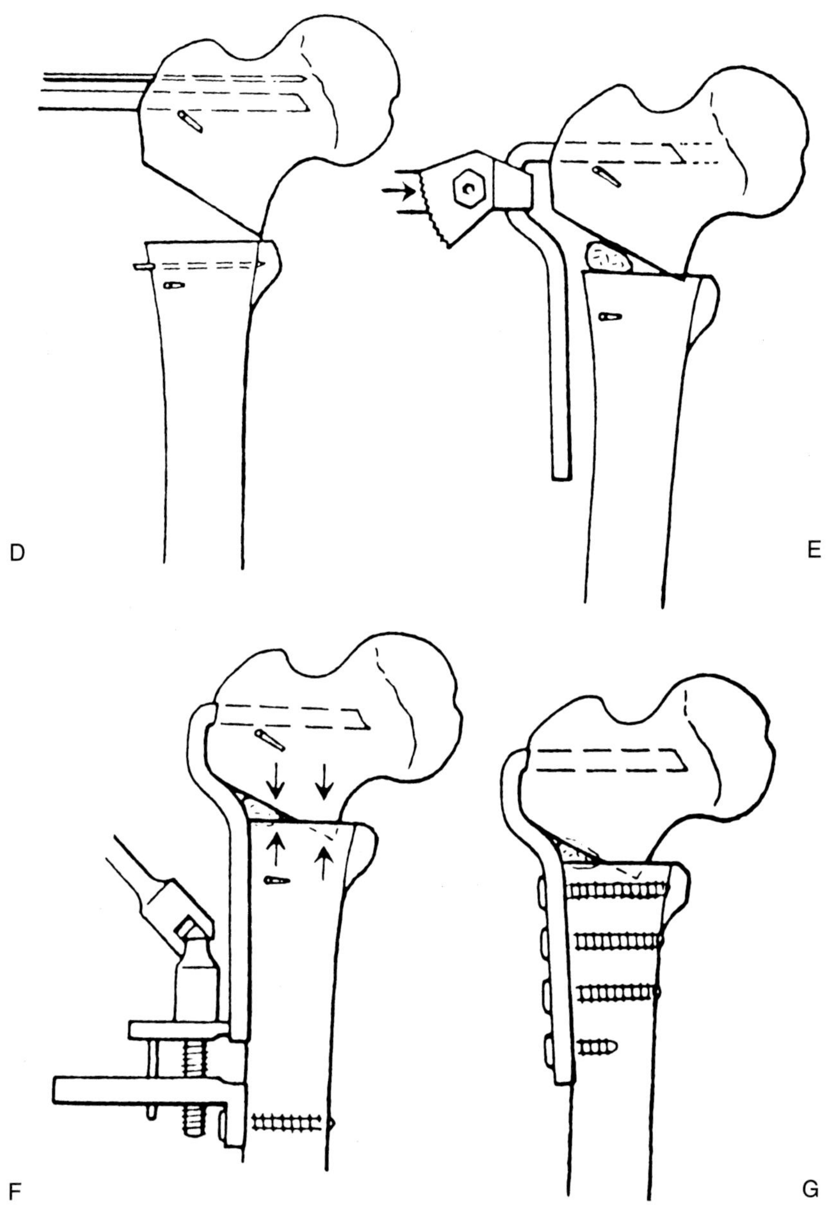

图 99–3(续)　(D)使用骨凿打开截骨处并使近端骨块向外展位倾斜。将骨凿移除并用接骨板代替。(E)将骨块复位,插入接骨板,用 Verbrugge 或类似的钳子将接骨板固定于股骨干以临时维持复位。将来自于近端骨块前唇的一块小楔形骨块放于外侧。(F)在截骨处将紧张器插入并加压。(G)如果一切良好且双面影像增强显示位置适可,就可用钉子将接骨板固定于股骨上。最后一个钉孔应使用松质骨钉以使正常骨质与钢板之间的过渡区平滑。(From Müller and Krushell[28], with permission.)

术后 24 小时拔除引流管。术后第一天患者即可起床,48 小时后开始理疗。术后前 8 周可触地承重,8 周后拍 X 线片,然后根据情况相应地增加承重。

外翻截骨术

外翻截骨术的暴露方式与内翻截骨术的暴露方式相同。另外,导针的插入方式以及接骨板插入的方位也与内翻截骨术相同。

将接骨板插入后,切断截骨块,需要时可作矢状面上的矫正。所需的楔形骨块可从近端或远端切除。如果接骨板插入处与截骨处之间的骨桥小于 2 cm ,就应从远端截取楔形骨块 (图 99–4) 。

在外翻截骨术中,有可能需要实施转子截骨术以减轻外展肌的张力。在操作中不应损伤近端软组织的外膜。另外,定位骨凿应插进转子床中,因此转子截骨术应在骨凿插入之前实施。

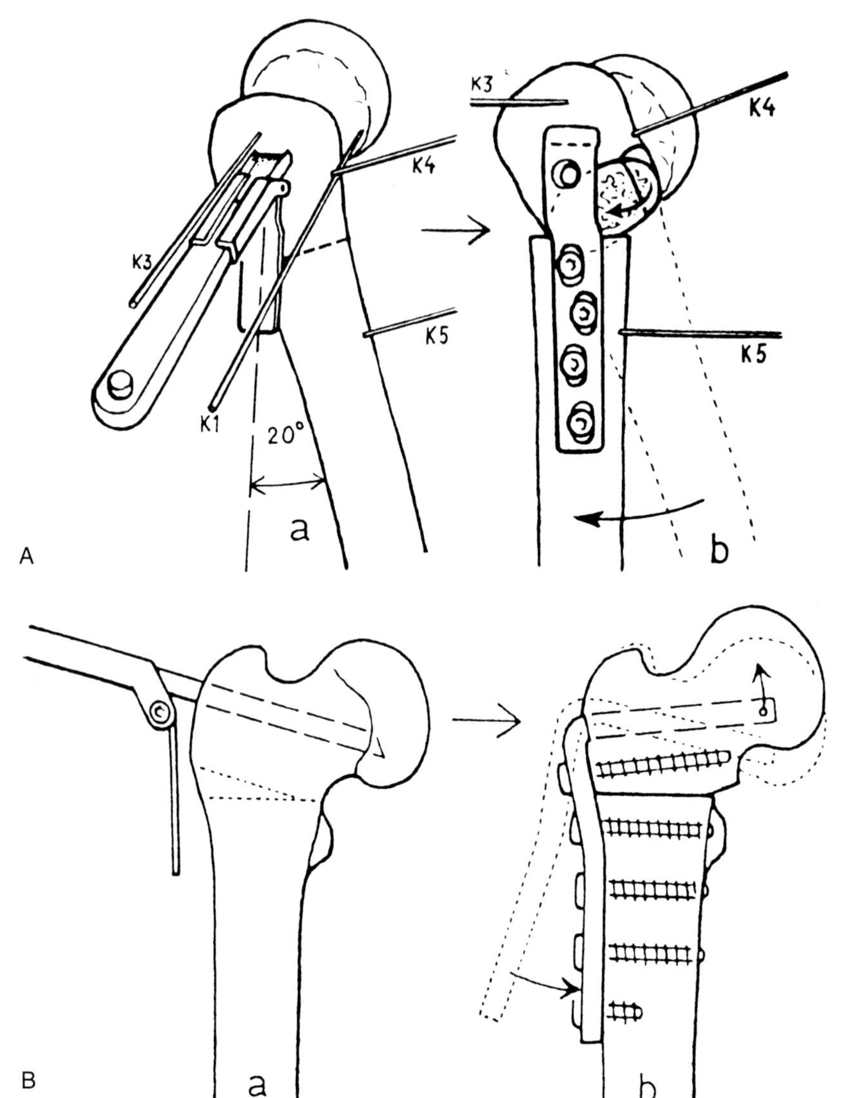

图 99-4 (A)a:没有截取任何楔形骨块的内收伸展截骨的侧面观。注意在插入定位骨凿之前,髋关节有一定程度屈曲,屈曲量应与计划截骨的范围一致。b:接骨板固定后,将近端骨块与远端骨块压紧。在加压之前,将来自于近端骨块前方的植入物移除,将其植入接骨板与截骨之间的空隙。另外,也可使用髂嵴处皮质网状移植骨。(B)外展(内翻)截骨术。该病例使用了髁钢板来固定。(From Müller and Krushell[28], with permission.)

剩余的手术操作及术后治疗与内翻截骨术相同。

效果

许多文献报道了转子间截骨术的效果[4,5,7,11,16,17,24,34,40]。这些研究结果可归纳如下:

1. 患者年龄越年轻和髋关节受累越少,术后效果就越好,维持的时间也较长。例如,对于存在颈干角外翻和股骨头成球形(髋外翻伴半脱位)的年轻患者,实施内翻截骨术后,在术后10年中有80%~90%的时间可有良好的效果。

2. 当有手术指征时,内翻截骨术的效果比外翻截骨术有更好的预见性。

3. 术后X线片上的改善(关节间隙的增宽、关节匹配性的改善、软骨下囊的消失以及软骨下硬化的减轻)通常与临床症状的好转是一致的。反之亦然,X线片上病变的加重与临床症状的加重也是一致的。

4. 对于双侧髋关节存在骨性关节炎(相对于单侧髋关节骨性关节炎)的患者、从事重体力活的患者以及年龄超过50岁的老年患者,截骨术的效果不是很理想。

5. 截骨术后70%~80%的患者疼痛都会减轻,但是疼痛减轻的程度及可预见性都不如全髋关节置换术。

6. 令人满意的初始治疗效果在术后的前10年可能维持得很好,但是随着随访时间的延长,其效果就进行性地恶化。

7. 截骨术与其后要实施的挽救性手术(如全髋关节置换术)之间的时间间隔为6.5~10年。

Morscher[25]确定了适合于截骨术的理想患者:白领职工,年龄小于50岁,不肥胖,存在继发性力学原因引起的关节炎以及 X 线片上有负荷过重的表现 (硬化症、囊肿形成及关节间隙局限性缩窄)。对于这样的患者,只要术前仔细计划,术中精心操作,配合以适当的康复并推迟负重的时间,就可以得到令人满意的治疗效果,并可避免后期实施全髋关节成形术。

截骨术的主要问题依然是其治疗效果的不可预见性。当今,在梅奥诊所,与髋关节有关的截骨术只占我们所实施髋关节重建手术的 5%,其主要原因就在于截骨术的不可预见性。

运用股骨近端截骨术来治疗股骨头缺血性坏死依然受到限制。内翻、外翻、屈曲及旋转截骨术都被用来治疗股骨头缺血性坏死,其理念就是将坏死骨从承重部位移除和(或)将坏死骨覆盖。通常,坏死病变会涉及整个股骨头,但是对于坏死病变界限清楚且局限的患者,可被看做是截骨术的适应人群。运用股骨近端内翻和旋转截骨术治疗股骨头缺血性坏死所出现的较差效果可能与患者选择不当有关。目前,X 线断层摄影术及磁共振成像术的应用使得我们可以更好地对病变进行分级,进而有助于优化截骨术的适应证。

近期有关内翻截骨术或外翻截骨术的报道显示,治疗效果令人满意,达到 70%~84%[14,20,35],而且在病变早期(Ficat Ⅱ期)实施手术,其治疗效果更好。至于其他的截骨术,其治疗效果会随着时间的延长而恶化。

据 Sugioka 等[36,37]报道,运用经转子前方旋转截骨术治疗后,77%的患者效果非常好。然而,其他人报道的效果却没有那么好[8,39]。我们所获得的效果同样不令人满意[6]。在一项前瞻性研究中,包括 17 位患者的 18 个髋关节,平均随访 57 个月后,只有 3 个髋关节(17%)术后的治疗效果令人满意。12 个髋关节已实施了全髋关节成形术。83%的患者存在股骨头进一步塌陷的证据,而且截骨术后的同位素扫描显示截骨术可能损伤了股骨头残留的血液供应。自那以后,我们就不再使用这种截骨术。

据 Ganz 和 Buchler[10]报道,运用屈曲截骨术加坏死区植骨治疗股骨头缺血性坏死的短期疗效非常好。然而,对于该手术的长期疗效却没有相关报道。

总之,对于病变局限于股骨头上方和前方的股骨头缺血性坏死,特别是对于年轻的患者,股骨近端截骨术是一种有用的过渡性手术。

截骨术后的全髋关节成形术

股骨近端截骨术后因股骨近端解剖结构改变而对后续全髋关节成形术所造成的影响一直是人们所关心的。Benke 等[2]于 1982 年报道了 105 例在股骨近端截骨术后实施了全髋关节成形术的治疗效果,这些患者的平均随访时间为 4.7 年。与最初就实施了全髋关节成形术的患者相比,90%的患者维持了良好的效果。然而,手术的难度明显增加,且感染率达 8.6%。

我们在截骨术后实施的 305 例全髋关节成形术的治疗效果与前面的报道相似[9]。术中有 23%的病例存在明显的技术问题,其中许多问题与固定物的存在有关。有 11.8%的患者在术中出现了并发症(图 99-5)。总感染率为 3.2%。平均随访 10 年时,有 18%的患者进行了翻修。临床效果与对照组相似,对照组是由先前没有实施过截骨术而实施了全髋关节成形术的病例组成。

当考虑实施截骨术时就应想到将来需行全髋关节成形术。因此成角矫正应限制在 15°~20°以最大限度地减小近端股骨管的畸形。另外,截骨术后常规去除内固定物是明智的。

作者的建议

年轻人髋关节退变是临床上的一大难题。与股骨近端截骨术相比,虽然全髋关节成形术的疗效更具可预见性,但是假体寿命的有限性妨碍了其在年轻患者中的普遍应用。而股骨近端截骨术可为 80%~90%的年轻患者提供长期的疗效。然而,严格的患者选择、适当的术前准备、精细的手术操作以及截骨愈合后常规去除内固定物,不仅会提高截骨术的疗效,延长其有效时间,还将有利于将来髋关节置换术的实施。根据我们的经验,内翻截骨术应用的频率要远多于外翻截骨术,且其预见性更好。我们已将实施这些手术时所优选的技术进行了描述,其中大部分是以 M.E.Müller[26]的描述为基础。

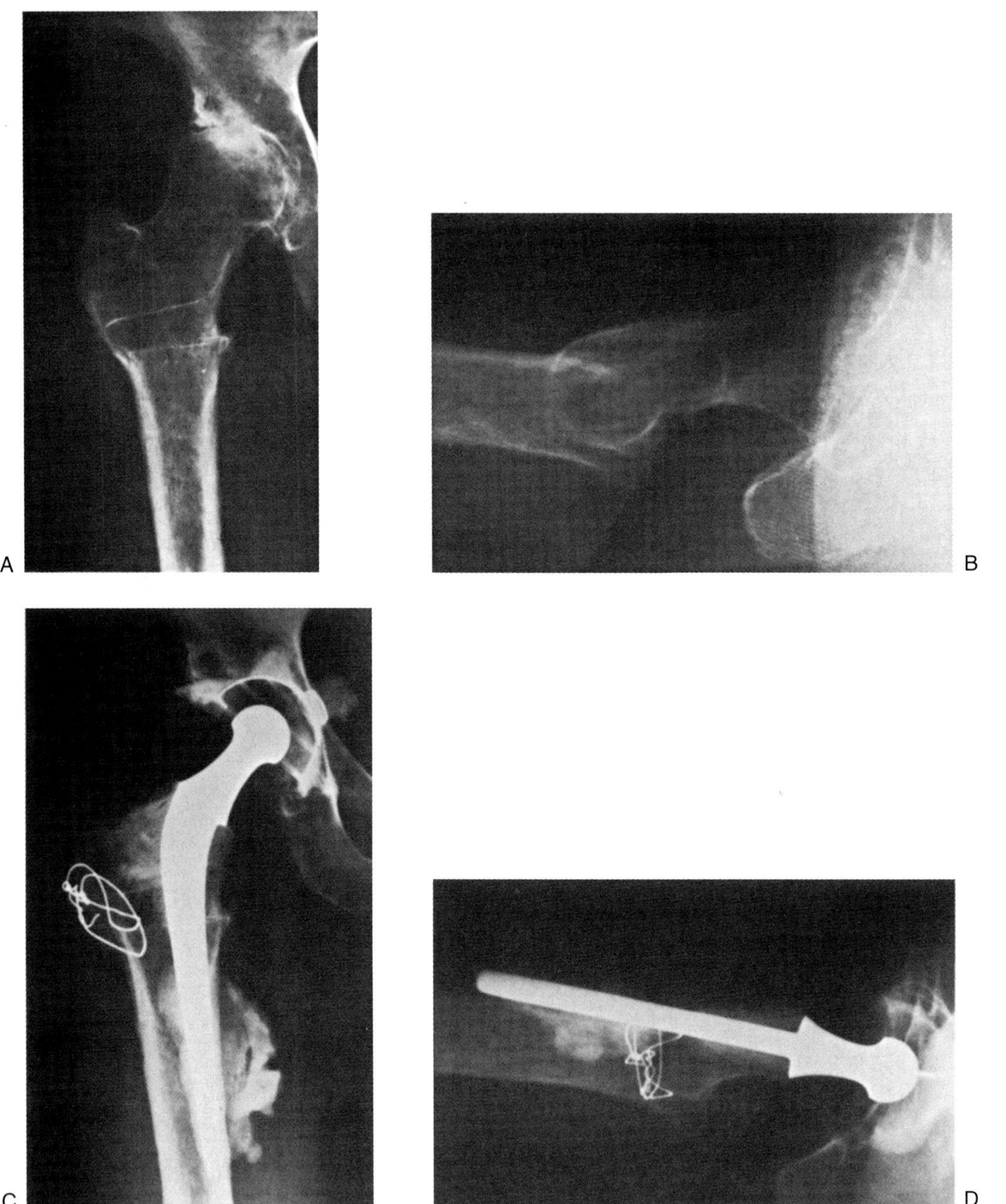

图 99-5 (A,B)转子间内翻截骨失败的62岁女性患者髋关节前后位及侧位X线片。可见股骨近端髓腔存在破裂,特别是在侧位片上。(C,D)全髋关节成形术后的X线片。可见股骨干存在穿孔且假体穿到了股骨髓腔外。该患者令人满意的效果已持续了15年。当然,在令人满意的效果中幸运是一个重要因素。

(胡永成 郑慧锋 译 李世民 校)

参考文献

1. Arnoldi CC, Linderholm H, Mussbichler H: Venous engorgement and intraosseous hypertension in osteoarthritis of the hip. J Bone Joint Surg 54B:409, 1972
2. Benke G, Baker A, Dounis E: Total hip replacement after upper femoral osteotomy. J Bone Joint Surg 64B:570, 1982
3. Bombelli R: Osteoarthritis of the Hip: Classification and Pathogenesis: The Role of Osteotomy as a Consequent Therapy. 2nd Ed. Springer, Berlin, 1983
4. Collert S, Gillstrom P: Osteotomy in osteoarthritis of the hip: a prospective study. Acta Orthop Scand 50:555, 1979
5. Coventry MB: Osteotomy of the hip for degenerative osteoarthritis. Mayo Clin Proc 44:514, 1969
6. Dean MT, Cabanela ME: Transtrochanteric anterior rotational osteotomy for avascular necrosis of the femoral head: long term results. J Bone Joint Surg 75B:597, 1993
7. Detenbeck LC, Coventry MB, Kelly PJ: Introtrochanteric osteotomy for degenerative arthritis of the hip. Clin Orthop 86:73, 1972
8. Eyb R, Kotz R: The transtrochanteric anterior rotational osteotomy of Sugioka: early and late results in idiopathic aseptic femoral head necrosis. Arch Orthop Trauma Surg 106:161, 1987
9. Ferguson GM, Cabanela ME, Ilstrup DM: Total hip arthroplasty after failed intertrochanteric osteotomy. J Bone Joint Surg 76B:252, 1994
10. Ganz R, Buchler H: Overview of attempts to revitalize the dead head in avascular necrosis of the femoral head—osteotomy and neovascularization. p. 296. In Hungerford DS (ed): The Hip: Proceedings of the 11th Open Scientific Meeting of The Hip Society. CV Mosby, St. Louis, 1983
11. Goldie I, Andersson G, Olsson S: Long-term follow-up of osteotomy in osteoarthritis of the hip joint. Clin Orthop 93:265, 1973
12. Harris NH, Kırwan E: The results of osteotomy for early primary osteoarthritis of the hip. J Bone Joint Surg 46B:477, 1964
13. Harrison MHM, Shajowicz F, Trueta J: Osteoarthritis of the hip: a study of nature and evolution of the disease. J Bone Joint Surg 35B:598, 1953
14. Jacobs MA, Hungerfort DS, Krakow KA: Results of intertrochanteric hip osteotomies for avascular necrosis of the femoral head. J Bone Joint Surg 71B:200, 1989
15. Klaue K, Wallin A, Ganz R: CT evaluation of coverate and congruency of the hip prior to osteotomy. Clin Orthop 232:15, 1988
16. Langlais F, Roure JL, Maquet P: Valgus osteotomy in severe osteoarthritis of the hip. J Bone Joint Surg 61B:424, 1979
17. Linde F, Pallesen R: Osteoarthritis of the hip in patients under 60 years of age. Arch Orthop Trauma Surg 104:267, 1985
18. Lorenz A: Uber die behandlung der irreponiblen angeboerenen huftluxation und der shenkelhalspseudoarthrosen mittels gabelung. Wien Klin Wochnschr 32:997, 1919
19. Mackenzie JF: Osteoarthritis of the hip and knee: description of a surgical treatment. BMJ 1:306, 1936
20. Maistrelli GL, Fusco U, Avai A, Bombelli R: Osteonecrosis of the hip treated by intertrochanteric osteotomy: a four to fifteen year follow-up. Orthop Trans 11:486, 1987
21. Malkin SAS: Femoral osteotomy in the treatment of osteoarthritis of the hip. BMJ 1:304, 1936
22. McMurray TP: Osteoarthritis of the hip joint. Br J Surg 22:716, 1935
23. McMurray TP: Osteoarthritis of the hip joint. J Bone Joint Surg 21:1, 1939
24. Mogensen BA, Zoega H, Marinko P: Late results of intertrochanteric osteotomy for advanced osteoarthritis of the hip. Acta Orthop Scand 51:85, 1980
25. Morscher EW: Intertrochanteric osteotomy in osteoarthritis of the hip. p. 24. In The Hip: Proceedings of the Eighth Open Scientific Meeting of the Hip Society. CV Mosby, St. Louis, 1980
26. Müller ME: Die hütlnahan femurostestomies. Z Auflage Georg Thieme Verlag, Stuttgart, 1971
27. Müller ME: Introtrochanteric osteotomies in adults: planning and operative technique. p. 53. In Cruess RL, Mitchell NS (eds): Surgical Management in Degenerative Arthritis of the Lower Limb. Lea & Febinger, Philadelphia, 1975
28. Müller ME, Krushell RJ: Intertrochanteric Osteotomy. p. 2833. In Evarts CM (ed): Surgery of the Musculoskeletal System. 2nd Ed. Churchill Livingstone, New York, 1990
29. Murphy SB, Kijewski P, Simon S, Griffin P: Computer aided analysis, simulation, and design in orthopaedic surgery. Orthop Clin North Am 17:637, 1986
30. Pauwels F: Uber eine kausale Behandlung der Coxa Valga Luxans. Z Orthop 79:305, 1950
31. Pauwels F: Biomechanics in the Normal and Diseased Hip. Springer, Berlin, 1976
32. Phillips RS, Bulmer JH, Hoyle G, Davies W: Venous drainage in osteoarthritis of the hip: a study after osteotomy. J Bone Joint Surg 49B:301, 1967
33. Poss R: Intertrochanteric osteotomy for osteoarthritis of the hip. Instr Course Lect 35:129, 1986
34. Reigstad A, Gronmark T: Osteoarthritis of the hip treated by osteotomy. J Bone Joint Surg 66A:1, 1984
35. Saito S, Ohzono K, Ono K: Joint preserving operations for idiopathic avascular necrosis of the femoral head. J Bone Joint Surg 70:78, 1988
36. Sugioka Y: Transtrochanteric anterior rotational osteotomy of the femoral head in the treatment of osteonecrosis affecting the hip: a new osteotomy operation. Clin Orthop 130:191, 1978
37. Sugioka Y, Katsuki I, Hotekebuchi T: Transtrochanteric rotational osteotomy of the femoral head for the treatment of osteonecrosis: follow-up statisticas. Clin Orthop 169:115, 1982
38. Teinturier P, Leval J, Collin J, Terver S: Intertrochanteric flexion osteotomy as the only alternative to total hip arthroplasty in advanced osteoarthritis: a ten-year follow-up. Clin Orthop 166:158, 1982
39. Tooke SMT, Amstutz HC, Hedley AK: Results of transtrochanteric rotational osteotomy for femoral head osteonecrosis. Clin Orthop 224:150, 1987
40. Weisl H: Introtrochanteric osteotomy for osteoarthritis: a long-term follow-up. J Bone Joint Surg 62B:37, 1980

第 100 章

关节固定术

Mark W. Pagnano, Miguel E. Cabanela

尽管外科技术、生物材料以及假体的设计都在进步，但是治疗年轻人髋关节退行性变仍然没有一种确定的方法。在20世纪的前半阶段，关节融合术是治疗年轻和中年患者单侧髋关节失能性病变的主要治疗方法。这类患者的长期随访结果已显示出关节融合术的有效性和耐用性[4,5,15,20,27,29,30]。一系列的手术操作，包括髋臼杯成形术、骨水泥全髋关节成形术、表面置换成形术及非骨水泥全髋关节成形术，都先后给那些曾经被推荐实施关节融合术的患者带来了改善关节功能的希望。老年患者全髋关节成形术的成功、我们对技术成功的信念以及年轻患者全髋关节置换术后的挺拔形象(其中至少包括一个职业运动员)，这些结合起来就使得人们接受髋关节融合术变得困难。因此，现在髋关节融合术已变成一种很少使用的手术。

适应证

髋关节融合术应被看做是挽救性手术，因此，患者必定经历了一定时间的保守治疗。在实施融合术之前，需仔细地进行腰椎、对侧髋关节及双膝关节的临床评价，另外还要做适当的X线检查。

髋关节融合术的理想患者应是年龄不足30岁且充满活力的患者，尤其是患有单侧髋关节病变从事体力劳动的患者。创伤后髋关节退行性变、缺血性坏死及脓毒性关节炎是大部分实施髋关节融合术患者的常见病因。

禁忌证

髋关节融合术的经典禁忌证包括全身性炎性疾病(如类风湿性关节炎和系统性红斑狼疮)和双侧髋关节病变。虽然腰椎、对侧髋关节或同侧膝关节的轻微退行性变并不排除髋关节融合，但是有症状性病变和膝关节不稳很可能会影响髋关节融合术的长期效果。髋关节融合术的相对禁忌证包括肥胖症或需长时间坐、爬、弯腰或蹲的职业。另外还要让患者确信髋关节融合术不会影响正常的性功能及阴道分娩。

关节融合术的可选方案

全髋关节成形术对一些患者来说并不是一种持久耐用的治疗方法，这一点在近10年变得更明显。特别是对于患有单侧髋关节病变且充满活力的年轻患者，髋关节成形术并不是很适用[2]。众所周知，骨水泥全髋关节成形术治疗年轻患者具有较高的失败率。Chandler等、Dorr等及Collis的早期研究报道显示，经4~7年的随访，有9%~55%的患者需要翻修或从X线片上可看出手术失败[6,8,12]。Torchia和Klassen报道了早期梅奥诊所采用骨水泥全髋关节成形术治疗青少年患者的疗效，结果显示失败率超过50%[18,33]。近期，Sullivan等[32]和其他的学者[9,11,25,26]也报道了他们经10年多的随访得到的结果，从X线片上看失败率接近50%。

对于采用非骨水泥全髋关节成形术治疗年轻患者的疗效，一些学者也作了报道。然而，迄今为止，非骨水泥全髋关节成形术治疗年轻患者的使用寿命依然不清楚[17]。Piston等最近报道了35例用表面多孔涂层假体实施全髋关节成形术治疗股骨头坏死的治疗效果[23]。在这项研究中，患者的平均年龄为32岁，平均随访时间为7.5年，总的翻修率为6%，但是有17%的患者存在中到重度的应力遮挡，另外有17%的患者存在骨溶解。Havelin等报道的年龄小于60岁的患者中，非骨水泥全髋关节成形术与骨水泥全髋关节成形术相比，前者的翻修率要比后者增加3~6倍[16]。Woolson和Maloney报道了采用Harris-Galante假体实施非骨水泥全髋关节成形术后随访3.5年的疗效[34]。在研究的 60 个患者中，平均年龄为 50 岁，有 16%的患者存在明显的应力遮挡，而且 22%的患者存在骨溶解。年轻有活力的男性患者，其骨溶解的发生率显著升高。

我们在梅奥诊所采用非骨水泥全髋关节成形术治疗年龄小于 40 岁患者的疗效与上面报道的相似。在这项研究中，包括 80 位患者的 87 个髋关节，随访时间为 5~10 年，发生无菌性松动的占 19%，需实施髋臼翻修术的占 11%，需实施股骨头翻修术的占 13%。另外，聚乙烯磨损严重的占 20%，存在严重骨溶解的占 6%，但大部分病例均存在轻微的骨溶解。总的失败率为 14% (Berry D:私人信息交流)。

由于对骨水泥或非骨水泥全髋关节成形术的长期疗效存在持续的忧虑，人们开始对股骨侧及髋臼侧的重建性截骨术产生了新的兴趣[13]。对于适当的病例，截骨术可以是一种有效的治疗方法。对于患有髋关节病变的年轻患者，我们应充分研究以上的治疗方法。对于具有症状但不适合实施截骨术的患者，可以考虑行关节融合术。

术前计划

术前对患者的辅导是髋关节融合术必不可少的一部分。大部分患者不情愿接受这种髋关节失去运动的手术操作，而且几乎所有的患者都需要一段艰难的时间来理解术后髋关节可能的功能水平。另外，应告诉患者术后可能出现下肢不等长。如果可行的话，可以安排患者见一见已实施过髋关节融合术的患者或者至少提供一盘包括类似患者日常活动范围的录像带。此外，术前可暂时给患者打一个髋部人字形圆柱形石膏以使其提前感受髋关节融合术后所允许的功能及强加的限制，这样做可能有一定的好处。石膏固定的理想位置是髋关节在中立位屈曲 30°，并外旋，以便与对侧肢体或正常肢体相适应(图 100–1)。

在实施髋关节融合术时就应想到将来可能需要实施全髋关节成形术。Strathy 和 Fitzgerald 报道了 80 例髋关节，这些髋关节均存在特发性或手术引起的关节强直，并随后都实施了全髋关节成形术[31]。这项研究表明，那些实施过关节融合术、在 50 岁之前做过全髋关节成形术或此前髋关节做过两次以上手术的患者，再实施全髋关节成形术会有重大的手术失败风险(33%~67%)。为使将来全髋关节成形术易于实施，所选择的手术技术必须同时保护好近端股骨的解剖关系，特别是外展肌肉，另外要提供稳定的内固定以便最大限度地减小骨不愈合及再次手术的可能性。

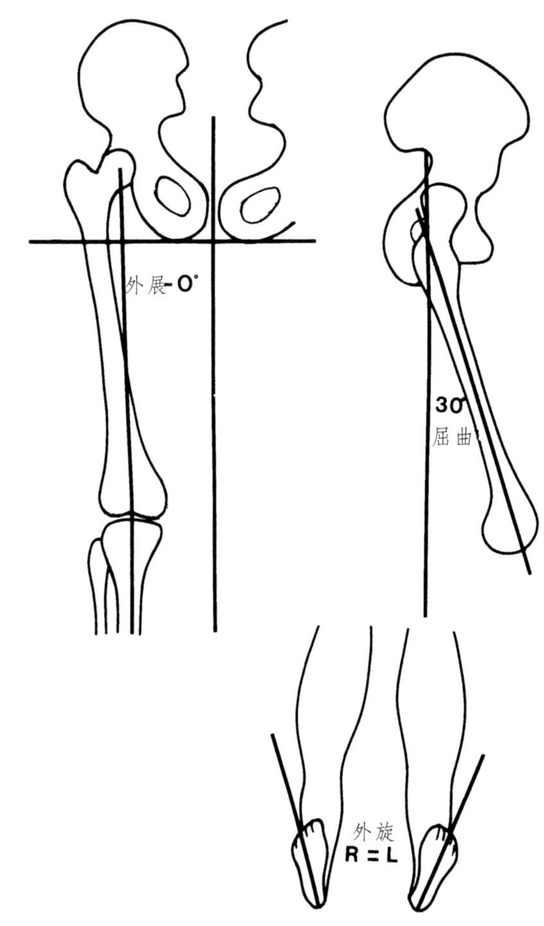

图 100–1 作者推荐的髋关节融合位置：中立位外展，屈曲 30°，并外旋与对侧肢体相同的角度。

可用的技术

髋关节融合术可追溯至 19 世纪 80 年代，而且有近 24 种的手术操作方法[1,7,28]。这些手术操作可归纳为三大类：关节内手术，关节外手术及关节内外联合手术。没有一种单独的技术操作可充分地涵盖所有情况，但是在给特定患者选择手术操作时我们应记住以下几条原则：①通过确保将髋关节融合在一个适当的位置以最大限度地降低或延缓腰背痛的表现及严重性。②最大限度地缩短术后制动时间以加快恢复(当然，这需要有合适的坚强内固定)。③确保关节融合术后将来仍可实施全髋关节成形术。我们应尽量选择即可保护外展肌肉组织又不会对髋关节解剖造成明显影响的手术操作。因此,我们尽量不要实施某些关节外关节融合术以及那些联合行转子下截骨的融合术。同时,由于大块的内固定物可能损伤外展肌肉,因此应避免使用。另外,术者应计划融合术后常规地去除内固定物,以最大限度地减小手术操作问题,以便将来可实施髋关节成形术。因此,我们只讨论那些满足以上要求的手术方法。

作者的建议

对于适合于髋关节融合术的典型患者,我们推荐采用简单的关节内融合术,配合以稳定的内固定,术后人字形石膏固定[3]。将患者放于手术台上,经前外侧入路实施手术 (图 100–2)。采用 Watson–Jones 入路,切

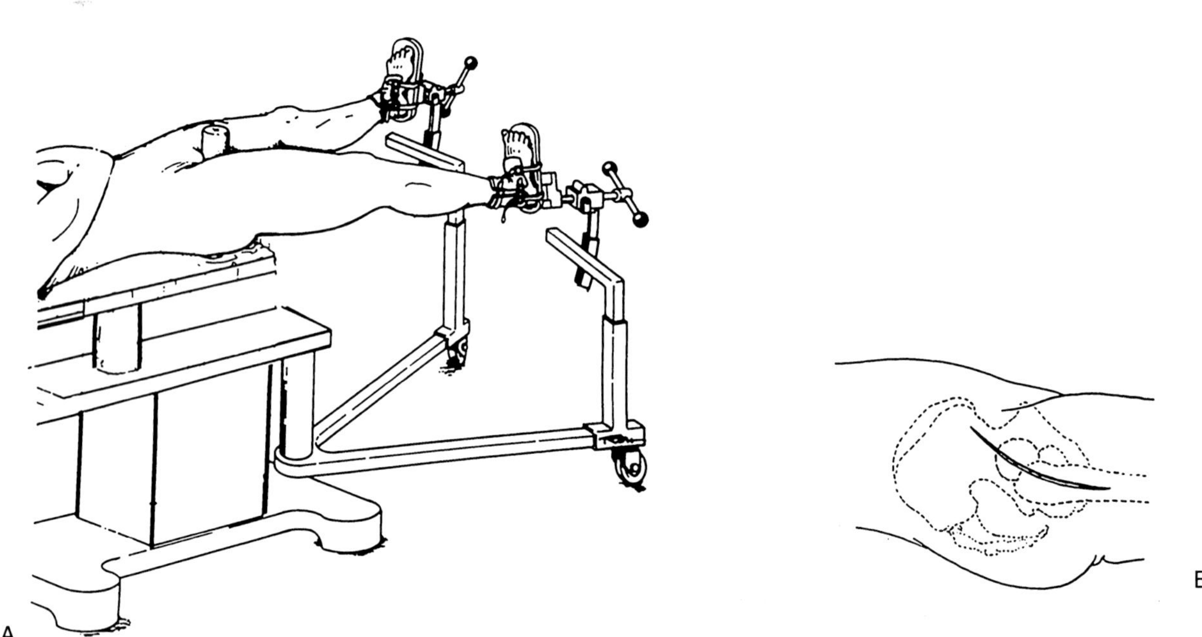

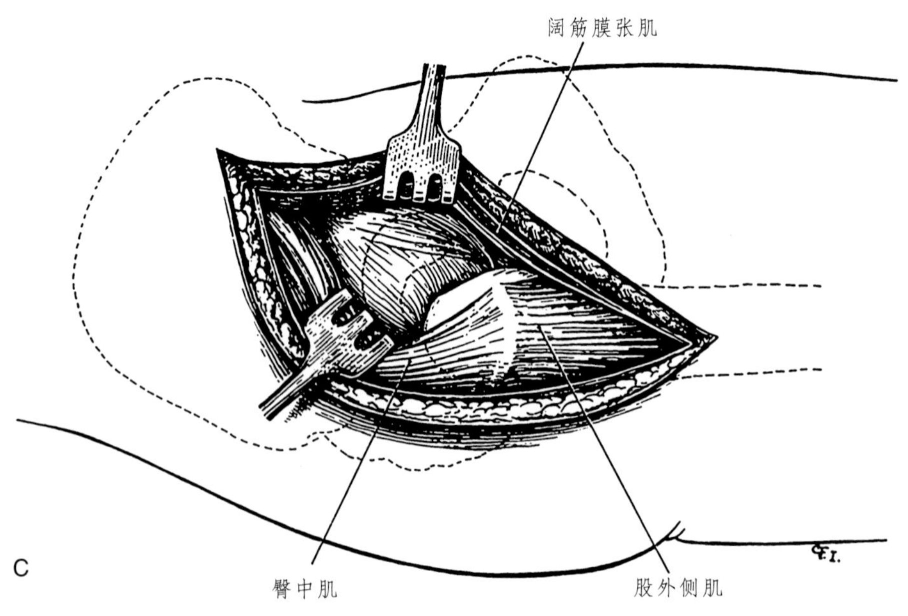

图 100–2 (A)患者躺在手术台上。(B)使用 Watson–Jones 皮肤切口。(C)进入臀大肌与阔筋膜张肌之间的肌间隙,将臀中肌的前 1/3 在大转子处分离以暴露髋关节囊。(待续)

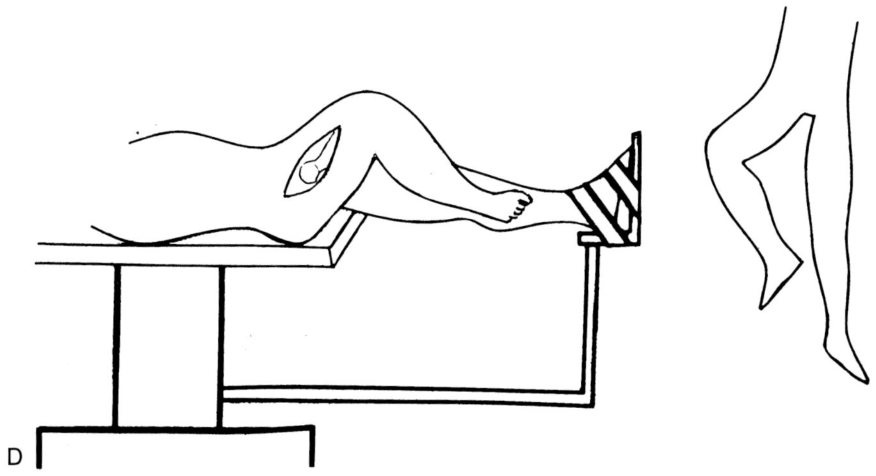

图 100-2(续) (D)将脚从支架上放开,并以"4 字"法使髋关节脱位。(图 B 和图 C from Crenshaw[10], with permission.)

开深筋膜,分离臀中肌与阔筋膜张肌之间的间隙。将臀中肌的前 1/3 从大转子处分离以利于进入髋关节。将下肢外旋并将股直肌的反折头从关节囊处分离。切开前面的关节囊,然后卸掉腿上的脚架。将髋关节脱位并使大腿处于"4 字"位置。要想接近髋臼这时就需将关节囊完全切开。将股骨头脱离髋臼窝,用刮匙刮除髋臼中的软骨及软组织,并用合适的扩张钻打磨。如果可能的话,可得到一个由渗血的松质骨构成的关节面。以同样的方式处理股骨头,并使用股骨头阴面扩张钻打磨,这种钻子曾被用于表面置换。两侧的关节面均处理好后,将股骨头复位,脚重新放入脚架中,使髋关节在中立位屈曲 30°并与对侧肢体相配的轻微外旋位实施融合。股骨头与髋臼之间的小缝隙可通过将扩张钻中或髂嵴中的松质骨片填塞于股骨头与髋臼窝之间而使其变紧。体位稳定之后,将一枚动力髋螺钉打入髋臼骨来实施内固定。此外,还在动力髋螺钉的近端打入 2~3 枚松质骨螺钉来加强固定 (图 100-3 和图 100-4)。

使用该手术方法,我们还没有发现必须实施转子间"减压"或转子下截骨的病例,而且,我们相信在大部分情况下这是可以避免的。

缝合切口后,在手术台上给患者打一个半髋人字形圆柱形石膏。

术后护理

术后给所有患者常规使用抗凝药物以最大限度地减小下肢深静脉血栓形成。在术后的前 8~10 周,患者要维持轻微负重。8~10 周后,若 X 线片证实已达到充分的骨愈合,则可换一个小的人字形石膏 (膝关节被暴露出来),并允许患者部分负重且随耐受程度的增加逐步增至完全负重。术后 12~14 周再次对患者进行评价,若依然没有达到完全的骨愈合,则继续用小人字形石膏或换成可移去的聚丙烯支具再固定 4~6 周。完全康复通常需要 6 个月,而患者重新从事高强度劳动则需 1 年以后。内固定物的去除则应到 18 个月以后,这样做有利于骨的重建和将来实施全髋关节成形术。

特殊情况

以上所描述的手术方法适用于现在绝大部分需实施髋关节融合术的患者。然而,如果清除所有富有血管的骨组织后,股骨头缺少血供或存在严重的骨缺损,那么将股骨头与髋臼融合后下肢的位置可能令患者无法接受。

对于这样的病例,我们可以使用多钉式内固定物,还可实施转子周围或转子稍下方截骨术,以改善下肢的位置并减小融合处的应力,从而增加融合处骨愈合的可能性。具体操作是:在小转子水平仔细暴露股骨干并使用 Giggli 锯或非常薄的丁字锯实施横行截骨。通过用粗钢丝穿过截骨两侧股骨上的孔来避免这种水平上的移位,当然,术后还需要给患者打一个如前所述的髋关节人字形石膏来制动。

当存在严重的骨缺损时,通常需要骨移植和更加坚实的内固定[20-22]。Kostiuk 和 Alexander 报道了 14 例病例,先实施了切除关节成形术后又采用蛇形钢板并

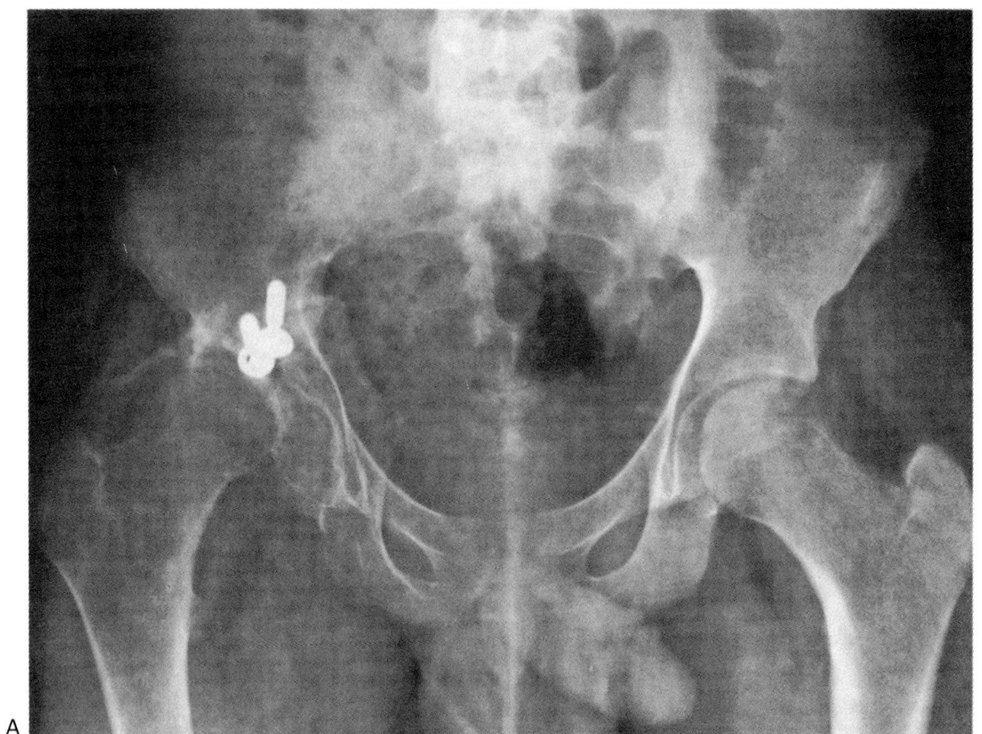

A

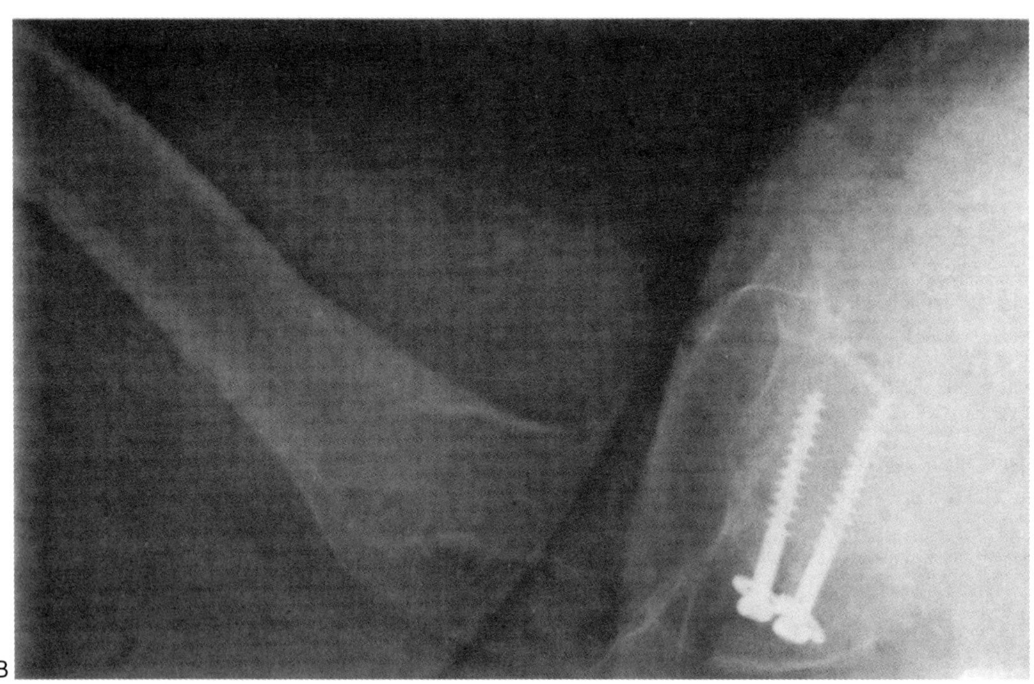

B

图 100–3 18个月前这个17岁男孩因车祸而受伤。尽管实施了切开复位加内固定,但是其右髋关节因复位不全依然存在骨折脱位。现在,他存在明显的髋关节疼痛并需扶拐才能行走。其前后位及侧位X线片显示右侧股骨头依然存在半脱位,且合并有明显的关节病变。

运用改良AO技术实施了关节融合术[19]。14位患者中有13位获得了令人满意的效果，而且功能水平远优于类似患者实施了关节切除成形术所获得的水平。该手术操作需切断外展肌肉并使用有效的内固定物,此内固定物可影响将来髋关节成形术的实施。因此,这项手术最好仅限于用在存在显著骨丢失将来不能实施

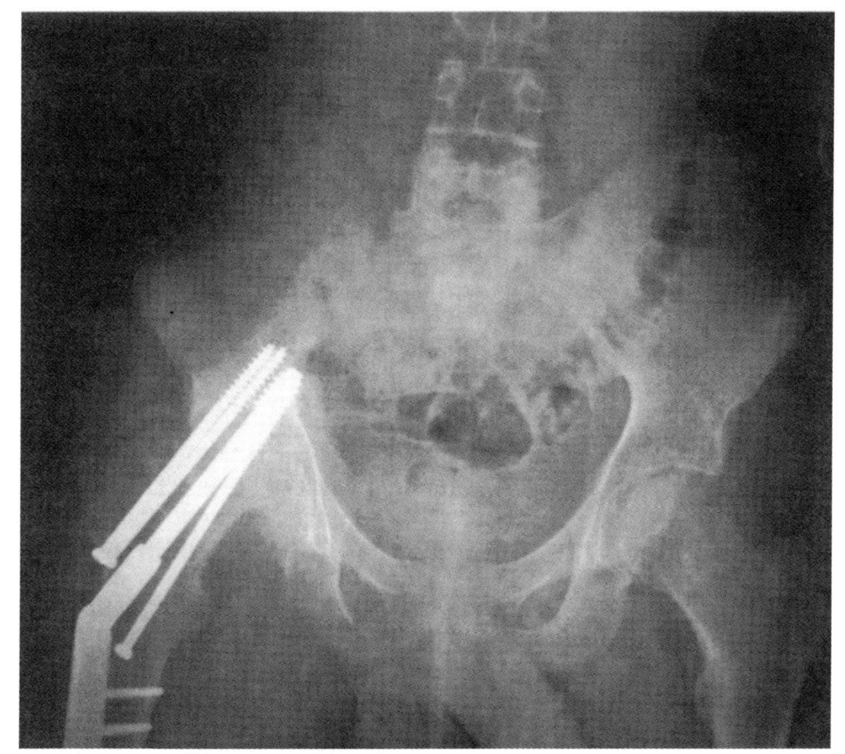

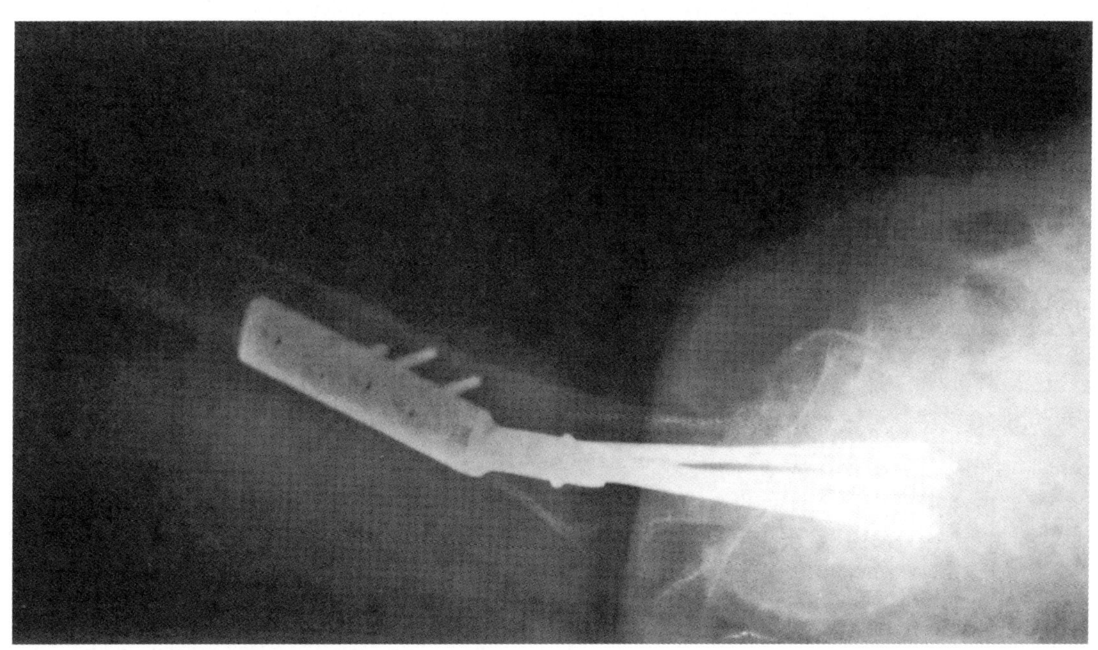

图 100–4　图 100–3 中患者术后的 X 线片，显示出我们所优选的髋关节融合术手术方法。该方法在提供稳定内固定的同时还保护了外展肌肉组织，从而有利于将来行全髋关节成形术。建议在术后 18 个月常规去除内固定物。

髋关节成形术的较困难的病例。

关节融合术后的功能

几项长期随访研究报道了髋关节融合术的治疗效果[4,15,27]。这些研究表明，尽管出现了继发性腰椎及下肢邻近关节的退行性变，但患者对该手术的满意度是很高的（30 年时为 70%）。在关节融合术后的 15~25 年，这些退行性变就特异性地显现出来了。腰椎症状性病变的发生率为 55%~100%，而同侧或对侧膝关节症状性病变的发生率为45%~68%，对侧髋关节则为25%~63%。长期随访结果还显示，13%~21%的患者需实施全髋关节成形术以期明显减轻腰痛。Callaghan等[4]和Sponseller等[27]的报道显示，同侧膝关节和对侧髋关节疼痛的发生率没有腰痛的发生率高，但是需要手术介入的情形更多，通常受累关节需要实施成形术。Romness和Morrey报道了16例先前实施过髋关节融合术后又实施了膝关节置换术的患者[24]。16例患者中有12例在实施膝关节置换术之前进行了融合髋关节的松解，而另4例没有。经过平均5年的随访，两组患者的膝关节得分均为72分。这些研究者得出结论，如果关节融合的位置良好，在实施膝关节置换术之前不一定非要松解融合的髋关节。

髋关节融合可导致患者步态的改变[14]。髋关节融合的患者横向骨盆旋转存在特征性增加，膝关节、踝关节及足必须与其相适应。另外，同侧膝关节可通过姿态的改变而保持屈曲位，从而放松正常韧带的限制并改善通过膝关节的旋转。这些改变将导致步态缓慢性不对称及节律不齐，使步态效率下降53%，而耗氧量增加32%。这些患者的髋关节邻近关节出现退行性改变并不令人惊讶。

结论

尽管髋关节融合术不被广泛地接受，但是其对于一部分患有髋关节失能性病变的年轻并充满活力的患者来说，依然是一种有价值的手术方法。髋关节融合术的长期疗效已得到证明，而且其效果等同或超过了现在可供选择的其他手术方法。仔细的术前计划和手中精心的操作可确保髋关节融合术成功。同时，如果将来有可能实施髋关节成形术的话，这也将有利于髋关节成形术的实施。

（胡永成 郑慧锋 译 李世民 校）

参考文献

1. Bargar WL: Arthrodesis of the hip. In Operative Orthopaedics. JB Lippincott, Philadelphia, 1988
2. Cabanela ME: The painful young adult hip: surgical alternatives. Perspect Orthop Surg 1:1, 1990
3. Cabanela ME: Arthrodesis of the hip: In Operative Orthopaedics. 2nd Ed. JB Lippincott, Philadelphia, 1993
4. Callaghan JJ, Brand RA, Pederson DR: Hip arthrodesis: a long-term follow-up. J Bone Joint Surg 67A:1328, 1985
5. Carter PHJ, Wickstrom J: Arthrodesis of the hip and assessment of results in 100 patients. South Med J 64:451, 1971
6. Chandler HP, Reineck FT, Wixson RL, McCarthy JC: Total hip replacement in patients under thirty years old: a five-year follow-up study. J Bone Joint Surg 63A:1426, 1981
7. Coleman SS: Primary hip fusion in adolescents and young adults. Surg Rounds Orthop 4:67, 1990
8. Collis DK: Cemented total hip replacement in patients who are less than fifty years old. J Bone Joint Surg 66A:353, 1984
9. Collis DK: Long-term (twelve to eighteen year) follow-up of cemented total hip replacements in patients who were less than fifty years old: a follow-up note. J Bone Joint Surg 73A:593, 1991
10. Crenshaw AH: Surgical approaches. In Crenshaw AH (Ed): Campbell's Operative Orthopaedics. Mosby–Year Book, St. Louis, 1992
11. Dorr LD, Luckett M, Conaty JP: Total hip arthroplasties in patients younger than forty-five: a nine to ten year follow-up study. Clin Orthop 260:215, 1990
12. Dorr LD, Takei GK, Conaty JP: Total hip arthroplasties in patients less than forty-five years old. J Bone Joint Surg 65A:474, 1983
13. Ganz R, Klaue K, Son Vinh T, Mast JW: A new periacetabular osteotomy for the treatment of hip dysplasia. Clin Orthop 232:26, 1988
14. Gore DR, Murray P, Speic SB, Gardner GM: Walking patterns of men with unilateral hip fusion. J Bone Joint Surg 57A:759, 1975
15. Greiss ME, Thomas RJ, Freeman MAR: Sequelae of arthrodesis of the hip. J R Soc Med 73:497, 1980
16. Havelin LI, Espehaug B, Vollset SE, Engesaeter LB: Early failures among 14,009 cemented and 1326 uncemented prostheses for primary coxarthrosis: the Norwegian Arthroplasty Register, 1987–1992. Acta Orthop Scand 65:1, 1994
17. Kim YH, Kim VE: Uncemented porous-coated anatomic total hip replacement: results at six years in a consecutive series. J Bone Joint Surg 75B:6, 1993
18. Klassen RA, Parlasca RJ, Bianco AJ: Total joint arthroplasty: application in children and adolescents. Mayo Clin Proc 54:579, 1979
19. Kostuik J, Alexander D: Arthrodesis for failed arthroplasty of the hip. Clin Orthop 188:173, 1984
20. Lipscomb PR, McCaslin FE: Arthrodesis of the hip: review of 371 cases. J Bone Jont Surg 43A:923, 1961
21. Müller ME, Allpöwer M, Schneider R, Willenepper H: Manual of Internal Fixation. 2nd Ed. Springer-Verlag, New York, 1979
22. Pellegrini VD: Arthrodesis of the hip. In Evarts CM (ed): Surgery of the Musculoskeletal System. 2nd Ed. 2. Churchill Livingstone, New York, 1989
23. Piston RW, Engh CA, DeCarvalho PI, Suthers K: Osteonecrosis of the femoral head treated with total hip arthroplasty without cement. J Bone Joint Surg 76A:202, 1994
24. Romness DW, Morrey BF: Total knee arthroplasty in patients with prior ipsilateral hip fusion. J Arthroplasty 7:63, 1992
25. Sarmiento A, Ebramzadeh E, Gogan WJ, McKellop HA: Total hip arthroplasty with cement: a long-term radiographic analysis in patients who are older than fifty years and younger than fifty years. J Bone Joint Surg 72A:1470, 1990
26. Solomon MI, Dall DM, Learmonth ID, Davenport JM: Survivorship of cemented total hip arthroplasty in patients fifty

years of age or younger. J Arthroplasty, 7(Suppl):347, 1992
27. Sponseller RD, McBeath AA, Perpich M: Hip arthrodesis in young patients: a long-term follow-up. J Bone Joint Surg 66A:853, 1984
28. Stewart M: Arthrodesis. In Campbell's Operative Orthopaedics. 6th Ed. CV Mosby, St. Louis, 1980
29. Stewart MJ, Coker TP: Arthrodesis of the hip: a review of 109 patients. Clin Orthop 1:136, 1969
30. Stinchfield FE, Cavallaro WV: Arthrodesis of the hip joint: a follow-up study. J Bone Joint Surg 70A:963, 1988
31. Strathy GM, Fitzgerald RH: Total hip arthroplasty in the ankylosed hip. J Bone Joint Surg. 70A:963, 1988
32. Sullivan PM, MacKenzie JR, Callaghan JJ, Johnston RC: Total hip arthroplasty with cement in patients who are less than fifty years old: a sixteen to twenty-two year follow-up study. J Bone Joint Surg 76A:863, 1994
33. Torchia M, Klassen RA: Long-term results of cemented total hip arthroplasty in patients less than 21 years of age. J Bone Joint Surg (In press)
34. Woolson ST, Maloney WJ: Cementless total hip arthroplasty using a porous-coated prosthesis for bone ingrowth fixation: 3 1/2 year follow-up. J Arthroplasty 7(Suppl):381, 1992

第 101 章

髋关节成形术后感染的诊断和治疗

Mark J. Spangehl, Arlen D. Hanssen, Douglas R. Osmon

髋关节成形术后深部伤口感染是影响外科手术成功的最令人沮丧的并发症之一。在梅奥诊所，近 30 多年里的 35 000 个行全髋关节成形术的患者中，深部感染发生率约 1%，这低于全膝关节成形术后的深部感染率[5]。通过努力，认识到采取预防措施以减少细菌污染，增加宿主抵抗力，改善术前、围手术期、术后的伤口环境，都是减少深部感染发生率的必要措施（见第 15 章）。尽管做了所有的防范措施，髋关节成形术后感染仍不可避免的会出现，随后的治疗挑战着骨外科医师和感染性疾病专家的治疗资源。虽然治疗方法和外科技术有了显著的改良，但是一个成功的治疗，最关键的还是早期诊断和及时对设立的治疗原则的运用。

分类

一个有用的分类是根据细菌出现在伤口环境的机制不同分为 4 类：手术中污染、血源性传播、感染复发、直接接种或邻近传播引起的感染[108]。这个分类是以 3215 例患者中诊断出的 42 例感染的全髋关节成形术为基础。13 个髋关节感染确定由外科手术污染引起，19 个由于血源性感染引起，13 个复发感染以及 4 个被认为由直接接种引起。虽然这个分类明确的描述了细菌进入伤口的不同机制，但事实上当深部感染出现时，细菌进入伤口的具体机制常常不清楚而且回顾性或经验性的分类经常是主观判断。此外，这个分类在具体医疗环境中指导我们做出处理决定的作用是十分有限的。

能够提供预后信息和指导治疗决策制定的分类方案是最有用的。Coventry 对全髋关节成形术后深部感染的初步分类是按症状在临床上出现时间的先后分为三期[19,35]。在这个分类中，Ⅰ期感染包括典型的手术后暴发性感染、感染的血肿和进展成为深部感染的浅表感染。Ⅱ期感染包括慢性静息性的感染，这种感染出现在术后 6~24 个月。Ⅲ期感染出现在之前无症状的全髋关节成形术后 2 年以上，由血源播散造成。对在梅奥诊所初次行全髋关节成形术的 3215 个髋关节分析发现 42 个髋关节（1.3%）有术后感染，在这些感染的髋关节中，最初 3 个月有 17 个髋关节诊断出感染，第 4~20 个月里有 18 个髋关节，在第 20~51 个月里有 7 个髋关节[35]。

根据目前的治疗理念 Coventry 三期分类系统被修改成为更清楚的关节感染治疗指南（表 101-1）[117]。这个指南包括 4 类：①术中培养阳性（PIOC）：术中 2 次或 2 次以上培养阳性且培养出相同微生物，治疗以静脉注射抗生素 6 周并且不用手术干预；②术后早期感染（EPOI）：感染发生在假体植入后 1 个月内，治疗以清创、更换聚乙烯内衬并保留假体，静脉注射抗生素 4 周；③迟发型慢性感染（LCI）：感染发生在手术后 1 个月以上，以隐匿性临床发作为特征，治疗先清创、取出假体、使用合适的抗生素，然后根据情况选择不同的治疗方案；④急性血源性感染（AHI）：功能良好的关节成形术后临床感染症状急性发作。

诊断

诊断的基本方法是：高度怀疑感染存在，结合完整的病史和体格检查、平片、关节穿刺术和一些简便的血液学检查进行诊断。有时需结合放射性核素检查、术中软组织标本和关节形态的评估来确诊。

临床表现

全髋关节成形术后感染最常见的症状是疼痛，典型为静息痛。很少观察到术后早期急性暴发性感染的发作，一方面可能由于手术污染导致深部感染的发生率下降所引起，另一方面极有可能是由于术后持续伤

表 101-1 假体周围深部感染的分类

	1 型	2 型	3 型	4 型
时间	术中培养阳性	术后早期感染	急性血源性感染	迟发型(慢性)感染
定义	术中 2 次或 2 次以上培养阳性	感染发生于术后 1 月内	功能恢复良好的假体置换术后出现血源性感染	慢性静息性临床过程,感染超过 1 个月
治疗	适当抗生素	可试行保留肢体的清创术	保留或不保留假体的清创术	取出假体

口渗出等情况而滥用抗生素所引起。这种抗生素的滥用改变感染的症状和体征,使得诊断延迟和临床治疗滞后,这时假体保留的机会很小。

如果患者发烧,并且切口红、肿、有脓性物流出,诊断术后感染很容易。术后早期经常遇到的困难是区分浅表感染和深部感染,因为此时没有诊断性试验、实验室技术、影像学或荧光闪烁法来进行区分。彻底清创并对深部组织进行培养通常是术后早期诊断感染的唯一方法。血肿的自发引流、伤口裂开、术后伤口渗出时间延长都是行切开清创最常见的指征[35]。即使回到手术室对渗出伤口进行清创,也很难决定感染是否来源于深筋膜下。相比之下,功能恢复良好的关节成形术后的迟发性血源性感染一般会有一些症状的急性发作,比如全身乏力、寒战、发热、髋部异常疼痛,这些都有利于迅速诊断[35]。

在 2200 个初次行全髋关节置换术后的手术切口皮瓣中,医学上称作切口蜂窝组织炎的出现于 16 例有皮肤红斑疹的患者中[101]。有 13 个髋关节在手术后 9 个月内出现症状,3 个髋关节在术后 2~3 年内出现。所有的患者都有相似的皮肤红疹的表现,这些红疹开始出现于皮瓣后部,然后迅速扩散。这其中的原因不明确。但是,皮瓣周围静脉和淋巴循环的损伤对此应有责任。所有患者都用抗生素治疗(15 例静脉内注射,1 例口服),红疹在治疗 1~6 天内完全消退。主要的困难还是对切口蜂窝组织炎的诊断,需将其与潜在的假体感染所区分。

感染以亚急性或者慢性出现时对诊断具有最大的挑战性。这些患者没有典型的全身性感染体征,多数时候医师会忽视对感染的诊断。外科医师应时刻警记全髋关节成形术后关节持续疼痛提示着感染的可能,一些病史特点,比如关节成形术后的持续疼痛、术后伤口引流时间延长和伤口愈合期间抗生素治疗使用时间相对延长,都应明确用来对患者假体疼痛进行评估。对这些患者来说,实验室检查常是诊断深部感染重要的辅助手段。

实验室检查

使用实验室检查诊断急性术后感染经常出现困惑,因为即使在正常的全髋关节成形术后,血红蛋白水平、外周白细胞计数和红细胞沉降率一般也会出现异常。术后急性感染的诊断用实验室技术、X 线检查、放射性核素扫描等技术不易鉴别。对于以前无疼痛的关节成形术发生急性血源性感染,诊断通常较容易,不需使用复杂的实验室技术。慢性静息性感染的患者出现假体周围疼痛往往需要更多有助于诊断的实验室检查。没有一个实验室检查具有 100%的敏感度和 100%的特异度,因此对感染的诊断依赖于外科医师对临床表现、体格检查和以前的调查结果结合新的实验室检查结果进行综合判断。

白细胞计数在全髋关节成形术后感染的患者中极少异常,对诊断有无感染没有帮助[14,79]。在解释红细胞沉降率(ESR)或 C 反应蛋白(CRP)时应注意,因为其他一些因素,例如类风湿性关节炎、近期手术、肿瘤、胶原血管疾病或者其他部位炎症均可引起 ESR 与 CRP 升高。如果没有这些影响因素,那么 ESR 超过 30~35 mm/h 和 CRP 高于 10 mg/L 应视为异常,此时应做更多的检查排除感染[37,47,104,112]。CRP 恢复至正常水平的能力远快于 ESR,这使得 CRP 成为更敏感的感染标记物,尤其在术后早期。

有研究指出,假体植入后 5 年以上感染的髋关节中,没有一个具有正常的 ESR[62]。不过,我们观察到的却不一样,在关节成形术后 5 年以上因低毒力致病菌感染的患者中,ESR 正常。所以,有一点应注意的是:在慢性静息性感染时,如果致病菌毒力弱,ESR 和 CRP 的敏感度会明显降低[14,79,106]。23 例患者经细菌培养证实低毒力致病菌所致深部感染,这些患者最大的ESR

值平均 50 mm(22~110 mm),最大 CRP 值平均 35 mg/L (9~95 mg/L)[106]。当把 ESR 和 CRP 看作独立的检查时,26%的患者有正常 CRP 或 ESR 值,但结合起来进行诊断时,只有一个患者在两项检查中均正常[106]。据此,我们相信特别是在评价慢性感染的疼痛假体时,将 ESR 或 CRP 作为独立的实验室检查,是不适合筛查的方法。相反,将 ESR 和 CRP 结合起来进行髋关节成形术后感染的诊断,被认为是最有价值的筛查手段,当 ESR 和 CRP 都升高时,则应使用其他检查来进一步明确感染[112]。

酶联免疫吸附法(ELISA)能检测凝固酶阴性葡萄球菌产生的新细胞外糖脂抗原[95]。有报道指出,针对该抗原的 ELISA 法检测能够诊断感染,这是因为该技术能鉴别葡萄球菌所致的假体周围感染和无菌性松动[95]。将 15 例经培养证实了假体感染的患者作为实验组,32 例无感染的患者组成对照组,两组进行比较,发现血清 IgG 和 IgM 水平差异显著($P<0.0001$)[95]。虽然对该技术我们尚无经验,但是随着时间推移类似的免疫学检测可能会越来越重要。

X 线平片

在术后早期以及迟发血源性感染的患者中,X 线平片一般是正常的。但是获得平片非常重要,因为假体固定的状态对于治疗决策的制定有主要参考价值。由于很多 X 线片发现如松动、骨溶解和花边状周围骨膜反应在感染性和无菌性假体松动中均可出现,平片在诊断感染时价值有限。有时,骨膜炎、快速进展的弥漫性骨溶解或花边状周围骨膜反应等迹象出现时,要高度怀疑感染[69]。很有必要将所有平片进行连续观察,提高识别 X 线片特征性改变的能力。骨膜下新骨形成伴或不伴假体松动被认为是深部感染的一种特征性表现(图 101-1)[37,47]。

关节造影术

髋关节造影术在评价髋部假体疼痛时是很有用的。在 178 个髋关节成形术后疼痛的患者中 75 个(43%)经关节造影后证明有瘘管,这些髋关节有瘘管的患者中又有 12 个(16%)证实有与关节间隙相交通的不规则瘘管[6]。这 12 个髋关节中有 9 个(75%)证实有深部感染,这意味着关节造影的结果对诊断感染能提供重要的线索。关节造影术的另一价值体现在穿刺取得滑液可进行培养。

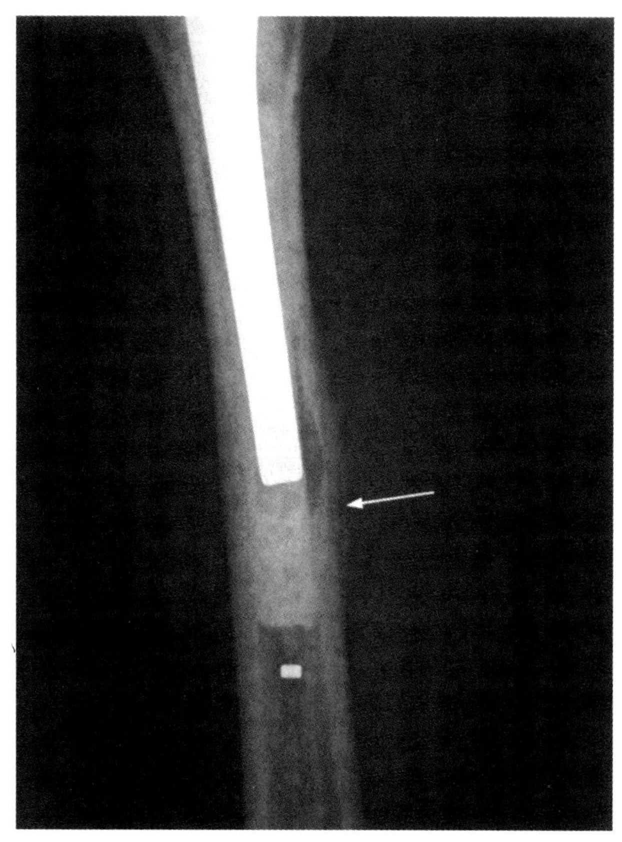

图 101-1 全髋关节成形术后感染的前后位 X 线片,显示骨膜下新骨形成(箭头所示),这是 X 线片上反映感染的特征性表现。

髋关节穿刺

虽然评价髋关节成形术后疼痛时并不常规使用穿刺,不过,穿刺应选择性的应用于伤口愈合困难、影像学检查有异常改变和实验室指标升高的患者中[30]。怀疑有感染时,穿刺仍是手术前证实有无感染最好的手段[38,60,62,65,100,111,117]。文献报道的穿刺培养敏感度和特异度变异很大,敏感度在 0.50~0.93 之间,特异度为 0.82~0.97[111]。该结果表明使用穿刺诊断感染优于排除感染。根据文献报道,穿刺培养敏感度和特异度的变异与穿刺获得的标本类型、标本数量、重复穿刺的次数、穿刺前使用抗生素的情况、缺乏所谓的金标准对照组等因素有关[112]。在一个前瞻性研究中,12 个感染患者穿刺前接受抗生素治疗,只有 6 个穿刺后细菌培养结果阳性[110]。其他引起差异的原因可能与穿刺技术、取得用于培养的液体或组织标本后的运送和处理有关。为提高准确度,已提出应建立一个标准化穿刺方案[112]。

这个方案要求穿刺前停用所有的抗生素 2~3 周,

严格无菌操作，局部麻醉只作用于皮肤而不作用于关节(因为麻醉药抑制细菌生长)，使用关节造影确定穿刺针是否在髋关节腔内[112]。如果取得的穿刺液足够，将此液体分为 3 个标本进行培养。如果取得的穿刺液不够多，用不抑制细菌生长的生理盐水灌洗关节腔后，再行穿刺。滑膜组织的针吸活检也应在穿刺时同时进行。当 3 个标本均培养出相同微生物并且该微生物符合临床特征时则确诊。只有一个标本结果阳性时，则应重复穿刺，任何一次重复穿刺培养得出的微生物和抗生素敏感度分析与第一次穿刺的结果一致，则诊断确立。3 个标本 2 个结果阳性时，结合其他检查解释该结果。比如，如果血液学方面的参数升高，除了感染没有其他原因可供解释情况下，高度怀疑感染，不必重复做穿刺。但是，如果实验室检查结果正常或者考虑由于其他原因引起参数升高，则需重复做穿刺[112]。

放射性核素扫描

虽然荧光闪烁法仍在使用，但是此类检查耗时长、费用高、不同医疗条件产生的扫描结果的不可靠性不可避免，使得应用受限。锝-99 扫描推荐作为初始筛查手段，因为这个技术敏感度很高，不过特异性极低。如果锝-99 扫描结果阴性则几乎不可能感染，但如果扫描结果阳性，应行其他骨扫描。由于镓-67 柠檬酸盐扫描也缺乏特异性，所以不推荐用于诊断假体周围深部感染[60]。

铟-111 标记的白细胞诊断髋关节成形术后感染是否有用仍具争议[38,60,74,107,115]。有报道，对 98 例怀疑感染的患者在术后 14 天内行铟-111 标记的白细胞扫描，结果显示铟-111 扫描敏感度为 88%，特异度 73%，诊断感染的准确度为 81% [70]。还有报道，对全髋关节成形术后怀疑有感染的患者行连续铟-111 扫描，同时行锝-99 扫描作补充，结果敏感度为 100%，特异度 97%和准确度 98% [86]。与其他研究不同[54]，当我们使用这种连续的扫描技术时，令我们印象深刻的是准确度的提高。只不过，对这些扫描结果的解释仍然很主观。因此，我们虽然不会仅依赖这些检查进行诊断，但对于可疑病例我们仍使用它们。

目前出现了许多新的方法，如锝-99m 标记的人多克隆 IgG(锝-99m-HIG)扫描[23]，铟-111 标记的免疫球蛋白扫描[80,82]，18F 标记的氟代脱氧葡萄糖扫描以及正电子发射断层扫描[127]，但它们正处于发展和评估中，在广泛应用前需要进一步的鉴定。标记的抗体或免疫球蛋白有一个明显的缺点就是只能对特定的患者使用一次，这是由于它们的抗原特性。因此对大多数使用了标记抗体或免疫球蛋白的技术而言，连续监测来评估治疗的反应不可行。

术中对感染的判断

革兰染色用于证实从失败的髋关节成形术中取得的组织标本有无细菌存在。虽然革兰染色特异性较高，但敏感性很低不能被接受[32,60,111]。由于革兰染色很难做出可靠的诊断，不应作为决定是否治疗的依据[22]。因此，我们不送组织标本行革兰染色评价。

术中冰冻切片对于诊断感染是一个有价值的手段，对于术前检查结果不一致的可疑感染病例尤为有用。多数研究者报道敏感度大于 0.80 和特异度大于 0.90[2,32,67,83,84,93,111]。同穿刺培养一样，术中冰冻切片敏感度和特异度的变异归因于感染的低发生率和文献标准的不同[87]。有学者使用大体组织学观察而不是在每个高倍视野下多形核白细胞的具体数目[31]，而也有学者推荐诊断感染时多形核白细胞数目应为 10 个/每高倍视野而不是 5 个/每高倍视野，以此提高特异度但不降低敏感度[67]。在这个前瞻性的研究中，用 10 个多形核白细胞/每高倍视野来替代 5 个/每高倍视野进行诊断，特异度从 0.96 提高到 0.99，而敏感度不变[67]。这项研究中一个重要的结论就是切片组织应在炎症最重的部位取得，同时病理学家应对这些标本的诊断经验丰富。病理学家们在对失败的全髋关节置换术患者中取得的组织行病理诊断时，我们发现观察者的不同引起的结果变异很大。

尽管术前不考虑感染，有些髋关节仍可能在外科医师行手术过程中表现出感染迹象。脓液和脓肿形成是感染最明确的证据，其他特征如弥漫性滑膜炎、关节液混浊、炎性假膜形成等出现时，也应高度怀疑。有的时候，关节的形态实在是令人怀疑感染以致外科医师不能照计划继续置换过程而选择将手术时取出的标本送检，等待培养结果回来二期手术。有时，怀疑是错误的，根据我们外科医师的经验，当术中培养的结果是阴性时，可能是聚乙烯内衬严重磨损产生的颗粒致使组织产生刺激性炎症反应。遗憾的是外科医师术中观点的真正价值可能无法得知，因为很难量化他们的观点，而且术前检查的结果也会影响他们的观点。有研究显示，外科医师术中的观点和病理学家的报告之间有联系，敏感度是 0.70 和特异度为 0.87[32]。对这些患者的治疗观点包括保留假体在原位，行一期再置换术，行切除成形术以及多次取得组织标本进行培养,直到最后培养结果明确时再行手术。

对外科医师来说还有一个问题,就是在切除成形术间隔一段时间后,再次植入假体时判断是否还有感染存在。有研究显示,行切除成形术后再植入假体时使用冰冻切片进行分析,敏感度为25%,特异度98%,阳性预测值50%,阴性预测值95%,准确度达到94%[21]。该研究表明术中冰冻切片分析的阴性结果对排除感染有很高的价值,但是冰冻切片对于判断是否还有感染持续存在时敏感度很低。

微生物学

深部感染的诊断主要靠从髋部组织标本分离出致病菌,这些标本通过抽吸、活检或手术获得。明确感染的病原菌很关键,术前培养对术后早期选择抗生素非常有用。在我们研究所从全髋关节成形术后感染的患者中分离出的致病菌中,凝固酶阴性的葡萄球菌是最常见的微生物(28%),金色葡萄球菌次之(17%)。该分布与全膝关节成形术后感染的致病菌分布截然不同,后者是金色葡萄球菌最常见。如果临床组织中不能分离出病原菌,那么髋部组织学检查必须显示出感染的特征性改变。目前我们对假体感染的定义是结合临床症状和体征,组织学分析和培养结果后得出的。确诊感染是根据对髋关节评估后至少符合以下一条标准:①至少有2个或2个以上的穿刺液、术中深部组织样本培养出相同细菌;②关节内组织病理检查显示有急性炎症反应;③术中肉眼见到有脓液;④有脓液分泌的窦道存在。

常规的细菌培养和药物敏感实验有很多需要值得注意的地方,包括操作、运送和培养技术等等。医师与微生物实验室的广泛交流很有必要,这样临床上怀疑有非典型致病菌感染或需行特殊的抗菌素敏感性实验时,可采用特殊的培养技术。举个例子,里昂葡萄球菌是个凝固酶阴性的细菌,比其他凝固酶阴性的葡萄球菌毒力更强,临床上多数情况下表现与金色葡萄球菌一样,不断产生凝集因子导致片(短)凝固酶检测结果阳性[103]。如果微生物实验室不用管(长)凝固酶检测,该细菌很可能被误认为金色葡萄球菌。由于里昂葡萄球菌对很多抗生素敏感,用特殊检查分离出该细菌可帮助临床医师选择合适的抗生素。而且,正确的识别也能明确假体关节周围感染的流行病学、发病机制和选择正确的治疗消灭致病菌。

另一个问题就是有些细菌不能靠常规培养技术分离。例如有时需要将取出的假体快速放到缺氧环境中,然后用微超声技术将细菌从假体表面分离下来。使用这个方法的结果是120个植入物中有26个培养出细菌,而使用常规技术在对应组织标本中只有5个培养出同种细菌[119]。从细菌培养阳性的植入物中取得的组织显示这些标本都有炎性细胞。这表明这些植入物可能感染常规培养技术不能分离的细菌。我们正在研究将超声技术用于无菌性和感染性髋膝关节成形术的前瞻性评价中。

治疗

大多数治疗方法最基本的治疗目标都是根治感染、缓解疼痛和恢复功能。基本的治疗原则是合理使用抗生素并结合彻底的手术清创。有许多变异因素和需考虑的因素指导医师和患者选择最合适的治疗方案。有六种基本处理方法供选择:①抗生素抑制;②切开清创;③切除成形术;④关节融合术;⑤再植入新的假体;⑥截肢术(表101-2)。但是长期抗生素抑制除外,因为不能消除感染。这些治疗措施中基本的原则是抗生素合理使用并结合彻底的手术清创。

单纯抗生素治疗

抗生素抑制

有的时候,单用抗生素抑制感染可用于年老体弱的患者,但是必须认识到不能治愈感染。应尽量避免使用该处理方法,除非满足以下条件:①假体取出不可行(通常由于身体情况不允许手术);②微生物毒力低;③微生物对某种口服抗生素敏感;④可耐受抗生素治疗而没有严重毒性反应;⑤假体没有松动[41,118]。这类报道并不多,有限的临床数据表明抗生素抑制在29个髋关节中9个(31%)有效,不过有效的定义仅仅是保

表101-2 THA感染的治疗

变异因素	可选择的方案	治疗目标
感染深度	抗生素抑制	根治感染
手术后到感染出现间隔的时间	清创	缓解疼痛
软组织情况	切除成形术	恢复功能
假体固定状态	关节融合术	
致病菌	截肢术	
宿主因素	再植入新的假体	
医师的能力		
患者期望		

留了假体[37,41,47,118]。尽管大多数患者不能满足上述所有条件，临床工作中很多医师仍采用这一方法，这比文献建议使用情况更为普遍，不幸的是，这样治疗往往会延长感染时间并使随后的治疗变得复杂。在年龄相对较轻、身体状况较好的患者中采用这种方法尤其要受到批评，因为抑制治疗使得原本局限的敏感菌感染，转化成广泛的耐药菌感染，使得根除感染成为困难的或者说不可能的工作。

手术干预治疗

总体治疗原则

不管选择何种治疗方式，手术清创的方法都很类似。以前的切口可用于暴露髋关节，除非显露不满意。许多切口会内陷，所以建议切除瘢痕和任何邻近切口的窦道，使得皮肤和皮下组织层血供良好，易于切口愈合。在从假关节囊和假体与骨形成的界面处取得组织标本之前，不要使用抗生素。彻底清创是必不可少的因素，但要承认的是清创彻底程度难以定量和评估。残留的骨水泥是其中一个与清创程度有关的改变因素，已经证实在二期髋关节置换术后使感染复发率增加[34,73,117]。大多数外科医师都知道找出所有骨水泥并完整清除的困难，不管多么仔细，骨水泥的多余碎片经常会在伤口的不明显区域被意外发现。评估术后残留水泥的能力实际上非常有限，也许这是一个能解释不同研究之间成功程度不同的因素。使用 10 mm 的腹腔镜寻找髓腔中残留的骨水泥极为有用。

要想知道应行多少连续的步骤达到彻底清创也很困难。目前，我们临床上对大多数感染的髋关节仅用一次外科清创，除非广泛软组织坏死或者其他情有可原的情况。例如，如果找出所有骨水泥并清除极为困难，使用更多检查如体层摄影照片或 CT 扫描等可能有用，同时几天后应再行清创术[18]。应避免开放伤口处理以防止髋关节成形术后感染引起伤口挛缩 [74]，这通常使得髋关节伤口不易处理，而且伤口会感染多重耐药性的致病菌。

清创、保留假体

切开清创偶尔可用于术后早期急性暴发性感染或固定牢固、功能良好的假体发生迟发血源性感染。建议使用该处理方法时应符合以下几条标准：①感染症状出现时间短（少于 3~4 周）；②感染的革兰阳性菌对所使用的抗生素敏感；③无假体松动；④手术部位没有广泛的瘢痕组织[10,20,114]。清创、保留假体的相对禁忌证就是行多处关节置换的患者，该相对禁忌证的理由是降低了这些做过手术的关节以后发生感染的风险[76]。清创的结果难以评估，这是由于治疗时机的不同、致病菌和随后抗生素治疗的不同、清创的彻底程度、假体固定的状态、周围软组织的质量和不同研究的成功标准。

梅奥诊所的最初经验详细描述了 18 例全髋关节成形术后感染的手术清创[35]。15 例清创行于假体植入后 1 个月，8 例扩散到深筋膜下的感染性血肿中有 6 例成功处理。另 7 例清创术则不成功，造成失败的原因包括多次手术后瘢痕组织过度增生和术后伤口渗出时间延长后出现的深部感染，这些可能表明尝试清创前感染已存在一段时间。2 例迟发性血源性感染急性发作的患者中，1 例患者清创治疗成功。

另一个大样本量的报道，41 例全髋关节成形术后感染的患者用外科清创治疗，35 个髋关节术后1 个月内清创（术后早期感染）和 6 例清创用以治疗急性血源性感染[117]。26 个（74%）术后早期感染的髋关节和 3 个（50%）急性血源性感染的髋关节清创成功。结合不同文献报道的结果进行比较，本章前面对该结果详细的报道表明，如果严格应用之前概括的治疗指征和患者筛选标准，紧急行外科彻底清创则显得合理并容易成功。

下面详细叙述在另外 42 例全髋关节成形术后感染并且假体固定均良好的患者中行外科清创的多年经验[20]。平均随访 6.3 年，只有 6 例（14%）成功。19 例早期术后感染患者中有 4 例和 4 例血源性感染患者中有 2 例患者处理成功，但是 19 例迟发慢性感染的患者则被认为 100%失败。在治疗成功的患者中，症状出现后平均 6 天内（2~14 天）行清除术，而治疗失败的患者在症状出现后平均 23 天内（3~93 天）行清创术。根据此经验，我们相信保留假体的清创术可成功治疗术后早期感染或急性血源性感染，只要在症状出现后 2 周内行清创术，同时假体既往功能良好。如果症状出现超过 2 周后行清创术，则不会成功。如果致病菌为金色葡萄球菌则治疗成功机会更小，因为相比症状出现 2 天内清创，症状出现 2 天以上进行清创的假体治疗失败的可能性更高（相对危险度 4.2，95%可信区间 1.6~10.3）[10]。据此经验得出的重要结论是迅速处理非常重要，慢性感染的患者保留假体一般都会失败。

关于关节镜下施行冲洗清创术，Hyman 等报道 8 例晚期急性假体周围感染的髋关节，随访 70 个月内，获得 100%成功[50]。作者强调有效治疗需要早期诊断、迅速使用关节镜下清创、假体固定良好、微生物敏感以及患者对抗生素治疗的依从和耐受。另外需强调的是，作者所选择的病例非常苛刻，且术后均长时间抗生素治疗。我们在这方面没有临床经验，相比关节镜下清创更倾向于切开清创治疗髋关节成形术后的感染。

切除成形术

髋关节切除成形术合并金属异物的取出术是根治感染疗效最确切的方法[14,16,42]。虽然切除成形术通常明显减轻疼痛，但是大多数患者会仍出现需使用支具辅助活动、易疲劳、有 Trendelenburg 步态、髋关节稳定性差、下肢不等长明显等问题[8,42,56,92,109]。再次植入新的假体治疗感染后失败的全髋关节成形术后功能恢复明显比切除成形术效果好[4,88,109]。有些患者不适合再植入，对这类患者来说，切除成形术可能是最终手术方案(图 101-2)。有一点需向患者说明的是将切除成形术作为初始的治疗选择并不是破釜沉舟，如果患者在若干年后想植入新的假体且符合行再置换术的条件，到那时便可再次行关节成形术。

关节固定术

与膝关节不同，极少主张采用髋关节固定术治疗髋关节成形术后感染[59]。14 例全髋关节成形术失败的患者行髋关节固定术，7 例由于感染失败。髋关节成形术后感染的平均年龄是 39 岁(范围 24~67 岁)，多数患者从事高体力要求的工作。所有的髋关节用改进的 A–O 技术成功固定，将 Cobra 钢板置于髋关节外侧或者是塑型后的 A–O 动力加压接骨板置于髋关节前侧，然后使用自体骨移植。术后患者用髋人字形石膏固定。作者强烈推荐这个困难但治疗效果明确的技术用于对年轻、活动量大的全髋关节成形术失败患者。

截肢术(关节离断术)

尽管偶尔需要行髋关节离断术以控制致命的感染，髋关节感染需要行此手术的病例是极少的，仅一家中心有过报道[12,33]。这些报道的作者对 857 名全髋关节成形术后感染的患者中的 11 例(1.3%)进行了髋关节离断术，他们指出在下列情况下需要行此手术：①感染危及生命；②软组织及骨严重缺失；③伴有血管损伤。结合多个对该中心同一时期髋关节成形术后感染而接受治疗的所有患者的预后进行评估，表明总共 1682 例髋关节成形术后感染病例中有 0.7%接受了关节离断术[37,47]。

虽然我们为治疗髋关节成形术后感染也实施了一些髋关节离断术，但为了避免行关节离断，一种新的技术发展了起来，这一技术被称为胫骨–后足肌骨皮瓣旋转成形术联合跟骨骨盆融合术(图 101–3)[91]。这一手术适合于骨缺损严重需要行髋关节离断术，但患者膝关节远端的肢体完整者。切除远端残余股骨后，去除小腿皮肤和皮下组织，然后从跟骨远端离断前足。小腿“调头”后置于大腿软组织中，然后将跟骨置入并融合于髋臼缺损处。这样做后，胫骨近端则位于远侧作为有承重作用的残肢，而胫距关节在以前髋

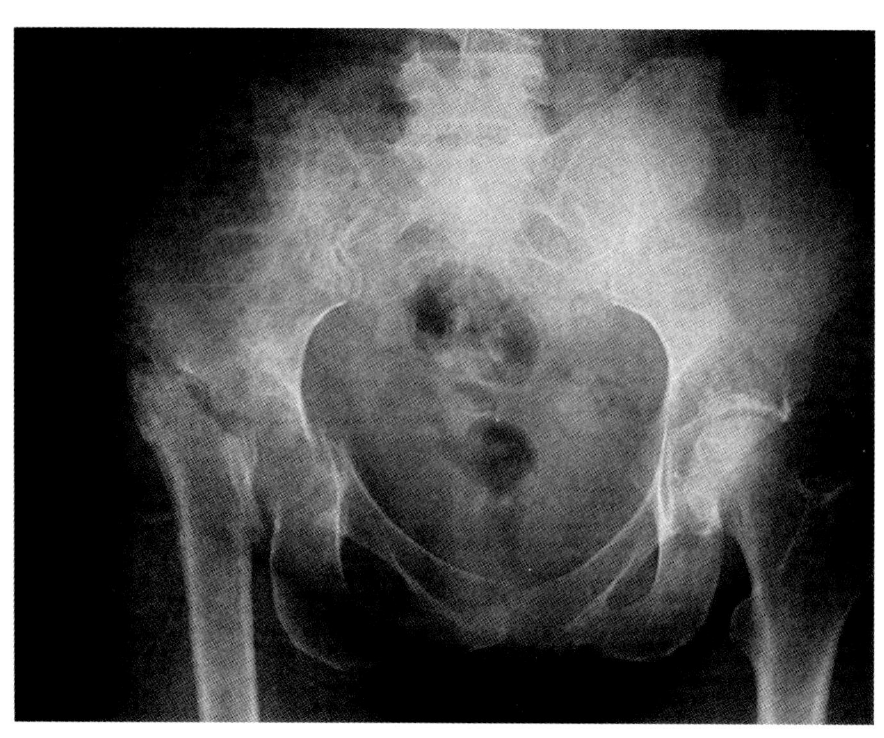

图 101–2 髋关节成形术后感染的患者行髋关节切除成形术，术后的 X 线前后位片。

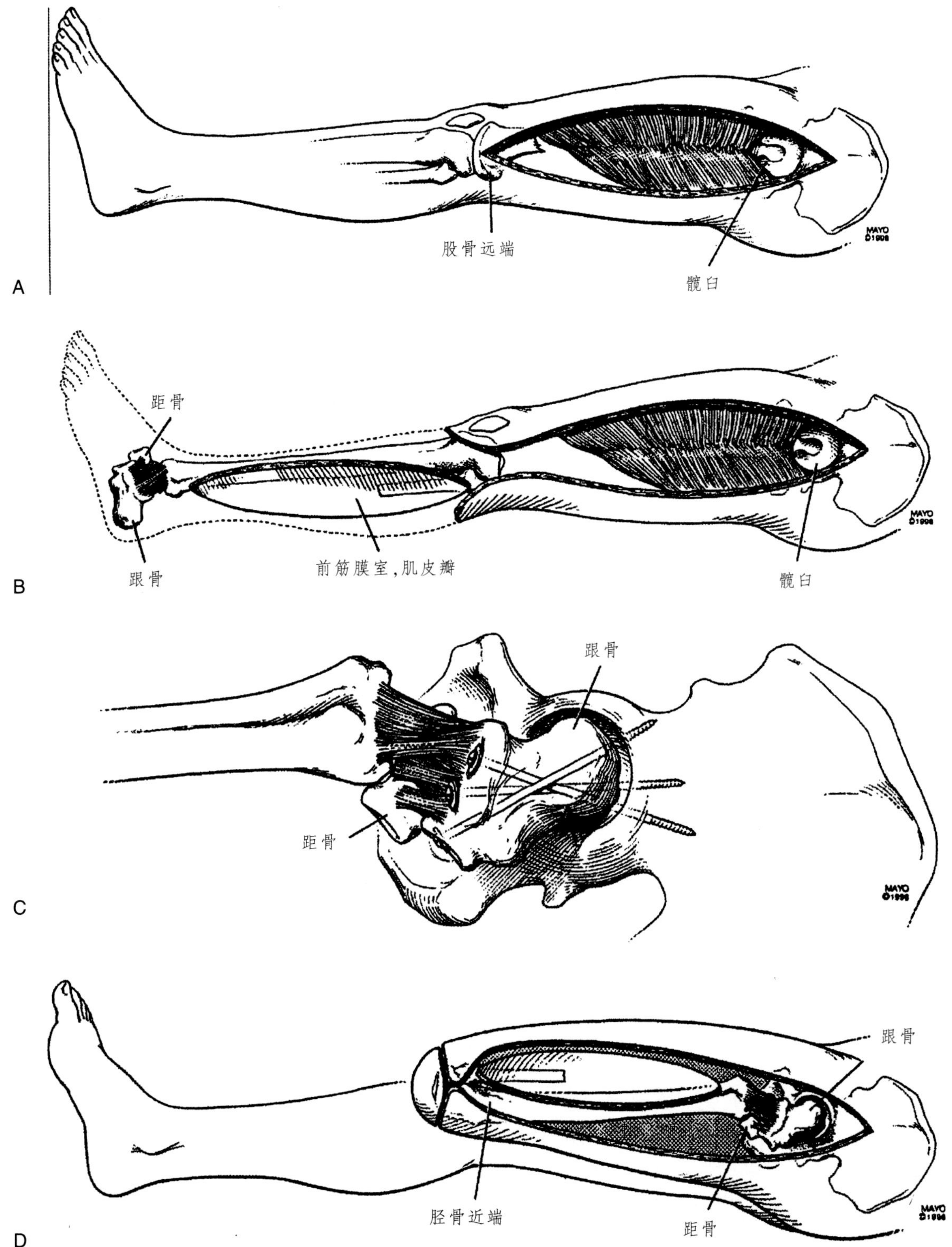

图101-3　(A)修整大腿的软组织使得可以包裹胫骨。(B)磨锉髋臼至渗血松质骨显露并使髋臼大小与跟骨结节大致相同。以小腿前筋膜室的肌肉为中心制造卵圆形的皮肌瓣。(C)股骨远端剩余部分和胫骨近端被切除。将胫骨和皮肌瓣旋转使得跟骨结节对准锉好的髋臼。然后使用松质骨螺钉固定跟骨于髋臼中,加用颗粒状松质骨移植固定。(D)将外展肌缝在阔筋膜上,然后缝合覆盖胫骨的软组织。缝合内收肌时应通过胫骨上钻孔,有利于控制残肢。(From Peterson CA Ⅱ, Koch LD, Wood MB: Tibia-hindfoot osteomusculocutaneous rotationplasty with calcaneopelvic arthrodesis for extensive loss of bone from the proximal part of the femur. A report of four cases. J Bone Joint Surg 79A: 1504–1509, 1997. By permission of Mayo Foundation for Medical Education and Research.)

关节所在的位置允许部分运动。这种手术使那些患者能够成功获得与大腿低位截肢术或膝关节离断术水平相当的功能保留,相比髋关节离断术后功能是一个很大的进步。

植入新的假体

总的原则及争议

新假体的再植入已经成为治疗绝大多数全髋关节成形术后感染患者的理想方法[37,72]。相比疗效确切的关节切除成形术,植入新的假体可获得的良好疗效必须平衡高感染复发率的不足。再次植入普遍认可的禁忌证有:①持续性或难治性感染;②患者一般情况不允许多次重建手术;③严重局部软组织损伤或全身情况差易发生再次感染。

对于再次植入新假体的争议和问题包括:①抗生素治疗的适宜方案和疗程;②致病菌"毒力"的概念;③局部抗生素缓释系统的作用,比如抗生素骨水泥垫、抗生素骨水泥链珠或者承载抗生素的假体;④抗生素骨水泥对翻修手术的作用;⑤去除感染假体到植入新假体的合理间隔时间;⑥再次植入假体的固定方法;⑦间隔器简化手术技术及提高最终临床功能的作用;⑧结构性同种异体骨在重建手术中的作用。

这些变化因素中许多是互相依赖的,而且许多报道中的分析都被患者例数太少和历史观点的影响所阻碍。这是因为自从上个世纪70年代早期以来,许多变化和进步同时在出现。我们相信有必要建立一套能清晰描绘感染的类型、宿主以及伤口变异因素的分类系统来对患者进行合理的归类,这样对不同类别的患者行不同的治疗方案后,可以进行有效分析[5,94]。我们最近就加入了隶属于肌肉骨骼感染协会的一个标准小组,来建立这样的分类系统。

抗菌治疗

静脉使用抗生素治疗全髋关节成形术后感染患者的最佳疗程尚未确立。有人推荐静脉内使用抗生素应持续6周,但也有人根据经验选用4周疗程。对现有报道回顾后发现,抗生素治疗持续的时间变化相当大,静脉使用抗生素从0~9周不等,而口服抗生素则从完全不用到使用超过两年不等[14,40,49,123,128]。

虽然对静脉使用抗生素已有一些总体性指南,但却没有如何合理口服抗生素治疗全髋关节成形术后感染的共识。目前对于长期使用口服抗生素的安全性和有效性较为关注,特别是与利福平联合使用治疗骨科移植术后感染[25,26,113,123,128]。其中有一些疗法是对患者先静脉内用药再口服抗生素治疗,这些患者有的同时行初次外科清创,有的则没有行清创。在一个随机双盲、安慰剂对照的试验中,选择了33例患者,这些患者的骨科植入物固定状态良好,经培养证实了葡萄球菌感染;感染症状出现时间短(不到1年)[128]。治疗方案为,先行手术清创,接着使用氟沙星或万古霉素-利福平或安慰剂静脉用药2周,之后再给予环丙沙星-利福平或环丙沙星-安慰剂。环丙沙星-利福平组治愈率为100%,而环丙沙星-安慰剂组治愈率为58%(P=0.02)[128]。随访34个月后,33个患者中只有24人完成了试验。另外9人因为以下原因退出:副作用(6人),无依从性(1人),违反治疗方案(2人)。静脉用药联合口服利福平在动物模型[51]以及传统的二期治疗方案的临床应用中也显示出了有效性[48,52]。

Salvati及其同事花费很多精力研究治疗关节假体周围深部感染时最理想的抗生素种类及治疗时间[66,102]。他们推荐对纳入的患者采用二期再置换方案,包括行切除成形术后,静脉内使用抗生素6周达到足够剂量,使峰后血清杀菌滴度(SBT)至少达到1:8,其中SBT是指杀死99%病原菌的最高血清稀释度[66,102]。依照定义,这个严格的治疗方案可以阻止任何关于抗生素治疗疗程的比较性决定。

我们临床医院一个关于二期髋关节再置换术的回顾性研究中,35个患者接受了少于4周的静脉内抗生素治疗,44个患者接受了超过4周的治疗[73]。再置换手术时均未采用抗生素骨水泥塞、链珠或抗生素骨水泥。虽然35个接受少于4周治疗的患者中有7个(20%)发生了再感染,而44名接受超过4周治疗的患者中只有4人发生了再感染(9%),但是两组间差异无统计学意义(P=0.19)。

微生物毒力

尽管许多骨科医师持有这样一种观点,即革兰阴性细菌感染更难治更易复发[12,17,35,55],但已经有学者证明革兰阳性和阴性细菌复发感染的发生率并无差异[4,36,66,73,79]。目前我们的观点是,某些微生物,如金色葡萄球菌,确实具有更强的毒力,在行保留假体的清创术这类治疗措施时更易引起失败[10],也使得行二期再置换术时失败的发生率升高[9]。这些关于金黄色葡萄球菌的担忧在过去已有报道[40]。

分清细菌毒力和耐药性这两个概念很重要。在当今,越来越多的患者受到多重耐药菌的感染[46,53,58]。由耐甲氧西林葡萄球菌(MRS)引起的感染是当前最常见的耐药菌感染,但是其他感染例如耐万古霉素肠球菌感染也在出现。面对这些耐药菌感染时主要的问题在于可供选择的抗生素,特别是口服制剂很有限。因而,对保留假体清创术及一期再置换术等治疗手段的选择受到了严重的限制[46,53,58]。

某些细菌能够合成多糖蛋白质复合物或称为“保护膜”，过去认为这种物质是一种允许细菌生长的保护性生物被膜,有逃避抗体或抗生素的作用。尽管通过实验室培养可提供一些检验来确定多糖包被的合成,但是却不能确定多糖包被的合成与感染复发的联系,因此现在这些检验并未与临床相关。

后续的研究提示抗生素耐药性并不与产生保护膜的能力有关，而是与表面克隆的代谢特性相关,即抗生素耐药性的变化依赖于细菌黏附的具体生物材料类型[77]。这项研究表明需要持续的更高水平的最低抑菌浓度(MIC)作用于黏附细菌,并且相比粘附于聚乙烯的细菌来说,对黏附于聚甲基甲丙烯酸盐的细菌需要更高的最低抑菌浓度[77]。抗生素敏感性可变这一概念是根据黏附于具体生物材料的细菌不同所产生的，这对前面讨论过的一些治疗概念有重要的意义。举个例子,如果残留的骨水泥碎片或者其他异物残留在伤口处,血清杀菌效价和 MIC 的体外测试可能并不会反映出感染菌真实的抗生素敏感性。

抗生素骨水泥

最早是 Buchholz 引入了在丙烯酸骨水泥中添加庆大霉素作为局部抗生素缓释系统用于预防感染的概念,自此以后,抗生素骨水泥被广泛应用[12]。有研究者评估了多种抗生素在不同情况下从不同种类的丙烯酸骨水泥中释出的情况[24,27,39,57,61,89,90]。相比 Simplex-p、C.M.V.和 Sulfix 丙烯酸骨水泥,从 Palacos 骨水泥中释出的抗生素浓度更高并且持续时间更长[89]。抗生素的释放高度依赖于骨水泥的孔隙率和骨水泥中的抗生素浓度[6,14,61]。加入 25%的右旋糖酐后可提高孔隙率,这极大促进抗生素的释放[61]。林可霉素和四环素在甲基丙烯酸树脂多聚体(骨水泥)聚合反应中失去活性,而加入利福平则阻止骨水泥的聚合过程[24,47]。将两种抗生素结合可使两者在骨水泥中的释放均增大,有人建议最少在 40 g 每包的骨水泥粉中加入 2.4 g 妥布霉素和 1 g 万古霉素[89]。

抗生素骨水泥作为局部抗生素缓释系统可以以骨水泥塞或者链珠的形式加入到固定假体的骨水泥中,用在切除性关节成形术与假体再次植入期间(也用在假体再次植入时)。不过髋关节使用骨水泥链珠有个明显的缺点，就是在约 6 周后想要取出相当困难。可以添加大量的抗生素粉末(40 g 每包的骨水泥最多可加 8 或者 9 g 抗生素)到骨水泥中制成骨水泥塞或链珠,但是大多数医师建议每包用作固定假体的骨水泥中只用 1~2 g 抗生素粉末，以避免降低丙烯酸混合物力学性能[24]。Elson 在每包用于固定假体的骨水泥中使用抗生素最高可达 4.5 g,通过 12 年的随访,对 239 例髋关节进行生存分析,在机械性松动方面,与每包 40 g 的骨水泥中使用 2.5 g 以上或以下抗生素没有差异[28]。目前使用抗生素骨水泥的临床经验已经普及[11,13,15,36,43-46,48,49,52,53,57,58,66,68,71,78,81,96-99,102,105,117,120-122,125,126]。在一期再置换术中使用抗生素骨水泥固定假体几乎已经通用,但是倾向于二期再置换的外科医师对此还有异议。这一章稍后将讨论抗生素骨水泥在旷置期的潜在效力及所能获得的结果(图 101-4)。

一期髋关节再置换术

医师在治疗髋关节成形术后感染时做出的一个首要决定是在一期髋关节再置换术和二期髋关节再置换术两种方法间作出选择。一期髋关节再置换术的支持者引证说他们的患者无需切除性关节成形术的旷置过程从而有更低的并发症发生率,由于不需要二次住院和手术而花费更少,而且不会碰到二期髋关节再置换术时复杂的技术难度[13,15,28,75,96-98,105,120]。不过该方案最大的问题是术中无法根据细菌培养结果,在骨

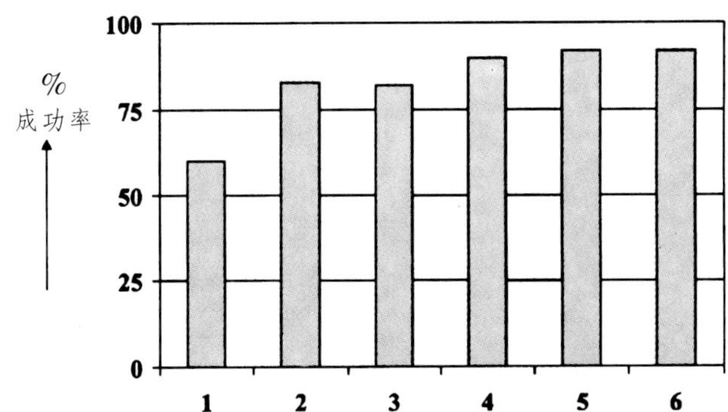

图 101-4　该图表显示二期再置换术独立的有效性和再植入假体时使用抗生素骨水泥固定假体。1=一期再置换时不用抗生素骨水泥(成功率 60%);2=一期再置换时使用抗生素骨水泥(成功率 83%);3=二期再置换时不用抗生素骨水泥(成功率 82%);4=二期再置换时,间隔期不用抗生素骨水泥塞或链珠,再植入假体时使用抗生素骨水泥(成功率 90%);5=二期再置换时,间隔期使用抗生素骨水泥塞或链珠作为局部抗生素缓释系统，并且再植入假体时使用抗生素骨水泥(成功率 92%);6=二期再置换时采用间隔期使用抗生素骨水泥塞或链珠，再植入假体时使用非骨水泥股骨假体的模式(成功率 92%)。

水泥中加入敏感抗生素。这样在得到培养结果之前，新植入的假体就有可能会数天暴露于对骨水泥或静脉内使用的抗生素不敏感的感染菌中。

通过大量的文献回顾发现，与一期髋关节再置换术成功相关的因素包括:①在初次全髋关节置换后没有伤口并发症;②患者身体状况良好;③感染的表皮葡萄球菌、金黄色葡萄球菌和链球菌对二甲氧苯青霉素敏感;④骨水泥所结合抗生素对致病菌敏感[53]。与手术失败相关的因素有:①多重感染;②革兰阴性菌感染，特别是假单胞菌属；③耐甲氧西林的表面葡萄球菌和D群链球菌等革兰阳性菌感染[53]。这些作者注意到一方面耐甲氧西林的细菌越来越普遍，另一方面许多医师倾向于在翻修手术中使用非骨水泥固定型假体，这也许是一期再置换术的禁忌证。最后，一期再置换术中是否使用植骨缺乏文献数据支持。因此，作者改变了观点，认为一期髋关节再置换术治疗感染的角色可能受到限制。

我们回顾了37例连续的髋关节成形术后感染的患者，以验证发表的可行一期髋关节再置换术的患者筛选标准的可行性[46]。这些标准包括：患者身体情况好且髋关节周围软组织情况好；股骨缺失较轻；术前证实感染菌为对抗生素敏感的革兰阳性菌[120]。结果只有4个(4个髋关节)(11%)患者被认为是可行一期再置换术的候选者。被排除的感染者中14人(15个髋关节)通过术前关节穿刺证实为革兰阴性菌或耐甲氧西林的革兰阳性菌感染，10人(10个髋关节)有中度或重度股骨缺失，4人(4髋关节)需行近端股骨截骨取出假体，2人(2个髋关节)身体情况较差，2人(2个髋关节)软组织情况较差。我们得出的结论是，随着越来越多的耐药细菌出现以及越来越多的翻修手术中有骨缺失存在，这一发表的一期再置换术的筛选标准可行性有限。

与普遍接受的一期再置换术筛选标准不同[13,120]，Raut等在报道中详细叙述了他们的经验，即如何在伴有分泌物流出的窦道或革兰阴性菌感染的全髋关节成形术后感染的患者中行一期再置换术[96-98]。他们的文献报道伴有分泌物流出的窦道的57例髋关节平均随访7.4年，治愈率为86%[97]。革兰阴性菌感染的患者平均随访8年，治愈率为93.4%[96]。他们把成功归结于极其仔细的手术操作、术前非肠道途径应用抗生素以及抗生素骨水泥的使用。不过其他研究者还需再次得出这样的结果。

选择行一期再置换术时，采用抗生素骨水泥固定假体就显得尤为重要。67例全髋关节成形术后感染的患者行一期再置换术，使用普通骨水泥也就是不含抗生素的骨水泥，有40例(60%)成功，而1630例使用抗生素骨水泥的髋关节则成功1352例(83%)(见图101-4)[47]。尽管欧洲一期再置换术的使用远比北美广泛，如果个别患者适合这一处理方法，我们建议术前应仔细的筛选患者并应使用抗生素骨水泥固定假体。在我们看来，二期髋关节再置换术治疗髋关节成形术后感染的理念在当今最为适宜。

二期髋关节再置换术

二期髋关节再置换术允许医师观察患者对治疗的反应和评估停用抗生素后感染复发的可能性。这一治疗方法的缺点包括：患者需承受行切除成形术的痛苦；需二次手术，相应费用增加；延期再植入假体时的技术难度加大。这一术式的支持者感兴趣的是确定假体切除成形术到假体重新植入的最短时间，以尽量减少患者痛苦、利于功能恢复、降低翻修术的难度，同时降低感染复发率。不过这个兴趣随着载抗生素的丙烯酸骨水泥假体(PROSTALAC)的推出有所降低[43,125,126]。

梅奥诊所最早关于二期髋关节再置换术的经验是对82例髋关节手术，均采用未混合抗生素的普通丙烯酸骨水泥固定假体，平均随访5.5年，87%成功[73]。56例髋关节中在切除成形术后1年或1年以上行再置换术，感染复发率仅为7%，而26例髋关节在切除成形术后1年以内行再置换术，感染复发率为27%($P<0.001$)。这项研究没有使用抗生素骨水泥，提示二期再置换术和旷置时间的长短都是感染复发率的重要相关因素。对使用非抗生素骨水泥的二期再置换术的不同文献进行综合分析，终末随访时159例髋关节中130例(82%)成功(见图101-4)[47]。没有一个患者在切除成形术后到再置换的这段间隔期里使用抗生素骨泥塞或链珠，认识到这一点很重要。这样的感染治愈率与使用抗生素骨水泥的一期髋关节再置换术的治愈率无明显差异，强烈表明这两种变异因素即二期再置换术和采用抗生素骨水泥固定假体，均应该考虑为与治愈全髋关节成形术后感染相关的因素。

据此，理论上可以假设在行二期髋关节再置换术时，使用抗生素骨水泥固定型假体将会提高治愈率。根据不同的关于二期再置换术的文献报道，不使用骨水泥塞或链珠，而只使用抗生素骨水泥固定型假体治疗382例患者，其中354例(90%)获得成功(见图101-4)[47]。在一项类似的研究中，除了再置换时使用抗生素骨水泥固定型假体，在间隔期还使用了抗生素骨泥塞或链珠作为局部抗生素缓释系统，189 例髋关节中有 174 例(92%)成功(见图 101–4)[47]。这些数据表明抗生素骨水泥不管是在再置换前作为局部抗生素缓释系统，还是在翻修手术时用作假体固定，都具有独立的治疗效应。尽管结合了不同的文献，该分析仍有明显的短处，因为这些结果显得二期再置换术、局部抗生素缓释系统、抗生素骨水泥用作假体固定都是有意义的决定因素，能预测全髋关节成形术后感染的治疗是否成功。

Prostalac 假体

为了减少患者并发症的发生和降低二期再置换术的手术难度，出现了 PROSTALAC 类临时假体[125,126]。这种髋关节假体制品包括一个薄的聚乙烯髋臼和抗生素骨水泥包埋的可调式不锈钢股骨细柄假体，不仅可以维持肢体长度和关节周围软组织的张力，同时也具有局部抗生素缓释系统的作用。患者可以提早活动、缩短住院时间，并且在旷置期间舒适程度更高。48 例患者对感染的髋关节行二期翻修术时，使用了 PROSTALAC 假体，平均 43 个月的随访内，3 例患者(7%)出现感染复发[126]。其中 2 例由不同的感染菌引起，1 例感染的细菌与之前相同。总的来说，治疗股骨近端骨缺失严重的感染患者是一个颇具挑战性的难题，尤其适合采用 PROSTALAC 假体治疗[44,125]。这一假体可以作为一个内固定夹板维持股骨长度、允许手术间隔期活动、使再置换时暴露更安全和容易，并且使再置换时行同种异体骨移植成为可能。

我们主要使用 PROSTALAC 假体治疗股骨近端骨缺失严重的患者，但假体脱位变得困难。如果有较好的髋臼骨量，可以通过在股骨假体与髋臼聚乙烯内衬之间使用扣合关节降低髋关节的不稳定性。如果髋臼骨量不足，使用这种假体设计会变得困难，如何增加临时关节的稳定性是一个亟待解决的问题。如果患者股骨近端没有骨质缺损，我们就不会继续采用 PROSTALAC 假体，因为在这种情况下，股骨髓腔内骨质会在切除性关节成形术后到再置换的这段间隔期内变得硬化，适合使用非骨水泥固定型股骨假体。

在治疗股骨骨量较好的患者时，我们更愿使用一种插入股骨髓腔的抗生素骨水泥销子和髋臼内使用间隔器，并按传统切除性关节成形术的方法治疗患者(图 101–5)。这种销子由骨水泥枪套头制备而成，从基底部到顶部逐渐变细(图 101–6)。使用该销子时，不影响股骨髓腔在切除与再次置换的这段间隔期内松质骨的形成，这在选择抗生素骨水泥固定假体时为骨水泥的渗入提供了很好的间隙(见图 101–5)。而髋臼内间隔器的填塞支撑降低了再置换时髋臼显露的难度。

非骨水泥固定型假体

许多外科医师倾向于使用非骨水泥固定股骨假体，而且有些病例的股骨骨质条件也确实不适合骨水泥固定[124]。我们最初关于二期再置换术使用非骨水泥固定假体的经验，就是通过 34 例患者平均随访 4 年得出的。该治疗方案在 28 个(82.3%)髋关节中成功[79]。需注意的是在切除成形和再植入的间隔期内，未使用抗生素骨水泥塞或链珠。根据文献资料，二期再置换术时采用间隔期内植入抗生素骨水泥塞或链珠，再次置换时采用非骨水泥固定型股骨假体的模式，结果显示 174 例患者中有 160 例(92%)成功治愈感染(见图 101–4)[29,45,63,64,117]。

在比较非骨水泥固定髋臼假体与抗生素骨水泥固定髋臼假体获得的效果时，我们没有任何有用的资料。以往，我们一直都是在使用非骨水泥髋臼假体，使用混合了抗生素的移植骨填充髋臼假体后由骨缺损造成的腔隙。目前我们正在评估高孔隙率的非骨水泥髋臼假体的使用，即用骨水泥将聚乙烯内衬固定在金属髋臼杯内，我们还在观察使用抗生素骨水泥时，抗生素从髋臼窝到宿主骨的弥散浓度。

骨移植的使用

对全髋关节成形术后感染的患者使用骨重建时，无论使用颗粒骨、小块结构支撑植骨还是大块结构支撑植骨，都不会增加感染复发率[1,7,45,68,79]。我们发现将大块股骨异体移植骨用于全髋关节成形术后感染行二期再置换术的患者中的需求在增加，但我们将它们用于感染早期的患者时仍有担心(图 101–7)。在使用同种异体移植骨的时候，我们倾向于使用抗生素骨水泥固定股骨假体于异体骨内。

再置换后感染复发

全髋关节成形术后感染的 34 例患者行取出假体并植入新的假体，术后平均 2.2 年感染复发[85]。感染复发后患者很少能有良好的功能。切除成形术可以根除复发的感染，但术后功能恢复较差并有持续性疼痛。3 例患者成功再次植入第 3 个假体后功能恢复良好，但是 8 例患者再次植入第 3 个假体时失败，术后功能恢复差。如果能够证实患者感染的致病菌与初次置换和第 1 次再置换术后的致病菌相同，那么这些患者也许就是尝试使用第 3 个假体行二期再置换术的适合对象。这个治疗方案在不清楚以前的抗生素治疗或手术技术时尤为适用。

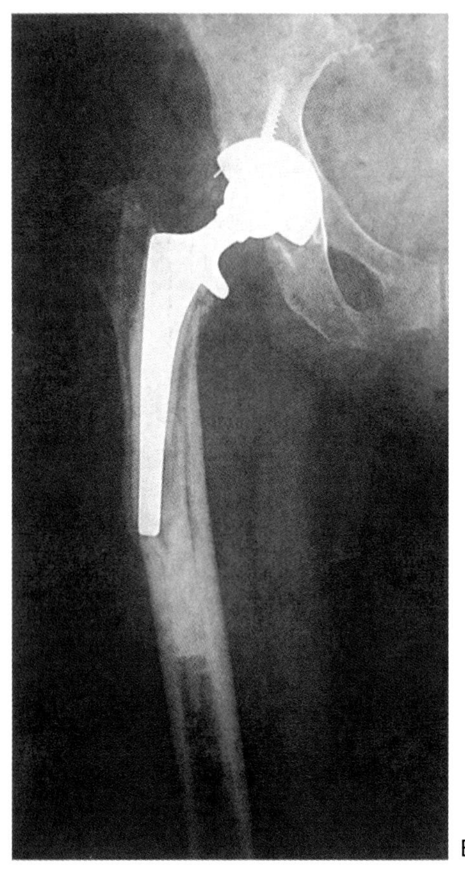
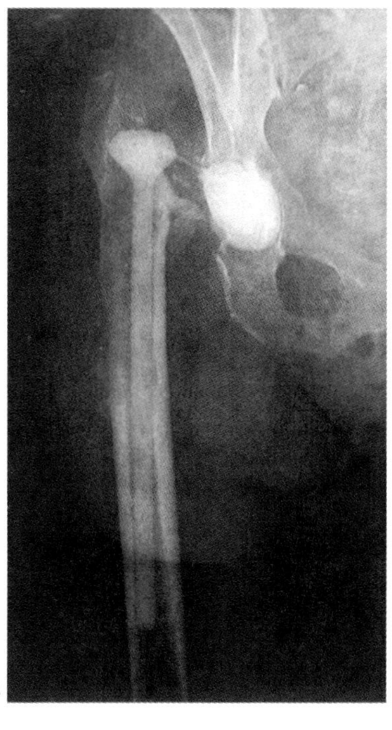
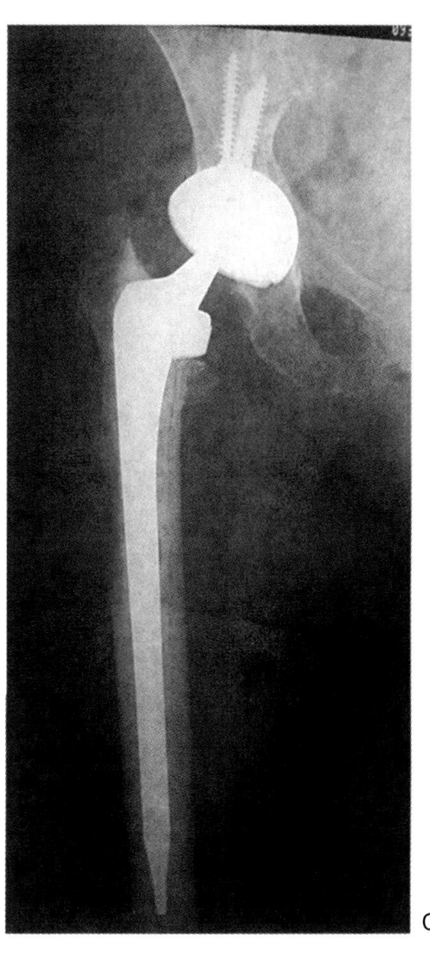

图 101-5 (A)全髋关节成形术后慢性感染的前后位X线片，显示致病菌为耐甲氧苯青霉素的凝固酶阴性葡萄球菌。(B)取出假体，往股骨髓腔插入抗生素骨水泥非骨水泥固定型假体销子和对髋臼插入间隔器，术后的前后位X线片。(C)术后X线片，间隔3个月后，植入新的假体，即用抗生素骨水泥固定股骨假体，高孔隙率的髋臼外杯，使用抗生素骨水泥固定聚乙烯内衬。

作者的建议

对全髋关节成形术后疼痛的患者进行详细的术前评估，通常有利于术前诊断感染。髋关节穿刺仍是我们手里最重要的诊断技术。对年纪较大、身体状况较差的患者可尝试抗生素抑制治疗，但要知道这可能会加重感染。对于急性术后感染或关节成形术后功能

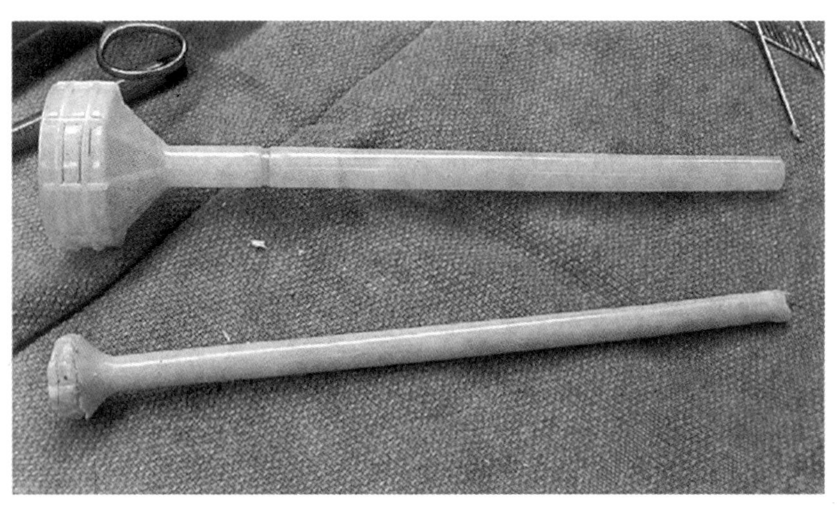

图 101-6 使用骨水泥枪套头制备插入股骨髓腔的抗生素骨水泥销子。抗生素骨水泥在骨水泥枪的长喷嘴中完全聚合，然后逆行取出销子。销子从基底部到顶部逐渐变细，行再置换术时很容易被取出。

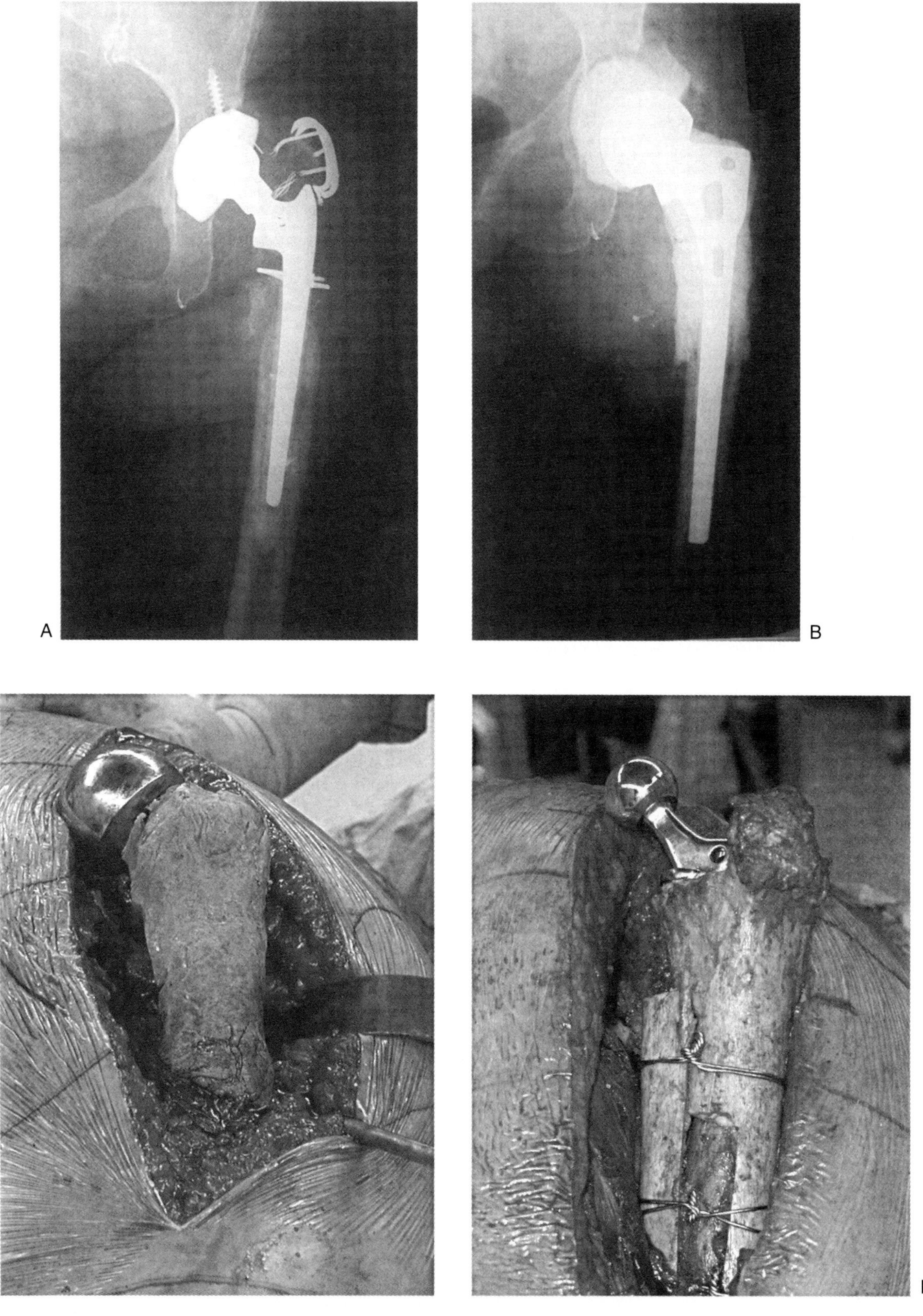

图 101–7　(A)前后位 X 线片显示全髋关节成形术后慢性感染，股骨近端骨缺损严重。(B)前后位 X 线片显示自制的假体周围有抗生素骨水泥包裹，该假体可以维持股骨长度和方便再植入时术野暴露。(C)术中照片显示自制的假体周围有抗生素骨水泥。(D)术中照片显示使用大块结构性异体移植骨进行股骨重建。(待续)

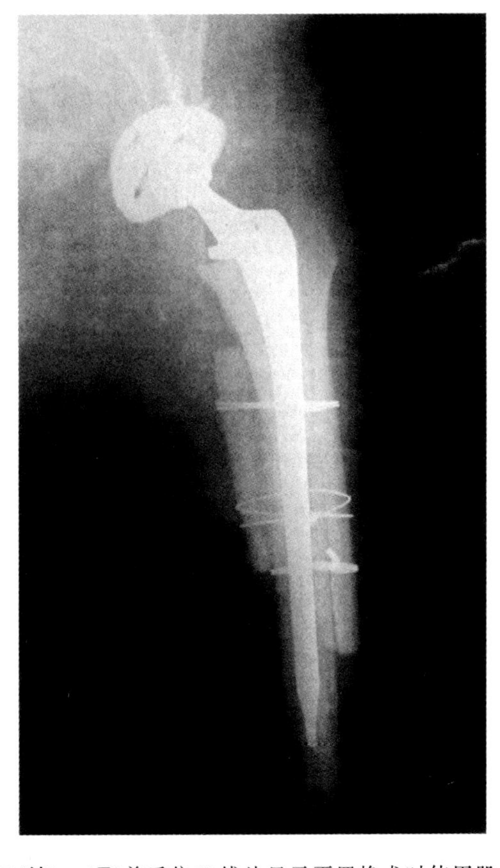

图 101-7(续) (E)前后位X线片显示再置换术时使用股骨假体联合异体移植,并用抗生素骨水泥固定假体。

恢复良好的患者出现迟发血源性感染,清创、静脉给予抗生素4周可能有效,静脉给予抗生素4周后我们根据不同个体的情况决定口服抗生素持续的时间。

一旦决定行切除成形术,就应明确该患者是否适合行切除成形术、一期再置换术或二期再置换术治疗。虽然行一期再置换术前仔细筛选患者能提高治愈率,但我们倾向于使用二期再置换术,绝大多数患者切除成形术后3个月行再置换术。再次植入假体类型的选择应该根据患者骨量的多少和患者期望的活动度。目前梅奥诊所行再置换术时多数使用混合的假体,即髋臼假体用非骨水泥固定,而股骨假体用抗生素骨水泥固定。PROSTALAC假体适合于治疗股骨骨缺损严重的患者,对于其他患者更愿使用插入股骨髓腔的销子和髋臼内使用间隔器,这样可在切除成形术后到新植入假体的这段间隔期内提供局部抗生素缓释系统。下面显示的治疗方法是全髋关节成形术后感染的治疗总结(图101-8)。

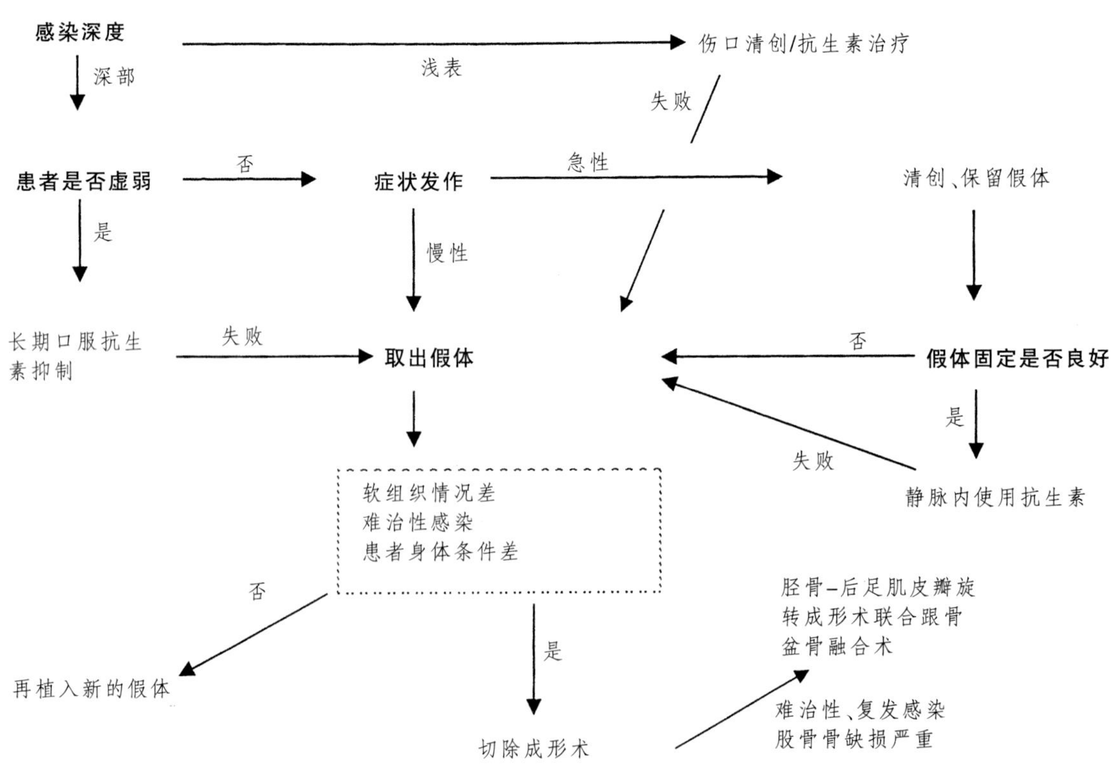

图 101-8 髋关节成形术后感染的治疗总结。

(刘凯 沈彬 译 李世民 校)

参考文献

1. Alexeeff M, Mahomed N, Morsi E, et al: Structural allograft in two-stage revisions for failed septic hip arthroplasty. J Bone Joint Surg 78B:213–216, 1996.
2. Athanasou NA, Pandey R, de Steiger R, et al: Diagnosis of infection by frozen section during revision arthroplasty. J Bone Joint Surg 77B:28–33, 1995.
3. Baker AS, Greenham LW: Release of gentamicin from acrylic bone cement. Elution and diffusion studies. J Bone Joint Surg 70A:1551–1557, 1988.
4. Balderston RA, Hiller WDB, Iannotti JP, et al: Treatment of the septic hip with total hip arthroplasty. Clin Orthop 221:231–237, 1987.
5. Berbari EF, Hanssen AD, Duffy MC, et al: Risk factors for prosthetic joint infection: Case-control study. Clin Infect Dis 27:1247–1254, 1998.
6. Berquist TH, Bender CE, Maus TP, et al: Pseudobursae: A useful finding in patients with painful hip arthroplasty. Am J Radiol 148:103–106, 1987.
7. Berry DJ, Chandler HP, Reilly DT: The use of bone allografts in two-stage reconstruction after failure of hip replacements due to infection. J Bone Joint Surg 73A:1460–1468, 1991.
8. Bourne RB, Hunter GA, Rorabeck CH, MacNab JJ: A six-year follow-up of infected total hip replacements managed by Girdlestone's arthroplasty. J Bone Joint Surg 66B:340–343, 1984.
9. Brandt CM, Duffy MC, Berbari EF, Hanssen AD, et al: *Staphylococcus aureus* prosthetic joint infection treated with prosthesis removal and delayed reimplantation arthroplasty. Mayo Clin Proc 74:553–558, 1999.
10. Brandt CM, Sistrunk WW, Duffy MC, et al: *Staphylococcus aureus* prosthetic joint infection treated with débridement and prosthesis retention. Clin Infect Dis 24:914–919, 1997.
11. Brien WW, Salvati EA, Klein R, et al: Antibiotic impregnated bone cement in total hip arthroplasty. An in vivo comparison of the elution properties of tobramycin and vancomycin. Clin Orthop 296:242–248, 1993.
12. Buchholz HW, Elson RA, Englebrecht E, et al: Management of deep infection of total hip replacement. J Bone Joint Surg 63B:342–353, 1981.
13. Callaghan JJ, Katz RP, Johnston RC: One-stage revision surgery of the infected hip. A minimum 10-year followup study. Clin Orthop 369:139–143, 1999.
14. Canner GC, Steinberg ME, Heppenstall RB, Balderston R: The infected hip after total hip arthroplasty. J Bone Joint Surg 66A:1393–1399, 1984.
15. Carlsson AS, Josefsson G, Lindberg L: Revision with gentamicin-impregnated cement for deep infections in total hip arthroplasties. J Bone Joint Surg 60A:1059–1064, 1978.
16. Castellanos J, Flores X, Llusa M, et al: The Girdlestone pseudarthrosis in the treatment of infected hip replacements. Int Orthop 22:178–181, 1998.
17. Cherney DL, Amstutz HC: Total hip replacement in the previously septic hip. J Bone Joint Surg 65A:1256–1265, 1983.
18. Colyer RA, Capello WN: Surgical treatment of the infected hip implant. Two-stage reimplantation with a one-month interval. Clin Orthop 298:75–79, 1994.
19. Coventry MB: Treatment of infections occurring in total hip arthroplasty. Orthop Clin North Am 6:991–1003, 1975.
20. Crockarell JR, Hanssen AD, Osmon DR, Morrey BF: Treatment of infection with débridement and retention of the components following hip arthroplasty. J Bone Joint Surg Am 80A:1306–1313, 1998.
21. Della Valle CJ, Bogner E, Desai P, et al: Analysis of frozen sections of intraoperative specimens obtained at the time of reoperation after hip or knee resection arthroplasty for the treatment of infection. J Bone Joint Surg 81A:684–689, 1999.
22. Della Valle CJ, Scher DM, Kim YH, et al: The role of intraoperative Gram stain in revision total joint arthroplasty. J Arthroplasty 14:500–504,1999.
23. Demirkol MO, Adalet I, Unal SN, et al: 99Tc(m)-polyclonal IgG scintigraphy in the detection of infected hip and knee prostheses. Nucl Med Commun 18:543–548, 1997.
24. De Palma L, Greco F, Ciarpaglini C, Caneva C: The mechanical properties of "cement-antibiotic" mixtures. Ital J Orthop Traumatol 8:461–467, 1982.
25. Drancourt M, Stein A, Argenson JN, et al: Oral treatment of staphylococcus spp. infected orthopaedic implants with fusidic acid or ofloxacin in combination with rifampicin. J Antimicrob Chemother 39:235–240, 1997.
26. Drancourt M, Stein A, Argenson JN, et al: Oral rifampin plus ofloxacin for treatment of *Staphylococcus*-infected orthopedic implants. Antimicrob Agents Chemother 37:1214–1218, 1993.
27. Duncan CP, Masri BA: The role of antibiotic-loaded cement in the treatment of an infection after a hip replacement. J Bone Joint Surg 76A:1742–1751, 1994.
28. Elson RA: One-stage exchange in the treatment of the infected total hip arthroplasty. Semin Arthrop 5:137–141, 1994.
29. Fehring TK, Calton TF, Griffin WL: Cementless fixation in 2-stage reimplantation for periprosthetic sepsis. J Arthroplasty 14:175–181, 1999.
30. Fehring TK, Cohen B: Aspiration as a guide to sepsis in revision total hip arthroplasty. J Arthroplasty 11:543–547, 1996.
31. Fehring TK, McAlister JA Jr: Frozen histologic section as a guide to sepsis in revision joint arthroplasty. Clin Orthop 304:229–237, 1994.
32. Feldman DS, Lonner JH, Desai P, Zuckerman JD: The role of intraoperative frozen sections in revision total joint arthroplasty. J Bone Joint Surg 77A:1807–1813, 1995.
33. Fenelon GC, von Forester G, Engelbrecht E: Disarticulation of the hip as a result of failed arthroplasty. J Bone Joint Surg 62A:441–446, 1980.
34. Fitzgerald RH Jr, Jones DR: Hip implant infection. Treatment with resection arthroplasty and late total hip arthroplasty. Am J Med 78 (Suppl 68):225–228, 1985.
35. Fitzgerald RH Jr, Nolan DR, Ilstrup DM, et al: Deep wound sepsis following total hip arthroplasty. J Bone Joint Surg 59A:847–855, 1977.
36. Garvin KL, Evans BG, Salvati EA, Brause BD: Palacos gentamicin for the treatment of deep periprosthetic hip infections. Clin Orthop 298:97–105, 1994.
37. Garvin KL, Hanssen AD: Infection after total hip arthroplasty. Past, present, and future. J Bone Joint Surg 77A:1576–1588, 1995.
38. Glithero PR, Grigoris P, Harding LK, et al: White cell scans and infected joint replacements. Failure to detect chronic infection. J Bone Joint Surg 75B:371–374, 1993.
39. Gonzalez Della Valle A, Bostrom M, Brause B, et al: Effective bactericidal activity of tobramycin and vancomycin eluted from acrylic bone cement. Acta Orthop Scand 72:237–240, 2001.
40. Goodman SB, Schurman DJ: Outcome of infected total hip arthroplasty. An inclusive, consecutive series. J Arthroplasty 3:97–102, 1988.
41. Goulet JA, Pelicci PM, Brause BD, Salvati EA: Prolonged suppression of infection in total hip arthroplasty. J Arthroplasty 3:109–116, 1988.
42. Grauer JD, Amstutz HC, O'Carroll PF, Dorey FJ: Resection arthroplasty of the hip. J Bone Joint Surg 71A:669–679, 1989.
43. Haddad FS, Masri BA, Campbell D, et al: The PROSTALAC functional spacer in two-stage revision for infected knee replacements. Prosthesis of antibiotic-loaded acrylic cement. J Bone Joint Surg Br 82B:807–812, 2000.
44. Haddad FS, Masri BA, Garbuz DS, Duncan CP: The treatment of the infected hip replacement. The complex case. Clin Orthop 369:144–156, 1999.
45. Haddad FS, Muirhead-Allwood SK, Manktelow AR, Bacarese-Hamilton I: Two-stage uncemented revision hip arthroplasty for infection. J Bone Joint Surg 82B:689–694, 2000.
46. Hanssen AD, Osmon DR: Assessment of patient selection criteria for treatment of the infected hip arthroplasty. Clin Orthop 381:91–100, 2000.
47. Hanssen AD, Rand JA: Evaluation and treatment of infection at the site of a total hip or knee arthroplasty. Instr Course Lect 48:111–122, 1999.
48. Hofmann AA: Two-stage exchange is better than direct exchange in the infected THA. Orthopedics 22:919, 1999.
49. Hope PG, Kristinsson KG, Norman P, Elson RA: Deep infection of cemented total hip arthroplasties caused by coagulase-negative staphylococci. J Bone Joint Surg 71B:851–855, 1989.
50. Hyman JL, Salvati EA, Laurencin CT, et al: The arthroscopic drainage, irrigation, and débridement of late, acute total hip arthroplasty infections: Average 6-year follow-up. J Arthroplasty 14:903–910, 1999.

51. Isiklar ZU, Darouiche RO, Landon GC, Beck T: Efficacy of antibiotics alone for orthopaedic device related infections. Clin Orthop 332:184–189, 1996.
52. Isiklar ZU, Demirors H, Akpinar S, et al: Two-stage treatment of chronic staphylococcal orthopaedic implant-related infections using vancomycin impregnated PMMA spacer and rifampin containing antibiotic protocol. Bull Hosp Jt Dis 58:79–85, 1999.
53. Jackson WO, Schmalzried TP: Limited role of direct exchange arthroplasty in the treatment of infected total hip replacements. Clin Orthop 381:101–105, 2000.
54. Joseph TN, Mujtaba M, Chen AL, et al: Efficacy of combined technetium-99m sulfur colloid/indium-111 leukocyte scans to detect infected total hip and knee arthroplasties. J Arthroplasty 16:753–758, 2001.
55. Jupiter JB, Karchmer AW, Lowell DJ, Harris WH: Total hip arthroplasty in the treatment of adult hips with current or quiescent sepsis. J Bone Joint Surg 63A:194–200, 1981.
56. Kantor GS, Osterkamp JA, Dorr LD, et al: Resection arthroplasty following infected total hip replacement arthroplasty. J Arthroplasty 1:83–89, 1986.
57. Kendall RW, Duncan CP, Smith JA, Ngui-Yen JH: Persistence of bacteria on antibiotic loaded acrylic depots. A reason for caution. Clin Orthop 329:273–280, 1996.
58. Kordelle J, Frommelt L, Kluber D, Seemann K: Results of one-stage endoprosthesis revision in periprosthetic infection cause by methicillin-resistant *Staphylococcus aureus*. Z Orthop Ihre Grenzgeb 138:240–244, 2000.
59. Kostuik J, Alexander D: Arthrodesis for failed arthroplasty of the hip. Clin Orthop 188:173–182, 1984.
60. Kraemer WJ, Saplys R, Waddell JP, Morton J: Bone scan, gallium scan and hip aspiration in the diagnosis of infected total hip arthroplasty. J Arthroplasty 8:611–615, 1993.
61. Kuechle DK, Landon GC, Musher DM, Noble PC: Elution of vancomycin, daptomycin, and amikacin from acrylic bone cement. Clin Orthop 264:302–308, 1991.
62. Lachiewicz PF, Rogers GD, Thomason HC: Aspiration of the hip joint before revision total hip arthroplasty. Clinical and laboratory factors influencing attainment of a positive culture. J Bone Joint Surg 78A:749–754, 1996.
63. Lai KA, Shen WJ, Yang CY, et al: Two-stage cementless revision THR after infection. 5 recurrences in 40 cases followed 2.5–7 years. Acta Orthop Scand 67:325–328, 1996.
64. Lecuire F, Collodel M, Basso M, et al: Revision of infected total hip prostheses by ablation reimplantation of an uncemented prosthesis. 57 case reports. Rev Chir Orthop Reparatrice Appar Mot 85:764, 1999.
65. Levitsky KA, Hozack WJ, Balderston RA, et al: Evaluation of the painful prosthetic joint relative value of bone scan, sedimentation rate, and joint aspiration. J Arthroplasty 6:237–244, 1991.
66. Lieberman JR, Callaway GH, Salvati EA, et al: Treatment of the infected total hip arthroplasty with a two-stage reimplantation protocol. Clin Orthop 301:205–212, 1994.
67. Lonner JH, Desai P, Dicesare PE, et al: The reliability of analysis of intraoperative frozen sections for identifying active infection during revision hip or knee arthroplasty. J Bone Joint Surg 78A:1553–1558, 1996.
68. Loty B, Postel M, Evrard J, et al: One stage revision of infected total hip replacements with replacement of bone loss by allografts. Study of 90 cases of which 46 used bone allografts. Int Orthop 16:330–338, 1992.
69. Lyons CW, Berquist TH, Lyons JC, et al: Evaluation of radiographic findings in painful hip arthroplasties. Clin Orthop 195:239–251, 1985.
70. Magnuson JE, Brown MI, Hauser MF, et al: In-111-labeled leukocyte scintigraphy in suspected orthopedic prosthesis infection: Comparison with other imaging modalities. Radiology 168:235–239, 1988.
71. Masri BA, Duncan CP, Beauchamp CP: Long-term elution of antibiotics from bone-cement: An in vivo study using the prosthesis of antibiotic-loaded acrylic cement (PROSTALAC) system. J Arthroplasty 13:331–338, 1998.
72. Masterson EL, Masri BA, Duncan CP: Treatment of infection at the site of total hip replacement. Instr Course Lect 47:297–306, 1998.
73. McDonald DJ, Fitzgerald RH Jr, Ilstrup DM: Two-stage reconstruction of a total hip arthroplasty because of infection. J Bone Joint Surg 71A:828–834, 1989.
74. Meland NB, Arnold PG, Weiss HC: Management of the recalcitrant total-hip arthroplasty wound. Plast Reconstr Surg 88:681–685, 1991.
75. Mulcahy DM, O'Byrne JM, Fenelon GE: One stage surgical management of deep infection of total hip arthroplasty. Ir J Med Sci 165:17–19, 1996.
76. Murray RP, Bourne MH, Fitzgerald RH Jr: Metachronous infection in patients who have had more than one total joint arthroplasty. J Bone Joint Surg 73A:1469–1474, 1991.
77. Naylor PT, Myrvik QN, Gristina AG: Antibiotic resistance of biomaterial-adherent coagulase-negative and coagulase-positive staphylococci. Clin Orthop 261:126–133, 1990.
78. Nelson CL, Evans RP, Blaha JD, et al: A comparison of gentamicin-impregnated polymethylmethacrylate bead implantation to conventional parenteral antibiotic therapy in infected total hip and knee arthroplasty. Clin Orthop 295:96–101, 1993.
79. Nestor BJ, Hanssen AD, Ferrer-Gonzalez R, Fitzgerald RH Jr: The use of porous prostheses in delayed reconstruction of total hip replacements that have failed because of infection. J Bone Joint Surg 76A:349–359, 1994.
80. Nijhof MW, Oyen WJ, van Kampen A, et al: Hip and knee arthroplasty infection. In-111-IgG scintigraphy in 102 cases. Acta Orthop Scand 68:332–336, 1997.
81. Ochsner PE, Brunazzi MG, Picard CM: Salvage surgery in chronic infection following total hip prosthesis. Orthopade 24:353–359, 1995.
82. Oyen WJ, vanHorn JR, Claessens RA, et al: Diagnosis of bone, joint, and joint prosthesis infections with In-111-labeled nonspecific human immunoglobulin G scintigraphy. Radiology 182:195–199, 1992.
83. Pace TB, Jeray KJ, Latham JT Jr: Synovial tissue examination by frozen section as an indicator of infection in hip and knee arthroplasty in community hospitals. J Arthroplasty 12:64–69, 1997.
84. Padgett DE, Silverman A, Sachjowicz F, et al: Efficacy of intraoperative cultures obtained during revision total hip arthroplasty. J Arthroplasty 10:420–426, 1995.
85. Pagnano MW, Trousdale RT, Hanssen AD: Outcome after reinfection following reimplantation hip arthroplasty. Clin Orthop 338:192–204, 1997.
86. Palestro CJ, Kim CK, Swyer AJ, et al: Total hip arthroplasty: Periprosthetic indium-111-labeled leukocyte activity and complementary technetium-99-sulfur colloid imaging in suspected infection. J Nucl Med 31:1959–1965, 1990.
87. Pandey R, Drakoulakis E, Athanasou NA: An assessment of the histological criteria used to diagnose infection in hip revision arthroplasty tissues. J Clin Pathol 52:118–123, 1999.
88. Pazzaglia UE, Ghisellini F, Ceffa R, et al: Evaluation of reimplant total hip prostheses and resection arthroplasty. Orthopedics 11:1141–1145, 1988.
89. Penner MJ, Duncan CP, Masri BA: The in vitro elution characteristics of antibiotic-loaded CMW and Palacos-R bone cements. J Arthroplasty 14:209–214, 1999.
90. Penner MJ, Masri BA, Duncan CP: Elution characteristics of vancomycin and tobramycin combined in acrylic bone-cement. J Arthroplasty 11:939–944, 1996.
91. Peterson CA II, Koch LD, Wood MB: Tibia-hindfoot osteomusculocutaneous rotationplasty with calcaneopelvic arthrodesis for extensive loss of bone from the proximal part of the femur. A report of two cases. J Bone Joint Surg 79A:1504–1509, 1997.
92. Petty W, Goldsmith S: Resection arthroplasty following infected total hip arthroplasty. J Bone Joint Surg 62A:889–896, 1980.
93. Pons M, Angles F, Sanchez C, et al: Infected total hip arthroplasty—the value of intraoperative histology. Int Orthop 23: 34–36, 1999.
94. Poss R, Thornhill TS, Ewald FC, et al: Factors influencing the incidence and outcome of infection following total joint arthroplasty. Clin Orthop 182:117–126, 1984.
95. Rafiq M, Worthington T, Tebbs SE, et al: Serological detection of Gram-positive bacterial infection around prostheses. J Bone Joint Surg 82B:1156–1161, 2000.
96. Raut VV, Orth MS, Orth MC, et al: One stage revision arthroplasty of the hip for deep gram negative infection. Int Orthop 20:12–14, 1996.
97. Raut VV, Siney PD, Wroblewski BM: One-stage revision of infected total hip replacements with discharging sinuses. J Bone Joint Surg 76B:721–724, 1994.
98. Raut VV, Siney PD, Wroblewski BM: One-stage revision of total hip arthroplasty for deep infection. Long-term followup. Clin

Orthop 321:202–207, 1995.
99. Robbins GM, Masri BA, Garbuz DS, Duncan CP: Primary total hip arthroplasty after infection. J Bone Joint Surg 83A:602–614, 2001.
100. Roberts P, Walters AJ, McMinn DJW: Diagnosing infection in hip replacements. The use of fine-needle aspiration and radiometric culture. J Bone Joint Surg 74B:265–271, 1992.
101. Rodriguez JA, Ranawat CS, Maniar RN, Umlas ME: Incisional cellulitis after total hip replacement. J Bone Joint Surg 80B:876–878, 1998.
102. Salvati EA, Callaghan JJ, Brause BD, et al: Reimplantation in infection. Elution of gentamicin from cemment and beads. Clin Orthop 207:83–93, 1986.
103. Sampathkumar P, Osmon DR, Cockerill FR III: Prosthetic joint infection due to *Staphylococcus lugdunensis*. Mayo Clin Proc 75:511–512, 2000.
104. Sanzen L: The erythrocyte sedimentation rate following exchange of infected total hips. Acta Orthop Scand 59:148–150, 1988.
105. Sanzen L, Carlsson AS, Josefsson G, Lindberg LT: Revision operations on infected total hip arthroplasties. Two to nine year follow-up study. Clin Orthop 229:165–172, 1988.
106. Sanzen L, Sundberg M: Periprosthetic low-grade hip infections. Erythrocyte sedimentation rate and C-reactive protein in 23 cases. Acta Orthop Scand 68:461–465, 1997.
107. Scher DM, Pak K, Lonner JH, et al: The predictive value of indium-111 leukocyte scans in the diagnosis of infected total hip, knee, or resection arthroplasties. J Arthroplasty 15:295–300, 2000.
108. Schmalzried TP, Amstutz HC, Au M-K, Dorey FJ: Etiology of deep sepsis in total hip arthroplasty. The significance of hematogenous and recurrent infection. Clin Orthop 280:200–207, 1992.
109. Schroder J, Saris D, Besselaar PP, Marti RK: Comparison of the results of the Girdlestone pseudarthrosis with reimplantation of a total hip replacement. Int Orthop 22:215–218, 1998.
110. Spangehl MJ, Masri BA, O'Connell JX, Duncan CP: Prospective analysis of preoperative and intraoperative investigations for the diagnosis of infection at the sites of two hundred and two revision total hip arthroplasties. J Bone Joint Surg 81A:672–683, 1999.
111. Spangehl MJ, Masterson E, Masri BA, et al: The role of intraoperative gram stain in the diagnosis of infection during revision total hip arthroplasty. J Arthroplasty 14:952–956, 1999.
112. Spangehl MJ, Younger AS, Masri BA, Duncan CP: Diagnosis of infection following total hip arthroplasty. Instr Course Lect 47:285–295, 1998.
113. Stein A, Bataille JF, Drancourt M, et al: Ambulatory treatment of multidrug-resistant staphylococcus-infected orthopedic implants with high-dose oral co-trimoxazole (trimethoprim-sulfamethoxazole). Antimicrob Agents Chemother 42:3086–3091, 1998.
114. Tattevin P, Cremieux AC, Pottier P, et al: Prosthetic joint infection: When can prosthesis salvage be considered? Clin Infect Dis 29:292–295, 1999.
115. Teller RE, Christie MJ, Martin W, et al: Sequential indium-labeled leukocyte and bone scans to diagnose prosthetic joint infection. Clin Orthop 373:241–247, 2000.
116. Tigges S, Stiles RG, Meli RJ, Roberson JR: Hip aspiration: A cost-effective and accurate method of evaluating the potentially infected hip prosthesis. Radiology 189:485–488, 1993.
117. Tsukayama DT, Estrada R, Gustilo RB: Infection after total hip arthroplasty. A study of the treatment of one hundred and six infections. J Bone Joint Surg Am 78A:512–23, 1996.
118. Tsukayama DT, Wicklund B, Gustilo RB: Suppressive antibiotic therapy in chronic prosthetic joint infections. Orthopedics 14:841–844, 1991.
119. Tunney MM, Patrick S, Gorman SP, et al: Improved detection of infection in hip replacements. A currently underestimated problem. J Bone Joint Surg 80B:568–572, 1998.
120. Ure KJ, Amstutz HC, Nasser S, Schmalzried TP: Direct-exchange arthroplasty for the treatment of infection after total hip replacement. An average ten-year follow-up. J Bone Joint Surg 80A:961–968, 1998.
121. Wang JW, Chen CE: Reimplantation of infected hip arthroplasties using bone allografts. Clin Orthop 335:202–210, 1997.
122. Went P, Krismer M, Frischhut B: Recurrence of infection after revision of infected hip arthroplasties. J Bone Joint Surg 77B:307–309, 1995.
123. Widmer AF, Gaechter A, Ochsner PE, Zimmerli W: Antimicrobial treatment of orthopedic implant-related infections with rifampin combinations. Clin Infect Dis 14:1251–1253, 1992.
124. Wilson MG, Dorr LD: Reimplantation of infected total hip arthroplasties in the absence of antibiotic cement. J Arthroplasty 4:263–269, 1989.
125. Younger AS, Duncan CP, Masri BA: Treatment of infection associated with segmental bone loss in the proximal part of the femur in two stages with use of an antibiotic-loaded interval prosthesis. J Bone Joint Surg 80A:60–69, 1998.
126. Younger AS, Duncan CP, Masri BA, McGraw RW: The outcome of two-stage arthroplasty using a custom-made interval spacer to treat the infected hip. J Arthroplasty 12:615–623, 1997.
127. Zhuang H, Duarte PS, Pourdehnad M, et al: The promising role of 18F-FDG PET in detecting infected lower limb prosthesis implants. J Nucl Med 42:44–48, 2001.
128. Zimmerli W, Widmer AF, Blatter M, et al: Role of rifampin for treatment of orthopedic implant-related staphylococcal infections: A randomized controlled trial. Foreign-Body Infection (FBI) Study Group. JAMA 279:1537–1541, 1998.

第 102 章

脱 位

Bernard F. Morrey

关节不稳定是全髋关节置换术后最主要的并发症之一[6,7,18,24,40,46,51,59,60,62,64]。它使患者的住院及康复时间延长，如果脱位反复发生，还会在一定程度上影响功能，往往需要手术治疗[13]。不同文献报道的术后脱位发生率不尽相同，从不足 1%到约 10%不等[23,66]。据估计，美国每年用于治疗此并发症的费用高达 7 千万美元[56]。本章将主要探讨全髋关节置换术后脱位的高危因素、治疗方法和预后。

发病率

我们无法确切地统计出全髋关节置换术后脱位的发生率。因为半脱位形式的不稳定往往被忽略，如果随访的时间不足够长，许多病例会漏诊[17,74]。对 1973~1987 年间 16 篇文献的回顾性研究表明，35 000 例患者中全髋关节置换术后脱位的发生率为 2.23%(表 102-1)。在几篇特别关注髋关节假体脱位的研究中，Khan 等[42]报道 6774 例患者有 2.1%发生了脱位，Kristiansen 等[43]报道 427 例患者有 4.9%发生了脱位。梅奥诊所的 Woo 和 Morrey[74]曾回访了超过 10 500 例初次和翻修全髋关节置换患者，有 331 例发生了脱位，发生率为 3.2%。梅奥诊所最近回顾了从 1969~2000 年间的 26 480 例初次全髋关节置换患者，有 624 例发生了脱位，发生率为 2.4%。研究结果显示，至少在作者单位，学习曲线对脱位的影响并不显著，因为近 30 年来，发生率始终保持在 2%~3%。

病理机制

人工髋关节在完成以下两个动作的时候最不稳定。一是当髋关节屈曲、内收、内旋时易发生后脱位，例如患者坐在矮板凳上，然后从坐姿变成站立。二是当髋关节伸直、内收、外旋时导致较少见的前脱位。比较两种脱位，前脱位在采用前方手术入路、髋臼或股骨假体过度前倾的患者中更多见。

危险因素

真正的或通常认为的与全髋关节置换不稳定相关的因素被分为术前、术中和术后变量。评价全髋关节置换不稳定更详细的方法是根据疾病的特征、患者的特点、手术操作/假体设计和术后恢复(表 102-2)。

疾病特征

大多数全髋关节置换基于以下五个原因：退行性关节炎、类风湿性关节炎、缺血性坏死、先天性髋关节脱位和外伤。此五种原因所致的全髋关节置换手术中，术后脱位发生率横向比较详见表 102-3。轻度的败血症可能是迟发脱位的原因之一[12,66]。对于全髋关节置换多年后出现脱位的患者，必须考虑迟发性败血症的可能性。

患者特点

性别一直以来都被认为是脱位发生的高位因素之一，因为在全髋关节置换术后早期，女性患者的脱位发生率是男性患者的两倍[42,43,54,74]。事实上，在迟发性脱位(超过 5 年)患者中，女性与男性的脱位发生率之比高达 3:1~4:1[17,25,49,71]。脱位的风险随着年龄的增长也逐步增高，系列研究表明，80 岁以上的患者术后脱位发生率高达 4%[25]。与患者身高和体重相关的杠杆作用的变化或者作用力的变化与术后脱位发生并不相关。

酒精依赖、心理及神经系统因素

有充足的证据表明，过量饮酒将显著增加脱位的

表 102-1 文献中报道的髋关节脱位率

作者	年份	病例数	脱位数	脱位与半脱位(%)
Bergstrom 等[7]	1973	283	13	4.6
Charnley 和 Cupic[14]	1973	185	3	1.6
Lazansky[46]	1973	501	22	1.6
Coventry 等[18]	1974	2012	60	3.0
Eftekhar[23]	1976	1560	11	0.7
Ritter[66]	1976	502	35	7.0
Carlson 和 Gentz[11]	1977	351	17	4.8
Etienne 等[26]	1978	9815	56	0.6
Lewinnek 等[50]	1978	300	9	3.0
Khan 等[42]	1981	6774	142	2.1
Chandler 等[13]	1981	800	43	5.4
Woo 和 Morrey[74]	1982	10 500	331	3.2
Williams 等[72]	1982	1280	32	2.6
Robert 等[67]	1983	506	7	1.4
Kristiansen 等[43]	1985	427	21	5.0
Dall 等[19]	1986	98	2	2.0
合计		35 894	804	2.25

数据来源于参考文献 7,11,13,14,18,19,23,26,42,43,46,50,66,67,72,74。

表 102-2 与全髋关节置换术后脱位相关的危险因素

术前	术中	术后
年龄	手术入路	脱位与半脱位
性别	术后护理	
手术侧	股骨头大小	脱位时间
双侧	活动度	脱位方向
既往手术史	下肢长度差异	再脱位
诊断	臼杯前倾角	再手术
身高	臼杯外展度	
体重	转子位置/撕脱	

Modified from Woo RYG, Morrey BF: Dislocation after total hip arthroplasty. J Bone Joint Surg 64A:1295, 1982.

表 102-3 文献中报道的脱位发生与术前诊断的关系

诊断	病例数(%)	脱位(%)	脱位率(%)
退行性关节炎	2872(60)	77(46)	2.6
类风湿性关节炎	771(16)	27(16)	3.5
缺血坏死	223(4)	8(5)	3.6
先天性髋关节脱位	334(7)	9(5)	2.7
骨折	607(12)	46(28)	7.6
合计	807	167	3.5

表 102-4 术前诊断、既往手术史与髋关节脱位的关系

诊断	髋关节脱位数(%)		
	既往手术史	无既往手术史	合计
退行性关节炎	195(7.2)	1573(1.9)	1768(2.5)
类风湿性关节炎	27(7.4)	278(3.6)	305(3.9)
缺血坏死	33(9.1)	117(2.6)	150(4.0)
先天性髋关节脱位	108(6.5)	126(0.8)	234(3.4)
骨折	376(5.9)	138(10.1)	514(7.0)
	4.8	2.4	3.1

Modified from Woo RYG, Morrey BF: Dislocation after total hip arthroplasty. J Bone Joint Surg 64A:1295, 1982.

发生率,达 5%[36,37,61]。但情绪方面的问题并不影响脱位的发生[37]。随年龄增长出现的脑机能衰退也是脱位发生的高危因素[71,73]。

潜在因素:既往手术史

几乎所有的研究者都认为,既往髋部手术史在脱位发生中起着重要的作用[11,22,27,42,74]。Williams 等曾报道过两者之间的显著差异[72]——初次全髋关节置换后脱位发生率为 0.6%,而翻修术后发生率则高达 20%。综合分析一系列大样本研究数据表明,4753 例初次接受全髋关节置换术的患者中有 98 例发生了脱位,脱位发生率为 2%。而 1290 例全髋关节翻修术的患者中有 82 例发生了脱位,脱位发生率达 6.3%[11,27,72,74]。梅奥诊所一个 10 500 例患者的研究中,7241 例髋部未接受过手术的患者行全髋关节置换后脱位发生率为 2.4%,而另外 3259 例髋部曾接受过不同类型手术的患者,其脱位发生率为 4.8%($P<0.001$)(表 102-4)[74]。全髋关节翻修术后的脱位发生率更加具有显著性差异。Alberton 的文献回顾研究报道了 1856 例患者接受全髋关节翻修术后,脱位发生率为 12%。梅奥诊所 1970~1999 年完成的 1548 例翻修术病例,有 7.5%术后发生了脱位[2]。

围手术期因素

手术经验

有文献报道,外科医师的手术经验和术后髋关节的稳定性成正相关,外科医师的经验越少,术后患者发生脱位的概率越高[36]。有过 30 台以上全髋关节置换经验的医师,其患者术后髋关节脱位的发生率已没有差异。

手术入路

有文献报道,髋关节后方入路的脱位发生率(4%)是前方入路脱位发生率(1.3%)的 3 倍[67]。Woo 和Morrey 报道前方入路的脱位发生率为 2.3%,而后方入路则为 5.8%[74]。我们将影响髋关节术后稳定性的其他因素采用多因素统计分析后发现,后方入路的脱位发生率更高(表 102-5 和图 102-1)。分析不同手术入路、不同尺寸股骨头的脱位发生情况,我们发现无论是 22 mm、28 mm 还是 32 mm 的股骨头,采用髋关节后方入路

表 102-5 手术入路、假体头大小髋关节脱位的关系

手术入路	髋关节脱位(%)*			
	假体头(22 mm)	假体头(28 mm)	假体头(32 mm)	合计
全前方入路	2.6	1.3	2.1	2.3
侧方入路	2.7	4.1	3.4	3.1
后方入路	6.8	6.0	3.5	5.8
全部	2.9	4.7	3.3	3.5

* 百分数表示的是平均脱位率。

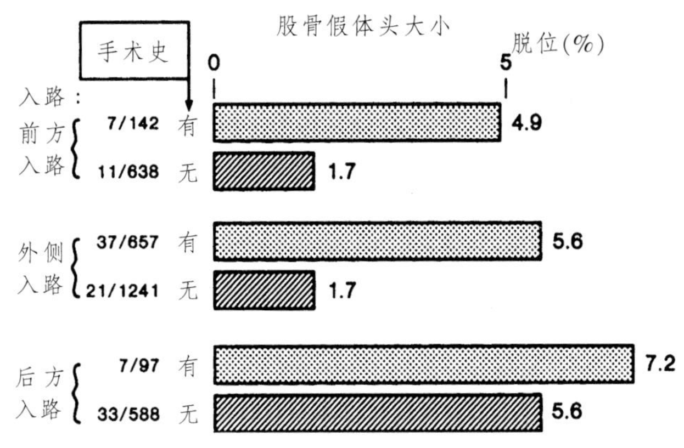

图 102–1 手术入路、既往手术史和股骨假体头大小的相互关系。

的术后髋关节稳定性较前方入路或外侧入路均差(P<0.01)(见表 102–5)。Mallory 等对文献详细的回顾性研究发现,11 位作者采用后方入路完成的 11 000 例全髋关节置换中,有 4%的患者发生了脱位,而 1011 位作者采用前方入路完成的 6677 例全髋关节置换中,仅有 2.1%的患者发生了脱位。Mallory 描述了一种 Anterior split 技术,1518 例患者脱位发生率仅为 0.8%[53]。有趣的是,有文献报道,即使采用后方入路手术,如果关节囊被完整保留[2]或术后将关节囊修复,其脱位发生率与前方入路没有差别[63]。

人工股骨头大小

大直径股骨头的假说和理念是,人工股骨头越大,髋关节脱位前需要发生的位移越大, 从而对周围软组织施加更大的张力,使髋关节更稳定(图 102–2)。但是,临床经验并未证实这一假说。事实上,对这一问题的专门研究显示, 人工股骨头的大小与术后髋关节的稳定并不具有相关性[27,66,74]。Woo 和 Morrey[74]回顾了梅奥诊所超过 10 000 例的手术,在 331 例假体植入手术中,采用直径22 mm 股骨头的患者有 2.9%发生了脱位, 而采用直径 32 mm 股骨头的患者脱位率为 3.3%。这样的差别没有统计学重要性。最新获得的临床数据也表明,直径 22 mm 和 32 mm 股骨头与术后髋关节的稳定性之间没有或仅有微小相关性(见表 102–5)[27,32,42,58,72,74]。然而,人工股骨头大小与术后髋关节稳定性依然是一个没有解决的争论性话题。

关节活动范围

尚没有文献深入地探讨关节松弛度和稳定性之间的关系。Coventry 注意到,发生髋关节脱位的患者,其关节活动范围有轻度的增加,早期脱位的患者主要表现在髋关节内旋和外旋上,而晚期脱位的患者主要表现在髋关节的屈曲上[17]。整体活动范围,即将屈曲、外展、内收、内旋和外旋五个动作叠加,在晚期脱位的患者较大。这一现象与假性关节囊的被动牵拉有关(图 102–3)[17]。进一步的研究正在进行当中,尤其是针对晚期脱位患者。

头颈比:带领的假体

长期以来的研究表明,撞击问题的关键在于股骨假体头、颈与臼杯边缘的相互作用。带有高边的髋臼限制了活动,根据设计的特点,撞击发生的同时伴有髋关节活动范围的减少。加长的组配式头/颈假经常在长轴方向带有 “套袖”。回顾作者单位的临床经验显示, 虽然两组间在临床上选择假体时存在选择性偏倚,但带“套袖”假体的脱位率较不带“套袖”的假体高出 6 倍[47]。这种差异是令人震惊的(P<0.01)。Kelly 等的一项研究发现,头颈比与术后脱位具有相关性[41]。股骨头直径均为 22 mm 的患者中,髋臼直径大于 62 mm 的患者 14%发生脱位,髋臼直径为 60 mm 及以下的患者脱位发生率仅为 4%。

软组织平衡

软组织平衡可能是影响髋关节稳定性的最重要因素,常表现为大转子不愈合。同时肢体不等长、外展

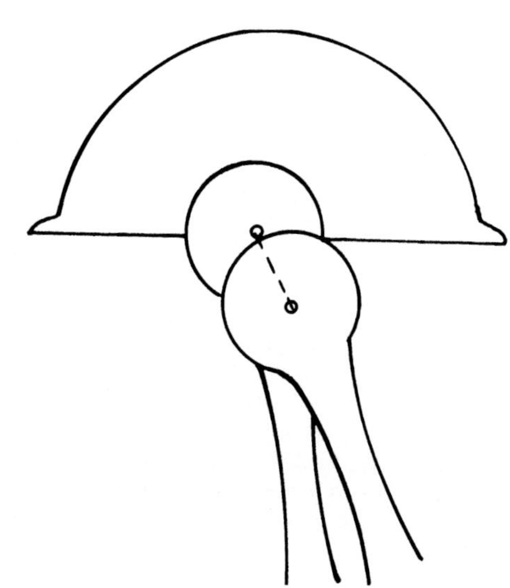

图 102–2 股骨头越大,脱位时需要的位移越大。因此,理论上说股骨头越大越稳定。

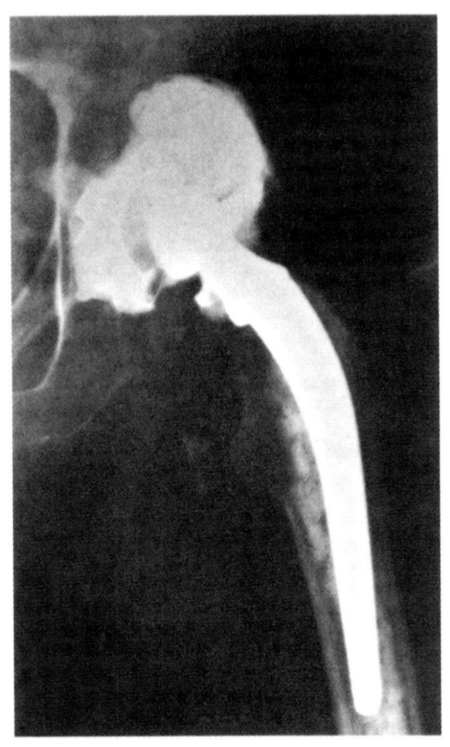

图 102-3 如果初次脱位发生于髋关节置换数年之后，那么假性关节囊的被动牵伸很可能是一个作用因素，正如图中不稳定髋关节的关节造影结果显示。

无力、偏心距的改变也被认为是影响因素之一，但缺乏明显的相关性。

大转子截骨后不愈合

大转子移位和非骨水泥固定是全髋关节置换术后脱位最常见和显著的因素之一，可以增加 6 倍脱位的风险[38,70,74]。虽然大转子截骨目前已不常用，但这一发现有助于说明大转子动力结构对于假体稳定的重要性。虽然大转子截骨对于假体定位不是必须的，大转子下移还能增加关节稳定性，但这在初次全髋关节置换术中并未得到证实。有研究表明，大转子截骨术后约 5%的患者发生不愈合，这些患者中超过 15%存在髋关节不稳定[5,11,17,68,74]（图 102-4）。

肢体不等长

肢体短缩被普遍认为是导致髋关节不稳定的因素之一[11,26,27,43,50,74]。然而，通过测定肌筋膜张力确定的肢体相对长度却与髋关节不稳定没有相关性。Fackler、Poss[27]和我们的研究发现，髋关节不稳定患者的下肢长度平均比非手术对照组长 1.5 mm[74]。Covertry 也发现，32 例迟发性脱位的患者中，75%患者的术后肢体与术前相等，只有 25%的患者术后发生了肢体短缩[17]。另一方面，Kristiansen 等[43]对照研究了 21 例髋关节脱位与稳定的患者发现，不稳定髋较对侧有轻度肢体短缩。Carlsson 和 Gentz 研究也证明了肢体短缩与脱位的相关性具有统计学意义（$P<0.05$）[11]。

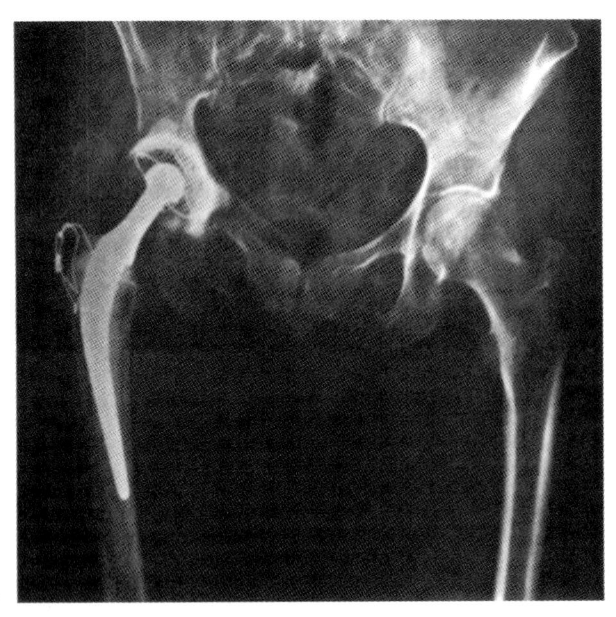

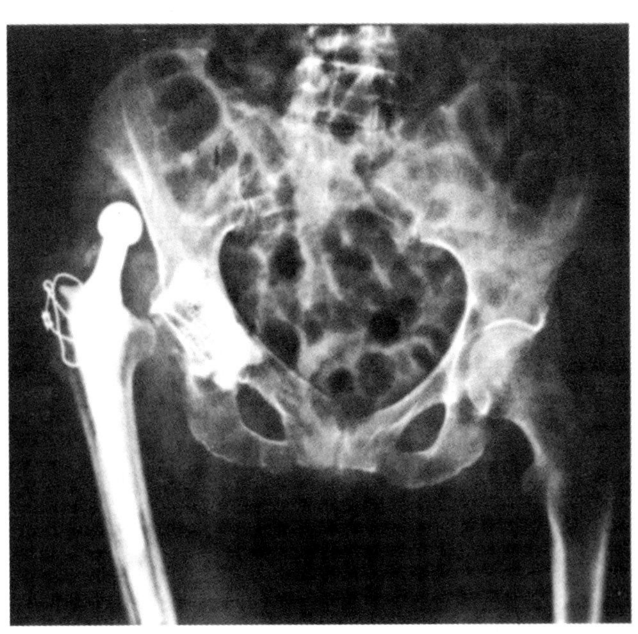

图 102-4 大转子截骨后不愈合及截骨块移位（A）与髋关节脱位明显相关（B）。（From Woo RYG Morrey BF: Dislocation after total hip arthroplasty. J Bone Joint Surg 64A:1295, 1982.）

股骨偏心距

Fackler 和 Poss 强调了全髋关节置换术后股骨偏心距与髋关节不稳定的相关性[27]。偏心距减小会造成术后髋关节不稳定，并具有统计学意义。这是由于：①偏心距减小引起髋关节的活动范围受限，容易发生撞击；②偏心距增加可以增加臀肌群的肌筋膜张力。我们的临床研究结果和 Fackler 和 Poss 的观点一致。幸运的是，偏心距的大小可以通过组配式头/颈假体和偏心式内衬，在选择股骨和髋臼假体时，应考虑偏心距的问题。

外展肌无力

有关直接测量以及外展肌力的相关性已有许多研究。尽管缺乏良好的对照研究，但 Door 和 Wan 关于髋关节稳定的几个研究表明，外展肌无力与髋关节的不稳定有直接相关性[21]。

假体定向

长期以来，假体的准确定向被认为是决定髋关节置换术后关节稳定性的关键因素[11,23,26,27,43,66,74]。髋臼假体的定向是最不容易保持一致的。患者在手术台上摆放体位的不同会导致术中对髋臼假体定向的错误评价。侧卧位行全髋关节置换时，骨盆不经意间的向前倾斜，将导致髋臼假体后倾(图 102-5)。相比前方入路而言，采用后方时髋臼假体的前倾往往较小[43,74]。

对于一些非金属材料的假体，在 X 线平片上测定髋臼方向是非常困难的。此外，髋臼的前倾角会随着骨盆的倾斜而发生变化。有研究提出了一些如何在 X 线平片上准确判断髋臼方向的方法[1,32]，但其提出的大多数方法对于临床工作来说过于困难和复杂。然而，髋臼方向却可能是导致髋关节脱位最敏感的可变因素[42,66]。

有不少学者在研究髋臼杯的倾斜角度或者外展-内收角度与关节稳定性的关系，但大多数并没有发现这二者之间的相关性，除非髋臼杯被放置在一个极度倾斜的位置[43,50]。一个详细的研究给出了一个所谓的安全范围，即前倾 15°±10°，外展 40°±10°(图 102-6)。Lewinnek 等[50]研究表明，髋臼杯置于上述安全范围时，术后髋关节脱位率为 1.5%，超出这个安全范围的脱位发生率高达 6%。所以这个安全范围在统计学上比其他范围更稳定($P<0.05$)[50]。

对股骨假体前倾角度的关注相对较少，只是推荐取 15°前倾角。在 X 线平片上准确测定股骨假体的前倾也是非常困难的。Fackler 和 Poss 研究表明[27]，34 例术后脱位患者中有 44%的病例具有一侧或双侧假体部件的定向错误，而对照组仅为 6%。更重要的是，他们发现无论是否在显露过程中采用大转子截骨，术中最容易发生的定向错误是将股骨假体过度前倾。

增高髋臼后壁

已知髋臼假体的设计具有因撞击引起髋关节不稳的潜在危险[10]。Charnley 首先建议并设计了一种后壁增高的髋臼假体，以降低髋关节后脱位的风险[14]。随着组配式假体的出现，在假体位置的安放上更具弹性(图 102-7)。几乎所有公司品牌的髋臼假体都具有已

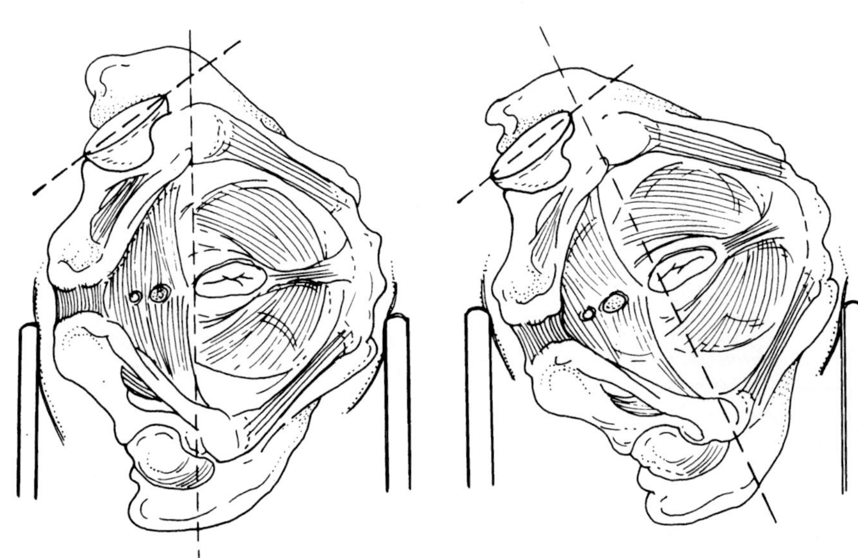

图 102-5 侧卧位行髋关节置换，如果骨盆向前倾斜，会无意间导致髋臼假体后倾。

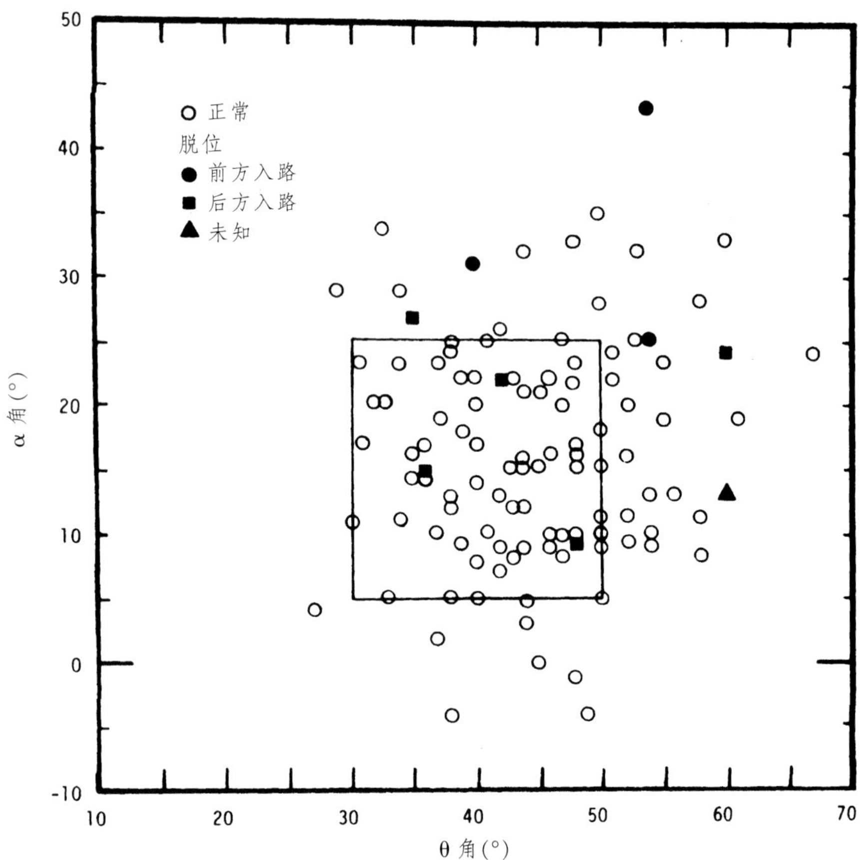

图 102-6 所谓的安全范围，即前倾15°±10°，外展40°±10°，在降低脱位风险上有统计学意义。(From Lewinnek GE, Lewis, JL, Tarr R, et al: Dislocations after total hip replacement arthroplasties. J Bone Surg 60A: 217, 1978.)

市场化的10°和20°两种高边产品。尽管这一设计改进带来的好处是显而易见的，但是也有一些潜在的缺点。由于髋臼后壁的延长，使髋关节活动度减小。尤其当这种后壁增高的髋臼假体摆放位置不当时，髋关节假体之间将发生撞击[57]。Krushell等研究证明，这样的设计并没有显著改变髋关节活动范围，仅仅是运动方向重新定位[45]。但是后壁增高带来的对假体撞击和力矩变大的担忧的确存在(图 102-8)[8,31,34,54,57]。

另一个存在的担忧是髋臼与股骨头接触的表面积增加。这可能会导致磨损碎屑增加，加剧骨溶解，最终可能使髋关节变得比没有高边内衬时更不稳定(图 102-9)。事实上，有病例报道股骨假体与增高的髋臼后壁撞击是引起股骨假体松动的原因之一[7]。

对于这样一个理论上优点和缺点并存的设计理

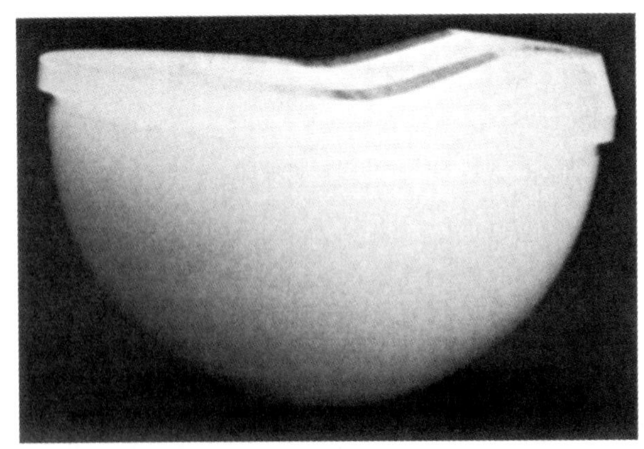

图 102-7 后壁增高的髋臼假体重新放置后能抵消部分关节不稳定。

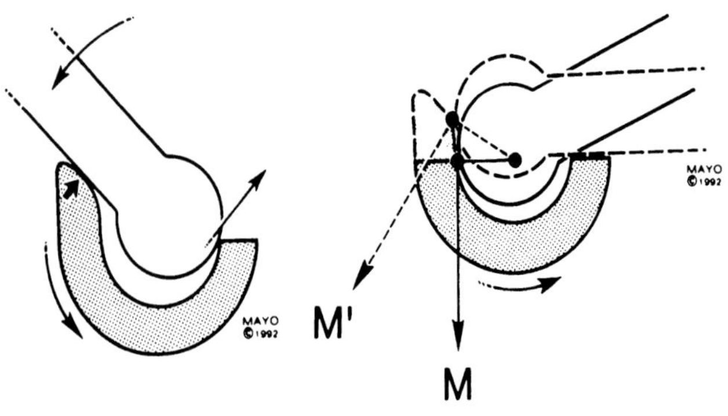

图 102-8 髋臼后壁增高造成的不对称设计能引起股骨颈撞击(A)，减少髋关节活动度，(B)增加作用在假体上的力矩。

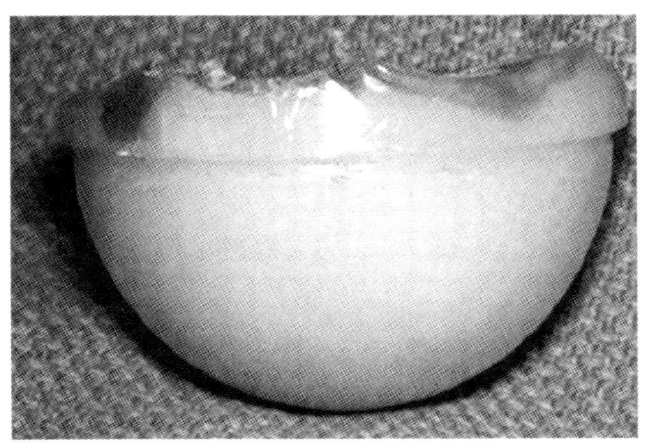

图 102-9 图中 Charnley 骨水泥型髋臼假体证明，髋臼后壁增高后，引起的撞击会导致磨损增加。

念，我们惊讶地发现少有临床治疗来说明到底是利大还是弊大[58]。为了解决这个问题，我们分析了梅奥诊所从 1985~1991 年间超过 5000 例全髋关节置换的病例。其中约 2500 例使用了后壁增高的髋臼假体，另外约 2700 例使用传统的设计[16]。研究表明，前者术后 2 年脱位率为 2.19%，后者则为 3.85%(P<0.001)(图.102-10)。增加的稳定性与其他变量也有交叉相关。使用后壁增高的髋臼假体后，不管采用何种手术入路、固定方式、性别，也无论是初次关节置换或是翻修，均能增加关节的稳定性，尤其对于翻修的患者，这种稳定性的差别更明显，提示这种假体设计更适合用于高脱位风险的患者[16]。

术后及脱位后变量

脱位与半脱位

虽然在临床上对于髋关节脱位和半脱位能够明确的区别，但在文献中对于两种脱位的区分并不明确。大多数文献讨论的是髋关节脱位，但是其和半脱位的区别并没有提及，造成不稳定的因素也常常没有界定。半脱位通常基于患者的感觉，其特点是并不需要医师在麻醉下帮助复位。采用这一定义，有学者对 35 例不稳定髋关节进行了调查研究，发现其中 7 例为髋关节脱位，28 例为半脱位(75%)[66]。通常情况下，半脱位可以自行复位，不属于重要的临床疾病种类。不过目前认为，半脱位影响了关节功能时仍需要外科干预[20]。

康复

发表于 1995 年的一个有趣的研究证实，无论是采用急诊康复还是常规康复，术后脱位发生率是没有

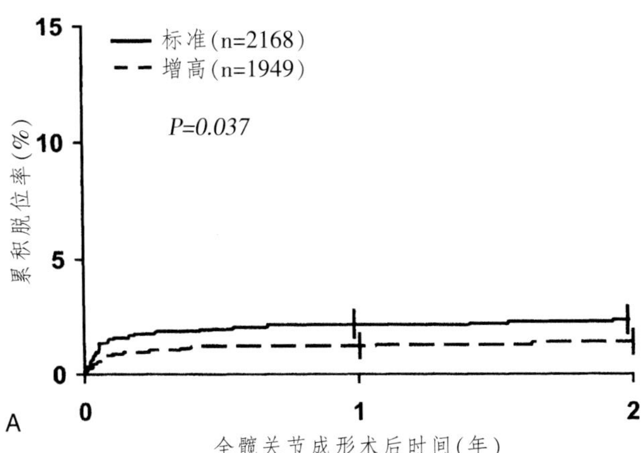

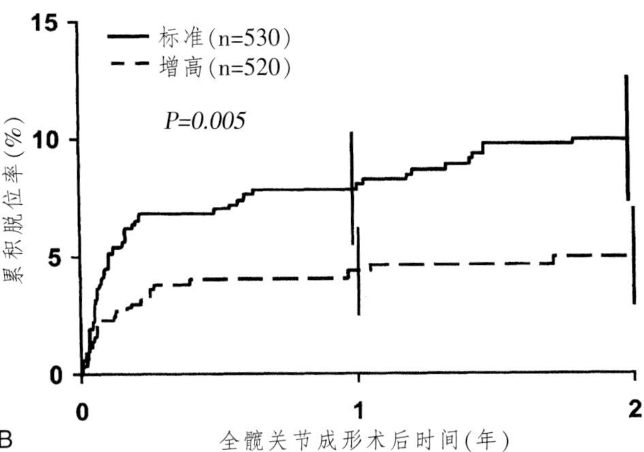

图 102-10 无论是初次全髋关节置换(A)还是翻修术(B)，髋臼后壁增高的假体都能增加关节的稳定性。

区别的[44]。

脱位时间

早期研究认为脱位多发生在手术后第一年内。Woo 和 Morrey[74]还有其他学者[42]却注意到典型的晚期脱位病例(图 102-11)。Khan 等[42]研究发现，脱位风险最大的是在术后 5 周内，但我们的研究发现仅有 40%的脱位发生在术后第一个月内。Williams 等[72]的经验证实 70%的脱位发生于术后最初的 30 天内。这些研究者进一步明确区分初次置换手术后平均 31 天内发生的脱位和初次脱位后在 106 天内再次脱位者。

梅奥诊所的研究发现，311 例患者中有 23%于术后第一年内发生脱位[74]。Coventry[17]进一步研究发现，32 例患者于术后 5~10 年内发生迟发性脱位。在迟发性脱位组中，男女比例增加为1:3，而且有趣的是，初次手术在这组病例中不是重要风险因素。研究还表明，迟发性脱位患者的关节活动度较对照组大，我们认为这是随着时间的推移，关节囊假性逐渐延展松弛

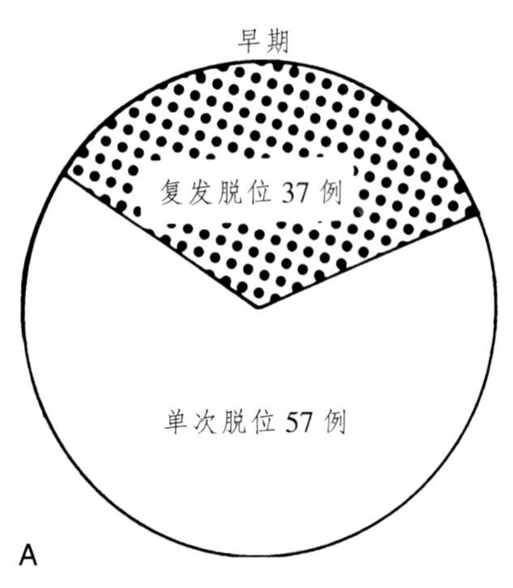

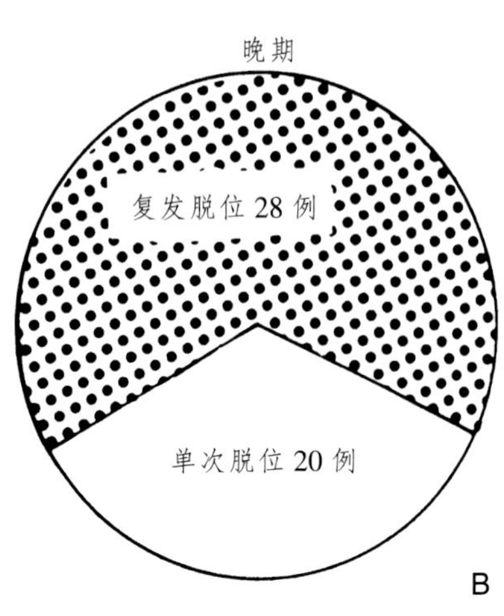

图 102-11 手术后数周或数月即发生初次脱位的患者再脱位发生率较低(A);迟发性脱位患者的再脱位发生率较高(B)。(From Khan MA, Brakenbury PH, Reynolds ISR: Dislocation following total hip replacement. J Bone Joint Surg 63B:214, 1981.)

所致(见图 102-3)。von Knoch 等的研究进一步证实了我们的观点[71]。在 1969~1995 年间,25 465 例初次接受全髋置换的患者中,有 616 例(2.4%)不稳定,这 616 例患者中,27%的患者(165 例)首次脱位发生于术后 5~25 年,平均 11 年。而研究证明女性是发生迟发性脱位的高危因素($P<0.02$)。其他重要相关因素是神经功能损害和磨损。尤其需要说明的是,55%的迟发性脱位是需要进行翻修手术的[42]。

脱位方向

关于初次脱位后再脱位的原因,由于参与因素众多,要想准确阐述是很困难的。然而对于医师而言,一个非常重要的问题是:如果我的患者经历了一次脱位,那么治疗后不再脱位的概率有多大?要回答个问题,脱位发生的时间是一个重要的预后因素。

翻修术后髋关节不稳

众所周知,翻修术后髋关节不稳定的发生率很高。对 26 篇文献 1856 例翻修病例的回顾性研究发现,不稳定发生率高达 11.9%[2]。梅奥诊所对 1548 例翻修手术患者进行了平均 8.1 年的随访研究,发现 7.5%(115 例)的患者发生了脱位[2]。他们仔细地分析了脱位的危险因素,并和对照组进行了比对。结果发现,前面提及的危险因素并不一定和翻修术后患者的脱位风险相关。具体来讲,脱位与年龄、性别、单双侧、臼杯外展度等因素均没有统计学上的相关性。此外,无论是单独翻修股骨(7.1%),还是单独翻修髋臼(9.0%),或是两者都进行翻修(7.3%),其脱位率没有明显差异。有统计学上相关性的三个因素分别是:股骨头的大小、高边内衬和大转子截骨不愈合。22 mm 的股骨头在翻修术中使用会使髋关节更不稳定($P<0.05$)。高边内衬增加了髋关节的稳定性,翻修术后脱位率从 8.7%下降到了 2.4%($P<0.05$)。最后正如几乎所有其他文献中证实的,无论是初次置换还是翻修手术,大转子截骨不愈合伴移位导致的高脱位率与翻修术后残留的不稳密切相关($P<0.001$)。

治疗

非手术治疗

对于全髋关节置换术后脱位或不稳定的患者,保守治疗常常是有效的,尤其是在关节置换术后 3 个月内脱位的患者[20]。已有文献的回顾性研究可以简单地归纳为,采用支具固定脱位髋关节 6~12 周后,约 2/3 的患者可以痊愈并不会发生再脱位[42,43,74]。梅奥诊所对于初次脱位的患者,仅使用髋关节支具固定 6~8 周,限制髋关节屈曲和内旋即可。Ritter[66]报道约 63%的患者仅石膏固定 6 周即可痊愈。Dorr 等[22]报道采用支具固定 3 个月,12 例患者中 10 例可以痊愈(治愈率 83%)。一篇关于非手术治疗髋关节脱位的研究报道,32 例患者中 13 例患者经闭合复位石膏固定 3~6 周即可痊愈,另外 11 例患者经切开复位石膏固定 3~6 周也获得一个较满意的结果[72]。Rao 和 Bronstein 报道了 98 例采用后方入路的患者,在卧床期间采用膝关节制动处理后,没有一例出现术后脱位[65]。因此,对于人工髋关节置换术后脱位的患者,采用保守治疗是有效的。

综上,保守治疗可以治愈 2/3 初次全髋置换术后脱位患者。

对于初次关节置换后不稳定的外科处理

欣慰的是,自从本书前两版出版以来,已有不少论著就外科治疗初次关节置换后不稳定的结果展开论述。

发病率

根据梅奥诊所的经验，约有 3%的患者会出现髋关节不稳定，其中 2/3 的患者通过保守治疗能够治愈。意味者每 100 个全髋置换的患者中仅有 1 个需要翻修手术去治疗髋关节不稳定。相似的，调查了在 1978~1990 年间完成的 97 000 例全髋关节置换的病例，约有 2%的患者通过手术治疗了髋关节不稳定[52]。通常情况下，在外科治疗髋关节不稳定前，髋关节脱位的原因必须明确[20,30]；否则无法解释为什么有的病例需要适用限制性假体[27]。在所有可能的情况下，对于慢性髋关节不稳定，再次手术的成功率报道位于 40%~80%之间[1,15,18,20,25,42,65,75]。

病因明确及可治疗者

基于梅奥诊所大约 100 例翻修手术的经验，髋关节不稳定的确切原因如表中所述(表 102-6)[20]。对于术后髋关节不稳定的诸多原因，髋臼后倾被认为是最常见和最容易纠正的。然而，没有一个因素起主导作用。Ali Kahn 等[42]的研究发现，40%的患者被发现有假体位置安放错误，其中仅 50%的患者在梅奥诊所接收了翻修手术[20]。

通过将臼杯重新安放，约 70%的翻修患者可以获得稳定[20]。这一手术的替代方式是通过在不稳定髋臼的臼杯聚乙烯内衬部分增加一个额外的高边。Olerud 和 Karlstrom[60]首先发明了这种手术方法，但临床经验有限，Bradbury 和 Milligan 在 16 例患者中采用该方式治疗，14 例获得成功(见图 102-4)[9]。

病因不明确或病因多样化

正如前一部分描述那样，脱位患者中一个特殊的类型是病因不明确或病因多样化，包括髋关节迟发性脱位和病因不明确的脱位患者。在梅奥诊所，如果外科治疗之前病因不明确，则仅有 50%的患者能取得良好的治疗效果[20]。唯一例外是翻修术中同时行大转子下移术。

表 102-6 梅奥诊所对 98 例髋关节脱位患者的病因诊断和翻修成功率

翻修类型	病例数	成功率(%)
假体翻修	48	33(69)
大转子下移	24	15(62)
解除撞击	6	2(33)
多种治疗方式	20	10(50)
合计	98	60(60)

大转子下移或转子再附着是非常有用的手术方法。术中需要同时将假关节囊折叠缝合(图 102-12)。

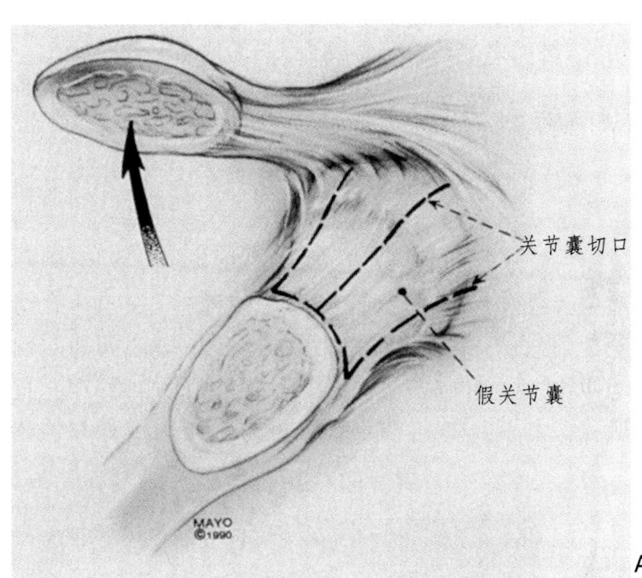

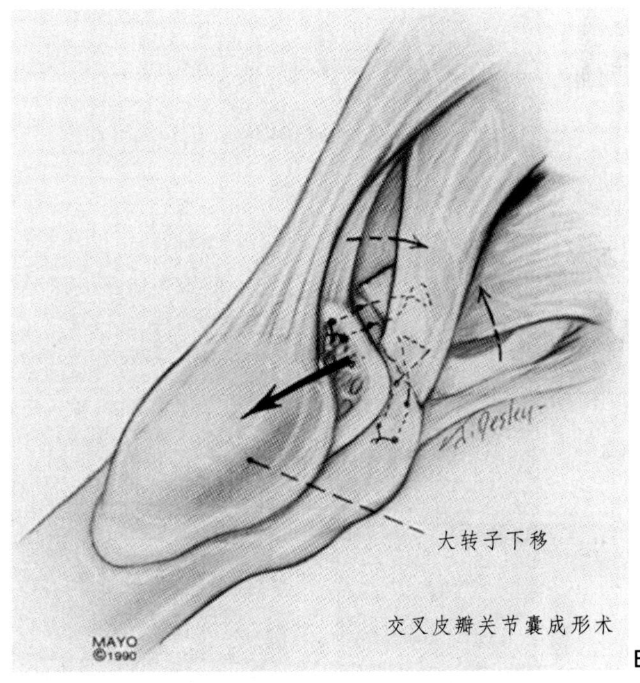

图 102-12 (A)如果假关节囊很松弛，在假体重新定位、撞击因素去除、使用高边内衬的同时，倒"T"字形切开假关节囊。(B)前后十字交叉缝合假关节囊，尽可能完全包裹股骨颈，用不可吸收缝线将关节囊缝在近端股骨上。

大转子截骨块与骨床连着的部分较小,但包含臀中肌和臀小肌的部分较大。大转子需要下移约 2 cm,通过十字单股钢丝固定。使用这种技术,Fraser 和 Wroblewski[29] 在 20 例患者中取得了 80%的成功率。相同的,Kaplan 等[39]在 21 例患者中取得了 80%的成功率。Ekelund 等[25] 同样在 21 例患者中报道了 80%的成功率。因此,对于那些病因不明确的髋关节不稳定,大转子下移是重要的辅助治疗措施或者是根本的治疗方法(图 102-13)。使用阔筋膜稳定髋关节的方法也在 80%的病例中取得成功,但目前仍不是常规方法[69]。

限制性关节

在一些情况下,髋关节明显不稳定,但却没有假体位置不良或骨性结构和软组织结构破坏严重,无法修复。对于这种类型的患者,除了关节切除成形,限制性关节或者双极关节可能是唯一的选择。具有内在稳定性的假体,尤其是那种能够保持髋关节之间稳定性的假体,目前在临床上得到广泛的使用(图 102-14)。将股骨头与髋臼锁定的设计使得力量作用于骨与假体界面,从而容易引起髋臼部分松动。Anderson 等报道了 21 例使用限制性髋臼假体的经验, 在随访 2 年的情况下,获得了 71%的成功率[4],同时没有髋臼假体松动的影像学征象。5 例失败病例是由于高分子聚乙烯内衬与金属臼杯分离造成的,而不是骨与假体界面的问题。

有研究报道了 2 例限制性假体失败的病例[28]。Goetz 等[33]报道了 101 例使用 Omnifit 限制性关节假体的患者,随访 2 年。在这些患者中,55%的患者之前有明确的关节不稳定性;经过治疗后,56 例患者中有 54 例超过 4 年无复发。有趣的是,在那些最初症状为疼痛的患者中,有 50%的患者治疗后仍存在疼痛。

双极人工股骨头置换

Parvizi 等对梅奥诊所因反复脱位接受双极人工股骨头置换作为补救措施的 27 例患者进行了回顾性研究[60a],平均生存期 5 年(2~12 年),无一例患者失访。其中 67%患者在接受双极人工股骨头置换术之前,至少接受过 2 次,平均 3 次髋关节稳定性修复手术。其中

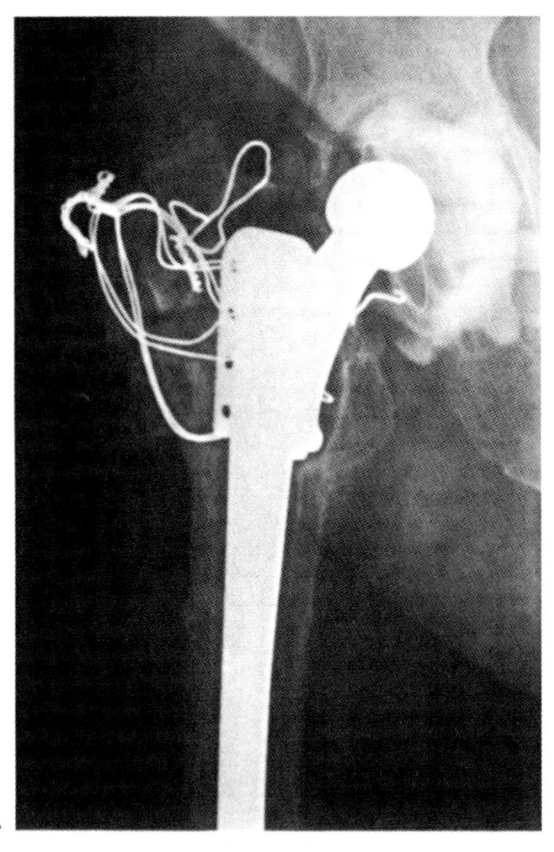

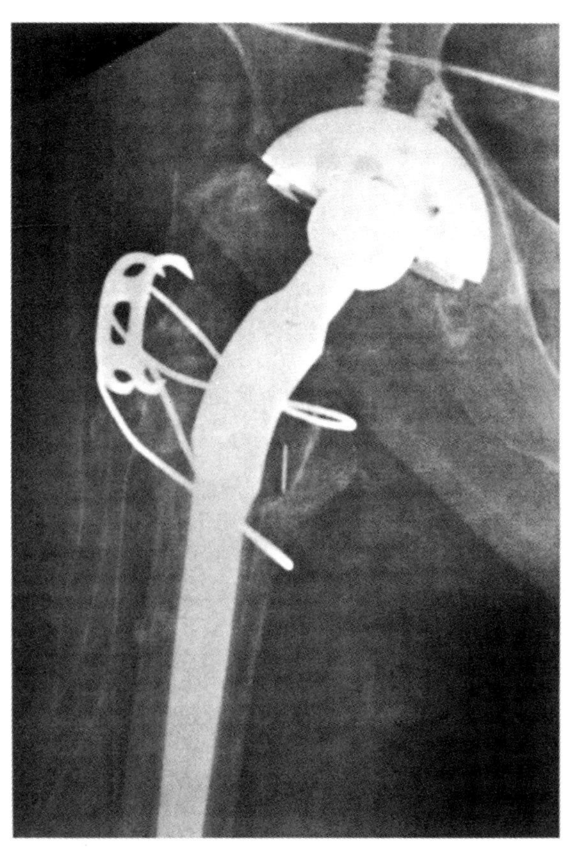

图 102-13 (A)大转子截骨并下移不愈合,导致髋关节不稳定。翻修时将髋臼内衬高边重新定向到前方,因为这个患者是后伸和外旋位不稳定。(B)大转子通过线缆系统重新附着后,短腿髋人字石膏固定 6 周。

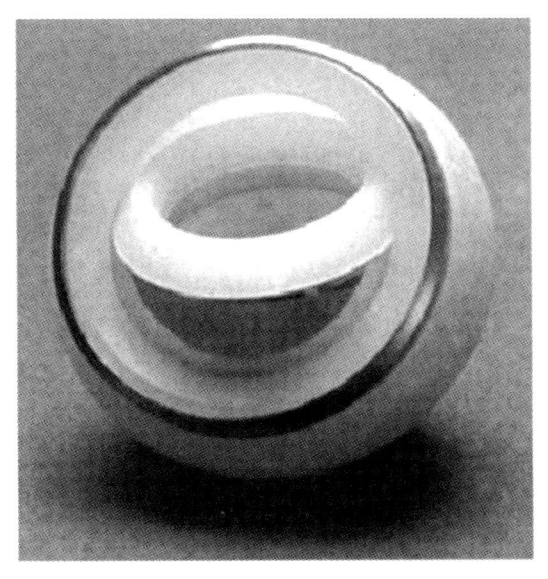

图 102-14　限制性股骨头假体的一种类型，由两个互相关节的关节面组成。

9 名患者没有发现特别的髋关节不稳定性因素。最终随访结果显示，25 例患者（93%）达到稳定（图 102-15）。通过 Harris 髋关节评分，所有患者的关节功能和活动度都得到改善（$P<0.05$）。这一研究的长期随访结果表明，双极人工股骨头置换作为治疗髋关节反复脱位的一种补救措施极有价值，尤其适用于其他髋关节稳定性修复手术都失败的患者。

双极人工股骨头的改良设计也被用于治疗髋关节置换术后不稳。法国一位学者报道应用一种改良后的双极人工股骨头，13 例患者中有 12 例获得成功[48]。类似报道 8 例患者应用三极人工股骨头治疗髋关节置换术后不稳，也均获得成功[35]。

翻修术后髋关节不稳定的处理

对于这一问题，除梅奥诊所的回顾性研究外，其他文献报道很少[2]。梅奥诊所回顾了 115 例翻修术后髋关节脱位的患者，其中 103 例采用闭合复位后有 67 例（65%）发生了再脱位。这个比例正好与初次全髋关节置换术后脱位采用闭合复位的疗效相反，后者在不需要再次手术的情况下闭合复位的成功率为 67%。67 例采用闭合复位的患者中有 38 例（57%）最终接受了再次翻修手术，这 38 例手术治疗翻修术后不稳定的患者，经过平均 8 年以上的随访观察发现，仅有 37%达到了最终稳定。对这些患者的分析比较复杂，作者将它总结成了一个流程表（图 102-16）。

作者的建议

对于反复脱位的患者，如果采取髋部支具等保守治疗失败，则应考虑以下建议：

1. 确定首次脱位的时间。早期脱位提示大转子截骨后不愈合、肌筋膜张力差、髋关节周围瘢痕形成不完全、假体位置不当、神经肌肉损伤、假体撞击或认知障碍。晚期脱位主要由于软组织牵伸、假性关节囊松弛、肌筋膜张力差或认知障碍造成。

2. 通过病史采集和影像学检查准确判断脱位的方向。髋关节呈伸直、外旋畸形提示前脱位；屈曲、内旋畸形提示后脱位；伸直型侧方脱位在某些情况下可见，通常由于髋臼假体放置方向过于垂直或大转子截骨后不愈合。

3. 体格检查提示髋关节活动范围。如果患者早期脱位，可能意义不大。但如果患者在数年后发生脱位，那么髋关节的内旋和外旋度数，包括屈曲度数往往大于预期，说明假性关节囊被拉伸的程度。特别注意，查体时动作不可太粗暴以免造成查体过程中关节脱位。

4. 通过髋关节正侧位摄片，必要时蛙式位摄片，准确测定髋臼、股骨假体的位置，判断是否可能发生假体碰撞。

5. 对于不能确定髋关节脱位原因的患者，还有那些术后数年第一次发生脱位的患者，应该行 MRI 检查。根据作者的经验，如果在晚期脱位的患者发现假性关节囊非常松弛，则往往需要行手术治疗。

手术治疗

如果发现肢体不等长或肌筋膜张力不足是髋关节脱位的原因，则需在保留关节囊的前提下行大转子处截骨。然后呈倒 T 字形切开假性关节囊，使大转子的股骨附着点下移（见图 102-12）。然后评价假体安放位置，将髋关节脱位以明确不稳定的方向和机制。如果发现是撞击引起的，则应移除撞击。仔细检查假体位置。如果使用组配式假体，可以将聚乙烯内衬取下，旋转改变高边位置后再评估能否提供稳定性。如果髋臼的位置明显异常，是引起脱位的原因，则翻修髋臼。股骨侧也是同样的道理，但股骨侧很少因为不稳定行翻修术，除非假体位置明显异常。这种情况通常见于股骨假体过度前倾。

根据我们的经验，关节囊的缝合是非常重要的。股骨侧的假性关节囊应采用十字交叉缝合，即将前方假关节囊拉到后方，再将后方假关节囊拉到前方，然

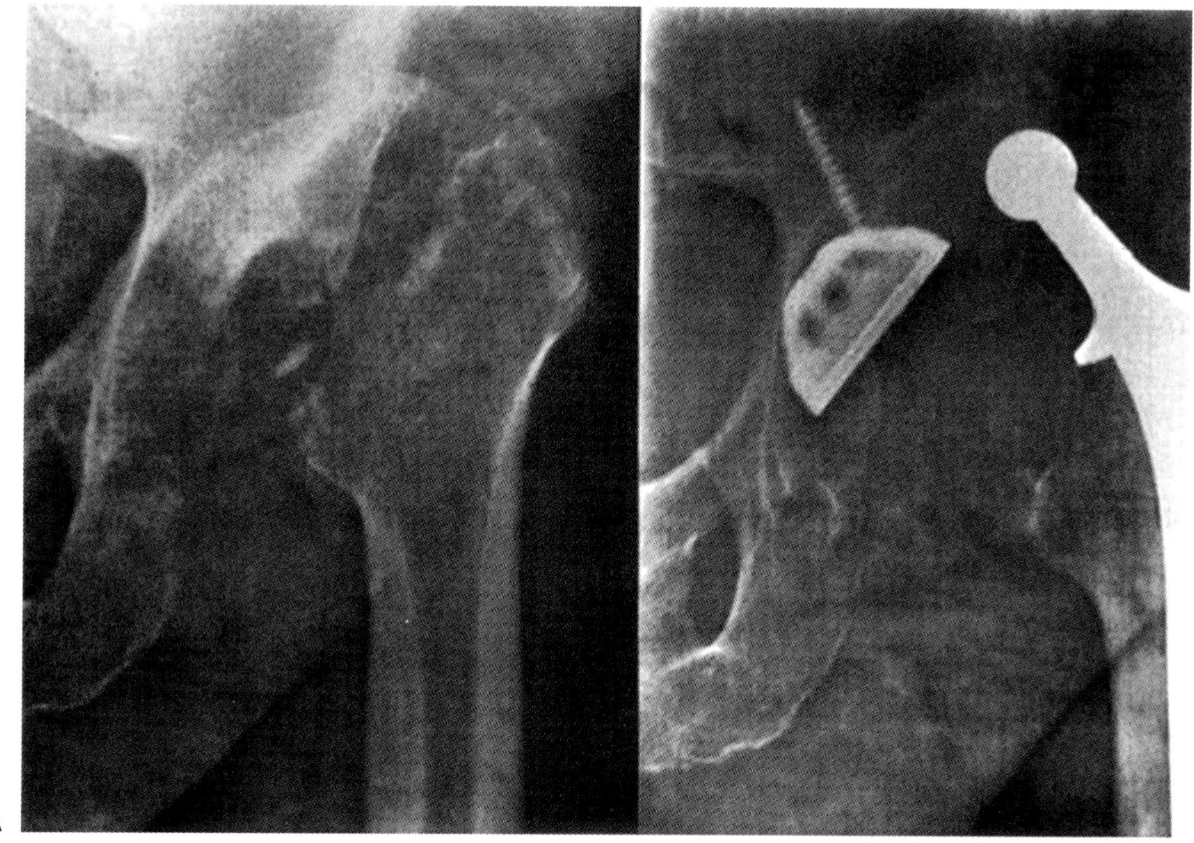

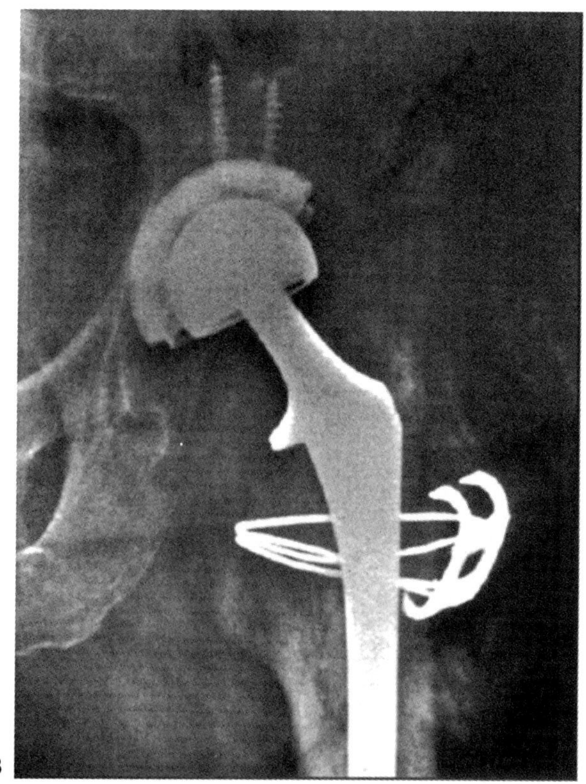

图 102-15 (A)双动股骨头置换成功解决术后两年的不稳定髋。(B)该病例曾采用高边聚乙烯内衬治疗,但未获成功。

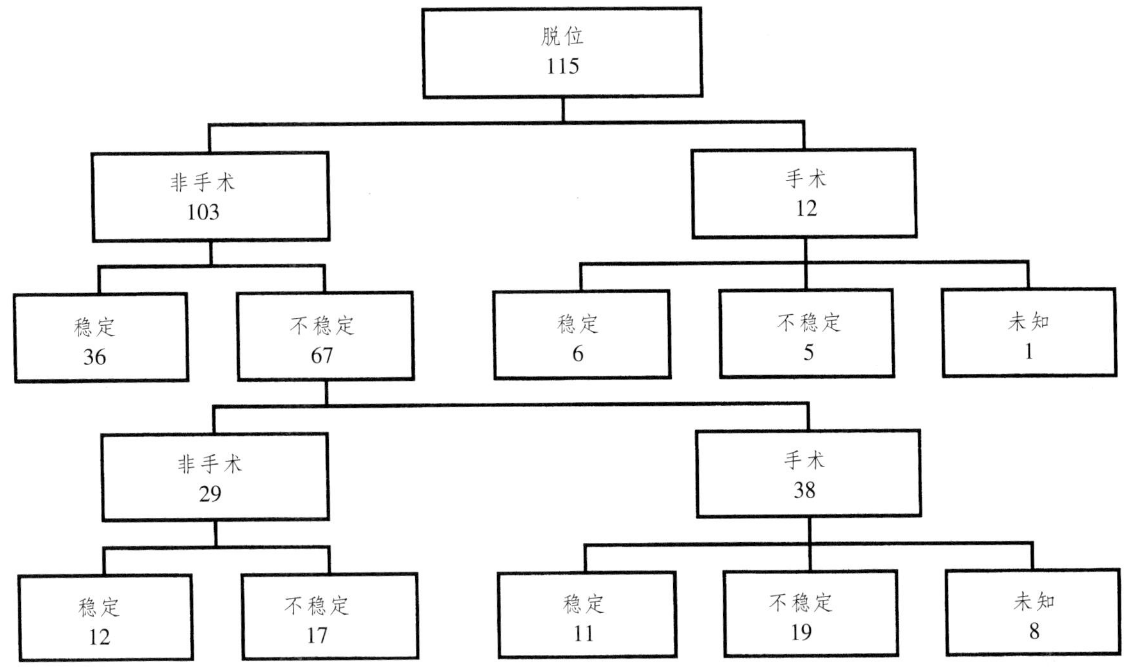

图 102-16　髋关节不稳定，翻修、手术后的治疗结果。

后通过股骨钻孔进行缝合，尽可能完全包裹股骨颈。将大转子下移。单纯大转子截骨下移可以使将近 80% 的不稳定患者得到治愈。截断的大转子再经过线缆环形结扎重新附着，固定务必牢固。如果大转子截骨块比较小，则需使用 Dall-Miles cage[19]来固定大转子截骨块(见图 102-4)。

对于顽固性或原因不明确的脱位患者，经常需要使用限制性内衬。如果双极股骨头假体正好与股骨假体匹配，可以考虑使用双极股骨头，不过这种适应证与使用限制性假体的适应证大体相等。

手术后，作者要求使用髋关节支具 6~12 个周。应告诉患者避免术中证实的引发脱位的机制。

（马俊　沈彬　刘林　译　李世民　校）

参考文献

1. Ackland MK, Bourne WB, Uhthoff HK: Anteversion of the acetabular cup. J Bone Joint Surg 68B:407, 1986.
2. Alberton GM, High WA, Morrey BF: Dislocation after revision total hip arthroplasty and analysis of risk fractures and treatment outcomes. J Bone Joint Surg 84A:2002.
3. Altchek M: Avoiding dislocation in prosthetic hip replacement. Orthop Rev 22:644, 1993.
4. Anderson MJ, Murray WR, Skinner HB: Constrained acetabular components. J Arthroplasty 9:17, 1994.
5. Amstutz HC, Maki S: Complications of trochanteric osteotomy in total hip replacement. J Bone Joint Surg 60A:214, 1978.
6. Beckenbaugh RD, Ilstrup DM: Total hip arthroplasty: A review of three hundred and thirty-three cases with long follow-up. J Bone Joint Surg 60A:306, 1978.
7. Bergstrom B, Lindberg L, Persson BM, Onnerfalt R: Complications after total hip arthroplasty according to Charnley in a Swedish series of cases. Clin Orthop 95:91, 1973.
8. Bosco JA, Benjamin JB: Loosening of a femoral stem associated with the use of an extended-lip acetabular cup liner: A case report. J Arthroplasty 8:91, 1993.
9. Bradbury N, Milligan GF: Acetabular augmentation for dislocation of the prosthetic hip. A 3 (1–6) year follow-up of 16 patients. Acta Orthop Scand 65:424, 1994.
10. Brien WW, Salvati EA, Wright TM, Burstein AH: Dislocation following THA: Comparison of two acetabular component designs. Orthopedics 16:869, 1993.
11. Carlsson AS, Gentz CF: Postoperative dislocation in the Charnley and Brunswik total hip arthroplasty. Clin Orthop 125:177, 1977.
12. Chan CLH, Norman-Taylor F, Vollar RN: Septic dislocation of a total hip replacement: A forgotten complication. J Orthop Rheum 8:176, 1995.
13. Chandler RW, Dorr LD, Perry J: The functional cost of dislocation following total hip arthroplasty. Clin Orthop 182:168, 1981.
14. Charnley J, Cupic Z: The nine and ten year results of the low-friction arthroplasty of the hip. Clin Orthop 95:9, 1973.
15. Clayton ML, Thirupathi RG: Dislocation following total hip arthroplasty: Management by special brace in selected patients. Clin Orthop 177:154, 1983.
16. Cobb TK, Morrey BF, Ilstrup DM: The stabilizing effect of elevated acetabular rim liners after THA. J Bone Joint Surg 79A:1361,1977.
17. Coventry MB: Late dislocations in patients with Charnley total hip arthroplasty. J Bone Joint Surg 67A:832, 1985.
18. Coventry MB, Beckenbaugh RD, Nolan DR, Ilstrup DM: 2012 total hip arthroplasties: A study of postoperative course and early complications. J Bone Joint Surg 56A:273, 1974.
19. Dall DM, Grobbelaar CJ, Learmonth ID, Dall G: Charnley low-friction arthroplasty of the hip. Clin Orthop 211:85, 1986.
20. Daly PJ, Morrey BF: Surgical correction of the unstable total hip arthroplasty. J Bone Joint Surg 74A:1334, 1992.
21. Dorr LD, Wan Z: Causes of and treatment protocol for instability of total hip replacement. Clin Orthop 355:144, 1998.

22. Dorr LD, Wolf AW, Chandler RW, Coventy JP: Classification and treatment of dislocation of total hip arthroplasty. Clin Orthop 173:151, 1983.
23. Eftekhar NS: Dislocation and instability complicating low friction arthroplasty of the hip joint. Clin Orthop 121:120, 1976.
24. Ejsted R, Olsen NJ: Revision of failed total hip arthroplasty. J Bone Joint Surg 69B:57, 1987.
25. Ekelund A, Rydell N, Nilsson OS: Total hip arthroplasty in patients 80 years of age and older. Clin Orthop 281:101, 1992.
26. Etienne A, Cupic A, Charnley J: Postoperative dislocation after Charnley low-friction arthroplasty. Clin Orthop 132:19, 1978.
27. Fackler CD, Poss R: Dislocation in total hip arthroplasties. Clin Orthop 151:169, 1980.
28. Fisher DA, Kiley K: Constrained acetabular cup disassembly. J Arthroplasty 9:325, 1994.
29. Fraser GA, Wroblewski BM: Revision of the Charnley low-friction arthroplasty for recurrent or irreducible dislocation. J Bone Joint Surg 63B:552, 1981.
30. Garcia CE, Munueral I: Dislocation in total hip arthroplasties. J Arthroplasty 7:145, 1992.
31. Gie A, Scott T, Ling RSM: Cup augmentation for recurrent hip replacement dislocation. J Bone Joint Surg 71B:338, 1989.
32. Goergen TG, Resnick D: Evaluation of acetabular anteversion following total hip arthroplasty: Necessity of proper centering. Br J Radiol 48:259, 1975.
33. Goetz DD, Capello WN, Callaghan JJ, et al: Salvage of total hip instability with a constrained acetabular component. Clin Orthop 355:171, 1998.
34. Graham GP, Jenkins AIR, Mintowt CZYZW: Recurrent dislocation following hip replacement: Brief report. J Bone Joint Surg 70B:675, 1988.
35. Grigoris P, Grecula MJ, Amstutz HC: Tripolar hip replacement for recurrent prosthetic dislocation. Clin Orthop 304:148, 1994.
36. Hedlundh U, Ahnfelt L, Hybbinette C-H, et al: Surgical experience related to dislocations after total hip arthroplasty. J Bone Joint Surg 78B:206, 1996.
37. Hedlundh U, Sanzen L, Fredin H: The prognosis and treatment of dislocated total hip arthroplasties with a 22 mm head. J Bone Joint Surg 79V:374, 1997.
38. Joshi A, Lee CM, Markovic L, et al: Prognosis of dislocation after total hip arthroplasty. J Arthroplasty 13:17, 1998.
39. Kaplan SJ, Thomas WH, Poss R: Trochanteric advancement for recurrent dislocation after total hip arthroplasty. J Arthroplasty 2:119, 1987.
40. Kay NRM: Some complications of total hip replacement. Clin Orthop 95:73, 1973.
41. Kelley SS, Lachiewicz PF, Hickman JM, Paterno SM: Relationship of femoral head and acetabular size to the prevalence of dislocation. Clin Orthop 355:163, 1998.
42. Khan MA, Brakenbury PH, Reynolds ISR: Dislocation following total hip replacement. J Bone Joint Surg 63B:214, 1981.
43. Kristiansen B, Jorgensen L, Holmich P: Dislocation following total hip arthroplasty. Arch Orthop Trauma Surg 103:375, 1985.
44. Krotenberg R, Stitik T, Johnston MV: Incidence of dislocation following hip arthroplasty for patients in the rehabilitation setting. Am J Phys Med Rehabil 74:444, 1995.
45. Krushell RJ, Burke DW, Harris WH: Elevated-rim acetabular components: Effect on range of motion and stability in total hip arthroplasty. J Arthroplasty 6(Suppl):53, 1991.
46. Lazansky MG: Complications revisited: The debit side of total hip replacement. Clin Orthop 95:96, 1973.
47. Lawton R, Morrey BF: Hip instability associated with long neck skirted femoral head comonents. Orlando, FL, American Academy of Orthopaedic Surgeons, February 2000.
48. Leclercq S, el Blidi S, Aubriot JH: Bousquet's device in the treatment of recurrent dislocation of a total hip prosthesis. Apropos of 13 cases. Rev Chir Orthop Reparatrice Appar Mot 81:389, 1995.
49. Levy RN, Levy CM, Snyder J, Digiovanni J: Outcome and long-term results following replacement in elderly patients. Clin Orthop 316:25, 1995.
50. Lewinnek GE, Lewis JL, Tarr R, et al: Dislocations after total hip replacement arthroplasties. J Bone Joint Surg 60A:217, 1978.
51. Lowell JD: Complications of total hip replacement. Instr Course Lect 23:209, 1974.
52. Malchau H, Herberts P, Ahnfelt L: Prognosis of total hip replacement in Sweden. Follow-up of 92,675 operations performed 1978–1990. Acta Orthop Scand 64:497, 1993.
53. Mallory TH, Lombardi AV Jr, Fada RA, et al: Dislocation after total hip arthroplasty using the anterolateral abductor split approach. Clin Orthop 358:166, 1999.
54. McCollum DE, Gray WJ: Dislocation after total hip arthroplasty: Causes and prevention. Clin Orthop 261:159, 1990.
55. Morgensen B, Arnason H, Jonsson GT: Socket wall addition for dislocating total hip. Acta Orthop Scand 57:373, 1986.
56. Morrey BF: Difficult complications after hip joint replacement. Clin Orthop 344:179, 1997.
57. Murray DW: Impingement and loosening of the long posterior wall acetabular implant. J Bone Joint Surg 74B:377, 1992.
58. Nicholas RM, Orr JF, Mollan RAB, et al: Dislocation of total hip replacements: A comparative study of standard, long posterior wall and augmented acetabular components. J Bone Joint Surg 72B:418, 1990.
59. Nolan DR, Fitzgerald RH, Beckenbaugh RD, Coventry MB: Complications of total hip arthroplasty treated by reoperation. J Bone Joint Surg 57A:977, 1975.
60. Olerud K, Karlstrom G: Recurrent dislocation status post total hip replacement. J Bone Joint Surg 67B:402, 1985.
60a. Parvizi J, Morrey BF: Bipolar hip arthroplasty as a salvage treatment for instability of the hip. J Bone Joint Surg Am 82A:1132-1139,2000.
61. Paterno SA, Lachiewicz PF, Kelley SS: The influence of patient-related factors and the position of the acetabular component on the rate of dislocation after total hip replacement. J Bone Joint Surg 79A:1202, 1997.
62. Patterson FP, Brown CS: Complications of total hip replacement arthroplasty. Orthop Clin North Am 4:503, 1973.
63. Pellicci PM, Bostrom M, Poss R: Posterior approach to total hip replacement using enhanced posterior soft tissue repair. Clin Orthop 355:224, 1998.
64. Pellicci PM, Salvati EA, Robinson HJ: Mechanical failures in total hip replacement requiring reoperation. J Bone Joint Surg 61A:28, 1979.
65. Rao JP, Bronstein R: Dislocations following arthroplasties of the hip: Incidence, prevention and treatment. Orthop Rev 20:261, 1991.
66. Ritter MA: Dislocation and subluxation of the total hip replacement. Clin Orthop 121:92, 1976.
67. Roberts JM, Fu FH, McClain EJ, Ferguson AB: A comparison of the dislocated and anterolateral approach to total hip arthroplasty. Clin Orthop 187:205, 1983.
68. Robinson RP, Robinson HR, Salvati EA: Comparison of transtrochanteric and posterior approaches for total hip replacement. Clin Orthop 147:143, 1980.
69. Stromsoe K, Eikvar K: Fascia lata plasty in recurrent posterior dislocation after total hip arthroplasty. Arch Orthop Trauma Surg 114:292, 1995.
70. Turner RS: Postoperative total hip prosthetic femoral head dislocations. Incidence, etiologic factors, and management. Clin Orthop 301:196, 1994.
71. von Knoch M, Berry DJ, Morrey BF: Late dislocation after total hip arthroplasty. J Bone Joint Surg (in press).
72. Williams JF, Gottesman MJ, Mallory TH: Dislocation after total hip arthroplasty: Treatment with an above-knee hip spica cast. Clin Orthop 171:53, 1982.
73. Woolson ST, Rahimtoola ZO: Risk factors for dislocation during the first three months after primary total hip replacement. J Arthroplasty 14:662, 1999.
74. Woo RYG, Morrey BF: Dislocations after total hip arthroplasty. J Bone Joint Surg 64A:1295, 1982.
75. Wyssa B, Raut VV, Siney PD, Wroblewski BM: Multiple revision for failed Charnley low-friction arthroplasty. J Bone Joint Surg 77B:303, 1995.

第103章

异位骨化

Frank J. Frassica, Deborah A. Frassica, Daniel J. Berry

异位骨化的特征是在其他部位有正常的骨形成，在骨科的参考文献中，很多学者喜欢使用“异位骨形成”和“异位骨化”两个词。异位骨化可以在创伤、择期手术或者作为先天性疾病出现在骨骼肌肉系统中，目前还缺乏理想的动物模型对髋关节置换术的异位骨化情况进行研究。最常用的动物模型包括外科手术置入骨形态发生蛋白(BMP)，这些骨形态发生蛋白可以诱导软骨形成。组织学研究发现，早期就有纤维增生、伴随着软骨细胞分化、血管化、成骨细胞分化及形成骨基质，最后出现骨质矿化[46]。髋关节置换术后异位骨化可能继发于髋关节暴露、置换手术后骨形态发生蛋白的释放，有效预防异位骨化的措施必须在骨形成早期纤维增生时就开始进行。

在软组织中出现的异位骨化往往会影响髋关节置换术的效果，大量的异位骨化可以限制髋关节的活动并带来术后疼痛。

异位骨化的出现在全髋关节置换术后很常见[8,10,24,26,39,45]，但只在一少部分患者发展严重而影响整体的治疗效果[42]。异位骨化不仅仅出现全髋关节置换术后，在单纯髋臼置换[24,56]和股骨头置换[3]术后也会出现。事实上，在任何髋部手术都可能出现异位骨化，Charnley报道他的全髋关节置换术后患者有5%都会出现明显的异位骨化[10]。

关于髋关节异位骨化的病因学研究有很多，但没有证据表明是由单一因素引起的。在224例异位骨化患者的研究中发现[28]，手术因素比如：骨碎屑、肌肉损伤、血肿形成、骨膜损伤等都被认为与此有关，但没有统计学差异。股骨粗隆间手术入路存在争议[15,16]，一项在梅奥诊所超过500例患者的研究发现，侧方粗隆间入路比前方或者后方粗隆间入路更容易引起异位骨化，但差异没有统计学意义(表102-1)[42]。脊髓损伤的患者在没有骨折和手术的情况下也容易产生大量异位骨化[18]。原因可能是多方面的，包括诱导因素、骨源性前体细胞以及诱导骨形成的环境[48]。

大量研究证实关节置换术后异位骨化主要是以骨膜下成骨为主[53,58]，在其他用骨形态蛋白诱导软组织异位骨化的动物模型中发现与生长板类软骨样骨化有关[64-66]。

分类系统

有很多分类系统[15,28,42,52,53]对髋关节周围软组织异位骨化进行定量，绝大多数系统都是运用二维的前后位X线片。最简单常用的方法是Brooker法[8]，根据骨量的多少分为1°~4°(图103-1)：

Ⅰ度：髋关节周围软组织内有岛状骨形成。

Ⅱ度：骨起源于骨盆或者股骨近端，对应骨表面之间的间隙不小于1 cm。

Ⅲ度：骨起源于骨盆或者股骨近端，对应骨表面之间的间隙小于1 cm。

Ⅳ度：明显的关节强直。

在梅奥诊所还有一种类似简单的Morrey方法[42](图103-2)：

Ⅰ度：异位骨化少于5 mm。

Ⅱ度：股骨粗隆与髋臼之间异位骨化厚度少于二者间距离的50%。

Ⅲ度：股骨粗隆与髋臼之间异位骨化厚度大于二者间距离的50%。

Ⅳ度：前后位看有明显的关节强直。

实际上，应该明白这些分类系统都存在局限，很多在前后位影像学检查上看见大量异位骨化的患者却没有症状并且具有良好的髋关节功能。这些患者的侧位影像学检查发现骨桥的情况往往没有预期的那么严重，Cobb等报道前后位影像学检查见到的异位骨化只和髋关节的活动范围有一定关系[11]。

表 103-1 手术入路与异位骨化程度的关系

手术入路	异位骨化程度(°)*(%)				
(患者数)	无 (0)	<5 mm (Ⅰ)	<50% (Ⅱ)	>50% (Ⅲ)	桥接 (Ⅳ)
前入路(145)	19	27	26	23	5
粗隆间入路(238)	21	24	26	21	8
后入路(124)	26	21	31	18	4

*上文所示。

From Morrey BF, Adams RA, Cabanela ME: Compression of heterotopic bone after anterolateral transtrochanteric and posterior approaches for total hip arthroplasty Clin Orthop 188:160, 1984.

发病率和诱因

大量非选择性病例研究发现异位骨化发病率在20%~80%[15,16,26,42,43,45],幸运的是只有5%~10%的患者会形成Brooker Ⅲ度或Ⅳ度的异位骨化[42]。通常情况下,异位骨化可以出现在手术后6周,如果仔细观察的话,术后3周也可以看见。如果术后3个月在软组织内都没有骨形成的话,就不大可能会形成异位骨化了,尽管异位骨化的骨在3个月内还不会成熟,但也不会增加骨量。

没有实验研究能预测患者发生异位骨化的风险,血浆碱性磷酸酶水平也没有预测价值[41]。但是,临床上一些患者的确具有较高的异位骨化风险,活跃期强直性脊柱炎、弥漫性特发性骨质增生(DISH综合征)、既往有髋部手术后异位骨化的病史、术前髋关节活动受限等都被认为和髋关节置换术后异位骨化形成有关(图103-3)。

Bisla等[5]报道强直性脊柱炎接受全髋关节置换的患者异位骨化的发病率为61.7%,39%为Brooker Ⅲ度或Ⅳ度。但Coventry和Scanlon[12]注意到,除非强直性脊柱炎是活动期,否则不会增加异位骨化发病率,静止期的风湿性脊柱炎异位骨化发病也是不会增加的。1998年,在给*Annals of Rhuematologic Diseases*杂志

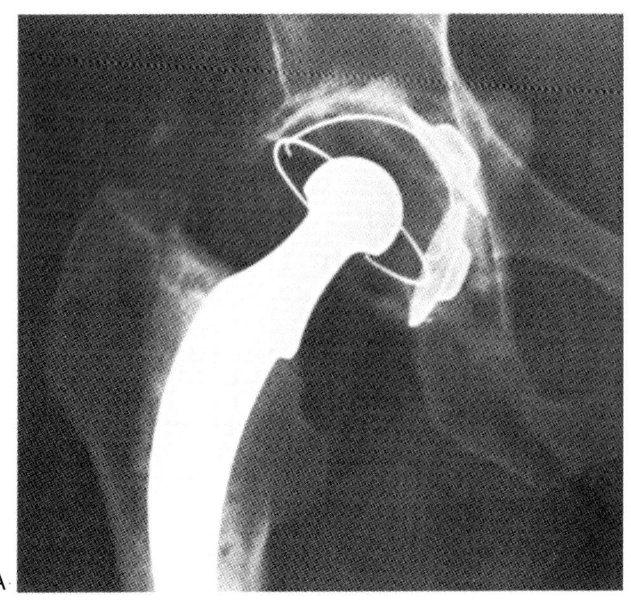
A

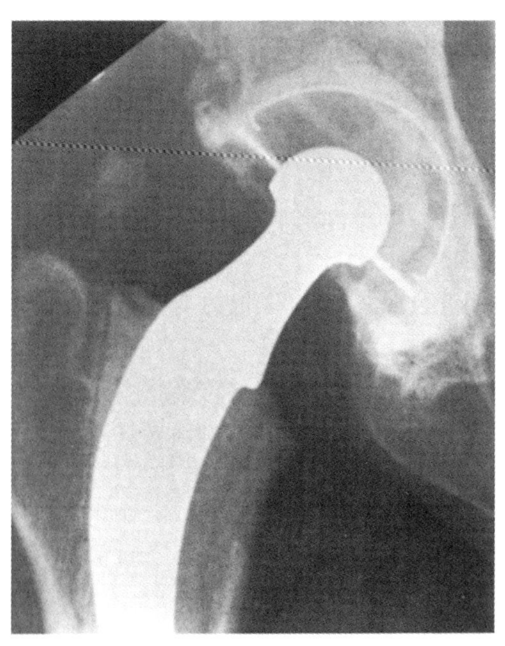
B

图 103-1 髋部异位骨化Brooker分类系统:Ⅰ度,岛状骨形成(A);Ⅱ度,间隙>1 cm(B)。(待续)

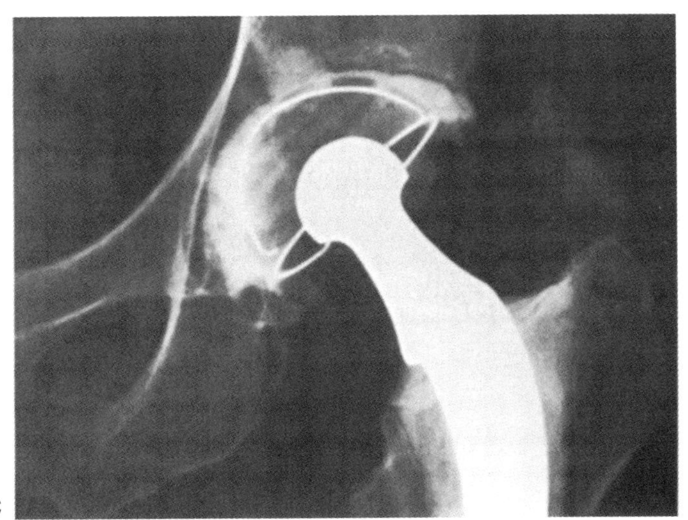
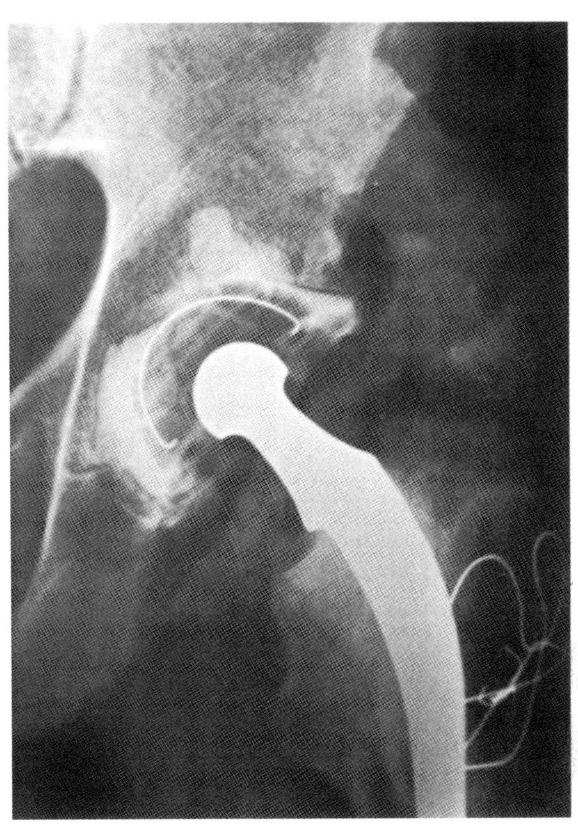

图 103-1（续）　Ⅲ度，间隙<1 cm（C）；Ⅳ度，明显骨桥形成（D）。

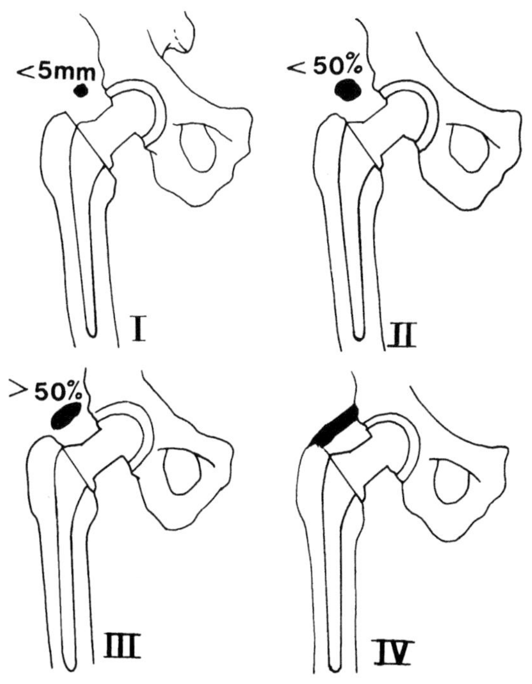

图 103-2　Mayo 异位骨化分类系统：Ⅰ度，<5 mm；Ⅱ，<50%；Ⅲ度，>50%；Ⅳ度，明显骨桥形成。（Data from Morrey BF, Adams RA, Cabanela ME: Compression of heterotopic bone after anterolateral transtrochanteric and posterior approaches for total hip arthroplasty. Clin Orthop 188:160, 1984.）

的一封信中，Tani 等报道 16 例强直性脊柱炎患者进行 20 例髋关节置换术[61]，血浆 C 反应蛋白水平和异位骨化发病率显著相关。Kilgus 和同事[31]在对 31 例强直性脊柱炎患者 53 例髋关节置换术研究后认为，有下列情况者应该采取措施预防异位骨化：①既往髋关节置换术产生Ⅲ度、Ⅳ度或大量异位骨形成的Ⅰ度异位骨化；②需要进行第二次髋部手术的患者；③术前髋关节强直。Sundaram 和 Murphy[59]注意到初次髋关节置换术患者异位骨化发病率为 40%，而再次髋部手术患者发病率为 55%，只有 11%的患者异位骨化为Ⅱ度[15]。Walker 和 Sledge[70]报道 26 例强直性脊柱炎患者髋部手术异位骨化发病率为 77%，30%为 BrookerⅢ度或Ⅳ度，2 例患者的 3 个髋关节再次发生髋关节完全强直。

许多学者发现增生性骨关节炎的男性比女性更容易发生异位骨化，Ritter 和 Gioe[52]对 507 例全髋关节置换术进行研究后报道男性发生异位骨化的风险是女性的 2 倍（$P<0.05$），这和 Morrey[42]的报道相似，Blasingame[6]进一步确定高发病率的男性都是骨质增生患者（Forestier 疾病）。Forestier 疾病的诊断十分严格，要求至少连续 4 个脊椎椎体的骨化，脊柱骨赘的

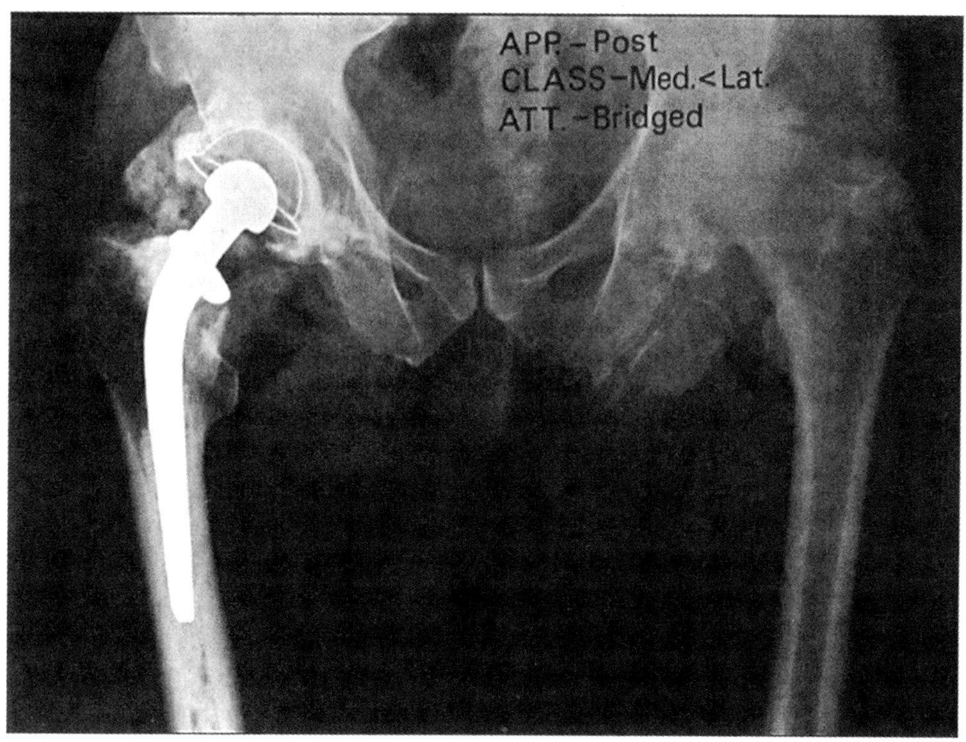

图 103-3 广泛骨质增生的反应性关节炎高度预示术后会发生异位骨化。

数量同全髋关节置换术后发生异位骨化的风险相关。在他们的研究中,69 例髋关节置换术患者,有 38%具有Ⅲ度或Ⅵ度脊柱骨赘形成,发展为 Brooker Ⅲ度或Ⅳ度异位骨化。50%的 Forestier 疾病患者(Ⅳ度脊柱骨赘形成)发展为Ⅲ度或Ⅳ度异位骨化。

以往髋部手术或髋关节置换术后发生过异位骨化的患者更容易再次发生异位骨化,Ritter 和 Vaughan[52]报道 23 例以往有异位骨化病史的患者都再次发生异位骨化,并且骨量和上次相似。大量研究证实,如果一侧发生过异位骨化,那双侧异位骨化的发病率为 60%~90%[15,66]。

异位骨化清除

髋关节置换术后发生明显异位骨化的患者通常会引起髋关节活动范围减少,伴有或不伴有明显的疼痛,一少部分患者可以有明显的疼痛但髋关节活动正常。绝大多数有症状的患者异位骨化都是 Brooker Ⅲ度或Ⅳ度,但反过来却不一定是正确的,许多 Brooker Ⅲ度或Ⅳ度异位骨化的患者却没有疼痛并且髋关节活动正常。

对髋部活动范围很差的患者,异位骨化清除后的效果是比较理想的(图 103-4)。Warren 和 Brooker[71]报道 12 例进行异位骨化清除和小剂量放射治疗的患者有 11 例都取得了很好的效果,屈曲角度平均改善 45°,外展角度平均改善 25°,随访中没有 1 例患者发展为Ⅲ度或Ⅳ度异位骨化。Nollen[44]报道,10 例患者清除异位骨化后继续接受乙羟基二磷酸盐治疗,30%的患者再次发生异位骨化,20%的患者效果很差,髋关节屈曲功能改善平均角度为 35°。Kjaersgaard-Andersen 和 Schmidt[35]报道,8 例患者清除异位骨化后接受 6 周吲哚美辛治疗,效果良好,所有患者的髋关节强直都得到改善(髋关节所有功能改善之和平均角度为 123°),只有 2 例患者再次发生异位骨化,但对结果没有影响。Van der Werf[68]报道,7 例患者清除异位骨化后接受小剂量放疗(术后第 5 天开始),6 例患者术前髋关节外展疼痛得到缓解,所有关节功能改善之和平均角度为 137°。

绝大多数的文章都关注单纯接受异位骨化清除或者在髋关节置换术后翻修时进行异位骨化清除的患者,Cobb 等报道在梅奥诊所 53 例进行异位骨化清除但没有进行假体翻修的患者,60%的患者是髋关节活动减少,9%的患者是单纯的疼痛,26%的患者是既有疼痛也有髋关节活动减少,其他占 5%。所有的功能都得到改善了(P<0.001);屈曲角度平均改善 34°,外展角度平均

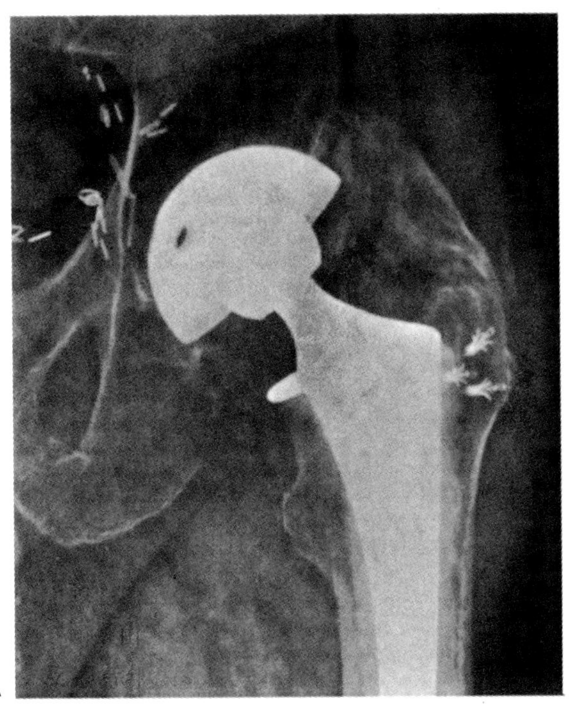
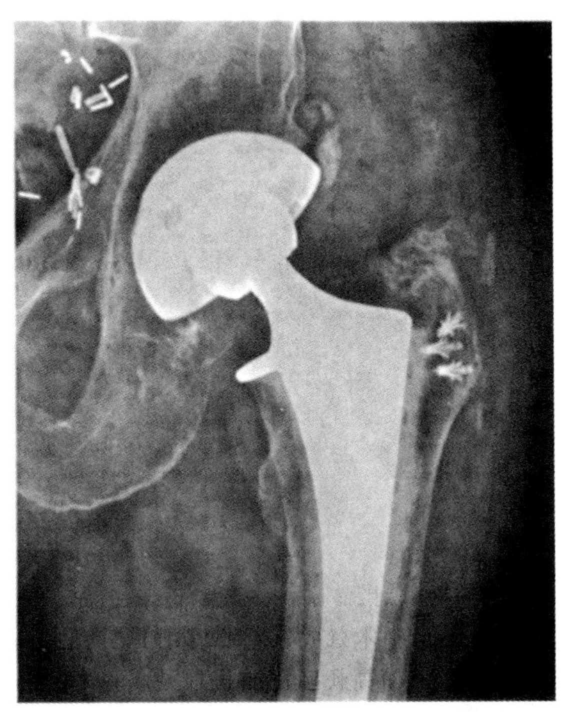

图 103–4 (A) 65 岁老年男性，髋关节疼痛活动受限，Brooker Ⅳ度。(B)异位骨化清除术后，患者所有的功能改善之和为 80°，不适感下降Ⅰ度。

改善 22°，旋转角度平均改善 21°[11]。

尽管在异位骨化形成过程中患者会觉得疼痛，但绝大多数患者在异位骨化成熟后却不会感到疼痛。如果异位骨化成熟后，患者还有持续性疼痛，应该仔细检查排除其他病变，比如深部感染、假体松动、半脱位/脱位、粗隆部滑囊炎或外展肌力下降。异位骨化清除对缓解疼痛的预期效果要低于对强直功能改善的预期效果，Van der Werf 等[68]研究发现 7 例接受异位骨化清除的患者只有 1 例术后疼痛没有得到改善。Cobb 研究发现所有接受异位骨化清除的患者疼痛都有一定程度的改善，需要指出的是，其中 5 例单纯疼痛而接受异位骨化清除的患者，疼痛改善程度没有达到平均值[11]。

总之，绝大多数研究报道，异位骨化清除能够显著改善髋关节功能，也有一些报道异位骨化清除能够缓解疼痛，小剂量放疗或者使用非激素类抗炎药能够预防异位骨化再次发生[35,71]。在进行异位骨化清除的术前评估时，我们期望髋关节屈曲能改善 30°~45°，部分患者能够明显改善疼痛但仍然会觉得不舒服。有疼痛但是髋关节有足够活动范围的患者(髋关节能够屈曲 90°)术后通常不会有明显的改善，也不一定需要积极探查和清除。

异位骨化清除可能会很困难，CT 扫描有助于明确异位骨化的部位和类型，术中失血量可以为 200~2000 mL，Cobb 报道输血量为 0~5 个单位，平均 1.5 个单位[11]。术中影像学检查明确异位骨化是否被清除是有必要的，一些学者建议松开假体有助于彻底清除异位骨化[70]。术后至少要放置两根血浆引流，以减少血肿形成；术后适当的辅助治疗降低异位骨化的风险是有必要的。

异位骨化的预防

预防或者减少异位骨化是所有髋关节外科医师的目标，最好的方法是术前明确哪些是高危患者并进行相应的处理，可能的话，应该使用一些预防性治疗措施。

尽管没有研究证实手术技巧与异位骨化形成的相关性，但很多迹象表明良好的手术操作技巧能够降低异位骨化的风险。骨渣和骨碎屑应该从软组织中移去、尽量减少对髋关节外展内收肌群的损伤、不要激惹髋臼上缘的骨膜、充分的伤口引流减少血肿形成、需要对股骨或髋臼植骨时骨块应该稳定不能移动到软组织中去。

有 3 种术后辅助治疗方法能够降低异位骨化的风险：小剂量放疗、二磷酸盐、非激素类抗炎药。虽然有些研究支持使用口服药物,但小剂量放疗仍然是最有效的方法。

二磷酸盐治疗

二磷酸盐是焦磷酸盐的类似物,用以抑制异位骨化的形成[19,20,50]。在体外它通过化学吸收作用抑制羟基磷灰石晶体的形成,羟乙膦酸钠是最常用的剂型[50]。没有证据表明二磷酸盐能够抑制骨基质的形成,当停止使用二磷酸盐后,骨质开始矿化。二磷酸盐的使用必须从术前开始,并持续3~4个月。治疗效果呈剂量相关性,长期使用可能导致骨量减少。尽管前面的报道结果是理想的[17],但Thomas和Amstutz[62]在1985年却报道术前2~4周即开始使用二磷酸盐直至术后3个月对于预防异位骨化没有明显效果。

非激素类抗炎药

非激素类抗炎药(前列腺素合成抑制剂,比如吲哚美辛、布洛芬、萘普生和双氯芬酸钠)[1,9,22,33-36,44,57,63,68-70,72]和阿司匹林[21,47]已经被用于预防异位骨化,一些学者喜欢在异位骨化高危患者使用此类药物而不是使用小剂量放疗方法,还有学者[51]推荐所有进行全髋关节置换手术的患者都应该预防性使用非激素类抗炎药。

已经有对少数患者的研究认为布洛芬(400 mg/d)能够有效预防异位骨化,类似的研究中,Ritter和Gioe认为吲哚美辛也有效[52]。其他的报道也证实非激素类抗炎药有助于减少异位骨化[22,33,40,51,57,63,72]。

Gebuhr和他的同事[22]在一项前瞻性研究中发现,萘普生能够有效减少异位骨化。手术当天给予萘普生(500 mg)两次,然后连续用药4周(250 mg,每天3次)。治疗组27例患者中只有1例发生异位骨化(3.7%),安慰剂组27例患者中有8例发生异位骨化(29.6%)。Kjaersgaard Andersen[33]在对吲哚美辛(25 mg,每天3次,使用2周)进行的前瞻、随机、双盲研究中发现,治疗组异位骨化发生率显著下降(5%对27%,P=0.002)。

非激素类抗炎药的使用期限并不确定,许多学者建议使用4~6周。Kjaersgaard Andersen[33]认为使用吲哚美辛(25 mg,每天3次,持续2周)是有效的;Ahrengart[1]认为使用布洛芬,500 mg,每天3次没有疗效;Van der Heide[67]注意到Brooker Ⅲ度异位骨化的总体发病率为74%,19例患者使用吲哚美辛3天,Brooker Ⅲ度异位骨化发病率降低为19%。大量研究证实使用8~14天是有效的[2,13,34,37,40,73]。Amstutz[2]在对196例患者研究中发现使用吲哚美辛10天(25 mg,每天3次)能够达到最佳的预防效果。

非激素类抗炎药的主要缺点是医从性以及副作用,比如胃肠道疾病、水钠潴留以及肾功能损害等。此类药物使用的禁忌证包括:①活动性胃溃疡;②6个月内的胃炎;③既往对这类药物过敏或不能耐受;④严重的肾功能、心功能以及肝功能不全[1,34,72]。通过合理的筛选,对非激素类抗炎药的耐受度可以由10%提高到35%[9,22,33,51,57,69]。

Amstutz[2]报道106例患者使用吲哚美辛10天,有4例患者发生术后出血同使用法华林预防深静脉血栓形成有关。

小剂量放疗

小剂量放疗已经被证实对异位骨化高危患者是安全有效的预防措施,Coventry和Scanlon[12]在1981年就发表文章,总共使用2000 cGy,分为10次。大量文献中试验都证实小剂量放疗是有效的[4,14,30,49],Ayer和同事在1986年报道,使用1000 cGy,分为5次,只有1例患者(1.5%)形成Brooker Ⅲ度异位骨化[4]。

Pellegrini和同事[38,49]对55例高危患者62例髋关节研究发现,术后单次给予800 cGy放疗的预防异位骨化效果与总量1000 cGy(分为5次)的放疗预防效果一样。在这个研究中,没有1例患者形成Brooker Ⅳ度异位骨化,在接受单次800 cGy放疗的患者中,只有2例(6%)形成Brooker Ⅲ度异位骨化。2例患者既往都有在同侧髋关节置换术后发生异位骨化的病史,仅1例是由Brooker Ⅱ度异位骨化发展为Ⅲ度的。31%的髋关节在放疗部位以外大粗隆处形成异位骨化,16%的髋关节需要局部注射可的松缓解大粗隆的疼痛。Healy等[25]的报道结果与此类似,34例髋关节置换术后第一天接受700 cGy单次放疗,只有1例髋关节(2.9)%形成Ⅲ度异位骨化。

有报道接受小剂量放疗的患者,30%会出现粗隆部位不愈合[4,49]。但不愈合与很多因素有关,并不是和放疗特异相关。

术后使用放疗并不方便(比如疼痛、护理需求、脱位的风险等)。以一些科学研究为基础(在体内,术前术后对去矿化的骨基质进行放疗)[29],两个中心进行了术前(手术前4小时内)和术后给予单次放疗的随机对照研究,认为二者间没有显著性差异[23,54,55]。Gregoritch和同事[23]报道术前接受放疗的27例患者中仅有1例(3.7%)形成Ⅲ度异位骨化,在Seegenschmiedt[55]的研究中,9例术前接受放疗(超过术前4小时)患者有2例形成异位骨化被认为是治疗失败。

作者的建议

目前，我们倾向于对于异位骨化高危患者使用小剂量放疗。以下患者具有较高的异位骨化风险：①活动性强直性脊柱炎患者；②髋关节骨关节炎和 DISH 综合征；③既往髋部手术后有异位骨化征象。非激素类抗炎药也是有效的预防措施之一，大约有 1/3 的患者会出现不能医从或者不能耐受的情况。尽管这种药物被证实能显著减少异位骨化，但在前瞻性随机试验研究中，接受这种药物治疗的患者仍然有 5%的患者会形成 Brooker Ⅲ度异位骨化[22,36]。相反，对高危患者给予单次小剂量放疗后异位骨化的发病率却低于 2%[4,49]。

小剂量放疗是安全和有效的，当使用髋部前外侧入路或者外侧入路时，放疗应该避开手术切口。如果选用后侧入路，我们也认为放疗是安全的，因为没有证据表明这些患者的伤口会裂开。手术技巧稍微有些改进，皮肤应进行缝合而不是使用金属钉，因为后者在放疗时会引起放射线分散。可能的话，术后第一天即开始进行放疗，术后 72 小时内结束。术后 4 天才进行放疗会影响治疗效果，目前，通常在术后 72 小时内给以单次 700~800 cGy 剂量放疗。

因为小剂量放疗能够有效减少异位骨化形成，我们担心它也会抑制多孔表面涂层关节假体表面骨的长入，可能也会影响移植骨块或者外展肌肉与股骨粗隆的整合。因此，产生了一种遮挡技术，减少假体以及移植骨块处的放射剂量[27]。我们在多孔表面涂层关节假体置换术后早期使用小剂量放疗的研究结果中，倾向于使用 Cerrobend 遮挡板，这在非骨水泥假体置入时非常有帮助(图 103-5)，没有早期关节假体安置失败的患者(图 103-6 和图 103-7)。我们的初步研究结果和 Sylvester 的结果[60]是类似的，同 2000 cGy 放射剂量的效果是一样的。某些情况下，这种技术的价值尤为特别，适当的遮挡技术对手术的结果十分重要。在开始放疗前，外科医师应该告诉放疗师假体的类型和多孔涂层的部位。

放疗引起恶性疾病的风险是需要考虑的，Kim[32]和 Brady[7]发现放疗引起的肉瘤患者放射剂量超过 3000 rads，时间超过 3 周。此外，对梅奥诊所 130 例放疗引起的肉瘤患者研究发现，没有 1 例是控制异位骨化时使用小剂量放疗引起的。对于生育期的妇女，更应该使用前列腺遮挡板以减少发散的放射线对卵巢的损害。

骨水泥假体置换术的放疗技术

总共使用 700~800 cGy 的放射剂量，平行于前后方，放射范围包括外展和内收肌群。放射范围通过放射野试验确认，有骨移植或者粗隆间截骨的部位通过手工放置镉-铅合金挡板得以保护。

非骨水泥假体置换术的放疗技术

总共使用 700~800 cGy 的放射剂量，平行于前后方，放射范围包括外展和内收肌群(见图 103-5)。假体的多孔涂层部位(骨长入)在术后 X 线片上确认并加以保护(见图 103-5B)，同时骨缺损进行植骨的部位以及粗隆间截骨的部位也得到了保护。保护模拟完成后，需要通过放射野试验加以验证(见图 103-5)。

小结

全髋关节置换术后发生的异位骨化会限制髋关节活动，引起术后疼痛。活动性强直性脊柱炎、DISH 综合征、既往关节置换术后或手术后发生过异位骨化的患者发生异位骨化的风险较高。术后 3 天内给予单次的小剂量放疗是预防异位骨化最有效的方法，假体多孔涂层部位以及骨移植部位应该加以保护，放射范围的确定应该事先进行模拟并通过放射野试验加以确认。

致谢

Paula Schomberg，M.D.为本章的准备提出了建议，我们对此表示感谢。

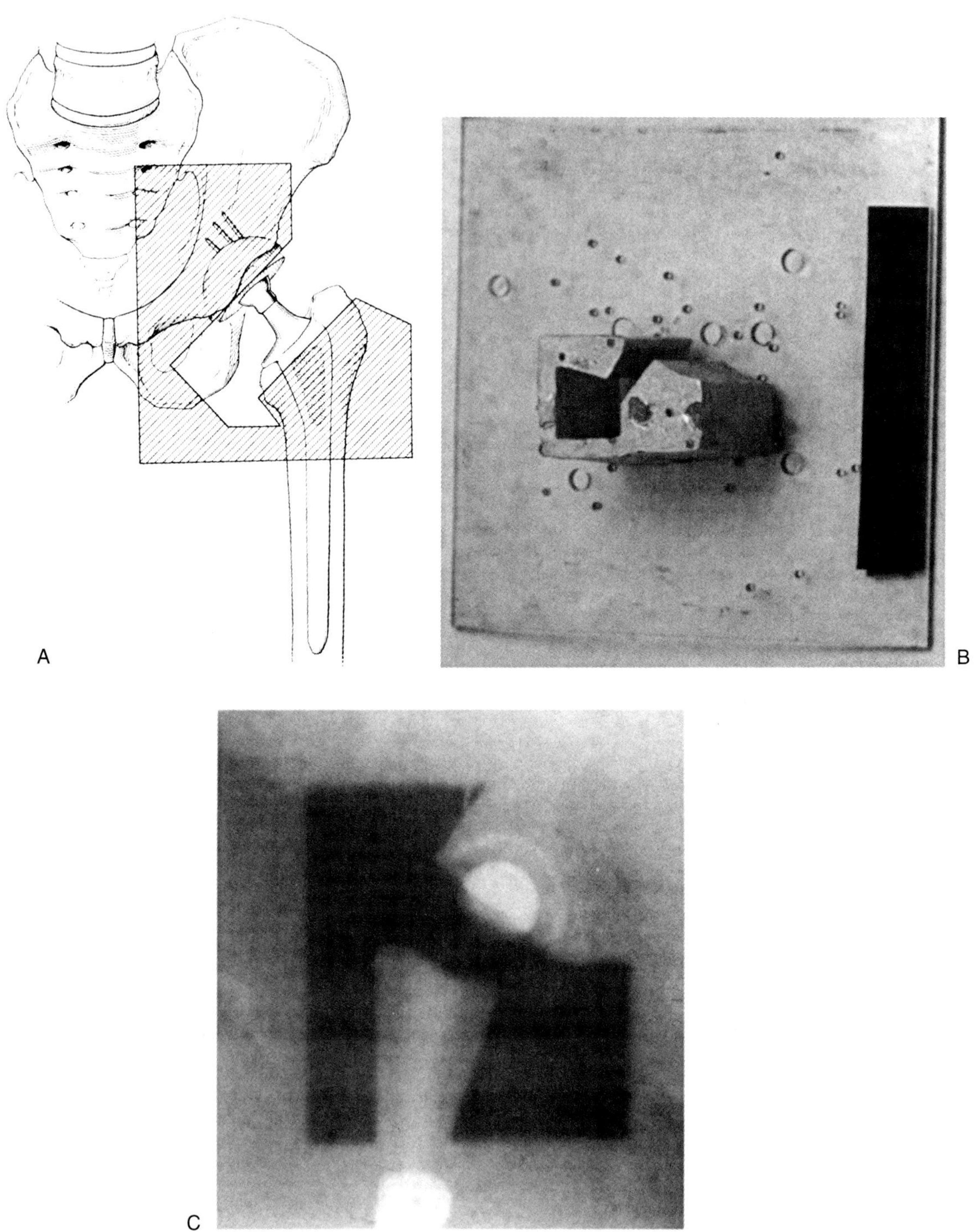

图 103–5 (A)使用 Cerrobend 挡板保护多孔涂层假体的技术图解。(B)挡板设计图,能够保护股骨和髋臼的多孔涂层部位。(C)照射野试验验证挡板对股骨和髋臼多孔涂层部位的良好的保护作用。

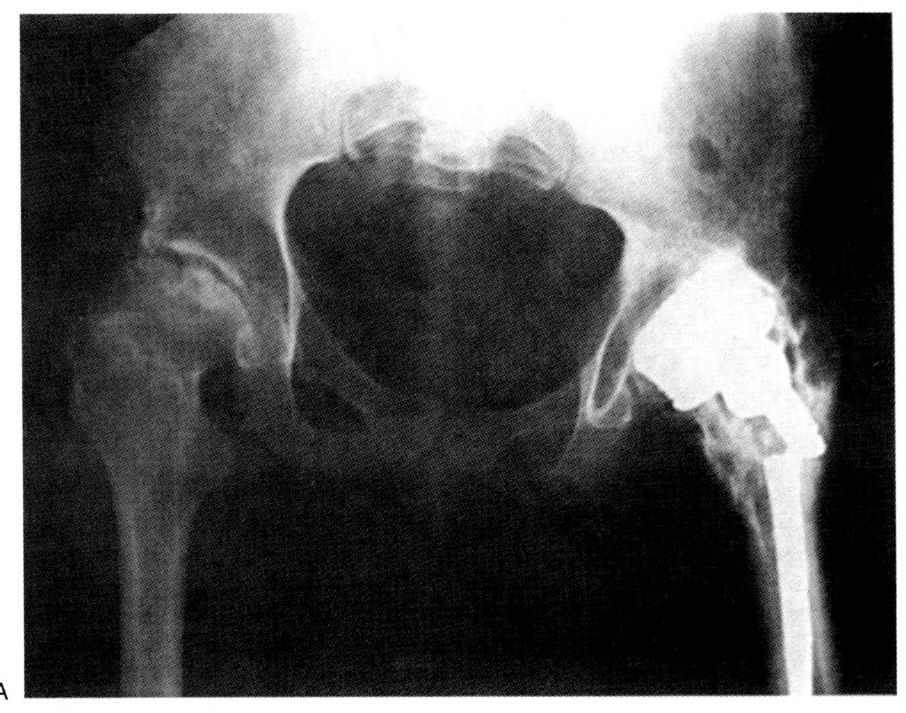

A

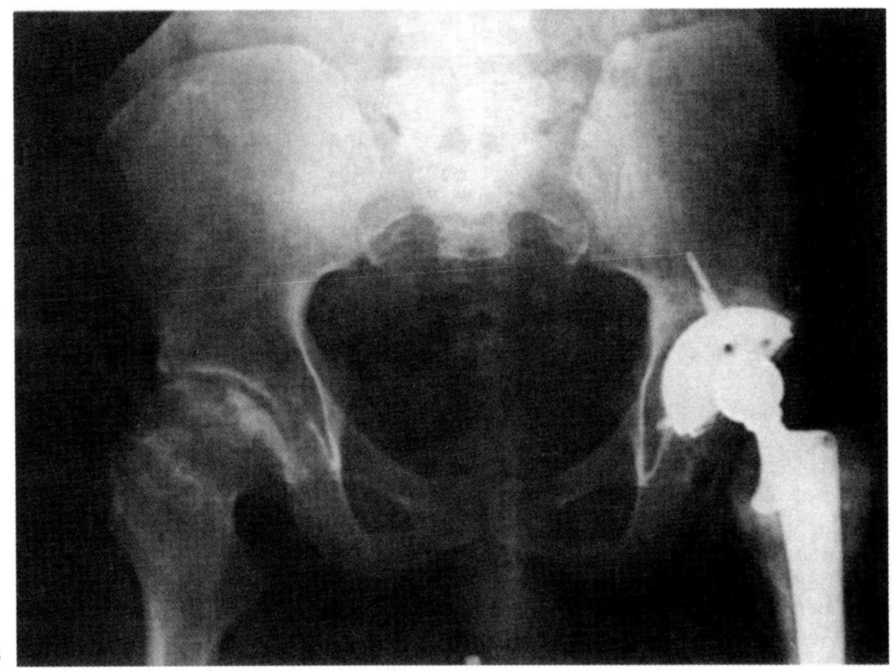

B

图 103–6 (A)前后位 X 线片,26 岁女性,Judet 假体置换术后Ⅳ异位骨化,股骨干骨折需要进行翻修手术。(B)前后位 X 线片,翻修术后给予小剂量放疗,外展肌群里没有异位骨化,内收肌群里有Ⅱ度异位骨化。

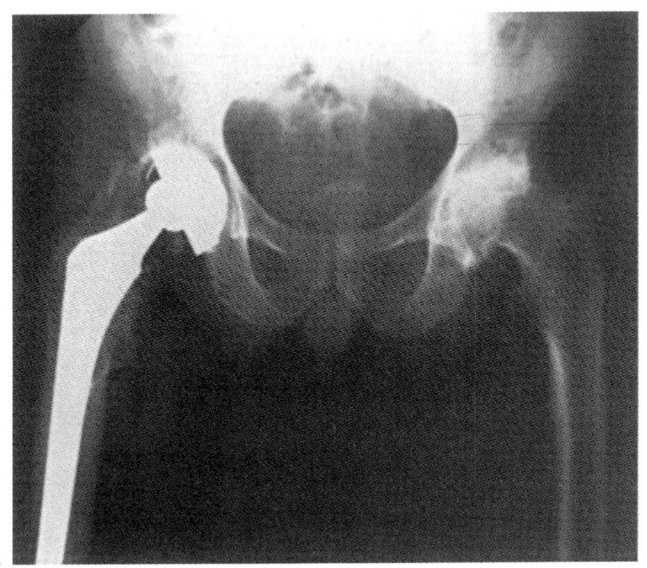

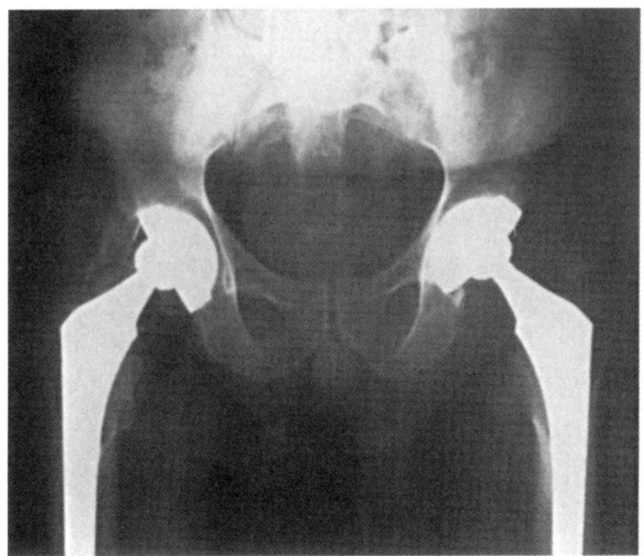

图 103-7 (A)前后位X线片,61岁男性,右侧全髋关节置换术后Ⅲ度异位骨化,同时具有脊柱骨关节炎。(B)前后位X线片,左侧全髋关节置换术后给予小剂量放疗,没有异位骨化形成。

(钟刚 译 李世民 校)

参考文献

1. Ahrengart L, Blomgren G, Tornkvist H: Short-term ibuprofen to prevent ossification after total hip arthroplasty: No effects in a prospective randomized study of 47 arthrosis cases. Acta Orthop Scand 65:139, 1994.
2. Amstutz HC, Fowble VA, Schmalzried TP, Dorey FJ: Short-course indomethacin prevents heterotopic ossification in a high risk population followiog total hip arthroplasty. J Arthroplasty 12:126, 1997.
3. Andersen G, Nielson JM: Results after arthroplasty with Moore's prosthesis. Acta Orthop Scand 43:397, 1972.
4. Ayers DC, Evarts CM, Parkinson JR: The prevention of heterotopic ossification in high-risk patients by low-dose radiation therapy after total hip arthroplasty. J Bone Joint Surg 68A:1423, 1986.
5. Bisla RS, Ranawat CS, Inglis AE: Total hip replacement in patients with ankylosing spondylitis with involvement of the hip. J Bone Joint Surg 58A:233, 1976.
6. Blasingame JP, Resnick D, Coutts RD, Danzig LA: Extensive spinal osteophytosis as a risk factor for heterotopic bone formation after total hip arthroplasty. Clin Orthop 161:191, 1981.
7. Brady LW: Radiation induced sarcomas of bone. Skeletal Radiol 4:72, 1979.
8. Brooker AF, Bowerman JW, Robinson RA, Riley LH: Ectopic ossification following total hip arthroplasty: Incidence and method of classification. J Bone Joint Surg 55A:1629, 1973.
9. Cella JP, Salvati EA, Sculco TP: Indomethacin for the prevention of heterotopic ossification following total hip arthroplasty: Effectiveness, contraindications, and adverse effects. J Arthroplasty 3:229, 1988.
10. Charnley J: The long term results of low-friction arthroplasty of the hip performed as a primary intervention. J Bone Joint Surg 54B:61, 1972.
11. Cobb T, Berry DJ, Morrey BF: Functional outcome of excision of heterotopic ossification after total hip arthroplasty. Clin Orthop 361:131, 1999.
12. Coventry MB, Scanlon PW: The use of irradiation to discourage ectopic bone: A nine-year study in surgery about the hip. J Bone Joint Surg 63A:201, 1981.
13. Dorn U, Grethen C, Effenberger H: Indomethacin for prevention of heterotopic ossification after hip arthroplasty: A randomized comparison between 45 and 8 days of treatment. Acta Orthop Scand 69:107, 1998.
14. DeFlitch CJ, Stryker JA: Postoperative hip irradiation in prevention of heterotopic ossification: Causes of treatment failure. Radiology 188:265, 1993.
15. DeLee J, Ferrari A, Charnley J: Ectopic bone formation following low friction arthroplasty of the hip. Clin Orthop 121:53, 1976.
16. Errico TJ, Fetto JF, Waugh TR: Heterotopic ossification: incidence and relation to trochanteric osteotomy in 100 total hip arthroplasties. Clin Orthop 190:138, 1984.
17. Finerman GAM, Krengel WF Jr, Lowell JD, et al: Role of diphosphonates (EHDP) in the prevention of heterotopic ossification after total hip arthroplasty: A preliminary report. *In* The Hip: Proceedings of the Fifth Open Scientific Meeting of the Hip Society. St. Louis, CV Mosby, 1977; p 222.
18. Finerman GAM, Stover SL: Heterotopic ossification following hip replacement or spinal cord injury: Two clinical studies with EHDP. Metab Bone Dis 5:337, 1981.
19. Frances MD: The inhibition of calcium hydroxyapatite crystals by polyphosphonates and polyphosphates. Calcif Tissue Res 3:151, 1969.
20. Frances MD, Russell RGG, Fleisch H: Diphosphonates inhibit formation of calcium phosphate crystal in vitro and pathological calcification in vivo. Science 165:1264, 1969.
21. Freiberg AA, Cantor R, Freiberg RA: The use of aspirin to prevent heterotopic ossification after total hip arthroplasty. Clin Orthop 267:93, 1991.
22. Gebuhr P, Soelberg M, Orsnes T, Wilbek H: Naproxen prevention of heterotopic ossification after hip arthroplasty: A prospective control study of 55 patients. Acta Orthop Scand 62:226, 1991.
23. Gregoritch SJ, Chadha M, Pellegrini VD, et al: Randomized trial comparing preoperative versus postoperative irradiation for prevention of heterotopic ossification following prosthetic total hip replacement: Preliminary results. Int J Radiat Oncol Biol Phys 30:55, 1994.
24. Hamblen DL, Harris WH, Rottger J: Myositis ossificans as a complication of hip arthroplasty. J Bone Joint Surg 53B:764, 1971.
25. Healy WL, Lo TCM, Covall DJ, et al: Single-dose radiotherapy for prevention of heterotopic ossification after total hip arthroplasty. J Arthroplasty 5:369, 1990.
26. Ilstrup DM, Nolan DR, Beckenbaugh RD, Conventry MB: Factors

influencing the results in 2012 total hip arthroplasties. Clin Orthop 95:250, 1973.

27. Jasty M, Schutzer S, Tepper J, et al: Radiation-blocking shields to localize periarticular radiation precisely for prevention of heterotopic bone formation around uncemented total hip arthroplasties. Clin Orthop 257:138, 1990.
28. Jowsey J, Coventry MB, Robins PR: Heterotopic ossification: Theoretical consideration, possible etiologic factors, and a clinical review of total hip arthroplasty patients exhibiting this phenomenon. *In* The Hip: Proceedings of the Fifth Open Scientific Meeting of the Hip Society. St. Louis, CV Mosby, 1977, p 210.
29. Kantorowitz DA, Miller GJ, Ferrara JA, et al: Preoperative versus postoperative irradiation in the prophylaxis of heterotopic bone formation in rats. Int J Radiat Oncol Biol Phys 19:1431, 1990.
30. Kennedy WF, Gruen TA, Chessin H, et al: Radiation therapy to prevent heterotopic ossification after cementless total hip arthroplasty. Clin Orthop 262:185, 1991.
31. Kilgus DJ, Namba RS, Gorek JE, et al: Total hip replacement for patients who have ankylosing spondylitis: The importance of the formation of heterotopic bone and of the durability of fixation of cemented components. J Bone Joint Surg 72A:834, 1990.
32. Kim JH, Chu FC, Woodward HQ, et al: Radiation induced soft tissue and bone sarcoma. Radiology 129:501, 1978.
33. Kjaesgaard-Andersen P, Nafei A, Teichert G, et al: Indomethacin for prevention of heterotopic ossification: a randomized controlled study in 41 hip arthroplasties. Acta Orthop Scand 64:639, 1993.
34. Kjaersgaard-Andersen P, Ritter MA: Short-term treatment with nonsteroidal anti-inflammatory medications to prevent heterotopic bone formation after total hip arthroplasty: A preliminary report. Clin Orthop 279:157, 1992.
35. Kjaersgaard-Andersen P, Schmidt SA: Indomethacin for prevention of ectopic ossification after hip arthroplasty. Acta Orthop Scand 57:12, 1986.
36. Kjaersgaard-Andersen P, Schmidt SA: Total hip arthroplasty: The role of anti-inflammatory medications in the prevention of heterotopic ossification. Clin Orthop 263:78, 1991.
37. Kjaersgaard-Andersen P, Nafei A, Teichert G, et al: Indomethacin for prevention of heterotopic ossification. Acta Orthop Scand 64:639, 1993.
38. Konski A, Pellegrini V, Poulter C, et al: Randomized trial comparing single dose versus fractionated irradiation for prevention of heterotopic bone: A preliminary report. Int J Radiat Oncol Biol Phys 18:1139, 1990.
39. Kromann-Andersen C, Sorenson TS, Hougaard K, et al: Ectopic bone formation following Charnley hip arthroplasty. Acta Orthop Scand 51:633, 1980.
40. McMahon JS, Waddell JP, Morton J: Effect of short-course indomethacin or heterotopic bone formation after uncemented total hip arthroplasty. J Arthroplasty 6:259, 1991.
41. Mollan RAB: Serum alkaline phosphatase in heterotopic para-articular ossification after total hip arthroplasty. J Bone Joint Surg 61B:433, 1979.
42. Morrey BF, Adams RA, Cabanela ME: Compression of heterotopic bone after anterolateral transtrochanteric and posterior approaches for total hip arthroplasty. Clin Orthop 188:160, 1984.
43. Nolan DR, Fitzgerald RH, Beckenbaugh RD, Coventry MB: Complications of total hip arthroplasty treated by reoperation. J Bone Joint Surg 57A:977, 1975.
44. Nollen AJG: Effects of ethylhydroxydiphosphonate (EHDP) on heterotopic ossification. Acta Orthop Scand 57:358, 1986.
45. Nollen AJG, Sloof TJJH: Para-articular ossifications after total hip replacements. Acta Orthop Scand 44:230, 1973.
46. O'Connor JP: Animal models of heterotopic ossification. Clin Orth 346:71, 1998.
47. Pagnani MJ, Pellicci PM, Salvati EA: Effect of aspirin on heterotopic ossification after total hip arthroplasty in men who have osteoarthrosis. J Bone Joint Surg 73A:924, 1991.
48. Parkinson JR, Evarts CM, Hubbard LF: Radiation therapy in the prevention of heterotopic ossification after total hip arthroplasty. *In* The Hip: Proceedings of the 10th Open Scientific Meeting of the Hip Society. St. Louis, CV Mosby, 1982, p 211.
49. Pellegrini VD, Konski AA, Gastel JA, et al: Prevention of heterotopic ossification with irradiation after total hip arthroplasty. J Bone Joint Surg 74A:186, 1992.
50. Plasmans CMT, Kuypers W, Sloof TJJH: The effect of ethane-1-hydroxy-1, 1-diphosphonic acid (EHDP) on matrix induced ectopic bone formation. Clin Orthop 132:233, 1978.
51. Reis HJ, Kusswetter W, Schellinger T: The suppression of heterotopic ossification after total hip arthroplasty. Int Orthop 16:140, 1992.
52. Ritter MA, Gioe TJ: The effect of indomethacin on para-articular ectopic ossification following total hip arthroplasty. Clin Orthop 167:113, 1982.
53. Rosendahl S, Christofferson J, Norgaard M: Para-articular ossification following hip replacement. Acta Orthop Scand 48:400, 1977.
54. Seegenschmiedt MH, Goldmann AR, Wolfel R, et al: Prevention of heterotopic ossification (HO) after total hip replacement: Randomized high versus low dose radiotherapy. Radiother Oncol 26:271, 1993.
55. Seegenschmiedt MH, Martus P, Goldmann AR, et al: Preoperative versus postoperative radiotherapy for prevention of heterotopic ossification (HO): First results of a randomized trial in high risk patients. Int J Radiat Oncol Biol Phys 30:63, 1994.
56. Slatis P, Kiviluoto O, Santavirta S: Ectopic ossification after hip arthroplasty. Ann Chir Gynaecol 67:89, 1978.
57. Sodemann B, Persson PE, Nilsson OS: Nonsteroidal anti-inflammatory drugs prevent the recurrence of heterotopic ossification after excision. Arch Orthop Trauma Surg 109:53, 1990.
58. Stover SL, Hataway CJ, Zieglas HE: Heterotopic ossification in spinal cord injured patients. Arch Phys Med Rehabil 56:199, 1975.
59. Sundaram NA, Murphy JCM: Heterotopic bone formation following total hip arthroplasty in ankylosing spondylitis. Clin Orthop 207:223, 1986.
60. Sylvester JE, Greenberg P, Selch MT, et al: The use of postoperative irradiation for the prevention of heterotopic bone formation after total hip replacement. Int J Radiat Oncol Biol Phys 14:471, 1988.
61. Tani Y, Nishioka J, Inoue K, Hukuda S: Relation between ectopic ossification after total hip arthroplasty and activity of general inflammation in patients with ankylosing spondylitis. Ann Rheum Dis 5:634, 1998.
62. Thomas BJ, Amstutz HC: Results of administration of diphosphonates for the prevention of heterotopic ossification after total hip arthroplasty. J Bone Joint Surg 67A:400, 1985.
63. Tozun R, Pinar H, Yesiller E, Hamzaoglu A: Indomethacin for prevention of heterotopic ossification after total hip arthroplasty. J Arthroplasty 7:57, 1992.
64. Urist MR: The bone induction principle. Clin Orthop 53:243, 1967.
65. Urist MR, Hay PH, Dubue F: Osteogenic competence. Clin Orthop 64:194, 1969.
66. Urist MR, Strates BS: Bone formation in implants of partially and wholly demineralized bone matrix. Clin Orthop 71:271, 1970.
67. Van der Heide HJL, Koorevaar RT, Schreurs BW, et al: Indomethacin for 3 days is not effective as prophylaxis after primary total hip arthroplasty. J Arthroplasty 14:796, 1999.
68. van der Werf GJIM, Hasselt NGN, Tonimo AJ: Radiotherapy in the prevention of recurrence of para-articular ossification in total hip prostheses. Arch Orthop Trauma Surg 104:85, 1985.
69. Wahlstrom O, Risto O, Djerf K, Hammerby S: Heterotopic bone formation prevented by diclofenac. Acta Orthop Scand 62:419, 1991.
70. Walker LG, Sledge CB: Total hip arthroplasty in ankylosing spondylitis. Clin Orthop 262:198, 1991.
71. Warren SB, Brooker AB: Excision of heterotopic bone followed by irradiation after total hip arthroplasty. J Bone Joint Surg 74A:201, 1992.
72. Wurnig C, Eyb R, Auersperg V: Indomethacin for prevention of ectopic ossification in cementless arthroplasties: A prospective 1-year study of 100 cases. Acta Orthop Scand 63:628, 1992.
73. Wurnig C, Auersperg V, Boehler N, et al: Short-term prophylaxis against heterotopic bone after cementless hip replacement. Clin Orthop 344:175, 1997.

第 104 章

髋关节成形术假体周围骨折

David G. Lewallen，Daniel J. Berry

髋关节成形术中，股骨假体周围骨折对预后的影响不尽相同，小到几乎无任何影响，大到灾难性的甚至无法重建[1,4,16,26,28,32,45,53]。更好的治疗规范、改良的假体、精良的手术技术，在这个充满挑战问题的处理上已取得了显著进步。骨折有可能发生在手术中，伴随严重创伤或在假体松动、骨溶解、局部应力增高时日复一日的日常负重中。假体周围骨折发生的频率不断升高，大部分出现在髋关节置换后 30 年的患者中，且数量在不断增加。现在越来越了解这些骨折的病因、预防措施和骨折的处理。自从上一版本出版后，对髋臼骨折的发生率和处理更加充分，这些将在本章的最后部分讨论。

股骨骨折

分类

股骨骨折常按其发生的解剖部位、病因以及和关节成形术的关系来描述。

按股骨骨折发生的时间可分为两类：①术中骨折。指发生在关节成形术中或取出以前失败假体的过程中；②术后骨折。指发生在手术后几天、几个月或几年。

股骨骨折的原因并不总是那么清楚，但是如果可能，按病因分类将有助于治疗与远期问题的预防。一个创伤导致的急性假体周围骨折和一个因压力增加比如螺丝孔或皮质窗造成的骨折，其处理方法是不同的，此外，这两种情况都不同于假体柄周围的应力型骨折。

虽然以上的考虑都是很重要的，但大多数分型都是根据骨折线的位置、类型以及和假体的关系来进行分类的，而且通常更关注骨折与假体柄远端的关系，因为它显著影响治疗方法的选择和预后。

Whitaker 等使用三区分类：骨折在小转子以上为Ⅰ型，小转子以下到假体柄远端为Ⅱ型，在假体柄远端或以下者为Ⅲ型[54]。Bethea 等也建议分为三型：骨折在股骨远端到假体柄远端为 A 型，股骨近端到假体柄远端为 B 型，粉碎型骨折包括股骨近端的粉碎型骨折为 C 型[4]。

Johansson 等也建议了另一种三型分类：Ⅰ型为股骨近端到假体柄远端的骨折；Ⅱ型为累及近端和远端的骨折包括一个长螺旋型骨折；Ⅲ型为整个股骨远端到假体柄远端的骨折[26]。

由于非骨水泥假体的采用，术中股骨裂纹以及骨折的发生率明显增加[37,43,55]，骨折的分类被建议应指明是完全型还是非完全型以及分为股骨近端骨折和远端骨折[45]。

Morrey 等[38]结合以上讨论过的分类将非骨水泥假体术中骨折分为以下几型：骨折发生在股骨近端到小转子且无位移为ⅠA 型；骨折同ⅠA 型但发生 2 mm 或以上移位为ⅠB 型；骨折在小转子与股骨峡部之间且无移位为ⅡA 型；骨折同ⅡA 型但发生 2 mm 或以上移位为ⅡB 型；骨折发生在股骨峡部到股骨远端且无移位为ⅢA 型，骨折同ⅢA 型但发生 2 mm 或以上移位为ⅢB 型(图 104-1)[27]。由于有些股骨破裂的病例发生在插入假体的准备过程中，所以这个分型系统对非骨水泥假体更适用，同时也参考了股骨的解剖结构。

在回顾 26 份报道(包括几个更早引用的分类)共 87 名患者的基础上，Mont 等提出一个六型的分类：转子间骨折(Ⅰ型)、股骨近端骨折(Ⅱ型)、横跨假体柄远端的骨折(Ⅲ型)、假体柄远端骨折(Ⅳ型)、粉碎性骨折(Ⅴ型)、髁上骨折(Ⅵ)[36]。

Duncan 和 Masri 提出了一个修正的分类系统，分为三型：A 型，转子骨折；B 型，假体周围或假体柄远端处的骨折；C 型，假体以下的骨折(图 104-2)。在这个分类方案中 A 型分为两个亚型：A_1 型，小转子骨

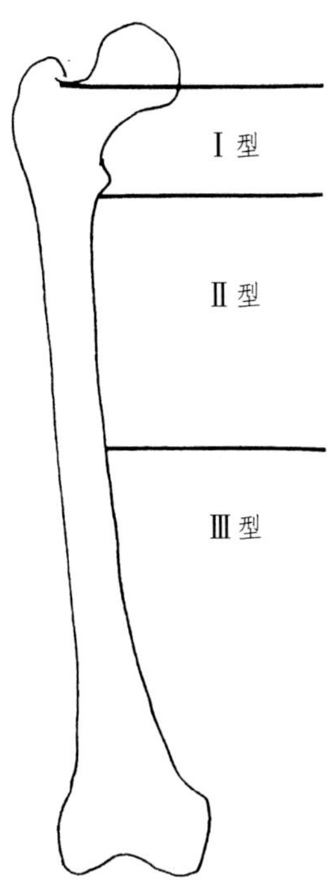

图 104-1　术中骨折的 Morry 分型。分型与股骨的解剖位置有关并根据是否移位分为亚型。(From Morrey BF, Kavanagh BF: Complications with revision of the femoral components of total hip arthroplasty: Comparison between cemented and uncemented techniques. J Arthroplasty 7:71, 1992.)

折,A_2 型,大转子骨折。B 型骨折分为 B_1 型,假体柄稳定,B_2 型假体柄松动和B_3 型股骨近端骨质很差，且通常有粉碎型骨折或明显的骨溶解[10]。这个分类系统很好地指导了骨折处理方法的选择,是目前应用最广泛的分型方法。

发生率

术中骨折

股骨骨折的发生率在初次骨水泥髋关节成形术中为 0.1%~3.2%,在骨水泥翻修术中大约为 3%~12%(表 104-1)。在初次非骨水泥髋关节成形术和翻修术中,术中骨折发生率为 3%~46%,很明显,非骨水泥假体的应用,为了达到假体与股骨髓腔紧密固定的目的,术中骨折的发生率显著增高[16,17,32,33,38,45,46,53]。

术后骨折

文献报道股骨骨折发生在术后几天到十几年或更长的时间[1,13,22,24,26,30,31]。很多发生骨折的患者在这次关节成形术之前都行过关节成形术或其他类型的髋部手术(表 104-2)。Adolphson 等随访了 32 例髋关节成形术后发生股骨骨折的患者,发现 62%的患者都曾做过两次或更多髋部手术[1]。Bethea 等报道 31 例假体周围骨折中 18 例(60%)至少曾有两次手术且 75%患者在骨折前存在着由于不成功的髋关节成形术而导致的假体松动或皮质变薄[4]。

梅奥诊所经验

大多数髋关节成形术后骨折的报道都是关于骨水泥假体的,而非骨水泥假体的初次成形术或翻修术后骨折发生率的数据还很有限。为了更好的了解这一情况,我们查阅了 1969~1998 年间梅奥诊所髋关节置换的数据库，梅奥诊所共实施了 30 329 例髋关节成形术,其中 6349 例是翻修术,大约 1/5 患者使用非骨水泥假体(表 104-3)[2]。

术中　总的来说,在初次髋关节成形术,术中股骨骨折发生率为 1%,在翻修术中为 7.8%(表 104-4)。根据固定技术的不同,骨折发生率变化很大,在 20 859例初次骨水泥髋关节置换术中为 0.13%，而在 3121 例初次非骨水泥髋关节成形术中为 5.4%。翻修术中 4813 例使用骨水泥假体的骨折发生率为 3.6%，1536 例使用非骨水泥假体的骨折发生率为 20.9%。这些术中股骨骨折,许多是微不足道的股骨裂纹,但是有些却很严重,甚至改变股骨重建的方法。

术后　梅奥诊所,23 980 例初次髋关节成形术后有 1.1%发生骨折,翻修术后则更高,6349 例中有 4%发生骨折。

影响因素

无论在术中还是在术后,都有很多因素单独和联合地影响着股骨骨折的发生,这些因素可笼统地分为患者相关因素、手术医师控制因素和假体设计因素(表 104-5)。

患者相关因素

骨水泥假体翻修术中股骨骨折的发生率是初次骨水泥髋关节成形术的 12 倍,非骨水泥假体翻修术是非骨水泥初次关节成形术的 4 倍。通常假体的松动而导致先前假体植入失败,这也是骨溶解和骨质变差的原因[18]。髋关节成形术后的骨溶解是增加术中骨折风险最普遍的一个因素(图 104-3)。骨质疏松,无论是由于年老还是废用引起的，以及其他骨的疾病都会使假体周围骨折发生率增加。假体柄远端或附近股骨皮质穿孔，会使该处的皮质缺失，从而明显增加翻修术中或手术后骨折的风险(图 104-4)。

Ferguson 等报道，曾经行转子间截骨术的患者，术中股骨骨折发生率为 33%，骨折发生的原因是由于螺丝钉孔或更大的缺损导致应力集中[14]。骨折的机制类似于骨直径 50%大小的圆筒状缺损会使骨的扭转强度减少 62%，使骨的强度减少 82%[11]。当缺损恰好在假体柄尖处时这个作用会更大。

手术医师控制因素

手术中复杂多样的因素应该特别注意，它们包括手术暴露、假体和骨水泥的取出、骨准备、假体柄置入和假体的设计特点。

手术暴露

在翻修术中，必须注意将股骨近端充分暴露，确保暴露髋臼和更好观察股骨髓腔。根据瘢痕形成的数量和周围软组织的质量来决定切口大小，对有些病例可能需要延长切开，良好的术野暴露不仅可以避免关节脱位时过度的扭转，而且有助于充分清洁和准备股骨髓腔。股骨大转子延长截骨可以显著减少骨折的发生。

假体取出

即使是松动的假体，取出假体时必须小心操作，避免造成转子骨折或撕脱(图 104-5)。

骨水泥清除

使用骨刀或高速电转来清除骨水泥会明显增加股骨穿孔或骨折的危险，大转子延长截骨术的采用显著减少了疏忽导致的股骨皮质穿孔的风险(图 104-6)。超声引导工具的使用也对降低骨折风险有很大的帮助。

骨准备

无论是初次髋关节成形术还是在翻修术，由于股骨解剖变异和股骨近端骨质减少，导致股骨准备变得很复杂，为了控制非骨水泥假体的旋转，最佳的股骨髓腔准备是必需的。股骨颈和股骨距的内侧和前方是骨折易发区域，特别是干骺端固定假体。

假体置入

术中骨折最多发生在植入非骨水泥柄紧密压配过程中。有一点很重要，那就是要知道有些假体比相应的锉大一些，插入一个只比锉大 0.5 mm 的假体柄都会使股骨近端造成很大的劳损甚至骨折[18]。假体柄的长度也有影响，在翻修术中，取得几个固定点骨的直

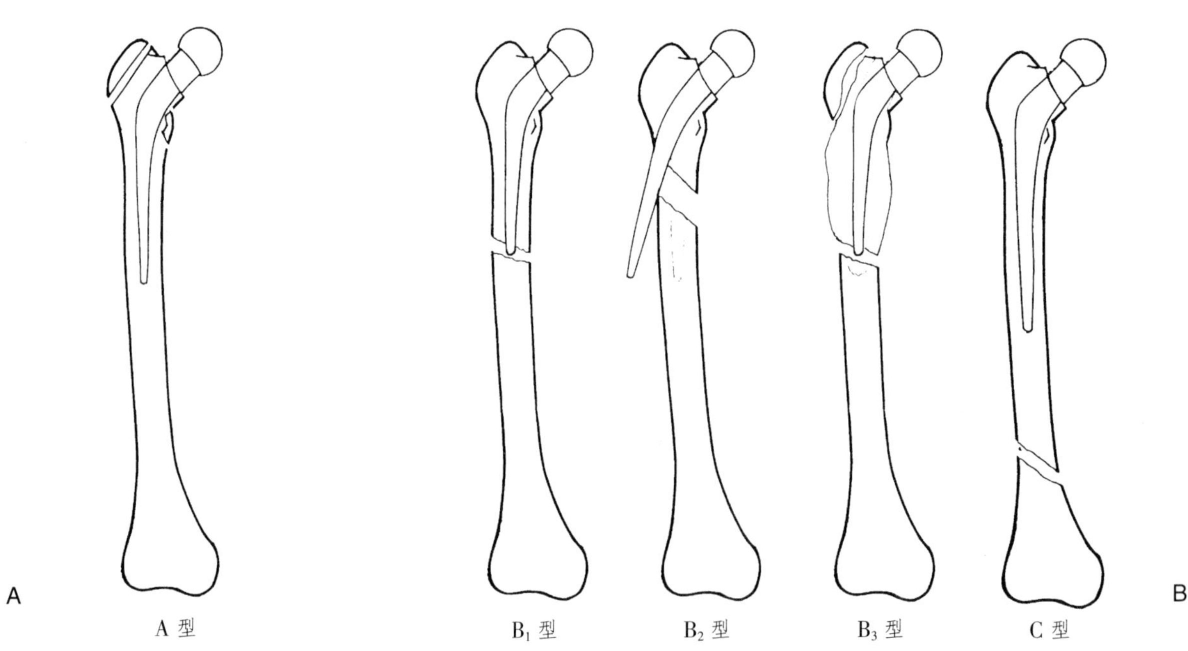

图 104-2 按 Duncan 和 Masri 建议的髋关节成形术股骨假体周围骨折的分型。(A) A_1 型骨折在小转子(A_2 型骨折在大转子，未图示)。(B) B_1 型骨折在假体柄周围或恰好在假体柄以下且柄固定良好。B_2 型骨折在假体柄周围或恰好在假体柄以下且柄松动。B_3 型骨折在假体柄周围或恰好在假体柄以下但股骨近端骨质很差。C 型骨折在假体柄以下。(From Duncan C, Masri BA: Fractures of the femur after hip replacement. Instr Course Lect 44:293, 1995.)

表 104-1　髋关节成形术中股骨骨折发生率

参考文献(年)	初次对翻修	骨水泥对非骨水泥	柄的类型	总病例数	骨折发生率(%)
Taylor 等[52](1978)	都有	骨水泥	多样	14 000	1
Federici 等[13](1988)	都有	非骨水泥	多样	122	4.1
		骨水泥	多样	480	1.7
Fitzgerald 等[16](1988)	初次	非骨水泥	多样	499	3.5
	翻修	骨水泥	多样	131	17.6
Christensen 等[6](1989)	翻修	骨水泥	未注明	159	6.3
Schwartz 等[45](1989)	初次	非骨水泥	AML	1059	3
	翻修	非骨水泥	AML	259	3
Stuchin[51](1990)	都有	非骨水泥	多样	79	13
Morry 和 Kavanagh[38](1992)	翻修	非骨水泥	BIAS*	91	18
		骨水泥	多样	94	3
Malkani 等[32](1993)	翻修	非骨水泥	Osteonics 长柄	69	46
Trousdale 和 Morrey[53](1994)	翻修	非骨水泥	BIAS*	96	19

AML:解剖髓锁定。

*Bias, Zimmer International, Warsaw, IN.

参考文献见 6,13,16,32,38,45,51-53。

径是很有必要的,这几个固定点的位置一定应超过由于皮质缺损或孔洞所导致的应力增高的部位[30]。然而,在使用非骨水泥假体柄的手术中增加柄的长度也增加了术中骨折或股骨破裂的风险[25,32,51,53]。在使用长柄同时柄近端横切面又很大或假体两面都设计成楔形的病例中,这样的风险最高[29],因为患者股骨的弧度同假体的弧度不匹配。

假体设计因素

有几个假体设计参数影响骨折的发生,特别是在非骨水泥假体中,它们包括柄长、柄的弧度(与患者股骨前弓是否相符合)和柄近端的几何形状,一些比通常的假体大的设计更易导致股骨的劈裂。在初次手术和翻修术中,特别是在翻修术中应该准备多个型号和形状的假体以选择最合适的,现在可供选择的假体越来越多,因此允许患者在某种程度上选择效价比更高的假体。

最后,选择熟悉的假体是很必要的,找到最合适的从而避免髓腔扩大不够或打锉不够而造成的系列问题。

假体周围骨折的预防

无论是在初次成形术或翻修术或一些成形术的后续手术中,以下几点意见是很重要的。预防总比治

表 104-2　髋关节成形术后骨折发生率

参考文献(年)	初次对翻修	骨水泥对非骨水泥	柄的类型	总髋数	骨折发生率(%)	随访	骨折平均时间(范围)
McElfresh 和 Coventry[33](1974)	都有	骨水泥	Charnley	5400	0.1	-	107 个月(术后 4~20个月)
Scott 等[46](1975)	都有	骨水泥	多样	?	0.1	估计	1.5~12 个月
Adolphson 等[1](1987)	都有	骨水泥	多样	1539	1.1	3.2 年	2.5 年
Fredin 等[17](1987)	初次	骨水泥	无特殊	1961	0.6	54 个月(骨折后 12~92 个月)	58 个月(2~142 个月)
Lowenhielm 等[31](1989)	初次	骨水泥	多样	1442	1*	15 年以上	3.1 年(3 个月~10 年)

*15 年中,累计术后骨折的风险=25.3/1000。

参考文献见 1,17,31,33,46。

表 104–3 髋关节成形术假体周围股骨骨折

	例数	骨折数	百分数
初次手术术中骨折	23 980	170	1
骨水泥	20 859	68	0.3
非骨水泥	3121	170	5.4
翻修术术中骨折	6349	497	7.8
骨水泥	4813	175	3.6
非骨水泥	1536	322	20.9
初次手术术后骨折	23 980	262	1.1
翻修术术后骨折	6349	252	1.1
总数	30 329	1249	4.1

疗更好，意见如下：

1. 放大的高质量的多角度的术前 X 线片。
2. 仔细的术前计划和模版测量。
3. 在取出假体时要切除足够的骨和瘢痕组织避免转子骨折。
4. 灵活运用假体，特别是在翻修术中，不要寄希望于一个假体就能解决所有问题。
5. 翻修术中可采用股骨大转子延长截骨。
6. 避免股骨穿孔或造成骨缺损。
7. 在高危患者手术中，使用锉或插入柄之前环扎股骨[22]。
8. 髓腔中不能有过多碎屑。
9. 在骨准备过程中要正确的调准器械。
10. 排除骨有创伤或突起的局部区域。
11. 柄要超过皮质缺损或应力集中的部位。
12. 耐心(见图 104–5)。
13. 准备或插入时术中照片。
14. 定期照片随访了解将要发生的骨折和骨溶解。

治疗方法

非手术治疗

如果骨折稳定并且假体固定良好，采取非手术治疗如石膏固定和避免负重是有效的，移位极小的转子骨折用这种方法处理是合理的[21,42]。对移位的股骨干骨折，过去的非手术治疗包括石膏或石膏支具固定，并建议用以此作为替代手术干预。各种结果报道表明非手术治疗增加了股骨愈合不良和不愈合以及其他更多的全身并发症风险(图 104–7)[4,26,35,54]。费用增加和由于延长牵引和卧床时间而导致的并发症，以及骨折并发症的高风险使得这种处理方法除了在一些特殊情况下已没有了生命力。

环扎固定

股骨假体周围骨折的处理方法主要是环扎固定，在股骨长的斜形骨折或螺旋形骨折中环扎钢丝和现在更常用的线缆和尼龙带可以绕过股骨[15,28,47,50]。要求股骨柄超过骨折远端和避免广泛软组织剥离，可以同时增加颗粒骨和皮质骨板移植(图 104–8)[40]。若大部分骨折线的髓内没有假体柄的支持保护，单独使用环扎达不到足够的机械强度。

在风险高的病例中预防性使用环扎能预防骨折发生[13]，在手术中假体柄插入时发生的长螺旋性骨折也可以采用环扎术[8,16,23,48]。

股骨翻修

假体周围骨折合并假体松动时选择翻修手术。在翻修手术中可以选择用骨水泥假体或非骨水泥假体，

表 104–4 梅奥诊所髋关节成形术股骨骨折发生率

手术	术中骨折(%)	术后骨折(%)
初次(数量=19 657)		
骨水泥	0.1	0.6
非骨水泥	3.9	0.4
总数	0.5	0.6
翻修(数量=4397)		
骨水泥	1.9	2.8
非骨水泥	14.0	1.5
总数	5.0	2.4

表 104–5 髋关节成形翻修术股骨骨折：影响因素

患者	手术医师控制	假体
骨质疏松	暴露	型号数字
体型小	假体移除	近端边缘的影响
畸形	骨水泥移除	柄长
骨溶解/松动	骨准备	柄的弧度
先前手术史(有缺损)	假体大小(错配)	器械
创伤	假体置入	固定
过度负重	术后处理	柄的稳定性

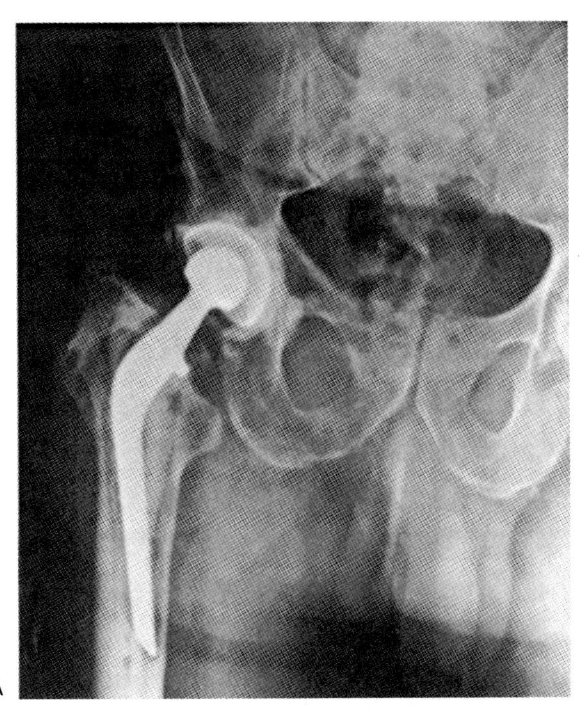
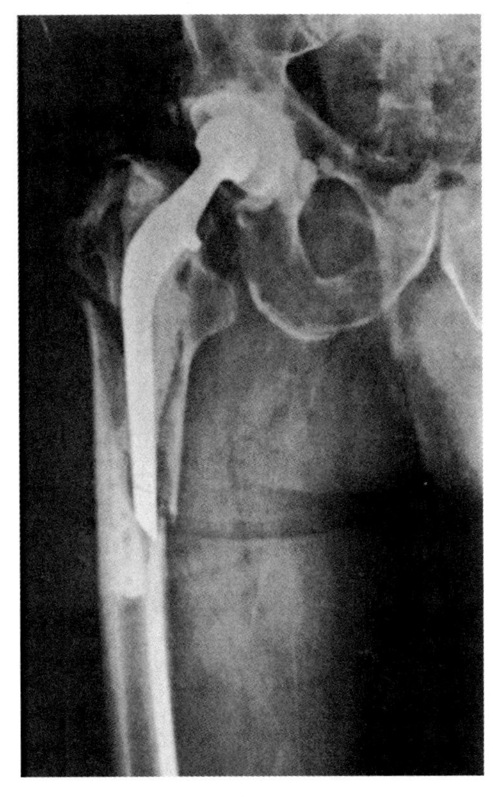

图 104–3　(A)置入术后 7 年明显的假体周围骨溶解。患者因为只有中度疼痛推迟了本该实施的翻修术。(B)3 个月后，摔了一跤发生假体周围骨折。

通常也需要环扎、钢板固定或皮质骨板移植等辅助固定(图 104–9)。研究表明，钢板环扎固定比骨板环扎固定更有优势[50]，骨水泥固定增加了稳定性，只要骨水泥没有挤入骨折端，骨也是可以愈合的[5,9]，这就特别适用于那些骨质较差的老年患者[4]。非骨水泥股骨假体特别是多孔全涂层假体能获得远端固定，促进股骨近端的重建和局部骨移植生长。当情况需要时，辅助固定也是很有效的。

明显的粉碎性骨折合并广泛骨溶解可能需要置入股骨近端植入体，可以是股骨近端假体或同种异体骨–假体复合物(图 104–10)或断裂的股骨柄，这样可使骨折远端获得轴向和旋转稳定。老年患者想要很快获得活动功能可采用股骨近端植入体，采用同种异体骨–假体复合物可以使同种异体骨包裹破碎的股骨促进软组织贴附，改善髋关节稳定性和功能恢复(图 104–11)。如今，可组配式假体设计可以处理最严重的问题，而不需要传统的假体或骨板，改良转子截骨术的使用可增进这种处理效果(图 104–12A 和图 104–13)。

切开复位和内固定

切开复位和内固定处理假体固定良好，假体柄功能良好，骨折发生在假体柄尖处的 VancouverB_1 型骨折很受限制，常规加压钢板固定价值不大，可幸的是现在设计的钢板允许并适用于环扎钢丝固定[39]，采用这些装置能坚强地固定骨折，更少地切除软组织，减少对骨水泥鞘的侵犯或减少假体柄对骨折点近端的骨质的刮伤(见图 104–12)。

实验证据显示，钢板环扎重建是十分稳固的，统计学上显示比环扎和骨板移植更坚固[8,29,56]。多中心研究报道表明，Vancouver B 型骨折采用钢板和骨板移植或单独骨板移植会取得极好的结果，采用骨板移植，在手术中最低限度剥离骨膜能增加髋部骨折的机械稳定，促进骨折愈合[19]。

骨移植

在很多假体周围骨折的病例中，即使固定很好，但在手术中破坏了髓内和髓外的血供很可能造成骨的延迟愈合和不愈合(见图 104–11)。松质骨移植可以预防这些并发症并且应该常规使用。

皮质骨板移植[12]已经被证明是很有效的，特别是使用在股骨假体周围骨折中，单根或多根皮质骨板单独使用或者联合常规钢板固定可以增加机械性稳定和促进骨折愈合(见图 104–8)。用电钻或锯将骨板塑性

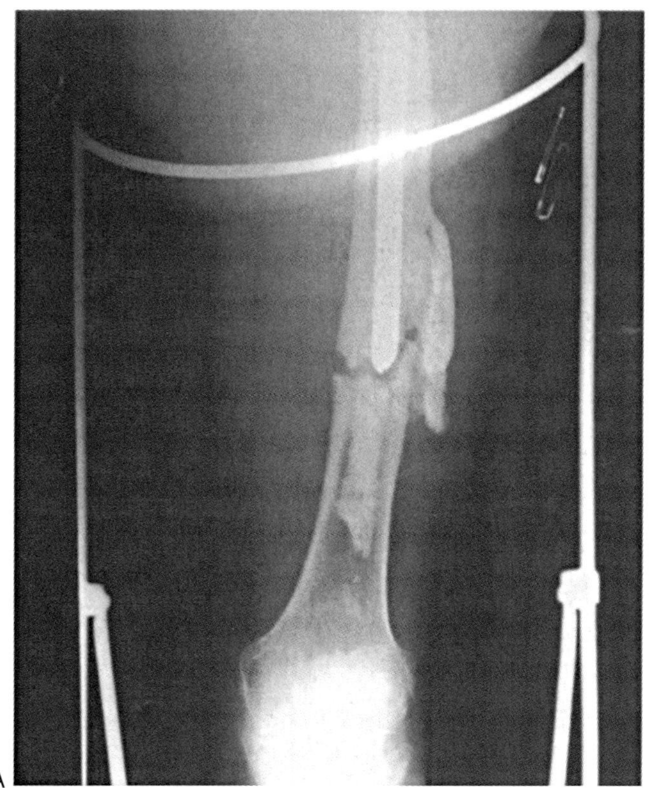

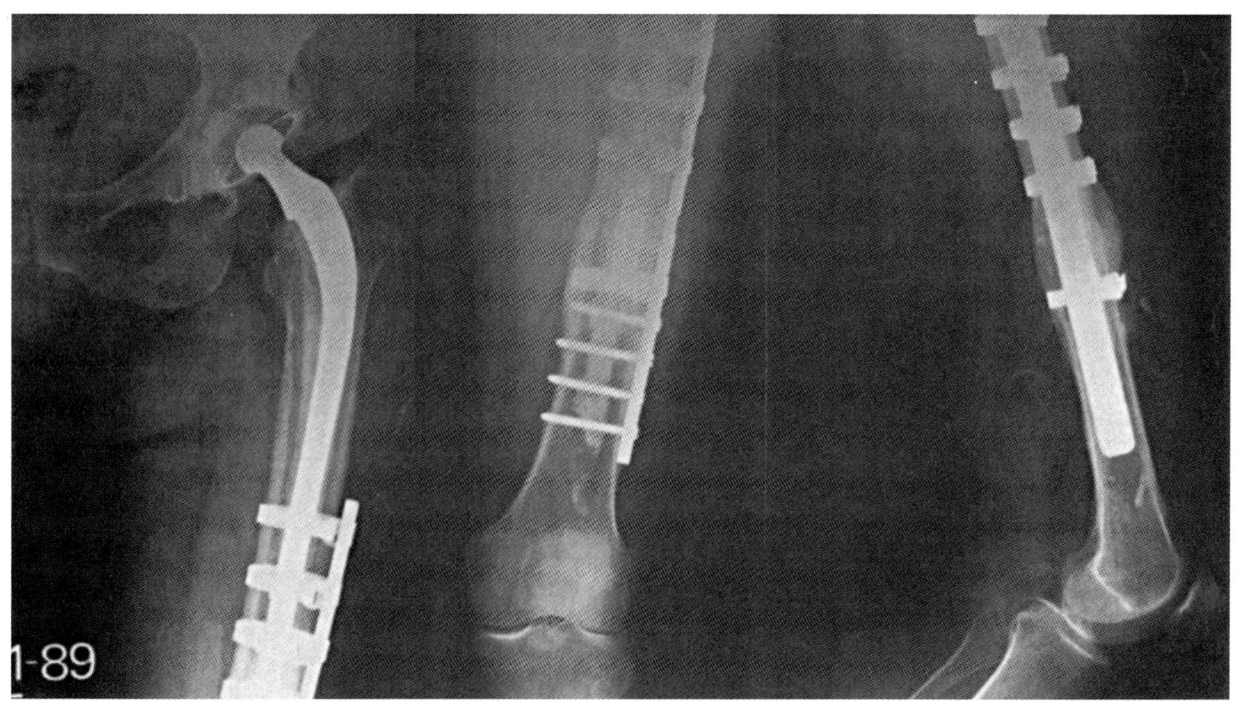

图 104-4 (A)髋关节成形翻修术时骨水泥穿出假体柄尖股骨髓腔造成股骨缺损。(B)在未破坏假体柄固定的前提下用一个 Ogden 型钢板成功治疗由于应力增高造成的骨折。

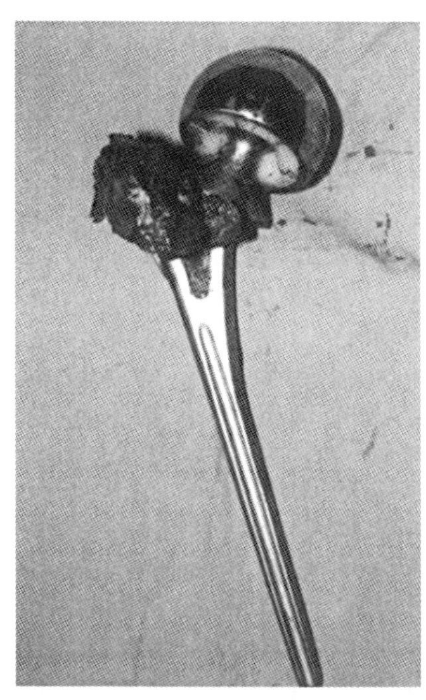

图 104-5　在内置物取出过程中如果不仔细操作即使在常规翻修术中也可能造成骨折，如上图在仓促拔出一个明显松动的压配假体时造成了转子骨折。

使其跨过骨折端，与宿主骨贴合良好，然后再用钢丝或缆线将其环扎固定，骨板下面和所有间隙中植入松质骨以加快股骨骨折的愈合。文献报道，在髋关节翻修术中采用皮质骨板的患者，移植骨板与宿主骨骨愈合率很高，在随访中 90%的患者移植骨板达到了影像学愈合[12]。对于骨质疏松的患者，用两根骨板以预防紧绷的缆线或钢丝切入患者柔软的，变得疏松的骨中。

结果

从本书过去的版本出版后，我们得到更多关于治疗结果的信息。

历史结果

1982 年，Bethea 等报道了 31 例骨折发生在关节成形术后 4 周~10 年[4]，其中 65%的病例在骨折前有假体松动或皮质破坏，非手术治疗的结果都很差，在这组病例中采用长柄假体翻修的结果是最好的[4]。

Johansson 等报道了 37 例骨折，包括 23 例术中骨折和 14 例术后骨折，随访 2~9 年，平均 3.9 年。非手术和手术治疗均使用于本组患者，手术治疗包括环扎、钢板固定和翻修术；部分患者翻修术采用长柄，部分则没有；其中 60%患者发生并发症，43%为术中骨折患者，36%为术后骨折患者[26]。

Fitzgerald 等报道了梅奥诊所术中骨折的一些早期经验[16]。该回顾性研究记录了某种非骨水泥假体，包括 23 例翻修术和 17 例初次髋关节成形术的术中骨折，23 例翻修术骨折中有 18 例是小转子以上的骨折，所有 40 例骨折中 37 例使用环扎术，最后一次随访 40 例中有 3 例假体松动或失败，并且认为都是骨折造成的。

现在结果

术中骨折

Schwartz 等回顾了 1059 例初次成形术和 259 例

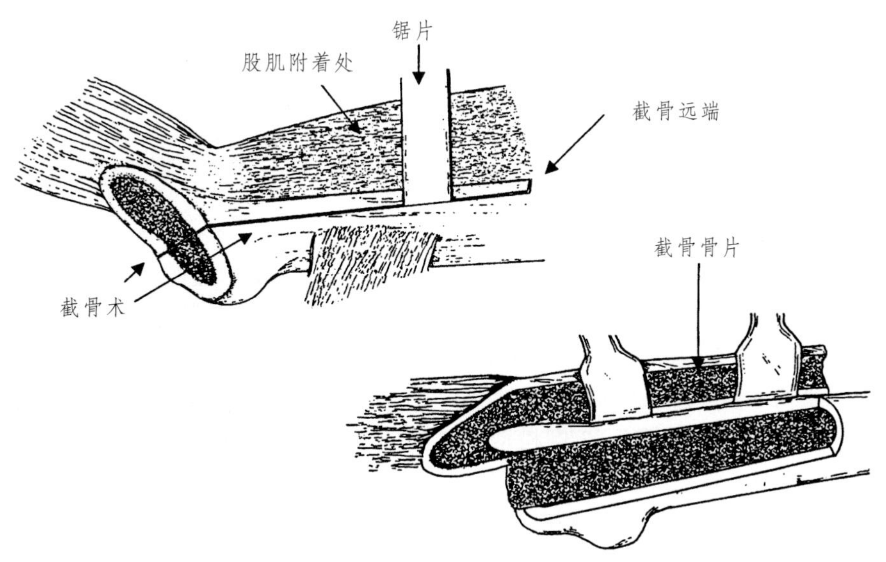

图 104-6　在骨水泥移除过程中大转子延长截骨明显降低了皮质穿孔和骨折。

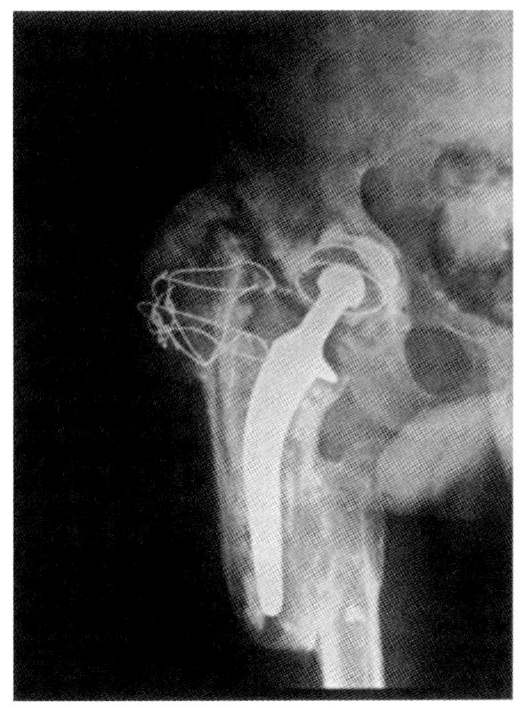

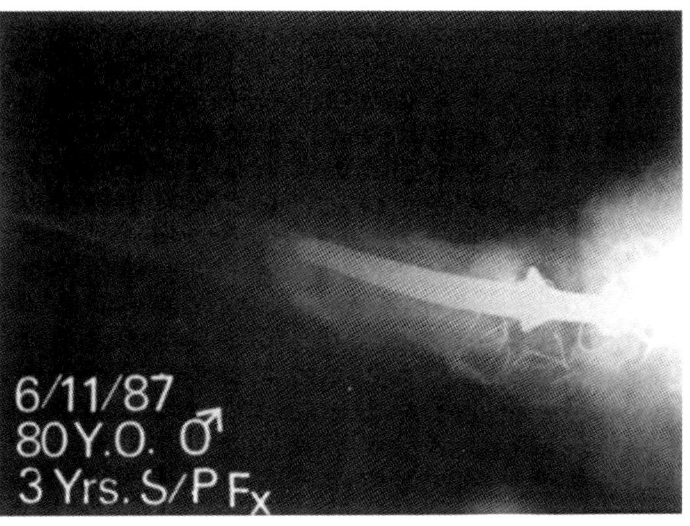

图 104-7 假体周围股骨骨折保守治疗3年后股骨畸形愈合,不同时进行截骨就不可能翻修松动和疼痛的假体。

翻修术,这些手术均采用非骨水泥多孔表面股骨假体,翻修和初次成形术组骨折发生率均为3%[45]。股骨近端骨折都使用了全涂层或4/5涂层假体柄加环扎术,若是骨折发生在假体柄尖远端且为完全型骨折都采用了切开复位和内固定,术后37个月没有一例患者发生任何副作用。

术后骨折

Haddad等报道了Vancouver B_1型假体周围骨折多中心治疗结果,这些骨折股骨假体都固定良好,骨折部位都靠近假体柄尖[19]。所有骨折都采用包括皮质骨板移植的内固定治疗,19例只用了两块皮质骨板,21例使用骨板移植联合外侧金属钢板固定。40例骨折中39例愈合,没有明显的愈合不良。作者推测皮质骨板的使用能增强机械稳定性,也能促进发生在高应力区域的困难骨折愈合。

Springer等报道了现代梅奥诊所采用关节翻修术治疗假体周围股骨骨折的经验[49]。共随访了120例髋,至少为翻修术后2年(平均5.1年)。22例股骨假体被翻修或被移除,包括11例松动、5例感染、3例松动合并不愈合、2例复发移位和1例新发股骨假体周围骨折。剩下的98例患者中,78例没有疼痛或只有轻微疼痛,其中70例需要一支手杖辅助行走或不需要。若将翻修、移除假体、X线片上假体松动或骨不愈合定义为

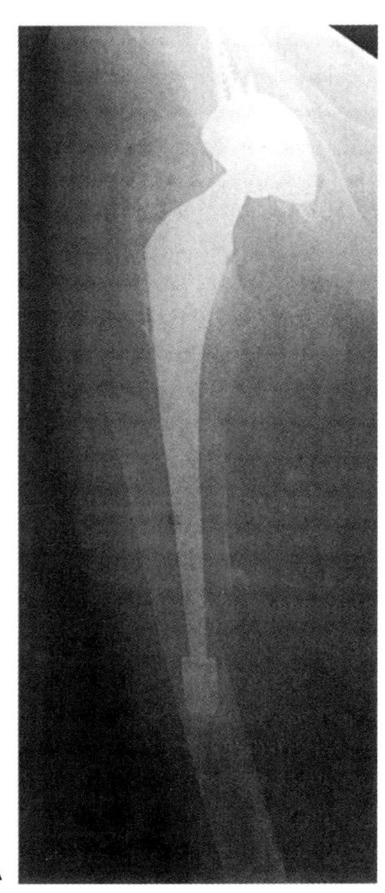

图 104-8 (A)Vancouver B_2型骨折柄松动但骨质良好。(待续)

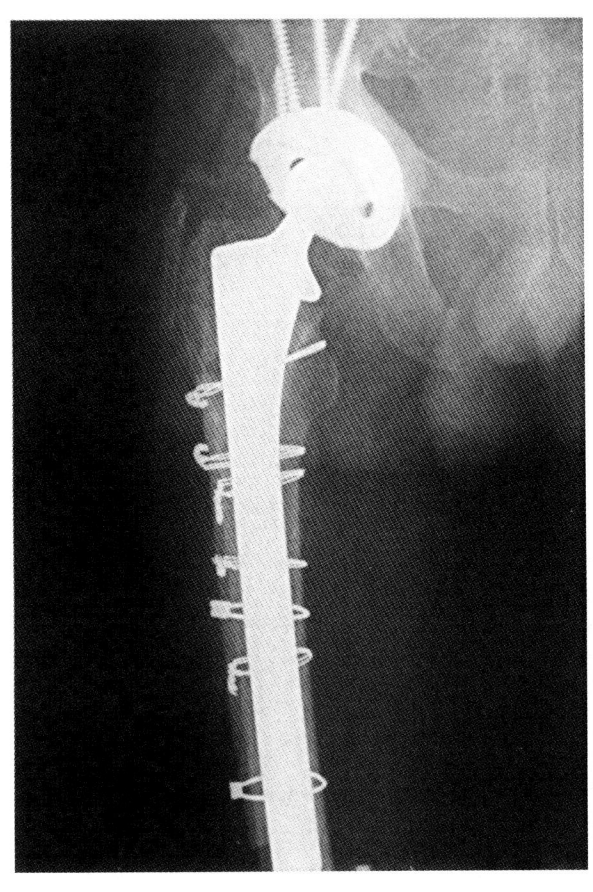
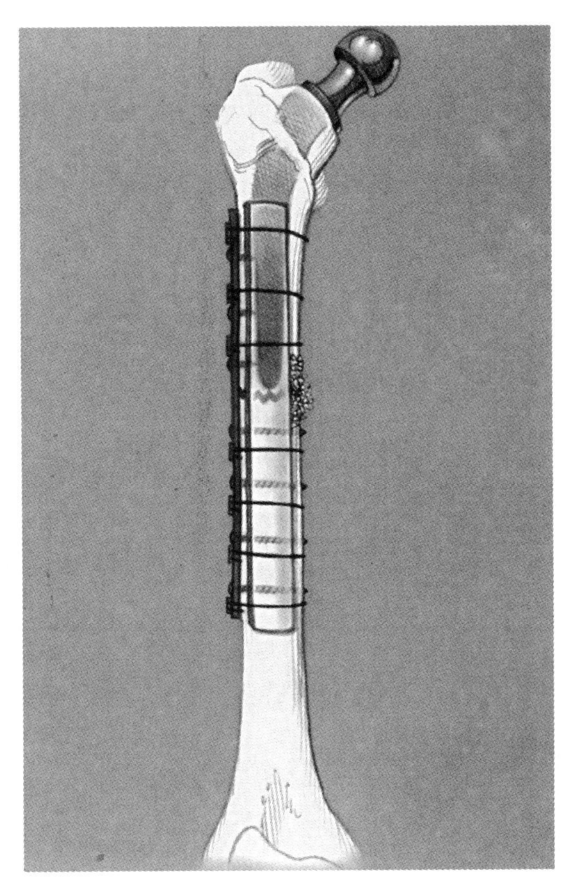

图 104-8(续)　(B)使用全涂层假体柄和骨板移植翻修。(C)若需要更好的稳定性,可合并使用一块钢板,与骨板成 90°角固定。

关节成形术失败，则 42 例骨水泥假体中有17 例,28 例近端多孔表面非骨水泥假体中有 19 例,32 例全涂层多孔表面中有 8 例,18 例异体骨假体复合物或股骨假体中有 7 例失败。虽然治疗组的患者并不是完全相同，但是使用全涂层多孔表面假体的预后是最好的，使骨折远端得到了固定,很好地保护了股骨骨干。如果患者的骨质条件允许采用非骨水泥假体,维持机械稳定性和使骨折端达到生物学固定,它是翻修大多数股骨假体周围骨折最好的选择方法。

假体周围股骨骨折不愈合是一个常见和独特的极富挑战的问题。Crockarell 等报道了 23 例这样的病例,并得出结论这是一个发生率很高的并发症,并且其功能预后相对很差[7]。作者指出在初次假体周围骨折时选择最佳治疗方法预防这个问题最为重要。

作者的建议

我们更倾向按 Duncan 和 Masri 的方法来分类假体周围骨折,因为当灵活使用这个分类方法时,对治疗的指导是很有价值的。Vancouver A 型骨折(发生在大转子或小转子的骨折)若骨折移位很小且假体功能良好,可采用非手术治疗。然而大多数这样的骨折都合并了假体周围骨溶解,这些有明显骨溶解的假体通常说明应采用手术治疗,这些骨折几乎都是发生在骨质很薄的部位并且通常固定不好。在治疗这样的骨折时我们倾向于先保守治疗几个月，很多病例能愈合，然后再手术处理承重面磨损和假体周围骨溶解这些问题。通常转子处很薄的骨壳能被周围完整的软组织所保护,骨溶解骨缺损可植骨,如果假体固定良好可保留。同时也采用一些减少磨屑的措施,如更换聚乙烯内衬和更换股骨头。

对绝大多数 Vancouver B 型骨折(发生在假体柄周围或柄尖处的骨折)均采用手术治疗。对 Vancouver B_1 型骨折(发生在柄尖处骨折且柄固定良好,功能良好),通常采用内固定，我们更喜欢的方法是外侧使用线缆钢板,前面皮质骨板移植固定。这种线缆钢板可以采用螺钉固定骨折远端和环扎固定骨折近端,除了近端线缆固定,我们也尝试单皮质螺钉,或者将螺钉从钢

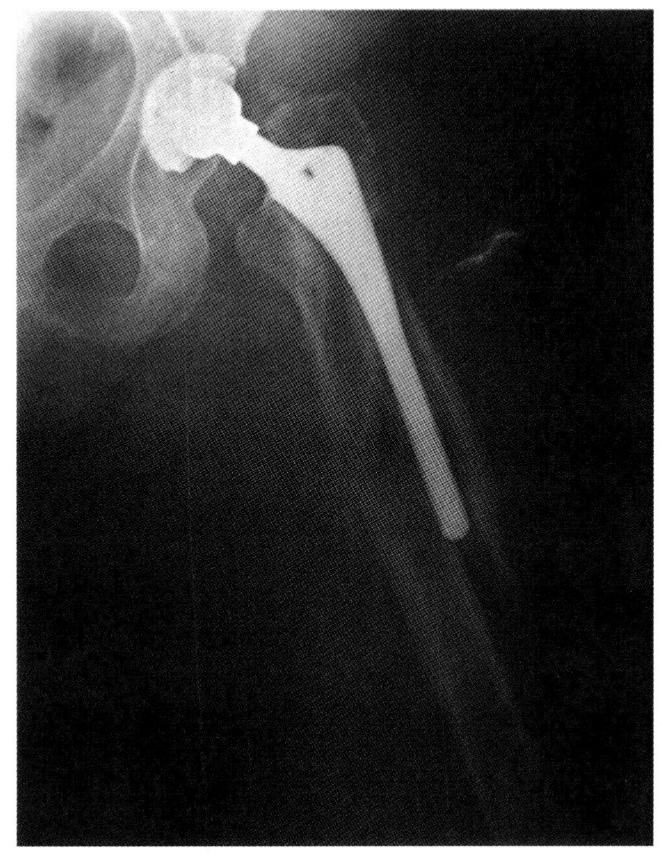

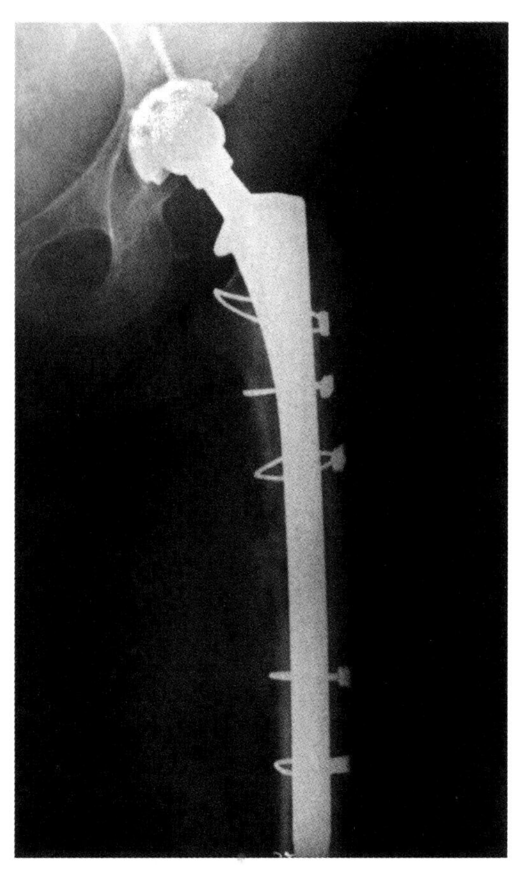

图 104–9 Vancouver B_2 型发生在骨溶解致使骨质很差的假体周围骨折(A)使用全涂层股骨假体翻修术后。所有骨碎片血供被保留且在未使用骨板移植情况下骨折愈合(B)。

板以一定的角度旋入骨质近端的后方皮质,因为这样的螺钉可以增加稳定性。在内固定操作中要尽量避免过度剥离骨膜,在骨折处进行自体骨移植能够促进骨折愈合。

对 Vancouver B_2 型骨折(发生在假体柄或柄尖处骨折且假体松动),我们倾向于股骨假体翻修。根据患者一般情况、骨的质量和骨折类型,个体化选择股骨假体固定。在骨质很差的老年患者中,对那些可以解剖复位的简单骨折使用长柄骨水泥假体,重要的是避免将骨水泥挤入骨折处而降低骨愈合,但是对大多数这种类型的骨折我们都使用长柄非骨水泥假体。治疗的关键是:①获得骨折稳定;②获得假体稳定;③为骨折愈合创造有利的生物环境。在大多数情况下为了达到这些目的,我们使用非骨水泥长柄假体,假体要超过骨折端,从股骨峡部到骨折部位要获得良好的假体和骨折稳定性。为此我们更倾向于使用非骨水泥假体,全涂层多孔表面假体柄或有沟槽、锥形、耐磨的假体柄。皮质骨板移植能增强骨折的稳定性,在移植骨板的时候需要尽量避免广泛的剥离骨膜。

对Vancouver B_3 型骨折(发生在柄周围且骨不能重建),我们根据患者一般情况和剩下的远端骨的质量选择个体化治疗。对非常年老的患者,我们建议使用骨水泥肿瘤假体。对更年轻的患者,我们更倾向于使用同种异体骨–假体复合物,或者当骨质条件允许时使用沟槽、锥形、耐磨假体柄维持股骨峡部到骨折远端的轴相和旋转稳定性。在这些操作中,我们尽量避免剥离附着在那些股骨近端粉碎骨片上的肌肉,只是简单的将骨折碎片从假体上移开,最后将骨折碎片包裹在新的假体周围并使骨折碎片的血供最低程度受到破坏。

对 Vancouver C 型骨折(发生在假体柄远端的骨折),我们的处理方法和一般的股骨骨折相同,也就是内固定。不需说使用顺行髓内钉固定不可能,因此这些骨折通常用髁上逆行髓内钉固定或钢板固定。

总的来说,最好的治疗方法基于以下几个原则,这些原则基本上都有文献支持。

1. 若骨折移位,尽可能固定牢靠。

2. 若假体柄松动,翻修时使用的柄一定要超过骨

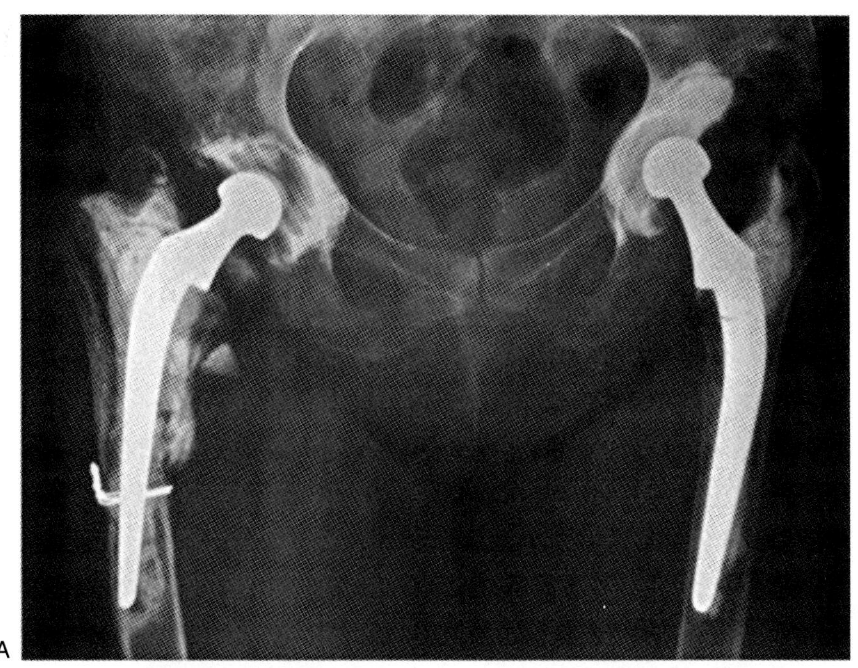

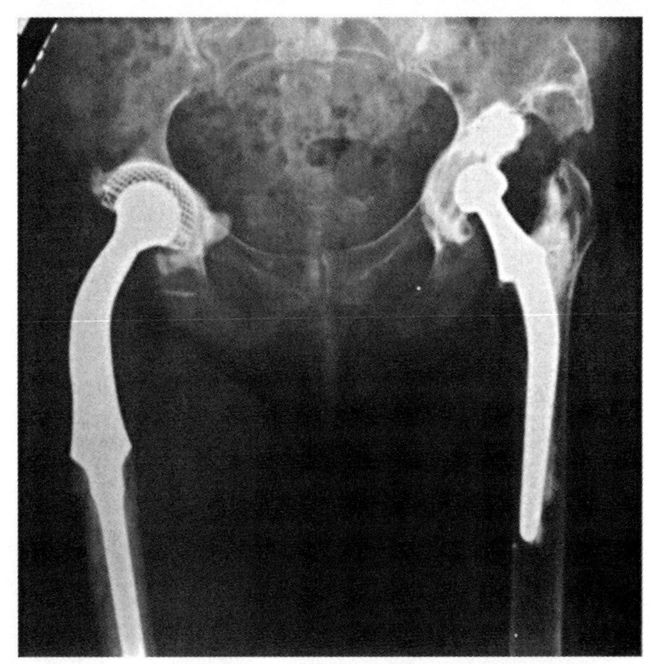

图 104-10　(A)一名股骨近端骨量很差的年老患者假体周围骨折且有股骨假体松动、疼痛。(B)这个病例使用股骨近端假体植入处理且患者很快可以活动。

折端。

3. 在骨折线处常规松质骨移植。

4. 使用皮质骨板作为生物和机械固定的需要。

5. 当股骨近端骨质很差和粉碎性骨折不能重建时，补救的方法是使用股骨近端假体柄或同种异体骨-假体复合物。

Duncan 和 Masri 总结了这些原则(图 67-14)[10]。在决定处理这些骨折时，我们发现这些原则很有指导作用。然而，有一点是很重要的，那就是最后选择最合适的假体和治疗方法是靠术中所见决定的。在思维、技术和假体选择上保持灵活性无以言表。

髋臼骨折

自从本书第 1 版和第 2 版出版后，补充了假体周围

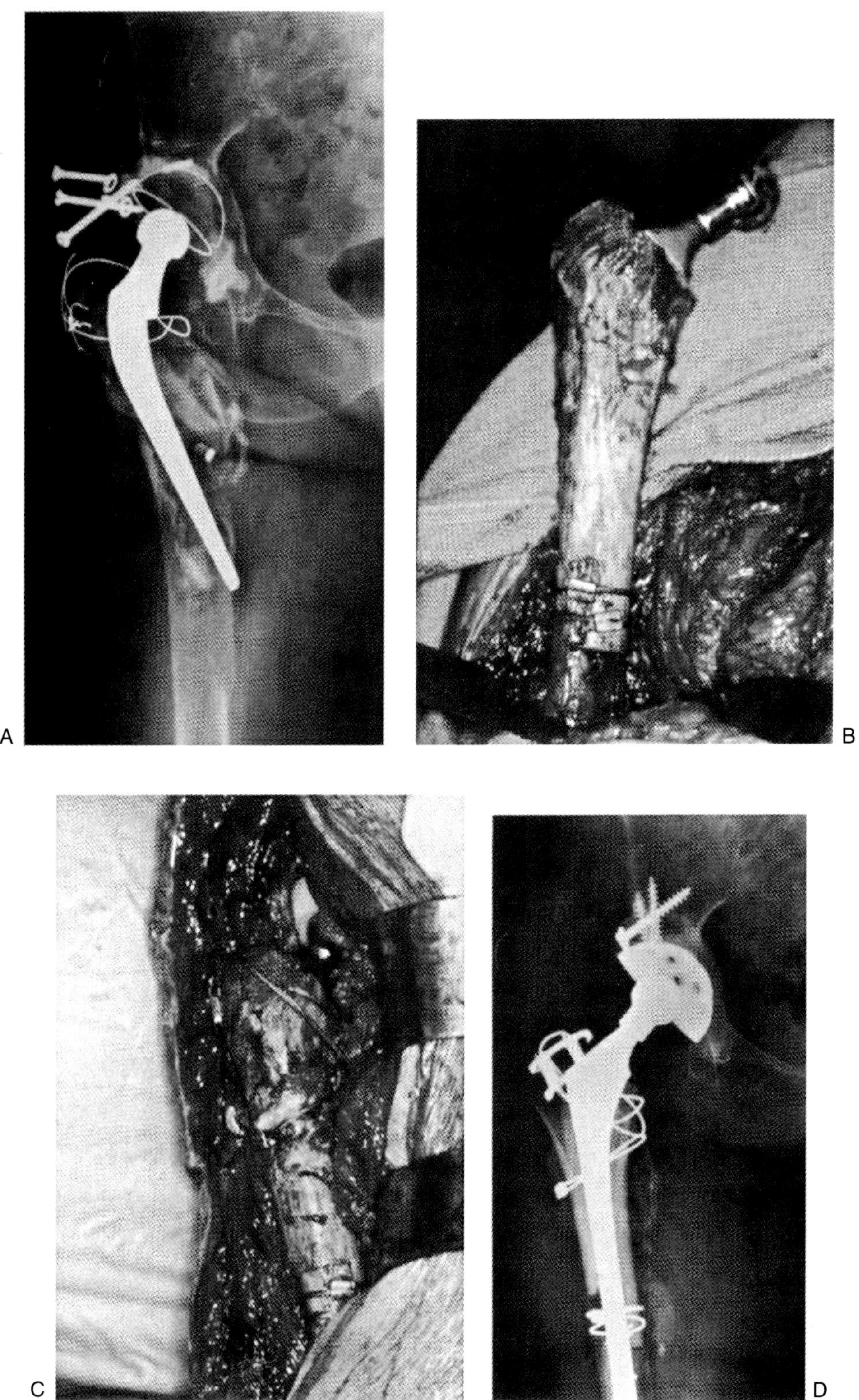

图 104-11 (A)股骨近端明显骨溶解且剩下骨质极差的股骨近端粉碎性骨折。(B)治疗包括置入一个同种异体骨-假体复合物,用骨水泥将假体和移植物相联并且消除骨溶解。(C,D)将股骨近端剩余的骨和移植骨环扎固定在一起,可促进软组织贴和、稳定髋部和促进移植骨和宿主骨的愈合。

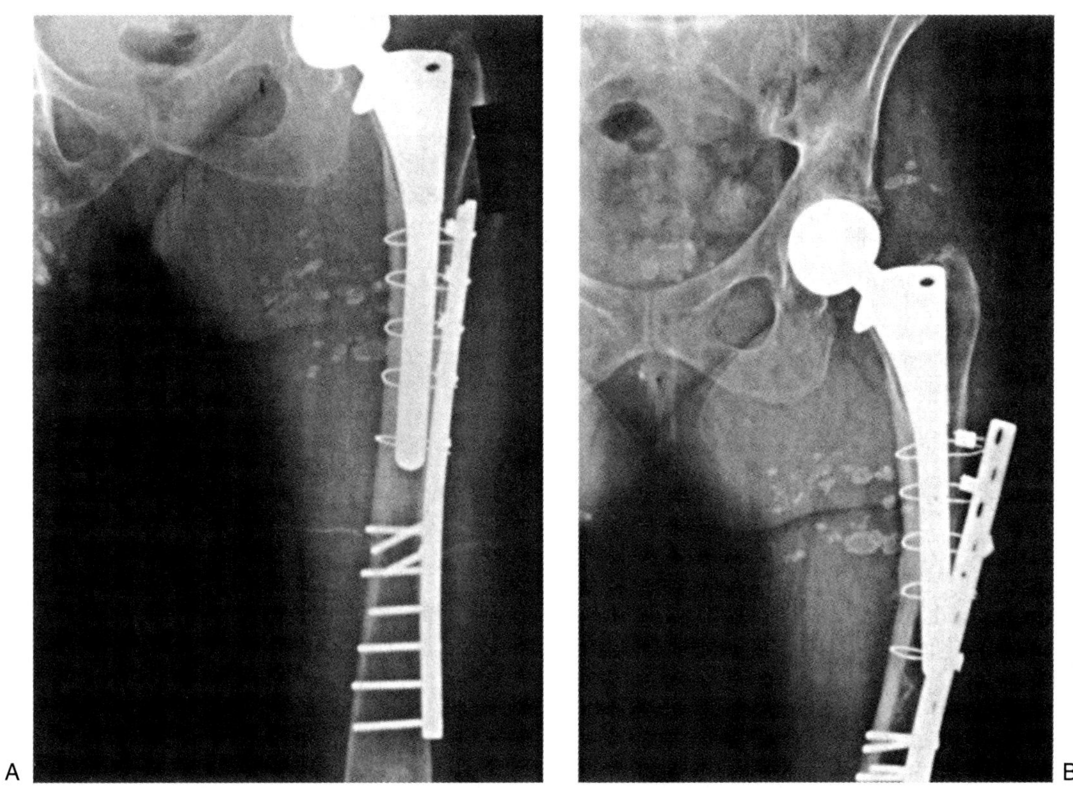

图 104-12 (A)应用特殊设计的钢板，近端用钢丝，远端可用螺钉固定骨折，在假体末端广泛、多孔涂膜的柄以下要充分固定。(B)尽管骨折解剖复位如初，但结果仍未连接愈合。在最初手术时，没有采用附加手术骨移植。于内固定手术失败之前，应鼓励常规应用骨移植手术，因为这可以促进骨连接愈合。

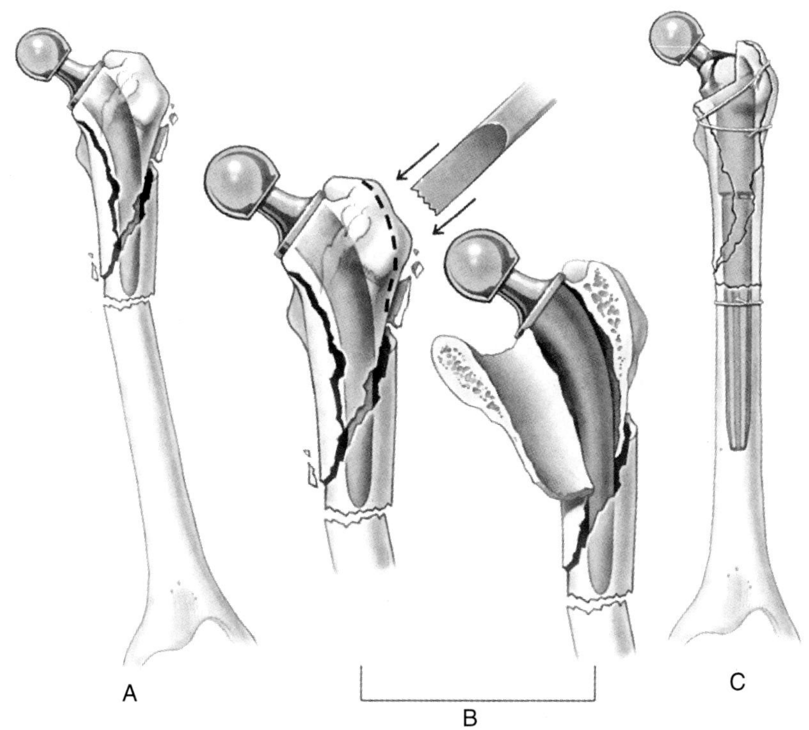

图 104-13 (A)Vancouver B_3 型，股骨假体周围骨折。近端骨质严重溶解，无持重能力。(B)转子侧方劈裂走行，尚存在骨产生可能。(C)按标准模件有槽、圆锥形、细砂粒假体柄形态重建。假体柄旁骨折，骨干仍具有中轴和旋转稳定性。近骨折端保留血管分布和骨折愈合。

髋臼骨折的信息。在术中和术后都可能发生髋臼骨折。

实验研究已经评估了术中髋臼骨折的发生,这个并发症几乎都是使用非骨水泥臼杯假体压配植入髋臼时发生的。研究表明,髋臼骨折大多数发生在假体臼杯明显比骨性髋臼大时。在30具新鲜或防腐处理的尸体标本上插入比骨性髋臼大2~4 mm的金属臼杯时有18具(60%)发生骨折,这个研究表明当假体臼杯明显大于骨性髋臼时植入过程中一定要小心,应该避免植入的假体臼杯比骨性髋臼大2 mm以上。

一个包括梅奥诊所、Sharkey等的多中心研究评估了非骨水泥臼杯假体植入时的骨折[47]。他们发现这些骨折都是发生在髋臼壁的非移位的局部骨折,并不会有损假体的稳定性。但是,最重要的发现是有时在臼杯植入时发生没被注意到的骨盆大的骨折,这些骨折会导致早期的和灾难性的关节成形术失败。作者指出在手术中应警惕非骨水泥假体置入时骨盆骨折的可能性,如果发生了骨折,在术中就应该采取合适的措施保证假体和骨盆的稳定。在较小骨折的病例中治疗方法没什么改变(若没有使用螺钉可以使用加强螺钉),但是在更严重的骨折病例中,在术中应采用更多的重建技术[3]。

Peterson和Lewallen报道了梅奥诊所术后髋臼骨折的经验,11例术后髋臼骨折的患者[41],其中8例骨折后臼杯仍稳定,3例则不稳定。臼杯松动的骨折通常采用手术治疗,8例骨折后臼杯固定良好的患者中6例采用非手术治疗,但后来发生了严重的臼杯松动[3]。

Sanchez-Sotelo等报道了一个新型的假体周围髋臼骨折即发生在骨盆骨溶解部位的假体周围髋臼骨折[44]。显著的骨盆骨溶解会增加假体周围骨折的风险,及时手术处理严重的骨溶解预防这个并发症是很重要的。

翻修术中发现骨盆不连续是另一种特殊的髋臼假体周围骨折。这些骨折通常是发生在骨盆骨质很差,骨量不足区域未愈合的压力性骨折(图104-15)。骨盆不连续的处理方法很复杂,这个髋臼骨折的困难问题治疗和处理细节将在第86章讨论。

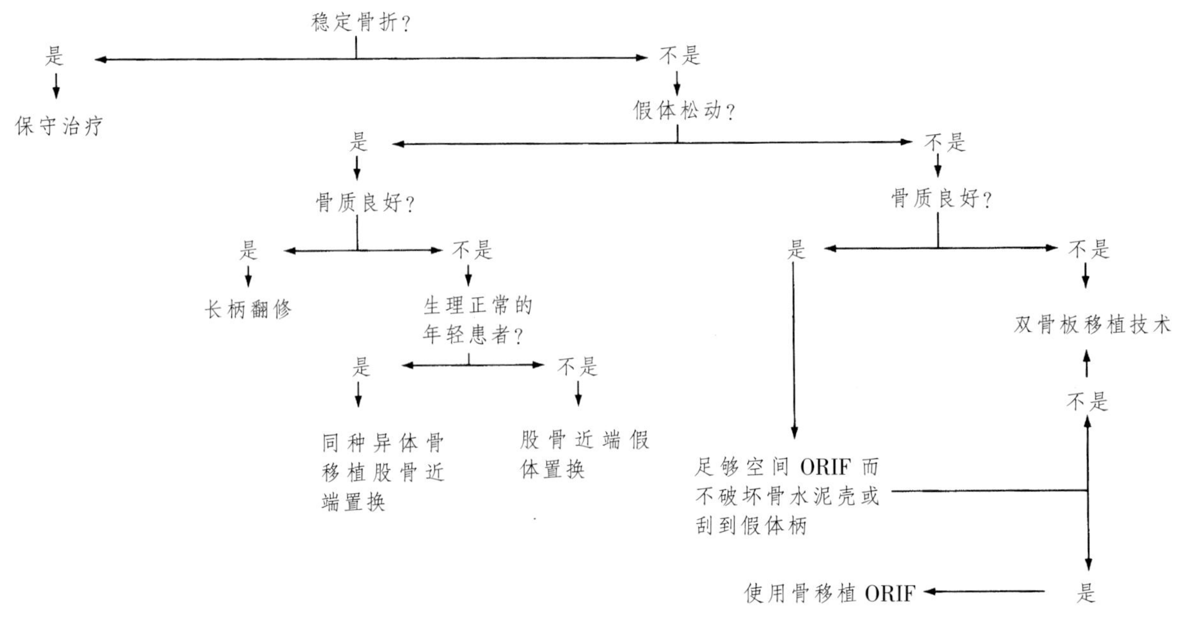

图104-14 根据Duncan和Masri建议的假体周围股骨骨质的治疗原则。(From Duncan C, Masri BA: Fractures of the femur after hip replacement. Instr Course Lect 44:293, 1995.)

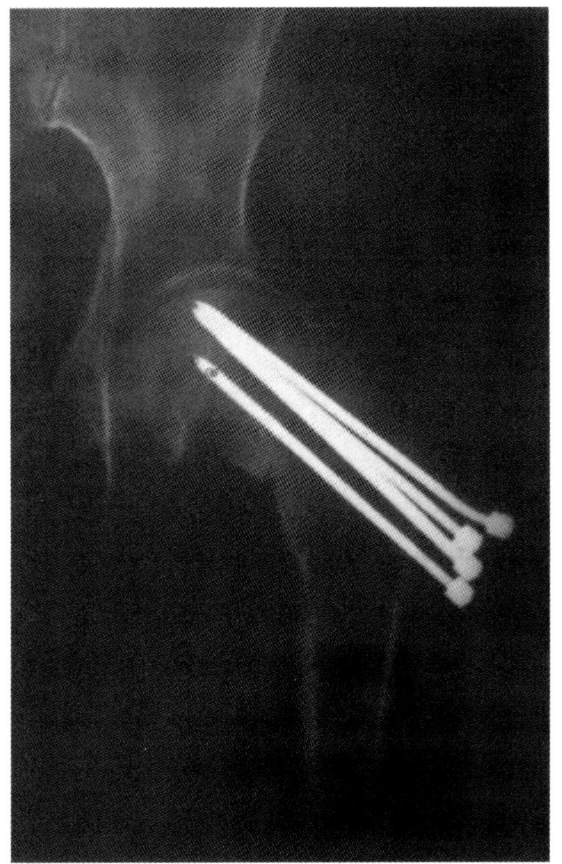

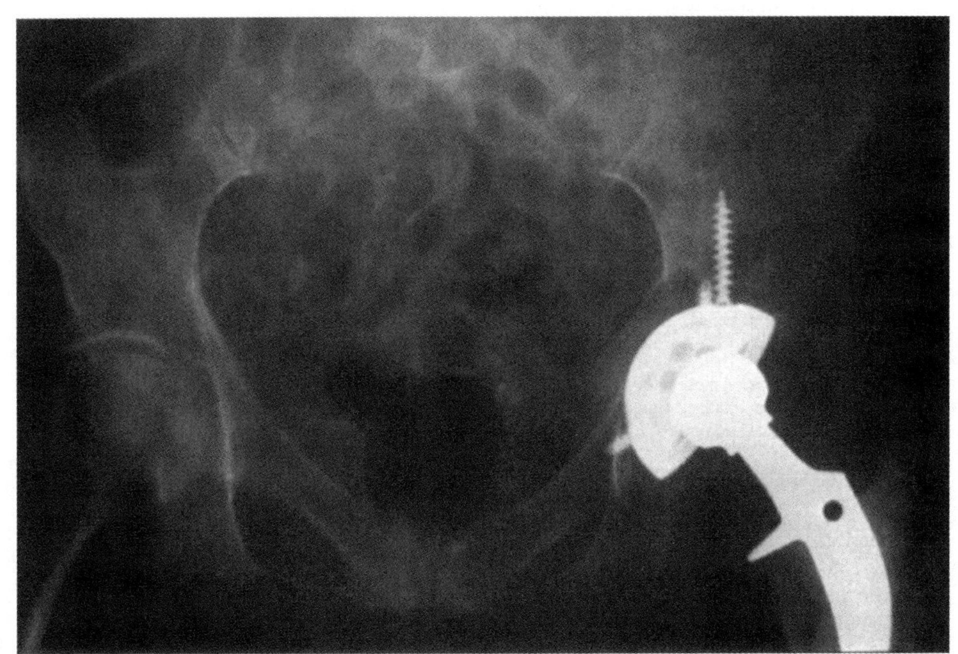

图 104-15　一位 68 岁女性老人，股骨颈骨折后 14 个月不连接愈合（A）。通过骨质疏松的髋臼壁中央，发生了中心性骨折（B）。

（李兴波　杨静　刘林　译　李世民　校）

参考文献

1. Adolphson P, Jonsson U, Kalen R: Fractures of the ipsilateral femur after total hip arthroplasty. Arch Orthop Trauma Surg 106:353, 1987.
2. Berry DJ: Epidemiology: Hip and Knee. Orthop Clin North Am 30:183, 1999.
3. Berry DJ, Lewallen DG, Hanssen AD, Cabanela ME: Pelvic discontinuity in revision total hip arthroplasty. J Bone Joint Surg 81A:1692, 1999.
4. Bethea JS, DeAndrade JR, Fleming LL, et al: Alignment: Proximal femoral fractures following total hip arthroplasty. Clin Orthop 170:95, 1982.
5. Charnley J: The healing of human fractures in contact with self-curing acrylic cement. Clin Orthop 47:157, 1966.
6. Christensen CM, Seger BM, Schultz RB: Management of intraoperative femur fractures associated with revision hip arthroplasty. Clin Orthop 248:177, 1989.
7. Crockarell J Jr, Berry DJ, Lewallen DG: Nonunion after periprosthetic femur fracture associated with total hip arthroplasty. J Bone Joint Surg 81A:1073, 1999.
8. Dennis MG, Simon JA, Kummer FJ, et al: Fixation of periprosthetic femoral shaft fractures: A biomechanical comparison of two techniques. J Orthop Trauma 15:177, 2001.
9. Dumez JF, Gayet LE, Avedikian J, Clarac JP: Treatment of femoral fractures on a total hip prosthesis using Charnley's "long stem" prosthesis. Apropos of 18 cases. Rev Chirurgie Orthop Reparatrice Appar Mot 82:225, 1996.
10. Duncan C, Masri BA: Fractures of the femur after hip replacement. Instr Course Lect 44:293, 1995.
11. Edgerton BC, An KN, Morrey BF: Torsional strength reduction due to cortical defects in bone. J Orthop Res 8:851, 1990.
12. Emerson RH Jr, Malinin TI, Cuellar AD, et al: Cortical strut allografts in the reconstruction of the femur in revision total hip arthroplasty: A basic science and clinical study. Clin Orthop 285:35, 1992.
13. Federici A, Carbone M, Sanguineti F: Intraoperative fractures of the femoral diaphysis in hip arthroprosthesis surgery. Ital J Orthop Trauma 14:311, 1988.
14. Ferguson GM, Cabanela ME, Ilstrup DM: Total hip arthroplasty after failed intertrochanteric osteotomy. J Bone Joint Surg 76B:252, 1994.
15. Fishkin Z, Han SM, Ziv I: Cerclage wiring technique after proximal femoral fracture in total hip arthroplasty. J Arthroplasty 14:98, 1999.
16. Fitzgerald RH Jr, Brindley GW, Kavanagh BF: The uncemented total hip arthroplasty: Intraoperative femoral fractures. Clin Orthop 235:61, 1988.
17. Fredin HO, Lindberg H, Carlsson AS: Femoral fracture following hip arthroplasty. Acta Orthop Scand 58:20, 1987.
18. Gill TJ, Sledge JB, Orler R, Ganz R: Lateral insufficiency fractures of the femur caused by osteopenia and varus angulation: A complication of total hip arthroplasty. J Arthroplasty 14:982, 1999.
19. Haddad FS, Duncan CP, Berry DJ, et al: Periprosthetic femoral fractures around well fixed implants: An independent observer multicenter study of the use of cortical onlay allografts or cortical onlay allografts with plates (in press).
20. Hardinge K: The direct lateral approach to the hip. J Bone Joint Surg 64B:17, 1982.
21. Heekin RD, Engh CA, Herzwurm PJ: Fractures through cystic lesions of the greater trochanter. A cause of late pain after cementless total hip arthroplasty. J Arthroplasty 11:757, 1996.
22. Herzwurm PJ, Walsh J, Pettine KA, et al: Prophylactic cerclage: A method of preventing femur fracture in uncemented total hip arthroplasty. Orthopedics 15:143, 1992.
23. Incavo SJ, DiFazio F, Wilder D, et al: Longitudinal crack propagation in bone around femoral prosthesis. Clin Orthop 272:175, 1991.
24. Jasty M, Bragdon CR, Rubash H, et al: Unrecognized femoral fractures during cementless total hip arthroplasty in the dog and their effect on bone ingrowth. J Arthroplasty 7:501, 1992.
25. Jasty M, Henshaw RM, O'Connor DO, Harris WH: High assembly strains and femoral fractures produced during insertion of uncemented femoral components: a cadaver study. J Arthroplasty 8:479, 1993.
26. Johansson JE, McBroom R, Barrington TW, et al: Fracture of the ipsilateral femur in patients with total hip replacement. J Bone Joint Surg 63A:1435, 1981.
27. Kim YS, Callaghan JJ, Ahn PB, Brown TD: Fracture of the acetabulum during insertion of an oversized hemispherical component. J Bone Joint Surg 77A:111, 1995.
28. Kligman M, Otramsky I, Roffman M: Conservative versus surgical treatment for femoral fracture after total or hemiarthroplasty of hip. Arch Orthop Trauma Surg 119:79, 1999.
29. Kligman M, Otramsky I, Roffman M: Mennen plate in hip and shoulder joint replacement. Bull Hosp J Dis 56:84, 1997.
30. Larson JE, Chao EYS, Fitzgerald RH: Bypassing femoral cortical defects with cemented intramedullary stems. J Orthop Res 9:414, 1991.
31. Löwenhielm G, Hansson LI, Kärrholm J: Fracture of the lower extremity after total hip replacement. Arch Orthop Trauma Surg 108:141, 1989.
32. Malkani AL, Cabanela ME, Lewallen DG: Cementless total hip arthroplasty using proximally coated, chrome cobalt, long stem, curved prosthesis: Two to five year results. Orthop Trans 17:586, 1993.
33. McElfresh EC, Coventry MB: Femoral and pelvic fractures after total hip arthroplasty. J Bone Joint Surg 56A:483, 1974.
34. McGrory BJ: Periprosthetic fracture of the acetabulum during total hip arthroplasty in a patient with Paget's disease. Am J Orthop 28:248, 1999.
35. Missakian ML, Rand JA: Fractures of the femoral shaft adjacent to long stem femoral components of total hip arthroplasty: report of seven cases. Orthopedics 16:149, 1993.
36. Mont MA, Maar DC: Fractures of the ipsilateral femur after hip arthroplasty: A statistical analysis of outcome based on 487 patients. J Arthroplasty 9:511, 1994.
37. Moroni A, Faldini C, Piras F, Giannini S: Risk factors for intraoperative femoral fractures during total hp replacement. Ann Chir Gynaecol 89:113, 2000.
38. Morrey BF, Kavanagh BF: Complications with revision of the femoral component of total hip arthroplasty: Comparison between cemented and uncemented techniques. J Arthroplasty 7:71, 1992.
39. Ogden WS, Rendall J: Fractures beneath hip prostheses: A special indication for Parham bands and plating. Orthop Trans 2:70, 1978.
40. Pekkarinen J, Alho A, Lepisto J, et al: Impaction bone grafting in revision hip surgery. A high incidence of complications. J Bone Joint Surg 82B:103, 2000.
41. Peterson CA, Lewallen DG: Periprosthetic fracture of the acetabulum after total hip arthroplasty. Bone Joint Surg 78A:1206, 1996.
42. Probst A, Wetterkamp D, Neuber M: Iatrogenic avulsion of the greater trochanter during prosthetic replacement of the hip. Unfallchirurg 102:497, 1999.
43. Radl R, Aigner C, Hungerford M, et al: Proximal femoral bone loss and increased rate of fracture with a proximally hydroxyapatite-coated femoral component. J Bone Joint Surg 82B:1151, 2000.
44. Sanchez-Sotelo J, McGrory B, Berry DJ: Acute periprosthetic fracture of the acetabulum associated with osteolytic pelvic lesions: A report of three cases. J Arthroplasty 15:126, 2000.
45. Schwartz JT Jr, Mayer JG, Engh CA: Femoral fracture during noncemented total hip arthroplasty. J Bone Joint Surg 71A:1135, 1989.
46. Scott RD, Turner RH, Leitzes SM, et al: Femoral fractures in conjunction with total hip replacement. J Bone Joint Surg 57A:494, 1975.
47. Sharkey PF, Hozack WJ, Booth RE Jr, Rothman RH: Intraoperative femoral fractures in cementless total hip arthroplasty. Orthop Rev 21:337, 1992.
48. Shaw JA, Daubert HB: Compression capability of cerclage fixation systems: A biomechanical study. Orthopedics 11:1169, 1988.
49. Springer BD, Berry DJ, Lewallen DG: Femoral revision to treat periprosthetic hip fractures following total hip arthroplasty (unpublished).
50. Stevens SS, Irish AJ, Vachtsevanos JG, et al: A biomechanical study of three wiring techniques for cerclage-plating. J Orthop Trauma 9:381, 1995.
51. Stuchin SA: Femoral shaft fracture in porous and press-fit total hip arthroplasty. Orthop Rev 19:153, 1990.

52. Taylor MM, Meyers MH, Harvery JP: Intraoperative femur fractures during total hip replacement. Clin Orthop 137:96, 1978.
53. Trousdale RT, Morrey BF: Uncemented femoral revision of total hip arthroplasty with the BIAS prosthesis (in press).
54. Whittaker RP, Sotos LN, Ralston EL: Fractures of the femur about femoral endoprostheses. J Trauma 14:675, 1974.
55. Younger AS, Dunwoody I, Duncan CP: Periprosthetic hip and knee fractures: The scope of the problem. Instr Course Lect 47:251, 1998.
56. Zenni EJ Jr, Pomeroy DL, Caudle RJ: Ogden plate and other fixations of fractures complicating femoral endoprostheses. Clin Orthop 231:83, 1988.

第 105 章

全髋关节成形术后神经麻痹

Bernard F. Morrey

虽然在全髋关节成形术中损伤坐骨神经的风险已被广泛的认识，但股神经、臀上神经和闭孔神经损伤也是可能的，并逐渐被认识(图 105-1)。

发病率

神经损伤的总体发病率为 1%~2%。临床上有症状的坐骨神经损伤发生率为 0.6%~1%[8,21,26,29,34]。由于臀上神经和闭孔神经麻痹不易识别，这些结构损伤的发生率并不确切。除了某些手术入路可能导致臀上神经损伤外，这些神经损伤非常少见[13]。肌电图(Electromyography，EMG)确诊神经损伤的概率要高于临床表现[34]。

Ahlgren 等随访了 50 例患者的 EMG，4 例有坐骨神经损伤的 EMG 证据，但其中仅有 1 例出现坐骨神经损伤的临床症状[2]。总体上，这些学者认为有临床表现的坐骨神经麻痹发生率为 0.6%，1000 例髋关节置换病例研报告显示坐骨神经麻痹发生率为 0.8%[19]。

神经损伤与手术学习曲线有一定相关性。Johanson 等报道，他们前 7 年初次髋关节置换神经损伤发生率为 1%，然而后 6 年的发生率仅为 0.3%[14]。Schmalzried 等报道 3000 余例患者中 53 例出现神经麻痹，其中 48 例(90%)为坐骨神经损伤[25]。Simmons 等报道[28]440 例患者中 10 例出现股神经病变，这些患者均采用 Hardinge 入路，研究者认为神经损伤与使用前方撑开器有关，10 例患者均完全恢复。

梅奥诊所的经验

在梅奥诊所，从 1970~1999 年近 30 年时间里共 26 480 例手术，出现 76 例(0.3%)坐骨神经麻痹。

解剖

坐骨神经

坐骨神经近端与髋臼和股骨的解剖关系已经被清楚认识(图 105-2)，该神经穿过梨状肌的位置变异较多，在撑开时容易损伤，尤其是在暴露髋关节后方时。坐骨神经中腓神经被撑开器损伤的风险更大，主要由于腓神经在腓骨切迹和腓骨颈处位置相对固定，增加了其容易受到牵拉损伤的可能性。Edwards 研究了神经的解剖关系，解释由于神经近端受到牵拉后导致股二头肌短头在肌电图检查中表现异常的发生率较高[9]。

股神经

股神经在髋臼平面的位置也令其易于受到前方撑开器的损伤(图 105-3)，Hardinge 入路时，放置于髂腰肌肌腱下方或附近的向下撑开器，将股神经及其分支推向缝匠肌和股直肌，股神经损伤的风险很高[25]。将撑开器放置得更靠近端，借助肌肉的容积效应在这个平面对股神经提供更好的保护。

臀上神经

臀上神经横行穿过臀中肌和臀小肌间隙。Hardinge 入路纵行肌肉分离使神经易于受到受损[1](图 105-4)。

穿透髋臼内侧壁时容易导致闭孔神经损伤[18]。

危险因素

危险因素已有较多报道。髋关节发育不全(Developmental Dysplasia of the Hip，DDH)的患者，在初

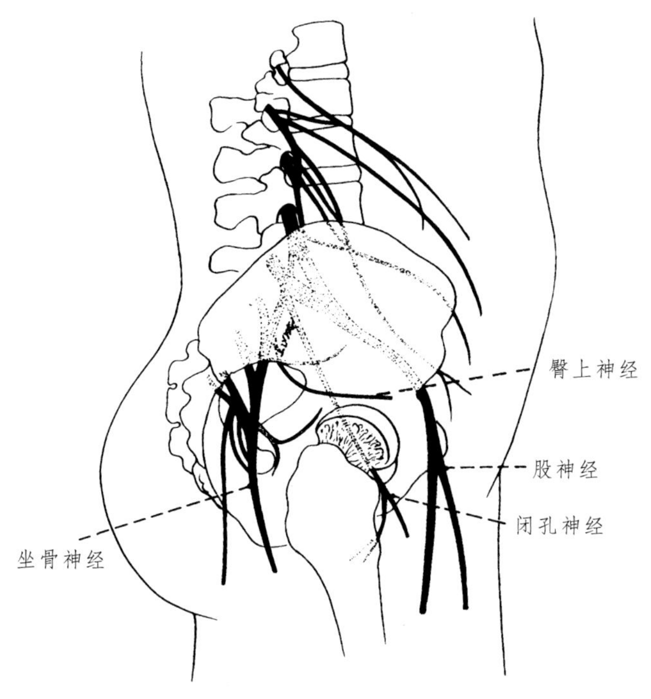

图 105-1　髋关节置换可能损伤到 4 根神经的位置。(Modified from Weber ER, Daube JR, Coventry MD: Peripheral neuropathies associated with total hip arthroplasty. J Bone Jonit Surg 58A: 66,1976.)

次置换手术中合并坐骨神经损伤的几率高达 13%[30]。Schmalzried 等的研究发现 DDH 患者出现神经并发症发生率为 5.2%,是其他初次置换手术(1.3%)神经并发症的 4 倍[25],类似情况见于其他报道[21]。几乎在所有报道中都显示髋关节翻修术是神经损伤的危险因素之一。Schmalzried 等报道,3.2%的髋关节翻修手术患者合并神经损伤,Johanson 等发现在某些特定手术入路中，手术时间延长和术中出血增加有可能是神经损伤的原因[14]。他们还认为近年来神经损伤发生率下降与对损伤原因的深入了解和不断改进手术的技术有关。

手术显露

坐骨神经　坐骨神经损伤与手术显露的关系没有必然性，绝大多数学者相信坐骨神经损伤是由于术中牵引而不是手术入路本身的原因。Navarro 等报道后路手术 0.6%的坐骨神经损伤发生率与侧方转子入路 1%的发生率之间没有显著性差异[19]。

除了前述的几个危险因素之外，女性比男性有更高的发生神经麻痹风险[8,9,34],Edwards 等报道神经损伤患者中 74%为女性[9],Black 等报道,女性占神经麻痹患者的 80%[5]。梅奥诊所 14 例神经麻痹患者中有 12 名女性(85%)[30]。然而,髋关节置换术后女性患者合并较高神经损伤的确切原因尚不清楚。

临床表现

神经损伤的发生和识别分为急性和迟发性表现。

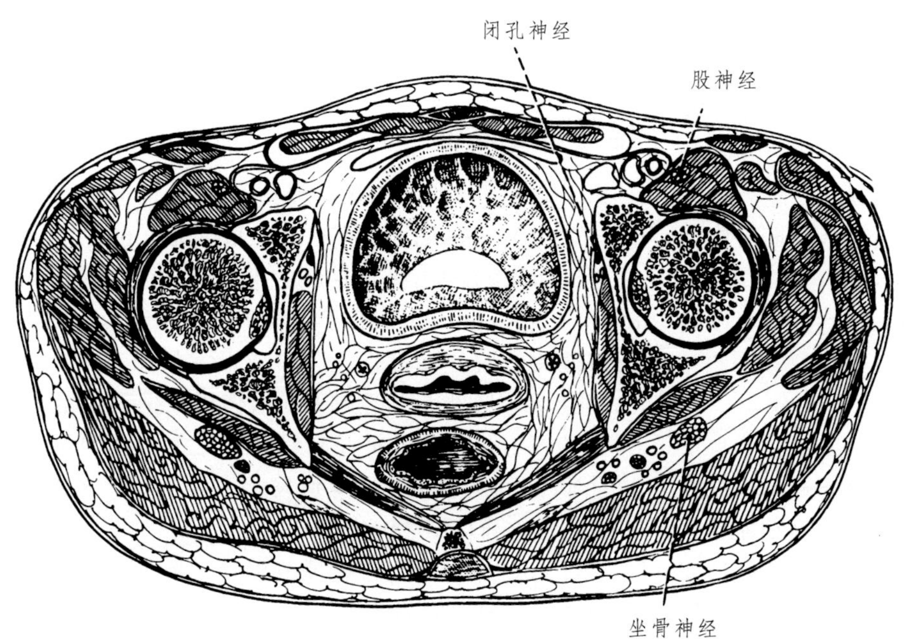

图 105-2　骨盆横断解剖显示坐骨神经和股神经易于受损。(From Weber ER, Daube JR, Coventry MD: Peripheral neuropathies associated with total hip arthroplasties. J Bone Joint Surg 58A:66, 1976.)

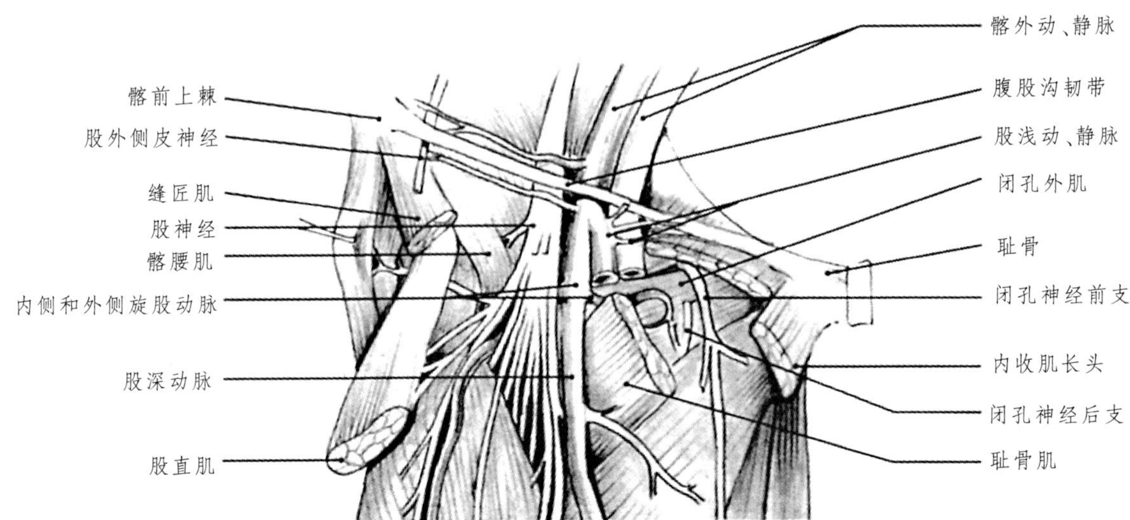

图 105-3 股神经和股三角的解剖。(From Reckling FW, Reckling JB, Mohr MC:Orthopedic Anatomy and Surgical Approaches. St. Louis, Mosby-Year Book, 1990.)

急性损伤

在大多数情况下，坐骨神经损伤会在术后立刻被发现,Cohen 等报道两例迟发性坐骨神经麻痹在术后 3 天出现症状[7]。股神经麻痹常常直到开始物理治疗时才被注意到，虽然通常是在手术过程中造成的损伤。

迟发性损伤

令人惊讶的是,并不是所有的神经损伤在术后立刻就表现出来[10]。1991 年,Cohen 等报道 1 例术后 27 小时出现延迟神经损伤,文献中发现有 4 例类似的病例[7]。

血肿

由于抗凝剂使用所引发的血肿是导致迟发性或亚急性坐骨神经麻痹的常见原因[6,11],这些患者在臀部和腹股沟区出现典型急性发作的剧烈疼痛,随后出现坐骨神经麻痹和比较少见的股神经麻痹。诊断可能会比较困难，因为在临床检查中血肿并不容易被发现，坐骨神经牵拉试验阳性。神经及时减压后症状可以缓解,因此,必须及时正确诊断。

远期表现

偶有报道在术后数月或数年，患者出现明显神经损伤表现[20]。Edwards 等[10]报道一例坐骨神经功能障碍患者是由于其坐骨神经受到髋臼骨水泥锐利边缘的撞击,去除撞击因素后症状消失。这个病例说明仔细评估髋臼骨水泥和螺钉的影像学表现非常重要。另外有报道,一根从股骨转子断裂的钢丝在术后 6 年出现移位而导致坐骨神经损伤[4]。

由于磨穿髋臼内侧壁导致迟发性股神经麻痹。一个巨大的血肿压迫股神经[35]。在清除血肿之后,股神经功能恢复正常。

病因

出现神经病变患者中,不到 50%患者的病因是明确的,Johanson 等报道 34 例神经损伤患者中,47%病因明确[14],Schmalzried 等报道 3126 例髋关节置换病例中 53 例出现神经损伤,只有 42%的患者病因明确[25]。

坐骨神经麻痹

引起坐骨神经麻痹最常见的原因是肢体延长(图 105-5)。Sunderland 报道神经牵拉延长 6%就会造成神经功能障碍[32],坐骨神经的平均长度为 75 cm,其 6%大约为 4 cm。Stans 等统计 100 例在梅奥诊所因先天性髋关节脱位而进行髋关节成形术的患者，共有 13 例患者出现坐骨神经麻痹。肢体延长少于 4 cm 的 54 髋中没有出现坐骨神经麻痹。相比之下,肢体延长超过 4 cm 的患者中神经麻痹发生率为 28%，两者间有显著性差异($P<0.001$)。

然而,总体上看,在髋关节置换中肢体不等长与坐骨神经麻痹之间的关系还不清楚[3]。使用体感诱发

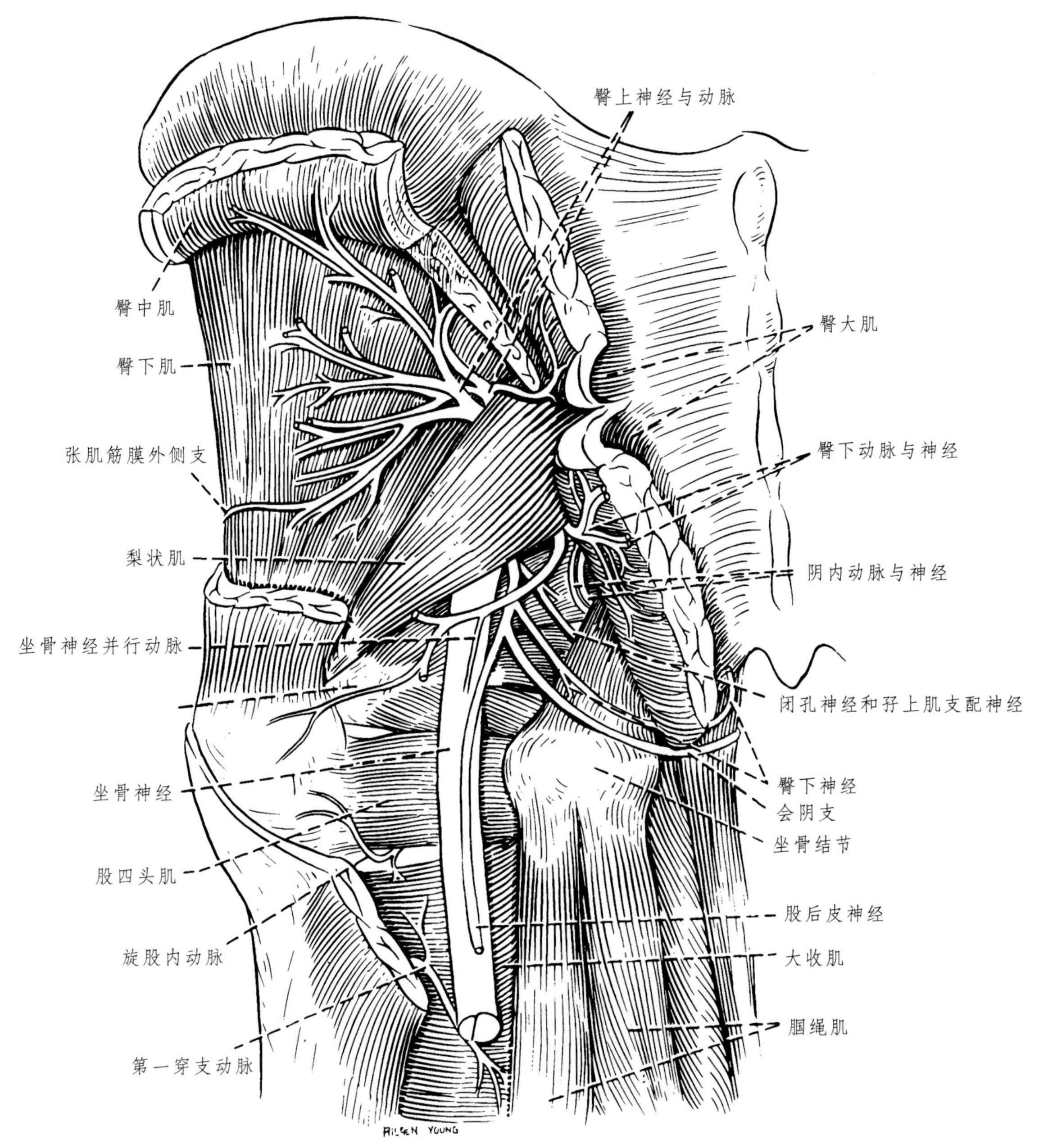

图 105–4　股神经和臀肌神经的解剖。

电位检测发现肢体不等长与坐骨神经麻痹之间有一定的联系[5],Edwards 等观察到 10 例坐骨神经麻痹患者下肢的平均延长长度为 2.7 cm,4 例患者的延长长度大于 4 cm[9](图 105–6),Pekkarinen 等观察 4339 例没有发现下肢长度与神经麻痹有密切关系[21]。因此这个因素尚存争议。

Edwards 等报道,11 例坐骨神经麻痹的患者中4 例受到直接损伤[9]。直接损伤是由于牵引的压力或撑开器本身引起,常见于术中分离困难和髋关节僵硬的患者。Zechmann 和 Reckling 的研究中,没有发现髋关节术前活动范围与神经麻痹之间存在关联[36]。尽管如此,大部分研究者，包括本书作者都相信分离困难和髋关节僵硬会增加神经麻痹的风险(见图 105–6)[2]。此外,直接损伤也见于股骨脱位和复位直接压迫所致[31]。Uchio 等报道了由于梨状肌瘢痕导致坐骨神经卡压的情况[33]。

卡压

为了加固股骨转子而直接导致坐骨神经损伤已有较多报道[4,12,16]。Gudmundson 提出一种捆扎股骨转

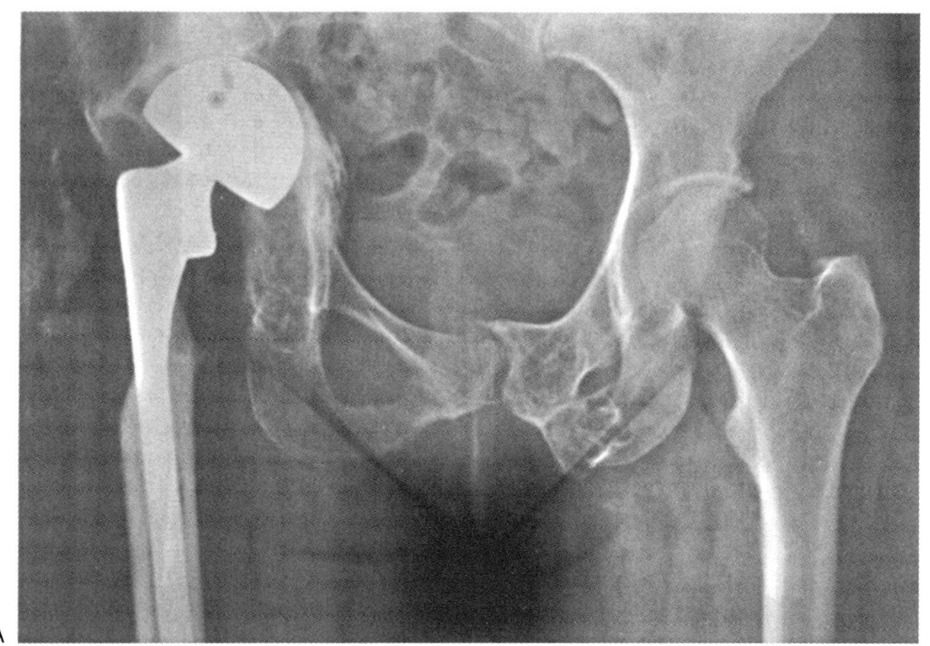

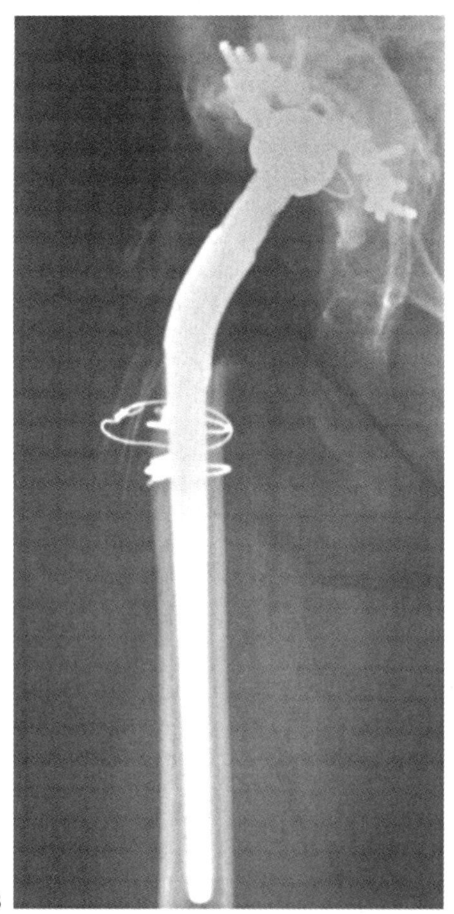

图 105-5 (A)股骨近端骨丢失并短缩。(B)翻修手术下肢相对延长。该患者感觉运动功能障碍持续1年;最终,症状完全缓解。

子的技术,运用该技术已使坐骨神经损伤的几率降到最低[12]。作者的1例患者坐骨神经被髋臼假体边缘卡压,这种情况也出现在使用protrusio环的患者[17]。

股神经麻痹

股神经很容易由于撑开而直接受压,在劈开臀肌

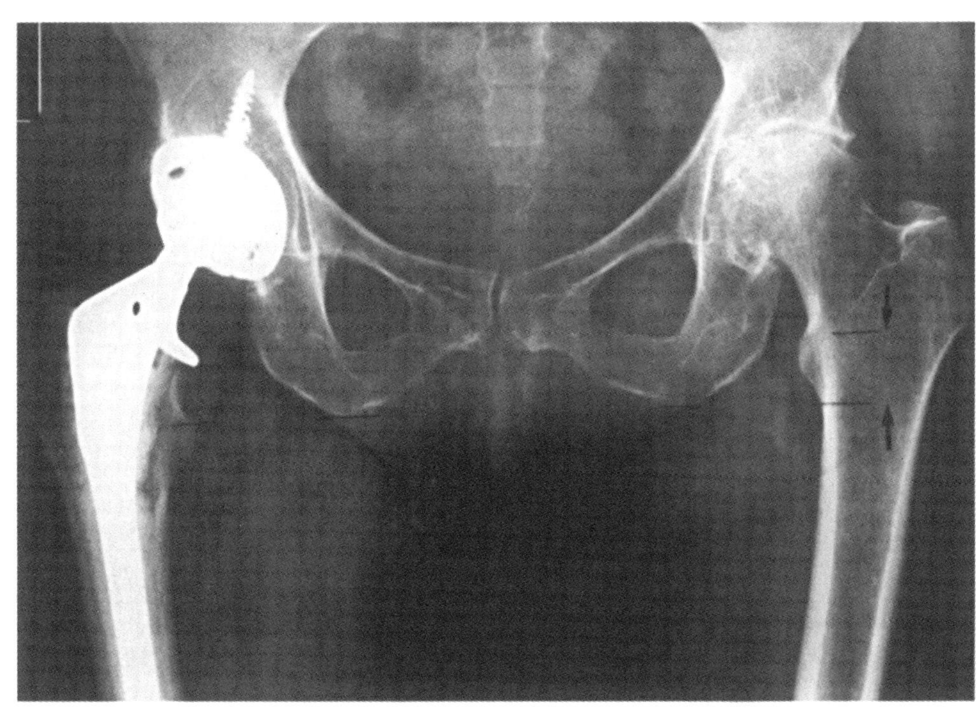

图 105-6　66 岁女性患者，髋关节置换术后下肢延长 2.5 cm，出现坐骨神经完全麻痹，术后 1 年自行完全恢复。

的手术入路中则损伤的风险更高。Solheim 与 Hagen 的研究中，825 例髋关节置换病例中有 6 例伴有神经损伤，其中两例为股神经损伤[29]。文献报道，采用前路 Hardinge 入路的患者中，股神经麻痹的发生率为 2.3%，所有这 10 例股神经麻痹患者最终都自行恢复[28]。由于血肿压迫导致的股神经损伤也有报道[11,35]。肌电图研究显示股神经为第二位容易损伤的神经，亚临床损伤似乎更为经常性发生(数据尚未发表)。

臀上神经麻痹

有研究发现向内侧分离臀中肌超过 4 cm 就有可能损伤臀上神经[1]。作者曾遇到一名患者由于翻修困难而采用这种暴露方式导致臀上神经严重损伤，使臀中肌完全失神经支配。

闭孔神经麻痹

闭孔神经在骨水泥通过缺损的髋臼而向盆腔突出时容易受到损伤[18,27]。这种突出可以引起迟发性神经损伤，在减压之后往往恢复良好。

预防

提高对髋关节成形手术中神经损伤的认识是预防这一并发症最重要的因素[14]。根据作者的经验，对于严重先天性髋关节发育不良患者，转子下股骨截骨能够明显的减轻坐骨神经的张力，从而减少神经损伤的可能性。周密的术前计划，将两侧下肢长度差异控制在 1~2 cm 以内也是一个重要的因素(见第 107 章)。在对梅奥诊所先天性髋关节发育异常的回顾研究中，Sunderland[32]、Edwards[9]和 Stans[30]等都强调在任何情况下，都要严格避免肢体延长超过 4 cm。

体感诱发反应

体感诱发反应在全髋关节置换患者中使用是为了识别神经损伤的高风险患者。虽然 Kennedy 等的研究数据表明体感诱发电位检测在 23 例翻修手术中有一定价值[15]，但这一点并没有得到其他研究的证实[5,22,23]。Black 等报道了 100 例高质量临床病例，其中 18 例术中出现了体感诱发反应阳性[5]，而且这 18 例患者术后出现了临床症状，在手术结束时观察到一个发生改变的电位。研究者还发现在股骨扩髓腔时出现诱发电位，提示股骨扩髓可能引起神经损伤的风险。他们也认为先前做过手术是一个危险因素，但不能将下肢长度不等与神经麻痹联系起来。他们的结论是检测体感诱发电位不能够显著地保护神经或者允许技术改进以减少神经损伤的可能。Rasmussen 等在完成体感诱发电位监测的前瞻性研究中发现并不能从中受益[23]。相反，Porter 等研究发现广泛的体感反应，比如同步的波幅下降和延迟增加能预示神经损伤[22]。问题是这些研究都不能证实这一技术能够保护患者。

治疗

全髋关节置换术后神经麻痹的治疗是基于对病因的判断，然而有大约1/2的患者并没有确定的或是确切的原因。

对于股神经病损患者，特别是认为与手术入路相关的患者可以使用期望疗法，观察病情进展。对于神经损伤原因明确的50%患者，可以根据原因进行干预。

干预方式

下肢长度不对称

对于术后即刻就出现的下肢长度不等伴有坐骨神经损伤的患者，如果使用的是组配式假体，可以通过短缩股骨头和颈的方法进行治疗，屈曲膝关节以减少坐骨神经的张力在这种情况下是有效的。

血肿

有很强的证据支持立即进行血肿减压。Fleming等对4例合并血肿的患者进行减压，改善或完全恢复了神经功能，但另1例继续观察的患者没有恢复[11]。Brantigan等也推荐积极进行血肿减压[6]。存在的主要问题是漏诊，术后1~2天急性发作的疼痛和亚急性进展的神经麻痹是典型的临床表现，尤其在使用抗凝药物患者中更应当高度警惕。

撞击

迟发性的神经麻痹需要仔细评估有无撞击存在，比如突出的骨水泥或固定髋臼螺钉，迟发性损伤倾向于去除病因[27]。

预后

全关节成形术后神经麻痹的恢复与病因密切相关。预后通常被分为完全性、不完全性或严重遗留缺损。Johanson等研究28例神经损伤患者，其中79%得到了完全康复[14]，Edwards等认为不完全损伤患者比完全损伤的患者有更好的预后[9]，Schmalzried等治疗53例神经损伤患者中7例在21个月内完全康复，33例残留部分症状，13例残留严重功能障碍[25]。Stans等手术治疗的髋关节发育不全的患者中，12例神经损伤的患者随访时间超过10年。其中7例(58%)完全恢复，5例(42%)遗留部分运动和感觉障碍。Schmalzried在他1991年的综述中再次回访了他的患者，他观察到如果在术后即刻或两周以内出现运动功能，则经过治疗后预后较好[26]。迟发性的神经受压在减压以后大部分都能获得症状的缓解。

作者的建议

在作者临床实践中，治疗神经麻痹的关键是预防其发生。以下情况出现损伤的概率较高：①女性；②翻修手术；③Ⅲ型或Ⅳ型先天性髋关节发育不全；④僵硬髋。有椎板切除史的患者风险亦高，虽然这一点还没有很好的文献做报道，作者已经将这一因素与全膝关节成形术后神经麻痹联系起来。椎管麻醉也会有一定影响，因此在有神经损伤风险的患者中应该避免使用椎管麻醉。

神经损伤一旦发生，其治疗原则根据病因是否确定而定，对于病因不明的患者进行观察和安慰就是治疗方式。

对于病因明确的患者，血肿、肢体延长、撞击是三个最易识别的原因。对于血肿，在急性期进行仔细的检查，包括核磁共振检查都是应该的。在没有禁忌的情况下，强烈推荐对血肿进行即刻减压，往往能收到戏剧性效果。

通过骨盆内斜和外斜位X线平片和髋关节侧位片观察撞击的情况，特别要观察髋臼螺钉的位置。

如果肢体长度差异是一个明显的原因，并且出现了感觉或仅仅是轻度的运动功能障碍，作者采用支具技术保持屈膝60°~90°，可以松弛坐骨神经，在随后的几天逐渐伸直膝关节，对于腓神经损伤的患者作者尤其使用这种方法。如果诊断为更为严重的神经麻痹，并且使用了组配式股骨头和颈假体，在可能的情况下，作者会采用最短的股骨颈长度以缩短肢体长度。大转子滑移、石膏或夹板支具保护髋关节可维持髋关节。

(石锐 译　李世民 校)

参考文献

1. Abitbol JJ, Gendron D, Laurin CA, Beaulieu MA: Gluteal nerve damage following total hip arthroplasty: A prospective analysis. J Arthroplasty 5:319, 1990.
2. Ahlgren SA, Elmqvist D, Ljung P: Nerve lesions after total hip replacement. Acta Orthop Scand 55:152, 1984.
3. Amstutz HC, Ma SM, Jinnah RH, Mai L: Revision of aseptic loose total hip arthroplasties. Clin Orthop 170:21, 1982.
4. Asnis SE, Hanley S, Shelton PD: Sciatic neuropathy secondary to migration of trochanteric wire following total hip arthroplasty. Clin Orthop 196:226, 1985.
5. Black DL, Reckling FW, Porter SS: Somatosensory-evoked potential monitored during total hip arthroplasty. Clin Orthop 262:170, 1991.
6. Brantigan JW, Owens ML, Moody FG: Femoral neuropathy complicating anticoagulation therapy. Am J Surg 132:108, 1976.
7. Cohen B, Bhamra M, Ferris BD: Delayed sciatic nerve palsy following total hip arthroplasty. Br J Clin Pract 45:292, 1991.
8. DeHart MM, Riley LH Jr: Nerve injuries in total hip arthroplasty. J AAOS 7:101, 1999.
9. Edwards BN, Tullos HS, Noble PC: Contributory factors and etiology of sciatic nerve palsy in total hip arthroplasty. Clin Orthop 218:136, 1987.
10. Edwards MS, Barbaro NM, Asher SW, Murray WR: Delayed sciatic palsy after total hip replacement: Case report. Neurosurgery 9:61, 1981.
11. Fleming RE, Michelsen CB, Stinchfield FE: Sciatic paralysis: A complication of bleeding following hip surgery. J Bone Joint Surg 61A:37, 1979.
12. Gudmundsson GH, Pilgaard S: Prevention of sciatic nerve entrapment in trochanteric wiring following total hip arthroplasty. Clin Orthop 196:215, 1985.
13. Hagen R: Peripheral nerve injuries. J Norway Med Assoc 90:945, 1970.
14. Johanson NA, Pellicci PM, Tsairis P, Salvati EA: Nerve injury in total hip arthroplasty. Clin Orthop 179:214, 1983.
15. Kennedy WF, Byrne TF, Majid HA, Pavlak LL: Sciatic nerve monitoring during revision total hip arthroplasty. Clin Orthop 264:223, 1991.
16. Mallory TH: Sciatic nerve entrapment secondary to trochanteric wiring following total hip arthroplasty: A case report. Clin Orthop 180:198, 1983.
17. McLean M: Total hip replacement and sciatic nerve trauma. Orthopedics 9:1121, 1986.
18. Melamed NB, Satya-Murti S: Obturator neuropathy after total hip replacement [letter]. Ann Neurol 13:578, 1983.
19. Navarro RA, Schmalzried TP, Amstutz HC, Dorey FJ: Surgical approach and nerve palsy in total hip arthroplasty. J Arthroplasty 10:1, 1995.
20. Oleksak M, Edge AJ: Compression of the sciatic nerve by methylmethacrylate cement after total hip replacement. J Bone Joint Surg 74B:729, 1992.
21. Pekkarinen J, Alho A, Puusa A, Paavilainen T: Recovery of sciatic nerve injuries in association with total hip arthroplasty in 27 patients. J Arthroplasty 14:305, 1999.
22. Porter SS, Black DL, Reckling FW, Mason J: Intraoperative cortical somatosensory evoked potentials for detection of sciatic neuropathy during total hip arthroplasty. J Clin Anesth 1:170, 1989.
23. Rasmussen TJ, Black DL, Bruce RP, Reckling FW: Efficacy of corticosomatosensory evoked potential monitoring in predicting and/or preventing sciatic nerve palsy during total hip arthroplasty. J Arthroplasty 9:53, 1994.
24. Reckling FW, Reckling JB, Mohr MC: Orthopedic Anatomy and Surgical Approaches. St. Louis, Mosby–Year Book, 1990.
25. Schmalzried TP, Amstutz HC, Dorey FJ: Nerve palsy associated with total hip replacement: Risk factors and prognosis. J Bone Joint Surg 73A:1074, 1991.
26. Schmalzried TP, Noordin S, Amstutz HC: Update on nerve palsy associated with total hip replacement. Clin Orthop 344:188, 1997.
27. Siliski JM, Scott RD: Obturator-nerve palsy resulting from intrapelvic extrusion of cement during total hip replacement: Report of four cases. J Bone Joint Surg 67A:1225, 1985.
28. Simmons C Jr, Izant TH, Rothman RH, et al: Femoral neuropathy following total hip arthroplasty: Anatomic study, case reports, and literature review [Review]. J Arthroplasty 6(Suppl):S57, 1991.
29. Solheim LF, Hagen R: Femoral and sciatic neuropathies after total hip arthroplasty. Acta Orthop Scand 51:531, 1980.
30. Stans AA, Pagnano MW, Shaughnessy WJ, Hanssen AD: Results of total hip arthroplasty for Crowe type III developmental hip dysplasia. Clin Orthop 348:149–157, 1998.
31. Stockley I, Bickerstaff D: Sciatic palsy following reduction of a dislocated prosthesis: Brief report. J Bone Joint Surg 70B:329, 1988.
32. Sunderland S: Nerve and Nerve Injuries. Edinburgh, Churchill Livingstone, 1978.
33. Uchio Y, Nishikawa U, Ochi M, et al: Bilateral piriformis syndrome after total hip arthroplasty. Archiv Orthop Trauma Surg 117:177, 1998.
34. Weber ER, Daube JR, Coventry MD: Peripheral neuropathies associated with total hip arthroplasty. J Bone Joint Surg 58A:66, 1976.
35. Wooten SL, McLaughlin RE: Iliacus hematoma and subsequent femoral nerve palsy after penetration of the medial acetabular wall during total hip arthroplasty: Report of a case. Clin Orthop 191:221, 1984.
36. Zechmann JP, Reckling FW: Association of preoperative hip motion and sciatic nerve palsy following total hip arthroplasty. Clin Orthop 241:197, 1989.

第 106 章

全髋关节成形术血管损伤

David G. Lewallen

报道显示，全髋关节成形术相关血管损伤罕见，但却可能导致灾难性并发症。血管损伤既可在术中发生引起急性出血，又可在术后发生引起延迟出血。易损伤血管为髋关节周围的动静脉，解剖上包括股动静脉、闭孔动静脉、髂外动静脉、髂总动静脉以及大腿远侧的股深动脉分支。血管损伤可导致动静脉血栓形成，如果损伤的是静脉系统，栓子可能向近端移动，如果损伤的是合并有粥样硬化的动脉血管，则栓子可能会向远侧移动[9,11,15,16,24,31]。血管损伤还可导致动静脉瘘或动脉瘤的形成[9,10]。临床上，无论是在术中，还是术后数小时或数天，甚至术后数年，血管损伤的症状均能够很快发现，比如，一旦出现假性动脉瘤，其引起的血流学改变显而易见。在随后的关节翻修术中，更早期血管损伤的初期征象可表现为闭塞性缺血或血栓形成和出血。

患病率

根据报道，血管并发症的发生率在 0.2%~0.3%之间[21]。最容易损伤的动脉是髂外动脉和股总动脉[30]。Shoenfield 对多个文献进行了综述，共收集到 68 例血管损伤并发症，其中 36 例为髂外动脉，17 例为股总动脉，2/3 的血管损伤出现在左侧患肢[20]。初次关节成形术后解剖关系的破坏、瘢痕增生、假体的移动以及内置物和骨水泥对周围血管的侵犯，使翻修术比初次置换更易出现血管损伤[19,30]。血管损伤的实际发病率跟对其定义的阈值有关，因为任何手术的操作都可能导致出血和损伤微血管。如果把大量出血定义为血管损伤的阈值，根据 Coventry 对大量关节成形术的早期文献报道，发生率约在 1%(2012 例中出现 19 例血管损伤)，19 例中 6 例需再次手术。显然，这些患者并不是都损伤了主要的知名血管[6]。一般更严重的血管并发症都以病案形式报道。Shoenfield 的综述中，关节成形术后因血管损伤而需要再手术的有 68 例，其中总的死亡率在 7%，15%的患者最终被迫行截肢术，印证了血管损伤后可能存在的严重后果[30]。血管损伤的诊断和治疗近年来取得了很多进展，但 Feugier 在 1999 年发表了一篇报告显示，过去的 12 年期间，血管损伤仍有 37%的死亡率[7]。

血管损伤的病因学

血管可直接由锋利的器械损伤，如手术刀和骨刀，也可间接由术中拉钩的放置、肢体的操作，甚至术后关节脱位产生的牵拉、撕裂或者压迫所致[16]。锋利器械常常立即直接损伤邻近的血管，牵拉或者撕裂往往损伤手术视野外的血管。确切机制是手术中过度的髋臼打磨或钻头及螺钉的位置不恰当，破坏髋臼内侧壁，进而损伤了髂总动静脉[12,18,32,33]。尖端尖锐的牵引器，如 Hohmann 类的器械，放置在髋臼前侧边可直接损伤血管，放置在股骨颈内侧时，则可能损伤股总动脉或者旋股内外侧血管。这种机制在出血、阻塞性缺血、需要手术治疗的迟发假性动脉瘤上均获得证实[2,14,21,27]。一篇关于 Hohmann 牵引器导致的血管损伤报道显示，6 例中 1 例最终被截肢[21]。

髋关节翻修术中，髋臼侧假体取出时容易损伤血管。尤其对那些初次手术中异丁烯酸挤进盆腔内的患者，血管损伤风险更高。挤进盆腔的异丁烯酸的量和位置，决定了骨水泥对血管的侵犯程度(有些甚至完全包绕)。随后取出松动假体时，黏附的大量异丁烯酸成分将导致血管不可避免甚至灾难性的损伤[3,5]。对动脉粥样硬化患者，有报道认为，由于血管受到压迫和弯折，损伤风险更高，并且最终伴随动脉栓塞或在血管的末端形成硬化的动脉血栓[2,22,31]。Nachbur 报道了 15 例血管并发症，2 例为术后血栓形成导致的局部缺血[21]。术后的局部缺血也可能不是血管的直接损伤所致，而是由于肢体被延长，尤其是当潜在的动脉粥样硬化，或先前的放疗使术前的血管已处于缺血的临界状态时(图 106-1)[19]。一篇个案报道证实，对一名反复复发的髋关节脱位的老年男性行髋臼翻修术，术后出现了大动脉栓塞[16]。

随着半球状、多孔表面、螺钉固定的非骨水泥髋臼假体普及，我们注意到一种新的血管损伤风险。即如果钻头和螺钉的深度超过髋臼内侧壁，可能引起血管损伤。在 19 世纪 90 年代早期，开始出现非骨水泥髋臼置换中因使用螺钉可能引起大量出血甚至死亡的报道[12,13]。Keating 和 Wasielewski 等随后解剖研究中证实，用来固定半球形髋臼的螺钉各种各样，骨盆内的血管邻近这些螺钉钉道[12,32](图 106-2)。特别容易遭受损伤的是髂外血管、闭孔神经和血管、髋臼内侧壁上下囊状静脉丛。Wasielewski 等描述了一个象限理论帮助引导外科医师找到安全的螺钉位置，髋臼的前上

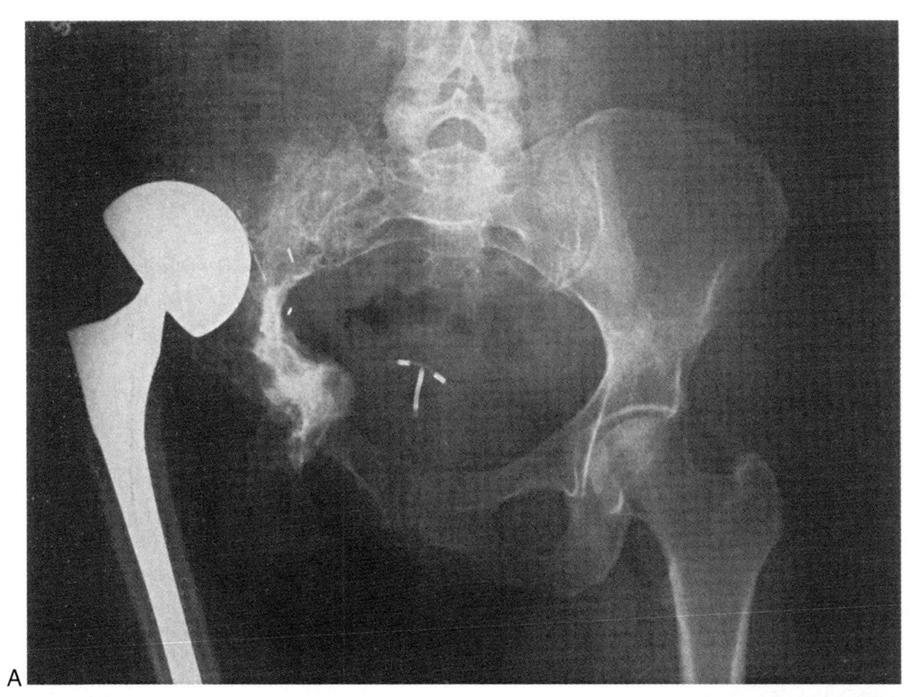

A

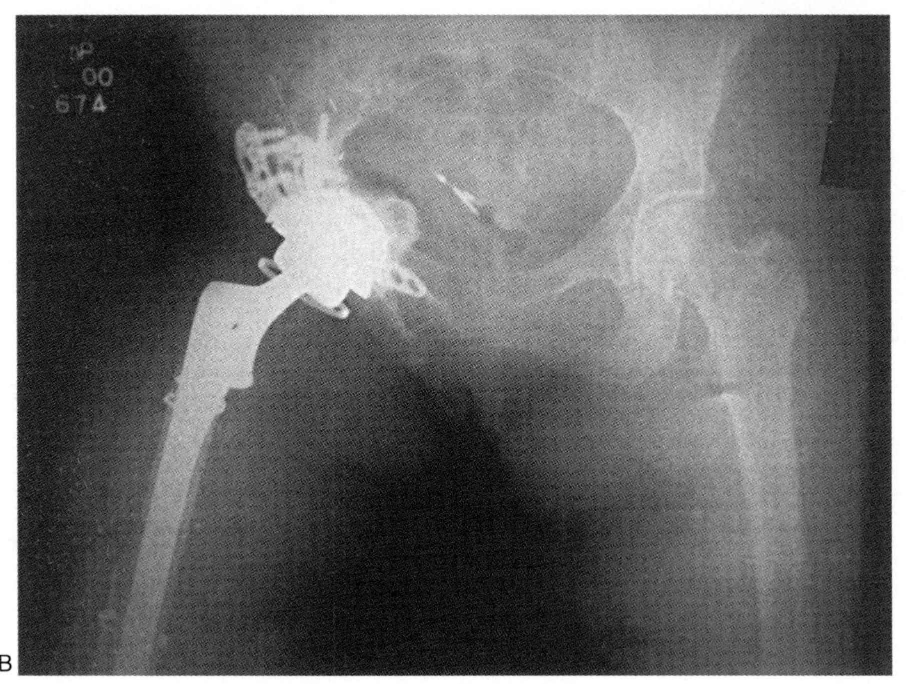

B

图 106-1 (A)右侧髋部多次手术，包括右半骨盆行纤维瘤切除术(术后行大剂量的放疗)和后来多次失败的关节成形术。(B)翻修重建后，术中和术后没有发现大量的出血，住院期间下肢没有发生缺血的现象。(待续)

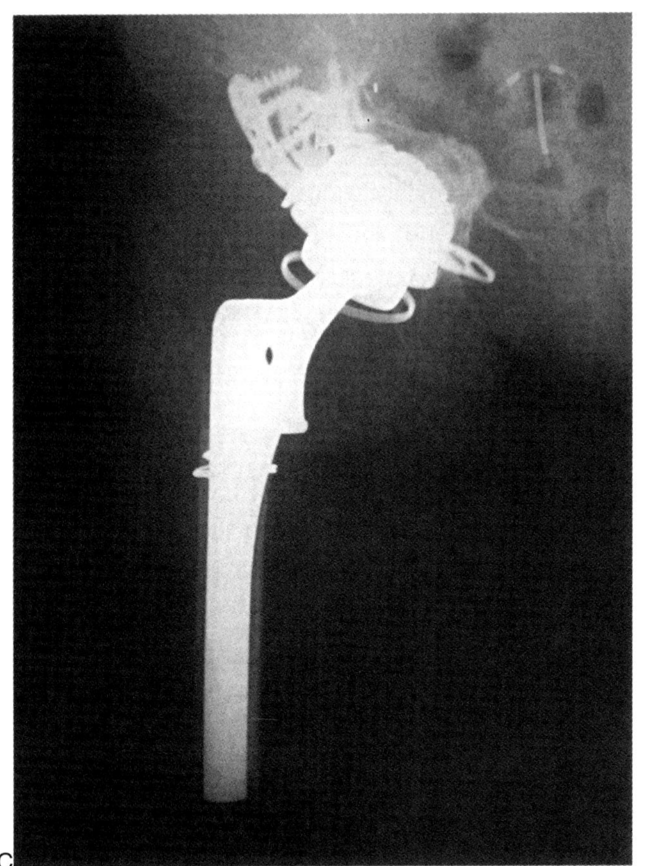

C

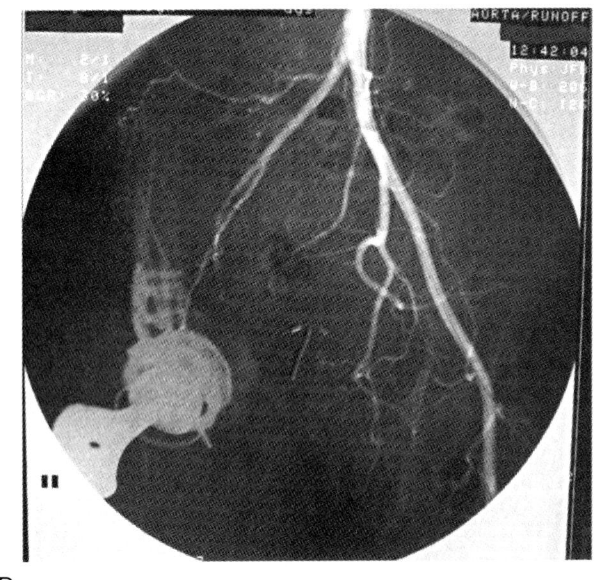

D

图 106-1(续) (C)患者乘坐飞机较长时间后，下肢突然出现异常，表现为髋屈曲、疼痛、皮肤颜色苍白、无脉，与急性动脉闭塞症状相一致。取栓术及动脉重建均失败，最终行膝上截肢术。(D)相对初次的放射学，血管显像显示右侧半骨盆只有小的分支或缺乏动脉分支。股动脉闭塞的原因由以下因素综合所致，即肢体延长产生的牵张，放疗的作用以及长途旅程时髋部屈曲导致的长时间压迫。

和前下象限代表了高风险区域，或被称作为死亡区域(图 106-3)。不论如何，在后上和后下象限螺钉固定的机械力度和质量最好，把螺钉置入前 1/4 象限有明显风险，固定的机械质量也比较差，因此完全没有必要冒着风险把螺钉固定在那些区域。即使在术中螺钉固定的位置是安全的，但潜在的风险仍然存在，因为后来固定的失败和松动或者髋臼假体周围的骨折会导致髋臼假体在骨盆内移动，这种移动可能导致骨盆内血管的撕裂引起危及生命的出血(图 106-4)[23]。对绝大多数与髋关节成形术相关的并发症，预防一直重于治疗。手术中应仔细暴露，精细操作，对软组织牵拉要轻柔，这些有助于防止损伤邻近血管。简单的技巧，如使用手术刀和其他尖锐的器械远离而不是朝向邻近的神经和血管，能帮助降低无意识直接损伤的风险。术中应谨慎的放置牵引器。首先，仔细解剖，然后把牵引器置入已经创造好的贴近骨的间隙，这是最能降低风险的技术。对那些术前存在严重周围血管疾病或者解剖变异的患者，对血管的分析和会诊是合理的，因为解剖变异可能波及血管邻近必须的手术区域。对那些盆腔内髋臼假体因松动可能明显移位或者骨水泥溢出，给盆腔内的血管造成一定风险的患者，推荐行术前血管

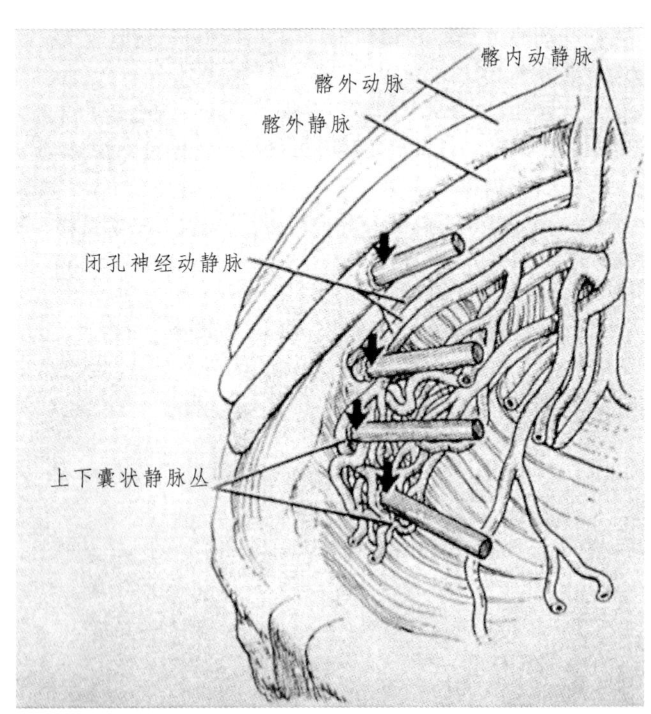

图 106-2 盆腔内血管与髋臼螺钉钉道关系，图中实心的小棒表示螺钉。(From Keating EM, Ritter MA, Faris PM: Structures at risk from medially placed acetabular screws. J Bone Joint Surg 72A:509-511, 1990.)

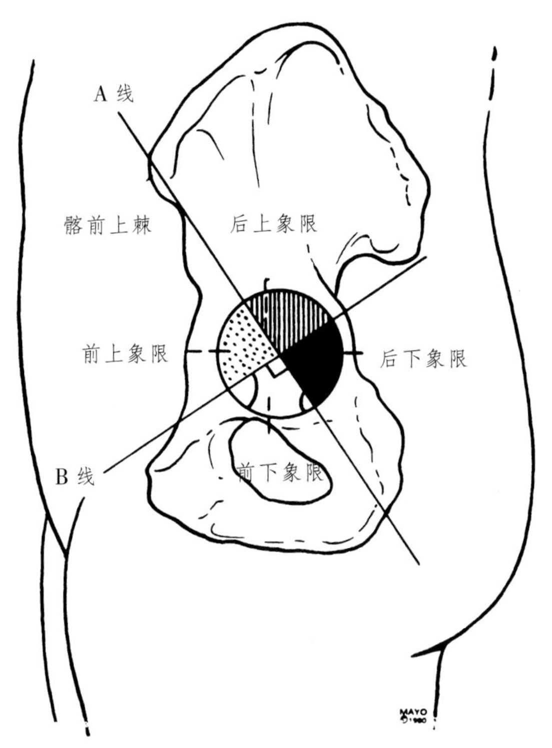

图 106-3　髋臼区域被分为四个象限，为防止损伤盆腔内血管，应该避免在前上和前下象限置入螺钉。(Adapted from Wasielewski RC, Cooperstein LA, Kruger MP, Rubash HE: Acetabular anatomy and the transacetabular fixation of screws in total hip arthroplasty. J Bone Joint Surg 72A:501-508,1990.)

造影[1,5,9,10,25,28]。对某些选定的患者,可采用有计划的盆腔内侧暴露,并可在普通外科医师或者血管外科医师的协助下进行髂血管转位。在移除那些显著移位的盆腔内内置物时,这种技术可避免无意的血管损伤。对髋关节区域血管解剖的丰富知识不仅可帮助外科医师降低操作的风险性，还可以避免最终的血管损伤。特别提出的是,髋臼的固定螺钉不被放置在危险区域是最重要的,这些危险区域由靠近髋臼内侧的血管解剖结构所决定(图 106-5)。

很多年前就发现关节成形术失败后可能出现延迟血管损伤。髋臼侧假体松动或者内植物如髋臼杯的卡环脱落,可导致血管侵蚀和假性动脉瘤形成[8,20,26,29]。内植物的磨损或松动可以导致关节滑膜炎和囊肿形成,后者有时候能变的很大并且累及盆腔内侧,引起对血管假性肿瘤样压迫[17]。

结构性重建,例如结构性同种异体移植骨,当下肢处于某个姿势时可能压迫邻近血管[4]。

血管损伤的处理

成功处理突发血管损伤，不仅需要最有效和最快的反应，还需要有局部解剖知识和一定程度的应急计划。迅速诊断血管损伤是重要的。一旦术中证实血管损伤,应立即采取措施控制出血。凝固和结扎对小的血管

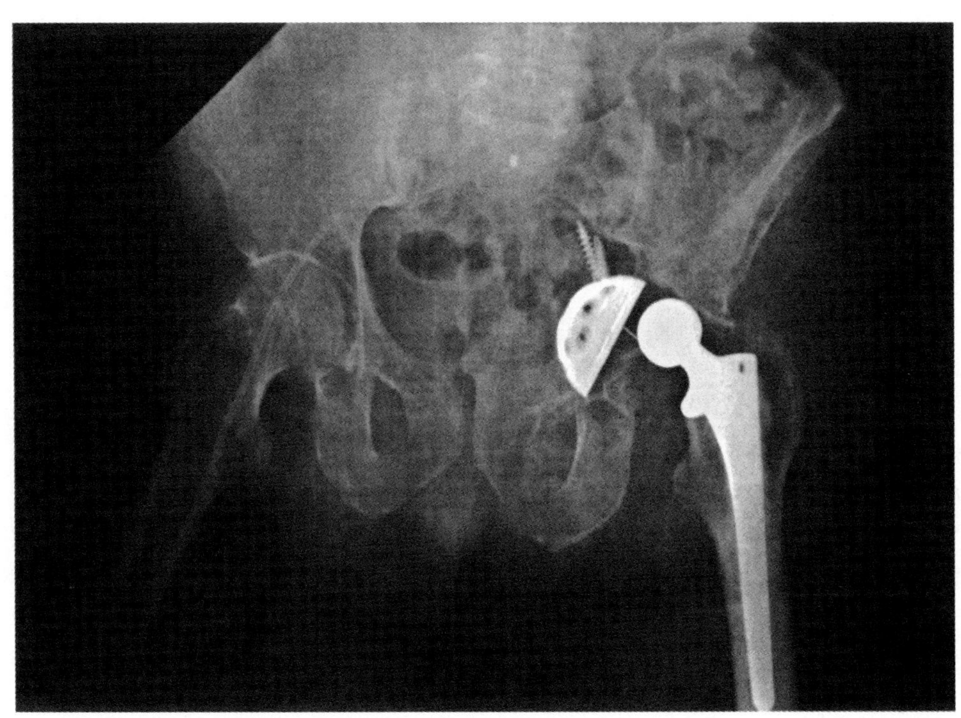

图 106-4　摩托车事故后骨盆骨折，髋臼杯和固定螺钉骨盆内移位。由于髂血管的撕裂和骨盆内大量的出血，尽管努力控制出血和进行了心肺复苏，但患者到达医院后仍很快死亡。

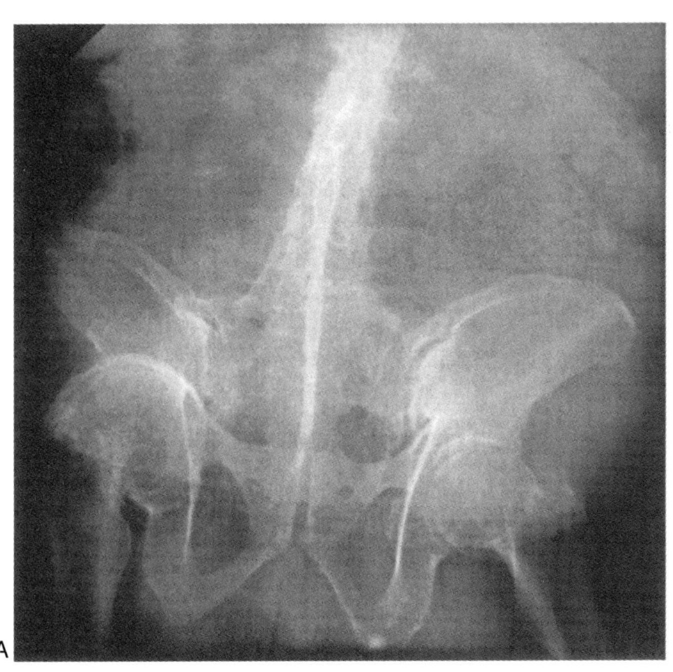

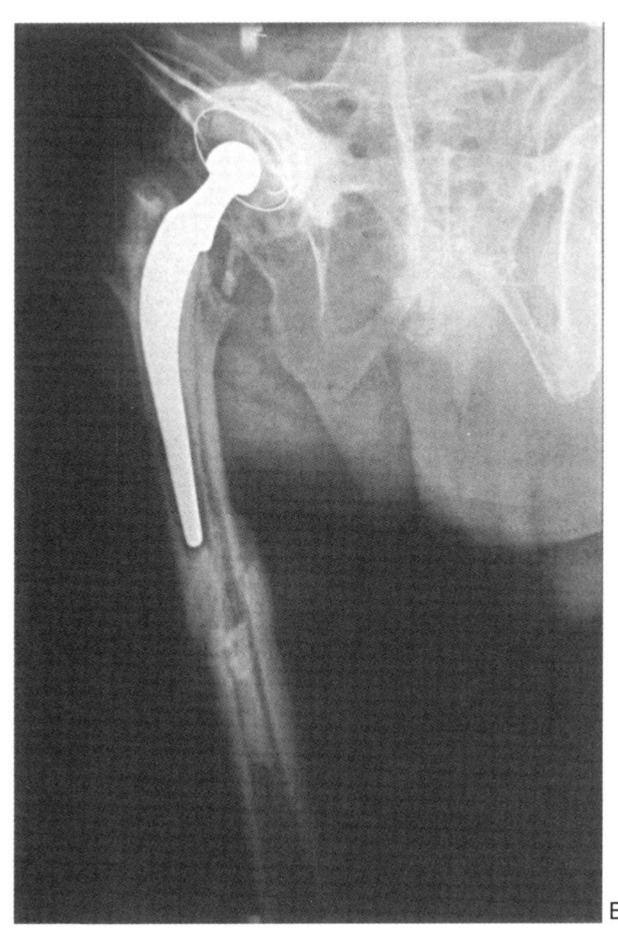

图 106-5 (A)术前的最初影像。(B)此为一例因儿童期结核和成年期强直性脊柱炎导致骨盆的畸形,行全髋成形术后假体松动而失败的影像片。翻修术时髋关节前侧突然并发大量出血,最后证实是股动脉损伤,原因是股动脉绕过髋臼假体前环。局部控制和迅速血管移植分流保护了下肢的血供,保证了翻修手术的完成。但是,控制局部出血时导致的股神经瘫痪,被证实永远不能恢复。

有效,填塞能暂时控制出血,某些情况下,特别是对静脉损伤出血,填塞甚至能使损伤血管栓塞止血。但对那些主要的知名血管损伤,绝大多数需要手术修复。骨科手术医师应该有全面的相关局部血管解剖知识,应该熟悉必须的相关紧急手术入路,比如用来暴露腹膜后或盆腔内的髂腹股沟或者 McBurney 入路。对损伤血管近端的迅速控制是救命的操作,方便我们在血管外科医师或者相当技术水平人员帮助下行血管修复。但是对大的主要血管这种帮助无效,因为那些血管需要标准化的修复。术前请血管外科医师会诊,一旦术中血管损伤,则个体化的帮助将更加有效,而且血管外科医师可以对一些患者提供血管转位的建议,从而降低术中血管损伤的风险。对那些有显著骨盆解剖变异,或有血管损伤修复史,或假体和骨水泥盆腔内显著移位的患者,这样一个合作尤其有意义(见图 106-5)。

手术后数小时内会有大量失血或输血需求,因此血管损伤的诊断可能被延误,也可能显而易见。用轴像摄影或放射学证实出血的源头后,采用动脉内栓塞控制出血,有时能够避免再次手术(图 106-6)。假性动脉瘤形成的症状出现较晚,没有特异性或有迷惑性,然一旦诊断确立,应立即采取手术治疗。

摘要

髋关节成形术相关的血管损伤非常少见,然而结局可能很严重,甚至危及生命。丰富的局部血管解剖知识、易损伤血管手术区的精细操作、髋部血管解剖的丰富知识能够降低血管损伤的风险[16]。此外,适当与经验丰富的血管外科医师的合作,不管是术前还是术中,均能帮助降低无意损伤血管的风险。一旦血管损伤出现,应迅速做出诊断,这对能否采取恰当措施和降低其负面效应非常重要。

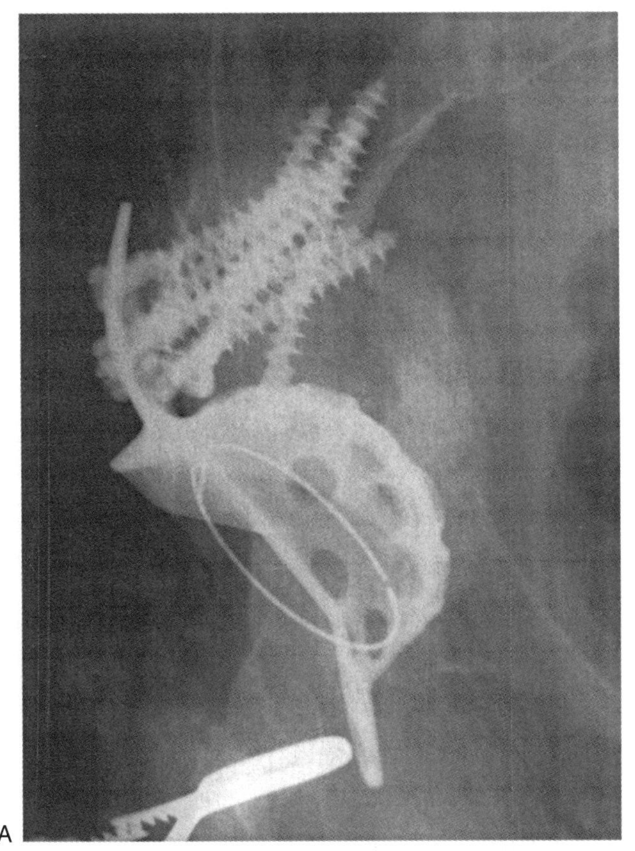

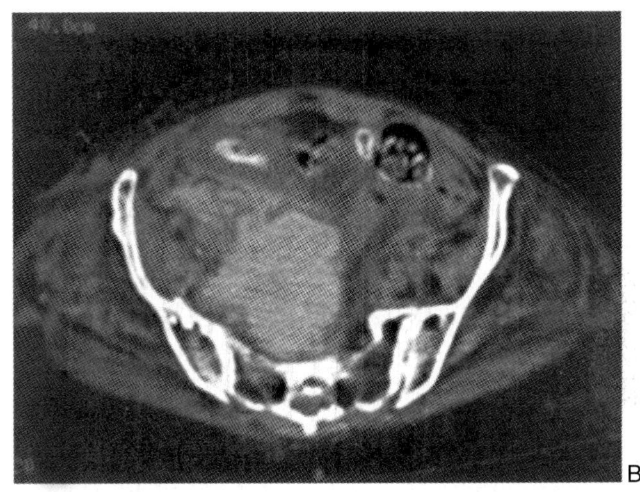

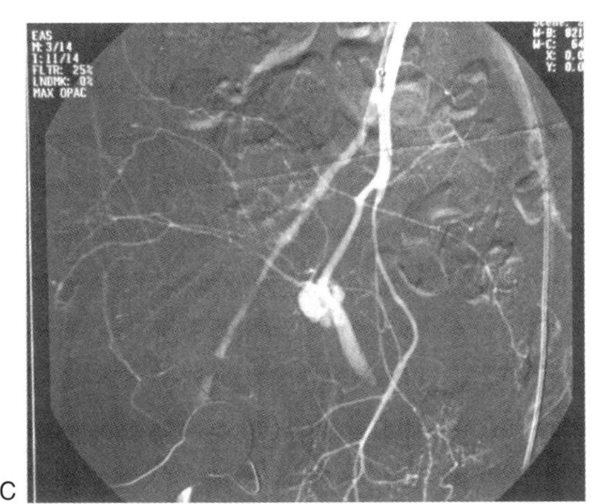

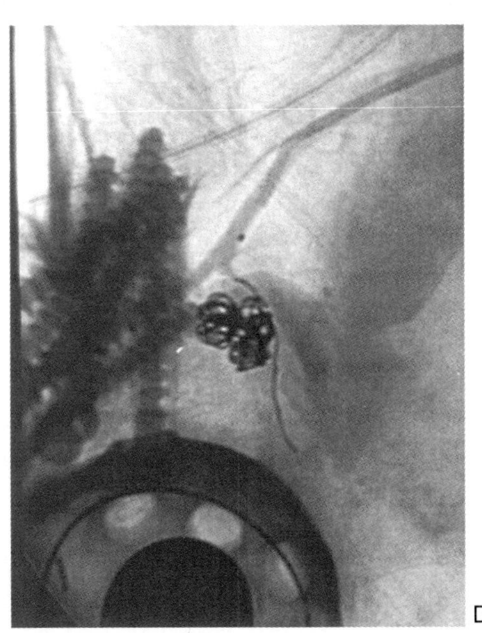

图 106-6　(A)运用 cage 行复杂全髋翻修成形术，术中行 X 线透视，发现螺钉的尖端超出骨盆的内侧壁。(B)术后因为进行性失血，CT 检查提示盆腔髂窝内有大量的出血并占据了盆腔内的空间。(C)血管造影显示盆腔内的出血。(D)使用不透 X 线的线圈对邻近螺钉尖端出血处的血管进行栓塞。

（唐新 译　李世民 校）

参考文献

1. Al-Salmon M, Taylor DC, Beauchamp CP, Duncan CP: Prevention of vascular injuries in revision total hip replacement. Can J Surg 35:261–264, 1992.
2. Aust JC, Bredenberg CE, Murray DG: Mechanisms of arterial injuries associated with total hip replacement. Arch Surg 116:345–349, 1981.
3. Bergqvist D, Carlsson AS, Ericsson BF: Vascular complications after total hip arthroplasty. Acta Orthop Scand 54:157–163, 1983.
4. Bose WJ, Petty W: Femoral artery and nerve compression by bulk allograft used for acetabular reconstruction. An unreported complication. J Arthroplasty 11:348–350, 1996.
5. Brentlinger A, Hunter JR: Perforation of the external iliac artery and ureter presenting as acute hemorrhagic cystitis after total hip replacement. Report of a case. J Bone Joint Surg 69A:620–622, 1987.
6. Coventry MB, Beckenbaugh RD, Nolan DR, Ilstrup DM: 2,012 total hip arthroplasties: A study of postoperative course and early complications. J Bone Joint Surg 56A:273–284, 1974.
7. Feugier P, Fessy MH, Carret JP, et al: Total hip arthroplasty. Risk factors and prevention of iatrogenic vascular complications. Ann Chir 53:127–135, 1999.
8. Giacchetto J, Gallagher JJ: False aneurysm of the common femoral artery secondary to migration of a threaded acetabular component. A case report and review of the literature. Clin Orthop 231:91–96, 1988.
9. Heyes FLP, Aukland A: Occlusion of the common femoral artery complicating total hip arthroplasty. J Bone Joint Surg 67B:533–535, 1985.
10. Hopkins NFG, Vanhegan JAD, Jamieson CW: Iliac aneurysm after total hip arthroplasty. Surgical management. J Bone Joint Surg 65B:359–361, 1983.
11. Jonsson H, Karlstrom G, Lundqvist B: Intimal rupture and arterial thrombosis in revision hip arthroplasty. Case report. Acta Chir Scand 153:621–622, 1987.
12. Keating EM, Ritter MA, Faris PM: Structures at risk from medially placed acetabular screws. J Bone Joint Surg 72A:509–511, 1990.
13. Kirkpatrick JS, Callaghan JJ, Vandemark RM, Goldner RD: The relationship of the intrapelvic vasculature to the acetabulum. Implications in screw-fixation acetabular components. Clin Orthop 258:183–190, 1990.
14. Kroese A, Molleaud A: Traumatic aneurysm of the common femoral artery after hip endoprostheses. Acta Orthop Scand 46:119, 1975.
15. Lewallen DG: Neurovascular injury associated with hip arthroplasty. J Bone Joint Surg 79A:1870–1880, 1997.
16. Leung AG, Cabanela ME: Aortic thrombosis after acetabular revision of a total hip arthroplasty. J Arthroplasty 13:961–965, 1998.
17. Madan S, Jowett RL, Goodwin MI: Recurrent intrapelvic cyst complicating metal-on-metal cemented total hip arthroplasty. Arch Orthop Trauma Surg 120:508–510, 2000.
18. Mallory TH: Rupture of the common iliac vein from reaming the acetabulum during replacement. J Bone Joint Surg 54A:276–277, 1972.
19. Matos MH, Amstutz HC, Machleder HI: Ischemia of the lower extremity after total hip replacement. J Bone Joint Surg 61A:24–27, 1979.
20. Mody BS: Pseudoaneurysm of external iliac artery and compression of external iliac vein after total hip arthroplasty. Case report. J Arthroplasty 9:95–98, 1994.
21. Nachbur B, Meyer RP, Verkkala K, Zurcher R: Mechanisms of severe arterial injury in surgery of the hip joint. Clin Orthp 141:122, 1979.
22. Parfenchuck TA, Young TR: Intraoperative arterial occlusion in total joint arthroplasty. J Arthroplasty 9:217–220, 1994.
23. Peterson CA II, Lewallen DG: Periprosthetic fracture of the acetabulum after total hip arthroplasty. J Bone Joint Surg 78A:1206–1213, 1996.
24. Ratliff AHC: Arterial injuries after total hip replacement [editorial]. J Bone Joint Surg 67B:517–518, 1985.
25. Reiley MA, Bond D, Branick RI, Wilson EH: Vascular complications following total hip arthroplasty. A review of the literature and a report of two cases. Clin Orthop 186:23–28, 1984.
26. Ryan JA, Johnson ML, Boettcher WG, Kirkpatrick JN: Mycotic aneurysm of the external iliac artery caused by migration of a total hip prosthesis. Clin Orthop 186:57–59, 1984.
27. Salama R, Stavorovsky MM, Iellin A, Weissman SL: Femoral artery injury complicating total hip replacement. Clin Orthop 89:143–144, 1972.
28. Schullin JP, Nelson CL, Beven EG: False aneurysm of the left external iliac artery following total hip arthroplasty. Report of a case. Clin Orthop 113:145–149, 1975.
29. Sethuraman V, Hozack WJ, Sharkey PF, Rothman RH: Pseudoaneurysm of femoral artery after revision total hip arthroplasty with a constrained cup. J Arthroplasty 15:531–534, 2000.
30. Shoenfield NA, Stuchin SA, Pearl R, Haveson S: The management of vascular injuries associated with total hip arthroplasty. J Vascular Surg 11:549–555, 1990.
31. Stubbs DH, Dorner DB, Johnston RC: Thrombosis of the iliofemoral artery during revision of a total hip replacement. A case report. J Bone Joint Surg 68A:454–455, 1986.
32. Wasielewski RC, Cooperstein LA, Kruger MP, Rubash HE: Acetabular anatomy and the transacetabular fixation of screws in total hip arthroplasty. J Bone Joint Surg 72A:501–508, 1990.
33. Wasielewski RC, Crossett LS, Rubash HE: Neural and vascular injury in total hip arthroplasty. Orthop Clin North Am 23:219–235, 1992.

第 107 章

下肢不等长

Robertt T. Trousdale, Bernard F. Morrey

众所周知,全髋关节置换术后下肢不等长常常可以被外科医师控制。一些外科医师认为下肢的长度固然重要,与髋关节的稳定性相比也会退居其次[11],但是所有人都认为显著的不等长(增长或缩短 2 cm)会影响临床效果,如果存在显著的下肢不等长时,极好的临床和影像学结果也会被患者感觉是失败的。

发生率

由于人们的意识和假体试模匹配程度的提高[9],与以前相比下肢短缩这个问题显得不那么常见了[12]。Williamson 和 Reckling 在 1978 年报道 150 例患者中有 144 例术后下肢平均延长 16 mm[20],其中 27%的患者需要将鞋垫高, 以及 3%的患者有下肢延长和坐骨神经麻痹。Turula 等报道 35 例单侧全髋关节置换术后存在下肢不等长的患者中,有 10 例患者能够主观感觉到下肢不等长, 其中每个人都存在跛行且患肢术后延长超过 14 mm[16]。90 年代早期,很多系列研究报道下肢不等长的平均水平约是 1 cm [1],Woo 和 Morrey 报道 333 例全髋置换术后影像学观察下肢平均延长 10 mm[20]。当术前注意这些潜在问题后,术后下肢不等长能够降低到 1~2 mm[21]。Woolson 和 Harris 报道过很多骄人结果,在 84 例全髋置换术患者中只有 2.5%下肢延长超过了 6 mm[22],我们估计现在大约有 5%初次全髋置换术后的患者需要将鞋垫高。

功能性下肢不等长

骨盆固定性倾斜或"功能性不稳定"的概念也许比下肢不等长更常见,但是更难被人们所认识[6](图 107-1)。所有的骨科医师都会遇到有患者抱怨下肢不等长,但是他们在 X 线片测量时却发现下肢是等长的,这个观点由 Hoikka 等提出, 然后被 Ranawat 和 Rodriguez 仔细评价过,14 例患者都表现为下肢不等长, 但几乎只有 1%的患者随着时间的推移而自愈, 这是因为绝大部分下肢不等长可以通过邻近关节或脊柱来代偿[15]。

意义

Abraham 和 Dimon 注意到就多大程度下肢不等长有临床意义存在着很大分歧。一些人认为高达 2 cm 的不等长都是可以接受的[1],当然也有人提出为了预防髋关节置换术后关节松弛和不稳定导致关节脱位,术中延长下肢是必需的[17],小于 1 cm 的偏差,常常是能够接受的;大于 1 cm 的不等长可以通过适当的鞋垫来矫正。下肢缩短也可以引起功能缺陷,因为会导致髋外展功能受限,并且由于软组织松弛还会增加关节不稳的可能[2]。

在其中一个最早期的研究中,梅奥诊所的 Weber 等发现了下肢延长增加坐骨神经麻痹风险之间相关性[19],Williamson 和 Reckling 报道 150 例全髋关节成形术后有 5 例发展成部分或完全性坐骨神经麻痹[20],在这组病例中术后下肢平均延长了 17 mm(图 107-2)。但是,这个延长程度相比于患者总体平均 16 mm 的延长程度没有统计学差异。这些调查者把坐骨神经麻痹的风险和女性及早期的手术相关联。Kennedy 等认为坐骨神经麻痹的风险增加与早期的手术和术前病理性下肢缩短有关。这些研究者报道,当在行翻修术前先在术中对将要延长的下肢施加躯体感觉激发电位[10]。在这些病例中,尽管下肢平均延长了 18 mm(从 6~43 mm 不等),却没有出现一例周围神经并发症。

许多研究表明,下肢不等长会引起下背部疼痛[3,4]。一些研究指出,理论上下肢不等长可以引起步态异常从而使关节承受的应力增加,最终导致过早的机械性失败[5]。Turula 等研究了 55 位全髋关节成形术后下肢不等长的患者,其中单侧下肢不等长平均 9 mm,双侧不等长平均 12 mm[17],他们的数据提示这种不等长可

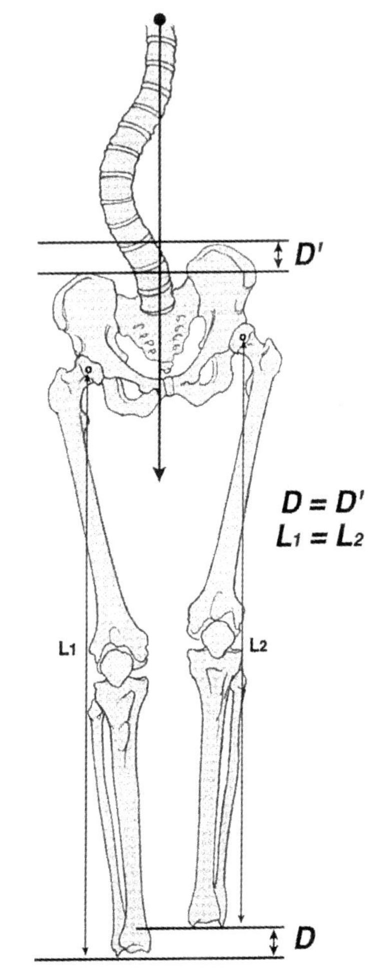

图 107-1 如果存在固定性骨盆倾斜，那就需要在术前对其进行评估。如上图所示，尽管双下肢到踝关节的长度是一样的，但是两侧下肢长度会存在一个"D 距离"的差异。

能与无菌性松动和髋关节置换术后不明原因疼痛有关。Visuri 等也得出类似结论，他指出如果存在 7~8 mm 的下肢不等长，术后 7 年假体松动的发生率有 15%[18]，我们不能从自己的经验来证明这个结果，但是却值得进一步观察分析。

除了导致很少并且相关性不强的坐骨神经麻痹外，少有详尽的资料表明下肢不等长会直接导致其他术后并发症，当然不包括患者主观的不适。尽管如此，给患者交代术后下肢不等长这一潜在问题是很重要的，因为这个可能是最令患者苦恼，平且还可以引发医疗事故诉讼。

预防

术前计划

器质性或功能性下肢不等长都应该得到评估。器质性不等长是股骨和胫骨下肢不等长的直接反映；功能性不等长是脊柱变形和(或)髋内收、外展，或是屈曲挛缩导致骨盆倾斜的结果。术前评估的目标必须首先鉴别是否存在下肢不等长，其次是考虑矫正。注意的是，我们的目标是矫正功能不等长，而不必是从髋到踝的器质性不等长。

Abraham 和 Dimon 作出如下建议：①通过患者是否感知下肢不等长的病史来判断，而不是通过实际测量；②术前讨论下肢不等长的可能性；③注意明显的下肢

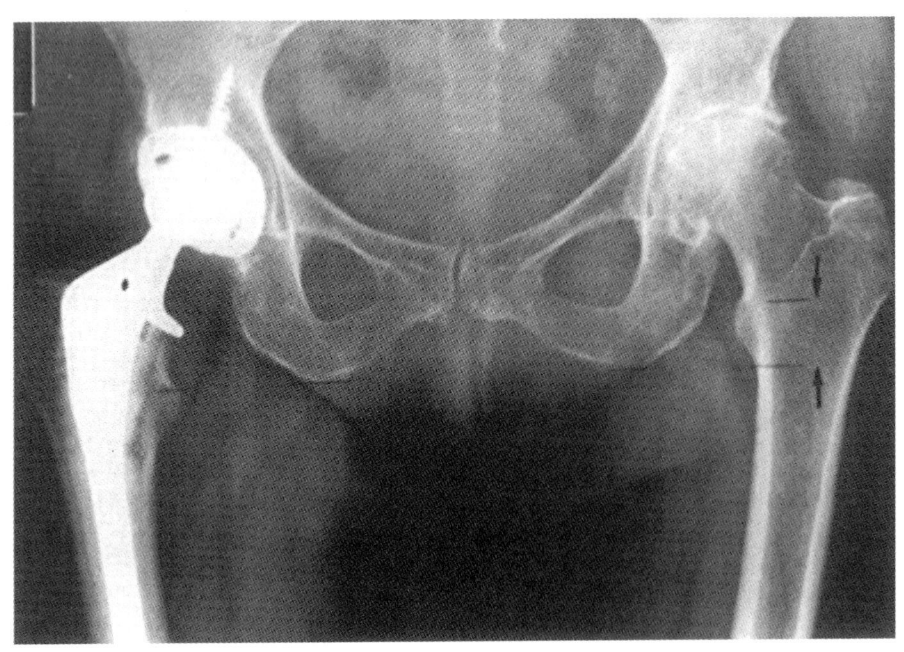

图 107-2 髋关节置换术后中度的下肢延长导致了坐骨神经麻痹，两年后才得以恢复。

不等长，比如由屈曲内收或屈曲挛缩所致(见后)；④提供一种持续的术前、术中和术后的评估方法。术前评估对于估计股骨颈截骨水平是很重要的(图 107-3)。另外一些特殊问题，比如偏中心距、股骨轴向长度也必须被考虑在术前评估中。最后，术中直接测量对于评估下肢长度，尤其对那些术前伴有挛缩或下肢不等长的患者应被强烈推荐。

临床评估

临床术前评估虽然不是很精确[3]，但是在评价下肢不等长所导致的功能障碍时是很有用甚至是必须的[6,15]。同时也应在术前询问患者本人是否能够感觉到下肢是等长的。以下物理测量方法常用于详尽的评估：

1. 步态。观察患者的步态是最好和最简单的发现下肢不等长的方法。

2. 软组织弹性、关节挛缩以及骨盆倾斜限制了这种方法的精确性。这时应测量从髂前上棘到内踝之间的距离。

3. 屈曲试验(髌骨目测试验)。患者仰卧，屈曲髋关节至 60°使脊柱变直和代偿髋关节的屈曲挛缩。屈曲膝关节 70°~90°以便于对股骨和胫骨不等长做精确的评估(图 107-4)。

4. 中心：内踝间距。这是一种评估表观上的和功能性下肢不等长的合理方法，但是对于实际存在的下肢不等长它不能提供精确的评价。

5. 骨盆倾斜。这也许是评价术前术后真实或是功能性下肢不等长的最简单和最有效的方法。在足下面放置垫片使髂嵴水平以代偿脊柱畸形和适应性变化(图 107-5)。这种方法是在术前或术后用于发现无论是真实或是功能性下肢不等长的最简单和最好的方法。

影像学评估

许多骨骼标志用于评估下肢长度，Hoikka 等证明，与股骨头的顶点相比，坐骨结节是更精确的参考点[6]。这些调查者进一步分析了下肢不等长和骨盆倾斜的临床及影像学影响[8]，这些数据反映了作为术前计划的一部分，我们必须考虑髋关节置换术时调整下肢长度，而且应该以矫正骨盆倾斜为目标而不是矫正由髋部最高点到地板所测得的实际下肢长度。他们介绍了“功能性”下肢长度的概念，它是与髋关节、骨盆壁的位置有关的下肢轴向长度[7]。在梅奥诊所，“扫描图”能提供一种直接而精确的测量方法(图107-6)。装载

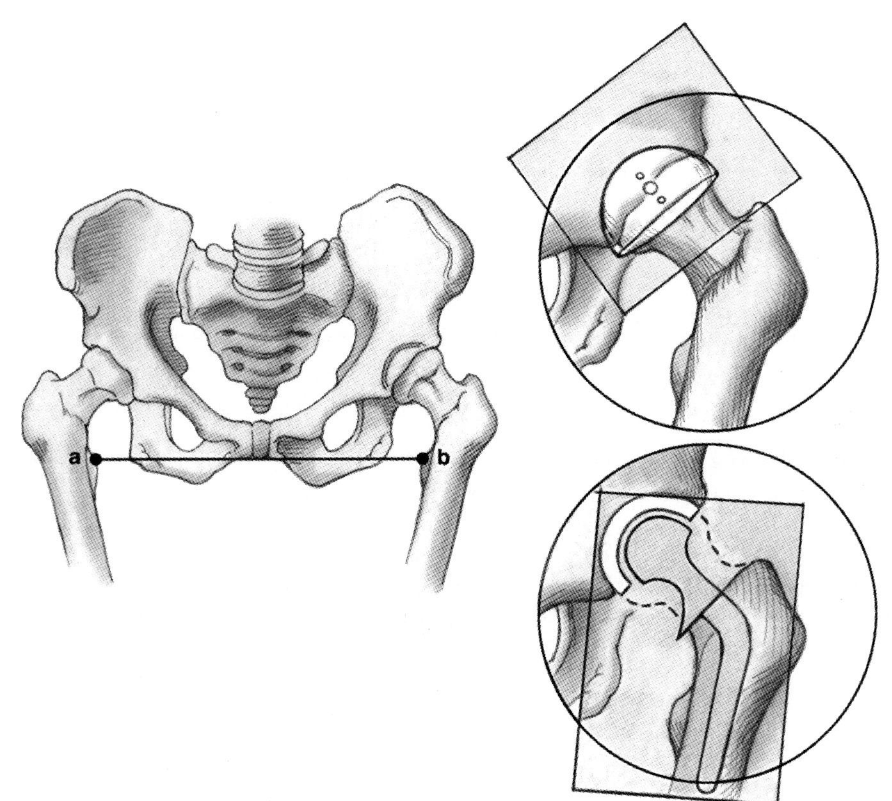

图 107-3 准确测量预记假体的尺寸、股骨颈截骨水平以及髋关节旋转中心以减少下肢不等长发生的可能性。

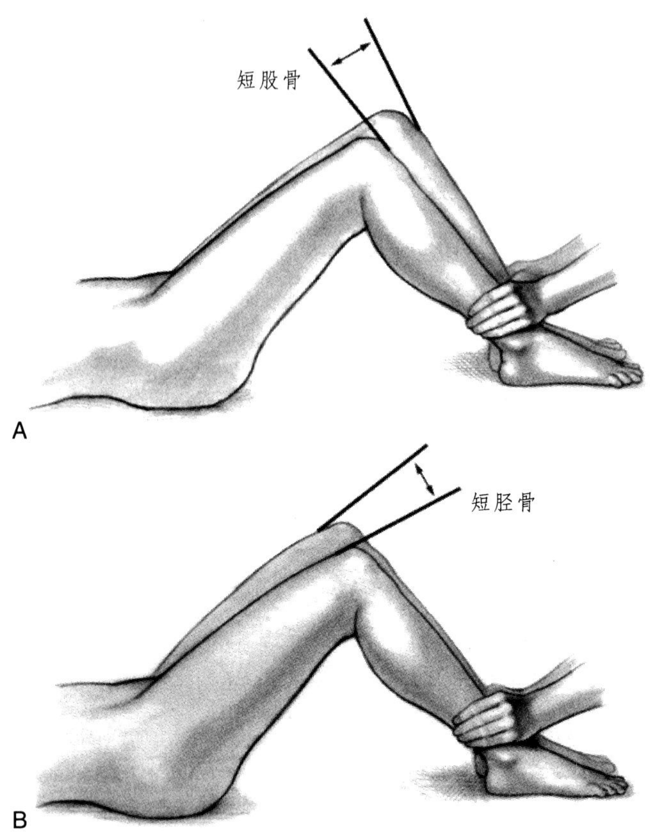

图 107-4 髌骨目测试验。髋关节和膝关节固定时从髌骨切线方向观察可以发现股骨长度的不同(A)和胫骨长度的不同(B)。

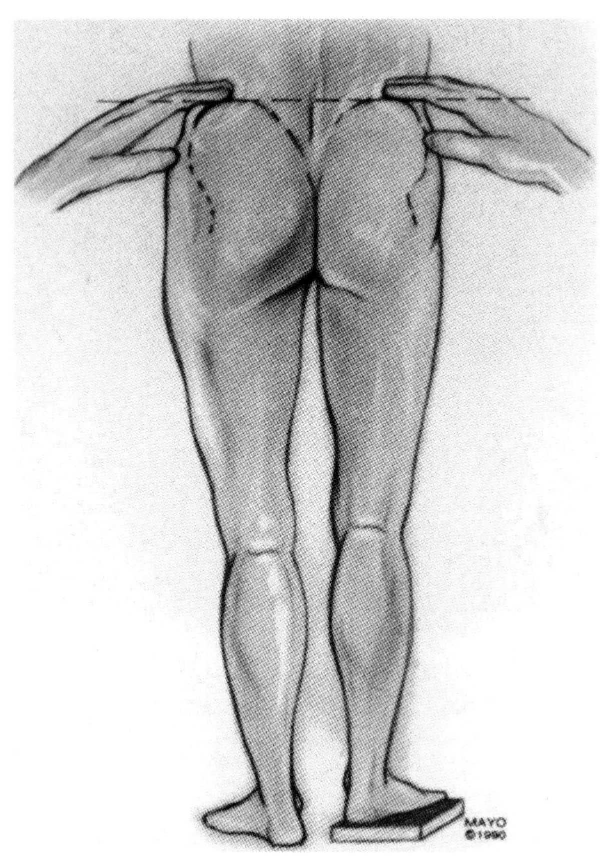

图 107-5 在患肢脚下放一小垫片是一种很有效的测量实际下肢不等长的临床方法。

在滑轮上的能在下肢上方滑动的X线摄影机，可以一定比例拍成14 cm×17 cm大小的图像以供股骨、胫骨以及下肢全长的直接测量(图107-7)。

详细的影像学资料和临床评估对减少置换术后下肢不等长的发生很有用。Woolson 和 Harris 在术前通过试模来选择股骨和髋臼假体，设计合理的手术方案和适当截骨以减少下肢不等长的发生[23]。他们应用这种方法,在一个84例患者系列研究中,只观察到了平均2.8 mm的术后下肢不等长；仅有2例(占2.5%)单侧置换术后下肢不等长超过了6 mm[21]。在翻修术中,术前试模可以增加合适假体的选择性,有意思的是在翻修术后常出现下肢缩短,这通常是术后关节不稳高发的原因(图107-8)。在某些案例中,预计下肢延长会超过3~4 cm时,术中肌电图监测是很有用的[14]。

术中评估

有很多术中用于测量下肢长度的方法是可以利用的。这些包括了分辨骨盆和股骨的骨性标志以及术前和术后粗略观察或测量膝或踝的位置,尽管有少数研究在验证这些方法的精确度,这些方法的发明者报道了这些技术是很有效的,并且重复性也很好[23]。

伸展试验

Charnley 在术中运用一种牵引延长下肢的伸展试验来判定髋关节的张力(这种试验仍然被很多骨科医师所用)。这种简单试验的效果取决于麻醉的深度、下肢的轴向旋转、肌肉松弛程度以及关节囊周围的瘢痕组织。这很明显仅仅是对组织张力的粗略估计,其精确度以试验的方式而定。下肢必须位于中立位。拉力应该沿着下肢轴线方向,给股骨近端施加一个远离近心端的力,使髋关节拉伸,从而增加下肢长度。

模板

随着精确模板系统和股骨截骨模板的出现,股骨颈距小转子间切断的距离可以得到测量。术前模板的使用通常能控制术后下肢不等长在2~3 mm的范围内。

精确的股骨颈截骨是确保下肢等长的关键,这是由术前试模所决定的。股骨截骨和假体颈长度的关系

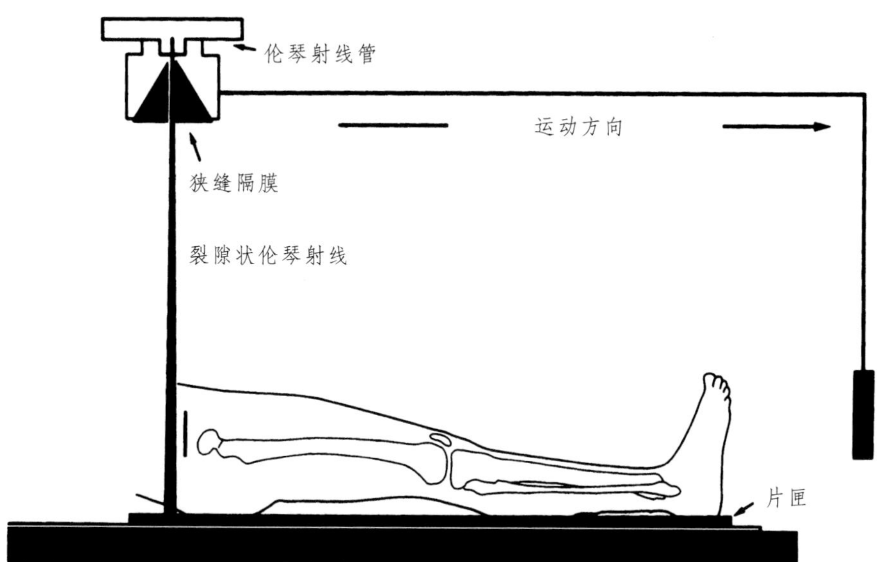

图 107-6　扫描图是通过把底片暴露于在顺着下肢由上而下移动的伦琴射线管下而成的。

已经被分析得很清楚了。

术中直接测量

很多专家都极力推荐在假体植入前后直接测量骨盆-股骨的长度[11,13,23]。很多评估系统都使用骨骼固定装置固定于骨盆和邻近的股骨，这样，髋关节脱位前和成形术后的距离可以得到精确测量。

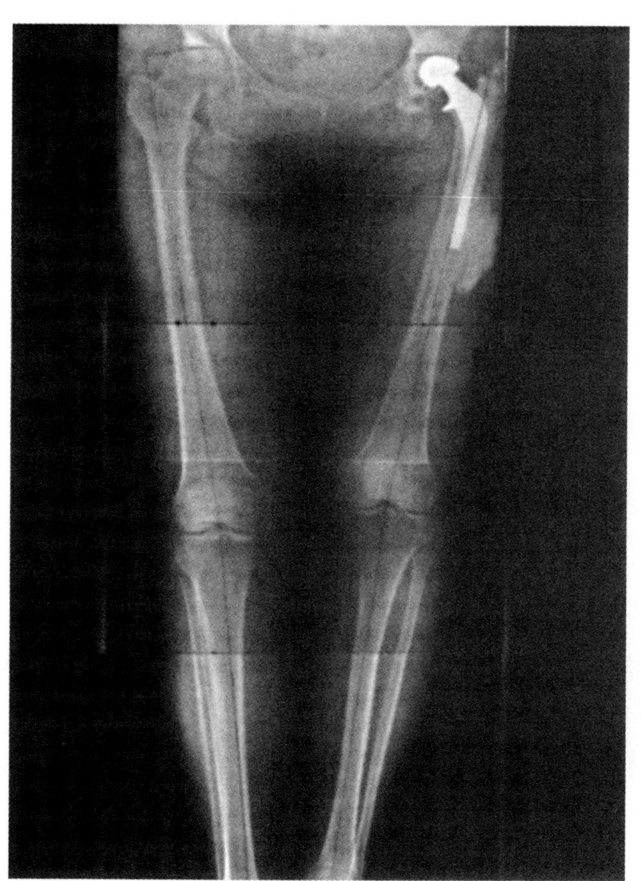

图 107-7　扫描技术得到的髋关节-踝关节 X 线片允许直接和准确的以毫米为量度的影像学测量。在这个例子中，术肢比对侧下肢短，这在翻修术中很常见。

Woolson 和 Harris 描述过一种固定在髂嵴和固定于股骨的用于测量置换术前和术后下肢长度的夹具[23]。Woolson 报道用这种方法后，84 例术后下肢不等长平均少于 3 mm，且仅有 11%延长超过 6 mm[22]。Hoikka 等在他们术中的测量系统中运用了两枚 Steinmann 钉，但是术后存在 5~10 mm 的不等长 [6]。McGee 和 Scott 两人描述了运用一种将钉子插入髂嵴来测量下肢长度的方法，那些钉子是弯曲的以利于其下部依附于股骨大转子[13]。这种钉子在成形术中能够被旋转出术野以及当髋关节复位后可以还原到原来的体位以保证下肢的长度。

在我们科室，如果运用术中测量方法，那么长钉牵引器则能够反映外展机制，同时也可以作为骨盆的一个基准点(参考点)，长钉置入大转子后能够提供一个远端的参照标志。我们必须小心地实施这些测量方法，使髋关节稍微的延长(图 107-9)。

作者的建议

精确地恢复下肢长度不能过于繁琐或费时。临床上，我们观察患者的步态和运用骨盆倾斜试验来估计功能性下肢不等长。我们从患者的后面来观察，并且将两手置于患者每侧的骨盆上。短的下肢站在不同厚度的物块上使骨盆处于水平位(见图 107-5)。髌骨目测试验常用于快速估计股骨与胫骨相比的差异（见图107-4)。

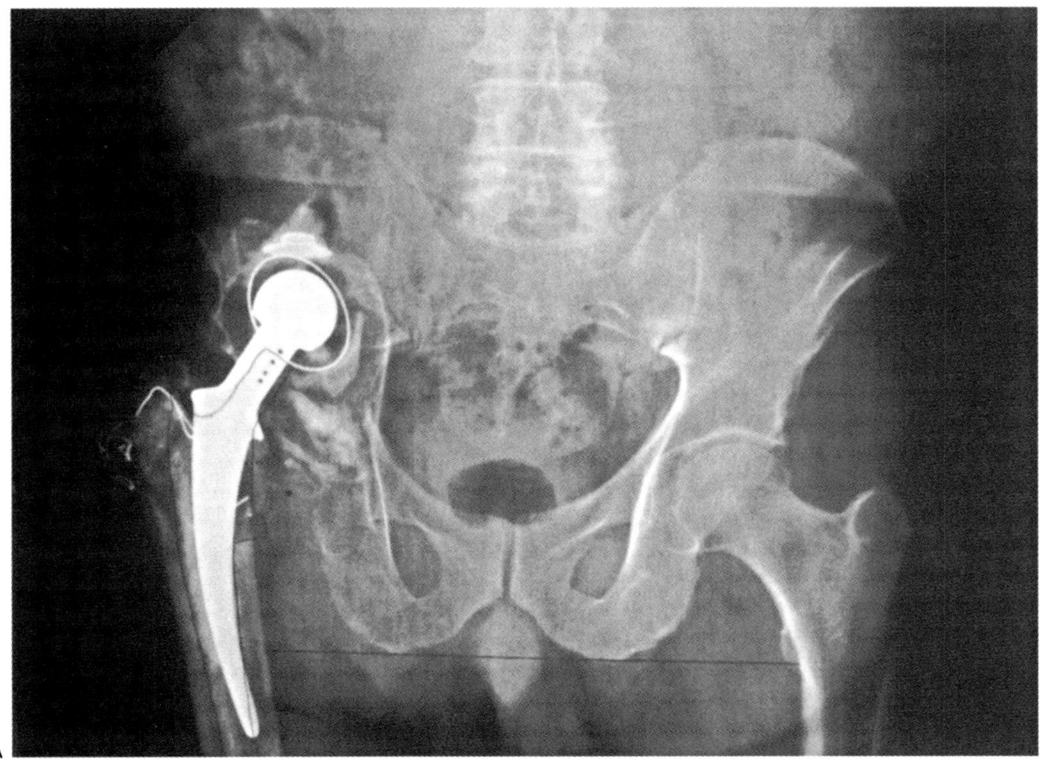

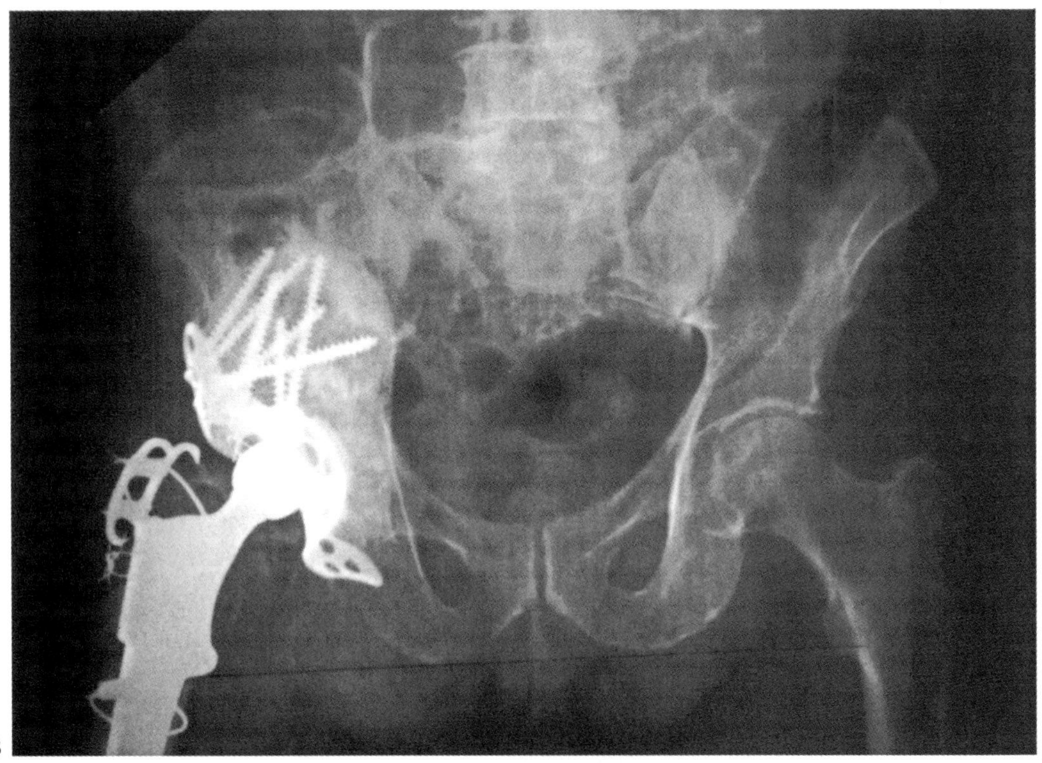

图 107-8 髋臼存在巨大骨缺损及下肢不等长的患者术前(A)和术后(B)的X线照片。在术中肌电图监测下进行矫正,使得下肢长度恢复到相等。该患者在术后坐骨神经没有任何问题。

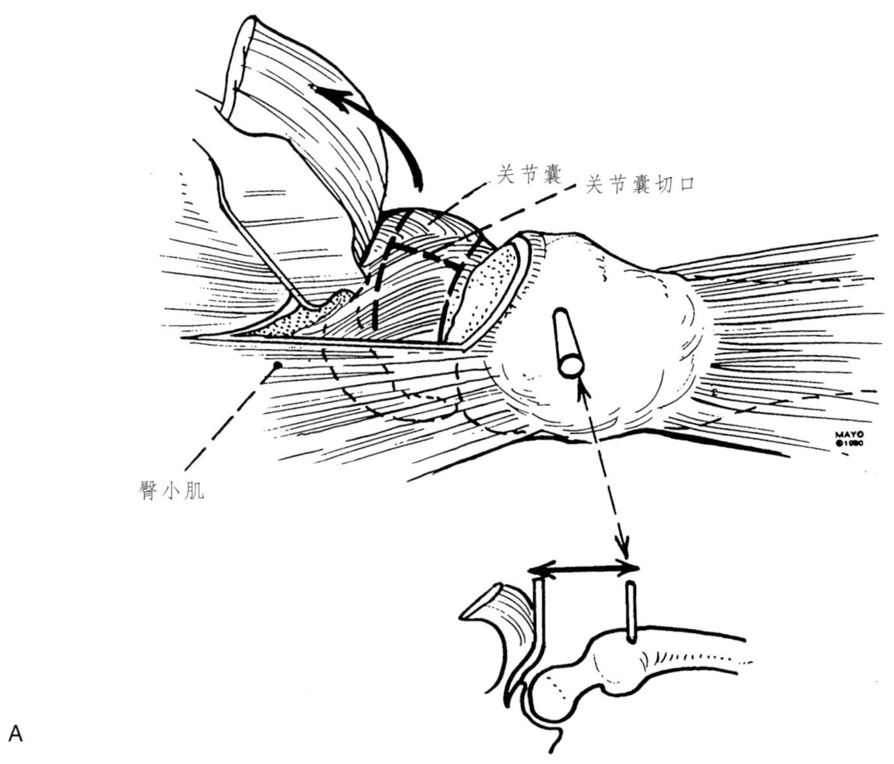

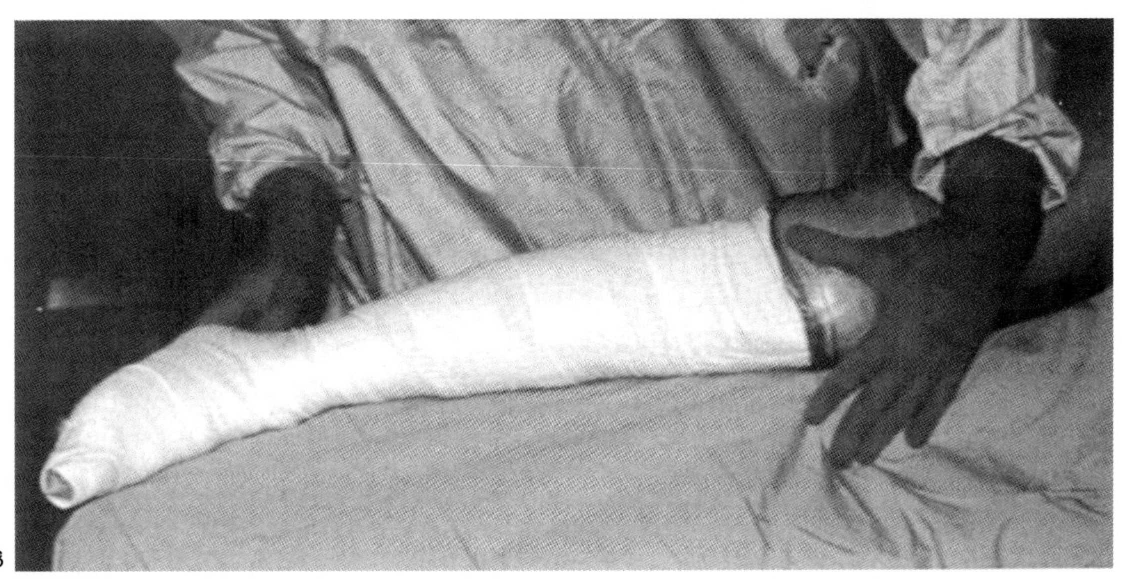

图 107–9　(A)在髂骨和转子里面分别插入一颗钉子是最简单的在术前和术后测量下肢长度的方法。(B)成形术前和术后下肢长度的术中测量，当膝关节被很好地对线后测量这个距离对于术中粗略估计下肢的长度是很有用的。

如果需要的话，我们可以运用扫描获得的精确影像学图像来测量(见图 107–6)。

对于我们而言，我们很大程度上依赖于术前评估来决定截骨和假体的位置(图 107–10)。股骨颈经典截骨线常常位于小转子上 1.5~2 cm。如果正常的话，将髋臼杯紧贴真臼的内壁，准确股骨截骨，保证术侧下肢和对侧长度精确一致。如果施行实验性复位，4~7 mm 的长度出入是可以允许的。将手术下肢置于非手术下肢上就可以轻易地发现总的下肢长度差异。

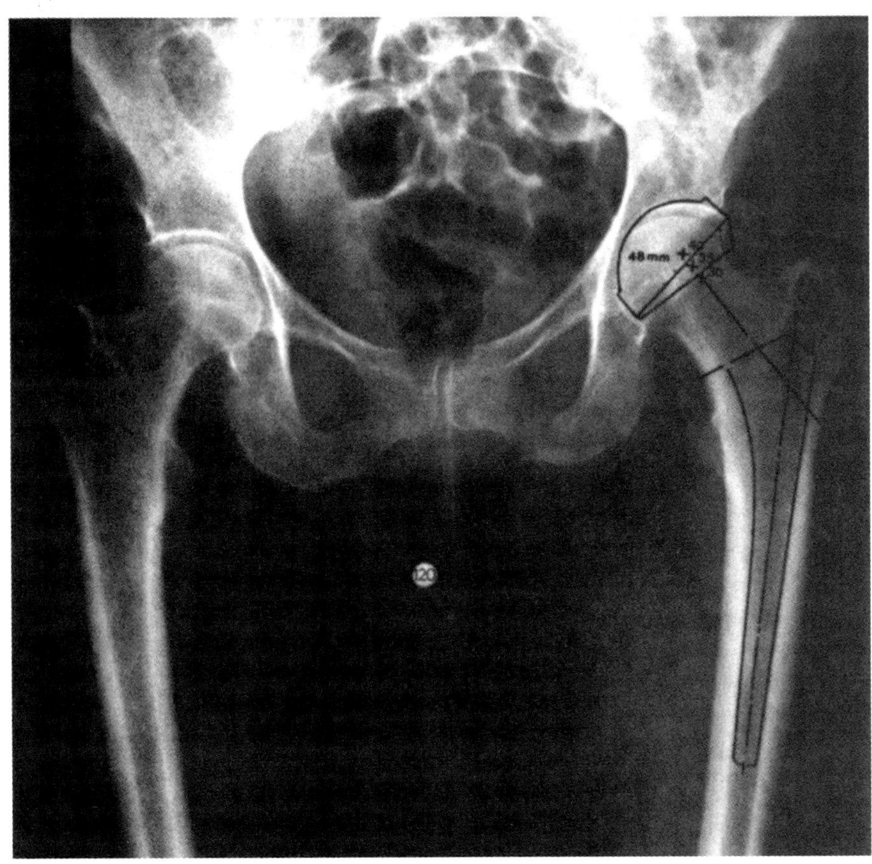

图 107-10 术前评估可能是一种最重要的预防下肢不等长的方法。

治疗

鞋垫

5%~10%的患者需要用鞋垫,但是有报道称发生率高达 25%[2]。鞋垫很少用于少于 1 cm 的下肢不等长。存在 2.5 cm 或更大下肢不等长的患者通常需要垫鞋垫,特别是将鞋后跟垫高至比实际测量的少大约 5 mm 或将鞋底整个垫高至比实际少 8~10 mm。

手术

如果下肢不等长很明显或是出现症状,就需要考虑手术干预了。这可单纯通过改变假体股骨颈的长度来实现[7]。在某些病例中,股骨大转子旋前术在需要增加软组织张力并且没有计划进一步延长下肢时可以确保关节的稳定性,评估软组织的张力对于确定髋关节是否稳定十分重要。

如果活动量大的年轻人下肢不等长超过 3~4 cm,那么可以考虑做对侧股骨的闭合缩短术。

(谭钢 周宗科 译 李世民 校)

参考文献

1. Abraham WD, Dimon JH III: Leg length discrepancy in total hip arthroplasty. Orthop Clin North Am 23:201, 1992.
2. Edeen J, Sharkey PF, Alexander AH: Clinical significance of leg-length inequality after total hip arthroplasty. Am J Orthop 24:347, 1995.
3. Friberg O: Clinical symptoms and biomechanics of lumbar spine and hip joint in the leg length inequality. Spine 8:643, 1983.
4. Giles LGF, Taylor JR: Low-back pain associated with leg length inequality. Spine 6:510, 1981.
5. Gore DR, Murray MP, Gardner GM, et al: Roentgenographic measurements after Müller total hip replacement. J Bone Joint Surg 59A:948, 1977.
6. Hoikka V, Paavilainen T, Lindholm TS, et al: Measurement and restoration of equality in length of the lower limbs in total hip replacement. Skeletal Radiol 16:442, 1987.
7. Hoikka V, Santavirta S, Eskola A, et al: Methodology for restoring functional leg length in revision total hip arthroplasty. J Arthroplasty 6:189, 1991.
8. Hoikka V, Vankka E, Tallroth K, et al: Leg length inequality in total hip replacement. Ann Chir Gynaecol 80:396, 1991
9. Hozack WJ, Mesa JJ, Rothman RH: Head-neck modularity for total hip arthroplasty. Is it necessary? J Arthroplasty 11:397, 1996.
10. Kennedy WF, Byrne TF, Majid HA, Pavlak LL: Sciatic nerve monitoring during revision total hip arthroplasty. Clin Orthop 264:223, 1991.
11. Knight WE: Accurate determination of leg lengths during total hip replacement. Clin Orthop 123:22, 1977.
12. Love BRT, Wright K: Leg length discrepancy after total hip joint replacement. J Bone Joint Surg 65B:103, 1983.
13. McGee HM, Scott JH: A simple method of obtaining equal leg length in total hip arthroplasty. Clin Orthop 194:269, 1985.
14. McGrory BJ, Trousdale RT: Sterile electromyographic monitoring during hip and pelvis surgery. Orthop Rev 23:274-276, 1994.

15. Ranawat CS, Rodriguez JA: Functional leg-length inequality following total hip arthroplasty. J Arthroplasty 12:359, 1997.
16. Turula KB, Friberg O, Haajanen J, et al: Weight-bearing radiography in total hip replacement. Skeletal Radiol 14:200, 1985.
17. Turula KB, Friberg O, Lindholm TS, et al: Leg length inequality after total hip arthroplasty. Clin Orthop 202:163, 1986.
18. Visuri T, Lindholm TS, Antti-Poika I, Koskenvuo M: The role of overlength of the leg in aseptic loosening after total hip arthroplasty. Ital J Orthop Trauma 19:107, 1993.
19. Weber ER, Daube JR, Coventry M: Peripheral neuropathies associated with total hip arthroplasty. J Bone Joint Surg 58A:66, 1976.
20. Williamson JA, Reckling FW: Limb length discrepancy and related problems following total hip replacement. Clin Orthop 134:135, 1978.
21. Woo RY, Morrey BF: Dislocation after total hip arthroplasty. J Bone Joint Surg 64A:1295, 1982.
22. Woolson ST: Leg length equalization during total hip replacement. Orthopedics 13:17, 1990.
23. Woolson ST, Harris WH: A method of intraoperative limb measurement in total hip arthroplasty. Clin Orthop 194:207, 1985.

第 6 篇

膝关节

本篇主编:James A. Rand, Mark W.Pagnano

第 108 章

解剖和手术入路

Michael J.Stuart

本章综述膝关节的解剖,特别是涉及手术入路和关节置换成形术的解剖结构。将讨论膝关节的骨骼学、神经支配、血供和软组织解剖。本章详述的手术入路并不全面,而是一些常用的手术暴露以及与翻修及并发症处理有关的手术入路。

骨骼学

胫骨

内侧胫骨平台轻度凹陷,而外侧则轻度凸起。在矢状面,胫骨髁向后倾斜约 10°。在额状面,胫骨髁大致垂直于胫骨的纵轴[15]。最高压力集中于内侧室没被覆盖的软骨和半月板以及外侧室未被覆盖的软骨[10]。胫骨骨骺和干骺端部位的小梁骨负责负荷传导。压缩强度和坚固性依赖于骨密度和骨小梁结构[16]。内侧胫骨平台是高强度区,特别是中央和前部。在胫骨平台周边部强度下降。距表面 5 mm 远处的小梁骨强度显著降低[12]。在全膝关节成形术过程中,应该考虑尽量保留胫骨区,因为切除胫骨平台 10 mm 或 10 mm 以下才能达到最佳支持[18]。切骨过多会促使假体松动并使预期的假体位置发生改变。

股骨

股骨髁并不对称,内侧髁的前后径和内外侧径均较小(图 108-1)。这会使胫骨在伸膝过程中能正常旋转。股骨髁矢状面弧度的半径向后减少。内外侧髁向前汇合形成滑车,其与髌骨相关节。人们发现股骨髁后面的骨强度最高,而中心区域相对较弱。与胫骨相反,股骨小梁骨的强度随着距软骨下骨板距离的增大而增强[16]。

在力线不正的情况下,正常的骨强度参数会发生改变[16]。偏离 0°的正常机械轴或外翻 2°~12°的解剖轴可导致两个髁之间异常的负荷分担。在内翻膝关节,高强度区域位于内侧胫骨平台,而胫骨远端强度则明显减弱。力学检测显示,与正常胫骨相对照,骨关节炎膝关节的胫骨坚固性模式发生了显著改变[9]。单室骨关节炎伴有受累室下方松质骨的坚固性增加以及对侧室下方骨质的坚固性下降。与骨关节炎的骨强度相比,类风湿性关节炎的骨强度较弱。类固醇治疗似乎并不影响类风湿性膝关节的骨强度[16]。

髌骨

髌骨关节面被一个较大的竖嵴分成内外两个面。通常情况下,内侧面(Wiberg Ⅱ 型)小于外侧面。在内侧缘附近的第二个竖嵴形成狭窄的“奇异”面。正常情况下,髌骨和股骨滑车的小梁骨结构与关节面的方向排列一致[15]。

神经支配和血供

血管

主要有 8 条动脉为膝关节提供血液供应:膝最上动脉、膝上内侧动脉、膝上外侧动脉、膝下内侧动脉、膝下外侧动脉、膝正中动脉、胫前返动脉、胫后返动脉(图 108-2)[28]。膝最上动脉就在收肌管开口的正上方起自股动脉,发出隐支、肌支、关节支和深斜支。膝上内侧动脉和膝上外侧动脉是腘动脉分支。骨膜支、肌支和关节囊支构成骺循环和前吻合。膝下内侧和膝下外侧动脉也起自腘动脉,向膝关节前部走行于侧副韧带的深部。在半月板切除和暴露膝关节后角的过程中,这些血管易于受到损伤。胫前动脉的前、后返支为膝关节的前部、上胫腓关节和胫骨外侧髁供血。

在胫骨截骨水平,腘血管紧贴骨面。磁共振检查

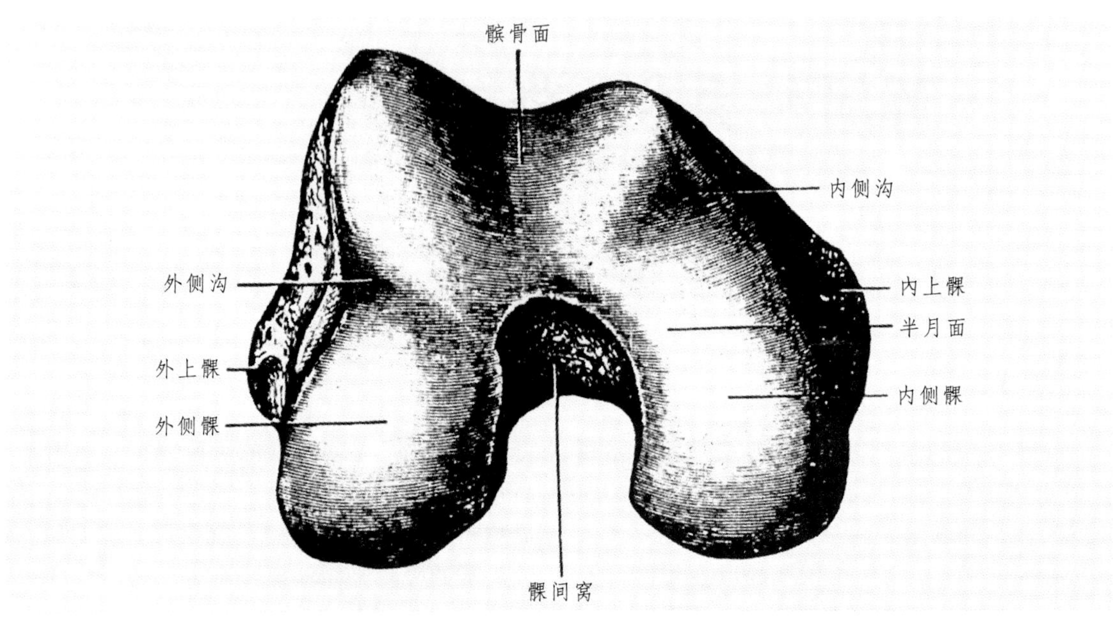

图 108-1 股骨远端轴位观显示股骨髁、滑车或髌骨表面。(From Clemente CD [ed]:Gray's Anatomy: 30th American ed . Philadelphia ,Lea & Febiger ,1985,p 280.)

证实其与胫骨表面之间的距离在伸直位为3~12 mm,在屈曲位为6~15 mm[31]。

髌骨由两个血管系统供血：穿透前表面中间1/3的髌正中血管,从髌韧带后方进入髌骨顶端的上极血管。血管吻合环围绕髌骨,其斜支在前面汇集(见图108-2)[27]。髌骨的远侧有双重血管供应,但是其上半部仅由髌正中血管供应。如果这些血管损伤,髌骨易于发生局部缺血。在全膝关节成形术过程中,切除髌下脂肪垫和松解外侧支持带可导致髌骨血供阻断。尸体膝关节血管注射研究显示,在关节内侧切开过于靠近髌骨、脂肪垫彻底切除、外侧支持带松解太靠近髌骨和髌前血管灼烧之后,血管充溢消失[20]。这些资料为膝关节的股内侧肌下入路提供了一些依据[13]。

神经

前组和后组传入神经支配膝关节[12]。前组神经包括股神经、腓总神经和隐神经的分支。关节传入神经构成股内侧肌、股外侧肌和股中间肌神经的终末部分。关节外侧支和腓神经返支起自腓总神经,支配外侧关节囊和侧副韧带。隐神经的主要关节传入支是髌下支,支配关节囊的下正中部分、髌韧带和前方皮肤(图108-3)。采用内侧皮肤切口时将这些分支横行切断,可能导致令人困扰的麻木。后组由关节后神经和闭孔神经组成。关节后神经是胫后神经的分支,其纤维穿透腘斜韧带和后关节囊。这些神经纤维支配关节囊、半月板周围部、交叉韧带和髌下脂肪垫。

梭形机械刺激感受器结构位于滑膜下的交叉韧

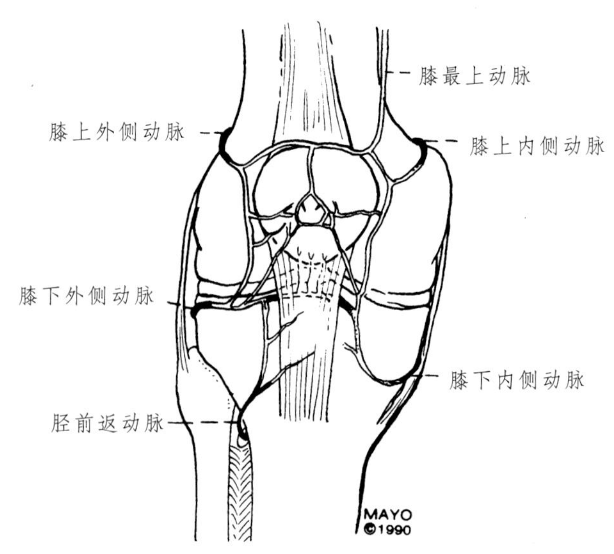

图 108-2 膝部主要血液供应示意图。吻合环的分支在髌骨前面汇集。(Adapted from Scapinelli R: Blood supply of the human patella: Its relation to ischemic necrosis ofter fracture. J Bone Joint Surg 49B:563,1967.)

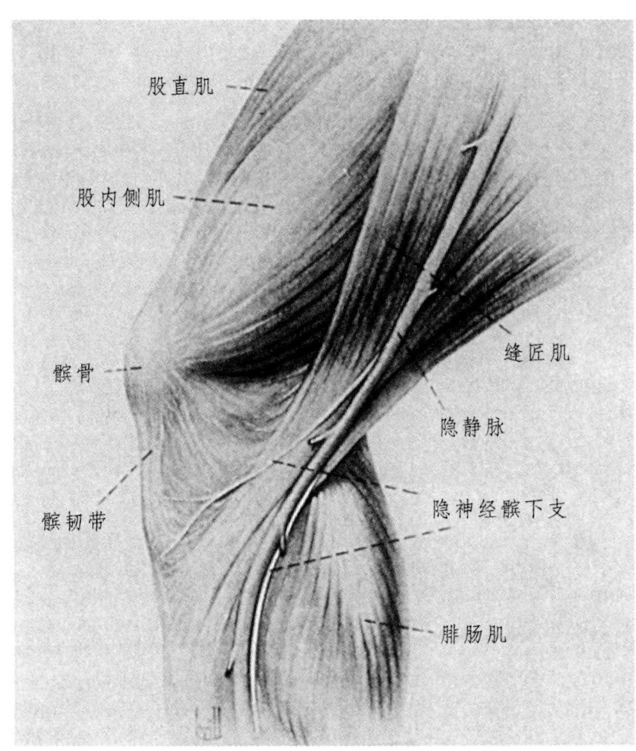

图 108-3 位于膝关节内侧皮下的隐神经髌下支。(From DePalma AF:Disease of the knee. Philadelphia,JB Lippincott,1954,p652.)

带表面[29]。这些感受器好像戈尔吉腱器,其功能在于构成本体感受反射弧,保护膝关节以免过度移位。轴突、神经束、游离神经末梢和专一化感受器存在于半月板周围的关节囊组织之内[21]。因关节内积液所引起的关节囊膨胀抑制股四头肌的收缩反射。

软组织解剖

膝关节周围软组织解剖的理解对于手术暴露和保持全膝关节成形术后关节的稳定性极其重要。

前方结构和暴露

伸膝装置包括股四头肌、股四头肌腱、髌骨和髌韧带。股四头肌复合体的远端相当于四块肌肉肌腹在膝关节前面的腱膜[26]。在中央,股直肌肌腱向下延续,跨过髌骨的前面,是股四头肌唯一与髌下韧带相连续的部分。一部分股内侧肌纤维(股内侧斜肌)与股直肌腱大约呈 60°的夹角。肌纤维变成肌腱仅仅几毫米,直接进入髌骨,或组成内侧支持带。在全膝关节成形术采用内侧髌骨旁入路时通常要将股内侧肌纤维切开。股外侧肌纤维与股直肌腱大约呈 30°的夹角,其肌纤维进入髌骨的外上角,组成外侧支持带。股中间肌位于其他三块肌肉的深部,直接进入髌骨的上缘。

髌下腱主要是由向远端延伸跨过髌骨前面的股直肌纤维组成[26]。肌腱长度为 3.5~5.5 cm。髌下腱止于胫骨结节的扩展部,与胫骨前表面上的筋膜相融合。在暴露膝关节的过程中,务必注意保护髌下腱及其止点。伸膝装置挛缩和屈曲受限的炎性膝关节特别容易损伤。通过对于股四头肌挛缩行改良的 V-Y 股四头肌成形术以及对髌腱挛缩行胫骨结节截骨术可以获得安全的暴露并可改善术后的关节屈曲[30,36](见后文)。

皮肤切口

全膝关节成形术的常规手术暴露涉及将前方皮肤切开以及随后的内侧髌骨旁关节切开,以便尽量把内侧淋巴引流管和隐神经支的断裂减少到最小[14]。

一般情况下,可以忽略既往的横行皮肤切口,选择前内侧或前外侧直的膝关节入路;然而,如果此前存在一个纵向切口,必须注意避免在距前一个切口 2~3 cm 之内做一个新切口,否则在二者之间的节段可能发生皮肤坏死。而且,作为一个一般原则,必须记住直的皮肤切口会愈合得相当好,因此比弧形切口更受青睐。最后,因为膝关节的淋巴引流方向为自外侧向内侧,所以外侧切口比纵向切口更符合要求。不幸的是,大部分重建手术最好通过向外侧翻髌骨来实施,所以比较喜欢选择前内侧入路。

暴露

关节内侧

筋膜、韧带和膝内侧关节囊是分 3 层依次排列的(图 108-4)[33]。内侧皮肤切开后所遇到的第一层是深筋膜,其包被缝匠肌,位于腘窝结构的表面。第二层为内侧副韧带浅层的纤维。股薄肌和半腱肌肌腱(鹅足)把第一层和第二层分开。第三层为膝关节真正的关节囊。这层厚的竖行纤维构成内侧副韧带深层或关节囊韧带中层,其从股骨向半月板周边的中部和胫骨延伸。膝关节后内角由中层和深层以及半膜肌腱鞘结合在一起构成(图108-5)。半膜肌肌腱在胫骨后上角于内侧副韧带浅层之下直接进入骨内。半膜肌腱鞘跨过膝关节后面向股骨外侧髁延伸,形成腘斜韧带。此腱鞘的其他纤维扩展部向后方关节囊和内侧副韧带浅

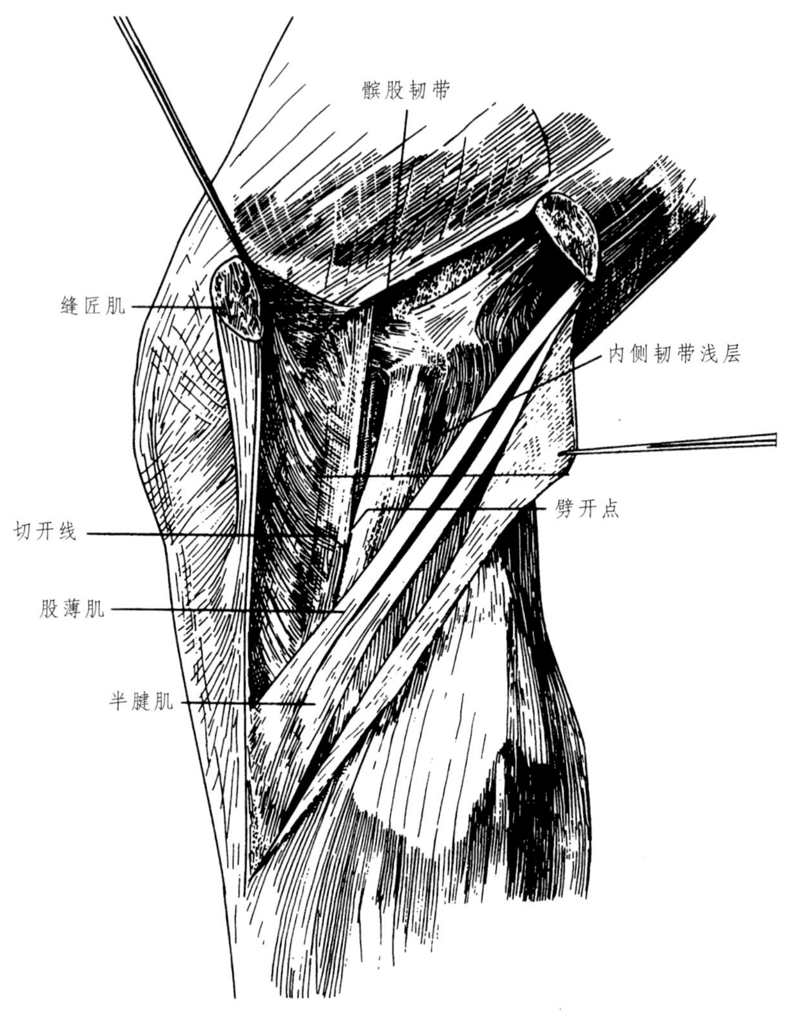

图 108-4 缝匠肌切断、翻开后所显示的膝关节内侧第一层和第二层。(From Warren LF, Marshall JL: The supporting structure and layers on the medial side of the knee. J Bone Joint Surg 61A:56, 1979.)

层延伸。

Insall[19]等描述了一种对膝关节固定内翻畸形行全膝关节成形术过程中进行内侧松解的方法。这种方法需要将包括鹅足肌腱、内侧副韧带浅层、半膜肌和后部关节囊在内的骨膜下软组织套自胫骨剥离。这一软组织套用以保持膝关节内侧稳定性,但允许对成角畸形进行矫正。如果需要松解,其他学者则推荐延长半膜肌肌腱[14]。

前内侧暴露

适应证

这是膝关节应用最多的入路。它对于各种类型关节置换性关节成形术特别有用。伸膝装置的恢复对线或松解,无论近端或远端,均可以经同一切口实施。前交叉韧带重建,虽然常常通过关节镜实施,但是也可以通过前内侧关节囊入路应用开放技术来完成。最后,通过使伸膝装置向外侧半脱位,也易于实施关节融合术、滑膜切除术和关节清创术。

禁忌证

中线外侧纵行皮肤切口是随后所进行的前内侧皮肤切口的禁忌证,因为窄皮桥有发生缺血性坏死的危险。伸膝装置的挛缩和瘢痕形成妨碍经常规前内侧入路的充分暴露,因而有必要采取延长技术,如股四头肌切开、改良的V-Y股四头肌成形术或胫骨结节截骨术(将在以下章节中描述)。

手术方法

中线正内侧的直皮肤切口,从髌骨上方7 cm左右开始,远端向髌骨下极延伸,恰好止于胫骨结节的内侧(图108-6)。在胫骨结节内侧保留1 cm宽的软组织,

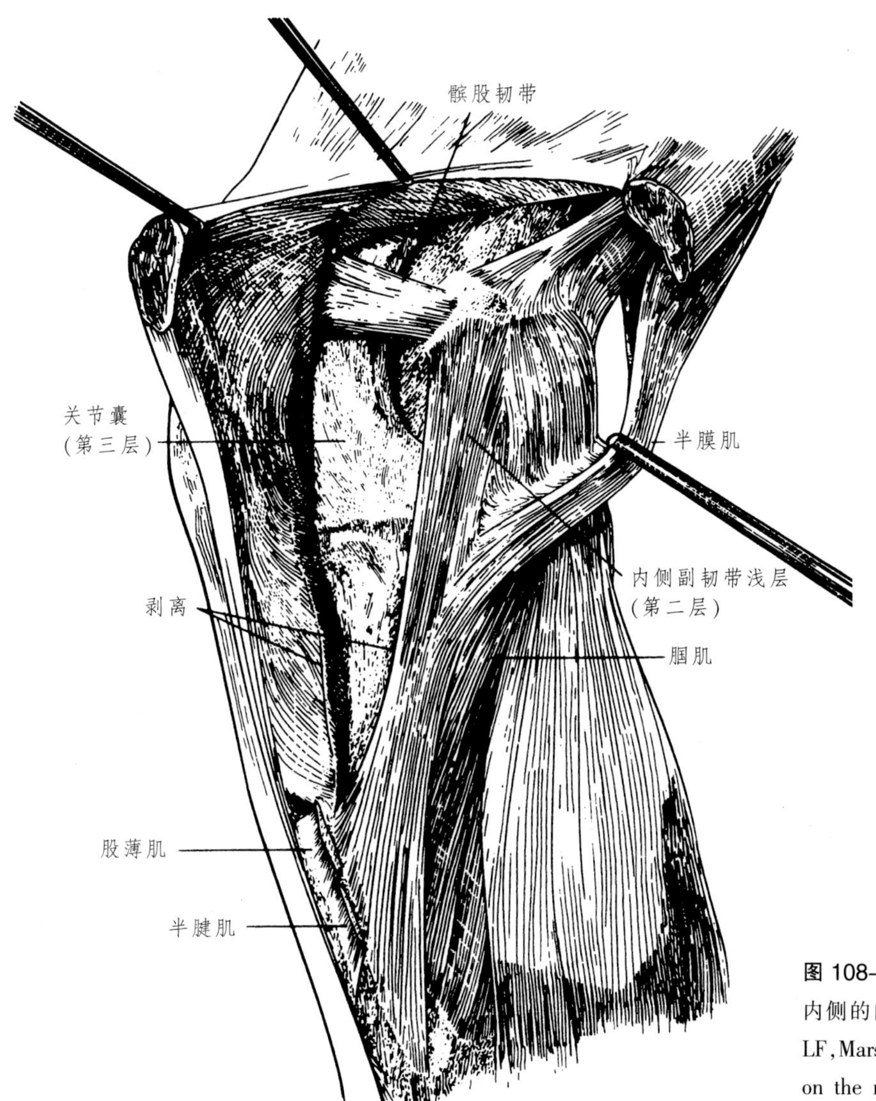

图 108–5　切除股薄肌和半膜肌后显露的膝关节内侧的内侧副韧带浅层和第三层。(From Warren LF, Marshall JL: The supporting structure and layers on the medial side of the knee. J Bone Joint Surg 61A:56, 1979.)

以便于在关闭切口时修复关节囊。通过皮下组织切开,暴露股四头肌腱。就在髌骨的内侧面进入膝关节,顺肌纤维方向纵行劈开股四头肌腱。向远端切开,从胫骨上剥离前内侧关节囊。如果需要充分暴露外侧间室,可切除滑膜连同外侧的脂肪垫。将伸膝装置翻开并向外侧旋转以便使膝关节屈曲,这样便可从前到后暴露整个膝关节。

如果希望暴露近端的股骨,通过股四头肌腱向近端延伸切口即可。劈开股直肌,以暴露股骨干。

关闭切口

应用可吸收线间断全层缝合切口。关节囊切口两侧的组织品质通常极佳,可进行牢固缝合,完全允许膝关节正常屈伸,而不会使缝线离断。缝合切口时可以折叠,以防止伸膝装置的轻度外侧脱位或轨迹不良。有些人提倡屈曲位缝合支持带,以便术后关节更容易达到完全屈曲。有文献证实,TKA 后膝关节屈曲会有统计学意义上的改善,即 118°对 113°[8]。

股肌下入路

Erkes 对这一入路的最初描述可以追溯到 1929 年,在德文文献中发现。Hofmann 等[13]对这种暴露方法进行了改进,并将其推广应用于膝关节置换术中。

适应证

股肌下入路的适应证与上文所述的前内侧入路的适应证相似;然而在理论上,其具有减少髌股关节半脱位、脱位和损伤血供等并发症的优势。

禁忌证

希望保持伸膝装置完整以利于康复的病例,或者

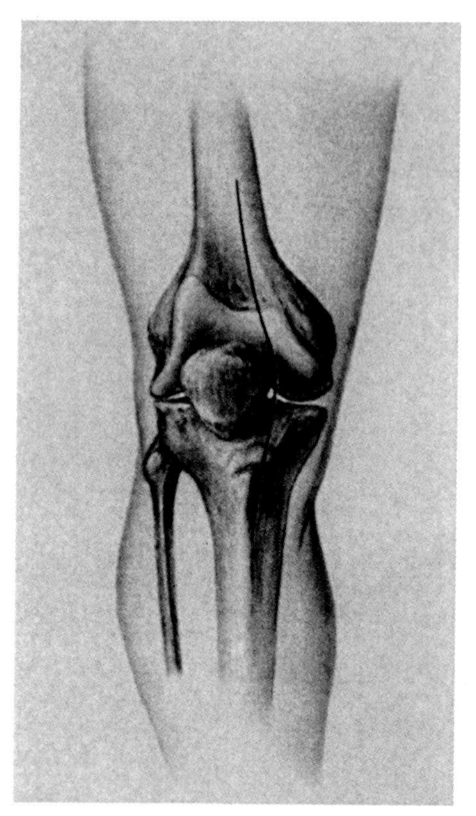

A

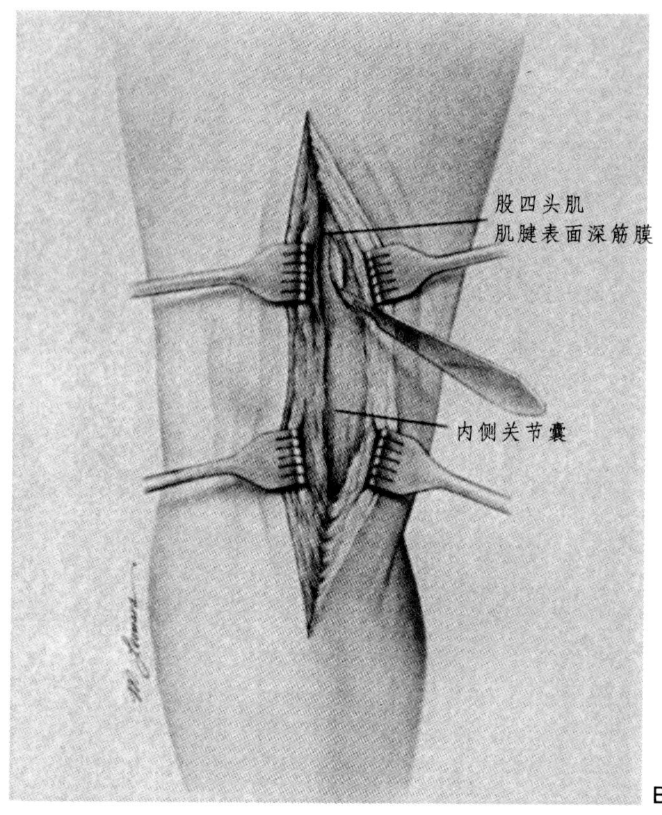

B

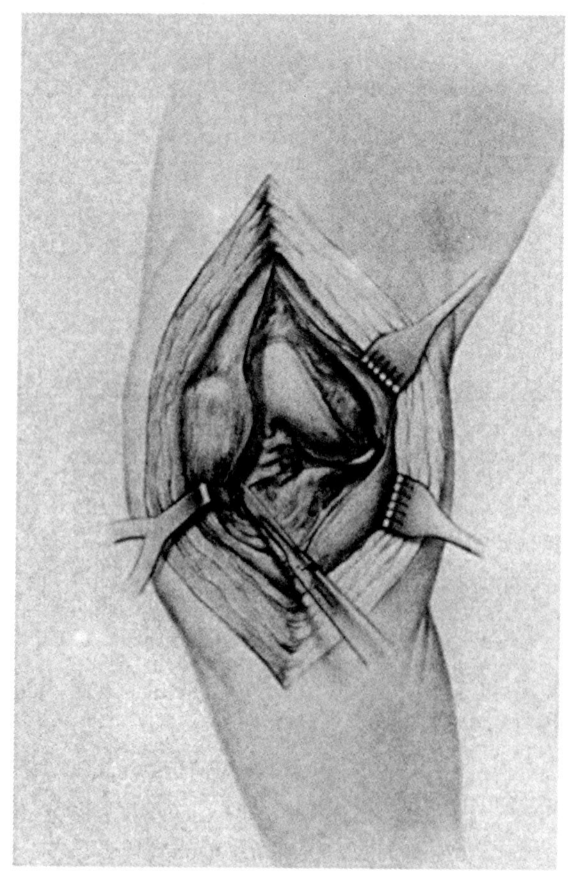

C

图 108-6 前内侧暴露。皮肤切口为直的，位于髌骨的内侧缘(A)。通过皮下组织切开，暴露内侧关节囊和股四头肌腱的深筋膜(B)。从近端进入关节囊，劈开股四头肌。锐性切开游离髌骨内侧缘(C)。(待续)

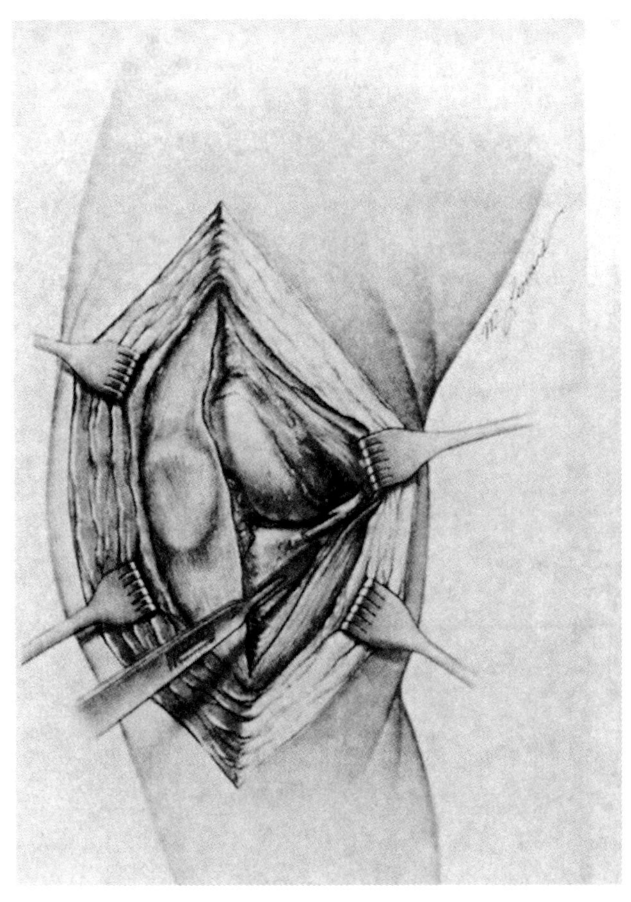
D

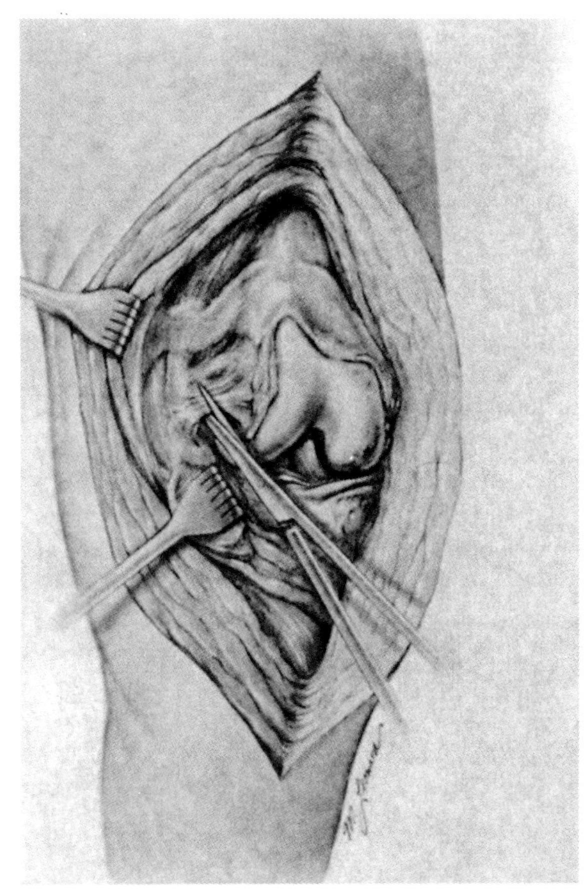
E

图 108-6(续)　从胫骨内侧面切开、分离关节囊。此时我较喜欢从喙状韧带松解半月板，以便于随后切除内侧半月板(D)。胫骨外侧的暴露需要沿切向切除脂肪垫和自胫骨松解外侧关节囊。松解髌骨外侧面的肌腱止点，以允许翻转髌骨，屈曲膝关节，从而完全暴露膝关节(E)。如果髌骨和伸膝装置难以向外翻转，可以松解髌骨外侧方皱襞和髌股韧带，以便于伸膝装置的广泛翻转。(From Krackow KA：The Techniques of Total Knee Arthroplasty. St. Louis，CV Mosby，1900.)

既往曾对髌骨进行手术出现了血供问题的病例，是股肌下入路的禁忌证。其相对禁忌证包括翻修性全膝关节成形术，因为既往关节切开导致伸膝装置瘢痕形成，使暴露困难。既往胫骨近端截骨术和身材矮小同样也会导致暴露不充分。

手术方法

膝关节屈曲 90°，按上一节所述做前内侧皮肤直切口。切口向远端延伸至距胫骨结节一横指处（图 108-7）。随后辨认筋膜层。就在髌韧带内侧切开第一层筋膜，以避免损伤髌骨血管丛。接着，向近端钝性分离，从其周围薄弱的筋膜提起股内侧肌。辨认下界，应用骨膜剥离器或通过向远端钝性分离至收肌结节，从股骨和肌间隔进一步松解肌肉。屈曲膝关节，尽力向前翻转肌肉，以确定股内侧肌到内侧关节囊的腱性止点。在髌骨的中部水平将其切开。尽力避免在此点切开关节。接着，向前和向外提起伸膝装置，沿脂肪垫的内侧缘行内侧弧形关节切开术。自胫骨锐性游离脂肪垫，可以松解一小部分髌韧带在胫骨结节上的止点，以易于向外侧翻转。接着在膝关节伸直时，向外侧翻转髌骨，并使之脱位。然后，缓慢地屈曲膝关节，必要时在屈膝过程中进一步自肌间隔处剥离股内侧肌，以完成暴露。

在手术完成的时候，如果有髌骨跟踪移位或外侧半脱位的趋势，可经关节内实施外侧松解。

应用可吸收线常规关闭切口。没有必要将肌腹重新固定在肌间隔，因为其将自动再附着。远端应用间断缝合关闭关节囊，其余常规缝合。24 小时之内开始直腿抬高锻炼。1~2 天，去除加压包扎，开始主动和被动锻炼以及关节活动度锻炼。

股肌中间劈开入路

这一暴露方法被建议作为 TKA 的可供选择入路。

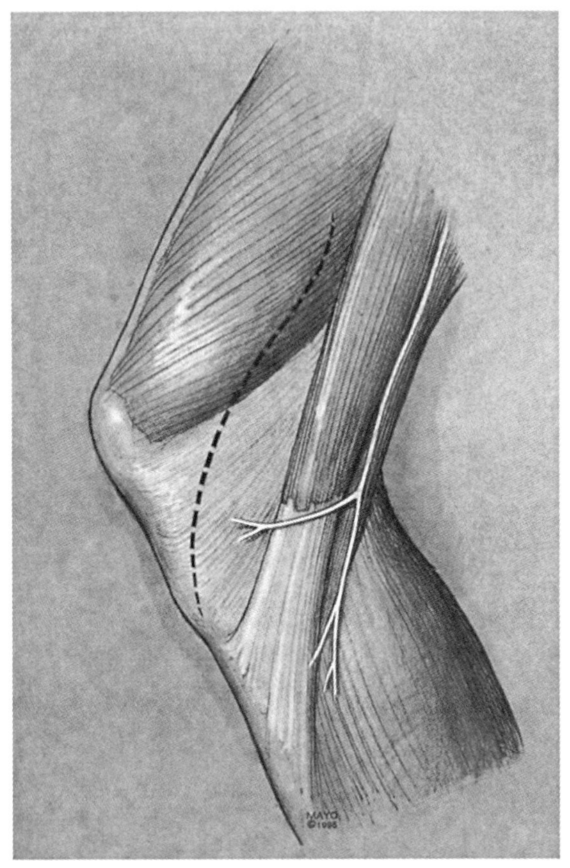

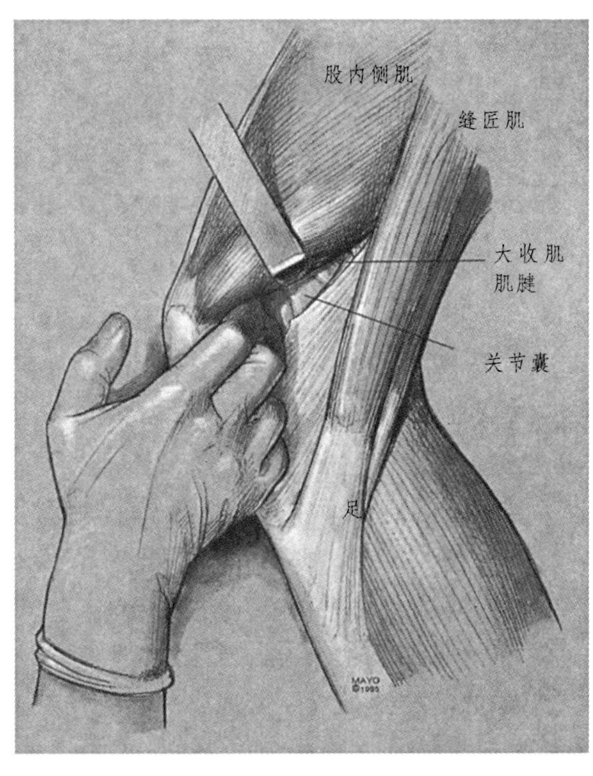

图 108–7 Hofmann 等的股肌下(朝南向)入路。常规术前准备后,在止血带的控制下,让膝关节屈曲 90°,以便做皮肤切开。接着进行前内侧皮肤直切口,近端从髌骨上 4 个横指宽处开始,止于胫骨结节远端的 1 横指宽处,就在胫骨结节内侧(A)。因为膝关节屈曲,按皮肤切口进行组织分离,以便观察深部结构。在近端确认第一层筋膜,在髌骨水平(就在髌骨的内侧)沿着皮肤切口将其切开,以避免损伤血管。接着从股内侧肌周围薄层肌膜向下至其止点提起该筋膜层。这样便可以确认股内侧肌的下界。在内收肌结节近端约 10 cm 处,通过钝性剥离将其自骨膜和肌间隔分开(B)。(待续)

该入路不是自股四头肌肌腱分离股内侧肌(图 108–8),而是向近端切开肌肉。White 等进行的前瞻性研究证实,与髌旁肌腱劈开入路相比,该入路对外侧支持带的松解少且疼痛轻。另外一项研究显示,这种肌肉劈开入路失血少,但 43%病例该肌肉会出现无症状性异常肌电图改变[24]。在将其看做是最佳暴露方法之前还需要更多证据。

前外侧入路

适应证

前外侧入路适应于外侧关节内粘连、外侧支持带松解,以及作为股四头肌成形术的辅助措施,特别是需要向近端延伸以便探查股外侧肌和股中间肌的时候。一些外科医师也比较喜欢将这一技术应用于外翻膝关节的关节成形术。

禁忌证

这一入路的相对禁忌证是内翻畸形膝关节的关节置换,因为伸肌机构向内侧移位极其困难。伸肌机构向内侧翻转并不能使膝关节的重建操作获得充分的暴露。

手术方法

纵行直切口在远端和近端与髌骨的距离相等,可按照 Kocher 所述的方法实施[17]。在髌骨的外侧面进入关节,切口向远端延伸跨过胫骨的前外侧面,向近端延伸至股四头肌腱的正外侧进入股外侧肌(图 108–9)。这种方法可对伸肌机构进行必要的松解并可显露局部受限的关节。

疑难膝关节的暴露技术

对于由于既往手术、脓毒性关节炎、既往骨折或放射治疗所导致的膝关节僵硬,可能需要采用一种可延伸的入路。其他充满挑战的暴露可能与肥胖、类风湿性关节炎、严重的内翻或外翻畸形以及屈曲或伸直挛缩有关[25]。病理解剖包括伸肌机构挛缩、侧副韧带挛

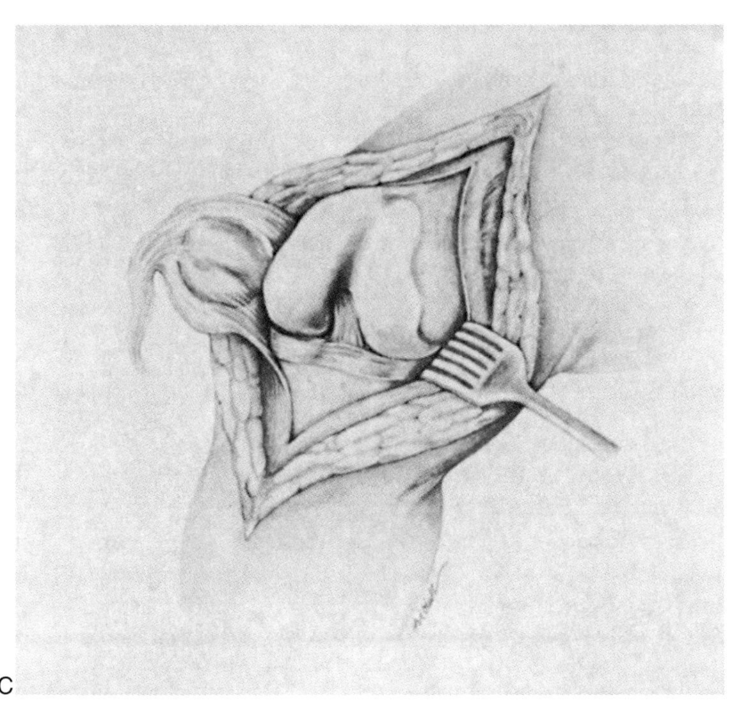

C

图 108-11(续)　(C)连同股四头肌腱将髌骨向前外侧翻开，并屈曲膝关节，以便让膝关节完全暴露。(From Krackow KA:The Techniques of Total Knee Arthroplasty. St. Louis,CV Mosby,1990.)

和接骨钢板。术后处理包括在能耐受的情况下尽早活动,以及在康复阶段的第一周如果能耐受则完全负重。

结果:自从 1983 年 Dolan[7]把这一入路作为暴露僵硬膝关节的辅助技术加以介绍之后,该入路便引起了人们的关注,因为其提供了骨-骨愈合的机会,而且较近端下翻的愈合强。此外,股四头肌机构瘢痕形成的可能性较小，瘢痕形成将降低软组织的顺应性,因而会减少最终的关节活动度。这种截骨术还可以使伸肌机构延长。最后,作为膝关节暴露的一个手段,其比下翻技术能够提供更好的视野。然而,截骨术的技术要求高。自从 Dolan 的首次描述被发表以来,已经描述了几种不同的技术[36,37]。Wolff 等报道了用于暴露目的的 26 例胫骨结节截骨术[37]。虽然应用了几种不同的技术,但通常截骨术中只切去小部分胫骨而并非胫骨结节本身。术前活动范围是 48°,术后改变为 77°。据这些研究者报道,23%的并发症与截骨有关。这种现象特别常见于类风湿关节炎患者。其中 11%的患者发生骨不连、4%发生肌腱断裂。更有效的方法是 Whitesides 和 Ohl 所描述的方法[36]。这种方法要一起担负起胫骨结节的胫骨嵴。截骨段长度为 8~10 cm,向外侧翻转并保持外侧软组织铰链式连接。71 例接受了更广泛截骨患者的经验显示,术后平均屈曲度为 3°~97°。没有骨不连和其他严重并发症。Whitesides 也报道了 136 例应用胫骨结节截骨暴露的全膝关节成形术。术后平均关节活动范围为 90°(范围为 15°~140°)[35]。2 例发生胫骨结节部分撕脱,2 例固定钢丝疼痛,没有发生骨不连。

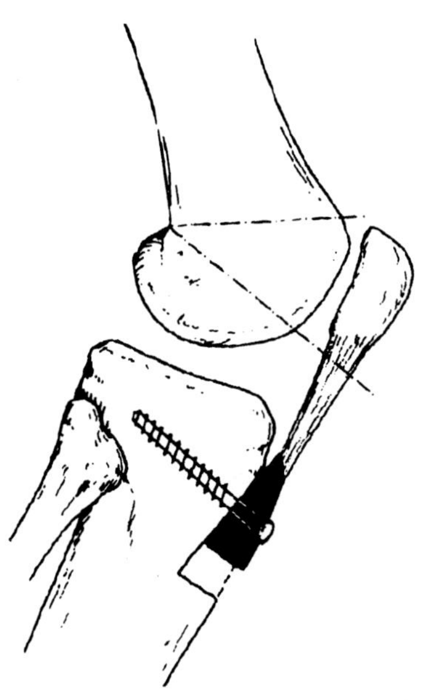

图 108-12　DeLee 胫骨结节截骨术用于松解挛缩的髌韧带并改善膝关节屈曲。

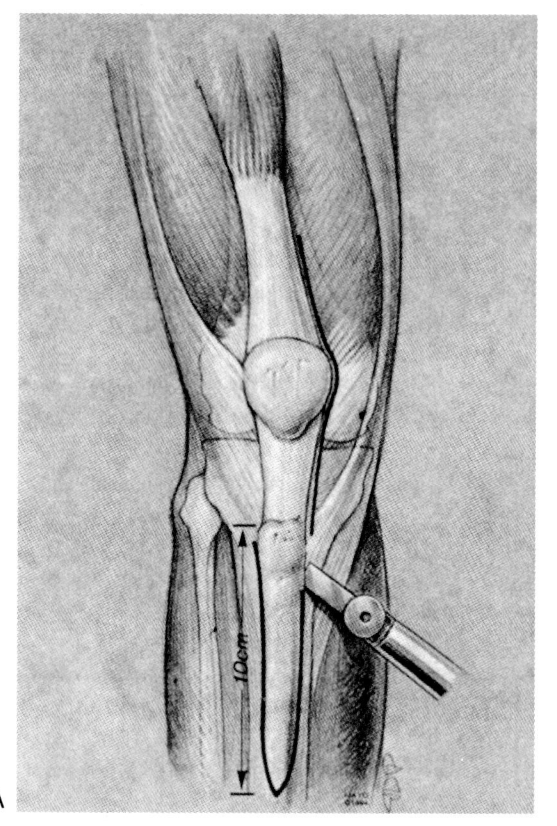

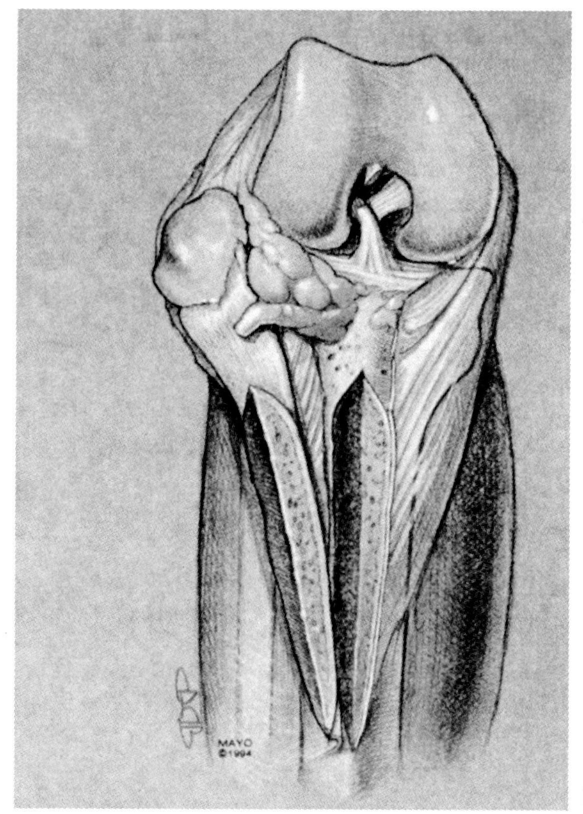

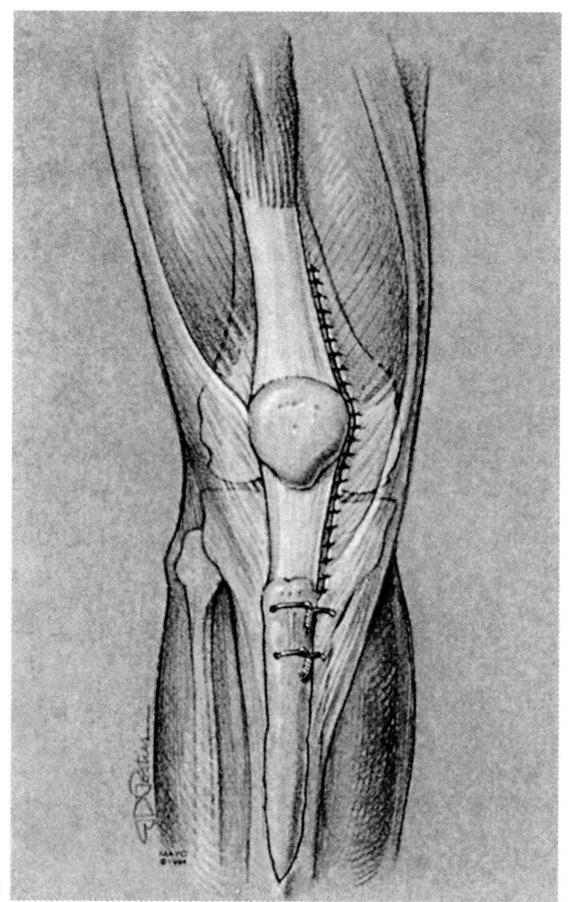

图 108-13 (A)Whitesides 胫骨结节截骨术可暴露和切断胫骨结节远端大约 10 cm 的胫骨嵴。(B) 将截骨段在软组织上向外侧旋转，以便暴露膝关节。(C) 通过穿过内侧骨皮质上孔的环扎金属丝进行修复。

(孙永生 吕卫新 译 娄思权 李世民 刘林 校)

参考文献

1. Aglietti P, Windsor RE, Buzzi R, Insall JN: Arthroplasty for the stiff or ankylosed knee. J Arthroplasty 4:1, 1989.
2. Banks S, Laufman H: An Atlas of Surgical Exposure of the Extremities, 2nd ed. Philadelphia, WB Saunders, 1987.
3. Barrack R, et al: The Ranawat Award. Comparison of surgical approaches in total knee arthroplasty. Clin Orthop 356:16, 1988.
4. Clemente CD (ed): Gray's Anatomy: 30th American ed. Philadelphia, Lea & Febiger, 1985, p 280.
5. Coonse K, Adams JD: A new operative approach to the knee joint. Surg Gynecol Obstet 77:344, 1943.
6. DePalma AF: Disease of the Knee. Philadelphia, JB Lippincott, 1954, p 652.
7. Dolan MG: Osteotomy of the tibial tubercle in total knee replacement: A technical note. J Bone Joint Surg 65A:704, 1983.
8. Emerson RH Jr, Ayers C, Higgins LL: Surgical closing in total knee arthroplasty. A series follow-up. Clin Orthop 368:176, 1999.
9. Finlay JB, Bourne RB, Kramer WJ, et al: Stiffness of bone underlying the tibial plateaus of osteoarthritic and normal knees. Clin Orthop 247:193, 1989.
10. Fukubayashi T, Kurosawa H: The contact area and pressure distribution pattern of the knee: A study of normal and osteoarthritic knee joints. Acta Orthop Scand 51:871, 1980.
11. Garvin KL, Scuderi G, Insall JN: Evolution of the quadriceps snip. Clin Orthop 321:131, 1995.
12. Harada Y, Wevers HW, Cooke TD: Distribution of bone strength in the proximal tibia. J Arthroplasty 3:167, 1988.
13. Hofmann AA, Plaster RL, Murdock LE: Subvastus (Southern) approach for primary total knee arthroplasty. Clin Orthop 269:70, 1991.
14. Hungerford DS, Krackow K, Kenna D: Total Knee Arthroplasty: A Comprehensive Approach. New York, Williams & Wilkins, 1984.
15. Hvid I: Mechanical strength of trabecular bone at the knee. Dan Med Bull 35:345, 1988.
16. Hvid I: Trabecular bone strength at the knee. Clin Orthop 227:210, 1988.
17. Insall JN: Surgical approaches to the knee. *In* Surgery of the Knee. New York, Churchill Livingstone, 1984, p 41.
18. Insall JN: Technique of the total knee replacement. *In* Dorr LD (ed): The Knee: Papers of the First Scientific Meeting of the Knee Society. Baltimore, University Park Press, 1985, p 23.
19. Insall JN, Ranawat CS, Scott WN: The total condylar knee prosthesis: A report of 220 cases. J Bone Joint Surg 61A:173, 1979.
20. Kayler DE, Lyttle D: Surgical interruption of patellar blood supply by total knee arthroplasty. Clin Orthop 229:221, 1988.
21. Kennedy JC, Alexander IJ, Hayes KC: Nerve supply of the human knee and its functional importance. Am J Sports Med 10:329, 1982.
22. Krackow KA: The Techniques of Total Knee Arthroplasty. St. Louis, CV Mosby, 1990.
23. Merritt P, Conaty JB, Dorr LD: Effects of soft tissue releases on results of total knee replacement. *In* Total Arthroplasty of the Knee: Proceedings of the Knee Society. Rockville, MD, Aspen Publishers, 1987, p 25.
24. Parentis MA, Rumi MN, Deol GS, et al: A comparison of the vastus splitting and median parapatellar approaches in total knee arthroplasty. Clin Orthop 367:107, 1999.
25. Paulos LE, Wnorowski DC, Greenwald AE: Infrapatellar contracture syndrome: Diagnosis, treatment and long-term follow-up. Am J Sports Med 22:440, 1994.
26. Reider B, Marshall JL, Koslin B, et al: The anterior aspect of the knee joint: An anatomical study. J Bone Joint Surg 63A:351, 1981.
27. Scapinelli R: Blood supply of the human patella: Its relation to ischemic necrosis after fracture. J Bone Joint Surg 49B:563, 1967.
28. Scapinelli R: Studies on the vasculature of the human knee joint. Acta Anat 70:305, 1968.
29. Schultz RA, Miller DC, Kerr CS, Micheli L: Mechanoreceptors in human cruciate ligaments. J Bone Joint Surg 66A:1072, 1984.
30. Scott RD, Siliski JM: The use of a modified V-Y quadricepsplasty during total knee replacement to gain exposure and improve flexion in the ankylosed knee. Orthopedics 8:45, 1985.
31. Smith PN, Gelinas J, Kennedy K, et al: Popliteal vessels in knee surgery: A magnetic resonance imaging study. Clin Orthop 367:158, 1999.
32. Trousdale RT, Hanssen AD, Rand JA, Cahalan TD: VY quadricepsplasty in total knee arthroplasty. Clin Orthop 286:48, 1993.
33. Warren LF, Marshall JL: The supporting structures and layers on the medial side of the knee. J Bone Joint Surg 61A:56, 1979.
34. White RE Jr, Allman JK, Trauger JA, Dales BH: Clinical comparison of the midvastus and medial parapatellar surgical approaches. Clin Orthop 367:117, 1999.
35. Whiteside LA: Exposure in difficult total knee arthroplasty using tibial tubercle osteotomy. Clin Orthop 321:32, 1995.
36. Whitesides LA, Ohl MD: Tibial tubercle osteotomy for exposure of the difficult total knee arthroplasty. Clin Orthop 260:6, 1990.
37. Wolff AM, Hungerford DS, Krackow KA, Jacobs MA: Osteotomy of the tibial tubercle during total knee replacement: A report of 26 cases. J Bone Joint Surg 71A:848, 1989.

第 109 章

膝关节生物力学

Kenton R.Kaufman

了解膝关节的生物力学是处理各种骨科问题的基础。本章讲述的是正常膝关节的基本生物力学特点，讨论关节联合面的特点，尤其是与胫股关节主动和被动活动有关。回顾了关节接触面尤其强调了各种制约因素和韧带稳定性。介绍了胫股和髌股关节动力学和接触压力分布。最后介绍假体置换术的设计时应考虑的因素。

关节面

胫股关节是一个双髁关节，由内侧和外侧关节面构成。股骨内侧及外侧髁以及胫骨髁在形状上有明显差异。股骨外侧髁的外形随被检测髁的不同而异(图 109-1，表 109-1)。内侧髁向纵向和内侧广泛突出，以补偿随着股骨干向远端进展，股骨的内外侧成角。股骨干不是垂直的而是成一定角度，所以股骨髁不是刚好位于股骨头下面而是稍微偏内。由于股骨干的倾角，外侧髁比内侧髁更直接与股骨干的轴线方向一致(图 109-2)。股骨内外髁在前后大小及结构上并不相同，这一点对关节的运动很重要。内外侧髁的直径都是从前向后逐渐减小的。这就意味着，从旋转中心到髁表面的距离朝向股骨前部方向最大，沿着股骨的远端缘向后面逐渐减小。

胫骨平台的内外侧间室在骨质上也有本质的区别。胫骨内侧髁为上凹形(曲率中心位于胫骨表面上方)，曲率半径是 80 mm[28]。外侧髁呈上凸形(曲率中心在胫骨表面下方)，曲率半径是 70 mm[28]。胫骨平台的宽度大于股骨髁的相应宽度(图 109-3，表 109-2)。然而胫骨平台的深度要小于股骨髁的深度。胫骨内侧髁的关节表面要比外侧髁表面大 50%，后者相当于股骨内侧髁关节面的大小。当股骨的大关节髁位于胫骨髁的浅腔时，膝关节就不会和谐。

三角形的髌骨是人体中最大的籽骨。髌骨的后表面覆盖着一层关节软骨，位于髌骨中央附近的垂直嵴将其分成大致相等的内外两个髌骨关节面。股骨与髌骨相关节的表面是股骨远端前方的髁间沟，即股骨沟。股骨面从胫侧到腓侧呈凹形，而从上端到下端却呈凸形[21]。髌股关节是人体最不一致的关节[44]。髌股关节表面的几何形状在膝关节屈曲时保持相对不变。膝盖沟角在膝关节屈曲 15°~75°时上下只波动 3.4°。平均深度指数在相同的屈范围内仅有 4%的上下波动。同样，内外髌骨关节面角度(图 109-4)在整个屈膝范围内的变化不到 1°。然而，内侧和外侧髌骨关节面角的大小却存在明显差异，可能是用于通过股四头肌的牵拉作用来控制髌骨的外侧方移位。

膝关节的运动

球面运动

胫股关节有两个活动自由度。第一个活动自由度使其能在矢状面做屈伸运动。旋转轴线与机械轴线和

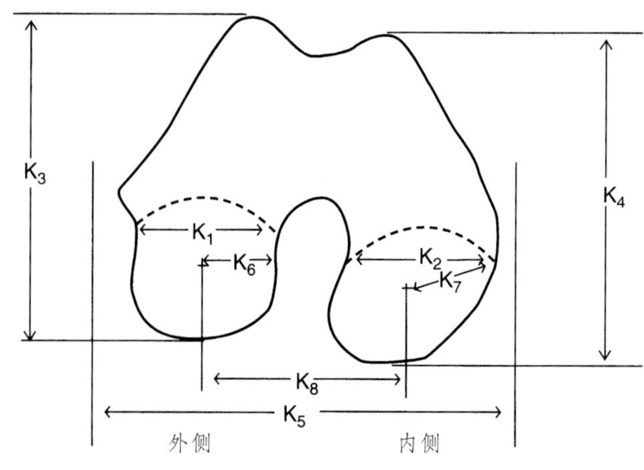

图 109-1　股骨远端的几何形状。各距离的定义见表 109-1。

表 109-1 股骨远端的几何形状

参数	髁					
	外侧		内侧		全部	
	符号	距离(mm)	符号	距离(mm)	符号	距离(mm)
内外侧距离		31±2.3(男)		32±31(男)		
	K_1	28±1.8(女)	K_2	27±3.1(女)		
前后距离		72±4.0(男)		70±4.3(男)		
	K_3	65±3.7(女)	K_4	63±4.5(女)		
股骨后髁半径	K_6	19.2±1.7	K_7	20.8±2.4		
髁上宽度					K_5	90±6(男)
					K_8	80±6(女)
内外侧球形面中心间距						45.9 ±3.4

参数测量部位见图 109-1[32,58]。

解剖轴线呈一定角度相交于股骨髁[28]。可以计算出固定轴线和旋转轴线(图 109-5),最佳轴线是固定的,旋转轴线是瞬时的。对称的最佳轴是强行设置的,使其在左右膝完全相同。旋转轴线有时但不总是与最佳轴线相一致,这取决于膝关节的运动。第二个活动自由度是围绕胫骨长轴的轴向旋转。这是种与屈伸运动不自主相关联的自动轴向转动。屈膝时胫骨内旋。相反,当伸膝时胫骨外旋。这种组合运动称之为“扣锁机制”。人们对这种旋转运动赋予了多种解释[49]。有人认为,股骨髁的不规则弯曲度引发了这种旋转运动,因为骨的不同几何形状要求不同的旋转度。同样,不同的股骨髁前后尺寸也是一种原因。此种还提到软组织因素。这可能与前和(或)后交叉韧带的紧张有关。但是,最可能的解释是,这些因素联合作用导致这种转动的产生[18]。

胫股关节面的运动

两个相邻骨体段的平面运动可以用瞬间活动中心这个概念来描述。当一个骨体段围绕另一骨体段旋转时,在任何瞬间都会有一个点不动。这个点具有零速度,起着旋转中心的作用。这种方法(指重建术)只能产生一个点上的运动模式，因此如果其他平面存在15°或 15°以上运动则不适用。当瞬间旋转中心位于股骨与胫骨的接触点时,瞬时速度为零。胫骨在股骨表面滚动。了解膝关节两个关节表面之间的运动,对于了解磨损、不稳定以及全膝关节成形术后植入物松动的原因非常重要。

Frankel 及其同事[16]分析了 25 例正常膝关节从屈曲 90°到完全伸直过程中胫股关节的关节面运动,并据此确定了该运动的瞬间中心运动轨迹。他们发现该运动轨迹呈半圆形,位于股骨髁上(图 109-6)。中心点落于直径为2.3 cm 的圆内。他们还测定了 30 例膝关节内紊乱的胫股关节的瞬间中心运动轨迹。他们发现，在膝关节运动过程中的第一时刻,所有膝关节内紊乱病例的瞬间中心都移出了其正常位置。他们认为膝关

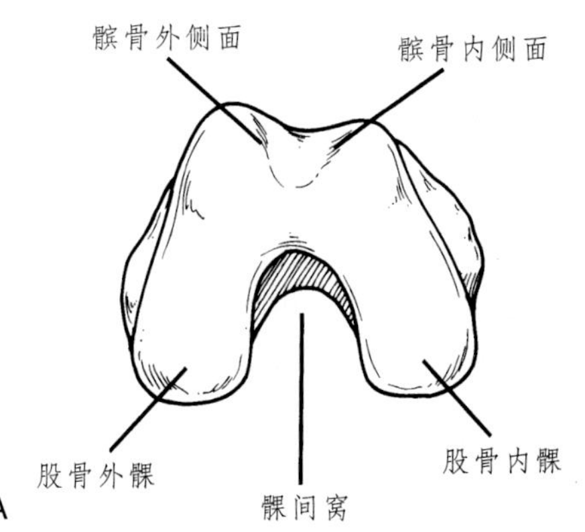

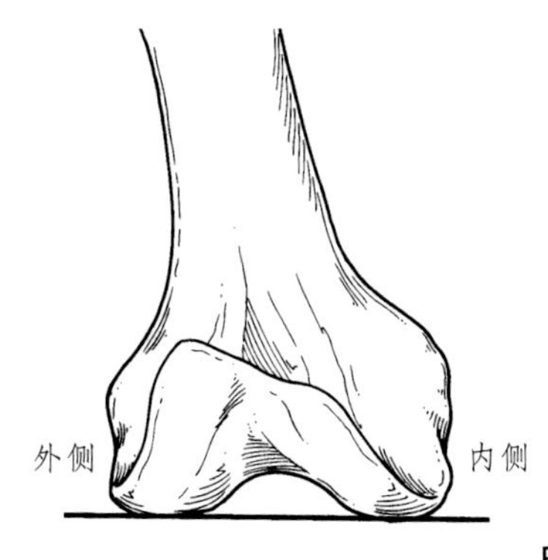

图 109-2 (A)髌骨面由两条斜跨髁的浅沟与胫骨关节面相分隔。股骨内髁比外髁大。(B)股骨外髁的方位比内髁与骨干更接近一致。(From Norkin CC, Levangie PK: Joint Structure and Function: A comprehensive Analysis, 2nd ed. Philadelphia, FA Davis 1992.)

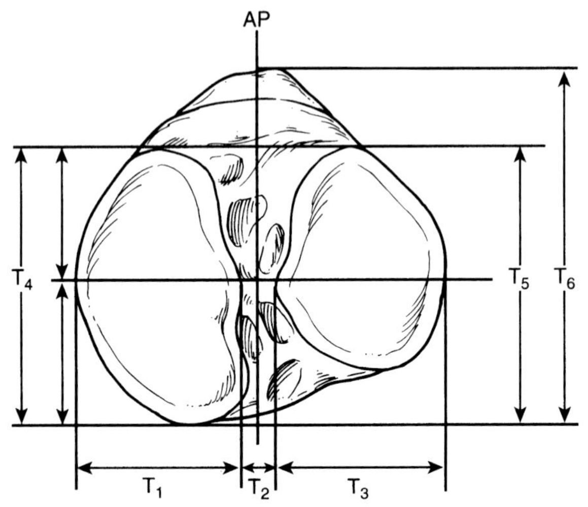

图 109-3 胫骨平台横断面的形状(AP=前后方向)。各距离见表 109-2。(From Yoshioka Y, Siu D, Scudamore RA, et al: Tibial anatomy in functional axes. J Orthop Res 7:132, 1989. Copyright 1989, by Orthopaedic Research Society.)

节软骨表面的磨损与瞬间运动中心分析中发现的特定异常有关。

膝关节的运动包含股骨与胫骨关节面之间的滑动与滚动[28]。两种运动的比率受关节面的解剖结构及前后交叉韧带所施加的约束的控制,在膝关节整个屈曲过程中不是固定不变的。Müller[41]用一种四条交叉连接线的基础模型分析了滚动/滑动比率的控制因素。在该模型中,在股骨和胫骨上内外交叉韧带的附着点被固定于各自的表面,可以用两条交叉线段来表示。这两条交叉线段在其股骨和胫骨的附着处连接在一起,这种连接构成了另外两条交叉连接的线段。这种四条交叉连接线模型引导着股骨和胫骨的相反运动。胫股接触点在屈膝过程中向后移动,反映了与膝关节屈伸相应的接触点的前后运动(图 109-7)。在屈膝过程中,负重面在胫骨平台上向后移动,并逐渐变小(表 109-3)。研究表明,在完好的膝关节完全伸直时,压力中心离膝关节线的前缘约 25 mm[3]。接触点随屈膝向后移动到距膝关节前缘约 38.5 mm 处。

髌股关节的运动

在膝关节屈曲过程中,髌骨沿着与股骨的接合面滚动/滑动。在整个屈曲范围内滑动都是顺时针方向(图 109-8)。对所有膝关节来说,膝关节屈曲 0°~80°时角屈曲 10°,髌骨的平均滑动度约为 6.5 mm;而在 80°~120°时角屈曲 10°,髌骨的平均滑动度约为 4.5 mm。

髌股接触面积远小于胫股接触面积 (表 109-4)。当膝关节由伸直向屈曲运动时,接触带将向上移动超过髌骨表面(图 109-9)。随着进一步屈膝,接触面不仅

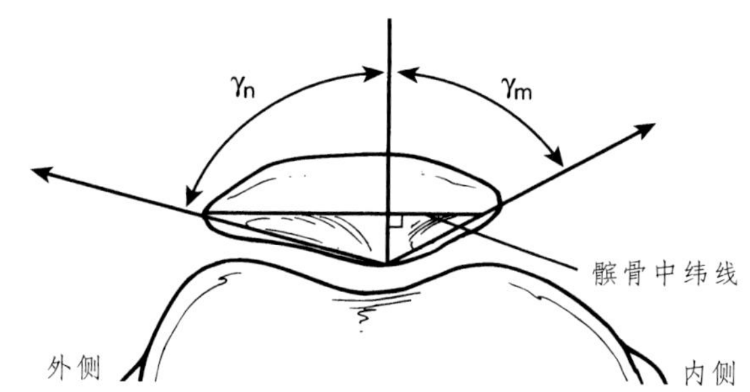

图 109-4 髌骨内侧面 (γ_m) 和外侧面 (γ_n) 的夹角。(From Ahmed AM, Burke DL, Hyder A: Force analysis of the patellar mechanism. J Orthop Res 5:69, 1987. Copyright 1987 by Orthopaedic Research Society.)

表 109-2 胫骨近端的几何形状

参数	符号	所有下肢	男性	女性
胫骨平台宽度 (mm)				
内侧平台	T_1	32±3.8	34±3.9	30±2.2
外侧平台	T_3	33±2.6	35±1.9	31±1.7
整体平台	$T_1 + T_2 + T_3$	76±6.2	81±4.5	73±4.5
胫骨平台深度(mm)				
内侧前后深度	T_4	48±5.0	52±3.4	45±4.1
外侧前后深度	T_5	42±3.7	45±3.1	40±2.3
嵴间宽度(mm)	T_2	12±1.7	12±0.9	12±2.2
髁间深度(mm)	T_6	48±5.9	52±5.7	45±3.9

参数测量部位见图 109-3[59]。

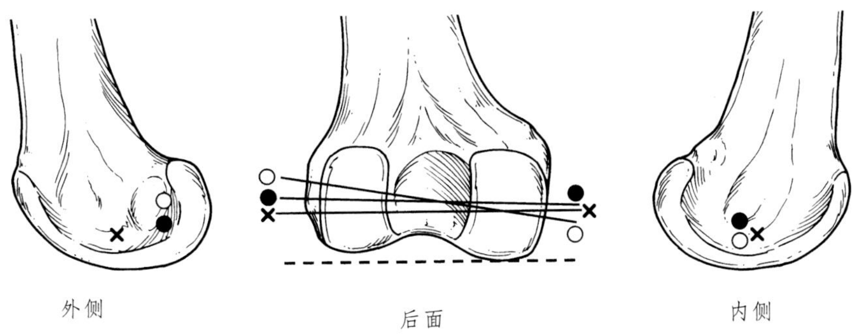

图 109-5 在 0°~90°屈曲活动范围内(站位到坐位),最佳轴线(对称和非对称)和螺旋轴线在人体股骨内外髁上的近似位置。(From Lewis JL,Lew WD: A method for locating an optimal "fixed" axis of rotation for the human knee joint. J BiomechEng 100:187 1978.)

向上移动而且逐渐变大。在屈膝 90°时,接触面已达到了髌骨的上平面。当膝关节继续屈曲时,接触面将分为单独的内侧区和外侧区。

膝关节的稳定性

肌肉、韧带、半月板、骨骼几何形状及关节囊用一种复杂的方式结合起来以维持关节稳定。如果这些结构的任一成分功能障碍或受到破坏,均会导致膝关节不稳。这些因素都是相互依存的,共同起着既保证正常活动又将这些活动限定在一定范围内的双重作用。

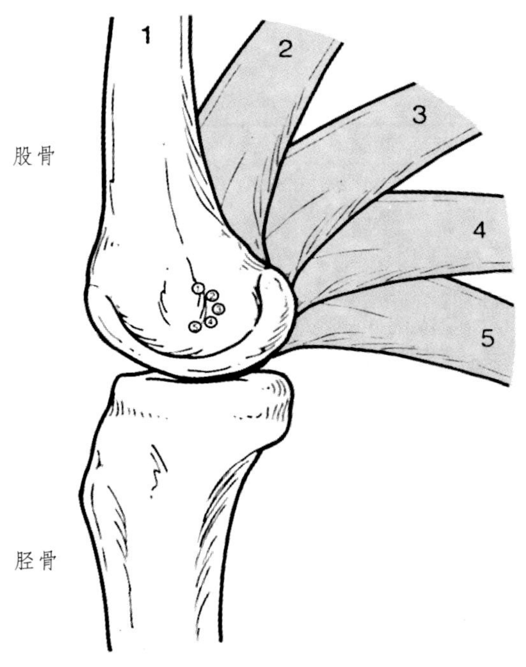

图 109-6 膝关节的瞬间旋转中心。(From Frankel VH, Burstein AH,Brooks DB: Biomechanics of internal derangement of the knee. Pathomechanics as determined by analysis of the instant centers of montion. J Bone Joint Surg 53A:945,1971.)

关节面

胫骨和股骨关节面能提供的约束作用不足以保证功能稳定性。股骨远端是凸面,而胫骨近端部分是平面,内侧轻度凹面,外侧轻度凸面。但是胫骨髁间隆起和关节几何形状确实也提供了一定的潜在稳定性。Hsieh 和 Walker[23]发现,双侧髁的几何形状一致性是减少关节在负载下松弛的重要尺度。他们声称,为了完成膝关节的前后、旋转及内外侧运动,股骨必须上凸抵在胫骨的凹面上。同样,为使膝关节旋转,股骨必须"旋出",产生一个向上的运动。内/向外侧运动产生的这种作用甚至更大,因为存在有胫骨嵴。这被称之为"上山原理"。这些学者得出的结论是,在低负荷情况下,软组织结构(韧带、关节囊、半月板)提供了关节稳定性,随着负荷的增加,髁面的一致性就成为最重要的因素。

韧带稳定性

韧带结构可以阻挡平移作用力,因此当平移发生在韧带纤维方向时可防止其在骨上的附着点平移。这个原理特别适用于维持关节的前/后平移稳定性。Li 等人[36]发现,腘绳肌腱有效约束了胫骨的前移位。这种约束作用表明,肌肉的收缩和协同收缩通过增加关节的僵直度有助于膝关节的稳定性。

侧副韧带提供了膝关节的内翻/外翻稳定性。侧副韧带的单独作用并不能抵抗旋转力。在关节表面上形成的增大压缩力产生一个扭转力可抵抗旋转力矩。Burstein 和 Wright[9] 也证实,肌肉力量对膝关节的额

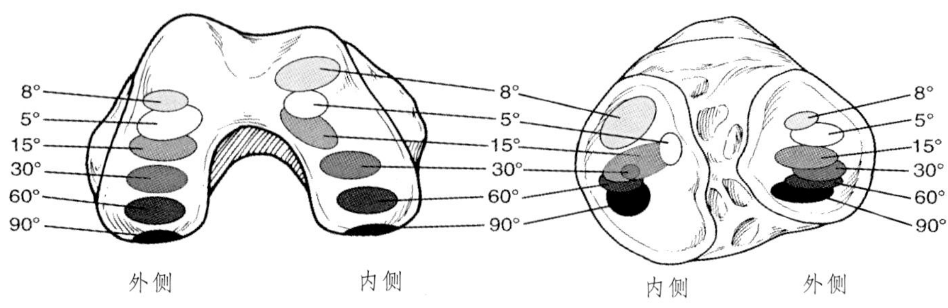

图 109-7 胫骨接触面积随膝关节屈曲角度而变化。(From Iseki F, Tomatsu T: The biomechanics of the knee joint wiht special reference to the contact area. Keio J Med 25:37, 1976.)

状面稳定性起着重要作用。在膝关节完全伸展时,预期膝关节在对轴向负荷反应时会呈现内外侧间室之间的压力平衡性。如果足部除轴向负荷外还受到向内侧的作用力,围绕膝关节解剖中心会发生旋转并引起膝关节的内翻运动。这个力矩不能由单一作用力抵抗而必须由成对作用力来抵抗。在这种情况下,膝关节的内翻力矩是由内外侧关节间室内的两个作用力抵抗的。内侧的阻力可增加胫股关节面之间的压缩,而外侧间室则会感受到关节压力负荷的减少。

外侧韧带和胫骨平台上力的分布随下肢的对线情况而变。一些关联的解剖标志已被确定(图 109-10)。胫股角(θ_2-θ_1)是 1.2°±2.2°内翻。不同性别和年龄之间无明显差异。测量股骨解剖外翻角时,股骨解剖轴的截面是重要因素,因为股骨近端、股骨远端和整个股骨的解剖轴是不同的。依据远端解剖轴对整个人群的检测发现,股骨的解剖外翻角是 4.2°±1.7°。当应用股骨近端解剖轴时,股骨的解剖外翻角变成 5.8°±1.9°;而应用整个股骨解剖轴时,则为 4.9°±0.7°。性别和年龄不会引起明显的差异。整个人群的髌股 Q 角是 5.8°±6.7°并且没有性别差异。但是,女性患者的髌胫 Q 角(9.9°±4.9°)则明显大于男性患者(6.8°±5.9°),而年龄并不会产生明显的变化。女性患者的解剖 Q

表 109-3 胫股关节的作用力:压缩力

作者	运动	膝关节角度 (°)	作用力 (乘以体重)
Ericson 和 Nisell, 1986[15]	骑车	85	1.2
Komistek 等, 1998[31]	步行	–	1.7~2.3
Taylor 等, 1998[51]	步行	25	2.4
Morrison, 1970[39]	步行	15	3.0
Harrington, 1976[22]	步行	–	3.5
Kuster 等, 1997[33]	步行	20	3.9
Collins, 1995[13]	步行	20	4.1~6.0
Morrison, 1969[40]	下楼	60	3.8
	上楼	45	4.3
Kaufman 等, 1997[30]	以 60°/S 速度等动力伸展	55	4.0
	以 180°/S 速度等动力伸展	55	3.8
Ellis 等, 1984[14]	从椅子上起身	–	3~7
Kuster 等, 1994[34]	步行下坡		
	男性	40	7.1
	女性	40	8.5

数据来源于参考文献 3-15, 22, 30, 31, 33, 34, 39, 40, 51。

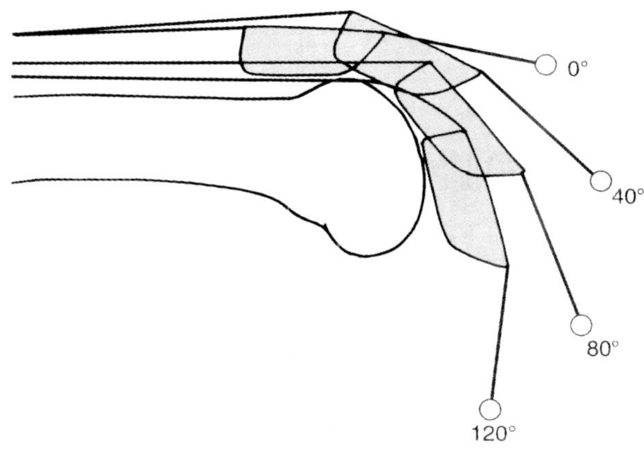

图 109-8 髌韧带、髌骨和股四头肌肌腱的位置以及接触点的位置随膝关节屈曲角度的不同而异。(From van EijdenTM, Kouwenhoven E, Verburg J, Weijs WA: A mathematical model of the patellofemoral joint. J Biomech 19:219, 1986. Copyright 1986, with permission of Elsevier Science.)

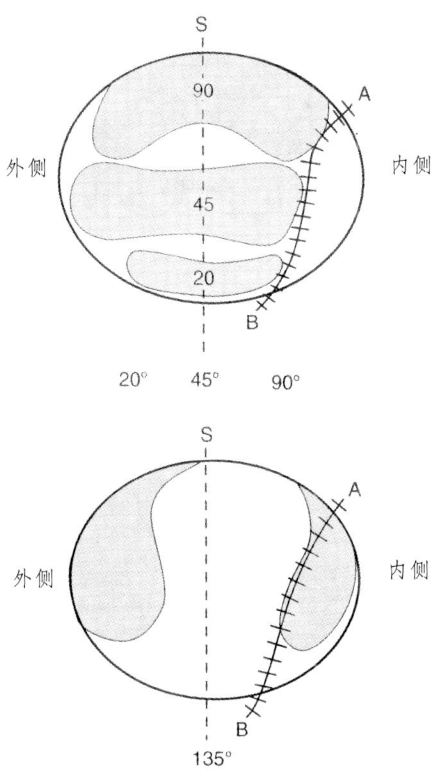

图 109-9 膝关节不同屈曲角度时的髌骨接触面。(From Goodfellow J, Hungerford DS, Zindel M: Patello-femoral joint mechnanics and pathology. 1. Functional anatomy of the patello-femoral joint. J Bone Joint Surg 58B:287, 1976.)

角(18.8°±4.6 °)也明显大于男性患者(15.6°±3.5°)。

膝关节负荷

为了了解膝关节假体的设计及选择要求必须了解膝关节上的负荷。由于膝部肌肉的有效力矩臂比外部施加的力和力矩小，因此膝部肌肉的效力比较低。这种限制要求膝部肌肉的收缩要大，以保持膝关节的平衡。结果导致膝关节的接触压力和剪切力惊人的增大。在上下楼梯过程中，关节上的作用力稍高于平地走路时。在等动力锻炼和从椅子上站起时，膝关节上的作用力会增加，而且步行下坡时最大(见表 109-3)。此外，在步行上下楼和锻炼(无论是等动力锻炼或脚踏步锻炼)时，膝关节屈曲角度较大，作用力将达到峰值。

表 109-4 髌股接触面积

膝关节屈曲(°)	接触面积 (cm²)
20	2.6±0.4
30	3.1±0.3
60	3.9±0.6
90	4.1±1.2
120	4.6±0.7

From Hubert HH. Hayes WC: Patellofemoral contact pressures: The influence of Q-angle and tendofemoral contact. J Bone Joint Surg 66A:5, 1984.

聚乙烯假体的磨损或脱位对剪切力特别敏感。胫股关节前面的剪切力在骑车、步行和下楼梯时较低，分别为 0.05、0.4 和 0.6 倍体重。关节前部的剪切力在上楼和等动力锻炼时较大。它在蹲坐活动时最大，超过体重的 3.5 倍。可以依据交叉韧带与胫骨的附着点来规定施加在交叉韧带上的作用力方向。与膝关节假肢设计最相关的是朝向前方的剪切力，它将负荷施加在后交叉韧带上，从而限制了胫骨的后移位。

后端的峰值剪切力将负荷施加在前交叉韧带上，从而限制了胫骨相对于股骨的前移位(图 109-10)。最大的后方剪切力在日常活动时小于体重的 0.2 倍，而在锻炼时可达体重的 0.4 倍。最大的剪切力发生在步行下山时。除了骑自行车以外，后方的峰值剪切力还可发生在膝关节屈曲小于 30°时。

髌股关节的最大压力在步行时最小，是体重的 0.5 倍。在骑自行车、从椅子上站起、步行上下楼和步

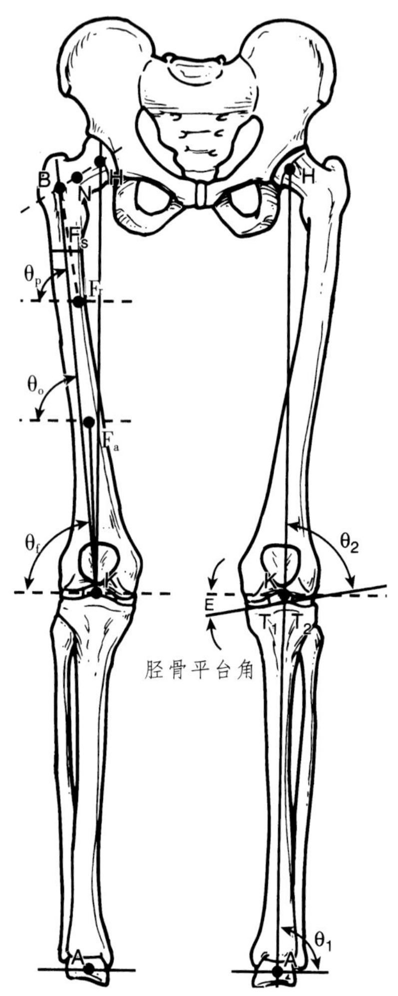

图 109-10 图中示出用于确定轴向对线参数的几个关键的 X 线片标志。H:股骨头中心;N:股骨颈基底部中点;F_s:小转子处皮质骨宽度的中点;F_r:股骨近端 1/3 处的骨中点皮质;HN:股骨颈的平分线;F_sF_r: 近端股骨的解剖轴;B:HN 和 F_sF_r 的交点:F_a:股骨远端 1/3 处的中点;K:膝关节中心; HK:股骨力学轴线;A:踝关节中心;KA:胫骨力学轴线;F_aK:股骨远端的解剖轴;BK:股骨总的解剖轴;θ_1:胫骨力学轴线的方位角;θ_2:股骨力学轴线的方位角;θ_f:股骨远端轴的方位角;θ_p:股骨近端轴的方位角;θ_O:股骨总轴的方位角。(From Hsu RWW, Himeno S, Coventry MB, Chao EYS: Normal axial alignment of the lower extremity and load-bearing distring distribution at the knee. Clin Orthop 255:215, 1990.)

行下坡时会增大。等动力锻炼时,髌骨承受的压力是体重的 5 倍[30]。此外,在涉及跳跃的田径运动中,髌股关节的接触压力可达体重的 20 倍。更重要的是,在提起重物时,髌股关节的反作用力高达体重的 25 倍。此外,步行中髌股关节的接触压力峰值将发生在关节几乎完全伸展时,而在其他的运动中髌股关节的峰值作用力几乎都发生在屈曲角度很大时。髌股关节上的压力分布在一个有限的区域,无论是正常关节还是置换关节均如此。因此,无论是哪种关节接触应力均很大。

步态中的膝关节力学

治疗患者的主要目的是矫正关节畸形和恢复正常功能。除了公认的膝关节评分以外,步态分析是准确定量检测膝关节结构或功能。步态参数可分为 3 大类:瞬时-距离因素、动作和力。

瞬时-距离因素

瞬时-距离因素用于衡量整体步态功能。这些因素可以根据脚印图来定义(图 109-11)。步行速度用每分钟米来表示。步行节奏用每分钟的步数来定义。这是描述膝关节置换术后功能变化的可靠参数。

膝关节的动作

Chao 等[11] 描述了平地步行时膝关节的三维运动。用运动曲线定义了 10 个关键参数。膝关节在每个平面上的总体活动范围是非常一致的。

Kaufman 等[29] 收集了膝关节在平地行走和上下楼时的运动学数据。膝关节的运动模式在每种步行情况下是不同的(图 109-12)。对于所有步行情况来说,膝关节的最大屈曲出现在摆动相。上楼时的膝关节屈曲角要大于平地行走时的。平地行走时膝关节最大屈曲角为 60°,下楼时为 87°,上楼时为 94°。

膝关节运动学

运动学是力学的一个分支, 用于研究作用于人体上的力和力对人体运动所产生的改变之间的关系。足与地面之间的力可以用测力板来测量,它可以解析地面反作用力的时间发展过程。

Kaufman 等[29]测量了平地行走中膝关节的运动学特征,结果表明开始是由关节内在屈肌的力矩,随后是由关节内在伸肌的力矩来保持膝关节稳定。在上楼时,为使人体上移,需要有一个膝关节内在伸肌初始力矩。在下楼时正好相反,膝关节初始力矩是内在屈肌力矩,它会变成下楼时维持关节稳定性所需的膝关节内在伸肌力矩。下楼时膝关节伸肌的峰值力矩(8.2%体重×身高)是上楼时(2.2%体重×身高)或平地步行时(1.9%体重×身高)的 4 倍多。这和大多数膝关节置换术所知的下楼比上楼困难度更大的事实是一致的。

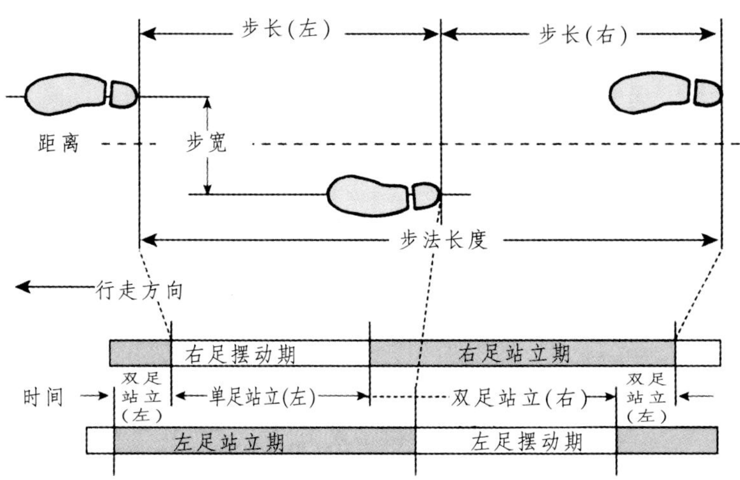

图 109-11 用于步态分析的典型瞬时距离因素。可见一条腿的单足站立时间和另一条腿的摆动时间是相同的。(From Chao EY, Laughman RK, Schneider E, Stauffer RN: Normative data of knee joint motion and ground reaction forces in adult level walking. J Biomech 16:219, 1983. Copyright 1983, with permission of Elsevier Science.)

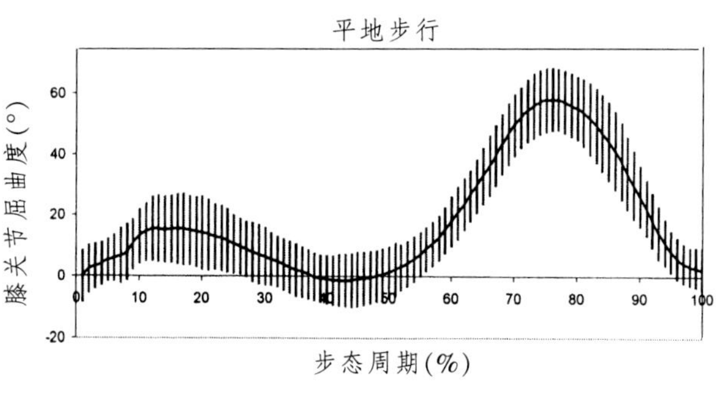

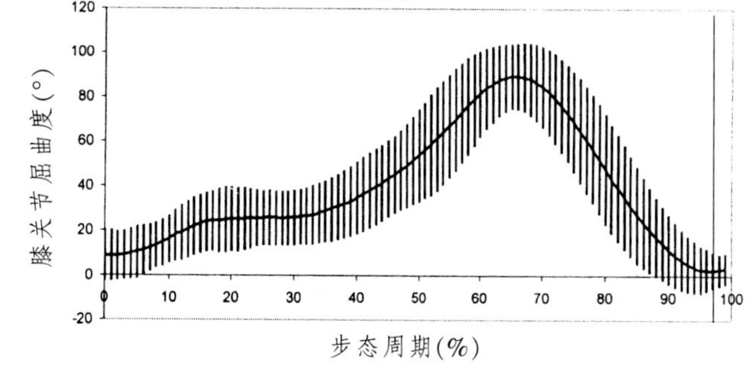

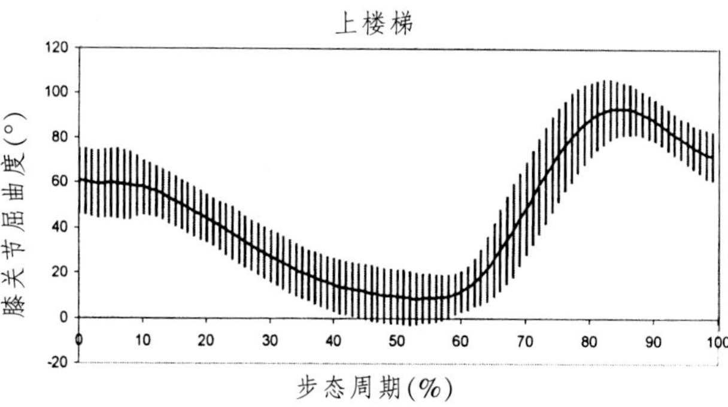

图 109-12 正常人在平地步行、上楼和下楼时的膝关节屈曲。可见膝关节很少达到全伸位。那些有 5°屈曲挛缩的患者在大多数情况下表现为正常步态。(From Kaufman K, Hughes C, Morrey B, et al: Gait Characteristics of adults with knee osteoarthritis. J Biomech 34:907, 2001.)

(王志彬 马剑雄 王栋梁 译 李世民 校)

参考文献

(本章参考文献见第 110 章。)

第 110 章

人工膝关节的生物力学和设计

Kenton R. Kaufman, Eter S. Walker

设计目标

广义上说，任何膝关节置换术的设计目标都是疼痛消除、功能不受限、患者终身耐用、可在手术室重复以及成本低。自20世纪70年代首次引入髁型金属塑料全膝人工关节以来，临床经验和生物力学研究已对实现这些目标所需具备的许多设计特征达成了共识。同样重要的是，对可能导致未来出问题的一些设计特征也做了明确。

虽然通常都能达到缓解疼痛，但也有例外，如髌骨关节面没有重建或者有界面微动，后者最常发生于非骨水泥假体。只屈曲范围达到135°而且患者所期望的活动不受限制，可视为功能不受限。然而在实践中，各种全人工膝关节设计的平均最大屈曲角度通常是110°，因此目前所期望的是提供更大的活动度。

自80年代初期以来，在设计和技术上出现了一些重大改进，从而明显降低了假体松动和不稳定的发生率。这是由于人们更深刻地认识到，必经精确对位才能校正韧带的松紧度和改进假体表面几何形状的设计。然而，聚乙烯的疲劳磨损机制(即所谓分层)已成为对耐久性的最严重威胁，在一些设计中术后不到10年就发生了分层。这种塑料的磨损，加上来自组配式部件(如金属托和螺丝)的磨损碎屑，还在许多患者中引起了严重的骨溶解。

虽然都想简化手术方法，但是由于假体的尺寸、设计类型和组件选择多种多样，当今的假体系统已日益复杂化。内在稳定性在不同设计的标准髁置换假体(表面形状从平面到盘状面)中的差异表明，缺乏有关性能的可比较的生物力学数据。目前的其他设计问题包括：半月板支撑面的设计是否的确能提高耐用性和性能；具有可靠稳定性的旋转铰链式设计是否应该取代更容易失稳的非铰链式限制性髁的设计类型。假体可选类型的扩大和手术器械的复杂化不可避免的结果是在一定程度上增加了成本。

表面几何形状与接触应力

为了达到正常关节的力学性能，关节置换假体的表面应符合适当的解剖学要求并应和剩余的软组织一起维持正常的松弛度和稳定度[23]。股骨髁在矢状面上的外形可以用螺线、圆弧和多项式描述，但是，任何方法用适当的参数只能提供一个接近的描述[61]。除了大小之外，不同膝关节之间矢状面外形也不同，标准偏差约1 mm[19]。

在额状面上，两侧髁最低点之间距离是支撑点间距(BS)(图110-1)。分别定义了额状面上股骨的内外半径(RFI和RFO)用以说明外表面相对浅或平的设计结构。虽然可以规定髌骨突缘本身的切面，使其在解剖上更匹配原有髌骨，但是远端髁间沟的半径是确定的。

在矢状面与远端的胫骨表面相关节的股骨剖面可以用3个半径AB、BC和CD来界定。远端和后方半径之间的过渡点，称之为PDTA角，是一个重要的参数。在正常膝关节，此角为10°~15°，将后方半径与较大的远端半径分隔开，平均相隔约20 mm。外侧远端半径远大于内侧部分，有利于在屈曲早期由于内外侧滚动距离的相对不同而引起的内旋[46]。同样，髌骨沟的矢状剖面可以用2个半径DE和EF来表示，这对于校正轨线、提供稳定性和防止软组织张力过大很重要[2]。

胫骨假体表面的起始点又是支撑间距，通常与股骨假体的相同[32]。在额状面上，胫骨内半径(RTI)和胫骨外半径(RTO)是相对于股骨的值定义的，其值下限与股骨的值相同，其上限要与平表面完全一致，即无穷大半径。然而，一致完全不同于限制。一致可以用参数

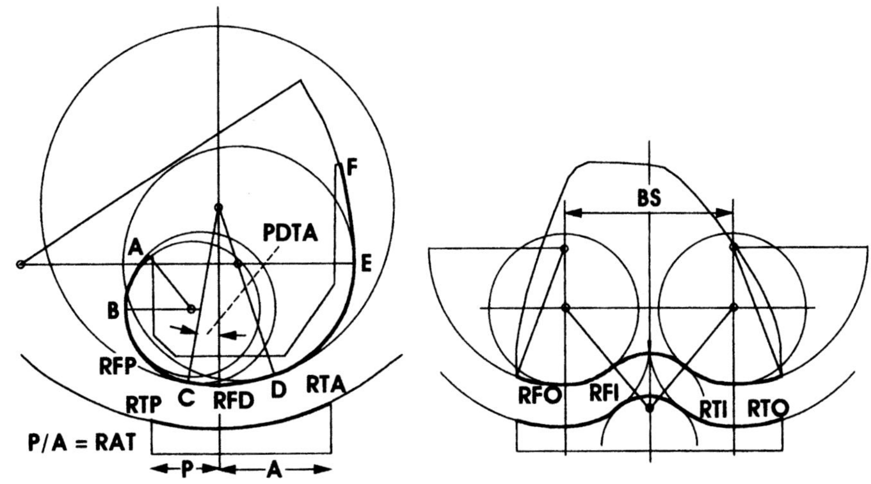

图 110-1　股骨和胫骨承重面的几何参数。图中的缩写参见本章正文。

"相对曲率半径"(R)来描述,是用股骨和胫骨的半径(RF 和 RT)来定义的,如:1/R = 1/RF + 1/RT,凸面是正的,凹面是负的。相反,限制是指移离中立位对相对高度增加的影响,因此是稳定性的指标[56]。髁间半径比股骨假体的半径小,以避免发生撞击。矢状面上有 3 个参数很重要,第一个是胫骨表面最低点的位置,可以用 P:A 的比率来定义(见图 110-1)。这是一个关键参数,因为它定义了当只有轴向压力时在所有屈曲角度上股胫的接触点。前后半径(RTA 和 RTP)是分别定义的,为了使 RTA 较小(以达到最大稳定性)而 RTP 较大(有利于接触点反转)。

使用以上髁表面的描述,可以计算出在接触点上的接触应力[27]。目的是减少成形表面上的应力,因为此应力是将材料变形和磨损降到最低的因素之一。

这个目标意味着,在两个平面上最好都达到最大可能的一致性,这与其他标准,如适当的松弛性和防止高切应力传导至骨与假体界面,是一致的。因为聚乙烯的性能并非完全弹性,而且接触面尺度不小于半径,所以确定接触应力的分析方法严格上说是没根据的。不过,用实验方法已定义了一个 600 MPa 的拟似值[51,54]。

最低的应力发生在股骨和胫骨表面在矢状面和额状面上均严密一致时。在这两个平面上一致性较低时可产生点接触,从而产生高应力。这一点适用于股骨髁为双凸面,与平的胫骨关节面相结合的设计。中间状态发生在额状面上严密一致,而矢状面上一致性较低时。这种构型的潜在优点是允许有适当的前后(AP)移动和内外旋转[46]。旋转时,接触点向外移动到塑料假体的边缘[47]。这不仅产生较高的接触应力同时可能导致假体两侧的严重变形甚至分裂[22]。

松弛性、稳定性和运动

在自然关节中,松弛性和稳定性取决于关节表面的几何结构以及在屈伸过程中韧带和软组织紧张模式和弹性[5,17,46]。自然膝关节,虽然胫骨内侧髁的凹陷在承重时起重要作用[37],但关节表面之间的摩擦最小。

大量研究表明,前交叉韧带(ACL)一般在屈曲早期更为重要,而后交叉韧带(PCL)在屈曲晚期更为关键。PCL 在屈曲过程中使股骨在胫骨产生后移,而关节内侧比外侧稳定性高则会导致差动性反转,引起内旋[46]。

随着屈曲增加,股骨中心相对于胫骨向后移位,在 0°~120°屈曲范围内平均总的移位是 8 mm[46]。在股骨后移位的同时,胫骨围绕其长轴也有一个稳定的内旋,约 10°。

针对这种后移-旋转特性提出了多种解释。Rovick 等在研究中证实,后移位归因于后交叉韧带的牵拉[46]。Zavatsky 和 O'Connor 进一步详细描述了后交叉韧带在前后移位中的特性[60]。在任何特定的屈曲角度上,在对股骨后方逐渐增大的作用力做出反应中,主要是那些紧张的纤维,而且随着力的增加会有愈来愈多的纤维加入进来。

解释旋转更加困难。一些学者把它归因于股骨远端外侧髁的半径比股骨内侧髁的半径更大,他们假定,在屈曲早期发生旋转,导致在外侧向后偏移更大,从而产生内旋。研究表明,股骨和胫骨的髁间表面的形状也影响旋转特性,不过这种影响仅限于屈曲早期。

近来，保留后交叉韧带的低内在稳定性设计已经被广泛应用，因为它具有活动自由和允许反转的优点。然而，考虑到较扁平的几何形状往往有较高的接触应力并允许相当大的滑动，而这两种趋势都被认为会加速磨损[7]，因此目前倾向于使几何形状变得更加一致，尤其是对后交叉韧带的平衡和释放更加控制的技术[4,45]。当关节表面本身只允许小的松弛时，可能会怀疑现有韧带的作用。此外在手术时，尽管韧带平衡在轻负荷条件下似乎令人满意，但在承重下表面松弛度的减少仍会导致韧带过度紧张和运动受限。

为了阐明功能条件，必须考虑到压力连同金属和聚乙烯之间摩擦力的影响，这个摩擦力比软骨表面之间的高得多[53]。

对于正常的膝关节，在非负重条件下，前后位移平均为 8.9 mm[53]。在一半体重时，此位移平均减少 29%，这和 MarKalf 等的研究结果相符合[37]。在将这些正常值与其他研究结果的比较中，必须确认试验中是否对其他自由度进行了限制，当对其他自由度加以限制时，数值就会减小。这个重要的原理被命名为“配对位移”。在前后位抽屉试验中所有的自由度均不受限制时，无压力负荷下的平均位移是 9.1 mm[37] 和 13 mm[17]，而在我们相似的实验条件下，数值是 5.5 mm[38]和 4.7 mm[57]。

在摩擦系数为 0.05 时用一种分析方法来计算力和位移(图 110-2)发现，总的前后方向位移的理论值与从患者中和对假体件进行试验中得出的数值是一致的。由这个理论可以推断出，在压缩力达到三倍体重的功能状态下承受高负荷时的前后向位移。

在轴向压力值 1500 N(约两倍体重)、前后向剪切力 200 N 且小角度屈曲(从而适合股骨假体远端直径)的情况下，平地行走的数据表明，在两项都限制时的前后位移小于 3 mm。如果剪切力增加到 300 N，前后位移仍是 3~5 mm。在膝关节屈曲的承载情况下，如上下楼梯时，轴向压力为 2000 N(约 3 倍体重)，前后剪切力为 300 N，如果适合股骨假体的后侧半径，采用中等限制的设计时前后值为 7.4 mm，采用限制大的设计时为 4.3 mm。如果剪切力增加到 400 N，此位移分别为 11.3 mm 和 6.5 mm。

摩擦系数的影响很重要。在 0.0~0.1 的范围内，对于在伸展时适度限制的设计，前后位移从 4.5 mm 减少到 1.1 mm，在屈曲限制时从 11.9 mm 减少到 2.9 mm。

屈曲角度小时平地步行的位移表明，对于适度限制的设计，最大的总前后松弛是 3~7 mm，与剪切力大小有关；而对于一致性高的设计，此值仅为 2~5 mm。

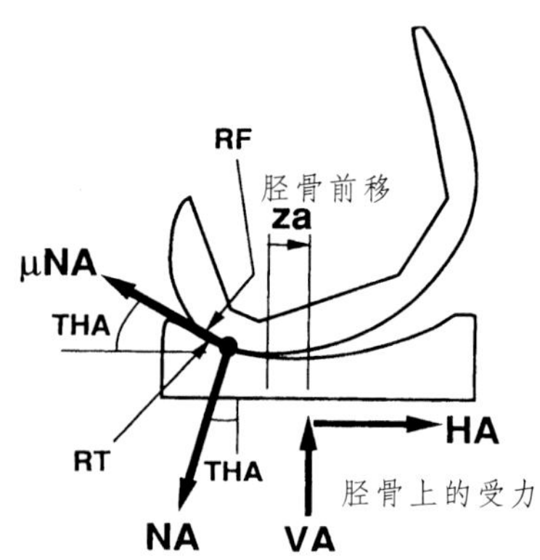

图 110-2 在压缩力和剪切力联合作用下，胫股接触点上的受力。摩擦力非常显著。图中缩写参见本章正文。

而在膝关节屈曲时，情况有所不同，因为后面股骨半径较小导致股骨髁很不稳定，并且后交叉韧带往往被握紧。对于适度限制设计，依据髁表面的位移在 3~11 mm 范围内，因此软组织可以很好地限制前后滑移，尤其是后交叉韧带。对于限制较大的设计，由于去除了后交叉韧带，在功能上表面稳定性是足够的，甚至可以没有髁间稳定凸轮。然而，如果中度剪切力合并有小的压缩力则需要有凸轮。

总之，矢状面股骨和胫骨的半径在屈曲早期相差约 12 mm 的高限制设计，对正常步行的受力可提供全面的稳定性，前后向滑移只有几毫米。软组织对稳定性即使有贡献也不大，而且所有的剪切力均作用在髁表面。对于半径平均相差 17 mm 的低限制设计，表面能提供行走时所需的稳定性，但是，前后向的松弛量往往使软组织对稳定性有一定贡献。当半径差值增加，超出了 20 mm 时，软组织将承受越来越多的剪切力，而髁表面则承受得较少。

塑料假体的磨损和损害

从前一节的讨论中可知，在髁假体设计中，为了允许充分的前后向和旋转松弛，而且由于降低了股骨-胫骨在屈曲时的一致性，必然会缺乏完全的一致性，导致高于理想的接触应力。在这种情况下，磨损就成了重要的关注问题。

Blunn 等[6]所做的研究收集了欧洲多个医疗中心收回的 280 多例各种膝关节假体，研究重点是长期随访结果。超过 1/3 的病例进行了 10~20 年的随访。

在塑性材料有三种磨损机制。第一种是粘连磨损，发生在金属和塑体之间在整个接触区内的局部接触点。通常情况下，这种磨损可产生 0.1~10 μm 大小的微粒和碎屑，以及宽度约为 10 μm 的薄片。粘连磨损是由于塑料表面被较硬的表面或颗粒切割引起的。在两体粘连中，粗糙是硬表面的固有的，如碳化物包涵物或划痕。在三体粘连中，内含的金属、丙烯酸骨水泥、骨质或其他材料的微粒会引起表面切割。最后还有分层磨损，这是一种疲劳现象，表面下高应力导致裂缝在塑料假体内扩散，裂缝最终并合和延伸到表面。这通常导致表面破坏深达几毫米，甚至深达金属底板。

表面磨损发生在微观粘连点上。当股骨和胫骨表面之间有足够的润滑时，塑料表面呈现出间距为 2~10 μm 的细波纹。在偏振光下对这种表面的薄切片进行观察表明，在这些接触点上有相当大的应变能量积累。当这种能量达到一个临界水平时，表面就会释放出微粒。这种类型的磨损所产生的颗粒和碎屑非常小，大约 1 μm 或更小[48]。

然而，最严重的磨损类型是分层磨损，它可以引起塑料假体深达几毫米的破坏。分层的重要特点是时间依赖性。前 8 年，分层分数接近于零，但是在 8 年以后，分层分数会迅速增加。因此，这将会误导在比较短期随访时对特定设计耐磨性的判断，因为最严重的分层磨损发生在经过一段时间之后。最大剪切应力曲线显示，最大值发生在表面以下。这一点的意义在于，裂缝的产生和延伸取决于应变能的输入，其在最大剪切力的区域最高。对于没有滑动的直接加载，表面下的深度为接触面宽度的 25%，通常为 1~2 mm[27]。

然而，对于产生分层磨损的表面下应力，需要确定裂缝开始的位点。有力的证据说明，这些位点是微粒间缺陷，即在挤压或塑形过程中聚乙烯微粒之间发生的黏结不牢[6,12](图 110–3)。一旦以这种方式产生了裂缝，它就会由于循环应力作用于裂缝尖部的能量而扩大。如果高剪切力区域有足够多的缺陷就会发生多条裂缝[57]。

低限制的扁平塑料表面的缺点是，活动期间接触点的位置是可变的而且不可预见。虽然理想的接触区域是塑料表面的中 1/3，但是胫骨斜度或后交叉韧带紧张度的细小变化可导致接触位置异常和滑动位移过大。滑动是前后或者内外旋转的结果。这将在表面上产生广泛的磨损以及在塑体前或者后缘上产生严重的磨损损坏。对标本的磨损研究强调指出，磨损增加是由滑动引起的，而在滚动或者接触点处于同一位置时则会显著降低[7]。

相反，通常具有高限制性因而接触面积大和接触应力低的设计，其产生的磨损率极低且没有分层磨损。

从尽量减小塑料磨损的观点来看，可以规定出许多设计和材料标准。通过局部限制来达到功能性松弛被认为是与降低磨损相对的，因为过分限制不仅对磨损，而且对固定也会产生不利的后果。虽然钴铬合金表面已经足够，但是为了使远期表面磨损降到最低，最好采用更坚硬和可湿性更好的陶瓷类表面。或许最

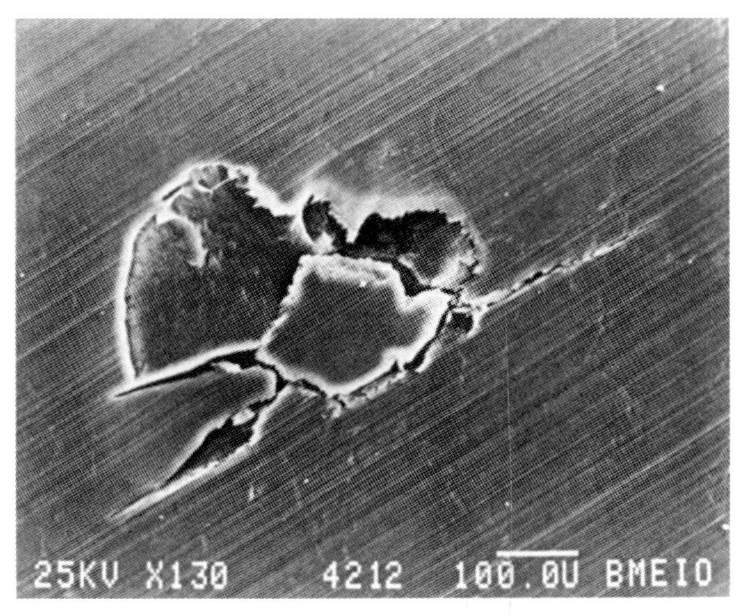

图 110–3 回收的胫骨假体表面下的微粒间缺陷。可以看到源自各角的裂缝。

重要的变量是塑料本身的质量,在完全结合后融合缺陷或空隙要最少,而在植入时氧化作用要最低。在下一节将描述设计构型的变化,包括有关可动支承设计,旨在将所有类型的磨损减到最小。

设计构型

大多数设计可以按照它们传递力和力矩的能力归类为四种类型之一(图 110–4)。最简单的类型是髁假体置换,其表面行使的机械功能与初始的关节面和半月板相同。沿胫骨长轴方向的力传送到内外侧接触点上。前后剪力是通过支承表面间的摩擦和一致程度联合传导的[53]。如果胫骨表面在前后向是平的,摩擦提供唯一的剪切力。然而,如果总压力是 2000 N(3 倍体重),摩擦系数是 0.1,则摩擦剪力是 200 N,这与计算出来的正常活动剪力差不多[39,40]。这就意味着,在很多种情况下关节内的自由滑动少于正常关节,或者说根本不发生滑动。当外侧和内侧剪力作用方向相反时,关节表面也是通过表面间的摩擦和局部一致性传递轴向扭力。对于平的表面,这个扭力与摩擦作用所施加的力在数值上相当。

有一种设计是用髁间稳定装置替代缺失的一条或两条交叉韧带。其中一个主要优点是,可以防止胫骨后方半脱位。通过配置凸轮装置使股骨接触点有某种程度反转,可使其具有更多的优点。反转减少了后方结构的撞击有利于更大范围的屈曲。理论上讲,因为作用于后方接触点上的力和作用于钉上的力与假体中心在一条线上,因此作用于胫骨假体上的力所产生的前后摇动小于基本髁型假体的前后摇动。然而因为在实践中发生的各种力的组合多种多样,所以这一点可能不一定适用。理想情况下髁间凸轮应通过使其表面成适当弧形,使内外旋松弛。

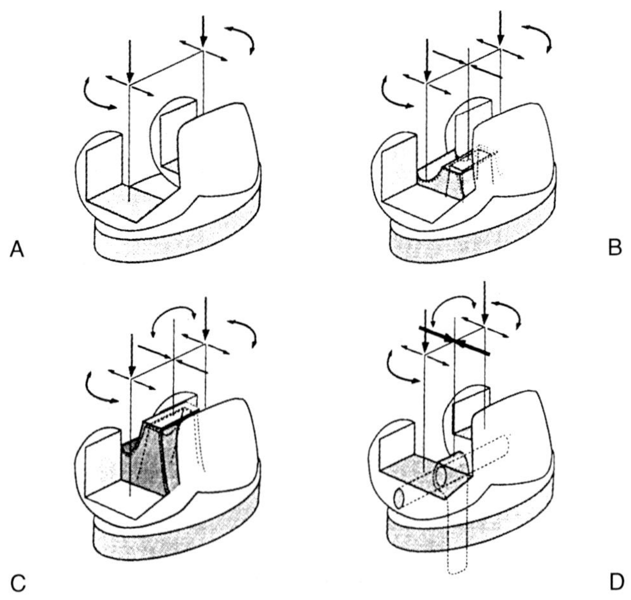

图 110–4 依据作用于关节两端的力和力矩设计的全膝关节配置。(A)局部限制的髁假体置换。(B)稳定的髁假体置换。(C)超稳定的髁假体置换。(D) 旋转或固定连接铰链。

如果把髁间的胫骨柱和框向上伸展,则可以传递内外翻力矩。可以通过适当地把髁间表面修圆磨光来提供内外旋松弛,使控制更好地传到髁表面。这种类型的关节设计与固定铰链型的区别在于允许有一定的松弛度且缺少限制。

固定铰链型是一种限制最大的结构,除了屈伸活动不允许任何其他活动。所有的力和力矩都直接由关节传递到固定柄上。固定铰链型适用于老年虚弱患者、严重失稳病例或软组织和肌肉稳定性明显缺乏应用骨肿瘤假体的病例。然而旋转松弛(此时随着偏离中立位的位移的增加轴向力对其的限制也越来越大)可以让软组织和肌肉吸收一部分能量以减小通过关节假体传递的力和力矩的幅度。不过,提供旋转松弛的代价是增加了机械复杂性。

无论应用哪种类型的关节假体,膝关节周围各种结构的张力和杠杆臂都会显著影响关节整体的功能。因此,手术植入假体是一件需要慎重考虑的事。可以设想,在后交叉韧带保留型假体中,当后交叉韧带张力达到 15%的最大允许应变值时才能达到最大屈曲角度[10]。后倾 10°可以额外增加 30°屈曲,因为当屈曲位股骨在胫骨表面上反转时无须分离就能屈曲。相反,前倾 10°则会限制屈曲 25°。后倾与胫骨近端的解剖一致,术中可以实施更加一致的胫骨近端截骨。

一种旨在不仅使功能最佳化而且使磨损最小化的设计构型是半月板承重,即活动式承重概念。其原始形式(即 Oxford 膝关节),和胫骨关节的部分股骨髁置换为球形表面的金属假体。将一个光滑的金属盘固定在胫骨近端。在这两个金属件之间是与这两表面完全一致的塑料半月板,允许不受限的自由活动。交叉韧带旨在提供稳定和保持"四杆相连"机制[8,50]。回顾性研究表明,这种设计尽管有不设置髌骨假体、要求保留交叉韧带和需要精确外科技术的局限性,但其磨损率较低。这种设计曾被其他患者通过使内外侧部分沿轨迹运行和提供一个髌骨盘进行了扩展。然而在这些

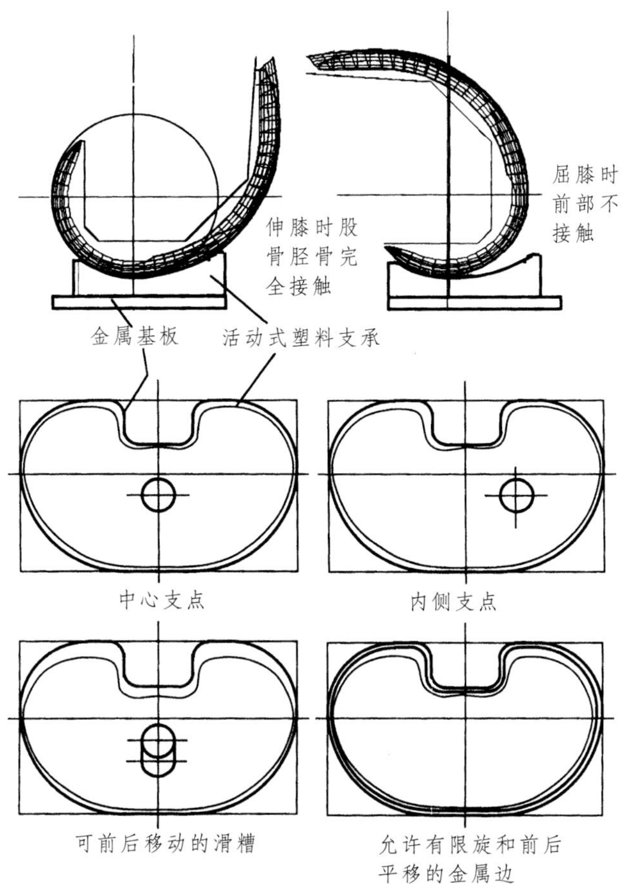

图 110–5 半月板式或活动式承重膝。**(上图)** 屈曲时完全不接触。**(下图)** 为了限制单件式塑料件在胫骨内侧平台上滑动的不同设计方案。

假体中，股骨假体远端外形轮廓仅在完全伸直时才能达到完全一致。一旦屈曲，仅在塑料半月板的后半部分有完全的接触。

活动式承重概念的进一步发展是使用一个单件塑料假体，在一个抛光的金属胫骨盘上形成关节。这种概念有许多优点，包括机械强度高、结构简化，且手术简便易行。限制塑料"半月板"活动的方法如图 110–5。用在 New Jersey 旋转平台设计上的中心支点允许自由旋转但是不允许平移[43]。通过确定内侧中心支点可以提供更符合解剖学的活动。为了允许旋转和平移，可在上面加一个槽，不过要使后交叉韧带具有正常张力才能使股骨反转随屈曲角度而逐渐增大。有一种方案可允许在规定的范围内旋转和平移，其方法是用金属边围住塑料假体。塑料的"上掀"可以通过适当的机械配置来预防。在稳定性和松弛特性方面，活动式承重设计需要特殊的考虑。尽管任何所要求的稳定性可通过合适的曲率半径在标准的髁假体置换术达到，但活动式承重膝关节假体作为一种胫骨平表面髁置换假体能有效工作。稳定性可由像交叉韧带这样的软组织、直接限制(如旋转平台式设计)或限制止挡来提供。因前有关确定最佳构型的生物力学数据尚十分有限[55]。

未来的设计

成功的全膝关节置换术所要求的假体设计基本原则已经确立。今天的大多数设计显示出类似的总体特征，而半径线和固定方法上较小的差异却可能导致性能、长期磨损和长期固定性能上明显的差别，尽管这些差异在经过 10 年随访后还不明显。对高性能膝关节假体的需求有了明显的增长，希望能提供优良的性能，特别是屈曲功能和寿命。人们希望活动承重式这种假体设计将成为行使这种作用最有可能的候选者。直至今日这种期望仍未实现。与此同时，标准髁假体的耐用性通过聚乙烯质量的提升以及更坚硬的金属或涂层用于髌骨假体，有可能会进一步提高。性能本身，以及坚固性，通过截骨和软组织张力平衡器械的进步，很可能会进一步提高。许多膝关节难题可以通过现代化体系解决，包括多种设计类型和增强技术，不过对于不常见的或疑难病例最好采用定制假体。只有当加工方法或材料有了根本性改变时，才能大大降低膝关节假体的费用。

(王志彬 马剑雄 王栋梁 译 李世民 校)

参考文献

1. Ahmed AM, Burke DL, Hyder A: Force analysis of the patellar mechanism. J Orthop Res 5:69, 1987.
2. Ahmed AM, Duncan NA, Tanzer M: The medial-lateral shift and spin of the patella are correlated with geometric features of the femoral trochanter. Trans Orthop Res Soc 19:823, 1994.
3. Andriacchi T, Stanwyck TS, Galante JO: Knee biomechanics in total knee replacement. J Arthroplasty 1:211, 1986.
4. Arima J, Martin JW, White SE, et al: Partial posterior cruciate ligament release and knee kinematics after total knee arthroplasty. Proc Orthop Res Soc 19:87, 1994.
5. Blankevoort L, Huiskes R, De Lange A: The envelope of passive knee joint motion. J Biomech 21:705, 1988.
6. Blunn GW, Joshi AB, Lilley PA, et al: Polyethylene wear in unicondylar knee prostheses. Acta Orthop Scand 63:247, 1992.
7. Blunn GW, Walker PS, Joshi A, Hardinge K: The dominance of cyclic sliding in producing wear in total knee replacement. Clin Orthop 273:253, 1991.
8. Bradley J, Goodfellow JW, O'Connor JJ: A radiographic study of bearing movements in unicompartmental Oxford knee replacements. J Bone Joint Surg 69B:598, 1987.
9. Burstein AH, Wright TM: Basic biomechanics. *In* Insall J, Scott W (eds): Surgery of the Knee. New York, Churchill-Livingstone, 2001,

pp 215–231.
10. Butler DL, Kay MD, Stouffer DC: Comparison of material properties in fascicle-bone units from human patella tendon and knee ligaments. J Biomech 19:425, 1986.
11. Chao EY, Laughman RK, Schneider E, Stauffer RN: Normative data of knee joint motion and ground reaction forces in adult level walking. J Biomech 16:219, 1983.
12. Collier JPM, Mayor MB, McNamara JL, et al: Analysis of the failure of 122 polyethylene inserts from uncemented tibial knee components. Clin Orthop 273:232, 1991.
13. Collins JJ: The redundant nature of locomotor optimization laws. J Biomech 28:251, 1995.
14. Ellis MI, Seedhom BB, Amis AA, et al: Forces in the knee joint whilst rising from normal and motorized chairs. J Biomech 8:33, 1979.
15. Ericson M, Nisell R: Tibiofemoral joint forces during ergometer cycling. Am J Sports Med 14:285, 1986.
16. Frankel VH, Burstein AH, Brooks DB: Biomechanics of internal derangement of the knee. Pathomechanics as determined by analysis of the instant centers of motion. J Bone Joint Surg 53A:945, 1971.
17. Fukubayashi T, Torzilli PA, Sherman MF, Warren RF: An in vitro biomechanical evaluation of anterior-posterior motion of the knee: Tibial displacement, rotation and torque. J Bone Joint Surg 64A:258, 1982.
18. Fuss FK: Principles and mechanisms of automatic rotation during terminal extension in the human knee joint. J Anat 180:297, 1992.
19. Garg A, Walker PS: Prediction of total knee motion using a 3-D computer graphics model. J Biomech 23:45, 1990.
20. Goodfellow J, Hungerford DS, Zindel M: Patello-femoral joint mechanics and pathology. 1. Functional anatomy of the patello-femoral joint. J Bone Joint Surg 58B:287, 1976.
21. Gray H: *In* Williams PL, Warwick R (eds): Gray's Anatomy. Philadelphia, WB Saunders, 1978, pp 183–189.
22. Harrington IJ: A bioengineering analysis of force actions at the knee in normal and pathological gait. Biomed Eng May:167, 1976.
23. Hsieh H, Walker PS: Stabilizing mechanisms of the loaded and unloaded knee joint. J Bone Joint Surg 58A:87, 1976.
24. Hsu RWW, Himeno S, Coventry MB, Chao EYS: Normal axial alignment of the lower extremity and load-bearing distribution at the knee. Clin Orthop 255:215, 1990.
25. Hubert HH, Hayes WC: Patellofemoral contact pressures: The influence of Q-angle and tendofemoral contact. J Bone Joint Surg 66A:5, 1984.
26. Iseki F, Tomatsu T: The biomechanics of the knee joint with special reference to the contact area. Keio J Med 25:37, 1976.
27. Johnson KL: Contact Mechanics. Cambridge, England, Cambridge University Press, 1985.
28. Kapandji IA: The physiology of the joints. *In* Lower Limb, vol 2. Edinburgh, Churchill-Livingstone, 1987.
29. Kaufman K, Hughes C, Morrey B, et al: Gait characteristics of adults with knee osteoarthritis. J Biomech 34:907, 2001.
30. Kaufman KR, An KN, Litchy WJ, et al: Dynamic joint forces during knee isokinetic exercise. Am J Sports Med 19:305, 1991.
31. Komistek RD, Stiehl JB, Dennis DA, et al: Mathematical model of the lower extremity joint reaction forces using Kane's method of dynamics. J Biomech 31:185, 1998.
32. Kurosawa H, Walker PS, Abe S, et al: Geometry and motion of the knee for implant and orthotic design. J Biomech 18:487, 1985.
33. Kuster M, Wood GA, Sakurai S, Blatter G: Downhill walking: A stressful task for the anterior cruciate ligament? A biomechanics study with clinical implications. Knee Surg Sports Traumatol Arthrosc 2:2, 1994.
34. Kuster MS, Wood GA, Stachowial GW, Gachter A: Joint load considerations in total knee replacements. J Bone Joint Surg 79B:109, 1997.
35. Lewis JL, Lew WD: A method for locating an optimal "fixed" axis of rotation for the human knee joint. J Biomech Eng 100:187, 1978.
36. Li G, Rudy TW, Sakane M, et al: The importance of quadriceps and hamstring muscle loading on knee kinematics and in-situ forces in the ACL. J Biomech 32:395, 1999.
37. Markolf KL, Bargar WL, Shoemaker SC, Amstutz HC: The role of joint load in knee stability. J Bone Joint Surg 63A:570, 1981.
38. Markolf KL, Mensch JS, Amstutz HC: Stiffness and laxity of the knee: The contributions of the supporting structures. J Bone Joint Surg 58A:583, 1976.
39. Morrison JB: Function of the knee joint in various activities. Biomed Eng 4:473, 1969.
40. Morrison JB: The mechanics of the knee joint in relation to normal walking. J Biomech 3:51, 1970.
41. Müller W: The Knee: Form, Function, and Ligament Reconstruction. New York, Springer-Verlag, 1983.
42. Norkin CC, Levangie PK: Joint Structure and Function: A comprehensive Analysis, 2nd ed. Philadelphia, FA Davis, 1992.
43. Pappas MJ, Makris G, Buechel FF: Wear in prosthetic knee joints. Scientific exhibit at the 59th Annual Meeting of the American Academy of Orthopaedic Surgeons, Washington, DC, February 1992.
44. Radin EL: A rational approach to the treatment of patellofemoral pain. Clin Orthop 144:107, 1979.
45. Ritter MA, Faris PM, Keating EM, et al: Posterior cruciate ligament balancing during total knee arthroplasty. J Arthroplasty 3:323, 1988.
46. Rovick JS, Reuben JD, Schrager RJ, Walker PS: Relation between knee motion and ligament length patterns. Clin Biomech 6:213, 1991.
47. Sathasivam S, Walker PS: Optimisation of the bearing surface geometry of total knees. J Biomech 27:255, 1994.
48. Schmalzried TP, Jasty M, Rosenberg A, Harris WH: Polyethylene wear debris and tissue reactions in knee as compared to hip replacement. J Appl Biomater 5:185, 1994.
49. Soderberg JL: Kinesiology: Application to Pathological Motion. Baltimore, Williams & Wilkins, 1997, pp 263–310.
50. Soudry M, Walker PS, Reilly DT, et al: Effects of total knee replacement design on femoral-tibial contact conditions. J Arthroplasty 1:35, 1986.
51. Taylor SJ, Walker PS, Perry JS, et al: The forces in the distal femur and the knee during walking and other activities measured by telemetry. J Arthroplasty 13:428, 1998.
52. van Eijden TM, Kouwenhoven E, Verburg J, Weijs WA: A mathematical model of the patellofemoral joint. J Biomech 19:219, 1986.
53. Walker PS, Amberek MB, Morris JR, et al: Anterior-posterior stability in partially conforming condylar knee replacement. Clin Orthop 310:87, 1995.
54. Walker PS, Blunn GW, Joshi AB, Sathasivam S: Modulation of delamination by surface wear in total knees. Trans Orthop Res Soc 18:499, 1993.
55. Walker PS, Sathasivam S: The design of guide surfaces for fixed-bearing and mobile-bearing knee replacements. J Biomech 32:27, 1999.
56. Walker PS, Wang CJ, Masse Y: Joint laxity as a criterion for the design of condylar knee prostheses. *In* Proceedings of the Conference on Total Knee Replacement. Institution of Mechanical Engineers, London, 1974.
57. Warren PJ, Olankolun TK, Cobb AG, et al: Laxity and function in knee replacements. Clin Orthop 305:200, 1994.
58. Yoshioka Y, Siu D, Cooke TDV: The anatomy and functional axes of the femur. J Bone Joint Surg 69A:873, 1987.
59. Yoshioka Y, Siu D, Scudamore RA, et al: Tibial anatomy in functional axes. J Orthop Res 7:132, 1989.
60. Zavatsky AB, O'Connor JJ: A model of human knee ligaments in the sagittal plane. Part 1, response to passive flexion. Part 2, fiber recruitment under load. Proc Inst Mech Eng [H] 206:125, 135, 1992.
61. Zoghi M, Hefzy MS, Fu KC, Jackson WT: A three-dimensional morphometrical study of the distal human femur. Proc Inst Mech Eng [H] 206:147, 1992.

第 111 章

后交叉韧带保留型全膝关节成形术

Mark W.Pagnano, James A.Rand

关于后交叉韧带(PCL)保留或替代的争论持续不断。在后交叉韧带切除、后交叉韧带替代和后交叉韧带保留的情况下用骨水泥固定髁假体行全膝关节成形术都取得了优秀的远期临床结果,促使这一争论还将继续下去。争论的中心聚焦在当膝关节屈曲时后交叉韧带保留是否能够可靠而反复地增加股骨的反转(图 111-1)。膝关节成形术理论问题和临床效果的评价有助于对这场争论的分析。来自生物力学、组织学、步态分析、放射学领域以及手术室新的重要资料已经将这场后交叉韧带的争论尖锐化。感兴趣的读者可以找到一篇对其中的每一个问题都进行了广泛探讨的文献综述[10]。从历史上来看, 后交叉韧带保留的潜在优势是: 保持了关节线、股骨反转、本体感觉,维持了关节中心接触点以及胫骨假体骨-骨水泥界面的剪应力低。后交叉韧带保留的不足之处包括:聚乙烯(垫片)应力较高,股骨滑动所造成的跷跷板效应 (图 111-2), 软组织平衡困难,以及后交叉韧带不一定总能保留这一事实[1]。

适应证和禁忌证

后交叉韧带保留型全膝关节成形术的适应证是:固定屈曲畸形小于 30°,内翻畸形小于 20°,外翻畸形小于 25°;关节半脱位不大于 1 cm;后交叉韧带结构完整;医师手术技术能胜任。对于有严重固定畸形的患者,软组织平衡可能需要牺牲后交叉韧带,以利于正确的软组织平衡。医师平衡后交叉韧带的技能很重要。虽然松弛的后交叉韧带没有功能,但是要胜过过紧的后交叉韧带。后交叉韧带紧张会限制膝关节活动,而且可能是疼痛和聚乙烯(垫片)异常磨损之缘故。后交叉韧带保留的禁忌证是固定畸形严重、技术上不能平衡后交叉韧带以及后交叉韧带解剖异常(如韧带退行性变严重)。

手术技术

后交叉韧带的保留和平衡必须与手术的目标相结合。后交叉韧带的胫骨附着点位于胫骨平台的后下部。全膝关节成形术在胫骨截骨过程中后交叉韧带的胫骨附着点易于受损。胫骨近端过多截骨(即大于 1 cm)或截骨后倾过大可能有损伤后交叉韧带胫骨附着点的危险。在正确的胫骨截骨过程中,锯片过分向后移动可能会损伤后交叉韧带。在胫骨截骨过程中,可把骨凿放在后交叉韧带前面来保护它。一旦胫骨平台被切除,可以修整后交叉韧带前方残存的任何骨岛,以利于安装胫骨假体。

平衡后交叉韧带可能是困难的。后交叉韧带宁可轻度松弛切勿过紧。应该在任何内翻或外翻韧带失衡均矫正之后再对后交叉韧带平衡进行评估。内翻或外翻失衡可能影响后交叉韧带张力的评估。软组织平衡一定要在膝关节伸直位和屈曲位都要进行检测 (图 111-3)。在膝关节伸、屈两个体位,股骨和胫骨截骨面之间的间隙相差应该在 1~2 mm 之内。最好在膝关节假体试模安装完毕之后对后交叉韧带张力进行评估。后交叉韧带过紧导致以下问题:①胫骨从股骨下前移(图 111-4);②在屈曲位,聚乙烯垫片试模从胫骨盘向前移位;③在屈曲位,股骨假体移位(见图 111-4)。一个后交叉韧带相对平衡的有用检测实验是由 Richard Scott 介绍的被称之为 POLO(拉出, 提起)实验。在这项实验中,应用无柄胫骨假体试模和弧形胫骨垫片进行试验性复位。这个实验的拉出(Pullout)部分在膝关节屈曲 90°时进行, 并确认如果胫骨垫片不能从股骨下向前半脱位(拉出)则证实后交叉韧带不太松。提起(Liftoff) 部分在膝关节活动范围达到 120°同时进行,确认胫骨垫片在屈曲位不会翻开(提起),提示后交叉韧带太紧。Scott 认为,如果后交叉韧带既不太松又不

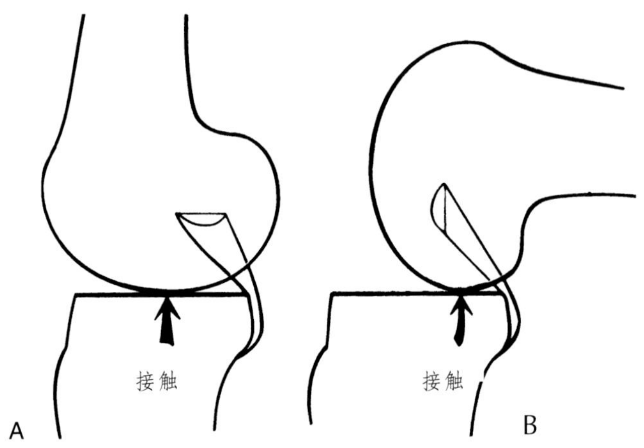

图 111-1 (A)后交叉韧带完整,在伸直位胫骨股骨接触区域在胫骨中央附近。(B)在屈曲位,由于有功能的后交叉韧带存在而发生反转效应,胫骨股骨接触区域向后移。(From Insall JN: Historical development,classification,and characteristics of knee prostheses. In Insall JN,Windsor RE, Scott WN, et al [eds]: Surgery of the knee, 2nd ed.New York,Churchill Livingstone, 1993, p677.)

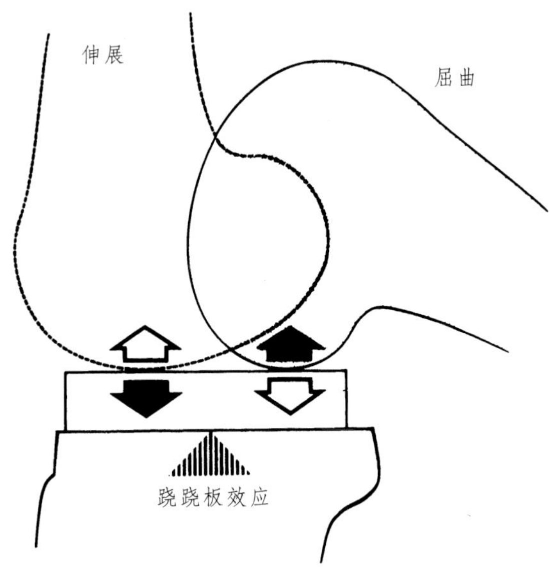

图 111-2 在膝关节屈曲过程中,由于保留后交叉韧带而发生的股骨平移可以在胫骨假体上产生跷跷板效应。(From Insall JN:Historical development,classification,and characteristics of knee prostheses. In Insall JN,Windsor RE, Scott WN,et al [eds]:Surgery of the knee,2nd ed .New York,Churchill Livingstone, 1993, p677.)

太紧,则其必然松紧刚好合适。

如果后交叉韧带过紧,可以通过几种技术来降低其张力。如果膝关节在屈曲位和伸直位都紧,唯一合适的方法是增加胫骨截骨。如果膝关节只在屈曲位紧张,那么增加胫骨截骨将使膝关节在伸直位松弛,结果导致有症状性不稳定。如果膝关节仅在屈曲位紧张,应该对胫骨后倾截骨进行评价。正常情况下,胫骨存在一个3°~7°的后倾。胫骨后倾截骨的数量取决于假体设计。有些假体在关节几何形状上具有固有的后倾,这种情况下要求比矢状面上几何形状为平面的膝关节胫骨截骨后倾较小。增加胫骨后倾截骨会使后交叉韧带松弛。胫骨后倾不应该超过10°,以免有损伤后交叉韧带胫骨附着点的危险。通过后交叉韧带前部纤

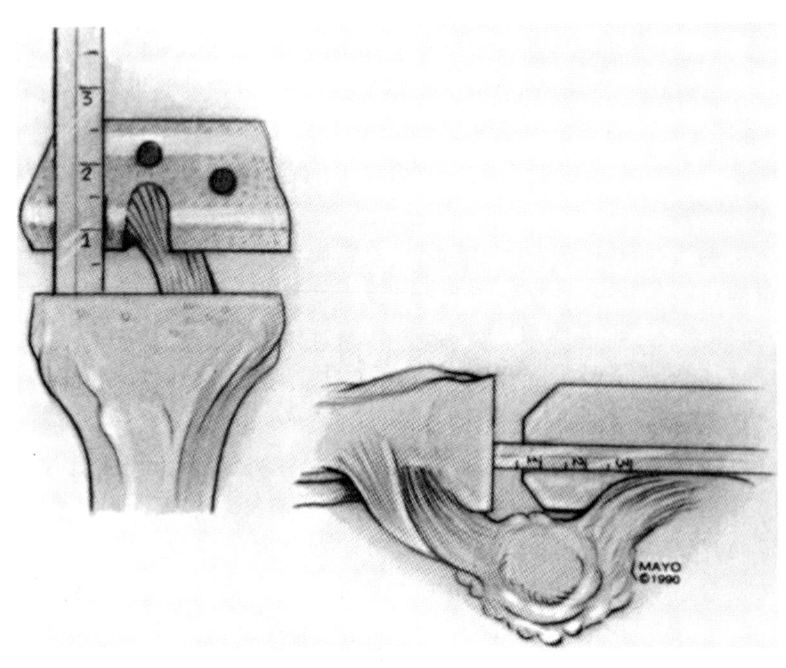

图 111-3 外翻内翻和挛缩畸形矫正之后在膝关节完全伸直的情况下对软组织张力进行测量。正确的软组织平衡时屈膝间隙等于伸膝间隙。

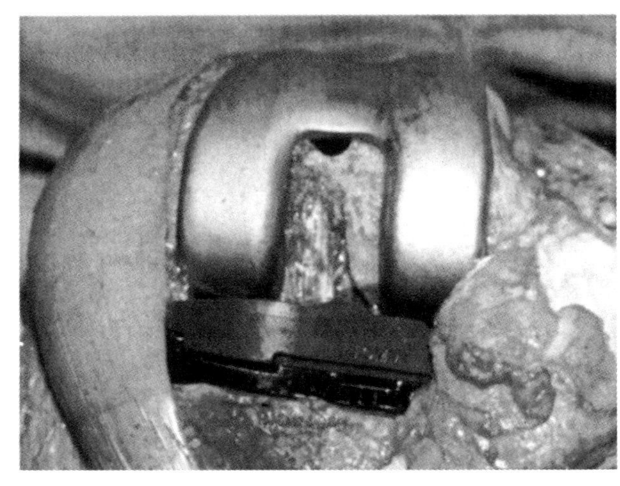
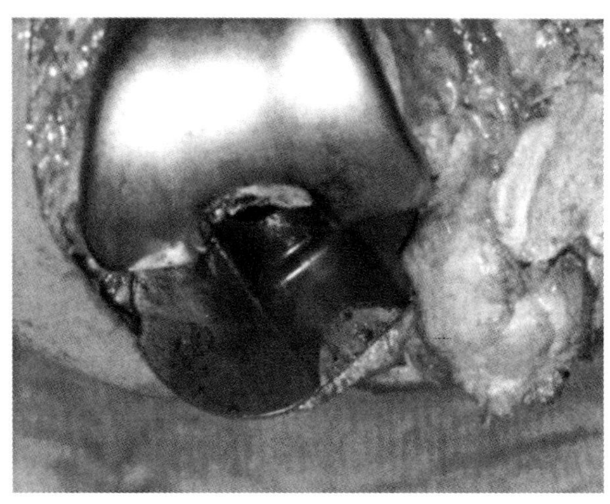

图 111-4　(A)在屈曲位，如果后交叉韧带过紧，则胫骨盘会翘起。(B)后交叉韧带紧张，在膝关节屈曲时胫骨会向前向外旋转。

维从其胫骨附着部位有选择地松解来使后交叉韧带退后。松解后交叉韧带前 10%~20%即可达到正确的软组织平衡。如果后交叉韧带松解超过 75%，应该考虑植入后交叉韧带替代型假体。随着关节的活动，残留的 25%后交叉韧带纤维可能破裂，从而导致关节不稳定(图 111-5)[11]。如果后交叉韧带被松解或缺失，胫骨盘应该更具一致性，因为不会发生反转(图 111-6)。因而，医师应该使软组织的限制和所应用的膝关节假

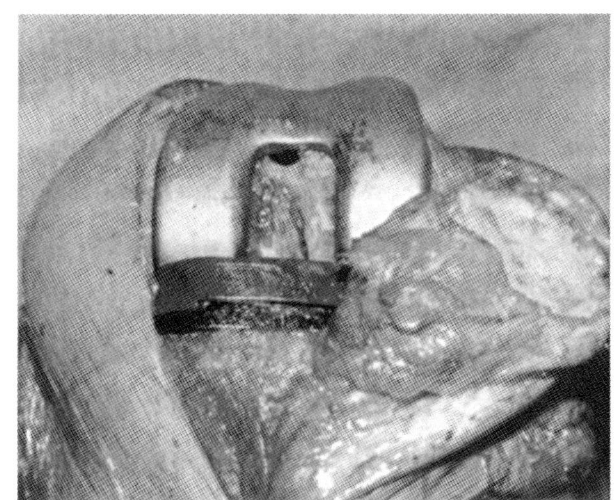
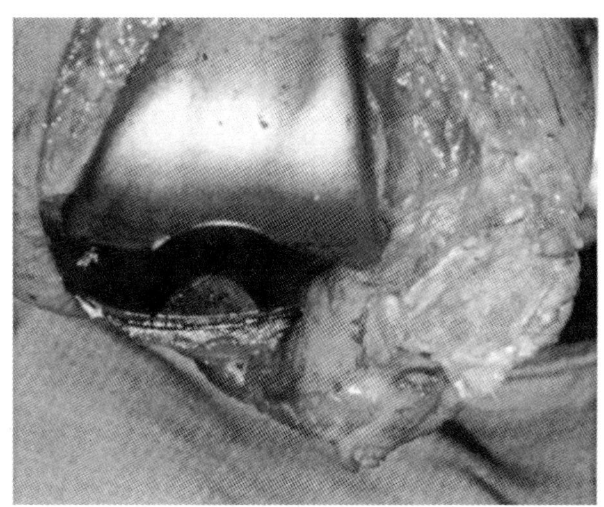
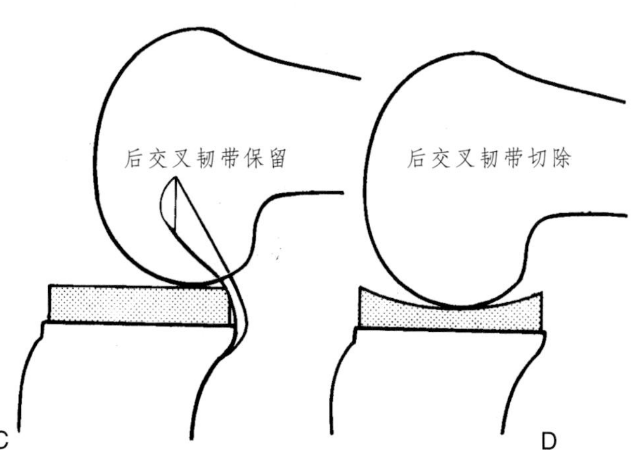

图 111-5　同一膝关节在后交叉韧带张力矫正使软组织平衡之后的正面观(A)和上面观(B)。后交叉韧带松解之后(D)在股骨上的反转 (C) 现象没有发生。(C and D From Insall JN: Historical development, classification, and characteristics of knee prostheses.In Insall JN, Windsor RE, Scott WN, et al [eds]: Surgery of the knee, 2nd ed .New York , Churchill Livingstone, 1993, p677.)

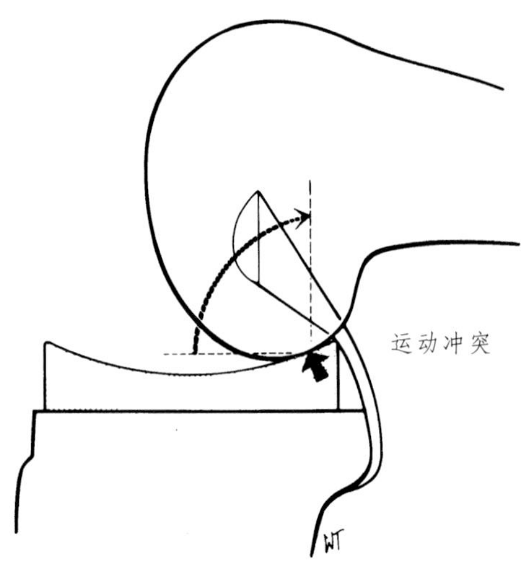

图 111-6 如果保留后交叉韧带,胫骨假体应该具有后方一致性,以使股骨反转。(From Insall JN:Historical development,classification,and characteristics of knee prostheses.In Insall JN, Windsor RE,Scott WN,et al [eds]:Surgery of the knee,2nd ed . New York, Churchill Livingstone ,1993, p677.)

体系统本身固有的限制相匹配。

结果和并发症

早期的后交叉韧带保留型假体,比如多中心几何型设计,不能提供可预测的结果。本书的前一版对应用这些假体及其他早期膝关节假体所获得的结果进行了广泛的讨论。

Miller-Galante I(MG-I) 型假体拥有一个相对平坦的关节几何形状和多种大小规格。其目的是再现正常膝关节动力学。一项 116 例骨水泥固定假体随访 3.5 年的研究发现优良结果占 88%[16]。活动范围是 105°。9%的膝关节需要再次手术,其中 6%为翻修。据称,在不用骨水泥固定的时候应用 MG-I 假体的结果问题较多。Berger 等报道了 113 例非骨水泥固定的 MG-I 型全膝关节假体连续 11 年的随访结果[2]。在这项研究中,股骨非骨水泥固定效果认为是优秀的,而胫骨部件则有 6%的翻修率。该研究中所应用的非骨水泥固定带有金属背衬的髌骨假体的情况较差,翻修率为 30%。现在,那些作者在全膝关节成形术中都已经放弃了非骨水泥固定。

全髁假体后交叉韧带保留改进型是韧带髁假体。相同的股骨假体既应用于全髁假体又应用于韧带髁假体。韧带髁假体的胫骨部件与全髁假体的胫骨部件不同,其后交叉韧带后方有一隐窝(图 111-7)。韧带髁假体的目的是增加股骨反转和活动范围[14]。这种设计的长期结果已有 3 个单独的研究组进行了报道[4,7,12]。一项对 144 个膝关节的 9 年随访研究发现,优良结果为 95%[9]。平均膝关节活动范围为 106°。41%存在胫骨放射性透亮线,其中 12%为进行性。8 个膝关节失败。在梅奥诊所, 对 63 例患者的 78 个膝关节平均随访 10 年的结果进行回顾性分析[12]。其优良率达到 93%。平均

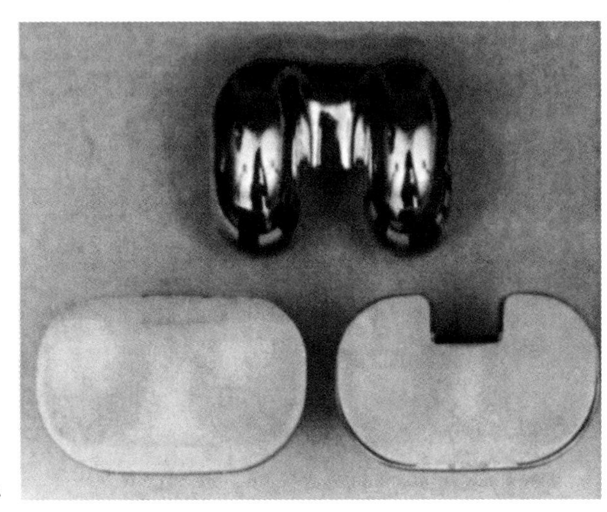
A

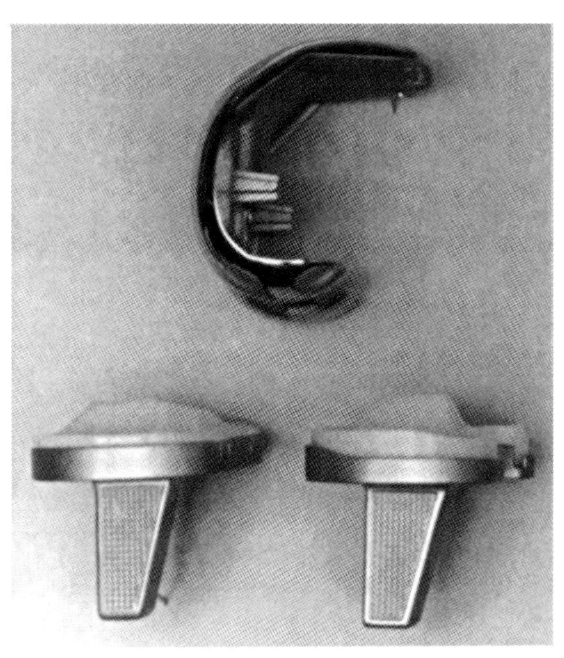
B

图 111-7 交叉韧带切除型(cruciate-sacrificing)和交叉韧带保留型(cruciate-sparing)胫骨植入部件的全髁假体。

屈曲102°。57%的膝关节附近存在放射性透亮线。以翻修时间为终点，其 10 年生存率为 96%。在假体生存时间、放射性透亮线或膝关节评分方面在全聚乙烯或带金属背衬胫骨部件的膝关节中没有明显差别。其并发症包括：深部化脓性感染占 1%；松动占 1%；髁上骨折占 3%。在另一项 42 个膝关节随访 11 年的研究中，93%的结果为优良[4]。关节活动范围为 104°。75%观察到不完全的放射性透亮线。并发症的发生率为 17%，再手术率为 19%。

运动髁型假体的胫骨部件带有金属背衬且具有单独的左侧和右侧股骨部件(图 111-8)。在矢状面上，胫骨平台平坦，以便通过增加股骨反转来改善关节活动。一项对 192 个膝关节平均随访 6 年的研究发现，优良率为 88%[18]。平均关节活动度为 109°。40%的胫骨部件和 60%的髌骨部件附近存在放射性透亮线。11 例膝关节实施再手术，其中 4 例是因为髌骨松动，1 例是因为髌骨骨折。在一项来自梅奥诊所的临床研究中，在术后 10 年时，对 119 例膝关节进行了评价[8]。优良率达到 87%。平均膝关节活动度为 105°。关节线高度改变平均 1 mm。在 2 例髌骨、1 例股骨和 1 例胫骨部件附近出现 2 mm 宽的放射性透亮线。6 例髌骨部件出现松动。2 例膝关节出现胫骨和股骨部件无菌脓性松动。以翻修为终点，10 年假体生存率为 96%。

曾采用过一种压配髁(PFC)型假体，胫骨部件上设计有龙骨，用以在保存胫骨骨量的同时抵抗偏移负荷(图 111-9)。于 2000 年报道的 1000 例后交叉韧带保留型 PFC 膝关节假体生存分析结果显示，无机械型失败的 10 年生存率为 98.7%[3]。PFC 型假体有骨水泥和非骨水泥两种类型。在术后 10 年对 51 例骨水泥型和 55 例非骨水泥型 PFC 膝关节假体进行了对照研究[5]。以翻修为终点的生存率：骨水泥型为 96%；非骨水泥型为 88%。膝关节学会的疼痛和功能评分：骨水泥型分别为 92 分和 72 分，非骨水泥型分别为 88 分和 66 分。另一项10 年随访研究包括了初步研究组 235 个膝关节中的 155 个膝关节[17]。非骨水泥固定用于 50%以上的股骨部件和不到10%的胫骨部件。膝关节学会的疼痛和功能评分分别为 95 分和 84 分 。至翻修时的 10 年生存率为 92%。

解剖分级部件(AGC)型假体包括一个单件式带金属背衬的直接压模铸模聚乙烯部件。对 2001 例 AGC 型膝关节进行了一项多中心研究[15]。主要诊断为骨关节炎（91%），随访时间为 3~10 年，71 例膝关节有 10 年的数据资料。在最后一次随访时，膝关节学会的疼痛和功能评分分别为 75 分和 86 分。生存分析（不包括带金属背衬的髌骨骨折）预计的 10 年无翻修生存率为 98%。在平均 10 年时报道了应用AGC 型设计和薄(4.4 mm)胫骨聚乙烯的 387 例膝关节连续病例系列的结果。以翻修或松动作为终点，5 年生存率为

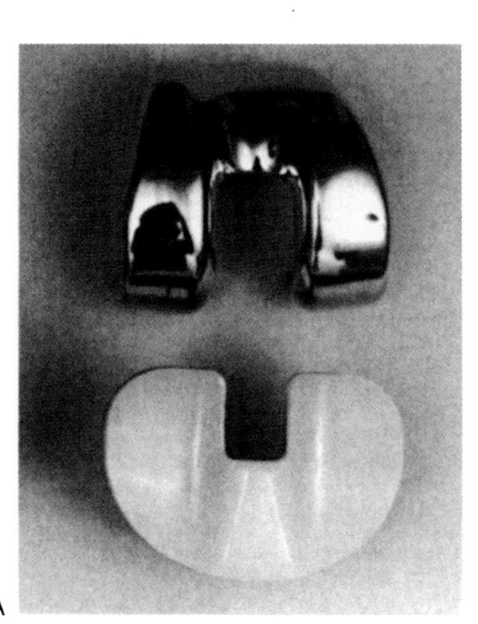
A

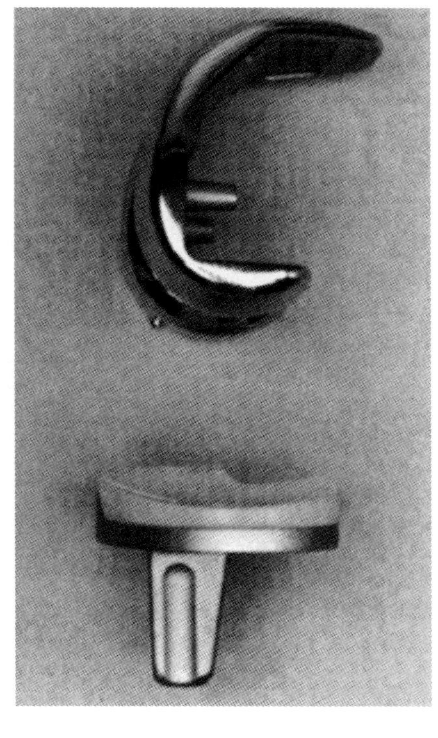
B　**图 111-8**　运动髁型假体。

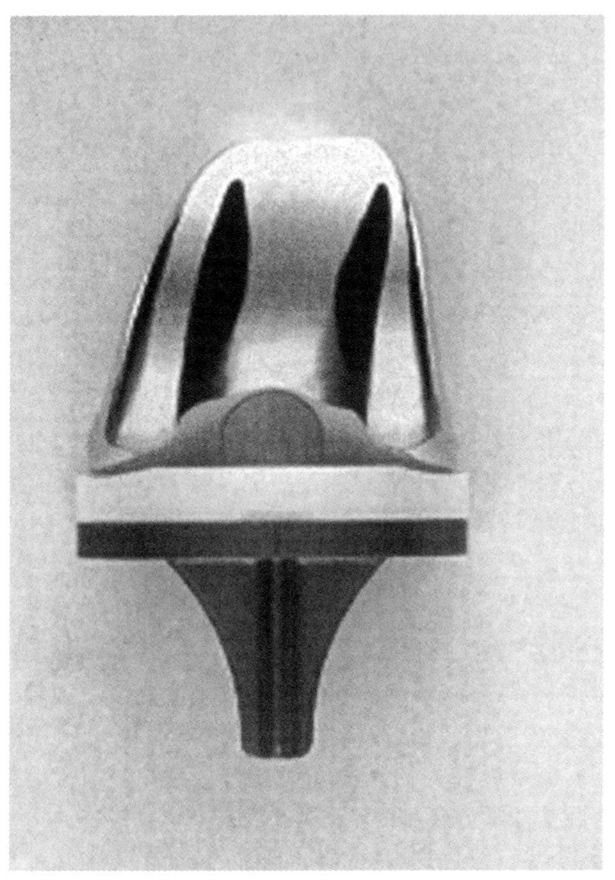

图111-9 压配髁型假体。(Courtesy of Deputy Inc., Warsaw, IN.)

98.7%,10年生存率为95.4%,15年生存率为94.3%[9]。

有文献对梅奥诊所9200例全膝关节成形术的经验进行了综合分析[13]。其中3907例为带有金属背衬胫骨部件的后交叉韧带保留型全膝关节成形术,预计的10年生存率为91%。因而,后交叉韧带保留型假体的结果好像持续时间较长。优良结果预计可达79%~96%。在带金属背衬和全聚乙烯胫骨部件之间或者在半月板型和固定承载型内置物之间似乎没有多大差别。确定这些设计上的差别是否影响长期结果还需要一个较长期的实践。

作者的建议[3]

作者中有一位(MWP)比较喜欢常规切除后交叉韧带,应用后稳定型膝关节设计来代替它。另一位作者(JAR)在全膝关节成形中当发现可行时比较喜欢保留后交叉韧带。后者发现保留后交叉韧带是可能的,其存在于90%的膝关节。极其重要的是要确保对后交叉韧带进行了适当的平衡。后交叉韧带轻度松弛比过度紧张好,宁愿牺牲后交叉韧带也不能使膝关节不平衡,残留内翻畸形。在大约10%的膝关节成形术中保留后交叉韧带,松解其前部的部分纤维,以避免后交叉韧带张力过高。如果为了达到软组织平衡必须切除后交叉韧带,关于后交叉韧带替代与否的决定则应依据安装好假体试模后膝关节前后松弛情况和伸肌装置复位情况而定。当术中切除了后交叉韧带时,使用稍厚一点的胫骨聚乙烯垫片可使50%的膝关节获得足够的稳定。后稳定型假体用于那些在试验性复位过程中有向后半脱位倾向的膝关节。

(孙永生 吕卫新 译 娄思权 李世民 刘林 校)

参考文献

1. Andriacchi TP, Galante JO: Retention of the posterior cruciate in total knee arthroplasty. J Arthroplasty 3:S13, 1988.
2. Berger RA, Jacobs JJ, Rosenberg AG, et al: Problems with cementless total knee arthroplasty at eleven years follow-up. Paper #5 presented at American Association of Hip and Knee Surgeons 10th Annual Meeting, Dallas, TX, November 3–5, 2000.
3. Berry DJ, Whaley A, Harmsen WS: Survivorship of 1000 consecutive cemented cruciate-retaining total knee arthroplasties of a single modern design: Results at a mean of 10 years. Paper #7 presented at American Association of Hip and Knee Surgeons 10th Annual Meeting, Dallas TX, November 3–5, 2000.
4. Dennis DA, Clayton ML, O'Donnell S, et al: Posterior cruciate condylar total knee arthroplasty. Clin Orthop 281:168, 1992.
5. Duffy GP, Berry DJ, Rand JA: Cement versus cementless fixation in total knee arthroplasty: Results at 10 years of a matched group. Clin Orthop 356:66, 1998.
6. Insall JN: Historical development, classification, and characteristics of knee prostheses. *In* Insall JN, Windsor RE, Scott WN, et al (eds): Surgery of the Knee, 2nd ed. New York, Churchill Livingstone, 1993, p 677.
7. Lee JG, Keating EM, Ritter MA, Faris PM: Review of the all-polyethylene tibial component in total knee arthroplasty. Clin Orthop 260:87, 1990.
8. Malkani AL, Rand JA, Bryan RS, Wallrichs SL: Total knee arthroplasty with the kinematic condylar prosthesis: A ten-year follow-up study. J Bone Joint Surg 77A:423, 1995.
9. Meding JB, Ritter MA, Keating EM, Faris PM: Total knee arthroplasty with 4.4 millimeters of tibial polyethylene: Average ten year follow-up study. Paper #6 presented at American Association of Hip and Knee Surgeons 10th Annual Meeting, Dallas TX, November 3–5, 2000.
10. Pagnano MW, Cushner FD, Scott WN: Whether to preserve the posterior cruciate ligament in total knee arthroplasty. J Am Acad Ortho Surg 6:176,1998.
11. Pagnano MW, Hanssen AD, Lewallen DG, Stuart MJ: Flexion instability after primary posterior cruciate retaining total knee arthroplasty. Clin Orthop 356:39, 1998.
12. Rand JA: A comparison of metal-backed and all polyethylene tibial components in total knee arthroplasty. J Arthroplasty 8:307, 1993.
13. Rand JA, Ilstrup DM: Survivorship of total knee arthroplasty: Cumulative rates of survival of 9,200 total knee arthroplasties. J Bone Joint Surg 73A:397, 1991.
14. Ritter MA, Gioe TJ, Stringer EA, Littrell D: The posterior cruciate condylar total knee prosthesis: A five-year follow-up study. Clin Orthop 184:264, 1984.
15. Ritter MA, Worland R, Saliski J: Flat-on-flat, non-constrained compression molded polyethylene total knee replacement. Clin

Orthop 321:79, 1995.
16. Rosenberg AG, Barden RM, Galante JO: Cemented and ingrowth fixation of the Miller-Galante prosthesis. Clin Orthop 260:71, 1990.
17. Schai PA, Thornhill TS, Scott RD: Total knee arthroplasty with the PFC system: Results at a minimum of ten years and survivorship analysis. J Bone Joint Surg Br 80:850, 1998.
18. Wright J, Ewald FC, Walker PS, et al: Total knee arthroplasty with the kinematic prosthesis. J Bone Joint Surg 72A:1003, 1990.

第 112 章

后交叉韧带替代型和牺牲型全膝关节成形术

Cedric J. Ortiguera, Arlen D. Hanssen, Michael J. Stuart

全膝关节成形术的假体设计分为韧带保留型、韧带牺牲型、韧带替代型(后稳定型)、限制型髁假体型和铰链式人工关节(图 112-1)。韧带保留型设计有赖于侧副韧带和后交叉韧带的完整性，需要一致性较小的关节接触面以便在膝关节活动时让韧带发挥正常功能。韧带牺牲型设计需要通过杯状胫骨假体来补偿后交叉韧带的缺失，它可以增加膝关节的一致性以减少膝关节屈曲时的平移和旋转[16]。后稳定型人工膝关节是由韧带牺牲型假体改进而来的，它增加了一个胫骨柱和股骨遮盖结构,以防止向后半脱位。后稳定型人工膝关节假体要求侧副韧带完整并且具有良好的功能，它并不是一种限制型假体，但能保持膝关节内外稳定性。限制型髁假体增加了胫骨聚乙烯棘和股骨假体遮盖结构的高度以及吻合度，能够提供膝关节的内外稳定性，主要用于侧副韧带松弛或缺失的复杂型膝关节成形术。铰链式人工膝关节能提供最强的固有稳定性，但并发症的发生率较高,包括假体机械性松动等。除非某些特殊情况，如骨肿瘤切除时需要同时切除侧副韧带,铰链式假体现在已经很少使用。

设计上的考虑因素

目前应用最广泛的后交叉韧带牺牲型假体是全髁型设计,是外科专科医院(HSS)于 1974 年研发的。这种假体包括一个由前向后曲率半径逐渐减小的、有对称解剖髁的股骨组件,和一个有双凹形平台的全聚乙烯或有金属底托的胫骨组件。关节的吻合度在伸展时增加,屈曲时减小,从而允许膝关节旋转和滑动。尽管这种假体很耐用,但发现它提供的膝关节活动度比较有限。

最初的后稳定髁型人工膝关节是 1978 年的 Insall-Burstein 型假体，专门用于改善膝关节活动度和防止上楼梯时向后的半脱位[11]。这种后稳定型假体增加了一个胫骨中央的聚乙烯胫骨棘,与股骨的横向凸轮结构组成关节,以防止胫骨向后半脱位,并使股骨假体在后倾的胫骨假体表面上进行可控的回滚。这种假体设计增加了膝关节的活动度，并在假体-骨界面上产生一个压力[11]。1980 年采用带金属底托的胫骨假体,用以改善假体-骨界面上的负荷传导。

自从后稳定型人工膝关节被采用以来,韧带替代型关节成形术的使用便迅速增加。尽管当初开发韧带替代型假体是为了处理伴有 PCL 挛缩的严重膝关节成角畸形,但现在这种假体的应用已经涵盖了初次膝关节成形术及其翻修术的整个范围。现在市场上已有 20 多种可供选择的全膝关节成形术假体,几乎所有的生产厂商在其产品系列中都提供专用的后稳定型假体或其改型假体。

尽管保持了韧带替代的基本概念,但必须认识到并非所有的后稳定型设计都是相同的。大多数后稳定型假体都增加了关节的吻合度,从而导致将阻抗旋转和平移的力量传递到假体-骨界面[34]。后稳定型假体的改进包括采用平坦的胫骨表面以减少对关节的限制[3]。这种关节吻合度的降低使关节接触面积减小，结果使关节表面上测量的接触应力增高[3]。作者比较了两种后稳定型全膝关节成形术假体的效果。一组是解剖型股骨组件、组件式凸轮结构和平台对平台的胫骨关节面；另一组是带固定凸轮装置的非解剖型股骨组件且胫骨关节面与股骨髁高度一致。在 32 个月的随访中发现，平台对平台关节面组更容易出现渗出、滑膜炎和伴随聚乙烯垫磨损的胫骨假体无菌性松动（数据未发表)。这些差异可能是因为胫骨假体的关节一致性未加限制和组件式凸轮与胫骨聚乙烯柱的机械性磨损所致。

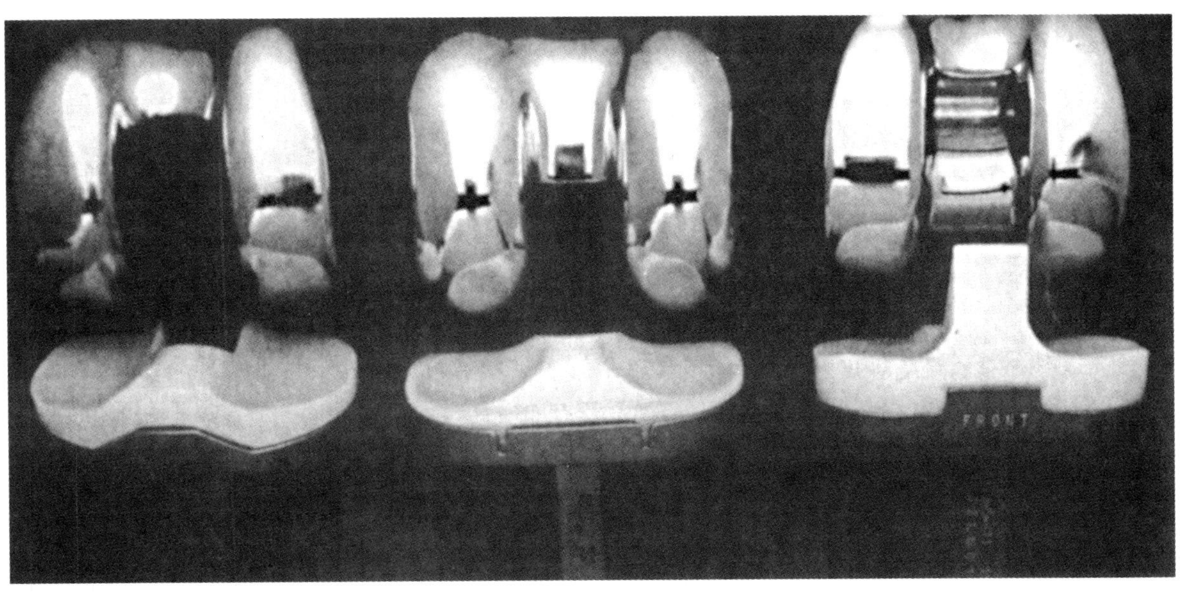

图 112–1　运动型髁假体——后交叉韧带保留型设计（左图）。全髁型假体——后交叉韧带牺牲型设计（中图）。运动稳定型假体——后交叉韧带替代型设计(右图)。(From Hanssen AD, Rand JA: A comparison of primary and revision total knee arthroplasty using the kinematic stabilizer prosthesis. J Bone Joint Surg 70A: 491, 1988.)

保留、切除还是替代?

在正常的膝关节,作为四杆联结一部分的PCL 能够使股骨产生回滚并在膝关节屈曲时使股骨胫骨的接触点后移。其结果是增加了股四头肌的杠杆臂延长并提高了股四头肌的效能。在大多数全膝关节成形术中,都存在前交叉韧带缺失或被切除,这就改变了四杆联结复杂的相互作用。全膝关节成形术中到底是保留、切除还是替换后交叉韧带还饱受争议,而且这个争议已经持续了数十年。

保留 PCL 的好处是,PCL 能够吸收前后向和内、外翻的剪应力与张力。如果不保留 PCL,这些力将被传递到假体-骨的界面和假体的关节面[2]。另外在理论上,PCL 牵动股骨产生的回滚运动可防止在膝关节最大角度屈曲时股骨撞击后侧胫骨，从而可以增加膝关节的活动范围[2]。这种回滚机制要求的关节面一致性最低,采用平坦的胫骨平台即能达到。实践证明,全膝关节成形术后完整保留 PCL 的患者的上楼步态,要比 PCL 切除或替代的 TKA 患者更接近正常[1,2]。PCL 还能保留本体感受,从而给患者提供更自然的膝关节感觉;但是文献报道显示,保留 PCL 与切除 PCL 的全膝关节成形术在本体感受上并没有任何临床差异[38-40]。在对双侧 PCL 保留和双侧 PCL 切除的 TKA 患者满意度的对比研究中,并未发现患者有显著的偏好差异[3,41]。

反对 PCL 切除的理由主要有：手术暴露局限、畸形矫正受限和不利于软组织平衡。尽管保留 PCL 的支持者认为,这样能够保持更正常的运动,但是荧光透视检查并未证实这一点,因为韧带保留型膝关节在屈曲时表现出一种反常的股骨前向平移,而且检查中没有发生明显的股骨回滚[46,49]。

PCL 牺牲型假体增加了关节表面的吻合度,提供了更大的接触面,从而降低了接触应力,因此从理论上讲减少了聚乙烯衬垫的磨损。手术时使屈膝间隙和伸膝间隙相等就容易进行软组织的平衡。后稳定型假体的倡导者列举出同样的一些优势,包括:有更好的假体吻合度,降低了关节面接触点的应力,更容易矫正畸形,有更好的膝关节稳定性、活动度的改善以及避免了由于 PCL 张力过大而产生的关节活动约束[29]。

有几种临床情况更适合应用后稳定型人工膝关节假体。对于髌骨切除术后的患者,后稳定型假体 TKA 要比韧带保留型 TKA 有更好的临床效果[13]。据 Paletta 和 Laskin 报道，在 22 例髌骨切除术后的骨关节炎患者中，有 9 位患者接受了后稳定型 TKA,11 位接受了韧带保留型 TKA。术前平均膝关节评分由 45 分和 47 分提高到术后的 89 分(后稳定组)和 67 分(韧带保留组)($P<0.001$)。后稳定型 TKA 的最终关节活动度也有显著优势(113°比 105°)($P<0.01$)。术后平均 5 年时,13 例韧带保留型 TKA 中有 12 例在膝关节屈曲 90°时的

前后平移大于 1 cm，而 9 例后稳定型 TKA 中只有 1 例。如果 PCL 缺失或功能障碍，或者在初次手术或翻修术中需要切除时，则推荐使用后稳定型 TKA。

除了这些考虑因素，保留或替代 PCL 还有一些理论和哲学的原因。争论仍然主要集中在初次全膝关节成形术上，这些病例 99%都有完整的后交叉韧带[23]。包括一些有严重成角畸形的患者，绝大部分初次 TKA 都有条件保留 PCL[22,29]。有严重内、外翻畸形或者严重屈曲畸形时，使用 PCL 牺牲型假体能够更容易进行软组织平衡和下肢力线的校准[27]。Laskin 对一组术前有固定内翻畸形或者内翻畸形合并有至少 15°屈曲畸形的患者行 TKA 的结果进行了对比研究[41]。与韧带保留的患者相比，后稳定型 TKA 的患者的疼痛较轻，骨水泥射线通透率较低，且最终膝关节屈曲角度更大(108°比 86°，$P<0.01$)。韧带保留组的 10 年 Kaplan-Meier 生存率为 72%，后稳定组为 92%。

余下的问题是 PCL 在全膝关节成形术中实际上起什么功能。在 ACL 缺失以及由此导致的正常四杆联结机制丧失时，PCL 也不能发挥正常作用，主要起后约束作用。植入假体并恢复 PCL 在膝关节活动全程中的生理张力是非常困难的。在一项韧带保留型 TKA 术后测量 PCL 张力的活体研究中显示，PCL 的张力有很大的差异[16]。30%的膝关节 PCL 在屈曲早期就过早达到较高的张力水平，这导致在随后的屈曲过程中后方胫骨平台受到很高的接触压力；60%的膝关节 PCL 在整个活动过程中都是松弛的；只有 10%在整个膝关节活动过程中 PCL 张力是正常的。这项研究对 TKA 中能否恢复 PCL 的正常张力提出了质疑。

反对后交叉韧带牺牲型 TKA 的理由包括：行走能力减退，上楼梯步态改变，膝关节屈曲受限，增加了假体-骨界面的压力。切除后交叉韧带而不替代，比如全髁型假体，尽管这种设计有很好的临床效果，但最近逐渐失去人们的偏爱[20,21,26]。PCL 的替代也会伴有上楼梯步态异常和假体-骨界面压力增高，同时还要求增加股骨远端截骨以便容纳股骨假体的套型组件。这将导致对翻修时骨质不足的担心。Mintzer 等的研究显示，在股骨前髁下都会发生明显的压力遮挡，与假体设计无关，这表明切迹区域的剩余骨质质量欠佳。因为大多数膝关节成形术翻修都采用后稳定型假体，所以骨质丢失显得无关紧要。

由于对应用后稳定型假体时股骨远端骨质丢失的担心，人们更倾向于使用一致性更加好的植入物来取代凸轮和立柱，以获得矢状面的稳定性。Laskin 等报道了使用深碟形超高分子聚乙烯假体的研究结果[44]。与后稳定型假体相比，其内外侧构型是相同的。在矢状面上，深碟状假体有更深的凹面，而后稳定型假体有一个髁间的隆起。短期随访发现，在平均膝关节活动度(116°)、双足上下楼梯的能力、疼痛评分、膝关节评分、关节稳定性以及膝前痛等方面没有明显的差异。作者认为，这种假体避免了股骨内外髁间过多的骨质切除，降低了骨折发生的危险，并为将来翻修手术保留了尽可能多的骨质。这种设计的耐用性还需要长期的随访加以证明。

历史对照临床研究显示，与 PCL 牺牲型 TKA 相比，韧带保留型 TKA 能获得较好的膝关节活动度[2]。由于增加了股骨在胫骨上的回滚，后交叉韧带替代型假体提高了膝关节的屈曲度。一项 242 例患者的前瞻性研究显示，采用后交叉韧带替代型假体的患者组的膝关节活动度明显较大(103°比 112°，$P<0.001$)[9]。其他作者报道的后交叉韧带替代型假体的活动度平均达到 110°~115°[5,11,42]。详尽的临床评估也显示，与后交叉韧带替代型假体相比，韧带保留型假体 TKA 在膝关节屈曲 30°和 90°时前后平面有更大的平移($P<0.01$)[12]。平移的增加和随之产生的接触点压力的变化，使人们担心韧带保留型 TKA 的聚乙烯衬垫磨损可能有所增加。

有人报道，韧带保留型 TKA 术后可能迟发自发性 PCL 功能不全，并伴有膝关节不稳定和其他症状并最终需要翻修[19]。我们也注意到，一些患者有迟发的自发性 PCL 功能不全的临床现象，并导致“症状性屈曲失稳”和胫骨后侧聚乙烯衬垫的磨损(图 112-2)。韧带保留型 TKA 术后，由各种机制导致的 PCL 功能不全可能是一种引起膝关节疼痛性功能丧失的比此前所认识的更为常见的原因。

一项尸检研究显示，胫骨骨质平均切除 8.6 mm 就会发生 PCL 撕脱性功能丧失[19]。TKA 中胫骨切除的厚度常常接近或超过 8 mm，而且尽管术中显示韧带功能是正常的，但是术后最终可能会发生韧带功能不全甚至功能丧失。为了避免术后发生 PCL 松弛，应尽量少切除胫骨，尤其是当后倾截骨时。为了保证最低限度的骨质切除和保留 PCL，就必须使用薄聚乙烯衬垫的胫骨假体，这就增加了对聚乙烯假体损坏的担忧。值得注意的是，关于 TKA 后灾难性聚乙烯假体损坏的流行病学研究已在韧带保留型假体中首先报道，而在后稳定型假体中尚没有[31]。

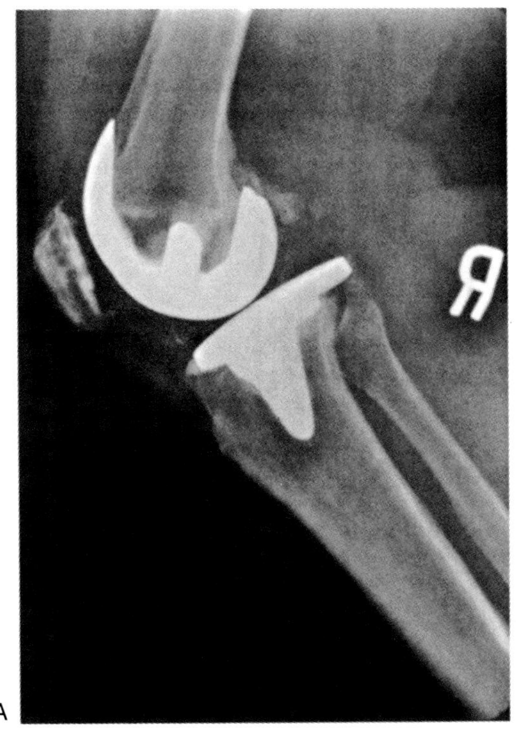

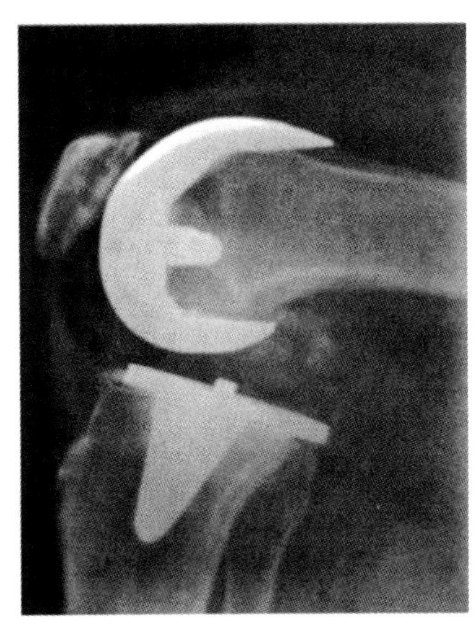

图112-2　韧带保留型假体 TKA 术后 9 个月时的侧位(A)和应力位(B)X 线片显示,因后交叉韧带自发性功能不全导致胫骨向后半脱位。

手术方法

后交叉韧带牺牲型假体 TKA 的手术入路和韧带保留型相同，不同的是 PCL 的切除使软组织平衡更加容易，并且能通过最小的韧带松解达到合适的下肢力线。PCL 切除后容易使将胫骨向前半脱位,因此更有利于胫骨平台的显露。尽管大部分手术方法与后交叉韧带保留型假体 TKA 基本相同,但也有一些特殊之处。

术前使用模板进行仔细的测量,常会给手术医师一些提示，有些患者可能会存在股骨-胫骨假体型号的不匹配。目前使用的许多后稳定型设计允许股骨-胫骨假体不匹配,但是当情况不允许使用不匹配的假体时，最好在股骨截骨前先进行胫骨截骨来确定型号。尽管这种大小不匹配的情况并不常见,但最好还是预见到这种困难,并且尽量使用允许不匹配的膝关节人工假体,或者在对这些膝关节行全膝关节成形术中保留后交叉韧带。

最好应用电刀从其股骨附着点开始切除后交叉韧带,这样可以对 PCL 周围的多余小血管进行电凝止血(图 112-3)。不然,在植入胫骨假体后一旦放松开止血带,这些小血管会很难进行处理。

在所有的假体设计中都采用了股骨力线参照系统(图 112-4)。后稳定型假体的股骨外套组件需要多切除一部分髁间切迹的骨质，可以根据所选假体的类型来切除或磨除多余骨组织。截骨时,髁间截骨的引导架必须准确放置，以避免股骨髁切除过多或假体平移过大。使用非水泥型股骨假体时,为避免股骨髁骨折，应该使用髁间截骨参考架或者试模仔细确定截骨的范围。对于骨质疏松的患者,如果在骨水泥处于黏稠或聚合状态时进行假体安装，股骨假体的套状结构和骨水泥可能会产生对上髁的楔入作用,从而容易发生骨折。另外,胫骨截骨时不能带有后倾角度，因为这会引起膝关节完全伸展时对胫骨髁隆凸的撞击。

对于具有金属底托的组件式胫骨假体,在嵌入聚乙烯衬垫之前就可以松开止血带。然而,如果选择全聚乙烯胫骨假体,我们建议在骨水泥固定胫骨假体前一直要使用止血带。

临床结果

大量的回顾性研究显示,后交叉韧带牺牲型假体 TKA 有一贯较好的临床效果和很好的生存率。在 224 例应用全聚乙烯胫骨假体的全髁 TKA 中,15 年的成功率为 91%,年失败率为 0.65%[25]。据 Ranawat 报道,在全髁型假体成形术后 11 年的随访中，临床存活率为 91%,X 线照相存活率为 89%[20]。尽管有这样良好的

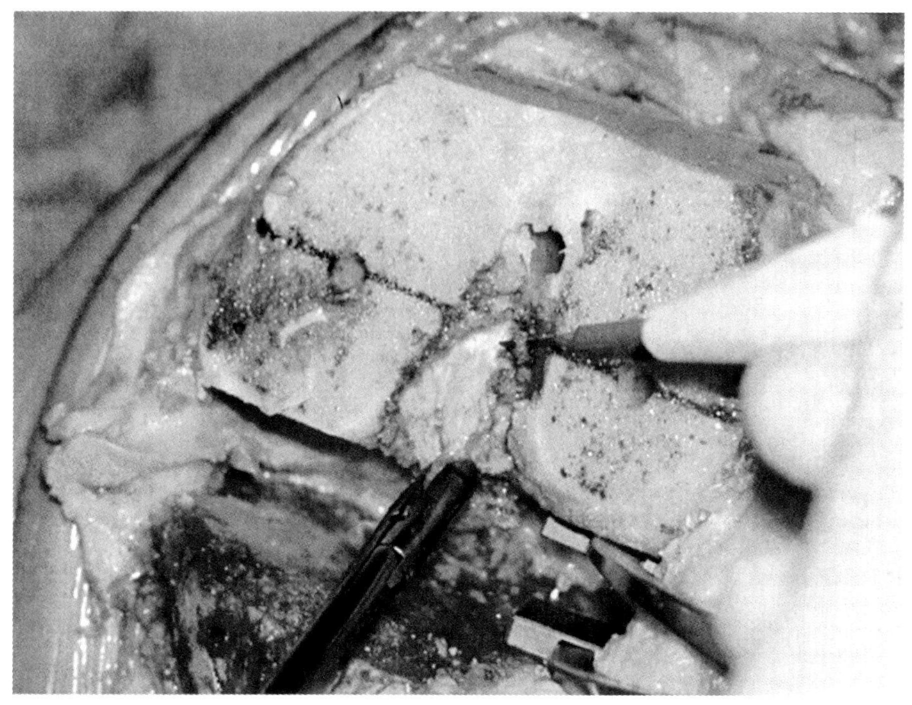

图 112-3 为了最大限度减少出血,应使用电刀将前后交叉韧带从髁间棘处松解开。

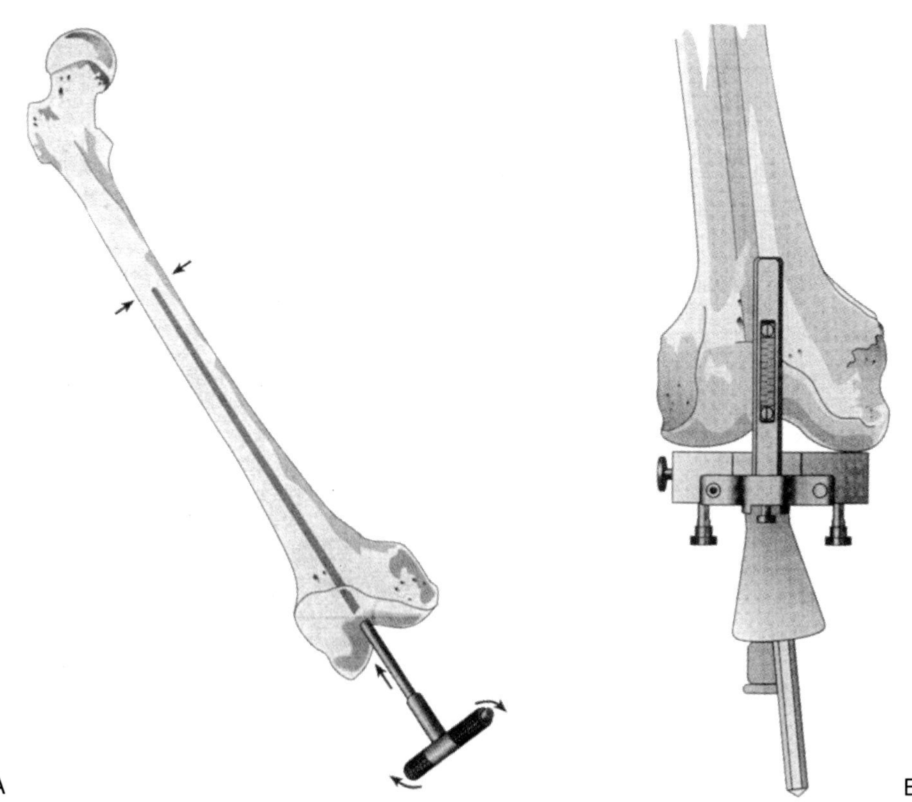

图 112-4 (A)后交叉韧带替代型假体通常使用股骨髓内定位系统。(B)股骨外翻定位依病变的不同而不同,图中所示是为成角畸形而设计。(待续)

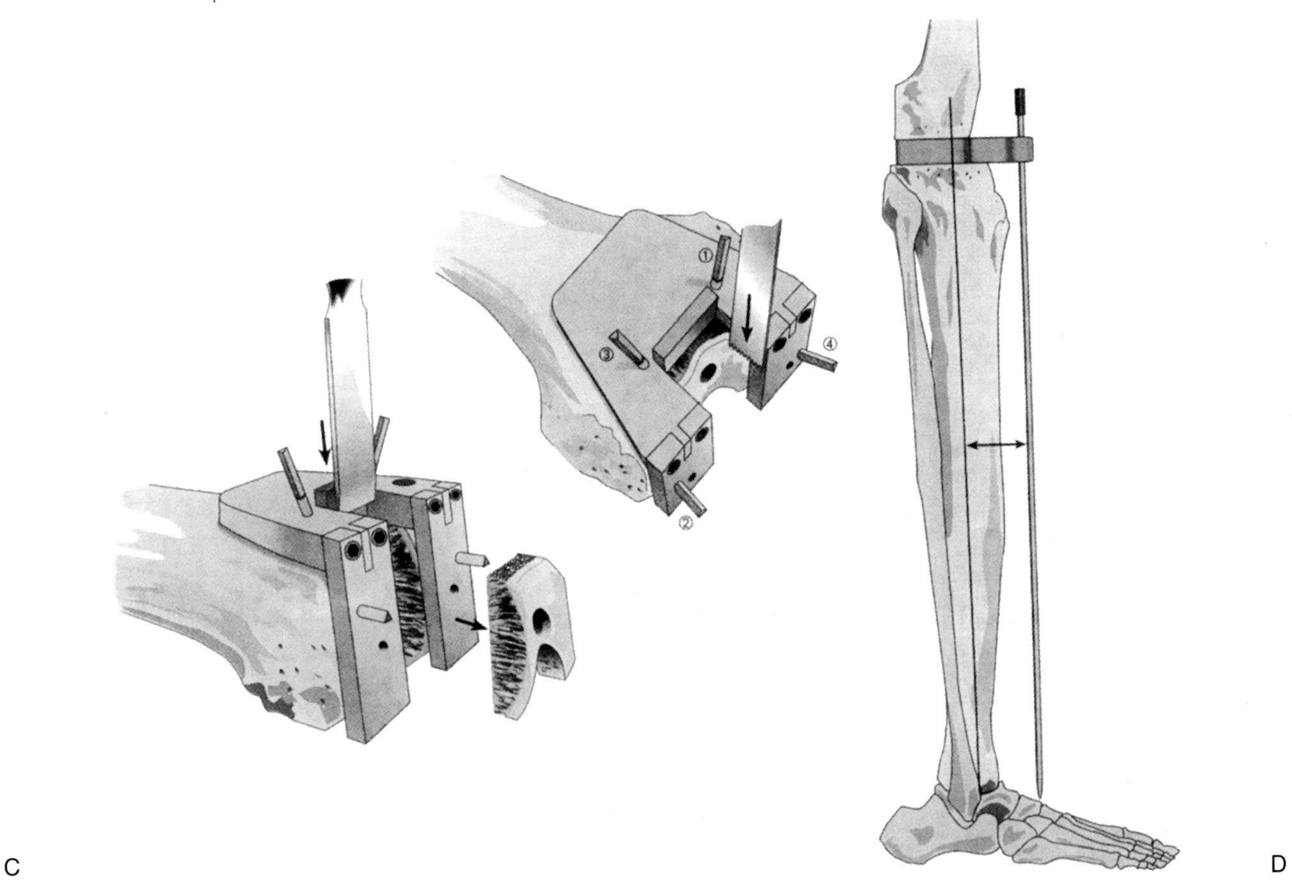

图 112-4(续)　(C)韧带保留型假体的专有技术。对股骨髁间部分进行截骨以安放与胫骨柱相关节的股骨假体。(D)尽管所有定位系统都是依据胫骨的长轴来确定,但多数参考架都消除或减小了胫骨截骨的后倾。

效果,但术后膝关节功能仍会有所损伤,包括膝关节屈曲小于 100°和上楼梯的异常步态。

后稳定型人工膝关节假体达到了改善膝关节活动度和上楼梯的初始目标[11]。在 Insall 最初的报道中,膝关节平均活动度由术前的 95°达到了术后的 115°。1/3 的患者甚至达到了 120°以上的膝关节屈曲度。76%的患者可以不用助具上楼梯,与全髁型假体置换术相比这是一个显著的进步。其他一些学者提出,最终膝关节的活动度仅与术前的活动度相关,而与假体类型无关[17]。仅有一项前瞻性随机研究显示,应用后稳定型假体能获得更好的膝关节活动度[9]。

尽管后稳定型假体显著改善了上楼梯的能力,但是这些患者上楼梯的步态仍是不正常的[1,2]。这种上楼梯异常步态以身体前倾和膝关节屈曲减少为特征,而它的临床意义还不清楚。

在一项对 30 例双侧 TKA 患者（一侧应用韧带保留型假体,另一侧应用后稳定型假体)的对比研究中,在手术 2~5 年后,与关节假体类型相关的膝关节评分或患者满意度并没有显著区别[3]。1/3 的患者倾向于后稳定型假体,1/3 倾向于韧带保留型假体,1/3 没有任何偏好。这些作者认为,最终选择何种假体的决定取决于不同假体的远期生存率,而不是膝关节功能。

后稳定型膝关节假体的长期生存率令人鼓舞[5,22,24-26,28,38,42,43,48,49]。据 Font-Rodriquez 及其同事[48]报道,215 例 PCL 牺牲型 TKA 术后 20 年的无翻修或建议翻修生存率是 91%,265 例 PCL 稳定型 TKA（全聚乙烯胫骨假体）的 16 年生存率是 94%,2036 例 PCL 稳定型 TKA（金属底托胫骨假体）的 14 年生存率是 98%,49 例 PCL 稳定型 TKA(组件式假体)的 10 年生存率是 94%[47]。这项回顾性群组研究显示的临床结果改善趋势,可能反映了手术技术的进步。据报道,韧带保留型髁假体 TKA 的 2 年、5 年和 10 年生存率高达 99%、98%和 91%；而后稳定型假体 TKA 的 2 年和 5 年生存率分别是 99%和 97%[22]。这项分析只包括带胫骨金属底托的韧带保留型假体以及全聚乙烯胫骨和带胫骨金属底托的后稳定型假体。后稳定型假体可选择性地应用于较为复杂的膝关节成形术[8,22]。

在一项对289例应用全聚乙烯胫骨假体的骨水泥固定后稳定型TKA的群组研究中,13年生存率为94%,年失败率为0.4%[28]。在同一机构中,在连续102例应用带金属底托胫骨假体的骨水泥固定后稳定型TKA中,没有发生一例胫骨假体松动、聚乙烯衬垫损坏或大块骨质溶解[5]。这些患者的12年生存率为96.4%,年失败率为0.3%。

在Laskin的综述中,内翻固定畸形至少15°的患者,后稳定型假体(Insall-Burstein假体)TKA的10年Kaplan-Meier生存率为92%,而韧带保留型假体TKA为72%(P<0.01)[42]。

其他稳定型假体设计也得到了相似的结果。Emmerson及其同事报道,应用运动稳定型假体TKA的累计10年生存率为95%,13年生存率为87%[48]。Ranawat及其同事对压配式髁组件PCL替代型假体的4年和6年结果进行了总结[43]。他们发现,125例TKA的生存率为97%,而其中39%存在非进展性的骨-水泥界面的透射线纹理。

这些结果与其他类型的膝关节假体无法对比,因为还没有关于韧带保留型假体长时间的随访和优良的假体生存率的报道。根据现有的文献记录,有些人认为骨水泥固定的后稳定型膝关节假体代表了假体植入生存率的金标准。

并发症

根据现有报道,并发症通常都与后稳定型膝关节假体有关。

髌骨

髌股关节并发症在后稳定型膝关节假体比PCL牺牲型假体(全髁型)更常见[11]。在后稳定型假体TKA的回顾性统计中,11%的患者有明显的髌股关节并发症[8,11]。在100例Insall-Burstein Ⅰ型假体TKA中,后稳定型假体TKA髌骨骨折的总发生率为7%[45]。后稳定型人工膝关节的髌骨骨折与需要侧方松解[33]和髌骨假体的厚度有关[11]。

目前还没有关于韧带保留型假体与PCL替代型假体关于髌股关节功能不良的系列临床对比研究,而采用金属底托的髌骨假体所遇到的困难使不同类型假体的比较更加复杂。

16例采用后稳定型TKA患者因假体植入没有达到特定标准而出现膝关节伸展到终点的髌骨弹响[6]。这些标准包括:①胫骨假体在胫骨平台上的后方定位;②关节线高度改变超过8 mm;③髌骨高度保持在10~30 mm之间。后稳定型假体TKA术前应仔细计划,以便将胫骨假体安装至最佳位置,并将关节线高度保持在合适的范围内,从而保证膝关节的最佳功能并避免髌骨弹响的发生[6]。

635例患者中有11例出现了有症状的关节内髌周纤维带,即所谓的"髌骨栓系综合征",其特征是痛性弹跳、勾住感、摩擦感或髌骨跳动,而影像学显示髌骨位置良好[30]。在这11例手术中有2例是应用韧带保留型假体,而其余均应用后稳定型假体。关节镜下将这种纤维带分为三种类型:①使髌骨脱离股骨假体滑车的横行纤维带;②从髌下脂肪垫延伸至髌骨上外侧将髌骨向外侧牵拉的纤维带;③从髌骨下极延伸至内侧髁区将髌骨向内侧牵拉的纤维带。所有这些患者的纤维带在关节镜下都成功被切除。

髌骨撞击综合征是仅发生在后稳定型TKA的一种的现象[2,4,10,34]。患者会感受到一种能听得见的痛性撞击,原因是当膝关节屈曲时髌上纤维结节楔入髁间切迹,而在膝关节屈曲至大约35°时又从髁间切迹移出(图112-5)。其中20例患者症状的最初发生是在

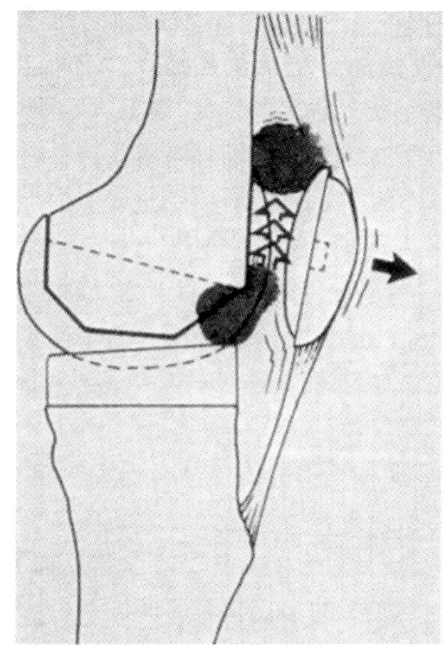

图112-5 髌骨撞击综合征——纤维结节挤入髁间切迹内,在膝关节屈曲至30°到40°时由髁间切迹内移出。(From Hozack WJ, Rothman RH, Booth RE Jr, Balderston RA: The patellar clnk syndrome: A complication of posterior stabilized total knee arthroplasty. Clin Orthop 241: 203, 1989.)

第 113 章

非骨水泥全膝关节成形术

Mark W.Pagnano,Panayiotis J.Papagelopoulos,James A.Rand

概述

非骨水泥全膝关节成形术可能获得比骨水泥固定更加持久的牢固固定，因为其在假体与骨之间形成一个动态的生物学固定界面,随着时间的推移它比假体-骨水泥-骨之间的静态界面更加牢固。但是目前已有的数据表明：非骨水泥固定 TKA 并没有表现出比骨水泥固定更长久的固定效果,而且在大多数病例中比骨水泥固定可靠性差。基于这个原因,梅奥诊所从上世纪 90 年代初就不再使用非骨水泥固定型 TKA。不过在美国的其他一些地区仍然有医师使用，特别是股骨侧非骨水泥固定、胫骨侧骨水泥固定这种所谓混合固定型 TKA。

“混合型”:临床上判断骨是否长入假体很困难,几乎所有的回收假体都是有症状患者的手术标本。骨长入微孔表面的概率小于 10%,并且多发生于有微孔涂层的钉或螺钉周围(图 113-1)[23]。几乎都是在股骨假体附近才发现有骨长入。纤维组织长入胫骨假体的概率比较高。纤维长入是否意味着令人满意的长期固定效果目前还不明确。因此,一些学者建议胫骨侧采用骨水泥固定,这也成了混合固定的理论基础。

适应证和禁忌证

对非骨水泥固定 TKA 的适应证目前仍有争论。通常认为其适用于以下类型的患者:①年轻;②正常体重;③能够配合术后活动限制;④骨质和骨量好。

非骨水泥固定 TKA 禁忌用于下列患者：①高龄；②患有代谢性骨病;③骨量减少;④不能配合术后早期对活动的限制。

混合型全膝关节成形术 胫骨侧骨水泥固定而股骨侧非骨水泥固定被认为是两种固定模式的折中选择(图 113-2)。胫骨侧非骨水泥固定由于其骨长入的程度和范围可变且不可预见而暴露出较多问题。相反,股骨侧采用非骨水泥固定的效果是可靠的,几乎未发生过松动。非骨水泥固定 TKA 比骨水泥固定的费用高,而且要求的植入手术精度也高,从而也引起了人们对混合型方法效益的质疑。因为单独的胫骨假体松动是骨水泥型 TKA 后翻修的不常见原因,因此混合型方法带来的好处并不大。混合型膝关节假体在后面几节将进行详细的讨论。

最终决定 外科医师应在手术前决定是否采用非骨水泥固定。术中需要良好的手术技术来处理截骨面。必须保证假体与骨的精确对位,各界面的间隙不得超过 1 mm。假体在整个活动范围内必须保持稳定,没有摇摆或翘起,特别是在深度屈膝时。如果达不到以上任一标准,医师就应该选择骨水泥固定假体。

手术程序

假体选择

目前市场上有多种可供选择的非骨水泥固定假体。最佳的微孔直径为 200~400 μm,孔隙率为 20%~30%[10]。固定钉和柄上不应有微孔涂层,这是为了防止干骺端的应力遮挡和骨质吸收[9],术中是选择微孔钉、长直柄、聚乙烯钉、螺钉还是选择精加工柄来进行初始固定,尚有待确定。目前倾向于增加胫骨假体的初始固定质量。但尚不明确既能为内长入提供初始稳定性又能预防长期应力遮挡所露的最佳固定程度和固定类型。在一项给予 225 N 偏心负荷的体外试验中,负重侧出现下沉,而另一侧则出现翘起[52]。另一项体外实验中给予 500 N 的轴向力和 750 N 的前向剪切力,中心置柄或带侧翼假体提供的抗偏移负荷性能最好[56]。另一项体外试验证实最牢固的假体是使用 4 枚 6.5 mm 的松质量螺钉固定[35]。中央的柄能够加强稳定性,特别

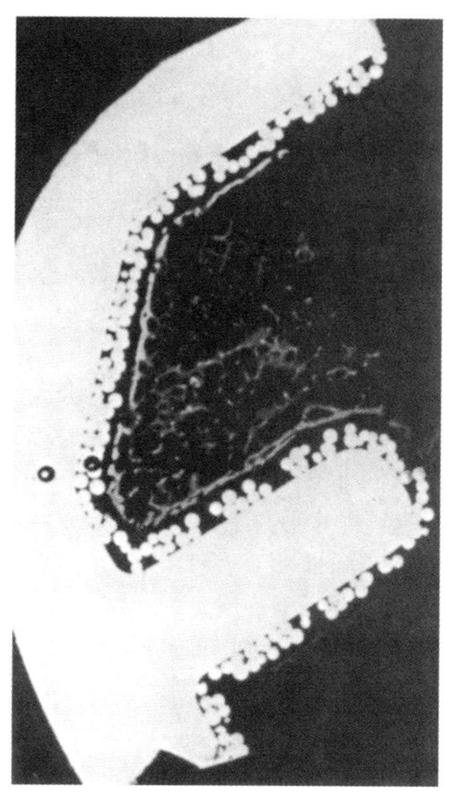

图 113-1 回收的微孔涂层股骨假体的组织学表现显示，表面有纤维组织长入。

是对于骨质比较差的病例(图 113-3)。在循环负荷的试验中，4 枚螺钉的固定能够减少胫骨假体的翘起和偏斜[37]。通过观察 447 例非骨水泥固定的胫骨假体(未使用螺钉) 发现，24%的病例部分区域出现了透亮线，而相比而言，螺钉固定的 1442 个胫骨假体，仅有 4%出现透亮线[59]。有学者对非骨水泥压配的假体进行了评价[21]。采用 Kinematic 的压配假体的 26 例骨水泥固定，其优良率为 96%，49 例非骨水泥固定，其优良率为 77%[38]。10 个压配胫骨假体需要翻修。

髌骨 髌骨假体非骨水泥固定的效果一般可靠，但大多数金属背托髌骨假体的失败起因于聚乙烯的磨损。其中的一个例外是活动承重式金属背托髌骨假体，其接触应力较低，随访结果好[11]。到目前为止，所有 TKA 多采用全聚乙烯骨水泥固定的髌骨假体。

手术方法

非骨水泥固定的手术方法与骨水泥固定型关节成形术类似。假体位置、力线和软组织平衡必须正确，而且要有良好的稳定性和足够的活动度。TKA 技术近 20 年来的最大进展是器械的改进，使截骨更加精确。不管选择何种假体，几乎所有的器械都有准确的髓内髓外对线引导器。屈伸位的软组织平衡尤为重要，手术医师必须进行仔细评估。

手术中为了使各个截骨面达到小于 1 mm 的对位误差，要求手术医师格外仔细地进行手术操作。使用锯片时建议慢速截骨。如果在锯上加压，可能使截骨偏离预定的方向。截骨后需要再次检查，确保内外侧平行，骨面平坦。因为每一次截骨均依赖于前次的精确截骨，故而第一次截骨最为重要。器械中还提供了打磨器械，可以提高切骨的精确性。

截骨完成后可安装试模，骨面与试模之间间隙应

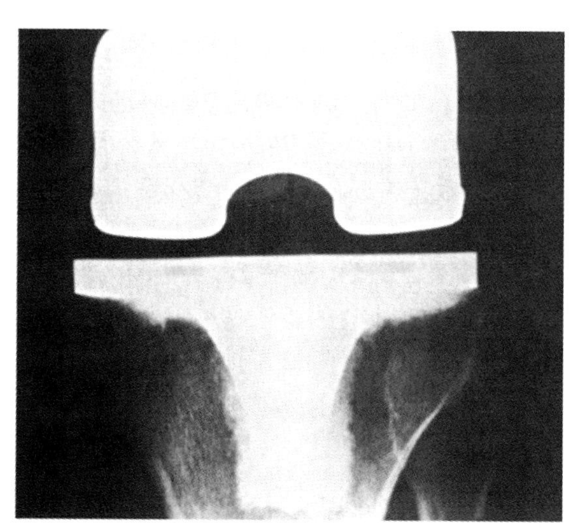

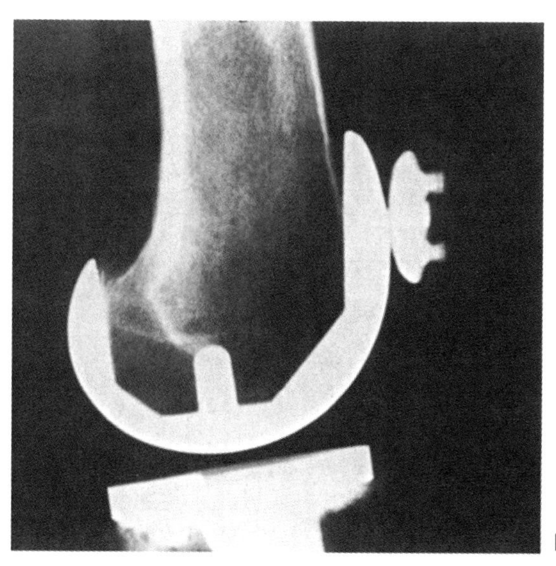

图 113-2 混合型压配髁膝关节假体的前后位(A)和侧位(B)X 线片，胫骨侧采用骨水泥固定而股骨和髌骨采用非骨水泥固定。

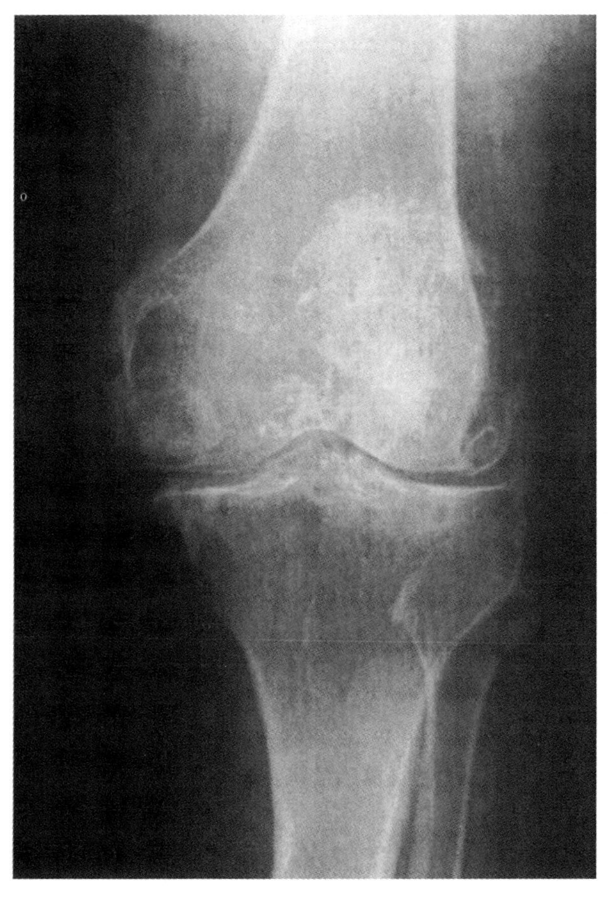

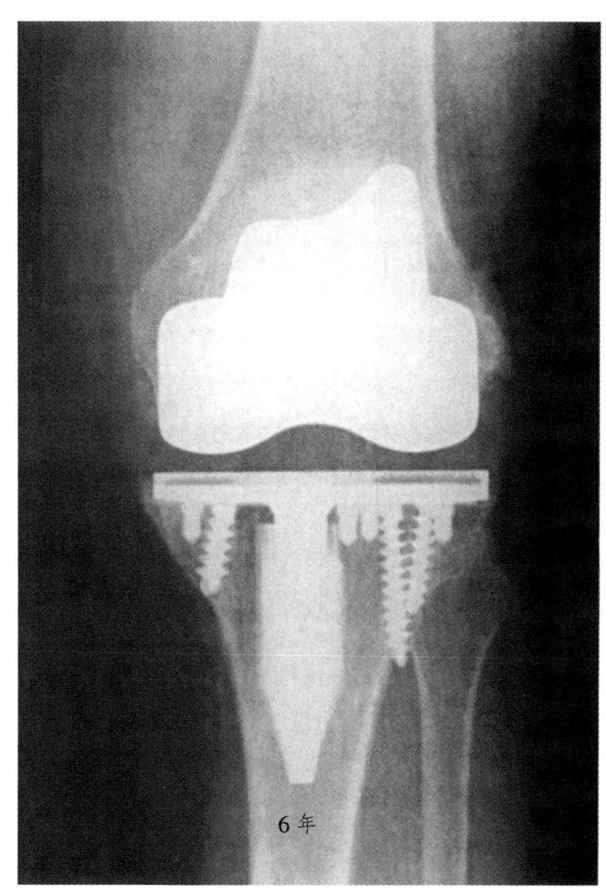

图 113-3　一位患有严重关节炎的 80 岁女性患者(A),用非骨水泥型带柄假体(Arthroloc)行膝关节成形术后 6 年的影像学和临床结果均满意(B)。

小于 1 mm。屈伸位均要保证假体稳定、软组织平衡。一个常见的问题是屈曲时胫骨假体前方翘起。此时应检查后关节囊的紧张度以及胫骨截骨面的斜度。胫骨面 5°~7°的后倾可预防屈曲时胫骨后方撞击。胫骨倾斜角度取决于假体的类型。如果后交叉韧带太紧张,可进行适当的松解 (选择性松解前部纤维)。

试体满意并钻出假体的固定孔后,可以使用一个髋臼铰刀从切下的胫骨平台上获得骨泥,放置于胫骨切骨表面,可以用来充填骨小梁的间隙。

下一步骤是置入真正的胫骨假体和股骨假体。如果假体与骨面之间还存在空隙,可置入骨泥。聚乙烯髌骨假体使用骨水泥固定。所有部件安装完毕后可以评估假体的稳定性以及膝关节的稳定性和活动度,如果稳定程度好,可正常关闭切口。如果出现倾斜或活动, 应该将其取出然后用骨水泥来固定假体。

康复

在术后 1~2 天可以开始进行物理治疗。开始进行股四头肌力量训练以及主动及辅助下主动活动练习。目标是在出院前达到 90°的屈曲。在术后第 4~8 周内强调趾触地负重。在术后 4~8 周在双拐支持下进行负重。8~12 周时逐渐过渡到单拐直至去拐。

结果

下面将按假体类型详细讨论非骨水泥固定假体的效果,包括混合型固定和梅奥诊所的经验。

多孔涂层关节成形术(PCA)

有学者进行了一项 100 例骨水泥固定运动型 TKA 和 50 例非骨水泥固定 PCA 的对照研究, 随访 2 年时发现, 骨水泥固定组膝关节评分较高, 翻修率为 4%,而 PCA 组翻修率为 12%[48] 。另一项研究将 55 例非骨水泥固定 PFC TKA 与 51 例骨水泥固定 PFC TKA 进行对照,平均随访时间为 10 年。结果发现非骨水泥固定组有 10 例因假体松动或骨溶解而进行翻修,而骨水

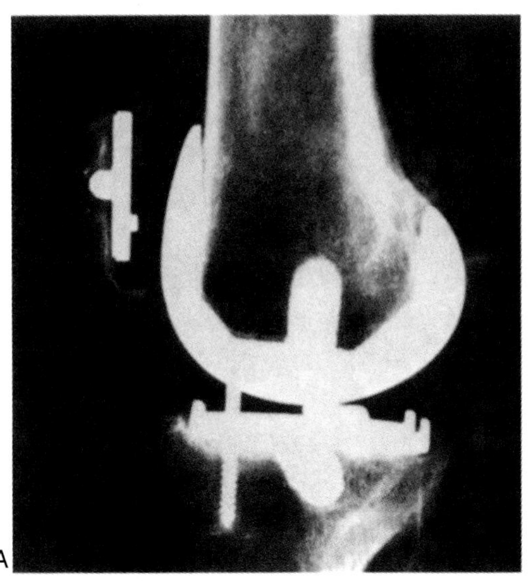
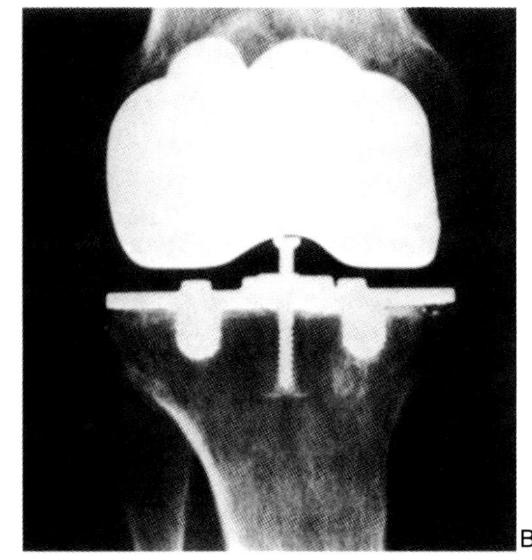

图 113-4 多孔涂层解剖型全膝关节成形术后 5 年时的前后位(A)和侧位(B)X 线片。胫骨假体周围有微珠脱落,下沉进入胫骨前方。影像显示髌骨假体松动。

泥组仅有 2 例。以翻修为终点,骨水泥组的 10 年留存率为 94%,非骨水泥组的留存率为 72%(图 113-4)。

在一项对 PCA 假体的前瞻性研究中,对比了 26 例非骨水泥固定 TKA 和 25 例骨水泥固定 TKA 术后 3 年的结果[18]。优良率两组间没有显著差异(非骨水泥组为 69%,骨水泥组为 68%)。非骨水泥组更易出现放射学透亮线、微珠脱落和胫骨假体下沉,且失血量较多。

PCA 假体采用非骨水泥固定术后 2 年的结果优良率为 92%~95%,5 年时的优良率为 93%(用或不用骨水泥固定)[24]。另一项对 110 例骨水泥运动型 TKA 与 50 例非骨水泥 PCA 膝的对照研究,在随访 2 年时发现,骨水泥固定组的膝关节评分较高,翻修率为 4%,而非骨水泥固定组翻修率为 12%[48]。

对 Miller-Galante 假体的研究比较多,而且在几项随机研究中均发现骨水泥固定和非骨水泥固定的结果差不多[31,39,47,49]。而且手术效果随着时间而降低[5,31,47,49]。有文献对 116 例骨水泥固定与 123 例非骨水泥固定假体进行了随访 3~6 年的对照研究[49]。骨水泥组失败 7例,非骨水泥组失败 5 例。在一项对 Miller-Galante 假体的前瞻随机研究中,对比了 183 例非骨水泥固定和 209 例混合固定的结果[47]。骨水泥组和非骨水泥组在术后 3 年时的 HSS 评分分别为 85 分和 87 分;再手术率分别为 9%和 8%。一项包括 113 例非骨水泥 Miller-Galante Ⅰ假体的序列研究[5]发现:经过 11 年的平均随访,5 例胫骨假体因松动而进行了翻修手术,超过 50%的胫骨基座下方出现透亮线,有 3 例在稳定的胫骨假体下方出现了大的骨溶解病灶,股骨侧假体没有因松动而翻修,12 例因金属背板的髌骨假体过度磨损而翻修。基于以上这些结果,这些学者已经放弃了在 TKA 中采用非骨水泥固定。

低接触应力型(LCS)

低接触应力型涉及的假体包括半月板承重和旋转平台的假体,非骨水泥固定效果均令人满意(图 113-5)。Sorrels 等报道了在 1984~1995 年间进行的 665 例非骨水泥固定旋转平台 LCS 型 TKA 的结果,11 年的留存率为 94.7%[53]。Jordan 等报道了在 1985~1991 年间进行的 473 例半月板承重 LCS 型 TKA 的结果[28]。8 年时有 17 例进行了翻修,以机械失败为终点的累计生存率为 94.6%。Buecher 和 Pappas 随访了 25 例交叉韧带保留性半月板承受 LCS 型 TKA,6 年生存率为 100%[12]。他们报道的非骨水泥旋转平台 LCS 型 TKA 的 6 年生存率为 98.1%,非骨水泥半月板承重 LCS 型为 97.9%[12]。

其他经验

完全非骨水泥固定型 TKA 的短期随访(2~5 年)和中期随访(5~10 年)结果都没有骨水泥固定型满意。Freeman-Swanson 和 Freeman-Samuelson 假体的早期结果满意率为 81%~82%[1,2,8]。

应用非骨水泥固定的其他一些临床结果各不相

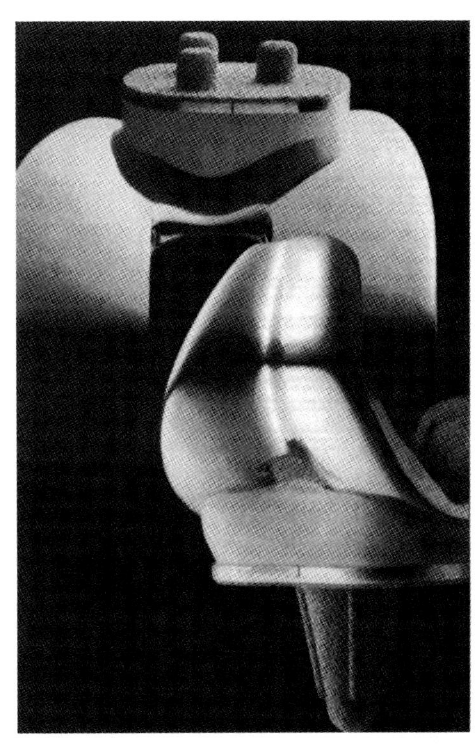

图 113-5　报道的非骨水泥型 LCS 全膝关节成形术 8~11 年随访的生存率超过 95%。然而到目前为止尚没有文献证明骨水泥 Insall-Burstein Ⅰ或骨水泥 AGC TKA 达到或超过非骨水泥固定的这个数字。

同。48 例 TKA 采用非骨水泥固定的 Tricon 假体，术后 7 年时的结果均为优或良[34]。但有 10%出现了1~2 mm 的胫骨侧假体下沉，3%的下沉量超过2 mm。以翻修为终点 7 年时的假体留存率为 92%。72 例 TKA 采用 AGC 假体非骨水泥固定，3 年时的平均 HSS 膝关节评分为 92 分[29]。4 例出现了胫骨假体下沉。以翻修为终点 3 年时的假体留存率为 88%，而使用同一款假体的骨水泥固定组同期假体留存率为 99%。

在一项包括 150 例骨水泥固定和 201 例非骨水泥固定病例的对照研究中又进行了存活率分析和影像学检查[15]。结果发现，6 年时的股骨假体松动率分别为 0.6%（骨水泥组）和 9.8%（非骨水泥组）($P<0.05$)[15]。非骨水泥固定组中使用柄或两侧髁钉的生存率和影像学结果没有任何差异。

然而另一项前瞻性随机对照研究发现：139 例 TKA 5 年时的结果在采用骨水泥固定和非骨水泥固定之间没有统计学意义上的差异[36]。两组膝关节活动度相近，屈曲 5°~100°。根据 HSS 膝关节评分标准，97%的骨水泥固定组和83%的非骨水泥固定组达到了优良结果($P<0.05$)。这种差别可能不是由术前的膝关节评分差异引起的(两组类似)[36]。

72 例 TKA 采用非骨水泥固定 AGC 假体，5 年时的平均 HSS 评分为 92 分[34]。4 例出现了胫骨假体下沉，以翻修为终点的假体 3 年生存率为 88%，而同款假体骨水泥固定组的生存率为 99%。

最近的一项研究表明：144 例膝 10 年随访时的假体生存率为 79%；采用微锁定钉固定而无其他的稳定措施的这种假体的非骨水泥固定效果较差，翻修率较高[45]。

在一项对 1000 例 TKA 的回顾研究中，其中 584 例为非骨水泥型，416 例为股骨和胫骨假体都采用骨水泥固定。主观和功能 KSS 平均评分，非骨水泥组分别为 91.2 分和 90.1 分，骨水泥组分别为 89.6 分和 83.5 分[4]。

Whitesides 评价了 184 例 Ortholock-Ⅰ非骨水泥胫骨和股骨带柄假体的效果[60]。经过 15~18 年的随访，1 例假体因松动而翻修，5 例因感染而翻修。18 年的无松动生存率为 98.6%（图 113-3）。

在另一项前瞻性随机研究中，观察了骨水泥型和非骨水泥型 TKA 各 96 例。骨水泥组的平均手术时间明显延长（多 10min），两组的总评分相似（分别为 143 分和 140 分）。尽管临床效果相当，但骨水泥型 TKA 的固定质量显然更好[22]。

梅奥诊所的经验——完全非骨水泥固定

对照研究　梅奥诊所采用 PCA 假体的非骨水泥固定始于 1981 年 11 月，并作为多中心前瞻研究的一部分，对照组为相同设计的骨水泥组[44]。

术后 2 年时比较了 41 例非骨水泥型和 50 例骨水泥型 TKA。接受非骨水泥 TKA 的患者平均年龄较骨水泥组小 10 岁，并且既往有手术史的更多。非骨水泥组的康复时间比骨水泥组长。在术后 2 个月时，非骨水泥组疼痛、跛行较重，需要步行支持以及上楼梯时的辅助。然而，在术后 2 年时，这些差别在很大程度上已经消失。

PFC 假体的胫骨柄更大，侧翼更多，我们对比了采用骨水泥固定和非骨水泥固定的差别[43]。在一项包括 59 例骨水泥和 59 例非骨水泥（两组的可比性不是很强，因为非骨水泥组的平均年龄比骨水泥组小 9 岁）的前瞻研究中，术前膝关节评分两组相似均为 56 分±11 分，术后 2.8 年时非骨水泥组和骨水泥组的评分分别为 88 分±7 分和 86 分±10 分，无统计学差异。

混合固定的结果

混合固定 TKA 的中期结果显示，在假体寿命、固定可靠性、疼痛缓解或功能改善方面并不优于骨水泥固定。假体使用期限的金标准是骨水泥固定后稳定型Insall-Burstein Ⅰ型假体，其胫骨假体为单件带金属背衬，其14年生存率为98.7%。

梅奥诊所的经验——混合固定

我们的两篇文献报道了采用混合固定和非骨水泥固定胫骨和股骨假体的经验。Duffy等回顾对比了55例非骨水泥PFC全膝关节置换与一组骨水泥PFC TKA平均随访10年的结果[20]。以翻修或影像上失败为终点，骨水泥组和非骨水泥组的假体生存率分别为94%和72%。Compbell等总结了74例混合型PFC全膝置换平均随访7.4年的结果，发现有9例进行了翻修，其中8例因股骨假体失败引起[13]。假体的5年生存率为85%。相反，Whaley等对我们1000例骨水泥交叉韧带保留型PFC全膝关节置换术的生存率分析显示，10年生存率为97.3%[58]。基于这些结果，我们仍然倾向于骨水泥固定，但同时期望将来随着新材料和新假体设计的出现，非骨水泥型的固定效果可以得到改进。羟基磷灰石已应用于一些膝关节置换术，用以增强固定[45,46]。早期结果有所提高。

并发症

无论是否使用骨水泥，血栓栓塞的发生率并没有差别[16]。大多数并发症与假体固定有关。

非骨水泥固定PCA假体常可看到胫骨侧假体下沉，但骨水泥固定的没有发生[18,19]。胫骨前内侧下沉导致下肢的力学轴线内移。假体下沉也出现在Freeman-Samuelson[2]、Miller-Galante[32]和Tricon-M[33]假体中。在胫骨假体下方一旦形成新的软骨下骨，影像上可以看到一条硬化线，假体下沉将会暂时停止。非骨水泥固定的假体周围常可以看到放射学透亮线。不同位置摄片可以帮助我们发现透亮线。根据PCA假体的经验，26%的骨水泥假体和65%的非骨水泥假体周围($P<0.0001$)可发现透亮线，并且分别在3%和18%的假体中透亮线在不断进展。胫骨侧的透亮线与假体定位内翻偏大有关，而股骨侧则与下肢力线外翻偏小有关。对于PFC假体，86%的非骨水泥假体和41%的骨水泥假体在胫骨假体周围出现了至少1 mm宽的透亮线，而在股骨侧则分别为50%和20%。

在PCA假体中常会从多孔涂层上脱落微珠，大多数发生在术中或术后的2个月内，在假体固定骨长入后即停止脱落。我们应用非骨水泥型PFC的经验是，19%的胫骨假体和8%的股骨假体会脱落微珠。唯一随时间进展的微珠脱落是在假体不稳定病例中观察到的。Rosenqvist等[50]发现在32例非骨水泥型PCA假体中有19例微珠脱落，73%发生在术后3个月以后。另一项研究发现[14]，在术后13个月时，40例PCA中有23例出现脱落的微珠。从多孔涂层上脱落的少量微珠似乎并不影响涂层表面的结构完整性[24]。但如果持续发展（表明假体固定不稳定）则需要注意。

骨长入

微孔假体依靠骨长入所获得的固定率很难加以测定[42,51,54,57]。几乎所有回收的假体都来自有症状患者的手术标本。微孔涂层表面的骨长入比例小于10%，而且主要集中在多孔涂层钉或螺钉周围（见图113-1）[23]。在股骨侧，骨长入几乎都在假体附近，胫骨假体周围纤维组织长入的概率较高。尚不清楚纤维组织长入是否能提供长期满意的固定。假体上使用羟基磷灰石已表明可以增强固定效果[46]。

金属离子释放

金属离子释放和侵蚀对非骨水泥固定假体的长期影响还未得到确定的答案。微孔表面假体由于其表面积增加，因而增加了金属离子的释放。动物实验证实，金属对机体代谢、菌群、免疫和癌变均有影响[7]。另一项对PCA假体周围离子释放的研究发现，无论采用何种固定方式，尿液中钴、铬及镍的水平没有明显差别[26]。相似的结果在钛金属假体中也有报道[25]。

聚乙烯磨损和骨溶解

在非骨水泥固定假体周围很少发生特征性的磨损或溶解问题，但不固定良好的假体周围可以看到[6]。聚乙烯的磨损导致的灾难性失败与关节面相对平坦的交叉韧带保留型全膝关节成形术有关。在对122例回收的非骨水泥固定TKA的胫骨假体的研究中，62%存在明显磨损[17]。磨损的程度与接触压力之间存在正相关性，一致性差的假体磨损最大。对一组176例PCA假体随访4年的结果发现，翻修率为4.5%（图113-6）[30]。另有9例聚乙烯衬垫磨损超过30%。翻修时发现，4例的骨溶解区内填充有聚乙烯磨损碎屑。另一组108例PCA假体随访5年时，出现了19例假体失败[27]。

在一项对174例非骨水泥固定TKA的研究中，有16%的病例出现了骨溶解[41]。骨溶解的区域与聚乙烯颗粒有关。胫骨干骺端的内侧是最常见的骨溶解部位。

螺钉孔周围的骨溶解较常见，提示这可能是聚乙烯碎屑进入干骺端的一个途径。

目前组配式胫骨假体的背侧面或非关节面磨损

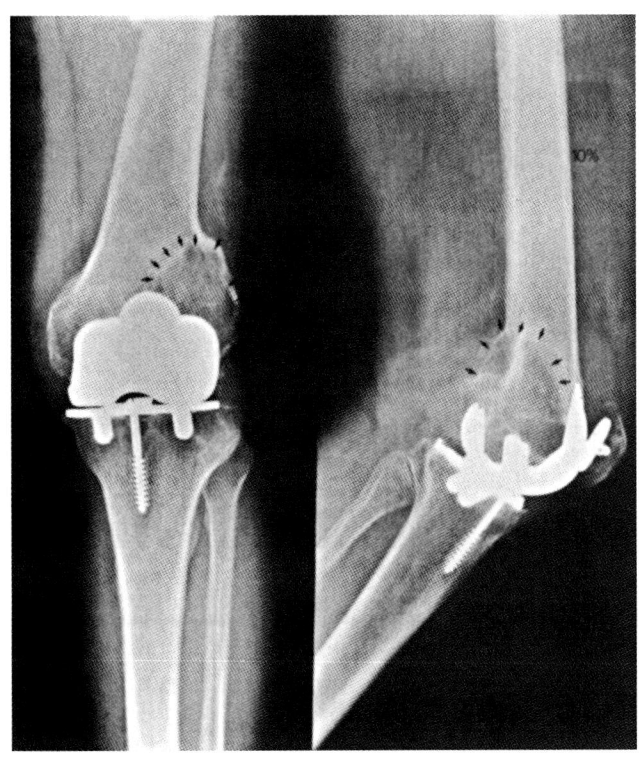

图 113–6　74 岁男性患者接受解剖型微孔涂层全膝关节成形术后 9 年，因聚乙烯磨损导致股骨外侧髁上方出现骨溶解。

导致的骨溶解已经引起了人们的关注，骨水泥或非骨水泥固定均可出现。骨–骨水泥界面可以作为下方干骨后端骨质的一个屏障，因而可延缓骨水泥型 TKA 骨溶解的发生。而非骨水泥固定胫骨基座的螺钉则可能是磨损碎屑的进入通道，从而会加速非骨水泥型 TKA 的骨溶解进程。

作者的建议

我们主张在 TKA 中所有三个部件均采用骨水泥固定。骨水泥固定的效果可靠且耐久，而且非骨水泥假体生物学固定的潜在益处并没有确切的证据。我们认为混合固定的概念并不完善。胫骨和髌骨假体需要延长手术时间以使骨水泥硬化，而股骨侧采用非骨水泥假体则费用会随之增加，但在假体生存率上并没有明显的优势。今后的技术发展可能会有更好的材料或设计以使非骨水泥固定 TKA 成为人们的首选。

如果选择非骨水泥固定，那么就必须确保假体和宿主骨紧密接触以获得初始稳定性。所有切骨均须使用电锯。切骨面与假体之间缝隙不能超过 1 mm，小的骨缺损区域应该用取下的松质骨填充。在使用非骨水泥型胫骨假体时，安放胫骨假体前可在胫骨平台的松质骨上垫骨磨片以填充松质骨的空隙。为增加初始稳定性并防止下沉，可在胫骨假体上加用螺钉、固定钉，使假体没有活动，否则就应该使用骨水泥固定。髌骨假体不能采用非骨水泥固定，因为相应的磨损会增加。当所有假体部分安装完毕后，应该再次确认是否达到良好的固定和软组织平衡。

非骨水泥固定术后康复比骨水泥型延迟。我们的经验是术后 4 周内应该部分负重，以减少各截骨面的微动，术后 8 周逐渐过渡到完全负重。

(李锋　孙永生　译　娄思权　李世民　校)

参考文献

1. Albrektsson BEJ, Carlson LV, Freeman MAR, et al: Proximally cemented versus uncemented Freeman-Samuelson knee arthroplasty: A prospective randomized study. J Bone Joint Surg 74B:233, 1992.
2. Audell RA, Cracchiolo A III: The use of implants with polyethylene peg fixation in total knee arthroplasty. *In* Rand JA, Dorr LD (eds): Total Arthroplasty of the Knee: Proceedings of the Knee Society, 1985–1986. Rockville, MD, Aspen Publishers, 1987, p 179.
3. Baldwin JL, El-Saied R, Rubinstein RA Jr: Uncemented total knee arthroplasty: Report of 109 titanium knees with cancellous-structured porous coating. Orthopedics 19:123, 1996.
4. Bassett RW: Results of 1000 performance knees: Cementless versus cemented fixation. J Arthroplasty 13:409, 1998.
5. Berger RA, Jacobs JJ, Rosenberg AG, et al: Problems with cementless total knee arthroplasty at 11 years' follow-up. Presented at American Association of Hip and Knee Surgeons, Dallas, November 3–5, 2000.
6. Berry DJ, Wold LE, Rand JA: Extensive osteolysis around an aseptic, stable, uncemented total replacement. Clin Orthop 293:204, 1993.
7. Black J: Does corrosion matter? J Bone Joint Surg 70B:517, 1988.
8. Blaha JD, Insler HP, Freeman MAR, et al: The fixation of a proximal tibial polyethylene prosthesis without cement. J Bone Joint Surg 64B:326, 1982.
9. Bobyn JD, Cameron HU, Abdulla D, et al: Biologic fixation and bone modeling with an unconstrained canine total knee prosthesis. Clin Orthop 166:301, 1982.
10. Bobyn JD, Pilliar RM, Cameron HU, Weatherly GC: The optimum pore size for the fixation of porous-surfaced metal implants by the ingrowth of bone. Clin Orthop 150:263, 1980.
11. Buechel FF, Rosa RA, Pappas MJ: A metal backed rotating bearing patellar prosthesis to lower contact stress. An 11 year clinical study. Clin Orthop 248:34, 1989.
12. Buechel FF, Pappas MJ: Long term survivorship analysis of cruciate-sparing versus cruciate sacrificing knee prostheses using meniscal bearings. Clin Orthop 260:162, 1990.
13. Campbell MD, Duffy GP, Trousdale RT: Femoral component failure in hybrid total knee arthroplasty. Clin Orthop 356:58, 1998.
14. Cheng CL, Gross AE: Loosening of the porous coating in total knee replacement. J Bone Joint Surg 70B:377, 1988.
15. Chockalingam S, Scott G: The outcome of cemented vs. cementless fixation of a femoral component in total knee replacement (TKR) with the identification of radiological signs for the prediction of failure. Knee 7:233, 2000.
16. Clarke MT, Green JJ, Harper W, Gregg P: Cement as risk factor for deep-vein thrombosis. Comparison of cemented TKR, uncemented TKR and cemented THR. J Bone Joint Surg 80B:611, 1998.
17. Collier J, Mayor MB, McNamara JL, et al: Analysis of the failure of 122 polyethylene inserts from uncemented tibial knee components. Clin Orthop 273:232, 1991.
18. Collins DN, Heim SA, Nelson CL, Smith P: Porous-coated anatomic total knee arthroplasty: A prospective analysis comparing cemented and cementless fixation. Clin Orthop 267:128, 1991.

19. Dodd CAF, Hungerford DS, Krackow KA: Total knee arthroplasty fixation: Comparison of the early results of paired cemented versus uncemented porous-coated anatomic knee prostheses. Clin Orthop 260:66, 1990.
20. Duffy GP, Berry DJ, Rand JA: Cement versus cementless fixation in total knee arthroplasty. Clin Orthop 356:66, 1998.
21. Ewald FC, Walker PS, Poss R, et al: Uncemented, press-fit total knee replacement. *In* Rand JA, Dorr LD (eds): Total Arthroplasty of the Knee: Proceedings of the Knee Society, 1985–1986. Rockville, MD, Aspen Publishers, 1987, p 173.
22. Guicquel P, Kempf JF: Comparative study of fixation mode in total knee arthroplasty with preservation of the posterior cruciate ligament. Rev Chir Orthop Reparatrice Appar Mot 86:240, 2000.
23. Haddad RJ Jr, Cook SD, Thomas KA: Biological fixation of porous-coated implants. J Bone Joint Surg 69A:1459, 1987.
24. Hungerford DS, Krackow KA, Kenna RV: Two- to five-year experience with a cementless porous-coated total knee prosthesis. *In* Rand JA, Dorr LD (eds): Total Arthroplasty of the Knee: Proceedings of the Knee Society, 1985–1986. Rockville, MD, Aspen Publishers, 1987, p 215.
25. Jacombs JJ, Silverton C, Hallab NJ, et al: Metal release and excretion from cementless titanium alloy total knee replacements. Clin Orthop 358:173, 1999.
26. Jones L, Hungerford D, Kenna V: Metal ion release from cemented and cementless porous coated knee prosthesis. Orthop Trans 8:267, 1984.
27. Jones SMG, Pinder IM, Moran CG, Malcolm AJ: Polyethylene wear in uncemented knee replacement. J Bone Joint Surg 74B:18, 1992.
28. Jordan LR, Olivo JL, Voorhorst PE: Survivorship analysis of cementless meniscal bearing total knee arthroplasty. Clin Orthop 338:119, 1997.
29. Kavolus CM, Ritter MA, Keating EM, Faris PM: Survivorship of cementless total knee arthroplasty without tibial plateau screw fixation. Clin Orthop 273:170, 1991.
30. Kilgus DJ, Moreland JR, Finerman GAM, et al: Catastrophic wear of tibial polyethylene inserts. Clin Orthop 273:223, 1991.
31. Kobs JK, Lachiewicz PF: Hybrid total knee arthroplasty two to five year results using the Miller-Galante prosthesis. Clin Orthop 286:78, 1993.
32. Landon GC, Galante JO, Maley MM: Noncemented total knee arthroplasty. Clin Orthop 205:49, 1986.
33. Laskin RS: Tricon-M uncemented total knee arthroplasty: A review of 96 knees followed for longer than 2 years. J Arthroplasty 3:27, 1988.
34. Laskin RS: Total knee arthroplasty using an uncemented polyethylene tibial implant. Clin Orthop 288:270, 1993.
35. Lee RW, Volz RG, Sheridan DC: The role of fixation and bone quality on the mechanical stability of tibial knee components. Clin Orthop 273:177, 1991.
36. McCaskie AW, Deehan DJ, Green TP, et al: Randomized, prospective study comparing cemented and cementless total knee replacement: Results of press-fit condylar knee replacement at five years. J Bone Joint Surg 80B:971, 1998.
37. Miura H, Whiteside LA, Easley JC, Amador DD: Effects of screws and a sleeve on initial fixation in uncemented total knee tibial components. Clin Orthop 259:160, 1990.
38. Nafei A, Neilsen S, Kristen O, Hvid I: The press-fit Kinemax knee arthroplasty. J Bone Joint Surg 74B:243, 1992.
39. Nilsson KG, Karrholm, Linder L: Femoral component migration in total knee arthroplasty: Randomized study comparing cemented and uncemented fixation of the Miller-Galante I design. J Orthop Res 13:347, 1995.
40. Parker DA, Rorabeck CH, Bourne RB: Long-term follow-up of cementless versus hybrid fixation for total knee arthroplasty. Clin Orthop 388:68, 2001.
41. Peters PC, Engh GA, Dwyer KA, Vinh JN: Osteolysis after total knee arthroplasty without cement. J Bone Joint Surg 74A:864, 1992.
42. Pilliar RM, Lee JM, Maniatopoulos C: Observations on the effect of movement on bone ingrowth into porous-surfaced implants. Clin Orthop 208:108, 1986.
43. Rand JA: Cement or cementless fixation in total knee arthroplasty? Clin Orthop 273:52, 1991.
44. Rand JA, Bryan RS, Chao EYS, Ilstrup DM: A comparison of cemented versus cementless porous-coated anatomic total knee arthroplasty. *In* Rand JA, Dorr LD (eds): Total Arthroplasty of the Knee: Proceedings of the Knee Society, 1985–1986. Rockville, MD, Aspen Publishers, 1987, p 195.
45. Regner L, Carlsson L, Kärrholm J, Herberts P: Clinical and radiologic survivorship of cementless tibial components fixed with finned polyethylene pegs. J Arthroplasty 12:751, 1997.
46. Regner L, Carlsson L, Kärrholm J, Herberts P: Tibial component fixation in porosis and hydroxyapatite-coated total knee arthroplasty. A radiostereometric evaluation of migration and inducible displacement after 5 years. J Arthroplasty 15:681, 2000.
47. Rorabeck CM, Bourne RB, Lewis PL, Nott L: The Miller-Galante knee prosthesis for the treatment of osteoarthrosis. J Bone Joint Surg 75A:402, 1993.
48. Rorabeck CH, Bourne RB, Nott L: The cemented Kinematic-II and the non-cemented porous-coated anatomic prostheses for total knee replacement: A prospective evaluation. J Bone Joint Surg 70A:483, 1988.
49. Rosenburg AG, Barden RM, Galante JO: Cemented and ingrowth fixation of the Miller-Galante prosthesis. Clin Orthop 260:71, 1990.
50. Rosenqvist R, Bylander B, Knutson K, et al: Loosening of the porous coating of bicompartmental prostheses in patients with rheumatoid arthritis. J Bone Joint Surg 68A:538, 1986.
51. Samuelson KM: Fixation in total knee arthroplasty: Interference fit. *In* Rand JA, Dorr LD (eds): Total Arthroplasty of the Knee: Proceedings of the Knee Society, 1985–1986. Rockville, MD, Aspen Publishers, 1987, p 249.
52. Shimagaki H, Bechtold JE, Sherman RE, Gustilo RB: Stability of initial fixation of the tibial component in cementless total knee arthroplasty. J Orthop Res 8:64, 1990.
53. Sorrells RB: The rotating platform mobile bearing TKA. Orthopedics 19:793, 1996.
54. Stulberg SD, Stulberg BN: The biological response to uncemented total knee replacements. *In* Rand JA, Dorr LD (eds): Total Arthroplasty of the Knee: Proceedings of the Knee Society, 1985–1986. Rockville, MD, Aspen Publishers, 1987, p 143.
55. Summer DR, Turner TM: Effect of pegs and screws on bone ingrowth in cementless total knee arthroplasty. Clin Orthop 309:150, 1994.
56. Walker PS, Hsu HP, Zimmerman RA: A comparative study of uncemented tibial components. J Arthroplasty 5:245, 1990.
57. Walldius B: Arthroplasty of the knee using an endoprosthesis: 8 years' experience. Acta Orthop Scand 30:137, 1960.
58. Whaley D, Berry DJ, Harmsen SS: Survivorship of 1000 consecutive press-fit condylar total knees at an average 10 year follow-up. Presented at American Association of Hip and Knee Surgeons, Dallas, November 3–5, 2000.
59. Whiteside L: Four screws for fixation of the tibial component in cementless total knee arthroplasty. Clin Orthop 299:72, 1994.
60. Whitesides LA: Long-term follow-up of the bone-ingrowth Ortholoc knee system without a metal-backed patella. Clin Orthop 388:77, 2001.

第 114 章

单髁膝关节成形术

Mark W.Pagnano, James A.Rand

虽然单髁膝关节成形术(UKA)已经历了30年的发展,但对其操作本身及结果仍然存在许多争议。各类文献在病例选择、手术技术、假体设计、随访时间上的诸多不同,导致临床结果各异。在20世纪90年代,美国的大多数学院派放弃了单髁膝关节置换。以梅奥诊所为例,在1990年以后的10年间,共开展初次全膝关节置换8500例,而UKA仅3例。UKA不受重视可能是多种因素造成的,但主要的原因还是TKA的结果令人非常满意。随着微创外科技术的兴起和良好的长期随访结果的发表,UKA再次引起了人们的兴趣。

UKA被认为是一种相对保守的外科手段,因为仅对病损间室进行表面置换,而髌股关节和对侧间室不受影响。在一项对19例膝骨关节炎的研究中,Brocklehurst等发现在骨关节炎的膝关节中,外观正常的关节软骨的水分含量、蛋白多糖合成率和细胞数与正常软骨接近[7]。因此,如果对侧关节间室外观正常可能没有必要将其置换,况且软骨的机械寿命以及聚乙烯和骨水泥碎屑的生物效应仍是未解决的问题。

UKA的潜在优点包括:保留了骨量和交叉韧带的本体感觉,获得了相对正常的膝关节运动学,增加了膝关节屈曲,手术的感染率低,失血量少。一项新的外科技术受到关注,包括采用小切口(3英寸)、不翻转髌骨且保护伸膝装置。有两组外科医师已将这一微创技术应用于UKA。UKA的缺点包括:①没有对所有关节行表面置换,可能导致潜在疾病继续进展;②手术技术复杂;③聚乙烯应力较高,可能导致假肢松动或磨损(表114-1)。

适应证和禁忌证

UKA手术必须考虑到患者的年龄、体重、活动量和畸形程度。老年患者应选择UKA或TKA,而年轻患者首选截骨术。肥胖或运动量大的患者将会对假体产生过大的应力,加剧磨损导致松动。适合于UKA的患者应具有理想的体重并且日常生活以坐姿为主,症状局限于单侧关节间室,且髌股关节症状轻微。术前以负重痛为主,静息痛不明显[25]。

术前膝关节活动度的标准包括屈曲挛缩小于5°,屈曲至少达到90°[25]。也有作者提出15°的屈曲挛缩可以通过UKA来矫正[48]。内翻和外翻畸形的程度应受到限制,内翻畸形10°~20°、外翻畸形15°的患者也可通过UKA成功治疗[25,48]。我们选择内外翻畸形不大于10°的病例。有明显畸形的膝关节,未表面置换的间室随着时间退变可能发生进展,而且需要广泛的软组织松解来达到韧带的平衡。但韧带松解在UKA中很难进行,所以严重的畸形不能够获得充分的矫正。

UKA的禁忌证包括关节感染和软骨钙化。这类疾病将会导致未置换的关节间室进行性破坏。相对禁忌证包括:肥胖,活动量大,固定成角畸形,前交叉韧带缺失,及髌骨切除术后。

最终决定是采用UKA还是TKA仍要依靠术中所见,只能在术中观察关节表面和交叉韧带的情况,并对软组织的平衡进行评估。如果前交叉韧带缺失,就应该采用TKA[15]。如果髌股关节面或未置换关节面出现了象牙化病损,也应选择TKA[25]。

目前的文献很难对UKA的适应证及效果提供有力的支持。表114-2中列出了一些研究结果。对这些结果尚需进行详细的分析。

在一项对165位患者228例膝关节的前瞻性研究中,成形术时曾对膝关节的每个间室的关节炎病变进行了分级[42]。入选UKA的标准包括:①年龄大于60岁;②体重小于82 kg;③习惯坐位的生活方式;④屈曲挛缩小于5°;⑤成角畸形小于15°;⑥前交叉韧带完整;⑦对侧关节间室无明显的软骨破坏。这些病例中仅有6%(13膝)符合所有的入选标准[42]。相反,另一项研究少许修改了入选标准,208例膝关节中有207例符合

表 114-1 单髁膝关节成形术

优点	缺点
保留骨量	技术复杂
保留交叉韧带	病例选择严格
增加活动度	磨损增加
本体感觉正常	失败率高
运动学正常	疾病进展

UKA 的入选要求[11]。

有学者比较研究了 49 例高位截骨术（随访 7.8 年）与 42 例单髁膝关节成形术（随访 5.8 年）[8]。两组临床结果的满意率分别为 43%和 76%，翻修率分别为 20%和 7%。20 例患者一侧行 UKA、对侧行 TKA 随访 3 年[9]。在随访 1 年时分别有 80%(UKA)和90%(TKA)获得了良好的膝关节评分，膝关节活动度分别为 120°和 105°。另一项对一侧行 UKA 另一侧行 TKA 的 23 例患者的类似研究随访了 81 个月，UKA 的满意率为 44%，TKA 的满意率为 12%，44%无法区分二者的优劣[28]。膝关节活动度分别为 123°(UKA)和 100°(TKA)。文献中还提到一项 42 例的对比研究随访 6.5 年，50%对 UKA 满意，21%对 TKA 满意，29%认为没有差别[13]。一项 120 例 UKA(随访 78 个月)和 81 例 TKA(随访 68 个月)的比较研究发现，两组的膝关节学会评分分别为 90 分和 85 分，再手术率分别为 4%和 19%。TKA 较高的翻修率可能与旧的假体设计有关[36]。

Newman 等对 102 例单侧膝关节间室疾病进行了前瞻性随机对照研究，分别采用 UKA 或 TKA。两组病例均以女性居多，平均年龄 69 岁。发现 UKA 组围手术期发病率较低，TKA 组住院时间较短，经过 5 年随访，2 例 UKA 和 1 例 TKA 病例进行了翻修，UKA 组有更优异的临床效果，屈曲超过 120°的病例更多。

假体选择

选择合适的单髁假体需要考虑一下几个方面：假体的限制性，固定方式，采用固定还是活动的聚乙烯衬垫，手术器械，选择带金属基底的还是全聚乙烯胫骨假体。单髁假体中比较重要的概念是假体的限制性。因为所有的韧带都要保留，所以胫骨假体需要采用轻微限制性的形状（即平面形），否则会在交叉韧带保留和假体限制之间出现运动学共配。Hodge 和 chandler 证实，非限制性的设计会比限制性的设计获得更好的临床效果[17]。但是胫骨和股骨假体之间的一致性差也会带来聚乙烯的高应力和磨损（图 114-1)[17]。半月板承重型 Oxford 假体解决了这个问题（图 114-9）[6,15]，在对 20 例膝关节的影像研究中发现，在内侧间室衬垫有平均 4.4 mm 的后移，外侧间室有 6.0 mm 的后移[6]。在膝关节旋转活动时，内外侧间室中衬垫向相反的方向移动。关节置换术后 5 年时曾证实，衬垫的移位。但这款假体在美国未获批准应用。

手术中是否保留骨量与胫骨假体使用金属基底有关。薄的聚乙烯胫骨假体（小于 9 mm）松动率较高[32]。若使用厚的全聚乙烯假体，松动率降低了但切除的骨量却要增加。如果采用金属基底，则可以提高胫骨假

表 114-2 单髁膝关节成形术与截骨术或三间室全膝关节成形术的比较

单髁膝关节成形术与截骨术						
	截骨术			单髁膝关节成形术		
作者	膝关节数	随访(年)	优良率(%)	膝关节数	随访(年)	优良率(%)
Broughton 等[8]	49	5~10	43	42	5~10	86
Ivarsson 和 Gillquist[19]	10	1	40	10	0.5	80
单髁膝关节成形术与三间室全膝关节成形术						
	三间室 TKA			单髁膝关节成形术		
	膝关节数	随访(年)	优良率(%)	膝关节数	随访(年)	优良率(%)
Cameron 和 Jung[9]	20	3	90	20	3	80
Laurencin 等[28]	23	7	83	23	7	96
Newman 等[34]	51	5	xx	51	5	xx

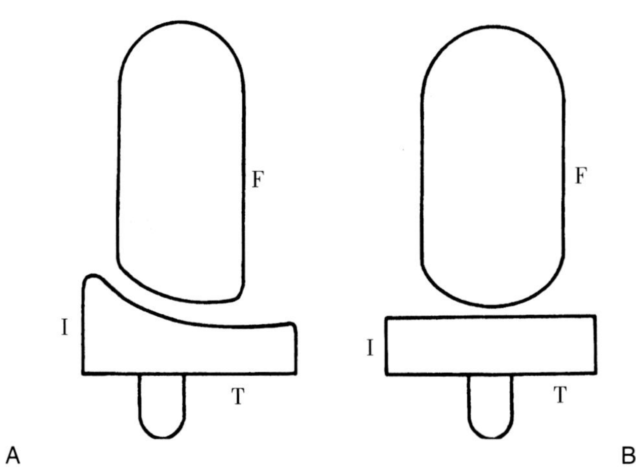

图 114-1　两种单髁假体的设计理念：(A)限制性和(B)非限制性。(From Hodge WA, Chandler HP: Unicompartmental knee replacement: A comparison of constrained and unconstrained designs. J Bone Joint Surg 74A:877, 1992, with permission.)

体固定效果。但金属部分厚 2~3 mm，因此聚乙烯衬垫相对较薄，因而耐磨损性较差。如果增加聚乙烯厚度，则要牺牲更多的骨量。

手术方法

每一个假体都有其特定的截骨要求。我们这里提到的仅仅是手术的原则。

UKA 的技术要求与 TKA 不同，暴露需要经过前内侧关节囊切开，即使行外侧的单髁置换也是如此。因为采用 UKA 或是 TKA 是依靠术中情况决定的，经前内侧切口要比前外侧切口更容易行 TKA 手术。注意保护髌骨和对侧间室的关节软骨，对侧的半月板前角也需要保护。要去除所有增生的骨赘，这样可以被动校正力线。股骨和胫骨假体应能够完全覆盖患侧间室的负重面。股骨假体的前缘不能与髌骨发生碰撞。假体安装完毕后，在膝关节伸直时应允许膝关节轻微张开，以避免假体间过度紧张[25,48]。下肢的力线要防止过度矫正，那样会使未置换间室的负荷增加。理想的力线应通过膝关节中线或轻微偏向置换间室（图 114-2）。

微创外科技术使单髁置换通过小切口操作成为可能(图 114-3)。一般来说，3 英寸的切口可行内侧髁的关节置换，自髌骨内上缘至胫骨近端内侧。垂直偏内侧进入关节。上缘关节切开线可向内延伸 1 英寸，类似于股内侧肌下入路。远端将内侧半月板和关节囊由胫骨前内侧剥离。为了更好的暴露股骨髁的远端内侧面，可少许切除髌骨的内侧面，然后牵引并外旋胫骨。这样就可以获得内侧间室的满意暴露。在采用这种微创的手术操作时，特殊的器械将会有很大的帮助。

结果

几项研究已经提供了关于单髁膝关节置换的 10 年生存期资料[3,5,23,33,35,37,41,44,46]。在几乎所有的研究中，多数患者为 65 岁以上的女性。Murray 等 [33] 报道了 143 例采用 Oxford 半月板承重型假体行内侧髁置换，保留完整的前交叉韧带。平均随访 7.6 年。有 5 例在术后 10 年行翻修术，假体生存率 98%。Squire 等[41]报道了 Marmor 假体的长期随访结果，包括 140 例 UKA，14 例行翻修术，术后 22 年假体存活率为 84%。Berger 等[3]报道了62 例 UKA 的结果，患者平均年龄为 68 岁，采用骨水泥固定金属基底的胫骨假体。平均随访 7.5 年，假体的 10 年生存率为 98%。上述的三项研究均显示了优良的随访结果，但结果也受到了多种因素的影响，如假体设计、外科技术、评价系统等。基于不同假体的结果回顾要比个人的经验更加有说服力。

St.George Sled 假体是一种早期的单髁假体，全部由聚乙烯组成，胫骨假体的限制性较低(图 114-4)[14]。一项 115 例膝的前瞻性研究显示，随访 4.5 年的优良率为 86% [30]。随访 6 年以明显疼痛作为观察终点的假体生存率为 76%，7 例行翻修术。另一项研究包括 102 例膝，随访 8 年，优良率为 78%，翻修率为 5%，假体松动率为 4%[26]。另一项研究包括 34 例 UKA，随访 8 年，满意率为 68% [21]。一项包括 575 例 UKA 的研究发现，随访 9 年时的翻修率为 1.2%，再手术率为 2.4% [12]。

多中心假体是另一款早期的单髁假体（图 114-5）。在一项 207 例 UKA 的随访研究中，188 例是多中心假体，随访 2.6 年时假体失败率为 11% [22]。下肢力线内翻与假体失败有关联，52%的 UKA 为内翻。假体失败在许多手术技术熟练的病例中也有发生，可能由于早期假体设计不成熟所致。多中心假体后来经过改进成为 Gunston-Hult 单髁假体，胫骨侧关节面为平面[2]。77 例此类假体的 UKA 随访 10 年，优良率为 75%，再手术率为 10% [2]。这款假体在功能上也获得了比较好的结果(图 114-6)。

Marmor 组配式假体是应用最为广泛的单髁假体

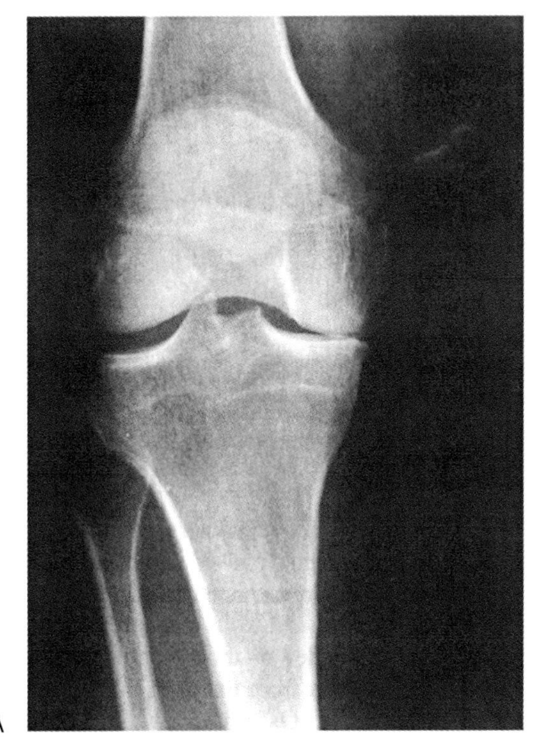

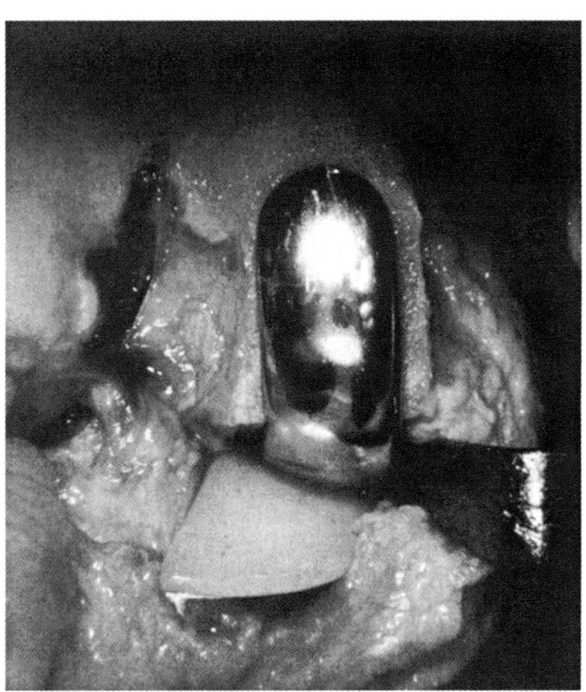

C

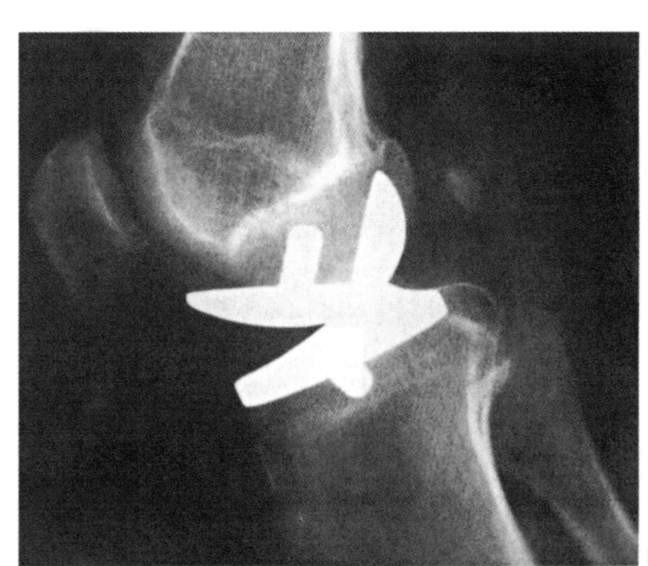

图 114-2 一位 67 岁男性，膝关节 5°内翻，为单间室疾病(A)。术中股骨-胫骨在屈曲和伸展时恢复良好的对线(B)。正位(C)和侧位(D)X 线片证实胫骨假体位置良好，并将胫骨内侧髁完全覆盖。

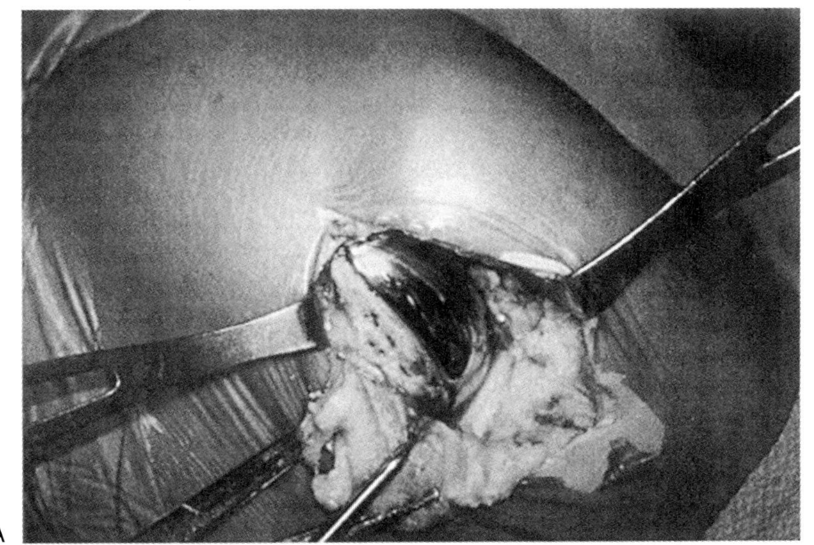

A

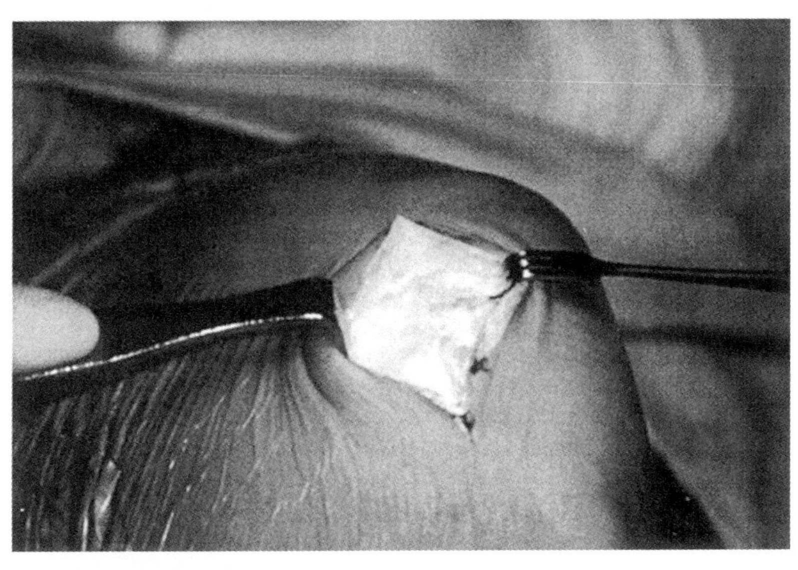

B

图 114–3　所谓的微创入路行单髁关节置换，采用 3 英寸切口(A)。髌骨可牵向外侧半脱位但不翻转。采用合适的牵开器在小切口下仍能清楚暴露内侧间室(B)，达到了满意效果(C)。(待续)

之一(图 114–7)。一项研究显示，37 例 Marmor 假体随访 2 年时疼痛缓解率为 65%[27]。再手术率为 22%，外侧间室的置换效果要好于内侧。另一项 59 例膝 Marmor 假体置换随访 4 年，优良率为 76%，再手术率为 12%[39]。然而也有效果非常好的临床报道，72 例膝随访 4 年，疼痛缓解率为 90%，再手术率为 1%[1]。

159 例 UKA 采用了第二代组配式假体，随访 4 年，满意率为 91%，翻修率为 5%[10]。Marmor 报道了 60 例膝随访 11 年的结果[32]，优良率为 63%，9 例失败原因在于 6 mm 的胫骨假体出现了松动。另一项研究报道了 63 例Marmor 假体 UKA 随访 7.4 年，优良率 90%，翻修率 8%[43]。Squire 等应用 Marmor 假体的结果如前所述。

Robert Breck Brigham Hospital 假体采用平面的全聚乙烯胫骨假体，使用骨水泥固定(图 114–8)[38]。100 例该类型假体随访 3.5 年，其中 92%疼痛缓解好，平均膝关节屈曲达 114°，7 年时翻修率为 7%，10 年时翻修率为 13%[47]。另一项研究共 68 例随访 51 个月，优良率为 80%，6 例失败[40]。这款假体改良后采用了金属基底的胫骨假体，50 例此类改良的假体随访 5.5 年，优良率为 90%，没有翻修的病例[24]。

103 例 Oxford 半月板衬垫型假体随访 36 个月(图 114–9)，疼痛缓解率为 96%，平均膝关节屈曲度 105°，9 例行再次手术，前交叉韧带完整时失败率为 4.8%，而前交叉韧带缺失时失败率上升为 16%[15]。

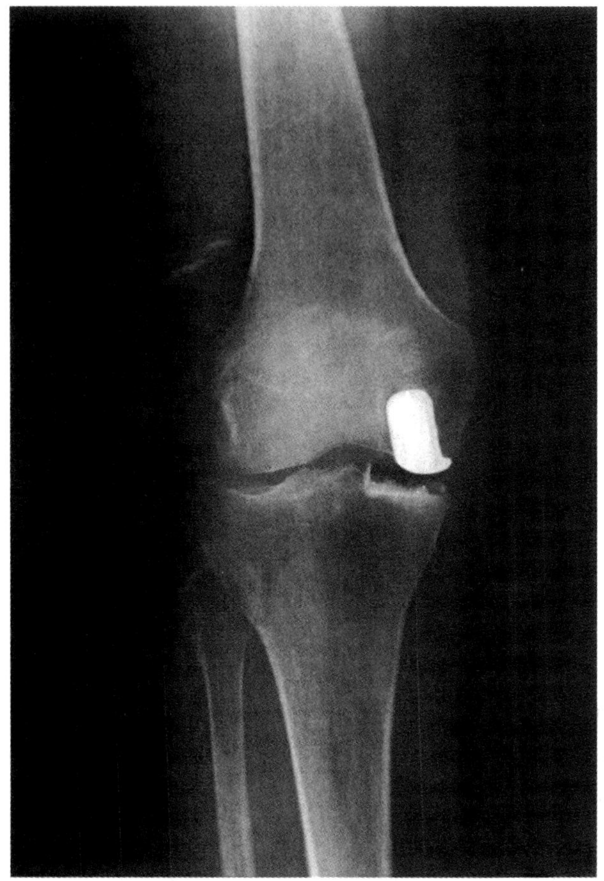

图 114-3(续)

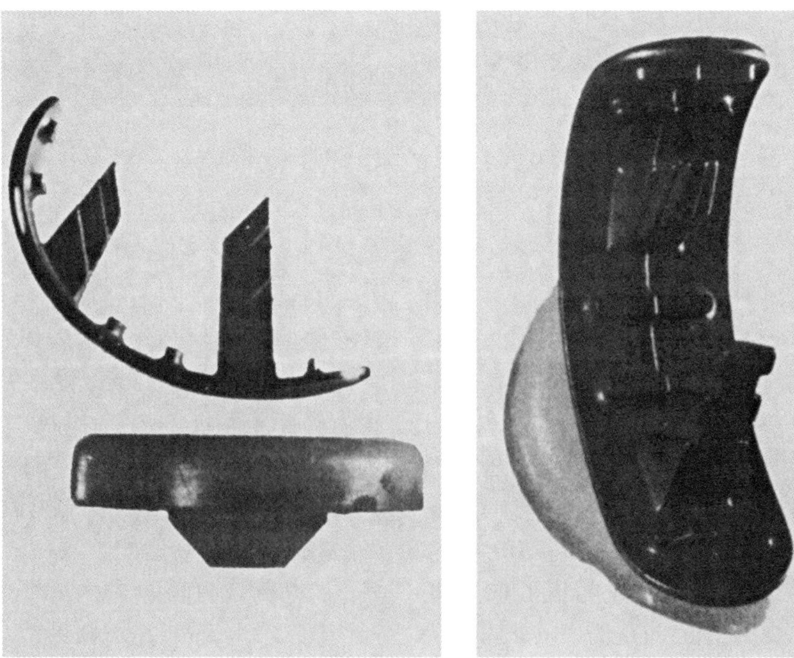

图 114-4 St.George Sled 假体。(From Engelbrecht E: The "Sled" prosthesis: A partial prosthesis for destructions of the knee joint. Chirurg11:510,1971. Copyright 1971, Springer-Verlag, with permission.)

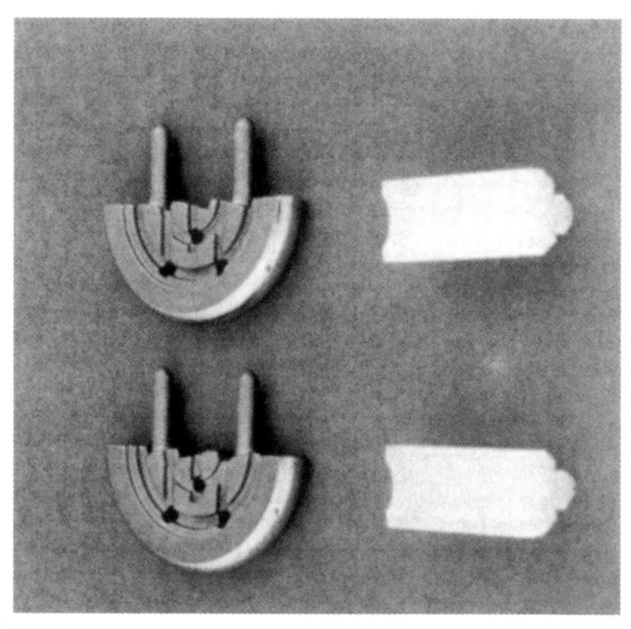

图 114-5　多中心假体。

Murray 等报道了使用此款假体 10 年的随访结果，假体生存率达到了 98%。

单髁假体采用骨水泥固定要好于非骨水泥固定。28 例 PCA 假体使用非骨水泥固定的方法，随访 2 年，优良率为 71%（图 114-10）[4]。11 例经过翻修。一项研究包括 41 例骨水泥和 43 例非骨水泥 PCA，随访 1~4 年发现优良率为 82%，有 2 例失败（每组各 1 例）[29]。另一项研究包括51 例 PCA 非骨水泥固定随访 2 年，满意率为 90%[31]。一项研究包括 82 例非骨水泥 PCA，随访 4 年，假体失败率为 12%，8.5 年时的假体生存率为 81% [45]。

有学者将 50 例平面的、非限制性胫骨假体与 26 例斜面的、限制性胫骨假体进行了对比研究[17]，随访 53 个月，非限制组优良率为 98%，限制组为 70%，非限制

A

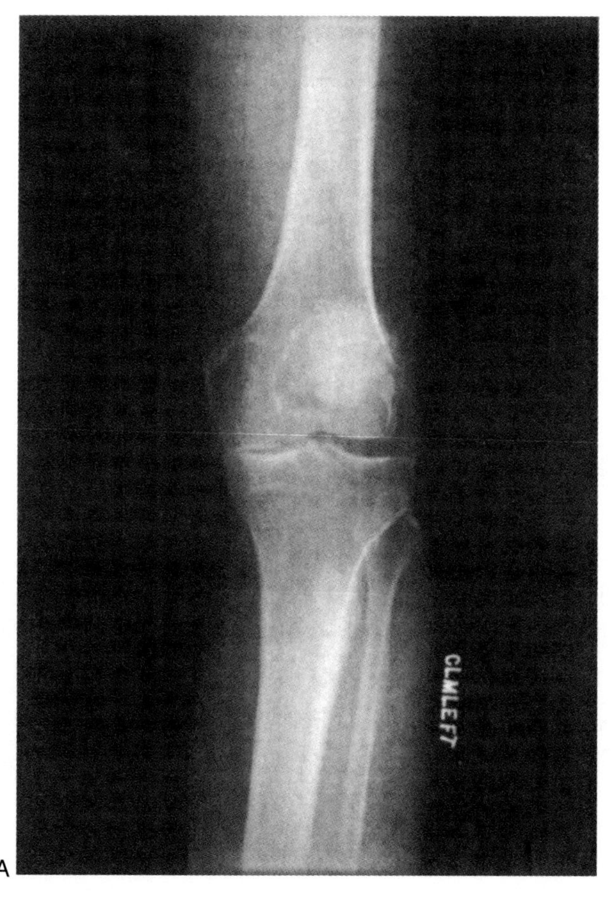

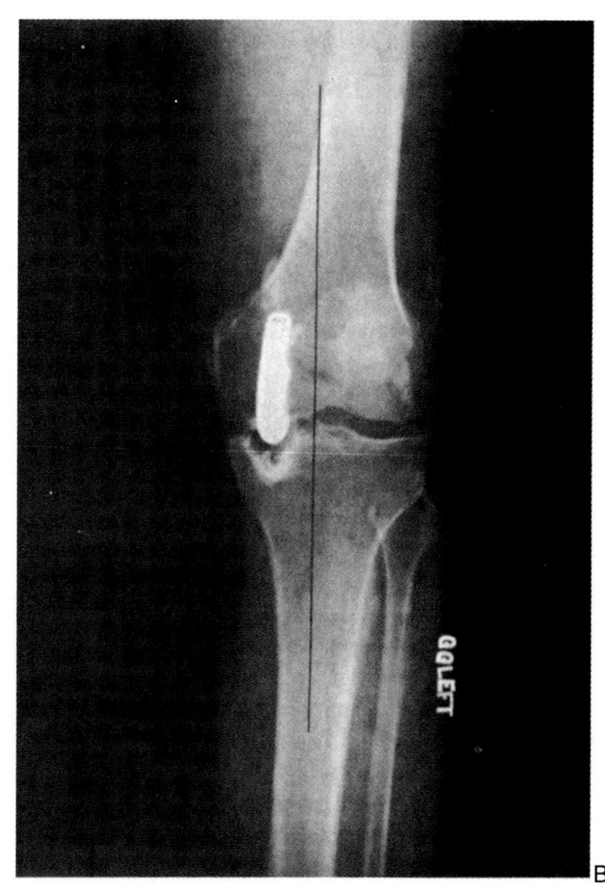

B

图 114-6　(A)患内侧膝关节病的 64 岁男性。(B)单髁关节置换术后力线稍偏向受累间室。(待续)

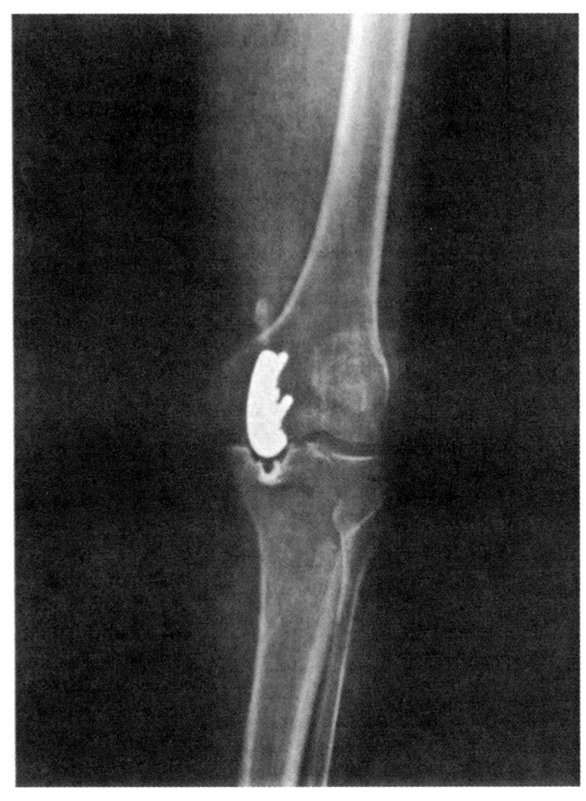

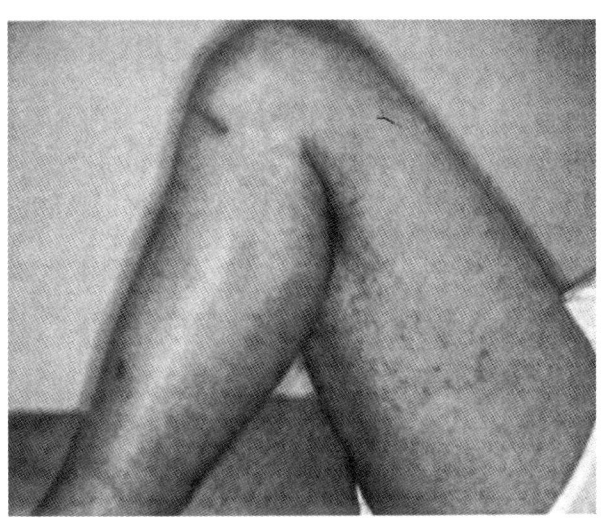

图 114-6(续) (C)19 年后,假体未松动,(D)功能仍然良好。

组和限制组的翻修率分别为 8%和 27%。在一项多中心研究中,294 例骨水泥非限制性全聚乙烯胫骨假体单髁置换,12 年生存率为 82%[16]。内侧和外侧置换的生存率无差异。

并发症

除了髌骨假体松动以外,UKA 的并发症与 TKA 相关的所有并发症类似。文献报道 UKA 败血症的发生率小于 1%,低于 TKA[12,15,17,32,38,43,45]。假体松动是最常见的并发症之一,通常与薄的、全聚乙烯胫骨假体有关[15,32](图 114-11)。其他一些并发症是 UKA 独有的,在 TKA 中不发生。对侧未行表面置换的间室进行性退变的发生率在 1%~10%之间[17,32,43,45]。其发生与下肢力线矫枉过正、正常间室负荷过大有关。股骨假体前方与髌骨撞击引起的疼痛约占全部病例的 3%[25]。与股骨有关的胫骨假体半脱位可能是由于韧带平衡较差或假体错位所致[25,47,48]。半月板衬垫脱位的发生率为 3%,在前交叉韧带不完整时多见[15]。

作者的建议

我的观点(MWP)是对年轻的、通常小于 45 岁的患者采用截骨术,UKA 的理想患者是轻体重、生活中经常坐着的、70 岁以上的患者。当然,最终决定是单间室置换还是三间室置换还要靠术中对关节表面以及韧带的评价。如果患者满足其他的手术指证,髌股关节或外侧间室轻度软骨软化则不应成为 UKA 的禁忌证,而前交叉韧带缺损则不应考虑行 UKA。

我(MWP)自己的观点为,目前 UKA 对单间室疾病来说具有吸引力。然而,一些问题在扩大 UKA 的适应证前仍需明确:①对年轻患者,UKA 能够维持足够长的时间而取代胫骨近端截骨术吗?(近来的长期资料都是老年女性患者);②对微创 UKA 的翻修,是否能顺利进行而不需要付出什么代价?(以前的报道在倾向 TKA 时曾发现 UKA 会导致大量骨丢失而需要植骨);③患者和医师会为了更低的发病率和花费而容忍较高的失败率吗?(微创技术对此会做出一些折中。)

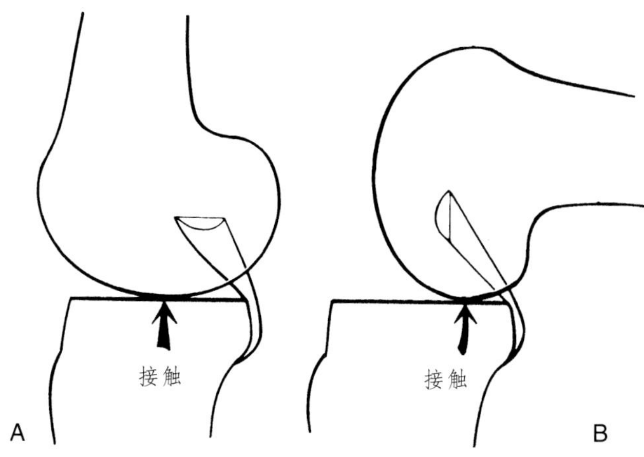

图 115–1　(**A**)在后交叉韧带(PCL)完整时伸直膝关节,胫骨–股骨的接触区接近胫骨中部。(**B**)在屈膝时,由于 PCL 的作用,股骨发生后滚,它和胫骨的接触区向后移动。(From Insall JN: Historical development, classification and characteristic of knee prostheses. In Insall JN, Windsor RE, Scott WN, et al. [eds]: Surgery of the Knee, 2nd ed. New York, Churchill Livingstone, 1993, p677.)

我们所面临的困境是,如何协调解决好既要在屈膝时让股骨在胫骨后滚又能仍然保持两者的高度匹配。此外,由于后滚依赖于完整无损的后交叉韧带,而全髁型假体的设计理念是切除后交叉韧带,因此将不会发生必要的后滚。这样就可以获得更匹配的股骨–胫骨关节。尽管直到现在,仍然没有放弃这一设计理念,即以牺牲正常的膝关节运动学为代价,获得更低的表面应力,但是结果却导致关节面前后缘的应力显著增加 (图 115–2)。由此也引发了活动衬垫型膝关节的设计思想。

矢状面上高度匹配的股骨–胫骨关节面固然可以减小表面应力,但是它限制了股骨在胫骨上的后滚。这就意味着,这种设计导致在胫骨假体–骨的界面上出现剪切应力。这种剪切应力主要在单件式膝关节假体的骨–骨水泥界面上引起应力;其次还会引起组配式膝关节的微动。在组配式膝关节中,这种微动可引起所谓的"背面磨损"[23]。合乎逻辑的解决方法是,在允许发生正常后滚的基础上,引入高度抛光的胫骨假体,允许甚至鼓励插入垫片和胫骨假体之间发生"背面"移动。如果允许胫骨的关节面在胫骨假体金属背板上移动, 这将降低骨–骨水泥界面上的应力, 也就有可能降低松动的概率。另外,如果胫骨假体表面和活动垫片高度光滑,也将减少额外磨损的可能性。尽管平的胫骨表面可以允许后滚,但同时也会在关节表面上产生高应力,这种高应力会引起胫骨部件的层状剥落和磨损。如果切除后交叉韧带,则消除了关节的前后向平移;然而这将需要引入一些稳定膝关节的方法。解决这一问题的思路是,在获得关节面高度匹配的同时,允许发生相对移动。这就是活动衬垫型膝关节的理论基础(图 115–3)。

理想的设计

因此,理想的设计首先是通过更加适合的表面几何形状增加股骨–胫骨关节面之间的匹配度, 以降低作用在胫骨表面的应力;其次是允许关节组件在胫骨表面上旋转或者移动,以适应股骨的后滚。如果能达

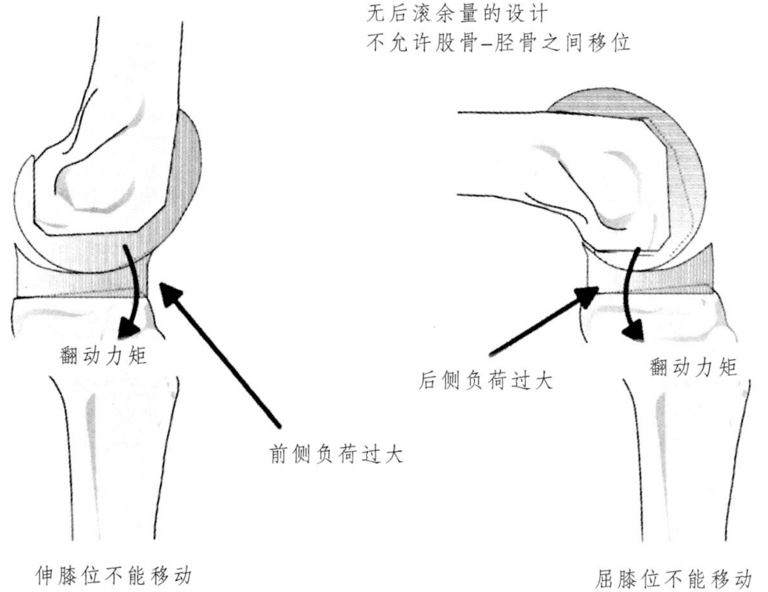

图 115–2　在后交叉韧带完整的状态下,高度限制性关节在矢状面上给关节施加倾斜作用力 。(From Pappas MJ, Buechel FE: Biomechanics and design rationale: New Jersey LCS? Knee Replacement System. Depuy Sales Training Seminars, Biomedical Engineering Trust, South Orange, NJ, 1993.)

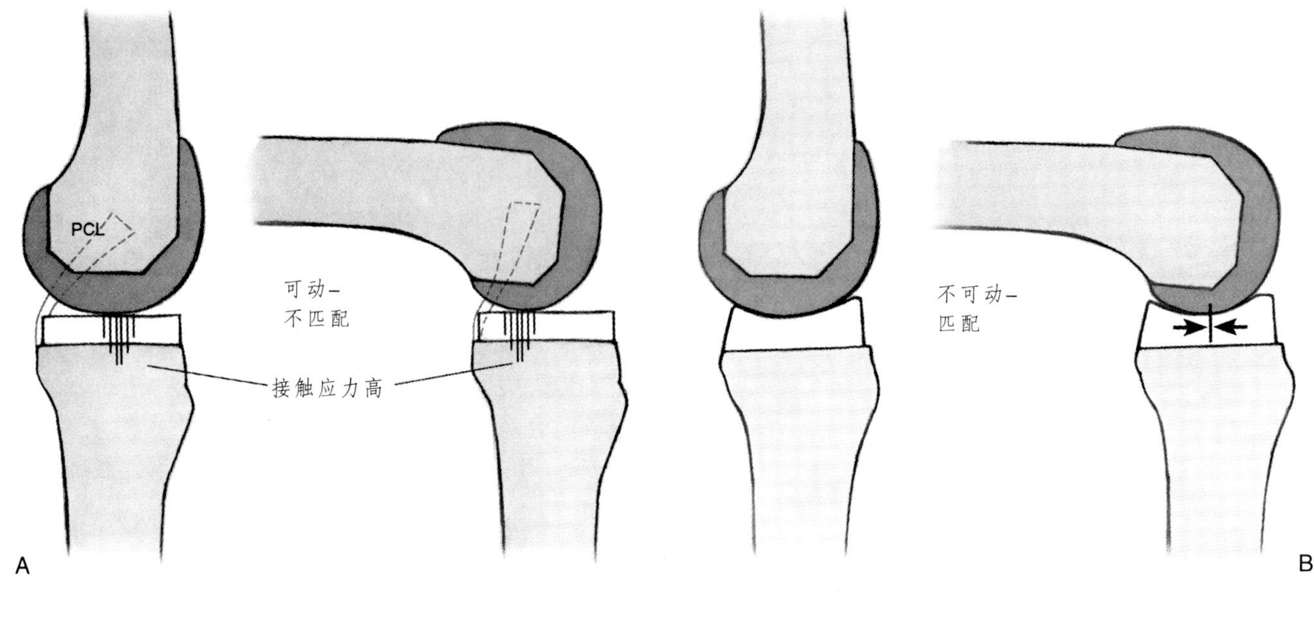

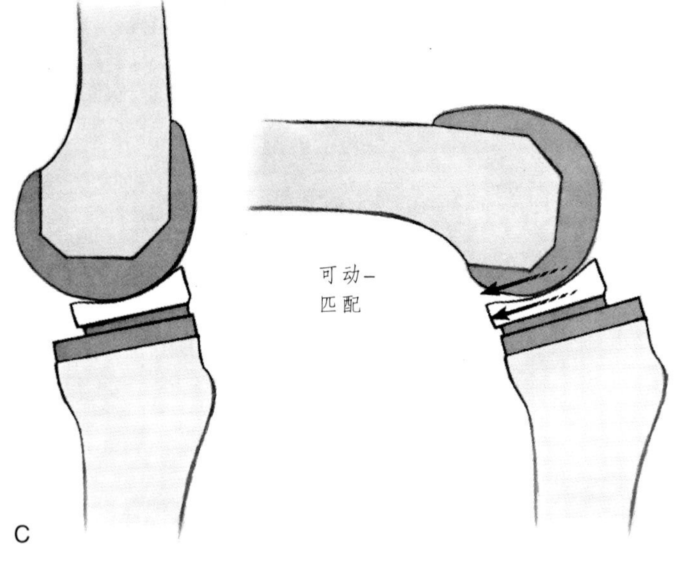

图 115-3 图例说明如何解决匹配度和限制性之间固有的矛盾。(A)低匹配度的关节虽然限制力很小,但是在聚乙烯上产生很高的接触应力。(B)高匹配度的关节虽然接触应力很低,但是高限制力可导致假体松动。(C)采用高匹配度的盘式胫骨假体允许有一定的活动可以解决这一矛盾。

到这样的设计要求，那么即使应用目前的假体材料，也可以达到减少磨损，并有望增加膝关节的屈曲度，甚至可能达到正常的活动范围[12]。

如果这一基本理论果真如此一目了然和具有吸引力的话，那么像以往其他类似一样,“细节决定成败”。准确地说,如何才能把这些设计目标融合在一起呢？后交叉韧带如何适应这一设计,换而言之是否要保留后交叉韧带？如何定义运动的轴线？目标是“复制”运动,还是通过允许适应而不是复制正常运动学的自由活动度而“取代”正常运动?另外一个需要注意的问题是,缺少后交叉韧带可能导致不稳定。因此引入了一种称之为混合固定的理念，即在缺少后交叉韧带时,设计一个稳定装置来帮助控制后滚。

设计选择

设计必须要考虑的问题是适应股骨的后滚。这可以通过多种设计途径来实现：①让半月板浮在两个独立活动的髁组件上;②特定半月板的活动方式;③旋转平台;④旋转和平移平台;⑤可自由活动的关节。正常情况下[7,8],后滚趋向于围绕股骨内侧髁旋转,并在外侧髁上滑动。由于发生于外侧比发生于内侧的股骨后滚多，因此在这种运动时会发生胫骨相对于股骨的轴向旋转。尽管这种运动学特点不能完全复制,但是可以通过胫骨假体组件的简单旋转而近似地模拟。这也为两种主要的设计理念提供了依据:可以允许同时发生旋转和平移的旋转平台或可变活动衬垫(图 115-4)。需要进一步考虑的是,后交叉韧带是保留还是替代。表 115-1 对以上特征做了部分的总结。

假体的运动学:活动衬垫型膝关节的功能

分析和实验研究通常显示,半月板设计可以复制轴向旋转运动模式,但旋转平台设计则不能。大多数设计允许 4°~5°的旋转,而不是正常的 10°~12°。另外,活动衬垫型膝关节的平移并不能达到正常膝关节中的 10°~15°平移量。荧光透视研究观察到的一个典型趋势是,股骨最初发生后滚,但是随着屈曲角度增大,事实上股骨相对于胫骨又发生了向前滚动[7]。特别值得注意的是,同样的运动方式可见于很多固定平台的膝关节假体中[7,11,30]。然而却因为这些原因,设计出两款没有推荐轴线的活动衬垫型膝关节:Zimmer 的内偏运动型(MBK)假体和 Sulzer Orthopedic 的自对准(SAL)假体。这些假体没有规定运动模式,而是由动态和韧带限制作用来确定。尽管这看上去是一个很有吸引力且理想的目标,但是潜在的问题是磨损的增加,因此有些人对允许自由活动,没有限制型运动方式的假体持怀疑态度[14]。

研究表明,活动衬垫的功能是在正常步态和上下楼梯时分别确定的。事实上,在确定复制更接近正常运动时,上下楼梯是差别最大的活动方式。同时还显示,在使用固定平台[9]和活动衬垫假体[29]的患者中,高达 75%的患者步态中存在 1~2 mm 的内

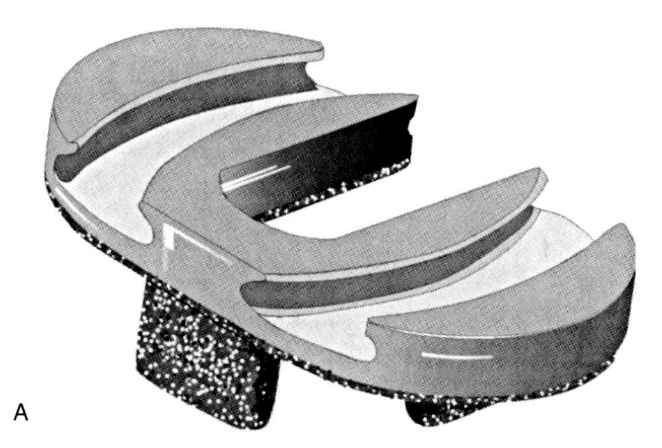
A

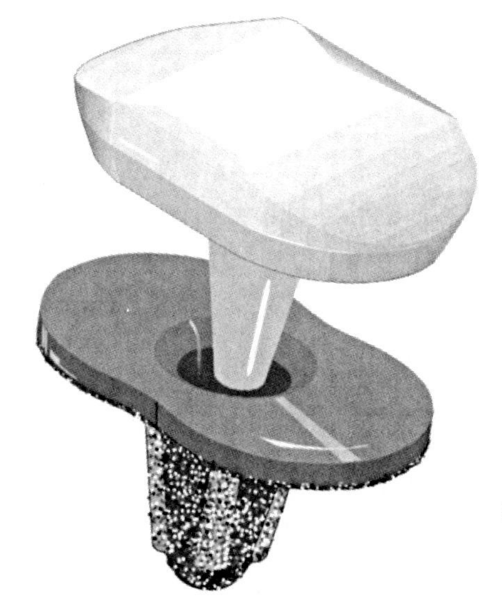
B

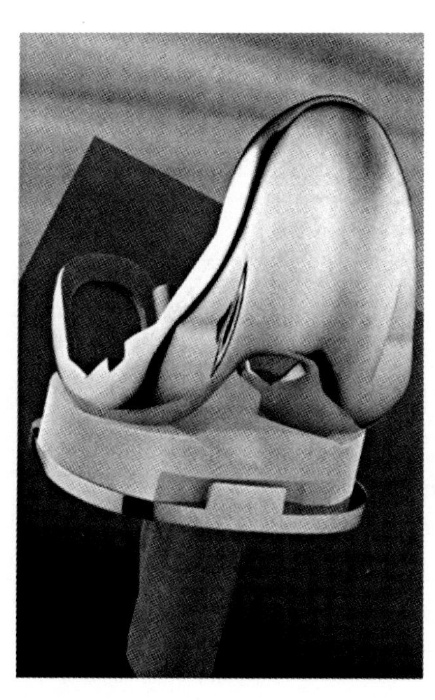
C

图 115-4 图示为活动衬垫型膝关节的主要设计理念。早期设计的活动衬垫型关节采用滑槽设计(A),已经被旋转平台式设计(B)所取代,旋转平台允许围绕中心轴做简单的旋转。(C)MBK 膝(Zimmer,Warsaw,IN)为了适应内侧偏移的运动学模式,允许同时发生旋转和平移。

表 115-1 "早期"活动衬垫型膝关节假体的一些设计特征

名称	公司	开始时间	关节面	活动方式	PCL	固定方式
部分匹配						
LCS	DePuy (Warsaw, IN)	1970s	冠状面匹配 矢状面匹配	RP	切除	骨水泥 非骨水泥
SAL	Sulzer (Houston, TX)	1987	冠状面不匹配 矢状面匹配	RP	保留	最好使用骨水泥
高度匹配						
Oxford	Biomet (Warsaw, IN)	1976	冠状面匹配 矢状面匹配	滑动	保留	骨水泥 非骨水泥

LCS:低接触能力;PCL:后交叉韧带;RP:旋转平台;SAL:自对准。

外翻倾斜或者上抬。几乎所有的假体设计都在某种程度上存在这种现象,由此使大家更注重冠状面关节匹配度的问题。

手术方法

相对于不同的活动衬垫型假体而言,并无所谓的独特技术问题需要加以讨论。这里有三个问题需要优先考虑:①对于所有的假体设计而言,基本的膝关节置换原理;②针对活动衬垫型膝关节的一些特殊技术问题;③还有一些基于不同设计特点的活动衬垫型假体所特有的技术细节。

需要考虑的技术问题总结如下:

1. 一般来说,在使用活动衬垫型假体时对于手术技术的要求更高,而不是降低了要求。而后稳定型膝关节假体正与此相反,切除后交叉韧带便重新定义了运动学模式,因此可以矫正挛缩和成角畸形。

2. 和其他成功的膝关节置换术一样,屈曲间隙和伸直间隙必须达到平衡。屈曲间隙的松弛可能会导致垫片脱出的严重后果,尽管这并不常见。

3. 胫骨截骨面的前后倾斜是设计上特殊考虑的问题。对于大多数设计而言,都建议胫骨截骨面存在一定后倾;尽管如此,后倾也可以设计在假体的关节面上,或者在胫骨截骨时进行。如果在胫骨截骨时予以一定的后倾,通常也建议后倾角度要比固定平台的假体小5°~10°,某些假体设计则推荐0°后倾截骨。

4. 多数活动衬垫型假体的设计需要略微增加截骨量。尽管没有数据证实,但当假体一旦失败,给人的直觉就是由于骨量丢失的增加会导致翻修手术更加困难。

截骨的顺序

有些假体的设计基于以下的考虑:先进行胫骨截骨,然后以截骨后的胫骨为基准来校正力线和进行随后的截骨。原因是胫骨的截骨同时影响到屈曲和伸直间隙,因此,可能使得股骨的截骨更加简单。如果不考虑所使用的器械类型的话,笔者通常从胫骨截骨开始。

骨水泥技术

即使是经验丰富的医师通常也分别进行活动衬垫型假体的骨水泥固定。通常先固定胫骨,当胫骨固定牢靠时,再固定股骨假体;否则当股骨假体安放好以后,会导致插入胫骨假体困难。

术后护理

在术后护理上,活动衬垫型和固定平台型假体之间没有什么明显的差异。

结果

尽管文献上已报道了手术结果,但是由于采用不同的技术,因此仍然需要对不同的设计和经验结果进行比较。通过总结,表115-2列出了文献中关于不同种类的活动衬垫型假体的数据。在最近的文献中,包含了几种不同的设计理念。

Oxford 单髁半月板承重膝关节假体

这是一种特殊设计的单髁假体。这种假体的流行性或者其适应证,不考虑其设计因素,这些年来一直时而增加时而降低,至少在美国是这样。现在,单髁型膝关节设计理念已经不再引起大家的广泛兴趣,因为到目前为止,这种假体的早期失败率依然高于全髁型设计。但是不管怎样,这种设计仍然有值得借鉴的地方,因为它保留了正常的关节间室,如果成功的话,可以获得更为正常的功能。这也就是 Oxford 活动衬垫型膝设计的背景。根据设计者的初衷,这款假体特有的适应证是:①仅有内侧单间室症状;②前交叉韧带功能正常;③没有固定的内翻畸形;④固定屈曲畸形小于 15°;⑤髌股关节病变即使有也很轻。在设计单位的一项 10 年期报道中,假体的生存率达到 95%[21]。这些研究者认为,在他们治疗的人群中,有 25%的患者适合行活动衬垫型膝关节置换术。瑞典的关节置换登记系统记录了来自 19 个中心的大约 700 例患者的资料,5 年时的假体生存率为 90%[17]。美国的许多医师对于单髁置换有着更为严格的适应证。在一项前瞻性研究中,对 228 例膝关节进行了是否适合单髁关节置换的评估,结果显示只有 6%的患者符合规定的条件[28]。在 114 章中将详细讨论这一问题。

低接触应力膝关节假体

DePuy Orthopaedics 在 20 多年前设计了低接触应力(LCS)型假体。正如多数假体一样,最多的临床经验是由最初的革新者报道的。这种特殊设计的假体包含三种不同的系列或者说三种不同的设计理念,每一个系列都可以使用或不使用骨水泥固定(图 115-5)。最长的经验是 21 例使用骨水泥固定前后交叉韧带都保留的患者,12 年的生存率是 91%[3]。25 例非骨水泥固定假体的 6 年生存率是 100%。很难解释为什么同一款假体当使用非骨水泥固定时,会取得更好的短期生存率,当然也许有人会问这一结果是否存在统计学意义。不管怎样,57 例使用非骨水泥固定、后交叉韧带保留型假体的膝关节,6 年的生存率为 98%。他们使用旋转平台型假体的经验包括骨水泥固定和非骨水泥固定的 108 例膝关节手术。8 年生存期调查显示,满意率为 98%,骨水泥和非骨水泥固定假体之间没有显著性差异[12]。其他医师也报道了相近的结果(见表 115-2)。Sorrells 对这一假体做了深入的独立评估分析。665 例 LCS 旋转平台假体,术后 11 年的生存率为 95%。机械性并发症发生率只有 3%[27]。其他人则报道了使用后交叉韧带保留型旋转平台假体的脱位发生率为 9%[1]。需要特别注意的是,旋转平台假体这种低的机械失败率到目前为止仍有报道。

自对准活动衬垫型膝关节假体

SAL 系统允许胫骨垫片的关节面旋转和平移。这种假体可以使用骨水泥或者非骨水泥固定。对 172 例临床假体植入病例中 61 例进行仔细分析显示,5.5 年的生存率为 95%[16]。而评估了 115 例后显示,有两种机械性失败,一种是磨损所致,另一种是僵直所致[5]。这款假体的总体结果和其他的假体基本类似,尤其是骨水泥固定时。

P.F.C. Sigma RP

DePuy Orthopaedics 报道了一组平均年龄 64 岁的 90 例患者的回顾研究。包括 72 例后交叉韧带保留型和 18 例后交叉韧带替代型假体。平均随访仅 1 年,平均屈膝角度为 102°。2%患者有中度疼痛[24]。

内偏运动型膝关节假体

MBK 的设计考虑因素包括:降低磨损,使髌骨轨迹更加平滑,基于内侧的运动模式,股骨相对于胫骨自由旋转,限制胫骨背板的平移,增加插入的高分子聚乙烯垫片的稳定性,可供选择的股骨和胫骨假体型号,增强背板的强度,理论上达到生理的屈曲和伸直角度(见图 115-4)。Insall 观察了三组共 69 例患者,平均年龄是 67 岁。61 例患者随访 1~5 年(平均 2.5 年)的结果显示,优秀的占 57%,良好的占 38%,总满意率为 95%(图 115-6)。在欧洲的一项对249 例MBK 假体的临床试验中,没有一例进行翻修,但平均随访仅 1 年[12]。

并发症

除了和全膝关节成形术一样出现的并发症以外,和活动衬垫型膝关节相关的主要特殊并发症是脱位或者说垫片的“脱出”。在早期活动衬垫型膝关节中尤其多见[1]。现在最多见的问题和固定方式和髌股轨迹有关。潜在的翻修难易程度问题还有待于更多的临床经验支持。

作者的建议

在骨科领域有很多医师对于活动衬垫的理念非常热衷。其有效性依设计和技术而异。活动衬垫型假体要比固定平台假体昂贵,外科技术要求也更高。作者认为,理想的适应证应该是活动量大的年轻患者。最好还能增加活动度,但现在给出的数据不一定表明目前可供使用的假体已满足了这种需要。我们最终的观点需要等待更多的数据来支持。这也希望能够从我们中心正在进行的 MBK 的前瞻性研究和 P.F.C. Sigma 旋转平台和固定平台假体的前瞻性随机对照研究中获得。

表 115-2 活动衬垫型膝关节置换的结果

研究	假体	设计类型	膝关节数	患者年龄(岁)	平均随访时间(年)	生存率(%)	机械性失败例数(%)
Lewold 等 (1995)[17]	Oxford 单髁	前后平移	699		5	90	
Murray 等 (1998)[21]	Oxford 单髁	前后平移	144	35~90	10	98	1(1.5)
Price 和 Svard (2000)[25]	Oxford 单髁	前后平移	378		10	95	3(1)
Buechel 和 Pappas (1990)[4]	LCS 保留后交叉韧带半月板支承	前后平移,旋转	57		6	98	
Jordan 等 (1997)[15]	LCS 保留后交叉韧带半月板支承	前后平移,旋转	473	29~87	8	95	17(4)
Sorrells (1996)[27]	LCS 旋转平台	旋转	665	平均 70	11	95	3(0.5)
Callaghan 等 (2000)[6]	LCS 旋转平台	旋转	119		9	100	0
Callaghan 等 (2000)[5]	SAL	前后平移,旋转	115	47~90	5.6	95	3
Buechel (1990)[3]	旋转平台	旋转	108		8	98	
Insall 等 (2001)[12]	Rotoglide	R/T	1600		8	99	

LCS:低接触应力;R/T:旋转/平移;SAL:自对准。

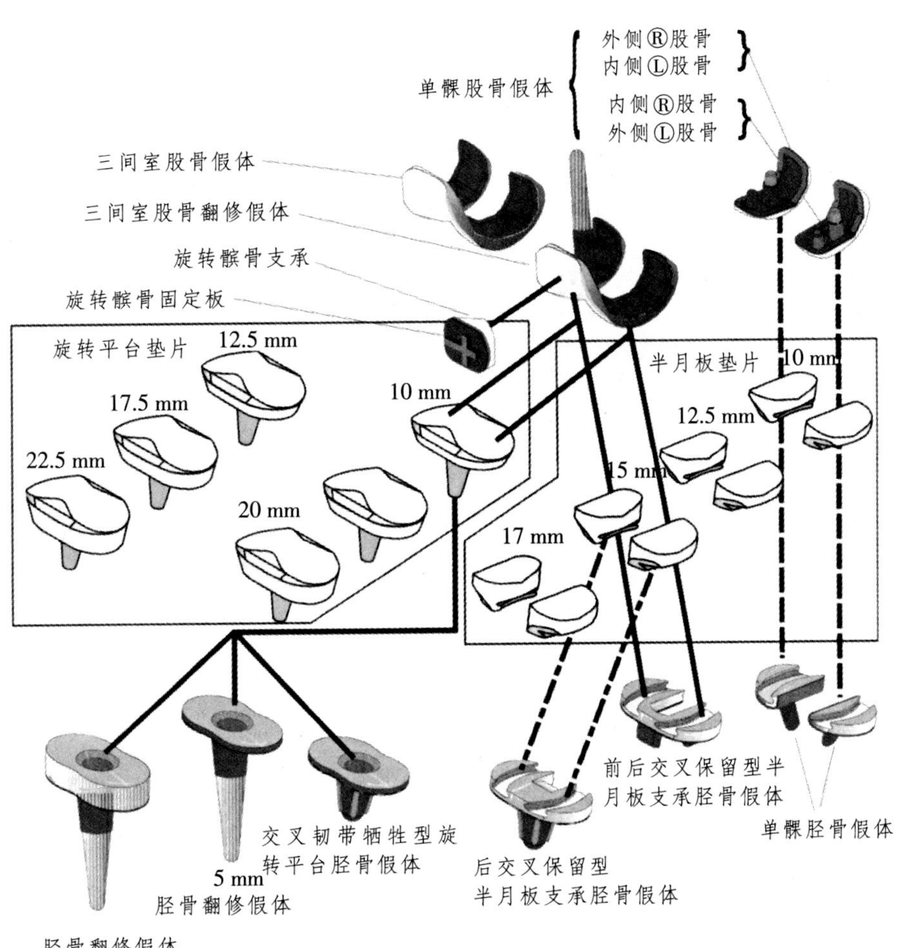

图 115-5　LCS 系统的革新性设计思路(DePuy Orthopaedics, Warsaw, IN)。(From Pappas MJ, Buechel FE: Biomechanics and design rationale: New Jersey LCS® Knee Replacement System. DePuy Sales Training Seminars, Biomedical Engineering Trust, South Orange, NJ, 1993.)

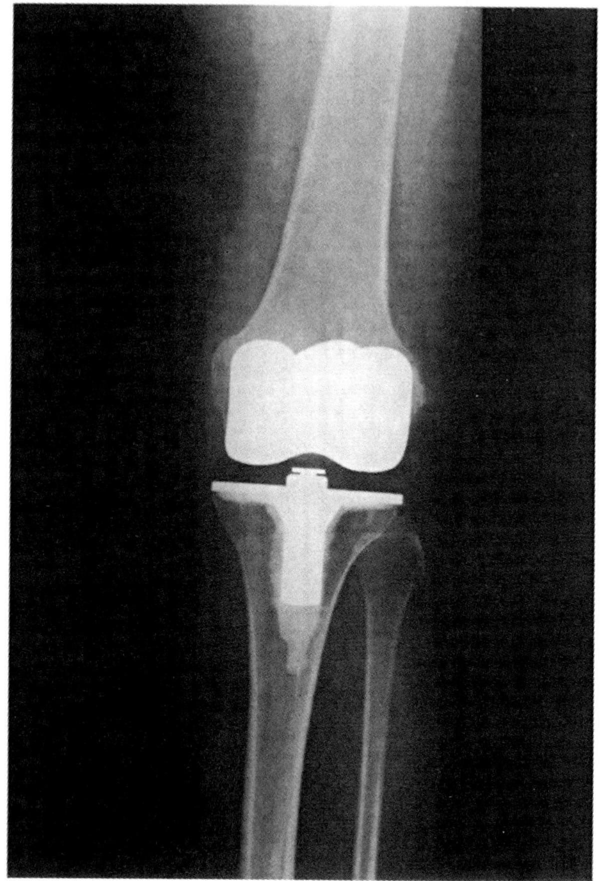
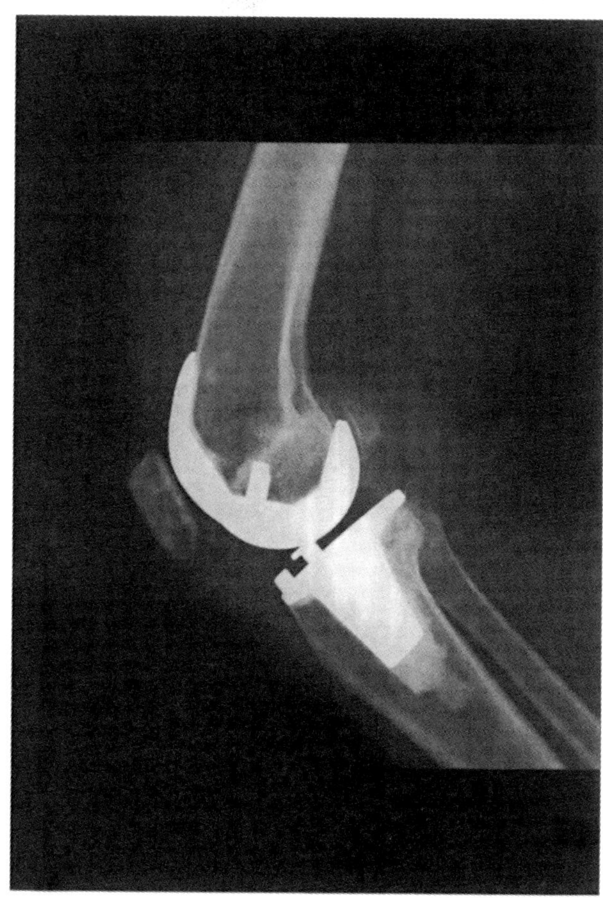

图 115-6 MBK 的术后影像。

（蔡宏 娄思权 李世民 译 孙永生 校）

参考文献

1. Bert JM: Dislocation/subluxation of meniscal bearing elements after New Jersey Low-Contact Stress total knee arthroplasty. Clin Orthop 254:211–215, 1990.
2. Blunn GW, Walker PS, Joshi A, Hardinge K: The dominance of cyclic sliding in producing wear in total knee replacements. Clin Orthop 273:253–260, 1991.
3. Buechel FF: Cemented and cementless revision arthroplasty using rotating platform total knee implants: a 12 year experience. Orthop Rev 71(Suppl), 1990.
4. Buechel FF, Pappas MJ: Long-term survivorship analysis of cruciate-sparing versus cruciate-sacrificing knee prostheses using meniscal bearings. Clin Orthop 260:162–169, 1990.
5. Callaghan JJ, Insall JN, Greenwald AS, et al: Mobile-bearing knee replacement. J Bone Joint Surg Am 82:1020–1041, 2000.
6. Callaghan JJ, Squire MW, Goetz DD, et al: Cemented rotating-platform total knee replacement: a nine to 12-year follow-up study. J Bone Joint Surg Am 82:705–711, 2000.
7. Dennis DA, Komistek RD, Hoff WA, Gabriel SM: In vivo knee kinematics derived using an inverse perspective technique. Clin Orthop 331:107–117, 1996.
8. Dennis DA, Komistek RD, Stiehl JB, et al: Range of motion after total knee arthroplasty: the effect of implant design and weight-bearing conditions. J Arthroplasty 13:748–752, 1998.
9. Dennis DA, Komistek RD, Walker SA, et al: Femoral condylar lift-off in vivo in total knee arthroplasty. J Bone Joint Surg Br 83:33–39, 2001.
10. Goodfellow J, O'Connor J: The mechanics of the knee and prosthesis design. J Bone Joint Surg Br 60:358–369, 1978.
11. Hoff WA, Komistek RD, Dennis DA, et al: A three dimensional determination of femorotibial contact positions under in vivo conditions using fluoroscopy. J Clin Biomech 13:455–470, 1998.
12. Insall JN: Historical development, classification, and characteristics of knee prostheses. *In* Insall JN, Windsor RE, Scott WN, et al. (eds): Surgery of the Knee, 2nd ed. New York, Churchill Livingstone, 1993, p 677.
13. Insall JN, Aglietti P, Baldina A, Easley ME: Meniscal-bearing knee replacement. *In* Insall S (ed): Surgery of the Knee, 3rd ed. New York, Churchill Livingstone, 2001, pp 1717–1738.
14. Jones VC, Fischer J, Barton DC, et al: An experimental model of tibial counterface polyethylene wear in mobile bearing knees: the influence of design and kinematics. Biomed Mater Eng 9:187–196, 1999.
15. Jordan LR, Olivo JL, Voorhorst PE: Survivorship analysis of cementless meniscal bearing total knee arthroplasty. Clin Orthop 338:119–123, 1997.
16. Kaper BP, Smith PN, Bourne RB, et al: Medium-term results of a mobile bearing total knee replacement. Clin Orthop 367:201–209, 1999.
17. Lewold S, Goodman S, Knutson K, et al: Oxford meniscal bearing knee versus the Marmor knee in unicompartmental arthroplasty for arthrosis: a Swedish multicenter survival study. J Arthroplasty 10:722–731, 1995.
18. Menchetti PPM, Walker PS: Mechanical evaluation of mobile bear-

ing knees. Am J Knee Surg 10:73–82, 1997.
19. Morra EA, Postak PD, Greenwald AS: The influence of mobile bearing knee geometry on the wear of UHMWPE tibial inserts: a finite element study. Orthop Trans 22:148–149, 1998–1999.
20. Morrison JB: The mechanics of the knee joint in relation to normal walking. J Biomech 3:51–61, 1970.
21. Murray DW, Goodfellow JW, O'Connor JJ: The Oxford medial unicompartmental arthroplasty: a ten-year survival study. J Bone Joint Surg Br 80:983–989, 1998.
22. Pappas MJ, Buechel FF: Biomechanics and design rationale: New Jersey LCS® Knee Replacement System. DePuy Sales Training Seminars, Biomedical Engineering Trust, South Orange, NJ, 1993.
23. Parks NL, Engh GA, Topoleski LD, Emperado J: Modular tibial insert micromotion: a concern with contemporary knee implants. Clin Orthop 356:10–15, 1998.
24. Perka C: A prospective single-center study: durability of the P.F.C. SigmaRP. Orthop Today Dec:18–19, 2000.
25. Price A, Svard U: An independent survival analysis of the Oxford unicompartmental meniscal bearing knee replacement. Presented as a Scientific Poster at the annual meeting of the American Academy of Orthopaedic Surgeons, Orlando, FL, March 15–19, 2000.
26. Smidt GL: Biomechanical analysis of the knee. J Biomech 6:79–102, 1973.
27. Sorrells RB: The rotating platform mobile bearing TKA. Orthopedics 19:793–796, 1996.
28. Stern SH, Becker MW, Insall JN: Unicondylar knee arthroplasty: an evaluation of selection criteria. Clin Orthop Rel Res 286:143, 1993.
29. Stiehl JB, Dennis DA, Komistek RD, Crane HS: In vivo determination of condylar lift-off and screw-home in a mobile-bearing total knee arthroplasty. J Arthroplasty 14:293–299, 1999.
30. Stiehl JB, Komistek RD, Dennis DA, et al: Fluoroscopic analysis of kinematics after posterior-cruciate retaining knee arthroplasty. J Bone Joint Surg Br 77:884–889, 1995.
31. Szivek JA, Anderson PL, Benjamin JB: Average and peak contact stress distribution evaluation of total knee arthroplasties. J Arthroplasty 11:952–963, 1996.
32. Walker PS, Sathasivam S: The design of guide surfaces for fixed-bearing and mobile-bearing knee replacements. J Biomech 32:27–34, 1999.

第116章

畸形的处理:全膝关节成形技术

Robert T. Trousdale,Bernard F. Morrey

全膝关节成形术的一个基本目标就是重新恢复畸形关节正确的轴位、矢状位和旋转力线。过去几十年的经验清楚地表明,手术中恢复准确的力线直接影响到术后力线的情况,术后力线恢复是否准确又直接影响到假体的长期结果[8,10,12,27,30]。在这一章中,我们回顾目前关于力线的一些数据以及纠正畸形的技术,讨论正确处理这一问题和长期结果之间的关系。

固定畸形的矫正技术

在谈及准确的下肢力线的重要性之前,必须清楚地认识软组织松解和平衡对于轴向应力正确分布的重要意义。Sculco[33]认为是Freeman在1977年首先认识到了软组织平衡的问题。从那以后,Insall、Krackow和其他的一些学者写了很多关于软组织平衡的著作,并且提供了很好的理论[16]和技术[17]深入解决这一问题。临床评估包括力线异常是固定的还是可以矫正的。现在软组织松解的技术众所周知,在逐步松解的过程中必须遵循一些基本的原则。必须避免过度松解"紧张"的内侧或外侧结构,因为这可能会导致关节置换后韧带不平衡(通常出现在屈曲情况下)或功能不全,最终引起关节不稳定。

基本概念

为了在全膝关节置换术后获得准确的力线,需要进行正确的截骨和软组织松解[38,40]。正确截骨一般包括股骨远端垂直于机械轴的截骨,它和实际的股骨大概有5°~7°的外翻角[3,7,34]。胫骨截骨垂直于它的机械轴[4,29]。然后再结合正确的软组织松解即可恢复正常的下肢力线。McGrory等[24]评估了关节置换术前拍摄下肢全长片的必要性。在一项前瞻性随机调查中他们发现,对于术后获得正常的下肢力线,术前的下肢全长片并无帮助。他们建议对于一般患者无需常规拍摄全长片,但是仍然认为对于既往有髋部、股骨或胫骨骨折或者严重下肢畸形的患者,下肢全长片是有帮助的。

为了正确处理固定成角畸形,需要明确两个基本概念。首先必须明确特殊的病因或者找到引起畸形的原因。在这方面有几种分类系统可供选择使用。其次,必须认识到软组织松解/平衡和假体选择之间的关系[32]。

作为实际操作的指导,在膝关节屈曲5°时,向着畸形相反的方向做应力试验,如果假体间分离在1~2 mm之间,作者认为已经获得足够的松解。即便是截骨已经完成,并且已经获得了理想的骨性机械轴,也需要通过这一方法确定是否还有尚未纠正的软组织挛缩,因为它可以导致畸形持续存在。如果韧带平衡且下肢力线良好的话,术后韧带轻微的松弛通常不会引起什么损害。事实上,如果韧带平衡的话,轻微的松弛可能对功能更加有利。Edwards等报道了63例随访1~7年的膝关节置换术,所有患者的侧副韧带功能正常,关节力线良好[6]。那些在内-外翻位上略显松弛的患者比相对稍"紧"的患者结果更好。在前一组患者中,9%存在疼痛,而在采用所谓的假体置入稳定技术的患者中,38%的患者有疼痛。需要强调的是,在前一组中,没有不稳定的患者,所有的对线都很满意。

Kaufer和Matthews认为,当固定屈曲畸形大于30°,或者术前固定的内外翻畸形大于20°,采用非限制性膝关节假体不能获得满意的结果[13]。他们建议在这一组患者中使用限制性假体。根据我们的经验,对于大部分畸形,即使是固定畸形,也可以通过非限制性假体设计和软组织松解而准确处理。Laskin和其他一些学者也证实,对于超过15°的固定畸形,切除后交叉韧带(PCL),使用后交叉韧带替代型的假体获得了很好的结果[21]。

固定内翻畸形

由于膝关节退变性关节炎更容易累及内侧间室，因此固定的内翻畸形更为常见[20]。如果内翻力线异常不大(即比正常解剖轴线小 10°),在关节置换时可以很确切地加以纠正。这可以通过术前检查时对关节施以外翻应力,如果力线至少能够恢复到中立位置来预先判断(图 116-1)。笔者用这个简单的试验来判定获得理想的力线和平衡的难易程度。

技术

有两种技术原则得到认同：①不通过截骨矫正内翻;②要松解胫骨侧的软组织[22]。术前通过模版测量来预期胫骨和股骨的截骨量。这样可以可靠地检验是否按照对线工具的提示进行术中截骨。

软组织松解

按照以下的顺序松解各部位：

1.切除股骨和胫骨上的骨赘。通常,在内侧副韧带的股骨附着点深处有巨大的骨赘形成。和胫骨侧一样,股骨内侧髁整个边缘的骨赘都必须去除,包括后内缘。

2.松解关节囊。在暴露的时候,通过骨膜下锐性剥离从骨膜下松解关节囊的前内侧和后内侧部分。在胫骨截骨和切除骨赘后,如果试体复位时观察到还残留有挛缩,可以进行进一步的松解。

3.从关节的后内侧可以松解半膜肌。

4.如果膝关节仍然挛缩,可以从胫骨侧松解内侧副韧带的浅层部分。

在每一步完成后，需要检查膝关节的内外翻稳定性。必须注意不要“过度松解”紧张的内侧结构。如果认为存在外侧过度松弛，可以通过使用稳定性假体进行矫正(图 116-2)[5]。

外侧副韧带紧缩(Krackow)　根据 Krackow 等[19]提出的技术，如果残留有外侧不稳定可以选择使用外侧副韧带(LCL)重建或者紧缩。两者的有效性很少有经验描述。我们没有 Krackow 技术的经验,但是有很多通过软组织韧带重建成功的例子。在腓骨茎突以上 3 cm 和远端 4 cm 处做一辅助切口。游离腓总神经并使之能够移动(图 116-3)。先在腓骨上钻孔,使之能够置入一枚 4.5 mm 或者 6.5 mm 的 AO 松质骨螺钉。垂直于腓骨的纵轴,用摆锯在腓骨关节面以远大约 2 cm 处截断腓骨。在分离胫腓关节囊附着部位后游离腓骨，膝关节屈曲 10°,将腓骨近端向远端牵拉重叠,使得腓侧副韧带紧张以达到足够的张力。这时所重叠的距离就是需要截骨的量。然后通过预先钻的孔从近端置入一枚 AO 螺钉,远端至腓骨的髓腔。然后小心地进行关节活动和内外翻应力试验,检查经过紧缩的韧带张力是否合适。

结果

Teeny 及其同事回顾了 27 例内翻角度大于 20°的

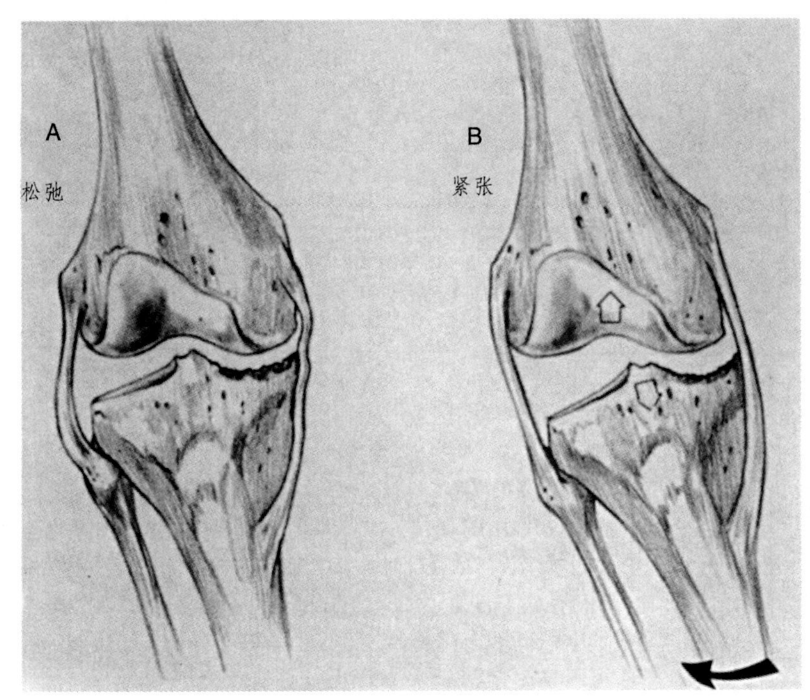

图 116-1　确定固定内翻畸形能否矫正非常重要。如果在外翻应力下内翻畸形能够被矫正到中立位置(A),则表明并不需要广泛的松解软组织(B)。(From Scuderi GR, Insall JN: Fixed varus and valgus deformities. In Lotke P [ed]: Masters Techniques: Knee Arthroplasty. New York, Raven Press, 1995, p 112.)

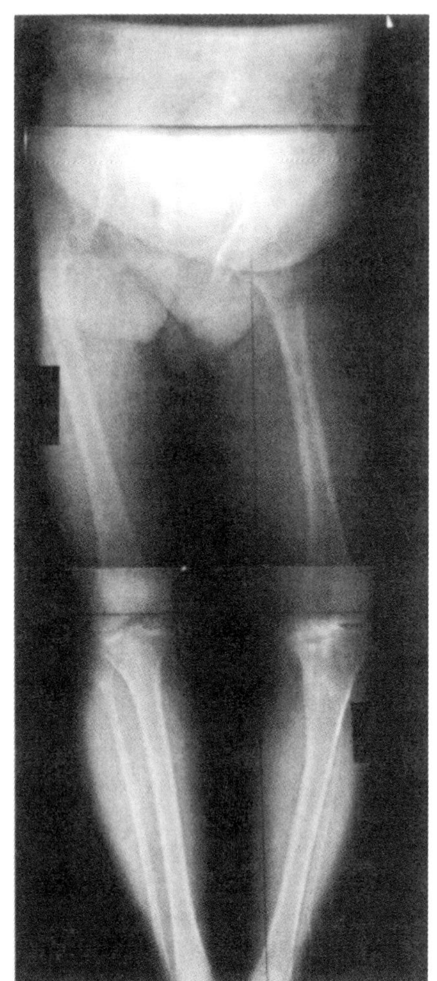

A

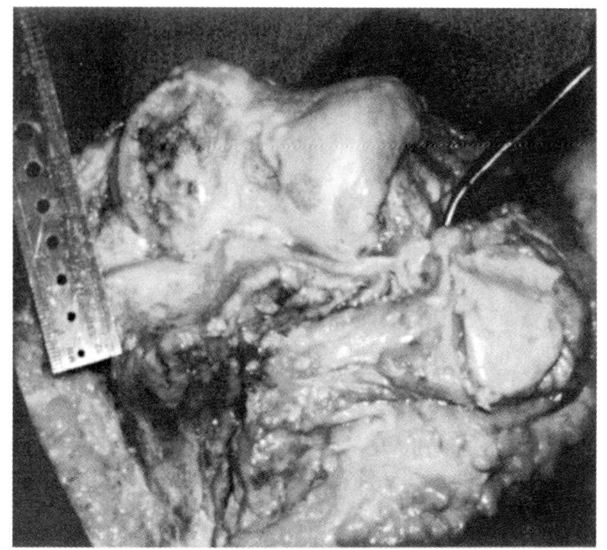

B

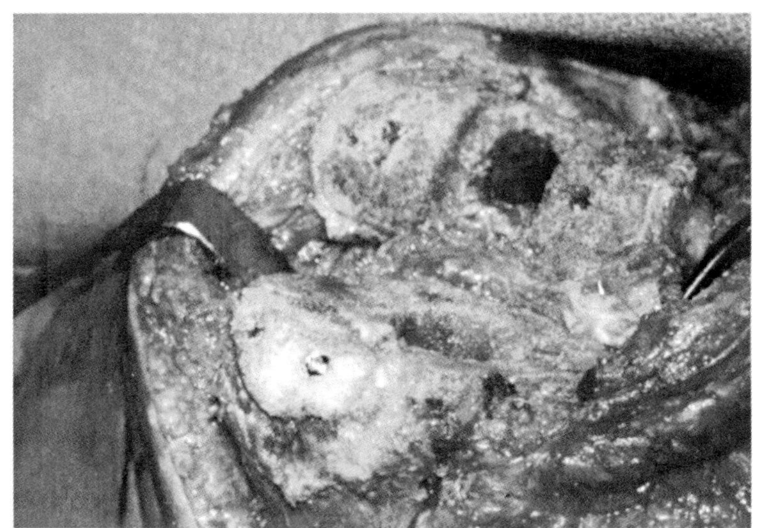

C

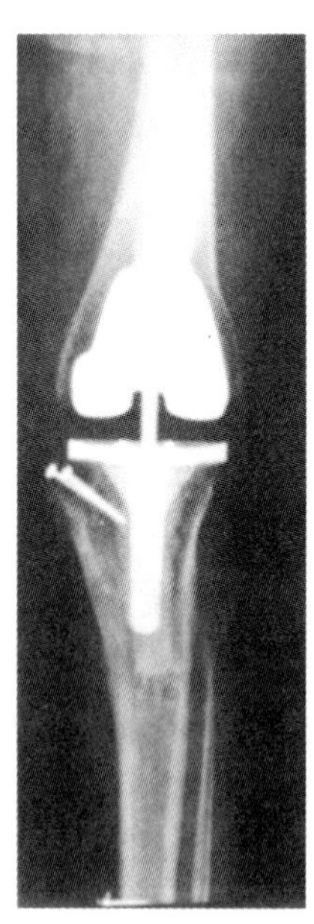

D

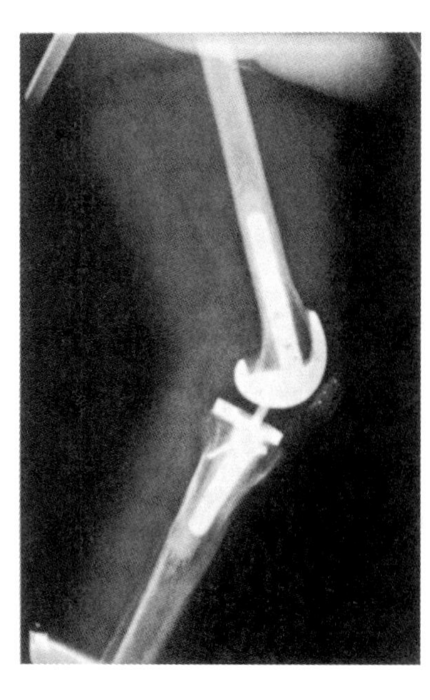

E

图 116–2 (A)内侧间室骨缺损、严重内翻畸形的下肢全长站立位片。(B)和(C)术中的照片显示从胫骨侧和骨缺损周围进行了广泛的内侧松解(B),治疗中进行了自体骨移植并使用两枚螺钉固定(C)。(D)和(E)术后的前后位和侧位 X 线片显示,恢复了正常的解剖力线,由于外侧过度松弛而使用了半限制髁型膝关节假体。

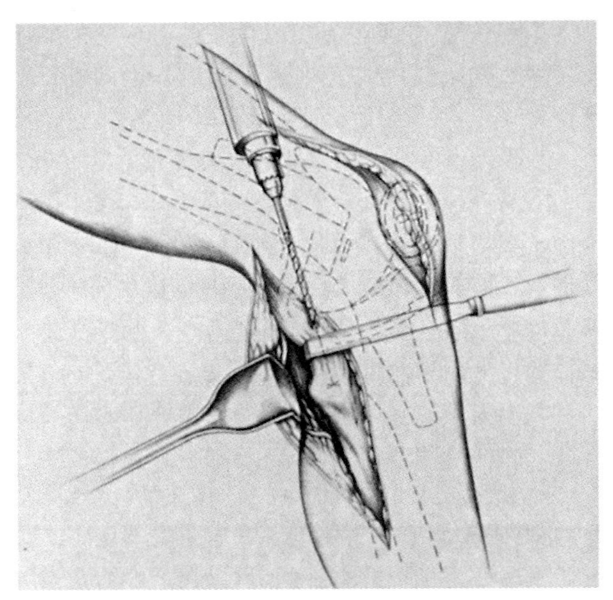

A

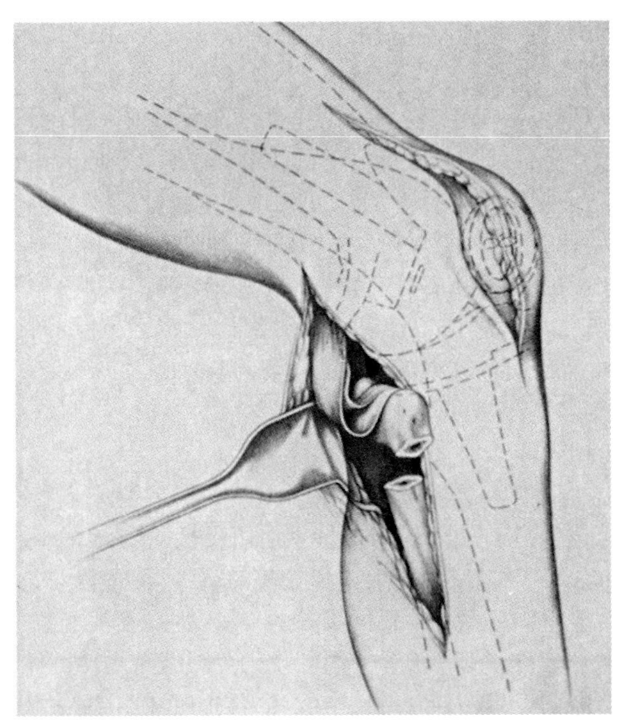

B

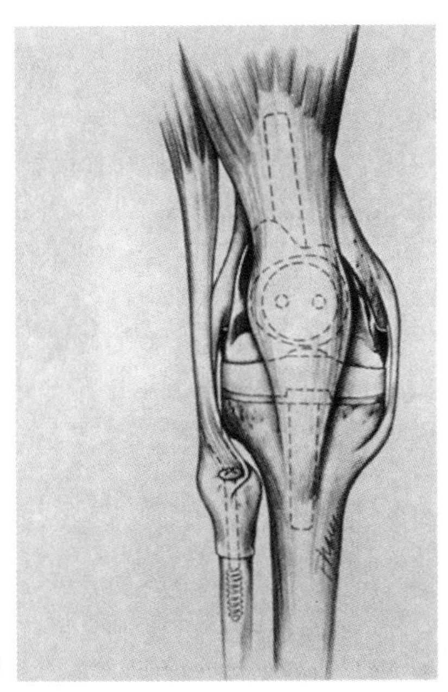

C

图 116–3　这个入路通过辅助的后外侧切口,暴露预先钻孔的腓骨头。(A)找出并保护腓总神经。在腓骨颈部截骨,向远端牵拉,使腓侧副韧带达到合适的松紧度。(B)截去重叠的骨量。(C)通过预先钻的孔使用一枚 AO 松质骨螺钉重新固定腓骨。(From Krackow KA: Deformity. In The Technique of Total Knee Arthroplasty. St. Louis,CV Mosby,1990,p 329.)

膝关节置换经验,并将其与 40 例术前内翻角度小于 5°的膝关节进行了比较[37]。使用限制性很小的后交叉韧带保留型假体,平均随访时间大约 5 年。尽管复杂的操作平均多消耗 30 分钟的时间,但是最终的Harris 髋关节评分(HHS)基本相同:对照组 92 分,严重畸形组 89 分。平均力线在严重畸形组为 3°内翻,而对照组为 0°。活动度也略有差异,术前严重畸形组活动度平均为 98°,而对照组为 107°[37]。Laskin 和 Schob 也报道了他们自己的 68 例进行了简单的内侧关节囊松解平均随访大约 5 年的结果。73%的患者术后内外翻不稳定小于 5°;然而,作者也报道了68 例中有 2 例出现内侧副韧带撕裂。所有患者术后力线恢复均良好[22]。

外翻对线异常

尽管相对少见,但是外翻对线异常却比内翻畸形更引起大家的关注[35]。通过内翻应力试验了解可以纠正的外翻角度,同样有助于术前计划松解的程度和可能需要的假体限制类型。除了外侧结构的紧缩,通常还伴有内侧副韧带的松弛。在要求比较低的老年患者中,可以使用高限制性假体,而避免实施广泛的软组织松解。必须认识到,外翻膝的骨缺损通常可以合并有股骨髁和胫骨平台外侧的发育不全或缺损。Peters 等最近比较了两种不同的外侧松解顺序,并且定量分析了外侧关节囊韧带结构顺序松解的影响[28]。他们发现,和四步松解(PCL、髂胫束、腘肌腱/LCL 复合体、股二头肌)相比,五步松解法,即 PCL、后外侧关节囊、髂胫束、腘肌腱和 LCL,可以获得更对称的屈-伸间隙。

技术

前内侧入路

在根据术前模版测量和术中髓外定位系统进行胫骨截骨后,使用髓内定位系统进行股骨远端的截骨。安装试体复位,通常选择较薄的垫片,评估内-外翻的软组织松紧度。根据我们的经验,如果使用组配型胫骨假体,那么所有的病例都要使用至少 10 mm 厚的高分子聚乙烯垫片。当然,如果这时软组织张力过紧(根据开口 2 mm 的原则),则进行外侧松解。

外侧的解剖结构包括股二头肌腱、腘肌腱、髂胫束、LCL 和弓状复合体,需要分别对其引起挛缩的情况加以评估处理(图 116-4)。在固定外翻畸形,尤其是患有类风湿性关节炎的患者中,由于髂胫束的挛缩可能引起胫骨的固定外旋畸形。作为畸形的一个组成部分,股骨或胫骨通常还存在有另外的骨性畸形(图 116-5)。

软组织松解 Hungerford 和 Lennox 将外翻畸形分为两类:内侧副韧带功能正常的为Ⅰ型,内侧副韧带功能丧失的为Ⅱ型[11]。根据分类进行相应的处理。

Ⅰ型挛缩:内侧副韧带功能正常。松解的顺序比较一致。如果使用试体复位后仍然过紧,则进行下列操作:

a. 去除所有残留的股骨或胫骨骨赘。

b. 从外侧和胫骨的后外侧缘松解关节囊。

c. 在靠近关节的位置松解髂胫束,可以采用 Z 型延长或者网状打孔技术。这一步通过切开关节将髌骨翻向外侧进行。必须正确识别髂胫束,并将其小心谨慎地从皮下组织分离才能完成松解。

d. 沿着腘肌腱的方向,将 LCL 从其股骨附着点的骨性突起部位松解。

e. 如果以上这些步骤一一进行以后仍然不够满意,则必须松解股二头肌腱。在紧张的部位将二头肌腱切断。注意保护腓总神经,可以在近端的止点处先做 Z 型延长。

f. 最后,如果膝关节在试验后还有挛缩,则将股骨侧腓肠肌外侧头的止点松解。

如果关节挛缩需要松解 LCL 或者松解到以上的 e、f 步骤,则需要使用限制性假体。

Ⅱ型挛缩:内侧副韧带功能丧失。如果内侧间室轻度松弛,可以重建或者紧缩关节囊和深层侧副韧带。

内侧关节囊紧缩(Mayo) 我们使用简单的方法

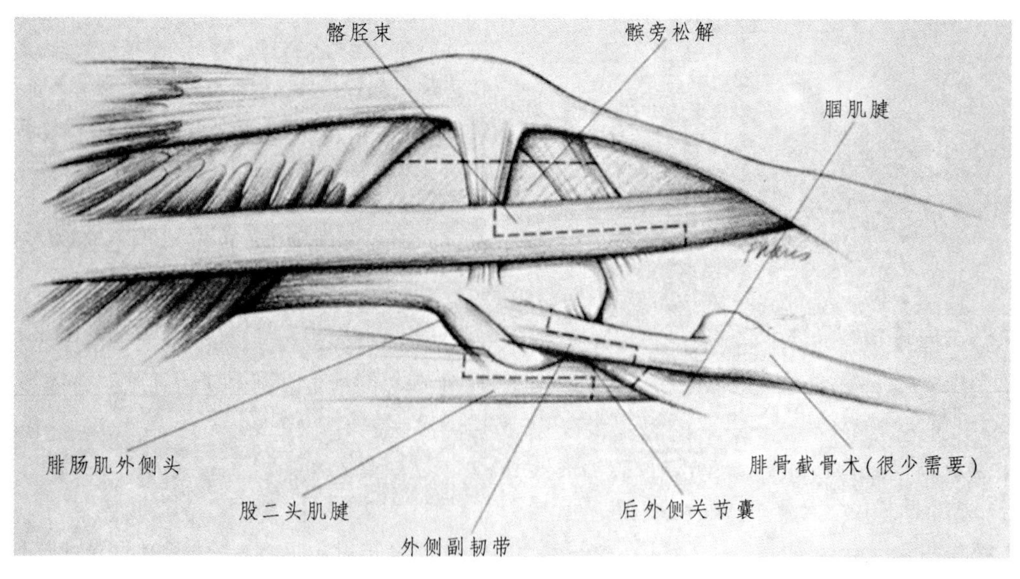

图 116-4 引起外翻挛缩畸形的各个结构及其松解方法。(From Hungerford DS, Lennox DW: Management of fixed valgus deformity at total knee arthroplasty. In Hungerford DS, Krackow KA, Kenna RV [eds]: Total Knee Arthroplasty. Baltimore, Williams & Wilkins, 1984.)

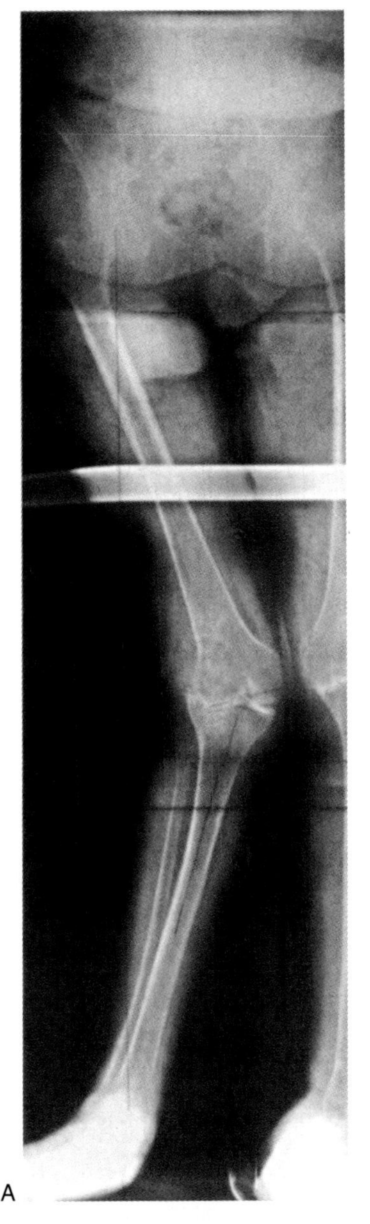
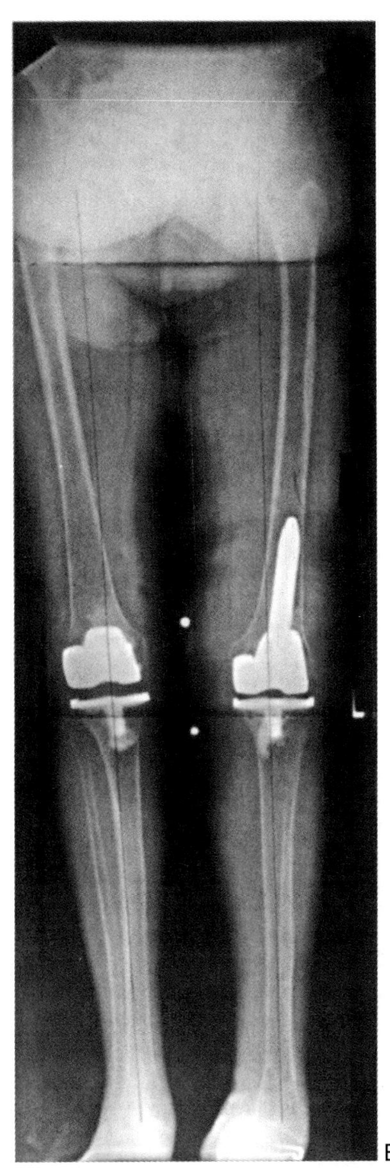

图 116–5 (A)右膝关节 36°外翻畸形的类风湿性关节炎患者。(B)术后的下肢全长片显示,使用后稳定型膝关节假体重新恢复了机械轴。为了获得膝关节足够的平衡需要对外侧髂胫束、外侧副韧带和腘肌进行松解。

紧缩关节囊,用不可吸收线穿过距离胫骨截骨水平1 cm远的胫骨内侧皮质部位(图 116–6)。在膝关节屈曲 10°,并施以内翻应力的情况下,将缝线穿过残留的关节囊和韧带然后打紧线结。通过屈伸膝关节来检查完整性和张力。

术后,行走时要使用膝关节稳定支具 3 周。

内侧加强技术(Hungerford) 外翻畸形如果在足够的松解后出现内侧副韧带功能不全,可以通过加强内侧副韧带复合体结构来重建。将内侧切口向远端延伸,以暴露鹅足腱。屈曲膝关节,鹅足周围组织松弛,向后方沿骨膜下锐性剥离出一个软组织片(图 116–7)。这个软组织片包括一部分关节囊、浅层内侧副韧带和鹅足腱。然后在膝关节屈曲 10°,施以一定的内翻应力,并保持膝关节正常力线的情况下,将软组织片向远端牵拉。使用固定韧带的门型钉尽可能向远端重新固定软组织片;否则可能改变韧带的力学功能。通常使用两枚门型钉以确保加强后的侧副韧带复合体固定牢靠。

侧副韧带缺失的跟腱自体移植重建术(Mayo) 如果内侧副韧带完全缺失,必须使用限制性假体和(或)自体移植技术进行重建。虽然我们采用自体跟腱移植

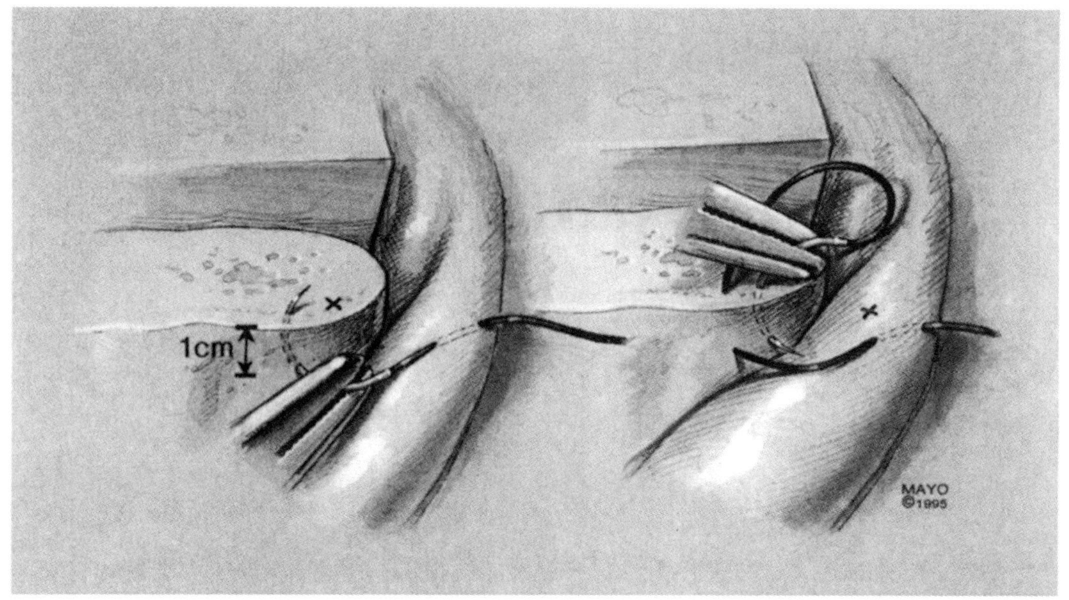

A

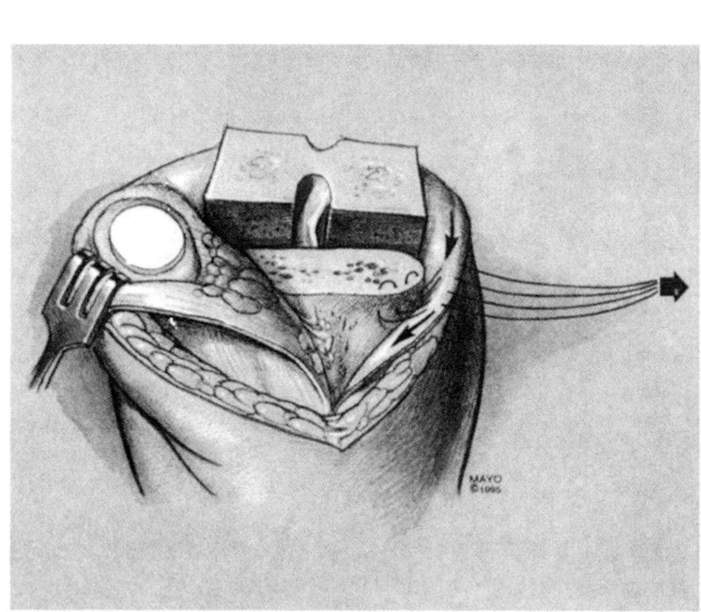

B

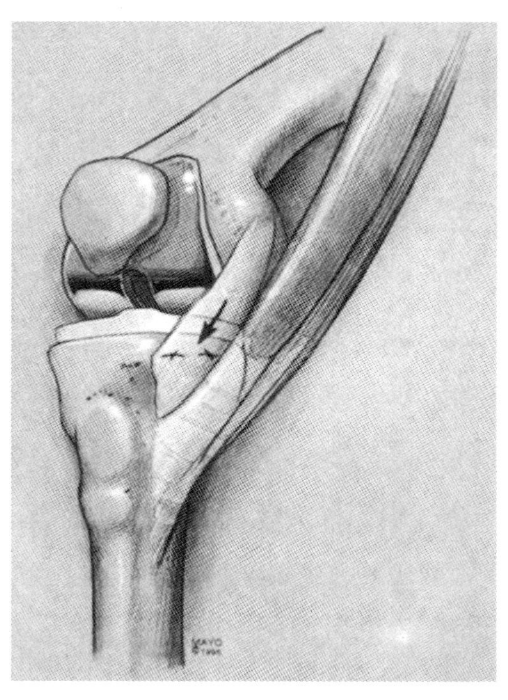

C

图 116-6 (A)用两根不可吸收线在胫骨截骨面以远 1 cm 处经过皮质骨缝入松质骨中。(B)从近端抓紧内侧副韧带和内侧关节囊。(C)通过试体复位后确认松紧度和位置,将假体用骨水泥固定后将缝线系紧的结。

重建的病例并不多,但结果令人鼓舞。

内侧副韧带的解剖学起点位于股骨内侧髁。从起点的位置向股骨外侧髁钻一隧道,将缚于跟腱一侧的5号不可吸收线穿过隧道固定于外侧皮质处。膝关节伸直位时,将后侧的纤维拉紧并用5号不可吸收线缝合于内侧副韧带浅层的附着点位置。然后屈曲膝关节至60°,将前侧的纤维拉紧用5号不可吸收线牢固地缝合于胫骨侧钻的孔内(图 116-8)。

术后康复 术后康复通常包括膝关节全天制动至少3周。去除固定装置后需要在医师监护下进行屈伸活动。如果内侧副韧带复合体的愈合或者完整性尚存疑问,要延长使用关节固定装置。在某些病例中,可以使用预先制作的有一定应力的膝关节支具,这样可以早期活动并且对手术的韧带起到保护作用。

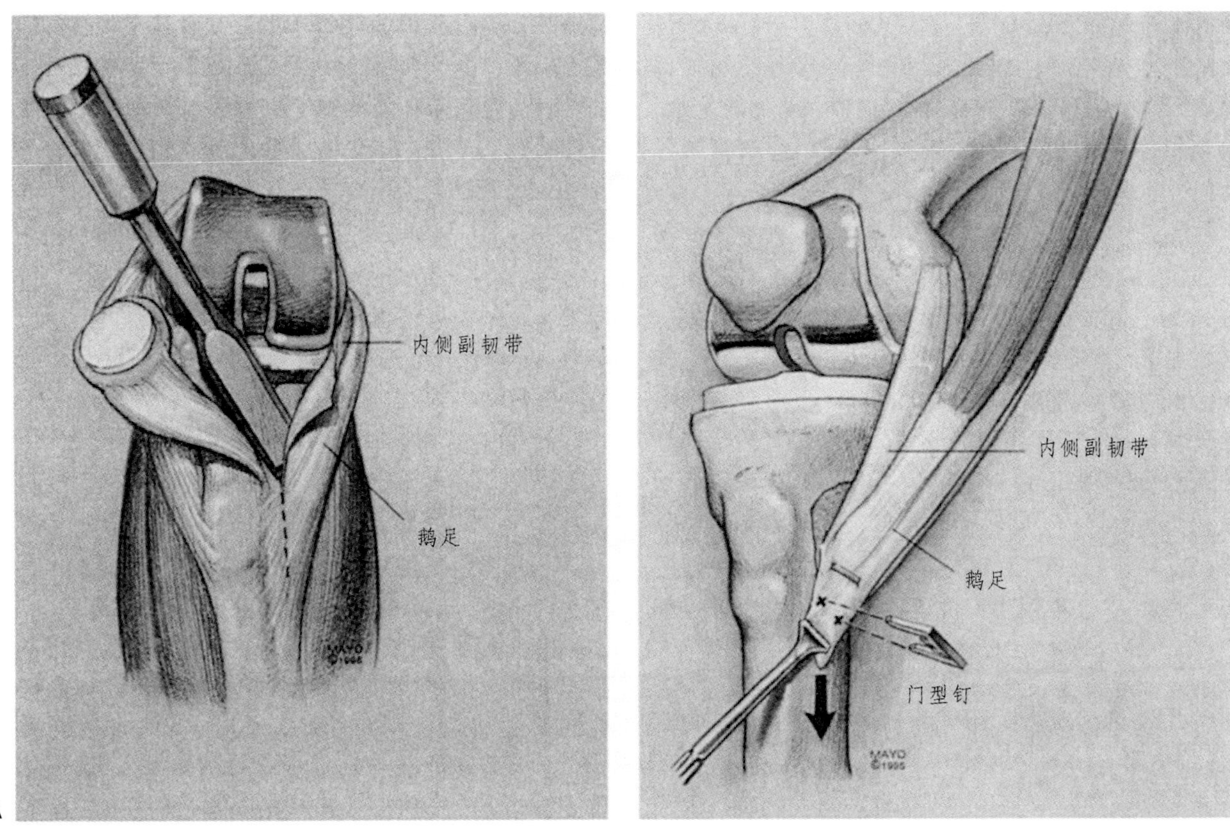

图 116–7　(A)将内侧副韧带和鹅足腱完整地从胫骨近端的前内侧剥离下来。(B)轻度屈膝，在达到正确的平衡状态下，将内侧组织向远端牵拉用两枚门型钉固定。

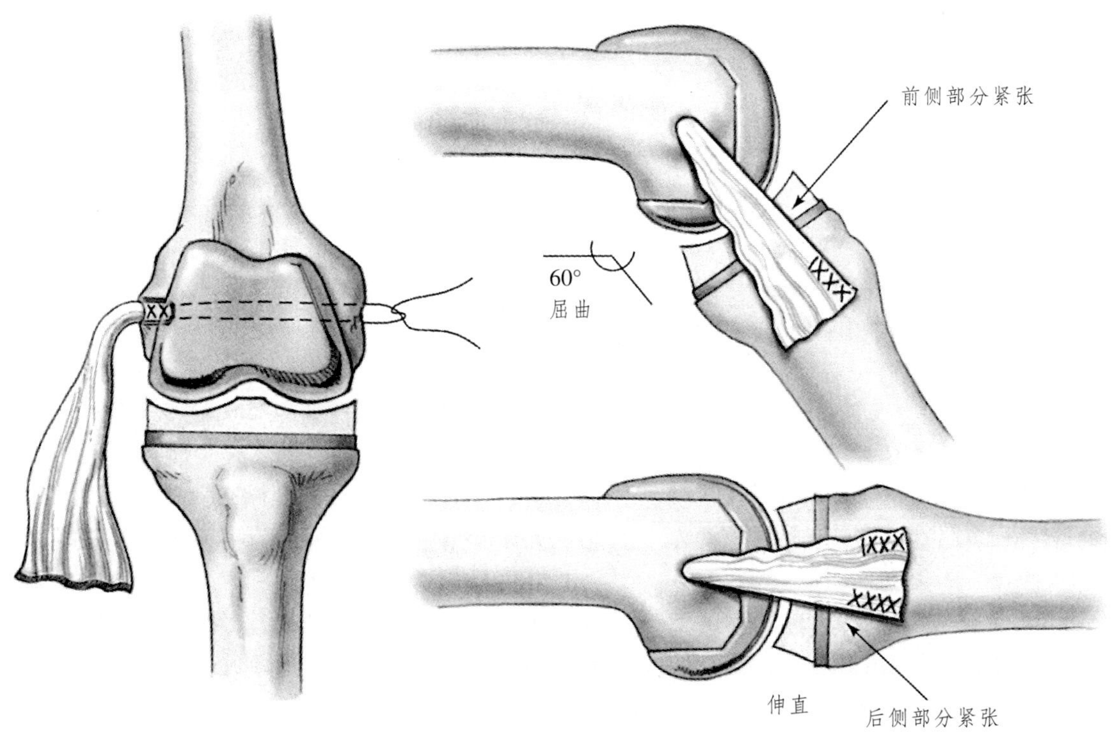

图 116–8　用跟腱自体移植重建内侧副韧带的线条图。在屈膝 60°时拉紧前侧纤维，在膝关节完全伸直时拉紧后侧纤维。

外侧暴露和松解(Keblish)

Keblish报道了一种可以在直视下松解外侧各部分挛缩结构的经髌旁外侧入路[14]。这种入路比较困难,也比较耗时,但据报道它能很好地显露引起挛缩的各种结构。我们没有使用这个入路的经验。

中线正外侧做标准的纵切口,沿髌腱外侧2 cm向远端延伸,止于胫骨前侧筋膜间室以远。找出并保护腓总神经,采用Z字型或者V-Y型技术松解髂胫束。根据外翻畸形的严重程度来判断需要松解的程度。如果在给予内翻应力后不能达到正常力线,则应松解组成弓状复合体的后外侧角部分。包括胫骨旋转和外翻大于40°等严重畸形矫正后,为了减轻腓总神经的压力和减少轴向张力,可以将前内侧筋膜从Gerdy结节上游离或者部分或完全切除腓骨头。为了获得足够的松解可将髌腱和伸膝装置沿着止点的位置翻起一部分并移向内侧。偶尔需要使用骨膜剥离术或者使用骨刀将肌腱止点完全游离。

当伸膝装置移向内侧,膝关节可以屈曲后,可以进行包括关节后外侧松解等必要的软组织松解步骤,只有在松解了外侧结构以后才能暴露内侧间室。对于如此严重的畸形通常需要切除后交叉韧带。当纠正力线后,外侧关节囊会出现明显的缺损。Keblish建议保留髌下脂肪垫或者外侧半月板的边缘部分,用以修复缺损,覆盖假体。常规缝合皮肤,并建议放置引流管。Keblish提供了很多特殊的建议和技术要点,读者可以参考原文[14]。

结果

Keblish报道了79例使用延长外侧入路的经验。53例有超过2年的随访。93%的患者评分优秀或者良好。他使用非限制性假体,没有不稳定的问题发生[14]。

Whiteside报道了135例外翻畸形的患者,术前平均的外翻角度是16°,术后获得平均外翻7°的力线[39]。他报道,7年随访时该组患者没有功能减退。但他同时指出,如果术前的外翻角度大于25°,术后将会发现内侧松弛。这表明外翻畸形大于20°~25°时,需要紧缩内侧副韧带或者重叠缝合关节囊。尽管在135例患者中仅仅发生1例,但Whiteside还是强调可能会发生髌骨对线不良。

Miyasaka等回顾了一组平均生存达14.1年行初次全膝关节成形术的83例患者资料,一共108个膝关节,外翻角度大于10°[26]。他们发现24%的膝关节存在轻度到中度的不稳定。

Krackow等报道了外翻畸形进行软组织松解的99例患者2~10年的结果。在那些存在骨缺损和软组织挛缩的患者中,只需要简单松解挛缩的软组织即足够。但是在内侧副韧带功能严重丧失的情况下需要做内侧副韧带紧缩。据他们报道,在两种类型的韧带功能丧失患者中90%取得了优秀或者良好的结果。而对照组40例畸形很轻的患者,优秀或者良好的比例占98%[19]。

Buechel将外翻畸形分为轻度、中度和重度,建议使用非限制性假体,该假体的设计和Krackow使用的略有不同,但机制基本相同。他使用了和以上描述相似的松解顺序,并取得了满意的结果[2]。

此外,Krackow和Holtgrewe意识到有些患者的外翻畸形是由于胫骨近端截骨失败引起的骨性对线不良所致[18]。Wolff等也阐述过此类的问题,他将其分为关节外原因引起的对线不良[41]。Krackow和Holtgrewe的观点认为,这样的畸形需要重建内侧副韧带,他们按照这种方法治疗了5例患者,获得了满意的结果。在这组患者中使用了轻度限制性假体[18]。其他的一些学者也报道了由于截骨术后或者骨折后畸形愈合导致的对线不良。Roffi和Merritt报道了13例骨折畸形的患者,8例在27个月的短期随访中取得优秀或者良好的结果[31]。但是和关节内原发疾病引起的畸形相比,继发于骨性原因(截骨术和骨折)导致的对线不良,预后相对较差。

并发症

矫正外翻畸形的一个最严重并发症就是读者熟知的腓总神经麻痹。据Horlocker等报道,术前外翻角度大于10°可能预示术后会发生腓总神经麻痹,而外翻小于10°的病例不会发生神经问题[9]。建议在手术中监测并暴露腓总神经,但是没有研究数据证明这些手段的有效性。当纠正大于15°的外翻时采用神经刺激监测可能有一定的价值。

屈曲畸形

尽管固定屈曲畸形是比较常见的畸形之一,但是相对而言相关的研究并不多。如果在关节置换术后残留有大于5°~10°的屈曲畸形,将会增加股四头肌的工作负荷。如果术后持续存在屈曲畸形,也会引起导致功能障碍的下肢不等长和继发性背痛。Krackow详细地分析了屈曲挛缩的处理方法[15]。股骨远端增加截骨可以使膝关节达到完全伸直;但是,由于股骨远端过多的截骨并不能增加屈曲间隙,因此会出现屈曲间隙变紧(图116-9)。通过截骨进一步矫正挛缩畸形会造成侧副韧带不平衡,结果会导致运动学异常。同样,胫

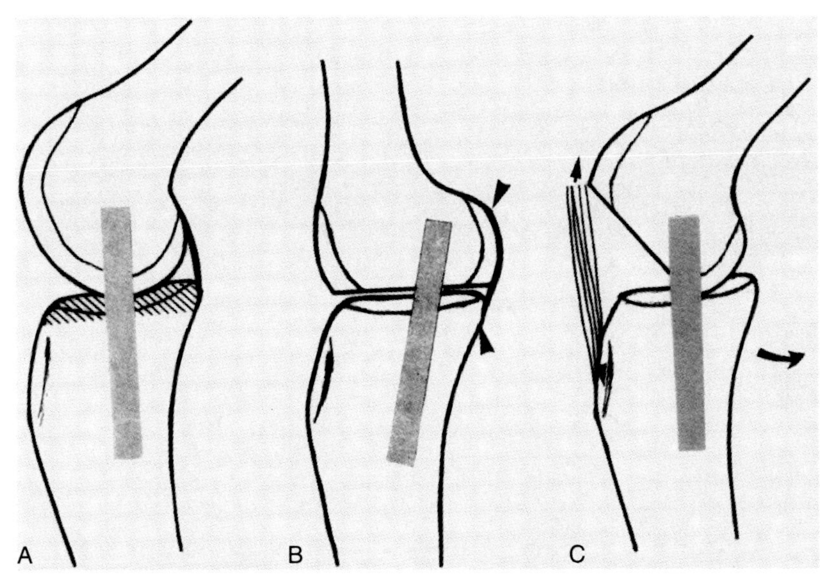

图 116–9　(A)固定屈曲挛缩畸形包括侧副韧带、交叉韧带和后关节囊挛缩。(B)通过股骨远端截骨矫正可以在后关节囊紧张的情况下达到下肢伸直。(C)但是随着关节屈曲,前方结构紧张、侧副韧带紧张以及股骨后髁的存在会阻碍完全屈曲。

骨近端增加截骨量可以使膝关节进一步伸直。然而,这将增加屈曲间隙,使得膝关节屈曲不稳定(图 116–10)。因此严重的屈曲挛缩畸形不能仅仅通过股骨和胫骨的截骨来解决。按照一般的规律,如果截骨量超过依据假体需要的标准截骨量,在屈曲或伸直位就会存在某种形式的不平衡。然而,如果挛缩很严重,必须要增加截骨量,则最好在股骨侧进行,因为在股骨侧增加截骨仍然可以维持屈曲稳定,而胫骨侧增加截骨则会导致屈曲松弛。

如果术前存在 30°~40°以上的屈曲挛缩,应该在关节置换前先通过其他的办法解决一部分软组织挛缩问题。这可以通过连续的石膏夹板固定,或者用过去患者住院使用的动力夹板来完成。如果屈曲挛缩超过60°,稳妥的方法是考虑进行分期手术。这包括先松解后关节囊,再通过石膏使后方组织保持张力而延长,然后进行关节置换。我们曾观察到,超过 60°的屈曲挛缩松解后会出现短暂的腓总神经麻痹,进一步证明分期手术是值得考虑的。如果关节破损严重,疼痛又不允许关节进一步伸直,这种松解也是一种折中的办法。

技术

在术中,屈曲挛缩的处理同样按照一般的步骤先对股骨远端和胫骨近端截骨。针对残留的挛缩,松解股骨侧的后关节囊。在此基础上,做后髁截骨以进一步松解软组织结构(图 116–11)。如果仍然残留有挛缩,从胫骨侧切除后交叉韧带,使用后交叉替代型的

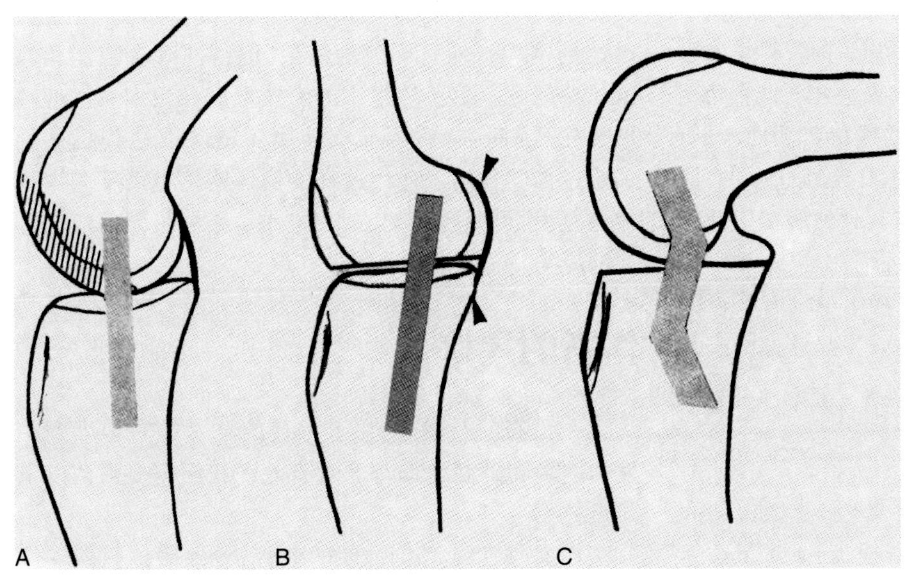

图 116–10　(A)固定屈曲挛缩。(B)从胫骨侧矫正可以在后关节囊和侧副韧带紧张的情况下允许下肢伸直。(C)屈曲时,间隙过大,侧副韧带松弛,关节不稳。

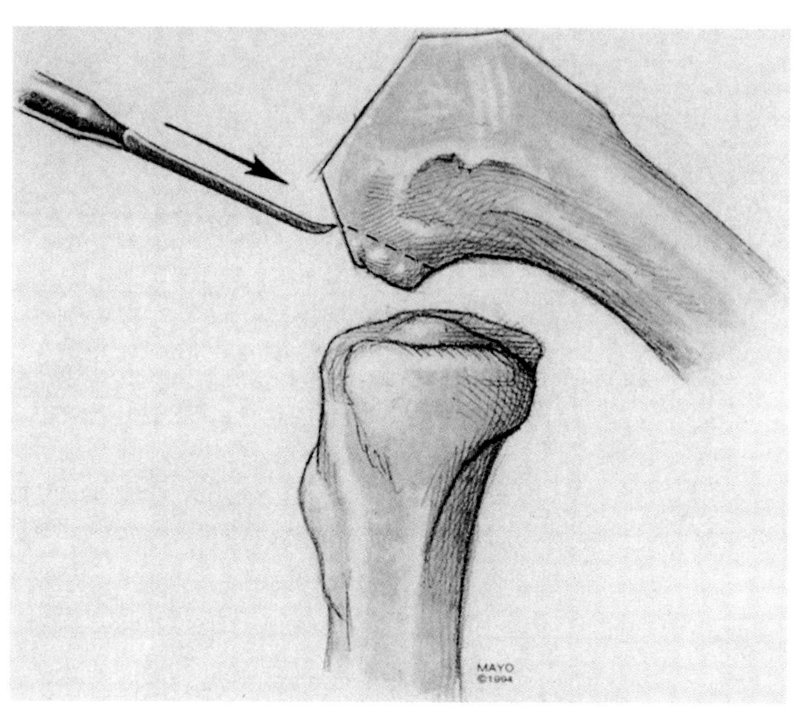

图 116–11 作为进一步松解后关节囊的方法，必须仔细确认所有后髁的骨赘都已经被切除。

假体。据我们的经验，单纯松解后交叉韧带是解决中度屈曲挛缩畸形的一个最为重要的因素。

后交叉韧带牺牲型假体设计在交叉韧带切除后有效的稳定膝关节。如果关节伸直仍然偏紧，通过股骨远端多截除 2~6 mm 骨量，抬高关节线来完成增加伸直间隙。

结果

实际上文献中没有关于处理固定屈曲畸形的结果报道。比较有意义的是，Tanzer 和 Miller 证实关节置换术后残留的屈曲畸形可以随着时间改善[36]。他们观察了 35 例术后残留有平均 13°屈曲畸形的患者，在术后 55 周屈曲的角度减小到 3°。需要强调的是，这组患者中没有一例术后残留的屈曲角度大于 30°。同样，Aglietti 和他的同事也报道了 20 例术前活动度小于 50°的患者的资料[1]。术后 4~5 年，屈曲的角度从术前平均 60°改善至 85°，伸直角度从术前平均 28°屈曲畸形到术后平均残留 7°屈曲畸形。McPherson 等报道的一组 28 例患者也有类似的结果。他们注意到术前屈曲超过 30°的患者在其自然病史中并无特殊的差异[23]。但是我们必须强调，不管怎样，多数学者并不认同这一经验，一般而言，如果在术中没有获得完全伸直的膝关节，而想寄希望于术后发生显著性的改善是不明智的。

过伸畸形

术前发生过伸畸形的患者非常少见。多数过伸的患者罹患有神经肌肉疾病（如脊髓灰质炎）。对于这组患者很少有文献报道处理方法和结果。我们必须注意到患者的过伸步态，如果他的膝关节在伸直时不能“锁定”的话，那么行走就很困难。Meding 等人最近回顾了 53 例 58 个膝使用交叉韧带保留型假体的患者的资料，术前至少有 5°的过伸。术前没有患者有严重的韧带不稳定、神经肌肉疾病或者炎症性关节炎。术后随访 4.5 年，没有膝关节因为任何原因需要翻修。术后的伸直角度平均为 0°，只有两个膝关节术后有过伸畸形[25]。

这意味着对于这些患者应该尽可能的“收紧”伸直间隙。可以通过股骨远端的最小截骨，以及根据需要决定是否使用远端楔状模块。使用更厚的垫片也可以达到“收紧”伸直间隙的结果，但是同时会限制和收紧屈曲间隙。由于软组织的牵拉可以导致术后过伸畸形复发，因此，有医师喜欢使用铰链膝以达到机械性锁定过伸的作用。使用这样的假体当然有助于减少过伸的复发，但是也同时在假体–骨–骨水泥界面产生过多的应力。

作者的建议

在我们的经验中，以上描述的技术针对轻度到中度的内翻和外翻畸形都非常有效。我们需要强调以下几点：

1. 必须注意避免过度的截骨，导致假体只能安放于比较薄弱的干骺端骨质上；如果确实存在这种情况，使用带有长柄的假体。

2. 松解需要达到使用间隙测量器满意的结果，以确保在挛缩侧获得足够的松紧度。

3. 我们在大多数患者中都倾向于使用带有稳定性设计的假体，而不是韧带重建。

4. 对于那些有严重缺损的患者使用跟腱自体移植是非常有效的方法。

(蔡宏　娄思权　李世民　译　孙永生　校)

参考文献

1. Aglietti P, Windsor RE, Buzzi R, Insall JM: Arthroplasty for the stiff or ankylosed knee. J Arthroplasty 4:1, 1989.
2. Buechel FF: A sequential three-step lateral release for correcting fixed valgus knee deformities during total knee arthroplasty. Clin Orthop 260:170, 1990.
3. Cates HE, Ritter MA, Keating EM, Faris PM: Intramedullary versus extramedullary femoral alignment systems in total knee replacement. Clin Orthop 386:32, 1993.
4. Dennis DA, Channer M, Susman MW, Stringer EA: Intramedullary versus extramedullary tibial alignment systems in total knee arthroplasty. J Arthroplasty 8:43, 1993.
5. Donaldson WF III, Sculco TP, Insall JN, Ranawat CS: Total Condylar III-knee prosthesis: long-term follow-up study. Clin Orthop 226:21, 1988.
6. Edwards E, Miller J, Chan KH: The effect of postoperative collateral ligament laxity in total knee arthroplasty. Clin Orthop 236:44, 1988.
7. Engh GA, Petersen TL: Comparative experience with intramedullary and extramedullary alignment in total knee arthroplasty. J Arthroplasty 5:1, 1990.
8. Faris PM, Herbst SA, Ritter MA, Keeting EM: The effect of preoperative knee deformity on the initial results of cruciate-retaining total knee arthroplasty. J Arthroplasty 7:527, 1992.
9. Horlocker TT, Cabanela ME, Wedel DJ: Does postoperative epidural analgesia increase the risk of peroneal nerve palsy after total knee arthroplasty? Anesth Analg 79:495, 1994.
10. Hsu HP, Garg A, Walker PS, et al: Effect of knee component alignment on tibial load distribution with clinical correlation. Clin Orthop 248:135, 1989.
11. Hungerford DS, Lennox DW: Management of fixed deformity at total knee arthroplasty: fixed valgus deformity. *In* Hungerford DS, Krackow KA, Kenna RV (eds): Total Knee Arthroplasty. Baltimore, Williams & Wilkins, 1984.
12. Karachalios TH, Sarangi PP, Newma JH: Severe varus and valgus deformities treated by total knee arthroplasty. J Bone Joint Surg Br 76:938, 1994.
13. Kaufer H, Matthews LS: Spherocentric arthroplasty of the knee. J Bone Joint Surg Am 63:545, 1981.
14. Keblish PA: The lateral approach to the valgus knee: surgical technique and analysis of 53 cases with over two-year follow-up evaluation. Clin Orthop 271:52, 1991.
15. Krackow KA: Management of fixed deformity at total knee arthroplasty: fixed flexion contracture. *In* Hungerford DS, Krackow KA, Kenna RV (eds): Total Knee Arthroplasty. Baltimore, Williams & Wilkins, 1984.
16. Krackow KA: Management of fixed deformity at total knee arthroplasty: general principles. *In* Hungerford DS, Krackow KA, Kenna RV (eds): Total Knee Arthroplasty. Baltimore, Williams & Wilkins, 1984.
17. Krackow KA: Deformity. *In* The Technique of Total Knee Arthroplasty. St. Louis, CV Mosby, 1990, p 249.
18. Krackow KA, Holtgrewe JL: Experience with a new technique for managing severely overcorrected valgus high tibial osteotomy at total knee arthroplasty. Clin Orthop 258:213, 1990.
19. Krackow KA, Jones MM, Teeny SM, Hungerford DS: Primary total knee arthroplasty in patients with fixed valgus deformity. Clin Orthop 273:9, 1991.
20. Laskin RS: Management of fixed deformity at total knee arthroplasty: fixed varus deformity. *In* Hungerford DS, Krachow KA, Kenna RV (eds): Total Knee Arthroplasty. Baltimore, Williams & Wilkins, 1984.
21. Laskin RS, Rieger M, Schob C, Turen C: The posterior stabilized total knee prosthesis in the knee with severe fixed deformity. Am J Knee Surg 1:199, 1988.
22. Laskin RS, Schob CJ: Medial capsular recession for severe varus deformities. J Arthroplasty 2:313, 1987.
23. McPherson EJ, Cushner FD, Schiff CF, Friedman RJ: Natural history of uncorrected flexion contractures following total knee arthroplasty. J Arthroplasty 9:499, 1994.
24. McGrory B, Trousdale RT, Pagnano M: Preoperative long leg radiographs in total knee arthroplasty: a randomized prospective trial. Presented at the meeting of the Knee Society, American Academy of Orthopaedic Surgeons, 2002.
25. Meding JB, Keating M, Ritter MA, et al: Total knee replacement in patients with genu recurvatum. Clin Orthop 393:244, 2001.
26. Miyasaka KC, Ranawat CS, Mullaji A: A 10–20 year follow-up of total knee arthroplasty for valgus deformities. Clin Orthop 345:29, 1997.
27. Moreland JR: Intramedullary vs. extramedullary total knee instrumentation. *In* Goldberg VM (ed): Controversies of Total Knee Arthroplasty. New York, Raven Press, 1991.
28. Peters CL, Mohr RA, Bachus KN: Primary total knee arthroplasty in the valgus knee. J Arthroplasty 16:721–729, 2001.
29. Petersen TL, Engh GA: Radiographic assessment of knee alignment after total knee arthroplasty. J Arthroplasty 3:67, 1988.
30. Ritter MA, Faris PM, Keating EM, Meding JB: Postoperative alignment of total knee replacement: its effect on survival. Clin Orthop 299:153, 1994.
31. Roffi RP, Merritt PO: Total knee replacement after fractures about the knee. Orthop Rev 19:614, 1990.
32. Scuderi GR, Insall JN: Fixed varus and valgus deformities. *In* Lotke P (ed): Masters Techniques: Knee Arthroplasty. New York, Raven Press, 1995, p 111.
33. Sculco TP: Soft tissue balancing in total knee arthroplasty. *In* Goldberg VM (ed): Controversies of Total Knee Arthroplasty. New York, Raven Press, 1991.
34. Smith JL Jr, Tullos HS, Davidson JP: Alignment of total knee arthroplasty. J Arthroplasty 4(Suppl):S55, 1989.
35. Stern SH, Moeckel BH, Insall JN: Total knee arthroplasty in valgus knees. Clin Orthop 273:5, 1991.
36. Tanzer M, Miller J: The natural history of flexion contracture in total knee arthroplasty: a prospective study. Clin Orthop 248:129, 1989.
37. Teeny SM, Krackow KA, Hungerford DS, Jones M: Primary total knee arthroplasty in patients with severe varus deformity: a comparative study. Clin Orthop 273:19, 1991.
38. Tew M, Waugh W: Tibiofemoral alignment and the results of knee replacement. J Bone Joint Surg Br 67:551, 1985.
39. Whiteside LA: Correction of ligament and bone defects in total arthroplasty of the severely valgus knee. Clin Orthop 288:234, 1993.
40. Windsor RE, Scuderi GR, Moran MC, Insall JN: Mechanisms of failure of the femoral and tibial components in total knee arthroplasty. Clin Orthop 248:15, 1989.
41. Wolff AM, Hungerford DS, Pepe CL: The effect of extraarticular varus and valgus deformity on total knee arthroplasty. Clin Orthop 271:35, 1991.

第 117 章

骨水泥全膝关节成形术:手术技术

James A. Rand

全膝关节置换手术的结果如何，与患者的选择、假体的设计和手术技术有关。其中,长期结果与手术技术关系最为密切,后者正是全膝关节置换手术中医师能够控制的一个方面。

基本原则

全膝关节置换手术中的技术因素可以概念性地分为以下几个方面:①手术暴露,②下肢对线,③假体组件的定位,④软组织平衡,⑤内外翻畸形,⑥骨量的利用,⑦髌骨置换(关节线的位置)。

手术暴露

考虑到保留皮肤的血供,就应该使用原来的手术切口。皮肤坏死、伤口愈合不良或者再次手术都与深部感染有关。通常,膝前纵向皮肤切口结合前内侧关节切开是推荐采用的手术技术。伤口的外侧缘比内侧更为乏氧[10,11],因此略微靠内的切口可以在膝关节屈曲时比正中纵切口获得更小的皮肤张力[11]。

下肢对线

肢体对线已经被认为是影响全膝关节置换手术预后的最重要的独立因素。膝关节置换术后,正确的胫骨-股骨关节对线可能在 5°~10°的外翻范围内。然而,更为重要的概念是下肢的机械轴。所谓机械轴,就是从股骨头中心到踝关节中心的连线,膝关节置换术后,这条线应该通过膝关节的中心(图 117-1)。正常下肢的机械轴,应该轻度偏向膝关节中心的内侧,呈 1.2°的内翻[19]。在全长与局部 X 线片上测量的机械轴成角平均相差 6.3°[13]。

下肢对线错误将导致全膝关节置换手术的失败，这一点特别在早期膝关节假体设计中得到了验证(图 117-2)[12,13,18,20-22]。对于全髁型假体,膝关节对线在 3°~9°外翻时的 X 线透射性(35%)比对线在内翻(93%)或更大外翻(67%)时会有显著降低($P<0.001$)[3]。对于 Kinematic 髁假体，胫骨侧出现透亮带的膝关节力线为平均 2°的外翻，而没有出现透亮带的平均外翻角度为 5°($P<0.001$)[5]。因此说,不管假体的设计如何,下肢力线偏离理想的位置与假体的透亮带和晚期松动有关。

理想力线可以通过对胫骨和股骨进行不同角度的截骨来实现。胫股的 7°外翻对线,可以是股骨 7°外翻截骨加上胫骨 0°截骨，还可以是股骨 11°外翻截骨加上胫骨 4°内翻截骨。在上述两种情况下,下肢的力线都将是正确的,但是假体组件的定位和关节的倾斜度将有所不同。而且,即使截骨是正确的,但膝内侧或外侧的软组织挛缩将会影响下肢力线的正确获得。有报道称，髓外定位系统不能提供一致的下肢对线,仅仅提供平均 0.4°的外翻,90%的患者机械轴将偏离理想位置[24]。与此相反,髓内定位系统则能恒定地提供精准度在 2°以内的外翻[14]。

用于评估下肢对线的最可靠方法是,在手术中测量下肢的机械轴。可于手术前将一个放射标记物放在髋关节上,其可以透过手术单被触摸到,通过 X 线摄片来确定其位置(图 117-3)。手术中下肢的机械轴可以用一根长的力线杆来确定(图 117-4)。

假体组件的定位

冠状面

正常膝关节胫骨平台在冠状面上相对于胫骨的机械轴存在 3°的内翻[9,19]。一些学者建议,为了重建正常的解剖,在冠状面上行内翻 3°截骨[9,27]。常见的错误做法是,胫骨的截骨比预计的要更加内翻,而不是外翻。距骨的中心位于内外踝连线中心更内侧 (图 117-5)。如果将截骨器的近端放在胫骨的中心，截骨的结果将总是内翻。新的器械可以将抱踝器的远端向内侧纠

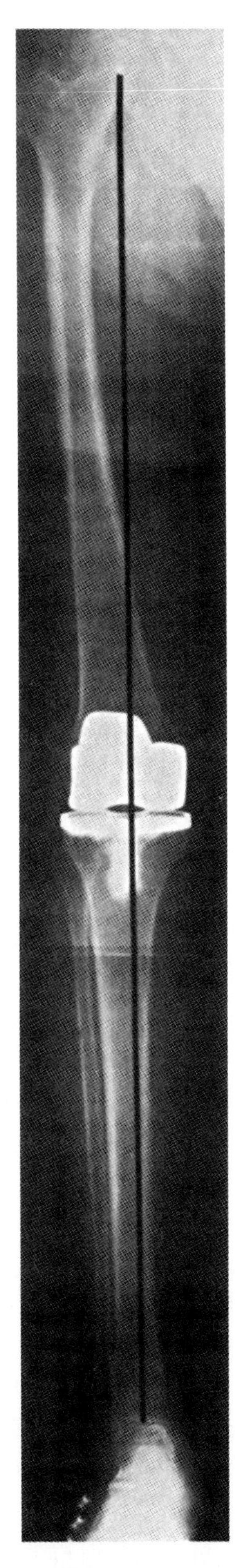

图 117-1　下肢的机械轴。

正，或者使用髓内定位系统。这些新的器械可以提高胫骨截骨的准确性。

对于 kinematic 全膝关节置换，胫骨内侧的透亮带与胫骨假体 5°的内翻倾斜明显相关，而如果是 1°的内翻倾斜，将不会出现松动（$P<0.01$）[5]。对于全髁型假体，胫骨的透亮带与 5°甚至更大角度的内翻截骨有关（$P<0.001$）[6]。在一组使用髁假体的 777 个膝关节研究中，在解剖轴合适和冠状面上胫骨 0°位截骨组中出现 0.5 mm 以上的透亮带的比例是 4.7%[16]。解剖轴内翻和 0°胫骨假体定位组中，透亮带发生率为 8%；解剖轴合适但胫骨假体内翻定位组中，发生率为 7.5%；解剖轴和胫骨假体定位均为内翻的组中，发生率为 28%（$P<0.005$）[16]。下肢残余内翻使与胫骨假体部件的内翻位之间具有显著相关性（$P<0.01$）[16]。因此说，胫骨截骨大于 3°或 4°的内翻与透亮带相关联，是不能接受的。胫骨的截骨面内翻 3°或更小，无明显不良影响。然而，由于对胫骨近端截骨的操作失误，通常是截成内翻，因此我们倾向于胫骨近端截骨与胫骨的机械轴垂直。

假设在冠状面上胫骨截成面为 0°，那么股骨截骨面应该为外翻，这样才能保证整体下肢对线的正确。如果股骨截骨面选择任一外翻角度，下肢对线肯定出现错误。一项对正常患者的分析发现，股骨相对关节线有 7°~11°的外翻[9]。当使用髓外定位系统指导股骨截骨时，如果试图截出 9°的外翻角，将只能得到 6°的外翻角[20]。而使用髓内定位系统指导股骨截骨时，截骨精确度将在 2°内 [14]。使用股骨髓内定位系统时，166 个膝关节中 94%的对线正确[15]。一项关于对线的前瞻性研究发现，使用髓外定位系统时，对线的正确率是 80%，而使用髓内定位系统时，正确率是 92%[25,26]。另一个评估股骨截骨正确外翻角度的方法是，在手术前使用全长片进行模板测量（图 117-6）。

矢状面

股骨组件应该垂直于股骨干植入。如果股骨组件向前旋转，假体的滑车翼将撞击股骨的皮质，并形成切痕。然而临床观察发现，如果股骨组件向后旋转，则无明显的不良影响。如果将股骨组件后旋，假体部件之间的接触区域将发生改变，可能会增加磨损，而且滑车翼可能与髌骨发生撞击。

胫骨组件在矢状面上的定位取决于假体的设计。正常的胫骨平台后倾 4°~7°[9,27]。后交叉韧带保留型假体必须重建胫骨平台的后倾，以维持后交叉韧带的正常功能。如果胫骨假体向前倾斜，胫骨假体的后面部分在膝关节屈

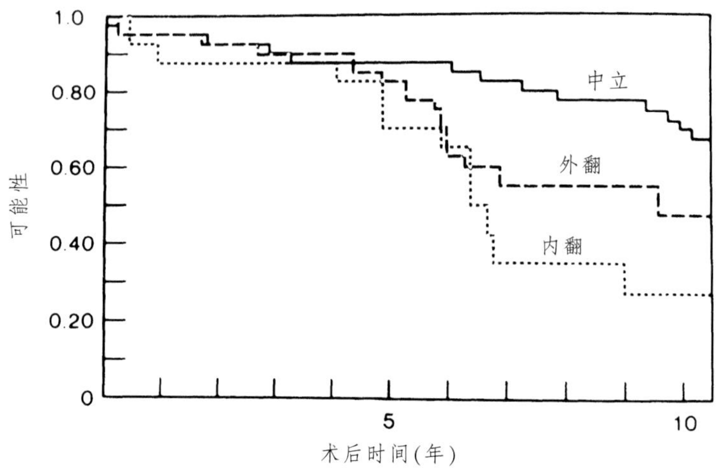

图 117-2 术后下肢对线对假体生存率影响的多中心膝关节研究。(From Lewallen et al[17], with permission.)

曲时将与股骨假体部件发生撞击[3]。由于后部的冲击,将会产生胫骨假体部件的前方翘起,进而导致远期假体松动。如果胫骨在冠状面上采用内翻位截骨,则最好使用需在矢状面上垂直的胫骨截骨的设计。如果胫骨内翻截骨同时带有后倾时,将会导致严重的屈曲不稳定。

旋转定位

各假体部件的正确旋转定位通常不作为关键因素考虑。胫骨假体应该与胫骨结节或胫骨结节植内侧旋转对位。如果胫骨假体发生内旋,那么胫骨结节则外移,增加了 Q 角并导致髌骨半脱位。胫骨假体外旋将会导致假体在胫骨后外侧悬垂。尽管轻微的胫骨假体后外侧悬垂不会产生症状,但仍然不建议使假体处于无支撑状态,否则会有假体远期断裂的潜在风险。

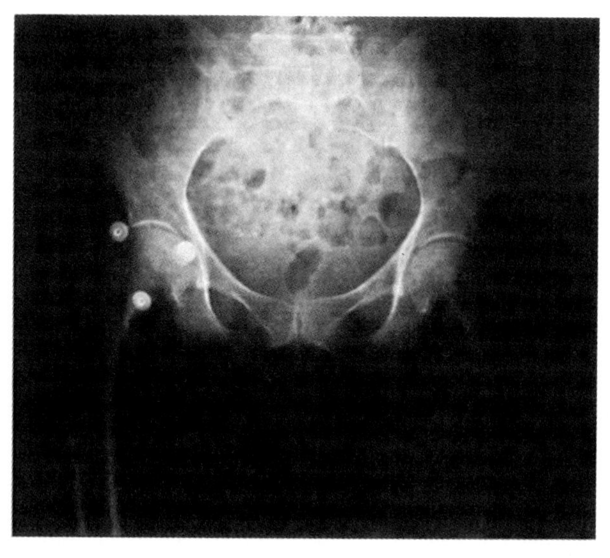

图 117-3 用于术中确定股骨头位置的标记物。

股骨假体的正确旋转对线目前尚无统一的意见。如果像大多数手术器械设计所建议的那样,植入股骨假体后使其旋转对线与股骨后髁的后侧相对称,那么胫骨假体在冠状面上的定位将非常重要。因为正常的胫骨平台具有 2°~3°的内翻,所以胫骨假体冠状面上的内翻切面将导致膝关节内外侧的屈伸间隙等距。如果将胫骨冠状截骨面为 0°,在屈曲时膝关节的外侧面将稍有松弛。如果保留后交叉韧带,膝关节外侧轻微松弛是可以接受的。如果将股骨假体置于 2°~3°的外旋位,胫骨在冠状面上的 0°截骨将会产生一致的屈伸间隙[8]。如果切除后交叉韧带,要想获得相等的屈伸间隙,则需要将股骨假体部件轻度外旋。股骨和胫骨假体在全伸位要相互一致。

软组织平衡

软组织在冠状面上的不平衡将会影响肢体的对线。软组织冠状面不平衡将会把大部分负荷集中到某一个间室内,从而增加了磨损和晚期假体松动概率。在 13 个全髁型膝关节中,由于负重不对称使 11 个膝关节出现了透亮带;而在软组织平衡的 42 个膝关节中,仅 17 个出现了透亮带($P<0.004$)[3]。矢状面关节松弛将会导致不稳定症状,特别是在下楼梯或者下斜坡的时候。对于冠状面松弛存在着不同的意见。有些人主张有意地使内外翻应力维持一种平衡的松弛。这个做法的前提是轴向对线正确,并尽量避免安装过紧以致限制活动并可能引起表面应力的增

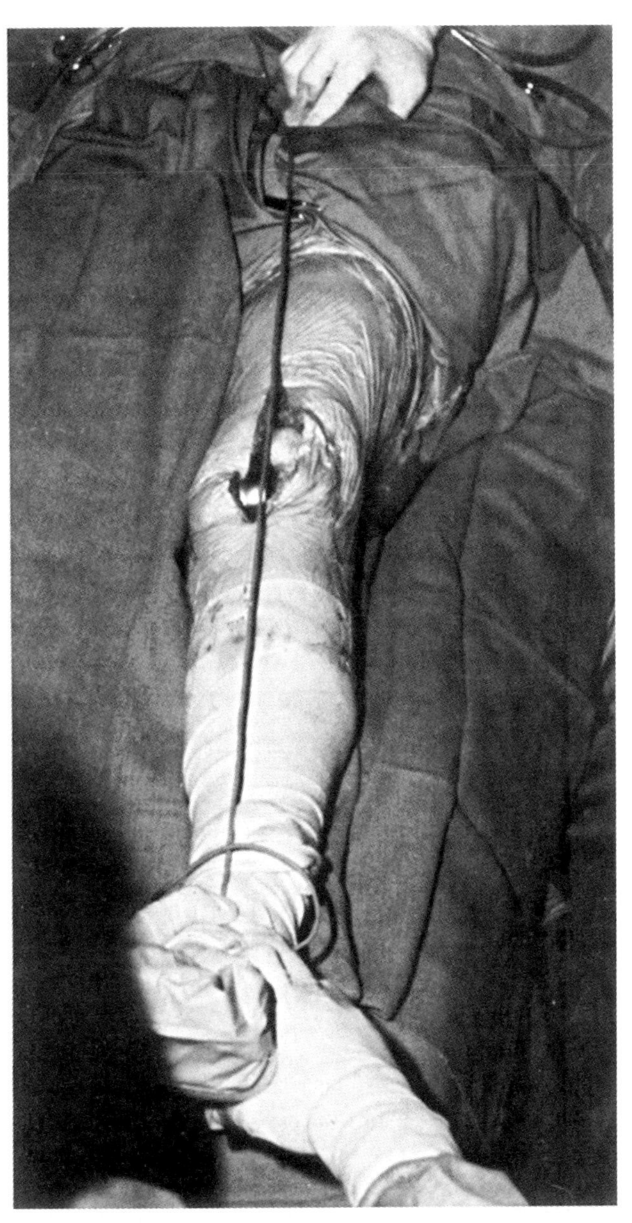

图 117-4　用于术中确定下肢机械轴的长力线杆。

加。到目前为止，这方面的手术技术看起来要取决于医师的个人偏好[4]。

原则

软组织平衡的基本原则是：①股骨远端的截骨量决定伸直位的软组织张力；②股骨后髁的截骨量决定屈曲位的软组织张力；③胫骨的截骨量同时决定伸直位和屈曲位的软组织张力。如果膝关节在伸直和屈曲位都紧张，则需要增加胫骨的截骨量。如果膝关节在伸直和屈曲位都松弛，则需要增加胫骨假体部件的厚度。如果膝关节在伸直位紧张而在屈曲位正确平衡，则需要增加股骨远端的截骨量。如果膝关节在屈曲位正确平衡而在伸直位松弛，则表明股骨远端的截骨量过多。股骨远端的骨量不足，可以通过植骨或者采用增强的股骨假体来弥补。由于替代切除的股骨骨质比较困难，因此最初切除远端股骨时要保守一些。

内-外翻畸形

膝关节畸形的处理已在第 116 章中讨论。

骨量的利用

最大限度地利用骨量将会改善从假体到骨组织的负荷传递。骨量的保留将有利于未来手术的进行。骨量的利用必须从骨骼的最大限度假体覆盖以及尽量减少截骨量这两方面来考虑。股骨的机械强度大于胫骨[2]。

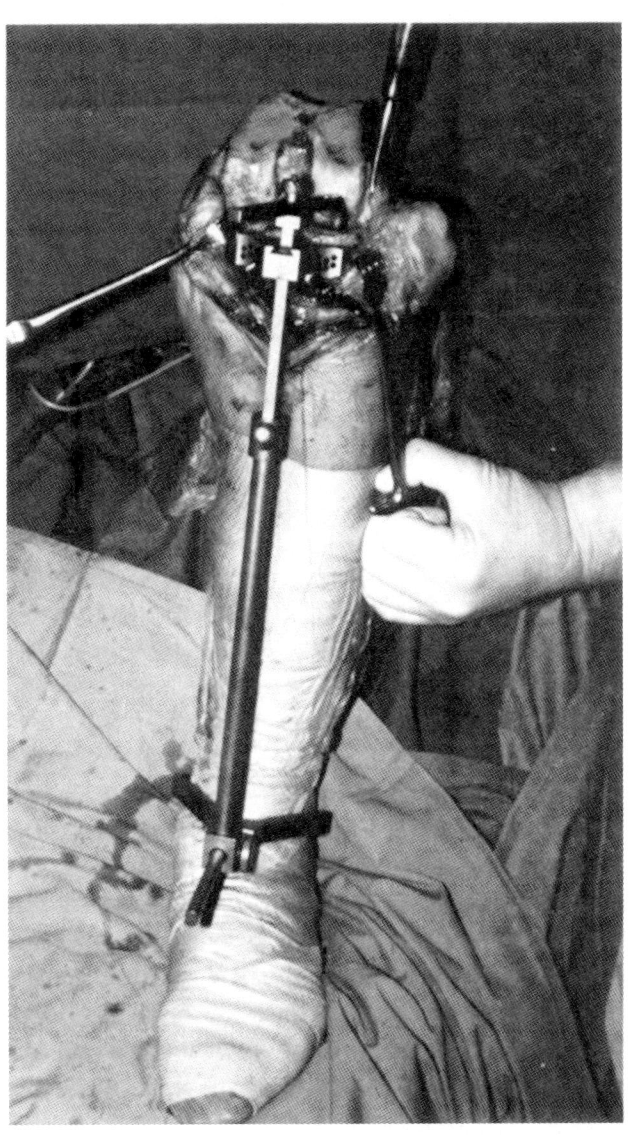

图 117-5　距骨的中心位于内外踝中点的内侧。

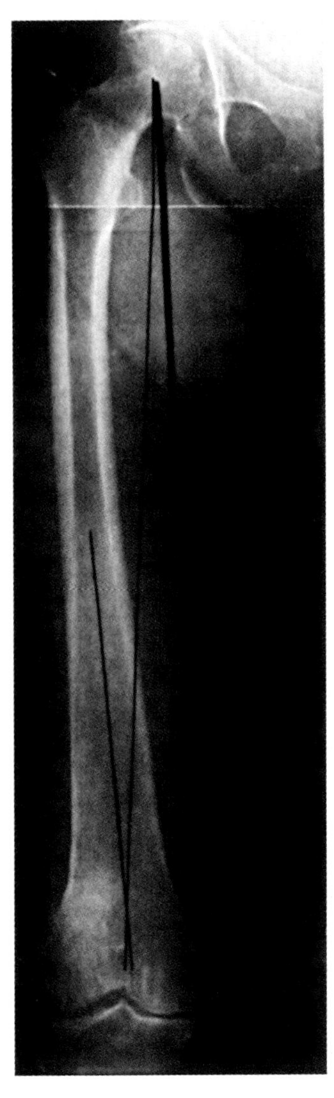

图 117-6 手术前测量股骨远端截骨的外翻角度。

胫骨的机械强度将随着截骨深度的增加而降低[13]。因此要限制截骨量，特别是胫骨。在一项关于全髁型假体的研究中，没有透亮带的膝关节，胫骨内侧髁的截骨量是 2 mm，而出现透亮带的膝关节截骨量为 6 mm（$P<0.001$）[4]。因此，与其切除骨骼到缺损的水平，不如填充缺损以保留对侧胫骨或股骨髁的骨量。治疗骨缺损的最佳方案是采用金属-骨的压力传递或者进行植骨（详见第 125 章）。

由于应力是指单位面积的负荷，因此为了避免表面应力过高，应使胫骨假体尽可能多地覆盖骨骼。完全覆盖时将应力传递到骨皮质上相比，胫骨假体不能完全覆盖胫骨时，近端胫骨皮质上的应力分布将会相应减少[1,6,24]。对比胫骨表面全覆盖和不完全覆盖假体的体内研究表明，引起失败的单页量可增加 21%到 89%[1]。胫骨近端皮质覆盖缺失将使胫骨皮质的应力值降低 30%~60%[6]。

髌骨表面置换

髌骨表面置换对于爬楼梯等活动非常重要，但对平地行走影响不大。如果行髌骨表面置换，则必须保持髌骨相对于关节线的高度[8]。置换后的髌骨整体厚度应该和置换前的髌骨厚度相同。要避免行不对称的髌骨表面置换。不得出现髌骨翘起。在膝关节的整个活动范围内，髌骨不必保持复位也不能有半脱位的趋势。近期的文献综述中，讨论了如何实现这些目的一些手术技术[23]。

作者的建议

在全膝关节置换手术中，作者偏好的手术方法包括采用经过髌骨内侧 1/3 的膝前纵行直切口（图 117-7）。切口延伸至髌前滑囊，使其与皮下组织分离并反折，以免损伤皮肤和皮下组织瓣。进行关节的前内侧切开，分离股直肌的腱性纤维，以便于缝合。

将内侧关节囊瓣从胫骨剥离至内侧副韧带水平。剥离时应该仅包括关节囊深层，这个时候不要试图将内侧副韧带从胫骨或鹅足肌腱上松解开。翻转髌骨，并使膝关节屈曲到 90°。切除残留的半月板和骨赘。根据情况保留或切除脂肪垫。必须确认后交叉韧带在股骨侧附着点，因为插入股骨髓内定位杆时就在这个位置的正上方钻孔（图 117-8）。

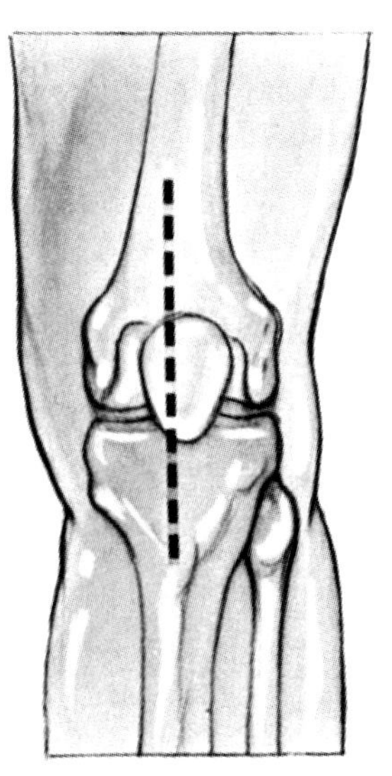

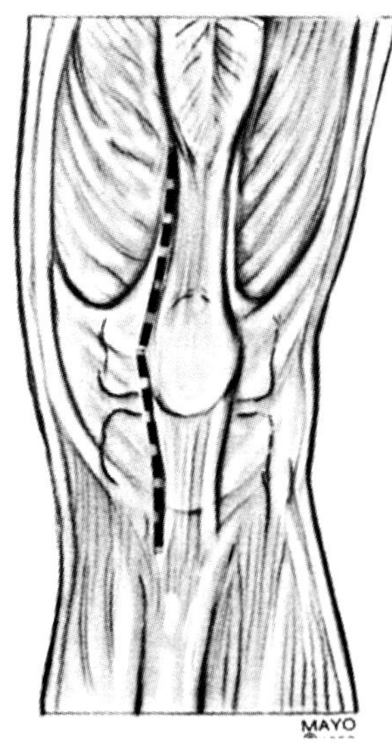

图 117-7 膝前纵行皮肤切口以及随后的前内侧关节切开。

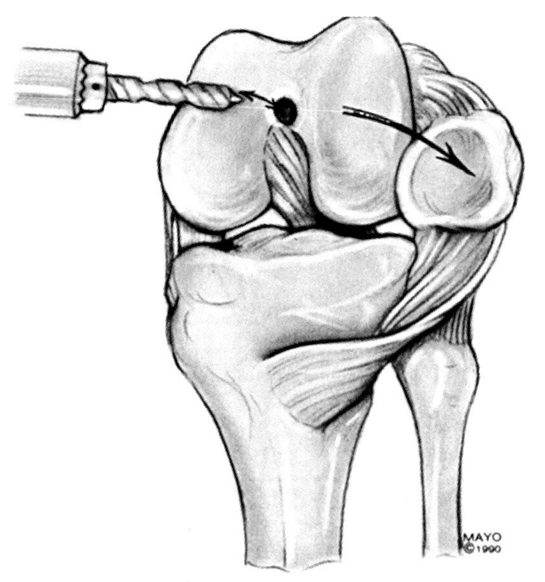

图 117–8　在后交叉韧带的股骨侧附着点正上方的中线处钻孔，以便插入髓内定位杆。

股骨

根据手术前的 X 线片，对于股骨解剖正常的患者，可以选用股骨髓内定位杆。对于存在陈旧性股骨骨折或者股骨存在明显弯曲的患者，最好使用髓外定位系统。在后交叉韧带的股骨附着点正上方的关节中线上钻孔，然后插入髓内定位杆。根据手术前 X 线片模板测量设定定位杆所要求的外翻角度。选择的外翻角度可以由股骨机械轴和解剖轴的差值来计算（图 117–6）。常用的外翻角度是 6°。我一般喜欢使用中空的股骨髓内定位杆，以便对其施加负压（图 117–9）。这将有利于清除髓腔内的脂肪，避免可能发生的脂肪栓塞综合征。

股骨远端的截骨模块安装在髓内定位杆上，并与股骨远端最突出的部分相接触。截骨模块要放在正确的旋转位置，以保证模块的后部与每一个股骨后髁都保持等距，从而获得正确的旋转位置（图 117–10）。接下来，用钻头或骨钉将截骨模块固定于股骨远端。对于股骨后方骨缺损的病例，如类风湿性关节炎、骨坏死或曾经做过关节成形术的患者，可以通过股骨上髁来确定旋转定位。通常来讲，股骨外上髁比内上髁略靠后。

一旦确定了旋转定位，用两枚钻头将股骨远端的截骨装置固定于股骨远端上（图 117–11）。最好将一个钻头从前向后地钉在股骨远端，这样一来，如果将来需要对股骨远端再次截骨，就可以再次安装截骨装置。当把股骨远端的截骨装置牢固安装在股骨远端后，就可以进行截骨了。切除的骨量要和所要求的假体厚度相等。切除的骨量被相同厚度的假体所替代，就可以维持关节线的位置和正确的韧带运动[7]。股骨远端截骨后，可以把两把骨刀或金属杆放在截骨面上进行比对，以保证内外侧截骨面平行。

股骨远端截骨完成后，就要在股骨远端上钻孔以便插入前后髁的截骨装置。为了获得屈曲时外侧上的软组织平衡，我比较喜欢将股骨的假体部件摆放

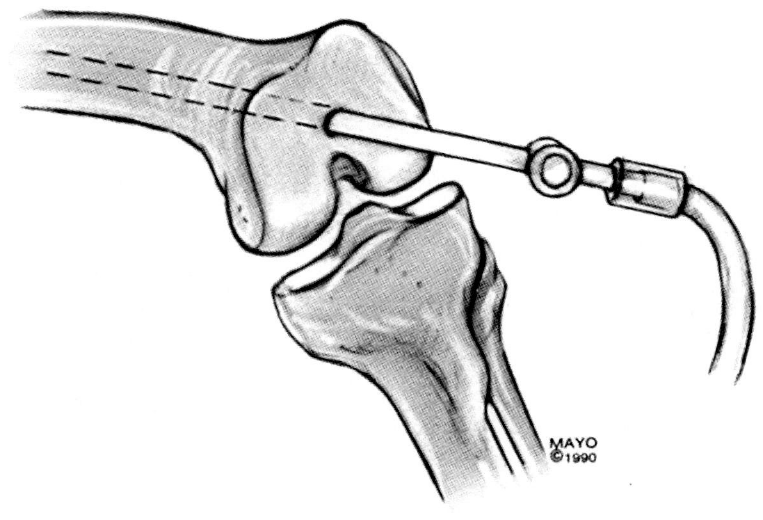

图 117–9　插入中空的股骨髓内定位杆，并连接负压吸引以便吸出髓腔的内容物。这将降低因插入髓内定位杆而引起脂肪栓塞的风险。

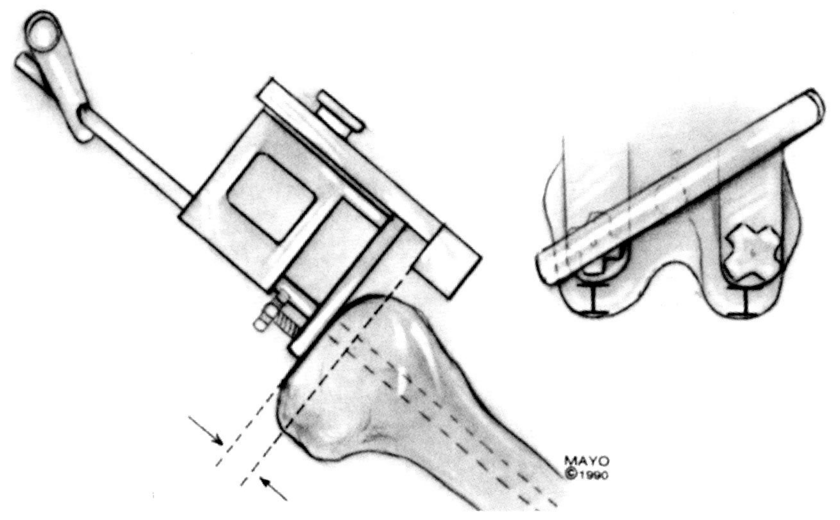

图 117-10 髓内定位杆放好后应使其与完整的股骨后髁保持旋转对称。

呈 3°的外旋(图 117-12)。将前后髁的截骨装置插入到股骨的钻孔中，就可以进行股骨前后表面的截骨(图 117-13)。

确保股骨前髁皮质没有“吃骨”非常重要，在对股骨前髁进行切除前，应该沿着前部的切除点，使用参考尺仔细进行检查。如果预计会发生对股骨前皮质的“吃骨”，就应该选择更大尺寸的股骨假体。完成对股骨前髁和后髁的切除后，使用斜切模块进行斜切。股骨后方突出的骨赘会限制膝关节的伸直，应该予以清除(图 117-14)。

胫骨

对于常规病例，我更喜欢使用胫骨髓外定位系统来进行胫骨的截骨。对于将要使用长柄胫骨假体的患者，采用髓内定位系统更为适合，因为其在提供胫骨近端截骨的同时，还可以提供假体延长柄的安放。胫

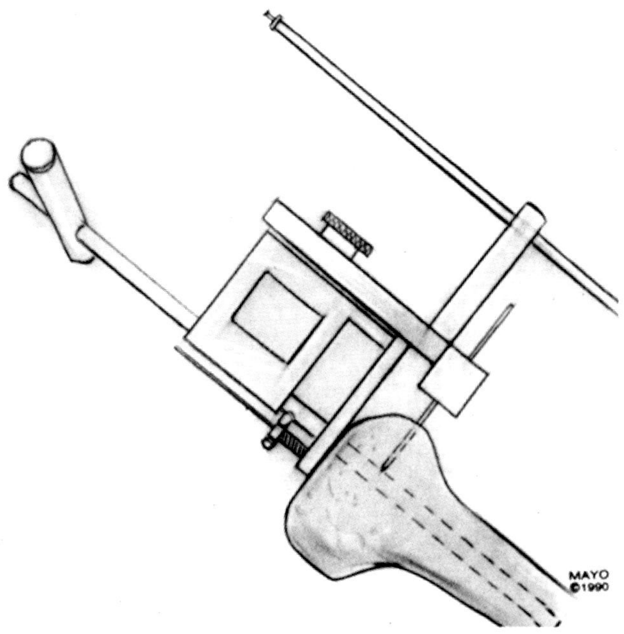

图 117-11 将股骨截骨定位装置固定于股骨上。还可以连接一根髓外定位杆，与髓内定位杆进行双重比对。只把截骨模块留在股骨上，去除其他部件，就可以进行股骨远端截骨了。

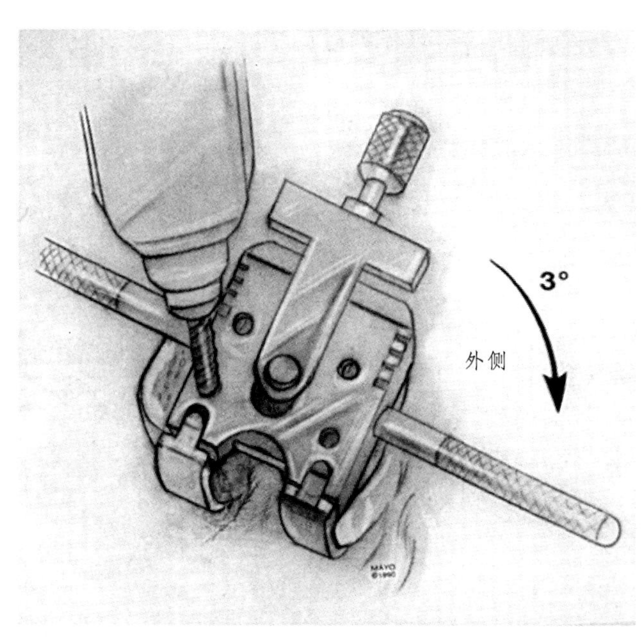

图 117-12 保证股骨在外旋 3°位截骨，以提高软组织的平衡和膝关节屈曲度。

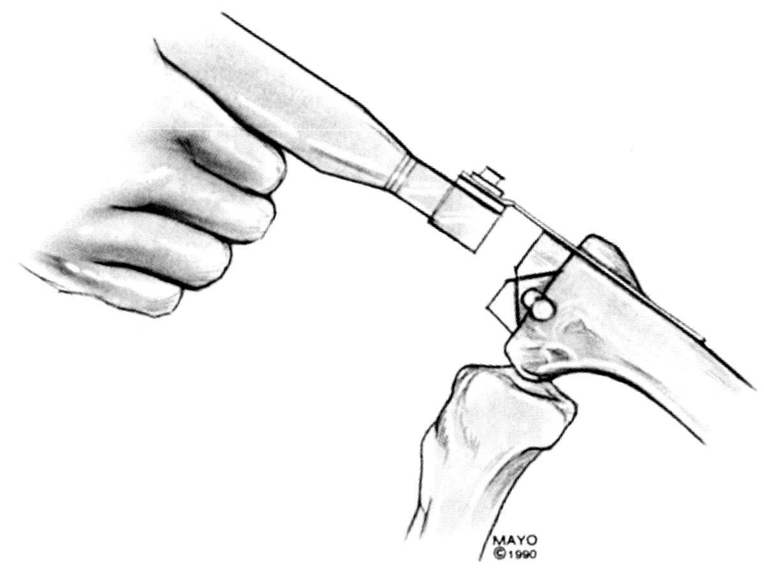

图 117–13　在没有股骨前髁皮质“吃骨”(切迹)的情况下，对股骨的前髁和后髁进行截骨。

骨的髓外定位系统应该具有通过距骨顶部进行调节的能力(图 117–15)。

通常选择 3°~4°的轻度后倾，但这将取决于所使用的假体设计(图 117–16)。长定位杆应该通过胫骨干的中心以及胫骨平台的中心。应该避免的常见错误是，定位杆的近端放在了胫骨的内侧，这将导致内翻截骨。将定位杆与胫骨的近端和远端相固定。

截骨水平的选择取决于骨缺损的程度。与其切除过多的胫骨，不如采用填充缺损的方法，这样可以维持胫骨近端的机械强度。我的习惯是，未受损侧胫骨平台的切除厚度不超过 1 cm，通常是 4~6 mm。然后处理剩余的缺损，根据缺损的大小，可以使用金属模块、植骨或者定制假体。从胫骨平台未受损侧开始测量是比较好的方法，有助于确定胫骨近端的截骨量。

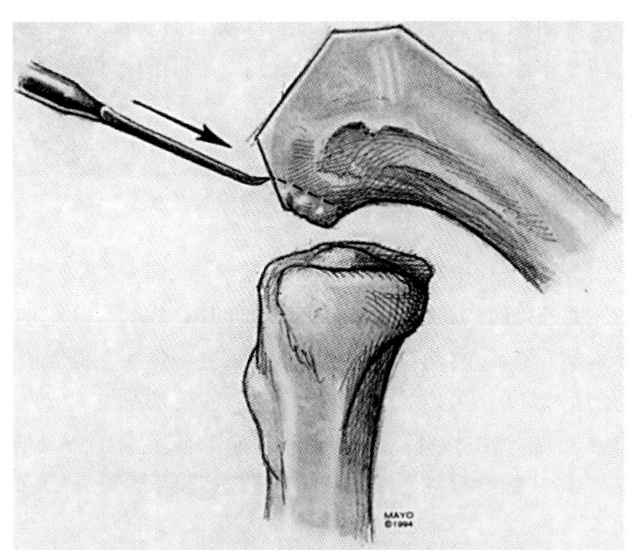

图 117–14　切除股骨后髁的骨赘，以保证充分的伸直。

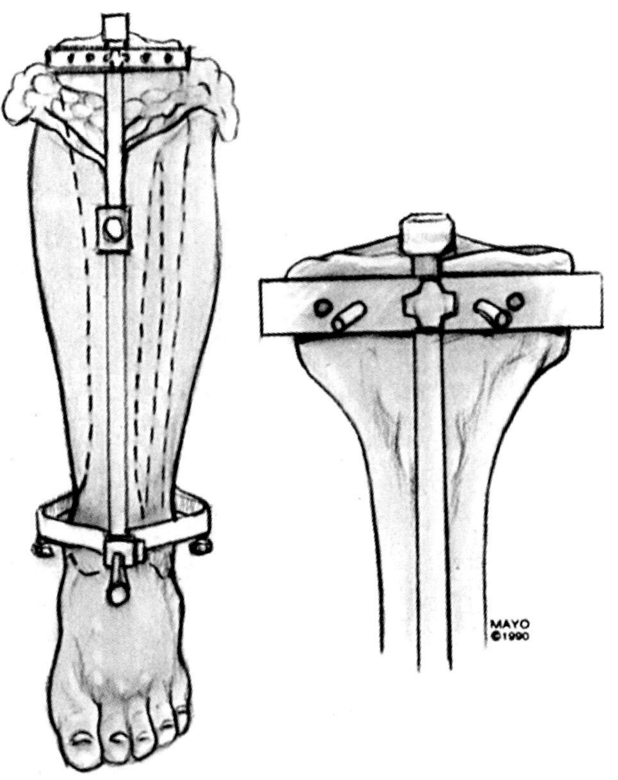

图 117–15　胫骨髓外定位系统应通过距骨的中心。注意，定位系统远端可以稍偏向夹具内侧放置，这样才能真正对准距骨中心。

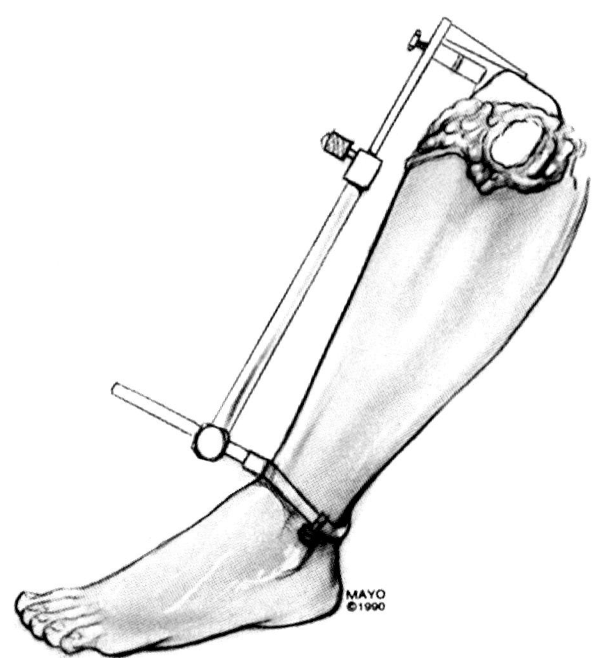

图 117-16 胫骨髓外定位装置的侧面观，使胫骨截骨面轻微后倾。

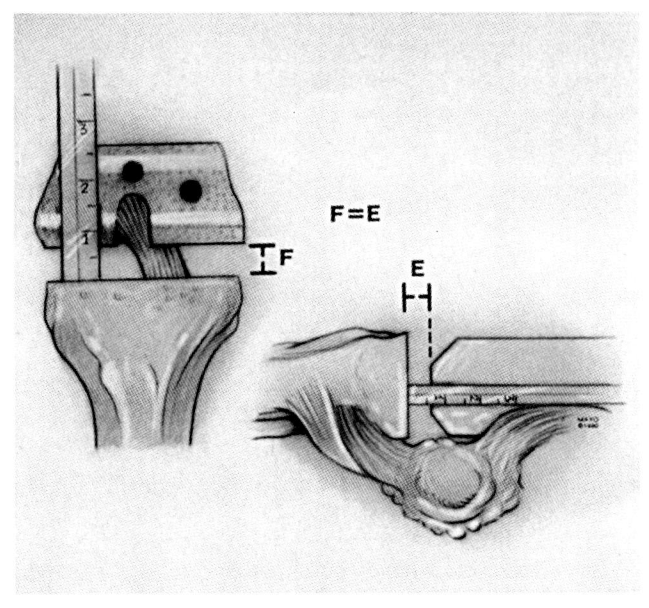

图 117-17 屈曲（"F"）和伸直（"E"）软组织间隙的测量。E 和 F 应该相等。

如果选择后交叉韧带保留型假体，在后交叉韧带的胫骨附着点前方楔入一把 12 mm 的骨刀，以便在截骨过程中保护后交叉韧带。接下来进行胫骨近端的截骨。后交叉韧带前面残留的一点骨头此时可以用咬骨钳来去除。胫骨近端截骨完成后，把胫骨平台试体放在胫骨截骨面上，并插入长定位杆，以便确保定位杆的投影位置正好通过距骨的中心。矢状面上的后倾角度也可以通过这个机构来评估。如果胫骨截骨正确无误，就可以在胫骨平台上钻孔，以便放置胫骨假体柄。

截骨之后就可以进行软组织平衡。要使用尺子或者间距模块来测量屈伸间隙大小(图 117-17)。测量伸直间隙时，膝关节要完全伸直并施以一定的牵引。测量屈曲间隙时，要屈膝 90°并将股骨与胫骨拉开。软组织平衡的目的是要使屈伸间隙在内、外侧相等。如果存在差异，就需要通过适当的软组织松解加以纠正。如果膝关节在内侧比较紧（常见于内翻畸形时），可以从胫骨处进行内侧软组织松解。可以使用骨膜起子从胫骨近端松解内侧副韧带的深层，并且再次测量屈伸间隙。如果膝关节仍比较紧，可以从胫骨近端锐性松解鹅足肌腱。如果膝关节的内侧仍然紧张，可以在胫骨上松解内侧副韧带的浅层，这样通常可以矫正内翻外翻不平衡。

对于少数严重屈曲内翻畸形的患者，可能仍然存在软组织不平衡。后交叉韧带可能发生了挛缩，此时可能需要切除后交叉韧带，改用后稳定型的假体设计。如果膝关节外侧紧张，如长期的外翻畸形患者，初步松解包括剥离关节囊在胫骨平台外侧面的附着点。还要进行髂胫束头侧部分的横向切断。如果这样的松解仍然不够，就需要从股骨远端外侧结构进行软组织松解，包括腓侧副韧带和腘韧带在外上髁上附着点的骨膜下剥离。这样可以矫正绝大多数畸形。对于严重的畸形，需要松解腓肠肌外侧头在股骨远端的附着点以及二头肌的逐步切开延长。绝不要将所有外侧的软组织全部松解而不去尝试延长或修复，否则会出现后期的外侧失稳。

软组织张力的改变会引起屈伸间隙的变化。需要牢记的基本原则是，屈伸间隙要保持相同。胫骨近端的截骨量同时影响屈曲间隙和伸直间隙；股骨后髁的截骨量会影响屈曲间隙，股骨远端的截骨量会影响伸直间隙。

髌骨

在完成软组织平衡后，进行髌骨的表面置换。对于正常的髌骨，可以选择表面置换型髌骨假体。用卡尺来测量髌骨的厚度。置换的目标是置换后恢复髌骨的前后厚度。可以用切髌钳来作为髌骨截骨的基准。通常的截骨水平相当于髌骨外侧面的软骨下骨水平。放好髌骨截骨模块后，要在近端和远端测量预计切除的髌骨厚度，两端要相同并等于髌骨假体的厚度。当从侧面看过去时，髌骨的内侧缘显得最为突出，其内侧或外侧关节面上的小骨块都要切除。常见的错误是髌骨表面置换不对称，仅置换了外侧关节面。这是必须要避免的。

髌骨截骨后，再用卡尺重新测量髌骨的厚度。髌骨在近端、远端、内侧和外侧的厚度都要相等。如果髌骨进行了充分截骨而且厚度合适，即可钻孔以便安放假体。安放好髌骨试用假体后再次测量髌骨的厚度，以保证髌骨原始厚度的恢复。截骨和软组织平衡都完成之后，即可进行假体的试复位。

试复位

下肢的整体对线可以用一根长的髓内定位杆（从踝关节中心伸向股骨头中心）进行测量（图 117–18）。定位杆代表了下肢的机械轴，其中心应该经过膝关节的中心。进行膝关节屈伸活动范围的验证，保证膝关节稳定、无胫骨假体前缘翘起以及在整个活动范围内内外翻稳定性和前向稳定性均正常。轻微的前向松弛是可以接受的，但胫骨前后移动超过几个毫米的话就不能接受了。如果试复位满意，用电刀标记胫骨假体的位置，作为胫骨假体旋转定位的参考（图 117–18）。取下假体，以高速脉冲冲洗清洁骨床，清除脂肪组织和碎屑。

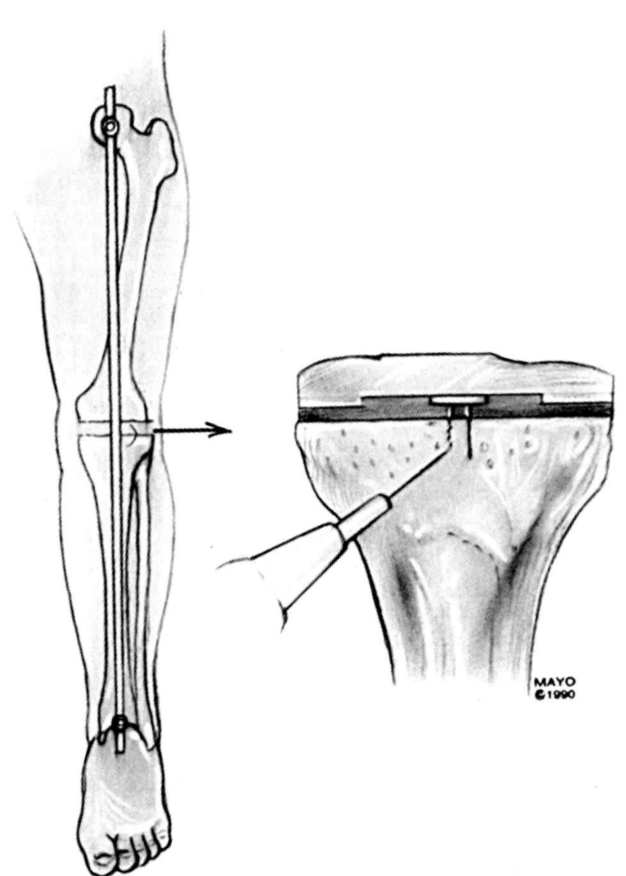

图 117–18　假体试复位以及术中用长的髓内定位杆测定下肢的机械轴。胫骨假体的旋转定位此时应进行标记。股骨假体和胫骨假体要和谐一致，胫骨假体要与胫骨结节对位。

骨水泥固定

使用骨水泥枪，这样便于将骨水泥打入胫骨中央的孔里。注入骨水泥并加压，保证 2~3 mm 的骨水泥渗入骨小梁内。在正确的位置上安装胫骨假体，髌骨假体也可以同时安装。插入聚乙烯垫片和股骨假体的试体，将膝关节伸直，这样可以进一步对骨水泥进行加压。确保膝关节没有过度伸直或者内外翻应力作用在了膝关节上非常重要，否则会导致胫骨金属托从胫骨上翘起。

在胫骨和髌骨骨水泥硬化后，取下垫片和股骨的试体，把胫骨周围的骨水泥碎屑清除干净。用脉冲冲洗清洁股骨后，将骨水泥注入股骨，安装股骨假体和垫片的试体。待骨水泥硬化后，取下垫片试体，清理股骨后面的骨水泥碎屑，安装聚乙烯垫片。松开止血带，止血，常规关闭伤口。

（李子剑　娄思权　译　　孙永生　李世民　刘林　校）

参考文献

1. Bourne RB, Finley JB: The influence of tibial component intramedullary stems and implant-cortex contact on the strain distribution of the proximal tibia following total knee arthroplasty. Clin Orthop 208:95, 1986
2. Colley J, Cameron HU, Freeman MAR, Swanson SAV: Loosening of the femoral component in surface replacement of the knee. Arch Orthop Traum Surg 92:31, 1978
3. Dorr LD, Conaty JP, Schreiber R et al: Technical factors that influence mechanical loosening of total knee arthroplasty. p. 121. In Dorr LD (ed): The Knee: Papers of the First Scientific Meeting of the Knee Society. University Park Press, Baltimore, 1985
4. Edwards E, Miller J, Chan K: The effect of postoperative collateral ligament laxity in total knee arthroplasty. Clin Orthop 236:44, 1988
5. Ewald FC, Jacobs MA, Walker PS et al: Accuracy of total knee replacement component position and relation to bone cement interface reaction. p. 117. In Dorr LD (ed): The Knee: Papers of the First Scientific Meeting of the Knee Society. University Park Press, Baltimore, 1985
6. Figgie HE, Goldberg VM, Heiple KG, Hart RT: Load-bearing capacity of the tibial component of the total condylar knee prosthesis. Clin Orthop 183:288, 1984
7. Figgie HE, Goldberg VM, Heiple KG et al: The influence of tibial-patellofemoral location on function of the knee in pa-

tients with posterior stabilized condylar knee prosthesis. J Bone Joint Surg 68A:1035, 1986
8. Freeman MAR: Knee flexion: the cruciate ligaments and posterior stability in the flexed knee. p. 30. In Rand J, Dorr LD (eds): Total Arthroplasty of the Knee. Aspen Publishers, Rockville, MD, 1987
9. Hvid I: Trabecular bone strength at the knee. Clin Orthop 227:210, 1988
10. Johnson DP: Midline or parapatellar incision for knee arthroplasty. J Bone Joint Surg 70B:656, 1988
11. Johnson DP, Hughston JA, Redford P: Anterior midline or medial parapatellar incision for arthroplasty of the knee. J Bone Joint Surg 68B:812, 1986
12. Kaufer H, Matthews LS: Spherocentric arthroplasty of the knee. J Bone Joint Surg 63A:545, 1981
13. Krushell R, Deland J, Miegel RE, Scott R: A comparison of the mechanical and anatomic axes in arthritis knees. p. 75. In Rand JA, Dorr LD (eds): Total Arthroplasty of the Knee. Aspen Publishers, Rockville, MD 1987
14. Laskin RS: Alignment in total knee replacement. Orthopedics 7:62, 1984
15. Laskin RS: RMC total knee replacement. J Arthroscopy 1:12, 1986
16. Laskin RS: Varus knee deformities: a review of ten years' experience. p. 30. In Rand J, Dorr LD (eds): Total Arthroplasty of the Knee. Aspen Publishers, Rockville, MD, 1987
17. Lewallen DG, Bryan RS, Peterson LFA: Polycentric total knee arthroplasty: a ten year follow-up study. J Bone Joint Surg 66A:1211, 1984
18. Lotke PA, Ecker ML: Influence of positioning in total knee replacement. J Bone Joint Surg 59A:77, 1977
19. Moreland JR, Henker GJ: Lower extremity axial alignment of normal males. p. 55. In Dorr LD (ed): The Knee: Papers of the First Scientific Meeting of the Knee Society. University Park Press, Baltimore, 1985
20. Rand JA, Bryan RS: Alignment in porous coated anatomic total knee arthroplasty. p. 111. In Dorr LD (ed): The Knee: Papers of the First Scientific Meeting of the Knee Society. University Park Press, Baltimore, 1985
21. Rand JA, Coventry MB: Stress fractures after total knee arthroplasty. J Bone Joint Surg 62A:226, 1980
22. Rand JA, Coventry MB: Ten-year evaluation of geometric total knee arthroplasty. Clin Orthop 232:168, 1988
23. Rand JA, Gustilo RB: Technique of patellar resurfacing in total knee arthroplasty. Tech Orthop 3:57, 1988
24. Reilly D, Walker PS, Ben-Dov M, Ewald FC: Effects of tibial components on load transfer in the upper tibia. Clin Orthop 165:273, 1982
25. Scott RD, Volatile TB: Twelve years' experience with posterior cruciate retaining total knee arthroplasty. Clin Orthop 205:100, 1986
26. Tillett ED, Engh GA, Peterson T: A comparative study of extramedullary and intramedullary alignment systems in total knee arthroplasty. Clin Orthop 230:176, 1988
27. Townley CO: The anatomic total knee: instrumentation and alignment: technique. p. 39. In Dorr LD (ed): The Knee: Papers of the First Scientific Meeting of the Knee Society. University Park Press, Baltimore, 1985

第 118 章

全膝关节成形术后伸膝装置问题

Mark J. Spangehl, Arlen D. Hanssen

伸膝装置并发症是采用当代全髁假体设计的全膝关节置换术后非感染性的早期再次手术的最常见原因。涉及伸膝装置的并发症在大宗病例研究中的发生率是 1.5%~12%[15,17,38,72,95]。患者的选择、手术技术和假体设计是决定发生率的影响因素。本章将对全膝关节置换的伸膝装置并发症的原因、手术考量和治疗方法进行回顾与总结。

生物力学

髌骨具有许多重要的功能(表 118-1),其中最为重要的是其机械作用[58]。全膝关节置换对于髌股关节具有生物力学的影响[36]。髌骨假体在设计上可以分为轴对称型(圆顶型)、单平面对称型(解剖型)和双平面对称型(改良圆顶型)。假体设计适应性越好,则负重面积越大、接触应力越小,增加稳定性[17,33,60,67,72,75]。将 7 种不同设计的全膝关节进行比较时发现,髌股关节的接触面积仅仅是正常膝关节的 21%[60]。轴对称型髌骨假体的接触面积在对线不良时要比单平面对称型减少的更多。置换的髌骨在膝关节屈曲时有向内侧移动的趋势,而正常髌骨向外移动[60]。这些膝关节运动学的改变降低了膝关节置换术后髌股关节的接触面积,聚乙烯磨损、假体松动和髌骨半脱位等并发症都与这些改变有关。

最佳的假体位置

假体的位置和软组织平衡是影响伸膝装置机械性状态的最重要的两个因素。现代的手术器械在对线系统和截骨导向器上都有其共同点，器械的改进使得截骨和假体的安放更加准确和可重复[24,25]。大量的研究已经证实假体力线和软组织平衡的问题是伸膝装置并发症的首要原因[6,15,27,33,35,39,68,76,81,82]。另外，在没有明显的临床髌骨不稳定时假体的旋转对线不良也是膝前痛的一个原因[7,89]。因此,复习一下假体安置的手术技术、强调潜在的缺陷、优化假体位置是有重要意义的，有助于减少伸膝装置并发症的发生。

内翻/外翻

术后下肢力线超过 10°的外翻与髌股关节并发症有很明确的相关性[38,79,107]。这种情况下随着 Q 角的增大而髌骨外向力增加[79,98]。造成外翻对线不良的原因包括股骨远端或胫骨近端过度的外翻截骨,假体没有准确的安放在骨床上也可以导致这一最终结果。应用试体对下肢的整体力线和机械轴进行估计。

假体的横向位置

股骨和胫骨假体在内-外侧上的移位同样影响伸膝装置的功能。理想情况下,股骨假体应该与股骨外髁的边缘相一致。内外上髁和髁间窝可以作为股骨假体内外侧位置的参考,假体的髌骨滑槽应该与滑车的原来位置相接近。应避免股骨假体的内置,轻微的外移可以改善髌骨轨迹(图 118-1B)[102]。与此相似,胫骨假体的内置造成胫骨结节的相对外移而增大了 Q 角,影响髌骨的稳定性。胫骨平台外侧显露不充分或胫骨平台的外侧缺损使得胫骨假体内移,这种情况在既往胫骨上端外翻截骨或外侧平台创伤而造成的明显骨缺损时可以见到。

轴向旋转

股骨

股骨和胫骨假体合适的旋转位置对于置换关节的功能至关重要，旋转对位不良与伸膝装置并发症有明确的关系[11,22,31,37,51,103,106]。股骨假体的内旋将股骨滑车内移,导致 Q 角的增大,不利于髌骨的轨迹(图 118-1A)。

表 118-1 髌骨的功能

增加股四头肌的力臂
提供低摩擦系数的软骨表面
将四头肌的力量中心化
保护股四头肌肌腱和髌腱免于磨损
保护关节免于直接创伤
外观美观

解剖学的研究表明,股骨假体的轻微外旋可以改善髌骨轨迹,然而应当避免过度的外旋[2,102,103]。股骨假体的旋转对位可以参考通髁线、相对股骨后髁的3°外旋、股骨滑车的垂直线或膝关节的前后轴[3,26,93]。通髁线在股骨后髁磨损或缺损,如类风湿性关节炎的侵蚀和外翻畸形以及翻修手术时都非常有用[12]。虽然常用的是股骨后髁作为股骨假体旋转对位的参考,但通髁线对于股骨假体旋转对位的恢复最为准确[26,80,87,93]。最后,当采用后髁对称型股骨假体时,股骨前髁滑车外缘的切除量应多于内侧部分,股骨后内髁的截骨量应稍多于后外髁。如果没有出现这种结果,应该怀疑截骨模块内旋放置了,需要对截骨模块的位置重新进行判断。

胫骨

胫骨假体的位置决定了胫骨结节的位置。已经证实胫骨假体的过度内旋使得胫骨结节外移、Q角增大,是髌骨半脱位和脱位的一个原因(图118-2)[7,11,16,31,61,79]。胫骨假体旋转对位的参考包括胫骨结节的中内1/3和胫骨脊(虽然存在个体差异)[61]。旋转对线的评价可以通过完全伸直膝关节胫骨假体相对股骨假体的位置、胫骨结节和踝穴的位置评价。膝关节屈伸活动可以使得胫骨平台试体与股骨假体自动配合,而有助于确定其最终位置。胫骨平台的典型旋转对位是其中线与胫骨结节中内1/3相对位。显露不充分是造成旋转对位不良和胫骨假体内置的一个常见原因。

髌骨

髌骨置换的原则包括恢复其原始厚度、避免截骨后髌骨厚度的不对称、假体位置的正确放置和合适的软组织平衡和髌骨轨迹[4,89]。过度截骨造成髌骨过薄,易于发生骨折;截骨不足会导致髌股关节应力增高、膝关节屈曲度降低和外侧支持带张力增高而造成髌骨不稳定[48,115]。髌骨脊平均位于髌骨中心的内侧4.6 mm[86],因此,对于单纯圆顶型的假体设计,稍微内置假体是恢复正常髌骨轨迹的一个重要因素[16,31,37,127]。

髌骨不稳定

无论是否置换髌骨都可能出现全膝关节置换术后的髌骨不稳定。由于症状性的髌骨不稳定而再次手术的发生率较低,大宗手术中心的结果是0.5%

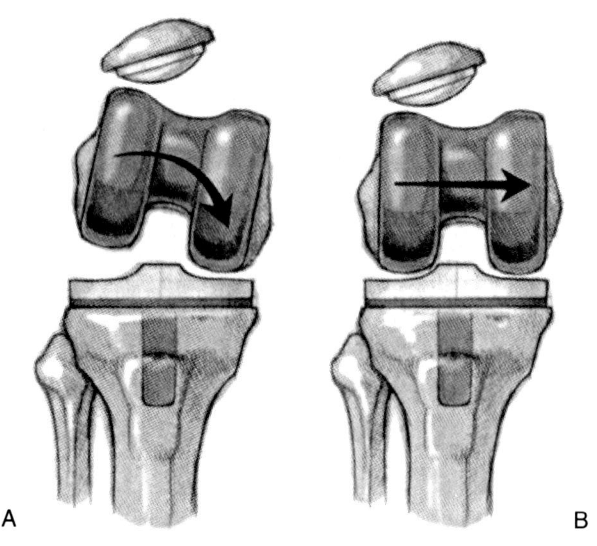

图 118-1 股骨假体错误位置对于髌骨轨迹的不良影响。股骨假体的内旋(A)和内移(B)都会造成滑车的内移而增大了外侧支持带的张力。

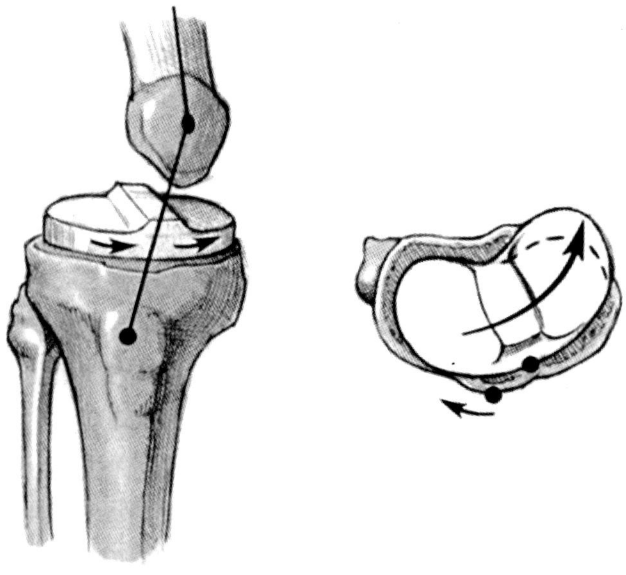

图 118-2 胫骨假体的内旋使得胫骨结节相对外移,增大了Q角,而造成髌骨轨迹不良。

(25/5463 例)到 0.8%(24/2887 例)[17,38]。髌骨不稳定的原因是多方面的(表 118-2),但绝大多数涉及手术技术的错误[5,16,17,38,71,79,96]。假体位置不良、膝关节的过度外翻、软组织不平衡和外伤是髌骨不稳定的最常见原因[16,17,38,79,95]。

全膝关节置换术后倾向于发生髌骨不稳定的认识非常重要。术前膝关节过度外翻,特别是慢性病程,倾向于发生术后髌骨不稳定[16,55,71,79]。髌骨半脱位和脱位的病史以及韧带松弛症是高危因素。术前的影像学评价包括站立位的下肢全长片、膝关节侧位片和轴位片[78]。术前髌骨错位或倾斜具有双倍的风险,与术前没有髌骨错位和倾斜的患者相比,这样的患者术后只有一半的髌骨轨迹正常[14]。

髌骨轨迹不良可以表现为疼痛或机械性症状(如绞索、打软腿、半脱位或明显的脱位)。间断性不稳定比明确的功能障碍更为不舒服,除非持续性或完全脱位造成股四头肌力量的突然丧失。髌骨轨迹不良的潜在问题是假体的松动、髌骨骨折和髌骨的过度磨损伴有碎屑的产生[5,61,98]。

病因

确定造成髌骨不稳的原因至关重要，只有这样才能选择适当的治疗方法。病因可能很难确定,因此一个详细的事件经过、完整的临床和影像学评价是必要的。步态、下肢力线、肌肉容积以及髌骨的活动度和轨迹都必须检查。在片子上测量机械轴和解剖轴以及胫骨和股骨假体相对胫骨和股骨的位置。然而,股骨和胫骨假体的旋转对位在平片上很难评价,利用通髁线作为股骨假体的参考、胫骨结节作为胫骨假体的参考的 CT 扫描可用来评价假体的旋转对位不良[11]。

表 118-2　全膝置换术后髌骨轨迹不良的原因

假体位置不良
外翻畸形的残留
软组织静力不平衡
软组织动力不平衡
外伤
假体设计问题
髌骨高位
软组织撞击
术后关节积血

现代的股骨假体设计将显著的滑车滑槽的差异因素排除在不稳定的因素之外了，仅仅剩下软组织张力和假体位置作为变化因素。髌股关节的轴向摄片可作为髌骨倾斜、脱位、半脱位的评价方法[14,37,40,95,96],髌骨假体的位置和截骨的对称性也可以同时进行评价[96]。

保守治疗

全膝关节置换术后的症状性髌骨轨迹不良和髌骨不稳定的治疗取决于其具体原因。对于动力性髌骨半脱位可以采用保守治疗,肌肉的动力不平衡是由于股外侧肌的力量超过了股内侧肌的力量,导致向外的半脱位。伸直末的力量练习可以通过平衡控制髌骨肌肉的力量来解决这一问题[5]。其他的非手术治疗方法包括髌骨支具、髂胫束的舒展或粘贴带。

手术指征和手术方法

对于绝大多数的髌骨慢性半脱位或非创伤性脱位,非手术治疗往往是不能成功的,需要手术治疗[61,120]。症状性髌骨不稳的手术指征包括:疼痛、功能障碍、不能耐受的无力或伸直滞缺以及保守治疗失败[17,38]。

软组织手术

当需要手术治疗时，手术入路也应该考虑进去。关节囊的开裂虽然是髌骨半脱位和脱位的不常见原因,但对于那些术后头 3 个月突然发生的患者是必须考虑的[17,38]。过度积极的物理治疗、伸膝装置张力过高、巨大的关节血肿、缝合材料不当或关节切开处修补不足是这一问题的基础。在关节切开的内上方通常能触及一软组织缺损。关节造影有帮助但通常没有必要。直接手术修补并不复杂。

术中在屈伸全程中对于髌骨轨迹的仔细评价是必需的,所谓无拇指原则是指髌骨在没有术者拇指在髌骨外缘的稳定作用下运动轨迹保持居中。理想的情况是髌骨假体的内侧关节面在膝关节运动全程中都与股骨内髁关节面相接触。然而,术中对于髌骨轨迹居中的判断受到一定的限制。首先,因为患者处于麻醉状态,只能对静力状态进行评价,忽略了肌肉动力平衡的作用;其次,大腿的止血带改变了正常股四头肌的行程。在止血带充气之前将膝关节屈曲可以限制对股四头肌的束缚限制,在对髌骨轨迹进行评价时松开止血带可以使评价更为准确[43]。

如果下肢力线良好而出现髌骨倾斜内侧翘起、半脱位或脱位时,建议进行外侧松解[5,17,52,96,107,114]。这一方法对于症状性半脱位可能就足够了,但对于复发性脱位或慢性髌骨脱位的处理还不够。

近端对位

髌骨假体放置合适时外侧支持带松解后仍然维持髌骨倾斜或半脱位的髌骨不稳需要进行髌骨近端软组织的重新对位手术[1,38,52,53,61,79,96,107]。包括内侧的重叠缝合或在关闭关节时将股内侧肌向外向远端移位。Insall 的技术十分流行,并报道了成功的治疗结果(图 118-3)[1,38,79]。我们的方法是利用髌骨内侧切开处间断缝合两三针,这样在膝关节屈伸时可以对伸膝装置的张力和髌骨轨迹进行观察和评价,如果满意则仔细地关闭关节,并间歇地对轨迹进行评价。有时还需要进一步的处理来改善髌骨轨迹。这种情况下,采用改良的 V-Y 股四头肌腱成形进行髌骨近端软组织的重新对位可用来处理极端困难的重建病例,常常是慢性髌骨脱位[93]。全膝关节置换中的股四头肌腱成形会造成膝关节伸直时中度的无力,而用 Cybex 进行客观检查时表现为接近正常的主动伸直[118]。

远端重建

尽管还存在争论,但胫骨结节截骨已经被用来进行髌骨远端的力线矫正[5,16,38,53,61,73,97,123,125]。支持者

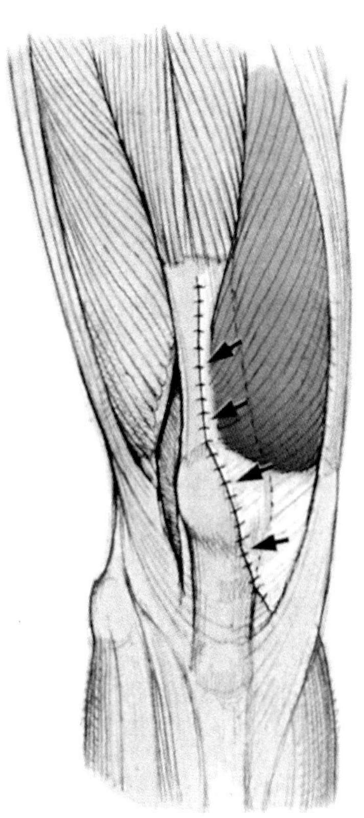

图 118-3 如果单纯外侧松解不足以矫正髌骨向外的半脱位,需要股四头肌内侧头的移位。

用胫骨结节移位结合外侧支持带松解来治疗髌骨不稳定[16,61,73,122,123,125]。当假体已经被牢固固定后存在轻度或中度的旋转对位不良时的处理存在争论,争论的焦点集中在近端软组织重新对位不能矫正髌骨不稳时,对轻度位置不良而又固定良好的假体进行翻修还是进行胫骨结节截骨[5,16,38,61,73,79,122]。反对进行截骨的人指出了已经报道的许多截骨并发症,包括皮肤的脱落和感染、固定失效、不愈合、胫骨骨折和骨筋膜室综合征[38,73,79]。髌腱断裂作为膝关节置换术后最可怕的并发症之一也有所报道[28,38,82,100]。截骨固定可能遇到的挑战还有骨骼质量不好以及假体柄的干扰。截骨的支持者称不要把截骨做的过薄,以及对先前技术的改良可以改善结果,不过还缺乏数据的支持[16,61]。技术改进包括骨块更大更长、保留软组织附着、接受部位骨床的处理、对固定方法理解的提高[16,61,73]。Kirk 等用髌腱远端移位结合使用改良的 Trillat 技术治疗的 15 例全膝关节置换术后髌骨脱位,没有脱位复发和髌腱断裂的报道[61]。

作者的建议

我们的方法是做近端软组织的重新对位,或者必要时进行假体的翻修,不做远端的重建。如果假体位置良好,近端的软组织重建通常能获得成功。然而,如果假体位置不良,因为软组织手术一般不会成功,应该进行翻修手术。当手术处理髌骨不稳定时,手术医师要随时做好进行翻修的准备。

结果

回顾多个全膝关节置换术后症状性髌骨不稳的手术治疗的大宗病例研究,你会发现治疗结果是合理的,但并不突出[17,38,61,79,122]。在包含有膝关节评分的三个研究中,80.8%获得优良结果(42/52),19.2%结果一般或糟糕(10/52),全部并发症的发生率为 19.6%(20/102),6.8%发生半脱位或脱位的复发(7/102)。

髌骨骨折

全膝关节置换术后髌骨骨折的发生率为 0.1%(12/8249 例)到 8.5%(10/118 例)[17,39,85,104,110]。无论是否置换髌骨,都可能发生髌骨骨折。在 Grace 和 Sim 的研究中,未置换的髌骨发生骨折的概率为 0.05%(3/5530 例),置换的髌骨发生骨折的概率为 0.33%(9/2719 例)[39]。翻修术后骨折的发生率(0.61%,3/495)比初次手术的(0.12%,9/7754 例)要高。

病因

全膝关节置换术后髌骨骨折涉及的因素很多(表 118–3)[120]，可以是创伤性、疲劳性或应力性骨折[124]。疲劳骨折比创伤性骨折更为常见，疲劳骨折的原因可以是缺血、假体对位不良、截骨量过多或者使用了中心固定桩较大的髌骨假体[39,59,76,110,112,121]。

当进行前内侧关节切开合并外侧支持带松解时，髌骨的血供有一定危险[18]。髌骨的骨坏死可能随之出现，部分是由于对膝外上血管的损害[108,112,1121]。如果必须要进行外侧松解，最好是在距离髌骨外侧缘至少 1 cm 进行。有证据显示采用这种方法比紧邻髌骨的外侧松解对于髌骨血供的干扰更小[59]。彻底切除脂肪垫合并外侧松解同样对髌骨的血供具有潜在的威胁 [59]。全膝关节置换术后髌骨疲劳骨折的病例中部分证实存在骨坏死[45,110]。在 Ritter 早先的研究中，髌骨骨折在没有进行外侧松解的患者中发生率是 4%，在接受外侧松解患者中发生率为 1%；然而在病例数更多的最新研究中，髌骨骨折在外侧松解患者中发生率为 4%，在没有外侧松解患者中发生率为 0.5%，提示外侧松解和血液供应对于髌骨骨折的重要性[104,105]。通过减少脂肪垫的切除保留髌骨的血供，当需要外侧松解时保留膝外上血管，可以减少髌骨骨折的发生。

髌骨截骨量过多、切除了强韧的软骨下松质骨或髌骨周缘的骨质，会削弱髌骨[57,95,108]。有人建议最少保留 15 mm 厚的髌骨骨量[101]。置换后重建髌骨的原始厚度是最理想的。与此相反，截骨量不足和残留髌骨过厚增加了伸膝装置和周围支持带的张力，增大了对髌骨的张力[16,82,104,107]。其他技术因素，如造成了一个巨大的中心缺损或对髌骨前方皮质的破坏，可能会产生应力相对集中的区域，使髌骨易于发生骨折[57,108]。

表 118–3　全膝关节置换术后髌骨骨折涉及的因素

对假体的需求
体重
一般活动量
屈曲度
髌股假体的设计
厚度的增加
下肢长度
骨骼松软
骨质疏松
激素治疗
骨水泥造成的热坏死
手术
髌骨截骨
截骨过多
截骨不足
外侧软骨下骨的去除
周缘骨的去除
外侧松解造成的缺血性坏死
髌骨的外侧剪力
胫骨的前脱位
假体对位不良
固定失败
髌骨假体松动

Adapted from Vince KG, McPherson EJ: The patella in total knee arthroplasty. Orthop Clin North Am 23:675, 1992.

分型

Ortiguera 和 Berry 描述了基于假体稳定性、伸膝装置连续性和骨的质量的一个分型系统(表 118–4)[85]。Ⅰ型骨折的伸膝装置完整而且假体稳定；Ⅱ型骨折的伸膝装置断裂，假体牢固或发生松动；Ⅲ型骨折的特点是髌骨假体松动而伸膝装置完整，分为 A 型(骨质良好而髌骨假体松动)和 B 型(骨质差且髌骨假体松动)(图 118–4)。治疗由骨折类型来指导。

治疗

髌骨骨折的治疗需要个体化，取决于很多因素。影响治疗的因素包括骨折的位置、移位的程度、伸膝装置的完整性、髌骨假体的稳定性、粉碎的程度以及骨块的质量[35,37,39,85]。

非手术治疗

对于没有移位的骨折建议采用非手术治疗，然而对于“移位”的定义差异很大[46,110,124]。对于伸膝装置完整而假体牢固(Ⅰ型骨折)或者假体松动但没有症状(某些Ⅲ型骨折)的患者建议采用非手术治疗[85]。这样的骨折典型表现为无移位或移位微小而碎裂不明显。急性诊断的骨折可用膝关节支具或管型石膏保护负重 6 周，接下来是运动范围的恢复。然而，许多Ⅰ型和Ⅲ型骨折是在随访时偶然发现在常规摄片中有髌骨的碎片[85]，多数出现在术后 3 年内，这样的患者通常没有症状，往往不需要特殊治疗。Ortiguera 和 Berry 的病例中发现骨折时有 44%(34/77 个患者)没有症状或症状很轻微，82%是在术

表 118-4 髌骨骨折的分型

骨折类型	描述	治疗
Ⅰ	伸膝装置完整且假体稳定	制动
Ⅱ	伸膝装置断裂(假体牢固或松动)	伸膝装置修补加髌骨部分切除或髌骨全切/切开复位内固定
Ⅲ	伸膝装置完整而假体松动	仅对有症状者手术
ⅢA	骨质良好	假体翻修/髌骨部分切除/髌骨全切
ⅢB	骨质差	

Adapted from Ortiguera CJ, Berry DJ: Patella fracture after total knee arthroplasty. J Bone Joint Surg 84A:532-540, 2002.

后3年内得到确诊的[85]。

手术治疗

伸膝装置断裂的骨折(Ⅱ型骨折)和症状性髌骨假体松动(某些Ⅲ型骨折)是需要手术治疗的。部分髌骨切除同时修补伸膝装置比假体牢固时对较大骨折块采用切开复位内固定的效果更好。假体松动的粉碎骨折的处理要取出松动的假体和所有骨水泥,如果是多个骨折碎块,只有那些可能造成撞击的碎片需要切除。骨量的缺损造成无法重新植入假体,因此,就需要髌骨切除成形或髌骨切除加伸膝装置重建。髌骨骨折

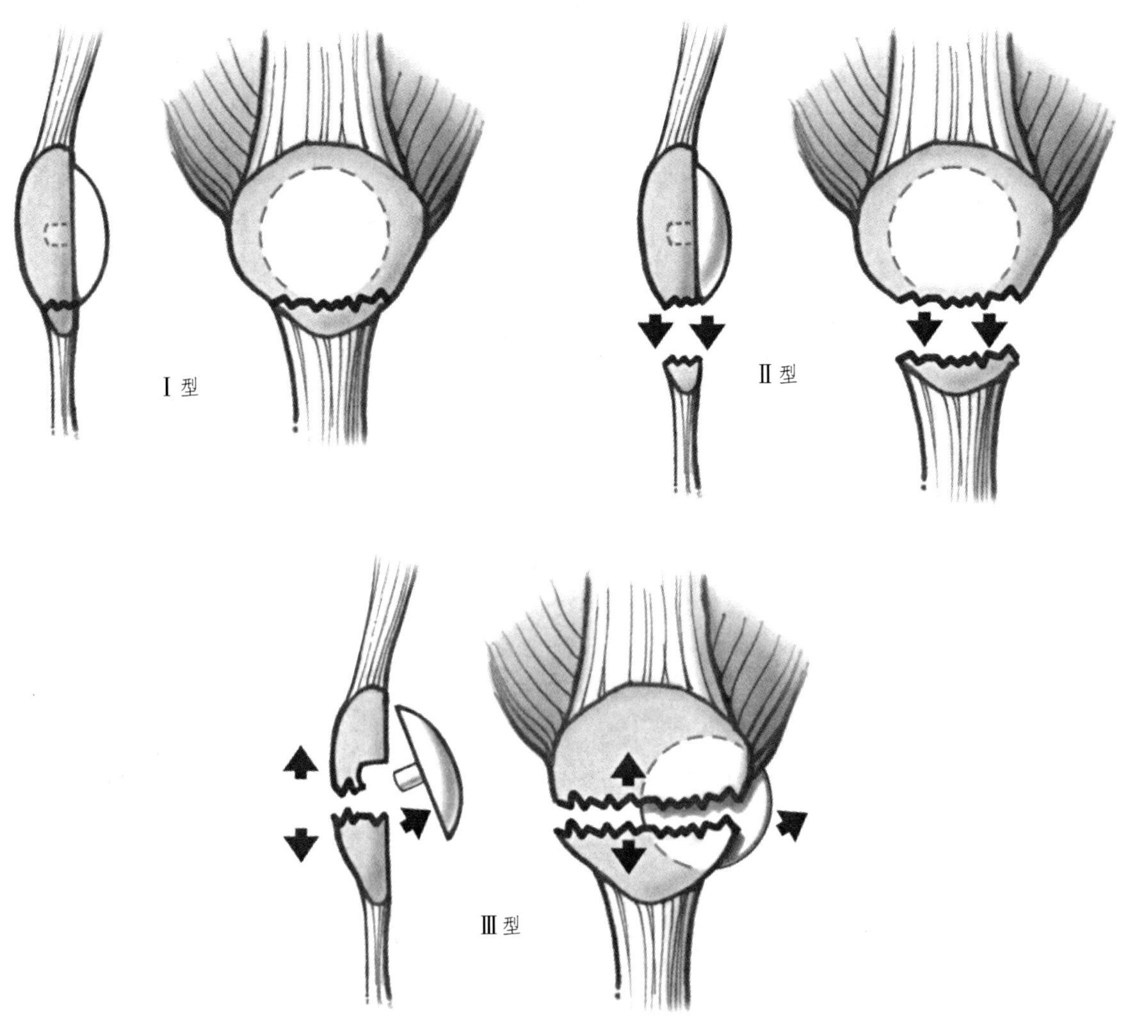

图 118-4 基于稳定性和伸膝装置连续性的梅奥诊所分型系统。

的手术治疗在大约一半的患者中可以获得满意的结果，并发症近似一样的比例[17,35,39,46,85]。

结果

全膝关节置换术后髌骨骨折的手术治疗结果的报道似乎显示手术治疗结果无法预知。然而必须注意的是，这些结果由于选择治疗的标准不同（或手术治疗或非手术治疗）而不具有可比性。一般来讲，较为严重的骨折和伸膝装置断裂者选择手术治疗，而那些没有移位的骨折或者骨折移位轻微者选择非手术治疗，因此选择手术的病例都更加困难。在有这些限制的情况下，手术治疗的结果一般比非手术治疗的效果要差。总结 3 个研究共 111 例病例，非手术治疗的满意率为 91%（50/55），而手术治疗的满意率仅为 46%（26/56），粗略并发症率为 45%[39,46,85]。因此，文献的结果提示需要手术患者的高并发症率，但如果骨折类型适合，非手术治疗还是值得推荐的。

假体磨损

假体的磨损可以出现在全聚乙烯假体或者是金属基托的髌骨假体。髌骨聚乙烯的金属基托可减小髌骨的张力和改善假体对骨的固定[37]，然而众多不同的设计都有一个共同的问题就是假体最终的失败[6,8,32,50,68,69,106,116]。由于金属基托假体磨损造成失败的流行取决于评价的时间和假体的设计[27,63]。尽管金属基托髌骨假体一般比全聚乙烯假体具有更高的失败率，但金属基托假体的失败也是由于特异性的假体设计[19,44,63]。全膝关节置换术后临床症状性磨损的假体失败率在术后 2 年内为 5%（7/131）~11%（16/150）[69,106,116]。

金属基托型髌骨假体失败的机制包括聚乙烯的磨损、金属基托的显露、聚乙烯骨折与金属托分离和金属基托的固定楔杆断裂[6,106,116]。假体在设计上的特点也会造成假体的失败，包括薄弱的聚乙烯垫超出了金属基托的边缘、聚乙烯垫与金属托之间缺乏连接、聚乙烯垫整体过薄、股骨滑车面与股骨髁的负重面之间存在锐利成角的过渡以及钛金属股骨假体的使用[6,65,81,116,126]。

许多生物力学因素同样影响聚乙烯的磨损，这些因素包括髌股关节的匹配程度、轨迹不良引起的剪力以及高屈曲角度引起的髌股关节应力的增高[34,49]。已对多种全聚乙烯假体和金属基托假体髌股关节的接触应力、变形和磨损进行了实验室分析[20,34,49,77]。全聚乙烯假体经历了局部变形和骨床的骨折，而金属基托假体由于聚乙烯的磨损暴露出了金属托而引起失败[49]。假体设计的匹配性越好，则磨损和变形越小[75]。然而，这一一致性可能产生限制性更高的关节组合，从而增加了骨床骨折和假体松动的风险。点负重和假体表面陡峭的设计在存在髌骨轨迹不良的情况下都会加速假体的磨损。有报道聚乙烯表面可以在金属托上自由旋转的设计其磨损比其他假体设计更低。采用这种设计的假体在2~11 年的随访中，331 例膝关节没有出现因磨损导致的假体失败[21]。髌骨假体失败的相关因素还包括年轻、男性患者、体重增加、高活动量、骨性关节炎、屈曲度超过 115°、髌骨假体厚度的增加以及假体位置不良造成的轨迹不良[44,68,106,116]。另外，有证据表明失败的金属基托假体是假体周围感染的危险因素，可能与金属颗粒和慢性滑膜炎有关[91]。

诊断

髌骨磨损具有两个特征性的临床表现。一个表现为突然发作的髌骨失败，可以有碎裂的感觉、肿胀和疼痛，特别是在主动屈伸膝关节的时候。另一个表现为逐渐增加的疼痛、肿胀、滑膜炎和摩擦感。在髌股关节可以听到金属摩擦音和滑膜炎提示磨损的诊断[84]。在膝关节主动屈伸过程中对髌骨进行听诊可能听到具有特点的刺耳的金属摩擦音。对于长期患者，膝关节穿刺可以发现金属颗粒，切线位摄片可以发现金属与金属的接触。标准摄片可以显示在周围软组织内云雾样的高密度金属滑膜炎或者金属基托骨折掉落的较大的金属颗粒（图 118–5）。某些情况下使用关节镜检查可用于可疑假体失败的早期诊断。

治疗

对于失败的髌骨假体的治疗包括取出假体、彻底的滑膜切除清除颗粒，如果金属磨蚀明显需要翻修股骨假体。由于髌骨的倾斜或轨迹不良都是髌骨失败的可能因素，因此需要对这些因素予以矫正。需要评价股骨和胫骨假体的对线，如果对位不良要予以矫正，避免髌骨轨迹问题。髌骨的翻修取决于残留骨床的质量和数量（见下一节）。治疗的最佳结果是早期诊断，在没有出现严重的滑膜炎和异物反应之前进行髌骨的翻修。

髌骨假体的松动和翻修

髌骨假体的松动发生率为 0.6%（16/2887）~4.2%

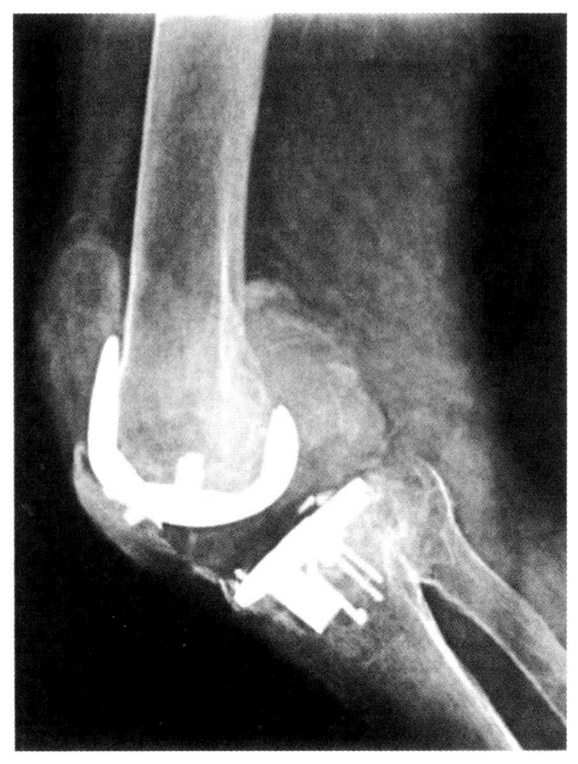

图 118–5 全膝关节置换术后 5 年,严重的金属基托髌骨假体失败伴有金属滑膜炎、磨损以及金属基托的骨折。

(180/4287)[10,15,17]。骨水泥髌骨假体松动的相关因素包括使用较小的中心固定楔柱、髌骨骨量缺损、髌骨假体位置不良、创伤和外侧松解[10,17]。在使用三根固定楔柱髌骨假体的 577 例全膝关节置换中,Mason 等平均随访了 3 年,没有发生假体的松动[74]。然而,在另一个大宗病例研究中,Berend 等在4287 例中发现了180 例髌骨假体的松动[10]。平均发生松动的时间是 2.3 年,松动与外侧松解有关,因此认为松动可能是一个缺血的过程。促发松动的其他因素包括截骨不对称、高活动量患者的负荷过大以及高屈曲度的患者。

治疗

髌骨假体松动的治疗取决于患者的症状以及残留髌骨骨量的足够程度。如果患者没有症状,一个松动的全聚乙烯假体可能不需要任何治疗。15 年以上的随访发现,180 例松动的髌骨假体中仅有 15 例需要翻修[10]。由于有症状或考虑到对股骨假体的损伤, 失败的金属基托假体通常需要翻修[27]。另外,失败的金属基托假体还会使得关节处于假体周围感染的风险之中[91]。

如果有足够的骨量允许骨水泥的内渗,可以再植入假体。通常在取出假体和骨水泥后会形成凹陷的髌骨中心缺损,在这种情况下,双凸形的髌骨假体可以很好地填充缺损部分(图 118–6)[98]。如果髌骨的骨量不允许再置换的话,可以进行髌骨成形术(髌骨切除关节成形术)[6,88,90]。这一技术可以改善术后的疼痛和功能评分[88,90],然而,术后 1/3 到一半的患者仍然会抱怨轻度到重度的疼痛[88,90]。Parvizi 等还强调了假体位置的重要性(图 118–7),他们发现接受单纯髌骨假体切除的患者比接受髌骨切除联合股骨或胫骨翻修的患者的结果要糟糕, 前者需要外侧松解的比例更高(13/19 比 3/16), 这就提示细微的未予矫正的假体位置不良是结果糟糕而需要再次手术的因素之一[90]。

文献中描述了髌骨骨移植的新技术作为髌骨成形的选择[42]。将松质骨填入髌骨的骨壳中,并以组织瓣来维持位置。平均 37 个月的结果显示,这一技术具有恢复髌骨骨量的潜力。髌骨切除作为最终的选择,术后必然会出现伸膝的无力[64,66,94]。

骨移植技术

这一技术的指征是那些髌骨严重的腔隙性骨缺损仅仅保留了前方的骨皮质和数量不等的髌骨周缘(髌骨壳)(图 118–8A)。从髌骨旁的纤维组织中获取一组织瓣,或从髌上囊获取一游离组织瓣,或采用阔筋膜移植(图 118–8B)。股四头肌腱下表面的纤维组织是最常获取组织瓣的部位(图 118–8C)。保留髌骨壳周缘的纤维组织,避免过度清理,因为这部分组织在接下来的缝合固定中是必需的。将组织瓣与髌骨周缘缝合,缝合要保证密封,仅留一填入松质骨的开口。

使用取自局部的自体骨或异体骨颗粒,将这些松质骨颗粒紧密地填进髌骨的缺损处,压紧。在这里使用的植骨的密度要与 Ling 教授的打压植骨技术所用

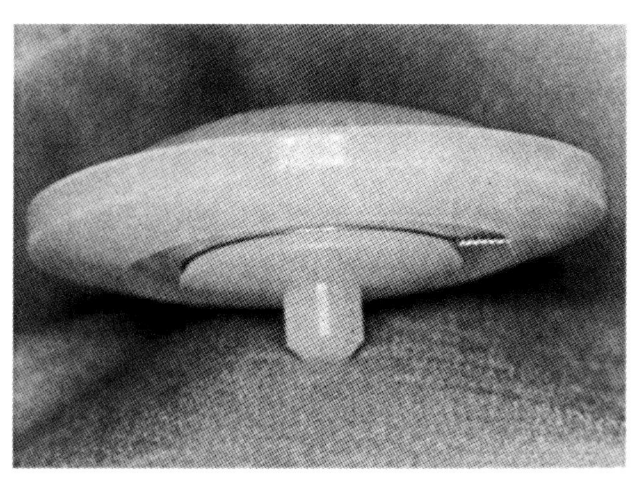

图 118–6 双凸形髌骨假体。

植物的张力，术后制动 6 周，接下来逐渐屈曲，直到术后 3 个月才允许 0°~90°的屈曲。

膝关节融合术是在治疗伸膝装置缺损而其他重建办法都失败了的挽救性手术，膝关节的稳定性还是首选通过支具的办法来弥补。

文献报道的股四头肌腱断裂在全膝关节置换术后非常罕见[30,41,71]。可疑的危险因素包括炎症性关节炎、长期使用激素、既往手术史、术中肌腱的血供破坏以及假体过度屈曲固定所致股骨假体前翼的撞击。伴有伸膝力量丧失的股四头肌腱断裂需要手术修补，而直接缝合和 Scuderi 肌腱成形并不足够[30,41,111]。切除断裂处直至健康的肌腱组织，松解股四头肌，为肌腱再附着进行髌骨上极的准备，这样才能获得最大的成功。一根 5 号不可吸收线穿过股四头肌腱，通过在髌骨上钻孔牢固地固定在髌骨上。术后的制动可以对修补手术起强化作用，其余部分与髌腱断裂相同。

软组织撞击

全膝关节置换术后可以出现软组织撞击。“髌骨咯噔响综合征”(patellar clunk syndrome)起初是与后稳定型假体的使用有关[9,47]。但其也可以出现在后交叉韧带保留型假体、高屈曲患者以及未置换的髌骨上[113]。在髌骨上极和股四头肌腱结合部位形成的纤维结节，在膝关节屈曲过程中，这一纤维结节进入股骨髁间窝，伸直过程中卡在这个位置(图 118-11)。关节镜下切除这一纤维结节可以很好地解除症状[47,70,119]。Lucas 等的 32 例采用关节镜切除术全部获得了成功，只有 1 例出现了持续性膝前痛，但响声消失了[70]。

在全膝关节置换手术中常常会看到髌骨上极增厚的滑膜组织，切除过度增生的这一组织可能有好处，切除这一组织能否减少“髌骨咯噔响综合征”还未得到证实。

脂肪垫肥大合并低位髌骨可能是全膝关节置换术后疼痛的来源之一[19]。建议切除肥大的脂肪垫，将髌腱远离瘢痕组织[92]。全膝关节置换术后的髌骨低位并不总是有症状，在 Insall-Salvati 比值(在膝关节侧位片上髌腱的长度除以髌骨的长度)降低至少 10%的 61 个术后膝关节的研究中发现，膝关节活动度、股四头肌肌力和髌骨低位的程度没有关系[54,62]。文献报道635 个膝关节中 11 例因关节内纤维条索形成

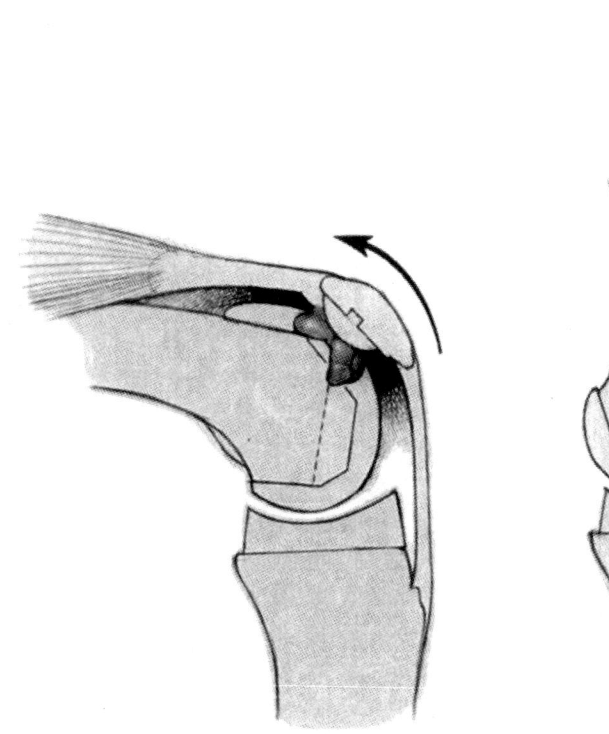

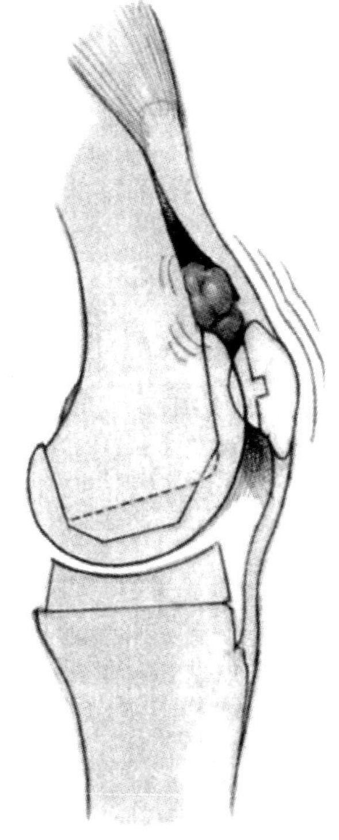

图 118-11　当膝关节伸直时，髌上的纤维组织块卡入股骨和髌骨假体之间，出现“髌骨咯噔响综合征”，咯噔响声是由于组织块从髁间窝中滑出所致。

“髌骨束缚综合征”[117]，切除这些纤维条索后，全部得到了解决。

小结

全膝关节置换术后伸膝装置问题的处理依然是阻碍获得成功的困难之一。累及伸膝装置的并发症已经成为全膝关节置换术后再手术最常见的原因。处理伸膝装置问题的手术方法本身也有很高的并发症率，常导致效果不理想。全膝关节置换术后的伸膝装置并发症可以通过细致的手术技术、特别是注意确保假体位置的正确来避免。

（李子剑 娄思权 译 孙永生 李世民 校）

参考文献

1. Aglietti P, Buzzi R, Insall JN: Disorders of the patellofemoral joint. *In* Insall JN (ed): Surgery of the Knee, 2nd ed. New York, Churchill Livingstone, 1993, p 241.
2. Anouchi YS, Whiteside LA, Kaiser AD, Milliano MT: The effects of axial rotational alignment of the femoral component on knee stability and patellar tracking in total knee arthroplasty demonstrated on autopsy specimens. Clin Orthop 287:170, 1993.
3. Arimi J, Whiteside LA, McCarthy DS, White ES: Femoral rotational alignment, based on the anteroposterior axis in total knee arthroplasty in a valgus knee. J Bone Joint Surg Am 77:1331–334, 1995.
4. Barlett DH, Franzen J: Accurate preparation of the patella during total knee arthroplasty. J Arthroplasty 8:75, 1993.
5. Barnes CL, Scott RD: Patellofemoral complications of total knee replacement. Instr Course Lect 42:303, 1993.
6. Barrack RL, Matzkin E, Ingraham R, et al: Revision knee arthroplasty with patella replacement versus bony shell. Clin Orthop 356:139–43, 1998.
7. Barrack RL, Scharder T, Bertot AJ, et al: Component rotation and anterior knee pain after total knee arthroplasty. Clin Orthop 392:46–55, 2001.
8. Bayley JC, Scott RD: Further observations on metal-backed patellar component failure. Clin Orthop 236:82, 1988.
9. Beight JL, Yao B, Hozack WJ, et al: The patellar "clunk" syndrome after posterior stabilized total knee arthroplasty. Clin Orthop 299:139–42, 1994.
10. Berend ME, Ritter MA, Keating EM, et al: The failure of all-polyethylene patellar components in total knee replacement. Clin Orthop 388:105–11, 2001.
11. Berger RA, Corssett LS, Jacobs JJ, Rubash HE: Malrotation causing patellofemoral complications after total knee arthroplasty. Clin Orthop 356:144–53, 1998.
12. Berger RA, Rubash HE, Seel MJ, et al: Determining the rotational alignment of the femoral component in total knee arthroplasty using the epicondylar axis. Clin Orthop 286:40, 1993.
13. Berry DJ, Rand JA: Isolated patellar component revision of total knee arthroplasty. Clin Orthop 286:110, 1993.
14. Bindelglass DF, Cohen JL, Dorr LD: Patellar tilt and subluxation in total knee arthroplasty: relationship to pain, fixation, and design. Clin Orthop 286:103, 1993.
15. Boyd AD Jr, Ewald FC, Thomas WH, et al: Long-term complications after total knee arthroplasty with or without resurfacing of the patella. J Bone Joint Surg Am 75:674, 1993.
16. Briard JL, Hungerford DS: Patellofemoral instability in total knee arthroplasty. J Arthroplasty 4(Suppl):87, 1989.
17. Brick GW, Scott RD: The patellofemoral component of total knee arthroplasty. Clin Orthop 231:163, 1988.
18. Brick GW, Scott RD: Blood supply to the patella: significance in total knee arthroplasty. J Arthroplasty 4(Suppl):75, 1989.
19. Bryan RS: Patella infra and fat-pad hypertrophy after total knee arthroplasty. Tech Orthop 3:29, 1988.
20. Buechel FF, Pappas MJ, Makris G: Evaluation of contact stress in metal-backed patellar replacements: a predictor of survivorship. Clin Orthop 273:190, 1991.
21. Buechel FF, Rosa RA, Pappas MJ: A metal-backed, rotating-bearing patellar prosthesis to lower contact stress: an 11-year clinical study. Clin Orthop 248:34, 1989.
22. Burr DB, Cook LT, Cilento EV, et al: A method for radiographically measuring true femoral rotation. Clin Orthop 167:139, 1982.
23. Cadambi A, Engh GA: Use of a semitendinosus tendon autogenous graft for rupture of the patellar ligament after total knee arthroplasty: a report of seven cases. J Bone Joint Surg Am 74:974, 1992.
24. Cates HE, Ritter MA, Keating EM, Faris PM: Intramedullary versus extramedullary femoral alignment systems in total knee replacement. Clin Orthop 286:32, 1993.
25. Chew JTH, Steward NJ, Hanssen AD, et al: Differences in patellar tracking and knee kinematics among three different total knee designs. Clin Orthop 345:87–98, 1997.
26. Churchill DL, Incavo SJ, Johnson CC, Beynnon BD: The transepicondylar axis approximates the optimal fixation axis of the knee. Clin Orthop 356:111–18, 1998.
27. Crites BM, Berend ME: Metal-backed patellar components: a brief report on 10-year survival. Clin Orthop 388:103–104, 2001.
28. Emerson RH Jr, Head WC, Malinin TI: Reconstruction of patellar tendon rupture after total knee arthroplasty with an extensor mechanism allograft. Clin Orthop 260:154, 1990.
29. Emerson RH, Head WC, Malinin TI: Extensor mechanism reconstruction with an allograft after total knee arthroplasty. Clin Orthop 303:79–85, 1994.
30. Fernandez-Baillo N, Garay EG, Ordonez JM: Rupture of the quadriceps tendon after total knee arthroplasty: a case report. J Arthroplasty 8:331, 1993.
31. Figgie HE, Goldberg VM, Heiple KG, et al: The influence of tibial-patellofemoral location on function of the knee in patients with the posterior stabilized knee prosthesis. J Bone Joint Surg Am 68:1035, 1986.
32. Francke EI, Lachiewicz PF: Failure of a cemented all-polyethylene patellar component of a press-fit condylar total knee arthroplasty. J Arthroplasty 2:234–237, 2000.
33. Freeman MA, Samuelson KM, Elias SG, et al: The patellofemoral joint in total knee prostheses: design considerations. J Arthroplasty 4(Suppl):69, 1989.
34. Glaser FE, Gorab RS, Lee TQ: Edge loading of patellar components after knee arthroplasty. J Arthroplasty 14:493–499, 1999.
35. Goldberg VM, Figgie HE III, Inglis AE, et al: Patellar fracture type and prognosis in condylar total knee arthroplasty. Clin Orthop 236:115, 1988.
36. Goldstein SA, Coale E, Weiss AP, et al: Patellar surface strain. J Orthop Res 4:372, 1986.
37. Gomes LSM, Bechtold JE, Gustilo RB: Patellar prosthesis positioning in total knee arthroplasty: a roentgenographic study. Clin Orthop 236:72, 1988.
38. Grace JN, Rand JA: Patellar instability after total knee arthroplasty. Clin Orthop 237:184, 1988.
39. Grace JN, Sim FH: Fracture of the patella after total knee arthroplasty. Clin Orthop 230:168, 1988.
40. Grelsamer RP, Bazos AN, Proctor CS: Radiographic analysis of patellar tilt. J Bone Joint Surg Br 75:822, 1993.
41. Gustilo RB, Thompson R: Quadriceps and patellar tendon ruptures following total knee arthroplasty. *In* Rand JA, Dorr LD (eds): Total Arthroplasty of the Knee. Rockville, MD, Aspen Publishers, 1987, p 41.
42. Hanssen AD: Bone-grafting for severe patellar bone loss during revision knee arthroplasty. J Bone Joint Surg Am 83:171–76, 2001.
43. Hanssen AD, Rand JA: Management of the chronically dislocated patella during total knee arthroplasty. Tech Orthop 3:49, 1988.
44. Healy, WL, Wasilewski SA, Takei R, Oberlander M: Patellofemoral complications following total knee arthroplasty. J Arthroplasty 10:197–201, 1995.

45. Holtby RM, Grosso P: Osteonecrosis and resorption of the patella after total knee replacement. Clin Orthop 328:155–58, 1996.
46. Hozack WJ, Goll SR, Lotke PA, et al: The treatment of patellar fractures after total knee arthroplasty. Clin Orthop 236:123, 1988.
47. Hozack WJ, Rothman RH, Booth RE Jr, Balderston RA: The patellar clunk syndrome: a complication of posterior stabilized total knee arthroplasty. Clin Orthop 241:203, 1989.
48. Hsu HC, Luo ZP, Rand JA, An KN: Influence of patellar thickness on patellar tracking and patellofemoral contact characteristics after total knee arthroplasty. J Arthroplasty 11:69–80, 1996.
49. Hsu HP, Walker PS: Wear and deformation of patellar components in total knee arthroplasty. Clin Orthop 246:260, 1989.
50. Huang CH, Lee YM, Lai JH, et al: Failure of the all-polyethylene patellar component after total knee arthroplasty. J Arthroplasty 14:940–944, 1999.
51. Huberti HH, Hayes WC: Patellofemoral contact pressures: the influence of Q-angle and tendofemoral contact. J Bone Joint Surg Am 66:715, 1984.
52. Insall JN: Surgical techniques and instrumentation in total knee arthroplasty. *In* Insall JN (ed): Surgery of the Knee, 2nd ed. New York, Churchill Livingstone, 1993, p 739.
53. Insall JN, Haas SB: Complications of total knee arthroplasty. *In* Insall JN (ed): Surgery of the Knee, 2nd ed. New York, Churchill Livingstone, 1993, p 891.
54. Insall J, Salvati E: Patella position in the normal knee joint. Radiology 101:101, 1971.
55. Johnson DP, Eastwood DM: Patellar complications after knee arthroplasty: a prospective study of 56 cases using the kinematic prosthesis. Acta Orthop Scand 63:74, 1992.
56. Jones EC, Insall JN, Inglis AE, Ranawat CS: Guepar knee arthroplasty results and late complications. Clin Orthop 140:145, 1979.
57. Josefchak RG, Finlay JB, Bourne RB, Rorabeck CH: Cancellous bone support for patellar resurfacing. Clin Orthop 220:192, 1987.
58. Kaufer H: Mechanical function of the patella. J Bone Joint Surg Am 53:1551, 1971.
59. Kayler DE, Lyttle D: Surgical interruption of patellar blood supply by total knee arthroplasty. Clin Orthop 229:221, 1988.
60. Kim W, Rand JA, Chao EYS: Biomechanics of the knee. *In* Rand JA (ed): Total Knee Arthroplasty. New York, Raven Press, 1993, p 9.
61. Kirk P, Rorabeck CH, Bourne RB, et al: Management of recurrent dislocation of the patella following total knee arthroplasty. J Arthroplasty 7:229, 1992.
62. Koshino T, Ejima M, Okamoto R, Morii T: Gradual low riding of the patella during postoperative course after total knee arthroplasty in osteoarthritis and rheumatoid arthritis. J Arthroplasty 5:323, 1990.
63. Kraay MJ, Darr OJ, Salata MJ, Goldberg VM: Outcome of metal-backed cementless patellar components: the effect of implant design. Clin Orthop 392:239–244, 2001.
64. Larson KR, Cracchiolo A III, Dorey FJ, Finerman GAM: Total knee arthroplasty in patients after patellectomy. Clin Orthop 264:243, 1991.
65. Laskin RS, Bucknell A: The use of metal-backed patellar prostheses in total knee arthroplasty. Clin Orthop 260:52, 1990.
66. Lennox DW, Hungerford DS, Krackow KA: Total knee arthroplasty following patellectomy. Clin Orthop 223:220, 1987.
67. Leopold SS, Greidanus N, Paprosky WG, et al: High rate of failure of allograft reconstruction of the extensor mechanism after total knee arthroplasty. J Bone Joint Surg Am 81:1574–579, 1999.
68. Lewellen DG, Rand JA: Failure of metal backed patellae in total knee arthroplasty. Presented at the 57th Annual Meeting of the American Academy of Orthopaedic Surgeons, New Orleans, February 13, 1990.
69. Lombardi AV Jr, Engh GA, Volz RG, et al: Fracture/dissociation of the polyethylene in metal-backed patellar components in total knee arthroplasty. J Bone Joint Surg Am 70:675, 1988.
70. Lucas TS, DeLuca PF, Nazarian DG, et al: Arthroscopic treatment of patellar clunk. Clin Orthop 367:226–229, 1999.
71. Lynch AF, Rorabeck CH, Bourne RB: Extensor mechanism complications following total knee arthroplasty. J Arthroplasty 2:135, 1987.
72. Lynch JA, Baker PL, Lepse PS, et al: Solitary patellar component revision following total knee arthroplasty. Presented at the 60th Annual Meeting of the American Academy of Orthopaedic Surgeons, San Francisco, February 20, 1993.
73. Masini MA, Stulberg SD: A new surgical technique for tibial tubercle transfer in total knee arthroplasty. J Arthroplasty 7:81, 1992.
74. Mason MD, Brick GW, Scott RD, et al: Three pegged all polyethylene patellae: 2 to 6 year results. Orthop Trans 17:991, 1994.
75. McLain RF, Bargar WF: The effect of total knee design on patellar strain. J Arthroplasty 1:91, 1986.
76. McMahon MS, Scuderi GR, Glashow JL, et al: Scintigraphic determination of patellar viability after excision of infrapatellar fat pad and/or lateral retinacular release in total knee arthroplasty. Clin Orthop 260:10, 1990.
77. McNamara JL, Collier JP, Mayor MB, Jensen RE: A comparison of contact pressures in tibial and patellar total knee components before and after service in vivo. Clin Orthop 299:104–13, 1994.
78. Merchant AC, Mercer RL, Jacobsen RH, Cool CR: Roentgenographic analysis of patellofemoral congruence. J Bone Joint Surg Am 56:1391, 1974.
79. Merkow RL, Soudry M, Insall JN: Patellar dislocation following total knee replacement. J Bone Joint Surg Am 67:1321, 1985.
80. Miller MC, Berger RA, Petrella AJ, et al: Optimizing femoral component rotation in total knee arthroplasty. Clin Orthop 392:38–45, 2001.
81. Milliano MT, Whiteside LA, Kaiser AD, Zwirkoski PA: Evaluation of the effect of the femoral articular surface material on the wear of a metal-backed patellar component. Clin Orthop 287:178, 1993.
82. Moreland JR: Mechanisms of failure in total knee arthroplasty. Clin Orthop 226:49, 1988.
83. Nazarian DG, Booth RE Jr: Extensor mechanism allografts in total knee arthroplasty. Clin Orthop 367:123–129, 1999.
84. Nwaneri UR, Manderson EL: Failed metal-backed patella in total knee arthroplasty. Orthopedics 17:179, 1994.
85. Ortiguera CJ, Berry DJ: Patella fracture after total knee arthroplasty. J Bone Joint Surg 84A:532-540,2002.
86. Pace TB, Kennedy EJ, Hofmann AA, Kane KR: Normal patella anatomy: medial eccentricity of the thickest anterior-posterior dimension. Presented at the 61st Annual Meeting of the American Academy of Orthopaedic Surgeons, New Orleans, February 27, 1994.
87. Pagnano MW, Hanssen AD: Varus tibial joint line obliquity: a potential cause of femoral component malrotation. Clin Orthop 392:68–74, 2001.
88. Pagnano MW, Scuderi GR, Insall JN: Patellar component resection in revision and reimplantation total knee arthroplasty. Clin Orthop 356:134–38, 1998.
89. Pagnano MW, Trousdale RT: Asymmetric patella resurfacing in total knee arthroplasty. Am J Knee Surg 13:228–233, 2000.
90. Parvizi J, Seel MJ, Hanssen AD, Morrey BF: Patellar component resection arthroplasty for the severely compromised patella. Clin Orthop 2002 (in press).
91. Petrie RS, Hanssen AD, Osmon DR, Illstrup D: Metal-backed patellar component failure in total knee arthroplasty: a possible risk for late infection. Am J Orthop 27:172–76, 1998.
92. Pettine KA, Bryan RS: A previously unreported cause of pain after total knee arthroplasty. J Arthroplasty 1:29, 1986.
93. Poilvache PL, Insall JN, Scuderi GR, Font-Rodriguez DE: Rotational landmarks and sizing of the distal femur in total knee arthroplasty. Clin Orthop 331:35–46, 1996.
94. Railton GT, Levack B, Freeman MA: Unconstrained knee arthroplasty after patellectomy. J Arthroplasty 5:255, 1990.
95. Ranawat CS: The patellofemoral joint in total condylar knee arthroplasty: pros and cons based on five- to ten-year follow-up observations. Clin Orthop 205:93, 1986.
96. Rand JA: Patellar resurfacing in total knee arthroplasty. Clin Orthop 260:110, 1990.
97. Rand JA, Bryan RS: Results of revision total knee arthroplasties using condylar prostheses: a review of fifty knees. J Bone Joint Surg Am 70:738, 1988.
98. Rand JA, Gustilo RB: Technique of patellar resurfacing in total knee arthroplasty. Tech Orthop 3:57, 1988.
99. Rand JA, Morrey BF, Bryan RS: Patellar tendon rupture following total knee arthroplasty. Tech Orthop 3:45, 1988.
100. Rand JA, Morrey BF, Bryan RS: Patellar tendon rupture after total knee arthroplasty. Clin Orthop 244:233, 1989.
101. Reuben JD, McDonald CL, Woodard PL, Hennington LJ: Effect of patella thickness on patella strain following total knee arthroplasty. J Arthroplasty 6:251, 1991.

102. Rhoads DD, Noble PC, Reuben JD, Tullos HS: The effect of femoral component position on the kinematics of total knee arthroplasty. Clin Orthop 286:122, 1993.
103. Rhoads DD, Noble PC, Reuben JD, et al: The effect of femoral component position on patellar tracking after total knee arthroplasty. Clin Orthop 260:43, 1990.
104. Ritter MA, Campbell ED: Postoperative patellar complications with or without lateral release during total knee arthroplasty. Clin Orthop 219:163, 1987.
105. Ritter MA, Herbst BA, Keating EM, et al: Patellofemoral complications following total knee arthroplasty: effect of a lateral release and sacrifice of the superior lateral geniculate artery. J Arthroplasty 11:368–372, 1996.
106. Rosenberg AG, Andriacchi TP, Barden R, Galante JO: Patellar component failure in cementless total knee arthroplasty. Clin Orthop 236:106, 1988.
107. Scott RD: Treatment of patellar instability associated with total knee replacement. Tech Orthop 3:9, 1988.
108. Scott RD: Duopatellar total knee replacement: the Brigham experience. Orthop Clin North Am 13:89, 1992.
109. Scott RD, Siliski JM: The use of a modified V-Y quadricepsplasty during total knee replacement to gain exposure and improve flexion in the ankylosed knee. Orthopedics 8:45, 1985.
110. Scott RD, Turoff N, Ewald FC: Stress fracture of the patella following duopatellar total knee arthroplasty with patellar resurfacing. Clin Orthop 170:147, 1982.
111. Scuderi C: Ruptures of the quadriceps tendon. Am J Surg 95:626, 1958.
112. Scuderi G, Scharf SC, Meltzer LP, Scott WN: The relationship of lateral releases to patellar viability in total knee arthroplasty. J Arthroplasty 2:209, 1987.
113. Shoji H, Shimozaki E: Patellar clunk syndrome in total knee arthroplasty without patellar resurfacing. J Arthroplasty 11:198–201, 1996.
114. Simmons E, Cameron JC: Patella alta and recurrent dislocation of the patella. Clin Orthop 274:265, 1992.
115. Starr MJ, Kaufman KR, Irby SE, Colwell CW: The effects of patellar thickness on patellofemoral forces after resurfacing. Clin Orthop 322:279–285, 1996.
116. Stulberg SD, Stulberg BN, Hamati Y, Tsao A: Failure mechanisms of metal-backed patellar components. Clin Orthop 236:88, 1988.
117. Thorpe CD, Bocell JR, Tullos HS: Intra-articular fibrous bands: patellar complications after total knee replacement. J Bone Joint Surg Am 72:811, 1990.
118. Trousdale RT, Hanssen AD, Rand JA, Cahalan TD: V-Y quadricepsplasty in total knee arthroplasty. Clin Orthop 286:48, 1993.
119. Vernace JV, Rothman RH, Booth RE, Balderston RA: Arthroscopic management of the patellar clunk syndrome following posterior stabilized total knee arthroplasty. J Arthroplasty 2:281, 1987.
120. Vince KG, McPherson EJ: The patella in total knee arthroplasty. Orthop Clin North Am 23:675, 1992.
121. Wetzner SM, Bezreh JS, Scott RD, et al: Bone scanning in the assessment of patellar viability following knee replacement. Clin Orthop 199:215, 1985.
122. Whiteside LA: Distal realignment of the patellar tendon to correct abnormal patellar tracking. Clin Orthop 344:284–289, 1997.
123. Whiteside LA, Ohl MD: Tibial tubercle osteotomy for exposure of the difficult total knee arthroplasty. Clin Orthop 260:6, 1990.
124. Windsor RE, Scuderi GR, Insall JN: Patellar fractures in total knee arthroplasty. J Arthroplasty 4(Suppl):63, 1989.
125. Wolff AM, Hungerford DS, Krackow KA, Jacobs MA: Osteotomy of the tibial tubercle during total knee replacement: a report of twenty-six cases. J Bone Joint Surg Am 71:848, 1989.
126. Wright TM, Bartel DL: The problem of surface damage in polyethylene total knee components. Clin Orthop 205:67, 1986.
127. Yoshii I, Whiteside LA, Anouchi YS: The effect of patellar button placement and femoral component design on patellar tracking in total knee arthroplasty. Clin Orthop 275:211, 1992.

第 119 章

全膝关节成形术的翻修：技术和疗效

Mark W.Pagnano, James A.Rand

尽管假体的设计、手术定位系统和手术技术均取得了进步，但是，全膝关节置换手术失败依然存在，需要进行翻修。上世纪 70 年代，全膝关节置换手术失败以感染性假体松动为主，而上世纪 80 年代和 90 年代早期，则以金属背髌骨(metal-backed patellar)失败和薄的胫骨假体严重磨损为主。聚乙烯颗粒产生的骨溶解是 21 世纪所面临的挑战。由于骨溶解、软组织缺损和患者对手术的期望值过高，挽救全膝关节置换术的失败即使对最有经验的外科医师也是一个挑战。

失败的原因

骨-骨水泥界面的松动是早期全膝关节置换失败的主要原因。手术失败可分为①患者选择不当；②假体设计不合理；③手术操作错误。

正确地选择患者是至关重要的。明显肥胖的患者或期望重返全负荷运动的患者必将对膝关节施加超过安全范围的应力，造成假体松动、折断或假体严重磨损，导致手术失败。虽然肥胖患者全膝关节置换术后关节疼痛和关节功能确实有明显改善，但是，肥胖患者无论是初次全膝关节置换术还是翻修术，都可能有较高的手术失败率[14,48,57]。

轻度或中度限制型(全髁型)表面假体能降低骨-骨水泥界面应力，理论上能减少松动。相反，高度限制型假体，如原始的几何形假体，对骨-骨水泥界面施加的应力大，容易导致假体松动。大多数患者初次假体置换不必使用长柄假体。初次假体置换时骨质去除越多，今后做挽救性手术的难度就会越大。长期为大家所接受的方法是，医师在初次关节置换时态度要保守，尽可能多地保留正常解剖结构(即，骨质、侧副韧带和后交叉韧带)。尽管如此，实际工作中医师在初次假体置换时又必须打破关节平衡。原因是，手术要求胫骨切除量要小，但又必须满足至少 8 mm 聚乙烯假体的安装需要。如果膝关节平衡遇到困难就不能保留后交叉韧带。

手术操作错误是关节置换失败最重要的原因。医师虽然不能左右病情和假体的设计，但是，医师可以控制手术技术。过去的 10 年里全膝关节置换术的主要进步在于医师有了正确置入假体的意识以及能够重复操作的手术定位系统的发展。目前已被接受的手术原则是保持肢体机械轴线正确，避免胫骨假体内翻，维持关节线正常[12,16,17,24,42]。目前的定位系统将髓内、髓外定位器和一系列切割器结合为一体，有助于假体的正确置入。然而，定位系统需要正确地使用才能发挥应有的作用。有时，对复杂的畸形使用定位器时需要进行调整。再者，关节伸、屈韧带的恰当平衡是早期全髁技术的焦点问题，但它的重要性在过去的 10 年中没有得到充分认识。由于操作技术失误，即便使用了现代定位系统和新型假体，手术失败还在继续出现。

肢体或假体的力线不正会导致手术失败的发生。肢体力线的确定要以肢体的机械轴而不是轴线(胫股角)为准(图 119-1)。机械轴应当位于关节的中 1/3 之内，以保证假体的负荷均衡。无论是膝外翻或是膝内翻增加，都会对胫骨假体的一侧造成压力负荷过度，而另一侧张力负荷过度，通过假体松动或磨损促进手术失败。很多类型的胫骨假体置入时与胫骨的内翻角大于 3°就可导致手术失败和放射透光征的出现[12,16,28,44,46]。韧带不平衡可以出现关节不稳的临床症状。必须保证在整个关节运动范围内韧带平衡，韧带平衡与保持关节线正常密切相关。虽然非对称性韧带不平衡临床症状轻微，但韧带不平衡能影响下肢力线，造成假体松动和假体磨损(图 119-2)。

同样，也必须保持膝关节屈曲位前后稳定。目前，膝关节屈曲不稳已被看做是保留交叉韧带全膝关节

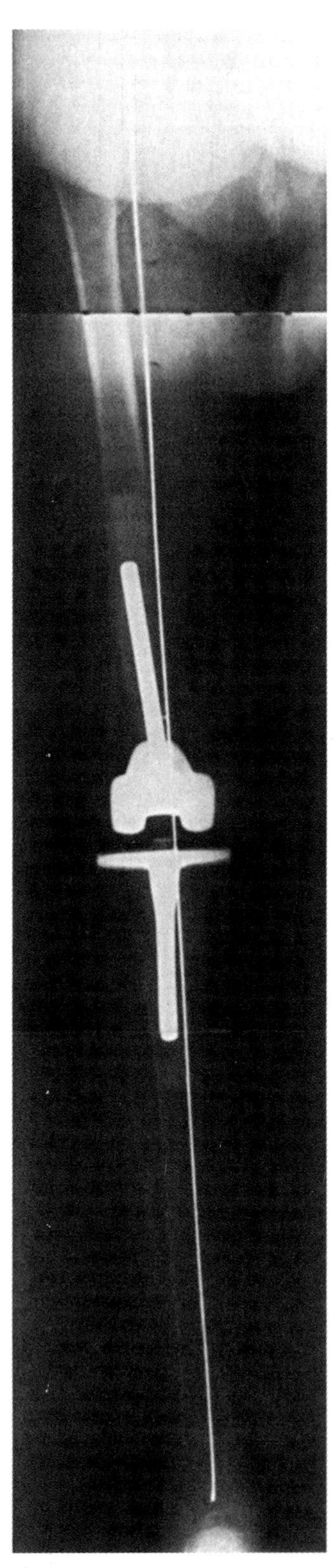

图 119-1 翻修术后机械轴位于膝关节中心。

置换以及后方稳定全膝关节置换术后手术失败的原因之一。

伸膝装置不稳、骨折和磨损是新型假体全膝关节置换术后再手术最常见的原因，因假体折断、下沉、或骨折以及活动受限导致手术失败行翻修术较不常见[48]。

医师要对全膝关节置换术后无明显原因出现慢性疼痛的患者引起重视。但是,全膝关节置换术后患者虽有疼痛,如果假体位置正常,且无感染、松动或关节屈、伸不稳,则不宜行翻修术。

适应证和禁忌证

全膝关节置换术后翻修术的适应证是全膝关节置换术后机械性失败,患者有症状。或者,患者虽无症状,但有明显的进行性骨丢失[6,7,22,29,31,53,55]。机械性失败包括假体松动、关节不稳、严重功能受限、严重力线不正和严重伸膝装置功能障碍。翻修术前应具备的条件是①患者心理状态稳定，有手术意愿和合作态度;②有足够的残存骨量;③软组织包被充分;④患者全身状况良好,能够承受可能长时间的手术。

全膝关节成形术失败的评估

对所有全膝关节置换术失败的患者都应进行认真评估,判断是否存在深部感染。评估的内容应当包括红细胞沉降率、C-反应蛋白、鉴别性 ^{99}锝/^{111}铟骨扫描和膝关节穿刺。上述所有阳性结果对感染的诊断均有意义,但结果正常时仍然可能存在感染。全膝关节置换术后有切口不愈合、引流时间延长或需要再次手

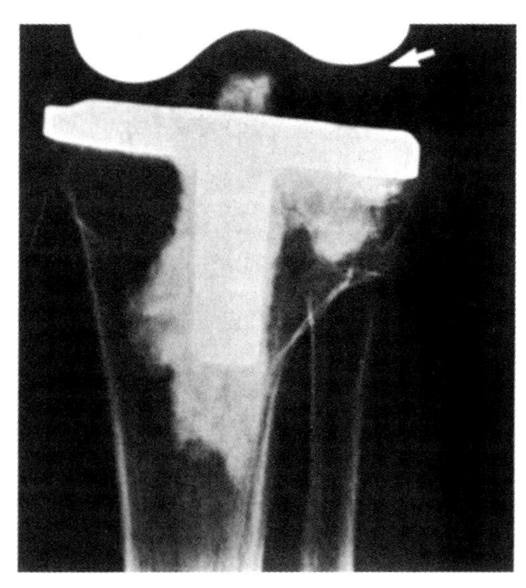

图 119-2 下肢力线改变导致韧带不平衡。

术处理的情况时,感染的可能性增加。全膝关节置换术后感染的患者在出现切口问题后,或者,甚至在切口出现问题之前常有慢性疼痛史。相反,手术后患者早期情况良好,以后逐渐出现疼痛或关节不稳,常存在机械性失败的因素。

术前要对患者的双下肢进行全面检查。同侧髋关节疾病可以与同侧全膝关节置换术后的疼痛表现相同。对侧或同侧髋关节强直或对侧膝关节疾病均对步态产生影响,导致全膝关节置换术失败。

膝关节的检查应先从以前膝关节手术切口部位的评估开始。以前的手术切口部位可能不理想(图 119-3)。手术前必须考虑到可能存在手术显露和切口愈合困难。

伸膝装置的完整性、活动程度及肌肉力量都是至关重要的。因髌韧带撕裂时间长导致的伸膝装置功能障碍是极难矫正的。伸膝装置瘫痪是全膝关节置换翻修术的禁忌证。

过去膝关节前后稳定问题未得到充分重视。术前应当对膝关节前后稳定性进行认真评估。后交叉韧带保留的膝关节有弥漫性膝前疼痛和反复肿胀，膝关节检查发现膝后下陷或前后移动过度均提示屈膝不稳[36]。要判断侧副韧带,或至少关节囊是否完整。伴有骨丢失的假体松动存在时，侧副韧带的完整性不易确定。在膝关节应力试验过程中仔细触诊,常常能够判断关节囊是否完整。关节囊完整能够为翻修术提供足够的关节稳定结构。

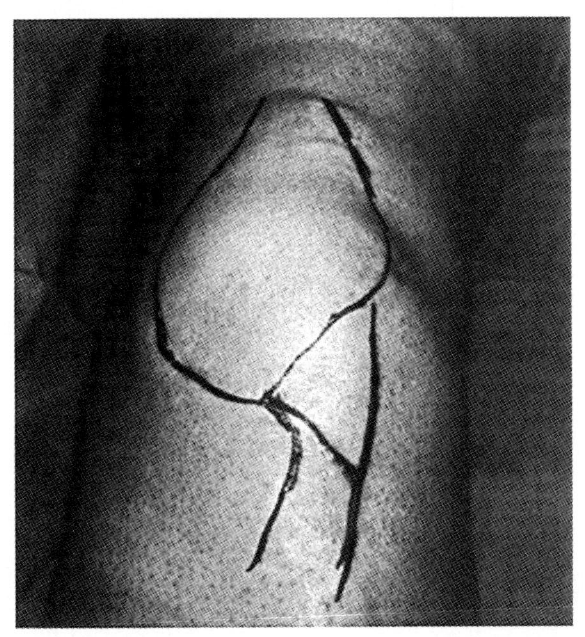

图 119-3　多个膝前切口导致切口选择困难。一般应选择膝前最外侧切口。

手术前可以通过检查增厚的软组织和关节活动度判断软组织瘢痕范围。对肢体的血管神经功能也必须进行认真评估。如考虑到有神经(常为腓总神经)血管功能障碍,术前要做肌电图或血管功能检查。

全膝关节置换术失败的 X 线检查包括下肢全长 X 线片、膝关节前后位和侧位 X 线片、髌骨切线位 X 线片以及骨-骨水泥或假体-骨界面 X 线透视。透视能够发现普通 X 线片不能看到的放射透光征[33]。通过 X 线片要对肢体力线、假体位置、软组织、残存骨量和假体松动情况进行评估。对残存骨量的认真评估有助于对翻修术的可行性进行判断和假体的选择。对不同间隔时间的 X 线片进行动态观察有助于判断放射透光征(即松动)的进展情况。外骨膜新骨形成或快速进展的骨溶解均提示感染。骨扫描和同位素铟扫描有助于鉴别假体松动或感染。

翻修术

术前计划

对手术切口、假体类型和骨缺损的处理方法都必须严格选择。手术切口必须参照原切口及伸肌装置情况进行设计,所需假体要依据后交叉韧带和侧副韧带的完整性以及骨缺损程度进行选择。翻修术的患者多数使用后方稳定型假体。中度侧副韧带功能不全的患者适合选择限制性髁假体，以弥补侧副韧带功能不全。侧副韧带完全消失或关节屈伸间隙明显不平衡时,应选择旋转铰链型假体。解剖结构与假体选择的关系见表 119-1。

手术技术

全膝关节置换翻修术的原则与初次全膝关节置换术相同:①正确的肢体力线;②恰当的假体位置;③软组织平衡,保证关节运动全程稳定;④满足日常活动所需足够的关节活动范围。虽然翻修术的目的与初次全膝关节置换术相同,但翻修术要达到这一目标会更加困难,因为有软组织问题、骨-骨水泥界面问题和骨丢失,这些问题最为常见。

手术显露

手术显露要尽可能利用已有的切口。通常选择前

表 119-1 全膝关节翻修术解剖异常与假体选择

解剖异常				
软组织		骨丢失		
后交叉韧带	侧副韧带	股骨	胫骨	假体选择
完整	完整	轻度	轻度	后交叉韧带保留、切除或髁假体
完整	完整	中度	中度	后交叉韧带切除或带髓内柄的髁假体
缺失	完整	轻度	轻度	后交叉韧带切除或髁假体
缺失	完整	中度	中度	后交叉韧带切除或带髓内柄的髁假体
缺失	缺失	轻或中度	轻或中度	带髓内柄的侧副韧带替代假体

外侧切口。皮肤与伸肌装置之间的分离要少,防止皮肤缺血坏死。如果必须游离软组织皮瓣,应包括皮肤全层、皮下脂肪和浅筋膜,以维持皮肤血运。沿髌骨旁内侧切开关节囊。如不松解髌韧带胫骨附着点,髌韧带瘢痕将会阻碍髌骨向外翻转和膝关节屈曲。

将所有髌上囊和髌骨内外侧沟瘢痕全部游离,切除所有增厚的脂肪垫后,方能显露关节。沿胫骨内侧到胫骨后内侧游离内侧副韧带深部。外旋胫骨,同时屈曲膝关节,常能使伸膝装置向外移位。如果伸膝装置仍不能外移,作者采用的是股四头肌切断(图 119-4)的方法加以解决。通过这一方法,多数膝关节能够得到显露,不需要做膝关节外侧松解或类似 V-Y 股四头肌成形扩大显露[54,60]。

另一个显露方法就是胫骨结节截骨。该方法 1983 年由多兰首次报道[11]。沃尔夫(Wollff)等对 13 例全膝关节置换术胫骨结节截骨患者做了详细报道[63]。怀特赛德报道,胫骨结节胫前嵴延长截骨容易使伸肌装置外移(图 119-5)[61,62]。术后,将伸膝装置骨性附着点复回原处,用 2 股鈷-铬金属丝穿过骨块,同过胫骨内侧皮质固定于骨床。所有截骨块均愈合,患者的平均膝关节屈曲度接近 100°[62]。

假体取出

膝关节充分显露后,要取组织做细菌培养和病理检查。如果假体松动,先取股骨假体,再取胫骨和髌骨假体。假体无松动时,需用高速切割器,如 Midas Rex 切割器,在假体-骨水泥界面进行分离,不要在骨-骨水泥界面分离(图 119-6)。游离骨水泥-假体界面还可用薄而可弯曲的摆锯或季格利线锯,后者特别适用于股骨假体前翼的分离。假体必须完全游离后方能取出,否则会出现股骨远端或胫骨严重骨丢失。上述操作完成后,用大小骨凿作为楔子逐渐将假体游离(图 119-7)。另外,股骨假体可用滑锤取出器或方头凿和方头槌小心取出。

如果胫骨假体是全聚乙烯假体,可以用与游离股骨假体相同的 Midas Rex 高速切割器或摆锯分离胫骨平台。如果胫骨假体的柄部固定牢固,先横断聚乙烯柄,然后取出平台假体。这时,可以用同样的方法游离、取出残留假体柄。带金属托的胫骨假体取出

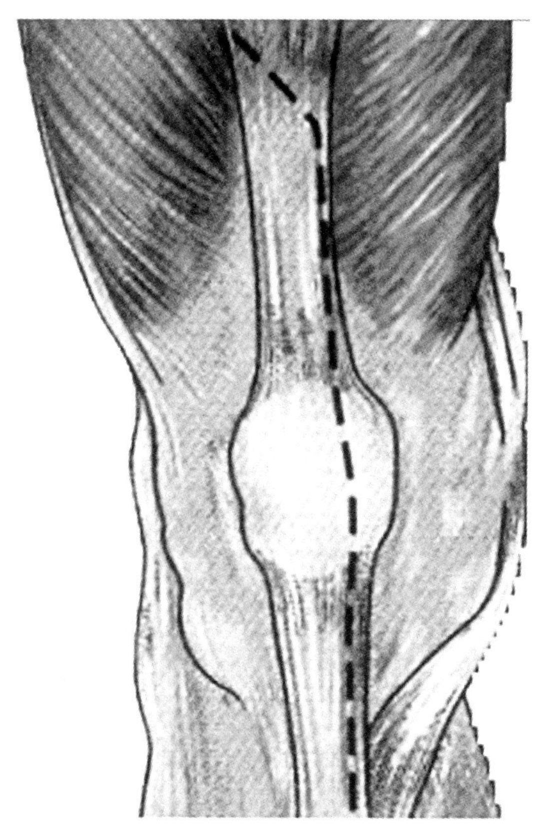

图 119-4 中度膝关节僵硬患者股四头肌切断显露关节,该方法有多种用途。(From Insal JN, Scott WN: Surgical Exposures. In Insal JN[ed]: Surgery of the Knee, 3rd ed. New York, Churchill Livingstone, 2001, p 521.)

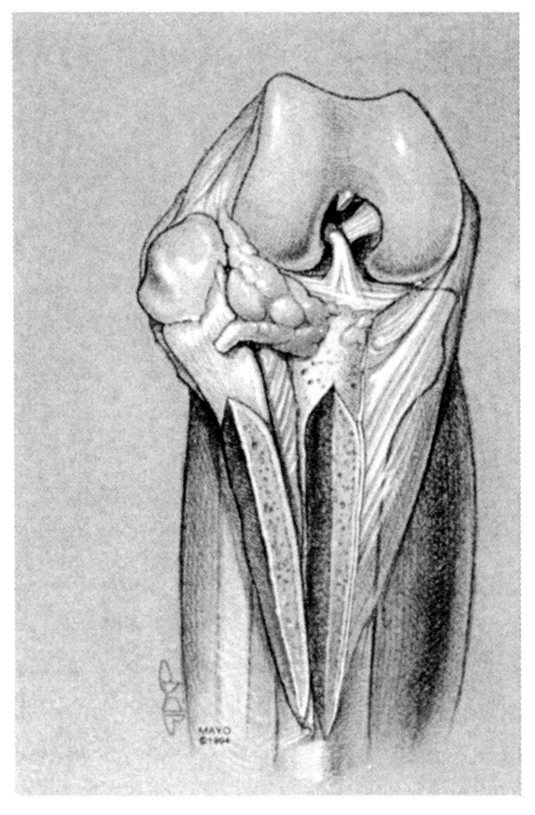

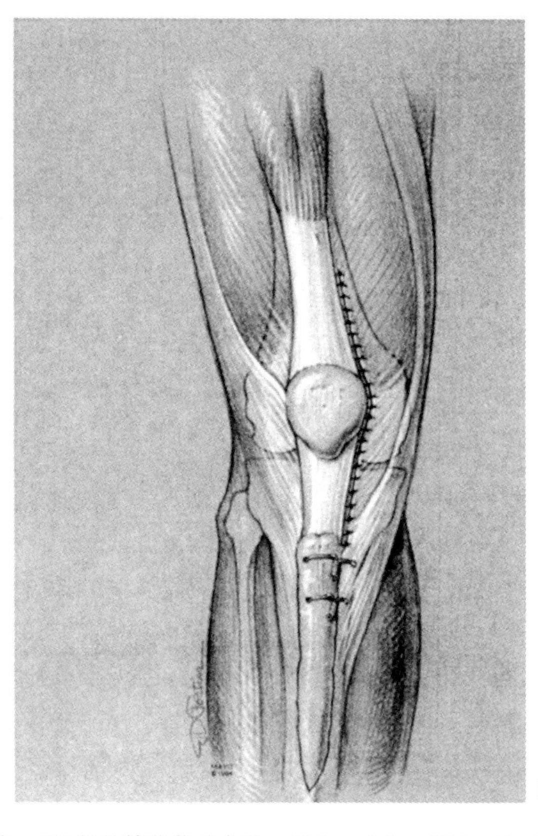

图 119-5　(A)胫骨结节截骨有利于显露伸膝装置挛缩的膝关节。(B)胫骨结节截骨术后。(Adapted from Whiteside L, Ohl MD: Tibial tubercle osteotomy for exposure of the difficult total knee arthroplasty. Clin Orthop 260:6, 1990.)

更为困难。要用 Midas Rex 切割器或摆锯游离胫骨平台。如假体柄仍然固定，将一个捶击器放置在金属托下方，连续直接向近端捶击，以游离柄部。如果假体柄仍然固定牢固，必须采取措施显露假体柄。

用金刚刀切割轮或钻头在胫骨托与柄部交界处将其横断(图 119-8)。

先用无菌单将胫骨托以外的整个术野保护起来，防止金属碎屑进入切口。操作中连续冲洗切口，减少摩擦产热，并清除碎屑。假体柄露出后，活动假体柄使其松动，然后将其取出。取髌骨假体时操作必

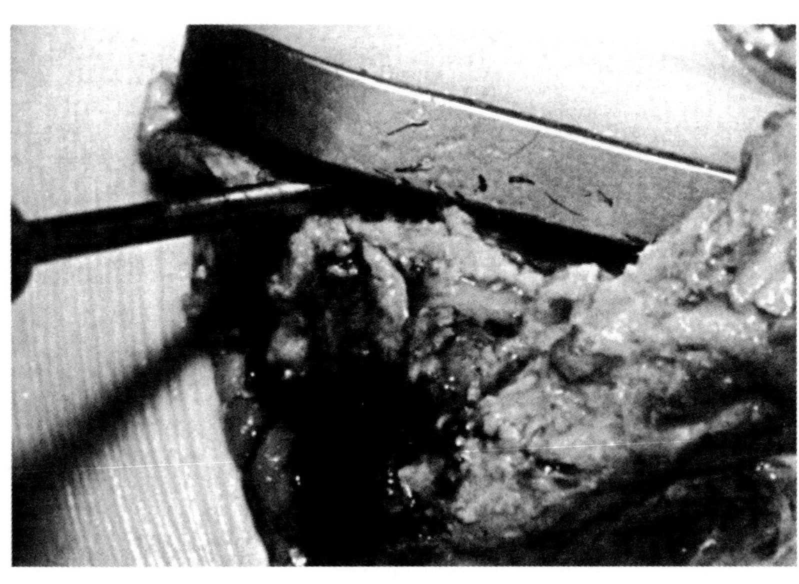

图 119-6　在假体骨水泥界面分离取出假体骨丢失少。

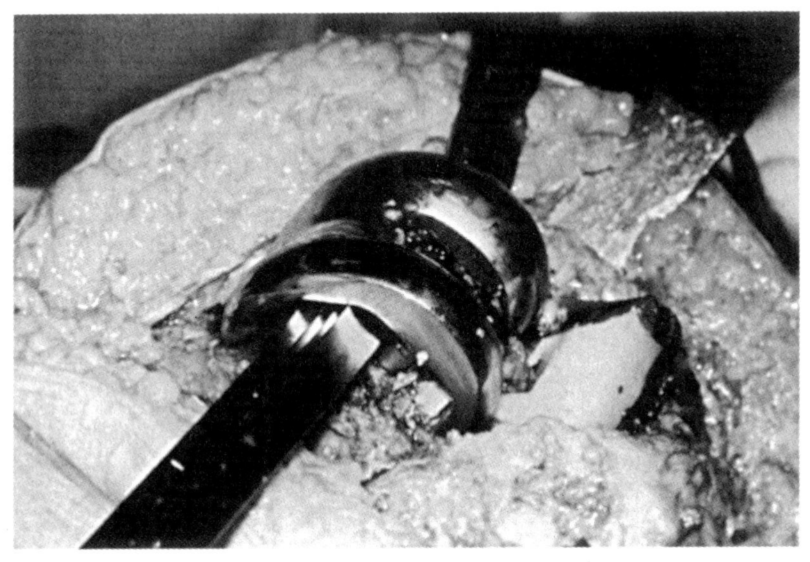

图 119-7 用多种骨凿作为楔子松动假体。

须谨慎，否则可能造成严重骨丢失或髌骨骨折。用 Midas Rex B-1 刀头分离假体-骨水泥界面。除柄以外的假体游离后，用大小骨凿取出假体柄。固定稳定的金属背髌骨假体可以用金刚刀切割轮切断固定钉，然后取出假体。

假体再置前的准备

假体取出后，所有松动的骨水泥和其下方的纤维膜都必须彻底清除。要做纤维膜细菌培养排除感染。此后还需做一次彻底清创。用高速脉冲盥洗帮助辨别残存的纤维组织和骨水泥。所有异物清除后，要重点进行软组织瘢痕的处理。

患者均存在关节囊增厚，尤其是后方关节囊。假如增厚的后方关节囊不进行切薄处理会限制关节活动，膝关节屈曲时会出现铰链式开放。术中必须能够在屈膝 90°时将胫骨置于股骨下方，保证膝关节屈曲时不出现铰链式开放。操作要格外小心，避免损伤位于增厚的关节囊后方的血管、神经。要保留侧副韧带。切除所有肥厚的滑膜。软组织瘢痕切除后，要对膝关节屈伸位软组织平衡情况进行评估。软组织平衡的方法与初次关节置换相同。

以残留的骨表面作为参照点，判断骨缺损程度，确定胫骨近端和股骨远端截骨线。胫骨截骨线要与胫骨机械轴的冠状面和矢状面均垂直。很多全膝关节置换定位系统都有一个定位钩，将定位钩置于胫骨截骨面上，它有一个连接杆，将连接置于胫骨前面，以此来确定胫骨截骨线。假如决定使用长柄胫骨假体，需要

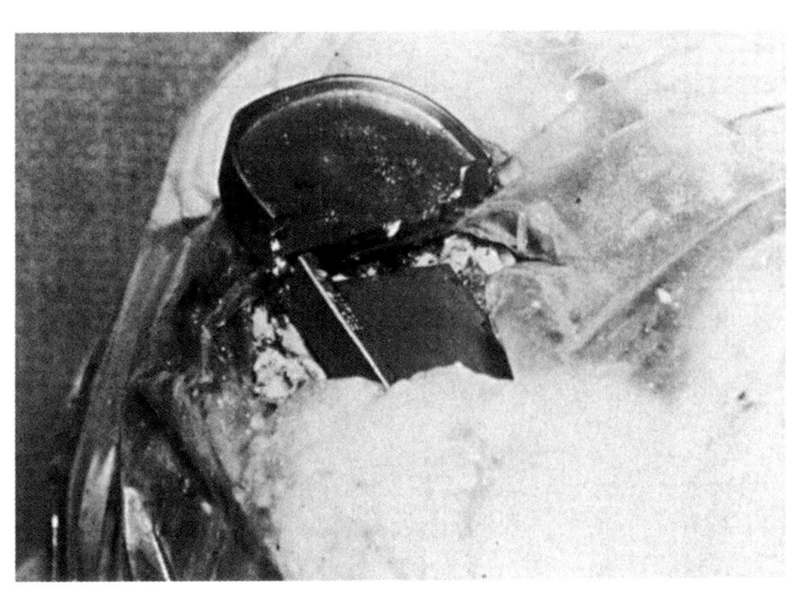

图 119-8 切断胫骨假体托显露柄部以便取出假体。

用髓内力线定位钩。带有延长柄的试体类似于 T-形尺，能够用于检验截骨线的准确性，保证胫骨托安放在胫骨截骨面上。用皮质骨环判断胫骨截骨面是否平整。如不平整，少量切除皮质骨高出的部分，就能够获得一个平整的表面。确定胫骨截骨线时，胫骨中心骨缺损处可以忽略。

接下来要对股骨远端截骨线的准确性进行判断。股骨远端 5°~7°外翻截骨会保证肢体机械轴的正确。应利用外周皮质骨来确定截骨线。可以利用多种原有髓内、髓外定位器组合系统定位。还可以将股骨远端放置在胫骨面上来确定下体机械轴。

用于翻修术的"棒-袖"式定位器已经得到开发，并且，近年来有了很大改进。目前，髓内定位器在股骨和胫骨两侧都有附加柄，对翻修术有很大帮助。然而，假体的试行安装仍然是检验假体匹配与否和稳定性的最好方法。带试体术中摄 X 线片进行判断，方法可靠、实用。

选择假体试行安装时，患者的后交叉韧带、侧副韧带情况以及骨缺损的范围都必须考虑到。假体的选择已经在手术前计划一节中进行了描述。一般患者的侧副韧带完整而后交叉韧带缺失，因此，会选择后方稳定型假体。骨丢失的部位和范围是特殊假体选择的参考因素。股骨假体的内形应与股骨残留骨块相匹配，其外形应能够保持膝关节屈、伸间隙相同。为达到这一目标，可能需要增强股骨假体的远端及或后方。应努力恢复关节线，关节线应位于股骨上髁远端约 2.5 cm 处。

股骨假体的旋转力线非常重要，是保证髌骨假体轨迹正确的关键。由于股骨髁后方缺失，旋转力线必须与侧副韧带附着的股骨上髁相平行。股骨外上髁的位置比内上髁稍靠后(图 119-9)。

要仔细去除其上的滑膜组织，以充分显露内外上髁。将神经拉钩置于每一侧侧副韧带下方，手指向近端触摸，能够确定侧副韧带的附着点。

骨丢失

翻修术外科将骨丢失的严重程度分为三种。Ⅰ型骨丢失骨缺损量少，外周骨皮质环和邻近干骺端骨完整。Ⅰ型骨丢失见于单侧室关节置换失败的翻修术[4,32,35]。这一型骨丢失可以通过骨移植或骨水泥灌注得到解决。Ⅱ型骨丢失外周骨皮质环完整，但有干骺端骨缺损(图 119-10)。Ⅱ型骨丢失见于髁型假体置换失败的翻修术。这一型骨丢失需要用长柄假体在完整的皮质骨中得到固定以及干骺端骨移植[5]。Ⅲ型骨丢失外周皮质骨和干骺端骨均缺损 (图 119-11)[39]。Ⅲ型骨丢失见于髁型假体置换术后松动病史长或铰链型假体置换失败的患者，需要用干骺端增强长柄假体和广泛骨移植来处理。

胫骨骨丢失位于胫骨中心，可以延伸到胫骨平台外周。如果胫骨表面骨缺损大于 50%或骨缺损延伸到了关节边缘，则需考虑选择长柄胫骨假体。长柄假体的应力传导会跨越骨缺损区域。股骨骨缺损位于股骨远端和后方，骨缺损通常是对称性的，但也可以是非对称性的。股骨用标准髁型假体，胫骨用增厚的聚乙烯假体可以获得关节稳定。然而，关节线会向近端

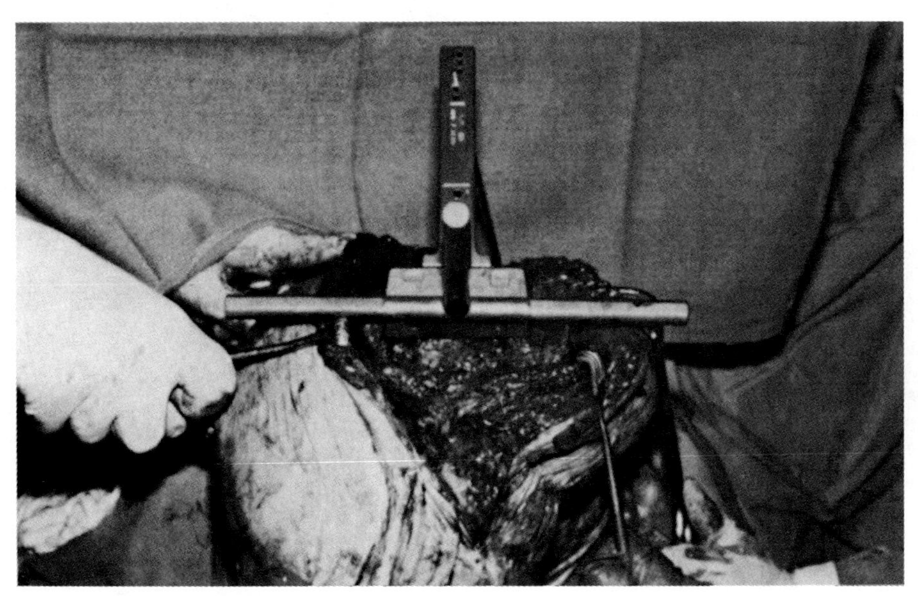

图 119-9 利用股骨上髁判断旋转力线。

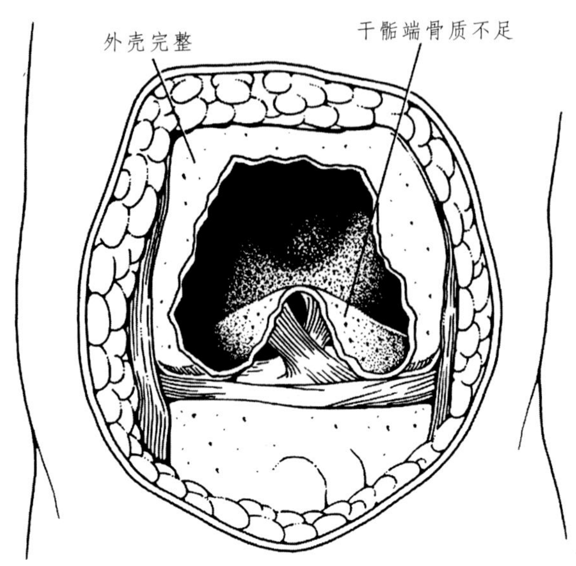

图 119-10 Ⅱ型骨丢失外周皮质骨完整,干骺端骨缺损。

移位(升高),并形成医源性髌骨下移。关节线上移的后果是膝关节动力学异常以及髌骨与胫骨假体发生撞击。所以,股骨远端和后方骨缺损都必须得到处理,单处理一个部位的骨缺损,膝关节屈、伸均会不稳定。

翻修术遇到的骨缺损可以通过骨水泥灌注、骨移植或假体增强得到解决。骨水泥灌注是否用螺丝钉或钢丝骨水泥都不会提供理想的负荷,应力必须通过带柄假体来消除。陈氏和柯拉考(Chen and Krachow)指出,使用骨水泥时把骨缺损处修成台阶状具有生物力学优点(图 119-12)[10]。

可以用自体或异体骨填充骨缺损。渴望为未来储备骨量的年轻患者特别适合骨移植。为达到移植骨愈合,受体骨床必须用磨钻打磨,显露出带血运的骨质。大的骨缺损腔隙可以用磨碎的松质骨填充、压实。非腔隙性骨缺损需要骨块移植。应将移植骨块制成几何形状,以便能稳定地放置在宿主骨处,然后将其与宿主骨固定。移植骨与宿主骨之间的间隙不允许有骨水泥存在。不能期望用大的骨块单独承载大量负荷,而必须靠带柄假体消除应力。

增强假体可以分为三类:①定做假体(图 119-13);②商业性增强假体;③楔状组件,可以在手术室与标准假体连接。增强假体用金属替代了骨缺损,其优点是避免了骨水泥填充骨缺损强度差的问题以及植骨块同化生物力学不确定性。定做组件的明显缺点是价格昂贵,制作时间长,并且做出的组件不一定都与预想的相同。

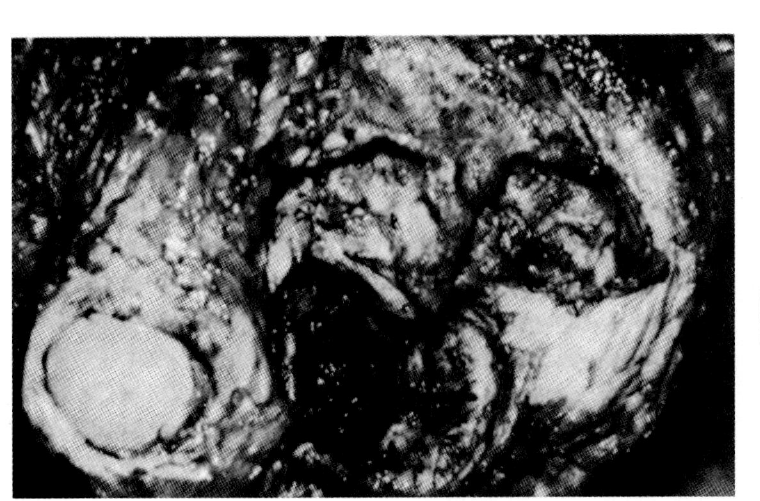

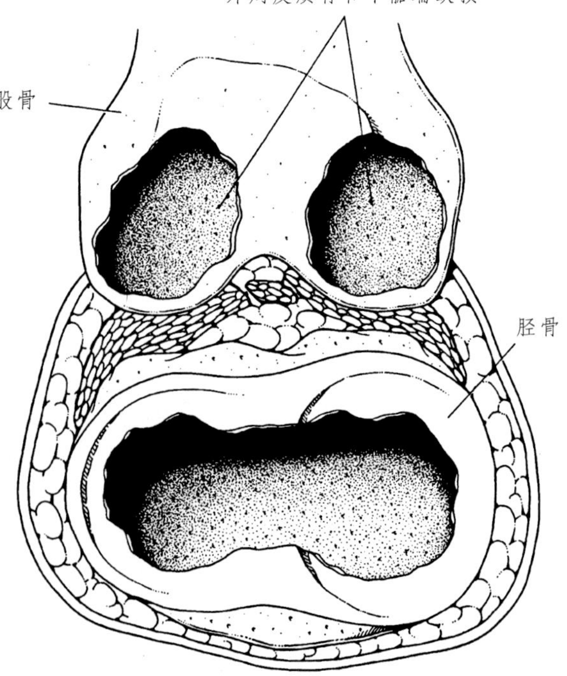

图 119-11 Ⅲ型骨丢失伴外周皮质骨和干骺端缺损。(A from Rand JA; Revision total knee arthroplasty. *In Evarts* CM [ed]: Surgery of the Musculoskeletal System, 2nd ed, vol 4. New York, Churchill Livingstone, 1990, p 3645, with permission.)

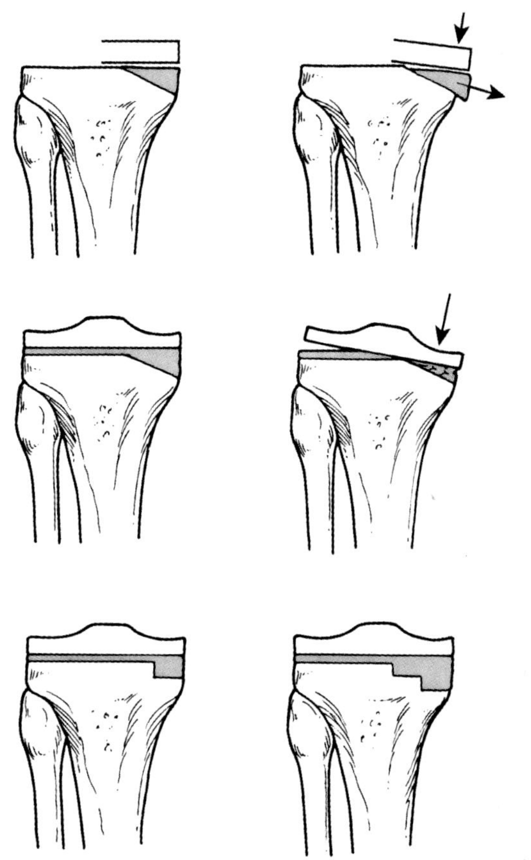

图 119-12 准备用骨水泥填充的楔形骨缺损最好做成台阶样骨缺损，能很好地承受压应力，但承受剪性应力差。(From Chen F, Krachow KA: Management of tibial defects in total knee arthroplasty: a biomechanical study. Clin Orthop 305: 249-257, 1994.)

假体增强组件有带多孔表面的解剖型翻修系统(PCA)(图 119-14)，但 PCA 系统不适用于股骨非对称性骨缺损，也不能解决胫骨边缘骨缺损问题。现代组合型全膝关节置换假体解决了这些问题，能够选择性增强股骨远端或后方，也能够增强胫骨近端骨缺损(图 119-15)。实践证明，组合型假体在解决很多骨缺损难题方面发挥了作用。还有一种方法就是用干骺端锥来填充大的骨缺损[26]。干骺端锥安装在假体的髓内柄上，术中逐渐送入髓腔，直至干骺端-股骨干交界处达到旋转稳定。增强锥具有多孔表面，有利于骨质长入，而假体的髁部可以用骨水泥固定(图 119-16)。

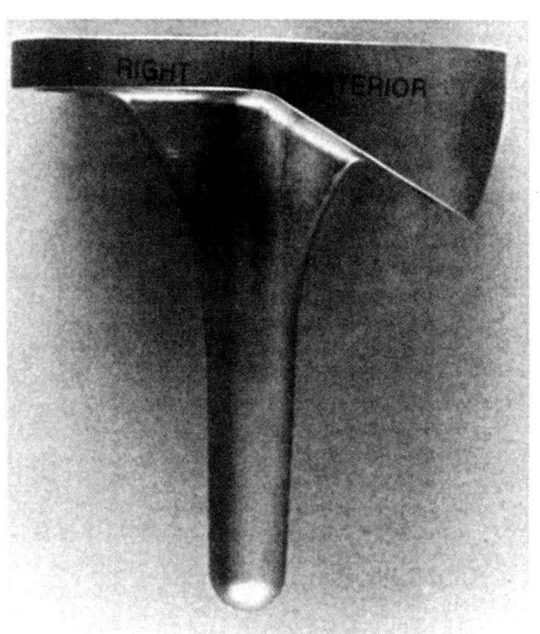

图 119-13 为内侧大段骨缺损定做的胫骨假体。

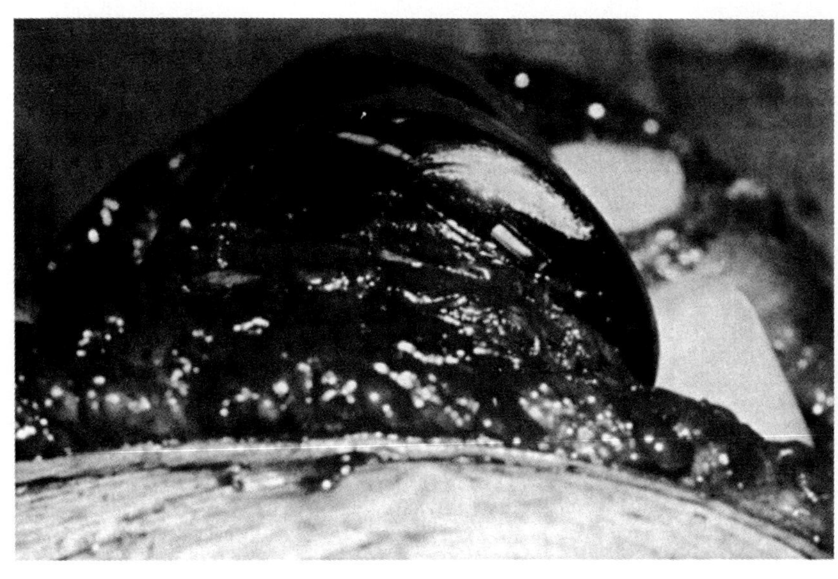

图 119-14 多孔表面翻修术系统(PCA)股骨增强假体。

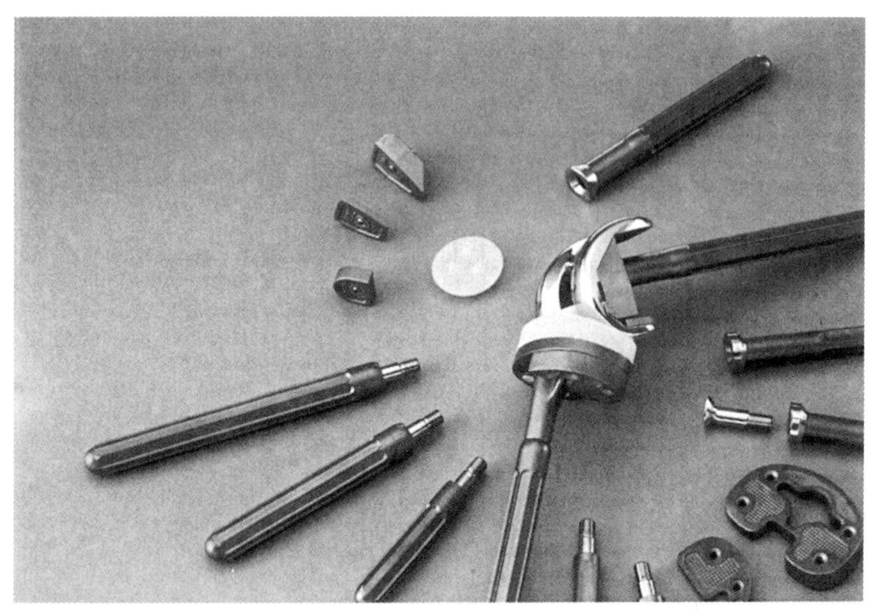

图 119-15　组合全息翻修术系统股骨胫骨增强组件，楔块和柄。

固定

选择好假体并且假体试行安装满意后，肢体力线正确，假体稳定，接下来就需要考虑假体的固定问题了。用骨水泥固定假体髁部仍然是可以接受的方法。是否使用压配型柄或骨水泥固定的髓内柄存在争论[20,34,53]。早期使用的翻修术假体，其髓内柄太小，不能真正起到压

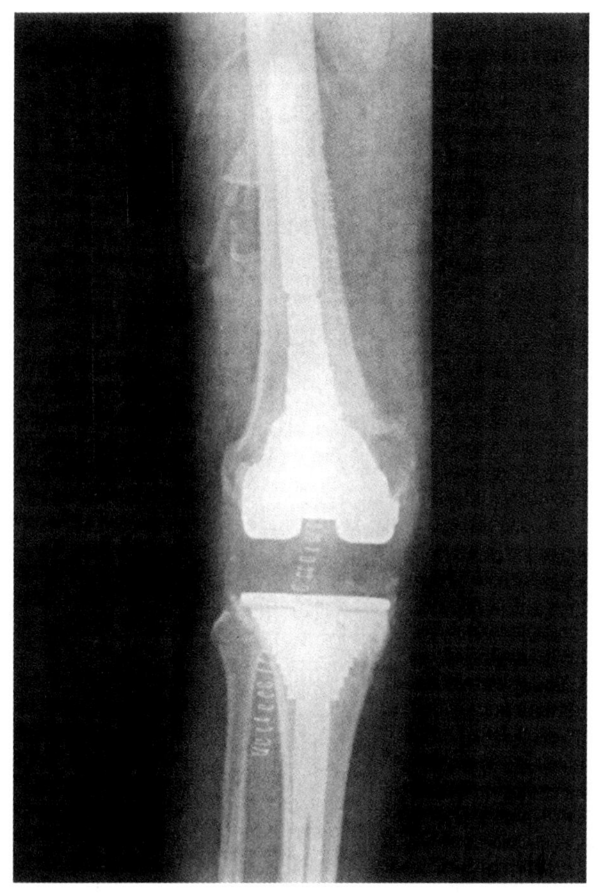

A

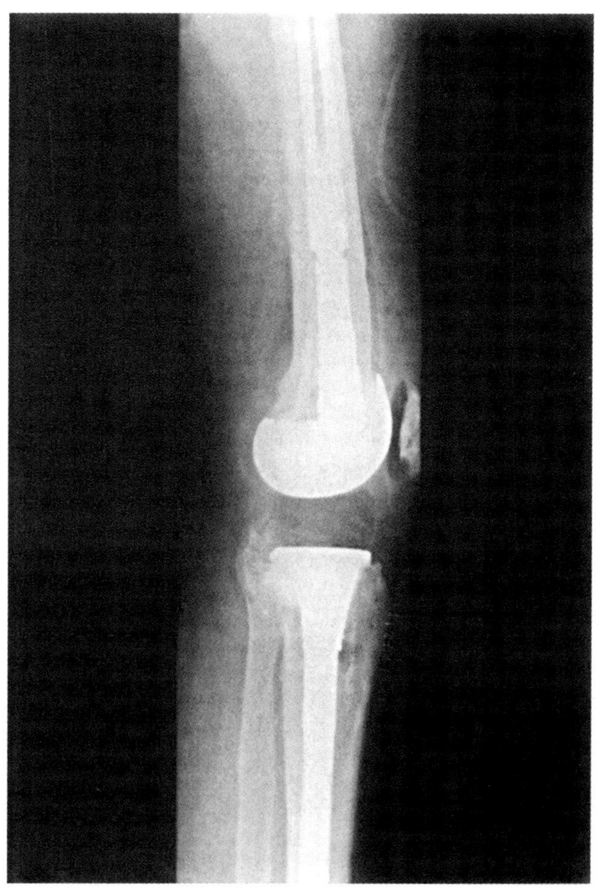

B

图 119-16　组合袖和干骺端填充锥修复干骺端明显骨缺损。正位片(A)和侧位片(B)。

配作用。新型设计的假体带有组合柄，能够起到压配的作用[22]。如果选用骨水泥固定假体柄，股骨的准备方法与骨水泥固定全髋关节置换术相同。要使用髓腔塞，并脉冲灌洗。用骨水泥枪把骨水泥注入股骨和胫骨髓腔。植骨块与胫骨或股骨之间的间隙必须用明胶海绵封闭，以防骨水泥进入（图 119-17）。

应先用骨水泥固定胫骨假体，并试行放置股骨假体。要保持膝关节伸直位等待骨水泥凝固，以便用胫骨结节和股骨与胫骨的相对端判断旋转力线。股骨同样用脉冲灌洗，骨水泥固定。假体安装可靠后，要检查关节的运动、稳定性以及髌骨轨迹是否满意。

髌骨

在膝关节翻修术的研究方面，髌骨的问题常常被忽视。髌骨中心常有一个老式髌骨固定托造成的骨缺损凹陷（图 119-18）。用测径尺测量髌骨的厚度以确定对称性截骨部位。剩余髌骨厚度小于 10 mm，固定新的髌骨假体的骨质就不充足。遇到这种情况时，需要采用髌骨成形术或髌骨骨移植来解决。目前很少做髌骨切除。

髌骨骨量充足时，行髌骨表面成形。髌骨的厚度要保持对称，用测径尺测量，内外、远近端均保持在 2 mm 内。凹陷性骨缺损的髌骨固定中央固定托能力差，可用边缘带固定钉的假体或用双凸面形假体代替（图 119-19）。外周固定钉应位于骨量充足、骨质好的部位。双凸面假体应置入髌骨上制作的圆形凹槽内以稳定假体，并填充髌骨中心骨缺损（图 119-20）。

髌骨得到正确处理后，要判断伸膝装置轨迹及髌骨倾斜程度。为保证髌骨轨迹正确，必要时行外侧支持带松解、股内侧肌前移或近端力线重建。

关闭切口

关闭切口时不缝合切开的外侧支持带，内侧支持带和深部组织要多重间断缝合。切口深部放置引流，加压包扎。

翻修术的结果

全膝关节置换翻修术由于判断手术成功的标准不同以及所使用的假体不同，其结果难以相互比较。全膝关节置换翻修术的早期结果不令人满意。使用早期假体的膝关节翻修术结果满意的有 37%~64%[1,2,8,9,13,14,41]。在早期梅奥诊所的经验中，从 1970 年到 1980 年间行全膝关节置换翻修术 427 例，其中，357 例(84%)为 1 次翻修术，60 例(14%)为 2 次翻修术，10 例(2%)为 3 次翻修术[6,41,48]。大多数手术失败的患者使用的是早期表面假体，如几何型和多中心假体。

使用早期假体行翻修术，用实际存活分析方法评估翻修术后假体功能持续的时间。结果，类风湿性关节炎翻修术后 5 年关节功能存在的可能性为 90%，而骨性关节炎患者为 65%(图 119-21)。体重理想的患者假体存活的可能性大于超重的患者(图 119-22)。翻修术采用髁型假体优于老式的表面置换假体（图 119-23）。新型表面假体，如髁型假体存活时间优于限制性旋转铰链或全髁 Ⅲ 型假体（$P<0.04$)（图 119-24）。

据临床观察，髁型假体疗效最好，因此，1980 年至 1990 年间第二次对 50 例全膝关节置换翻修术进行了研究[43]。翻修术采用的是后交叉韧带保留全髁假体、

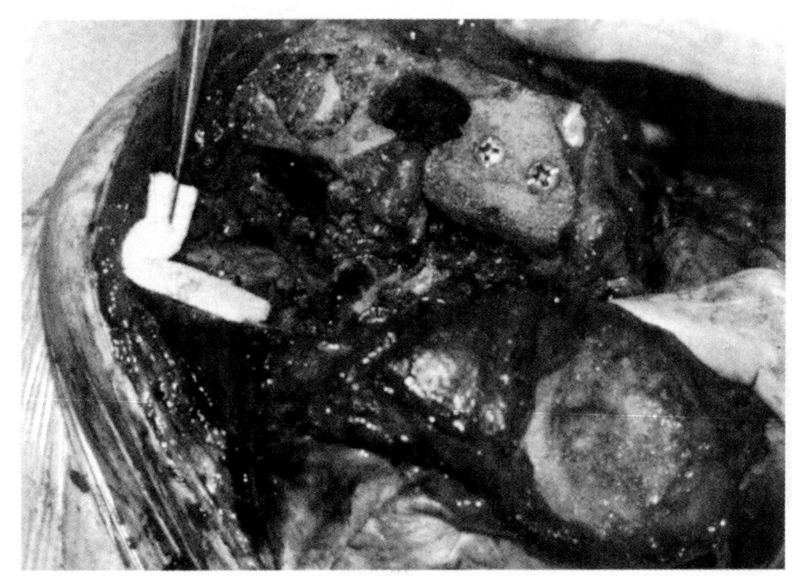

图 119-17　骨水泥填充前封闭植骨块与宿主骨间隙。(From Rand JA: Revision total knee arthroplasty. In Evarts CM [ed]: Surgery of Musculoskeletal System, 2nd ed vol 4. New York, Churchill Livingstone, 1990, p 3645.)

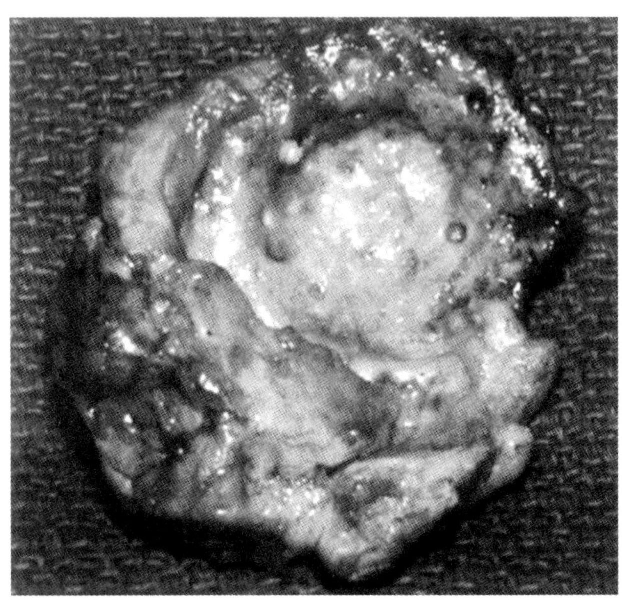

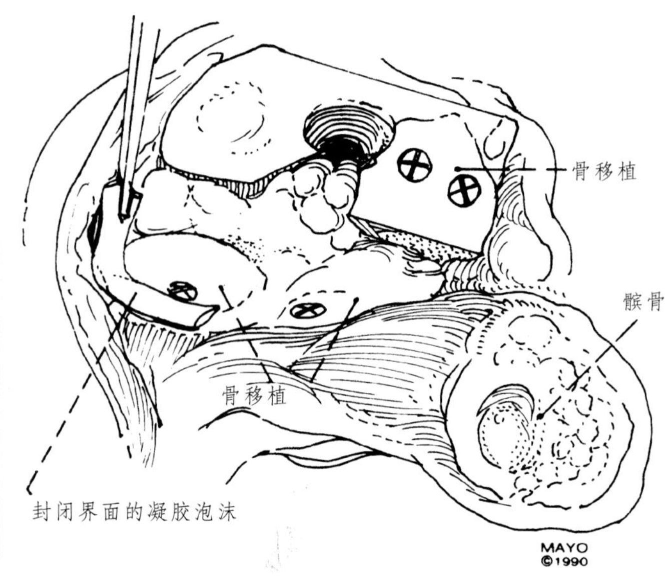

图 119-18 假体置换失败后髌骨骨缺损。

动力髁假体或全髁假体。临床观察 5 年，终末随访时，76%的膝关节评分优良。

杜邦等[14]发现，103 例中 65%疗效满意。采用 Stanmore 铰链假体，术后 3.5 年时 52 例中只有 23%效果良好[27]。对类风湿性关节炎患者的 48 例采用不同类型假体行翻修术，5 年时 60%疗效满意[50]。凯墨隆和亨特[8]对 73 例行翻修术，只有 37%疗效满意。季姆和芬尼曼[30]报道，翻修术后 81%的患者疼痛减轻。托恩西尔报道，170 例翻修术后，156 例关节评分有 40 分改进。据报道，采用 PCA 翻修术后，28 例中优良率为 68%[25]。

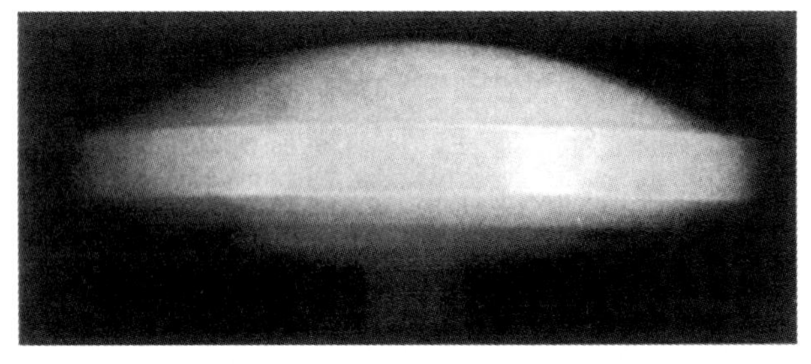

图 119-19 髌骨翻修术双凸面珍妮式假体。

对各种表面假体置换失败的患者采用后方稳定型或铰链假体行翻修术，65 例观察 5 年，优良率为 65%[18]。采用全髁Ⅲ型假体对膝关节置换失败的 14

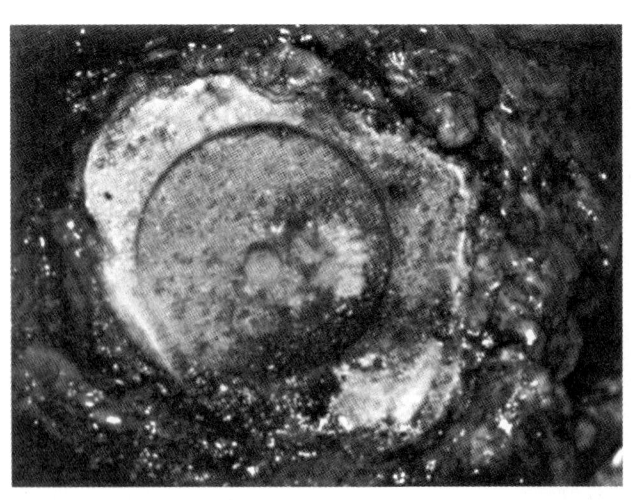

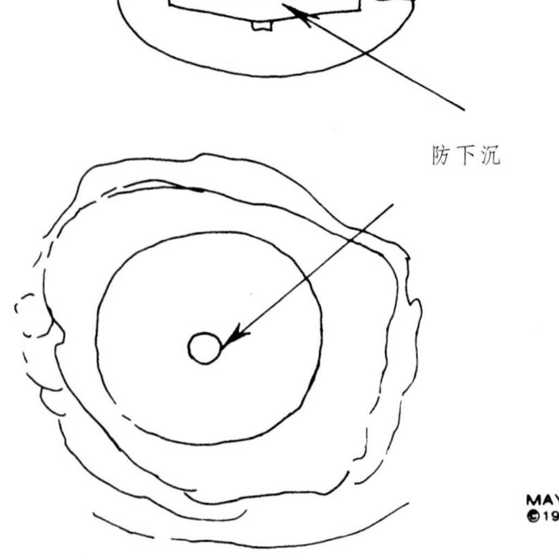

图 119-20 安装双凸面髌骨假体前的髌骨准备。

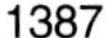

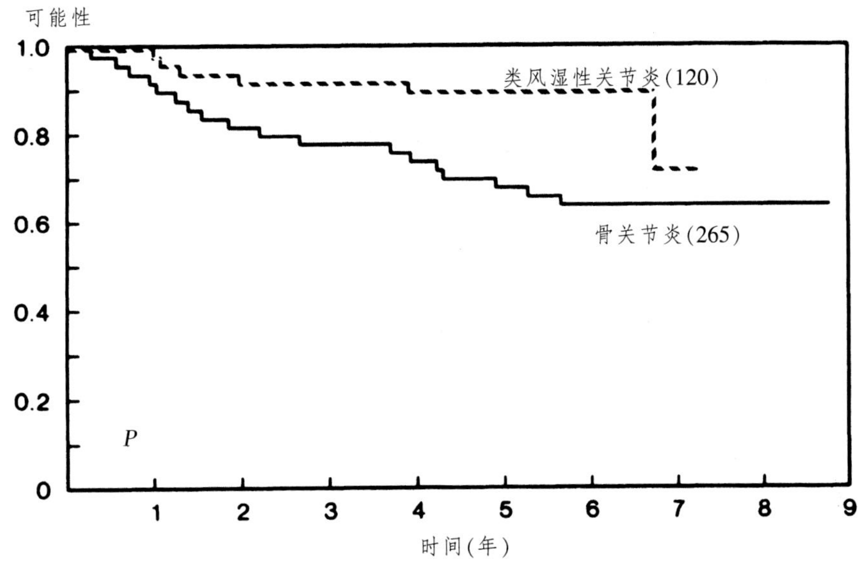

图 119-21 关节置换失败翻修术后类风湿性关节炎和骨性关节炎假体存活可能性($P<0.001$)。(From Rand JA, Peterson LFA, Bryan RS, Ilstrup DM: Revision total knee arthroplasty. Instr Course Lect 35:305, 1986.)

例行翻修术,术后4年时观察,膝关节评分改善,平均分值从58分提高到81分[31]。一组36例采用全髁Ⅲ型假体行翻修术,随访45个月,25例疗效优良(76%)[51]。60%存在放射透光线,其中16%为进行性。梅奥诊所用全髁Ⅲ型假体行翻修术21例,4年后,50%疗效优良[40]。连续随访15年,结果表明,全髁Ⅲ型假体仍然是一种持久耐用,疗效可靠的假体[59]。其结果不受初次假体置换采用表面型假体还是限制性假体或翻修术次数的影响。茵索尔和底斯米尔[23]报道,采用后方稳定型假体翻修术72例,术后2年89%膝关节评分优良。

梅奥诊所采用动力稳定型假体行翻修术53例,术后3年疗效优良者占81%[21]。其结果不如26例采用同样假体初次关节置换满意,后者的优良率为92%($P<0.05$)[21]。用动力旋转铰链型假体分别行翻修术和初次全膝关节置换术,术后4年膝关节评分优良者翻修术为76%,初次全息关节置换为66%[45]。对77例采用动力旋转铰链假体行复杂的初次全膝关节置换和翻修术的患者平均连续随访6年,有20例出现的并发症多,需要再次手术。膝关节学会评分

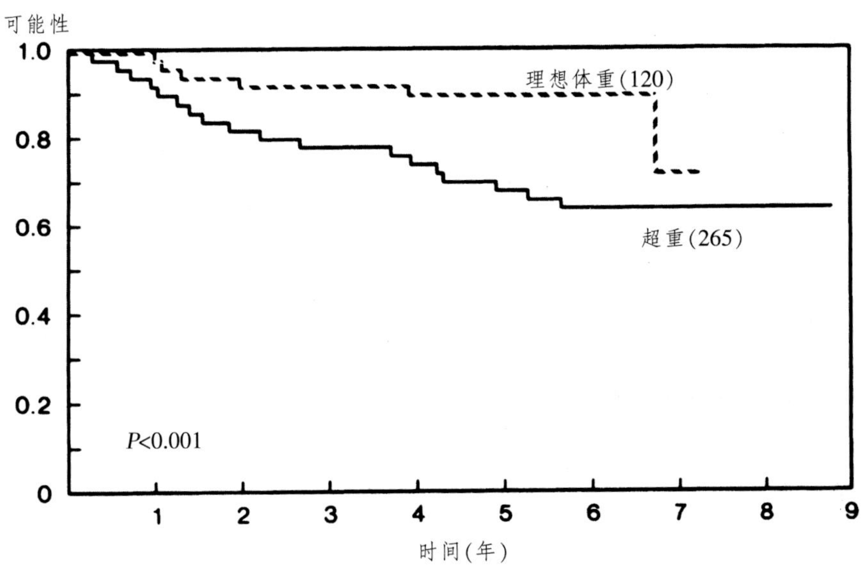

图 119-22 假体存活可能性与体重的关系。超重患者比理想体重患者低20%。(From Rand JA, Peterson LFA, Bryan RS, Ilstrup DM: Revision total knee arthroplasty. Instr Course Lect 35:305,1986.)

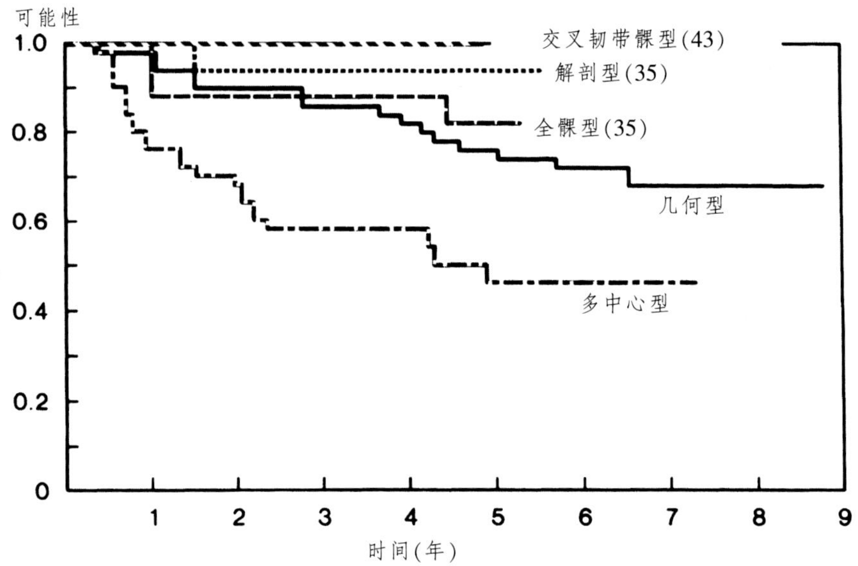

图 119-23 半限制性假体用常规技术从初次到二次翻修术的假体存活可能性。假体数字表示各自的存活曲线。(From Rand JA, Peterson LFA, Bryan RS, Ilstrup DM: Revision total knee arthroplasty. Instr Course Lect 35:305, 1986.)

(Knee Society scores) 从术前 29 分增加到终末随访时的 76 分。术后平均关节活动度从 1°增加到 94°[20]。

外科专科医院(Hospital of Special Surgery) 采用组合假体行全膝关节置换翻修术 76 例,假体柄部用骨水泥固定,术后平均随访 3.6 年。84%的患者疗效优良。终末随访时 8%需要再次翻修[19]。

采用第二代组合旋转铰链假体对伴有复杂解剖缺损的 16 例行翻修术,平均随访 4.2 年,临床及 X 线检查结果与一组 87 例采用标准髁型假体翻修术的患者相当。

对 40 例全膝关节置换后行翻修术,骨缺损至少 1 cm,累及股骨或胫骨端 50%,术后随访 41 个月[15]。

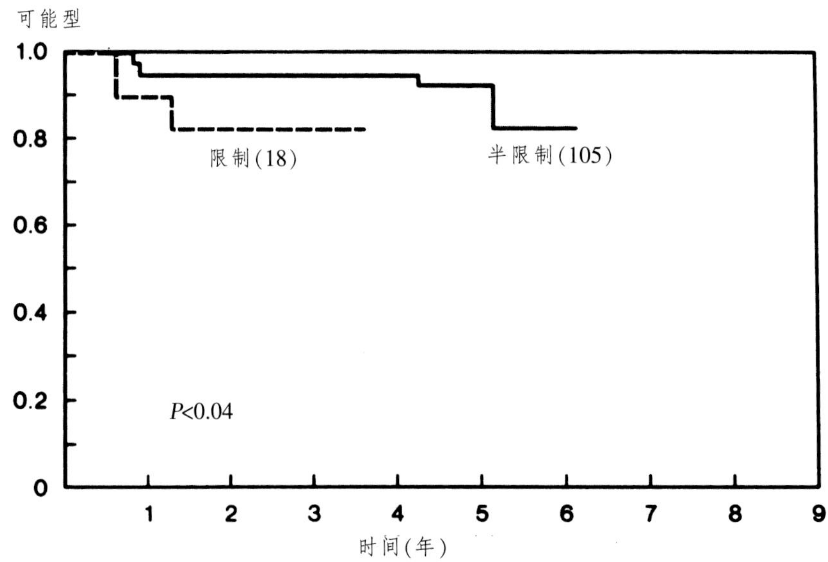

图 119-24 新型半限制性和限制性假体存活可能性($P < 0.04$)。(From Rand JA, Perterson LFA, Bryan RS, Ilstrup, DM: Revision total knee arthroplasty. Instr Course Lect 35:305, 1986.)

75%结果优良，但 30%出现并发症，10%手术失败。作者认为有骨缺损存在时应采用髓内柄固定。把假体取出作为终末点，采用存活分析法分析，37 例全膝关节置换翻修术预计 6 年时有 97%存活[49]。梅奥诊所用存活分析法对 9200 例全膝关节置换患者进行分析，把假体取出作为终末点，预计 1131 例翻修术术后 10 年有 72%存活[47]。

并发症

翻修术后的并发症与初次关节置换的并发症相同。并发症的出现与既往手术范围、患者的免疫功能以及功能重建过程中外科技术水平有关。翻修术后感染和初次全膝关节置换原因一样，与手术时间延长、切口愈合困难及存在隐蔽感染有关。梅奥诊所 427 个翻修术后深部感染率与同时期 5643 个初次全膝关节置换术感染率相近，分别为 2.1% 和 1.9%[48]。术中细菌培养阳性与临床感染几乎没有相关性。在作者的髁型假体翻修术经验中，54 例中只有 1 例表浅感染，没有深部感染[43]。2 例曾感染的膝关节用动力稳定假体行翻修术，均出现感染[21]。用动力旋转铰链假体行翻修术，深部感染率为 19%[45]。

其他并发症还有术后血肿、切口延迟愈合、骨折或假体断裂、髌骨不稳、腓总神经损伤、髌韧带断裂、血栓栓塞和翻修术假体松动。这类并发症的发生频率髁型假体翻修术最低，旋转铰链型假体最高[45, 48 ,56]。

翻修术后放射透光线常见，原因是骨水泥不能很好地渗入到硬化骨中。放射透光线的厚度是多少提示假体松动的确切标准没有明确界定。环形放射透光线 2 mm 或以上应引起注意。对 81 例用髁型、后方稳定型或旋转铰链型假体膝关节翻修术后平均 3 年的放射透光线进行分析，86% 的膝关节出现放射透光线[48]。约 7% 在股骨假体出现 1~2 mm 完整的放射透光线，3% 出现在胫骨假体。约 5% 在股骨假体出现大于 2 mm 的放射透光线，1% 出现在胫骨假体。在髁型假体膝关节翻修术中，放射透光线 1 mm 或以上者约 14% 出现在胫骨(5% 为完整的)，约 7%出现在股骨[43]。动力稳定型假体翻修术约 29% 出现放射透光线[21]。动力旋转铰链假体翻修术放射透光线 1 mm 或以上者约 29% 出现在股骨假体，48% 出现在胫骨假体[45]。所以，翻修术后放射透光线常见，并且限制性程度大的假体更为明显。

作者的建议

作者对全膝关节置换翻修术的要求是重建关节线、软组织平衡、关节活动度不小于 90°和关节稳定。组合型假体能够实现这些目标。选用的关节假体要在股骨远端和后侧予以加强，保持关节线在股骨上髁以远 2.5 cm。假体的内形要与股骨残余骨匹配，外形要能保持关节屈伸间隙相等。假体远端增强范围影响伸直间隙，假体后方增强范围影响屈曲间隙。胫骨假体厚度对屈伸间隙均有影响。因此，选择的股骨假体要能够平衡关节屈伸间隙。要满足上述需要，必须对假体的远端、后方以及内、外侧分别进行不同程度的增强。

翻修术一般都用带柄假体。只要可能，作者优先选择股骨和胫骨髓内压配柄固定。然而，医师一定不要过分依赖假体柄，如果髓内压配柄安装后假体位置不正，就必须更换用骨水泥固定的短柄假体。多数情况下，翻修术适合选用后方稳定型假体，原因是很难保留和平衡后交叉韧带。侧副韧带替换型假体(限制型髁假体)仅限于软组织不能平衡或侧副韧带明显缺失的情况下使用。

(王跃庆 孙永生 译 娄思权 李世民 校)

参考文献

1. Ahlberg A, Lund A: Secondary operations after knee joint replacement. Clin Orthop 156:170, 1981.
2. Bargar WL, Cracchiolo A III, Amstutz HC: Results with the constrained total knee prosthesis in treating severely disabled patients and patients with failed total knee replacements. J Bone Joint Surg Am 62:504, 1980.
3. Barrack RL, Lyons TR, Ingraham RQ, Johnson JC: The use of a modular rotating hinge component in salvage revision total knee arthroplasty. J Arthroplasty 15:858, 2000.
4. Barrett WP, Scott RD: Revision of failed unicondylar unicompartmental knee arthroplasty. J Bone Joint Surg Am 69:1328, 1987.
5. Bertin KC, Freeman MAR, Samuelson KM, et al: Stemmed revision arthroplasty for aseptic loosening of total knee replacement. J Bone Joint Surg Br 67:242, 1985.
6. Bryan RS, Rand JA: Revision total knee arthroplasty. Clin Orthop 170:116, 1982.
7. Bryan RS, Rand JA: Indications, results, and complications of revision of total knee arthroplasty for mechanical failure. *In* Ranawat CS (ed): Total-Condylar Knee Arthroplasty: Technique, Results, and Complications. New York, Springer-Verlag, 1985, p 249.
8. Cameron HU, Hunter GA: Failure in total knee arthroplasty:

mechanisms, revisions, and results. Clin Orthop 170:141, 1982.
9. Cameron HU, Hunter GA, Welsh RP, Bailey WH: Revision of total knee replacement. Can J Surg 24:418, 1982.
10. Chen F, Krackow KA: Management of tibial defects in total knee arthroplasty: a biomechanical study. Clin Orthop 305:249–257, 1994.
11. Dolin MG: Osteotomy of the tibial tubercle in total knee replacement: a technical note. J Bone Joint Surg Am 65:704, 1983.
12. Dorr LD, Conaty JP, Schreiber R, et al: Technical factors that influence mechanical loosening of total knee arthroplasty. *In* Dorr LD (ed): The Knee Papers of the First Scientific Meeting of the Knee Society. Baltimore, University Park Press, 1985, p 121.
13. Ducheyne P, Kagan A II, Lacey JA: Failure of total knee arthroplasty due to loosening and deformation of the tibial component. J Bone Joint Surg Am 60:384, 1978.
14. Dupont JA, Campbell ED Jr, Lumsden RM II: Total knee arthroplasty revisions [abstract]. Orthop Trans 4:321, 1980.
15. Elia EA, Lotke PA: Results of revision total knee arthroplasty associated with significant bone loss. Clin Orthop 271:114, 1991.
16. Ewald FC, Jacobs MA, Miegel RE, et al: Kinematic total knee replacement. J Bone Joint Surg Am 66:1032, 1984.
17. Figgie HE III, Goldberg VM, Heiple KG, et al: The influence of tibial-patellofemoral location on function of the knee in patients with the posterior stabilized condylar knee prosthesis. J Bone Joint Surg Am 68:1035, 1986.
18. Goldberg VM, Figgie MP, Figgie HE III, Sobel M: The results of revision total knee arthroplasty. Clin Orthop 226:86, 1988.
19. Haas SB, Insall JN, Montgomery W, Windsor RE: Revision total knee arthroplasty with use of modular components with stems inserted without cement. J Bone Joint Surg Am 77:1700, 1995.
20. Hanssen AD: Hinges: the Mayo experience. Presented at the Knee Society Specialty Day Scientific Program, San Francisco, March 3, 2001.
21. Hanssen AD, Rand JA: A comparison of primary and revision total knee arthroplasty using the kinematic stabilizer prosthesis. J Bone Joint Surg Am 70:491, 1988.
22. Insall JN: Revision of total knee replacement. Instr Course Lect 35:290, 1986.
23. Insall JN, Dethmers DA: Revision of total knee arthroplasty. Clin Orthop 170:123, 1982.
24. Insall JN, Kelly M: The total condylar prosthesis. Clin Orthop 205:43, 1986.
25. Jacobs MA, Hungerford DS, Krackow KA, Lennox DW: Revision total knee arthroplasty for aseptic failure. Clin Orthop 226:78, 1988.
26. Jones RE: Management of complex revision problems with a modular total knee system. Orthopedics 19:802, 1996.
27. Karpinski MRK, Grimer RJ: Hinged knee replacement in revision arthroplasty. Clin Orthop 220:185, 1987.
28. Kaufer H, Matthews LS: Spherocentric arthroplasty of the knee: clinical experience with an average four-year follow-up. J Bone Joint Surg Am 63:545, 1981.
29. Kaufer H, Matthews LS: Revision total knee arthroplasty: indications and contraindications. Instr Course Lect 35:297, 1986.
30. Kim L, Finerman G: Results of revisions for aseptic failed knee arthroplasties [abstract]. Orthop Trans 7:535, 1983.
31. Kim Y-H: Salvage of failed hinge knee arthroplasty with a Total Condylar III type prosthesis. Clin Orthop 221:272, 1987.
32. Lai CM, Rand JA: Revision of failed unicompartmental total knee arthroplasty. Clin Orthop 287:193, 1993.
33. Lotke PA, Windsor R, Ecker ML, Cella J: Long term results after total condylar knee replacement: significance of radiolucent lines [abstract]. Orthop Trans 8:398, 1984.
34. Murray PB, Rand JA, Hanssen AD: Cemented long-stem revision total knee arthroplasty. Clin Orthop 309:116, 1994.
35. Padgett DF, Stern SH, Insall JN: Revision total knee arthroplasty for failed unicompartmental replacement. J Bone Joint Surg Am 73:186, 1991.
36. Pagnano MW, Hanssen AD, Lewallen DG, Stuart MJ: Flexion instability after primary posterior cruciate retaining total knee arthroplasty. Clin Orthop 356:79, 1998.
37. Pagnano MW, Scuderi GR, Insall JN: Patellar component resection in revision and reimplantation total knee arthroplasty. Clin Orthop 356:134, 1998.
38. Pagnano MW, Trousdale RT, Rand JA: Tibial wedge augmentation for bone deficiency in total knee arthroplasty: a follow-up study. Clin Orthop 321:151, 1995.
39. Rand JA: Revision total knee arthroplasty. *In* Evarts CM (ed): Surgery of the Musculoskeletal System, 2nd ed, vol 4. New York, Churchill Livingstone, 1990, p 3645.
40. Rand JA: Revision total knee arthroplasty using Total Condylar III prosthesis. J Arthroplasty 6:1, 1991.
41. Rand JA, Bryan RS: Revision after total knee arthroplasty. Orthop Clin North Am 13:201, 1982.
42. Rand JA, Bryan RS: Alignment in porous coated anatomic total knee arthroplasty. *In* Dorr LD (ed): The Knee: Papers of the First Scientific Meeting of the Knee Society. Baltimore, University Park Press, 1985, p 111.
43. Rand JA, Bryan RS: Results of revision total knee arthroplasties using condylar prostheses: a review of fifty knees. J Bone Joint Surg Am 70:738, 1988.
44. Rand JA, Bryan RS, Chao EYS, Ilstrup DM: A comparison of cemented versus cementless porous-coated anatomic total knee arthroplasty. *In* Rand JA, Dorr LD (eds): Total Arthroplasty of the Knee: Proceedings of the Knee Society, 1985–1986. Rockville, MD, Aspen Publishers, 1987, p 195.
45. Rand JA, Chao EYS, Stauffer RN: Kinematic rotating-hinge total knee arthroplasty. J Bone Joint Surg Am 69:489, 1987.
46. Rand JA, Coventry MB: Ten-year evaluation of geometric total knee arthroplasty. Clin Orthop 232:168, 1988.
47. Rand JA, Ilstrup DM: Survivorship analysis of total knee arthroplasty. J Bone Joint Surg Am 73:397, 1991.
48. Rand JA, Peterson LFA, Bryan RS, Ilstrup DM: Revision total knee arthroplasty. Instr Course Lect 35:305, 1986.
49. Ritter MA, Eizenber LE, Fechtman RW, et al: Revision total knee arthroplasty, a survival analysis. J Arthroplasty 6:351, 1991.
50. Rööser B, Boegård T, Knutson K, et al: Revision knee arthroplasty in rheumatoid arthritis. Clin Orthop 219:169, 1987.
51. Rosenberg AG, Verner JJ, Galante JO: Clinical results of total knee revision using the Total Condylar III prosthesis. Clin Orthop 273:83, 1991.
52. Samuelson KM: Bone grafting and noncemented revision arthroplasty of the knee. Clin Orthop 226:93, 1988.
53. Scott RD: Revision total knee arthroplasty. Clin Orthop 226:65, 1988.
54. Scott RD, Siliski JM: The use of a modified V-Y quadricepsplasty during total knee replacement to gain exposure and improve flexion in the ankylosed knee. Orthopedics 8:45, 1985.
55. Sculco TP: Technique of revision of total knee arthroplasty. *In* Ranawat CS (ed): Total-Condylar Knee Arthroplasty: Technique, Results, and Complications. New York, Springer-Verlag, 1985, p 238.
56. Stuart MJ, Larsen JE, Morrey BF: Reoperation after condylar revision total knee arthroplasty. Clin Orthop 286:168, 1993.
57. Thornhill TS, Dalziel RW, Sledge CB: Alternatives to arthrodesis for the failed total knee arthroplasty. Clin Orthop 170:131, 1982.
58. Thornhill TS, Hood RW, Dalziel RE, et al: Knee revision in failed non-infected total knee arthroplasty—the Robert B. Brigham Hospital and Hospital for Special Surgery experience [abstract]. Orthop Trans 6:368, 1982.
59. Trousdale RT, Beckenbaugh JP, Pagnano MW: 15 year results of the total condylar III implant in revision total knee arthroplasty (Paper #117). Presented at the 68th annual meeting of the American Academy of Orthopaedic Surgeons, San Francisco, February 28–March 4, 2001.
60. Trousdale RT, Hanssen AD, Rand JA, Cahalan TD: V-Y quadricepsplasty in total knee arthroplasty. Clin Orthop 286:48, 1993.
61. Whiteside LA: Cementless revision total knee arthroplasty. Clin Orthop 286:160, 1993.
62. Whiteside L, Ohl MD: Tibial tubercle osteotomy for exposure of the difficult total knee arthroplasty. Clin Orthop 260:6, 1990.
63. Wolff A, Hungerford D, Krackow K, Jacobs M: Osteotomy of the tibial tubercle during total knee replacement. J Bone Joint Surg Am 71:848, 1989.

第 120 章

全膝关节成形术后感染的处理

Arlen D.Hanssen,James A.Rand, Douglas R.Osmon

深部感染仍然是导致全膝关节置换术失败最常见的原因之一,发生率为 1%~2%[6]。在术前、围手术期和术后积极采取有效方法减少细菌污染、增强患者的抵抗力、改善切口周围皮肤条件对于减少深部感染的发生是非常必要的(见第 15 章)。尽管对深部感染的管理方法和外科技术都有了明显的提高,但及时诊断和严格按照已经建立的治疗原则治疗才是取得良好疗效的关键。

诊断

感染可以按照四种临床类型进行诊断(表 120-1)。其特点分别为:翻修术术中细菌培养阳性(1 型);关节置换术后 30 天内出现急性感染(2 型);曾行关节置换术,术后假体功能良好的患者出现急性血源性感染(3 型);慢性或迟发性无痛性感染(4 型)[94]。各临床感染类型的基本诊断依据是有高的感染怀疑指数,结合完整的病史、查体、X 线片、关节穿刺和有关化验检查。有时放射核素扫描和手术标本病理检查也有助于诊断。这种分类方法有助于指导临床选择不同的治疗途径对关节置换术后感染进行治疗。

疼痛是关节置换术后感染最常见的症状,其特点是休息时疼痛出现。关节置换术后持续性疼痛或进行性僵硬加重也常提示有深部感染的可能。切口引流持续时间长的患者强烈提示感染,需要在术后头几周内进行关节切开、清创和冲洗[104]。切口的引流液细菌培养结果难以说明临床问题,并有可能造成误导。因此,不提倡使用。切口持续有引流液时要避免按经验使用抗生素,这样只能抑制症状的出现,延误诊断。如能早期做出诊断,感染有可能得到控制,不需要取出假体[14,91,97]。

术后早期

术后早期诊断感染最好的方法就是关节穿刺,因术后早期血沉 (红细胞沉降率 ESR) 和 C- 反应蛋白(C- 反应的蛋白质 CRP) 水平无特异性。膝关节置换术后 CRP 反应较髋关节置换术后明显,但是,如果术后 3 天 CRP 水平升高可能提示有假体周围深部感染[105]。术后早期,对切口延迟愈合或皮肤边缘坏死要果断处理,切除坏死皮肤,缝合切口,不要经验性地使用抗生素和长时间观察,以致最后发展成深部感染[61]。膝关节假体外露时进行软组织修复对于预防假体周围深部感染有时十分重要,但是,膝关节置换术后感染单靠软组织修复是不行的,软组织修复只能是一种辅助治疗方法[1,16,35,42,65]。

术后晚期

急性血源性感染常见于曾行关节置换术的患者,关节功能良好。临床特点是症状突然出现[7]。要确定是否有引起血源性感染的特殊危险因素,如远隔感染或近期有侵入性操作,并引起明显的菌血症。患者症状严重,伴有头痛、局部渗出和关节活动受限时,有助于快速做出急性血源性感染的诊断。虽然患者的 ESR 和 CRP 明显升高,但诊断的确凿依据仍然是关节穿刺和需氧菌、厌氧菌的培养。

大多数关节置换术后感染为亚急性或慢性感染。病史中,患者关节置换术后有持续性疼痛、术后引流时间延长、切口愈合困难使用抗生素治疗以及经严格功能训练仍有膝关节僵硬这些因素可能与感染有关。连续 X 线片对照观察可发现进行性放射透光线、软骨下局灶性骨质疏松或溶解以及骨膜新骨形成[72]。

有理由认为关节穿刺是感染诊断的一项基本方法[5,28,60]。关节穿刺前要停止使用抗生素数周,不停止使用抗生素常导致细菌分离失败。一组 69 例的资料中,手术前穿刺敏感性 55%,特异性 96%,准确性84%。然而,另一组 12 例患者在使用抗生素时穿刺,7 例(58%)无细菌生长。停用抗生素后,4 例再次穿刺,细

表 120-1 假体周围深部感染的分类

	1型	2型	3型	4型
时间	术中培养阳性	早期术后感染	急性血源性感染	晚期(慢性)感染
定义	2次或2以上术中培养阳性	术后一个月内出现感染	术后功能良好患者血源性播散	慢性无痛临床过程,感染存在一个月以上
治疗	适当抗生素治疗	尽量病灶清除、保留假体	保留假体、病灶清除或假体去除	假体去除

菌培养阳性,总敏感性提高到75%,特异性提高到96%,准确性提高到90%[5]。上述作者均提倡所有膝关节翻修术前都要常规做关节穿刺[5]。

用聚合酶链反应这样的基因诊断方法,结合关节穿刺,对关节置换感染的诊断具有潜在应用价值,但基因诊断方法目前仍处于试验研究阶段[64]。基因诊断方法技术复杂,设备昂贵。

放射性同位素扫描用于膝关节置换术后慢性感染的诊断有一定帮助[90]。作者目前同位素扫描仅用于疑难病例。^{99}锝扫描显示有明显的同位素聚集区缺失时能够排除深部感染的可能性,有助于明确诊断。单独^{111}铟标记的白细胞扫描(78%)似乎比单独^{99}锝二硫酸盐骨扫描(74%)更为准确。然而,^{111}铟标记的白细胞扫描与^{99}锝硫胶骨髓闪烁扫描相结合准确率能提高到95%[79]。^{111}铟扫描的敏感性依赖于感染的活动性,慢性和无痛性感染敏感性降低[36]。已经观察到^{111}铟扫描假阳性出现在类风湿性关节炎和广泛骨溶解患者[85]。^{99}锝或^{111}铟标记的免疫球蛋白扫描已经显示出一些应用前景,但仍需要进一步评估[24,76]。

对诊断困难的病例最终需要靠术中组织标本病理检查来证实。作者已经放弃了革兰染色(Gram stain testing)。革兰染色不但结果不可靠,而且假阴性高,敏感性极低[3,23]。有关冰冻切片检测感染的准确性报道不一[23,31,62,77]。每高倍视野多形核白细胞指数从5增加到10,冰冻切片的阳性预测价值明显提高($P < 0.05$)[62]。作者认为,如果病理医师技术熟练,标本取材准确,冰冻切片检查方法切实可行,结果可靠。

在非感染患者的翻修术过程中,虽然定量困难,但医师对患者进行术中评估非常有意义。如果对假体周围深部感染有任何怀疑,就应仔细选择、多处采取标本,等待最后病理结果。作者目前对假体感染的诊断依据包括症状和体征,组织学检查和细菌培养。感染的确定诊断应至少满足以下一项指标:①关节穿刺或术中深部组织标本2次或以上培养细菌相同;②关节内标本病理检查发现有急性炎症反应;③术中肉眼观察发现浓汁;④发现活动性渗出窦道[44]。

金黄色葡萄球菌是关节置换术后感染最常见的微生物(30%),其次是凝固酶阴性的葡萄球菌(21%)[43]。标本采集之前长时间使用抗生素的全膝关节置换术感染的患者有9%细菌培养阴性。

治疗

感染诊断确立之后,开始治疗之前还必须考虑以下问题:①从关节置换到感染诊断的时间;②患者可能影响感染治疗的负面因素;③膝关节周围软组织受累情况,尤其是伸肌装置的完整性;④引起感染的微生物特点;⑤确定假体是松动还是固定稳定;⑥内科医生配合治疗的水平;⑦认真分析患者对治疗的期望值和功能要求(图120-1)。

全膝关节置换术后感染的治疗目标是根除感染,缓解疼痛,维持肢体功能。

认真评估患者,详细了解病情在选择治疗方案过程中极其重要。面对感染,患者及其亲属常常情绪激动,或感到恐惧,医患之间的谈话往往带有情绪,时间漫长。第一次治疗方案选择得当,并且有效地实施,很可能取得成功。再次治疗常由于进行性瘢痕形成、关节周围软组织失活、抗生素耐药菌株的产生以及手术失败关节持续骨丢失因素影响疗效。

有6种基本的治疗方案:①抗生素抑制感染;②开放清创术;③关节清创成形术;④关节融合术;⑤截肢术;⑥重新置入另一假体。

抗生素抑制感染

单独抗生素治疗不会消除深部感染,但可以用作抑制性治疗。抗生素抑制治疗需满足以下标准:①假体不能去除(常由于患者身体状况影响手术);②感染细菌毒力低;③感染细菌对口服抗生素敏感;④选用的抗生素无严重毒性；⑤假体无松动[98]。还有其他部位关节置换的患者慢效抗生素抑制治疗是相对严重的禁忌证。尽管大多数患者不能满足上述所有标准，抗生素抑制治疗依然普遍使用，这样就延长了感染存在时间，为后续治疗增加了难度。这种方法应严格限制使用，仅在上述标准都满足时方予以考虑。

一项多中心研究表明，抗生素抑制治疗 225 例中只有 40 例(18%)成功[8]。几种资料综合显示，抗生素抑制治疗 261 例，62 例成功[8,40,55,98,109]。据报道，联合使用利福平和一种喹诺酮(quinolone)类药物成功率高于单一抗生素治疗[26]。

假体保留清创术

开放清创术的适应证可以是手术后早期偶然急性感染(2 型)或假体固定稳定，功能良好，出现急性血源性感染(3 型)。作者推荐的该手术适应证标准是①症状出现时间短(2 周)；②敏感的革兰阳性细菌；③术后无引流时间延长或引流口窦道形成；④无假体松动或感染的 X 线征象[14]。清创和试图挽救假体的相对禁忌证是患者有其他部位关节置换。

由于各家报道的病原微生物及抗生素治疗不同以及治疗时间、软组织包被、清创范围、假体固定状态和治疗成功的标准不同，清创术的疗效难以评定。一项多中心研究报告，开放清创 154 例，30 例(19.5%) 成功[8]。将多种资料综合分析，共 445 例，成功 140 例(31.5%)[8,10,12,18,33,40,46,53,55,71,88,94,97,104,109]。很多这类清创术报道中均包含了慢性假体感染患者[81]。

距症状出现或距假体置入后多长时间行清创术，时机的把握十分重要，这一点要充分重视[14,70,91,94,96]。急性感染病史少于 2 周时，一组清创术平均随访 3.5 年，在 5 例急性感染患者中有 3 例成功(60%)，而在 16 例慢性感染患者中 3 例成功(19%)[97]。一项资料表明，11 例慢性感染患者行清创术，只有 1 例成功[94]。十分清楚的是，保留假体的清创术不宜应用于慢性感染患者(3 型)[12,55,94]。

对术后早期(2 型)和急性血源性感染(3 型)必须尽快行清创术，因为等待细菌培养报告会延误清创，明显降低清创术的成功率。诊断确定以后就尽快手术治疗是一项十分重要的原则。金黄色葡萄球菌感染更是如此，症状出现后手术延迟超过 48 小时会明显降低成功率[14]。金黄色葡萄球菌假体感染清创术后成功率最低[91,109]。

术后早期清创术应用骨水泥固定假体成功率明显高于非骨水泥固定假体，这可能是由于术后早期骨水泥固定假体骨-骨水泥界面封闭更为严密。非限制性假体比铰链、限制性假体成功率高[58,91]。由于限制性假体的影响，松动假体周围炎症带的充分清创受到限制，使得这一术式的应用受到影响。

关节镜能够用于全膝关节置换术后感染的清创，但关节镜清除假体周围深部感染导致增生的滑膜和瘢痕组织不满意，限制了关节镜的应用。组合型假体用关节镜不能彻底清除胫骨金属托和聚乙烯置入体之间的炎性组织。一组关节镜治疗 16 例全膝关节置换术后感染病例中，2 型 4 例，4 型 12 例[100]。其中只有 6 例(38%)治疗成功，明显低于相同医师用开放清创术 71%的成功率[71]。作者同意上述观点，推荐用开放清创手术治疗关节置换术后急性感染。

作者目前在清创术后根据细菌培养结果静脉给予抗生素 4 周，然后决定是否需要继续口服抗生素。已有报道清创术中使用抗生素泵局部抗生素治疗，以挽救人工关节术后急性感染的假体[81]。治疗时间平均 18 周(10~32 周)，用该方法治疗 12 例中，10 例(78%)

类别	选择	目标
•感染深度	•消除感染	•消除感染
•术后间期	•清创	•消除疼痛
•软组织	•终极假体取出成形术	•维持功能
•假体固定	•关节固定术	
•病原体	•截肢术	
•患者因素	•假体再置	
•医师水平		
•患者要求		

图 120-1　要实现治疗目标，全膝关节置换术后感染的治疗需要认真评估病情，选择适当的治疗方法。

治疗成功。当然,这项技术在治疗全膝关节置换术后感染中要成为一种能够被接受的方法还需要进一步探讨。

终极假体取出关节成形术

终极假体取出关节成形术是取出假体,不做进一步的关节重建。终极的假体取出关节成形术的理想适应证是患者有多关节类风湿性关节炎,而对步行的要求不高。术后患者坐位比关节融合舒适。患者功能受限越轻,假体取出关节成形术后疗效就越不满意[30]。该术式的主要缺点是患者搬动或步行时疼痛,频繁出现关节不稳(图 120-2)。

在一项 26 例患者的 28 膝研究中,只有 11 例类风湿性关节炎,假体取出关节成形术后平均随访 5 年,89%未出现感染[30]。功能评价不理想:15 例患者不能独立行走,但所有患者目前均使用助行器,只有 5 例不用外固定行走能保持膝关节稳定,8 例需要用膝-踝-足矫形器,2 例使用了支具。一组 15 膝(15 例)限制型全膝关节置换术后感染患者假体取出关节成形术后随访 4 年,全部患者感染得到根治[58]。其中 14 例患者需要助行器,3 例患者有持续疼痛。虽然假体取出关节成形术消除感染方面通常能取得满意疗效,但大多数患者术后疼痛,膝关节不稳,行走受限。除非患者有多关节受累,并且行走要求不高,否则很少使用终极性假体取出关节成形术。

手术技术有 3 项基本要求:①首先清创、取出所有感染组织和异物;②用克氏针或缝合方法临时固定以维持胫骨和股骨的对线和对位;③石膏固定至少 6 个月,其间允许患者负重。

关节固定术

关节固定术始终被认为是治疗全膝关节置换术后感染的金标准,关节固定术能够很好地消除感染,解除疼痛,术后膝关节稳定。全膝关节置换术失败行关节固定术的指征是:①患者对关节功能要求高;②单关节疾病;③年轻患者;④伸膝装置破坏;⑤软组织包被条件差,需要广泛的软组织重建;⑥全身免疫功能低下;⑦感染细菌需要高毒性抗生素治疗或对常规抗生素耐药。相对禁忌证是:①双侧膝关节疾病;②同侧踝或髋关节疾病;③严重节段性骨丢失;④对侧肢

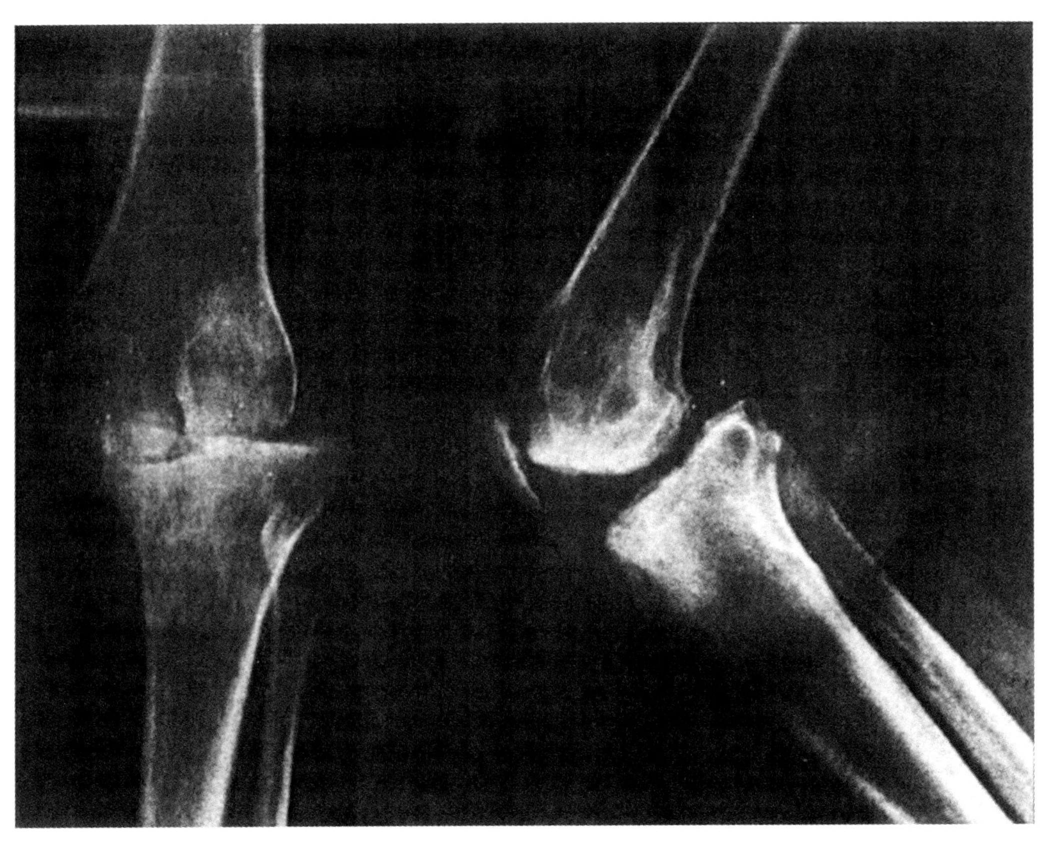

图 120-2 全膝关节置换术后感染行终极假体取出关节成形术后患者关节疼痛、不稳。

体截肢[84]。

关节固定术除切除所有的坏死、感染组织和去除异物外，还要切除周围瘢痕组织，有利于健康软组织促进关节固定处的骨组织血管再生。关闭切口前清创次数通常取决于外科医师的判断和去除所有感染组织的能力。一次彻底的清创也许就足够了，然而，有广泛组织坏死时需要再次或多次清创，以便对组织活力进行二次评估。骨丢失和肢体缩短是全膝关节成形术后感染行膝关节固定长期面临的难题。在融合骨两端保留充足的带血运的松质骨是关节固定术成功最重要的因素。

通常，表面置换的膝关节切除股骨远端和胫骨近端几毫米会显露出带血运骨。铰链形或带髓内柄假体常造成额外的骨丢失，因而关节融合成功率低[57]。同样，膝关节多次翻修也会造成严重骨缺损，这时，骨端相互交叉或将胫骨插入到股骨远端会促进骨端对位，提高稳定性。因为髓腔内骨的血液循环会被假体破坏，因此，骨缺损需用松质骨在固定处周围进行植骨，有利于血管从周围软组织长入。严重节段性骨缺损可用骨块嵌入骨缺损处或用附属组织分散在骨缺损区来解决肢体不等长问题。

膝关节固定理想的位置是屈曲 10°~20°，这一角度能使患者在步态摆动期足能抬离地面而不需要环绕髋关节。膝关节屈曲不可超过 20°，同时，有骨缺损存在时，置膝关节近于完全伸直位能维持肢体最大长度，患者行走时足仍可以抬离地面。有几种外固定技术可用于膝关节固定。

外固定

外固定的优点是体内不留异物。另外。外固定可以调整膝关节屈曲角度，有利于软组织的观察处理。缺点是非坚强固定，穿针时可能损伤血管神经，穿刺点并发症和需二次手术拆除固定器。

手术应采用原切口，尽力保护骨的营养血管，保存健康的周围软组织。可以用定位器来准确截骨、确定骨端对位和对线。肢体力线和旋转对位满意后，骨端先用粗斯氏针交叉固定，可以明显简化和缩短外固定手术时间。

如选用双平面外固定架，先将 3 根 5 mm 螺纹主针从内到外穿过股骨远端，防止骨动、静脉损伤。再将 3 根主针从外到内穿过胫骨近端，防止腓总神经和胫前血管损伤[87]。必要时需在股骨远端和胫骨近端安放 2 枚半针以加强固定。作者采用细针外固定架做关节融合术取得了满意效果(图 120–3)。

胫骨股骨接触面少于 50%要行骨移植。骨粉碎机或研磨器制作的松质骨是很好的植骨材料。膝关节后方植骨要在外固定架拧紧之前进行。

外固定架要一直保留到临床和 X 线检查固定区骨愈合为止(图 120–4)。

微小的骨丢失一般外固定架固定 10~12 周，但有骨缺损或需要植骨时通常需要固定 16 周或以上。拆除外定架后，用管型或长腿石膏固定 6~12 周，或直到骨融合为止。一定要避免在骨融合完全之前拆除外固定架，以确保固定成功。

髓内钉固定

有活动感染存在时关节融合不推荐用髓内钉固定，髓内钉固定可能导致感染扩散到股骨和胫骨髓腔[25,29]。关节融合用髓内钉固定手术时间延长，平均手术时间 6 小时，并且，平均输血 3000 mL[29] 。用标尺确定放大倍数，术前摄股骨和胫骨全长正位和侧位 X 线片，制定手术计划。目前已研制出组合式髓内钉，减少了不愈合和其他并发症，简化了手术过程[2,101]。

膝关节显露后，保持胫骨股骨角 0°，以便能够穿过髓内钉。先准备胫骨，髓腔锉要在髓腔狭窄处与皮质骨紧密接触，然后试行插入髓内钉，确定在髓内钉插入过程中不会遇到阻力。股骨扩髓直径要与股骨髓内钉直径匹配。后方植骨要恰好在髓内钉插入胫骨前进行，然后进行融合复位。术后可用长腿石膏固定，以增加稳定性和帮助患者逐渐负重。

钢板固定

关节融合术用钢板固定需要 2 块相互交错的 12 孔动力加压钢板。术后用长腿石膏固定至 X 线片显示骨愈合为止。有时，在严重骨缺损存在时，可用单侧钢板加强髓内钉固定[95]。尽管钢板能提供良好的机械固定，但软组织覆盖双侧钢板困难，并且，钢板不易塑型，需要广泛剥离软组织。钢板固定可以考虑用于外固定架固定后假关节形成的治疗(图 120–5)。

关节固定术的结果

全膝关节置换术所用假体的类型、骨缺损的范围和关节固定技术均会影响关节置换术后关节融合的疗效。关节固定的愈合时间表面假体置换为 2.5 个月，铰链型假体置换为 22 个月[15,25] 。表面假体置换后关节固定成功率为 71%~81%，而铰链型假体置换后关节固定成功率为 56%[84]。一项 91 例多中心研究表明，曾行单髁假体置换的患者关节融合术愈合率为 86%，表面

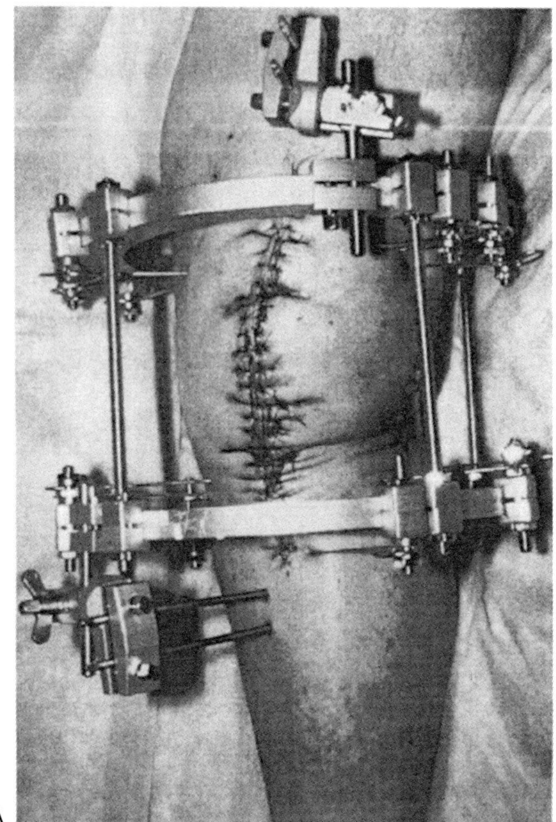

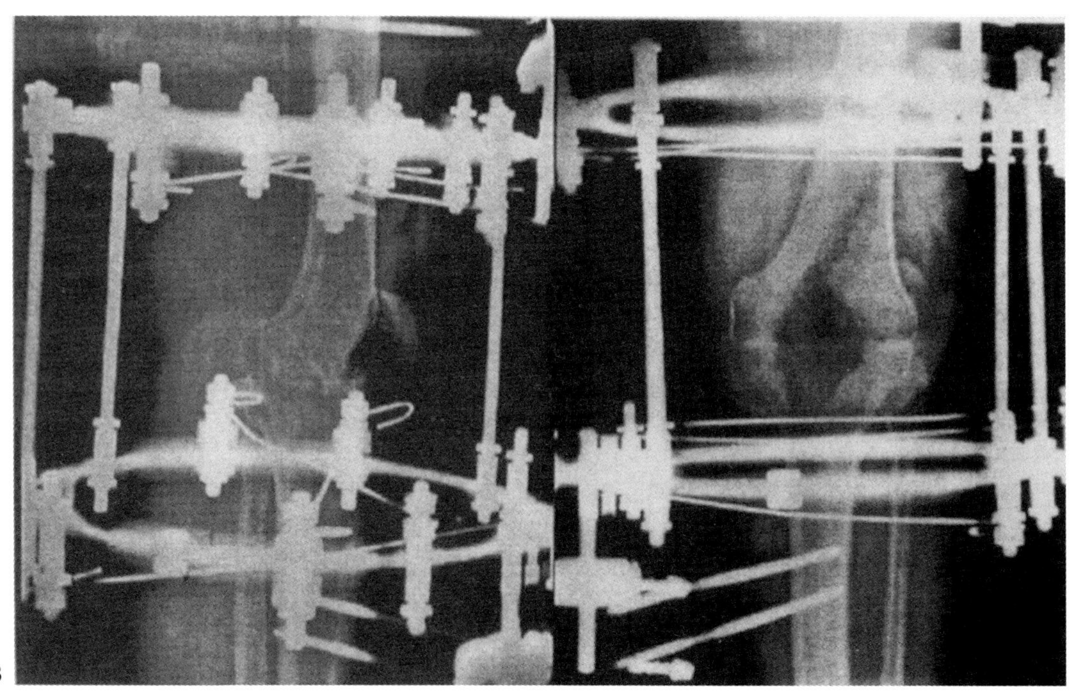

图 120-3 (A) 关节固定用细针外固定架固定 X 线片。(B)细针外固定架固定正侧位 X 线片。

置换者为 53%，铰链型假体置换者为 51%[57]。感染得到控制的患者关节融合术愈合率为 62%，而伴有持续感染的患者愈合率为 19%[57]。采用双平面外固定架关节融合愈合率为 66%，单平面外固定架固定愈合率只有 33%。作者的经验中，关节融合术采用单平面外固定架固定 28 膝，成功率为 71%。与外固定架固定相比，在骨愈合方面髓内钉固定技术更为可靠[2,15,29,83,84,101,108]。

并发症

全膝关节置换术后关节固定的主要并发症就是骨固定区不愈合、感染复发和同侧肢体骨折，其中，骨不愈合是最常见的并发症。骨不愈合的原因是骨缺损、持续高热、融合骨两端不对称、力线不正和固定不牢固[15,87]。外固定架固定特殊并发症是穿针时血管神经损伤、针道感染和穿针部位骨折，已报到 20%~65% 的患者有并发症[84]。髓内钉固定的并发症是髓内钉断裂和髓内钉移位。据报道，髓内钉相关并发症发生率为 40%~56%[84]。

截肢

全膝关节置换术后截肢术罕见，仅用于危及生命的全身性感染和伴有大块骨丢失的持续性局部感染患者。全膝关节置换术后感染接受治疗的患者截肢率低于 5%[8,10,18,33,40,55,59,72,88,89,94,109,110]。导致截肢最常见的因素是由于慢性感染、严重骨丢失和难控制性疼痛而多次行翻修术的患者[52]。截肢术后很多老年患者仍然行走受限，或由于步行增加能量消耗而不能行走。23 例全膝关节置换术失败膝上截肢的患者只有 7 例能规律行走，23 例中有 20 例部分时间使用轮椅，12 例（55%）完全坐轮椅[82]。

置入另一假体（假体再置术）

在彻底清创以及敏感抗生素治疗后重新置入另一个假体已被大多数患者所接受，但仅限于部分有选择的全膝关节置换感染的患者[8,39,44,51,86,110]。普遍认为置入另一个假体的禁忌证是：①持续或顽固性感染；②健康状况不允许做多重组织重建；③伸膝装置撕裂；④膝关节周围软组织包被差。

重新置入另一个假体存在的争论问题是：①使用多长时间抗生素适合？②从取出感染的假体到重新置入另一个假体适当的间隔时间是多长？③含抗生素骨水泥关节垫块或抗生素涂层假体等局部抗生素缓释物的作用如何[56]？

抗生素

抗生素治疗关节置换术后感染的理想时间和途径尚未完全确定。已经证明假体再置术前静脉使用抗生素 6 周能够取得十分理想的成功率，代表着已经被最广泛接受的临床标准[39,51,110]。相关的研究中，大多数仅用 6 周静脉抗生素治疗，不常规使用辅助治疗措施，如含有抗生素的骨水泥垫块或固定假体的参抗生素骨水泥[51,110]。目前尚无直接针对不同抗生素治疗时间的研究报告。

据报道，3~4 周短期静脉抗生素治疗已经取得了很好的疗效[12,107]。上述研究中，假体再置术中均使用了含抗生素骨水泥。一组 89 例全膝关节置换感染回顾性研究表明，静脉抗生素治疗 4 周和 6 周之间无差异。本组大多数患者在假体再置术中使用了含有抗生素的骨水泥。

事实证明，抗生素治疗时间需要个性化，要根据患者的感染菌株毒力大小、患者的伴发病以及是否局部使用含抗生素的骨水泥垫块或抗生素株链来确定治疗时间。与二期假体再置术相比，一起假体替换抗

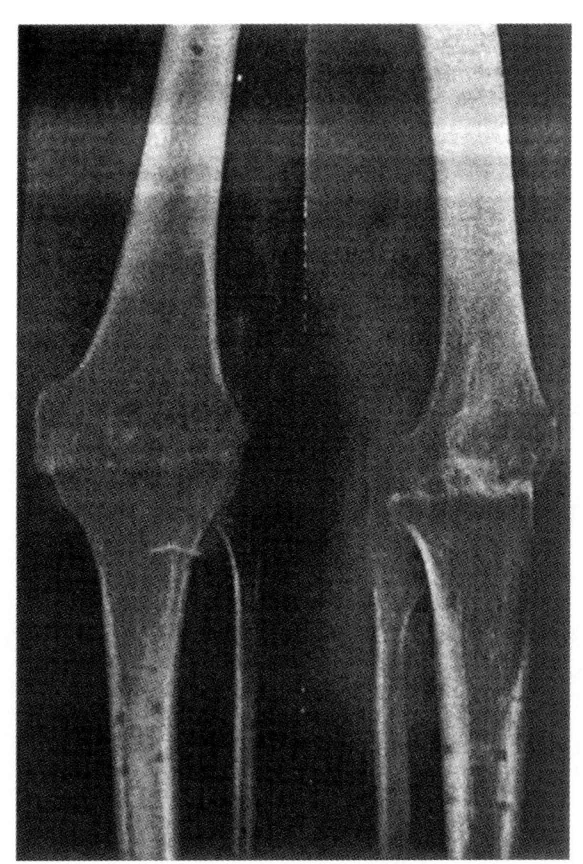

图 120-4　使用外固定架行膝关节固定术正侧位 X 线片。

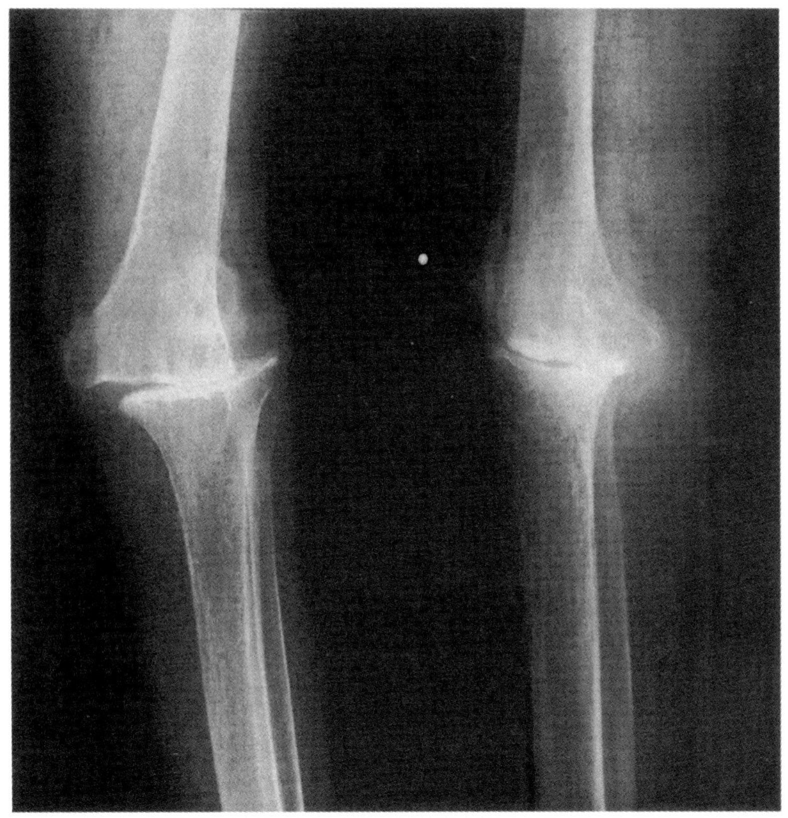

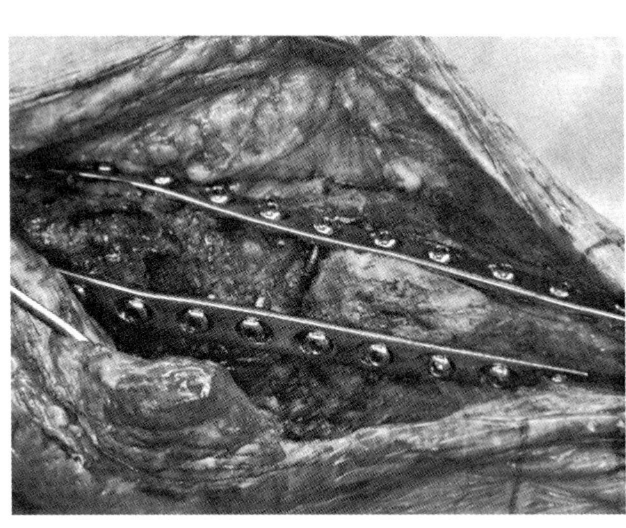

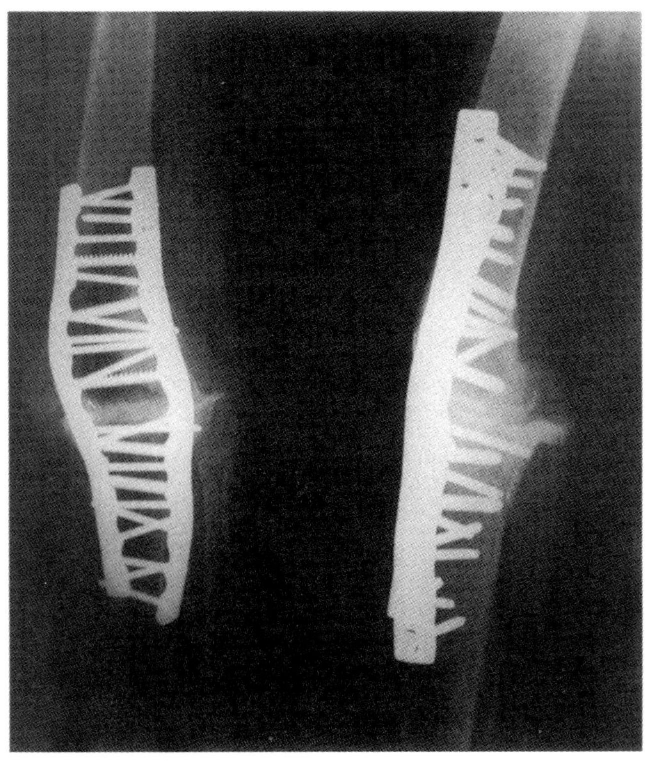

图 120–5 (A) 用外固定架进行关节固定术不愈合的前后位和侧位 X 线片。(B) 双钢板关节固定术中照片。(C)双钢板关节固定的前后位和侧位 X 线片。

生素治疗时间要偏长[17]。口服抗生素与静脉抗生素治疗的疗效尚需进一步评估。

假体再置术的时间

假体再置术可以一期手术替换假体，也可以在抗生素治疗后延期替换假体。一期替换假体的成功率似乎与革兰阳性菌感染、用含抗生素骨水泥固定新假体和翻修术后抗生素使用时间延长有关。用含抗生素骨水泥固定可能特别重要，因为在没有用含抗生素骨水泥固定一期替换假体的 19 例中只有 11 例(58%)获得成功[40,44,86,97]。将多组资料综合分析发现，一期假体替换术中用含抗生素骨水泥固定的 176 例中有 131 例治疗成功，成功率为 74%[8,12,17,33,37,44,55,92,99]。

虽然一期假体替换的趋势有所增加，但确定的是，延期手术能够提供更好的愈合机会(图 120-6)。

首次治疗只要选择患者得当，手术操作无误，治疗成功的机会是很大的。再次治疗常由于瘢痕加重、软组织退变和骨丢失严重而影响疗效[58]。延期假体再置术目前在美国以及全世界都是最常使用的方法[27,102]。

延期假体置换术的步骤是先做软组织清创，去除感染的假体和骨水泥，6 周静脉抗生素治疗，保持最小抗菌滴度 1:8，然后再置入一个新的假体[51]。一组 64 例全膝关节置换术后感染的随访资料表明，按照这一步骤治疗原发细菌感染的治疗成功率为 97%。如果把不同细菌重复性感染患者考虑在内，平均随访 7.5 年，最后无感染治愈率为 90.6%。根据这些早期研究结果，延期 6 周行假体再置术被普遍接受，然而，值得注意的是，上述研究中都没有使用含抗生素骨水泥。

在后续的研究中，多数都在去除感染假体和最终假体再置间期使用了含有抗生素的骨水泥垫块或抗生素株链，并且，很多还用含有抗生素的骨水泥固定新替换的假体[11,13,34,44,50,54,66,94,107]。局部辅助使用抗生素逐渐缩短了抗生素使用时间和假体再置前所需时间，有的学者已经把这一时间段缩短为几周[19]。作者对多数患者的抗生素治疗时间是 4 周，然后，在第二周内或更长时间后行假体再置术。患者免疫功能低下，有耐药菌感染时，还是按照传统的方案抗生素治疗 6 周，然后再行假体再置术。最终尚需大量前瞻性研究为一期假体替换提供科学依据。

含抗生素骨水泥

假体再置术前可以用骨水泥株链或垫块进行局部抗生素治疗，也可以在假体再置术中用含抗生素骨水泥固定假体。理论上，局部抗生素治疗是对静脉抗生素治疗的补充，然而，研究表明骨水泥株链或垫块的疗效并未得到充分证实[48,74]。再置术中，多数报道抗生素与骨水泥的比例为每 40 g 骨水泥加 1 g 抗生素[43,44,109]。垫块和株链的抗生素比例要高得多，每 40 g 骨水泥加抗生素 4~6 g[41,80]。高比例抗生素的疗效如何尚未得到证实。

已报道，假体再置时用含抗生素骨水泥固定假体取得了很好的疗效[44]。89 例全膝关节置换术后感染患者行假体再置术，用含抗生素骨水泥固定假体疗效明显提高，未用含抗生素骨水泥固定的 25 例中 7 例(28%)发生再感染，而用含抗生素骨水泥固定的 64 例中只有 3 例(4.7%)出现再感染[44]。其结果统计学差异极显著(P=0.0025)，并与静脉抗生素治疗时间无关。

对含抗生素骨水泥以及新的假体置入前的间期进行分析，发现它们有明显的优点(图 120-6)。在 3 周内进行早期假体再置，并且不用含抗生素骨水泥成功率只有 58%，而一期假体替换时用含抗生素骨水泥固定假体成功率为 74%[8,12,17,33,37,44,55,92,99]。很多研究报告都详细说明，二期假体再置术中不用含抗生素骨水泥固定，74 例中有 65 例(87%)成功[7,39,44,53,54,97,109]，而用含抗生素骨水泥固定的 277 例中 254(92%)例治疗成功[10-13,34,41,44,50,54,89,92,94,107,108]。上述结果表明，即使不用含抗生素骨水泥，延期手术的成功率也会高于用含抗生素骨水泥的一期假体替换手术，并且，含抗生素骨水泥和二期手术均能为手术成功提供最佳条件。

骨水泥垫块

骨水泥垫块作为一种全膝关节置换术后感染的

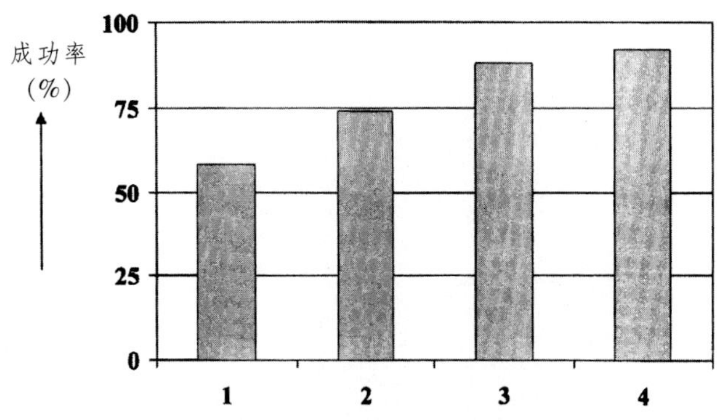

图 120-6　图示延期假体替换和假体再植时用含抗生素骨水泥固定假体的独立优势。1：不用含抗生素骨水泥一期假体替换(成功率 58%)；2：用含抗生素骨水泥一期假体替换(成功率 74%)；3：不用含抗生素骨水泥延期假体替换(成功率 87%)；4：用含抗生素骨水泥延期假体替换(成功率 92%)。

治疗方法，从 19 世纪 80 年代开始用于临床。骨水泥垫块在感染假体取出和最终置入新假体这段时间内使用[11]。在过去的 10 年里，由于骨水泥垫块的使用，无论对医师还是对患者，假体再置术都更为安全可靠。骨水泥垫块的主要功能就是局部释放抗生素和维持侧副韧带长度[11]。潜在的缺点是存在异物和在等待假体替换过程中导致骨丢失。

骨水泥垫块的主要类型包括单纯胫骨-股骨垫块、关节铸形垫块、关节活动垫块和髓腔销。单纯胫骨-股骨垫块最原始，需要预制好骨水泥，待其凝固后置入胫骨-股骨间隙。胫骨-股骨垫块需要做成“冰球”形或“L”型后插入胫骨-股骨间隙(图 120-7)。

另外，还常在髌上囊或侧面沟槽处额外置入抗生素株链或薄盘状骨水泥块。使用胫骨-股骨垫块的缺点是不能将垫块的表面与股骨远端和胫骨近段不规则表面相匹配、骨性表面脱离骨水泥垫块表面出现半脱位、伸膝装置坏死、切口裂开和进行性骨丢失[20]。

关节铸型垫块克服了上述垫块需要预制的缺点。这种垫块是在骨水泥成团期置入膝关节，在关节内凝固，因此，骨水泥能够与股骨和胫骨的不规则轮廓相一致(图 120-8)。

大量骨水泥填充到骨缺损、髁间窝处，并向髓腔和髌上囊延伸，骨水泥相互交连，形成稳定的膝关节。关节稳定，患者会感觉舒适，能够防止垫块移位和进行性骨溶解。假体再置时需要用骨刀将骨水泥垫块截成几块，然后将骨水泥块取出。

关节活动型垫块能够使患者在假体取出和新假体植入期间有一定范围的活动[41,50]。手术时将含抗生素骨水泥制备成股骨和胫骨端的形状，患者能通过丙烯酸骨水泥表面关节化活动膝关节[42]。目前，已研制出骨水泥铸型器，通过加入小的金属贴面和聚乙烯胫骨托，关节的摩擦更小，功能更好。这种方法能够防止骨水泥表面在关节活动时相互阻挡[41]。还有一种方法就是在假体取出后即刻消毒，然后将假体置入含抗生素骨水泥垫块中[50]。

理论上，关节活动垫块的优点是能够改善关节功能和活动范围。然而，这些优点尚未在临床得到体现。一组 55 例患者，25 例采用固定型垫块，30 例采用关节活动型垫块，两组在关节评分和最终关节活动范围方面无差异[32]。关节活动垫块确实简化了假体再置时

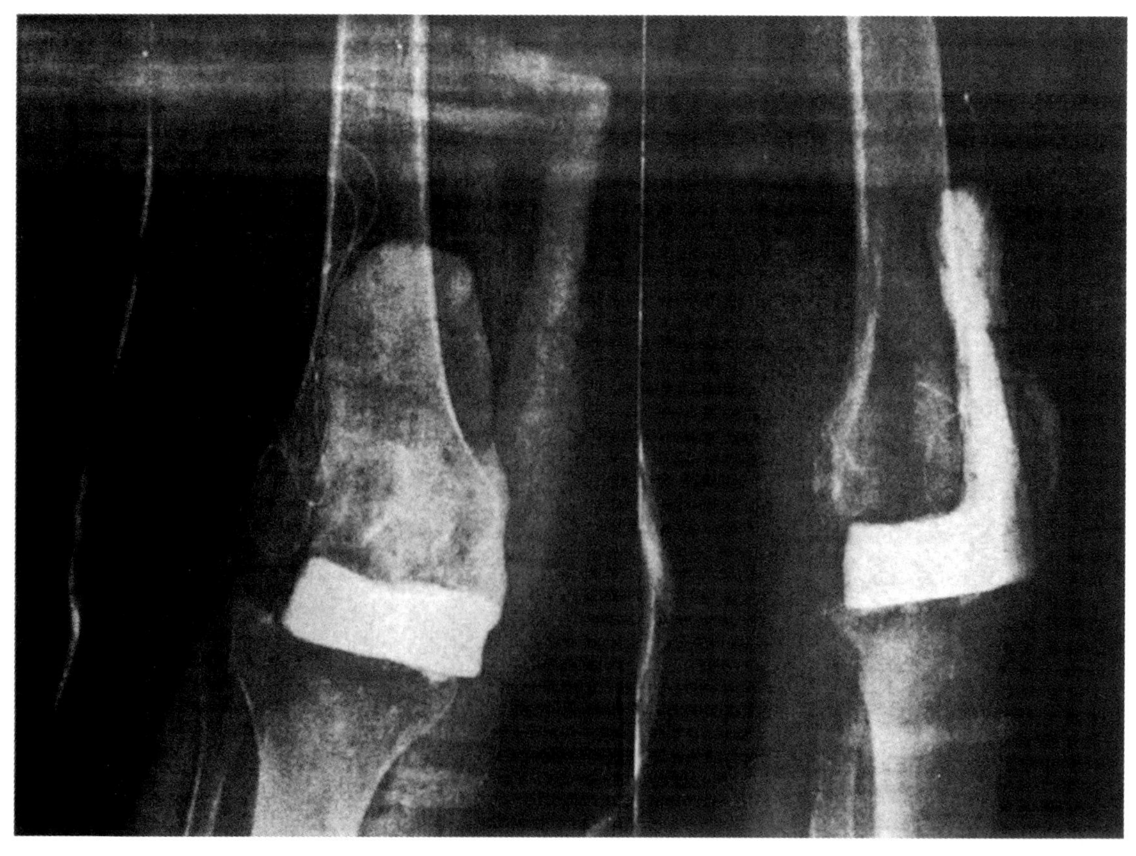

图 120-7 前后位和侧位 X 线片显示用制作的骨水泥垫块填充胫-股间隙和髌上囊间隙。

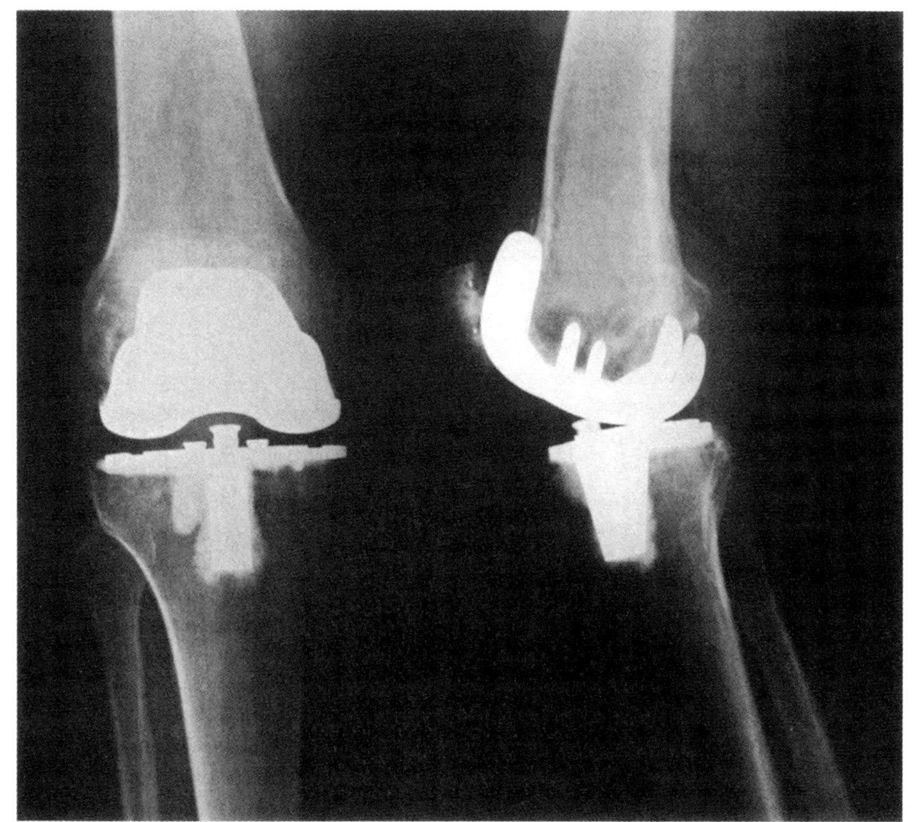

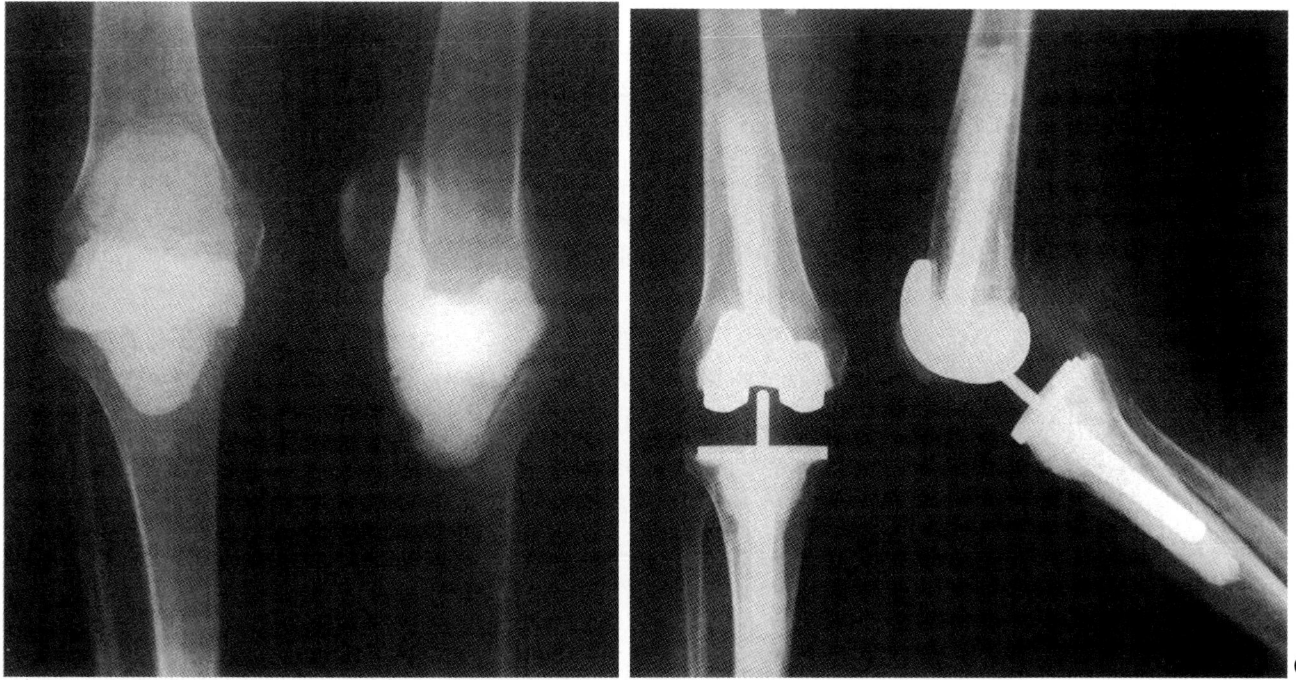

图 120-8　(A)正侧位 X 线片是示肠球菌引起的全膝关节置换术后慢性感染。(B)正侧位 X 线片是示关节铸型垫块,含 3 袋 40 g 聚丙烯酸甲酯、6 g 万古霉素粉和 7.2 g 妥布霉素。注意垫块与骨缺损的交联。(C)感染假体取出第 42 天,完成 42 天静脉抗生素治疗后假体再植全膝关节置换。假体为后方稳定型,用含万古霉素和妥布霉素骨水泥固定。

手术显露过程,特别适合于同时需要取出双侧感染假体的患者。

不带柄的全膝关节置换术后感染有大约1/3的患者感染扩散到髓腔,所以,把含抗生素骨水泥髓腔插销插入髓腔而不用株链有利于假体再置时骨水泥的取出。用骨水泥枪喷头制成的锥形骨水泥插销其大小和形状非常适合插入髓腔,并有利于假体再置时取出(图120-9)。

将两种抗生素掺入骨水泥会使两种抗生素的释出增加,临床最常用的两种抗生素是万古霉素和妥布霉素。一些学者推荐每包骨水泥至少加妥布霉素3.6g和1g万古霉素[66,80]。然而,对于特定患者和感染细菌,当决定使用这种特殊方案时,还需要考虑妥布霉素和万古霉素之间花费的明显差异。将大剂量抗生素与骨水泥混合有几个窍门。先将单体和粉剂混合形成液态骨水泥,然后再加入抗生素以避免混合困难。万古霉素是天然晶体,保留大的晶体,最终从骨水泥垫块中释出的抗生素量会增加。相反,万古霉素与骨水泥混合用于假体固定时,需要把所有晶体全部研碎,因为晶体能够明显减弱骨水泥的强度。骨水泥要做成各种表面形状以增加骨水泥表面积,有利于抗生素的释出[67]。在骨水泥凝固过程中挤压骨水泥垫块以达到骨水泥与不规则骨端最大程度的交联。但是,要防止骨水泥与松质骨交连。骨水泥垫块如果将胫骨、股骨间隙过度撑开会导致假体再置时屈伸平衡困难。

假体再置的间隔期

从假体取出到重新置入假体间隔时间的长短对于取得良好关节功能所产生的作用如何尚未明确。随着间隔时间延长,瘢痕形成和关节僵硬加重,而关节垫块能够维持侧副韧带和伸肌装置的长度,有利于假体再置。关节垫块还有包括从假体取出到假体再置期间患者感到局部舒适和允许关节活动这样的潜在优点,特别是关节活动型垫块更是如此。然而,如果按照手术间隔时间、再置假体的类型以及是否使用骨水泥垫块对膝关节进行分析,患者的关节评分、功能评分和关节活动范围并无显著差异[44]。关节功能似乎最终取决于患者的全身健康状况和肌肉、骨骼功能状况[103]。

尽管使用骨水泥垫块改善关节功能的证据不足,但是,骨水泥垫块能够对患者产生机械性稳定作用,降低假体再置时医师手术显露的难度,这一点已得到了广泛认可。骨水泥垫块要辅助使用外固定,如夹板或石膏。作者认为,最好采用石膏固定,这样,患者可以部分负重,并能保护切口,有利于切口愈合。使用关节活动型垫块的患者,要鼓励患者活动关节,允许患者负重50%[41]。关节活动型垫块允许关节活动这一点对于双侧感染假体取出的患者帮助更大。

行延期假体再置术的患者均会出现贫血,80%的患者需要输异体血[78]。存在感染时,禁忌采用自体血回输或自体输血这样的传统方法。一组39例连续二期假体再置术的研究表明,使用人重组血红蛋白是一种可以选择的方法[21]。与81例对照组相比较,使用人重组血红蛋白组对输血的需要明显降低($P < 0.001$),52%的患者在假体取出和假体再置整个治疗期间避免了输血。

无论对于患者还是医师而言,最重要的问题就是决定何时行假体再置安全,何时是假体再置的最佳时间[43]。与ESR不同,CRP水平在术后21天会恢复正常,所以,如果CRP水平仍然升高,提示可能有持续感染存在[43,105]。建议在假体再置术前做关节穿刺[71]。作者的经验表明关节穿刺并非完全满意,他们的做法是根据术中关节形态和冰冻切片结果进行判断。然而,这种方法需要医师和病理专家具有相当丰富的经验,并且,手术使用了骨水泥垫块或株链的患者也会影响组织细胞形态。作者假体再置术中冰冻切片的敏感性为25%,特异性为98%,阳性预测价值50%,阴性预测价值94%[22]。如果考虑到有持续感染的可能,谨慎的做法是再次清创,置入新的骨水泥垫块,关闭切口,等待细菌培养和药敏试验。

假体再置手术方法

如果手术间期超过6~8周,手术显露会更为困难。使用关节活动型垫块并进行了关节功能锻炼的患者一般比关节固定的患者容易显露。因感染和手术治疗常导致瘢痕形成和组织顺应性丧失,所以,髌韧带附着点风险最大。对于骨缺损和侧副韧带退变的患者,要达到膝关节稳定就需要更加严格地选择假体类型[9]。目前,作者假体再置使用的假体主要是后方稳定性型体,并用含抗生素骨水泥固定(见图120-9)。

带柄假体主要目的是加强固定,然而,尽管带柄骨水泥固定的假体十分稳定,但是,一旦再感染,假体取出就更为困难[45]。在可能的情况下,股骨远端和胫骨近端选用带凹槽的假体柄,用骨水泥固定,如果出现再感染,假体取出较为容易。偶尔也使用铰链型假体,但应尽量避免[9,52]。用抗生素液体浸泡植骨块能够起到

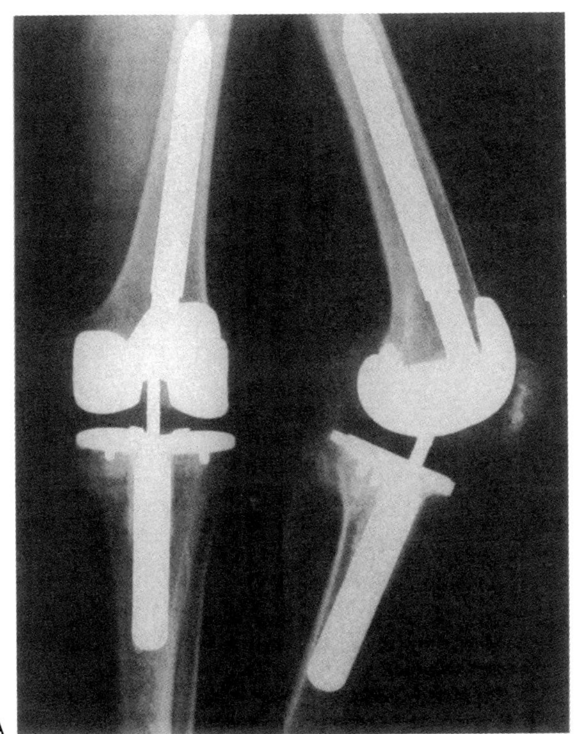

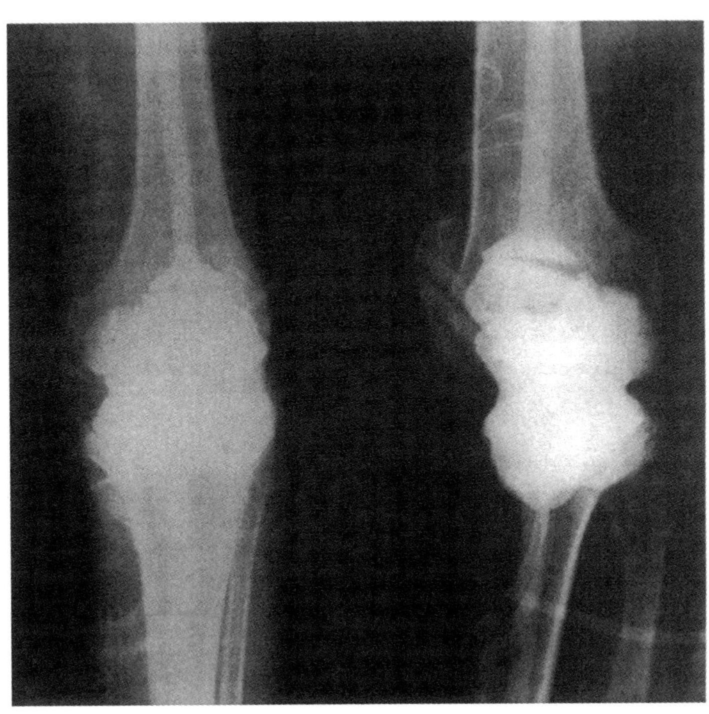

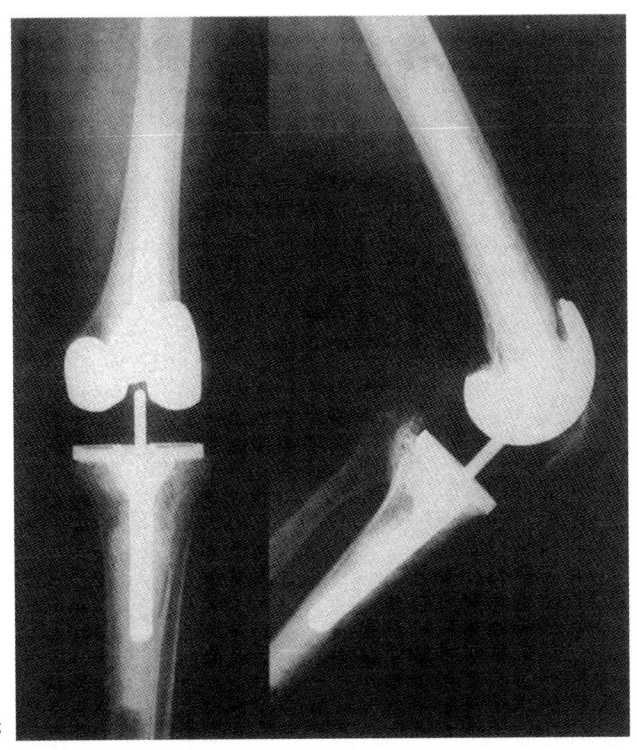

图 120-9　(A)正侧位 X 线片显示链球菌引起带柄假体全膝关节翻修术后慢性感染。(B)正侧位 X 线片显示含万古霉素和妥布霉素骨水泥铸型垫块和骨水泥插销。(C)感染假体取出后第 35 天和完成 28 天静脉抗生素治疗后假体再植全膝关节置换。假体为后方稳定型,用含万古霉素和妥布霉素骨水泥固定。胫-股近端骨缺损用抗生素浸泡的松质骨填充。

抗生素治疗作用，特别适用于非骨水泥假体固定的患者。一组33例患者，静脉抗生素治疗6周，间隔期用含抗生素骨水泥株链，置入非骨水泥固定假体，用抗生素浸泡的植骨块加强固定，结果只有1例再感染，感染治愈率为97%[106]。除非使用骨水泥固定假体，否则假体再置术很少需要骨移植。如果不做骨移植，就要采用其他方法，如组合楔块或含抗生素骨水泥填充骨缺损。

通常置入新的假体后，关闭切口会遇到困难。不做髌骨假体再置时关节囊容易缝合。有在假体再置术中采用类似腓肠肌旋转皮瓣的方法完成了切口关闭的报道[68]。对多发皮肤切口或软组织瘢痕坚硬的患者，另一个解决的方法是在假体再置前进行缓慢皮肤扩张[38,73]。这种方法有助于成功关闭切口，避免行软组织和肌肉转移。

假体再置术后再感染

翻修术后再感染治疗失败的可能性比治疗初次全膝关节置换术感染更大[49]。翻修术感染的患者骨丢失更多，软组织包被条件更差。患有多种严重疾病及软组织条件差的患者也更容易出现再感染[69]。虽然假体再置术已经成为一种普遍接受的治疗膝关节置换术后感染的方法，但是，假体再置术后再感染的患者疗效差，这是目前令人不十分满意的一个方面。

一组24例假体再置术后再感染的患者，经治疗，10例关节成功融合，5例靠口服抗生素维持，4例截肢，3例形成假关节[45]。4例截肢患者有3例是使用了铰链型假体失败的患者，使用不带柄假体的患者关节成功融合的期望值(75%)高于使用带柄假体的患者(40%)。

最新报道，一组12例患者的治疗结果较为理想[4]。9例行再次挽救治疗，平均随访31个月，平均膝关节协会(Knee Scociaty)膝关节评分79分，平均功能评分73分，无再感染病例。总之，假体再置失败的患者，如果不做假体挽救手术，要想获得切口愈合、关节成功融合和感染的根除所面临的困难是很大的。全膝关节置换术后感染行假体再植术治疗之前，再感染的截肢率以及可能性的不断增加这些问题必须得到应有的重视，并向患者讲明。

费用问题

文献报道，全膝关节置换术后感染的治疗大约需要花费15 000美元，而老年体弱患者的花费则是这一数字的一倍[47,93]。全膝关节置换术后感染与膝关节翻修术感染相比，手术时间、住院时间延长，住院次数、手术次数和出血量增多。这些费用问题应当在医疗支付计划中得到考虑，但至今尚未实现。要认识到，患者的情况是不同的，要进行个性化分析，而不能仅仅依靠数据来判断，经验丰富、肯钻研的医师能够为患者提供最好的治疗，并降低费用。全膝关节置换术后感染首次治疗就获得成功能充分体现出这一点的重要性。

作者的建议

治疗方法的选择

手术后数周内出现的急性深部感染或手术后功能良好、假体固定稳定的患者出现急性血源性深部感染时应果断地进行手术清创，术后静脉抗生素治疗4周。然后，是否口服抗生素要根据患者的情况决定，通常，对于年龄偏大、体质差的患者会给予口服抗生素治疗。有时，对于假体固定稳定、没有窦道、轻中度疼痛的老年患者，采用关节穿刺和患者能够承受的敏感、无毒性口服抗生素治疗。对于慢性感染的患者，依据患者的功能要求、膝关节周围软组织包被条件、骨丢失程度和伸膝装置的完整性决定治疗方案。终极关节清创术或膝上截肢术很少采用。伸膝装置破坏或软组织包被条件差(需软组织重建或关节周围瘢痕严重)的患者一般采取关节融合。如果股骨、胫骨对端骨量充分(大于50%)，优先选择外固定架固定。骨缺损严重的患者，采取二期髓内钉固定。

关节固定术

患者关节固定或再置一个假体均无绝对禁忌证时，关节融合更具优越性。关节固定属于终极手术，根除感染的机会更大。这一点须认真地向患者讲明。再者，患者必须清楚假体再置术确实风险很大，退路很少。一旦再感染，非假体挽救方法成功率较低，截肢的可能性增加。如果决定采取假体再置术，作者优先选择延期二次手术方法。取出感染的假体后，置入含抗生素的骨水泥株链或垫块关闭切口，并选用一种敏感抗生素治疗。最常用的抗生素是万古霉素，随之改用妥布霉素或两者联合使用。抗生素与骨水泥的比例为每袋 40 g 骨水泥加万古霉素 3~4 g 或妥布霉素 3.6 g。关节囊要用连续可吸收单线缝合，避免皮下组织编织缝合。皮肤要用非可吸收单线缝合。术后用支具或长腿石膏固定。大多数患者在作者医院的骨科感染治疗专家的监护下静脉抗生素治疗 4 周。多数患者在假体取出关节成形术和假体再置期间输血红蛋白以提高血红蛋白水平。

假体再置术

患者情况允许时，静脉抗生素治疗一结束就行假体再置术。考虑到有深部感染，行关节穿刺或清创术，并做组织细菌培养，假体再置要等到有细菌培养结果后进行。很多情况下是根据翻修术中探查结果和新鲜组织冰冻切片所见靠经验决定是否行假体再置。组织细菌培养标本是在假体再置术中采取的。作者采用含抗生素骨水泥固定假体，依据原始感染细菌药敏试验选择抗生素。万古霉素和妥布霉素最为常用，抗生素与骨水泥的比例是每包骨水泥加 1~2 g 抗生素，高剂量抗生素会降低骨水泥强度。

假体的选择和抗生素治疗

目前，假体再置术所用的假体大多数是后方稳定型或限制性髁假体。如果可能就不做骨移植。骨质严重破坏的髌骨常不做表面处置。患者术后连续使用抗生素直至术中细菌培养结果出现。细菌培养阴性时，停用所有抗生素。细菌培养阳性，并且感染菌株与原始感染菌株相同，静脉抗生素治疗 4 周，然后考虑使用慢效口服抗生素治疗。如果考虑细菌培养结果有实验室污染，则不推荐使用口服抗生素。术后 3 个月对患者进行临床、ESR、CRP 和 X 线评估，并且以后每年进行一次评估。总体治疗方法总结于图 120-10。

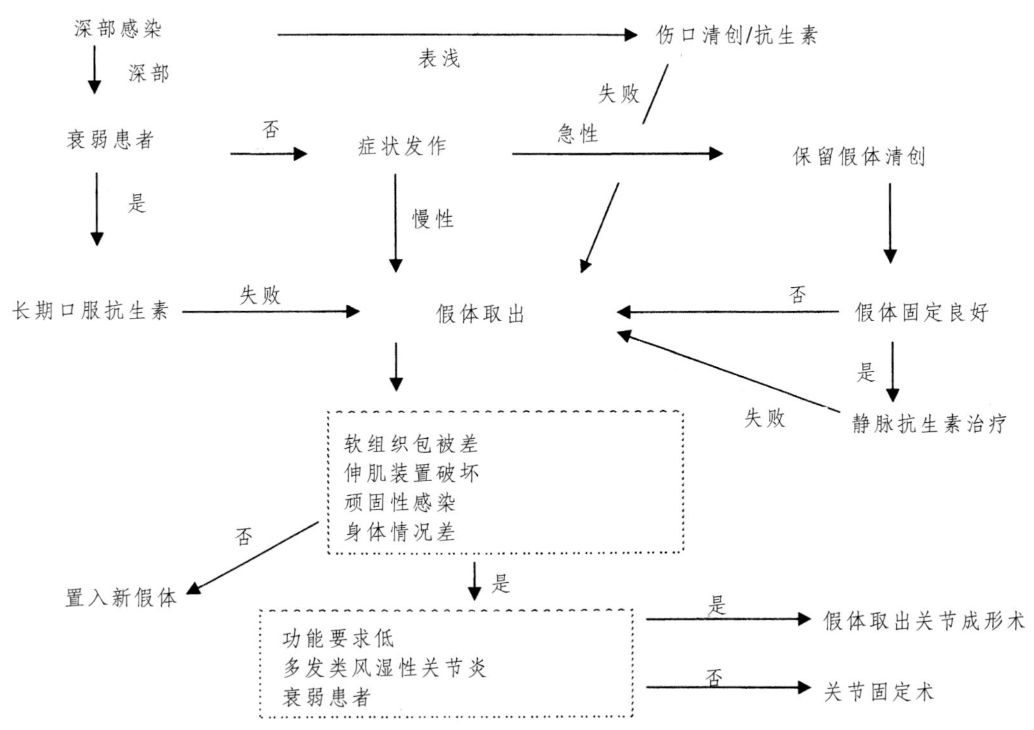

图 120-10　全膝关节置换术后感染的治疗。

（王跃庆　孙永生　李世民　译　娄思权　校）

参考文献

1. Adam RF, Watson SB, Jarratt JW, et al: Outcome after flap cover for exposed total knee arthroplasties: a report of 25 cases. J Bone Joint Surg Br 76:750–753, 1994.
2. Arroyo JS, Garvin KL, Neff JR: Arthrodesis of the knee with a modular titanium intramedullary nail. J Bone Joint Surg Am 79:26–35, 1997.
3. Atkins BL, Athanasou N, Deeks JJ, et al: Prospective evaluation of criteria for microbiological diagnosis of prosthetic-joint infection at revision arthroplasty. The OSIRIS Collaborative Study Group. J Clin Microbiol 36:2932–2939, 1998.
4. Backe HA Jr, Wolff DA, Windsor RE: Total knee replacement infection after 2-stage reimplantation: results of subsequent 2-stage reimplantation. Clin Orthop 331:125–131, 1996.
5. Barrack RL, Jennings RW, Wolfe MW, Bertot AJ: The Coventry Award: The value of preoperative aspiration before total knee revision. Clin Orthop 345:8–16, 1997.
6. Bengtson S: Prosthetic osteomyelitis with special reference to the knee: risks, treatment and costs. Ann Med 25:523–529, 1993.
7. Bengtson S, Blomgren G, Knutson K, et al: Hematogenous infection after knee arthroplasty. Acta Orthop Scand 58:529–534, 1987.
8. Bengtson S, Knutson K: The infected knee arthroplasty: a 6-year follow-up of 357 cases. Acta Orthop Scand 62:301–311, 1991.
9. Berman AT, O'Brien JT, Israelite C: Use of the rotating hinge for salvage of the infected total knee arthroplasty. Orthopedics 19:73–76, 1996.
10. Bliss DG, McBride GG: Infected total knee arthroplasties. Clin Orthop 199:207–214, 1985.
11. Booth RE Jr, Lotke PA: The results of spacer block technique in revision of infected total knee arthroplasty. Clin Orthop 248:57–60, 1989.
12. Borden LS, Gearen PF: Infected total knee arthroplasty: a protocol for management. J Arthroplasty 2:27–36, 1987.
13. Bose WJ, Gearen PF, Randall JC, Petty W: Long-term outcome of 42 knees with chronic infection after total knee arthroplasty. Clin Orthop 319:285–296, 1995.
14. Brandt CM, Sistrunk WW, Duffy MC, et al: Staphylococcus aureus prosthetic joint infection treated with debridement and prosthesis retention. Clin Infect Dis 24:914–919, 1997.
15. Brodersen MP, Fitzgerald RH, Peterson LFA, et al: Arthrodesis of the knee following failed total knee arthroplasty. J Bone Joint Surg Am 61:181–185, 1979.
16. Browne EZ Jr, Stulberg BN, Sood R: The use of muscle flaps for salvage of failed total knee arthroplasty. Br J Plast Surg 47:42–45, 1994.
17. Buechel FF: Primary exchange revision arthroplasty using antibiotic-impregnated cement for infected total knee replacement. Orthop Rev 19:83, 1990.
18. Burger RR, Basch T, Hopson CN: Implant salvage in infected total knee arthroplasty. Clin Orthop 273:105–112, 1991.
19. Cadambi A, Jones RE, Maale GE: A protocol for staged revison of infected total hip and knee arthroplasties: the use of antibiotic-cement-implant composites. Orthop Int 3:133–145, 1995.
20. Calton TF, Fehring TK, Griffin WL: Bone loss associated with the use of spacer blocks in infected total knee arthroplasty. Clin Orthop 345:148–154, 1997.
21. Cushner FD, Barrack RL, Hanssen AD, et al: The use of EPO in two stage exchange TKA for infection. Presented at the Interim Meeting of the Knee Society, Boston, September 14–16, 2000.
22. Della Valle CJ, Bogner E, Desai P, et al: Analysis of frozen sections of intraoperative specimens obtained at the time of reoperation after hip or knee resection arthroplasty for the treatment of infection. J Bone Joint Surg Am 81:684–689, 1999.
23. Della Valle CJ, Scher DM, Kim YH, et al: The role of intraoperative Gram stain in revision total joint arthroplasty. J Arthroplasty 14:500–504, 1999.
24. Demirkol MO, Adalet I, Unal SN, et al: 99Tc(m)-polyclonal IgG scintigraphy in the detection of infected hip and knee prostheses. Nucl Med Commun 18:543–548, 1997.
25. Donley BG, Matthews LS, Kaufer H: Arthrodesis of the knee with an intramedullary nail. J Bone Joint Surg Am 73:907–913, 1991.
26. Drancourt M, Stein A, Argenson JN, et al: Oral treatment of Staphylococcus spp. infected orthopaedic implants with fusidic acid or ofloxacin in combination with rifampicin. J Antimicrob Chemother 39:235–240, 1997.
27. Drobny TK, Munzinger UK, Chomiak J: 2-stage exchange in the treatment of infected knee prosthesis. Orthopade 24:360–366, 1995.
28. Duff GP, Lachiewicz PF, Kelley SS: Aspiration of the knee joint before revision arthroplasty. Clin Orthop 331:132–139, 1996.
29. Ellingsen DE, Rand JA: Intramedullary arthrodesis of the knee after failed total knee arthroplasty. J Bone Joint Surg Am 76:870–877, 1994.
30. Falahee MH, Matthews LS, Kaufer H: Resection arthroplasty as a salvage procedure for a knee with infection after a total arthroplasty. J Bone Joint Surg Am 69:1013–1021, 1987.
31. Fehring TK, McAlister JA Jr: Frozen histologic section as a guide to sepsis in revision joint arthroplasty. Clin Orthop 304:229–237, 1994.
32. Fehring TK, Odum S, Calton TF, Mason JB: Articulating versus static spacers in revision total knee arthroplasty for sepsis. Clin Orthop 380:9–16, 2000.
33. Freeman MA, Sudlow RA, Casewell MW, Radcliff SS: The management of infected total knee replacements. J Bone Joint Surg Br 67:764–768, 1985.
34. Gacon G, Laurencon M, Van de Velde D, Giudicelli DP: Two stages reimplantation for infection after knee arthroplasty: Apropos of a series of 29 cases. Rev Chir Orthop Reparatrice Appar Mot 83:313–323, 1997.
35. Gerwin M, Rothaus KO, Windsor RE, et al: Gastrocnemius muscle flap coverage of exposed or infected knee prostheses. Clin Orthop 286:64–70, 1993.
36. Glithero PR, Grigoris P, Harding LK, et al: White cell scans and infected joint replacements: failure to detect chronic infection. J Bone Joint Surg Br 75:371–374, 1993.
37. Goksan SB, Freeman MA: One-stage reimplantation for infected total knee arthroplasty. J Bone Joint Surg Br 74:78–82, 1992.
38. Gold DA, Scott SC, Scott WN: Soft tissue expansion prior to arthroplasty in the multiply-operated knee. J Arthroplasty 11:512–521, 1996.
39. Goldman RT, Scuderi GR, Insall JN: 2-stage reimplantation for infected total knee replacement. Clin Orthop 331:118–124, 1996.
40. Grogan TJ, Dorey F, Rollins J, Amstutz HC: Deep sepsis following total knee arthroplasty: ten-year experience at the University of California at Los Angeles Medical Center. J Bone Joint Surg Am 68:226–234, 1986.
41. Haddad FS, Masri BA, Campbell D, et al: The PROSTALAC functional spacer in two-stage revision for infected knee replacements: prosthesis of antibiotic-loaded acrylic cement. J Bone Joint Surg Br 82:807–812, 2000.
42. Hallock GG: Salvage of total knee arthroplasty with local fasciocutaneous flaps. J Bone Joint Surg Am 72:1236–1239, 1990.
43. Hanssen AD, Rand JA: Evaluation and treatment of infection at the site of a total hip or knee arthroplasty. J Bone Joint Surg Am 80:910–922, 1998.
44. Hanssen AD, Rand JA, Osmon DR: Treatment of the infected total knee arthroplasty with insertion of another prosthesis: the effect of antibiotic-impregnated bone cement. Clin Orthop 309:44–55, 1994.
45. Hanssen AD, Trousdale RT, Osmon DR: Patient outcome with reinfection following reimplantation for the infected total knee arthroplasty. Clin Orthop 321:55–67, 1995.
46. Hartman MB, Fehring TK, Jordan L, Norton HJ: Periprosthetic knee sepsis: the role of irrigation and debridement. Clin Orthop 273:113–118, 1991.
47. Hebert CK, Williams RE, Levy RS, Barrack RL: Cost of treating an infected total knee replacement. Clin Orthop 331:140–145, 1996.
48. Heck D, Rosenberg A, Schink-Ascani M, et al: Use of antibiotic-impregnated cement during hip and knee arthroplasty in the United States. J Arthroplasty 10:470–475, 1995.
49. Hirakawa K, Stulberg BN, Wilde AH, et al: Results of 2-stage reimplantation for infected total knee arthroplasty. J Arthroplasty 13:22–28, 1998.
50. Hofmann AA, Kane KR, Tkach TK, et al: Treatment of infected total knee arthroplasty using an articulating spacer. Clin Orthop 321:45–54, 1995.
51. Insall JN, Thompson FM, Brause BD: Two-stage reimplantation for the salvage of infected total knee arthroplasty. J Bone Joint Surg

Am 65:1087–1098, 1983.

52. Isiklar ZU, Landon GC, Tullos HS: Amputation after failed total knee arthroplasty. Clin Orthop 299:173–178, 1994.
53. Ivey FM, Hicks CA, Calhoun JH, Mader JT: Treatment options for infected knee arthroplasties. Rev Infect Dis 12:468–478, 1990.
54. Jacobs MA, Hungerford DS, Krackow KA, Lennox DW: Revision of septic total knee arthroplasty. Clin Orthop 238:159–166, 1989.
55. Johnson DP, Bannister GC: The outcome of infected arthroplasty of the knee. J Bone Joint Surg Br 68:289–291, 1986.
56. Kendall RW, Duncan CP, Smith JA, Ngui-Yen JH: Persistence of bacteria on antibiotic loaded acrylic depots: a reason for caution. Clin Orthop 329:273–280, 1996.
57. Knutson K, Hovelius L, Lindstrand A, Lidgren L: Arthrodesis after failed knee arthroplasty: a nationwide multicenter investigation of 91 cases. Clin Orthop 191:202–211, 1984.
58. Kramhoft M, Bodtker S, Carlsen A: Outcome of infected total knee arthroplasty. J Arthroplasty 9:617–621, 1994.
59. Lettin AW, Neil MJ, Citron ND, August A: Excision arthroplasty for infected constrained total knee replacements. J Bone Joint Surg Br 72:220–224, 1990.
60. Levitsky KA, Hozack WJ, Balderston RA, et al: Evaluation of the painful prosthetic joint: Relative value of bone scan, sedimentation rate, and joint aspiration. J Arthroplasty 6:237–244, 1991.
61. Lian G, Cracchiolo A III, Lesavoy MA: Treatment of major wound necrosis following total knee arthroplasty. J Arthroplasty 4(Suppl): S23–S32, 1989.
62. Lonner JH, Desai P, Dicesare PE, et al: The reliability of analysis of intraoperative frozen sections for identifying active infection during revision hip or knee arthroplasty. J Bone Joint Surg Am 78:1553–1558, 1996.
63. Maniloff G, Greenwald R, Laskin R, Singer C: Delayed postbacteremic prosthetic joint infection. Clin Orthop 223:194–197, 1987.
64. Mariani BD, Martin DS, Levine MJ, et al: The Coventry Award: Polymerase chain reaction detection of bacterial infection in total knee arthroplasty. Clin Orthop 331:11–22, 1996.
65. Markovich GD, Dorr LD, Klein NE, et al: Muscle flaps in total knee arthroplasty. Clin Orthop 321:122–130, 1995.
66. Masri BA, Duncan CP, Beauchamp CP: Long-term elution of antibiotics from bone-cement: an in vivo study using the prosthesis of antibiotic-loaded acrylic cement (PROSTALAC) system. J Arthroplasty 13:331–338, 1998.
67. Masri BA, Duncan CP, Beauchamp CP, et al: Effect of varying surface patterns on antibiotic elution from antibiotic-loaded bone cement. J Arthroplasty 10:453–459, 1995.
68. McPherson EJ, Patzakis MJ, Gross JE, et al: Infected total knee arthroplasty: two-stage reimplantation with a gastrocnemius rotational flap. Clin Orthop 341:73–81, 1997.
69. McPherson EJ, Tontz W Jr, Patzakis M, et al: Outcome of infected total knee utilizing a staging system for prosthetic joint infection. Am J Orthop 28:161–165, 1999.
70. Mont MA, Waldman B, Banerjee C, et al: Multiple irrigation, debridement, and retention of components in infected total knee arthroplasty. J Arthroplasty 12:426–433, 1997.
71. Mont MA, Waldman BJ, Hungerford DS: Evaluation of preoperative cultures before second-stage reimplantation of a total knee prosthesis complicated by infection: a comparison-group study. J Bone Joint Surg Am 82:1552–1557, 2000.
72. Morrey BF, Westholm F, Schoifet S, et al: Long-term results of various treatment options for infected total knee arthroplasty. Clin Orthop 248:120–128, 1989.
73. Namba RS, Diao E: Tissue expansion for staged reimplantation of infected total knee arthroplasty. J Arthroplasty 12:471–474, 1997.
74. Nelson CL, Evans RP, Blaha JD, et al: A comparison of gentamicin-impregnated polymethylmethacrylate bead implantation to conventional parenteral antibiotic therapy in infected total hip and knee arthroplasty. Clin Orthop 295:96–101, 1993.
75. Nichols SJ, Landon GC, Tullos HS: Arthrodesis with dual plates after failed total knee arthroplasty. J Bone Joint Surg Am 73:1020–1024, 1991.
76. Nijhof MW, Oyen WJ, van Kampen A, et al: Hip and knee arthroplasty infection: In-111-IgG scintigraphy in 102 cases. Acta Orthop Scand 68:332–336, 1997.
77. Pace TB, Jeray KJ, Latham JT Jr: Synovial tissue examination by frozen section as an indicator of infection in hip and knee arthroplasty in community hospitals. J Arthroplasty 12:64–69, 1997.
78. Pagnano M, Cushner FD, Hanssen A, et al: Blood management in two-stage revision knee arthroplasty for deep prosthetic infection. Clin Orthop 367:238–242, 1999.
79. Palestro CJ, Swyer AJ, Kim CK, Goldsmith SJ: Infected knee prosthesis: diagnosis with In-111 leukocyte, Tc-99m sulfur colloid, and Tc-99m MDP imaging. Radiology 79:645–648, 1991.
80. Penner MJ, Masri BA, Duncan CP: Elution characteristics of vancomycin and tobramycin combined in acrylic bone-cement. J Arthroplasty 11:939–944, 1996.
81. Perry CR, Hulsey RE, Mann FA, et al: Treatment of acutely infected arthroplasies with incision, drainage, and local antibiotics delivered via an implantable pump. Clin Orthop 281: 216–223, 1992.
82. Pring DJ, Marks L, Angel JC: Mobility after amputation for failed knee replacement. J Bone Joint Surg Br 70:770–771, 1988.
83. Puranen J, Kortelainen P, Jalovaara P: Arthrodesis of the knee with intramedullary fixation. J Bone Joint Surg Am 72:433–442, 1990.
84. Rand JA: Alternatives to reimplantation for salvage of the total knee arthroplasty complicated by infection. Instr Course Lect 42:341–347, 1993.
85. Rand JA, Brown ML: The value of indium 111 leukocyte scanning in the evaluation of painful or infected total knee arthroplasties. Clin Orthop 259:179–182, 1990.
86. Rand JA, Bryan RS: Reimplantation for the salvage of an infected total knee arthroplasty. J Bone Joint Surg Am 65:1081–1086, 1983.
87. Rand JA, Bryan RS, Chao EYS: Failed total knee arthroplasty treated by arthrodesis of the knee using the Ace-Fischer apparatus. J Bone Joint Surg Am 69:39–45, 1987.
88. Rasul AT Jr, Tsukayama D, Gustilo RB: Effect of time of onset and depth of infection on the outcome of total knee arthroplasty infections. Clin Orthop 273:98–104, 1991.
89. Rosenberg AG, Haas B, Barden R, et al: Salvage of infected total knee arthroplasty. Clin Orthop 226:29–33, 1988.
90. Scher DM, Pak K, Lonner JH, et al: The predictive value of indium-111 leukocyte scans in the diagnosis of infected total hip, knee, or resection arthroplasties. J Arthroplasty 15:295–300, 2000.
91. Schoifet SD, Morrey BF: Treatment of infection after total knee arthroplasty by debridement with retention of the components. J Bone Joint Surg Am 72:1383–1390, 1990.
92. Scott IR, Stockley I, Getty CJ: Exchange arthroplasty for infected knee replacements: a new two-stage method. J Bone Joint Surg Br 75:28–31, 1993.
93. Sculco TP: The economic impact of infected total joint arthroplasty. Instr Course Lect 42:349–351, 1993.
94. Segawa H, Tsukayama DT, Kyle RF, et al: Infection after total knee arthroplasty: a retrospective study of the treatment of eighty-one infections. J Bone Joint Surg Am 81:1434–1445, 1999.
95. Stiehl JB, Hanel DP: Knee arthrodesis using combined intramedullary rod and plate fixation. Clin Orthop 294:238–241, 1993.
96. Tattevin P, Cremieux AC, Pottier P, et al: Prosthetic joint infection: when can prosthesis salvage be considered? Clin Infect Dis 29:292–295, 1999.
97. Teeny SM, Dorr LD: Treatment of the infected knee arthroplasty: irrigation and debridement versus two-stage reimplantation. J Arthroplasty 5:35–39, 1990.
98. Tsukayama DT, Wicklund B, Gustilo RB: Suppressive antibiotic therapy in chronic prosthetic joint infections. Orthopedics 14:841–844, 1991.
99. von Foerster G, Kluber D, Kabler U: Mid- to long-term results after treatment of 118 cases of periprosthetic infections after knee joint replacement using one-stage exchange surgery. Orthopade 20:244–252, 1991.
100. Waldman BJ, Hostin E, Mont MA, Hungerford DS: Infected total knee arthroplasty treated by arthroscopic irrigation and debridement. J Arthroplasty 15:430–436, 2000.
101. Waldman BJ, Mont MA, Payman KR, et al: Infected total knee arthroplasty treated with arthrodesis using a modular nail. Clin Orthop 367:230–237, 1999.
102. Wang CJ: Management of infected total knee arthroplasty. Chang Keng I Hsueh 20:1–10, 1997.
103. Wasielewski RC, Barden RM, Rosenberg AG: Results of different surgical procedures on total knee arthroplasty infections. J Arthroplasty 11:931–938, 1996.
104. Weiss AP, Krackow KA: Persistent wound drainage after primary

knee arthroplasty. J Arthroplasty 8:285–289, 1993.
105. White J, Kelly M, Dunsmuir R: C-reactive protein level after total hip and total knee replacement. J Bone Joint Surg Br 80:909–911, 1998.
106. Whiteside LA: Treatment of infected total knee arthroplasty. Clin Orthop 299:169–172, 1994.
107. Wilde AH, Ruth JT: Two-stage reimplantation in infected total knee arthroplasty. Clin Orthop 236:23–35, 1988.
108. Wilde AH, Stearns KL: Intramedullary fixation for arthrodesis of the knee after infected total knee arthroplasty. Clin Orthop 248:87–92, 1989.
109. Wilson MG, Kelley K, Thornhill TS: Infection as a complication of total knee-replacement arthroplasty: risk factors and treatment in sixty-seven cases. J Bone Joint Surg Am 72:878–883, 1990.
110. Windsor RE, Insall JN, Urs WK, et al: Two-stage reimplantation for the salvage of total knee arthroplasty complicated by infection: further follow-up and refinement of indications. J Bone Joint Surg Am 72:272–278, 1990.

第 121 章

单间室疾病(单髁病):关节镜下治疗

Michael J. Stuart

单间室关节病的治疗仍然是一项很困难的挑战,因为至今没有重建关节透明软骨的可靠方法。对于仅累及单个间室(单髁)的膝骨性关节炎最初的治疗是非手术疗法,包括改变运动方式、物理疗法、非甾体类药物、减轻体重、能量吸收鞋垫、助行器、支具疗法以及关节腔内注射皮质类固醇激素。对这些治疗不显效的症状则需要手术治疗,传统的手术包括开放式关节清理术、截骨术或假体关节成形术。最近,建议用生物学疗法如自体软骨或骨膜移植来治疗局限性病变(第 118 章)。对于单间室(单髁)骨性关节炎和力线不正患者,胫骨近端和股骨远端截骨术也是一种可行的方法。假体关节成形术是一种可重复的、晚期重建方法,它不能用于年轻人、运动员的单间室(单髁)退变性疾病。

关节镜对于治疗膝关节疾病是一种有价值的工具;然而,当其应用于骨性关节炎的治疗时达到的效果则是有限的。Burks 定义了关节镜治疗疼痛性膝骨性关节炎的一般目标:①病理性质和治疗计划的确定;②合并的特殊病变的治疗(如退变性半月板撕裂);③延长膝关节的使用[6]。对于被确定为需要行重建手术或胫骨近端截骨术,髌骨切除术或假关节成形术的患者,常规的关节镜治疗是没有用的[14,15]。大多数患者可以获得短期的症状缓解;然而,可能不会改变疾病继续发展的情况。现有的文献很混乱,因为选择病例的原则模糊,研究设计的缺陷,以及有限的基于结果的分析。围绕膝关节骨性关节炎关节镜下清理术的内部争论在 1990 年由关节镜杂志的主编清楚地提出:“目前没有证据显示关节腔灌注、清理术和(或)磨损的关节软骨成形术,能够使病情缓解几个月或多达几年……我们能否确定这种手术的效价比?”另外的基础科学和临床研究需要阐明关节镜下清理术、磨损的关节软骨成形术和碳纤维移植的意义。确实存在一个标准的、广为接受的关节退变阶段(表 121-1)[5]。关节镜介入手术的价值都是在特定的病变大小和病情阶段下进行讨论的。

行关节镜介入手术要考虑的一个重要因素是下肢的力线。如果机械轴通过病变区,那么下面所描述的方法很有可能会失败。

关节镜下清创术

对退变膝关节进行的清创术包括有限的滑膜切除术,骨赘的切除,游离体的取出,软骨的磨削和半月板的切除术。彻底的清除随关节退变出现的机械性、刺激性产物,被认为可以缓解症状并阻止疾病进展[18]。症状缓解的理论解释包括清除碎片粒子和降解酶类,生理盐水的麻醉效应,氯离子对疼痛刺激的干扰。

有报道 77%的患者在行膝关节开放性清创术后超过 6 个月的时间内获得了主观上的成功[11,12]。关节镜的发明使人们重新认识了清创术的概念,因为它避免了手术大切口和对伸肌机械性能的干扰,从而减少了术后疼痛,而且恢复期缩短。Sprague 认为这种手术是一种有效的、伤残率低的治疗手段,因为他治疗的 74%的患者在 1 年后仍然处于缓解状态[32]。在 Timoney 等进行的一项对 109 例患者的回顾性分析中,关节镜术后 4 年随访时 45%的患者有良好的结果[34]。这些作者得出这样的结论,这种手术对于特定的患者是有帮助的,尽管术后 6 个月时的早期失败率为 27%。Rand 提出,在关节冲洗的同时关节镜下切除不稳定的半月板碎片是有益的;然而,进一步关节退变会影响到手术的效果[26]。对于有症状的典型退变性半月板撕裂患者可以施行该手术,但是下肢力线不正或 X 线片提示晚期骨性关节炎者除外。其他的一些作者没有区分出半月板撕裂与否对手术结果的影响,这表明半月板撕裂可能是膝骨性关节炎患者中的一个偶然发现[34]。术后 X 线评估也发现在回顾性分析中 50 岁以上的患者与手术效果相关[2]。在非负重 X 线片上关节间隙大于

表 121-1 关节软骨退变的分类

分期	特点
Ⅰ	变软
Ⅱ	纤维化
Ⅲ	有裂隙达软骨下骨
Ⅳ	缺损-暴露骨板

Modified from Bullough et al, with permission.

1 mm 者手术的优良率为 68%，而关节间隙小于 1 mm 者的优良率仅为 29%。Salisbury 等建议伴有内翻畸形的患者不应该考虑关节镜下清理术，因为 94%的下肢力线正常患者获得了良好的效果，而仅 32%的内翻畸形患者取得了同样的效果[30]。Ogilvie-Harris 和 Fitsialos 对 441 例退变性关节炎患者行关节镜下清理术，并进行回顾性研究，发现 60%的患者症状缓解期至少 2 年。效果最好的是那些病情轻、下肢力线正常和伴有不稳定的半月板撕裂患者。双髁病变、力线不正和软骨钙质沉着病与成功率低相关。作者们都建议关节镜检查应该用于伴随如绞锁、打软腿等机械性症状的退变性疾病患者[24]。Baumgaertner 和他的同事们报道了 49 例膝关节镜下清创术，2/3 的患者 X 线片显示了严重的骨性关节炎[3]。症状持续时间短、机械症状、轻到中度的 X 线片表现和晶体沉积与手术效果相关联。在术后 33 个月随访时 47%被认为是失败的。McLaren 和他的同事们不能确定任何与结果相关的因素[19]。他们通过回顾性分析 171 例患者，得出这样的结论：在关节镜下清创术后 1/3 的患者症状显著改善，但不像预期的那么好。这里有一项涉及 254 例退变性关节炎患者的前瞻性研究，这些患者有中到重度的膝关节疼痛，在关节镜下清创术后近 4 年时对其进行再次检查[1]。75%的患者有轻微不适，而且症状得到改善，85%的患者对治疗效果表示满意。单纯处理半月板损伤，而退行性变不严重的患者获得了最好的效果。作者总结到该手术可以有效地缓解症状，但是在前瞻性分析中没有包括一个对照组。

对于文献中的偏差可以做出这样的解释：病例入选原则不同，手术过程不同，以及结果评估方法不同。内在的选择偏见和干涉偏见使得很难确定关节镜下清创术对膝关节炎的作用。一项前瞻性研究涉及 20 例单侧中度骨性关节炎患者，将其随机地分为单纯关节镜下灌洗组和关节镜下清创组（清除所有骨赘）[9]。在术后 6 周和 12 周进行股四头肌等功能的客观测量，关节灌洗组显示了一些改善，而关节镜下清理组则无改善。两种方法都没能显著地改善患者的症状。Moseley 等对 10 例有症状的膝骨性关节炎患者进行了一个前瞻性的、随机的、安慰剂对照试验[22]。所有患者和进行术后评估的医师均不知道是何种治疗。5 例患者被随机地分入对照组，仅在其皮肤上戳 3 个小口，3 例患者仅行关节镜下灌洗，2 例患者行标准的关节镜下清创术。有趣的是，仅在皮肤上做切口的患者在术后 6 个月随访时膝关节疼痛有所改善。对照组 5 例中的 4 例患者认为这种手术是有价值的，并向他们的家人和朋友推荐这种手术。活动水平和物理查体与术前相比没有变化。关节镜下灌洗和关节镜下清创术患者获得了类似的结果。尽管病例数较少，但这项前瞻性的试验展示了一次对临床本质研究的勇敢尝试，并引起了对关节镜治疗骨性关节炎缓解疼痛的真正原因的探讨。一个较大样本的研究被用来更明确地阐述关节镜的安慰剂效应和关节镜下清创术对膝骨性关节炎的真正效果。采取病例入选原则，足够多的病例数，双盲法和可重复的结果测量的随机对照临床试验，与回顾性或无对照的前瞻性研究相比，将会得出更可靠的信息[16]。

关节镜检查在疾病的自然发展过程中不能被认为有任何明显的作用。关节镜下清创术对一些患者可以短期改善症状，但是没有解决关节面软骨破坏的根本问题。对一些下肢力线正常和轻到中度单间室退变性疾病患者，如果非手术治疗失败，可以考虑关节镜治疗。关节镜下清理术，半月板部分切除术和(或)游离体摘除的适应证包括单一的主诉，如急性起病、定位明确的关节线疼痛，持续的关节积液，传染性疾病或绞锁和 X 线显示的轻到中度退行性变。患者必须咨询疾病的潜在过程，关节镜手术所能达到的有限目标，和将来可能要行关节重建手术。

软骨下骨钻孔/微骨折术

关节镜下对骨暴露部位进行钻孔，与清理术同时进行，可用来治疗退变膝关节软骨缺损的局限性病变（图 121-1）。最终血肿会转变成修复的纤维软骨，部分恢复关节面的形状，改善症状，并延缓关节重建手术。Richards 报道了对 22 例患者行关节镜下清理术和钻孔术的效果[27]。回顾性分析表明在 25 个月随访时 80%的患者症状得到改善。关节镜下清理术和微骨折术也已经用于治疗全层软骨缺损[29]。患者的分类不是看其发生的骨性关节炎,而是这样分类的:“慢性全层软骨缺损,伴软骨下骨暴露、深裂隙或鹅卵石边缘。”用刨削器清理残余的软骨碎片,形成一垂直的边缘。然后在软骨缺损区软骨下骨暴露部位用锥子钻多个孔或造成局部“微骨折”。一般认为锥子与钻头或磨钻相比,产热较少,造成的热损伤也小。“微骨折”使得血凝块很好地附着在软骨下骨,从而可以促进纤维软骨的形成。建议每天使用持续被动活动仪(CPM)进行功能锻炼 6~8 小时,并建议术后 8 周内触地轻负重活动。鼓励主动屈伸膝关节训练,每天 3 组,数百次。仅得到了这种关节镜技术结果的有限信息。Steadman 和他的同事们从 1985 年已经对 298 例患者施行了关节镜下清理术和微骨折术。这个系列中的一个亚组,77 例患者接受了由 Rodrigo 等进行的二次关节镜检查[29]。他们发现持续 8 周每天 6 小时的 CPM 训练,与不使用 CPM 治疗的同样方法相比,会更好地促进病变愈合。在软骨成形术后 6 年随访时,术前疼痛的改善在使用 CPM 组为 63%,不使用 CPM 组为 55%。作者强调不可能推论出患者功能状态分析的结果。然而,全部患者最初的资料显示在以下几个方面有很大的改善:术后疼痛的功能评分,日常活动,剧烈的运动,紧张的工作和坐位工作。这种改善好像逐渐地发生在 3 年以上的时间内,并可维持至少 5 年。

关节镜下清理术和钻孔术或软骨下骨部位的微骨折术,代表促进纤维软骨生长的技术。目前对于适应证、禁忌证和手术疗效没有确定的结论。纤维软骨的生长可以短期改善主观症状和关节表面的表现,但是这种修复的长期反应和耐用性仍然存在疑问。

磨造关节成形术

关节镜下磨造关节成形术也是一种刺激软骨再生的方法。清除表面的坏死骨质,暴露硬化区内的血管网,从而为血凝块提供一个附着面。纤维组织形成并化生为修复的纤维软骨,主要由Ⅰ型Ⅱ型胶原组成。在磨造关节后 9 个月纤维软骨附着于下面的骨和邻近的透明软骨[13]。虽然关节镜活检和 X 线片证实了术后 4 年时该组织的完整性,但是对其真正的作用和耐久性还不清楚[13]。

关节镜下磨造关节成形术的手术技术和临床经验来自于 Lanny Johnson 博士的前期工作[13]。先前的实验证据要求穿透骨皮质达到松质骨,以接触到多能细胞并激发修复反应。Johnson 观察到硬化区内未达到软骨下骨的皮质内缺损没有小血管被覆。二次关节镜检查显示了在清理术表面的区域有修复组织岛形成。磨造的硬化区在 8 周时仍然可见小血管,在此期间必须要避免负重以促进向纤维软骨的转化。Johnson 建议使用动力切割器械来进行深 1~2 mm 的磨造。将磨造范围扩展到退变软骨附近 1~2 mm 可以促进生物学黏附。不应该清除次全层退变的透明软骨。术后 8 周要求非负重活动。

对 104 例伴有休息痛或夜间痛,并有退行性关节炎 X 线片证据的患者施行了关节镜下磨造关节成形术[13]。95 例患者(99 个膝关节)在术后最少 2 年时进行

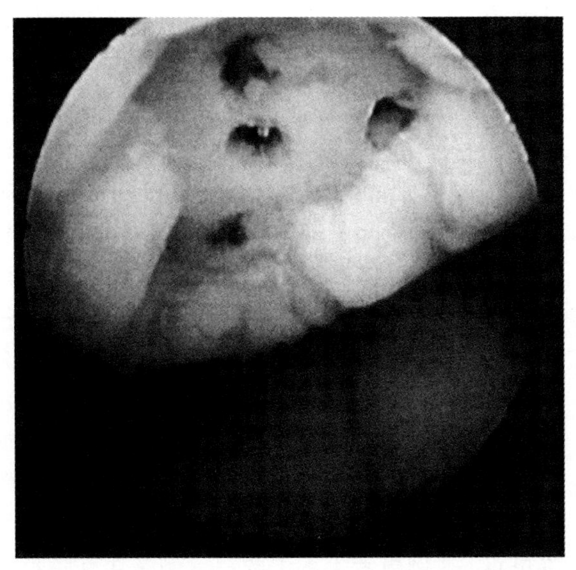
A

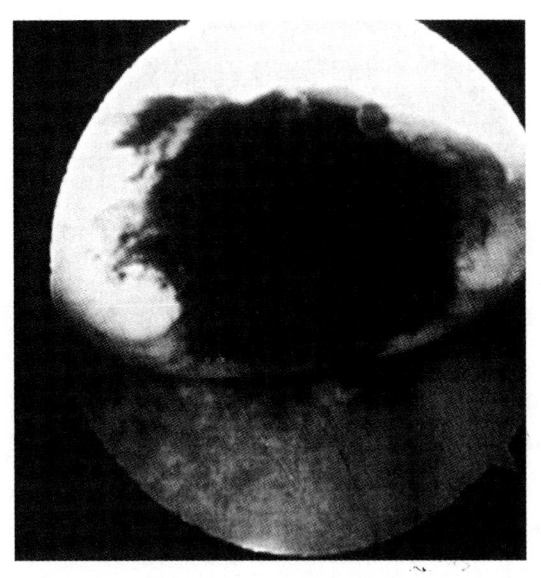
B

图 121-1　全层软骨缺损后钻孔的关节镜影像(A)和之后形成的局部血肿(B)。

了问卷调查或回访检查。主观评估包括78%较好，15%无变化，7%加重。没有发生并发症，7例患者行二次手术，包括1例关节切开术，3例截骨术和3例全膝关节成形术。比较了64例膝关节术前与术后的X线片。31例由于纤维软骨的再生造成关节间隙增宽。术后4年进行的活检显示了典型的纤维软骨修复，黏多糖染色阳性，潮线的再形成。Friedman和他的同事对73例患者施行了磨造关节成形术和机械性清理术，其中60%症状有改善[8]。在术后平均12个月随访时83%的患者仍然有不同程度的疼痛。最好的结果是40岁以下的人群。Bert和Maschka回顾性地研究了关节镜对单间室膝关节病的治疗，分析了67例单纯行清理术的患者和59例联合磨造关节成形术和清理术的患者[4]。对拒绝接受术后6周非负重活动的患者仅行关节镜下清理术。术后5年随访时通过特种手术住院(HSS)评分将结果分级。磨造关节成形术组51%获得了好或非常好的效果，16%获得了相当的效果，33%效果不好。有趣的是30个膝关节中的1/3有关节间隙增宽的X线证据，但是症状没有改善，甚至实际上还有所加重。单纯行清理术组66%效果好或非常好，13%效果一般，21%效果不好。结果不好的12个膝关节时间上症状加重，而且10例需要行全膝关节成形术。这组病例中的结果完全是不可预知的，而且好像与患者的年龄、体重、手术史、单间室疾病的程度以及力线不正是不相关的。

细致的手术操作技术可以促进修复的纤维软骨形成。磨造关节成形术对于炎症性关节炎或存在严重的膝关节僵直、畸形或不稳患者都是禁忌。不能耐受在术后2个月非负重活动的患者不能进行此手术。修复组织的耐久性仍然是一个问题，这种手术的长期效果需要进一步研究。对于因局限性退变性关节炎造成的休息痛患者，不伴有力线不正或关节不稳，在患者同意的情况下可以考虑行关节镜下磨造关节成形术。

碳纤维移植术

将编织的碳纤维垫或棒移植入骨软骨缺损区，可以为动物模型和人膝关节提供一个非反应性的纤维层。碳纤维诱导胶原沿细纤维的方向分布，而且好像与身体有很好的相容性。已经通过骨软骨缺损的兔模型和关节不稳诱导的骨性关节炎兔模型研究了碳纤维移植[10,17,20,21,23,25]。对修复组织的生物力学、组织学和MRI分析表明胶原组织周围有新骨形成。

Minns和他的同事通过切断交叉韧带和摘除内侧或外侧半月板来制作兔骨性关节炎的模型[21]。碳纤维栓子在初次手术和8周后被植入。2周、18周时的组织学分析表明围绕碳纤维束的纤维组织周围，有与之平行的胶原和附近的新骨。没有发现关节腔内有断裂的碳纤维基质，周围的组织或区域淋巴结结节。

碳纤维垫还被植入兔髌骨的骨软骨缺损区，以确定生物学和机械性反应[20]。植入3个月后的变形应力试验揭示纤维基质的强度是碳纤维垫本身的5倍，但仅是完整的髌骨关节软骨强度的1/5。因为碳纤维垫没有降低负荷的作用，基质中的生物学材料为修复组织提供了黏弹性。在下肢应力强度下，修复组织的表面比关节软骨更具顺应性。纤维基质的组织学分析证实主要是1型胶原，血管的增生不伴有严重的炎症反应。

兔模型中的碳纤维移植没有发现软骨细胞或分化的透明软骨基质。高度血管化的纤维性修复组织填充了缺损区，并形成一个平滑的表面，这可能会保护下面的骨质。纤维性的修复反应，向胶原分化的倾向和对缺损区表面的覆盖都优于单纯的软骨下骨钻孔。在试验模型中没有发现肿瘤；然而，仍然缺乏对碳纤维诱发恶变的长期研究。

目前对碳纤维移植的临床经验仍然是有限的[23,25]。手术技术包括准备关节面的缺损区，用磨钻将软骨下骨挖去2~3 mm。可以置入3 mm厚的编织状碳纤维块或直径3 mm的编织碳纤维棒。挖掘缺损区的边缘形成一个边框，并将碳纤维垫切割成该形状以便可以嵌入并保持稳定，而不需要特殊的固定(图121-2A)[33]。碳纤维棒要置入10 mm深的孔内，并与关节面平齐(图121-2B,C)。术后48小时患者即可以开始膝关节活动范围的训练，术后6周可以拄双拐进行负重练习。

Muckle和Minns报道了47例，其中23例行胫股关节的碳纤维垫移植术，24例行髌骨的碳纤维垫植入术[23]。在术后平均3年(2.5~5.5年)时进行了临床和关节镜下的评估，除了确定移植物的稳定性和关节面的平整外，还对疼痛和滑膜炎进行了评估。并同时获得了滑膜组织和关节面的活检标本。77%的患者获得了非常好或较好的效果；然而，没能提供分级系统的特定原则。在碳纤维垫植入髌骨后超过70%的患者摩擦音减轻。关节腔内没有肉眼可见到的滑膜炎或碳纤维颗粒。恢复了正常的关节结构，关节软骨与纤维组织间形成平滑的过渡。滑膜活检显示了轻度广泛的碳纤维斑点。2例患者手术失败；一例是伴有胫骨平台骨折，另一例是由于进行性的关节面退变而需要行膝关

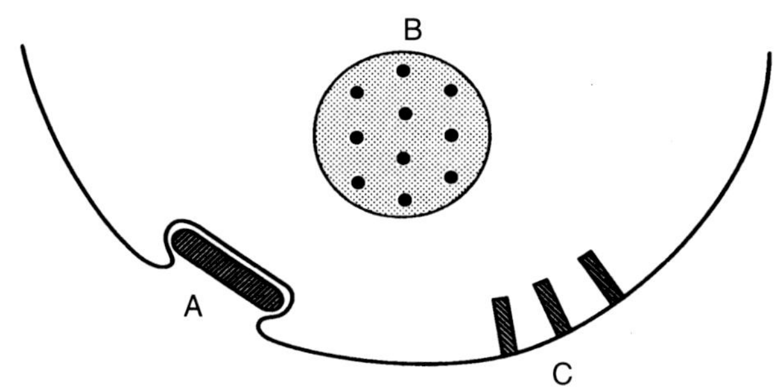

图 121-2　碳纤维植入技术。(A)编织的碳纤维垫插入缺损区。(B)暴露软骨下骨,间隔 10 mm 放置碳纤维棒。(C)碳纤维棒正好在关节面以下。(From Stuart[33], with permission.)

节置换术。

Ponger 和他的同事对 123 例膝关节进行了碳纤维垫和棒的植入术[25]。96 例患者在术后 9 个月到 5 年时进行随访,伴有剥脱性骨软骨炎[8],髌骨软骨软化[31]和髌股关节或内侧胫股关节的早期骨性关节炎[57]。在患者的髌骨、股骨滑车或股骨髁有原纤维形成或软骨损伤达软骨下骨。所有患者都没有交叉韧带的损伤。所有患者都进行了物理查体、X 线片检查以及包括一份问卷和视觉模拟疼痛评分在内的主观评估。66%的患者疼痛改善,23%无变化,11%疼痛加重。平均模拟疼痛评分(满分 10 分)由术前的 5.6 降至 2.4。仅 37%的患者活动水平有改善(行走时间),47%无变化,26%的患者有加重。术后效果 35%极好,35%好,15%一般,13% 差。客观结果与主观评估相平行;但是没有报道物理查体的项目及结果。X 线分析显示关节间隙、软骨下骨硬化和骨赘的形成没有变化。

碳纤维移植术以其低风险性和易操作性是一项很受欢迎的技术。诱导形成的修复组织的生物力学效应和耐久性还不清楚。有必要进行另外的基础科学研究和精心设计的临床试验,来确定这种方法对治疗局限性关节软骨缺损的效果。目前碳纤维移植术不能用于治疗膝关节的单间室关节炎。

并发症

关节镜手术的并发症不常见, 而且通常很小,但是随着技术要求的不断增高手术的危险性也有所增加[28,31]。关节镜治疗退变性关节炎的患者死亡率低,而且并发症少。文献中大量的回顾性研究系列没有报道并发症的情况,尽管是肯定要发生的。文献报道中并发症的发生率从 7%~31%不等[26,32,34]。已证实的膝关节镜并发症见表 121-2。

术前仔细的防护和术中精心的注意会减少这些并发症。不能对退变性膝关节轻易地行关节镜治疗,因为任何手术都存在内在的风险。

结论

关节透明软骨是非常耐用的,可以承受长期存在的反复撞击和剪切力负荷。这种复杂的材料对关节功能是很关键的,但是修复潜力非常有限。膝关节表面的损伤可能造成短期和长期的疾病。创伤后退变性关节炎的病因是多方面的;然而,软骨和骨软骨骨折,半月板的缺失,反复的关节不稳和轴向力线异常会导致膝关节面的退变。导致这种退变失败的关键是目前没有可靠的方法来恢复膝关节的软骨面(第 129 章)。必须要认识到并强调机械轴的纠正和病理性松弛的消除是基本的问题。

关节镜下清理术和软骨成形术治疗慢性软骨损伤的效果是不确定、不完全和一过性的症状缓解。修复组织的耐用性仍然是一个令人忧虑的问题, 这些

表 121-2　报道的膝关节镜并发症

麻醉相关的
局麻:表皮脱落,癫痫大发作,水疱和注射部位的感染
脊髓麻醉:尿潴留,心跳骤停,呼吸骤停,一过性上行性麻痹
全麻:心律不齐,肺炎,呼吸性肺炎,其他
设备故障/损坏
韧带损伤(内侧副韧带)
神经损伤(腓侧隐静脉)
止血带相关损伤
血管损伤
关节积血
关节僵硬
疼痛加重
反射性交感神经营养障碍
间隔室综合征
感染
血栓栓塞
胫骨平台骨折
股骨骨折
髌前滑囊炎

手术的长期效果需要进一步的研究。由局限性退行性关节炎引起的休息痛患者,如果不伴有相关的力线不正或关节不稳,而且患者很配合,在经过正规的评估后可以考虑行关节镜治疗。碳纤维移植术以其显著的低风险性和易操作性成为一项很受欢迎的技术。诱导形成的修复组织的生物力学特性及其耐用性还不清楚。需要进一步的基础科学研究和精心设计的临床试验来决定关节镜下清理术和软骨成形术是否能缓解症状,并通过替代被破坏的或病态的透明软骨以阻止关节面的进一步退变。尽管假体关节成形术已获得成功,但是对于年轻人、活动更多的患者,慢性软骨损伤和关节病仍然是没有解决的问题。关节镜检查是一种很受欢迎的方法,可能有助于在行重建性手术之前为患者赢得一些时间。拥有确定的入选标准、足够多的病例数和有效的、可重复的结果测量方法的随机、对照试验,将会为关节镜手术治疗膝关节单间室疾病的风险和效益提供最公正的评估结果。

作者的建议

仔细地选择下肢力线正常和轻到中度单间室退变性疾病的患者,如果非手术方法治疗失败,可以考虑行关节镜治疗。关节镜下清理术、半月板部分切除术和(或)游离体摘除术的适应证包括个别的主诉,如急性起病、定位明确的关节线疼痛,持续的关节渗出,打软腿或绞锁,以及轻到中度的X线退行性改变。仅在骨赘造成疼痛性撞击或妨碍膝关节活动时,用骨凿或磨钻将其清除。对于位于股骨内髁或外髁的局限性全层软骨缺损,如果膝关节的其他部位软骨受影响不是很大,而且患者同意在术后进行CPM训练和非负重活动,可以行软骨下骨钻孔术或微骨折术。必须告知患者疾病的潜在发展过程,关节镜手术所能达到的有限目标,潜在的并发症,以及将来有可能需要行重建性手术。

(赵力 李世民 译 李鑫鑫 校)

参考文献

1. Aichroth PM, Patel DV, Moyes ST: A prospective review of arthroscopic debridement for degenerative joint disease of the knee. Int Orthop 15:351, 1991
2. Anderson JK, Goldstein WM: Arthroscopy in patients over the age of 50 years. Am J Arthroscopy 1:15, 1991
3. Baumgaertner MR, Cannon WD Jr, Vittori JM et al: Arthroscopic debridement of the arthritic knee. Clin Orthop Rel Res 253:197, 1990
4. Bert JM, Maschka K: The arthroscopic treatment of unicompartmental gonarthrosis: a five-year follow-up study of abrasion arthroplasty plus arthroscopic debridement and arthroscopic debridement alone. Arthroscopy 5:25, 1989
5. Bullough P, Goodfellow J, O'Connor J: The relationship between degenerative changes and load-bearing in the human hip. J Bone Joint Surg 55B:746, 1973
6. Burks RT: Arthroscopy and degenerative arthritis of the knee: a review of the literature. Arthroscopy 6:43, 1990
7. Casscells SW: What, if any, are the indications for arthroscopic debridement of the osteoarthritic knee. Arthroscopy 6:169, 1990
8. Friedman MJ, Berasi CC, Fox JM et al: Preliminary results with abrasion arthroplasty in the osteoarthritic knee. Clin Orthop Rel Res 182:200, 1984
9. Gibson JNA, White MD, Chapman VM, Strachan RK: Arthroscopic lavage and debridement for osteoarthritis of the knee. J Bone Joint Surg 74B:534, 1992
10. Hart JL, Butorac RB: Articular resurfacing with carbon fibre implants. J Bone Joint Surg 72B:1103, 1990
11. Insall JN: Intra-articular surgery for degenerative arthritis of the knee. J Bone Joint Surg 49B:211, 1967
12. Insall JN: The Pridie debridement operation for osteoarthritis of the knee. Clin Orthop 101:61, 1974
13. Johnson LL: Arthroscopic abrasion arthroplasty historical and pathologic perspective: present status. Arthroscopy 2:54, 1986
14. Keene JS, Dyreby JR: High tibial osteotomy in the treatment of osteoarthritis of the knee. J Bone Joint Surg 65A:36, 1983
15. Keene JS, Monson DK, Roberts JM, Dyreby JR: Evaluation of patients for high tibial osteotomy. Clin Orthop Rel Res 243:157, 1989
16. Laupacis A, Rorabeck CH, Bourne RB et al: Randomized trials in orthopaedics: why, how, when. J Bone Joint Surg 71A:535, 1989
17. Litchfield R, Fowler PJ, Vellet D, Carter T: Carbon fibre implants for osteochondral defect repairs in a rabbit model. Orthop Trans 14:711, 1990
18. Magnuson PB: Joint debridement: surgical treatment of degenerative arthritis. Surg Gynecol Obtet 73:1, 1941
19. McLaren AC, Blokker CP, Fowler PJ et al: Arthroscopic debridement of the knee for osteoarthritis. Can J Surg 34:595, 1991
20. Minns RJ, Muckle DS: Mechanical and histological response of carbon fibre pads implanted in the rabbit patella. Biomaterials 10:272, 1989
21. Minns RJ, Muckle DS, Donkin JE: The repair of osteochondral defects in osteoarthritic rabbit knees by the use of carbon fibre. Biomaterials 3:81, 1982
22. Moseley JB, Wray NP, Kuykendall D et al: Arthroscopic treatment of osteoarthritis of the knee: a prospective, randomized, placebo controlled trial: results of a pilot study. Presented at the 1994 Specialty Day Meeting of the American Orthopaedic Society for Sports Medicine, New Orleans, February 27, 1994
23. Muckle DS, Minns RJ: Biological response to woven carbon fibre pads in the knee: a clinical and experimental study. J Bone Joint Surg 72B:60, 1990
24. Ogilvie-Harris DJ, Fitsialos DP: Arthroscopic management of the degenerative knee. Arthroscopy 7:151, 1991

25. Ponger P, Betts J, Muckle DS, Bently G: Woven carbon surface replacement in the knee: independent clinical review. Biomaterials 13:1070, 1992
26. Rand JA: Role of arthroscopy in osteoarthritis of the knee. Arthroscopy 7:358, 1991
27. Richards RN Jr, Lonergan R: Arthroscopic surgery for the relief of pain in the osteoarthritic knee. Orthopedics 7:1705, 1984
28. Rodeo SA, Forster RA, Weiland AJ: Current concepts review: neurological complications due to arthroscopy. J Bone Joint Surg 75A:917, 1993
29. Rodrigo JJ, Steadman JR, Silliman JF, Fulstone HA: Improvement of full-thickness chondral defect healing in the human knee after debridement and microfracture using continuous passive motion. Am J Knee Surg 73:109, 1994
30. Salisbury RB, Nottage WM, Gardner V: The effect of alignment on results in arthroscopic debridement of the degenerative knee. Clin Orthop Rel Res 198:268, 1985
31. Small NC: Complications in arthroscopy: the knee and other joints. Arthroscopy 2:253, 1986
32. Sprague NF: Arthroscopic debridement for degenerative knee joint disease. Clin Orthop Rel Res 160:118, 1981
33. Stuart MJ: Treatment of chronic chondral injuries. Sports Med Arthroscopy Rev 2:50, 1994
34. Timoney JM, Kneisl JS, Barrack RL, Alexander AH: Arthroscopy in the osteoarthritic knee: long-term follow-up. Orthop Rev 19:371, 1990

第 122 章

内髁疾病：胫骨截骨术

Bernard F. Morrey

Jakson[28,30]和 Gariepy[18] 于 20 世纪 50 年代末期[32]提出了以胫骨近端截骨术治疗骨性关节炎的新概念。在美国，Coventry 定义并推广该技术，许多现在的想法都是基于 Coventry 最初的实践[10-12]及早期的定义性报道[13]。

适应证

胫骨近端截骨术的适应证是累及内髁的退行性关节炎年轻患者。在这种背景下，年轻患者指的是年龄 65 岁以下。一般患者甚至如累及单髁的类风湿性关节炎中也不能采用这种方式[9,10]，其成功率低于 20%[2]。另外，在 40~50 岁的中年人中，疗效也不可靠。

胫骨截骨术用于继发性骨性关节炎的报道相对更少，该病好发于 40 岁以下的患者，这种治疗方法正逐渐获得认可[31,43]。Mayo Clinic 的试验表明，除了继发性关节炎外，大约 75%的患者在平均随访 7 年中有满意的效果(表 122-1)。在局限性疾病或骨软骨炎中效果较好，在内侧和(或)外侧半月板切除术患者中效果较差[43]。

外翻畸形

膝关节外翻畸形和外髁关节炎较内髁疾病更少见。常见于女性，股骨内翻截骨术是治疗方式(第 123 章)。虽然许多作者认为内翻截骨术对外髁疾病是相对禁忌的[53]，然而，Loventry[12]和 Romieri[50]等许多近期报道揭示，对于轻度外翻改变(小于 12°)的患者，用闭合内侧胫骨楔形截骨术可以获得有效的治疗。

禁忌证

年龄

65 岁以上不适合行截骨术，而更适合行膝关节置换术或单髁置换术(第 114 章)。

关节倾斜

关节倾斜角度大于 10°一般被认为是胫骨截骨术的禁忌证，因为其不能有效地纠正关节倾斜角度，然而也有一些报道称超过 14°关节外侧倾斜与远期功能障碍的高发生率无关[45]。

成角畸形

内翻角度大于 10°是可以被截骨术纠正的上限。因为一些多余的骨赘须被清理，以使肢端适当的排列和功能得到恢复。

外侧关节受累

Jacob[30]提出的胫骨截骨术的禁忌证包括从外翻应力角度看外侧间隙狭窄，这种情况提示不能承受截骨术带来的压力。

髌股关节炎

Deves 报道在截骨术前或术后有较高的髌股关节炎的发生率[15]。虽然他认为这种情况是手术禁忌的，但是许多作者认为轻度的髌股关节炎症状可随着角度排列的改变而改变，因此认为其不是禁忌证[11]。

术前活动

Raneria 等认为残余的屈曲挛缩和长期功能受限有一定相关性[50]。屈曲挛缩大于 15°或者大于 20°是胫骨截骨术的禁忌证。此外，屈曲小于 90°是相对合理的选择标准。

半脱位

外侧股骨半脱位大于 1 cm 预后较差，因此被认为是禁忌。然而，凭我们的经验，半脱位的程度与大于

表 122-1 近端胫骨截骨术治疗继发性关节炎的疗效

诊断	数量	满意度(%)	随访(年)
骨折	11	82	7.5
内侧半月板切除	11	79	7.9
骨软骨病	7	100	7.8
内外侧半月板切除	4	0	7.0

Modified from Morrey[43], with permission.

10°的内翻角度有关。因此我认为半脱位是由于排列不齐,遗传等继发因素所致,因此它本身不应该被认为是手术禁忌证。

不稳定

外侧副韧带缺乏对于某些患者属于手术禁忌证。但不是全部[16],内侧副韧带缺乏也被认为是手术禁忌[30a]。

选择和预后因素

截骨术的预后已被广泛关注。从某种程度讲,这种变异与适应证和禁忌证同样引起争论。减肥以及控制到理想体重非常重要。Coventry 等证实如果一个人的体重等于或少于理想体重的 1.3 倍,随访 5 年的满意率为 90%[13],然而,如果这些患者超过他们的理想体重,5 年的满意率为 80%, 接近理想体重患者的 10 年随访满意率大约在 80%, 而超过理想体重患者的满意率为 60%, 当纠正理想的角度时这种特性更明显。值得注意的是男性预后较差[19],可能是因为男性活动更多或体重过重而导致继发性关节炎, 伴有退行性骨性关节炎的男性患者与女性患者比较预后无差异性。目前普遍认为一旦决定行截骨术则宜早不宜晚。症状拖延时间越长,内翻畸形可能性越大,内翻大于 15°的患者预后差。胫骨半脱位也被认为是不祥的预兆[12,26],可能与严重的内翻畸形有关。病程长短是重要的预后特征之一, 因此手术时机宜早不宜晚[19,44,45,52]。

髌骨、髌股关节综合征和截骨术已引起许多专家的兴趣[4]。髌股关节炎一般认为与膝关节炎并存[10,15]。因此,一些专家建议常规行外侧韧带松解术或胫骨结节前置术以减轻髌股关节压力[47,51]。然而,许多人认为除非髌股关节综合征非常严重,否则手术对于远期预后没有明显影响。Putnam 及助手报道截骨术辅以 Maguet 型髌韧带提升术可达到 88%的成功率[49]。

其他人也努力提供截骨术预后情况。放射性骨扫描不能提供明确结果, 不再被推荐用于截骨术早期。关节镜作为截骨术的理想替代方法,已经尝试性应用于 60 名膝关节疾病患者并随访 2 年以上[35]。这些调查显示在关节镜中外髁表面不能提供预后价值,因此不被持续应用。我们已经评价了约 125 名先前曾使用过关节镜的行截骨术患者的预后, 我们初步经验证实 Reene 的观点: 即外髁表面的粗糙程度对预后无明显作用。

在本文中,磁共振作为术前检查手段对于决定是否行胫骨近端截骨术没有意义。虽然目前还没有文字上的报道,然而曾进行 MRI 扫描的手术患者似乎已经证实了这一点,并为我们提供了适当的评价,非常遗憾的是,缺乏逻辑上或数据上的支持。

术前评估

前后负重位 X 线片对于实施这项手术是最基本的要求,并需要更加精确的评估方式。现在很多医师推荐用以髋到踝全长胶片测量机械轴 (图 122-1) [41,61]。

解剖轴的变化一般因人而异(图 122-1)。Johnson 等[33]以及 Hsu[25]等已经根据胫骨近端压力的分布(图 122-2)分析了机械轴和解剖轴的关系。基于这项研究和临床实践,建议术前评估对于机械轴可以“矫枉过正”,也就是说使机械轴通过外髁,因此得到轻度的外翻角度(2°~3°)[1]。Fujisawa 等人仔细研究了机械轴和截骨结果的关系, 建议机械轴应位于胫骨中线外侧,大约外侧胫骨平台的 1/3[17]。这项建议为其他人所接受[41],并认为“矫枉过正”可减少内翻的复发。图 122-1 应该考虑到机械轴和解剖轴存在个体差异。并强调下肢全长 X 线片作为术前计划的重要性和必要性。

最近的步态分析强调了在步态中膝关节动力学的重要性[48]。这项研究认为内收肌的运动对于截骨术是一项重要的预后特征。不幸的是,这种信息仅仅在复杂步态试验中获得,还没有在常规矫形外科中得到应用。有趣的是,对 28 名膝关节疾病患者长期随访发现,在截骨术早期对生物力学进行评价显示在 3~9 年中, 14 名低运动量患者效果较好, 而仅仅 9/14 的高运动量患者结果较好。此外,外科手术后内收肌过早运动则失败率高[61]。

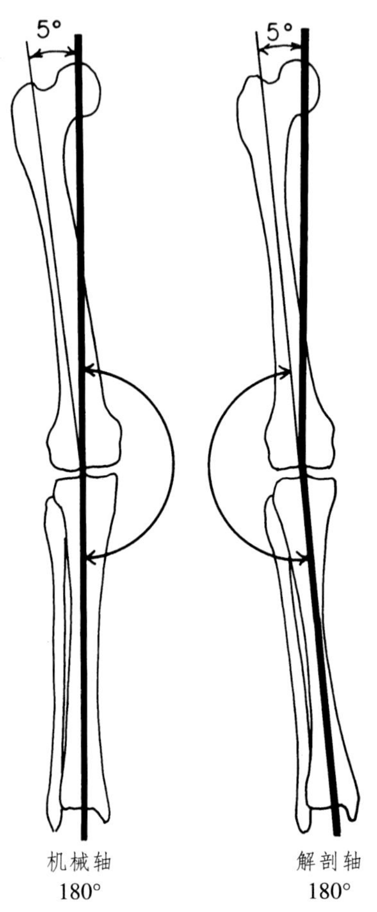

图 122–1 应该考虑到机械轴和解剖轴存在个体差异,并强调下肢全长 X 线片作为术前计划的重要性和必要性。

手术技术

术前计划

外科手术计划有许多种。股骨干全长片对于机械轴的重建或矫枉过正很重要。最简单的方法是从股骨头中心到外侧脊柱的外侧缘画一条线，并从脊柱外侧缘到踝中心画一条线。这条线代表了可矫正的角度,从 X 线片上可以得到证实(图 122–3)。手术过程中务必要小心谨慎,虽然也可使用复杂的方法,但这种方法是最简单、最容易理解的。

我们分析了机械轴和解剖轴的相关性。在许多病例中,8°~10°解剖轴并伴轻度偏外的机械轴是最佳位置,并且对于外科医师而言,不必进行复杂的生物力学实验或其他技术就能获得理想的矫形。

近端楔形截骨术(改良 Coventry)

我们改良了 Loventry 描述的外侧闭合楔形截骨术,包括横向皮肤切口,近端胫腓关节切除术,楔形截骨的切除方法及 U 型钉固定法。

患者平卧位,髋关节下部平放一治疗巾,可以使用止血带,术侧肢体用手术单覆盖。膝关节可屈曲 90°(图 122–4A)。从髌腱外侧缘到腓骨颈后缘切一横切口,这种切口和关节线平行,为关节线远端大约 3 cm。曲棍球棒形切口可以松解胫前肌，自其在胫骨的起点,到腓骨前缘远端大约 2 cm (图 122–4B)。胫前肌投影到胫骨嵴,并辨别出胫腓关节。应该注意到的是,腓骨关节结构上的变化大,有时其位置相当靠后。在切除腓骨关节小平面时应非常仔细地进入和松解近端的胫腓关节,腓骨关节小平面用一个 13 mm 长的弧形骨凿及一个小的咬骨钳(图 122–4C)。膝关节平伸,用尖刀切开，用膝关节牵开器将髌腱自胫骨处提起。膝关节屈曲 90°,把一个有韧性的牵开器弯曲,放在膝关节后面的保护血管。将髌腱后面的膝关节牵开器轻

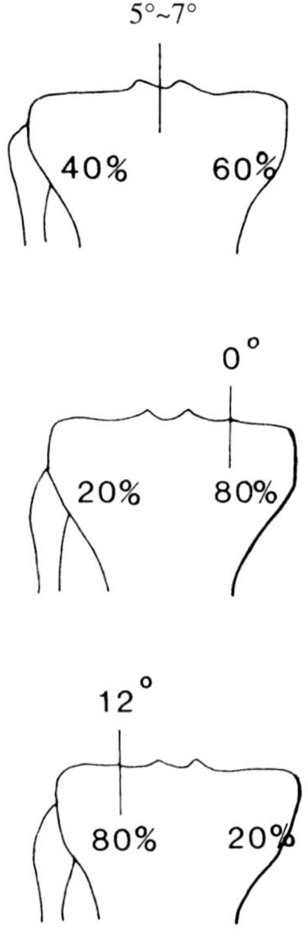

图 122–2 负荷分布和机械轴。根据 Johnson[33]等数据显示的机械轴和解剖轴的关系,标注了当压力在两侧髁的分布为 80%和 20%时,机械轴的不对称。

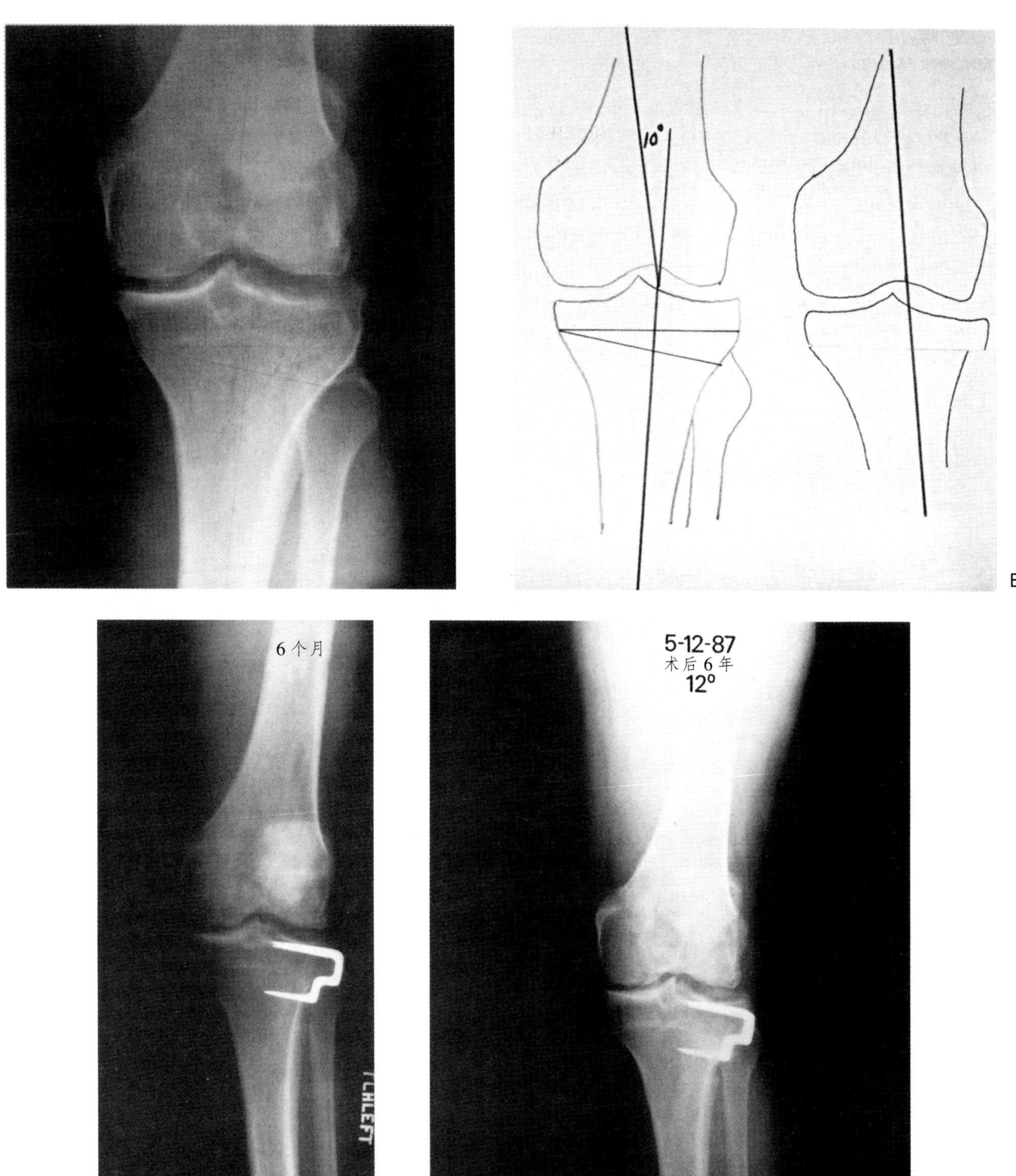

图 122-3　(A)54 岁内侧关节炎男性患者。(B)计算股骨机械轴和胫骨解剖轴,提供理想的矫形角度。(C)利用绘图工具确定理想的矫形角度及对机械轴的影响。(D)获得可重复的矫形,及满意的术后长期疗效。

轻旋转，打开髌腱和胫骨的间隙。打入斯氏针，入针点位于胫前肌在胫骨嵴起点的中点，平行关节线穿过胫骨近端。如果有必要，可在透视下指引入针的方向。针贯穿内侧，并可摸到针尖(图 122-4D)。第二枚斯氏针标记所截骨的宽度，与近端针交叉，或内侧皮质前。按照术前截骨宽度（图 122-4E），应用摆锯完成近端截骨，平行于关节线，但不锯断皮质。然后摆锯沿远端针锯断胫骨横径约 50%，取出骨块。剩余截骨在直视下完成，用宽骨凿取出剩余骨块(图 122-4E)。可用双头咬骨钳自内侧皮质楔形截骨顶端咬骨。用 7 mm 宽的骨凿凿裂内侧皮质。通常楔形骨块的后内顶端不能完全取出。伸膝、腿外翻时通常会听到响声。再次伸直膝关节，打入阶梯状的 U 型钉，近端针脚平行截骨位置，即平行关节。打入到关节和截骨中途。当 U 型钉远端针脚达到骨皮质时，停止打入。胫骨外翻，以 3.2 mm 钻于 U 型钉远端针脚下缘钻孔(图 122-4H)。因此当 U 型钉远端针脚钉入时，会在截骨处产生加压作用。由于 U 型钉远端钉打入时会有明显大的阻力，U 型钉打入器偏低到远端针脚处击打，可较容易使 U 型钉平行打入。注意 U 型钉近端针脚不要打入到较软的近端干

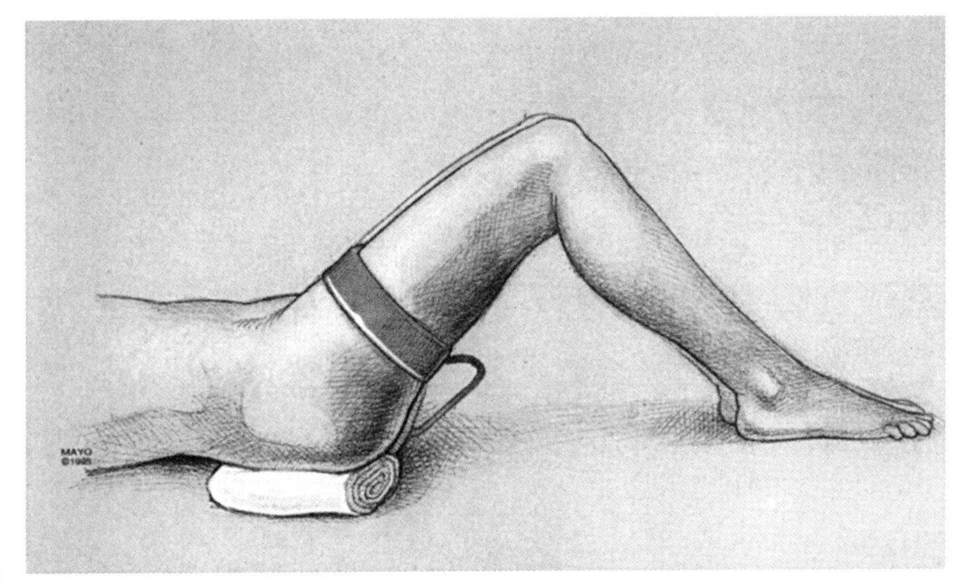

A

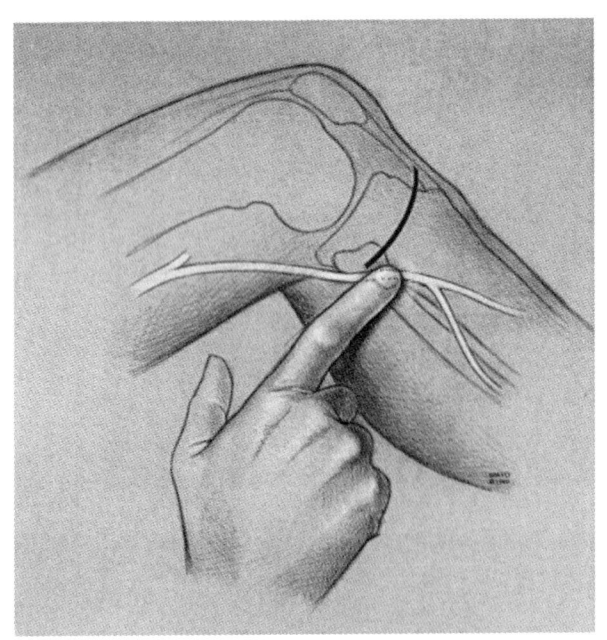

B

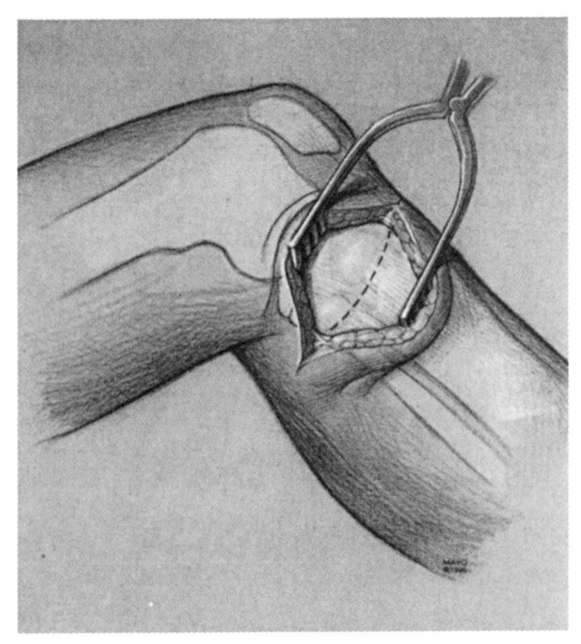

C

图 122-4 (A)患者平卧位，髋关节下部平放一治疗巾卷，可以使用止血带。准备后，膝关节可屈曲。(B)腓神经可在其通过腓骨颈的部位触及，在胫前肌起点切一横切口，并可自髌骨肌腱外侧缘向腓骨头中点延长。(C)用自动拉钩显露胫前肌起点和腓骨。(待续)

骺，因为这样会导致截骨及固定不稳。

透视可确保力线和 U 型钉固定。放松止血带，止血。伤口逐层闭合，以可吸收 0 号线修补筋膜和胫前肌起点。2-0 号线缝合皮下及表皮。

术后护理

应用 10 层后侧石膏板及无菌性 Robert-Jones 加压服。术后第 2 天去除，如果伤口允许，改用石膏管型，维持膝关节屈曲 10°~15°。患者可根据截骨稳定性轻度负重。术后 6 周内扶拐，6 周后去掉管型，并拍 X 线片复查。大约 10 周后患者可不用外力辅助下蹲锻炼，3 个月恢复术前活动度及正常肌肉力量，并可无任何辅助下蹲。

开放楔形截骨术

Bohrquez-Corona 等人[5,24,50]描述了开放楔形截骨术。手术适应证类似闭合楔形截骨术，为外科医师所

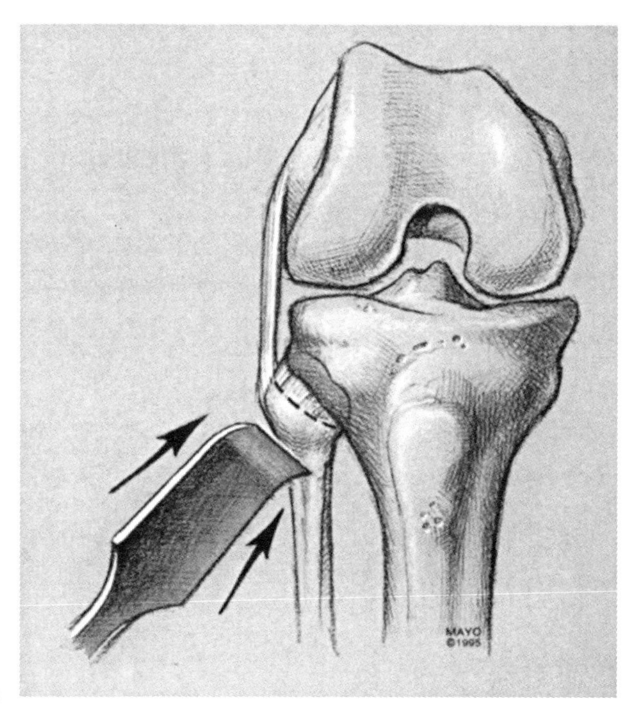

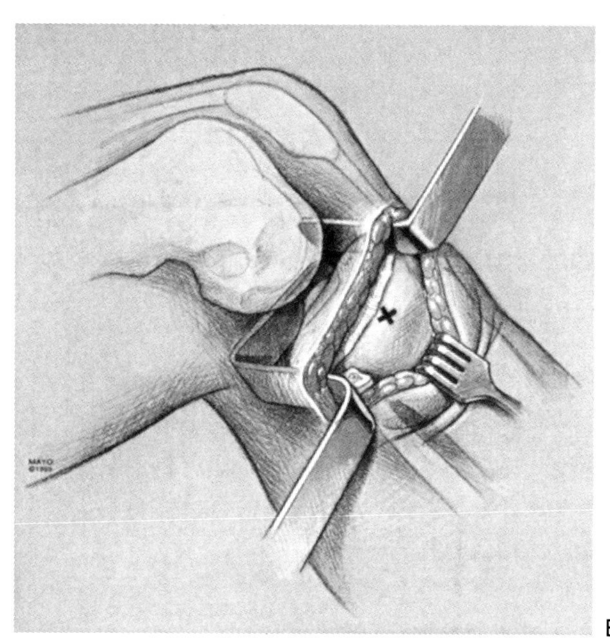

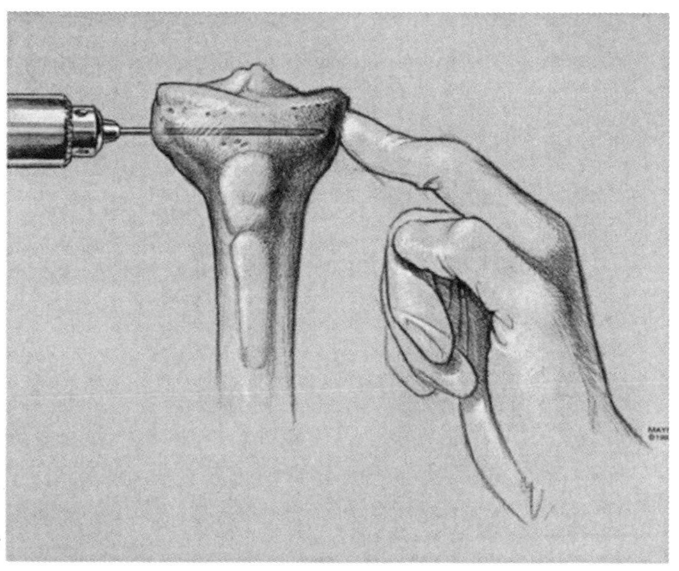

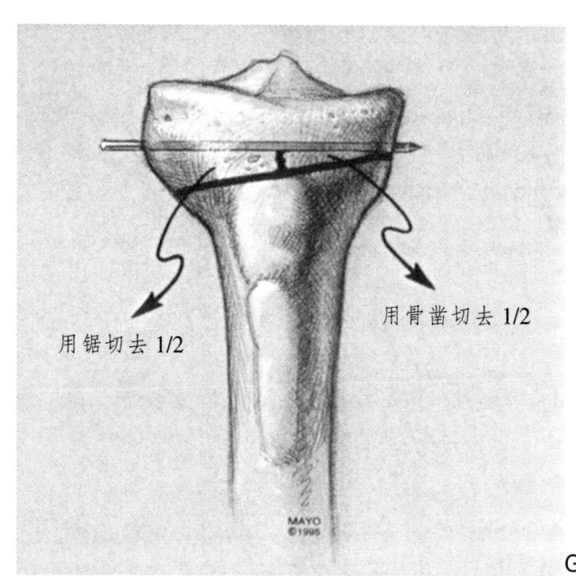

图 122-4（续） (D)胫前肌起点自外侧投射到胫骨，用弧形骨凿切除腓骨关节面。(E)于近端截骨位置平行关节线打入一枚斯氏针，入针点在胫前肌在胫骨嵴的起点。(F)针贯穿内侧皮质，并可用手指摸到针尖以估计楔形截骨的顶部。(G)应用摆锯行近端截骨，然后远端锯断胫骨横径约 50%，取出外侧骨块，剩余截骨在直视下用宽骨凿完成。(待续)

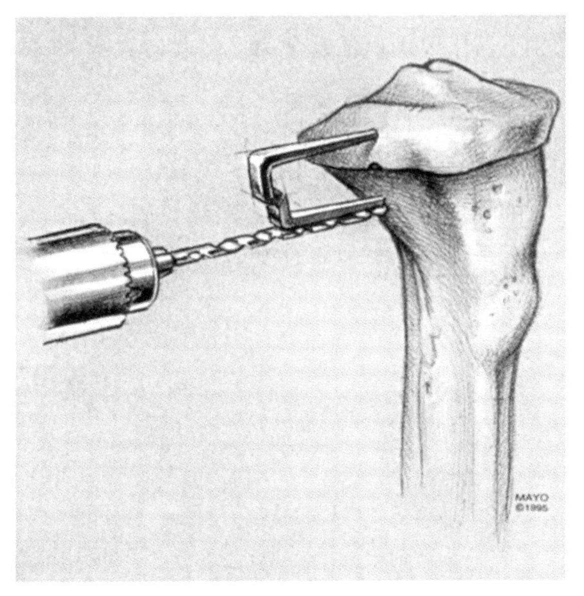

H

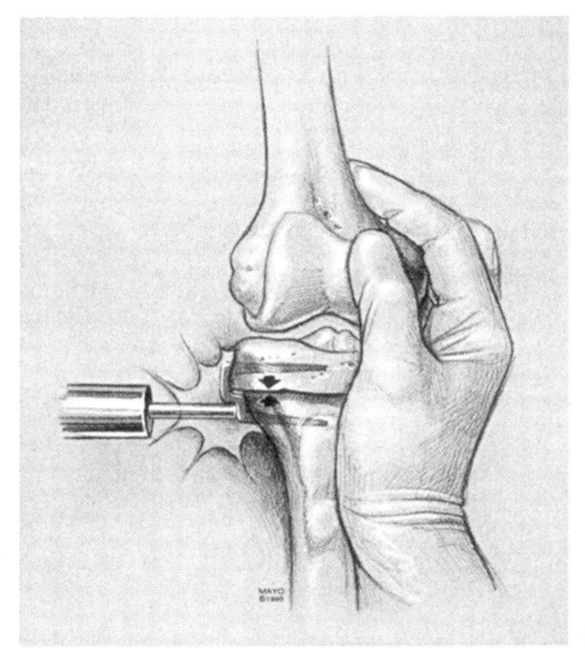

I

图 122-4(续) (H)内侧皮质凿裂后,对合截骨,并在近端打入 U 型钉。当 U 型钉远端针脚达到骨皮质时,停止打入,用电钻于 U 型钉远端针脚下缘钻孔,可在 U 型钉远端针脚钉入时,截骨处产生加压作用。(I)打入 U 型钉时,用手顶住胫骨对侧。这样可避免胫骨移位及截骨块损坏。

推荐。当肢体较对侧短缩超过 2 cm,我推荐应用开放楔形截骨术。适应证为初期或继发的膝关节内侧骨关节炎。没有畸形矫正的上限。术前要考虑仔细,没有禁忌证。

手术操作(Hernigou 等)

患者平卧位,腿部自由。应用止血带,切口起自髌腱内缘髌骨下极,远端达胫骨结节内侧,纵向切口 10 cm。解剖分离鹅足,缝匠肌,股薄肌,半腱肌(图 122-5A)。分离内侧副韧带浅层,并将其自胫骨起点处提起(图 122-5B)。前后面行开放式楔形截骨,距离胫骨内侧关节线至少 3.5 cm(图 122-5C)。向外向近端指向腓骨,但不要累及胫腓关节。

在外侧投影面上,骨凿走行自近端前方到远端后方(图 122-5D)。起自髌腱起点。这样可减少伸长装置的长度。建议使用骨凿截骨,这样可避免损伤外侧皮质。在胫骨近端和骨凿之间加压造成外翻。自髂前上嵴获取 3 层皮质骨,一层宽度为设计的最大截骨宽度,另两层为 2~5 mm,尖端朝向截骨顶端(图 122-5E)。内侧用钢板和螺钉坚强固定,防止内侧皮质摆动造成截骨失稳。

术后措施

术后膝关节固定保护,但应避免延长制动时间。术后立即开始股四头肌收缩和直腿抬高锻炼。同时开始膝关节被动屈曲锻炼。可承受状态下负重,随着截骨愈合逐渐加大。

穹隆截骨(Maquet)

利用髋到踝全长 X 线片,计算机械轴和矫正角度,重建机械轴。胫骨近端弧形截骨。顶部位于胫骨结节近端。截骨处旋转到自全长站立位测量的所要矫形的角度。这个手术的特点是截骨远端部分可向前移位,以减轻髌股关节压力。

工具

弧形截骨凿,特殊的骨凿导向器,外固定支架所需的导针。

手术操作(Maquet)

Maquet 习惯坐着施行手术。患者平卧位,全身麻醉,膝关节屈曲。在腓骨中近 1/3 区域开一短的后外侧切口,于腓肠肌后侧和腓骨肌前缘之间显露腓骨中 1/3 区域,分离掀起骨膜,摆锯于自外下向内上截断腓骨,将断端分离以便不影响矫形时胫骨旋转。膝关节屈曲,以胫骨结节为中心纵向切口 5 cm。用骨膜剥离器分离髌腱后软组织,插入截骨导向器。利用影像增强器确定位置,导引下于胫骨近端骨骺钻取一系列孔,弧

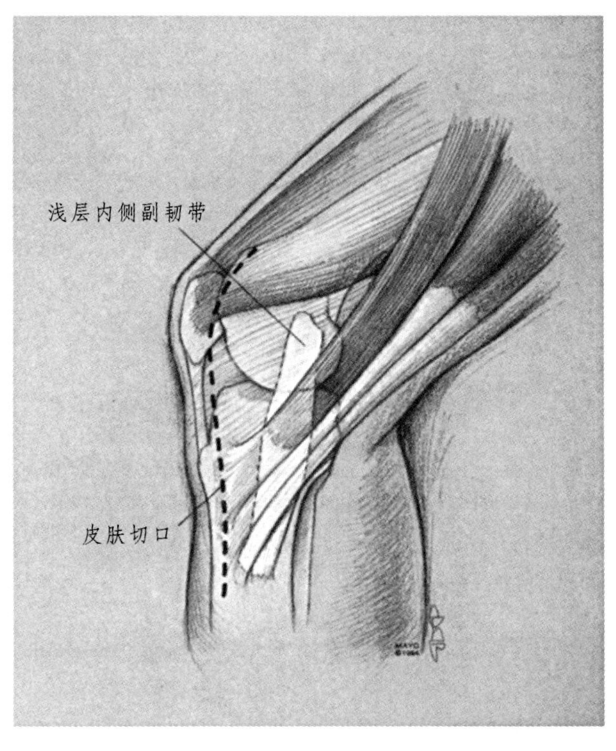

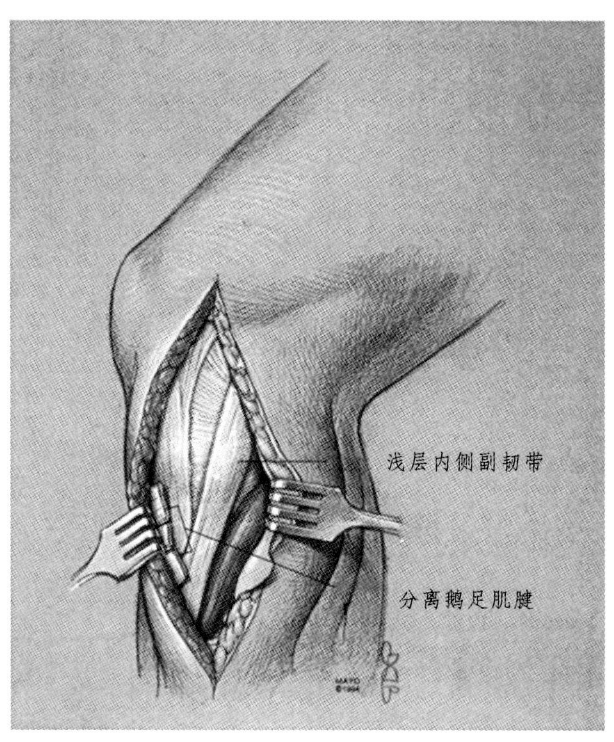

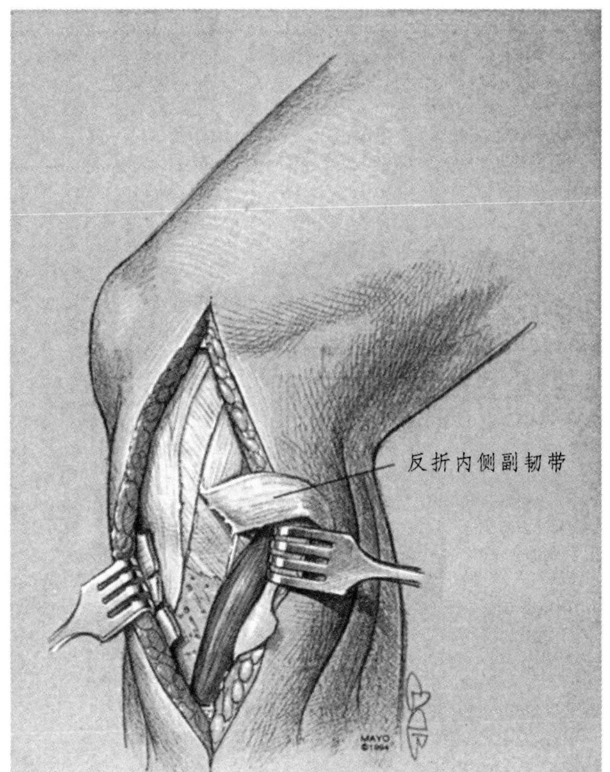

图 122-5　患者平卧位，髌旁内侧切口。(A)该切口也可将来用于行全膝关节置换术。(B)解剖分离鹅足肌腱。(C)分离内侧副韧带浅层，并将其自胫骨起点处松解。(待续)

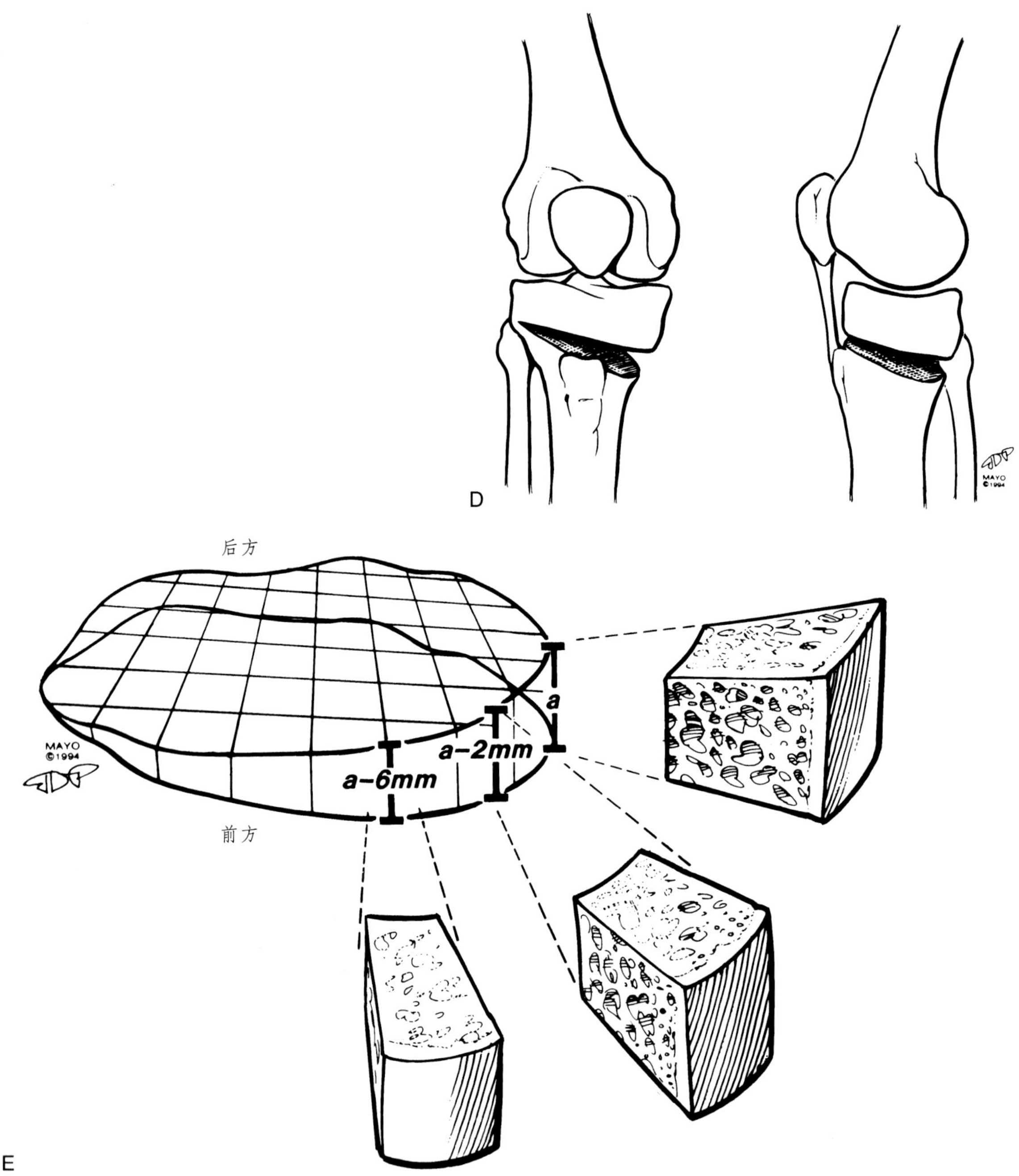

图 122-5(续) (D)应用摆锯或骨凿行胫骨截骨,走行向近端和前方。(E)减小髌腱延长的可能性。自髂前上嵴获取双层皮质骨,宽的楔形面放在内侧,向前降低高度。

顶位于胫骨结节近端中心。

于胫骨结节下 5~7 cm 外侧取 5 mm 的切口将胫骨套管和钝头钉打入胫骨,穿针确保精确矫形,并用特殊装置保证力线及定位针。Maquet 建议理想的矫形角度再加上远端针与胫骨长轴的垂线所呈的 3°~5°(图 122-6A)。近端针通常位于胫骨软骨下外侧,通过弧形截骨的顶端,向内达到接骨近端的中点。透视下确定各针的最终定位,用一个窄骨凿沿早期所确定接骨连线的孔接骨。旋转胫骨部分,直到斯氏针平行(图 122-6A)。若需前后移位,则将近远端的针打入时即保证要移位的距离(图 122-6A)。因此,移位后近远端的针能保证侧位在一条线上。常规剪断斯氏针,闭合伤口。

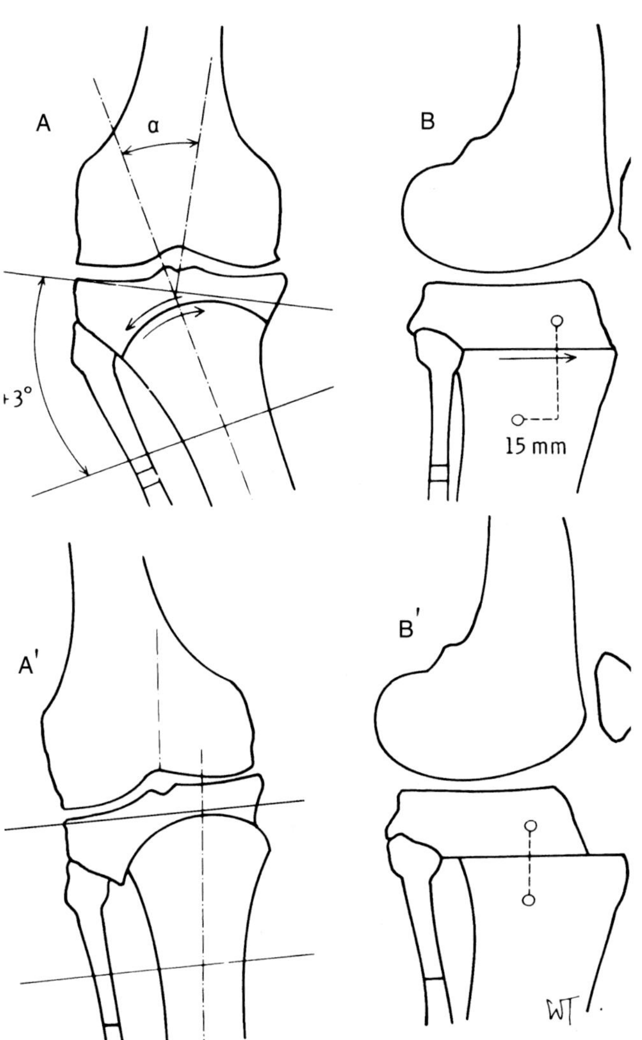

图 122-6　McKay 应用特殊器械施行的穹隆截骨。胫骨远端可以根据需要移位。(From Maquet [39], with permission.)

术后护理

术后开始膝关节主被动活动。术后第 2 天,患者在可承受状态下负重。拍 X 线片确定矫形角度,但去掉外固定器时,角度会有轻度改变。通常 8 周后 X 线片显示截骨愈合后,去除斯氏针。

结果

胫骨近端截骨的中远期疗效文献报道区别很大(图 122-7)。梅奥诊所报道 5 年的成功率为 90%,10 年成功率为 70%(图 122-8)。Coventry 等人最确切的疗效研究认为[13],超过标准体重 30%的患者术后 10 年失败的可能性较标准体重患者高 50%(图 122-9)。

力线调整的重要性

术前术后力线是长期随访最常用的指标[7,13,36,45]。Seal 和 Chan 报道术后 10 年疗效差与残留的内翻畸形有关[52]。Myrnert 和 Coventry 也认为疗效差与残留内翻有关[12]。Miniaci 等人报道术后外翻患者中长期疗效的满意度达 52%,而内翻患者的满意度达 45%[41]。

理想或最佳矫形程度尚无绝对定义。Fujisawa 提示通过外侧脊的机械轴对内翻矫形效果好[17]。多数作者建议最小 5°,最佳为 8°~10°的解剖外翻是最佳力线。Myrnert 已经表明这样的力线术后疗效好($P<0.02$)[45]。矫形上限尚无定义。Harding 提示应避免应用在超过 15°的外翻矫形上[23]。我们赞成这种观点,除非是为了美容效果而在超过 12°~15°外翻中应用。

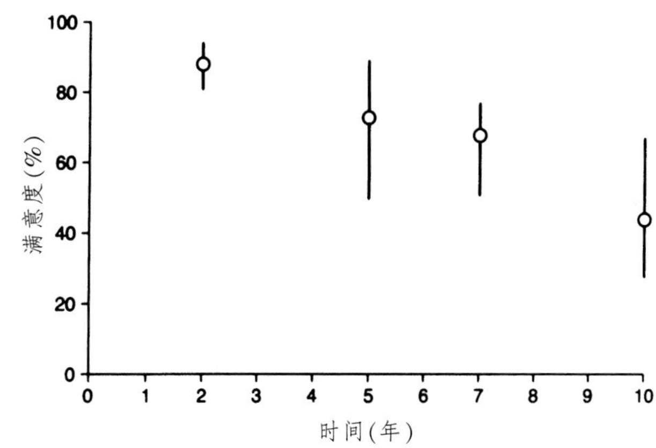

图 122-7　8 项文献的总结揭示预期满意的疗效区别很大,特别是随着随访期的延长。

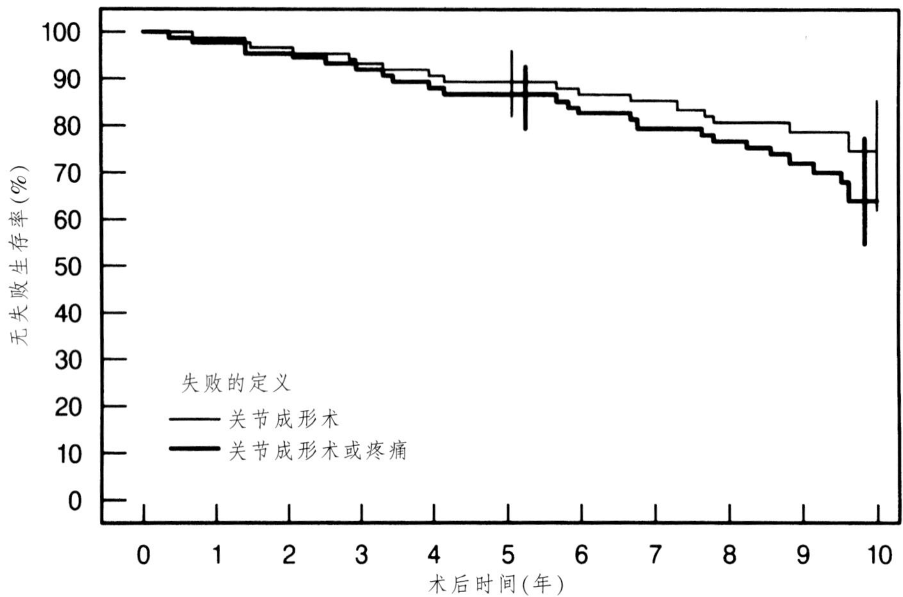

图 122-8 疼痛或转行关节成形术的 Kaplan-Meier 生存曲线。术后 5 年大约 90%满意,10 年 70%~80%满意。(From Coventry[13],with permission.)

监测期

Ivarsson 等人报道,99 例随访 1~2 年,约 75%满意[27]。81 例继续平均随访 5.7 年,约 78%满意。但是随访超过 12 年的 65 例,满意度仅为 60%。81 例中 11 例内翻超过 4°。这与我们的观察相同。Stuart 等人报道长期失败的继发于内翻复发的占 18%,超过60%的失败病例原因是内侧或外侧髁进行性退变性关节炎(图 122-10)[56]。Coventry 等发现 87 例关节随访 10 年以上的患者矫形丢失仅仅 1°[13]。Hernigou 等提示截骨失败不是由于内翻复发[24]。93 例关节中,术后 10 年优良率为 45%,18%需再次手术,失败与内翻复发无关。如果长期的疗效与疾病的进展有关,则那些通常不受累的关节会随时间而感觉好转。这与临床观察一致(图 122-11)。特别是 Coventry 等报道[13],一项矫形角度与长期疗效相关性研究提示,解剖轴外翻超过 8°的患者满意度达 90%,5 年存活率不随时间恶化(图 122-12)。轻度外翻矫形的患者,术后 5 年约 10%疗效差,小于5°外翻的患者 5 年中逐渐恶化,满意度达 60%。

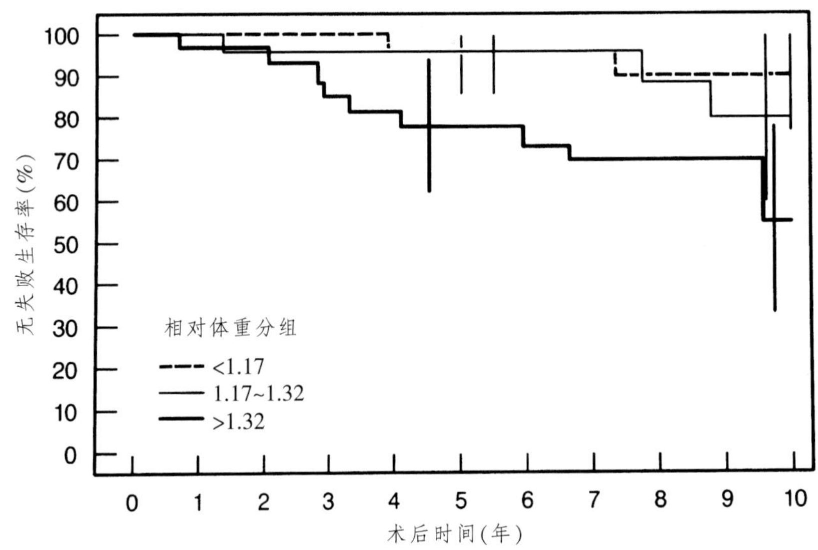

图 122-9 患者体重的 Kaplan-Meier 生存曲线分析。注意超过标准体重 30%的患者满意度降低。(From Coventry [13],with permission.)

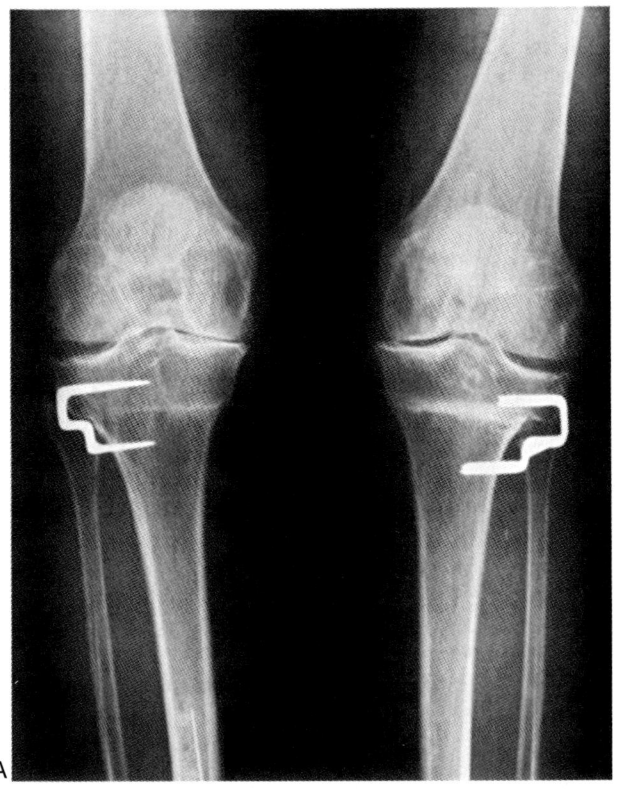

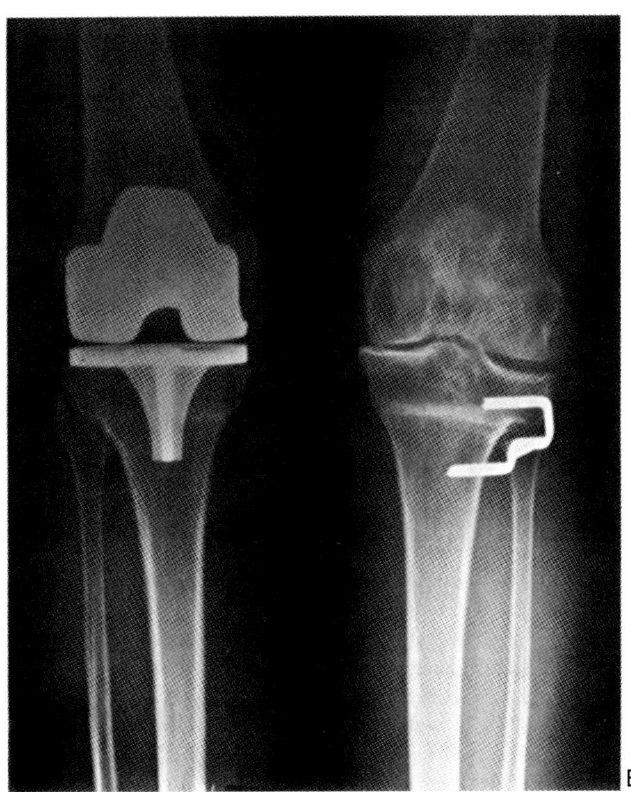

图 122–16　(A)早期关节炎患者施行高位胫骨截骨术。(B)术后 2 年,患者出现疼痛,行全膝关节置换术。

(曹沛宏　李世民　译　李鑫鑫　校)

参考文献

1. Aglietti P, Rinonapoli E, Stringa G, Taviani A: Tibial osteotomy for the varus osteoarthritic knee. Clin Orthop 176:239, 1983
2. Ahlberg A, Scham S, Unander-Scharin L: Osteotomy in degenerative and rheumatoid arthritis of the knee joint. Acta Orthop Scand 39:379, 1968
3. Bauer GCH, Insall J, Koshino T: Tibial osteotomy in gonarthrosis (osteoarthritis of the knee). J Bone Joint Surg 61A:1545, 1972
4. Blanchard JP, Lord G, Marotte JG, et al: Osteotomies tibiales de valgisation: choix d'une technique et des gestes associes: a propos de 250 cases. Rev Chir Orthop 65:209, 1979
5. Bohórquez-Corona JD: High tibial osteotomy for osteoarthritis of the knee. Am Surg 40:125, 1974
6. Broughton NS, Newman JH, Baily RAJ: Knee compartmental displacement and high tibial osteotomy for osteoarthritis of the knee: a comparative study for 5 to 10 years follow-up. J Bone Joint Surg 68B:447, 1986
7. Brueckmann FR, Kettelkamp DB: Proximal tibial osteotomy. Orthop Clin North Am 13:3, 1982
8. Chaimsky G, Milgrom C: Modification of the Maquet barrel-vault osteotomy. Orthop Rev 16:113, 1987
9. Chan RNW, Pollard JP: High tibial osteotomy for rheumatoid arthritis of the knee. Acta Orthop Scand 59:78, 1978
10. Coventry MB: Osteotomy of the upper portion of the tibia for degenerative arthritis of the knee: a preliminary report. J Bone Joint Surg 47A:984, 1965
11. Coventry MB: Osteotomy about the knee for degenerative and rheumatoid arthritis. J Bone Joint Surg 55A:23, 1973
12. Coventry MB: Proximal tibial varus osteotomy for osteoarthritis of the lateral component of the knee. J Bone Joint Surg 69A:32, 1987
13. Coventry MB, Ilstrup DM, Wallrichs SL: Proximal tibial osteotomy: a critical long term study of 87 cases. J Bone Joint Surg 75A:196, 1993
14. Curley P, Eyres K, Brezinova V et al: Common peroneal nerve dysfunction after high tibial osteotomy. J Bone Joint Surg 72B:405, 1990
15. Devas MB: High tibial osteotomy for arthritis of the knee. J Bone Joint Surg 51B:95, 1969
16. Edholm P, Lindahl O, Lindholm B et al: Knee instability and tibial osteotomy: a clinical study. Acta Orthop Scand 48:95, 1977
17. Fujisawa Y, Masuhara K, Shiomi S: The effect of high tibial osteotomy on osteoarthritis of the knee. Orthop Clin North Am 10:585, 1979
18. Gariepy R: Correction du genou flechi dans l'arthrite. p. 884. In Huitiéme Congrés de la Sociéte´ Internationale Chirurgie Orthopédique et de Traumatologie, New York, 1961
19. Gillespie WJ: The results of tibial osteotomy for osteoarthritis of the knee. Surg J R Coll Surg Edin 19:222, 1974

20. Gunn AL: Results of treatment of painful deformed knee by upper tibial osteotomy. Guy's Hosp Rep 118:293, 1969
21. Ha'Eri GB, Wiley AM: High tibial osteotomy combined with joint debridement: a long-term study of results. Clin Orthop 151:153, 1980
22. Hagstedt B, Norman O, Olsson TH, Tjornstrand B: Technical accuracy in high tibial osteotomy for gonarthrosis. Acta Orthop Scand 51:963, 1980
23. Harding ML: A fresh appraisal of tibial osteotomy for osteoarthritis of the knee. Clin Orthop 114:223, 1976
24. Hernigou PL, Medevielle P, Debeyre J, Goutallier D: Proximal tibial varus osteotomy for osteoarthritis. J Bone Joint Surg 69A:332, 1987
25. Hsu RWW, Himeno S, Coventry MB, Chao EYS: Normal axial alignment of the lower extremity and load-bearing distribution at the knee. Clin Orthop 255:215, 1990
26. Insall JN, Shoji H, Mayer V: High tibial osteotomy. J Bone Joint Surg 56A:1397, 1974
27. Ivarsson I, Myrnerts R, Gillquist J: High tibial osteotomy for medial osteoarthritis of the knee: a 5-7 and an 11-13 year follow-up. J Bone Joint Surg 72B:238, 1990
28. Jackson JP: Osteotomy for osteoarthritis of the knee. In: Proceedings of the Sheffield Regional Orthopedic Club. J Bone Joint Surg 40B:826, 1958
29. Jackson JP, Waugh W, Green JP: High tibial osteotomy for osteoarthritis of the knee. J Bone Joint Surg 51B:88, 1969
30. Jackson JP, Waugh W: The technique and complications of upper tibial osteotomy. J Bone Joint Surg 56B:236, 1974
30a. Jacob R: Prognostic features and proximal tibial osteotomy. AAOS Instr Course, Atlanta, 1990
31. Johio PJ, Lindholm TS, Vaukka E: Medial and lateral gonarthrosis treated with high tibial osteotomy: a prospective study. Arch Orthop Trauma Surg 104:135, 1985
32. Johnson BC, Hanssen AD, Morrey BF: Long-term radiographic analysis of cemented condylar total knee arthroplasty in patients who have had a prior high tibial osteotomy. American Academy of Orthopaedic Surgeons, Orlando, FL, February 1995
33. Johnson F, Leitl S, Waugh W: The distribution of load across the knee. J Bone Joint Surg 62B:346, 1980
34. Katz MM, Hungerford DS, Krockow KA, Lennox DE: Results of the knee arthroplasty after failed proximal tibial osteotomy for osteoarthritis. J Bone Joint Surg 69A:225, 1987
35. Keene JS, Dyreby JR: High tibial osteotomy in the treatment of osteoarthritis of the knee. J Bone Joint Surg 65A:36, 1983
36. Kettelkamp DB, Wenger DR, Chao EYS, Thompson C: Results of proximal tibial osteotomy. J Bone Joint Surg 58A:952, 1976
37. Knutson K, Lindstrand A, Lidgren L: Survival of knee arthroplasties: a nation-wide multicentre investigation of 8000 cases. J Bone Joint Surg 68B:795, 1986
38. Macintosh DL, Welsh RP: Joint debridement: a complement to high tibial osteotomy in the treatment of degenerative arthritis of the knee. J Bone Joint Surg 59A:1094, 1977
39. Maquet P: Valgus osteotomy for osteoarthritis of the knee. Clin Orthop 120:143, 1976
40. Maquet PGJ: Biomechanics of the Knee: With Application to the Pathogenesis and the Surgical Treatment of Osteoarthritis. 2nd ed. Springer-Verlag, Berlin, 1984
41. Miniaci A, Ballmer FT, Ballmer PM, Jakob RP: Proximal tibial osteotomy—a new fixation technique. Clin Orthop 246:250, 1989
42. Morrey BF: Upper tibial osteotomy: analysis of prognostic features: a review. Adv Orthop Surg 9:213, 1986
43. Morrey BF: Upper tibial osteotomy for secondary osteoarthritis of the knee. J Bone Joint Surg 71B:554, 1989
44. Mynerts R: Failure of the correction of varus deformity obtained by high tibial osteotomy. Acta Orthop Scand 51:568, 1980
45. Mynerts R: Optimal correction in high tibial osteotomy for varus deformity. Acta Orthop Scand 51:689, 1980
46. Nakhostine M, Friedrich NF, Müller W, Kentsch A: A special high tibial osteotomy technique for treatment of unicompartmental osteoarthritis of the knee. Orthopedics 16:1255, 1993
47. Ogata K: Interlocking wedge osteotomy of the proximal tibia for gonarthrosis. Clin Orthop 186:129, 1984
48. Prodromos CC, Andriacchi TP, Galante JO: A relationship between joint and clinical changes following high tibial osteotomy. J Bone Joint Surg 67A;1188, 1985
49. Putnam MD, Mears DC, Fu FH: Combined Maquet and proximal tibial valgus osteotomy. Clin Orthop 197:217, 1985
50. Ranieri L, Traina GC, Maci C: High tibial osteotomy in osteoarthritis of the knee. Ital J Orthop Traumatol 3:289, 1977
51. Sasaki T, Yagi T, Monji J et al: High tibial osteotomy combined with anterior displacement of the tibial tubercle for osteoarthritis of the knee. Int Orthop 10:31, 1986
52. Seal PV, Chan RNW: Tibial osteotomy for osteoarthritis of the knee. Acta Orthop Scand 46:141, 1975
53. Shoji H, Insall J: High tibial osteotomy for osteoarthritis of the knee with valgus deformity. J Bone Joint Surg 55A:963, 1973
54. Soejima O, Ogata K, Ishinishi T et al: Anatomic considerations of the peroneal nerve for division of the fibula during high tibial osteotomy. Orthop Rev 17:244, 1994
55. Staeheli JW, Cass JR, Morrey BF: Condylar total knee arthroplasty after failed proximal tibial osteotomy. J Bone Joint Surg 69A:28, 1987
56. Stuart MJ, Grace JN, Ilstrup DM et al: Late recurrence of varus deformity after proximal tibial osteotomy. Clin Orthop 260:61, 1990
57. Surin V, Markhede G, Sundholm K: Factors influencing results of high tibial osteotomy in gonarthrosis. Acta Orthop Scand 46:996, 1975
58. Tjornstrand B, Hagstedt B, Persson BM: Results of surgical treatment for non-union after high tibial osteotomy in osteoarthritis of the knee. J Bone Joint Surg 60A:973, 1978
59. Uematsu A, Kim EE: Role of radionuclide joint imaging in high tibial osteotomy. Clin Orthop 144:220, 1979
60. Vigliani F: High tibial osteotomy for arthrosis of the knee: general considerations and surgical technique. Ital J Orthop Traumatol 5:5, 1979
61. Wang J-W, Kuo KN, Andriacchi TP, Galante JO: The influence of walking mechanics and time on the results of proximal tibial osteotomy. J Bone Joint Surg 72A:905, 1990
62. Windsor RE, Insall JN, Vince KN: Technical considerations of total knee arthroplasty after proximal tibial osteotomy. J Bone Joint Surg 70A:547, 1988

第 123 章

外髁疾病：重建力线

Bernard F. Morrey

多数外侧膝关节畸形的患者早期伴有外侧膝关节炎[3,5,6,10,16]。当然，创伤性、神经性、先天性、风湿性疾病可导致下肢外翻[1,6,9,17]。早期外侧膝关节炎中女性患者约为男性患者的 5 倍[6,10](图 123–1)。出现症状的外侧膝关节炎退变平均年龄为 55~60 岁，年龄范围 30 到 70 岁之间[3,6,10,17]。约 10%双侧受累[5]。

适应证

超过 15°的外翻畸形可有明显的外观缺陷，但这很少是成人患者手术的最初原因[3]。功能受限不如想象的严重。疼痛是手术的主要原因。

股骨内翻胫骨截骨术

胫骨近端截骨术的适应证为小于 12°外翻畸形。关节线的角度变化对纠正远端关节几乎无效，常会留下超过 5°~7°的关节线倾斜。因而，自胫骨获得以纠正明显外翻畸形的楔形骨块会造成截骨术后失稳。最终，残留的倾斜关节线引起内侧股骨胫骨关节的半脱位[3,11]。

若矫形需大于 12°，截骨需在股骨施行。通常这种情况发生在外翻畸形大于 12°，或术前关节线的倾斜大于 10°。多数出现膝关节症状的退变性关节炎患

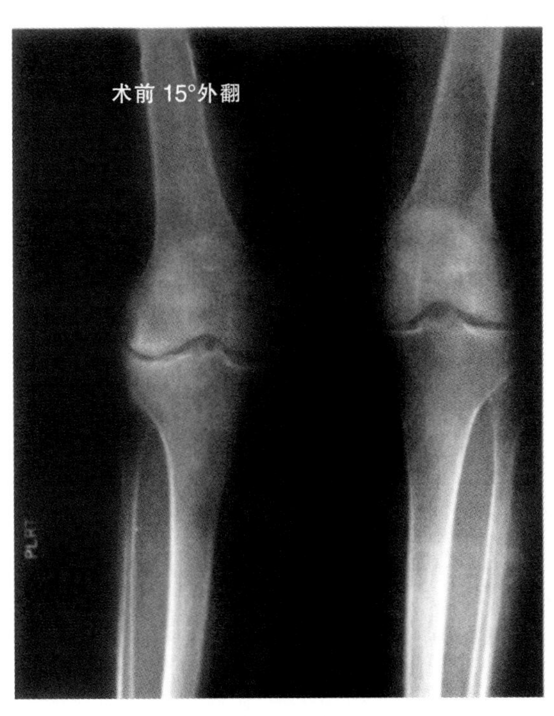

A B

图 123–1 (A)58 岁女性患者明显外翻畸形。(B)X 线片显示外侧膝关节病。

者畸形角度超过上述标准，因此多数需行股骨远端截骨。

禁忌证

屈曲畸形超过10°~15°和屈曲少于90°的患者不适合行截骨术。虽然髌股关节综合征不与内翻截骨术的预后明显相关，严重的髌股关节综合征亦为该手术的禁忌。内侧半月板切除也是该手术的禁忌[12,14]。

术前计划

仔细的术前计划,计算需矫正的角度,对手术相当重要。实际上矫形假设很少有科学基础,而是依据临床判断。由于膝关节表面压力的分布和长骨相关角度因个体而有广泛差异[7]。因此难以了解矫形手术理想的压力分布,而这是选择机械轴的基础。然而确定矫形角度必须有一定的依据(图123-2)。总之,多数临床医师同意外翻畸形应该纠正至与解剖轴呈0°[3,8,19]。机械轴在内侧平台,此时大约80%的压力负荷在内侧,20%在外侧髁(图123-2)。

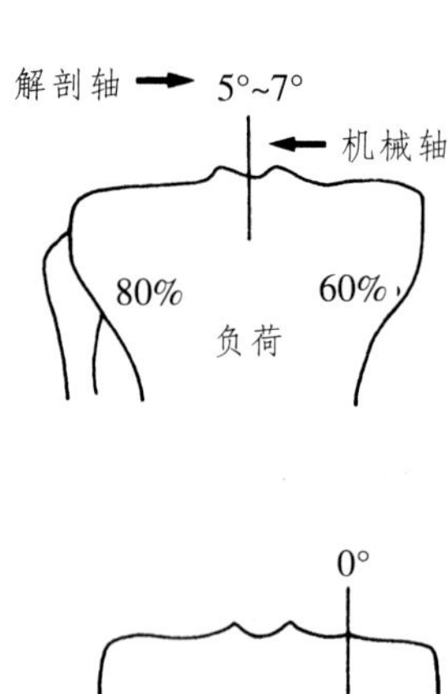

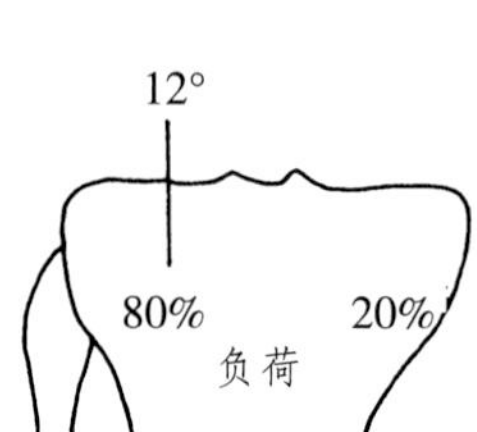

图123-2 膝关节解剖轴和机械轴的关系,及关节内外侧受力分布。

大量的个体差异表明即使外翻的解剖轴被纠正,也不能保证内外髁感受到相同的压力分布。实际上,股骨截骨术后重建的力线轴存在相当的差异,尤甚于胫骨截骨术后的力线轴[5,6]。

标准髋-踝全长像可用来确定机械轴，为股骨头中心到踝中心的连线。也可用来确定解剖轴或股骨-胫骨轴(图123-3)。将机械轴置于胫骨内侧嵴的内侧,便于确定股骨或胫骨矫正角度。解剖轴为股骨干与胫骨干的相交线。机械轴为股骨头中心与股骨髁中心的连线,与胫骨嵴到踝关节中心的连线(图123-4)。

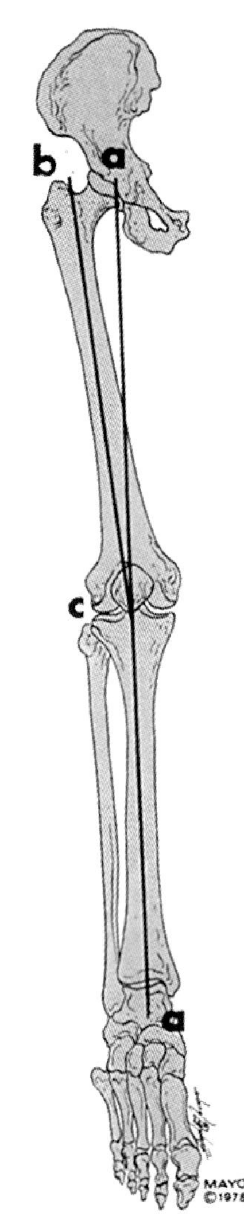

图123-3 机械轴通过股骨头中心，膝关节中心和踝关节中心。解剖轴沿股骨长轴和胫骨长轴。注意机械轴(aca)与解剖轴(bca)在胫骨部分重合(ca)。

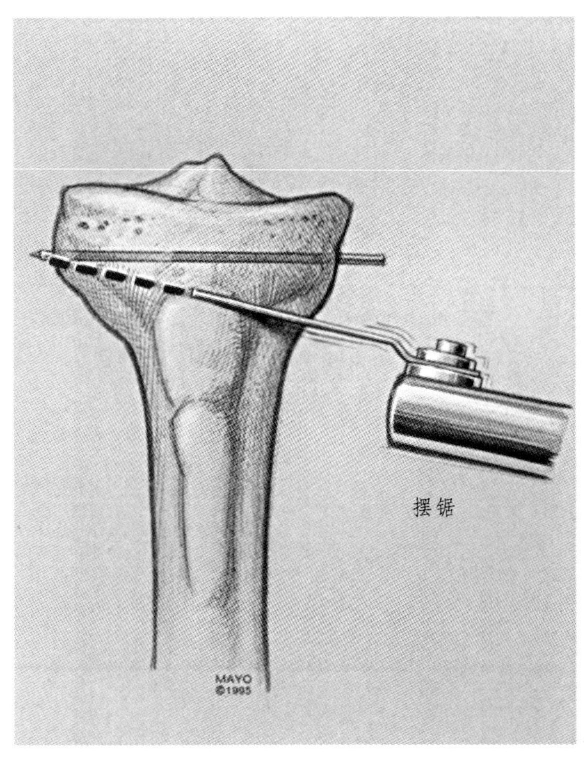

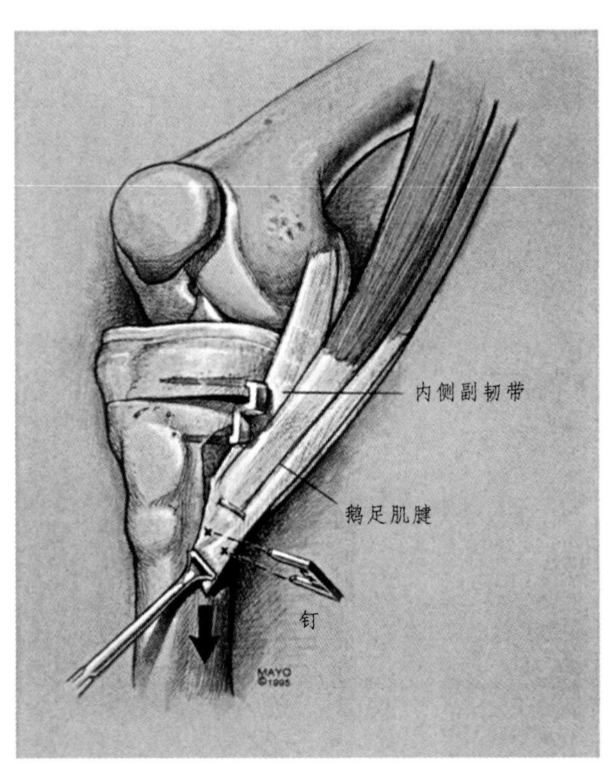

图 123-6(续)　(D)导针平行于关节贯穿胫骨近端。摆锯行近端截骨。计算矫形所需截骨块宽度,用摆锯截取楔形块下部,约锯取近端胫骨横径的一半。(E)取下截骨块,余下部分直视下完成。不破坏外侧皮质。接合截骨断端,以阶梯样 U 型钉固定。内侧副韧带和鹅足肌腱用软组织钉固定。

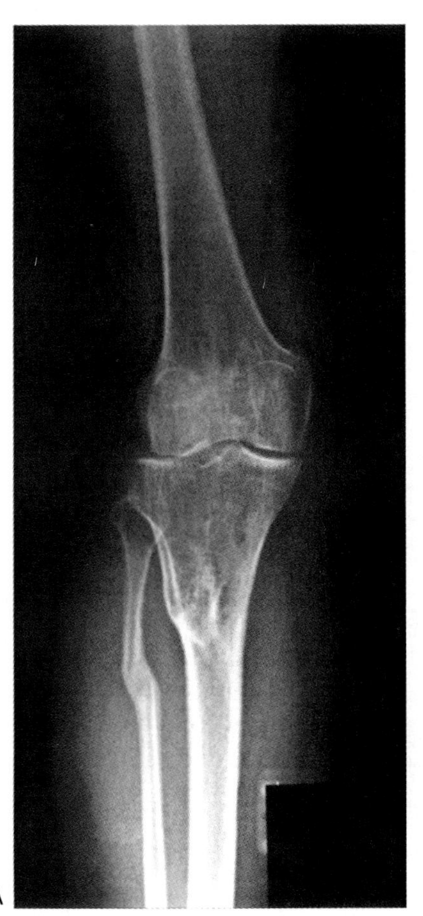

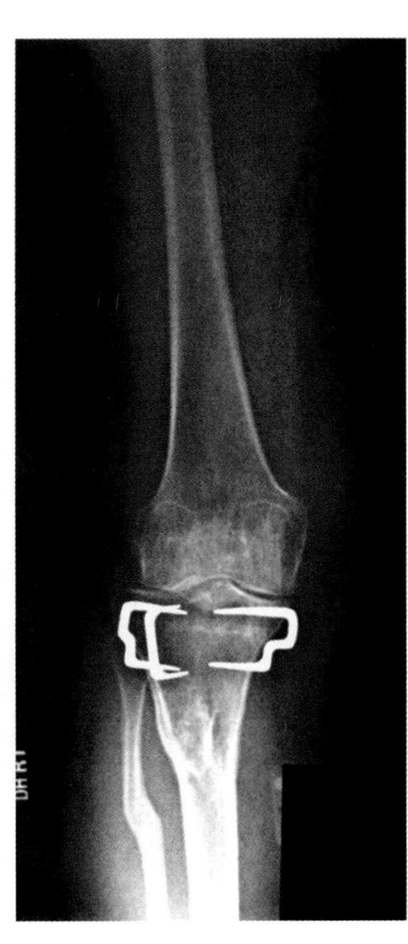

图 123-7　(A)严重多发伤患者,包括胫骨近端骨折和创伤后外翻畸形。(B)行胫骨近端内翻截骨术后。外侧使用 U 型钉以稳定截骨处并避免移位。

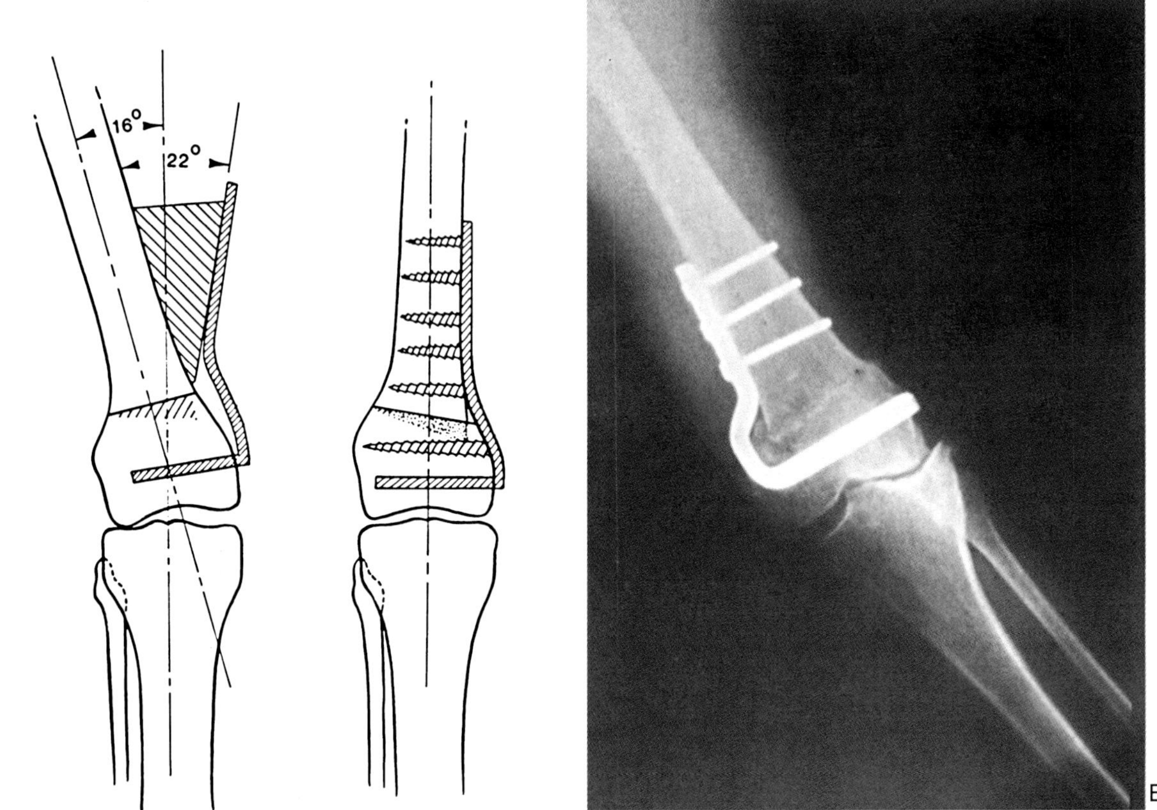

图 123-8 (A)通常采用的股骨内侧闭合楔形截骨术。(B)髁钢板是最有代表性的坚强固定方式。

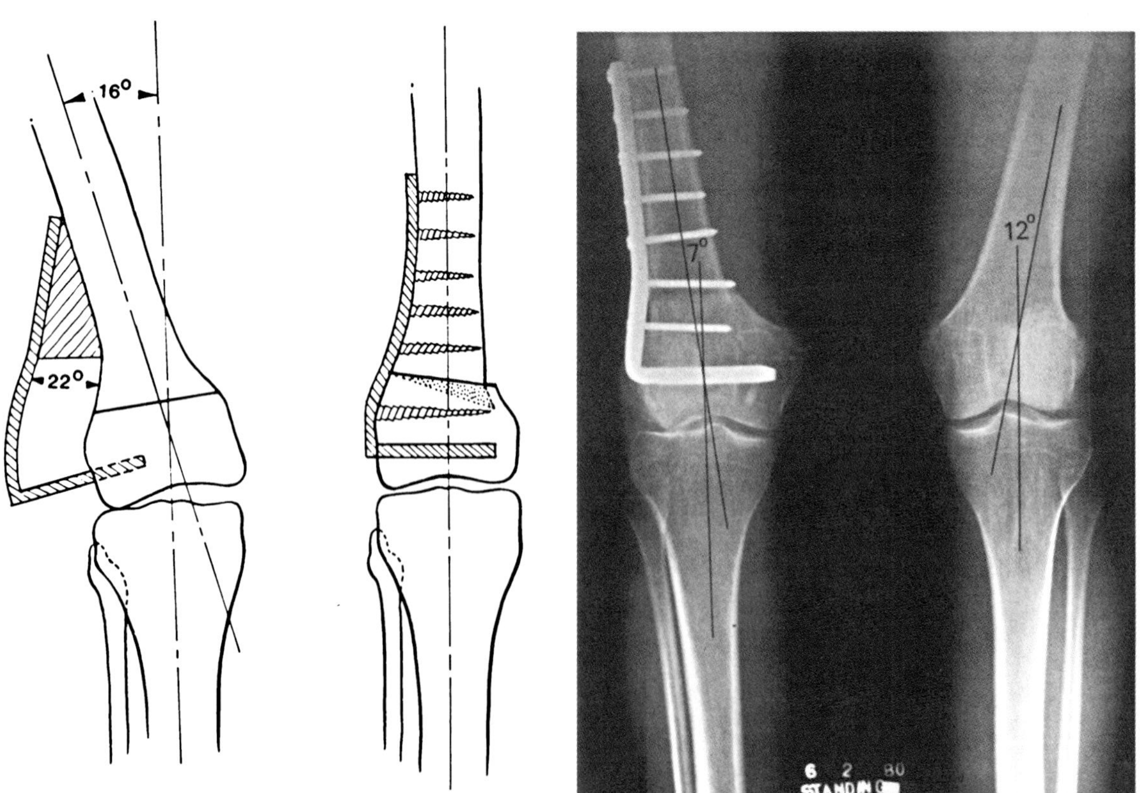

图 123-9 (A)一些人采用自外侧的闭合楔形截骨术。(B)所用内固定物与内侧截骨固定相同。

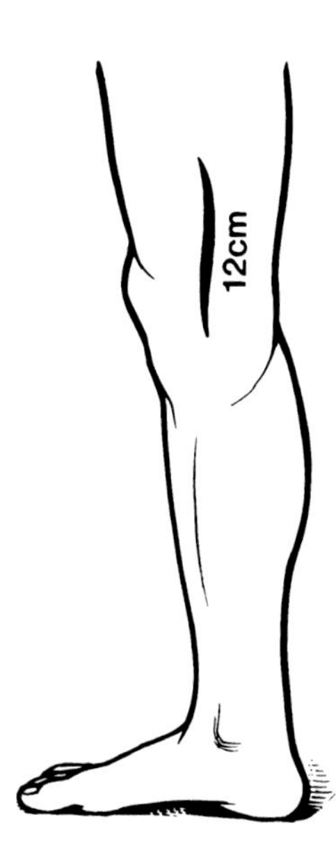

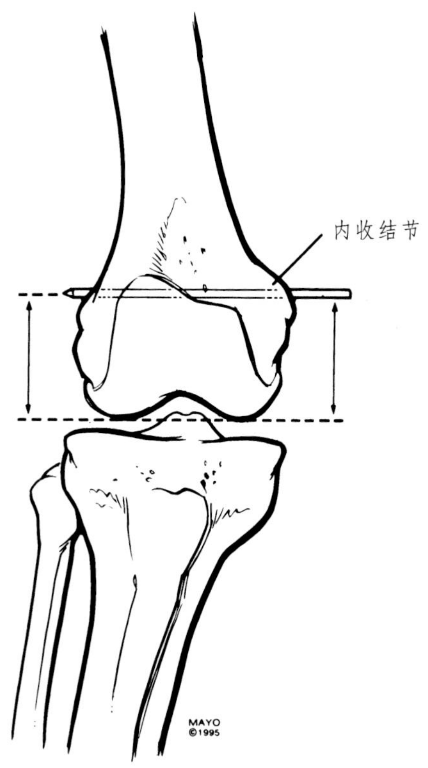

图 123-10　内侧切口起自膝关节，向近端延伸 12 cm 到关节，提起内收肌。于内收肌结节处平行于关节面经股骨髁打入一枚骨圆针。

结果

由于很少施行股骨截骨术，几乎没有报道提供明确的术后疗效(表 123-1)。我们的经验认为平均截骨年龄为 55 岁，这与其他报道一致[6,11]。Healy 等人报道大约 85%的满意度，客观膝关节评分[6]提高大约 20 分。与 McDermott 等人的报道相似，他们报道了大约 88%的满意度，客观膝关节评分提高大约 28 分[10]。平均随访都是 4 年。与内外侧膝关节炎不同，截骨术后无明显疗效[18]。Terry 和 Cimino 报道的满意度低，他们发现随访 5 年，60%患者疼痛降低或消失，70%患者关节活动度提高[19]。多数患者 6 个月后达到最大活动度。术后矫形程度不同，平均为 0°~5°解剖外翻。与胫骨截骨术不同，术后力线与长期疗效无关。

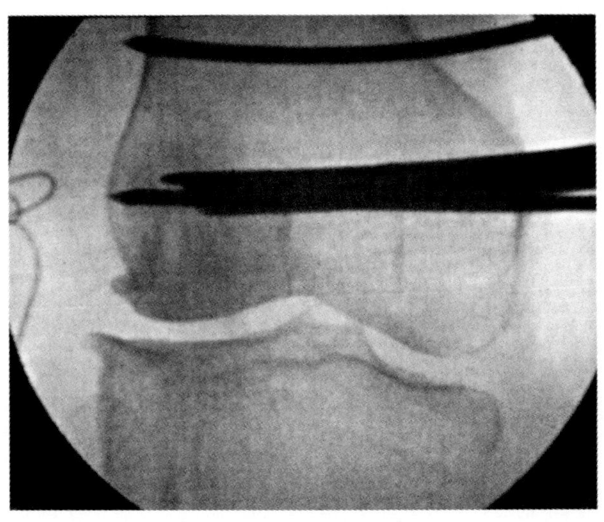

图 123-11 如果使用 90°接骨板，则骨凿从远端股骨平行切至关节表面。

Edgerton 等人报道了 Mayo Clinic 的经验[5]。30 例手术平均随访 8 年，75%患者对手术满意。研究期间，内固定不是都稳定，主要的问题是延迟愈合或不愈合。客观评估的满意度为 71%(图 123-14)。

并发症

矫形改变和截骨不愈合均有报道，特别对于不合适的固定。采用 AO 技术，估计不愈合率为 5%[5,6,10](图 123-15)。深部感染很少报道。Healy 等报道了 24 例股骨远端截骨患者中 8 例(33%)需附加手术，包括关节镜手术或膝关节置换[6]。在我们的原始病例中，24 例患者中 3 例(13%)需膝关节置换[5]。Hanssen 等人回顾了

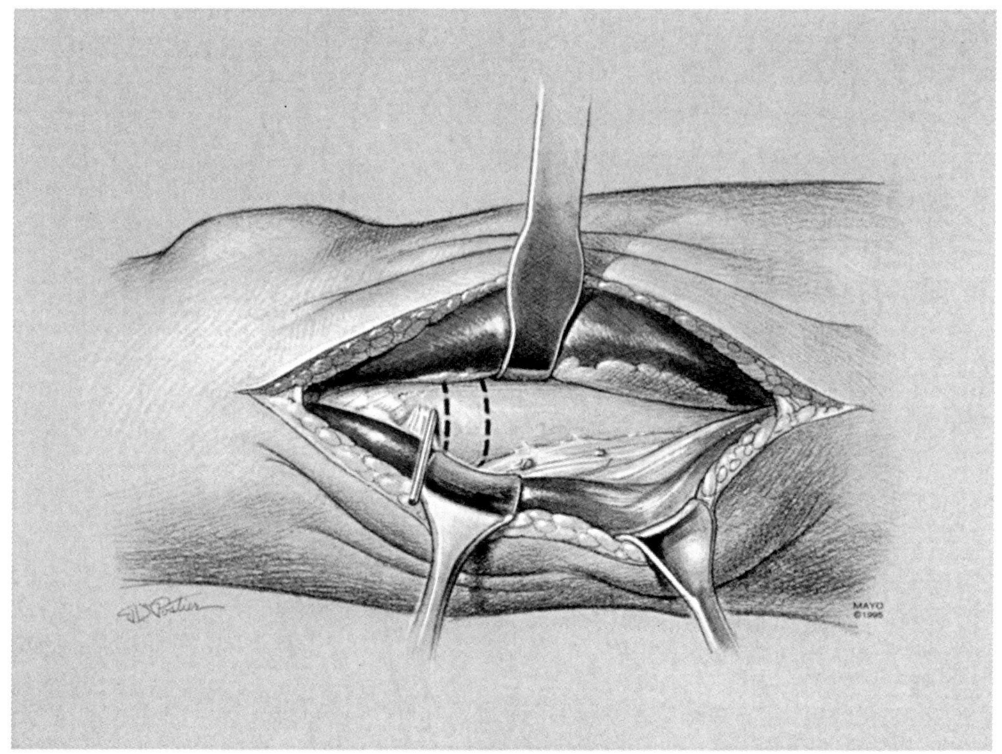

A

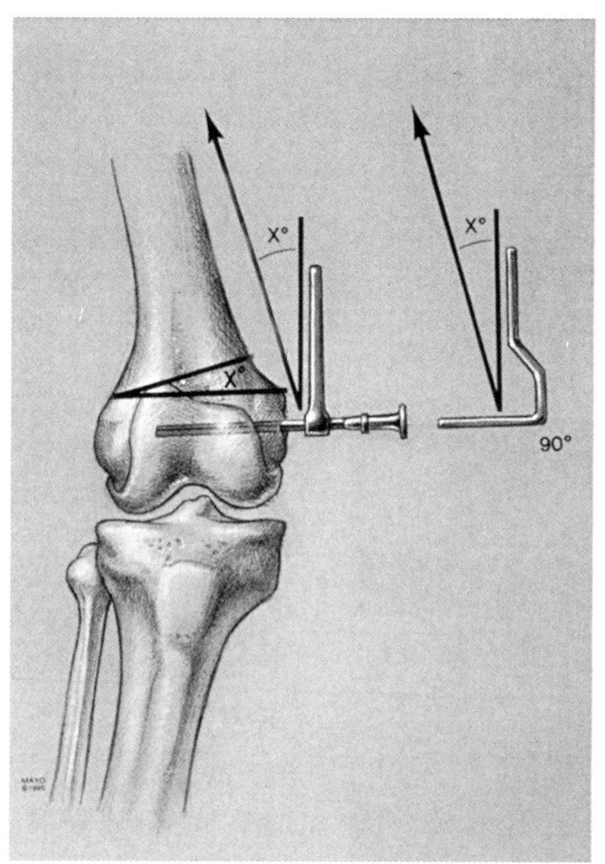

B

图 123-12 (A)自股骨远端内收肌结节近端切取楔形截骨块。(B)固定钢板打入股骨远端,钢板的边缘与股骨长轴一致。

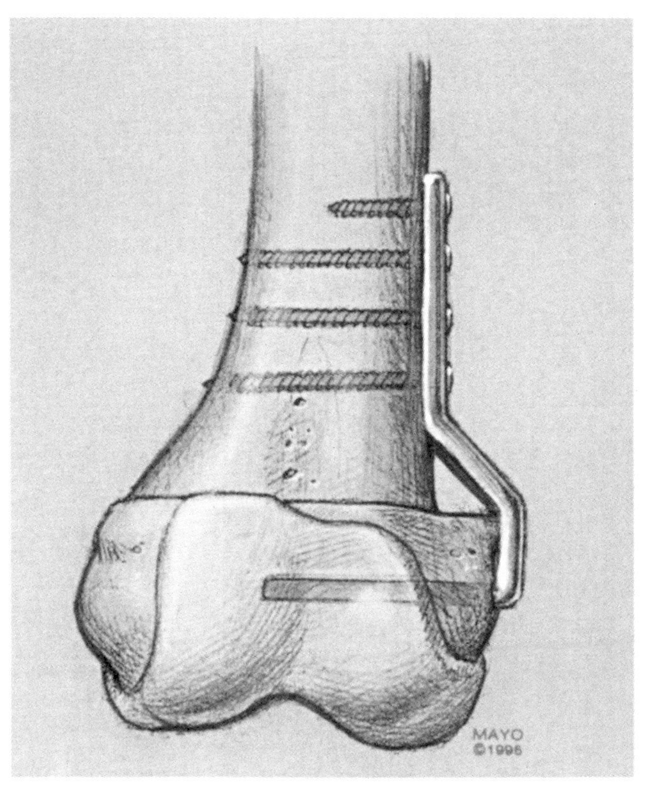

图 123–13　在胫骨上施加内翻应力闭合截骨面，然后用最少 3 枚通常是 4~5 枚双皮质螺钉固定。

梅奥诊所的病例，共 18 例股骨远端截骨失败而采用膝关节置换的患者[2]。随访 5 年期间，平均截骨距离行膝关节置换的时间为 4 年。膝关节 HSS 评分从 55 提高到 84。根据这个标准，94%患者满意，9 例优，8 例良（图 123–16）。但实际上并发症发生率出奇的高，18 例中 13 例出现问题。其中多数为手术操作问题，包括 5 例由于截骨术后瘢痕而致切口显露困难。1 例需行胫骨结节截骨而加大显露，1 例手术期间后交叉韧带撕裂。2 例固定物难以取出，当然，最主要的并发症是 2/3 患者出现的失稳，再次出现 5°~10°的解剖外翻。

作者的建议

解剖轴≥15°且外翻倾斜 8°左右，术前须评估进行胫骨近端截骨的可能性。否则，一旦股胫关节相适合后，将会出现一定程度的足内收。将足处于中立位，而患肢处于外展位，与骨盆引起的关节线外翻或外侧倾斜增加有关。如果不行胫骨截骨，可经内侧入路行股骨内翻闭合楔形截骨，推荐使用 AO 四孔钢板固定。在截骨近端内侧嵴和远侧干骺端之间没有刻意进行加压。以患者能忍受为度，进行性负重。石膏管型固定 8 周并进行复查。我尽量使患者 3 个月时在有辅助设施的帮助下进行负重活动，4 个月时去除辅助设施。

表 123–1　报道的股骨远端截骨经验

参考文献	年份	手术例数	技术		膝关节评分		平均随访(年)	并发症(%)	满意率(%)
			开放	闭合	术前	术后			
Healy 等[6]	(1988)	23		23	65	86	4	13	83
McDermott 等[10]	(1988)	24		24	48	76	4	8	87
Miniaci 等[11]	(1990)	35		35	–	–	5.4	11	86
Learmonth 等[8]	(1990)	12	–	12	–	–	3.5	0	100
Beaver 等[1]	(1991)	42		42	53	77	3.6	14	83
Terr 和 Cimino[19]	(1992)	36	14	22	–	–	5.4	14	69
Edherton 等[5]	(1993)	24		24	58	78	8.3	25	71

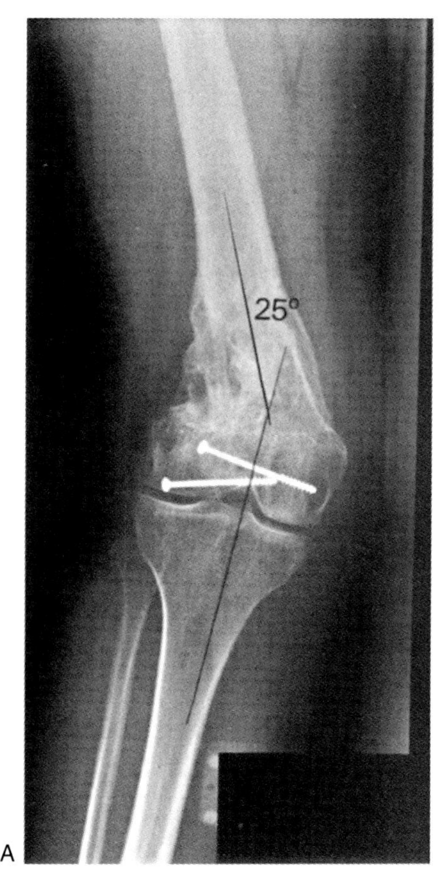

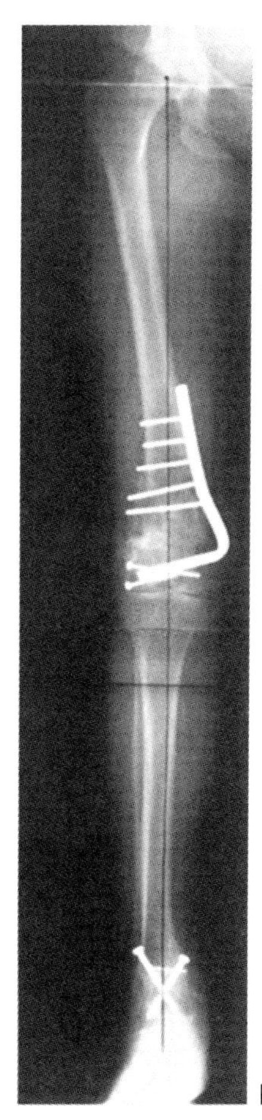

图 123-14 膝外翻畸形伴外侧关节炎患者[5]。计算理想矫形角度,施行内侧闭合楔形截骨,重建机械轴。患者系创伤后踝关节融合,需精确地矫形。

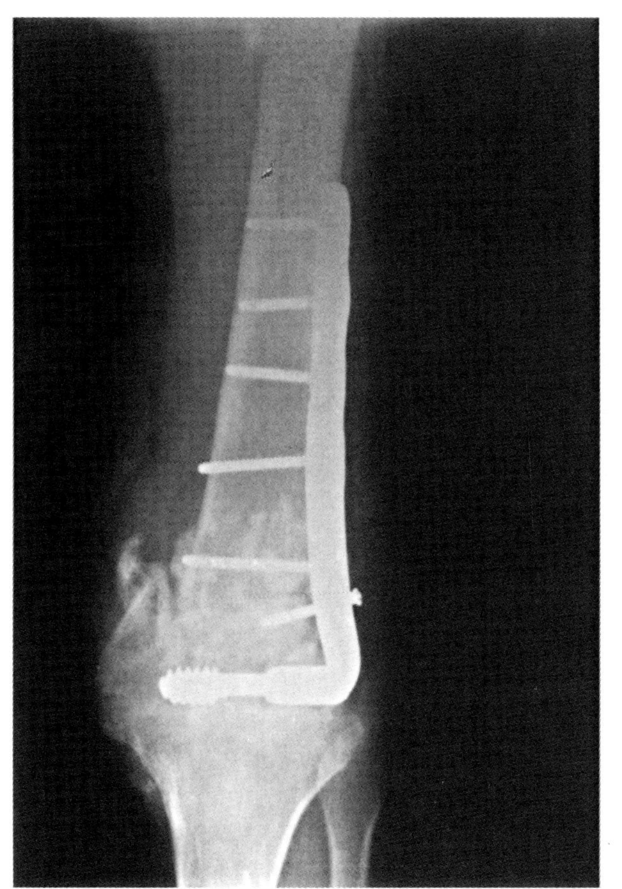

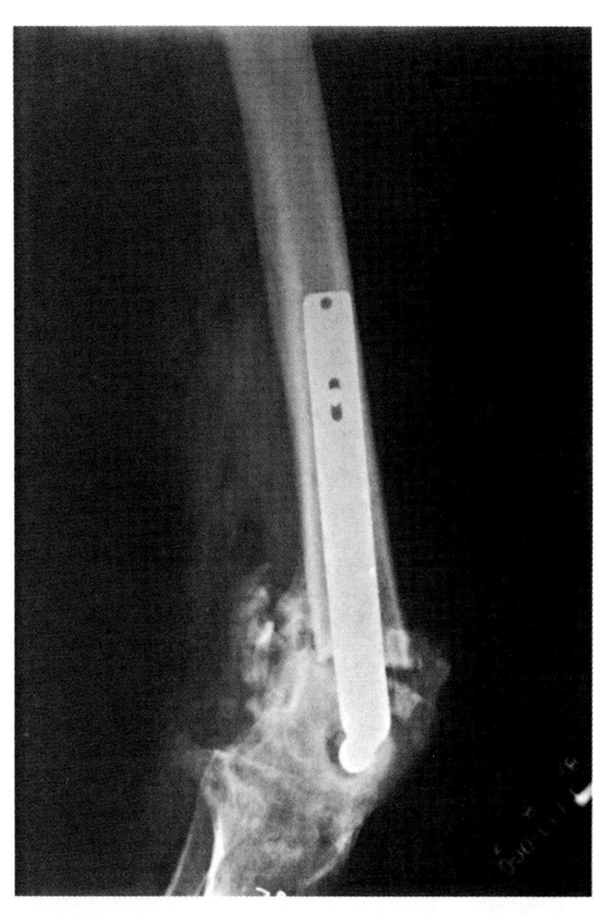

图 123–15　应用加压螺钉内固定的股骨远端不愈合。股骨远端截骨最常见的并发症是截骨不愈合或延迟愈合。

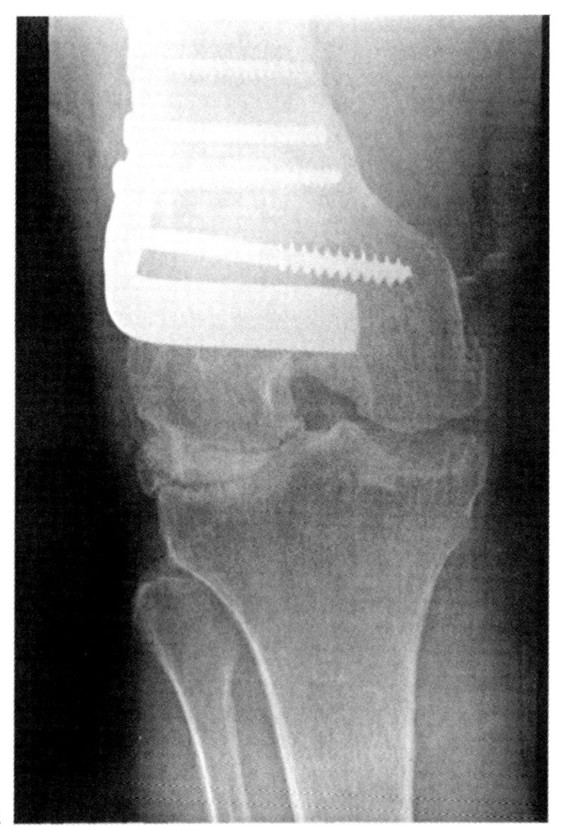

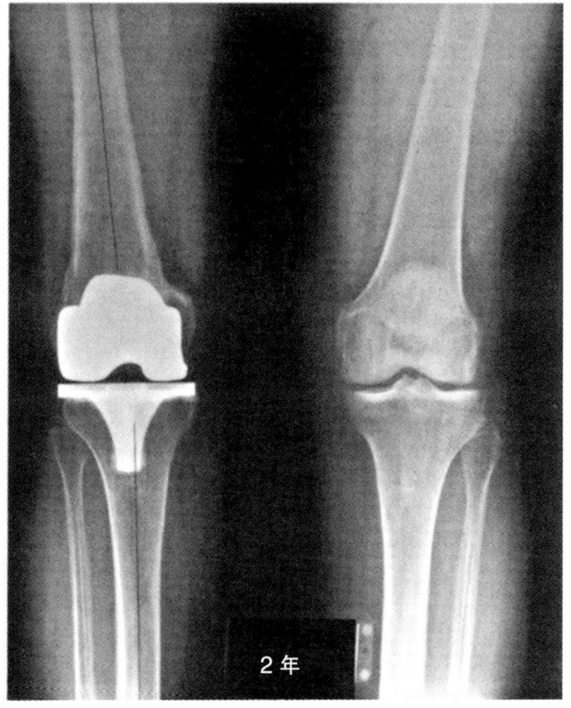

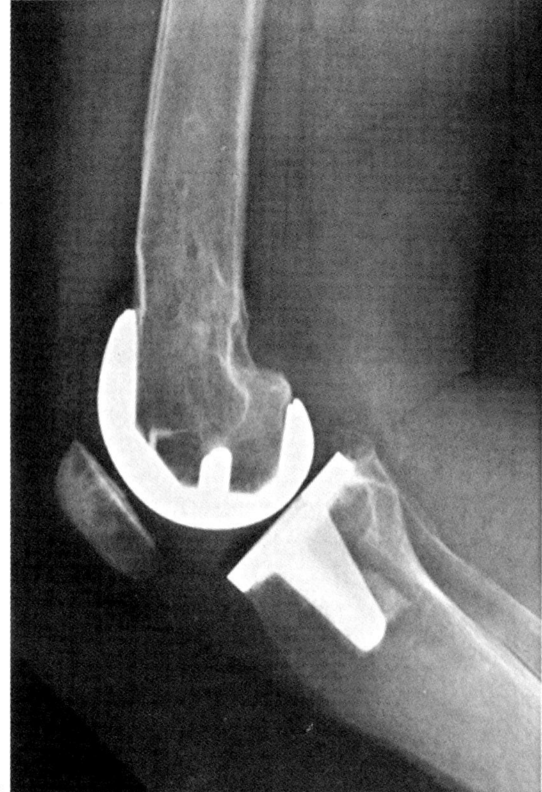

图 123-16 (A)股骨远端截骨矫形良好但疾病在进展，尤其在髁间位上清楚可见。(B,C)2年后行全膝关节置换，患者症状消失。

(曹沛宏 李世民 译 李鑫鑫 校)

参考文献

1. Beaver RJ, Jinxiang YU, Sekyi-Otu A, Gross AE: Distal femoral varus osteotomy for genu valgum: a prospective review. Am J Knee Surg 4:9, 1991
2. Beyer CA, Lewallen DG, Hanssen AD: Total knee arthroplasty following prior osteotomy of the distal femur. Am J Knee Surg 7:25, 1994
3. Coventry MB: Proximal tibial varus osteotomy for osteoarthritis of the lateral compartment of the knee. J Bone Joint Surg 69A:32, 1987
4. Coventry MB, Ilstrup DM, Wallrichs SL: Proximal tibial osteotomy: a critical long-term study of 87 cases. J Bone Joint Surg 75A:196, 1993
5. Edgerton BC, Mariani EM, Morrey BF: Distal femoral varus osteotomy for painful genu valgum: a 5–11 year follow-up. Clin Orthop 288:263, 1993
6. Healy WL, Anglen JO, Wasilewski SA, Krackow KA: Distal femoral varus osteotomy. J Bone Joint Surg 70A:102, 1988
7. Hsu RWW, Himeno S, Coventry MB, Chao EYS: Normal axial alignment of the lower extremity and load-bearing distribution at the knee. Clin Orthop 255:215, 1990
8. Learmonth ID: A simple technique for varus supracondylar osteotomy in genu valgum. J Bone Joint Surg 72B:235, 1990
9. Maquet P: The treatment of choice in osteoarthritis of the knee. Clin Orthop 192:108, 1985
10. McDermott AG, Finklestein JA, Farine I et al: Distal femoral varus osteotomy for valgus deformity of the knee. J Bone Joint Surg 70A:110, 1988
11. Miniaci A, Grossman SP, Jakob RP: Supracondylar femoral varus osteotomy in the treatment of valgus knee deformity. Am J Knee Surg 2:65, 1990
12. Morrey BF: Upper tibial osteotomy for secondary osteoarthritis of the knee. J Bone Joint Surg 71B:554, 1989
13. Morrey BF: Femoral osteotomy for valgus deformity of the knee. *In* Lotke P (ed): Masters Techniques in Orthopedics: The Knee. Raven Press, New York, 1995
14. Morrey BF, Edgerton BC: Distal femoral osteotomy for lateral gonarthrosis. Instr Course Lect 41:77, 1982
15. Ranieri L, Traina GC, Maci C: High tibial osteotomy in osteoarthritis of the knee: a long term clinical study of 1987 knees. Ital J Orthop Traumatol 3:289, 1977
16. Shoji H, Insall JN: High tibial osteotomy for osteoarthritis of the knee with valgus deformity. J Bone Joint Surg 55A:9963, 1973
17. Soudry M, Insall JN: Supracondylar femoral osteotomy for valgus knee deformities. Orthop Trans 9:25, 1985
18. Stuart MJ, Kelly M, Morrey BF: Late recurrence of varus deformity after proximal tibial osteotomy. Clin Orthop Rel Res 260:61, 1990
19. Terry GC, Cimino PM: Distal femoral osteotomy for valgus deformity of the knee. Orthopedics 15:1283, 1992

第 124 章

并发症及治疗：普通外科

Panayiotis J. Papagelopoulos, James A.Rand

全膝关节置换术后会存在某些内科和外科并发症(表 124-1)。包括伤口愈合问题,出血,感染,神经血管并发症,假体周围骨折,器材失败,伸膝装置破裂,栓塞性疾患(深静脉栓塞,肺栓塞)脂肪栓塞综合征,心脑血管意外及尿路感染。

内科并发症

由于多数全膝关节置换患者为老年人,经常伴发糖尿病,心脑血管、肺血管或肾脏疾病。一名内科医师细致的围手术期内科系统评估及围手术期复杂内科疾病的处理将降低这些并发症的发生率。

尽管采取预防措施，但术后内科并发症仍然存在,特别是某些特定人群。糖尿病患者初次和翻修全膝关节置换术后发现心脑血管并发症(56%)和尿道感染(7.5%)的发病率高[36]。

尿潴留是常见的术后并发症，常需要使用间断尿管或留置尿管。推荐老年患者行术前评估及术后尿路梗阻者纠正前列腺肥大。某些男性患者需行前列腺切除。

虽然全膝关节置换术后康复中危及生命的并发症常被重视,但手术医师还要关注这些并发症的治疗手段不要影响到关节置换。长时间术膝处于屈曲位置会导致严重的屈曲挛缩,应加以避免。需卧床的患者要保证良好的位置,使用蛋托床垫或水床以防止骶部或脚跟部产生褥疮。对带有留置管或尿管的患者,术后抗生素要持续应用,直到去除留置管或尿管。患者卧床期间就可行被动活动和膝关节活动度锻炼以防止关节僵直[35]。

全膝关节置换术后死亡少见。常见的术后死亡原因有心脏、肺及血管并发症(表 124-2)[32]。术后营养和出血,电解质水平的评估很重要。术后电解质失平衡是虚弱的表现,也是老年骨科患者术后死亡的危险因素。

外科并发症

全膝关节置换外科并发症包括与手术操作技术有关的及其他术后患者常见的并发症。力线不正、韧带松弛、屈曲挛缩及一些伸直机制的问题,可通过正确的手术技术避免。其他问题,如术后感染,血栓栓塞性疾病则不能完全避免。两种最常见的并发症为败血症和关节伸直障碍。这将于第 118 章及第 120 章论述。膝关节僵直和屈曲挛缩比较少见,但作为全膝关节置换后的严重并发症,也在第 118 章及第 120 章详细论述。

伤口愈合

初期伤口愈合延迟是一个严重问题,可增加全膝关节置换术后感染的发病率[59],几个临床因素与伤口愈合困难有关,对于伴发类风湿性关节炎、糖尿病或外周血管疾病的患者易发生伤口愈合困难。此外,肥胖、吸烟也对伤口愈合不利,被动活动及冰敷则有利于愈合[59]。

正如在手术操作部分论及的,切口的选择相当重要。简言之,如果以前存在切口,应加以利用,以防止新旧伤口之间出现皮肤坏死(图 124-1)。切口应在髌前滑囊水平,皮肤与皮下应当作为一层切开以维持皮肤血运,轻度牵拉皮缘,并应用适当长度的皮肤牵开器保护皮肤的过度牵拉可以减少皮肤血管的损害。

伤口渗液必须及时治疗,膝关节制动,局部应用抗生素软膏,弹力裤,观察 1~2 天,通常可治疗伤口渗液。渗液常发生在切口远端部分,如果渗液多或持续时间长,则需要再次手术以达到伤口愈合。脂肪坏死或皮下出血应当清除,仔细止血,闭合伤口。全膝关节置换术后报道有 1.3%的持续引流发生[56],虽然这其中25%的患者在清理灌洗时关节液培养阳性。所有患者

表 124-1 15 793 例全膝关节置换术后并发症率(%)：梅奥诊所经验

松动	7.7
骨折	2
深部败血病	2
失稳	1.4
髌骨半脱位或脱位	1.1
假体断裂	0.9
假体错位	0.4
假体磨损	2
深静脉栓塞	0.6
肺栓塞	0.3
纤维强直	0.1

均早期清理灌洗(平均术后 12.5 天)并辅以抗生素治疗后可治愈[56]。

全膝关节置换术后继发伤口愈合问题的治疗措施包括立即清理灌洗，必要时结合骨矫形手术。小面积皮肤坏死多发在于局部伤口治疗的过程。皮缘厚度超过 1~2 mm，而长度超过1 cm 的皮肤坏死(图 124-2)，需积极治疗。这些病例全部皮下组织及部分筋膜受累及。一旦出现伤口坏死由于患者处于感染高发阶段，要避免暂时观察，而需行坏死组织清创。部分病例可达到伤口一期愈合。但多数持续皮肤或伤口坏死的病例，特别是超过 2 cm 的皮肤坏死，则需行内侧腓肠肌或游离肌瓣及皮肤移植来闭合伤口[17]，促进伤口愈合以达到膝关节活动(图 124-3)。

所有患者均会发生某种程度的伤口出血。大量出血者需制动，膝关节引流或冰敷加压包扎，停用抗凝血药。多数情况下，出血缓解后 3~4 天恢复活动。如果张力较大，并影响皮肤血运，或出现自发性破溃，则需要手术排出血肿。

神经血管并发症

全膝关节置换术后神经血管并发症不常见。血管并发症包括血栓疾病(深静脉栓塞和肺栓塞)、脂肪栓塞和血流灌注不全。主要神经并发症为腓神经麻痹。

栓塞性疾病

深静脉栓塞和肺栓塞可于全膝关节置换术后发生，其确切的发病率及临床意义仍在讨论中。

应用静脉造影对深静脉栓塞进行回顾性研究，发现血栓的发生率在 50%~70%[25,50]。早期栓子多位于腓肠静脉，但膝后静脉及股静脉也会累及，占 5%~10%[26,50]。62 例全膝关节置换术后回顾性研究发现，对比作为诊断深静脉栓塞金标准的静脉造影，超声检查的敏感性可达 85.7%，特异性 94.5%，准确性 93.5%[53]。

肺通气 /灌注 (V/Q) 扫描可用来了解肺栓塞情况，用(V/Q)检测肺血管发病患者，发现肺栓塞的发生率估计在 8%~17%[11,50]，而有症状的肺栓塞发生率

表 124-2 梅奥诊所双侧和单侧手术后病死率

	同样麻醉	同样住院治疗	不同住院治疗	单独手术
手术例数	290	228	234	501
原因				
心脏	4 [a]	0	5[c]	8
血管	3	1	1	5
肺	4	0	0	2
癌症	1	1	0	25
肺栓塞	1 [b]	0	0	2[d]
不明原因	3	0	2	11
其他	0	0	1	5
总和(%)	16(5.5)	2(1)	9(3.8)	35(7.0)

[a]1 例术后 2 天心脏停跳。

[b] 术后 4 个月。

[c]1 例术后 4 周心肌梗死。

[d] 都在住院期间。

Modified from Morrey et al.[32], with permission.

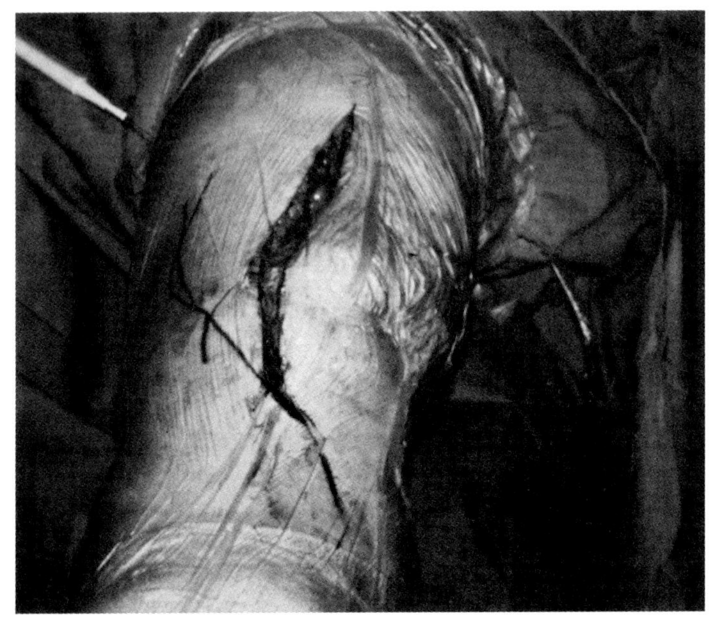

图 124-1 膝关节早期手术切口可成为膝关节置换切口的一部分。避免出现潜在坏死的狭窄皮瓣或夹角。

可能低于1%。

虽然多数作者同意全膝关节置换后经常发生无症状性血栓和肺栓塞,但这些发现仍存在争议[27]。在连续29例全膝关节置换手术中采用经超声心动扫描,发现在右心房室存在大量回声影,持续3~15分钟[37]。对在我们研究所行全膝关节置换术或全髋关节置换的患者进行调查发现,全膝关节置换患者中肺栓塞的发病率高于全髋关节置换。全膝关节置换患者中有1.7%确诊或可疑深静脉栓塞或肺栓塞,1例死亡(0.05%)[30]。不幸的是,术后2个月内死亡患者很少行尸检,死因不明确。因此,全膝关节置换术后致死性肺栓塞的确切发生率难以确定。

双侧同时全膝关节置换术后血栓的发生率有升高的趋势[32],其他血管及其他并发症无明显升高(表124-3)[32],但这仍需进一步仔细复核。

全膝关节置换术后4年,有或无术后深静脉栓塞患者的症状无明显区别[14]。但是,静脉栓塞患者行气体体积描记时更易出现静脉功能异常[14]。症状性静脉栓塞会引起腿部有溃疡的患者慢性静脉灌注不全,但是无症状性栓塞的发病率尚不清楚。

预防

栓塞的预防和治疗必须保证治疗和发病率的平衡。但不幸的是,膝关节置换术后肺栓塞和下肢慢性静脉灌注不全的预防仍未引起重视。全膝关节置换术后致死性肺栓塞是可以预防的。其常继发于小的频发性无症状性栓塞。应采用系列肺扫描和肺动脉造影检查无症状性栓塞[57]。

目前最常用的预防措施包括应用抗凝药(华法林、阿司匹林、低分子肝素),间断性压力靴,腔静脉滤器。其他少数采用的包括持续被动活动,右旋糖酐,弹力袜,抗凝因子Ⅲ以及与前述方法的联合应用。

关于进行全膝关节成形术患者的预防性抗凝血给药治疗是有争论的。抗凝血给药治疗的并发症,如术后伤口出血,可影响手术恢复。若消除血肿还需行

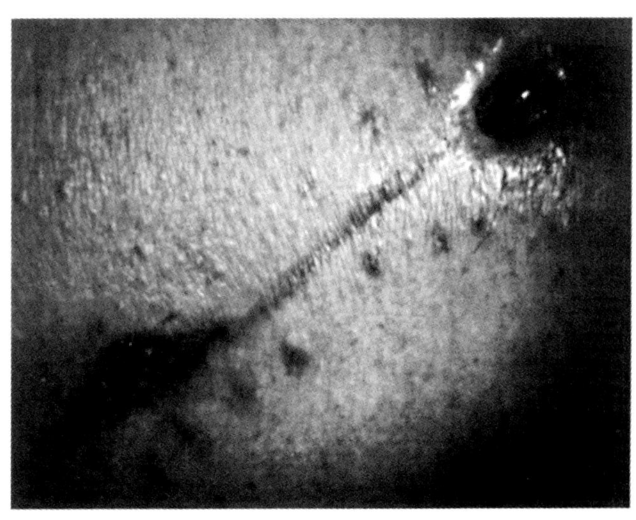

图 124-2 出血或早期切口可导致伤口愈合障碍,通常采取广泛切除或固定方法治疗。

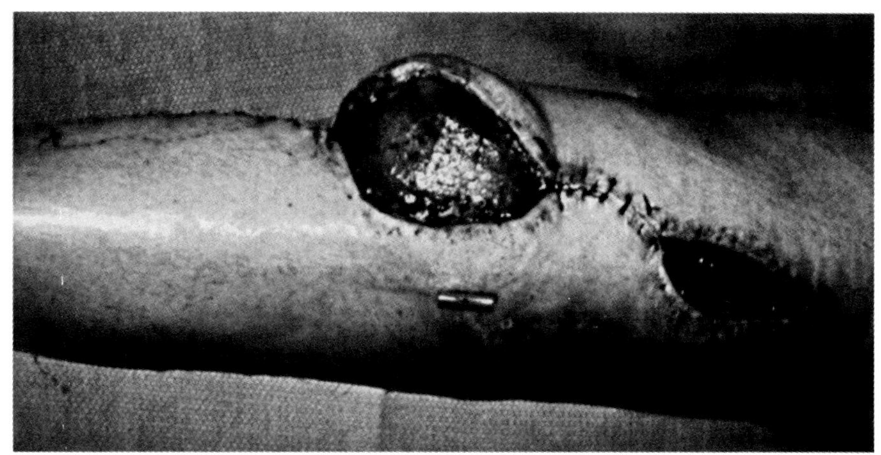

图 124-3 如果组织坏死不能局部治愈，可采用腓肠肌转移皮瓣或游离皮瓣治疗。

手术处理，增加了发生脓毒症的危险。因此，必须权衡抗凝血给药治疗的危险与益处。最好是在患者已处于血栓栓塞的高危险状态时，才将其视为是使用抗凝血给药治疗的高危险患者。很遗憾，如上所述不可能预期识别大多数血栓栓塞高危患者[11,25]。为此，外科医师把抗凝血给药治疗分成所有患者的预防性抗凝血给药治疗和少数情况下防血栓栓塞起到预防作用的抗凝血给药治疗。如果没有对抗凝血给药治疗的医疗禁忌证，则对所有进行全膝关节成形术的患者应用抗凝血给药治疗。

华法林是可以出院后持续使用的具有预防作用的口服药，但需检测，因为其会伴发 17%的出血并发症[51]。剂量为国际常规剂量的 1.2~1.5 倍。已证实低剂量华法林可降低无症状性、有症状性和致命性肺栓塞[57]。

阿司匹林可抑制血小板聚集，预防深静脉栓塞和致命性肺栓塞[26]的效果与低剂量华法林相似[26]。使用剂量低(320 mg/d)。

采用肝素的抗凝血疗法，出血并发症发生率很高[38]。较新的实验治疗方法，使用低分子量肝素和低剂量香豆定，用以试图达到不常见的出血性并发症的充分预防。虽然肝素小剂量皮下给药无效，但是可采用低分子量肝素每天一次皮下注射。低分子量肝素比新双香豆

表 124-3 梅奥诊所 752 例双髁和 501 例单髁膝关节置换术后并发症

并发症类型	双髁膝关节置换			单髁膝关节置换
	同期麻醉 (N=290)	同期住院治疗 (N=228)	分别住院治疗 (N=234)	(N=501)
伤口问题	8(3)[a]	5(2)	8(3)	23(5)
感染	1(0.3)	3(1.3)	3(1.3)	4(0.8)
髌骨问题	4(1.4)	—	3(1.3)	3(0.6)
松动	1(0.3)	3(1.3)	4(1.7)	1(0.2)
失稳	—	—	3(1.3)	1(0.2)
骨折	2(0.7)	—	1(0.4)	6(1.2)
疼痛	6(2)	1(0.4)	3(1.3)	10(2)
血栓性静脉炎	2(0.7)	1(0.4)	—	2(0.4)
肺栓塞	3(1)	1(0.4)	0(0)	5(1)
多方面的原因	—	2(0.8)	3(1.2)	1(0.2)
合计	27(9.3)	16(7.0)	28(12.0)	56(11)

[a] 数量(%)。

Modifed from Morrey et al.[32], with permission.

素钠预防作用更有效，且不需监测抗凝血给药治疗平面。应用低分子量肝素减少深静脉血栓形成发生率的作用,与新双香豆素相比,因出血性并发症和伤口血肿数量的增多而被降低[19]。有报道称在选择性膝关节置换术后应用低分子量肝素 Enoxaparin,深静脉栓塞形成发生率减少 70%[34]。另外一项研究在做过选择性髋关节置换术的患者中发现,手术后给予 Enoxaparin 剂量 30 mg 每天 2 次，比同样安全的未分离肝素预防深静脉血塞形成的作用更明显[8]。

当然，几乎所有具有明显栓塞的患者都可采用物理治疗,如膝关节早期逆动,抗栓塞长筒袜和逐渐的气体加压,都具有一定的良好作用[7]。在术后阶段，间歇加压长筒袜显示深静脉血栓形成发病率减少[16,58]。在预防肺栓塞时,这些方法也可采用。一项预期随机研究表明，香豆定比起大腿段的间歇性充气加压对预防全膝关节成形术患者发生深静脉血栓形成更为有效,发生率分别为 19%和 32%[21]。资料记录显示，在全膝关节成形术后，凝血块中的 2/3 位于膝关节近端。

对抗凝血给药治疗禁忌的病例,已应用静脉腔滤器(新开发领域滤器)预防全膝关节成形术后的致命性栓塞[55]。虽然大多数患者都应用连续被动运动治疗,至于它是否对深静脉血栓形成起一些预防作用,尚有争论[15,28]。

作者的建议

虽然预防建议尚未被普遍接受,但目前多数外科医师都应用某些预防措施,如对有栓塞病史患者应用华法林或肝素。全膝关节置换术后无症状性患者不建议常规应用静脉造影术和肺扫描检测深静脉栓塞。如果出现具有临床意义的肺栓塞,则应采用静脉内肝素抗凝辅助华法林治疗。

我们建议对所有全膝关节置换术后患者应用抗凝治疗,除非患者有相应的内科禁忌证。建议使用低剂量华法林,可调整到国际常规量的 1.5 倍。术后第一天即给予华法林,持续应用 4~6 周,而不必检测凝血酶原时间。其他预防措施包括住院期间应用间歇性空气压力泵,术后 6 周应用小腿压力袜。

脂肪栓塞

全膝关节置换术后脂肪栓塞不常见。近期回顾了脂肪栓塞的病原学、诊断和治疗[24,39]。全膝关节置换术后脂肪栓塞已经在 20 例病例中报道，多数伴发于应用长柄假体或应用髓内固定,其中有 10 例死亡。类风湿性关节炎患者占改组病例的 50%。风湿患者中报道发生脂肪栓塞综合征的达 80%。脂肪栓塞综合征的原因可能是肺血管脆弱,髓腔高脂肪,长期应用类固醇以及具有脂肪栓塞高发性[31]。

有报道 2 例患者双侧全膝关节置换术后发生脂肪栓塞,假体采用的是全髁假体而非长柄及髓内固定器[23],双侧全膝关节置换术后脂肪栓塞发病率为 12%[10]。也有在应用压配型髓内杆的膝关节翻修术后发生的报道[52]。如果采用髓内固定器,特别是双侧全膝关节置换的股骨及胫骨,应在应用时将髓内容物引流出。髓内开槽杆应有引流孔,或中空引流腔(图 124-4)。如果需要应用骨水泥型长柄髓内假体,则应选择合适的髓腔塞,类似 THA 的灌注冲洗,这些有助于减少脂肪栓塞的发生,并保证满意的水泥界面。股骨过度扩髓,放置导向杆,髓内压力可以维持在正常范围以内。过去认为使用止血带可预防脂肪栓塞综合征,目前则认为无效。因为止血带收缩反而会造成血栓效果的静脉梗阻[31]。

总之,手术中避免采用髓内器械,使用扩大的髓内力线杆的定位孔和带凹槽或中空的髓内力线杆可预防全膝关节置换术后脂肪栓塞。同时建议在髓腔远端应用空心管抽出髓腔内容物。如果出现脂肪栓塞,则需要监测低血容量,低氧血症[39]。如果能获得通气支持,可预防栓塞的进展及致命性脂肪栓塞综合征的出现。皮质类固醇可用来增强通气功能[22]。

血管并发症

全膝关节置换术后血管并发症包括股动脉和膝后动脉闭塞,由于筋膜结构所致膝后动脉闭塞,股动脉-膝后动脉交通支栓塞,创伤性膝后动脉瘤,膝动脉内下支假性动脉瘤,动脉断裂,动静脉瘘以及动脉瘤[18]。动脉阻塞的原因可以是血栓[47],筋膜阻塞[45]或血小板栓塞。潜在原因还有应用止血带,术中损伤动脉。最常见的病因可能就是动脉硬化的血管上应用止血带,继发动脉粥样化[47]。直接的血管损伤可能出现但不常见[47]。全膝关节置换术后动脉损伤罕见,发病率约为 0.03%[41]。

许多血管并发症可以预防。对于怀疑血管循环差的患者,需要进行仔细的术前评估,包括既往病史,足背动脉触诊,影像鉴别血管异常钙化。术前需行血流检查。如果患者有严重的循环疾患,术前需请血管外科医师会诊。应用止血带需避免影响动脉循环。全膝关节置换术后筋膜室综合征不常见。

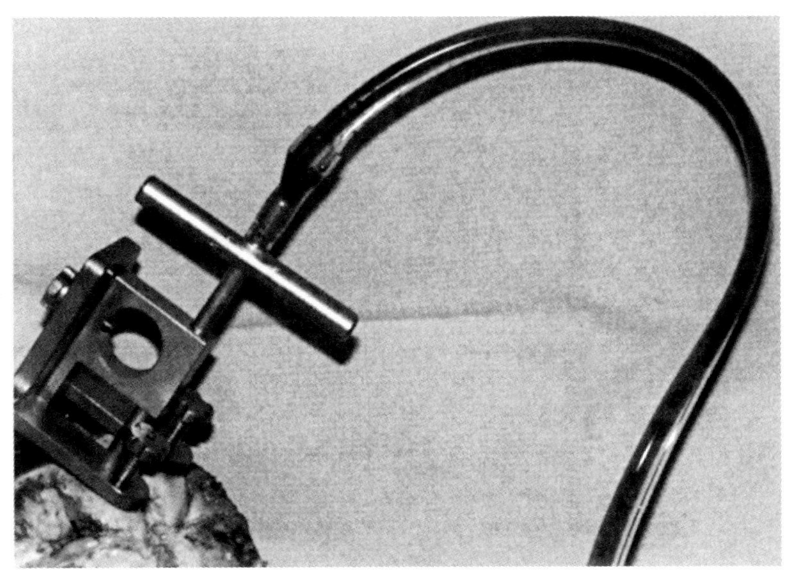

图 124-4　应用有中空引流腔的髓内开槽杆，通过大号的扩髓钻放在股骨远端，将髓内容物引流出。(From Rand[42], by permission of Mayo Foundation.)

总之，全膝关节置换术后血管疾患难以早期发现。术后异常疼痛，如果通常剂量的麻醉药无效，则需考虑动脉疾患。如果出现术后缺血，即刻行血管造影，请血管外科医师会诊(图 124-5)。早期治疗可以解决一些问题，否则后期常导致截肢。

神经损伤

神经损伤不常见。手术暴露时会发生局部皮神经损伤，导致局部感觉降低，特别是膝关节外侧。局部皮神经瘤罕见但相当棘手。这些问题常可通过局部注射麻醉药和皮质类固醇治疗，很少需要采取手术解决。

全膝关节置换后的主要神经问题是腓神经麻痹，其发生率少于1%[3,46]。术前屈曲畸形固定和严重外翻易引起此并发症[3,46]。其潜在病因学为术中神经牵拉，直接的局部压迫或局部出血。我们研究所近期研究发现[20]，用于术后止痛的硬膜外麻醉($P<0.01$)，前期椎板切除($P<0.003$)，术前外翻畸形($P<0.001$)均明显与术后腓神经麻痹有关。

手术解剖及神经移位均不能明显预防该并发症[46]。只有为了纠正严重外翻畸形及保证软组织平衡而需行股二头肌延长时，有经验的医师才行腓神经移位。治疗术后腓神经麻痹可以屈曲膝关节至少30°，移除所有神经压迫物，如果有明显运动障碍则需采用足-踝固定器。残存的感觉障碍很少致功能受限，但长期的运动障碍可致患者明显病痛。

腓神经麻痹的预后取决于其早期表现。早期单纯感觉障碍较伴随有运动障碍者更容易恢复[3]。不全麻痹较完全麻痹更容易恢复。术后2年膝关节评分前者更高。手术治疗仅在肌电图显示麻痹出现3个月无明显恢复，或术后最初几天中肌电图显示完全神经横断损伤时采用。

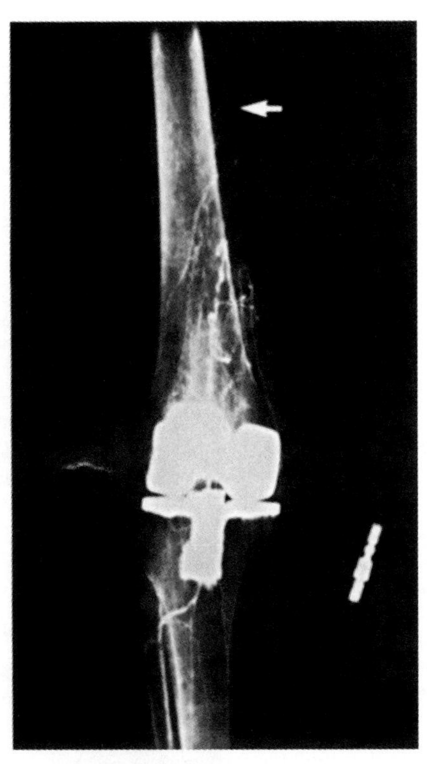

图 124-5　膝关节置换术后动脉X线片显示股浅动脉栓塞。(From Rand[41], with permission.)

骨折

全膝关节置换术后假体周围骨折少见。我们研究所骨折的发病率为2%[13]。病因包括骨质疏松、术中股骨前方骨皮质受损[13]以及外伤[5,69,13,29,49](图124-6和图124-7)。假体周围骨折的治疗包括保守治疗,切开复位内固定,采用长柄假体或常规假体的关节翻修,植骨或不植骨,或采用外固定支架。如果能够维持准确的下肢力线,

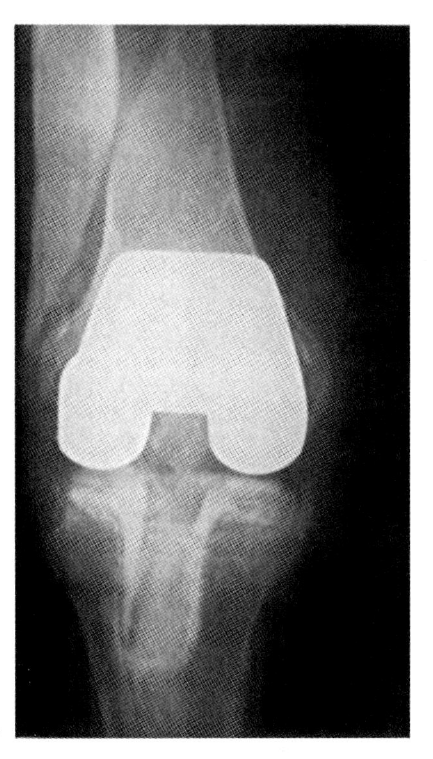

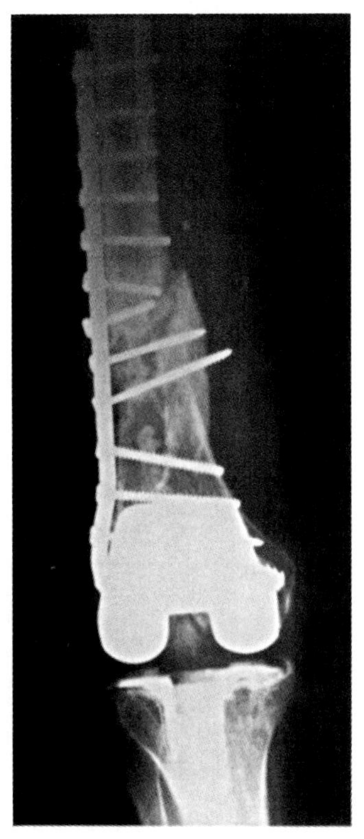

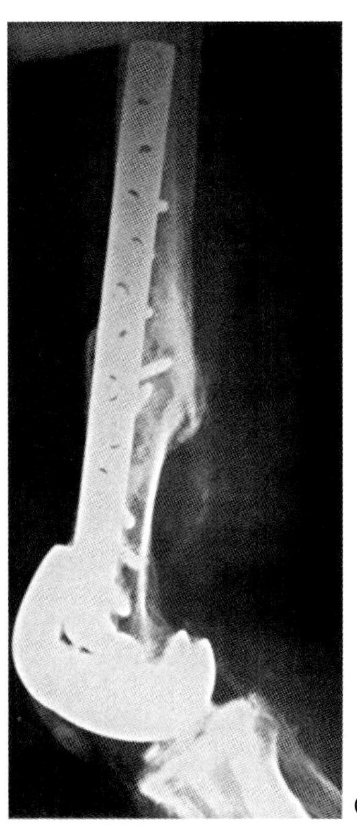

图124-6 髁置换术后髁上骨折(A)骨质疏松患者应用髁钢板治疗(B,C)。此例80岁女性患者术后有85°的活动度。

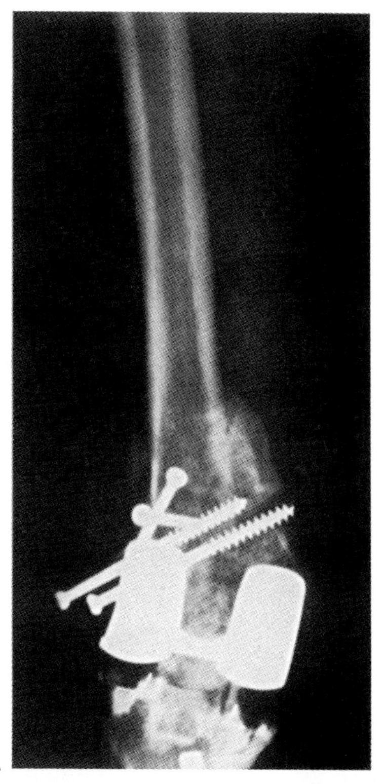
A

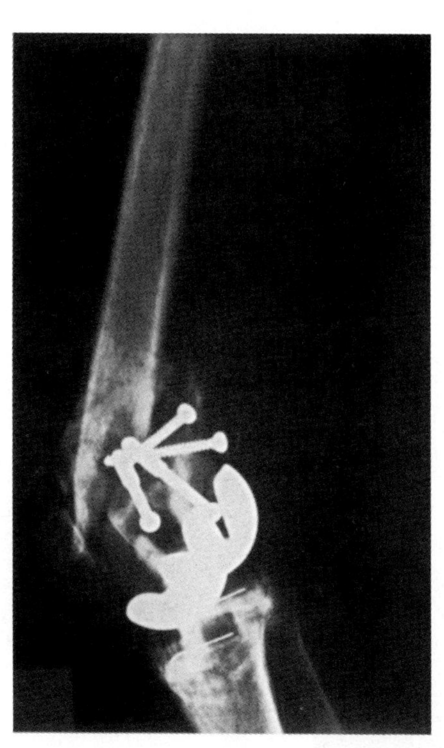
B

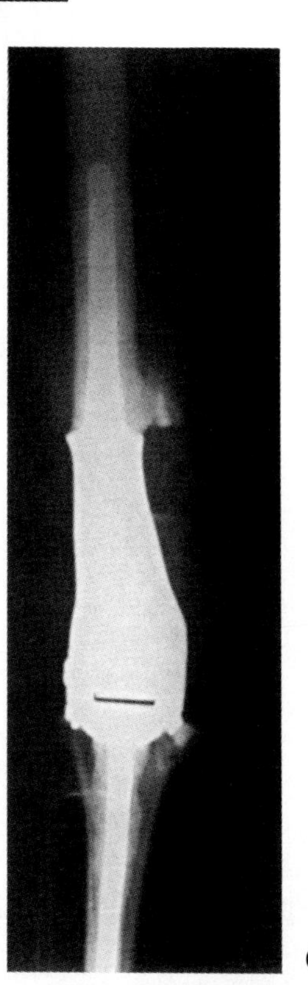
C

图 124-7　(A,B)类风湿性关节炎患者几何型膝关节置换术后髁上骨折，正位及侧位 X 线片，(C)采用常规干骺端假体置换。

则采用牵引或石膏管型等非手术治疗方法可达到满意疗效[29,49]。如果有充足的骨量，下肢力线难以维持，则需考虑手术切开复位并进行内固定。当远端骨量不足或治疗骨折时出现骨不连，则可以采用长柄假体保留侧副韧带翻修术[44]。骨折端的骨水泥需要清除以防骨不愈合。如果由于骨折严重粉碎，侧副韧带不能保留，则考虑采用类似治疗肿瘤中使用的干骺端替代假体[44]。

细致的手术操作可确保合适的假体位置,防止术中股骨前方皮质损伤,并减少假体周围骨折,报道假体周围骨折中40%是由此造成[13]。胫骨平台骨折多数与下肢不正确的力线及错误定位造成[43]。骨折多伴有胫骨假体松动,翻修术可提供满意疗效。

内植物失败

内植物断裂与设计有关。Herbert假体股骨段骨折发生在应力集中区。曾有报道新型铰链型关节出现单独柄断裂。也有报道胫骨假体下方骨质骨折,多数是在骨质缺损的情况下发生(图124-8)[34,48]。

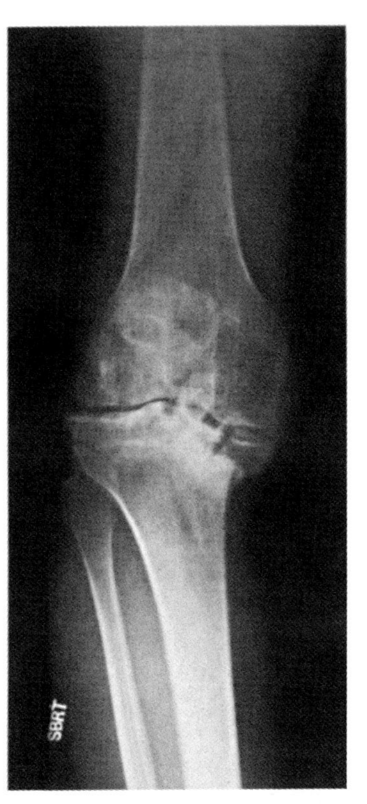

A

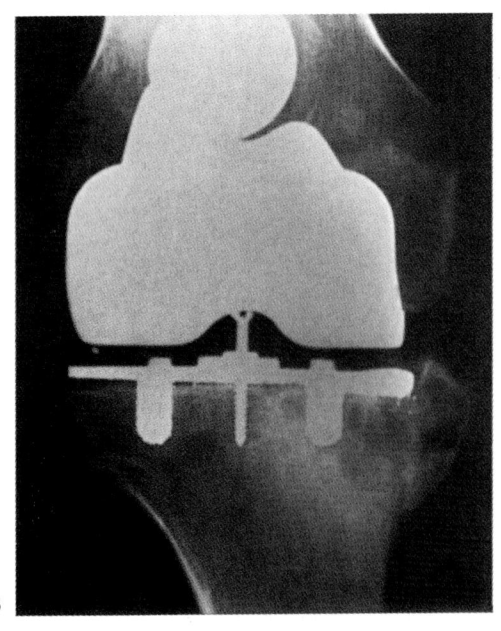

B

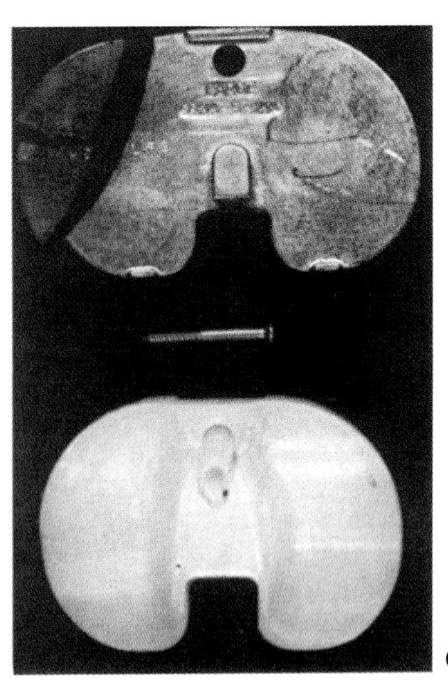

C

图124-8 (A)非骨水泥膝关节置换治疗一名体重超过90 kg伴内侧胫骨缺损的患者。(B,C)术后3年胫骨托盘折断。

目前多关注于聚乙烯衬垫的磨损，特别在非限制性假体中高发[12]。在膝关节，表面损伤的严重度与患者体重及假体使用时间有关[58]。其他影响聚乙烯衬垫磨损的因素还包括假体厚度、与关节表面的吻合度和聚乙烯类型(图 124–9)[4,60]。一项 470 例多孔涂层的解剖型全膝关节置换的报道表明高体重，低龄，薄的胫骨衬垫明显提高假体失败的概率($P<0.01$)，其中 30 例由于严重的胫骨和髌骨聚乙烯表面磨损而行翻修术[54]。27 例全膝关节置换术后 1~9 年回收的胫骨假体研究发现[40]，在固定的胫骨衬垫不少于6 mm 厚，未经过热处理，且胫骨股骨匹配假体中，高强度聚乙烯的磨损率为 0.025 mm/年。除了以上数据，高应力复合高活动面会增高胫骨聚乙烯疲劳应力。设计新型假体时，这些方面都需要进行评估。为避免聚乙烯衬垫破裂，厚度至少达到 8 mm。

全膝关节置换 7~22 个月随访中，发现 8 例金属底盘的髌骨聚乙烯衬垫破裂[1]。翻修中发现有骨折、聚乙烯分离，伴随有滑膜增厚和髌骨金属底盘磨损。根据这点，一些作者建议采用全聚乙烯的髌骨假体替代带金属底盘的假体。

总结

专业医师完善的术前评估和准备，细致的手术操作可避免许多术后并发症。积极处理术后并发症是预防严重疾患，如术后败血症的关键。伤口愈合必须可达到膝关节活动。全膝关节置换术后抗凝药的应用虽尚存在争议，但对有栓塞病史的患者推荐使用。神经

A

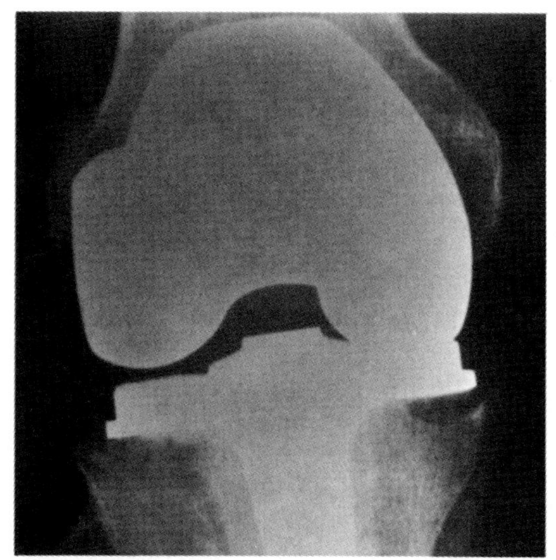

B

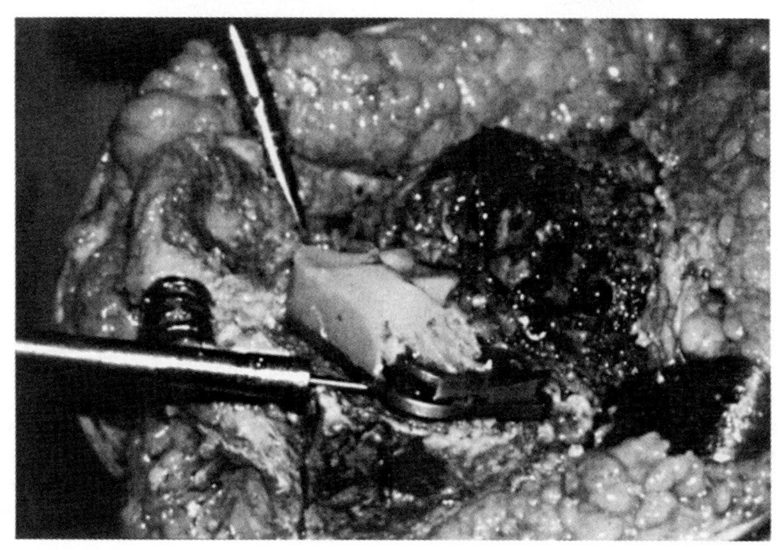

图 124–9　(A)68 岁男性患者膝关节置换术后 5 年出现疼痛和渗出。(B)手术期间，发现折断的高密度聚乙烯衬垫。

血管并发症少见但对患者及医师而言均是棘手的问题。详细了解病因,早期诊断及积极处理是降低潜在威胁的关键。

(曹沛宏 李世民 译 李鑫鑫 校)

参考文献

1. Andersen HN, Ernest C, Frandsen PA: Polyethylene failure of metal-backed patellar components: 111 AGC total knees followed for 7–22 months. Acta Orthop Scand 62:1, 1991
2. Antonelli IR, Gemma A, Capparella O et al: Postoperative electrolyte imbalance: its incidence and prognostic implications for elderly orthopaedic patients. Age Ageing 22:325, 1993
3. Asp J, Rand JA: Peroneal palsy following total knee arthroplasty. Orthop Trans 12:717, 1988
4. Bartel DL, Bicknell VL, Wright TM: The effect of conformity, thickness, and material on stresses in ultra-high molecular weight components for total joint replacement. J Bone Joint Surg 68:1041, 1986
5. Bogach E, Hastings D, Gross A, Gschwend N: Supracondylar fractures of the femur adjacent to resurfacing and MacIntosh arthroplasties of the knee in patients with rheumatoid arthritis. Clin Orthop 229:213, 1988
6. Cain PR, Rubash HE, Wissinger HA, McClain EJ: Periprosthetic femoral fractures following total knee arthroplasty. Clin Orthop 208:205, 1986
7. Clayton ML, Thompson TR: Activity, air boots, and aspirin as thromboembolic prophylaxis in knee arthroplasty. Orthopedics 10:1525, 1987
8. Colwell CW, Spiro TH, Trowbridge AA et al: Use of Enoxaparin, a low molecular weight heparin, and unfractioned heparin for the prevention of deep venous thrombosis after elective hip replacement. J Bone Joint Surg 76A:3, 1994
9. Culp RW, Schmidt RG, Hanks G et al: Supracondylar fracture of the femur following prosthetic knee arthroplasty. Clin Orthop 222:212, 1987
10. Dorr LD, Meckel C, Mellman MF, Klein I: Fat emboli in bilateral total knee arthroplasty. Clin Orthop 248:112, 1989
11. Ecker ML, Lotke PA: Postoperative care of the total knee patient. Orthop Clin North Am 20:55, 1989
12. Engh CA: Failure of the polyethylene bearing surface of a total knee replacement within four years. J Bone Joint Surg 70:1093, 1988
13. Figgie M, Goldberg V, Figgie H, Sobel M: The results of treatment of supracondylar fracture above total knee arthroplasty. J Arthroplasty 5:267, 1990
14. Francis CW, Ricotta JG, Evarts CM, Marder VJ: Long-term clinical observations and venous functional abnormalities after asymptomatic venous thrombosis following total hip or knee arthroplasty. Clin Orthop 232:271, 1988
15. Goll SR, Lotke PA, Ecker ML: Failure of continuous passive motion as prophylaxis for deep venous thrombosis after total knee arthroplasty. p. 299. In Rand JA, Dorr L (eds): Total Arthroplasty of the Knee. Aspen Publishers, Rockville, MD, 1986
16. Haas B, Insall JN, Scuderi GR et al: Pneumatic sequential compression boots compared with aspirin prophylaxis of DVT after TKA. J Bone Joint Surg 72A:27, 1990
17. Hemphill ES, Ebert FR, Muench AG: The medial gastrocnemius muscle flap in the treatment of wound complications following total knee arthroplasty. Orthopedics 15:477, 1992
18. Hozack WJ, Cole PA, Gardner R, Corces A: Popliteal aneurysm after total knee arthroplasty. J Arthroplasty 5:301, 1990
19. Hull R Raskob JA, Franco MG: A comparison of subcutaneous low-molecular-weight heparin with warfarin sodium for prophylaxis against DVT after hip or knee implantation. N Engl J Med 329:1370, 1993
20. Idusuyi OB, Morrey BF: Peroneal nerve palsy after total knee arthroplasty: a comprehensive assessment of predisposing and prognostic factors. J Bone Joint Surg (In press)
21. Kaempffe FA, Lifeso RM, Meinking C: Intermittent pneumatic compression versus Coumadin: prevention of deep vein thrombosis in lower-extremity total joint arthroplasty. Clin Orthop 269:89, 1991
22. Kallenbach J, Lewis M, Zaltzman M et al: 'Low-dose' corticosteroid prophylaxis against fat embolism. J Trauma 27:1173, 1987
23. Lachiewitcz PF, Ranawat CS: Fat embolism syndrome following bilateral total knee replacement with total condylar prosthesis: report of two cases. Clin Orthop 160:106, 1981
24. Levy D: The fat embolism syndrome. Clin Orthop 26:281, 1990
25. Lotke PA, Ecker ML, Alavi A, Berkowitz H: Indications for the treatment of deep venous thrombosis following total knee replacement. J Bone Joint Surg 66:202, 1984
26. Lotke PA, Palevsky HI, Keenan AM et al: Warfarin compared to aspirin in the prevention of DVT after total hip and total knee surgery. Orthop Trans 15:60, 1991
27. Lotke PA, Wong RY, Ecker ML: Asymptomatic pulmonary embolism after total knee replacement. Orthop Trans 10:490, 1986
28. Lynch AF, Bourne RB, Rorabeck CH et al: Deep vein thrombosis and continuous passive motion after total knee arthroplasty. J Bone Joint Surg 70:11, 1988
29. Merkel KD, Johnson EW: Supracondylar fracture of the femur after total knee arthroplasty. J Bone Joint Surg 68:29, 1986
30. Mohr DN, Silverstein MD, Ilstrup DM et al: Venous thromboembolism associated with hip and knee arthroplasty: current prophylactic practices and outcomes. Mayo Clin Proc 67:861, 1992
31. Monto RR, Garcia J, Callaghan JJ: Fatal fat embolism following total condylar knee arthroplasty. J Arthroplasty 5:291, 1990
32. Morrey BF, Adams RA, Ilstrup DM, Bryan RS: Complications and mortality associated with bilateral or unilateral total knee arthroplasty. J Bone Joint Surg 69A:484, 1987
33. Morrey BF, Chao EYS: Fracture of the porous-coated metal tray of a biologically fixed knee prosthesis. J Bone Joint Surg 70:182, 1988
34. Ofosu FA, Leclerc J, Delorme F et al: The low molecular weight heparin Enoxaparin inhibits the consumption of factor VII and prothrombin activation in vivo associated with elective knee replacement surgery. Br J Haematol 82:391, 1992
35. Papagelopoulos PJ, Lewallen DG: Knee stiffness. Knee 1:110, 1994
36. Papagelopoulos PJ, Morrey BF: Survivorship analysis and

long term outcome in patients with diabetes mellitus. Orthop Trans 18:1116, 1994–1995

37. Parmet JL, Berman AT, Horrow JC et al: Thromboembolism coincident with tourniquet deflation during total knee arthroplasty. Lancet 341:1057, 1993
38. Patterson BM, Marchand R, Ranawat C: Complications of heparin therapy after total joint arthroplasty. J Bone Joint Surg 71:1130, 1989
39. Peltier LF: Fat embolism. Clin Orthop 232:263, 1988
40. Plante-Bordeneuve P, Freeman MA: Tibial high density polyethylene wear in conforming tibiofemoral prostheses. J Bone Joint Surg 75B:630, 1993
41. Rand JA: Vascular complication of total knee arthroplasty: report of three cases. J Arthroscopy 2:89, 1987
42. Rand JA: Neurovascular complications of total knee arthroplasty. p. 417. In Rand JA (ed): Total Knee Arthroplasty. Raven Press, New York, 1993
43. Rand JA, Coventry MB: Stress fractures after total knee arthroplasty. J Bone Joint Surg 62A:226, 1980
44. Rand JA, Franco MG: Revision consideration for fractures about the knee. p. 235. In Goldberg VM (ed): Controversies of Total Knee Arthroplasty. Raven Press, New York, 1991
45. Robson LJ, Wells CE, Swanson AB: Popliteal artery obstruction following Shiers total knee replacement: a case report. Clin Orthop 109:130, 1975
46. Rose HA, Hood RW, Otis JC et al: Peroneal-nerve palsy following total knee arthroplasty. J Bone Joint Surg 64:347, 1982
47. Rush JM, Vidovich JD, Johnson MA: Arterial complications of total knee arthroplasty. J Bone Joint Surg 69B:400, 1987
48. Scott RB, Ewald FC, Walker PS: Fracture of the metallic tibial tray following total knee replacement. J Bone Joint Surg 66:780, 1984
49. Sisto DJ, Lachievicz PF, Insall JN: Treatment of supracondylar fractures following prosthetic arthroplasty of the knee. Clin Orthop 196:265, 1985
50. Stulberg BN, Insall JN, Williams GW, Ghelman B: Deep venous thrombosis following total knee replacement. J Bone Joint Surg 66:194, 1984
51. Sutherland CJ, Schurman JR: Complications associated with warfarin prophylaxis in total knee arthroplasty. Clin Orthop 219:158, 1987
52. Todd MH, Callaghan JJ: Fat embolism precipitated by reaming of the femoral canal during revision of a total knee replacement. J Bone Joint Surg 76A:899, 1994
53. Tremaine MD, Choroszy CJ, Gordon GH, Menking SA: Diagnosis of deep venous thrombosis by compression ultrasound in knee arthroplasty patients. J Arthroplasty 7:187, 1992
54. Tsao A, Mintz L, McRae CR et al: Failure of the porous-coated anatomic prosthesis in total knee arthroplasty due to severe polyethylene wear. J Bone Joint Surg 75A:19, 1993
55. Vaughn BK, Knezerich S, Lombardi AV, Mallory TH: Use of the Greenfield filter to prevent fatal embolism associated with total hip and knee arthroplasty. J Bone Joint Surg 71A:1542, 1989
56. Weiss AP, Krackow KA: Persistent wound drainage after primary total knee arthroplasty. J Arthroplasty 8:285, 1993
57. Wolf LD, Hozack WJ, Rothman RH: Pulmonary embolism in total joint arthroplasty [Review]. Clin Orthop Rel Res 288:219, 1993
58. Woolson ST, Watl MJ: Intermittent pneumatic compression to prevent proximal deep venous thrombosis during and after total hip replacement. J Bone Joint Surg 73:507, 1991
59. Wong RY, Lotke PA, Ecker ML: Factors influencing wound healing after total knee arthroplasty. Orthop Trans 10:497, 1986
60. Wright TM, Bartel DL: The problem of surface damage in polyethylene total knee components. Clin Orthop 205:67, 1986

第 125 章

骨缺损

Bernard F. Morrey

骨量不足可能发生于初始或翻修的外科手术。这个问题经常在关节翻修手术中讨论。在选择适宜的手术方式处理骨缺损时,以下几点作为重要的变量必须考虑:病程的严重程度,发生畸形的解剖部位,骨缺损是否与原始的疾患相关或是否发生于初次关节置换手术之后。与翻修手术不相关的最常见困难包括内翻或外翻成角畸形所致的胫骨骨缺损。除翻修手术之外,股骨或胫骨骨缺损可能还由创伤、肿瘤或血管病变导致。可以考虑多种治疗方式来处理骨缺损,包括手术过程的改变及骨的准备,使用特殊的或可调的假体,伴或不伴螺钉增强的聚甲基丙烯酸甲酯(PMMA),自体或异体骨填充,定制的假体,或上述几种方式的结合。

本章主要讨论假体置换手术骨缺损治疗的既往经验,骨缺损分型,适应证,技术,不同治疗方法的结果。

骨质量

软骨下骨的强度明显高于干骺端骨,测量上与软骨下板仅有几毫米的距离[2]。事实上,与距胫骨平台表面 35 mm 的切除相比,胫骨近端被切除 5 mm,骨强度会增加 3 倍[13]。因而,通过骨切除来改善肢体对线不如重建受压凹陷的部位[6]。软骨下骨强度的降低促使临床医师将更多的注意力集中在通过软组织松解来获得肢体正常的对线[12,13]。

应力传递

当软组织平衡手术不充分, 只能通过骨切除来矫正成角畸形时[12],会发生明显的干骺端骨减弱[12]。此外,后十字韧带的保留增加了胫骨表面前或后的应力传递[28]。当考虑通过截骨来矫正对线不良时,内外翻成角对力传递的敏感性很重要(图 125-1)。然而,静态的对线研究成果可能不能直接应用于体内装置[31]。

对线

一项研究已证实,在膝关节置换手术中,矫正异常对线可能并不比解决结构性骨缺损更重要。临床数据确实证实,那些保留异常对线的翻修手术容易产生更高的假体松动和失败率[6](图 125-2)。

材料因素

关于伴或不伴螺钉增强的骨水泥、树脂玻璃、金属楔形垫片及定制假体来重建胫骨骨缺损的相关价值已有实验研究[5]。对于易受轴向负荷的内翻缺损,定制假体的适应性最佳,其次为金属楔形垫片假体(图 125-3)。伴或不伴螺钉增强的聚甲基丙烯酸甲酯在任何一种应力模式下,其抵抗固定失败的能力都是最低的。应用金属背衬假体能够明显降低应力,从而使更为均匀的应力分布模式通过胫骨近端。假体的体积与皮质缘衬的有效性被认为是可能降低扩大缺损部位负荷的额外变量。

避免缺损的胫骨托定位可能是一项有效的技术。Lotke[15]报道对最高达 27 mm 缺损的 43 例患者应用了该技术。尽管未报道失败病例,但此术式必须使用较正常稍小的假体,这可能导致一些较远期的并发症。

70 mm 的长中心假体也显示可减少胫骨平台分界面约 30%的负荷。因为应力确实是沿骨水泥胫骨干全长分布的,当选择翻修装置时,胫骨干长度的变化是一项有用的假体设计变量[3,32]。

对较大骨缺损采用骨移植的技术被广泛应用,但很少被研究。迄今为止,骨软骨移植技术治疗原发性关节炎价值的长期经验尚无说服力[10,17]。我们的经验已显示大块骨软骨移植可联合应用,从而可在大块骨缺损中起到极好的效果,但其最好仅被看成为手术的一个步骤(图 125-8)。结构性胫骨移植与即刻的压配

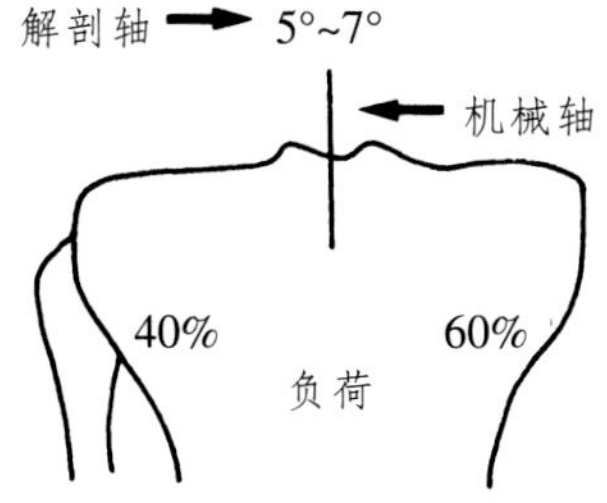

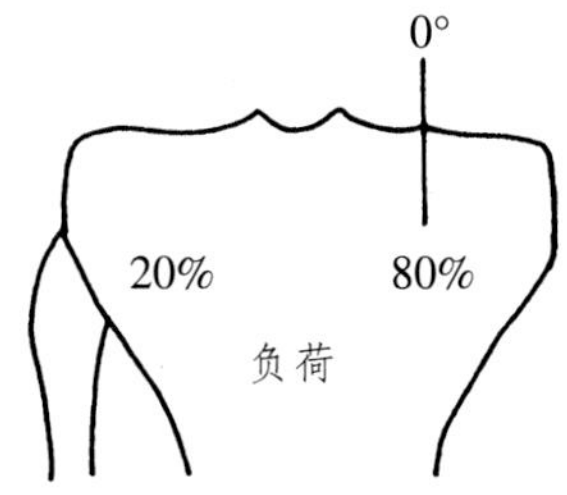

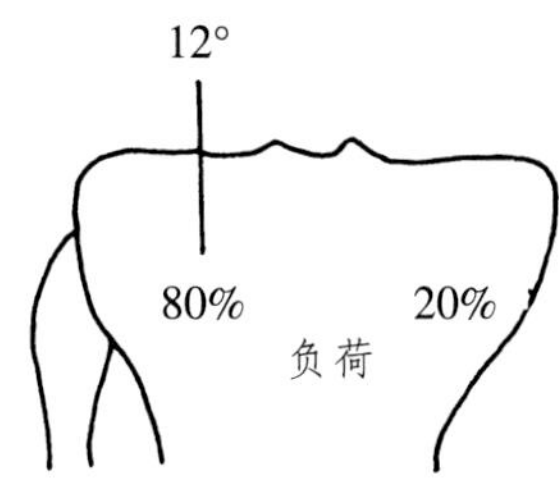

图 125-1　作为机械或解剖轴功能的负荷百分比。

胫骨干假体组件已显示有较低的胫骨假体沉降率，其报道的结果是令人鼓舞的[26]。报道也显示移植骨确实可以在基底部发生愈合，即使暴露的表面覆盖聚甲基丙烯酸甲酯[25]，这些支持应用骨移植治疗大段胫骨缺损的观点。

解剖部位

股骨

原发性膝关节炎很少导致股骨缺损。发生创伤后，在负重表面可能发生骨缺损，从而可能导致成角畸形或髁畸形愈合。血管坏死能够导致明显的存活骨缺损。失败的全膝关节置换手术通常会导致股骨远端前、后及负重区的缺损，但通常充足的骨储备会保证可靠的重建。从而使对线成为最重要的问题。

胫骨

既往未接受手术治疗的患者因内翻或外翻成角畸形会发生胫骨平台轻或中度的骨缺损（图 125-4）。创伤后发生的胫骨缺损可能伴或不伴股骨缺损，很少成为严重的问题。

多数较大的胫骨骨缺损发生在半膝或全膝关节置换术后，或者不幸地因被忽视的内翻或外翻畸形所致。

分型

我们已复习了数种膝关节周围骨缺损的可能分型方式[19]。对于翻修手术，Rand（数据未发表）提出了一种简单而合理的分型方式，如下所示（图 125-5）。

Ⅰ型：局限性缺损，多数干骺端及皮质骨仍存在。

Ⅱ型：干骺端缺损，但皮质骨完整。

Ⅲ型：皮质骨和干骺端均缺损（球形骨缺损）。

球形缺损

除翻修问题外，在特定的骨成形过程中，可能需进行扩大的骨切除术。此种情况可能需全膝关节置换术治疗[16]。有时，在初始的同种异体移植术时，此手术作为翻修假体设计的补充，或作为一个阶段性程序。定制假体是最后的选择。

治疗种类

有数种适宜的方法治疗全膝关节置换术并发的骨缺损。包括应用伴或不伴螺钉增强的聚甲基丙烯酸甲酯，胫骨和股骨部分的翻修假体，通常与翻修假体系统相关的特殊胫骨楔形衬垫，移植骨，自体或异体移植，以及定制的关节置换假体。

伴或不伴螺钉增强的聚甲基丙烯酸甲酯

聚甲基丙烯酸甲酯已被常规应用了很多年来充填骨缺损（图 125-6）。

优点

①聚甲基丙烯酸甲酯易于获得。

②该技术要求不高，在常规的手术程序中即可简单的实施。

③在愈合数分钟后，即可获得基本的全部力量

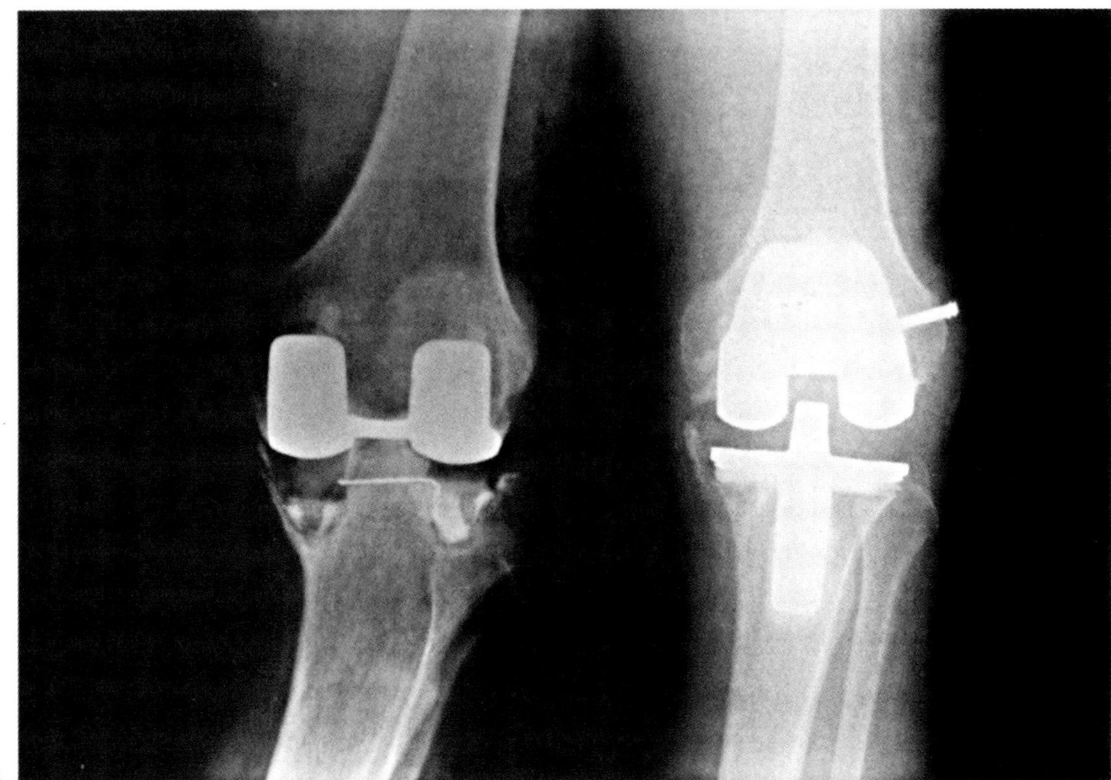

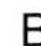

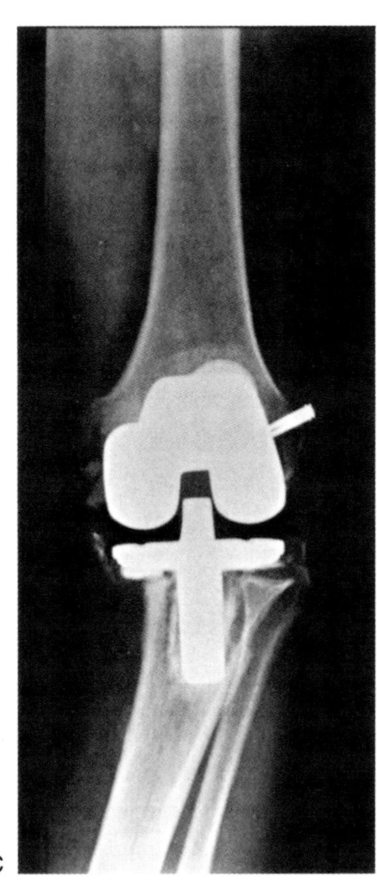

图 125-2 (A)几何型全膝关节置换术后 9 年，患者胫骨有明显的骨吸收透亮带。(B)应用髁设计假体进行翻修手术，术后遗留肢体 3°的内翻解剖畸形。(C)翻修手术后 5 年假体出现严重的松动，翻修手术失败。

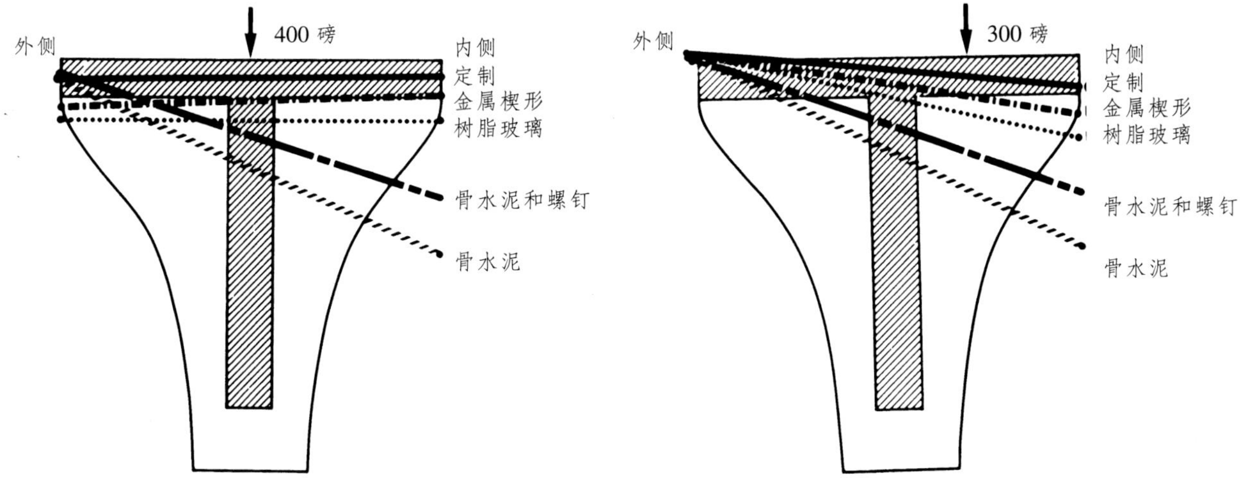

图 125-3　骨水泥、螺钉、树脂玻璃、金属楔形垫片及定制假体的胫骨表面假体的中心与非中心负荷模拟图，揭示伴或不伴螺钉的骨水泥假体的机械性能最差。金属楔形垫片及定制假体的表现最差。(From Brooks et al.[5], with permission.)

恢复。

缺点

①聚甲基丙烯酸甲酯不是充填骨缺损的理想物质，可能不能被安全的固定[5]。

②此材料的机械特性较差，因其弹性模量明显低于骨。

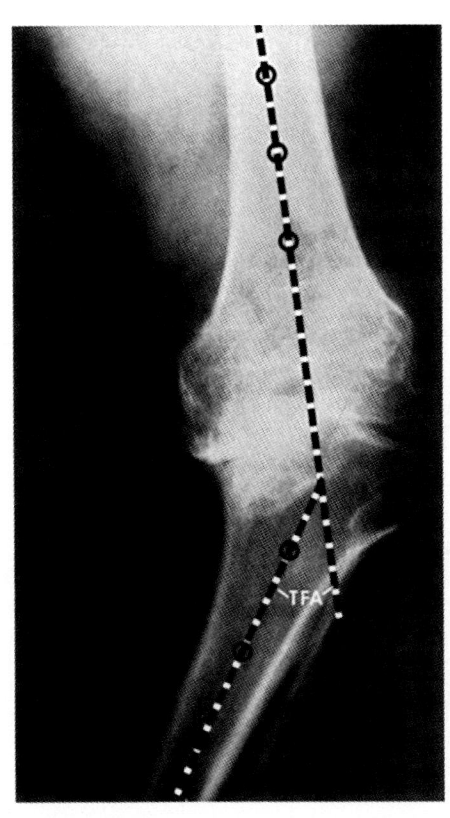

图 125-4　有 25°内翻畸形的膝关节炎。胫骨平台被压缩近 3 cm。

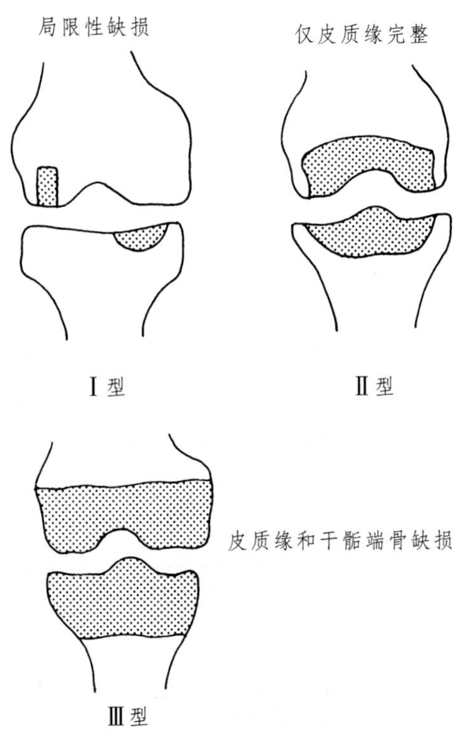

图 125-5　Rand 提出的翻修手术的骨缺损分型标准：Ⅰ型：局限性缺损，多数干骺端及皮质骨仍存在；Ⅱ型：干骺端缺损，但皮质缘完整；Ⅲ型：大面积或球形骨缺损，皮质缘和干骺端均缺损。

③聚甲基丙烯酸甲酯不能应用于大段骨缺损。

适应证

聚甲基丙烯酸甲酯最好应用于小于 1 cm 宽的小的缺损及仅累及单一腔室的缺损。其在假体干翻修手术中可以很容易地发挥黏合作用。如遇到大于 5 mm 的缺损，缺损的基底应用放置在缺损内的螺钉加强，螺钉的螺纹应旋入胫骨近端的皮质。

结果

关于此技术的应用,客观的数据较少。一篇综述探讨了对 57 例“大型缺损”患者应用聚甲基丙烯酸甲酯达3 年的随访结果。缺损局限于胫骨平台的内和外侧,大型缺损被定义为 9±5 cm[23]。尽管随访未发现假体松动的现象，但 20%的患者存在最高达 2 mm 的放射学透光带。

在对 57 例患者的随访研究中,47 例被检测平均 6.1 年。Ritter 发现这些患者的放射学改变无进展,假体无失败。这进一步证实了这种简单且易于实施的现有技术的价值[24]。

胫骨楔形垫片

大多数初次或翻修的膝关节手术会在胫骨平台下垫楔形垫片,这是一项有效的技术(图 125-7)。

优点

①生物力学数据提示楔形垫片提供所受应力适宜的抵御,同时使应力分布最佳化[5]。

②对于现在市售的关节置换系统,楔形垫片当前易于获取。

③关于面积和位置,楔形垫片的活动性设计使关节的活动性更佳。

④对于应避免额外的骨移植程序的全膝关节翻修患者,楔形垫片可以应用。

缺点

①对楔形垫片与金属胫骨托交界面的长期疗效尚存质疑。

②此技术的应用尚无充分的随访来评估临床效果。

结果

Brand 等报道了 22 例手术，应用楔形增强垫片，平均随访时间超过 3 年;截至报道时,96%的患者被认为疗效满意,无有明显临床证据的松动,不过有 26%的患者存在非进展性透亮线。Rand 等综述了 Mayo 等应用楔形增强垫片进行的 28 例手术经验，所有患者随访超过 2 年(平均 2~3 年)。内侧缺损平均12 mm,外

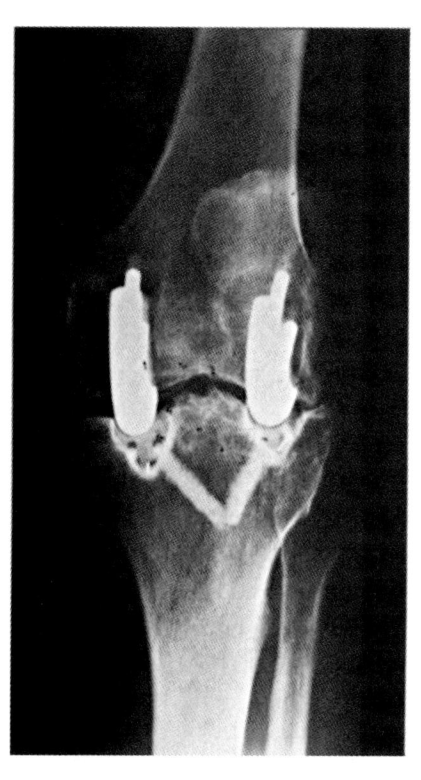

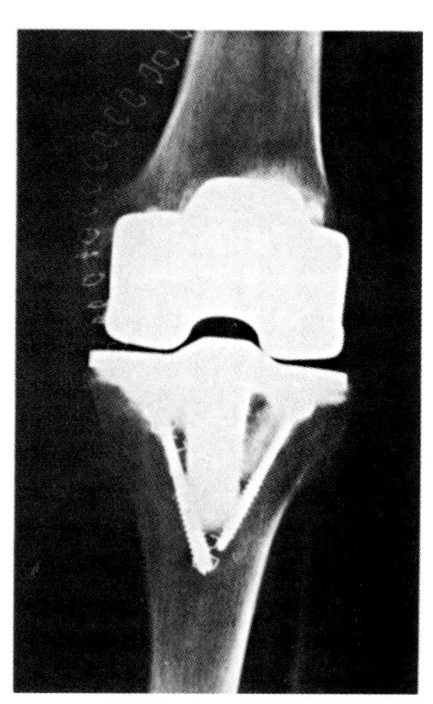

图 125-6 (A)失败的多中心膝关节置换的胫骨缺损。(B) 应用螺钉联合骨水泥的髁型胫骨假体翻修。

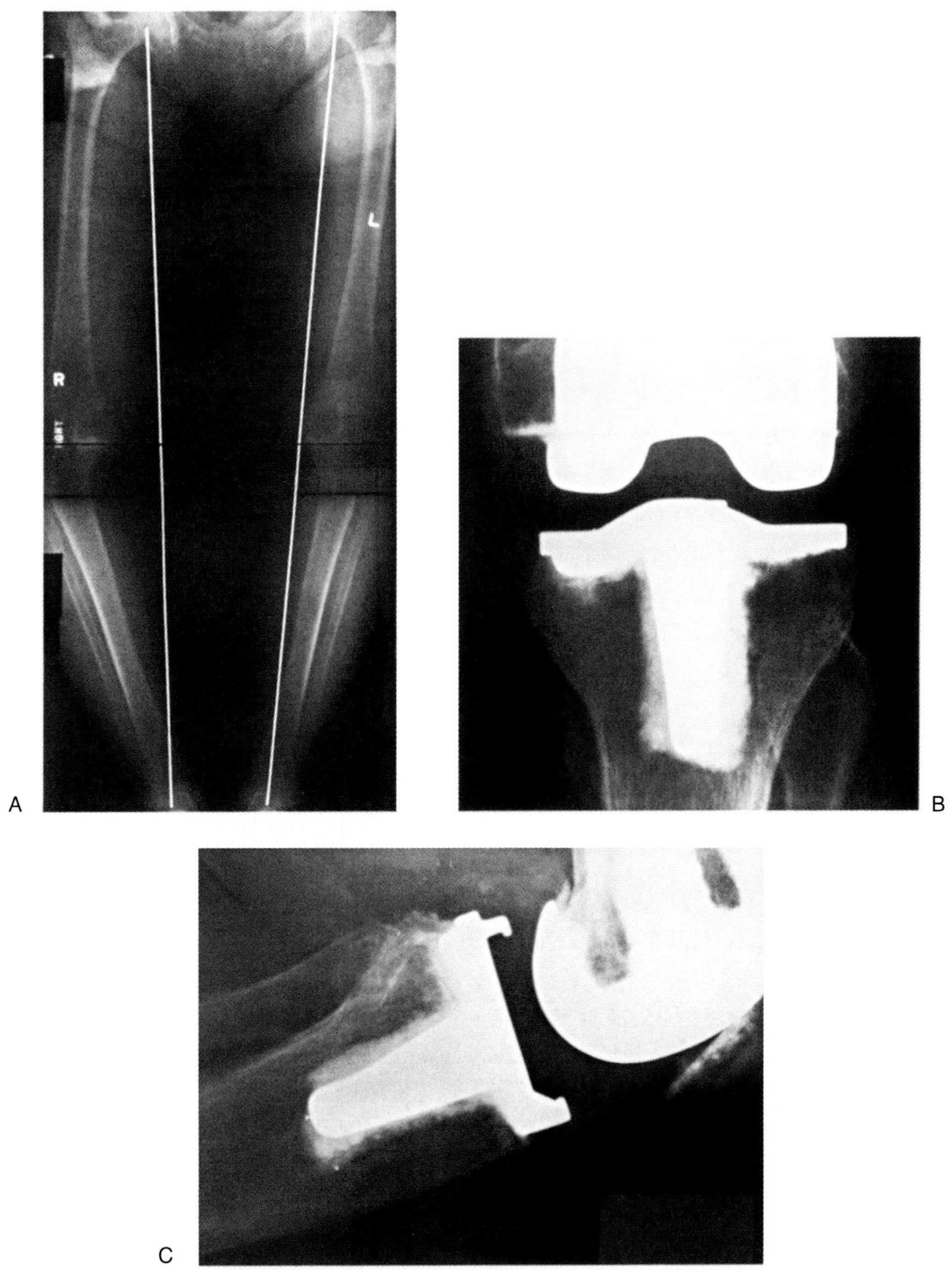

图 125–7　(A)75 岁女性患者,胫骨平台局限性缺损伴内翻成角。(B,C)应用楔形胫骨垫片治疗,术后 3 年未出现放射性透亮带。

侧缺损平均 8 mm。尚未观察到临床失败，72%的患者评为优，21%患者评为良。在进行放射学分析时，45%的患者存在非进展性透亮线[21]。

骨移植

应用自体或同种异体骨移植治疗面积较大的骨缺损已有较长时间的经验，是被应用较多的方法[1,7-10,17,22,26,27,29,33-35]。

一项有趣且可靠的观察已清楚显示自体骨块可以与聚甲基丙烯酸甲酯紧密结合，提供长期的增强作用(图 125-2)。应用于髋关节的打压颗粒状骨移植可能也可应用于膝关节。

优点

①对于初次关节置换手术，病灶性缺损的局部骨易于获得。

②几乎可以获取任何体积的移植骨，从而被应用于大块骨缺损[8]。

③松质骨片容易获得，能用于充填包容性缺损。

④对于大块、非包容性缺损可以由精确成形的大块同种异体骨重建[18,29,34]。单间室或某些髁形假体失败所致的包容性缺损可以由骨水泥型假体加松质骨移植来很好的处理。

⑤所用骨具有生物相容性。

⑥其弹性模量与宿主类似或相似。

⑦如初次关节置换失败，则同种异体骨可提供骨储备(图 125-8)。

缺点

①大块移植骨融合缓慢，并可能随时间衰减。

②关于假体与宿主的固定，固定界面存在问题，此问题也存在于假体与骨水泥之间。

③如界面间存在骨水泥，融合可能受损。

④应用大块骨移植导致异体效应，并可能伴随感染发生率的增加[16,30]。

⑤对于不能接近骨库的所有外科医师来说，大块移植骨不易获得。

适应证

骨移植的适应证包括：①并发的超过 10 mm 的股骨内侧和外侧或胫骨的缺损(图 125-9)；②缺损面积超过胫骨表面的 25%[1]；③股骨或胫骨大的非包容性缺损；④股骨远端或胫骨缺失(图 125-10)。

技术

局限性移植

①适应证：局限性移植的适应证是小于间室表面 50%的局部、边缘性缺损。

②步骤：非翻修装置的单间室缺损可以通过将切除的股骨后髁移植至胫骨相应的缺损处治疗。胫骨近端通过充填边缘压缩部位塑形(图 125-11)。表面保留的软骨已经被耗尽后，移植物通过松质骨或皮质骨螺钉固定。一旦完成此加固过程，常规的假体通常是适合的(图 125-12)。如缺损大于 10 mm 或超过胫骨表面的 50%受累，应取骨库中的同种异体骨按需塑形后进行移植，并加固。股骨头通常是最佳的同种异体骨，且螺钉通常被埋头，有时也加用垫圈以保证固定更佳(图 125-13)。

胫骨近端大块同种异体骨移植[29]

①适应证：胫骨近端大块同种异体骨移植适用于修复腔性包容性缺损。

②移植物获取：通过供体配型后，自组织库在无菌条件下采集尸体骨。常规筛选包括有氧和厌氧血培养，及乙型肝炎表面抗原、乙型肝炎表面抗原抗体、丙型肝炎抗体、人免疫缺陷病毒(HIV)、人 T 淋巴病毒抗体检查，梅毒血清学检查，及血清分型。

被加工的移植骨经 2.5 Mrad ^{60}Co 辐照及-70 ℃的深低温灭菌。上述任一项试验阳性或可疑阳性的移植骨均不能使用。

③步骤：清除腔形缺损内的膜性物及异物。移植骨通过塑形以使其尽可能精确地植入腔形缺损，表面应达到线对线的匹配(图 125-14)。移植物由两枚 AO 螺钉加固。然后根据手术医师的意愿选择压配型或骨水泥型假体，并由此准备胫骨近端。如使用骨水型假体，应避免骨水泥嵌于宿主与移植骨之间。

④术后处理：手术后立即预防性应用抗生素，持续 10 天，前 5 天通过静脉滴注。常规用华法林行抗凝治疗，除非患者有禁忌证。活动度根据特殊病例的特点决定；6~8 周后允许患者部分负重，但全部负重应推迟至有骨融合的迹象，通常为术后 3 个月。

大块移植置换

①适应证：大块移植置换被应用于球形缺损、包括韧带附着的病例。

②步骤：如上文所述准备移植骨；而后，宿主的骨应准备斜形表面，同种异体骨也通过切取以获得斜形表面。从而获得表面对表面的接触。接着用螺钉稳定胫骨干，螺钉的放置尽可能与移植骨和宿主骨的交界面垂直(图 125-15)。植入螺钉时应小心，以避免螺钉进入髓腔，因为有柄假体是膝关节置换的最佳设计。这类假体可通过压配设计或应用骨水

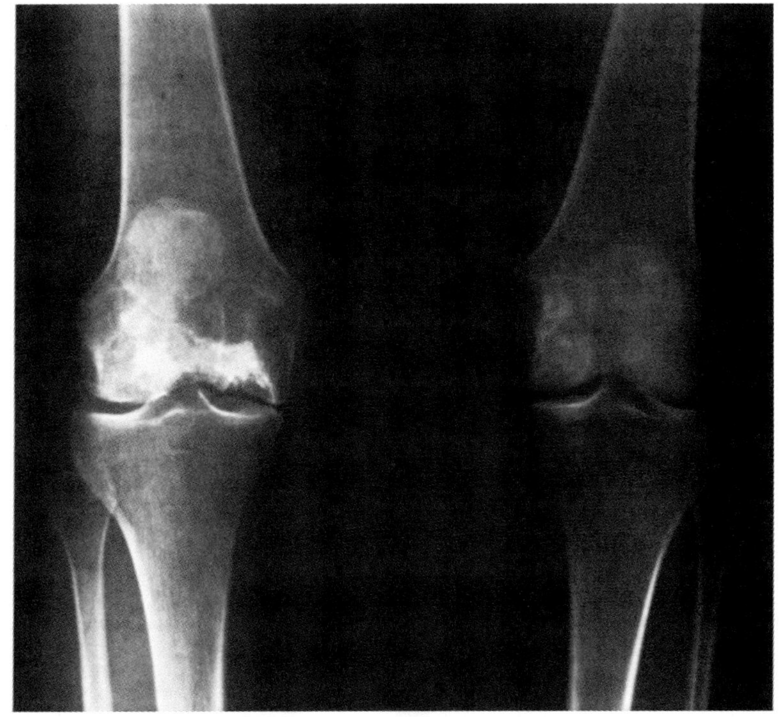

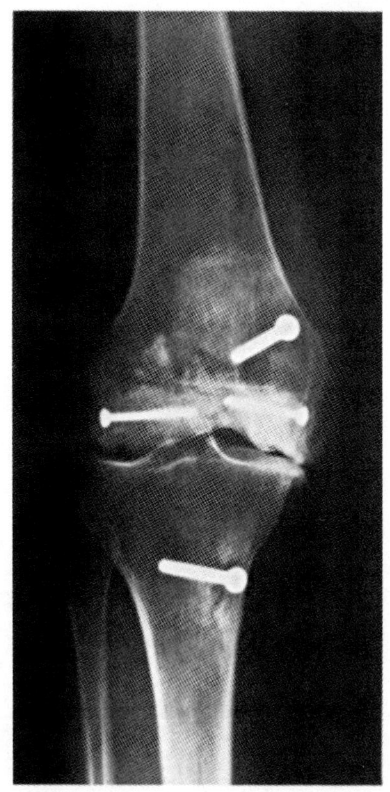

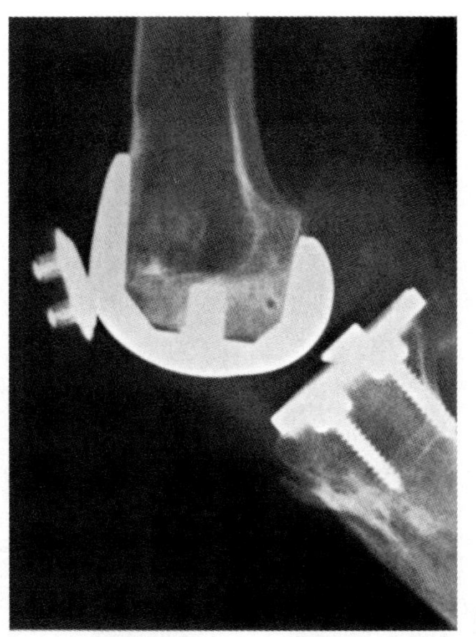

图 125–8　(A)28 岁女性患者,股骨远端广泛性缺血性坏死,右侧较左侧严重,由服用类固醇导致。(B)应用同种异体移植置换股骨远端 3 cm。3 年后,因为持续疼痛,改同种异体置换为长入型膝关节置换。手术时发现同种异体骨已经融合且已较好的血管化。(C)生物学固定的假体已经融合。

泥来加固[29]。

③结果:22例应用压配型胫骨假体移植辅助同种异体植骨的患者被报道。未提及移植骨的确切面积,某些骨吸收被提及。总的来说,清楚显示结果与初次置换具可比性[26]。一项类似的经验报道,包括53例失败的全膝关节成形术,应用光滑有柄假体、金属背托并用聚甲基丙烯酸甲酯充填胫骨缺损。此文献报道,91%的患者疼痛缓解,无患者出现透亮带、假体沉降或对线改变。有关骨缺损的数据较少,并且结合应用此技术使用小型限制型假体。最后,14例患者有超过30°的内翻和35°的外翻,所有这些患者都有深度超过10 mm的骨缺损,且缺损面积超过胫骨表面的25%。对后稳定型全髁假体进行平均超过4年的随访,所有移植骨都有融合[1]。Dorr等[7]报道,观察超过6年的24例,2例用骨移植治疗失败。已有一些并不令人鼓舞的临床经验。经过5年的随访,已经报道脱位或不愈合的植骨的不愈合率高达15%[14]。

大块结构性植骨

有关应用大块或结构性同种异体骨或自体骨来重建更为明显的骨缺损的研究持续进行。在至少50%

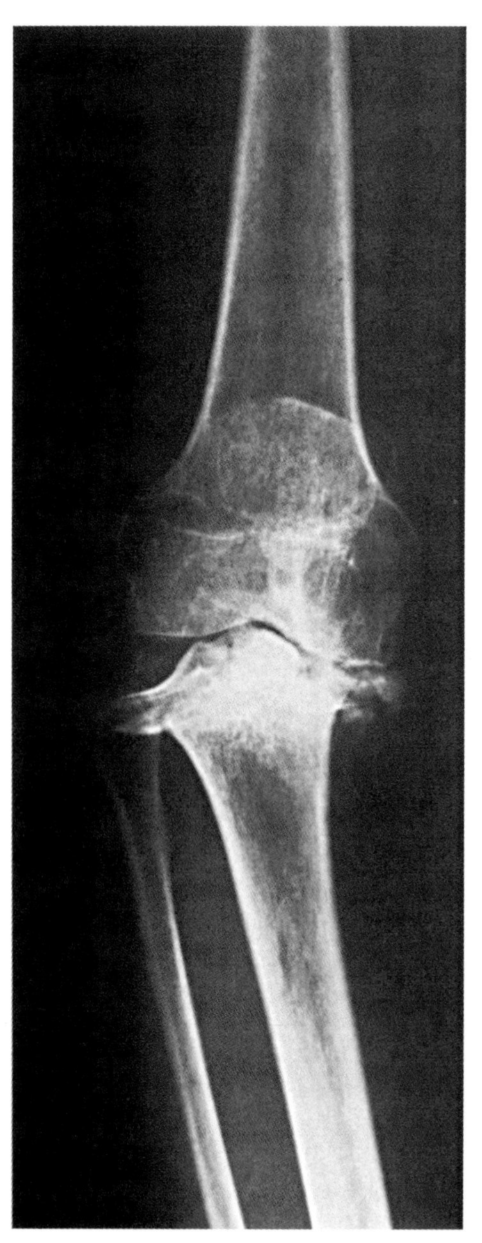

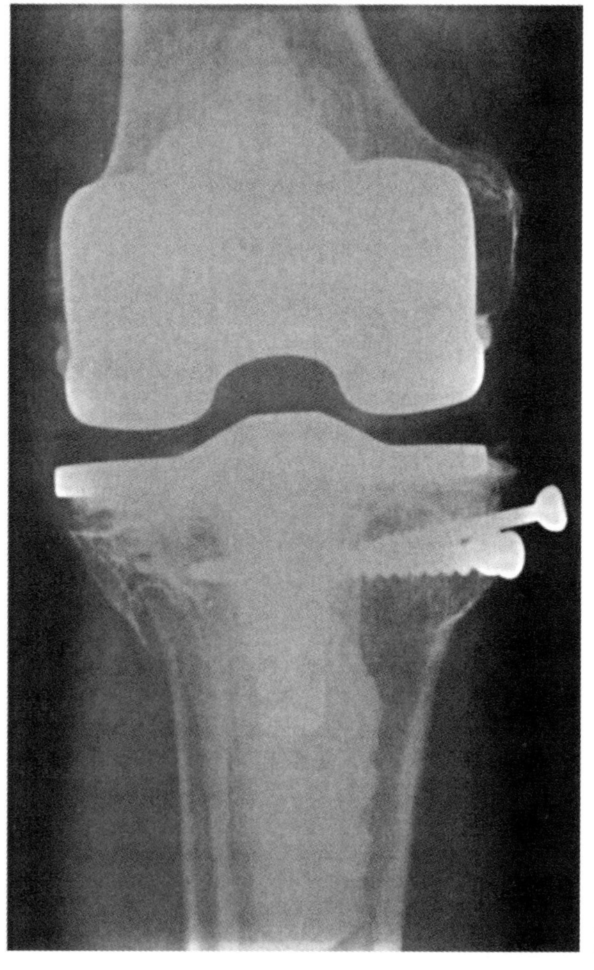

图125-9 (A)因胫骨近端截骨术导致胫骨近端与胫骨平台内侧缺血性改变的患者。应用同种异体股骨头移植以置换胫骨近端的内侧部,同时行骨水泥型假体植入。(B)术后6年患者无症状。

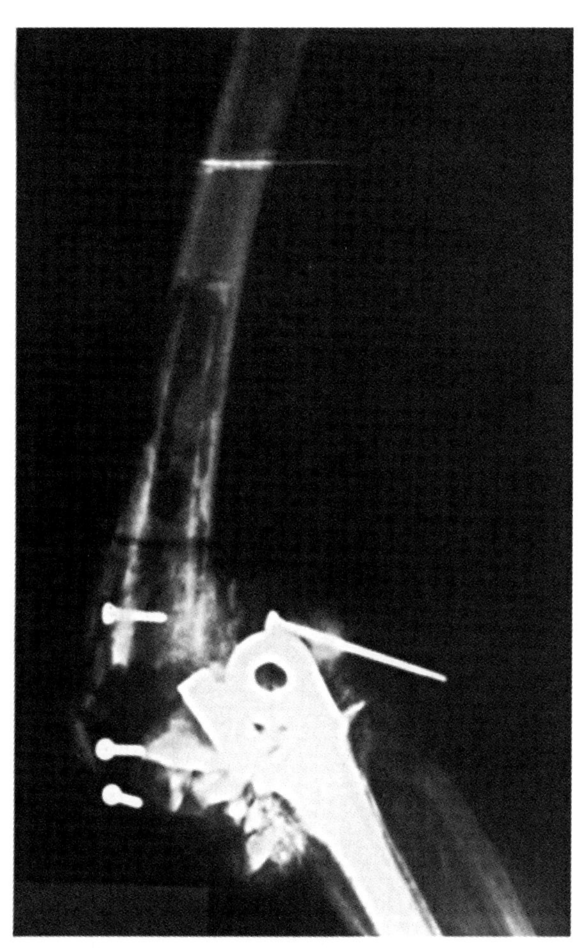

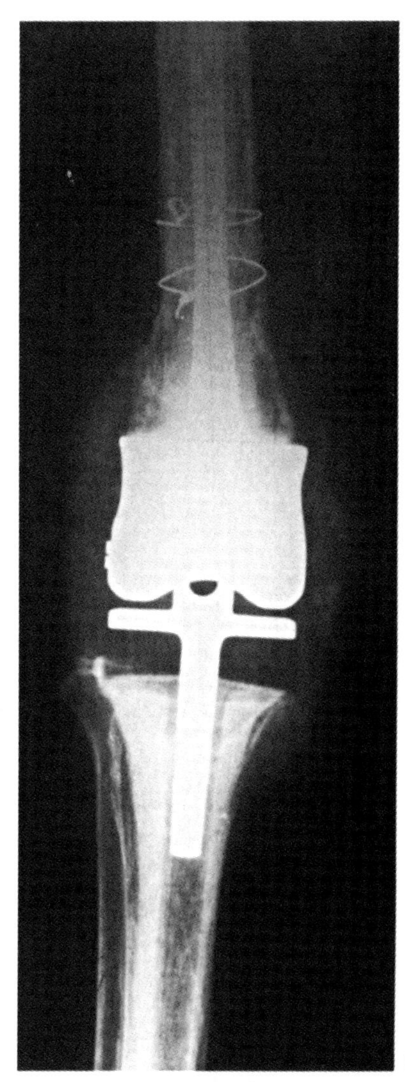

图 125–10　(A)因对高密度聚甲基丙烯酸甲酯和金属假体的异物反应而发生的股骨远端干骺端、皮质骨及胫骨的大部破坏。(B)以 Kinematic 骨水泥型定制可旋转膝关节假体置换术治疗。

的病例中观察到移植物失败[7,14]。然而，很多近期的报道，包括 Mnoymneh、Wilde 及 Stockley 等的报道，已揭示结构性植骨能较可靠和可预测性的融合[18,29,34]。Hill 报道了 42 例应用自体骨移植的长期监测随访结果。外侧平均7.3 mm 缺损，内侧平均10 mm 缺损。经过平均3.9 年(2~6 年)的随访，98%的移植骨已经与宿主骨发生融合[11]。Wilde 报道 10 例结构性植骨中有 1 例失败[34]。Stockley 等报道 20 例结构性植骨来置换股骨远端、胫骨近端或二者均置换，尽管 2 例发生骨折，3 例感染，其余移植物均与宿主骨发生融合[29]。固定此种移植物的技术已被报道很多种。包括钢板的坚强固定[18]，或某些病例的简单螺钉固定(见上)[29]。压配技术和骨水泥假体的应用已经显示出有效性[26,29,34]。然而，非进展性透亮线较为常见。

翻修设备

至少有一种市售的翻修植入物可以对股骨前侧、远端和后侧缺损起到增强作用。不同面积的楔形垫片也可以应用于胫骨骨缺损，并用不同长度的柄来增强固定。关于此种植入物的远期成功性缺乏临床随访数据。然而，因为实用性及花费低，此种假体是与翻修手术相关各种骨缺损的首选。

定制假体

具独特设计的定制假体已成为涉及一侧关节的严重骨缺损的治疗选择。

优点

定制假体设计特殊以适应每位患者的病变特点，

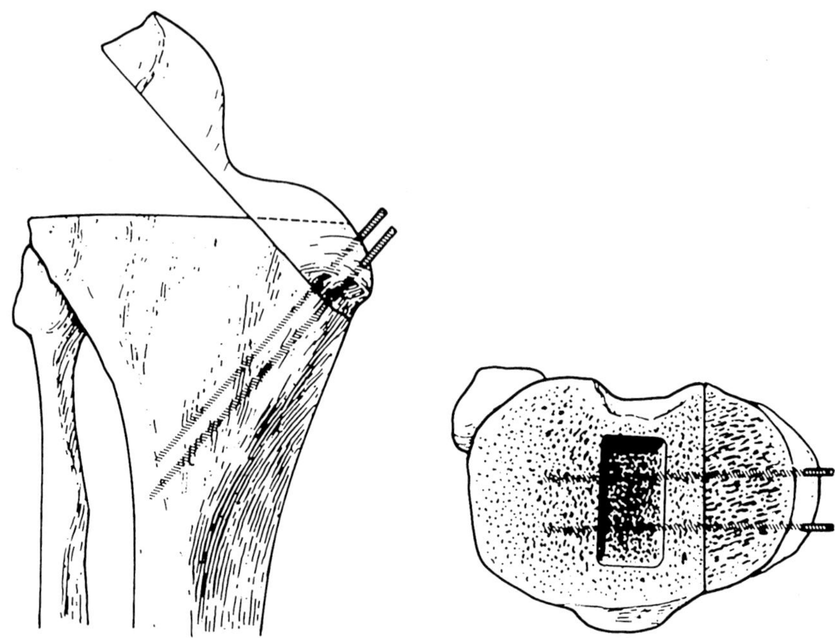

图 125-11　边缘缺损能通过将股骨远端骨置于已准备好的表面来治疗，临时固定克氏针或螺钉。然后常规准备表面以接受假体。(From Windsor et al.[35], with permission.)

从而对严重股骨与胫骨缺损提供最好的适应性和力量传导[5]。

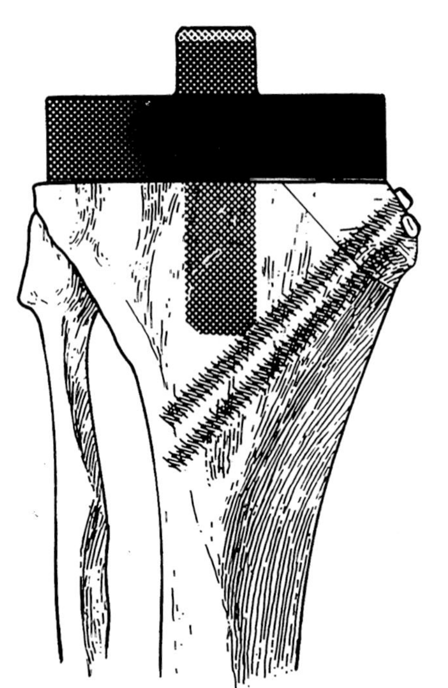

图 125-12　大部分加固使得应用常规设计的股骨或胫骨假体成为可能。(From Windsor et al.[35], with permission.)

缺点

①尽管有精心的术前设计，植入物仍可能不能很合适地插入髓腔，或者软组织挛缩有时可能引起插入困难。

②定制假体非常昂贵。

③时间的延误可能会使其应用受限。

④如果需进行截骨以插入定制假体，则任何后继并发的失败相当难矫治。

适应证

定制假体应用的适应证相当局限，能被简单归纳为上述任一种方法都不能解决的缺损（图 125-10 和图 125-16）。

结果

定制假体的应用已被报道[35]，但尚缺乏长期的应用效果研究。

作者的建议

与内外翻对线不良相关的问题最为常见，在胫骨准备后这种类型的缺损相对较小。对初次手术缺损涉及胫骨近端切骨面小于 20%者，我喜欢采用骨水泥进行加固。如果缺损涉及胫骨平台内或外超过 50%，我

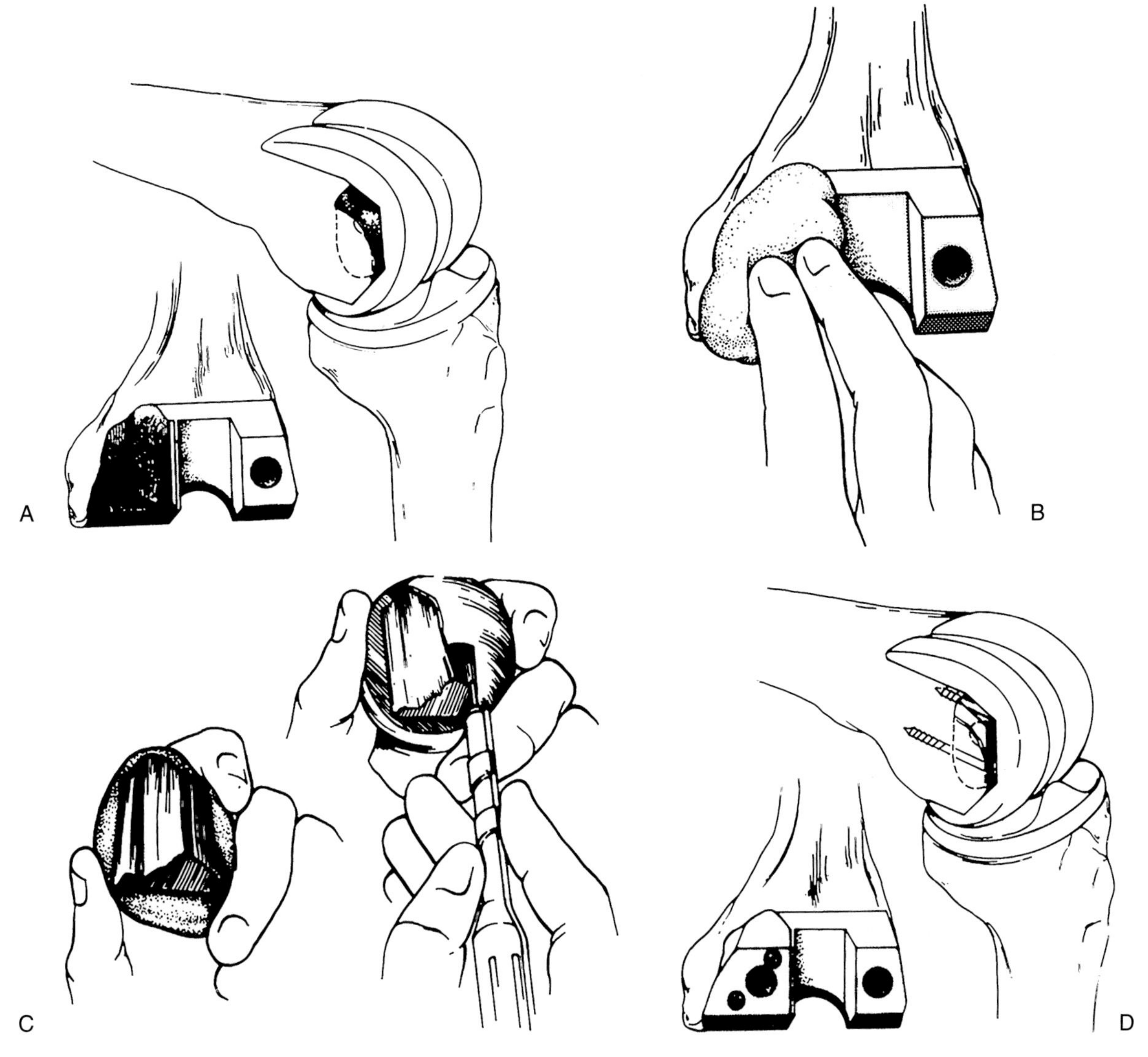

图 125-13　(A)骨缺损精确的复制可以通过(B)用聚甲基丙烯酸甲酯充填准备重建的缺损来获得。(C)按照聚甲基丙烯酸甲酯模型,凿挖移植骨以复制阳模。(D)再在原位加固新的移植骨,以确保假体植入合适。(From Fipp[8],with permission.)

倾向使用胫骨楔形垫片。对于中等面积的缺损联合应用聚甲基丙烯酸甲酯和皮质骨螺钉。

对于膝关节翻修术,我喜欢用同种异体骨充填骨缺损,并应用骨水泥型有柄假体。如条件允许,尽可能使用松质骨。如缺损仅遗留骨壳或一部分骨缺损包括侧韧带,则应用结构性植骨并用螺钉加固。在我们的临床应用中,所有的翻修假体用聚甲基丙烯酸甲酯加固(图 125-17)。

以我的判断,定制假体适于应用的唯一情况是:韧带完整的球形缺损,且此缺损非定制假体不能处理,即使加用同种异体骨移植。我没有在膝关节使用过同种异体复合体移植,尽管其已在股骨近端缺损和髋关节翻修手术中被广泛应用。通常,最简单的治疗方法是最佳选择。

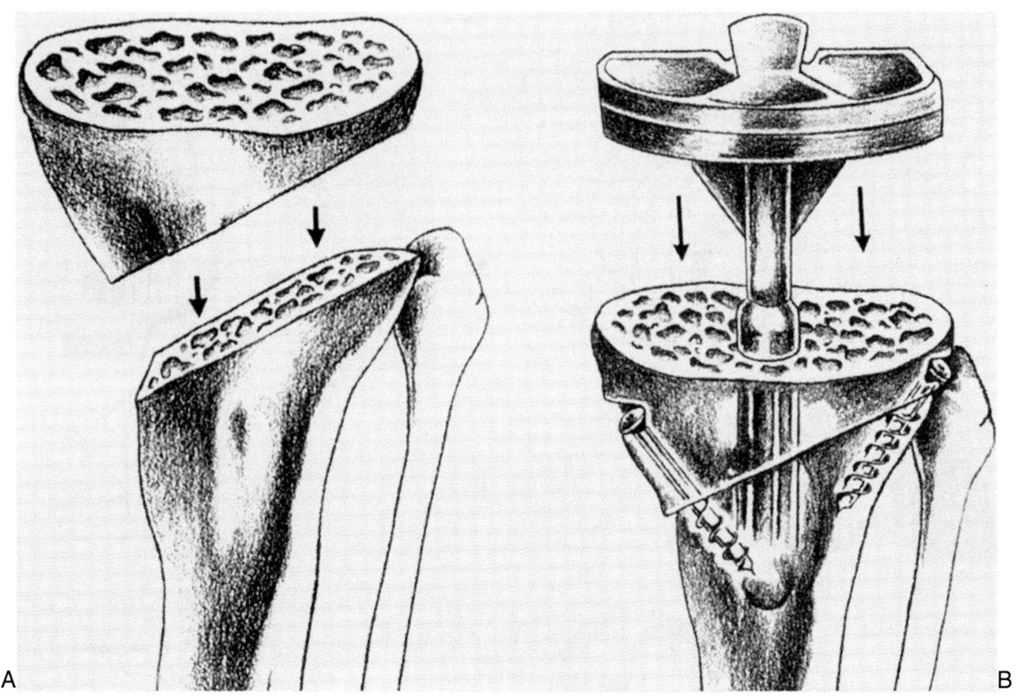

图 125-14 (A)同种异体干骺骨被精确塑形,用于胫骨近端包容性大型缺损。(B)植骨用螺钉加固,并进一步用假体柄稳定。(From Stockley et al.[29],with permission.)

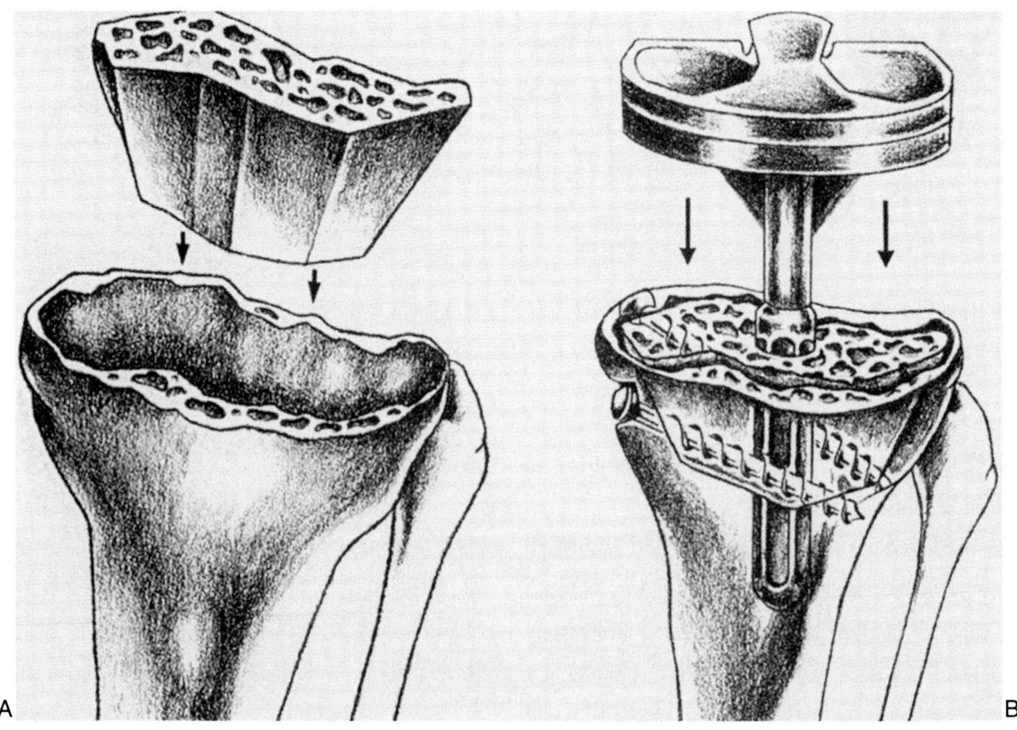

图 125-15 (A)胫骨近端包括韧带的完全缺损通过结构性植骨重建。(B)沿有柄胫骨假体的方向植入螺钉进行稳定。(From Stockley et al.[29],with permission.)

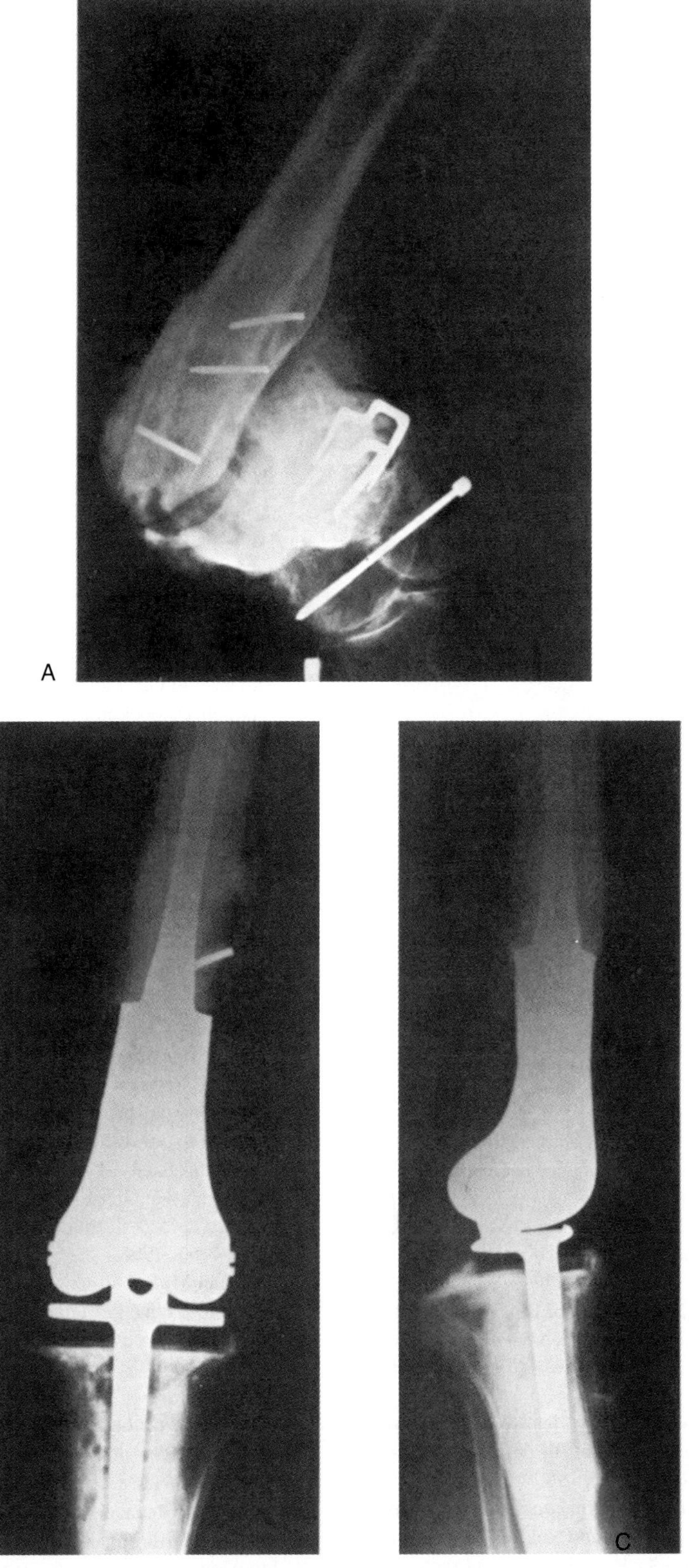

图 125-16　(A)股骨远端不愈合且有膝关节 80°屈曲的患者,截肢术是唯一的选择。(B,C)生物固定的股骨远端定制假体置换作为保肢手术应用。3 年后,患者无痛,且可以在非支具辅助下行走。

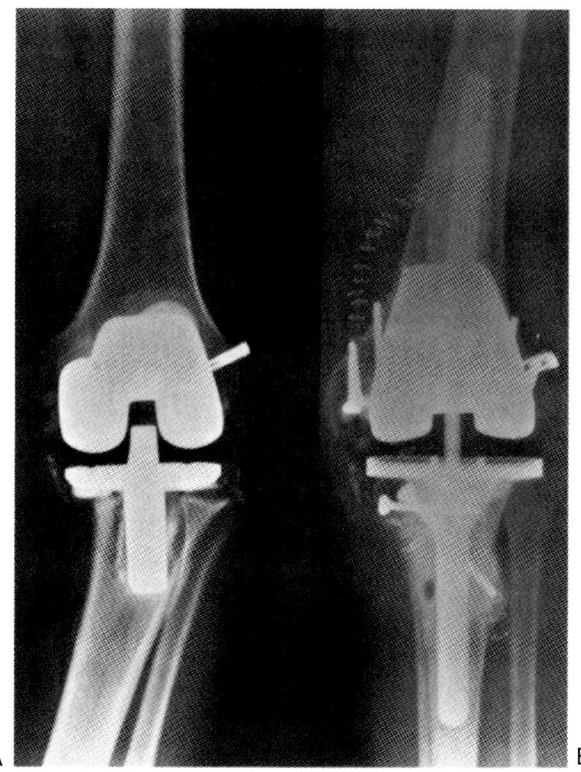

图 125-17 与图 125-2 为同一位患者。失败的髁翻修手术已经被应用，联合应用骨水泥型有柄股骨和胫骨假体(A)。韧带缺损采用韧带徒前术治疗。小的骨缺损由聚甲基丙烯酸甲酯充填，股骨和胫骨侧大的缺损由结构性骨移植加螺钉加固治疗(B)。

（万瑜 译　李世民 校）

参考文献

1. Altchek D, Sculco TP, Rawlins B: Autogenous bone grafting for severe angular deformity in total knee arthroplasty. J Arthroplasty 4:151, 1989
2. Behrens JC, Walker PS, Shoji H: Variations in the strength and structure of cancellous bone in the knee. J Biomech 7:201, 1974
3. Bourne RB, Finley JB: The influence of tibial component intramedullary stems and implant cortex contact of the strain distribution of the proximal tibia following total knee arthroplasty. Clin Orthop 208:95, 1986
4. Brand MG, Daly RJ, Ewald FC, Scott RD: Tibial tray augmentation with modular metal wedges for tibial bone stock deficiency. Clin Orthop Rel Res 248:71, 1989
5. Brooks PJ, Walker PS, Scott RD: Tibial component fixation in deficient tibial bone stock. Clin Orthop Rel Res 184:302, 1984
6. Dorr LD, Canaty JP, Schreiber R et al: Technical factors that influence mechanical loosening of total knee arthroplasty. p. 121. In Dorr LD (ed): The Knee: First Scientific Meeting of Knee Society. University Park Press, Baltimore, 1985
7. Dorr LD, Ranawat CS, Sculco TP: Bone grafts for tibial defects in total knee arthroplasty. Clin Orthop Rel Res 205:153, 1986
8. Fipp GJ: A bone grafting technique in reconstructive joint arthroplasty. J Arthroplasty 4:285, 1989
9. Gie A, Scott T, Ling RSM: Cup augmentation for recurrent hip replacement dislocation. J Bone Joint Surg 71B:338, 1989
10. Gross AE, Silverstein EA, Falk R, Langer T: The allotransplantation of partial joints in the treatment of osteoarthritis of the knee. Clin Orthop 108:7, 1975
11. Hill RA, Phillips H: Bone grafting in primary uncemented total knee arthroplasty. J Arthroplasty 7:25, 1992
12. Hungerford DS, Lennox DW: Management of fixed valgus deformity. p. 167. Hungerford D, Krackow K, Kenna R (eds): Total Knee Arthroplasty. Williams & Wilkins, Baltimore, 1984
13. Hvid I: Trabecular bone strength at the knee. Clin Orthop 227:210, 1988
14. Laskin RS: Total knee arthroplasty in the presence of large bony defects of the tibia with marked knee disability. Clin Orthop Rel Res 248:66, 1989
15. Lotke P: Tibial component translation for bone defects. Orthop Trans 9:425, 1985
16. Mankin HJ, Doppelt S, Tumford W: Clinical experience with allograft transplantation: the first 10 years. Clin Orthop 174:69, 1983
17. McDermott GP, Langer R, Pritzber KP, Gross AE: Fresh small fragment osteochondral allografts: long term follow-up of first 100 cases. Clin Orthop Rel Res 197:96, 1985
18. Mnoymneh W, Emerson RH, Borja F et al: Massive allografts in salvage revisions of failed total knee arthroplasties. Clin Orthop Rel Res 260:140, 1990
19. Morrey BF: Management of bone deficiency in total knee arthroplasty. p. 209. In Goldberg VM (ed): Controversies of Total Knee Arthroplasty. Raven Press, New York, 1991
20. Morrey BF, Chao EY: Fracture of the porous-coated metal tray of the biologically fixed knee prosthesis. Clin Orthop Rel Res 228:182, 1988
21. Rand JA: Bone deficiency in total knee arthroplasty: use of metal wedge augmentation. Clin Orthop Rel Res 271:63, 1991
22. Rand JA, Bryan RS: Results of revision total knee arthroplasty using condylar prosthesis. J Bone Joint Surg 70A:738, 1988
23. Ritter MA: Screw and cement fixation for large defects in total knee arthroplasty. J Arthroplasty 1:125, 1986
24. Ritter MA, Keating EM, Faris PM: Screw and cement fixation of large defects in total knee arthroplasty: a sequel. J Arthroplasty 8:63, 1993
25. Roffman M, Silbermann M, Mendes DG: Viability and incorporation of bone graft under a covering of methyl methacrylate cement coating. Presented at the 26th Annual Orthopaedic Research Society Meeting, Atlanta, February 5–7, 1980
26. Samuelson KM: Bone grafting and non-cemented revision arthroplasty of the knee. Clin Orthop Rel Res 226:93, 1988
27. Scott RD: Revision total knee arthroplasty. Clin Orthop Rel Res 226:65, 1988
28. Soudry M, Benazzi R, Mestriner L, Insall JM: Custom made total knee arthroplasty. Orthop Trans 10:234, 1986
29. Stockley et al: Allograft reconstruction in total knee arthroplasty. J Bone Joint Surg 74B:395, 1992
30. Urbaniak JR, Black KE: Cadaveric elbow allografts: a six year experience. Clin Orthop 197:131, 1985
31. Walker PS, Greene JD, Reilly D et al: Fixation of tibial components of knee prostheses. J Bone Joint Surg 63A:258, 1981

32. Whiteside LA: Cementless reconstruction of massive tibial bone loss in revision total knee replacement. Presented at The Knee Society Meeting, February 12, 1989, Las Vegas, NV
33. Whiteside LA, Pafford J: Stress distribution in a non-cemented total knee replacement [Abstract]. Orthop Trans 8:473, 1984
34. Wilde A, Schickendan HB, Stulberg B, Go RT: The incorporation of tibial allografts in total knee arthroplasty. J Bone Joint Surg 72A:815, 1990
35. Windsor RE, Insall JN, Sculco TP: Bone grafting of tibial defects in primary and revision total knee arthroplasty. Clin Orthop Rel Res 205:132, 1986

第 126 章

关节固定术

Bernard F. Morrey ,Thomas C. Shives

历史观点

膝关节固定术是最古老的关节重建方法之一,可能是由 Albert 1878 年在治疗小儿麻痹症中首次描述[8]。然而,随着全膝关节成形术的出现,关节固定作为关节重建的方法, 在矫形外科领域发挥的作用非常有限,现在这种方法最常作为膝关节假体置换失败后的补救措施。但是,近来有关这一技术的评论是,对于感染和非感染全膝关节置换术失败的患者,这一方法主要是对这类患者挽救措施的外科技术。

多少年来,膝关节融合术在矫形外科医师心中占据重要的位置。早期有关膝关节固定术突破之一是公认加压融合的价值。早在 1932 年由 Key 首次报道[16],1948 年,Charnley 普及了加压关节固定术的概念 (图 126-1)[5]。令人吃惊的是,在同一年,Chapchal 描述了用髓内钉作为膝关节固定术的固定方法[4]。进一步的讨论集中在是表面接触融合还是在关节外融合。在早期文献中,使用植骨也是考虑的主要课题[25,39]。

在全膝关节成形术开展之前,Green 等在 1967 年回顾分析了从 1937 年至 1965 年的 142 例患者,清晰地明确了有三种患者群体[12]。从 1937 年至 1947 年,几乎 3/4 的患者有结核或脊髓灰质炎。从 1955 年至 1965 年,这些病例低于患者总数的 20%。这一发病率的降低与原始诊断和外科技术有关。但是,所有脊髓灰质炎和骨关节炎的患者都获得了坚固的融合,几乎 80%的结核患者获得了坚固融合,神经性关节患者仅有 67%达到坚固融合。Green 等进一步证明使用内固定技术(超过 90%)比非内固定(接近 85%)更容易成功。

Nelson 和 Evarts 第一次描述了关节固定术作为全膝关节成形术失败的补救措施(早在 1971 年),推荐选择外固定加压治疗技术[27]。

功能效果

尽管膝关节固定术的文献很多,但很少有膝关节融合功能疗效的报道。非常有限的短缩几乎不影响能量消耗[37]。屈曲小于 20°融合是可以接受的,大于这个角度将明显增加步行的能量消耗[24]。一般推荐轻度外旋。Brattstrom 在 1971 年研究报道, 类风湿关节炎患者,大约半数行走时在融合端增加大于 70%的力量[2]。几乎 50%的患者经过一段时间后出现腰痛[36]。近来我们协会的 Bourne 等分析了全髋关节成形术后膝关节融合的疗效。阐明技术难度有轻度的增加,并发症的发生率没有增加,患者全髋关节成形术同侧的肢体没有延迟松动的倾向[1]。

手术适应证

广义上说, 膝关节固定术基本的适应证是解除疼痛,矫正明显的成角畸形或严重的关节不稳定。全膝关节成形术作为一种重建技术已成功应用, 膝关节固定术适用于不能行关节置换的患者。这类患者包括被脓毒破坏的膝关节,特别是结核。尽管恶性肿瘤也是适应证, 但这类患者越来越多地使用特制内植物和合成物来进行治疗。任何类型的瘫痪都是关节固定术的适应证,特别是合并疼痛的。对疼痛轻微的患者,外部矫正是另一种方法。典型的由糖尿病引起的神经营养性关节、梅毒和晚期硬化性肌萎缩可以采用膝关节固定术治疗。但是,这类患者融合率是最低的[12]。今天,关节固定术最常见的适应证无疑是对重建手术失败的补救措施。这种情况最典型的是全膝关节成形术失败后或偶尔胫骨近端截骨术后。作为基本的重建技术, 适用于有严重关节病的年轻患者,而这些患者由于年龄、体重、职业或运动水平而没有行

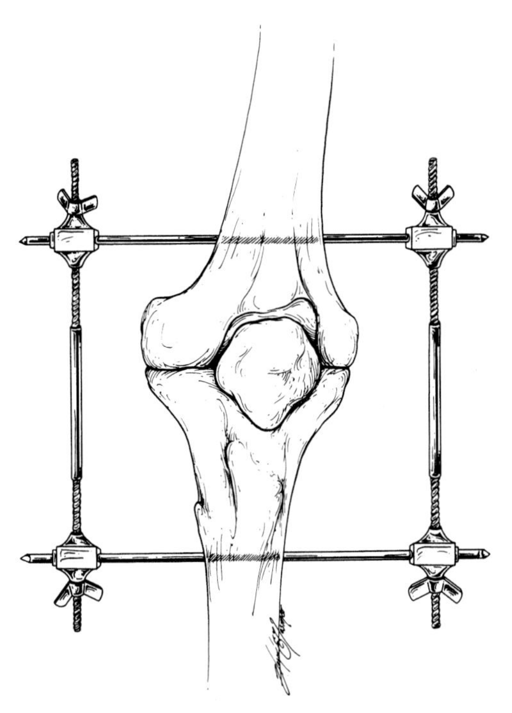

图 126-1　膝关节固定术经典的 Charnley 加压装置图解。

膝关节置换术(图 126-2)。

禁忌证

关节固定术最常见的禁忌证是类风湿关节炎或骨骺发育不良。对侧截肢术也要考虑是膝关节融合的相对禁忌证[32]。有趣的是膝关节固定术对双侧膝关节疾病既是适应证也是禁忌证。有些双侧病变是融合的相对禁忌证。严重的节段性骨缺损不能行关节固定术或其他重建手术。

外科技术

膝关节固定术有很多技术方法。可以根据固定方式来分类,这是由骨的数量和质量决定的(表 126-1)。

加压关节固定术

适应证

关节固定术基本的适应证是脓毒性膝关节和神经营养性膝关节,这些病变骨缺损少,松质骨接触面宽,充足的皮质骨能够外固定加压。特别适合于感染的情况,因为在感染关节的近端和远端做外固定,可减少污染的可能或传播。

术前准备

充足的骨库和骨干端的质量是关节固定术的先决条件,能够允许使用半针达到坚强固定。这种方式固定能够加压对抗切割面。最初的加压装置是单平面结构(图 126-3)。现在许多外科医师喜欢在前面单平面穿刺,在矢状面使用单皮质针以控制屈曲和伸展。

外科手术

患者仰卧位,前切口或中间切口。将髌骨反折过来,手术入路与全膝关节成形术一样。因为全膝关节成形术的力线基本上与膝关节固定术是一样的,手术医师对膝关节置换系统的胫骨截骨装置非常熟悉,用此装置将胫骨与长轴成直角截成平面(图 126-4)。应当向后有 10°~15°的角度,因为先决条件是关节在屈曲位固定。另外,为保证适当的力线,股骨远端在 0°~5°屈曲位截骨(图 126-5)。

应用这一技术能准确和反复地在接触面接骨,使之成为膝关节在接近 10°~15°屈曲的中立机械轴。也可以选择外固定系统。在 Mayo 临床学中,我们最常用外固定针系统,额状面使用全针,矢状面半针固定。典型的是 2~3 个全针放在关节上下,在与全针平面成 60°~90°的关节上下放置 2 个半针(图 126-6)。

术后护理

患者维持加压和外固定接近 8 周。2~3 周检查伤口和固定情况。允许拐杖助行。8 周后,如果框架松动,可以取出固定针。检查可以决定是否有早期的融合。荧光检查是有帮助的。如果没有早期融合,加压和外固定架需再维持 4~6 周。如果有早期融合,可以取出固定针,使用石膏管形固定。

髓内针固定

这一技术最适用于严重骨缺损的病例,在松质骨的接触面不能穿针加压固定(表 126-1)。最常见的情况是将骨切除和全膝关节成形术后仅保留骨皮质的边缘。有直针和弯针技术(图 126-7)[16]。

外科技术(Kaufer 和 Matthews)

常规手术台患者侧位。这样可以使患者在仰卧位上旋转,以便能在股骨远端和胫骨近端更容易穿针。大腿消毒包裹,能够在大腿中部穿过大转子区域。踝关节也用这种方式包裹,要能清楚地触及内踝。

常规显露膝关节,髌骨翻转过来。基本的病理确定后,取出内植物,清创感染组织,切除肿瘤,消除腓骨和胫骨的感染端。即使有明显的干骺端骨缺损,通

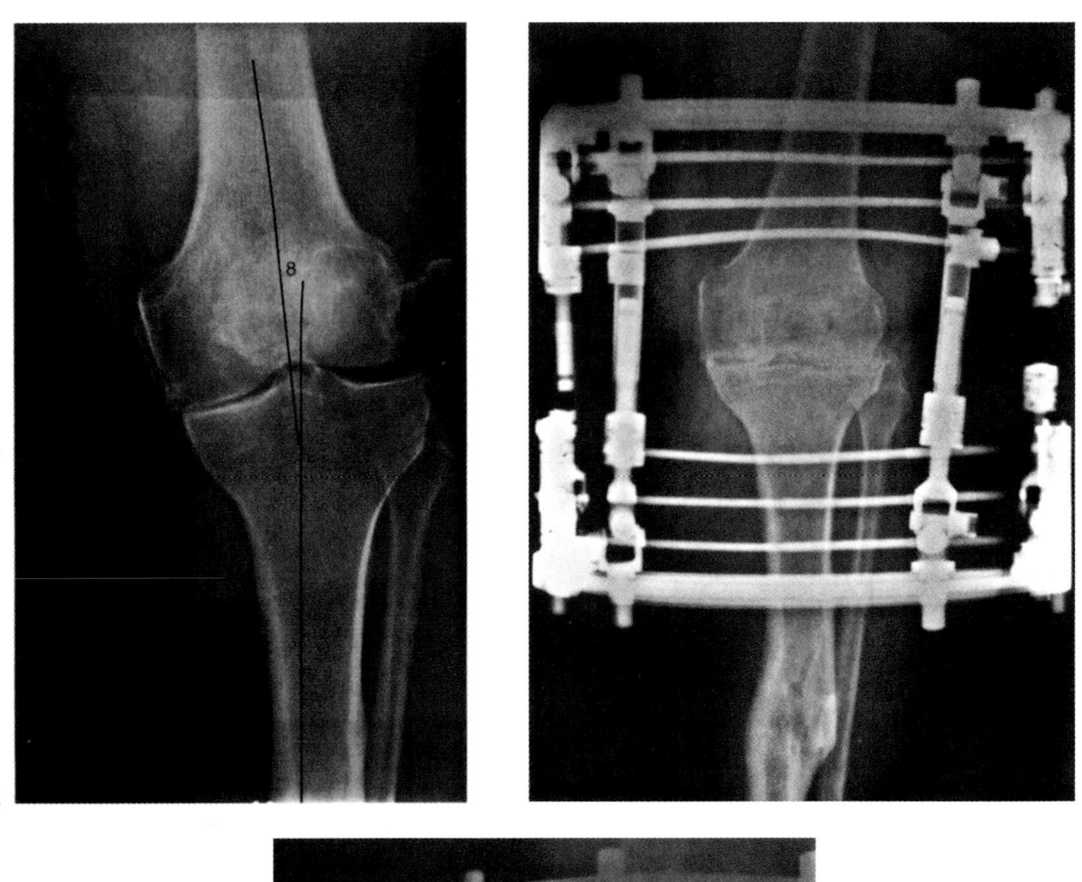

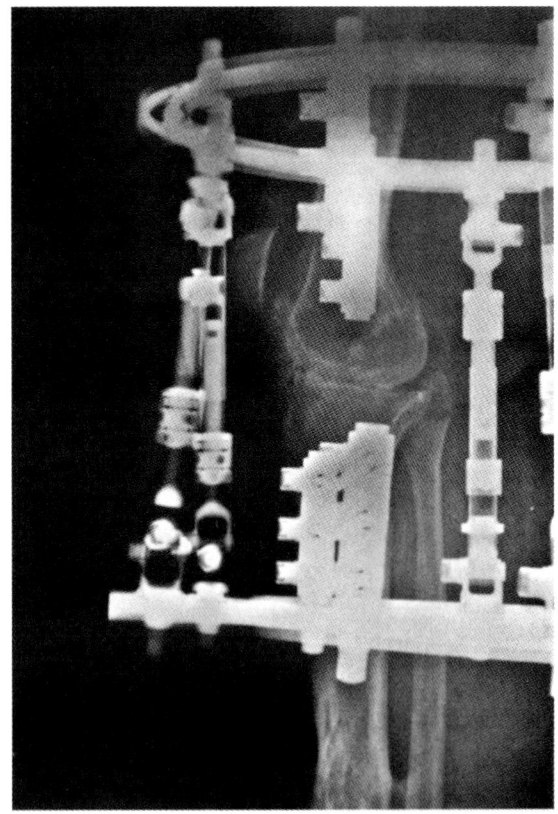

图 126–2 (A) 32 岁男性患者，体重接近 145 kg，双侧胫骨骨折，膝关节 8°内翻成角。(B)膝关节固定术使用单平面外固定装置，前后位示接骨和力线满意。(C)侧位平片。(待续)

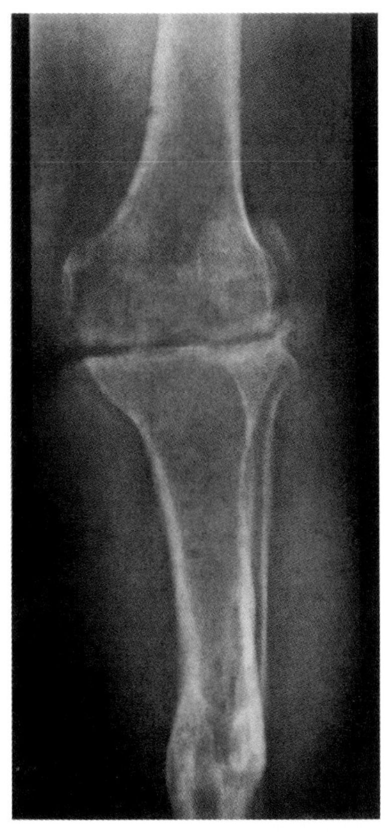

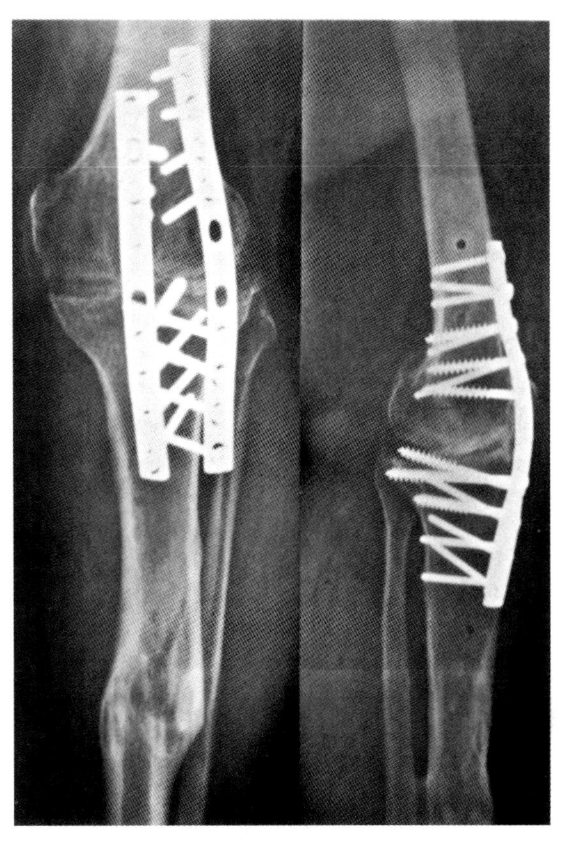

图 126-2(续)　(D)术后 8 个月，纤维愈合，由于体重行走时有些疼痛。(E)双板固定术后 4 个月，没有疼痛，前后位和侧位显示坚固愈合。

常也有足够的边缘接触达到融合。不要无故切除骨骼，也不要无故植骨。股骨远端和胫骨近端在骨膜下显露。每侧的骨断端都要仔细检查，保证在前后位 10° 屈曲的恰当位置上完好接骨。

细致的术前准备以确定髓针的大小非常重要，胫骨的髓腔直径是限制因素。胫骨首先用可弯曲的导针扩髓。依据髓针的设计，胫骨扩髓以针的直径 0.5~1 mm 逐渐扩大。胫骨扩髓后，患者仰卧位。显露梨状窝，这个部位是股骨髓腔扩大和放置导针的位置。股骨以 1~2 mm 逐渐扩髓。测量梨状窝到踝顶部的长度。从近端到远端使用弯曲的克氏针。弯曲的凸面朝向股骨弓的前侧面。髓针超过股骨端的 2~3 cm 后，胫骨以髓针突出面进行复位，膝关节伸展，将髓针植入胫骨干。髓针近端固定，避免内植物移动。另外，当胫骨以髓针突起进行复位时，胫骨轻度外旋(10°~15°)，容易和股骨接骨。这一点很重要，步行时减少力臂。应

表 126-1　骨数量和质量决定的技术方法

指征	骨质量	固定方式	植骨
首次手术	良好松质骨表面	加压，外固定	不需要
再次手术			
最初融合失败	良好松质骨表面	双钢板	关节外植骨
全膝成形失败	部分松质骨表面	加压，外固定	关节内植骨，关节外植骨
节段	没有松质骨表面	髓内固定	关节内植骨，关节外植骨
	没有明显短缩		
全膝成形失败或肿瘤	皮质边缘	髓内针	异体植骨

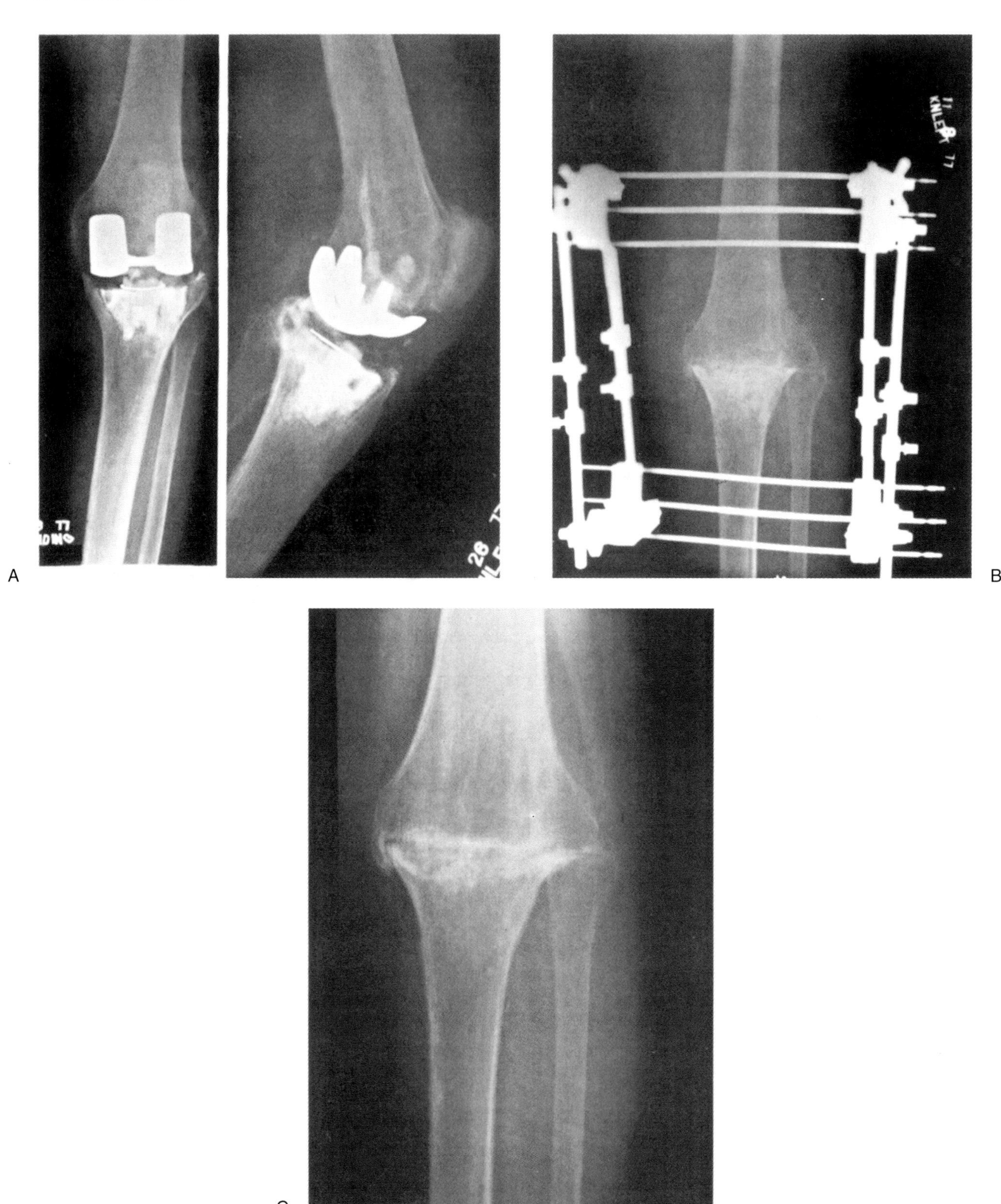

图 126-3 (A)全膝关节成形术感染。(B)放置 Hoffman 单平面外固定装置。(C)膝关节坚固融合。

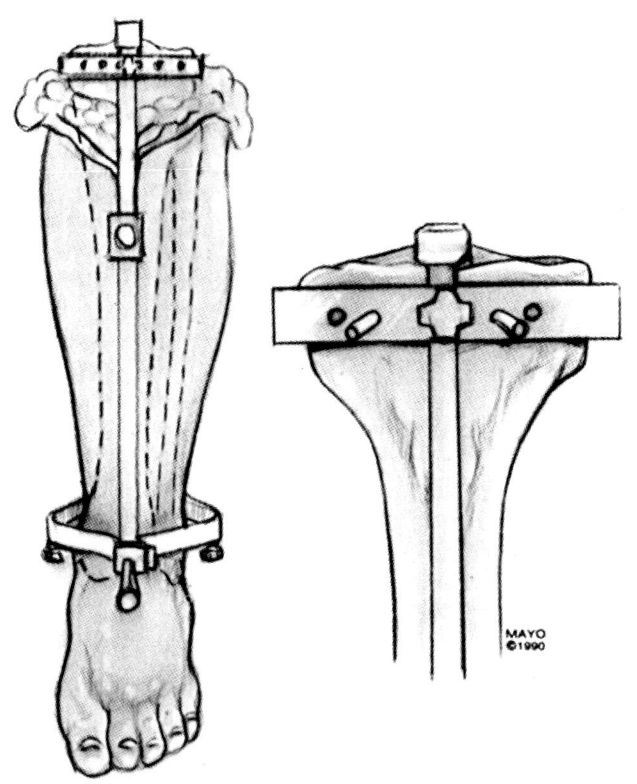

图 126-4　准备使用任何传统全膝系统都会使用的胫骨切割模具。与长轴成 90°切割胫骨。

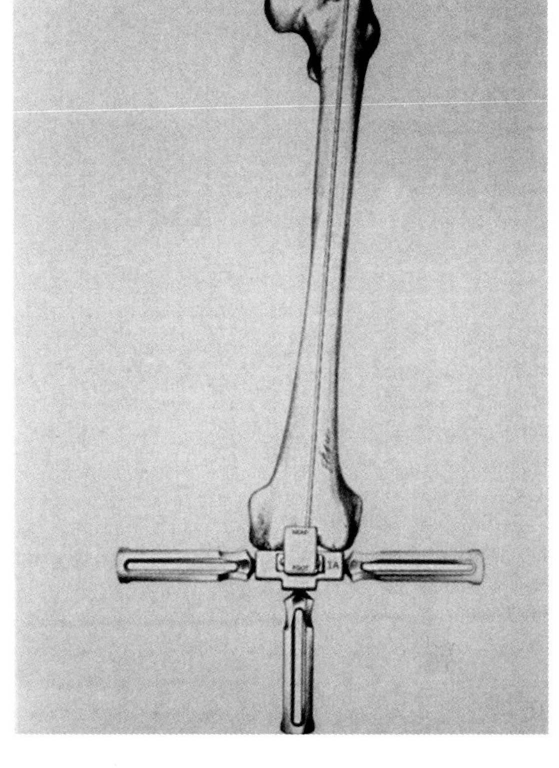

图 126-5　股骨切割装置可以应用于髓内或髓外，正常情况下股骨有 5°外翻角度。(From Hungerford[14], with permission.)

当强调，正常情况下，胫骨的髓腔相对股骨有些朝后，闭合髓内融合时向前牵拉胫骨有可能出现问题。

松开止血带并止血。根据个体病例的需要，大量关节外植骨。

术后护理

如果骨骼质量允许且能够忍受，可以拐杖负重[9,16]。石膏管型仅在固定不坚固的情况下使用。

双钢板固定

适应证

双钢板固定用在外固定失败的情况下，偶尔结合髓内固定使用(图 126-2)。

技术

标准的膝关节显露，显露胫骨和股骨的前中部。髌骨向侧面翻转能够更好地显露膝关节的前面。从胫骨切除伸膝装置，因为膝关节融合后股四头肌的机械作用已没有价值。这时可以切除髌骨，作为植骨使用。通常最少使用 8~10 孔钢板，钢板上下用 4 个或更多的螺钉。钢板相互旋转 60°~90°。典型的是在前中侧和前外侧使用。关节外需要大量植骨。

关节镜辅助融合

有一例个案报道，用关节镜打磨股骨和胫骨的关节面，使之能够经皮穿针安装加压装置，结果顺利融合[29]。

结果

1958 年，Charnley 和 Lowe 报道，用外固定加压装置和石膏管型平均固定 9 周以内，171 例患者成功融合率是 98.8%[7]。这一结果被认为是金标准。但是，近年来膝关节固定术的效果非常差。总体的融合率直接与组织质量的功能有关，最重要的是与残留骨骼的数量有关。不过，Toumey 报道，199 例患者有 3 例除外，采用 Hibbs 类型关节固定术，髌骨切除，股骨和胫骨之间植骨，都获得了坚固的融合[39]。

Rand 等非常简明扼要地总结了文献[32]。不光是全膝关节成形失败的病例，几乎全部患者中 95%~98%达到了坚固的关节固定，而全膝关节成形失败的患者，仅有 70%~80%达到坚强融合(表 126-2)[21]。被迫使用

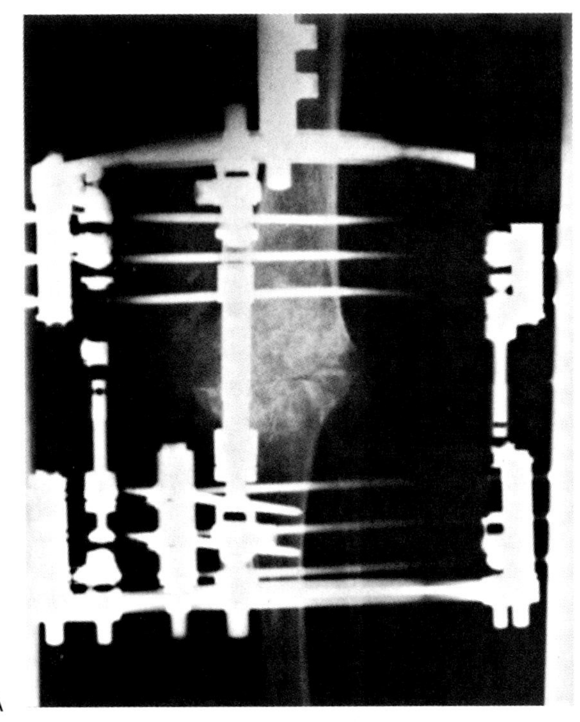
A

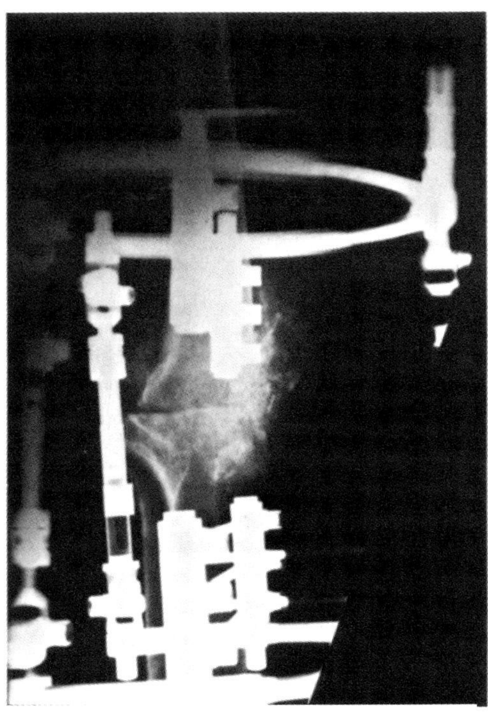
B

C

图 126-6 (A~C)现行的外固定技术是前后位上单平面穿针固定,矢状面上半针固定。(From Rand et al.[32],with permission.)

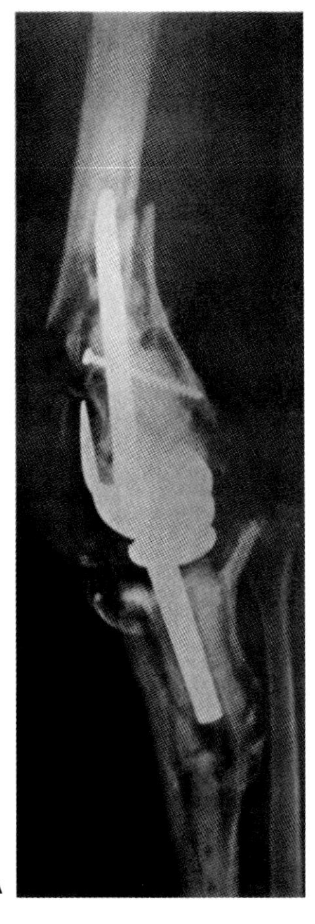
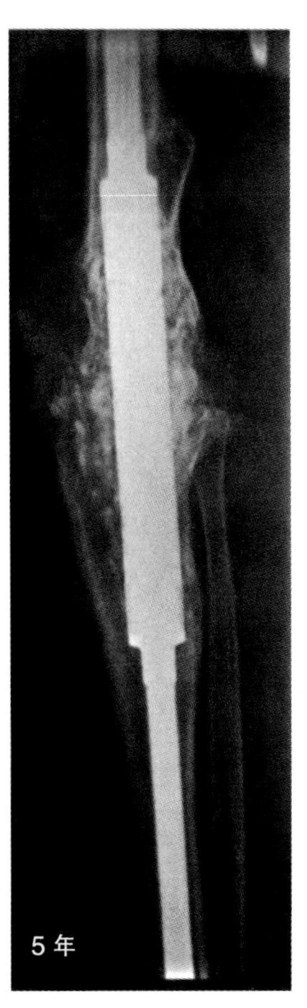

图 126-7 (A)59 岁患者,严重类风湿关节炎,股骨远端严重破坏,胫骨近端铰链内植物松动。(B)使用特制的内植物髓内针固定 5 年后,患者这一侧肢体的症状基本消失。

假体的关节固定术后其融合率仅 55%,失血量超过 2000 mL[33]。随着双钢板和髓内针的使用,成功的融合率接近 95%[9,16]。Nichols 等讨论了他们对全膝关节成形术失败的病例使用双钢板的经验[27]。所有 8 个患者都达到了坚固融合,并发症发病率很低。

Donley 和 Matthews 回顾了 20 例用髓内针行膝关节固定术的病例,85%坚强融合。手术时间长失血量大。他们再次肯定了使用 Kaufer 和 Matthews[16]手术方法几乎可以立刻负重[9]。尽管成功率明显增加,但手术时间长达 6 小时[11],失血量经常超过 2200 mL[9,11]。愈合时间变化很大。

Charnley 强调了加压固定的价值,一些患者最快 3 周即可融合[5]。然而,多数认为稳定融合的最低期限是 2~3 个月,有些患者需要 2~3 年才达到坚固融合[10,38]。也有报道,髓内针结合钢板在 8 个患者的使用中相当成功。应当指出,肢体长度不等平均在 1.5~2.5 cm,但没有出现明显的功能问题[37]。

并发症

发生在膝关节固定术的并发症非常明显,以软组织,神经功能紊乱,感染,固定失败,功能丧失来分类。

Mayo 临床学回顾了临床经验,指出 28 例双平面外固定的患者有 36%出现并发症。包括 1 例延迟愈合,1 例股动脉破裂,5 例深浅感染,2 例针点骨折[33]。20 例外固定治疗的患者有 7 例在固定部位引流[20]。91 例患者的多源研究发现,并发症包括 2 例穿针断裂,10 例穿针松动,3 例穿针感染,6 例深部感染,2 例伤口愈合,1 例胫骨骨折,1 例腓神经麻痹[18]。从外固定的细针道引流是在针道之前钻孔,避免在穿针时出现骨坏死。使用恰当的模板和仪器的新穿针系统可减少这

表 126-2 关节固定术的诊断

诊断	手术	融合	百分比(%)
首次手术			
创伤后退变[a]	104	101	97
神经营养性[b]	151	83	55
再次手术			
全膝成形失败重塑[c]	242	193	80
限制性全膝成形失败[d]	186	102	55
全膝成形失败再融合失败[e]	82	41	50

[a] 参考文献[7,12,22,25]。

[b] 相关文献见 Drennan 等[10]。

[c] 32 位作者的结果见 Rand 等文献[32]。

[d] 31 位作者的结果见 Rand 等文献[32]。

[e] 8 位作者的结果见 Rand 等文献[32]。

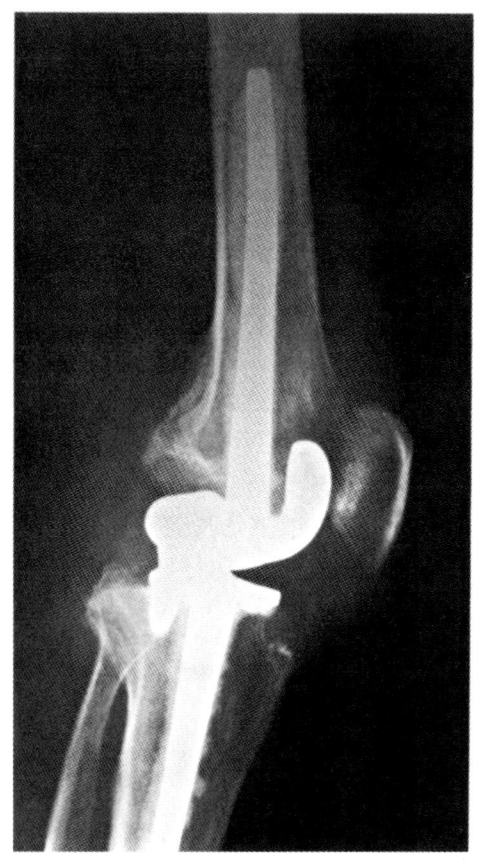

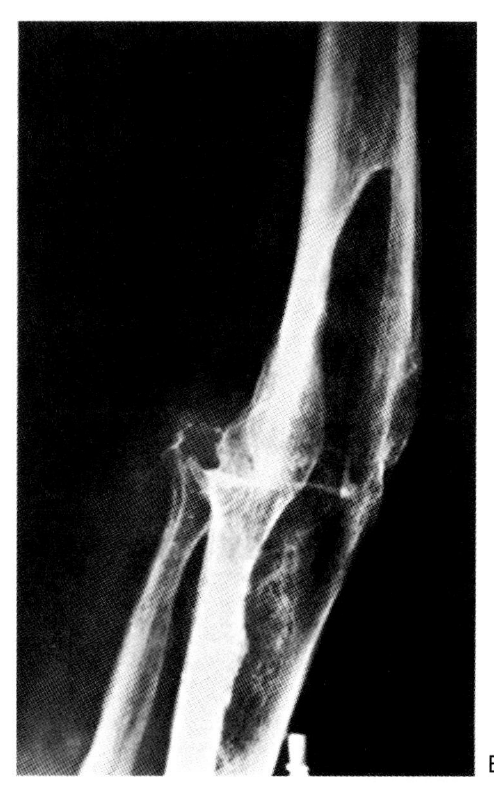

图 126-8 (A)铰链内植物感染。(B)取出假体,关节坚强融合,前面有一大的腔隙。关节固定术后1年复发,引流出含有葡萄球菌的脓液。(From Schoifet and Morrey[34], with permission.)

一并发症。

但是,不是所有坚固关节固定的患者可以避免再感染。Korovessis 等讨论了坚固关节固定术后髌骨深部感染的自然发展[21]。Schoifet 和 Morrey 报告2例膝关节置换术感染后行坚强融合,此后又出现深部感染(图126-8)[34]。

因为这类患者软组织并发症非常多见,可考虑扩大软组织适当的关闭,避免感染复发[23]。使用髓内针特别有价值,因为胫骨前侧可以关闭皮肤。

一般来说,出现感染或严重的骨缺损,大约一半的关节固定术要失败[3,13,19]。重新行坚固融合有近50%获得成功[31]。这种情况最可靠的技术是使用髓内针和钢板固定。Ellingson 和 Rand 报道,18例患者全膝关节成形术失败后使用髓内针治疗[11]。手术时间平均6小时,失血量平均大约2500 mL。16~18例患者达到坚固融合的时间是5.5个月。

关节固定术失败后的功能结果非常差。报道的20例关节固定失败患者,4例仍有疼痛,11例行走功能受限,6例不满意。但是,如果融合坚固,39例仅有2例疼痛,7例行走能力受限,仅1例(小于3%)对手术不满意[18]。当关节固定不坚固时,多于50%的患者对比较稳定的纤维融合感到满意,认识这一点非常重要[15,35]。

Puranen 等报道了33例使用髓内针的患者,第一次手术后4个月内29例融合[30]。但是,1例患者髓内针断裂没有融合。4例发生骨折,3例整齐的融合。1例患者皮肤坏死。所有患者功能结果满意。33例患者关节固定后,17例术后不需要助行。没有患者比术前需要更多的帮助。

功能影响

如果关节固定术满意,一般缓解疼痛、关节稳定的结果都非常好[2,6,10,12,22,26]。应当指出,膝关节固定后,要改变坐姿,对上车也有影响。重点考虑腰部、髋部和对侧膝关节。Siller 阐述了41例患者的功能效果[36]。

18 例患者出现腰痛，与骨盆异常倾斜和步行时骨盆异常活动有关。Siller 也注意到，近 1/3 的患者残留膝关节疼痛，如此高的数量令人感到惊讶，重要的是 6 个患者在融合肢体的区域出现骨折。实际上，Siller 指出"膝关节固定术完全改变了患者的生活方式"[36]。乘坐汽车火车或其他公共交通非常困难。有许多失业和社会活动减少的例子。但是，多数患者对膝关节固定是满意的，特别是很多问题得到解决。

（孙景城 译 李世民 校）

参考文献

1. Bourne MH, Fox DL, Morrey BF: Long-term evaluation of hip arthroplasty in patients with an ipsilateral knee arthrodesis. Clin Orthop 289:170, 1993
2. Brattstrom H, Brattstrom M: Long-term results in knee arthrodesis in rheumatoid arthritis. Acta Rheumatol Scand 17:86, 1971
3. Broderson MP, Fitzgerald RH Jr, Peterson LFA et al: Arthrodesis of the knee following failed total knee arthroplasty. J Bone Joint Surg 61A:181, 1979
4. Chapchal G: Intramedullary pinning for arthrodesis of the knee joint. J Bone Joint Surg 30:734, 1948
5. Charnley JC: Positive pressure in arthrodesis of the knee joint. J Bone Joint Surg 30B:478, 1948
6. Charnley JC: Arthrodesis of the knee. Clin Orthop 18:37, 1960
7. Charnley JC, Lowe GH: A study of the end results of compression arthrodesis of the knee. J Bone Joint Surg 40B:633, 1958
8. Cleveland M: Operative fusion of the unstable or flail knee due to anterior poliomyelitis: a study of the late results. J Bone Joint Surg 14:525, 1932
9. Donley BG, Matthews LS, Kaufer H: Arthrodesis of the knee with an intramedullary nail. J Bone Joint Surg 73:907, 1991
10. Drennan DB, Fahey JJ, Maylahn DJ: Important factors in achieving arthrodesis of the Charcot knee. J Bone Joint Surg 53A:1180, 1971
11. Ellingsen DE, Rand JA: Intramedullary arthrodesis of the knee after failed total knee arthroplasty. J Bone Joint Surg 76:870, 1994
12. Green DP, Parker JC II, Stinchfield FE: Arthrodesis of the knee: a follow-up study. J Bone Joint Surg 49A:1065, 1967
13. Hagemann WF, Woods GW, Tullos HS: Arthrodesis in failed total knee replacement. J Bone Joint Surg 60A:790, 1978
14. Hungerford DS: Total Knee Arthroplasty. Williams & Wilkins, Baltimore, 1984
15. Johnson DP, Bannister GC: The outcome of infected arthroplasty of the knee. J Bone Joint Surg 68B:289, 1986
16. Kaufer H, Matthews LS: Intramedullary knee arthrodesis using a curved nail. In Evarts CM (ed): Surgery of the Musculoskeletal System. 2nd Ed. Churchill Livingstone, New York, 1990
17. Key JA: Positive pressure in arthrodesis for tuberculosis of the knee joint. south Med J 25:909, 1932
18. Knutson K, Bodelind B, Lidgren L: Stability of external fixators used for knee arthrodesis after failed knee arthroplasty. Clin Orthop 186:90, 1984
19. Knutson K, Hovelious L, Lindstrand A, Lidgren L: Arthrodesis after failed knee arthroplasty: a nation-wide multi-center investigation of 91 cases. Clin Orthop 191:202, 1984
20. Knutson K, Lindstrand A, Lidgren L: Arthrodesis for failed knee arthroplasty. J Bone Joint Surg 67B:47, 1985
21. Korovessis P, Fortis AP, Spastris P, Droutsas P: Acute osteomyelitis of the patella 50 years after a knee fusion for septic arthritis: a case report. Clin Orthop 272:205, 1991
22. Lucas DB, Murray WR: Arthrodesis of the knee by double plating. J Bone Joint Surg 43A:795, 1925
23. Mahomed N, McKee N, Solomon P et al: Soft-tissue expansion before total knee arthroplasty in arthrodesed joints: a report of two cases. J Bone Joint Surg 76B:889, 1994
24. Mazzetti RF: Effect of immobilization of the knee on energy expenditure during walking. J Bone Joint Surg 42:533, 1960
25. Moore FH, Smillie IS: Arthrodesis of the knee joint. Clin Orthop 13:215, 1959
26. Mooris HD, Mosiman RS: Arthrodesis of the knee: a comparison of the compression method with a non-compression method. J Bone Joint Surg 33A:982, 1951
27. Nelson CL, Evarts CM: Arthroplasty and arthrodesis of the knee joint. Orthop Clin North Am 2:245, 1971
28. Nichols SJ, Landon GC, Tullos HS: Arthrodesis with dual plates after failed total knee arthroplasty. J Bone Joint Surg 73A:1020, 1991
29. Papilion JD, Heidt RS Jr, Miller EH, Welch MC: Arthroscopic-assisted arthrodesis of the knee. Arthroscopy 7:237, 1991
30. Puranen J, Kortelainen P, Jalovaara P: Arthrodesis of the knee with intramedullary nail fixation. J Bone Joint Surg 72:433, 1990
31. Rand JA, Bryan RS: The outcome of failed knee arthrodesis following total knee arthroplasty. Clin Orthop 205:86, 1986
32. Rand JA, Bryan RS, Broderson MP: Arthrodesis of the knee. p. 3692. In Evarts CM (ed): Surgery of the musculoskeletal system. 2nd Ed. Churchill Livingstone New York, 1990
33. Rand JA, Bryan RS, Chao EYS: Arthrodesis of the knee for salvage of the failed total knee arthroplasty using the Ace Fischer apparatus. J Bone Joint Surg 69A:39, 1987
34. Schoifet SD, Morrey BF: Persistent infection after successful arthrodesis for infected total knee arthroplaty: a report of two cases. J Arthroplasty 5:277, 1990
35. Shea G, Wynn J, Arden GP: A study of the results of the removal of total knee prostheses. J Bone Joint Surg 63B:287, 1981
36. Siller TN: Arthrodesis in the treatment of degenerative arthritis of the knee. p. 203. In Crues RL, Mitchell NS (eds): Surgical Management of Degenerative Arthritis of the Lower Limb. Lea & Febiger, Phialdelphia, 1975
37. Stiehl JB, Hanel DP: Knee arthrodesis using combined intramedullary rod and plate fixation. Clin Orthop 294:238, 1993
38. Thornhill TS, Dalziel RW, Sledge CB: Alternatives to arthrodesis for the failed total knee arthroplasty. Clin Orthop 170:131, 1982
39. Toumey JW: Knee joint tuberculosis: two hundred twenty-two patients treated by operative fusion. Surg Gynecol Obstet 68:1029, 1939

第 127 章

滑膜切除术

Steven J. Hattrup

膝关节滑膜切除术是过去一种常用的手术方式，特别是用于治疗类风湿性关节炎。近几十年间，全膝关节置换已被视为晚期膝关节炎的治疗方案。然而，随着关节镜技术的发展，滑膜切除术的应用率明显增高，使其成为更易为内科治疗无效患者接受的推荐手术，关节镜下滑膜切除术的精确性使其在骨外科医师心目中保持着有限但很有价值的地位。

病理生理学

类风湿性关节炎的病因不明，虽然已知自体免疫在疾病的发展过程中扮演着重要角色[13]。一种未知机制激活免疫系统，并使 B-、T-淋巴细胞增殖。生长因子释放刺激滑膜组织血管生成，这是类风湿性关节炎典型滑膜增生的根本因素。滑膜组织对巨噬细胞和淋巴细胞通透，特别是辅助/诱导性 T-细胞(图 127-1 和图 127-2)。有些淋巴细胞可加重炎性反应，因其可以释放金属蛋白酶(如胶原酶和基质溶素)以及细胞因子(包括肿瘤坏死因子、白介素-1、白介素-4、白介素-6 和干扰素-γ)。细胞因子反应可以是多样的、有益的，但是包括细胞增殖，前列腺素产生，软骨和骨组织裂解及骨吸收免疫增殖反应。早期中性细胞主要出现在滑膜液中，很少出现在滑膜组织中。受细胞碎片的磷酸酶和免疫复合物的激化，释放金属蛋白酶和前列腺素。

关节软骨的破坏是由生物和力学两种因素造成的[14]。大量中性细胞于炎性关节处汇集，释放过量的蛋白酶，超过局部抑制因子，导致关节软骨半月板及韧带的破坏[15]。此外，风湿性滑膜组织分泌的蛋白酶和细胞因子可加重关节软骨及骨组织蛋白的降解。从而使关节难以承受正常活动的关节应力，继发退变性关节炎。切除引起炎性改变的源头——滑膜组织，是保守治疗无效患者主要的治疗措施。滑膜炎可复发，且事实上常见于显微水平上的滑膜切除术后。新生的滑膜表面相对快速再生，在动物模型中，可在几周内再生[23,67]，滑膜切除术后人膝关节组织活检显示带有 A型和 B 型细胞的滑膜样组织于术后 3 个月出现[40]，新生滑膜更具弹性，1 年后出现炎性反应，Paus 及其合作者利用组织学和免疫荧光技术发现 1 年后炎症参数恢复到基线[51,52]。

历史回顾

理解该手术方式之前炎性滑膜组织的特点一直受到质疑[31]。一百年前，欧洲文献中已经描述了利用滑膜切除术治疗膝关节多种疾患的方法，美国的 Swett 于 1932 年也报道了这种方法[61]，他描述了 8 名患者因慢性关节炎接受了 15 例滑膜切除术，12 例术后关节疼痛及肿胀缓解。许多人继续了 Jwett 的工作。一些报道认为该手术有缓解及预防作用。滑膜切除术认为可以缓解疼痛，改善关节功能，根除炎性进程，防止关节破坏[1,8-12,17,26,31,32,42,47-49,51,60-62]。几名作者报道了优良疗效(表 127-1)，虽然随访期短，但有大约 80%的患者症状改善。也有例外的是，Ghormley 和 Cameron 报道 52 例患者中，超过 40%无改善[12]。

在这些早期系列报道中，开放滑膜切除存在几个问题。滑切需要通过广泛的切口施行，包括双侧髌旁，内侧髌旁或横切口。还可施行髌骨切除，半月板切除和韧带松解以增加伤口显露，治疗附加的病变。持续渗液、滑膜炎复发、关节活动度丢失及关节失稳是常见的并发症。此外，由于滑膜炎复发常见及关节炎性反应可自发性缓解，滑切的疗效多为不可预测性[27]。Paradies 发现滑膜切除术的疗效与疾病的活动有关[47]。偶尔复发患者的疾病活动度好于频繁复发患者，其他作者也注意到同样趋势。因此，他们仅推荐在少数关节疾病中应用此手术[10,17,62]。Ranawat 认为对快速进展性疾病没有好的治疗方法。然而他也没发现疾病活动与疗效的

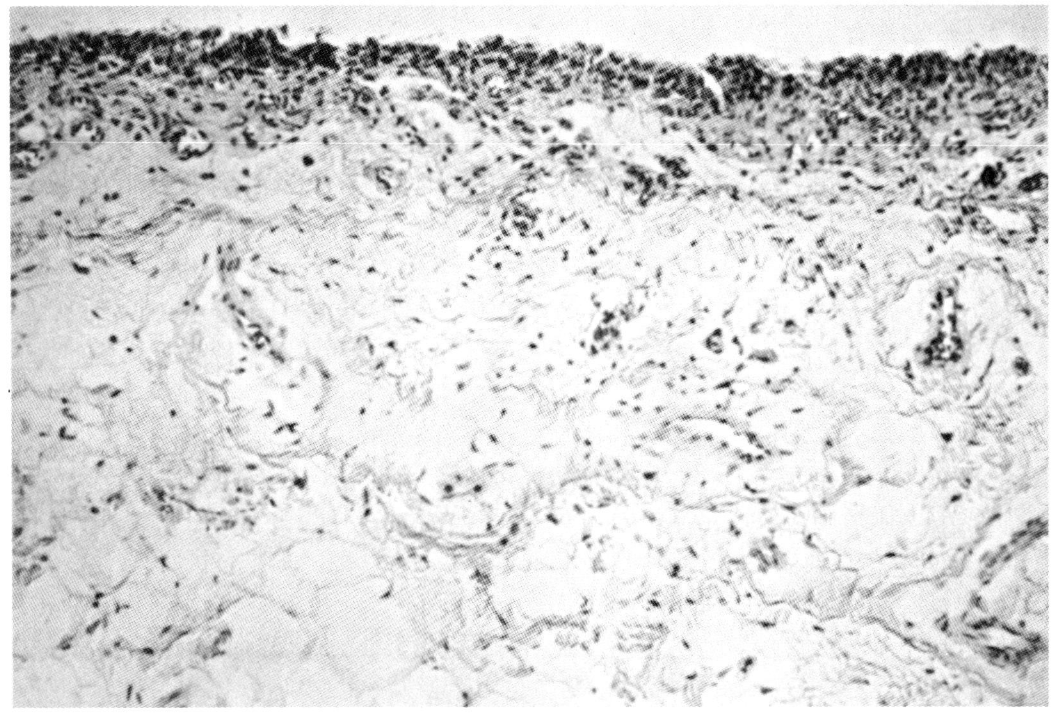

图 127-1　正常滑膜组织显微照片显示外周滑膜细胞，周围有疏松结缔组织。甚至在正常滑膜中可见高度血管化。

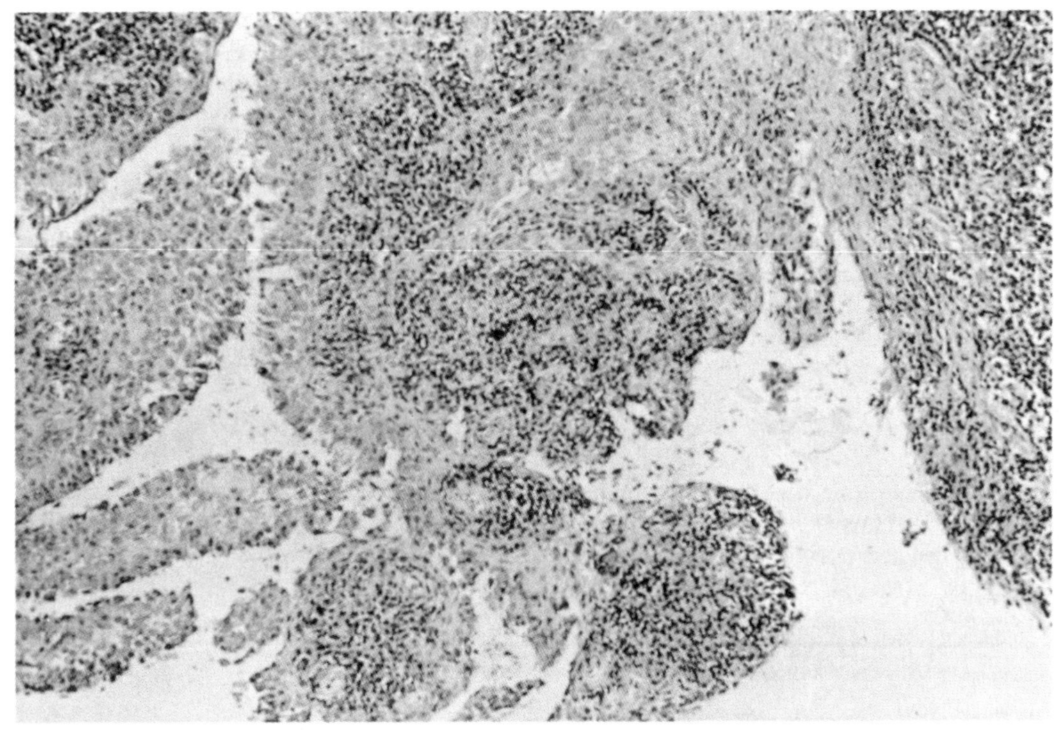

图 127-2　风湿性滑膜显示明显的绒毛状增生伴炎性渗透，淋巴结形成。炎性细胞为淋巴细胞和浆细胞。

关系[53,54]。但是对于出现明显影像学改变的早期病例施行手术通常会取得良好效果[9,10,20,26,27,31,32,33,34,53,64]，Gariepy等人发现其30例早期病变患者术后短期疗效满意。但7例晚期进展性病变患者疗效不佳[9]。Laurin等人报道了29例早期病变患者，满意率79%，6例晚期患者满意率仅为17%[26]。但是Fowler和Berg仍认为晚期患者可获得满意疗效[8]，19例中度到重度关节炎膝，随访3.5年中仅2例需要行全膝关节置换[9]，Marmer也认识到晚期患者实行该手术较少获得满意疗效，但他认为这是例外[33,34]。

直到20世纪70年代才有对照研究发表，并将滑膜切除术理论价值引入讨论。英国骨科协会和美国关节炎基金会的调查认为术后随访3~5年滑切手术没有效果[3,4,39]，McEwen在关节炎基金会关节滑膜切除术评估的最终报道中报道了56名患者膝关节滑膜切除术仅取得有限疗效[39]，术后5年滑膜炎较少复发，疼痛减少，但关节活动范围降低，并有进行性关节退变。关节炎及风湿病委员会和英国骨科协会的研究结果更有价值[3]，33名患者的评估显示术后3年疼痛明显减轻及渗出减少。进行性关节退变不能预防。因此，滑膜切除术不能作为风湿性关节炎的长期治疗手段[39]。

近年来，Lshikawa等人检测了55名患者的78膝平均滑膜切除术后14年的效果[48]。术前96%有中或重度疼痛，术后随访时为30.8%，持续性渗出有类似改善。活动范围无明显改善。然而影像学表现为进行性恶化，此外，还有18例膝行滑切后仍需再次手术。术后14年，优良率达60%，Lshikawa等人认为对于年轻早期病变患者，滑切可作为一种治疗手段。Ja cobsen及其同事回顾了30名青少年类风湿性关节炎患者的41例滑切后结果[19]，平均随访7年，疼痛及活动范围没有明显改善，并有进行性恶化。这种恶化在单关节病变及早期病变中不明显。Daus等人的前瞻性研究发现开放滑膜切除术后1年关节镜检查证实了关节进行性退变，即使没有滑膜炎复发[30]。术后5年的临床疗效与关节镜下的关节损伤程度相关，而与滑膜炎程度无关。

因此，滑切至少可以暂时性缓解疼痛，减少炎性水肿。进行性关节退变难以阻止，特别是鲜红的多发关节病变患者。

关节镜下滑膜切除术(ASSV)

关节镜下施行滑膜切除术在近几十年间得到很大发展，类似其他手术，关节镜下滑膜切除术较开放手术可减少病死率[16,25]。由于患者术后恢复活动的时间较快，康复锻炼比较容易。关节镜下滑膜切除术需要一名耐心的手术医师，并具有纯熟的关节镜技术及熟悉内后方及外后方入口解剖结构[25,45,59]。随着关节镜及刨削器顺序从一个入口到另一个入口进行系统滑切(图127-3)。

表127-1 切开滑膜清理术治疗风湿性关节炎：早期系列结果

参考文献(年)	病例数	结果 好(%)	结果 差(%)	随访
Swett[62](1923)	15	12(80)	3(20)	6个月至4年
Inge[17](1938)	26	16(62)	10(80)	平均5.6年
London[31](1955)	32	22(69)	10(31)	3个月至5年
Mori和Dgawa[42](1963)	50	48(96)	2(4)	7年
Aidem和Baker[1](1964)	26	24(92)	2(8)	平均4年
Gariepy等[9](1966)	56	44(79)	12(21)	平均6.5年
Marmor[34](1966)	34	33(97)	1(3)	3~36个月
Stevens和Whitefield[60](1966)	100	91(91)	9(9)	3~24个月
Geens[11](1969)	28	18(64)	10(36)	23个月
Fowler和Berg[8](1970)	19	17(89)	2(11)	平均3.5年
Laurin等[26](1974)	66	44(67)	22(33)	平均7.5年
Paradies[47](1975)	63	50(79)	13(21)	平均5.8年
Ranawat和Desevi[53](1975)	32	22(69)	10(31)	平均3年
总和	547	441(81%)	106(19%)	

1.进水口位于上方,关节镜位于前外方,刨削器首先自外上入口清理髌上囊下到外侧沟的滑膜。这样操作有助于清晰地看见鲜红的滑膜炎性组织。

2.然后刨削器转移到前内入口清理内侧沟内侧间室,内髁切迹,直到外侧间室。

3.然后刨削器和关节镜转到并清理外侧间室和外

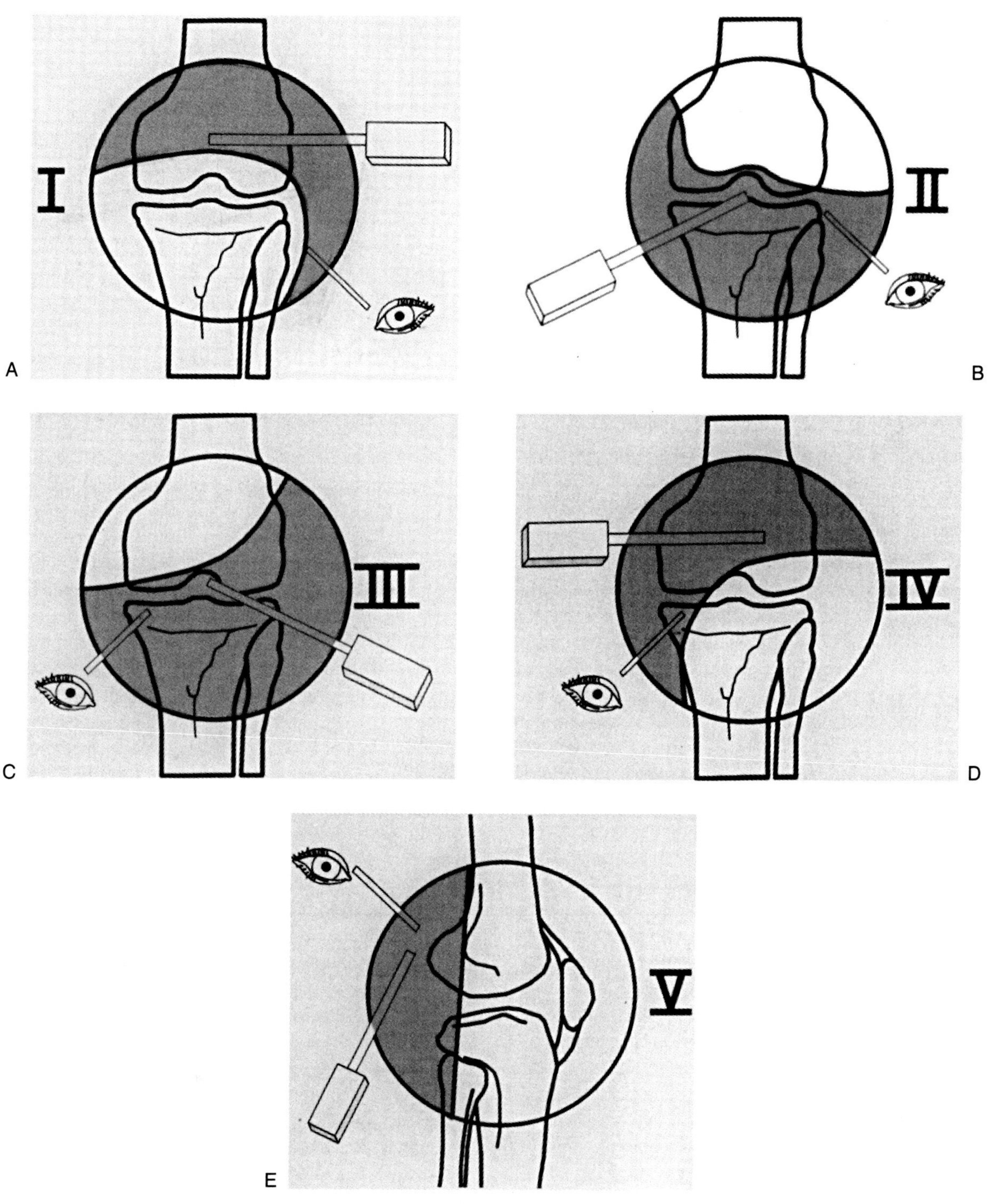

图 127-3　广泛膝关节滑膜切除术的手术入路。阴影区显示刨削刀可达的区域。(A)自前外方入路的直视下,第一步自髌上囊外侧进入清理髌上囊。(B)第二步自前内侧入路清理。(C)第三步将前外侧与前内侧的关节镜与刨削器互换。(D)刨削器转移到内上方进一步行髌上囊滑膜清理。(E)自后内方及后外方入路施行后方滑膜清理。最后一步需要一定的预防措施及经验。(From Ogilivie-Harris and Basinski[45],with permission.)

侧沟,并可处理内侧半月板下方的滑膜。

4. 刨削器转移到内上入口清理髌上囊及内侧沟滑膜。

最后,在一个松弛的关节可以自下方入口进入达到后方滑膜,如果不能,则在通过切迹探查时自后内方及潜在后外方入口深入探子,因此需采用70°的关节镜。Klein 和 Jensen 发现,超过20%的手术需要采用后方入口[25]。

术后即刻行关节活动及股四头肌锻炼。在能耐受状态下行负荷锻炼,持续性主动锻炼器(CPM)的应用意义尚不明确,其使用基于个人观点。

结果

关节镜下滑膜切除术结果显示疗效与切开手术类似[16,25,36,45,56,59](表127-2)。很多患者短期内有疼痛肿胀,但随时间而改善。滑膜切除术后2.5年,Klein 和 Jensen 发现43例患者中满意度达78%。该结果类似于 Ogilivie-Harris 和 Basinki [96]对96例膝随访4年[45]的结果。79%的患者疼痛消失或有轻微疼痛。Smiley 和 Wasilewski 评测了19名患者(25膝)的术后疗效(59),术后6个月96%良好,2年后90%良好,4年后57%良好。影像学上于术后2年20%出现进展,术后4年49%出现进展。

其他适应证

滑膜切除术的适应证不仅为类风湿性关节炎。血友病性滑膜炎[7,22,24,29,35,38,41,44,63,66],滑膜软骨瘤病,色素性绒毛结节状滑膜炎(PVNS)[45,46],牛皮癣性及其他血清反应阴性关节病,化脓性关节炎包括慢性莱姆病[55]、异物性滑膜炎[5]、结节性滑膜炎[28]等也可采用滑膜切除术治疗,滑膜切除术被视为治疗色素性绒毛结节状滑膜炎的方法之一,并可在关节镜下实行。Moshovich 和 Parisien 报道了9例患者行局部病变关节镜下滑膜清理术后无复发[43]。Ogilivie-Harris 等人应用相同方法切除5例患者的 PVNS 结节获得相似疗效[46]。但是,广泛性疾患的治疗需要彻底滑膜清理术,包括自后方入路。单纯前方入路限行部分滑切的9名患者中有5例复发,彻底清切的11名患者中仅有1例复发,Mc Clain 等人认为关键注意点为适当的活检以明确诊断[37],他们报道1例患者经关节镜下刨削物活检为 PVNS。活检可替代组织学检查,但滑膜肉瘤不能检测到。必须获取合适的样品以保证确切的诊断。

滑膜切除术也可用来治疗伴复发性关节血肿的血友病性滑膜炎,开放滑切可明确减少即使不能根除关节血肿的复发,但同时会遭遇早期伤口愈合,及关节活动度丧失的问题[7,22,35,38,41,44]。关节镜下滑膜切除术可有效地减少出血,并可允许术后早期活动[24,29,63,66]。Limbard 和 Dennis 利用关节镜下滑膜切除术治疗了5例血友病性滑膜炎患者,并行术后 CPM 功能锻炼[29]。所有患者出血明显减少,4例活动度改善。Klein 和 Jensen 术后没有采用 CPM 锻炼,几乎没有患者术后关节活动度出现问题[29],7例中6例仅有少量失血,没有患者关节活动度丧失超过10°,7例中5例关节活动度改善。

表127-2 关节镜下滑膜清理术结果

参考文献(年)	病例数	结果		随访
		好(%)	差(%)	
Shibata 等[56](1986)	14	93	7	3个月
Klein 和 Jensen[25](1988)	45	78	22	平均2.7年
Matsui 等[36](1989)	41	83	17	0~3年
	40	58	42	3~8年
	37	46	54	8~17年
Smiey 和 Wasilewski[59](1990)	25	96	4	6个月
	21	90	10	2年
	14	57	43	4年
Ogilvie-Harris 和 Basinski[45](1991)	96	77	23	2年
	33	79	21	4年

表 127-3 化学性滑膜清理术结果

参考文献(年)	制剂	病例数	结果 好(%)	差(%)	随访
Von Reis[65](1951) 和 Swensson[65](1951)	锇酸	35	67	33	3~12 个月
Berglof[6](1964)	锇酸	5	100	0	3 个月
Ansell 等[2](1963)	^{198}金	30	80	20	1 年
John[21](1993)	^{90}钇	318(meta 分析)	61	39	6 个月~3.5 年
Sledge 等[57](1984)	^{165}镝	49	80	20	1 年
Sledge 等[58](1986)	^{165}镝	74	61	39	1 年

非手术滑膜切除术

许多制剂可用于非手术滑膜切除术(图 127-3)。锇酸可缓解许多患者的滑膜炎[6,65]。但是,有些患者伴强烈疼痛,并考虑到对关节软骨存在潜在损伤而弃用该方法。几种元素可以施行放射性滑切,如 ^{198}金、^{90}钇,^{165}镝[2,21,57,58]。在美国之外的国家中放射性滑膜切除很常用,特别是在欧洲和澳洲,考虑到关节需暴露在放射线中,放射线泄露对身体其他部位的影响,医院限制 ^{198}金、^{90}钇的应用。^{165}镝与氢氧化铁可限制性使用以代替前者。其半衰期很短(2.3 小时),但是需应用核接受器。Sledge 等人报道,采用该物质治疗 74 例膝,1 年随访良好疗效达 60%,仅次于手术滑切的疗效[58]。

作者的建议

当需行滑膜切除术时,我认为采用关节镜优于切开手术和化学方法。按照前述的操作步骤,顺序通过各方入路到达膝关节各区域。我发现虽然大的隧道可适合液体充分引流,但有时患者体形和增生的滑膜会妨碍使用大的刨削器。这种情况下可使用关节镜泵。大的切除器(5.5 mm)有利于避免阻塞仪器,并可延长手术时间。应用小的刨削器可达到半月板下及膝关节后侧。术后不进行引流, 患者手术当天回家。 术后在能耐受状态下行负荷锻炼。可即刻行关节活动及股四头肌锻炼,但我不建议患者常规行理疗锻炼,而是要根据个人需要。

总结

滑膜切除术对适当的患者是有益的。尤其适用于炎性关节炎,内科治疗无效,并需保留关节软骨的患者。这些患者多数有疼痛和肿胀持续数年。不幸的是,滑膜切除术不能预先阻止关节的退变及缓解疼痛。

(曹沛宏 李世民 译 李鑫鑫 校)

参考文献

1. Aidem HP, Baker LD: Synovectomy of the knee joint in rheumatoid arthritis. JAMA 187:104, 1964
2. Ansell BM, Crook A, Mallard JR, Bywaters EGL: Evaluation of intra-articular colloidal gold Au-198 in the treatment of persistent knee effusions. Ann Rheum Dis 22:435, 1963
3. Arthritis and Rheumatism Council and British Orthopaedic Association: Controlled trial of synovectomy of knee and metacarpophalangeal joints in rheumatoid arthritis. Am Rheum Dis 35:437, 1976
4. Arthritis Foundation Committee on Evaluation of Synovectomy: Multicenter evaluation of synovectomy in the treatment of rheumatoid arthritis: report of results at the end of three years. Arthritis Rheum 20:765, 1977
5. Barford G, Svendsen RN: Synovitis of the knee after intra-articular fracture fixation with Biofix®. Acta Orthop Scand 63:680, 1992
6. Berglöf FE: Further studies on the use of osmic acid in the treatment of arthritis. Acta Rheum Scand 10:92, 1964
7. Canale ST, Dusdale M, Howard BC: Synovectomy of the knee in young patients with hemophilia. South Med J 81:1480, 1988
8. Fowler RL, Berg E: Synovectomies in moderate to severely involved rheumatoid knees: an alternative to implant arthroplasty. South Med J 70:181, 1970
9. Gariépy R, Demers R, Laurin CA: The prophylactic effect of synovectomy of the knee in rheumatoid arthritis. Can Med Assoc J 94:1349, 1966
10. Geens S: Synovectomy and debridement of the knee in rheumatoid arthritis. Part I. Historical review. J Bone Joint Surg 57A:617, 1969
11. Geens S: Synovectomy and debridement of the knee in rheumatoid arthritis. Part II. Clinical and roentgenographic study of 31 cases. J Bone Joint Surg 51A:626, 1969
12. Ghormley RK, Cameron DM: End results of synovectomy of

the knee joint. Am J Surg 53:455, 1941
13. Harris ED Jr: Rheumatoid arthritis: pathophysiology and indications for therapy. N Engl J Med 322:1277, 1990
14. Harris ED Jr: Etiology and pathogenesis of rheumatoid arthritis. p. 833. In: Kelly WN (ed): Textbook of Rheumatology. 4th Ed. WB Saunders, Philadelphia, 1993
15. Harris ED Jr, Faulkner CS II, Brown FE: Collagenolytic systems in rheumatoid arthritis. Clin Orthop 110:303, 1975
16. Highgenboten CL: Arthroscopic synovectomy. Arthroscopy 1:150, 1985
17. Inge GAL: Eighty-six cases of chronic synovitis of knee joint treated by synovectomy. JAMA 111:2451, 1938
18. Ishikawa H, Ohno O, Hirohata K: Long-term results of synovectomy in rheumatoid patients. J Bone Joint Surg 68A:198, 1986
19. Jacobsen ST, Levinson JE, Crawford AH: Late results of synovectomy in juvenile rheumatoid arthritis. J Bone Joint Surg 67A:8, 1985
20. Jensen CM, Poulsen S, Ostergren M, Hensen KH: Early and late synovectomy of the knee in rheumatoid arthritis. Scand J Rheumatol 20:127, 1991
21. Jones G: Yttrium synovectomy: a meta-analysis of the literature. Aust NZ J Med 23:272, 1993
22. Kay L, Stainsby D, Buzzard B et al: The role of synovectomy in the management of recurrent haemarthroses in haemophilia. Br J Haemotol 49:53, 1981
23. Key JA: The reformation of synovial membrane in the knees of rabbits after synovectomy. J Bone Joint Surg 7:793, 1925
24. Klein KS, Aland CM, Kim HC et al: Long term follow-up of arthroscopic synovectomy for chronic hemophilic synovitis. Arthroscopy 3:231, 1987
25. Klein W, Jensen K: Arthroscopic synovectomy of the knee joint: indication, technique and follow-up results. Arthroscopy 4:63, 1988
26. Laurin CA, Desmarchais J, Daziano L et al: Long term results of synovectomy of the knee in rheumatoid patients. J Bone Joint Surg 56A:521, 1974
27. Law WA: Surgical treatment of the rheumatic diseases. J Bone Joint Surg 34B:215, 1952
28. Limbird TJ: Arthroscopic synovectomy in sarcoid synovitis. Arthroscopy 9:599, 1993
29. Limbird TJ, Dennis SC: Synovectomy and continuous passive motion (CPM) in hemophiliac patients. Arthroscopy 3:74, 1987
30. Linschoten NJ, Krackow KA: Psoriatic arthritis of the knee treated with synovectomy. Orthopedics 16:1268, 1993
31. London PS: Synovectomy of the knee in rheumatoid arthritis. J Bone Joint Surg 37B:392, 1955
32. Marmor L: Synovectomy of the rheumatoid knee. Clin Orthop 44:151, 1966
33. Marmor L: Surgery of the rheumatoid knee: synovectomy and debridement. J Bone Joint Surg 55A:535, 1973
34. Marmor L: Synovectomy of the knee joint. Orthop Clinic North Am 10:211, 1979
35. Matsuda Y, Duthie RB: Surgical synovectomy for haemophilic arthropathy of the knee joint: long-term follow-up. Scand J Haemotol Suppl 33:237, 1984
36. Matsui N, Taneda Y, Ohta H et al: Arthroscopic versus open synovectomy in the rheumatoid knee. SICOT 13:17, 1989
37. McClain R, Buchwalter J, Platz CE: Synovial sarcoma of the knee: missed diagnosis despite biopsy and arthroscopic synovectomy. J Bone Joint Surg 72A:1092, 1990
38. McCollough NC III, Enis JE, Lovitt J et al: Synovectomy or total replacement of the knee in hemophilia. J Bone Joint Surg 61A:69, 1979
39. McEwen C: Multicenter evaluation of synovectomy in the treatment of rheumatoid arthritis: report of results at the end of five years. J Rheumatol 15:764, 1988
40. Mitchell N, Shepard N: The effect of synovectomy on synovium and cartilage in early rheumatoid arthritis. Clin Orthop 89:178, 1972
41. Montane I, McCollough NC, Liam EC: Synovectomy of the knee for hemophilic arthropathy. J Bone Joint Surg 68A:210, 1986
42. Mori M, Ogawa R: Anterior capsulectomy in the treatment of rheumatoid arthritis of the knee joint. Arthritis Rheum 8:130, 1963
43. Moshovich R, Parisien JS: Localized pigmented villonodular synovitis of the knee. Clin Orthop 271:218, 1991
44. Nicol RO, Menelaus MB: Synovectomy of the knee in hemophilia. J Pediatr Orthop 6:330, 1986
45. Ogilvie-Harris DJ, Basinski A: Arthroscopic synovectomy of the knee for rheumatoid arthritis. Arthroscopy 7:91, 1991
46. Ogilvie-Harris DJ, McLean J, Zarnett ME: Pigmented villonodular synovitis of the knee. J Bone Joint Surg 74A:119, 1992
47. Paradies LH: Synovectomy for rheumatoid arthritis of the knee. J Bone Joint Surg 57A:95, 1975
48. Pardee ML: Synovectomy of the knee joint. J Bone Joint Surg 30A:908, 1948
49. Patiala H: Follow-up study of synovectomies of the knee joint in patients suffering from rheumatoid arthritis. Scand J Rheumatol 5:167, 1976
50. Paus AC, Førre O, Pahle JA et al: A prospective clinical five year follow-up study after open synovectomy of the knee joint in patients with chronic inflammatory joint disease. Scand J Rheumatol 21:248, 1992
51. Paus AC, Mellbye OJ, Førre O: Immunohistopathologic findings in synovial biopsies before and after synovectomy in patients with chronic inflammatory joint diseases and their relation to clinical evaluation. Scand J Rheumatol 19:269, 1990
52. Paus AC, Refsum S, Førre O: Histopathologic changes in arthroscopic synovial biopsies before and after open synovectomy in patients with chronic inflammatory disease. Scand J Rheumatol 19:202, 1990
53. Ranawat CS, Desai K: Role of early synovectomy of the knee joint in rheumatoid arthritis. Arthritis Rheum 18:117, 1975
54. Ranawat CS, Eckert ML, Straub LR: Synovectomy and debridement of the knee in rheumatoid arthritis (a study of 60 knees). Arthritis Rheum 15:571, 1972
55. Schoen RT, Aversa JM, Rahn DW, Steere AC: Treatment of refractory chronic Lyme arthritis with arthroscopic synovectomy. Arthritis Rheum 34:1056, 1991
56. Shibata T, Shiraoka K, Takubo N: Comparison between arthroscopic and open synovectomy for the knee in rheumatoid arthritis. Arch Orthop Trauma Surg 105:257, 1986
57. Sledge CB, Atcher RW, Shortkroff S et al: Intra-articular radiation synovectomy. Clin Orthop 182:37, 1984
58. Sledge CB, Zuckerman JD, Zalutsky MR et al: Treatment of rheumatoid synovitis of the knee with intra-articular injection of dysprosium 165–ferric hydroxide microaggregates. Arthritis Rheum 29:153, 1986
59. Smiley P, Wasilewski A: Arthroscopic synovectomy. Arthros-

copy 6:18, 1990
60. Stevens J, Whitefield GA: Synovectomy of the knee in rheumatoid arthritis. Ann Rheum Dis 25:214, 1966
61. Swett PP: Synovectomy in chronic infectious arthritis. J Bone Joint Surg 5:110, 1923
62. Swett PP: A review of synovectomy. J Bone Joint Surg 20:68, 1938
63. Trianfafyllow SJ, Hanks GA, Handal JA, Greer RB III: Open and arthroscopic synovectomy in hemophilic arthropathy of the knee. Clin Orthop 283:196, 1992
64. Verdeck WN, McBeath AA: Knee synovectomy for rheumatoid arthritis. Clin Orthop 134:168, 1978
65. von Reis G, Swensson A: Intra-articular injections of osmic acid in painful joint affections. Acta Med Scand Suppl 259:27, 1951
66. Wiedel JD: Arthroscopy of the knee in hemophilia. Prog Clin Biol Res 324:231, 1990
67. Wolcott WE: Regeneration of synovial membrane following synovectomy. J Bone Joint Surg 9:67, 1927

第 128 章

半月板撕裂

Michael E.Torchia

半月板撕裂常见[22,55],是膝关节镜手术中最常见的手术指征[56]。本章提供了半月板结构与功能概述,半月板撕裂的临床表现与诊断,以及部分半月板切除术与半月板修补术的适应证和方法。更详细的内容可见于有关此课题的大量近期文献中。

临床相关解剖学与生物力学

半月板是由纤维软骨蛋白多糖组成的 C 形结构。90%的纤维是由Ⅰ型胶原蛋白构成并根据它们的位置而呈不同的方向[7,13,25,28]。在半月板表面,纤维方向是杂乱的,而且这种排列方式对抵抗这部分半月板受到的巨大的剪切应力是有效的。在半月板体部,胶原纤维主要以圆周方式排列,偶尔呈放射状排列。这种排列方式有效地对抗与负重有关的压力和张力载荷(环形力),但它也造成这部分半月板在圆周胶原束之间易受伤而撕裂(垂直或水平劈裂撕开)[3]。

Arnoszky 和 Warren[1]描述了半月板的血管解剖。外周 25%~33%(血运)由"半月板周围毛细血管网"供给[1]。中央部分无血运,该区域细胞的新陈代谢依赖于滑液活动的交换过程。

半月板有几个重要的功能[40,43,60,69],包括传播负荷,提高膝关节的被动稳定性,吸收震荡和关节润滑。通过增加胫股关节的相合性,半月板增加了胫股接触区,并使负重载荷均匀地分布穿过关节表面[62]。当半月板被破坏或切除(特别是周缘区被破坏)时,这种重要的负荷-承载功能将被损害,而且胫股接触区显著减少。最终结果是关节表面退变[23]。

半月板也有助于提高膝关节的稳定性,当前交叉韧带(ACL)失去功能时它们的作用就变得越来越重要[43]。Levy 等证实了内侧半月板后角是如何充当一个"刹车踏板"来限制胫骨前移的。在任何一个特定的膝关节,这种辅助约束效应与内侧半月板后角的活动性有关[36]。

临床表现与诊断

大多数半月板撕裂发生于两个差异显著的临床人群。在青壮年患者,当膝关节遭受严重创伤时,正常半月板才可能撕裂。通常外力要足够大以至于同时引起韧带损伤。典型情况发生在前交叉韧带撕裂的运动员,同时伴有因胫骨外侧平台向前外侧半脱位导致的外侧半月板撕裂。更常见的是,在半月板本身已有退行性改变的老年患者,很小的创伤即可导致半月板撕裂,如轻微的扭伤。

有关半月板撕裂的主诉在某种程度上依赖于所属的撕裂类型(图 128-1)。一个绞索的膝关节是有移位的桶柄状撕裂的标志。不稳定的斜行撕裂常引起力学上的症状,如突然停止或发出咔嚓的声音(图 128-2)。劈开撕裂(水平或垂直)和放射状撕裂能引起疼痛或渗出而没有力学症状,这可能是由于在半月板周围滑膜的牵引。半月板撕裂而韧带完好的患者经常会有走路不稳或退步的主观感觉。这可能与存在渗出和股四头肌抑制有关[38]。

对疑似有半月板撕裂患者的检查应包括对下肢力线、步态类型、神经血管状况、髋关节以及对侧膝关节[41]的评估。检查受累膝关节是否存在渗出液、运动受限、韧带或髌骨不稳定以及关节触痛。刺激手法是要复制力学症状,如 McMurray 试验,当试验阳性时可能有意义(图 128-3)。Fowler 和 Lublinear 已经指出体格检查常对半月板病理学没有特异性[27]。其他疾病,如软骨损伤、游离体、皱襞综合征、股骨髁缺血性坏死、退行性关节炎、假性痛风、炎症,甚或是骨肿瘤,都可能存在类似症状和体征。因此,除了详尽的病史和检查外,膝关节 X 线平片是检查的必要组成部分。在我们的实践中,不常规应用磁共振诊断半月板撕裂。磁共振用于诊断易于混淆的病例,特别是当临床印象没有

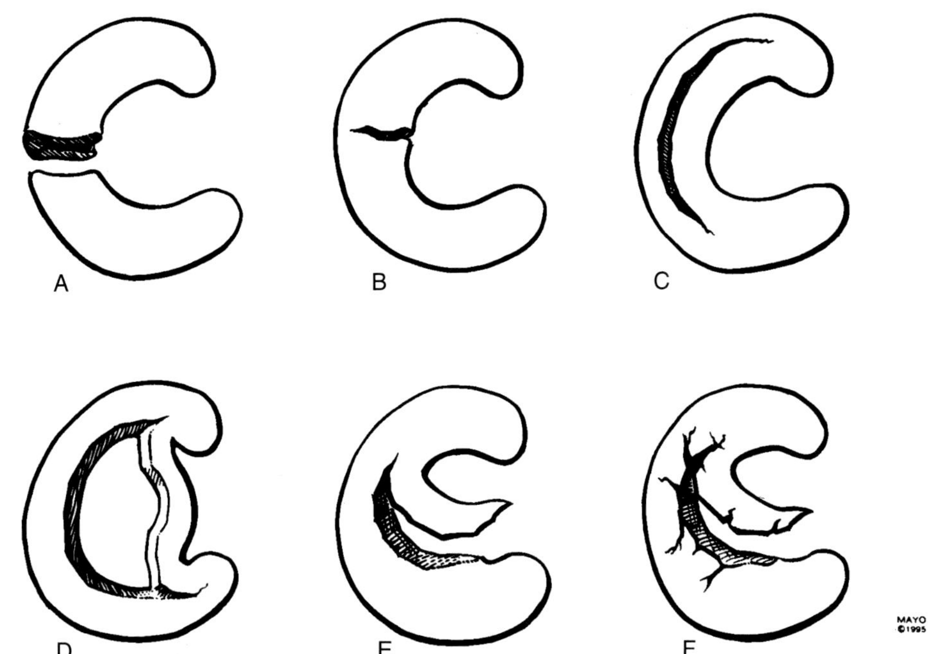

图 128–1　半月板撕裂的常见类型：(A)水平劈裂，(B)放射状，(C)垂直纵向，(D)桶柄状，(E)斜行，(F)复合退变型。

组织病理改变时。它主要用于担心延误诊断并且由于延误可能引起进一步损害的病例，例如没有明确诊断的运动员[45,57,73]。由于它的敏感性比特异性更高，因此阴性预见值很高[6,10]。磁共振诊断半月板撕裂的准确性在 72%~97%，也要依赖于机器本身、操作者经验以及读片的医师[12,24,42]。

分型

可根据各种不同的特征对半月板撕裂分型。最常见的方法是根据其病原学(退行性变或创伤性)以及三维形态描述半月板撕裂(图 128–1)。一些撕裂具有 2 种或更多类型的特征，常被看做是复合型。根据损伤部位分型也有意义，因为这会影响血供和愈合潜能[8,12,17]。在所谓的红–红区，撕裂的半月板两侧都已形成血管。该区一般从周围囊附着部中心延伸约 3 mm 进入半月板体部。在此血运丰富区修补半月板有极高的愈合可能性。在红–白区，周围碎片有血管形成而活动的中央碎片则没有血管形成。该区通常位于距半月板囊结合部 3~4 mm，在该区域如果破裂得到适当修补，愈合可能性也很高[8]。白–白区完全位于半月板 2/3 的中央无血供区内，并与 4 mm 以上的边缘宽度相关。此时这些所谓对白–白区损害的修补被认为是实验性的，并且应该与刺激愈合反应的技术结合（纤维蛋白原凝块、半月板周围磨毛等）[35]。

也可以根据撕裂的稳定性分型。Metcalf 认为当能用探子移动碎片超过 3 mm 时，为不稳定性撕裂[48]。大多数局部厚度或短(<1 cm)垂直纵向撕裂是稳定的，而大并有移位的桶柄样撕裂显然是不稳定的。

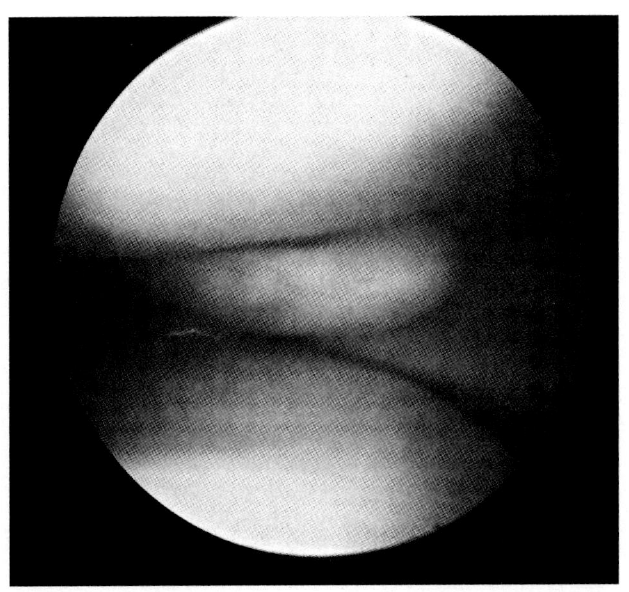

图 128–2　一例在右膝关节由内侧半月板后脚引起的不稳定性有移位的慢性斜行撕裂。患者主诉内侧关节间隙疼痛并发出咯哒声。McMurray 试验明显呈阳性。

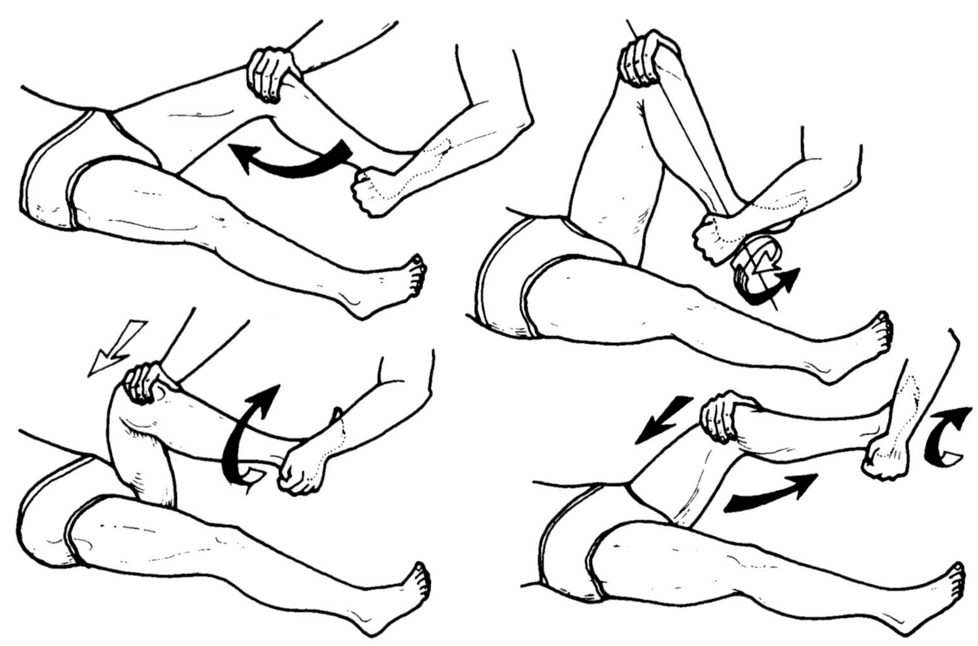

图 128-3 用于内侧半月板的 McMurray 试验。当膝关节伸直时，外旋腿并施加外翻应力。可触知的或重复的喀哒声表明试验阳性。(From AAOS Athletic Training and Sports Medicine. American Academy of Orthopaedic Surgeons, Rosemont, IL, 1984, with permission.)

可用关节镜方法评估(分级)和治疗几乎所有的半月板撕裂。关节镜检查不仅可使半月板显影和放大，而且直接探察以确定撕裂的精确三维形态、部位、大小、稳定性和撕裂碎片的情况。这些元素中的每一个都有助于确定是否应该忽略、切除或修补撕裂的半月板[12]。

治疗

技术性忽略

有些半月板撕裂可以不处理[26,44,71]。它们通常见于合并前交叉韧带断裂且经常探针触诊稳定的垂直纵向撕裂或延伸到外侧半月板体部不足50%的放射状撕裂。不完全或无症状撕裂同样可被忽略。

半月板切除术(部分或全部)

由于已经认识到半月板功能的重要性，保留(半月板)已经成为治疗首选。因此现在很少做半月板整体切除[47]。部分半月板切除术最主要的适应证是存在无法修补的有症状的撕裂。这包括出现在中央无血管区的撕裂，具有明显退变且不能还原的桶柄状撕裂，以及退变或复合撕裂。大多数斜行撕裂和许多放射状撕裂也采取部分半月板切除术治疗[32]。

Metcalf 已经提出部分半月板切除术的原则[49]，他强调应尽可能多的保留半月板。只切除移动或不稳定的碎片。边缘按轮廓塑形，禁忌出现几何形态上的突然改变。徒手器械和电动刨削器彼此互补，可交替使用。在切除术中经常用探子来评估撕裂(移动)以及残余半月板的结构，并避免切断半月板关节囊的连接部，因为这会导致“不完全的”部分半月板切除术并降低残余边缘传递载荷的能力[30]。尽管这些基本原则适用于所有的撕裂，但具体技术将依赖于撕裂类型。

我们在下文中将介绍实践中最常见损害的治疗技术，即退行性内侧半月板撕裂。

技术(关节镜下部分半月板切除术)

麻醉后检查膝关节的运动范围和稳定性。由于在大多数病例中应用止血带，因此已经很少用关节镜吸引。应用标准腿支架，而且不要过度挤压大腿的软组织，这样做可起到静脉止血带作用，导致过度出血。膝关节完全伸直时做上内侧出口。膝关节屈曲约 30°，大约在髌骨下极的平面靠近髌腱做外下口。

做初步的关节内检查。当轻度屈曲对膝关节施加外翻应力时暴露内侧间隙。如果遇到后角撕裂(图 128-4)，当视野轻度回缩时光源对准前方，在关节镜下恰好在内侧半月板前角的上方做内侧操作入口，用脊髓针做初步定位(图 128-5)。以此方式准确定

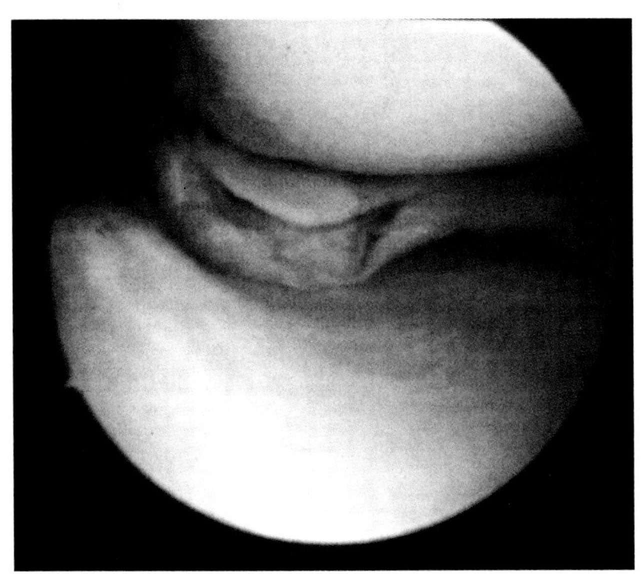

图 128-4　右膝内侧半月板后脚水平撕裂。

位内侧入口使器械到达后角的撕裂部，甚至在所谓的绷紧的膝关节(图 128-6)[16]。用探子对撕裂的半月板分型并评估其大小和稳定性。拍照片。

然后再次检查膝关节的残余部分,并探察同时存在的病变,特别是软骨损害和游离体。联合应用穿孔器和电动刨削器,根据上述概括的原则切除半月板的不稳定部分(图 128-7)。

除内侧入口的准确定位外，其他可以增加进入后角的操作方法包括胫骨外旋和施加压力到关节后内间隙以便向前移动半月板。在关节镜下从内侧入口完成半月板中部或前部的最后仿形加工。这就允许徒手器械以更有效的切除角度接近半月板的这些部分。用吸引刨削器清除关节内的所有碎屑,并拍摄完整的半月板切除术照片。

从入口注射布比卡因肾上腺素溶液,并轻度加压包扎。在患者耐受的情况下逐渐加重负荷量。只有在正常活动恢复的情况下,才能进行正规的物理治疗,否则应推迟强度训练。

结果

Burks 等介绍了关节镜下部分半月板切除术后的唯一远期资料[12]。134 例单侧损伤的患者接受平均 14.7 年的随访。双膝 X 线片退行性改变分为 0~4 级,平均相差 0.44 分。前交叉韧带稳定的膝关节亚组一侧到一侧仅仅相差 0.22 分。平均 Lyshom 得分是 92 分,在前交叉韧带损伤的膝关节、女性以及解剖外翻力线小于 4°的膝关节很少有满意的结果。尽管这些结果没有直接与那些半月板全切除术的病例相比较，但报告的 X 线片改变没有预期的半月板完全切除术后的结果严重[23]。这些资料提示半月板的残留边缘能够保留一些力学功能而且值得保留。其他研究有对用开放手术做的部分与半月板全切除术的比较结果[47,66]。部分切除，特别是在桶柄样撕裂[66]的情况下,可比半月板全切除术提供更好的结果[33]。

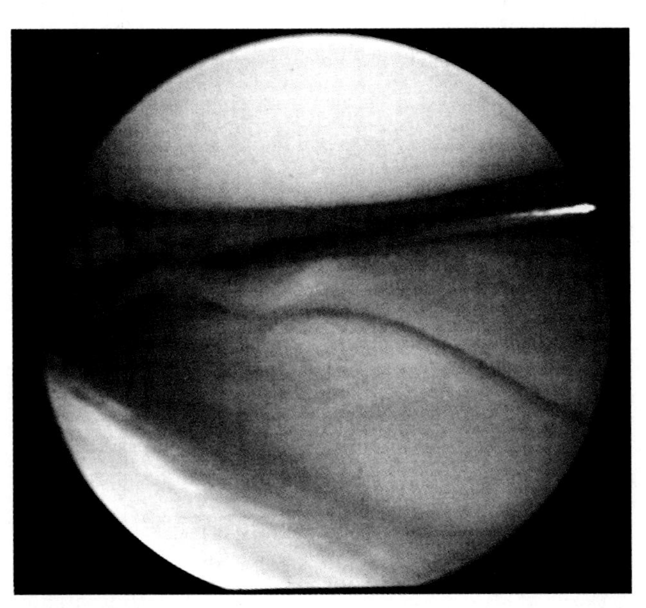

图 128-5　当从外下口观看时,用一枚脊髓针确定内侧口的最佳位置。

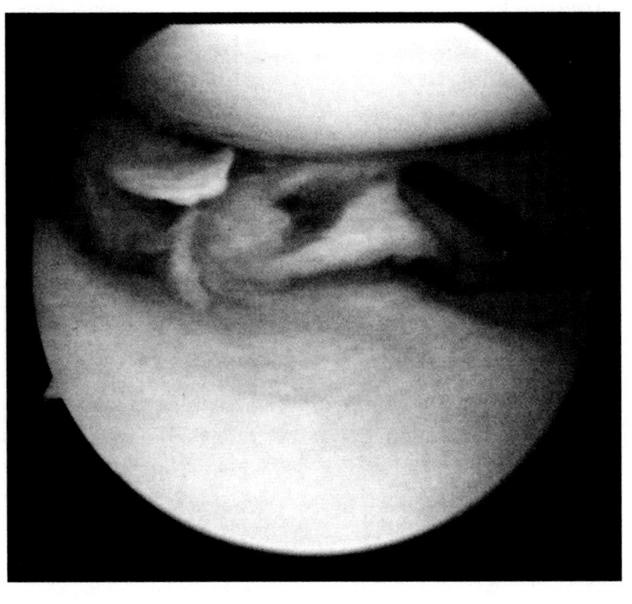

图 128-6　用打孔器切除撕裂半月板的不稳定部分。

短期随访研究也已经证实同时存在力线不良和退行性改变对部分半月板切除术结果的负面影响[11,37,39,49]。也比较了关节镜与开放技术[9,64]。关节镜方法具有减少病态、费用低以及更快恢复到理想活动的优点。

总之,文献清楚地阐明了关节镜下部分半月板切除术是对没有积极修补的撕裂治疗的选择[20]。

半月板修补

半月板撕裂选择性修补的合理性已经被长期研究所证实,显示这种方法不仅愈合可能性大而且也能恢复承载负重力学功能[18,65]。Somerlath 最近以前瞻性方式比较了半月板修复与部分半月板切除术的结果,报道了半月板修复组在临床和影像学结果方面的显著改善[65]。

适应证

人们通常认为在半月板血管周围 1/3 不稳定性垂直纵向撕裂(从半月板滑膜结合部不超过 3 mm)而没有半月板实质(体部)变质,应该进行修补[18,21,50,53,58,63,65,67,68]。一些学者已经扩充了其适应证,包括放射样撕裂和那些位于缺血区更靠中央的撕裂[61]。这些实践是有争议的,因为它没有证实在这些撕裂类型中部分修补后的结果好于半月板部分切除术。同样,对 50 岁以上的患者半月板修补的潜在益处 (防止晚期退行性改变)好像并不能证实修补比半月板切除术存在更多的危险性。临床上,很少为老年患者做损伤部的修补。

对前交叉韧带损伤的膝关节修补半月板撕裂应格外小心[12]。前交叉韧带功能不全伴部分或半月板全切除效果很差[34,54]。许多研究已经证实,在该情况下做半月板修补(没有前交叉韧带重建)比前交叉韧带稳定的膝关节更易于失败[52,59,70];可是,在该状态下修补后的存活率或许与在前交叉韧带功能不全的膝关节最初完整的半月板相近[31,65]。因此这种复合损伤的治疗应采取个性化方案。对中年活动少的患者,修补撕裂的半月板而不重建前交叉韧带是可行的[12]。如果在前交叉韧带重建时进行修补,愈合率非常高(93%~95%),甚至高于对前交叉韧带稳定的膝关节所做的修补 (50%~77%)[15,17]。有人认为,与前交叉韧带重建相关的关节积血可能类似于将纤维蛋白原凝块放在修补部位的方法来促进愈合反应。该推论已经促使许多外科医师在修补任何一个前交叉韧带稳定的膝关节“孤立”撕裂时应用纤维蛋白块技术。Henning 等的资料支持该实践;随外源性纤维蛋白块的增加,在前交叉韧带稳定的膝关节半月板成功愈合率从 59%增加到 92%[35]。

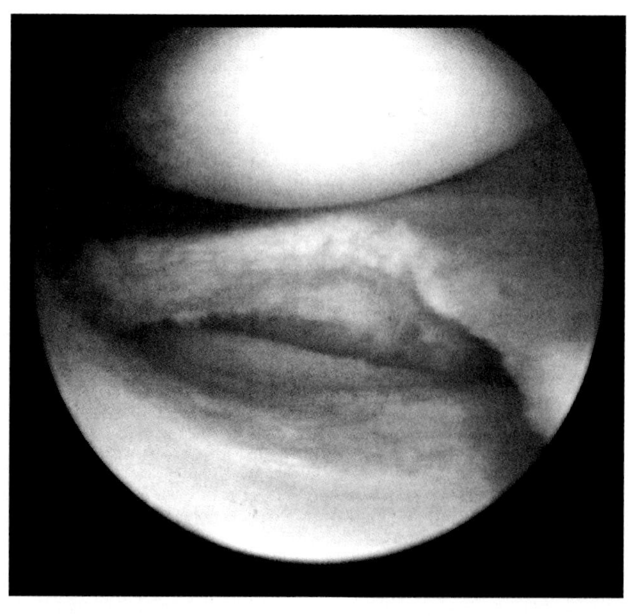

图 128-7 部分半月板切除后一个稳定的边缘而没有残留几何外形的突然改变。

方法

可以通过开放或关节镜技术修补半月板。开放技术最适于后角周围的撕裂[18]。类似的关节镜操作是 Morgan 等[52]推广的技术要求高的“全内”技术。这两种技术的优点是可使缝合方向垂直于撕裂的半月板,而没有侵越后方神经血管结构的危险。

目前,大多数半月板修补是利用“里朝外”或“外朝里”关节镜技术[14]。外朝里技术用脊髓针经皮穿入关节,在关节镜直视下钉住移动的半月板碎片。然后从外朝里穿过针缝合并穿过前方入口外置缝线互相打结或放置阻挡扣。最后一步要在皮下部位拉紧/打结 2 个缝线。该步骤可以根据稳定撕裂半月板的需要重复多次。这项技术需要掌握将针穿过安全区而不损伤腓神经或隐神经的经验。

技术(里朝外半月板修补)

下面介绍我们常用的技术:“特殊区”套管系统里朝外的缝合方法(Concept,Largo,FL)[51,63]。在用关节镜诊断和对撕裂彻底评价后(图 128-8),轻轻磨毛撕裂半月板的边缘和半月板周围滑膜(图 128-9)。如果撕裂延长伸入后角,可能需要做辅助的后内或后外入口来彻底磨毛半月板周围。做一个恰好位于副韧带后面的小切口,通过标准内侧或外侧入路暴露关节囊(图 128-10 和图 128-11)[4]。沿关节囊放置弯牵引器来保护腓神经和隐神经(图 128-12 和图 128-13)。将关节镜放在同侧入口,特殊区套管放在对侧入口。长 2-0 PDS 缝线的弯针向前穿使其刚好从套管伸出(图 128-14)。在将缝

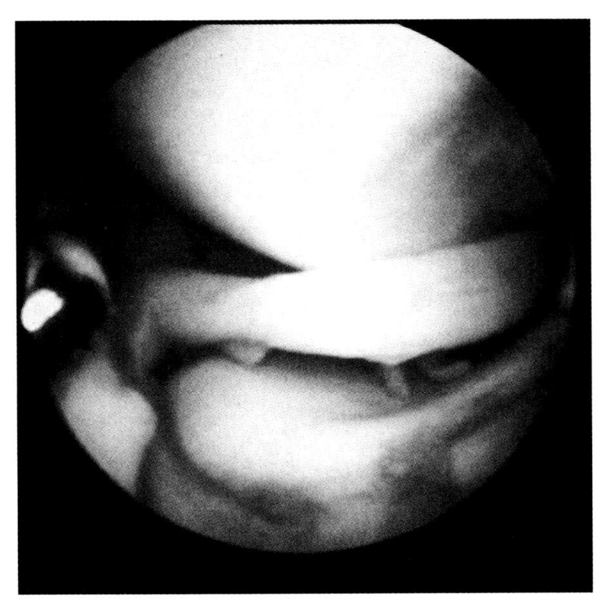

图 128-8　左膝内侧半月板的的有移位的桶柄状撕裂。

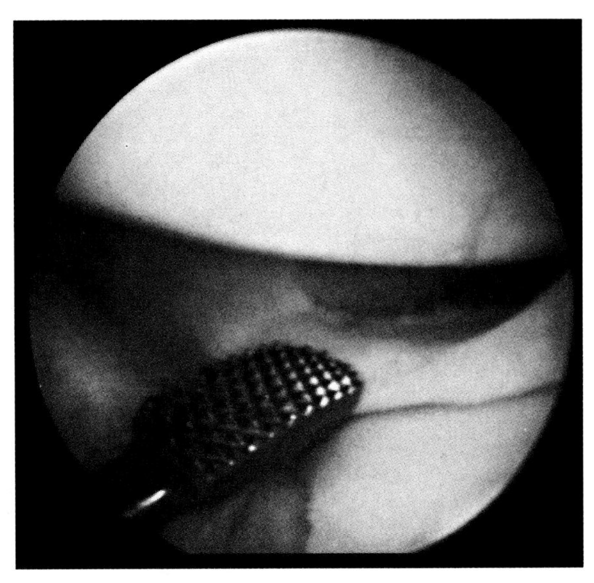

图 128-9　用锉磨毛半月板周围的滑膜。

线穿过边缘和关节囊以前，用针尖操纵移动半月板碎片至原位，通过以前放置的弯牵开器使其偏转至开放伤口。由于入口必须位于半月板上方，当处理后方中间节段的撕裂时套管常直达下方。这常引起针向下退出至后方的牵开器。为了调节该变化，应有意识努力将针穿过撕裂的半月板后拧弯曲套管，使针尖直达上方。另外，缝合撕裂的后角时，后膝关节尽可能地保持在近乎完全伸直位，以防止关节囊松弛以及产生医源性屈曲挛缩的可能。所用的缝线数量依赖于撕裂大小和稳定性而不同。一般来说，大的桶柄状撕裂需要 6~10 根缝

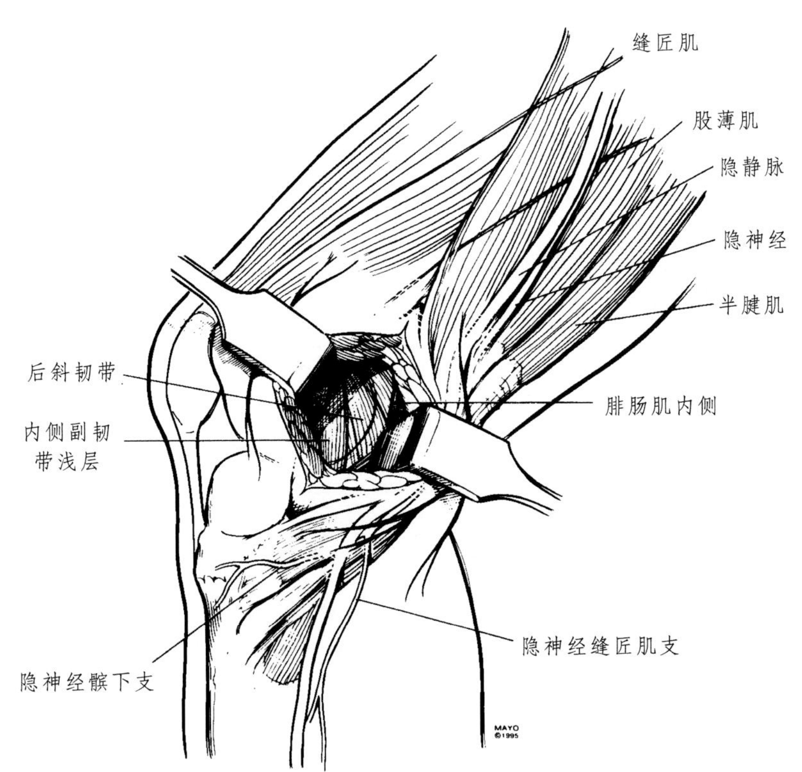

图 128-10　内侧半月板修补的入路。皮肤切口恰好位于内侧副韧带的后面。继续解剖穿过浅筋膜至缝匠肌以暴露后内侧关节囊。

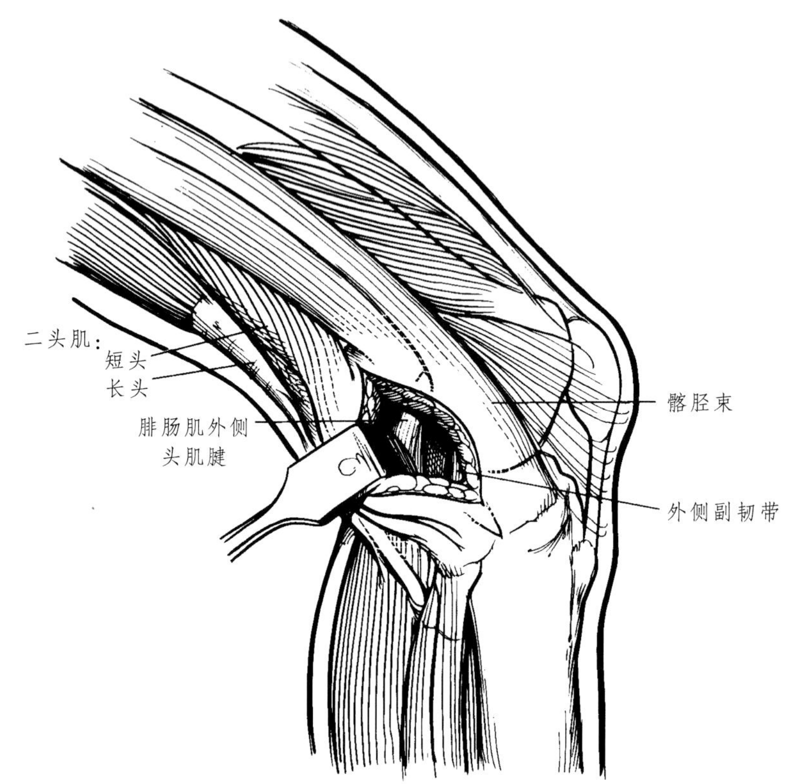

图 128-11 外侧半月板修补的入路。皮肤切口恰好位于外侧副韧带的后方。在二头肌腱和髂胫束之间的间隔分离。更深层将腓肠肌外侧头牵向后方以暴露后外侧关节囊。

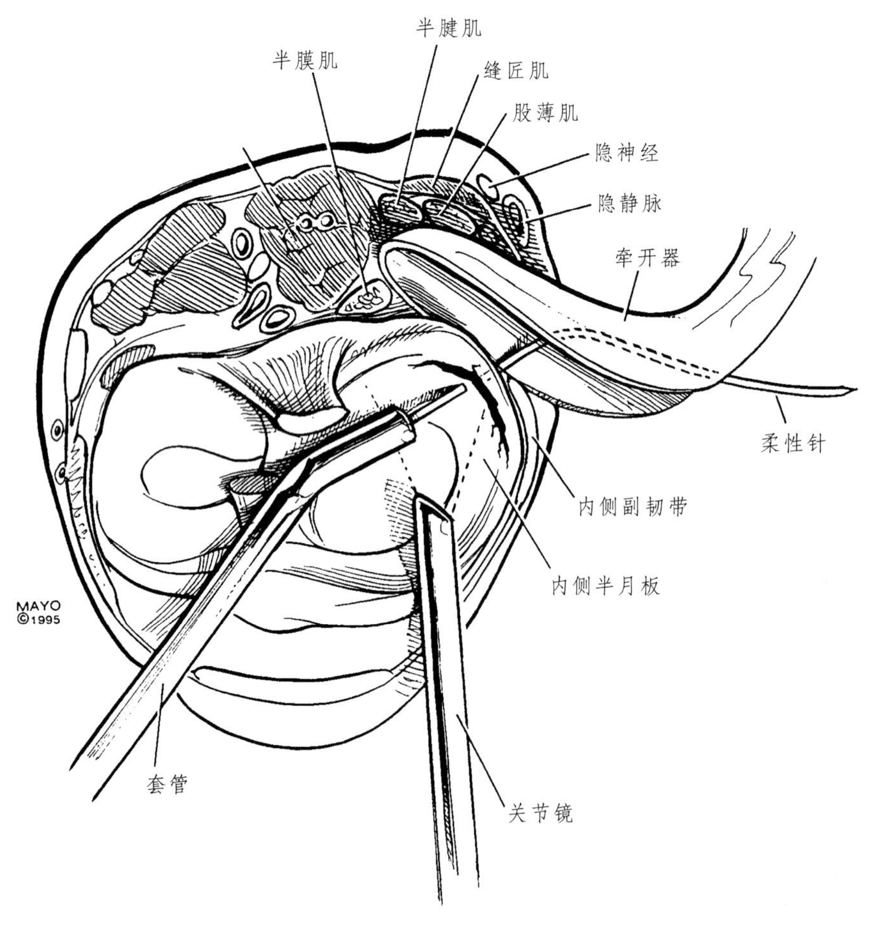

图 128-12 将内侧牵开器置于深达鹅足腱和隐神经。

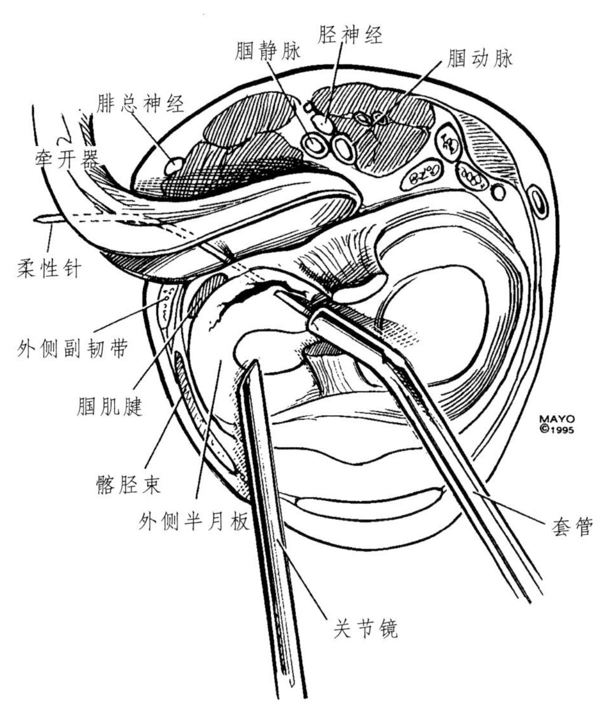

图 128–13　外侧牵开器的位置，沿着关节囊深达腓肠肌外侧和腓神经。

线。目的是用此方法稳定撕裂的碎片从而尽早负重和运动。在半月板的上、下表面都要缝合(图 128–15)是值得做的。我们现在最喜欢用垂直褥式缝合,因为这种方法有可能使周围的胶原蛋白束更好的固定。

如果进行所谓单独的修补(没有相关的前叉韧带重建),准备好半月板,穿过缝线但未打结时,取患者 30 mL 的静脉血注入玻璃容器内使其凝结成块，然后用探子移动撕裂的半月板,当把早先准备好的纤维蛋白原凝块通过套管或大的粗针注入撕裂部位,此时应停止液体流入。

术后用拐杖和康复支具保护膝关节。2 周后,耐受锁定支具在完全伸直位时开始负重。在前 4 周内允许 0°~50°膝关节活动,在接下来 4 周内逐渐进行到 90°。8 周后停用支具。恢复包括蹲坐、急转方向活动;根据肌肉康复情况至少 4~6 个月内避免旋转运动。当在结合部修补半月板同时重建前交叉韧带时,不改变前交叉韧带康复治疗方案。

结果

几个作者报道了半月板修补的结果[5,15,18,19,29,31,67]。治疗成功率从 50%~95%,影响愈合的因素是众所周知的。最主要的是半月板撕裂部分的血运。修补术后的愈合率与残余周围边缘的宽度成负相关[14,67]。愈合率也与撕裂的长度成反比[8]。在几项调查研究中有关撕裂年龄对愈合率的影响结果相互矛盾[14,19,35,61,67]。因此,如果遇到老年患者半月板撕裂,并具有成功修补的必备特质,那么应该毫不犹豫去做手术[8]。在上面适应证部分讨论了前交叉韧带情况，在半月板修补时前交叉韧带重建的效果,以及促进愈合反应所使用的纤维蛋白凝块。

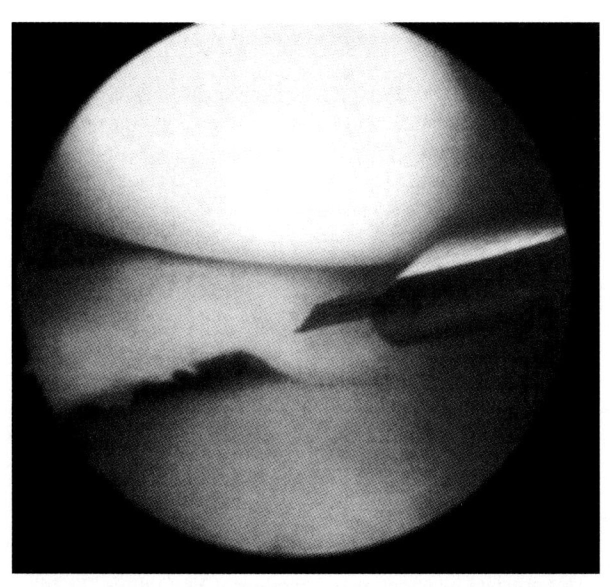

图 128–14　用针尖操纵并使移位的半月板碎片复位。

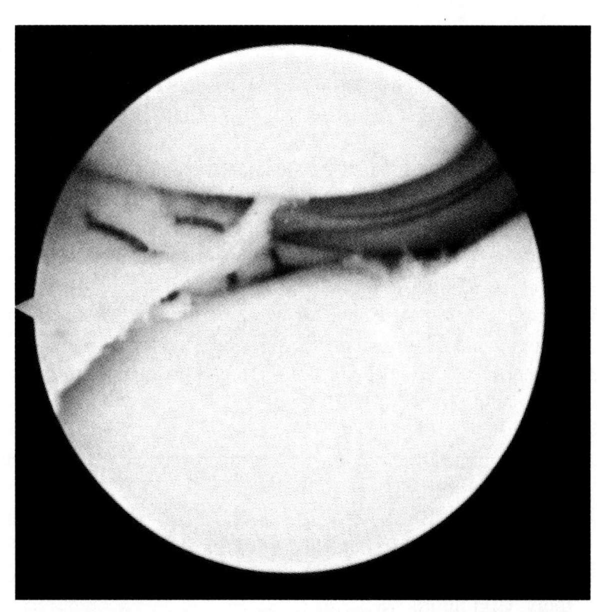

图 128–15　Mattress 缝线穿过半月板的上下面。

(肖湘 李世民 译　李鑫鑫 校)

参考文献

1. Arnoczky SP, Warren RF: Microvasculature of the human meniscus. Am J Sports Med 10:90, 1982
2. Arnoszky SP, Warren RF, Spivak JM: Meniscal repair using an exogenous fibrin clot—an experimental study in dogs. J Bone Joint Surg 70A:1209, 1988
3. Aspden RM: A model for the function and failure of the meniscus. Eng Med 14:119, 1985
4. Bach BR, Jewell BF, Bush-Joseph C: Surgical approaches for medial and lateral meniscal repair. Techniques Orthop 8:120, 1993
5. Barber FA: Meniscus repair, results of an arthroscopic technique. Arthroscopy 3:25, 1987
6. Barronian AD, Zoltan JD, Bucon KA: Magnetic residence imaging of the knee, correlation with arthroscopy. Arthroscopy 5:187, 1989
7. Beaupre A, Choukroun R, Guidoun R et al: Knee menisci, correlation between microstructure and biomechanics. Clin Orthop 208:72, 1986
8. Belzer JP, Cannon WD: Meniscus tears: treatment in the stable and unstable knee. J Am Acad Orthop Surg 1:41, 1993
9. Bergstrom R, Hamberg P, Lysttan LJ, Gillquist J: Comparison of open and endoscopic meniscectomy. Clin Orthop 184:133, 1984
10. Boden SD, Labropoulous PA, Vailas JC: MR scanning of the acutely injured knee: sensitive, but is it cost effective? Arthroscopy 7:335, 1991
11. Bolano LE, Grana WA: Isolated arthroscopic partial mencisectomy: functional radiographic evaluation at five years. Am J Sports Med 21:432, 1993
12. Burks RT, Metcalf M, Metcalf RW: Fifteen year follow-up of arthroscopic partial meniscectomy. Presented at the 61st Annual Meeting of the American Academy of Orthopaedic Surgeons, New Orleans, February, 1994
13. Caldwell GL, Allen AA, Fu FH: Functional anatomy and biomechanics of the meniscus. Oper Techniques Sports Med 2:152, 1994
14. Cannon WD, Morgan CD: Meniscal repair. Part 2: Arthroscopic repair techniques. J Bone Joint Surg 76A:294, 1994
15. Cannon WD, Vittor JM: The incidence of healing in arthroscopic meniscal repairs in ACL reconstructed versus stable knees. Am J Sports Med 20:176, 1992
16. Carson WG: Arthroscopic techniques to improve access to posterior meniscal lesions. Clin Sports Med 9:619, 1990
17. Cooper DE, Arnoczky SP, Warren RF: Arthroscopic meniscal repair. Clin Sports Med 9:589, 1990
18. DeHaven KE, Arnoszky SP: Meniscal repair. Part 1: Basic science, indications for repair and open repair. J Bone Joint Surg 76A:140, 1994
19. DeHaven KE, Black KP, Griffiths HJ: Open meniscus repair, technique, and 2-9 year results. Am J Sports Med 17:788, 1989
20. DelPizzo W, Fox JM: The results of arthroscopic meniscectomy. Clin Sports Med 9:633, 1990
21. Diment MT, DeHaven KE, Sebastianelli WJ: Current concepts in meniscal repair. Orthopedics 16:973, 1993
22. Fahmy NRM, Williams EA, Noble J: Meniscal pathology and osteoarthritis of the knee. J Bone Joint Surg 65B:24, 1983
23. Fairbanks TJ: Knee joint changes after meniscectomy. J Bone Joint Surg 30B:664, 1948
24. Fischer SP, Fox JM, Del Pizzo W et al: Accuracy of diagnoses from magnetic resonance imaging of the knee. J Bone Joint Surg 73A:2, 1991
25. Fithian DC, Kelly MA, Mow VC: Material properties and structure-function relationships in the menisci. Clin Orthop 252:19, 1990
26. FitzGibbons RE, Shelbourne DK: Aggressive nontreatment of lateral meniscus tears in anterior cruciate reconstruction. Presented at the 61st Annual Meeting of the American Academy of Orthopaedic Surgeons, New Orleans, 1994
27. Fowler PJ, Lublinear JA: The predictive value of five clinical signs in the evaluation of meniscal pathology. Arthroscopy 5:184, 1989
28. Ghosh P, Taylor TKF: The knee joint meniscus a fibrocartilage of some distinction. Clin Orthop 224:52, 1987
29. Gillquist J, Messner K: Long-term results of meniscal repair. Sports Med Arthroscopy Rev 1:159, 1993
30. Grood ES: Meniscal function. Adv Orthop Surg 7:193, 1984
31. Hanks GA, Gause TM, Handal JA, Kalenak A: Meniscus repair in the anterior cruciate deficient knee. Am J Sports Med 18:606, 1990
32. Hardin GT, Farr J, Bach BR: Meniscus tears—diagnosis, evaluation, and treatment. Orthop Rev 21:311, 1992
33. Hargreaves DJ, Seedhom BB: The "bucket handle" tear, a partial or total meniscectomy? A quantitative study. J Bone Joint Surg 61B:381, 1979
34. Hazel WA, Rand JA, Morrey BF: Results of meniscectomy in the knees with anterior cruciate ligament deficiency. Clin Orthop 292:232, 1993
35. Henning CE, Lynch MA, Yearout KM et al: Arthroscopic meniscal repair using an exogenous fibrin clot. Clin Orthop 252:64, 1990
36. Howell SM: Meniscal kinematics related to ACL pathology. Lecture presented at Arthroscopic Surgery 1994, Scottsdale, AZ, January 1994
37. Jackson RW, Rouse DW: The results of partial meniscectomy in patients over 40 years of age. J Bone Joint Surg 64B:481, 1982
38. Jensen K, Graf BK: The effects of knee effusion on quadriceps strength and knee intraarticular pressure. Arthroscopy 9:52, 1993
39. Johnson RJ, Kettlekamp DB, Clark W: Factors affecting late results after meniscectomy. J Bone Joint Surg 56A:719, 1974
40. King D: The function of the semilunar cartilages. J Bone Joint Surg 18:1069, 1936
41. Kitziger KJ, DeLee JC: Failed partial meniscectomy. Clin Sports Med 9:641, 1990
42. Lantz B, Singer KM: Meniscal cysts. Clin Sports Med 9:707, 1990
43. Levy IM, Torzilli PA, Warren RF: The effect of medial meniscectomy on anterior-posterior motion of the knee. J Bone Joint Surg 64A:883, 1982
44. Lynch M, Henning C, Glick K: Knee joint surface changes, long-term follow-up of meniscus tear treatment, and stable anterior cruciate ligament reconstructions. Clin Orthop 172:148, 1983
45. Mandelbaum BR, Finerman GAM, Reicher MA et al: Magnetic residence imaging as a tool for evaluation of traumatic

knee injuries—anatomical and patho-anatomical correlations. Am J Sports Med 14:361, 1986

46. McBride GG, Constine RM, Hofmann AA, Carson RW: Arthroscopic partial medial meniscetomy in the older patient. J Bone Joint Surg 66A:5437, 1984
47. McGinty J, Geuss LF, Marvin RA: Partial or total meniscectomy: a comparative analysis. J Bone Joint Surg 59A:763, 1977
48. Metcalf RW: The torn medial meniscus. p. 93. In Parisien JS (ed): Arthroscopic Surgery. McGraw-Hill, New York, 1988
49. Metcalf RW: Arthroscopic meniscal surgery. p. 203. In McGinty JB (ed): Operative Arthroscopy. Raven Press, New York, 1991
50. Miller MD, Ritchie JR, Harner CD: Meniscus surgery: indications for repair. Oper Techniques Sports Med 2:164, 1994
51. Mooney MF, Rosenberg TD: Meniscus repair: zone specific technique. Techniques Orthop 8:82, 1993
52. Morgan CD, Wojtys EM, Casscells CD, Casscells WS: Arthroscopic meniscal repair evaluated by second look arthroscopy. Am J Sports Med 19:632, 1991
53. Newman AP, Daniels AU, Burks RT: Principles and decision making in meniscal surgery. Arthroscopy 9:33, 1993
54. Neyret P, Donell ST, DeJour D, DeJour H: Partial meniscectomy and anterior cruciate ligament rupture in soccer players: a study with minimum 20-year follow-up. Am J Sports Med 21:455, 1993
55. Noble J, Hamblen DL: The pathology of the degenerative meniscus lesion. J Bone Joint Surg 57B:180, 1975
56. O'Connor RL, Shahriaree H: Meniscal lesions and their treatment. In Shahraiaree H (ed): O'Connor's Textbook of Arthroscopic Surgery. JB Lippincott, Philadelphia, 1992
57. Raunest J, Oberle K, Loehner T, Hoedzinger H: The clinical value of magnetic residence imaging in the evaluation of meniscal disorders. J Bone Joint Surg 73A:11, 1991
58. Rosenberg TD, Kolowhich PA: Arthroscopy diagnosis and treatment of meniscal disorders. In Scott WN (ed): Arthroscopy of the Knee: Diagnosis and Treatment. WB Saunders, Philadelphia, 1990
59. Rosenberg TD, Scott SM, Coward DB et al: Arthroscopic meniscal repair evaluated with repeat arthroscopy. Arthroscopy 2:14, 1986
60. Schrive N: The weight bearing role of the menisci in the knee. J Bone Joint Surg 56B:381, 1974
61. Scott GA, Jolly BL, Henning CE: Combined posterior incision and arthroscopic intraarticular repair of the meniscus—an examination of factors affecting healing. J Bone Joint Surg 68A:847, 1986
62. Seedhom BB, Hargreaves DJ: Transmission of the load in the knee joint with special reference to the role of the menisci. Eng Med 8:220, 1979
63. Shelbourne DK, Porter DA: Meniscal repair: description of a surgical technique. Am J Sports Med 21:870, 1993
64. Simpson DA, Thomas NP: Open and closed meniscectomy: a comparative analysis. J Bone Joint Surg 68B:301, 1986
65. Somerlath K: The prognosis of repaired and intact menisci in unstable knees, a comparative study. Arthroscopy 4:93, 1988
66. Tapper EM, Hoover NW: Late results after meniscectomy. J Bone Joint Surg 51A:517, 1969
67. Tenutal JL, Aciero RA: Arthroscopic evaluation of meniscal repairs: factors that affect healing. Am J Sports Med 22:797, 1994
68. Veltri DM, Wickiewicz TL: Rationale and indications for meniscal repair. Sports Med Arthroscopy Rev 1:108, 1993
69. Walker PS, Erkman MJ: The role of the menisci in force transmission across the knee. Clin Orthop 109:184, 1975
70. Warren RF: Meniscectomy and repair in the ACL deficient knee. Clin Orthop 252:55, 1990
71. Weiss CB, Lundberg M, Hamberg P et al: Nonoperative treatment of stable meniscus lesions. J Bone Joint Surg 71A:811, 1989
72. Wickiewicz TL: Meniscal injuries in the cruciate deficient knee. Clin Sports Med 9:681, 1990
73. Woods WG, Whelan JM: Discoid meniscus. Clin Sports Med 9:695, 1990

第129章

骨软骨疾病与分离性骨软骨炎

Shawn W. O'Driscoll,Michael J. Stuart

临床表现

由软骨和骨软骨骨折以及分离性骨软骨炎(osteochondritis dissecans,OCD)导致的关节疾病对当前骨科手术以及这些患者的远期诊断提出了主要治疗挑战。目前尚无被证明疗效满意的治疗方法。患者在青壮年时期受累,常常罹患退行性关节炎和功能受限。

软骨和骨软骨骨折

软骨和骨软骨骨折一般是由髌骨脱位、轴移损伤(膝伸展状态下的内翻或外翻扭动)、直接暴力或医源性损伤(如关节镜手术)等引起的。Morscher报道的骨软骨骨折的系列研究发现,34例患者中有21例是由髌骨脱位引起的[27]。同时作者发现这种疾病的文献报道中髌骨脱位是最常见的发病原因。在髌骨脱位或复位的过程中,髌骨内侧面或外侧股骨髁的边缘受到剪切。Krodel和Refior用资料证实,78例髌骨脱位的患者中有24例发生了骨或软骨病变,并指出文献报道此类疾病中有5%~30%是由髌骨脱位引起的[17]。Matthewson和Dandy报道了20例外侧股骨髁的骨软骨骨折并对其另一个常见的发病机制进行了描述,即膝关节处于伸展状态时在内翻或外翻应力下的扭动运动[21]。Hardaker等[14]对132例急性关节积血患者关节镜下观察发现,16%的患者存在关节病变,病变主要发生于内侧股骨髁且合并前十字韧带损伤。文献报道中急性关节积血中骨软骨骨折的发生率为7%~20%[10,14,29,40,43]。Stanitski等对70例青少年和儿童急性关节积血患者进行关节镜下评估,7%被诊断为骨软骨骨折[43]。与成人组合并较多ACL损伤病例不同,在儿科患者组未发现合并ACL损伤的病例。由于根据病史、物理检查和影像学表现较难预测关节面的完整性,因此软骨损伤的真实发病率尚不明确。Terry等连续对312个膝关节进行关节镜检查发现,12例(4%)患者伴有单纯的软骨骨折。这些患者表现出的症状提示半月板撕裂[44]。

分离性骨软骨炎

根据文献记录,Broca于1854年首次诊断了OCD,同时描述了其病理学表现,König于1887年将这种病命名为“分离性骨软骨炎”。据估计其发病率为3/10万~6/10万,男女比例为3:1。年轻人尤其是10~20岁年龄组的人群较易患该病。双侧股骨髁受累的患者(主要为年轻患者)为30%~40%,内侧股骨髁受累患者占75%,外侧股骨髁受累患者占25%。OCD的病因尚不明确且存有一些争议,此处仅提到OCD的病因目前存在的四个主要理论及其支持者:创伤(Fairbank,1993)、局部缺血(Rieger,1920)、遗传(Ribbing,1955)和附属骨化中心(Caffey,1958);但本文对此不做讨论。

诊断与评估

骨软骨损伤患者通常有膝关节损伤史,且伴有快速肿胀,提示关节积血。他们可能听到或感到弹响,或者会注意到髌骨脱位,或者能够去描述轴移机制。如果存在对膝关节的直接暴力,患者通常能回忆起来。软骨或骨软骨骨折诊断比较困难,其原因在于其临床检查除了渗液和局部疼痛外其余都正常。单纯的软骨损伤只在伴有韧带断裂导致关节积血的情况下才会出现关节的急性大面积肿胀。这些患者通常主诉局部疼痛、交锁和轻微肿胀。偶尔可感觉到内侧或外侧间室的捻发音,但没有特征性的局部临床体征。机械性症状包括弹响、交锁和落空感以及慢性疼痛,通常在急性期后出现。患者可能会感觉到有游离体存在。体格检查会发现由关节积血引起的肿胀、局部压痛、髌骨脱位引起的髌骨“恐惧”以及韧带断裂引起的病理性松弛。

分离性骨软骨炎通常采用普通 X 线片就可以诊断(图 l29-1A 和 B)。这包括正位、侧位和切线位视图,偶尔可行断层扫描。磁共振成像 (magnetic resonance imaging,MRI)对于确定病变范围较有帮助,也可以评估软骨下骨的完整性(图 129-l C,D)。最终的分级和评估还需依靠关节镜检查。

由于软骨下皮质骨较薄,X 线检查较难发现病变,通常不能看到整个表面,而只能在切线位看到一个末端。为了观察病变有时需要拍摄多张斜位 X 线片。对疑似存在这种病变的患者需进行普通 X 线检查,包括正位片、侧位片、斜位片、切线位片和轴位片。检查中如果观察到“双线征”则提示存在骨软骨碎片。要对可疑病例认真检查,因为据 Morscher 报道在早期 X 线检查中患者经常被漏诊,在其研究的 34 例患者中最初仅

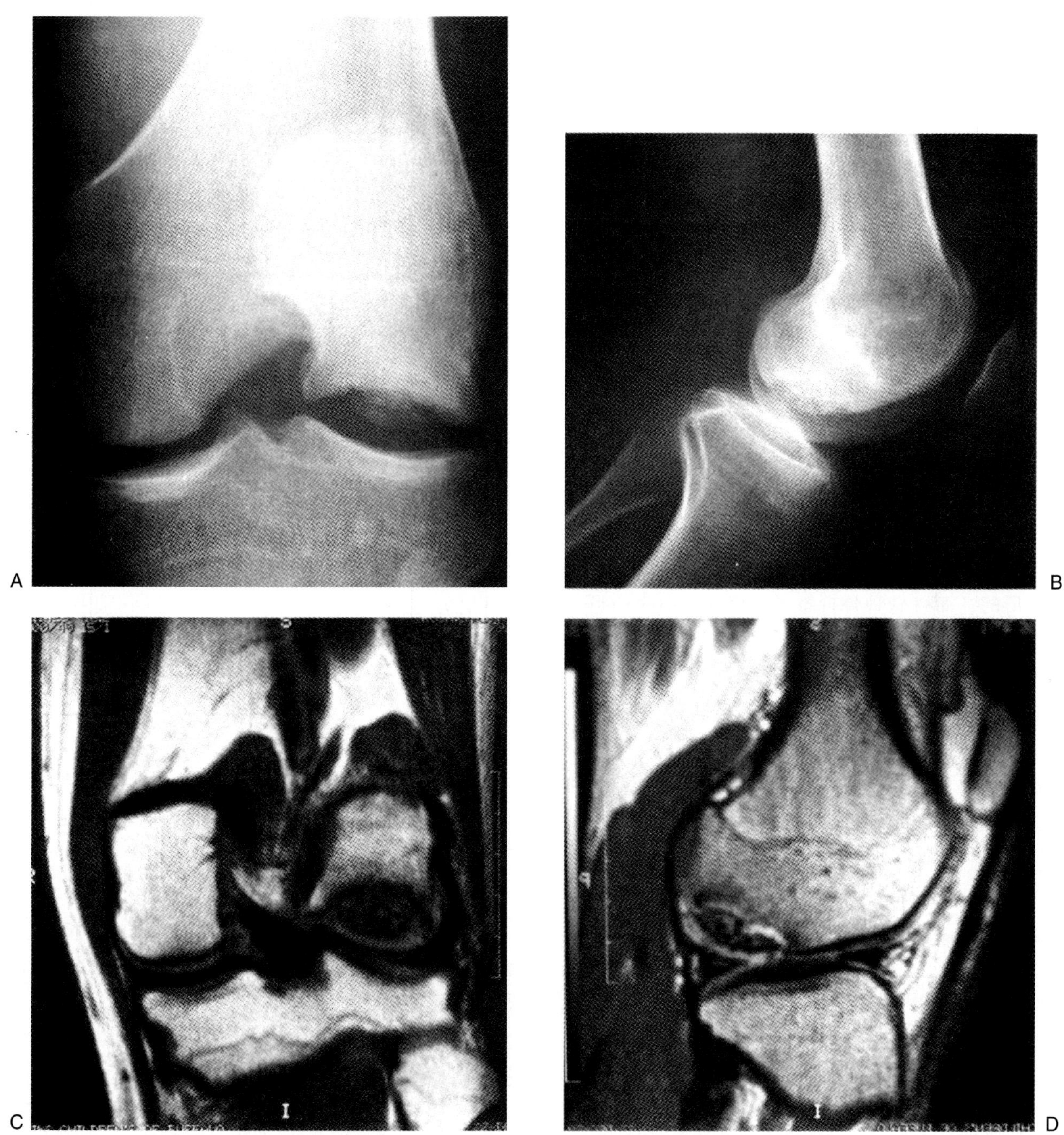

图 129-1　分离性骨软骨炎的 X 线表现。(A,B)正位和侧位 X 线片上可以观察到在外侧股骨髁后方的负重面上存在一个大的缺损。(C,D)矢状面和冠状面 MRI 提示缺损的程度和软骨下骨的改变。

有7例在开始被诊断[27]。Stanitsky等也报道在早期的X线检查(包括正位片、侧位片、轴位片和斜位片)中7例骨软骨骨折患者中有6例被漏诊。检查时必须区分髌骨骨折和二连髌骨[43]。将膝关节穿刺液静置通常会发现关节积血中存在脂肪球。

MRI能够确诊骨软骨骨折,不过当软骨下骨完全正常时可能会遗漏软骨病变。MRI检查证实膝关节韧带损伤时软骨和软骨下骨损伤的发生率较高。Mink和Deutsch将骨挫伤或隐匿性骨小梁骨折定义为区域性创伤和累及皮质下骨质的非线性区域的信号缺失[24]。这些病变预示着对软骨下骨和关节软骨的钝性损伤。Vellet等对膝关节急性关节积血和ACL撕裂患者进行MRI检查发现,78%的患者存在皮质下骨折[47]。外侧股骨髁的中1/3和胫骨外侧平台的后1/3两个区域信号同时异常提示其损伤由剪切力引起,即在ACL断裂时,胫骨向前半脱位引起胫股间挤压。

关节镜是能够最终确诊的检查方式 。根据病史和诊断的疑似软骨骨折者通常采用关节镜检查。

OCD和骨软骨骨折的鉴别较难,尤其是对于长期的不愈合病例。Bradley和Dandy报道了58例OCD,其中42例临床表现出现较晚,15例骨软骨骨折病例中有8例表现为陈旧性不愈合骨折[4]。他们发现,在诊断时结合病变的定位及破溃处和碎片的形态学考虑,二者的鉴别会相对容易得多。OCD患者碎片的两面都是凸形的,而骨软骨骨折患者的碎片一面为凸形,另一面为扁平形。OCD患者的破溃处是凹形的,而骨软骨骨折患者的破溃处既可能是凹形也可能是凸形的。OCD患者病变经常发生在髁间凹附近的内侧股骨髁,而骨软骨骨折患者的典型发病部位却在其他位置,例如髌骨和髌骨沟。尽管如此,有时二者仍然很难鉴别。尽管看起来OCD病变范围要比不愈合的骨软骨骨折广泛,但目前文献中尚未完全阐释清楚软骨下骨的病变范围。

骨软骨疾病的分类

骨软骨疾病的分类如下:

1. 位置(按受累频率排序)

(1)髌骨

(2)股骨髁:

①外侧

②内侧

(3)胫骨平台

2. 移位

软骨病变的分类

Bauer等[2]根据形态学改变对软骨病变进行分类:

1. 线形裂缝;
2. 星状病变;
3. 软骨瓣;
4. 软骨破溃处形态;
5. 纤维形成;
6. 软骨降解。

示例如图129-2和图129-3。可能有的学者会将此分类扩展,使其包括水疱状病变(图129-2 E和图129-3)和医源性损伤,前者的软骨表面是完整的但其下方的软骨下骨是分离的,后者有时由关节镜下操作引起(图129-2F)。Noyes和Stabler提出一个比较全面的分类系统,这个系统对关节面的完整性、受累程度、受累部位、受累范围(以毫米计)和病变负重状态下膝关节屈曲度做出了定义(表129-1)[30]。

软骨病变通常单独发生于"涨潮点"水平,即位于骨骼发育成熟个体的钙化和正常软骨之间一个薄弱区域。与软骨病变不同的是,骨软骨骨折既可发生于骨骼发育成熟个体的软骨下骨,也可发生于骨骼发育不成熟个体的软骨下骨。

分离性骨软骨炎的分类

OCD分类如下:

1. 年龄

(1)青少年

(2)成人

2. 病变分级

(1)软骨完整

(2)部分分离

(3)完全分离(在原位)

(4)游离体

OCD在内侧股骨髁最常见(75%~85%),病变区一般紧邻髁间窝,较少发生于外侧股骨髁(15%~25%),偶尔发生于髌骨沟。

手术技术

软骨病变

软骨病变是指实验室试验中所提到的关节软骨

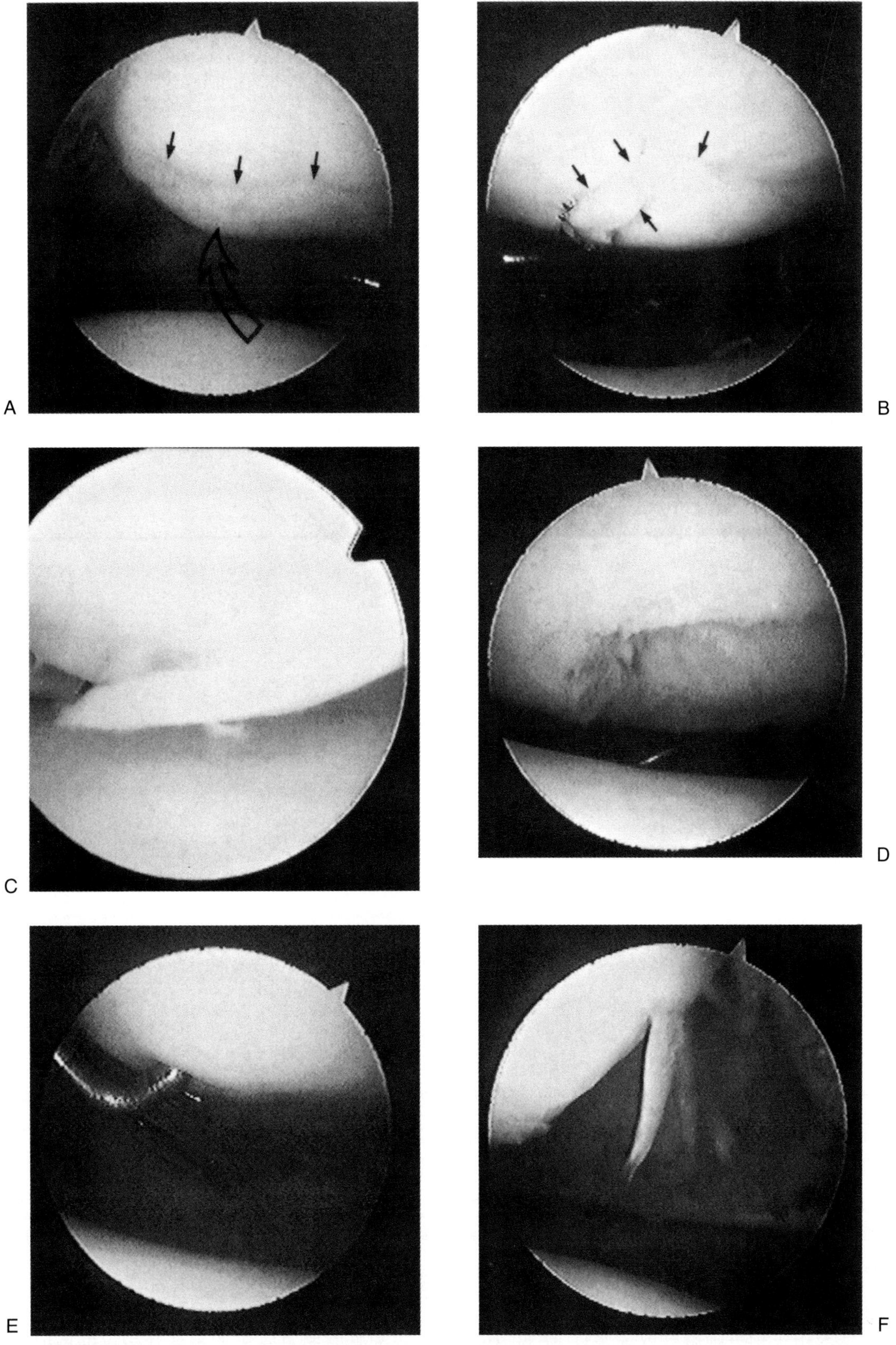

图 129-2　软骨病变的典型类型。(A)线形裂缝（小箭头所示）。(B)星状病变（小箭头所示）。(C)软骨瓣。(D)破溃处。(E)水疱状病变。探头可以观察到从软骨下骨分离出来的突起区域。(F)关节镜下器械操作不当引起的医源性软骨损害。

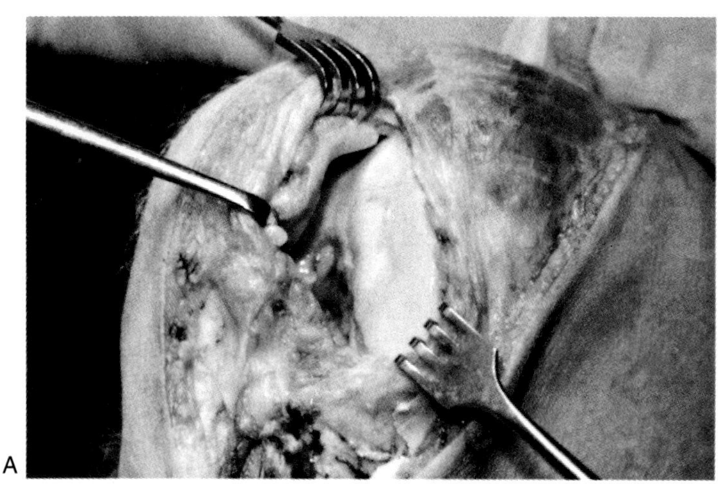

A

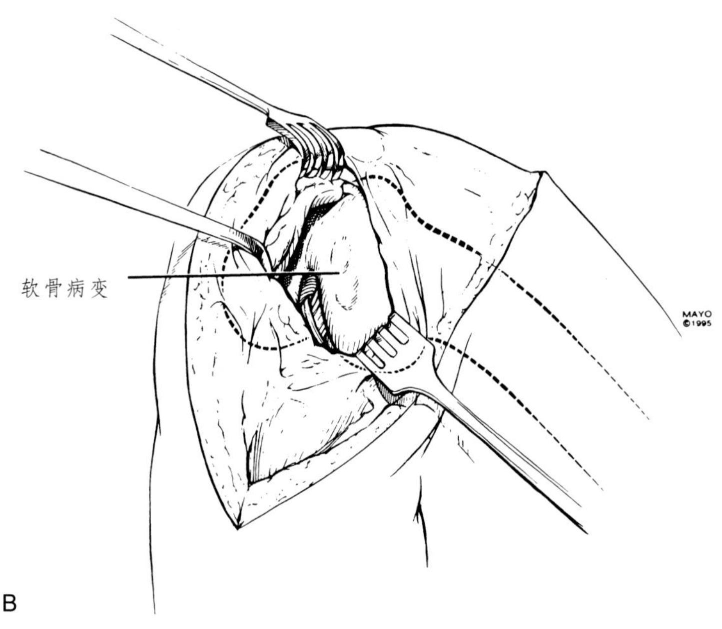

B

图 129-3 行内侧髌周关节成形术时观察到关节镜治疗失败后右膝关节的软骨病变。(A,B)内侧股骨髁的负重区的膨出软骨出现柔软区域证实存在软骨病变。(待续)

的“部分厚度缺乏”。其可以延伸到软骨下骨,但却不能进入软骨下骨。因此,软骨病变位于关节面的无血供区域,而且不易愈合[16]。关节镜治疗主要是去除游离块,切除缺损边缘不稳定软骨,使缺损区域的外壁与软骨下骨垂直,并且在暴露的骨表面钻一些小孔。术后的愈合期推荐非负重状态下活动,在患者症状允许情况下可以做其他的功能恢复活动。

已经尝试采用生物可降解针或金属针、螺钉、Herbert螺钉及接骨针去固定软骨瓣和其下方的骨以使二者得到愈合。目前尽管关于软骨和软骨下骨二者愈合的数据有限,但总体来说,这种尝试的结果不太乐观。如果这种软骨的深表面有骨碎片,愈合的可能性会增加。即使软骨本身结构完整,也可在软骨和软骨下骨上钻孔。

这些传统治疗方法失败的病例可能适用于进行“生物学表面重建”或者下文讨论的补救方法中的一种。

骨软骨疾病

急性骨软骨骨折如果存在移位的话应采取手术治疗。对于成人而言,即使骨折无移位但治疗效果欠佳的话也应采用手术治疗。关节镜治疗是早期的治疗方法。其适用于游离体的去除,包括存在多发碎片,不能被固

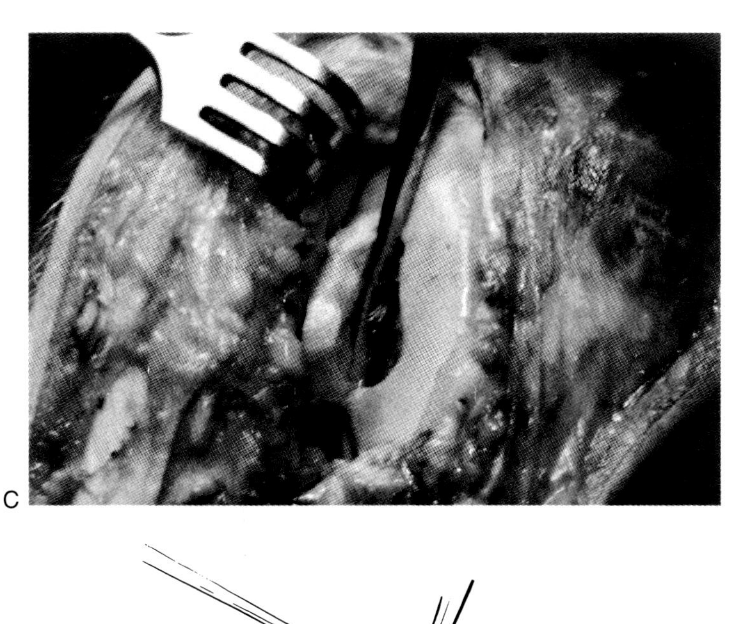

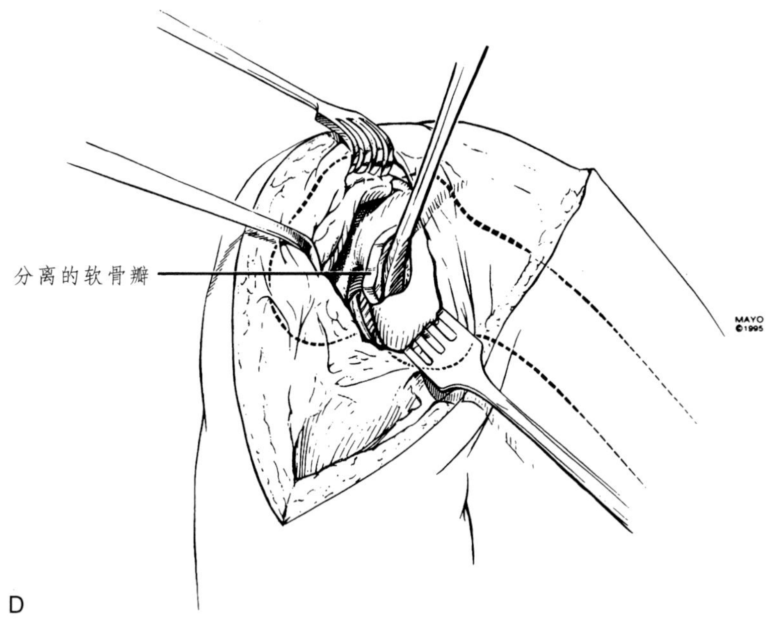

图 129–3(续)　(C,D)分离的软骨瓣被很容易地从其不再附着的软骨下骨剥离。(待续)

定的小块,软骨下骨厚度不足难以行内固定者(甚至是下文讨论的缝合固定)以及非负重区的一些病变。去除游离体和软骨下骨钻孔是治疗的主要方法，对于小的缺损一般可获得满意效果,不过对于较大的缺损,症状往往会持续,而且会引发早期的骨关节炎。

内固定器械的适应证包括关节负重区进行大的碎片和足够的软骨下骨之间的固定。进行内固定的方法有很多种[38]。Plaga 等对这些方法进行了实验室评估,发现愈合效果是否满意与固定的强度成比例[38]。目前生物可降解针使用比较普遍,而且在关节镜下操作也较容易(图 129–4)。然而,固定的强度是非常重要的,Plaga 等研究了治疗骨软骨骨折不同固定方法的生物力学发现生物可降解针的强度较差,与金属内固定相比更易失败,其失败主要是剪切力引起的[38]。同时他们发现纤维蛋白胶也是不可靠的。如果骨折片能够被充分固定，骨软骨骨折的内固定效果一般较好。Herbert 螺钉一直在被使用且效果良好，因为当被植入到软骨下骨时,其不会影响关节的活动。这种内固定技术需要足够厚度的软骨下骨以保证足够的螺纹旋入从而加强固定。

Sweeny[42] 推荐了关节镜下内固定治疗骨软骨骨折的适合标准。这包括早期或急性期症状以便于缺损和骨折片位置可以对应,骨折片不超过两个,足够的软骨下骨厚度以加强内固定并使定位容易。

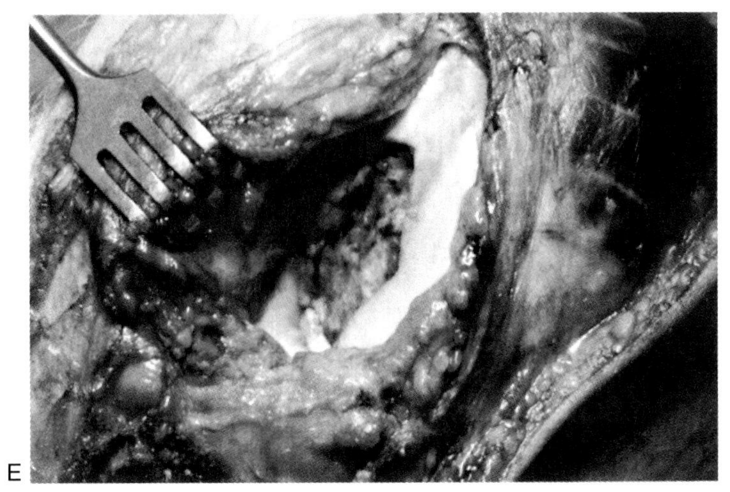

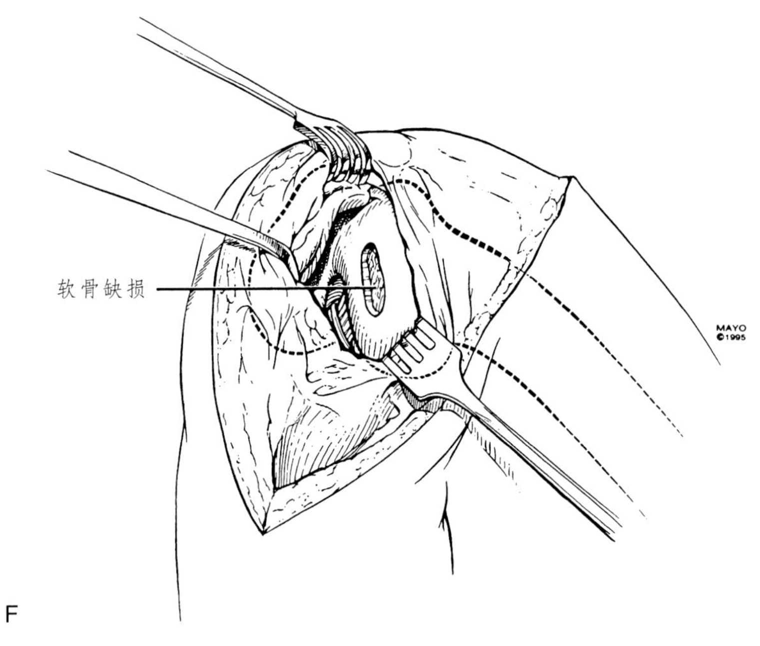

图 129-3(续) (E,F)内侧股骨髁仍存在软骨缺损。

Pritsch 等最近的一项报告提出采用缝合固定治疗较薄的髌骨骨软骨骨折,这是令人鼓舞的[39]。他们用这种方法治疗了6例这类骨折患者,过程如下:复位骨折片,用克氏针钻三个孔,三个孔呈三角形,然后用3根2号 Vicryl 缝线穿过3个孔到达髌骨表面。每根缝线穿过3个孔中的2个,这使得每个孔都有两股缝线,在骨折片的表面形成一个三角形。所有的6例患者病变均愈合,功能也完全恢复。结果表明,这种治疗方法对于先前需要切除的病变可能是一种有效的方法。

分离性骨软骨炎

分离性骨软骨炎手术治疗适用于去除游离体,保守治疗失败以及年龄大于18岁有症状的患者,因其较易形成游离体。非手术治疗适用于青春期前的患者和关节软骨未受损的青少年患者。非手术治疗主要是限制活动联合(或不联合)短期的关节制动。

有多种手术方法治疗 OCD 病变。一般而言,根据病变的不同情况选择不同的手术方法。无论何时,剥脱骨碎片的原位内固定都是最佳的手术方法。此手术运用针、空心螺钉或 Herbert 螺钉、生物可降解针或接骨针完成。现在大的趋势是使用生物可降解针,因为它不必取出,并且往往不会干扰相对的关节,也不会引起表面摩擦。另一手术方法是对骨碎片和其下方的软骨下骨质钻孔,以期骨碎片通过此骨

表 129-1　关节软骨病变的 Noyes 分类

外形描述	受累程度	病变直径(mm)	受累部位	病变负重状态下膝关节屈曲角
1.软骨完整	A.柔软但有弹性	<10	髌骨	病变负重状态下活动弧度或范围
		≤15	A.近端 1/3	
	B.弹性缺失	≤20	中 1/3	
		≤25	远端 1/3	
		>25	B.奇面(odd facet)	
			中间面	
			外侧面	
2.软骨损伤	A.<1/2 厚度		内侧股骨髁	
	B.≥1/2 厚度		a.前 1/3	
			b.中 1/3	
			c.后 1/3	
3.骨暴露	A.软骨下骨完整		内侧胫骨髁	
			a.前 1/3	
	B.软骨下骨空腔形成		b.中 1/3	
			c.后 1/3	
			外侧胫骨髁	
			a.前 1/3	
			b.中 1/3	
			c.后 1/3	
			外侧股骨髁	
			a.前 1/3	
			b.中 1/3	
			c.后 1/3	

From Noyes and Stabler[30], with permission.

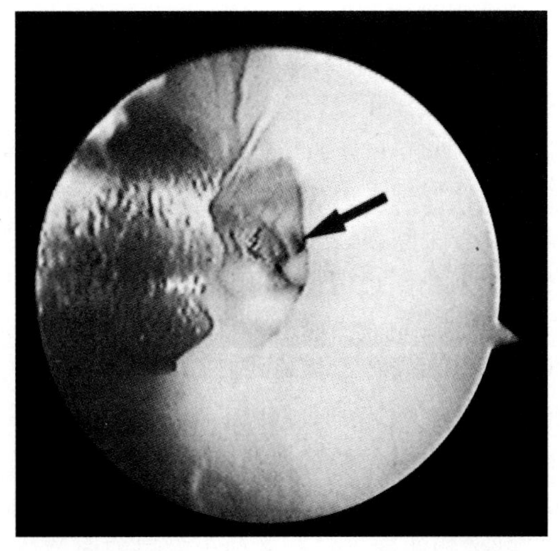

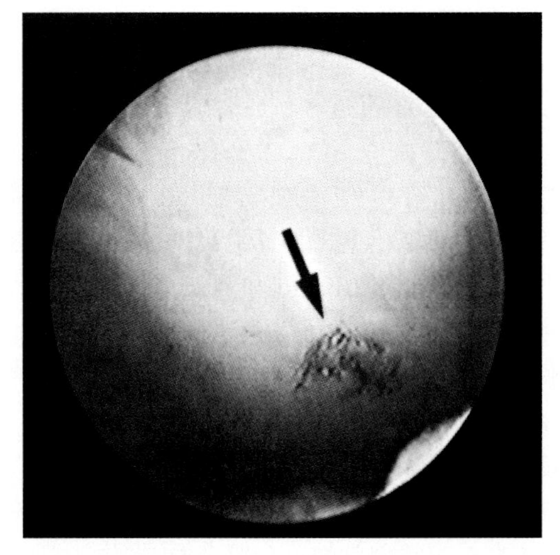

图 129-4　关节镜下用生物可降解针进行软骨和骨软骨碎片的内固定。(A)轻轻收缩钻导引架以暴露钻孔位置,可吸收针由此进入钻孔(箭头所示)。(B)生物可降解针被植入到关节软骨面或其稍下方(箭头所示)。

性孔道与软骨下骨质融合生长。为防止关节软骨碎片,钻孔应使用光滑的克氏针而不是钻头。钻孔骨移植是达到相同目的的另一种方法。当其他手术方法都不可行或失败时,最后采用骨性游离体的取出和(或)于损伤部位底部的软骨下骨上钻孔。开放性骨移植和使用胫骨骨钉或内固定器械固定优先适用于外侧股骨髁上大的、游离性的病变。推荐采用这些手术,因为这些病变较大且位于后部,如果治疗不当会影响愈后结果。

手术结果

关节损伤的预后与其病因、大小、位置和愈合能力有关。一般而言,80%~90%的OCD病变经过关节镜治疗能够痊愈或去除游离体后能获得满意结果。这包括对所有治疗方法的评价,如骨性游离体摘除、钻孔、针固定术、骨移植和加压螺钉固定。然而,人们仍有远期发生骨关节炎的担忧。

Aichroth报道了65例行骨碎片摘除术患者随访15年的结果,1/3的患者疗效欠佳,其中40%的患者进展为中重度的骨关节炎[1]。Thomson报道了18例患者23处病变经关节镜下钻孔治疗,并用2~4枚Herbert螺钉行内固定治疗[45]。术后6~8周将螺钉取出。18例患者中有16例病变愈合。尽管此研究中未用套管螺钉,但现在手术时推荐使用。Johnson等报道在关节镜下使用套管加压螺钉治疗35例患者,并进行了为期3年的随访[15]。术后2个月内禁止负重,2个月后取出螺钉。关节镜二次探查和影像学随访显示,83%的病变愈合,88%的患者短期内效果优良。由于Herbert螺钉植入到软骨下骨时不干扰关节的活动,因此其应用效果良好。Lewis和Foster报道8例髌骨脱位引起骨软骨骨折患者,采用切开复位,并由2枚Herbert螺钉进行内固定[18]。术后2~5年时,7例患者结果为优,1例患者结果为良。1例需要取出突出的螺钉。Slough等[41]报道9例患者(10处病变)采用Bandi和Allgöwer的病灶清创术、骨移植和胫骨骨钉内固定术治疗。患者平均随访3年,平均使用5枚骨钉。10处病变中8处病变治疗结果为优或良,1处为中,1处为差。

许多预后因素影响着青少年OCD患者的愈合。病变的大小[12,13]、骨扫描强度、患者的年龄和病变的位置[1,46]都被认为是非常重要的。一般来说,发生于骨骺闭合前的愈合预后较好。病变位于内侧股骨髁的比其他部位的预后好。Linden报道了18例平均发病年龄为13岁的青少年OCD患者的长期随访研究结果[19]。18例患者共23处病变,平均随访33年。患者中13%发展成轻度骨关节炎,无中重度骨关节炎病例。然而他没有报道病变的大小。最近,Twyman等也报道了一组18例平均发病年龄13岁的青少年OCD患者平均随访33年的长期随访研究结果[46]。这些患者共有22处病变,其中32%的病变最后进展为中重度的骨关节炎。半数病例结果为中或差,而且关节炎改变总是发生在病变所在间室。在负重区或外侧股骨髁,病变越大,疗效越差。在内侧股骨髁典型的病变区未发现骨关节炎改变。这个结果提示这种疾病既不是良性的,也不像我们想象中的那样远期预后较好。

补救措施和未来的选择

传统的外科治疗和保守治疗关节缺损失败后,可能需要补救措施。传统的做法是施行截骨术以减轻受累间室的负荷。由于这些患者一般都比较年轻,因此不适于进行关节置换术和关节融合术。

未来的补救措施应着力于受损关节面的重建。这可能会通过以下三种方式实现:①置换(采用自体或同种异体骨软骨);②增强内在修复潜能(通过钻孔或应用碳纤维棒或网);③关节面再生(采用骨膜或软骨膜、软骨细胞或其他间充质细胞与可植入基质复合进行生物关节面重建)。

我们解决这些问题的方法是采用骨膜移植进行生物关节面重建。从1981年开始,我们已经进行了广泛的实验室研究,与其他方法进行了严格的对照,并从1986年开始将这些技术应用于临床[8,25,31-35]。

采用骨膜移植进行生物关节面重建适用于由创伤或OCD引起的软骨和骨软骨缺损病例以及传统的手术治疗或保守治疗失败的病例。骨膜来源于胫骨近端内侧,骨膜下解剖是这项技术最重要的部分,要求术者操作仔细迅速(图129-5)[8,34]。缺损准备时需要将病变软骨去除,暴露至出血的软骨下骨(图129-6)。缺损床必须是平坦的或凸面的,其边缘必须是竖直的且与关节软骨垂直。将移植物缝入缺损,缝合时缝线通过钻孔穿透软骨下骨到达股骨边缘和髁间窝边缘。纤维蛋白胶在试验中和临床上都被用于骨膜移植[28]。我们曾经遇到过带胶的骨膜移植物分离情况,不能依靠这种方法作为唯一的固定方式。将移植物放于缺损中后,移植物能够进行翻转使生发层朝向关节而又与软骨下骨不拮抗是非常重要的[31]。这要求所做的缺损必须足够深以使骨膜在最初几天接触不到对面的关节

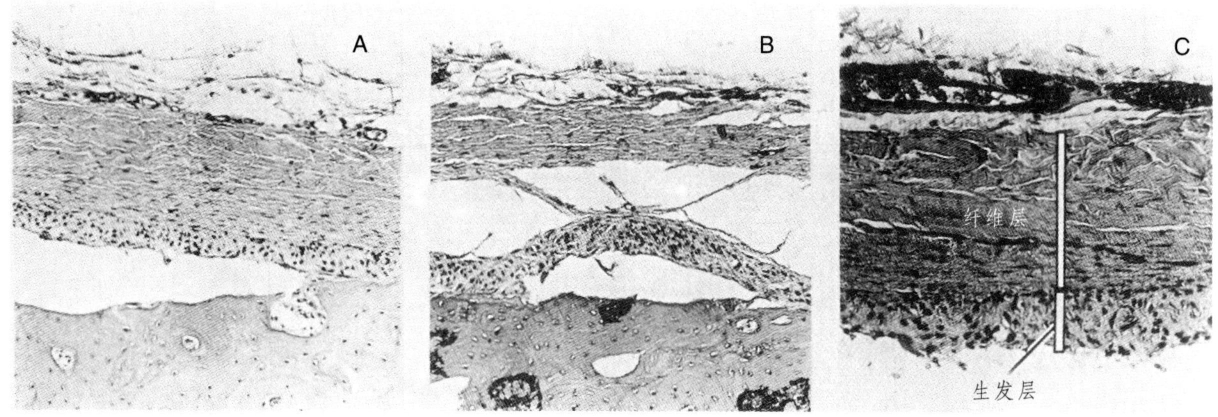

图 129-5　采用骨膜移植进行生物关节面重建技术的关键是骨膜获取必须操作仔细且迅速。(A)用锐利的骨膜起子解剖骨膜生发层和骨之间的层面。(B)钝性分离骨膜使生发层的细胞离开其所附着的骨面。(C)骨膜移植物包含一个厚的纤维层和一个薄的生发层,其中生发层包含可以生成软骨的多能干细胞。(From O'Driscoll and Salter[34], with permission.)

面。较深的骨缺损除了采用骨膜移植外必要时可进行骨移植治疗。对于伴有膝关节不稳症状的 ACL 功能障碍患者,在进行骨膜移植的同时应进行 ACL 重建。持续被动活动应从术后即开始进行,持续 4 周[31]。

这种手术的效果令人非常满意, 患者症状可明显减轻。X 线片检查可观察到关节面的恢复,关节镜下评估显示关节面被平滑、完整的软骨覆盖。在一些区域缺损轮廓明显,一些病例的软骨有些不规则(图 129-7)。这些方法仍在探索阶段,但相信前景良好。实验室研究发现, 如果将移植物暴露于生长因子中短短 30 分钟就可明显增强软骨形成能力,这类生长因子包括转化生长因子 β_1 等[25,26,33]。

其他的补救措施包括(新鲜的或冷冻的)自体或同种异体小块骨软骨移植[3,5,6,9,11,22,23,36,48,49]。Outerbridge 等报道采用自体髌骨外侧面骨软骨移植治疗 10 例较大的 OCD 病变患者,效果良好[37]。我们尚未采用这种技术,因为尽管其报道结果较好,但却忽略了在术后 4~9 年间 40%患者存在膝前痛,50%患者有骨赘生成。其远期疗效仍需进一步随访。Garret 报道成功应用同种异体骨软骨移植治疗 OCD[9]。Gross 和他的合作者们在应用同种异体骨软骨移植治疗关节营养不良和创伤后骨关节炎方面积累了大量的经验[3,7,11,20,22,36,48,49]。然而,在治疗 OCD 方面其经验较少,而且结果也不理想[22,49]。

对于病变累及大部分关节面或坏死床深度超过 1 cm 的病例,则需要更多的骨软骨移植物(图 129-8)。尽管中期随访效果尚可,但透明软骨不能存活已被大家公认。然而,确实可以观察到移植物的长入,这对于进行重建手术的年轻患者可能可以起到一定的增强作用。

并发症

手术的并发症与所实施的手术类型相关。 采用关节镜治疗能造成对正常软骨的损伤, 其中也包括游离骨片上的软骨。这可以通过仔细操作和应用光滑的克氏针而不用钻头等将损伤降到最低。由于器械的松动或操作时来回移动, 可冲击和摩擦对面的关节面。固定游离骨折片能够引起机械性症状。一旦发生螺钉和钻孔松动或损坏,可能需要二次手术。胫骨的应力性骨折已有报道, 其原因在于从胫骨近端获取骨移植材料。骨关节炎是最常见的也是最重要的远期并发症。

作者的建议

急性软骨骨折患者在关节镜下行游离体去除术和软骨下骨摩擦或钻孔治疗。骨软骨骨折患者可在关节镜下复位并用可吸收钉或套管螺钉固定,必要时可通过关节切开来完成。游离骨片较小或较多时适于在关节镜下行清除术。可喜的是,Pritsch 等证实他们的缝合技术适用于那些因软骨下骨太薄不宜行传统内固定术的骨折患者[39]。那些行内固定治疗而骨折片未愈合的患者,可在关节镜下行清除术治疗,同时在缺损处钻孔穿透软骨下骨。经上述治疗后疗效不佳及症状持续存在者可考虑行骨膜移植术。到目前为止,我们尚未将移植治疗和截骨术联合进行,除非患者存在

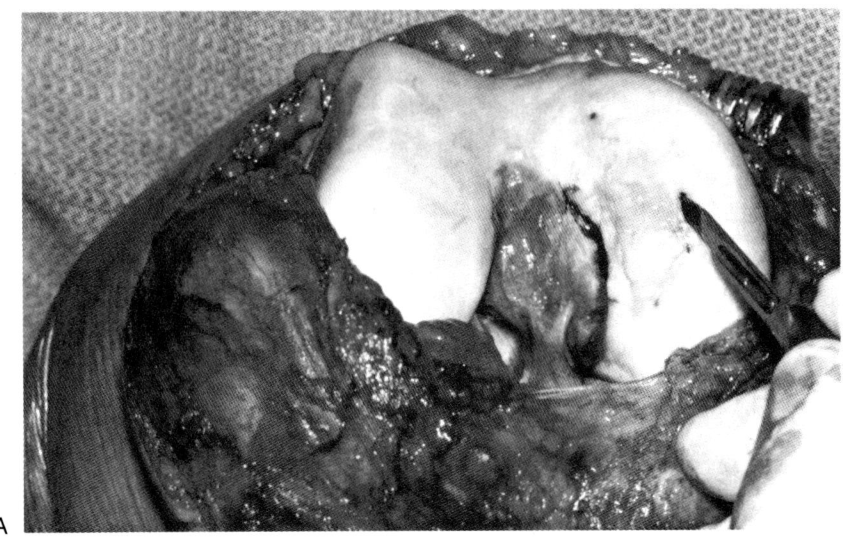
A

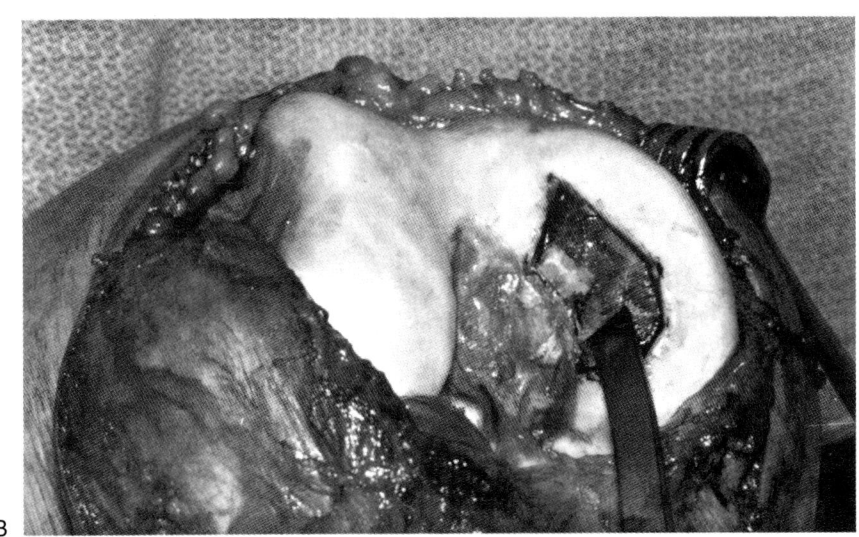
B

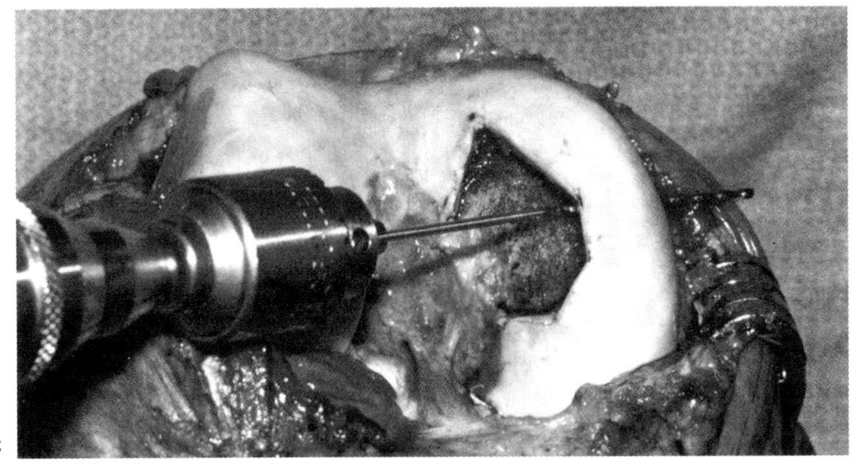
C

图 129-6 用骨膜移植进行生物关节面重建技术。(A)画出病变软骨和(或)软骨下骨的区域轮廓,用手术刀将软骨切开形成一个边缘竖直的几何形状缺损。本病例的缺损为伸长的六边形,紧邻髁间窝。(B)病变软骨和软骨下骨被去除,用弯曲的骨刀暴露至新鲜出血的软骨下骨。所做缺损的边缘必须是垂直的,即垂直于关节面。(C)从每个成角处钻孔,从髁的内侧或外侧非关节面穿出。本例中,由于缺损延伸到髁间窝,移植物被直接缝到髁间窝上。有时为了穿过缝线,在另一侧股骨髁下方髌骨槽附近区域钻孔也是必要的。(待续)

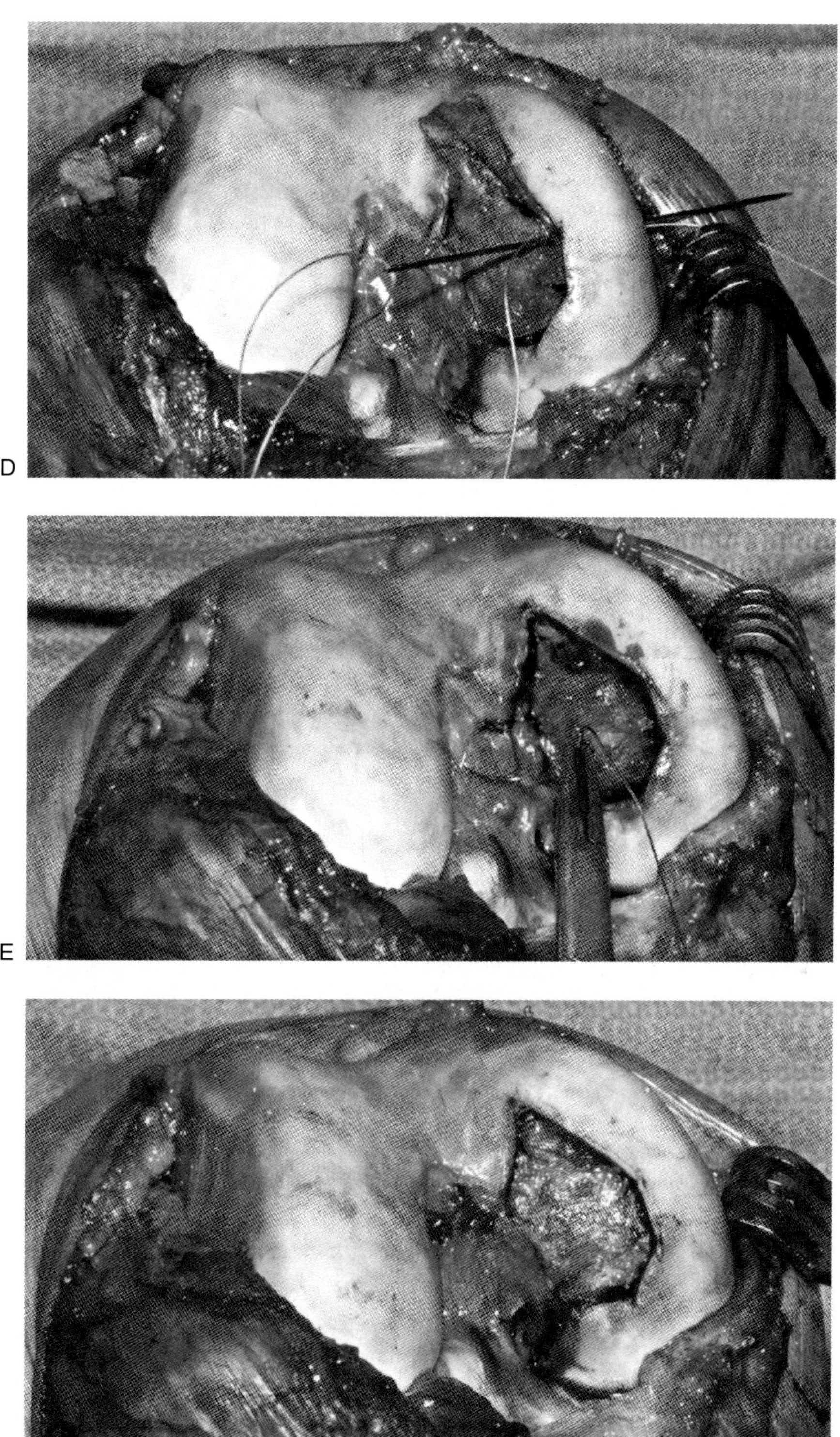

图 129-6(续)　(D)从胫骨干骺端获取骨膜移植物，翻转后放置于缺损处，以使生发层面向关节面(深层最初背对骨)。由于骨膜中含有弹性纤维，获取的骨膜面积需要比预期的大 25%左右。可以在缺损中进行骨膜的最后修整。缝线从缺损处穿过骨膜移植物，然后再回穿在股骨髁边上打结。(E)骨膜移植物修整完毕后，放置最后几根缝线，本病例放于髁间窝区域。(F)骨膜移植物在缺损中的最终外观。移植物与缺损完全匹配，在各个边和角都伸展完好，且锚合紧密。在操作过程中骨膜移植物的生发层千万不能触碰，否则其上的多能干细胞可能会脱落。而且骨膜移植物必须保持湿润状态，因为暴露于空气中超过 5 分钟将会永久损伤关节软骨的再生。移植物的位置比周围的软骨要深很多，这样可以保护其在术后早期免受摩擦直至软骨基质形成。

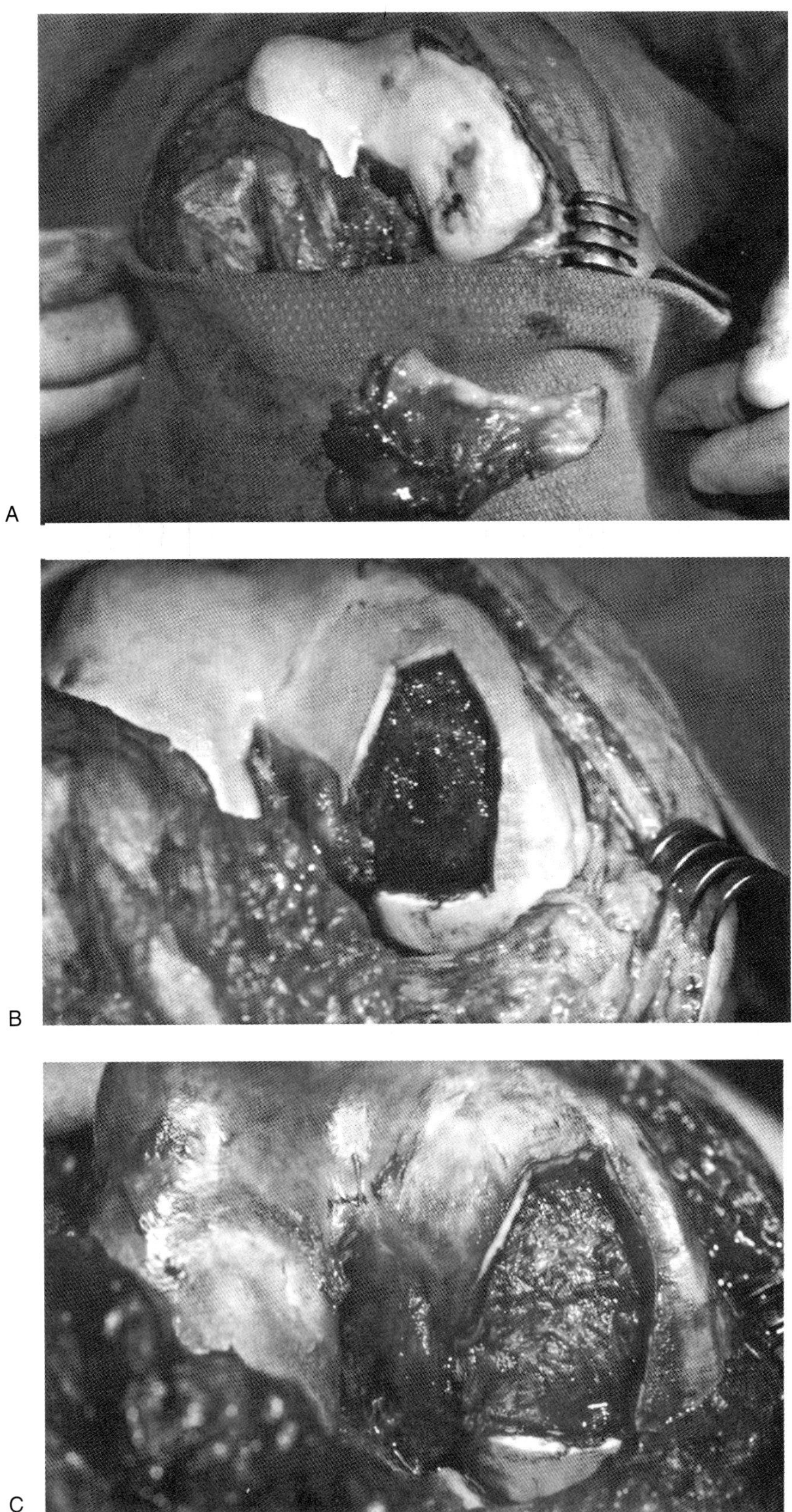

图 129–7 一位22岁的运动员患者，骨软骨缺损较大，采用骨膜移植技术进行关节面重建。(A)术中照片显示缺损较大(3 cm × 4 cm)，位于内侧股骨髁，并伴有广泛的滑膜炎表现(切除的滑膜和标本可在巾单上看到)。(B)病变软骨和软骨下骨切除后，可以看到一个累及内侧股骨髁大部分关节面的六边形缺损。大小为3 cm × 4 cm，深1.5 cm。(C)从同侧胫骨近端干骺端内侧获取骨膜移植物。（待续）

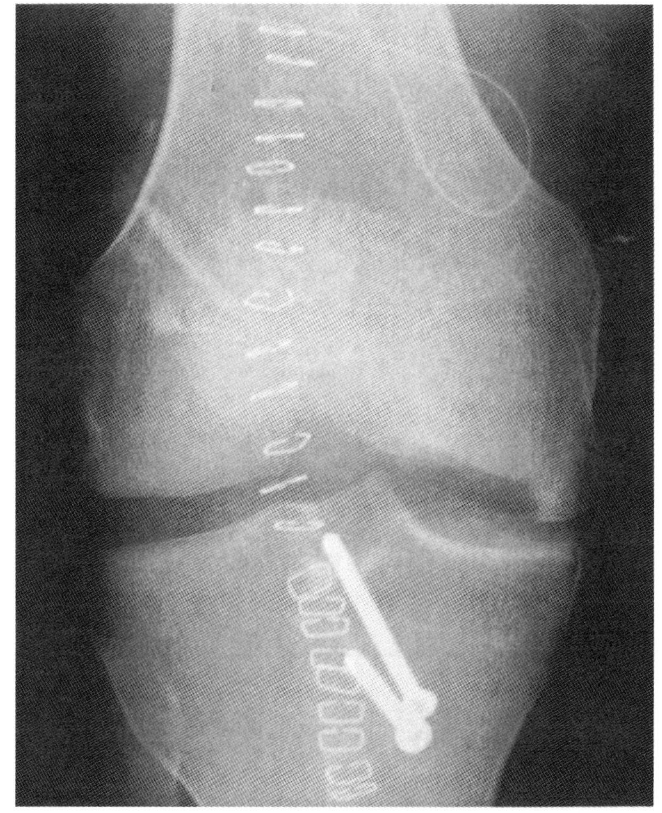

D

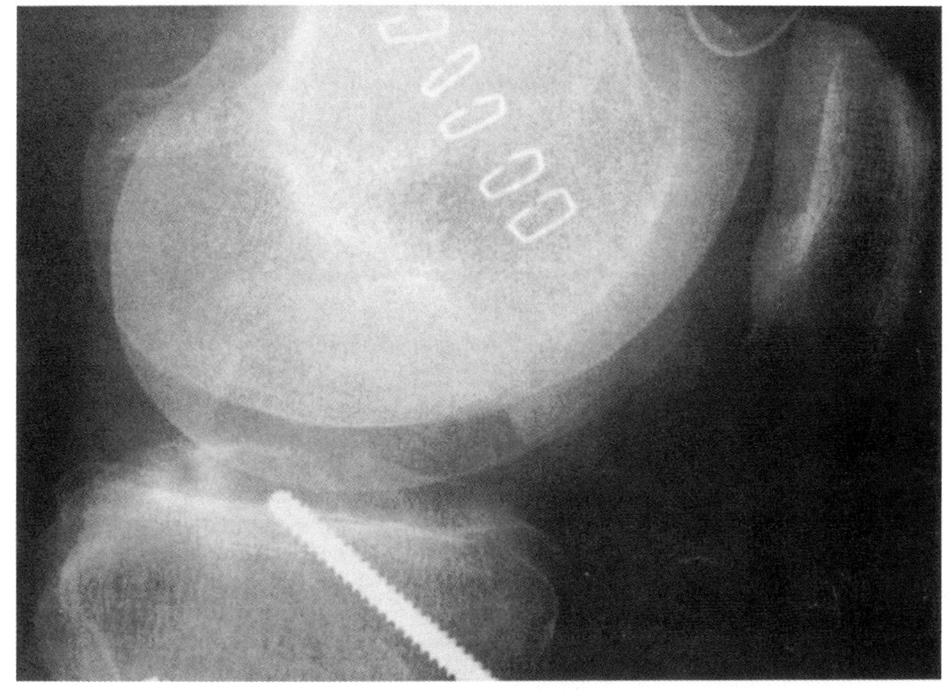

E

图 129-7(续)　(D,E)术后正侧位片显示缺损大部分恢复。看到的螺钉提示进行了 ACL 重建。(待续)

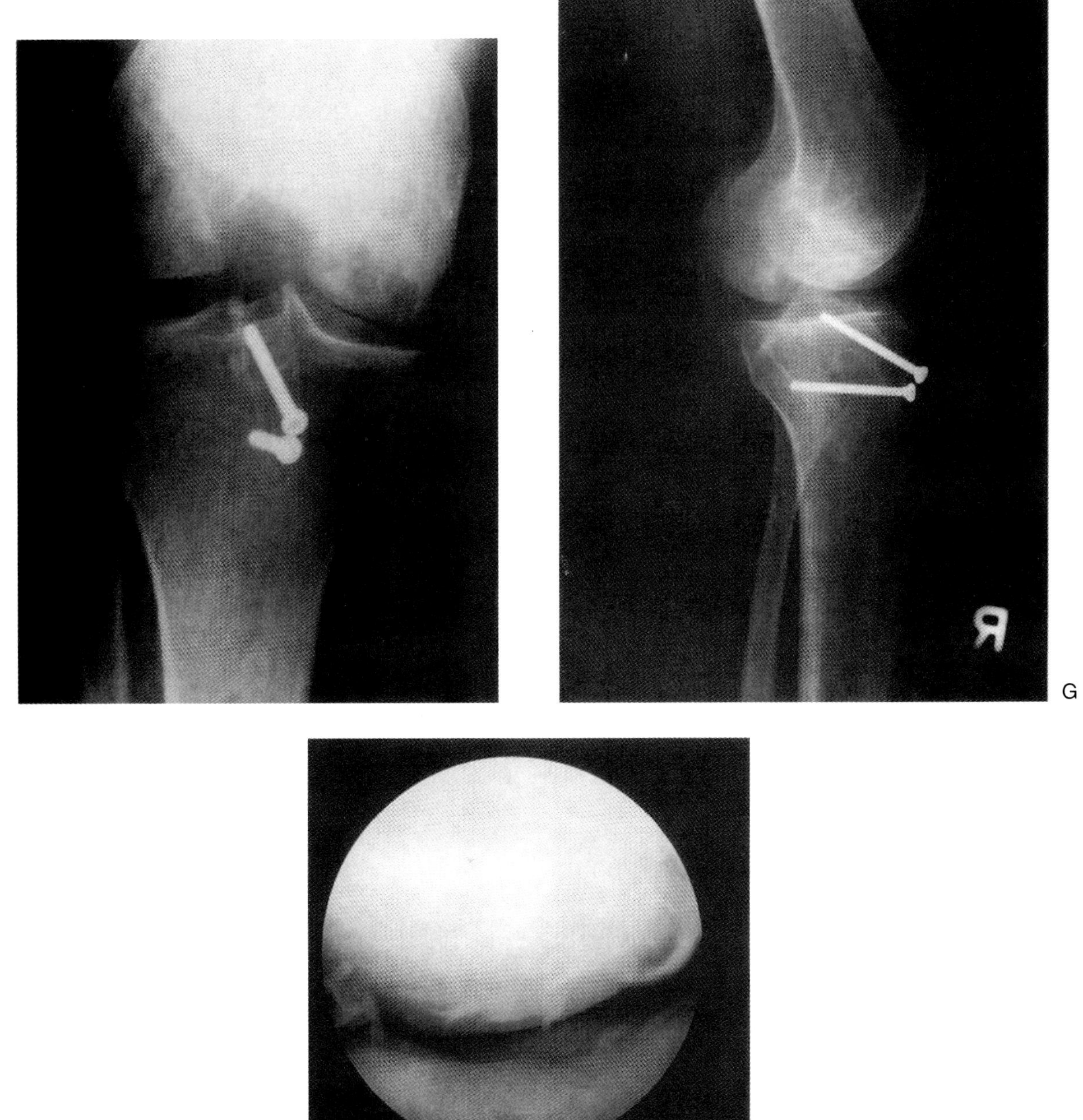

图129-7(续) (F,G)术后1.5年,正侧位片显示软骨下骨的缺损大部分被填充,软骨下骨的外形恢复。(H)术后1.5年,关节镜下观察显示在先前的股骨髁缺损区覆盖一层平滑的关节面。有一些纤维形成的薄弱区域,但总体的组织结构完整性非常好。

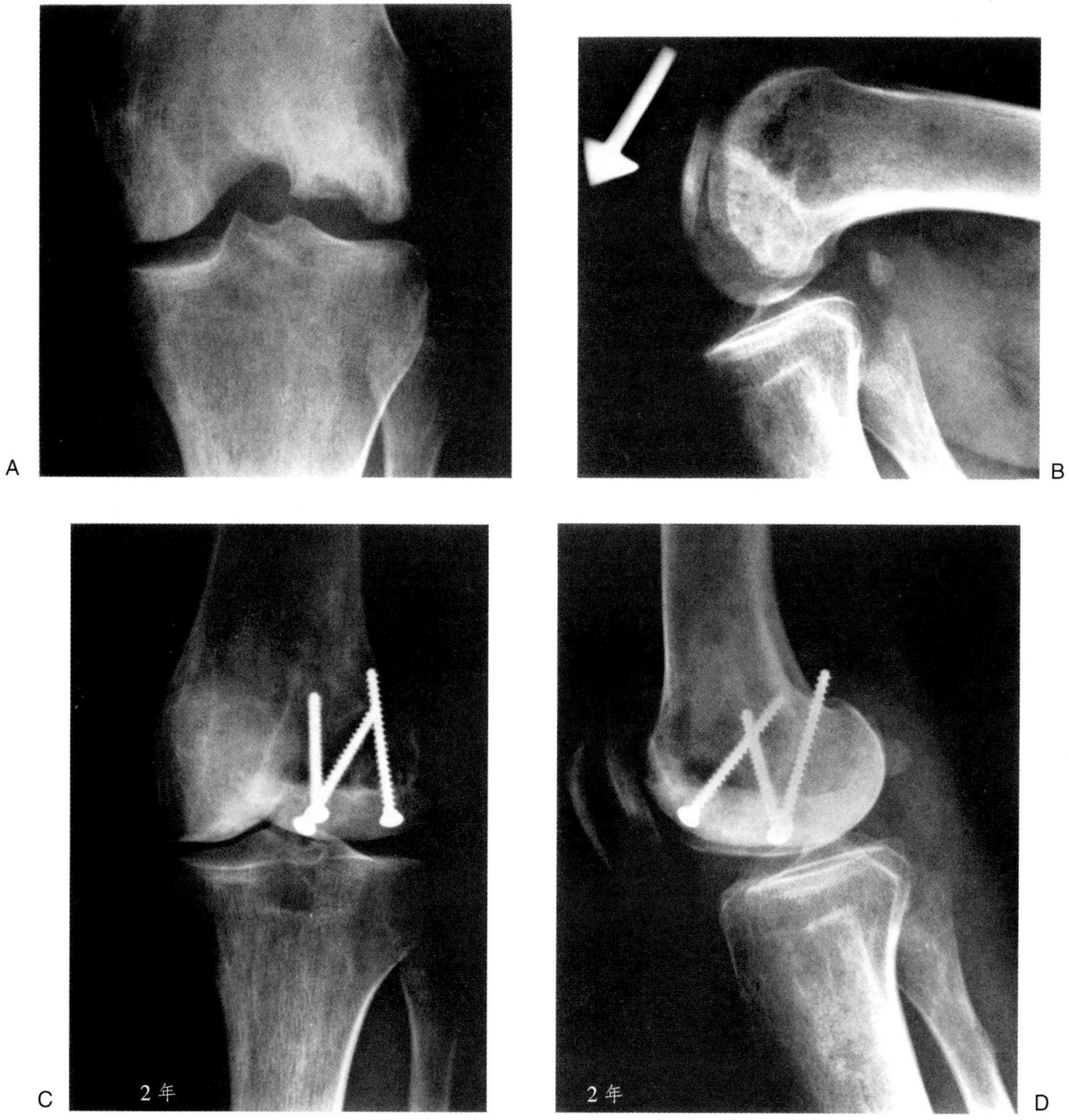

图 129-8 (A)一位由激素导致的外侧股骨髁缺血性坏死的 30 岁女性患者。(B)侧位观可以清晰地看到坏死的深度。行骨软骨移植 2 年后,患者无疼痛症状,基本恢复正常功能。在正位片(C)和侧位片(D)上可见移植物融合完好。

明显的轴线偏移。以上措施失败后,我们可行胫骨上端或股骨远端的截骨以减轻股骨髁的负荷。同种异体骨软骨移植被视为最后的补救措施。

OCD 的治疗方法与骨软骨骨折大致相似, 但对年轻患者例外,建议年轻的 OCD 患者采取非手术治疗。由于这些骨折片与其下的缺损很难匹配,而且与骨软骨骨折相比也较不稳定,因此治疗 OCD 时我们优先使用套管螺钉内固定。 胫骨骨钉也是一种可选的金属固定方式。清除游离的、不匹配的骨折片,清创术和缺损处钻孔治疗是下一步治疗的选择。除了以上几点, 其余治疗与骨软骨骨折不愈合患者治疗相似,当症状持续存在时可考虑更积极的外科干预。

致谢

在此衷心感谢我的同事 Michael E. Torchia 医师对这本书的出版所付出的努力。

(赵尚昆 译 叶伟胜 李世民 校)

参考文献

1. Aichroth PM: Osteochondritis dissecans of the knee: a clinical survey. J Bone Joint Surg 53B:440, 1971
2. Bauer M, Jonsson K, Josefsson PO, Linden B: Osteochondritis dissecans of the elbow: a long-term follow-up study. Clin Orthop 284:156, 1992
3. Beaver RJ, Mahomed M, Backstein D et al: Fresh osteochondral allografts for post-traumatic defects in the knee. J Bone Joint Surg 74B:105, 1992
4. Bradley J, Dandy DJ: Osteochondritis dissecans and other lesions of the femoral condyles. J Bone Joint Surg 71:518, 1989
5. Convery FR, Botte MJ, Adeson WH, Meyers MH: Chondral defects of the knee. Contemp Orthop 28:100, 1994
6. Convery FR, Meyers MH, Akeson WH: Fresh osteochondral allografting of the femoral condyle. Clin Orthop 273:139, 1991
7. Czitrom AA, Keating S, Gross AE: The viability of articular cartilage in fresh osteochondral allografts after clinical transplantation. J Bone Joint Surg 72A:574, 1990
8. Gallay SH, Miura Y, Commisso C et al: Relationship of donor site to chondrogenic potential of periosteum in vitro. J Orthop Res 12:515, 1994
9. Garrett JC: Treatment of osteochondral defects of the distal femur with fresh osteochondral allografts: a preliminary report. Arthroscopy 2:222, 1986
10. Gillquist J, Hogberg G, Oretop N: Arthroscopy in acute injuries of the knee joint. Acta Orthop Scand 48:190, 1977
11. Gross AE, McKee NH, Pritzker KPH, Langer F: Reconstruction of skeletal deficits at the knee: a comprehensive osteochondral transplant program. Clin Orthop 174:96, 1983
12. Guhl JF: Arthroscopic treatment of osteochondritis dissecans. Clin Orthop 167:65, 1982
13. Guhl JF, Johnson RP, Stone JW: The impact of arthroscopy on osteochondritis dissecans. p. 297. In McGinty JB (ed): Operative Arthroscopy. Raven Press, New York, 1991
14. Hardaker JWT, Garrett JWE, Bassett FH: Evaluation of acute traumatic hemarthrosis of the knee joint. South Med J 83:640, 1990
15. Johnson LL, Uitvlugt G, Austin MD et al: Osteochondritis dissecans of the knee: arthroscopic compression screw fixation. Arthroscopy 6:179, 1990
16. Kim HKW, Moran M, Salter RB: The potential for regeneration of articular cartilage in defects created by chondral shaving and subchondral abrasion. J Bone Joint Surg 73A:1301, 1991
17. Krodel A, Refior HJ: Patellar dislocation as a cause of osteochondral fracture of the femoropatellar joint. Unfallchirurgie 16:12, 1990
18. Lewis PL, Foster BK: Herbert screw fixation of osteochondral fractures about the knee. Aust NZ J Surg 60:511, 1990
19. Linden B: Osteochondritis dissecans of the femoral condyles: a long-term follow-up study. J Bone Joint Surg 59A:769, 1977
20. Locht RC, Gross AE, Langer F: Late osteochondral allograft resurfacing for tibial plateau fractures. J Bone Joint Surg 66A:328, 1984
21. Matthewson MH, Dandy DJ: Osteochondral fractures of the lateral femoral condyle: a result of indirect violence to the knee. J Bone Joint Surg 60B:199, 1978
22. McDermott AGP, Langer F, Pritzker KPH, Gross AE: Fresh small-fragment osteochondral allografts. Clin Orthop 197:96, 1985
23. Meyers MH, Akeson W, Convery FR: Resurfacing of the knee with fresh osteochondral allograft. J Bone Joint Surg 71A:704, 1989
24. Mink JH, Deutsch AL: Occult cartilage and bone injuries of the knee: detection, classification and assessment with MR imaging. Radiology 170:823, 1989
25. Miura Y, Fitzsimmons JS, Commisso C et al: Enhancement of periosteal chondrogenesis in vitro: dose-response for transforming growth factor-beta 1 (TGF-β1). Clin Orthop 301:271, 1994
26. Miura Y, O'Driscoll SW: Brief (30 minutes) exposure to high dose TGF-β1 enhances periosteal chondrogenesis in vitro [Abstract]. Orthop Trans 17:713, 1993
27. Morscher E: Cartilage-bone lesions of the knee joint following injury. Reconstr Surg Traumatol 12:2, 1971
28. Niebauer JJ, Shaw JL, Doren WW: The silicone-dacron hinge prosthesis: design, evaluation and application. J Bone Joint Surg 50A:634, 1968
29. Noyes FR, Grood ES: The strengths of the anterior cruciate ligament in humans and rhesus monkeys: age-related and species-related changes. J Bone Joint Surg 58A:1074, 1976
30. Noyes FR, Stabler CL: A system for grading articular cartilage lesions at arthroscopy. Am J Sports Med 17:505, 1989
31. O'Driscoll SW, Keeley FW, Salter RB: The chondrogenic potential of free autogenous periosteal grafts for biological resurfacing of major full-thickness defects in joint surfaces under the influence of continuous passive motion: an experimental investigation in the rabbit. J Bone Joint Surg 68A:1017, 1986
32. O'Driscoll SW, Keeley FW, Salter RB: Durability of regenerated articular cartilage produced by free autogenous periosteal grafts in major full-thickness defects in joint surfaces under the influence of continuous passive motion: a follow-up report at one year. J Bone Joint Surg 70A:595, 1988
33. O'Driscoll SW, Recklies AD, Poole AR: Chondrogenesis in periosteal explants: an organ culture model for in vitro study. J Bone Joint Surg 76A:1042, 1994
34. O'Driscoll SW, Salter RB: The induction of neochondrogenesis in free intra-articular periosteal autografts under the influence of continuous passive motion: an experimental investigation in the rabbit. J Bone Joint Surg 66A:1248, 1984
35. O'Driscoll SW, Salter RB: The repair of major osteochondral defects in joint surfaces by neochondrogenesis using autogenous osteoperiosteal grafts stimulated by continuous passive motion: an experimental investigation in the rabbit. Clin Orthop 208:131, 1986
36. Oakeshott RD, Farine I, Pritzker KPH et al: A clinical and histologic analysis of failed fresh osteochondral allografts. Clin Orthop 233:283, 1988
37. Outerbridge HK, Outerbridge AR, Outerbridge RE: The use of a lateral patellar autologous graft for the repair of a large osteochondral defect in the knee. J Bone Joint Surg 77A:65, 1995
38. Plaga BR, Royster RM, Donigian AM et al: Fixation of osteochondral fractures in rabbit knees: a comparison of Kirschner wires, fibrin sealant, and polydioxanone pins. J Bone Joint Surg 74:292, 1992
39. Pritsch M, Velkes S, Levy O, Greental A: Suture fixation of osteochondral fractures of the patella. J Bone Joint Surg 77B:154, 1994

40. Sandberg MM: Matrix in cartilage and bone development: current views on the function and regulation of major organic components. Ann Med 23:207, 1991
41. Slough JA, Noto AM, Schmidt TL: Tibial cortical bone peg fixation in osteochondritis dissecans of the knee. Clin Orthop 267:122, 1991
42. Sweeney HJ: Chondral and osteochondral fractures of the knee. p. 285. In McGinty JB (ed): Operative Arthroscopy. Raven Press, New York, 1991
43. Stanitski CL, Harvell JC, Fu F: Observations on acute knee hemarthrosis in children and adolescents. J Pediatr Orthop 13:506, 1993
44. Terry GC, Flandry F, VanManen JW, Norwood LA: Isolated chondral fractures of the knee. Clin Orthop 234:170, 1988
45. Thomson NL: Osteochondritis dissecans and osteochondral fragments managed by Herbert compression screw fixation. Clin Orthop 224:71, 1987
46. Twyman RS, Desai K, Aichroth PM: Osteochondritis dissecans of the knee: a long-term study. J Bone Joint Surg 73B:461, 1991
47. Vellet A, Marks P, Fowler P, Munro T: Occult posttraumatic osteochondral lesions of the knee: prevalence, classification, and shortterm sequelae evaluated with MR imaging. Radiology 17B:271, 1991
48. Zukor DJ, Gross AE: Osteochondral allograft reconstruction of the knee. Part I: A review. Am J Knee Surg 2:139, 1989
49. Zukor DJ, Oakeshott RD, Gross AE: Osteochondral allograft reconstruction of the knee. Part II: Experience with successful and failed fresh osteochondral allografts. Am J Knee Surg 2:182, 1989

第 130 章

前交叉韧带重建

Mark P. Brodersen

在过去几年间，前交叉韧带损伤已经成为一个研究热点[1,6,2,4]。仅在一种杂志(《美国运动医学杂志》)，近三年已经发表了 100 多篇论文！有关该疾病的有效信息已经可使外科医师进行预见性的诊断和处理。本章将试图提取有关前交叉韧带损伤的已知信息，并提出治疗计划。

临床评估

病史

50%的前交叉韧带损伤是非接触性的损伤。当膝关节扭转或进入过伸状态时，患者可能注意到“砰”的感觉。由于疼痛或不稳定而不能继续运动的病史应引起注意。另外，渗出的出现也很重要。 Noyes 等[26]注意到在运动员中 80%的前交叉韧带断裂合并急性膝关节渗出。如果运动员有膝关节前交叉韧带损伤，他们通常的活动不能包含突然急转方向、旋转以及扭转。

体格检查

在受伤时或者在伤后 30 分钟内检查比在受伤 3 小时后试图在急诊室内检查更敏感有效。处理运动员损伤的骨科医师已经发现教会有可能遇到特殊运动事件基层医师、运动培训师和教练员正确检查技术非常重要。

传统上，在旋转中立位的前抽屉征常用于诊断前交叉韧带损伤。在内旋和外旋位，该试验也被用于诊断后内和后外侧结构的不稳定。据研究人员发现，Lachman 试验(在屈膝 20°~30°做该试验)对诊断该病更敏感，特别是当结合支点移动操作时(图 130-1)。详细的病史和患者体格检查通常能做出前交叉韧带断裂的诊断。仪器测试装置[3]能用于客观地测量前方半脱位的程度。然而，在应用这些装置时可能有显著的观察者自测差异，如何强调训练的重要性也不过分。与未受伤的对侧比较依然是评价病理性松弛的最佳方法。该信息可用于提示患者的损伤是否可以用保守方法治疗(见下文)。有渗出物时，为了准确检查可能需要在急性期抽出积液。抽取积液也可用于缓解疼痛。

支点移动手法也被用于诊断前交叉韧带损伤。它有几种操作方式。轻度屈曲和旋转时胫骨将半脱位。就像 MacIntosh 最初描述的那样，当膝关节进一步屈曲时，髂胫束的力量导致关节可触感的复位。几种技术现已被用于证实支点移动现象(图 130-2)。

X 线片检查

病史和体格检查仍是前交叉韧带损伤诊断的基础。需要膝关节平片以排除相关的骨损伤。胫骨嵴或胫骨外侧皮质的骨撕脱(Segond 骨折)是关于前交叉韧带损伤的重要线索。膝关节磁共振影像能识别半月板损伤，并明确韧带损伤的临床诊断[35](图 130-3)。可以应用关节造影术，但是由于渗出稀释了造影剂，因此可能不会达到技术上的预期结果。应该对髁间窝宽度进行评估，因为该宽度可能与急性损伤有关[39]，而且对于慢性损伤通常会造成狭窄。

前交叉韧带断裂患者的处理

关于前交叉韧带损伤处理的最费时的工作之一就是讨论选择哪种有效治疗方法。重要的是，患者应参与有关治疗的讨论，因为没有一种治疗是适合每个患者的。

保守治疗

前交叉韧带损伤的保守治疗可分成几个阶段。初期的目标是控制肿胀和水肿，维持运动范围并减少肌肉萎缩。可能需要采用加压包扎、夹板以及持拐保护

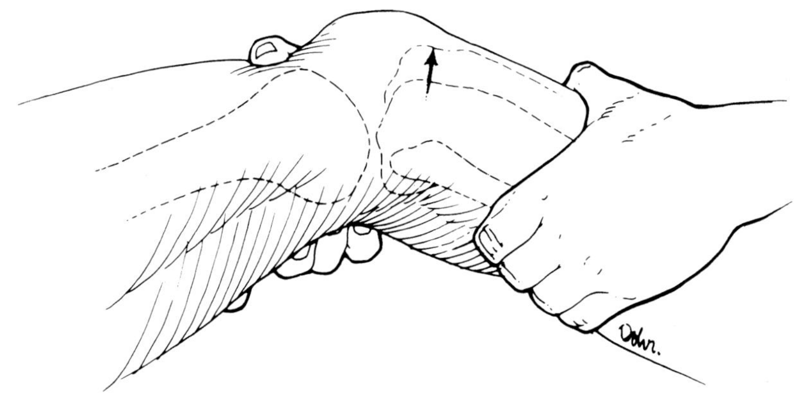

图 130-1 膝关节屈曲约 10°~20°时做 Lachman 试验。相对于股骨,胫骨的前移表明前交叉韧带功能不全。必须与健侧肢体进行比较。(From Feagin[14] . Illustration © Marcia Dohrman.)

下负重。保持运动范围并进行强度训练可减少损伤后的病态。推荐闭链式负重训练[41]。通过仔细的等动力学或功能测试来评估患者的患肢恢复是否达到健侧肢体强度的 90%的目标。对患者来说,认识到保守治疗的结果与患者-治疗团队的工作和努力相关很重要。对支点移动试验有意义或第二次固定装置松动的患者应该考虑手术重建。前交叉韧带撕裂但支点移动试验阴性或弱阳性患者可以考虑用保守方法治疗[15]。应该对患者强调避免包括突然急转方向、旋转和扭转活动的重要性[22]。功能支具或许不能有效的稳定膝关节,但是有可能增加肢体本体感觉的反应,从而可参加一些运动。支具不适于所有的患者[6]。在所有情况下,假设任何外固定装置都能提供绝对的稳定是不合理的。有关支具应用的讨论是伤后会诊的一部分,而且完全是针对个人的决定。应用支具仍要进行全面的康复训练。如果在应用支具时出现不稳定,那么必须停止剧烈活动。保守治疗最重要的目标就是建立保护膝关节和防止其更进一步损伤的康复计划。通常,对那些想继续参加高水平运动的人来说,外科重建将会有更好的效果。

手术治疗

在过去 10 年间,前交叉韧带功能不全的膝关节的手术治疗已经有了显著的发展。尽管前交叉韧带修补是标准规范,而且前交叉韧带的重建修补在一些方面已经获得成功,但它还没有获得作为常规应用的可靠结果[11,20]。因此,骨科医师期待一种可置换韧带的满意的替代品。尝试用关节外的肌腱但没有得到令人满意的长期结果[4,40]。现在关节内的替代品是前交叉韧带重建的最常见的方法[7,8]。Noyes 等[27]比较了用于前交叉韧带重建的不同组织的强度。14 mm 宽的骨-髌腱-骨移植是正常人前交叉韧带强度的 1.6 倍。多股腘绳肌腱(半腱肌和股薄肌)也比原来的前交叉韧带结实。该组织起到胶原栅格的作用,而不是一种结构支撑。移植的肌腱逐渐被再吸收,血供重建,以及重新组成新的胶原蛋白至少需要 6 个月的时间。尽管这种新的胶原蛋白与原物质性质不同[2],但 2 年的研究显示没有出现功能退化[5]。其他组织(髂胫束等)没有显示令人满意的强度[27]。

选择何种自体移植组织(骨-髌腱-骨或腘绳肌腱)是作者个人的偏好,因为这两种选择的效果都很好。有证据表明,髌腱移植可产生略佳的效果[28]和最小的病态[12,13]。最常见用于前交叉韧带重建的组织可以通过开放手术或关节镜辅助技术获得。

同种异体肌腱移植具有外科并发症少以及康复快等优点。这种材料消毒困难[19]。真正被消毒的组织不如正常自体移植物耐用[38],只有被冷冻或没有消毒的组织变性改变少但有疾病传播的危险。同种异体移植组织也要经历相同的重塑期但是速度更慢。有一些证据表明,5 年内的失败率大于自体移植[29]。很少有证据显示使用同种异体移植产生的实际结果好于自体移植[35]。同种异体移植组织的最大用途是那些有多韧带损伤的膝关节或没有适当的自体组织可用的翻修情形下的膝关节。

人工韧带已经被试验作为一种前交叉韧带重建的方法。它有两种类型。第一种类型是真正的韧带假体。它的失败率令人无法接受而且不推荐将其用于可以主动活动的患者[17,30,32]。第二种类型是用于自体组织缺损或比正常前交叉韧带弱的韧带增强装置。它设计用

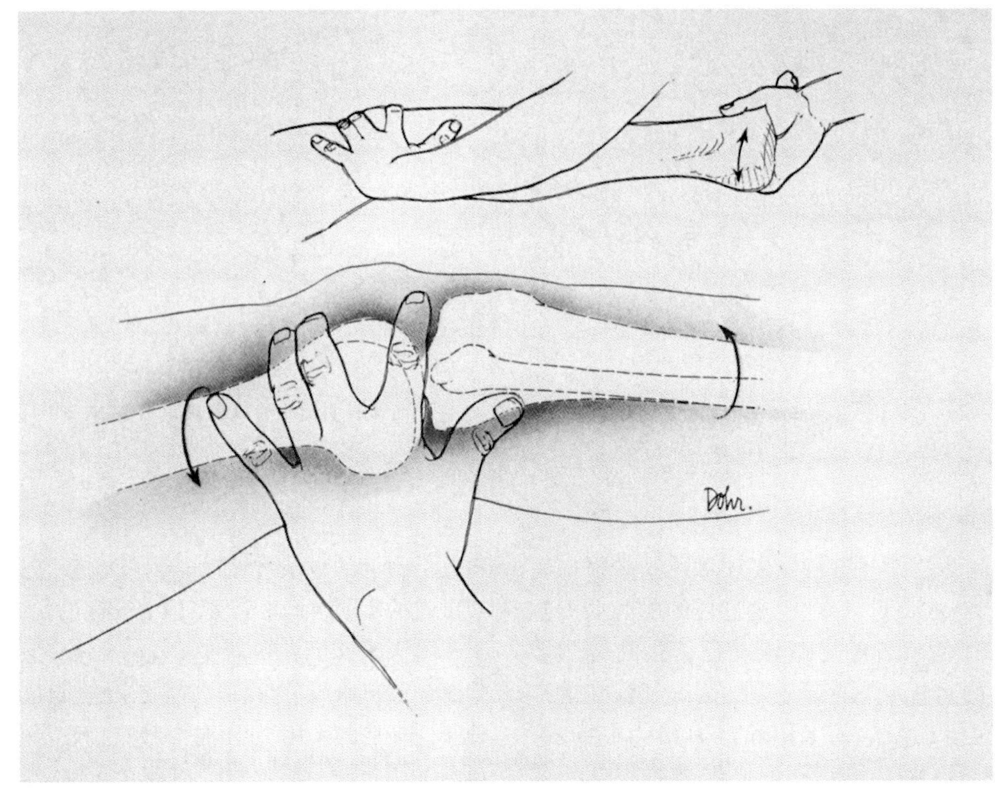

A

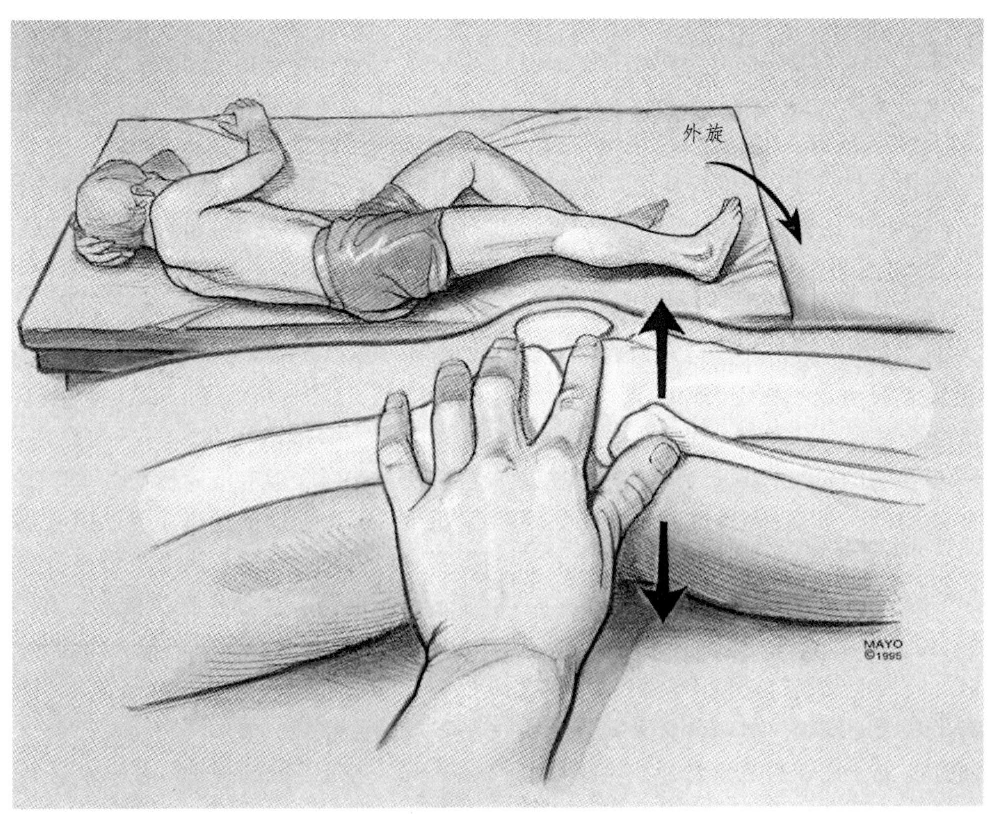

B

图 130-2 做支点移动操作的几种方法。(A)传统上,在外翻应力和胫骨外旋时旋转膝关节。(B)Morrey 更喜欢使患者躺在对侧,健侧膝关节屈曲。随着施加在膝关节上的外翻应力患肢被伸直和屈曲。由于这种操作引起轻微的不舒适,因此可能非常有效。(Fig A from Feagin[14]. Illustration © Marcia Dohrman.)

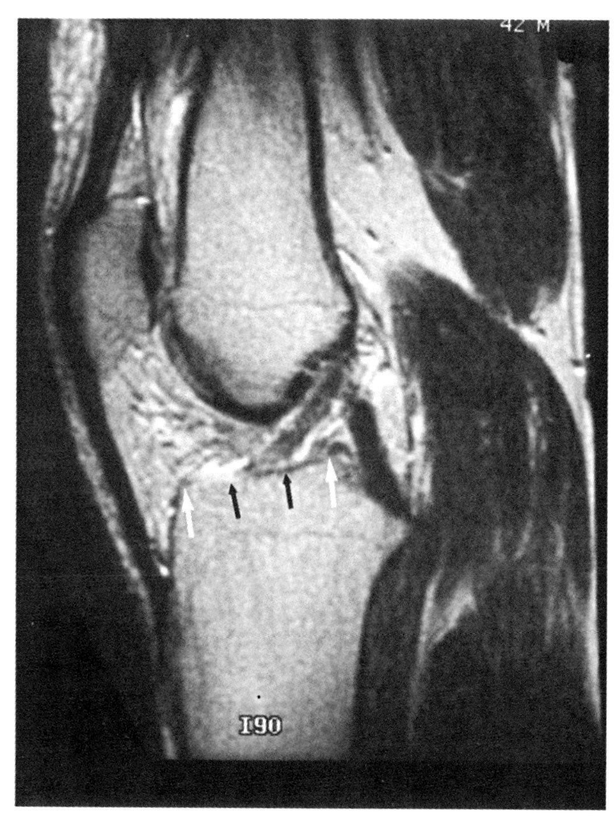

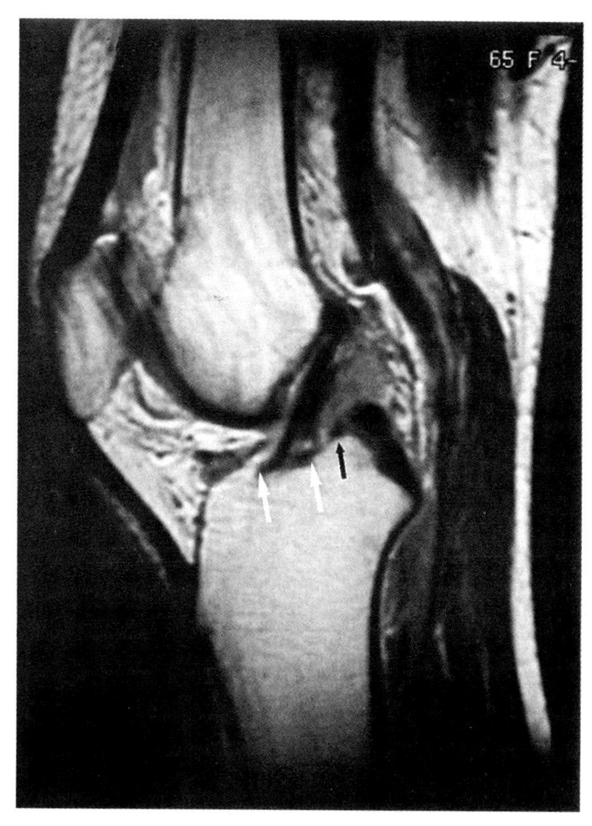

图 130-3　(A)在白色箭头之间的距离是胫骨近端的关节面。在黑色箭头之间的距离是前交叉韧带的附着部。(B)前交叉韧带(白色箭头之间的区域)与后交叉韧带(黑色箭头所示)的关系。

"分享载荷"但不充当主要的限制装置。在通常情况下,无须应用这种人工韧带。

等距

除了选择用于前交叉韧带重建的组织外,准确定位已经成为最重要的技术问题。Clancy 等[7]经典著作已经激发了对这一问题更深入的研究。但是,Clancy 有关胫骨和股骨重建部位的最早描述仍是重建标准(图 130-4)。

技术选择

大多数有经验的外科医师使用关节镜辅助技术。

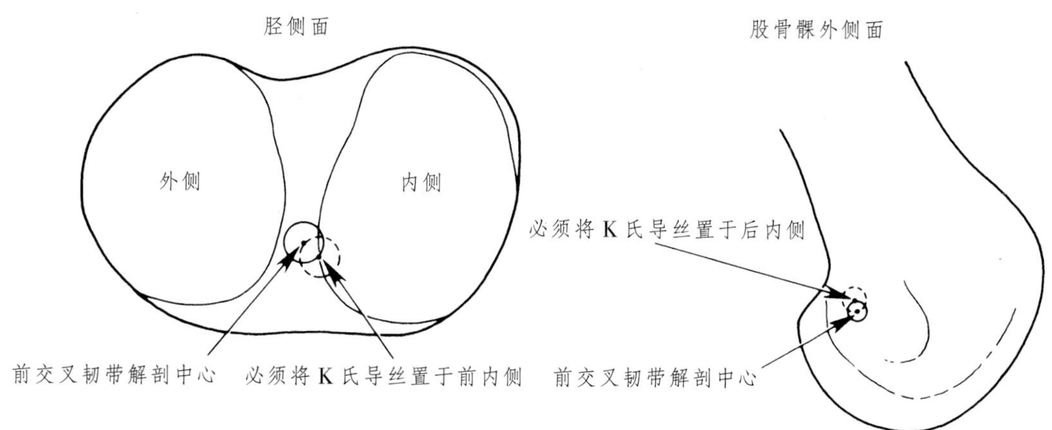

图 130-4　解剖学上，前交叉韧带的胫骨和股骨附着点的关系以及用于重建移植的钻隧道的导丝的位置。(From Clancy et al.[7], with permission.)

可是,切开暴露也能获得可靠的结果。髌旁内侧入路,类似于应用较少的替代,为移植物的准确放置提供极佳的暴露(图 130-5)。

作者的建议

关节镜辅助前交叉韧带重建能用单切口或双切口技术操作。研究显示,不管使用何种方法,最终结果是相同的[31,37]。可是,由于疼痛较轻,康复较快,我更喜欢应用单切口技术。采用全麻或硬外麻醉患肢应用止血带。无须应用腿支架,手术床放平。在髌腱中心水平略偏中线内侧做一个 4 cm 的切口,并向远端延伸至胫骨结节。暴露髌腱并顺肌腱纤维方向切开腱旁组织。测量髌腱宽度,并在髌腱的中 1/3 处用电烧在其近端和远端做标记。从早先确定的胫骨结节髌腱附着部取长 25 mm、宽 10 mm 的骨块。可以应用电锯、骨凿或电凿获取骨块。在肌腱近端做平行切口。当切开肌腱近端,向远端牵拉胫骨块以便将髌骨拉入切口。

从髌骨可以获得类似的骨块。所有出血的血管用电凝止血,用橡胶驱血带为患肢驱血,止血带充气。

然后开始进行膝关节镜检查,在皮肤切口内做内侧和外侧入口。随着适当的半月板手术和关节清理完成膝关节检查。切除前交叉韧带的残端,接着用刮匙或电锉清理股骨切迹的外侧壁,必须认真确保从后方到附着部周围的骨自始至终被清理干净,术者不要被经常存在的骨嵴欺骗。此时,必须对骨切迹情况做初步的评估。慢性前交叉韧带损伤的患者常伴有骨切迹狭窄。通过采用截骨或磨锉提供满意的后关节暴露。然后将注意力转至胫骨。用钻头导向器通过切口的远端部分钻入导针,穿过胫骨到达后交叉韧带前方 7 mm 处(图 130-6)。在胫骨前面一点通过导针并扩大后产生一个足够长的骨隧道以容纳整个移植肌腱[42](图 130-7)。几个公司都为此目的特别设计了钻头导向器。Morgan[25]已经证实,确定前交叉韧带准确位置的最可

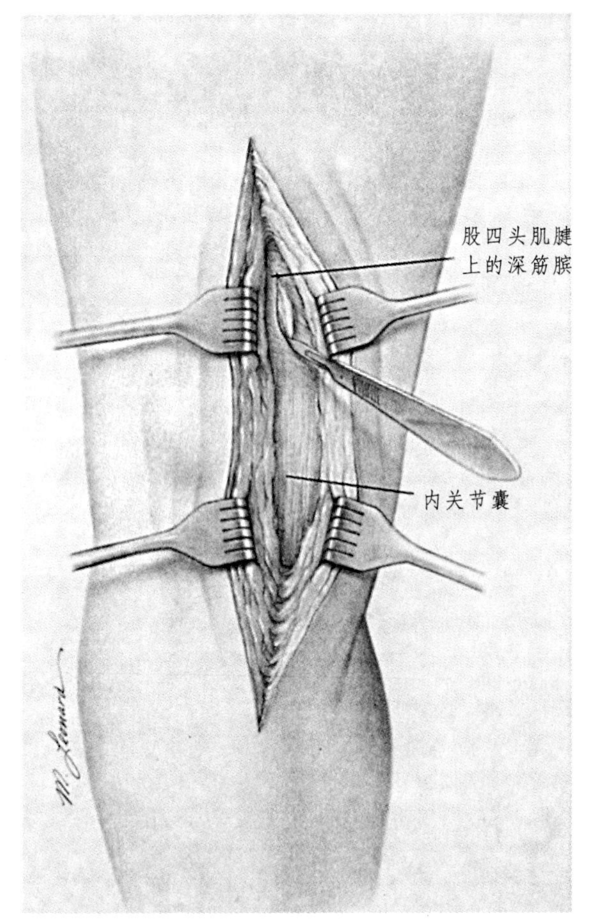

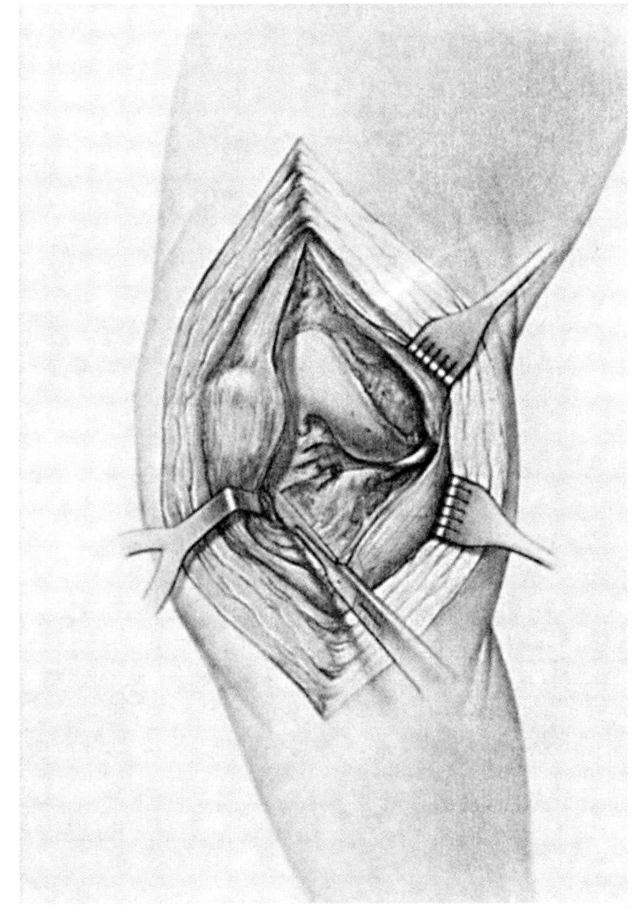

图 130-5 髌旁偏内侧切口(A)可以直视髌骨并对用于前交叉韧带重建(B)的胫骨和股骨有极好的显露。(From Krachow[23], with permissiom.)

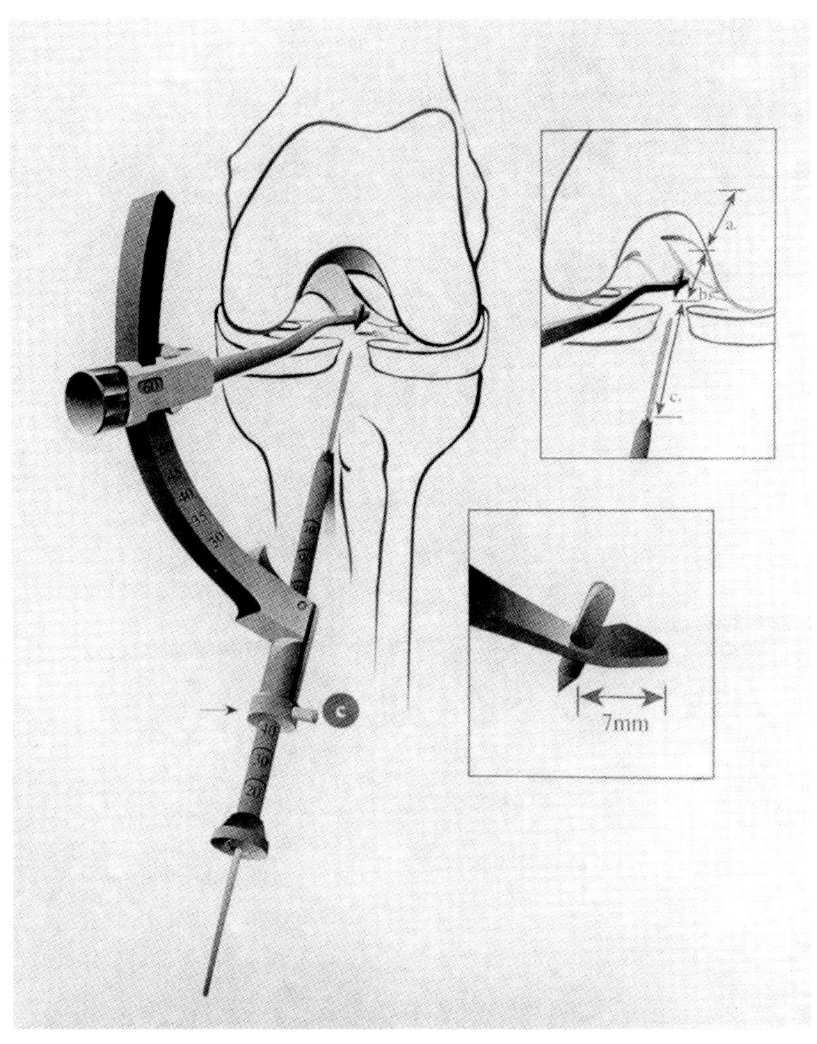

图 130-6　用于打开胫骨隧道的钻头导向器的位置。标定导向器以便获得适当长度的胫骨隧道。(Courtesy of Arthrex, Naples, FL.)

靠的方法是通过测量后交叉韧带。然后用空心钻钻胫骨的隧道(图 130-7)。取出的骨芯被劈开并在闭合伤口时用于胫骨和髌骨供区植骨，测量前交叉韧带移植到股骨的最等距的附着点[18]。通过几种方法可以实现该目标，但最容易的方法是一个标准化的导针钻入在股骨所选定的点，然后屈曲并伸直膝关节。当它移入和移出胫骨隧道时，人们观测针上的标记。所选的点在偏度小于 2 mm 的后上切迹部位。该点必须尽量远离前面以便在钻股骨隧道时不破坏股骨后壁(图 130-8)。

将一枚长的 Beath 针穿过股骨标记区并从股骨的外侧面穿出(图 130-9)。将空心锉头套在针上，扩钻形成股骨隧道。我喜欢徒手完成该操作，经常停下抽吸骨碎屑并检查股骨后侧壁是否破裂。股骨隧道通常比骨块长 5 mm。用 5 号可吸收缝线穿过钻孔及移植的骨块一端，将 2 个相似的缝线放在骨块的对端。重要的是，用亚甲蓝在每一端标出骨-腱结合点。将单股缝线穿过 Beath 针孔并拉出股骨外侧。用缝线牵拉移植骨块穿过胫骨隧道并进入股骨隧道(图 130-10)。可用抓持器为移植骨定位。骨-腱结合点的标记也有助于移植骨定位。我通常使皮质骨面向后而松质骨面向前。然后过度屈曲膝关节，并在骨块和股骨之间做一凹槽。可用凹槽标记物或用螺丝刀尖达到该目的。将弹性导针置入开孔内并拧入空心螺钉，在螺纹开始旋入时注意保护后交叉韧带(图 130-11)。重要的是勿将导针置入太深，因为如果在拧入螺钉时导针变弯则取出导针时会很困难。

股骨螺钉拧入并固定后，完全伸直膝关节同时观察移植物通过股骨髁间窝的撞击情况。在该点可能需要进一步做窝成形术。在此点将移植体拉紧并用空心螺钉固定远端骨块(图 130-12)。扭转移植物可以增加

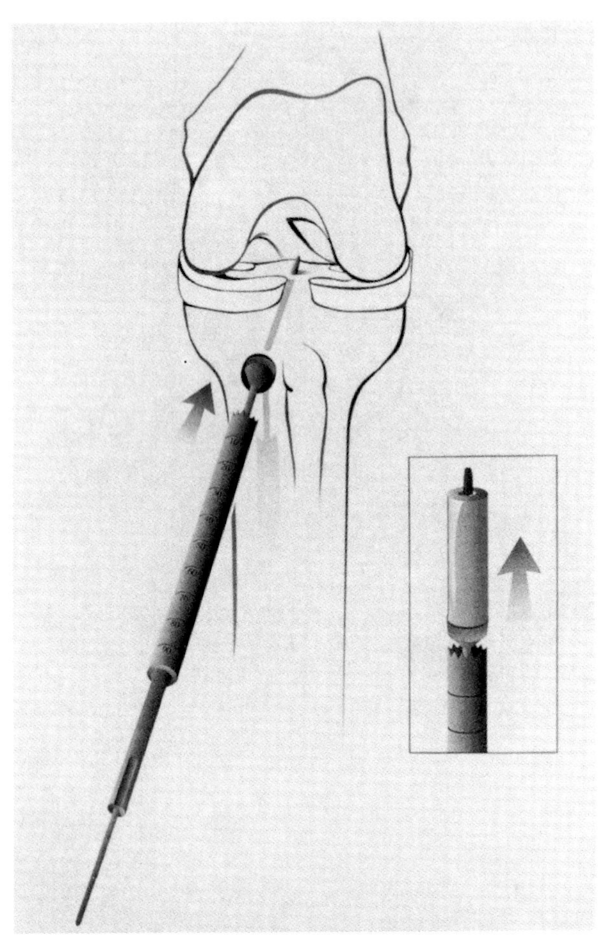

图 130-7 开始用钻钻胫骨隧道,并将空心钻头提前套在导针上。将钻出的骨芯劈开植于胫骨和髌骨的骨供区。(Courtesy of Arthrex, Naples, FL.)

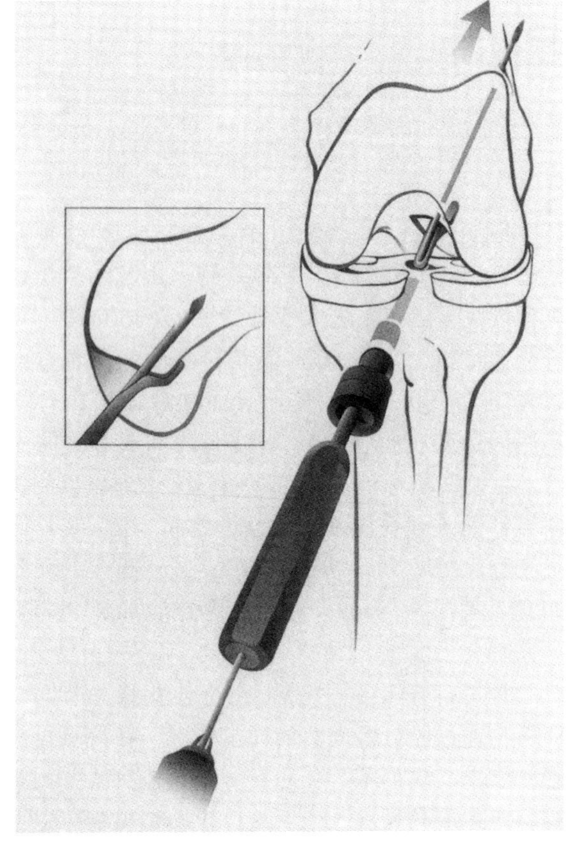

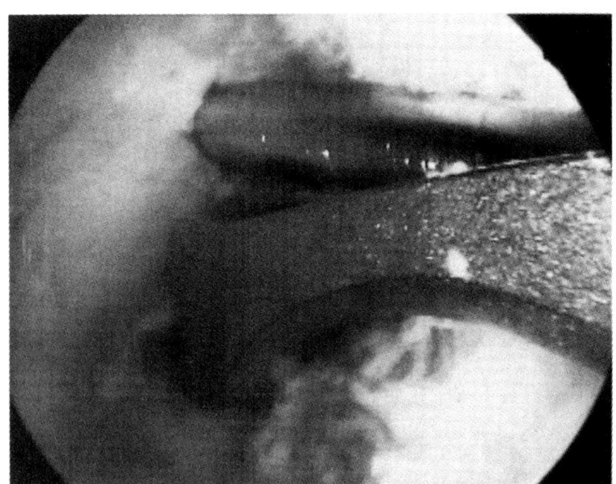

图 130-8 (A)用于钻股骨隧道导针的位置。用一个被标定好的导针检查等距(见下文),并将 Beath 针钻穿股骨外侧皮质。在本图中显示通过钻头导向器放置的导针应尽量远离前方以防止其穿透股骨后侧壁。(B)导针替换的照片。(Courtesy of Arthrex, Naples, FL.)

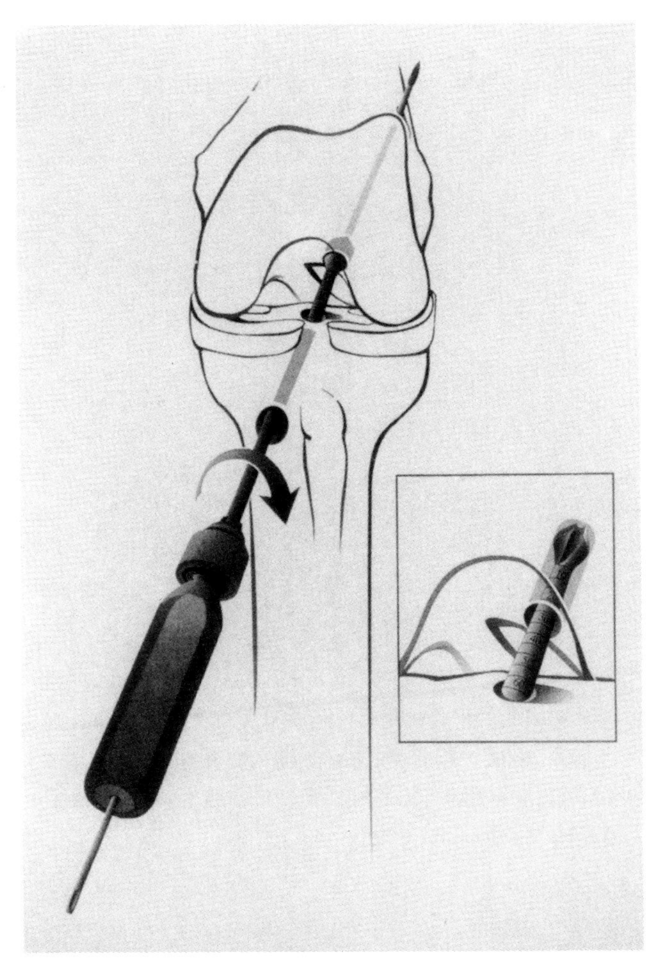

图 130-9　患者仰卧徒手钻股骨隧道可以减少股骨后方皮质层折断的危险。(Courtesy of Arthrex, Naples, FL.)

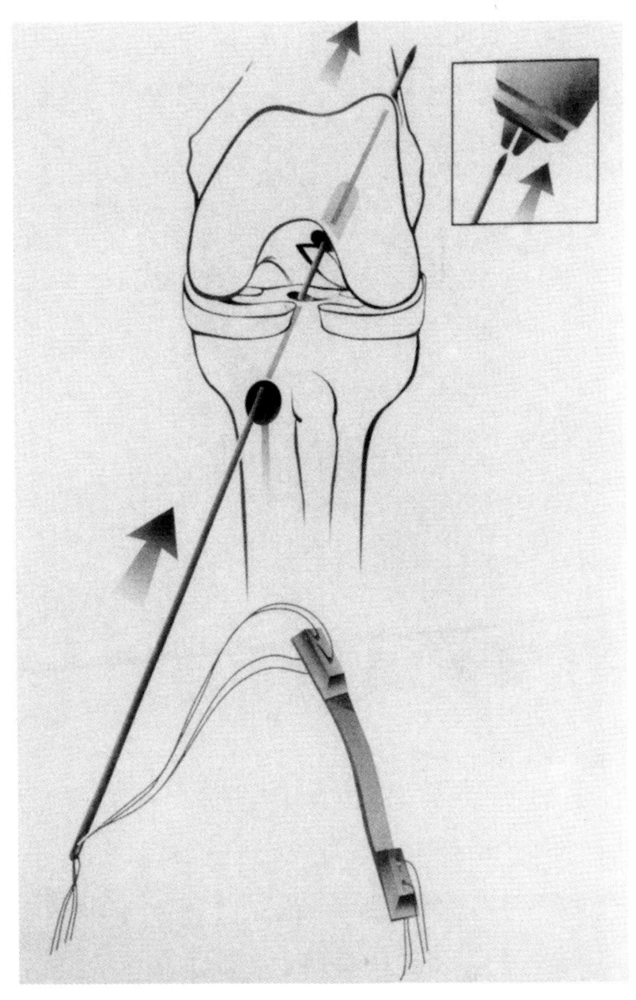

图 130-10　移植通道穿过胫骨隧道进入股骨。重要的是挡住 Beath 针尖以保护术者及其助手。将亚甲蓝用于骨-腱结合部。(Courtesy of Arthrex, Naples, FL.)

其强度[10]。测试稳定性和运动范围以确保完成手术目标。缝合腱周而无须修补腱缺损[9]。缝合余下的伤口并按常规敷盖伤口。用带铰链膝关节夹板固定膝关节，开始将夹板锁定在完全伸直位。尚无证明持续被动运动机器有益于康复[33]。

术后康复

Shelbourne 和 Nitz[36]的工作已经证明早期积极康复是安全的。康复的初期阶段包括恢复全部运动范围，通过特别的努力尽可能快地恢复完全伸直功能。用功能和闭链负重练习认真指导患者逐渐完成强化训练计划。等动力学练习应慎重[21]。无法确定恢复运动和其他强度练习或工作时间表，但是移植体血运重建和成熟可能需要一年的时间[34]。需要本体感觉和功能练习以确保其对患肢康复的信心要优于恢复运动。对具有良好术后稳定性的膝关节，无须常规应用功能支具。

小结

前交叉韧带损伤明显影响膝关节功能。对外科医师来说咨询患者有关其治疗选择是最重要的也最费时。如果选择保守治疗方法，那么必须强调避免不稳定性问题的重要性。手术治疗关系到重复性结果，但是这些结果对应一条陡峭的学习曲线，为使手术获得成功，术者必须熟悉所有的手术细节。术后康复需要细心随访并注意细节，这些与手术技术同等重要。

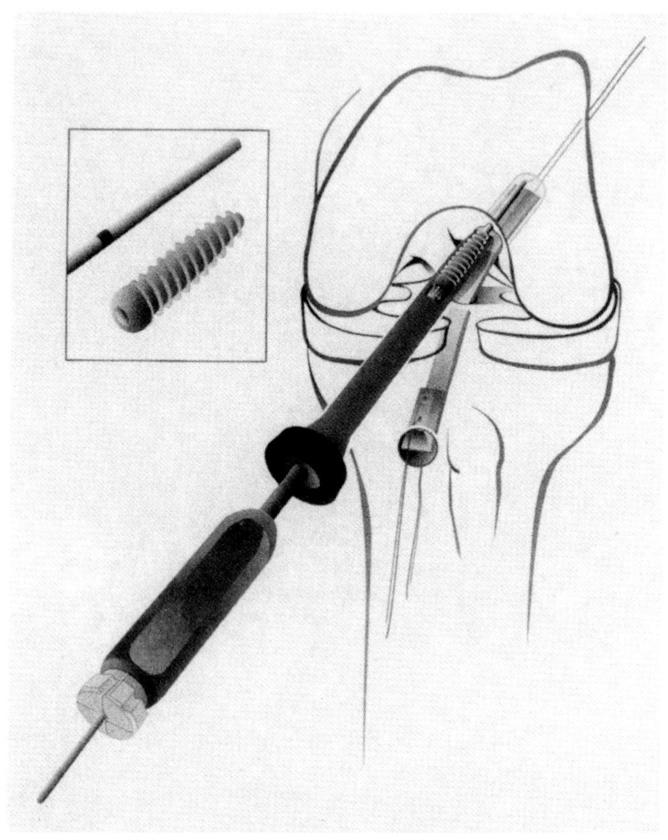

图 130-11 拧入股骨螺钉。过屈膝关节，空心螺钉套在导针上拧入。相对于螺钉的长度而言，置入胫骨隧道的导针不要太深，否则取导针时可能遇到困难，这一点很重要。(Courtesy of Arthrex, Naples, FL.)

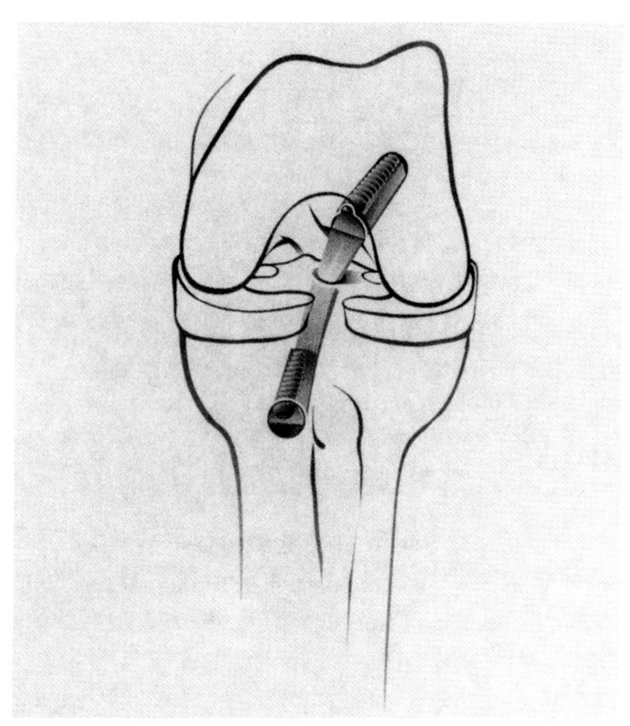

图 130-12 最终移植物的放置。(Courtesy of Arthrex, Naples, FL.)

（肖湘 李世民 译 李鑫鑫 校）

参考文献

1. Abe S, Kurosaka M, Iguchi T et al: Light and electron microscopic study of remodeling and maturation process in autogenous graft for anterior cruciate ligament reconstruction. Arthroscopy 9:394, 1993
2. Amiel D, Kuiper S: Experimental studies on anterior cruciate ligament grafts: histology and biochemistry. p. 379. In Daniel DM, Akeson WH, O'Connor J (eds): Knee Ligaments: Structure and Function, Injury and Repair. Raven Press, New York, 1990
3. Anderson AF, Snyder RB, Federspiel CF: Instrumental evaluation of knee laxity: a comparison of five arthrometers. Am J Sports Med 20:135, 1992
4. Andrews JR, Sanders R: A mini reconstruction technique in treating anterolateral rotatory instability (ALRI). Clin Orthop 172:93, 1983
5. Burger RS, Larson RL: Acute ligamentous injury. p. 514. In Larson RL, Grana WA (eds): The Knee: Form, Function, Pathology, and Treatment. WB Saunders, Philadelphia, 1993
6. Cawley PW, France P, Paulos LE: The current state of functional knee bracing research. Am J Sports Med 19:226, 1991
7. Clancy WG, Nelson DA, Reider B: Anterior cruciate ligament reconstruction using one-third of the patellar ligament, augmented by extra-articular tendon transfers. J Bone Joint Surg 64A:352, 1982
8. Clancy WG, Ray JM, Zoltan DJ: Acute tears of the anterior cruciate ligament: surgical versus conservative treatment. J Bone Joint Surg 70A:1483, 1988
9. Coapens, SD, Yates CK, Sheldon C et al: Magnetic resonance imaging evaluation of patellar tendon after use of its central one-third for anterior cruciate reconstruction. Am J Sports Med 20:332, 1992
10. Cooper DE, Deng XH, Burstein AL et al: The strength of the central third patellar tendon graft: a biomechanical study. Am J Sports Med 21:818, 1993
11. Cross MJ, Wootton JR, Bokor DJ et al: Acute repair of injury to the anterior cruciate ligament: a long term follow-up. Am J Sports Med 21:128, 1993
12. D'Agata SD, Pearsall AW, Reider B et al: An in vitro analysis of patello-femoral contact areas and pressures following procurement of the central one-third patellar tendon. Am J Sports Med 21:212, 1993
13. Eilerman M, Thomas J, Marsalka D: The effect of harvesting the central one-third of the patellar tendon on patello-femoral contact pressure. Am J Sports Med 20:738, 1992
14. Feagin J: The crucial ligament. 2nd Ed. Churchill Livingstone, New York, 1994
15. Friden T, Egund N, Lindstrand A: Comparison of symptomatic versus nonsymptomatic patients with chronic anterior cruciate ligament insufficiency. Am J Sports Med 21:389, 1993
16. Fu F (ed): The anterior cruciate ligament. Clin Sports Med 12(4), 1993
17. Gillquist J, Odensten M: Reconstruction of old anterior cruciate ligament tears with a Dacron prosthesis: a prospective study. Am J Sports Med 21:358, 1993
18. Good L, Gillquist J: The value of intraoperative isometry measurements in anterior cruciate ligament reconstruction: an in vivo correlation between substitute tendon and length change. Arthroscopy 9:525, 1993
19. Hanton R, Jinnah RH, Johnson C: A biomechanical analysis of solvent dehydrated and freeze-dried human fascia lata allografts. Am J Sports Med 20:607, 1992
20. Kaplan N, Wickiewkz TL, Warren RF: Primary surgical treatment of anterior cruciate ligament ruptures. Am J Sports Med 18:354, 1990
21. Kaufman KR, An K, Litchy WJ et al: Dynamic joint forces during knee isokinetic exercise. Am J Sports Med 19:305, 1991
22. Keene GCR, Bickerstaff D, Rae PJ et al: The natural history of meniscal tears in anterior cruciate ligament insufficiency. Am J Sports Med 21:672, 1993
23. Krachow KA: Techniques of total knee arthroplasty. CV Mosby, St. Louis, 1990
24. Larson RL, Tallon M: Anterior cruciate ligament insufficiency. J Am Acad Orthop Surg 2:26, 1994
25. Morgan CD: Tibial insertion of the ACL: where is it? Scientific exhibit at the Annual Meeting of the American Academy of Orthopaedic Surgeons, 1993
26. Noyes FR, Bassett RW, Grood ES et al: Arthroscopy in acute traumatic hemarthrosis of the knee. J Bone Joint Surg 62A:687, 1980
27. Noyes FR, Butler DC, Grood ES et al: Biomechanical analysis of human ligament grafts used in knee-ligament repairs and reconstruction. J Bone Joint Surg 66:344, 1984
28. Otero AL, Hutcheson L: A comparison of the doubled semitendinosus/gracilis and central third of the patellar tendon autografts in arthroscopic anterior cruciate ligament reconstruction. Arthroscopy 9:143, 1993
29. Paulos LE: Presentation at the AANA Meeting Instructional Course: Anterior Cruciate Ligament Repair, Orlando, FL 1994
30. Paulos LE, Rosenberg TD, Grewe SR et al: The Gore-tex anterior cruciate ligament prosthesis: a long term follow up. Am J Sports Med 20:246, 1992
31. Raab DJ, Fischer DA, Smith JP: Comparison of arthroscopic and open reconstruction of the anterior cruciate ligament—early results. Am J Sports Med 21:680, 1993
32. Richmond JC, Manseau CJ, Patz R: Anterior cruciate reconstruction using a Dacron ligament prosthesis. Am J Sports Med 20:24, 1992
33. Rosen MA, Jackson DJ, Atwell EA: The efficacy of continuous passive motion in the rehabilitation of anterior cruciate ligament reconstructions. Am J Sports Med 20:122, 1994
34. Rougraff B, Shelbourne DK, Gerth PK et al: Arthroscopic and histologic analysis of human patellar tendon autografts used for anterior cruciate ligament reconstruction. Am J Sports Med 21:277, 1993
35. Saddemi SR, Frogamein AD, Fenton PJ: Comparison of perioperative morbidity of anterior cruciate ligament autografts versus allografts. Arthroscopy 9:519, 1993
36. Shelbourne DK, Nitz P: Accelerated rehabilitation after anterior cruciate ligament reconstruction. Am J Sports Med 18:292, 1990
37. Shelbourne DK, Rettig AC, Hardin G et al: Mini arthrotomy versus arthroscopic-assisted anterior cruciate ligament reconstruction with autogenous patellar tendon graft. Arthroscopy 9:72, 1993
38. Silvaggio VJ, Fu F, Georgescu HI et al: The induction of IL-1 by freeze-dried ethylene oxide-treated bone–patellar tendon–bone allograft wear particles: an in vitro study. Arthroscopy 9:82, 1993

39. Souryal TO, Freeman TR: Intercondylar notch size and anterior cruciate ligament injuries in athletes. Am J Sports Med 21:535, 1993
40. Vail TP, Malone TR, Bassett FH: Long-term functional results in patients with anterolateral rotatory instability treated by iliotibial band transfer. Am J Sports Med 20:274, 1992
41. Yack HJ, Collins CE, Whieldon TJ: Comparison of closed and open chain kinetic exercise in the anterior cruciate ligament-deficient knee. Am J Sports Med 21:49, 1993
42. Yara NC, Daniel DM, Penner D: The effect of tibial attachment site on graft impingement in an anterior cruciate ligament reconstruction. Am J Sports Med 20:217, 1992

第131章

后交叉韧带重建

Michael J. Stuart

后交叉韧带(posterior cruciate ligament,PCL)和膝关节后外侧结构损伤的治疗对于骨科医师来讲仍是一个挑战。在目前的文献中,我们很难获得治疗方面的有效信息,因为这些研究多存在选择偏倚,治疗方法不统一,评价标准不一致和随访时间较短等问题。单纯PCL断裂的自然转归尚不明确,因为PCL撕裂常常伴随其他结构的损伤,包括半月板、关节面、软骨下骨和其他韧带。PCL损伤的治疗方法一般包括保守治疗、康复锻炼、外科修复和韧带重建,其疗效常通过功能恢复情况、临床症状、影像学表现和关节镜下表现来评定。PCL一直被认为是膝关节稳定的主要结构,然而,PCL损伤的患者却常在短期内表现出关节功能良好。髌股关节疼痛或者下楼时退却的症状可能使得一些患者寻求医疗帮助。单纯PCL断裂通过保守治疗可能获得满意的关节功能,但是经临床证明会导致不可逆的退行性改变和继发的活动受限。膝关节其他韧带损伤累及PCL时,最好采用外科修复或韧带重建治疗。PCL损伤患者的大样本前瞻性研究施行较难,但对于我们了解其自然转归是相当必要的。

发生膝关节后外侧不稳时PCL损伤常伴随其他韧带的损伤,如果采用固定装置纠正其他韧带的不稳,也可能对其造成医源性的损伤。Hughston和Jacobson认为这种疾病很容易被漏诊、误诊和误治[29]。后外侧结构包括外侧副韧带(lateral collateral ligament,LCL)(腓侧副韧带)、小豆腓骨韧带(短的侧韧带)、腘肌腱、腘腓韧带,弓状韧带、髂胫束和腓肠肌的外侧头(图131-1)[46,54]。尽管我们已经对膝关节后外侧角的解剖学和生物力学知识有了很多的认识,而且对这些复杂的膝关节不稳类型的临床表现和体格检查有了深入的理解,但对于膝关节后外侧结构不稳的治疗仍很困难。当PCL损伤伴有膝关节后外侧关节囊损伤时,关节功能障碍表现如日常生活中偶发的行走不能和步态改变等非常常见。其导致的后侧胫骨半脱位、内收活动增强和关节反作用力的内聚可能促进了关节退变的发生,主要累及部位为内侧间室和髌股间室。目前最主要的问题仍然是PCL损失的早期重建是否能够阻止PCL功能丧失这一不良后果的发生。

临床评价

病史

低速的运动损伤或高速的交通事故常可导致后交叉韧带的断裂。高能量损伤常可引起其他的伴发损伤,包括多韧带损伤、骨折或神经血管损伤。PCL损伤可能不会像前交叉韧带(acute anterior cruciate ligament ,ACL)断裂那样引起注意,因为患者通常不会出现关节响、即刻的关节肿胀或行走困难。已提出许多损伤机制,包括:①屈曲过度;②膝关节屈曲时对胫骨近端前方的直接暴力(汽车受到一个后方撞击时,驾驶小腿撞向仪表盘座);③膝关节屈曲和足跖屈时摔倒;④大腿前方的向下作用力;⑤相对外旋时后方作用力引起的方向急速改变;⑥同时的外翻、外旋力(多伴发内侧副韧带损伤);⑦伸展过度(多伴发前交叉韧带损伤)。

体格检查

体格检查首先通过视诊确定是否有肿胀、畸形、瘀血或擦伤。必须进行细致的神经血管检查,这包括可触及的足背动脉和胫后动脉、完好的肌肉强度和对细微触觉的感知。然后需要评估患者的姿势和步态。站立时膝关节内翻、反屈或胫骨外旋和行走时膝关节内翻、屈曲是侧方和后方胫股分离以及胫骨平台的后侧半脱位的标志。患者可能用患膝轻度屈曲行走以避免明显的外旋,而这在下肢伸展时比较明显[19]。

应该先检查未受伤的膝关节,以期获得患者的

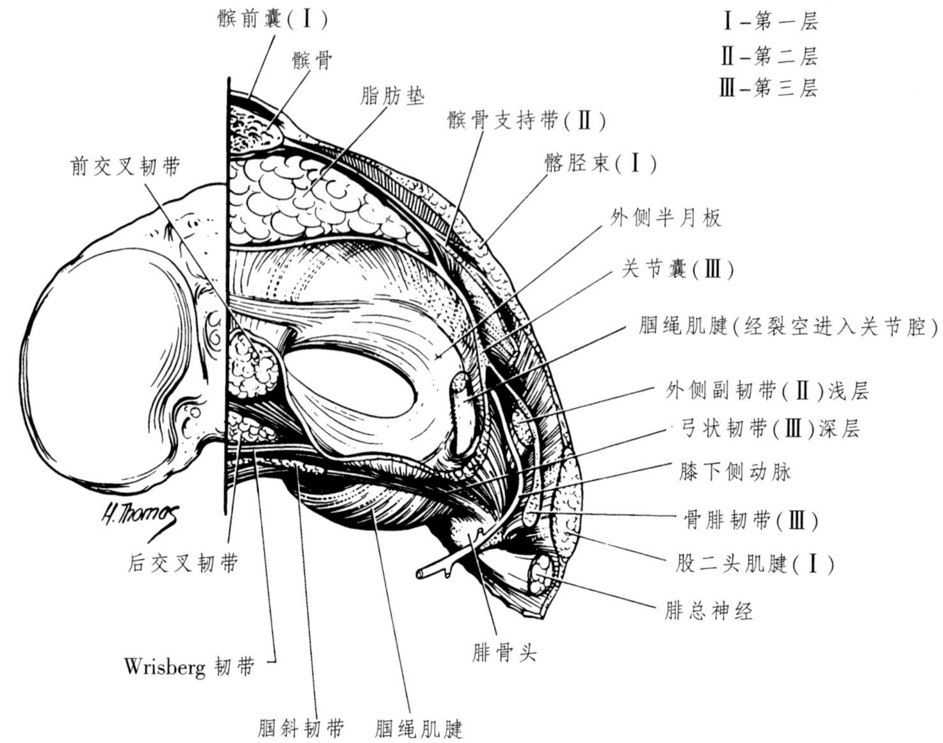

图 131-1 膝关节的外侧解剖结构图。(From Seebacher et al.[46] ,with permission.)

信任并与患膝相比较。患膝的触诊可以明确是否存在关节内渗出液,并确定膝关节的疼痛部位。关节连接部位、侧副韧带和伸肌结构在触诊时尤其应注意,以排除其他伴发的损伤。应记录双膝的主动、被动活动度。

需要进行胫骨后移、内旋和外旋的临床诊断以探测 PCL 损伤情况并鉴别复合 PCL 损伤和后外侧角损伤[17]。已提出许多特异性的体格检查试验以诊断膝关节后侧和后外侧的损伤情况。这些体格检查试验具有高度特异性,但是后抽屉试验和应力后沉征对检测后交叉韧带损伤最敏感(表 131-1)[44]。

后方不稳定试验

应力后沉试验

患者仰卧位,膝关节屈曲 90°,脚置于桌子上,检查者观测胫骨近端前方轮廓不对称的凹面,以及因胫骨后方半脱位导致的胫骨结节的突起下降。

拇指试验

患者仰卧位,膝关节屈曲 90°,脚置于桌子上,检查者触诊胫骨近端内侧的前方边缘,与健侧膝相比患侧可触到一小凸起或一个凹面。

Godfrey 试验

患者仰卧位,髋关节和膝关节屈曲 90°,检查者可观察到胫骨近端前缘不对称的凹面,以及因胫骨后方半脱位导致的胫骨结节突起(图 131-2)。

后抽屉试验

检查者对胫骨近端施一个向后的力,以毫米计评估胫骨向后移位的程度,划分等级为重度、临界点和轻度。

股四头肌主动收缩试验

患者屈膝 90°仰卧于检查桌上,检查者一手扶起患者的大腿,另一只手固定足部[15]。患者收缩股四头肌沿桌子轻滑足底,检查者观察半脱位胫骨近端后方的复位情况(图 131-3)。

近伸展状态的重力试验

患者仰卧位,股骨远端用一个 15 cm 的垫枕支持,屈膝 10°~15°,处于向后半脱位状态的胫骨在重力作用下,检查者可观察到胫骨前端不对称的凹形轮廓,向下倾斜的髌骨和下降的胫骨结节凸起[51]。

胫骨后侧半脱位的主动复位

患者仰卧位,股骨远端用一个 15 cm 的垫枕支持,屈膝 10°~15°,检查者可观察到胫骨前方轮廓的复位,即当患者逐渐抬起脚后跟至离开桌面 2~3 cm 时,后脱位逐步恢复[51]。

胫骨后侧半脱位的被动复位

患者仰卧位,股骨远端用一个 15 cm 的垫枕支持,

表 131-1 单纯慢性后交叉韧带损伤的检测试验

	敏感性(%)	特异性(%)
后抽屉试验	90	99
应力后沉征	79	100
反向 Lachman 试验	62	89
后移试验	58	94
股四头肌主动收缩试验	54	97
反向轴移试验	26	95
外旋反屈试验	3	99

From Rubenstein and Shelboume[44] ,with permission.

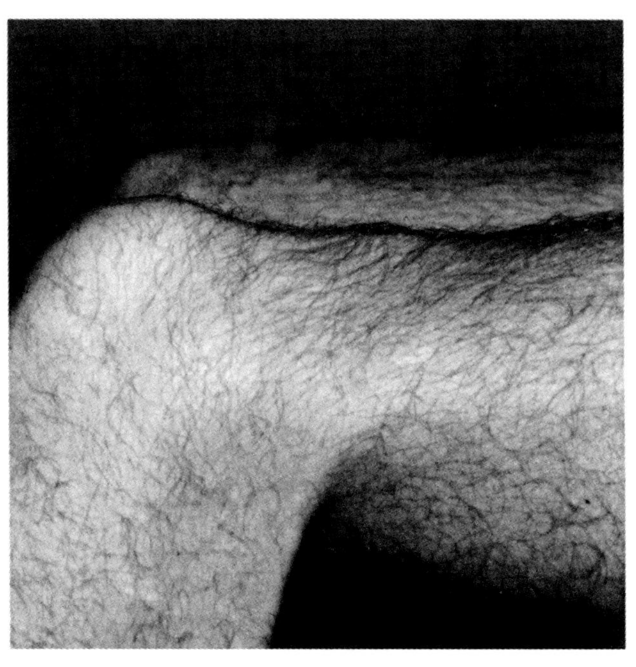

图 131-2 Godfrey 试验：当患者髋关节和膝关节屈曲 90°时，胫骨向后方半脱位，胫骨近端前缘呈不对称的凹面。

屈膝 10°~15°，检查者对胫骨近端向前施力，使后脱位恢复到中立位[51]。

近伸展状态被动后抽屉试验(反向 Lachman 试验)

患者屈膝 10°~15°，检查者对胫骨近端施一个向后的作用力，以毫米计评估胫骨向后移位的程度，划分等级为重度、临界点和轻度[51]。

动态后移试验

患者屈髋 90°，检查者缓慢将其膝伸展(图 131-4)。当膝关节完全伸展时，可听到明显弹响，提示向后半脱位的膝关节已复位[47]。

俯卧后抽屉试验

患者俯卧位，屈膝 90°，检查者扶好胫骨使其不旋转，对胫骨近端施一个向后的力[58]。胫骨向后半脱位，足部向后外侧或后内侧关节囊相应损伤部位偏移(图 131-5)。

复合性后外侧不稳

对于膝关节 PCL 功能不全的患者，必须认真进行

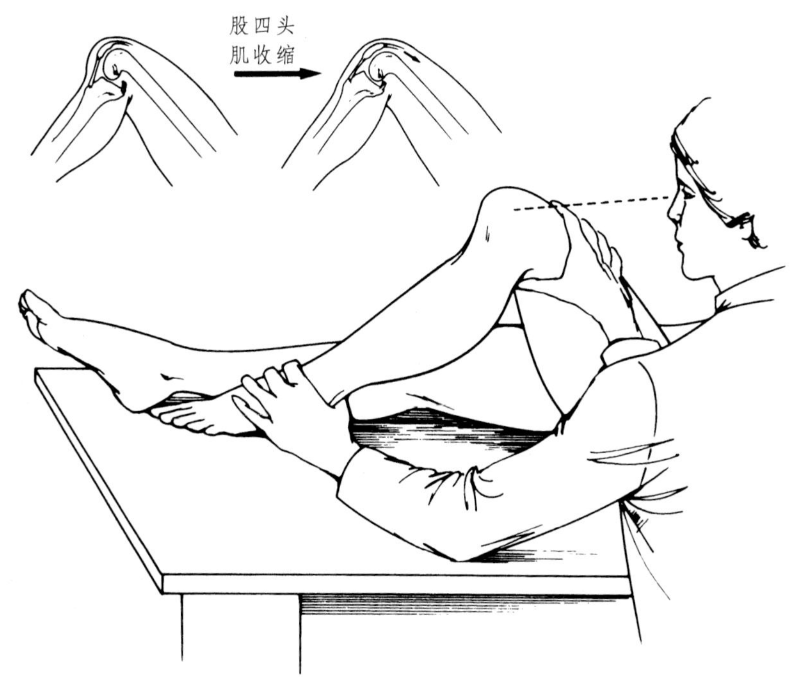

图 131-3 股四头肌主动收缩试验：股四头肌收缩导致胫骨近端后侧半脱位复位。(From Daniel et al.[15] ,with permission.)

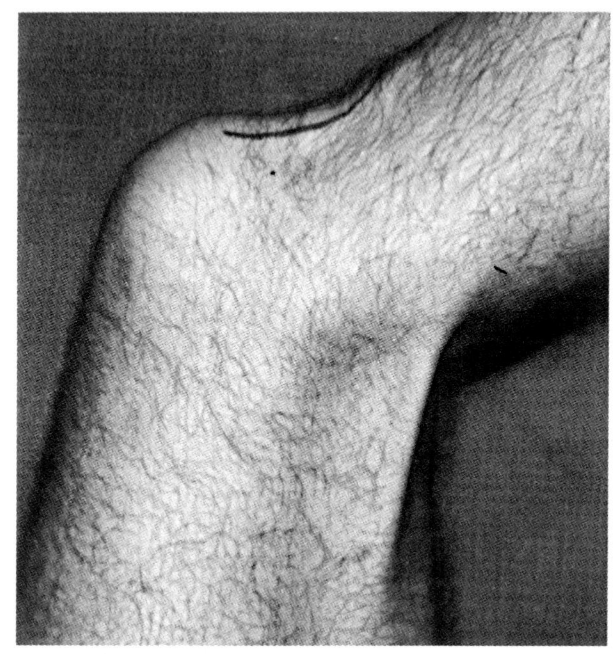

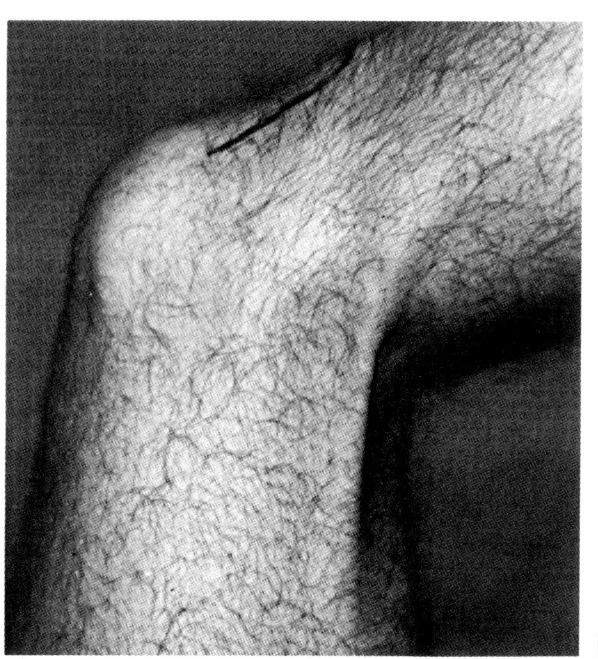

图 131-4 动态后移试验：屈髋 90°时(A)胫骨的后侧半脱位通过膝关节的被动伸展复位(B)。

体格检查以排除复合型后外侧不稳。单纯的 PCL 损伤不会明显影响膝关节内、外翻的活动。单纯的 PCL 损伤与异常后方松弛相伴随，这可以通过胫骨的后移进行验证，尤其是当膝关节屈曲 90°时[17]。当膝关节屈曲 30°时，LCL 和后外侧囊的功能障碍可导致胫骨的异常内、外旋。腘肌腱是一个阻止胫骨平台外旋和后移的重要结构[54]。PCL 和后外侧囊损伤可引起膝关节在各个弯曲角度的后移、内旋和外旋幅度降低。膝关节完全伸展状态下做内翻应力试验时感觉到明显的外侧关节间隙可能表明前、后交叉韧带和后外侧结构的断裂。

后外侧不稳定试验

外旋反屈试验

患者仰卧位，检查者同时抓住患者双足踇指将伸展的双下肢提起[30]。内翻角、伸展过度和胫骨外旋则构成阳性体征。外旋反屈试验阳性提示 ACL 损伤和可能的 PCL 损伤，对弓状韧带损伤不具有特异性。

后外侧抽屉试验

膝关节屈曲 90°，胫骨外旋 15°，检查者对胫骨施加一个向后的力(图 131-6)[30]。胫骨平台外侧后移而胫骨平台内侧位置无变化即为阳性结果。

反向轴移试验

患者膝关节屈曲，足外旋，检查者对膝关节施加一个外翻的力，然后逐渐伸展膝关节[12]。在屈曲 20°~30°时，向后侧半脱位的胫骨平台明显复位即为阳性体征。

35%的正常人在麻醉状态下反向轴移试验也可呈阳性，所以其阳性结果并不代表关节有异常，除非对侧膝呈阴性结果。

胫骨外旋试验

膝关节屈曲 30°或 90°，检查者以足或胫骨结节的内侧缘作为参考线外旋胫骨[12]。与对侧相差大于 15°即为阳性结果。

以足的内侧缘作为参考的胫骨外旋是不稳定的。Jacobsen[32]证实，这种测量方法与膝关节外旋相关的比例为 3:1。屈曲 30°时外旋程度增加提示弓状韧带复合体、LCL 和腘肌的损伤。

自主诱发的后外侧抽屉征

一些后外侧不稳的患者可以通过主动肌肉收缩使胫骨平台处于半脱位状态或复位状态。Shino 和他的同事们观察到大约 60%被诊断为后外侧不稳的患者可以不经过锻炼或培训而自主完成后外侧抽屉试验[49]。这些患者可以分别收缩腘肌和股二头肌。肌电图检测表明股二头肌可引起胫骨外侧平台向后半脱位而腘肌可使其复位。作者建议这种不引起患者恐惧的简单检测可以作为膝关节临床检查的第一步。

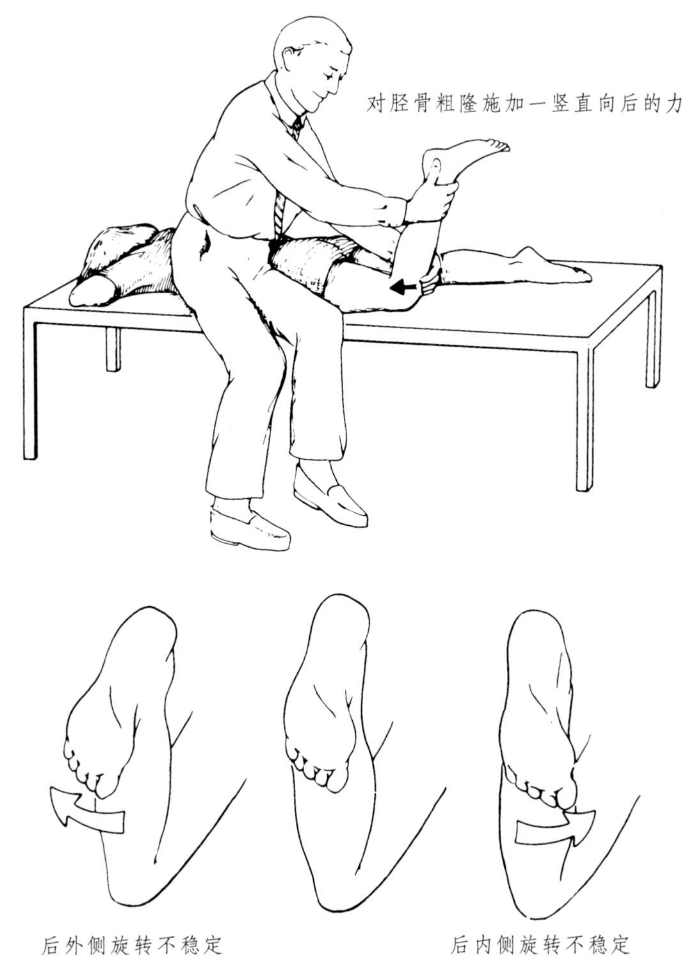

图 131-5　俯卧后抽屉试验：患者俯卧位，屈膝 90°，检查者对胫骨施一个向后的力，胫骨向后半脱位，足部向相应的关节囊损伤部位偏移。(From Whipple and Ellis[58]，with permission.)

后内侧不稳定试验

后内侧轴移试验

尸体解剖和一组临床系列研究证明一种新的方法可以检测 PCL、内侧副韧带和后方斜形韧带的断裂[42]。屈膝大于 45°时施加一个内翻、内旋和压缩的力可使胫骨内侧平台相对于内侧股骨髁向后半脱位。伸展膝关节至大约 30°时，胫骨可复位(图 131-7)。

X 线片表现

对于骨折的 X 线片仔细观察骨折片可能会发现韧带的撕脱，尽管这种失败的模式不常见。这些骨折片可能被发现的部位包括胫骨近端后方 PCL 胫骨止点的撕脱、腓骨头 LCL 或股二头肌止点的撕脱、弓状韧带后外侧胫骨止点的撕脱（“弓形征”）、Gerdy 结节髂胫带止点的撕脱或腘肌腱股骨外侧远端的撕脱。

应力 X 线片可以得到一个边与边的比较和一个胫骨后移程度的定量分析。标准化的测量需要患者仰卧位屈髋屈膝 90°，胫骨近端施加一个重量(约为体重的 1/10)[45]。拍摄侧位 X 线片时需要 1~2 分钟时间的肌肉放松，且需机身和胶片距离 1 m。

X 线片上退行性改变主要表现为关节间隙狭窄、软骨下骨硬化、骨赘和胫股力线改变。慢性 PCL 损伤导致的创伤后退行性关节炎主要累及膝关节内侧间室。Clancy 等[11]比较了 33 例慢性有症状的 PCL 损伤患者的术前 X 线片和术中所见。术前 X 线片表现为退行性变的患者中只有 31%在术中观察到发生了中到重度的关节损伤。术中观察到重度内侧间室关节面退变的患者中，40%为正常的半月板和正常的 X 线片表现。这种 X 线片表现和实际的关节面损伤进展的明显差异使得 X 线片在诊断创伤后退行性关节炎方面不再是一种可靠方法。锝骨扫描是一种敏感的测试方法，它可以识别血流增加和骨重建的区域。一些骨科

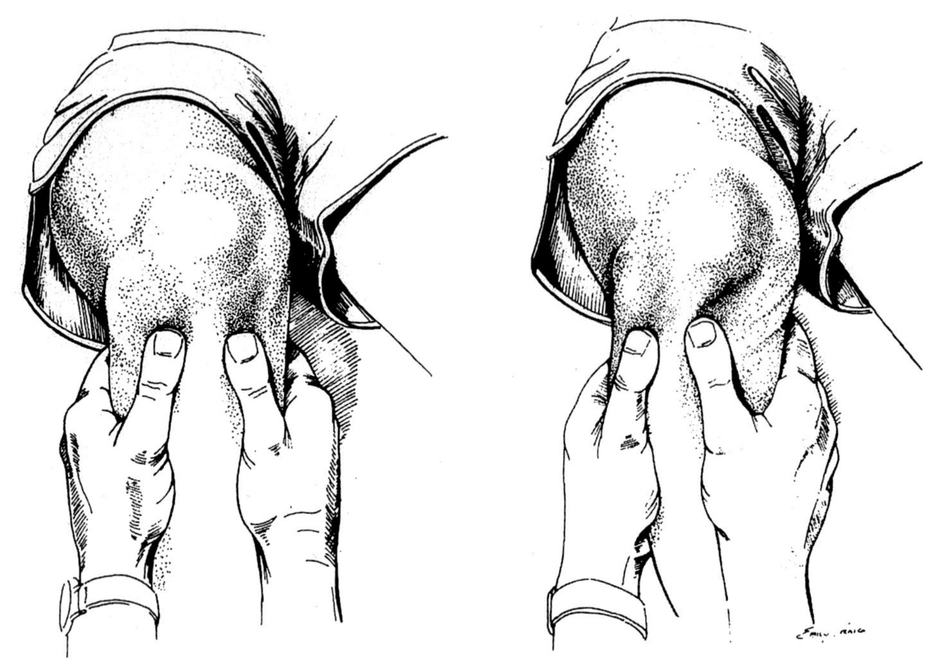

图 131–6 后外侧抽屉试验：膝关节屈曲 90°，胫骨外旋 15°，检查者对胫骨施加一个向后的力导致胫骨外侧平台后移。(From Hughston and Norwood[30] ,with permission.)

医师推荐采用连续骨扫描检测来监测退行性改变的进展,以便帮助决定是否进行 PCL 重建。

单腿全长站立位 X 线正位片表明膝关节在冠状面上轴线异常(图 131–8)。负重状态下的影像能够进行双侧解剖轴线(股–胫)和机械轴线(髋–膝–踝)及外侧关节间隙增加(分离)程度的对比评估。在单腿站立位 X 线侧位片上通过双侧胫骨角测量的对比评估可以观察到矢状面上异常的伸展过度。影像学评估在帮助确定是否需要施行矫正截骨术方面非常重要。

磁共振成像

PCL 在膝关节的 磁共振成像(magnetic resonance imaging, MRI) 矢状位或冠状位图像上均表现为一条粗的、低密度(暗)带状影。由于该韧带由平行的束带组成,其在影像学上边界清楚、同质性好[2]。PCL 的直径较大(13 mm),小腿小角度的旋转不会影响其成像。一项对 203 个膝行 MRI 后再进行手术的回顾性研究

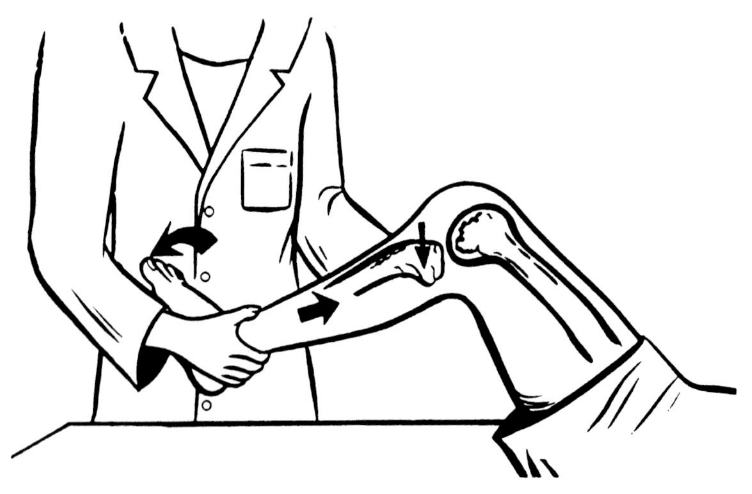

图 131–7 后内侧轴移试验:当 PCL、内侧副韧带和后斜韧带功能障碍时，伸展膝关节的同时施加一个屈曲、内旋和内翻的力可使向后脱位的胫骨内侧平台复位。(From Owens[42] ,with permission.)

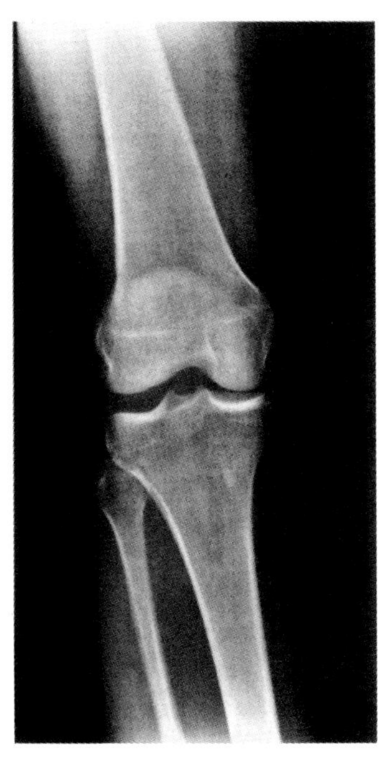

图 131-8 重度后外侧不稳患者的单腿站立位 X 线正位片表明胫股轴线内翻，关节外侧间隙增大。

结果表明，MRI 在鉴别膝关节 PCL 损伤方面具有 100%的准确度、敏感度和特异度[23]。作者还提出一个分级标准：0 级，MRI 表现为一条连续的低密度信号，此为正常 PCL；1 级，MRI 表现为信号增强但 PCL 双侧边界完整；2 级，MRI 表现为信号增强，但 PCL 只有一侧边界完整；3 级，MRI 表现为 PCL 信号不连续，此为 PCL 完全断裂(图 131-9)。1 级和 2 级的临床意义仍不清楚，可能提示 PCL 部分损伤。一项关于尸体标本的组织学分析和 MRI 表现对比研究表明在韧带 MRI 信号发生改变的病例中大约 60%是由于组织退变引起的[27]。MRI 可以提供关于半月板和关节面方面的有价值的信息，但对于有典型病史和明确体格检查体征的 PCL 损伤患者则不必再进行此种检查。在 MRI 上可明显观察到软骨损伤和软骨下骨的损伤。其原因在于关节软骨(中度信号)和皮质骨(低信号)在 MRI 上的信号可形成明显的反差。T_2 加权像或梯度回波序列可以鉴别细微的改变[2]。

应力计算机断层扫描

应力计算机断层扫描检测是一种较少使用的检测，但其能辅助诊断膝关节后外侧不稳。Shenck 等描述了一种标准二维 CT 矢状重建技术，即采用每隔 3 mm 扫描一层每层厚 4 mm 进行扫描[48]。下肢的定位是通过支撑架固定使膝关节屈曲至 25°实现的。足底的一个外旋力矩(3.4 N·m)和胫骨结节水平一个向后的力同时被施加。轴向胫股旋转和胫股间室移位通过重叠横断图像来分析。距关节线 5~6 cm 的后方的股骨皮质和前内侧的胫骨皮质可以作为最有效的参照线。矢状面重建不能够达到精确的测量，但是却可以在不同平面描述骨性轴线。在一例后外侧不稳患者和两个尸体膝关节韧带解剖中发现重叠的经轴参考线可以证明胫骨外侧平台的外旋和后侧半脱位。应力 CT 在评估复杂膝关节不稳类型的可靠性和准确性方面仍需进一步的研究。

功能分析

在支撑末期，膝关节屈曲大于 90°时 PCL 紧张度明显增加。当 PCL 处于无功能状态时，应力被传导至后内侧囊和后外侧囊，对关节软骨的后方切力增加。未治疗的和经过重建的 PCL 损伤患者，人们一直在研究其行走、跑步和上楼梯情况[56]。在 20 例志愿者中，5 例合并后外侧不稳。步态分析采用高速摄影术、脚踏开关、肌电图描记法和反作用力测定板来进行测量。在支撑中期，PCL 损伤未经处理的患者被记录到快步行走时膝关节伸展明显减少。有人认为避免伸展是一种避免对关节面和后关节囊造成二次应力作用的补偿机制。对 5 例后外侧不稳患者和 15 例正后侧不稳患者进行发

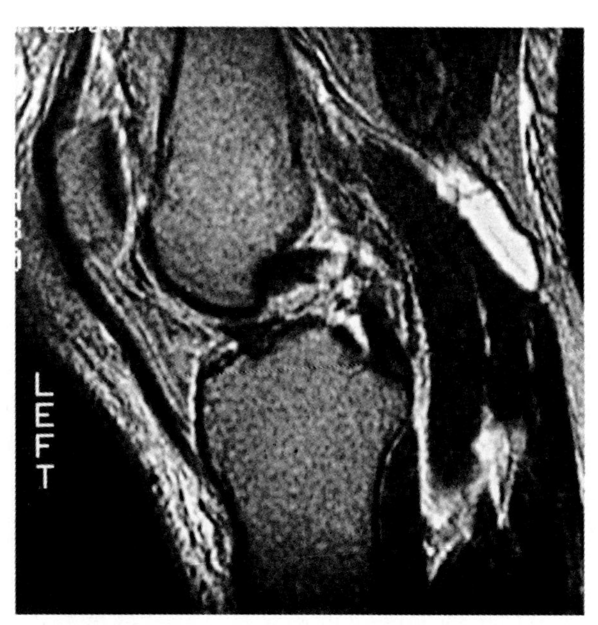

图 131-9 MRI 矢状位图像显示 PCL 呈中度信号且信号不连续，提示韧带完全断裂。

现,在膝关节伸展程度方面未发现明显差别。在支撑末期,受累膝关节的足底反作用力降低,导致伸展力矩和二次受限应力降低。肌电图描记法显示腓肠肌和比目鱼肌在负重期较早的激活。作者假设在后方不稳和股四头肌无力的情况下存在一种动态补偿机制来稳定足-踝-胫骨复合体[56]。

病史

对运动员单纯PCL断裂进行非手术治疗短期内可获得满意的功能。许多研究也已证实,不经手术大多数患者可恢复全部的运动功能[1,16,20,43]。静态的后方稳定性对于满意的功能稳定性来说不一定是必要的。Dandy和Pusey研究了一组主诉膝部不适的病例发现,膝关节异常松弛的程度与症状的严重程度并不相关[14]。这些患者中只有20%存在较差的功能分级,只有10%认为他们的症状严重到需要手术治疗。

PCL损伤后功能方面的结局显然取决于特异性的损伤机制、传导的能量大小和膝关节其他结构的损伤。Cross和Powell报道86%的运动性PCL损伤可获得优良恢复结果,而机动车和摔倒所致的PCL损伤只有8%可获得优良恢复结果[13]。机动车事故可损伤PCL和其他膝关节韧带,但很少引起PCL的单纯断裂[18]。

已有报道PCL缺乏的竞赛运动员可以有较高水平的表现。PCL断裂的职业足球运动员参加比赛时采用肌电图描记法、高速摄影术和等功能力量试验等可记录到患侧的股四头肌代偿。通过这种功能代偿机制,股四头肌使向后半脱位的胫骨在足跟着地前复位。

年轻的、活动量大的患者PCL功能不全的最终结局如何尚不清楚。Dejour等曾尝试通过一项由45位PCL功能不全患者平均随访15年(5~44年)的研究来明确其病程进展[16]。此项研究存在一些缺点,包括在损伤时只确诊7例患者,而且最初治疗方法也各不相同,7例患者行半月板切除术,而且不到一半的患者出现单纯的后方松弛。尽管有以上缺点,但本研究的数据表明当PCL缺失时,膝关节稳定性降低,疼痛加剧。X线检查表明,在末次随访时69%的患者胫股关节发生变化,62%的病例髌股关节发生变化。在膝关节的研究中,17%的患者被确诊为胫股骨关节炎,其表现为关节间隙缩窄50%以上并且单肢负重时呈内翻畸形。这些患者的一部分平均随访28年,其中最短时间(损伤后13年)发生内侧膝关节病的1例患者行内侧半月板切除术和内侧副韧带紧缩术。

作者指出胫骨平台向后滑动的膝关节的紊乱运动可导致关节面退化和髌股关节的过载。PCL功能障碍的自然进程可被分为3个阶段。功能适应期(1期):持续3~18个月,当股四头肌“二次训练”完成时,疼痛和不稳症状改善。功能耐受期(2期):持续约15年,尽管胫股关节面和髌股关节面存在缓慢的进展破坏但仍可以允许运动员去参加最高水平的竞赛。骨关节炎期(3期):在15年以上随访的患者中大约不到1/3的患者可发生。

Balkfors[1]观察51例PCL损伤的患膝,尽管其中有32例合并有其他韧带的损伤,但PCL损伤的膝关节与PCL损伤合并其他韧带损伤的患者在稳定性和功能方面没有明显区别。膝关节病的发生率不是特别高,本组研究中4例发生明显骨关节炎的患者均有半月板切除史。与膝关节其他韧带损伤相比,PCL损伤的严重性并不高多少。这种观点和那些主张PCL断裂应积极进行外科治疗以防止严重残疾发生的学者意见相反。创伤事故发生4年后,PCL损伤患者中未经外科治疗的患者有78%恢复到损伤前的功能状态,只伴有一些很小的功能丧失。较少的记录资料使得对最初出现临床表现时相关韧带损伤的评估较难进行。然而,在最终随访时这些相关的损伤却成为影响结果的最重要因素。所有伴有轻到中度症状的患者,进行娱乐活动时可对其他韧带造成损害。假设股四头肌和腓肠肌的选择性增强是上下楼时症状改善的原因。这些动力稳定装置能够去帮助维持PCL功能不全的膝关节的稳定性。

Torg和其同事们[57]指出,与多向不稳患者相比,单向后侧不稳患者的临床过程明显不同。本组研究中14例患者在单向不稳定组,29例患者在多向不稳定组,在损伤后平均6年时间时对其进行功能评价、体格检查、X线拍照、关节动度计测试和等功能力量分析。单向不稳患者的优良率为86%,多向不稳患者的优良率为48%。后抽屉松弛静力试验和功能状态二者之间的联系尚不明确。影响预后的因素包括不稳定的程度,半月板切除史,股四头肌功能不良和髌股关节功能不良。作者指出由PCL功能障碍引起的单向不稳患者不需要外科治疗。与此相反,多向不稳的患者应考虑韧带修复或者重建,因为如果不行手术治疗的话,关节功能障碍和X线上退行性改变的发生率明显增高。

远期并发症:关节软骨退化

尽管不足以在功能方面致残,但 PCL 功能障碍却可以导致创伤后退变性关节炎。急性膝关节 PCL 断裂的即时关节镜下检查和 MRI 评估证实在内侧间室存在软骨和软骨下损害(图 131-10)。内侧间室软骨及关节病的进展实际上可以当做是最初创伤导致关节损伤的后遗症。

Kennedy 等[34]报道了对不同组 PCL 损伤患者不予治疗的情况[34]。由于在这项研究中影像学检查结果提示 44%的膝关节发生了明显的退行性改变,故其常被作为预后不良的证据而引用。其研究结论不应单独适用于 PCL 损伤,因为本研究中所有膝关节发生退行性改变的 25 例患者,其损伤结构还包括 ACL、副韧带或二者同时累及。

Clancy 等回顾性研究了一组经自体髌腱移植重建治疗的慢性 PCL 功能障碍患者[11]。手术中发现从受伤到进行手术治疗的时间间隔为 2~4 年的患者中 71%存在中到重度的关节改变,时间间隔超过 4 年的患者中 90%存在中到重度的关节改变。从受伤到进行手术治疗的时间间隔在内侧间室退行性关节炎的快速进展方面的作用是令人惊讶的。术前的影像学改变与术中所见仅有 31%的病例一致。对于观察到的这种因果关系,我们可以认为其是患者存在许多其他合并损伤或者已经经过疼痛和不稳治疗所致。在所研究的 13 例膝关节中,6 例被诊断合并有前侧、内侧或后外侧不稳,7 例曾行内侧半月板切除术。然而,单纯 PCL 功能障碍患者膝关节退行性改变的出现仍令人担忧。

重建 PCL 功能的外科干预是防止关节软骨退化的合理治疗,然而,尚没有对照良好的前瞻性长期随访研究以及足够数量的病例支持静态重建治疗慢性 PCL 功能障碍能够防止关节软骨退化这一观点。124 例急性或有症状的慢性 PCL 功能障碍患者的关节软骨退变程度在手术时被记录[10]。关节面形态的 Outerbridge 分类与受伤到手术的间隔时间有关。单纯的 PCL 功能障碍与主要累及股骨内侧髁的关节软骨病变存在相关性。即使半月板完整也可观察到关节球面内侧间室的退行性改变。随着时间的进展,髌股间室和外侧间室也会被累及。PCL 功能障碍复合后外侧或 ACL 功能障碍与病程较长导致的内侧间室关节退变相关。Clancy 推测异常的关节运动和增加的关节负荷被分散到整个关节而不是集中于内侧间室。这些报道使我们更加担心存在 PCL 功能障碍的膝关节的结局,由于随着病程的延长,异常的生物力学似乎可以导致关节软骨退变的进展。急性 PCL 断裂后立刻进行的膝关节MRI 和关节镜镜检评估证实在内侧间室存在软骨和软骨下病变。内侧软骨形成和关节病的迟发性发生可能是最初创伤发生时的关节损伤持续存在造成的后遗症所致。

已经在尸体模型上通过压敏胶片对关节的接点压力进行了研究。Skyhar 等报道在他们的试验中采用 10 个完整的尸体膝关节标本迅速固定于一个可以承载关节负荷和股四头肌力量的支架上[50]。当完整的膝关节标本屈曲范围超过 15°~90°时,压力会增加 50%。当 PCL 切断时,不考虑屈曲的角度,髌股间的平均压力增加 25%。当后外侧复合体和 PCL 同时切断膝关节屈曲 15°时,髌股间的压力还会另外增加 50%。研究者认为,髌股间和内侧间室较高的接点压力来源于后侧和后外侧的关节松弛。

MacDonald 和他的合作者运用一个静态的尸体膝关节模型在模拟生理负荷的情况下记录 PCL 横断前后的关节接点压力[37]。负荷状态下,当膝关节屈曲 60°时可观察到胫骨向后半脱位。当切断 PCL 后使膝关节屈曲 60°时,无论是整体施压还是将压力集中于内侧间室均可观察到接点压力的明显改变。作者认为,这种压力集中模式与在临床上观察到的 PCL 损伤后股

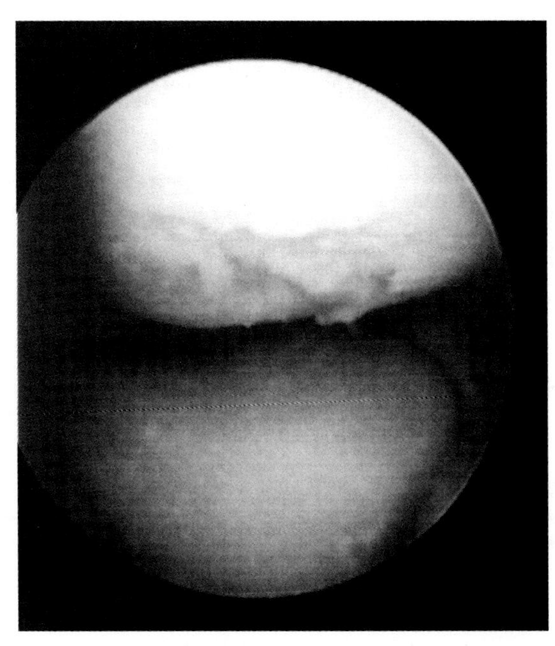

图 131-10　急性 PCL 断裂患者可在关节镜下观察到股骨内侧髁关节软骨病变。

骨内侧髁发生退行性改变的现象类似。当然,膝的内翻将会进一步加剧内侧的应力集中,这可能会加速内侧间室的退变。

治疗

PCL损伤的膝关节是否进行手术治疗受许多因素影响,包括伴发损伤的出现、静态膝关节稳定性和患者的个体要求。理论上进行手术应以重建关节内韧带后的PCL功能恢复能够重建膝关节的生物力学为基础,这样可以明显改善关节功能并预防进一步的关节损害。这种假设是在手术治疗能够确实恢复患者膝关节稳定性和矫正异常的运动学基础上提出的。手术干预要求技术上可靠、可复制且安全。要达到这些目标,严格的病例选择是关键的第一步。到目前为止,仅以退行性关节炎的预防作为手术的适应证在文献中尚未明确提出。

单纯的急性PCL断裂患者和无症状的慢性PCL功能障碍患者可以采用侵入性治疗方法及辅助制动(表131-2)。对于那些符合这些标准的患者或保守治疗无效的患者,PCL重建是一种可行的治疗方法(表131-3)。

也必须考虑患者的个人情况,这包括年龄、经济收入和工作限制、患者对治疗的预期和参加术后康复的能力等。小于50岁的有症状患者和仍希望继续从事与运动相关工作的有症状患者都是手术治疗的合适人选(表131-3)。

每位患者都必须明确自己的治疗目标,对治疗计划充满信心并且能够保证术后的制动。慢性PCL功能障碍同时伴有导致胫骨明显移位和旋转的囊韧带损伤患者也是手术治疗的适宜人群。后外侧不稳是需要手术治疗的最常见伴发症状。对于机械轴线内翻、行走时明显内翻和单腿站立正位X线片上存在不对称的外侧关节间隙增大表现的患者,应考虑行后外侧重建和(或)截骨术。如果患者膝关节疼痛且有早期关节炎表现或连续骨扫描提示存在进展性退行性改变时,也应积极地采取手术治疗。

表131-2 保守治疗的适应证

单纯的PCL损伤
后抽屉试验<15 mm且随着胫骨内旋程度的加大而降低
无其他复合的韧带、半月板和关节面损伤
无或较少发生的疼痛或落空感症状
在影像学或骨扫描中无关节软骨进行性退变证据

保守治疗

保守治疗并不意味着不治疗。急性PCL损伤后,患者即应进行保护患肢、相对静卧、冰敷、加压和抬高患肢治疗以减少疼痛、肿胀和炎症反应。可将下肢固定于完全伸展位以使患者舒适,但是应及时实施俯卧位主、被动关节活动度训练。当患者能够拄拐时可以负重,正常步态也能够逐渐恢复。股四头肌力量训练可以从练习等长收缩和直腿抬高开始,继而可以进行诸如压腿、半蹲、抬脚趾、上楼和攀墙等闭合式运动训练。应该避免进行开放式屈曲运动训练(腘绳肌腱弯曲),因为在膝关节屈曲90°时,这些训练可以产生向前的最大剪力(后抽屉的阻力)[36]。闭合式运动训练(坐位压腿)时膝关节在各个角度屈曲时产生的向前剪力(PCL运动的阻力)明显较小,而胫股间压力却明显较大,同时还增强了肌肉的协同收缩。膝关节前后方向剪力的形成由康复过程中三种不同的闭合运动训练决定,这包括快蹲、前蹲和踢三种运动[53]。在这三种运动的整个周期内,胫股间剪力(股骨对胫骨的力)的方向始终向前,这提示PCL在这一过程中是负重的。最大的向前剪力(PCL运动的阻力)其强度似乎并不足以对正常PCL产生危害作用,但对于受伤的或重建的韧带以及活动受限的韧带可能会产生危害。开放式运动训练例如完全弧形固定的膝伸展运动由于髌股关节间应力较大,可导致患者疼痛,也应该避免进行。在活动范围限制的情况下(屈曲0°~60°),施加一个小的阻力,患者可以较好地耐受这些训练。应鼓励患者进行高座、无脚趾框夹的

表131-3 手术治疗的适应证

复合的PCL损伤
后抽屉试验>15 mm且不随胫骨内旋程度的加大而降低
复合ACL、内侧副韧带、LCL或后外侧角(弓状韧带或腘肌腱)损伤
保守治疗时疼痛或落空感症状
单腿站立位正位片上可观察到内翻畸形和关节外侧间隙增大
步态异常
内翻、后外侧推力
在连续骨扫描中可观测到关节软骨进行性退变的证据

固定式骑自行车训练。本体感觉训练应从非负重活动例如患足控球开始，然后逐渐进行双侧和单侧的负重运动。平衡增强训练可以在不稳的平面例如摆板上进行。在运动功能和肢体力量允许的情况下，专门的健身操训练和灵敏性训练也可以被纳入到康复训练计划中。

手术治疗

在选择恢复膝关节 PCL 功能的手术方式前，需要进行韧带功能和关节轴线的评估。对于要考虑进行软组织重建的每位患者都应进行步态的评估以确定是否存在内翻和(或)伸展过度[3,39]。机械力线异常情况下进行的软组织重建，功能恢复效果较差或导致手术失败。

对满足手术治疗的适应证的无内翻和伸展过度的单侧慢性 PCL 功能障碍患者，治疗可以采取许多种手术方式。最常用的移植物来源为自体髌腱或自体腘绳肌腱和异体跟骨腱[21,22,25,26,35,55]。PCL 重建可采取关节镜辅助下的前路一期技术，关节镜辅助下的前、后路二期技术或切开手术治疗方法。目前尚无比较不同类型移植物或各种手术技术效果的前瞻性随机研究。

技术问题

移植物来源

自体腘绳肌腱　选择腘绳肌腱作为移植物一般根据手术医师的偏好决定，如果患者存在髌股疾病，比如髌腱较窄或较小而不适于采用自体髌腱移植时，也将选择腘绳肌腱。当伴有内侧副韧带和内侧囊韧带损伤时，同侧的腘绳肌腱移植可能并不是最好的选择。来自患肢或健肢的半腱肌腱和股薄肌腱也经常被采用。如果强度允许，这些肌腱被做成游离的双环样式(4 股)移植物[52]。通过获取移植物时的一个微小创伤得到牢固的关节结构。移植物在起止点的附着通过骨通道来完成。许多技术都可以完成这种固定，包括含软组织垫圈的 U 形钉或螺钉。

自体髌腱　和进行 ACL 手术时一样，运用摆动锯进行髌腱中 1/3 的骨-肌腱-骨移植已被成功实施。所取髌腱宽度一般为 10 mm 或 11 mm，不应超过肌腱在止点附近宽度的 40%。髌骨块一般为梯形，所造成的髌骨缺损用钻取股骨和胫骨通道时获取的松质骨来填充。骨块一般长 20~22 mm，修整外形时要小心，因为通过胫骨后角附近及进入股骨通道时比较困难。股骨通道移植物的固定采用交锁螺钉完成。胫骨通道移植物的固定采用交锁螺钉可能比较困难，因为骨块末端深陷于骨内。可供选择的固定方法有螺钉固定和后缝合技术固定[7]。手术也可以采用前、后路二期手术技术，这与 Jakob 和 Edwards 放弃胫骨通道的手术方法相似[33]。后方手术暴露可以保证 PCL 解剖止点处的骨块的精确定位，避免了常见的胫骨通道移植困难和胫骨后方附近形成的移植角，而这两者能够导致应力的集中和较高的摩擦力。这种手术方法要求患者采用俯卧位或侧卧位，以便于在一期手术中或分期手术中进行后方的暴露。

同种异体跟腱　采用同种异体跟腱进行移植有许多显著的优缺点。采用异体跟腱进行 PCL 重建避免了供区的伤害，减少了手术时间，可提供横断面积较大的移植物，并且在骨止点和腱止点均可采用交锁固定。任何同种异体移植都存在一些疾病传播的危险。经严格的筛查研究估计来自异体移植物的人免疫缺陷病毒感染传播风险低于百万分之一[5]。关于其他病毒传播的严格筛查研究尚未见报道。跟腱移植的一个止点需要进行软组织固定。同种异体组织移植后的协同性和最终的机械强度尚不明确。冷冻的新鲜同种异体跟腱在 40℃以下融化，以防止胶原的变性[55]。在手术过程中，需要一名助手准备移植物。一条宽 12~14 mm 的移植肌腱用 0 号可吸收缝线缝成管状，另外将两根 5 号不吸收性缝线以 Bunnell 或 Krakow 样式置于肌腱两端。游离的两端缝线用于引导通过通道并进行固定。在移植物穿过骨性通道时采用一个有可塑性的导引器进行导引以保护肌腱。移植物的软组织固定采用螺钉和韧带垫圈、带皮带扣的 U 形钉、缝线或游离的皮质骨、松质骨混合骨栓和交锁钉完成。

手术技术

关节镜辅助治疗　关节镜辅助进行 PCL 重建避免了广泛的手术暴露，满足了技术上的需求。患者仰卧位，患膝在手术台末端上方屈曲，另一侧下肢置于支架上。这种位置能够保证手术时后内侧和后外侧入口的顺利通过。如果需要的话，也能较好地获得“C”形臂下的荧屏显像。胫骨通道的准备有一定的挑战性，其要求准确、安全地完成。以 PCL 起止点解剖位置的范围为基础，股骨通道的止点位于前方，胫骨通道的止点分别位于外侧和远端，从而恢复了韧带的前外侧构成(图 131-11)[54]。后内侧入口对于器械的操作非常重要(图 131-12)，经前外侧入口、与切迹呈 70°的关节镜操作可改善胫骨后方通道出口的显像(图 131-13)。使用刮匙和刨削器从该部位移除软组织来增加暴露。

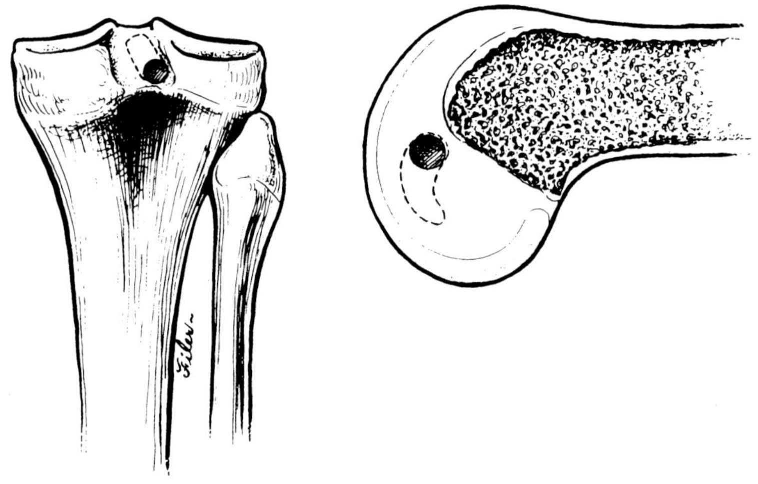

图 131-11 以PCL起止点解剖位置为参照的股骨和胫骨通道示意图。(From Swenson et al.[55], with permission.)

从胫骨近端呈45°角插入别针以定位胫骨钻导引架，出针点位于紧邻PCL止点中心外侧的后方胫骨沟中远1/3交界处(图131-14)[54]。导针的顶端应该能够在关节镜下识别，同时从后外侧入口引导刮匙进入以防止别针或扩孔钻不慎损伤腘动脉或腘静脉。荧光显像下完成导针的安放和扩髓能够矫正定位并防止穿透皮质。后内侧切口囊外切开时允许外科医师将手指或牵引器插入以保护神经血管结构。除非外科医师选择切开手术，否则只需使关节充满液体膨胀即可，而不必行后内侧关节切开术。采用手工完成经后侧胫骨皮质最后的扩孔，这样可以保证较好地对照。后方出口的上缘应该距胫骨后侧缘至少1 cm，开口的边缘用锉磨平以防止移植物磨损(图131-15)。胫骨通道的后方出口应该位于胫骨中断的侧面以防止移植物对后方的内侧股骨髁造成侵害。当移植物从后方出来时其与胫骨通道所成的45°~50°锐角角度减小。股骨通道的准备通过导引放置别针，其起始位置在内侧股骨髁外侧距关节软骨大约10 mm位置，髁间切迹的2点或10点钟方向(图131-16)。

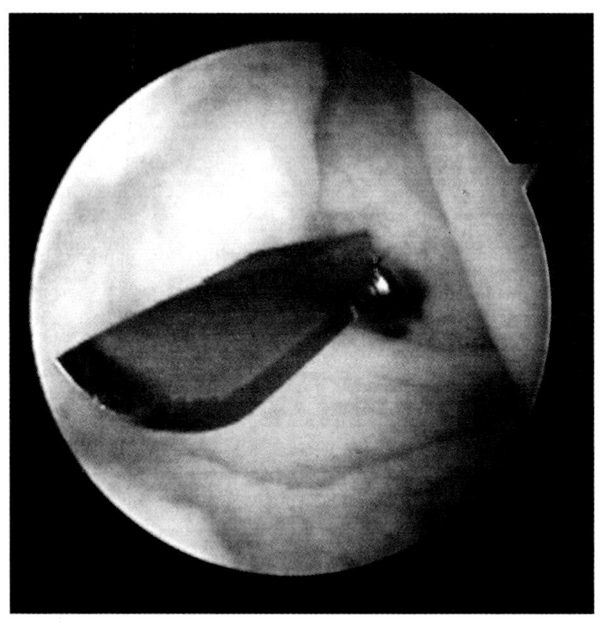

图 131-12 通过内侧髁切迹确定关节镜下的后内侧入口。

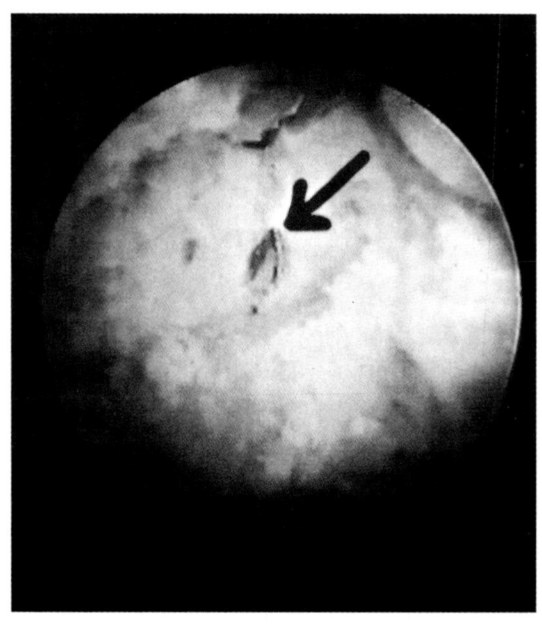

图 131-13 与内侧髁切迹呈70°关节镜下鉴别穿过后方胫骨皮质的指引别针。

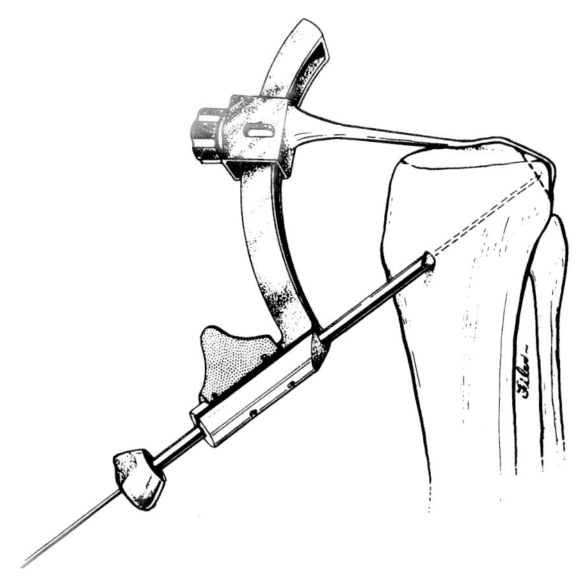

图 131–14　胫骨钻导引架 45°进针有利于别针的定位，出针点位于后方胫骨沟中远 1/3 交界处。(From Swenson et al.[55] ,with permission.)

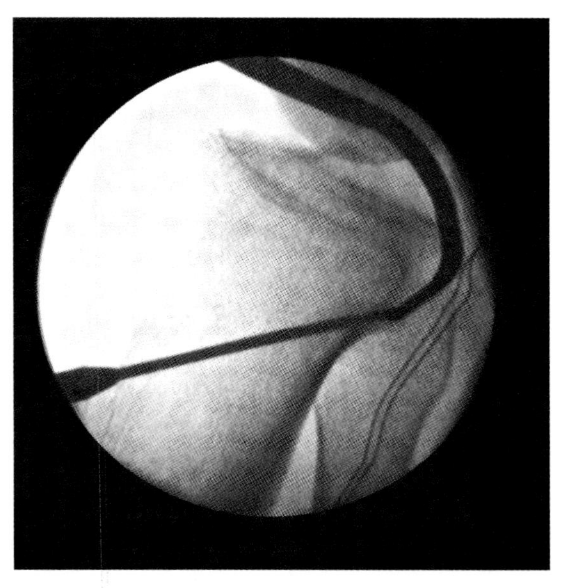

图 131–15　荧光显像的侧位视图保证后方出口的上缘距胫骨后侧缘至少 1 cm，同时避免别针或钻孔器穿透皮质。

前后路二期手术　前后路二期手术技术是由 Jakob 和 Edwards 提出的，他们认为前路一期手术容易导致胫骨通道的安放偏于近端和移植物通过通道较难，而且在胫骨通道出口处阻力较大[33]。二期手术的第一步是经前外侧入路获取自体髌腱，准备股骨通道并置入复合移植物(包括髌腱和增强固定装置)，然后在内侧股骨髁上行关节外固定。第二步可即刻进行也可一周后进行。患者俯卧位，经后侧入路，可进行移植物

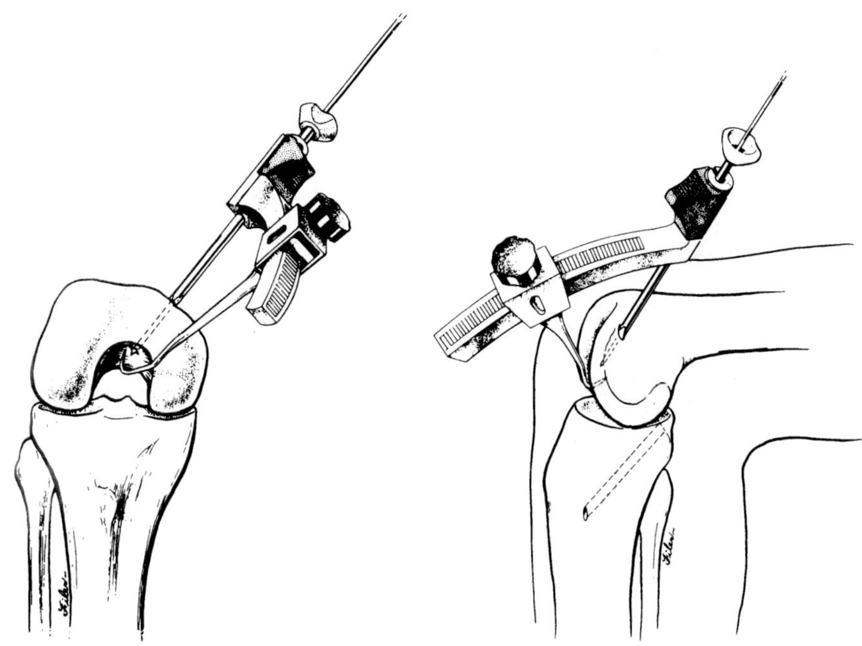

图 131–16　股骨钻针以 30°方向进入有利于别针的放置，其入口和出口距关节软骨边缘约 10 mm。(From Swenson et al.[55] ,with permission.)

的修补和在后方胫骨嵴置槽，并用螺钉和垫圈将移植骨块固定。

作者的建议

移植物的选择取决于实用性、特定的需要和适用范围。对于膝关节前方疼痛，髌腱较窄，髌骨较小，髌股软骨软化或PCL手术同时ACL、内外侧副韧带也需手术的患者，笔者推荐采用一期关节镜下异体跟腱移植。对于改良的二期前后路手术，笔者更喜欢采用髌腱骨-髌腱-骨自体移植方式。经一个小的前内侧切口获取移植材料，在关节镜下准备凹槽并钻好股骨通道。在手术台上患者俯卧位，经后方入路暴露PCL插入点[6]。内侧腓肠肌和半膜肌间的空隙形成，然后内侧腓肠肌向侧方收缩以保护神经血管结构。来源于股骨的肌腱部分松解以便于暴露视野。然后行晶状体后囊切开术并在PCL的解剖附着点准备一个骨槽。将已经制备好的髌腱骨块放于骨槽并用一个平头的6.5 mm螺钉和韧带垫圈固定(图131-17)。将移植物通过囊切口放入关节内，逐层关闭关节囊、皮下组织和皮肤，然后将患者恢复仰卧位。收好缝线将骨块拉入股骨通道。膝关节屈曲80°时；移植肌腱处于紧张状态，此时对胫骨近端施加一个向前的力，使其恢复正常的位置。采用交锁螺钉完成股骨骨块的固定，必要时可加用一个缝合螺钉或缝合扣。术后的康复需要运用含伸展锁的支具，这样可以使患膝在耐力锻炼、直腿抬高和膝伸展状态下的髋伸展运动情况下负重。术后四周内允许患膝俯卧位被动屈曲至90°，以后可逐渐达到仰卧位和俯卧位时完全的关节活动度。术后8周时可不需支具和拐杖，但是仍需进行闭合式动力链增强练习和本体感觉训练。

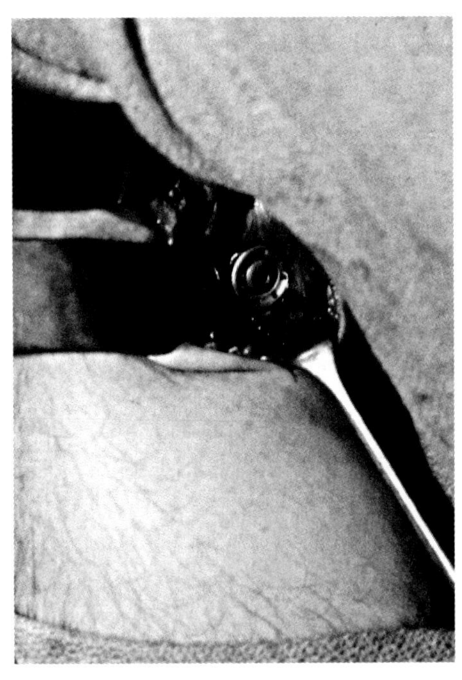

图131-17 将已经制备好的髌腱骨块放于胫骨后方的骨槽并用一个平头的6.5 mm螺钉和韧带垫圈固定。

PCL和ACL的联合损伤

PCL重建联合ACL重建时需认真考虑移植材料的来源 、通道的设计、移植材料的张力和术后的康复。移植材料的选择包括自体同侧或对侧的髌腱或腘绳肌腱，同种异体的髌腱或跟腱。由于ACL的入口位于胫骨粗隆的近端而PCL的入口位于胫骨粗隆的远端，所以胫骨通道需要认真设计。胫股关节的复位也是十分关键的，PCL的移植韧带首先应在紧张状态下固定。膝关节在伸展位置复位以便于两种移植韧带的固定。对于PCL的紧张状态是发生在膝关节屈曲30°、60°还是90°可能还有争论。然而，对于PCL和ACL的联合损伤，如果在膝关节屈曲状态下固定可能会有胫股关节不完全复位的风险。

PCL和后外侧结构的联合损伤

慢性PCL损伤联合后外侧结构功能障碍的膝关节轴线常伴内翻，这导致其在行走时向外侧偏。这种情况下，在行一期手术时必须考虑恢复机械轴线，如果必要的话在二期手术时进行软组织重建[3]。外翻式截骨术的目的是通过过度矫正下肢的机械轴线以使关节负荷转移到外侧间室。许多手术方式都可达到这个目的，其中包括外侧闭合式胫骨近端楔形截骨术，内侧开放式胫骨近端楔形截骨术，外侧闭合式股骨远端楔形截骨术，内侧开放式股骨远端楔形截骨术[37]。

对于机械轴线正常的患者来说，PCL重建可能只会获得满意的后外侧稳定性，当然这取决于后外侧囊韧带损伤的程度。PCL重建完成后膝关节屈曲30°和90°时的后外侧稳定性评估可以决定是否需要进行后外侧结构的重建。对于PCL和后外侧结构联合损伤的患者，单纯行后外侧重建容易导致手术失败。当PCL重建和后外侧重建都要施行时，应该首先进行PCL重建以保证胫股关节处于复位状态。

后外侧结构损伤

膝关节外侧和后外侧的主要结构包括弓状腘窝复合体和外侧副韧带(lateral collateral ligament, LCL) [46]。必须在术前评估这两个结构的完整性，最好达到解剖重建。已经利用了局部的自体组织和异体组织，但是尚没有提出明确的操作程序。治疗慢性 LCL 功能障碍的手术方式包括 LCL 松解和紧缩术，股二头肌腱增强术和骨-肌腱-骨替代疗法[4]。慢性腘肌功能障碍可以采用以下方法治疗：股骨端的松解和紧缩，胫骨端的拉伸，以及韧带替代疗法。Müller 建议采用腘肌旁路搭桥术来解决这个难题[40]。部分髂胫束或股二头肌腱和髌腱或异体跟腱已经被作为移植的来源。腘肌腱和腘腓韧带的重建采用部分韧带作为来源，韧带起点为胫骨后外侧和腓骨头后侧，止点在股骨上。

Hughston 提倡后外侧结构的增强应利用骨性结构和软组织结构去恢复增生组织的功能[29]。LCL、腘肌腱、后外侧囊和外侧腓肠肌腱都可被优先使用。这种手术需要比较满意的组织来源，而且只有当股骨上的止点位置不改变时才能获得解剖上的矫正。

Clancy 描述的股二头肌腱固定术对股二头肌有了重新定位，使其成为一个静态的 LCL 并增强了后外侧角[9]。这个手术方式忽略了正常股二头肌的动态功能[38]。

并发症

对于慢性 PCL 损伤的保守和非保守治疗均存在明显的风险。关节症状的复发可能由于关节软骨的进展性退变。已证实关节内韧带重建手术可导致移植物功能不良、屈曲性挛缩、腓神经麻痹、深静脉血栓形成和血管损伤[28,31,41]。熟练的外科技术、关节镜的手术辅助和术后即时的膝关节完全伸展训练以及早期的膝关节活动度康复训练都可降低这些手术并发症的发生。

PCL 重建对关节软骨退变的影响尚不清楚。尽管从直观上来看，可能会发现一些半脱位和膝关节脱落感患者可发生软骨损伤，但目前这仍然仅仅是假设。

未来的发展方向

我们对膝关节运动学的理解在不断深入，而 PCL 的结构和功能还需进一步研究。已经设计的用于恢复 PCL 静态构型的手术方式无法完全恢复复杂的韧带解剖。包含较宽通道（股骨双孔）的双束重建在恢复 PCL 方面可能更精确。直接将移植物附着于胫骨后方止点可避免移植物分散、弯曲应力和长度不足等发生。正在研究关节镜辅助下进行这类手术的技术[24]。PCL 本体感觉信号输入的恢复仍然未完全掌握，将来其信号输入必须达到准确定位。膝关节生化环境的改变可能会使生长和愈合因子改善自体移植物和同种异体移植物的相容性。细胞生物学和基因工程的发展可能会导致在组织支架上构建和生长的天然的交叉韧带的出现[52]。

（赵尚昆 李世民 译 叶伟胜 校）

参考文献

1. Balkfors B: The course of knee ligament injuries. Acta Orthop Scand Suppl 198:7, 1982
2. Berquist TH, Ehman RL: The knee. In Berquest TH (ed): MRI of the Musculoskeletal System. 2nd Ed. Raven Press, New York, 1990
3. Bousquet G, Girardin P, Gartier JL et al: Traitement chirurgical des ruptures chroniques du ligament croise posterieur. Rev Chir Orthop 74(Suppl 2):188, 1988
4. Bowen MK, Nuber GW: Management of associated posterolateral instability in posterior cruciate ligament surgery. Oper Techniques Sports Med 1:148, 1993
5. Buck BE, Malinen TI, Brown MD: Bone transplantation and human immunodeficiency virus—an estimate of risk acquired immunodeficiency syndrome (AIDS). Clin Orthop Rel Res 240:129, 1989
6. Burks RT, Schaffer JJ: A simplified approach to the tibial attachment of the posterior cruciate ligament. Clin Orthop Rel Res 254:216, 1990
7. Bush-Joseph CA, Bach BR: Arthroscopic assisted posterior cruciate ligament reconstruction using patellar tendon autograft. Sports Med Arthroscopy Rev 2:106, 1994
8. Cain T, Schwab G: Performance of an athlete with straight posterior knee instability. J Sports Med 9:203. 1981
9. Clancy WG: Posterior cruciate ligament and injuries. Symposium presented at the Annual Meeting of the American Academy of Orthopaedic Surgeons, Atlanta, February 8, 1988
10. Clancy WG: Repair and reconstruction of the posterior cruciate ligament. In Chapman MW (ed): Operative Orthopedics. JB Lippincott, Philadelphia, 1988
11. Clancy WG, Shelbourne KD, Zoellner GB et al: Treatment of knee joint instability secondary to rupture of the posterior cruciate ligament: report of a new procedure. J Bone Joint Surg 65A:310, 1983
12. Cooper DE: Tests for posterolateral instability of the knee in normal subjects. J Bone Joint Surg 73A:30, 1991
13. Cross MJ, Powell JF: Long-term follow-up of posterior cruciate ligament rupture: a study of 116 cases. Am J Sports Med 12:292, 1984
14. Dandy DJ, Pusey RJ: The long-term results of unrepaired tears of the posterior cruciate ligament. J Bone Joint Surg 64B:92, 1982
15. Daniel DM, Stone ML, Barnett P, Sachs R: Use of the quadriceps active test to diagnose posterior cruciate ligament disruption and measure posterior laxity of the knee. J Bone Joint Surg 70A:386, 1988
16. Dejour H. Welch G, Peyrot J, Eberhard PH: The natural history

of rupture of the posterior cruciate ligament. French J Orthop Surg 2:112, 1988
17. DeMeo PJ, Bergerfeld JA: Posterior cruciate ligament injuries. Mediguide Orthop 11:1, 1992
18. Fanelli GC, Malek MM, Verch D: Posterior cruciate ligament injuries in trauma patients. Presented at the Arthroscopy Association of North America Meeting, 1992
19. Fleming RE, Douglas JB, McCarrol JR: Posterior problems in the knee: posterior cruciate insufficiency and posterolateral rotatory insufficiency. Am J Sports Med 9:107, 1981
20. Fowler PJ, Messieh SS: Isolated posterior cruciate ligament injuries in athletes. Am J Sports Med 15:555, 1987
21. Gallie WE, LeMesurier AB: The repair of the injuries to the posterior crucial ligament of the knee joint. Ann Surg 85:592, 1927
22. Gollehon DL, Torzilli PA, Warren RF: The role of posterolateral and cruciate ligaments in the stability of the human knee. J Bone Joint Surg 69A:233, 1987
23. Gross ML, Grover JS, Bassett LW et al: Magnetic resonance imaging of the posterior cruciate ligament: clinical use to improve diagnostic accuracy. Am J Sports Med 20:732, 1992
24. Harner CD: Posterior cruciate ligament surgery: future directions. Sports Med Arthroscopy Rev 2:174, 1994
25. Hey Groves EW: Operation for the repair of cruciate ligaments. Lancet 1:665, 1917
26. Hey Groves EW: The crucial ligaments of the knee joint: their function, rupture and the operative treatment of the same. Br J Surg 7:505, 1919
27. Hodler J, Haghaghi P, Trundell D, Resnick D: The cruciate ligaments of the knee: correlation between MR appearance and gross and histologic findings in cadaveric specimens. Am J Roentgenol 159:357, 1992
28. Hughston JC, Degenhardt TC: Reconstruction of the posterior cruciate ligament. Clin Orthop 164:59, 1982
29. Hughston JC, Jacobson KE: Chronic posterolateral rotatory instability of the knee. J Bone Joint Surg 67A:351, 1985
30. Hughston JC, Norwood LA: The posterolateral drawer test and external rotational recurvatum test for posterolateral rotatory instability of the knee. Clin Orthop 147:82, 1980
31. Insall JN, Hood RW: Bone-block transfer of the medial head of the gastrocnemius for posterior cruciate insufficiency. J Bone Joint Surg 64A:691, 1982
32. Jacobsen K: Gonylaxometry: stress radiographic measurement of passive stability in the knee joints of normal subjects and patients with ligament injuries. Acta Orthop Scand Suppl 191:1, 1981
33. Jakob RP, Edwards JC: Posterior cruciate ligament reconstruction: anterior-posterior tow-stage technique. Sports Med Arthroscopy Rev 2:137, 1994
34. Kennedy JC, Roth JH, Walder DM: Posterior cruciate ligament injuries. Orthop Dig Document 1:19, 1979
35. Lipscomb BA, Anderson AF, Norwig ED et al: Isolated posterior cruciate ligament reconstruction: long term results. Am J Sports Med 21:490, 1993
36. Lutz GE, Palmitier R, An KN, Chao EYS: Comparison of tibiofemoral joint forces during open kinetic chain and closed kinetic chain exercises. J Bone Joint Surg 75A:732, 1993
37. MacDonald PR, Miniaci A, Fowler PJ et al: A biomechanical analysis of joint contact forces in the posterior cruciate. (Submitted for publication)
38. Marshall JL, Girgis FG, Zelko RR: The biceps femoris tendon and its functional significance. J Bone Joint Surg 54A:1444, 1972
39. Moroni A, Pezzuto V, Pompili M, Zinghi G: Proximal osteotomy of the tibia for the treatment of genu recurvatum in adults. J Bone Joint Surg 74A:577, 1992
40. Müller W: The Knee: Form, Function and Ligament Reconstruction. p. 246. Springer-Verlag, Berlin, 1983
41. Ogata K: Posterior cruciate ligament reconstruction: a comparative study of two different methods. Bull Hosp Joint Dis 51:186, 1991
42. Owens TC: Posteromedial pivot shift of the knee: a new test for rupture of the posterior cruciate ligament. J Bone Joint Surg 76A:532, 1994
43. Parolie JM, Bergfeld JA: Long-term results of nonoperative treatment of isolated posterior cruciate ligament injuries in the athlete. Am J Sports Med 14:35, 1986
44. Rubenstein RA, Shelbourne KD: Diagnosis of posterior cruciate ligament injuries and indications for nonoperative and operative treatment. Oper Techniques Sports Med 1:99, 1993
45. Satku K, Chew CN, Seow H: Posterior cruciate ligament injuries. Acta Orthop Scand 55:26, 1984
46. Seebacher JR, Inglis AE, Marshall JL, Warren RF: The structure of the posterolateral aspect of the knee. J Bone Joint Surg 64A:536, 1982
47. Shelbourne KD, Benedict F, McCarroll JR, Rettig AC: Dynamic posterior shift test: an adjuvant in evaluation of posterior tibial subluxation. Am J Sports Med 17:275, 1989
48. Shenck RC, Grood ES, Noyes FR, Fishman EK: Computerized stress tomography of posterlateral instability of the knee. Am J Sports Med 5:202, 1992
49. Shino K, Horibe S, Ono K: The voluntarily evoked posterolateral drawer sign in the knee with posterolateral instability. Clin Orthop 215:179, 1987
50. Skyhar MJ, Schwartz E, Warren RF et al: The effects of posterior cruciate ligament and posterolateral complex laxity on articular contact pressures within the knee. Presented at the 56 Annual Meeting of the American Academy of Orthopaedic Surgeons, Las Vegas, 1989
51. Staubli HU, Jakob RP: Posterior instability of the knee near extension. J Bone Joint Surg 72B:225, 1990
52. Stuart MJ, Froese WG, Fowler PJ: Chronic posterior cruciate ligament injuries. p. 769. In Fu FH, Harner CD, Vince KG (eds): Knee Surgery. Williams & Wilkins, Baltimore, 1994
53. Stuart MJ, Meglan DA, Lutz GE et al: Comparison of intersegmental tibiofemoral joint forces during various closed kinetic chain exercises. OREF Grant #92-002. Submitted to Am J Sports Med, 1995
54. Sudasna S, Harnsiriwattanagit K: The ligamentous structures of the posterolateral aspect of the knee. Bull Hosp Joint Dis 50:35, 1990
55. Swenson TM, Harner CD, Fu FH: Arthroscopic posterior cruciate ligament reconstruction with allograft. Sports Med Arthroscopy Rev 2:120, 1994
56. Tibone JE, Antich TJ, Perry J, Moynes D: Functional analysis of untreated and reconstructed posterior cruciate ligament injuries. Am J Sports Med 16:217, 1988
57. Torg JS, Barton TM, Pavlov H, Stine R: Natural history of posterior cruciate ligament-deficient knee. Clin Orthop 246:208, 1989
58. Whipple TL, Ellis FD: Posterior cruciate ligament injuries. Clin Sports Med 10:515, 1991

第 132 章

髌骨切除与重建术治疗髌股关节疾患

Panayiotis J. Papagelopoulos, Franklin H. Sim, Bernard F. Morrey

髌股疾患对骨科医师来说非常常见，但其治疗有时特别棘手。因此本章将就其治疗进行详细论述。

尽管曾经认为膝关节前方疼痛是由"髌骨软骨软化"引起的，但事实上，其有可能是髌骨位置异常、局部关节与韧带的损伤或创伤引起的，也有可能是自发性的[6]。"髌骨软骨软化症"起初是指与关节面软化、裂缝有关的滑膜炎或软骨磨损[7]。然而现在，大部分学者改用"髌股疼痛综合征"来描述，而将"髌骨软骨软化"用以描述软骨病理改变。

尽管膝关节的解剖及生物力学已经在第 108 章及第 110 章进行了论述，但为了更好地理解此综合征及其治疗方法，对髌股关节生物力学再做一详细了解仍然是有意义的。

髌骨的生物力学及功能

受力

髌股关节以相对较小的接触面积承受着高压力。步行时，其传递的重量为体重的一半；爬楼梯时为体重的 3.3 倍；站立位伸展膝关节为 6.5 倍；下蹲时可达体重的 7~8 倍。

股四头肌肌力屈曲时最小，伸展时最大。髌股关节承受的压力在屈曲位时由于屈曲力臂的延长以及合力在髌股关节面上分力的增加而增加(图 132–1)。基于以上原因，髌股关节的压力与胫股关节在承重时的压力相同，为 1.3~12.6 N/mm^2[99]。

随着膝关节的屈曲，髌骨与股骨之间的接触面积不断增加，这有助于接触压力的分散。膝关节屈曲 10°时髌骨开始接触股骨滑车，当屈曲角度从 30°增加到 90°时，髌骨与滑车的接触面积由 2 cm^2 增加到 4.7 cm^2 (图 132–2)[74]。

在膝关节伸展时，髌骨与股骨之间的相互作用力几乎为 0，然而，当其屈曲 60°时，二者之间的作用力则变为体重的两倍。髌骨与股骨之间的作用力在屈曲 90°时最大，约为体重的 6.5 倍。当屈曲 120°时，1/3 的作用力是因为与股骨伸肌腱接触引起的，即所谓的"肌腱股骨"接触[70]。

解剖概况

解剖变异可导致髌股关节的接触压力明显改变。因此对于高位髌骨，肌腱与股骨的接触被推迟，而且随着屈曲角度的增大，髌骨与股骨之间接触应力也随之增大。然而，对于低位髌骨，肌腱与股骨的接触较早，此可减小髌股关节的接触应力。作用于髌骨上的髌股关节接触力的内侧分力可阻止髌骨向外侧半脱位，同时此力量还可增加髌骨向上的移位。这样可在一定程度上解释为什么高位髌骨容易发生半脱位[134]。

Q 角的增大或减小可使髌股关节的接触压力增加 40%~50%。有研究显示[70]，Q 角增加 10°髌股关节接触力可增加 45%，而 Q 角减小 10°髌股关节的接触力增加 53%(图 132–3)。这一点在确定髌骨位置时一定要注意。

因此，髌骨处在髌股关节的三维空间上[72]。同时，髌骨提供股四头肌肌腱力臂的 30%，有利于膝关节的伸展，集中股四头肌肌腱功能，避免肌腱磨损，保护股骨髁，而且其软骨的弹性有利于力量的分配。

疼痛的病理生理学

在膝关节前方疼痛的诊断与治疗中，使用精确术语是很重要的，而不能只简单地用"髌骨软化症"做笼统诊断，必须精确地评估疼痛位点，此有助于更加准确地治疗。

髌股关节疾病的疼痛位点较难把握[31]，这可能与关节软骨没有神经支配有关。然而，关节软骨病变可

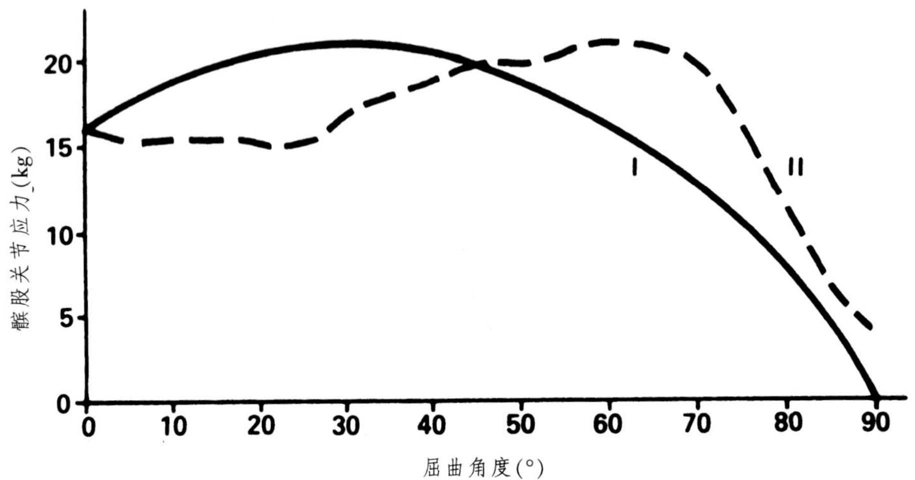

图 132-1 与膝关节屈曲角度相关的髌股关节应力变化：Ⅰ为理论值；Ⅱ为实验值。(From Hungerford and Barry[74], with permission.)

刺激滑膜，此为髌股关节疼痛的主要来源。由于软骨的退变，表面蛋白聚糖遭到破坏，进而通过刺激巨噬细胞释放白细胞介素1和6引起化学刺激作用，并通过前列腺素的释放使这种刺激作用长期存在[95]。另外，滑膜的增生和关节周围结构如关节囊、韧带、关节黏液以及内侧皱襞都是疼痛的重要来源[21,51,53]。在难治性髌股关节疼痛患者的外侧支持带处有神经损伤的组织学证据，这提示需进行外侧支持带松解或髌股关节重建[56]。

软骨下骨可能是疼痛的另一个潜在来源。Ficat 和 Hungerford[48] 假设：对于髌骨软骨软化的患者，关节软骨的生物力学破坏将使关节负荷转移到软骨下骨。髌骨软骨下骨的结构是髌骨与股骨作用力分布与吸收的关键[117]。很显然，由于压力的作用，软骨下骨骨小梁会发生弯曲、扭转及肥大。同时，超负荷作用还可能使髌骨发生动态骨重塑。这就可以解释为什么患有膝关节前方疼痛综合征的患者在骨扫描时会出现放射性同位素吸收的持续性增加[43]。

已证实患有膝关节前方疼痛综合征患者的膝关节静脉压升高[17]。髌骨松质骨中静脉循环是由互相联系的血管组成的。骨质的肥厚性重塑及骨小梁的增加可阻断静脉血流，这可解释膝关节前方疼痛或髌股关节骨性关节炎患者的静脉压升高。有研究表明，13个膝关节前方疼痛患者的髌骨髓内压平均高达44 mmHg；13个对照患者的髌骨髓内压平均为19 mmHg；而两个髌股关节骨性关节炎患者的髌骨髓内压平均为47 mmHg[17]。

Insall 认为大部分髌骨软化年轻患者膝关节疼痛的真正原因是伸肌结构力线不良，而并非膝关节本身的病变[75,76]。因此，髌股关节紊乱患者的疼痛主要是由

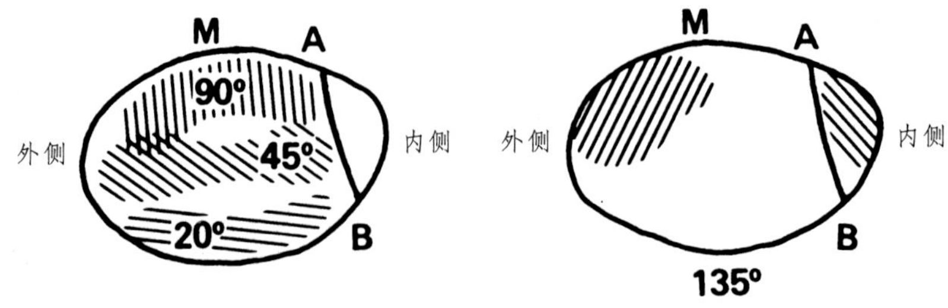

图 132-2 髌股关节接触区域与膝关节屈曲角度的关系。膝关节完全伸展时髌骨下极开始与股骨接触，随着膝关节屈曲角度的增加接触区域也随之向髌骨的上方移动。当膝关节屈曲90°时，髌骨的上极与股骨接触。在整个屈曲过程中，髌骨的内外侧面都会与股骨发生接触。(From Hungerford and Barry[74], with permission.)

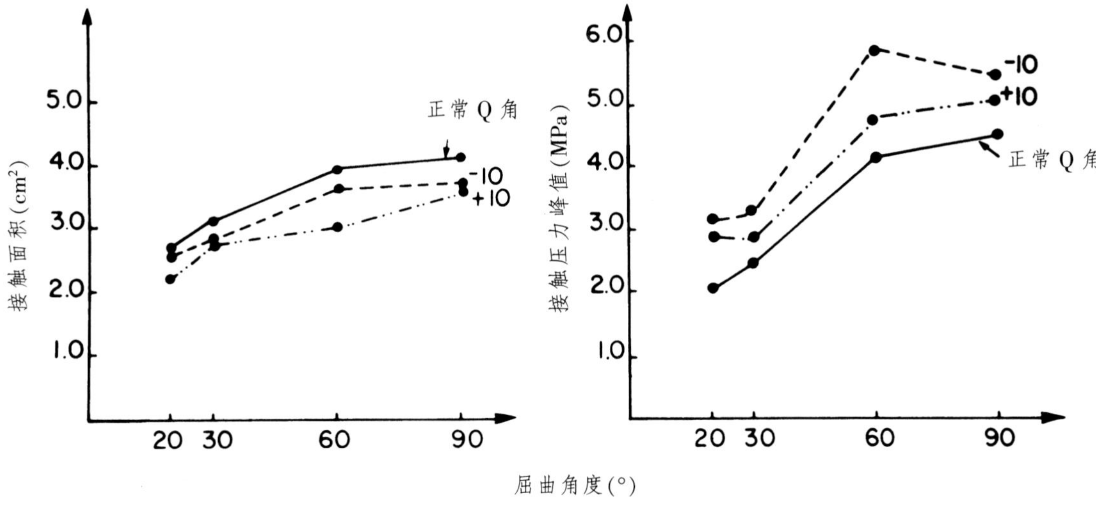

图 132–3　Q 角变化（正常 Q 值，增加 10°，减小 10°）对髌股关节接触区域及最大接触力的影响。（From Huberti and Hayes[70], with permission.）

关节周围软组织和软骨下骨引起的。

膝关节前方疼痛的评价

病史、体检及影像学评估都有助于疾病的准确诊断。

病史

疼痛的类型、位置、起始原因（自发性，还是继发于创伤）、损伤机制以及加重或减轻患者症状的因素都对鉴别诊断有重要意义。

髌股关节疼痛的患者经常主诉在上下楼梯或小山的时候膝关节的弥漫性疼痛加重。疼痛常为酸痛并伴有周期性剧烈锐痛，且多位于膝关节前部。也可能存在膝关节不安全感及偶尔的“滑落感”或“滑出感”。另外，也可能出现髌骨捻发音及膝关节肿胀。

患者评价

视诊

只关注膝关节往往不能解决问题。患者应做站立位及仰卧位两个体位的检查。检查时应注意小腿的对线（股骨前倾、膝关节对线、胫骨扭转及足的旋前）。髋关节过度前倾和足过度外翻或旋前都可引起或加重髌骨的力线偏移。也应注意足与膝之间的关系，这是因为许多膝关节前部疼痛的病例都存在关节的过度使用。由于冲击力的作用，在步行或跑步时力量会被传到足部。跑步时，足向前旋转使其更具柔韧性，而站立时，胫骨必然也有一个向内的旋转。仰卧时情况相反，由于足在起步时需要一个更好的扭转力矩，因此足必然会有一个向外的旋转。长期过度的旋前必将导致胫骨过度旋内，进而引起关节周围软组织应力过于集中，最终导致关节周围及前部的疼痛。

检查

通常会有髌股关节捻发音及渗液。另外，髌骨关节面内外侧的触痛及股四头肌在 0°~20°时等长收缩所引起的疼痛都提示着髌骨软骨软化的存在。加压所引起的髌股关节疼痛及捻发音源于关节面的病变。“恐惧试验”的具体操作为在膝关节松弛屈曲 20°~30°时向外侧推移髌骨。当试验阳性时，患者会突然出现疼痛并拒绝进一步向外侧推移髌骨。对于髌骨脱位或半脱位的病例，“恐惧试验”也可能出现阳性。此外，髌骨上端约 10 cm 处大腿直径的测量可显示患侧股四头肌的萎缩。

从髌骨中心至胫骨结节作一直线，从髂前上棘至髌骨中心作另一直线，此两直线的交角即为 Q 角。膝关节屈曲 30°时，Q 角的正常值在男性小于 10°，女性小于 15°；然而，当屈曲为 90°时 Q 角在男女都小于 8°。总之，Q 角大于 20°即认为异常或存在髌股关节病变。可使 Q 角增大的因素包括膝外翻、股骨的过度前倾、胫骨的向外旋转、胫骨粗隆外移及外侧支持带紧张。以上因素中的任何一项均可能是习惯性髌骨脱位的原因。

应该评估髌骨的主动与被动轨迹以及髌骨内外侧束缚结构的松紧度[73,100]。外侧束缚结构包括外侧关节囊、韧带、髂胫束、股外侧肌肌腱；内侧束缚结构包括内侧关节囊、韧带和股内侧肌。另外，股四头肌的发达或萎缩也应通过触诊或测量进行评估。

髌骨的被动倾斜试验可评价膝关节外侧束缚结构的张力。检查时患者应取仰卧位，并保持膝关节的伸展及股四头肌的松弛。检查者从股骨外侧髁处抬髌骨的外侧面，但要确保髌骨在滑车中。有人报道其正常范围为0°~20°[88]。当测量角度与冠状面呈中立位或负值时就表明外侧束缚结构过度紧张。此与经外侧韧带松解获得满意疗效患者的情况一致[88]。

影像学评价

X线平片

虽然前后位X线片不能对髌骨位置提供太多信息，但其可用以评估次级骨化中心、骨软骨骨折以及膝关节的内外翻。

侧位片可评价髌骨形态。最常用的指标是计算髌骨长度LP(patella length)与髌腱LT(patellar tendon length)的比。LP-LT之比小于0.8提示高位髌骨，大于1.2提示低位髌骨[80]。此测量不需使膝关节处于特殊的屈曲位。

X线片上的髌下观已得到改良，患者取仰卧位，膝关节屈曲20°，X线底板垂直于髌股关节，X线管平行于关节且垂直于底板[90]。此技术可得到3个测量结果：髌股关节角、髌股指数及外侧髌骨移位[90,91]。髌骨Merchant观时，患者取仰卧位，膝关节屈曲45°，股骨平行于X线管，股骨与X线管之间的交角为35°。借此技术可获得两个角：适合角（congruence angle，CA）和沟角(sulcus angle，SA)[104]。在髌骨力线不良的评估中，倾斜角是指过髌内外侧边缘的直线与水平线之间的夹角，此角与适合角一样具有特异性(92%对99%)，而且更为敏感(85%对25 %)与准确(29%对62%)。在具有髌股关节力线不良体征与症状的实验组患者中，平均倾斜角为12°±6°，而在对照组中平均倾斜角为2°±2°($P<0.01$)。倾斜角为5°时被认为在正常范围内[59]。

CT

CT可有效评价膝关节骨内损伤及髌股关节情况，此有利于根据参考指标选择手术方式。常见的参考指标包括：①股骨的前倾；②膝关节旋转；③胫骨向外旋转；④胫骨结节与滑车凹槽之间的距离；⑤适合角与髌骨半脱位；以及⑥髌骨倾斜角[13]。

已确定相应标准[126]。CT扫描的优势包括[127]：准确及可复制性，避免叠影及参考点的可变性。而其主要缺点是费用较高。

有学者对CT在青少年习惯性髌骨半脱位诊断中的价值进行了研究，该研究实验组为40例髌骨半脱位青少年，对照组为14位膝关节健康志愿者。在对照组中，没有发现习惯性髌骨半脱位的影像学证据。在有症状的实验组中，轴位观可见25%的髌股关节外侧角存在异常，且随着胫骨的向外旋转，髌股关节外侧角异常增加到42%，而CT扫描却发现86%的患者存在异常。同时，CT扫描发现79%的患者存在髌骨集中异常[137]。

磁共振成像

磁共振成像(MRI)所提供的信息与CT相似，另外其还可以评价关节软骨、股四头肌及髌骨内外侧韧带的情况[131]。但是，如果膝关节屈曲超过30°，磁共振检查就很难进行。

通过将质子密度与T2加权相结合，用磁共振成像来评价Ⅲ期或Ⅳ期软骨软化是可靠的，其准确性可达89%。但对于Ⅰ期和Ⅱ期髌骨软骨软化再用磁共振来评价就不可靠了[25]。

尽管与关节镜检查相比磁共振成像对关节早期病变不是很灵敏，但用其评价髌骨软骨损伤的方式及进展是极其有用的。有学者根据MRI将髌股关节软骨损伤分为4级，该分级特别注意软骨的表面情况及厚度[108]。同时，其还将此MRI分级与关节镜分级进行了比较，结果如下[108]：

MRI 0级：正常软骨；灵敏度99.9%，特异性74.2%。

MRI 1级：软骨肥厚；灵敏度50%，特异性89.1%。

MRI 2级：软骨表面不规则；灵敏度85%，特异性94.7%。

MRI 3级：软骨缺损；灵敏度100%，特异性100%。

动态髌骨运动图像研究

尽管使用较少，但cine-CT已被用于评价髌股关节的轨迹及力线情况。患者与健康人群的对照研究表明在膝关节主动伸展时所有参数的差异都有统计学意义，而被动伸展时差异没有统计学意义[23]。动态MRI不但能具有cine-CT一样的功能，还可以提供关于髌骨软骨状态的重要信息。

平片对膝关节前方疼痛的特异性诊断具有重要价值，而MRI可以准确显示病变严重的髌骨软化，但对病变较轻的髌骨软化不敏感。然而，正如Hughston所推荐的那样，评价髌股关节疾患时，我们必须时刻记住

“更多的时间应花在检查台上而不是看片子上[73]”。

骨闪烁照相术

对于膝关节前方疼痛的患者，如果存在关节炎，那么骨扫描就会显示髌股关节放射性同位素吸收的持续性增加(图 132–4)。骨扫描的主要使用对象是膝关节前方疼痛且难以确诊的患者。髌骨及股骨远端放射性同位素吸收增加一直被认为是预后较差的指征[43]。有研究报道，放射性同位素吸收增加与软骨软化存在非常显著的相关性。对于高压髌骨的诊断，放射学检查的敏感度只有 7%，骨扫描的敏感度为 44%，而临床“持续屈曲试验”的敏感度为 78%。骨扫描阳性预测高压髌骨的准确率达 72%，而最好的预测指标是持续屈曲试验阳性，其准确率高达 85%[66]。

关节镜

虽然关节镜检查是有创的，但其是诊断治疗髌股关节不稳的重要方法。关节镜的首要作用是观察髌骨关节病变的程度，其次是对临床及影像学结果进行核实[8,26-28,36]。

关节镜检查是评估髌骨轨迹的最有效方法，且不需要使用止血带及局部麻醉。关节镜检查采用标准的前外侧入口来观察髌骨及股骨滑车的表面。此外，从上方入口可以更好地观察髌骨轨迹及髌骨和髌股关节的动力学情况。当膝关节屈曲 30°~40°时，髌骨进入股骨滑车，髌股关节匹配良好。如果膝关节在此位置时，髌骨外侧面持续性向外倾斜或突出到股骨外侧髁以外，那么就提示髌骨的轨迹外移。关节镜检查可发现髌股关节软骨软化的程度。

膝关节前部疼痛的原因

膝关节前部疼痛可能是由于力线不良或外伤引起的，也可能是特发性的。临床上常见于髌骨软骨软化、髌股关节病或关节不稳综合征。

力线不良

人们认为，膝关节伸肌结构力线不良是髌股关节疼痛及软骨软化的最常见原因之一。仔细检查膝关节前部疼痛的患者就可以发现其膝关节力线不良，而后者就可引起髌股关节外侧面压力升高及内侧面的压力降低（图 132–5）。有大量资料试图解释力线与膝关节前部疼痛的关系。高位髌骨易于诱发力线不良，这与膝关节屈曲时髌骨不能及时与股骨滑车稳定结合有关[134]。

有研究表明，膝关节前部疼痛及髌骨半脱位与 Q

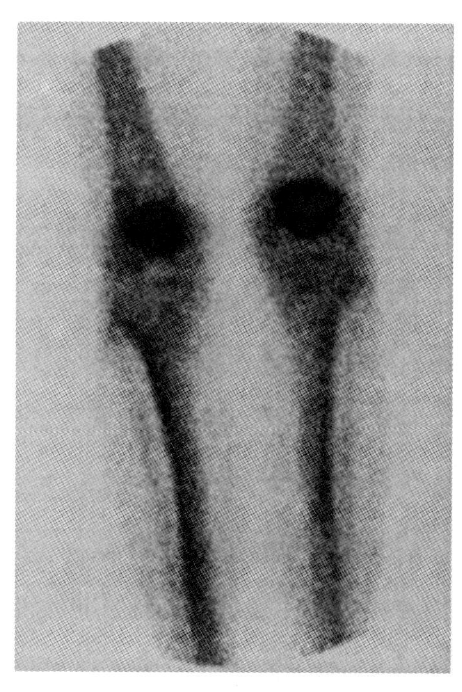

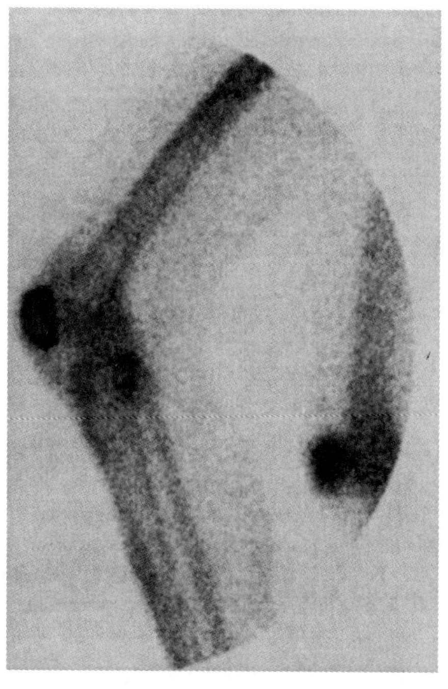

图 132–4　膝关节前方疼痛的 57 岁女性患者的放射性核素扫描图，该患者髌股关节的放射性同位素吸收量在持续增加。骨扫描可以量化软骨下骨对髌骨负荷的反应。

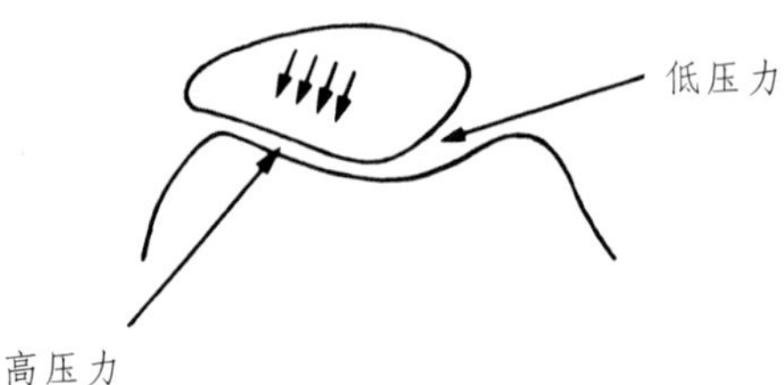

图 132-5 外侧力线不良综合征中髌股关节外侧室的高压力及内侧室的低压力可导致软骨软化及髌股关节骨性关节炎。(From Laurin et al.[90], with permission.)

角增大及适合角外移在统计学上具有明显相关性。

力线不良类型

髌骨半脱位必须与髌骨外侧倾斜相鉴别。髌骨半脱位可导致脱位风险的增加、膝关节伸肌结构或髌骨的不稳以及关节或韧带损伤风险的增加，同时还可引起患者的焦虑[53,54]。髌骨外侧倾斜可引起半脱位，髌骨外侧面负荷的增加，外侧韧带的适应性缩短以及增加髌骨关节病的风险。这些很好地解释了实施外侧韧带松解的必要性[88]。

身体畸形可导致膝关节力线不良，比如股骨的过度前倾，胫骨的过度外旋以及严重的膝外翻，这些可能需要通过截骨来矫正。

髌骨的软骨软化与髌股关节骨性关节炎

许多原因可引起髌股关节的软骨病变。Bandi 和 Brennwaid 的研究结果显示生物力学是导致关节软骨病变的主要因素。关节损伤的部位可能累及髌骨的外侧面，中心部分及内侧面。外侧面与中心部受累主要是因为局部压力过大，而内侧面多由关节匹配不良造成[12,48]。

Jackson 将病因分成两大类，即生物力学因素与生物化学因素(表 132-1)[82]。

髌骨软骨软化症

认识到髌骨软骨软化症与骨关节病在本质上是不同的，这一点非常重要[1]。髌骨软骨软化症这一术语应被特别用于描述关节软骨的病变。Outerbridge[112]已将髌骨软骨软化病变分为4级：

Ⅰ级：单纯软骨软化。

Ⅱ级：纤维化直径小于 0.5 英寸。

Ⅲ级：纤维化直径大于 0.5 英寸。

Ⅳ级：关节镜检查发现软骨下骨显露。

髌骨软骨软化症的症状和体征是非特异性的。多数患者抱怨膝关节前方不适，特别是在久坐以后尤为突出，所以也叫“剧院征”。髌股关节可能出现捻发音。其他症状包括“感觉关节内有异物”或“滑落”感，通常出现在下楼梯时。此外，也可能出现由滑膜炎导致的膝关节肿胀。

髌骨软骨软化症是一种年龄相关性且本身不引起疼痛的疾病，病变进展不易从表面发现。然而，损伤软骨压力耐受力的下降导致软骨下骨负荷的增加，软骨下骨受神经支配，所以会引起疼痛。软骨软化病变首先累及髌骨的内侧面且不进展，然而，骨性关节炎通常具有进展性且多发生于髌股关节的外侧面。在以犬为动物模型的实验研究中，术后2年的组织学检查没有发现病变进展的证据[141]。

外侧面病变易于进展被认为是由于外侧软骨下骨比内侧软骨下骨硬度大[120]。与外侧相比，内侧软骨下骨骨质较软，这使得内侧病变进展缓慢。

表 132-1 髌股关节软骨病变的病因学分析

表 132-1 髌股关节软骨病变的病因学分析
生物力学原因
急性病变
髌骨脱位(软骨或骨软骨骨折、关节不稳)
髌骨的直接创伤(挡泥板损伤或摔倒)
髌骨骨折(表面不均一)
慢性病变
髌骨的反复半脱位或脱位;(继发于股骨发育不良、小髌骨、髌骨倾斜、股骨前倾、胫骨向外旋转或膝关节前叉韧带缺如)
股四头肌角度增加
股四头肌肌肉失衡(股内侧肌无力或附着异常)
创伤后力线不良(股骨干骨折)
外侧压力过大综合征
半月板损伤(髌骨运动同步性改变或稳定性消失)
生化原因
疾病
类风湿性关节炎
反复的关节积血
黑尿病
结晶沉积样滑膜炎
败血症及关节粘连
医源性原因
反复性关节内类固醇注射
制动延长
退变
原发性骨关节炎

Modified from Jackson[82], with permission.

有学者尸检发现髌骨软骨软化发生与年龄相关[113,114,139]：小于 20 岁的发病率为 25%；小于 40 岁时发病率为 85%；50 岁及以上的发病率为 100%。

许多学者报告了无症状性髌骨软骨软化症，其发病率报道不一，范围在 29%[144]~52%[112]。在一组病例中，78 例临床诊断为髌骨软骨软化的患者经关节镜检查只有 51%的患者得到证实[92]。在 500 例被认为是髌股关节病变引起疼痛的患者中，通过关节镜检查只有 63%的患者存在髌骨软骨软化改变，而 45%的患者存在半月板病理改变[124]。

髌骨软骨软化症通常采取非手术治疗，如抗炎药物的使用及股四头肌的锻炼[39]。手术治疗主要针对力学不良和伸肌结构及髌股关节畸形，也包括软骨病变的治疗。手术治疗必须针对病因，因此必须进行特异性诊断。

髌股关节骨性关节炎

髌股关节骨性关节炎是一种常见病变，但通常没有症状[142]。髌股关节骨性关节炎的病因仍存在争议，可能的病因包括直接或间接创伤、发育不良、力线不良综合征、关节不稳、关节失用性改变、软骨软化病变的进展或原发性骨性关节炎[29,142]。与髌股关节软骨软化相似，骨性关节炎通常表现为膝关节屈曲活动时疼痛，比如爬楼梯或坐位时。最常见体征包括髌股关节的捻发音、关节面压痛、髌股关节挤压痛及膝关节抵抗阻力伸展时疼痛。

创伤

大量膝关节前方疼痛的患者都有髌股关节直接外伤史。人类软骨标本在超过其紧张度 30%~40%的应力作用下就会形成伸向软骨基底部的裂隙，且保持软骨完整性的临界极限应力是 25 N/m^2。

急性创伤性髌骨脱位

急性创伤性髌骨脱位都是外侧脱位，好发于 10~20 岁。创伤性髌骨脱位的易感因素包括高位髌骨、髌骨不稳、韧带松弛、Q 角增大、股骨前倾伴胫骨相对外旋、股内侧肌萎缩、髂胫束紧张、膝关节外翻畸形、股骨外侧髁缺如、髌骨形态异常、膝反屈、髌腱插入点外移和股外侧肌肥大。损伤可导致内侧韧带和股内侧肌撕裂。与此同时，可能会发生股骨外侧髁或髌骨的骨软骨骨折，后者多涉及髌骨的内侧面，而这两者可能是由脱位或复位造成的（图 132-6 和图 132-7）。髌骨外侧骨折较少见，且很少需要手术治疗。

治疗

如果不存在易感因素或合并骨软骨骨折，制动 2~6 周对大部分髌骨脱位通常是有效的。有报道称再脱位率为 15%~45%[32,94]。

手术治疗的适应证包括：股内侧肌的大段断裂、大块骨软骨骨折以及存在易感因素。尽管手术可以减少或消除复发率，但仍有 70%的患者可能存在残留痛或感觉关节不稳[63]。

特发性膝关节前方疼痛

在诊断特发性膝关节前方疼痛之前，必须排除特异性的病变，如关节囊、髌下脂肪垫以及滑膜的炎症或滑膜及其皱褶的损伤[21]。另外，也应排除交感反射性营养不良及关节或半月板的损伤。

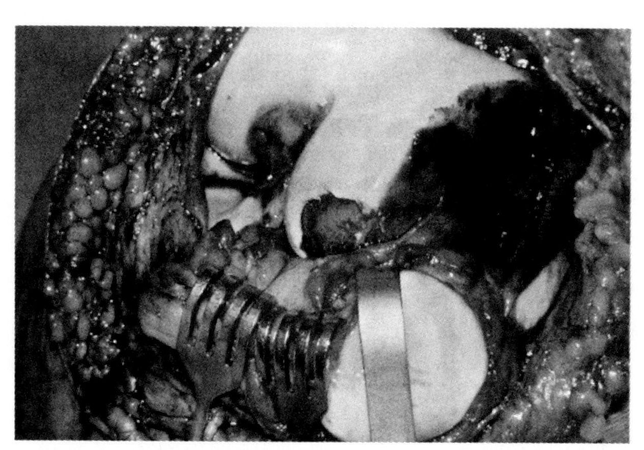

图 132-6　11 岁女孩急性髌骨脱位伴外侧股骨髁骨软骨骨折。

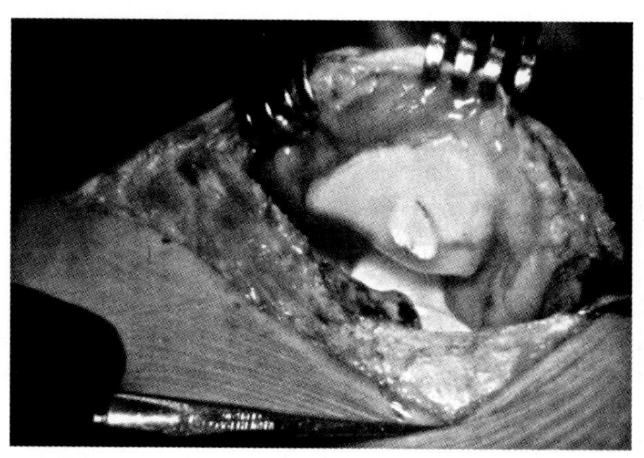

图 132-7　由创伤性髌骨脱位或复位造成的髌骨内侧面骨软骨骨折。

髌股关节疾患的治疗

Fulkerson 和 Schulzer[54,55,126,127] 根据髌股关节是否存在半脱位、倾斜、脱位史及软骨软化或骨性关节病将髌股关节疾患分为5类(表132-2)[54]。同时,他们在分类后给出了治疗建议。

非手术治疗

髌股关节疼痛的患者首先应当进行非手术治疗[39,67],这是一项包括股四头肌直腿负重锻炼在内的康复计划。负重锻炼时不应做大范围活动,因为这可增加髌股关节的压力。带有外侧拱托的髌骨绷带可能有用。另外,非手术治疗还应包括非甾体抗炎剂的使用,理疗及日常活动的改善。

基于对髌股关节疼痛的上述分级,对保守治疗失败、无法忍受疼痛或关节不稳(不伴反射性交感神经营养障碍)的患者,应给出具体治疗方案(表132-3)[54]。

手术治疗

已经报道了100多种治疗髌骨和髌股关节疾患的手术方法。这些手术方法分别用于力线不良、伸肌结构及髌股关节的其他畸形,以及关节软骨病变的治疗。

表132-2 髌股关节疼痛患者的分级

Ⅰ型
- A. 髌骨半脱位不合并关节病变
- B. 髌骨半脱位合并Ⅰ级或Ⅱ级的软骨软化
- C. 髌骨半脱位合并Ⅲ级或Ⅳ级关节病变
- D. 曾有脱位史的髌骨半脱位合并最轻程度的或没有软骨软化
- E. 曾有脱位史且合并Ⅲ级或Ⅳ级关节病变的髌骨半脱位

Ⅱ型
- A. 髌骨倾斜及半脱位但不合并关节病变
- B. 合并Ⅰ级或Ⅱ级的软骨软化的髌骨倾斜及半脱位
- C. 合并Ⅲ级或Ⅳ级关节病变的髌骨倾斜及半脱位

Ⅲ型
- A. 髌骨倾斜不合并关节病变
- B. 合并Ⅰ级或Ⅱ级软骨软化的髌骨倾斜
- C. 合并Ⅲ级或Ⅳ级关节病变的髌骨倾斜

Ⅳ型
- A. 不存在力线不良及关节病变
- B. 不存在力线不良的Ⅰ级或Ⅱ级软骨软化
- C. 不存在力线不良的Ⅲ级或Ⅳ级关节病变

Adapted from Fulkerson and Hungerford[55], with permission.

力线不良

处理力线不良的手术操作主要包括5种:①外侧韧带松解;②伸肌结构近端再建;③伸肌结构远端重建;④伸肌结构的联合重建;⑤髌骨切除术加伸肌结构重建。

关节软骨

针对关节面的常用手术操作包括:①开放或关节镜下的髌骨削刮;②病变局部切除加软骨下骨钻孔术;③关节面切除术;④经向前抬高胫骨粗隆来实施髌股关节减压,即Maquet操作;⑤髌骨切除术;⑥髌骨或髌股关节置换;⑦全膝关节置换。

力线不良的手术治疗

外侧韧带松解

此手术操作可单独实施也可与其他重建手术联合实施。到目前为止,生物力学研究没有发现外侧韧带松解后髌骨与股骨接触面发生任何病理或压力变化[64,71]。

手术指征

在髌股关节轴向X线片上主要表现为髌骨不匹配、向外倾斜或外移。主要手术指征包括:①与压痛部位一致的外侧压力过大综合征、外侧韧带紧张及保守治疗失败后髌骨倾斜或半脱位;②髌股关节疼痛伴髌骨向外倾斜及最低限度的脱位;③与治疗髌骨慢性向外半脱位或脱位的髌骨重建手术同时进行;④髌股关节持续疼痛伴外侧韧带髌骨附着处向外牵引性骨赘形成[55]。

禁忌证

禁忌证包括青春期髌股关节疼痛综合征、严重的髌股关节疾患和髌骨轨迹正常。对于轴位X线检查正常的患者手术治疗髌骨软骨软化症的疗效缺乏预见性。

手术方法

在股外侧肌肌腱髌骨附着处下缘,即髌骨上极处,用一枚针做标记。

关节镜操作技术[5,45,110,132] 采用关节镜及电烙器进行外侧韧带松解时,关节腔充开后,关节镜从上外侧或前内侧入口插入。而电烙器则从前外侧入口插入,并在关节镜的引导下将滑膜和外侧韧带从髌骨的上外侧角剥离至髌腱外侧缘的下方,在髌骨的外侧角用脊髓穿刺针做标记。有时,电烙器必须从上内侧入口插入以完成最下方的松解。松解术可沿股外侧肌肌

表 132-3 对保守治疗失败及无法忍受髌股关节疼痛或不稳的治疗建议

Ⅰ型
A 和 B. 外侧支持带松解(必要时可实施股内斜肌前移术)
C. 外侧支持带松解和(或)胫骨结节前内侧转移术
D. 对于急性髌骨脱位病例,应选择性实施关节镜检查和骨软骨缺损重建;考虑外侧支持带松解时,应推迟重建。对于反复脱位病例,可实施外侧支持带松解、股内斜肌前移术,必要时可实施重建
E. 外侧支持带松解和(或)胫骨结节前内侧转移术
Ⅱ型
A 和 B. 外侧支持带松解(必要时可实施股内斜肌前移术)
C. 外侧支持带松解,仔细清创,必要时行胫骨结节前内侧转移术
Ⅲ型
A 和 B. 外侧支持带松解
C. 外侧支持带松解,仔细清创,必要时行胫骨结节前内侧转移术
Ⅳ型
A. 继续采取保守治疗,并寻找其他的疼痛原因
B. 对Ⅱ级损伤考虑实施关节镜清创术
C. 关节镜清创术,严重病例可同时将胫骨结节向前内侧转移 15 mm(Maquet 手术)

Adapted from Fulkerson and Hungerford[55],with permission.

腱的外侧缘向近端延伸。

经皮松解术[15,106] 实施经皮松解术时,膝关节再次充气或在关节镜检查后不放气[16]。在髌骨外侧缘做一 1 cm 切口,经该切口或从前外侧入口插入长 Metzenbaum 剪刀,沿髌骨外侧缘及外侧韧带分离皮肤及皮下组织,从远端的髌腱外侧缘到近端股外侧肌的髌骨上极附着处。使用弯剪沿髌骨外缘从上方剪切韧带,剪至距股外侧肌外缘与髌骨近端的距离为 4 cm 处。松解术从远端沿髌骨及髌腱的外侧缘开始直至胫骨平台外侧。松解后,将膝关节完全伸展,用拇指及示指将髌骨握紧,并使髌骨与滑车平面成 90°角。如果不能倾斜髌骨,必要的话可以做进一步的松解,并根据情况决定是否实施内侧折叠缩短术。

术后护理

在大腿远端上外侧接近髌腱处放一厚海绵垫,该绵垫作为切口上外侧膝关节血管的压力垫可以减少松解后膝关节积血的发生。关节腔内可留一引流管,24 小时后拔除。将膝关节伸展位固定,3 天后开始适度范围内的活动锻炼。鼓励进行股四头肌等长状态下的直腿锻炼,在患者可忍受的情况下可以进行适当承重。

结果

术前影响疗效的指标有:疼痛,Gage 征阳性,力线不良征阳性或阴性,以及 Merchant 观阳性;术中指标是髌骨过度突出;术后指标是 Merchant 观复位良好[103]。关节镜松解术的不良预后因素包括:松解不完全伴术后髌骨被动倾斜不足,以及术前髌骨脱位超过 5 次且合并关节不稳[5,45]。

据报道,外侧支持带松解术可以治愈大部分髌骨软骨软化或外侧压力过大综合征患者[88,89,103]。然而,解剖学研究指出外侧韧带松解术消除疼痛的主要原因是髌骨的去神经及髌骨良好匹配的恢复[2]。

文献报道的临床结果有所不同,取决于指征和随访时间,有 20%~92%的病例治疗效果满意(表 132-4)。

由于外侧韧带松解术预后的不可预见性[79],有人建议如果存在力线不良,那么松解术应与股内侧肌前移术联合实施。另外还建议外侧韧带松解术应针对严重的髌骨软骨软化症(Ⅲ级与Ⅳ级)和髌骨反复脱位[68]。我们认为,手术效果最好的条件是经过了相当长时间的保守治疗,存在手术适应证且没有继发性疼痛。

并发症

外侧韧带松解的并发症包括:关节积血、向内半脱位、关节强直、感染及反射性交感神经营养不良。有研究报道,446 例膝关节外侧韧带松解术的总的并发

表 132-4 外侧韧带松解后的临床结果

作者	随访(年)	满意率(%)	主要指征
Larson 等[89]	1.5	82	软骨软化
Osborne 和 Fulford[111]	3	37	软骨软化Ⅰ级或Ⅱ级
	3	20	髌股关节
Ogilvie-Harris 和 Jackson[110]	5	20	软骨软化
Henry 等[68]	3	88	髌股关节疼痛、不稳
Sherman 等[132]	2.3	75.4	髌骨不稳
Abraham 等[2]	5~11	55	软骨软化
	5~11	92	不稳
Aglietti 等[5]	4	68.5	不稳
	4	60	髌股关节疼痛
Fabbriciani 等[45]	3	71	不稳
Miller 和 Bartlett[106]	2.3	77	反复脱位

症发生率为 7.2%[135]。另外，使用止血带、关节镜下的皮下操作，特别是吸引引流管使用达到或超过 24 小时时并发症的发生率较高[135]。关节镜外侧韧带松解术后关节积血的发生率为 2.2 %~11.1%[5,45,106]。有研究报道行关节镜外侧韧带松解术治疗髌骨不稳的并发症(不包括术后关节积血)发生率为 4.4%[132]。然而，皮下松解术后渗出及出血的发生率为 3%[102]~13%[106]。外侧韧带松解术治疗髌骨反复脱位引起反射性交感神经营养不良的占所有病变膝关节的 4%[68]。

近端伸肌重建术

近端伸肌重建的手术方法有多种。在编者所在医院使用改良 Insall 方法来进行手术。

手术指征

主要手术指征包括[55]：

1. 骨骼发育不成熟且有髌骨反复脱位史。

2. 骨骼发育不成熟或成熟但伴有持续髌股关节疼痛，适合角抬高伴或不伴髌骨的显著倾斜，最轻程度的关节病变，且适当康复计划对其没有效果的患者。

3. 股骨滑车发育不良且股内侧肌提供的髌骨内侧支持力较差，后者可引起髌骨的反复半脱位或脱位。

4. 髌骨重新组合且髌骨接触面应力总体没有下降伴或不伴最轻程度的关节病变。

手术操作(改良的 Insall 法)[77-99]

手术采取中线切口，暴露髌骨及股四头肌组织。切口从股内侧肌并入股四头肌肌腱处起始，沿股内侧肌边缘伸向远端直到髌骨上缘，进一步穿关节腔及脂肪垫向远端延伸 1 cm 至髌骨外侧缘。外侧松解术实施的路线是从股外侧肌远端的下游纤维起始，穿膝关节外侧腔直到胫骨结节。股内侧肌从关节腔中被提高约 10 cm，并向外侧及远端牵拉最终缝于股外侧肌边缘，这就形成了接近髌骨的一个扁平管腔。在髌骨上极处停止缝合，缝合线接近中线并使膝关节维持在屈曲位(图 132-8)。

术后，用加压绷带包裹切口，1 周后开始膝关节活动。

结果

表 132-5 列出了短期及长期随访结果。预后较好的指标包括：年轻、男性及髌骨集中。

其他选择

已经报道了关节镜辅助下的近端伸肌结构重建[136]。半肌腱固定到髌骨上也已有所报道[57]。另外，有研究报道，运用改良的 Galleazi 技术进行手术，平均 5 年内的优良率达 81%[11]。

对以上的手术技术，我们没有经验。

远端重建技术

这些技术是治疗髌骨半脱位及脱位的最常用方法。正在使用最初由 Roux[122,123]报道的胫骨粗隆转移术的许多改良方法。

手术适应证

远端重建手术的主要适应证包括：[55]

1. 与力线不良伴髌骨过度倾斜或适合角抬高有关的持续性髌股关节疼痛，且需减轻髌骨关节病变引起的髌骨接触应力。如果要使髌骨在滑车处保持平

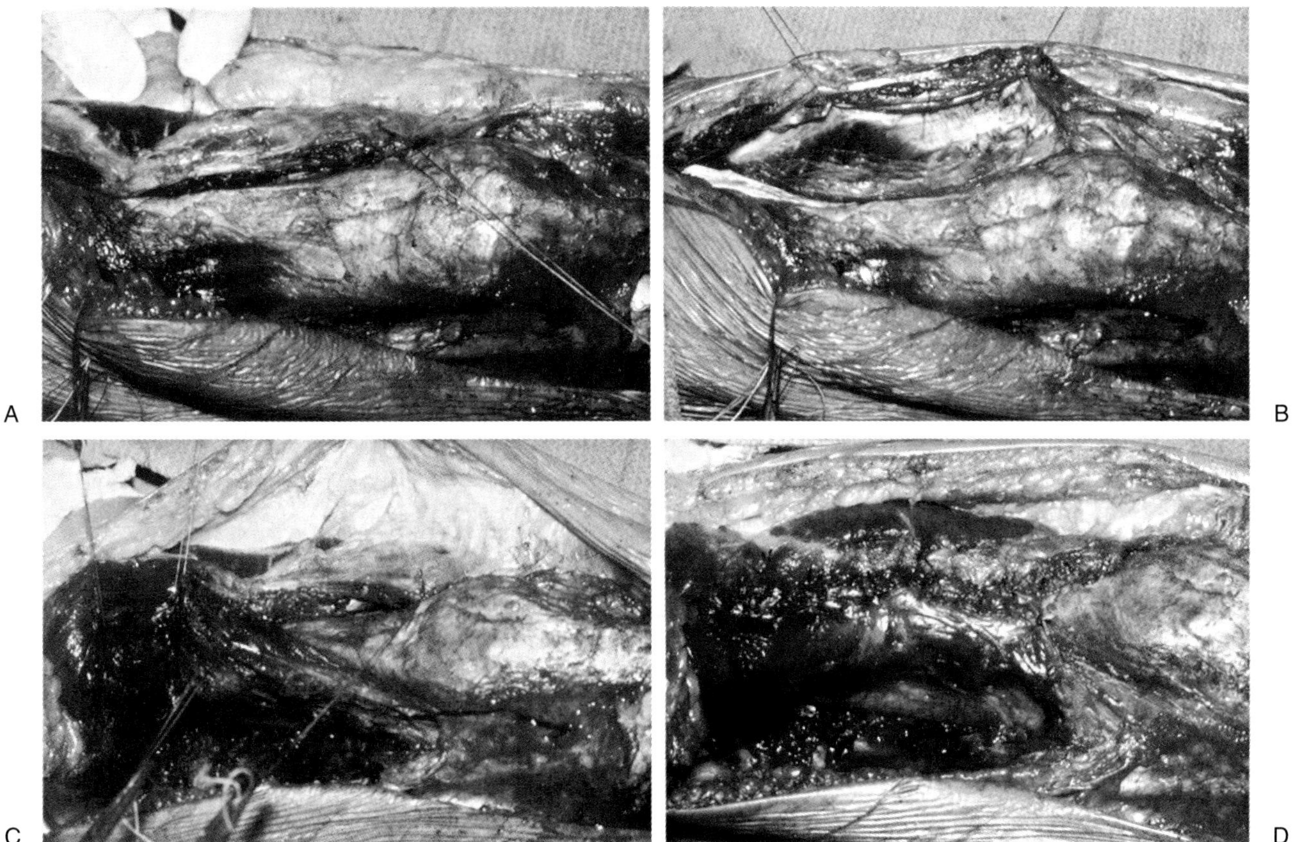

图 132-8 右膝关节伸肌结构近端重建的改良 Insall 管腔技术。(A)手术切口为前方直切口，切口从股内侧肌并入股四头肌肌腱处起始，沿股内侧肌边缘伸向远端直到髌骨上缘，进一步穿关节腔及脂肪垫向远端延伸 1 cm 至髌骨外侧缘。(B)股内侧肌被提高并牵向外侧及远侧。(C)外侧切口伸入股外侧肌及外侧关节腔。(D)将股内侧肌缝于股外侧肌的游离缘，从而形成一个邻近髌骨的扁平管腔。在髌骨上极处停止缝合。

衡，就应实施股内侧肌前移术。

2. 外侧关节面病变及 Q 角增大(>22°)，且髌骨位于滑车中。

3. 外侧松解失败且没有外侧韧带再粘连，但残留明显的向外倾斜。

禁忌证

主要禁忌证指儿童胫骨近端生长板暴露，但这些儿童可以进行软组织远端重建操作。如果在骨骺闭合之前实施胫骨结节转移术就极可能发生膝反屈[49]。

手术技术

据报道有多种远端重建的手术方法，其中包括通过胫骨结节转移来实现的伸肌结构骨性重建。胫骨结节转移可以是内侧(Elmslie-Trillat)、后内侧(Hauser)、前侧(Maquet)，前内侧(Fulkerson)、远侧(Simmons)、近侧或是立体转移。软组织的远端重建包括 Roux-Goldthwait 技术。Hauser 手术操作的缺点[38,133]主要是胫骨结节后内侧转移引起的后期关节病变，此提示应当选择其他的手术方法。我们将讨论以下三种手术方法：Elmslie-Trillat 技术、Maquet 技术和 Fulkerson 技术。

内侧胫骨结节转移术 (Roux-Elmslie-Trillat) Roux-Elmslie-Trillat 手术技术包括外侧韧带的松解，带骨膜蒂的胫骨结节内侧转移但无前后方向的移位，以及新螺钉的固定[34]。该技术的优点是在重建伸肌结构的同时避免了胫骨结节的向后移位，缺点是没能矫正髌骨的上移或下移，且不能减小髌股关节面的应力。

适应证：Elmslie-Trillat 手术操作的主要适应证是髌骨的反复向外半脱位伴 Q 角的增大，以及髌骨的 Ⅰ 级或 Ⅱ 级病变[34,35]。

禁忌证：远端重建加胫骨结节转移术不适合于 Q 角正常及骨骺未闭合的儿童，这是因为其有可能引起生长停滞或膝反屈并发症的出现。

表 132-5 Insall 技术的治疗结果

作者	数量	随访(年)	满意率(%)
Insall 等[78]	75	4	91
Scuderi 等[128]	60	2~9	81
Aglietti 等[6]	14	6	79

手术技术[24,34,35]:在膝关节外侧平行于髌骨作一切口,切口上端从髌骨上极开始,向下延伸到胫骨结节以远 2 cm 处。在膝关节内侧平行于髌骨作另一切口,打开内侧关节腔并检查关节。松解外侧韧带的远端及近端。在脂肪垫与髌腱之间的两侧使用骨刀,将胫骨结节及其远端约 5 cm 的骨质截除,并保留骨块远端的骨膜。向内侧转移胫骨结节并用螺钉将其固定于事先准备好的松质骨床上。

术后用管型石膏固定膝关节,6 周内患侧部分负重,6 周时去除管型石膏,并开始膝关节及股四头肌的功能锻炼。

结果:有研究报道 Roux-Elmslie-Trillat 远端重建技术满意率为 81%~96%(表 132-6)。

胫骨结节抬高术(Maquet 技术) Maquet 于 1963 年提出了用皮松质骨块作为移植物的胫骨结节前方抬高术,并将其作为治疗膝关节前方疼痛的一种方法[96]。此方法旨在减小髌骨的关节应力,尤其是在运动或爬楼梯时的应力。Maquet 推荐将胫骨结节抬高 2~2.5 cm 以达到髌股关节应力减小 50% 的目的[98]。Ferguson 通过生物力学研究指出胫骨结节提高 1.27 cm 就可使髌股关节的应力减小 83.5%[46]。

适应证:Maquet 手术技术的主要适应证包括:保守治疗无效的中度到重度软骨病变或骨关节病变,以及髌骨截除术后伴有髌腱向外半脱位的膝关节前方疼痛[9,14]。该技术也适用于患有骨性关节炎的年轻运动员,特别是软骨病变位于髌骨关节面远端的患者。

表 132-6 Elmslie-Trillat 远端重建技术的治疗结果

作者	数量	随访(年)	满意率(%)
Brown 等[24]	27	3.5	81
Riegler[121]	42	4.2	81
Williams 和 Dymond[145]	27		96
Aglietti 等[6]	16	4	88
Shelbourne 等[130]	45	2	80

禁忌证:该技术的禁忌证主要是涉及髌骨近端的髌股关节进展期弥漫性病变。

手术技术[97]:在膝关节内侧平行于髌骨作一切口,切口向远端延伸至胫骨结节。暴露髌腱并将髌下脂肪垫切断以有利于髌腱的活动。将滑膜切一小口以检查关节内情况。将胫骨结节及髌腱近端附着处向前提起,保留髌腱的远端附着处。此操作可以用摆锯或采用打多个孔后再用薄截骨刀将各孔连起来的方法实施。将从前方髂嵴上截取的一块宽 2 cm,厚 2.5 cm,长 5 cm 的骨块插入提起的胫骨结节最近端的下方(图 132-9)。胫骨结节一般提起 1.5 cm 以避免皮肤并发症的发生。用一到两枚松质骨螺钉固定提起骨块。在皮下组织中插入吸引引流管,逐层关闭伤口。术后,将患肢放于膝关节固定器中。

术后护理:患者可借助拐杖在部分负重的情况下行走。术后 2 两天开始持续性被动运动及股四头肌的伸直锻炼。4~6 周后开始完全负重。

结果:预后较好的因素包括男性,Q 角<20°,没有移植物,以及 3 年以内的随访中没有并发症出现[14]。有研究报道,Maquet 手术方法的满意率为 38%~97%(表 132-7)。

并发症:研究报道的并发症发生率为 18%~40%,主要包括:瘢痕、伤口感染、胫骨结节骨折以及移植骨的压缩骨折或移位(5%)[14,109,118]。Radin 报道 42 例胫骨结节抬高术后的并发症发生率为 7%[118]。66%的骨折为社会因素或精神因素所致。因此,建议在 Maquet 手术前进行心理学评价和诊断性关节镜检查[119]。

梅奥诊所 Maquet 手术治疗的临床经验:梅奥诊所的医师们喜欢用改良的 Maquet 方法来进行远端重建及减压(Sim FH 等:未公布的数据)。平均年龄为 32.5

表 132-7 Maquet 截骨术的结果

作者	数量	随访(年)	临床满意率(%)
Karlson 等[84]	72	2.5	57
Miller 和 LaRochelle[105]	38	2.5	86
Hirsh 和 Redd[69]	9	2.5	88
Insall 等[79]	12	1~5	66
Maquet[97]	39	4.7	95
Noll 等[109]	17	1~4	85
Radin 和 Pan[119]	42	6.1	79
Engebretsen 等[44]	32	5	31

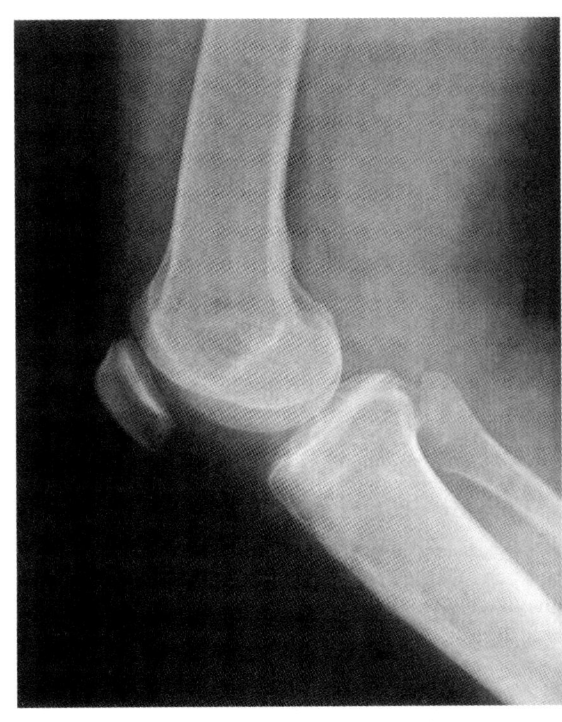
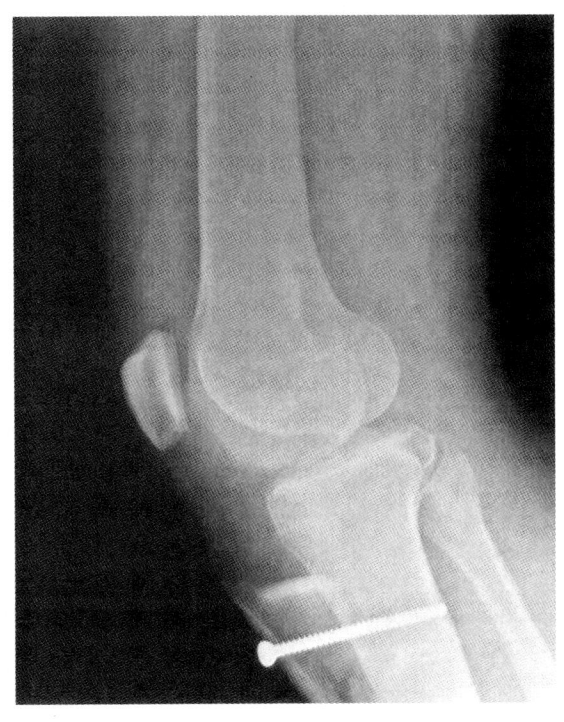

图 132-9　用前方髂嵴的骨块实施胫骨结节前移术(Maquet 方法),该患者 38 岁,患有严重软骨病变且保守治疗无效。

岁的 39 例患者进行了 Maquet 方法手术治疗，并根据是否保留髌骨被分成两组,有髌骨者 27 例,无髌骨者 12 例[107a]。结果,不管曾经是否实施过髌骨切除术,其满意率均高达 90%。然而,12 例曾经实施了髌骨切除术的患者中有 7 例(58%)出现了并发症。其中,4 例伤口坏死的患者中有 3 例后来发生了感染,且这 4 例患者均需进行皮瓣移植来使伤口愈合。另外的 3 例患者出现了伸肌结构的断裂,需要进一步手术（图 132-10 和图 132-11)。

前内侧胫骨结节转移及抬高术(Fulkerson *手术方法*）　Fulkerson 一直主张实施胫骨结节转移及抬高术[50,52]。此方法似乎是治疗力线不良、Q 角增大以及关节病变的有效方法。

适应证:适应证主要包括髌股关节疼痛和伴有力线不良及髌骨轨迹外移的关节退行性改变。特异适应证包括软骨病变和伴有力线不良的髌骨外侧和（或）远端关节面病变。

手术技术[50,52]:在止血带下从髌骨上极开始到胫骨结节做一外侧切口,并沿胫骨嵴将切口向远端延伸 10~12 cm。显露髌腱并实施外侧韧带松解（图 132-12)。术中应检查髌骨表面。沿胫骨前嵴的两侧做两个深达骨膜的纵形切口。拔开骨膜及胫骨前方肌肉,使胫骨外侧显露约 10~12 cm。掀开骨膜,借用钻头导引器将 3~4 枚超长钻头紧贴胫骨嵴内侧倾斜插入。将钻头插向胫骨的后外侧，并使最近端钻头穿过胫骨外侧的中部。钻头角度可以根据胫骨结节前倾及内倾情况进行修正。术中必须小心,以免钻头向后外侧过度插入损伤附近的腓神经。使用往复骨锯和骨凿将钻头之间的骨质打通，在从最近端钻头与髌腱外侧之间形成一个斜行切口,此切口可以避免骨刀插进胫骨的干骺端。保留远端骨蒂，并将骨块小心移向内侧使其可向前侧或内侧滑动。一旦选好合适的位置,用钻孔机在骨蒂上钻孔并穿过胫骨远端皮质到达胫骨结节，顺孔道将拉力螺钉穿过胫骨的后侧皮质。研究发现,松质骨螺钉也可达到良好的效果,而且可以避免穿过后侧皮质。术后胫骨粗隆平均前倾 9 mm。

术后护理:术后用固定器固定患侧膝关节,并可在部分负重下移动。同时应该开始股四头肌原位运动。4 周后去除支具,并开始适度的膝关节屈曲锻炼。有的学者认为术后即可进行被动功能锻炼以避免关节坚硬的发生。

结果:研究报道前内侧胫骨结节转移术(Fulkerson 方法）治疗髌股关节骨性关节炎的满意率达 67%,并发症发生率为 22%[118]。另外,有研究发现对于没有合并骨性关节炎的年轻患者,用此方法治疗都可获得满意疗效，即使合并骨性关节炎或髌骨的向外移位,其

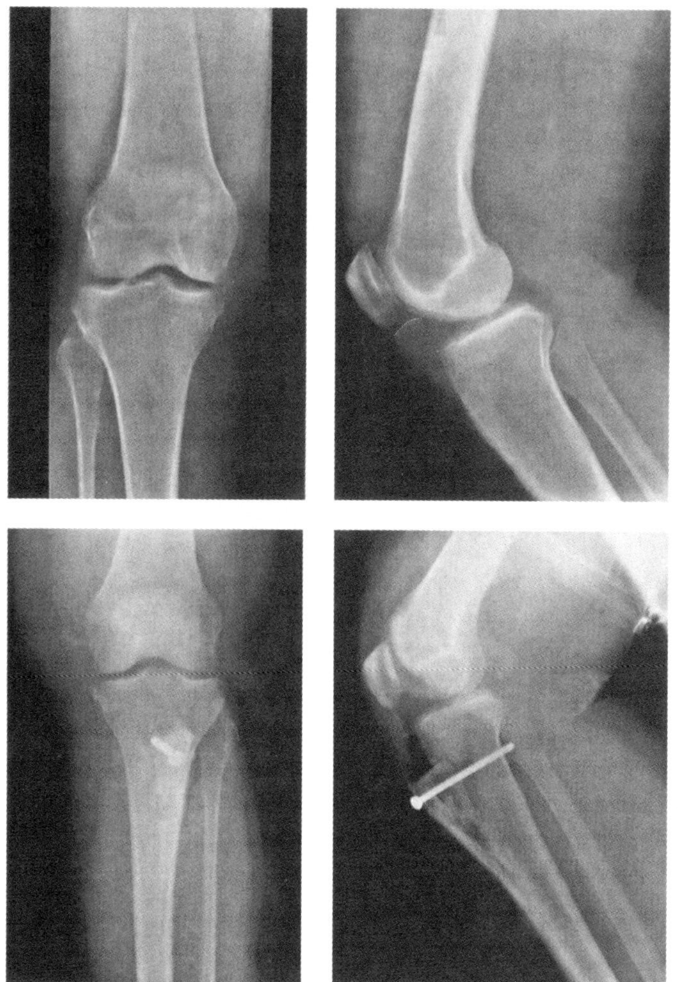

图 132-10 用 Maquet 胫骨结节提高术治疗后获得满意疗效，患者为 50 岁女性，存在持续性膝关节前方疼痛。

满意率也可达 60%[107]。Fulkerson 经平均 5 年随访后发现应用此方法治疗的满意率为 75%[52]。

关节病变的手术治疗

关节镜介入治疗

在最近的 10 年中，应用关节镜进行髌骨刮除术已很普遍。髌骨或股骨滑车部软骨软化区域的刮除应当谨慎，只有退变性纤维组织才可以被刮除。关节镜治疗的最大好处可能来自于关节冲洗或关节表面碎片的去除。所有支持关节镜髌骨刮除的学者都认为最主要病变，通常指伸肌结构力线不良，应当作为手术的主要目的来得到矫正。

结果

长期随访结果报道有限，但短期随访的满意率约为 50%[125]。

软骨部分切除加软骨下骨钻孔或骨质海绵化

病变局部切除加软骨下骨钻孔已成为治疗严重髌骨软骨软化的常见手术[30,47]。在这种方法中，软化的软骨组织被锋利的手术刀片刮除，而病变关节软骨也被移除，直至显露软骨下骨(图 132-13)。然后，在软骨下骨上广泛钻孔，以使血管组织进入表面缺损区，进而形成替代性的纤维软骨组织。

结果

30 岁以下的患者，通常能够获得优良效果，但超过 30 岁的患者，效果就不那么令人满意了[30]。在对 85 个病变髌股关节[47]进行了“骨质海绵化”及外侧韧带松解术后，经 15 个月随访，满意率为 79%。

髌骨切除术

生物力学

Brooke 和有些学者认为髌骨抑制了股四头肌的

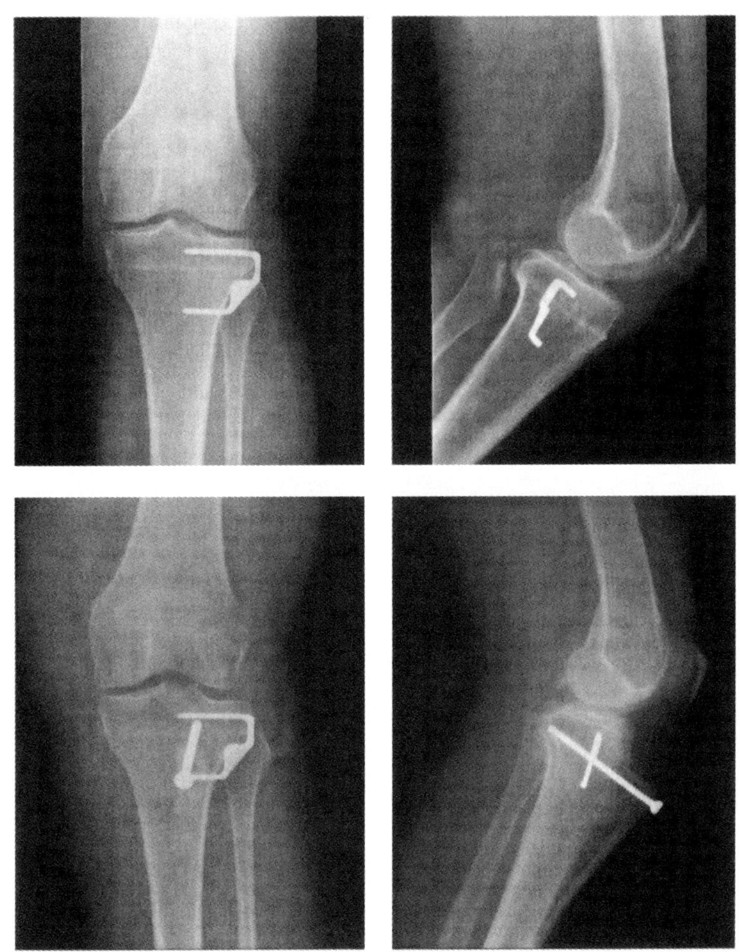

图 132-11 49 岁女性，曾因膝关节内侧室病变实施过胫骨截骨术，运用 Maquet 方法治疗其膝关节前方疼痛获得了满意疗效。

功能，而髌骨切除可提高膝关节的效率[22]。然而，许多学者强调髌骨对伸肌结构力学作用的重要性[65,74,85,140]。髌骨通过增加伸肌结构在整个关节活动范围内的力臂来促进膝关节的伸展。髌骨切除后的主要临床问题包括：伸肌力量的减小，大腿肌的萎缩，活动范围的缩小，残留痛，外观改变，以及在某些病例胫股关节病变增多。髌骨切除不仅可使股四头肌的效率下降 30%，还会损伤股四头肌肌肉组织并且增加髌腱的张力[65]。另外，修复技术也会影响疗效，纵向修复比横向修复需要的力量更大。具体而言，横向修复需要 15%的附加力量，而纵向修复需要的附加力量为 30%[86]。髌骨切除后，膝关节完全伸展所需的力量将会增加 30%。

适应证

人们认为，髌骨切除是髌股关节病变治疗的最后选择（表 132-8）。髌骨的完全切除将会引起韧带的不稳，股四头肌的萎缩及力量的减小[140]。然而，如果患者存在明显的原发性或创伤后髌股关节炎，那么就可进行髌骨切除（图 132-14）。同样，如果患者年龄小于 40 岁，且重建手术失败并合并严重疼痛，也应进行髌骨切除术。有关膝关节置换术治疗髌骨病变的内容在相关章节已进行讨论。

禁忌证

髌骨切除的主要禁忌证是合并胫股关节病变或不明原因的髌股关节前方疼痛。

单纯髌骨切除术:Z 字成形术及髌骨切除术[16]

手术技术(Bickel) 在髌骨内侧缘内侧约 1 cm 处做一平行于髌骨的切口(图 132-15)。拨开浅筋膜，显露伸肌结构。用锐器将髌前纤维组织从髌骨上剥离，切开滑膜暴露膝关节腔并进行关节探查。在髌前纤维组织上做 Z 形切口的上臂，并迅速切除髌骨。从外围开始关闭滑膜切口。在保持膝关节完全伸展的情况下双层修复髌前纤维组织，并允许股四头肌肌腱的缩短与重叠。

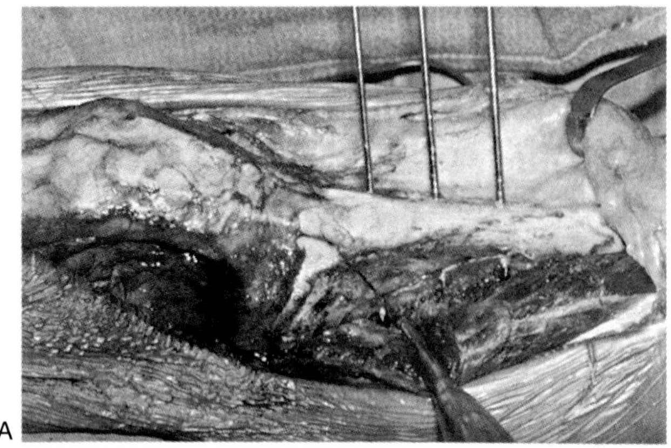
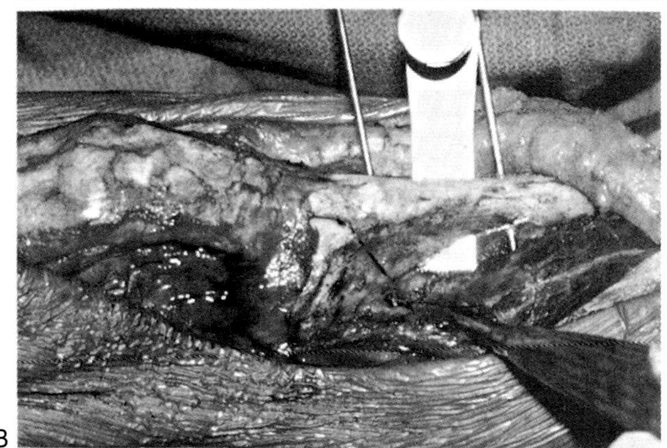
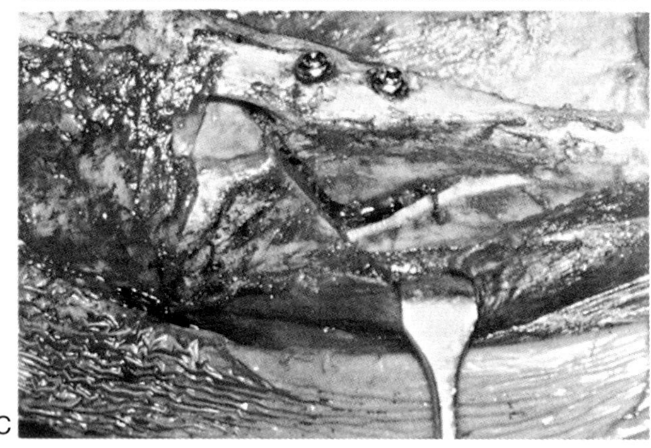

图 132-12 前内侧胫骨结节转移及抬高术(Fulkerson 手术方法)。(A)运用骨圆针作为倾斜截骨的导针,靠近胫骨前嵴内侧将导针斜向后外侧插入,并使最近端导针插入外侧胫骨的中部。(B)使用摆锯做一斜形切口,位于最近端导针与髌腱附着处外侧一点之间,此切口可避免损伤胫骨的干骺端。(C)保留远端骨蒂,将骨块仔细固定并向内移位,此可使骨块向前内侧滑动。运用两枚松质骨螺钉固定远端骨块,此可避免穿过胫骨的后侧皮质。

术后护理 关闭皮下组织和皮肤,Robert Jones 衣及后侧石膏托固定 1 周,随后用管型石膏固定 2 周。术后第 2 天开始股四头肌功能锻炼,术后第 3 周开始全范围关节运动。

髌骨切除联合近端重建术

手术技术 (Sim) 该手术方法主要用于治疗年轻患者的髌股关节病变或力线不良,且通常与近端重建术相结合(图 132-16)。在膝关节前方正中做一切口。在髌骨远端 1/3 处锐性切断股四头肌肌腱延伸部,切断髌骨与关节囊、股四头肌肌腱及髌腱的联系,最终将髌骨去除。检查关节情况。游离股内侧肌附着处并使其成为 V 形条块。同时,松解外侧韧带并将股外侧肌与股直肌分离,分离向远端延伸。将股斜肌向远端及外侧游离,并与远端组织缝合以部分修补髌骨切除留下的缺损。将游离的股外侧肌与股直肌及股四头肌肌腱缝合。如果存在外侧半脱位,就不应关闭关节腔缺损及股四头肌的外侧延伸部,而只需关闭滑膜。修复完成后,将膝关节屈曲 90°以评估缝合张力。

术后护理 术后用长腿石膏托固定患肢,并在 48 小时内开始股四头肌的功能锻炼。术后 7~10 天开始扶拐行走,3 周时开始去除石膏托的膝关节主动锻炼及谨慎活动。锻炼间期继续以石膏托固定。5 周时开始股四头肌渐进性抗重力锻炼,通常 8~10 周时可以达到完全屈曲,而完全伸展需要 5~6 个月。

结果 有研究报道经平均 2~10 年的随访,满意率达 75%。有关髌骨切除术的 50 年经验见表 132-9。

目前,对于髌股关节疼痛患者进行胫骨结节抬高术或髌骨切除术的适应证并没有达成一致。同时,几乎没有学者对保留和不保留髌骨时胫骨结节前移术的临床结果进行比较(Nelson 等[107a]; Sim FH 等:未出版数据)。研究报道,单发性髌股关节炎实施髌骨切除术的满意率为 88%,而多发性关节炎的满意率为 64%[42]。Stougard 对实施髌骨切除术的 15 例患者进行 6 年的随访后于 1970 年报道,在 15 例患者中有 8 例出现了胫股关节骨性关节炎的恶化,并认为恶化的原因是髌骨切除后胫骨平台上的力量从滑动到移动的改变[138]。Akroyd 和 Polyzoides 对髌骨切除后的患者进行长期随访后发现,随着随访时间的延长膝关节的退变也越明显[3]。

运用 3 种髌骨切除方法对 113 个不同病变的膝关节(包括:髌骨的软骨软化、粉碎性骨折、关节炎及反复脱位)实施了髌骨切除术[20],其中实施荷包(purse-string) 技术的有 40 个膝关节,股内侧肌技术的有 24 个膝关节,另外 49 个膝关节运用了其他技术。通过平均10.5 年(3~17.5)的随访,3 组的优良率分别为:荷包

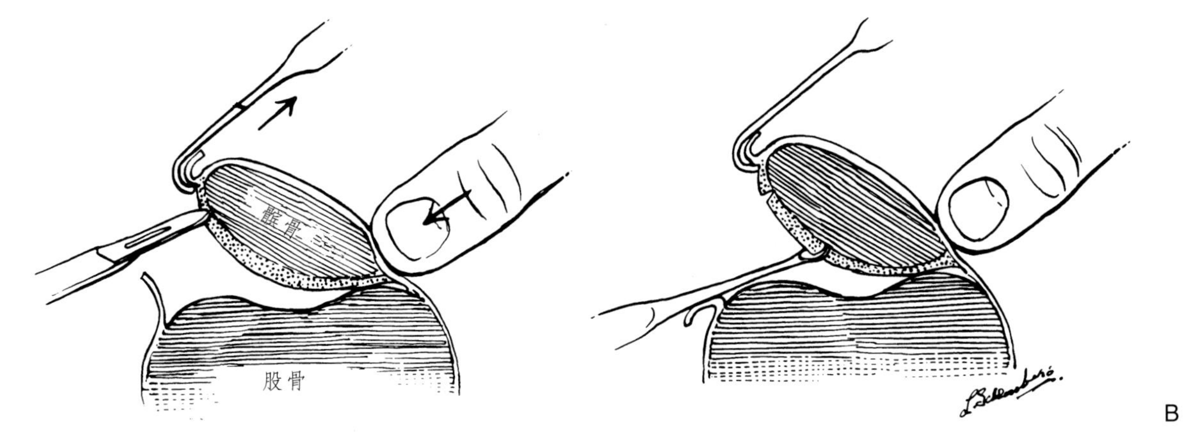

图 132-13　部分软骨切除术。(A)显露病变软骨,并用常规手术刀在髌骨内侧做一垂直缺损。(B)在外侧缘,用刮匙再做一垂直缺损。用此方法可切除软骨软化区域并可将所有病变的关节软骨移除,直至显露软骨下骨。(From Childers and Ellwood[30],with permission.)

组 81 %, 股内侧肌组 79 %及第 3 组 73%。对于髌骨粉碎性骨折的病例,其优良率为 75%。

有学者对 20 个膝关节实施了 Miyakawa 髌骨切除术, 这 20 个膝关节患有继发于伸肌结构功能紊乱的髌骨骨性关节炎和(或)软骨软化。此方法不但可使伸肌结构恢复适当的张力,还可使股四头肌肌腱和髌腱的拉力集中。通过平均 13.8 年的随访,主客观满意率分别为 95%和 90%。20 个膝关节没有一个需要再次手术治疗[10]。

有学者对 15 例髌骨软骨软化患者的 17 个膝关节实施了髌骨切除术, 并经平均 5.5 年的随访后对结果进行了评价。其中只有 5 个膝关节获得了满意的疗效(29%),但是有 10 个包括双侧髌骨切除的患者获得了满意的疗效[83]。

总之,髌骨切除术应当用于治疗严重的髌骨退行性改变或被看做治疗的最后选择。运用髌骨切除术治疗髌股关节病变或骨折似乎可以获得最好的效果。另外,髌骨切除后的伸肌结构也应当得到重建。

髌股关节表面重建

McKeever 和 Worrel 于 20 世纪 50 年代开始倡导实施髌骨和髌股关节的表面重建。其主要适用于伸肌结构功能较差或对膝关节功能需求不大的髌股关节炎患者。Worell[146]首先倡导运用骨水泥和由其发明的钴铬合金假体[147]进行髌骨的表面重建。

有学者对 28 例平均年龄为 36 岁的严重髌骨软骨软化患者运用 McKeever 髌骨表面重建假体实施了髌骨表面重建[62]。 经平均 8.1 年的随访,24 个患者中有 17 个 5 年疗效优良,3 个患者效果较差,其中两个归因于 3 室关节病变, 并最终都实施了全膝关节置换。术后没有明显并发症、髌骨不稳及假体松动的发生。非骨水泥及骨水泥关节置换的结果分别见表 132-10A 和表 132-10B。由于效果不理想目前这种方法已被废弃。

髌骨表面修复的主要并发症是滑车的磨损,对此有人提议实施髌股关节置换来避免此并发症的发生。Blasina 等[19]的研究表明髌股关节置换的满意率达 75 %,37 %的患者需要再次手术, 翻修率达 11%(表 132-10C)。

运用骨水泥及钴铬假体进行髌骨表面重建的早

表 132-8　髌骨切除术的主要指征及禁忌证

指征
肿瘤
感染
补救手术
开放和(或)严重的粉碎性骨折
严重髌股关节骨关节病及关节僵硬
老年患者的严重软骨软化
炎性关节炎
重建术失败合并严重髌股关节疼痛
禁忌证
反射性交感神经营养障碍
软骨病变极小
未实施过保守治疗或患者不能配合
髌股关节疼痛病因未明

Modified from De Maio et al.[40],with permission.

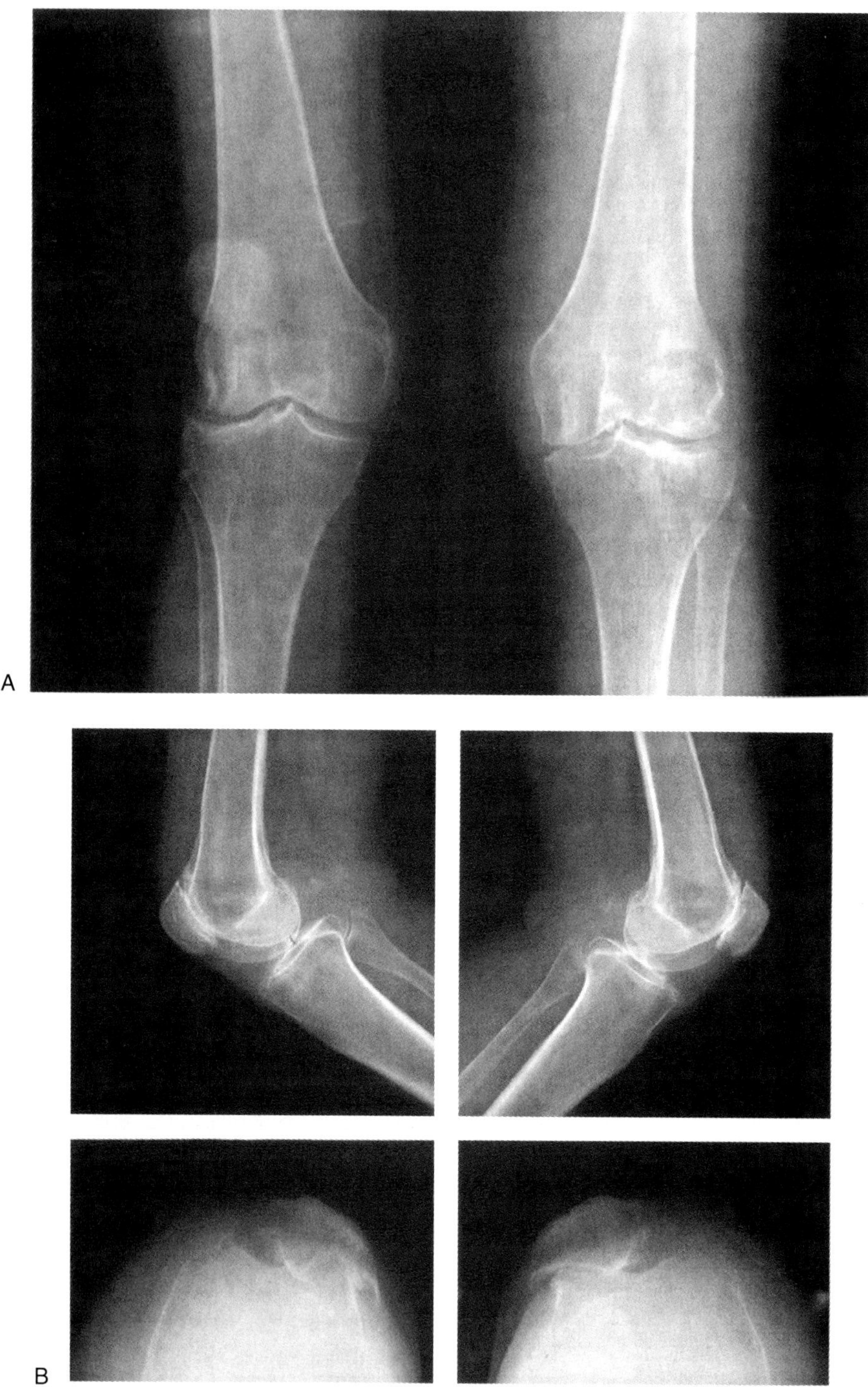

图 132-14 62 岁女性，患有严重髌股关节炎。(A)前后位 X 线片，(B)外侧及 Merchant X 线片，且其大部分症状位于左侧。(待续)

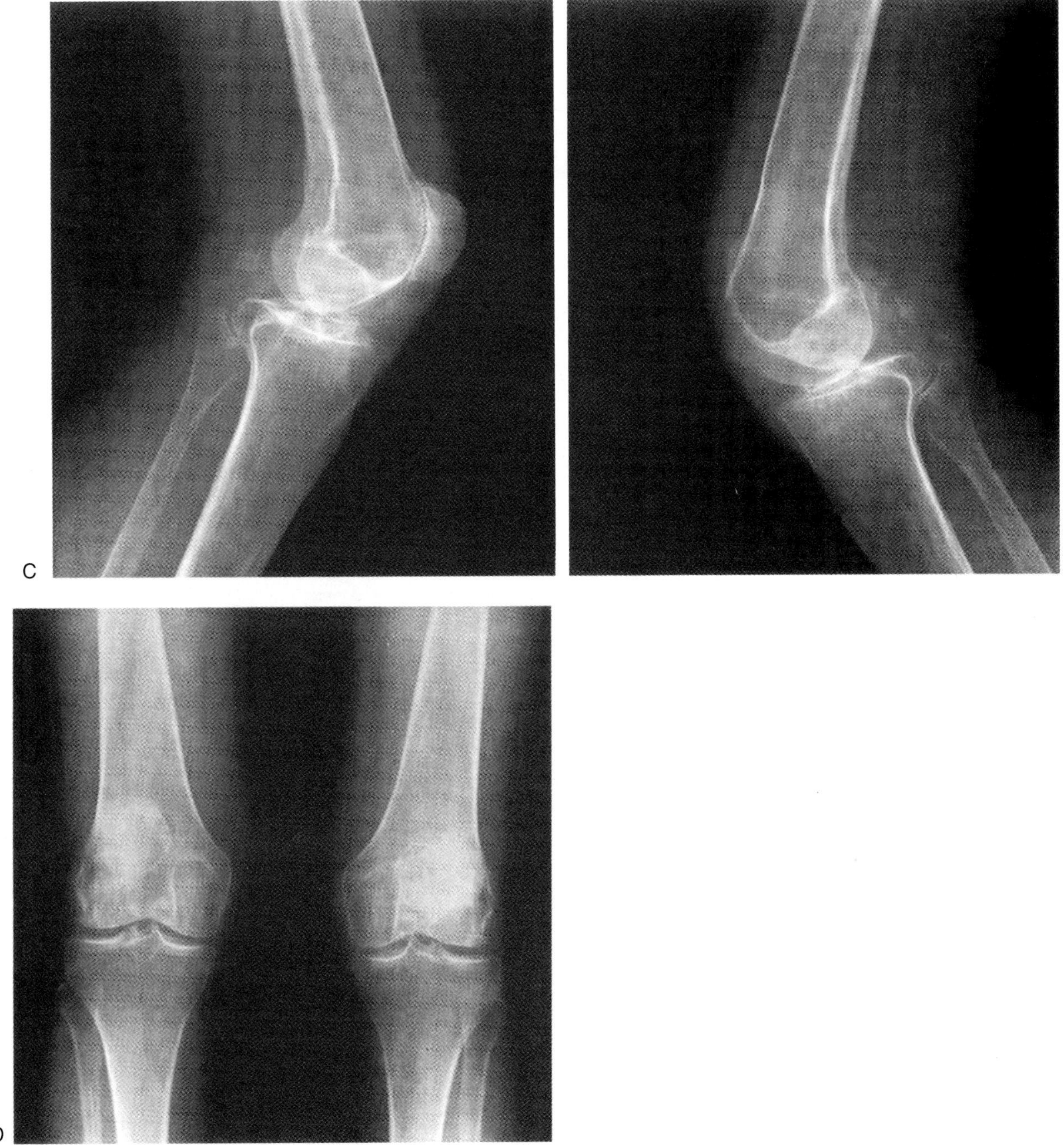

图 132-14(续)　(C,D)左膝关节髌骨切除 5 年后的前后位及侧位片。患者在术后 5 年实施全膝关节置换术之前获得了满意的临床效果。

期满意率达 93%,但随访 3~6 年时降为 20%~55%[81,147]。手术失败主要与疼痛有关。

我们不提倡实施髌骨或髌股关节表面修复重建。有研究表明此假体存在缺陷。对于年轻患者,应限制任何植入物的运用,运用后也存在潜在的风险。对于老年患者,此手术不能减轻常见的胫股关节病变症状。

全膝关节置换

对于患有原发性髌股关节病变的老年患者,全膝关节置换加髌骨表面修复是最佳的治疗选择。如果因为骨缺损的原因不能同时实施髌骨表面修复,通常会发生髌骨轨迹的外移、股四头肌功能紊乱的残留及较差的结果。

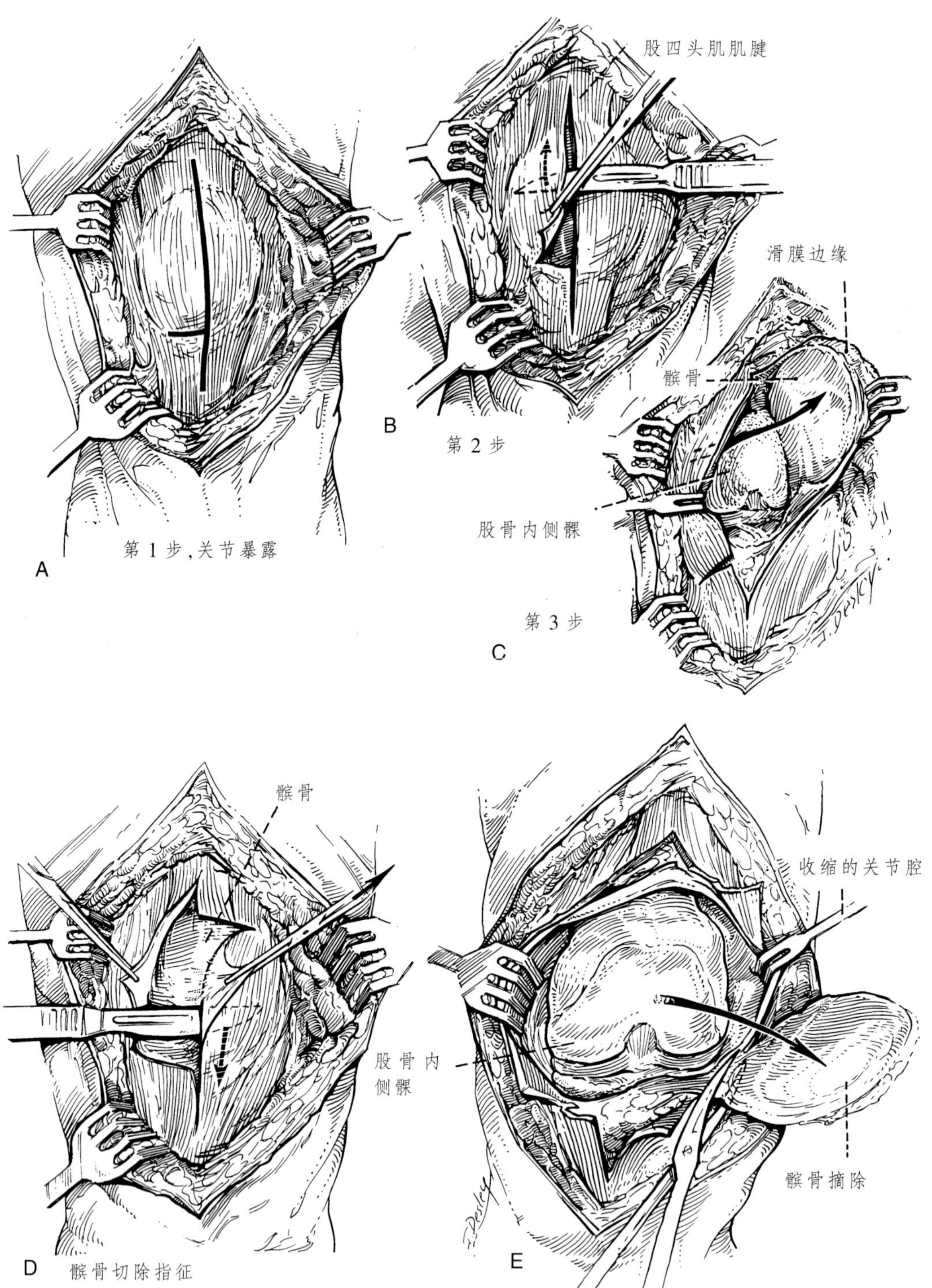

图 132-15 Z字形髌骨切除术。(A)显露关节。(B)伸肌结构上髌周纤维组织的锐性剥离。(C) 切开滑膜打开关节并实施关节探查。(D,E)切除髌前纤维扩展组织,剥离髌骨。(待续)

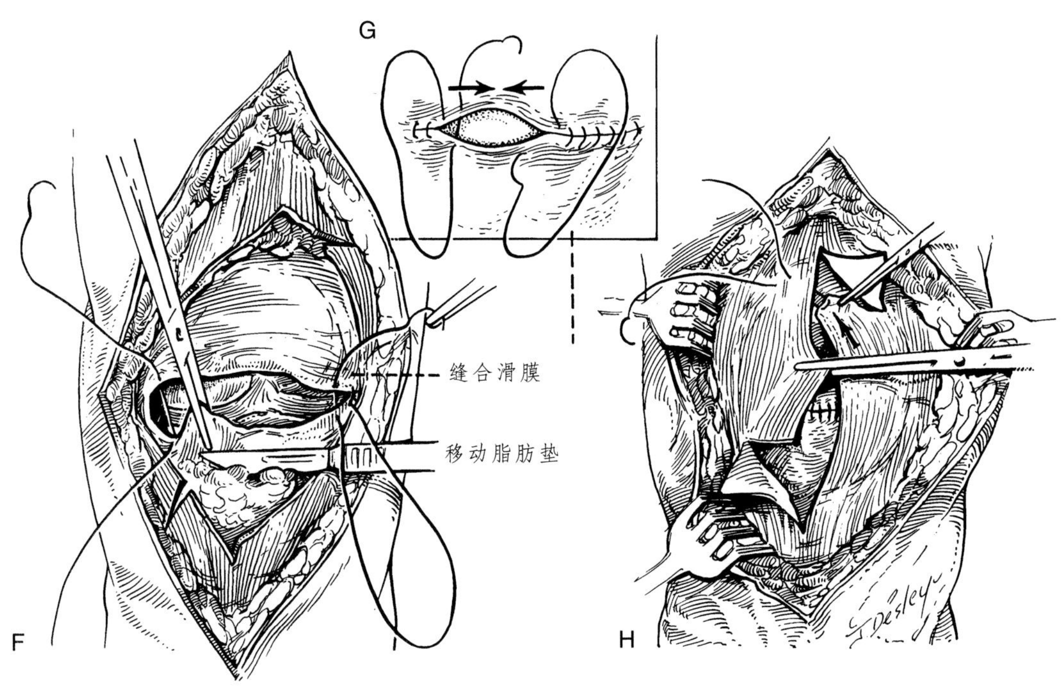

图 132-15(续)　(F,H)在膝关节完全伸展位缝合滑膜,并修复髌前纤维扩展组织。

作者的建议

髌股关节疼痛综合征治疗方法选择的参考因素包括:患者的年龄、力线不良情况及关节病变的程度。在所有方法中我们推荐非手术治疗。如果非手术治疗失败,我们会根据下面因素重新选择治疗方法(表132-11)。

非手术治疗适用于髌股关节疼痛但不合并有髌骨倾斜、半脱位或关节病变的任何患者。外侧韧带松解术适用于髌股关节疼痛伴髌骨倾斜但没有半脱位或关节病变的任何年龄阶段的患者。近端重建术适用于年龄小于 40 岁伴有髌骨倾斜和半脱位但没有关节病变的髌股关节疼痛患者。

在存在髌骨倾斜、半脱位及关节病变的病例,如果患者年龄在 40~60 岁,就应实施远端重建及髌骨切除术;如果患者年龄大于 60 岁,那么就应实施全膝关节置换术。

具体而言,对于髌股关节炎的病例,如果非手术治疗失败且对髌股关节情况存在疑惑,那么就应进行关节镜检查。外侧韧带松解虽然可以用于治疗年轻患者的髌股关节力线不良及不稳,但对于髌股关节炎来说外侧韧带松解术可能是较差的治疗方法。对于年轻患者,我们建议根据适应证实施 Maquet 截骨术或 Fulkerson 手术;如果失败则可实施髌骨切除术。对于老年患者,我们推荐直接实施全膝关节置换术加髌骨表面修复。

表 132-9　髌骨切除术治疗骨性关节炎及软骨软化的临床结果

作者	数量	随访(年)	满意率(%)
Haggart[60]	20	2	96
Young 和 Regan[148]	14	1~4	79
Haliburton 和 Sullivan[61]	74	2~7	78
Geckeler 和 Quaranta[58]	27	9	74
West[143]	8	1~9	75
Dinham 和 French[42]	71	5	69
Ackroyd 和 Polyzoides[3]	87	6.5	53
Compere 等[33]	26	6.5	90
Kelly 和 Insall[87]	78	5	71
Peeples 和 Margo[115]	14	3.5	79
Blatter 等[20]	40	10	78
Jensen 和 Hansen[83]	17	5.5	29

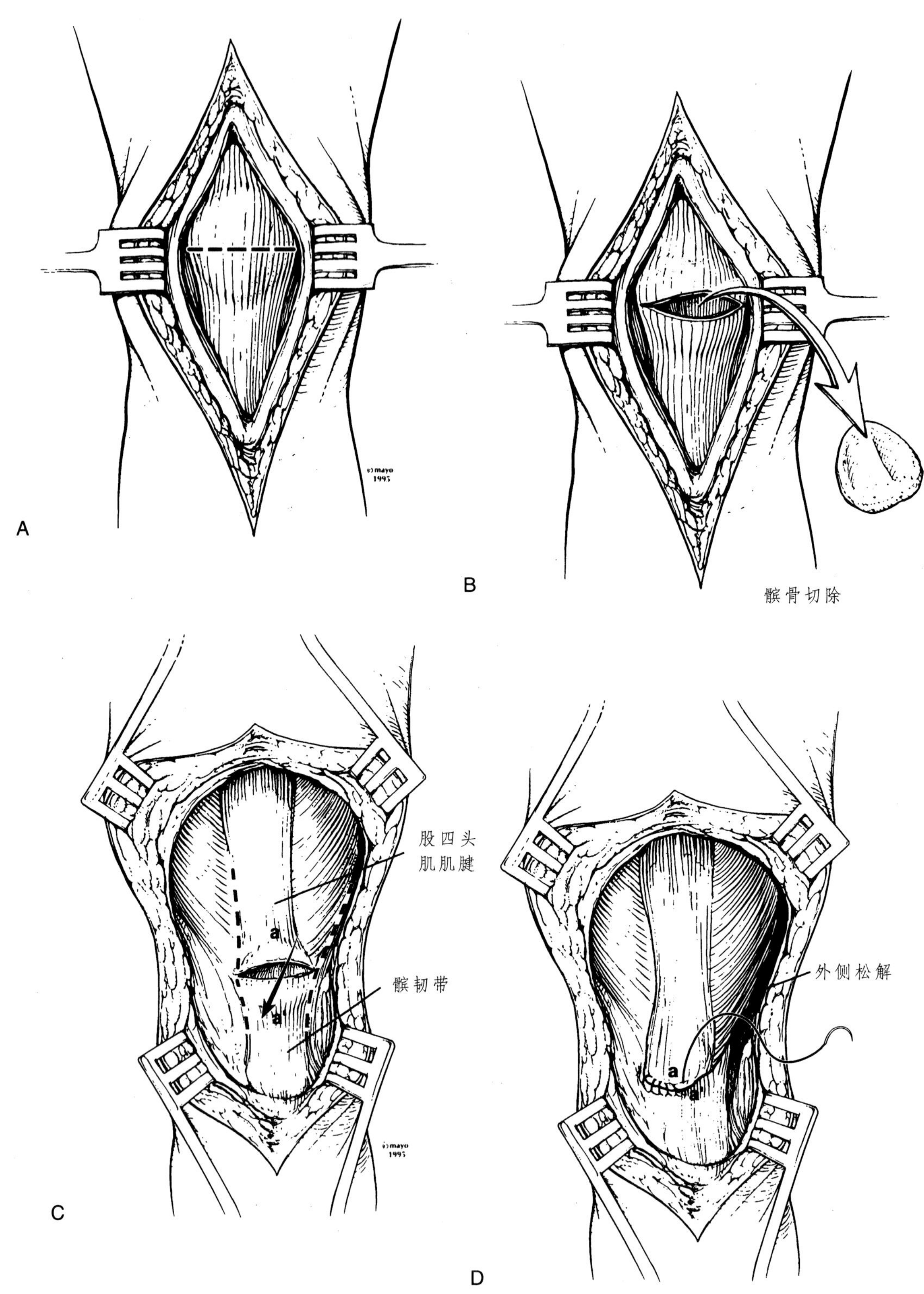

图 132-16 对患有髌股关节病变及力线不良的年轻患者,可以实施髌骨切除加近端重建术。(A)在膝关节前面正中做一切口。(B)横形切断伸肌结构的髌前纤维扩展组织,并锐性剥离髌骨。(C)实施外侧松解术,并将股外侧肌从股直肌处分离,通过股四头肌肌腱内侧切口游离股内侧肌附着处,该切口可延伸至髌韧带的内侧。(D)向远端牵拉股四头肌肌腱及股直肌,并将其与髌韧带缝合。(待续)

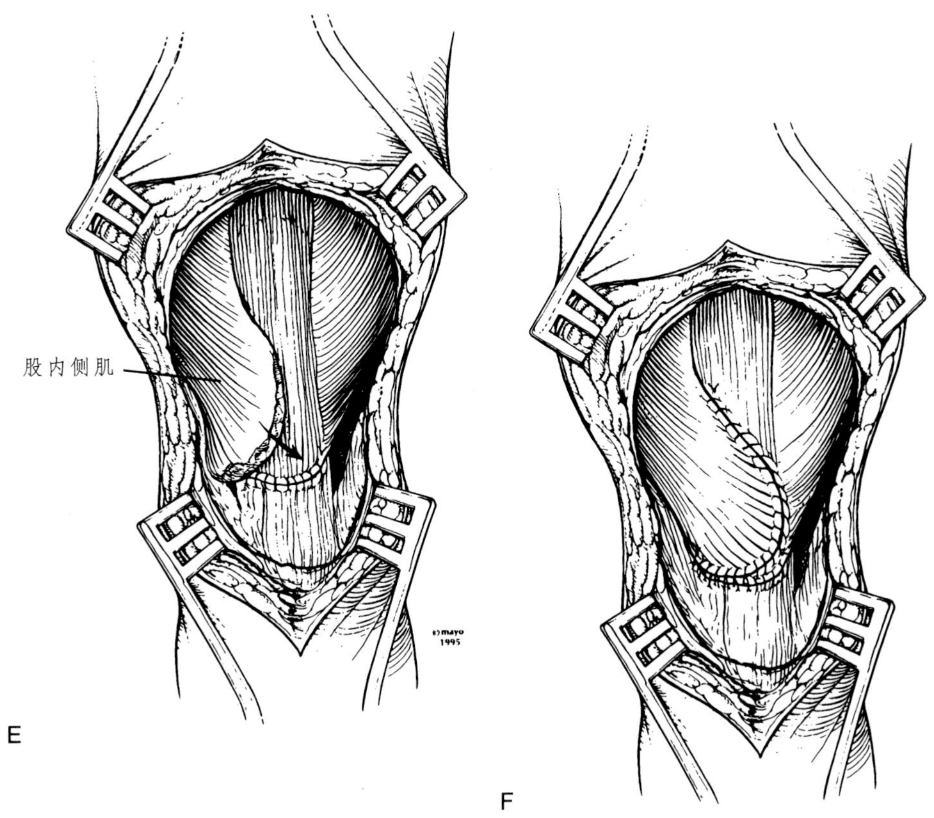

图 132-16(续)　(E)向远端及外侧牵拉股内侧肌并将其缝于髌骨切除形成的缺损上方。(F)将股外侧肌缝于股直肌及股四头肌肌腱。

表 132-10　髌骨切除术治疗骨性关节炎及软骨软化的临床结果

A.McKeever，DePalma 髌骨假体			
作者	数量	随访(年)	满意率(%)
McKeever[101]	39	1~5	69
DePalma 等[41]	17	2	82
Levitt[93]	21	7	62
Pickett 和 Stoll1[16]	46	1~22	85
Harrington[62]	28	5	85

B.骨水泥髌骨假体			
作者	数量	随访(年)	满意率(%)
Aglietti 等[4]	15	–	
Worell[146]	14	2	93
Insall 等[81]	29	3~6	55
Worrell [147]	15	1~8	20

C.髌股关节置换					
作者	膝关节数量	随访(年)	改善(%)	再次手术(%)	翻修(%)
Blasina 等[18]	57	2	75	35	11

表 132-11　髌股关节疼痛综合征的优选治疗方法

年龄(岁)	倾斜	半脱位	关节病变	治疗
<40	无	无	无	保守治疗
	有	无	无	外侧韧带松解
	有	有	无	近端重建
	有	有	有	远端重建或提高
40~60	无	无	无	保守治疗
	有	无	无	外侧韧带松解
	有	有	有	远端重建或髌骨切除
>60	无	无	无	保守治疗
	有	无	无	外侧韧带松解
	有	有	有	全膝关节置换

对于急性髌骨脱位的处理,我们主张首先实施非手术治疗，即闭合复位后固定于管型石膏中3~4周。如果存在倾向因素、较大的骨软骨骨折或股内侧肌断裂,就应进行手术治疗。

对于存在髌骨反复半脱位及Ⅰ~Ⅱ级髌骨软骨软化的患者,我们推荐的手术治疗方法包括:外侧韧带松解、外侧韧带松解加内侧折叠缩短术或近端重建术。对于伸肌结构力线不良的病例，如果存在股内侧斜肌缺损,就可实施近端重建术;如果Q角增大合并严重的髌骨软骨软化及髌股关节炎，就应实施远端重建及髌腱附着处抬高术,即改良Maquet术。年龄小于55岁的单纯髌股关节病变推荐实施Z字形髌骨切除术。

(郑慧锋 译　叶伟胜 李世民 校)

参考文献

1. Abernethy PJ, Townsend PR, Rosc MI, Radin EL: Is chondromalacia patellae a separate clinical entity? J Bone Joint Surg 60B:205, 1978
2. Abraham E, Washington E, Huang TL: Insall proximal realignment for disorders of the patella. Clin Orthop Rel Res 248:61, 1989
3. Ackroyd CE, Polyzoides AJ: Patellectomy for osteoarthritis: a study of eighty-one patients followed from two to twenty-two years. J Bone Joint Surg 60B:353, 1978
4. Aglietti P, Insall JN, Walker Treant P: A new patellar prosthesis: design and application. Clin Orthop 175:107, 1975
5. Aglietti P, Pisaneschi A, Buzzi R et al: Arthroscopic lateral release for patellar pain or instability. Arthroscopy 5:176, 1989
6. Aglietti P, Buzzi R, DeBiase P, Girou F: Surgical treatment of recurrent dislocation of patella. Clin Orthop 308:8, 1994
7. Aleman O: Chondromalacia post-traumatic patellae. Acta Chir Scand 63:149, 1928
8. Alm A, Giliquist J, Uliedahl SO: The diagnostic value of arthroscopy of the knee joint. Injury 5:319, 1974
9. Auerbach BJ, Huang TL, Ray RD: Anterior advancement of the tibial tubercle: a review of Maquet procedure in 14 cases. Orthop Rev 9:51, 1980
10. Baker CL, Hughston JC: Miyakawa patellectomy. J Bone Joint Surg 70A:1489, 1988
11. Baker RH, Carroll N, Dewar FP, Hall JE: The semitendinosus tenodesis for recurrent dislocation of the patella. J Bone Joint Surg 54B:103, 1972
12. Bandi W, Brennwaid J: The significance of femoro-patellar pressure in the pathogenesis and treatment of chondromalacia patellae and femoro-patellar arthrosis. In Ingerwersen OS (ed): The Knee Joint. Elsevier, New York, 1974
13. Beaconsfield T, Pintore E, Maffuli N, Petri JG: Radiological measurements in patellofemoral disorders: a review. Clin Orthop 308:18, 1994
14. Bessette GC, Hunter RE: The Maquet procedure: a retrospective review. Clin Orthop 232:159, 1988
15. Betz RR, Lonergan R, Patterson R et al: The percutaneous lateral retinacular release. Orthopedics 5:57, 1982
16. Bickel WH, Johnson KA: Z-plasty patellectomy. Surg Gynecol Obstet 132:985, 1971
17. Bjorkstrom S, Goldie IF, Wetterqvist H: Intramedullary pressure of patella in chondromalacia. Arch Orthop Trauma Surg 95:81, 1980
18. Blasina ME, Fox JM, Carlson GJ, Jurgutis JJ: Patella baja: a technical consideration in evaluating results of tibial tubercle transplantation. J Bone Joint Surg 57A:1027, 1975
19. Blasina ME, Fox JM, Del Pizzo W et al: Patellofemoral replacement. Clin Orthop 144:98, 1979
20. Blatter G, Jackson RW, Bayne O, Magerl F: Patellectomy as a salvage operation. Orthopade 16:310, 1987
21. Bough BW, Regan BF: Medial and lateral synovial plicae of the knee: pathological significance, diagnosis and treatment by arthroscopic surgery. Ital Med J 78:279, 1985
22. Brooke R: The treatment of fractured patella by excision: a study of morphology and function. Br J Surg 24:733, 1937
23. Brossmann J, Muhle C, Schroder C et al: Patellar tracking patterns during active and passive knee extension: evaluation with motion-triggered cine MR imaging. Radiology 187:205, 1993
24. Brown DE, Alexander AH, Lichtman DM: The Elmsie Trillat procedure for correction of patellar dislocation and subluxation. Am J Sports Med 12:104, 1984
25. Brown TR, Quinn SF: Evaluation of the chondromalacia of the patellofemoral compartment with axial magnetic resonance imagining. Skeletal Radiol 22:325, 1993
26. Burman MS: Arthroscopy of the direct visualization of joint. J Bone Joint Surg 13:669, 1931
27. Casscells SW: Arthroscopy of the knee joint: a review of 150 cases. J Bone Joint Surg 53A:287, 1971
28. Casscells SW: The arthroscope in the diagnosis of disorders of the patellofemoral joint. Clin Orthop 144:45, 1979
29. Cave EF, Rowe CR: The patella: its importance in derangement of the knee. J Bone Joint Surg 32A:542, 1950
30. Childers JC Jr, Ellwood SC: Partial chondroectomy and subchondral bone drilling for chondromalacia. Clin Orthop 144:114, 1979
31. Chrisman OD: The role of articular cartilage in patellofemoral pain. Orthop Clin North Am 17:231, 1986
32. Cofield RH, Bryan RS: Acute dislocation of the patella: results of conservative treatment. J Trauma 17:526, 1977
33. Comper CL, Hill JA, Lewinnek GE, Thompson R: A new method of patellectomy for patellofemoral arthritis. J Bone Joint Surg 61A:714, 1979
34. Cox JS: An evaluation of the Elmslie-Trillat procedure for management of patellar dislocations and subluxations: a preliminary report. Am J Sports Med 4:72, 1976
35. Cox JS: Evaluation of the Roux-Elmslie-Trillat procedure for knee extensor realignment. Am J Sports Med 10:303, 1982
36. Dandy DJ: Recurrent subluxation of the patella on extension of the knee. J Bone Joint Surg 53B:483, 1971
37. Dandy DJ, Griffith SD: Lateral release for recurrent dislocation of the patella. J Bone Joint Surg 71B:121, 1989
38. DeCesare WF: Late results of Hauser procedure for recurrent dislocation of the patella. Clin Orthop 140:137, 1979

39. DeHaven KE, Dolan WA, Mayer PJ: Chondromalacia patellae in athletes: clinical presentation and conservative management. Am J Sports Med 7:1, 1979
40. De Maio M, Drez DJ: Patellectomy. p. 259. In Fox JM, De Pizzo W (eds): The Patellofemoral Joint. McGraw-Hill, New York, 1993
41. DePalma AF, Sawyer B, Hoffman DJ: Reconsideration of lesion affecting the patellofemoral joint. Clin Orthop 18:63, 1960
42. Dinham JM, French PR: Results of patellectomy for osteoarthritis. Postgrad Med J 48:590, 1972
43. Dye SF, Boll DA: Radionuclide imaging of the patellofemoral joint in young adults with anterior knee pain. Orthop Clin North Am 17:249, 1986
44. Engebretsen L, Svenningsen S, Benum P: Advancement of the tibial tuberosity for patellar pain: A 5-year follow up. Acta Orthop Scand 60:20, 1989
45. Fabbriciani C, Panni AS, Delcogliano A: The role of arthroscopic lateral release in the treatment of patellofemoral disorders. Arthroscopy 8:531, 1992
46. Ferguson AB Jr, Brown TD, Fu FH, Rutkowski R: Relief of patellofemoral contact stress by anterior displacement of the tibial tubercle. J Bone Joint Surg 61A:159, 1979
47. Ficat RP, Ficat C, Gedeon P, Toussaint JB: Spongialization: a new treatment for diseased patellae. Clin Orthop 144:74, 1979
48. Ficat RP, Hungerford DS: Disorders of the Patellofemoral Joint. Williams & Wilkins, Baltimore, 1977
49. Fielding JW, Liebler WA, Tambakis A: The effect of a tibial tubercle transplant in children on the growth of the upper tibial epiphysis. J Bone Joint Surg 42A:1426, 1960
50. Fulkerson JP: Anteromedialization of the tibial tuberosity for patellofemoral malalignment. Clin Orthop 177:176, 1983
51. Fulkerson JP: The etiology of patellofemoral pain in young active patients: a prospective study. Clin Orthop 179:129, 1983
52. Fulkerson JP, Becker GJ, Meaney JA et al: Anteromedial tibial tubercle transfer without bone graft. Am J Sports Med 18:490, 1990
53. Fulkerson JP, Kalenak A, Rosenberg TD, Cox JS: Patellofemoral pain [Review]. Instr Course Lect 41:57, 1992
54. Fulkerson JP, Hungerford DS: Disorders of the Patellofemoral Joint. 2nd Ed. Williams & Wilkins, Baltimore, 1990
55. Fulkerson JP, Schutzer SF: After failure of conservative treatment for painful patellofemoral malalignment: lateral release or realignment? Orthop Clin North Am 17:283, 1986
56. Fulkerson JP, Tennant R, Jaivin JS, Grunnet M: Histologic evidence of retinacular nerve injury associated with patellofemoral malalignment. Clin Orthop 197:196, 1985
57. Galeazzi R: Nuove applicazion del trapiato muscolare e tendineo (XII Congress Societa Italiana di Ortopedia). Arch Ortop p. 38, 1922
58. Geckeler EO, Quaranta AV: Patellectomy for degenerative arthritis of the knee: late results. J Bone Joint Surg 44A:1109, 1962
59. Grelsamer RP, Bazos AN, Proctor CS: Radiographic analysis of the patellar tilt. J Bone Joint Surg 75B:822, 1993
60. Haggart GE: Surgical treatment of degenerative arthritis of the knee joint. N Engl J Med 236:971, 1947
61. Haliburton RA, Sullivan CR: The patella in degeneration joint disease: a clinicopathological study. Arch Surg 77:677, 1958
62. Harrington KD: Long-term results of the McKeever patella resurfacing prostheses as a salvage procedure for severe chondromalacia patellae. Clin Orthop Rel Res 279:201, 1992
63. Hawkins RJ, Bell RH, Anisette G: Acute patellar dislocations: the natural history. Am J Sports Med 14:117, 1986
64. Hayes WC, Huberti HH, Lewallen DG et al: Patellofemoral contact pressures and the effects of surgical reconstructive procedures. p. 57. In Ewing JW (ed): Articular Cartilage and Knee Joint Function: Basic Science and Arthroscopy. Raven Press, New York, 1990
65. Haxton HA: The function of the patella and the effects of its excision. Surg Gynecol Obstet 80:389, 1945
66. Hejgaard N, Diemer H: Bone scan in the patellofemoral pain syndrome. Int Orthop 11:29, 1987
67. Henry JH: Conservative treatment of patellofemoral subluxation. Clin Sport Med 8:261, 1989
68. Henry JH, Goletz TH, Williamson B: Lateral retinacular release in patellofemoral subluxation: indications, results and comparison to open patellofemoral reconstruction. Am J Sports Med 14:121, 1986
69. Hirsh DM, Redd DK: Experience with Maquet anterial tibial tubercle advancement for patellofemoral arthralgia. Clin Orthop 148:136, 1980
70. Huberti HH, Hayes WC: Patellofemoral contact pressures: the influence of Q-angle and tendofemoral contact. J Bone Joint Surg 66A:715, 1984
71. Huberti HH, Hayes WC: Contact pressures in chondromalacia patellae and the effects of capsular reconstructive procedures. J Orthop Res 6:449, 1988
72. Huberti HH, Hayes WC, Stone JL, Shybut GT: Force ratios in the quadriceps tendon and ligamentum patellae. J Orthop Res 2:49, 1984
73. Hughston JC: Subluxation of the patella. J Bone Joint Surg 50A:1003, 1968
74. Hungerford DS, Barry M: Biomechanics of the patellofemoral joint. Clin Orthop 144:9, 1979
75. Insall J: ''Chondromalacia patellae'': patellar malalignment syndrome. Orthop Clin North Am 10:117, 1979
76. Insall J: Patella pain: current concepts review. J Bone Joint Surg 64A:147, 1982
77. Insall JN, Agleitti P, Tria AJ: Patellar pain and incongruence II: Clinical application. Clin Orthop 176:225, 1983
78. Insall J, Bullough PG, Burstein AH: Proximal ''tube'' realignment of the patella for chondromalacia patellae. Clin Orthop 144:63, 1979
79. Insall JN, Faivo KA, Wise DW: Chondromalacia patellae: a prospective study, J Bone Joint Surg 58A:1, 1976
80. Insall J, Salvati E: Patella position in the normal knee joint. Radiology 101:101, 1971
81. Insall JN, Tria AJ, Aglietti P: Resurfacing of the patella. J Bone Joint Surg 62A:933, 1980
82. Jackson RW: Etiology of chondromalacia patellae. Instr Course Lect 25:36, 1976
83. Jensen DB, Hansen LB: Patellectomy for chondromalacia. Acta Orthop Scand 60:17, 1989
84. Karlson J et al: Lowering of the patella secondary to anterior advancement of the tibial tubercle for the patellofemoral pain syndrome. Arch Orthop Trauma Surg 105:40, 1986
85. Kaufer H: Mechanical function of the patella. J Bone Joint Surg 53A:1551, 1971

86. Kaufer H: Patellar biomechanics. Clin Orthop 144:51, 1979
87. Kelly MA, Insall JN: Patellectomy. Orthop Clin North Am 17:289, 1986
88. Kolowich PA, Paulos LE, Rosenberg TD, Farnsworth S: Lateral release of the patella: indications and contraindications. Am J Sports Med 18:359, 1990
89. Larson RL et al: The patellar compression syndrome: surgical treatment by lateral retinacular release. Clin Orthop 134:158, 1978
90. Laurin CA, Dussault R, Levesque HP: The tangential x-ray investigation of the patellofemoral joint: x-ray technique, diagnostic criteria and their interpretation. Clin Orthop 144:16, 1979
91. Laurin CA, Levesque HP, Dussault R et al: The abnormal lateral patellofemoral angle: a diagnostic roentgenographic sign of recurrent patellar subluxation. J Bone Joint Surg 60A:55, 1978
92. Leslie TJ, Bentley G: Arthroscopy in the diagnosis of chondromalacia patellae. Ann Rheum Dis 37:540, 1978
93. Levitt RL: A long term evaluation of patellar prosthesis. Clin Orthop 97:153, 1973
94. Macnab I: Recurrent dislocation of the patella. J Bone Joint Surg 34A:957, 1952
95. Mankin H: Articular cartilage, cartilage injury, and osteoarthritis. p. 13. In Fox JM, De Pizzo W (eds): The Patellofemoral Joint. McGraw-Hill, New York, 1993
96. Maquet P: Consideration biomechaniques sur l'arthose du genon: un traitement biomechanique de l'arthrose femoropatellaire: l'advancement du tendon votuliers. Rev Rhum 30:779, 1963
97. Maquet P: Advancement of the tibial tuberosity. Clin Orthop 115:225, 1976
98. Maquet P: Mechanics and osteoarthritis of the patellofemoral joint. Clin Orthop 144:70, 1979
99. Matthews LS, Sonstegard DS, Henke JA: Load bearing characteristics of the patellofemoral joint. Acta Orthop Scand 48:511, 1977
100. McConnell J: The management of chondromalacia patellae: a long term solution. Austr J Physiother 32:215, 1986
101. McKeever DC: Patellar prosthesis. J Bone Joint Surg 37A:1074, 1955
102. Menschik F, Landsiedl F: The results of isolated lateral retinaculum release as a treatment method in patellofemoral dysfunction. Z Orthop Grenzgeb 130:218, 1992
103. Merchant AC, Mercer RL: Lateral release of the patella: a preliminary report. Clin Orthop 103:40, 1974
104. Merchant AC, Mercer RL, Jacobsen RH, Cool CR: Roentgenographic analysis of patellofemoral congruence. J Bone Joint Surg 56A:1391, 1974
105. Miller BJ, LaRochelle PJ: The treatment of patellofemoral pain by continued rotation and elevation of the tibial tubercle. J Bone Joint Surg 68A:419, 1986
106. Miller R, Barlett J: Recurrent patella dislocation treated by closed lateral retinacular release. Aust NZ J Surg 63:200, 1993
107. Morshuis WJ, Pavlov PW, De Rooy KP: Anteromedialization of the tibial tuberosity in the treatment of patellofemoral pain and malalignment. Clin Orthop 255:242, 1990
107a. Nelson TE, Paguano M, Sim FH: Clinical analysis of the Maquet procedure in patients with and without a patella. Orthop Trans 17:1179, 1993–1994
108. Nakanishi K, Inoue M, Harada K et al: Subluxation of the patella: evaluation of the patellar articular cartilage with MRI. Br J Radiol 65:662, 1992
109. Noll BJ, Ben-Itzhak I, Rossouw P: Modified technique for tibial tubercle elevation with realignment for patellofemoral pain: a preliminary report. Clin Orthop Rel Res 234:178, 1988
110. Ogilvie-Harris DJ, Jackson RW: The arthroscopic treatment of chondromalacia patellae. J Bone Joint Surg 66:660, 1984
111. Osborne AH, Fulford PC: Lateral release for chondromalacia patellae. J Bone Joint Surg 64:202, 1982
112. Outerbridge RE: The etiology of chondromalacia patellae. J Bone Joint Surg 43B:752, 1961
113. Outerbridge RE: Further studies on the etiology of chondromalacia patellae. J Bone Joint Surg 46B:179, 1964
114. Owre AA: Chondromalacia patellae. Acta Chir Scand 77(Suppl):41, 1936
115. Peeples RE, Margo MK: Function after patellectomy. Clin Orthop Rel Res 132:180, 1978
116. Pickett JC, Stoll DA: Patelloplasty or patellectomy. Clin Orthop 144:103, 1979
117. Radin EL: A rational approach to the treatment of patellofemoral pain. Clin Orthop 144:107, 1979
118. Radin EL: Anterior tibial tubercle elevation in the young adult. Orthop Clin North Am 17:297, 1986
119. Radin EL, Pan HQ: Long term follow-up study on Maquet procedure with special references to the cause of failure. Clin Orthop 290:253, 1993
120. Radin EL, Rose RM: Role of subchondral bone in the initiation and progression of cartilage damage. Clin Orthop 213:34, 1986
121. Riegler HF: Recurrent dislocations and subluxations of the patella. Clin Orthop 227:201, 1988
122. Roux C: Luxation habituelle de la rotule; traitement operatoire (recurrent dislocation of the patella: operative treatment). Rev Chir Paris 8:682, 1888
123. Roux C: The classic: recurrent dislocation of the patella: operative treatment. Clin Orthop 144:4, 1979
124. Royle SG, Noble J, Davies DR, Kay PR: The significance of chondromalacic changes on the patella. Arthroscopy 7:158, 1991
125. Schonholtz GJ, Ling B: Arthroscopic chondroplasty of the patella. Arthroscopy 1:92, 1985
126. Schutzer S, Ramsby G, Fulkerson J: The evaluation of patellofemoral pain using computerized tomography. Clin Orthop 204:286, 1984
127. Schutzer SF, Ramsby GR, Fulkerson JP: Computed tomographic classification of patellofemoral pain patients. Orthop Clin North Am 17:235, 1986
128. Scuderi G, Cuomo F, Scott WN: Lateral release and proximal realignment for patellar subluxation and dislocation. J Bone Joint Surg 70A:856, 1988
129. Settegast: Typische Roentgenbilder von normalen Menschen. Lehmanns Med Atanen 5:211, 1921
130. Shelbourne KD, Porter DA, Rozzi W: The use of modified Elmslie-Trillat procedure to improve abnormal patella congruence angle. Am J Sports Med 22:318, 1994
131. Shellock FG, Mink JH, Deutsch AL, Fox JM: Kinematic magnetic resonance imaging for evaluation of patellar tracking: case report. Physician Sports Med 17:99, 1989
132. Sherman OH, Fox JM, Sperling H et al: Patellar instability:

treatment by arthroscopic electrosurgical lateral release. Arthroscopy 3:152, 1987
133. Sim FH, McDonald DJ: The Hauser procedure revisited. Orthop Rev 14:45, 1985
134. Singerman R, Davy DT, Goldberg VM: Effects of patella alta and patella infera on patellofemoral contact forces. J Biomech 27:1059, 1994
135. Small NC: An analysis of complications in lateral retinacular release procedures. Arthroscopy 5:282, 1989
136. Small NC, Glogau AL, Berezin MA: Arthroscopically assisted proximal extensor mechanism realignment of the knee. Arthroscopy 9:63, 1993
137. Stanciu C, Labelle HB, Morin B et al: The value of computer tomography for the diagnosis of recurrent patellar subluxation in adolescents. Can J Surg 37:319, 1994
138. Stougard J: Patellectomy. Acta Orthop Scand 41:110, 1970
139. Stougard J: Chondromalacia of the patella: incidence, macroscopical and radiographical findings at autopsy. Acta Orthop Scand 46:809, 1975
140. Sutton FS, Thompson CH, Lipke J, Kettlekamp DB: The effect of patellectomy on knee function. J Bone Joint Surg 58A:537, 1976
141. Thomson R: Chondromalacia patella pathophysiology. Clin Orthop 107:239, 1975
142. Vuorinen O, Paakkala T, Tuuturii T et al: Chondromalacia patella: results of operative treatments. Arch Orthop Trauma Surg 104:175, 1985
143. West FE: End results of patellectomy. J Bone Joint Surg 44A:1082, 1962
144. Wiles P, Andrews PS, Devas MB: Chondromalacia of the patella. J Bone Joint Surg 38B:95, 1956
145. Williams RM, Dymond JB: New outpatient treatment of recurrent patellar dislocation. Orthop Rev 21:1329, 1992
146. Worrell RV: Prosthetic resurfacing of the patella. Clin Orthop Rel Res 144:91, 1979
147. Worrell R: Resurfacing of the patella in young patients. Orthop Clin North Am 17:303, 1986
148. Young HH, Regan JM: Total excision at the patella for arthrosis of the knee. Minn Med 28:909, 1994

第133章

重建后的膝关节僵硬

Panayiotis J. Papagelopoulos, Mark P. Broderson

创伤后膝关节僵硬是少见的，但是致残的。在关节镜检查和更加严重的事故创伤、大的外科重建手术之后，令人意想不到的僵硬可能发生在相对比较小的手术中。问题是在胫骨近端接骨术之后，偶尔出现髌骨肌腱挛缩（图133-1）。进展可能局限于伸肌机制或者更加普遍，但混乱的原因通常是无法识别的。因此，我们将讨论膝关节僵硬可能行关节置换术或前交叉韧带重建。

全膝关节成形术后的膝关节强直或僵硬

一般概述

缓解疼痛、固定关节和良好的关节活动度是全膝关节置换术的主要目标。日常活动需要关节活动度至少在90°以上。关节活动度在0°~150°之内是合适的，尤其是对于有符合关节受损的患者[55]。对于双膝都有问题的患者，单膝弯曲度至少达90°。膝弯曲度达65°对于正常步态的离地期是必须的。能够轻松地从椅子上起身或系好鞋带需要屈曲达106°[24,34]。

根据这些资料，实行膝关节置换术后持久的屈曲或伸直挛缩引起的运动问题或疼痛成为一种严重的并发症就不足为奇了[32,57]。活动度0°就被称为膝关节强硬，活动度小于50°或屈曲挛缩大于20°就被称为膝关节挛缩[1]。从文字资料的角度来看很难确定这种罕见的并发症的发生频率，而且它的确定还取决于采取哪种标准来区别僵硬是合适的活动度或不合适的活动度。有报道称实行膝关节置换术后引起的纤维性僵硬的并发症的频率为0.1%~0.3%[36,39]。

病因学

全膝置换后引起僵硬的原因可能不清楚或有多种可能性。最基本的诊断很重要，因为骨关节炎膝关节术前屈曲挛缩的可能性比风湿性膝关节小。因此对于骨关节炎患者屈曲挛缩手术后的发病率和其严重性相对较低[17,47]。一般而言，修复后的关节成形术与原来的关节成形术相比，并发于手术后运动问题的可能性较小[58]。术前较弱的关节活动度似乎诱发了术后的运动问题[12,44]。

技术错误

技术问题引起的膝关节各组成部分的错位或其力线不良可能导致运动失调、术后限制关节活动和继发性的软组织结构挛缩[53]。有报道称术后的髌骨厚度和其关节处的高度[4,10,52]、胫骨的前倾、股骨的后倾[40]、股骨的后移位、在股骨远端上面的切除术及其在胫骨近端下的切除术[25]和确定的胫骨部位都能够显著地影响膝关节的活动度。在屈伸之间软组织的平衡能够提高临床结果，因为更多患者能够达到弯曲120°以上[52]。

自发性关节纤维性粘连

在关节成形术之后，对于股骨和髌上囊的消失，过度的疤痕组织形成和伸肌装置的瘢痕伴关节内粘连是膝关节僵硬非常重要的原因（图133-2）。适当的物理治疗和术后4~6个月的关节活动度的锻炼可以防止关节内粘连、软组织挛缩和限制膝关节活动[52]。但是，重复过度积极的练习导致关节非常严重的炎症反应，有时在术后会逐渐出现活动度降低。虽然推拿术在一些情况下是有价值的，但是在术后早期阶段是有争议的，最后没有全部提高膝关节的屈曲程度[12]。

术后早期阶段过度的疼痛可能是屈曲挛缩和僵硬发展的一个重要原因，Fox和Ross已经对术后开始阶段略大于一般疼痛水平进行了复制[12]。在术后控制疼痛方面，最近的进展如麻醉药品患者自控性镇痛法，留置硬膜外导管为术后24~48小时，冷冻设备可能影响轻度疼痛控制所致的膝关节活动度问题的

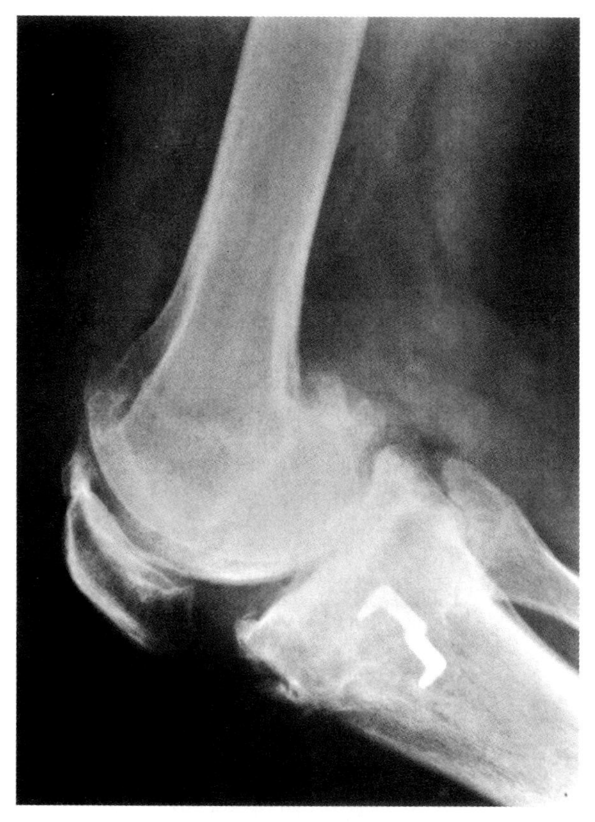

图 133–1 胫骨近端截骨术后出现髌腱挛缩和髌骨下移。

发生率。有些术后僵硬患者,尤其是早期的研究中,可能遭受一定程度的疼痛和由于被特殊对待的怜悯疼痛所致的功能障碍。在全膝关节置换术之后(0.8%),反射性交感神经营养不良似乎是一种少见的并发症,但它可能会导致过度的疼痛、限制屈曲活动以及皮肤过敏[23]。反射性交感神经营养不良被认为是最近肢体手术功能不全的一个重要原因,但近来仅被客观量化[27,28]。腰交感神经阻滞是有用的诊断和治疗[37,54]。在膝关节置换之后,感染或假体的机械松动可能是导致晚期僵硬逐步发展所致膝关节疼痛的原因[30]。

治疗

尽管预防物理疗法在术后活动和屈曲挛缩方面有好处[47,52],但是当膝关节活动度小于 50°时,物理疗法似乎不能作为一个唯一有效的治疗手段[36]。

推拿术已经用于早期关节活动度小于 90°的病例[12],处于麻痹状态的患者可能导致严重的并发症,如髁上骨折、髌韧带的撕脱伤[18,43]、裂伤和关节积血。

关节镜检查可能对于没有反复关节切开术患者提高活动度有价值。髌骨综合征、关节纤维性粘连、髌骨力线不良问题通过去除纤维束或外侧松解能被诊断和治疗[5,56,60,61]。关节镜检查对其他情况也是有益的,如假体松动、水泥固定、游离体去除和隐性感染[2,20]。大多数患者僵硬的根本原因是关节纤维性粘连增加了活动度范围,虽然这不是一直如此。

有报告称股四头肌成形术和关节松解术对膝关节僵硬很有价值[7,13,21,33,49,59]。主要目的是预防膝关节屈曲的关节外的松解和挛缩。尤其这些病例手术的目的是股中间肌纤维化的处理,限制股骨远端股直肌;髌上囊粘连;股肌及与股骨髁粘连外侧的纤维化和缩短;股直肌的记性短缩。

异位性骨化是膝关节僵硬不常见的原因(图 133–3)。大约 10%全膝关节成形术对轻度的异位骨化作用不显著[26,29]。据报道,全膝关节僵硬的发病率为 17%,但是这些异位骨化病例中有 5%需要切除异位骨来治疗僵硬[36]。

修复僵硬的全膝关节置换已经有文章报告[48],尤其当膝盖骨构成发生根本异位时[32](图 133–4)。在全膝关节置换术之后,同时伴随着疼痛和内植物松动的完全关节强直可能用关节融合术来治疗[3,9,41]。在这些患者中疼痛减轻是满意的,但是由于关节活动度减低影响了其功能。

Mayo 临床经验

从 1969~1990 年,在我们的机构中,全膝关节置换术后的 2~4 周活动范围小于 50°的 38 例患者中有 42 个膝关节(0.32%)僵硬[36]。术后 2.3~19 年追踪调查期间,经历最初的物理治疗或麻醉下操作的所有患者活动度范围平均 43°~51°($P<0.01$)。有 2 个病例采取了一个或是更多的后续治疗(表 133–1)。尽管这些努力,但是还有很多很多治疗失败,活动度范围的不断减少也是很常见的(表 133–2)。在后期的随访中,活动范围平均增加到 69°($P<0.0001$)。有 12 个内植物相联系的二次手术(一个髌骨部分去除,三个关节融合术,八个修复手术)。膝盖的存活分析[22]表明植入物不必去除的可能性是 2 年 72%,5 年 67%,10 年 62%(图 133–5)。

作者的建议

在全膝关节置换术后的膝关节僵硬和屈曲挛缩是严重的并发症,这些并发症不利于治疗并且和长期不令人满意的结果有关。基于多因素的原因,许多患者需要不同的方法,相对长期的的结果报告表明许多激进的最初治疗可能是适当的。内在的硬膜外导管控制

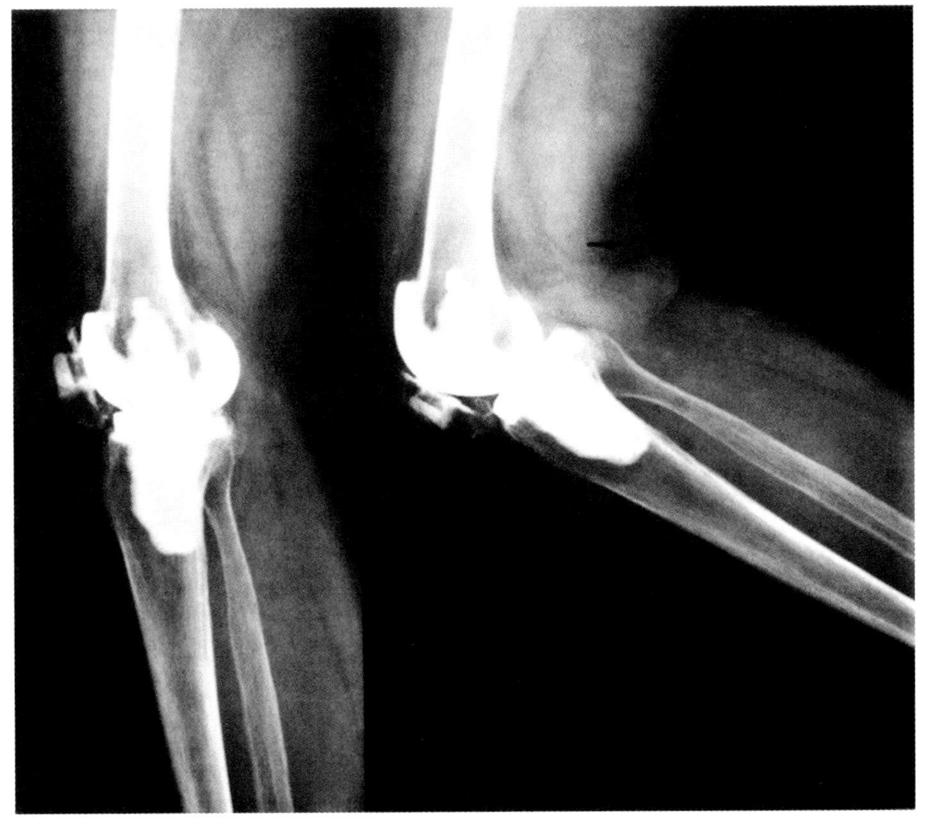

图 133-2 63岁女性右侧全膝关节置换术后4周关节活动范围10°~50°,髌骨假体随髌骨下移。

疼痛、持续被动运动和随后的监督性的物理疗法对无物理病因的差的关节活动是有效的。通过钝圆的关节镜技术、精细而又持续的推拿术和在屈伸运动中使用螺丝扣夹板的持续被动运动,在以后的3~6周是早有准备的。适当的止痛和控制炎症是必需的。

前交叉韧带手术之后的膝关节僵硬

前交叉韧带功能重建是一种带有潜在性问题的在技术上有一定要求的手术。其中一个比较麻烦的问

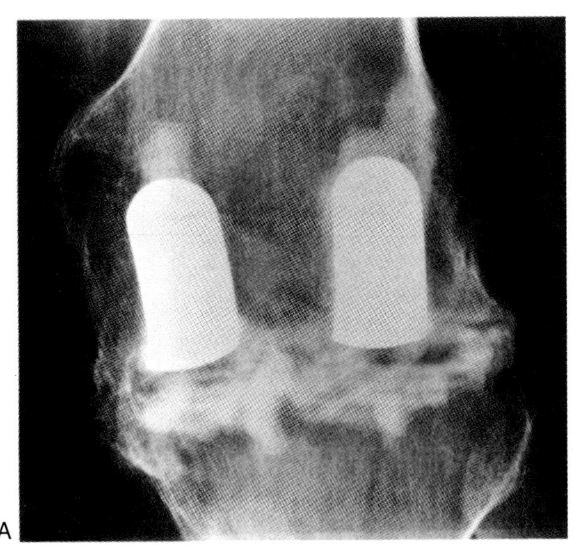

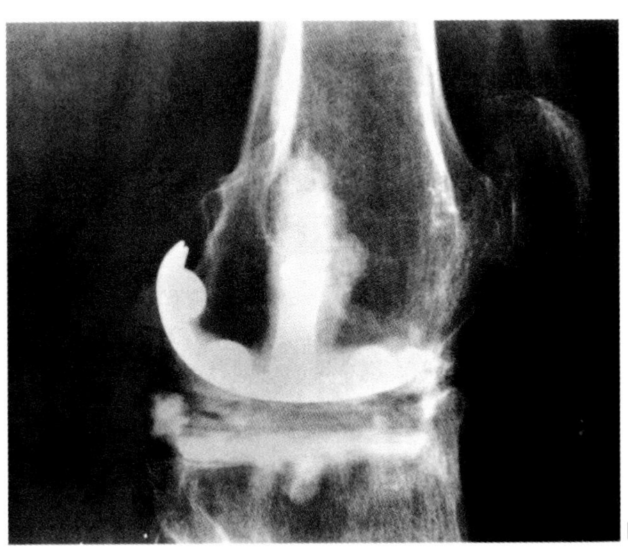

图 133-3 37岁女性创伤后关节炎行右膝全膝关节置换术后出现异位骨化和关节强直的前后位和侧位片。

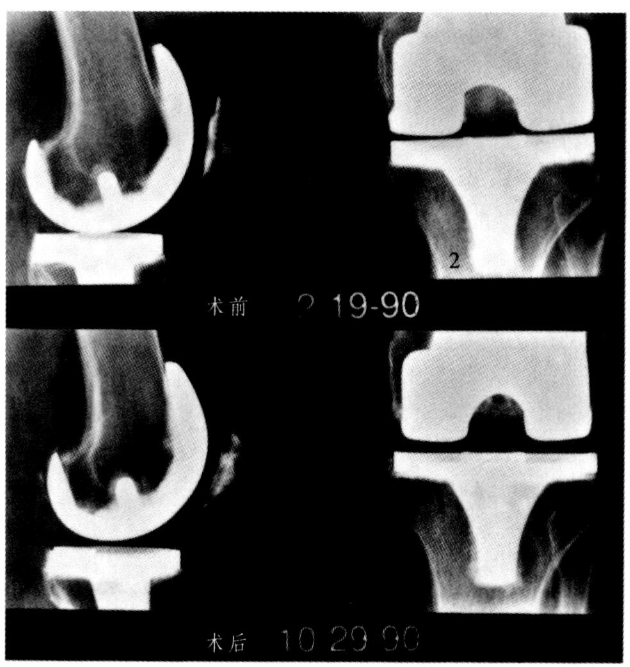

图 133-4　59 岁女性最初行左全膝关节置换术。术后 4 周膝关节活动范围 16°~45°。其股骨前侧假体有倾斜并且增加了髌骨的厚度。患者麻醉下手法松解不成功。股骨和髌骨假体的翻修增加了活动范围(5°~85°)。

表 133-1　42 例全膝关节置换后僵硬的处理

治疗	膝的编号(后期治疗)
开始	
理治疗	24(21)
推拿术	18(6)
后期[a]	
麻醉下推拿术	23
推拿术,硬膜外导管,CPM[b]	3
外科关节松解术	
开放	14
关节镜	4
关节松解术和股四头肌成形术	6
异位骨去除	2
部分髌骨切除术	1
修复	8
部分去除	1
关节融合术	3

[a] 在 27 例中,有一例或更多进行了后期治疗。
[b] CPM:持续被动运动。
From Papagelopoulos and Lewallen[36], with permission.

题就是术后膝关节僵硬。膝关节僵硬是伸直小于10°或者屈曲小于 125°。伸直受限比屈曲受限和前交叉韧带缺失的不稳定性更严重。虽然避免术后膝关节僵硬是很重要的,但是有报告称其发生率为 4%~14%(图 133-6)

原因

辨别膝关节僵硬的 2 种类型有时是困难的。首先是机械的并和不适当的前交叉韧带移植有关。胫骨髓腔早期情况或者非等长股骨髓腔情况可以阻止完全屈伸运动[16,46]。在膝关节运动中,与临近移植的肥大组织有关的独眼畸形伤口的产生将会影响并引起有声的碰撞[19]。膝关节僵硬的第二个类型与髌骨内陷有关。这种情况可能涉及髌上或髌下区域,或全部区域[38]。除了这两种类型的问题之外, 另一个因素可能也起决定作用,涉及这些情况的因素包括:

1. 损伤之后的急性(0~6 周)前交叉韧带功能重建[14]。
2. 男性[14]。
3. 伴随前交叉韧带损伤的内侧副韧带或后方斜形韧带损伤[14]和位于或高于关节处的内侧副韧带损伤[45]。
4. 完全的石膏固定延迟了关节的早期活动范围或者限制了膝关节的屈曲[14,31]。
5. 移植材料的选择[38]。

Noyes 和他的助手把这些和临床情况联系起试图

表 133-2　全膝关节置换后 42 例僵硬病例治疗前后经验

测量时间	活动范围(°) 平均	活动范围(°) 范围	屈曲挛缩(°) 平均	屈曲挛缩(°) 范围
术前	72	0~120	12	0~50
术后	43	0~50	13	0~35
开始治疗后	51	10~106($P<0.01$)[a]	11	0~35($P<0.05$)[a]
最后阶段	69	0~110($P<0.0001$)[a]	7	0~3($P<0.0001$)[a]

[a] 术后值在统计学上有显著差异。
Modified from Papagelopoulos and Lewallen[36], with permission.

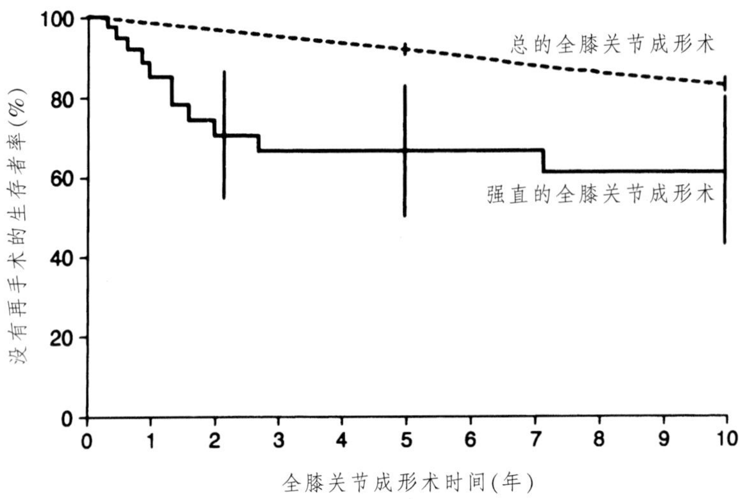

图 133-5 42 例僵硬的全膝关节置换与全部生存的生存度对比分析[42](95%的可信区间)。(From Papagelopoulos and Lewallen[36], with permission.)

对病理力学的更广泛的理解提供了条件(图 133-7)[35]。不幸的是,准确的原因或这个综合征的最初情况仍然不明显。Sebastianelli 等认为这些组织证明了滑液的软骨组织变形、纤维化和血管增生[50]。这不是一个简单的瘢痕形成而是一个相当复杂的肌肉的、生物力学的和生化的过程。

髌骨内陷的体征可能最初是一个非常微妙和需要细心的术后患者检测。Noyes 等[35]认为有如下情况:

1. 在膝关节术后最初的 1~3 周,自动的股四头肌收缩是受限的。

2. 减少被动的中间和外侧的髌骨活动度。

3. 在有髌骨损伤的髌键中减少可触及紧张,以用来代替近端股四头肌收缩。

4. 与对侧相比远端髌骨异位。

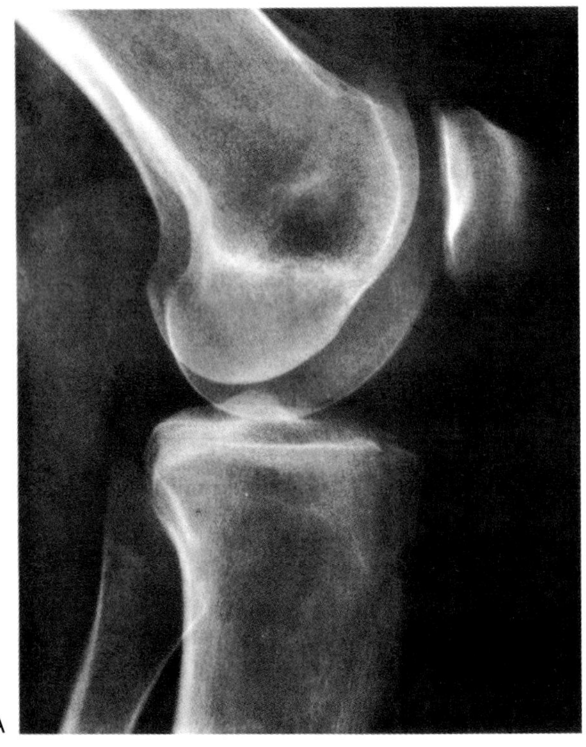

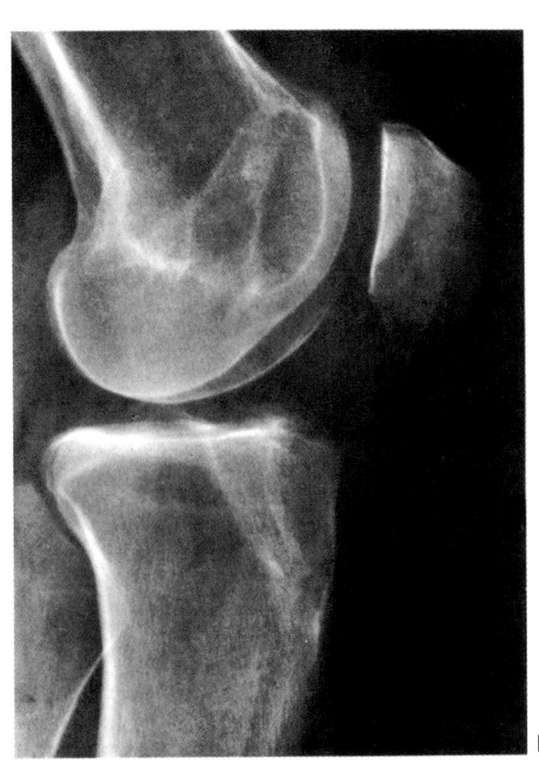

图 133-6 急性前交叉韧带撕裂(A)急性期,开放骨-髌腱-骨重建术导致轻度的髌骨下移(B),术后 8 周屈曲至 70°受限。

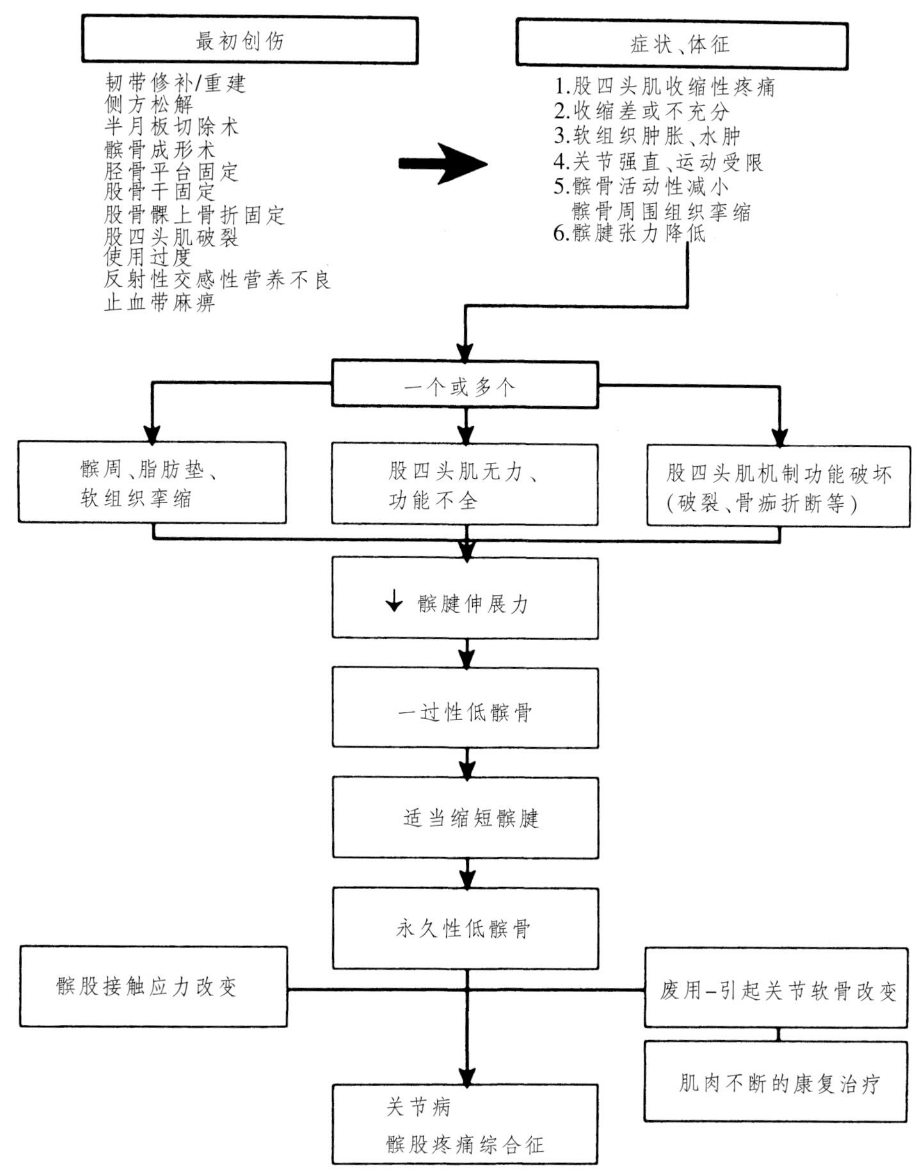

图 133-7 Noyes 的髌骨下移的关节纤维化的病理学机制。(From Noyes et al.[35], with permission.)

一系列的侧位 X 线相片可以用来了解髌骨的情况(见图 133-6)。与正常情况相比有超过 15%的就被认为不正常[35]。

治疗

正确的治疗取决于问题的发展阶段和其原因[38](图133-8)。测定髌骨内陷是否是其主要特征是非常重要的。如果这不是病理学中的主要特征,屈伸活动小于 2 cm 的髌骨滑动的侧位 X 线片上,激进的物理治疗是适当的。Noyes 等认为对关节纤维性的治疗分为早期和晚期两个阶段[35]。早期干预是很重要的。一项严密的监督康复方案将会对患者提供早期干预。用于阻止四头肌收缩的关节渗出液的吸出,强烈的髌骨活动和用于恢复四头肌收缩的运动被用于早期阶段。膝关节的推拿术和在住院期间硬膜外麻醉下使用持续被动运动装置是必要的[6,8,38]。

如果 X 线片显示胫骨隧道在前侧,积极的隧道口成形术可以改善活动范围。如果股骨隧道处于不等长的位置,切除前交叉韧带移植物和用于恢复关节活动度的物理疗法可能是必要的。如果膝关节是静止的,通过腘腱恢复前交叉韧带功能重建,对侧的髌键骨移植或者异体移植可以考虑。有报道称用于治疗独眼畸胎损害的关节镜的切除术已获得成功[11,15,19]。

髌骨下移的改善需要一个很好的手术介入。通常

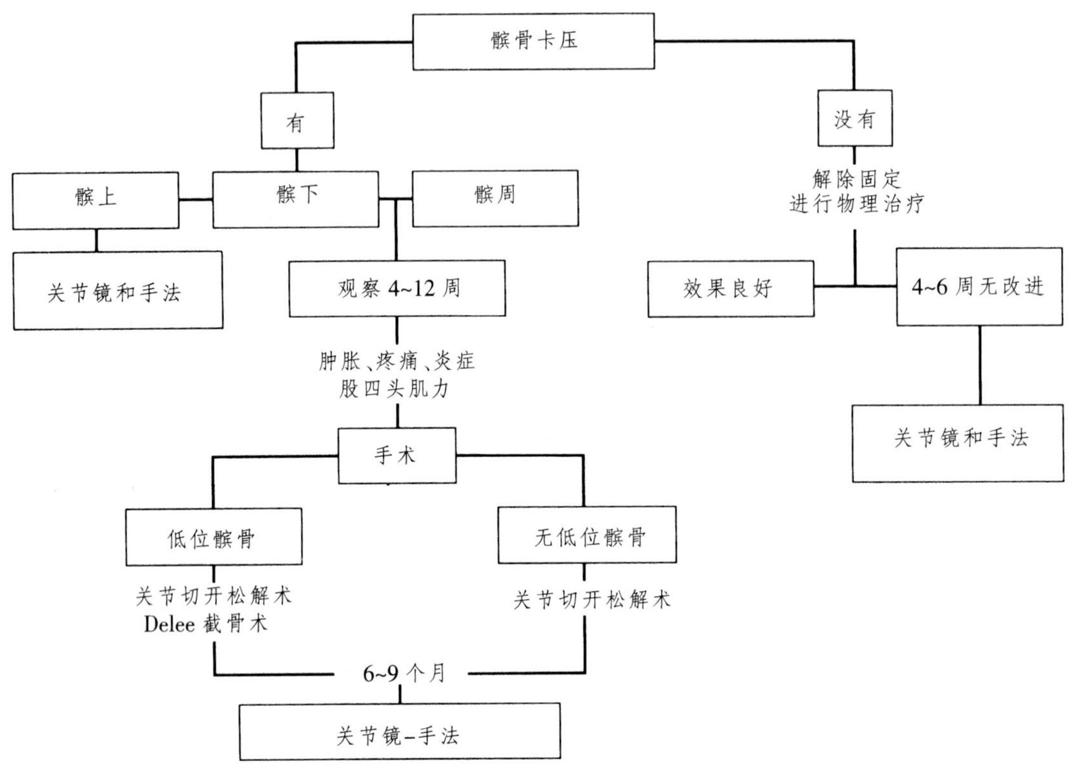

图 133-8 Paulos 的治疗原理。(From Paulos et al.[38], with permission.)

有较严重的纤维化出现在膝前方、髌下脂垫和髌韧带。Shelbourne 和 Johnson[51]认为如果挛缩仅发生在髌上，通过关节镜切除和推拿术就能获得满意的结果。这些组织与前面胫骨的粘连固定了髌骨并且限制运动。

Paulos 等认为这种手术应该分期进行[38]。第一步就是通过侧方和中间支持带的松弛和切除所有对粘连，包括中间和髌上的皱褶和坏死的脂肪垫。在髌骨远端和胫骨近端(胫骨结节之上)之间的所有纤维化组织，如果需要的话，就得修复韧带或切除移植瓣或分次延长。对于髌骨下移超过 8 mm，DeLee 推荐延长胫骨结节(图 133-9)。因为螺丝洞对骨块能加压，所以必须仔细使用螺丝。远端的骨缝，应该用骨移植物填充，术后应该避免使用推拿术。

术后使用持续被动运动装置是应该立即使用的物理疗法。为了达到早期完全伸直的目的，使用夹板和支架是必要的。

一旦可以完全伸直和控制术后炎症(3~4 个月)，为了达到完全屈曲，可以使用关节镜评估和(或)推拿术。Paulos 等得出结论，84%的患者需要这种二次手术[38]。

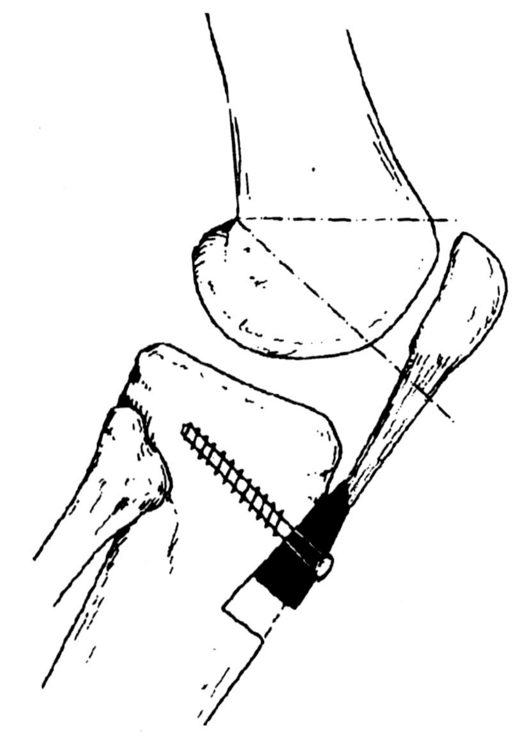

图 133-9 Delee 截骨将髌腱的前侧附着点向近侧移位。(From Paulos et al.[38], with permission.)

结论

Harner 等[14]报告在前交叉韧带重建术后，关节活动度受限二次手术患者,其中67%的患者获得了好的或是极好的结果。其他结果也证实了这些结果。Paulos等报告85%的患者减少活动,75%返回到工作岗位,70%的患者能参加竞技活动[38]。如果出现僵硬、早期适当的和具体的治疗是需要的,避免这些并发症是很重要的。即使选择最佳的治疗,前交叉韧带手术的最后结果也不会像未受伤患者那样。

作者的建议

经常提到的警告即最好的治疗方式是预防在这种情况下已经不适用了,因此我们必要把前交叉韧带重建作为一个激进的治疗方法。当在治疗高危患者时,必须谨慎认真。我们坚持在治疗的过程中根据髌骨内陷的体征采取相应的治疗措施, 如图 133-8 所示。我们对关节镜检查和推拿术的要求不高,而如果较早的移植方案被证明可行的话,我们比较倾向于一种切迹成形术,对于已经确定的挛缩,我们采取关节切除术和早期纤维化组织的切除。尽管到目前为止我们还没实行过股骨后部关节囊松解,但如果较早的方案被证明对恢复真正的正常活动不适用的话,这种方案将被考虑。如果髌韧带收缩使屈曲达不到至少 80°时,结节截骨术将被考虑。除胫骨结节之外,我们更倾向于胫骨前侧长段截骨来保证简单的愈合。

(张涛 李世民 译 李鑫鑫 校)

参考文献

1. Aglietti P, Windsor RE, Buzzi R, Insall JN: Arthroplasty for the stiff or ankylosed knee. J Arthroplasty 4:1, 1989
2. Bocell JR, Thorpe CD, Tullos HS: Arthroscopic treatment of symptomatic total knee arthroplasty. Clin Orthop 271:125, 1991
3. Brodersen MP, Fitzgerald RH, Peterson LFA et al: Arthrodesis of the knee following failed total knee arthroplasty. J Bone Joint Surg 61A:181, 1979
4. Bryan RS: Patella infera and fat-pad hypertrophy after total knee arthroplasty. Techniques Orthop 3:29, 1988
5. Campbell ED Jr: Arthroscopy in total knee replacements. Arthroscopy 3:31, 1987
6. Cosgrea AJ, Schastianelli WJ, DeHaven KE: Prevention of arthrofibrosis following ACL reconstruction using 1/3 patellar tendon autograft. Orthop Trans 17:1005, 1993
7. Daoud H, O'Farrell T, Cruess RL: Quadricepsplasty: the Judet technique and results of six cases. J Bone Joint Surg [Br] 64B:194, 1982
8. Dodds JA, Keene JS, Graf BK, Lange RH: Results of knee manipulations after anterior cruciate reconstructions. Am J Sports Med 19:283, 1991
9. Figgie HE III, Brody GA, Inglis AE et al: Knee arthrodesis following total knee arthroplasty in rheumatoid arthritis. Clin Orthop 224:237, 1987
10. Figgie HE III, Goldberg VM, Heiple KG et al: The influence of tibial-patellofemoral location on function of the knee in patients with posterior stabilized condylar knee prosthesis. J Bone Joint Surg 68A:1035, 1986
11. Fisher SE, Shelbourne KD: Arthroscopic treatment of symptomatic extension block complicating anterior cruciate reconstruction. Am J Sports Med 21:558, 1993
12. Fox JL, Ross R: The role of manipulation following total knee replacement. J Bone Joint Surg 63A:357, 1981
13. Han DY, Yun YH, Kim YH, Park BM: Quadricepsplasty and arthrolysis for the stiff knee. J West Pac Orthop Assoc 26:5, 1989
14. Harner CD, Irrgang JJ, Paul J et al: Loss of motion after anterior cruciate reconstruction. Am J Sports Med 20:449, 1992
15. Howell SM: Case report arthroscopic roofplasty: a method for correcting an extension deficit caused by roof impingement of an anterior cruciate graft. Arthroscopy 8:375, 1992
16. Howell SM, Clark JA, Farley TE: Serial magnetic resonance study assessing the effects of impingement on the MR image of the patellar tendon graft. Arthroscopy 8:350, 1992
17. Insall JN: Total knee replacement. p. 587. In Insall JN (ed): Surgery of the Knee. Churchill Livingstone, New York, 1984
18. Insall J, Scott WN, Ranawat CS: The total condylar knee prosthesis: a report of two hundred and twenty cases. J Bone Joint Surg 61A:173, 1979
19. Jackson DW, Shaefer RK: Cyclops syndrome: loss of extension following intraarticular anterior cruciate ligament reconstruction. Arthroscopy 6:171, 1990
20. Johnson DR, Friedman RJ, McGinty JB et al: The role of arthroscopy in the problem total knee replacement. Arthroscopy 6:30, 1990
21. Judet R, Judet J, Lord G: Resultats du traitement des raideurs du genou par arthrolyse et desinsertion du quadriceps femoral. Mem Acad Chir (Paris) 85:645, 1959
22. Kaplan EL, Meier P: Nonparametric estimation from incomplete observations. J Am Stat Assoc 53:475, 1958
23. Katz MM, Hungerford DS, Krackow KA, Lennox DW: Reflex sympathetic dystrophy as a cause of poor results after total knee arthroplasty. J Arthroplasty 1:117, 1986
24. Kettelkamp DB: Gait characteristics of the knee: normal, abnormal, and postreconstruction. p. 47. In American Academy of Orthopaedic Surgeons Symposium on Reconstructive Surgery of the Knee. CV Mosby, St. Louis, 1978
25. Lotke PA, Ecker ML: Influence of positioning of prosthesis in total knee replacement. J Bone Joint Surg 59A:77, 1977
26. Lovelock JE, Griffiths HJ, Silverstein AM, Anson PS: Complications of total knee replacement. AJR 142:985, 1984
27. Low PA: Autonomic neuropathy. Semin Neuropathy 7:49, 1987
28. Low PA, Caskey PE, Tuck RR et al: Quantitative sudomotor axon reflex test in normal and neuropathic subjects. Ann Neurol 14:573, 1983
29. McClelland SJ, Rudolf LM: Myositis ossificans following porous-ingrowth TK replacement. Orthop Rev 15:223, 1986
30. Moreland JR: Mechanisms of failure in total knee arthroplasty. Clin Orthop 226:49, 1988

erative immobilization on the reconstructed anterior cruciate ligament. Am J Sports Med 21:305, 1993
32. Nicholls DW, Dorr LD: Revision surgery for stiff total knee arthroplasty. J Arthroplasty 5(Suppl):S73, 1990
33. Nicoll EA: Quadricepsplasty. J Bone Joint Surg 45B:483, 1963
34. Nordin M, Frankel VH: Biomechanics of the knee. p. 117. In Frankel VH, Nordin M (eds): Basic Biomechanics of the Skeletal System. Lea & Febiger, Philadelphia, 1980
35. Noyes FR, Wojtys EM, Marshall MT: The early diagnosis and treatment of developmental patella infera syndrome. Clin Orthop Rel Res 265:241, 1991
36. Papagelopoulos PJ, Lewallen DG: Knee ankylosis or stiffness after a total knee arthroplasty: treatment and long-term outcome. Knee 1:105, 1994
37. Patman RD, Thompson JE, Persson AV: Management of post-traumatic pain syndromes: report of 113 cases. Ann Surg 177:780, 1973
38. Paulos LE, Wnorowski DC, Greenwald AE: Infrapatellar contracture syndrome. Am J Sports Med 22:440, 1994
39. Rand JA: Complications of total knee arthroplasty. p. 1081. In Morrey BF (ed): Joint Replacement Arthroplasty. Churchill Livingstone, New York, 1991
40. Rand JA: Total knee arthroplasty: techniques. p. 989. In Morrey BF (ed): Joint Replacement Arthroplasty. Churchill Livingstone, New York, 1991
41. Rand JA, Bryan RS, Chao EY: Failed total knee arthroplasty treated by arthrodesis of the knee using the Ace-Fischer apparatus. J Bone Joint Surg 69A:39, 1987
42. Rand JA, Ilstrup DM: Survivorship analysis of total knee arthroplasty: cumulative rates of survival of 9200 total knee arthroplasties. J Bone Joint Surg 73A:397, 1991
43. Rand JA, Morrey BF, Bryan RS: Patellar tendon rupture after total knee arthroplasty. Clin Orthop 244:233, 1989
44. Ritter MA, Stringer EA: Predictive range of motion after total knee replacement. Clin Orthop 143:115, 1979
45. Robins AJ, Newman AP, Burks RT: Postoperative return of motion in anterior cruciate ligament and medial collateral ligament injuries. Am J Sports Med 21:20, 1993
46. Romano VM, Graf BD, Keene JS, Lange RH: Anterior cruciate ligament reconstruction: the effect of tibial tunnel placement on range of motion. Am J Sports Med 21:415, 1993
47. Schurman DJ, Parker JN, Ornstein D: Total condylar knee replacement: a study of factors influencing range of motion as late as two years after arthroplasty. J Bone Joint Surg 67A:1006, 1985
48. Scott RD: Revision total knee arthroplasty. Clin Orthop 226:65, 1988
49. Scott RD, Siliski JM: The use of a modified V-Y quadricepsplasty during total knee replacement to gain exposure and improve flexion in the ankylosed knee. Orthopedics 8:45, 1985
50. Sebastianelli WJ, Martin JG, DeHaven KE et al: The histopathology of arthrofibrosis following ACL reconstruction. Orthop Trans 17:1227, 1993
51. Shelbourne KD, Johnson GE: Locked bucket handle meniscal tears in knees with chronic anterior cruciate ligament deficiency. Am J Sports Med 21:779, 1993
52. Shoji H, Solomonow M, Yoshino S et al: Factors affecting postoperative flexion in total knee arthroplasty. Orthopedics 13:643, 1990
53. Shoji H, Yoshino S, Komagamine M: Improved range of motion with Y/S total knee arthroplasty system. Clin Orthop 218:150, 1987
54. Shutzer SF, Gossling HR: The treatment of reflex sympathetic dystrophy syndrome. J Bone Joint Surg 66A:625, 1984
55. Sledge CB, Walker PS: Total knee arthroplasty in rheumatoid arthritis. Clin Orthop 182:127, 1984
56. Sprague NF III, O'Connor RL, Fox JM: Arthroscopic treatment of postoperative knee fibroarthrosis. Clin Orthop 166:165, 1982
57. Tanzer M, Miller J: The natural history of flexion contracture in total knee arthroplasty: a prospective study. Clin Orthop 248:129, 1989
58. Tew M, Forster IW: Effect of knee replacement on flexion deformity. J Bone Joint Surg 69B:395, 1987
59. Thompson TC: Quadricepsplasty to improve knee function. J Bone Joint Surg 26:366, 1944
60. Thorpe CD, Bocell JR, Tullos HS: Intra-articular fibrous bands: patellar complications after total knee replacement. J Bone Joint Surg 72A:811, 1990
61. Vernace JV, Rothman RH, Booth RE, Balderston RA: Arthroscopic management of patellar clunk syndrome following posterior stabilized total knee arthroplasty. J Arthroplasty 4:179, 1989

第 7 篇

足和踝关节

本篇主编:Harold B.Kitaoka

第 134 章

解剖和手术入路

Gordon G. Weller, Todd A. Kile, Martin G. Ellman

足踝重建外科手术中最常见的一些并发症往往与切口愈合不良有着密切的关系。这些并发症一旦发生其结果往往是灾难性的，因为在足踝手术中暴露的大多数结构往往位置表浅，甚至位于皮下[17,18]。因此必须深入地了解手术解剖入路以及各种入路的关键点，这样有助于避免发生创口愈合问题。本章将回顾足踝部的解剖结构，并介绍成人重建外科手术所使用的几种入路。

术前对足踝部感觉和血运的评估有助于预防术后并发症。如果足踝部存在缺血或感觉障碍，则手术后效果往往不佳。如果两种情况并存，如糖尿病患者，手术必须延期到肢体远端的感觉循环状态改善后才能进行。

手术技术对足踝外科的成败显得很重要。手术时必须选择恰当的切口，切开时注意形成全层皮瓣，牵拉时避免过于粗暴。熟悉局部解剖有助于进行难度较大的手术，尤其是那些足踝部过去发生过创伤或曾经做过手术者。

解剖

骨

足部由 26 块骨和两块籽骨构成，可分为三个区域：前足、中足和后足（图 134-1 和图 134-2）。前足由 5 块跖骨、14 块趾骨和籽骨（通常为 2 块）组成。除踇指为两块趾骨组成外，其余各趾由三块足趾组成。中足由 3 块楔骨、骰骨和足舟骨组成。后足则由跟骨和距骨构成。

距骨由体部、头部和颈部构成。它是足部唯一没有肌肉附着的骨[20]。距骨体顶部为凸起的穹窿结构（滑车），与胫骨远端形成胫距关节。同时它与内踝和外踝形成关节，它们与胫距关节一起构成了踝关节。由于距骨滑车前方较宽，因此在完全跖屈和背伸的活动中，双踝必须发生相对的运动。这种单轴关节以及距骨滑车前方增宽的这一结构特点，保证了踝关节背伸时的最大稳定性[16]。距骨颈向前方突出，将体部和头部分开，后者与足舟骨相关节。距骨在底部与跟骨相关节。

距骨沟位于跟骨中后关节面之间。它与相对的跟骨沟构成了跗骨管。跗骨管前外侧的膨大部分称为跗骨窦。

跟骨通过顶部的前、中、后三个关节面同距骨相连。中关节面位于载距突的上表面，后者是跟骨突向内侧的结构。踇长伸肌腱位于载距突下方的沟槽内。

骰骨在近端与跟骨相关节，在远端则与第 4、第 5 跖骨基底部相关节。骰骨的下表面有一条沟，容纳腓骨长肌腱。

足舟骨近端与距骨相关节，远端与三块楔骨相关节。足舟骨结节位于内下方，是胫后肌腱的主要附着点。

跗横关节由距舟关节和跟骰关节组成，通常被称为 Chopart 关节。三块楔骨呈楔形，中间楔骨和外侧楔骨构成其朝向足底的尖端，内侧楔骨构成朝向背侧的尖端。它们的近侧是足舟骨，远侧是第 1、2、3 跖骨。

跖跗关节（Lisfranc's）位于远端的 5 块跖骨和近端的三块楔骨和骰骨之间。跖骨近端参与构成横弓，而远端则组成了一个相对扁平的水平面。

第 1 跖骨为 5 块跖骨中最大的一块，通过前足承受约 1/3 的体重。第 1 跖骨头的足底面有两条沟，与籽骨相关节。跖侧膨大是第 1 跖骨基底的特征，而跖外侧的膨大则是第 5 跖骨基底的特征。

软组织

肌肉

足和踝关节的肌肉分为内源性和外源性两大类（表 134-1）。外源性肌肉近端起小腿，远端通过肌腱止于足部。足部可以发生许多解剖变异[3,4,8,14,15]。外源

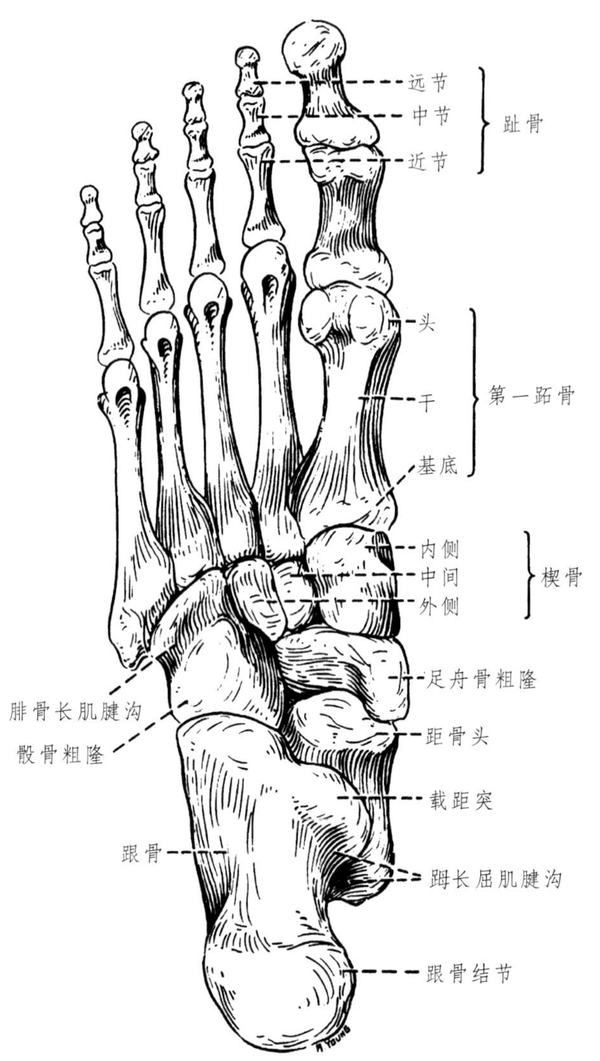

图 134-1 足底和足背的骨性解剖。(From Hollinshead WH, Rosse C: Textbook of Anatomy, 4th ed. New York, Harper & Row, 1985, p 451, by permission of the Mayo Foundation.)

性肌肉位于小腿的前外间室,包括胫骨前肌、蹬长伸肌(EHL)和趾长伸肌(EDL)(图 134-3)。它们能背伸足和踝关节。第 3 腓骨肌协助完成伸踝和足外翻。小腿外侧间室包括外源性的腓骨长短肌,它们使足发生外翻和屈踝(图 134-4)。位于小腿后间室的三块表浅的外源性肌肉为腓肠肌、比目鱼肌和跖肌,它们是屈踝的强有力肌肉。后间室深部的肌肉包括胫后肌、趾长屈肌和蹬长屈肌(图 134-5)。胫后肌腱为足纵弓的支持结构。趾长肌腱则在行走过程中起维持平衡和协助推顶作用。

内在肌位于足底,分为四层[12](图 134-6)。第一层或最浅层包括蹬展肌、趾短屈肌和小趾展肌(图 134-7)。第二层包括足底方肌、蚓状肌、趾长屈肌腱和蹬长屈肌腱(图 134-8)。第 3 层包括 3 块内在肌:小趾短屈肌、蹬收肌和蹬短屈肌(图 134-9)。第 4 层由 7 块骨间肌组成,其中 4 块位于背侧,3块位于足底(图 134-10)。

足背唯一的内在肌为趾短伸肌。在重建外科中它常被用作岛状瓣或肌瓣转移覆盖远端的缺损[13]。最内侧部为蹬短伸肌。

血管

胫前动脉伴随着腓深神经在小腿下行。在踝部,胫前动脉延续为踝内侧和踝外侧动脉。进入足部后称为足背动脉。足背动脉在近端分出跗外侧动脉,在远端分出弓状动脉。跖背动脉从弓动脉中发出,在向远端移行的过程中分为趾背动脉。

胫后动脉伴随着胫神经在小腿远端移行。它在屈肌支持带的深面穿行,到达足底分为足底内侧和足底外侧动脉。足底外侧动脉与足底外侧神经伴行,向内侧逐渐移行形成足底弓,跖足底动脉从足底弓发出,在远端分为趾底固有动脉。足底内侧动脉与足底内侧神经伴行。

趾底静脉汇合成跖足底静脉,然后流入足底静脉弓。同样,趾背静脉移行为跖背侧静脉,然后汇入足背静脉弓。足内侧静脉弓系统移行成大隐静脉。足外侧静脉弓移行成小隐静脉。

神经

足部的神经支配主要依靠坐骨神经和隐神经[28]。隐神经是股神经的一个分支,在小腿沿着大隐静脉下行。它跨过内踝前方,沿足内侧面移行,支配直到第一跖趾关节的皮肤感觉。

腓肠神经是感觉神经,在小腿下行时靠近小隐静脉。它跨过外踝后方,在远侧向足背外侧移行,称为足背外侧皮神经。该神经最后通常终止于第 5 趾的外侧部。

腓浅神经沿小腿的前外侧移行,在足背分为足背内侧皮神经和足背中间皮神经。足背内侧皮神经进一步发出分支支配蹬趾内侧面和第 2、3 趾之间的相邻皮肤感觉。足中间背侧皮神经支配进一步发出分支支配第 3、4 趾和第 4、5 趾之间的相邻皮肤感觉。

腓深神经在小腿远端位于胫前动脉的外侧。它在踝部水平分为内外侧支。外侧支穿过跖区支配趾短伸肌和骨间肌。内侧支在足底继续向前移行,位于足背

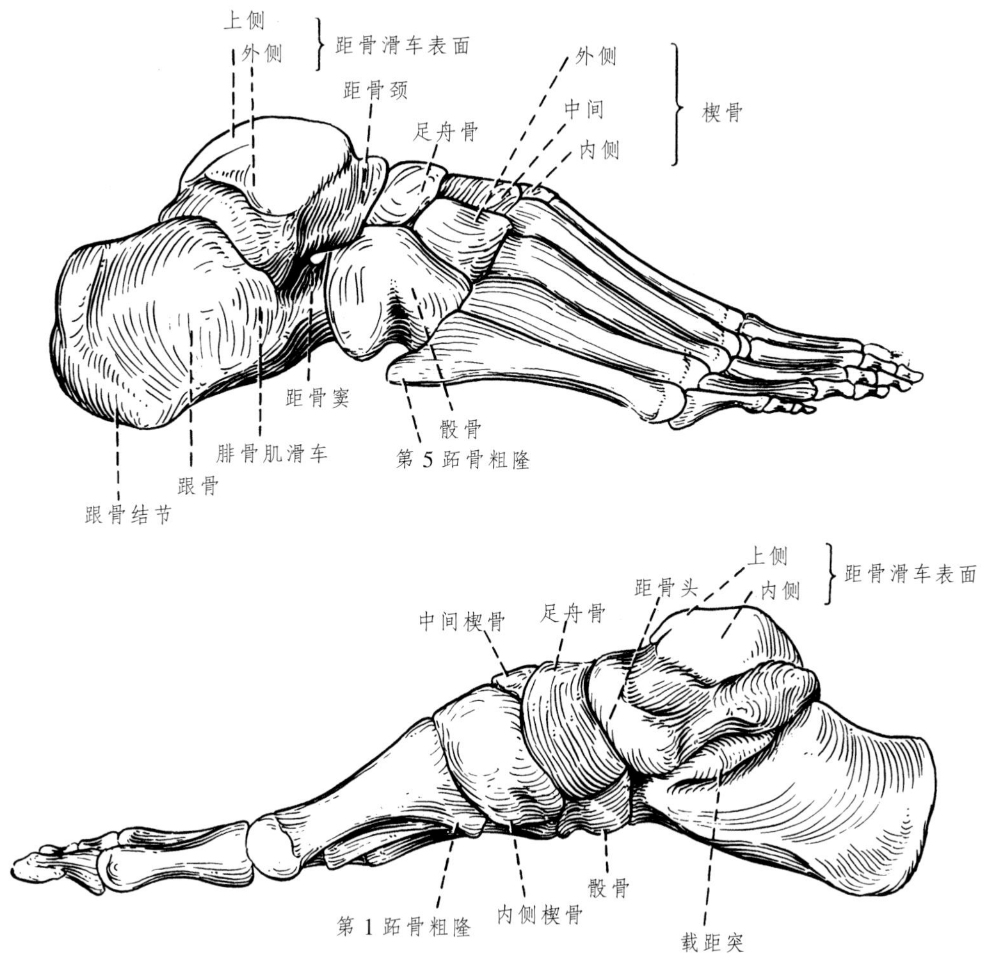

图 134-2　足部骨性解剖的内外侧观。(From Hollinshead WH, Rosse C: Textbook of Anatomy, 4th ed. New York, Harper & Row, 1985, p 451, by permission of the Mayo Foundation.)

动脉外侧，在第 1 跖骨间隙发出分支支配踇趾和第 2 趾之间相邻皮肤的感觉。

在小腿远端,胫神经紧靠胫后动脉的后方。胫神经在内踝水平发出跟骨内侧支支配足跟的皮肤。胫神经在内踝后方继续移行,分为足底内外侧神经。这些神经发出足底的终末运动支和感觉支支配足底内源性肌肉以及足底内外侧皮肤的感觉。

踝关节的感觉由腓深神经和胫神经的分支支配[9]。

踝部和足部的关节

踝关节及其韧带

踝(距小腿)关节由距骨的近侧关节面和胫腓骨的远侧关节面构成。它是单轴关节,前宽后窄,使它在背伸位更加稳定。腓骨的外踝要比内踝更向远端延伸,Inman 在其专著中提到这一骨性结构排列的必要性,它将踝关节的运动轴包纳在其中,并使韧带维持最小的张力[19]。距骨的近侧关节面从前向后是凸出的。在这一凸出表面的两侧各有一条嵴,形成关节面与胫骨和腓骨的内外踝关节面相关节。

踝关节前方和后方的关节囊均很薄[6]。侧副韧带增厚并在内外侧加强了踝关节,从而进一步增强骨性的支持结构。内侧副韧带(三角韧带)很坚强,往往在三角韧带断裂以前内踝已开始发生骨折[1]。它还能防止距骨侧倾[11]。三角韧带分为浅深两层。浅层结构包括胫舟、胫跟和胫距后侧韧带,它们是踝关节内侧的稳定结构。其中前两部分(胫舟、胫跟韧带)还起到稳定距下关节的作用(图 134-11)。三角韧带的深部包括胫距前韧带,它使距骨保持紧靠内踝而使踝关节保

表 134-1 足和踝关节的肌肉

肌肉名称	起点	止点	功能	动脉供应	神经支配
胫骨前肌	胫骨外侧、骨间膜	内侧楔骨和第1跖骨基底	伸踝关节、足内翻	胫前动脉	腓深神经
跗长伸肌	腓骨、骨间膜	跗指远节跖骨底	伸跗、伸踝关节	胫前动脉	腓深神经
跗长伸肌	胫骨、腓骨、骨间膜	第2~5趾的中节和远节跖骨	伸踝关节、伸第2~5趾	胫前动脉	腓深神经
第三腓骨肌	腓骨、肌间隔	第5跖骨基底	伸踝及足外翻	胫前动脉	腓深神经
腓骨长肌	胫骨、腓骨	内侧楔骨和第1跖骨基底	屈踝、足外翻	胫前动脉和腓动脉	腓浅神经
腓骨短肌	腓骨	第5跖骨基底	屈踝、足外翻	腓动脉	腓浅神经
腓肠肌	股骨髁	跟骨结节	屈踝、屈膝	胫后动脉	胫神经
比目鱼肌	胫骨、腓骨	跟骨结节	屈踝	胫后动脉和腓动脉	胫神经
跖肌	股骨外髁和膝关节囊	跟骨后内侧面、跟骨结节	屈踝、屈膝	胫后动脉	胫神经
胫骨后肌	骨间膜、胫骨、腓骨	足舟骨、楔骨、第2~4跖骨、骰骨、载距突	屈踝关节、足内翻	腓动脉	胫神经
趾长屈肌	胫骨后面	第2~5趾远节趾骨	屈踝关节、屈第2~5趾	胫后动脉	胫神经
跗长屈肌	腓骨	跗趾远节趾骨底	屈踝关节、屈跗趾	腓动脉	腓动脉 胫神经
展肌	跟骨内侧结节、屈肌支持、足底腱膜	跗趾近节趾骨基底	外展跗趾	足底内侧动脉	足底内侧神经
趾短屈肌	跟骨内侧结节、足底腱膜	第2~5趾中节趾骨	屈第2~5趾	足底内侧动脉	足底内侧神经
小趾展肌	跟骨内侧和外侧结节、足底腱膜	小趾近节趾骨基底外侧面	外展和屈小趾	足底外侧动脉	足底外侧神经
足底方肌	跟骨、足底长韧带	趾长屈肌腱	屈第2~5趾远节趾骨	足底外侧动脉	足底外侧神经
蚓状肌	趾长屈肌腱	第2~5趾远节趾骨基底	屈跖趾关节。伸趾间关节	足底跖动脉	足底外侧和内侧神经
小趾短屈肌	第5跖骨基底、腓骨长肌腱鞘	小趾近节跖骨基底	屈小趾	足底外侧动脉	足底外侧神经
跗收肌	腓骨长肌腱鞘、第2~4跖骨底、第3~5跖趾关节囊、横韧带	跗趾近节趾骨基底外侧	内收和屈跗趾	第1足底跖动脉	足底外侧神经
跗短屈肌	骰骨、楔骨	跗趾近节趾骨底	屈跗趾	第1足底跖动脉	足底内侧神经
骨间背侧肌	跖骨	第2~4趾近节趾骨	外展第2~4趾	跖背侧动脉	足底外侧神经
骨间足底肌	跖骨	第3~5趾近节趾骨	外展第3~5趾	足底跖动脉	足底外侧神经
趾短伸肌	跟骨、伸肌下支持带	内侧4趾	伸内侧4趾	足背动脉	腓深神经

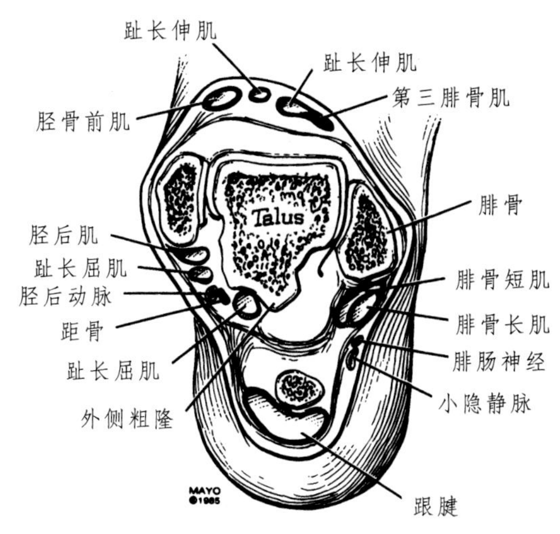

图 134-3　踝关节的横断面。

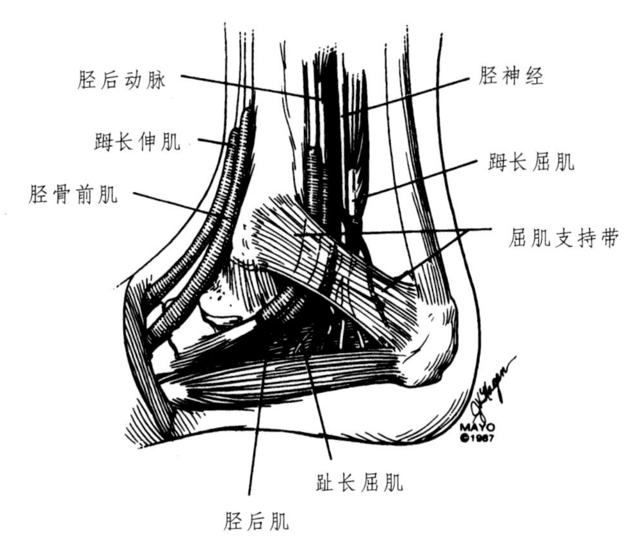

图 134-5　足和踝关节软组织的内侧面。

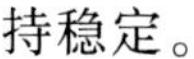
持稳定。

踝关节的外侧副韧带由距腓前韧带、跟腓韧带和距腓后韧带组成(图 134-12)。最常见的踝关节损伤，即踝关节扭伤，往往累及一条或多条这些韧带。踝关节的外侧稳定性还通过下胫腓前联合和后联合韧带维持(图 134-13)。

距下关节和韧带

距下关节(距跟关节)由距骨的跖侧关节面和跟骨的相应关节面组成。距骨的后关节面较大，呈凹陷的表面，构成了关节表面的大部分。一层很薄的关节囊包绕该关节，使它和其他距骨关节分隔开来。共有四条韧带稳定距下关节复合体，它们是距跟内侧、外侧、骨间韧带和颈韧带。距骨窦的外侧入口被颈韧带覆盖，它能防止足过度内翻。距跟骨间韧带则限制足的过度外翻。

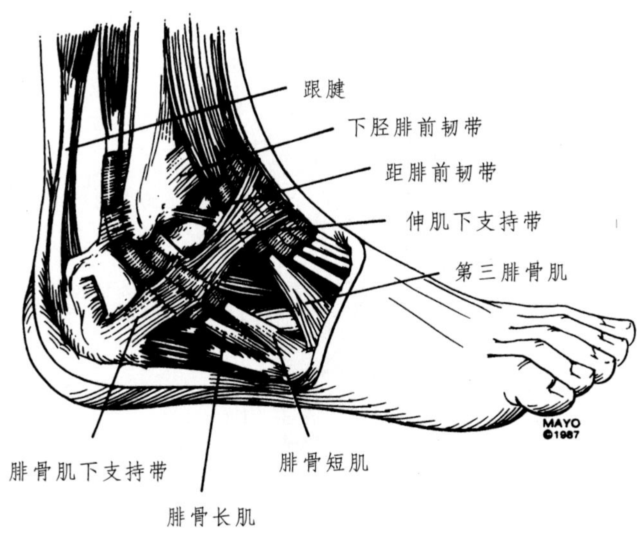

图 134-4　足和踝关节软组织的外斜面。

距舟关节和韧带

距舟关节，或称为距跟舟关节是一复杂的多轴关节，它由距骨的穹窿状头部、距骨头与足舟骨的凹陷关节面、跟骨的中、前关节面相关节以及跟舟足底韧带(跳跃韧带)的背侧面组成。距骨颈和足舟骨的背侧面由一层薄的、扁平的距舟韧带覆盖。跳跃韧带是连接距骨支持带与足舟骨之间的坚强结构。外侧则依靠分歧韧带的跟舟部分维持。这一关节构成了跗中(Chopart's)关节的内侧部分。

跟骰关节和韧带

跟骰关节属于鞍状关节，它组成了 Chopart 关节的一部分。其背侧关节囊增厚形成了背侧跟骰韧带。在足底面，足底长韧带附着于骰骨，并向远端移行，止于第 3、第 4 甚至第 5 跖骨的基底部。足底短韧带的纤维位于深层，但不跨越骰骨。两条足底韧带对纵弓起支撑作用，其形态呈多样性[39]。在背外侧，分歧韧带构成了跟舟韧带和跟骰韧带的一部分，它们是 Chopart 跗中关节的主要支撑结构。

跖跗关节和韧带

一共有五个跖附关节，除了第一跖跗关节，它们之间相互连接，并与楔骨间和楔舟关节相连接。它们属于滑膜关节，统称为 Lisfranc 关节。第 2 跖骨基底向近端延伸约 3 mm，同中间楔骨相关联，构成了中足和横弓的拱顶部分。跖跗关节依靠背侧、底侧和骨间楔

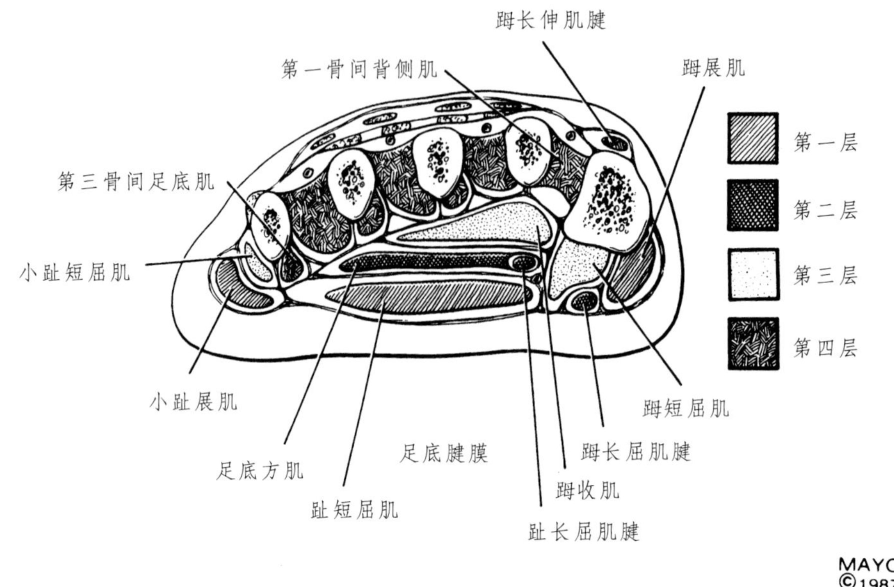

图 134-6 足在跖骨干水平的横断面。

跖韧带支持。这些韧带的数量、止点以及行径可因不同的个体而有所不同[10]。第 2~4 跖跗关节可发生轻微地滑动,而第 1 跖跗关节则有轻微的跖屈、背伸以及旋转功能。外侧四个跖骨基底被背侧和足底的韧带以及骨间韧带紧紧地包裹。第 1 和第 2 跖骨基底并未相互连接,而在稍远侧则相互连接。

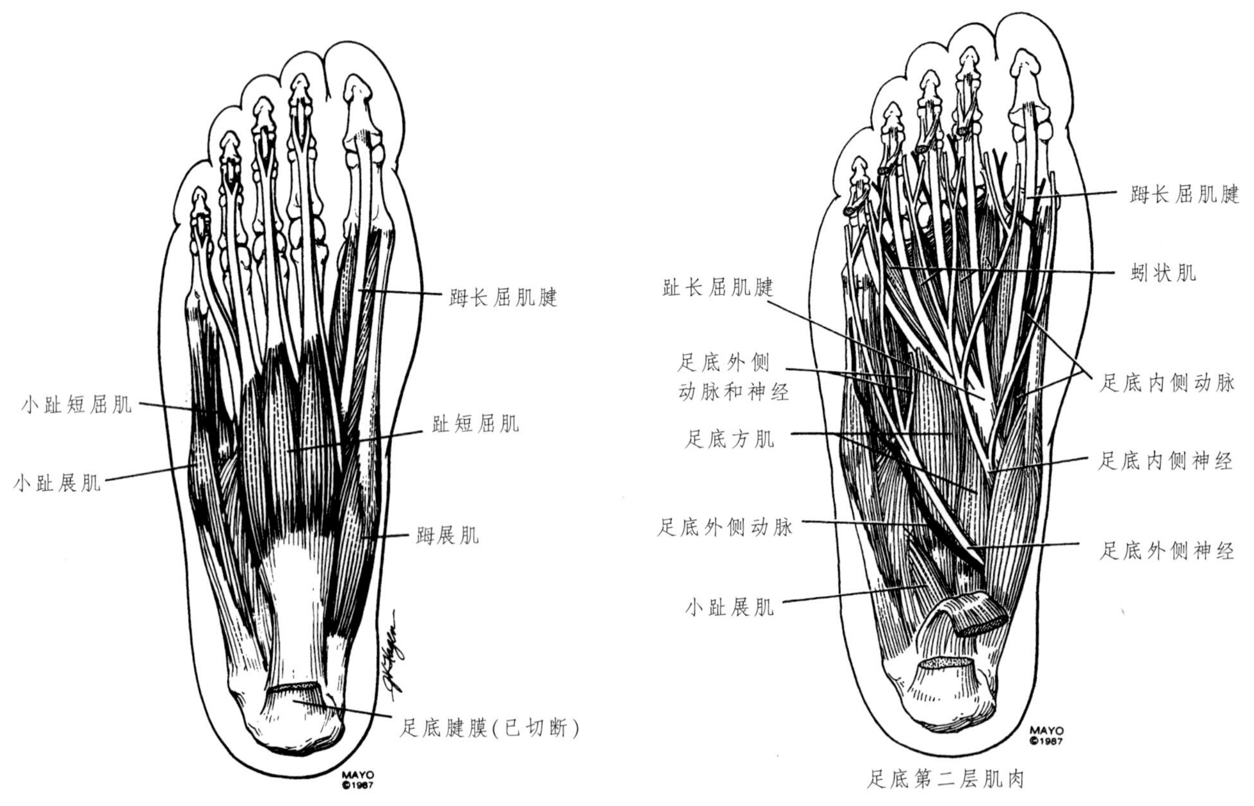

图 134-7 足底第一层肌肉。

图 134-8 足底第二层肌肉。

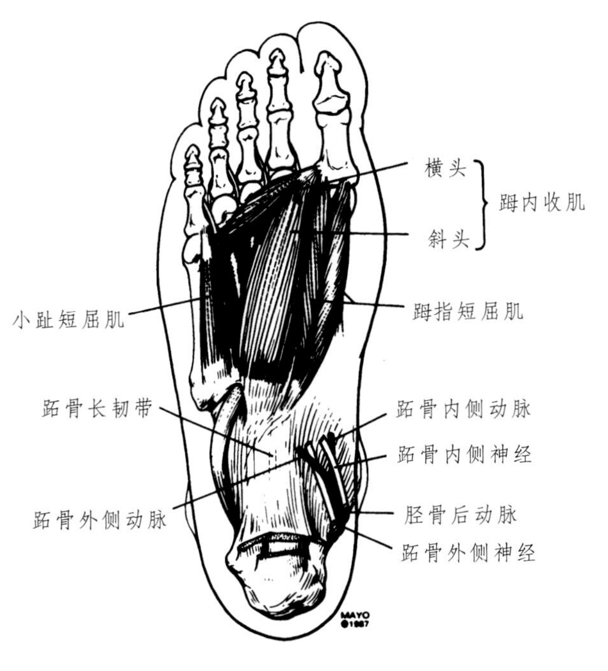

图 134-9　足底第三层肌肉。

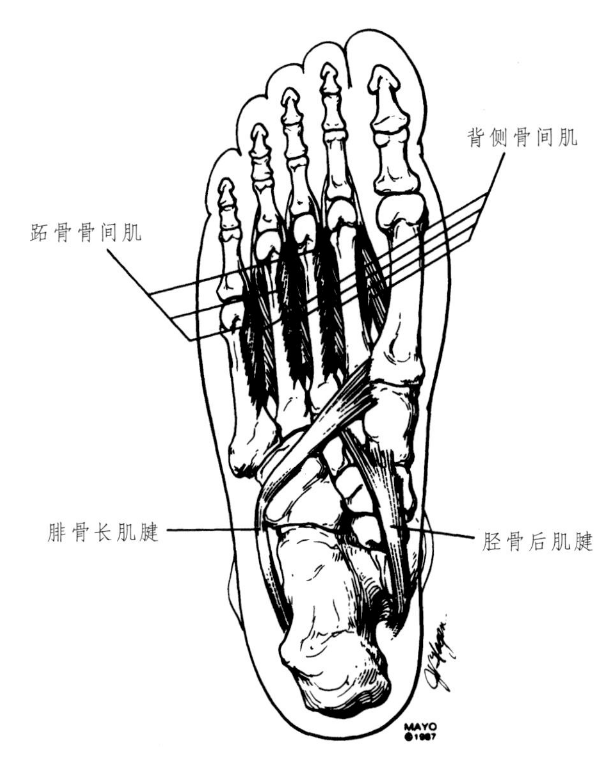

图 134-10　足底第四层肌肉。

第 1 跖趾关节

第 1 跖趾关节比其他跖趾关节更加复杂，因此单独介绍。

第 1 跖趾关节由第一跖骨凸出的跖骨头和踇趾近节趾骨的凹陷基底构成。整个关节被称之为籽骨复合体,它包括七块肌肉、八根韧带和两块籽骨[2]。两块籽骨位于第一跖骨头的足底侧,通过位于第一跖骨头足底面的两条沟相关节。两条沟之间由嵴相分隔。

内外侧副韧带位于第 1 跖骨头的两侧,斜向远侧和足底面,附着在籽骨和跖垫上。胫侧和腓侧籽骨依靠籽骨间韧带相连。第 1 跖趾关节被一独立的关节囊所包裹。

第 1 跖趾关节的功能和稳定性通过七个肌肉肌腱复合体得到进一步增强。踇长伸肌腱跨过关节的背

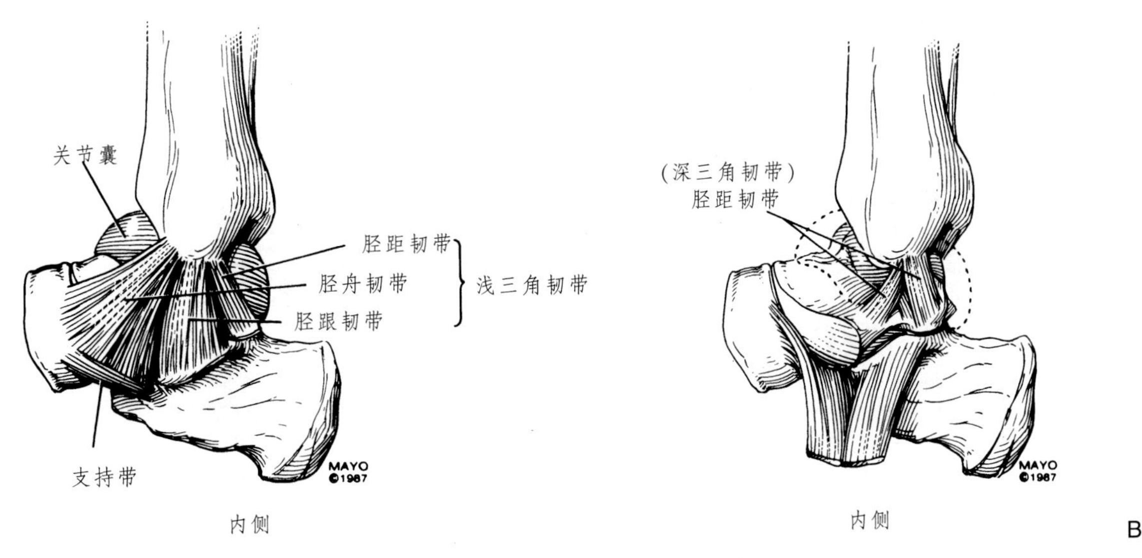

图 134-11　(A)三角韧带浅层。(B)三角韧带深层。

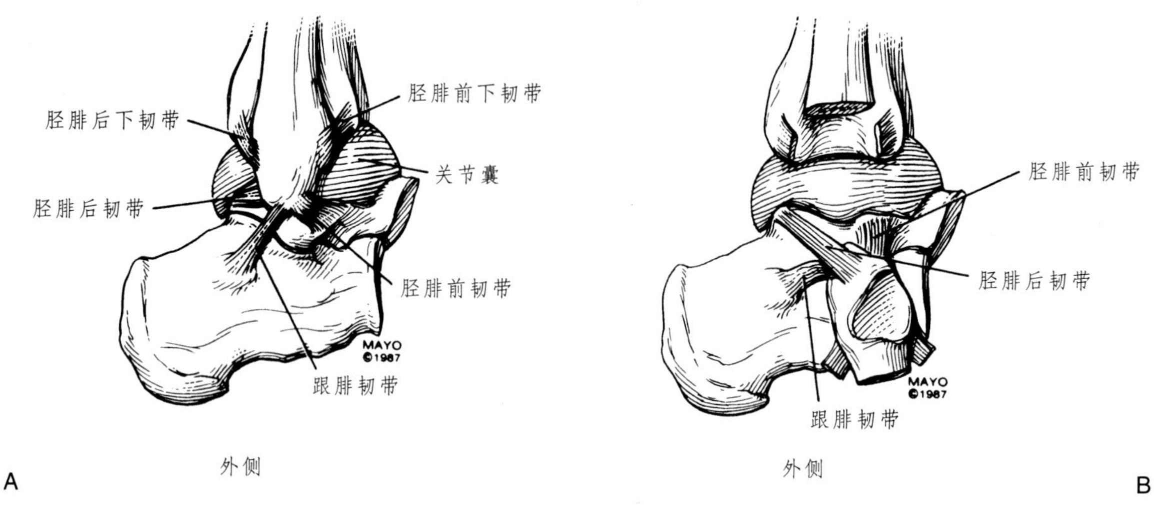

图 134-12 (A)外踝浅层韧带。(B)腓骨截断后向下翻起观察深层的韧带结构。

侧面，止于踇趾远节趾骨的基底背侧。该肌腱在第一跖趾关节囊上形成扩张部。踇长伸肌腱发出的一附属肌腱，称为踇伸关节囊，附在关节囊的背内侧。踇短伸肌腱位于踇长伸肌腱外侧，止于踇趾近节趾骨的背侧基底。在足底面，踇短屈肌分为两个头，包绕胫侧和腓侧籽骨，止于近节趾骨基底。踇长屈肌腱则穿过两个籽骨形成的沟，止于远侧趾骨基底的足底面。踇收肌的横头和斜头和踇短屈肌的外侧头联合在一起止于外侧籽骨复合体。踇外展肌则和踇短屈肌的内侧头止于内侧籽骨复合体。

第 2~4 跖趾关节

第 2~4 跖趾关节位于正常趾蹼近侧 3 cm 处。它们由圆形的跖骨头和近节趾骨近端表浅的关节面构成。这些关节由侧副韧带稳定，这些韧带呈斜行，近端附着于跖骨头，远端附着于近侧趾骨基底和足底关节囊。关节的足底面通过足底纤维韧带或跖板得到进一步加强。虽然关节囊的背侧面很薄，但它通过伸肌腱帽得到进一步加强。

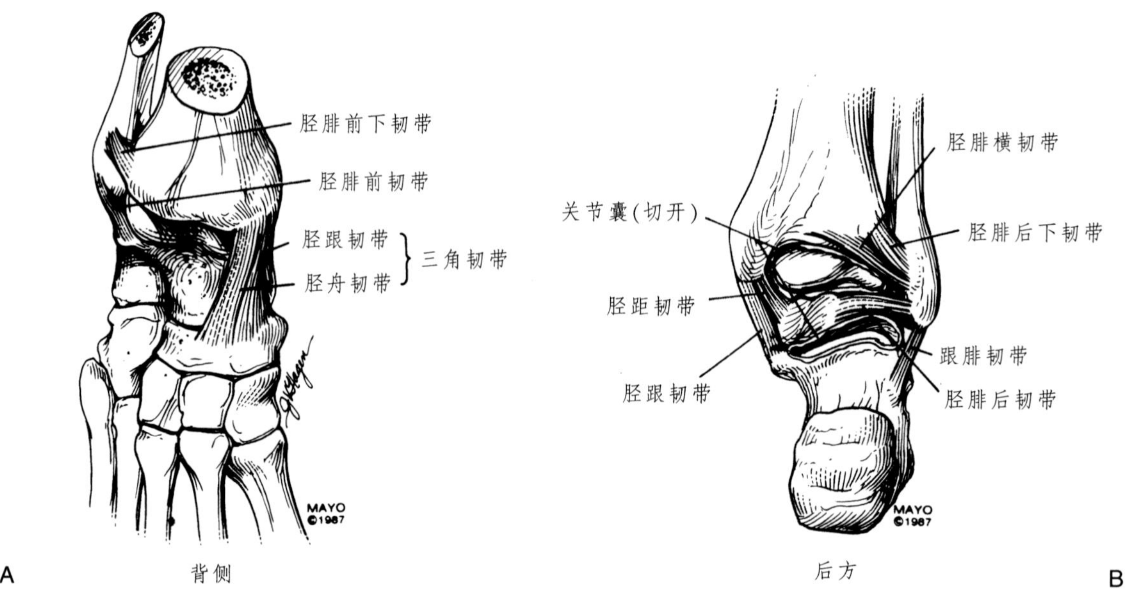

图 134-13 (A)胫腓前韧带，前三角韧带和外侧韧带也可见。(B)胫腓后韧带和其他稳定结构。

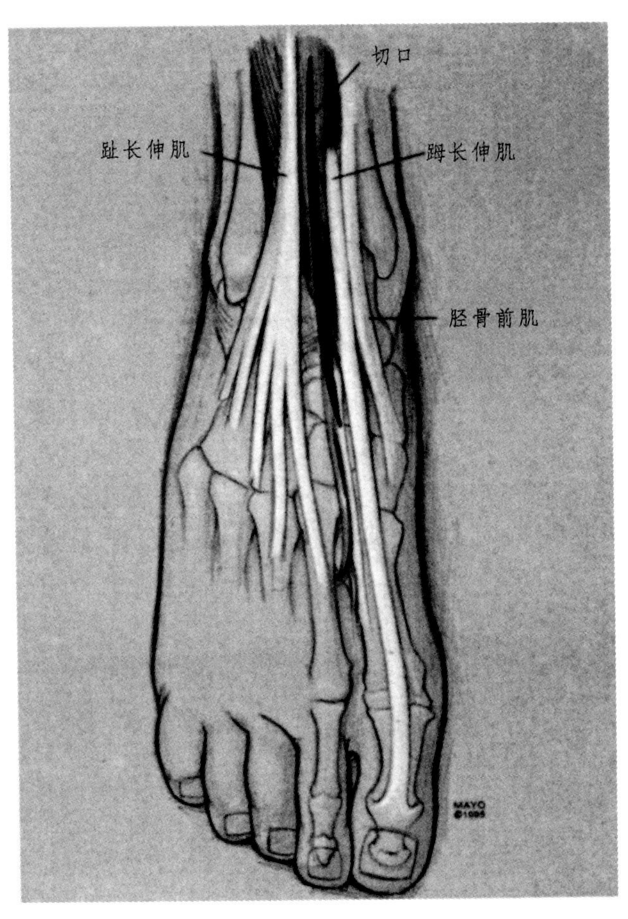

图 134-14 踝关节的前路解剖。

跖骨深横韧带并入了跖趾关节的足底韧带。该韧带可以防止正常状态下跖骨头向内外侧移位[5]。骨间肌腱位于跖骨深横韧带的背侧面，而蚓状肌腱则位于该韧带的足底面。

第 2~4 跖趾关节的活动包括屈、伸、外展、内收和旋转。正常步态下，背伸的活动度往往比屈曲大，在提趾时可达 90°[26]。

暴露

踝关节和后足

踝关节的前侧入路

前侧入路可以很好地显露踝关节，因此广泛地用于踝关节置换术、踝关节融合术、游离体摘除、感染清创或对胫骨远端关节内骨折进行切开复位内固定术[24,29-34]。使用长切口可以最大地减少伤口的愈合问题，尤其是切开时注意沿着皮肤的纹理和松弛的皮肤张力线，术后对踝关节进行制动加压[1,7,25,27,35]。

在踝关节的前方做一条 10~15 cm 长的纵向切口，位于内外踝之间(图 134-14)。尽管切开时注意只切开皮肤，但该切口的位置有利于避免损伤腓浅神经的内侧支(图 134-15)[18]。逐层显露，切开深筋膜和伸肌支持带，暴露长伸肌和前方的血管神经束。在跗长伸和趾长伸肌腱之间为胫前动脉和腓深神经。轻轻地牵开周围组织后显露前关节囊，切开后即可进入踝关节。从胫骨前肌腱和跗长伸肌腱之间进入则可以避免神经血管束[21]。此外，踝关节的前方也可以采用 S 形切口[37]。

该切口容易损伤足背内侧皮神经，该神经发于腓浅神经，位于皮下。在踝关节的上方，腓深神经和胫前动脉位于胫骨前肌和跗长伸肌之间。在踝关节水平，跗长伸肌腱穿过内侧的血管神经束，后者位于跗长伸和趾长伸肌腱之间，从该间隙穿出进入足背。

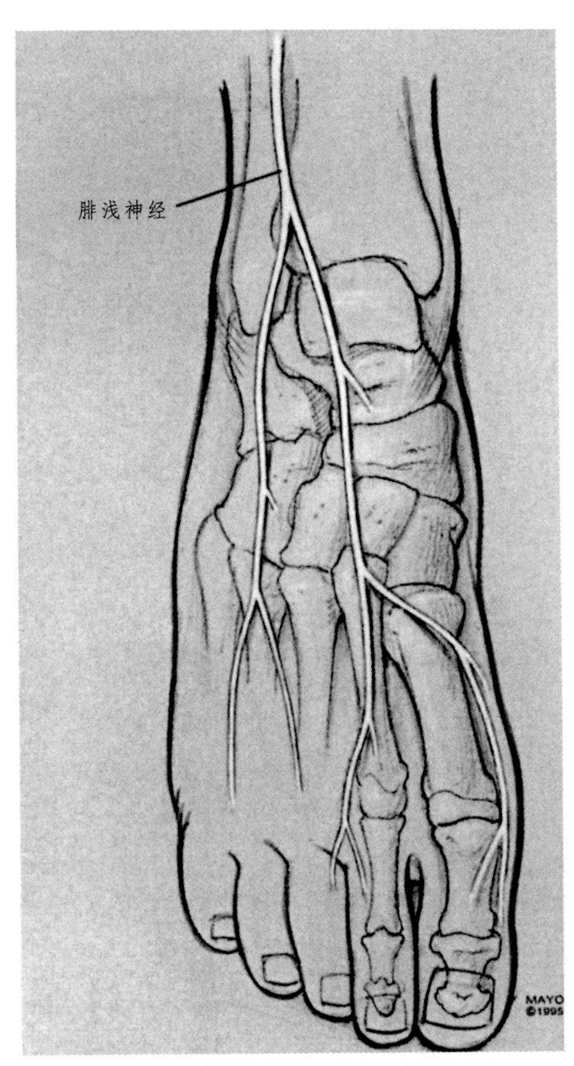

图 134-15 腓浅神经在足背侧的分布图。

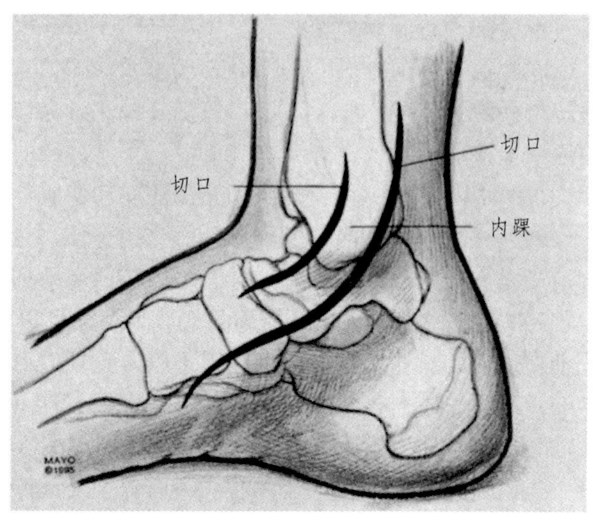

图 134–16 踝关节的内侧入路。根据不同的损伤，切口可偏前或偏后。

内踝入路

内踝入路可以很好地显露内踝骨折、进行截骨或处理距骨滑车的损伤。稍偏前的切口有助于显露胫骨和距骨滑车的前内侧关节面。而一个偏后的切口则有助于显露距骨滑车的后内侧损伤和胫骨后缘。

在内侧做一 10 cm 长的弧形切口，位于踝关节内侧中央，远端向中足延伸(图 134–16)。根据切口的不同位置，切口的中点可以位于内踝尖的前方或后方。做偏前的切口必须注意保护大隐静脉和隐神经的分支。往深层切开三角韧带和关节囊可以进入前关节面。偏后的切口可以切开内踝后方的支持带，要避免损伤胫后肌腱(图 134–17)。牵开后方结构可以暴露内踝的后面。

该切口注意避免损伤位于内踝前方的大隐静脉和神经，损伤神经容易产生神经瘤。把两者作为一个整体进行分离有助于减少该并发症。在后方则容易损伤胫后肌腱，但也要注意避免损伤血管神经束。

外踝入路

腓骨远端的外侧入路常用于移位外踝骨折的切开复位内固定术。该入路可以同时暴露胫骨的后外侧，如果通过该入路进一步行腓骨切除或腓骨截骨术，可以很好地显露胫距关节，以便进行关节融合术。

在胫骨的后缘做 10~15 cm 的纵向切口，在腓骨远端弯向前方(图 134–18)。皮肤切开后一直切到骨膜，形成全厚皮瓣，注意避免损伤腓肠神经和小隐静脉，它们均走行于外踝后方。骨膜切开后可以暴露骨折，不要过多剥离骨膜，骨膜剥离到可以进行骨折复位即可(图 134–19)。在腓骨远端，还可观察到外侧韧带。

该入路应注意避免损伤腓肠神经，否则容易产生痛性神经瘤，造成足外侧的感觉麻木。腓动脉的穿支位于腓骨远端内侧面的深面。腓骨长短肌腱也容易受到损伤，特别当这些肌腱向前半脱位时。

后足的外侧入路

后足的外侧入路，又称为 Ollier 入路，能够极好地显露距跟(距下)关节，改良后还可显露跟骰关节[23]。这些入路在进行关节融合时显得特别有用。

在跗骨窦区做 8~10 cm 的斜行切口，它从趾短伸肌腱的外缘向后延伸到腓骨肌腱(图 134–20)。避免损伤位于腓骨尖深面的 1~2 cm 处的腓肠神经。锐性向后向下切开直到腓骨肌腱腱鞘。将趾短伸肌向上方和远

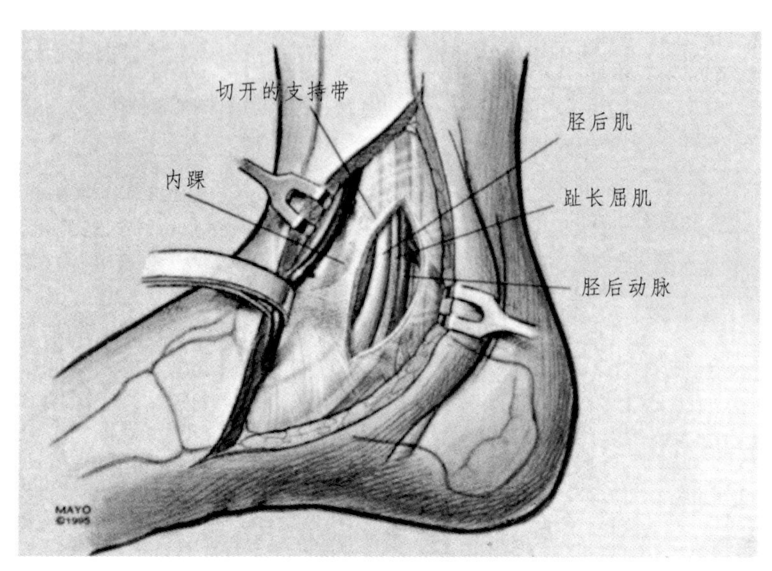

图 134–17 通过内侧偏后的切口暴露深层的结构。

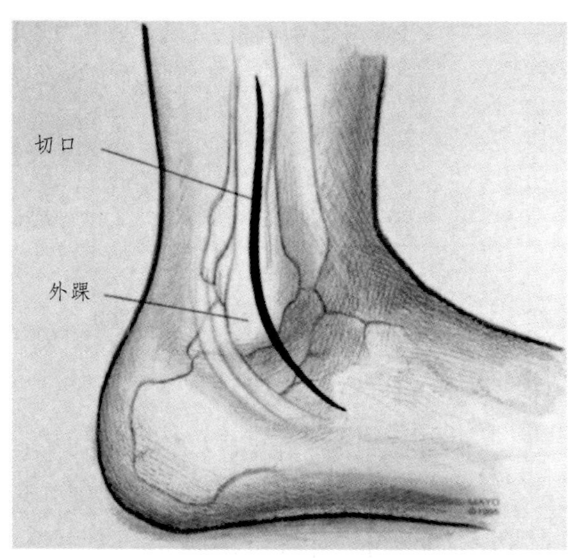

图 134–18 踝关节常用的外侧入路。

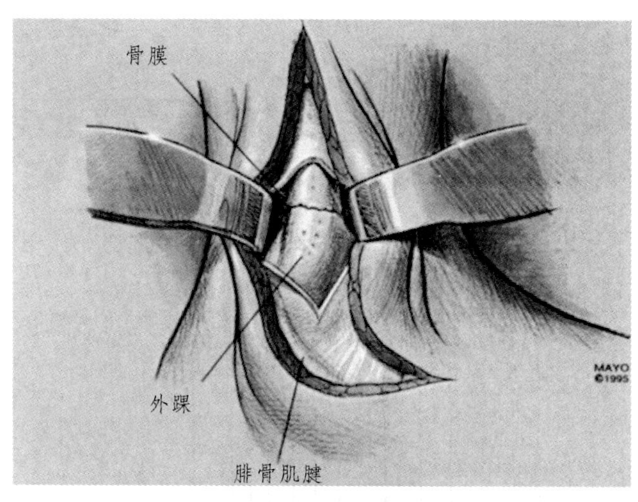

图 134–19 骨膜切开,暴露骨折端。

端分开,此时可以观察到前方的跟骰关节和后方的距跟关节。

牵开皮肤时注意避免粗暴地牵拉,以防皮肤坏死。仔细选择切口的位置,注意形成全层皮瓣有助于避免该并发症。切到深面时注意避免损伤腓骨长短肌腱。

踝关节和距下关节的后侧入路

踝关节的后侧入路过去用于进行假体的置入[38,40]。该入路可以同时暴露踝关节和距下关节,特别适用于一些翻修手术[22]。人工全踝关节翻修术、踝关节融合术后假关节形成或创伤后距骨缺血性坏死都是重建手术中的难题之一。采用该入路可以获得最大的显露并进行畸形矫正。原来的切口和手术疤痕均可避开。

俯卧位,在小腿的内侧缘做 20 cm 长的弧形切口。弧形的尖端位于跟腱的内侧(图 134–21)。必须形成全层皮瓣,小心处理皮肤和皮下组织。在跟腱的远侧 1/3 处沿冠状面劈开跟腱(图 134–22)。断端在前方位于远端,而在后方位于冠状劈开面的近端。在中线切开深筋膜,暴露踇长伸肌腱腹。将踇长伸肌的起始部从腓骨

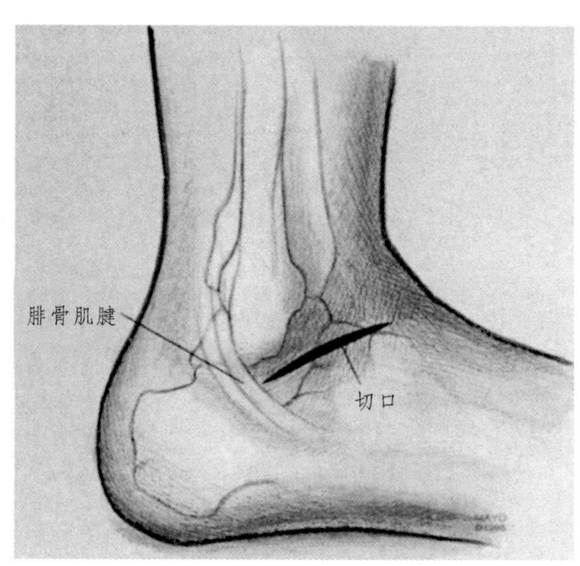

图 134–20 距下关节外侧入路切口。

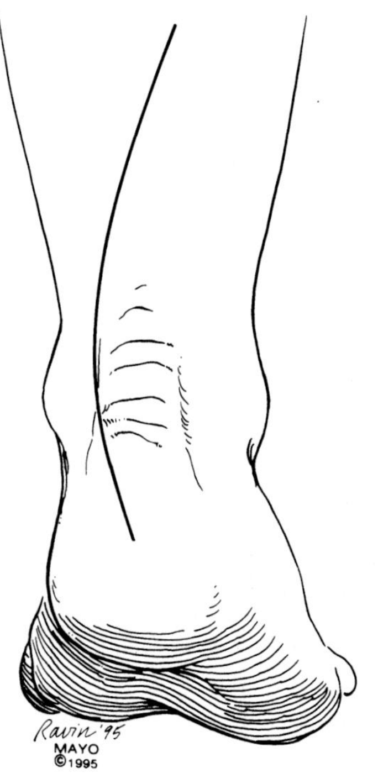

图 134–21 踝关节和距下关节后侧入路的弧形切口。

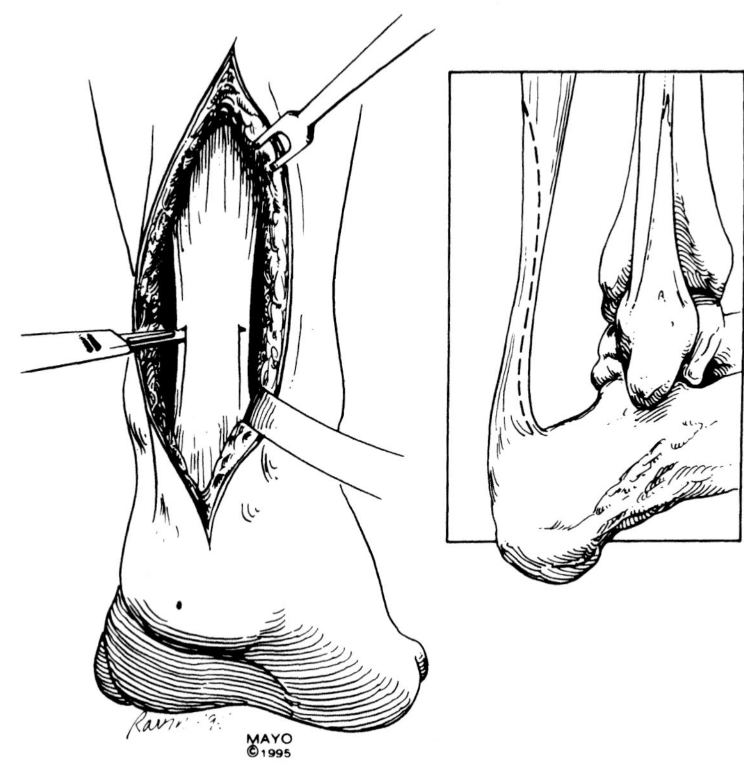

图 134-22 跟腱在冠状面斜行劈开。断端翻开后可以暴露深筋膜和踇长屈肌。

和骨间膜上剥离，并牵向内侧，保护胫神经和动脉。从胫骨、距骨和跟骨的后方将后足两个关节的后关节囊从骨膜下剥离(图 134-23)。通过仔细地操作，还可利用该切口将内踝和外踝切除。

在皮肤中线切口的近侧注意避免损伤腓肠神经。尽管严重畸形的踝关节的神经血管束可以发生移位，但在跟腱的深面，中线切口是安全的。切口如果太深且靠近内侧则可能损伤踇长屈肌腱。一旦到了骨面，则相对更加安全了。

中足

中足的背侧入路

从中足的背侧入路可以进行涉及 Chopart 和 Lisfranc 关节的手术。此外，通过该入路还可以评估内侧跗骨间关节(舟楔关节和楔骨间关节)。

在需要显露的区域做一纵向切口。如果要做多个切口，切口之间应有 5~7 cm 的皮瓣相隔，这样才能保证皮瓣的存活。踇长伸肌腱内侧的皮肤保持完整有助于避免损伤腓深神经和足背动脉(图 134-24A)。当需要一个更外侧的切口时，应在驱血前触摸并标记动脉的行径，这样有助于避免损伤这些结构(图 134-24B)。血管神经束正位于趾短伸肌腱的深面。必须形成全厚

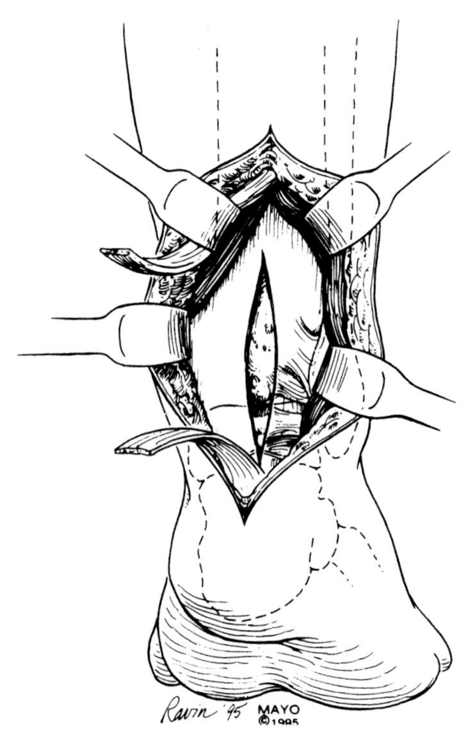

图 134-23 将踇长屈肌向内侧牵开以保护血管神经束，在中线将关节囊和骨膜切开后关节即被暴露。

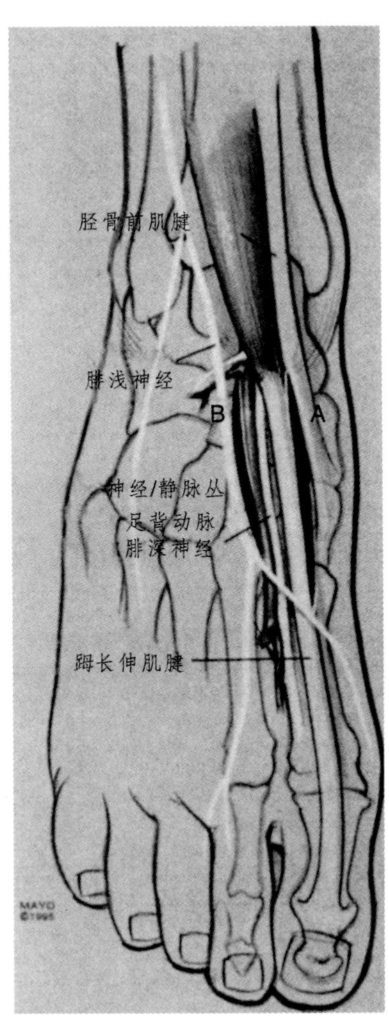

图 134-24　中足的背侧入路解剖示意图。A 切口位于踇长伸肌腱的正内侧。B 切口在需要更外侧的暴露时采用。

皮瓣，轻柔地钝性牵拉有助于避免皮肤坏死。切开时一直切到所要显露的深部结构，避免损伤任何可辨认的皮神经。

注意避免损伤足背动脉或腓深神经。在切口的更外侧，还要避免损伤腓浅神经的分支。

前足

第 1 跖趾关节的背内侧入路

第 1 跖趾关节的背内侧入路常用于治疗症状性踇囊炎或退变性关节炎，或两者皆有之。该入路还可用于骨赘切除、软组织的再对线、关节融合术。

在第 1 跖趾关节背内侧做一 6 cm 长的纵向切口(图 134-25)。该切口起于跖骨远端的内侧部，稍稍弯向第 1 跖趾关节的背内侧，在踇伸肌腱和趾背神经的内侧，然后逐渐向第 1 趾间关节内侧移行。在同一切口切开深筋膜，将内侧皮神经的趾背分支轻轻地牵开。将关节囊纵向切开，或形成一舌瓣显露关节，必要时进行骨膜下分离(图 134-26)。

由于趾背神经太靠近切口，因此损伤后容易造成痛性神经瘤。此外，在趾骨近端基底进行骨膜下剥离时容易损伤踇长屈肌腱。

第 1 跖趾关节的背侧入路

第 1 跖趾关节的背侧入路广泛地用于踇外翻手术、跖骨赘生物切除和近节趾骨的背侧楔形截骨术。通过该入路可用钢板螺钉将跖趾关节固定。

背侧纵向切口位于踇长伸肌腱的内侧，关节近端 2~3 cm 处，可向远端趾间关节延伸(图 134-27)。将筋膜切开保留肌腱周围的软组织袖，将踇长伸肌腱牵向外侧。然后切开关节囊，在骨膜下暴露关节。

注意避免疤痕和术后踇长伸肌腱粘连，在切开深筋膜时保留内侧的软组织袖有助于避免这些并发症。背侧神经的皮肤感觉支也很容易受损，要尽可能保留。

第 2~4 跖趾关节的背侧入路

暴露这些关节的常用方法是在关节的背侧或背外侧做一长 2~3 cm 的切口(图 134-28)。切口可以平行并在趾伸肌腱外侧，这样可以保留趾背神经。然后将关节囊打开，暴露关节。当要同时暴露多个关节时，可做两个切口，位于第 2 和第 4 趾蹼间隙。

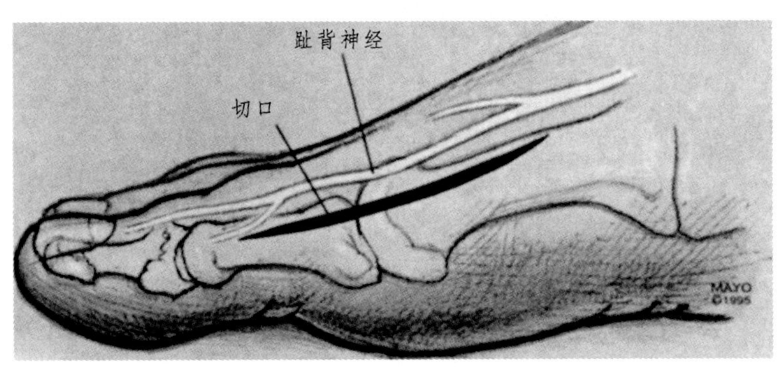

图 134-25　第一跖趾关节的背内侧切口。可见趾背神经。

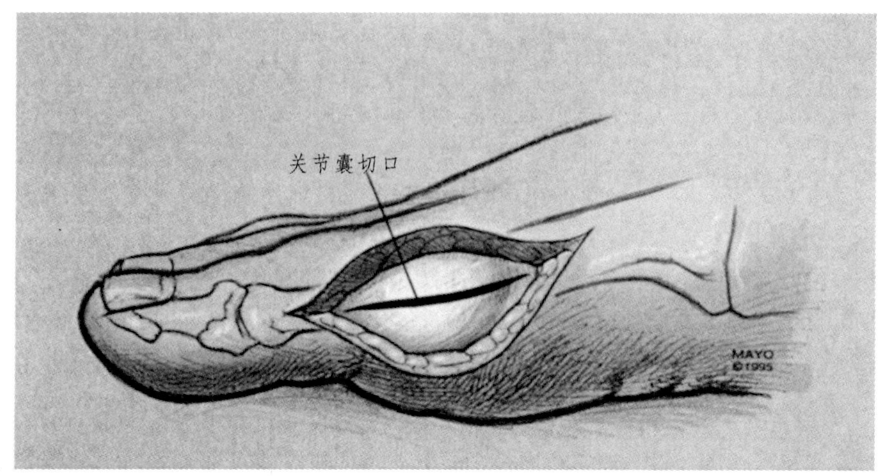

A

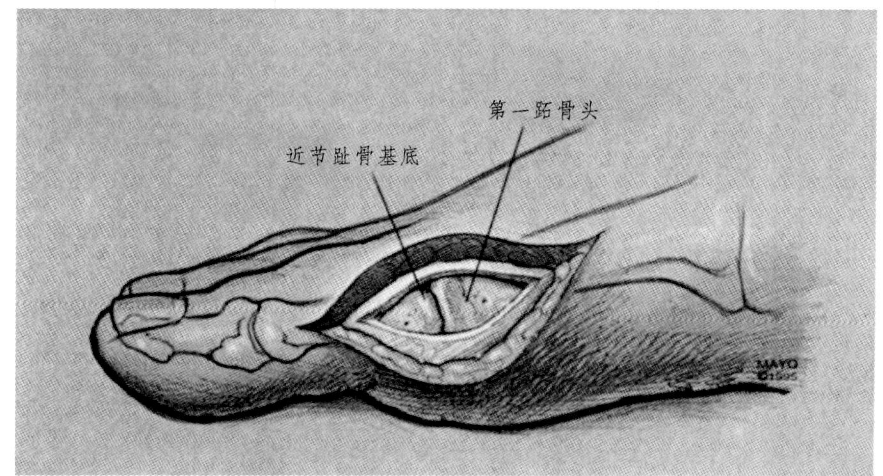

B

图 134-26 (A)图示将关节囊纵行切开，但也可将关节囊呈瓣状切开，后者也很常用。(B)显露近节趾骨基底和第一跖骨头。

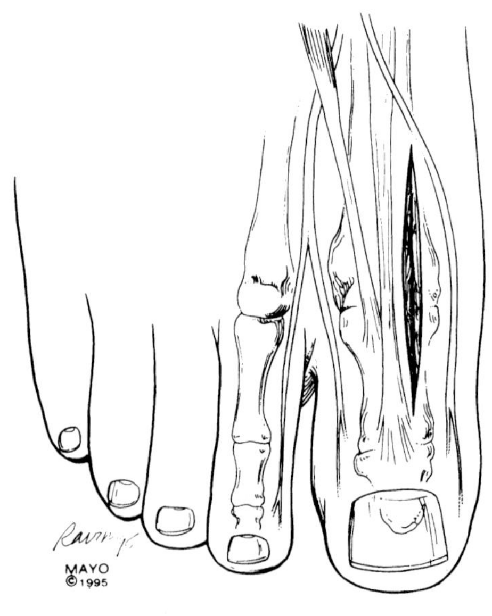

图 134-27 第 1 跖趾关节的背侧入路。切口正位于踇长伸肌腱的内侧。

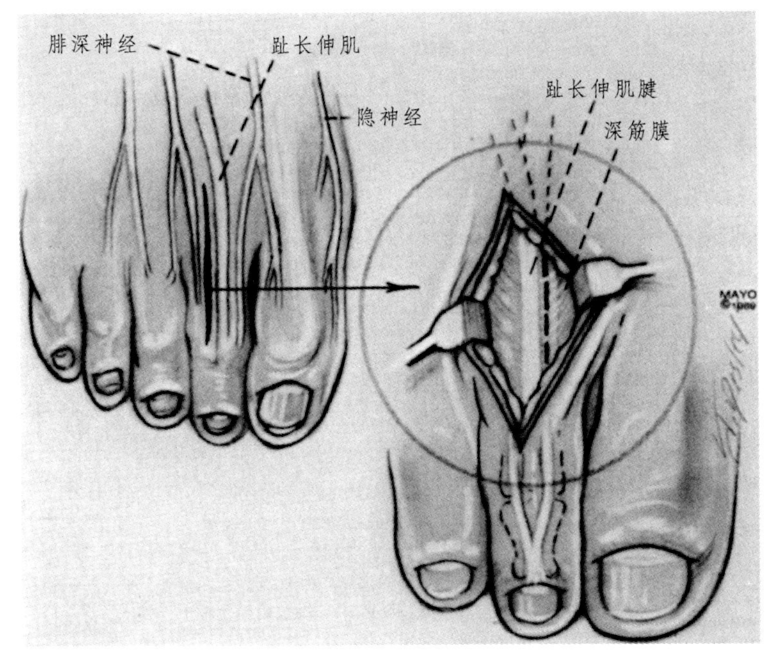

图 134–28　第 2 跖趾关节的背侧入路。

趾蹼间隙背侧入路

该入路常用于第 2 到第 4 跖趾关节畸形和不稳定的挽救手术[36]。通过该入路可以进行切除性关节成形术，即将跖骨头切除或将趾骨基底切除。当联合伸肌腱切断和趾蹼次全成形术时该入路可以获得极好的显露，同时对软组织损伤最小。

在第 2 和(或)第 4 趾蹼间隙做一 Y 形切口。该切口起于背侧，跖骨头的近侧，向远端延伸至趾间内侧皮肤(图 134–29)。然后锐性切开直到骨面，暴露跖趾关节。该切口可向近侧延伸增加视野的显露或向远侧

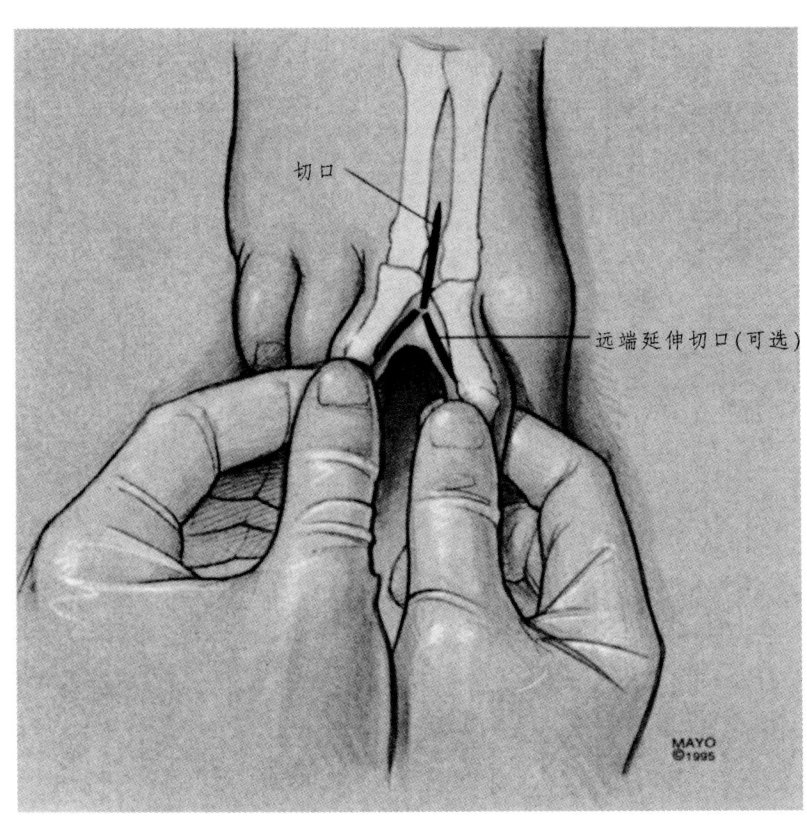

图 134–29　第 2 趾蹼间隙背侧入路。在第 2、3 跖趾关节间隙中央做 Y 型切口。

延伸，以便切除更多的骨组织。

避免将足趾过度牵拉，否则会改变相邻足趾间的位置关系，使切口偏向跖侧或背侧。而切口偏离中线容易损伤趾神经。

(谢幼专 李世民 译 侯筱魁 校)

参考文献

1. Acton R: Surgical principles based on anatomy of the foot: preoperative planning. Foot Ankle 2:200, 1982.
2. Alvarez R, Haddad RJ, Gould N, Trevino S: The simple bunion: anatomy at the metatarsophalangeal joint of the great toe. Foot Ankle 4:229, 1984.
3. Bareither DJ, Schuberth JM, Evoy PJ, Thomas GJ: Peroneus digiti minimi. Anat Anz 155:11, 1984.
4. Bejjani FJ, Jahss MH: Le Double's study of muscle variations of the human body. II. Muscle variations of the foot. Foot Ankle 6:157, 1986.
5. Bojsen-Moller F: Anatomy of the forefoot, normal and pathologic. Clin Orthop 142:16, 1979.
6. Clemente CE (ed): Gray's Anatomy, 30th Am ed. Philadelphia, Lea & Febiger, 1985, p 410.
7. Cox HT: The cleavage lines of the skin. Br J Surg 29:234, 1941.
8. Cralley JC, Schuberth JM, Fitch KL: The deep band of the plantar aponeurosis of the human foot. Anat Anz 152:189, 1982.
9. Cunningham DJ: Textbook of Anatomy, 12th ed. Oxford, England, Oxford University Press, 1981, p 255.
10. De Palma L, Santucci A, Sabetta S, Rapali S: Anatomy of the Lisfranc joint complex. Foot Ankle Int 18:6, 1997.
11. Harper MC: Deltoid ligament: an anatomical evaluation of function. Foot Ankle 8:19, 1987.
12. Henry AK: Extensile Exposure. London, Churchill Livingstone, 1973, p 300.
13. Hing DN, Buncke HJ, Alpert BS: Applications of the extensor digitorum brevis muscle for soft tissue coverage. Ann Plast Surg 19:530, 1987.
14. Hiramoto Y: Variation of the long plantar ligament [in Japanese]. Okajimas Folia Anat Jpn 60:401, 1984.
15. Hirsch BE, Vekkos LE: Anomalous contrahentes muscles in human feet. Anat Anz 155:123, 1984.
16. Hollinshead WH, Rosse C: Textbook of Anatomy, 4th ed. New York, Harper & Row, 1985, p 451.
17. Holmes GB: Surgical Approaches to the Foot and Ankle. New York, McGraw-Hill, 1994.
18. Hoppenfeld S, deBoer P: Surgical Exposures in Orthopedics: The Anatomic Approach, 2nd ed. Philadelphia, JB Lippincott, 1994, p514.
19. Inman VT: The Joints of the Ankle. Baltimore, Williams & Wilkins, 1976, p 30.
20. Jahss M: Disorders of the Foot and Ankle: Medical and Surgical Management, 2nd ed. Philadelphia, WB Saunders, 1991, p 12.
21. Johnson KA: Surgery of the Foot and Ankle. New York, Raven Press, 1989, p 274.
22. Johnson KA: Tibiocalcaneal arthrodesis. *In* Johnson KA (ed): Master Techniques in Orthopaedic Surgery: The Foot and Ankle. New York, Raven Press, 1994, ch 36.
23. Jordan C, Mirzabeigi E: Atlas of Orthopedic Surgical Exposures. New York, Thieme, 2000, p 176.
24. Kirkup J: Richard Smith ankle arthroplasty. J R Soc Med 78:301, 1985.
25. Mahan KT: Plastic surgery and skin grafting. *In* McGlamry ED (ed): Comprehensive Textbook of Foot Surgery, vol. 2. Baltimore, Williams & Wilkins, 1987, ch 22.
26. Mann RA, Hagy JL: The function of the toes in walking, jogging, and running. Clin Orthop 142:24, 1979.
27. Miller WE: Operative incisions involving the foot. Orthop Clin North Am 7:785, 1976.
28. Myerson M: Foot and Ankle Disorders. Philadelphia, WB Saunders, 2000, p 29.
29. Newton St E III: An artificial ankle joint. Clin Orthop Rel Res 142:141, 1979.
30. Samuelson KM, Freeman MAR, Tuke MA: Development and evolution of the ICLH ankle replacement. Foot Ankle 3:32, 1982.
31. Scholz KC: Total ankle arthroplasty using biological fixation components compared to ankle arthrodesis. Total Ankle Arthroplasty 10:125, 1987.
32. Stauffer RN: Total joint arthroplasty: the ankle. Mayo Clin Proc 54:570, 1979.
33. Stauffer RN: Salvage of painful total ankle arthroplasty. Clin Orthop 170:184, 1982.
34. Stauffer RN, Segal NM: Total ankle arthroplasty: four years' experience. Clin Orthop 160:217, 1981.
35. Swiontkowski M, Post P: Surgical approaches to the lower extremity. *In* Chapman M (ed): Operative Orthopaedics. Philadelphia, JB Lippincott, 1988, p 47.
36. Teasdall RD: Resection arthroplasty of the second and third toes. *In* Johnson KA (ed): Master Techniques in Orthopaedic Surgery: The Foot and Ankle. New York, Raven Press, 1994, ch 12.
37. Tubiana R, Masquelet AC, McCullough CJ: Atlas of the Surgical Exposures of the Upper and Lower Extremities. London, Martin Dunitz, 2000, p 302.
38. Unger AS, Inglis AE, Mow CS, Figgie HE III: Total ankle arthroplasty in rheumatoid arthritis: a long-term follow-up study. Foot Ankle 8:173, 1988.
39. Ward KA, Soames RW: Morphology of the plantar calcaneocuboid ligaments. Foot Ankle Int 18:10, 1997.
40. Waugh TR, Evanski PM, McMaster WC: Irvine ankle arthroplasty. Clin Orthop Rel Res 114:180, 1976.

第 135 章

生物力学

Harold B. Kitaoka, Thomas R. Jenkyn

多种尝试已被应用于指导制作合适的踝、距下、跖趾关节置换物。以往这种植入物的失败率限制了其应用。对于人工关节置换结果是否优于传统的非植入方式,尚有疑问。由于履行负重和运动功能,因此设计一款成功的人工踝、距下、第一跖趾关节假体,依赖于对各关节几何学以及这些复合关节相互制约关系的理解。成功的设计同样依赖于对这些关节在日常生活中运动和受力状况的定量。

踝和距下关节

设计一款适用于每个人的踝关节假体难度很大,其原因如下:踝关节运动机制的复杂性、距下关节的功能状态、踝关节几何形态的多样性、旋转轴线以及踝关节正常运动范围。限制踝关节假体成功的原因,是难以重现正常的踝关节机制。失败源于医师难以保持重要韧带的稳定性、设计缺陷(造成安装不充分)以及对生理负荷的片面理解。我们已经清楚地认识到踝关节中大量的垂直和水平剪力在植入物失败中的作用[7,13,18,21]。

几何形态

踝关节(距小腿关节)由胫骨远端和距骨滑车关节面以及胫腓骨和距骨的内外踝关节面组成。双踝形成叉状,距骨固定其中,胫骨远端关节面凹陷,距骨滑车突起,距骨趋向于沿内外踝之间轴线旋转,踝关节轴已在多种新鲜的无内固定的尸体研究中定位[6,12,16]。距骨与胫骨远端关节形态是一个圆锥体,平均圆锥形角 24°±6°(图 135-1)[6]。这个外侧散发圆锥形的轴线在冠状面上向下,在水平面上向后,在踝突的稍下方。Inman 研究表明踝关节旋转轴位于内踝下方(5±3)mm,而且在外踝前外方,在外踝下(3±2)mm、外踝前(8±5)mm处。因而这个轴线在冠状面上位于下外侧,在水平面上位于后外侧。轴线的定位见图 135-2。

踝关节相对膝关节和足的轴线定位因人而异,但平均胫骨外侧扭转角为 23°(有±30°的变异),足相对于距骨轴的平均水平偏距是 6°。踝关节的适配性,特别是楔形的距骨在踝穴中的适配性,引起了广泛的争论与研究。平均距骨前后缘宽度差异是 2.4±1.3 mm(范围 0~6 mm)。踝关节通过韧带连接形成平均分离是 1 mm,在标本上最大是 2 mm,所以很难理解在极度背伸和跖屈情况下距骨是如何与踝穴紧密结合的。

这个问题的解答,源于集中于代表锥形距骨顶点关节面直径的测量线,这个线代表距骨的形态。以这种方式测量,距骨前后缘的差距小于 2 mm 而且可以忽略,这就解释了踝关节通过这个变化范围实现了完美的对合[6]。平截圆锥体的顶点向内侧汇合于一点也使距骨滑车内外侧关节面产生必须性差异。距骨外侧半径和弧度都大于内侧。而且外踝低于内踝,使外侧韧带的骨性附着点接近于踝关节旋转轴,这使韧带在关节正常运动过程中保持等长并在其张力状态下限制关节变化。

最后,由于几何形态的重要性,再加上踝关节的高度匹配,胫距关节面接触面积是很大的,达到 11~13 cm^2,这表明活动外力使胫距关节受到的压强要小于髋膝关节[7,21]。微小的距骨移位[14]和胫骨远端对线不良[23]都会明显减小关节接触面积从而使局部压力增高。研究同样表明距骨移位在完整的正常的踝关节内轴向压力的变化[8]。外侧移位 2 mm 的距骨压力变化被观察到,这种在正常关节的现象,如果在一个对线不佳或水平面不稳的人工关节中将被放大。

涉及踝关节功能相近的是距下关节(距跟舟关节)。距下关节由两个独立的分离的关节组成,其功能是如同合并成一个单一机制的关节,从而与上面的距骨形成关节。这个关节包括两个连接:①位于中后部距跟表面;②位于距骨头和舟骨窝。旋转轴大致由后向前,

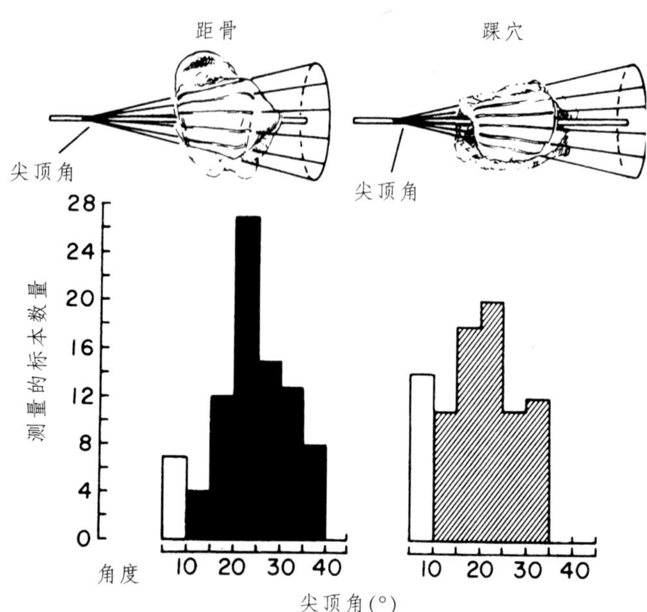

图 135-1 距骨形态类似一个截头圆锥体，图中显示其尖顶角范围。(From Inman VT: The Joints of the Ankle. Baltimore, Williams &Wilkins, 1976.)

当向前时向上、内向移动。Inman 在标本研究中表明在正常人群中转移轴的变化(图 135-3)[6]。

在矢状面水平旋转轴上的平均夹角为 42°，范围为 20.5°~68.5°。在水平面上足中线轴的夹角是 23°，范围为 4°~47°，因为距下关节功能依赖于踝关节的临床状态，踝关节对线不良或人工关节不稳定常至距下关节退变。保持距下关节的适合及几何形态与踝人工关节置换成功有很大相关性。

运动学

踝关节主要作用是使足跖屈背伸，但是因为旋转轴并不是完全水平和垂直，在足跖屈和背伸时常伴有轻度的内收和外展。足的运动和瞬时旋转中心已被广泛研究。在这些研究中一个重要突出的问题就是功能

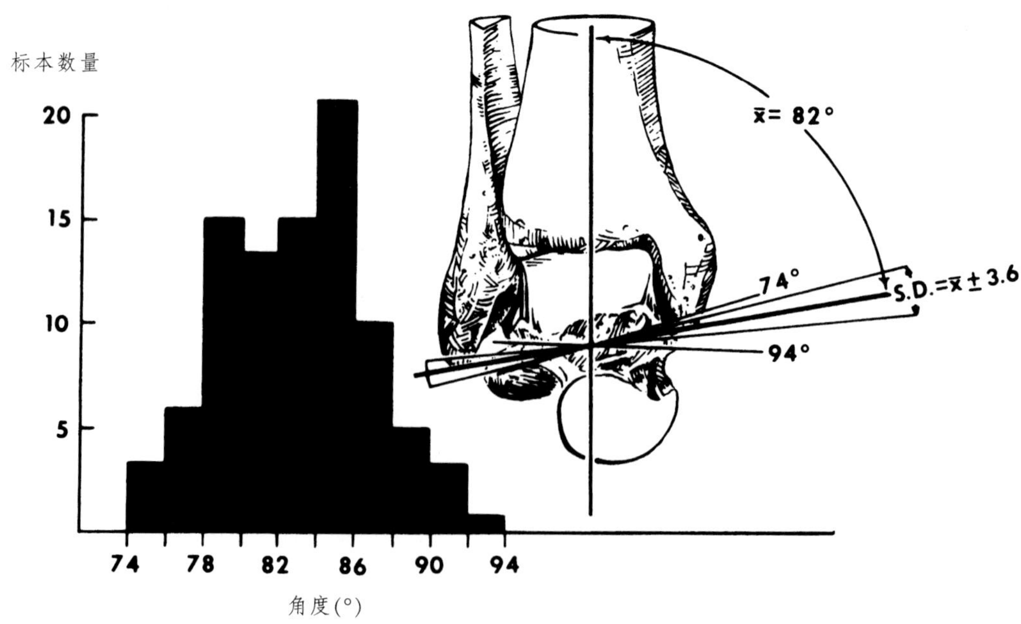

图 135-2 踝关节旋转轴角度范围。(From Inman VT: The Joints of the Ankle. Baltimore, Williams &Wilkins, 1976.)

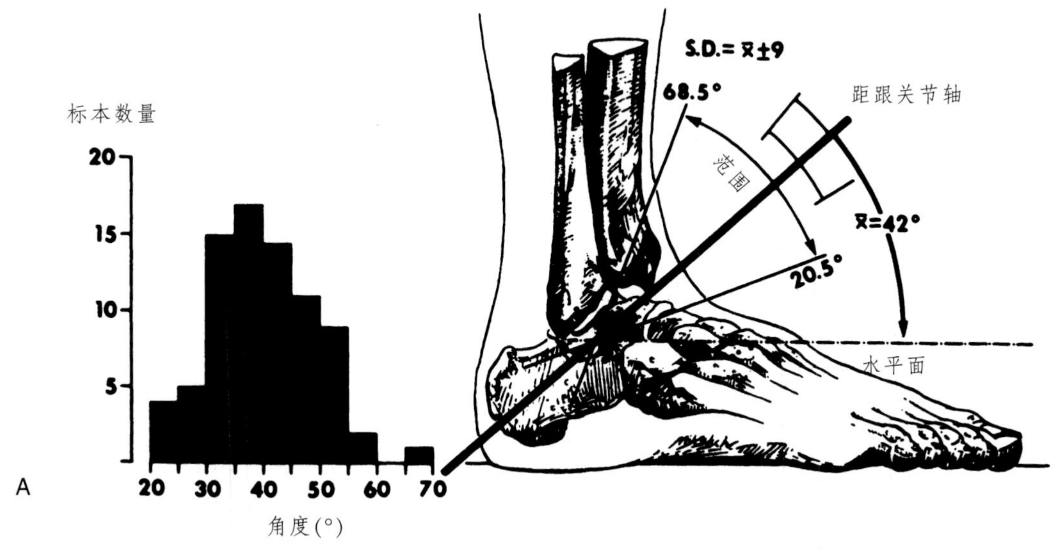

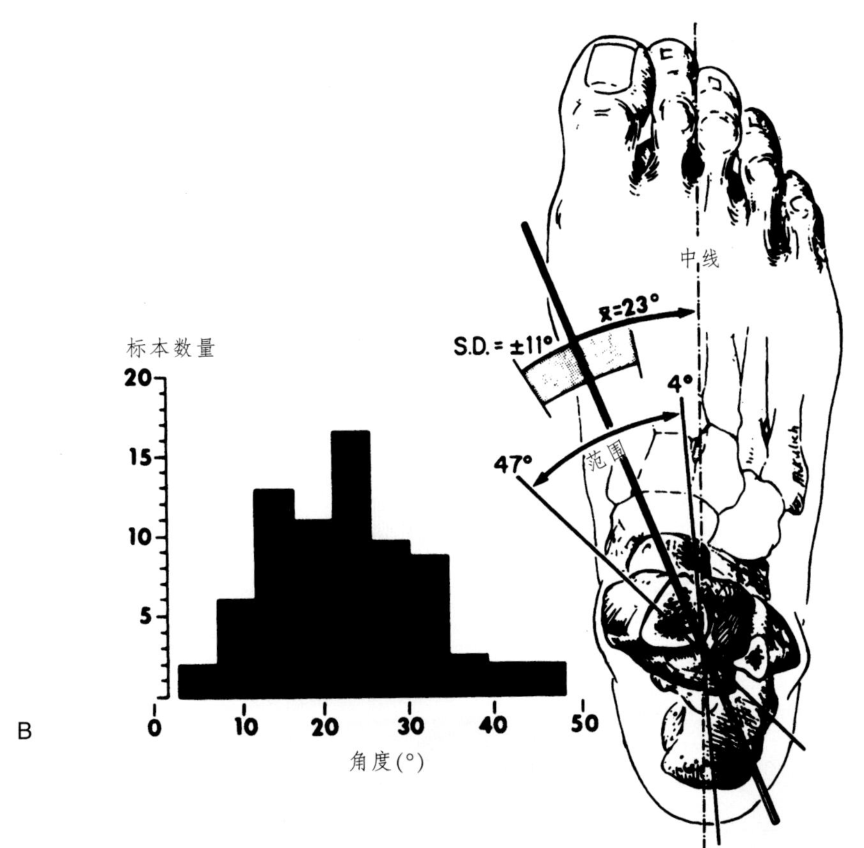

图 135-3　正常人群中距下关节旋转轴角度范围。(From Inman VT: The Joints of the Ankle. Baltimore, Williams &Wilkins, 1976.)

性的踝关节运动和最大踝关节运动之间的关系。最大负重全踝平均活动范围 43°(范围为 24°~75°),这意味着平均背伸和跖屈各自 21°~23°,X 线分析表明存在一个迁移的踝关节瞬时旋转中心,这个在关节运动的起始和关节运动终点锁定的时候中心随关节运动而分散。即使是在大负荷的时候[16],表面运动速率分析表明滑动运动起主要作用[16]。正常全功能踝平均运动范围是24.4°(范围为20°~31°),包括背伸平均10.2°(范围为6°~16°),跖屈14.2°(范围为13°~17°)[21]。

瞬时旋转中心随踝关节伸屈而改变[7]。当背伸时,轴线起于外下。当足处于中立位,轴线到了更水平的位置。当完全跖屈时,轴线起于上外在冠状面上。轴线变化的原因是关节解剖结构。距骨滑车的外侧半径在矢状面上大于内侧缘,外侧缘在矢状面上近似于圆形,而内侧缘不是圆形,内侧缘前部半径小于后部,内侧缘弧形半径由前部到后部几乎与外侧相当。因此,距骨通过它的运动范围和表面部分的曲线半径的变化与踝穴相适应,而旋转轴也随之变化。

距下关节的运动基本是内翻和外翻。与踝关节运动轴不同,距下关节轴在其运动时并不发生变化,足舟骨的几何形态与距骨头并不匹配。由此,在通过距下关节的运动范围中,骰骨、舟骨、楔骨各自随着跟骨和距骨旋转,以避免从球窝关节脱位[5](图135-4)。这种后足和中足之间的微动也可以看作是整个距下关节运动的一部分。

研究踝关节的运动需要一个更广泛的视野包括整个下肢的正常运动,因为小腿的运动(特别是胫骨),距骨和跟骨在站立时高度依赖[12]。胫骨站立时平均旋转角度是15°[11],生理负荷下在站立中距骨相对于胫骨跖屈与负荷有关[5]。虽然踝关节轴在冠状面倾斜和在水平面上偏矩,但在足跖屈和背伸时,产生了轻度的内旋和外旋脱位,人工踝并不把适应小腿旋转压力施加于植入足做相应设计[6]。距下关节,在矢状面上始于前上42°(平均),水平面上向内23°,可理想适于吸收旋转压力。在假定模式,相对于每一度的胫骨内旋,一个在矢状面上45°的轴线将产生1°适应性距下外旋。同样,1°的距下内翻源于1°胫骨外旋。限制或缺失距下运动能在踝关节产生旋转压力,假体设计中带有更大

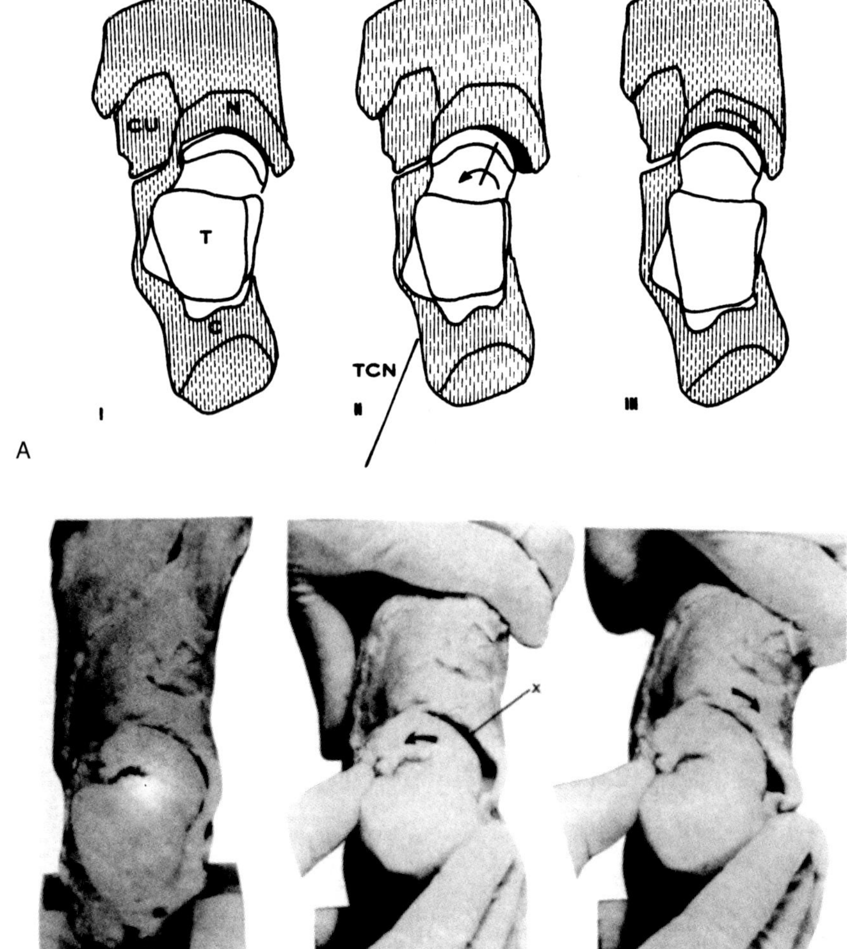

图135-4 (A)舟骨相对距骨在足外翻时的运动,外翻Ⅰ到内翻Ⅲ。(B)这种运动不会产生距舟关节脱位。(From Huson A: Een Ontleedkundig-Functioneel Onderzoek van de Voetworte{An Anatomical and Functional Study of the Tarsal Joints}. Leiden, Drukkerij, 1961, pp133-142.)

的内稳定而 1°的自由运动度是不可行的。

制约因素

关节几何形状和韧带支持对踝关节稳定有很大作用。初期的兴趣在于,在水平面上的旋转稳定和在冠状面上的内翻稳定。骨的几何形态对稳定性的作用依赖于踝关节是否负重。Stormont 等发现,在负重状态下,关节几何形态负责水平面上 30%的旋转稳定和在冠状面上 100%内翻稳定[22]。在非负重状态,基本制约是距腓前韧带限制内旋、跟腓韧带限制外旋。跟腓韧带同样制约内翻、三角韧带限制外翻。Fraser 和 Ahmed 发现旋转稳定性依赖于施加于踝关节的压力程度和受力时踝关节的状态[4]。背伸位对内旋限制大于外旋,跖屈位相反。

旋转压力施加于踝关节通过距下关节和足远端关节的活动传递下去。完整的距下关节和踝关节,是保持关节形状和韧带的稳定结构。关节分离受限于垂直和骨间韧带,这些韧带连接于前距骨到跟骨的窦中,防止关节分离。在有明显的凸度和凹度的距跟后关节面和舟骨窝(臼)中,限制的距骨头能承受任何通过挤压关节的跖屈—背伸压力[17]。关节的内外和前后平行移动也被关节面的几何形态限制。

踝关节的旋转和剪切压力,作为可能主要的踝关节松弛因素,能被通过同一个平面聚乙烯衬垫形半月板假体减小。缺乏正常踝关节几何形态的制约,已被融入多数人工踝关节假体设计,半月板踝高度依赖完整的和正确张力韧带的制约。这种假体设计的合理性已被质疑。在体外,一个试验性假体(被植入设定条件的)最紧密的半月板配体,Bruge 和 Evan 发现在中立位良好的翻转和旋转稳定性,但是在前后位有 2 倍的松弛[2]。

关节内作用力

对外科医师来说最重要的生物机制信息部分就是踝和距下关节内负荷的强度和周期。如果对这种压力不理解,假体设计的成功性是不确定的。如果一个假体能经得住生理负荷,这种负荷一定要在设计之前确定并能被设计解释。不幸的是,直接在体内测量这种关节内负荷在技术上是非常困难的。所以,内部负荷一定要间接计算。

内部负荷计算开始于外负荷作用于关节(当足接触地面)受力和力矩的测量。这能通过在步态分析实验中收集的运动数据和受力板数据来计算。应用三维自由体分析和 GRF,关节外力可以与压力和剪力同时计算。

虽然可能这是一个违反直觉的想法,关节负荷大部分源于肌肉收缩,并且常常大大超出外部测量的负荷。计算内关节负荷的困难(也就是韧带的张力和关节面的作用力)是肌肉的张力不能直接测量,或者说不能确定测量。这是因为几个协同肌收缩能产生相同的关节外运动。协同效力不同是由于不同肌肉群合作收缩的数量不同。

为评估各肌群间无协同(或拮抗作用),Stauffer 及其同事们计算剪力达到身体重量在足平面 70%的最大值和前方剪力在推进时达体重 30%的时候达到的最大值[21](图 135-5A)。压力作用于踝在足平稳是体重的 3 倍,而在足跟离地时达到峰值是体重的 4.5 倍(图 135-5B)。虽然大部分压力被胫骨吸收,但腓骨也起到很大作用,传达大约 1/6 的重量[10]。

在一个更加复杂的全下肢肢端计算中,Seireg 和 Arvikar 预想了一些在行走过程中足跖屈和背伸的拮抗作用。在步态末期踝关节压力负荷攀升至体重的 5~6 倍[18](图 135-6)。在另一个包括踝关节和距下关节的模式中,全部关节、韧带、肌肉肌腱结构,负重在快走和快速转身时更大[1]。在这种条件下,关节应力达到体重的 8 倍(图 135-7)。这种高负荷是由于大量的协同肌群收缩而被计算在内,背伸腓肠肌和跖屈在快步行走的步态中。在跑步中任何地点负重都是 9~13.3倍体重[3]。清楚踝关节内负荷的最大值对成功设计置换结构是一个标准。

设计探讨

在回顾几何形态、运动和踝及距下关节内负荷环境之后,很清楚的是一个成功的人工关节置换装置要满足一定的需要。第一,在日常生活中踝关节要反复负重,这种关节一定要经受这些压力和剪力而不松动,包括组件劳损或软组织的非生理负荷。

第二,一个置换装置必须保持踝和距下关节自然的运动范围,以不干扰步态。这种干扰不可避免的导致膝髋关节代偿性非生理条件下负重,从而加速这些区域的关节退变。

第三,踝和距下关节的几何形态应在人工关节上反映出来,并且韧带结构尽可能的保留完整。这是因为:在如此巨大的内负荷下这些关节通过韧带张力和关节压力保持稳定。关节稳定对减小已有的巨大生理负荷和保持正常的运动功能是必要的。

从某些原因来说，为踝设计一个人工植换装置可能是所有关节中最为困难的。假体受力是体内最大的。并且踝和距下关节的运动范围相对较大。最后，由于在植入物周围缺少骨支撑和血液供应安装假体令人迷惑。每一个因素都可能阻止踝关节成功置换，而与此同时膝髋置换已经变得可靠和普遍。

第一跖趾关节

几何形态

第一跖骨头独一无二的关节轮廓在稳定第一跖趾关节中起到重要作用，对其形态的了解对应力的传导和关节运动的认知是必要的。关节的形态也是设计人工假体置换的关键。特别是双极和表面置换。

第一 MTP 由三个独特的平骨相关关节组成：跖趾关节和胫腓籽骨关节。籽骨沟位于跖骨头下方并且被纵行的籽间嵴分隔。第一跖骨头在矢状面上的形状取决于其横断的平面，因为下方有籽骨滑车的压迹。

矢状切面在籽骨见嵴平面有一个圆形的关节缘，平均弧度 161°，平均半径 11.4 mm[25]。横断或者冠状面表明，在远端，跖骨头下面的籽骨沟逐渐融入跖趾关节面而变得界限不清。胫侧籽骨滑车最大深度为 1.5~2 mm，深于腓侧[25]。与腓侧相比，胫侧滑车更大、长，更接近第一跖骨近端[17,25]。胫侧跖骨的重要性是被跖骨头的起始部分压向地面。正常第一跖骨头背侧平面旋转轴平均 13°使胫侧籽骨和它的滑车平面轴与地面平行[17,25]（图 135-8）。结果显示，大部分第一跖骨头的垂直静压力被胫侧跖籽骨传递。

籽骨在冠状面上的稳定性有赖于籽骨间嵴。当 MTP 背伸大于约 30°时，中间嵴的制约减弱，在冠状

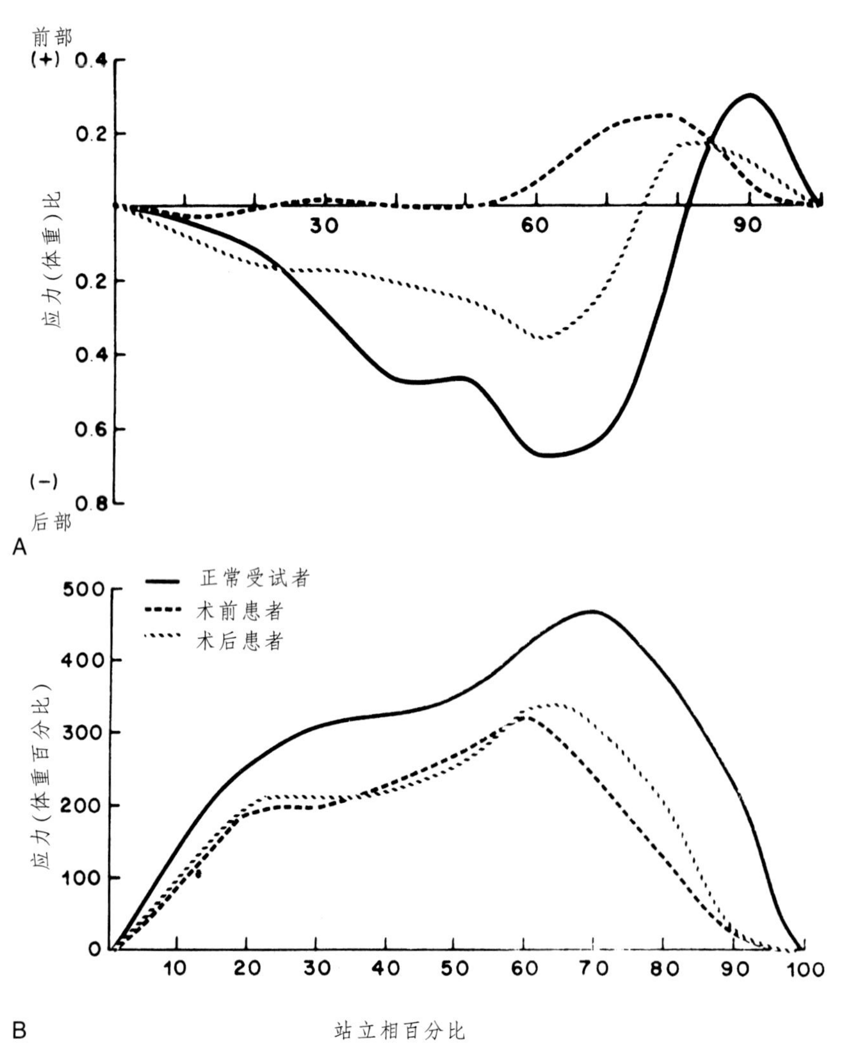

图 135-5 踝关节平均应力模式：(A) 切线方向。(B)压力方向。(From Stauffer RN, Chao EYS, Brewster RC: Force and motion analysis of the normal, diseased, and prosthetic ankle joint. Clin Orthop 127:189, 1977.)

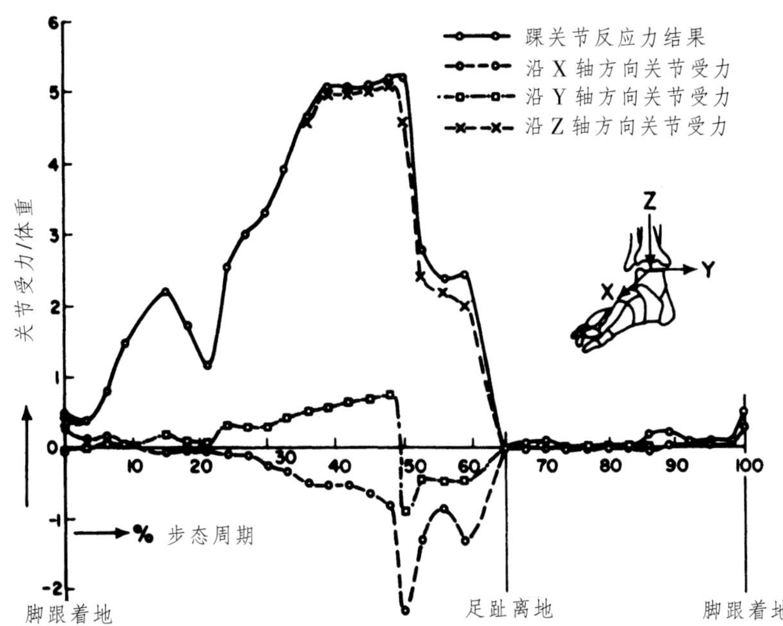

图 135-6　髋、膝、踝压力负荷。(From Seireg A, Arvikar RJ: A mathematical model for evaluation of forces in lower extremities of the musculoskeletal system. J Biomech 6: 313-326, 1973.)

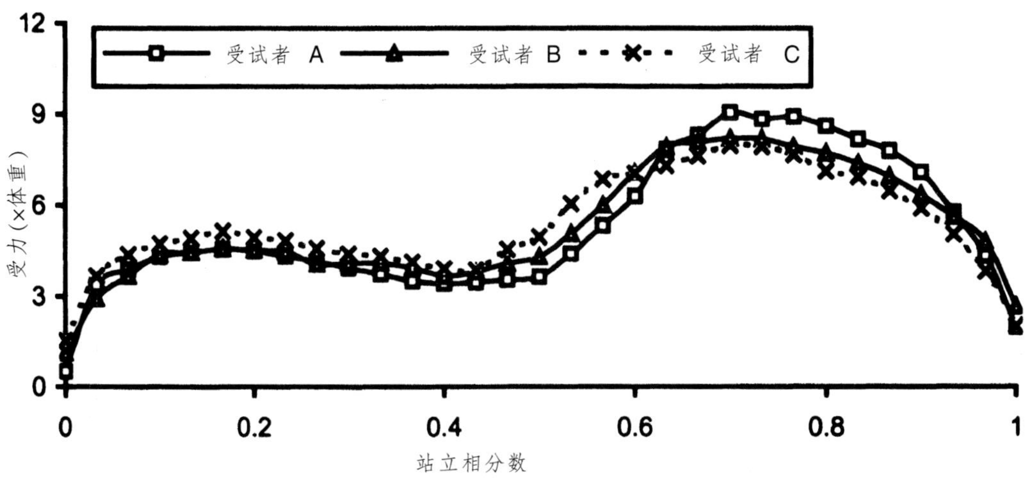

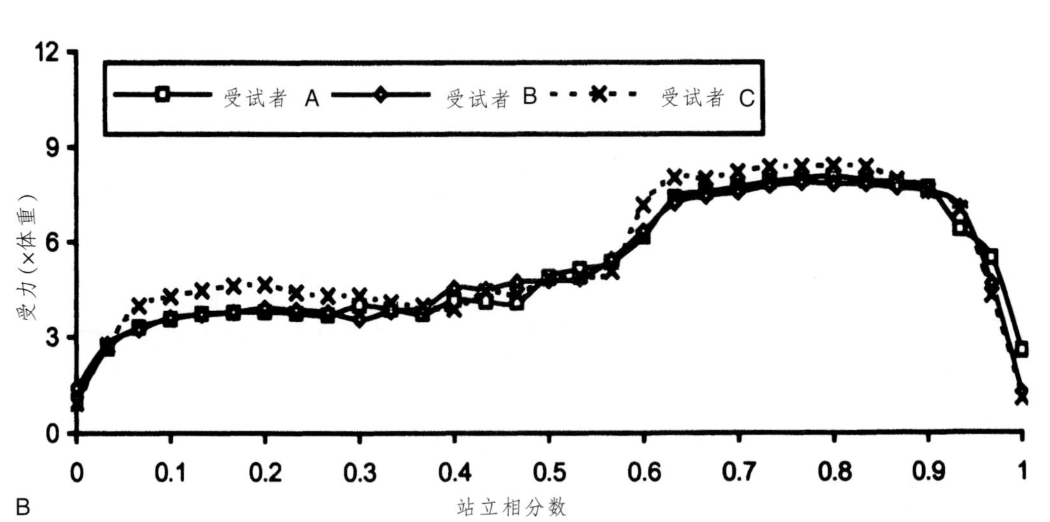

图 135-7　快步行走时，关节应力(A)踝关节和(B)距下关节。

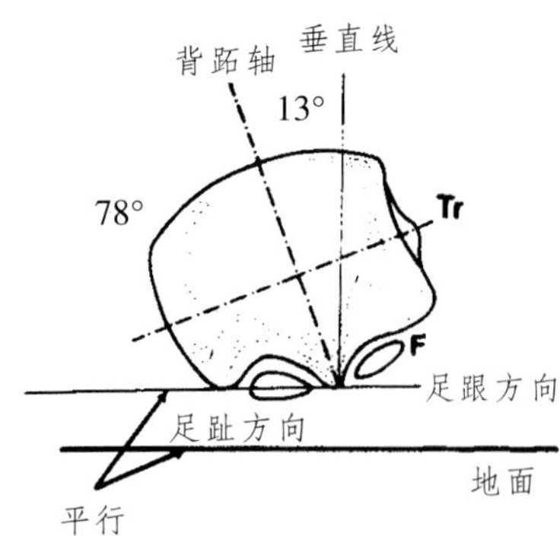

图 135-8 胫侧籽骨和其滑车定位。(From Yoshioka Y, Siu DW, Cooke TDV, et al: Geometry of the first metatarsophalangeal joint. J Orthop Res 6: 878, 1988.)

面上籽骨存在潜在不稳定性并有向外侧脱位趋势[25]。

运动学

在正常情况下，第一 MTP 有两个运动的自由度：在矢状面和冠状面上。矢状面上主动和被动运动范围平均主动屈曲 23°,平均主动背伸 51°,主动和被动结合 74°[8]。尸检中有同样发现:平均背伸 76°,平均跖屈 34°,在矢状面上籽骨相对于第一跖骨头完全脱位平均角度是 49°[19]。

Sammarco[15]和 Shereff[19]等分别研究了第一趾在跖骨头上的瞬时运动中心。他们的发现相符,在矢状面上,正常关节瞬时旋转中心位于第一跖骨头但它们的位置相当不同(图 135-9)。在矢状面上,正常关节的瞬时旋转中心位于第一跖骨头内,但是它们的位置差异很大。瞬时表面速度向量表明切线滑动通过这个区域,但是除了在最大背伸角度,关节存在挤压和停滞。Shereff 等发现,随着踇翻和踇僵硬,矢状面旋转中心广泛分布并脱离于跖骨头之外[19],这些标本的表面速度矢量不像在正常标本中所见到的,其并不保持关节切线方向,表明关节分离停滞[19]。

水平面上第一 MTP 伸屈范围是 14°~20°(平均 15.4°)[19],在踇僵时这个运动幅度明显减小(平均 8.3°),但踇外翻对此影响很小。

制约因素

冠状面和横断运动面上,第一 MTP 受跖骨头关节形态的制约,特别是籽骨相对于跖骨头底部的解剖形态,同时有韧带支持。由鞋的包头产生的外侧应力作用于踇趾,向这些限制结构持续施压。Snijders 等发明了第一MTP 关节横断面机制生物力学模型[20]。两个力矩在横断面上显示(图 135-10)。一个是踇长屈肌作用于踇指,使踇外翻。另一个是第一 MTP 内向应力,产生进行性第一跖骨内翻角，鞋的外侧方向应力作用于踇指提高外侧偏离,加重了内在偏离。

籽骨的稳定作用,是限制踇长屈肌的外侧移位,对保持长屈对线很重要。籽骨外侧方向的半脱位提高了长屈肌的外侧力矩,而内侧软组织保持的内翻角在持续的外力和内力作用下逐渐减弱使踇指的外侧籽骨的背侧移位，同时合并半脱位，产生踇指冠状面上的旋转,一个仅在这种异常情况下发生的运动。

在 MTP 人工关节的设计中,由籽骨提供的在冠状面和水平面上保持稳定的机制需要明确。

反作用力

第一 MTP 关节的反作用压力已被通过侧力板的力发挥离体分离间接分解了。Wyss 等使用 LOCAM 照相机，在同一个应力平台同步以获取在 50 Hz 矢状面运动的记录,结合这个同足 X 线与放射线标记产生一个第一 MTP 生物力学模型[24]。对每一帧影像(采样频率 50 Hz）由应力平台记录的反作用力被用来决定踇长屈肌依次作用于籽骨间和第一跖骨头、趾骨骨基底和第一跖骨头之间应力的量。这个应力结合起来以决定结合关节反作用力的矢量和数量级。

跖趾关节最大反应力有相当大的变化,从 0.99 N/kg 体重至 7.4 N/kg (平均 3.59 N/kg),与在籽骨中的应力增长不成比例。最大关节反应力矢量角度和第一跖骨轴平均夹角 4.8°(裸足)和 3.5°(穿鞋),表明第一跖骨头负重成轴线。由相同的调查者进行的第一跖骨头骨小梁的组织学评估表明,在最大关节应力区域的最大骨小梁密度作为矢量分析,其结果有数据支持。

在关节最大的负重情况下,跖骨干相对于地面平

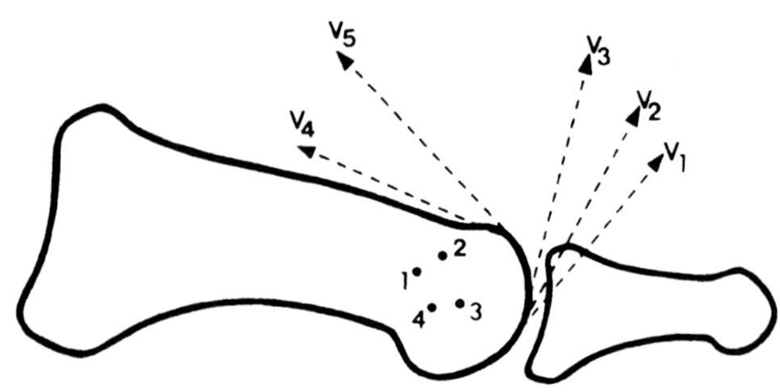

图 135-9 第一跖趾关节瞬时运动中心(v=速度矢量)。(From Shereff MJ, Bejjani FJ, Kummer FJ: Kinematics of the first metatarsophalangeal joint. J Bone Joint Surg Am 68:392, 1986.)

33. Moberg E: A simple operation for hallux rigidus. Clin Orthop 142:55, 1979.
34. Moeckel BH, Sculco TP, Alexiades MM, et al: The double-stemmed silicone-rubber implant for rheumatoid arthritis of the first metatarsophalangeal joint: long-term results. J Bone Joint Surg Am 74:564, 1992.
35. Molster OA, Lunde OD, Rait M: Hallux rigidus treated with the Swanson Silastic hemi-joint prosthesis. Acta Orthop Scand 51:853, 1980.
36. Papagelopoulos PJ, Kitaoka HB, Ilstrup DM: Survivorship analysis of implant arthroplasty for the first metatarsophalangeal joint. Clin Orthop 302:164, 1994.
37. Raunio P, Lehtimäki M, Eerola M, et al: Resection arthroplasty versus arthrodesis of the first metatarsophalangeal joint for hallux valgus in rheumatoid arthritis. Rheumatology 11:173, 1987.
38. Regnaud B: The Foot. Berlin, Springer-Verlag, 1986.
39. Riggs S, Johnson E: McKeever arthrodesis for the painful hallux. Foot Ankle 3:248, 1983.
40. Sammarco GJ, Tabatowski K: Silicone lymphadenopathy associated with failed prosthesis of the hallux: a case report and literature review. Foot Ankle 13:273, 1992.
41. Sebold EJ, Cracchiolo A: Use of titanium grommets in silicone implant arthroplasty of the hallux metatarsophalangeal joint. Foot Ankle Int 17:145–151, 1996.
42. Shankar NS: Silastic single-stem implants in the treatment of hallux rigidus. Foot Ankle Int 16:487–491, 1995.
43. Shereff MJ, Jahss MH: Complications of Silastic implant arthroplasty in the hallux. Foot Ankle 1:95, 1980.
44. Swanson AB, de Groot Swanson G, Maupin BK: The use of a grommet bone liner for flexible hinge implant arthroplasty of the great toe. Foot Ankle 12:149, 1991.
45. Swanson AB, Lumsden RM, Swanson DG: Silicone implant arthroplasty of the great toe. Clin Orthop Rel Res 142:30, 1979.
46. Swanson AB, Swanson DG: Treatment Considerations and Resource Materials for Flexible (Silicone) Implant Arthroplasty. Arlington, TN, Dow Corning Wright, 1987.
47. Swanson AB, Swanson DG, Mayhew DE, Khan AN: Flexible hinge results in implant arthroplasty of the great toe. Rheumatology 11:136, 1987.
48. Verhaar J, Bulstra S, Walenkamp G: Silicone arthroplasty for hallux rigidus: implant wear and osteolysis. Acta Orthop Scand 60:30–33, 1989.
49. Wenger RJJ, Whalley RC: Total replacement of the first metatarsophalangeal joint. J Bone Joint Surg Br 60:88, 1978.
50. Worsing RA Jr, Engber WD, Lange TA: Reactive synovitis from particulate Silastic. J Bone Joint Surg Am 64:581, 1982.

第 138 章

踝关节固定术

Todd A. Kile

踝关节固定术仍然是治疗病变踝关节疼痛的标准重建方法。很多试图进行可靠的全踝关节置换的努力都没能经受住时间的考验(图 138-1)。牢固的固定术能够可靠地缓解疼痛并可以获得稳定和跖行的足。

1879 年 Albert 首先描述了踝关节固定术,之后该手术在固定脊髓灰质炎麻痹上应用非常广泛[2],直到 1951 年 Charnley 提出了踝关节加压固定术的概念[7]前,Albert 的方法基本上没有改变。此后,提出了 30 多种方法和不计其数的改进。对于一些没有明显畸形的患者,关节镜辅助下的踝关节固定术已经获得成功[30,32,44]。

根据所采用手术方法的不同,所报道的愈合率以及并发症变化较大。不愈合率报道为 0%~40%[29]。并发症的发生率总体上可高达 60%[15]。尽管如此,当踝关节获得牢固的愈合之后,踝关节固定术能够使患者获得超过 25 年的良好功能[1,28,42]。80%~85%的患者都能够获得满意的结果。

成功的踝关节固定术会采用所有关节固定术中的必要概念。骨表面、移植材料(如果使用)及固定是手术的三个关键因素。融合骨两端均为血运良好的松质骨表面,为快速骨性愈合提供了最大的可能性;相反,融合骨两端都是缺血的致密皮质骨表面很可能会不愈合。移植物材料可以包括自体、同种异体、合成的材料,但大部分情况更倾向于使用患者的自体骨。通过融合部位的加压看来可以促进愈合,根据患者的骨质量以及术者的喜好不同可以采用内固定或外固定装置。最后,初期的固定必须非常牢固和坚强,尤其在足和踝,常常发生的问题是固定过于不牢固而不是固定过度坚强。

生物力学

最佳位置

踝关节固定术的位置影响最终的临床效果[6]。应当考虑到四个方面。首先是踝关节的跖屈和背伸角度,这个在踝关节的侧位 X 线片容易测量。考虑后足的内外翻角度、足相对于胫骨的外旋角度、距骨相对于胫骨的前后移动和内外移动也同样重要。Buck 等[6]在一项实验研究中表明融合的最佳位置是中立位或 5°轻度背伸、后足 5°~8°的轻度外翻、5°~10°的外旋使之与另一足相匹配、距骨相对于胫骨轻度后移(图 138-2)。这些作者还进一步提出了一种显示后足内外翻的精确方法。X 线束与水平面成 20°角(图 138-3)。这可以很容易地测量胫骨-跟骨角,这个角度可以定位允许后足更大的矢状面活动、通过中足更大的内外翻旋转、减少膝关节的旋转和外翻应力以及减少膝关节过伸。对于要求穿高跟鞋的女性患者将足放置在跖屈位置目前已经不再提倡,很大程度上是因为持续性的膝和足的症状。尽管难以定量,但是关节融合之后通过邻近关节的负荷都增加了。在理论上,一些长期的退行性改变问题可能会通过注重理想的胫-距关节融合的位置而减小[29]。

通过胫距关节的运动在踝关节固定术之后肯定会消失。然而胫足之间的运动能够保留,可以达到术前的40%[6,8,20,26,28,46]。在影像学上通过 Chopart 和 Lisfranc 关节可以看到运动[26,28,37,38]。尽管关于跗间关节是存在过度运动还是运动幅度下降仍存在争议,但是大家都认为在踝关节固定术之后距下关节的活动度通常会减小[1,14,19,20,26,28,29,37,38]。

步态变化

大约 2/3 的踝关节固定术后患者的步态分析是正常的。尽管由于行走的步幅减小导致行走速度下降,但是视觉观察的分析在大约 2/3 的患者中也是正常的[26,41]。踝关节固定术后足位置不良促成了步态异常的发生。足跖屈导致了膝关节过伸,而踝关节的内翻可以导致膝关节外侧向外推的力。距骨不能相对于胫